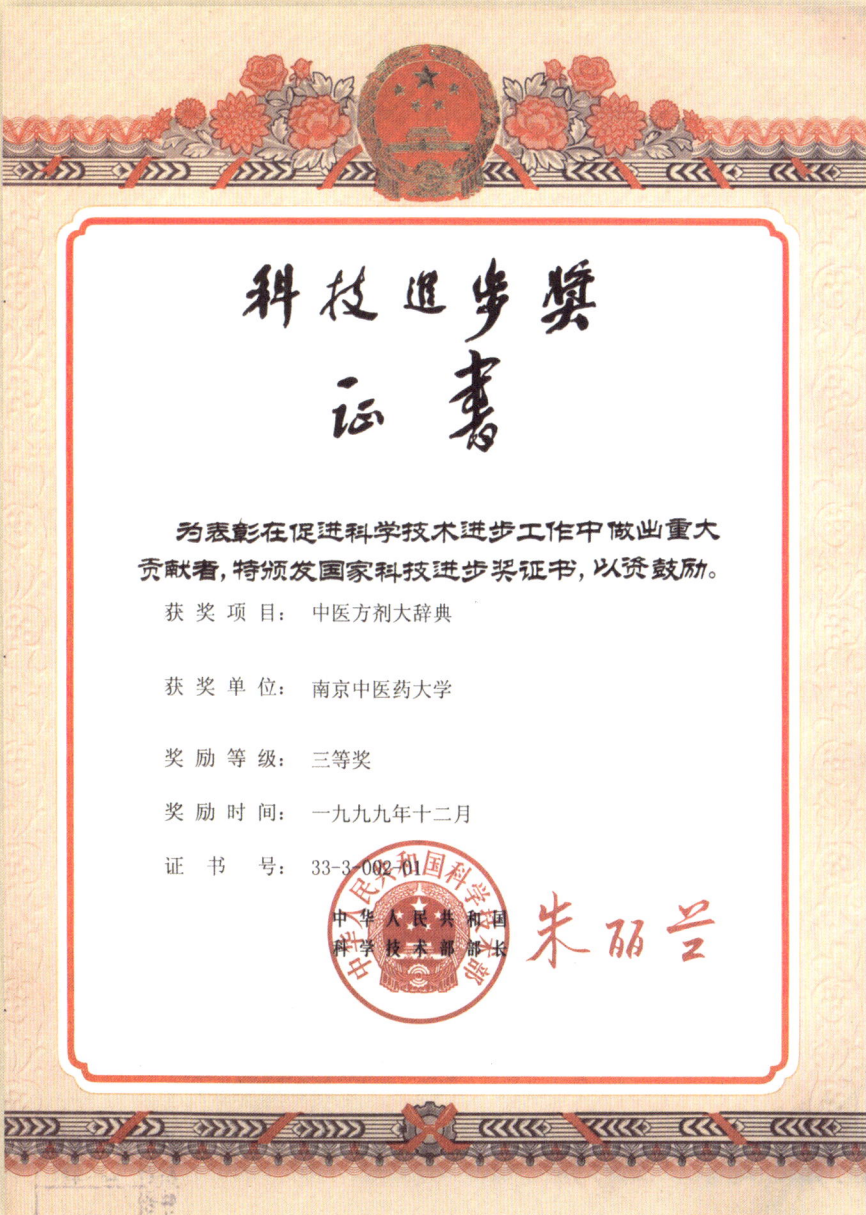

科技进步奖
证书

为表彰在促进科学技术进步工作中做出重大贡献者，特颁发国家科技进步奖证书，以资鼓励。

获 奖 项 目： 中医方剂大辞典

获 奖 单 位： 南京中医药大学

奖 励 等 级： 三等奖

奖 励 时 间： 一九九九年十二月

证 书 号： 33-3-002-01

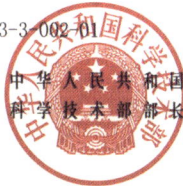

中华人民共和国
科学技术部部长

朱丽兰

『十二五』国家重点图书

中医方剂大辞典

第2版

第二册

主编单位／南京中医药大学

主　编／彭怀仁　王旭东　吴承艳　孙世发

人民卫生出版社

PEOPLE'S MEDICAL PUBLISHING HOUSE

图书在版编目（CIP）数据

中医方剂大辞典 . 第 2 册 / 彭怀仁等主编 . —2 版 . —北京：人民
卫生出版社，2015

ISBN 978-7-117-21064-5

Ⅰ . ①中… Ⅱ . ①彭… Ⅲ . ①方剂 - 词典 Ⅳ . ① R289.2-61

中国版本图书馆 CIP 数据核字（2015）第 159879 号

| 人卫智网 | www.ipmph.com | 医学教育、学术、考试、健康，购书智慧智能综合服务平台 |
| 人卫官网 | www.pmph.com | 人卫官方资讯发布平台 |

ISBN 978-7-117-21064-5

中医方剂大辞典（第 2 版）

第二册

主　　编：彭怀仁　王旭东　吴承艳　孙世发
出版发行：人民卫生出版社（中继线 010-59780011）
地　　址：北京市朝阳区潘家园南里 19 号
邮　　编：100021
E - mail：pmph @ pmph.com
购书热线：010-59787592　010-59787584　010-65264830
印　　刷：三河市宏达印刷有限公司（胜利）
经　　销：新华书店
开　　本：889×1194　1/16　印张：63
字　　数：2621 千字
版　　次：1994 年 4 月第 1 版　2015 年 12 月第 2 版
　　　　　2021 年 1 月第 2 版第 5 次印刷（总第 8 次印刷）
标准书号：ISBN 978-7-117-21064-5
定　　价：259.00 元

打击盗版举报电话：010-59787491　E-mail：WQ @ pmph.com
（凡属印装质量问题请与本社市场营销中心联系退换）

中医方剂大辞典（第2版）编委会

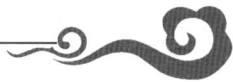

主编单位：南京中医药大学

协编单位：山东中医药大学　上海中医药大学　江西中医药大学

　　　　　　湖南中医药大学　江西省中医药研究院　湖南省中医药研究院

主　　编：彭怀仁　王旭东　吴承艳　孙世发

执行主编：吴承艳

学术顾问：（以姓氏笔画为序）

　　　　　　王锦鸿　田代华　李　飞　张民庆

副 主 编：（以姓氏笔画为序）

　　　　　　万少菊　石历闻　史欣德　华浩明　刘更生　吴昌国　张炳填

　　　　　　陈涤平　陈德兴　赵国平　樊巧玲

常务编委兼审稿组成员：王旭东　卞雅莉　石历闻　吴昌国　吴承艳

　　　　　　张工彧　李崇超　范崇峰

编　　委：（以姓氏笔画为序）

于　涓	万少菊	马晓北	马福良	王旭东	王雨秋	卞雅莉
文小平	石历闻	田代华	史欣德	朱　玲	朱靓贤	华浩明
任威铭	刘　丹	刘　敏	刘华东	刘更生	刘旭辉	衣兰杰
江　琴	汤凤池	许　可	孙世发	杜新亮	李文林	李崇超
杨　环	杨少华	吴昌国	吴承艳	吴跃进	沈　劼	沈　健
张　俊	张　蕾	张工彧	张卫华	张炳填	张薛光	陆　萍
陈少丽	陈晓天	陈涤平	陈樟平	陈德兴	杭爱武	范　俊
范崇峰	季丹丹	周　雯	郑邵勇	赵国平	胡春宇	都广礼
贾　磊	柴　卉	晏婷婷	郭晶磊	郭瑞华	黄　湘	黄仕文
韩向东	程　茜	蔡　云	蔡建伟	樊巧玲		

学术秘书：卞雅莉

《中医方剂大辞典》(第1版)
顾问委员会

（以姓氏笔画为序）

万友生　王绵之　白永波　吴考槃
何　任　张瑞祥　欧阳琦　周仲瑛
施奠邦　钱伯文　徐国仟　董建华

编 写 单 位

主编单位：南京中医学院
协编单位：山东中医学院
　　　　　上海中医学院
　　　　　江西中医学院
　　　　　湖南中医学院
　　　　　江西省中医药研究所
　　　　　湖南省中医药研究院

《中医方剂大辞典》（第1版）
编委会及编写人员

（以姓氏笔画为序）

主　　编：彭怀仁

副 主 编：万少菊　王　立　王旭东　王锦鸿　石历闻　田代华　史欣德　史慕山
　　　　　朱华德　孙世发　孙光荣　李　飞　吴承艳　沙凤桐　张民庆　张浩良
　　　　　陈　伟　陈子德　陈德兴　赵国平　洪广祥　顾保群　傅瑞卿　谭兴贵

常务编委：王旭东　石历闻　史欣德　史慕山　成德水　孙世发　李　飞　吴承艳
　　　　　张民庆　赵国平　彭怀仁

编　　委：万少菊　马永华　王　立　王旭东　王鱼门　王锦鸿　石历闻　田代华
　　　　　史欣德　史慕山　成德水　朱华德　孙世发　孙光荣　孙美珍　李　飞
　　　　　杨　进　肖德发　吴永贵　吴承艳　吴跃进　沙凤桐　张民庆　张炳填
　　　　　张浩良　陈　伟　陈子德　陈涤平　陈德兴　赵文业　赵国平　柳长华
　　　　　施　诚　洪广祥　顾保群　郭君双　郭国华　巢因慈　彭怀仁　惠纪元
　　　　　傅幼荣　傅瑞卿　谢文光　虞胜清　路振平　蔡铁如　谭兴贵　樊巧玲

撰 稿 人：万少菊　马　健　马永华　王　力　王　立　王龙章　王旭东　王鱼门
　　　　　王锦鸿　毛　平　文乐兮　石历闻　田代华　史欣德　史慕山　包明蕙
　　　　　冯海燕　匡奕璜　成德水　朱华德　华中健　华浩明　刘　涛　刘光宪
　　　　　刘更生　刘学华　江平安　汤希孟　孙世发　孙光荣　孙迎节　孙美珍
　　　　　阳　立　李　飞　李金华　李春英　杨　进　杨　虎　杨俊杰　肖德发
　　　　　吴永贵　吴承艳　吴跃进　何清湖　辛增平　沙凤桐　宋经中　张　昱
　　　　　张工彧　张为群　张民庆　张炳填　张浩良　杭爱武　欧阳剑虹　赵文业
　　　　　赵国平　柳长华　姜静娴　洪广祥　顾保群　倪志祥　徐春波　郭兰忠
　　　　　郭君双　郭国华　郭建生　郭瑞华　唐承安　陶晓华　龚志南　阎宝珠
　　　　　巢因慈　彭怀仁　彭晓梅　蒋玉珍　韩育明　惠纪元　程淑娟　傅幼荣
　　　　　傅瑞卿　谢凤英　谢文光　虞胜清　路振平　蔡铁如　廖云龙　谭兴贵
　　　　　樊巧玲　薛建国　戴　慎　魏飞跃　瞿　融

5

2 版前言

　　《中医方剂大辞典》是继宋代《太平圣惠方》《圣济总录》、明代《普济方》之后，又一次由政府组织编纂、汇集历代方剂成果的医方巨著，具有划时代的历史意义，是发展中医药事业，弘扬中国优秀传统文化，促进中外文化交流的一项浩大的系统工程。该书的出版发行，成为有史以来非常完整和权威的方剂学典籍，受到学术界的肯定和推崇，在海内外产生了巨大影响。先后获得了江苏省中医药科技进步一等奖，国家中医药管理局基础研究一等奖，国家科技进步三等奖等奖励，得到了至高的荣誉，成为中医学史上里程碑式的学术典籍。

　　自 1992 年出版以来，《中医方剂大辞典》成书已二十余年，由于当时参加编纂的人员众多，所收资料文献浩繁，考证难度极大，撰审任务非常艰巨，加之种种客观条件所限，错误缺点在所难免。成书后，编纂人员仍未间断研究工作，寻找不足，发现疏漏，更新资料，拾遗补阙。主编彭怀仁教授自 1995 年退休至 2009 年仙逝，一直致力于方剂文献的探讨和发掘，对该书进行了多次全面而系统的审阅与研究，积累了大量校订、修改、补遗的成果，为本书的进一步完善不懈努力，至死未休。近年来，中医药事业迅猛发展，方剂研究的新成果不断涌现，为适应学术发展与读者需求，人民卫生出版社、南京中医药大学决定修订再版。

　　本次重修，在《中医方剂大辞典》原有基础上，对该书中的脱、衍、倒、讹进行全面考校订正；增添 1987 年至今正式出版的方书及有价值的中医药著作中确实值得收录研究的方剂；补充 1987 年以后的方剂研究新成果。对书中存在的疑问，从目录学、版本学、训诂学、校勘学等多种角度，分别进行考证、校勘、辑佚、辨伪研究。淘汰了原版中不切实用的资料以及一些冷僻的方剂。所有订正删补内容仍按原来格式归类整理，使之更系统化、工具化、实用化、现代化，对原书进一步整理提高，使这部中国历史上非常全面的方剂专书更臻完善。

　　我们希望通过本次重修，更多地反映方剂学科的研究进展，全面反映每首方剂的文献价值和使用价值，体现中医方剂在理论研究、临床研究、实验研究等方面的历史成就和现代成就。

　　修订后的《中医方剂大辞典》有以下变化：

　　1. 收方更多　　收录了上自秦汉，下迄 2010 年底 1800 余种中医药及有关文献中有方名的方剂。全书方剂数目在《中医方剂大辞典》原版基础上增加了 2400 余首。这些方剂均来源于权威资料，如 1987 年以后原卫生部、国家中医药管理局评定的《首批国家级名老中医效验秘方精选》、原卫生部颁发的《药品标准·中药成方制剂》《国家药品标准·新药转正标准》《中华人民共和国药典》（简称《中国药典》）2010 年版等。

　　2. 资料更全　　《中医方剂大辞典》正辞目设方源出处、异名、组成、用法、功用、主治、宜忌、加减、方论选录、临床报道、现代研究、备考十二项。此次修订，对各项内容均做了认真考核，资料较原版更为详实全面。不仅补充了原版中遗漏的资料，而且补充了 1987 年以后的研究成果，新增临床报道 600 余则，新增现代研究成果 500 余项。

　　3. 内容更准　　方源、方剂药物组成、用量、炮制方法、制剂、服用方法、功效主治等核心内容，在原版的基础上力求更加正确可靠、客观规范。本次重修，将彭怀仁教授退休后对全书所做的勘误全部加以改正，在此基础上，课题组对原版《中医方剂大辞典》中的脱、衍、倒、讹进行了大面积的考证，改错 440 处，删除方剂 40 首，删除资料 94 处，合并重复方 33 首，新增副词目 446 条。所有改动部分要求言必有据，无征不信。

4.检索方便　修订本分9册。1～8册为正编,书前均设该册"方名目录",按方名笔画顺序编排。第9册为附编,设有全书方名总目录(包括正辞目、副辞目)、病证名称索引、参考书目索引、古今度量衡对照表等。本次修订重点对原版本中的同名异方、异名同方的重复方、漏挂方进行删补,对原版病证索引中难查、漏标、错引的古今病名进一步加以规范标引,新增病名搜检频次达20多万处,以汉语拼音为病名检索方式,读者查找将更为方便、快速。

本次修订,力求每首方剂所包含的古今研究信息更加完整,方剂文献考证的内容更加准确,编排和检索系统更加科学。在注重实用性、科学性、先进性的前提下,努力反映出求全、求新、求实、求准的特色,以全面反映古今方剂文献研究的成果。

《中医方剂大辞典》第2版编委会
2015年3月

1 版前言

　　中医方剂，是历代医家临床经验的结晶，是运用中医辨证论治理论指导临床防病治病的主要手段。纵观周、秦以来，新方创制不断增加，载方文献汗牛充栋，组方理论渐趋完善，为炎黄子孙的健康和中华民族的繁衍昌盛，作出了巨大的贡献。在方书的编撰方面，唐以前的方书多出私人之手。如被尊为"方书之祖"的《伤寒论》与《金匮要略》；集简、便、验方而成书的《肘后备急方》；采集群经，删繁就简的《备急千金要方》《千金翼方》；上自神农，下迄唐世，无不采撷的《外台秘要》等，均为私人所编著。由于医药学之发展，与民族之强弱、国家之兴衰有着密切的关系，故自宋代以后，方书编撰受到了官方的关注，如宋·王怀隐主编的《太平圣惠方》、陈承等主编的《太平惠民和剂局方》、赵佶主编的《圣济总录》、明·朱橚主编的《普济方》、清·吴谦主编的《医宗金鉴》、陈梦雷主编的《古今图书集成·医部全录》等，均为国家级的载方名著，其中《太平惠民和剂局方》是我国官方颁布的第一部成药制剂规范，而《普济方》收载明初以前之方剂达 61 739 首之多，《四库全书提要》称为"集方书之大全者"。由于历代王朝关心医药，重视方书，亦促进了民间医药之发展。据不完全统计，自宋至清末的一千余年间民间名医所著的各种方书多达 1400 余种。民国迄今，医药科学突飞猛进，中医方剂学亦随着时代的步伐而不断前进。尤其是在中华人民共和国成立以后，党和政府重视中医中药，中医的古籍与新著不断出版，方剂的实验研究相继开展，中医方剂学已成为全国各中医院校主要课程之一。《中华人民共和国药典》收录的名方验方和复方新制剂，对于中医方剂的推广运用，起到了积极的作用。

　　在制方理论方面，在宋以前多有方而无论，制方之义不明，后人难以掌握，用之稍有不当，不免影响疗效。金·成无己著《伤寒明理论》，对《伤寒论》中 20 首方剂分析主治之证情，阐述配伍之奥义，开创了方论之先河。自此以后，有自创新方，自释方义者，如金·李杲《脾胃论》《兰室秘藏》，元·罗谦甫《卫生宝鉴》等；有为前人成方撰写方义者，如明·许宏《金镜内台方议》、洪九有《摄生秘剖》；清·罗美《古今名医方论》、汪昂《医方集解》、吴仪洛《成方切用》、王晋三《古方选注》、张秉成《成方便读》等。尤其值得一提的是，清·吴谦《医宗金鉴·删补名医方论》，是我国第一部由官方修订刊行的方论专著。目前全国各中医院校教材《方剂学》《中国医学百科全书·方剂学》等著作中的古今名方验方，均由当代名医撰写了方论，对研究方剂配伍原理及临床运用有一定参考价值。

　　在我国对外文化交往中，中医方书是其内容之一。在日本，成书于公元 984 年的《医心方》，收载了我国唐以前方书中的方剂。在朝鲜，成书于公元 1445 年的《医方类聚》、成书于公元 1610 年的《东医宝鉴》，均引载了我国明代以前方书中的方剂，足见中医方剂在我近邻各国中有着深远的影响。

　　据近 2000 种中医药文献的不完全统计，中医各科有名称和无名称的方剂已达 13 万首以上，虽然历经王怀隐、赵佶、朱橚等整理，但存在的问题仍然很多。例如古籍所载之方，均据病证分类，方随病证而列，多无方名目录，欲检一方，殊非易事；同一方剂的出处，众说纷纭，令人莫衷一是，无所适从；同一方剂的名称，因载方文献或版本不同而命名各异，孰先孰后，仓卒难别；有相当一部分方剂的内容，由于辗转传抄刻印，脱、衍、倒、讹比比皆是，以讹传讹，影响疗效；有些常用的名方与验方的不同功效、主治、方论、临证验案、实验研究等资料，分散于各种文献中，汇集不易，难窥全貌；诸如此类，不胜枚举。综上所述，对中医方剂进行一次划时代的、全面的、系统的整理，是一项具有历史意义而又刻不容缓的工作。

　　《中医方剂大辞典》对我国上自秦、汉，下迄现代（1986 年）的所有有方名的方剂进行了一次系统的整理，力求使上述各种问题得到合理的解决。以方剂检索而言，本书汇集古今有方名的医方，按照辞书形式编纂，既有目录，又有索引，从而解决检方的困难。以方源而言，本书参考古今各种中医药文献，对每一首方剂的方源进行认真的考证，而注明其原始出处，这对研究方剂的历史，澄清方剂的源流，是十分必要的。以一方多名而言，凡属同方异名，经过反复考证，依据载方文献成书年代之先后，确定正名与异名，并将二者相互挂钩，查正名即可知道异名，查异名即可知道正名，这对了解一方多名和准确地统计方数，有着极大的裨益。以方剂的质量而言，本书尽可能地进行仔细的校勘，使脱者补之，衍者删之，倒、讹者正之，使方剂的内容经过这次整理而准确无误。以方剂容纳的资料而言，本书对所有方剂分散在各种文献中的不同主治、方论、验案以及现代实验研究资料分别设项进行整理筛选，汇集于各方之下，为读者全面了解方剂提供了极大的便利。

早在 1958 年，南京中医学院即开始组织人力，筹备编撰本书，并得到当时的中华人民共和国卫生部的大力支持。到 1961 年底，已从 1700 余种中医药文献中，收集了大量的方剂，并进行了初步的筛选整理，此后因故而停顿。1983 年原卫生部中医古籍办公室又将编撰本书的任务下达给南京中医学院，1985 年本书的筹备工作开始恢复，1986 年成立课题协作组。1988 年国家中医药管理局成立以后，又将本书列为局级课题。在编撰过程中，得到了有关各级主管部门的热情关怀，在此表示衷心的感谢！

我们的主观愿望是将本书编撰成载方最多、资料最全、考证最精的划时代的方剂大典。但由于本书所收资料涉及文献甚多，考证难度极大，撰审任务非常艰巨，加之我们的水平不够和种种客观条件所限制，错误缺点在所难免，敬请读者指正，以便再版时修改。

编　　者

2 版凡例

一、本辞典共收载上自秦汉，下迄 2010 年底 1800 余种中医药及有关文献中有方名的方剂 9 万余首。其中以 1911 年以前的方剂为收集重点，1911 年以后的方剂择优选录。本次重修新增资料的来源主要以原卫生部和国家中医药管理局评定的《首批国家级名老中医效验秘方精选》、原卫生部颁发的《药品标准·中药成方制剂》《国家药品标准·新药转正标准》《中国药典》2010 年版等公认权威书籍为主。

二、本辞典以方剂名称作为辞目。辞目又分为正辞目与副辞目。同一方剂而有不同名称者，以最早出现的方名为正辞目，其余为副辞目。但在有些文献中，先见的方名仅有主治，而无组成、用法，后见的方名有组成、用法、主治者，则以后见的方名作正辞目，先见的方名作副辞目。

三、正、副辞目按方名首字笔画、笔顺排列；方名首字相同的辞目，先按方名字数归类，字数少者排前，多者排后；方名首字、字数均同者，再按第二字之笔画、笔顺排列，依次类推；同名方则按各方方源的成书年代或创方者生卒年代先后排列。

四、凡经增补的文献，因其原著的方剂与增补的方剂年代不同，故均区别开来确定年代，并尽可能在出处中注明。

五、凡正辞目方名有误者，根据始载书的不同版本及有关转载书径予订正，并在备考中加以说明。副辞目方名有误者，径删不录。本次选收正辞目新方，凡单味药一般不收，特别常用者才极少收录。

六、正辞目设有方源出处、异名、组成、用法、功用、主治、宜忌、加减、方论选录、临床报道、现代研究、备考十二项。原版的方源项，本次修订为了紧缩版面，移至正辞目方名后，去掉方源字样。

1. 方源出处　本版设于正辞目方名后，以标注正辞目的原始出处。如始载书存在者，注始载书的书名和卷次；始载书已佚者，标注现存最早转载书引始载书。若系转引的人名，经追考创方者的著作中有此方者，改从原著收录；原著已佚或创方人无著作传世者，标注转载书引某某人方。始载书无方名，后世文献补立方名者，标注"方出始载书卷某，名见转载书卷某"。

2. 异名　收录各方异名的名称及其出处。如一方有多种异名者，则按所载异名的文献年代先后排列。若仅有始载书的异名者，不注出处。

3. 组成　收录始载书中各方的具体成分，包括药物名称、炮制、用量等内容。方中药物计量单位，1979 年前的方剂概用旧制，1979 年后新创方均用公制。方中诸药原无用量者，不予增补；后世转载文献已补用量者，则收录于"备考"中。如组成中个别药物无用量，则在备考项说明："方中某药用量原缺。"如上述某药原无用量，转载书中有用量者，则根据转载文献补入，亦在备考项说明。

4. 用法　收录方剂的制剂、剂型、服用方法与用量等内容。如原书无用法，转载文献已补用法者，则收录于备考项。本次新增方剂凡汤剂改成胶囊剂、口服液剂、合剂、散剂，均不另作副辞目，但均在备考中说明。新增方剂如制法复杂，文字描述较多的，统一改为"上制成×××剂"。用法中所有的"g""ml""L"等用量单位统一改为汉字"克""毫升""升"等。现代研究中的药物计量单位按照原文献。

5. 功用、主治、宜忌　分别设项收录、叙述各方的功效、主治病证、组方用方的注意事项。凡收录两种以内不同文献的引文资料，均直接摘收引文；凡收录三种以上不同文献的资料，先由编者根据引文内容归纳成主文，然后下列引文。

宜忌项归纳主文，须有三种以上关于疾病、体质、妊娠宜忌和毒副反应的文献资料。药物配伍宜忌、炮制与煎煮药物器皿宜忌、服药时的饮食宜忌等，均只用引文，不写主文。

6.加减　仅收录始载书的资料。加减药物占原方用药比例过多者不录；现代方剂加减不严谨者不录；后世转载书的加减一概不录。

7.方论选录　择用古今名医对各方组成结构、配伍原理、综合功效、辨证运用、方名释义、类方比较等论述，而有独到见解者。原文精简者，录其全文；文字冗长者，择要摘录。

8.临床报道　选录古今医家运用各方治疗疾病的实际案例。文字简短者全文照录，文字较长者择要摘录。案例的选择以历代名医验案为主，非名医验案为辅。个案选择以清以前为主，1987年以后的个案统一不收。现代临床报道尽量选用例数较多（一般在30例以上）者。某些方剂疗效肯定，有推广价值，但案例较少者，则据收载文献的权威性酌情收录。

9.现代研究　收录用现代方法与手段对方剂进行实验研究和剂型改革的资料，包括复方药理作用和主要成分的研究，将传统的成方剂型改造成现代剂型等内容，均以摘要或综述方式撰写。对实验资料，摘录其实验结果，不详述实验方法与操作步骤；对剂型改革，不详述制剂的工艺流程。

10.备考　凡古今医方中的资料，有不宜收入前述各项而确具参考价值又必须收录者，均在本项叙述。有些方剂经编者研究考证，有必要加以说明者，亦在本项说明之。

11.自功用以下各项，其内容出处与正辞目方源出处一致者，所录引文不注出处；其他文献引文者，均分别注明出处。凡两条以上引文均根据文献年代排列，并编有顺序号。

以上各项，以方源出处、组成、功用或主治为必备项，其余各项有资料则设，无资料则从缺。

七、引文筛选与整理。所有引文资料，均经过编者去同存异，精心筛选。相同的引文，一般从最早的文献中收录；若后世文献论述精辟者，择用后世文献的资料。凡引文中的封建迷信内容一概不录。引文文义不顺或重复者，在不违背原意的前提下，由编者做适当的加工整理。

八、副辞目。凡属副辞目，仅写副辞目的名称与出处，及与相关正辞目的关系，并在相关正辞目的有关项目中与之挂钩呼应：如写作"为某某方之异名"的副辞目，与正辞目异名项挂钩；写作"即某某方加（减）某某药"的副辞目，与正辞目加减项挂钩；其余副辞目，均与正辞目的备考项挂钩。

九、出处标注。正辞目除正名、异名二项标明书名和卷次外，其余诸项均只注书名，不注卷次。副辞目的出处亦标明书名和卷次。

期刊注法统一采用：《刊名》[年，（卷）期：起页]。

十、药名统一。1911年以前的方剂，凡首字不同的中药异名仍保持原貌，如"瓜蒌"不改"栝楼"，"薯蓣"不改"山药"，"玄胡索""元胡索"不改"延胡索"。凡辞目中含有药名者，处理方法同此。原版方剂中有些名贵药及国家禁用药，如人参、犀角等，现代临床常用党参、水牛角等替代，凡此在不改变原方组成的情况下，本次修订在具体方剂的备考中均不作说明。

十一、书名统一。为了压缩篇幅，我们根据历代文献的引用情况，对某些常用方名的书名进行了简化。如《备急千金要方》简称《千金》，《太平圣惠方》简称《圣惠》。未经简化者仍用全称。一书多名者，选用一种常用名，如《人己良方》又名《寿世良方》，则统一用《人己良方》。

十二、文字统一。本辞典所用简化字，以中国文字改革委员会《简化字总表》（1964年第2版）为主要依据。根据中医药学名词术语的要求，少数繁体字如癥瘕之"癥"等，仍予保留。根据汉字规范要求，"粘"改为"黏"，"痠"改为"酸"。

十三、文献版本。凡一书有多种版本者，选用善本、足本；无善本者，选用最佳的通行本；其他不同的版本作为校勘、补充。若同一方剂在不同的版本中方名有差异者，以善本、最佳通行本或较早版本之方名作正辞目，其他版本的方名作副辞目。

十四、本辞典分9册出版。1～8册为正编，书前均设该册方名目录，按方名笔画顺序编排。第9册为附编，设有全书方名总目录、病证名称索引、参考书目索引、古今度量衡对照表等，以利读者检索。

检 字

目 录

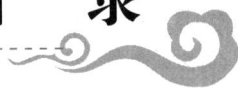

15

目录

28

目录

目录

34

目录

38

52

58

目录

目
录

62

目 录

75

目录

四 画

五

12245 五烹（《眼科阐微》卷四）

【组成】龙砂（制，入阳城罐内封固，桑柴火煅红，一炷香毕，取出，冷成腻粉）一两六钱　朱砂一钱五分

【用法】共研极细。饭后点大眼角，不可近黑珠，每日点十余次。

【主治】目赤肿痛疳痒；云膜胬肉，赤白翳障。

【备考】原书用本方，须兑虎液、龙砂、冰片合用。参阅"虎液"、"龙砂"条。

12246 五九散

《儒门事亲》卷十五。为《洁古家珍》"凌霄散"之异名。见该条。

12247 五九散（《古今医鉴》卷八）

【组成】白牵牛（头末）一两　大黄一两　五倍子一两　干莲蕊一两　矾红五钱（以皂角炼红）　黄连三钱　当归五钱　没药一钱　乳香一钱（竹叶焙干）

【用法】上为末。初服五分，二服六分，三服七分，四服八分，五服九分为止，每日清晨用牙猪肉汤半碗，加无灰酒一小钟调下。

【主治】痔漏。

【宜忌】忌猪肠肚、驴肉、烧酒。

12248 五尸丸（《外台》卷十三引《胡洽方》）

【组成】芍药　桂心各八分　吴茱萸一合　丹砂　芎䓖　乌头（炮）　干姜各四分　蜀椒一两（去目，汗）　栀子仁五分　巴豆四十枚（去心皮，熬）　芫花四分　野葛皮二分

【用法】上药治下筛，炼蜜为丸，如小豆大。每服三丸，一日三次。

【主治】诸尸疰。

【宜忌】忌猪肉、生葱、芦笋、生血等物。

【备考】《外台》引《古今录验》无芫花、野葛皮。

12249 五子丸（《普济方》卷二二三引《博济》）

【异名】守仙五子丸（《遵生八笺》卷十八）。

【组成】余甘子　覆盆子（酒浸，焙）　菟丝子（去浮者，酒浸，蒸熟，焙）　五味子（炒）　车前子（酒浸，焙）各五两

【用法】上为末，取二三月间枸杞嫩叶，捣研取汁二大升，和药末，令汁尽为度。又取杏仁一升（去皮尖），与无灰酒同研，取汁五升，于银石器中煎令杏仁无苦味，然后下地黄汁半升，真酥五两，鹿角胶末五两，同于前汁中略煎过，次下五子末，以柳枝急搅之，慢火熬，可丸即并手丸，如梧桐子大。每日三十丸，空心温酒送下。如热，任意加减。

【功用】通流五脏，润泽血脉，返老成少，补助元阳，制金石药毒。

12250 五子丸（《魏氏家藏方》卷六）

【组成】覆盆子　杜仲（去皮，姜制，炒去丝）　菟丝子（淘净，酒浸，研成饼）　巴戟（去心）　枸杞子　远志（去心）　五味子（去枝）　茯神（去木）　肉苁蓉（酒浸，去土）　当归（酒浸，去芦）　山茱萸（去核）　牛膝（酒浸，去芦）　干山药　草薢　熟干地黄（洗）　黄精　破故纸（炒）各二两　青盐（别研）　柏子仁（别研）各二两　石菖蒲一两（去须）

【用法】上为细末，炼蜜为丸，如梧桐子大。每服三五十丸，空心温酒、盐汤送下。

【功用】固心肾，补元气。

12251 五子丸（《永类钤方》卷十三引《澹寮》）

【组成】菟丝子（酒蒸）　家韭子（炒）　益智子仁　茴香（炒）　蛇床子（去皮，炒）各等分　（一方加川椒）

【用法】上为细末，酒糊为丸，如梧桐子大。每服七十丸，米饮或盐汤送下。

【功用】《饲鹤亭集方》：温固下元，通阳补肾。

【主治】❶《永类钤方》引《澹寮》：小便频数，时有白浊。❷《得效》：小便夜多，头昏，脚弱，老人虚人多有此证，大能耗人精液，令人卒死。

12252 五子丸（《种福堂方》卷二）

【组成】火麻仁　紫苏子　松子肉　杏仁（炒，去皮尖）　芝麻（炒）

【用法】共研如泥，瓷器收贮。每服一丸，如弹子大，蜜水化下。

【主治】老人大肠燥结便秘。

12253 五子丸（《医级》卷八）

【组成】苏子　葶苈子　车前子　大腹子　卜子各等分

【用法】上为末，茯苓汤作丸。每服一钱五分，淡姜汤送下。

【主治】痰饮水气，面浮，气短似喘。

12254 五子丸（《笔花医镜》卷四）

【组成】枸杞子　菟丝子各四两　五味子　车前子　覆盆子各二两

【用法】用石斛六两熬膏，炼蜜为丸。每服四钱，开水送下。

【功用】种子。

12255 五子散（《医统》卷八十七）

【组成】火麻仁　紫苏子　松子　杏仁（去皮尖双仁）　蔓菁子（如无，用芝麻代之）各等分

【用法】上捣烂,和作一处,如法研烂如泥,用密器贮存。每次服一弹子大,稠蜜水化下;或以粥内食之尤佳,每日一次。如大便秘甚,则频服三次。

【主治】年老体衰,肠脏少津,及风毒燥涩,大便不通。

【宜忌】忌烧炙、煎爆、辛热等物。

12256 五子散《回春》卷三

【组成】白萝卜子 紫苏子 白芥子各五钱 山楂子(去核) 香附子(去毛)各一钱

【用法】上各为细末,合一处,作芥末用。

【主治】气膈,鼓胀,噎食。

12257 五云膏《金鉴》卷六十四

【组成】银黝子(捶碎)四两 黄丹(飞过)八两 香油二十两

【用法】用砂锅一只盛香油,火温候油热,将黝子投入油内,用桃、柳、桑、槐、枣五样树枝搅之,候起珍珠花时,捞去滓,用布滤净;复将油下入锅内,慢慢将黄丹筛入油内,用五枝不住手搅之,以滴水成珠为度,取出收贮。用时勿令见火,以重汤炖化,红煅摊贴。

【主治】鼠疮、马刀、瘰疬已溃者。

12258 五元散 《济阳纲目》卷一。为《丹溪心法附余》卷二十四"五玄散"之异名。见该条。

12259 五五丹《外伤科学》

【组成】熟石膏五钱 升丹五钱

【用法】上为细末,掺于疮面;或制成药线,插入疮中,外盖膏药或油膏,每日换药一至二次。

【功用】提脓祛腐。

【主治】流痰、附骨疽、瘰疬等溃后腐肉难脱,脓水不净者。

12260 五五酒《摄生秘剖》卷四

【组成】糯米六合 黍米六合 胡麻六合 大麦米六合 小黑豆六合(以上为五谷) 圆眼肉六两 红枣肉六两 白果肉六两 胡桃肉六两 莲肉(去皮心)六两(以上为五果) 松子仁六两 柏子仁六两 杏核仁六两 芡实仁六两 薏苡仁六两(以上为五仁) 枸杞子六两 冬青子六两 菟丝子六两 覆盆子六两 蒺藜子(真正道地者)六两(以上为五子) 巴戟(天之精)六两 甘菊(日之精)六两 首乌(山之精)六两 加皮六两(草之精) 桑椹(木之精)六两(以上为五精) 白酒浆四十斤 好烧酒二十四斤

【用法】先将五谷共蒸熟,摊冷;五果、五仁取净肉;五子、五精共用瓷罐盛之,封固其口,重汤煮三炷香,取起,冷定打开,同前各味为一处,用烧酒浸三七,再入白酒浆藏七七。每日早、午、晚服三次,多寡随意。

【功用】补五脏,长肌肤,泽容色,壮筋健髓,保神守中,久服可延年。

【主治】五劳。

12261 五仁丸《普济方》卷三十九引《澹寮》

【组成】杏仁(酒浸,去皮尖,麸炒令黄,取净)一两(细研) 郁李仁(汤浸,去皮尖,取净)一两(细研) 柏子仁(拣净)一两(细研) 酸枣仁(汤浸,去皮,取净)一两(细研) 火麻子仁(晒令干,用板子盛住,又用砖一片压定,轻轻以手磨砖,则麻壳自脱,拣未脱者再磨取净)一两(细研)

【用法】上药再合研,为极细末,以水浸蒸饼为丸,如梧桐子大。每服五十丸,空心米饮吞下。

【主治】❶《普济方》引《澹寮》:大便秘涩。❷《永类钤方》:津液枯竭,大肠秘涩,传导艰难。

12262 五仁丸《得效》卷六。为《杨氏家藏方》卷四"滋肠五仁丸"之异名。见该条。

12263 五仁丸《医级》卷七

【组成】郁李仁 瓜子仁 柏子仁 松子仁 麻仁

【用法】同捣烂,滑石为丸。

【主治】肠胃热结,燥闭不便。

12264 五仁丸《增订喉科家训》卷四

【组成】火麻仁 柏子仁 叭杏仁 瓜蒌仁 郁李仁

【用法】为丸服。

【主治】痧后燥结。

12265 五仁汤《杂病源流犀烛》卷十七。即《杨氏家藏方》卷四"滋肠五仁丸"去陈皮改作汤剂。见该条。

12266 五气丹《嵩崖尊生》卷十一

【组成】阴炼秋石八两 红铅四两(如无,以头生男胞四具代之) 人乳粉(人乳拌山药酒之) 牛乳粉 酥油各四两

【用法】上为末,绢裹糯米水浸一夜,蒸饭,以药包安米中,饭熟为度,枣肉和鹿胶酒化为丸。分作三百六十服。

【功用】接补真元,填实真气。

【主治】虚损。

12267 五斤丸《杨氏家藏方》卷四

【组成】大木瓜(去皮瓤) 牛膝(去芦头,用无灰酒浸一宿,极干,切,焙) 肉苁蓉(酒浸一宿,切,焙) 天麻(透明者,切,焙)各一斤 虎骨(涂酥,炙令黄) 没药(别研) 川乌头(炮,去皮脐) 山药各四两

【用法】上将木瓜烂蒸,研作糊,和众药末,如和不就,更用原浸牛膝酒打面糊搜匀为丸,如梧桐子大。每服三十丸,加至五十丸,空心、食前温酒、盐汤任下。

【功用】活血驻颜,身轻体健。

【主治】精血不足,腰脚缓弱,行步艰难,腿膝无力,及寒湿脚气等疾。

12268 五乌丸《永类钤方》卷十一

【组成】细辛 何首乌 乌药各一两 川乌(炮) 淮乌(炮) 五月雄小乌豆 防风 粉草(炙)各半两

【用法】以乌豆煮熟焙干,入众药同为末,米糊为丸,如弹子大。食后茶清嚼一丸。

【主治】老人、妇人眼昏。

12269 五丹丸《直指》卷二十六

【组成】来复丹 黑锡丹 震灵丹 金液丹各一贴 养正丹二贴

【用法】上为细末,米糊为丸,如梧桐子大。每服三十丸,生料理中汤加木香空心送下;或沸汤调苏合香丸下。

【主治】虚极而壅,气不归元,衄血,喘嗽痰作。

12270 五凤丸《方出《千金》卷十八,名见《医学正传》卷四

【组成】鸡子五枚(去黄) 干漆四两 蜡 吴茱萸东行根皮各二两 粳米粉半斤

【用法】捣茱萸皮为末,和药铜器中,煎至可丸,如小豆大。隔宿勿食,旦饮服一百丸,小儿五十丸。虫当烂出。

【主治】肝劳,生长虫,在肝为病,恐畏不安,眼中赤。

12271 五凤散《普济方》卷五十七引《海上方》）

【组成】小乌沉汤五贴 小消风散五贴

【用法】上和匀,以汤点服。

【主治】酒渣鼻。

12272 五方丸《医述》卷八）

【组成】青黛五钱 辰砂一钱 桂心五钱 白矾五钱 白芷三钱 巴霜三钱 黑附子三钱 麝香一钱 硫黄五钱 雄黄三钱

【用法】上各为末,糁捣为丸,如梧桐子大,辰砂为衣,日中晒干。疟发之日,早一二时用新绵裹塞鼻内,男左女右。

【功用】截疟。

【主治】疟来多发,邪势已衰。

12273 五平散《永类钤方》卷二十一）

【组成】五皮散 生料平胃散

【用法】打和煎,或汤或散皆可。

【主治】脾虚四肢浮肿。

12274 五石丸《圣惠》卷八十一）

【组成】紫石英一两半(细研,水飞过) 钟乳粉一两半 白石英一两半(细研,水飞过) 赤石脂一两(细研) 石膏一两(细研,水飞过) 五味子一两 熟干地黄一两半 麦门冬一两半(去心,焙) 黄耆一两(锉) 白茯苓一两 白术一两 当归一两(锉,微炒) 人参一两(去芦头) 甘草半两(炙微赤,锉) 桂心一两 芎䓖一两

【用法】上为末,入研了药,都研令匀,炼蜜为丸,如梧桐子大。每服三十丸,以薤白汤送下,一日三次。

【主治】产后虚羸寒热,四肢瘦弱,不思饮食,心神虚烦,夜卧不安。

12275 五石丸《圣济总录》卷五十一）

【组成】钟乳(研) 紫石英(研) 石膏脂(研) 白矾(烧,研) 白石英(研)各半两 肉苁蓉(酒浸,去皱皮,切,焙) 甘草(炙,锉) 天雄(炮裂,去皮脐) 熟干地黄(焙)各一两 龙骨(碎,研)三分

【用法】上为末,炼蜜为丸,如梧桐子大。每服十丸,空心酒送下,一日二次。

【主治】肾虚小便无度,阴囊痒湿。

12276 五石汤《千金》卷三）

【组成】紫石英 钟乳 白石英 赤石脂 石膏 茯苓 白术 桂心 芎䓖 甘草各二两 薤白六两 人参 当归各三两 生姜八两 大枣二十枚

【用法】上药五石并为末,余药各㕮咀。以水一斗二升,煮取三升六合,去滓,分六次服。

【功用】补肾。

【主治】产后虚冷七伤,时寒热,体痛乏力,并治百病。

【加减】若中风,加葛根、独活各二两;下痢,加龙骨一两。

【方论选录】《千金方衍义》:产后虚冷,多系临蓐血气过伤,不但寒热体痛,必然崩脱不止,乃致清阳下溜,浊阴上逆,故用紫白石英、钟乳、石脂固脱,参、苓、术、草益气,芎、归、桂心调血,石膏、薤白除膈上浊邪,生姜、大枣和营卫寒热。

12277 五石汤《千金》卷三）

【组成】白石英 钟乳 赤石脂 石膏各二两 紫石

英三两 牡蛎 人参 黄芩 白术 甘草 栝楼根 芎䓖 桂心 防己 当归 干姜各二两 独活三两 葛根四两(一方有滑石、寒水石各二两,枣二十枚)

【用法】上药以五石为末,㕮咀诸药。以水一斗四升,煮取三升半,分五次服,日三夜二。

【主治】产后卒中风,口噤,倒闷吐沫,瘛疭,眩冒不知人,及湿痹缓弱,身体疼,妊娠百病。

【方论选录】❶《千金方衍义》:产后非极虚寒,何致卒然口噤?五石汤治证最剧,急需钟乳、白术相反之性,激发二英、脂、膏、姜、桂、人参奋力祛风,则防己、独活方克有济。❷《中风斠诠》:方以五石为君,明是潜阳镇逆之意,而黄芩、蒌根、人参、甘草,又皆清热养阴之品,则所谓治产后中风,口噤倒闷等证者,岂非血去阴伤,肝阳暴动,内热生风之病,是与古方之豆淋酒、独活紫汤等法治外感风邪而痉厥、瘛疭者不同,惟桂心、干姜终不脱惯用温药之套法。善学古人者,必不可不知所变化也。

12278 五石汤《千金》卷十六）

【组成】寒水石 消石 赤石脂 龙骨 牡蛎 甘草 黄芩 栝楼根各五分 知母 桂心 石膏各三分 大黄二分

【用法】上㕮咀。以水七升,煮取三升,分四次服,日三夜一。

【主治】胃间热,热病后不除,烦闷,口中干渴。

【方论选录】《千金方衍义》:此于风引汤中除去滑石之伤津,易赤石脂以固脱;因有烦热、口干,是以除去干姜之燥烈,紫白石英之剽悍,并易黄芩、知母、栝楼根清热滋津之味。更易四味,而功用迥然矣。

【备考】方中消石,《千金翼》作"滑石"。

12279 五石膏《朱仁康临床经验集》）

【组成】青黛9克 黄柏末9克 枯矾9克 蛤粉60克 炉甘石60克 煅石膏90克 滑石12克 凡士林370克 麻油250毫升

【用法】上为细末,加入凡士林及香油内,调和成膏。薄涂皮损上。

【功用】收湿止痒。

【主治】湿疹渗水不多时。

12280 五龙丸《疡科心得集·家用膏丹丸散方》）

【异名】散流注丸《外科传薪集》）。

【组成】山甲(土拌炒) 全虫(酒拌炒) 槐米(炒) 僵蚕(炙) 土贝母(研)各等分。

【用法】上为末,面糊为丸。每服三钱,陈酒送下。

【主治】❶《疡科心得集·家用膏丹丸散方》:流注、腿痛之半阴半阳者,及鱼口、便毒。❷《外科传薪集》:鹤膝风。

12281 五龙丹《活人方》卷四）

【组成】甘遂 大黄 赤豆 苦葶苈 木通各等分

【用法】醋糊为丸,如芥子大。每服二三分,量勇怯老弱增减,早空心滚汤吞服。肿胀已宽,利犹不止,米饮补之。

【功用】速去三焦之水。

【主治】外肿内胀初起。

12282 五龙汤《准绳·幼科》卷四）

【组成】黄连 紫草茸 芍药各三钱 生地黄九钱

【用法】煎浓,入水磨犀角汁和服。外以化癍汤浴之。

【主治】痘毒紧锁心肝二经,痘一见形,似蚊蚤咬者,名

曰犯君痘。

12283 五龙汤(《一草亭》)

【组成】陈麻黄 荆芥穗 白桔梗 牛蒡子 庄大黄各一钱三分

【用法】上咀片,作一剂。生姜五钱,葱头二两为引。服后肿消红退,仍用金液汤三四剂,外点生华丹。

【主治】目外障,暴赤肿痛,如北地体旺者宜服。

12284 五龙针(《惠直堂方》卷二)

【组成】硫黄五钱 皂角一钱 朱砂一钱 雄黄一钱五分

【用法】上为末,惟将硫黄烊化,入药末在内,再加麝香三分,倾出,绵纸揿薄片。用钱一个,以药四五厘放钱孔内,香火点灸之。三五次愈。

【主治】鹤膝半肢风,并无名肿毒,初起跌闪。

12285 五龙散(《普济方》卷二八〇)

【组成】蛇床子(炒) 花椒(炒) 牙消 枯矾 土消各等分

【用法】上为细末。柏油调搽。

【主治】诸疳疮。

12286 五龙散(《外科传薪集》)

【组成】生南星一两 生半夏五钱 全当归五钱 生大黄五钱 陈小粉一斤四两(炒黑)

【用法】上为细末,调涂。火盛以芙蓉汁调;寒重用姜汁调。

【主治】痈疽、疔毒、瘰疬初起。

12287 五龙膏(《普济方》卷二七九引《十便良方》)

【组成】硫黄 白矾 白芷 川椒 吴茱萸各等分

【用法】上为细末。煎油调涂之。

【主治】疥癣。

12288 五龙膏(《金鉴》卷六十二)

【组成】五龙草(即乌蔹莓) 金银花 豨莶草 车前草(连根叶) 陈小粉各等分

【用法】上四味,俱用鲜草叶,一处捣烂,再加三年陈小粉并飞盐末二三分,共捣为稠糊。遍敷疮上,中留一顶,用膏贴盖。若冬月草无鲜者,预采蓄下,阴干为末,用陈米醋调敷,一如前法。如此方内五龙草或缺少不便,倍加豨莶草。

【功用】拔出脓毒。

【主治】痈疽阴阳等毒,肿毒未溃者。

【宜忌】避风。

12289 五龙膏(《千金珍秘方选》)

【组成】川黄柏四两 烟胶二两六钱 白芷二两二钱白鲜皮(炒)一两六钱 地榆炭二两

【用法】上为细末,以麻油或菜油调敷。

【主治】热瘰湿毒、黄水疮,并痘后结痂。

12290 五叶汤(《杨氏家藏方》卷十二)

【组成】五叶草不以多少

【用法】上用水煎三五沸,作浴汤洗之。

【主治】遍身热疖及疮疡等。

12291 五叶汤(《医统》卷六十引丹溪方)

【异名】五叶散(《济阳纲目》卷七十六)。

【组成】枇杷叶 野苏叶 椒叶 苍耳叶 葡萄叶

【用法】上以水煎,熏洗。

【主治】疝气肿痛。

12292 五叶汤

《中医内科临床治疗学》。即方出《温热条辨》,名见《湿温时疫治疗法》"五叶芦根汤"。见该条。

12293 五叶散

《济阳纲目》卷七十六。为《医统》卷六十引丹溪方"五叶汤"之异名。见该条。

12294 五仙丸(《圣济总录》卷一四四)

【组成】自然铜四两(火烧醋淬二七遍) 大栗一百枚(去皮,生用) 黑豆一升(汤浸,去皮) 白桑柴灰二升 接骨木灰一升

【用法】上为细末,入炼蜜再捣,为丸如弹子大。每服一丸,温酒嚼下,不拘时候。

【主治】伤折筋骨。

12295 五仙丸(《医方类聚》卷二四四引《烟霞圣效方》)

【组成】丁香七十个 巴豆十个(去皮)

【用法】上为末,用干饭烧过为丸,如米大。每服三五丸,生姜汤送下。

【主治】小儿吐逆。

12296 五仙丸(《医学纲目》卷十七)

【组成】天仙子 五灵脂

【用法】上为末,水糊为丸,如梧桐子大。每服三十丸,临卧白汤送下。

【主治】盗汗。

12297 五仙丸(《回春》卷四)

【组成】大黄四两 皂角 雷丸 苦楝根各一两 木香

【用法】上为末,酒糊为丸。每服三四十丸,茶送下。

【主治】诸虫。

12298 五仙丹(《医统》卷八十八)

【组成】天麻四钱(酒浸一宿) 全蝎(水洗,去头足,瓦上烙干)四钱 白附子钱半辰砂一钱 巴霜四分

【用法】上为细末。每服二分半,姜汤加炼蜜一匙调服;为丸磨化服亦可。

【主治】小儿急惊痰壅。

12299 五仙丹(《赤水玄珠》卷二十五)

【组成】天麻(酒浸)四钱 全蝎(洗去头足,新瓦焙干)四钱 白附子 辰砂 珍珠 青礞石(煅)各三钱 巴霜二粒 金银箔各十片

【用法】上为末。姜三片,蜜一匙,煎汤调服一字。

【主治】急惊风,身热面赤,口噤,息粗,抽搐易作易止。

12300 五仙汤(《诚书》卷十三)

【组成】茶叶 核桃仁 艾叶 绿豆各一撮 葱根三茎

【用法】上用酒、水各半,煎服。即汗。

【主治】❶《诚书》:时气三日前者。❷《村居救急方》:伤寒初起。

12301 五仙汤(《眼科阐微》卷三)

【组成】细茶一两五钱 山楂 甘草 广陈皮各五钱老姜一钱

【用法】水二钟,煎八分,温服。片时即吐出痰涎,重则三四碗,轻吐一二碗,吐完以小米汤止之。五七日后痰火清,眼目自明矣。如痰不净,停几日再服。

【主治】胸膈痰喘有声,两目昏暗。

【宜忌】老年虚弱不可用。

12302　五仙酒（《仙拈集》卷一）

【组成】何首乌四两　川山甲（土炒）　龟版（醋炙）　全蝎（酒洗）　虎胫骨（酥炙）各一两

【用法】上以陈酒五斤，煮三斤。早、晚热服。

【主治】风气，筋骨疼痛。

12303　五仙散（《点点经》卷一）

【组成】钩藤　川椒　秦艽　地肤子各二钱　肉桂　附子各五钱（看症用引）

【用法】上为细末，入宣风叶四两。共煎取起，用盆盛定，将两脚踏盆上，周围围紧熏蒸，令药汁微温，洗至双膝，即包裹暖，勿令风吹，或上贴药，或用敷药亦可，如此洗三日，一日一次为率，并服贴痛汤。

【主治】酒伤脾土，气血下陷，经络不润，两胯合膝双脚作痛。

12304　五仙散（方出《赤水玄珠》卷二十九，名见《仙拈集》卷四）

【组成】红粉霜五分　明矾一钱　密陀僧三钱　川槿皮一钱　杏仁（去皮油）一钱

【用法】上为末。津唾调搽，一日三次。

【主治】牛皮癣及久年顽癣。

12305　五仙散（《寿世保元》卷七）

【组成】嫩黄耆（蜜水炒）　拣参（去芦）　白术（去芦，炒）　当归（酒洗）各二钱　甘草（炙）一钱

【用法】上锉一剂。加龙眼五个，莲肉七个，水煎，温服。

【主治】妇人虚劳，血气脾胃虚损之极，发热痰嗽，喘急之甚，相火妄动，肌肉消削，四肢沉困，夜出盗汗，精神短少，或大便稀溏，或腹中积块，或疟母癥瘕，面黄肌瘦，百药罔效者。

【加减】有热，加地骨皮、知母；嗽，加五味子、桑白皮；痰，加贝母、半夏；渴，加五味子、麦门冬；吐血，加生地黄、犀角、玄参、茅根汁；血虚，加熟地黄、白芍药。

12306　五仙散（《仙拈集》卷二）

【组成】天麻　白附　僵蚕　乳香　没药

【用法】上为末。每服五分，酒调下。

【功用】止痛。

【主治】脚气。

12307　五仙散（《麻症集成》卷四）

【组成】知母　川贝　栝楼　桑皮　桔梗　杏仁　蜜炙款冬

【主治】肺胃虚火咳嗽。

【备考】原书用本方治上证，加雨前茶、茯苓、甘草。

12308　五仙膏（《回春》卷三）

【组成】大黄　肥皂角　生姜半斤　生葱半斤　大蒜半斤

【用法】上共捣烂，用水煎，取出汁去滓，再煎汁熬成膏，黑色为度，摊绢帛上。先用针刺患处，后贴膏药。

【主治】一切痞块、积气、癖疾，肚大青筋，气喘上壅，或发热咳嗽，吐血衄血。

12309　五生丸（《圣济总录》卷十五）

【组成】干姜（不炮）　乌头（生，去皮脐）　半夏（生用）　附子（生，去皮脐）各一两　大豆末（生用）

【用法】上药除大豆末外，细锉，捣罗为末，以豆末煮糊为丸，如梧桐子大。每服三丸，冷酒送下。

【主治】痫疾。

12310　五生丸（《杨氏家藏方》卷八）

【组成】天南星（生姜汁浸一宿，焙干）　半夏（汤洗七次）　附子（炮，去皮脐）　白附子　天麻　白矾（枯）各一两　朱砂二钱（别研为衣）

【用法】上为细末，生姜自然汁煮面糊为丸，如梧桐子大，朱砂为衣。每服三十丸，食后生姜汤送下。

【功用】消风化痰。

【主治】❶《杨氏家藏方》：头目旋运，呕吐涎沫。❷《医方类聚》引《澹寮》：风痰，头旋臂痛，呕吐咳嗽。

12311　五生丸（《普济方》卷二四一引《卫生家宝》）。

【组成】金毛狗脊（去毛）　川乌　防风（去芦）　川草薢　蓬莪术各一两（日晒干）

【用法】上为细末，醋糊为丸，如梧桐子大。每服十五丸，空心盐汤、盐酒送下。

【主治】脚气，及风气攻四肢。

12312　五生丸（《玉机微义》卷四十一引李仲南方）

【组成】南星　半夏　川乌　白附子各一两　大豆（去皮）一两

【用法】上为细末，滴水为丸。每服三丸至五丸，不过七丸，生姜汤送下。

【主治】风痫有痰，阴脉弦细缓者。

12313　五生丸

《普济方》卷九十八。为《圣济总录》卷十"狗脊丸"之异名。见该条。

12314　五生丸（《普济方》卷二四二）

【组成】川乌　草乌　南星　五灵脂　没药各等分（生用）

【用法】上为细末，以醋调五灵脂末作膏子，研和为丸，如梧桐子大。每服十丸，空心温酒送下。

【主治】风毒，干湿脚气，浑身一切风痛，及服诸药不得效者。

12315　五生丸（《准绳·类方》卷五）

【组成】川乌头　附子（各生用，去皮脐）　天南星（生）　半夏（生）　干生姜各半两

【用法】上为细末，醋煮大豆汁作糊为丸，如梧桐子大。每服五丸，冷酒送下，不拘时候。

【主治】风痫。

12316　五生饮（《医学六要·治法汇》卷一）

【组成】生韭　生藕（或用鲜荷叶）　京墨侧柏（研烂）　生地（研烂）各取汁一杯

【用法】以童便和汁服。

【主治】一切上焦血症。

12317　五生散（《百一》卷九）

【组成】天雄　附子尖各半两　防风　天南星　川续断（并生用）各一两

【用法】上为饮子。每服二钱，重水一盏半，加生姜七片，酒少许，煎至六分，食后温服。

【功用】去头风，退翳。

【主治】头风，目赤。

12318　五生膏（《圣惠》卷四十四）

【组成】附子一两　吴茱萸一两　蛇床子一两　当

归一两　桂心一两

【用法】上为细散。每用一匙,以生姜汁调,摊于蜡纸上,于痛处贴之。

【主治】腰脚痛甚,起坐不得。

12319　五生膏(《御药院方》卷八)

【组成】生附子(去皮脐)半两　当归　吴茱萸　桂木香各半两

【用法】上为细末。每用药末三钱,取生姜自然汁调如膏。摊于蜡纸上,贴痛处,干即更易新者,上用绵子或软帛系定。

【主治】寒湿客于经络,留结不散,疼痛不止。

12320　五白散(《圣济总录》卷十一)

【组成】白附子(炮)　白僵蚕(炒)　白蒺藜(炒)　白鲜皮各一两　白花蛇(酒浸,去皮骨,炙)三两

【用法】上为细散。每服一钱匕,空心、临卧温酒调下。

【主治】皮肤瘙痒,昼夜不止。

12321　五白散(《杨氏家藏方》卷十四)

【组成】白及　白芷　白僵蚕(炒去丝嘴)　白蔹　白芍药　天南星各半两　赤小豆一分

【用法】上为细末。以生姜汁调敷肿上,干即再敷。

【主治】打扑闪肭,及风热攻注,一切肿毒。

12322　五白散(《普济方》卷二八四)

【组成】香白芷　白鲜皮　白及　白薇　白蔹各等分

【用法】上为末。每服三钱,加乳香末一字,新水调服,并涂疮上。

【主治】痈疽发背,热盛赤肿,及穿溃不愈,妇人乳痈等疾。

12323　五白膏(《千金》卷二十三)

【组成】白马　白牛　白羊　白猪　白鸡等屎各一升　漏芦二斤

【用法】上药各于石上烧作灰,研,绢筛之;以猪膏一升三合煎乱发一两半,令极沸消尽,乃纳诸末,微火上煎五六沸,药成。去疮痂,以盐汤洗,新帛拭干,然后敷膏,当以帛裹上,勿令中风冷也;若无痂,犹须汤洗,一日二次。

【主治】鼠瘘及瘰疬。

12324　五汁丸(《卫生鸿宝》卷一)

【组成】滑石二斤或四斤(研细,水飞,晒干再研,每斤以生甘草两半煎汤,再飞,研细听用)　土菖蒲根　韭菜　葱　老姜　鲜艾叶各等分

【用法】上打汁,和药拌匀,石臼内捣,为丸如桂圆大。每服一丸,重者二丸,温水化下,小儿减半。

【主治】夏秋骤然腹痛,霍乱水泻。

12325　五汁汤

《普济方》卷一九〇。为方出《圣惠》卷六,名见《圣济总录》卷六十八"地黄饮"之异名。见该条。

12326　五汁饮(《证治汇补》卷五)

【组成】芦根汁　生姜汁　韭汁　沉香汁　竹沥

【用法】上和匀,重汤煮服。

【主治】噎膈。

12327　五汁饮(《金鉴》卷四十二)

【组成】芦锥　荸荠　甘蔗　竹沥　姜汁

【功用】润燥止吐。

【主治】呕吐。

12328　五汁饮(《温病条辨》卷一)

【组成】梨汁　荸荠汁　鲜苇根汁　麦冬汁　藕汁(或用蔗浆)

【用法】临时斟酌多少,和匀凉服;不甚喜凉者,重汤炖温服。

【功用】甘寒救液。

【主治】太阴温病,口渴,吐白沫粘滞不快者。瘅疟,阴气先伤,阳气独发,但热不寒,或微寒多热,舌干口渴。

【加减】欲清表热,则加竹叶、连翘;欲泻阳明独胜之热,而保肺之化源,则加知母;欲救阴血,则加生地、元参;欲宣肺气,则加杏仁;欲行三焦开邪出路,则加滑石。

【方论选录】《成方便读》:方中五物,皆用鲜汁,取其甘凉退热,而其力较干者煎汤为尤甚。且五物之中,虽皆属甘寒,而各自为用。如梨之清肺,芦之清胃,二味皆能流利大肠;温邪虽属无形,恐内有痰滞,荸荠可以消导之;热伤阴血,则血热相瘀,藕汁可以行散之;甘蔗甘平,和中养胃,一如方中用甘草之意,此亦善于立方者耳。

【临床报道】❶不食:《吴鞠通医案》庆室女,16岁。不食十余日,诸医不效,面赤,脉洪。与五汁饮降胃阴法,兼服牛乳,三日而大食矣。❷低热:《吴鞠通医案》邱,18岁。温热愈后,午后微热不除,脉弦数,面赤。与五汁饮三日,热退进食,七日全愈。

12329　五汁饮(《湿温时疫治疗法》卷下)

【组成】生萝卜汁二杯　生姜汁半酒杯　白蜜　陈细茶汁　生藕汁各一酒杯

【用法】和匀,重汤炖温饮之。无萝卜时,以莱菔子五钱,清水擂浸一时许,绞汁用。

【功用】清润滑降。

【主治】痢后积热未尽。

12330　五汁饮(《重订通俗伤寒论》)

【组成】竹沥　梨汁　莱菔汁各二瓢　鲜石菖蒲汁一小匙　薄荷油三滴

【用法】重汤炖温服。

【功用】辛凉润肺,生津化痰。

【主治】外感秋燥伤肺,烁津液而化粘痰,咳嗽痰吐质粘。

12331　五汁煎(方出《妇人良方》卷七,名见《医统》卷八十三)

【组成】生藕汁　刺蓟汁　生地黄汁各三两　生姜汁半合　白蜜一合

【用法】上和匀,煎三二沸,不拘时候,以小盏,调炒面尘一钱服。

【主治】妇人热毒上攻,吐血不止。

12332　五汁膏(《医统》卷六十六)

【组成】鲜胡桃皮　鲜酸石榴皮　黑桑椹　旱莲草　鲜生地黄

【用法】上各及时取汁,瓷盆晒作饼,为末,和合,用碱水调,少入明矾、食盐,和如稀糊。临睡时将药涂髭发,一染即黑。

【主治】髭发黄赤。

12333　五汁膏(《嵩崖尊生》卷七)

【组成】天冬　麦冬　生地各二钱　贝母　丹皮各一钱　茯苓八分　阿胶一钱　薄荷二钱　犀角　羚羊各五分　梨汁　藕汁　莱菔汁　人乳各二钟　甘蔗汁一钟

【用法】用水八钟,煎至三钟,去滓,入五汁再熬,以入水不散为度,又入蜜二两,重汤炖半日用。

【主治】虚劳嗽血痰喘。

【备考】《鸡鸣录》:所用取汁之物,或非全有之日,则竹沥、芦根汁之类,易一二味可也。

12334　五汁膏(《仙拈集》卷二)

【组成】蜂蜜　姜汁各四两　白萝卜汁　梨汁各半斤　人乳一碗

【用法】共熬成膏。早晚滚汤服数匙。二料除根。

【主治】劳嗽。

12335　五汁膏(《疡医大全》卷二十八)

【组成】白萝卜　姜　葱　韭各五斤(捣汁)　菜子半斤(取汁)

【用法】五汁煎成膏,滴水成珠,外加麻油、东丹、石灰收炼,如汁多加多,汁少加少,做膏药贴。不拘久近,立时见效。

【主治】❶《疡医大全》:痛风。❷《青囊秘传》:一切风寒湿痛。

12336　五汁膏(《医级》卷八)

【组成】梨汁　藕汁　萝卜汁　荸荠汁　姜汁

【用法】上取自然汁各一钟,或入人乳、白蜜各钟许,熬膏。不时挑服二三匙。

【主治】痰火咳嗽,燥结咯艰。

12337　五汁膏(《治疹全书》卷下)

【组成】竹沥　荆沥　梨汁各一盏　姜汁半盏　饴糖一钱(白蜜熬半老代之,尤妙)

【用法】共溶化。每服数匙,不拘时候服。

【主治】疹后误食猪肉、鸡子,或因风寒,致终身咳嗽者。

12338　五玄散(《丹溪心法附余》卷二十四)

【异名】五元散(《济阳纲目》卷一)。

【组成】猪牙皂角(不蛀者,去皮弦,炙)　绿矾各一钱　明矾二钱　赤小豆一钱　葱管藜芦五钱

【用法】上为细末。每服半钱或一二钱,浆水调下,如牙关紧闭,斡开灌之。

【主治】中风痰迷心窍,癫狂烦乱,人事昏沉,痰涎壅盛,及治五痫心风。

12339　五加酒(《医心方》卷六引《删繁方》)

【组成】五加皮二升　枸杞皮二升　干地黄八两　丹参八两　杜仲一斤　干姜四两　附子三两　钟乳床一斤

【用法】上㕮咀,清酒二斗,渍之三宿。一服七合,一日二次。

【主治】寒气伤胃之肉虚,坐不平席,好动。

【备考】《千金》有石膏,无钟乳床。

12340　五加酒(《千金》卷三)

【异名】五加皮酒(《普济方》卷三四九)。

【组成】五加皮二升　枸杞子二升　干地黄　丹参各二两　杜仲一斤　干姜三两　天门冬四两　蛇床子一升　乳床半斤

【用法】上㕮咀,以绢袋子盛,酒三斗渍三宿。一服五合,稍加至十合佳,一日二次。

【主治】产后癖瘦,玉门冷。

【方论选录】《千金方衍义》:五加皮专发醪醴性味,诸药得此功力倍常,不独专温玉门也。

12341　五加酒

《千金》卷十一。为《外台》卷十六引《删繁方》"五加皮酒"之异名。见该条。

12342　五加酒(《千金》卷十二)

【组成】五加皮　枸杞根皮各一斗

【用法】上㕮咀,以水一石五斗,煮取汁七斗,分取四斗,浸曲一斗,余三斗用拌饭下米如常酿法。熟,压取服之,多少任性。

【主治】虚劳不足。

【宜忌】禁房事。

【备考】本方方名,《普济方》引作"五加皮酒"。

12343　五加酒(《医心方》卷十三引《大清经》)

【组成】五加一升(切,盛绢袋,常用雄不用雌,五叶者雄,三叶者雌,雄者味甘,雌者味苦,夏用茎叶,冬用根皮)

【用法】以酒一斗渍,春、秋七日,夏五日,冬十日。去滓温服,任意勿醉。

【功用】补中益精,坚筋骨,强志意。久服轻身耐老,耳目聪明,落齿更生,白发更黑,颜色悦泽。

【主治】五劳七伤,心痛,血气乏竭。男子阴痿不起,囊下恒湿,小便余沥而阴痒,及腰脊痛,两脚疼痹,五缓六急,虚羸。妇人产后余疾百病。

12344　五加散(《医心方》卷二十六引《金匮录》)

【组成】五加　天门冬　茯苓　桂　椒　冬葵子各等分

【用法】上为末,每服一刀圭,以井花水调下,先食,一日三次。

【功用】返老还童。

12345　五圣丸(《御药院方》卷十一)

【组成】当归　熟干地黄　川芎　白芍药各一两　生干地黄二两

【用法】上为细末,酒煮面糊为丸,如梧桐子大。每服六七十丸,食前温酒送下。

【功用】调益荣卫,滋养气血。

【主治】冲任气虚损,月水不调,脐腹疼痛,崩中漏下,血瘕块硬,发歇疼痛,妊娠宿冷,将理失宜,胎动不安,血下不止,及产后乘虚风寒内搏,恶露不下,结生瘕聚,小腹坚痛,时作寒热。

12346　五圣丸(《普济方》卷二九七)

【组成】肥皂角三挺(慢火烧存性一分,去子)　青橘皮半两(去瓤,炒)　白矾半两(焙)　干薄荷半两　乳香一分　雷丸

【用法】上为末,面和为丸,如绿豆大。每服七十丸,用薄荷茶送下,一日三次。

【主治】肠风痔漏。子母痔,内痔,翻花痔。

【宜忌】忌毒物。

【备考】方中雷丸用量原缺。

12347　五圣丸(《医林绳墨大全》卷九)

【组成】川大黄四两(先用酒浸半日,后用酒将大黄煮烂)　全蝎四两(酒洗,候干,用阴阳瓦炙焦,研为末)　黑白牵牛四两(拣净,炒焦色,研为末)　僵蚕四两(先去丝,用酒洗,干为末)　蝉退一两(为末)

【用法】上同大黄捣浓为丸。每日空心三钱,午二钱,酒送下。不过十日愈。

【主治】梅疮。

12348　五圣丸(《仙拈集》卷一)

【组成】黑牵牛三两　皂角二两　枯矾　半夏　陈皮

各一两

【用法】上为末,煮萝卜汁为丸,如梧桐子大。每服三十丸,生姜汤送下。

【主治】痰壅塞,胸膈不利。

12349 **五圣丸**(《仙拈集》卷二)

【组成】五灵脂二钱 肉桂 乳香 没药各一钱 木香五分

【用法】上为末,醋糊为丸,如梧桐子大。每服一丸,热酒送下。

【主治】心气胃痛。

12350 **五圣丹**(《直指》卷二十三)

【组成】雄黄 叶子雌黄 朴消 绿矾 明白矾各半两

【用法】上药各别礦碎,以银窝一入雄黄,二入雌黄,三入朴消,四入绿矾,五入白矾,圆瓦片盖定,炭火煅一日夜,看青烟出尽,有红烟上方好,候冷取出,纸衬顿地上,用盆盖,出火毒一日夜,入乳香、没药末各一钱,同研极细。每抄一匙,煎甘草汤调敷,外用鸡羽扫药末盖之,日二次、夜一次,自然干硬而脱。逐日须用葱白煎汤,入朴消温洗,软帛拭干,然后敷药。

【主治】痔。

12351 **五圣丹**(《普济方》卷三九二)

【组成】大乌梅 巴豆(大者)各十个 半夏(大者)三十个 丁香(新好者)五十个

【用法】上为细末,滴水为丸,如麻子大,朱砂为衣。小儿一二丸,大人每服三五丸至七丸,生姜汤送下,不拘时候。量虚实加减。

【功用】逐五饮,消积块,兼消化冷果食。

【主治】小儿一切远年近日酒食所伤,渐成积块。

12352 **五圣丹**(《片玉心书》卷五)

【组成】天南星(煨)一两 半夏(泡七次)二两 陈皮(去白,盐水拌)一两 甘草四钱 杏仁四十九粒(另研)

【用法】先以南星、半夏二味研末,姜汁、皂角汁拌匀和作饼,又将甘草、陈皮研末,取竹沥一碗,以药和成饼子,焙干,又浸湿,又焙干,以竹沥尽为度,再研杏仁泥,蒸蜜和为丸。临时嚼化一丸,以薄荷汤送下。

【主治】哮喘。

【备考】方中半夏用量原缺,据《幼科指南》补。

12353 **五圣丹**(《鸡鸣录》卷十引韩氏方)

【组成】火消三分 冰片 麝香 雄精各一钱 九制炉甘石一钱

【用法】上为细末。以竹挖耳点药于大眼角内,一日一二次,男左女右。

【主治】毒蛇、猘犬伤,及痧证闷死,时疫发斑不出。

【宜忌】蛇伤者,忌食赤豆百日;猘犬伤者,忌食羊肉发物,伤处均不必用药,分别以米泔水、糯米饮洗之。

12354 **五圣汤**(《杨氏家藏方》卷三)

【组成】贯众 黄连(去须) 甘草(微炙) 吴茱萸(汤洗七次) 白茯苓(去皮,以上五味并生用)各半两

【用法】上咬咀,平分二服。每服用水一碗半,煎至一碗,去滓放冷,候日午时,先取香熟甜瓜一枚,切去皮,作十二片,先嚼瓜一片,呷药一二呷送下了,再如前嚼瓜一片,呷药一二呷,以药汁尽为度。不损脾胃,不动脏腑,须是大烦躁时服之。

【主治】❶《杨氏家藏方》:暑积年深,每遇夏月不进食饮,疲倦少力,见日色则头目昏痛,恶心多睡。❷《奇效良方》:暑病呕恶。

12355 **五圣汤**(《魏氏家藏方》卷二)

【组成】罂粟壳一两(去瓤顶蒂,蜜炒) 枳壳七钱(去瓤,麸炒) 甘草(生) 麻黄(去节)各半两 良姜一分(炒)

【用法】上咬咀。每服四钱,水一盏,煎至四分,临卧服。

【主治】肺虚咳嗽,上气,痰涎壅盛。

12356 **五圣汤**(《普济方》卷二一三)

【组成】鼠尾草二两 豉一升 栀子仁 生姜各六分 桃皮二升

【用法】上罗匀。以水七升,煮取二升半,分三次服。

【主治】赤白痢。

12357 **五圣汤**

《医学入门》卷八。为《瑞竹堂方》卷五"五圣散"之异名。见该条。

12358 **五圣汤**(《辨证录》卷十三)

【组成】金银花半斤 玄参三两 黄耆四两 麦冬三两 人参二两

【用法】水煎服。连服四剂,其痈疽渐愈。

【主治】脑疽。

12359 **五圣汤**(《仙拈集》卷一引《全生》)

【组成】苍术(炒焦)二钱 山楂 厚朴 陈皮(土炒)各一钱 车前(焙,研)二钱

【用法】水煎,一服即愈。小儿减半。

【主治】泄泻。水泻尤效。

12360 **五圣饮**(《产科发蒙》卷四)

【组成】萍蓬根四钱 车前子 蜀黍 苏木 甘草各二钱

【用法】以水六合,煮取三合,去滓温服。

【主治】诸淋。

12361 **五圣散**(《朱氏集验方》卷一)

【组成】沉香流气饮 人参败毒散 小续命汤除去附子 三和散 香苏散

【用法】上五件各一帖,加槟榔三十个(搥面包,煨熟去面),及川楝子十文,京南芍药二十文,共三件并锉碎,同前五贴药共一处和匀,作五服。水一盏,加生姜三片,大枣一枚,木瓜三片,同煎至一盏,滤滓再煎二次,与头药合和,用瓦器盛贮,将纱布盖瓦器口,安顿屋上露一夜,次早取下暖热,调复元通气散半帖,空心服。

【主治】脚气。因坐立湿地,或因行脚热脱鞋及着湿鞋,风湿之气入侵,发作时行步艰难,痛不可忍。

12362 **五圣散**(《瑞竹堂方》卷五)

【异名】五圣汤(《医学入门》卷八)。

【组成】大黄一两 生姜一两 瓜蒌一个 皂角针二两 甘草一两 金银花一两

【用法】上咬咀。用好酒二升,同煎至八分,去滓服,不拘时候。

【主治】痈疽疔疮。

❶《瑞竹堂方》:疔疮。❷《医方类聚》引《经验秘方》:一切恶疮初发。❸《医学入门》:一切疔肿痈疽,初觉憎寒头痛。

12363 **五圣散**(《普济方》卷三六〇引《傅氏活婴》)

【组成】朴消一分　豆豉二十粒　白米五十粒　葱白二寸　甘草(炙)一分

【用法】上用童便半盏,煎至二三分。未乳前先用绵子拭口中一二次,逡巡用之,令儿腹中自转,然后护养,至五七日,再用五七滴与之,永无胎疾。

【主治】小儿脐风撮口。

12364　五圣散(《绛囊撮要》)

【组成】乳香　没药各一钱五分　地骨皮五钱　无名异五钱　麝香一分

【用法】上为末。车前草捣汁入煮,酒调,敷患处。

【主治】鹤膝风。

12365　五圣散(《仙拈集》卷三)

【组成】松香(研末,葱汁、陈酒煮过)一两　轻粉　川椒各二钱　黄丹(飞)　枯矾各六钱

【用法】上为极细末。香油调搽。

【主治】头面肥疮、秃疮、黄水疮、一切恶疮,久不愈者。

12366　五圣膏(《仙拈集》卷四引《单方秘录》)

【组成】大风子肉　蛇床子各五钱　水银二钱　枯矾白锡各一钱

【用法】上为末,先将锡化开,次入水银,再入末、柏油(腊猪油亦可用),共捣匀,宜干些。搽疮。

【主治】血风癣虫,坐板疥癞诸疮。

12367　五皮丸(《北京市中药成方选集》)

【组成】橘皮二两五钱　大腹皮二两五钱　桑皮二两五钱　茯苓皮二两五钱　干姜皮一两二钱五分

【用法】上为细末过罗,用冷开水泛为小丸。每服三钱,一日二次,温开水送下。

【功用】消胀利水。

【主治】脾湿胃弱,痞满腹胀,四肢浮肿,小便不利。

12368　五皮汤(《圣济总录》卷七十八)

【组成】槐皮　桃皮　樗根白皮　柳皮　枣皮各以患人手把外截一握

【用法】上锉细。用水二盏,煎至一盏,去滓,空心温服。未止再服。

【主治】久痢赤白,痔湿诸疾。

12369　五皮汤(《痘疹心法》卷二十三)

【组成】桑白皮　地骨皮　生姜皮　大腹皮　五加皮各等分

【用法】上锉细,取长流水一盏,灯心十二茎,煎七分,温服。

【主治】痘后面肿。

12370　五皮汤(《育婴秘诀》卷四)

【组成】桑白皮　大腹皮　茯苓皮　生姜皮　五加皮各等分

【主治】小儿肿病。

【加减】喘甚者,加真苏子;上半身肿多者,加苏叶、诃子、葛根;下半身肿多者,加木通、木瓜;腹胀者,加木香、藿香、枳壳;大便秘者,加枳实、大黄微利之,或枳朴大黄丸亦效。

12371　五皮汤(《医部全录》卷四九二引《幼科全书》)

【异名】五加皮汤(《痘科辨要》卷六)。

【组成】五加皮　苍术　桔梗　木通　桑白皮　姜皮　防风　猪苓　泽泻

【用法】灯心为引,水煎服。

【主治】痘后表虚,受湿肿满。

12372　五皮汤(《仁端录》卷八)

【组成】羌活　防风　苍术　木通　桂枝　猪苓　防己　桑皮　甘草　灯心(一方无桂枝、羌活,有腹皮、厚朴)

【主治】痘后表虚,见风太早,风湿乘之,面目虚浮,一身皆肿者。

12373　五皮汤(《金鉴》卷五十八)

【组成】地骨皮　五加皮　桑皮(蜜炙)　桂枝　姜皮　大腹皮(洗)

【用法】引用灯心,水煎服。

【主治】小儿痘后表气虚弱,见风太早,风邪乘虚而入,面目虚浮,遍身皆肿者。

12374　五皮饮

《三因》卷十四。为《中藏经·附录》"五皮散"之异名。见该条。

12375　五皮饮(《幼科金针》卷上)

【组成】陈皮　桑皮　生姜皮　大腹皮　茯苓皮　云白术　白槟榔

【用法】加椒目,水煎服。

【主治】小儿水肿。

12376　五皮饮(《郑氏家传女科万金方》卷四)

【组成】五加皮　地骨皮　桑白皮　茯苓皮　生姜皮

【主治】产后败血乘虚流入经络,腐烂成水,四肢面目浮肿。

12377　五皮饮(《麻科活人》卷一)

【组成】大腹皮　茯苓皮　陈皮　五加皮　姜皮

【用法】水煎服。

【主治】麻疹初出,四肢浮肿。

12378　五皮散(《中藏经·附录》)

【异名】五皮饮(《三因》卷十四)。

【组成】生姜皮　桑白皮　陈橘皮　大腹皮　茯苓皮各等分

【用法】上为粗末。每服三钱,水一盏半,煎至八分,去滓,不拘时候温服。

【功用】疏理脾气,消退虚肿。

【主治】水肿,脾虚湿盛。面目四肢浮肿,心腹胀满,小便不利,脉虚而大,以及妊娠水肿等。

❶《中藏经》:男子妇人脾胃停滞,头面四肢悉肿,心腹胀满,上气促急,胸膈烦闷,痰涎上壅,饮食不下,行步气奔,状如水病。❷《妇人良方》引《指迷方》:胎水。❸《三因》:皮水。四肢头面悉肿,按之没指,不恶风,其腹如故,不喘不渴,脉浮。❹《御药院方》:他病愈后,或久痢之后,身体面目四肢浮肿,小便不利,脉虚而大。❺《奇效良方》:小儿诸般浮肿,气急可食。❻《便览》:水肿烦渴,小便赤涩,大便闭,此属阳水,面肿尤妙。

【宜忌】忌生冷、油腻、硬物。

【方论选录】《成方便读》:水病肿满,上气喘急,或腰以下肿,此亦肺之治节不行,以致水溢皮肤,而为以上诸证。故以桑皮之泻肺降气,肺气清肃,则水自下趋;而以茯苓之从上导下,大腹之宣胸行水,姜皮辛凉解散,陈皮理气行痰。

皆用皮者,因病在皮,以皮行皮之意。然肺脾为子母之脏,子病未有不累及其母也。故肿满一证,脾实相关,否则脾有健运之能,土旺则自可制水,虽肺之治节不行,决无肿满之患。是以陈皮、茯苓两味,本为脾药,其功用皆能行中带补,匡正除邪。一举而两治之,则上下之邪,悉皆涣散耳。

【临床报道】妊娠水肿:《赤脚医生杂志》[1978,(5):3]以本方加玉米须治疗妊娠水肿43例,效果满意。基本方为桑白皮15克,茯苓9克,大腹皮12克,陈皮9克,生姜皮6克,玉米须(干)30克或鲜品60克。

12379 五皮散《局方》卷三新添诸局经验秘方)

【组成】五加皮 地骨皮 生姜皮 大腹皮 茯苓皮各等分

【用法】上为粗末。每服三钱,水一盏半,煎至八分,去滓,稍热服,不拘时候。

【主治】❶《局方》(新添诸局经验秘方):男子、妇人脾气停滞,风湿客搏,脾经受湿,气不流行,致头面虚浮,四肢肿满,心腹膨胀,上气促急,腹胀如鼓,绕脐胀闷,有妨饮食,上攻下注,来去不定,举动喘乏。❷《永类钤方》:皮水、胎水。

【宜忌】忌生冷、油腻、坚硬等物。

【方论选录】《医方集解》:此足太阳、太阴药也。五加祛风胜湿,地骨退热补虚,生姜辛散助阳,大腹下气行水,茯苓渗湿健脾,于散泻之中犹寓调补之意。皆用皮者,水溢皮肤,以皮行皮也。

12380 五皮散《校注妇人良方》卷十五)

【组成】大腹皮 桑白皮(炒) 生姜皮 茯苓皮 橘皮各一钱 木香二分

【用法】水煎服。

【主治】胎水肿满。

12381 五皮散《赤水玄珠》卷二十五)

【组成】五加皮

【用法】上为末。酒调,涂敷颈骨上,再用酒调服。

【主治】小儿项软、行迟。

12382 五皮散《疡科选粹》卷六)

【组成】五加皮 海桐皮 白鲜皮 地骨皮 牡丹皮(各洗去沙土,去心)一两 乳香 没药各一钱半 川乌草乌(用黑豆不拘多少,水煮黑二乌为度,去豆,晒干)各五分

【用法】上为末。每服五分,用冷饭块四两,煎汤调下,病在上食后服,在下食前服。

【主治】杨梅结毒,轻粉块穿作痛。

12383 五皮散《灵验良方汇编》卷一)

【组成】茯苓皮 地骨皮 陈皮 大腹皮(洗净) 青皮 槟榔 泽泻 姜黄 猪苓各等分

【用法】上为细末。每服二钱,临卧白滚汤送下。

【主治】诸水蛊。

12384 五皮散《幼幼集成》卷二)

【组成】生姜皮二钱 大腹皮二钱 茯苓皮二钱 桑白皮二钱 五加皮二钱

【用法】灯心十茎,大枣三枚为引,水煎,空心服。

【主治】小儿中湿浮肿。

12385 五芝丸《嵩崖尊生》卷九)

【组成】大黄五钱(酒浸) 礞石(煅)二钱 南星(矾水浸) 半夏 皂角(水浸)各二钱 枳壳一钱 风化消 黄芩各五分

【用法】神曲和丸。服百丸。服后小便赤,大便如胶,其验也。

【主治】痰盛癫狂,脚气走注,痞块,嘈呕喘肿,心痛连少腹,噎膈。

12386 五灰散《普济方》卷二九五引《肘后方》)

【异名】鳖甲散。

【组成】鳖甲 猬皮 猪左悬蹄甲 蜂房 蛇蜕各等分(一方有麝香,无猬皮)

【用法】上烧存性,为末。井花水调二钱,空心、临卧各一服,粥饮调下。五剂不愈,更服。一方亦以敷疮上。

【主治】五痔,不问内外、牝牡、寒温、劳湿,悉主之。

【方论选录】鳖甲治牝痔,猬皮治牡痔,猪左悬蹄甲治肠痔,蜂房治脉痔,蛇蜕治气痔,上药用量各随所治之痔而加倍。

12387 五灰散《普济方》卷三三一)

【组成】艾灰 矾灰 莲蓬灰 牡蛎灰 海螵蛸(烧焦)

【用法】上为末。每服二钱,食前糯米饮调下。

【主治】崩中带下。或因月候未止,而有触伤;或产后早起,久处厕上,为风所伤,各随五脏而为五色:白如涕,赤如血,黄如烂瓜,青如蓝汁,黑如虾血。

12388 五灰散《回春》卷三)

【组成】莲蓬壳 黄绢 血余 百草霜 棕皮(各烧灰) 山栀(炒黑) 蒲黄(炒黑) 墨 血竭

【用法】上为细末,调入煎药服之。或炼蜜为丸,每服五十丸,清米汤送下。

【主治】❶《回春》:血不止成崩。❷《东医宝鉴·内景篇》:一切失血。

【备考】《东医宝鉴·内景篇》本方用法:每三钱,以生藕汁、生萝卜汁调服。

12389 五灰散《外科大成》卷二)

【组成】蜈蚣 穿山甲 生鹿角 血管鹅毛 血余等分(各煅存性)

【用法】上为末,和匀。每服五钱,空心黄酒调下。

【功用】托毒排脓。

【主治】阴虚湿热下注,脏毒肿痛,生于肛门内者。

12390 五灰煎《外台》卷二十九引《古今录验》)

【组成】石灰 葫荽灰 桑灰 炭灰 蕈灰各一升

【用法】上以水浸,蒸令气匝,仍取釜中汤,淋取清汁五升许,于铜器中煎之。膏成好,凝强如细沙糖,即堪用。量以点封之。

【主治】黑痣,疣。

12391 五灰膏《得效》卷七)

【组成】荞麦灰七升 荆柴 蒴柴 山白竹 老杉枝

【用法】以上四件柴竹截作一尺许长,以斧劈破成片,各取一束晒干,放火上烧过,置坛内为灰,防为风所化,俟烧尽,却以水于锅内煮出灰汁。又用酒漏以布帛实其窍,而置荞麦灰于酒漏内,以所煮炭汁淋之,然后取汁,于锅内慢火熬汁,约取一小碗,候冷,入石灰、国丹调和成膏,以瓦瓶贮

之,上用石灰敷面,不令走气。临用却去石灰,以冷开水调开,令病者以水洗净痔疮,仰卧,搭起一足,先以湿纸于疮四周贴护,却用。

【主治】脏腑一切蕴毒,发为痔疮,不问远年近日,形似鸡冠、莲花、核桃、牛乳,或内或外。

【备考】《普济方》引本方用法:先以湿纸于疮四围贴护,却用竹篦挑药涂疮上,须臾痛息,用纸揩去药,再涂。如此三四遍,要痔疮如墨样黑方止。以水洗净,每日常置冷水一盆,以葱汤和之,洗三五遍,六七日脓秽出尽,其疮自消。

12392 五灰膏《普济方》卷二六八）

【组成】桑柴灰 枣柴灰 荞麦秸灰各等分

【用法】烧灰淋水煎,次白石灰淋水刺入,共煎成膏。外涂。

【主治】虫蚀皮肤瘢靥或雕青。

【备考】本方名五灰膏,但方中只有四灰,疑脱。

12393 五灰膏《解围元薮》卷四）

【组成】桑柴灰 毛竹灰 豆箕灰 栗柴灰 荞麦灰各五升

【用法】淋取浓汁,文武火炼,俟凝,加明石碱一块,矿灰一块,硇砂、白丁香、白附子、斑蝥各等分为末,和匀收贮。以刀刺破皮肤涂之。

【功用】烂恶肉,除毒根。

【主治】冷麻大风肿块,并手足拘挛。

12394 五灰膏《医统》卷六十七）

【组成】桑柴灰 枣柴灰 黄荆灰 桐子壳灰 荞麦杆灰各等分

【用法】沸汤淋汁五碗,澄清,入斑蝥四十枚,穿山甲五片,乳香、冰片各三钱,煎作二碗,用瓷瓶盛。用时再以新出窑石灰入乳香、冰片少许,调成膏敷瘤上。如稠,加清水调稀用。

【主治】瘿瘤。

12395 五灰膏《外科启玄》卷十一）

【组成】桑柴 秋秸 茄根 荞麦秸各（烧灰）一斗 石灰五升（风化的）

【用法】淋水熬膏,瓷瓶收贮。外洗。

【主治】诸疮痔、恶疮。

12396 五灰膏《审视瑶函》卷四）

【组成】荞麦（烧灰）一升（淋水） 石灰（风化者佳）二两 青桑柴（烧灰）一升（各淋水一碗,同风化灰共熬干为末,听用） 白矾三钱（煅,研末） 白明矾一两（煅烟尽为度,研末）

【用法】上为末,以水十碗,熬末至一碗,方入风化石灰搅匀。用新笔扫眼弦睫上。数次,毛即落,勿入眼内。

【主治】倒睫拳毛。

12397 五百丸《卫生总微》卷十四）

【组成】郁李仁（别研） 胡椒 丁香 黑牵牛 萝卜子各一百粒。

【用法】上为细末,葱汁为丸,如绿豆大。每服三五丸,儿大加之,煎葱汤送下,不拘时候。

【主治】气实腹胀。

12398 五百丸《三因》卷十一）

【组成】丁香 巴豆（去皮,别研） 缩砂仁 胡椒 乌梅（去核）各一百个

【用法】上为细末,炊饼糊为丸,如绿豆大。每服五七丸,熟水送下,食后、临卧服。

【主治】宿积留饮,聚积中脘,噫臭吞酸,心腹疼痛。并疗中虚积聚,及脏腑殒泄,赤白痢下。

12399 五邪丸《外台》卷十三引《深师方》）

【组成】丹砂（研） 雄黄（研） 龙骨 马目毒公 鬼箭各五两 鬼白二两 赤小豆三两 芫青一枚 桃仁百枚（去皮尖,熬,别研）

【用法】上药治下筛,别研雄黄、丹砂,细绢筛,合诸药拌令和调后,纳蜡和之,大如弹丸,绛囊盛之。系臂,男左女右,小儿系头。所服蜜和为丸,如梧桐子大。每服三丸,一日三次。

【主治】邪狂鬼魅,妄言狂走,恍惚不识人。

【宜忌】忌五辛、生血物。

12400 五邪丸《外台》卷十五引《深师方》）

【组成】芎藭 龙角（无角用齿） 茯苓 紫石英（研） 防风 厚朴（炙） 铁精（研） 甘草（炙）各四分 远志六分（去心） 丹参 大黄 栀子仁 桂心 细辛 菖蒲 椒（汗,去目） 人参 干姜 附子（炮） 吴茱萸各五分 芥子三分 禹余粮七分（研）

【用法】上药治下筛,和以蜜为丸,如梧桐子大。末食,服二十丸,夜服十丸,枣汤送下。不知,增之。

【主治】邪气所中,涉于脏腑,心惊恐怖,梦寐愁忧,烦躁不乐,心神错乱,邪气经入五脏,往来烦闷,悲哀啼泣,常如苦怖,吸吸短气。当发之时,恍惚喜卧,心中踊踊,忽然欲怒,颠倒手足,冷清气乏,食即呕逆。

【宜忌】忌海藻、菘菜、生葱、生菜、猪羊肉、饧等物。

12401 五邪汤《外台》卷十五引《范汪方》）

【组成】人参 白术 茯苓 菖蒲 茯神各三两

【用法】上切。以水一斗,煮取三升。先食服八合,一日三次。

【主治】五邪气入人体中,鬼语诸妄有所语,闷乱恍惚不足,意志不定,发作往来有时。

【宜忌】忌桃、李、雀肉、羊肉、饧、醋物。

12402 五邪汤《外台》卷十五引《深师方》。

【异名】五邪菖蒲散（《圣惠》卷六十九）、五邪菖蒲汤（《圣济总录》卷十四）、菖蒲汤（《圣济总录》卷一二四）、菖蒲散（《普济方》卷三一七）。

【组成】菖蒲 秦艽 桂心 当归 禹余粮 人参 附子（炮） 黄芩 甘草（炙） 远志（去心） 防风各一两 龙骨 赤石脂 茯苓 芍药 芎藭 防己各二两

【用法】上药治下筛,作粗散调和,取水二升（一方取东流水煮小沸）,纳散二两,煮取一升五合,未食服五合,日再夜一。

【主治】风邪恍惚,悲涕泣,狂走,如有神之状,身体强直或疼痛,口噤喉痹,水浆不通,面目变色,甚者不识人。

【宜忌】忌羊肉、饧、海藻、菘菜、酢物。

12403 五邪汤《外台》卷十五引《深师方》）

【异名】禹余粮饮（《圣济总录》卷十四）。

【组成】禹余粮（研） 防风 桂心 芍药 远志（去心） 独活 甘草（炙） 人参 石膏（碎,绵裹） 牡蛎（熬）

秦艽各一两　白术　防己　菖蒲　黄丹　茯神　蛇蜕皮(炙)各一两

【用法】上为粗末。以水一升半，纳三方寸匕，煮二沸，去滓服之，一日四次。

【主治】《外台》引《深师方》：邪气啼泣，或歌或哭。

【宜忌】忌生葱、海藻、菘菜、桃李、雀肉、饧、醋等。

【方论选录】《千金方衍义》：五邪者，肝风内发则为风邪，治以防风、独活、蛇蜕之属；二火交煽则为热邪，治以桂心、石膏、芍药之属；脾湿生风则为湿邪，治以防己、秦艽、白术之属；痰迷空窍则为惊邪，治以雄黄、牡蛎、禹余粮之属；惊啼歌哭则为虚邪，治以远志、菖蒲、茯神之属；凡此五邪，靡不由心神怯弱所致，甘草、人参非特安神，并佐诸药之力，病久正虚者，非此不能克应。

【备考】《外台》引《古今录验》有雄黄，无黄丹。

12404　**五伤丹**(《鸡峰》卷二十二)

【组成】乳香一分　没药　川椒　赤芍药　川芎　当归各一两

【用法】上为细末，自然铜粉一两研匀，用黄蜡二两半，铫子内溶成汁，次入药末，不住手搅令匀，放冷，搓如弹子大。每服一丸，好酒一盏同煎，通口呷讫，就痛处卧少时。小者只可一服止，大者三五服永痊。自然于肉内生红丝接连旧。

【主治】驴马坠并打破闪着，疼痛不可忍。

12405　**五伤汤**(《鸡峰》卷十)

【组成】当归　白芍药各三分　人参　川芎各二分　甘草　桂各一两　阿胶一分

【用法】上为粗末。每服二钱，水一盏，加生姜三片，大枣一枚，同煎至六分，去滓，食前温服。

【主治】劳伤荣卫，吐血下血，诸虚不足。

12406　**五行汤**(《得效》卷十六)

【组成】黄柏(用刀略去粗皮，取内皮)不拘多少

【用法】上以湿纸裹，黄泥包煨，候泥干取出。每用一弹子大，纱帛包，水一盏浸，饭上蒸熟，乘热熏洗。一丸可用二三次。

【主治】眼暴赤时行，赤肿作痛。

【备考】此方有金、木、水、火、土，故以名。

12407　**五行散**

《普济方》卷三五六。为《圣济总录》卷一五九“桂心汤”之异名。见该条。

12408　**五行散**(《全国中药成药处方集》福州方)

【组成】荆皮　川蒲　独活　赤芍　白芷各一两

【用法】上为散。

【功用】化毒散结。

【主治】痈疽。

12409　**五全膏**

《疡医大全》卷七。为原书同卷引杨廷陞“发背对口膏”之异名。见该条。

12410　**五色丸**

《小儿药证直诀》卷下。为《圣济总录》卷一七一“雄黄丸”之异名。见该条。

12411　**五色丸**(《幼幼新书》卷二十四引《张氏家传》)

【组成】朱砂　青黛　白定粉　光墨　密陀僧

【用法】用腊月干猪胆膏为丸，如干，汤化。不拘时候以米饮送下；或肉汤送下。

【功用】除疳热，下虫。

12412　**五色丸**(《片玉心书》卷四)

【组成】黄芩二钱　大黄二钱　黄连二钱

【用法】上为末，分作五份，滴水为丸。一份青黛为衣，名青丸子；一份朱砂为衣，名红丸子；一份轻粉为衣，名白丸子；一份皂角烧灰存性研末为衣，名黑丸子；一份雄黄为衣，名黄丸子。陈皮、麦芽汤送下。

【主治】急惊风，因伤饮食而成者，其症发过略醒，醒多啼哭，须臾复发，不思乳食。

12413　**五色丸**

《诚书》卷十。为《普济方》卷三九一引《保婴方》“真方五色丸”之异名。见该条。

12414　**五色汤**(《洞天奥旨》卷九)

【组成】茯苓三钱　苡仁三钱　黄柏一钱　黄耆三钱　荆芥一钱　红花一钱　乌桕根三钱　白矾一钱

【用法】水煎服。

【主治】裙边疮。

12415　**五色串**(《串雅补》卷二)

【组成】黑丑头末四两　槟榔二两　生大黄一两　木耳二两

【用法】上为细末。每服三钱，白汤送下。

【主治】一切虫积、食积、痰积、气积、血积、寒积、水饮。

12416　**五色膏**(《良方合璧》卷下)

【组成】陈石灰　东丹　铜绿各等分

【用法】上加西黄一分，再入鸡子清调和，用旧黑伞纸将药摊夹，用银针伞纸上刺数眼，扎敷患处。如干，仍将药末拌鸡子清再扎上，如此三四次，可愈矣。

【主治】发背。

12417　**五阴煎**(《景岳全书》卷五十一)

【异名】五饮煎(《虚损启微》卷下)。

【组成】熟地五七钱或一两　山药(炒)二钱　扁豆(炒)二三钱　炙甘草一二钱　茯苓一钱半　芍药(炒黄)二钱　五味子二十粒　人参随宜用　白术(炒)一二钱

【用法】水二钟，加莲肉(去心)二十粒，煎服。

【主治】真阴亏损，脾虚失血，或见溏泄未甚者。

12418　**五红散**(《外科百效》卷一)

【组成】煅明矾　雄黄各等分

【用法】上为极细末。外用。污肉多，宜多下矾；污肉少，宜多下雄黄。

【功用】去污化毒。

12419　**五均汤**(《不知医必要》卷一)

【组成】麻黄(去根节，先煎去沫)七分　荆芥一钱　桔梗一钱五分　杏仁(杵)二钱　甘草(不炙)六分

【用法】加生姜三片，水煎服。

【主治】外感风寒，鼻塞声重，语音不出，咳嗽喘急，胸满咽痛者。

12420　**五豆汤**(《普济方》卷二五三引《德生堂方》)

【异名】五豆饮(《医学六要·治法汇》卷六)。

【组成】黑豆　黄豆　绿豆　青豆　赤小豆各五升　干葛一斤　甘草一斤　贯众半斤(俱不锉)

【用法】上用水五斗五升，腊八日用大锅熬至豆熟为

度。滤去豆汁顿冷,以大瓦瓷盛之,用苦叶纸重封,春、夏月开用。酒后喝,随意饮之;小儿痘疮不出,饮即发见。

【功用】解酒毒,止烦渴,发痘疮,并能解发渴之证后成疮痍者。

【备考】方中贯众用量原缺。据《袖珍方》补。

12421 五豆饮

《医学六要·治法汇》卷六。为《普济方》卷二五三引《德生堂方》"五豆汤"之异名。见该条。

12422 五花丸(《准绳·类方》卷七)

【组成】金沸草四两 巴戟三两 川椒皮 枸杞子 白菊花各二两

【用法】上为末,炼蜜为丸,如梧桐子大。每服二十丸,空心盐、酒送下。

【主治】漏睛脓出,目停风热在胞中,结聚脓汁,和泪相杂,常流涎水。

12423 五花丸(《审视瑶函》卷四)

【组成】金沸草二两 砂仁(炒) 川椒皮各七钱 甘草(炙)四钱 白菊花 黄柏(酒制) 枸杞子各一两半 巴戟八钱

【用法】上为细末,炼蜜为丸,如梧桐子大。每服二十丸,空心或盐汤、或温酒送下。

【主治】漏睛脓出,目停风热在胞中,结聚脓汁,和泪相杂,常流涎水,久而不治,至乌珠坠落。

12424 五花丸(《全国中药成药处方集》抚顺方)

【组成】党参一两 槟榔二两 蔘实六两 阿魏 芦荟 文术 川朴各二两 麦芽 神曲 山楂 香附各四两 三棱 炙草各二两 白术六两 胡连四两 木香 青黛各二两 白苓 使君子各四两

【用法】上为细末,水泛小丸服。

【主治】气滞积聚。

12425 五花汤(《杂病源流犀烛》卷十七)

【组成】水芦花 红花 槐花 茅花 白鸡冠花各等分

【用法】水煎服。

【主治】遍身出血。

12426 五花散(《华氏医方汇编》卷二)

【组成】白棟花 白凤仙花(无花,梗代) 白菊花(盆菊尤妙) 白荷花 银花各三钱(鲜者更妙)

【用法】水煎服。

【主治】一切肿毒,已溃未溃者。

12427 五劳丸

《圣济总录》卷一八六。为《千金》卷十五"淮南五柔丸"之异名。见该条。

12428 五劳丸(《直指》卷十二)

【组成】嫩黄常山三两半 桃仁(去皮尖,炒)一两二钱 辣桂(去粗皮)七钱半 淡豉三两 乌梅肉二两半

【用法】上晒干,为末,炼蜜为丸,如梧桐子大。每服三四十丸,空心温酒送下;不饮者,熟水入些酒送下。

【主治】劳疟、瘴疟久病。

12429 五牡丸(《圣济总录》卷九十一)

【组成】牡蒙二两 牡桂(去粗皮)二两 牡荆子二两 牡丹皮二两 牡蛎(熬)二两 人参 天雄(炮裂,去皮脐)

大者)二枚 桑寄生二两 狗脊(去毛)二两 雷丸(炮)二两 石长生一两 萹蓄一两 小豆三两 贯众二两 东门鸡头末二两

【用法】上为末,炼蜜为丸,如梧桐子大。每服七丸,空腹温酒送下,夜食后再服。渐增之,以知为度。

【主治】虚劳脱营,荣卫耗夺,阳气乏少,少气时惊,饮食不为肌肤,四肢疼痛,并治妇人诸病。

12430 五利汤

《千金》卷二十二。为《鬼遗》卷三"大黄汤"之异名。见该条。

12431 五伯散(《医钞类编》卷二十一)

【组成】五倍子数个

【用法】每个一小孔,共入蜈蚣末二条许,用纸封固,取荞壳拌炒烟尽为度,候冷去荞壳,研倍子为极细末。临用将真麻油抹瘰疬,旋以末药敷上,如干,仍如此敷之。以清消为度。

【主治】瘰疬以及诸结核。

12432 五谷丹(《疑难急症简方》卷三)

【组成】五谷虫(焙干,研末)一二茶匙

【用法】米汤调服;或用酒温服。

【主治】噤口痢,诸药不效者。

12433 五谷精

《医统》卷八十九。为《直指小儿》卷三"蚵蚾丸"之异名。见该条。

12434 五谷露(《医钞类编》卷十三)

【组成】粟米 粳米 大麦(有毛者,舂去皮) 糯米(白者) 芝麻各等分 砂仁减半

【用法】水浸,煮滚半熟捞出,入甑内蒸,取露服。

【主治】脾胃虚弱,饮食难进。

12435 五饮丸

《外台》卷八引《深师方》。即原书同卷"消饮丸"去枳实,加干姜二两。见该条。

12436 五饮丸(《圣济总录》卷六十三)

【组成】青橘皮(汤浸去白) 京三棱(醋浸,锉) 乌梅肉各一两 酸石榴(生捶)二枚 大戟 甘遂 芫花 巴豆(去油)各半两 杏仁(汤浸,去皮尖双仁) 豉 五灵脂 苦荬荙各一两

【用法】上药除巴豆外,以水一斗同煮,水尽焙干,捣罗为末,别研巴豆,拌匀,醋面糊为丸,如绿豆大。每服一丸,嚼枣裹药干咽下,食后服。

【主治】痰癖胁痛,水饮不消。

12437 五饮丸(《鸡峰》卷十八)

【组成】远志 苦参 藜芦 白术 甘遂 五味子 大黄 石膏 桔梗 半夏 紫菀 乌贼骨 前胡 芒消 芫花 当归 人参 栝楼根 大戟 贝母 茯苓 芍药 黄芩 葶苈 桂各一两 恒山 薯预 厚朴 细辛 附子各一两半 巴豆三十个 苁蓉一两 甘草三分

【用法】上为细末,炼蜜为丸,如梧桐子大。每服一二丸,临卧时以熟水送下。

【主治】五饮留滞,停痰癖饮结在两胁,心腹胀满,羸瘦,不能饮食,食不消化,喜唾干呕,大小便或秘或利,腹中动摇作水声,腹内热,口干欲饮水浆,卒起头眩欲倒,胸胁

下痛。

12438　五饮丸(《医统》卷四十三)

【组成】青皮　陈皮(去白)各一两　半夏(制)　南星(制)各二两　枳实(炒)　茯苓各一两　白术(炒)二两　香附子　真苏子　山楂肉　神曲(炒)各半两　白矾一两　皂角　生姜各二两(捣)

【用法】上以南星、半夏同皂角、白矾、生姜煮,南星无白点为度。以南星、半夏焙干,同前药为末,竹沥、姜汁作糊为丸,如梧桐子大。每服五七十丸,食后或临卧白汤送下。

【功用】理脾顺气,消食宽胸。

【主治】一切停痰留饮。

12439　五饮汤(《元戎》)

【组成】旋覆花　人参　陈皮　枳实　白术　茯苓　厚朴　半夏　泽泻　猪苓　前胡　桂心　芍药　甘草各等分

【用法】上锉,每两分四服。水一盏,加生姜十片,同煎至七分,取清温饮,不拘时候。

【主治】❶《元戎》:酒后伤寒,饮冷过多,遂成五饮:留饮心下;癖饮胁下;痰饮胃中;溢饮膈上;流饮肠间。❷《医碥》:痰饮所致潮热,症似虚而胸膈痞满,背心痛,服补药不效者。

【宜忌】忌食肉、生冷、滋味等物。

【加减】因酒有饮,加葛根、葛花、缩砂仁。

12440　五饮煎

《虚损启微》卷下。为《景岳全书》卷五十一“五阴煎”之异名。见该条。

12441　五辛丸(《普济方》卷一五九引《医学切问》)

【组成】丁香　胡椒　荜茇　良姜　桂心各等分

【用法】上为细末,入炒盐少许,姜汁煮糊为丸,如鸡头子大。每服三丸,含化;或细嚼,熟水下亦得。

【主治】寒嗽,声音不出。

12442　五辛汤(《千金》卷十三)

【组成】蜀椒　细辛　桂心　干姜　吴茱萸　芍药　防风　苦参　干地黄　甘草　当归各一两　栀子　乌梅　大枣各二七枚

【用法】上㕮咀,以水九升,煮取三升,分四次服。

【主治】心腹冷痛。

【方论选录】《千金方衍义》:细辛、椒、姜、萸、桂以散心腹结痛;苦参、栀子兼归、芍、地黄以和营血蕴热;甘草、大枣以和五辛二苦之性,并和胃气行药力也;其妙用尤在防风开发卫气以通蕴结于外,乌梅宣播胃气以收津液于内也。

12443　五补丸(《千金》卷八)

【组成】防风　人参　苁蓉　干地黄　羚羊角　麦门冬　天门冬各一两半　芍药　独活　干姜　白术　丹参　食茱萸(一本云山茱萸)　甘草　茯神　升麻　黄耆　甘菊花　地骨皮　五加皮　石斛　牛膝　薯蓣各三十铢　秦艽　芎劳　生姜屑　桂心　防己　黄芩各一两　寒水石三两　附子十八铢　石膏三两

【用法】上为末,白蜜为丸,如梧桐子大。每服二十丸,稍加至三十丸,生姜蜜汤送下,一日三次。

【主治】风病服汤药,患虚热翕翕然。

【宜忌】忌油、面、蒜、生冷、醋滑、猪、羊、鸡、鱼等。

【方论选录】《千金方衍义》:五补者,补五脏诸虚不足也。方下主治虚热而反用桂、附、干姜者,以虚热不得温补不散,反谓温能除大热也。致虚之由,良因服风药过多,故仍用独活、防己、防风引领参、耆入于残破之区,与太阳病下后,其气上冲者,与桂枝汤用前法同义。黄芩、菊花清解于上,石膏、寒水石降泄于下,白术、甘草镇守于中,余药各随所主,以补五脏诸虚不足也。

12444　五补丸(《千金》卷十九)

【组成】人参　五加皮　五味子　天雄　牛膝　防风　远志　石斛　薯蓣　狗脊各四分　苁蓉　干地黄各十二分　巴戟天六分　茯苓　菟丝子各五分　覆盆子　石龙芮各八分　草薢　石南　蛇床子　白术各二分　天门冬七分　杜仲六分　鹿茸十五分

【用法】上为末,炼蜜为丸,如梧桐子大。每服十丸,酒送下,一日三次。稍加至三十丸。不得增,常以此为度。

【功用】久服却病延年。

【主治】肾气虚损,五劳七伤,腰脚酸疼,肢节苦痛,目暗眩疏,心中喜怒恍惚不定,夜卧多梦,觉则口干,食不得味,心常不乐,多有恚怒,房室不举,心腹胀满,四体疼痹,口吐酸水,小腹冷气,尿有余沥,大便不利。

【宜忌】慎醋、蒜、鲙、陈臭、大冷、醉吐。

【加减】有风,加天雄、芎劳、当归、黄耆、五加皮、石南、茯神、独活、柏子仁、白术各三分;有气,加厚朴、枳实、橘皮各三分;冷,加干姜、桂心、吴茱萸、附子、细辛、蜀椒各三分;泄精,加韭子、白龙骨、牡蛎、鹿茸各三分;泄痢,加赤石脂、龙骨、黄连、乌梅肉各三分;夏加地黄五分、黄芩三分、麦门冬四分,冷则去此,加干姜、桂心、蜀椒各三分。

【方论选录】《千金方衍义》:五补者,补五劳之损伤也。方中助阳之味居多,略兼地黄、天冬以助阴长之力。唯取防风外通阳气,石龙芮内除阴翳,则诸药各随脏气之虚,而施补益之功。

12445　五补丸(《必效》引李子昭方)(见《外台》卷三十一)

【组成】人参　茯苓　地骨皮　干地黄　牛膝各等分

【用法】上为末,炼蜜为丸,如梧桐子大。每服三十丸,空腹以酒饮送下,稍稍增至五十丸,一日二次。服至五日、十日及半月,觉气壅,即服七宣丸;服经二三日,觉气散,还服五补丸;若病候未退,即稍稍增之,常自审以取调适。终须五补及七宣丸,并须合服之。

【功用】安七魄,镇五脏,坚骨髓,养神明,久服却病延年。

【备考】本方为原书“五补七宣丸”之第一方。

12446　五补丸(《普济方》卷二二一引《圣惠》)

【组成】巴戟(去心)　牛膝(酒浸,焙)　山芋　蜀椒(去目并合口者)　苁蓉(酒浸,令干,切,焙)各四两　附子(炮,去皮脐)　黄耆(锉)　桃仁(水浸,令干,去皮尖双仁,炒)　补骨脂(酒浸)　茴香子　舶上茴香各三两(炒)　木香　人参　白茯苓　山茱萸　五味子　桂(去心)　羌活(去芦头)各二两

【用法】上为末,酒煮面糊为丸,如梧桐子大。每服三十丸,空心、食前盐汤温汤送下。

【功用】丈夫久服,乌发须,驻颜色,进饮食,壮气。妇人久服,除风气诸候。

【主治】男子元脏虚惫,目昏耳聋,阳道衰弱,夜多小便,膀胱积滞,脐下疼痛,疝气攻注,夜梦鬼交,精神恍惚,腰重胯痛,腰膝酸痛,筋力困乏。并妇人血海冷弱,子宫虚冷,面黄,心腹疼痛,四肢羸瘦。

12447 五补丸(《圣济总录》卷八十九)

【组成】人参 白茯苓(去黑皮) 地骨皮 熟干地黄(焙)各一两

【用法】上为末,炼蜜为丸,如梧桐子大。每服三十丸,温酒送下,食后临睡服。

【主治】虚劳羸瘦,饮食减少,困倦无力。

12448 五补丸(《医方类聚》卷一五七引《吴氏集验方》)

【组成】巴戟 牛膝 山药 白蒺藜各二两 菟丝子(酒浸三日,洗,焙干) 木香 人参 白茯苓 黄耆 川椒(微炒) 苁蓉 远志(去心)各一两半 附子(炮,去皮脐) 桂(去皮) 舶上茴香 北五味子 山茱萸 破故纸(微炒)各一两

【用法】上择净称,为末,以酒糊为丸,如梧桐子大。每服三十丸,空心盐汤或温酒送下。

【主治】男子本脏虚惫,下元冷极,阳道衰弱,夜多小便,膀胱积滞,脐下疼痛,梦中遗泄,精神恍惚,眼暗耳鸣,腰膝生酸,筋力困乏,齿牙浮动。妇人血海虚冷,面色无光,心腹冷疼,四肢瘦弱,产后诸疾。

12449 五补丸(《丹溪心法》卷三)

【组成】枸杞 锁阳各半两 续断 蛇床(微炒)各一两 两头尖二钱半

【用法】上为末,糊为丸。每服三十丸,淡盐汤送下。

【功用】补损。

12450 五补丸(《医方类聚》卷二一四引《仙传济阴方》)

【组成】黄耆一两 人参半两 附子一个 当归三钱 白芍五钱

【用法】上炼蜜为丸,祛风散送服。

【主治】妇人体虚,感受风湿毒邪,遍身不知痒痛,麻痹不仁,眼花。

12451 五补汤(《千金》卷十九)

【组成】桂心 甘草 五味子 人参各二两 麦门冬 小麦各一升 枸杞根白皮一斤 薤白一斤 生姜八两 粳米三合

【用法】上㕮咀。以水一斗二升,煮取三升,每服一升,一日三次。口燥者,先煮竹叶一把,水减一升,去叶纳诸药煮之。

【功用】下气,通津液。

【主治】五脏虚竭,短气,咳逆伤损,郁悒不足。

【方论选录】《千金方衍义》:五补者,补五脏诸虚不足也。肾为五脏之根,五味收摄右肾命门之相火,固蛰封藏不使精气妄泄。胃为五脏之母,人参入胃,先补肺气,肺气旺则四脏之气皆旺,故《本经》言补五脏、安精神、定魂魄。得麦冬,交通肺肾而通上下津液;得枸杞根,交通心肾而通上气化;得甘草,引入脾经而敷化精微;得小麦,滋培肺气。且助以粳米而生发清阳,又须枸杞根皮散三焦之虚热,薤白、生姜泄胃中之滞气,滞气散而正气安,五脏皆受荫矣。

12452 五补汤(《圣济总录》卷四十二)

【组成】黄耆三分 附子(炮裂,去皮脐) 人参 槟榔

白术 百合 酸枣仁(微炒,研) 白茯苓(去粗皮) 麦门冬(汤浸,去心,焙干) 桂(去粗皮)各半两

【用法】上药除酸枣仁外,锉细,分为十帖。每帖水两盏,加生姜五片,同煎至一盏,去滓,空心温服,一日二次。

【功用】补肝,去胆寒,和气。

【主治】肝虚胆寒,夜间少睡,睡即惊觉,心悸,神思不安,目昏心躁,肢节萎弱。

12453 五补汤(《圣济总录》卷八十八)

【组成】五味子 黄耆(锉) 白术各一两 桂(去粗皮) 人参 厚朴(去粗皮,涂姜汁炙熟) 白茯苓(去黑皮) 当归(切,焙) 甘草(炙,锉) 沉香(锉) 熟干地黄(焙) 陈橘皮(汤浸去白,焙) 半夏(汤洗七遍,去滑)各半两

【用法】上为粗末。每服三钱匕,水一盏,加生姜一小块(拍破),大枣二枚,同煎至七分,食前去滓温服。

【主治】虚劳痰饮,脾胃不和,四肢乏力,不思饮食。

12454 五补汤(《医方类聚》卷十二引《新效方》)

【组成】莲子 枸杞子 山药 锁阳

【用法】上为末。沸汤调服,加酥尤妙。

【功用】补心肝脾肺肾。

【备考】方中诸药用量原缺,《丹溪治法心要》用"各等分"。

12455 五补散(《朱氏集验方》卷四)

【组成】制厚朴(炒) 净陈皮(去白,炒) 茴香(去土石,炒) 丁香皮(不见火) 益智仁(去皮,炒) 缩砂仁(炒) 神曲(碎,炒) 甘草(炙) 良姜(锉碎,炒) 桔梗(去芦) 肉桂(去皮,不见火) 木香各等分

【用法】上为细末。盐汤点下,一日三服;或用生姜三片,盐少许煎服亦得。

【功用】平补脾土,消胀进食。

12456 五灵丸(方出《本草衍义》卷十七,名见《东医宝鉴·杂病篇》卷二)

【组成】五灵脂二两 没药一两 乳香半两 川乌头(炮,去皮)一两半

【用法】上为末,滴水为丸,如弹子大。每服一丸,生姜温酒磨服。

【主治】❶《本草衍义》:风冷气血凝闭,手足身体疼痛冷麻。❷《类证治裁》:痛痹,历节挛痛甚者。

【备考】本方改为散剂,名"五灵散"(见《类证治裁》)。

12457 五灵丸(《本事》卷二)

【异名】五灵脂丸(《普济方》卷一七一)。

【组成】五灵脂(拣如鼠屎者)二两半 木香半两 马兜铃(去壳,炒)一分 葶苈(苦者,隔纸炒香)一分

【用法】上为细末,枣肉为丸,如梧桐子大。每服二十丸,生姜汤送下,一日三次。

【主治】❶《本事》:肺喘久而成息贲。❷《直指》:久喘。

【方论选录】《本事方释义》:五灵脂气味甘温,入手太阴、足厥阴;木香气味辛温,入手足太阴;葶苈气味苦辛寒,入肺;马兜铃气味苦辛微寒,入手太阴。肺家壅痹,气机不宣,咳喘不止,欲成息贲,故以入血之药,佐以辛温及轻扬泄肺之品。又以枣之甘、姜之辛调其荣卫,则病自去。

12458 五灵丸(《朱氏集验方》卷十一)

【组成】南星　五灵脂各一钱　草乌(为末)半钱
【用法】上用羊胆汁调。贴之。
【主治】小儿脐风。
【备考】方中草乌用量原缺,据《普济方》补。

12459　五灵丸《医方类聚》卷一〇四引《医林方》
【组成】丁香六钱　辰砂六钱　五灵脂四钱
【用法】上为细末,用狗胆汁为丸,如鸡头子大。每服一丸,生姜汤送下。
【主治】反胃吐食。

12460　五灵丹《疡科选粹》卷六
【组成】第一日:土茯苓六两　麦门冬(去心)一钱　蓖麻肉(打碎)一钱　杏仁(去皮尖)一钱　白果肉(打碎)七个
第二日:土茯苓六两　蓖麻　杏仁各五分　白果五个　门冬五分
第三日:土茯苓六两　门冬　蓖麻　杏仁各二分五厘　白果三个
【用法】上每帖用水三四碗,煎退一半约二碗,尽一日饮之。以三方周而复始,疮愈为度。
【主治】杨梅结毒,不问上下久近,臭烂者。
【宜忌】每日多吃烂猪肉,以助生长肌肉之功。

12461　五灵丹《女科旨要》卷四
【组成】莲房　人发　棕榈　柏叶(各烧灰存性)　黄芩各等分
【用法】上为末。每服二钱,米饮汤调下,一日一次。五六服即愈。
【主治】妇人经水重来。

12462　五灵汤《圣济总录》卷八十引《膜外气方》
【组成】诃黎勒皮　木通(锉)　赤茯苓(去黑皮)　防己(锉)　陈橘皮(汤浸去白,焙)各一两
【用法】上为粗末。每服五钱匕,水一盏半,煎至一盏,去滓,渴即饮之,觉热即吃好茶。
【主治】水气。

12463　五灵汤《圣济总录》卷七十九
【组成】葶苈(隔纸炒)　木通(锉)　赤茯苓(去黑皮)　防己　陈橘皮(去白,焙)各一两
【用法】上为粗末。每服二钱匕,水一盏,煎三两沸,去滓饮之,觉热即勿服。
【主治】水病不限年月深浅,洪肿大喘,几不能度日,服防己饮愈后,百日内更服此方。

12464　五灵散《圣济总录》卷一五〇
【组成】五灵脂一两半　当归(切,焙)一两　蜀椒(去目并闭口,炒出汗)一分　姜黄一两
【用法】上为散。每服二钱匕,水半盏,酒半盏,同煎六分,食前温服。
【主治】妇人血风走注疼痛。

12465　五灵散《产宝诸方》
【组成】五灵脂半两　干姜半两(二味同炒)　蓬莪术一两(炮)
【用法】上用热酒调服一钱;产后虚汗不止,煎桂枝汤调服。
【主治】妇人种种血气疼。

12466　五灵散《普济方》卷三八一引《典药方》

【组成】梧桐律　定粉　砒霜(雪白者)　麝香(当门子)各等分
【用法】上为细末。先洗患处净,搽上。一日未效,再煎甘草汤净洗,再搽。以知痛见血出者,肉渐生长而愈。
【主治】小儿走马牙疳,渐渐臭气,或连腮近耳坏烂,并不知痛者。

12467　五灵散《赤水玄珠》卷二十
【组成】五灵脂(半生半炒)
【用法】上为末。酒调服。
【主治】❶《赤水玄珠》:赤白带下。❷《眼科阐微》:血愦,眼白珠俱黑者。
【备考】按:《眼科阐微》本方用五灵脂三钱,研末,热黄酒调服,服后药力到,病者呆痴少许,即愈。

12468　五灵散《准绳·疡医》卷四
【组成】鸡屎子　金脑香　山蜈蚣　脱壳藤　紫金藤
【用法】水煎,入酒和服。
【主治】穿板、穿掌(手、足心痈)。

12469　五灵散《产科发蒙》卷六
【组成】五灵脂　蒲黄(炒)　官桂　雄黄　甘草各等分
【用法】上为细末。每服一钱,生姜汤调下。
【主治】妇人血崩,或肚腹刺痛。

12470　五灵散
《类证治裁》卷五。即方出《本草衍义》卷十七,名见《东医宝鉴·杂病篇》卷二“五灵丸”改为散剂。见该条。

12471　五灵散《梅氏验方新编》卷六
【组成】海螵蛸　川贝母　血竭　乳香　没药各等分
【用法】上为末。敷之。
【功用】止血生肌。
【主治】跌打损伤。

12472　五灵膏《圣惠》卷三十四
【组成】五灵脂半两　松脂一两　黄蜡一两　黄丹一分　蟾酥少许
【用法】上药同于瓷器中以慢火煎成膏,用白熟绢上摊,候冷剪作片子。每夜贴于龈上,吐咽无妨。
【功用】牢牙驻齿。
【主治】牙齿风毒动摇。

12473　五妙丸《赤水玄珠》卷十五
【组成】黑丑　补骨脂　川楝肉各一两(用地龙一两同三件炒,去地龙)　半夏一两(用猪苓一两同炒,去猪苓不用)　茴香一两(用斑蝥十四枚同炒,去斑蝥不用)　丁香二分(用土狗十枚同炒,去土狗)　玄胡索一两(炒)
【用法】酒糊为丸,如梧桐子大。每服十丸,加至十五丸,空心盐酒送下。
【主治】一切下部气。

12474　五妙汤《纲目拾遗》卷八
【组成】头锅豆腐浆一碗　腐皮一张　生鸡蛋一个(打碎,冲入浆内)　圆眼肉十四枚　白糖一两
【用法】上药入浆内,烧滚,五更空心服。
【主治】产后弱症。

12475　五妙散《仙拈集》卷四
【组成】蛇床子　杏仁　硫黄　白矾　大枫子各等分
【用法】上为末。猪骨髓调敷。

【主治】脓窠疥疮。

12476 五妙散《治疹全书》卷下）

【组成】干莲肉五钱 炒陈米 陈白鲞（用脊骨烧）炒苡仁 山药（炒）各三钱

【用法】上为末。米汤或乌梅汤送下。

【主治】疹后久泻，胃口不开。

12477 五纬丸《圣济总录》卷一八六）

【组成】附子一枚（炮裂，去皮脐，为末） 硫黄（细研）桂（去粗皮，为末）各一分 干姜（炮，为末）二钱

【用法】上为细末，面糊为丸，如梧桐子大，丹砂为衣。脾胃冷，脾痛泄痢，浓煎艾汤放冷下十丸，良久再服，或怕冷物，用冷水下十丸，小儿则化下一丸，不拘时服。冬日远出早行，亦用冷水下五七丸，大御寒气。常服五七粒，永不患结胸、阴毒伤寒等疾。

【功用】补暖丹田，去风冷气，常服可预防结胸、阴毒伤寒等。

【主治】虚损，及脾胃冷，不思饮食，腹中疼痛，频频泄泻，赤白痢。

12478 五枝汤《脚气治法总要》卷下）

【异名】五枝浴《串雅外编》卷二）。

【组成】桑枝 槐枝 楮枝 柳枝 桃枝各一升

【用法】上各锉细。以蓖麻叶一把，水三升，煎取二升，去滓，淋洗足膝。

【功用】《医方类聚》引《澹寮》：消肿，住痛。

【主治】脚气，麻风。

❶《脚气治法总要》：风湿脚气，一切筋骨疼痛。❷《济阳纲目》：疠风。❸《串雅外编》：大风年深不愈，面毛脱，鼻梁崩损不愈。

12479 五枝汤《育婴秘诀》卷一）

【组成】桃 柳 棘 梅 槐各取嫩枝

【用法】加苦参、白芷，煎汤，去滓澄清，入猪胆汁，儿生三日浴之。

【功用】预防疮疥。

12480 五枝汤《赤水玄珠》卷一）

【组成】桑 槐 榆 桃 柳枝各四十九条

【用法】煎汤浴之。少顷肤润而汗出，热因退矣。

【主治】时疫用表药太多，而肺金枯燥，以致腠理致密，不能得汗，而热不解。

12481 五枝汤《遵生八笺》卷四）

【组成】桑枝 槐枝 桃枝 柳枝各一握 麻叶半斤

【用法】煎汤一桶，去滓温洗。浴讫，以香粉敷身，一日一次。

【功用】驱瘴毒，疏风气，滋血脉，免汗湿阴处，使皮肤燥痒。

12482 五枝汤《金鉴》卷五十）

【组成】桃枝 槐枝 桑枝 梅枝 柳枝

【用法】以水煎汤，再加猪胆汁，新生儿断脐后三日浴之。临浴时，须择无风密处，适可而止。不可久在水中，冬月恐其受寒，夏月恐其伤热。

【功用】去污秽，滋润肌肤，令儿胎疮不生。

12483 五枝酒《圣惠》卷九十五）

【组成】夜合枝 花桑枝 槐枝 柏枝 石榴枝（以上并取东南嫩者，锉）各半斤 防风十两（去芦头） 羌活十两 糯米五斗小麦曲五斤（末） 黑豆（择紧小者）二斗

【用法】以上五枝，用水一石，煎取三斗，去滓，澄滤浸米及豆二宿，漉出蒸熟，后更于药汁内入曲，并防风、羌活等末，同搅和入瓮，如法盖覆，候酒熟时，饮一盏，常令熏熏。

【主治】中风，手足不遂，筋骨挛急。

12484 五枝浴

《串雅外编》卷二。为《脚气治法总要》卷下"五枝汤"之异名。见该条。

12485 五枝散（方出《三因》卷十，名见《杨氏家藏方》卷十）

【组成】青桑枝 柳枝 石榴皮 桃枝 梅枝各七茎（每长四寸许） 青蒿一小握

【用法】上用童便一升半，葱白七茎，去头叶，煎及一半，去滓；别入安息香、阿魏各一分，再煎至一盏，滤去滓；调辰砂末半钱，槟榔末一分，麝香一字，分作二服调下。五更初一服，五更三点时一服。至巳牌时，必取下虫。色红者可救，青者不治。见有所下，即进软粥饭，温暖将息。

【功用】取劳虫。

【主治】劳瘵。

【宜忌】不可用性及食生冷、毒物。

12486 五枝散《直指》卷九）

【组成】桃枝 李枝 梅枝 桑枝 石榴皮（并东向小枝，长三寸者）各七茎 青蒿一小握 苦楝根（白皮）七寸 生兰青七叶 葱白（连根，洗，截一寸长）七片

【用法】上以童尿一升半，煎取其半，去滓；入安息香、苏合香、阿魏各一钱，煎至一盏，滤清；调入朱砂、雄黄、雷丸、枯白矾、硫黄末各半钱，鸡心槟榔末一钱半，麝香一字。分作二服，月头五更空心进一服，五更五点又进一服。约午前取下瘵虫，净桶盛，急钳收入油铫内煮，仍倾油虫入瓷器，灰扎埋山僻处。

【功用】取下传尸劳虫。

【主治】劳瘵。

12487 五枝散《周慎斋遗书》卷七）

【组成】桃枝 李枝 梅枝 桑枝 榴枝各三枝（长七茎，取末） 通草 穿山甲 全蝎（炒）各一两 沉香八钱五分 木香 槟榔 灯草各五钱 红花二钱五分

【用法】甘草煎胶为丸，每服三四十丸，空心温酒送下。

【主治】传尸劳虫。

【备考】本方方名，据剂型，当作"五枝丸"。

12488 五枝煎《圣惠》卷二十五）

【组成】花桑枝 槐枝 桃枝 百灵藤枝 柳枝各一斤（并细锉） 黑豆三升（净拣，水淘过，曝干）

以上药于釜中，用水三斗，煮至一斗，滤去滓，却以慢火煎至五升，入后药：

附子（炮裂，去皮脐） 肉桂（去皱皮） 天麻各二两 羌活 猪脊 牛膝（去苗） 仙灵脾 天蓼木子 芎䓖 当归 海桐皮（锉） 威灵仙 安息香 乳香 槟榔各一两

【用法】上为末，入前煎中，次入白蜜一升，以慢火熬，木篦搅，不得住手，令稀稠得所，于瓷器中贮。每服一茶匙，以温酒调下，空心及晚食前服。

【主治】一切风。

【宜忌】忌生冷、猪、鸡、毒滑物。

12489　五枝煎《《圣济总录》卷七》

【组成】桑枝　桃枝　槐枝　百灵藤枝　柳枝各二升(细锉)　黑豆(洗)三升　防风(去叉)　羌活(去芦头)各二两

【用法】五枝各取东南向者,锉细如豆粒,羌活、防风捣罗为末,先将豆铺甑中摊平,即将五枝摊于豆上蒸之,及一饭顷,蒸取釜中汤约一斗五升淋之,凡三五度淋,收取汁,又别著锅煎汤,旋添入釜中再蒸,以豆烂熟,即下甑。看釜中汤约一斗净,锅中煎三分减二,入防风、羌活二味末同煎,如稠饧。每日空心夜卧时,温酒调半匙许,加至一匙。其滓即乘热分作三处,以帛裹之,每夜服药后,熨不遂处,速效。冷即用酒拌炒热用之。

【主治】柔风,肢体缓弱;腹内拘急,不得俯仰。

【加减】若妇人血风,及风手足挛跛,半身不遂,即入桂并当归末各一两,地黄汁七合,生姜汁三合。

12490　五枝煎《《圣济总录》卷十五》

【组成】桃枝　柳枝　桑枝　夜合枝　槐枝(并锉如豆大)各一斗　大豆一斗(淘过)

【用法】上药用水一石,慢火煎,候豆烂及嚼诸枝无味,即滤汁于银石器内,煎令得所,不可熬过,以瓷器盛。每服一匙头许,入芦荟末少许,温酒化破,空心徐徐服。

【主治】风痛多惊,手足颤掉,身热瘫痪。

12491　五枝膏《《普济方》卷三一三》

【组成】香油一斤　桃枝　柳枝　橘枝　梅枝　桑枝　蓖麻子六十七粒(去壳)

【用法】上各药浸油中,同煎赤色,捞上五枝,用帛滤净,下乳香一钱,次下没药三钱,逐旋下黄丹半斤,次下沥青,不住手搅之,膏成为度。外贴患处。

【主治】一切痈疽发背,疼痛不可忍。

12492　五枝膏《《奇效良方》卷五十四》

【组成】香油一斤　黄丹五两　槐枝　梧桐枝　柳枝　桑枝　桃枝各一两(长一寸者,锉)

【用法】先将油同枝入锅内,文武火煎众药黑色,滤去滓,次下黄丹,不住手搅,候黑色,收瓷器内,绢帛摊贴。

【主治】一切恶疮肿毒。

12493　五枝膏《《疡医大全》卷七》

【组成】桃枝　柳枝　槐枝　桑枝　枣枝各十寸　银朱四两

【用法】用麻油二十四两,将上药熬枯滤清,再熬至滴水成珠为度,以黄丹收之。摊贴患处,如作痒起泡,即可揭去。

【主治】疮毒,疯气痛。

【宜忌】凡疮疡已溃者,切不可贴。

12494　五若散

《外台》卷十七引《崔氏方》。为原书同卷"五落散"之异名。见该条。

12495　五苓片

《成方制剂》10册。即《伤寒论》"五苓散"改为片剂。见该条。

12496　五苓汤

《宣明论》卷五。为《伤寒论》"五苓散"之异名。见该条。

12497　五苓散《《伤寒论》》

【异名】猪苓散《圣惠》卷九)、五苓汤(《宣明论》卷五)、生料五苓散(《直指》卷五)、五苓饮子(《朱氏集验方》卷二)。

【组成】猪苓十八铢(去皮)　泽泻一两六铢　白术十八铢　茯苓十八铢　桂枝半两(去皮)

【用法】上为散。以白饮和服方寸匕,一日三次。多饮暖水,汗出愈。

【功用】❶《古今名医方论》引程郊倩:开结利水,化气回津。❷《慈禧光绪医方选议》:健脾祛湿,化气利水。

【主治】外有表证,内停水湿,头痛发热,烦渴欲饮或水入即吐,小便不利,苔白脉浮者;水湿内停,水肿身重,霍乱吐利,泄泻;水饮停积,脐下动悸,吐涎沫而头眩,或短气而咳者。

❶《伤寒论》:太阳病,发汗后,脉浮,小便不利,微热,消渴者;中风发热,六七日不解而烦,有里证,渴欲饮水,水入则吐者;霍乱头痛发热,身疼痛,热多欲饮水者。❷《金匮》:瘦人脐下有悸,吐涎沫而颠眩。❸《宣明论》:瘟疫、瘴疟烦渴。❹《外科经验方》:下部湿热疮毒,小便赤少。❺《医方集解》:通治诸湿腹满,水饮水肿,呕逆泄泻;水寒射肺,或喘或咳;中暑烦渴,身热头痛;膀胱积热,便秘而渴;霍乱吐泻,湿疟,身痛身重。

【宜忌】❶《医方集解》:若汗下之后,内亡津液,而便不利者,不可用五苓,恐重亡津液,而益亏其阴也。❷《成方切用》:一切阳虚不化气,阴虚而泉竭,以致小便不利者,若再用五苓以劫其阴阳,祸如反掌,不可不慎。

【方论选录】❶《医方考》:茯苓、猪苓、泽泻、白术,虽有或润或燥之殊,然其为淡则一也,故均足以利水。桂性辛热,辛热则能化气。❷《古今名医方论》引赵羽皇:五苓散一方,为行膀胱之水而设,亦为逐内外水饮之首剂也。方用白术以培土,土旺而阴水有制也;茯苓以益金,金清而通调水道也;桂味辛热,且达下焦,味辛则能化气,性热专主流通,州都温暖,寒水自行;再以泽泻、猪苓之淡渗者佐之,禹功可奏矣。❸《医方集解》:二苓甘淡,入肺而通膀胱为君;泽泻甘咸,入肾、膀胱,同利水道为臣;益土所以制水,故以白术苦温健脾去湿为佐;膀胱者津液藏焉,气化则能出矣,故以肉桂辛热为使,热因热用,引入膀胱以化其气,使湿热之邪皆从小水而出也。❹《伤寒六经辨证治法》:盖多服暖水,犹服桂枝汤啜稀热粥之法,但啜粥以助胃中营卫之气,而暖水乃助膀胱水府之津,俾膀胱气盛则溺汗俱出,经腑同解,至妙之法,可不用乎!❺《古方选注》:苓,臣药也,二苓相辅则五者之中可为君药矣,故曰五苓。猪苓、泽泻相须,借泽泻之咸以润下;茯苓、白术相须,借白术之燥以升精,脾精升则湿热散,而小便利,即东垣欲降先升之理也;然欲小便利者,又难越膀胱一腑,故以肉桂热因热用,内通阳道,使太阳里水引而竭之。

【临床报道】❶水逆证:《名医类案》一仆十九岁,患伤寒发热,饮食下咽,少顷尽吐,喜饮凉水,入咽亦吐,号叫不定,脉洪大浮滑。此水逆证,投五苓散而愈。❷急性肾炎:《哈尔滨中医》[1959,(12):19~20]40例急性肾炎患者均为较重病例,有明显的水肿、高血压、血尿及肾功能减退,部分病例伴有腹水和肾性心力衰竭。经应用五苓散治疗,一日总药量重症者9克,中等者6克,轻症者3克,七日为一疗程。并配合保温(尤其肾区保温)、减盐饮食及安静休息等。40例全部有效,平均住院日数为164天。❸湿疹:《伤寒解惑论》周某,男,六十四岁。患两下肢及颈项部湿疹已两年多,时轻时重,本次发作月余,所见渗水甚多,点滴下流,轻度瘙痒,身微恶寒,汗出较多,口干饮水,大便正常,小便略黄,苔薄白,脉濡缓略浮。证属阳虚不能行气利水,湿邪郁于肌表。治宜温阳化气利水,用五苓散加减:茯苓10克、桂枝9克、泽泻9克、白术9克、苡仁24克,三剂好转,又三剂症状消失,一年随访,未复发。❹头痛:《上海中医药杂志》[2001,(1):25]运用五苓散治疗顽固性头痛41例,结果治愈28例,好转10例,无效3例。

【现代研究】利尿消肿作用:《日本药学会杂志》[1985,(3):29]研究表明,本方煎剂给正常大鼠灌胃及健康人和家兔口服,均有显著的利尿效果。《第二届和汉药讨论会记录》:对用盐水注射,而引起局限性水肿,造成水代谢障碍的家兔,给予五苓散,可利尿并促进局限性水肿的吸收。

【备考】本方改为片剂,名"五苓片"(见《成方制剂》10册)。

12498 五苓散《陈素庵妇科补解》卷三)

【组成】当归 川芎 白芍 生地 熟地 阿胶 泽泻 猪苓 白术 茯苓 黄连 黄柏 甘草

【主治】妊娠劳伤经络,生内热,热乘血分而尿血,或痛或不痛,或寒热,致胎不安。

12499 五苓散《普济方》卷二一一引《如宜方》)

【组成】泽泻三两半 肉豆蔻一两 白术 猪苓 赤茯苓各一两半

【用法】上为末。热汤调下。再吞感应丸。

【主治】夏、秋痢病。

【加减】积滞紧急,加巴豆。

12500 五苓散《伤寒金镜录》)

【组成】茯苓 猪苓 白术各一两五钱 桂五钱 泽泻二两五钱 木通 滑石 甘草(炙)各一两

【用法】上为末。每服五钱,入姜汁并蜜各少许,白滚汤调服。

【主治】伤寒小便涩者。

12501 五苓散

《丹溪心法》卷三。即《医方大成》卷六引《济生》"加减五苓散"。见该条。

12502 五苓散

《医方类聚》卷五十六引《修月鲁班经》。为原书同卷"淡渗二苓汤"之异名。见该条。

12503 五苓散《普济方》卷三六九)

【组成】猪苓 泽泻 白术 赤茯苓 官桂 木通 山茵陈 天花粉 瞿麦各等分

【用法】上为散。用灯心、车前子同煎服。

【主治】冒暑伏热,吐泻烦渴,阴阳不分,表里未解,伤风受湿。

【加减】如热甚,加小柴胡汤,去官桂。

12504 五苓散《便览》卷一)

【组成】辰砂 泽泻 白术 茯苓 官桂

【用法】水一钟半,加生姜五片,灯心十茎,水煎服。

【主治】中暑烦渴,身热头痛,霍乱吐泻,小便赤少,心神恍惚不宁。

12505 五苓散《便览》卷四)

【组成】泽泻五钱 白术 赤苓 猪苓各三钱

【用法】上为末。每服半钱,煎车前子汤调下。

【主治】痘疮已靥未靥之间,大热经日不除,无他证者。

12506 五苓散《回春》卷三)

【组成】茯苓(去皮) 白术(去芦) 猪苓 泽泻 山药 陈皮 苍术(米泔制) 砂仁(炒) 肉蔻(面包煨,捶去油) 诃子(煨,去核)各八分 官桂 甘草(炙)各五分

【用法】上锉一剂。加生姜一片,乌梅一个,灯心一团,水煎,温服。

【主治】湿泻。泻水多而腹不痛,腹响雷鸣,脉细。

12507 五苓散《宋氏女科》)

【组成】白术 赤茯苓 猪苓 泽泻 肉桂减半 阿胶(炒)各等分

【用法】水煎服。

【主治】妊娠转胞,小便不通者。

12508 五苓散《痘科类编》卷三)

【组成】泽泻一钱五分 白术 赤茯苓 猪苓各一钱 肉桂五分 姜一片 枣一枚

【用法】水一钟,煎七分,温服。

【主治】痘疮,因天气炎热,过求温暖,使疮被热气熏而不收靥者;痘疮因发渴饮水过多,以致水渍脾胃,湿淫肌肉而不收靥者;痘疮饮水过多而呕吐者;痘疮身实中满,不食而泻,小便不利,或水泻而渴者。

12509 五苓散《辨证录》卷九)

【组成】白术一两 猪苓三钱 泽泻二钱 茯苓一两 肉桂二钱 半夏三钱

【用法】水煎服。

【主治】脾湿生痰,肢节酸痛,背心作疼,脐下有悸。

12510 五苓散《嵩崖尊生》卷十一)

【组成】泽泻 猪苓 苍术 茯苓 肉桂 防风 升麻 陈皮

【主治】伤湿小水赤,大便泻。

12511 五苓散

《伤寒大白》卷三。为《金匮要略》卷中"茵陈五苓散"之异名。见该条。

12512 五苓散《金鉴》卷五十四)

【组成】白术(土炒) 泽泻 猪苓 肉桂 小茴香 赤茯苓

【用法】水煎服。

【主治】寒淋。冷气入胞,以致小便闭塞,胀痛难禁,不时淋漓,少腹隐痛。

12513 五苓散《会约》卷四)

【组成】白术一钱 猪苓钱半 茯苓二钱 泽泻一钱 肉桂五分 车前子一钱

【用法】水煎服。

【主治】伤寒饮水过多,停滞胸膈,心下痞满气喘,或小水不利。

【加减】或加苏子八分;不效,加甘遂五分。

12514 五苓散《履霜集》)

【组成】猪苓一钱 泽泻一钱 白术一钱 茯苓八分 阿胶八分

【主治】妊娠转胞,小便频数,出少不疼。

12515 五矾散

《普济方》卷一六三。为《得效》卷五"炙肝散"之异名。见该条。

12516 五郁汤《医统》卷二十六）

【组成】香附 川芎 青皮 栀子 神曲 甘草

【用法】水一盏半,加生姜三片,煎八分,食远服。

【主治】诸郁。

【加减】湿郁,加苍白术;热郁,加黄芩,倍栀子;痰郁,加南胆星、枳壳、小皂荚;血郁,加桃仁、红花、牡丹皮;食郁,加山楂、神曲、麦芽。

12517 五奇汤《杨氏家藏方》卷七）

【组成】诃子两枚（一枚生用,一枚用面裹煨香熟,去核面不用） 肉豆蔻两枚（一枚生用;一枚面裹煨香熟,去面不用） 草豆蔻两枚（一枚生用;一枚面裹煨,去面不用） 木香一块（如大枣大） 甘草一寸（如指面大,炮令赤色）

【用法】上为细末。每服二钱,米饮调下,不拘时候。

【主治】久痢。

12518 五拗汤《医方大成》卷二引《澹寮》）

【异名】五拗散（《普济方》卷一三四）。

【组成】麻黄（不去节） 杏仁（不去皮尖） 甘草（生用） 荆芥（不去梗） 桔梗各等分（一方去桔梗,荆芥,用半夏、枳实）

【用法】上咬咀。加生姜三片,水煎,温服。

【主治】感寒咳嗽,肺气喘急;或感寒而语声不出,或至咽喉肿痛者。

【加减】咽喉痛甚者,煎熟后加朴消少许。

12519 五拗汤《墨宝斋集验方》卷上）

【组成】麻黄（不去节） 干姜（不去皮） 杏仁（去皮尖）各二钱 细芽茶五钱 生石膏三钱

【用法】生姜、葱为引,水煎服。微取汗。

【主治】❶《墨宝斋集验方》:伤寒伤风后,咳嗽,痰火盛作喘者。❷《痘疹会通》:面青鼻扇,麻疹俱收者。

12520 五拗散

《普济方》卷一三四。为《医方大成》卷二引《澹寮》"五拗汤"之异名。见该条。

12521 五虎丹《疡医大全》卷二十二）

【组成】雄黄 菖蒲 艾叶尖 朱砂不拘多少 蜈蚣一条

【用法】五月五日午时配合,研细敷搽,即消。

【主治】无名肿毒。

12522 五虎丹《同寿录》卷四）

【组成】火消《研细》 明矾（研细） 水银（同消、矾和匀,研细）各一两 朱砂三钱 硼砂一钱

【用法】上为细末,和匀,入有耳广锅内,先忧火熔化冷定,用大碗一只盖锅上,以石膏、盐泥封固碗口,先以忧火一炷香,次以武火一炷香,次以文火一炷香,炼毕取起冷定,缓缓开封收取丹药,加冰片一钱,细研和匀。用以去管,将纸捻裹药,打入提脓,渐渐自愈。

【主治】疮毒久不收口,并成管多年。

12523 五虎丹《纲目拾遗》卷三引《草宝》）

【组成】草乌（去皮,姜汁拌晒,隔纸炒） 山脂麻（烧酒

拌晒,炒） 雄黄（水飞） 血竭（箬叶上烘烊） 穿山甲（砂炒）各一两

【用法】上为末,为丸如芥子大。每服二三分,酒送下。

【主治】风痹跌扑,肿毒初起。

12524 五虎丹《外科真诠》卷上）

【组成】明雄五钱 石菖蒲三钱 蜈蚣二条 朱砂五钱 元寸一钱

【用法】先将朱砂放锅内,用火消三钱炒至黑色,同雄黄研末,再将余药末乳,收贮听用。

【主治】一切疮毒初起。

12525 五虎丹《北京市中药成方选集》）

【组成】当归三两五钱 天南星（炙）三两五钱 红花三两五钱 白芷二两四钱 防风三两五钱

【用法】上为细末,过罗。每服二钱,黄酒调服;外敷,黄酒调敷肿处。

【功用】活血化瘀,消肿止痛。

【主治】跌打损伤,瘀血不散,红肿疼痛。

12526 五虎丹《中医皮肤病学简编》）

【组成】水银62克 白矾62克 青矾62克 牙消62克 食盐31克

【用法】先将水银与矾磨研,以不见水银为度,再将余药加入共研细末。将上药末置入小铁锅内,盖大碗一只,用泥土密糊封闭,文火炼二三小时,待冷却,轻除去泥土,将碗取出,碗底附着如霜之白色结晶,即为五虎丹。糊剂:五虎丹结晶体18克,蟾蜍0.5克,红娘0.5克,斑蝥0.5克,羊金花粉1克,用浆糊调成糊状,粘涂肿块上面,以普通膏药贴之;钉剂:药物量同上,用米饭赋形,搓成两头尖的梭状条,每支长2～3厘米,重0.65克,阴干,用时插入癌组织。肿块脱落坏死后,改用红升丹细粉末撒布,贴膏药至疮面愈合。

【功用】《古今名方》:祛腐拔毒,生新。

【主治】❶《中医皮肤病学简编》:皮肤癌。❷《古今名方》:痈疽疔疮,慢性瘘管,淋巴结核等需要腐蚀脱落者。

【宜忌】不可口服。

12527 五虎汤《杨氏家藏方》卷一）

【组成】天南星 草乌头（不去皮尖） 川乌头（不去皮尖） 半夏（汤洗七遍） 皂角（去皮弦子）各等分（并生用）

【用法】上咬咀。每服一钱,水二盏,加生姜十片,煎至半盏,去滓温服,不拘时候。

【主治】中风弹曳,目睛上视,牙关紧急,涎盛昏塞,不省人事。

12528 五虎汤《直指附遗》卷八）

【异名】五虎斩劳汤（《便览》卷二）、麻黄汤（《准绳·幼科》卷五）。

【组成】麻黄七分 杏仁（去皮尖）一钱 甘草四分 细茶八分（炒） 石膏一钱半

【用法】上咬咀。水煎服。

【主治】外感风寒,内蕴痰热,痰气喘急,咳嗽。

❶《直指附遗》:痰气喘急。❷《育婴秘诀》:小儿哮喘,因感寒而得之,恶寒发热,面赤唇红,鼻息不利,清便自调。❸《片玉心书》:小儿咳嗽初起,夹风寒外感者。❹《寿世保元》:外邪在表,无汗而喘者。❺《景岳全书》:风寒所感,热

痰喘急。❻《金鉴》：暴喘。因寒邪客于肺俞,寒化为热,闭于肺经,胸高气促,肺胀喘满,两胁煽动,陷下作坑,鼻窍煽张,神气闷乱。

12529 五虎汤《疮疡经验全书》卷十三）

【组成】全蝎　僵蚕　山甲各一钱五分　蜈蚣三条　斑蝥三个（去头足,糯米拌炒）　生大黄三钱

【用法】上为末。分二次空腹酒送下。

【主治】便毒单生,肿硬作痛者。

12530 五虎汤《医便》卷三）

【组成】五灵脂　木鳖子（去壳）　穿山甲（蛤粉炒）　白芷各二钱五分　大黄实人一两,虚人五钱

【用法】上作一服。水二大钟,煎一钟,空心服。利五七行即好。

【主治】鱼口疮,俗名便毒,已成者即溃,未成者即散。

12531 五虎汤《证治汇补》卷五）

【组成】麻黄　杏仁　石膏　甘草　桑皮　细辛　生姜

【用法】水煎服。

【主治】痰哮。

【宜忌】此方为劫剂,不宜久服;虚人自汗禁用。

【临床报道】哮喘：《实用中医药杂志》〔2003,19(7)：351〕应用五虎汤治疗小儿哮喘90例,结果显效75例,有效9例,无效6例。总有效率93.3%。

12532 五虎汤《同寿录》卷二）

【组成】紫苏　生姜　乌梅　葱头各一撮

【用法】水二碗,煎至一碗。先用砂糖半钟,放碗内冲服之。即盖被闷汗出愈。在病一二日用。

【主治】外感伤寒,不能出汗,寒入腠理,舌卷眼翻,甚是危笃。

12533 五虎汤《女科秘要》卷二）

【组成】苏子　陈皮　知母　桔梗各八分　杏仁　石膏　枳实各一钱　麻黄四分　五味子　甘草各三分

【用法】水煎服。

【主治】胎前因食生冷,又食椒、姜冲损胎气,胃火胜而致咳嗽。

12534 五虎饮《盘珠集》卷下）

【组成】杏仁（去皮）　苏梗　木贼　陈皮　知母（炒）　北五味　桔梗　甘草（炙）　石膏（不可多用）　蒌仁（喘者重用）

【主治】子嗽。食生冷及椒、姜,致伤胎气,胃火冲肺,咳嗽不止。

12535 五虎顶

《串雅补》卷一。为原书同卷"内消散"之异名。见该条。

12536 五虎茶《理瀹》）

【组成】生姜　葱白　核桃　细茶　黑豆

【用法】煎汤,冲熏头面,得汗乃解。

【主治】伤寒感冒。

12537 五虎粉《疡医大全》卷七）

【组成】白矾（飞过）　焰消（用雄猪胆三个,取汁拌,晒干,同矾研合）各二两　雄黄八钱五分　朱砂一两（同雄黄研细合一处）　水银一两五钱

【用法】用小铁锅安定,先将消末堆锅底中心,用手指捺一窝,再将朱、雄末倾放消、矾窝中,又以手指捺一窝,再将水银倾放朱、雄窝中,上用瓷器平口碗一只盖定,外以盐泥周围封固,放炭火上,文先武后,升三炷香火,则药上升矣,离火冷定,去泥开看如沉香色为佳,研细,瓷瓶密贮。每用时,先将疮顶上以乳汁或米汤点湿,掺药于上,过一二时辰再掺一次。即散。

【主治】发背、疔疮、恶疮、喉疳,起钉拔箭。

12538 五虎散《串雅补》卷二）

【异名】一醉散。

【组成】番木鳖八两　川蜈蚣三十条　花粉　北细辛各三钱　蒲黄　白芷各一钱　紫草　甲片各五分　雄黄五分

【用法】将木鳖水煮去皮毛,麻油十两,入前各药煎至枯黑去滓,次下木鳖,炸松黄色,不令焦黑,捞起为细末。每服一二三四五分,老酒送下。用药轻重,量人大小壮老。

【主治】一切无名肿毒,痈疡,湿毒流注,恶疮。

【宜忌】孕妇忌服。

12539 五虎散《刺疔捷法》）

【组成】姜黄一两　炉甘石五钱　花粉五钱　大黄一两　川柏五钱

【用法】上为细末。白蜜调敷。

【功用】退肿。

【主治】红丝、黑疔疮。

12540 五虎散《饲鹤亭集方》）

【组成】当归　红花　白芷　防风　南星等分

【用法】上为细末。每服三钱,热黄酒调下,重者加倍。

【功用】活血定痛。

【主治】❶《饲鹤亭集方》：跌扑损伤。❷《中国药典》：瘀血肿痛,扭伤。

【宜忌】《中国药典》：孕妇慎用。

12541 五虎膏《经验各种秘方辑要》）

【组成】瞎地鞭蛇两条（活入油）　大天龙五十条　大蜈蚣一百条　全蝎一两五钱　当归四两　穿山甲二两　象贝母二两　川乌二两　草乌二两　羌活二两　独活二两　番木鳖四两　连翘二两　大黄四两　麻黄一两五钱　血余四两　白及二两　佩兰叶五钱　银花四两　蝉衣二两　乳香二两（去油）　没药三两（去油）　小生地五两　新绛屑二两　生葱六十四两　生姜八两

【用法】另用柏青油十六两,蓖麻油八两,脂麻油一百二十八两,菜油六十四两,将以上诸药入油,煎至药枯,歇火片时,然后去滓,用铁罩加丝棉沥尽,熬至滴水成珠,加陶丹五十二两,研细入油再熬,察其老嫩得宜,离火候至微温时,加入当门子研细五钱,冰片研细五钱,搅匀为度。油纸摊贴患处。

【主治】无名肿毒,痈疽发背初起者,即可消退,已溃者拔毒收功。及下足部臁疮烂腿。

【宜忌】疔疮忌用。

12542 五肾丸《吉人集验方》下集）

【组成】破故纸（酒浸,蒸）四两　胡桃肉（去皮）四两　五味子（炒）三两　吴茱萸（盐水炒）一两

【用法】生姜煮枣为丸,如梧桐子大。每服三钱,临卧盐汤送下。

【主治】五更肾泄,久不愈者。

12543 五味丸(《圣济总录》卷六十一)

【组成】桂(去粗皮) 诃黎勒皮 槟榔(锉)各一两 附子(炮裂,去皮脐) 干姜(炮)各三分

【用法】上为末,炼蜜为丸,如梧桐子大。每服二十丸,温酒或姜汤送下。

【主治】胸痹,心下坚痞。

12544 五味丸(《鸡峰》卷二十四)

【组成】硫黄 消石(二味坩器内,用文武火熬熔,拌和匀) 五灵脂 陈皮 青皮各二两

【用法】上为细末,水煮面糊为丸,如绿豆大。每服十丸,米饮送下。大人亦可服。

【主治】小儿一切病。

12545 五味丸(《普济方》卷二〇六)

【组成】茯苓五两 人参三两 麦门冬一升(去心) 青竹茹一升 生姜屑六两

【用法】上为末,蜜和为丸,如梧桐子大。初服十五丸,煎芦根饮送下,一日二次。稍加至三十丸。

【主治】积热在胃,呕逆不下食,服生芦根饮未能全除者。

【宜忌】忌醋物。

12546 五味丸

《证治要诀类方》卷四。即《本事》卷二"五味子丸"。见该条。

12547 五味丸(《嵩崖尊生》卷九)

【组成】人参 五味 故纸 白术各五钱 吴萸一钱二分半 巴戟五钱 山药(姜炒) 茯苓各七分半 肉蔻五钱 龙骨二钱半

【用法】酒糊为丸服。

【主治】脾肾泻。

12548 五味汤

《外台》卷三十六。即《千金》卷五"五味子汤"。见该条。

12549 五味汤(《幼幼新书》卷十四引《婴孺方》)

【异名】五味子汤(《圣济总录》卷一六八)。

【组成】五味子三分 黄芩 柴胡 芒消 麦门冬 石膏各二分 黄连 甘草 当归各一分 大黄四分

【用法】水二升七合,煮一升三合,去滓,入芒消再沸,二百日儿服三合,日三夜一。有痰必吐。

【主治】小儿下后身温,胸有热结。

12550 五味汤(《幼幼新书》卷十六引《婴孺方》)

【组成】五味子 甘草(炙) 细辛 常山各一分 麻黄(去节)二分

【用法】水三升,煮一升二合,分三次服。

【主治】胸中嗽满,涎出撩膈。

12551 五味汤(《局方》卷十)

【异名】五味子汤(《宣明论》卷九)。

【组成】五味子(洗)九斤 良姜(炒) 陈皮(去白) 茴香(炒)各一斤半 甘草(炒)十七斤半 盐(炒)二十二斤

【用法】上为末。每服二钱,食前沸汤点服。

【功用】温中益气。

【主治】胸膈痞满,心腹刺痛,短气噎闷,咳嗽痰唾,呕逆恶心,不思饮食。

【备考】《宣明论》有干姜一两半。

12552 五味汤(《普济方》卷三十二)

【组成】鳗鲡鱼 五味子(研末)

【用法】煮,空腹食之。

【功用】补益。

【主治】肾腰间湿痹,脚气。

12553 五味汤(《嵩崖尊生》卷七)

【异名】五味子汤(《杂病源流犀烛》卷一)。

【组成】五味九个 人参一钱 麦冬八分 杏仁八分 陈皮一钱 白术一钱

【用法】加生姜、大枣,水煎服。

【主治】哮喘,胃虚抬肩撷肚,喘不休。

12554 五味汤

《嵩崖尊生》卷十。为《奇效良方》卷一"五味子汤"之异名。见该条。

12555 五味饮(《普济方》卷一七八引《郑氏家传浊渴方》)

【组成】五味子(糯米炒) 白茯苓各半两(去皮,用天花粉煮) 沉香二钱(不见火)

【用法】上㕮咀。加糯禾根,水煎服。

【主治】劳伤肾经。肾水不足,心火自用,口舌焦干,多渴面赤,羸瘦。

12556 五味散

《普济方》卷二一四。为《外台》卷二十七引《许仁则方》"大虫魄五味散"之异名。见该条。

12557 五味散(《医统》卷六十三)

【组成】五味子 滑石(飞) 黄柏(蜜炙)各等分

【用法】上为末。搽疮上。

【主治】口舌疮。

12558 五味膏(《摄生众妙方》卷七)

【异名】五味子膏(《济阳纲目》卷五十六)。

【组成】北五味子一斤(洗净,水浸一宿)

【用法】以手拔去核,再用温水将核洗取,余味通置砂锅内,用布滤过,入好冬蜜二斤,炭火慢熬成膏,待数日后,略去火性。每服一二茶匙,空心白滚汤调服,火候难于适中,先将砂锅称定斤两,然后称五味汁并蜜,大约煮至二斤四两为度。

【主治】遗精。

12559 五果茶(《济众新编》卷七)

【组成】胡桃十个 银杏十五个 大枣七个 生栗(留外皮)七个

【用法】加生姜一块(细切),水煎服。

【主治】老人气虚,外感咳嗽。

【加减】或加银杏,或加胡桃九粒和蜜,或砂糖尤好。无外气,只咳嗽,去生栗,加黄栗。

12560 五果膏(《医钞类编》卷六)

【组成】龙眼肉半斤 红枣肉半斤 核桃肉(去皮)一斤 莲子肉(去心皮)一斤 榧子肉(去皮)二斤

【用法】共入砂锅内,用河水煮汁,滓再煮,滤出,将汁入砂锅内,文武火熬成膏,下饴糖半斤,去火毒,滚汤调服。

【功用】生津止嗽。

【主治】虚证咳嗽。

12561 五物汤《直指》卷二十二引《究原方》

【组成】瓜蒌(研)一枚　皂角刺(半烧带生)　没药各半两　乳香　甘草各二钱半

【用法】上为粗末。醇酒三升,煎取二升。时时饮之。

【主治】痈疽、发背、乳痈痛不可忍。

12562 五物汤

《普济方》卷二九五。即《圣济总录》卷一四一"五物散"。见该条。

12563 五物汤《普济方》卷三二〇)

【组成】木香二钱半(不见火)　槟榔(炮)　白术　制朴　甘草各三钱

【用法】上㕮咀。每服五钱,水二盏,加紫苏叶七片,盐半钱,煎至七分,热服,不拘时候。

【主治】妇人心腹胀满,食不下。

12564 五物汤《万氏女科》卷三)

【组成】人参　当归身　川芎　白芍(酒炒)　炙草各等分

【用法】生姜三片,葱白三茎为引,水煎服。

【主治】产后伤寒。

【加减】有汗曰伤风,加桂枝、防风;无汗曰伤寒,加麻黄、苏叶;寒热往来,加柴胡;头痛,汗藁本、细辛,遍身痛,加羌活、苍术;但热不恶寒,加柴胡、葛根;发热而渴,加知母、麦冬、淡竹叶。

12565 五物汤

《东医宝鉴·杂病篇》卷二。即《金匮》卷上"黄耆桂枝五物汤"。见该条。

12566 五物汤《医方易简》卷二)

【组成】当归二钱　川芎五分　熟地三钱　白芍一钱五分(酒炒)　麦芽五钱

【用法】水煎,去泽服。

【主治】乳多肿痛成痈。

12567 五物散《圣济总录》卷一四一)

【组成】莨菪子二两　白矾一两(通明者半两,生用半两,铁器内盛,慢火煅过)　硼砂　牙消各一分(四味一处先碾碎)　朴消五两(同前四味一处碾)

【用法】上用百沸汤一大碗,药末五钱匕浸,熏洗痔痛处,食后、夜卧用。先以衣覆护,只留痔疮处。仍避风。

【主治】诸痔。

【备考】本方方名,《普济方》引作"五物汤"。

12568 五物散

《普济方》卷三十七。为《圣济总录》卷一四三"贯众五物散"之异名。见该条。

12569 五物煎《景岳全书》卷五十一)

【组成】当归三五七钱　熟地三四钱　芍药二钱(酒炒)　川芎一钱　肉桂一二三钱

【用法】水一钟半,水煎服。

【主治】妇人血虚凝滞,蓄积不行,小腹痛急,产难经滞,及痘疮血虚寒滞。

【加减】兼胃寒或呕恶者,加干姜炮用;水道不利,加泽泻或猪苓;气滞者,加香附或丁香、木香、砂仁、乌药;阴虚疝痛者,加小茴香;血瘀不行,脐下若覆杯,渐成积块者,加桃仁或酒炒红花;痘疮血虚寒胜,寒邪在表者,加细辛、麻黄、柴胡、紫苏之属。

12570 五和汤《活幼心书》卷下)

【组成】当归(酒洗)　赤茯苓(去皮)各半两　甘草(炙)　大黄　枳壳(水浸润去壳,锉片,麦麸炒微黄)各七钱半

【用法】上㕮咀。每服二钱,水一盏,煎七分,不拘时候温服。

【功用】《活幼心书》:宣利脏腑积热,调和荣卫。

【主治】小儿丹毒,风热疮,唇肿。

❶《补要袖珍小儿》:赤游肿。❷《幼科类萃》:小儿惊丹。❸《幼科折衷》:风热疮。❹《诚书》:小儿唇肿紧。

12571 五和汤《仙拈集》卷三引《碎金》)

【组成】好酒　麻油　白蜜　鸡蛋白　童便各半杯

【用法】入碗和匀,隔汤滚数沸,温服即产。

【主治】一切难产。

12572 五金膏

《医方类聚》卷一九〇引《修月鲁班经》。为《杨氏家藏方》卷十二"百花散"之异名。见该条。

12573 五服丹《扁鹊心书·神方》)

【组成】雄黄　雌黄　硫黄　辰砂　阳起石各五两

【用法】上为粗末,入阳城罐,先用蜜拌,安砂在底,次以瞿麦末、草乌末、菠棱末各五钱,以鸡子清五钱拌匀,盖在砂上,以罐盖盖住,铁丝扎好,盐泥封固,阴干,掘地作坑,下埋五分,上露五分,烈火煅一日夜,寒炉取出,研细醋打半夏糊为丸,如芡实大,滑石为衣,以发光彩,银器收贮。每服三四十丸,空心米饮送下。

【功用】补肾壮阳,健筋骨,延年益寿。

【主治】阳痿。

12574 五京丸《千金》卷四)

【组成】干姜　蜀椒各三两　附子一两　吴茱萸一升　当归　狼毒　黄芩　牡蛎各二两

【用法】上为末,炼蜜为丸,如梧桐子大。初服三丸,一日二次。加至十丸。

【主治】妇人腹中积聚,九痛七害,及腰中冷引小腹,害食,得冷便下。

12575 五京丸《医方类聚》卷九十四引《御医撮要》)

【组成】干姜　吴茱萸　白头翁　白附子　牡蛎　当归　芍药　黄芩　椒子　狼牙各三分

【用法】上为末,炼蜜为丸,如梧桐子大。每服三十丸,粥送下。

【主治】心腹痛。

12576 五泻汤《银海精微》卷上)

【组成】黄柏　知母　木通　栀子　生地黄　甘草　黑参　桔梗　黄芩　防风

【用法】上㕮咀。每服六七钱,用水煎,食后服。

【主治】瞳人干缺火旺,及五脏渴火旺动者。

【加减】热甚,加羚羊角、犀角、黄连。

12577 五宝丹

《景岳全书》卷六十四。为《鲁府禁方》卷四"五宝仙丹"之异名。见该条。

12578 五宝丹(《一草亭》)

【组成】夜明砂(水洗极净,晒干,醋炒) 晚蚕砂(拣去土子,极净,醋炒) 凤凰退(壳内白衣,洗净,微火焙干,如焦者不用) 老母鸭肝(水泡切片,新瓦焙干,忌铁器) 嫩雄鸡肝(制如前)各等分

【用法】上各为极细末,和匀。每日早晚用酒调服三钱,服至七日见效;如重者,再服一料自愈。

【功用】开瞽复明,瞳神缺者能圆,陷者能起,突者能平。

12579 五宝丹(《张氏医通》卷十五)

【组成】铅粉三钱(铜勺内隔纸焙黄,微火缓焙,勿令焦黑) 珍珠(勿见火,另研) 滴乳粉(煅净,取极细末) 琥珀(勿见火,另研) 朱砂(水飞)各一钱

【用法】上杵匀,汤浸蒸饼为丸,如绿豆大。分作七服,弱者分十服,每服用土茯苓四两煎汤服之。

【主治】虚人结毒,不胜三白丹,及服三白丹余毒未尽者。

12580 五宝丹(《仙拈集》卷四)

【组成】钟乳石 朱砂 珍珠各三分 琥珀分半 冰片分半

【用法】上为末。每用土茯苓四两,猪蹄二只,煎水三碗,每日早、午、晚各服一碗,每碗调入药末四厘,十日服尽,其疮必愈。其猪蹄汤随用之。

【主治】蜡烛疳疮。

【宜忌】忌生肉、烧酒、动风发物。

12581 五宝丹(《外科传薪集》)

【组成】灵磁石一两二钱 飞朱砂六钱 上雄精三钱 梅片三分 元寸香三分

【用法】上为细末。掺患处。

【主治】诸疮及疔毒腐烂。

12582 五宝丹(《中医喉科学讲义》)

【组成】熟石膏五钱 腰黄一钱 胆矾五分 硼砂五钱(炒) 冰片四分

【用法】上为极细末,用吹药器喷入。

【主治】喉痹,喉痛,喉风,乳蛾。

12583 五宝丹(《全国中药成药处方集》)

【组成】枯矾四两 铜绿三钱四分 五味子三钱四分 雄黄一钱四分 蛇床子六钱七分 桃仁六钱七分

【用法】上为细末,炼蜜为丸,每丸重七分,用蜡纸包之。此药一丸,用细绢布包好,送入阴户内,三天一换。

【功用】调经,止带,镇痛。

【主治】妇女子宫寒冷,赤白带下,经血不调,少腹疼痛,瘀结成块。

【宜忌】忌食生冷,并忌房事,孕妇忌用。

12584 五宝饮(《玉案》卷六)

【组成】金银 黄耆 甘草 归身 人参各二钱

【用法】水二钟,煎八分,食后服。

【主治】发背不肯收口,作疼作痒。

12585 五宝散

《外科正宗》卷三。为《鲁府禁方》卷四"五宝仙丹"之异名。见该条。

12586 五宝散(《外科全生集》卷四)

【组成】人指甲五钱

【用法】用红枣去核,逐枚包入指甲。以长发五钱细扎,同橡皮薄片五钱,瓦上炙成圆脆,存性。取出研粉。加麝香一钱,冰片三分,研细和匀,瓷器固贮。临用以少许掺膏上。

【功用】❶《外科全生集》:生肌长肉。❷《外科证治全书》:定痛化腐。

【主治】《外科证治全书》:痈疽溃烂余腐未尽,肌肉不生。

12587 五宝散(《金鉴》卷六十九)

【组成】石钟乳(如乳头下垂,敲破易碎似蜻蜓翅者方真)四钱 朱砂一钱 珍珠(豆腐内煮半炷香时取出)二钱 冰片一钱 琥珀二钱

【用法】上为极细末,和一处再研百转,瓷罐密收;用药二钱,加飞罗面八钱,再研和匀。每用土茯苓一斤,水八碗,煎至五碗,滤去滓,作五次,每次加五宝散一分和匀,量病上下服,日用十次。

【主治】杨梅结毒攻于口鼻者。

【加减】如鼻子腐烂,每日土茯苓内加辛夷三钱煎服,引药上行。

【宜忌】忌食海腥、牛、羊、鹅肉、火酒、煎炒,房事。

12588 五宝散(《疡科遗编》卷下)

【组成】滑石一两 白占一钱 甘草三钱 轻粉二钱 冰片三分

【用法】上为细末。麻油调敷,或干掺亦可。

【主治】夏天一切暑疖溃烂流水者。

12589 五宝散(《外科医镜》)

【组成】橄榄核二钱(煅) 寒水石二钱 上冰片一分 西牛黄一分 灘珠三分(无则用煅石决明代之)

【用法】上为末,收储瓷瓶,弗令泄气。临时用麻油调搽,如湿处则干掺。

【主治】阴茎疳蚀。

12590 五宝霜(《医部全录》卷三六六引《普济方》)

【组成】水银一两 朱砂 雄黄各二钱半 白矾 绿矾各二两半

【用法】上为末,罐盛,灯盏盖定,盐泥固济,文武火炼,在罐口扫收。每以三钱,加乳香、没药各五分,洒太乙膏上贴之。

【主治】痈疽,杨梅诸恶疮。

12591 五参丸(《千金翼》卷十二)

【组成】人参一两 苦参一两半 沙参一两 丹参三分 玄参半两

【用法】上为末,炼蜜为丸,如梧桐子大。食讫每服十丸,食后饮送下,一日二次。渐加至二十丸。

【主治】心虚热,不能饮食,食即呕逆,不欲闻人语。

12592 五参丸(《幼幼新书》卷三十九引《婴孺方》)

【组成】人参 苦参 丹参 元参 沙参各二分 柴胡 茯苓各四分 巴豆(净) 蘆虫(净)各十枚 黄芩三分 葶苈 杏仁(净)各半合

【用法】上为末,蜜为丸。如小豆大。每服二丸,饮送下,一日二次。不知,加。

【主治】小儿百病热毒。

12593 五参丸《圣惠》卷六)

【组成】人参半两(去芦头) 丹参一两 玄参一两 沙参一两(去芦头) 苦参一两(锉) 茯神二分 秦艽三分(去苗) 白附子三分(炮裂) 枳壳三分(麸炒微黄,去瓤) 羌活三分 川大黄二两(锉碎,微炒) 乌蛇二两(酒浸,去皮骨,炙微黄) 细辛三分 白鲜皮三分 防风二分(去芦头)

【用法】上为末,炼蜜为丸,如梧桐子大。每服三十丸,不拘时候,以温浆水送下。

【主治】肺脏风毒,皮肤赤痒,生疮肿疼。

12594 五参丸《圣济总录》卷一一七)

【组成】玄参 沙参 丹参 苦参 人参 秦艽(去苗土)各一两 干姜(炮)半两 酸枣仁一两

【用法】上为末,炼蜜为丸,如梧桐子大。每服二十丸至三十丸,米饮送下,不拘时候。

【主治】口干,舌上生疮。

12595 五参丸《幼幼新书》卷三十九)

【组成】人参 苦参 丹参 玄参 沙参各二分 巴豆(净) 䗪虫(净)各十枚 葶苈半合 干姜 炮附各一分 防风半分 椒(出汗)半合

【用法】上为末,蜜丸小豆大。每服二丸,一日二次,不知,加。

【主治】小儿胁下有痞,手足烦热。

12596 五参丸《卫济宝书》卷下)

【组成】丹参 人参 苦参 玄参 沙参 蔓荆子 何首乌 紫菀 威灵仙 木香各三分 乳香一分

【用法】上为末,炼蜜为丸,如梧桐子大。每服三十丸或四十丸,空心用麝香酒送下。

【主治】疽疮经延日月,传成冷瘅毒。

12597 五参丸《普济方》卷二七四引《澹寮》)

【组成】人参 杜参 玄参 苦参 沙参各等分 (一方用紫参,即沙参之紫花者)

【用法】上为细末,面糊为丸。熟水吞下。

【主治】心经有热,疮赤而痛;心肾虚,疮痒而黑。

12598 五参丸《普济方》卷五十一)

【组成】人参 丹参各一钱 苦参 沙参 玄参各一两

【用法】上为末,用胡桃仁五钱,重杵碎为丸,如梧桐子大。每服三十丸,茶汤送下,一日三次,食后服。

【主治】酒刺,面疮。

12599 五参散《圣惠》卷六)

【组成】人参一两(去芦头) 沙参一两(去芦头) 玄参半两 苦参二两 丹参一两 赤箭一两 乌蛇三两(酒浸,去皮骨,炒令黄) 白蒺藜一两(微炒,去刺) 甘草(炙微赤,锉)半两(以上九味捣细罗为散) 桑根白皮一两 白杨皮一两 地骨皮一两 槐白皮一两

【用法】桑根白皮等四味并锉,用生姜汁煮三二十沸,取出焙干,为细散,与前九味药末相和令匀。每服一钱,以温酒调下,不拘时候。

【主治】肺脏风毒,皮肤生疮,欲似大风者。

12600 五参散《圣济总录》卷十一)

【组成】人参 沙参 丹参 苦参 玄参(坚者)各一两 白花蛇(酒浸,去皮骨,炙)一两半

【用法】上为细散。每服二钱匕,食后、夜卧温酒调下。加至三钱匕。

【主治】风不仁,皮肤瘾麻,绕腰遍身似蛇皮黑瘾,旋生旋没,通身瘙痹。

12601 五参散《圣济总录》卷十八)

【组成】人参 沙参 丹参 玄参 苦参 木通(锉) 蒺藜子(炒,去角) 乌蛇(酒浸,去皮骨) 干蝎(去土) 天麻赤箭 何首乌(去黑皮) 陈橘皮(汤浸去白,焙)各一两 黄芩(去黑心)半两 原蚕蛾一分

【用法】上药并生用,捣罗为散。每服三钱匕,热茶调下。服及半料,即减服二钱匕。初服三日后,先觉头项脊膂身上疼痛,乃药力与病相击也,当安卧两复时许即无事,如或身上有疮肿,服药一日后便觉渐减。

【主治】恶风。

12602 五参散《圣济总录》卷一○五)

【组成】苦参 沙参 枳壳(去瓤,麸炒) 丹参 玄参 紫参各一两 蒺藜子(炒,去角)二两

【用法】上为细散。每服二钱匕,空心以温酒调下,疾甚者一日三次。

【主治】风毒眼赤痛,久患不愈。

12603 五参散《圣济总录》一一六)

【组成】人参 沙参 丹参 玄参 苦参 山芋 茯神(去木)各一两半 独活(去芦头) 细辛(去苗叶) 麻黄(去根节) 木通(锉) 羚羊角(镑) 防风(去叉) 白鲜皮各一两一分 山茱萸 甘菊花 芎䓖各一两

【用法】上为散。每服三钱匕,米饮调下,早、晚各一。

【主治】风热壅塞,鼻干痛,脑闷头重,不知香臭。

12604 五参散《圣济总录》一三六)

【组成】人参 玄参 丹参 沙参 苦参各一两 蒺藜子(炒,杵,去尖) 秦艽(去苗土)各半两 栀子仁 枳壳(去瓤,锉,炒令黄色)各三分 黄芩(去黑心)半两 乌蛇(酒浸炙,去皮骨)一两 独活(去芦头) 茯神(去木) 山芋 麻黄(去根节) 细辛(去苗叶) 防风(去叉)各半两

【用法】上为散。每服三钱匕,空心熟水调下,日晚再服。以愈为度。

【主治】诸疥风虚恶疮。

12605 五参散《圣济总录》卷一三七)

【组成】乌蛇(去皮骨,酒炙焦) 麻黄(去节) 大黄各二两 白附子(炮)半两 漏芦(去芦头)一两半 沙参 玄参 五加皮 干蝎(去土,炒) 丹参 白僵蚕(炒) 羌活(去芦头) 甘草(炙)各一两

【用法】上为散。每服二钱匕,用薄荷汤调下。

【主治】疥癣。

12606 五参散《圣济总录》卷一八二)

【组成】人参 紫参 白附子(炮裂)各二分 栝楼根(锉) 天麻各半两 玄参(锉) 沙参(锉)各一两 丹参三分

【用法】上为散。五十日至百日儿,每服一字;二百日至一岁儿,每服一字半,奶汁调下;二岁至三岁,每服半钱匕,煎薄荷金银汤,或枣汤调下,空心、午后各一服。如乳母服,每服一钱匕,温酒调下。

【主治】小儿肺风,瘙痒瘾疹,疥癣。

12607 五珍丸(《直指小儿》卷三)

【组成】青皮(不去白,炒焦黄) 干姜(烧,带生存性) 北五灵脂 蓬莪术各一两

【用法】上为末,夹和,称药末一两,用肥巴豆肉以石压准去半油,称一钱,研细,拌和,粳米饭为丸,如麻子大。每服三五丸,米汤送下,不饥饱时服。

【主治】❶《直指小儿》:酒食积。❷《得效》:疳伤肚大。

12608 五珍丹(《杨氏家藏方》卷一)

【组成】天南星(炮) 白僵蚕(炒,去丝嘴) 川乌头(炮,去皮脐) 蝎梢(用糯米一合,炒黄黑色,拣去米不用) 半夏(切片,汤浸七遍)各一两

【用法】上为细末,醋煮面糊为丸,每一两作十五丸。每服一丸,用生姜自然汁化下,不拘时候。

【主治】男子、妇人中风,涎潮不语,牙关紧急,半身不遂,口眼㖞斜。

12609 五毒丹(《串雅内编》卷二引公孙知方)

【组成】丹砂 雄黄 矾石 磁石 石胆各等分

【用法】上药入阳城罐,盐泥固济,升炼,取飞霜用。

【主治】一切痈疽。

【方论选录】丹砂养血益心,雄黄长肉补脾,矾石理脂膏助肺,磁石通骨液壮肾,石胆治筋滋肝。

12610 五毒锭(《理瀹》)

【组成】雄黄 朱砂 胆矾 蟾酥 麝香

【用法】和捏为锭。

【主治】一切肿毒,虫蝎伤。

12611 五毒膏(《鬼遗·附录》)

【组成】蜀椒二两 当归二两 朱砂二两 乌头一升 苦酒一升半 猪肪六斤 巴豆一升(去心) 雄黄二两

【用法】上㕮咀。以苦酒淹一宿,纳猪肪,合煎,微火三上下,药成。向火摩肿上,一日三次。

【主治】恶气毒肿。

12612 五毒膏(《青囊秘传》)

【组成】赤炼蛇盘癞蟾一条 穿山甲三两 壁虎(须用全者)二三十条 蜈蚣二十条

【用法】用麻油三斤,黄丹三包,煎至滴水成珠,入丹再煎,看老嫩,倾入瓦缸盆内,水浸去火气。摊贴。

【主治】一切无名肿毒。

12613 五厘散(《良方集腋》卷上)

【组成】官桂五分 五灵脂二钱五分(炒) 丁香五分 陈枳壳二钱五分(醋炒) 木香五分 红花二钱五分(酒拌炒) 胡椒五分 明雄黄六分 巴豆霜五分(用层纸压研,除油尽净)

【用法】上为极细末,收贮瓷瓶,勿令泄气。如遇病发,只须用药五厘,男放左手心,女放右手心,以舌舐服,口津咽下,重者间时连服一二次。

【主治】胃气疼痛。

【宜忌】禁饮茶水。

12614 五星丸(《普济方》卷三七六)

【组成】白丁香 赤小豆各三十粒 乳香一分 轻粉半钱 巴豆一十四个(去油用)

【用法】上为末,滴水为丸,分作十一丸。每服一丸,水

半盏,磨化下,临发时服,取下积涎,如青黑色是应。如十年内,此一服便愈。更无再作;以上者,半月日再一服,永除。次服朱砂镇心药。

【功用】取涎积。

【主治】暗风痫疾,倒地不知人事。

12615 五骨散(《圣惠》卷六十七)

【组成】鲮鲤项骨一两 狝猴项骨一两 虎项骨一两 黄犬项骨一两 野猫项骨一两 天雄半两(炮裂,去皮脐) 肉苁蓉半两(酒浸一宿,刮去皱皮,炙干)

【用法】上五味骨锉细,用酒、醋各半升,浸一宿漉出,炙令黄色,候冷入二味药,同为细散。每服二钱,用温酒调下,不拘时候。又将黄米半升作糊,入散药八分,调令匀,涂贴骨折筋伤处。疼痛立止。

【主治】落马坠车,腕折骨碎,筋伤压损,疼痛不止。

12616 五复丸(《普济方》卷二四九)

【组成】青木香丸 海藻丸 消疝丸 内消丸 安肾丸

【用法】用大斑猫七个,小者十四个,去翅头足,与丸子药同炒,以药微裂为度,去斑猫,乘热为丸,合封一日夜。每服五十丸,空心用复元通气散、盐汤或酒调送下。

【主治】小肠奔豚疝气,膀胱偏坠。

12617 五香丸(《鬼遗·附录》)

【组成】熏陆香二分 藿香二分 青木香三分 鸡舌香二分半 鬼臼二分 大黄八分 当归五分 升麻三分 朱砂一分半 牡丹二分 雄黄一分

【用法】上药治下筛,蜜和为丸,如小豆大。每服四丸,清白饮送下,一日二次。

【主治】恶气肿毒。

12618 五香丸(《千金》卷六)

【组成】豆蔻 丁香 藿香 零陵香 青木香 白芷 桂心各一两 香附子二两 甘松香 当归各半两 槟榔二枚

【用法】上为末,炼蜜为丸,如大豆大。常含一丸,咽汁,日三夜一。五日口香,十日体香,二七日衣被香,三七日下风人闻香,四七日洗手水落地香,五七日把他手亦香。

【功用】❶《千金》:下气去臭,止烦散气。❷《外台》引《千金》:止肿痛,散血气。

【主治】口及身臭。

【宜忌】慎五辛。

【方论选录】《千金方衍义》:是必辛香调畅其气,使上彻口鼻,外彻周身,其得力尤在槟榔一味,以为秽浊之出路也。

【临床报道】口臭:《中医药学报》[1998,(6):43]用五香丸治疗口臭58例,结果痊愈33例,显效18例,有效5例,无效2例,有效率为96.6%。

12619 五香丸(《外台》卷十三引《延年方》)

【组成】青木香 犀角屑 升麻 羚羊角屑 黄芩 栀子仁各六分 沉香 丁香 熏陆香各四分 麝香 鬼臼各二分 大黄 芒消各八分

【用法】上为末,炼蜜为丸,如梧桐子大。一服三丸,饮送下,每日三次。加至七丸,以愈止。

【主治】天行瘟疫,恶气热毒,心肋气满胀急,及痃

鬼气。

【宜忌】禁蒜、面、猪、鱼。

12620 五香丸（《千金翼》卷五）

【组成】丁香 藿香 零陵香 青木香 甘松香各三两 桂心 白芷 当归 香附子 槟榔各一两 麝香一铢

【用法】上为末，炼蜜为丸，如梧桐子大。含咽令津尽，日三夜一，一日一夜用十二丸。当即觉香，五日身香，十日衣被香。五香汤法：取槟榔以前随多少皆等分，以水微微火上煮一炊久，大沸定，纳麝香末一铢，勿去滓，澄清，服一升。其汤不愈，作丸含之，数以汤洗之。

【功用】下气散毒，令身香。

【主治】一切肿，心痛，疔肿，口中、喉中、脚底、背甲下痛肿，痔漏。

【宜忌】忌食五辛。

12621 五香丸（《外台》卷三十一引《救急方》）

【组成】牛黄（研） 犀角（屑）各三分 升麻 沉香 熏陆香 当归 桂心 青木香 麝香（研） 雄黄（研如粉） 鬼箭羽 巴豆（去心皮，熬） 诃黎勒皮 朱砂（研） 槟榔仁 干姜 吴茱萸 甘草（炙） 豆蔻各四分 桃仁（去尖皮，熬） 附子（炮）各五分

【用法】上为末，炼蜜为丸，如梧桐子大。每服三丸至五丸，以暖水送下。如不利，更服，以利为度。

【主治】诸毒疰气，心腹胀满，大小便不通，鬼疰，心痛不可忍。

【宜忌】忌海藻、菘菜、猪肉、冷水、生葱、芦笋、生血物等。

12622 五香丸（《外台》卷三十七）

【异名】沉香丸。

【组成】沉水香 青木香 丁香 朱砂（别研）各一两 麝香（别研） 犀角（锉，取屑） 熏陆香 栀子仁 连翘 石膏（别研）各二两 芒消（熬） 蜀升麻 大青 干蓝 栝楼 干葛 茵陈 黄芩 肉桂 芎䓖 茯苓各三两 巴豆三两（去心皮，熬令变色，别研如脂） 大黄二两

【用法】上为末，炼蜜为丸，如梧桐子大，封以油蜡纸。有患时温热疰病，鬼疟病，心腹臌胀，疸黄垂欲死者，可服四五丸，或至六七丸。但取三两行快利为度，利止即愈。

【主治】心腹臌胀冷泻，鬼气疰忤，时温热疰病，鬼疟病，疸黄垂欲死。

12623 五香丸（《圣惠》卷三十六）

【组成】沉香三分 丁香三分 熏陆香三分 黄连三分（去须） 鬼臼半两（去须） 麝香一分（细研） 木香半两 黄芩半两 羚羊角屑半两 甘草半两（炙微赤，锉） 犀角屑三分 栀子仁半两

【用法】上为末，炼蜜为丸，如梧桐子大。每服十丸，以清浆水送下，一日三四次。

【功用】《圣济总录》：去热毒。

【主治】口气。

12624 五香丸（《圣惠》卷六十一）

【组成】沉香一两 熏陆香一两 木香一两 藿香一两 丁香一两 续断一两 熟干地黄二两 白芍药一两 侧子一两（炮裂，去皮脐） 石长生一两 厚朴一两半（去粗皮，涂生姜汁，炙令香熟） 败酱一两 人参一两（去芦头）

白茯苓一两 鹿角屑二两 虎胫骨二两（涂酥，炙令黄）

【用法】上为末，炼蜜为丸，如梧桐子大。每服三十丸，食前以黄耆汤送下。

【功用】内补。

【主治】痈，脓血至甚，不生肌肉。

12625 五香丸（《圣济总录》卷四十四）

【组成】丁香 木香 沉香 安息香 乳香 硇砂 丹砂（研） 肉豆蔻（去壳） 桂（去粗皮） 京三棱（煨，锉） 当归（切，炒） 陈橘皮（汤浸去白，焙） 槟榔（锉） 荜澄茄各一分 附子（炮裂，去皮脐）半两 巴豆十粒（去皮心膜，出油）

【用法】上药先将安息香、乳香、硇砂三味细研，用少酒浸良久，余十一味，捣罗丹砂，巴豆，与前三味通研令匀，酒煮面糊为丸，如麻子大。每服五丸至七丸，熟水送下；生姜汤亦得。

【主治】宿食不消，腹胀膨闷。

12626 五香丸（《圣济总录》卷五十四）

【组成】沉香（锉） 丁香 白檀香（锉） 茴香子（炒） 荜澄茄 青橘皮（去白，焙） 胡椒 缩砂（去皮） 赤茯苓（去黑皮） 白芷 牛膝（酒浸，切，焙） 甘草（炮）各一两 木香一两半 麝香（研）三分 蓬莪术（炮，锉）半两 枳壳（去瓤，麸炒）半两 葛花一两半 肉豆蔻（去壳）五枚 槟榔（炮）三枚（锉） 半夏三两（汤洗七遍，入生姜三两，同杵为末作饼，焙干） 人参半两 桂（去粗皮）半两 荜拨半两 赤小豆花三两 葛根（炒）二两

【用法】上为末，拌匀，炼蜜为丸，如樱桃大。每服一丸，细嚼，用淡生姜汤送下，不拘时候。或饮酒多气闷，即含化一丸。

【主治】三焦虚胀，心腹满闷。

12627 五香丸（《圣济总录》卷八十六）

【组成】木香 丁香 鸡舌香 乳香（研） 沉香（锉） 肉豆蔻（去壳） 甘草（炙令赤色） 厚朴（去粗皮，涂生姜汁，炙） 诃黎勒（煨令黄，去核）各半两 芎䓖一分 干姜（炮裂）三分

【用法】上药除乳香外，捣罗为末，与乳香相和令匀，炼蜜为丸，如梧桐子大。每日二十丸，空心及食后用陈米饮送下。

【主治】脾劳虚冷，腹胀肠鸣，泄泻黄水。

12628 五香丸（《圣济总录》卷一八二）

【组成】木香一分 沉香（锉） 苏合香（研）各三合 麝香（研）半分 犀角（镑）二两 大黄（生锉）一两半 鸡舌香（研） 吴蓝叶 栀子仁 熟干地黄二两 白芍药一两 人参一两（去芦头） 白茯苓一两

【用法】上为末，炼蜜为丸，如梧桐子大。每服二十丸，煎黄耆汤送下，食前服。

【主治】小儿痈疽，疖毒未破，或脓未溃，憎寒壮热。

【备考】方中鸡舌香、吴蓝叶、栀子仁用量原缺。

12629 五香丸（《传信适用方》卷二）

【组成】乳香二两（轻炒令熔，候冷，研细） 木香二钱（生用不见火） 沉香二钱（生用） 枫香一分（水煮过，研细） 麝香半钱（别研，同枫、乳后入） 没药二钱（酒浸少时，研成膏子入糊） 天麻二钱（酒浸讫，锉碎） 白附子一

两(酒浸少时,锉)　干蝎一两(用火烧地令红,将醋泼地上,覆定一时去毒)　川乌一两(酒浸一宿,炮裂,去皮尖。取半两)　草乌半两(酒浸一宿,炮裂,去皮尖。取一分)　白花蛇(去皮骨,取肉)一两(酒浸,炙令赤色)　乌蛇一两(如前制)　地龙一两(炒去土,取半两)　大附子一分(炮制,去皮尖)　蝉蜕二钱(用盐水浸少时,焙干)　白蒺藜一两(去尖)　麒麟竭二钱(别研)　无名异二钱(同自然铜醋炒讫,研)　自然铜二钱(醋炒,干研)　朱砂二钱(别研,为衣)

【用法】上为末,酒糊为丸,如梧桐子大,朱砂为衣。每服十五丸,或二十丸,食前温酒或木瓜汤送下。痛甚者,三两服即止。

【主治】干湿脚气,风毒肿弱,遇发寒慄,不欲饮食,行立不得。

12630　五香丸(《医方类聚》卷二四八引《保童秘要》)

【组成】青木香一分　麝香半分　沉香　苏合香　鸡舌香各三分　犀角屑十分　吴蓝叶　黄连　栀子　当归　甘草(炙)　防风　黄耆　黄芩六合　芍药　仁蓡　升麻各四分　大黄六分　巴豆九十枚(去尖,以油熬令紫色,以纸裹于灰中裹一日,去油,熟研如泥)

【用法】上并为末,后入巴豆研匀,以蜜为丸,如梧桐子大。一岁儿每服二丸,温水研化下。

【主治】小儿一切疮肿,不问有脓无脓,发作壮热。

12631　五香丸(《魏氏家藏方》卷二)

【组成】舶上茴香一两(炒)　丁香(怀干)　乳香(别研)　木香各半两(不见火)　麝香一分(极好者,别研)　蛤蚧一两(头尾全者,酥炙黄色)　血竭四钱(别研)　沙苑蒺藜三钱(炒)　黑牵牛三钱(炒)

【用法】上为细末,酒糊为丸,如绿豆大。每服十粒,食前麝香汤送下。

【主治】膜外气,攻筑疼痛,并痰嗽及丈夫小肠气疾。

12632　五香丸

《普济方》卷一六九。为《医方类聚》卷一一三引《施圆端效方》"罗汉丸"之异名。见该条。

12633　五香丸

《普济方》卷二八五。即《千金》卷二十二"干地黄丸"。见该条。

12634　五香丸(《疡科心得集》)

【组成】杏仁(去皮)三两　升药底一两　花椒(炒)五钱　樟冰五钱　大黄一两　蛇床子一两　黄柏一两　西丁一两　大风子肉三两

【用法】上为细末,将风子肉、杏仁研和,再加油胡桃、雄猪板油捣和为丸,如芡实大。遇疥疮、顽癣,用夏布包药擦之。

【主治】疥癞顽癣,肥疮,坐板疮,血热等疮。

12635　五香丸(《卫生鸿宝》卷一)

【异名】沉香百消丸。

【组成】五灵脂　香附(去毛,水浸一日)各一斤　黑丑白丑各二两(炒,取头末)　沉香一两

【用法】上为细末,醋糊为丸,如绿豆大。每服七八分至一钱,淡姜汤送下,早晚各一服。

【功用】❶《卫生鸿宝》:消水,消食,消痞,消痰,消气,消滞,消血,消痢,消盅,消膈。❷《北京市中药成方选集》:消积化痞,宽胸止痛。

【主治】❶《卫生鸿宝》:痰迷心窍。❷《北京市中药成方选集》:胸膈痞闷,两胁胀满,食滞痰积,气郁腹痛。

【宜忌】《北京市中药成方选集》:孕妇忌服。

12636　五香丸(《青囊秘传》)

【组成】广木香一两　沉香二两　降香二两　肉桂六钱　檀香一两

【主治】腹痛。

12637　五香丸

《医学探骊集》卷三。即原书同卷"万应丹"加檀香。见该条。

12638　五香丸(《人己良方·小儿科》)

【组成】枳壳二钱　干姜五钱　香附三钱　防风三钱　丁香五钱　苍术二钱　南星五钱(姜制)　附子五钱　白术三钱　川芎五钱　厚朴五钱　天麻五钱　前胡三钱　荆芥三钱　茯苓三钱　陈皮五钱　苏叶五钱　木香五钱　朱砂二钱　荜拔五钱　乳香五钱　沉香五钱　良姜二钱　白芷五钱　砂仁五钱　玉桂五钱　羌活五钱　独活五钱　冰片三分　麝香三分　薄荷三钱　白豆蔻五钱　檀香五钱　北细辛五钱　僵蚕五钱

【用法】上为细末,用蜜为丸,每丸重一钱,用蜡壳封固,勿令泄气。每服一丸便效。中风、中寒、中湿、慢惊、伤寒、疟疾、妇人产后血晕昏迷、手足厥冷,俱用姜汤送下;水肿,姜皮汤送下;霍乱,呕吐,用姜炒米汤送下;伤寒,姜葱汤送下;泄泻,炒米汤送下;中风不语,姜汤送下;急惊,薄荷汤送下;腹满,大腹皮汤送下;筋骨疼痛,威灵仙汤送下;瘀血腹痛,苏木汤送下;痰喘,陈皮汤送下;虫积,苦楝根汤送下。

【功用】祛风痰,除风湿。

【主治】腹痛吐泻,中风,中寒,中热,伤风,头痛身热;小儿惊风痰盛,大人中风失语;泄泻呕吐,霍乱腹痛,内伤生冷,肚腹胀,不思饮食;筋骨疼痛;慢脾阴症;手足厥冷;水气浮肿;妇人产后感冒风寒,瘀血肚痛,血迷不醒。

12639　五香汤(《外台》卷二十三引《古今录验》)

【异名】五香散(《圣惠》卷三十五)。

【组成】沉香二两　熏陆香一两　麝香二分(研,汤成下)　青木香二两　鸡舌香二两

【用法】以水五升,煮取一升半,去滓,分三服。

【主治】外感秽恶毒气,咽喉肿痛,结核,一切毒肿。❶《外台》引《古今录验》:诸恶气,喉肿结核。❷《医心方》引《古今录验》:恶核肿毒入腹。❸《圣惠》:一切毒肿,疼痛不止。❹《卫生宝鉴》:毒气入腹,烦闷气不通者。

【宜忌】《卫生宝鉴》:热渴昏冒,口燥咽干,大便硬,小便涩者,皆莫与服之。

12640　五香汤(《千金》卷二十二)

【异名】五香散(《局方》卷三新添诸局经验秘方)、木香散(《普济方》卷一八一)。

【组成】青木香　藿香　沉香　丁香　熏陆香各一两

【用法】上㕮咀。以水五升,煮取二升,分三服。不愈更服之,并以滓薄肿上。

【功用】《局方》(新添诸局经验秘方):升降诸气,宣利三焦,疏导壅滞,发散邪热。

【主治】热毒肿痛,痈疽疔疮,恶脉病,尿血。

❶《千金》:热毒气,卒肿痛结作核,或似痈疽而非,使人头痛、寒热、气急者,数日不除。❷《医心方》:恶疮疔肿。❸《普济方》:恶脉病。❹《证治要诀类方》:尿血。❺《金鉴》:土栗。由行崎岖之路,劳伤筋骨血脉而成,生在足跟旁,形如枣栗,亮而色黄,肿若琉璃,又名琉璃疽。❻《杂病源流犀烛》:黄鳅痈。由肝脾两经湿热或积怒致痈,发于足小肚上半,三四寸长大,红肿坚硬如石,痛甚者。

12641 五香汤

《千金翼》卷五。即原书同卷"五香丸"改为汤剂。见该条。

12642 五香汤（《外台》卷二十三引《崔氏方》）

【异名】五香散(《圣惠》卷六十四)。

【组成】麝香(研) 青木香 鸡舌香 藿香 熏陆香 当归 黄芩 升麻 芒消各三分 大黄五分

【用法】上㕮咀。以水六升,煮取二升,去滓,纳消,分二服,相去如人行七八里再服。

【主治】毒肿瘰疬,诸卒尸注恶气。

12643 五香汤（《幼幼新书》卷三十五引《婴孺方》）

【组成】木香 熏陆香 海藻各一分 麝半两 沉香 枳实(麸炒) 升麻 射干各二分 大黄八分 竹沥三合

【用法】以水四升,下沥,煮一升二合,分温服之。

【主治】小儿风热毒肿色白,或恶核瘰疬,附骨痈疽,节解下丹白色,游走遍身,白隐疹。

12644 五香汤（《圣惠》卷六十四）

【组成】沉香一两 枫香一两 藿香一两 鸡舌香一两 木香一两 射干二两 川升麻二两 鳖甲二两(生用) 蓝实二合 川大黄二两(生用) 犀角屑一两 贝齿十枚 乌梅十四枚

【用法】上锉细,分为两剂。以水一斗三升,煎至一斗,淋浴肿毒处。

【主治】疔疮肿毒。

12645 五香汤（《伤寒总病论》卷四）

【组成】麝香半分 木香 丁香 沉香 乳香各一分 芍药 枳实 射干 连翘 黄芩 麻黄 升麻 甘草各半两 大黄一两

【用法】上为粗末。每服四钱,水一盏,加竹沥半盏,煎八分,去滓,下朴消一钱匕和服。以利为度。

【主治】痘疮毒气不出,烦闷,热毒气攻,腰或腹胁痛不可忍,大便不通。

12646 五香汤

《圣济总录》卷三十。为《千金》卷九"五香麻黄汤"之异名。见该条。

12647 五香汤（《全生指迷方》卷四）

【组成】木香 丁香 沉香 乳香 麝香 升麻 独活 连翘 桑寄生 木通各二两 大黄一两

【用法】上为散。每服五钱,水二盏,煎至一盏,去滓,食后温服。

【主治】妇人恶露顿绝或渐少,腰重痛,下注两股,刺痛如锥刀刺,此留血于经络,不即通之,痛处必作痈肿。

12648 五香汤

《宣明论》卷十五。为《圣济总录》卷一二二"五香饮"之

异名。见该条。

12649 五香汤（《普济方》卷二七三）

【组成】沉香 藿香 鸡舌香 青木香 熏陆香各二两 射干三两 升麻四两 鳖甲二具(炙去黑皮) 蓝实五合 大黄 犀角各二两 鹿齿六枚(炙) 乌梅十四枚(一方有枫香,无熏陆香)

【用法】上以水九升,煮取三升,分为三服。

【功用】破毒气。

【主治】疔肿。

12650 五香汤

《普济方》卷四〇五。为《千金》卷二十二"五香连翘汤"之异名。见该条。

12651 五香汤（《疮疡经验全书》卷四）

【组成】丁香 沉香 益智 茴香 陈皮各一两 干姜 羌活各三钱 香附四钱 木香一钱五分 炙草三钱 附子一钱

【用法】上作一服。加生姜五片,煎至一盏,不拘时候温服。

【主治】附骨痈,从肩至手,色不变,皮肤凉,六脉沉细而微,溃后脓清而稀,呃逆自痢,脐腹冷痛,腹满食减,时发昏愦,经用托里温中法,诸症悉退者宜用本方。

12652 五香汤（《石室秘录》卷三）

【异名】五香鸭(《串雅外编》卷三)。

【组成】人参半两 白术九钱 肉桂一钱 肥鸭一只

【用法】将药末入鸭腹内煮之极烂,外以五味和之,葱、椒俱不忌,更以腐皮同煮,恣其饱餐食尽,如不能尽,亦听之,不必再食米饭也,一餐而痛如失。

【主治】胃口寒痛,手按之而少止。

12653 五香串（《串雅内编》卷三）

【组成】沉香 丁香 木香 檀香 乳香(去油) 巴豆霜各三钱 大黄 甘草 郁金 苍术 五灵脂 陈皮 厚朴 雄黄各五钱 豆蔻肉六钱

【用法】上为末,醋糊为丸,如梧桐子大,朱砂二钱为衣。每服五丸,重者七丸、九丸,或至十一丸,空心热酒送下。

【主治】腹心气,胁痞积,一切痛症。

【宜忌】忌生冷,油腻。气虚之人及孕妇忌服。

12654 五香串（《串雅补》卷二）

【组成】丁香一钱 广木香三钱五 沉香二钱五 降香三钱五 巴霜一钱 朱砂一钱(为衣)

【用法】上为末,神曲糊为丸。每服五分,白汤送下。

【主治】气膈臌胀。

12655 五香饮（《圣济总录》卷一二二）

【异名】五香汤(《宣明论》卷十五)。

【组成】沉香 木香 鸡舌香 熏陆香各一两 麝香三分(研) 连翘二两

【用法】上药除五香各捣研为末外,粗捣筛。每服三钱匕,水一盏半,煎至一盏,去滓,入五香末一钱半匕,再煎至八分,不拘时候温服。

【主治】❶《圣济总录》:咽喉肿痛。❷《宣明论》:一切恶疮瘰疬结核无首尾及诸疮肿。

12656 五香饼

《医统》卷八十一。为《外科发挥》卷五"香附饼"之异

名。见该条。

12657 五香鸭

《串雅外编》卷三。为《石室秘录》卷三"五香汤"之异名。见该条。

12658 五香散《千金》卷六）

【组成】毕豆四两 黄耆 白茯苓 萎蕤 杜若 商陆 大豆黄卷各二两 白芷 当归 白附子 冬瓜仁 杜蘅 白僵蚕 辛夷仁 香附子 丁子香 蜀水花 旋覆花 防风 木兰 芎䓖 藁本 皂荚 白胶 杏仁 梅肉 酸浆 水萍 天门冬 白术 土瓜根各三两 猪胰二具(晒干)

【用法】上药治下筛。以洗面。二七日白,一年与众别。

【功用】令人白光润。

【主治】䵟皰鼆皯,黑运赤气。

【方论选录】《千金方衍义》:方中白附专除䵟黑,皂荚专祛毒风,水萍开腠发汗去风甚于皂荚,冬瓜仁悦泽颜色,木兰皮去面热皰皯毕豆善去瘢䵟,蜀水花灭瘢悦泽颜色,猪胰善涤垢腻,白梅能去恶肉,其余为祛风逐湿,和血调气,及芳香之药。

12659 五香散《千金》卷二十五）

【组成】甲香 犀角 鳖甲 熏陆香 升麻 乌翣 丁香 青木香 沉香 黄连 甘草 牡蛎 羚羊角 黄芩各四分 吴茱萸三分 黄柏六分

【用法】上药治下筛。中射工毒及诸毒,每服方寸匕,水送下,一日三次。以鸡子白和涂肿上,干易之,并以水和少许洗之。

【主治】江南毒气恶核,射工暴肿生疮。

【方论选录】《千金方衍义》:五香通窍散血,三黄分解毒热,升麻吐蛊毒诸邪,乌翣散咽喉结气,吴茱萸逐风痹止痛,甘草解中外邪毒,鳖甲除坚积寒热,牡蛎软坚消肿,犀角散血解毒,羚羊角散恶气蛊毒,辟一切不祥,乃射工之专方。

12660 五香散《外台》卷三十一引《崔氏方》）

【组成】沉香 丁香 麝香 熏陆香 鬼箭羽 当归 豆蔻仁各四分 牛黄 鬼臼 橘皮 金牙各三分(烧) 犀角屑 羚羊角屑 大黄各六分 升麻 桔梗 桃仁(去尖皮,熬) 光明砂(研) 安息香各二分(研)

【用法】上为散。以汤饮酒随病服一方寸匕,一日二次,病愈即停;亦可蜜丸,如梧桐子大,每服十丸。

【主治】疰忤邪气,或热或寒,时气在骨节间,似瘥似剧,兼主百病。

12661 五香散

《圣惠》卷三十五。为《外台》卷二十三引《古今录验》"五香汤"之异名。见该条。

12662 五香散《圣惠》卷六十）

【异名】五香圣散（《普济方》卷三十七）。

【组成】沉香一两 麝香半两(细研) 木香三分 藿香三分 乳香一分 黄耆一两(锉) 槟榔三分 当归三分(锉,微炒) 枳壳一两(麸炒微黄,去瓤) 白茯苓三分 白蒺藜三分(微炒,去刺) 川大黄三分(锉碎,微炒) 白芍药三分 卷柏三分(微炒) 芎䓖三分 熟干地黄一两

【用法】上为细散。每服二钱,食前以粥饮调下。

【主治】肠风气滞,流注下部,致生肿结,牵引脏腑不

和,时发疼痛,经久下血,大肠虚乏,羸瘦。

12663 五香散

《圣惠》卷六十四。为《外台》卷二十三引《崔氏方》"五香汤"之异名。见该条。

12664 五香散

《圣惠》卷六十四。为《肘后方》卷五"五香连翘汤"之异名。见该条。

12665 五香散《圣惠》卷六十六）

【组成】沉香一两 木香一两 熏陆香一两 麝香一分(细研) 丁香三分 羚羊角屑三分 连翘一两 子芩三分 川升麻一两 麦门冬一两(去心) 赤芍药三分 玄参三分 当归三分 犀角屑三分 甘草三分 地骨皮三分 川大黄一两(锉碎,微炒) 黄耆一两(锉)

【用法】上为散,入麝香研令匀。每服三钱,以水一中盏,加芦根五寸,生姜半分,煎至六分,去滓,不拘时候温服。

【主治】心膈久积热毒,肝气滞留,致项生瘰疬结核。

12666 五香散《圣惠》卷六十六）

【组成】沉香 丁香 木香 熏陆香 川升麻 连翘 麝香

【用法】上为细散,同研令匀。每服二钱,以水一中盏,煎至六分,每日空心及晚食前温服。

【主治】蜂瘘发于颈项,累累相连,肿痛。

12667 五香散

《圣惠》卷九十。为《千金》卷五"五香连翘汤"之异名。见该条。

12668 五香散《圣济总录》卷一〇〇）

【组成】沉香(锉) 丁香 木香 麝香(研) 熏陆香(研) 鬼箭羽 当归(切,焙) 没药(研) 肉豆蔻仁各一两 牛黄(研) 桂(去粗皮) 鬼臼 陈橘皮(汤浸去白,焙) 金牙各三分 犀角(镑) 羚羊角(镑) 大黄(煨) 人参 升麻 桔梗 桃仁(去皮尖双仁,麸炒) 丹砂(研) 安息香(研)各一两一分 附子(炮裂,去皮脐)一枚(正者)

【用法】上为细散。每服一钱匕,汤饮或酒调下,一日二次。

【主治】五尸鬼邪,走注疼痛及风气。

12669 五香散《圣济总录》卷一三〇）

【组成】沉香(锉) 乳香(研) 丁香 木香 藿香各一两

【用法】上药以四味捣罗为细散,入乳香和匀。先以清酒五升,黄耆五两(寸截),瓶内封闭,浸一宿,旋取一盏,每服一钱匕,微温调下,日三夜二。

【功用】排毒托里。

【主治】痈疽内攻五脏,烦闷不安。

【宜忌】不可犯铁器。

12670 五香散《鸡峰》卷二十二）

【组成】木香 丁香 藿香 沉香各等分

【用法】上为粗末。每服一大钱,水一盏,煎三两沸,稍热服,先嚼好麝香少许,以前药送下,胸膈食稍空服之。

【功用】消散。

【主治】一切疮肿,欲作痈毒,发背。

12671 五香散《魏氏家藏方》卷五）

【组成】乌药一两 益智仁半两 香附子(去毛)一两

半　苍术(米泔浸一宿)半两　青橘皮半两(去瓤)　陈橘皮半两(去白)　甘草三钱(炙)

【用法】上先用前五味同炒香熟,次入陈皮、甘草炒赤色,并为细末。每服二钱,水一盏,加生姜三片,白艾三叶,煎至七分,食前服。

【主治】男子、妇人一切气痛。

12672　五香散《妇人良方》卷八)

【组成】乌药　白芷(炒)　枳壳　白术(炒)　良姜(炒)　甘草　莪术(有孕者减半)各等分

【用法】上为细末。每服二钱,食鱼伤,泄泻不止,气刺奔冲,及妇人产前、产后腹痛,血气,用温酒调下;产后败血冲心,用败蒲煎汤调下;安胎,以糯米饮调下;孕妇脾泄泻痢,煎陈米饮调下,食前服。

【功用】安胎。

【主治】食鱼伤,泄泻不止,气刺奔冲,及妇人产前、产后腹痛,产后败血冲心,孕妇脾泄泻痢。

12673　五香散《直指》卷二十二)

【组成】木香　丁香　藿香叶各一分　沉香　乳香　连翘　木通　续断　桑寄生　甘草(微炙)各半分

【用法】上锉细。每服三钱,井水一碗,煎七分,加麝少许,患在上,食后服;患在下,食前服。

【功用】透达经络。

【主治】痈疽五发证,令人头痛恶心,寒热气急,拘挛。

【加减】有热,加灯心、桑白皮。

12674　五香散

《局方》卷三(新添诸局经验秘方)。为《千金》卷二十二"五香汤"之异名。见该条。

12675　五香散《普济方》卷一八一引《医学切问》)

【组成】香附子　乌药　陈皮各一两　羌活二钱　莪术半两

【用法】上为细末。每服二钱,空心热酒调下。

【主治】男子、妇人一切气,心腹满痛,牵引腰背。

12676　五香散

《普济方》卷三九三。为《圣惠》卷八十四"五香煎"之异名。见该条。

12677　五香散《赤水玄珠》卷八)

【组成】五倍子(炒焦存性)　香白芷(炒)各等分

【用法】上为末。每服二钱,白汤调服,一日三次。

【主治】血痢,脉滑。

12678　五香散《外科正宗》卷四)

【组成】沉香　檀香　木香　零陵香各三钱　麝香三分

【用法】上为细末。每用五厘,津调搽擦两腋下,三日一次,或用香末二钱,绢袋盛贮,挂于腋下亦效。

【主治】狐气。

12679　五香散《胎产秘书》卷下)

【组成】丁香　木香　沉香　肉桂　麝香各等分

【用法】麝一半为末,再加白芷、苏叶、姜黄、血竭同和饼。再用大蒜糊薄,铺初起之处,以上五香饼放好,用艾灸在饼上,其痛者,灸至不痛发痒方止,痒者痛方止,如不痒,灸至皮肉融和为度,多灸为贵,毒自散矣。

【主治】产后流注,乳疽,阴毒、肿毒、风毒。

12680　五香散《外科方外奇方》卷三)

【组成】丁香四分　木香　乳香　沉香各四分　麝香五厘　腰黄六分

【用法】上为末,好醋调,须于端午日午时合之。用针挑破疮头,将醋一点,用药少许,按膏药上贴之。

【主治】疔疮赤黄危急。

12681　五香煎《圣惠》卷八十四)

【异名】五香散(《普济方》卷三九三)。

【组成】丁香一两　沉香一两　麝香一钱(细研入)　木香一两　藿香一两　白术一两　诃黎勒皮半两　白茯苓一两　陈橘皮一两(汤浸去白瓤,焙)　甘草半两(炙微赤,锉)　黄耆一两(锉)

【用法】上为散。以水五升,慢火煎至一升,以布绞取汁,却入锅内,入麝香、蜜三合,生姜汁半合,枣肉二十枚,慢火熬成煎,每服半茶匙,以粥饮调下。

【主治】小儿脾胃久虚,吃食减少,四肢羸瘦。

12682　五香膏《外台》卷十六引《删繁方》)

【组成】藿香　甘松香　甲香(炙)　鸡舌香　附子(炮)　续断　乌喙(炮)各五分　泽兰　防风　细辛　白术各四分　白芷　松叶　莽草各七分　柏叶八分(炙)　大皂荚二寸(炙)　甘草三分(炙)　猪膏四升

【用法】上咬咀,绵裹,以苦酒二升渍一宿,用膏煎之,取附子黄为度,去滓。准前沐头了,将膏敷用,手揩头皮,令膏翕翕著皮。

【功用】长发,令发光黑滋润。

【主治】头风,头中痒,搔之白屑起。

12683　五香膏《圣惠》卷六十三)

【组成】丁香一分(末)　木香一分(末)　白檀香一分(末)　熏陆香一分(末)　麝香一分(末)　黄耆半两　白芷半两　细辛半两　防风半两(去芦头)　芎䓖半两　当归半两　甘草一两　桑根白皮一两　槐枝(锉)三合　乱发一两(烧灰)　垂柳枝(锉)三合　黄丹十两　清麻油一斤四两

【用法】上药除五香末外,并锉细,安净铛内,以油浸一宿,以慢火煎令槐、柳枝色黄黑为度,以绵滤去滓,澄清,却于铛内慢火熬药油,相次入黄丹,用柳木篦不住手搅,候黄丹色黑,滴于水内,看硬软得所,入五香末搅令匀,倾于不津器内盛。每日用时,于火畔煨,以纸上涂贴,每日换二次。

【功用】止疼痛,生肌。

【主治】一切痈疽发背,及恶毒疮肿。

12684　五香膏《圣惠》卷九十)

【组成】沉香半两　煎香半两　木香半两　丁香半两　麝香半分(细研)　熊胆一分　芦荟一分　黄丹二两　黄蜡一两　乱发一两　油半斤

【用法】上锉细,先以慢火煎油令沸,下乱发,煎令消,即下诸药,煎三上三下,以绵滤去滓,下黄蜡,次下黄丹、麝香,搅令匀,膏成以瓷盒盛。每使先以米泔洗,拭干,以膏摊于故帛上,贴之。

【主治】小儿瘰疬。

12685　五香膏《普济方》卷二七三)

【组成】沉香　藿香　鸡舌香　青木香　熏陆香各二两　射干三两　升麻四两　鳖甲二具(炙去黑皮)　蓝实五合　大黄　犀角各二两　鹿齿六枚(炙)　乌梅十四枚

【用法】以水一斗五升,煎至一斗,淋浴肿毒处。

【功用】破毒气。

【主治】疔肿。

12686 **五香膏**(《医级》卷八)

【组成】槐枝 桂枝 桃枝 桑枝 柳枝各二两

【用法】用麻油一斤,熬枝色枯黑,滤净,以水飞净黄丹八两收之,膏成复加入丁香三钱,乳香三钱,木香三钱,麝香三钱,没药三钱各研细末,搅匀,须软硬得中为度。

【主治】气聚块疼,并一切无名肿毒。

12687 **五香膏**

《伤科汇纂》卷七。为原书同卷"跌打膏药"之异名。见该条。

12688 **五重膏**(《济众新编》卷二)

【组成】大鲋鱼一尾(去鳞及内肠) 生姜 干姜 胡椒 白芥子(或云川椒) 独头蒜各一钱

【用法】上为末,盛于鲋鱼内,以线缝之,鲋鱼盛于陈黄鸡腹中缝之,黄鸡盛于牛胖一部内缝之,胖亦盛于黄狗腹内缝之,鸡、狗去内肠一如鲋鱼,熟制,黄狗盛于牛皮一领内缝之,以刀乱刺开穴,俾通水气,大釜中置两桥,桥上置牛皮块,如悬胎之状,釜内灌水一斗,真油、烧酒、清酱各一升,釜盖以鍮铜盥水器覆之,罅隙则用盐泥固济覆盖,内盛冷水,一如烧酒盖板之状,水中入黄豆数合,始慢火煎熬,豆熟则又改豆与水,如是数次后,釜内肉块更为翻置,如前安盖盛水入豆,待其豆熟,又改豆与水数次,则其肉自然烂熟。肉则随食啖之,肉汁亦随量饮之,大法虽如是,不无随症加减之道。

【主治】虚劳。

【宜忌】冬至后,立春前不可用。

12689 **五顺汤**(《传信适用方》卷四)

【组成】生姜一斤(切片,晒干) 草果半斤(去壳并白皮) 甘草四两(炒) 缩砂四两 胡椒半两

【用法】上为末。入盐如常服。

【主治】《魏氏家藏方》:脾胃虚弱,不思饮食,吐逆满闷,胸膈不利,心腹刺痛。

【备考】本方为原书"六和豆蔻汤"之第四方。

12690 **五食丸**(《圣济总录》卷七十二)

【异名】神效五食汤丸(《卫生宝鉴》卷十四)。

【组成】大戟(刮去皮) 甘遂各半两(生) 猪牙皂荚(生,去皮子)一两 胡椒一分 芫花半两(醋浸一宿,炒干) 巴豆半两(去皮心膜,醋煮三十沸,漉出,研)

【用法】上为末,合研匀,水煮面糊为丸,如绿豆大。每服五丸,用米、面、绿豆煎汤放温送下。量病人大小,加至七丸。

【主治】虚积、食气、蛊胀、水气,年深癥癖。

【宜忌】《卫生宝鉴》:忌油腻、粘滑物。妇人有胎者,不可服。

【备考】《卫生宝鉴》本方用法:每服五七丸,气实者十丸,夜卧,水一盏,用白米、白面、黑豆、生菜、猪肉各少许,煎至半盏,去滓,用汤温下。

12691 **五胆丸**(《圣惠》卷八十六)

【异名】四胆丸(《圣济总录》卷一七三)。

【组成】龙胆(去芦头) 虎胆 熊胆 猪胆 芦荟(亦名象胆) 麝香 白矾灰 荆芥各一分

【用法】上为末,先取东引石榴根半升碎锉,以水三大碗,煮至半碗,去滓,以慢火煎如膏,下诸药末,又熬令可丸,即丸如绿豆大,用瓷器中盛。如患诸疳有虫者,或揩鼻揩眼,手剜指甲及下部者,取一丸,以荆芥汤化为汁,候儿睡后,点少许于鼻中、脑上、十指、下部中。虫闻气皆化为水。

【主治】小儿一切疳。

12692 **五胆丸**(《圣惠》卷八十七)

【组成】猪胆 狗胆 牛胆 鲫鱼胆 猬胆各一枚

【用法】上药并四胆汁,并入牛胆内,在灶北后悬,候稍干,可丸即丸,如黍米大。每服二丸,以新汲水下,以饮水足为度,空心、午后各一次。

【主治】小儿渴疳。

12693 **五胆丸**(《杨氏家藏方》卷二)

【组成】鲤鱼胆 鸡胆 狗胆 猪胆 羊胆各一枚(五胆汁和为一处) 蛇黄五两(蘸五胆汁,炒煨,胆汁尽为度)

【用法】上为细末,别用雄狗胆为丸,如绿豆大,朱砂为衣。每服一十五丸,磨刀水送下,空心服;或只作细末,每服一钱,用磨刀水调下亦得。

【主治】心风狂走,癫痫。

12694 **五胆丸**(《银海精微》卷上)

【组成】熊胆一个 黄牛胆两个 青鱼胆一个 鲤鱼胆二个 青羊胆一个 石决明二两 夜明砂一两 麝香少许

【用法】上为末,将前胆和为丸,如绿豆大。每服三十丸,空心茶送下。

【主治】大人、小儿雀目,至申酉时不见物者。

12695 **五胆膏**(方出《圣惠》卷三十三,各见《东医宝鉴·外形篇》卷一)

【组成】青羊胆一枚 黄牛胆汁一合 熊胆一分 鲤鱼胆三分 乌鸡胆三分(五枚) 牛黄半两(细研)

【用法】先将诸胆相和,次入牛黄,调搅令匀,入银器内,以文武火熬成膏,以瓷器内盛之。每服半钱,食后以温酒调下。

【主治】眼远视不明,常见黑花,欲成内障。

12696 **五胆膏**(《摄生秘剖》卷四)

【组成】熊胆 鲭胆 鲤胆 猪胆 羊胆 川蜜各等分

【用法】上将胆、蜜入银铫或铜铫中,微火熬成膏,取起用瓷盒藏之,出火毒。点眼。

【主治】一切火热赤眼,流泪烂弦,怕热羞明,或痛或痒。

【方论选录】五胆之苦足以胜热,川蜜之润足以济火。且胆者甲木之精也,蜜者百花之精也,皆有荣润乙窍之妙焉。

12697 **五胆膏**(《金鉴》卷七十八)

【组成】猪胆汁 黄牛胆汁 羊胆汁 鲤鱼胆汁各二钱五分 白蜜二两 胡黄连(研末) 青皮(研末) 川黄连(研末) 熊胆各二钱五分

【用法】上将诸药末与蜜并胆汁和匀,入瓷瓶内,以细纸封头牢系,坐饭甑中蒸,待饭熟为度。外用涂患处。

【主治】目疾。

12698 五胜汤《圣济总录》卷六十八）

【组成】木香 密陀僧 蝉壳(去足) 甘草(炙,锉)各半两 黄明牛胶两片(将一片酥炙,一片生锉)

【用法】上为粗末。每服三钱匕,水一盏,煎至五分,去滓,食后良久温服。

【主治】饮食伤肺,吐血并嗽血。

12699 五胜散《中藏经·附录》卷下）

【组成】甘草(炙) 石膏 白术 五味子各一两 干姜三分(炮)

【用法】上为细末。每服二大钱,水一盏,加生姜二片,枣子一枚,同煎至七分,去滓温服,不拘时候。中满,以盐煎。

【主治】四时伤寒冒风,身热头痛,昏倦,寒痰咳嗽及中满,伤寒三日以前者。

【加减】伤风、头痛,加荆芥煎。

12700 五音锭《外科全生集》卷四）

【组成】雄黄 熊胆 京墨 朱砂各一钱 麝香五分 牛黄一分

【用法】上为细末,先将京墨用酒少许化之,再入熊胆研腻,后入诸末,共研作锭。临用以清水磨,以新笔蘸药,空头围患处。

【主治】红肿恶毒。

【宜忌】白疽忌此。

12701 五洛散

《普济方》卷二二七。为《外台》卷十七引《崔氏方》"五落散"之异名。见该条。

12702 五将丸《普济方》卷二四六引《仁存方》）

【组成】仙灵脾一两 牛膝一两半(酒浸) 生木瓜一个 草薢一两半 狗脊一两(去毛)

【用法】上除牛膝外,四味用米醋浸,逐渐入锅内炒,至醋尽为度,焙干为末,再以醋同浸生牛膝,酒打面糊为丸,如梧桐子大。每服三四十丸,食前冷酒送下。

【主治】寒湿脚气,脚膝浮肿,脚弱沉重,抬不能举。

12703 五养膏《理瀹》）

【组成】生地 熟地 天冬 麦冬 附子 肉桂 远志 牛膝 苁蓉 肉蔻仁 杏仁 木鳖仁 菟丝子 蛇床子 鹿胶 虎胶各二钱(麻油熬,黄丹收,松香调匀,槐、柳枝搅之,后下) 雄黄 硫黄 赤石脂 龙骨 朱砂 沉香 木香各三钱 麝香一钱 黄蜡三钱 杜仲 元参 当归 防风 白芍 黄耆 白芷 续断 甘草 山甲 地龙 丁香 乳香 没药 厚朴 血竭 桑 槐 柳枝各四十九寸(熬)

【功用】壮阳助气,温补。

【主治】风痰。

【宜忌】不可误贴肿毒、疮疖。

【备考】方中杜仲至血竭十六味药用量原缺。

12704 五宣散《续本事》卷六）

【组成】瞿麦 木通 甘草 虎杖 滑石各等分

【用法】上㕮咀。每服二大钱,水一盏,灯心数茎,煎至七分,临卧时温服。

【功用】行滞气。

【主治】大小便不通。

12705 五美丹《辨证录》卷十一）

【组成】熟地一两 当归 山茱萸 麦冬 山药各五钱

【用法】水煎服。

【功用】大补肾水,平其旺木。

【主治】妇人肾虚木旺,身躯瘦怯,久不孕育,一交男子,卧病终朝。

12706 五美散《外科全生集》卷四）

【组成】炒透东丹 皮脂各一两 硫黄 雄精各三钱 轻粉一钱

【用法】上为细末。入洞天嫩膏调敷,外以绵纸掩绑,不可动揭,五日后揭下,再敷一二次全愈。如湿毒痒极,先以金银散敷上,次以前膏加敷。

【主治】脓窠坐板,湿毒臁疮,猢狲疳。

12707 五美散《青囊秘传》）

【组成】黄丹 枯矾 黄柏各三钱 熟石膏一两(尿浸者更妙)

【用法】上为细末,和匀。

【主治】一切疮痍,脓疥,作痛痒。

【备考】《药奁启秘》本方用法:研细末,麻油调敷。

12708 五神丸《杨氏家藏方》卷十四）

【组成】自然铜半两(火煅,醋淬,研细) 川椒(去目)二钱半(炒出汗) 当归半两(洗,焙) 没药(别研) 乳香(别研)各一钱

【用法】上为细末,取青蒿自然汁为丸,如绿豆大。每服五十丸,热酒送下。

【功用】整骨续筋,生肌。

【主治】打扑伤损。

12709 五神丸《摄生众妙方》卷四）

【组成】东方:巴豆(去油)五钱 麝香一分 南方:官桂五钱 朱砂一钱 西方:白矾五钱 白芷二钱 北方:青黛五钱 黑附子三分 中央:硫黄五钱 雄黄一钱

【用法】上于五月五日修制,各另包,按方放,午时取五家棕尖为丸,如梧桐子大。每服用一丸,绵裹,于未发日晚男左女右塞鼻孔中,立效。如用了的药还收藏,再有患者,用醋过,重又绵裹与患人。一丸可治八九人

【主治】疟疾。

【方论录】《医方考》:是方也,位按五方,药按五色,气按五气,味按五味,月按五月,日按五日,棕用五家,此医流而兼阴阳家之识也。故疟邪入于肝则青黛之凉可以清肝,麝香之燥可使直达;疟邪入于肺,则白芷之辛可以泻肺,矾石之腥可以清燥;疟邪入于心,则丹砂之重可以镇心,官桂之焦可以益火;疟邪干于肾,则黑豆甘咸可以益肾,巴豆之腐可以泻邪;疟邪干于脾,则硫黄之温可使健中,雄黄之悍可使辟秽。以疫气无形,由鼻而入,故亦就鼻而塞之,塞其一窍者露其一窍者,围师必缺之道也。

【宜忌】❶《摄生众妙方》:忌生冷、鱼腥、鸡、羊发物。❷《良方集腋》:以上之药,忌火烘。

【备考】《医方考》本方无黑附子,有黑豆三十粒。

12710 五神丹《疡科选粹》卷七）

【组成】柏树叶 鱼腥草 皱面草 草决明 地松节各等分

【用法】上为细末。敷咬处。

【主治】蛇咬。

12711 五神汤(方出《圣惠》卷七十,名见《云歧子保命集》卷下。

【异名】四汁饮(《永类钤方》卷十七)。

【组成】生藕汁三合 生地黄汁三合 白蜜一合 刺蓟汁三合 生姜汁半合

【用法】上药相和,煎三两沸,不拘时候,取一小盏调下炒面尘一钱。

【主治】妇人热毒上攻,吐血不止。

12712 五神汤(《辨证录》卷十三)

【组成】茯苓一两 车前子一两 金银花三两 牛膝五钱 紫花地丁一两

【用法】水煎服。

【功用】利湿清热。

【主治】多骨痈,委中毒,足癣。

❶《辨证录》:多骨痈,大腿旁长强穴间,忽然疼痛高肿,久则内中生骨似骨而非骨者。❷《外科真诠》:委中毒,湿热凝结,焮痛色赤,溃速者。❸《中医皮肤病学简编》:足癣。

【方论选录】此方由茯苓、车前以利水,紫花地丁以清热,又用金银花、牛膝补中散毒。

【临床报道】淋证:《黑龙江中医药》[1987,(1):42]用五神汤治疗热淋40例,结果治愈27例,好转10例,无效3例。总有效率92.5%。

12713 五神汤(《惠直堂方》卷一)

【组成】荆芥二钱 苏叶二钱 细茶一钱 姜三钱 冰糖三钱

【用法】水煎服。被盖取汗。

【主治】感冒。

12714 五神散(《圣济总录》卷七十五)

【组成】附子(炮裂,去皮脐)半两 干姜(炮) 诃黎勒(炮,去核) 延胡索各一两 乌梅(去核)半两

【用法】上为粗散,和白面裹,慢火内烧令面熟为度,去面焙干,捣罗为细散。每服一钱匕,空心、食前米饮调下。

【主治】大肠积冷,下痢不止,里急后重疼痛。

12715 五神散(《圣济总录》卷一〇七)

【组成】荆芥穗四两 白术 木贼各二两 青盐一两(研) 甘草(炙)半两

【用法】上为散。每服二钱匕,好茶点服。

【主治】目偏视风牵。

12716 五神散(《普济方》卷七十八引《经效济世方》)

【组成】荆芥穗 乌贼鱼骨 木贼 白术各一两 甘草半两(炙)

【用法】上为细末。每服一钱,食后米饮调下。

【功用】退翳膜。

【主治】眼疾。

12717 五神散(《万氏家抄方》卷三)

【组成】草果 玄胡索 五灵脂 没药 乳香各等分

【用法】上为细末。每服三钱,空心温酒调下。

【主治】腹痛,心脾痛。

12718 五神散(《准绳·疡医》卷四)

【组成】金线钓葫芦 紫河车各二钱 续随子(去壳) 雄黄各一钱 麝香少许

【用法】上为末。醋调涂患处;蛇伤,以刀割去损肉,以末干搽,或以唾调搽,或加骑蛇狮子根叶同前捣用。

【主治】一切瘴毒,蛇伤,蝎螫。

12719 五神散(《仙拈集》卷四)

【组成】轻粉 枯矾 黄柏各五钱 朱砂 雄黄各一钱

【用法】上为末。先用川椒汤洗净,然后敷药。

【主治】坐板疮。

12720 五神散(《外科证治全书》卷四)

【组成】雄黄 硫黄 黄丹 密陀僧 南星

【用法】上为细末。先用葱搽患处,次用姜蘸药末搽之,搽后渐黑,搽至黑则愈。

【主治】紫白癜风,初起斑点游走成片,久之可延蔓遍身,初无痛痒,久则微痒。

12721 五神膏(《惠直堂方》卷四)

【组成】血余 蛇蜕 蜂房各四两 玄参 杏仁各二两

【用法】上药用麻油二斤浸一日,熬枯去滓,入黄丹一斤,收成膏。贴患处。如治肠痈、肺痈,即以此膏为丸,如梧桐子大,每服三五钱,米汤送下。能使毒从大便出。

【主治】一切无名肿毒,痈疽,肠痈,肺痈。

12722 五神膏(《理瀹》)

【组成】杏仁一两 玄参五钱 蛇蜕 蜂房 乱发各二钱半

【用法】油丹熬。或加大黄、皂刺。贴脐取泻。

【主治】内痈。

12723 五退散(《百一》卷九)

【组成】龙退(蛇皮) 蝉退 凤凰退(乌鸡卵壳) 佛退(蚕纸) 人退(男子退发)各等分

【用法】不以多少,一处同烧作灰,研为细末。每服一钱,用熟猪肝吃,不拘时候;一日三次。

【主治】眼疾内障。

12724 五退散(《直指》卷二十)

【组成】蝉退二钱 猪退四钱 蚕蜕三钱 穿山甲(炙焦)五钱 防风二两(去芦) 荆芥一两半 石决明 川乌(炮,去皮脐) 草决明(炒)各五钱 甘草三钱 蛇蜕(醋煮,竹筒盛,焙干)一钱五分

【用法】上为末。每服二钱,盐汤送下。

【主治】倒睫拳毛。

12725 五退散(《普济方》卷七十八引《澹寮》)

【组成】蝉退 蛇退 蚕退壳 猪退蹄 鲮鲤甲 菊花 防风 草决明 石决明 甘草各等分

【用法】上为末。每服二钱,薄荷数叶,水一小盏,煎服。

【主治】眼中翳障。

12726 五退散(《得效》卷十六)

【组成】蝉退(洗) 蛇退(醋煮) 荆芥猪蹄退一分(微炒) 穿山甲(烧存性) 川乌(炮,去皮) 粉草各半两 蚕退二钱半

【用法】上为末。每服二钱,盐汤调下。

【主治】脾受风热,倒睫拳毛,泪出涓涓,翳膜渐生,乍愈乍发,多年不安,眼皮渐急,睫倒难开,如刺刺样痛,瞳仁

不安;或脾受风毒,风牵睑出,上下睑俱赤,而或翻出一睑在外。

【备考】按:方中蝉退、蛇退、荆芥用量原缺。

12727 五退散《种福堂方》卷三)

【组成】人退(即指甲,乳汁炒为末) 山甲(炒) 蝉退(洗净,炒) 龙退(即蛇壳,炒) 凤退(即鸡子壳内白膜,炒)

【用法】上为极细末。每用三厘,令患人含水一口,患左眼吹入右鼻,患右眼吹入左鼻,再以锡作眼样,合患眼上。如此三次,则翳膜或血丝俱落。

【主治】远年攀睛翳膜。

12728 五柔丸

《活人书》卷十八。为《千金》卷十五"淮南五柔丸"之异名。见该条。

12729 五根汤(《幼幼新书》卷四引《庄氏家传》)

【组成】桃 柳 楝 桑 槐(用根,锉枝亦得)

【用法】加豉为汤浴,仍以光粉、蚌粉扑身。

【功用】辟邪。

12730 五根汤(《外科启玄》卷十二)

【组成】葱根 韭根 槐根 地骨皮 土茯苓各一两

【用法】煎水,先熏后洗。

【主治】杨梅疳疮生于下半身者。

12731 五根饮(《中医皮肤病学简编》)

【组成】过江龙 28 克 虎黄波 31 克 钉地根 21 克 埔银根 18 克 穿山龙 31 克

【用法】水煎,内服。

【主治】麻风。

【加减】气血虚,加重穿山龙、虎黄波,佐以当归、川芎;抽痛、局部肿大,加重过山龙、埔银根;有闪动及痉挛,佐以白芷、乳香。

12732 五套丸

《重订严氏济生方》。为《局方》卷四(淳祐新添方)"丁香五套丸"之异名。见该条。

12733 五积丸(《圣济总录》卷七十一)

【组成】酸石榴二枚 巴豆(和皮捶碎) 甘遂 大戟 芫花各半两 京三棱 大黄 杏仁(去皮尖双仁) 五灵脂 甜葶苈各一两 乌梅(和核)一两半

【用法】上锉细,用水一升,煮令水尽,炒过勿太焦,捣为细末,醋煮面糊为丸,如绿豆大。每服五丸,食后温水送下。

【主治】五积气,心腹胀闷,噫气吞酸,不思饮食。

12734 五积丸(《鸡峰》卷二十)

【组成】面五两 大枣七个 巴豆三十一个

【用法】上将白面、米汤调硬软得所,裹枣、巴豆候干,用炭火烧存性,取出放冷,为细末,水糊为丸,如黄米大。每服三五丸,食后白汤送下。

【主治】宿食不消,吞酸噫气。

12735 五积丸(《杨氏家藏方》卷五)

【组成】沉香半两 木香半两 当归(洗,焙)半两 附子(炮,去皮脐)半两 青橘皮(去白)半两 丁香一分 大黄半两(酒浸,湿纸裹炮) 缩砂仁一两 半夏半两(汤洗七次后,以生姜制曲) 陈橘皮(去白)半两 京三棱半两(炮)

蓬莪术半两(炮) 槟榔一分(锉) 胆矾半两(别研) 细松烟墨半两(烧留性)

【用法】上药除胆矾外,并为细末,用肥枣五十枚(去皮核),入米醋二升,煮枣令烂,次下胆矾末,煮少时,与前药同和为丸,如麻子大。每服二十丸,加至三十丸,食后临睡用橘皮汤送下。

【主治】五种膈气,中脘痞闷,噎塞不通,饮食减少;积聚癥块,心腹作痛,一切沉积。

【备考】按:《普济方》有厚朴(姜汁炙)半两。

12736 五积丸(《朱氏集验方》卷十一)

【组成】南星 川郁金 巴豆(去油) 肉桂(去皮) 僵蚕 使君子(为末)各等分

【用法】面糊为丸,如粟米大。空心萝卜子煎汤送下。

【主治】小儿疳劳诸积。

【方论选录】南星去风积,川郁金去热积,巴豆去食积,肉桂去冷积,僵蚕去惊积。

12737 五积丸(《医方类聚》卷一一三引《经验秘方》)

【组成】硇砂 干漆(炒) 大戟(面煮) 甘遂 五灵脂各三钱 广术(炮) 玄胡 丁香 大椒 枳壳(麸炒) 沉香 白术 青皮(去白) 陈皮(去白) 槟榔 木香 干姜(炮) 鳖甲(炙) 当归 芍药 木通 泽泻 茴香(盐炒) 半夏(汤浸七次) 官桂 厚朴(姜制) 茯苓 白豆蔻 藿香 肉豆蔻(煨) 缩砂仁 巴豆(去油)各五钱 没药 乳香 血竭 麝香各二钱 大黄 牵牛各二两 麦蘖(炒) 神曲(烧)各三两 京三棱(炮)五两 青礞石(坩锅中烧) 牛膝(酒浸) 商陆(泔浸) 芫花(醋浸,炒)各半两

【用法】上为细末,醋糊为丸,如梧桐子大。每服七丸至十丸,食后、临卧温水送下。

【主治】积聚痞硬,脐腹疼痛,两胁胀满,不思饮食;及寒气、怒恚气、忧喜气,内结如杯,呕吐痰水,四肢羸弱,三焦不和,中脘痞闷。

12738 五积丸(《丹溪心法》卷五)

【组成】丑头末一两 黄连半两 陈皮一两 青皮半两 山楂半两

【用法】上炒焦黑色,为末。每用巴豆霜半钱,前药末半钱,宿蒸饼为丸,如麻子大。小儿二岁十丸,五更姜汤送下。至天明大便泄为度,温粥补之。未利,再服三五丸。

【主治】小儿诸般疳积。

12739 五积丸(《脉因证治》卷下)

【异名】增损五积丸(《医学入门》卷八)。

【组成】黄连肝肾积五钱,心肺积一两半,脾积七钱 厚朴肝心脾积五钱,肺胃积八钱 巴豆霜五分 川乌肝肺积一钱,心肾脾积五钱 干姜心肝积五分,肾积一钱五分 茯苓一钱五分 人参肝肺肾积二钱,心积五钱

【用法】另研巴豆,旋入和匀,炼蜜为丸,如梧桐子大。微溏为度。

【主治】积块。

【加减】肝积,加柴胡二两、皂角二钱五分、川椒四钱、昆布二钱,莪术三钱五分;心积,加茯苓一钱、桂一钱、茯神一钱、丹参一钱、菖蒲五分;肺积,加桔梗一钱、紫菀一钱五分、天门冬一钱、三棱一钱、青皮一钱、陈皮一钱、川椒一钱五分、白豆蔻一钱;肾积,加玄胡、苦楝肉各三钱、蝎一钱、附

子一钱,泽泻二钱,独活、桂各三钱,菖蒲二钱,丁香五钱;脾积,加吴茱萸二钱,泽泻一钱,茵陈一钱,缩砂二钱,椒五钱;秋冬,加制朴一倍,减芩、连。服人觉热,加连;觉闷乱,加桂;气短,减朴。又有虚人不可直攻,以蜡匮其药,又且久留磨积。肉积,加硇砂、水银、阿魏;酒积,加神曲、麦芽;血积,加虻虫、水蛭、桃仁、大黄;气积,加槟榔、木香;水积,加甘遂、牵牛、芫花;涎积,加雄黄、腻粉;食积,加礞石、巴豆;癖积,加三棱、莪术;鱼鲜积,加陈皮、紫苏、草果、丁香、桂心;寒积,加附、朴、硫黄。

12740 五积丸(《普济方》卷一六八)

【组成】巴豆(面裹烧,去壳取肉)一两 黄柏末五钱 使君子肉五钱 蛤粉五钱 苦楝根末五钱 雷丸五钱

【用法】上为末,和匀,滴水为丸,如梧桐子大。每服十五丸,煎使君子肉汤送下。

【主治】积聚。

12741 五积丸(《普济方》卷一六九)

【组成】大黄三钱 黄柏三钱 槟榔七枚 山豆一两半(去皮) 蛤粉三钱 雷丸三钱

【用法】上为细末,醋面糊为丸,如梧桐子大。每服二十丸,温水送下。

【主治】积聚。

12742 五积丸(《普济方》卷三九二)

【组成】缩砂仁五钱 木香二钱 丁香二钱 肉豆蔻三个(面煨) 大曲饼(生) 三棱(煨) 莪茂(煨) 白茯苓(去皮)各三钱 腻粉二钱(炒) 人参(去芦头) 白术 代赭石(火烧醋淬)各三钱 白姜(炮)二钱 麦芽三分(生) 百草霜一钱(炒) 巴豆三钱(去壳,纸捶去油)

【用法】上除巴豆、百草霜另研外,余味各制为细末,再入巴豆、百草霜拌匀,捣饭为丸。空心白汤吞下,五更服。如取积未动,早晨再一服,乳饭放迟,温食,免药食相忤,吐逆恶心。如止痢,食白粥即止。

【主治】一切食积,乳积,积痢。

【方论选录】此药内有温胃补脾理气之剂,不损胃气。有积则利,积去则止;无积则不利。凡治积痢,先服之以去其积。

12743 五积丸(《医统》卷三十三)

【组成】大肥皂角(炙,去皮弦,灰火煨,勿令烟出)

【用法】上为末,每两入巴霜一钱,研匀,醋糊为丸,如梧桐子大。每服三五丸,白汤送下。

【主治】积聚。

12744 五积丸(《增补内经拾遗》卷三)

【组成】人参 白茯苓 厚朴 黄连 川乌 巴豆

【用法】上为细末,炼蜜为丸,如梧桐子大。

【主治】五脏之积。肝积肥气,心积伏梁,脾积痞气,肺积息贲,肾积奔豚。

12745 五积丸

《成方制剂》13册,即《理伤续断方》"五积散"改为丸剂。见该条。

12746 五积丹(《宣明论》卷七)

【组成】皂荚一挺(一尺二寸者,火烧存性,净盆合之,四面土壅合,勿令出烟) 巴豆十二个(白面一两五钱同炒,令黄色为度)

【用法】上为末,醋面糊为丸,如绿豆大。每服十丸,食后盐汤送下。

【主治】积聚,心腹痞满,呕吐不止。

12747 五积汤(《叶氏女科》卷一)

【组成】厚朴八分(姜汁炒) 陈皮一钱 桔梗八分 苍术二钱 川芎七分 白芷七分 白茯苓八分 当归八分 香附(酒炒)八分 半夏七分(姜汁制) 枳壳八分(麸炒) 肉桂七分 甘草六分 白芍(酒炒)八分 麻黄一钱(去节) 青皮八分 姜三片 葱一茎

【用法】水煎,温服。

【主治】触经伤寒。即经来误食生冷,忽然作渴,遍身潮热,痰气急满,恶寒,四肢厥冷。

12748 五积饼(《古今医鉴》卷十三)

【组成】三棱(醋炒)一钱 莪术(醋炒)一钱 青皮(去瓤)一钱 陈皮一钱 木香一钱 黄连(姜汁浸炒)一钱 川楝肉二钱 槟榔二钱 神曲(炒)三钱 麦芽(炒)三钱 砂仁三钱 使君子肉五钱 胡黄连五钱 白术(炒)六钱 龙胆草六分 山楂肉二两 干蟾蜍五只

【用法】上为细末,用炒过白面五斤,黑糖二斤,并前药和匀,用印印作饼子,约重钱。每服三五饼。服过半月大效。

【主治】小儿疳积、食积、虫积、肉积、气积、冷积,腹胀大如鼓,青黄肌瘦,泄泻发热,不能服药者。

12749 五积酒(《医学入门》卷八)

【组成】五积散去麻黄 加防己 杜仲 牛膝

【用法】用酒浸渍。滓可为丸服。

【主治】虚寒筋骨酸疼,腰脚无力。

【加减】风热,合败毒散同浸。

12750 五积散(《理伤续断方》)

【异名】催生汤(《医方类聚》卷二二九引《简易方》)、异功五积散(《医方类聚》卷五十六引《管见大全良方》)、熟料五积散(《医方集解》)、百病无忧散、调中健胃汤(《郑氏家传女科万金方》卷一)。

【组成】苍术 桔梗各二十两 枳壳 陈皮各六两 芍药 白芷 川芎 川归 甘草 肉桂 茯苓 半夏(汤泡)各三两 厚朴 干姜各四两 麻黄(去根节)六两

【用法】上除枳壳、桂两件外,余锉细,用慢火炒,令色变摊冷,入枳壳、桂令匀。每服三钱,水一盏,加生姜三片,煎至半盏热服。凡被伤头痛,伤风发寒,姜煎二钱,仍入葱白,食后热服。

【功用】发表温里,顺气化痰,活血调经。❶《局方》:调中顺气,除风冷,化痰饮。❷《卫生家宝产科备要》:临产时助气催产。❸《医方集解》引王海藏:解表温中,消痞调经。❹《新药转正》27册:散寒解表,祛风除湿,温中消积。

【主治】外感风寒,内伤生冷,身热无汗,头痛身痛,肩背拘急,胸满恶食,呕吐腹痛;以及脚气痹痛,疮疡痈疽,妇女血气不和,心腹疼痛,月经不调等属于寒湿者。

❶《理伤续断方》:五痨七伤,被伤疼痛,伤风发寒。❷《局方》:脾胃宿冷,腹胁胀痛,胸膈停痰,呕逆恶心。或外感风寒,内伤生冷,心腹痞闷,头目昏痛,肩背拘急,肢体怠惰,寒热往来,饮食不进。及妇人血气不调,心腹撮痛,经候不调,或经闭不通。❸《活人书》:阴经伤寒,脾胃不和。

❹《三因》：太阴伤寒，积聚腹痛。❺《妇人良方》：风寒所伤，以致脚气疼痛，或寒拘急，呕吐不食。❻《直指》：感寒发疟初作。❼《普济方》引《如宜方》：寒湿伤肾，气滞腰疼，不可俯仰。❽《丹溪心法》：脚气有兼痰气、寒湿者。❾《外科理例》：风寒湿毒客于经络，致筋挛骨痛，或腰脚酸痛，或身重痛拘急。❿《济阴纲目》：产后身痛，兼感寒伤食。⓫《医方集解》：身热无汗，头痛身痛，项背拘急，胸满恶食，呕吐腹痛。冷秘，寒疝，寒疟，恶寒无汗。⓬《疡科遗编》：附骨、咬骨二疽，初起不红不热，如同伤寒，渐次漫肿无头，筋骨疼痛，腿不能伸者。⓭《新药转正》27册：外感风寒，内有寒湿引起的恶寒发热、头痛身痛、胸满、厌食、腹痛。

【方论选录】❶《医方集解》：此阴阳表里通用之剂也。麻黄、桂枝所以解表散寒；甘草、芍药所以和中止痛；苍术、厚朴平胃土而祛湿；陈皮、半夏行逆气而除痰；芎、归、姜、芷入血分而祛寒湿；枳壳、桔梗利胸膈而清寒热；茯苓泻热利水、宁心益脾。所以为解表温中除湿之剂，去痰消痞调经之方也。一方统治多病，惟治法者变而通之。❷《方剂学》：本方为治寒、湿、气、血、痰五积而设，故名五积散。方中麻黄、白芷发汗解表，干姜、肉桂温里祛寒，为本方的主要部分；配伍苍术、厚朴燥湿健脾；陈皮、半夏、茯苓理气化痰；当归、川芎、芍药活血止痛。桔梗与枳壳同用，有升降气机，加强理气化痰之效，适宜于痰阻气滞之证。炙甘草和中健脾，调和诸药。以上均为本方的辅助部分。由于本方能行气和血，温里祛寒，故对妇女气血不和，寒凝气滞的心腹疼痛，月经不调等，亦可加减运用。

【临床报道】❶喘证《中医杂志》[1964，(6)：33]：一男性农民，年约三十，素体坚强。自某年秋在田间遭受暴风雨之淋袭以后，即常发喘息咳嗽，遇冷即发，时发时愈，已有二三年。症见咳嗽喘促，痰多泡沫，喉间如水鸡声，胸闷不能平卧，头痛、肩痛、腰背痛，两目似突，苦闷欲绝，并见头上有汗而两足冰冷，诊其脉沉弦而紧，舌苔白腻。予处方五积散，以麻黄、桔梗、陈皮、半夏等为君药，服药一剂，喘促大减，续服二剂，病去大半，嗣后，配制丸药继续服用，即不闻再发。❷寒性深部脓肿《陕西新医药》[1977，(4)：53]：张某，女，26岁，因右腿疼痛两天。查右大腿内侧上1/3处疼痛，局部肿块，按之痛剧，皮色不红，微恶寒，体温37℃，白细胞13400/立方毫米，嗜中性79％。诊断：寒性深部脓肿。拟予五积散煎剂：麻黄五分，白芷、当归、白芍、法半夏、陈皮各三钱，苍术、川朴、枳壳、桔梗、甘草、川芎、桂枝各钱半，生姜三片，连须葱头五个。煎服两剂而愈。❸产后发热《江苏中医杂志》[1980，(5)：30]：郎某，女，26岁。产后36天因感受风寒而发热，服西药半月略有好转，但体温波动在37.6～38.2℃之间，查血、小便均正常。现头痛身疼，项背拘急，食纳尚好，二便如常，体胖面红润，脉弦滑苔薄。为产后外感风寒，气血瘀阻，营卫失和，投五积散全方四剂低热即退净，诸症悉平。

【备考】本方诸药生用，名"生料五积散"（见《易简方》）；《得效》本方去麻黄，名"异功散"。本方改为丸剂，名"五积丸"（见《成方制剂》(13册)）；改为酒剂，名"五积散酒"（见《成方制剂》4册）；改为颗粒剂，名"五积颗粒"（见《新药转正》27册）。

12751 五积散《博济》卷二

【组成】苍术二十两 桔梗十两 陈皮六两（去白） 吴白芷三两 厚朴二两（去皮） 枳壳四两（麸炒） 官桂（去皮）春夏用三两，秋冬用四两 芍药一两 白茯苓一两（去皮） 当归二两 人参二两 川芎一两半 甘草三两 半夏一两（洗七遍） 干姜春夏用一两半，秋冬用三两

【用法】上各洗净，焙干。除官桂、枳壳另杵外，诸药同为粗末，分作六分，于大铁锅内以文武火炒令微赤黄熟为度，不可令焦，取出以净纸衬，安板床下，候冷，却入前枳壳、官桂末和匀，密器内收贮。以末二钱，水一盏，煎至七分服。

【主治】一切气。阴气伤寒，或脾胃不和，内伤冷食，浑身疼痛，头昏无力，或痰逆，或胸膈不利，气壅，或多噫塞，饮食不下，及元气攻刺，两胁疼痛；女人血海久冷，月候不匀，走疰腹痛及不行，或产前胎不安，伤胎腹痛，或难产，胎死腹中者。

【加减】若阴气伤寒，手足逆冷，或睡里虚惊，及虚汗不止，脉气沉细，面青，或手足冷，心多呕逆，宜入顺元散一钱，同煎热服；如妇人生产痛阵疏及艰难，经两三日不生，胎死腹中，或产母顿无力，产户干，宜入顺元散同煎，以水七分，酒煎数十沸，相次吃两服，遍身烦热头痛，每服更入葱白一茎，豉七粒，同煎服之。

12752 五积散《普济方》卷一六八

【组成】石榴皮 荆三棱 巴豆 五灵脂 甜葶苈 大戟 芫花 甘遂 杏仁 大黄 乌梅 盐豉各二分

【用法】上药以头醋三碗，煮尽干，于砂锅内炒黄色，加陈皮、青皮、木香、瞿麦、豆蔻、砂仁六味在内，一处相和，研为细末。每服一钱，空心温酒调下，病重二钱。如为丸，以醋打糊为丸，如绿豆大。每服十五丸至三十丸。伤酒，葛根汤送下；伤食，盐汤送下；气蛊，木香汤送下；水蛊，樟柳根汤送下。

【主治】五积六聚，并酒积蛊气所伤。

12753 五积散《周慎斋遗书》卷八

【组成】白芷 桔梗 当归各三钱 陈皮六钱 川芎 甘草 茯苓 枳壳 半夏各二钱 麻黄二钱 肉桂 厚朴各四钱（姜汁炒） 生姜三片 葱白七枚

【用法】为散服。

【主治】肿病，脉浮无力。

12754 五积散《痘疹心法》卷二十三

【组成】白芷 川芎各二分 桔梗一分半 芍药 甘草（炙） 茯苓 当归 桂枝 半夏各二分 陈皮 枳壳 麻黄各五分 苍术一钱 厚朴四分

【用法】上除桂、枳二味别为粗末外，十二味锉细，慢火炒令转色，摊冷，次入二味末，令匀。水一盏半，加生姜三片，煎一盏，去滓温服，不拘时候。

【主治】冬月痘出不快。

12755 五积散《痘后方》

【组成】肉桂 干姜 当归 白芍 半夏 枳壳 桔梗 白芷 麻黄 川芎各等分

【用法】上㕮咀，加生姜、大枣、葱，煎汤下。

【主治】阴阳两感，内伤生冷，外伤风寒，头疼呕吐，满身拘急，腹痛，憎寒发热。

12756 五积散《症因脉治》卷四

【组成】苍术 厚朴 陈皮 甘草 干姜 桂心 半夏 枳壳

【主治】寒积泻痢。

12757 五积散《白喉全生集》

【组成】苍术 白芷 法夏(姜汁炒) 桔梗 川芎各二钱 银花 僵蚕各一钱五分(姜汁炒) 厚朴(姜汁炒) 枳壳 粉草各一钱 煨姜三片

【用法】水煎服。

【主治】白喉寒证,白见于关内,成点成块,或满喉俱白,色如凝膏,喉内淡红微肿,时痛时止,头项强痛,身重,恶寒发热,咳嗽结胸,声低痰壅,舌苔必白而厚,不思饮食,目眩倦卧,或手足冷逆,欲吐腹痛。

12758 五倍丸《养老奉亲》

【组成】五倍子二两 川芎二两(锉细) 菊花二两 荆芥穗二两 旋覆花二两

【用法】上为末,蜜为丸,如梧桐子大。每服十五丸,空心、五更、晚食后盐汤酒送下。若见大段安乐,一日只吃一服,尤佳。

【功用】妇人年老,夏月平补血海,活血去风。

12759 五倍丸《圣济总录》卷一〇二

【组成】紫巴戟(去心)一两 枸杞子二两 菊花三两 旋覆花四两 蕤仁五两(汤浸,别研细)

【用法】上为末,用陈粟米粥为丸,如梧桐子大。每服二十丸,临卧好茶送下。冷泪多、赤目、翳膜昏暗,可一两服效。气晕不睹物,可半剂。

【主治】肝肾久虚,眼目昏暗,冷泪多,赤目,生翳膜气晕,不睹物。

12760 五倍丸《圣济总录》卷一〇七

【组成】巴戟天(米泔浸一宿,焙)一两 干枸杞子(生用)二两 旋覆花(生用)三两 菊花(生用)四两 蜀椒(去目及闭口,醋二升,慢火煮令醋尽为度,焙)五两

【用法】上为末,炼蜜为丸,如梧桐子大。每服二十丸至三十丸,空心温酒或青盐汤送下。

【功用】去翳明目。

【主治】风毒攻眼,内外障。冷泪。

12761 五倍丸《永类钤方》卷二十一引《全婴方》

【组成】五倍子(焙)

【用法】上为末,蜜为丸,如小豆大。三岁三十丸,米汤化下。

【主治】小儿大便下血,如肠风脏毒。

12762 五倍丹《奇效良方》卷六十二

【组成】五倍子

【用法】上为细末。以冷水调敷颊外。

【主治】牙肿连喉。

【临床报道】盗汗:《中国民间疗法》[2003,11(12):18]用五倍丹敷脐治疗小儿盗汗32例,结果:显效20例,有效8例,无效4例。对有效而未愈的8例患儿行第2个疗程治疗后,均获显效。

12763 五倍汤《魏氏家藏方》卷八

【组成】白术(炒) 羌活 防风(去芦) 甘草(炙) 姜黄各等分

【用法】上锉,如麻豆大。每服三钱,水一大盏,加生姜三片,煎至七分,去滓,食前温服。

【主治】脚气。

12764 五倍汤《赤水玄珠》卷九

【组成】五倍子

【用法】煎汤,露一宿,次早取上面清者温服。

【主治】尿血不止。

12765 五倍散《圣济总录》卷一三九

【组成】五倍子(生)

【用法】上为细散。干贴用。

【主治】❶《圣济总录》:金疮血不止。❷《准绳·疡医》:痈疮。

12766 五倍散(方出《百一》卷十五,名见《普济方》卷三〇一)

【组成】五倍子 甘草 滑石各一钱 虢丹一字

【用法】上为细末。先以甘草汤或浆水洗之,敷药。

【主治】下疳。

12767 五倍散《朱氏集验方》卷十

【组成】五倍子(半生、半熟等分)

【用法】上为末。每服二钱,空心冷水调下。

【主治】血崩。

12768 五倍散《普济方》卷二九七

【组成】海螵蛸二钱半 五倍子三钱(瓦上焙干) 乳香一钱半 芜荑半两 豆粉一钱(炒黑色) 白鳝头一对(烧存性) 龙骨一分 麝香半字

【用法】上为细末。先用药洗,候干。如破有水,干掺;如无水,用津唾调涂疮。

【主治】痔漏疮。

12769 五倍散

《普济方》卷三〇一。为《鸡峰》卷二十二"腊茶煎"之异名。见该条。

12770 五倍膏《外科证治全书》卷四

【组成】五倍子不拘多少

【用法】上为末,以陈米醋熬成膏。遇多年顽癣,先抓破,以膏敷上,干则加敷,以不痒为度。

【主治】年久阴顽恶癣。

【宜忌】忌动风发物。

12771 五效丸《纲目拾遗》卷八引《慈航活人书》

【组成】豆腐锅巴一两 川连一钱

【用法】同捣为丸,如梧桐子大。每服五钱。赤带,蜜糖滚水吞下;白带,砂糖汤下;热淋尿血,白汤下;肠风下血,陈酒下。

【主治】赤白带下,热淋尿血,肠风下血。

12772 五疳丸《圣惠》卷八十六

【异名】五疳保童丸(《局方》卷十)。

【组成】青黛(细研) 雄黄(细研) 麝香(细研) 芦荟(细研) 熊胆(研入) 胡黄连 黄连(去须) 龙胆(去芦头) 苦楝根 白鳝鱼(炙令焦黄) 虾蟆灰 蜗牛(炒令微黄) 夜明砂(微炒) 蟾头一枚(炙令黄焦) 五倍子 青橘皮(汤浸,去白瓤,焙) 天浆子(内有物者,微炒)以上各一分

【用法】上为末,都研令匀,用粳米饭为丸,如绿豆大。每服三丸,以粥饮送下,一日三次。

【主治】小儿五疳,乳食不养肌肤,心腹胀满,或时下痢,壮热昏沉,眼涩口干,爱吃生冷,毛发干竖,揉鼻多嚏,日渐羸瘦。

12773 五疳丸（《幼幼新书》卷二十三引《张氏家传》）

【组成】熊胆 芜荑（去皮）各一钱 麝香一字 胡黄连（别杵为末）一分 大干蟾（用上,别去膊,锉碎,入在藏瓶内,盐泥固济,以炭火烧通红,取出停一夜,取药研为细末）一分

【用法】上药先将芜荑研极细,次入麝香,次入胡黄连、蟾末,研令匀,倾出,却研熊胆,以沸汤熔化,再入前四味,更研令匀,糊为丸,如绿豆大。每服二三岁十丸,四五岁十五丸。食前米饮送下。

【主治】五疳。

12774 五疳丸（《卫生总微》卷十二）

【组成】川楝子 川芎各等分

【用法】上为细末,以浆水煮猪胆,取汁为丸,如麻子大。每服一二十丸,温水送下,一日三四次。

【主治】小儿一切诸疳。

12775 五疳丸（《卫生宝鉴》卷十四）

【组成】绿矾（成块者,烧通赤取出）一两 密陀僧（烧赤取出）一两 夜明砂（烧过）二两半

【用法】上为末,枣肉为丸,如麻子大。每服五七丸,温米饮送下,一日三次,不拘时候。

【功用】常服退黄化虫。

【主治】小儿疳瘦面黄,眼涩羞明,好吃泥土,乳食不消化。

12776 五疳丸（《银海精微》卷上）

【组成】胡黄连五钱 牛黄一钱 密陀僧一两 夜明砂 绿矾三两

【用法】上用枣肉为丸,如绿豆大。每服三十丸,空心米汤送下。

【主治】小儿疳伤眼目,疼痛羞明不开,乌睛上青翳如黑珠子,或白膜遮睛者。

【备考】方中夜明砂用量原缺。

12777 五疳丸（《慈幼新书》卷十）

【组成】干蟾一只（置新瓦上,实以土,炼存性） 连翘（微炒） 青皮 莪术 三棱 枳实（俱醋炒） 川黄连 胡黄连 芦荟 丹皮 白芜荑仁 桔梗各二两 茯苓 神曲（炒） 泽泻（炒） 白术（土炒）各三钱 木香一钱五分

【用法】上为细末,用雄猪胆二枚,取汁和水泛为丸,如豌豆大。每服一钱二分,米饮送下。

【主治】疳积。

【临床报道】疳积:余幼女病疳,两目几废,偶得此方,服之神光复现。余友汪宗玉子亦患此,肌肉瘦削,饮食大减,诸药无功,余以此授之,服一料而病去如扫。

12778 五疳丸（《医学启蒙》卷四）

【组成】胡黄连五钱 川黄连 山楂 神曲 麦芽各三钱半 香附子 砂仁 白术 茯苓各三钱

【用法】上为丸。白汤送下。

【主治】小儿积热成疳,肚大筋青,毛枯发落,吐利蒸热。

12779 五疳丸（《文堂集验方》卷三）

【组成】羊肝一具（竹刀切片,新瓦上焙干） 海螵蛸二两（醋浸炒黄） 白米五钱（炒）

【用法】和羊肝同捣为丸,如黍米大。每日服二钱,米

汤送下。

【主治】一切疳疾,肚大筋青,口舌生疮。

12780 五疳丸（《北京市中药成方选集》）

【组成】橘皮一两五钱 干蟾（烧）六两五钱 鸡内金（炒）三两 山楂一两六钱 麦芽（炒）一两五钱 莱菔子（炒）一两六钱 水红花子（炒）一两六钱 白术（炒）一两六钱 党参（去芦）一两六钱 茯苓一两六钱 芜荑一两四钱 山药一两六钱 苍术（炒）一两四钱 木香一两四钱 槟榔一两四钱 三棱（炒）一两四钱 莪术（炙）一两四钱 使君子一两 砂仁一两二钱 胡连一两二钱 青皮（炒）一两二钱 夜明砂一两二钱 枳实（炒）一两二钱 黄连一两 神曲（炒）一两 建曲一两 香附（炙）一两 胆草一两 柴胡一两

【用法】上为细末,过罗,用冷开水泛为小丸。每服五分,一日二次,周岁内酌减,温开水送下。

【功用】消疳磨积,和胃健脾。

【主治】小儿五疳潮热,积聚痞块,肚大青筋,面黄肌瘦。

12781 五疳散（《惠直堂方》卷四）

【组成】白术（蜜水炒）一两五钱 白茯苓 使君子各七钱五分（碎,炒） 甘草一钱五分 山楂肉 麦芽（炒） 金樱子肉（炒） 莲子心（隔纸炒） 橘红各五钱 麦冬（去心）二两 芡实（蒸）二钱五分 青皮二钱（麸炒）

【用法】上为细末,炼蜜为丸。每服一钱,清汤送下。

【功用】小儿无疾预服,诸疾不生。元气虚弱者,服半月,自然身体轻健。

【主治】小儿五疳。面黄肌瘦,烦渴吐泻,肚大青筋,手足如柴,精神疲倦。

【备考】本方方名,据剂型,当作"五疳丸"。

12782 五疰丸（《外台》卷十三引《华佗录帙》）

【异名】雄黄丸（《圣惠》卷五十五）。

【组成】丹砂（研） 雄黄（研） 附子（炮）各一两 甘遂半两（熬） 豉六十粒（熬） 巴豆六十枚（去心皮,熬令变色）

【用法】上药治下筛,巴豆别研令如脂,乃更合捣取调,白蜜和之,藏以密器。若有急疾,服胡豆二丸,不觉更益,以饮投之。若已口噤,将物强发开,若不可发,扣齿折以灌下药汤酒随进之,即效。

【功用】杀鬼解毒,破积去水。

【主治】中恶,五疰、五尸入腹,胸胁急痛,鬼击客忤,停尸垂死。

【宜忌】忌生血物,猪肉、芦笋。

【备考】《圣惠》:服后利不止,与酢饭一两匙止之。

12783 五疰丸（《外台》卷十三引《古今录验》）

【异名】神仙丸、千金丸、转疰丸、司命丸、杀鬼丸。

【组成】丹砂（研） 礜石（泥裹,烧半日） 雄黄（研） 巴豆（去心皮,熬） 藜芦（熬） 附子（炮）各二分 蜈蚣一枚（炙,去足）

【用法】上为末,炼蜜为丸,如小豆大。服一丸,即愈;不解,夜半更服一丸,定止。带一丸辟恶。

【主治】邪鬼疰忤,心痛上气,厌梦蛊毒;伤寒、时疾、疫疠。

【宜忌】忌猪肉、冷水、生血物、狸肉。

12784 五疰汤《外台》卷十三引《小品方》

【组成】大黄三两(别渍) 甘草二两(炙) 乌头十枚(炮,削皮) 生姜半斤 桂心四两 芍药 当归各二两 蜜一斤

【用法】上切。以水九升,煮取三升,乌头别纳蜜中煎,令得一升,投着汤中,去滓,分服三合,如人行三十里,又一服,一日三次。不知,可至四合。

【主治】卒中贼风,遁尸鬼邪,心腹刺痛,大胀急。

【宜忌】忌海藻、菘菜、猪肉、生葱。

【方论选录】《千金方衍义》:五疰汤中用乌头、姜、桂辛烈,祛辟阴邪,即兼归、芍护持营血,甘草、蜂蜜解毒安中。除邪养正之大略也。

12785 五粉糕《医学正印》卷上

【组成】芡实(去壳) 白茯苓(去皮) 干山药 莲肉(去皮心) 薏苡仁(净)各四两

【用法】上加粳米一升,糯米一升,共磨为粉,入白糖霜,如平常蒸糕法蒸熟烘干,空心或饥时将滚汤泡服;或干服亦可。

【主治】肠风下血,面色姜黄,腰痛腿酸,四肢乏力,阳事痿缩,数年不举,无子。

12786 五益膏《古方汇精》卷一

【组成】玉竹 黄耆(蜜炙) 白术(土炒)各一斤 熟地(酒洗) 枸杞子(酒洗)各八两

【用法】上方文火煎熬成膏。每早、晚二钱,用酒一杯或开水一杯调下。

【主治】诸虚百损。

12787 五通丸《外台》卷十二引《古今录验》

【组成】椒目一两 附子一两(炮) 厚朴一两(炙) 杏仁三两 半夏一两 葶苈三两(熬) 芒消五两 大黄九两

【用法】上捣葶苈子、杏仁使熟,和诸药末,和以蜜,捣为丸,如梧桐子大。每次吞服二丸。

【功用】长肌肤,补不足。

【主治】积聚、留饮、宿食,寒热烦结。

【宜忌】忌猪羊肉、饧、冷水。

12788 五通丸《圣济总录》卷七十二

【组成】干姜(炮)一两 巴豆半分(去皮心膜,醋一盏,煮醋尽,研如膏) 陈橘皮(汤浸去白,焙) 黄连(去须) 白术各一分

【用法】上药捣罗四味为末,与巴豆同研令匀,煮面糊为丸,如梧桐子大。每服一丸,空心盐汤送下,加至二丸。茶清送下亦得。如有积滞,生姜、橘皮汤送下。

【主治】食癥气。

12789 五通丸《外科全生集》

【组成】广木香 五灵脂 麻黄 没药 乳香(各为净末)各等分

【用法】用饭捣烂,入末再捣为丸,如梧桐子大。每服五钱,另以芎、归、赤芍、连翘、甘草等药煎汤送下。如与三黄丸间服更妙。

【主治】大痈生于要紧穴道,将在发威之际。

12790 五通散《圣济总录》卷六十八

【组成】巴豆五十枚(去皮) 白面一两 郁李仁三百五十枚 盐豉三百五十粒 伏龙肝二两

【用法】上药锅子内炒熟,不住手搅,以烟青为度,倾出放湿地出火毒,捣罗为散。每服半钱匕,温蜜水调下。如患咯血,用前件药末一两,郓州蛤粉二两,同研罗细。每服一钱匕,藕汁半盏,生油两点,食后调服。

【主治】吐血。

12791 五通散《普济方》卷三五五

【组成】五灵脂 干姜 良姜 青皮 陈皮各一两

【用法】上为末。每服三钱,水一盏半,煎七分,去滓,食前温服,一日二次。

【主治】妇人产后诸虚,血气不调,脐腹疼痛,痞满块滞,泻痢。

12792 五通膏《回春》卷七

【异名】经验五通膏《寿世保元》卷八。

【组成】生地 生姜 葱白 萝卜子 田螺肉各等分

【用法】上共捣烂。搭脐四围一指厚,抱住一时。有屁下泄而愈。

【主治】小儿脐风撮口。

12793 五黄丸《洁古家珍》

【组成】大黄五钱 芒消三钱 甘草一钱 生地黄三钱 栀子一钱 黄芩一钱 黄连一钱半

【用法】上为细末,炼蜜为丸,如梧桐子大。温水送下。

【主治】衄血不止,大便结燥者。

12794 五黄丸《古今医鉴》卷十三引刘继州方

【组成】牛黄一分 芦荟二分 阿魏二分 天竺黄一分 雄黄一钱 胡黄连二分 蜈蚣二条(去头尾)

【用法】上为细末,黄蜡五钱,铁勺化开为丸,如绿豆大。每服五七丸,黄酒送下。或将黄蜡煎鸡子,入药于内,嚼吃亦可。

【功用】退热。

【主治】小儿癖疾发热。

12795 五黄丹《羊毛温证论》

【组成】生大黄二两 人中黄五钱 明雄黄五钱 广姜黄三钱 牛黄一钱 朱砂五钱 冰片五分 蝉退壳五钱 僵蚕一两五钱

【用法】上为细末,用黄蜜、陈酒为丸,重二钱一粒。治头面肿大,菊花一钱,薄荷八分,水煎去滓,和丹一粒,连服数次,以消为度;治羊毛温证,石膏一两,水煎去滓,化元明粉一钱,和丹服;治斑疹痧痘、火毒、赤游丹肿等证,石膏一两,犀角(镑屑)一钱,水煎去滓,和丹服;治温疟,寒少热多,青蒿一钱、石膏五钱,水煎去滓,和丹服;治红白毒痢腹痛坠胀,当归二钱、黄芩一钱,水煎去滓,和丹服;治伏热吐血,秋石五分,开水化和丹服;治伏邪胸闷头病,薄荷一钱,川芎五分,水煎去滓,和丹服;治湿毒、瘴疬、蛊毒、脓疮、疥癣、痈肿疔疮,金银花一钱、甘草一钱,水煎去滓,和丹服;治小儿急惊阻厥,发热神昏,胸闷气喘,痫风抽搐,薄荷一钱,钩藤三钱,水煎去滓,和丹服。

【主治】一切温毒。

12796 五黄汤《活幼心书》卷下

【组成】黄耆一两(生用) 黄连 黄芩 黄柏 大黄各二钱半

【用法】上咬咀。每服二钱,水一盏,蜜一大匙,煎七分,不拘时候温服。

【主治】小儿遍身痛疖,恶核发热,及疔黄、肿毒、丹瘤。

【临床报道】❶静脉炎:《中国中西医结合杂志》[2005,25(2):169]用本方湿敷治疗老年患者静脉炎60例,结果:治愈51例,好转6例,无效3例。❷宫颈炎:《辽宁中医杂志》[2003,30(2):120]用本方治疗生殖道衣原体感染120例,结果:显效101例,有效16例,无效3例。总有效率97.5%。

12797 五黄散《活法机要》

【异名】乳香膏(《普济方》卷三〇五)。

【组成】黄丹 黄连 黄芩 黄柏 大黄 乳香各等分

【用法】上为细末,新水调成膏。用绯绢帛上摊贴。

【功用】❶《活法机要》:定痛。❷《普济方》:拔毒消肿。

【主治】❶《活法机要》:杖痛。❷《中医方剂临床手册》:挫伤,热毒肿痛者。

12798 五黄散《御药院方》卷十

【组成】黄柏一两 黄连 黄芩 黄丹 大黄各半两

【用法】上为细末。每用一钱,水蜜调成膏。摊在绢花子上,随目赤贴于太阳穴。

【主治】目赤。

12799 五黄散《种福堂方》卷四

【组成】鸡脚大黄 硫黄 雄黄 姜黄 藤黄各等分

【用法】上为细末。菜油调涂患处。七日勿洗浴。

【主治】癣疥。

12800 五黄散《幼科释谜》卷六

【组成】黄连 黄芩 黄柏 栀子黄 大黄

【用法】每用末一钱,水煎服。

【主治】小儿内外俱大热之证。

12801 五黄散《疡科遗编》卷下

【组成】硫黄 五倍子各等分

【用法】上为细末。麻油调搽。

【主治】小儿天泡疮。

12802 五黄膏《鬼遗方》卷五

【组成】雌黄 雄黄 黄连 黄柏 黄芩 青木香 白芷各二两 乱发一团如鸡子大 鸡舌香一两 狼跋子四十枚

【用法】上咬咀,以苦酒半升,渍诸药一夜,以腊月脂三升,先煎发一沸,纳诸药,三五沸止,绞去滓成膏。敷疮上,日五易之。

【主治】久病疥癣,诸恶毒疮。

12803 五黄膏《医方类聚》卷一七七引《施圆端效方》

【组成】大黄 黄柏 黄连 郁金各一两 黄丹半两

【用法】上为细末,新水或蜜水调。涂扫。加朴消妙。

【功用】消拔毒热。

【主治】痈肿,小儿赤眼疮瘤。

12804 五黄膏《普济方》卷二七二

【组成】大黄 黄芩 黄柏 黄连 姜黄各等分

【用法】上为细末,冷水调敷。

【主治】❶《普济方》:一切疮肿。❷《中医皮肤病学简编》:湿疹、天泡疮。

12805 五野丸《外台》卷十三引《古今录验》

【异名】牛黄丸(《普济方》卷二三八)。

【组成】牛黄(研) 麝香(研) 蜀椒(去目,汗) 雄黄(研) 大黄 当归 蜀乌头(炮) 蜀天雄(炮) 消石(熬,一方用芒消)各一分 人参 桂心 朱砂 细辛 干姜各二分 石蜥蜴一枚(炙) 巴豆五十枚(去心皮,熬) 鬼臼二分

【用法】上为末,炼蜜为丸,如梧桐子大。每服三丸,一日二次。不知稍增,以知为度。

【主治】五疰:尸疰、哭疰、冷疰、寒疰、热疰,身体寒热,短气,两胁下痛,引背腰脊,吸吸少气不能行,饮食少,面目痿黄,小便难,项强不得俯仰,腹坚癖,脐左右下雷鸣胀,手足烦疼,目不明,喜忘;久风湿痹,腰脊不随,喜梦寤。

【宜忌】忌猪肉、芦笋、生葱、生菜、生血物。

12806 五蛊丸

《圣济总录》卷八十引《膜外气方》。为《千金》卷二十四"太上五蛊丸"之异名。见该条。

12807 五蛊汤《外台》卷二十八引《古今录验》

【异名】犀角散(《圣惠》卷五十六)。

【组成】犀角三两 蘘荷根 黄连 绛草 当归各二两 羚羊皮方二寸(炙)

【用法】上切,以水七升,煮取二升,分三次服。

【主治】五蛊。

12808 五铢散《杨氏家藏方》卷十七

【组成】人参(去芦头) 白茯苓(去皮) 青黛(别研) 地龙(去土,炒) 白附子(炮) 全蝎(去毒,炒)各半两 天南星一两(炮裂) 附子(炮,去皮脐)二两 蜈蚣一条(炙黄) 麝香(别研) 乳香(别研)各半钱 古文钱一钱(火炙,醋淬直候破碎,研细)

【用法】上为细末。每服半钱,用蜜和膏子,以生姜汁并酒两三点同调下,不拘时候。

【主治】小儿慢惊风,口噤不语,乍静乍发,昏塞如醉。

12809 五得汤《会约》卷十

【组成】当归二钱 白芍(生用)一钱五分 大黄一钱三分 黄连一钱 广木香五分

【用法】水煎服。

【主治】痢初起,腹痛尿短,下痢脓血,或红或白,或红白齐下,日夜无数,里急后重。

【加减】如感寒者,加桂枝一钱;冒暑者,加香薷六分。

12810 五痔散《外台》卷二十六引《小品方》

【组成】赤小豆四分(熬) 黄耆三分 附子(炮) 白蔹 桂心各一分 芍药 黄芩各二分

【用法】上为散。每服方寸匕,酒调下,一日三次。

【功用】止血。

【主治】酒客劳及损伤,下部粪门中旁有孔,起居血纵横出。

12811 五痔散《直指》卷二十三

【组成】鳖甲(醋浸,炙焦) 猬皮(锉碎,炒焦) 猪甲(锉碎,炒焦) 蜂房(炒)各半两 蛇皮一条(烧,并各存性)

【用法】上为末,加麝香少许。每服一钱半,食前米饮调下。

【主治】❶《直指》:诸痔,不问冷热内外。❷《东医宝

鉴·外形篇》:瘘痔。

12812　五惊丸

《外台》卷三十五引《崔氏方》。为《千金》卷五"龙角丸"之异名。见该条。

12813　五淋汤

《医学实在易》卷七。为《鸡峰》卷十八"山栀子汤"之异名。见该条。

12814　五淋汤（《顾松园医镜》卷十五）

【组成】生地　二冬　知母　黄柏　甘草梢　牛膝　车前　茯苓

【主治】淋症。

【加减】气淋,加沉香、郁金;血淋,加茅根、藕汁;膏淋,加川革薢、川石斛;砂淋,加滑石末调服;因房劳伤肾者,加枸杞、苁蓉;因思劳心者,加柏仁、丹参;因劳倦伤脾者,加人参。

【方论选录】生地壮水滋阴,血淋多用;二冬清肺气,化及州都,小便自然顺利;知母泄膀胱、肾家之火,又能利水;黄柏利水窍涩痛;甘草梢止茎中作痛;牛膝治小便不利、茎中痛甚者立效,血淋更宜;车前开窍通淋;茯苓渗湿利水。此方通治五淋,须随症活法加减用之。

12815　五淋散

《局方》卷六(宝庆新增方)。为《鸡峰》卷十八"山栀子汤"之异名。见该条。

12816　五淋散（《直指》卷十六）

【组成】赤茯苓　赤芍药　山栀仁　生甘草各三分　当归　黄芩各二分

【用法】上为细末。每服二钱半,水一盏,煎至八分,空腹服,或以五苓散和之,用竹园麦门冬草、葱头、灯心煎汤调下。

【主治】❶《直指》:诸淋。❷《济阴纲目》:孕妇热结膀胱,小便淋沥。

12817　五淋散（《局方》卷六　续添诸局经验秘方）

【组成】木通(去节)　滑石　甘草(炙)各六两　山栀仁(炒)十四两　赤芍药　茯苓(去皮)各半斤　淡竹叶四两　山茵陈(去根,晒干)二两

【用法】上为末。每服三钱,水一盏,煎至八分,空心服。

【主治】肾气不足,膀胱有热,水道不通,淋沥不宣,出少起多,脐腹急痛,蓄作有时,劳倦即发,或尿如豆汁,或如砂石,或冷淋如膏,或热淋便血。

【方论选录】《医略六书》:热结膀胱,气化有伤而溺窍不利,故茎痛溺赤,淋沥不止焉。茵陈清湿热以治淋,滑石通窍门以利溲,生草泻火缓茎中之痛,木通降火利小肠之水,山栀清三焦之热,赤芍利膀胱之血,赤苓渗血分之湿以清水府,竹叶清膈上之热以快水道也。为散,灯心汤下,使热结顿开,则膀胱无不化之气,而水府无不清之液,何患淋沥不快,涩痛不痊哉。此通利之剂,为淋沥涩痛之专方。

【临床报道】淋证:《中国医学》[2004,2(1):39]用本方加减治疗淋证120例,结果:治愈96例,显效15例,无效9例。总有效率为92.5%。

12818　五淋散（《脉因证治》卷二）

【组成】牛膝根　葵子　滑石　瞿麦

【主治】五淋

【加减】冷淋,加附子;热淋,加黄芩;血淋,加栀子;膏淋,加秋石、石韦;气淋,小腹满闭,加沉香、木香。

12819　五淋散（《普济方》卷三八八）

【组成】赤茯苓　赤芍药　山栀子　生甘草　当归　黄芩　车前子　淡竹叶　灯心　木通　滑石　葵子　葶苈(炒)各等分

【用法】上为末,灯心、葱白煎,或入生车前草,擂水调五苓散服,或调消石末服。血淋,白茅根、灯心煎;气淋,小肠胀满,尿后有余沥,木通煎服;热淋,便赤而淋沥,脐下痛,新水调下,或黄芩汤下;石淋,茎内痛,尿涩有沙石,令人闷绝,消石(隔纸炒焦、研末),用葵子煎汤下。

【主治】五淋。

12820　五淋散（《奇效良方》卷六十四）

【组成】赤茯苓六钱　赤芍药　当归(去芦)　甘草(生用)各二钱

【用法】上锉碎。每服三钱,水一盏,煎至六分,空心服。

【主治】小儿肾气不足,膀胱有热,水道不通,淋沥不出,或尿如豆汁,或如砂石,或冷淋如膏,或热淋便血。

12821　五淋散（《玉案》卷五）

【组成】当归　小蓟　赤芍　山栀仁(炒黑)　赤茯苓各二钱　甘草八分　灯心三十茎

【用法】水煎,空心服。

【主治】肾气不足,膀胱有热,水道不通,淋沥不断,或尿如豆汁,或出砂石,或下膏糊,或便鲜血。

12822　五淋散（《良朋汇集》卷二）

【组成】赤茯苓六钱　当归五钱　生地　泽泻各一钱　生甘草　木通各五钱　赤芍药　车前子　滑石　山栀各一两

【用法】上锉散,作五剂。水二钟,煎八分,空心服。滓再煎服。

【主治】肺气不足,膀胱有热,水道不通,淋沥不出,或尿如豆汁,或如砂石,或冷淋如膏,或热淋尿血。

12823　五淋散（《血证论》卷八）

【组成】山栀子三钱　车前子三钱　当归尾三钱　甘草一钱

【功用】清心平肝利水。

【主治】心遗热于小肠,结而为淋。

12824　五兽饮（《传信适用方》卷一）

【组成】草果子七个(连皮锉碎)　生姜五块(如大指大,锉碎)　大枣子十个(去核,切)　乌梅大者七个,小者十个(捶碎,不去仁核)　人参五寸(锉碎)　厚朴半两(姜制)　陈皮(全者,不去白)五个　甘草五寸(锉碎)

【用法】上锉细,分作五裹,每裹入盐三指一撮,拌匀,如法包裹水湿,却火内煨十分香熟取出。每包水一碗,同煎至六分,去滓,分作二服,通口服一服,然后又温煎服一服。

【主治】脾疟。

12825　五落散（《外台》卷十七引《崔氏方》）

【异名】五若散(《外台》卷十七)、山茱萸散(《圣济总录》卷八十九)、五洛散(《普济方》卷二二七)。

【组成】大黄六分　麦门冬七分(去心)　栝楼五分

白薇七分　甘草五分(炙)　当归十分　干地黄七分　山茱萸七分　桑螵蛸七分(炙)　石斛九分(六安者)　茯苓五分　桂心三分　铁屑三分(研)　厚朴三分(炙)　吴茱萸二分

【用法】上为末,以白蜜一斤、枣膏一斤,蒸之,以温汤浸之,和搜前药,令如仁饮状,药悉成,又别取牛膝五两、肉苁蓉六两、附子三两(炮),三物合捣下筛,纳诸药,和令相得。每服方寸匕,酒送下,一日三次。不知,稍增之。

【功用】长肌肉,补不足,久服益气力。

【主治】五劳、六极、七伤、八不足。里急,胸胁胀痛,背痛头眩,四肢重,腰脊强,环脐腹痛,小便或难或数,剧者大便去血,欷欷少气,手足烦热,卧不能举起,起行不能久立,有病若此,名曰内极;或生愁忧恐怖,生热,或饱食饮酒,房室自极,阳气虚竭,耳鸣消渴,甚则手足浮肿,逆害饮食,名曰内消。

【加减】若少气力,加石斛;消渴,加栝楼;止痛,结烦里急,加芍药;腹中痛、下脓血,加厚朴四两(炙);四肢酸疼,加当归;欷欷少气,加天门冬、白薇。

【宜忌】忌海藻、菘菜、生葱、芜荑、醋物、鲤鱼等。

12826　五黑散《点点经》卷二)

【组成】黄连(慎用)　山栀　天冬　麦冬　黄芩(炒黑)各二钱

【用法】上为细末。葱汤化服。

【主治】酒伤脾胃,牙缝流血,不拘身凉身热。

12827　五黑散(《医级》卷八)

【组成】白术五钱　生地五钱　荆芥一钱　蒲黄　栀子各一钱半

【用法】上各炒成炭。水煎,和童便一杯服。

【功用】补正兼清,消瘀止血。

【主治】吐血、衄血及下血不止。

【加减】或加旱莲草、藕节。

12828　五等丸(《千金》卷五)

【组成】黄柏　香豉　牡丹　防风　桂心各二两

【用法】上为末,炼蜜为丸,如大豆大。三岁小儿每服五丸,饮送下。加至十丸。儿小以意酌量着乳头上服之。

【主治】小儿阴偏大,卵核坚癖。

【方论选录】《千金方衍义》:五等丸专主湿热偏坠,黄柏清热燥湿,防、豉散下焦风,牡丹和下焦血,桂心为热因热用之向导。

12829　五痫丸(《杨氏家藏方》卷二)

【异名】神应丸(《医级》卷八)、医痫丸、医痫无双丸(《北京市中药成方选集》)。

【组成】天南星一两(炮)　乌蛇一两(酒浸一宿,去皮骨,焙干称)　朱砂一分(别研)　全蝎二钱(去毒)　半夏二两(汤浸七次)　雄黄一钱半(研)　蜈蚣半条(去头足,炙)　白僵蚕一两半(炒去丝嘴)　白附子半两(炮)　麝香二字(别研)　白矾一两　皂角四两(捶碎,用水半升,捩汁去滓,与白矾一处熬干为度,研)

【用法】上为细末,生姜汁煮面糊为丸,如梧桐子大。每服三十丸,食后温生姜汤送下。

【主治】癫痫朝发,不问久新。

【宜忌】《北京市中药成方选集》:孕妇忌服。

【备考】按:本方方名,《景岳全书》引作"五痫神应丸"。

《北京市中药成方选集》本方用法:用冷开水泛为小丸,用朱砂二钱五分,滑石粉二两五钱为衣,闯亮。每服一钱,日服二次,温开水送下。

12830　五痫丸

《直指小儿》卷二。为《圣济总录》卷一七一"雄黄丸"之异名。见该条。

12831　五痫丸(《赤水玄珠》卷二十六引《得效》)

【组成】露蜂房(焙)　石绿各一两　桂心　远志肉人参各五钱　朱砂一钱

【用法】上为末,粥为丸,如梧桐子大。每服二三十丸,白汤送下。

【主治】五痫。

12832　五痫丸(《扶寿精方》)

【组成】朱砂(水飞,用猪心一个割入朱末五钱,湿纸包,慢火炙熟,去砂,空心食心,砂入后药)　南星(沸汤浸三次,锉,姜制)　草龙胆各二两　巴豆仁五钱(石灰半碗,炒红入仁在内,灰冷去仁,又炒,又仁入内,次将仁草纸捶油净)　全蝎(去首足尾,炙)二钱

【用法】上为细末,面糊为丸,如梧桐子大。每服十五丸,淡姜汤送下。

【主治】忽然昏晕倒地,五痫病并宜。

12833　五痫丸(《外科传薪集》)

【组成】鱼线胶一两　飞朱砂三钱　明矾一两　铅粉一两　明雄黄三钱　煅皂矾五钱

【用法】用皂角水泛为丸。每服一钱。

【主治】五痫。

【宜忌】《青囊秘传》:服药时大便每日宜通,防铅蓄积中毒。

12834　五痫丸(《内外验方秘传》卷下)

【组成】牡蛎粉二两　天竺黄一两　琥珀屑一两五钱　皂角一两　明矾四两　煅磁石二两　全蝎二两　煅龙齿一两半　钩藤二两　煅礞石一两　朴消二两　橘红一两五钱　煅皂矾一两五钱　胆星一两　没药一两　郁金二两　蛤粉二两　天麻一两　芦荟一两　胡黄连一两　雄黄一两　龙胆草二两　石菖蒲根一两五钱

【用法】晒干为末,水泛为丸,朱砂二钱为衣。每服二钱,以金银器或铁落、灯草五分煎汤送下。

【主治】小儿五痫,并大小痴痫。

12835　五痫丹

《医部全录》卷四三二。即《东医宝鉴·杂病篇》卷十一引醒乙"三痫丹"。见该条。

12836　五痫汤(《幼幼新书》卷十一引《婴孺方》)

【组成】大黄十二分　钩藤皮　蜂房　麻黄(去节)各二分　柴胡　山栀仁　知母　芍药　升麻各七分　蚱蝉三个　石膏十分　蛇蜕五寸(炙)　杏仁六分

【用法】水七升,煮二升,去滓,稍稍如人肌暖,以拭身。

【主治】小儿壮热发痫,疹自下痢。

【备考】按:《圣济总录》有黄芩半两。用法为:上十四味,粗捣筛,一二岁儿每服一钱匕,水半盏,煎至三分,入竹沥半合,更煎一两沸,去滓,分温三服,至夜服尽。

12837　五痫煎(《外台》卷三十五引《广济方》)

【组成】钩藤二分　知母　子芩各四分　甘草(炙)

升麻　沙参各三分　寒水石六分　蚱蝉一枚(去翅,炙)　蜣螂三枚(炙)

【用法】上为细末,以好蜜和薄汁,着铜钵于沸汤上调之,搅不停手,如饴糖煎成,稍稍别出少许。一日儿啖之一枚,枣核大,日夜五六,过服不妨。五六日儿啖之三枚,一百日儿啖四枚,二百日儿至三百日儿啖五枚,三岁儿啖七枚,以意量之。

【主治】小儿惊痫,体羸不堪。

12838　**五痫膏**

《本草纲目》卷三十五。即《普济方》卷一一六"五痫风膏"。见该条。

12839　**五痛丸**(《仙拈集》卷二引《锦囊》)

【组成】萆薢　故纸各二两　牛膝　木瓜　杜仲　续断各一两

【用法】上为末,炼蜜为丸,如梧桐子大。每服五十丸,温酒送下。

【功用】常服能壮腰滋肾。

【主治】诸般腰痛,或虚痰寒热,并跌打瘀滞气血。

12840　**五槐丸**(《续本事》卷九)

【组成】五倍子　槐花(陈者)　百药煎(好者)各等分

【用法】上焙干为末,酒糊为丸,如梧桐子大。每服二十丸,空心米汤送下,一日三次。

【主治】肠风脏毒,酒痢下血。

12841　**五蒸丸**(《外台》卷十三引《古今录验》)

【组成】乌梅　鸡骨(一本是鹳骨)　紫菀　芍药　大黄　黄芩　细辛各五分　知母四分　矾石(炼)　栝楼各一分　桂心二分(一方无桂心)

【用法】上为末,炼蜜为丸,如梧桐子大。每服十丸,饮送下,一日二次。

【主治】虚劳五蒸。

【宜忌】忌生葱、生菜。

12842　**五蒸丸**(《活人心统》卷下)

【组成】胡黄连五钱　地骨皮一两　生地黄一两　川归七钱　石膏一两　青蒿(童便浸)一两　鳖甲一片(酒炙)

【用法】上为末,炼蜜为丸,如梧桐子大。每服七十丸,食前小麦汤送下。

【主治】男子妇人烦蒸潮热,脉数口干。

12843　**五蒸汤**(《外台》卷十三引《范汪方》)

【异名】五蒸饮(《红炉点雪》卷二)、五蒸散(《医钞类编》卷十三)。

【组成】甘草一两(炙)　茯苓三两　人参二两　竹叶二把　葛根　干地黄各三两　知母　黄芩各二两　石膏五两(碎)　粳米一合

【用法】上切。以水九升,煮取二升半,分为三服。亦可以水三升,煮小麦一升,乃煮药。

【功用】解五蒸。

【主治】❶《外台》引《范汪方》:虚劳骨蒸。❷《玉机微义》:骨蒸发热,自汗。

【宜忌】忌海藻、菘菜、芜荑、火醋。

12844　**五蒸饮**

《红炉点雪》卷二。为《外台》卷十三引《范汪方》"五蒸汤"之异名。见该条。

12845　**五蒸散**

《医钞类编》卷十三。为《外台》卷十三引《范汪方》"五蒸汤"之异名。见该条。

12846　**五雷丹**(《诚书》卷八)

【组成】蛇含石(醋煅七次)　南星(炮,去脐)　白附子(炮)　辰砂　麝香　青礞石　天麻(煨)　牛黄　天竺黄　羌活　茯苓　防风各二钱半　全蝎　僵蚕(炒)　川乌(炮)　郁金　雄黄各一钱　龙脑七分半　金箔二十片

【用法】上为末,甘草熬成膏,搜和印锭。薄荷汤送下。

【主治】小儿急慢惊风。

12847　**五雷丹**(《幼科指掌》卷三)

【组成】蜈蚣一条　全蝎五分(米拌炒,去头翅)　僵蚕三钱(苏叶包,煨水净)　滑石五钱　巴豆五分(去油)

【用法】上为末,每服三五分,薄荷汤送下。以利为度,不利再服。

【主治】小儿脐风。

【备考】本方方名,据剂型,当作"五雷散"。

12848　**五蜕散**(《理瀹》)

【组成】指甲一分　炮山甲　蝉蜕各五厘　蛇蜕分半　哺退鸡蛋壳白皮二分

【用法】人乳炒研。每用三厘,含水,吹不患一边鼻。一方吹后,再以锡作眼镜合之。三次,血丝翳障皆落。或加鹅不食草、猬皮(炒)各三分,桔梗四分,麝三厘。

【主治】远年攀睛翳障。

12849　**五愈丸**(《外台》卷九引《深师方》)

【组成】桂心　细辛　干姜　白前　甘草(炙)各三分　蜀椒(汗)　代赭　通草　款冬花　芫花(熬)各一分　伏龙肝　紫菀　牡蛎各二分(熬)

【用法】上为末,以饴糖和之,捣令调和,如枣核一丸,含之,稍稍咽其汁,尽复含,令胸中热为候。不知,以意加之。其久病重者,昼夜二十余丸。若一岁咳者一月愈,十岁咳者百日愈。

【主治】五脏咳积年,剧则上气不得卧,喉中如有物。

【宜忌】忌海藻、菘菜、生葱、生菜等。

12850　**五解汤**(《圣济总录》卷二十一)

【组成】麻黄(去根节)二两　白术一两半　葛根(锉)　甘草(炙,锉)　山栀子仁　桔梗(炒)　石膏(碎)　杏仁(汤浸,去皮尖双仁,麸炒)各一两

【用法】上为粗末,每服三钱匕,水一盏,加葱白、盐豉,同煎至七分,去滓,连并热服,不拘时候。汗出为度。

【主治】伤寒三日内,表证不解者。

12851　**五解汤**(《圣济总录》卷二十二)

【组成】麻黄(去根节,煎去沫)二两　白术　桔梗(炒)　石膏(碎)　杏仁(去皮尖双仁,炒)　越桃(一半生一半熟)各一两

【用法】上为粗末。每服三钱匕,水一盏,加豉七粒,葱白一寸,生姜三片,薄荷五叶,同煎至七分,去滓热服。如欲出汗,并煎两服,衣被盖覆愈。

【主治】时气头痛,五心烦热,语言狂乱。

12852　**五解汤**(《圣济总录》卷二十七)

【组成】山栀子仁　黄芩(去黑心)　甘草(炙,锉)　大黄(锉,醋炒)各一分　朴消二钱

【用法】上为粗末。每服五钱匕,水一盏半,煎至八分,去滓,空心温服。

【主治】阳毒伤寒,发热烦躁。

12853 五解散(《洪氏集验方》卷三)

【组成】藿香叶一两(去土) 人参一两 白术一两 半夏一两(汤荡洗七遍) 甘草一两(炙) 白茯苓一两 陈橘皮一两(汤荡洗一次) 厚朴二两(去粗皮,用生姜自然汁涂,炙紫色为度)

【用法】上为粗末。每服五六钱,水一盏半,加生姜七片,枣子二枚,煎至七分,去滓温服,不拘时候。

【主治】伤风感寒,或内伤生冷,头目昏痛,身体壮热,胸膈不快,干呕恶心,怯风怕寒,体虚自汗。

12854 五痹丸(《证治要诀类方》卷三)

【组成】补骨脂(炒香) 荜澄茄 槟榔(酸粟米饭裹,外以湿纸包,火煨令纸焦,去饭)各四两 黑丑(二十四两,炒香为末,取头末)十二两 木香二两

【用法】上为末,入牵牛令匀,清水拌为丸,如绿豆大。每服二十丸,食后茶汤熟水任下。每酒食后可服五丸或七丸,小儿一岁一丸。

【主治】中风而疼痛甚者,或在遍身,或在手足。

【宜忌】妊娠不可服。

12855 五痹汤(《局方》卷一·淳祐新添方)

【异名】舒经汤(《永类钤方》卷九)。

【组成】片子姜黄(洗去灰土) 羌活 白术 防己各一两 甘草(微炙)半两

【用法】上㕮咀。每服四钱,水一盏半,加生姜十片,煎至八分,去滓,病在上,食后服;病在下,食前服。

【主治】风寒湿邪客留肌体,手足缓弱,麻痹不仁,或气血失顺,痹滞不仁。

【方论选录】《医略六书》:羌活散太阳之寒以利关节,白术燥太阴之湿以运脾元,防己泻湿热,甘草缓中州,生姜散寒邪以温胃,姜黄行手臂以除麻,且以鼓舞诸药之力,则寒湿可去,缓弱可伸,何麻痹之不除者哉!此建中祛湿之剂,为麻痹手足缓弱之专方。

12856 五痹汤

《妇人良方》卷三。为原书同卷"舒经汤"之异名。见该条。

12857 五痹汤

《普济方》卷一一八引《如宜方》。为《直指》卷三"增味五痹汤"之异名。见该条。

12858 五痹汤(《病机沙篆》卷上)

【组成】人参 白术 茯苓 甘草 白芍 当归 细辛 五味 黄芩

【主治】五脏痹。

【加减】肝痹,加柴胡、枣仁;心痹,加茯神、犀角;脾痹,加枳壳、陈曲、砂仁;肺痹,加杏仁、麻黄、紫菀;肾痹,加独活、川草薢。

12859 五痹汤

《医宗必读》卷十。为《赤水玄珠》卷十二"加味五痹汤"之异名。见该条。

12860 五痹汤(《医家四要》卷二)

【组成】麻黄 桂枝 黄耆 甘草 葛根 白芷 羌

活 虎骨 红花 附子 防己 防风 羚角

【主治】五痹。春为筋痹,夏为脉痹,长夏为肌痹,秋为皮痹,冬为骨痹,各因其时,重感于风寒湿者。

12861 五痹散(《御药院方》卷九)

【组成】白僵蚕(直者去头,微炒) 大黄(生)各一两

【用法】上为细末。每服五钱,生姜自然汁三分,温蜜水七分调匀,细细服。

【主治】咽喉肿闭不通。

12862 五痹散

《杂病源流犀烛》卷五。为《赤水玄珠》卷十二"加味五痹汤"之异名。见该条。

12863 五痿汤(《医学心悟》卷三)

【组成】人参 白术 茯苓各一钱 甘草(炙)四分 当归一钱五分 苡仁三钱 麦冬二钱 黄柏(炒褐色) 知母各五分

【用法】水煎服。

【主治】五脏痿。

【加减】心气热,加黄连三分,丹参、生地各一钱;肝气热,加黄芩、丹皮、牛膝各一钱;脾气热,加连翘一钱,生地一钱五分;肾气热,加生地、牛膝、石斛各一钱五分;肺气热,加天冬、百合各二钱;夹痰,加川贝、竹沥;湿痰,加半夏曲;瘀血,加桃仁、红花。

【方论选录】《证因方论集要》:治痿之法不外补中祛湿,养阴清热而已。人参、白术、炙草以补中;当归、麦冬以养阴;茯苓、苡仁以祛湿;黄柏、知母以清热。

12864 五煎膏(《古今医鉴》卷九)

【组成】旱莲汁 黑桑椹 何首乌 生地黄 白茯苓

【用法】上五味,各自为咀片,煎汁,滤净滓,熬成膏,合一处和匀,置瓷器内封固,埋土七日。每服二三匙,一日三次。

【功用】乌须发,固牙齿,壮筋骨。

12865 五福丸(《普济方》卷三七〇)

【组成】生蚯蚓一条(研烂) 五福化毒丹一丸

【用法】上同研如泥,煎薄荷汤少许,调化旋灌。

【主治】小儿急惊风。

12866 五福丹(《普济方》卷一四二引《保生回车论》)

【组成】朱砂 硫黄 雄黄各一两(研细) 硼砂 消石各一两半(五味并用精者,拣去砂石,合研匀细)

【用法】上用瓷盒子一个,里有油者,用乳香少许,香炉中烧烟起,即熏盒子内,入前药合定,油调蛤粉固口,再加纸筋盐泥固济一指厚,阴干。净室中砖上坐盒子,醋拌灰少许,拥抱盒子上,过口缝可一指厚,以三斤生炭,簇合周匝,次又下熟炭火一斤在盒上,渐令通灼,候火消至八分以上,即拨开残火,俟良久冷透,开盒取药,尽作汁有如镜面,捶碎,研极细,粳米饭和丸,如豌豆大及一等绿豆大,朱砂为衣。每于发前一日临卧时,温粥饮吞下一粒,发作前一时,温粥饮吞下一粒,至自自愈。

【主治】伤寒后发疟。

12867 五福饮(《景岳全书》卷五十一)

【组成】人参 熟地 当归各二三钱 白术(炒)一钱半 炙甘草一钱

【用法】水二钟,煎七分,食远温服。或加生姜三五片。

【主治】五脏气血亏损;痘收靥而痂不落,昏昏欲睡;胎动不安。

❶《景岳全书》:五脏气血亏损。❷《妇科玉尺》:胎动不安。❸《痘麻绀珠》:邪气已退,正气未复,脾胃虚弱,痘收靥时而痂不落,昏昏欲睡。❹《古方汇精》:五脏气血亏损,日晡潮热,阴虚盗汗,脾胃不香,疟痢反复,经久不愈,怔忡心悸,遗精滑脱等。

【加减】宜温者,加姜、附;宜散者,加升麻、柴、葛。

12868 五福散《千金珍秘方选》

【组成】硫黄(豆腐内煎九次)五钱 升药底四钱 蝉蜕二钱 东丹(炒黑)二钱

【用法】各为细末。以明矾五两熔化,拌入药内,急取下,倾入小竹管内,候冷,劈开取出,麻油磨敷。

【主治】脓窠疥疮。

12869 五福膏《外科十三方考》

【组成】全蝎三十只 蜈蚣三十条 巴豆三十粒 斑蝥三十只 独头蒜三十个 清油一斤

【用法】先用油将上药炸焦,取出研为细末,再入油内熬至滴水成珠,加黄丹、铅粉各若干,老嫩得中即成。外贴患处。

【主治】各种阳证疮,已溃未溃;及刀伤、斧砍、骨断、筋折等。

12870 五嗽丸《肘后方》卷三引华佗方

【异名】备急五嗽丸(《局方》卷四)、五嗽丹(《鸡峰》卷十一)。

【组成】炙皂荚 干姜 桂各等分

【用法】捣,炼蜜为丸,如梧桐子大。每服三丸,一日三次。

【主治】❶《肘后方》引华佗:卒上气咳嗽。❷《局方》:五种咳嗽:一曰上气嗽;二曰饮嗽;三曰燥嗽;四曰冷嗽;五曰邪嗽。皆由肺受风寒,气不宣通所致。无问久新轻重,以至食饮不下,语声不出,坐卧不安,昼夜不止,面目浮肿,胸胁引痛,并宜服之。

【宜忌】《传信方》:禁食葱、油、咸、腥、热面。

12871 五嗽丹

《鸡峰》卷十一。为《肘后方》卷三引华佗"五嗽丸"之异名。见该条。

12872 五膈丸《肘后方》卷四

【异名】五膈要丸(《外台》卷八引《备急》)、九物五膈丸(《外台》卷八引《延年秘录》)、人参丸(《普济方》卷二十一)。

【组成】麦门冬十分(去心) 甘草十分(炙) 椒 远志 附子(炮) 干姜 人参 桂 细辛各六分

【用法】上为末,以上好蜜为丸,如弹丸大。以一丸含,稍稍咽其汁,每日服三丸。

【主治】五膈,寒凝胸脘,短气,胸胁坚满而痛。

❶《肘后方》:短气,心胸满,心下坚冷气。❷《外台》引《删繁方》:肉极虚寒,四肢急惰,或咳,胁下坚满痛,饮食不嗜,欲举不能,手足厥冷,忧恚思虑者。❸《千金》:忧膈、气膈、食膈、饮膈、劳膈,以忧恚思虑食饮得之,若冷食及生菜,便发其病,苦心满,不得气息,引背痛如刺之状,食即心下坚大如粉絮,大痛欲吐,吐即愈,饮食不得下,甚者及手足冷,上气咳逆,喘息短气。

【方论选录】《千金方衍义》:五膈丸中不用芪、术、苓、橘之燥,而用麦冬上滋肺气,甘草中安胃气,远志下通肾气,上下交通,何有阻隔之患乎?

【备考】《千金》本方用麦门冬、甘草各五两,蜀椒、远志、细辛各三两,附子一两半,人参四两,干姜二两。

12873 五膈丸《外台》卷八引《肘后方》

【组成】吴茱萸 曲 杏仁(去皮尖) 干姜 蜀椒(汗) 好豉(熬)各等分

【用法】上为末,炼蜜为丸,如梧桐子大。每服七丸,饮送下,一日三次。

【主治】五膈。

【宜忌】忌生冷。

【方论选录】《古方选注》:忧、气二膈,结气于胸,以杏仁、香豉开之;恨怒、食生菜二膈,结气于心下,以干姜、曲开之;寒膈结气于腹,以萸、椒开之。统论五者,皆系郁结日久,酝酿成膈,非曲、豉之蒸罨不能除其陈腐,非萸、椒之辛香不能内开闭塞。

12874 五膈丸《外台》卷八引《深师方》

【组成】蜀椒一升(汗) 干姜二两 桂心二两 芍药一两半 半夏(洗) 细辛 茯苓各一两 前胡一两半

【用法】上为末,蜜和为丸,服如弹丸一枚,喉中稍稍吞之,一日二次。可增至三丸。

【功用】安谷,通气,温脏。

【主治】邪气呕逆,吸气,五膈为病。五脏俱虚则受风冷,五脏有邪,呼吸不足,阴注于内,阳结于外,阴阳错乱,语言无常,膈中左右状如结气,喉咽不利,气出不入。此血气衰微,脏凝冷气成之。

【加减】若冷,则加远志一两。

【宜忌】忌羊肉、饧、生葱、生菜、醋物。

12875 五膈丸《外台》卷八引《经心录》

【组成】干姜三两 麦门冬二两(去心) 附子一两(炮) 细辛二两 蜀椒一两(汗) 远志一两(去心) 甘草一两(炙) 人参二两 食茱萸二两 桂心三两

【用法】蜜和为丸,如梧桐子大。每服五丸,一日二次。

【主治】寒冷则心痛,咽中如有物,吐之不出,咽之不入,食饮少。

【宜忌】忌猪肉、冷水、海藻、菘菜、生葱、生菜。

12876 五膈丸《外台》卷八引《古今录验》

【组成】人参 附子(炮) 远志(去心) 桂心 细辛各四分 干姜 蜀椒各五分(汗)

【用法】上为末,以蜜和服如弹丸。着牙下咬咽之。若病剧者,日三夜再。

【主治】五膈:忧膈、气膈、食膈、寒膈、饮膈,及诸毒风注气腹中。

【宜忌】忌生葱、生菜、猪肉、冷水等物。

12877 五膈丸《圣济总录》卷六十二

【异名】琥珀丸(《奇效良方》卷十六)。

【组成】白术(炒) 木香(炮) 诃黎勒(炮,去核) 陈橘皮(去白,焙) 昆布(洗去咸水) 桃仁(去皮尖双仁,炒)各三分 大黄(锉) 桂(去粗皮) 半夏(汤洗去滑七遍) 槟榔(锉) 枳实(去瓤,麸炒) 五味子各半两 琥珀(研)一分

【用法】上为末,炼蜜为丸,如梧桐子大。每服三十丸,空心生姜、大枣汤送下。

【主治】五膈,气噎满闷,不下食。

12878　五膈丸《圣济总录》卷六十二）

【组成】桑根白皮(锉,焙)　紫苏叶(微焙)　赤茯苓(去黑皮)　陈橘皮(汤浸去白,焙)各一两　槟榔八枚(锉)　生姜(切,焙)二两　厚朴(去粗皮,生姜汁炙)一两三分　旋覆花一两半

【用法】上为末,炼蜜为丸,如梧桐子大。每服二十丸,空心米饮送下。渐加至三十丸。

【主治】膈气痰结,胸中不利。

12879　五膈丸《御药院方》卷四）

【组成】大黄　牵牛　木香各一两　陈皮二两(去白,焙干)

【用法】上为细末,炼蜜为丸,如梧桐子大。每服四五十丸,冷水送下。

【主治】留饮停积不消,胸膈痞气。

12880　五膈汤

《医学入门》卷七。为《济生》卷二"五膈散"之异名。见该条。

12881　五膈散《圣济总录》卷六十二）

【组成】人参　赤茯苓(去黑皮)　厚朴(去粗皮、姜汁炙)　枳壳(去瓤,麸炒)　桂(去粗皮)　甘草(炙,锉)　陈曲(炒)　诃梨勒皮　白术　陈橘皮(汤浸去白,焙)　干姜(炮)　京三棱(煨,锉)各一两　槟榔(锉)　木香各一分

【用法】上为散。每服二钱匕,入盐点服。如脾气腹胀,心胸满闷,每服三钱,用水一盏,加生姜一块(切),大枣二枚(擘破),盐少许,同煎至八分,不拘时候,和滓热服。

【主治】五膈气痞,心胸噎塞,渐至羸瘦。

12882　五膈散《扁鹊心书·神方》

【组成】人参　黄耆(炙)　白术　麦冬　官桂　附子(炮)　干姜(炒)　远志(去心)　台椒　北细辛　百部(去芦)　杏仁各等分

【用法】上为末。每服四钱,水煎服。

【主治】肺伤寒,误服凉药,冰消肺气,胸膈膨胀,呕吐酸水,口中如含冰雪,体倦减食,或成冷痨,胸中冷痰。

12883　五膈散《济生》卷二）

【异名】五噎散《医统》卷二十七)、五膈汤《医学入门》卷七)。

【组成】枳壳(去瓤,麸炒)　木香(不见火)　青皮(去白)　大腹子　白术　半夏曲(锉,炒)　丁香(不见火)　天南星(汤泡去皮)　干姜(炮)　麦芽(炒)　草果仁各一两　甘草(炙)半两

【用法】上为细末。每服二钱,水一中盏,加生姜五片,煎至六分,温服,不拘时候。

【主治】五膈,胸膈痞闷,诸气结聚,胁肋胀满,痰逆恶心,不进饮食。

【备考】方中大腹子,《医学入门》作"大腹皮";木香原脱,据《医方类聚》补。

12884　五膈散

《景岳全书》卷五十四。即《济生》卷二"五噎散"。见该条。

12885　五鲜饮《卫生鸿宝》卷四)

【组成】鲜沙参　鲜生地　芦根　茅根　甘蔗汁

【用法】水煎服。

【主治】烂喉痧,舌绛而干,脉弦数大。

【加减】痧隐而喉腐不甚,可与葛根汤并服;痧隐而喉烂甚,可与犀豉饮煎服。

12886　五精丸《医方大成》卷四引《澹寮方》)

【组成】秋石(刚健者)　鹿角霜　茯苓　阳起石　山药各等分

【用法】上为末,酒糊为丸,如梧桐子大。空心服五十粒。需要常近火边,使干燥,庶几服之无恋膈之患。

【功用】大补元气。

【主治】❶《医方大成》:肾虚痿弱。❷《东医宝鉴·外形篇》:阴痿。

12887　五精丸

《医统》卷六十六。为《瑞竹堂方》卷三"五神还童丹"之异名。见该条。

12888　五精酒《千金翼》卷十三)

【组成】黄精四斤　天门冬三斤　松叶六斤　白术四斤　枸杞五斤

【用法】上五味皆生者,纳釜中,以水三石,煮之一日,去滓,以汁渍曲,如家酿法。酒熟,取清汁,任性饮之。

【功用】却病延年,发白返黑,齿落更生。

12889　五瘟丹《韩氏医通》卷下)

【异名】运气五瘟丹《伤暑全书》卷下)。

【组成】黄芩(乙庚之年为君)　黄山栀(丁壬之年为君)　黄柏(丙辛之年为君)　黄连(戊癸之年为君)　甘草(甲己之年为君)　香附子　紫苏

【用法】此五味,各随运气为君者,多用一倍。余四味,又与香附、紫苏为臣者,减半也。上七味皆生用,为细末,用锦纹大黄三倍煎浓汤,去滓,熬膏为丸,如鸡子大,用朱砂、雄黄等分为衣,贴金。每用一丸,取泉水浸七碗,可服七人。

【主治】天行瘟疫。

12890　五瘟丹《保命歌括》卷六)

【异名】代天宣化丸(原书同卷)、代天宣化丹、凉水金丹《松峰说疫》卷五)。

【组成】甘草(不拘多少,立冬日取青竹截筒,一头留节,纳甘草于内,以木塞筒口,置厕缸中浸之,至冬至前三日取出,晒干用。甲己年为君)　黄芩(乙庚年为君)　黄柏(丙辛年为君)　山栀(丁壬年为君)　黄连(戊癸年为君)　香附(童便浸,炒,使)　苍术(米泔水浸,炒)　紫苏(佐)　陈皮(佐)　雄黄(水飞)　朱砂(水飞)

【用法】上前五味,当以其年为君者一味倍用,四味为臣减半,其后六味为佐者,又减臣数之半,于冬至日各制为末,和令匀,惟朱砂、雄黄以半为药,留半为衣。大人,为丸如梧桐子大;小儿,如黍米大。每服五十丸,空心、食远面东服,新汲水煎,热下,日三服。取雪水杵丸。如无,取龙泉水佳。

【功用】预解疫毒及解疹痘毒。

12891　五瘟丹

《痘疹仁端录》卷十三。为《片玉痘疹》卷五"代天宣化丸"之异名。见该条。

12892 五噎丸(《外台》卷八引《经心录》)

【异名】人参丸(《圣惠》卷五十)。

【组成】人参 半夏 桂心 防葵(一方用防风、小草各二两) 附子(炮) 细辛 甘草(炙)各二两 食茱萸三合 紫菀 干姜 芍药 枳实(炙) 乌头各六分(炮)

【用法】上为末,炼蜜为丸,如梧桐子大。每服五丸,一日三次。不知,加至十五丸。

【主治】五种噎气。

【宜忌】忌羊肉、饧、海藻、菘菜、猪肉、生葱、生菜。

【方论选录】《千金方衍义》:方中乌头开风寒湿痹,即五噎丸中川椒之变;半夏祛痰湿,即白术之变;枳实助脾健运,即橘皮之变;芍药益气利小便,即茯苓之变;紫菀润肺散结气,即五膈丸中麦冬之变;小草通肾气,即远志之变,取其利窍去湿,故以防风佐之;其间姜、辛、萸、桂、附子、人参、甘草辛温破结,辟邪养正之味,无庸变换也。

12893 五噎丸(《外台》卷八引《古今录验》)

【异名】参桂丸(《鸡峰》卷二十)。食茱萸丸(《普济方》卷二〇五)。

【组成】干姜 蜀椒(汗) 食茱萸 人参 桂心各五分 细辛 白术 茯苓 附子(炮)各四分 橘皮六分

【用法】上为末,炼蜜为丸,如梧桐子大。每服三丸,酒送下,一日二次。不知渐增。

【主治】胸中久寒,呕逆,逆气,食饮不下,结气不消。气噎、忧噎、劳噎、食噎、思噎。气噎者,心悸,上下不通,噫哕不彻,胸胁苦痛;忧噎者,天阴苦厥逆,心下悸动,手足逆冷;劳噎者,苦气隔,胁下支满,胸中填塞,令手足逆冷,不能自温;食噎者,食无多少,唯胸中苦寒常痛,不得喘息;思噎者,心悸动喜忘,目视䀮䀮。此皆忧恚嗔怒,寒气上入胸胁所致。

【宜忌】忌桃、李、雀肉、大醋、猪肉、冷水、生葱、生菜、醋物。

【方论选录】《千金方衍义》:五噎丸首取姜、萸温散胃气于中,椒、姜开发肺气于上,桂、附收摄肾气于下,则参、苓、术、橘得诸辛温鼓舞之力,何惮气噎不除,并可预杜隔塞之患。

12894 五噎汤

《医学入门》卷七。为《三因》卷八"五噎散"之异名。见该条。

12895 五噎散(《三因》卷八)

【异名】五噎汤(《医学入门》卷七)。

【组成】人参 茯苓 厚朴(去粗皮,锉,姜汁制,炒) 枳壳(麸炒,去瓤) 桂心 甘草(炙) 诃子(炮,去核) 白术 橘皮 白姜(炮) 三棱(炮) 神曲(炒) 麦蘗(炒)各二两 木香(炮) 槟榔 蓬术(炮)各半两

【用法】上为末。每服二钱,水一盏,加生姜三片、枣子一枚,煎七分,空心温服。盐汤点亦得。

【主治】五种噎,食饮不下,胸背痛,呕哕不彻,攻刺疼痛,泪与涎俱出。

12896 五噎散(《济生》卷二)

【组成】人参 半夏(汤泡七次) 桔梗(去芦,锉,炒) 白豆蔻仁 木香(不见火) 杵头糠 白术 荜澄茄 沉香(不见火) 枇杷叶(拭去毛) 干生姜各一两 甘草(炙)半两

【用法】上为细末。每服二钱,水一中盏,加生姜七片,煎至六分,食后温服。

【主治】五噎。食不下,呕呃痰多,咽喉噎塞,胸背满痛。

【备考】本方方名,《景岳全书》引作"五膈散"。

12897 五噎散

《医统》卷二十七。为《济生》卷二"五膈散"之异名。见该条。

12898 五德丸(《景岳全书》卷五十一)

【组成】补骨脂四两(酒炒) 吴茱萸(制)二两 木香二两 干姜四两(炒) 北五味二两(或以肉豆蔻代之,面炒用,或用乌药亦可)

【用法】汤浸蒸饼为丸,如梧桐子大。每服六七十丸,甚者百余丸,滚白汤或人参汤或米汤俱可送下。

【主治】脾肾虚寒,殄泄鹜溏,或暴伤生冷,或受时气寒湿,或酒湿伤脾,腹痛作泄,或饮食失宜,呕恶痛泄无火者。

【加减】腹痛多呕者,加胡椒二两更妙。

12899 五德饮(《辨证录》卷二)

【组成】熟地二两 麦冬 玄参各一两 川芎五钱 肉桂三分

【用法】水煎服。

【主治】少时不慎酒色,又加气恼,乃得肾劳,头疼不十分重,遇劳、遇寒、遇热皆发,倘加色欲则头岑岑而欲卧。

12900 五蹄膏(《医方易简》卷十)

【组成】川黄连 黑丑 白丑 沙参 元参 柴胡 连翘 香附 莪术 三棱 木香 地骨皮各一钱五分 神曲 山楂各六分 麦芽六分 白芥子 天花粉各一钱 巴豆肉一两

【用法】上药并生用,煎熬。将马、牛、羊、猪、驴五样蹄壳先洗净晒干,各称五两,香麻油二斤四两,先将各蹄壳入油熬烂,次入前药一同熬化,用桑木棍同搅,捞去滓,将油滤起,刷净锅,再用飞净黄丹一斤二两(炒干),同此油一并于细火上熬至滴水成珠为度,取放水内浸七日。临用时,隔水炖化,摊贴患处,须将此滓研极细,过筛收存。治马、牛、驴、骡银鞍断梁破损,用花椒煎水洗破处,随将此末干敷填满,七日自愈。

【功用】肿毒未成即消,已成即拔毒收功。

【主治】外科疑难险证,一切无名肿毒,马、牛、驴、骡为鞍所破损。

【宜忌】耳、眉心忌贴。

12901 五磨饮(《不知医必要》卷四)

【组成】党参(去芦,米炒) 乌药 槟榔 正沉香 木香各等分

【用法】上为末。每服二钱,淡姜汤下。

【主治】气瘕。

12902 五癃丸(《外台》卷二十三引《深师方》)

【组成】鹿黡

【用法】以酒渍,炙干,再纳酒中更浸,炙令香。咽汁,味尽更易。十具愈。

【主治】五癃。

12903 五癃丸(《千金》卷二十四)

【组成】菖蒲二两　海蛤　白蔹　续断　海藻　松萝　桂心　蜀椒　半夏　倒挂草各一两　神曲三两　羊靥百枚

【用法】上药治下筛,以羊、牛髓脂为丸,如梧桐子大。每日服三丸。

【主治】五瘿:石瘿、气瘿、劳瘿、土瘿、忧瘿。

【宜忌】《外台》:忌羊肉、生葱。

【方论选录】《千金方衍义》:方中菖蒲利窍,海蛤消坚,白蔹散肿,续断营筋,海藻软坚,松萝清风,桂心透经,蜀椒开痹,半夏涤垢,神曲消滞树中,倒挂草绝经络病根,羊靥通喉管结气。丸用羊髓,以滋肺、肾伏藏之风,五瘿之治备矣。

12904　五臟串《串雅补》卷二)

【组成】千金子(去油)一两　甘遂三钱　葶苈子三钱　牙皂五钱　槟榔一钱

【主治】五臟十胀。

12905　五藏散《医心方》卷三)

【组成】秦艽　独活　茯神　薯蓣　山茱萸春各四分,夏各二分,秋各八分,冬各十二分

【用法】上切,捣筛为散。每服一方寸匕,酒送下,一日二次。

【主治】风气,风眩,头面风病。

12906　五蟾丸《圣惠》卷八十六)

【组成】干蟾五个(大者,细锉,和骨,用好酒五升,文火煎至二升,滤去骨,于砂盆内研,以绢滤去滓,入熟蜜四两于重汤内煮令成膏)　胡黄连一两　黄连二两(去须)　白芜荑二两(轻炒,去皮)

【用法】上为末,入前煎内为丸,如麻子大。每服三丸,用人参汤送下;乳汁下亦得。

【主治】小儿五疳,齿焦,四肢黄瘦。百晬后至十五岁以前,并宜服此。

12907　五蟾丸《奇效良方》卷六十四)

【组成】五灵脂(不夹沙石者)　黄连各等分

【用法】上为末,汤浸蒸饼为丸,如黍米大。以五色为丸:一分腻粉为衣,一分密陀僧为衣,一分百草霜为衣,一分朱砂为衣,一分青黛为衣。晒干和作一处。每服三四十粒,米饮汤送下,一日三次,不拘时候。

【主治】小儿五种疳疾。

【备考】本方名"五蟾丸"但方中无蟾蜍。据用法,疑为"五色丸"之误。

12908　五马破曹

《咽喉脉证通论》。为原书"玉屑散"之异名。见该条。

12909　五分帛膏《圣惠》卷六十六)

【组成】五分帛一寸　乱发二分(洗令净)　黄芩一两　紫菀一两(洗去苗土)　莨菪子一两　倒钩棘刺一两　乳香二两　石盐一两　黄蜡二两　麝香一两(细研)　黄丹七两　胡粉一两　生麻油一升　松脂二两(与乳香着油同捣如膏)　水银一两(并胡粉点少水研令星尽)

【用法】上药各捣研讫,先将酒入于铛中,炼烟少出,即下五分帛、乱发,用武火煎,发、帛消尽下下黄芩等四味;良久下松脂、乳香二味,又搅;良久下麝香、黄蜡,又熟搅;次下黄丹、胡粉、石盐、水银,又微用火急搅,勿住手,取一碗冷水点看,硬即收之。每用摊于故帛上贴,日二三换之。

【主治】积年瘘疮,及一切恶疮救急者。

【备考】本方方名,《普济方》引作"五方帛膏"。

12910　五方帛膏

《普济方》卷二九三。即《圣惠》卷六十六"五分帛膏"。见该条。

12911　五石软膏《中医皮肤病学简编》)

【组成】制甘石31克　煅石膏46克　飞滑石9克　明矾4克　青黛4克

【用法】上为细末后,取31克,用凡士林46克,麻油30毫升,放入铜锅内,加热搅匀后即成。外用。

【主治】婴儿湿疹。

12912　五仙浴汤《杨氏家藏方》卷一)

【组成】雄黄　荆芥　何首乌　苦参　朴消各二两

【用法】上为粗末,用水五升,先浸药三日,次煎数十沸,用如浴汤法。其虫当洗下,将药汤泼弃无人处,却换新衣服。如已肉坏生疮者,炒槐花为末,干掺疮口,其疮自然长肉。

【功用】杀五虫,敛疮口。

【主治】大风毒气。

【宜忌】忌房室。

12913　五瓜蒌散《墨宝斋集验方》卷上)

【组成】陈瓜蒌五个(连皮瓤实,新瓦焙干)

【用法】上为末。每服一钱,早、晚好酒送下。

【主治】不拘月经过与不及,服之一二月间即怀孕。

12914　五汁饮子《医家四要》卷三)

【组成】甘蔗汁　藕汁　韭菜汁　梨汁　鲜芦根汁

【用法】和匀煮服。

【主治】噎塞膈食。

12915　五汁肺丸《良方集腋》卷上)

【组成】雄猪肺一个(不落水,去筋膜)　藕汁二碗　油秋梨汁一碗　甘蔗汁二碗　茅草根汁一碗　百合汁一碗

【用法】先将各汁代水,煮烂猪肺,滤去滓,收膏,量用建莲粉糊丸,如梧桐子大。每服五钱,早、晚淡盐汤送下。

【功用】清肺益阴止血。

【主治】肺热咯血。

12916　五汁肺丸《饲鹤亭集方》)

【组成】雄猪肺一具(不落水,去筋膜)　藕汁　青甘蔗汁各二盏　梨汁　茅根汁　白花　百合汁各一盏

【用法】将以上诸汁代水,将猪肺安白砂罐内煮烂,滤去滓,再将肺之浓汁煎腻如胶,量加白莲粉、米仁粉、粳米粉、川贝、人乳共捣为丸。每服四钱,早、晚二次,用淡盐汤送下。

【主治】肺有蕴热,心火炽甚,迫血妄行。或咳带红,或吐咯成块,无论新久,色紫色赤者。

12917　五加皮丸《御药院方》卷六)

【组成】五加皮　芍药　当归　大腹子(连皮)　芎䓖　牛膝　陈皮　石南叶　薏苡仁　赤小豆　麻黄(去节)　杏仁各半两　木瓜　独活　杜仲(炒)　萆薢各一两　牵牛头末二两

【用法】上为细末,酒浸蒸饼为丸,如豆大。每服三四十丸,木瓜汤送下,不拘时候。

【主治】❶《御药院方》:风寒湿气合而成痹,遍身疼痛,难以转侧,筋脉拘挛,不能屈伸,及头目眩晕,心腹胀闷,小

便赤涩,大便秘滞。❷《普济方》:脚弱不能行走。

12918 五加皮丸

《云岐子保命集》卷下。为《圣惠》卷七十五"续断丸"之异名。见该条。

12919 五加皮丸(《瑞竹堂方》卷二)

【组成】五加皮四两(酒浸,春、秋三日,夏二日,冬四日) 远志(去心)四两(春、秋三日,夏二日,冬四日用酒浸令透,易为剥皮)

【用法】上晒干为末,春、秋、冬用浸药酒为糊,夏则用酒为糊,丸如梧桐子大。每服四五十丸,空心温酒送下。

【功用】进饮食,行有力,不忘事。

【主治】男子妇人脚气,骨节皮肤肿湿疼痛。

12920 五加皮丸(《准绳·女科》卷四)

【组成】续断(炒) 杜仲各二两半 芎䓖 独活各三两 五加皮 狗脊 萆薢 芍药 诃子肉各四两

【用法】上为细末,炼蜜为丸,如梧桐子大。每服四十丸,空心酒送下,一日三次。

【主治】妊娠腰痛不可忍,或连胯痛。

12921 五加皮汤(方出《外台》卷三十八,名见《普济方》卷二五二)

【组成】五加根皮二两

【用法】以水四升,煮取二升半。候石发之时便服,未定更服。

【主治】服诸药石后,或热不禁,多向冷地卧。

【宜忌】不食诸热面、酒等物。

12922 五加皮汤(《圣济总录》卷十一)

【组成】五加皮 萆薢 独活(去芦头) 防己 牛膝(酒浸,切,焙)各二两 桂(去粗皮) 赤茯苓(去黑皮) 防风(去叉) 附子(炮裂,去皮脐) 薏苡仁 当归(切,焙) 秦艽(去苗土) 茵芋 海桐皮 赤芍药各一两 羌活(去芦头) 麻黄(去根节) 丹参各三分

【用法】上锉如麻豆大。每服五钱匕,水一盏半,加生姜一枣大(拍碎),同煎至七分,去滓温服,不拘时候。

【主治】风腲腿,四肢缓弱,骨节疼痛,皮肤不仁,肌肉虚满,腰脚沉重,举止无力。

12923 五加皮汤(《圣济总录》卷八十五)

【组成】五加皮(锉) 芍药 萆薢 桂(去粗皮) 芦根(切) 杜仲(去粗皮,切,炒)各半两

【用法】上为粗末。每服二钱匕,水一盏,煎至七分,去滓温服,不拘时候。

【主治】风湿腰痛。

12924 五加皮汤(《圣济总录》卷八十五)

【组成】五加皮(锉) 芍药 萆薢 芦根(锉,焙) 杜仲(去粗皮,锉,炒)各半两

【用法】上为粗末。每服三钱匕,水一盏,煎七分,去滓温服,不拘时候。

【主治】腰痛强直,筋脉急,不可俯仰。

12925 五加皮汤(《圣济总录》卷一〇二)

【组成】五加皮(锉) 玄参 独活(去芦头) 桑根白皮(锉)各一两 茯神(去木) 麦门冬(去心,焙)各二两

【用法】上为粗末。每服五钱匕,水一盏半,煎至八分,去滓,投荆沥半合,再煎三二沸,空心、晚食前温服。

【主治】肝虚受风,筋脉拘急,手足瘛瘲,目视不明。

12926 五加皮汤(《圣济总录》卷一一二)

【组成】五加皮(锉) 玄参 桑根白皮(锉) 麦门冬(去心,焙)各一两 茯神(去木)半两

【用法】上为粗末。每服五钱匕,水一盏半,煎取七分,去滓,加荆沥半合,再煎一两沸,放温,食后、临卧服。

【主治】青盲,目无所见。

12927 五加皮汤(《圣济总录》卷一五〇)

【组成】五加皮(锉) 乌头(炮裂,去皮脐) 芍药 牡丹皮 海桐皮(锉) 桂(去粗皮) 干姜(炮) 芎䓖各一两

【用法】上锉如麻豆大。每服三钱匕,水一盏,加油浸钱一文,同煎至六分,去滓温服,一日二次。

【主治】妇人血风劳气攻注四肢,腰背疼痛,呕逆吞酸,不思饮食,日渐羸瘦,面色萎黄,手足麻痹。

12928 五加皮汤(《普济方》卷三〇一引《海上名方》)

【组成】五加皮

【用法】煎汤外洗。

【主治】阴痒有汗。

【备考】另用密陀僧扑之,百药煎末敷之。

12929 五加皮汤(《三因》卷八)

【组成】五加皮十两 丹参八两 石斛(酒浸)六两 杜仲(酒浸,炒丝断) 附子(炮,去皮脐)各五两 牛膝(酒浸) 秦艽 川芎 防风 桂心 独活各四两 茯苓四两 麦门冬(去心) 地骨皮各三两 薏苡仁一两

【用法】上为锉散。每服四大钱,水一盏半,加生姜五片,大麻子一撮(研破),同煎七分,去滓,食前服。

【主治】肾劳虚寒,恐虑失志,伤精损髓,嘘吸短气,遗泄白浊,小便赤黄,阴下湿痒,腰脊如折,颜色枯悴。

12930 五加皮汤(《普济方》卷十五引《济生》)

【组成】羌活(去芦头) 羚羊角(镑) 赤芍药 防风(去叉) 五加皮(洗) 秦艽(去芦) 枳实(去瓤,麸炒) 甘草(炙)各半两

【用法】上咬咀。每服四钱,水一盏半,加生姜五片,煎至八分,去滓温服,不拘时候。

【主治】筋实极,咳则两胁下痛,不可转动,脚下满,不得远行,脚心痛不可忍,手足爪甲青黑,四肢筋急,烦满。

12931 五加皮汤(《金鉴》卷八十八)

【组成】当归(酒洗) 没药 五加皮 皮消 青皮 川椒 香附子各三钱 丁香一钱 麝香一分 老葱三根 地骨皮一钱 丹皮二钱

【用法】水煎滚,熏洗患处。

【功用】舒筋和血,定痛消瘀。

【主治】两额骨跌打损伤破皮,二目及面浮虚肿。

12932 五加皮汤

《痘科辨要》卷六。为《医部全录》卷四九二引《幼科全书》"五皮汤"之异名。见该条。

12933 五加皮饮(《景岳全书》卷六十四)

【组成】当归 木瓜 生地黄 熟地黄 羌活 薏仁各一钱 防风 荆芥 赤芍 苦参 大风藤各七分 五加皮二钱 甘草 僵蚕各五分

【用法】上加土茯苓四两,猪肉四两,用水二大碗,煎一碗,食前温服,滓再煎,连肉食之。若治风毒,口服此药外,

以此药煎膏或丹收,或粉收贴之。

【主治】杨梅绵花疮风毒;亦可煮酒以治结毒。

【宜忌】忌生冷、鱼腥、牛肉、茶、酒、醋。所用土茯苓,忌铁器。

12934　五加皮酒(《外台》卷十六引《删繁方》)

【异名】五加酒(《千金》卷十一)。

【组成】五加皮一斤　枳刺二升(㕮咀,炙)　猪椒根皮　丹参各八两　桂心　当归　甘草(炙)各三两　天雄(炮)　秦椒(汗)　白鲜皮　通草各四两　芎藭　干姜各五两　薏苡仁半升　大麻仁三升(研为末)

【用法】上㕮咀,以绢袋贮,酒四斗渍,春、夏四宿,秋、冬六七宿。初服六七合。稍稍加之,以知为度。

【主治】筋痹,好悲思,颜色苍白,四肢噓噏,脚手拘挛,伸动缩急,腹中转痛。

【宜忌】忌生葱、猪肉、冷水、海藻、菘菜。

12935　五加皮酒(《圣惠》卷四十五)

【组成】五加皮三两　薏苡仁五两　羚羊角屑三两　防风三两(去芦头)　生干地黄半斤　独活三两　牛蒡根半斤(去皮)　桂心一两　牛膝五两(去苗)　黑豆半斤(炒熟)　海桐皮二两　大麻仁半两

【用法】上锉,用生绢袋盛,以无灰酒三斗,浸六七日。每于食前随性暖服。

【主治】脚气发动,烦热疼痛,行履不得。

12936　五加皮酒(《圣惠》卷九十五)

【组成】五加皮(细锉)一升

【用法】以清酒一斗,渍十日。温服一中盏,一日三次;亦可与术、地黄各二十斤(细锉),以水一石五斗,煮取一石,以渍细曲十斤,黍米一石,净淘炊熟,都拌和入瓮,盖覆如法。候熟,任性饮之,不令至醉。

【主治】风痹不仁,四肢挛急疼痛。

12937　五加皮酒

《普济方》卷二三二。即《千金》卷十二"五加酒"。见该条。

12938　五加皮酒

《普济方》卷三四九。为《千金》卷三"五加酒"之异名。见该条。

12939　五加皮酒

《医统》卷八十三。为《圣惠》卷七十三"五加皮浸酒"之异名。见该条。

12940　五加皮酒(《本草纲目》卷二十五)

【组成】五加皮(洗,刮去骨)

【用法】煎汁,和曲、米酿成,饮之;或切碎,袋盛浸酒煮饮。

【功用】壮筋骨,填精髓。

【主治】一切风湿痿痹。

12941　五加皮酒(《赤水玄珠》卷十一)

【组成】五加皮半斤　苍耳子六两　枸杞子　苡仁各四两　生地黄二两　木香五钱

【用法】以好酒一大埕,将药用囊盛悬埕中,浸七日取出,焙干为末,炼蜜为丸,如梧桐子大。每服八九十丸,空心酒送下;其酒听饮,但常使酒气频相接为妙。

【主治】筋痿拘挛疼痛,不便屈伸。

12942　五加皮酒(《增补内经拾遗》卷四)

【组成】五加皮三两　宣木瓜三两

【用法】上用无灰好酒一樽,入前二药,煮一炷香,食前饮之。

【主治】足胫痛。

12943　五加皮酒(《外科大成》卷二)

【组成】五加皮八两　当归五两　牛膝四两　无灰酒一斗

【用法】煮三炷香。一日二服,以醺为度。

【主治】鹤膝风。

12944　五加皮酒(《仙拈集》卷二)

【组成】五加皮三钱　胡椒七粒　鼠屎七粒　姜三片

【用法】用好烧酒一斤,煮一炷香。食饱略后尽量饮,取微汗,轻者一次,重者二三次。以愈为度。

【主治】骨节痛,腰疼不拘何时。

12945　五加皮酒(《饲鹤亭集方》)

【组成】五加皮四两　熟地二两　当归一两五钱　制首乌　杜仲　川断　川芎　红花油　松节　威灵仙各一两　海风藤　秦艽各六钱　羌活　独活　虎胫骨各五钱　官桂　炙甘草各二钱　红枣三斤四两

【用法】酒三十斤,泡透。温服。

【功用】祛风胜湿,逐瘀舒筋。

【主治】肌肤瘀血,筋骨拘挛。

12946　五加皮散(方出《元和纪用经》,名见《三因》卷十八)

【组成】真五加皮不拘多少

【用法】上为末,粥饮调,滴酒少许。每服一粟壳许,一日三次。

【主治】❶《元和纪用经》:小儿受气不足,体力虚怯,腰脊脚膝筋骨软蹇,三岁不能行。❷《圣济总录》:中水毒、溪毒,寒热如伤寒状。

12947　五加皮散(《圣惠》卷三)

【组成】五加皮一两　羌活一两　芎藭一两　黄芩一两　防风一两(去芦头)　酸枣仁一两(微炒)　羚羊角屑一两　当归一两(锉,微炒)　威灵仙一两　赤茯苓一两

【用法】上为散。每服三钱,以水一中盏,加生姜半分,煎至六分,去滓,每于食前温服。

【主治】肝脏风毒,流注脚膝,疼痛,心神烦闷,筋脉拘急。

【宜忌】忌炙煿、鱼、毒物。

12948　五加皮散(《圣惠》卷二十一)

【组成】五加皮一两　防风一两(去芦头)　白术一两　附子一两(炮裂,去皮脐)　草薢一两(锉)　芎藭一两　桂心一两　赤芍药一两　枳壳一两(麸炒微黄,去瓤)　荆芥一两　羚羊角屑一两　丹参一两　麻黄二两(去根节)　羌活二两　甘草半两(炙微赤,锉)

【用法】上为粗散。每服四钱,以水一中盏,加生姜半分,煎至六分,去滓,不拘时候温服。

【主治】偏风不遂,肌体烦疼,肢节无力。

12949　五加皮散(《圣惠》卷二十一)

【组成】五加皮三分　桂心半两　羌活三分　丹参三分　防风半两(去芦头)　枳壳半两(麸炒微黄,去瓤)　赤芍药三分　羚羊角屑三分　槟榔三分

【用法】上为粗散。每服四钱,以水一中盏,煎至六分,去滓,不拘时候稍热服。

【主治】风气壅滞,身体疼痛。

12950 五加皮散《圣惠》卷二十三）

【组成】五加皮一两 桂心一两 芎劳一两半 羌活一两 秦艽一两半(去苗) 防风一两半(去芦头) 杏仁一两(汤浸,去皮尖双仁,麸炒微黄) 草薢一两(锉) 枳壳一两(麸炒微黄,去瓤) 当归一两半(锉,微炒) 附子一两(炮裂,去皮脐) 牛膝一两(去苗) 薏苡仁一两 丹参一两

【用法】上为粗散。每服五钱,以水一大盏,加生姜半分,煎至五分,去滓,空心温服,良久再服。衣覆,得微汗佳。

【主治】中风手足不遂,肌肉顽痹,骨节疼痛。

【宜忌】忌生冷、油腻、毒滑、动风物。

12951 五加皮散《圣惠》卷二十六）

【组成】五加皮一两 茵芋一两 防风一两(去芦头)天南星半两(炮裂) 白花蛇三两(酒浸,炙微黄,取肉) 天雄一两(炮裂,去皮脐) 白僵蚕一两(微炒) 干蝎一两(微炒) 蜂儿半两(微炒) 桂心三分 酸枣仁一两(微炒)当归三分 麻黄一两(去根节) 甘草半两(炙微赤,锉)干姜半两(炮裂,锉)

【用法】上为细散。每服一钱,食前以暖酒调下。

【主治】筋极,肢节拘急,挛缩疼痹。

12952 五加皮散《圣惠》卷二十七）

【组成】五加皮半两(锉) 牛膝一两(去苗) 五味子半两 桂心三分 白茯苓三分 当归三分 甘草半两(炙微赤,锉) 人参一两(去芦头) 白芍药三分 黄耆一两(锉) 白术三分 附子一两(炮裂,去皮脐)

【用法】上为粗散。每服三钱,以水一中盏,加生姜半分,大枣三枚,煎至六分,去滓,食前温服。

【主治】虚劳气不足,羸瘦困乏,两胁里急,四肢烦疼无力,睡多不足,腰背疼痛。

12953 五加皮散《圣惠》卷三十八）

【组成】五加皮一两(锉) 赤茯苓一两 玄参一两 吴茱萸 甘草半两(生,锉) 黄芩一两 瞿麦一两 柴胡一两(去苗) 赤芍药三两 木通一两(锉) 大麻仁一合

【用法】上为散。每服四钱,以水一中盏,煎至六分,去滓,不拘时候温服。

【主治】乳石发动,毒气上冲,头面烦热,小便赤涩,四肢疼痛。

【备考】方中吴茱萸用量原缺,《普济方》作“吴蓝叶三分”。

12954 五加皮散《圣惠》卷四十四）

【组成】五加皮一两 赤芍药一两 川大黄二两(锉碎,微炒)

【用法】上为散。每服四钱,以水一中盏,加生姜半分,煎至六分,去滓,食前温服。微利即效。

【功用】疏风,利筋脉。

【主治】腰痛强直,不能俯仰。

12955 五加皮散《圣惠》卷四十五）

【组成】五加皮一两 薏苡仁一两半(微炒) 防风半两(去芦头) 牛膝二分(去苗) 赤茯苓二分 独活半两

丹参半两 枳壳半两(麸炒微黄,去瓤) 川升麻三分 麻黄一两(去根节) 羚羊角屑三分 汉防己三分 桂心半两黄耆三分(锉) 石膏二两

【用法】上为粗散。每服四钱,以水一中盏,加生姜半分,煎至六分,去滓,不拘时候温服。

【主治】暑湿郁蒸,脏腑虚羸,瘴毒攻击,脚气发动,两脚枯疼;或即浮热肿满;或即皮肉干焦,不能久立,筋急抽痛;或气冲心闷乱,胸膈痰逆,四肢不仁,腹胀壅闷,目眩头旋。

12956 五加皮散《圣惠》卷六十九）

【组成】五加皮一两 草薢一两 海桐皮一两 虎胫骨一两半(涂酥,炙令黄) 牛膝一两(去苗) 防风一两(去芦头) 薏苡仁一两 鼠粘子一两 仙灵脾一两 当归一两(锉,微炒) 续断一两 附子一两(炮裂,去皮脐) 杜仲一两(去粗皮,微炙,锉) 熟干地黄一两

【用法】上为细散。每服二钱,食前以温酒调下。

【主治】妇人风痹,手足不随,行立无力。

12957 五加皮散《圣惠》卷七十五）

【组成】五加皮二两 杜仲四两(去粗皮,炙微黄,锉)草薢二两(锉) 狗脊二两(去毛) 阿胶二两(捣碎,炒令黄燥) 防风二两(去芦头) 芎劳三两 细辛一两 杏仁二两(汤浸,去皮尖双仁,麸炒微黄)

【用法】上为散。每服四钱,以水一中盏,加生姜半分,煎至六分,去滓,不拘时候温服。

【主治】妊娠腰疼痛,或连月不已。

12958 五加皮散《普济方》卷一五四引《卫生家宝》）

【组成】五加皮 杜仲(炒)等分

【用法】上为末,酒糊为丸,如梧桐子大。每服三十丸,温酒送下。

【主治】腰痛。

【备考】本方方名,据剂型当作“五加皮丸”。

12959 五加皮散《直指小儿》卷四）

【异名】牛膝散（《袖珍小儿》卷七）。

【组成】真五加皮一分 牛膝 酸木瓜(干)各半分

【用法】上为末。每服一钱半,粥饮调,次入好酒两点,再调,食前服,一日二剂。

【主治】小儿行迟。

12960 五加皮散《普济方》卷三六一引《傅氏活婴方》）

【组成】当归二钱 甘草半钱 五加皮三钱 木香一钱 白茯苓三钱

【用法】上为末。每服半钱,枣汤下,或东瓜仁汤调下。

【主治】胎寒身软。

12961 五加皮散《普济方》卷一九〇引《经验良方》）

【组成】椿头根(即椿树。锉) 五加皮(锉)

【用法】用无灰酒煮,去滓饮酒。

【主治】久嗽咯血,痨瘵骨瘦,羸弱欲死者。

12962 五加皮散《胎产秘书》卷下）

【组成】五加皮 腹皮 苓皮 骨皮 姜皮

【主治】产后四肢浮肿,皮肤光莹者。

12963 五加皮散《杂病源流犀烛》卷二十五）

【组成】五加皮 油松节 木瓜

【用法】上为末。每服二三钱,酒调下。

【主治】筋缓。

12964　五加皮散《医钞类编》卷十三)

【组成】五加皮　羚羊角　羌活　防风　赤芍　秦艽　枳实　甘草各等分

【用法】水煎服。

【主治】肝伤实证,咳而胁下痛,脚心痛不可忍,手足甲青黑。

12965　五百丸子《医方类聚》卷一一二引《澹寮》)

【组成】巴豆(去皮,别研)　丁香　缩砂仁　胡椒　乌梅(去核)各一百粒

【用法】上为细末,浸蒸饼为丸,如绿豆大。每服五七丸,熟水送下。

【主治】宿食留饮积聚,吞酸噫臭,飧泄痢疾,心腹疼痛。

12966　五色大串《串雅补》卷二)

【组成】黑丑　白丑各六两　姜黄二两　干面二两　榆面二两　神曲一两　木耳二两　楂肉二两　巴霜五钱　红曲六两

【用法】上为细末。每服五分,沙糖调,姜汤下。

【主治】虫积,水肿,小儿腹大肚疼。

12967　五色灵药《金鉴》卷六十二)

【组成】食盐五钱　黑铅六钱　枯白矾　枯皂矾　水银　火消各二两

【用法】先将盐、铅熔化,入水银结成砂子,再入二矾、火消同炒干,研细,入铅、汞再研,以不见星为度,入罐内,泥固济,封口打三炷香,不可太过不及。一宿取出视之,其白如雪,约有二两,为火候得中之灵药。如要色紫者,加硫黄五钱;要黄色者,加明雄黄五钱;要色红者,用黑铅九钱,水银一两,枯白矾二两,火消三两,辰砂四钱,明雄黄三钱,升炼火候,俱如前法。凡升打灵药,消要炒燥,矾要煅枯。一方用烧酒煮干,炒燥方研入罐。一法凡打出灵药,倍加石膏和匀,复入新罐内,打一枝香,用之不痛。

【主治】痈疽诸疮已溃,余腐不尽,新肉不生者。

12968　五色粉霜《疮疡经验全书》卷十二)

【组成】水银二两　铅一两　火消四两　白矾三两　青盐八钱

【用法】上为末,入阳城罐内,文火煨一炷香去其湿气,用铁油盏盖口,以铁线扎紧,盐泥封固,先文后武,武火时,盏上擦水,到三炷香,离火取出,埋土中,二日夜取出,晒干研细,盛罐听用。敷之。

【功用】去腐肉,长新肌,杀诸虫。

【主治】霉疮,诸疮,诸毒。

12969　五饮主方《活人方》卷四)

【组成】茯苓三钱　制半夏二钱　广橘红五钱　车前子　嫩桑皮各一钱　前胡五分　生姜二片

【用法】水煎,午前、午后服。

【主治】五种水饮。

【加减】溢饮,加白术一钱五分,更加枳实,去前胡;悬饮,加天麻二钱,佐荆芥、甘菊,去桑皮;在下部,加泽泻一钱,车前子五分,苡仁二钱,去前胡;支饮,加前胡一钱,柴胡一钱,白芥子一钱;伏饮者,加前胡一钱,羌活一钱,留饮,加白术二钱,苍术一钱;病久元气衰惫,形神虚萎,饮食不甘,

脾胃泄泻,必须加人参二钱,白术三钱以培元气,兼于治饮;倘下元虚冷,则桂、附、干姜亦所不免。

【方论选录】饮邪水类,茯苓浚水而能降气,故为君;半夏燥湿利痰为臣;橘红佐桑皮调和脾肺之气,使有所统运;车前佐茯苓分利水道,所谓引而决之;前胡之辛,消痰下气,生姜温能治呕,辛能豁痰,此谓通治痰饮之方。

12970　五灵脂丸《圣惠》卷四十九)

【组成】五灵脂一两　防葵半两　桂心半两　猪牙皂荚半两(去黑皮,涂酥,炙令焦黄,去子)　巴豆半两(和皮麸炒令黑,去皮膜心,研烂,纸裹压去油)　木香半两

【用法】上为末,入巴豆,更研令匀,用醋煮面糊为丸,如黍米大。每服三丸,空心及临卧时以生姜酒送下。

【主治】癥病,腹中结硬。

12971　五灵脂丸《圣惠》卷四十九)

【组成】五灵脂半两　马牙消半两　木香一分(末)　阿魏一分　硼砂半两　水银一分　腻粉一分　朱砂一分　桂心一分(末)　青礞石半两

【用法】上药同研令水银星尽,炼蜜为丸,如酸枣大。每服一丸,用枣一枚(去核),安一丸药在内,以白面饼子裹,慢火烧面熟为度,去面将枣并药烂嚼,以温酒一小盏下,空心服之。

【主治】宿食在腹,成块不消。

12972　五灵脂丸《圣惠》卷四十九)

【组成】五灵脂一两　巴豆四十枚(去皮心膜,以湿纸三重,裹于煻灰火内煨令熟,取出细研,压去油)　木香半两

【用法】上为末,研入巴豆令匀,以面糊为丸,如绿豆大。每服五丸,以橘皮汤送下。

【功用】化气消食

【主治】食积。

12973　五灵脂丸《圣惠》卷七十一)

【组成】五灵脂一两　川乌头一两(炮裂,去皮脐)　麝香半两(细研)　硫黄半两(细研)　干漆一两(捣碎,炒令烟出)　巴豆三十枚(去皮,用醋煮令赤)　硇砂半两(细研)

【用法】上为末,入研了药令匀,以醋煮面糊为丸,如绿豆大。每服五丸,空心以温酒送下。

【主治】妇人积年癥块,及恶血气,久不除。

12974　五灵脂丸《圣惠》卷七十一)

【组成】五灵脂半两　硫黄半两(细研)　硇砂半两(不夹石者,细研)　木香半两　芫花半两(醋拌,炒令干)　巴豆四十九枚(去皮心,研,纸裹压去油)

【用法】上为细末,入研了药令匀,以醋煮面糊为丸,如绿豆大。每服二丸,空心以生姜橘皮汤送下。

【主治】妇人食癥,体瘦成劳,心腹胀痛,不能饮食,常吐酸水。

12975　五灵脂丸《圣惠》卷八十四)

【组成】五灵脂半两　陈橘皮三分(汤浸,去白瓤,焙)　木香半两　川大黄一分(锉碎,微炒)　巴豆霜一分

【用法】上为末,入巴豆霜同研令匀,用软饭为丸,如黍米大。每服二丸,儿小即一丸,以粥饮送下。

【主治】小儿腹有积滞,致生寒热,腑脏结实,心腹气胀,常多少力。

12976　五灵脂丸《圣惠》卷八十五)

【组成】五灵脂一两　附子一两（炮制，去皮脐）　天南星一两（生用）　干蝎一两（生用）　蝉壳半两（生用）

【用法】上为末，以醋醋二大盏，药末一两同煎成膏，入余药末为丸，如绿豆大。未满月儿，以奶汁化破一丸服；二岁以下二丸；渐大以意加之。鼻上汗出为效。

【主治】小儿慢惊风，四肢搐搦。

12977　五灵脂丸（《圣惠》卷八十六）

【组成】五灵脂　蟾酥（涂酥炙微黄）　蝉壳（微炒）　夜明砂（微炒）　蜗牛（湿者）　青黛（细研）各一分　麝香半分（细研）　雄黄半分（细研）

【用法】上为末，入研了药令匀，用糯米饭并蜗牛为丸，如绿豆大。每一岁以温茶送下一丸。后用藿香汤洗儿，以青热衣盖，令虫尽出。

【主治】小儿气疳，渐瘦无力。

12978　五灵脂丸（《圣惠》卷八十八）

【组成】五灵脂一两　代赭一两　巴豆霜一分

【用法】上为末，入巴豆霜，同研令匀，用面糊为丸，如粟米大。每一岁以温水送下一丸。加至三丸，即不再添。

【主治】小儿宿食不消，心腹胀闷。

12979　五灵脂丸（方出《证类本草》卷二十二引《经验方》，名见《圣济总录》卷四十五）

【组成】五灵脂（不挟土石，拣精好者）不计多少

【用法】上为末，研狗胆汁为丸，如鸡头子大。每服一丸，煎热生姜酒摩令极细，更以少生姜酒化以汤，汤药令极热，须是先做下粥，温热得所，左手与患人药吃，不得漱口，右手急将粥与患人吃，不令太多。

【主治】丈夫、妇人吐逆，连日不止，粥食汤药不能下者。

12980　五灵脂丸（《圣济总录》卷五）

【组成】五灵脂（别为末）　附子（炮裂，去皮脐）　天麻各五分　白僵蚕（生用）　天南星（生用）　乌头（去皮，酒浸）　乌蛇（酒浸，去皮骨，炙）各三两　白花蛇（酒浸，去皮骨，炙）　地龙（去土）各五两　牛黄　龙脑　麝香各二钱（并细研）　白附子（生用）二两

【用法】上为末，用醇酒五升，以五灵脂末并入细面一两煎成膏，与众药杵丸，如鸡头子大。每服一丸，用葱白二寸，生姜一寸（细锉），酒一盏煎，临熟去滓，入薄荷汁少许，放温磨下。

【主治】中风，精神昏昧，四肢纵缓，言语謇涩。

12981　五灵脂丸（《圣济总录》卷一五一）

【组成】五灵脂（炒）一两　乌头（炮裂，去皮脐）　芍药　海桐皮（锉）　生干地黄（焙）　红花子　牡丹皮　防风（去叉）　芎藭　当归（切，焙）　紫葳各半两

【用法】上为末，酒煮面糊为丸，如梧桐子大。每服二十丸，温酒送下。

【主治】室女月水不利，散在皮肤，瘾疹丹起，麻木瘙痒。

12982　五灵脂丸

《卫生总微》卷十四。为《普济方》卷三九〇引《医方妙选》"五灵脂丹"之异名。见该条。

12983　五灵脂丸（《普济方》卷三七一引《全婴方》）

【组成】蝉蜕一分　附子（炮，去皮脐）　五灵脂　南星

（姜汁浸一宿，焙）　干蝎各半两　麝香一字

【用法】上为末，酸醋一盏，药末半两，同熬成膏，次入余药，拌麝香和为丸，如鸡头子大。三岁一丸，乳汁化下；金钱薄荷汤服亦得。鼻上出汗为效。

【主治】小儿吐泻之后，变为慢惊，发歇不定。

12984　五灵脂丸（《玉机微义》卷四十九）

【组成】灵脂十两　神曲二两

【用法】水煎，去滓澄清，再熬成膏，入神曲为丸，如梧桐子大。每服三二十丸，温酒送下。

【主治】血山崩不止。

12985　五灵脂丸

《普济方》卷一七一。为《本事》卷二"五灵丸"之异名。见该条。

12986　五灵脂丸（《普济方》卷二五三）

【组成】五灵脂一两（为末）　麝香少许（研）

【用法】上为末，饭为丸，如小豆大。每服十丸，米饮送下，不拘时候。

【主治】酒伤。

12987　五灵脂丸（《赵炳南临床经验集》）

【组成】五灵脂五十两

【用法】上为细末，炼蜜为丸。每丸一钱重，每次半丸至一丸半，温开水送下，一日二次。

【功用】活血破瘀，软坚化滞。

【主治】瘢痕疙瘩。

【宜忌】体虚及胃肠功能障碍者减量或慎服。

12988　五灵脂丹（《普济方》卷三九〇引《医方妙选》）

【异名】五灵脂丸（《卫生总微》卷十四）。

【组成】五灵脂　蝉壳　款冬花各半两　蟾头一枚（涂酥炙黄）　青黛（研）　雄黄（研）各一分

【用法】上为细末，拌匀，糯米饭为丸，如黍米大。每服十粒，煎人参汤送下。

【主治】久嗽，渐成痿弱，恐成疳瘵。

12989　五灵脂汤（《圣济总录》卷六十五）

【组成】五灵脂一两　陈橘皮（汤浸去白，焙）半两　甘草（炙，锉）　五味子　桑根白皮（锉，炒）　杏仁（汤浸，去皮尖双仁，炒令黄）　人参各半两　马兜铃一两

【用法】上为粗末。每服一钱比，水一盏，加生姜五片，同煎至六分，去滓，食后温服。

【主治】肺咳。

12990　五灵脂汤（《圣济总录》卷六十六）

【组成】五灵脂半两　马兜铃　槟榔（锉）各一分

【用法】上为粗末。每服一钱比，蜜半匙，水一盏，煎至七分，去滓热服。

【主治】喘嗽浮肿。

12991　五灵脂汤（《医学纲目》卷二十二）

【组成】五灵脂　香附各等分

【用法】上为末。白汤调服。

【主治】中暑，肚腹疼不已。

12992　五灵脂汤（《妇科玉尺》卷四）

【组成】归尾　陈皮　白术各一钱　川芎　白芍　茯苓　人参各八分　炙草三分　五灵脂五分

【用法】加砂仁，清水煎服。

【主治】产后闪伤,腹痛血崩。

12993 五灵脂散(《圣济总录》卷五十五)

【组成】五灵脂二两

【用法】上为末,捣罗为细散。每服一钱匕,男子热酒调下;女子当归酒调下。

【主治】心痛。

12994 五灵脂散(《圣济总录》卷一三一)

【组成】五灵脂半两 乌贼鱼骨(去甲)一两

【用法】上为散。凡患者初觉时,以水调扫肿处;如已大作者,入醋面同调敷之。

【主治】发背。

12995 五灵脂散(《圣济总录》卷一五〇)

【组成】五灵脂一两半 当归(切,焙)一两 蜀椒(去目并闭口,炒出汗)一分 姜黄一两

【用法】上为散。每服二钱匕,水半盏,酒半盏,同煎六分,食前温服。

【主治】妇人血风,走注疼痛。

12996 五灵脂散(《圣济总录》卷一七三)

【组成】五灵脂 赤箭 龙骨各一分 麝香(研) 芦荟(研) 丁香各半钱 熊胆(研) 胡黄连各一钱

【用法】上为细散。每服半钱匕,陈米饮调下。

【主治】小儿宿挟疳气,乳食不节,肠胃虚损,下痢日久。

12997 五灵脂散(《鸡峰》卷二十)

【组成】五灵脂 茯苓各杏核大 丁香三十个 人参木香各一钱 朱砂五分

【用法】上为细末。每服二钱,姜汁、米饮调下。

【功用】行滞气,止骨痛。

12998 五灵脂散(《卫生宝微》卷十三)

【组成】五灵脂(去砂石,末)二钱 白矾(枯)半钱

【用法】拌匀。每服一钱或半钱,水八分,煎至减半,温服。当吐虫出。

【主治】虫动攻心痛欲死。

12999 五灵脂散(《杨氏家藏方》卷十三)

【组成】穿山甲六十片(用前膊上者) 五灵脂(去砂石)一两 黄丹一两 白矾一两 轻粉十筒子

【用法】用甘锅子一枚,入药在内,用瓦片子盖定,瓦片子上钻窍子,盐泥固济,只留窍子,用炭火五斤煅之,烟出尽为度,研为细末。空心先嚼胡桃肉一枚,饮酒一盏,候半时辰,再嚼胡桃肉一枚,酒一盏送下药末一钱。如人行三五里间,又嚼胡桃肉一枚,酒一盏,调药一钱服之。

【主治】一切痔疾,疼痛肿胀,坐卧不安。

13000 五灵脂散(《普济方》卷二九三引《卫生家宝》)

【组成】五灵脂(炒)

【用法】上为细末。油调,涂疮口。

【主治】瘰疬。

13001 五灵脂散(《女科百问》卷上)

【组成】五灵脂(炒令过熟出尽烟)

【用法】上为末。每服二钱,加当归二片,酒一中盏,煎至六分,去滓热服,连三服。立效。如血室有干血,用醋一盏,煎七分,和滓空心热服。

【主治】经候不止。

13002 五灵脂散

《妇人良方》卷一。为《魏氏家藏方》卷十"灵脂酒"之异名。见该条。

13003 五灵脂散(《得效》卷三)

【组成】五灵脂 荆芥穗 防风 羌活 独活 甘草结 穿山甲 骨碎补 草乌各五钱 麝香少许

【用法】上为末。临睡用温酒调下。

【主治】❶《得效》:臂胛痛。❷《普济方》:浑身损伤疼痛。

【备考】《普济方》:如浑身损伤,加没药、木香酒调,空心下。

13004 五灵脂散(《脉因证治》卷上)

【组成】五灵脂(炒为末)

【用法】芎、归汤调下。

【主治】大便下血。

13005 五灵脂散(《杏苑》卷八)

【组成】五灵脂(去土石,用结块者,炒香为细末)

【用法】每服二钱,煎当归酒和童便调下。

【主治】血崩不止或月水淋沥。

13006 五灵脂散(《中医皮肤病学简编》)

【组成】五灵脂(水飞)31克 雄黄15克

【用法】上为细末。用酒调服6克,再将药末敷患部。

【主治】毒蛇咬伤。

13007 五君子煎(《景岳全书》卷五十一)

【组成】人参二三钱 白术 茯苓各二钱 炙甘草一钱 干姜(炒黄)一二钱

【用法】水一钟半煎服。

【主治】脾胃虚寒,呕吐泄泻而兼湿者。

13008 五枝洗剂(《中医皮肤病学简编》)

【组成】榆树枝 柳树枝 桑树枝 槐树枝 桃树枝

【用法】各取半尺长,如筷子粗细,剪碎。适量水煎,熏洗。

【主治】急性湿疹。

13009 五苓饮子

《朱氏集验方》卷二。为《伤寒论》"五苓散"之异名。见该条。

13010 五味子丸(方出《圣惠》卷六,名见《普济方》卷二十七)

【组成】砒霜一两(以熟绢裹。用大萝卜一枚,开一窍,入砒霜,又用萝卜塞却,以线缠系,纳铛中,以水入灯心五束,煮半日出之。取砒霜研令细,入后药用之) 五味子半两(捣末) 金箔五十片(研) 黄药半两(捣末) 银箔五十片(研) 绿豆粉一两 密陀僧半两(研) 腻粉一钱

【用法】上为末,煮枣肉为丸,如梧桐子大。食后以沙糖、温水研化一丸。

【主治】多年肺气,累疗不瘥,心膈烦热,喘促。

【备考】方中黄药,《普济方》作"黄柏"。

13011 五味子丸(《圣惠》卷二十六)

【组成】五味子一两 白茯苓一两 车前子一两半 巴戟一两 肉苁蓉二两(酒浸一宿,刮去皱皮,炙干) 菟丝子三两(酒浸三日,晒干,别捣罗为末)

【用法】上为末,炼蜜为丸,如梧桐子大。每服三十丸,空腹及晚食前以温酒送下。

【主治】❶《圣惠》：五劳六极七伤，虚损，肾气不足。❷《圣济总录》：肾劳虚损，精气不足，面黑耳聋，小便白浊

13012 五味子丸《圣惠》卷七十）

【组成】五味子一两 牡荆子一两 菟丝子一两（酒浸三日，晒干，别杵为末） 车前子一两 蒺藜子一两 薯蓣一两 石斛一两（去根，锉） 熟干地黄一两 杜仲一两（去皱皮，炙微黄，锉） 鹿茸一两（去毛，涂酥，炙令黄） 远志一两（去心） 附子三分（炮裂，去皮脐） 蛇床子三分 芎劳三分 山茱萸三分 天雄三分（炮裂，去皮脐） 人参三分（去芦头） 白茯苓一分 黄耆三分（锉） 牛膝三分（去苗） 桂心半两 肉苁蓉一两（酒浸一宿，刮去皱皮，炙干） 巴戟一两（去心） 钟乳粉二两

【用法】上为末，炼蜜为丸，如梧桐子大。每服三十丸，空心及晚食前以温酒送下。

【主治】妇人无子，皆因五劳七伤，虚羸百病所致。

13013 五味子丸《普济方》卷二十九引《护命》）

【组成】五味子 龙骨 牡蛎（火煅） 牛膝（酒浸，切，焙） 桂（去粗皮） 山茱萸 萆薢 白茯苓（去黑皮） 巴戟天（去心） 山芋 石斛（去根，锉） 续断 附子（炮裂，去皮脐）各半两 吴茱萸（汤洗，焙干，炒）一分

【用法】上为末，炼蜜为丸，如梧桐子大。每服四十丸，空心、日午、夜卧盐汤送下。见效即住药。

【主治】肾脏虚急，房色过度，阳气亏乏，关键不牢，真元失禁，精自流出。

13014 五味子丸《普济方》卷三十一引《护命》）

【组成】五味子 续断 牛膝（酒浸，切，焙） 附子（炮裂，去皮脐） 桂（去粗皮） 杜仲（去粗皮，炙，锉） 茴香子（炒） 白茯苓（去黑皮） 芎劳 当归（切，焙） 山芋 槟榔（锉，一方无槟榔，用木瓜） 吴茱萸（汤洗，焙炒） 细辛（去苗叶） 青橘皮（汤浸去白，焙）各一两（一方用川椒）

【用法】上为末，酒煮面糊为丸，如梧桐子大。每服二十丸至三十丸，空心盐汤送下。

【主治】肾脏虚冷，腹胁疼痛，胀满非时，足冷阴萎，行步无力。

13015 五味子丸《圣济总录》卷四十三）

【组成】五味子一两半 熟干地黄（焙） 肉苁蓉（酒浸，切，焙）各四两 牛膝（酒浸，切，焙） 菟丝子（酒浸，别捣） 泽泻 白茯苓（去黑皮） 巴戟天（去心） 赤石脂 山茱萸 杜仲（去粗皮，炙） 山芋 石膏（碎） 远志（去心） 柏子仁各二两

【用法】上为细末，炼密和捣，入真酥五两，再捣为丸，如梧桐子大。每服二十丸至三十丸，空心、日午温酒送下。

【功用】补虚损，去元脏久冷，上焦客热。

【主治】瘛，筋脉相引，健忘心忪。

13016 五味子丸《圣济总录》卷五十二）

【组成】五味子 菟丝子（酒浸，别捣） 鹿茸（去毛，酥炙） 巴戟天（去心） 肉苁蓉（酒浸，去皱皮，切，焙） 杜仲（去粗皮，炙，锉）各一两

【用法】上为末，炼蜜为丸，如梧桐子大。每服二十丸，空心温酒或盐汤送下。

【主治】肾脏虚损，精气衰竭，阳道痿弱，腰膝无力。

13017 五味子丸《圣济总录》卷五十三）

【组成】五味子 白茯苓（去黑皮） 前胡（去芦头）各一两 半夏（汤浸七遍去滑，焙） 麦门冬（汤浸，去心，焙） 山茱萸各半两 贝母三分

【用法】上为末，炼蜜为丸，如梧桐子大。每服三十丸，食前生姜汤送下，一日二次。

【主治】肾虚使人痰唾不休。

13018 五味子丸《圣济总录》卷五十三）

【组成】五味子 磁石（煅，醋淬七遍） 杜仲（去粗皮，炙，锉） 附子（炮裂，去皮脐）各一两 木香半两 青橘皮（汤浸，去白，炒） 茴香子（炒）各一两 龙骨（煅）半两

【用法】上为末，酒煮面糊为丸，如梧桐子大。每服三十丸，温酒送下。

【主治】膀胱虚冷，小便频数。

13019 五味子丸《圣济总录》卷五十四）

【组成】五味子五两 天门冬（去心，焙）三两 白芍药 防己 车前子各二两 槟榔（锉） 牵牛子（炒） 大黄（锉，炒） 消石（研）各一两

【用法】上为末，炼蜜为丸，如梧桐子大。每服十五丸，食后木香汤送下。稍增至三十丸，以知为度。

【主治】下焦热结。

13020 五味子丸《圣济总录》卷九十二）

【组成】五味子 石龙芮（炒） 乌头（炮裂，去皮脐） 石斛（去根） 萆薢 菟丝子（酒浸，别捣） 防风（去叉） 棘刺 小草 山芋 牛膝（去苗，酒浸，切，焙） 枸杞根（锉） 细辛（去苗叶）各一两 桂（去粗皮） 萎蕤 麦门冬（去心，焙） 干姜（炮） 厚朴（去粗皮，姜汁炙，锉）各半两

【用法】上为末，炼蜜为丸，如梧桐子大。每服三十丸，空心温酒送下。夜卧再服。渐加至五十丸。

【主治】虚劳，小便白浊，少腹拘急，梦寐失精，阴下湿痒。

13021 五味子丸《圣济总录》卷一八六）

【组成】五味子 熟干地黄（焙） 补骨脂（炒） 牛膝（去苗，酒浸，切，焙）各二两 杜仲（去粗皮，炙，锉） 石斛（去根） 山芋 海桐皮（锉） 黄耆（细锉）各一两 菟丝子六两（淘去浮者，酒浸三日，别捣取末三两） 天雄半两（炮裂，去皮脐）

【用法】上为细末，炼蜜为丸，如梧桐子大。每服三十丸，空心温酒送下。

【功用】补虚损，益气血，壮筋骨。

13022 五味子丸《本事》卷二）

【组成】五味子（拣）二两 桂心（不见心） 大杏仁（北来者，去皮尖，微炒） 青皮（去白） 细辛（去叶） 人参（去芦） 槟榔（煨）各一两 干姜（炮） 附子（炮，去皮脐）各半两

【用法】上为细末，炼蜜为丸，如梧桐子大。每服三四十丸，空心、食前酒或汤送下，一日三次。

【功用】平肺气，补虚消饮。

【方论选录】《本事方释义》：五味子气味咸酸微温，入足少阴；桂心气味甘辛热，入肝；杏仁气味苦辛微温，入手太

阴;青皮气味辛温,入肝胆;细辛气味辛温,入足少阴;人参气味甘温,入脾胃;槟榔气味苦辛温,入足太阴、太阳,能下气消积;炮干姜气味辛温,入脾;附子气味辛咸大热,入手足少阴。此因正气馁弱不振,致积饮停留,必辛甘温之守护中宫,而平肺消饮之品,各得展其技矣。

13023 五味子丸《本事》卷二)

【组成】五味子(拣) 川巴戟(酒浸,去心) 肉苁蓉(酒浸,水洗,焙干) 人参(去芦) 菟丝子(酒浸,晒干,用纸条子同碾为末) 熟地黄(酒洒,九蒸九晒,焙干) 覆盆子 白术 益智仁(炒) 土茴香(炒香) 骨碎补(洗,去毛) 白龙骨 牡蛎(盐泥固济,干,火烧通赤,去泥用)各等分

【用法】上为细末,炼蜜为丸,如梧桐子大,焙干。每服三十丸,空心、食前米饮送下,一日二、三次。

【功用】收敛精气,补真戢阳,充悦肌肤,进美饮食,止汗。

【主治】❶《本事》:虚劳肝肾俱虚者。❷《证治要诀》:每日五更初洞泄,服止泻药并无效者。

【方论选录】《本事方释义》:五味子气味酸咸微温,入足少阴;川巴戟气味甘温,入足少阴、厥阴;肉苁蓉气味咸温,入肾;人参气味甘温,入脾胃;菟丝子气味甘平,入脾肾;熟地黄气味甘苦微寒,入肾;覆盆子气味辛甘微温,入肝肾;白术气味甘温,入脾;益智仁气味辛温,入足太阴;茴香气味辛温,入肝肾;骨碎补气味苦温,入足少阴;白龙骨气味凉涩,入足少阴,能收敛浮越之气;牡蛎气味咸涩微寒,入足少阴。此方主治肝肾皆虚,精气不能收敛,肌肤不能润泽,补下药中必兼补中焦之品者,以精气必生于五谷也。

【备考】本方方名:《证治要诀类方》引作"五味丸"。

13024 五味子丸《普济方》卷三十三引《卫生家宝》)

【组成】五味子四钱半 续断一钱 山药七钱 人参六钱 菟丝子一钱 白茯苓一钱 山茱萸 柏子仁二钱 川芎一钱 牛膝半两 远志半两 龙骨半两(生用)

【用法】上为末,炼蜜为丸,如梧桐子大。每服三十丸,盐汤送下。

【功用】补心肾,久服行步如少年。

【主治】白浊。

【备考】方中山茱萸用量原缺。

13025 五味子丸《普济方》卷一五七引《卫生家宝》)

【组成】大罂粟壳(去瓤)四两(劈破,用白饧少许入水,将谷浴过令净,炒黄色) 五味子(新鲜者,去梗,须北方者为妙)二两

【用法】上为细末,拌匀,用白饧为丸,如弹子大。每服一丸,水一盏,捺破,煎六分,澄清,临睡温服,不拘时候。

【主治】嗽。

13026 五味子丸《普济方》卷二三三引《卫生家宝》)

【组成】五味子二两 续断二两 地黄一两 鹿茸一两(切片,酥炙) 附子一两(炮,去皮脐)

【用法】上为末,酒精为丸,如梧桐子大。每服二十丸,盐汤送下。

【主治】❶《普济方》引《卫生家宝》:虚劳羸瘦,短气,夜梦鬼交,骨肉烦痛,腰背酸痛,动辄微喘。❷《普济方》引《指南方》:房劳过度,精泄不禁。

13027 五味子丸《百一》卷四)

【组成】北五味子一裹(约二斤。拣净,用酒一斗浸一伏时,取出或晒或焙,碾为细末)

【用法】将所浸药酒熬成膏,搜前件药末为丸,如梧桐子大。每服百粒,空心,食前、临卧用盐汤、温酒任下。

【功用】明目下气,除烦止渴,养气血,活经络。

【备考】浸药酒不用绿豆曲者,恐解药力。

13028 五味子丸《御药院方》卷六)

【组成】苁蓉 蛇床子(炒) 菟丝子 远志(去心) 五味子各四两

【用法】上为细末,酒面糊为丸,如梧桐子大。每服四十丸,空心温酒送下。

【功用】收敛精气,补阴养阳,充悦肌肤,进美饮食。

【主治】肝肾俱虚。

13029 五味子丸《医方大成》卷七)

【组成】阿胶(蚌粉炒) 熟地黄(洗)各一两 白茯苓(去皮) 麦门冬(去心)各半两 山药 五味子(炒)各二两 贝母(炒) 柏子仁 人参各一两 百部 茯神(去皮木) 远志(去苗,取根上皮) 防风(去芦) 杜仲(去皮)二两(姜汁浸,炒去丝)

【用法】上为细末,炼蜜为丸,如弹子大。每服一丸,食后姜汤嚼下。

【主治】心肝二经蕴积风邪,并肾脏虚耗,眼目昏暗,或生翳膜。

13030 五味子丸《普济方》卷三十三引《经验良方》)

【组成】五味子一两(炒赤)

【用法】上为末,醋糊为丸。每服三十丸,醋汤送下;泻用蕲艾汤送下。

【主治】白浊及肾虚,两腰及背脊穿痛。

13031 五味子丸《普济方》卷一八〇引《经验良方》)

【组成】五味子四两 熟地黄六两 肉苁蓉八两 菟丝子二两(酒浸,蒸)

【用法】上为末,酒煮山药末为糊为丸,如梧桐子大。每服二三十丸,米饮送下。

【主治】禀赋弱,小便数亦不禁。

13032 五味子丸《普济方》卷四十三)

【组成】五味子(炒) 覆盆子(去蒂) 仙灵脾各一两

【用法】上为末,炼蜜为丸,如梧桐子大。每服二十丸,空心、食前生姜、腊茶送下。加至三十丸。

【功用】顺气。

【主治】三焦咳,腹满不欲食。

13033 五味子丸《医学正传》卷二)

【组成】五味子五钱 甘草一钱半 五倍子 风化消各一钱

【用法】上为末,炼蜜为丸。嚼化。

【功用】劫咳嗽。

【备考】本方原名五味子汤,与剂型不符,据《医统》改。

13034 五味子丸《准绳·类方》卷六)

【组成】人参 五味子 破故纸(炒) 白术各二两 山药(炒) 白茯苓各一两半 吴茱萸 川巴戟(去心) 肉果(面裹煨)各一两 龙骨(煅)五钱

【用法】上为末,酒糊为丸,如梧桐子大。每服七十丸,

空心盐汤送下。

【主治】下元虚寒,火不生土,及肾中之土不足,以致关门不闭,名曰肾泄,亦名脾肾泄。

13035 **五味子丸**(《症因脉治》卷四)

【组成】人参　白术　山药　五味子　补骨脂　肉果　益智仁

【主治】脾肾俱虚泄泻,每至五更,即连次而泻,或当脐作痛,痛连腰背,腹冷膝冷,尺中皆软。

13036 **五味子汤**(方出《肘后方》卷三,名见《圣济总录》卷三十二)

【组成】甘草一两　桂二两　五味子二两　杏仁三十枚　生姜八两(切)

【用法】以水七升,煮取二升,分二次服。

【主治】❶《肘后》:卒中冷,声嘶哑者。❷《圣济总录》:伤寒后外邪客于肺,卒失音。

13037 **五味子汤**(《张文仲方》引《隐居效方》(见《外台》卷三十五)

【异名】五味子散(《圣惠》卷八十二)。

【组成】五味子　当归　芍药　白术各四分　甘草(炙)　桂心各二分

【用法】上切。以水一升,煎取五合,分服之。

【主治】小儿夜啼不安,此腹痛,故至夜辄剧。

13038 **五味子汤**(《外台》卷九引《深师方》)

【组成】五味子二两　桂心　甘草(炙)　细辛各一两　干姜三两　紫菀二两(一方一两)　大枣二十枚(擘)　麻黄二两(去节)

【用法】上切。以水八升,煮取三升,分三次服。无干姜,生姜亦得。

【主治】❶《外台》引《深师方》:咳嗽短气不得息,发热,胸苦满,不得饮食。❷《圣济总录》:肺中寒,涕唾稠浊。

【宜忌】忌海藻、菘菜、生菜、生葱。

13039 **五味子汤**(《外台》卷十六引《删繁方》)

【组成】五味子　甘草(炙)　紫菀　桂心　附子(炮)　麻黄(去节)　干姜　芎劳各二两　细辛一两　干枣二十枚(擘)

【用法】上切,以水九升,煮取三升,去滓,分三次服。

【主治】气极伤风,肺虚咳,气短不得息,胸中迫急。

【宜忌】忌海藻、菘菜、猪肉、生葱、生菜。

13040 **五味子汤**(《外台》卷九引《古今录验》)

【异名】五味子散(《圣惠》卷四十六)。

【组成】五味子一两　前胡三两　紫菀　甘草(炙)　桂心　生姜各二两　枣三十枚(劈)　山茱萸三两

【用法】上切,以水一斗,煮取七升,绞去滓,每服一升,日三夜二。

【主治】逆气咳嗽,胸膈中寒热,短气不足。

【宜忌】忌生葱、海藻、菘菜。

【备考】《广济方》用橘皮,不用山茱萸。

13041 **五味子汤**(《千金》卷五)

【组成】五味子十铢　甘草　当归各十二铢　大黄六铢　芒消五铢　麦门冬　黄芩　前胡各六铢　石膏一两　黄连六铢

【用法】上㕮咀。以水三升,煮取一升半,每服二合。

得下便止。

【主治】小儿伤寒,病久不除,愈后复剧,瘦瘠骨立。

【方论选录】《千金方衍义》:小儿伤寒,病久不除,或愈后复剧,此必邪从火化而陷伏不解,所以瘦瘠骨立,非急投三黄下夺无以泄之;三黄不逮,济以芒消、石膏;其前胡、麦冬、五味、甘草、当归以滋津气之燥。在婴儿固合剂,以元神未动,不虑其引邪内贼也。

13042 **五味子汤**(《千金》卷五)

【组成】五味子　当归各半两　麻黄　干姜　桂心　人参　紫菀　甘草各六铢　细辛　款冬花各三铢　大黄一两半(一方无款冬、大黄,有大枣三枚)

【用法】上㕮咀。以水二升半,煮取九合,去滓。儿六十日至百日,一服二合半;一百日至二百日,一服三合。其大黄别浸一宿下。

【主治】小儿风冷入肺,上气气逆,面青喘迫,咳嗽昼夜不息,食则吐不下。

【方论选录】《千金方衍义》:小儿风冷入肺咳嗽,用麻、桂、干、辛、款冬、甘、菀当矣。以其有面青、喘迫、吐逆不下,知肺胃之气大虚,非藉人参不能安其胃气;非藉白术不能止其吐逆;非藉五味不能敛其喘迫;盖小儿面青逆冷,必非伏热假象,但其咳嗽昼夜不息,必有乳癖留滞于中,若系虚嗽,火动则剧,火静则止,定属虚中挟痰之象无疑,非藉大黄不能涤其乳癖;非藉当归不能和其血气。

【备考】按:本方方名,《外台》引作"五味汤"。

13043 **五味子汤**(《千金》卷十八)

【组成】五味子　桔梗　紫菀　甘草　续服各二两　地黄　桑根白皮各五两　竹茹三两　赤小豆一升

【用法】上㕮咀。以水九升,煮取二升七合,分三次服。

【主治】❶《千金》:唾中有脓血,牵胸胁痛。❷《准绳·类方》:咳嗽,皮肤干燥。

【方论选录】《千金方衍义》:此火乘于肺,所以唾中有脓血,而胸胁牵痛乃血不荣筋之故,故用五味、紫菀滋培津血,桔梗、桑皮疏泄肺气,竹茹、小豆清膈上火,生地逐伤中血,川断通行经络,甘草平调中气。不独为火乘肺气之专药,并可为热伤肺痿之神丹。

13044 **五味子汤**(《外台》卷十引《广济方》)

【组成】五味子三两　大枣五十枚(擘)　桑根白皮一升　藁本二两　钟乳三两　款冬花二两　鸡苏二两

【用法】上切。以水九升,煮取三升,分三次温服。每服如人行七八里,进一服。

【主治】肺气不足,寒从背起,口如含霜雪,语无声音,剧者吐血,苦寒。

【宜忌】忌猪、鱼、炙肉、热面、陈臭等物。

13045 **五味子汤**(《普济方》卷三十四引《护命》)

【组成】五味子　白茯苓(去皮)　人参　芎劳　远志(去心)　酸枣仁　熟地黄(焙)　麦门冬各一分(去心)　桑寄生五钱

【用法】上为末。每服三钱,水一盏,加大枣二枚,煎七分,任意服。

【主治】胆虚冷,头痛,心中惊悸,睡卧不安,常如人将捕之,精神不守。

13046 **五味子汤**(《活人书》卷十七)

【异名】加味生脉散(《医学入门》卷四)。

【组成】人参一分　五味子半两　麦门冬(去心)一分　杏仁(去皮尖)一分　橘皮(去白)一分

【用法】上锉,如麻豆大。加生姜十片,枣子三枚,以水三大白盏,煎至一盏半,去滓,分二次服。

【主治】伤寒、痘疹、产后等见气虚喘促咳嗽,脉伏而厥者。

❶《活人书》:伤寒喘促,脉伏而厥。❷《医方类聚》引《伤寒心要》:汗下后,气闭咳嗽。❸《丹溪心法》:虚喘脉微,色青黑,四肢厥,小便多。❹《准绳·幼科》:痘疹喘促咳嗽。❺《准绳·女科》:产后喘促,脉伏而厥。

【备考】《济阴纲目》汪箕笺:此补肺法,果虚者宜之。

13047　五味子汤(方出《本草衍义》卷八,名见《普济方》卷二六七)

【异名】五味子煎(《寿亲养老》卷四)。

【组成】五味子(方红熟时采)

【用法】蒸烂,研滤汁,去子,熬成稀膏,量酸甘,入蜜,再上火,待蜜熟,俟冷,器中贮,作汤服。

【主治】肺虚寒。

13048　五味子汤(《圣济总录》卷十九)

【组成】五味子三两　紫苏子(炒)八两　麻黄(去根节)　细辛(去苗叶)　紫菀(去苗土)　黄芩(去黑心)　甘草(炙)各二两　人参　桂(去粗皮)　当归(焙)各一两　半夏(汤洗去滑七遍)三两

【用法】上为粗末。每服四钱匕,水一盏,加生姜五片,同煎至六分,去滓温服,不拘时候。

【主治】肺痹,上气发咳。

13049　五味子汤(《圣济总录》卷二十八)

【组成】五味子(炒)一两　附子(炮裂,去皮脐)　木香　槟榔各三分　白术　桂(去粗皮)　干姜(炮)　甘草(炙)各半两

【用法】上锉,如麻豆大。每服五钱匕,水一盏半,煎至八分,去滓,食后温服,晚再服。

【主治】伤寒柔痉,汗出,身体强直,手足多寒。

13050　五味子汤

《圣济总录》卷四十八。为《医方类聚》卷十引《简要济众方》"马兜铃散"之异名。见该条。

13051　五味子汤(《圣济总录》卷四十九)

【组成】五味子　款冬花(去梗)　桂(去粗皮)　人参各二两　麦门冬(去心,焙)　桑根白皮各三两

【用法】上㕮咀,如麻豆大。每服六钱匕,水二盏,加生姜(和皮)五片,大枣二枚(擘破),粳米三十粒,同煎至一盏,去滓,空心、食前温服,一日三次。

【主治】肺痿,小便数。

13052　五味子汤(《圣济总录》卷六十五)

【组成】五味子　蒺藜子(炒,去角)　麻黄(去根节,炒,掠去沫,焙)　桑根白皮(锉)　白石脂　杏仁(去皮尖双仁,炒)　百合各一两半　贝母(煨,去心)　款冬花　枳壳(去瓤,麸炒)　紫菀(去苗土)　柴胡(去苗)各一两　旋覆花　桂(去粗皮)各半两

【用法】上为粗末。每服五钱匕,水一盏半,加生姜五片,粳米五十粒,煎取八分,去滓温服,不拘时候。

【主治】咳嗽昼减夜加,不得眠睡,食即吐逆。

13053　五味子汤(《圣济总录》卷六十五)

【组成】五味子(炒)　人参　黄耆(锉)　阿胶(炒令燥)　桂(去粗皮)　熟干地黄(焙)各半两　紫菀(去苗土)　干姜(炮裂)　杏仁(汤浸,去皮尖双仁,炒)各一分　白术　紫苏叶各一分半

【用法】上为粗末。每服三钱匕,水一盏,煎至七分,去滓温服,不拘时候,一日三次。

【主治】肺感寒,咳嗽不止。

13054　五味子汤(《圣济总录》卷六十六)

【异名】五味子散(《鸡峰》卷十一)。

【组成】五味子(炒)　人参　桑根白皮(炙,锉)　麦门冬(去心,焙)　防风(去叉)　麻黄(去根节)　细辛(去苗叶)　甘草(炙,锉)　白前　杏仁(汤浸,去皮尖双仁,麸炒)　枳壳(去瓤,麸炒)各半两　甜葶苈(隔纸炒)三分

【用法】上为粗末。每服三钱匕,水一盏,加生姜三片,同煎至七分,去滓,食后、临卧温服。

【主治】咳嗽上气,语声不出,心胸痞闷,头昏痰涎,小便赤涩。

13055　五味子汤

《圣济总录》卷六十七。为《圣惠》卷四十二"五味子散"之异名。见该条。

13056　五味子汤(《圣济总录》卷八十六)

【组成】五味子二两　白术　紫苏茎叶　桔梗(锉,炒)各一两　半夏(汤洗七遍,焙干)半两

【用法】上为粗末。每服三钱匕,水一盏,加生姜五片,大枣二枚(擘破),同煎至七分,去滓温服,不拘时候。

【主治】肺劳虚损,肠鸣腹痛,气逆喘闷。

13057　五味子汤

《圣济总录》卷八十八。为《圣惠》卷二十九"五味子散"之异名。见该条。

13058　五味子汤(《圣济总录》卷九十一)

【组成】五味子(炒)　黄耆(锉)　枳壳(去瓤,麸炒)　大腹(微煨,锉)　桑根白皮(炙,锉)　白术　桂(去粗皮)　槟榔(煨)　陈橘皮(汤浸去白,炒)各一两　厚朴(去粗皮,生姜汁炙熟)　防己各一两半

【用法】上为粗末。每服三钱匕,水一盏半,煎至七分,去滓,空心温服,日晚再服。微利即止。

【主治】虚劳,四肢浮肿,气急,大小便不利,坐卧不安。

13059　五味子汤(《圣济总录》卷一一六)

【组成】五味子　山芋各一两　半夏(汤洗去滑)三分　鹿茸(酒浸一宿,酥炙)　白术(米泔浸一宿,锉,炒)各一分　附子(炮裂,去皮脐)　牛膝(酒浸,切,焙)　甘草(炙,锉)　槟榔(锉)　熟干地黄(焙)　干姜(炮裂)各半两　白豆蔻(去皮)　木香　丁香各一分　白茯苓(去黑皮)三分

【用法】上为粗末。每服二钱匕,水一盏,煎至七分,去滓,空心温服。

【主治】鼻出清涕。

13060　五味子汤(《圣济总录》卷一二三)

【组成】五味子(炒)一两半　干姜(炮)　麦门冬(去心,焙)　桂(去粗皮)各一两　桑根白皮(锉,炒)三两　粳米(炒)一合

【用法】上为粗末。每服三钱匕,水一盏,煎至五分,去滓温服,一日三次,不拘时候。

【主治】咽喉中生,结肿疼痛,妨害饮食。

13061　五味子汤

《圣济总录》卷一六八。为《幼幼新书》卷十四引《婴孺方》"五味汤"之异名。见该条。

13062　五味子汤（《圣济总录》卷一七五）

【组成】五味子　桂(去粗皮)　干姜(炮)各等分

【用法】上为粗末。每服一钱匕,水七分,煎至四分,去滓温服。

【主治】小儿暴嗽。

13063　五味子汤（《圣济总录》卷一八三）

【组成】五味子(炒)　前胡(去芦头)　当归(切,焙)　黄耆(炙,锉)　生干地黄(焙)　人参各一两　小麦一合　黄芩(去黑心)　麦门冬(去心,焙)各一两半　甘草(炙,锉)三分　桂(去粗皮)　升麻各半两

【用法】上为粗末。每服五钱匕,以水二盏,加大枣一枚(擘破),生姜三片,煎至一盏,去滓温服,空心、日午各一次。

【主治】乳石发为痈疽。

13064　五味子汤（《圣济总录》卷一八七）

【组成】五味子　人参　诃黎勒皮(炒)　白术　白茯苓(去黑皮)　桔梗(炒)　枳壳(麸炒,去瓤)　前胡(去苗土)　贝母(去心,炒)　陈橘皮(汤浸去白)　甘草(炙)　半夏(生姜汁和作曲,焙干)各一两　麦门冬(去心,焙)　干姜(炮裂)　桂(去粗皮)各半两

【用法】上为粗末。每服三钱匕,水一盏,加生姜一枣大(切),煎至七分,去滓温服。

【功用】利胸膈,和脾肺气,止嗽思食。

【主治】痰盛,心经虚热,咽喉干燥,舌涩壅闷,口内生疮。

13065　五味子汤

《宣明论》卷九。为《局方》卷十"五味汤"之异名。见该条。

13066　五味子汤（《三因》卷五）

【组成】五味子　附子(炮,去皮脐)　巴戟(去心)　鹿茸(燎去毛,酥炙)　山茱萸　熟地黄　杜仲(制炒)各等分

【用法】上锉散。每服四钱,水一盏半,加生姜七片,盐少许,煎七分,去滓,食前服。

【主治】肾虚坐卧湿地,腰膝重着疼痛,腹胀满,濡泄无度,行步艰难,足痿清厥,甚则浮肿,面色不常,或筋骨并辟,目视脘脘,膈中咽痛。

13067　五味子汤（《三因》卷十二）

【组成】陈橘皮二两　麻黄(去节)　甘草(炙)　杏仁(去皮尖,麸炒)　五味子　白茯苓各一两

【用法】上为末。每服二钱,水一盏,煎七分,去滓,食后、临卧带热服,一日三次。

【主治】秋、冬之交,皮肤为寒湿所搏,寒气内折,咳嗽昼夜不已。

13068　五味子汤（《百一》卷五）

【组成】橘皮三两(去白)　甘草一两半(炙)　麻黄四两(去根节)　真北五味子　杏仁各二两(麸炒,去皮尖)

【用法】上为粗末。每服二大钱,水一盏半,煎至七分,去滓,通口服,不拘时候。

【主治】寒喘。

【加减】如喘甚,加药末,入马兜铃、桑白皮同煎;夏月减麻黄一两。

【临床报道】喘:滁阳高司法,名申之,每苦喘疾,发甚时,非此药不能治。

13069　五味子汤（《外科精要》卷下）

【组成】五味子一两　黄耆(炒)三两　人参二两　麦门冬一两　粉草(炙)五钱

【用法】上每服五钱,水煎,日夜服五七剂。

【主治】❶《外科精要》:痈疽,肾水枯涸,口燥舌干。❷《普济方》:肾水枯竭,运用不上,致令口中干燥,舌上坚硬,或如鸡内金。

13070　五味子汤（《直指》卷八）

【组成】北五味子　杏仁(去皮,麸炒)　橘红各一两　麻黄(去节)一两半　甘草(炙)　生干姜　辣桂各半两

【用法】上为粗末。每服二钱半,加苏叶三片,水煎服。

【主治】寒喘。

【加减】肺虚,加炒阿胶;喘甚,加马兜铃。

13071　五味子汤（《朱氏集验方》卷五）

【组成】五味子　胡桃肉各一两半　生姜五两(去皮)　甘草　杏仁各一两

【用法】上将五味子四味于钵中研烂如泥,同甘草末再研令得所,入瓷盒中,取沸汤调服。加人参尤妙。

【功用】益肺。

【主治】寒嗽。

13072　五味子汤（《饮膳正要》卷二）

【组成】北五味一斤(净肉)　紫苏叶六两　人参四两(去芦,锉)　沙糖二斤

【用法】上药用水二斗,熬至一斗,滤去滓,澄清;任意服之。代葡萄酒饮。

【功用】生津止渴,暖精益气。

13073　五味子汤（《普济方》卷一三九）

【组成】五味子　紫菀(取茸)各一两　桔梗　续断　竹茹　桑白皮　人参　知母　熟地黄　甘草各一两

【用法】以水六升,煮取三升,去滓,温服七合,一日三次。

【主治】伤中唾血,胁下痛,身热不解。

13074　五味子汤（《奇效良方》卷一）

【异名】五味汤(《嵩崖尊生》卷十)。

【组成】五味子　杏仁(炒,去皮尖)　桂心各一钱　防风(去芦)　甘草(炙)　赤芍药　川芎各二钱　川椒三分

【用法】上作一服。水二钟,煎一钟,不拘时候服。

【主治】肺脏中风,多汗恶风,时咳短气,昼愈夜甚,其状偃卧胸满,息促冒闷,其鼻两边,下至于口,上至于眉白色。

【方论选录】《医略六书》:风中肺脏,卫外不密而真阳暗虚,故多汗恶风,喘咳短气焉。五味、桂心温营气以收肺,白芍、防风敛营血以祛风,杏仁降逆气,炙草缓中州,川椒补真火以纳气也,俾气顺痰消,则肺叶宁而呼吸有权,何患喘咳短气乎?此敛散合用之剂,为阳虚风中肺脏,喘咳多汗之

专方。

13075 五味子汤《奇效良方》卷三十二）

【组成】五味子 紫苏 麻黄 细辛 赤茯苓 紫菀 黄芩 陈皮 桑白皮 官桂 葶苈 半夏 甘草各等分

【用法】上㕮咀。每服五钱，水二盏，加生姜半分，煎至一盏，食后服。

【主治】肺痈。

13076 五味子汤《准绳·幼科》卷五）

【组成】五味子一钱半 人参一钱 麦门冬 杏仁各二钱

【用法】上加生姜三片，大枣三枚，水煎服。

【主治】❶《准绳·幼科》：小儿痘疹收靥后喘促而厥。❷《治疹全书》：痘疹热毒壅迫而不得发散，喘促而厥。

13077 五味子汤《杏苑》卷七）

【组成】五味子 人参 麦门冬 陈皮各等分

【用法】上㕮咀。水煎熟，温服。

【主治】喘促脉大而厥。

13078 五味子汤《外科活人定本》卷一）

【组成】川牛膝 防己 槟榔 赤芍药 五味子 牛蒡子各等分

【用法】水煎，空腹服。

【主治】足跟发，初起发痒。

13079 五味子汤《医方集解》）

【组成】生脉散加陈皮 甘草

【主治】肺虚少气，咳嗽自汗。

【备考】本方改为丸剂，名"补气丸"（见原书）。

13080 五味子汤 《杂病源流犀烛》卷一。为《嵩崖尊生》卷七"五味汤"之异名。见该条。

13081 五味子汤《杂病源流犀烛》卷七）

【组成】五味 山萸 龙骨 牡蛎 首乌 远志 五倍子 地骨皮

【主治】肾虚而汗。

13082 五味子饮《圣济总录》卷二十四）

【组成】五味子（炒） 麻黄（去根节，汤煮，掠去沫，焙） 阿胶（炙燥） 陈橘皮（汤浸去白，焙）各一两 甘草（炙，锉） 杏仁（汤浸，去皮尖双仁，炒）各半两

【用法】上为粗末。每服三钱匕，水一盏，加生姜三片，同煎至六分，去滓温服，不拘时候。

【主治】伤寒咳嗽。

13083 五味子酒《圣济总录》卷九）

【组成】五味子一两 防风（去叉）一两 枸杞子（用根白皮，锉）一两 牛膝一两 牡丹（去心）一落 肉苁蓉（切，炒）一两 黄芩（去黑心）一两 白术一两 丹参（去土苗，微炙）一两 当归（切，焙）一两 五加皮（锉）一两 泽泻一两 甘草（炙，锉）一两 枳壳（麸炒，去瓤）一两 桂（去粗皮）一两 厚朴（去粗皮，涂姜汁炙五遍）一两 知母（焙）一两 细辛（去须叶，轻炒）一两 白芷（炒）一两

【用法】上锉，如麻豆大，生绢囊盛，用好酒二斗，密封浸，经七日。每服五合，空心、午时、夜卧温服。久服渐加至七合、一升，勿令醉吐。

【主治】荣虚卫实，肌肉不仁，病名肉苛。

13084 五味子汤《圣惠》卷六）

【组成】五味子一两 白石英一两（细研如粉） 钟乳粉一两 桂心一两 桑根白皮一两（锉） 紫菀三分（洗，去苗土） 紫苏子一两（微炒） 麦门冬一两（去心） 陈橘皮一两半（汤浸，去白瓤，焙） 杏仁三十枚（汤浸，去皮尖双仁，麸炒微黄）

【用法】上为散。每服四钱，以水一中盏，加生姜半分，大枣三枚，糯米五十粒，煎至六分，去滓温服，不拘时候。

【主治】肺气不足，心胸烦满，喘促咳嗽。

13085 五味子散《圣惠》卷六）

【组成】五味子半两 桂心一两 附子一两（炮裂，去皮脐） 款冬花半两 桔梗半两（去芦头） 紫苏茎叶一两 干姜半两（炮裂，锉）

【用法】上为散。每服三钱，以水一中盏，加大枣三枚，煎至六分，去滓，不拘时候稍热服。

【主治】肺伤风冷，背寒，语声嘶不出，咳嗽气急。

13086 五味子散《圣惠》卷十四）

【组成】五味子三分 细辛一分 贝母半两（煨令微黄） 柴胡半两（去苗） 桑根白皮三分（锉） 射干半两 陈橘皮一分（汤浸，去白瓤，焙） 甘草一分（炙微赤，锉）

【用法】上为散。每服四钱，以水一中盏，加生姜半分，煎至六分，去滓，不拘时候温服。

【主治】伤寒后，肺痿上气，痰嗽，多唾稠粘，胸膈不利。

13087 五味子散《圣惠》卷二十）

【组成】五味子一两 白石英一两 钟乳一两 款冬花半两 陈橘皮三分（汤浸，去白瓤，焙） 桂心一两 赤茯苓一两 麦门冬半两（去心） 紫菀半两（洗去苗土） 紫苏子一两（微炒） 杏仁一两（汤浸，去皮尖双仁，麸炒微黄） 人参一两（去芦头）

【用法】上为散。每服三钱，以水一中盏，加生姜半分，大枣三枚，煎至六分，去滓，不拘时候稍热服。

【主治】风冷入肺，咳逆短气，语无音声，舌干而渴。

13088 五味子散《圣惠》卷二十六）

【组成】五味子一两 白术一两 紫苏子一两（微炒） 附子一两（炮裂，去皮脐） 桂心一两 半夏半两（汤洗七遍去滑） 诃黎勒一两半（煨，用皮） 桔梗一两（去芦头） 木香半两

【用法】上为粗散。每服三钱，以水一中盏，加仓米半匙，生姜半分，大枣三枚，煎至六分，去滓，不拘时候温服。

【主治】肺虚劳损，肠鸣切痛，胸胁逆满，气喘。

13089 五味子散《圣惠》卷二十六）

【组成】五味子二两 诃黎勒一两半（煨，用皮） 紫菀一两（洗去苗土） 桂心一两 麻黄一两（去根节） 干姜半两（炮裂，锉） 前胡一两（去芦头） 细辛一两 款冬花一两 木香半两 甘草半两（炙微赤，锉）

【用法】上为散。每服四钱，以水一中盏，加生姜半分，大枣三枚，煎至六分，去滓，不拘时候温服。

【主治】气极，寒伤于肺，咳嗽短气，不得息，胸中迫急。

13090 五味子散《圣惠》卷二十七）

【异名】紫菀汤（《圣济总录》卷八十八）。

【组成】五味子 紫菀（去苗土） 前胡（去芦头） 陈橘皮（汤浸，去白瓤，焙） 人参（去芦头） 白术 麦门冬（去心）各一两 桂心三分 甘草半两（炙微赤，锉）

【用法】上为散。每服四钱,以水一中盏,加生姜半分,大枣三枚,煎至六分,去滓温服,一日三四次。

【主治】虚劳咳嗽,胸中寒热,短气不足。

13091 **五味子散**《《圣惠》卷二十七》

【组成】五味子三分 酸枣仁二两(微炒) 人参一两(去芦头) 白术一两 甘草半两(炙微赤,锉) 黄耆一两(锉) 诃黎勒皮一两 柴胡一两(去苗)

【用法】上为粗散。每服三钱,以水一中盏,加生姜半分,煎至六分,不拘时候温服。

【主治】虚劳烦热,不得睡眠,胁下气上攻,心闷。

13092 **五味子散**《《圣惠》卷二十九》

【异味】五味子汤《《圣济总录》卷八十八》。

【组成】五味子一两 诃黎勒皮一两 人参三分(去芦头) 枳壳三分(麸炒微黄,去瓤) 前胡一两(去芦头) 陈橘皮半两(汤浸,去白瓤,焙) 紫苏茎叶三分 大腹皮三分(锉) 麦门冬一两(去心) 半夏半两(汤洗七遍去滑) 甘草三分(炙微黄,锉)

【用法】上为散。每服四钱,以水一中盏,加生姜半分,煎至六分,去滓,不拘时候温服。

【主治】虚劳气壅,胸膈不利,喘急,每唾稠黏,不思饮食。

13093 **五味子散**《《圣惠》卷三十》

【组成】五味子半两 续断半两 人参三分(去芦头) 紫苏子三分 钟乳粉一两 半夏一两(汤洗七遍去滑) 白茯苓一两 陈橘皮三分(汤浸,去白瓤,焙) 白术三分 桂心半两 黄耆一两(锉) 熟干地黄一两 甘草半两(炙微赤,锉) 紫菀半两(洗去苗土)

【用法】上为粗散。每服三钱,以水一中盏,加姜半分,大枣三枚,煎至六分,去滓,不拘时候温服。

【主治】虚劳上气,四肢羸弱,不能饮食。

13094 **五味子散**《《圣惠》卷四十二》

【组成】五味子一两 麻黄二两(去根节) 甘草一两(炙微赤,锉) 细辛一两 贝母一两(煨微黄)

【用法】上为散。每服五钱,以水一大盏,煎至五分,去滓,不拘时候温服。

【主治】卒上气,奔喘。

13095 **五味子散**《《圣惠》卷四十二》

【组成】五味子三分 陈橘皮三分(汤浸,去白瓤,焙) 紫菀一两(洗去苗土) 贝母三分(煨微黄) 杏仁一两(汤浸,去皮尖双仁,麸炒微黄) 麻黄一两(去根节) 麦门冬三分(去心) 甘草半两(炙微赤,锉) 赤茯苓三分 柴胡三分(去苗)

【用法】上为散。每服五钱,以水一大盏,加生姜半分,煎至五分,去滓,不拘时候温服。

【主治】上气喘促,不得睡卧。

13096 **五味子散**《《圣惠》卷四十二》

【异名】五味子汤《《圣济总录》卷六十七》。

【组成】五味子一两 木香半两 诃黎勒皮一两 甘草半两(炙微赤,锉) 前胡一两(去芦头) 陈橘皮一两(汤浸,去白瓤,焙) 桂心三分 半夏三分(汤洗七遍去滑)

【用法】上为散。每服五钱,以水一大盏,加生姜半分,大枣三枚,煎至五分,去滓温服,一日三四次。

【主治】肺实,胸中短气,上焦壅滞,不思饮食。

13097 **五味子散**《《圣惠》卷四十六》

【组成】五味子一两 桂心一两 甘草三分(炙微赤,锉) 细辛三分 干姜二分(炮裂,锉) 紫菀三分(去苗土) 麻黄三分(去根皮) 陈橘皮半两(汤浸,去白瓤,焙)

【用法】上为散。每服三钱,以水一中盏,加大枣一枚,煎至六分,去滓温服,一日三次。

【主治】气嗽,胸满短气,不欲饮食。

13098 **五味子散**

《圣惠》卷四十六。为《外台》卷九引《古今录验》"五味子汤"之异名。见该条。

13099 **五味子散**《《圣惠》卷七十》

【组成】五味子三分 半夏半两(汤洗七遍,去滑,焙过) 紫菀半两(洗去苗土) 枇杷叶半两(拭去毛,炙微黄) 前胡三分(去芦头) 陈橘皮三分(汤浸,去白瓤,焙) 桔梗半两(去芦头) 杏仁半两(汤浸,去皮尖双仁,麸炒微黄) 诃黎勒皮三分 赤茯苓三分 枳壳半两(麸炒微黄,去瓤) 甘草半两(炙微赤,锉)

【用法】上为散。每服三钱,以水一中盏,加生姜半分,煎至六分,去滓,不拘时候温服。

【主治】妇人心胸痰壅,时有喘促,咳嗽,不欲饮食。

13100 **五味子散**《《圣惠》卷七十八》

【组成】五味子 人参(去芦头) 当归(锉,微炒) 黄耆(锉) 芎藭 白茯苓各一两

【用法】上为粗散。每服三钱,以水一中盏,加生姜半分,煎至六分,去滓,不拘时候温服。

【主治】产后虚喘,气少不足,四肢羸困,不欲饮食。

13101 **五味子散**《《圣惠》卷七十八》

【组成】五味子三分 诃黎勒皮一两 人参一两(去芦头) 桂心半两 熟干地黄一两 菖蒲半两 白茯苓一两 黄耆三分(锉) 钟乳粉一两

【用法】上为散。每服四钱,以水一中盏,加生姜半分,大枣三枚,煎至六分,去滓,不拘时候温服。

【主治】产后血海气虚,上攻于肺,时或喘促,不欲饮食,四肢乏力。

13102 **五味子散**

《圣惠》卷八十二。为《张文仲方》引《隐居效方》(见《外台》卷三十五)"五味子汤"之异名。见该条。

13103 **五味子散**

《圣惠》卷八十三。为《外台》卷三十六引《小品方》"七物小五味子汤"之异名。见该条。

13104 **五味子散**《《圣惠》卷八十四》

【组成】五味子一分 甘草半分(炙微赤,锉) 当归一分(锉碎,微炒) 人参一分(去芦头) 白术一分 麦门冬半两(去心,焙) 赤茯苓一分 桔梗一分(去芦头) 前胡一分(去芦头) 黄芩一分

【用法】上为粗散。每服一钱,以水一小盏,煎至五分,去滓温服,一日三四次。

【主治】小儿寒热往来,不欲乳食,羸瘦,心腹胀。

13105 **五味子散**《《幼幼新书》卷七引万全方》

【组成】五味子 当归(微炒) 赤芍药 白术各半两 茯神 陈皮 桂心 甘草(炙)各一分

【用法】每用散一钱,水一盏,煎五分,去滓温服。

【主治】小儿夜啼及肠痛,至夜辄极,状似祟。

13106 五味子散《圣济总录》卷六十五)

【组成】五味子 黄耆(细锉)各三分 甘草(炙,锉)一分 人参 桂(去粗皮) 羌活(去芦头) 干姜(炮) 细辛(去苗叶) 附子(炮裂,去皮脐) 白术各半两

【用法】上为散。每服二钱匕,生姜、乌梅汤调下。

【主治】咳嗽,鼻塞清涕,颤掉缓弱,少气不足,时时欲呕。

13107 五味子散

《鸡峰》卷十一。为《圣济总录》卷六十六"五味子汤"之异名。见该条。

13108 五味子散《本事》卷四)

【异名】溏泄散(《仙拈集》卷一)。

【组成】五味子二两(拣) 吴茱萸半两(细粒,绿色者)

【用法】上药同炒香熟为度,研细末。每服二钱,陈米饮送下。

【主治】❶《本事》:肾泄。❷《医略六书》:五更泄泻,腹痛,脉弱者。

【方论选录】❶《济阳纲目》:五味子以强肾水,补养五脏;吴茱萸除脾中之湿,湿少则脾健,脾健则制水不走。❷《医略六书》:肾虚木旺,腹痛泄泻每于五更寅卯之时,可知寅卯属木,而木应乎肝,以肝主疏泄,肾气不能收摄焉。五味子敛肺,专收肾气之虚乏;吴茱萸温中,能平肝木之独旺,为散,米饮调,使肝木和平,则脾胃健旺而敷化有权,津液四布,安有五更泄泻、腹痛之患乎?❸《本事方释义》:五味子气味酸咸微温,入足少阴,然研碎用则五味皆全,兼能入五脏也;吴茱萸气味辛温,入足阳明、厥阴。此方治肾泄不止,而送药以米饮者,中宫有谷气可恃,使药性直入少阴,则所感之阴气得辛温之益,而肾中之阳自振矣。

【临床报道】肾泄:顷年有一亲识,每五更初欲晓时,必溏痢一次,如是数月。有人云:此名肾泄,肾感阴气而然,得此方服之而愈。

13109 五味子散

《普济方》卷一六三。即《百一》卷五"五味子锉散"。见该条。

13110 五味子煎《圣惠》卷四十六)

【组成】五味子一两 款冬花一两 木通一两(锉) 细辛一两 杏仁二两(汤浸,去皮尖双仁,麸炒微黄) 人参三分(去芦头) 桂心三分 青竹茹二两 菖蒲一两 酥二两 枣膏五两 白蜜五合 生姜汁一合

【用法】捣五味子以下九味为粗散,以水五大盏,煎至二大盏,去滓,下酥、枣膏、蜜、生姜汁等,煎成膏。每服一茶匙,含咽之,不拘时候。

【主治】咳嗽气促,胸中满闷,语声不出。

13111 五味子煎《全生指迷方》卷四)

【组成】五味子五两 桂(取心)一两 川乌头(炮,去皮脐)一两

【用法】上为末,水五升,煎至一升,绞取汁,用好蜜二两,再熬成膏。每服弹子大,食前温酒化下。

【主治】肝咳,咳则两胁痛,甚则不可转侧,转侧两胁下满,恶寒,脉弦紧。

13112 五味子煎

《寿亲养老》卷四。为方出《本草衍义》卷八,名见《普济方》卷二六七"五味子汤"之异名。见该条。

13113 五味子膏《鬼遗》卷五)

【异名】蛇床子膏(《圣惠》卷四十一)。

【组成】五味子二分 菟丝子五分 苁蓉二分 雄黄一分 松脂二分 蛇床子 远志(去心)各三分 雌黄 白蜜各一分 鸡屎半分

【用法】以猪膏一升二合煎,先纳雌黄,依次纳鸡屎、蜜、松脂及其余诸药,并先各自末之,膏成。先以桑柴灰汁洗头,后敷之。

【主治】头白秃疮,发落生白痂,经年不愈。

13114 五味子膏

《济阳纲目》卷五十六。为《摄生众妙方》卷七"五味膏"之异名。见该条。

13115 五味实散《鸡峰》卷十一)

【组成】细辛 五味子 白芍药 甘草 半夏 桂各等分(一方有干姜、杏仁)

【用法】上为粗末。每服三钱,水一盏,加生姜七片,煎至六分,去滓温服,不拘时候。

【功用】散风寒,止咳嗽。

【主治】形寒饮冷,风伤肺脏,咳嗽喘急,涕唾痰涎,鼻塞鼽水,头目眩,声重,语音不出,呕逆,咽喉噎闷,恶寒少力,短气心忪,肩背拘急,胸腹膨胀。

13116 五宝仙丹《鲁府禁方》卷四)

【异名】五宝散(《外科正宗》卷三)、五宝丹(《景岳全书》卷六十四)、五宝圣灵丹(《外科学讲义》)。

【组成】珍珠一分半 琥珀一分半 片脑一分半 朱砂一分半 滴乳石三分 飞面(炒过)三分 土茯苓十二斤(每一日用一斤煎汤十二碗,一日要饮尽,不可用别汤水,日日如此,服尽十二帖为愈)

【用法】上为细末,分作十二帖。每服一分,空心土茯苓汤调下。

【主治】天疱顽疮、杨梅溃烂、顽癣经年不愈者。

13117 五毒神膏

《普济方》卷二五四。即《肘后方》卷八"裴氏五毒神膏"。见该条。

13118 五毒锭子《良朋汇集》卷五)

【组成】朱砂 雄黄各八钱 麝香 蟾酥各一钱

【用法】用黄酒泡酥,合做锭子。磨疮。

【主治】恶毒蛇蝎所伤,疔疮初起。

13119 五香圣散

《普济方》卷三十七。即《圣惠》卷六十"五香散"。见该条。

13120 五香串丸《青囊秘传》)

【组成】沉香 丁香 木香 檀香 乳香(去油) 巴豆霜各三钱 大黄五钱 甘草 郁金 苍术 陈皮 厚朴 五灵脂 雄黄各五钱 豆蔻肉六钱

【用法】上为末,醋糊为丸,如梧桐子大,朱砂二钱为衣。每服五丸,重者七丸、九丸、十一丸,总服单数勿双,空心热酒送下。

【主治】心腹气,胁痞积,一切痛症。

【宜忌】忌生冷、油腻。气虚之人及孕妇忌服。

13121 五香饭灰（《中药成方配本》）

【组成】焦饭滞三十二两　焦六曲十两　焦山楂十两　焦麦芽十两　枳实八两　莱菔子八两　槟榔八两　雷丸四两　制川朴三两　广木香四两　广皮八两　炒黑丑四两　炒白丑四两

【用法】上为细末。每服三钱（一包），一次调服。小儿减半。

【功用】消积化滞。

【主治】食滞腹痛，小儿疳积。

【宜忌】孕妇忌服。

13122 五柴胡饮（《景岳全书》卷五十一）

【组成】柴胡一二三钱　当归二三钱　熟地三五钱　白术二三钱　芍药钱半（炒用）　炙甘草一钱　陈皮酌用或不用

【用法】水一钟半，煎七分，食远热服。

【主治】中气不足，外邪不散；伤寒，疟疾，痘疮。

【加减】寒胜无火者，减芍药，加生姜三五七片，或炮干姜一二钱，或再加桂枝一二钱则更妙；脾滞者，减白术；气虚者，加人参随宜；腰痛者，加杜仲；头痛者，加川芎；劳倦伤脾、阳虚者，加升麻一钱。

【备考】此与四柴胡饮相表里，但四柴胡饮止调气分，此则兼培血气以逐外邪，尤切于时用者。

13123 五倍子丸（《医学从众录》卷三）

【组成】五倍子（青盐煮，晒，焙）　茯苓各二两

【用法】蜜为丸，如梧桐子大。每服二钱，空心盐汤送下，或以药汁送下，一日二次。

【主治】遗精。

13124 五倍子汤（《赤水玄珠》卷二十六）

【组成】五倍子一两

【用法】煎汤，入皮消，熏洗。

【主治】脱肛。

13125 五倍子汤（《疡科选粹》卷五）

【组成】五倍子　朴消　桑寄生　莲房　荆芥各等分

【用法】上煎汤，先熏后洗。

【主治】痔疮。

13126 五倍子粉（《赵炳南临床经验集》）

【组成】五倍子（研粉）

【用法】直接外扑。

【功用】杀虫止痒，收干护肤。

【临床报道】❶盗汗：《中国护理杂志》[2007，（4）：27]五倍子粉敷脐，治疗老年盗汗80例，结果：显效28例，有效40例，无效12例。总有效率85%。❷颈痛：《职业与健康》[2007，（14）：1247]五倍子粉醋调膏外敷，治疗糖尿病颈痛36例，结果：治愈29例，好转5例，无效2例。总有效率94.4%。❸皮炎：《当代医药卫生》[2005，（8）：64]五倍子粉外敷，治疗尿布皮炎108例，结果：显效92例，有效14例，无效2例。总有效率98.14%。

13127 五倍子散（《圣惠》卷六十五）

【组成】五倍子一两（烧令烟尽）　黄柏一分（锉）　当归一分（锉，微炒）　腻粉一分　白矾一分（烧灰）　漏芦一分

【用法】上为细散。先用盐浆水洗，拭干，以散敷之。

【主治】癣久不愈。

13128 五倍子散（《圣惠》卷八十七）

【组成】五倍子三分（末）　黄丹一分（微炒）

【用法】上为末。以绵裹，贴于齿上，涂之亦得，一日四五次。

【主治】小儿口齿疳，虫䘌。

13129 五倍子散（《伤寒总病论》卷三）

【组成】五倍子（炒）

【用法】上为末。敷之。涎出吐去，以愈为度。

【主治】天行口疮。

13130 五倍子散（《圣济总录》卷五十四）

【组成】五倍子　羌活（去芦头）　防风（去叉）各等分

【用法】上并生用为散。每服一钱匕，食后蜜汤调下。

【主治】中焦热结，唇口生疮。

13131 五倍子散（《圣济总录》卷一一八）

【组成】五倍子（去心中虫）　槐花（择）各等分

【用法】上为细散。每用蜜调敷唇上。如疮口干，以葱涎调涂之。

【主治】口唇生疮。

13132 五倍子散（《圣济总录》卷一三一）

【组成】五倍子　地龙（去土）　黄连（去须）　乳香（研）各一分　木香半钱　密陀僧　槟榔（锉）各一钱

【用法】上为散。每用少许，干贴疮上。

【功用】止痛，生肌肉。

【主治】发背。

13133 五倍子散（《圣济总录》卷一三五）

【组成】五倍子　大黄　黄柏各一两（锉）

【用法】上为散。新汲水调如糊，涂敷患处，一日三五次。

【主治】一切热肿毒。

13134 五倍子散（《卫生总微》卷十）

【组成】五倍子二个（一生一熟）　甘草一寸（用湿纸裹煨）

【用法】上为细末。每服半钱，米泔调下。

【主治】小儿吐逆不定。

13135 五倍子散（《洁古家珍》）

【组成】五倍子　地榆各等分

【用法】上为细末。每服半钱、一钱，空心米饮调下。

【主治】小儿脱肛。

13136 五倍子散（《御药院方》卷九）

【组成】川五倍子半两　干川地龙（去土）半两（微炒）

【用法】上为细末。先用生姜揩牙根，后以药末敷之。五日内不得咬硬物，如齿初折落时，热粘齿槽中，贴药齿上，即牢如故。

【主治】牙齿摇及外物所伤，诸药不效，欲落者。

13137 五倍子散（《普济方》卷三〇一）

【组成】孩儿茶（为末）　五倍子（烧灰存性）　龙骨

【用法】上为末。外敷。

【主治】下疳疮。

13138 五倍子散（《普济方》卷三三〇）

【组方】大艾一两（醋煮）　五倍子二两（炒末）　乌梅

半两(去核)　川芎半两

【用法】上为末。每服二钱,空心米饮送下。两服止。

【主治】血崩,带下。

13139　五倍子散《普济方》卷三九八)

【组成】五倍子　地榆　诃子各等分

【用法】上为细末。每服半钱、一钱,米饮调下。

【主治】小儿脱肛。

13140　五倍子散《外科正宗》卷三)

【组成】五倍子　癞虾蟆草　轻粉　冰片

【用法】五倍子大者,敲一小孔,用阴干癞虾蟆草揉碎填塞五倍子内,用纸塞孔,湿纸包煨,片时许取出,待冷去纸,碾为细末,每一钱加轻粉三钱,冰片五厘,共研极细。用洗痔枳壳汤洗后,用此干搽痔上,即睡勿动,其肿痛即除。

【主治】诸痔举发,坚硬疼痛难忍。或脏毒,肛门泛出,肿硬不收。

13141　五倍子散《中医皮肤病学简编》)

【组成】五倍子 15 克　生甘草 15 克　乌梅 15 克　黄柏 15 克　枯矾 15 克

【用法】上为细末。外用。

【主治】女阴溃疡。

13142　五倍子膏《圣济总录》卷十八)

【组成】五倍子一分(捣为细末)　腻粉二钱　砒霜(研细)半钱

【用法】上为细末,以醋调为膏,盛以瓷盒。每浴罢匀揩患处,速着衣,慎风,仍便洗手。

【主治】紫癜风,点点相连。

13143　五倍子膏《杨氏家藏方》卷二十)

【组成】漏芦(去芦头,生用)二两　五倍子半两(微炒)　黄柏(去粗皮)一两(蜜涂炙五七次)

【用法】上为细末。临卧蜜调涂;如微赤疮,即以面油调敷。

【主治】面上风刺。

13144　五倍子膏《本草纲目》卷三十九引《集灵方》)

【组成】五倍子

【用法】上为末,津调。填脐中,缚定。

【主治】自汗,盗汗。

13145　五倍子膏《朱仁康临床经验集》)

【组成】五倍子末 310 克　黄柏末 90 克　轻粉 60 克

【用法】先将轻粉研细末,不见星为度,然后与五倍子末、黄柏末共研极和。另用凡土松约 280 克,麻油 180 毫升,调成适当稠度的油膏。薄敷患处,每日一二次。

【功用】薄肤,止痒。

【主治】慢性阴囊湿疹,神经性皮炎。

13146　五疸神丹《古今医鉴》卷六)

【组成】绿矾(不拘多少,炒至白色为度,入瓶中火煅白尤佳)

【用法】上为细末,煮枣肉为丸,如樱桃大。每服五丸,早晨、午间、晚上各一次,用冷陈酒送下。若有虫,服之亦吐出。

【主治】五疸黄肿。

【宜忌】忌醋、生冷、发物。

13147　五烟神丹《疡科选粹》卷五)

【组成】石胆　丹砂　雄黄　矾石　磁石各一两

【用法】上为粗末,用有盖大瓦盆一个,装五药于内,烧三日三夜,取盒盖上,烟津以鸡翎取之,注疮内,则恶肉朽骨尽出而愈。

【主治】年久不愈,恶疮成瘘,百药不效者。

13148　五蛊胀丸《赤水玄珠》卷五)

【组成】官桂　归尾　槟榔　橘红　枳壳(炒)　莪术(炒)　三棱(炒)　大黄(酒煮)　青皮　黑丑(君)　白商陆(君)　芫花(君)　大戟　甘遂(去心,面包,煮)　赤小豆　椒目　木香　砂仁　干漆(炒烟尽,君)　枳实(炒)

【用法】醋糊为丸,如梧桐子大。初服三日,每服九十丸;过三日,服八九十丸;又过三日,服七十丸。空心用葱七根煎汤送下,又行四五次为度。行后以温粥补之。不行而吐者亦妙,次用补法。

【主治】蛊胀。

【宜忌】忌盐四十日。

13149　五蛊黄丸

《圣济总录》卷一四七。为《外台》卷二十八引《小品方》"雄黄丸"之异名。见该条。

13150　五粒松酒《外台》卷十四引《张文仲方》)

【组成】五粒松叶七斤(并大片)　麻黄七两(去节)　防风　黄耆　独活　秦艽各二两　牛膝四两　生地黄一斤　芎劳二两

【用法】上切。以无灰清酒四大斗渍,春七日,冬二十日,夏五日。每日服二三次,冬十月以去服。

【主治】诸风。

13151　五兽饮子《魏氏家藏方》卷一)

【组成】人参半分　草果十枚　半夏一两(汤泡七次)　橘皮(去瓤)　甘草(炙)各半两

【用法】上为粗末。每服五钱,水一盏半,加生姜七片,乌梅二个,煎至七分,去滓温服。

【主治】疟疾寒热。

13152　五痫风膏《普济方》卷一一六)

【组成】皂角半斤(去皮弦,取净,用蜜涂于皂角上,慢火炙透,捶碎)

【用法】以热水浸一时辰,搓成汁,漉出滓,慢火熬成膏子为度;搅冷,入麝香少许,又搅匀,摊夹绵纸上晒干,剪作四方纸花。每用二三片,入温淡浆水约一小盏浸之,须臾洗淋下药汁,用细芦筒灌病人鼻中,随时痰涎流出,待痰涎尽,吃芝麻饼子一枚,灌药缓慢,细细灌之。令病人仰卧于床边,侧身出痰快便也。涎尽即愈。

【功用】祛风痰。

【主治】风痫诸痰。

【备考】本方方名,《本草纲目》引作"五痫膏"。

13153　五福灵丹《鸡峰》卷二十九)

【组成】朱砂(不夹石者,辰砂为上)　雄黄　雌黄(叶子者)　阳起石(钩牙白者)　硫黄各一两(逐味研细)

【用法】上拌和一处,用沙盒子一个,内先铺草决明一百粒、杏仁七个(嚼破)、海金砂二钱,后将五药末入在盒子内,上面更用草决明、杏仁、海金砂如前,又用紫石英小枣大放在诸药之上,盖盒子了,用赤石脂一两为极细末,醋调如膏,固口缝上,以重物压之一宿。候干,用蚯蚓粪、盐一两、好纸数张同作泥,固厚两指许,阴干,掘地坑子深五六寸,阔尺余,内用新牛头砖,上放盒子于坑子中心,先将捍草一束逐旋放盒子上烧,草尽,去草灰一半,留一半拥盒子,然后用木炭五斤为祖火,候烧烧及二斤许,添生炭斤半,亦不要火大,亦不火慢,只以五斤火为则,候烧烧及一秤,更看火候加减。如火足便以新黄土罨一日,取出研为极细末,枣肉为丸,如梧桐子大,固济须是如法。每服一粒,空心温酒或水送下,以食物压之。

【主治】一切虚冷。

13154 五膈要丸

《外台》卷八引《备急》。为《肘后方》卷四"五膈丸"之异名。见该条。

13155 五精煎丸《圣济总录》卷一八七）

【组成】白茯苓(去黑皮,别取末) 甘菊花(炊一复时,不住洒酒,晒干,别取末) 菖蒲(石上生者,酒浸三日,炊一日焙干,别取末) 桂(去皮,取心中好者,别取末)各四两 天门冬(去心,焙) 白术(切作片子,白者可用) 人参 牛膝各一斤(捣碎,各以水并酒共一斗,浸药三日,绞取浓汁,滤去滓,于银器内慢火各熬成膏) 生黄精五斤 生地黄五斤(二味各捣取汁,于银器内慢火熬成膏)

【用法】上十味,先将下六味逐味取汁,熬至半斤可住火,然后将膏六件共合成三斤,以前四味散药同和匀,晒干,再入膏和匀,再入白中杵,为丸如梧桐子大。每服三四十丸,食前后清酒或米饮送下。久服自觉神效。

【功用】益寿延年。

【主治】上膈多热,下脏虚冷,皮肤不泽,气力乏少,大便秘涩,或时泄利,头旋痰滞,口干舌强。

13156 五磨饮子《医便》卷三）

【组成】木香 乌角沉香 槟榔 枳实 台乌药各等分

【用法】白酒磨服。

【主治】❶《医便》:七情郁结等气,或胀痛,或走注攻冲。❷《医方考》:暴怒暴死者,名曰气厥。

【方论选录】《医方考》:怒则气上,气上则上焦气实而不行,下焦气逆而不吸,故令暴死。气上宜降之,故用沉香、槟榔;气逆宜顺之,故用木香、乌药;佐以枳实,破其滞也;磨以白酒,和其阴也。

【现代研究】促进胃液分泌及保护胃黏膜作用:《时珍国医国药》[2007,18(3):588]研究表明,五磨饮子具有促进大鼠胃液分泌,抑制胃蛋白酶活性,保护胃黏膜等作用,其机理可能与兴奋迷走神经,增加胃黏膜血流量有关。

13157 五七犀角饮《银海精微》卷上）

【组成】犀角 人参 茯苓 甘草 远志各一两 麝香少许 龙胆草 黄芩各五钱

【用法】上㕮咀。水煎服。

【主治】小儿通睛。黄仁水轮皆黑,似无黄仁,瞳仁水散,似无瞳仁,黄仁与瞳仁通混不分。

13158 五子十皮汤《玉案》卷五）

【组成】茯苓皮 草果皮 牡丹皮 生姜皮 大腹皮 地骨皮 木瓜皮 木通皮 五加皮各一钱 甘草皮五分 大腹子 车前子 葶苈子 紫苏子 菟丝子各一钱二分

【用法】加灯心三十茎,水煎,空心服。

【主治】一切蛊胀,气虚中满,单腹胀。

13159 五子五皮汤《增补内经拾遗》卷三引《明医指掌》）

【组成】紫苏子(炒) 香附子(炒)各七分 车前子 莱菔子(炒)各六分 葶苈子(醋炒)五分 栀子皮八分 陈皮七分 赤茯苓皮八分 大腹皮六分 生姜皮五分

【用法】用水二钟,煎八分,温服。

【功用】定喘,消皮肤间水。

【主治】风水。

13160 五子五皮汤

《张氏医通》卷十三。为《医林绳墨大全》卷二"五子五皮饮"之异名。见该条。

13161 五子五皮汤《温热经纬》卷五）

【组成】五加皮 地骨皮 茯苓皮 大腹皮 生姜皮 杏仁 苏子 葶苈子 白芥子 莱菔子

【主治】❶《温热经纬》:喘胀。❷《湿温时疫治疗法》:阴水肿而且喘。

【备考】本方方名,《湿温时疫治疗法》引作"五子五皮饮"。

13162 五子五皮饮《医林绳墨大全》卷二）

【异名】五子五皮汤(《张氏医通》卷十三)。

【组成】紫苏子 萝卜子 葶苈子 香附子 车前子 陈皮 茯苓皮 大腹皮 桑白皮 生姜皮

【用法】水煎服。

【主治】咳喘,皮肤间水肿。

13163 五子五皮饮《幼科铁镜》卷六）

【组成】苏子 山楂子 萝卜子 葶苈子 香附子 桑皮 陈橘皮 大腹皮 茯苓皮 生姜皮

【主治】气肿。小儿脾胃虚弱,土弱不能生金,虚气上攻于肺,行于面目,遍身浮肿,先肿而后喘者。

13164 五子五皮饮《医略六书》卷二十）

【组成】苏子三钱(炒) 葶苈二钱(甜) 桑皮钱半 腹绒钱半 菔子三钱 车前三钱 陈皮钱半 地肤子(炒) 苓皮三钱 姜皮钱半

【用法】水煎,去滓温服。

【主治】喘胀浮肿,脉滑实者。

【方论选录】痰气内壅,湿热外溢而肺胃气逆,故喘胀不眠,肤肿面浮焉。葶苈泻湿热以定喘,苏子降痰逆以散气,桑皮清肺肃金,腹绒泄滞宽胀,菔子消痰食,陈皮利中气,车前子利水以清热,地肤子利水以益阴,苓皮渗皮肤之湿热,姜皮散皮肤之浮肿。使滞散气行,则痰消而湿热自化,何患喘胀不除,浮肿不退乎?

13165 五子五皮饮《医级》卷八）

【组成】加皮 广皮 姜皮 茯苓皮 腹皮 萝卜子 白芥子 苏子 葶苈子 车前子

【用法】水煎服。

【主治】水病肿满,上气咳喘,肤胀者。

【加减】如肺受火刑,不得通调,而致泛溢成水者,当以桑皮、骨皮易加皮、广皮。

13166 五子五皮饮

《湿温时疫治疗法》。即《温热经纬》卷五"五子五皮汤"。见该条。

13167 五子内消丸《何氏济生论》卷六）

【组成】橘核　香附子　花椒子(黑者)　山栀　山楂子　茅术各一两七钱　甘草　茴香　黄柏　元胡索　汉防己　防风各一两　人参五钱

【用法】炼蜜为丸。每服三钱,空心盐汤送下。再用茅术煎汤,先熏后洗,毛孔内出水珠,其症自消,不可间断。单服药及单熏洗者皆不效,二者兼行,虽症大如斗者亦愈,但针过者不愈。

【主治】疝气。

13168　五子内消丸《医林绳墨大全》卷五)

【组成】香附子　橘核　汉防己　花椒子　玄胡索　山楂子　黄柏　山栀子　防风　川楝子(七制)各二两　茅山苍术三两二钱　小茴香一两四钱　沉香五钱　人参一两　白茯苓三两

【用法】上为末,炼蜜为丸,如梧桐子大。每服三钱,空心淡盐汤送下。外用茅术二两(炒),艾一两,椒三钱,小茴香三钱煎汤。将衣盖熏,俟汤稍温,洗胞内,淋得毛孔冷水冷气尽化汗而出,不可间断。如只熏洗不服药,或服药不熏,皆难见效。

【主治】疝气。

13169　五子全鹿丸《赤水玄珠》卷十)

【组成】金樱子(去核)　枸杞子(酒洗,去蒂)　菟丝子(水淘净,酒浸三日,焙干)　黄柏(去粗皮)各五斤　白茯苓(去皮)　牛膝(去芦)　杜仲(去粗皮,姜汁炒)各二斤　车前子(洗净)一斤　五味子(酒洗)一斤半

【用法】上为粗末,用全鹿一只,取血拌药晒干,其角煎胶;肉与五脏煮极烂,将药末拌匀,捣成饼,焙干;骨用油炙酥,皮煮成胶,将前饼复磨为细末,用鹿角胶及鹿皮胶加酒拌匀,再加炼蜜为丸,如梧桐子大。每服七八十丸,空心及下午食前淡盐汤送下;寒月酒送下。

【功用】补五脏,养精神,填骨髓,壮元阳,健筋骨,多生育,延年益寿。

13170　五子芥风丸《解围元薮》卷三)

【组成】胡麻子　蒺藜子　车前子　澄茄子　大风子　荆芥　防风各二两

【用法】上为末,酒糊为丸,如梧桐子大。每服百丸,或茶或酒送下。

【主治】大风。

13171　五子衍宗丸《摄生众妙方》卷十一)

【异名】益肾丸(《成方制剂》20册)。

【组成】甘州枸杞子八两　菟丝子八两(酒蒸,捣饼)　辽五味子二两(研碎)　覆盆子四两(酒洗,去目)　车前子二两(扬净)

【用法】上各药俱择道地精新者,焙、晒干,共为细末,炼蜜为丸,如梧桐子大。每服空心九十丸,上床时五十丸,白沸汤或盐汤送下,冬月用温酒送下。修合日,春取丙丁己午,夏取戊己辰戌丑未,秋取壬癸亥子,冬取甲乙寅卯。

【功用】男服此药,填精补髓,疏利肾气,种子。

【主治】《中国药典》:肾虚腰痛,尿后余沥,遗精早泄,阳痿不育。

【方论选录】《陕西中医》(1986;7:314):本方皆为植物种仁,味厚质润,既能滋补阴血,又蕴含生生之气,性平偏温,擅于益气温阳。方中菟丝子温肾壮阳力强;枸杞填精补血见长;五味子五味皆备,而酸味最浓,补中寓涩,敛肺补肾;覆盆子甘酸微温,固精益肾;妙在车前一味,泻而通之,泻有形之邪浊,涩中兼通,补而不滞。

【临床报道】口腔溃疡:《河北中医》[1999,21(4):227]应用中成药五子衍宗丸治疗复发性口腔溃疡50例,结果治愈38例,有效8例,无效4例,总有效率92%。

【现代研究】❶降糖作用:《新中医》[1992,(11):52]五子衍宗丸对糖尿病大鼠模型有较好的降糖作用(对糖尿病伴有高脂血症大鼠亦有显著的降脂效果),它能加速大鼠肝糖原的合成,对糖尿病大鼠的多尿、多饮、多食和体重减轻,似有缓解趋势,其降糖作用与优降糖相类似。❷抗衰老作用:《中医杂志》[1993,34(6):347]临床研究发现,五子衍宗液可以显著改善肾虚老年男性患者脑功能,提高其瞬时记忆及逻辑故事分节记忆,延长单腿闭目直立时间,减轻手颤及肾虚程度。❸促生殖作用:《中医研究》[2003,16(5):19]实验表明,五子衍宗丸(浓缩丸)能明显缩短大鼠阴茎勃起的潜伏期,延长勃起持续时间,增加包皮腺、精液囊-前列腺及提肛肌的重量,增加小鼠精子数目,提高精子活动能力及血清睾酮含量,且呈一定的量效关系。《上海中医杂志》[1992,(7):26]研究发现五子衍宗丸有类似性激素和促性腺激素的效果,能使睾丸组织曲细精管间质细胞得到改善和恢复,增强了生精和分泌激素能力,促进造精,使曲细精管腔内成熟精子明显增多。

【备考】本方改为片剂,名"五子衍宗片"(见《中国药典》2010版);改为口服液剂,名"益肾液"(见《成方制剂》19册)。

13172　五子衍宗片

《中国药典》2010版。即《摄生众妙方》卷十一"五子衍宗丸"改为片剂。见该条。

13173　五牙稀痘丹《痘疹仁端录》卷十三)

【组成】菟丝子二两　玄参二两(拌,共蒸三次)　人牙　龙牙　虎牙　犬牙　犀牙(五牙封煅存性,为末,吃尽浓汁)　紫竹一两　白水牛虱七个(炒)　伏槐虫七个(炒)　干丝瓜(煅存性)七钱　桑虫七个(炒)

【用法】白蜜调匀。每服五岁以上五分,以下二三分,灯心汤送下。

【功用】稀痘。

13174　五仁润肠丸《全国中药成药处方集》天津方)

【组成】生地四两　桃仁(去皮)　火麻仁各一两　郁李仁三钱　柏子仁五钱　苁蓉(酒蒸)一两　广皮四两　熟军　当归各一两　松子仁三钱

【用法】以上除五仁外,共为细末,再将五仁串合一处,炼蜜为丸,三钱重,蜡皮或蜡纸筒封固。每服一丸,开水送下。

【功用】润肠通便。

【主治】大肠燥热,便秘腹胀,食少,消化不良。

【宜忌】孕妇忌服。

13175　五仁斑龙胶《寿世保元》卷四)

【组成】鹿角(连脑盖骨者佳,自解者则不用,去盖用生)五十两(截作三寸段,新汲淡泉井水浸洗去垢,吹去角内血腥秽水尽)　人参五两　天门冬(去心皮)五两　麦门冬(去心)五两　甘枸杞子八两(去蒂)　川牛膝(去芦)五两

【用法】五品药,以角入净坛内,注水至坛肩,用笋壳、油纸封固其口,大锅内注水,用文武火密煮三昼夜足;时常加入沸汤于锅内,以补干耗,取出,滤去滓,将汁复入阔口砂锅内,煎熬成胶听用;和药末。

【功用】生精养血,益智宁神,顺畅三焦,培填五脏,补肾精,美颜色,却病延年。

【主治】真阳元精内乏,以致胃气弱,下焦虚惫,梦泄自汗,头眩,四肢无力。

13176 五仁橘皮汤《重订通俗伤寒论》

【组成】甜杏仁三钱(研细) 松子仁三钱 郁李净仁四钱(杵) 原桃仁二钱(杵) 柏子仁二钱(杵) 广橘皮钱半(蜜炙)

【功用】润燥滑肠。

【主治】体虚便秘。

【加减】若欲急下,加元明粉二钱,提净白蜜一两,煎汤代水可也;挟滞,加枳实导滞丸三钱;挟痰,加礞石滚痰丸三钱;挟饮,加控涎丹一钱;挟瘀,加抵当丸三钱;挟火,加当归龙荟丸三钱;挟虫,加椒梅丸钱半,或吞服,或包煎。

【方论选录】杏仁配橘皮,以通大肠气闭;桃仁合橘皮,以通小肠血秘;气血通润,肠自滑流,故以为君;郁李仁得橘皮,善解气与水互结,洗涤肠中之垢腻,以滑大便,故以为臣;佐以松、柏通幽,幽通则大便自通。

13177 五气朝元丹《青囊秘传》

【组成】雄黄三两 雌黄三两 硫黄五钱 乌玄参四钱 青铅二两

【用法】用直口香炉一个,外用细泥和铁花、头发调匀泥炉,用铜丝扎紧,以泥不燥裂为度,约厚至半寸。先将乌玄参、青铅放勺内烊化,箧纸作圈,置于地上,将药味倾入,作饼两块,先放一块于香炉内,次将前三味放上,再盖饼一块于上,用铁打灯盏仰盖之,用盐泥封固,用文武火煅一日,盏内以水汲之,则丹飞升于盖盏底内,以刀刮下听用。男子病症药引:左瘫右痪,黄酒;中风不语,南星;半身不遂,黄酒;腿痛难行,木瓜;腰痛挫气,肉苁蓉;虚弱痨症,人参、杏仁;五淋常流,赤苓;胃气疼痛,艾醋;遗精梦泄,龙骨;脾胃两伤,陈皮;下部痿软,归尾、牛膝;肛门虫积,槟榔;各种痧症,川椒;咳嗽吐血,青韭菜、地栗汁;水肿、膨胀,芫花;胸腹胀满,木瓜;手足浮肿,苍术;噎膈反胃,靛缸水;少腹偏坠,葫芦巴;阳事不举,枸杞子。妇人病症药引:经侯不调,当归;久无孕育,益母;崩漏带下,赤石脂;流白不止,白薇;口眼歪斜,天麻;经闭不通,红花、桃仁;癥瘕血块,技术;阴寒肚痛,生姜、黄酒;夜间不寐,枣仁;下元虚冷,艾汤、百香汤;小肠疼痛,小茴香;咳嗽吐血,葳蕤;痢下赤白,粟壳;午后发热,黑栀;麻木不仁,黄酒;四肢木硬,黄酒;心神恍惚,枣仁、赤苓;心血不足,茯神;左瘫右痪,黄酒。上将药丹研末,黑枣为丸,如梧桐子大。每服五分,轻者三分,照症用引,慎勿错误。

【主治】半身不遂,腰疼腿痛,痨症,五淋,胃气疼痛,遗精梦泄,肛门虫积,胸腹胀满,手足浮肿,咳嗽吐血,各种痧症,癥瘕血块,痢下赤白,经侯不调,崩漏带下。

13178 五石乌头丸《千金》卷十一

【组成】钟乳(炼) 紫石英 硫黄 赤石脂 矾石 枳实 甘草 白术 紫菀 山茱萸 防风 白薇 桔梗

天雄 皂荚 细辛 苁蓉 人参 附子 藜芦各一两六铢 干姜 吴茱萸 蜀椒 桂心 麦门冬各二两半 乌头三两 厚朴 远志 茯苓各一两半 当归二两 枣膏五合 干地黄一两十八铢

【用法】上为末,蜜和为丸,如梧桐子大。每服十丸,酒送下,一日三次。稍加之。

【主治】百病虚弱,劳冷宿寒,久癖及癥瘕积聚,或呕逆不下食,并风湿诸病。

13179 五石乌头丸《千金翼》卷二十二

【组成】钟乳(研,炼) 紫石英(研,炼) 白石英(研,炼) 石硫黄(研)各二两半 黄芩 白薇 白术各三分 矾石二两(烧) 干地黄七分 芍药 附子(炮,去皮)各一两 乌头十五枚(炮,去皮) 吴茱萸二两半 蜀椒(去目、闭口者,汗) 人参 细辛 白石脂 赤石脂 山茱萸 天雄(炮,去皮) 芎䓖 麦门冬(去心) 前胡 半夏(洗) 龙骨 桂心各五分 远志十五枚(去心) 茯苓 黄连 当归 紫菀 禹余粮 云母粉 甘草(炙)各一两半

【用法】上为末,炼蜜为丸,如梧桐子大。每服十丸,酒送下,一日三次。不知,可增至二十丸,以心热为知力也。

【主治】男子五劳七伤,诸积冷,十二风痹,骨节沉重,四肢不举,食饮减少,羸瘦骨立,面目焦黑,时时或腹内雷鸣,膀胱常满,或下黄;经时不止;妇人产后恶血不尽,腹内坚强,诸劳少气,百病间发,或时阴肿,或即脱肛及下出疼痛者。

13180 五石更生散

《千金翼》卷二十二。即原书同卷引何候方"寒食散"改变用法。见该条。

13181 五石更生散《圣惠》卷三十八

【组成】炼成钟乳二两 白石英(细研,水飞过) 紫石英(细研,水飞过) 赤石脂 硫黄 海蛤各一两(细研) 防风一两(去芦头) 桔梗(去芦头) 桂心一两 栝楼根一两 细辛 人参(去芦头)各一两 干姜(炮裂,锉) 防葵 白术各三分

【用法】上为细散,入研了药和匀。每服二钱,空心及晚食前以温酒调下。

【主治】男子五劳七伤,虚羸着床,久医不效。

13182 五石护命散《千金翼》卷二十二

【组成】紫石英(取紫者,头如樗蒲者上) 白石英(取如箭镞者上) 钟乳(极白乳色者上) 石硫黄(取干黄色,烧有灰者) 赤石脂 海蛤 栝楼各二两半 干姜 白术各一两半 人参 桔梗 细辛各五分 防风 黑附子(炮,去皮) 桂心各三分

【用法】上药皆取真新好者,各异捣筛,筛已乃出散,重二两为一剂,分三薄。净温淳酒服一薄,日移一丈再服一薄,如此三薄尽,须臾以寒水洗手足,药力行者痹,便自脱衣,冷水极浴,药力尽行,周体凉了,心意开明,所患即愈。羸困着床,皆不终日愈矣。凡服此药,食皆须冷,惟酒令热。当饮淳酒令体中熏熏不绝,若饮薄酒及白酒,令人变乱。若病癥瘕者,要当先下,乃可服药耳。

【功用】久服则气力强壮,延年益寿。

【主治】虚劳百病,羸瘦,咳逆短气,骨间有热,四肢烦痛,或肠鸣,腹中绞痛,大小便不利,尿色赤黄,积时绕脐切

痛急,眼眩冒闷,恶寒风痹,食饮不消,消渴呕逆,胸中胁下满气不得息,周体浮肿,痹重不得屈伸,唇口青,手足逆,齿牙痛;产妇中风,及大肠寒;年老目暗,恶风头着巾帽厚衣对火,腰脊痛。

13183 五石护命散《圣惠》卷三十八)

【组成】炼成钟乳一两 紫石英二两(细研,水飞过) 白石英二两(细研,水飞过) 硫黄一两 赤石脂二两 海蛤二两(细研) 防风三分(去芦头) 黄耆一两(锉) 麦门冬二两(去心,焙) 生干地黄一两 桂心三分 桔梗一两(去芦头) 栝楼根一两 白术一两 干姜一两(炮裂,锉) 细辛一两 人参一两(去芦头) 附子三两(炮裂,去皮脐)

【用法】上为细散,入研了药和令匀。每服二钱,空心及晚食前以温酒调下。服药后稍有力者,宜行百余步。所贵药势归下。

【主治】虚劳百病,赢瘦,咳逆短气,骨间有热,四肢烦痛,或腹鸣疠痛,大小便不利,尿多赤黄,头眩冒闷,恶寒风痹,食饮不消。

13184 五石肾气丸《千金翼》卷二十二)

【组成】白石英 紫石英 钟乳各十大分 赤石脂 禹余粮各二两半 薯蓣 远志(去心) 细辛 茯苓 菟丝子(酒浸一宿) 苁蓉 附子(炮,去皮) 干地黄 干姜 桂心各五分 海蛤 白术各七分 石斛一两半 五味子 山茱萸 人参 续断 杜仲(炙) 泽泻 蛇床子 桔梗 牛膝 天门冬(去心) 鹿茸(酒浸,炙) 当归各三分 甘草半两(炙)

【用法】上为末,炼蜜为丸,如梧桐子大。每服五丸,一日二次,稍加至三十丸,以酒送下佳。

【主治】诸虚劳。

13185 五石黄耆丸《外台》卷十七引《古今录验》)

【组成】黄耆二两 紫石英二两(研) 赤石脂二两 石硫黄二两(研) 石斛二两 白石脂二两 白矾石二两(炼,研) 桂心四两 乌头二两(炮,去皮) 炼钟乳二两(研) 芎䓖二两 防风二两 茯苓三两 干姜四两 枣一百枚 当归二两 细辛三两 人参二两 肉苁蓉二两 附子二两(炮) 干地黄二两 芍药三两 甘草三两(炙) 白术二两

【用法】草、石各别为末,枣、蜜为丸,如梧桐子大。每服十丸,空腹酒送下,一日三次。渐加之三十丸。

【功用】补益

【主治】五劳七伤,诸虚。

【宜忌】忌海藻、菘菜、猪肉、冷水、桃、李、雀肉、生葱、酢物、芜荑、生菜。

13186 五石镇心丸《外台》卷十五引《深师方》)

【组成】紫石英(研) 白术各一两 茯苓 海蛤 菖蒲 白石英 杏仁(去皮尖两仁,熬) 硫黄(研) 远志(去心) 细辛 牛黄 铁精(研) 卷柏 阿胶(炙)各四分 麦门冬(去心) 苁蓉 钟乳(研) 银屑(研) 大豆卷 当归 干姜各五分 大枣五十枚 人参 防风 薯蓣 甘草(炙)各七分 泽泻六分 白蔹 前胡各二分 石膏(研) 干地黄 芍药 桔梗 柏子仁 桂心 乌头(炮)各三分 秦艽六分 半夏八分(洗) 大黄五分(三斗米下蒸) 黄耆六分

【用法】上药治下筛,枣膏、蜜和为丸,如梧桐子大。每服十九,不知增之。

【主治】男女风虚,心气不足,风邪入脏,梦寐惊恐,心悸诸病。

【宜忌】忌海藻,菘菜,猪、羊肉,饧,生葱,桃、李,羊血,芜荑,酢物。

13187 五龙软金丹《普济方》卷二二八)

【组成】沉香二钱 檀香一钱 八角茴香一钱半 乳香一钱 安息香一钱半 麝香 莲子心 犀角 丁香 朱砂 川山甲 仙灵脾(酥炙)各一钱 益智仁一钱半

【用法】上为末,炼蜜为丸,如梧桐子大。每服十丸,空心温酒送下,干物压之。

【功用】添精补髓,活血驻颜。

【主治】男女诸虚百损,五劳七伤,下元久冷,腰腿膝疼痛,妇人赤白带下。

13188 五叶芦根汤(方出《温热经纬》引《薛生白湿热病篇》,名见《湿温时疫治疗法》)

【组成】藿香叶 薄荷叶 鲜荷叶 枇杷叶 佩兰叶 芦根 冬瓜仁

【功用】《通俗伤寒论》:轻扬发表。

【主治】❶《温热经纬》引《薛生白湿热病篇》:湿热症数日后,湿热已解,余邪蒙蔽清阳,胃气不舒,脘中微闷,知饥不食者。❷《重订通俗伤寒论》:伤寒温热病,阳明外闭。

【备考】《湿温时疫治疗法》用藿香叶、佩兰叶、薄荷叶、鲜荷叶各一钱。先用去毛枇杷叶一两,鲜冬瓜皮、活水芦根各二两,煎汤代水。本方方名,《中医内科临床治疗学》引作"五叶汤"。

13189 五叶茅根汤《重订通俗伤寒论》)

【组成】桑叶二钱 淡竹叶二钱 枇杷叶五钱(去毛) 兰叶三钱 生侧柏叶二钱 鲜茅根一两

【主治】风湿证,头痛发热,微汗恶寒,骨节烦疼,体重微肿,小便欠利,脉来浮缓,经祛风通络,利湿清热后,余热尚存者。

13190 五号观象方

《杂病源流犀烛》卷二十一。为《痧胀玉衡》卷下"荆芥汤"之异名。见该条。

13191 五仙助肾丹《扶寿精方》)

【组成】八角茴香 破故纸 杜仲(青盐末炒去丝) 青盐各八分 肉苁蓉(酒洗,去浮甲)

【用法】上为细末,大猪腰子一枚,去筋膜,分四片,下相续夹末片中,包以荷叶,外加湿纸,慢火上炙熟。空心酒送下。

【主治】腰痛。

【备考】方中肉苁蓉用量原缺。

13192 五白玉粉散《普济方》卷四十九引《德生堂方》)

【组成】大灰(即石灰。煅红,草节、槐柳条碎切,炒)二两五钱 生蛤粉一两九钱 铅粉九钱半 土粉四钱七分 轻粉二钱半

【用法】上为细末。临卧先用浆水洗净,再用温水或茶水调药涂须发上,用荷叶贴住,绢帛栓裹,勿令通风。次早用皂荚水洗,转白如漆。

【功用】乌须发。

13193　五汁一枝煎（《重订通俗伤寒论》）

【组成】鲜生地汁四大瓢　鲜茅根汁两大瓢　鲜生藕汁两大瓢　鲜淡竹沥两大瓢　鲜生姜汁两滴　紫苏旁枝二钱(切寸)

【用法】先将紫苏旁枝煎十余沸,取清汤盛盖碗中,和入五汁,重汤炖,温服。

【功用】清润心包,濡血增液。

【主治】心包邪热,开透肃清后,血虚生烦,惯惯无奈,心中不舒,间吐黏涎,呻吟错语。

【方论选录】方中鲜地、茅根、藕汁三味,清润心包血液为君;臣以姜、沥二汁,辛润流利,以涤络痰;妙在佐紫苏旁枝,轻清宣络,以复其旁通四本之常。

13194　五汁玉泉丸

《东医宝鉴·杂病篇》卷六。即《回春》卷五"玉泉丸"。见该条。

13195　五汁安中饮（《新增汤头歌诀》引张任候方）

【组成】牛乳六分　韭汁　姜汁　藕汁　梨汁各一分

【用法】和服。

【主治】❶《新增汤头歌诀》引张任候:火盛血枯、或瘀血寒痰阻滞胃口所致之反胃噎膈。❷《中医内科学讲义》:噎膈。胸膈痞满隐痛,吞咽梗阻,口干咽燥,大便艰涩,形体逐渐消瘦,舌质红,脉弦细者。

【方论选录】牛乳润燥养血为君,韭汁、藕汁消瘀益胃,姜汁温胃散痰,梨汁消痰降火。

13196　五汁猪肺丸（《重订通俗伤寒论》）

【组成】雄猪肺一具(去筋膜)　藕汁　蔗汁　梨汁　茅根汁　百合汁各一碗

【用法】以上诸汁代水,将猪肺入白砂罐内煮烂,滤去滓,再将肺之浓汁煎成如膏,量加白莲粉、米仁粉、粳米粉、川贝末、人乳,共捣为丸。每服二三钱。宜早服吴氏宁嗽丸,后服此丸。

【功用】清金保肺,止嗽宁血。

【主治】外感咳血,久咳不止,痰中兼有血丝血珠。

13197　五加三皮散（《外科大成》卷四）

【组成】五加皮二两　桂皮一两　绵皮一钱五分　良姜五钱　砂仁五钱

【用法】上为末。每服三茶匙,黄酒调服。

【主治】跌扑损伤。

【加减】如骨碎,加丹皮一两,乳香、没药、血竭各一钱。

13198　五加四灵散（《外科大成》卷四）

【组成】五加皮　骨碎补　川续断　威灵仙各三钱五分

【用法】陈酒二碗,煎一碗服。

【主治】跌扑损伤。

13199　五加皮药酒（《全国中药成药处方集》天津方）

【组成】当归　青风藤　海风藤　川芎　灵仙　木瓜各四两　白术(麸炒)　白芷各六两　怀牛膝　红花　菊花各八两　五加皮　广皮各一斤　党参(去芦)　色姜黄各一斤八两　独活　制川乌　制草乌各二两　肉豆蔻(滑石煨)三两　檀香四两　蔻仁三两　公丁香　砂仁　广木香　肉桂(去粗皮)各二两　玉竹四斤

【用法】先将白酒四百斤放入缸内,用栀子三斤泡过,适合为度,去滓。以上各药用水熬汁,去滓滤净,炼成稀膏状,以稀膏化冰糖四十斤兑入酒内。每次一两,一日三次,温服。

【功用】舒筋活血,除湿散风。

【主治】风湿痿痹,手足拘挛,四肢麻木,腰膝疼痛,肾囊湿冷。

【宜忌】孕妇忌服。

13200　五加皮药酒（《全国中药成药处方集》武汉方）

【组成】五加皮五两　川牛膝二两　黄耆四两　玉竹二两　防风二两　佛手二两　桑枝五两　当归四两　陈皮四两　木瓜三两　苏木二两　松节五两　川芎三两　建栀二两　杜仲四两　秦艽二两

【用法】用上药泡酒五十斤,浸七日后滤清装瓶,大瓶一斤,中瓶半斤,小瓶四两。每日早、晚各服半两至一两。

【主治】风湿顽痹,足膝酸弱,骨节疼痛,跌打损伤。

13201　五加皮药酒（《全国中药成药处方集》南昌方）

【组成】五加皮　熟地　丹参　杜仲(炙微黄)　蛇床子　干姜各三两　地骨皮二两　天门冬一两　钟乳石四两

【用法】前药除熟地、天冬切碎外,余药共为粗末,用生绢布盛,用好高粱酒十五斤浸七天后滤清,然后加冰糖二十四两。每服一杯,饭后温服,一日二至三次。量小者酌减,以不醉为度。

【主治】男子肾虚,小便淋沥,妇人阴中湿冷,腹胁痞块身瘦,腰膝时痛,及左瘫右痪,手足拘挛。

【宜忌】忌食螃蟹。

13202　五加皮浸酒（《圣惠》卷二十五）

【组成】五加皮三两　枳壳一两(麸炒微黄,去瓤)　独活一分　地骨皮二两　防风一两(去芦头)　丹参一两半　熟干地黄三两　牛膝二两(去苗)　乌喙二两(炮裂,去皮脐)　干姜一两(炮裂,锉)　石南叶二两　虎胫骨五两(涂酥,炙微黄)

【用法】上锉细,以生绢袋盛,用清酒二斗,于瓷瓶中浸,密闭七日后开。每次温饮一小盏,一日三五次,常令熏熏,以愈为度。

【主治】风毒气攻腰脚,连骨髓,日夜疼痛。

13203　五加皮浸酒（《圣惠》卷四十四）

【组成】五加皮二两半　枳壳二两半(麸炒微黄,去瓤)　独活一两半　乌喙一两半(炮裂,去皮脐)　干姜一两半(炮裂)　石南一两半　丹参二两　防风二两(去芦头)　白术二两　地骨皮二两　芎䓖二两　猪椒根二两　熟干地黄三两　牛膝三两　虎胫骨五两(涂酥炙令微黄)　枸杞子二两　秦艽二两

【用法】上锉细,用生绢袋盛,以清酒二斗渍之,密封七日开。每于食前暖一中盏服之。

【主治】肾脏风湿气腰痛,痛连胫中,及骨髓疼痛。

13204　五加皮浸酒（《圣惠》卷七十三）

【异名】五加皮酒(《医统》卷八十三)。

【组成】五加皮三两　地骨皮二两　熟干地黄三两　丹参三两　天门冬一两(去心)　杜仲一两(去皱皮,炙微黄)　蛇床子三两　干姜三两　钟乳粉四两

【用法】上锉细,以生绢袋盛,以酒一斗五升,渍二宿。每服暖一中盏,空心及晚食前服。

【主治】妇人癥瘕阴冷。

13205　五加灰涂方（《圣济总录》卷一八二）

【组成】五加叶、根（烧灰）

【用法】上为细末，取打铁磨刀槽中水调如糊。涂丹，干即易之。以愈为度。

【主治】小儿废灶丹，从两脚赤，及从臂曲上起。

13206　五圣不老散

《普济方》卷四十九引《卫生家宝》。为《杨氏家藏方》卷二十"五圣还童散"之异名。见该条。

13207　五圣还童散（《杨氏家藏方》卷二十）

【异名】五圣不老散（《普济方》卷四十九引《卫生家宝》）。

【组成】白盐半斤　青盐　黑牵牛　酸石榴皮各二两　硇砂一两半　地龙（去土）　川楝子（去核）　百药煎　香白芷　威灵仙　藿香叶（去土）　细辛（去叶土）　当归（洗，焙）　仙灵脾　乌贼鱼骨　熟干地黄（洗，焙）各一两　胡桃十枚　蛇蜕二条　蝉蜕半两　不蛀皂角三十条

【用法】上药除皂角不锉外，其余药均锉碎，以醋一斗同浸，七日取出，不用诸药，只用皂角并醋。将皂角蘸醋，用桑柴灰火炙，候干再蘸炙，以醋尽为度，焙干，为细末；又入没食子七对，同为细末，每药一两，加麝香半钱。每日揩牙一二次，遇寅日摘白髭五七根，过数日再看，其摘去处必生黑髭。

【功用】明目，去头风，补水脏，固济牢牙，乌髭鬓。

13208　五皮渗湿汤（《点点经》卷三）

【组成】腹皮　姜皮　青皮　赤茯皮　陈皮　苍术　苏子　秦艽　木通　车前　当归

【用法】分葱为引。

【主治】酒伤皮肤焦枯，时发寒热，腹胀胸满，腰脚酸疼。

13209　五老还童丸

《北京市中药成方选集》。为《回春》卷五"五老还童丹"之异名。见该条。

13210　五老还童丹（《回春》卷五）

【异名】五老还童丸（《北京市中药成方选集》）。

【组成】赤石脂（炒）　川椒（炒）　辰砂　茯神　乳香各一两

【用法】上药合一料，为末，煮红枣（去皮核），用枣肉为丸，如梧桐子大。每服三十丸，空心温酒送下。

【功用】乌须发，明目，延寿。

13211　五老朝元膏

《遵生八笺》卷十三。为原书同卷"九转长生神鼎玉液膏"之"五转方"。见该条。

13212　五百罗汉丸（《鸡峰》卷十二）

【组成】乌梅　胡椒　丁香　巴豆（去尽油）　缩砂各五百个

【用法】上为末，蒸饼为丸，如绿豆大。每服五七丸，食后煎橘皮汤送下。小儿一二丸。

【功用】消食化气，宽膈肥肠，进食。

13213　五邪菖蒲汤

《圣济总录》卷十四。为《外台》卷十五引《深师方》"五邪汤"之异名。见该条。

13214　五邪菖蒲散

《圣惠》卷六十九。为《外台》卷十引《深师方》"五邪汤"之异名。见该条。

13215　五伤接骨丸

《圣济总录》卷一四四。为《博济》卷五"五伤接骨膏"之异名。见该条。

13216　五伤接骨膏（《博济》卷五）

【异名】五伤接骨丸（《圣济总录》卷一四四）、没药丸（《得效》卷十八）。

【组成】没药一两（好者，生用）　乳香一分（好者，生用）　川椒一两（拣择去子，生用）　芍药一两（拣择，生用）　川芎一两（好者，生用）　川当归一两（拣择净，洗过，细切，炒令干）　自然铜一两半（火烧令赤，候冷杵研令细，水飞过，纸上衬，于灰上吸干，取一两）

【用法】上为末，入自然铜末拌和令匀，用黄蜡三两半，于铫子内熔为汁，次入药末，不住手搅令匀，为丸如弹子大。每服一丸，用好酒一两同煎，煎散药丸为度，候通口呷讫，就痛处卧片时。只可一服止，大段疼痛者，两丸至三丸，永愈。

【主治】一切伤折，驴马坠堕，打扑闪挫，疼痛不可忍。

13217　五行神验丸（《圣济总录》卷三十五）

【组成】淀花二两（东方）　桂一两（南方）　干姜一两（西方）　巴豆一两（北方）　硫黄一两（中央）　麝香少许

【用法】上六味，将五般药置盘内，于中庭露七夜，至五日，将巴豆去壳，汤煮三五十沸，捣研余药为散，入麝香，以薄面糊调淀花末为丸，如樱桃大，丸了焙干，于盒内盛，不得触污。发日净手取，以绵裹，香火炙令热，男左女右，预安耳中，便利时除去，净手后再安耳中。

【主治】一切疟疾。

【宜忌】忌一切荤、辛、果子。

13218　五色戒烟丸（《青囊秘传》）

【组成】潞党参二钱　炙黄耆二钱　肥玉竹二钱　制半夏一钱五分　旋覆花二钱　薄橘红一钱二分　甘杞子二钱　云茯苓二钱　白蔻仁三分　使君子二钱　厚杜仲二钱　益智仁一钱五分　酸枣仁一钱五分　炮姜炭二钱　上肉桂五分　广木香五分　沉香片五分　罂粟壳二钱　金牛草二钱　川贝母一钱　青盐三钱　赤砂糖二两　甘草一钱　淡菜二两　红枣二钱　烟灰五钱

【功用】戒烟。

13219　五色兑金丸

《饲鹤亭集方》。为《种福堂方》卷四"兑金丸"之异名。见该条。

13220　五色鸡肝散（《种福堂方》卷四）

【组成】石决明一两（九孔者，童便煅）　炉甘石六钱（煅）　赤石脂五钱（煅）　朱砂五钱（水飞，不见火）　海螵蛸四钱（炒黄）　雄黄四钱　白滑石八钱

【用法】上为极细末。每岁一分，用不落水鸡肝一具，竹刀切开，掺药在内，箬包扎，瓦罐内米泔煮熟食之。

【主治】疳积夜眼。

【宜忌】此药忌见铜、锡、铁器。

13221　五色蟾酥墨（《种福堂方》卷四）

【组成】雄黄　银朱　胆矾　韶粉　藤黄　铜绿　硼砂各一两　麝香一钱

【用法】上为末。用蟾酥为条,如笔管大,阴干。水磨涂患处。

【功用】立消肿毒。

13222　五灯头草膏《青囊秘传》

【组成】五灯头草三斤(二三月中采收,阴半干)　麻油二斤　雄黄二钱　血竭二钱　麝香二钱　梅片一钱　白信二分　干姜一钱　川乌一钱　草乌一钱

【用法】将五灯头草入油煎枯,沥滓,熬至滴水成珠,加黄丹收膏,约油一斤,加黄丹七两。余药为末,收贮备用。临用时,膏中掺入药末。

【主治】瘰疬不收口,肿毒湿疹。

13223　五花解酒汤《点点经》卷三

【组成】白葛花　旋覆花　金银花　木槿花　当归款冬花　腹皮　木香

【用法】葱白为引,水煎服。

【主治】酒毒发喘,痰火夹寒,面白身热,四肢逆冷,大渴不休,大便癃闭,邪热在里,用扶阳济阴汤稍平之后,服此汤调理。

13224　五利大黄汤

《圣济总录》卷一三〇。为《鬼遗》卷三"大黄汤"之异名。见该条。

13225　五利大黄汤《外科医镜》

【组成】大黄六钱　丹皮三钱　冬瓜子三钱　桃仁二十粒　滑石三钱

【用法】水煎服。如下后虚乏者,宜参用参耆地黄汤。

【主治】大肠生痈。

13226　五秀重明丸《卫生宝鉴》卷十

【组成】甘菊(开头者)五百朵　荆芥穗五百穗　木贼五百根　楮实五百个　川椒五百粒(炒,去目)

【用法】上为末,炼蜜为丸,如弹子大。每服一丸,食后细嚼,时时咽下;含化亦得。

【功用】常服清利头目。

【主治】翳膜遮睛,隐涩昏花。

【宜忌】忌酒、肉、热物。

13227　五辛宽膈汤《杨氏家藏方》卷五

【组成】丁香　檀香　胡椒各半两　桔梗(去芦头)二两　干姜(炮)三两半　缩砂仁二两　甘草(炙)四两　陈橘皮(去白)半两

【用法】上为细末。每服二钱,入盐一捻,沸汤点服,不拘时候。

【功用】调顺三焦,升降滞气。

【主治】久寒积冷,心腹刺痛,胁肋胀满,呕吐恶心,噫醋吞酸,困倦减食。

13228　五补七宣丸

《外台》卷三十一引《必效方》。本方中有五补丸、七宣丸两方。各详专条。

13229　五补人参丸《圣济总录》卷八十七

【异名】人参丸(《普济方》卷二三三)。

【组成】人参　白茯苓(去黑皮)　地骨皮　黄耆(锉)熟干地黄(焙)各一两

【用法】上为细末,炼蜜为丸,如梧桐子大。每服三十丸,临睡以温酒送下。

【主治】❶《圣济总录》:风劳诸虚不足。❷《普济方》:风消。

13230　五补鹿茸煎《鸡峰》卷七

【组成】鹿茸十五分　天门冬七分　熟干地黄　苁蓉各十分　巴戟　五加皮　五味子　天雄　人参　防风　牛膝　远志　石斛　狗脊　薯蓣各四分　萆薢　石南菜　蛇床子　白术各三分　菟丝子五分　覆盆子　石龙芮各八分　杜仲六分　茯苓五分

【用法】上为细末,炼蜜为丸,如梧桐子大。每服三十丸,空心米饮送下。

【主治】肾气虚损,五劳七伤,腰脚酸痛,肢节苦痛,目暗䀮䀮,心中喜怒,恍惚不定,夜卧多梦,觉则口干,食不知味,心神不乐,多有恚怒,心腹虚满,尿有余沥。

【加减】有风,加当归、黄耆、茯神、羌活、柏子仁、芎䓖,增石南、五加皮、天雄、白术;有气,加厚朴、枳壳、橘皮;有冷,加干姜、桂、吴茱萸、附子、细辛、川椒;泄精,加韭子、白龙骨、牡蛎,增鹿茸;泄痢,加赤石脂、龙骨、黄连、乌梅各三分。

13231　五灵至圣散《辨证录》卷三

【组成】五灵脂三钱(研绝细末)　白薇三钱　细辛五分　骨碎补五分(各研为细末)

【用法】先用滚水含漱齿至净,然后用前药末五分,滚水调如稀糊。含漱齿半日,至气急急吐出,如是者三次,痛止而虫亦死矣,断不再发。

【主治】虫牙痛。多食肥甘,齿牙破损而作痛,如行来行去者。

【方论选录】盖齿痛原因虫也。五灵脂、白薇最杀虫于无形,加入细辛以散火,骨碎补以透骨,引五灵脂、白薇直进于骨内,则虫无可藏,尽行剿杀,虫死而痛自止也。

13232　五灵脂饼子《圣济总录》卷六十九

【组成】五灵脂一两　芦荟二钱

【用法】上为末,滴水为丸,如鸡头子大,捏作饼子。每服二饼,龙脑浆水化下,不拘时候。

【主治】吐血呕血。

13233　五灵蝉退丸(方出《续本事》卷五,名见《普济方》卷一六三)

【组成】蝉退一两(去头足)　五灵脂半两(生)　砒(生)半两　雄黄(生)　杏仁(去皮尖)各半两　轻粉一两淡豆四十九粒　马兜铃一两(生)

【用法】上药除轻粉外,研为末,用生姜、莩荠自然汁合粉药为丸,如龙眼大。每服一丸,临卧细嚼,生姜汤送下。

【主治】年久、近日咳嗽。

【宜忌】忌毒。

13234　五枝萍水汤《良方合璧》卷下

【组成】柳枝　桃枝　槐枝　桑枝　楮枝　浮萍各等分

【用法】上药浓煎汤,用一大缸盛之。病人坐浸其中至颈,为限一日。俟汤如油,其病如洗。

【主治】疠风遍身生疮。

13235　五枝淋蘸方《圣惠》卷二十五

【组成】槐枝　柳枝　桑枝　椒枝　吴茱萸枝各一斤

【用法】上锉细。以水五斗,煎至三斗,去滓,稍热避

风,淋蘸三五度。愈。

【主治】风毒攻,手足疼痛。

13236 五苓五皮散《瘴疟指南》卷下）

【组成】茯苓皮 白术 猪苓 泽泻 五加皮 肉桂 陈皮 生姜皮 大腹皮 地骨皮各等分

【用法】每服四钱,水煎,热服。

【主治】瘴疟后脾气凝滞,面目虚浮,四肢肿满,心腹膨胀,上气急促,小便不利。

【宜忌】忌生冷、油腻、坚硬诸物。

13237 五苓平胃汤《嵩崖尊生》卷九）

【组成】柴胡一钱半 黄芩 苍术 半夏各一钱 甘草三分 白术一钱半 陈皮 茯苓 厚朴 猪苓 泽泻各八分 桂枝五分

【用法】加生姜、大枣,水煎服。

【主治】疟疾初起,热多寒少。

13238 五苓甘露饮《金鉴》卷三十八）

【组成】五苓散加寒水石 滑石 石膏

【主治】水停内热。

13239 五苓苏木汤《婴童类萃》卷中）

【组成】白术 茯苓 猪苓 泽泻各一钱 官桂三分 紫苏 木瓜各五分

【用法】加生姜一片,水煎服。

【主治】小儿霍乱吐泻,外感寒邪。

13240 五苓茵陈散

《准绳·伤寒》卷四。为《金匮》卷中"茵陈五苓散"之异名。见该条。

13241 五苔头草膏《集验良方》卷一）

【组成】雄黄二钱 血竭一钱 麝香四分 冰片一钱 白信二分 干姜一钱 川乌一钱 草乌一钱（共研细末,收贮瓷瓶备用） 五苔头鲜草三斤（二三月中收采,阴半干）

【用法】用麻油二斤,将草入油熬枯,取出去滓,又入草再熬,再去枯滓,滤净。将油入锅再熬至滴水成珠,酌量加炒过纬丹收成膏,临用时再上合药末。

【主治】颈疬痰核。未破者贴之即消;如已经溃穿者,贴之其核自出。

13242 五虎二陈汤《古今医鉴》卷四）

【组成】麻黄（去节）一钱 杏仁十四粒（泡） 石膏（煅过）一钱 橘皮一钱 半夏（姜制）一钱 茯苓（去皮）八分 甘草八分 人参八分 木香七分 沉香七分 细茶一钱

【用法】上锉一剂。加生姜三片,葱白三茎,蜜三匙,水煎服。

【主治】哮吼喘急痰盛。

13243 五虎下西川《串雅内编》卷二）

【组成】穿山甲（炙,研） 黄耆 白芷 当归 生地各三钱

【用法】黄酒三碗,或酒、水各半,煎一碗服之。

【主治】无名肿毒,痈疽发背。

【加减】在头面者,加川芎五钱;在身上者,加杜仲五钱;在两腿者,加牛膝五钱;在肢臂手足者,加桂枝五钱。

13244 五虎下西川《外科方外奇方》卷一）

【组成】炙鳖甲一两 蜈蚣二十条（瓦上焙） 全蝎一两 土炒天虫一两 生军二两

【用法】上为末。每服一钱,小儿递减,黄酒送下。

【主治】无名肿毒,痰症。

13245 五虎下西川《外科方外奇方》卷三）

【组成】大风肉末 蛇床子末各五钱 枯矾末一钱 水银二钱 白锅一钱

【用法】先将锅化开,次入水银,再入三味,柏油或柏油捣极匀,搽疮宜干些。腊猪油捣亦可。

【主治】血风癣虫,坐板疥癞诸疮。

13246 五虎下西川《外科十三方考》）

【组成】蜈蚣 全蝎 僵蚕 蝉蜕 山甲 当归 赤芍 黄芩 栀子 连翘 枳壳 银花 防风 荆芥 生地 木通 猪苓 二丑 大黄 芒消 黄连 白芷 甘草

【用法】水煎,空心服,一日三次。

【主治】便毒。此症在胯眼下有结核,初如弹子大,渐扩张大至鸡卵状,不甚痛,经治不消者。

【宜忌】忌食发物。

13247 五虎拔毒丹《疡科纲要》卷下）

【组成】露蜂房（有子者佳,瓦上煅炭） 蝉蜕 蜈蚣各二钱（炒炭） 全壁虎十枚（炒炭） 三仙丹五钱 明腰黄四钱 元寸五分

【用法】上为细末,和匀,瓷瓶密贮。每用少许,掺疮口上,以薄贴盖之。

【主治】溃疡毒盛,非三仙丹所能提毒化腐者。

13248 五虎斩劳汤

《便览》卷二。为《直指附遗》卷八"五虎汤"之异名。见该条。

13249 五虎定喘汤《扶寿精方》）

【组成】杏仁三钱（去皮尖） 赤石膏一两 半夏三钱 细茶三钱 粉草三钱（火炮,去皮）

【用法】加生姜五片,水煎,食后温服。

【主治】痰涎咳嗽。

13250 五虎追风散《中医杂志》(1955;10)）

【组成】蝉蜕一两 天南星二钱 明天麻二钱 全虫（带尾）七个 僵蚕（炒）七条

【用法】水煎服。用黄酒二两为引。服前先将朱砂面五分冲下,每服后五心出汗即有效。但出汗与否,应于第二日再服,每日一付,服完三付后,第二日用艾灸伤口。

【功用】《中医方剂临床手册》:祛风痰,止痉抽。

【主治】破伤风。

13251 五虎神效膏《丁甘仁家传珍方选》）

【组成】蜈蚣六钱 生军 川乌 全蝎 苦杏仁各六钱 白芍 羌活 苏合香 黄耆 玄参 甘草节 皂角各五钱 白及 赤芍 连翘各八钱 独活五钱 生地 乌药 白芨 乳香 官桂 当归 木鳖子肉 苦参 炙没药各八钱 蛇蜕三钱 血酥一两 蜂房（带子最好）四两 活大蟾二只（小者三只）

【用法】外加桃、柳、槐、枣、桑五种树枝各八钱,用真麻油十一斤熬,去滓,红丹适量收膏。外贴患处。

【功用】未成即消,已成即敛。

【主治】一切无名肿毒及搭背、对口、大小痈疖;并治头风痛。

【备考】方中血酥,疑是"血竭"。

13252 五虎搜山方《良朋汇集》卷五）

【组成】蜈蚣一条（去头足） 全蝎七个（去尾足，以上为末另包） 蝉蜕七个 僵蚕七个 防风 荆芥 连翘 当归 甘草 白芷 芒消 川山甲各一钱 金银花一两 大黄三钱

【用法】水二碗，煎一碗，将前药末入碗内，空心热服。

【主治】便毒初起。

13253 五虎搜毒丸《全国中药成药处方集》沈阳方）

【组成】金银花一两 蜈蚣一条（去头足） 全蝎 僵蚕各七钱 防风 荆芥 连翘 土茯苓 野大黄 炮山甲 朴消 白芷 甘草 当归各三钱

【用法】上为极细末，糯米打成糊为小丸。每服二钱，空心白水送下，一日二次。

【功用】驱毒搜风。

【主治】梅毒疮疡。

【宜忌】忌腥膻、茶水、辣物。

13254 五虎解瘟汤《良朋汇集》卷五）

【组成】麻黄 白芷 石膏 桔梗 杏仁各二钱五分

【用法】水三钟，煎一钟，食远温服。滓用水二钟，煎九分，再服。

【主治】感冒头疼，发热恶寒，一切伤寒诸症。

13255 五味大黄丸《外台》卷二十七引《许仁则方》）

【组成】大黄五两 大麻子一升（微熬，研之） 芒消六两 干葛 桑根白皮各五两

【用法】上药先捣四味为散，然后捣麻仁令如膏，即投四味散和捣，和少蜜丸之，为丸如梧桐子大。初服十丸，一日二次，稍稍服。得大便通为限。

【主治】大便风秘不通。

13256 五味子锉散《百一》卷五）

【组成】干姜（炮） 甘草（炙）各半两 陈皮（去白）三分 桂 茯苓 五味子各一两

【用法】上锉为散。每服五钱，水一大盏，煎至六分，热服。

【功用】❶《百一》：理嗽下气。❷《普济方》：去痰饮。

【主治】肺虚寒喘嗽。

【备考】本方方名，《普济方》引作"五味子散"。

13257 五味子蜜丸《新医药学杂志》1973;9）

【组成】北五味子（陕西产，烘干或阴干）

【用法】上为细末，炼蜜为丸，每丸含生药6克。成人每次服0.5～1丸（相当于生药一至二钱），每天3次，一个月为一疗程。小儿剂量减半。谷丙转氨酶值降至正常后，可酌情减半量服用。对个别疗效不明显的病例，亦可加大剂量，每次可服1.5～2丸（相当于生药三至四钱）。

【功用】降转氨酶，改善肝功能。

【主治】传染性肝炎。

13258 五味天冬丸《杂病源流犀烛》卷十六）

【组成】天冬一斤（浸洗，去心，净肉十二两） 五味子（水浸，去核，取肉）四两

【用法】晒干，不见火，捣丸。每服二十丸，茶送下，一日三次。

【主治】阴虚火动生痰。

13259 五味木香丸《普济方》卷四〇四）

【组成】木香半两 白龙骨 诃子肉 赤石脂各半两 肉豆蔻二钱半

【用法】上为细末，面糊为丸，如黍米大。一周岁儿每服三五十丸，三岁儿服百丸，温米饮汤送下，一日三次，不拘时候。

【主治】疮疹初出，一日至七日，腹泻一二行者。

13260 五味木香散

《医学入门》卷六。为《医方大成》卷十引《经济方》"木香散"之异名。见该条。

13261 五味五皮饮《方症会要》卷二）

【组成】茯苓皮一钱五分 桑白皮 陈皮各八分 大腹皮 山楂各一钱 栀子七分 生姜皮五分

【用法】加生姜、大枣，同煎服。或兼用大顺丸。

【主治】浮肿太甚，肚腹肿急，小便不行，喘急难息。

13262 五味六两丸《医方类聚》卷八十九引《经验秘方》）

【组成】两头尖二两（炮） 天麻一两 五灵脂一两（去砂） 何首乌 白蒺藜（炒）各一两

【用法】上为细末，醋糊为丸。每服二三十丸，空心温酒送下。忌热物片时。

【主治】寒湿心气疼痛。

13263 五味去湿散《中医皮肤病学简编》）

【组成】黄柏31克 蛤粉62克 轻粉31克 白芷31克 石膏62克 冰片6克

【用法】上为极细末，和匀；亦可调成油膏。外用。

【主治】慢性湿疹。

13264 五味石膏汤《医学摘粹·杂症要法》）

【组成】五味一钱 石膏三钱 杏仁三钱 半夏三钱 元参三钱 茯苓三钱 桔梗三钱 生姜三钱

【用法】水煎大半杯，热服。

【主治】肺热鼻塞，浊涕黏黄。

【加减】胃寒，加干姜。

13265 五味白术散《东医宝鉴·杂病篇》卷十引《丹心》）

【组成】白术三钱 陈皮一钱半 木通 川芎 赤茯苓各一钱

【用法】上锉作一帖。入水煎服，吞下与点丸二十五丸。

【功用】补中导水行气。

【主治】产后肿。

13266 五味半夏汤《圣济总录》卷一七六）

【组成】半夏（生姜汤洗十遍，炒） 紫菀（去苗土） 细辛（去苗叶） 阿胶（炙令燥） 桂（去粗皮）各二两

【用法】上为粗末。每用一钱匕，水一盏，煎至六分，去滓，分三次温服，空心、午间、日晚各一次。

【主治】小儿咳逆上气。

13267 五味当归散

《景岳全书》卷六十四。为《千金》卷三"当归散"之异名。见该条。

13268 五味竹叶汤《鬼遗》卷三）

【异名】兼味竹叶汤。

【组成】竹叶（切）三升 五味子 前胡 当归 干地黄 人参各二两 小麦二升 黄耆 黄芩 麦门冬（去心） 生姜各三两 甘草一两半（炙） 升麻一两 大枣十四枚

桂心半两

【用法】先以水二斗煮竹叶、小麦,取一斗,去滓,纳诸药,煮取三升,分四次温服,日三夜一。

【主治】痈疽。发背痈及发乳。

13269 五味血竭散

《便览》卷一。为《丹溪心法附余》卷十二"血竭散"之异名。见该条。

13270 五味安胎丸

《东医宝鉴》卷十。即《金匮》卷下"当归散"改为丸剂。见该条。

13271 五味异功散

《疬疡机要》卷下。为《小儿药证直诀》卷下"异功散"之异名。见该条。

13272 五味麦冬汤（《方症会要》卷三）

【组成】麦冬 百部 归身 生地 款冬花 片芩 白芍 阿胶 贝母 花粉各七分 五味七粒 茅根 茜根各五分

【主治】吐血。

13273 五味杏仁汤（《鸡峰》卷十一）

【组成】陈皮 麻黄 甘草 杏仁 五味子 白茯苓各一两

【用法】上为粗末。每服二钱,水一盏,煎至六分,去滓,食后、临卧温服。

【主治】肺经寒壅不调,痰实咳嗽,头昏鼻塞,项强恶气,身体拘倦,痰唾稠粘,语声不出。

13274 五味迎春膏（《引经证医》）

【组成】熟地黄 阿胶 香附末 羚羊角 黄连

【用法】煎成浓汁,调涂左胁下。

【主治】血虚,木旺侮土,上吐下注,不能进苦寒药者;及阴虚阳亢,夜不熟寐,左胁有气跳动,甚则发惊者。

13275 五味沙棘散（《中国药典》2010版）

【组成】沙棘膏180克 木香150克 白葡萄干120克 甘草90克 栀子60克

【用法】上药除沙棘膏、白葡萄干外,其余三味粉碎成粗粉,加白葡萄干,粉碎,烘干,粉碎成细粉,混匀后,加沙棘膏混匀,烘干,再粉碎成细粉,过筛,即得。口服,一次3克,一日1~2次。

【功用】清热祛痰,止咳定喘。

【主治】肺热久嗽,喘促痰多,胸中满闷,胸胁作痛;慢性支气管炎见上述证候者。

13276 五味沉附汤

《景岳全书》卷五十八。为《普济方》卷一八四引《如宜方》"沉附汤"之异名。见该条。

13277 五味虎睛丸

《圣惠》卷七十六。为《外台》卷三十五引刘氏方"虎睛丸"之异名。见该条。

13278 五味败毒散（《赤水玄珠》卷十一）

【组成】羌活 独活 前胡 柴胡 枳壳 甘草 人参 茯苓 川芎 大黄 苍术各等分

【用法】每服四钱,加生姜三片,薄荷头一个,水一钟半,煎一钟,热服。

【主治】三阳经脚气流注,脚踝上热肿,寒热如疟,自汗或无汗。

【加减】皮肤瘙痒,加蝉蜕。

13279 五味泻白散

《景岳全书》卷六十。为《医统》卷六十一"泻白散"之异名。见该条。

13280 五味细辛汤

《鸡峰》卷十一。为《金匮》卷中"苓甘五味姜辛汤"之异名。见该条。

13281 五味香薷饮

《医钞类编》卷三。为《直指》卷三"五物香薷汤"之异名。见该条。

13282 五味活血汤（《千家妙方》）

【组成】公英30克 地丁30克 银花30克 紫背天葵30克 蚤休30克 归尾10克 赤芍12克 红丹参20克 鸡血藤20克 川牛膝20克 黄耆15克 防己15克

【用法】每日一剂,水煎服。

【功用】清热解毒,活血化瘀。

【主治】热毒流注。寒湿郁久化热成毒,经络阻塞,气血瘀滞,肉腐,筋烂,骨枯,骨脱者。常用于血栓闭塞性脉管炎。

13283 五味桂枝汤（《圣济总录》卷二十一）

【组成】桂(去粗皮) 葛根(锉)各一两 麻黄(去根节)一两半 山栀子仁半两 石膏一分

【用法】上为粗末。每服三钱匕,水一盏,加葱白一茎(切),豉三十粒,煎至七分,去滓热服,良久再服。以葱白稀粥投之,微汗即愈。

【功用】发表。

【主治】伤寒一二日,头痛体疼。

13284 五味消毒汤

《家庭治病新书》引《外科探源》。为《金鉴》卷七十二"五味消毒饮"之异名。见该条。

13285 五味消毒饮（《金鉴》卷七十二）

【异名】五味消毒汤(《家庭治病新书》引《外科探源》)、消毒饮(《吉人集验方》下集)。

【组成】金银花三钱 野菊花 蒲公英 紫花地丁 紫背天葵子各一钱二分

【用法】水二钟,煎八分,加无灰酒半钟,再滚二三沸时热服。滓如法再煎。被盖出汗为度。

【功用】《方剂学》:清热解毒,消散疔疮。

【主治】各种疔毒,痈疮疖肿。

❶《金鉴》:红丝疔、暗疔、内疔、羊毛疔,初起服蟾酥丸汗之,毒势不尽,憎寒壮热仍作者。❷《家庭治病新书》引《外科探源》:疔疮发无定处,未化或已化,或走黄者。❸《方剂学》:火毒结聚的痈疮疖肿。初起局部红肿热痛,或发热恶寒;疮形如粟,坚硬根深,状如钉丁,舌红,苔黄,脉数。

【方论选录】❶《方剂学》:痈疮疔毒,多由脏腑蕴热,火毒结聚。故治用清热解毒为主,以便积热火毒清解消散。方以银花两清气血热毒为主;紫花地丁、紫背天葵、蒲公英、野菊花均各有清热解毒之功,配合使用,其清解之力尤强,并能凉血散结以消肿痛。加酒少量是行血脉以助药效。❷《中医杂志》[1984,(4);52]:方中金银花、野菊花,功擅清热解毒散结,金银花入肺胃,可解中上焦之热毒,野菊花入肝经,专清肝胆之火,二药相配,善清气分热结;蒲公英、紫花地丁均具清热解毒之功,为痈疮疔毒之要药;蒲公英兼能利水通淋,泻下焦之湿热,与紫花地丁相配,善清血分之热结;紫背天葵能入三焦,善除三焦之火。五药合用,气血同清,三焦同治,兼能开三焦热结,利湿消肿。

【临床报道】❶外感热病:《湖北中医杂志》[1989,(4):13]用本方加减治疗外感热病122例,结果痊愈81例,显效18例,有效16例,无效7例,总有效率为81.1%。平均退热时间为2天。❷病毒性肝炎:《时珍国药研究》[1993,5(1):7]用本方加减治疗病毒性肝炎248例,结果:183例甲肝全部治愈(治愈率100%),65例乙肝及表抗(HB.Ag)携带者治愈43例(治愈率66.15%)。❸肾盂肾炎:《江西中医药》[1993,4(2):31]用本方加减治疗急性肾盂肾炎35例,治愈31例,好转4例;治疗慢性肾盂肾炎13例,治愈8例,好转3例,无效2例。❹盆腔积液:《中国实用乡村医生杂志》[2006,13(11):43]用五味消毒饮保留灌肠治疗盆腔积液200例,经过1~4个疗程,合计治愈138人,好转50人,无效12人,总有效率94%。❺痤疮:《现代中西医结合杂志》[2005,14(24):3272]应用本方治疗痤疮97例,结果显效62例,良效21例,中效9例,无效5例,总有效率95%。❻急性泪囊炎:《中国中医药科技》[1999,6(1):58]用本方治疗急性泪囊炎63例,治疗时间2~7天不等,结果全部一周内治愈。

【现代研究】❶抗菌作用:《湖南中医药大学学报》[2004,24(5):18]五味消毒饮对体外万古霉素耐药金葡菌的形成有一定的延缓作用。《时珍国医国药》[2001,12(9):790]本方不仅能直接抑制、杀伤金葡菌,还能明显减弱其残余株的致病力。❷调节免疫作用:《牡丹江医学院学报》[2000,21(3):7]小鼠给予五味消毒饮后,可明显增加溶血空斑均值、淋转率、巨噬细胞吞噬率和吞噬指数,提高巨噬细胞的YC-花环形成率和肠道菌群数。《牡丹江医学院学报》[2000,21(4):4]五味消毒饮可使其脾脏重量明显增加,对胸腺也有一定的增重作用,说明五味消毒饮可增加免疫活性细胞数,促进免疫应答,增强机体免疫功能。

13286 五味理中丸《圣济总录》卷三十八

【组成】甘草(炙,锉) 人参 桂(去粗皮) 干姜(炮)高良姜各等分

【用法】上为末,炼蜜为丸,如梧桐子大。每服三十丸,空心、食前温酒送下,一日二次。

【主治】冷热不调,霍乱吐利,宿食不消。

13287 五味黄耆散《卫生宝鉴》卷十二

【组成】黄耆 麦门冬 熟地黄 桔梗各五钱 甘草二钱半 白芍药 五味子各二钱 人参三钱

【用法】上为粗末。每服四钱,水一盏半,煎七分,去滓温服,一日三次。

【主治】因嗽咯血成劳,眼睛疼,四肢困倦,脚膝无力。

【备考】本方方名,《医学纲目》引作"五味子黄耆散"。

13288 五味清浊散《中国药典》2010版

【组成】石榴400克 红花200克 豆蔻50克 肉桂50克 荜茇50克

【用法】上为细末,过筛,混匀即得。口服,一次2~3

克,一日1~2次。

【功用】开郁消食,暖胃。

【主治】食欲不振,消化不良,胃脘冷痛,满闷嗳气,腹胀泄泻。

【宜忌】宜密闭防潮。

【现代研究】镇痛镇静作用:《中药药理与临床》[2007,23(5):25]五味清浊散乙醇提取物能提高实验小鼠痛阈值,减少小鼠扭体反应次数,明显减少小鼠自主活动次数,提示有明显的镇痛镇静作用。

13289 五味槟榔丸《北京市中药成方选集》

【组成】枣槟榔五十六两 豆蔻仁二两 橘皮二两 公丁香五钱 砂仁八两 大青盐四两

【用法】上为粗末,过罗,每两用江米面三钱打糊为饼,湿重五分。每服一粒,口中嚼化,徐徐咽下。

【功用】健胃宽胸,顺气消滞。

【主治】膨闷胀饱,嘈杂恶心,食水积滞。

13290 五味槟榔丸《全国中药成药处方集》天津方

【组成】槟榔 枣槟榔 蔻仁各一斤 食盐五钱 砂仁二两 公丁香五钱 鲜姜一两 马牙槟榔(去皮)一两

【用法】槟榔、枣槟榔、马牙槟榔、食盐轧细粉,蔻仁、砂仁、公丁香轧粗面,鲜姜切粗末,共和一处拌匀,用江米面十六两蒸糊为丸,干重二分。每次服五粒,白开水送下;或含化。

【功用】顺气开胃化痰。

【主治】消化不良,呕吐酸水,嘈杂恶心,膨闷胀饱。

13291 五味槟榔丸《全国中药成药处方集》沈阳方

【组成】蔻仁五两 猴槟榔 槟榔各十两 人参三钱 陈皮二两 枣槟榔十两 厚朴六两 青果三两 于术二两 乌梅六两五钱 神曲五钱 食盐一两五钱

【用法】上为极细末,糯米面四两,鲜姜(切碎)一两,打糊为锭,重三分。每日早、晚随时嚼化一二锭。

【功用】健胃理肠,顺气化积,导水化痰。

【主治】积滞,胸闷腹胀,呕吐嘈杂,胃酸疼痛。

【宜忌】忌生冷、面食。

13292 五味麝香丸《中国药典》2010版

【组成】麝香10克 诃子(去核)300克 黑草乌300克 木香100克 藏菖蒲60克

【用法】上药除麝香外,其余四味粉碎成细粉。将麝香研细,再与上述粉末配研,过筛,混匀,用安息香的饱和水溶液泛丸,晾干即得。每次二至三丸,睡前服或含化,一日一次,极量五丸。

【功用】消炎,止痛,祛风。

【主治】扁桃体炎,咽峡炎,流行性感冒。炭疽病,风湿性关节炎,神经痛,胃痛,牙痛。

【宜忌】宜密封,防潮。本品有毒,慎用,孕妇忌服。

【临床报道】❶慢性咽炎:《浙江临床医学》[2005,(3):298]应用五味麝香丸治疗慢性咽炎95例,服药后各种症状均有程度不等的改善,尤以咽痛、咽干、咽异物感等改善明显,咽部慢性充血减轻,咽部分泌物明显减少。对慢性单纯性咽炎及充血咽炎的疗效尤为显著,总有效率分别为100%和87.5%。❷急性中毒反应:《西藏医药杂志》[2002,(4):26]发现103例因口服五味麝香丸而致急性中毒的病例,大

多在服药后30分钟到4小时之间发病,起病急,病情重,首先表现为口、舌、四肢麻木及胸闷。其中101例经抢救治疗后全部痊愈,无后遗症;2例院外死亡,均因超剂量服用(分别为70余粒、上百粒)。

【现代研究】❶抗炎镇痛作用:《中成药》[2004,26(11):429]不同剂量的五味麝香丸能显著降低大鼠足跖肿胀百分率,有效抑制小鼠毛细血管通透性,提示该药有抗炎作用;明显减少甲醛致痛大鼠抬足次数,提高热板致小鼠痛阈、减少扭体次数,还能显著延长扭体潜伏期,显示该药有明显的镇痛作用。❷长期毒性试验:《甘肃中医学院学报》[2007,(4):14]试验以不同剂量连续21天给大鼠灌胃给药,对大鼠进行一般状况、血液学指标、血液生化指标和主要脏器病理组织学观察和检查,结果未观察到五味麝香丸对大鼠的明显毒性反应。

13293 五物人参汤

《婴童百问》卷六。为方出《外台》卷三十六引《广济方》,名见《活人书》卷二十"五物人参饮"之异名。见该条。

13294 五物人参饮(方出《外台》卷三十六引《广济方》,名见《活人书》卷二十)

【异名】五物人参汤(《婴童百问》卷六)。

【组成】人参 甘草(炙)各一分 生地黄 麦门冬(去心) 茅根各六分

【用法】上切。以水二升,煮取七合,去滓。以意量之,分温与服。

【主治】小儿天行壮热,咳嗽,心腹胀妨。

【备考】本方方名,《医方类聚》引作"五物人参散"。

13295 五物人参散

《医方类聚》卷二六二。即方出《外台》卷三十六引《广济方》,名见《活人书》卷二十"五物人参饮"。见该条。

13296 五物木香汤

《元戎》。为《千金》卷十"木香汤"之异名。见该条。

13297 五物木香散

《准绳·幼科》卷六。为《千金》卷十"木香汤"之异名。见该条。

13298 五物香薷汤(《直指》卷三)

【异名】五物香薷饮(《医方集解》)、五味香薷饮(《医钞类编》卷三)。

【组成】香薷三两 白扁豆(姜制) 厚朴(制) 白茯苓各一两半 甘草(炙)一两

【用法】上锉。每服三钱,水煎,温服。

【功用】❶《直指》:驱暑和中。❷《普济方》:调营卫,益脾温胃,散宿痰停饮。

【主治】❶《直指》:中暑。❷《普济方》:饮食不节,饥饱失时,或冷物过多,或硬物壅驻,或食毕便睡,或惊忧患,或劳役动气便欲饮食,致令脾胃不和,三脘痞滞,内感风冷,外受寒邪,憎寒壮热,遍体疼痛,胸膈满闷,霍乱呕吐,脾疼翻胃,中酒不醒,四时伤寒头痛。

【方论选录】《证因方论集要》:香薷辛温香散,能入脾肺气分,发越阳气,以散皮肤之蒸热;厚朴辛温,除湿散满,以解心腹之凝结;茯苓、扁豆甘淡,能消脾胃之暑湿,降浊而升清;甘草和中健脾;香薷乃夏月解表之药,如冬月之麻黄,气虚者尤不可服。

13299 五物香薷饮

《医方集解》。为《直指》卷三"五物香薷汤"之异名。见该条。

13300 五制黄柏丸(《万氏家抄方》卷二)

【组成】黄柏一斤(去皮,咀片,分作五份;一份好酒浸;一份醋浸;一份童便浸;一份米泔浸;一份蜜水浸)

【用法】上各浸一宿,捞起晒干,炒褐色,放地上去火毒。为末,煮老米二碗,将莲叶盖饭面上,煮熟。又将莲叶盖面蒸,后又将莲叶包饭煨一刻,取出去莲叶,捣如泥,和药为丸,如梧桐子大,焙干。每服百丸,早晨盐汤送下。

【功用】降五脏六腑之火,滋阴补阳。

13301 五胀分消丸(《重订通俗伤寒论》)

【组成】萝卜子四两 巴豆肉十六粒(拌炒去油) 炙牙皂两半 枳壳四两(烧酒煮干,切片,炒) 生川军一两(醋、酒同炒) 琥珀末一两 紫降香五钱 蝼蛄十只(去足翅上截,酒炒)

【用法】上药各为细末,再研极匀,水法丸,如芥菜子大,用景岳十香丸半料为衣。每服五分,空心吞下,日二夜一。

【主治】食、痰、水、血、虫胀。

13302 五炒川楝丸(《医学入门》卷七)

【组成】川楝肉五两(一两斑蝥一个炒,一两小茴五钱、盐五分炒,一两故纸三钱炒,一两黑丑三钱炒,一两萝卜子一钱炒。去各药,留小茴、故纸)

【用法】上为末,酒糊为丸。酒送下。

【主治】❶《医学入门》:钓肾。❷《东医宝鉴》:诸疝。

13303 五油隔纸膏(《外科百效》卷一)

【组成】香油 松沥油 木油 猪油 鸡子油

【用法】调匀用。如诸疮作痒,内入金华散五钱,明肌散一两,调贴患处;如诸疮虚痛不作痒,内入金华散一两,乳香、没药末各三钱,调贴患处。

【主治】诸疮痛痒。

13304 五宝圣灵丹

《外科学讲义》。为《鲁府禁方》卷四"五宝仙丹"之异名。见该条。

13305 五宝劫毒丹(《外科真诠》卷下)

【组成】花珠米一钱(即轻粉) 飞明雄二钱五分 飞朱砂二钱五分 炒槐米五钱 煅龟版五钱

【用法】上为末,糊丸,分作三服。土茯苓汤送下。

【主治】杨梅疮初起。

13306 五草六木汤(《解围元薮》卷四)

【组成】椿树枝 槐树枝 桃树技 柳树枝 干茄柯 桑树枝 楮树枝 天麻 苍耳草 金银藤 辣蓼

【用法】酒煎服。

【主治】久年风疾。

13307 五种解毒丹(《医统》卷七十七)

【组成】红芽大戟 斑蝥(糯米炒,去头足) 东引桃根白皮(火烘)各等分

【用法】上为末。每服方寸匕,水调下。毒即出,不出再服。酒中酒服,食中食服。

【主治】蛊毒。

13308 五香大黄汤

《普济方》卷二八三。即原书同卷"五香连翘汤"去独

活、射干,加黄耆、藿香。见该条。

13309　五香白术散《得效》卷十九）

【组成】沉香　木香　明乳香　丁香　藿香叶各半两　白术　罗参　白茯苓　薏苡仁　山药　扁豆　桔梗　缩砂　白豆蔻　粉草　莲肉各一两

【用法】上为末。苏盐汤调下,空心服;枣汤亦可。

【功用】宽中和气,滋益脾土,生肺金,进美饮食。

【主治】肺痈。

【加减】有汗,加浮麦煎。

13310　五香半夏丸《卫生总微》卷十）

【组成】沉香　麝香　木香　丁香各一分　藿香叶(去土)半两　半夏(汤洗七次,姜汁拌,炒黄)三两　肉豆蔻(面裹煨,去净油)　人参(去芦)　陈皮(去白)各一分

【用法】上为细末,姜汁糊丸,如黄米大。每服三十丸,乳后生姜汤送下。

【主治】小儿膈满,气不升降,吐逆痰壅,或作咳嗽。

13311　五香半夏丸《杨氏家藏方》卷十九）

【组成】沉香　檀香　丁香　木香　白豆蔻(面裹,煨香)　陈橘皮(去白)各二钱半　藿香叶(去土)半两　人参(去芦头)半两　半夏(生姜汁浸一宿,炒黄)三两

【用法】上为细末,生姜汁煮面糊为丸,如黍米大。每服二十丸,乳食后临卧温生姜汤送下。

【主治】小儿膈脘痞闷,气不升降,咳嗽喘满,呕吐恶心,不思饮食。

13312　五香夺命丹《惠直堂方》卷二）

【组成】沉香　木香　丁香　乳香　没药(各去油)　葶苈　牙皂　巴豆(去壳衣,捣烂,纸包压去油)各一钱

【用法】生甘草五分煎汤,打神曲糊为丸,如粟米大。每服七丸,或五丸三丸,量人虚实大小,俱用冷水或温开水送下。

【主治】急慢心痛,绞肠痧症,酒疾冷病,小儿夹食伤寒,泻痢积聚,妇人血块,食痞噎食。

13313　五香百消丸《全国中药成药处方集》沈阳方）

【组成】五灵脂　香附　牵牛各二两

【用法】上为极细末,神曲糊为小丸。每服一钱,白水送下。

【功用】消痞胀,通大便。

【主治】腹中积滞,疼痛胀满,饮食不消,二便燥结。

【宜忌】孕妇忌服。

13314　五香导气丸《梅氏验方新编》卷二）

【组成】沉香一两　檀香一两　制香附一两　广木香一两　紫丁香六钱　砂仁一两　枳实八钱　槟榔一两　姜汁厚朴一两五钱　石菖蒲五钱　郁李仁六钱(去壳)

【用法】上为细末,用神曲糊为丸,如梧桐子大。每服三钱,淡姜汤送下。

【主治】一切食积气滞,五脏不和,九窍不通,大便闭结,胸中饱胀,心胃气痛。

13315　五香如圣丸《杨氏家藏方》卷五）

【组成】木香　沉香　藿香叶(去土)　乳香(别研)　麝香(别研)各一两　巴豆十枚(去壳)　陈橘皮一两(同巴豆炒令烟尽,去巴豆不用)

【用法】上为细末,煮面糊为丸,如绿豆大。每服十丸

至二十丸,温熟水送下,不拘时候。

【主治】心腹疼痛。

13316　五香连翘丸《圣济总录》卷一二八）

【组成】木香一两半　沉香(锉)　人参　鸡舌香　乳香　芍药　玄参　海藻(去咸汁)　桂(去粗皮)　大黄(锉)　芒消(研)各一两　恶实二两　桃仁(去皮尖双仁,炒黄)　当归(切,焙)　连翘各一两半　麝香(研)半两

【用法】上为末,炼蜜为丸,如梧桐子大。每服二十丸至三十丸,空心酒送下。

【功用】排败脓,去死肌。

【主治】诸痈肿,热毒蕴积,或久出脓水,烦热疼痛,疮口不合。

13317　五香连翘汤《肘后方》卷五）

【组成】木香　沉香　鸡舌香各二两　麝香半两　熏陆一两　射干　紫葛　升麻　独活　寄生　甘草(炙)　连翘各二两　大黄三两　淡竹沥三升

【用法】以水九升,煮减半,纳竹沥,取三升,分三次服。

【主治】恶肉、恶脉、恶核瘰疬,风结肿气痛。

【备考】本方改为散剂,名"五香散"(见《圣惠》卷九十)。

13318　五香连翘汤《千金》卷五）

【异名】五香散《圣惠》卷九十)。

【组成】青木香　熏陆香　鸡舌香　沉香　麻黄　黄芩各六铢　大黄二两　麝香三铢　连翘　海藻　射干　升麻　枳实各半两　竹沥三合(一方不用麻黄)

【用法】上㕮咀。以水四升,煮药减半,纳竹沥,煮取一升二合,儿生百日至二百日,一服三合;二百日至期岁,一服五合。

【主治】小儿风热毒肿,肿色白,或有恶核瘰疬,附骨痈疽,节解不举,白丹走竟身中,白疹瘙痒不已。

13319　五香连翘汤《千金》卷二十二）

【异名】连翘五香汤《千金翼》卷二十三)、五香汤《普济方》卷四〇五)。

【组成】青木香　沉香　熏陆香　丁香　麝香　射干　升麻　独活　寄生　连翘　通草各二两　大黄三两

【用法】上㕮咀。以水九升,煮取四升,纳竹沥二升,更煮取三升,分三次服。取快利。

【主治】❶《千金》:一切恶核瘰疬,痈疽恶肿。❷《普济方》:小儿一切痈疽肿毒疮,瘰疬瘾疹,火瘅赤游。

【宜忌】《普济方》:忌猪肉、蒜、生菜。宜兔肉。

13320　五香连翘汤《外台》卷二十四引《崔氏方》）

【组成】连翘三两　蜀升麻二两　熏陆香二两　淡竹沥一升　麝香一分(研)　青木香二两　丁香一两　独活二两　寄生三两　射干二两　甘草二两　沉香一两　大黄四两(水一升别渍)　朴消二两(熬干别纳)

【用法】上切。以水一斗,煮取二升半,绞去滓,然后纳大黄、朴消、竹沥,更煮一二沸,去滓,纳麝香,分三次温服。服毕相去如人行十里久,得利一二行为度。

【功用】取利以泄毒气。

【主治】恶疮、热毒肿,恐恶毒气入腹。

【宜忌】慎鸡、猪、鱼、蒜、生冷、酢滑、油腻、面食、小豆、五辛、葵菜等。

13321　五香连翘汤《圣济总录》卷一二八）

【异名】连翘散(《普济方》卷二八九)。

【组成】木香 独活(去芦头) 射干 连翘各三分 甘草(炙,锉) 桑寄生(锉,炒) 升麻(锉) 沉香(锉) 鸡舌香 乳香(研)各半两 大黄(锉,微炒)一两半 麝香(研)一分

【用法】上药除研者外,为粗末,再入麝香、乳香同研拌匀。每服五钱匕,水一盏半,煎至八分,下竹沥半合,滤去滓,空心温服。快利为度,未利再服。

【主治】附骨疽,结核脓水肿痛,心腹气满。

13322 五香连翘汤《集验背疽方》

【异名】李氏五香连翘散(《医方类聚》卷一七五引《澹寮》)。

【组成】木香三分(不见火) 沉香三分(不见火) 连翘(全者,去蒂)三分 射干三分 升麻三分 黄芪三分(拣无叉附者,生用) 木通三分(去节) 甘草半两(生用) 丁香半两(拣去枝杖,不见火) 乳香半两(别碾) 大黄(微炒,锉)半两 麝(真者,别碾)一钱半 桑寄生三分(难得真者,缺之亦可) 独活三分

【用法】上为粗末,和匀。每服三大钱,水一盏,煎至七分,去滓服。留滓二服,用水二盏再煎作一服。积四散滓,用水二盏,又再煎作一服,然后不用其滓。一方用银器煎药,如无银器入银一片同煎。

【主治】❶《集验背疽方》:痈疽。❷《普济方》:一切积热恶核、瘰疬、痈疽、恶疮、发脑、发背。

【加减】若无真桑寄生,则升麻分量当倍用。

13323 五香连翘汤《传信适用方》卷三

【组成】木香 麝香 乳香 沉香 藿香 连翘各等分

【用法】上为细末。每服二钱,水一盏,煎至七分,放温服,不拘时候。

【主治】疽发,误以药罨或刀割,伤风重者。

13324 五香连翘汤《妇人良方》卷二十

【组成】木香 沉香 丁香 乳香 麝香 升麻 独活 桑寄生 连翘 木通各二两(一方有大黄一两)

【用法】上为粗散。每服五钱,水二盏,入竹沥少许,搅停,去滓温服。

【主治】❶《妇人良方》:产后血滞于经络,恶露方行,忽然渐少,断绝不来,腰中重痛,下注两股,痛如锥刀刺痛,恐作痈者。❷《普济方》:产后伤于经血,虚损不足,或分解之时,恶血不尽,在于腹中,而脏腑挟于宿冷,致气血不调,令恶露淋漓不绝。

13325 五香连翘汤《外科精要》卷上

【组成】乳香 木香 沉香 丁香 连翘 射干 升麻 黄芪 木通 独活 桑寄生 甘草各三分

【用法】水煎服。

【主治】痈疽。

13326 五香连翘汤《医方类聚》卷一七四引《外科精要》

【组成】青木香三分 鸡舌香(去顶)一分 桑寄生二分 沉香 木通 生黄芪 大黄各一两(酒浸,煨,老人虚人加减) 麝香二钱 乳香 藿香 川升麻 连翘各半两

【用法】上为细末。每服四钱,水一大盏,煎至七分,任性服。略疏通,或即取下恶物,然后服内托散之类,则毒势易散,不为深害。亦有随便消散者。此药早服为佳。

【主治】一切恶核瘰疬,痈疽恶疮。

13327 五香连翘汤《卫生宝鉴》卷十三

【组成】沉香 乳香 生甘草 木香各一钱 连翘 射干 升麻 独活 桑寄生 木通各三钱 丁香半两 大黄一两 麝香一钱半

【用法】上㕮咀。每服四钱,水二盏,煎至一盏,去滓,空心热服。

【主治】❶《卫生宝鉴》:瘰疬、痈疽、恶肿。❷《玉机微义》:诸疮肿初觉一二日便厥逆,喉咽塞,发寒热。

13328 五香连翘汤《外科精义》卷下

【组成】沉香 藿香叶 木香 丁香各一两 麝香一字(五味为粗末,另研) 连翘 射干 独活 升麻 甘草(炙) 寄生草各一两 大黄一两五钱

【用法】后七味㕮咀,与前五味和匀。每服五钱,水一盏半,煎至一盏,去滓,食前温服。取利为效,未效则再服。

【主治】人年四十以前,气血盛多,患疮疽,大小便秘者。

【备考】本方去五香,名"七味连翘汤"。

13329 五香连翘汤《普济方》卷二八七引《仁存方》

【组成】木香 沉香 丁香(去核,并不见火)各半两 连翘 射干 升麻 黄芪(生锉) 木通 乳香 桑寄生 独活各三分 麝香一钱。

【用法】上为粗末。每服三钱,水二盏,煎至一盏,去滓,取清汁为度。或下恶物。未生肉以前服不妨,并漏芦汤相间,连日服之。

【功用】析毒热之气。

【主治】疽作二日后。

【备考】气盛,用大黄、竹沥、芒消,恐用药之后,不能斟量,是故不载,知者当自相度用之。

13330 五香连翘汤《普济方》卷二八二

【组成】桑白皮(无好者宁缺之) 木香 连翘 沉香 黄芪 升麻 木通各七钱半 麝香 独活各半钱 丁香 乳香(另研) 大黄(锉,炒) 甘草各半两

【用法】上㕮咀。每服四钱,水一大盏,煎至八分,去滓温服。

【功用】去五脏毒气。

【主治】疽作二日后。

13331 五香连翘汤《普济方》卷二八三

【组成】青木香 母丁香(一作鸡舌香) 黄熟沉香 当门麝香 乳香 川升麻 桑寄生 川独活 木通 牛舌 大黄(蒸。一方用两半) 连翘各一两

【用法】上锉散。每服四钱,水二盏,煮一盏,须用银铫煎,如无,用银一片,空心热服。半日以上未利再服,以利恶物为度。未生肉前服不妨,以宜去毒热之气。

【主治】恶核痈疽,恶疮肿肿等,已破未破,疼痛者。

【备考】本方去独活、射干,加黄芪、藿香,名"五香大黄汤"。

13332 五香连翘汤《景岳全书》卷六十四

【组成】乳香 木香 沉香 丁香 香附 黄芪 射干 连翘 升麻 木通 独活 桑寄生 甘草各一钱

【用法】水煎服。

【主治】脑疽、痈疽,时毒邪气郁滞不行者。

13333 五香连翘散《圣惠》卷六十一)

【组成】木香三分 鸡舌香半两 沉香三分 熏陆香半两 麝香半分(细研) 连翘三分 射干二分 川升麻三分 黄芪三分(锉) 木通三分(锉) 独活三分 桑寄生三分 甘草三两(生,锉) 川大黄半两(锉碎,微炒)

【用法】上为散。每服四钱,以水一中盏,煎至六分,去滓温服,一日三四次。

【主治】久痈不愈,风毒气留积,筋骨疼痛,脓水久出,疮不生肌。

13334 五香连翘散《朱氏集验方》卷十二)

【组成】鸡嘴连翘 丁香 沉香 藿香 南木香 桑寄生 甘草 射干一两 麝香少许

【用法】上为细末。白水煎,食后服。又用牛尾蕨根、谢婆根(又名赤葛子根)二味捶碎,酒三碗浑服。并用洗疮口,溃烂之后亦用此药洗,直要洁净。

【主治】风气疮。

【宜忌】忌豆腐、面、白羊、白鸡、白猪及一切白物皆忌之。

【备考】方中除射干、麝香,余药用量原缺,疑"射干"后脱"各"字。

13335 五香连翘散《外科集验方》)

【组成】沉香 连翘(去蒂) 桑寄生 丁香(去枝梗) 射干 独活 乳香 升麻 大黄(蒸。要利,生用) 木通 羌活 甘草 麝香(破者用) 青木香各等分(一方加生黄芪)

【用法】上㕮咀。每服四钱,水二盏,煮取八分,食后热服。以利下恶毒为度。再作此滓煎汤洗之,其疮即愈。

【主治】一切积热,结核、瘰疬、痈疽、恶疮、肿疖。

【加减】本方有竹沥、芒消,随证热轻重,当自加减为妙。

13336 五香拈痛丸《女科百问》卷上)

【组成】木香 官桂 丁香 乳香 藿香叶 沉香各半两 斑蝥七枚 巴豆三粒(去油)

【用法】上为细末,白面糊为丸,如梧桐子大。每服五十丸,生姜汤送下。

【主治】妇人心腹痛,或又有小腹痛者。

13337 五香枳实汤《千金》卷五)

【组成】青木香九铢 麝香六铢 鸡舌香 熏陆香 沉香各半两 升麻 黄芩 白蔹 麻黄各一两 防风 秦艽各半两 枳实一两半 大黄一两十八铢 漏芦半两

【用法】上㕮咀。以水五升,煮取一升八合,儿五六岁者,一服四合;七八岁者,一服六合;十岁至十四五者,加大黄半两,足水为一斗,煮取二升半,分三次服。

【主治】小儿着风热,瘭疬坚如麻豆粒,疮痒搔之,皮剥汁出,或遍身头面年年常发者。

13338 五香追毒丸《疡医大全》卷十)

【组成】乳香(去油) 血竭 巴豆霜 老君须 母丁香 连翘 没药(去油) 沉香 广木香 苦丁香各一钱二分

【用法】上为末,炼蜜为丸,如芡实大,朱砂为衣。每服一丸或二丸,空心、食前酒送下。行二三次后,冷粥补之。

【功用】去毒定痛。

【主治】一切无名肿毒,初起有余之证,及疔疮。

13339 五香追毒丸《外科方外奇方》卷一)

【组成】老君须 母丁香(不见火) 苦丁香(即香瓜蒂) 去油乳香 去油没药 巴豆霜 广木香 炒黑牛蒡子 上沉香 血竭 辰砂 蟾酥(火酒另化)各等分

【用法】上为细末,将所化蟾酥加陈蜜为丸,如芡实大,辰砂为衣。每服一丸或二丸,空心、食前绍酒化下。泻二三次后,用冷粥补之,毒即消。

【功用】去疔疮毒,定痛。

【主治】痈疽,一切无名肿毒,初起壮实者。

13340 五香流气饮《外科大成》卷四)

【组成】金银花二两 姜蚕 连翘 羌活 独活 瓜蒌仁 小茴各一两五钱 藿香五钱 丁香一钱 木香 沉香 甘草各一钱

【用法】上分为十剂,水煎,随上下服。如为丸,绿豆大,雄黄五分为衣,滚水送下。

【主治】❶《外科大成》:结核痰核及阴毒流毒。❷《金鉴》:黄鳅痈。由肝、脾二经湿热凝结而成,生于小腿肚里侧,疼痛肿硬,长有数寸,形如泥鳅,其色微红。

【临床报道】急性血栓性静脉炎:《江苏医药·中医分册》[1979,3:25]用本方治疗七例急性血栓性静脉炎,皆获显效。并发现本方具有迅速控制炎症,防止疾病荏苒迁延之功。如一中年男性,因患大隐静脉曲张,血栓性静脉炎(急性期),已服清热解毒、活血化瘀之品不见效,近四天病情加重,伴有身热纳差,红肿痛甚,由原来5厘米发展到18厘米。试投"五香"三剂后,全身症状改善,病灶停止发展,疼痛锐减。继进五剂,全身症状消失,局部红肿消退。又给五剂,复查惟见6厘米之索状静脉,但无压痛,临床治愈,转用活血化瘀法治疗。

13341 五香流气饮《外科真诠》卷上)

【组成】藿香 丁香 沉香 木香 小茴香 银花 甲珠 茯苓 牛膝 车全仁 甘草

【用法】水煎服。

【主治】黄鳅痈。

13342 五香麻黄汤《千金》卷九)

【异名】五香汤《圣济总录》卷三十)。

【组成】麝香半两 熏陆香 鸡舌香各一两 沉香 青木香 麻黄 防风 独活 秦艽 萎蕤 甘草各二两 白薇 枳实各二两

【用法】上㕮咀。以水九升,煮取三升,分三次服。覆取汗后,外摩防己膏。

【主治】伤寒忽发肿,或著四肢,或在胸背,虚肿浮如吹状,亦著头面唇口颈项,剧者偏著脚胫,外如轴大,而不赤,著四肢者,乃欲不遂。

【方论选录】《医方考》:上件诸肿,乃是余邪未去,营卫之行,不相顺接,逆于肉理,而为肿尔!是方也,用五香以开气窍;而麻黄、防风、独活、秦艽、萎蕤、白薇,皆辛散之,一以解其余邪,一以流其着气;甘草之补,所以致新;枳实之悍,所以推陈。

13343 五香感应散

《感证辑要》卷四。为《湿温时疫治疗法》卷七"回阳急救散"之异名。见该条。

13344　五香聚宝丸

《成方制剂》15册。为原书同册"大黄化瘀丸"之异名。见该条。

13345　五香鳖甲饮（《圣济总录》卷八十九）

【异名】五香鳖甲散（《御药院方》卷六）。

【组成】鳖甲(去裙襕,醋炙)二两　大黄(湿纸煨)三分　人参　附子(炮裂,去皮脐)　枳壳(汤浸去瓤,麸炒)　牛膝(切,焙)各二两半　桂(去粗皮,锉)半两　熟干地黄一两半(炒)　厚朴(刮去粗皮,用生姜汁炙)　五味子(炒)　木香　丁香　当归(切、炒)　白术　芍药　白茯苓(去黑皮)　肉豆蔻(去皮)　沉香(锉)　京三棱(炮)　羌活(去芦头)　槟榔(煨)各一两

【用法】上咬咀,如麻豆大。每服三钱匕,以水一盏,加大枣一枚(擘),生姜三片,同煎至七分,去滓温服,不拘时候。

【主治】虚劳,身体气刺疼痛,日渐瘦弱,心下气满,不思饮食。

13346　五香鳖甲散

《御药院方》卷六。为《圣济总录》卷八十九"五香鳖甲饮"之异名。见该条。

13347　五香蠲痛丸（《百一》卷二）

【组成】丁香　藿香　木香　乳香　沉香　桂心　吴茱萸　青皮(去白)　蓬莪术　枳实(去白,麸炒)　京三棱各一两　硇砂四钱　牵牛末三两　橘皮一两(去白,同巴豆五两去皮,炒令黄色,去巴豆不用)

【用法】上为细末,面粥为丸,如绿豆大。每服二十丸至三十丸,熟水送下。有伤滞脏腑不过一行;无伤滞脏腑,不动。

【主治】冷物伤脾胃,并酒食伤,久积成癖,胸膈痞塞,心腹疼痛不可忍者。

13348　五香蠲痛丸（《魏氏家藏方》卷八）

【组成】木香(不见火)　藿香叶(去土)　沉香(不见火)各一两　麝香三钱(别研)　乳香(别研)　牵牛八两(取二两,末)

【用法】上为细末,滴水为丸,如梧桐子大。每服五十丸,熟水吞下,不拘时候。

【主治】脚气攻刺,连腹疼痛,大便闭涩。

【备考】方中乳香用量原缺。

13349　五养保真膏

《疡科选粹》卷八。为原书同卷"造化争雄膏"之异名。见该条。

13350　五神还童丹（《瑞竹堂方》卷三）

【异名】五精丸（《医统》卷六十六）。

【组成】赤石脂　川椒(炒)　辰砂　茯神　乳香各一两

【用法】枣肉为丸,如梧桐子大。每服一百丸,空心温酒送下。

【功用】乌发,明目,延寿。

13351　五神返魂丹（《圣惠》卷五十六）

【组成】朱砂半两　牛黄半两　安息香半两　砒霜半两　大蜘蛛五枚(重午日采,袋内盛,通风勿令死)

【用法】上先细研四味,方入蜘蛛,又研令匀,用不蚛皂

荚三寸(去黑皮),以水三合接汁,便入少粟米饭,煮令水尽为丸,如梧桐子大。如中恶卒死,及急风者,但有微气,以新汲水研下一丸,如昏迷,连加一丸,立活。无疾常服一丸,至老无病。

【主治】卒死,但有微气,心上稍暖者。

13352　五退还光丸（《普济方》卷七十八引《卫生家宝》）

【组成】刺猬皮一两(麸炒,去麸不用)　枳实一两　蚕退半两(炒)　防风一两　蝉退一两(炒)　苍术一两(米泔浸,炒干)　蛇退一两(炒)　草决明一两　猪前爪一两(烧灰存性)　甘草一两(炒)

【用法】上为细末,炼蜜为丸,如梧桐子大。每服二十丸,好茶送下,一日一二次。

【主治】内外障眼。

13353　五绝透关散（《疑难急症简方》卷一）

【组成】生半夏　牙皂各五分

【用法】上为末。取黄豆大吹鼻中,男左女右。得嚏即苏。

【主治】一自缢,二墙壁压,三溺水,四魇魅,五冻死,并一切中风尸厥,暴厥不省人事。

【宜忌】产晕忌用。

13354　五根熏洗方（《医林绳墨大全》卷九）

【组成】韭根　艾根　楮根　菖蒲根　枸杞根

【用法】用水三瓢,煎至二瓢半,置坛内。先熏,候水温,再洗一次。

【主治】痔疮初起及已成形。

13355　五积匀气丸（《卫济宝书》卷下）

【组成】杏仁八十一粒(去皮尖)　巴豆八十一粒(去皮,研)　木香一分　黑附子一分　当归一分　小坯半两(即苏木)

【用法】上为末和匀,用糯米煮饭为丸,如绿豆大。每服五丸,临卧用薄荷汤或姜汤送下。量虚实加减。

【功用】逐余毒恶气,行血脉。

【主治】五发风毒。

13356　五积交加酒（《古今医鉴》卷十）

【组成】白芷　陈皮　厚朴　枳壳　桔梗　川芎　白芍　苍术　当归　茯苓　半夏　官桂　干姜　麻黄　甘草　小茴(酒炒)　牛膝(酒炒)　杜仲(酒炒)　大附子(制)　川乌　吴茱萸　槟榔　木瓜　草果　砂仁　破故纸(酒炒)　羌活　胡芦巴　威灵仙各等分

【用法】共合一斤,用陈酒十壶,生姜十斤,大枣十枚,瓦罐炖熟。每日空心温服。

【主治】诸湿足膝麻木,冷痹缓弱,及腰痛脚气下虚之疾。

13357　五积交加散（《岭南卫生方》卷中）

【异名】交加散（《普济方》卷一四七引《如宜方》）。

【组成】生料五积散　人参败毒散各等分

【用法】上和匀。每服四钱,水一盏半,加生姜五片、枣子一枚,同煎至八分,去滓温服。

【主治】瘴疟,寒湿痹痛。

❶《岭南卫生方》:受瘴之初,便欲分为寒热者。❷《医方大成》引《澹寮》:内感风寒、上膈蕴热。❸《医学入门》:寒湿身体重痛,腰脚酸疼。

13358 **五积交加散**(《寿世保元》卷五)

【组成】五积散合人参败毒散加木瓜

【用法】加生姜、大枣,水煎服。

【主治】臂冷痛,起手甚难,或一臂痛,或两臂俱痛者。

【加减】未效者,再加牛膝。

13359 **五积交加散**(《寿世保元》卷七)

【组成】羌活一钱 苍术(米泔浸) 防风(去芦) 枳壳(麸炒) 陈皮 柴胡 当归(酒洗) 川芎 独活 白芷 半夏(姜汁制) 麻黄 桔梗 白茯苓 厚朴(姜炒)各八分 桂枝四分 甘草三分

【用法】上锉。加生姜、葱,水煎,热服。只可服一二帖,勿多服。

【主治】妇人三十四五岁,因经水到时,当风坐卧,失于迴避,腠理空虚,外邪乘入,遍身麻痹,不能转侧;肺经受风,咳嗽痰盛。

【加减】再服去柴胡,加乌药、僵蚕各一钱,酒煎,热服。

13360 **五积交加散**(《证治宝鉴》卷五)

【组成】当归 川芎 生地 白芍 苍术 厚朴 茯苓 陈皮 半夏 桔梗 羌活 独活 前胡 柴胡 干姜 枳壳 肉桂 甘草 生姜

【用法】为散服。

【主治】跌扑闪挫,恶寒体弱者。

【加减】有热,去姜、桂。

13361 **五倍子复方**(《中医皮肤病学简编》)

【组成】五倍子(文火炙黄)15克 人中白9克 青黛1.5克 精梅片1克 煅石膏10克

【用法】上为细末。吹口腔内,一日四五次。

【主治】鹅口疮。

13362 **五倍苦矾散**(《中医皮肤病学简编》)

【组成】五倍子10克 枯矾10克

【用法】上为细末。外用。

【主治】足癣。

13363 **五疳芜荑丸**

《医方类聚》卷二五五引《经验良方》。为《幼幼新书》卷二十五引《李氏家传》"肥儿丸"之异名。见该条。

13364 **五疳肥儿丸**(《幼科指掌》卷四)

【组成】芦荟 胡连 龙胆草 白术 茯苓各五钱 地骨皮 银柴胡 麦芽 萝卜子 神曲 使君子各四钱 枳壳 夜明砂 青皮 川连 人参 山楂 芜荑 槟榔各三钱 木香 砂仁各二钱 三棱 莪术各二钱(同巴豆肉炒,去巴豆不用)

【用法】上为末,汤泡蒸饼为丸,如绿豆大,青黛为衣。每服四五十丸,米汤送下。

【主治】小儿骨疳。

13365 **五疳肥儿丸**

《全国中药成药处方集》(福州方)。为《饲鹤亭集方》"肥儿丸"之异名。见该条。

13366 **五疳保童丸**

《局方》卷十。为《圣惠》卷八十六"五疳丸"之异名。见该条。

13367 **五疳保童丸**(《普济方》卷三八〇引《保婴方》)

【组成】大干虾蟆一枚(烧存性) 皂角一锭(去皮核,

烧存性) 蛤粉三钱(水飞) 麝香一钱(细研)

【用法】上为细末,打面糊为丸,如粟米大。每服三四十丸,空心、食前温米饮送下,一日三次。

【主治】小儿五疳八痢,面黄肌瘦,头发作缕,好食泥土,不思乳食。

13368 **五疳保童丸**(《普济方》卷三七九)

【组成】青黛 夜明砂(布裹,洗) 五倍子(生) 苦楝根 芦荟 熊胆(研入) 黄连(去毛) 龙胆草(生) 干蟾(炙,去皮骨) 麝香(研入) 芜荑(取仁) 蝉壳(去土)等分

【用法】上为末,用粟糊为丸,如麻子大。一岁儿每次二十丸,饭饮送下,二三服。

【主治】五种疳疾。

13369 **五疳保童丸**

《医宗说约》卷五。为原书同卷"芦荟丸"之异名。见该条。

13370 **五疳保童丸**(《橡村治验》)

【组成】使君子肉一两 广陈皮五钱 峡曲(炒焦)一两 胡黄连五钱 夜明砂(淘净)六钱 芦荟二钱 人参五钱 茯苓一两 五谷虫八钱(炒) 京三棱(醋炒)四钱 虾蟆二只(酒洗炙黄) 如无人参,土炒白术代之。

【用法】上为末,荷叶水跌为丸,如黍米大。研碎冲服亦可。

【主治】潮热人瘦,肤错肤稀,雀目生膜,项生核,或吐或泻,或吃泥土、生米等。

13371 **五疳保童丸**(《麻疹阐注》卷三)

【组成】柴胡 青皮 芦荟 丹皮 白芍 鳖甲 槟榔 炙草 香附 枳壳 使君子 青蒿子各五钱 白术 丹参 当归 茯苓 山楂 神曲各一两 胡连 芜荑 雷丸 鹤虱 五谷虫各三钱

【用法】上为细末,神曲糊为丸。空心米汤送下。

【主治】麻后夜热,有汗即退,发枯肤痒,渐成疳癆。

13372 **五疳消食丸**(《局方》卷十续添诸局经验秘方)

【组成】麦芽 使君子(去壳,炒) 黄连(去须,微炒) 橘红(焙) 草龙胆 芜荑各等分

【用法】上为细末,粟米糊为丸,如粟米大。每服二三十丸,空心米饮送下,不拘时候。

【功用】大能进食,悦颜色,长肌肤,杀虫。

【主治】小儿五疳八痢,疳劳及走马,牙齿唇烂,肚大青筋。

13373 **五疳消食丸**(《玉机微义》卷五十)

【异名】五疳消积丸(《幼科指南》卷下)。

【组成】使君子(肉炒) 麦蘗(炒) 陈皮 麦曲 芜荑 草龙胆 黄连(炒) 糖球子各等分

【用法】上为细末,陈米饭为丸,如黍米大。每服十丸,米饮送下。

【功用】消疳杀虫,退热磨积,进食。

【主治】疳积。

❶《玉机微义》:小儿五疳。❷《幼科指南》:诸疳。小儿略见黄瘦,肚大腹痛,不思乳者。❸《金鉴》:丁奚疳。肌肉干涩,啼哭不已,手足枯细,面色黧黑,项细腹大,肚脐突出,尻削身软,精神倦怠,骨蒸潮热,燥渴烦急者。

13374 五疳消食丸（《普济方》卷三八〇）

【组成】香附子 京三棱 石三棱 青皮 陈皮各二两 缩砂一两半 使君子一两半 黄连一两 莪术一两 芜荑一两 萝卜子二两 木香一两 干虾蟆四两（烧灰） 芦荟一两 槟榔一两 苦楝根三两 干漆一两（烧去烟） 阿魏半两（另熬） 胡黄连一两

【用法】上为细末，熬萝卜水调神曲末四两糊丸，如黍米大。每服十五丸至二十丸，饭水送下。一日三次。

【主治】小儿脾伤食疳，积聚，发为寒热。

13375 五疳消积丸（《万氏家抄方》卷五）

【组成】三棱 蓬术 陈皮各六两 神曲（炒） 麦芽（炒） 青皮 山楂（去核） 萝卜子（炒）各四两 槟榔 川楝子各二两

【用法】上为末，面糊为丸，如龙眼大。白汤调下。

【主治】疳积。遍体生疮，泻痢，兼好吃土泥生米壳、炭煤、茶叶。

13376 五疳消积丸

《幼科指南》卷下。为《玉机微义》卷五十"五疳消食丸"之异名。见该条。

13377 五疳消积丸（《北京市中药成方选集》）

【组成】君子仁一百九十二两 五灵脂（炒）一百九十二两 当归尾二百八十八两 大黄二百八十八两 槟榔一百九十二两 玄胡（炙）一百九十二两 黑白丑（炒）一百九十二两 山楂二百八十八两 甘草四十八两

【用法】上为细末，过罗，用冷开水泛为小丸，每十六两用滑石细粉四两为衣，闯亮。每服五分，温开水送下。周岁内酌减。

【功用】消疳化积，开胃健脾。

【主治】小儿饮食无节，积滞不化，脾胃失调，肚大胀满。

13378 五疳消积丸（《全国中药成药处方集》沈阳方）

【组成】川黄连 芜荑 龙胆草各三钱 炒麦芽 焦山楂 广陈皮 炒神曲各一两

【用法】上为极细末，水泛为小丸。每服二钱，白水送下。

【功用】杀虫消食。

【主治】小儿疳积，面黄肌瘦，牙疳口臭，腹大筋青，食少胀满，虫积腹痛。

【宜忌】忌食生冷、硬物。

13379 五疳消积散（《痘疹金镜录》卷一）

【异名】保童丸。

【组成】三棱 莪术各一两 神曲 麦芽 青皮 山楂 君子各四两 槟榔 川楝 黑豆各二两 陈皮半斤

【用法】上为末，面糊为丸服。

【主治】疳疾。骨热头焦，胸烦盗汗，毛发干枯，肚高脚烂，牙齿黑烂，遍体生疮，兼泻痢，好吃泥土、生米壳、炭、葱、菜等。

13380 五疳消积散（《幼科金针》卷上）

【组成】三棱一斤 莪术一斤 神曲四两 麦芽四两 川楝二两 青皮四两 山楂肉四两 卜子四两 黑丑二两 陈皮一斤

【用法】砂仁汤送下。

【主治】小儿伤积。

13381 五海瘰瘤丸（《全国中药成药处方集》吉林方）

【组成】海带二两 海藻二两 海螵蛸二两 昆布二两 浮麦二两 白芷一两 广木香二钱 海粉二两

【用法】上为细末，炼蜜为丸，二钱重。大人每服一丸，九岁至六岁每服半丸，五岁至两岁每丸分三次服。一日二次，早、晚用开水送下。

【功用】软坚化核，消肿散瘀，活血舒气。

【主治】瘰瘤瘰疬，气脖乳核，无名肿毒。

13382 五黄青白散（《中医皮肤病学简编》）

【组成】牛黄1克 黄柏15克 大黄15克 儿茶15克 川连9克 雄黄9克 青黛9克 枯矾9克 人中白15克 冰片1克

【用法】上为细末。香油调，外敷。

【主治】脓疱疮。

13383 五停五积丸（《红蓼山馆经效方》）

【组成】甲、先服方：使君子肉五枚 巴豆肉二枚半

乙、接服方：老松香八斤 黄连二两 潮脑二两 朱砂（水飞）二两

【用法】甲方：共捣成丸一枚，以此作为一剂，用红糖开水空腹送下。乙方：共为末，以开水调和成丸，如绿豆大。每服五粒，用红糖开水空腹送下。服此药后约一二小时即泻下，或二三次，或六七次不等，随以酸筋草煎浓水一碗服之，以止其泻；一二日后再以猪蹄一对，炖桐子根、通花根、臭草根、楷子根、打碗子根、百节藕、见肿消等草药，稍入盐服之。

【主治】远年近日丹停（人面青黄，肚腹胀痛，小便不利短少）、水停（面黄浮肿胀痛）、酒停、食停（心胸胀或干呕）、气停（胸前不利）、妇人瘀血停（面黄青肿，月经不调）；妇女血疱、血块，气裹食积，干病潮热，或经水不通；及男妇血积、气积、酒积、食积、虫积膨胀。

【宜忌】忌食糯米、菜油一月，并忌房事四月，病即除根。

13384 五淋二赤散（《医统》卷七十一）

【组成】赤芍药二钱 赤茯苓（去皮） 山栀子各半两 甘草 当归（酒浸）各三钱二分

【用法】作二服。每服水一盏半，灯心二十茎煎，空心服。

【主治】诸淋，或如豆汁沙石，或血尿如膏。

13385 五淋白浊丸（《全国中药成药处方集》大同方）

【组成】赤茯苓五钱 猪苓 泽泻 瞿麦各四钱 草梢 白术各二钱 草薢 萹蓄各三钱 车前子五钱 栀子二钱 椿皮一钱 荜澄茄一钱

【用法】水泛为丸，滑石为衣。每服三钱，白水送下。

【主治】淋病白浊。

【宜忌】孕妇忌服。

13386 五淋白浊丸（《全国中药成药处方集》吉林方）

【组成】公英 地丁 瞿麦 萹蓄 木通 泽泻 金砂 灯心 竹叶 甘草 猪苓 土苓各六钱七分 萝茶 滑石 赤苓各一两三钱四分 赤芍 蝉退各三钱四分 车前 风眼草 石韦 通草各一两 山栀 贡桂各二钱

【用法】上为细末，水泛为小丸，滑石为衣。每服二钱，

白水送下,一日二次,早、晚用之。

【功用】搜毒,止淋,消浊,利下,祛炎,镇痛。

【主治】五淋白浊,女子赤白带下,横痃,下疳,膀胱发热,梦遗滑精,便溺不清,尿管混血,花柳诸症。

【宜忌】服后忌饮茶水,孕妇忌用。

13387 五淋白浊散《全国中药成药处方集》重庆方）

【组成】桂枝一两 萹蓄 胆草各二两 木香一两五钱 知母 地榆各五钱 海金砂六钱 苦参一两 前仁一两五钱 粉草一两 琥珀三钱 生地四两 黄柏 滑石各一两

【用法】上为细末。每日二次至三次,用盐开水送下。

【功用】利小便。

【主治】五淋白浊。

13388 五淋统治散《吉人集验方》下集）

【组成】银消

【用法】入锅内,隔纸炒至纸焦为度,研细,每次二钱,用温水冲化服。每用加飞滑石二钱,水调服更效。

【功用】能化七十二种石。

【主治】五淋;石淋尤效。

13389 五淋绛宫汤《鸡峰》卷十八）

【组成】露蜂房 血余各三钱 白茅根五钱

【用法】上为细末,加麝香少许。每服一钱,空心、食前温酒下。淋止不须服,甚者不过三五服。

【主治】三焦气滞,腹胁注痛,因服热药,引入下焦,膀胱受热,小便淋涩,脐下胀痛。

13390 五粒回春丹《北京市中药成方选集》）

【组成】橘红三两五钱 胆南星三两五钱 防风三两五钱 竹叶三两五钱 茯苓二两 僵蚕(炒)二两 甘草二两 金银花三两五钱 桑叶三两五钱 连翘三两五钱 麻黄二两五钱 薄荷二两五钱 蝉蜕二两五钱 山川柳一两五钱 赤芍二两五钱 川贝母二两五钱 杏仁(去皮,炒)一两五钱 羌活三两五钱 牛蒡子(炒)二两(上共研为细粉,过罗) 牛黄四钱 冰片四钱 麝香四钱 犀角一两 羚羊一两 珍珠(豆浆制)四钱 琥珀四钱

【用法】上为细末,过罗,混合均匀,用糯米六两熬水,泛为小丸,朱砂为衣。每五粒干重约二分。蜡皮封固。每服五粒,一日二次,用鲜芦根煎水送下;温开水亦可。三岁以下酌减。

【功用】清热解毒,透表豁痰。

【主治】小儿毒热内盛,瘾疹不出,身热咳嗽,烦躁口渴。

【宜忌】避风寒。

13391 五粒回春丹

《全国中药成药处方集》(北京方)。为原书"小儿回春丹"之异名。见该条。

13392 五兽三匮丸

《医学入门》卷七。为《医方类聚》卷九十八引《澹寮》"五兽三匮丹"之异名。见该条。

13393 五兽三匮丹《医方类聚》卷九十八引《澹寮》）

【异名】五兽三匮丸《医学入门》卷七）。

【组成】鹿茸(酥炙) 麒麟竭(即草竭也) 虎胫骨(解片,酥炙) 牛膝(去芦,浸酒) 狗脊(亦草根也,燎去毛)各

等分(上修事为细末,即五兽丹料) 辰砂一两(细末) 附子大者一只(生,去皮脐,旋中心空,入辰砂于内) 宣木瓜一只(剜去心,仍薄薄去皮,入上附子于内,以旋附子末盖附子口,正坐于银暖罐中,重汤蒸十分烂,附子断白为度,即三匮丹也)。

【用法】上用三匮丹研膏,调和五兽末子,为丸如鸡头子大。木瓜酒和降气汤送下。

【主治】气血虚损,肝肾不足,两脚痿弱。

13394 五瘵麝香散《准绳·类方》卷一）

【组成】天灵盖二钱半 柴胡一两 犀角屑半两 甘草三寸(患人中指长,男左女右) 东引桃枝 青蒿 东引柳枝 石榴皮各一握 阿胶 薤白 葱白各七寸 麝香二钱半

【用法】上为末,用童便二升半,浸药一宿,明日早、晚煎至一升半,去滓,分为三服,加槟榔末三分,温服。初服约人行三五里远,便再服一次。倘恶心,以白梅含止之。服三五次,病止即泻出异物,若虫如头发马尾,身赤口黑,身上如蚁行不可名状,泻后葱粥饮补之,同时药煎补五脏茯神散。

【主治】男子妇人传尸瘵,骨蒸实热。

【宜忌】忌风一月。忌食油腻、湿面、咸味,并牛、猪、鸡、鸭、犬等物。

13395 五痫再生丸《全国中药成药处方集》济南方）

【组成】大黄一斤二两 海沉香二两 黄芩六两 胆星二两 礞石二两 白矾四两 百药煎一两五钱

【用法】头一次用黄酒半斤,将大黄拌浸晒干,二次童便四两,三次韭汁四两,四次姜汁四两,五次米汁,六次侧柏叶,七次藕汁,八次人乳浸,晒干,共为细末,水打小丸,雄黄为衣。每服二钱。

【主治】风痫。

【宜忌】忌食鱼。

13396 五痫再生丸《全国中药成药处方集》呼和浩特方）

【组成】白附子一斤 法夏四斤 南星二斤六两 皂角四两 蜈蚣十六条 天虫二斤二两 乌蛇二斤半

【用法】上为细末,水泛小丸,朱砂为衣。

【主治】痫证。

13397 五痫神应丸

《景岳全书》卷五十四。即《杨氏家藏方》卷二"五痫丸"。见该条。

13398 五痫通明丸《嵩崖尊生》卷九）

【组成】牙皂(去筋皮)一两六钱(用羊肝一片煮牙皂,去羊肝) 半夏六钱(用朱砂五分炒黄色,去朱砂) 生南星二钱 黑丑(炒)二钱

【用法】姜糊为丸,朱砂为衣。每服七十丸,姜汤送下。

【主治】羊痫风。

【宜忌】忌鱼、鸡、母猪、牛、羊等肉。

13399 五蜂石软膏《中医皮肤病简编》）

【组成】蜂蜜25~30克 五倍子 炉甘石各10克

【用法】先将蜂蜜烧后溶化至沸。再将五倍子、炉甘石共碾碎过筛,即加入搅拌和匀。外用。

【主治】氢氟酸灼伤。

13400 五福化毒丸

《鳞爪集》卷下。为《外科正宗》卷四"五福化毒丹"之异

名。见该条。

13401 五福化毒丸

《中国药典》2010 版,即《全国中药成药处方集》(天津方)"五福化毒丹"去龙胆草、银花,改为丸剂,犀角改用水牛角。见该条。

13402 五福化毒丹(《局方》卷十)

【异名】青黛丸(《得效》卷十一)、化毒丸(《普济方》卷三六四)。

【组成】桔梗(微炒) 玄参(洗,焙)各六两 青黛(研) 牙消(枯) 人参(去芦)各二两 茯苓(去皮)五两 甘草(炒)一两半 银箔八片(为衣) 麝香(研)半钱 金箔八片(为衣)

【用法】上为细末,入研药匀,炼蜜为丸,每两作十二丸。每一岁儿,一丸分四服,用薄荷水送下;及疮疹后余毒上攻口齿,涎血臭气,以生地黄自然汁化一丸,用鸡翎扫在口内;热疳肌肉黄瘦,雀目夜不见物,食后、临卧用陈粟米泔水化下。

【功用】《医方类聚》引《经验良方》:清膈凉血。

【主治】小儿热毒内蕴,口舌生疮,常患疮疖。❶《局方》:小儿蕴积毒热,惊惕狂躁,颊赤咽干,口舌生疮,夜卧不宁,谵语烦渴,头面身体多生疮疖。❷《医方类聚》引《经验良方》:蜃鼻疳疮,热疳肌肉黄瘦,雀目夜不见物。❸《金鉴》:胎敛疮。小儿热极,皮肤火热,红晕成片,游走状如火丹。

13403 五福化毒丹(《小儿药证直诀》卷下)

【组成】生熟地黄(焙)各五两 元参 天门冬(去心) 麦门冬(去心,焙)各三两 甘草(炙) 甜消各二两 青黛一两半

【用法】上为细末,后研入消、黛,炼蜜为丸,如鸡头子大。每服半丸或一丸,食后水化下。

【功用】《准绳·幼科》:凉心膈。

【主治】❶《小儿药证直诀》:疮疹余毒上攻口齿,躁烦咽干,口舌生疮,及蕴积毒热,惊惕狂躁。❷《景岳全书》:胎毒,及痘后头面生疮,眼目肿痛。

13404 五福化毒丹(《摄生众妙方》卷十)

【组成】生地黄五两 天门冬二两 玄参三两 甘草一两 硼砂五两 青黛五钱 麦门冬二两

【用法】上为末,炼蜜为丸,如鸡头子大。每服半丸,灯心汤化下。

【主治】小儿惊热,一切胎毒,口舌生疮肿胀,木舌重舌,牙根肿。

13405 五福化毒丹(《回春》卷七)

【组成】犀角 桔梗(去芦) 生地黄(酒洗) 赤茯苓(去皮) 牛蒡子(微炒)各五钱 朴消 连翘 玄参(黑者)粉草各六钱 青黛二钱(研极细)

【用法】上为末,炼蜜为丸,如龙眼大。每服一丸,薄荷汤化下。

【主治】小儿壅积热毒,唇口肿破生疮,牙根出血,口臭颊赤,咽干烦躁,或痘疹余毒未解,或头目身体多生疮疖。

【加减】兼有惊,加朱砂为衣。

13406 五福化毒丹(《外科正宗》卷四)

【异名】五福化毒丸(《鳞爪集》卷下)。

【组成】玄参 桔梗 赤苓各二两 人参三钱 黄连龙胆草 青黛 牙消各一两 甘草五钱 冰片五分 朱砂三钱 金箔二十张(为衣)

【用法】上为末,炼蜜为丸,如芡实大。每服一丸,薄荷、灯心汤化下;疮疹后余毒上攻,口齿涎血臭秽,以生地黄汁化下。如无地黄,竹叶灯心汤亦可用。

【主治】❶《外科正宗》:小儿蕴积胎毒,以及诸疮瘾疹,伤风斑症,口舌生疮,痰涎壅盛,谵语烦躁,夜睡不宁者。❷《金鉴》:小儿赤游丹毒。

13407 五福化毒丹(《明医指掌》卷十)

【组成】玄参三两 桔梗三两 甘草七钱 牙消五钱青黛一两 人参七钱 茯苓一两半 一方加黄连一两(炒)

【用法】上为末,炼蜜为丸,每丸重一钱,朱砂为衣。薄荷汤下;疮疹后余毒上攻,口齿臭气,生地黄汁化下。

【主治】小儿胎中受热,大小便不利,丹毒疮疡,赤疹赤目,重舌木舌,口疮。

13408 五福化毒丹(《麻症集成》卷四)

【组成】玄参 尖生 花粉 僵蚕 桔梗 瓜蒌 甘草 天冬 麦冬

【主治】麻症正期,胎热目闭,颊赤喉痹,毒丹红肿。

【加减】便闭,加大黄。

13409 五福化毒丹(《饲鹤亭集方》)

【组成】犀角 元参 薄荷 桔梗 银花 大黄 青黛 甘草各一两 川连五钱

【用法】炼蜜为丸,辰砂为衣。每服一丸,薄荷汤送下。

【主治】小儿胎毒积热,头面生疮,咽喉肿痛,余毒上攻,口出臭涎。

13410 五福化毒丹(《北京市中药成方选集》)

【组成】桔梗五十两 生地五十两 赤芍五十两 牛蒡子(炒)五十两 玄参(去芦)六十两 连翘六十两 甘草六十两 芒消五两 青黛二十两 黄连八两

【用法】上为细末,过罗。每八十二两细粉兑犀角(粉)二两。再研匀混合均匀,炼蜜为大丸,重一钱。每服一丸,一日三次,温开水送下。三岁以下小儿酌减。

【功用】清热解毒。

【主治】小儿蕴积热毒,多生疮疖,口舌生疮,烦躁不安。

13411 五福化毒丹(《全国中药成药处方集》天津方)

【组成】生地 连翘(去心) 桔梗 元参(去芦)各二两 赤芍 甘草 黄连各五钱 胆草三钱 青黛五钱 芒消三钱 银花一两 炒牛蒡子二两(上药共为细粉) 犀角粉一钱五分

【用法】上为细末,和匀,炼蜜为丸,一钱重,蜡皮或蜡纸筒封固。一至二岁每次服一丸,周岁以内酌减,白开水化下。

【功用】❶清实热,解毒。❷《中国药典》:清热解毒,凉血消肿。

【主治】小儿热毒实火,口舌生疮,牙根出血,颈颊赤肿,周身常生疮疖,疹后余毒不净。

【宜忌】疹后泻痢忌服。

【备考】本方去龙胆草、银花,改为丸剂,犀角改用水牛角,名"五福化毒丸"(见《中国药典》)。

13412　五福化毒丹《中药成方配本》

【组成】黄连五钱　黄芩七钱　生大黄一两　银花一两　生甘草五钱

【用法】各取净末和匀,用白蜜三两,炼熟为丸,分做一百粒,每粒约干重五分。婴儿每日一丸,分二次开水化下;小儿每日二次,每次一丸,开水化下;成人每日三次,每次一丸,开水化下。

【功用】清热化毒。

【主治】婴儿胎火胎毒;肠胃热毒,疮疖痈肿。

【宜忌】孕妇慎服。

13413　五福延寿丹《便览》卷三

【组成】五味子六两　肉苁蓉四两(酒浸,焙)　牛膝三两(酒浸)　菟丝子(酒浸,炒)二两　杜仲(姜炒断丝)三两　天冬(去心)二两　广木香一两　巴戟(去心)二两　山药二两　鹿茸(酥油炙透)一两　车前子(炒)二两　菖蒲(焙)一两　泽泻(去毛)一两　生地一两(酒洗)　熟地一两(酒制)　人参(去芦)一两　乳香一两(另研)　没药五钱(另研)　枸杞子一两　大茴(炒)二两　覆盆子一两　赤石脂(煅)一两　地骨皮二两　杏仁(去皮尖)一两　山茱萸(去核)二两　柏子仁一两　川椒(去目,合口炒)七钱　川楝肉(炒)一两　远志(去心)一两　龙骨(煅)五钱　白茯苓(去皮)一两　当归(酒洗)一两

【用法】上为细末,炼蜜为丸,如梧桐子大。每服三十丸,空心盐汤或盐酒送下。

【主治】男子女人诸虚百损,五劳七伤,未及半百而须发早白,行路艰难,形容羸瘦,眼目昏花,远年近日咳嗽,吐痰见血,夜梦遗精,并妇人久不生育。

13414　五福延寿丹《济阳纲目》卷六十四

【组成】五味子　人参　远志　石菖蒲　山萸(去核)　大茴香　生地(姜酒炒)　熟地黄　杜仲　白茯苓各二两　肉苁蓉(酒浸)四两　枸杞子　菟丝子　山药各三两　牛膝(酒浸)　川椒(去目,炒)各七钱半　缩砂一两五钱　黄柏(酒炒)八钱　知母(酒炒)　木瓜　覆盆子各一两

【用法】上为细末,炼蜜为丸,如梧桐子大。每服四五十丸,空心好酒或淡盐汤送下。

【功用】消除百病,常服延年耐老。

【主治】一切元气虚弱,五劳七伤,身体羸瘦,膝酸疼。

13415　五福延龄丹《医方类聚》卷一五三引《经验秘方》

【组成】沉香三钱　木香三钱　五味子二两(微炒)　菟丝子三两(酒浸)　苁蓉四两　天门冬二两(去心)　巴戟(去心)二两　杜仲三两(炒)　山药二两　鹿茸(酥炙)　车前子(炒)　石菖蒲　泽泻　生地黄(洗,焙)　熟地黄(洗,焙)　枸杞　人参　山茱萸(去黑仁)　远志　赤石脂　白茯苓　覆盆子　杏仁(去皮,炒,另研)　柏子仁(微炒)　当归(酒浸,焙干)　牛膝(酒浸)　川楝子各一两　川椒七钱半(去目)

【用法】上为细末,炼蜜为丸,如梧桐子大。每服三十丸,空心温酒送下。

【功用】延年益寿。

【主治】男女五劳七伤,颜枯骨疲,日渐羸弱,妇人久不成胎,男子未老阳事不举,精神怯弱,未及七旬,发鬓俱白,行步艰难,左瘫右痪。

13416　五福寿命丹

《普济方》卷一六四。为《儒门事亲》卷十五"化痰延寿丹"之异名。见该条。

13417　五福寿命丹《普济方》卷一七二

【组成】枸杞子(生)　白矾(枯)各一两　天麻(去节)半两　半夏(汤泡)　干姜(生)各一两半

【用法】上为细末。蒸饼生剜裹药,蒸熟去蒸饼皮,将药入白中,捣千下,如干,入酒些少,为丸如梧桐子大。每服五七十丸,生姜汤送下,一日二次。

【功用】解酒醒醉,宽胸利膈。

【主治】一切积气,及酒醉酒痰。

13418　五福还瞳丹《医学纲目》卷十三引《得效》

【组成】赤石脂　川椒(二味同炒)　辰砂　茯神　乳香

【用法】枣肉为丸,如梧桐子大。每服百丸,空心温酒送下。十服见效。

【主治】目白翳。

13419　五膈下气丸

《普济方》卷二十七。为《外台》卷十六引《删繁方》"麦门冬五膈下气丸"之异名。见该条。

13420　五膈宽中散《局方》卷三

【异名】宽中散《得效》卷三。

【组成】白豆蔻(去皮)二两　甘草(炙)五两　木香三两　厚朴(去皮,生姜汁炙熟)一斤　缩砂仁　丁香　青皮(去白)　陈皮(去白)各四两　香附子(炒去毛)十六两

【用法】上为细末。每服二钱,加生姜二片,盐少许,沸汤点服,不拘时候。

【主治】❶《局方》:因忧患寒热,动气伤神,致阴阳不和,脏腑生病,结于胸膈之间,遂成五膈之病:一曰忧膈,胸中气结,津液不通,饮食不下,羸瘦短气;二曰恚膈,心下实满,噎辄醋心,饮食不消,大小便不利;三曰气膈,胸胁逆满,噎塞不通,噫闻食臭;四曰寒膈,心腹胀满,咳嗽气逆,腹上苦冷雷鸣,绕脐痛,不能食肥;五曰热膈,五心中热,口中烂生疮,四肢烦重,唇口干燥,身体或热,腰背疼痛,胸痹引背,不能多食,及一切气疾。❷《济阳纲目》:中脘停滞,气不流转,胸膈痞闷,腹痛泄泻,久而不愈。

13421　五膈宽中散《张氏医通》卷十三

【组成】厚朴(姜汁炒)二两　甘草(炙)一两　木香五钱　白豆蔻仁三钱

【用法】上为散。每服三钱,加生姜三片,水煎,入盐一字,和滓服。

【主治】七情郁结,痰气痞塞,遂成五膈。

13422　五膈宽中散《嵩崖尊生》卷九

【组成】白术　陈皮　香附各一钱五分　白蔻　砂仁　青皮　槟榔　半夏曲　茯苓各一钱　厚朴一钱二分　甘草三分　木香(磨)五分

【用法】加生姜煎,入蜜一匙服。

【主治】膈噎。皆由气滞而成者。

13423　五膈翻胃散《李氏医鉴》卷四

【组成】人参七分　桔梗一钱　沉香一分半　半夏二钱(姜汁炮)　白术一钱五分(炒)　甘草(炙)八分　白豆蔻五分　杵头糠二钱　荜澄茄五分　枇杷叶一钱(姜汁炙)

木香二分(不见火)

【用法】加生姜七片,陈老仓米一撮,煎至一钟,食前一服,食后一服,临卧一服。

【主治】五膈。食不下,呕呃痰多,咽喉噎塞,胸膈满痛。

13424 五噎膈气丸(《本事》卷三)

【组成】半夏(汤浸七次,薄切,焙) 桔梗各二两(炒) 肉桂(不见火) 枳壳(去瓤,麸炒)各一两半。

【用法】上为细末,姜汁糊丸,如梧桐子大。每服三十丸,食后、临卧姜汤送下。

【主治】气、食、忧、劳、思虑,致成五噎膈气。

【方论选录】《本事方释义》:半夏气味辛温,入足阳明;桔梗气味苦辛平,入手太阴,为诸药之舟楫,能引药达上;肉桂气味辛甘大热,入足厥阴;枳壳气味苦寒,入足太阴;姜汁丸,姜汤送,欲令药之入里也。此七情六欲之伤致成五噎膈气之疴,所用之药,乃苦辛以开其郁,使升降无阻,自然奏效矣。

13425 五瘿昆布方(《圣济总录》卷一二五)

【组成】昆布(洗去咸,焙)二两

【用法】上切,如指面大,醋渍,含咽汁尽为度。

【主治】五瘿。

13426 五霞至宝丹(《北京市中药成方选集》)

【组成】当归尾五两 玄胡(炙)五两 红曲二两 灵脂(炙)五两 槟榔五两 硇砂八钱 山楂五两 干漆(煅)五两 木香五两 赤芍五两 枳壳(炒)五两 吴茱萸(炙)五两 三棱(炒)五两 炮姜五两 川牛膝五两 莪术(炙)五两 黑丑(炒)二两 神曲(炒)五两 枳实(炒)七两 莱菔子(炒)十两 芒消十两 大黄二百两

【用法】上为细末,过罗,芒消化水泛为小丸,如豌豆大,每十六两用滑石三两五钱为衣闯亮。每服十粒至二十粒,一日二次,温开水送下。

【功用】破癥瘕,化积聚,舒肝导滞。

【主治】五积六聚,癥瘕血块,气血凝滞,胃痛腹胀。

【宜忌】年老气虚勿服,孕妇忌服。

13427 五脏点眼方(《惠直堂方》卷二)

【组成】麝香一钱 珍珠一钱

【用法】胎粪初胎者,收贮瓷瓶内,以泥封口,埋土中三七日,共研匀,取贮小瓷瓶内。常置暖处,不可令坏,临用时男左女右,点大眼角。一次眼有泪,鼻有涕;二次胸作响;三次小便利下黄黑水。如收敛还元,以老米饭锅焦汤服之,五六日收功矣。

【主治】脐翻,眼突无纹,六脉沉伏。

13428 五十号复象方

《杂病源流犀烛》卷二十一。为方出《痧胀玉衡》卷中,名见《痧症全书》卷下"革二"之异名。见该条。

13429 五加皮三骰酒(《遵生八笺》卷十二)

【组成】五加(根茎) 牛膝 丹参 枸杞根 金银花 松节 枳壳(枝叶)各用一大斗

【用法】以水三大石,于大釜中煮取六大斗,去滓澄清水,以水数浸曲,即用米五大斗炊饭,取生地黄一斗,捣如泥,拌下;二次用米五大斗炊饭,取牛蒡子根,细切二斗,捣如泥,拌饭下;三次用米二斗炊饭,大草麻子一斗,熬,捣令细,拌饭下之,候稍冷热,一依常法。酒味好,即去糟饮之。酒冷不发,加以曲末投之,味苦薄,再炊米二斗投之。若饭干不发,取诸药物煎汁,热投,候熟去糟,时常饮之,常令有酒气。

【功用】令人肥健。

【主治】风劳冷气,身中积滞,宿疾。

13430 五加减正气散(《温病条辨》卷二)

【组成】藿香梗二钱 广皮一钱五分 茯苓块三钱 厚朴二钱 大腹皮一钱五分 谷芽一钱 苍术二钱

【用法】水五杯,煮取二杯,一日二次。

【主治】秽湿着里,脘闷便泄。

【方论选录】秽湿而致脘闷,故用正气散之香开;便泄而知脾胃俱伤,故加大腹运脾气,谷芽升胃气也。

13431 五补麦门冬汤(《圣济总录》卷八十八)

【异名】麦门冬汤(《普济方》卷二三一)。

【组成】麦门冬(去心,焙)二两 五味子 人参 桂(去粗皮) 甘草(炙)各半两 地骨皮一两 小麦二合 粳米一合

【用法】上为粗末。每服五钱匕,水一盏半,加薤白三寸,切,同煎至一盏,去滓,空腹温服。

【功用】降气,通津液。

【主治】虚劳少气,咳逆伤损,郁郁不足。

【加减】若口干,加竹叶一两(切)。

13432 五灵脂含化丸(《圣惠》卷三十六)

【组成】五灵脂一两 杏仁四十九枚(汤浸,去皮尖双仁) 黄丹半两(炒令紫色)

【用法】上为细散,用生蜜调令得所。每取少许,涂于疮上。有涎即吐之。

【主治】积年口疮。

13433 五味人参饮子(《普济方》卷三六九)

【组成】人参 甘草(炙)各半两 生地黄一两半(如无,只用干地黄半两) 麦门冬一两半

【用法】每服三钱,水一盏,加茅根半握,煎至七分,去滓温服。

【主治】小儿天行壮热,咳嗽,心腹胀满。

13434 五味子黄耆散

《医学纲目》卷十七。即《卫生宝鉴》卷十二"五味黄耆散"。见该条。

13435 五味天浆子散(《御药院方》卷十一)

【组成】天浆子一钱 朱砂末一钱半 龙脑一钱 蜈蚣十条(炙) 干蝎十个(炒)

【用法】上为细末。每服一字,煎薄荷汤调下,不拘时候。

【主治】小儿急、慢惊风。

13436 五味麦门冬汤(《外台》卷三十六引《小品方》)

【异名】麦门冬汤(《千金》卷五)。

【组成】麦门冬(去心) 石膏 寒水石各三分 甘草(炙)二分 桂心一分

【用法】上切。以水一升,煮取八合,分服。

【主治】小儿未满百日,伤寒身热,衄,呕逆。

【方论选录】《千金方衍义》:以寒水石化肾热,以麦门冬滋肺肾,用桂心妙义有三:一保初生阳气,一发诸药性味,

一为散热向导。

13437　五味麦门冬汤（《外台》卷二引《深师方》）

【组成】麦门冬（去心）　五味子　人参　甘草（炙）　石膏（碎）各一两

【用法】上为末。每用三指撮，水一升二合，煮令沸，得四合，尽服。

【功用】除热止渴。

【主治】伤寒下后，烦热口渴。

【宜忌】忌海藻、菘菜。

13438　五味补骨脂丸（《圣济总录》卷九十六）

【组成】补骨脂（炒，研）五两　附子（炮裂，去皮脐）桂（去粗皮）各二两　胡桃仁（烫，去皮膜，研）三两　安息香二两（酒化，滤去滓，熬成膏）

【用法】上药捣罗二味为末，与补骨脂、胡桃仁合研匀，用安息香膏和捣为丸，如梧桐子大。每服二十丸，空心、食前温酒送下；盐汤亦得。加至三十丸。

【主治】小便多利。

13439　五味麝香饼子（《御药院方》卷十一）

【组成】麝香半钱（研）　青黛三钱（研）　全蝎（去毒，生用）十五枚　蜈蚣一对（生用）　石膏（飞，研细）一两

【用法】上为细末，研匀，汤浸油饼为丸，如梧桐子大，捏作饼子。每服五七饼子，金银薄荷水化下。

【主治】小儿惊风、发痫，目睛斜视，胸膈多痰，搐搦不定，神昏不醒；及变蒸温壮不解。

13440　五粒松叶浸酒（《圣惠》卷二十五）

【组成】五粒松叶三斤（十月初采）　麻黄三两（去根节）　防风三两（去芦头）　天雄一两（炮裂，去皮脐）　独活三两　秦艽二两（去苗）　肉桂三两（去皱皮）　牛膝四两（去苗）　生地黄二斤

【用法】上锉细、和匀，以生绢袋盛，用好酒四斗浸之，春、秋七日，冬二七日，夏五日。日满，每次温服一小盏，一日三次。

【主治】诸风疾。

【宜忌】忌毒、滑、动风物。

13441　五十一号临象方

《杂病源流犀烛》卷二十一。为《救偏琐言·备用良方》"拨云散"之异名。见该条。

13442　五十二号泰象方

《杂病源流犀烛》卷二十一。为《救偏琐言·备用良方》"消疳解毒散"之异名。见该条。

13443　五十七号兑象方

《杂病源流犀烛》卷二十一。为方出《痧胀玉衡》卷中，名见《痧症全书》卷下"木一"之异名。见该条。

13444　五十八号困象方

《杂病源流犀烛》卷二十一。为《救偏琐言·备用良方》"活络透毒饮"之异名。见该条。

13445　五十九号萃象方

《杂病源流犀烛》卷二十一。为《救偏琐言·备用良方》卷四"忍冬解毒汤"之异名。见该条。

13446　五十三号大壮方

《杂病源流犀烛》卷二十一。为方出《痧胀玉衡》卷中，名见《痧症全书》卷下"革五"之异名。见该条。

13447　五十五号需象方

《杂病源流犀烛》卷二十一。为方出《痧胀玉衡》卷中，名见《痧症全书》卷下"革七"之异名。见该条。

13448　五十六号比象方

《杂病源流犀烛》卷二十一。为《痧症全书》卷下"革八"之异名。见该条。

13449　五十四号夬象方

《杂病源流犀烛》卷二十一。为方出《痧胀玉衡》卷中，名见《痧症全书》卷下"革六"之异名。见该条。

13450　五子益肾补元丸（《增补内经拾遗》卷四）

【组成】生地八两（掐开内红紫色者佳，酒洗净，以竹刀切片，用少壮乳汁一钟，无灰酒一钟，拌匀，浸一日，入砂锅微炒，不住手，将半燥时，取起，日晒夜烘干）　白茯苓四两（坚白、云南者佳，去皮，同地黄为末，绢包之，藏于糯米饭内蒸一熟，如此制配，引地黄入黄庭宫而用之也）　山茱萸（红润者佳，洗净去核用肉）五两　泽泻（不蛀、色白者佳，去毛根）三两（同山茱萸为末，绢包，饭上蒸一熟，如此制配，引山茱入丹田，则泽泻不为渗矣）　干山药（怀庆者）五两　牡丹皮（壮厚片不枯腐者）四两（温水洗净，即时乘湿拌山药末，绢包，砂锅上白汤蒸一熟，晒干为末，引山药入心包络而生精血也）　柏子仁三两（微炒，另研）　覆盆子（水洗净）二两（炒）　楮实子三两（淘净，炒）　枸杞子（甘州者佳，去梗蒂，取净末）四两　菟丝子四两（淘净，用青盐二钱，煎汤煮熟，杵烂炒干）

【用法】上各为细末，用真蜡蜜二十两，炼将熟，以浮小麦拣净，取粉四两，芡实子粉四两。少壮妇乳汁三盏，入水二钟打匀，复炼极熟，和前末入石臼内杵为丸，如梧桐子大，晒干。每日一百丸，空心用淡盐汤送下，随即纳风干甘栗子一二枚，或煮熟莲肉十余粒，或煮熟龙眼之类，以助药力归于下元也。

【功用】益肾精，补元气。

【主治】肾精亏损，失精。

13451　五子益肾养心丸（《寿世保元》卷四）

【组成】六味地黄丸加甘枸杞子四两　柏子仁二两　覆盆子二两　楮实子（炒）二两　沙苑蒺藜子（微炒）二两

【用法】上为细末，用蜜八两，入斑龙胶先炼，次入浮小麦粉四两，芡实粉四两，水调，亦入胶蜜同炼熟，和药再杵为丸，如梧桐子大。每日服百丸，淡盐汤送下。

【功用】大补元气，培填虚损。

13452　五斗安神各半散

《普济方》卷二四九。为《朱氏集验方》卷三引《海上方》"各半散"之异名。见该条。

13453　五芝地仙金髓丸

《圣济总录》卷十六。为原书同卷"守中丸"之异名。见该条。

13454　五芝地仙金髓丹（《慈禧光绪医方选议》）

【组成】人参二两　生于术二两　云苓三两　甘菊二两　枸杞二两　大生地六两　麦冬三两　陈皮二两　葛根二两　蔓荆子二两　神曲三两

【用法】上为细末，炼蜜为丸，如绿豆大。每服三钱，白开水送下。

【功用】❶益气生津，调中进食，生养脑气、通目系，上

清头目，退虚热。服百日后，五脏充实，肌肤润泽，益寿延龄。❷《成方制剂》：健脾开胃，滋肾清肝，益气生津，清利头目。

【主治】肋胀脘痞，消化不良，耳鸣目眩，记忆衰退，口干津少，四肢无力等。

【方论选录】杞地滋肾水，甘菊清头目，风药通肝气，配以余药，使心、肝、脾、肺、肾五脏得养。全方药味，虽补五脏，仍侧重在肾。因肾为骨，肾主髓，而脑为髓海，因而补之能生养脑气而通目系，故号曰金髓。

【临床报道】眩晕：《湖南中医杂志》[1998,14(4):25]用本方加减治疗眩晕(梅尼埃病)20例，结果治愈12例，好转7例，无效1例，总有效率为95%。

【备考】本方改为膏剂，名"五芝地仙金髓膏"（见《成方制剂》2册）。

13455 五芝地仙金髓膏

《成方制剂》2册。即《慈禧光绪医方选议》"五芝地仙金髓丹"改为膏剂。见该条。

13456 五疔五发奇效丸（《万氏家抄方》卷四）

【组成】乳香 没药 血竭 木香 巴豆(不去油)各一两

【用法】上为末，炼蜜为丸，如龙眼核大。每服一丸，用酒嚼葱烂送下。

【主治】疔疮发背。

13457 五苓加茵陈蒿汤（方出《活人书》卷十一，名见《医学纲目》卷三十一）

【组成】茵陈蒿汤十分 五苓散五分

【用法】二药拌和。每服一钱，温水调下，一日三次。

【主治】发热，头面汗出，身无汗，剂颈而止，渴引水浆，小便不利，发黄者。

13458 五苓散加葵子汤（《蒿崖尊生》卷十三）

【组成】赤苓 猪苓 葵子 枳实 瞿麦 车前 木通 黄芩 滑石 甘草

【用法】加生姜，水煎服。

【主治】疝气，小便不通。

13459 五炁朝元紫霞丹（《外科十三方考》引《红蓼山馆经效方》）

【组成】南铅 北铅 雌黄 雄黄各二两 倭硫黄五钱

【用法】先将雌、雄、硫三味研细，再入南北二铅熬化，候冷，打成二盏，入前药在内，上覆一盏，入阳城罐内，石膏、盐泥封固，上仰一铁盏，入八方炉中，先文后武火升之，盏内添水勿令干，候线香五炷，其药即升于盏上，候冷，绢埋三日，取出研细，用大红枣蒸熟，去皮核，捣如泥，与药等分为丸，如粟米大。大人每服三分，小儿半分。

【主治】一切诸风痰疾，反胃，哮嗽，齁喘老痰，瘘管，诸瘰痹，虫积，阴毒，小儿急、慢惊风。

【加减】冷齁，加桂心、附片、白蔻各一两；湿齁，加白茯苓、白术各一两；气齁，加广木香、沉香、家苏子各五钱；水齁，加芫花(姜汁和醋炒黑)三分，甜葶苈子一两，苡仁二两；痰齁，加法半夏、尖贝母各二两，橘红一两；食齁，加炒神曲、小枳实各五钱；火齁，加石膏、生桑皮、马兜铃各五钱；虫齁，加百部、榧子、槟榔各六钱；虚齁，加阿胶珠、北五味、沉香各三钱；盐齁，加苍术、猪苓、甘草各三钱。

13460 五炁朝元紫霞丹（《外科十三方考》）

【组成】硫黄一两 雄黄二两 朱砂三两 雌黄四两 倭铅四两 黑铅四两

【用法】阳城罐内升打，火候文三武四，为细末，似银砂，椒末为丸，如梧桐子大、黄连为衣。每服二钱，症小一钱，芝麻浆送下。

【功用】生肌化管。

【主治】诸疮，癣疥，杨梅毒。

13461 五虎红药神仙丹（《跌损妙方》）

【组成】猴骨 儿胎(面包，火煅) 鹿胎 血竭 琥珀各五钱 人参一钱 自然铜三钱

【用法】上为末。损伤十分，服此药八分。

【主治】跌仆损伤。

【方论选录】《跌损妙方校释》：此方用人参、紫河车、鹿胎大补气血；用自然铜、血竭、琥珀和猴骨活血化瘀，续筋接骨，镇静安神。适用于跌打损伤或骨折，气血又虚而瘀血未清，面色㿠白，脉象细涩，心烦失眠，局部疼痛，日轻夜重，或骨折骨痂生长迟缓或不愈合者。

13462 五味前胡枳壳汤

《永类钤方》卷二十一。为《圣惠》卷八十四"前胡散"之异名。见该条。

13463 五味消毒化疔饮（《青囊全集》卷下）

【组成】金银花三钱 蒲公英二钱五分 紫花地丁草二钱五分 野菊花三钱 天葵子二钱 皂刺一钱五分(为引)

【用法】酒兑煎服。取汗。

【主治】疔疮。

13464 五物甘草生摩膏（《千金》卷五）

【异名】生甘草膏（《圣惠》卷八十三）。

【组成】甘草 防风各一两 白术二十铢 雷丸二两半 桔梗二十铢

【用法】上㕮咀，以不中水猪肪一斤，煎为膏，以煎药，微火上煎之，消息视稠浊，膏成去滓。取如弹丸大一枚，炙手以摩儿百过，寒者更热，热者更寒。小儿虽无病，早起常以膏摩囟上及手足心，甚辟寒风。

【主治】小儿新生，肌肤幼弱，喜为风邪所中，身体壮热；或中大风，手足惊掣。

【方论选录】《千金方衍义》卷五：生摩膏摩儿囟门手足，以拒风寒，仅用前方中雷丸一味入于防风、白术、甘草、桔梗剂中以实皮腠肌肉，故但取猪肪熬膏，无藉苦酒之峻收也，炙手时摩，不特可以杜风，并杜惊掣之患。

13465 五物雄黄葿茹膏（《外台》卷三十四引《必效方》）

【组成】雄黄 白蔹 雌黄 葿茹各一分(并切) 乱发(如鸡子)一枚

【用法】上以猪脂半斤，合煎三沸，去滓，乃纳乱发，发尽药成。以涂疮。不过十日愈。

【主治】妇人妒乳，痈疮迟愈。

13466 五胆偃月坠翳丸（《金鉴》卷七十七）

【组成】石决明一两 麝香少许 青鱼胆 鲤鱼胆 青羊胆各七个 牛胆五钱 熊胆一分

【用法】上为细末，面糊为丸，如梧桐子大。每服五分，空心茶清送下。

【主治】目病偃月内障。缘脑风积热注入眼中,肝肾俱劳,以致瞳神内上半边有白气一湾,隐隐似新月之状,复垂向下。

13467 五云宫秘授固真丹(《何氏济生论》卷二)

【组成】菟丝子一斤 当归八两 生地 山药 枸杞 莲肉 知母(酒炒) 黄柏(酒炒) 五味子 苁蓉(去鳞膜,酒洗)十两 茯苓 杜仲(炒断丝)四两 远志二两 真秋石二两 沉香(不见火,研)一两

【用法】牛髓和蜜为丸,如梧桐子大。每服七八十丸,酒送下。

【功用】还精大补,助真阳,益气调中,补肾。

【主治】五劳。

【备考】方中生地、山药、枸杞、莲肉、知母、黄柏、五味子、茯苓用量原缺。

13468 五苓去桂加香薷汤(《温热暑疫全书》卷三)

【组成】猪苓 茯苓 泽泻 白术 香薷各等分

【用法】水煎服。不拘时候。

【主治】太阳中暍,汗大出,微恶寒,发热。

13469 五苓去桂加滑石散(《保命歌括》卷二十四)

【组成】五苓散去桂(末)一两 滑石(末)一两

【用法】上为细末。每服二钱,用乌桕树根皮煎汤调下。

【主治】小便闭,少腹胀满有形。

13470 五苓加附子商陆汤(《观聚方要补》卷二)

【组成】五苓散 五味各一钱 附子七分 商陆二钱

【用法】水煎服。

【功用】利小便。

【主治】水气肿满,小便不利。

13471 五香汤加茱萸犀角汤(《圣济总录》卷一三八)

【组成】木香 藿香叶 沉香 熏陆香 鸡舌香 吴茱萸(汤洗,微炒) 犀角(镑)各一两

【用法】上为粗末。每服五钱匕,水二盏,煎至一盏,去滓,空心温服,日晚再服。其滓热拓肿上,冷即易之。

【主治】恶脉肿毒,毒气攻脉中,卒肿痛,结作核,或似痈疖,而非时使人头痛寒热、气急,数日不除。

13472 五苓散加防己桂枝薏仁方(《温病条辨》卷二)

【组成】五苓散 防己一两 桂枝一两半(足前成二两) 薏仁二两

【用法】上为细末。每服五钱,百沸汤和,一日三次,剧者日三夜一。得卧则勿再令服。

【主治】霍乱兼转筋。

【加减】寒甚脉紧者,再加附子大者一枚。

【备考】据原书,方中五苓散用量为:猪苓一两 赤术一两 茯苓一两 泽泻一两六钱 桂枝五钱

13473 五苓散加附子苍术木瓜汤(《保命歌括》卷四)

【组成】五苓散 附子 苍术 木瓜

【主治】寒湿,小便自利,大便泄泻,身重自汗。

13474 五香去大黄加人参黄耆犀角汤(《外科精要》卷上)

【组成】木香 沉香 乳、丁香各五钱 粉草 人参各四钱 黄耆一两 犀角末二钱 麝香一钱

【用法】每次四钱。水煎服。

【主治】痈疽。

牙

13475 牙仙丹(《辨证录》卷三)

【组成】玄参一两 生地一两

【用法】水煎服。

【主治】诸火牙齿痛。

【加减】心包之火,加黄连五分;肝经之火,加炒栀子二钱;胃经之火,加石膏五钱;脾经之火,加知母一钱;肺经之火,加黄芩一钱;肾经之火,加熟地一两,川柏、知母亦可。

【方论选录】玄参尤能泻浮游之火,生地亦能止无根之焰,二味又泻中有补,故虚实咸宜,实治法之巧而得其要者也。况又能辨各经之火,而加入各经之药,有不取效如神乎!

13476 牙皂散(《景岳全书》卷五十一)

【组成】牙皂(烧存性,以烟将尽为度)

【用法】上为末。每服一钱许,烧酒调服。

【主治】胃脘痛剧,诸药不效者。

13477 牙皂散(《仙拈集》卷二)

【组成】猪牙皂角 紫背浮萍 白梅肉各等分

【用法】上为末。每洗面时搽洗其斑。

【主治】雀斑。

13478 牙宣药(《儒门事亲》卷十五)

【异名】牙宣散(《景岳全书》卷六十)。

【组成】荜茇 胡椒 良姜 乳香(另研) 麝香 细辛 青盐 雄黄各等分

【用法】上为细末。先以温浆水刷净,后用药末于痛处擦。追出顽涎,休吐了,漱数十次,痛止。

【主治】牙痛。

【宜忌】忌油腻一二日。

13479 牙宣散

《景岳全书》卷六十。为《儒门事亲》卷十五"牙宣药"之异名。见该条。

13480 牙宣膏

《回春》卷五。为《普济方》卷七十"宣牙膏"之异名。见该条。

13481 牙疳散(《普济方》卷三八一)

【组成】人粪(烧灰) 麝香少许

【用法】上为末。贴病处。

【主治】小儿疳蚀。

13482 牙疳散(《丹溪心法附余》卷二十二)

【组成】珍珠七个 铜青一分 白矾(煅)三钱 千里沉石灰半钱

【用法】上为细末。用米泔水搅口,贴。

【主治】牙疳。

13483 牙疳散(《金鉴》卷五十二)

【组成】人中白(煅存性) 绿矾(烧红) 五倍子(炒黑)各等分 冰片少许

【用法】上为极细末。先用水拭净牙齿,再以此散敷之。

【主治】牙疳。

【加减】有虫者,加槟榔。

13484 牙疳散(《衷中参西》上册)

【组成】煅甘石二钱　镜面朱砂二分　牛黄五厘　珍珠五厘(煅)

【用法】上为细末。日敷三次。

【主治】牙疳。

13485 牙疳散《北京市中药成方选集》

【组成】血竭二两　人中白(煅)一两　儿茶二两　青黛一两　生硼砂一两　青果炭二两　冰片三钱

【用法】上为极细粉，过罗。用药少许，擦牙患处。

【功用】清胃热，消肿痛。

【主治】胃热火盛，牙痛牙疳，齿缝出血，牙床肿烂。

13486 牙疳散《全国中药成药处方集》南京方

【异名】人中白散。

【组成】煅人中白二两(漂净后煅)　方儿茶一两(微炒)　黄柏六钱　煅硼砂六钱　薄荷六钱　飞青黛六钱　川黄连五钱　冰片五分

【用法】上为极细末。每用少许，擦患处，擦前先将患处洗净。

【主治】小儿走马牙疳，口疳，牙龈腐烂臭黑。

13487 牙疳膏《普济方》卷三八一

【组成】麝香半两(研细)

【用法】上用无灰酒半升，于银石器中熬，以槐柳枝三五茎不住搅成膏，火须紧慢所得。先以浆水漱口，涂之。

【主治】小儿走马疳，大人牙齿疳。

13488 牙疼饮《外科证治全书》卷二

【组成】石膏四钱(研)　升麻一钱五分　大生地五钱　防风　薄荷叶　荆芥穗　前胡　天麻各二钱　甘草一钱(生)

【用法】水煎，食后热服。

【主治】风火齿痛。

【加减】牙肿，加金银花、羌活各二钱；牙燥，去升麻、前胡，加玄参一钱五分；牙烂，去前胡、天麻，加木通、栀仁各一钱五分。

【宜忌】避风。

13489 牙疼药《青囊秘传》

【组成】月石　火消　青盐　洋冰各等分

【用法】上为末。搽之。

【主治】牙疼。

13490 牙疼药《北京市中药成方选集》

【组成】荜茇五钱　蟾酥五钱　川椒(炒)五钱　精盐(炒)五钱

【用法】上为细粉，过罗，用面糊为小丸。用患牙咬之，或裹药棉少许含之。

【功用】散风止痛杀虫。

【主治】胃热受风，风火牙疼，虫吃牙疼，凉热皆痛。

13491 牙疼药《全国中药成药处方集》济南方

【组成】荜茇四钱　白芷四两　冰片一钱　高良姜　明雄　细辛各四钱　川椒四两

【用法】上为细末。敷痛处，引涎流出。

【主治】牙疼。

13492 牙消散《圣济总录》卷一一四

【组成】马牙消半两　龙脑半钱匕　蕤仁(去皮)半分

【用法】上为散，入黄蜡二钱熔和。绵裹一枣核大，塞耳中。

【主治】耳聋。

13493 牙消散《普济方》卷六十一

【组成】白僵蚕(生，去丝嘴)二钱　马牙消二钱

【用法】上为末。每服半钱，生姜汁调下，不拘时候。

【主治】喉痹，及喉咽肿痛闭塞。

13494 牙消散

《普济方》卷三八四。为原书同卷"天竺黄散"之异名。见该条。

13495 牙消散《遵生八笺》卷十八

【组成】狗大牙(炒焦黑，研为末)

【用法】先将葱煎汤洗疮，用炒牙末掺上。

【主治】发背。

【备考】方中狗大牙，《青囊秘传》作"猪大牙"。

13496 牙痛散《青囊秘传》

【组成】荜茇　石膏

【用法】上为末。掺。

【主治】牙痛。

13497 牙科灵丹《北京市中药成方选集》

【组成】麻黄一两　天麻一两　蜂房一两　升麻一两　生石膏一两　防风一两　薄荷一两　柿霜一两　白芷一两　细辛一两　生地一两　甘草一两

【用法】上为细末，过罗，每十二两细粉兑：冰片五钱，蟾酥三分，朱砂一钱五分，牛黄五分，上药混合，均匀研细，炼蜜为丸，重一钱。每服一丸，一日二次，温开水送下。

【功用】清热散风，解毒止疼。

【主治】胃热上攻，风火牙疼、牙宣、牙疳、齿龈肿烂。

13498 牙药紫金散《普济方》卷六十九

【组成】生地黄

【用法】上药不拘多少，入罐口，煅存性，碾为细末。早、晚用少许擦之，温水漱口。

【功用】解风热，散积壅，去口气，止牙宣。

【主治】龈肿，及一切疼痛处。

13499 牙药麝香散《御药院方》卷九

【组成】绿矾(枯)　石燕子(烧通赤，醋淬七返)　生地黄　青黛各半两　青盐二钱　石胆(炒)三钱　五倍子一两二钱　诃子皮　何首乌　龙骨各四钱　白茯苓一两　缩砂仁八钱　甘松四钱　零陵香　藿香叶各六钱　百药煎一两　细辛二钱　龙脑　麝香各二钱半

【用法】上为细末。每用以刷牙蘸药，刷牙齿上，待少时用温水微漱，早晨、食后或临卧日用三两次。

【功用】牢牙齿，止疼痛，养气血，黑髭鬓。

13500 牙药麝香散《御药院方》卷九

【组成】绿矾(微炒)一两　石胆(炒)二钱　五倍子(去蚛瓤)一两二钱　诃子皮　何首乌　白茯苓(去皮)　白龙骨　甘松(去土)　藿香叶各四钱　缩砂仁八钱　零陵香六钱　百药煎一两二钱　细辛(去苗)二钱　麝香(研)一两

【用法】上为细末，入研者令匀。先用热浆水漱口，每用药少许擦牙含口，少时后用热水漱口，每日早晨用。

【功用】去腐臭。

【主治】牙齿不牢固，一切疳蚀黑牙缝。

13501 牙疳回疳散《外科方外奇方》卷四

【组成】真人中白五分(煅) 陈蚕茧二钱五分(煅存性) 五倍子一钱(打碎,去虫) 制明矾(法用整五倍子一钱,内装明矾一钱,煅枯,研细末用) 川连末五分 芦荟末五分 犀牛黄三分 青黛五分 冰片四分 蟢子窠十七个(煅存性)

【用法】上为细末。先用河蚌煎汤漱口,用少许吹之。

【主治】牙疳。

13502　牙疳速效散《良朋汇集》卷四

【组成】寒水石(烧红)一两 蒲黄 文蛤各五钱 青黛二钱 冰片一分

【用法】上为细末。敷上。

【主治】小儿牙疳,及舌上生疮。

13503　牙疼塞耳丸《理瀹》

【组成】川乌底 草乌尖 蜈蚣顶 全蝎梢 雄黄 川椒

【用法】捲纸,蘸醋炙干,塞两耳。

【主治】骨槽风阴症者;亦治耳聋。

13504　牙痛一笑散《外科方外奇方》卷四

【组成】火消一钱 玄明粉 生石膏 黄柏各五分 全蝎(茶洗,炙,研) 青盐 月石 雄黄各三分 真蟾酥五分 冰片二分

【用法】上为细末。搽擦。

【主治】牙痛。

13505　牙痛一粒丸《中国药典》一部

【组成】蟾酥240克 朱砂50克 雄黄60克 甘草240克

【用法】上四味,朱砂、雄黄分别水飞或粉碎成极细末,蟾酥、甘草分别粉碎成细末,将上述粉末配研,过筛,混匀,用水泛成极小丸,干燥即得。每次取一至二丸,填入龋齿洞内或肿痛的齿缝处,外塞一块消毒棉花,防止药丸滑脱,并注意将含药后渗出的唾液吐出,不可咽下。

【功用】镇痛消肿。

【主治】各种风火牙痛,牙龈肿痛和龋齿引起的肿痛。

【临床报道】急性牙髓炎:《中华急诊医学杂志》[1998,7(1):72]用本方治疗急性牙髓炎70例,镇痛效果11例为优,49例为良,8例为可,2例为差。70例疼痛缓解后无一例再复发,检查冷热试验均转为阴性。开髓时有轻微疼痛,并发现近药物下方部分牙髓组织出现坏死。

13506　牙痛一粒丹《全国中药成药处方集》西安方

【组成】蟾酥一钱 五灵脂一钱 薄荷冰五分 麝香一分

【用法】先将蟾酥用陈酒化透,共为末,金箔为衣。每次一粒,含于痛牙处。痛止停用。

【主治】牙痛。

13507　牙痛一粒笑

《全国中药成药处方集》(杭州方)。为《饲鹤亭集方》"一粒笑"之异名。见该条。

13508　牙痛玉带膏《饲鹤亭集方》

【组成】僵蚕四十九条 细辛 藁本各三钱 川芎 防风 升麻 白芷 当归 月石 牙皂 青盐各五钱(煎汁用) 珍珠三钱 龙骨 阳起石 宫粉各一两(研末) 白蜡三两(烊) 冰片二钱 麝香一钱

【用法】为膏。贴于患处,闭口勿语。

【主治】风火牙痛,及虫痛牙根浮肿。

13509　牙痛失笑散

《全国中药成药处方集》(沈阳方)。为《疡医大全》卷十六"失笑散"之异名。见该条。

13510　牙痛立止散《丁甘仁医案》

【组成】荜茇一钱 川椒五分 石膏五分 青盐四分

【用法】上为细末。点于痛处。

【功用】立能止痛。

【主治】牙痛。

13511　牙痛金鞭散《北京市中药成方选集》

【组成】牛黄六分 麝香六分 冰片四钱 明雄黄六钱 珍珠(豆腐炙)二分 硼砂(煅)四钱

【用法】上为极细末,过罗,装瓶重一分五厘。用药少许,擦患处。

【功用】清热消肿,杀虫止痛。

【主治】胃热火盛,牙龈肿硬,牙齿疼痛,虫蛀牙痛。

车

13512　车术散《仙拈集》卷一

【组成】白术 车前子各等分

【用法】上为末。每服三钱,米饮送下。小儿减半。

【主治】暑热暴泻。

【临床报道】脾虚久泻:《中国乡村医药》[2001,8(7):22]用本方治疗脾虚久泻56例,结果痊愈30例,好转17例,无效9例,总有效率83.9%。

13513　车肝散《眼科全书》卷三

【组成】细辛 黄芩 防风 茺蔚子 木贼 大黄 车前子

【用法】上为末。加乌豆七粒,同煎,食后服。

【主治】肝虚,鸡盲内障。

13514　车狗散

《东医宝鉴·内景篇》卷四。即方出《续本事》卷六,名见《得效》卷六"推车散"。见该条。

13515　车前汤《圣济总录》卷一五三

【组成】车前子 淡竹叶 黄芩(去黑心) 阿胶(炙燥,杵碎) 生地黄各一分

【用法】上五味,将四味㕮咀。以水二盏,煎至一盏,下胶,搅烊,顿服。

【主治】经血暴下,兼带下。

13516　车前汤

《圣济总录》卷一八四。为原书卷九十八"车前子汤"之异名。见该条。

13517　车前汤《赤水玄珠》卷八

【组成】车前子

【用法】上捣烂,取汁一钟,入蜜一合,水煎服。

【主治】热利不止,及小便不利。

13518　车前汤《伤科补要》卷四

【组成】车前子 枳壳 归尾 赤芍 木通 桔梗 大黄 芒消各一钱

【用法】加童便、酒,煎服。

【主治】大小便不通。

13519　车前汤《经验良方》

【组成】车前草三钱　玫瑰花一钱半　大黄一钱

【用法】水煎服。

【主治】痢疾。

【加减】小儿多兼蛔虫而不食,宜加海人草。

13520　车前饮《银海精微》卷下

【组成】车前子(炒)　蒙花(去枝)　草决明　羌活　白蒺藜(炒,去角)　龙胆草　菊花　粉草

【主治】肝经积热,上攻眼目,逆顺生翳,血灌瞳人,羞明怕日,多泪。

13521　车前饮《医略六书》卷二十八

【组成】车前子三钱　生地五钱　条芩钱半　草梢八分

【用法】水煎,去滓温服。

【主治】孕妇小便淋沥涩痛,脉数。

【方论选录】妊娠湿热伤风,水源不能清利,故小便淋沥涩痛,胎孕因之不安焉。生地滋阴壮水以安胎,车前利水通淋以化热,条芩清热安胎,草梢泻火缓痛也。水煎温服,使湿热并解,则真水内充而气得施化,小便无不清利,何涩痛淋沥之有?胎孕无不安矣。

13522　车前散《圣惠》卷九十二

【组成】车前子(切)半升　小麦三合

【用法】以水二大盏,煮取一盏,去滓,入少粳米,煮作稀粥。时时量力服之。

【主治】小儿小便不通,脐腹急痛。

13523　车前散《圣济总录》卷七十

【组成】车前子末　牛耳中垢各等分

【用法】上二味,和成梃子。塞鼻中。

【主治】鼻衄不止,欲死。

13524　车前散

《圣济总录》卷一一〇。为原书卷一〇三"洗肝胆车前子散"之异名,见该条。

13525　车前散《圣济总录》卷一一二

【组成】车前子　菊花　蛇蜕(烧灰)　甘草(炙、锉)　京三棱(炮、锉)　石决明(研)　草决明(炒)各一两　井泉石(研)二两　枳实(麸炒)一分

【用法】上为散。每服一钱半匕,食后用熟水调下,不拘时候。

【主治】眼生翳膜,遮障睛瞳,及内障青盲。

13526　车前散《幼幼新书》卷三十引张涣方

【组成】牡蛎半两(烧为粉)　车前子　甘草(炙微赤,锉)　川朴消各一分

【用法】上为散。每服一钱,以水一小盏,煎至五分,去滓温服。量儿大小加减,不拘时候。

【主治】小儿热积小肠,甚则尿血。

13527　车前散《秘传外科方》引《李防御五痔方》

【组成】食茱萸　车前子　雄黄　乳香　赤石脂　龙骨各一分(生用)

【用法】上为末。掺疮口,以乳香膏压之,一日二次。如疮口干,只用乳香膏贴;有清水出,用后药注青膏。

【主治】痔疾。

13528　车前散《杨氏家藏方》卷四

【异名】车前子散(《女科百问》卷下)、车前子饮(《宋氏女科》)。

【组成】槟榔　木通　陈橘皮(去白)　赤芍药　车前子　赤茯苓(去皮)　当归(洗,焙)　滑石　石韦(炙,去毛)各一两

【用法】上㕮咀。每服五钱,水二盏,煎至一盏,去滓,食前服。以利为度,未利再服。

【功效】除下焦留热。

【主治】小便不通,淋涩作痛。

13529　车前散

《朱氏集验方》卷六。为《卫生总微》卷十"分水车前散"之异名。见该条。

13530　车前散《医方大成》卷七引《曾帅千家藏方》

【组成】密蒙花(去枝叶)　羌活　菊花(去枝叶)　白蒺藜(炒、去刺)　粉草　草决明　车前子(各炒)　黄芩　龙胆草(洗净)各等分

【用法】上为细末。每服二钱,食后饭汤调服。

【主治】肝经积热,上攻眼目,逆顺生翳,血灌瞳仁,羞明多泪。

【备考】本方方名,《普济方》引作"车前子散"。

13531　车前散《医统》卷八十五

【组成】车前子一钱(微炒,研)　赤茯苓　赤芍药　木通各五分　石韦(炙,去毛)　陈皮　槟榔　川芎各四分　滑石　当归　栀子　枳壳各八分　甘草节四分

【用法】水一钟半,加灯心同煎,空心温服。

【主治】妊妇小便频涩作痛,下焦有热。

13532　车前散

《秘传眼科龙木论》卷五。为《圣济总录》卷一一三"车前子散"之异名,见该条。

13533　车前散《眼科全书》卷五

【组成】车前子　草决明　密蒙花　白蒺藜　龙胆草　羌活　菊花　甘草　黄柏　前胡　细辛

【用法】上为细末。每服二钱,食后米饮调下。

【主治】逆顺生翳外障。

13534　车前粥

《医统》卷八十七。为《养老奉亲》"车前子饮"之异名,见该条。

13535　车莲饮《仙拈集》卷二

【组成】旱莲草　车前草

【用法】捣汁,各半茶钟,和匀,空心温服。

【主治】溺血。

13536　车脂方《普济方》卷三四一

【组成】车辖

【用法】烧赤,投酒中,候冷饮之。

【主治】妊娠咳嗽,热病;腹痛。

13537　车脂膏方出《肘后方》卷六,名见《普济方》卷五十五

【组成】车辖脂

【用法】塞耳中,脓血出尽愈。

【主治】❶《肘后方》:聤耳出脓血。❷《医心方》引《小品方》:百虫入耳。

13538　车螯串

《串雅内编》卷三。为《圣济总录》卷一三一"去毒散"之异名。见该条。

13539　车螯酒

《圣济总录》卷一三一。为原书同卷"去毒散"之异名，见该条。

13540　车螯酒（《普济方》卷二八九）

【组成】车螯壳一二个（泥固济，火煅过，为细末）　灯心三十茎　蜜一大匙　栝楼一个

【用法】上为末，剥栝楼，用酒一升，以下煎三味微熟，调车螯末二大钱。不过两服，痛止。

【主治】发背痈疽。

13541　车螯散（《圣济总录》卷一二八）

【组成】车螯壳（烧灰）十两　黄连（去须）一两　蚬壳（多年白烂者，以黄泥裹烧）五两

【用法】上为散。每服二钱匕，空心用甘草酒调下，日晚再服。

【主治】乳痈及一切肿毒。

13542　车螯散

《圣济总录》卷一四三。为《博济》卷三"如圣散"之异名，见该条。

13543　车螯散（《传信适用方》卷下）

【组成】紫背大车螯（一名车蛾，每个用草先扎定，上用盐泥固济，日干，簇通煅之，候通红，半时辰许离火，候通手取，敲去泥，以器皿合在净地上，出火毒半日许，令碾，罗为细末，沙合收）　甘草（炙，碾为末）　轻粉

【用法】每服抄车螯末二钱，甘草末一钱，轻粉末半钱，温麦门冬熟水调下，五更初服。至日出时候，大便不痛，下青绿苔，或如黑煤，恶物下也。

【主治】五发（发脑、发鬓、发眉、发颐、发背）、痈疽、瘰、瘤、癌，才觉发热，疮已现，发渴。

13544　车螯散（《得效》卷十九）

【组成】紫背车螯一只（盐泥固济，火煅通红，地上出火毒用）　轻粉　甘草各二钱　大黄五钱　黄芩　漏芦（去须）　瓜根各半两

【用法】上为末。每服二钱，薄荷汤下；速利，酒下亦可。热退为度，大人、小儿四季皆可服之。

【功用】宣毒利下。

【主治】痈疽初发肿痛，或少年热盛发背等。

13545　车螯散

《医学纲目》卷十八。为《圣济总录》卷一三一"去毒散"之异名，见该条。

13546　车前子丸（《圣惠》卷三十）

【组成】车前子一两　磁石二两（烧，醋淬七遍，捣碎，细研，水飞过）　石斛一两（去根，锉）　菟丝子二两（酒浸二日，曝干，别捣为末）　熟干地黄一两　远志一两（去心）　泽泻一两　牛膝一两（去苗）　桂心半两　蒺藜子一两（微炒，去刺）　白茯苓一两　山茱萸一两　五味子一两　巴戟一两半　肉苁蓉一两（酒浸一宿，刮去皱皮，炙干）　甘草半两（炙微赤，锉）　黄耆一两半　人参一两（去芦头）

【用法】上为末，炼蜜为丸，如梧桐子大。每服三十丸，空心及晚食前以盐酒送下。

【主治】虚劳气，目昏暗，身体少力。

13547　车前子丸（《圣惠》卷三十二）

【组成】车前子二两　牵牛子二两（微炒）　石决明一两（捣，细研，水飞过）　青葙子二两　甘菊花一两　川升麻一两　木香一两　秦皮一两　石膏二两（细研，水飞过）　槐子二两（炒令香）　麦门冬一两半（去心，焙）　真珠末一两　犀角屑一两　芎䓖一两

【用法】上为末，炼蜜为丸，如梧桐子大。每服二十丸，食后煎竹叶汤送下。

【主治】一切风毒攻眼，赤涩疼痛，视物不明。

13548　车前子丸（《圣惠》卷三十二）

【组成】车前子半两　决明子半两（微炒）　栀子仁半两　黄连三分（去须）　牵牛子一两（炒令熟）　枸杞子半两　甘草三分（炙微赤，锉）　熊胆半两　牛胆汁一合　猪胆五枚（取汁）

【用法】上药除胆外，捣罗为末，以三味胆汁中熬，可丸即丸，如梧桐子大。每服十丸，食后以温水送下。

【主治】肝中久热，目常涩痛。

13549　车前子丸（《圣惠》卷三十三）

【组成】车前子　决明子　栀子仁　黄连（去须）　牵牛子（微炒）　羚羊角屑　木通（锉）各一两　川大黄一两半（锉碎，微炒）

【用法】上为末，以牛胆汁和匀为丸，如梧桐子大。每服三十丸，食后以温水送下。

【主治】眼白睛肿胀。

13550　车前子丸（《圣惠》卷三十三）

【异名】驻景丸（《圣济总录》卷一〇八）。

【组成】车前子　羚羊角屑　防风（去芦头）　菟丝子（酒浸三日，晒干，别捣为末）各一两　决明子一两半

【用法】上为末，炼蜜为丸，如梧桐子大。每服三十丸，食前以温水送下，夜临卧再服。

【功用】补肝明目。

【主治】眼目昏暗。

13551　车前子丸（《圣济总录》卷八十三）

【组成】车前子　麦门冬（去心，焙）各三两　玄参　泽泻　苦参各二两半　羚羊角（镑）二两　枳壳（去瓤，麸炒）四两　菊花一两一分

【用法】上为末，炼蜜为丸，如梧桐子大。每服四十丸，食前浆水送下，一日一次。

【主治】脚气痰壅头痛。

13552　车前子丸（《圣济总录》卷一〇三）

【组成】车前子　人参　决明子（微炒）　黄连（去须）　黄芩（去黑心）　大黄（锉，炒）　细辛（去苗叶）各一两　甘草（炙，锉）半两

【用法】上细锉，焙过为末，炼蜜为丸，如梧桐子大。每服三十丸，食后温浆水送下，临卧再服。

【主治】肝肾风热，目赤肿磣痛，生努肉。

13553　车前子丸（《圣济总录》卷一一一）

【组成】车前子　决明子　黄连（去须）　蓝实各二两一分　黄芩（去黑心）　玄参　沙参　瞿麦穗　地骨皮　秦皮　葳仁（去壳）各一两三分

【用法】上为末，炼蜜为丸，如梧桐子大。每服三十丸，食后熟水下，一日二次。

【主治】热毒眼晕，白翳覆瞳仁。

13554　车前子丸（《圣济总录》卷一八一）

【组成】车前子 甘菊花 芎䓖 黄连(去须) 当归(切、焙)各一分 大黄(湿纸裹煨) 黄芩(去黑心)各半分

【用法】上为末,炼蜜为丸,如绿豆大。每服五七丸,煎桑枝汤送下。

【主治】小儿肝脏壅热,眼生疮翳。

13555 **车前子丸**(《杨氏家藏方》卷十一)

【组成】车前子一两 菟丝子(酒浸,取末)一两 蔓荆子(炒) 决明子(拣净、炒) 白茯苓(去皮) 黄连(去须) 白芍药各一两半 地骨皮(净洗、去土) 牛膝(酒浸一宿、焙干) 黄耆各一两二钱半 附子(炮,去皮脐)一两

【用法】上为细末,炼蜜为丸,如梧桐子大。每服五十丸,温酒盐汤送下,不拘时候。

【主治】肝脏气虚,下元不足,眼目常昏,或生翳障。

13556 **车前子丸**(《普济方》卷八十六引《卫生家宝》)

【组成】车前子 菊花 生干地黄 麦门冬各等分

【用法】上为末,炼蜜为丸,如梧桐子大。每服五十丸,食后用温水送下。

【功效】去瘢瘠,轻身,变白,明目,夜中见光。

13557 **车前子汤**(《圣济总录》卷二十六)

【组成】车前子三两

【用法】上为粗末。每服五钱匕,水一盏半,煎至八分,去滓温服。

【主治】伤寒小便不通,腹胀;热淋。

13558 **车前子汤**(《圣济总录》卷九十五)

【组成】车前子五两(生用) 木通(锉)四两 黄芩(去黑心) 郁李仁(汤浸,去皮尖双仁,研如膏)各三两

【用法】上四味,将前三味为粗末,与郁李仁拌匀。每服五钱匕,水一盏半,煎至一盏,去滓,入朴消末半钱匕,更煎二沸,食前温服,一日三次。

【主治】大小便俱不通。

13559 **车前子汤**(《圣济总录》卷九十八)

【异名】车前汤(《圣济总录》卷一八四)。

【组成】车前子 葵根各一升 木通三两

【用法】上锉,如麻豆大。以水十二盏,煎取四盏,去滓,下芒消末半两,分温四服,如人行六七里,再进一服。微利为度。

【主治】热淋,小便赤涩疼痛。

13560 **车前子汤**(《圣济总录》卷一〇七)

【组成】车前子 决明子(微炒) 青葙子 黄连(去须) 防风(去叉) 菊花 甘草(炙)各一两 芎䓖 蒺藜各一两半

【用法】上为粗末。每服五钱匕,水一盏半,煎至七分,去滓,食后、临卧温服。

【主治】肝热,目干涩昏痛。

13561 **车前子汤**(《圣济总录》卷一五七)

【异名】车前子散(《鸡峰》卷十六)。

【组成】车前子二合 冬葵根(洗、锉)二两半

【用法】上为粗末。每服五钱匕,以水一盏半,煎至八分,去滓,空心温服。

【主治】❶《圣济总录》:妊娠小便涩 ❷《普济方》引《十便良方》:热淋,小便不利,茎中急痛。

13562 **车前子汤**(《圣济总录》卷一五七)

【组成】车前子五两(生用) 木通(锉碎)四两 黄芩(去黑心)三两(锉) 郁李仁(汤浸,去皮)二两半 大黄(锉、炒)二两

【用法】上为粗末。每服四钱匕,水一盏半,煎至八分,去滓,食前温服。

【主治】妊娠大小便俱不通。

13563 **车前子汤**(《圣济总录》卷一六五)

【组成】车前子(洗、焙) 瞿麦(取穗) 当归(切、焙)各一两 黄芩(去黑心、洗) 郁金各半两(锉)

【用法】上为粗末。每服三钱匕,水一盏,煎七分,去滓温服,一日二次,不拘时候。

【主治】产后小便不通。

13564 **车前子汤**

《圣济总录》卷一七九。为《圣惠》卷九十二"车前子散"之异名。见该条。

13565 **车前子汤**

《圣济总录》卷一八一。为《圣惠》卷八十九"车前子散"之异名,见该条。

13566 **车前子汤**(《普济方》卷二一五)

【组成】车前子 茜根 黄芩(去黑心) 阿胶 地骨皮(洗) 红蓝花各一两

【用法】上为末。每服三钱,水一盏,煎七分,去滓温服,不拘时候。

【主治】小便出血。

13567 **车前子汤**(《慈幼新书》卷首)

【组成】蒲黄 芍药 黄芩 生地 当归 牡蛎 车前子

【主治】产后尿血。

13568 **车前子汤**(《杂病源流犀烛》卷四)

【组成】厚朴 泽泻 车前子

【主治】水泄,肠鸣如雷,一泄如注皆是水。

13569 **车前子饮**(《养老奉亲》)

【异名】车前粥(《医统》卷八十七)。

【组成】车前子五合(绵裹,用水二升,煎取一升半汁) 青粱米三合(一方作四合)

【用法】上取煎汁煮作饮,空心食之,每日三次。

【功用】❶《养老奉亲书》:常服明目,除热毒。❷《长寿药粥谱》:利水消肿,养肝明目,祛痰止咳。

【主治】老人赤白痢,日夜无度,烦热不止;老人淋病,小便下血,身体热盛。

【备考】本方方名,《长寿药粥谱》引作"车前子粥"。

13570 **车前子饮**(《圣济总录》卷一五一)

【组成】车前子 甘菊花 天雄(炮裂,去皮脐) 当归(炙、锉) 京三棱(煨、锉) 黄连(去须)各一两 熟干地黄(焙) 桔梗(锉、炒) 延胡索 草薢 柴胡(去苗) 赤芍药 赤石脂(研)各一两半 石膏(椎碎)三两 桂(去粗皮)半两

【用法】上咬咀,如麻豆大。每服五钱匕,水一盏半,加生姜一枣大(切),煎取八分,去滓温服,不拘时候。

【主治】妇人经水不调,头眩睛疼,恶心,减食。

13571 **车前子饮**

《宋氏女科》。为《杨氏家藏方》卷四"车前散"之异名。

见该条。

13572　车前子散（《圣惠》卷二十九）

【组成】车前子三分　王不留行半两　冬葵子半两　生干地黄一两　桂心半两　甘草一分（炙微赤，锉）　木通半两（锉）　石韦半两（去毛）　滑石三分

【用法】上为散。每服二钱，食前以麻子粥饮调下。

【主治】虚劳小便淋涩，茎中痛。

13573　车前子散（《圣惠》卷三十二）

【组成】车前子　黄芩　黄连（去须）　决明子　玄参　甘草（炙微赤，锉）　黄耆（锉）各一两　麦门冬一两半（去心，焙）

【用法】上为粗末。每服三钱。以水一中盏，煎至六分，去滓，食后温服。

【主治】热毒攻眼疼痛，发歇不定，心神烦渴，不得睡卧。

【宜忌】忌炙煿、酒、面、毒、鱼肉。

13574　车前子散（《圣惠》卷三十二）

【组成】车前子　川升麻　羚羊角屑　赤芍药　黄芩　川大黄（锉碎，微炒）各一两　麦门冬一两半（去心，焙）　甘草半两（炙微赤，锉）

【用法】上为粗散。每服四钱，以水一中盏，加竹叶二七片，煎至六分，去滓温服，不拘时候。

【主治】丹石毒上攻眼黑白睛，肿胀疼痛，开张不得，心神烦闷。

13575　车前子散（《圣惠》卷三十三）

【组成】车前子一两　决明子二分　秦皮三分（锉）　黄连三分（去须）　赤芍药三分　芎䓖一两半　川大黄三分（锉碎，微炒）　甘草半两（炙微赤，锉）　栀子仁一两

【用法】上为细散，每服二钱，食后以竹叶汤调下。

【主治】眼卒生翳障，疼痛。

13576　车前子散（《圣惠》卷三十三）

【组成】车前子　赤茯苓　玄参　防风（去芦头）　黄芩　川大黄（锉碎，微炒）　犀角屑　甘草（炙微赤，锉）　栀子仁各半两

【用法】上为粗散。每服三钱，以水一中盏，煎至六分，去滓，每于食后温服，夜临卧再服。

【主治】眼白睛肿胀裹瞳仁。

13577　车前子散（《圣惠》卷五十五）

【组成】车前子半两　秦艽半两（去苗）　甘草半两（炙微赤，锉）　犀角屑半两

【用法】上为散。每服五钱，以水一大盏，煎至五分，去滓，入生地黄汁半合温服，不拘时候。

【主治】胆黄。面色青黄，多惊少卧，悲泣不定，嗔怒无恒，舌上生疮，唇口干燥。

13578　车前子散（《圣惠》卷五十八）

【组成】车前子一两　贝齿一两（烧赤）　赤茯苓一两　白术一两　木通一两（锉）　赤芍药一两

【用法】上为细散。每服二钱，食前以温酒调下。

【主治】膏淋。有肥状似膏，与小便俱出。

13579　车前子散（《圣惠》卷七十六）

【组成】车前子一两　滑石一两　阿胶一两（捣碎，炒令黄燥）

【用法】上为细末。每服二钱，食前以蜜汤调下。

【功用】❶《圣惠》：滑胎，令易产。❷《普济方》：利九窍。

【主治】《圣济总录》：难产。

【宜忌】《普济方》：至生月乃服药，不可先服。

13580　车前子散（《圣惠》卷八十九）

【异名】车前子汤（《圣济总录》卷一八一）。

【组成】车前子　防风（去芦头）　甘菊花　甘草（炙微赤，锉）　人参（去芦头）　蒺藜子　青葙子各一分　栀子仁半两　黄连半两（去须）

【用法】上为粗散，每服一钱，以水一小盏，加淡竹叶七片，煎至五分，去滓温服，一日三四服。

【主治】小儿肝热，眼生翳膜，或生血轮。

13581　车前子散（《圣惠》卷九十二）

【异名】车前滑石散（《医统》卷七十一）。

【组成】车前子　滑石各半两

【用法】上为细散。每服半钱，以清粥饮调下，一日三四次。

【主治】小儿诸淋涩不通。

13582　车前子散（《圣惠》卷九十二）

【异名】车前子汤（《圣济总录》卷一七九）。

【组成】车前子　石燕　麦门冬（去心）各半两

【用法】上为粗散，每服一钱，以水一小盏，煎至五分，去滓温服，不拘时候。

【主治】小儿诸淋涩，心烦闷乱。

13583　车前子散（《圣惠》卷九十二）

【组成】车前子一两　子芩一两　滑石一两　木通一分（锉）　赤茯苓一两　琥珀一两　甘草半两（炙微赤，锉）

【用法】上为粗散。每服一钱，以水一小盏，煎至六分，去滓温服，不拘时候。

【主治】小儿小便赤涩。

13584　车前子散（《医方类聚》卷十引《简要济众方》）

【组成】车前子一两　木通三分（锉）　瞿麦三分　生干地黄三分（焙）　甘草半两（炙）

【用法】上为散。每服二钱，水一中盏，同煎至六分，去滓温服，不拘时候。

【主治】小肠实热，小便赤，涩结不通。

13585　车前子散（《圣济总录》卷五十三）

【组成】车前子　海金沙　井泉石　滑石（碎）各一两　葶苈（纸上炒）一分

【用法】上为散。每服二钱匕，蜜熟水调下。未利再服。

【功用】顺膀胱，利小便，解烦热。

【主治】膀胱实热，胞闭不得小便，烦满而躁，体热，腰中痛，头眩。

13586　车前子散（《圣济总录》卷八十九）

【组成】车前子（炒）半两　木贼（锉、炒）　菟丝子（酒浸一宿，别捣）各一分　椒目一两（微炒）

【用法】上为散。每服二钱匕，用生精猪肉一两，掺药散在肉上，炙熟，临卧嚼吃，以温水漱口。

【主治】虚劳盗汗不止。

13587　车前子散（《圣济总录》卷九十六）

【组成】车前子　木通(锉)　泽泻　当归(切、焙)　桑螵蛸(炙)　桂(去粗皮)　滑石各等分

【用法】上为散。每服二钱匕,煎冬葵根汤下。

【主治】小便赤色,或小便鲜血。

13588　**车前子散**(《圣济总录》卷九十八)

【组成】车前子(炒)　牛膝(锉)各一两　桑根白皮(切)三两　蒲黄一两

【用法】上为散。每服二钱匕,煎葱汤调下,不拘时候。

【主治】热淋结涩不通。

13589　**车前子散**(《圣济总录》卷九十八)

【组成】车前子　槟榔(锉)各一两

【用法】上为散。每服二钱匕,煎木瓜汤调下。

【主治】沙石淋。

13590　**车前子散**(《圣济总录》卷一○三)

【组成】车前子　决明子(微炒)　蒺藜子　枳壳(去瓤,麸炒)各一两

【用法】上为散。每服二钱匕,食后温水调下,临卧再服。

【主治】目赤肿痛。

13591　**车前子散**(《圣济总录》卷一○八)

【组成】车前子　黄连(宣州者,去须)各一两

【用法】上为散。每服三钱匕,食后温酒调下,临卧再服。

【主治】目受风热,昏暗干涩,隐痛。

13592　**车前子散**(《圣济总录》卷一一三)

【异名】车前散(《秘传眼科龙木论》卷五)。

【组成】车前子(洗、焙)　五味子(炒)　芍药各一两半　细辛(去苗叶)　白茯苓(去黑皮)　玄参　人参　大黄(锉、炒)　桔梗(锉、炒)各一两

【用法】上为散。每服三钱匕,食后、临卧温米泔调服。

【主治】飞尘眯目,因致生翳晕。

13593　**车前子散**(《圣济总录》卷一五九)

【组成】车前子(微炒)半两　榆白皮(刮净、锉碎)一两　滑石半两　当归(切、焙)半两　瞿麦穗一两

【用法】上为散。每服二钱匕,用酒调下,温汤亦得。如血水未下,用大黄二钱,煎汤一盏,分作三服,调前药下。

【主治】难产不下经日。

13594　**车前子散**

《鸡峰》卷十六。为《圣济总录》卷一五七"车前子汤"之异名。见该条。

13595　**车前子散**

《宣明论》卷十。为《卫生总微》卷十"分水车前散"之异名。见该条。

13596　**车前子散**(《杨氏家藏方》卷十八)

【组成】白茯苓(去皮)　木猪苓(去皮)　车前子　人参(去芦头)　香薷叶各等分

【用法】上为细末。每服一钱,煎灯心汤调下,不拘时候。

【主治】小儿伏暑吐泻,烦渴引饮,小便不通。

13597　**车前子散**

《女科百问》卷下。为《杨氏家藏方》卷四"车前散"之异名。见该条。

13598　**车前子散**(《直指》卷十六)

【组成】车前子(不炒)半两　淡竹叶　荆芥穗　赤茯苓　灯心各二钱半

【用法】上分作两剂,多用新汲水煎,任意服。

【主治】诸淋小便痛不可忍。

13599　**车前子散**

《普济方》卷七十三。为《圣济总录》卷一○三"洗肝胆车前子散"之异名。见该条。

13600　**车前子散**

《普济方》卷七十七。即《医方大成》卷七引曾帅千家藏方"车前散"。见该条。

13601　**车前子粥**

《长寿药粥谱》。即《养老奉亲》"车前子饮"。见该条。

13602　**车前子煎**(《圣济总录》卷一五九)

【组成】车前子一升(以布裹,于水中熟挼,漉出,晒干,又以新布裹,熟揉之,令光滑,不用捣)　生地黄汁一升　白蜜一升好酥五合

【用法】上四味相和,微火煎,常令如鱼眼沸起,即泻于瓷器中。每服半匙,以沸汤调,通口服之。

【主治】难产。

13603　**车前叶汤**(《圣济总录》卷九十六)

【组成】车前叶(干者)　茜根(洗、锉)　黄芩(去黑心)　阿胶(炒燥)　地骨皮(洗)　红蓝花(炒)各一两

【用法】上为粗末。每服三钱匕,水一盏,煎至七分,去滓温服,不拘时候。

【主治】小便出血。

13604　**车前叶散**(《圣惠》卷二十九)

【组成】车前叶一两　石韦三分(去苗)　当归三分　白芍药三分　蒲黄三分

【用法】上为散。每服三钱,以水一中盏,煎至六分,去滓,加竹沥半合,藕节汁半合,更煎一两沸,食前温服。

【主治】虚劳内伤,小便出血,下焦客热。

13605　**车前叶粥**

《药粥疗法》。即方出《圣惠》卷九十八,名见《圣济总录》卷一九○"车前子叶羹"。见该条。

13606　**车前汁饮**

《医统》卷八十三。为《圣济总录》卷九十二"车前草饮"之异名。见该条。

13607　**车前草方**

《直指》卷十六。为《鸡峰》卷十八"车前草汤"之异名。见该条。

13608　**车前草汤**(《外台》卷二十一引《删繁方》)

【组成】车前草(切)半升　干蓝五合　淡竹叶三两

【用法】上切。以水三升,煮取二升,绵滤去滓,用上好盐半刀圭纳汤中,搅令调,取冷,细细用洗眼。

【主治】眼热眦赤,生赤脉息肉,急痛,目不得开,如芒在眼碜痛。

【备考】一刀圭者,准丸如两大豆大。

13609　**车前草汤**(《圣济总录》卷三十五)

【组成】车前草半两　常山(细锉)半两　升麻半两　白粳米半合　豉(炒)半两　甘草(生)半两

【用法】上为粗末。每用三钱匕,以水一盏半浸药,置

于星月下,横一小刀子于药上,五更煎取七分,去滓,分温二服,空腹未发前一服,相次再服。良久得吐,吐定得食浆水粥。

【主治】久疟日多,憎寒壮热不止,渴饮水。

13610　车前草汤（《圣济总录》卷一七九）

【组成】车前草(细锉)　小麦各一两

【用法】用水二盏,煎至一盏,去滓,下粳米少许,又煮至半盏。三四岁儿为三服,如人行一二里以来再服。

【主治】小儿小便不通。

13611　车前草汤（《鸡峰》卷十八）

【异名】车前草方(《直指》卷十六)。

【组成】车前草叶

【用法】上取汁。每服半盏,不拘时候。

【主治】❶《鸡峰》:热淋及小便不通。❷《直指》:小肠有热,血淋急痛;沙石淋。

【备考】《直指》本方用法:若沙石淋,则以煅寒水石为末和之,新水调下。

13612　车前草饮（《圣济总录》卷五十三）

【组成】车前草一握(去根、洗、锉)

【用法】以水三盏,煎至二盏,去滓,分三服,连并服,不拘时候。

【主治】胞转不得小便。

13613　车前草饮（《圣济总录》卷九十二）

【异名】车前汁饮(《医统》卷八十三)。

【组成】车前草一握

【用法】捣取汁,和蜜等分。空腹温服。

【主治】❶虚劳失精,小便余沥。❷《医统》:尿血不止。

13614　车前饼子（《圣惠》卷三十二）

【组成】车前叶一握　牛蒡叶一握　地龙粪三两　盐一分　秦皮一两(锉)

【用法】上药捣烂,捏作饼子。仰卧,贴上,干即易之。

【主治】热毒上攻于眼,赤肿疼痛。

13615　车前饼子（《普济方》卷七十四）

【组成】车前草二握　牛蒡子　地龙粪各二两　青盐一钱　大黄半两

【用法】上相和,捣作饼子。仰卧贴在眼上,干即易之。

【主治】眼赤昏肿痛。

13616　车膏涂方（《圣济总录》卷一三四）

【组成】车膏

【用法】上一味,熬令热,涂疮上,又以羊脂和蜜,熬匀涂敷。每日二三次。

【主治】手足冻疮肿烂。

13617　车前八珍散（《宁坤秘籍》卷上）

【组成】白茯苓　白术(土炒)　当归　川芎各二钱　人参　白芍各一钱五分　车前　熟地各一钱　炙甘草八分

【用法】水煎,温服。

【主治】胎前小便不通。

13618　车前门冬丸（《圣济总录》卷一〇八）

【组成】车前子　麦门冬(去心,焙)　防风(去叉)　枳壳(去瓤,麸炒)各一两　生地黄(焙干)　白茯苓(去黑皮)各一两半　人参　苦参各三分

【用法】上为末,炼蜜为丸,如梧桐子大。每服三十丸,食后、临卧粥饮送下。

【主治】膈上风热上冲,眼目肮脏不明。

13619　车前子叶羹（方出《圣惠》卷九十八,名见《圣济总录》一九〇）

【组成】车前子叶一斤　葱白一握　粳米二合

【用法】上切车前子叶,和豉汁中,煮作羹,空腹食之。

【功用】《药粥疗法》:利尿,清热,明目,祛痰。

【主治】❶《圣惠》:热淋,小便出血疼痛。❷《药粥疗法》:水肿,泻利,黄疸,目赤肿痛,咳嗽痰多。

【备考】按:本方方名,《药粥疗法》引作“车前叶粥”。《圣济总录》本方用法:以豉汁五升,煮令沸,先下米煮熟,次下车前叶,葱白和作羹,入少盐醋,空腹食之,或煮为粥亦得。

13620　车前子草散（方出《圣惠》卷五十八,名见《普济方》卷二一五）

【组成】车前草二两　榆白皮一两(锉)　乱发如鸡子大(烧灰)

【用法】上锉细。以水二大盏,煮取一盏半,去滓,入乱发灰,更煎二三沸,食前分为三服。

【主治】石淋,小便涩痛,频下沙石。

13621　车前子涂方（《圣济总录》卷九十四）

【组成】车前子不拘多少

【用法】上为末。汤调,涂肿处。

【主治】阴㿉肿缩。

13622　车前木通汤（《症因脉治》卷四）

【组成】车前子三钱　木通二钱

【主治】膀胱结热,小便不利。

13623　车前四物汤（《玉案》卷五）

【组成】当归一两　车前子四两　生地　川芎　赤芍各五钱

【用法】水煎,临服时加酒酿一钟,同服。

【主治】胞水漏干,儿不能下。

13624　车前利湿汤（《幼科直言》卷五）

【组成】白术(炒)　白芍(炒)　白茯苓　苡仁　当归　白扁豆(炒)　车前子　神曲　怀牛膝

【用法】水煎服。

【主治】中湿,肾囊小便发肿生疮者。

13625　车前滑石散

《医统》卷七十一。为《圣惠》卷九十二“车前子散”之异名。见该条。

13626　车鳌转毒散

《本草纲目》卷四十六。为《圣济总录》卷一三一“去毒散”之异名。见该条。

丰

13627　丰本汤

《圣济总录》卷二十九。为《圣惠》卷十四“韭根散”之异名。见该条。

太

13628　太一丸（《圣济总录》卷十四）

【异名】益智太乙丸(《普济方》卷一〇二)。

【组成】金箔一分(同丹砂研) 真珠一分(研) 丹砂(研)一两半(同金箔研令匀) 玳瑁(镑)二两 阿胶(炙令燥)一两 龙脑(研)半两 雄黄(研) 琥珀(捣研)各一两 麝香(研) 牛黄(研)各半两 安息香二两(酒研,滤去砂,入银石器中,更用蜜二于重汤内熬成膏)

【用法】上药除安息香外,各细捣研讫,再同研令匀细。候熬安息香膏稀稠得所,即将前药入在膏内,不住于槐枝搅令得所,可丸即丸,如梧桐子大。每服一丸细嚼,人参汤送下;如卒中,用童子小便化下三丸;如中风,用酒化下五丸;小儿风痰及惊痫,以薄荷汤化下半丸。

【功用】化痰益智。

【主治】风惊邪,及一切风,舌强语涩,昏迷恍惚。

13629 太一丹《圣惠》卷二十五)

【组成】川乌头(生用,去皮脐) 干蝎(微炒) 白僵蚕(生用) 天麻 天南星(生用) 羌活 蹄躅 朱砂(细研) 乳香各一两 白附子半两(生用) 附子(去皮脐,生用) 牛黄(细研) 雄黄(细研)各半两 安息香一两半 麝香一分(细研) 白花蛇肉二两半(酒浸,炙微黄) 龙脑半分(细研)

【用法】上为末,入研了药令匀。别以麻黄五两(去根节,捣碎),以酒五升,煎至二升,去滓,入糯米粉一两,更熬成膏。次下诸药末为丸,如绿豆大,以腻粉内滚过,令干。每服七丸,以温酒送下。

【主治】一切风。

【宜忌】忌动风物。

【备考】本方方名,《普济方》引作"太乙丹"。

13630 太一丹《幼幼新书》卷三十九引《养生必用》)

【异名】太乙丹(《卫生总微》卷五)。

【组成】丙丁膏 曲一两 朱砂 雄黄少许 琥珀甘草末各二钱

【用法】炼蜜为丸,如鸡头大服。

【主治】❶《局方》:小儿诸风惊痫,潮发搐搦,口眼相引,项背强直,精神昏困,痰涎不利,及一切虚风。❷《幼幼新书》引《孔氏家传》:小儿百病。

【备考】《局方》本方用法:每服一丸,温水化下,不拘时候。

13631 太一丹《圣济总录》卷二十五)

【异名】太乙丹(《普济方》卷一四一)。

【组成】禹余粮(醋淬) 玄精石 金星石 银星石 阳起石 紫石英 白石英 甘锅石 磁石(煅,醋淬七遍) 礞石 消石 硫黄各一两(研) 丹砂 乳香 腻粉各半两(研) 阿魏二钱 巴豆(去皮,生用) 杏仁(汤浸,去皮尖双仁)各七十粒

【用法】上为细末,糯米饭为丸,如弹丸大。每服一丸,麸炭火上烧存性,入腻粉一钱匕,蜜化下;吐泻转筋,伏阴厥逆,生姜、蜜水化下。

【主治】伤寒结胸,心下痞硬不通。

13632 太一丹《杨氏家藏方》卷三)

【组成】天南星四两(锉,炒赤,勿令焦) 石膏四两 干葛(取粉)三两半 前胡二两 川芎二两一分 白僵蚕(炒,去丝嘴) 白附子(炮) 防风(去芦头)各一两

【用法】上为细末,用生姜自然汁煮面糊为丸,每一两作十九丸,阴干。每服一丸,细嚼,用葱白、薄荷、茶清送下,不

拘时候。服之微汗出,立愈。

【主治】伤寒伤风,肢节烦疼,憎寒壮热;或发热恶寒,似瘴非瘴,烦躁迷闷,面色红赤,头疼如破。

【备考】本方方名,《普济方》引作"太乙丹"。

13633 太一丹《传信适用方》卷上)

【组成】川芎 川乌(去皮尖) 草乌(去皮尖) 白芷 白附子 黑附子(去皮脐) 细辛(去叶,洗) 半夏(洗) 天南星(洗) 天麻等分

【用法】上并生为细末。如药二十两,即入白面二十两,同拌匀,滴水为丸,如弹子大,日中晒干。每服一粒,茶、酒任嚼下;荆芥、薄荷茶亦得。如伤风、伤寒,头目昏疼,用生葱白一茎同嚼,热茶清送下,不拘时候。

【功用】消风化痰,清头目,利胸膈。

【主治】诸风及瘫痪偏风,手足顽麻,肢节缓弱,骨肉疼痛;并治head风;偏正头痛,项颈拘急,头旋目晕,呕吐痰水,或耳鸣耳聋,风痰上盛;及伤风、伤寒,头疼不可忍者。

13634 太一散《博济》卷一)

【组成】大附子一两(炮,去皮脐) 甘草半两(生) 石韦半两(去毛) 石膏二两 滑石二两

【用法】上为细末。每服二钱,葱白、薄荷茶调下。

【主治】伤寒头痛。

13635 太一散《直指小儿》卷一)

【异名】太乙散(《幼科类萃》卷三)。

【组成】天浆子(去壳,微炒) 南星 白附子(各微炮) 天麻 防风 茯苓各二钱 全蝎 朱砂各一钱 麝少许

【用法】上为末。每服半钱,乳汁化下。

【主治】胎惊。

13636 太一散《御药院方》卷一)

【组成】独活(去芦头)一两半 续断 杜仲(炒去丝) 肉桂(去皮) 牛膝(酒浸一宿) 黑附子(炮,去皮脐) 白茯苓(去黑皮) 人参(去芦头) 防风(去芦头) 白芍药 当归(去芦头)各一两 川芎 熟干地黄 秦艽(去芦头土) 甘草(锉,炒)各一两半 细辛(去苗叶土头节)一两

【用法】上为粗末。每服三钱,水一大盏,煎至七分,去滓温服,不拘时候。

【主治】阳明经虚,风邪客入,令人口眼㖞斜,麻木不仁;及惊风痫窒,手足搐搦,不省人事。

【备考】本方方名,《普济方》引作"太乙散"。

13637 太一散

《御药院方》卷十一。为《永乐大典》卷九七八引《全婴方》"太乙散"之异名。见该条。

13638 太一散《普济方》卷四十五)

【组成】川芎 石膏 藜芦 甘草(生)各等分

【用法】上为细末。每服少许,鼻内搐之。微嚏为妙。

【功用】发散风壅,上清头目。

【主治】偏正头疼。

13639 太一膏《百一》卷二十)

【异名】神仙太一膏(《局方》卷八吴直阁增诸家名方)、太乙膏(《证治要诀类方》卷四)、神效太乙膏(《保婴撮要》卷十六)、太乙灵应膏(《外科经验方》)、太乙清凉膏(《饲鹤亭集方》)、太乙膏丸(《杂病源流犀烛》卷三)。

【组成】赤芍药 大黄 香白芷 官桂 玄参 当归

生干地黄各一两

【用法】上锉。先煎清油二斤令香,候沫尽,即入药煎至黑色,取出不用。将油滤过,然后入黄丹一斤,用青柳枝不住手搅,滴于水中成珠不粘手为度,倾入瓷器中,以砖盖口,掘窖子埋树荫下,以土覆三日出火毒,丸如鸡头子大。发背,先以温水洗疮,拭干,用帛子摊膏药贴之,温水送下一丸;久远瘰疬,摊贴,温水送下一丸;诸瘘疮,盐汤洗,贴,酒送下一丸;打扑伤损,摊贴,橘皮汤送下一丸;腰膝疼痛,盐汤送下一丸;妇人血气,木通、甘草汤送下一丸;赤白带下,酒送下一丸;唾血,桑白皮汤送下一丸;风赤眼,摊贴,栀子汤送下一丸;咳嗽,咽喉肿,绵裹一丸含化;一切风劳病,柴胡汤送下一丸;一切疮疖并肿痛,及诸般疥癣,别炼入油少许,打膏令匀,涂之。其他诸疾亦度情而用。

【主治】❶《百一》:一切恶疮。❷《局方》(吴直阁增诸家名方):八发痛疽,一切恶疮软疖,不问年月深远,已成脓未成脓者;并治蛇、虎、蝎、犬、汤火、刀斧所伤。

13640 太一膏(《医方类聚》卷一九二引《施圆端效方》)

【异名】太乙膏(《普济方》卷三一四)。

【组成】桂枝 玄参 白芷 大黄 广茂 生地黄 芍药 当归各二两

【用法】上锉,清油一斤,同熬黄焦色,滤去滓净,入丹半斤,慢火熬成滴在水中如珠子,盛瓷器内收。旋摊。

【主治】恶疮。

13641 太乙丸(《普济方》卷一六六)

【组成】半夏二两 南星二两 天花粉四两 五灵脂二两 苦葶苈二两(微炒) 巴豆五粒(去皮油心膜) 朱砂半两(一半入药,一半为衣)

【用法】上为末,以生姜自然汁煮稀糊为丸,如鸡头子大,朱砂为衣。每服三丸,先嚼胡桃半个,次用姜汁吞下。

【主治】痰癖不可解者。

13642 太乙丹

《卫生总微》卷五。为《幼幼新书》卷三十九引《养生必用》"太一丹"之异名。见该条。

13643 太乙丹(《普济方》卷九十三引《卫生家宝》)

【组成】五灵脂半斤(去土石) 木鳖子半斤(去壳,别研) 草乌二两(去皮尖) 僵蚕四两(炒,去丝嘴) 钱子地龙半斤(布袋去土,不见火) 川乌四两(去皮尖) 防风四两(去芦) 白胶香六两(别研) 麝香半两(别研) 脑子二钱(别研) 好墨(烧用) 桑柴炭(好醋浸一宿)各四两

【用法】上为细末,酒糊为丸,如弹子大,阴干。每丸分三服,用生姜、薄荷研自然汁浸,温酒一盏嚼下。须腊日或端午日合。

【主治】瘫痪诸风疾。

【宜忌】忌发风物;孕妇不可服。

13644 太乙丹

《普济方》卷一〇一。即《圣济总录》卷十四人参太乙丹"。见该条。

13645 太乙丹

《普济方》卷一一五。即《圣惠》卷二十五"太一丹"。见该条。

13646 太乙丹

《普济方》卷一四一。为《圣济总录》卷二十五"太一丹"

之异名。见该条。

13647 太乙丹

《普济方》卷一四七。即《杨氏家藏方》卷三"太一丹"。见该条。

13648 太乙丹

《普济方》卷三七四。为《小儿药证直诀》卷下"铁粉丸"之异名。见该条。

13649 太乙丹

《外科经验方》。为《百一》卷十七"神仙解毒万病丸"之异名。见该条。

13650 太乙丹

《保婴撮要》卷七。为《婴童百问》卷七"睡惊太乙丹"之异名。见该条。

13651 太乙丹(《疡医大全》卷二十二引敬恕堂江方)

【组成】顶好藤黄五十两 赤小豆 天南星各二十两 川五倍子一百两(炒微黄) 当门子五两

【用法】上为极细末,用白及二十两打糊和捣成锭。用醋磨敷,自消。

【主治】一切无名肿毒。

13652 太乙丹(《疡科心得集·家用膏丹丸散方》)

【组成】广木香一钱 麝香三分 丁香一钱 茅术(去皮毛,晒)一钱 沉香(镑,晒)一钱 西黄三分 雄黄一钱二分

【用法】上为极细末,将熊胆一钱二分,蟾酥一钱,烧酒浸溶化,捣药为丸,如梧桐子大,朱砂为衣。

【主治】一切痧证,山岚瘴气,暑气恶心,肚腹疼痛。

13653 太乙散(《永乐大典》卷九七八引《全婴方》)

【异名】太一散(《御药院方》卷十一)。

【组成】天浆子二十一个(炒) 蝎二十一个 防风 天麻 朱砂各半两

【用法】上入麝香一钱为末。三岁一字,乳汁调下。

【主治】小儿急慢惊风,发搐不定,并胎痫。

13654 太乙散

《普济方》卷一一五。即《御药院方》卷一"太一散"。见该条。

13655 太乙散

《幼科类萃》卷三。为《直指小儿》卷一"太一散"之异名。见该条。

13656 太乙散

《经验广集》卷四。为《仙拈集》卷四引《碎金》"牛粪散"之异名。见该条。

13657 太乙煎(《医学集成》卷三)

【组成】熟地 生地 山药 鳖甲 枣皮 丹皮 骨皮

【主治】五心热。

13658 太乙膏(《普济方》卷三〇二引《圣惠》)

【组成】白芷 乳香 没药 苍术 白胶香 石膏(醋炒) 黄丹各五钱

【用法】上为末。用真清油四两,桐油真者亦可,以黄蜡一两,先煎油,柳枝搅;次入白芷等四味,煎少顷;却入胶香、石膏、黄丹,得同煎试欲成珠;却入蜡同煎片时,用生布滤过,瓦器收藏,用油单摊之。损伤敷疮口,自然肉不痛。

【主治】金疮箭镞，痈疽疖毒。

13659 太乙膏《直指》卷二十二）

【组成】好虢丹二两半 男生发（洗，焙）二钱 木鳖仁（碎）三枚 肥白巴豆肉十八粒

【用法】上用麻油四两，慢火先煎巴豆、木鳖、发团，更换柳枝搅，准发耗五分，顿冷炉，绢滤，再暖入净虢丹，换柳枝频搅，候色变，滴入水成珠，随意入乳香末，再煎沸，倾入瓷器，候凝，覆泥三日。贴用。

【主治】痈疽，发背，恶毒。

13660 太乙膏《卫生宝鉴》卷十三）

【组成】脑子一钱（研） 轻粉 乳香各二钱（研） 麝香三钱（研） 没药四钱（研） 黄丹五两

【用法】上用清油一斤，先下黄丹熬，用柳枝搅，又用憨儿葱七枝，先下一枝熬焦，再下一枝，葱尽为度，下火不住手搅，觑冷热得所，入脑子等药搅匀，瓷器盛之，用时旋摊。

【主治】疬子疮。

13661 太乙膏

《普济方》卷三一四。为《医方类聚》卷一九二引《施圆端效方》"太一膏"之异名。见该条。

13662 太乙膏《普济方》卷三一四）

【组成】黄丹四两 木鳖子九枚（去皮） 巴豆九十粒 大麻子七十个（去皮） 柳枝、槐、桃枝各二两 香白芷一钱 苍术（随用） 杏仁（随用） 穿山甲一个 清油半斤 没药 川芎 当归 人参 乳香 轻粉各一钱 黄连 黄芩 黄柏 铜青（俱随用）

【用法】上药依法煎熬。

【主治】疮肿伤折。

13663 太乙膏

《证治要诀类方》卷四。为《百一》卷二十"太一膏"之异名。见该条。

13664 太乙膏《广笔记》卷三）

【组成】玄参 白芷 生地 甘草 当归 血余（多） 大黄（多）

【主治】肿毒。

13665 太乙膏《杏苑》卷七）

【组成】赤芍药 生地黄 香白芷 玄参 官桂 大黄 当归各三钱 木鳖子 白及各二钱五分 绯丹八两（汤泡，另研细，临入炒紫乘热下） 白蔹二钱半

【用法】上药用芝麻油一斤浸，春五、夏三、秋冬十日。慢火熬香熟，候白芷色黑为度。滤去滓，入锅煎沸，方入绯丹，以柳条不住手搅匀，滴水中不散，取起试软硬得所，方歇火。次下乳香、没药各五钱，麝香一钱，搅温，倾在瓷器收贮用。

【主治】肠痈下脓血，寒热腹疼。

13666 太乙膏《医学心悟》卷六）

【组成】肉桂一钱五分 白芷 当归 玄参 赤芍 生地 大黄 土木鳖各五钱 乳香（末）二钱 没药（末）二钱 阿魏一钱 轻粉一钱五分 血余一团 黄丹六两五钱

【用法】以上各药，用真麻油一斤浸入，春五、夏三、秋七、冬十日，倾入锅内，文武火熬至药枯浮起为度，住火片时，用布袋滤净药滓，将锅展净，入油，下血余再熬，以柳枝挑看，俟血余熬枯浮起，方算熬熟。每净油一斤，将炒过黄丹六两五钱，徐徐投入，不住手搅，候锅内先发青烟，后至白烟迭迭旋起，其膏已成，将膏滴入水中，试软硬得中，端下锅来，方下阿魏撒膏面上，候化尽，次下乳香、没药、轻粉，搅匀，倾入水内，以柳木搅成一块。

【功用】提脓。

【主治】一切痈疽肿毒。

13667 太乙膏

《金鉴》卷九十。为《奇方类编》卷下"生肌太乙膏"之异名。见该条。

13668 太乙膏《会约》卷十九）

【组成】当归 生地 白芍 玄参 大黄各二两 甘草四两

【用法】用麻油二斤，入砂锅煎药至枯黑，去滓，加黄丹三两再煎，至滴水成珠为度。一切疮疡并宜贴之。先用隔蒜艾灸，更服活命饮，以收全功。

【主治】一切疮毒。

【宜忌】忌铁。

13669 太乙膏《药奁启秘》）

【组成】麻油 桐油各一斤 血余一两

【用法】先将麻油入锅煎数沸，再入桐油、血余烊化，下净飞黄丹十二两 以柳木棍不住手搅之，文火收膏，须老嫩得中，置冷水内，以减其热度，储置瓷器备用。用时隔水炖烊摊贴。

【主治】一切痈疽，不论已溃未溃。

13670 太仓丸《百一》卷二引蒋签判方）

【组成】橘皮（不去白，汤洗）一两 陈仓米（用簸去空者）半两（等分亦可）

【用法】上为细末，姜汁糊为丸，如梧桐子大。每服五七十丸，米饮汤送下。

【主治】脾胃因饥饱不时生病。

13671 太仓丸《魏氏家藏方》卷五）

【组成】白豆蔻仁 缩砂各二两 陈米一升（淘洗，略蒸过，铫内炒） 丁香半两（不见火）

【用法】上为细末，枣肉为丸，如小豆大。每服五七十九至一百丸，米饮送下。

【主治】❶《魏氏家藏方》：气膈脾胃，全不进食。❷《医方类聚》引《济生续方》：脾胃虚弱，翻胃不食。

【备考】《济生续方》本方用法：生姜自然汁法丸，如梧桐子大。每服百丸，食后用淡姜汤送下。

13672 太仓丸《奇效良方》卷十八）

【组成】白豆蔻仁 缩砂仁各二两 陈仓米一升（用黄土炒熟，去土不用）

【用法】上为细末，用生姜自然汁为丸，如梧桐子大。每服一百丸，食后用淡生姜汤送下。

【主治】脾胃虚弱，不思饮食；翻胃不食。

13673 太仓丸

《本草纲目》卷二十五。即《百一》卷二"三棱丸"。见该条。

13674 太仓散《普济方》卷三十六）

【组成】仓米或白米

【用法】日西时于日下水微拌湿，便在日中晒干，纸袋盛挂通风处。每服水煎一撮，和汁饮之，即时便下。

（总1009）

【主治】胃反,及膈气不下食。

13675　太仓散《普济方》卷三十六)

【组成】陈苍米(炊饭,焙干为末)五两　沉香末五钱

【用法】拌匀,米饮调下。

【主治】胃反,及膈气不下食。

13676　太公丸《古今医鉴》卷六引宋杏川方)

【组成】干姜二两　白矾(枯过)二两

【用法】上为末,用糯米糊为丸,如绿豆大。每服三十丸,滚水送下。如不止,再饮滚水三日。

【主治】紧阴青筋,心腹疼痛。

13677　太平丸《医统》卷三十五引《局方》)

【组成】黄连(同茱萸炒,去萸不用)　芍药(炒)减半

【用法】上为末,老米糊为丸服。

【主治】泄泻。

13678　太平丸《修月鲁般经》引《劳证十药神书》,见《医方类聚》卷一五〇)

【异名】嚼化太平丸(《寿世保元》卷四)、宁嗽金丹(《十药神书》陈修园注解本)。

【组成】天门冬　麦门冬　知母　贝母　款冬花　杏仁各三两　当归　地黄　黄连　阿胶珠各一两半　蒲黄　京墨　桔梗　薄荷各一两　白蜜四两　麝香少许

【用法】上药依常法修制净,为极细末,和匀,却用银铫一只,先下白蜜炼熟,取起,下诸药末搅匀,再上火,入麝香,略熬三二沸,可丸即丸,如弹子大。每日三次,食后煎薄荷汤灌嗽喉中,细嚼一丸,津唾送下,溶化,上床时用。如是痰盛,先用饴糖烊化消化丸一百丸吞下,即嚼嚼此丸,仰卧而睡,使药流入肺窍,则肺清润,嗽亦退除。

【功用】《证治宝鉴》:益阴润肺。

【主治】劳证久嗽,肺痿肺痈。

【备考】本方方名,《北京市中药成方选集》引作"宁嗽太平丸"。

13679　太平丸《景岳全书》卷五十一)

【组成】陈皮　厚朴　木香　乌药　白芥子　草豆蔻　三棱　蓬术(煨)　干姜　牙皂(炒断烟)　泽泻各三钱

【用法】上为细末。巴豆(用滚汤泡,去皮心膜)一钱,用水一碗,微火煮至半碗,将巴豆捞起,用乳钵研极细,仍将前汤搀入研匀,然后量药多寡,入蒸饼浸烂捣,丸前药如绿豆大。每用三分或五分,甚者一钱,随证用汤引送下。凡伤寒停滞,即以本物汤送下;妇人血气痛,红花汤或当归汤送下;气痛,陈皮汤送下;疝气,茴香汤送下;寒气,生姜汤送下;欲泻者,用热姜汤送下一钱,未利再服;利多不止,用冷水一二口即止。

【主治】胸腹疼痛胀满,及食积、气积、血积、气疝、血疝、邪实秘滞,痛剧者。

【加减】如欲其峻,须用巴豆二钱。

13680　太平丸《全国中药成药处方集》沈阳方)

【组成】胆南星　木香　细辛　羌活　硼砂　冰片　酒化蟾酥各二钱　沉香　檀香　香橼　白芷各一两　佛手二两

【用法】除冰片、蟾酥另研外,余则共碾极细末,水泛小丸。每服五分,白开水送下。

【功用】活络止痛。

【主治】风寒时疫,胃肠疼痛,四时痧胀;小儿惊痫,胸膈不开,痰迷晕厥,一切时疫。

【宜忌】忌生冷食物;孕妇忌服。

13681　太平散《全国中药成药处方集》沈阳方)

【组成】川乌二钱半　生草乌二钱半　生半夏一钱半　荜茇一钱半　生南星二钱半　细辛五钱　胡椒五钱　蟾酥二钱

【用法】上为极细末。用时以酒精调和,敷于患处之周围,每次一至二钱。一二十分钟内即生效力。

【功用】麻醉神经,止痛。

【主治】痈肿已溃未溃,疼痛不止,或疮疡痛极时。

【宜忌】不可内服。

13682　太平膏《回春》卷四)

【组成】防风　荆芥　栀子　连翘　黄芩　大黄　羌活　独活　当归　生地　赤芍　甘草　金银花　五倍子　两头尖　头发各二钱　白及　白蔹　山慈菇各一两　香油一斤

【用法】上锉细,入油内浸一昼夜,用文火熬焦,去滓再熬,滴水不散,用上好黄丹飞过炒黑,用半斤入内再熬,滴水成珠为度。待温冷,再入乳香、没药、轻粉、血竭各二钱(为末)于内,搅匀;如药色嫩,再入官粉五钱亦佳。务要看其火色不老不嫩得所为妙。

【主治】痔漏。

13683　太平膏《外科百效》卷二)

【组成】片脑一钱　轻粉　乳香　没药各二钱　麝五分

【用法】上为细末。用香油十一两,葱七根,入锅内熬至葱色如蜜黄,去滓,入黄丹五两,用柳枝不住手搅,煎成膏,方入前末药。

【主治】瘰疬。

13684　太平膏《活人方》卷二)

【组成】紫菀茸四两　款冬花三两　杏仁霜三两　知母二两　川贝母二两　茜根二两　薄荷末二两　百药煎一两　粉草一两　海粉一两(飞净)　诃子肉五钱　嫩儿茶五钱

【用法】上为极细末,炼白蜜搅和。不拘时嚼化。

【主治】男妇壮火炎上,消烁肺金,气失清化,致干咳烦嗽,痰红,咯血、呕血、吐血,咽痛喉哑,喉癣、喉痹,梅核、肺痿者。

【方论选录】此药散结热以止痛,生津液以润枯燥,顺气清痰以治咳嗽,便于嚼化而无伐胃伤脾之患。

13685　太白丸《普济方》卷二〇一引《指南方》)

【组成】玄明石(或名玄精石)　半夏各一两　硫黄三钱

【用法】上为末,面糊为丸,如梧桐子大。每服三十丸,米饮送下。

【功用】分利阴阳。

【主治】霍乱吐利。

13686　太白丸《圣济总录》卷十六)

【异名】太白丹。

【组成】天麻一两半　细辛(去苗叶)二两　芎䓖一两半　白附子五两　天南星二十两　半夏(煮软,焙干)十五

两 蝎梢一两(炒) 寒水石(烧熟)五十两 附子(炮裂,去皮脐)二两 白僵蚕三两(炒) 阿胶三分(炙令燥) 人参半两

【用法】上为末,水煮面糊为丸,如梧桐子大。每服三十丸,生姜汤送下,不拘时候。

【功用】清爽神志,解利四时邪气。

【主治】诸风头旋,额角偏痛,肢体拘踡,痰盛气壅,鼻塞声重,咽膈不利。

13687 太白丸(《圣济总录》卷六十五)

【异名】大白丸(《普济方》卷一五八)。

【组成】石灰一两 蛤粉四钱

【用法】上为细末,汤浸蒸饼为丸,如豌豆大,焙干。每服三十丸,温韭汁送下;小儿每服七丸至十丸,早晚食后、临卧服。

【主治】大人小儿暴嗽。

13688 太白丹(《圣惠》卷二十五)

【组成】鹿角霜半两 瓷药七两(烧令通赤,候冷,罗,细研,水飞过) 蛤粉七两 天南星三分(炮裂) 白蒺藜三两(微炒,去刺) 蝉蜕三两(微炒) 麝香一两半(细研) 川乌头二两(生用,去皮脐)

【用法】上为末,入麝香研令匀,以面糊为丸,如鸡头子大。每服一丸,以豆淋酒研下。

【主治】一切风证。

【备考】《普济方》引本方有"白花蛇肉三两(酒浸,炙微黄)"。

13689 太白丹

《圣济总录》卷十六。为原书同卷"太白丸"之异名。见该条。

13690 太白丹(《扁鹊心书·神方》)

【组成】枯矾(煨) 寒水石(煅) 元精石(煅)各四两 半夏(制) 天虫(炒去丝) 天南星(制) 白附子各二两

【用法】上为末,面糊为丸,如梧桐子大。每服三十丸,食后姜汤送下。

【功用】化痰涎。

【主治】咳嗽痰涎。

13691 太白丹(《三因》卷十二)

【组成】通明白矾(枯) 成炼钟乳 寒水石(煅,水飞过)各等分

【用法】上为末,炊饼糊为丸,如鸡头子大。每服一丸,先嚼生姜、胡桃各一片,令细,吸太阳气和药咽,仍用茶清或温酒送下。

【主治】肺感寒发热,咳嗽无度。

13692 太白丹(《御药院方》卷一)

【组成】天南星二十两(炮) 细辛(去土) 附子(炮,去皮脐)各二两 芎 天麻各二两半 半夏十五两(汤浸,洗去滑,切作片子,焙干) 白附子五两(炮) 蝎梢一两(炒) 青皮(去白) 木香各三两 寒水石(烧)十两(一半为衣) 白僵蚕(炒去丝)三两

【用法】上为细末,生姜汁面糊为丸,如梧桐子大,用寒水石为衣。每服三十丸,生姜汤送下,不拘时候。

【功用】清爽神志,解利四时邪气。

【主治】诸风头目旋晕,偏正头痛,肢体拘踡,痰盛气壅,鼻塞声重,咽膈不利。

13693 太白丹

《卫生宝鉴》卷十二。为《御药院方》卷五"天南星丸"之异名。见该条。

13694 太白汤(《圣济总录》卷四十五)

【组成】附子(炮裂,去皮脐)二两 青橘皮(汤浸去白,焙)一两 茴香子(炒) 干姜(炮) 木香(炮)各半两

【用法】上㕮咀,如麻豆大。每服三钱匕,水一盏,加生姜二片,大枣一枚(擘破),同煎至七分,去滓温服,不拘时候。

【主治】脾虚冷,腹中雷鸣。

13695 太白散(《圣济总录》卷一四六)

【组成】山芋三两

【用法】上为散。每服二钱匕,新汲水调下,一日三次。

【功用】解药毒。

13696 太白散(《普济方》卷三七〇引《全婴方》)

【组成】粉霜二钱 轻粉 白牵牛(炒)各一钱

【用法】上为末。每服一字,薄荷汤调下。吐痰效。

【主治】小儿急惊,搐搦涎盛。

13697 太白散(《杨氏家藏方》卷一)

【组成】天南星一分(锉碎,炒黄) 乌蛇肉三钱 蝎梢三钱(去毒,炒) 白附子三钱(生用) 川乌头尖二钱(去皮,生用)

【用法】上为细末。每服一钱,水一盏,加腊茶半钱,葱白一寸,同煎至五分,微热服,不拘时候。

【主治】风虚潮热,手足抽掣,背强口噤,神识昏塞。或产后血虚,中风作痉状,涎盛语涩,冒闷不醒。

13698 太白散(《杨氏家藏方》卷十四)

【组成】附子(炮,去皮脐) 草乌头(炮,去皮尖) 天南星(炮) 藿香叶(去土) 人参(去芦头) 当归(洗,焙)各二两 水银一钱(用锡一钱半,结作沙子) 麝香一钱(别研)

【用法】上为细末。每服半钱,温酒调下,不拘时候。

【主治】破伤风,虽患人口已噤,但心腹间暖者。

【宜忌】忌冷水,如饮冷水,再发不可疗。

13699 太白散

《直格》卷下。为《宣明论》卷十"益元散"之异名。见该条。

13700 太白散(《普济方》卷四十四引《仁存方》)

【组成】石膏(煅)二两 川芎半两 甘草一分(一方无甘草)

【用法】上为末。茶芽少许,热汤调二分,食后服。

【主治】头痛。

13701 太白散

《解围元薮》卷四。为原书同卷"消毒丹"之异名。见该条。

13702 太白散(《寿世保元》卷二)

【组成】白石膏(火煅)

【用法】上为末。新汲水调下方寸匕,以身无热为度。

【主治】病在脏腑,骨蒸内热之病,时发外寒,寒过内热,附骨蒸盛之时,四肢微痹,足跗肿者。

13703 太白膏(《本事》卷六)

【组成】寒水石(水飞过)

【用法】用腊月猪脂调成膏,随疮大小,用薄纸摊贴之。

【主治】❶《本事》:痈疽。❷《医方类聚》引《烟霞圣效》:恶疮。

【方论选录】《本事方释义》:寒水石气味甘寒,入手足阳明,能清暑热,消肿解毒;腊月猪脂油气味甘寒,入足少阴厥阴。此拔毒后敷贴之方也,毒虽拔出,气血犹未流畅,以甘寒利湿热之品,佐以滋润之味,则毒去而肌生矣。

13704　太玄丹《蕙怡堂方》卷一)

【组成】白犀角　山慈菇　玄明粉　麻黄(去节)　血竭　甘草　黄连(各末)各一钱　雄黄三分

【用法】上为极细末,姜汁拌湿,乌金纸包,外用红枣肉捣如泥,包半指厚,作二团,入砂罐内,又用盐泥固之,上下加火,俟烟将尽,离火少顷,取出,去枣肉,每药一钱,加冰片二分半,麝一分,研极细末,并瓷瓶收贮,黄腊塞口。每用蘸麻油点药入眼,重者吹鼻。

【主治】伤寒外感,瘟疫痛毒,哮喘,冷气攻心,乳吹,兼治痘疹初起。

13705　太圣散《医方类聚》卷八十九引《施圆端效方》)

【组成】御米壳二两(蜜浴炒)　甘草(炒)　芍药　川芎各半两

【用法】上为粗末。每服二钱,水一盏,煎至七分,去滓,食前温服。

【主治】腹痛泄痢不可忍。

13706　太岁墨《外科十三方考》)

【组成】山慈菇一两　千金子一两　大戟一两　文蛤二两(去虫)　麝香一分　川乌二两　草乌二两

【用法】上为细末,以糯米煮糊捣匀,用模型铸为一钱重墨状条块,阴干备用。每服一锭,病重者可连服二锭。通利之后,用温粥补之。凡疗疮肿毒、口眼㖞斜、牙关紧急等症,俱用温酒磨服;其他一切疮毒,皆用醋磨搽。

【功用】解毒止痛。

【主治】疗疮肿毒,口眼㖞斜,牙关紧急;及山岚瘴气,死牛、死马、河豚中毒,砒毒,咽喉肿痛。

【备考】原书按:太岁墨即太乙紫金锭之变方,以二乌、朱砂、雄黄,化和平为峻险,专作外用,不重内服,反不若紫金锭之安全稳妥。故在用本品处,皆代以紫金锭,其收效颇能如理想也。

13707　太阳丸《圣济总录》卷二十七)

【组成】硫黄(研)　附子(炮裂,去脐皮)各一两

【用法】上为末,酒煮面糊为丸,如梧桐子大。每服十丸至十五丸,煎艾、盐汤送下,不拘时候。

【主治】伤寒阴毒,四肢厥逆,脉息微细。

13708　太阳丹《局方》卷二绍兴续添方)

【组成】脑子二两(别研)　川芎　甘草　白芷各一斤　石膏(别研)二斤　大川乌(炮,去皮脐)一斤

【用法】上为细末,蜜同面糊为丸,每两作一十八粒,朱砂为衣。每服一粒,薄荷茶嚼下。

【主治】❶《局方》(绍兴续添方):伤寒感风气积,偏正夹脑一切头疼;及风壅痰盛,咽膈不利者。❷《得效》:脑寒之病,皆因邪攻于上焦,令人头痛,昼夜引痛,不能安宁。

13709　太阳丹《证治要诀类方》卷四引《局方》)

【组成】川乌　南星等分

【用法】上为末,连须葱白捣烂。调贴太阳痛处。

【主治】偏正头风作痛,痛连于脑,常如牵引之状,发则目不可开,眩晕不能抬举。

【备考】本病宜服芎辛汤,间进太阳丹。

13710　太阳丹《普济方》卷四十六引《海上方》)

【组成】石膏一斤　川芎　白芷　甘草各一两　脑子二两

【用法】上为细末,蜜和面为丸,每料分作一十八丸,朱砂为衣。每服一丸,食后薄荷汤送下。

【主治】头风。

13711　太阳丹《活人方》卷一)

【组成】北细辛五钱　麻黄五钱(去节)　干姜二钱五分　桂枝二钱五分　附子一钱五分

【用法】上为细末,收贮。遇症即以生姜汤调服二钱,暖卧。里实者,以出汗为度;虚则听其自然。煎剂一时无办者,急用之。

【功用】培补脾肾阳和之气,温散表里寒湿之邪。

【主治】寒邪暴中,头痛寒战,呕吐腹痛,身冷无汗。

13712　太阳丹《异授眼科》)

【组成】大川乌(炮)一两　石膏(煅)二两　白芷一两　甘菊一两

【用法】上为末,蜜和面糊为丸,朱砂、羌活一两,甘草二两,细辛五钱为衣。每服八十丸,淡姜汤送下。

【主治】雷头风,太阳穴疼痛者。

【备考】方中朱砂用量原缺。

13713　太阳汤《会约》卷三)

【组成】白术三钱　干姜(炒)一二钱　当归钱半　山药(炒)二钱　熟附子二三钱(湿纸包,煨,热用)　甘草(炙)一钱　白芍(煨)钱半　生姜一钱　红枣三枚

【用法】水煎服。假热,拒格不纳者,冰冷服。

【主治】伤寒寒中三阴,战慄厥逆,呕吐昏迷,唇青囊缩者。

【加减】如泄泻者,去当归;势危者,去熟附子,用生附子(湿纸包,煨热用);如冬月寒伤太阳经,有表证者,加麻黄八分;头痛,加北细辛二三分;如肉振汗多者,加制黄耆二三钱;如泄泻者,加乌梅二个,去当归;如肝脉紧而郁滞者,加肉桂二钱;如小腹痛而喜按者,加吴茱萸七分(汤泡一次用),又须兼用华佗救阳法外治,乃妙。

【备考】华佗救阳法:治寒中三阴,阳脱无脉,昏倒强直等症。用葱白一二斤捣碎,炒热,绢绸包熨脐下,以二包更替熨之。脉渐出,手足温者生。

13714　太阳膏《鲁府禁方》卷二)

【组成】川乌　天南星　白芷

【用法】上为细末,用葱白连须同药捣烂。贴太阳穴上,纸盖之。

【主治】头痛头风。

13715　太阳膏《全国中药成药处方集》禹县)

【组成】当归　大黄　白芷　白及　白蔹　苦参　生川乌　生草乌　木鳖　乌药　钩藤各四两　香油十二斤　广丹六斤　硇砂二两

【用法】先将药入油内,待药煎枯,再加广丹、硇砂即

成。贴两太阳穴。

【主治】偏正头痛,一切头风。

【宜忌】一切火热忌用。

13716　太阴丸《集验良方》卷二)

【组成】淮干面一斤　老紫苏半斤

【用法】将紫苏煎浓汁,取汁拌面,软硬得中,放洗净瓷盆内,为丸如梧桐子大,露一宿,阴干,拣丸上有细孔者,收藏瓷瓶备用。每服七丸,三服为度。

【主治】膈噎疟疾。

13717　太极丸《扶寿精方》)

【组成】黄柏(去皮,盐、酒浸三日,微炒褐色,净末)三两六钱　知母(去毛,酒浸一宿,微炒,净末)二两四钱　破故纸(新瓦炒香,净末)二两八钱　胡桃仁(去皮,研烂)三两二钱　砂仁一两(分作二分,五钱生用,五钱同花椒一两炒香,去椒不用)

【用法】上各为细末,炼蜜为丸,如梧桐子大。每服五七十丸,早晚沸汤、茶、酒任下。服至三年,百病消除。

【功用】《摄生众妙》:调和五脏,长生益寿。

【主治】❶《东医宝鉴》:肾虚。❷《杂病源流犀烛》:尿血。

【方论选录】黄柏属水,滋肾,苦以坚精;知母属金,主润肺,苦以降火,佐黄柏为水金相生;破故纸属火,收敛神明,能使心包之火与命门之火相通,故元阳坚固,骨髓充实,涩以治脱也;胡桃仁属木,润血,血属阴,阴恶燥,故油以润之,佐故纸为木火相生;砂仁属土,醒脾开胃,引诸药归宿丹田,香而窜,和五脏中和之气。

13718　太极丸《古今医鉴》卷十四)

【组成】生兔一只　雄黄四五分

【用法】腊月八日,采生兔一只,取血以荞麦面和之,少加雄黄四五分,候干成饼。凡初生小儿,三日后,如绿豆大者与二三丸,乳汁送下,遍身发出红点,是其征验。婴儿已长,会饮食者,啖兔血。

【功用】预解胎毒,免生痘,便终身不出痘疹,虽出亦不稠密。

【备考】本方方名,《东医宝鉴·杂病篇》引作"稀痘兔红丸"。

13719　太极丸

《伤暑全书》卷下。即原书同卷"升降散"炼蜜为丸。见该条。

13720　太极丸《惠直堂方》卷一)

【组成】茯苓四两(乳浸,日晒夜露至重八两止)　赤石脂二两(川椒末四两和炒,去椒)　胎发四五钱(先将发熔化,入血竭三钱搅匀)　朱砂三钱(用黑牛胆汁煮,焙干)　肉苁蓉　破故纸(炒)　巴戟　龙骨(煅,水飞)各三钱　鹿角霜四两

【用法】上为末,鹿角胶四两为丸,如梧桐子大。每服九丸,酒送下。渐加至十五丸,至十七日,神清气壮;欲种子,车前一两,煎汤饮之。

【功用】种子黑须,驻衰颜,延年益寿。

13721　太极丸

《幼幼集成》卷二。为《瘟疫论》卷下"小儿太极丸"之异名。见该条。

13722　太极丹《何氏济生论》卷二)

【组成】五倍子不拘多少

【用法】打碎去虫,煮白元米,如下酱法,干则再添,晒至如面筋状,或切薄片,或研细为丸。每噙少许。

【功用】生津止渴,宁嗽。

【主治】咳嗽。

13723　太极光《经目屡验良方》)

【组成】孔雀尾四钱(甘草水洗,撮土搓之,复用水洗净晒干,为末纯用,尾端圆处更生)　乳香　没药(各去油,净)　蜈蚣　全蝎　磁石(火煅)　麝香各二钱　蝼蛄(晒干)　雄黄(醋浸透,换白萝卜汁煮用)　朱砂各二钱　水银五钱　牙硝一两二钱五分　硫黄二两五钱

【用法】上为末,用瓷碗一只,将药末每钱许,匙挑入碗内,以灯刀炒如米粒大小不等,勿令焦枯,收入瓷瓶听用。每症各取药置患处,以火粹着灸之。灸时要避风,如遍身风气痛,则置药于各处骨节间遍灸之,重症灸后须避风七日。

【主治】男女大小百病,恶疮肿毒,筋骨疼痛,左瘫右痪。

13724　太极膏《同寿录》卷尾)

【异名】鸡蛋膏。

【组成】柳枝十两　桑枝　槐枝　桃枝　李枝　梅枝　杏枝各等分,约共二斤　鸡蛋四十枚(黄白调匀)　葱三斤(切二三寸长,葱头同根杵扁)　真好铅粉一百二十两(研极细,用绢罗筛)　真麻油十斤

【用法】各样枝条,须择新壮有力者,另选粗柳枝一二条调油,各枝俱切断,先将麻油入锅熬滚,后将各枝缓缓放入熬透,再将葱、蛋逐渐放下,用柳枝顺调,俟葱、蛋熬至黑色,用麻布绞油去滓,再入锅熬至滴水成珠,然后将铅粉六斤放下,不住手调成膏,瓷瓶收贮听用。

【功用】提脓拔毒,敛疮收功。

【主治】大小肿毒、疮疖初起,热疖、鸡眼更效。

13725　太极膏

《理瀹》。为原书"大补延龄膏"之异名。见该条。

13726　太极霜《遵生八笺》卷十八)

【组成】黑铅

【用法】打作二三分厚片,成圆球盒子,两半个焊作一球,用童男童女尿浸一百日,久浸不妨。用时将球切开,铅球内白霜刮下,每服二三分,其痰立下。如试以霜加吐出痰上,痰化成水为验。

【主治】痰证。

13727　太和丸《回春》卷二)

【组成】人参(去芦)五钱　白术(去芦,土炒)四两　白茯苓(去皮)半两　陈皮一两　半夏(面炒)二两二钱　枳实(麸炒)一两　黄连(姜汁炒)一两　当归(酒洗)一两　山楂(蒸,去子)一两　木香五钱　白芍(酒炒)一两半　香附(童便炒)一两　神曲(炒)一两半　麦芽(炒)一两半　白豆蔻(去壳)一两三钱　龙眼肉一两三钱　大粉草(炙)七钱

【用法】上为末,荷叶一个煎汤,打仓米糊为丸,如梧桐子大。每服百丸,不拘时候,米汤送下。

【功用】补气生血,健脾养胃,开胸快膈,清郁化痰,消食顺气,平和调理。

【主治】元气、脾胃虚损,不思饮食,肌体羸瘦,四肢无

力,面色萎黄。

13728　太和丸《鲁府禁方》卷二）

【组成】人参二两　白术（土炒）二两　白茯苓（去皮）三钱　半夏（汤泡,切片,姜汁炒）二钱　枳实（麸炒）二钱　陈皮三钱　黄连（姜炒）三钱　当归（酒洗）三钱　川芎二钱　香附（炒）二钱　白芍药（酒炒）三钱　神曲（炒）三钱　麦芽（炒）二钱　山楂（去子）三钱　木香二钱　厚朴（姜炒）三钱　萝卜子（炒）二钱　缩砂（炒）二钱　甘草（炙）二钱

【用法】上为细末,荷叶手掌大煎汤,煮仓谷米饭为丸,如梧桐子大。每服三钱,米汤送下。

【功用】补元气,健脾胃,养心血,平肝火,清湿热,化痰涎,开胸膈,消鼓胀,化积滞,进饮食,顺气宽中,解郁结。

13729　太和丸《寿世保元》卷四）

【组成】白术（去油,土炒）四两　白茯苓（去皮）二两　怀山药二两　莲肉（去心皮）二两　当归身（酒炒）四两　白芍药（酒炒）二两　陈皮一两　川黄连（姜炒）一两　山楂（去子）一两　枳实（面炒）一两　半夏（汤泡,切片,姜炒）一两　神曲（炒）一两　香附（用童便炒）一两　木香五钱　龙眼肉一两　炙甘草五钱　人参五钱　白豆蔻（去壳）五钱　嫩黄耆（蜜水炒用）一两

【用法】上为细末,荷叶如掌大者煎汤,下陈仓米半钟煮稀粥和为丸,如梧桐子大。每服百丸,食后、临卧米汤送下。

【功用】大补诸虚,专进饮食,清痰降火,解郁消滞,养气健脾,预防饮食失节损伤脾胃,劳役过度耗散元气,而成内伤诸病。

【加减】年幼、壮者,去参、耆。

13730　太和丸《寿世保元》卷八）

【组成】紫苏　陈皮　香附　羌活　苍术　川芎　枳壳　山楂　神曲（炒）　麦芽（炒）　甘草（炙）

【用法】加生姜三片,水煎,温服。

【主治】小儿内伤乳食,呕吐腹痛;外感风寒,头痛发热。

【备考】本方用法与方名不符。《奇方类编》本方用法:蜜丸,芡实大,每服一丸。

13731　太和丸《何氏济生论》卷三）

【组成】白术二两　陈皮一两　半夏一两五钱　神曲一两五钱　麦芽一两五钱　山楂一两五钱　泽泻八钱　川连五钱　扁豆二两　山药二两　茯苓一两五钱　白蔻八钱　砂仁八钱　莲子二两　香附一两五钱　谷精草一两二钱　甘草八钱　薏仁二两

【用法】荷叶水泛为丸。每服一钱五分,食后茶送下。

【主治】劳役内伤。

13732　太和丸《惠直堂方》卷一）

【组成】红丹二两（飞净）　杏仁一百粒（去皮尖）　巴豆仁四十粒（去衣油）　乳香（去油）　没药（去油）各二钱

【用法】上药各为细末,黄蜡一两二钱化开,搅药末为丸,如绿豆大。每服十五丸,红痢、甘草汤送下;红白痢,甘草姜汤送下;白痢,姜汤送下;里急后重,白汤送下;水泻,米汤送下。

【主治】痢疾,泄泻。

【宜忌】如人小或虚弱,须减少用。孕妇忌服。

13733　太和丸《北京市中药成方选集》）

【组成】橘皮二十两　砂仁十二两五钱　山楂二十两　木香十两　白芍三十两　茯苓三十两　神曲（炒）二十两　半夏曲二十五两　白术（炒）一百六十两　麦芽（炒）三十两　当归四十两　香附（炙）四十两　蔻仁十二两五钱　苍术（炒）八十两　甘草十五两

【用法】上为细末,过罗,用冰开水泛为小丸。每服二至三钱,温开水送下,一日二次。

【功用】和胃健脾,理气宽中。

【主治】脾胃不和,饮食减少,呃逆胸满,肢体倦怠。

13734　太和汤《圣济总录》卷十三）

【组成】前胡（去芦头）　枇杷叶（拭去毛）　鳖甲（醋炙）　白茯苓（去黑皮）　桔梗（去芦头,炒）　白芷　五味子　白术　厚朴（去粗皮,生姜汁炙）　半夏（汤洗,去滑）　京三棱（煨,锉）　藿香（去梗）　防风（去叉）各一两　人参三分　柴胡（去苗）半两　桂（去粗皮）一两半　桑白皮（锉）　当归（切,焙）　芍药　枳壳（去瓤,麸炒）　牡丹皮　甘草（炙,锉）　知母（焙）　杏仁（去皮尖双仁,麸炒）各半两

【用法】上为粗末。每服三钱匕,水一盏,加生姜三片,煎至七分,去滓温服。

【主治】风消,五劳七伤。

13735　太和饼《景岳全书》卷六十二）

【组成】人参　白术　白茯苓各五钱　山药（炒）四钱　木香　炙甘草各二钱　肉果（面煨）四个　白豆蔻十四个　砂仁十四个　山楂肉一两　史君子肉六十个

【用法】炼蜜捣和为小饼。量儿大小与服,或再对证加减药味用之。

【主治】小儿泄泻。

13736　太和散《御药院方》卷九）

【组成】梧桐律　生干地黄　白茯苓各半两　华阴细辛　川芎　升麻　香白芷各三钱　麝香半钱　青盐一钱　猪牙皂角（烧存性）二钱

【用法】上为细末,青盐、麝香另研,拌匀。每用药少许,以指蘸药擦牙病处。

【功用】去疳牢牙,定疼止痛。

【主治】牙齿动摇,龈肉浮肿,虫蚛发痛。

13737　太和散《袖珍小儿》卷八）

【组成】干地黄　当归　人参　地骨皮　赤芍药　甘草各等分

【用法】上锉散。每用一钱,水煎服。

【主治】小儿疮疱及伤寒时气,病后余邪不解发热。

13738　太和散《嵩崖尊生》卷十五）

【组成】紫苏　陈皮　香附　羌活　枳壳　苍术　厚朴　山楂　神曲　麦芽　炙草各等分

【主治】小儿感冒、伤食相并。

13739　太和膏《御药院方》卷六）

【组成】当归（酒洗）三两　川芎二两　肉苁蓉　舶上茴香各六两　川苦楝　破故纸　白茯苓　枸杞子　胡芦巴　远志（去心）　白术各三两　黄蜡一两半　葱白二十茎　胡桃五十个（各分作眼子）

【用法】上用鹿角三十斤,东流河水三十担,同灶铁锅二只,靠鹿顶截角,用赤石脂、盐泥于截动处涂固之,勿令透

气,于甑内蒸一炊时,用马蔺刷就热汤刷去角上血刺、尘垢讫,可长三四寸截断鹿角,外将前件药十四味拌和停匀,先铺一层角于锅内,角上铺一层药,如此匀作三层铺之,将河水添在药锅内,其水于角上常令高三寸,用无烟木炭慢慢煎熬,常令小沸,勿令大滚。外一锅内,专将河水煎汤,亦勿令大滚。如药锅内水稍下,却于热汤内取添,止令三寸,却取河水添在熟汤内,续续倒添至二十四时,住火候冷,将鹿角捞出,用生绢取汁,其药滓不用。外将药汁如前法再熬,更不用加水,如膏成滴水中凝结不散,方始成膏。每服三钱,空心暖酒化服。

【功用】❶《御药院方》:久服益精髓,壮元阳。❷《普济方》:补虚乏,健脾胃,美饮食。

【主治】诸虚不足,气血虚衰,精神减少,肢体瘦悴,行步艰难。

13740 太府丹《鸡峰》卷二十二)

【组成】甘遂一两(肥实连珠者,薄切,疏布囊盛之)芎一分

【用法】上以纸笼大香炉令至密,顶留一窍,悬甘遂囊于窍间,下烧芎一块,令烟熏甘遂,欲过更燃一块,芎尽,取甘遂为末。三十岁以上气盛者满三钱,虚者平三钱半,羯羊肾一对,批开,匀分药在内,净麻缠足,炭火炙熟,无令焦。临卧烂嚼,温酒送下。随量饮酒,能饮一斗者,可饮五升,以高物衬起双脚。一服即愈。

【主治】下疰脚疮。

13741 太保丹

《简明中医妇科学》。为《上海中医药杂志》(1957年第1期)引《九芝集方》"十三太保丹"之异名。见该条。

13742 太素丹《百一》卷一引周彦广方)

【异名】白丹(《普济方》卷二六五引《余居士选奇方》)。

【组成】炼成钟乳粉一两 真阳起石二钱(新瓦上用熟火煅过,通红为度,去火候冷,研极细)

【用法】上为末,用糯米粽子尖拌和为丸,如鸡头子大。临和时入白石脂一钱,须大盘子不住手转,候八九分坚硬,阴干,用新粗布以滑石末出光。每服两丸至三丸,空心人参汤或陈米饮送下。

【功效】《普济方》:益阳退阴。

【主治】❶《百一》:停寒肺虚,痰实喘急,咳嗽经久,痰中有血;及疝气虚感冷,脏腑滑泄,脾胃羸弱,不进饮食。❷《普济方》引《余居士选奇方》:虚损痼冷,吐泻暴脱,伤寒阴证,手足厥冷。

13743 太素膏《医宗说约》卷六)

【组成】轻粉三钱 冰片五分

【用法】上为细末,用猪脊髓调匀,摊绢帛上,盖贴疮口。并服大补汤等内托之剂。

【主治】元气虚极,疮疡久不收口。

【加减】虚甚者,加胎骨灰粉五分,或天灵盖灰五分。

13744 太真丸

《丹溪心法附余》卷十九。即《御药院方》卷六"天真丸"。见该条。

13745 太清饮《景岳全书》卷五十一)

【组成】知母 石斛 木通各一钱半 石膏(生用)五七钱(或加麦门冬)

【用法】水一钟半,煎七分,温服或冷服。

【主治】胃火烦热,发狂、发斑、呕吐者。

13746 太清散《医方类聚》卷六十七引《济生续方》)

【组成】铜青半两(别研) 姜粉末二钱半

【用法】上为细末。每用少许,沸汤泡,放温,频洗之。

【主治】暴风客热,目赤睛痛,隐涩难开。

【备考】造姜粉法:腊月间,用生姜洗,切碎,于砂盆内擂烂,以新麻布裂汁,澄脚取粉,阴干。

13747 太碧丹《普济方》卷三九二)

【组成】光明砂二钱 滑石 腻粉 舶上硫黄 鹰粪各一钱 小巴豆七粒(斑者,去心膜,水浸一宿,淘二七度,研如泥,去油)

【用法】上为末,同研匀,入巴豆膏浸煎,红米饭为丸,如绿豆大,青黛为衣。半岁一丸,一岁二丸,量儿大小加减用之。四季服之,春、冬煨皂角汤,秋、夏煎萝卜汤送下;如惊,煎金钱薄荷汤送下。

【主治】小儿水癖食癖,五积果子毒等腹中诸疾。并治五积、奶不消。

13748 太一白丸《千金翼》卷十九)

【组成】狼毒 桂心各半两 乌头(炮,去皮) 附子(炮,去皮) 芍药各一两

【用法】上为末,炼蜜为丸,如梧桐子大。旦服二丸,暮三丸,以酒送下;知热,止。久服大佳。

【功用】消谷长肌,强中。

【主治】八痞,两胁积聚有若盘盂,胸痛彻背,奄奄恻恻,里急气满,噫,项强痛极者;耳聋,消渴泄痢,手足烦,或有流肿,小便苦数,淋沥不尽,不能饮食,少气流饮,时复闷寒,少腹寒,大肠热,恍惚喜忘,意有不定,五缓六急,食不生肌肉,面目黧黑。

13749 太一赤丸《传家秘宝》卷中)

【异名】太乙赤丸(《普济方》卷八十七)。

【组成】朱砂(上好者) 硼砂 硇砂 铅 白霜 粉霜 舶上硫黄 干漆(细锉)各半两 金银箔各十片 金牙石半两(别研) 紫石英半两(别研) 天麻半两 川羌活半两 独活半两 巴豆半两(去心,去油尽)

【用法】上为细末,用黄蜡三两熔作汁,拌诸药匀,乘热为丸,如鸡头子大,用朱砂为衣,入瓷盆子内。临卧时用糯米饮半盏,龙脑、腻粉、薄荷、自然汁同调下一丸。三日内取下风涎。

【主治】中风,积涎在膈下,四肢瘫痪,或不知人事。

13750 太一神丹《鸡峰》卷十四)

【组成】上好砒霜半两 寒水石一两 龙脑 麝香各少许

【用法】上先研砒霜,在铁铫内用寒水石末团之,以坩碗合定,湿纸封于碗上。烧,候烟出,重纸黄色即止,取出。以纸衬于地上出火毒,须更细研为末,以蒸饼水泡为丸,如梧桐子大,以朱砂为衣。每服一丸,于发时早晨,香上度过,面北用井花水吞下。

【主治】久疟不愈。

【宜忌】忌热食、鱼、面、五果子数日。

【备考】此药合时须是端五日早。龙、麝候砒霜经火后合研匀,然后与蒸饼为丸。此药并不吐泻,患者可只一服

必愈。

13751　太一神膏

《千金》卷七。为原书同卷"太傅白膏"之异名。见该条。

13752　太乙赤丸

《普济方》卷八十七。为《传家秘宝》卷中"太一赤丸"之异名。见该条。

13753　太乙灵丹《中国医学大辞典·补遗》

【组成】丹参　赤小豆　鬼箭羽各三两　红芽大戟　锦纹大黄各二两　生香附　金银花　文蛤壳　滑石(飞)各一两　法半夏　桔梗　雌黄　山慈姑　茅术　紫苏叶　新会皮　广藿香各一两五钱　千金霜　明雄黄　川乌(制)　广木香　山豆根　生麻黄　升麻各七钱五分　朱砂(飞)五钱　北细辛六钱　麝香一钱五分

【用法】上为末，神曲糊为丸，每丸重二钱，辰砂为衣，晒干，瓷瓶密贮，忌火焙。伏疫时邪初起，寒热头痛，昏迷极闷者，薄荷汤送下；霍乱吐泻，藿香汤送下；绞肠痧，阴阳水送下；赤痢，山楂(炒焦)煎汤送下；白痢，淡姜汤送下；疟疾，向东南桃枝头三个，煎汤送下；偏正头风痛，温酒送下，并磨涂两太阳穴；无名肿毒初起，温酒送下，并涂患处；中风昏倒，口眼歪斜，二便闭者，石菖蒲汤送下；胸膈痞闷，心脾有病者，淡姜汤送下；风火牙痛，酒磨涂之；筋脉拘挛，骨节疼痛，陈酒送下；妇人腹中结块，经水过期，陈酒送下；痫证，桃柳枝各七枚，煎汤送下；猪羊痫，石菖蒲汤送下；小儿百日胎毒，温汤送下；急慢惊风，钩藤汤送下；肝胀食积，山楂(炒焦)煎汤送下。此方于诸证初起时，轻者二三服，重者三四服。或用开水化服亦可。

【功用】解毒气。

【主治】一切瘟疫。

【宜忌】孕妇及有血证者忌之。

13754　太乙金丹《奇效良方》卷六十四

【组成】全蝎四十九个　防风　白附子(炮)　僵蚕(炒)　天麻　朱砂　牛胆南星　天竺黄各一两　蝉蜕五钱　麝香二钱　牛黄一钱五分　天浆子(炒)二十一个　干蟾一枚(炙，去足)　赤脚蜈蚣一条(当脊上开一路，入麝香于内令满，用纸裹，阴干用)

【用法】上为细末，炼蜜为丸，如芡实大，用金箔为衣。每服半丸，用金银薄荷汤化服，不拘时候。

【主治】小儿急慢惊风，胎惊，天吊。

13755　太乙神丹

《圣惠》卷九十四。为原书同卷"老子乳丹"之异名。见该条。

13756　太乙神丹《丹溪心法附余》卷二十四

【异名】追毒丹、紫金丹(原书同卷)、万病解毒丹《疮疡经验全书》卷十三、紫金锭《片玉心书》卷五、加减解毒丸《准绳·疡医》卷五、太乙紫金丹《外科正宗》卷二、神仙紫金锭《济阴纲目》卷九十、太乙紫金锭《金鉴》卷六十六、玉枢丹《麻科活人》卷四、千金解毒丸《霉疮证治秘鉴》卷下、太乙玉枢丹《慈禧光绪医方选议》。

【组成】雄黄一两　文蛤(一名五倍子。捶碎，洗净，焙)三两　山慈姑(去皮，洗净，焙)二两　红芽大戟(去皮，洗净，焙干燥)一两半　千金子(一名续随子。去壳，研，去

油取霜)一两　朱砂五钱　麝香三钱

【用法】上除雄黄、朱砂、千金子、麝香另研外，其余三味为细末，却入前四味再研匀，以糯米糊和剂，杵千余下，作饼子四十个如钱大，阴干。生姜薄荷汁入井花水磨服；大人中风，诸痫，用酒磨服；小儿急慢惊风，五疳八痢，一饼作五服，入薄荷一叶，同井花水磨服，牙关紧者涂之即开；痈疽发背，疔肿，一切恶疮，用井花水磨服及涂患处。未溃者，觉痒立消；头痛，用酒入薄荷同研烂，以纸花贴太阳穴上。体实者，一饼作二服；体虚者，一饼作三服。凡服此丹，得通行一二行，其效尤速。如不要行，以米粥补之。若用涂疮，立消。

【功用】❶《外科正宗》：解诸毒，利关窍。❷《北京市中药成方选集》：辟秽解毒，消肿止疼。

【主治】❶《丹溪心法附余》：一切医所不疗之疾；毒药、蛊毒、瘴气、狐狸、鼠莽、恶菌、河豚等毒；吃死牛马肉；毒蛇、犬、恶虫所伤；中恶、瘟疫，伤寒结胸发狂，缠喉，诸风隐疹，赤肿丹瘤。❷《中国药典》：中暑，脘腹胀痛，恶心呕吐，痢疾泄泻，小儿痰厥；外治疔疮疖肿，痄腮丹毒，喉风。

【宜忌】孕妇不可服。

【方论选录】《成方便读》：方中以毒攻毒之品居其大半，山慈姑辛寒有毒，功专泻热散结；千金子辛温有毒，功专行水破血，导滞通肠；大戟辛苦而寒，能通能散，专主逐水行瘀。三者功用相仿，皆能以毒攻毒，辟蛊除邪。然疫疠之邪散漫不定，恐攻不胜攻，逐不胜逐，故以五倍子酸咸性涩者，敛而降之，使之归聚不散，然后三者之力，方可展其长。但疫毒之来，元气为之骤闭，且恐药饵有所不受，故必用麝香以开其闭；朱砂、雄黄，皆禀土之精气结成，俱能辟恶镇邪，以疫毒既自土中而出，仍以土中之精华解化之，所谓百毒遇土则化，况又假宝气以镇邪乎！

13757　太乙神针《伤寒标本》卷下

【组成】羌活　独活　黄连各四两(为末)　麝香二钱　乳香二钱

【用法】上用三月三艾(四月八日亦可)，晒干打绒，入前药末和匀，用好白纸卷包前药如箸大。灸七炷、二七炷、三七炷。

【主治】风痹。或在腿，或在腰，或在肱。

13758　太乙神针《纲目拾遗》卷九

【组成】人参四两　三七八两　山羊血二两　千年健一斤　钻地风一斤　肉桂一斤　真川椒一斤　乳香一斤　没药一斤　穿山甲半斤　小茴香一斤　苍术一斤　真蕲艾四斤　甘草二两　麝香四两　防风四斤

【用法】上为细末。用绵纸一层，高方纸三层，纸宽二寸五分，长一尺二寸，将药末薄薄铺匀在上，一针约用药七八钱，紧捲如花炮式，务要紧实，两头用纸封固，外用印花布包，面亦要齐整好看。用时将针以火焠着，或按穴道，或在痛处，下衬以方寸新红布数层，将针按上，若火旺布薄觉痛，多垫布数层，但针必须三四支，一针已冷，再换一针，连进七针，无不立验。

【主治】一切痛风，寒湿筋骨疼痛。

【备考】《疡医大全》：衬纸、衬布，俱要垫的平稳。若垫的皱折，便要走泄火气，致伤良肉，起泡成灸疮矣。脐间、少腹非多衬红布不可轻拭，若衬的不厚，怕灸疮溃烂误事。

13759　太乙神针《青囊秘传》

【组成】艾绒三两　硫黄二钱　麝香　乳香　没药　松香　桂枝　杜仲　枳壳　皂角　细辛　川芎　独活　雄黄　山甲(炙)　白芷　全蝎各一钱

【用法】上为末,和匀。预将火纸裁定,将药铺纸上,厚分许,层药层纸,卷如小竹管粗,令极坚,以桑皮纸厚包六七层,再以鸡蛋清通刷外层,务需阴干,固藏,勿令泄气。用时燃着熏之。

【功用】温通。

13760　太乙神灸《外科十三方考》

【组成】僵蚕　全虫　薄荷　蟾酥各一钱五分　雄黄　荆芥　二乌　防风各二钱　灵仙三钱　麝香一钱　牙消五分　辰砂一两　白芷二钱　潮脑四钱　粉草一钱

【用法】上为细末,然后以硫黄五钱,入锅熔化,倾于石上,凝块即成。用时每以米粒火一块,置应灸穴上,点燃灸之。效果较用纸裹药之太乙神针为好。

【主治】一切滞证。

13761　太乙神浆《解围元薮》卷四

【组成】肥蟹十二只(雌雄各半,去垢净,剁烂,入瓷瓶内)　好严漆三十六两(入内)

【用法】包封埋阴地,七七日取出,日饮一杯。

【主治】诸风疠大症。

13762　太乙膏丸

《杂病源流犀烛》卷三。为《百一》卷二十"太一膏"之异名。见该条。

13763　太平丸酒《寒温条辨》卷五

【组成】糯米酒糟(晒干,炒黄色,为末)二两四钱　红曲(陈久者佳,炒黄黑,为末)二两四钱　六神曲(陈久者佳,炒黄黑色,为末)四两八钱　小麦麸(陈麦麸佳,去净面筋,晒干,炒黑色,为末)四两八钱　白僵蚕(白而直者,黄酒炒黄褐色,为末)八钱　全蝉蜕(去土,为末)四钱

【用法】上为末,水为丸。每服一两,以冷黄酒三两调蜜一两送下。隔五日,如法再服。如是三次,只十余日仍如无病一般。

【功用】开胃进食,健人生力。

【主治】温病愈后,元神未复,腰脚无力,浑身酸软者。

【加减】加枳壳、木通,治食滞饱闷。服散亦妙。

13764　太素神丹《魏氏家藏方》卷七引刘德容方

【组成】牡蛎(雪白,左顾极大者)一斤　硫黄一两　腻粉半两

【用法】上药先用炭三斤,烧牡蛎令通红,放冷,碾成粉,分为两处,各半斤。用大坩锅子一个,盐泥固济,只留口,以牡蛎四两实于锅子底,次将硫黄、腻粉同碾细,用无底小竹筒置牡蛎之上,锅子中心四边再以牡蛎实之,却取竹筒,要得不近锅子四边也,然后再以四两余牡蛎,实捺硫黄之上,去锅子口留二三寸,周匝用熟火三斤籨,待锅子中焰出,以匙抄余牡蛎掺之,焰出又掺,以焰绝为度。放冷取出,再碾如粉。然后取大新砖一片,凿成一池子,深约半砖以上,将未经余煅牡蛎平分一半,实铺在池子底,次将已煅过硫黄、牡蛎在上,更将余一半牡蛎覆之,实捺平后,用新白瓦一口盖定,用木炭一秤周匝烧之,候火尽为度。却取出,于土内埋半日,令出火毒,研细,滴水为丸,如梧桐子大。每服三五十丸,温米饮送下,食前服。

【主治】久患痼冷,脏腑虚滑,痢下脓血;妇人血海虚冷,赤白带下,经候不时,久无子息;男子下部积冷,腰膝无力,寒疝,膀胱一切冷病。

13765　太傅白膏《千金》卷七

【异名】太一神膏。

【组成】蜀椒一升　附子三两　升麻(切)一升　巴豆　芎䓖各三十铢　杏仁五合　狸骨　细辛各一两半　白芷半两　甘草二两　白术六两(一方用当归三两)

【用法】上㕮咀,苦酒淹渍一宿,以猪脂四斤,微火煎之。先削附子一枚,以绳系著膏中,候色黄膏成,去滓。伤寒心腹积聚,诸风肿疾,颈项腰脊强,偏枯不仁,皆摩之,每日一次;痈肿恶疮,鼠瘘瘰疬,炙手摩之;耳聋,取如大豆,灌之。目痛炙,缈缥白臀如珠当瞳子,视无所见,取如稌米,敷白上,令其人自以手掩之,须臾即愈,便以水洗,视如平复。且勿当风,三十日后乃可行;鼻中痛,取如大豆纳鼻中,并以摩之;龋齿痛,以绵裹如大豆,着痛齿上,咋之;中风,面目鼻口㖞僻,以摩之;若晨夜行,辟霜雾,眉睫落,数数以铁浆洗,用膏摩之。

【主治】伤寒咽喉不利,头项强痛,腰脊两脚疼,有风痹湿肿难屈伸,不能行步,若风头眩,鼻塞,有附息肉生疮,身体隐疹风搔,鼠漏瘰疬,诸疽恶疮,马鞍牛领肿疮;及久寒结坚在心,腹痛胸痹,烦满不得眠,饮食咳逆上气,往来寒热;妇人产后余疾,耳鼻口诸疾。

13766　太一十神散

《普济方》卷一三六引《广南卫生方》。为《百一》卷七"神授太乙散"之异名。见该条。

13767　太一万金丹《直指小儿》卷二

【组成】代赭石(煅,醋淬)　全蝎(焙)　朱砂　琥珀各一钱　南星(湿纸煨)　白附子(生)　防风　乌蛇肉(酒浸,炙)　天麻各一钱　麝一字

【用法】上为末,粟米糊丸,如梧桐子大。每服一丸,急惊,薄荷汤调下;初传慢惊尚有阳证,用人参汤调下。

【主治】惊风痰热。

13768　太一归魂散《幼幼新书》卷十引《吉氏家传》

【组成】五灵脂(生)　木鳖肉　粉霜　朱砂各一分　腻粉一钱　巴豆二十五个(生)　川乌(取心)一小块如枣大。

【用法】上为细末。每服一字,蛤粉冷水调下。

【主治】久积,惊痫诸疾。

13769　太一守中丹《御药院方》卷六

【组成】熟干地黄　天门冬(去心)　远志(去心)　白茯苓(去皮)　草薢　实子　木香各一两　人参　地骨皮　牛膝(焙)　地肤子(炒香)各二两

【用法】上为细末,炼蜜为丸,如梧桐子大。每服五十丸,温酒送下,空心食前服;或用温水下亦得,加至八九十丸。

【功用】补虚损。

【主治】阴气不足,虚热内生,阴痿不振。

【备考】本方方名,《普济方》引作"太乙守中丹"。

13770　太一护命丸《圣济总录》卷三十三

【组成】阳起石　硫黄　附子(炮裂,去皮脐)各一两　金星石　银星石　白石英　紫石英　礜石　滑石　消石　凝水石(烧赤)　磁石(火烧,醋淬)　太阴玄精石　甘锅子

（累经销金银者）　不灰木各半两　丹砂一分　巴豆四十九粒（去皮心,出油）　杏仁四十九粒（汤浸,去皮尖双仁）

【用法】上为末,再同研极细,用阿魏一分,与糯米粥同和匀为丸,如樱桃大。每服一丸,麸炭火内烧赤,取出,用两只盏子合在内,候冷细研,以生姜米饮送下。未知再服。

【主治】伤寒后变成疟疾,或阴气结伏心下成块,或膨满呕逆喘促,面黑唇青,四肢逆冷,饮食不下,气结食毒。

13771　太一护命丸（《圣济总录》卷一八七）

【异名】太乙护命丸（《普济方》卷二二一）。

【组成】甘菊花　麦门冬（去心,焙）　枸杞子（焙）　白术　人参　白茯苓（去黑皮）　远志（去心）　菖蒲（石上者）　桂（去粗皮）各六两　熟干地黄一斤（焙）

【用法】上为粗末。取春采生地黄五十斤,绞取汁,同药末于银石器内,逐旋入地黄汁微炒,候尽汁,焙干,再捣为细末,炼蜜为丸,更入酥少许为丸,如梧桐子大。每服二十丸,空心、食前清酒送下。渐加至五十丸,从五十丸复渐减至二十丸,终而复始。

【功用】益精髓,满骨髓,坚实脏腑,乌发,延年却病。

【主治】元脏虚损。

13772　太一金华散（《普济方》卷二五六引《博济》）

【异名】太乙金华散（《幼幼新书》卷三十九引《张氏家传》）。

【组成】木香　官桂（去皮）　白干姜　陈皮（去瓤）　白芜荑　当归　白术　吴茱萸各一分　大黄一分半　槟榔二枚（一生一熟）　附子（大者）一枚（小者二枚）　黄连半两（去毛头）　皂荚二挺（不蛀者,浸去黑。一挺焙用,一挺用酥炙,无酥蜜代之）　巴豆半两（用新汲水浸三日,逐日换水,去心膜,别研如面用）　肉豆蔻一枚

【用法】上为末,次入巴豆,同研,然后将药倾入铫子里面,后用盏合定,以铫子煻灰火上面一二时辰久,又取开盏子拭汗,令药性干燥为度,以匙抄动药令匀。修合后七日,方可得服之,依方引用。宣转,用冷茶调下,热茶投之;霍乱,煎干菖蒲汤下;阴毒伤寒发汗,麻黄汤下;如血气,煎当归酒下;一切风,汉防己煎汤下;产胎横,煎益母汤下;胎衣不下,暖酒下;腰脚疼,煎姜、葱酒下;胎产后血痢,煎当归酒下;小儿㿉气,葱、姜汤下;咳嗽,桑白皮汤下;杏仁汤亦得;食癥,神曲汤下;吐逆,姜汤下;泻痢,黄连汤下;积气,茶下;心痛,芜荑煎酒下。打扑损伤,暖酒下;小儿蛔咬,冷水调下;妊娠气冲心,安胎,酒下;小儿肠头出,用甑带烧灰,水调下;大小便不通,茶下,以粥引;赤白带下,白赤蜀葵花下;腰痛履地不得,酒下;败血不散,米饮下;血刺,煎茶汤下,厚朴汤下亦得;血痢,地榆汤下;血汗,烧竹箄灰下,必须是久曾卧者;因酒得疾,酒下;因肉得疾,肉汁下;因热得病,白汤下;室女血脉不通,冲心,耳鼻青,是中恶,酒下,可三服瘥;脚气,冷茶下;五劳七伤,猪胆汁下,柴胡汤亦得;疾癖气,唯上法用之;口疮,干枣汤下;小儿五疳,乳汁下;肺气咳嗽,杏仁汤下;胃气不和,陈皮汤下;一切疮肿,白蜀葵花下;眼目昏黑,茶汤下;头风发落,大黄汤下;邪气中心,头灰汤下;产后血冲心,酒下;怀胎体痛,艾汤下;胎动不得,芎劳汤下;怀胎心痛,芜荑酒下。以上大人小儿,每服一字,斟量与服。

【主治】伤寒咳嗽,霍乱吐逆,食癥积气,心痛;女子赤白带下,产后血痢;跌打损伤,败血不散,一切疮肿。

【宜忌】忌热面。

13773　太一金锁丸

《圣济总录》卷一八五。为原书同卷"太一金锁丹"之异名。见该条。

13774　太一金锁丹（《圣济总录》卷一八五）

【异名】太一金锁丸（原书同卷）、太乙金锁丹（《普济方》卷二一七）。

【组成】钟乳（粗捣,净淘,淡竹叶一握,地榆半两,锉。同入砂铫内水煮一复时,取钟乳石净淘,研细,水飞,取细者,不住手研三日,至无声如面,焙）二两　芡实（和壳晒干）　大豆黄卷（微炒）　巴戟天（去心）　附子（炮裂,去皮脐）　补骨脂（炒熟）　鹿茸（去毛,涂酥炙）各一两　肉苁蓉（酒浸一宿,去皱皮,切,蒸烂,研成膏）三两

【用法】上八味,除膏外,捣罗为末,入苁蓉膏,捣千百下。如硬,更入炼蜜同捣为丸,如梧桐子大。每服十九,空心、临卧温盐酒下。

【功用】补益阳气,秘精还元,丰肌驻颜。

【主治】精气不固,诸虚百损,诸气,及积年伤惫冷疾。

13775　太一备急散

《永乐大典》卷九一〇引《风科集验方》。为《千金》卷十七"太乙备急散"之异名。见该条。

13776　太一保生丹（《直指小儿》卷二）

【异名】太乙保生丹（《奇效良方》卷六十四）、保生锭子（《保婴撮要》卷四）。

【组成】全蝎（青者）十四个　白附子（生）　直僵蚕　牛胆南星　蝉壳　琥珀各二钱　麝半钱　防风　朱砂各一钱

【用法】上为末,粟米糊为丸,如梧桐子大,金箔为衣。每服一丸,薄荷汤调下。

【主治】❶《直指小儿》:慢惊尚有阳证者。❷《奇效良方》:小儿急慢惊风,痰热喘嗽。

【备考】本方方名,《普济方》引作"保生丹"。

13777　太一追命丸（《千金》卷二十四）

【异名】太乙追命丸、夺命丸（《普济方》卷二五一）。

【组成】蜈蚣一枚　丹砂　附子　矾石（一作礜石）　雄黄　藜芦　鬼白各一分　巴豆二分

【用法】上为末,炼蜜为丸,如麻子大。每服二丸,一日一次。伤寒一二日,服一丸,当汗出,绵裹两丸,塞两耳中;下利,服一丸,一丸塞下部;蛊毒,服二丸;在外,膏和摩病上。在膈上,吐;膈下,利;有疮,一丸涂之,毒自出;产后余疾,服一丸;耳聋,绵裹塞耳。

【主治】百病,或中恶气,心腹胀满,不得喘息,心痛积聚,胪胀疝瘕,宿食不消,吐逆呕哕,寒热瘰疬,蛊毒,妇人产后余疾。

13778　太一追命丹（《圣惠》卷五十六）

【异名】夺命丸（《圣济总录》卷一四七）。

【组成】蜈蚣一枚（微炙,去足）　巴豆三十枚（去皮心,研,纸裹压去油）　附子一分（炮裂,去皮脐）　白矾半两（烧令汁尽）　藜芦一分（去芦头）　雄黄一分（细研）　鬼白一分（去须）

【用法】上为末,入研了药,更研令匀,炼蜜为丸,如麻子大。每服二丸,以温酒送下。

【主治】五蛊,及中恶气,心腹胀满,不得喘息。心痛积聚,及疝瘕宿食不消,吐逆呕哕寒热瘰疬。

13779 太一神应膏《秘传外科方》

【异名】金丝万应膏、万灵膏(原书)、太乙神应膏(《玉案》卷六)。

【组成】川乌一分 草乌半分 黄连二分 黄柏一分 赤芍一分 白芍 玄胡索一分 归尾一分半 良姜半分 木鳖半分(去壳) 僵蚕一分(去丝) 乱发如鸡子大(烧灰,后入) 紫荆皮半分 地龙半分 石南藤 川山甲 白芷 川芎 牵牛 槐花 五倍子 地骨皮 杏仁 花椒 茴香 茅香 玄参 苍耳 桂皮 南星 瓜蒌 苦参 苍术 五加皮各半分 防风 熟地黄 密陀僧 丁香 内消 藁本各一分 生地黄二分半 何首乌 细辛各一分半 江子二十五粒(去壳) 蓖麻子二十五粒(去壳) 旱莲草半分 人参 百药煎各二分半 黄耆 羌活 甘草节 五灵脂 地蜈蚣根各一分 独活半分

上㕮咀,用清油一斤四两,浸一二宿,和铫内,文武火煎药黑色,用布滤去滓,上文火,却以后药为末,次第入之:

南木香 安息香 琥珀各二分半 云香一分 乳香 没药 血竭 香结(降香节亦可)各半两 韶粉一分 自然铜一分半(醋淬) 桑白皮 白及 白蔹 雄黄各五分(焙,为末) 黄丹六两

【用法】上为极细末。一下药油,次入黄丹,以桃、柳、槐枝不住手搅之;二次下自然铜、白及、桑白皮、白蔹、韶粉;三下木香、琥珀、安息、云香、乳、竭、没、香结,却看药色已黑,滴水成珠,不散为度,倾在瓦碗内,放水中二三日,以出火毒,再以放地上三五日为妙,随时摊用。如要打做金丝膏药,却以上药,总为细末,用松香一斤通明者,入铫内熔化,用棕滤净,外用清油四两,重熬熟,又入黄丹一两同熬,滴水成珠,退出水中,用药打成膏药,以水浸之,一日一换,冬月三日一换。

【主治】发背痈疽,杖疮恶毒,伤损,心痛,脚气,腰痛。

【加减】夏月,再加黄丹二两。

13780 太一神明丸《千金翼》卷二十

【组成】雄黄四两 真珠二两 丹砂二两 藜芦一两半 附子一两半(去皮,炮) 斑蝥二十枚(熬) 杏仁八十枚(去尖皮双仁,熬) 地胆二七枚 矾石一两(烧) 赤足蜈蚣二枚(炙) 巴豆七十枚(去皮心) 鬼臼三两 特生礜石五两(烧)

【用法】上药治下筛,㕮咀礜石令如麦大,桑白皮如钱大十四枚,令于铁器中熬桑白皮焦黑止,捣二千杵,纳丹砂、雄黄诸药,合捣四千杵,白蜜和为丸,如小豆大。纵不知病进退,绕脐相逐,上下不定,按之挑手,心中温温如有虫者,病走皮中,相次即取一丸摩病上,急捺手下皮青,不青当白黑,若有赤,病死皮中也;若为蜂蛇所中,中恶,服一丸,一丸著疮中,若不知,更加至三丸;卒得飞尸腹中切痛,服三丸,破一丸敷疮上即愈;夜梦寤惊恐,问病临丧,服一丸,溃一丸涂之,止恶邪气不敢近人;卒中鬼魅,狂言妄语,一丸涂其脉上,一丸涂人中,即愈;蛊毒病,一宿勿食,明旦服一丸,不知,增至二丸至三丸,以知为度,癥结,宿物勿食,服四丸,但欲癥消,每服一丸,一日三次,病下如鸡子白,下蛇虫,下后以肥肉精作羹补之。

【主治】腹中癥瘕积聚支满,寒热鬼疰,久病咳逆吐血,蛊注,胸中结气,咽中如有物,宿食久寒。

13781 太一神精丸

《圣济总录》卷一七七。为《千金》卷十二"太一神精丹"之异名。见该条。

13782 太一神精丹《千金》卷十二

【异名】太一神精丸(《圣济总录》卷一七七)。

【组成】丹砂 曾青 雌黄 雄黄 磁石各四两 金牙二两半

【用法】上药治下筛。惟丹砂、雌黄、雄黄三味以碱醋浸之,曾青用好酒铜器中渍,纸密封之,日中晒之百日,经忧急五日亦得,无日以火暖之讫,各研令如细粉,以碱醋拌,使干湿得所,纳土釜中,以六一泥固济,勿令泄气,干,然后安铁环施脚高一尺五寸,置釜上,以渐放火,无问软硬炭等皆得。初放火,取熟两秤炭,各长四寸,置于釜上,待三分二分尽,即益。如此三度,尽用熟火,然后用益生炭,其三上熟火以外,皆须加火渐多,及至一伏时,其火已欲近釜,即便满,其釜下益炭,经两度即罢,火尽极冷,然后出之。其药精飞化凝着釜上,五色者上,三色者次,一色者下。虽无五色,但色光明皎洁如雪,最佳。若飞上不尽,更令与火如前。以雄鸡翼扫取,或多或少不定,研如枣膏为丸,如黍米大。治偏风,大风恶疾,癫痫历节等最良。服之法:平旦空腹服一丸,如黍米为度。其疰病积久,百方不愈,又加心腹胀满上气,身面脚等并肿垂死者,服一丸,吐即愈,亦有不吐愈者;若不吐复不愈者,更服一丸半;仍不愈者,后日增半丸,渐服无有不愈,气必定,当吐出青黄白物;其因疰两胁下有癖块者,亦当消除;若心腹不胀满者,可一丸,日日加之,以知为度,不必专须吐;亦可一丸即愈,勿并与服,亦可三日一服,皆须以意斟酌,量得其宜。或腹内有水,便即下者,勿怪。若患疰日近,精神健,亦可斟酌病人、药性,并与两丸作一丸,顿服之,皆至午后食,勿使冷,勿使热,豉浆粥任意食之。若病疰,盗汗虚弱者,日服一丸,吐即止。若患疰不汗,气复不流,脚冷者,服一丸,至三日若不汗,气复脚即暖有润汗,不至三日吐即止。若患疰无颜色者,服药后三日即有颜色,亦有须吐愈者,亦有服少许而愈者,亦有杀药强人服三四丸,如觉药行者;凡人禀性不同,不可一概与之。但作黍米大服之为始,渐加,以知为度,药力验壮,勿并多服。若有患久不愈在床,羸瘦,并腹胀满及肿,或下痢者,多死,但与药救之,十人中或愈三四人也。又一说,癥瘕积聚,服一刀圭,以饮浆水送之。治诸卒死,中恶客忤,霍乱,腹满体滞,五尸疰,恶风疰忤大病,相易死亡灭门,狂癫鬼语,已死气绝,心上微暖者,扶起其头,以物校开口,不可开,琢去两齿,以浆饮送药,药下即活。诸久病者,日服刀圭,覆令汗,汗出即愈。不愈者,不过再服。亦有不汗而愈,复有不汗不愈者,服如上法加半刀圭,以愈为度。常以绛囊带九刀圭散,男左女右,小儿系头上,辟瘴毒恶时气、射工小儿患,可以苦酒和之,涂方寸纸上,著儿心腹上,令药在上治之。亦有已死者,冬二日,夏一日,与此药服,得药下便活;若不得入腹,不活。若加金牙、磁石者,服至五服内,必令人吐逆下利。过此即自定,其药如小豆大为始,从此渐小,不得更大。大风恶癫,可二十服。偏风历节,诸恶风癫病等,可二十服。自余诸恶病者,皆只一二服,量人轻重强弱,不得多与。若

欲解杀药,但烂煮食肥猪肉。服此药后,小应头痛身热一二日来,大不能得食味,后自渐渐得气味,五日后便能食。若贪食过多者,宜节之。若服药下闷乱,可煮木防己汤服之即定。

【主治】客忤霍乱,腹痛胀满,尸疰恶风,癫狂鬼语,蛊毒妖魅,温疟,一切恶毒。

【宜忌】勿并多服,特慎油面、鱼、肉、蒜,当清净服之。

【方论选录】《千金方衍义》:此方纯用石药,专为辟除邪毒而设。方中丹砂,统治身中五脏百病,养神,安魂魄,益气明目,杀精魅,久服通神明;曾青主风痹,利关节,通九窍,破癥瘕积聚;雄黄杀精物,恶鬼邪气,百虫蛊毒;雌黄治恶疮毒虫,身痒邪气;磁石疗周痹,风湿关节中痛,不可持物;金牙辟鬼疰蛊毒,筋骨挛急腰脚不遂。上五味皆《本经》主治。金牙乃《别录》与甄权所主,但曾青殊不易得。详六一泥下有昆仑碌可代曾青之说。昆仑碌即是石碌,产广西昆仑山者佳,故名。与空、曾二青同。出铜穴相挟带出。苏颂言吐风痰甚效,功用可代曾青。载考金牙,专主鬼疰,蛊毒,尸疰,风痹,故大小金牙散,大小金牙酒咸以名方,而真赝莫辨,予拟消石代之。消石,《本经》治百病,除寒热邪气,六腑积聚,固结留癖,能化七十二种石,其纯阳辟除阴毒之性,不在金牙之下。用以治疗下诸病绰有余裕,药虽异而功不殊也。

【备考】作土釜法:取两个瓦盆,各受二大斗许,以甘土涂其内,令极干。又一法:作一瓦釜,一熟铁釜,各受九升,瓦在上,铁在下,其状大小随药多少,不必依此说。作六一泥法:赤石脂、牡蛎、滑石、礜石、黄矾、蚯蚓屎、卤土各二两。上取碱醋,以足为度。若无卤土,以盐代之。先作甘土泥,以泥各别裹前黄矾等五种,作团裹,勿令泄气,以火烧周三日最好,一日亦得。出火破团取药,各捣碎,绢筛,然后与蚯蚓屎、卤土等分,以醋和之如稠粥。既得好醋,可用二分醋一分水和用,取前瓦盆以此泥涂之,曾青如蚯蚓屎、如黄连佳,世少此者,好昆仑碌亦得瘥病。丹砂亦鲜,粟砂亦得。旧不用磁石、金牙,今加之。本方方名,《普济方》引作"太乙神精丹"。

13783 太一流金散

《千金》卷九。为《肘后方》卷上"太乙流金方"之异名。见该条。

13784 太一银朱丹(《局方》卷十)

【异名】太乙银朱丹(《普济方》卷三七三引《幼幼新书》)。

【组成】黑铅三两(炼十遍,与水银结砂子,分为小块,同甘草水煮半日,候冷,取出研,去草不用) 水银(结砂子) 铁粉各三两 甘草(同铅煮)十两 天南星(炮,为末)三分 朱砂(飞研)半两 腻粉(研)一两

【用法】上为末,以面糊为丸,如麻子大。每一岁儿服一丸,乳食后用薄荷、蜜汤送下。微利为度,未利再服。

【主治】小儿惊风发热,涎盛发搐,手足搐搦,目睛上视;及风壅痰实,心膈满闷,呕吐痰涎,大便秘涩。

13785 太一麝香汤(《圣济总录》卷十五)

【异名】乌香散(《杨氏家藏方》卷二)、太乙麝香汤(《普济方》卷四十六引《百一》)。

【组成】草乌头(生用)一两 细辛(去苗叶)二两 新茶芽二两

【用法】上咬咀,如麻豆大。每服三钱匕,水一盏半,入真麝香一捻,同煎八分,去滓热服。

【主治】风邪客于脑,头痛至甚。

13786 太乙十神散

《普济方》卷一五一。为《百一》卷七"神授太乙散"之异名。见该条。

13787 太乙无名丸(《全国中药成药处方集》济南方)

【组成】三棱 莪术 归尾 赤芍 元胡 槟榔 五灵脂 干漆 广木香 干姜各二两 神曲四两 莱菔子(炒) 芒消各四两 吴萸一两 黑丑(炒)半斤 山楂 牛膝各二两 红曲半斤 枳实 枳壳(炒)各三两 紫硇砂五钱 大黄五斤(酒洗) 大腹皮三两(熬水)

【用法】醋二斤,和水为丸,如绿豆大。每服五分至一钱。小儿酌减。

【主治】胃肠积聚,胁腹胀满,停食停水,大便不通。

【宜忌】忌辛辣、油腻等物。孕妇及体虚胃弱者忌服。

13788 太乙五行膏(《经目屡验良方》)

【组成】牛蹄甲 马蹄甲 驴蹄甲 猪蹄甲 羊蹄甲各五两 连翘 三棱 莪术 黑丑 白丑 木香 胡连 沙参 地骨皮 玄参 柴胡各一钱五分 白芥子 天花粉各一钱 山楂 麦芽 神曲各六分

【用法】先将五蹄甲入麻油二斤四两,熬枯去滓,再入连翘等十六味,熬焦,滤清,俟油熬至滴水成珠,再入陶丹一斤二两,水飞收膏,摊贴患处。

【功用】散肿拔毒生肌。

【主治】一切无名肿毒。

【宜忌】眉心、耳后忌贴。

13789 太乙玉枢丹

《霍乱论》卷下。为《百一》卷十七"神仙解毒万病丸"之异名。见该条。

13790 太乙玉枢丹

《慈禧光绪医方选议》。为《丹溪心法附余》卷二十四"太乙神丹"之异名。见该条。

13791 太乙吸毒膏(《喉科家训》卷一)

【组成】炮山甲九钱 金银花一两 生大黄九钱 全当归四钱五分 上广皮四钱五分 天花粉三钱 赤芍三钱 大生地四钱五分 薄荷叶三钱 青防风三钱 香白芷三钱 大贝母三钱 制乳香三钱 制没药一钱五分 甘草节三钱 皂角刺六钱

【用法】麻油熬,黄丹收。随症摊贴。

【主治】痧后留滞热毒,咽喉发炎肿胀,痈疽发背。

13792 太乙守中丹

《普济方》卷二一八。即《御药院方》卷六"太一守中丹"。见该条。

13793 太乙还元丹(《嵩崖尊生》卷十一)

【组成】炮附 人参 白术 炮姜 半夏 陈皮 炙草各一钱 沉香 白蔻 丁香 茯苓各八分 神曲六分

【用法】加生姜、大枣,入盐少许煎,热服。脐上用炒葱热贴,冷则易之。

【主治】中寒急阴病,腹痛,肢冷甲青。

13794 太乙护命丸

《普济方》卷二二一。为《圣济总录》卷一八七"太一护

命丸"之异名。见该条。

13795 太乙灵应膏（《普济方》卷三一三）

【组成】玄参半两 生地黄半两 大黄二钱 黄柏三钱 黄芩二钱 槐花二钱 红花二钱 白芷半两 官桂半两 血竭半两 当归须一两 地榆二钱 川羌活四钱 乳香半两 没药三钱 赤芍药半两 杏仁二十一枚（去尖）防风三钱 猪牙皂三枚 白胶香四两 刘寄奴四两

【用法】上锉散，以香油一斤浸，春五、夏三、秋七、冬十日。浸毕，就文武火熬，待药枯黑如炭，然后退火，令其自冷。将粗布一幅滤过，枯药不用。将药油再入锅内熬，先以黄丹十两 新瓦炒丹紫色为度，每熬油一沸，入丹二两，熬至五沸，入丹了毕，前后俱用柳枝条搅碎，去其末，搅之，去火毒，然后摊贴患处。并可内服一丸，每丸如樱桃大，蛤粉为衣。

【主治】诸般恶疮、恶毒及杖疮。

13796 太乙灵应膏

《外科经验方》。为《百一》卷二十"太一膏"之异名。见该条。

13797 太乙明目丹

《医学纲目》卷五。即《中藏经》卷下"明目丹"。见该条。

13798 太乙金华散

《幼幼新书》卷三十九引《张氏家传》。为《普济方》卷二五六引《博济》"太一金华散"之异名。见该条。

13799 太乙金锁丸（《惠直堂方》卷一）

【组成】五色龙骨五两 覆盆子五两 莲蕊四两（未开者，阴干） 芡实百粒 鼓子花三两（即单叶缠枝牡丹）

【用法】上为细末，用金樱膏为丸，如梧桐子大。每早服三十丸，盐、酒送下。百日永不泄；如欲泄，以冷水调车前子末半合服之，即成男孕。

【主治】男子不育。

【宜忌】忌葵菜。

13800 太乙金锁丹

《普济方》卷二一七。即《圣济总录》卷一八五"太一金锁丹"。见该条。

13801 太乙备急散（《千金》卷十七）

【异名】雄黄散（《圣惠》卷五十六）、备急散（《圣济总录》卷一〇〇）、太一备急散（《永乐大典》卷九一〇引《风科集验方》）。

【组成】雄黄 桂心 芫花各二两 丹砂 蜀椒各一两 藜芦 巴豆各一分 野葛三分 附子五分

【用法】上九味，巴豆别治如脂，余合治下筛。以巴豆合和，更捣，合和调置铜器中，密贮之，勿泄。有急疾，水服钱五匕。可加至半钱匕，老少半之。病在头中为鼻衄，在膈上吐，在膈下利，在四肢当汗出。

【主治】卒中恶客忤；及中蛊疰吐血下血；及心腹卒痛腹满；伤寒热毒病六七日者。

【方论选录】《千金方衍义》：太乙备急散汇集芫花、藜芦、野葛、巴豆之毒劣，济以丹砂、雄黄、蜀椒、桂、附，亦是峻锐之伍。

13802 太乙保生丹

《奇效良方》卷六十四。为《直指小儿》卷二"太一保生丹"之异名。见该条。

13803 太乙保生丹（《诚书》卷八）

【组成】人参 防风 天麻（煨） 蝎梢（去毒） 龙脑（煅） 茯神 甘草（炙） 枣仁（去皮，炒） 朱砂（飞）各一钱 麝香一字

【用法】上为末，饭心为丸。麦门冬汤或钩藤汤送下。

【主治】惊风痰热。

13804 太乙保生丹（《华氏医方汇编》卷三）

【组成】羚羊角一两（煎浓汤，拌诸药，晒研，如磨更妙） 蝉衣 牛蒡 白附子（竹沥、姜汁各钱半，拌、晒，研） 橘红 僵蚕（漂淡） 天麻（制）各三钱 桔梗 生南星（竹沥、姜汁各一钱，拌、晒，研） 全蝎（漂洗）各四钱 牙皂 蟾酥（酒蒸化，合星、附拌晒，研）各一钱 当门子一钱五分 蜣螂十二只（去足翅，生合） 车前 天竺黄 茯神各五钱

【用法】上为细末，用粳米饭一钟，姜汁五钱，竹沥一两，化糊为丸，如梧桐子大，朱砂三钱为衣。每服一丸，重证二三丸。

【主治】小儿急惊，由外感风邪传之，化热化痰。动风动火所致者。

13805 太乙保和汤（《痘疹金镜录》卷下）

【异名】紫草透肌汤。

【组成】桔梗 紫草 川芎 山楂 木通 人参 红花 生地 甘草 糯米

【用法】上用灯心七根，生姜一片，水一钟，煎六分，温服。

【功用】保和元气，活血解毒，助痘成浆。

【主治】❶《痘疹金镜录》：血热痘证。热证虽去，见点三日之后，不易长大，粗肌者。❷《成方便读》：痘疮见点之后，因气虚血滞，不能成浆之证。

【加减】便涩腹胀，加大腹皮；紫红不润，加当归、蝉蜕；出不快，加鼠粘子；陷塌，加黄耆；痛，加白芷；不匀，加防风；水泡，加白术、芍药；嗽，加五味、麦门冬；渴，加麦门冬。

【方论选录】《成方便读》：方中人参、甘草大补元气；生地滋养阴血；川芎行血中之气；红花、楂炭、紫草宣血中之瘀。然即郁滞于外者，其内必有伏阳，故以木通之苦寒，清上达下，里和而表自松也。凡痘毒之发，皆由肾脏而起，以痘毒藏于肾中，自肾而肝而脾而心，以及于肺，由里达表，移深居浅，以收全功，故以桔梗领之入肺，生姜助其达表，且生姜于人参、地黄之中，不特无横散之劣，且有助浆之优；粳米和中培谷气，以资其运用耳。

13806 太乙保安膏（《同寿录》卷四）

【组成】羌活 僵蚕 草乌各一两五钱 独活 川乌 麻黄 桂枝 乌药 防风 当归 良姜 荆芥 小枫藤各三两 闹羊花四两

【用法】上各锉片，用麻油十斤，将药同煎，上药枯焦为度，取起候冷，滤去药滓，将油再熬滴水成珠，入飞净东丹六斤，搅匀收成膏，贮瓷瓶内，摊用。五劳七伤，遍身筋骨疼痛，腰脚软弱，贴三膏肓穴，两肾俞穴，两三里穴；痰喘气急，咳嗽，贴肺俞穴、华盖穴、膻中穴；左瘫右痪，手足麻木，贴两肩井穴，两曲池穴；男子遗精白浊，女子赤白带下，月经不调，崩漏，贴两阴交穴、关元穴；赤白痢疾，贴丹田穴；疟疾，男贴左臂，女贴右臂；腰疼，贴命门穴；小肠疝气，贴膀胱穴；

偏正头风,贴风门穴;心气疼痛,贴中脘穴;走气,贴两章门穴;寒湿脚气,贴两三里穴;风气痛,贴痛处。凡一切无名肿毒、瘰疬瘰疮、杨梅顽疮、跌打损伤、痞块等症,不必寻穴,贴本病患处即愈。

【主治】五劳七伤,筋骨疼痛,腰脚软弱;男子遗精白浊;女子赤白带下,月经不调,崩漏,痰喘咳嗽,痢疾疟疾,寒湿脚气,偏正头风,小肠疝气;以及无名肿毒、瘰疬瘰疮、跌打损伤等。

13807 太乙种子丸(《奇方类编》卷下)

【组成】鱼鳔(炒成珠)四两 真桑螵蛸四两(炒黄) 韭子(炒)二两 莲须二两 熟地二两(焙) 杜仲二两(姜炒) 牛膝二两(酒浸) 枸杞子二两 沙蒺藜(炒)二两 人参二两 菟丝子二两(酒煮) 天冬二两 龟板二两(炙) 鹿茸二两(炙) 破故纸二两(酒浸,炒) 肉苁蓉二两(酒洗,去鳞甲) 白茯苓二两 远志肉(去骨,甘草水泡)二两 当归二两(酒洗) 青盐(泡)五钱

【用法】炼蜜为丸,如梧桐子大。每服二钱,空心白汤送下。

【主治】阳萎不起,精少无子。

13808 太乙追命丸

《普济方》卷二五一。为《千金》卷二十四"太一追命丸"之异名。见该条。

13809 太乙神应丸(《万氏家抄方》卷三)

【组成】人乳一碗(用瓷锅煮干,去水不用,将干乳用瓷碗焙干听用) 牛乳一碗(同前制) 白果汁一碗(同前制) 杜仲三两(姜制,炒黄色) 破故纸二两半(用大麦炒黄色) 白鲜皮二两(酒浸三日) 白茯苓二两 川牛膝二两(烧酒浸三日) 当归二两(童便浸三日) 黍米金丹一个(晒干,即新生儿口中血珠)

【用法】上为细末,炼蜜为丸,如梧桐子大。每服一丸,夜间嚼化。

【主治】一切虚损劳症。

【加减】惊,加珍珠、琥珀。

13810 太乙神应膏

《玉案》卷六。为《秘传外科方》"太一神应膏"之异名。见该条。

13811 太乙神精丹

《普济方》卷二五四。即《千金》卷十二"太一神精丹"。见该条。

13812 太乙消毒丸(《仙拈集》卷四引《汇编》)

【组成】生大黄一两 大麻 麻黄 干姜 松萝茶 绿豆粉各一两二钱 甘草 朱砂 雄黄各八钱

【主治】一切瘟疫时症,伤寒感冒,不论已传经,未传经者。

13813 太乙流金方(《肘后方》卷二)

【异名】太一流金散(《千金》卷九)、雄黄散(《圣惠》卷十六)、流金散(《圣济总录》卷三十三)。

【组成】雄黄三两 雌黄二两 矾石 鬼箭各一两半 羖羊角二两

【用法】上为散,三角绛囊贮一两,带心前并门户上。月旦青布裹一刀圭,中庭烧,温病人亦烧熏之。

【功用】辟瘟气。

【备考】本方方名,《外台》引作"太乙流金散"。方中"羖羊角",《外台》作"羚羊角"。

13814 太乙流金散

《外台》卷四。即《肘后方》卷二"太乙流金方"。见该条。

13815 太乙救主丹(《点点经》卷四)

【组成】牙猪心(刮开流出内血,颖竹刀切片,文武火焙干,研末)十个 金箔纸一千张 真辰砂一钱五分

【用法】上为末,用建莲(去心,研末)一两,龙眼肉一两,川连五分,煮汁为丸,如粟米大。每服二钱,早晨开水送下。十日内大有功力。

【主治】心病怔忡。

13816 太乙救苦丹

《卫生鸿宝》卷一。为《良方集腋》卷上"太乙救苦辟瘟丹"之异名。见该条。

13817 太乙救苦丹(《饲鹤亭集方》)

【组成】丹参 箭羽 饭豆各三两 藿香 大黄 升麻 桔梗 广皮 银花各一两五钱 毛姑 倍子 香附各一两五钱 茅术 麻黄 豆根 半夏 木香各七钱五分 苏叶七钱三分 滑石七钱 大戟 千金霜 细辛 川乌 雌黄 雄黄各六钱 朱砂五钱 麝香一钱五分

【用法】生晒为末,糯米粉七两为丸。开水送服。

【主治】瘟疫时症,心闷神昏,伤寒狂语,胸膈壅滞,伏暑寒热,霍乱吐泻,风瘴瘴气,小儿诸惊疳痢。

【宜忌】孕妇忌之。

13818 太乙救苦散(《奇方类编》卷下)

【组成】火消三钱 雄精(水飞)三钱 麝香五分

【用法】上为极细末,入瓷罐收贮。男左女右,点大眼角肉。登时出汗而愈。

【主治】瘟疫无汗,头疼身热,口渴心烦。

13819 太乙银朱丹

《普济方》卷三七三引《幼幼新书》,为《局方》卷十"太一银朱丹"之异名。见该条。

13820 太乙清凉膏

《饲鹤亭集方》。为《百一》卷二十"太一膏"之异名。见该条。

13821 太乙混元丹(《寿世保元》卷八)

【组成】紫河车(晒干)三钱 白梅花三钱 辰砂一两(甘草一两,水煮半日,去甘草) 滑石六两(用丹皮二两,水煎,去丹皮,煮水干为度) 香附米一两(蜜水煮透) 粉草二钱 甘松四钱 莪术(火煅) 砂仁(去皮)三钱 益智(去壳)六钱 山药(姜汁炒)二钱半 人参(去芦)一钱 黄芪(蜜炙)一钱 白茯苓三钱 白茯神(去皮木)二钱半 远志(甘草泡,去心)一钱半 桔梗(去芦)一钱 木香一钱 麝香三分 牛黄二分 天竺黄一钱(一方无混元衣、梅花)

【用法】上为细末,炼蜜为丸,如龙眼大,金箔为衣。每服量大小加减。中风痰厥,不省人事,生姜汤研下;伤寒夹惊发热,生姜、葱汤研下,宜出汗;停食呕吐腹胀,大便酸臭,生姜汤送下;霍乱,紫苏、木瓜汤送下;泄泻,米汤送下;赤白痢,除仓米汤送下;咳嗽喘急,麻黄、杏仁汤送下;积聚腹痛,姜汤送下;虫痛,苦楝根汤送下;疝气偏坠,大小茴香汤送下;夜啼不止,灯草灰汤送下;急惊搐搦,薄荷汤送下;慢惊、

人参、白术汤送下；大便下血,槐花、陈仓米汤送下；小便不通,车前子汤送下；夜出盗汗,浮小麦汤送下；发热,金钱薄荷汤送下；痘疹不出,升麻汤送下；中暑烦渴,灯心汤送下；疳热身瘦肚大,手足细,或淋或泻,或肿或胀,或喘或嗽,陈仓米汤送下。

【主治】中风痰厥,伤寒发热,霍乱吐泻,停食积聚,惊风搐搦,痘疹疳热等。

13822 太乙紫金丹

《外科正宗》卷二。为《丹溪心法附余》卷二十四"太乙神丹"之异名。见该条。

13823 太乙紫金丹《重庆堂随笔》卷上引薛生白)

【组成】山慈姑　川文蛤各二两　红芽大戟　白檀香　安息香　苏合油各一两五钱　千金霜一两　雄黄(飞净)琥珀各五钱　冰片　当门子各五钱

【用法】上各为极细末,再合研匀,浓糯米饮为丸,如绿豆大,外以飞净辰砂为衣。每服一钱许,滚开水送下。

【主治】暑湿温疫之邪,弥漫熏蒸,神明昏乱,及霍乱吐泻,痧胀腹痛,水土不服,岚障中恶。

【备考】本方比苏合香丸而无热,较至宝丹而不凉,兼太乙丹之解毒,备二方之开闭,洵为济生之仙品。

13824 太乙紫金片《全国中药成药处方集》杭州方)

【组成】茅慈菇　五倍子(捶破,拣去虫土,刮净毛)各二两　千金子霜一两　红毛大戟一两五钱　麝香三钱　梅冰片三钱　苏合油一两

【用法】上各取净粉,加糯米糊捶成薄片,洒金(或用京墨),切而用之。每服三至八分,小儿酌减,凉开水化服。

【功用】芳香通窍,辟秽解毒。

【主治】霍乱痧胀,山岚瘴气,中暑昏厥,水土不服,喉风中毒,中风诸痫,小儿急惊风,以及暑湿瘟疫,秽浊熏蒸,神识昏乱危急诸症。

【禁忌】孕妇忌服。

13825 太乙紫金锭

《金鉴》卷六十六。为《丹溪心法附余》卷二十四"太乙神丹"之异名。见该条。

13826 太乙紫金锭《同寿录》卷一)

【异名】玉枢丹。

【组成】红芽大戟三两五钱　千金子(去油,净霜)二两四钱　草河车三两二钱(净粉)　朱砂(飞净)四两　腰面雄黄四两　毛慈菇(去皮净,切片)四两　五倍子三两五钱(又名文蛤)　麝香(净肉)三钱

【用法】上各为细末,加冰片二钱,同研极细粉,用小汤圆捣烂和匀,印锭。山岚瘴气,暑行触秽,及空心感触秽恶,用少许嚼咽,则邪毒不侵;绞肠腹痛,霍乱吐泻,姜汤磨服;中风卒倒,不省人事,痰涎壅盛,牙关紧急,姜汤磨服;咽闭喉风,薄荷汤磨服;膨胀噎膈,麦芽汤磨服;中蛊毒及诸药毒,饮食河豚、恶菌、死畜等肉,滚水磨服,得吐利即解;痈疽发背,无名肿毒,一切恶毒、恶疮,无灰酒磨服取汗,再用凉水磨涂患处;一切疔,温酒磨服;一切蛇、蝎、疯犬并害虫所伤,无灰酒磨服,再用凉水磨敷患处;中阴阳二毒,狂言烦闷,躁乱不宁,凉水磨服;白痢,姜汤磨服;赤痢,凉水磨服;小儿痰涎壅盛,急慢惊风,薄荷汤磨服;常佩在身,能祛邪辟秽。

【功用】祛邪辟秽。

【主治】瘴疟暑恶,霍乱腹痛,中风痰盛,喉闭噎膈,无名疔肿,赤白下痢,小儿惊风等。

【宜忌】痈疽已溃及孕妇忌服。

13827 太乙紫金锭《文堂集验方》卷一)

【组成】山慈姑(洗去毛皮,切片,焙,研细末)三两　五倍子(捶破,拣净,研细)二两　麝香(拣净毛皮)三钱　千金子(去壳取仁,色白者,研碎,用纸数十层,夹去油,数易,成霜)一两　红芽大戟(去芦根,洗净,晒干,研细末)一两　朱砂(水飞净)一两二钱　雄黄(水飞净)三钱　山豆根(晒干,研)六钱

【用法】各药先期制就,宜端午、七夕或上吉日,净室修合。将各药秤准,入大乳钵中,再研数百转,方入石臼中,加糯米粉糊如汤团厚者,调和燥湿得中,用木杵捣一千二三百下,至光润为度。每锭三五分至一钱不拘。一切饮食药毒蛊毒,及吃死牛马六畜等肉,恶菌河豚之类,人误食之,胀闷昏倒,急用温汤磨服,得吐利即解;山岚瘴气,途行触秽,即时呕吐,憎寒壮热者,用凉水磨服一钱,轻者五分;途行少许噙嚼,则邪不侵;中风卒倒,用生姜汤磨服;痈疽发背,一切无名肿毒,用无灰酒磨服,外用米醋磨涂患处,中留一孔,日夜数次,已溃只涂勿服;一切咽喉风闭,双蛾单蛾,汤水不进,无药可救者,用冷薄荷汤磨服,或口中噙化,立时即通;风火牙痛,用少许含化患处;中热中暑,温井水磨服,或吐或泻,生姜汤磨服;一切水泻急痛,霍乱绞肠痧,赤白暑痢,用姜汤磨服;男妇急中癫邪,唱叫奔走,用石菖蒲煎汤磨服;一切毒虫恶蛇,疯犬咬伤,随即发肿,昏闷喊叫,命在须臾,用酒磨灌下,并涂患处,再吃葱汤一碗,盖被出汗,立苏;小儿急慢惊风,一切寒暑疾病,用薄荷汤磨服;膨胀噎膈,用麦芽汤磨服;妇女经水不通,红花汤磨服;暑疟邪疟,临发时,取东流水煎桃柳枝汤磨服;遇天行疫症传染者,用桃根煎汤,磨浓,抹入鼻孔,次服少许,任入病家,再不沾染,时常佩带,能祛诸邪。大人每服一钱,虚弱者减半。小儿未及周岁者,半分一分,一二岁者,每服二三分。或吐或利即效。势重者,连进二服。

【主治】山岚瘴气,呕吐霍乱,中风卒倒,中暑中热,乳蛾喉闭,痈疽发背,妇人经闭,小儿惊风。

【宜忌】孕妇忌服;忌甜物、甘草一二日。

13828 太乙紫金锭《串雅补》卷四)

【组成】生大黄二两　茅苍术二两　川芎二两　紫苏三两　黄柏　荆芥　大茴　香附　桂皮各三两　薄荷四两　细辛二两　杜仲一两　陈皮四两　生草二两　川椒二两

【用法】上为末,用糯米粉半升,炒大麦粉四两,状元红红土四两,研细,入糊内搅匀,和前末捣千下,印作大锭子,重一钱,晒干听用。外感发热,头痛饱闷,川芎、苏叶汤磨服。心胃疼痛,陈皮、炙草汤磨服;呕吐清水,炒米汤磨服;腰疼背痛,补骨脂、杜仲酒煎磨服;红白痢疾,苦参、艾叶、醋煎磨服;新久疟疾,白芥子酒煎磨服;四肢痛风,红花酒煎磨服;痔疮、痔漏,槐花煎酒磨服;妇人经水不调,姜汤磨服;小儿百病,薄荷汤磨服;跌打损伤,红花酒磨服;外科疮疡,银花汤磨服。

【主治】外感发热,心胃疼痛,四肢腰背痛,疟疾痔漏,妇人月经不调,跌打损伤等。

13829　太乙紫金锭

《理瀹》。为《百一》卷十七"神仙解毒万病丸"之异名。见该条。

13830　太乙紫金锭《饲鹤亭集方》

【组成】毛慈姑四两　文蛤二两　大戟三两　千金霜二两　雄黄四钱　朱砂一两　麝香四钱　丁香四钱　冰片二钱

【用法】糯米糊打成锭,每重一分。

【主治】四时疫疠,山岚瘴气,霍乱吐泻,肚腹疼痛,牙关紧急,癫狂迷乱,及小儿惊风,疔毒。

【宜忌】孕妇忌服。

13831　太乙紫霞丹

《得效》卷八。为原书同卷"金粟黄芽丹"之异名。见该条。

13832　太乙聚宝丹《千金珍秘方选》

【组成】薄荷二分　儿茶四分　青黛二分　明雄黄二分　人中白一钱五分　黄柏二分

【用法】上为细末。吹之。

【主治】喉症,阴虚者更妙。

13833　太乙镇金丹《中国医学大辞典·补遗》

【组成】生姜二斤(切薄片,晒足三伏为度)

【用法】上为末,炼蜜或水为丸,如梧桐子大,瓷瓶密贮。每服二三钱,熟汤送下。

【主治】寒冷咳嗽常发者。

13834　太乙麝香汤

《普济方》卷四十六引《百一》。为《圣济总录》卷十五"太一麝香汤"之异名。见该条。

13835　太上五神茶《仙拈集》卷四引程氏方

【组成】陈细六安茶一斤　山楂(蒸熟)　麦芽　紫苏叶　陈皮　厚朴　干姜(俱炒)各四两

【用法】上为末,瓷器收贮,置高燥处。大人每服三钱,小儿一钱。感冒风寒,葱、姜汤下;内伤,姜汤下;水泻痢疾,加姜水煎,露一宿,次早空心温服。

【主治】伤风咳嗽,发热头疼,伤食吐泻。

13836　太上五蛊丸《千金》卷二十四

【异名】五蛊丸(《圣济总录》卷八十引《膜外气方》、雄黄丸(《普济方》卷二五三)。

【组成】雄黄　椒目　巴豆　莽草　芫花　真朱　鬼臼　矾石　藜芦各四分　斑蝥三十枚　蜈蚣二枚　獭肝一分　附子五分

【用法】上为末,炼蜜为丸,如小豆大。先食饮服一丸,余密封,勿泄药气。十丸为一剂,如不中病,后日增一丸,以下痢为度。下后七日将息,服一剂,三十年百病尽除。

【主治】百蛊,吐血伤心,心腹结气,坚塞咽喉,语声不出,短气欲死,饮食不下,吐逆上气,去来无常,状如鬼祟,身体浮肿,心闷烦疼,寒战,梦与鬼交,狐狸作魅,卒得心痛、胸胁刺痛,经年着床不起者。

【宜忌】忌五辛。

【方论选录】《千金方衍义》:南粤之乡,多畜百虫,故治蛊之方,多用阳药。如太上五蛊丸,首取雄黄纯阳之精;佐以附子、椒目破除阴毒,以壮巴豆、莽草、鬼臼、芫花、藜芦、矾石破藏积坚积、鬼痊蛊毒之咸;獭肝、蜈蚣、斑蝥,专杀尸痊

蛊毒;真珠禀离方真火,力破五脏之百邪,为五蛊首列之神方也。

13837　太上青金丹《普济方》卷一六九

【组成】芫花一两(生)　黑豆一两(生)　巴豆(和皮用)　五灵脂一两五钱

【用法】上四味,先杵三味为末,入巴豆同研,醋面糊为丸,如黍米大。每服三五丸,食后各随病引子:恶心痛,醋汤送下;妇人脐胁刺痛,热醋送下;酒病,酒送下;饮食随伤物汤送下;消积聚,温汤送下;白痢,生姜汤送下;赤白痢,甘草汤送下。

【主治】积聚。

【宜忌】下后忌热食。

13838　太上混元丹《传信适用方》卷二引韩伯成方

【组成】紫河车一具(用少妇首生男子者良。带子全。于东流水洗断血脉,入无灰酒三升,椒一大合,同入砂石瓷器内,慢火煮,候酒欲尽,去火候冷取出,不用椒。只将河车入大砂盆内,用大木槌研如泥,摊凉,裹过,入下药)　沉香半两　人参一两　白茯苓二两　苁蓉一两　乳香半两　麝香少许

【用法】上为细末,河车搅匀,可丸即丸,如梧桐子大,真朱砂为衣。每服四五十丸,空心温酒送下。

【功用】❶《传信适用方》:还本元,补益。❷《重订严氏济生方》:轻身延年,补损扶虚。

【主治】《医统》:虚劳怯弱。

【备考】方中麝香,《重订严氏济生方》作"安息香"。

13839　太上紫霞丹《百一》卷一引福州石医方

【组成】硫黄(研细)　针砂(罗去细者)各四两　五倍子(打破)一两

【用法】同入砂锅内,用水煮一时,放冷。先拣去五倍子不用,然后淘去针砂,将硫黄用池纸一张,于灰上渗冷干,团作球,用荷叶一枚裹之,安地上,以大火煅,候药红,即拦去火,经宿,研令极细,用饭膏为丸,如皂角子大,阴干。每服一二丸,空心白汤送下。

【功用】升降阴阳。

【主治】气虚头痛。

13840　太山盘石丸

《女科指掌》卷三。即《医统》卷八十五"太山磐石散"改为丸剂。见该条。

13841　太山磐石散《医统》卷八十五

【异名】泰山磐石散(《景岳全书》卷六十一)。安胎散(《文堂集验方》卷三)。

【组成】人参　黄耆各一钱　白术　炙甘草五分　当归一钱　川芎　白芍药　熟地黄各八分　续断一钱　糯米一撮　黄芩一钱　砂仁五分

【用法】水一钟半,煎八分,食远服。但觉有孕,三五日常用一服,四月之后方无虑也。

【功用】兼养气血脾胃。

【主治】妇人气血两虚,身体素弱,或肥而不实,或瘦而血热,或脾胃少食倦息,素有堕胎之患。

【宜忌】戒欲事恼怒,远酒醋辛热之物。

【加减】脾胃有热者,倍加黄芩,少用砂仁;胃弱者,多用砂仁,少加黄芩。

【方论选录】《方剂学》：本方证是由气血虚弱，胞宫不固，胎元失养，以致胎动不安，甚或流产。故用人参、黄芪、白术、炙草以补脾益气；当归、熟地、芍药、续断补益肝肾，养血和血。其中白术与黄芪相配，具有健脾清热以安胎之功，少用砂仁，取其辛温而涩，既可理气和中，亦可安胎。川芎配在补血、养血药中，是调和血中之气。糯米甘平养脾胃而固胎元。诸药配伍，共收益气健脾，补养肝肾而安胎元之功。

【备考】本方改为丸剂，名"太山盘石丸"。（见《女科指掌》）。

13842 太无神功散

《医医偶录》卷二。为《医学纲目》卷二十五引罗知悌方"神功助化散"之异名。见该条。

13843 太无神术散

《医方考》卷一。即《医学正传》卷二引罗太无方"神术散"。见该条。

13844 太平养肺丸《全国中药成药处方集》兰州方）

【组成】酒制熟地 生地 天冬 麦冬 当归 杏仁 川贝 冬花 阿胶各一两 桔梗 蒲黄 京墨各五钱 百部一两 诃子肉七钱 梅片二钱 麝香二分

【用法】上为细末，炼蜜为丸，二钱重，蜡皮封固。每服一丸，早、晚各一次，白开水送下。

【功用】润肺化痰，疏通气管。

【主治】气管发炎、哮喘，肺虚肺痿，痰中带血，胸膈胀满者。

13845 太白再生丸《永乐大典》卷九八一引《仁存方》）

【组成】阳起石（煅，酒淬） 生硫黄 南星 大附子（炮，去皮脐）各等分

【用法】上为末，蒸饼为丸，如绿豆大。每服五丸至七丸，陈米饮送下。

【主治】小儿慢脾惊风。似搐不搐，口中气温，合睡露睛，啼哭如鸦声。

13846 太阳二妙丸《症因脉治》卷三）

【组成】黄柏 独活

【主治】湿热痿软之症。湿热在表，身体重着，走注疼痛，首如裹，面壅肿，小便黄赤，手足发热而脉见浮数者。

13847 太阳经嚏药《兰室秘藏》卷下）

【组成】防风二分 羌活二分 红豆二个

【用法】上为细末。鼻内搐之。

【主治】《玉机微义》：太阳头痛。

13848 太阳流珠丹《圣惠》卷九十五）

【组成】硫黄一斤 马牙消四两 盐花四两（炒令转色） 硼砂二两（伏火者）

【用法】上为细末，入瓷瓶内按实，上更以炒盐盖之，出阴气。如法固济：将入一鼎中，鼎下先熔铅半斤，坛药瓶子以铁索括定，又销铅注入鼎，令浸瓶子，固济后入灰炉中，以火养铅，常似热为候，如此一百日满出鼎，别以小火养三日，日满，大火煅令似赤，即止，放冷取出如琥珀。以寒泉出火毒，细研为末，以枣瓤为丸，如绿豆大。每服三丸，空心以茶送下。

【主治】一切痃冷风气，癥癖结块，女人血气，赤白带下，肠风下血，多年气痢疝癖，常吐清水，及反胃吐逆。

13849 太阳紫粉丹《圣惠》卷九十五）

【组成】硫黄 马牙消 水银各三两

【用法】上药以无灰酒旋点于乳钵中，同研，候水银星尽即止；晒干，布于铛中，瓷碗合之，以盐泥如法固济，候干，铛下渐渐以三四两火养半日，渐加至七八两火，经一复时，待冷，取药细研，以白蜜拌令泣泣，于竹筒中盛，糯米饭上蒸一炊久，出之。更细研，以枣肉为丸，如梧桐子大。每服三丸，空心以盐汤或酒送下。久冷人加至五丸。

【主治】男子久冷，妇人血气冷劳，膈气，反胃疝癖，一切冷病。

13850 太阴玄精丸《圣惠》卷二十二）

【组成】太阴玄精三分（两） 铁粉三两

【用法】上为细末，以真牛乳一大盏相和，用文火煎令乳干，取出，研令极细，炼蜜为丸，如梧桐子大。每服二十丸，以薄荷汤送下，不拘时候。

【主治】风痫。精神不守，恶叫烦闷，吐沫嚼舌，四肢抽掣。

13851 太阴玄精丸

《普济方》卷一四九。即《圣惠》卷十五"含化太阴玄精丸"。见该条。

13852 太极升降丸《全国中药成药处方集》济南方）

【组成】僵蚕二钱 蝉蜕一钱 姜黄三分 大黄四钱 天竺黄 胆星各一钱 梅片一分

【用法】上为细末，炼蜜为丸，每丸重三分。周岁小儿，每次一丸；周岁以上，每次二丸。

【功用】《成方制剂》2册：祛风泄热，化痰镇惊。

【主治】小儿时感发热，腮项肿痛，乳食停滞，痰盛抽搐。

13853 太极黑铅膏《外科真诠》卷上）

【组成】锅煤一两 松香七钱（童便淬三次） 青黛七钱 水粉一两半 杏仁七钱 西铜绿三钱 乳香五钱（净油） 没药五钱（净油） 上片一钱 上寸一钱

【用法】先将乳、没等研末，再将杏仁一味放入研细，乳匀，再入上片，用烛油调刷。

【主治】久年烂脚，并小儿头疮，汤火疮毒。

13854 太医常山饮

《三因》卷六。为《局方》卷八（绍兴续添方）"常山饮"之异名。见该条。

13855 太岳活血丹《局方》卷八）

【组成】乱发二斤（皂角水净洗，晒干，用清麻油二斤，入砂锅内炒，频以手拈看，脆乱如糊苔即止，不可令炒过） 栗楔（谓栗三颗共一球，其中有扁薄者，去壳，薄切，日干） 皂角刺（烧通红，米醋内淬，焙） 大黑豆（以湿布揩去尘垢，退黑皮，焙干） 花桑枝（如臂大者，炭火烧，烟尽，米醋淬，取出，焙）各一斤 蓖麻仁（别研，涂墨）三两 乳香（好者，细研，入米醋一碗，熬令熟香）四两 细墨半斤（一半用蓖麻仁三两，乳钵烂研，涂墨上，涂罢，用薄纸揩，以黄泥固济，日干，以火五十斤煅令通红，放地上，盆盖，出火气，两饭久。一半用硇砂二两醋化，涂墨上，炙干） 硇砂（光净者，醋化，涂墨上）二两

【用法】上药为末，入乳香膏内为丸，如弹子大。如乳香膏少，更入醋煮面糊。痛甚者每服一丸，轻者可服半丸，用无灰酒一盏，乳香一豆大，先磨香尽，次磨药尽，煎三五

沸,临卧温服,以痛处就床卧。如欲出汗,以衣被盖覆,仍用药涂损处。妇人诸疾,更用当归末一钱,依法煎服。

【主治】男子妇人外伤内损,狗咬虫伤,驴扑马坠,手足伤折,一切疼痛,腹中瘀血刺胁筑心,及左瘫右痪,走注疼痛,痈肿痔漏,妇人冷气入腹,血脉不通,产后败血灌注四肢,吹奶肿痛,血气撮痛。

【宜忌】忌一切动风物,有孕者莫服。

13856 太真红玉膏(《本草纲目》卷九引《闺阁事宜》)

【异名】红玉膏(《串雅内编》卷三)。

【组成】轻粉 滑石 杏仁(去皮)各等分

【用法】上为末,蒸过,入脑、麝少许,以鸡子清调匀。洗面毕,敷之。旬日后,色如红玉。

【功用】妇人美容。

13857 太清四扇丹(《圣济总录》卷二〇〇)

【异名】通神保明丹。

【组成】丹砂四两(碎如麻豆,上巳日采桃花二十两,真蜜一斤,同入银器中,重汤煮至五月朔日,以新井水淘涤净,取砂研之) 麒麟竭四两(选真者,五月二日入丹砂中研) 没药四两(透明者,五月三日入丹砂研) 麝香四两(全,以当门子五月四日入丹砂同研)

【用法】上药先取上党人参一两,甘草一分,并细锉,五月一日日未出时,采露水一升,真蜜三两同浸之,至端午日,熬水至半,去滓,入麦面,作糊和药,稍硬剂之,为丸,如楝实大。每以沉香温水二合,嚼下一丸或半丸。若疫岁,即全家斋洁,旦起面东,以井花水各人嚼下一丸,断不染疫。丈夫生姜酒下,妇人炒姜醋汤下。痁疟,腊茶下一丸或半丸,量疾大小服。

【功用】补心导血,驻颜益气,调和百脉,安心辟邪,尤辟时疫。

【主治】一切恶气,痁疟;兼治妇人血气冲心疼痛。

13858 太仓公蜂房散(《洞天奥旨》卷十六)

【组成】露蜂房(烧灰)一分 冰片二厘 白僵蚕一条 乳香二分

【用法】上为细末。吹喉。

【主治】喉痹肿痛。

13859 太仓公辟瘟丹(《回春》卷二)

【组成】茅术一斤 台乌 黄连 白术各半斤 羌活半斤 川芎 草乌 细辛 紫草 防风 独活 藁本 白芷 香附 当归 荆芥 天麻 官桂 甘松 三奈 干姜 麻黄 牙皂 芍药 甘草各四两 麝香三分

【用法】上为末,枣肉为丸,如弹子大。每丸烧之。凡宫室久无人到,积湿容易侵入,预制此烧之。

【功用】却瘟疫,散邪气。

13860 太阴玄精石散(《普济方》卷七十八引《卫生家宝》)

【组成】玄精石一两(细研,必须真者) 石决明半两(火煅存性) 蝉蜕一两(洗去沙泥) 羌活半两 甘草四两 菊花一两(去枝梗)

【用法】上焙,为细末。每服一钱,食后用麦门冬煮水调下。

【主治】内外障眼。

13861 太效紫苏饮子

《普济方》卷二四一。为《圣惠》卷六十九"紫苏散"之异

名。见该条。

13862 太一神明陷冰丸(《千金》卷十七)

【组成】雄黄 丹砂 礜石 大黄各二两 当归三两 巴豆一分 芫青五枚 桂心二两 真珠 附子各一两半 蜈蚣一枚 乌头八枚 犀角 鬼臼 射罔各一两 藜芦二两 麝香 牛黄 人参各一两 杏仁三十枚 蜥蜴一枚 斑蝥七枚 樗鸡七枚 地胆七枚

【用法】上为末,炼蜜为丸,如小豆大。先食饮服二丸,每日二次。不知稍加之。以药二丸安门户上,令众邪不近。伤寒服之无不即愈。若至病家及视病人,夜行独宿,服二丸,众邪不敢近。

【功用】破积聚,辟邪气。

【主治】心下支满,寒热鬼疰,长病欬逆唾噫,客忤中恶,胸中结气,咽中闭塞,绕脐绞痛,按之挑手,心中愠愠如有虫状,毒注相染灭门。

【方论选录】《千金方衍义》:陷冰为名,毒邪得药,如冰泮溪也。方中二十四味,除人参、丹砂、犀角、珍珠,余皆大毒大劣,上吐下泄之味,允为辟除邪罔之用也。用雄、丹、乌、附恢复真阳;鬼臼、射罔开辟阴邪;犀角、珍珠分解毒蕴;藜芦、矾石、大黄、巴豆上下消泄,激发蜥蜴、斑蝥荡瘀之威;人参、当归气血兼该,鼓舞乌、附复阳之力。方名"陷冰",《千金》取譬"叔孙陷围,公徒释甲,执冰而踞"之意。或云"陷""凝"古字通用,阳为阴陷,于义亦近。

【备考】本方方名,《医方类聚》引作"太乙神明陷冰丸"。

13863 太一流金大道散(《幼幼新书》卷十三引《灵苑》)

【组成】踯躅花 肉桂 干姜 附子(生)各一钱半 细辛 朱砂 皂角(肉炒) 藜芦各二钱 牡丹皮四钱

【用法】上药各为细末。气厥及厕上中恶,卒中或厥诸疾,不醒人事,手足搐搦,戴目闷绝,及元气、血气上冲,痛闷欲绝者,头风夹脑风,伤寒不解者,吹鼻内,大人一字,儿半字,嚏效。伤寒,以葱汁为丸,如绿豆大,服七丸,薄荷、姜、腊茶送下;伤寒久不解者,葱、酒下十丸。

【主治】大人小儿一切风,卒中或厥,不醒人事,搐搦戴目,伤寒头风等。

13864 太乙神明陷冰丸

《医方类聚》卷一一〇。即《千金》卷十七"太一神明陷冰丸"。见该条。

13865 太乙救苦万珍膏(《经验奇效良方》引凌文轩方)

【组成】当归二钱 厚朴五钱 青皮二钱 丹皮三钱 白芍三钱 杏仁五钱 牛膝五钱 全虫三个 头翁二个 杜仲一钱五分 松节五钱 公英五钱 桔梗三钱 灵仙二钱 川连三钱 五灵脂二钱 海藻二钱 腹皮五钱 五味子三钱 榆白皮二钱 五加皮二钱 栀子五钱 槿皮三钱 桃仁三钱 甘草二钱 木通二钱 防风三钱 连翘五钱 蜈蚣一条 桑皮二钱 白芷二钱 木瓜三钱 枳壳三钱 桂心一钱 樟丹二两 香油五斤 山甲二钱 川芎三钱

【用法】入油内浸五日,熬至滴水成珠,下丹。每贴重八钱,每月贴一张,连贴三次。胃口不开,噎膈反胃,贴胃口;急慢惊风,贴命门穴;牙齿疼痛,贴面上;磕伤疼痛,贴患处;余皆贴肚脐。

【主治】妇人久不生育;并治男女一切虚劳百损,腰膝

疼痛,寒湿脚气,痰厥,刀伤热毒,远近头风,男子睾丸偏坠,手足冻伤,刀石磕碰,男子肾虚,小儿腹痛,手足麻木,噎膈反胃,胎前产后,胃口不开,牙齿疼痛,一切疔疮。

13866 太乙救苦辟瘟丹《良方集腋》卷上

【异名】太乙救苦丹、卢祖师解毒辟瘟丹(《卫生鸿宝》卷一)。

【组成】麻黄(十六两,去根节,晒,取净末)一两五钱 升麻(五十两,焙,取净末)三十两 广藿香(五十两,不见火,晒,取净末)三十两 广陈皮(四十两,新会者佳,焙,取净末)三十两 绵纹大黄(四十两,炒,取净末)三十两 山慈姑(四十五两,处州产而有毛者真,去毛,焙,取净末)二十一两 广木香(十九两,不见火,取净末)十五两 山豆根(二十四两,去芦根,焙,取净末)十五两 饭赤豆(七十五两,焙,取净末)六十两 鬼箭羽(一百六十两,炒,取净末)六十两 千金子(五十两,新者佳,去壳,去油,取净霜)十二两 雌黄(四十两,千叶者佳,水飞,取净末)十二两 川乌(五十两,煨,去皮脐,晒干,焙,取净末)十二两 麝香(三两一钱,研,去皮渣,不见火,取净末)三两 杜苏叶(二十两,晒,取净末)十五两 桔梗(五十两,焙,取净末)三十两 明雄黄(三十四两,老坑者佳,水飞,晒干,取净末)三十两 金银花(四十五两,晒,取净末)三十两 香附(二十六两;炒,取净末)二十一两 川五倍(二十七两,焙,取净末)二十一两 苍术(二十四两,真茅山者佳,米泔浸三日,晒,取净末)十五两 大半夏(二十两,滚水泡七次,姜矾制,晒,取净末)十五两 紫丹参(一百一十两,焙,取净末)六十两 劈砂(十一两,辰州产瓜仁面者佳,水飞净,晒干,取净末)十两 红芽大戟(去净骨,十七两,杭州产者佳,焙,取净末)十二两 北细辛(二十四两,去叶泥,净,不见火,取净末)十二两 滑石(十四两,水飞净,取净末)十二两

【用法】上药选上好道地者,俱磨极细末,逐样另包好,择日精心修治。将药末逐件兑准分两,不可以己意增减改换,拌匀,再筛极细,和置石臼中,以糯米粉糊丸和之,杵千下,用范子印成每锭重一钱,作三次用之。凡遇天行疫症,以一锭用绛囊盛之,悬之当胸,或系左肘,诸邪退避,虽与疫人同床共处,永无缠染之患;如邪已中人,伏藏未发,略见寒热恍惚,喉燥,昏迷狂闷,头痛,服之即安;瘟疫阴阳二毒,伤寒心闷狂言乱语,胸膈壅滞,邪毒发越,急服此丹;霍乱腹痛,绞肠痧,或汗或吐或下,可保平安;中蛊腹痛,狐鼠恶毒,恶菌、河豚、死牛马肉、鸟兽诸毒,小儿急慢惊风,五痫五痢,瘰疬疮痒,并昏愦不醒,牙关紧闭,皆用薄荷汤磨服;中风中气,口眼歪斜,言语謇涩,牙关紧急,筋脉挛缩,骨节风肿,手脚疼痛,行步艰难,妇人腹中结块,并月经过期不至,腹内作痛,或为邪所交,腹中作痞,乃急中痰之邪,狂乱喝叫奔走,并失心羊痫风等,皆用好酒磨服;头疼、太阳疼,用酒磨,入薄荷细末,涂太阳穴;疟疾临发时,取东流水煎桃、柳枝汤磨服;传尸劳瘵,用清水磨服;病起仓猝,中风五痫、中恶、溺缢魇、胸前高热,及怪迷死未隔宿者,皆用冷水磨灌;赤痢血痢,凉水磨服;白痢,姜汤磨服;心脾痛,酒磨服,或淡姜汤磨服;牙痛,酒磨涂患处,及含少许吞下;诸痔便毒,坚硬未成脓者,若痛、大小便难者,清水磨服;痈疽发背,无名肿毒,对口天蛇头等一切恶疮,诸风癣疥赤肿,诸瘤未破时,皆用淡酒磨服,及用冷茶摩疮上,日夜各数次;汤

火伤、虎伤、鼠伤、蜈蚣伤、蛇伤,皆用水摩涂,并用酒磨服;凡饮食中毒,瘴气邪疟恶痢,用桃、柳枝汤磨服;妇人鬼胎鬼气,用红花汤磨服。

【主治】瘟疫伤寒,霍乱疟瘴,赤白下痢,中风癫狂,小儿急惊疳痫,牙痛风疹,痈疽发背,虫伤恶疮,卒死等。

【宜忌】勿火烘泄气,盐渍汗污秽触。孕妇血劳忌用。

13867 太乙救苦辟瘟丹《理瀹》

【组成】赤金锭加升麻 桔梗 广藿香 广陈皮 银花 大黄

【用法】可佩,可涂。

【主治】时疫喉症。

13868 太上老君守病丸

《普济方》卷一六八。为原书同卷"朱砂守病丸"之异名。见该条。

13869 太无神功助化散

《医灯续焰》卷十二。即《医学纲目》卷二十五引罗知悌"神功助化散"。见该条。

13870 太白九转还元丹《外科方外奇方》卷二

【组成】南星 白芷 半夏 花粉 川乌(酒浸,去皮)川贝母各三钱 草乌三钱(去皮尖) 麝香一钱 山慈姑五钱(去毛) 真磁石五钱

【用法】生晒为末,掺患处。勿令出气。

【主治】❶《外科方外奇方》:一切痈毒。未成即消,已成即溃,已溃即收功。❷《经验秘方类抄》:痈疽发背,烂腿臁疮、瘰疬。

13871 太乙神明再造感应丹

《得效》卷四。为《三因》卷十一"感应丸"之异名。见该条。

13872 太上无比灵应神异膏

《普济方》卷二八八。为《传信适用方》卷三"太上灵应无比神异膏"之异名。见该条。

13873 太上延年万胜追魂散《中藏经》卷下

【组成】人参(去芦) 柴胡(去苗) 杏仁(去皮尖)天灵盖(炙)各一两 蜀椒一分 桃柳心一小握

【用法】上为末。童子小便一升,末一两,均瓶中煎令熟。空心、日午各进一服,经五日效。

【主治】《普济方》:劳瘦垂死。

13874 太上灵应无比神异膏《传信适用方》卷三

【异名】神异膏(《外科精要》卷下)、太上无比灵应神异膏(《普济方》卷二八八)。

【组成】露蜂房一两(锉碎) 蛇蜕皮半两(细剪) 玄参半两(细锉) 真绵黄耆三分(细锉) 真杏仁一两(去皮尖,略捣破) 黄丹五两(虢州者佳) 童儿童女乱发(净洗,晒干)如鸡子大

【用法】上药先用真麻油(不用菜子油)一斤入铛,便下发,慢火熬,候发消尽,次入杏仁,滤去滓;再入铛,入余药熬,候焦黄,再滤去滓;次入黄丹,候变色,以新柳木篦子搅五千搅,滴入水中,看软硬得所,然后倾净瓷罐子,如尚未硬,更搅三百搅也。摊用如常,日换两次,夜换一次,凡疮破有头,便用洗药洗讫,用此薄贴敷之。

【主治】痈疽疮疖。

犬

13875　犬骨灰涂方《圣济总录》卷一八二）

【组成】犬枯骨

【用法】上为末,以青羊脂调如糊。涂之,一日三五次。

【主治】小儿神气丹,从项起。

廿

13876　廿四味流气饮（《局方》卷三新添诸局经验秘方引《集验方》）

【组成】半夏(汤洗七次)二两　陈皮(去白)二斤　厚朴(去粗皮,姜制,炒)　青皮(去白)　甘草(爁)　香附(炒去毛)　紫苏叶(去枝梗)各一斤　人参　赤茯苓(去黑皮)　干木瓜　白术　白芷　麦门冬各四两　草果仁　肉桂(去粗皮,不见火)　蓬莪茂(煨,切)　大腹皮　丁香皮　槟榔　木香(不见火)各六两　木通(去节)八两　沉香六两　枳壳(去瓤,麸炒)四两　大黄(面裹,煨,去面,切)二两

【用法】上为粗末。每服四钱,水一盏半,加生姜三片,大枣二枚,煎七分,去滓热服。如伤寒头痛,才觉得疾,入连根葱白三寸煎,升降阴阳,汗出立愈;脏腑自利,入粳米煎;妇人血气癥瘕,入艾,醋煎。不拘时候。

【功用】调顺荣卫,通流血脉,快利三焦,安和五脏。

【主治】诸气痞滞不通,胸膈膨胀,口苦咽干,呕吐少食,肩背腹胁走注刺痛;及喘急痰嗽,面目虚浮,四肢肿满,大便秘结,水道赤涩;忧思太过,怔忪郁积,脚气,风热聚结肿痛,喘满胀急。

【备考】本方方名,《医方类聚》引作"二十四味流气饮"。《丹溪心法附余》引作"木香流气饮"。原书同卷木香流气饮,即本方去沉香、枳壳、大黄,加石菖蒲四两、藿香叶六两。

戈

13877　戈制半夏（《北市市中药成方选集》）

【组成】姜半夏四两　龙涎香一钱　毛橘红二钱　伽楠香二分

【用法】上为细末,用化橘红五钱熬水,竹沥水一两,红曲兑色,江米面糊成饼,每个重五分,晒干即成。每服一钱,研粉,用温开水冲服。

【功用】舒气降逆,化痰止喘。

【主治】中风痰厥,蓄饮呕吐,哮喘咳逆,肝郁胃痛。

巨

13878　巨用散（《鸡峰》卷十八）

【组成】当归二两　桔梗　瞿麦穗　桂府滑石　海蛤各一两　灯心十束　甘草半两

【用法】上为细末。每服二钱,水一盏,同灯心煎至七分,食后冷服。

【主治】淋,寻常小便涩。

【加减】涩甚者,加车前子一两。

13879　巨圣散（《圣济总录》卷一六九）

【组成】大黄　乳香(研)各二钱　麝香(研)半钱匕　丹砂(研)一钱　腻粉二钱匕(研)　雄黄(研)半钱　蝎梢

（炒）　白附子(炮)各一钱

【用法】上为散。每服一字或半钱匕,薄荷汤调下。更量儿大小加减服。

【主治】小儿急惊,手足瘛疭,咽膈涎盛。

13880　巨胜丸（《圣惠》卷四十一）

【组成】巨胜二斤　杏仁四两(汤浸,去皮尖双仁,麸炒微黄)　细辛一两　生地黄五斤(捣绞取汁,以慢火熬去一半)　陈橘皮一两(汤浸,去白瓤,焙)　续断一两　旋覆花一两　覆盆子二两　白芷一两　附子一两(炮裂,去皮脐)　秦皮一两　桂心二两　青葙子二两　秦椒二两(去目及闭口者,微炒去汗)　熟干地黄四两

【用法】上为末,入地黄汁中,以少蜜相和为丸,如梧桐子大。每服三十丸,空腹以橘皮汤送下,晚食前再服。

【功用】变白发令黑,补益驻颜。

【宜忌】忌生葱、萝卜、大蒜等。

【备考】本方方名,《普济方》引作"驻颜巨胜丸"。

13881　巨胜丸（《圣惠》卷九十四）

【组成】巨胜子四两　覆盆子　巴戟　天雄(炮裂,去皮脐)　酸枣仁　甘菊花　白茯苓　薯蓣　桂心各二两　天门冬三分(去心,焙)　熟干地黄三两

【用法】上为末,炼蜜为丸,如梧桐子大。每服三十丸,空腹以温酒送下,任意加之。

【功用】延年益寿。

13882　巨胜丸

《普济方》卷三六三引《全婴方》。为《幼幼新书》卷六引张涣"巨胜丹"之异名。见该条。

13883　巨胜丸

《御药院方》卷六。为原书同卷"乌银丸"之异名。见该条。

13884　巨胜丸（《医方类聚》卷一五三引《经验秘方》）

【组成】金铃子半斤　知母半斤　小茴香四两(微炒)单枝甘草四两(去皮,炙)　广木香二两　秋蚕沙二两(淘净,微炒)　莲子心二两　好芽茶二两

【用法】上为细末,用无灰好酒为丸,如梧桐子大,晒干。每服三钱,空心温酒送下,或牛、羊肉、瓜齑大补神效,送下后干物压之。

【主治】诸虚。

13885　巨胜丸（《医灯续焰》卷十八）

【组成】巨胜子　白茯苓　甘菊花各等分

【用法】炼蜜为丸,如梧桐子大。每服三钱,清晨白汤送下。

【功用】返白发为黑。

【主治】风眩,白发。

13886　巨胜丹（《幼幼新书》卷六引张涣方）

【异名】巨胜丸(《普济方》卷三六三引《全婴方》)。

【组成】巨胜一合(研)　当归(洗,焙)　生地黄　芍药各一两　胡粉半两

【用法】上为细末,炼蜜为丸,如黍米大。每服十丸,黑豆汤送下。兼化涂。

【主治】❶《幼幼新书》引张涣:小儿血气不足,不能荣,发不生。❷《诚书》:白秃。

13887　巨胜汤（《圣济总录》卷九十二）

【组成】巨胜(炒)三两 甘草(炙,锉) 麦门冬(去心,焙) 芍药各半两

【用法】上为粗末。每服五钱匕,以水一盏半,加生姜三片,地黄汁一合,煎至一盏,去滓温服。

【功用】补不足,宽中止痛,益气,利小便。

【主治】虚劳小便难。

13888 巨胜汤

《卫生家宝产科备要》卷四。为《医学正传》卷七引《局方》"拒胜汤"之异名。见该条。

13889 巨胜酒(《医方类聚》卷二十四引《食医心鉴》)

【异名】巨胜浸酒(《圣济总录》卷二十)。

【组成】巨胜三升(炒) 薏苡仁一升 生干地黄半升(切)

【用法】上药以生绢袋盛,用酒二升浸,经三五宿,任性暖服之。

【主治】❶《医方类聚》引《食医心鉴》:风虚湿痹,脚膝无力,筋挛急痛。❷《养老奉亲》:老人风虚痹弱,四肢无力,腰膝疼痛者。

13890 巨胜散(《圣惠》卷九十四)

【组成】巨胜一斗二升(去黑皮) 白茯苓半斤 泽泻二两

【用法】上为细散。每服一合,水调服之,一日二次。

【功用】延年轻身。

13891 巨胜粥(《圣惠》卷九十七)

【组成】巨胜子不限多少(拣去杂,蒸曝各九遍)

【用法】上药每取二合,用汤浸布裹,挼去皮,再研,水滤取汁,煎成饮,着粳米煮作粥食之,或煎浓饮,浇索饼食之,甚佳。

【功用】益气力,坚筋骨。

【主治】五脏虚损,羸瘦。

13892 巨胜煎(《鸡峰》卷七)

【组成】巨胜半大升 地黄十斤(取汁六升) 杏仁五大两 桂末一两 黑豆黄子一大升(末之) 乳苏五两

【用法】上药先下地黄汁煎至三升,次下杏仁、巨胜、乳苏等,候凝下豆,桂末为丸,如梧桐子大。每服四五十丸,温酒送下,不拘时候。

【功用】补虚损,变白为黑发。

13893 巨胜子丸(《丹溪心法》卷三)

【组成】熟地黄四两 生地黄 首乌 牛膝(酒浸) 天门(去心) 枸杞 苁蓉 菟丝 巨胜子 茯苓 柏子仁 天雄(炮) 酸枣仁 破故纸(炒) 巴戟(去心) 五味 覆盆子 山药 楮实 续断各一两 韭子 鸡头实 川椒 莲蕊 胡芦巴各五钱 木香一钱半

【用法】上为末,炼蜜为丸服。

【功用】补损。

【主治】《摄生众妙方》:右尺命脉虚微欲脱,阳痿不举,阳脱之证。

13894 巨胜子丸(《痘疹传心录》卷十八)

【组成】胡麻(拣净,不见水,酒淘净,黑豆上蒸,九蒸九晒) 生地(酒拌,九蒸九晒) 菟丝子(去沙,酒洗净,童便浸二日,捣为饼,晒干) 肉苁蓉(去中心膜,焙干) 枸杞子(人乳浸,蒸焙干)各十两 破故纸五两(盐水拌炒) 杜仲五两(去皮,童便浸,盐酒炒去丝) 茯苓二两五钱(人乳拌蒸) 当归二两五钱(酒洗,焙干) 牛膝五两(酒洗,焙干) 麦冬一两五钱(去心,焙干) 五味子一两五钱(敲碎,蜜拌蒸,焙干) 人参(中年)四两(少年)二两(童便浸,焙干) 附子一个(重一两二钱者;用童便、甘草、防风煮透,用湿纸裹,慢火煨之) 何首乌五两(竹刀刮去皮,米泔浸一宿,用黑豆上蒸,豆熟为度,去豆晒干,如此九次,晒干为末,少年不用)

【用法】上为末,炼蜜为丸,如梧桐子大。每服三钱,空心白汤送下。

【主治】补养气血,添精固髓,久服种子。

13895 巨胜子丸(《杏苑》卷五)

【组成】巨胜子 柏子仁 生地黄 熟地黄 酸枣仁 人参 茯苓 山药 楮实 莲肉 续断 五味子 牛膝 何首乌 枸杞子 肉苁蓉 破故纸 巴戟 天门冬(酒浸) 覆盆子 菟丝子 芡实各一两 鹿茸一两 胡桃十个(去皮尖,另研)

【用法】上药依法制度,为细末,春、夏炼蜜为丸,秋、冬煮枣肉(去核)研膏为丸,如梧桐子大。每服五十丸,酒或盐汤空心送下。

【功用】滋补精血,调摄元神。

13896 巨胜子丸

《北京市中药成方选集》。为《普济方》卷二二二"神仙巨胜子丸"之异名。见该条。

13897 巨胜浸酒

《圣济总录》卷二十。为《医方类聚》卷二十四引《食医心鉴》"巨胜酒"之异名。见该条。

13898 巨胜七子丸(《普济方》卷五十)

【组成】甘菊花三两 旋覆花三两 吴白芷三两 白茯苓三两 牛膝三两 覆盆子三两半(炒) 旱莲子一两半

【用法】上为细末,炼蜜为丸,如梧桐子大。每服三十丸,空心温酒送下,食后再服三十丸,良久少饮酒,引动药力,如此日进三服。两个月髭发鬓如鸦。

【功用】益髭发,变白为黑;益脉补下元。

【主治】白发;一切气。

【宜忌】忌生萝卜,猪羊血、葱、蒜。

13899 巨胜七宝丸(《魏氏家藏方》卷七)

【组成】猬皮一枚(烧灰存性) 附子一只(炮,去皮脐) 白矾一分(枯) 硫黄一分(研) 楮藤子三枚(打破,取白瓢) 猪牙皂角(去皮) 皂角刺(烧灰存性)各一两

【用法】上为细末,研胡桃肉,入少酒,面糊为丸,如梧桐子大。每服五七丸至十丸,空心酒送下;如有头成疮,用朱砂一皂子大,与十数丸同研水调,敷疮上,经旬日自好。

【主治】一切年深日近肠风下血,痔漏及有头成疮者。

13900 巨胜茯苓丸(《圣惠》卷九十四引陶隐居方)

【组成】巨胜一石(九蒸九曝,去黑皮,熬之令香,蒸熟,于臼中急捣为末,仍以疏马尾罗之) 白茯苓三斤(去黑皮,锉如鸡头大,用水煮十余沸,漉出令干)

【用法】上为末,炼蜜为丸,如鸡子大。每服以温水化破一丸,一日三服为准。

【功用】延年轻身。

止

13901 止气汤（《惠直堂方》卷二）

【组成】熟地一两 肉桂七分 茯苓三钱 丹皮三钱 麦冬六钱

【用法】水煎服。五六剂即愈。

【主治】肾消,下部虚寒,逼火上升,水泛为痰,多饮多溺,口吐清痰,投水即散,面热唇红。

13902 止失汤（《石室秘录》卷六）

【组成】人参一两 当归五钱 麦冬三钱 山茱萸五钱

【用法】水煎,调三七根末三钱服。

【功用】补气血以顾产,滋肺脉以救燥,止血以防脱。

【主治】产后失血衄血。

13903 止吐汤（《沈绍九医话》）

【组成】胡椒菜一两

【用法】加水和醪糟煎服。

【主治】孕妇恶阻呕吐。

【备考】胡椒菜,成都郊外普产,嫩者可作菜吃,有胡椒香气,本品性微温,治妊娠头晕呕吐。成都草药医生经常使用。

13904 止吐汤（《临证医案医方》）

【组成】扁豆衣9克 扁豆花9克 旋覆花(布包)6克 代赭石(布包)12克 砂仁壳6克 豆蔻壳6克 藿香6克 姜竹茹6克 陈皮9克 姜半夏9克 茯苓9克 炒吴茱萸 炒黄连各1.5克

【用法】用灶心土60克,煮汤代水煎药,每日一付,分两次温服。

【功用】降逆止吐,和胃温中。

【主治】急性胃炎。呕吐频作,胃脘作痛,舌苔白,脉滑。

【方论选录】方中扁豆衣、扁豆花、陈皮、藿香和胃,旋覆花、代赭石降逆;竹茹、黄连清胃;砂仁壳、豆蔻壳、吴茱萸温胃;云苓利湿;半夏燥湿;吴茱萸、黄连一温一清,能泄肝和胃,降逆开郁。本方对胃失和降、胃气上逆而呕吐频作者,较为适宜。

13905 止吐散

《魏氏家藏方》卷十。为《圣惠》卷八十四"人参散"之异名。见该条。

13906 止吐散（《种痘新书》卷三）

【组成】白术 茯苓 砂仁 藿香各五钱 半夏(法制)四钱 陈皮三钱 炙草 丁香各一钱

【用法】上为细末。用煨姜为引。

【功用】暖胃开痰。

【主治】胃寒而吐,饮食不纳,吐而无声。

【加减】胃寒甚者,加人参。

13907 止传汤（《辨证录》卷四）

【组成】熟地二两 玄参 百合各一两 白芥子二钱 荆芥(炒黑)一钱 茯苓三钱 沙参三钱 地骨皮五钱 桑叶十五片

【用法】水煎服。

【主治】久病咳嗽,吐痰色红,有似呕血而实非血也,盗

汗淋漓,肠鸣作泄,午后发热。

13908 止血丸（《全国中药成药处方集》沈阳方）

【组成】椿皮十两 旱三七一两五钱

【用法】上为极细末,陈醋泛为小丸。每服二钱,早、晚各服一次,小米汤送下。

【功用】化瘀止血。

【主治】肠风便血,大便下血,劳伤便血,便前便后带血,红白痢疾,肚腹疼痛。

【宜忌】忌辣物厚味等。

13909 止血丹（方出《本草纲目》卷十九引《简便方》,名见《青囊秘传》）

【组成】蒲黄(炒黑)

【用法】上为末,掺患处。

【主治】❶《本草纲目》引《简便方》:耳中出血。❷《药奁启秘》:血出不止。

【备考】《青囊秘传》本方用法:口服。

13910 止血丹（《青囊立效秘方》卷一）

【组成】川连三钱 湘黄三钱 降香末三钱 血余三钱 煅龙骨三钱 陀僧一钱五分 血竭二钱 蒲黄炭二钱 生半夏二钱五分

【用法】上为细末。墨汁蘸搽。

【主治】出血。

13911 止血丹（《全国中药成药处方集》抚顺方）

【组成】川军炭 槐花炭 蒲黄炭 当归炭 阿胶炭各二两

【用法】上为细末,炼蜜为丸,三钱大。

【功用】止血。

13912 止血汤

《圣济总录》卷四十。为《千金》卷二十"续断止血方"之异名。见该条。

13913 止血汤（《仙拈集》卷二）

【组成】当归二钱 川芎钱半 官桂三钱

【用法】水煎服。

【主治】吐血不止。

13914 止血汤（《履霜集》卷二）

【组成】当归头一钱五分 川芎八分 白术一钱(土炒) 炙草一钱 白芍一钱五分(炒) 黄芩八分(酒炒) 生地一钱(酒洗) 干姜四分(炒黑) 升麻五分 棕炭六分(存性)

【用法】水煎,空心服。

【主治】妇人虚热血崩。

13915 止血饮（《嵩崖尊生》卷八）

【组成】藕节汁 侧柏汁 茅根汁 韭汁 童便

【用法】用上汁磨墨,化阿胶服之。

【主治】跌打伤吐血。

13916 止血药（《伤科汇纂》卷七）

【组成】陈石灰八两 黄连 黄柏 大黄各二两

【用法】上将三黄渍湿,同石灰炒令烟尽,药色如桃花者,去滓,水漂净,研用。

【主治】金疮血出。

13917 止血粉（方出《本草纲目》卷二十六引《濒湖集简方》,名见《华氏医方汇编》卷六）

【组成】韭汁　石灰(风化)

【用法】上为末。敷之。

【主治】金疮出血。

13918　**止血粉**《中华内科杂志》[1976,1:29]

【组成】川贝母一两　阿胶珠三两　三七面五钱

【用法】上为细末,每包一钱。每服一至二包,一日三次。

【功用】补血活血,收敛止血。

【主治】溃疡病出血。

【方论选录】阿胶甘平,能凝固血络,补血止血;三七甘苦微寒,是化瘀定痛止血的要药;川贝苦甘微寒,能收敛疮口。

【现代研究】止血粉有明显的抑制胃液对蛋白质的消化作用及对胃蛋白酶有吸附作用。

13919　**止血散**《鬼遗》卷二

【组成】乌樟根三两　白芷一两　鹿茸二分(烧灰)　当归一两　芎劳一两　干地黄一两(切,蒸焙)　续断一两

【用法】上为末。着血出处,即止。

【主治】金疮。

13920　**止血散**(方出《圣惠》卷六十七,名见《普济方》卷三一一)

【组成】干蝙蝠三枚(烧灰)　代赭一两(烧令紫色)头发三两(烧灰)　红蓝花一两(入盐一分,炒令黄)　猬皮一两半(烧灰)

【用法】上为细散。敷疮口上。其血立止。

【主治】伤折骨碎,割刺皮肉,有疮口,出血不止。

13921　**止血散**《圣惠》卷六十七

【组成】风化石灰七(十)两(细研,用小便浸三日三夜后滤出,晒干为末)　麒麟血三两(去末,炒令紫色)　鸡子十枚(取白,和风化石灰为三团,入炭火内烧令红色,取出,于地上出火毒一宿)

【用法】上为细末。旋旋掺于疮上。

【功用】干疮止痛,生肌长肉。

【主治】跌打损伤,金疮。

13922　**止血散**《魏氏家藏方》卷九

【组成】千叶石榴花

【用法】上为细末。吹鼻中。

【主治】鼻中脓血,非衄血者。

13923　**止血散**《御药院方》卷八

【组成】皂角刺(烧灰)二两　胡桃仁(去皮)　破故纸(炒)　槐花各一两半

【用法】上为细末。每服二钱,清米饮点下;温酒亦得。

【主治】肠风下血,或在便前,或在便后。

13924　**止血散**《外科启玄》卷十二

【组成】血竭二钱半　没药五钱　龙骨(五花者)二钱(俱另研)　灯心一把　苏木二钱　桔梗五分　降真香四钱(同苏木另研)　当归三钱　鸡一只(连毛屎醋煮烂,捣作团,外以黄泥固济,以文武火煅干,为末,入后药)　红花(要马头者)二钱(焙为末)

【用法】上为细末。每用干摩疮口,以止其血,候干,少将熟油涂疮上。

【主治】跌打损伤,疮口破裂,血出不止。

13925　**止血散**《简明医彀》卷四

【组成】龙骨三钱　无名异一两　乳香　没药各二钱五倍子二两(半生半炒)　白矾一两(半生半枯)

【用法】上药各为细末,和匀。掺伤处。

【功用】止血,定痛,生肌。

【主治】刀斧伤出血不止。

【加减】或加石灰(风化)、定粉各一两,去无名、倍子。

13926　**止血散**《绛囊撮要》

【组成】陈石灰八两　大黄四两(切片)

【用法】同炒至石灰桃花色,去大黄,为细末,收贮。遇伤敷上,即时止血。

【功用】止血。

【主治】金疮出血。

13927　**止血散**《杂病源流犀烛》卷三十

【组成】血竭末(一方有白胶香、松香、白芷末)

【用法】掺之。

【功用】止血。

【主治】跌扑闪挫,血流不止者。

13928　**止血散**《伤科汇纂》卷七

【组成】狗头骨灰　黄丹　密陀僧　血竭各一两　石灰二升(生地黄、青蒿二汁和作团,火煅赤,研)

【用法】上为末。遇伤处敷之。

【功用】止血生肌。

13929　**止血散**《伤科汇纂》卷八

【组成】钓樟根三两　当归　芎劳　干地黄　续断各一两　鹿茸半两(炙)　龙骨二两

【用法】上为散。外敷,血即止。每服一钱匕,酒送下,一日五次,夜三次。

【主治】金疮。

13930　**止血散**《集成良方三百种》卷下

【组成】白矾一钱　红花二钱　乳香三钱(去油)　没药四钱(去油)　芦荟五钱

【用法】上为细末,瓷瓶收贮。掺伤口。

【主治】跌破、刀伤出血。

13931　**止血散**《实用正骨学》

【组成】参三七

【用法】上为极细末,玻璃瓶收贮。可内服,也可外敷。内服时,每服五分至一钱,温开水送下,每日二三次。

【功用】去瘀生新,止血镇痛。

13932　**止血散**《全国中药成药处方集》大同方

【组成】莲蓬壳　黄绢　血余　百草霜　棕榈皮各一两

【用法】将各药烧存性,为极细末。每服三钱,白水送服。

【主治】吐血,衄血,血崩,及一切出血。

13933　**止血散**《上海中医药杂志》[1965,4:17]

【组成】白矾八钱　孩儿茶一两(以此比例,按需要量配制)

【用法】上药各为细末,加入乳糖适量作赋形剂。混匀后,装入有色玻璃瓶内贮藏;或分装于胶囊内备用,药量分0.1克和0.2克两种。小量咯血者,每次服0.1～0.2克,每天服三次,白开水送下;中等量咯血或偶发性短时期的咯血,每次服0.2～0.3克,每4小时服一次;对大咯血者则不

123

宜采用。上述服法,可连续服至咯血停止。

【功用】止血。

【主治】肺结核咯血。

13934　止血散(《中医治法与方剂》)

【组成】花蕊石(烧,醋淬)30克　阿胶珠30克　大蓟小蓟各18克　侧柏炭9克　焦栀15克　牡蛎　龙骨　代赭石各24克

【用法】上为细末。每服3～6克,开水送服。

【功用】清热止血。

【主治】消化道出血。肝火犯胃,血因热迫而妄行而致吐血,血色乌红,或夹饮食残渣,量多,舌质红,脉数。

【方论选录】花蕊石、阿胶珠、侧柏叶、大蓟、小蓟均有较好的止血作用;大、小蓟又是清热凉血药,与山栀配伍,能呈清热止血功效。配龙、牡、代赭以敛肝潜阳,使肝能藏血,则止血功效更为显著。

13935　止血膏(《医钞类编》卷七)

【组成】梨汁　藕汁　茅根汁各一碗　生地　侧柏叶　当归　青蒿(俱童便浸一日,煎取汁各一碗,同前诸汁熬膏)

【用法】下饴糖四两,每服二大匙,或加二冬膏和匀服。

【主治】五劳一切血证。

13936　止汗汤(《仙拈集》卷二引《全生》)

【组成】当归　黄耆(蜜炙)　枣仁(炒熟)

【用法】水煎服。

【主治】自汗,盗汗。

13937　止汗汤

《嵩崖尊生》卷十四。为《傅青主女科》卷上"止汗散"之异名。见该条。

13938　止汗汤(《临证医案医方》)

【组成】生地6克　元参15克　沙参　石斛　麦冬　山栀　连翘　竹叶　龙骨各9克　牡蛎　浮小麦各30克　五倍子9克

【用法】水煎服。

【功用】养阴,清热,止汗。

【主治】阴虚内热之汗出。手足心热,烦躁,汗出后身爽,脉数,舌尖红,少津。

【方论选录】本方由养阴、清热、止汗三组药组成。以生地、元参、沙参、麦冬、石斛养心肾之阴以除虚热;以山栀、连翘、竹叶清心经之热,并引热随小便排出;以龙骨、牡蛎、浮小麦、五倍子收敛止汗。

13939　止汗粉(《外台》卷十三引崔氏)

【组成】麻黄根　牡蛎粉　败扇灰　栝楼各三两　白术二两　米粉三升

【用法】上为散,和粉搅令调,以生绢袋盛。用粉身体,一日二三次。仍灸大椎五六百炷,日灸二七、五七任意,不能日灸,别灸亦得,汗即渐止。

【主治】盗汗。

【宜忌】忌桃、李、雀肉。

13940　止汗粉(《痘学真传》卷七)

【组成】牡蛎粉一两　龙骨二钱五分(煅粉)　浮麦五钱(炒)

【用法】上为末。不时擦汗流之处。

【主治】汗多出。

13941　止汗散(《小儿药证直诀》卷下)

【异名】败蒲散(《痘疹传心录》卷十五)。

【组成】故蒲扇灰(如无扇,只将故蒲烧灰研细)

【用法】每服一二钱,温酒调下,不拘时候。

【主治】❶《小儿药证直诀》:小儿六阳虚汗。厚衣卧而额汗出,上至顶,不过胸者。❷《普济方》:遍身自汗,肌肉虚也。

13942　止汗散(《鸡峰》卷二十五)

【组成】牡蛎三分　白术一两　白芷一分三铢　甘草一分一铢　防风半两

【用法】上为细末。每服二钱,煎水调下,不拘时候。

【主治】诸虚不足,汗出不止。

13943　止汗散(《魏氏家藏方》卷十)

【组成】白茯苓(去皮)　牡蛎粉各四两

【用法】上为末。遇有汗处扑之。汗自止。

【主治】小儿头汗,盗汗。

13944　止汗散(《妇人良方》卷十九引胡氏方)

【组成】牡蛎(煅,研细)　小麦麸(炒令黄色,碾为细末)各等分

【用法】上为细末。煮生猪肉汁调下二钱,不拘时候。

【主治】产后盗汗不止。

13945　止汗散(《傅青主女科·产后编》卷上)

【异名】止汗汤(《嵩崖尊生》卷十四)。

【组成】人参二钱　当归二钱　熟地一钱半　麻黄根五分　黄连五分(酒炒)　浮小麦一大撮　大枣一枚

【主治】产后盗汗。

13946　止汗散(《冯氏锦囊·杂证》卷十二)

【组成】人参　白术　茯苓　黄耆(蜜炙)　当归　甘草(炙)各一钱

【用法】加生姜一片,入麦麸同煎,食前服。

【主治】小儿盗汗、自汗。

13947　止红汤(《沈绍九医话》)

【组成】梨子一个　鲜藕四两　荷叶半张　茅根一两　大枣三个　柿饼一个

【用法】水煎服。

【功用】《古今名方》:凉血止血。

【主治】❶《沈绍九医话》:吐血。❷《古今名方》:衄血。

13948　止红散(《杨氏家藏方》卷八)

【组成】柴胡(去苗)一两　胡黄连　宣连各半两

【用法】上为细末,入朱砂少许研匀。每服二钱,水一盏,煎至半盏,食后通口服。

【主治】心肺客热,咳嗽吐血。

13949　止声汤(《辨证录》卷四)

【组成】麻黄一钱　天门冬三钱　桔梗三钱　甘草　茯苓各二钱　山豆根八分　射干　陈皮　半夏　青黛各一钱

【用法】水煎服。

【主治】外感风寒之喘证。

13950　止呃汤(《石室秘录》卷六)

【组成】茯神一两　苍术三钱　白术三钱　薏仁一两　芡实五钱　半夏一钱　人参三钱　陈皮一钱　丁香五分　吴茱萸三分

【用法】水煎服。一剂而呃即止,二剂而呃即愈。

【主治】水气凌心包之呃逆症。

【方论选录】此方健胃固脾,虽利湿分水,而不消真气,故能补心包而壮心君之位,不必治呃而呃自定矣。

13951 止呃汤(《临证医案医方》)

【组成】柿蒂9克 丁香1.5克 旋覆花(布包) 代赭石(布包) 陈皮各9克 枳壳 苏梗 桔梗各6克 瓜蒌 薤白 怀牛膝各9克 厚朴花6克

【功用】理气降逆,缓解痉挛。

【主治】膈肌痉挛,呃逆频作,脉沉迟,舌苔白。

【方论选录】方中丁香、柿蒂温中降逆,可缓解痉挛;旋覆花、代赭石降逆;陈皮、枳壳、苏梗、桔梗理气;瓜蒌、薤白、厚朴花宽胸;牛膝活血,性善下行,能协同降逆药增强疗效。

13952 止呕丸

《普济方》卷一六四。即《御药院方》卷五"止逆丸"。见该条。

13953 止呕汤(《鸡峰》卷四)

【组成】木瓜五钱

【用法】水一盏,煎至半盏,去滓温服,不拘时候。

【主治】脚气呕逆,及吐利后转筋。

13954 止呕煎(《仙拈集》卷一)

【组成】吴萸五钱 干姜(炒) 砂仁各一两

【用法】上为末。每服三分,酒下。

【主治】呕吐吞酸。

13955 止鸣丹(《辨证录》卷三)

【组成】白芍五钱 柴胡二钱 炒栀子三钱 生地三钱 麦冬三钱 菖蒲五分 茯苓三钱 半夏五分

【用法】水煎服。

【主治】少阳胆气不舒,而风邪乘之,火不得散,双耳忽然肿痛,内流清水,久则变为脓血,身发寒热,耳内如沸汤之响,或如蝉鸣。

13956 止疟丹(《医学心悟》卷三)

【组成】常山(火酒炒) 草果仁(去壳) 半夏曲(姜汁炒) 香附米(酒炒) 青皮(去瓤,醋炒)各四两 真六神曲十二两

【用法】上为末,用米饮煮糊为丸,如弹子大,朱砂为衣。轻者一丸,重者二丸,红枣五六枚,煎汤化下,清晨面东空腹服。

【主治】疟症二三发后。

13957 止疟饮(《仙拈集》卷一)

【组成】青皮 陈皮 当归 知母各三钱 乌梅五个

【用法】水二碗,煎八分,露一宿。临发日顿热服。

【主治】三阴疟疾。

13958 止疟果(方出《种福堂方》卷二,名见《串雅外编》卷三)

【组成】大荸荠(好烧酒自春浸至秋间)

【用法】每日服荸荠两个,三日即愈。

【主治】不论单、双日疟,发至不贪饮食,食则胀满下者。

13959 止泄丸

《赤水玄珠》卷八。为《脉因证治》卷上"止泻丸"之异名。见该条。

13960 止泪丹(《眼科全书》卷六)

【组成】甘石一钱 硼砂五分 铜绿分半 麝香八厘 冰片一分

【用法】上为极细末,听用。点眼。

【功用】止泪。

13961 止泪汤(《张皆春眼科证治》)

【组成】菊花 酒黄芩各9克 决明子6克 细辛1.5克 车前子 薏苡仁各9克

【功用】清泻肝胆。

【主治】肝胆火盛,流泪粘浊,泪有热感者。

【加减】若兼风邪,可加桑叶9克,疏散风热。

【方论选录】方中菊花、酒黄芩、决明子清泻肝胆而明目,决明子且有止泪之功;细辛通窍,使泪道畅通;车前子、薏苡仁清热利湿,导湿热下行。

13962 止泪散(《准绳·类方》卷七)

【组成】炉甘石一钱 海螵蛸三分 片脑五厘

【用法】上为细末。点眼大眦头。泪自收。

【主治】风眼流泪不止。

13963 止泻丸(《脉因证治》卷上)

【异名】止泄丸(《赤水玄珠》卷八)。

【组成】肉豆蔻五两 滑石春一两、夏二两、秋一两半

【主治】泄泻。

【加减】寒,加神曲(炒)、吴茱萸;热,加黄连、茯苓;滑,加诃子(煨)。

【备考】《赤水玄珠》本方用法:上为末,搌饭为丸。

13964 止泻丸(《丁甘仁家传珍方选》)

【组成】云苓二两 薄荷四钱 陈仓米四两 苏梗四钱 藿香四钱 防风四钱 烟灰一两

【用法】上为末,将灰入水研化,再加水,以陈仓米粉煮粥,入药为丸,如梧桐子大,用朱砂为衣。

【主治】泄泻。

【备考】按:烟灰,即鸦片烟灰。

13965 止泻丹

《丁甘仁家传珍方选》。为《青囊秘传》"止泻暖脐膏"之异名。见该条。

13966 止泻汤(《嵩崖尊生》卷十五)

【组成】陈皮三分 白术八分 赤苓七分 甘草三分 苍术五分

【主治】小儿泄泻。

【加减】伤食泻,酸臭,加山楂、厚朴、枳实;热泻,红赤黄色,加姜炒黄连、滑石、木通;暑月,加香薷、猪苓、泽泻;虚或久泻,加人参、白术、苡仁、山药;带惊,加天麻;久泻,再参服参香散。

13967 止泻汤(《医碥》卷七)

【组成】白术 茯苓 炙甘草 白芍 陈皮 车前 木通

【用法】水煎服。

【主治】湿泻,小便不利,肠中漉漉有声,腹不痛,脉沉缓,体重软弱;或痰泻,腹中隐隐微痛,或觉冷,下如稠饮,时泻时不泻,或多或少,不食不饥,昔肥今瘦,脉滑。

【加减】痰泻,加半夏、海粉;肝泻,泻而两胁痛,加柴胡、青皮。

13968 止泻散(《幼幼集成》卷三)

【组成】车前子(以青盐水炒七次)二两　白茯苓(炒)二两　山药(炒)二两　炙甘草六钱

【用法】上为细末。每服二三钱,炒米汤调下;乌梅汤更好。

【主治】久泻。

13969　止泻散《《全国中药成药处方集》西安方)

【组成】党参　白术　扁豆　山药　云苓　泽泻　薏米　莲肉　陈皮　甘草各一两

【用法】上为极细末。一岁小儿每服二至三分,一日二三次,用饭汤或温开水化服。

【主治】小儿肠胃机能衰弱,泻泄稀水,带有未消化食物,以及各种慢性肠炎。

13970　止沸汤(《辨证录》卷六)

【组成】熟地三两　麦冬二两　地骨皮一两

【用法】水煎服。

【主治】肾火旺,眼目红肿,口舌尽烂,咽喉微痛,两胁胀满。

13971　止经丸(《嵩崖尊生》卷十四)

【组成】条芩四两　阿胶二两

【用法】醋糊为丸。每服一百丸,空心服。

【主治】五十岁后经尚行,或是盛,或是热者。

13972　止经汤(《女科万金方》)

【组成】当归　白芍药　熟地　川芎　香附各四钱阿胶　黄芩　蒲黄　白术　侧柏叶(盐酒炒)各三钱　砂仁　甘草各一钱

【用法】上为末。分四帖服。

【主治】妇人二十七八岁,身体一向虚败,经水不时淋漓不止,或有成片,或似黑水,面色青黄,头眩眼花,四肢困倦。

【加减】咳嗽,加五味、杏仁;泄泻,加肉桂、草果、粟壳各二钱;气急,加半夏、五味子各二钱;肚痛,加枳壳、玄胡索、干漆各三钱。

13973　止带丸(《回春》卷六)

【组成】当归(酒洗)　川芎　白术(去芦)　人参(去芦)　山药　杜仲(姜汁、酒炒去丝)　香附(醋炒)　青黛(减半)　牡蛎(火煅)　破故纸(酒炒)　续断　椿根皮(酒炒)各等分

【用法】上为细末,炼蜜为丸,如梧桐子大。每服五十丸,空心清米汤吞下。

【功用】《济阴纲目》:补气调血,强腰益肾。

【主治】妇人赤白带下,腰酸,头晕眼花,小腹胀痛,四肢无力,困倦而虚。

【加减】腹痛,加玄胡索、茴香,去人参;饱闷,加砂仁,去人参;夏月,加黄柏;冬月,加煨干姜少许;肥人,加姜汁、半夏;瘦人,加酒炒黄柏。

13974　止带丸(《中药成方配本》)

【组成】鹿角霜一两五钱　牡蛎二两　醋炙海螵蛸三两　酒炒当归二两　酒炒白芍一两五钱　熟地四两　盐水炒杜仲二两　川断二两　盐水炒潼蒺藜二两　茯苓二两　莲心四两　盐水炒黄柏一两　醋炒椿根皮三两

【用法】将熟地焙烂,与诸药打和晒干,研为细末,用白蜜六两炼熟,化水为丸,如绿豆大,约成丸二十八两。每服

二钱,每日二次,食前开水吞服。

【功用】固本止带。

【主治】赤白带下,日久不愈。

13975　止带汤(《中医症状鉴别诊断学》)

【组成】龙胆草　黄柏　生地　当归　赤芍　椒目　甘草

【功用】清热除湿。

【主治】湿热白带。带下色乳白,呈凝乳块状(或豆腐渣状),气味腥秽,外阴异常瘙痒,或兼阴道刺痛,苔薄白或黄腻,脉象濡数。

13976　止带汤(《临证医案医方》)

【组成】桑螵蛸　海螵蛸　生龙骨各9克　生牡蛎24克　莲须6克　白果10克　菟丝子12克　沙苑子9克　桑寄生30克　薏苡仁18克　茯苓　川续断各12克

【功用】固肾,利湿,收涩。

【主治】虚寒带下,白带清稀量多、久不止,腰酸腿软,舌苔白腻,脉濡。

【方论选录】方中菟丝子、沙苑子、桑寄生、川续断固肾;桑螵蛸、海螵蛸、生龙骨、生牡蛎、莲须、白果收涩止带;茯苓、薏苡仁利湿。

13977　止咯膏(《一见知医》卷三)

【组成】生地　牛膝

【用法】煎膏。入青黛、杏仁、青荷叶末调服。

【主治】肾虚有火,咯血,唾血,不嗽即咯出血疙瘩,或血屑,或血丝。

13978　止咳丸(《全国中药成药处方集》武汉方)

【组成】桔梗二两　枇杷叶一两　甘草六两　苏子　荆芥各一两　枳壳八钱　茯苓　陈皮各一两　马兜铃八钱　法半夏　前胡各一两　杏仁八钱

【用法】上药干燥,混合碾细,照净粉量加炼蜜170%～190%,和成大丸,每丸重三钱。每服三钱,每日三次。

【主治】咳嗽头痛,气逆痰壅,及因感冒引起的咳嗽。

13979　止咳散(《眼科临症笔记》)

【组成】桑皮三钱　川贝三钱　寸冬三钱　甘草一钱

【用法】水煎服。

【主治】结膜下出血。因肺热或百日咳,亦有因剧烈呛咳、呕吐、外伤,或妇女逆经,突然目睛气轮变红,有紫血块,不疼不痒者。

13980　止涎汤

《中国医学大辞典》。即《杂病源流犀烛》卷七"沈氏止涎汤"。见该条。

13981　止迷汤(《疡医大全》卷三十九)

【组成】白茯苓五钱　生甘草二钱　瓜蒂七个　陈皮五分

【用法】水煎服。

【主治】误服蒙汗药。

13982　止逆丸(《御药院方》卷五)

【组成】沉香　丁香　木香　吴茱萸(瀑洗,焙干)　半夏(汤洗七遍,生姜汁制)各半两　水银　硫黄各一两(二味研,令砂子星尽为度)

【用法】上为细末,以生姜糊为丸,如绿豆大。每服二三十丸,生姜汤送下,不拘时候。

【主治】停寒积饮,呕吐痰水,无问冷热,不可食者。

【备考】本方方名,《普济方》引作"止呕丸"。

13983 **止逆汤**《传信适用方》卷上)

【组成】川干姜二两(炮) 甘草一两(炙赤色)

【用法】上为粗末。每服四五钱,用水二盏,煎至八分,食前热服。

【主治】胃冷生痰,致头目眩晕,吐逆。

13984 **止逆汤**《辨证录》卷一)

【组成】附子一钱 白术三钱 车前子三分 吴茱萸五分

【用法】水煎服。

【功用】温肾。

【主治】❶《辨证录》:寒邪入肾而兼入于小肠腑,小腹作痛,两足厥逆。❷《医学集成》:体虚中寒,两足厥冷,腹痛溺闭。

13985 **止逆饮**(方出《文堂集验方》卷三,名见《卫生鸿宝》卷五)

【组成】陈墨

【用法】水磨一杯,服之。其血即止。次用当归尾、红花各二钱,水煎服;或服韭菜汁,甚效。

【主治】逆经。月经久闭,血从口鼻出。

13986 **止衄丹**

《中国医学大辞典·补遗》。即《杂病源流犀烛》卷十七"沈氏止衄丹"。见该条。

13987 **止衄汤**《辨证录》卷三)

【组成】生地一两 麦冬三两 玄参二两

【用法】水煎服。

【功用】补水制火。

【主治】鼻中流血,经年经月而不止者。

【方论选录】麦冬直治其肺金之匮乏,生地、玄参以解其肾中遏抑之火,火退而气自顺,血自归经矣。倘畏此方之重而减轻,则火势炎炎,未易止遏,不能取效也。

13988 **止衄汤**《仙拈集》卷二)

【组成】人乳 童便 好酒各等分

【用法】碗盛,重汤煮,热饮之。

【主治】衄血。

13989 **止衄散**《元和纪用经》)

【组成】绵黄耆一两半 赤茯苓 赤白芍药各七钱半 当归 炙阿胶 熟干地黄各五钱

【用法】上切,炒干,研末。黄耆煎汤调方寸匕,未定加二匕。不过三服。服药后勿令卧。

【主治】衄血。

13990 **止衄散**《三因》卷九)

【组成】黄耆六钱 赤茯苓 白芍药各三钱 当归 生干地黄 阿胶(炙)各三钱

【用法】上为细末。每服二钱匕,煎黄耆汤调下。未知,再作。

【主治】气虚衄血。

❶《三因》:气郁发衄。❷《朱氏集验方》:气虚发衄。❸《医方考》:饥困劳役,动其虚火,致衄不止者。

【方论选录】❶《医方考》:饥困劳役而动其火,其人本虚可知矣。虚火可补,故用黄耆、当归、阿胶甘温之品以补之;然赤茯苓能导丙丁(之火从小水而下行),白芍药能收阴

气,生地黄能凉血热,三物者,去血中之热,自是冲和,与芩、连苦寒之剂殊别。实火宜用连、芩,虚火则惟此类为宜也。

❷《血证论》:生地凉血,当归和血,白芍降血,阿胶秉阿水潜行地中之性,能潜伏血脉,此最易见者也。妙在黄耆运气摄血,则血不外泄;赤苓渗水利气,则引血下行。但黄耆一味,气虚者得之,则鼓动充满,而血得所统矣;设气实者得之,以水济水,以涂附涂,益气横决,愈逼血妄行矣。此用方者,所以贵有加减。

13991 **止衄散**《普济方》卷一八九)

【组成】黄耆六钱 赤茯苓 白芍药 当归 生地黄 阿胶 甘草各二两 柏叶一把

【用法】上为末。每服二钱,煎黄耆汤送下。

【主治】气虚发衄。

13992 **止衄散**《喉科心法》卷下)

【组成】蒲黄一钱 建青黛一钱 滴乳香一钱(去油) 净没药一钱(去油) 真血竭一钱 明硼砂一钱

【用法】上为极细末。用少许,吹入刀患处。即效。

【主治】凡刀误用致血出不止,并舌衄等证。

13993 **止射丹**《青囊秘诀》卷下)

【组成】黄芩三钱 槐花三钱 荆芥三钱 瓦松一条 生地一两 当归一两

【用法】水煎服。连服四剂则血干矣。或此方加十倍,为末,炼蜜为丸,如梧桐子大。每服三钱。徐徐自愈。

【主治】痔疮出血。

13994 **止息汤**《石室秘录》卷六)

【组成】人参三两 熟地三两 牛膝三钱 麦冬二两 破故纸三钱 胡桃仁一个 干姜五分

【用法】水煎服。

【功用】大补关元、气海,复引火下行。

【主治】气虚息高,乃下元真气欲绝而未绝,故上行而作气急状。

13995 **止疳散**《集成良方三百种》卷上)

【组成】芦荟一钱 黄连三分 薄荷三分 茯苓二钱 甘草一分 半夏三分 桑白皮一钱

【用法】水煎,分三服。

【功用】心脾两清,引水下行。

【主治】小儿心热而脾火旺,湿热上蒸,口疳流涎。

13996 **止疼丹**《眼科临症笔记》)

【组成】大黄五钱 芒消三钱 血竭五分 没药一钱半

【用法】上为细末。虚弱者分为二次服,壮者一次服完。

【主治】急性结膜炎。眼忽赤肿,热泪恒流,怕日羞明,酸涩疼痛。

【加减】如疼甚者,加田三七三分。

13997 **止疼散**《医方类聚》卷七十三引《吴氏集验方》)

【组成】高良姜(火炙内外熟,去皮)

【用法】上为末。先以荆芥汤漱,后用药擦之。

【主治】牙疼。

13998 **止痉散**《流行性乙型脑炎中医治疗法》)

【组成】全蝎 蜈蚣各等分

【用法】上为细末。一岁婴儿每次一分。

【功用】《方剂学》：搜风通络,镇痉止痛。

【主治】❶《流行性乙型脑炎中医治疗法》：乙脑抽搐不止。❷《方剂学》：四肢抽搐、痉厥,以及顽固性头痛、偏头痛、关节痛。

【备考】《方剂学》本方用法：每服三分至五分,一日二至四次,温开水调送,小儿根据年龄酌减。

13999　止消丸《仙拈集》卷二)

【组成】菟丝子(酒浸,焙干)十两　茯苓　莲肉各三两五味子一两

【用法】上为末。另研干山药末六两,将酒煮糊为丸,如梧桐子大。每服五十丸,空心米汤送下。

【主治】三消,并遗精白浊。

14000　止消汤《辨证录》卷六)

【组成】石膏　人参　茯神各五钱　玄参一两　生地二两　知母　麦芽　谷芽　神曲各三钱

【用法】水煎服。

【功用】泻胃火,补肾水。

【主治】胃消,大渴恣饮,一饮数十碗,始觉胃中少快,否则胸中嘈杂,如虫上钻,易于饥饿,得食渴减,不食渴尤甚。

14001　止崩汤《嵩崖尊生》卷十四)

【组成】当归　川芎　白芍　生地　荆芥(炒黑)　条芩(炒)各一钱　防风　升麻　白术　蒲黄各八分　阿胶　地榆　黄柏各六分

【用法】调发灰服。

【主治】崩下。

14002　止崩汤《临证医案医方》)

【组成】生地炭　熟地炭各9克　阿胶珠12克　莲房炭15克　山萸炭　当归身各9克　黑升麻3克　黑芥穗6克　仙鹤草12克　五味子3克　五倍子9克　茅根炭60克　鸡冠花炭15克

【用法】水煎服。

【功用】养血止血。

【主治】崩漏(功能性子宫出血)。子宫骤然大量下血或淋漓不断,舌质淡,苔白,脉浮大无力,或沉细无力。

【方论选录】本方以养血止血为主。生地、熟地、阿胶珠、当归身养血;莲房、仙鹤草、五味子、五倍子、茅根、鸡冠花止血;山萸肉补肝肾,收涩止血;莲房炭为治疗子宫出血的专药,能走子宫,又为引经药;荆芥穗能入血分,炒炭用可止血,治崩漏下黑紫血块有效;升麻有升举阳气的作用,因崩漏为下部出血,用升麻可引血上行,与当归配伍能使血循经,恢复正常血液循环,则崩漏易止。

14003　止旋饮《玉案》卷四)

【组成】大黄(酒炒)五钱　岕茶八钱　枳实三钱　生姜七片

【用法】水煎服。

【主治】冒雨中湿,实火上炎,头眩不可当者。

14004　止痒丸《朱仁康临床经验集》)

【组成】生地310克　玄参90克　当归90克　红花90克　茜草90克　白芍90克　苦参90克　苍耳子90克　白蒺藜90克

【用法】上为细末,炼蜜为丸,每丸重9克。每服一至

二丸,一日二次,开水送下。

【功用】润肤止痒。

【主治】皮肤瘙痒症,神经性皮炎,脂溢性皮炎。

14005　止痒丹

《卫生鸿宝》卷二。为方出《石室秘录》卷四,名见《疡医大全》卷二十三"蜜煎止痒丹"之异名。见该条。

14006　止痒汤《外科十三方考》)

【组成】大粉甘草

【用法】煎浓汤,洗之。

【功用】止痒。

【主治】痔疮痔核落后肉痒者。

14007　止痒汤《中医皮肤病学简编》)

【组成】皮胶125克　白矾(研末)31克　硫黄31克蛤蟆草31克

【用法】上药放入砂锅内,加水1升,煮沸熏洗。

【主治】皮肤瘙痒症。

14008　止痒散《洞天奥旨》卷十五)

【组成】活虾蟆一个

【用法】剥去皮,乘热贴之,连换二三次,其虫自出。

【主治】有虫痒臁疮。

14009　止淋散《全国中药成药处方集》抚顺方)

【组成】地丁　刘寄奴各二两

【用法】上为细面。每服三钱,黄酒为引。

【主治】淋证。

14010　止喘丸《东医宝鉴·杂病篇》卷五引《类聚》)

【组成】莙荙　胡椒　人参　胡桃肉各等分

【用法】上为末,炼蜜为丸,一两作三十丸。每服一丸,细嚼,温水送下。

【主治】冷喘。

14011　止啼汤《辨证录》卷十二)

【组成】人参一两　黄耆一两　当归五钱　麦冬一两橘红五分　甘草一钱　天花粉一钱

【用法】水煎服。

【功用】大补肺气。

【主治】妇人气虚,怀妊至七八月,忽然儿啼腹中,腹亦隐隐作痛。

【方论选录】此方用参、耆、归、冬以补肺气,以肺主气也。肺气旺而胞胎之气不弱,胞中之子自安矣。所以一二剂而奏功耳。

14012　止啼汤《惠直堂方》卷四)

【组成】黄连二钱　甘草一钱

【用法】水煎服。

【主治】妊娠儿在腹中啼。

14013　止喧丹《石室秘录》卷四)

【组成】白芍三两　柴胡三钱　栀子三钱　熟地三两山茱萸三两　麦冬一两　白芥子三钱

【用法】水煎服。服一月即愈。

【功用】补肾平肝。

【主治】肾水耗尽,又加怒气伤肝,耳中闻蚂蚁战斗之声音。

14014　止遗汤《临证医案医方》)

【组成】莲须6克　芡实15克　益智仁9克　盐知母

黄柏各6克 菟丝子12克 茯神9克 龙骨12克 牡蛎30克 沙苑蒺藜 首乌各9克 枸杞子12克 金樱子9克

【用法】水煎服。

【功用】清热安神,固肾收涩。

【主治】梦遗,腰酸痛,脉细数,舌质红。

【方论选录】方中莲须、芡实、益智仁、首乌、杞子、菟丝子、沙苑蒺藜、金樱子益肾固精;知母、黄柏清下焦虚火;茯神安神;龙骨、牡蛎收涩固肾。

14015　止痘丹(《辨证录》卷十四)

【组成】生甘草一钱 金银花二两 玄参一两 贝母五分 苦参三钱 丹皮三钱 黄芩二钱

【用法】用水两碗,煎一碗,不必再煎。将此一碗汁,重汤又熬至三分,用茯苓五钱为末,将汁调为丸,如米粒大。俟半周之时,将其用蜜拌与小儿食之,二三服完,必下黑粪,永不出痘矣。

【功用】预防小儿痘疮。

14016　止痢丸(《内外验方秘传》)

【组成】破故纸四两 乌梅炭二两 五味炭二两 赤石脂三两 禹余粮三两 煅龙骨二两 五倍子四两(去毛) 山楂四两 海桐皮二两 诃子二两 罂粟壳二两 石榴皮三两 鸡冠花四两 明矾六两 明雄黄一两 椿根白皮四两 鹿角霜一两 牛角灰一两 羊角灰一两 荜茇二两 金樱子三两(去毛)

【用法】晒干为末,水为丸。每早开水或米汤送下三钱。

【主治】久痢不止。

14017　止痢丸(《全国中药成药处方集》大同方)

【组成】生黄耆 熟黄耆 生大黄 熟大黄各一两

【用法】上为细末,为丸。每日开水送服一丸。

【主治】泻痢。

14018　止痢散(《全国中药成药处方集》沈阳方)

【组成】赤石脂 白龙骨 阿胶各一两 诃子肉 广木香 干姜 黄连 制甘草各五钱

【用法】上为极细末。每服五分,粟米汤送下。

【功用】清理肠胃,除热凉血,补虚。

【主治】血痢日久不愈,脱肛便血,气虚下陷,及久泻久痢。

14019　止痛丸(方出《圣惠》卷四十四,名见《普济方》卷三〇一)

【组成】吴茱萸三两(汤浸七遍,焙干,微炒) 槟榔一两 茴香子一两

【用法】上为末,用醋煮面糊为丸,如梧桐子大。每服十丸,以热酒送下,不拘时候。

【主治】阴痛不可忍。

14020　止痛丸(《杨氏家藏方》卷十)

【组成】芸薹子一两 斑蝥(去翅足)四十九枚(二味一处,慢火炒深黄色,勿令焦。拣去斑蝥四十二枚不用,只用七枚)

【用法】上为细末,酒煮面糊为丸,如梧桐子大。每服一丸,小肠气,炒茴香酒送下;血气,炒生姜醋汤送下。食前服。

【主治】疝气,小肠气,并妇人血气,痛不可忍者。

14021　止痛丸(《魏氏家藏方》卷五)

【组成】高良姜一两(新瓦炒干,为末) 没药四钱(别研)

【用法】上为末。每服二钱,热酒调下;如怕辣,用浓米饮为丸,每服三十丸,白汤送下。

【主治】心脾疼,及心腹胀满,痛不可忍。

14022　止痛丸(《普济方》卷三六一)

【组成】木鳖子肉 胡椒各等分

【用法】上为细末,用黑豆末、醋作糊丸,如绿豆大。每服三四丸,荆芥汤送下。

【主治】婴孩内病。

14023　止痛丸(《医学入门》卷八)

【组成】羌活一两 郁李仁一两半 大黄八钱 槟榔 木香 桂心 川芎各五钱

【用法】上为末,炼蜜为丸,如梧桐子大。每服三十丸,空心白汤送下。

【主治】痔疮痛甚,便燥者。

14024　止痛丸(《外科十三方考》)

【组成】生地五钱 栀子三钱 黄芩五钱 柴胡一钱 黄连一钱 元参五钱 寸冬三钱 大黄三钱 木香三钱 白芷三钱 丁香三钱 苍术三钱 木通三钱 辛荑三钱 乳香三钱 小茴一钱 薄荷二钱 羊草三钱

【用法】上为细末,用阿片膏为丸,约药末二钱,用阿片膏一钱左右,丸如梧桐子大。酌服一二丸。但属疮疡疼痛,服之无不减轻。过剂有呕吐反应。恒用冷水服,服后不食热饭,以防副作用,如临睡时服,则可免。

【主治】疮疡疼痛。

14025　止痛汤

《准绳·女科》卷四。即《外台》卷三十三引《小品方》"安胎止痛汤"。见该条。

14026　止痛饮(《仙拈集》卷一)

【组成】生姜 豆豉 胡椒各三钱

【用法】煎汤,热服。

【主治】泄泻,腹痛。

14027　止痛药(《准绳·疡医》卷六)

【组成】当归 牛膝 川芎 淮生苄 赤芍药 白芷 羌活 独活 杜仲 续断各一两 肉桂 八角茴香 乳香 没药各五钱 南木香 丁皮 沉香 血竭各二钱半

【用法】上为末。老酒调服。

【主治】打扑伤损,折骨出臼,金疮破伤。

14028　止痛散(方出《证类本草》卷二十五引孟诜方,名见《普济方》卷三一一)

【组成】小麦

【用法】和醋蒸之,裹所伤处,重者再蒸裹之。

【主治】伤折。

14029　止痛散(《圣惠》卷三十六)

【组成】铅霜一分 白矾一分(烧灰) 黄柏一分(末) 麝香一钱

【用法】上为散。每于有疮处贴少许。有涎即吐之。每日三至五次。

【主治】口舌疮。

14030　止痛散(《圣惠》卷六十二)

【组成】木香二两　紫葛一两半(锉)　檀香三分　川朴消二两

【用法】上为细散,用醋浆水调如糊,涂在绢上,贴于肿处。候干再上,以愈为度。

【主治】发脑结肿。

14031　止痛散《圣惠》卷六十八)

【组成】桃胶半两　松脂　黄柏各半两

【用法】上为细散。用梨汁、生蜜调涂之。

【主治】火烧疮。

14032　止痛散《杨氏家藏方》卷十一)

【组成】大蒜一瓣(去皮生用,细研)　巴豆一粒(去壳,细研)　盐豉七粒(细研)

【用法】上为末,入瓷器内盛之,密封,勿令透气。每用少许擦患处,一日二至三次。

【主治】牙疼。

14033　止痛散《医学纲目》卷十三引《保命集》)

【异名】止疼散(《普流方》卷六十六)。

【组成】柴胡一两半　甘草(炙)七钱半　瓜蒌根二两　当归　黄芩四两(一半酒浸,一半炒)　生地黄一两

【用法】上为粗末。每服三钱,用水一盏半,加生姜三片,大枣一枚煎,去滓,临卧热服。

【主治】饥饱劳役,因生目内障,两额角痛,目睛痛,时见黑花,及目赤肿痛,脉弦者。

【加减】小便不利,加茯苓、泽泻各五钱。

14034　止痛散《医学六要·治法汇》卷八)

【组成】黄麻(烧灰)二两　头发(烧灰)一两　乳香五钱

【用法】上为末。每服三钱,温酒调下。

【主治】折伤筋骨。

14035　止痛散《金鉴》卷八十九)

【组成】防风　荆芥　当归　蕲艾　牡丹皮　鹤虱　升麻各一钱　苦参　铁线透骨草　赤芍药各二钱　川椒三钱　甘草八分

【用法】上为末。装白布袋内,扎口,煎滚熏洗。

【功用】止痛消肿,活血通经,辟风驱寒。

【主治】跌打损伤腰骨,瘀聚凝结,身必俯卧,若欲仰卧、侧卧皆不能也,疼痛难忍,腰筋僵硬。

14036　止痛散《仙拈集》卷四)

【组成】乳香　没药各二钱　人中白(煅)一两　木耳(烧存性)　自然铜各五钱

【用法】上为末。每服三钱,用牛膝三钱,煎汤送下。

【主治】受刑,肿痛不堪。

14037　止痛散

《疡医大全》卷十六。即《医学心悟》卷四"冰黄散"。见该条。

14038　止痛散《实用正骨学》)

【组成】归身　西红花各三钱　血竭一钱　乳香　没药各三钱　三七二钱　元寸一钱

【用法】上为细末,玻璃瓶收贮。每服五分至一钱,黄酒送下。

【功用】手术前预服,可防止疼痛。

14039　止痛膏(方出《圣惠》卷六十,名见《圣济总录》卷一四三)

【组成】莨菪子一合(炒熟)

【用法】上为末,以牛皮胶煎汁,调和如膏,摊于帛上,贴痔瘘处。其痛立止。如有头,即渐渐消落。

【主治】痔瘘有头,疼痛,下脓血。

14040　止痛膏《圣惠》卷六十八)

【组成】羊脂三分　松脂三分　猪脂三分　蜡半两

【用法】上药取猪、羊脂于铫子内,以肥松木节点火,煎三五沸,次下松脂、蜡等,令熔,搅和,倾于新瓷器内盛。日三两度涂之。

【功用】《普济方》:止痛灭瘢。

【主治】❶《圣惠》:汤火所损,昼夜热疼。❷《准绳·疡医》:灸疮。

14041　止痛膏《圣济总录》卷一三四)

【组成】朴消(研)一两　炉星灰(木炭炉内火正盛时退却火,取热灰放冷,细绢筛过)二两

【用法】上为细末,冷水调如糊。涂所伤处,频换。

【主治】汤火伤,皮肉未破烂,只热痛者。

14042　止痛膏《普济方》卷二八四)

【组成】泥蜂窠(作窠于壁门螈蛉窠也,抬椅下间有之)乳香少许

【用法】上为末,用新冷水调涂之。一方用酽醋调。

【主治】指痈,痛彻骨髓,脚跟肿痛。

14043　止痛膏《普济方》卷二九六)

【组成】大皂荚针七个(烧存性)　白矾一块大如指(飞过)

【用法】上为末,入脑子少许,面油调匀。敷患处,每日二次。

【主治】痔。

14044　止痛膏《普济方》卷三一四)

【组成】油一斤　当归一两半　白芷一两　桂心二分　芎䓖　藁本各一两　细辛二分　密陀僧一两(细研)　黄丹五两　麝香二分(细研)　鹿角胶一两半　蜡三分　朱砂一两(细研)　盐花一两　腻粉三分　乳香三分(细研)

【用法】上药先取油安铛内炼沸,下当归等六味(细锉)入油,煎白芷赤焦色,绵滤去滓,净拭铛;仍下药油,依前慢火熬油、蜡并丹,不住手以柳钘搅,候色黑,次下密陀僧、鹿角胶、盐花,次下腻粉,次下乳香,次下麝香、朱砂等,慢火熬,候药黑光,即滴水内,如软硬得所,药成,入铜罐中待凝,于净地上安一宿,以物盖之,出火毒。每用故帛上摊贴,一日二次。

【功用】排脓。

【主治】一切痈疽发背,溃后日夜疼痛。

14045　止痛膏

《仙拈集》卷四。即《奇方类编》卷下"仙传膏"。见该条。

14046　止渴丸《普济方》卷一七六)

【组成】黄连二两　无名异一两

【用法】上为细末,用蒸饼打糊为丸,如绿豆大。每服一百丸,用茄根、茧壳煎汤送下;姜汤亦得。

【主治】消渴。

14047　止渴汤《袖珍》卷三引《经验方》)

【组成】甘草　人参　麦门冬(去心)　茯苓　桔梗

天花粉　干葛　泽泻各等分

【用法】上为末。每服二钱,蜜汤调下,不拘时候。

【主治】霍乱烦渴。

【备考】本方方名,《医方类聚》引作"止渴散"。

14048　止渴汤《普济方》卷三九○）

【组成】人参　甘草　麦门冬（去心）　茯苓（去皮）
桔梗　天花粉　干葛　泽泻　干木瓜　百药煎　猪苓各等
分　缩砂仁加倍

【用法】加生姜、大枣,水煎服。

【主治】小儿口渴。

14049　止渴散

《医方类聚》卷一二六。即《袖珍》卷三引《经验方》"止
渴汤"。见该条。

14050　止渴散《医门八法》卷四）

【组成】金银花五钱　蒲公英五钱

【用法】或单服,或与瓜蒌散合煎。单服加花粉五钱。

【主治】乳痈脓已成,乳房红而且紫,大渴烦躁者。

14051　止嗽丸

《普济方》卷一五七。即《局方》卷四（续添诸局经验秘
方）"半夏丸"。见该条。

14052　止嗽丸（方出《幼幼集成》卷三,名见《卫生鸿宝》卷三）

【组成】川贝母五钱（淡姜汤润湿,饭上蒸过）　甘草
（半生半炒）二钱五分

【用法】上为细末,砂糖为丸,如龙眼核大。每服一丸,
米饮化服。

【主治】小儿百晬咳,痰壅喘咳。

14053　止嗽丸

《成方制剂》1册。即《医学心悟》卷三"止嗽散"改为丸
剂。见该条。

14054　止嗽片

《成方制剂》10册。即《医学心悟》卷三"止嗽散"改为片
剂。见该条。

14055　止嗽丹（《普济方》卷一五七）

【组成】皂角（去皮弦）　官桂　干姜等分　白矾少许

【用法】上为末,炼蜜为丸。每服二三十丸,临卧服之。

【主治】咳嗽。

14056　止嗽饮（《仙拈集》卷三）

【组成】薏苡仁　杏仁各一钱　山药二钱　竹叶二十
片　梨三片

【用法】水二大碗,煎八分,作茶吃,每日数次。

【主治】肺火,夜间喘嗽,久不止者。

14057　止嗽散（《儒门事亲》卷十五）

【组成】半夏一两半（汤洗七次）　枯白矾四两

【用法】上为末,生姜打面糊为丸,如梧桐子大。每服
二三十丸,空心温酒送下。

【主治】咳嗽痰涎。

【备考】本方方名,据剂型当作"止嗽丸"。

14058　止嗽散（《医学心悟》卷二）

【组成】桔梗一钱五分　甘草（炙）五分　白前一钱五
分　橘红一钱　百部一钱五分　紫菀一钱五分

【用法】水煎服。

【主治】伤寒咳嗽。

【加减】风寒初起,加防风、荆芥、紫苏子。

14059　止嗽散（《医学心悟》卷三）

【组成】桔梗（炒）　荆芥　紫菀（蒸）　百部（蒸）　白
前（蒸）各二斤　甘草（炒）十二两　陈皮（水洗,去白）一斤

【用法】上为末。每服三钱,食后、临卧开水调下;初感
风寒,生姜汤调下。

【功用】止咳化痰,疏表宣肺。

【主治】诸般咳嗽。

【宜忌】《新药转正》:痰中带血者忌服。

【方论选录】❶《血证论》:普明子制此方,并论注其妙,
而未明指药之治法,余因即其注而增损之曰:肺体属金,畏
火者也,遇热则咳,用紫菀、百部以清热;金性刚燥,恶冷者
也,遇寒则咳,用白前、陈皮以治寒;且肺为娇脏,外主皮毛,
最易受邪,不行表散则邪气流连而不解,故用荆芥以散表;
肺有二窍,一在鼻,一在喉,鼻窍贵开而不贵闭,喉窍贵闭不
贵开,今鼻窍不通,则喉窍启而为咳,故用桔梗以开鼻窍。
此方温润和平,不寒不热,肺气安宁。❷《方剂学》:方中紫
菀、白前、百部止咳化痰,治咳嗽不分新久,皆可取效;以桔
梗、橘红宣降肺气,止咳消痰;荆芥祛风解表,甘草调和诸
药,二者与桔梗配合,更能清利咽喉。诸药合用,温润和平,
不寒不热,既无攻击过当之虞,大有启门驱贼之势。是以客
邪易散,肺气安宁。

【备考】本方改为丸剂,名"止嗽丸",改为片剂,名"止
嗽片"（见《成方制剂》）;改为口服液剂,名"止嗽口服液"（见
《新药转正》31册）。

14060　止嗽散（《青囊秘传》）

【组成】法半夏八两　冰糖六两　食盐一两

【用法】上为末。以开水冲服。

【主治】咳嗽。

14061　止漏散（《女科百问》卷下）

【组成】熟地四两　干姜二两

【用法】上为细末。每服二钱,空心米饮调下。

【主治】妊娠漏胞。

14062　止久泻丸（《种福堂方》卷二）

【组成】黄丹（飞过）　枯矾　黄蜡各一两　石榴皮八
钱（炒）

【用法】将蜡熔化小铜勺内,再以丹、矾二味细末投入,
乘热为丸,如豆大。每服五丸。红痢,空心清茶送下;白痢,
空心姜汤送下。

【主治】一切久泻、久痢。

14063　止汗红粉（《得效》卷九）

【异名】红粉散（《类证治裁》卷二）。

【组成】麻黄根　牡蛎（火煅）各一两　赤石脂　龙骨
各半两

【用法】上为末,以绢袋盛。如扑粉用之。

【主治】自汗。

【备考】本方方名,《东医宝鉴·内景篇》引作"红粉"。

14064　止汗神丹（《石室秘录》卷二）

【组成】人参一两（或黄耆二两代之）　当归一两　北
五味一钱　桑叶七片

【用法】急为煎服。

【主治】大汗之病,阳气尽随汗而外越,若不急为止

抑,则阳气立散,即时身死者。

【方论选录】此方即补血汤之变,妙在补气药多于补血,使气旺则血自生,血生汗可止。况方中加五味子以收汗,加桑叶以止汗,有不相得益彰者乎? 倘以大汗之际,气必大喘,不可以参、耆重增其气,纯用补血之品,未为无见。然而血不可骤生,气所当急固,不顾气徒补血、未见功成。此似是而非,又不可不急辨之也。

14065 止汗粉药《外台》卷二十三引《集验方》

【组成】牡蛎二两(熬) 附子半两(炮) 麻黄根二两

【用法】上为末。以白粉一升和合,粉汗。

【主治】汗出不止。

【宜忌】汗止,忌猪肉。

14066 止汗温粉《三因》卷十

【组成】川芎 白芷 藁本各一分

【用法】上为末,入米粉三分。绵裹扑体上。

【主治】自汗。

14067 止冷泪散《圣惠》卷三十二

【组成】雄黄 曾青 白矾(烧灰) 细辛(为末) 干姜(烧灰)各一分 龙脑一钱

【用法】上为末。每至夜卧时,取少许,点在眼大眦头,至来日早朝,用热水洗眼。

【主治】风泪。

14068 止咳宝片《中国药典》2010版

【组成】紫菀 橘红 桔梗 枳壳 百部 五味子 陈皮 干姜 荆芥 罂粟壳浸膏 甘草 氯化铵 前胡 薄荷素油

【用法】上制成片剂,每片重0.35克。口服。一次2片,一日3次。

【功用】宣肺祛痰,止咳平喘。

【主治】外感风寒所致的咳嗽、痰多清稀、咳甚而喘;慢性支气管炎、上呼吸道感染见上述证候者。

【宜忌】孕妇、婴儿及哺乳期妇女忌服。肺热、肺燥之干咳及咳痰带血者慎用。禁食冷物、辣椒、酒。

14069 止痒药粉《赵炳南临床经验集》

【组成】老松香一两 官粉一两 枯矾一两 乳香二两 轻粉五钱 冰片二钱 密陀僧五钱 炉甘石一两

【用法】装入布袋。外扑皮损,或用油调外敷,也可配成5%~20%软膏外用。

【功用】去湿收敛,杀虫止痒。

【主治】湿疹(湿疡),神经性皮炎(湿癣),皮肤瘙痒症(瘾疹)。

【宜忌】本药有一定刺激性,对于急性炎症性皮肤病、黏膜病损慎用。对汞过敏者禁用。

14070 止痒药膏《赵炳南临床经验集》

【组成】止痒药粉一两 祛湿药膏(或凡士林)九两

【用法】上药混匀成膏,外敷患处。

【功用】除湿收敛,杀虫止痒。

【主治】慢性湿疹(顽湿疡),神经性皮炎(干癣),皮肤瘙痒症(瘾疹),痒疹(粟疮)等瘙痒性皮肤病。

【宜忌】此药有一定刺激作用,对于急性炎症性皮肤病禁用。

14071 止痒洗剂《中医外伤科学》

【组成】黄柏 地榆 苦参 甘草 银花 荆芥各适量

【用法】煎水外洗。

【功用】清热收敛,消炎止痒。

【主治】急性皮炎及湿疹瘙痒等。

14072 止痢神丸《脉因证治》卷上

【组成】川黄连 茱萸 粟壳(清泔浸三日,又酒浸七日,炒干,上二味同此制)

【用法】上为末,为丸。每服八十丸。热则甘草汤送下;寒则姜汤送下。

【主治】痢疾。

14073 止痛仙丹《石室秘录》卷一

【组成】人参三钱 茯苓五钱 天南星三钱 附子一钱

【用法】水煎服。

【主治】中恶,中痰。

【加减】虚人,多加人参至半两。

14074 止痛仙丹《石室秘录》卷一

【组成】贯众三钱 白芍三钱 栀子三钱 甘草二钱

【用法】水煎服。

【主治】心痛有火者。

14075 止渴锉散《直指》卷十七

【组成】枇杷叶(新布拭去毛,炙) 白干葛 生姜(切片,焙)各一两 大乌梅七个 大草果二个(去皮) 淡竹叶 甘草(生)各半两

【用法】上锉。每服四钱,新水煎服。

【主治】消渴口干。

14076 止嗽金丹《全国中药成药处方集》沈阳方

【组成】贝母 知母 桔梗各三钱 杏仁四钱 乌梅 五味 花粉 清夏 冬花 白果仁各三钱

【用法】上为极细末,炼蜜为丸,每丸二钱重。每服一丸,开水送下。

【功用】清肺化痰。

【主治】肺热咳嗽,喘息多痰,五心烦热,肺痿肺痈。

【宜忌】忌辣物。

14077 止嗽神丹《石室秘录》卷四

【组成】人参一钱 白芍三钱 酸枣仁二钱 北五味子一钱 麦冬五钱 苏子一钱 益智仁五分 白芥子一钱

【用法】水煎服。

【主治】久嗽。

【备考】愈后服六味地黄丸,加麦冬三两,北五味一两,服之不再发。

14078 止嗽烟筒《直指附遗》卷八

【组成】冬花蕊 鹅管石 雄黄 艾叶各等分

【用法】上为末,用纸卷筒内,用火点烟,入口内吞下,就用水吞一口以塞烟气,立效。

【主治】咳嗽。

14079 止久泻痢丸《医学启蒙》卷三

【组成】黄丹一两(飞过) 明矾一两(火飞) 黄蜡一两

【用法】将蜡熔化于小铜勺中,次以丹、矾末合入,乘热急手丸如豆大。每服二丸,空心米汤送下。小儿用一丸

【主治】一切久虚泻痢。

14080 止吐速效汤《傅青主男科》卷下）

【组成】人参 白术各一钱 砂仁一粒 茯苓二钱 陈皮二分 麦芽五分 半夏 干姜各一分 山楂三个

【用法】水煎服。

【主治】小儿脾胃虚弱,恣意饱食,不能消化,久之上冲于胃口而吐者。

14081 止吐透格汤《济阳纲目》卷二十一）

【组成】陈皮 半夏(姜汤泡)各二钱 茯苓 厚朴(姜汤炒) 苍术(炒)各一钱半 藿香(去土) 砂仁(捶碎) 白豆蔻(捶碎)各一钱

【用法】上锉。水二钟,煎七分,加生姜汁三匙,频频徐徐服。

【主治】关格。

【加减】如火热者,去藿、砂、豆蔻,加姜汁炒黄连、山栀、竹茹;郁结气滞者,加香附、贝母、槟榔。

14082 止血化瘀丹《全国中药成药处方集》沈阳方）

【组成】生地五钱 黄连 三七 降香 赤芍 大黄各三钱 红花二钱 当归五钱 丹皮三钱 黄芩 蒲黄 郁金 甘草 阿胶各二钱

【用法】上为极细末,炼蜜为丸,每丸二钱重。每服一丸,白开水送下。

【功用】止血,清热,化痰。

【主治】吐血,衄血,咯血,咳血,痰中带血,便血,尿血,及一切由气火刺激而生之血证。

【宜忌】忌一切羊膻动火之食物,孕妇忌服。

14083 止血凤灵丹《同寿录》卷五）

【组成】鲜鸡蛋(五枚,去黄用清,向日中晒燥,研极细末)五钱 生半夏二两 真轻粉八分 爪儿血竭一钱

【用法】上为极细末,瓷瓶收贮。凡遇刀斧伤出血者,将药敷上。

【功用】止血定痛。

【主治】金疮出血。

14084 止血四生汤

《外科正宗》卷四。即《杨氏家藏方》卷二十"四味丸"改为汤剂。见该条。

14085 止血立应散《古今医鉴》卷七引王双湖方）

【组成】大黄(酒浸)五钱 青黛一钱 槐花(炒)一钱 血余五钱(煅存性)

【用法】上为末。每服三钱,用栀子、丹皮各二钱,煎汤调,食后服。

【主治】吐衄不止。

【加减】有热,汤内加地骨皮三钱。

14086 止血立效散《普济方》卷一三四引《德生堂方》）

【组成】生地黄 熟地黄 枸杞 地骨皮各半两 白芍药 当归各一两

【用法】上为末。每服三钱,冷酒半盏调服。

【主治】鼻口出血不止。

14087 止血血竭散《普济方》卷六十七）

【组成】血竭二钱 龙骨二钱半 食盐不拘多少 多年石灰不拘多少

【用法】上为末。贴牙疳。

【主治】牙疳。

14088 止血完肌散《杏苑》卷七）

【组成】当归 海螵蛸 龙骨 鳖甲 乳香 血竭各等分

【用法】上为细末。干敷伤处。

【主治】金刃血出不止。

14089 止血补伤丹《经验方》卷上）

【组成】白附子十二两 白芷 天麻 防风 生南星 羌活各一两

【用法】上为极细末,敷于伤处。如伤重者,黄酒浸服;青肿者,水调敷之。

【功用】止痛止血。

【主治】跌坠、马踢、刀箭诸伤。

14090 止血定痛片《中国药典》2010 版）

【组成】三七 129 克 煅花蕊石 129 克 海螵蛸 86 克 甘草 86 克

【用法】上制成片剂,每片重 0.43 克。口服,一次 6 片,一日 3 次。

【功用】散瘀,止血,止痛。

【主治】十二指肠溃疡疼痛、胃酸过多、出血属血瘀证者。

14091 止血定痛丹

《内外验方秘传》。为《伤科大成》"止血定痛散"之异名。见该条。

14092 止血定痛散《古方汇精》卷二）

【组成】真檀香 陈矿灰 云苓各一两 蝉蜕(去头足,水飞) 蛇蜕(去头足,水飞) 生半夏各三钱 珍珠一钱 象皮一两(无象皮,用真象牙五钱代之)

【用法】上为细末,无声为度,瓷瓶收贮。遇跌伤,取末掺患处。结痂后,用真麻油调,鸡翎蘸搽。

【功用】止血定痛。

【主治】跌打损伤,皮破血流。

【宜忌】方内有生半夏,切忌入口。

14093 止血定痛散《伤科补要》卷三）

【组成】当归二两 乳香一两 没药一两 桃仁二两 川断二两 乌药八钱 荆芥五钱 防风五钱 白芍一两五钱 木通五钱 甘草五钱 陈皮一两

【用法】上为细末。酒调服。

【主治】失血伤痛难忍者。

14094 止血定痛散《伤科大成》）

【异名】止血定痛丹《内外验方秘传》）。

【组成】生南星二钱 生大黄三钱 降香末三钱 蒲黄炭一钱五分 血竭二钱 煅龙骨二钱 黄连一钱五分 儿茶一钱五分 棉花灰三钱 陈石灰三钱

【用法】上为末。加擂工至无声。干掺。

【主治】刀斧伤破出血。

【加减】富者加牛黄一钱,犀角屑一钱。

14095 止血秘红丹《全国中药成药处方集》沈阳方）

【组成】盆沉一两 生赭石二两 大黄一两 生铁末三两 肉桂五钱 旱三七一两

【用法】上为极细末,用白蜡四两,核桃肉(去皮,捣碎)二两,熔化成汁,合药为小丸。每服二钱,白开水送下。

【功用】镇逆止血。

【主治】肝逆吐血,胃逆吐血,痰中带血,胁痛咯血,大口咳血,咳吐血丝,血色紫黑,鼻衄喷血,伤力吐血,心悸喘促,崩中下血。

【宜忌】忌食辛辣腥物及鸡肉等;忌怒气。

14096 止血益母丸(《履霜集》卷二)

【组成】益母草(上截)八两 大蓟四两(阴干) 香附三两(用童便制) 丹参三两 条芩四两(去皮,酒炒) 熟地黄八两(杵膏,忌铁) 黄肉四两(去核) 干山药四两(酒炒) 白茯苓三两(去皮,蒸熟) 丹皮三两(去骨,酒洗) 泽泻三两(去净毛)

【用法】炼蜜为丸,丸重三钱。病轻者,日用一丸,研末,或热黄酒送下,或蜜汤送下;有痰者,姜汤送下;病甚者,朝、夕各一碗,以愈为度;或丸如绿豆大,每服三钱亦可。

【功用】养血清火。

【主治】妇人失血,新起属实热者。

14097 止血黑绒絮(《伤科补要》卷三)

【组成】元参 茜草 寄奴 大黄 黄芩 黄柏 乌梅 五倍等分

【用法】煎三次,去滓,留净汁。再用旱莲汁、马兰汁、皂矾、京墨、百草霜同煎浓,用好绵絮收干,二汁与社醋同煎,滚时入矾、墨、草霜,将絮收之。初伤时,将絮封上。

【功用】止血。

【主治】金疮。初伤时,血流不止。

14098 止血痢疾丸(《全国中药成药处方集》大同方)

【组成】鸦胆子(去皮油)十两 桂元肉二十两

【用法】上为细末,胶水为丸,如绿豆大。每服一钱,用胶囊装服,开水送下。

【功用】止痢止血。

【主治】热结肠中,痢疾下血。

14099 止血蒲黄散

《圣惠》卷十一。为《外台》卷二引《古今录验》"蒲黄汤"之异名。见该条。

14100 止汗生血饮(《胎产心法》卷下)

【组成】当归二钱(酒浸) 川芎 麻黄根各一钱 桂枝 羌活 防风 羚羊角 天麻各六分 附子(制) 炙草各四分 一方有人参一钱。

【用法】水煎服。

【主治】产后汗出多,而口噤不开,背强而直,气息欲绝,类痉证。

14101 止汗定神丹(《石室秘录》卷三)

【组成】人参 白术 当归 黄耆 麦冬各半两 桑叶十片 北五味三钱

【用法】水煎服。

【主治】大汗之症,汗如雨出,不可止抑,气息又复奄奄。

14102 止红肠澼丸(《北京市中药成方选集》)

【组成】生地炭九十六两 地榆炭八十四两 升麻三两 乌梅四两 黄连二十四两 当归九十六两 栀子(焦)八十四两 槐花(炒)六十三两六钱 阿胶(蛤粉炒)六十四两 黄芩九十六两 白芍七十二两 侧柏炭六十四两 荆芥穗六十四两

【用法】上为细末,过罗,炼蜜为丸,重三钱。每服一丸,一日二次,温开水送下。

【功用】清热散风,止血消肿。

【主治】肠风便血,痔疮下血,肛门肿痛。

14103 止呕人参汤(《外台》卷六引《删繁方》)

【异名】人参汤(《圣济总录》卷三十八)。

【组成】人参 生芦根 栀子仁 薤蕤 黄芩 知母茯苓各三两 白术四两 石膏八两 橘皮四两

【用法】上切。以水九升,煮取三升,去滓,分三服。

【主治】下焦热,气逆不续,呕吐不尽,走哺。

【宜忌】忌猪肉、冷水、桃、李、雀肉等。

【方论选录】《千金方衍义》:走哺者,下焦实热,其气内结,不下泌糟粕,而淤浊反蒸于胃,故二便不通,气逆不续,而呕逆不禁也。故用萎蕤、黄芩、知母、芦根、栀子仁、石膏清利胃热之剂,上止呕吐,下通便溺;全在人参、白术、茯苓、橘皮鼓舞胃气,以行芦根等味之力。走哺之用芦根与漏气之用纯心,一专呕逆不食,一专下气止呕,两不移易之定法。

14104 止呕四物汤(《鲁府禁方》卷三)

【组成】当归(酒洗)七分 白芍(酒炒)一钱 川芎五分 半夏(汤泡,切片,姜炒)一钱 陈皮一钱 人参(去芦)五分 白术(去芦,土炒)一钱 白茯苓(去皮)一钱 枳壳(去瓤,麸炒) 槟榔

【用法】上锉。加生姜三片,水煎,不拘时服。

【主治】胃气不和,时或呕吐,有物吐出。

【备考】方中枳壳、槟榔用量缺原缺。

14105 止呕安胎饮(《胎产心法》卷上)

【组成】人参 青皮(麸炒)各五分 广皮 半夏(制)白茯苓各八分 吴茱萸(汤泡去黄水,微炒) 炙草各三分

【用法】加煨姜三片,水煎,徐徐温服。

【主治】孕妇呕吐。

14106 止泪补肝散(《银海精微》卷上)

【组成】蒺藜 当归 熟地黄 白芍药 川芎 木贼防风 夏枯草各等分

【用法】上为末。每服二三钱,茶清送下。

【主治】肝虚,迎风泪出不止。

【加减】血虚者,去夏枯草。

14107 止泪补肝散(《张氏医通》卷十五)

【组成】白蒺藜(炒,去刺) 当归 熟地黄各二两 川芎 白芍 木贼 防风 羌活各一两 香附(童便制)二两

【用法】上为散。每服三钱,加生姜三片,红枣一枚,水煎,去滓热服。

【主治】肝虚,迎西北风流泪不止。

【加减】肥人,加夏枯草一两;瘦人,加桂枝一两。

14108 止泻如神丸(《三因》卷十一)

【异名】如神止泻丸(《局方》卷六续添诸局经验秘方)。

【组成】半夏(汤泡七次,去滑) 苍术(米泔浸,去黑皮,焙干)各半斤 川乌(米泔浸软,去皮,切作片,焙干,用盐四两同炒,黄色为度,去盐不用)四两

【用法】上为细末,姜汁糊为丸,如梧桐子大。每服五十丸,空心、食前饭饮吞下。

【主治】脏腑虚寒,脾胃受湿,泄泻无度,肠鸣腹痛,不进饮食,渐致羸瘦。

【备考】本方方名,《普济方》引作"如神丸"。

14109　止泻定痛丹（《石室秘录》萱永堂本卷三）

【组成】人参一两　白术三两　附子一钱　茯苓一两　泽泻三钱　猪苓三钱　肉桂二钱

【用法】水煎服。

【主治】寒性大泻。

【方论选录】此方即五苓散加人参者也,妙在加参至一两,有参始能挽回垂绝之地;佐白术、茯苓以去水湿之气;而有附子、肉桂以补命门之火,使火热以生脾土,而膀胱气化,水道可通于故辙,况有猪苓、泽泻分消其水势乎! 自然大便实而寒邪去也。

【备考】本方方名。原书(北京科技出版社本)作"补气止泻汤"。

14110　止泻胃苓丸（《全国中药成药处方集》抚顺方）

【组成】桂楠　赤苓各二两　白术四两　苍术　陈皮各二两　炙草四两　泽泻　猪苓　川朴各二两　木通四两

【用法】上为细末,水泛小丸。每服二钱,姜水送下,一日二次。

【功用】和胃健脾,利湿止泻。

【主治】气滞寒郁,反胃呕吐,脾虚胃弱,腹痛泄泻,膨胀水泻,小便不利,久泻不止,精神不振,湿浸中焦,四肢浮肿。

【宜忌】孕妇忌服。

14111　止泻调中汤（《医林改错》卷下）

【组成】黄耆八钱　党参三钱　甘草二钱　白术二钱　当归二钱　白芍二钱　川芎一钱　红花三钱　附子一钱(制)　良姜五分　官桂五分(去粗皮)

【用法】水煎服。

【主治】痘六七日后泄泻不止,或十余日后泄泻,及痘后抽风兼泄泻者。

14112　止泻温中散（《全国中药成药处方集》大同方）

【组成】广木香八钱　黄连　茯苓各四钱　川朴三钱　砂仁二钱　白芍五钱　半夏　陈皮　于术各四钱　霍香三钱　干姜一两　甘草　泽泻各三钱　车前子四钱　丁香　沉香　人参　槟榔各三钱

【用法】上为细末。每服一钱,米汤送下。

【功用】理脾健胃止痛,散寒温脾止泻。

【主治】伤食受寒泄泻。

14113　止泻暖脐膏（《青囊秘传》）

【异名】止泻丹（《丁甘仁家传珍方选》）。

【组成】丁香一钱　胡椒三钱　硫黄二钱　绿豆粉五钱

【用法】上为细末。撒膏药上,对脐贴之。

【主治】❶《青囊秘传》:湿邪入腹,腹痛泄泻。❷《丁甘仁家传珍方选》:一切暑湿寒邪痧疫,腹痛泄泻。

14114　止带妙应丸（《经验各种秘方辑要》）

【组成】极陈石灰二两　茯苓一两　莲须一两(炒黑)　山药一两

【用法】用山药打糊为丸,如梧桐子大。每日早、晚以莲子汤或米饮汤送下。

【主治】妇女白带时多。

14115　止咳化痰丸（《全国中药成药处方集》重庆方）

【组成】橘皮　枯矾各四两　胆南星　沉香各二两　淡豆豉　川贝母　砂仁各四两　法半夏七两五钱　苏子　广木香　天竺黄各二两　青礞石一两　葶苈七两五钱　秋石一两

【用法】沉香、川贝母另研,胆南星、秋石化水,余药共为细末,加入沉香、川贝母,炼蜜和胆南星、秋石汁为丸,纸盒包装。每服二钱至三钱。

【功用】顺气止咳,化痰定喘。

【宜忌】风寒感冒咳嗽忌服。

14116　止咳化痰丸（《全国中药成药处方集》济南方）

【组成】天门冬　麦门冬　黄芩　半夏各六两　款冬花　川贝母各八钱　桑白皮一斤　生阿胶　制杏仁　五味子各四两　甘草二两

【用法】上为细末,炼蜜为丸,每丸重一钱五分。每服一丸,早、晚各服一次,清茶或开水送下。

【功用】清利咽喉,化痰涎,保肺金,定喘息,降有余之火。

【主治】痰喘咳嗽。

14117　止咳化痰汤（《实用正骨学》）

【组成】川贝　浙贝各三钱　制半夏二钱　竹茹钱半　冬花三钱　炙桑皮三钱

【用法】水煎服。

【主治】跌打损伤,大小便通利后,痰嗽不止。

14118　止咳定喘丸（《全国中药成药处方集》济南方）

【组成】杏仁　麻黄　石膏　苏子　川朴　广皮　甘草　米壳各三钱　松萝茶一两

【用法】上为细末,水泛为丸。每服三钱,开水送下。

【主治】男妇痨病,伤风痰喘,胸闷咳嗽,昼夜不卧。

【宜忌】忌辛辣、油腻。

14119　止咳橘红丸（《中国药典》2010 版）

【组成】化橘红 396 克　陈皮 264 克　法半夏 198 克　茯苓 264 克　甘草 132 克　炒紫苏子 198 克　炒苦杏仁 264 克　紫菀 198 克　款冬花 132 克　麦冬 264 克　瓜蒌皮 264 克　知母 132 克　桔梗 198 克　地黄 264 克　石膏 264 克

【用法】上制成水蜜丸或大蜜丸。口服,一次 9～12 克,一日 2 次。

【功用】清肺,止咳,化痰。

【主治】痰热阻肺引起的咳嗽痰多、胸满气短、咽干喉痒。

【宜忌】忌食辛辣油腻物。

【备考】本方改为口服液剂,名"止咳橘红口服液"(见同书)。

14120　止逆奠安汤（《石室秘录》卷六）

【组成】人参二两　白术二两　肉桂二钱　丁香二钱

【用法】水煎服。

【主治】伤寒少阴症,吐利兼作,又加心烦,手足四逆。

【方论选录】人参救元阳之绝,原有奇功;白术救脾胃之崩,实有至效;丁香止呕;肉桂温中,又能止泻。救中土之危亡,奠上下之变乱,转生机于顷刻,杜祸祸于须臾,舍此方又何有别方哉。

14121　止疼没药散

《秘传眼科龙木论》卷五。为《圣济总录》卷一○五"没药散"之异名。见该条。

14122　止疼消肿汤《眼科阐微》卷三

【组成】黄连　生地　赤芍　归尾　赤茯苓　防风　细辛各一钱　大黄　桑白皮各二钱　甘菊　谷精草　生甘草各三钱

【用法】上为末。每服三钱，水煎服。

【主治】眼暴发赤肿，二三日、五七日者。

14123　止痉愈风散《中医妇科治疗学》

【组成】全蝎　蜈蚣各三钱　炒芥穗五钱　独活一钱

【用法】上为末。用黄酒兑开水冲一钱，如无效，二小时后再服。若无黄酒，可用醪糟汁冲开水服。

【功用】祛风止痉。

【主治】产后突然发痉，昏昧不识人，颈项强直，牙关紧闭，手握不开，身体发热，面色时红时青，呈苦笑状，脉浮弦而劲。

14124　止消润燥汤

《杂病源流犀烛》卷十七。为《证治宝鉴》卷四"止渴润燥汤"之异名。见该条。

14125　止脱救痢汤《辨证录》卷七

【组成】人参二两　白术二两　白芍一两　肉桂三钱　茯苓一两　甘草二钱　赤石脂末三钱

【用法】水煎服。

【主治】湿热作痢，数日之后，腹不疼痛，如脓如血，阵阵自下，手足厥冷，元气欲绝者。

14126　止麻消痰饮《鲁府禁方》卷一

【组成】黄连　半夏　瓜蒌　黄芩　茯苓　桔梗　枳壳　陈皮　天麻　细辛　甘草　南星

【主治】口舌麻木，涎及嘴角，头面亦麻，或呕吐痰涎，或头眩眼花，恶心，并遍身麻木。

【宜忌】忌生冷、鱼腥、发风发热之物。

【加减】血虚，加当归；气虚，加参；亦有十指麻木，胃中有湿痰死血，加二术，少佐熟附子。

【备考】《杂病源流犀烛》本方用法：水煎服。

14127　止麻清痰饮《赤水玄珠》卷十二

【组成】黄连一钱二分　贝母　瓜蒌仁　黄芩　茯苓　桔梗　枳壳　橘红　南星(用白矾、皂角、生姜同煮透)各一钱　天麻　甘草　细辛各五分

【用法】水煎，加姜汁一匙，竹沥三四匙，食远服。

【主治】口舌麻木，涎及口角头面者。

【加减】血虚，加当归一钱。

14128　止痒永安汤《中医皮肤病学简编》

【组成】苍术12克　麻黄6克　白芷9克　蝉蜕9克　薄荷6克　独活6克　赤芍6克　天麻9克　桃仁6克　甘草6克　荆芥穗9克　当归尾9克　僵蚕9克　藏红花4克(另冲服)

【用法】水煎服。

【主治】皮肤瘙痒症。

【加减】瘙痒重，在后背及上半身，加羌活；腰背痒，加炙杜仲；腰及下肢痒，加川牛膝；全身头面痒，加防风。

14129　止痒永安汤《朱仁康临床经验集》

【组成】荆芥9克　防风9克　麻黄6克　桂枝9克　白芷6克　羌活9克　蝉衣6克　当归9克　赤芍9克　桃仁9克　红花9克

【功用】祛风散寒，活血和营。

【主治】冷激性荨麻疹。

【方论选录】前六味药，辛温祛风散寒；蝉衣散风；归、芍、桃、红活血祛风，调和营卫。用于遇风着冷即起的风瘙瘟之证。

14130　止焚安胎饮《辨证录》卷十二

【组成】白菊三钱　青蒿五钱　茯苓三钱　生地一两　知母二钱　白术三钱　人参三钱　天花粉二钱

【用法】水煎服。

【主治】妇人妊娠，胃火炽炎，熬干胞胎之水，口渴出汗，大饮凉水，烦躁发狂，腹痛腰疼，以致胎动欲坠者。

14131　止痛二姜丸《全国中药成药处方集》沈阳方

【组成】良姜三两　干姜　乳香各一两五钱　没药　细辛各七钱五分　枳实　延胡各二钱　灵脂一两　炒白术一钱　丁香五钱　白豆蔻一两

【用法】上为极细末，用神曲糊为小丸。每服二钱，开水送下，病重者一日二次。

【功用】健胃祛寒，止痛化郁。

【主治】胃脘疼痛，腹满胀痛，寒郁凝结，小腹疝痛。

【宜忌】忌粘硬生冷之物。

14132　止痛太阳丹《医方大成》卷四引《经验秘方》

【组成】川乌　天南星各等分

【用法】上为细末，用葱白连须裙襕捣烂，调末药。贴于太阳痛处。

【主治】太阳头痛。

【备考】方中川乌，《普济方》引作"川芎"。

14133　止痛灭瘢丹方出《百一》卷十四，名见《医统》卷七十九

【组成】葱白　砂糖等分

【用法】上药烂研。敷患处。

【功用】止痛消瘢。

【主治】汤火伤。

14134　止痛出毒散《圣济总录》卷一四八

【组成】石榴花　艾叶心　蜀葵花等分

【用法】上为末。水和涂之。

【主治】蝎螫。

14135　止痛四物汤《鲁府禁方》卷三

【组成】当归(酒洗)　川芎　白芍(酒炒)　熟地黄各一钱　秦艽　丹参　羌活　骨碎补各八分　木瓜　良姜　均姜　五加皮　玄胡索各七分

【用法】上锉，水煎服。

【主治】血虚弱，浑身四肢疼痛。

14136　止痛四物汤《经验医库》

【组成】当归　生地黄　防风　白头翁　黄耆　紫草　羌活　茯苓　麦门冬　白芍药　甘草　升麻

【用法】水煎服。

【主治】肝火阻滞，小便淋沥时痛，茎肿，溺出如刀割，心烦，脉细数者。

14137　止痛生肌丸《疡医大全》卷三十四引邵道人

【组成】东丹(用滚水飞七次)　槐花(细末)各一两　大冰片五厘

【用法】上为末，面糊为丸，雄黄为衣。每服一钱或八

四画　止

136

(总1044)

九分,或茶或酒送下。服至六七日,疮上流臭水;十数日,化腐生肌;一月痊愈。

【功用】化腐生肌,解轻粉结毒。

14138 止痛生肌散《圣惠》卷六十八》

【组成】石膏一分(烧过者) 牡蛎半两(烧过者) 滑石一分

【用法】上为末。凡用之时,切护爪甲,勿令中风。仍须洗疮令净,然后掺之,薄薄令遍,以软绵帛系之。候肌生,渐可用柏皮膏。

【主治】灸疮久不愈。

14139 止痛生肌散《回春》卷八》

【组成】乳香 没药 儿茶 象皮(炒) 龙骨(水飞) 石膏(煅,水飞) 黄丹 三七各等分

【用法】上为细末用之。

【主治】刀斧伤,出血不止。

14140 止痛生肌膏《圣惠》卷六十三》

【组成】麒麟竭一两 没药一两 黄丹半两 乳香一两 当归一两 白芷半两

【用法】上药为细散。先用清油一升半,煎桑白皮、柳白皮各二两,令色赤,滤去滓,用绵滤过,下黄丹,搅匀,候色黑,次下五味散,以柳木箆子搅,候软硬得相,膏成。于故帛上摊贴;如内损疼痛,只用酒服五丸,如皂荚子大。

【主治】一切痈疽发背。

14141 止痛托里散《伤科大成》》

【组成】乳香 没药 三七 苏木末 白术各一钱 红花五分 归尾 生耆各二钱 熟地二钱 琥珀末五分(冲服) 肉桂三分(后入)

【功用】止痛托里;骨折整骨术后调理。

14142 止痛至圣丹《石室秘录》卷一》

【组成】苍术二钱 白芍五钱 当归七钱 肉桂一钱 良姜一钱

【用法】水煎服。

【主治】寒邪侵犯包络,心痛。

14143 止痛当归汤

《外科精义》卷下。为《圣惠》卷六十二"黄耆散"之异名。见该条。

14144 止痛当归散《鬼遗》卷二》

【组成】当归 甘草(炙) 藁本 桂心 木占斯各一两

【用法】上为末。水服半方寸匕,日三服,夜一服。

【主治】金疮痛不可忍,烦痛不得住。

14145 止痛当归散

《袖珍》卷三。为《圣惠》卷六十二"黄耆散"之异名。见该条。

14146 止痛当归散《济阳纲目》卷八十六》

【组成】白芷二两 粟壳(去蒂隔)四两 炙甘草一两 乳香 没药各少许(另研,临服另入)

【用法】上㕮咀。每服三四钱,水一大盏,酒半盏,煎至八分,去滓,入没药、乳香,不拘时温服。

【主治】打扑损伤,肿痛不可忍。

14147 止痛如神汤《外科启玄》卷十二》

【组成】秦艽(去苗) 桃仁(去尖皮,另研) 皂角子

(烧存性,研)各一钱 苍术(泔浸,炒) 防风各七分 黄柏(酒洗)五分 当归尾(酒洗) 泽泻各三分 尖槟榔一分(另研) 熟大黄一钱

【用法】上㕮咀,除三味另研外,余药用水二钟,煎至一钟二分,入此三味,再煎至八分。空心热服。

【主治】痔疮。

【加减】如肿有脓,加白葵花五朵(去蕊心),青皮五分,木香三分;如大便秘甚,加大黄、麻仁、枳实;如肿甚,加黄柏、防己、泽泻、猪苓、条黄芩;如痛甚,加羌活、郁李仁;如痒甚,加黄耆、羌活、防风、甘草、麻黄、藁本;如血下多,加地榆、黄柏、槐花、荆芥穗、白芷;如小便涩数不通者,加赤茯苓、车前、灯心、萹蓄。

【宜忌】忌生冷、五辛、烧酒、肝肠、湿面等。

14148 止痛麦煎散《秘传外科方》引《李防御五痔方》》

【组成】滑石三分 鳖甲半两 川乌一两(去皮尖) 秦艽半分 前胡半两

【用法】上为末。每用二钱,加小麦三十五粒,同煎至七分,通口服,不拘时候。三四服见效。

【主治】痔疮。

14149 止痛没药散

《金鉴》卷七十八。为《圣济总录》卷一〇五"没药散"之异名。见该条。

14150 止痛良附丸

《饲鹤亭集方》。为《良方集腋》卷上"良附丸"之异名。见该条。

14151 止痛灵宝散《外科精要》卷中》

【组成】鬼系腰(生于阴湿竹篱石岸,络石而生者,其藤柔细,两叶相对,形生三角,用藤叶)一两(洗净晒干) 皂角刺一两(锉,新瓦上炒黄) 瓜蒌(大者)一个(杵,炒,用仁) 甘草节五分 没药 明乳香各三钱(另研)

【用法】每服一两,水、酒各半煎服。

【主治】肿疡,毒气凝聚作痛。

【宜忌】溃后慎用。

【备考】❶鬼系腰,即薜萝也,又名络石。❷本方方名,《本草纲目》引作"灵宝散"。

14152 止痛附子汤

《观聚方要补》卷五引《秘旨》。为方出《丹溪心法》卷四,名见《医学入门》卷七"十味苍柏散"之异名。见该条。

14153 止痛妙绝饮《赤水玄珠》卷三十》

【组成】人参五钱 大黄五钱

【用法】酒、水各一钟,煎至一钟,入乳香、没药末各一钱,空心、食前饮服。

【主治】便毒肿硬,不消不溃,疼痛无已。

14154 止痛拔毒散《疮疡经验全书》卷一》

【组成】升麻 甘草节 鼠粘子 乳香 山栀 黄连 归须 川芎 白芍 生地 桃仁 黄芩 羌活 独活 桔梗 白芷 青皮 蝉壳 连翘 金银花

【主治】发眉疮。从眉至头生疮,色黑,其腰渐肿,气浮满面,其疮如石,针刺无脓,其水自出,痛不可忍,闷乱呕逆。

14155 止痛拔毒膏《得效》卷十九》

【组成】斑蝥四十九个 柳根四十九条 木鳖子七个 乳香 没药 麝香少许 松脂三钱

【用法】上用真清油十四两,煎黑柳条焦枯,滤去滓,加黄丹五两,滴入水中成珠为度,却入诸药,搅及匀,入瓷器中收了候用。

【主治】一切疮发臭烂不可近,未破则贴破,已破则生肉。亦治杖疮、疔疮。

【备考】方中乳香、没药用量原缺。《准绳·外科》作"乳香三钱,没药三钱"。《膏药方集·外科》于"麝香"下注"各少许"。

14156　止痛虎骨散

《普济方》卷三一二。即《圣惠》卷六十七"虎骨散"。见该条。

14157　止痛乳香丸(《串雅集》卷一)

【组成】五灵脂二钱　乳香　没药　草乌　夏蚕砂各五钱　木鳖子五枚

【用法】上为细末,用老酒煮面糊为丸,如梧桐子大。每服七丸,薄荷汤或茶清任下。如头痛甚,三服即止。

【主治】眼痛,头痛,瘀血攻冲,遍身疼痛。

14158　止痛贴熁膏(《御药院方》卷十)

【组成】桂心　附子(生,去皮脐)　乳香(研)　川椒(小椒亦可)　吴茱萸　白及各一两　生姜汁五合　酒五合

【用法】上为细末,先将姜汁并酒同煎,取七合,每用放温汁调药如膏。详所患大小摊绢帛上,敷贴痛处,上用软绢帛裹护。

【主治】因伤损筋脉,时发疼痛,遇寒则甚。

14159　止痛活血散

《医方考》卷六。为《活人书》卷二十一"活血散"之异名。见该条。

14160　止痛神功散(《杂病源流犀烛》卷二十八)

【组成】大黄三钱　没药五钱　甘草四钱　绿豆粉　苏木　乳香各二钱

【用法】每服一钱,白汤调下。

【主治】臀痈溃破后,毒热未退,大疼不止,日夜坐卧不安者。

14161　止痛紫金丸(《中国药典》2010版)

【组成】丁香 50 克　血竭 50 克　当归 50 克　熟大黄 50 克　木香 50 克　儿茶 50 克　红花 50 克　骨碎补(烫)50 克　土鳖虫 25 克　乳香(制)25 克　没药(制)25 克　赤芍 25 克　自然铜(煅)25 克　甘草 25 克

【用法】上制成大蜜丸,每丸重 6 克。口服,一次 1 丸,一日 2 次。

【功用】舒筋活血,消瘀止痛。

【主治】跌打损伤,闪腰岔气,瘀血作痛,筋骨疼痛。

【宜忌】孕妇忌服。

14162　止痛雷火针(《活人方》卷一)

【组成】蕲艾末一两　雄黄二钱　没药一钱　丁香一钱　白芷一钱　麝香三分　乳香一钱

【用法】上为末,匀摊棉草纸上,卷紧如筒,一钱粗细,外用棉纸封固,每料分作五条,晒燥收贮。用时灯上烧红,隔青布五七层,于痛处针之。

【主治】寒湿二气,有一流注于经络关节之间,便成痛痹。或着一处,或走不定,甚至气血虚寒,不能营运,加至风寒外袭,筋脉凝塞,不通而痛。或过食生冷、坚硬之物难消,

胸腹胀满,窘迫而痛。或房劳亏损肾气,而寒邪侵于肾俞,督脉为痛。不分虚实,皆可通治。

【加减】痞,加阿魏一钱。

14163　止渴四物汤(《鲁府禁方》卷三)

【组成】当归(酒洗)　川芎　白芍(酒炒)　生地黄各一钱　柴胡　前胡各七分　五味子十个　麦门冬(去心)一钱　干葛七分　人参七分　天花粉一钱　知母一钱　石膏一钱　乌梅一个

【用法】上锉。水煎,不拘时服。

【主治】血虚心火旺,津液少,生渴。

14164　止渴四物汤(《叶氏女科》卷三)

【组成】熟地黄　当归各二钱　白芍　川芎　知母　黄柏　茯苓　黄耆各一钱

【用法】水煎服。

【主治】产后大消渴,饮水不止,液枯火燥之极。

14165　止渴圣效散(《幼幼新书》卷二十八引王氏)

【组成】干葛　白芷　黄丹(生,炒各半)　细墨各二两

【用法】上为细末。每服半钱,倒流水调下。

【主治】小儿吐利气虚,津液减耗,生疳烦渴,饮水不休,面肿脚浮,腹大头细,小便利白,全不吃食。

14166　止渴润燥汤

《普济方》卷一七八引鲍氏方。为《兰室秘藏》卷上"当归润燥汤"之异名。见该条。

14167　止渴润燥汤(《证治宝鉴》卷四)

【异名】止消润燥汤(《杂病源流犀烛》卷十七)。

【组成】小椒　防风　荆芥　草梢　红花　桃仁　麻仁　杏仁　升麻　柴胡　当归　熟地　知母　黄柏　石膏　细辛

【主治】中消。喜温饮,便秘阴缩,舌燥,眼燥难开。

14168　止嗽七汁膏(《同寿录》卷二)

【组成】枇杷叶(刷去毛,剪去边,抽去筋膜,蜜水炙约二斤,河、井水各五碗,熬汁去渣)二碗　藕汁　梨汁　白果汁　荸荠汁　萝卜汁　人乳　秋露水　童便各一碗(一方有竹沥一碗)

【用法】同入瓷罐内,熬至一半;加姜汁一小杯,真柿霜二两,又熬干碗许;加白糖二两,又熬干至碗许;加好雄猪板油(去皮,切小块)二两,又熬,不住手搅至滴水不散,下白蜜二两,收成膏,出火气。每服四五钱,早、午、晚空心白滚水调服。

【主治】男妇新久咳嗽,不分昼夜。

14169　止嗽太和丸(《全国中药成药处方集》天津方)

【组成】胆星　茯苓(去皮)　厚朴(姜制)各一两　前胡　生桑皮　生紫菀　桔梗　橘红　制半夏　黄芩各六钱　薄荷叶　川贝　炒苏子　麻黄　生石膏　香橼　甘草　熟军各四钱　陈皮一两　杏仁(去皮,炒)四钱

【用法】上为细末,炼蜜为丸,一钱重,每斤丸药用朱砂面三钱上衣,蜡皮或蜡纸筒封固。每服一丸,周岁以内酌减,白开水化服。

【功用】清热化痰止嗽。

【主治】小儿感冒咳嗽,内热发烧,痰涎壅盛,喘嗽气促,呕吐恶心,烦躁不宁。

14170　止嗽化痰丸(《北京市中药成方选集》)

【组成】知母九十六两　杏仁(去皮,炒)九十六两　玄参(去芦)九十六两　百合九十六两　麦冬九十六两　紫菀四十八两　米壳四十八两　贝母四十八两　冬花一百四十四两

【用法】上为细末,过罗,炼蜜为丸,重一钱五分。每服二丸,一日二次,温开水送下。

【功用】润肺化痰,止嗽定喘。

【主治】肺气虚热,咳嗽痰盛,气促作喘,夜卧不安。

14171　止嗽化痰丸(《全国中药成药处方集》承德方)

【组成】知母　杏仁　玄参　麦冬　紫菀　百合各六斤　川贝　苏子　瓜蒌　法半夏各三斤　款冬花九斤

【用法】上为细末,水泛为丸,滑石为衣,闯亮,每两二百粒。每服二十丸,一日二次,温开水送下。

【主治】痰喘咳嗽。

【宜忌】忌食油腻。

14172　止嗽化痰丸(《中国药典》2010版)

【组成】罂粟壳625克　桔梗250克　知母125克　前胡125克　陈皮125克　大黄(制)125克　炙甘草125克　川贝母125克　石膏250克　苦杏仁187.5克　紫苏叶125克　葶苈子125克　款冬花(制)125克　百部(制)125克　玄参125克　麦冬125克　密蒙花75克　天冬125克　五味子(制)75克　枳壳(炒)125克　瓜蒌子125克　半夏(姜制)250克　木香75克　马兜铃(制)125克　桑叶125克

【用法】上用水泛丸,每6~7丸重1克。口服,一次15丸,一日1次。临睡前服用。

【功用】清肺化痰,止嗽定喘。

【主治】痰热阻肺,久嗽,咯血,痰喘气逆,喘息不眠。

【宜忌】风寒咳嗽者不宜服用。

14173　止嗽六君汤(《不知医必要》卷一)

【组成】党参(去芦,饭蒸)　陈皮　核桃(去壳留衣,杵)　款冬花(蜜炙)　半夏(制)　茯苓各一钱五分　白术(净炒)二钱　炙甘草一钱

【用法】加炮姜七分,北五味六分,水煎服。

【主治】老人痰嗽,年久不愈者。

14174　止嗽四物汤(《鲁府禁方》卷三)

【组成】当归(酒洗)　川芎　赤芍　生地黄　前胡　桔梗(去芦)　紫苏　杏仁(去皮尖)　金沸草　黄芩　知母　贝母　桑白皮各等分　甘草减半

【用法】上锉。加生姜三片,水煎,温服。

【主治】肺热上壅痰嗽。

14175　止嗽百花丸(《全国中药成药处方集》吉林方)

【组成】阿胶　花粉　桔梗　款冬　知母　百部　黄芩　丹皮　杏仁　茯苓各一两　桑皮二两　山药　寸冬　紫菀　生地　百合　川贝　玄参　天冬各两半　甘草五钱

【用法】上为细末,炼蜜为丸,如梧桐子大。每服二钱,开水送下,一日二三次。

【功用】清肺热,镇咳嗽。

【主治】咳嗽,痰黄气臭,痰中带血,自汗盗汗,骨蒸发烧及早期肺病。

【宜忌】忌食辛辣。

14176　止嗽青果丸(《北京市中药成方选集》)

【组成】藏青果九百六十两　杏仁(去皮,炒)五百六十两　苏子(炒)一千二百两　麻黄三百二十两　贝母四百八十两　桑皮六百四十两　银杏一千六百两　法半夏一千九百二十两　石膏(煅)一百六十两　黄芩六百四十两　苏叶四百八十两　冬花四百八十两　甘草二百零八两

【用法】上为细末,过罗,每一百六十两细粉,兑冰片九钱五分。上药混合均匀,炼蜜为丸,重一钱二分,蜡皮封固。

【功用】润肺止嗽,化痰定喘。

【主治】肺热风寒,咳嗽痰喘,干嗽气呛,劳伤作嗽,老人犯喘,春秋举发。

【现代研究】止咳作用:《中成药》[1999,21(1):27]实验结果显示止嗽青果丸对浓氨水诱发的小鼠咳嗽有明显抑制作用,可增加呼吸道分泌功能,有显著祛痰作用,对乙酰胆碱和组胺等量混合液所致豚鼠喘息性抽搐具有保护作用,且具有剂量依赖性。

14177　止嗽青果丸(《全国中药成药处方集》济南方)

【组成】冬花(蜜制)一斤　白果仁二斤八两　川贝六两　清半夏一斤　甘草六两　兜铃四两　生石膏六两　杏仁(去皮尖,炒)三两　百合八两　黄芩一斤　麻黄(蜜制)二斤　桑皮(蜜制)一斤　西青果十两

【用法】上为细粉,炼蜜为丸,重一钱五分,蜡皮封固。每服一丸至二丸,早、晚白开水送下。

【主治】咳嗽痰喘,肺热。

14178　止嗽定喘丸(《全国中药成药处方集》沈阳方)

【组成】生芍一两　甘草八钱　橘红二两　清夏　生石膏　白前　麻黄各一两　干姜五钱　前胡二两　炒杏仁　五味子　海浮石各一两　桂枝八钱　紫菀一两　生牡蛎二两

【用法】上为细末,炼蜜为丸,二钱重。每服一丸,白开水送下。

【功用】止嗽定喘。

【主治】风寒咳嗽,胸满胁痛,恶寒发热,痰咳不爽,痰饮涎稀,气促喘闷,夜不能卧,喉如水鸡声,逢冷犯嗽,经年不愈。

【宜忌】忌食辣、腥、生冷。

14179　止嗽保金丹(《全国中药成药处方集》大同方)

【组成】白术　党参各四两　云苓二两　厚朴四两　冬花　甘草各二两　川贝一两　陈皮二两　百合八两　杏仁　法夏　槟榔各二两　黄芩三两　五味二两(共轧细面)　寸冬　天冬各二两　麻黄　紫菀　米壳各二两　知母　桑皮各三两

【用法】以寸冬等七味熬汁,拌入前药面,晒干共轧细末,水泛小丸,滑石为衣。每服三钱,开水送下。

【主治】肺虚久嗽,老年咳嗽。

14180　止嗽清宣丹(《全国中药成药处方集》沈阳方)

【组成】款冬花七钱　甜杏仁五十粒　蜜桑皮　紫苏子　广橘皮各七钱　五味子三钱　麻黄五钱　甘草三钱　真羚羊角二钱　白果仁七钱

【用法】上为极细末,炼蜜为丸,七分重。每服一丸,三四岁酌服半丸,白开水送下。

【功用】止咳定喘退热。

【主治】小儿感冒,乍寒乍热,痰壅喘促,咳嗽不安,吐

乳身热,咽喉音哑。

【宜忌】忌生冷、油腻。

14181 止嗽琼珠膏

《济阳纲目》卷二十八。为《遵生八笺》卷十八"琼珠膏"之异名。见该条。

14182 止漏绝神丹(《万氏女科》末卷)

【组成】白术五钱 熟地一两 三七根末三钱

【用法】水煎服。

【功用】《胎产心法》:安胎。

【主治】胎漏。

【方论选录】此方妙在三七根,乃止血神品,故奏效如响。

14183 止血复脉合剂(《中国药典》2010 版)

【组成】阿胶 附片(黑顺片) 川芎 大黄

【用法】上制成液剂。口服,一次 20~40 毫升,一日 3~4 次。治疗失血性休克,开始 2 小时内服 180 毫升,此后渐减至常用剂量。

【功用】止血祛瘀,滋阴复脉。

【主治】上消化道出血量多,症见烦躁或神志淡漠、肢冷、汗出、脉弱无力。可作为失血性休克的辅助治疗药物。

14184 止泻痢四物汤(《鲁府禁方》卷三)

【组成】当归(酒洗)六分 川芎五分 苍术(米泔浸,炒) 白术(去芦)各一钱 木香 丁香 干姜 官桂各五分 香附子 厚朴(姜炒) 车前子 诃子肉 肉豆蔻(火煨,去油)各一钱

【用法】上锉。加生姜三片,水煎服。

【主治】肠腹虚滑,或泻或痢不停,虚寒久者。

【加减】治痢,干姜用炮者;里急后重,加槟榔、木香。

14185 止喘灵注射液(《中国药典》2010 版)

【组成】麻黄 洋金花 苦杏仁 连翘

【用法】上制成液剂。肌注,一次 2 毫升,一日 2~3 次。

【功用】宣肺平喘,祛痰止咳。

【主治】痰浊阻肺,肺火宣降所致的哮喘、咳嗽、胸闷、痰多;支气管哮喘、喘息性支气管炎见上述证候者。

【宜忌】青光眼患者禁用;严重高血压、冠心病、前列腺肥大、尿潴留患者在医生指导下使用。

14186 止痛化癥胶囊(《中国药典》2010 版)

【组成】党参 75 克 炙黄芪 150 克 炒白术 45 克 丹参 150 克 当归 75 克 鸡血藤 150 克 三棱 45 克 莪术 45 克 芡实 75 克 山药 75 克 延胡索 75 克 川楝子 45 克 鱼腥草 150 克 北败酱 150 克 蜈蚣 1.8 克 全蝎 75 克 土鳖虫 75 克 炮姜 22.5 克 肉桂 15 克

【用法】上制成胶囊剂,每粒装 0.3 克。口服,一次 4~6 粒,一日 2~3 次。

【功用】益气活血,散结止痛。

【主治】气虚血瘀所致的月经不调、痛经、癥瘕,症见行经后错、经量少、有血块、经行小腹疼痛、腹有癥块;慢性盆腔炎见上述证候者。

【宜忌】孕妇忌用。

14187 止血定痛生肌散

《寿世保元》卷九。为《直指附遗》卷三"秘传止痛止血定痛

生肌散"之异名。见该条。

14188 止痛排脓生肌神秘方(《圣惠》卷六十三)

【组成】生地黄汁五合 防风三分(去芦头) 羊肾脂二两 麻油五合(两) 乳香一两 黄蜡二两 乱发半两 当归半两 甘草三分 白蔹半两

【用法】上锉细,以醋拌湿,先以油煎乱发消尽,下地黄汁,煎如鱼目沸,候地黄汁尽,绵滤去滓,却于火上下蜡香脂,熟搅匀,煎令稠,于瓷盒内盛。以故帛涂,看疮大小贴,一日二次。

【主治】一切痈疽发背,已溃后日夜疼痛不可忍,脓不能出。

【备考】本方方名,《膏药方集》引作"生肌膏"。

少

14189 少阳丸(《普济方》卷二一八)

【组成】苍术四两(泔水浸) 人参二两 杜仲(香油炒) 破故纸(芝麻炒)各四两 山药三两 白茯苓 白芍药 胡桃仁各四两

【用法】上为末,酒为丸,如梧桐子大。每服五十丸,温酒送下。

【功用】补虚益损。

14190 少阳丸(《遵生八笺》卷十八)

【组成】童子血余灰(即发烧灰) 新鹿角灰 败龟板灰各二两 蝉蜕(酒洗浸)一两 乳香 没药各五钱

【用法】上为细末,黄蜡二两五钱、白蜡五钱,二味溶匀和为丸,如豆大。每服三十丸,酒送下。

【主治】痔漏。

14191 少阳丹(《圣济总录》卷一八七)

【组成】苍术四两(去黑皮,锉成块子,用浆水浸一宿,取出,用井水洗七遍,焙干,炒) 茴香子三两(炒) 附子二两(去皮脐,浆水浸一复时,取出,别用浆水沙锅子内煮,切成片子,焙干) 丹砂半两(研细为衣)

【用法】上药除丹砂外,捣罗为末,酒煮面糊为丸,如梧桐子大,以丹砂为衣。每服二十丸,空心、夜卧,温酒或盐汤送下。

【功用】补虚驻颜,进饮食。

【主治】一切冷气。

14192 少阳丹(《扁鹊心书·神方》)

【组成】消石 硫黄 五灵脂(醋炒) 青皮 陈皮 麻黄各二两

【用法】上为末。先以消石炒成珠,和诸末,米糊为丸,如绿豆大。每服五十丸,白汤送下,再以热汤催汗。

【主治】两感伤寒,瘟疫瘴气。

14193 少阳丹(《扶寿精方》)

【组成】苍术(乃天之精也。米泔浸半日,先刮去皮,晒干,捣罗细末)一斤 地骨皮(乃地之精也。温水洗,捶打遍,去心,晒干,捣罗细末)一斤 桑椹(乃人之精也。用黑熟者)二十斤(入瓷盆内揉烂,绢袋内榨汁,去滓)

【用法】将前二末投在汁内,调匀,放大瓷盆内晒干,从朝至暮四十九日,采日之精;夜有月明时,高置净露台上,采月之华,亦须四十九度。复捣为末,炼蜜为丸,如小赤豆大。每服十丸,无灰酒送下,一日三次。

【功用】❶《扶寿精方》:服至一年,发白返黑;三年面有童颜,寿年无算。❷《济阳纲目》:健脾去湿,息火消痰,久服身轻。

14194 少阳汤《医林纂要》卷十)

【组成】金银花二两 当归一两 川芎三钱 龙胆草三钱 夏枯草三钱(行肝胆经,除内热,散结气) 栀子(炒)一钱(去三焦热) 白芷一钱(阳明经脉亦与少阳经脉交络,且诸药性不上行,则用此使上行头面而去风热) 薄荷一钱(行厥阴少阳,上行清头目风热)

【主治】鬓疽,由胆及三焦之热毒上行者。

【方论选录】方中金银花、当归、川芎、龙胆草、夏枯草行肝胆经,除内热,散结气;栀子去三焦热;白芷载药上行头面而去风热,薄荷行厥阴、少阳,上行清头目风热。

14195 少阴甘桔汤《外科正宗》卷二)

【组成】桔梗二钱 甘草一钱 陈皮 川芎 黄芩 柴胡 玄参各六分 羌活 升麻各四分

【用法】水二钟,加葱白一根,煎八分,不拘时服。

【主治】❶《外科正宗》:少阴咽痛,头眩,脉沉细而身犹热者。❷《喉证指南》:慢喉风,午后作痛、作渴。

14196 少林夺命丹《急救应验良方》)

【组成】当归 草乌 明没药(去油) 滴乳香(去油) 血竭 半两钱(醋淬数十次) 自然铜(醋淬七次)各等分

【用法】上为细末。每用二三分,黄酒送下。伤重极者,两三服即愈。

【主治】跌扑重伤,不能言语,大小便俱闭,鼻有一丝气者。

【宜忌】百日内忌荤菜。出血过多,神气虚极者不可服。

14197 少林截血丹

《理瀹》。为《仙传外科集验方》"洪宝丹"之异名。见该条。

14198 少乳煮酒方《墨宝斋集验方》卷上)

【组成】当归一两 生地一两 熟地一两 牡蛎一两 木通一两 川芎五钱 白芍五钱

【用法】用好头生酒十五斤,以药置坛中,煮官香一炷为度,置地五七日,退火性方服。

【主治】少乳。

14199 少腹化瘀汤《新急腹症学》)

【组成】红藤一两 牛膝八钱 桃仁 红花 当归各五钱 元胡 赤芍各三钱 炮姜二钱 柴胡一钱 桂枝二钱 香附三钱 川楝子 小茴香各二钱

【用法】水煎服。每日一剂。

【功用】活血化瘀。

【主治】急性阑尾炎瘀血期,此期属各型阑尾炎后期,或形成包块者。

14200 少腹逐瘀丸

《中国药典》2010版。即《医林改错》卷下"少腹逐瘀汤"改为丸剂。见该条。

14201 少腹逐瘀汤《医林改错》卷下)

【组成】小茴香七粒(炒) 干姜二分(炒) 元胡一钱 没药二钱(研) 当归三钱 川芎二钱 官桂一钱 赤芍二钱 蒲黄三钱(生) 灵脂二钱(炒)

【用法】水煎服。

【功用】❶《医林改错》:去瘀,种子,安胎。❷《方剂学》:活血祛瘀,温经止痛。

【主治】❶《医林改错》:少腹积块疼痛,或有积块不疼痛,或疼痛而无积块,或少腹胀满,或经血见时先腰酸少腹胀,或经血一月见三五次,接连不断,断而又来,其色或紫或黑,或块或崩漏,兼少腹疼痛,或粉红兼白带。或孕妇体壮气足,饮食不减,并无伤损,三个月前后,无故小产,常有连伤数胎者。❷《医林改错评注》:对妇科多种疾患,如冲任虚寒、瘀血内阻的痛经,以及慢性盆腔炎、肿瘤等,均有较好的疗效。

【方论选录】《医林改错评注》:本方取《金匮》温经汤之意,合失笑散化裁而成少腹逐瘀汤。方中小茴香、干姜、官桂温经散寒,通达下焦;元胡、没药利气祛瘀,消胀定痛;蒲黄、灵脂活血祛瘀,散结止痛,其中蒲黄生用,重在活血祛瘀,灵脂炒用,重在止痛而不损胃气;当归、川芎乃阴中之阳药,血中之气药,配合赤芍以活血行气,散滞调经。全方能温经散寒、活血祛瘀、消肿止痛。

【临床报道】❶ 不孕症:《医林改错》:道光癸未年,直隶布政司素纳公,年六十,因无子甚忧,商之于余。余曰:此易事耳。至六月,令其如君(妾)服此方,每月五付。至九月怀孕,至次年甲申六月二十二日生少君,今七岁矣。《中医研究》[2007,(10):50]用此加减治疗输卵管炎性阻塞性不孕症100例,结果治愈68例,好转27例,无效5例,总有效率95%。❷ 痛经:《浙江中医杂志》[1964,(11):267]用此方治疗54例痛经,症见经来小腹疼痛,腰酸痛,其痛可有胀痛、坠痛,痛时喜按、拒按等不同,或兼见月经不调,白带多,因痛而致恶心呕吐,不能食等,属于气滞血瘀者,服本方加减1~8剂后,46例痊愈,4例显效,3例暂效,1例无效。❸恶露不绝:《福建中医药》[1984,(2):44]王某某,女,农民。自诉产后已二个月,恶露不绝,中西药治疗均无效。患者面容愁苦,面色㿠白,气短,恶露淋漓不断,出血量少,微有血块,小腹疼痛及下坠感,伴腰酸痛,舌质淡红,舌边有瘀点,苔薄白,脉沉涩。此为瘀血阻滞胞宫,滞留不化。治宜活血化瘀。当归6克,赤芍药6克,川芎6克,没药9克,五灵脂6克(炒),延胡索6克(醋炒),生蒲黄15克,肉桂粉1.5克(冲),小茴香1.5克,炮干姜1.5克,黄芪20克,槐花15克(炒黑)。共服三剂,血止,症状消失。以归脾汤二剂调理善后。❹ 卵巢囊肿:《新疆中医药》[2000,(2):15]:用此方加减治疗卵巢囊肿102例,结果治愈74例,显效15例,有效11例,无效2例。❺ 盆腔炎:《实用中医药杂志》[2008,(7):430]少腹逐瘀汤治疗盆腔炎56例,结果服药3~15剂后,显效32例,有效19例。❻ 先兆流产:《吉林中医药》[2003,(4):19]少腹逐瘀汤治疗先兆流产68例,结果有效62例,无效6例。

【备考】本方改为丸剂,名"少腹逐瘀丸"(见《中国药典》)。

14202 少腹逐瘀散《医学探骊集》卷六)

【组成】锦纹大黄一两(生) 干漆二钱(炙) 山甲一钱(炙) 蜈蚣二条(炙) 海菊花(此味若一月不见用一分,二月不见用二分,以此类推。此方无此味亦可逐瘀)

【用法】上为细末,匀二剂,滚水调服一剂,隔一日再服一剂。若艰于服面药者,用稀糊为丸,仍匀二次,滚白水送下。

【主治】天癸断绝,少腹痛而有块,脉象六至有余者。

【备考】此药惟海菊花,其性最猛,专于破血,非如前所云脉象形症,不可妄投。

14203 少阳感冒颗粒《中国药典》2010版)

【组成】柴胡138克　黄芩206克　人参69克　甘草138克　半夏206克　干姜138克　大枣138克　青蒿206克

【用法】上制成颗粒剂,每袋装8克。口服,一次1袋,一日2次。

【功用】解表散热,和解少阳。

【主治】外感病邪犯少阳证,症见寒热往来、胸胁苦满、食欲不振、心烦喜呕、口苦咽干。

14204 少林风湿跌打膏《中国药典》2010版)

【组成】生川乌16克　生草乌16克　乌药16克　白及16克　白芷16克　白蔹16克　土鳖虫16克　木瓜16克　三棱16克　莪术16克　当归16克　赤芍16克　肉桂16克　大黄32克　连翘32克　血竭10克　乳香(炒)6克　没药(炒)6克　三七6克　儿茶6克　薄荷脑8克　水杨酸甲酯8克　冰片8克

【用法】上制成膏剂。外用,贴患处。

【功用】散瘀活血,舒筋止痛,祛风散寒。

【主治】跌打损伤、风湿痹病,症见伤处瘀肿疼痛、腰肢酸麻。

【宜忌】孕妇慎用或遵医嘱。

中

14205 中丹《元和纪用经》)

【组成】黄耆(白水者,半禀阴也;陇西者,半禀阳也)　白芍药　当归各四两　黑附子(炮,去皮脐,大者佳)　黄芩各一两(与黑附子同末,生姜汁和)　蜀椒(去子)一两(出汗)　白茯苓　人参　桂(去皮,辛者)各二两

【用法】上为末,粟米粥为丸,如梧桐子大。每服二三十粒,酒送下,食前服。

【功用】长肌肉,泽容色,实髓壮筋,不染邪疫,身轻目明耐老。

【主治】百损久虚,体劣羸瘦不堪,荣卫不足,善惊昏愦,上焦客热,胃膈冷痰引饮,过食则心腹痞满,脾胃气衰不能消谷,血妄时崩,四肢沉困。

【备考】本方为原书"耘苗丹"之第二方。

14206 中丹《扁鹊心书·神方》)

【组成】雄黄十两　赤石脂一两

【用法】上为粗末,入阳城罐,先用蜜拌,安砂在底,次以瞿麦末、草乌末、菠棱末各五钱,以鸡子清五钱拌匀,盖在砂上,以罐盖盖住,铁丝扎好,盐泥封固,阴干,掘地作坑,下埋五分,上露五分,烈火煅一日夜,寒炉取出,研极细,醋糊为丸,如芡实大。大人服十丸,小儿三五丸,空心热酒或米饮送下。

【功用】补肾气,壮筋骨,延年不老。

【主治】脾疟,黄黑疸,脾泄久痢,虚肿水肿,女人血崩白带,骨蒸劳热,小儿急慢惊风,及暴注肠滑,洞泄,中风,诸

般疮毒。

14207 中丹《杨氏家藏方》卷十四)

【组成】砒四两(好盆唇砒,分作十块,先以出山铅八两,甘锅子内熔成汁,用铁钳逐块钳砒插入铅汁中,候化尽,以铁杖搅极匀,取出锅子,放冷,打破,自然分开,去铅不用,砒如琥珀色)　辰砂四两

【用法】上为末,入砂盒子固济,灰池中顶火四面,养七日七夜,候冷,开盒取药,再研匀,气袋活火铍成汁,直候砒烟去尽,候冷取药,细研,稀糯米粥为丸,如鸡头子大。每服一丸,空心温酒,盐汤任下。临服时将一丸入大火烧红,放冷服。凡老人体中不佳,饮食不进,服数粒便觉气壮食美,百病皆愈。

【功用】补虚损,滋荣卫。

【主治】中风瘫缓,元气不足,一切危弱之疾。

14208 中九丸《外科十三方考》)

【组成】锅烈一钱　金丹一钱　银翠三钱

【用法】上为细末,用面糊趁热合药为丸,如凤仙子大,备用。每服一分,病重者可由二分加至三分,用温酒或温开水送服,服至毒消尽时为止。小儿量减。服丸之后间有发现头晕者,不必畏惧,过一时即消失矣。

【主治】阴疽恶毒,及阴阳夹杂症偏于阴者。

【宜忌】忌食萝卜;疔疮忌服。

【加减】如阴症,可加石青一钱;畏寒者,可加百草霜五钱。

14209 中九丸《外科十三方考》)

【组成】锅烈六钱　金丹三钱　石青四钱　银翠四钱　蟾酥二钱　熊胆三钱　珍珠二钱　麝香一钱

【用法】以枣泥为丸,如小黑豆大,朱砂为衣。每服二三丸,用龙眼肉包好,白糖开水送服,每日二次。病重者,可服三四丸。

【功用】清血解毒,性热而猛,窜经走络,逐毒下趋。

【主治】阴疽恶毒,及阴阳夹杂症偏于阴者。凡漫肿无头,昼轻夜重,皮色不变,顽麻木硬等症,未成者能消,已成者速溃。

【加减】血燥之人可加牛黄。

14210 中久丸《外科十三方考》)

【组成】麝香一分　乳香一钱(制)　没药一钱(制)　轻粉　乌金石　雄黄　狗宝各一钱　蟾酥二钱　粉霜　黄蜡各三钱　硇砂五钱　鲤鱼胆一个　狗胆一个　金头蜈蚣七条(全者,酥黄色)　头胎男乳一两

【用法】先将黄蜡、乳汁二味熬成膏子,其余十三味则共研细末,然后同黄蜡、乳汁膏调和为丸,如绿豆大(小儿服者如菜子大)。每服一丸,重者三丸,用白丁香七粒(小儿减半),研末,调冷开水送下,盖被出汗为度。如头上无疮肿者,一二服即效。

【主治】恶疮,身未烂者,及发背、脑疽、痈肿、遍身附骨肿痛。初发时大渴发热,四肢沉重,不论阴阳,俱可服之。

14211 中分散《圣济总录》卷一六九)

【组成】螳螂一个(中分)　蜥蜴一个(中分)　赤足蜈蚣一条(中分)

【用法】上三味,各随左右一边,同为细末。右治女子,左治男子。有患急惊抽搐者,每用一刬耳,吹入鼻内。搐左

即左定,搖右即右定。

【功用】定搐。

【主治】小儿急惊。

14212　中正丸《石室秘录》卷二）

【组成】紫河车一具　鹿角胶二两　龟胶三两　玄参三两　熟地八两　山茱萸四两　地骨皮五两　人参二两　白术五两　白芍五两　炒枣仁三两　枸杞子三两　麦冬三两　人乳二碗（浸熟地晒干）　砂仁五钱

【用法】上药各为末,制之成丸。每日半夜白滚水送下五钱。此方不热不寒,可以长服。

【主治】劳瘵,虚劳,病入膏肓骨髓者。

【宜忌】宜断绝色欲,口淡滋味,心戒贪嗔。

【备考】晚服此丸方,宜朝服如下汤方:熟地九钱,山茱萸四钱,山药三钱,丹皮二钱,泽泻二钱,茯苓三钱,北五味一钱,麦冬二钱,芡实五钱。水煎服。服以上汤、丸,非数百剂不能奏效。

14213　中正汤《圣济总录》卷四十二）

【异名】酸枣散（《普济方》卷三十四）。

【组成】茯神（去木）　酸枣仁（微炒）　黄耆（锉）　羌活（去芦头）各一两　熟干地黄（切,焙）　甘菊花　柏子仁　防风（去叉）各三分　人参　白芍药　当归（切,焙）　甘草（炙,锉）各半两

【用法】上为粗末。每服三钱匕,水一盏,煎至七分,去滓温服,不拘时候。

【主治】胆气不足,常多恐惧,头眩痿厥,四肢不利,僵仆目黄。

【宜忌】《普济方》:忌生冷、猪、鱼。

14214　中白散

《青囊秘传》。即《外科正宗》卷四"人中白散"。见该条。

14215　中白散《喉科家训》卷一）

【组成】人中白一钱　粉儿茶一钱　净青黛一钱　薄荷末五分　元明粉五分　轻马勃五分　酸梅片二分

【用法】上为细末。

【主治】长幼走马牙疳,并咽喉疼痛,腐烂红赤,舌肿龈臭,牙床溃腐等。

【加减】如病重者,加犀黄一分,珍珠五分,其效更速。

14216　中白散《全国中药成药处方集》（抚顺方）

【组成】人中白　儿茶　黄柏　青黛各一钱　冰片一分　黄连三分　硼砂一钱

【用法】上为细末。洗净手指,蘸搽腐烂处。

【功用】清热止痛,生肌消炎。

【主治】胃火上灼,口糜舌烂,腐败生臭,疼痛流涎。

【宜忌】忌辛辣、酒类。

14217　中行丸《杨氏家藏方》卷四

【组成】白芍药五两　甘草三两（炙）　犀角屑三两　威灵仙（去土）一两

【用法】上为细末,炼蜜为丸,如梧桐子大。每服五十丸,温熟水送下,不拘时候。

【主治】风湿毒气,客伏经络,流注作痛。

【宜忌】忌茶。

14218　中和丸《鸡峰》卷二十）

【组成】良姜四两　乌梅肉一两　茴香一两半　干姜　神曲　小麦蘖各半两　白茯苓　甘草　苍术各一两

【用法】上为细末,炼蜜为丸,如弹子大。每服一丸,以米汤嚼下,不拘时候。

【主治】脾胃不和,寒气积聚,饮食减少,肢体倦怠。

14219　中和丸《丹溪心法》卷二）

【组成】苍术　黄芩　半夏　香附等分

【用法】上为末,粥为丸,如梧桐子大。每服五七十丸,姜汤送下。

【主治】湿痰气热。

【方论选录】《医学六要·治法汇》:湿热郁而成痰,法当去湿热散壅郁,是以用苍术燥湿,黄芩清热,香附开郁,半夏豁痰。

14220　中和丸《奇方类编》卷上）

【组成】厚朴（姜汁炒）一两　白术（土炒）一两二钱　半夏（姜炒）一两　陈皮八钱　槟榔四钱五分　炙甘草二钱五分　木香二钱五分　枳实（炒）三钱五分

【用法】姜汁浸蒸饼为丸,如梧桐子大。每服七十丸,食远白汤送下。

【功用】理气消痰除湿。

【主治】久病恢恢,不能饮食,大便或秘或溏,由胃虚所致者。

14221　中和汤《鸡峰》卷二十）

【组成】白术四两　黄橘皮　厚朴　人参　甘草　茯苓各二两半

【用法】上为细末。每服二钱,水一盏,加生姜三片,煎至七分,去滓,食前温服。

【功用】调适阴阳,通流荣卫,养脾健胃快饮食。

【主治】胁肋胀满,呕逆恶心。

14222　中和汤《扁鹊心书·神方》）

【组成】苍术一斤（米泔浸）　川乌（炮）　厚朴（姜制）　陈皮　甘草各四两　草果二两

【用法】上为末。每用四钱,生姜七片,水煎,和滓服。

【主治】伤寒温疫,头目昏痛,发热,鼻流清涕。服此不至传染。

14223　中和汤《普济方》卷一三六引《杨氏家藏方》）

【组成】苍术　干葛　桔梗　碎桂　白芷各二两　麻黄　茱萸　厚朴　陈皮各一两　甘草半两

【用法】上为细末,酒、汤任意调下;或为粗末,加生姜、葱头,水煎亦可。

【主治】四时伤寒,初得病,恶寒发热,头目昏痛,肢节酸疼,未分阴阳表里。

14224　中和汤《普济方》卷二五四引《卫生家宝方》）

【组成】香附子不拘多少

【用法】上为末。每服二钱,白汤调服;心痛,醋汤调服。

【主治】忽感恶气,昏闷晕倒,逆冷气绝。卒中、惊气,四肢厥冷。

14225　中和汤《简易方》引叶氏方《见《医方类聚》卷一○○）

【组成】麻黄（去节）　杏仁（去皮尖,炒）　紫苏子（炒）　桑白皮（炒）　赤茯苓（去皮）　柴胡（去芦）　陈皮（去白）各半两　款冬花三分　细辛　甘草（炙）　马兜铃各一分

【用法】上咬咀。每服二钱,水一盏,煎七分,去滓温服。

【主治】肺有风寒,痰壅咳嗽。

14226 **中和汤**（《医方类聚》卷一九八引《吴氏集验方》）

【组成】粟米一升(净淘,焙干为末) 杏仁一百个(去皮尖,研细) 草果十四个(去皮) 甘草三两半(炙) 生姜十六两(和粟米粉、杏仁捻作饼子,焙干后同药研) 白盐四两(炒)

【用法】上为末。沸汤点服。

【功用】开胃。

【主治】泄泻。

14227 **中和汤**（《活幼心书》卷下）

【组成】人参(去芦) 厚朴(去粗皮,锉碎,每一斤用生姜一斤,薄片切烂,杵拌匀,酿一宿,慢火炒干用) 当归(酒洗) 防风(去芦) 白芷 肉桂(去粗皮) 桔梗 川芎 白芍药 沉香 檀香 乳香 藿香叶 紫苏叶 黄耆(蜜水涂,炙) 甘草各半两

【用法】上咬咀,用无灰酒四两重,拌匀晒干,天阴略焙。每服一钱,水一盏,煎七分,温服,不拘时候。

【功用】通和表里,温养脾胃,匀调气血,顺正阴阳,发散风寒,辟除腥秽。善使痘疮易出易收,不致倒靥黑陷,传变危急,并能排脓止痛。常服清神驻颜,明目健脾,真元益固,邪气无干。

【主治】痘疮;遍身痛疖。

14228 **中和汤**（《玉机微义》卷十五）

【组成】菖蒲 牛蒡子 羌活 川芎 防风 漏芦 荆芥 麦门冬 前胡各等分 甘草减半

【用法】上咬咀。每服一两,水煎服。

【主治】❶《玉机微义》:时毒脉弦洪,在半表半里者。❷《奇效良方》:时毒疮肿。

14229 **中和汤**（《赤水玄珠》卷二十八）

【组成】人参 黄耆 厚朴(姜汁炒) 白芷 川芎 当归 粉草 桔梗 白芍(酒炒) 肉桂(去粗皮) 防风 藿香各等分

【主治】痘气寒,鼻流清涕,咳嗽恶风,自汗,身体寒战,疮色惨白。

14230 **中和汤**

《准绳·疡医》卷一。为《外科枢要》卷四"冲和汤"之异名。见该条。

14231 **中和汤**（《外科正宗》卷四）

【组成】人参 黄耆 白术 白芷 川芎 当归 甘草 桔梗 白芍各一钱 肉桂 麦冬 藿香各五分

【用法】水二钟,加生姜三片,大枣二枚煎,临服入酒一杯,食后服。

【主治】骨槽风。外症已经穿溃,流脓臭秽,疼痛不止者。

14232 **中和汤**（《叶氏女科》卷二）

【组成】人参六分 当归身一钱五分 砂仁(炒) 香附(制)各一钱 白芍(酒炒) 茯苓 藿香 陈皮(去白)各八分 炙甘草五分

【用法】水一钟半,煎七分,空心服。

【功用】养血安胎,理气健脾。

【主治】妊娠恶心呕吐,不思饮食。

14233 **中和汤**（《医钞类编》卷十三）

【组成】紫苏 香附 陈皮 甘草 木香

【用法】加生姜、葱,水煎服。

【主治】伤酒,恶心呕逆,吐出宿酒,昏眩头痛。

14234 **中和汤**（《医方简义》卷三）

【组成】神曲 生莱子 淡黄芩(酒炒) 姜半夏 茯苓 山楂 茅山术 川连(酒炒)各一钱五分

【用法】水煎服。

【主治】痢下,不论红白,里急后重,不拘男女小人,皆宜服之。

【加减】时痢身热者,加藿香、薄荷、桔梗各一钱,生姜三片;如白沫,则加广木香八分;如赤痢,加桃仁十粒;赤白相兼者,加桃仁十粒,红曲八分,木香五分;如醉饱受邪者,加葛根一钱,紫金锭二分冲入;如挟怒挟食者,加柴胡、厚朴各一钱。

14235 **中和散**（《圣济总录》卷一六五）

【组成】附子一两(一半生,一半炒) 大黄一两(一半生,一半炒)

【用法】上为散。每服二钱匕,临卧温米饮调下。

【主治】产后大便不通。

14236 **中和散**（《鸡峰》卷五）

【组成】犀角屑 瓜蒌根 川升麻 寒水石 葛根 胡黄连 生干地黄各一两 麦门冬二两 甘草半两

【用法】上为细末。每服一钱,以新汲水调下,不拘时候。

【主治】热病毒气在心,脾燥,口干烦闷。

14237 **中和散**（《卫生总微》卷十）

【组成】人参(去芦) 白茯苓 白术 甘草(锉,炒) 干葛(锉) 白扁豆(炒) 黄耆(切,焙) 藿香(去土)各等分

【用法】上为细末。每服二钱,水一盏,加大枣一个(去核),生姜三片,煎至七分,放温服,不拘时候。

【主治】小儿吐泻定后烦渴者。

14238 **中和散**（《普济方》卷三九五）

【组成】雄黄少许 大黄 五灵脂各等分

【用法】上为末。每服一字,磨刀水调下。

【主治】因乳母气血劳动,或热奶伤胃,致有痰涎,小儿未及周晬,吐泻不止者。

14239 **中和散**（《万氏家抄方》卷六）

【组成】人参 茯苓 白术 当归 川芎各三钱 木香 肉苁蓉 肉桂各二钱五分

【用法】上为细末。每服三五分,好酒调下。

【主治】寒证,脾胃虚弱,痘淡白内陷不起。

14240 **中和散**（《准绳·幼科》卷五）

【组成】厚朴一钱 白术八分 干姜四分 甘草三分

【用法】上锉细,作一服。加生姜一片,水煎稍热服。

【主治】中焦停寒,或夹宿食,痘欲出未出而吐利者。

14241 **中岳汤**（《传信适用方》卷二）

【组成】赤芍药六两 甘草半两(炙)

【用法】上咬咀。每服半两,水二大盏,煎八分一盏,去滓服,不拘时候。

四画
中

144
(总1052)

【主治】湿气,腿脚赤肿疼痛,及胸膈痞满,气不升降,遍身疼痛;并治脚气。

14242 中金丸《博济》卷三）

【组成】苍术不计多少

【用法】以长流水浸七日,逐日一度换,仍以竹刀削去粗皮,切作片,别用无灰酒浸一宿,浸可以于术上仄二指许,候渗酒尽,焙干为末,炼蜜为丸,如梧桐子大。每服二三十丸,早晨茶、酒任下。

【功用】治金化痰,辟邪养正,益津液,润肌肤,大进饮食,延年补气。

【主治】痰饮咳喘。

【宜忌】忌桃、李、雀、鸽。

14243 中金丸

《鸡峰》卷二十。为原书卷十二"中金丹"之异名。见该条。

14244 中金丹《鸡峰》卷十二）

【异名】中金丸(《鸡峰》卷二十)。

【组成】人参三分　白术三两　枣肉四两

【用法】上为细末,枣肉为丸,如梧桐子大。每服三十丸,米饮送下,不拘时候。

【功用】益津暖胃,去痰,消谷嗜食。

【主治】胃气久虚,宿食不消,心下急满,腹胁胀痛,泄泻吐利,恶闻食气;风寒湿痹,风水肿满,风眩头痛,目中冷泪,自汗亡阳;或五劳七伤,筋骨软弱,腰膝疼痛;或温疟寒热,山岚瘴气,经久不愈。

14245 中经丸《医方类聚》卷一二九引《施圆端效方》）

【组成】神曲(炒)　干姜(炮)各一两　麦蘖(炒)二两　吴茱萸半两(汤洗七次,焙干)。

【用法】上为细末,面糊为丸,如梧桐子大。每服三十丸,食前温酒送下,一日三次。

【主治】蛊胀,虚肿满胀,不思饮食。

14246 中宫丸《古方汇精》卷二）

【组成】黄土三十二两　赤苓皮六两　生大黄　槐花各八两　明矾　生甘草各四两

【用法】上为末,水泛为丸,如梧桐子大。每服三钱,用土茯苓二两煎汤送下。

【主治】杨梅丹毒初起及久害者。

14247 中结丸《普济方》卷三九五）

【组成】禹余粮(火煅赤,米醋)半两　巴豆(面裹煨)七粒　朱砂皂子大　定粉(炒)二钱　麝香少许。

【用法】上为末,蒸饼为丸,如绿豆大。每服三五丸,远志汤送下。

【主治】因乳母多食酒肉淹藏毒物,致小儿脾胃冷,吐逆,水食不下,噎奶。

14248 中黄丸《外科大成》卷二）

【组成】缸砂(水浸半月,微煅)一两　条芩(每斤用皂角子仁、侧柏各四两,水煮半日,汁干为度)二两　黄连　槐角子各二两　栀子　黄花地丁各一两　青黛五钱

【用法】上为末,用大柿饼肉为丸,如梧桐子大。每服四五十丸,空心清汤送下。

【主治】翻花痔。

14249 中黄汤《圣济总录》卷一○三）

【组成】犀角(镑屑)一两半　石膏(碎)　甘草(炙)各一两　淡竹叶五十片　生地黄二合　地骨皮二两　生麦门冬(去心)　芦根各一两半

【用法】上咬咀,如麻豆大。每服三钱匕,水一盏半,煎至一盏,去滓食前温服。煎药不得犯铁器。

【主治】脾胃热,眼赤涩疼痛。

14250 中黄散《圣济总录》卷一七八）

【组成】定粉　铅丹(二味银器内同炒令赤)　海螵蛸龙骨各一钱　诃黎勒(炮,去核)二钱

【用法】上为散。每服半钱匕,紫苏木瓜汤调下。量儿大小加减服。

【主治】小儿下痢赤白,乳食减少,腹痛满闷。

14251 中黄膏《普济方》卷三一五）

【组成】草乌　防风　藁本　大黄　白芷　当归　苦参　生地黄　玄参　乳香　没药各半两　木鳖子仁二十五枚　蓖麻子二百枚(去壳)　猪牙皂荚十斤　桐油四两　松香春用十二两,夏用十八两,秋十一两,冬十两。

【用法】上药依法制。男子妇人风湿脚气疼痛,贴患处;受风寒咳嗽,贴背心;风寒腰痛,贴腰上;眼肿,贴太阳;心气疼痛,贴鱼尾;诸气疼痛,打扑伤闪胸疼、疮疖肿毒、杖臀疮,并贴患上。

【主治】男子妇人风湿脚气疼痛,风寒咳嗽,风寒腰痛,眼肿,心气疼痛,打扑伤闪胸痛,疮疖肿毒,杖臀疮。

14252 中虚丹《魏氏家藏方》卷六）

【组成】朱砂六钱(悬胎,酒煮一伏时,如酒干,旋添熟酒煮之,温水浴净)　附子二枚(一两二钱净者,各切作四片,剜作盒子,分入煮了,辰砂在内,用线扎定。剜下附子末不用)　豮猪心二个(各切开,去心中血,将朱砂盒子入在心内,合定,再用灯心铺遍,以麻皮横扎,甑蒸烂熟,去猪心不用)　酸枣仁(去皮,炒)　滴乳香各半两(并别研)

【用法】上将附子(去皮脐)为末,辰砂别研细,四味拌研令和,度药末多少,用干山药末打糊为丸,如梧桐子大。每服二十丸至三十丸,临卧煎人参汤送下。

【主治】心血耗散,心志不宁。

14253 中暑汤《嵩崖尊生》卷十一）

【组成】香薷　扁豆　木瓜　葛根　麦冬　五味　白术　黄耆　人参　甘草　陈皮　茯苓　乌梅

【功效】温散健脾。

【主治】中暑阴症,阳气为寒阴所遏,不得发越,面垢自汗,烦渴毛耸,前板齿燥,脉虚或伏或迟,轻者。

14254 中膈丸《圣济总录》卷八十）

【组成】芫花(醋浸,炒黄)　甘遂(炒黄为末)　大戟(煨)各一两　泽泻　青橘皮(汤浸去白,焙)　木香各半两　硇砂(研)　乳香(研)各一钱　巴豆(去皮膜,出油,研)二十一枚

【用法】上为末,炼蜜为丸,如绿豆大。每服三丸至五丸,温酒送下。

【功用】消肿满痞气。

【主治】水蛊腹胀。

14255 中国人丹《北京市中药成方选集》）

【异名】仁丹(《全国中药成药处方集》北京方)、人丹(《中药制剂手册》)。

【组成】甘草八两 草豆蔻一两 木香一两五钱 槟榔一两 茯苓一两 砂仁一两 橘皮一两 肉桂一两 小茴香一两 公丁香五钱 青果一两 薄荷冰九钱 冰片三钱 红花五钱 麝香一分

【用法】上为末,糯米粉四两为糊,制为小丸,朱砂为衣,闪亮。每服二十丸,小儿酌减,温开水送下。

【功用】清热祛暑,镇静止呕。

【主治】夏令受暑,晕车晕船,恶心呕吐。

14256 中品锭子(《万氏家抄方》卷三)

【组成】白矾三两八钱半 乳香 没药各五钱半 朱砂三钱 牛黄七分半 硇砂一钱(半生半熟) 金信一两五钱(以火煅尽黑烟,只用其淡清烟者)

【主治】翻花痔疮及瘰疬。

【备考】本方为原书同卷三品锭子之第二方。《医学入门》本方用法:上为末,面糊和匀,捻作锭子,量疮插入。

14257 中品锭子(《外科发挥》卷五)

【组成】白明矾二两 白砒一两五钱 乳香 没药各三钱 牛黄二钱

【用法】先将砒末入紫泥罐内,次用矾末盖之,以炭火煅令烟尽,取出研极细末,用糯米糊和为梃子,状如线香,阴干,纳疮内三四次,年深者五六次,其根自腐溃。如疮露在外,更用蜜水调搽,干上亦可。

【主治】五漏及翻花瘤,气核。

【备考】本方为原书三品锭子之第二方。

14258 中候黑丸(《肘后方》卷四)

【异名】中军候黑丸(《千金》卷十八)。

【组成】桔梗四分 桂四分 巴豆八分(去心皮) 杏仁五分(去皮) 芫花十二分

【用法】并熬令紫色,先捣三味药为末,又捣巴豆、杏仁如膏,合为丸,如胡豆大。服一丸取剂,至二三丸。儿生十日欲痫,皆与一二丸如粟粒大。诸腹内不便,体中觉患便服。得一两行利,则好也。

【主治】水肿,痰饮,心腹胀满,大小便秘涩。

❶《肘后方》:诸癖结痰饮,小儿欲发痫。❷《千金》:癖饮停结,满闷目暗。❸《普济方》:水从头面至脚肿,头眩痛,身虚热,名曰元水,体肿,大小便涩。

【宜忌】《普济方》:忌猪肉、芦笋、生葱等。

【方论选录】《千金方衍义》:取杏仁熬黑,以涤胸中宿垢,与巴豆破积不殊;并取芫花利水,桂心散血,桔梗上通肺金,下走大肠。所以水肿先从头面至足,头眩身热,亦取用之。《本经》治腹满肠鸣幽幽,岂非下走大肠之一验乎!

【备考】本方方名,《普济方》引作"中候姜黑丸"。

14259 中庸饮子(《幼幼新书》卷三十二引《惠眼观证》)

【组成】海金砂 续随子各一分 姜 中庸各一两 蜜二两

【用法】上为末,罨一宿,五更时绢帛滤汁,食前暖吃。下黄水,匀气药补后,樟柳根煮粥吃。

【主治】水气肿满,黄疸。

【备考】《杂病广要》:中庸,樟柳根是也。

14260 中山还童酒(《回春》卷五)

【组成】马蔺花一升(土埋三日,取出) 马蔺根(洗,切片)一升

【用法】用黄米二斗,水煮成糜,陈曲二块为末,酒酵子二碗,并前马蔺子共和一处,做酒待熟。另用马蔺子并根一升,用水煮十沸,入酒内三日,每日搅匀,去根,随量饮醉。其酒之色如漆之黑。酒饮尽,其须发尽黑。

【功用】乌须黑发。

14261 中风回春丸(《中国药典》2010版)

【组成】酒当归30克 酒川芎30克 红花10克 桃仁30克 丹参100克 鸡血藤100克 忍冬藤100克 络石藤60克 地龙(炒)90克 土鳖虫(炒)30克 伸筋草60克 川牛膝100克 蜈蚣5克 炒苍耳子30克 全蝎10克 威灵仙(酒制)30克 炒僵蚕30克 木瓜50克 金钱白花蛇6克

【用法】上制成丸剂。用温开水送服,一次1.2～1.8克,一日3次。

【功用】活血化瘀,舒筋通络。

【主治】痰瘀阻络所致的中风,症见半身不遂、肢体麻木、言语謇涩、口舌歪斜。

【宜忌】脑出血急性期患者忌服。

【备考】本方改为片剂,名"中风回春片"(见原书)。

14262 中风回春片

《中国药典》2010版。即原书"中风回春丸"改为片剂。见该条。

14263 中华跌打丸(《中国药典》2010版)

【组成】牛白藤76.8克 假蒟76.8克 地耳草76.8克 牛尾菜76.8克 鹅不食草76.8克 牛膝76.8克 乌药76.8克 红杜仲76.8克 鬼画符76.8克 山橘叶76.8克 羊耳菊76.8克 刘寄奴76.8克 过岗龙76.8克 山香76.8克 穿破石76.8克 毛两面针76.8克 鸡血藤76.8克 丢了棒76.8克 岗梅76.8克 木鳖子76.8克 丁茄根76.8克 苍术76.8克 急性子76.8克 建栀76.8克 制川乌38.4克 丁香38.4克 香附153.6克 黑老虎根153.6克 桂枝15.36克 樟脑3.84克

【用法】上制成丸剂。口服,一次3～6克,一日2次。

【功用】消肿止痛,舒筋活络,止血生肌,活血祛瘀。

【主治】挫伤筋骨,新旧瘀痛,创伤出血,风湿瘀痛。

【宜忌】孕妇忌服;皮肤破伤出血者不可外敷。

14264 中军候黑丸

《千金》卷十八,为《肘后方》卷四"中候黑丸"之异名。见该条。

14265 中和补心丹(《嵩崖尊生》卷八)

【组成】麦冬二两五钱 远志 菖蒲 香附各二两 天冬 花粉 白术 贝母 熟地 茯神各一两五钱 人参 当归各一两 牛膝 黄耆各二两 木通八钱

【用法】枣肉为丸。龙眼汤送下。

【主治】悸有痰热,甚者兼咽干烦热者。

14266 中和灵宝饮(《赤水玄珠》卷十八)

【组成】羌活 防风 川芎 生地 细辛 黄芩 柴胡 甘草 干葛 白芷 石膏

【用法】水二钟,加煨生姜三片,大枣二枚槌破,入黑豆一撮煎之,温服。取微汗为愈。

【主治】两感伤寒,头痛恶寒发热,口燥舌干。

14267 中和种子丸(《医学正印》卷上)

【组成】菟丝子(拣净水淘,春去粗皮,用无灰酒煮烂,以丝出为度,捣如泥,为薄饼,晒干,磨为末)四两 白茯苓三两 山茱萸(酒拌蒸,取净肉)四两 怀熟地(取大生地五两,酒洗净,用砂仁末三钱,好酒半斤,拌浸一宿,置瓷器,坐砂锅内,隔汤炖黑烂为度,另捣) 怀山药三两 枸杞子(甘州者佳)四两 远志(甘草汤泡,捶去骨取肉,再用甘草汤煮,晒干)二两 车前子(净,用泔浸蒸,晒干)二两 覆盆子(去蒂,酒蒸,晒干)四两 麦门冬三两(去心) 五味子二两(辽东与北来者佳) 鱼鳔胶四两(用牡蛎粉炒成珠,去牡蛎) 嫩鹿茸四两(酥油慢火炙透) 当归身(酒洗,晒干)三两 柏子仁(去壳,取白净肉)三两(另捣) 人参三两 川牛膝(盐酒炒)三两 沙苑蒺藜四两(微焙为末,入药,另取二两煮膏,同炼蜜为丸) 川杜仲(盐酒炒)三两

【用法】上药除别捣者外,磨为极细末,隔汤炼真川蜜为丸。空心,淡盐汤送下三钱,临卧灯心汤送下二钱。

【主治】元禀虚弱,或因色欲过度,以致气血两亏,心肾不交,百病内蚀,不能成育者。

【加减】阴虚火盛,加盐、酒、蜜三制炒黄柏、知母各三两;虚寒无火甚,加童便制熟附子、肉桂各一两,或去附、桂,加肉苁蓉(去鳞膜)、巴戟肉、补骨脂(盐酒炒)各三两;肥人有痰,加广橘红三两,减熟地二两;瘦人上焦有火,加姜汁炒黄连二两;梦遗滑精,加蜜炙黄柏四两,砂仁末二两,酸枣仁(炒香)三两。

14268 中和理阴汤《不居集》上集卷十)

【组成】人参一钱 燕窝五钱 山药 扁豆各一钱 莲肉二钱 老米三钱

【主治】中气虚弱,脾胃大亏,饮食短少,痰嗽失血,泄泻腹胀,不任耆、术、归、地者。

【加减】凡肺有火者,以沙参易人参,或二者并用;阴虚火泛者,加海参三五钱;痰多者,加橘红、半夏曲五七分;泄泻者,加脐带;嗽不止者,加枇杷叶、款冬花各八分;失血者,加丹参、荷叶各一钱;热盛者,加丹皮、地骨皮;汗多者,加桑叶、荷叶各一钱。

【方论选录】宏格曰:万物皆生于土,脾胃者,后天之根本,人之所赖以生者也。脾胃一亏,则气血不行,而生机渐微矣。古方救脾胃,多用耆术归地甘温益胃之剂,然以补胃阳则有余,若以补脾阴则不足,盖虚劳而至于脾胃亏弱,虽有参、耆、桂、附、归、地等药,亦难为力矣。于是以人参大补五脏之阳而不燥;以燕窝大补脾胃之阴而不滋;佐以山药、扁豆健脾;加以莲肉、老米养胃,以致中土安和,万物并育而不相害也。

14269 中候姜黑丸

《普济方》卷一七五。即《肘后方》卷四"中候黑丸"。见该条。

14270 中消黄耆汤《古今医彻》卷二)

【组成】黄耆二钱 人参二钱 石膏二钱(煨熟) 炙甘草三分 知母一钱 粳米一撮

【用法】加竹叶五片,水煎服。

【主治】中消。

14271 中满分消丸《兰室秘藏》卷上)

【组成】白术 人参 炙甘草 猪苓(去黑皮) 姜黄各一钱 白茯苓(去皮) 干生姜 砂仁各二钱 泽泻 橘皮各三钱 知母(炒)四钱 黄芩(去腐,炒,夏用)一两二钱 黄连(净,炒) 半夏(汤洗七次) 枳实(炒)各五钱 厚朴(姜制)一两

【用法】上除茯苓、泽泻、生姜外,共为极细末,入上三味和匀,汤浸蒸饼为丸,如梧桐子大。每服一百丸,焙热,白汤送下,食远服。量病人大小加减。

【功用】《成方制剂》3册:健脾行气,利湿清热。

【主治】中满热胀,鼓胀,气胀,水胀。

【方论选录】❶《医方集解》:此足太阴阳明药也。厚朴、枳实行气而散满;黄连、黄芩泻热而消痞;姜黄、砂仁暖胃而快脾;干姜益阳而燥湿;陈皮理气而和中;半夏行水而消痰;知母治阳明独胜之火,润肾滋阴;猪苓、泽泻泻脾肾妄行之水,升清降浊;少加参、术、苓、草补脾胃,使气运则胀消也。❷《成方便读》:此方之治脾虚湿热为胀,则用六君之补脾,以苓、连之清热,枳、朴之辛苦以行其气,猪、泽之淡渗以利其湿。然湿热即结,即清之、行之、利之,尚不足以解其黏腻之气,故用干姜之辛热燥以散之,姜黄、砂仁之香烈热以动之,而后湿热之邪从兹解化。用知母者,因病起于胃,不特清阳明独胜之热,且恐燥药过多,借此以护胃家之津液也。丸以蒸饼者,助土以使其化耳。

【备考】《成方制剂》3册本方无"干生姜"。

14272 中满分消丸《兰室秘藏》卷下)

【组成】枳实 黄连(去须) 厚朴各五分 干姜 姜黄 猪苓各一钱 橘皮 甘草 白术各一钱五分 砂仁 泽泻 茯苓各三钱 半夏四钱 黄芩一两二钱

【用法】上为细末,汤浸蒸饼为丸,如黍米大。每服三五十丸,温水送下。

【主治】小儿中满。

14273 中满分消丸《张氏医通》卷十三)

【组成】厚朴 半夏 黄连(三味俱姜汁炒) 黄芩 枳实 白术(三味同拌湿、炒焦) 干生姜 茯苓 猪苓 泽泻 人参各五钱 甘草(炙)一钱

【用法】汤浸蒸饼为丸,如梧桐子大。每服一百丸,食后沸汤送下。

【主治】中满热胀。

【加减】脾胃气滞、食积胀满,加陈皮、砂仁各五钱;经脉湿滞,腹皮腿臂痛不可拊者,加片子姜黄一钱;肺热气化不行,溺秘喘渴者,加知母三钱。

14274 中满分消汤《兰室秘藏》卷上)

【组成】川乌 泽泻 黄连 人参 青皮 当归 生姜 麻黄 柴胡 干姜 荜澄茄各二分 益智仁 半夏 茯苓 木香 升麻各三分 黄耆 吴茱萸 厚朴 草豆蔻仁 黄柏各五分

【用法】上锉,如麻豆大,都作一服。水二大盏,煎至一盏,食前热服。

【主治】中满寒胀,寒疝,大小便不通,阴躁,足不收,四肢厥逆,食入反出,下虚中满,腹中寒,心下痞,下焦躁寒沉厥,奔豚不收。

【宜忌】忌房室、酒、湿面、生冷及油腻等物。

【方论选录】《医方集解》:此足阳明太阴药也。川乌、二姜、吴萸、澄茄、益智、草蔻除湿开郁,暖胃温肾,以祛其寒;青皮、厚朴以散其满;升麻、柴胡以升其清;茯苓、泽泻以

泻其浊;人参、黄耆以补其中;陈皮以调其气,当归以和其血;麻黄以泄其汗;半夏以燥其痰;黄连、黄柏以祛湿中之热,又热因寒用也。

14275 中满分消汤(《张氏医通》卷十三)

【组成】半夏一钱 厚朴 黄连 黄柏(上四味俱姜制) 川乌(炮) 干姜(炮) 吴茱萸(净,用开口者,炒) 草豆蔻(炒,研) 木香 人参各五分 茯苓 泽泻各一钱五分 生姜五片

【用法】水煎,稍热食前服。

【主治】中满寒胀。

【加减】身热、脉浮、喘满有表证,加麻黄五分;血虚至夜烦热,加归身、黄耆各五分;阳气下陷,便溺赤涩,加升麻、柴胡各三分;脾胃虚寒,饮食不磨,去黄柏,加益智仁、荜澄茄、青皮各二分。

【宜忌】大忌房劳、生冷、炙煿、酒面、糟醋、盐酱等物。

内

14276 内化丹(《辨证录》卷十三)

【组成】金银花四两 当归二两 车前子五钱 生甘草三钱 茯苓一两 薏仁一两

【用法】水煎服。

【主治】小肠生痈,痛在左腹,其足不屈,按之痛不可忍,为痈生于肠外。

14277 内托散(《圣济总录》卷一三〇)

【组成】甘草(炒) 人参 甘菊花(一半生,一半炒) 玄参各一两

【用法】上为细散。每服二钱匕,煎绿豆汤调下。

【功用】《外科精义》:托里止渴,解热。

【主治】一切疮。

【备考】本方方名,《外科精义》引作"托里玄参散"。

14278 内托散(《本事》卷六)

【异名】护心散(《外科精要》卷上)、粉乳托里散(《直指》卷二十二)、内托香粉散(《普济方》卷二七三)、乳香万全散、托里散、乳香散(《医方类聚》卷一七四)、托里护心散(《奇效良方》卷五十四)、内托护心散(《医学正传》卷六)、护心托里散(《医统》卷八十一)、乳粉托里散(《疮疡经验全书》卷四)。

【组成】绿豆粉一两(细研) 通明乳香一分(漫火于银石器中炒,手指搅使干可撚,急倾出在纸上,用扇扇冷,便研令极细用)

【用法】上为末。凡一切恶疮,难名痈肿,每服二钱至三钱,食后、临卧浓煎甘草汤调下;如打扑及诸般内损,用温酒调下,食后、空心服。些少即内消,大损则败血从大便出矣。

【功用】❶《普济方》:托里止痛,解烦渴,退虚热。❷《景岳全书》:解金石砒硫发疽之毒。

【主治】一切疮毒、恶疮,难名痈肿,打扑及诸般内损。

【宜忌】《外科精义》:若发热炽肿作渴,饮汤而呕者,不宜用。

14279 内托散(《卫济宝书》)

【组成】川乌一两(炮) 茯苓三分 苦杖半两 独活 白芷 甘草(炙)各一两

【用法】上为末。每服二钱,酒调下,一日三次。

【主治】痈疽疼痛。

14280 内托散

《本草纲目》卷二十四引李嗣立外科方。为原书同卷"护心散"之异名。见该条。

14281 内托散

《医说》卷六。为《局方》卷八绍兴续添方"化毒排脓内补十宣散"之异名。见该条。

14282 内托散(《儒门事亲》卷十二)

【组成】大黄 牡蛎各半两 甘草三钱 瓜蒌二个

【用法】上为末。水一大盏,煎三五沸,去滓,露冷服。

【功用】辟风邪。

【主治】❶《儒门事亲》:背疮少愈,或疮口未合,疮痂未敛,风痒时作者。❷《普济方》:诸肿毒恶疮。

14283 内托散

《朱氏集验方》卷十二。为《外科精要》卷上"万金散"之异名。见该条。

14284 内托散

《外科精义》卷下。为《圣济总录》卷一三五"芎劳散"之异名。见该条。

14285 内托散(《得效》卷十二)

【组成】红内消 当归 茹片 甘草节 羌活 黄芩各半两 麝香半钱

【用法】上为末。每服二钱,茄蒂煎汤调成,或生地黄亦可。

【主治】❶《得效》:小儿瘄毒。❷《普济方》:婴孩诸疮肿毒。

14286 内托散(《普济方》卷二七二)

【组成】菟丝子 大力子 破故纸 朴消 川大黄各半两

【用法】上为末。每服七钱,在上,用食前;在下,用食后。应露服之。

【主治】男妇人诸般疮疾。

14287 内托散(《普济方》卷二七五)

【组成】金银花三两 牡蛎三钱 甘草二钱 川山甲三片(炙黄) 朴消半钱

【用法】上为细末。每服五钱,酒一升,煎至半升,温服。

【主治】一切恶疮。

14288 内托散(《普济方》卷二七五)

【组成】御米壳(去叶顶)一两(蜜炒) 甘草一两(炙) 雄黑豆六十四个(炒) 生姜一两(切片)

【用法】上为粗末。每服半两,水二盏,煎至七分,去滓温服。

【主治】一切恶疮。

【加减】如血利,加乳香半钱同煎,空心服。

14289 内托散(《普济方》卷三〇九)

【组成】当归半两 熟地黄(并酒浸) 木鳖子 川芎 草乌 芍药 细辛各一两 自然铜(火煨,醋淬,为末)二钱

【用法】上为末,酒煮为丸,如弹子大。每服三十丸,温酒送下,不拘时候;或为末,木瓜调酒下。

【主治】折伤。

14290　内托散《袖珍》卷三）

【组成】乳香　没药各二钱　甘草半两　御米壳半两（去顶蒂,蜜炙）

【用法】上为粗末。用雌雄黑豆十粒,生姜半两,大枣五枚,水一大盏半,同煎五七沸,随上下服。

【主治】一切恶疮,疼不可忍。

14291　内托散《袖珍》卷三）

【组成】绵黄耆　甘草　金银花　牡蛎（煅,淬二次）各二钱半

【用法】上为末。水一盏,煎七分,入酒一盏,再煎七分,随疮上下,去滓服。

【主治】❶《袖珍》:痈疽疮疖。❷《痘科类编》:麻未出时,发时面先青黑者,及一切恶疮。

14292　内托散《丹溪心法附余》卷十六）

【组成】川芎半两　细辛　白芷梢各二钱半

【用法】上为末。每日作汤服之,病在下,食前服;在上,食后服。看疮大小,讨隔年黄麻根刮去皮,拈成绳子,入孔中,至入不去则止,疮外膏药贴之。

【主治】诸疮,患久成漏。

14293　内托散《摄生众妙方》卷八）

【组成】大黄　牵牛各等分

【用法】上为末。水半碗,将药末入内,煮一沸,空心服之。泄泻自愈。

【主治】肚腹膨胀,大小疮有形迹者。

14294　内托散《疮疡经验全书》卷四）

【组成】桔梗　厚朴　白芷　防风　人参　黄耆　香附　陈皮　川芎　甘草　官桂　当归　赤芍　金银花　或加木香

【用法】水煎服。

【主治】腕疽,毒生于左肋下三指,初起如痞,日渐长大如碗。即时就成水,绕皮周围攻结成脓,形如蛊胀,肚无青筋而脐不凸,只是肿胀。

14295　内托散《疮疡经验全书》卷十三）

【组成】地榆一两　黄耆　粉草　忍冬花　川山甲　白芷各二钱

【用法】用酒二大钟,煎至一钟,空腹服。滓再煎。

【主治】便毒肿痛,将作脓者。

14296　内托散《仙拈集》卷四）

【组成】黄耆　人参　当归　白术　茯苓　银花　生甘草　官桂　瓜蒌仁　白芷各等分

【用法】上为末。每服一两,水煎,入好酒半盏,温服。痈疽未成者可消,已成者即溃。如疮口有黑血水出,此药力之功。

【功用】去腐肉,生新肉。

【主治】痈疽已成,不得内消者。

【加减】痛甚者加乳香、没药,倍当归、川芎。

14297　内托散《霉疮证治》卷下）

【组成】当归　芎藭　芍药　白术　茯苓　黄耆　桂枝　忍冬花各等分　甘草减半

【用法】水煎服。

【主治】悬痈,生于谷道之前,阴器之后,已溃脓者。

14298　内托散

《卫生鸿宝》卷四。为原书同卷"托里散"之异名。见该条。

14299　内托散《医学集成》卷三）

【组成】黄耆　人参　当归　川芎　防风　白芷　肉桂　炙草　糯米

【主治】痘疮空壳无浆。

14300　内托散《不知医必要》卷三）

【组成】黄耆（酒炒）一钱五分　党参（米炒,去芦）一钱　川芎五分　丁香二分　糯米五十粒　炙草五分

【主治】痘虽起发,以手按之水浆即出者。

14301　内托散《喉科种福》卷四）

【组成】生黄耆三钱　白芍药钱半　苏细党四钱　当归钱半　金银花一钱　天花粉一钱　北防风一钱　川芎八分　荆芥穗一钱　生甘草一钱　牛蒡子一钱　陈皮八分　苦桔梗二钱　皂角刺二个　白术一钱（蜜炒）　连翘一钱

【功用】托里透脓。

【主治】乳蛾,蛾顶上现白点,是蛾将成脓,其痛必倍。

14302　内托散

《青囊秘传》。为原书"乌金散"之异名。见该条。

14303　内伤丸《中医正骨经验概述》）

【组成】广七二两　桃仁二两　泽兰四两　大黄一两　明雄黄一两五钱

【用法】上各为极细末,拌匀（桃仁去油后入）,以适量蜂蜜,加入米汤内（糯米或普通米之黏稠煮液）搅合,倒入备好之药末内,调成软硬适度为丸。每丸重八分。每服一丸,一日一至二次,饭后、睡前以白酒少许浸泡丸药,连酒服;或以童便一杯送服。不饮酒者,以白酒化开丸药后,除去余酒,用白开水送服。瘀血于下焦,服后则下出;瘀血于上焦,服后则上越。

【功用】清热明心去内瘀。

【主治】伤后吐血、咳血,三焦瘀血,及咳嗽、喷嚏、呼吸引起胸痛。

14304　内伤膏《疡科心得集·家用膏丹丸散方》）

【组成】毛鹿角（切）二两　乌药八两　红花二两　全当归（切）一两二钱　木瓜一两　上官桂二两　生姜（去毛,打）二两　秦艽二两　老鹳草二两　离乡草三两　虎骨（酥炙）二两　商陆三两

【用法】用麻油十斤,浸药二十一日,煎枯;滤去滓,离火,入淘净飞丹六斤,收成膏;再入肉桂（去皮,研末）二两,乳香、没药各二两,麝香二钱,搅匀。用红布或青布摊贴。

【主治】内伤,腰疼足酸,寒湿流筋、流络、流注,鹤膝风、痹。

14305　内伤膏《丸散膏丹集成》）

【组成】羌活一两　麻黄一两　当归一两　公丁香二两　独活一两　生附子一两　苍术一两　草乌一两　升麻一两　红花一两　法半夏一两　川乌一两　白芷一两　姜皮一两　桂枝一两　菖蒲一两

【用法】用香油三斤,将上药浸七日,熬枯去滓,炼至滴水成珠,下黄丹六十两,搅匀,用冷水浸去火毒,备用。临摊时,另取肉桂、牙皂、千年健、乳香、没药、大黄、青皮七味,研极细粉加入和匀。用油纸摊贴患处。

【主治】❶《丸散膏丹集成》:闪腰岔气,跌仆损伤。❷《全国中成药处方集》:肢节麻木,筋骨疼痛。

14306　内助丹（《准绳·幼科》卷六）

【异名】内助散（《种痘新书》卷八）。

【组成】黄耆(酒炒)　人参(酒炒)　白术　茯苓　当归　陈皮　半夏　厚朴　肉桂　山楂　姜三片　枣一枚　糯米五十粒

【用法】水煎服。

【功用】《中国医学大辞典》:健脾通肠。

【主治】小儿痘疮,气血俱虚,痘色灰白,不灌脓回浆者。

【加减】如不食,加人乳一杯;痒甚,加大附子;寒战不止,加附子、防风;渴,加麦门冬;泻,加泽泻、猪苓;泻不止,加诃子、肉果。

14307　内助散

《种痘新书》卷八。为《准绳·幼科》卷六"内助丹"之异名。见该条。

14308　内灸丸（《圣惠》卷四十三）

【组成】荜茇半两　诃黎勒半两(煨,用皮)　干姜一两(炮裂,锉)　附子半两(炮裂,去皮脐)　桂心半两　白茯苓半两　人参半两(去芦头)　肉豆蔻半两(去皮)　缩砂半两(去皮)　当归三分(锉,微炒)　木香半两　胡椒半两

【用法】上为末,炼蜜为丸,如梧桐子大。每服二十丸,以生姜醋汤送下,不拘时候。

【主治】久积冷气,攻心腹胀痛,或时吐逆下利,不思饮食。

14309　内灸丸

《圣惠》卷七十。为《外台》卷三十三引《广济方》"子宫内灸丸"之异名。见该条。

14310　内灸丸（《圣济总录》卷九十一）

【组成】硫黄　阳起石　消石　太阴玄精石各半两

【用法】上为末,入瓷碗内,慢火炒如麦饭相似即住,就冷地上,用纸摊匀,以盆覆一夜,次日细研,糯米粥为丸,如梧桐子大。每服五丸,浓煎艾汤送下。

【主治】虚劳脾泄,久泻不止,冷气攻心。

14311　内灸丸（《圣济总录》卷一八六）

【组成】附子(炮裂,去皮脐)　白茯苓(去黑皮)　远志(去心)　巴戟天(去心)　破故纸(酒浸,炒)　虎头骨(酥炙)　牛膝(酒浸,切,焙)　楝实(炒,去核)　木香各一两　吴茱萸(酒浸一宿,炒)　白牵牛(炒)各半两

【用法】上为末。先用伏道艾二两,酒一升,熬减半,滤去艾,入大黄末、硇砂末各一分,再于银石器内熬成膏,候冷,拌和众药,如干,入酒糊为丸,如梧桐子大。每服十丸,早、晚盐汤送下。

【功用】补虚,破宿冷。

14312　内灸丸（《圣济总录》卷一八七）

【组成】艾叶一斤

【用法】上于五月五日采取,用米醋洒湿,压一宿,以文、武火焙干为末;却用五日煮粽汁七升,于锅内熬成膏,捣为丸,如梧桐子大。每服二十丸,空心盐汤送下。

【功用】补下元。

【主治】脏寒。

14313　内灸丸（《杨氏家藏方》卷七）

【组成】高良姜四两(切成片子,水两碗,慢火煮,水尽为度)　肉桂(去粗皮)　当归(洗,焙)　茴香(微炒)　干姜(炮)　肉豆蔻(面裹煨香)各二两　半夏一两半(生姜制)　附子(炮,去皮脐)一两

【用法】上为细末,面糊为丸,如梧桐子大。每服五十丸,空心、食前温酒送下。

【主治】肠胃虚寒,里急后重,痢下赤白,脐腹疼痛。

14314　内灸丸（《魏氏家藏方》卷十）

【组成】白艾叶半斤(用糯米浆浆过,焙干,再用米醋拌,炒香)　附子(炮,去皮脐,切片,再炒令黄)　当归(去芦,酒浸)各二两　白芍药　海螵蛸各一两　丁香半两(炒)

【用法】上为细末,米醋面糊为丸,如梧桐子大。每服三十丸,食前米饮或醋汤送下。

【功用】补暖血海。

14315　内灸丹（《百一》卷十八）

【组成】荜茇　桂心　干姜(炮)　舶上硫黄(细研)　金钗石斛(细锉,酒浸)各半两　附子(炮,去皮脐)　泽兰叶各一两

【用法】上为细末,面糊为丸,如梧桐子大,煅过,朱砂为衣。每服三十丸,加至五十丸,空心煎艾叶、盐汤送下。

【主治】妇人宫脏久冷,中焦停寒,心腹或脐下疼痛,肢节倦怠,心悸怔忡,食少恶心。

14316　内灸丹（《魏氏家藏方》卷七）

【组成】荜茇　胡椒　干姜(炮,洗)　良姜(炒)　丁香(不见火)　附子(炮,去皮脐)　吴茱萸(汤泡七次)各一两　肉桂(去粗皮,不见火)　山茱萸(去核,炒)　肉豆蔻(面裹煨)　草豆蔻(去壳)各半两

【用法】上为细末,枣肉为丸,如梧桐子大。每服五十丸,空心、食前陈米饮任下,一日三次。

【主治】脏腑滑泄,里急肠鸣。

14317　内灸散（《局方》卷九续添诸局经验秘方）

【组成】茴香　藿香　丁香皮　熟干地黄(洗,焙)　肉桂(去粗皮)各一两半　甘草(炙赤)　山药　当归(去芦,洗)　白术　白芷各八两　藁本(去芦)　干姜(炮)　川芎　黄耆(去苗)各二两　木香一两　陈皮(去白)四两　白芍药十两

【用法】上为细末。每服三钱,水一大盏,加生姜五片、艾一团,同煎至七分,空心、食前热服;温酒调下亦得。

【功用】《准绳·女科》:温经理气和血。

【主治】妇人产前产后一切血疾,血崩虚惫,腹胁疼痛,气逆呕吐,冷血冷气凝积,块硬刺痛,泄下清白,或下五色,腹中虚鸣,气满坚胀,沥血腰疼,口吐清水,频产血衰,颜色青黄,劳伤劣弱,月经不调,下血堕胎,血迷、血运、血瘕,时发疼痛,头目眩运,恶血上心,闷绝昏迷,恶露不干,体虚多汗,手足逆冷,但腹中虚冷,血气不和,并宜服。丈夫虚冷气刺,心腹疼痛,尤宜服之。

【加减】产后下血过多,加蒲黄煎服;恶露不快,加当归、红花煎服;水泻,加肉豆蔻末煎服;呕吐,加藿香、生姜煎服;上热下冷,加荆芥煎服。

【备考】本方方名,《普济方》引作"代灸散"。

14318　内灸散（《医方类聚》卷二一八引《经验良方》）

【组成】莪术　良姜各等分

【用法】上为细末。热酒调服,不拘时候。

【主治】妇人血气刺痛不可忍。

14319　内应散《御药院方》卷四）

【组成】青皮（去白）　陈皮（去白）　甘草各一两　干姜二钱

【用法】上为细末。每服三钱，水一盏，干枣五个（去核），同煎至七分，去滓，稍热，空心服。

【主治】胃气虚弱，脏腑不止，干呕，不思饮食。

14320　内补丸《圣惠》卷五十九）

【异名】黄连丸（《普济方》卷二一〇引《十便良方》）。

【组成】黄连一两（去须，微炒）　当归三分（锉，微炒）　干姜半两（炮裂，锉）　阿胶三分（捣碎，炒令黄燥）

【用法】上为末，炼蜜为丸，如梧桐子大。每服三十丸，以粥饮送下，不拘时候。

【功用】《奇效良方》：通血气。

【主治】❶《圣惠》：冷热气不和，腹痛，下痢不止。❷《普济方》引《十便良方》：产妇下痢不止，及下脓血。

14321　内补丸《圣惠》卷六十）

【组成】黄耆三分（锉）　槐耳一两（微炙）　苦参半两（锉）　白桐叶三分　龙骨三分　狸睛一对（微炙）　漏芦半两　猬皮一两（炙黄焦）　萹蓄半两　败酱半两　续断半两　木香半两　厚朴一两（去粗皮，涂生姜汁，炙令香熟）　硫黄一两（细研）　猪后悬蹄甲一两（炙黄焦）

【用法】上为末，炼蜜为丸，如梧桐子大。每服二十丸，食前以粥饮送下。

【主治】痔瘘积年不愈。

14322　内补丸《幼幼新书》卷一引《灵苑方》）

【组成】萆薢四两　牛膝　五加皮各二两　白术　川乌头（炮，去皮脐）　丹参　枳实（麸炒，去瓤）一两

【用法】上为细末，炼蜜为丸，如梧桐子大。每服二十丸，空心温酒送下，日、午、晚各一服。

【主治】受气虚弱，及五劳七伤，脏腑积冷，痃癖癥块，虚胀；或经脉不调，痔冷，赤白带下，口苦舌干，面色萎黄，黑䵟，心烦惊悸，头目旋晕，不喜饮食，痰涕粘涎，手足百节热疼无力，肌肉消瘦，子息断绪，服一月当妊娠，百病皆愈。

14323　内补丸《圣济总录》卷五十二）

【组成】狼毒（湿纸裹煨）二两　天麻（酒浸，炙）一两半　附子（炮裂，去皮脐）二两　巴戟天（去心）一两半　鹿茸（酥涂炙，去毛）二两　补骨脂（微炒）一两半　石斛（去根）一两半　干蝎（全者，炒）一两　萆薢一两半　肉苁蓉（酒浸，去皮，炙）一两半　蒺藜子（炒，去角）一两　天雄（炮裂，去脐）一两　独活（去芦头）一两　干漆（熬烟出）一两　没药一两半（研）　桂（去粗皮）一两半　腽肭脐（细锉，捣筛为末）四两（用酒五升煎成膏）

【用法】上药除腽肭脐外，为细末，研令匀，用腽肭脐煎搜和为丸，或入少炼蜜为丸，如梧桐子大。每服三十丸，空心温酒或盐汤送下。

【主治】肾脏风虚，元气衰惫，膀胱冷痹，腰胯注痛，脚膝无力。

14324　内补丸《圣济总录》卷一一四）

【组成】熟干地黄（焙）　附子（炮裂，去皮脐）　桂（去粗皮）　肉苁蓉（酒浸一宿，切，焙）　鹿茸（去毛，酒浸一宿，酥炙）　人参各一两　山芋一两半　柴胡（去苗）三分　胡

黄连一分　远志（去心）半两　细辛（去苗叶）半两　白茯苓（去黑皮）一分　钟乳（鹅管者）二两（以甘草水煮三日，研三日）

【用法】上除研药，余为细末，再研匀，炼蜜为丸，如梧桐子大。每服二十丸，空心温酒送下。

【主治】肾虚劳聋。

14325　内补丸《本事》卷十）

【异名】内补当归丸（《女科百问》卷下）。

【组成】熟干地黄（酒洒，九蒸九曝，焙）二两　当归（去芦，洗，切，焙干，微炒）一两

【用法】上为细末，炼蜜为丸，如梧桐子大。每服三四十丸，温酒送下。

【功用】补血安胎。

【主治】❶《本事》：妊娠，冲任脉虚。❷《盘珠集》：胎气自痛。

【方论选录】《本事方释义》：熟地黄气味甘苦微寒，入足少阴；当归气味辛甘微温，入手少阴、足厥阴。妇人怀妊，皆冲任脉用事，冲任脉虚，不能受胎，即使有娠，亦不能安固。故妇人补血安胎，在所必用。

【备考】本方改为汤剂，名"地黄当归汤"（见《保命集》）。

14326　内补丸

《产乳备要》冀致君注引《郑汝明产经》。为原书同卷"万病丸"之异名。见该条。

14327　内补丸《女科切要》卷二）

【组成】鹿茸　丝子　沙蒺藜　紫菀茸　黄耆　肉桂　桑螵蛸　肉苁蓉　附子（制）　茯神　白蒺藜

【用法】上为末，炼蜜为丸，如绿豆大。每服二十丸，食远酒送服。

【功用】益火之源。

【主治】女子白淫，属阳虚者。

【宜忌】有火者忌用，宜服清心莲子饮。

【加减】气虚带下加续断。

14328　内补丹《普济方》卷三三〇）

【组成】黄连　山茱萸　干姜　当归　鳖甲　芫花（醋搜令湿）　香白芷　干漆（油搜令湿）　川乌头（去皮脐）各一分　巴豆（大者，和壳用）　乱发　桃仁各半两　官桂一分（锉，去粗皮）　陈皮一分（锉碎，炒）　芸薹一分（炒，取白仁）　白龙骨一分（煅令通赤，细研）

【用法】上前十二味，同入一瓶子内，用盐泥固济，顶上留一眼子，火煅烟白，急将出，候冷取药，细研；后四味，为细末，同前研药都作一处，拌合，再研令匀，以炼蜜为丸，如梧桐子大。每服十九，临卧用温酒送下。

【功用】补中调血。

【主治】妇人久患血崩不止，累医无功者。

14329　内补方

《外台》卷二十九引《古今录验》。为《鬼遗》卷二"内补苁蓉散"之异名。见该条。

14330　内补汤《千金翼》卷二十二）

【组成】干地黄四两　升麻　当归　人参各一两　生姜五两（切）　麦门冬（去心）　芍药各三两　大枣二十枚（擘）　远志（去心）　茯苓　大黄　黄芩　黄耆各二两

【用法】上㕮咀。以水一斗三升,煮取五升,去滓,分为五服。

【主治】发背,虚热大盛,肿热侵进不住。

14331 内补汤(《千金翼》卷二十四)

【组成】人参 续断 白芷 芍药 附子(炮) 当归 甘草各三两(炙) 桂心 茯苓 干姜 芎䓖 干地黄 五味子 麦门冬(去心)各三两 大枣二十枚(去核)

【用法】上㕮咀。以水一斗,煮取四升,分四服。

【主治】痔疮去血,积日虚乏。

14332 内补汤(《鸡峰》卷十七)

【组成】熟地黄 杜仲各八分 黄耆六分 枳壳 茯苓 陈橘皮 人参各四分 防风 川芎 白芍药各三分 薯蓣 甘草 山茱萸各二分(一方去枳壳,用当归)

【用法】上为粗末。每服二钱,水一盏,加生姜三片,大枣一枚,煎至六分,去滓,食前温服。

【主治】血虚气涩,风邪稽留,荣卫不固,手臂麻重,五痹挛急。

14333 内补汤(《景岳全书》卷六十三)

【组成】人参 黄耆 当归 白术 川芎 甘草 茯苓 陈皮 厚朴各等分

【用法】水煎服。

【主治】痘疮中虚。

14334 内补汤(《郑氏家传女科万金方》卷一)

【组成】当归 白芍 川芎 熟地 陈皮 甘草 白术 黄芩(一方加地榆、官桂、香附、生姜、黑枣)

【用法】水煎服。

【主治】月水淋漓不止,小腹不痛者。

14335 内补汤(《盘珠集》卷下)

【组成】生地 当归 川柏 麻仁 乳香 没药 黄芩 木香

【主治】腰胁痛。

14336 内补汤(《喉科紫珍集》卷下)

【组成】黄柏 黄连 当归 赤芍 银花 连翘 黄芩 花粉 苏薄荷 川芎 防风 陈皮 茯苓 栀子 瓜蒌 元参 青皮 桔梗 黄耆各等分(一方有款冬花、栀子)

【主治】喉口瘑疮。

14337 内补散(《千金》卷十九)

【组成】干地黄五分 巴戟天半两 甘草 麦门冬 人参 苁蓉 石斛 五味子 桂心 茯苓 附子各一两半 菟丝子 山茱萸各五分 远志半两 地麦五分

【用法】上药治下筛。每服方寸匕,酒送下,一日三次。加至三匕。无所禁。

【主治】男子五劳六绝。其心伤者,令人善惊,妄怒无常;其脾伤者,令人腹满喜噫,食竟欲卧,面目痿黄;其肺伤者,令人少精,腰背痛,四肢厥逆;其肝伤者,令人少血面黑;其肾伤者,有积聚,少腹,腰背满瘗,咳唾,小便难。六绝之为病,皆起于大劳脉虚,外受风邪,内受寒热,令人手足疼痛,膝以下冷,腹中雷鸣,时时泄痢,或闭或痢,面目肿,心下愦愦,不欲语,憎闻人声。

【方论选录】《千金方衍义》:五劳六绝,靡不因于大劳,而五劳之中,其房劳更为根柢。况堪六气乘虚,宁无六绝之

患乎?所以《千金》急乘未绝之时,特立内补一方,以人参补心神,麦冬滋肺气,桂心调肝血,甘草温脾津,石斛清胃气,茯苓通气化,余皆温补肾脏之品,味虽兼走诸脏,而实归并于肾也。

14338 内补散

《千金》卷二十二。为《鬼遗》卷四"木占斯散"之异名。见该条。

14339 内补散(《千金》卷二十二)

【异名】排脓散(《外台》卷二十四引《广济方》)、当归散(《圣济总录》卷一三一)。

【组成】当归 桂心各二两 人参 芎䓖 厚朴 防风 甘草 白芷 桔梗各一两

【用法】上药治下筛。每服方寸匕,以酒调服,日三夜二,未愈,更服勿绝。

【功用】排脓生肉。

【主治】痈疽发背已溃。

【方论选录】《千金方衍义》:本气虚寒之人,虽热邪痈结,非助以温补不能化毒成脓。芎䓖、归、参、桂心补托于内,防、芷、甘、桔通达于外,厚朴内外兼通,以散结滞之气,此膏粱豢养者宜之。

14340 内补散(《千金》卷二十二)

【组成】蜀椒 干姜各二分 白敛一两 黄芩 人参各二分 桂心一分 甘草一两 小豆一合半 附子 防风各一两 芎䓖二两

【用法】上药治下筛。每服方寸匕,酒送下,日三夜二。

【主治】痈疽发背。

【方论选录】《千金方衍义》:此方治脾胃之急,椒、姜、桂、附破结于内;芩、敛、防、甘解散于外;人参、芎䓖温补气血以排脓,小豆一味通调水道以泻火,合心包之毒从小肠、膀胱开泄也。

【备考】方中蜀椒,《外台》作"蜀升麻"。

14341 内补散

《千金》卷二十五。为《鬼遗》卷二"内补苁蓉散"之异名。见该条。

14342 内补散

《千金》卷二十五。为《鬼遗》卷二"内补当归散"之异名。见该条。

14343 内补散(《圣惠》卷五十九)

【组成】黄连一两(去须,微炒) 甘草半两(炙微赤,锉) 干姜半两(炮裂,锉) 紫笋茶半两(微炒)

【用法】上为细散。每服二钱,以粥饮调下,不拘时候。

【主治】赤白痢。

14344 内补散(《圣惠》卷六十)

【组成】蒲黄二两 当归一两(锉,微炒) 白芷一两 甘草一两(炙微赤,锉) 黄连一两(去须) 芎䓖一两 白石脂二两 熟干地黄二两

【用法】上为散。每服三钱,以水一中盏,煎至六分,去滓温服,一日三四次。

【主治】肠风下血不止,黄瘦虚羸。

14345 内补散(《圣惠》卷六十)

【组成】黄耆一两(锉) 枳壳一两(麸炒微黄,去瓤) 侧柏叶一两(炙微黄)

【用法】上为细散。每服二钱，食前以粥饮调下。

【主治】大肠风毒，下血不止。

14346 内补散《圣惠》卷六十)

【组成】续断二两 人参一两(去芦头) 附子一两(炮裂,去皮脐) 当归一两(锉,微炒) 熟干地黄二两 芎䓖一两 黄耆一两(锉) 白芍药一两 白芷三分 桂心一两 麦门冬一两(去心) 白茯苓一两 干姜一两(炮裂,锉) 甘草三分(炙微赤,锉) 五味子一两

【用法】上为散。每服四钱,以水一中盏,加大枣三枚,煎至六分,去滓温服,一日三四次。

【主治】肠风痔疾,失血过多,虚乏羸困,不欲饮食。

14347 内补散《圣惠》卷六十一)

【异名】麦门冬汤(《圣济总录》卷一二八)、麦冬汤(《疡科选粹》卷二)。

【组成】黄耆一两(锉) 麦门冬一两(去心) 芎䓖一两 白茯苓一两 桂心半两 远志半两(去心) 当归一两(锉,微炒) 人参一两(去芦头) 甘草半两(炙微赤,锉) 五味子一两

【用法】上为粗散。每服四钱,以水一中盏,加生姜半分,大枣三枚,煎至六分,去滓温服,不拘时候。

【主治】痈疽溃散,脓出太多,内虚少力,不食。

14348 内补散

《秘传外科方》引《李防御五痔方》。为《局方》卷八绍兴续添方“化毒排脓内补十宣散”之异名。见该条。

14349 内补散《卫济宝书》)

【组成】附子一两(炮) 粉草三分(炙) 茯苓半两 陈皮半两(去白) 白姜一分 人参三分 麻黄半两 官桂一钱

【用法】上为末。每服一钱,加葱白三寸,大枣一个,煎七分服。

【主治】疮疡已破,而脓汁出多,疮坏烂,肌肉未生者。

14350 内补散《杨氏家藏方》卷十)

【组成】沉香 丁香 木香 安息香(酒化,去砂石) 麝香各二钱半 鳖甲(酒炙黄色) 柴胡(去苗) 熟干地黄(洗,焙)各一两 京三棱(炮,切) 白茯苓(去皮) 人参(去芦头) 附子(炮,去皮脐) 槟榔 五味子 白芍药 甘草(炙) 厚朴(去粗皮,生姜汁浸炙) 桃仁(汤浸,去皮尖) 肉豆蔻(面裹煨)各半两 秦艽 知母 牛膝(酒浸一宿,焙干) 白术 地骨皮各三分 大黄一分(湿纸裹煨)(一方减大黄、附子)

【用法】上为细末。每服三钱,水一盏半,加生姜五片,大枣三枚,同煎至一盏,空心、食前温服。

【主治】五脏劳气,肌肉消瘦,发热盗汗,不进饮食。

14351 内补散

《杨氏家藏方》卷十二。为《医心方》卷十五引《范汪方》“排脓内塞散”之异名。见该条。

14352 内补散《普济方》卷一五四引《卫生家宝》)

【组成】青皮(去瓤称) 破故纸(炒) 威灵仙(去芦,洗,焙)各一两 黑牵牛三两

【用法】上为细末。每服二钱,空心、食前温酒调下。

【主治】远年近日腰疼,丈夫妇人肾脏久虚,腰疼不可忍者。

14353 内补散《魏氏家藏方》卷九)

【组成】皂角(不蛀者,刮去皮子,以炭火烧为灰,略存性)一两 青盐(炒干,别研) 北细辛(去梗叶)各一钱 香附子(炒,去毛,用粗砖擦去粗皮,洗净)二两 舶上茴香二钱(炒)

【用法】上为细末,和调,以密器收贮。每用揩牙。

【功用】补肾去风,牢牙定疼。

14354 内补散《普济方》卷二八三)

【组成】白芷二两 官桂一两 香附子三两 甘草半两

【用法】上为细末。每服二钱,用酒调下。

【功用】托脓败毒。

【主治】痈疽已破。

14355 内补散《普济方》卷二八八)

【组成】附子(炮)一两 白姜一两 人参 甘草三钱 陈皮 麻黄 官桂半两

【用法】上为末。每服一钱,加葱煎,食前服。

【功用】去脓血、寒热,生肌。

【主治】痈已破,脓多疮烂,肉未生者。

14356 内补散《奇效良方》卷六十五)

【组成】人参 黄耆 白芷 当归 肉桂 桔梗(炒) 川芎 木香 甘草(炙) 防风 厚朴(姜制) 阿胶(炒) 橘皮(去白)各等分

【用法】上为细末。每服一钱,加酒二匙,温汤浸调服之,不拘时候。

【功用】滋养血气,疮毒得出。

【主治】小儿正患疮疹中,或感外寒,或内伤生冷,或服冷药过多,因生吐泻,脾虚血涩,疮疹迟迟不出,肌肤瘦而无血色。

14357 内固丸《圣济总录》卷五十四)

【组成】茴香子二两半(微炒,舶上者) 木香一两 楝实(炒)一两半 草豆蔻(去皮)三分 干姜(炮)半两 吴茱萸(汤洗,微炒) 葫芦巴(微炒) 补骨脂(微炒)各一两 甘草(炙)一分

【用法】上为细末,炼蜜为丸,如小弹子大,以丹砂为衣。每服一丸,空心、食前嚼破,以温酒下;盐汤下亦得。

【主治】下焦虚寒,脾肾不足,腹胁疼痛。

14358 内固丸《圣济总录》卷九十)

【组成】硫黄(研) 乌头(水浸三日,切,以盐炒黄,去盐不用) 青橘皮(去白,炒) 茴香子(盐炒)各二两 楝实(锉,炒)一分

【用法】上为末,酒煮面糊为丸,如梧桐子大,雄黄研细为衣。每服七丸至干丸,空心、食前盐汤或温酒送下。

【主治】五劳,手足逆冷,肢体羸瘦,面干少色,四肢拘急,不思饮食;及阴毒伤寒,四肢厥冷,面青自汗;妇人血脏虚冷,伤中带下;男子膀胱、小肠寒疝气痛,或小便频数,淋漓不禁,及久患滑泄、泻痢。

14359 内固丸《圣济总录》卷一八七)

【组成】丹砂(研)一两 硇砂(水飞,研)一分 茴香子(炒) 芫花(醋煮,炒焦色) 延胡索 海蛤 楝实(取肉,麸炒) 半夏(汤洗七遍) 胡芦巴 芸薹子(研) 海桐皮(锉)各半两 高良姜 没药(研) 乳香(研) 红娘子(糯

米炒,别研)各一分

【用法】上为末,酒煮面糊为丸,如梧桐子大。每服十五丸,食前炒生姜、盐、温酒送下。

【主治】下元虚冷,脐腹撮痛,及小肠气疼。

14360 内固丸(《奇效良方》卷三十四)

【组成】天雄 龙骨 鹿茸 牡蛎 韭子各半两

【用法】上为细末,酒煮面糊为丸,如梧桐子大。每服三十丸,空心冷酒送下,临卧时再服。

【功用】涩精健阳。

14361 内固丹(《宣明论》卷十二)

【组成】肉苁蓉(酒浸) 茴香(炒)二两 破故纸 胡芦巴(炒) 巴戟(去心) 黑附子(炮) 川楝子 胡桃仁各四两(面炒)

【用法】上为末,研桃仁为膏,余药末和匀,酒面糊为丸,如梧桐子大。每服十丸至三十丸,食前温酒、盐汤送下。虚者加至五七十丸。

【功用】补养肾气,调和脾脏,轻身延年,明目乌须。

14362 内金丸(《幼幼新书》卷十六引《惠眼观证》)

【组成】鸡内金 雌黄(细研,水飞过,去水,露三日方使) 半夏(生) 延胡索各等分

【用法】上为末,枣肉为丸,如小豆大。周岁三丸至四丸,灯心汤送下。

【主治】小儿齁𩐈咳嗽。

14363 内金丸(《普济方》卷一六三引《仁存方》)

【组成】鸡内金二十一个 信石二钱半 黄丹半两

【用法】上各为细末,露星七宿,再入白牵牛末半两,葶苈末半两、半夏二钱半,共为末,蒸枣肉取膏为丸,如麻子大,露星二宿,朱砂为衣。每服七丸,临卧冷清茶送下。

【主治】哮喘。

14364 内金散(《活幼心书》卷下)

【组成】鸡内金(即鸡肫内粗皮,阴干)一两 白芷 铜青各半两 麝香一字

【用法】前三味锉,晒或焙,为末,仍以麝香乳钵内杵匀。每用一字或半钱,干擦患处。先用温盐水灌漱,后敷药。

【主治】牙根肉臭烂黑色,有虫作痛。

14365 内金散(《普济方》卷一七六引《经验良方》)

【组成】鸡内金(即鸡肚内黄) 菠薐根等分

【用法】上为末。每服二钱,米饮调下。

【主治】消渴,日饮水一石,小便不禁。

14366 内河汤(《嵩崖尊生》卷九)

【组成】青皮 陈皮 三棱 莪术 神曲 麦芽香附

【主治】痞由气、食积者。

14367 内养丸(《圣济总录》卷一八六)

【异名】地仙丸(原书卷一九八)、益寿地仙丸(原书·文瑞楼本,卷一九八)、益寿地仙丹(《丹溪心法》卷三)。

【组成】肉苁蓉(酒浸,焙干)二两 巴戟天(去心,炒)菊花 枸杞子(炒)各一两

【用法】上为末,炼蜜为丸,如鸡头子大。每服一丸,空心、午时、临卧盐酒嚼下。

【功用】❶《圣济总录》:固济丹田。益寿,清头目,驻颜润发。❷《御药院方》:补五脏,填骨髓,续绝伤,黑鬓发,和血驻颜,轻身健体,聪耳听。

【主治】本脏虚风,皮肤疮肿。

【加减】春、秋,枸杞、菊花加一倍;冬、夏,苁蓉、巴戟加一倍。

14368 内痛煎(《经验广集》卷四)

【组成】白芷 大黄 绿豆各二钱 归尾一钱半 乳香 没药各一钱 番木鳖二个(去壳)

【用法】上为末。每服二钱,酒调下。

【主治】肚痛,大、小肠痈,冬瓜痈。

14369 内消丸(《圣济总录》卷一二六)

【组成】人参 玄参 丹参 苦参 何首 乌各一两(并细锉)

【用法】上为末。别用皂荚十梃,以麻绳接续穿,留索子头,盛在瓶内,掘地埋瓶子,留口,用童子小便浸三七日;如值雨下,即盖之,勿令著水,候日足取出,以水淋洗,挂阴处令干;用薄荷四两,酒一升,童子小便半升,共前皂荚同浸一宿取出,煎五七沸,倾出,以手接取汁,细布绞去滓,入药末一分在汁内,用文武火熬成膏,将二末入龙脑、麝香各半钱,同研匀为丸,如梧桐子大。每服二十丸,空心、日午临卧时,薄荷茶送下。

【主治】瘰疬初结,累累如梅李核,日渐不消,则破坏颈腋。

14370 内消丸(《幼幼新书》卷三十二引汉东王先生方)

【组成】青橘五个(巴豆七个同炒苍色,去巴豆) 木香(炮)一钱 防己一钱半 丁香十四粒

【用法】上为末,蒸饼为丸,如大麻子大。二三岁五丸,量加,男,陈皮汤,女,艾叶汤送下,一日三次。

【主治】小儿虚浮。

14371 内消丸(《卫济宝书》卷下)

【组成】黑附子半两(炮) 川乌(炮,去皮尖) 草乌(水煮,去皮尖) 干蝎 僵蚕各一分 雄黄半两(研)

【用法】上为末,炼蜜为丸,如绿豆大。每服二丸,薄荷酒嚼下。大段发急者,只作散子,每服一钱,薄荷酒调下。

【功用】解利风毒气。

【主治】痈、疽发之毒,作痛烦。

14372 内消丸(《杨氏家藏方》卷十)

【组成】木香 茴香 沉香 硫黄(别研) 附子(炮,去皮脐)各半两 硇砂二钱(别研) 全蝎四十九枚(去毒,炒)

【用法】上为细末,汤浸蒸饼为丸,如绿豆大。每服七丸,食前绵灰、温酒送下。

【主治】小肠、膀胱疝气,下部等疾。

14373 内消丸(《魏氏家藏方》卷九)

【组成】焰消一两 胡椒四十九粒 虢丹一字

【用法】上为细末,饭为丸,如梧桐子大。每服十五丸至二十丸,用滑石、木通煎汤送下。

【功用】通水道。

14374 内消丸(《活幼心书》卷下)

【组成】斑蝥一两(除翅足,粟米大,炒令粟米微焦色,仍去粟米)

【用法】上药加薄荷叶三两,同研为末,鸡子清为丸,如

绿豆大。初用半饥半饱间以温茶清送下一丸。逐日加一丸,加至五丸之外,又逐日减一丸,减至一丸之后,每一日只服五丸。

【主治】瘰疬作脓穿破,久不愈者。或初得此证,投之亦效。

【宜忌】得愈即止,不可过投。

14375 内消丸(《外科精义》卷下)

【组成】青皮 陈皮各二两 牵牛八两(取头末二两) 薄荷叶 皂角各八两(不蛀者,去粗皮捶碎。二味水一斗,煮令极软,揉汁去滓用,熬成膏)

【用法】上将青皮、陈皮末并牵牛末和匀,用前膏子为丸,如绿豆大。每服三十丸,食后荆芥、茶清、温水皆可下之。

【主治】疮肿初生,及瘰疬结核,热毒郁滞。

14376 内消丸(《卫生宝鉴》卷十三)

【组成】广茂(炮) 三棱(炮)各三钱 青皮(去白) 陈皮各一两(去白) 牵牛半斤(取头末) 薄荷叶 皂角(不蛀者,水煮软揉取汁,去滓,熬成膏)各半两 沉香半两

【用法】上为末,入牵牛头末,和匀,用膏为丸,如绿豆大。每服三十丸,食后煎连翘汤送下。

【主治】疮肿初生,及瘰疬结核,热毒郁滞。

14377 内消丸(《普济方》卷二八八)

【组成】附子 川乌(各炮)半两 全蝎(净) 僵蚕一分 乳香三钱(研) 草乌头(水煮烂,去皮尖)半两 雄黄 没药一钱(研)

【用法】上为末,炼蜜为丸,如梧桐子大。每服二十丸,薄荷汤送下,若发急者,只作末,每服一钱,茶、酒任下。

【主治】瘤发。

14378 内消丸(《普济方》卷二九一)

【组成】贝母二两(去心) 白药子二两半

【用法】上为细末,糊为丸,如梧桐子大。每服三四十丸,温水送下。

【主治】病子。

14379 内消丸(《寿世保元》卷三)

【组成】陈皮 青皮 三棱(煨) 莪术(煨) 神曲(炒) 麦芽(炒) 香附(炒)各等分

【用法】上为细末,醋糊为丸,如梧桐子大。每服三五十丸,清茶送下。

【主治】痞闷,气积,食积。

14380 内消丸(《同寿录》卷四)

【组成】雄黄(研细)一两 滴乳香(炙,去汗,研细)一两 蟾酥二分

【用法】酒煎化,和饭研如泥,入前药为丸,如梧桐子大。每服八丸,葱白煎汤送下。

【功用】止痛。

【主治】一切肿毒。

14381 内消丸(《陈氏幼科秘诀》)

【组成】三棱 蓬术 香附(三味醋拌炒) 槟榔 煨草果 青皮 枳壳 枳实(二味麸炒) 木香 去核山楂 炒神曲 炒麦芽 炒砂仁(去白) 陈皮各等分

【用法】上为丸。砂糖汤调服。

【功用】消食化积。

【主治】小儿五疳、八痢。

【宜忌】惊风忌服。

14382 内消丸(《全国中药成药处方集》吉林方)

【组成】楂片 麦芽 灵脂各三两 香附 陈皮各二两 神曲 青皮 莱菔 厚朴 半夏 槟榔 枳实各一两 砂仁八钱 三棱五钱

【用法】上为细末,水泛为丸,如梧桐子大。大人每服二钱一分,早空心白水送下;十四岁至十岁,每服一钱半;十岁至五岁,每服七分。

【功用】消食化积,除胀去满,健胃扶脾,增进饮食。

【主治】气积、痰积、食积、茶积、脾虚胃弱,胸中胀满,消化不良,反胃恶心。

14383 内消丸

《朱仁康临床经验集》引章氏经验方。为原书"虚痰丸"之异名。见该条。

14384 内消丸(《古今名方》引敕兆丰家传方)

【组成】寒水石 钟乳石各12克 红粉片(汞)24克 冰片0.6克 琥珀 珍珠 水粉(即铅粉)各6克 朱砂3克

【用法】上为极细末,用面糊为丸,如梧桐子大。每日用十丸,配土茯苓120克,共煎成汤剂,分次服;七天为一疗程,药后如见咽喉干痛等热象者,可停药二至三天再服,连服二至三疗程,以治愈为止。

【功用】解毒除秽。

【主治】梅毒下疳内陷而引起的子宫颈糜烂,咽喉、鼻孔灼热,红肿溃烂,久治不愈;慢性子宫颈炎,慢性鼻窦炎,慢性咽喉炎。

【宜忌】本方内有烈性药,必须与土茯苓同煎,溶化吃水,切勿用水吞丸,以防汞中毒。

14385 内消方(《圣济总录》卷一二六)

【组成】海藻一斤

【用法】用酒五升,浸数日服。食后少少饮酒。

【主治】瘰疬,肿结。

14386 内消方(《圣济总录》卷一二七)

【组成】小麦(淘净)

【用法】煮三五升,频吃。

【主治】风热毒气,结成瘰疬。

14387 内消方(《绛囊撮要》)

【组成】黄芩五钱 苦参六钱 防己五钱 天花粉五钱 连翘五钱

【用法】水二大钟,煎八分。

【主治】痔初起。

14388 内消方(《疡医大全》卷七)

【组成】金银花四两 甘草二两 蒲公英一两 元参五钱 当归一两

【用法】水煎服。

【主治】痈疽肿疡。

14389 内消方(《外科集腋》卷四)

【组成】枸橘一个 川楝 秦艽 陈皮 瓜蒌 赤芍 甘草 防风 泽泻

【用法】水煎服。

【主治】囊痈。

【备考】方中川楝、秦艽、陈皮、瓜蒌、赤芍、甘草、防风、泽泻用量原缺。

14390 内消方（《疡科遗编》卷下）

【组成】生铁二两（或用旧锅边亦可） 南星六钱（生研）

【用法】先将生铁煨红，醋煅数十次，研极细，再同南星研匀，掺患处。用此药少许，掺上外用膏盖。

【主治】一切红、白痈疽漫肿无头，坚硬不散。

14391 内消方（《疡科遗编》卷下）

【组成】附子 半夏 乌头 肉桂 甘遂 当归 乳香 没药 甘草各一两 阿魏 琥珀各三钱

【用法】用麻油二斤，浸药三日，慢火熬枯，滤去滓，入炒东丹一斤，搅匀，倾钵内，次日隔汤炖烊，方下乳、没、桂、珀、阿魏等末，匀和，收贮听用。将药摊贴患处。

【主治】发背、乳痈、脑疽。

14392 内消散（《医心方》卷十五引《范汪方》）

【组成】白芷十分 白蔹十分 芎䓖七分 芍药十分 椒七合 干姜七分 当归七分 茵草七分

【用法】八物冶合。每服五分匕，酒调下，一日二次。

【主治】痈肿不溃。

14393 内消散（《千金》卷二十二）

【组成】赤小豆一升（醋浸，熬） 人参 甘草 瞿麦 当归 猪苓 黄芩各二两 白蔹 黄耆 薏苡仁各三两 防风一两 升麻四两

【用法】上药治下筛。每服方寸匕，酒调下，日三夜一。

【功用】《千金方衍义》：升提，补托，和血，益气，清热，利水，解毒。

【主治】痈疽。

14394 内消散（《医心方》卷十五引令李方）

【组成】白芷十分 芍药十分 蜀椒七合 芒消十分 芎䓖十分 当归七分 干姜七分（一方有白蔹一分）

【用法】上药治下筛。每服五分匕，酒调下，一日二次。

【主治】痈肿不溃。

14395 内消散（《圣惠》卷六十一）

【组成】赤小豆一合（熬令熟） 人参一两（去芦头） 甘草一两（生，锉） 瞿麦一两 白蔹一两 当归一两（锉，微炒） 黄芩一两 防风一两（去芦头） 黄耆一两（锉） 沉香一两 川升麻一两

【用法】上为细散。每服二钱，以温水调下，不拘时候。

【主治】痈肿结硬疼痛。

【备考】方中川升麻用量原缺，据《普济方》补。

14396 内消散（《圣惠》卷七十一）

【组成】川大黄一两 黄芩一两 黄连一两（去须） 黄药一两 地龙一两（炒令黄） 乳香一两

【用法】上为散。用生地黄汁调匀，涂于肿毒上，干即易之，不过三五度愈。

【主治】妇人乳痈毒，始生结核。

14397 内消散（《圣济总录》卷二十八）

【组成】墨（烧去烟）一分

【用法】用酒三合，磨令尽。顿饮之。

【主治】伤寒热病，欲生豌豆疮。

14398 内消散（《圣济总录》卷一二七）

【组成】芎䓖一两 白僵蚕（直者，炒） 甘草（炙，锉）各半两

【用法】上为散。每服一钱匕，食后蜜水调下，一日三次。

【主治】瘰疬。

14399 内消散（《圣济总录》卷一二七）

【组成】人参 滑石各半两 丹砂（研）一分 斑蝥四十九枚（去头足，糯米炒） 麝香（研）半钱

【用法】上为散。每服二钱匕，温酒调下。

【主治】瘰疬。

14400 内消散（《圣济总录》卷一三〇）

【异名】小车螯散（《普济方》卷二八五）。

【组成】车螯一枚（背上紫色、光厚者是，用黄泥裹定，火煅通赤，放冷，去泥，捣为末）

【用法】上一味，以栝楼一枚，打碎，用酒一碗于银石锅内，慢火熬及一盏，滤去滓，入腻粉一钱匕，同以酒调，晚后服之。取下如鱼涎为验。

【主治】发背、痈疽、肿毒，痛苦不可忍者。

14401 内消散（《圣济总录》卷一三〇）

【组成】皂荚刺皮一两（为末） 乳香（研）二钱

【用法】上为末，和匀。每服二钱匕，酒一盏，煎七分，温服。其毒内消，或微利为效。

【主治】疮肿久不愈。

14402 内消散（方出《本事》卷六，名见《保婴撮要》卷十六）

【组成】生地黄（研如泥成膏） 木香（细末）

【用法】以地黄膏随肿大小摊于纸上，掺木香末一层，又再摊地黄膏一层，贴肿上。

【主治】打扑伤损及一切痈肿未破者。

【方论选录】《本事方释义》：生地黄气味甘苦、微寒，入手、足少阴、厥阴，能凉血；木香气味辛温，入足太阴，能疏滞，打伤扑损、痈肿未破者，皆能内消。大凡损伤痈肿，必因气血不消畅，今气既得疏，血亦流行，肿岂有不消者哉？

14403 内消散（《卫济宝书》卷下）

【组成】红内消（即何首乌）二两 玄参 苦参 蔓荆子 威灵仙各半两

【用法】上为细末。每服二钱，温酒调下，热水亦可，不拘时候。

【功用】去脓积瘀血，止痛退寒热，进饮食，活百脉。

【主治】痈疽已破。

14404 内消散（《杨氏家藏方》卷十六）

【组成】穿山甲（炙焦）一两 木通一两 自然铜半两（生用）

【用法】上为细末。每服二钱，食后温酒调下。

【主治】奶肿硬，痛不可忍。

14405 内消散

《直指》卷二十二。为《圣惠》卷六十"穿山甲散"之异名。见该条。

14406 内消散

《医方类聚》卷一九一引《经验秘方》。为《圣济总录》卷一三一"托里汤"之异名。见该条。

14407 内消散（《普济方》卷二九一引《德生堂方》）

【组成】大黄半两 木香二钱 连翘半两 丁香三钱

栀子四钱　沉香一钱　没药二钱　薄荷一钱　甘草三钱　黄芩三钱

【用法】上㕮咀。每服五钱，水一盏半，入麝香一钱，同煎至七分，食后、临卧服。三五服，看病人实者，加朴消三钱，虚者一钱半，再煎温服，十日后再进一服。后却用大蜘蛛一个(活，烂研)，好酒一盏调，用绵帛滤去滓壳服之，即日内消。

【主治】瘀已破或未破者。

14408　内消散《普济方》卷三一〇引《鲍氏方》

【组成】黄药　朴消等分

【用法】上为细末。用新汲水和蜜，调稀稠得所，扫损处。

【主治】打扑伤损，血瘀肿痛，不可忍者，及杖疮。

14409　内消散《普济方》卷二七八

【组成】朴消　香附子　木鳖子　橘红

【用法】上为细末。用蜜水调敷之。

【主治】前项赤肿。

14410　内消散《普济方》卷二八八

【组成】红内消(即何首乌红者)一两　玄参　苦参　蔓荆子　威灵仙半两　甘草节　赤小豆三分

【用法】上为末。每服二钱，麦门冬酒任下，一日五次。

【功用】去脓止痛，退寒热，进食，去瘀血。

【主治】癌已破未破。

14411　内消散《普济方》卷二八八

【组成】消石(研)二两　木通(锉)　紫檀香　甜葶苈(隔纸炒)　白蔹　莽草各一两　大黄三两

【用法】上为末。每用浆水旋调得所，涂于肿上，干即易。

【主治】发脑始结，疼痛妨闷，欲成痈疽。

14412　内消散《普济方》卷三一一

【组成】生银一两(捣碎，细研)　雄黄(细研)　婆娑石(研细)各一分

【用法】上为末。每服半钱，以温酒调下，不拘时候。

【主治】打损内有瘀血不散，疼痛。

14413　内消散《活人心统》卷下

【组成】蜈蚣三五条(炙干，研末)　鸡子二个

【用法】先将鸡子打开少许，每次以蜈蚣末一钱加入鸡子内，用棒调匀，用纸封糊。以沸汤煮食之，每日一次。连进三服，患即瘳矣。

【主治】一切腹胀大如筲箕者。

14414　内消散《回春》卷二

【组成】陈皮　半夏(姜制)　白茯苓(去皮)　枳实(去瓤，麸炒)　山楂肉　神曲(炒)　砂仁　香附　三棱　莪术　干生姜

【用法】上锉一剂。水煎，温服。

【主治】过食寒硬之物，食伤太阴，或呕吐痞满胀痛。

14415　内消散《回春》卷五

【组成】归尾　连翘　羌活　独活　薄荷　桂枝　赤芍　白芷梢各一两　防风一两半　荆芥　细辛各八钱　藁本七钱半　小川芎　甘草节各六钱

【用法】上为细末。每服二钱，食后酒调下。

【主治】梅核，痰核，马刀瘰疬。

14416　内消散《回春》卷八

【组成】朱砂　血竭各一钱　斑蝥(去翅足，生用)三分

【用法】上为细末。每服一分，空心烧酒调服，一日一服。未破者，三五服；已破者，内服此药，外用金头蜈蚣一条，焙，研极细末，用麻油一小钟，浸三旦夕，搽患处，其疮即肿溃。过一二日肿消，可贴膏药。疮势大者，二十日痊；小者，十余日可保平复。

【主治】瘰疬结核。

14417　内消散《准绳·类方》卷七

【组成】羌活　独活　苏木　红内消　当归　川芎　大黄　钓钩藤　白芷　红花　桃仁　甘草节　赤芍药　生地黄　瓜蒌根　紫金皮　金锁匙　血竭草

【用法】水煎，食后服。次用生地黄一两、杏仁五十枚，捣烂贴眼上，复以精猪肉贴之。

【主治】眼目伤损。

14418　内消散《寿世保元》卷六

【组成】南薄荷三钱　斑蝥(去翅足)三分(炒)

【用法】上为细末。每服三分，烧酒调下。

【主治】痰核，气核，痄腮，疙瘩及吹乳。

【备考】服之后，小便频数，服益元散。

14419　内消散

《外科正宗》卷一。为《观聚方要补》卷八引《皆效方》"化毒为水内托散"之异名。见该条。

14420　内消散《疡科选粹》卷二

【组成】皂角刺七个　桃仁四十九粒　金银花　天花粉　厚朴各一钱　穿山甲(炒)　羚羊角(炒)　乳香　大黄各一钱(俱为末)

【用法】水一钟，煎前五味至六分，调后四味服。

【主治】痈疽已成脓或未成脓者。

14421　内消散《慈幼新书》卷十一

【组成】飞罗面(炒存性)　牙皂(煅)　没药　朱砂　雄黄　百草霜　巴豆(去油)　儿茶各一钱　巴豆壳(煅)七分

【用法】上为末。置舌上，冷水服之，泻二三次。五岁后用三分，幼者止一分。

【主治】诸般肿毒，发背，对口，恶疮。

14422　内消散《外科大成》卷四

【组成】瓜蒌一个　皂刺一两　金银花　大黄　生姜　甘草各五钱　白芷二钱

【用法】用黄酒二碗，煎八分服。

【主治】疔疮。

14423　内消散《观聚方要补》卷八引《丹方汇编》

【组成】花粉　苦参各五钱　皂角刺四十九个　土茯苓三斤

【用法】煎汤，当茶饮。

【主治】瘰核，不拘久近，已破未破。

【宜忌】《疡医大全》：忌牛肉。

14424　内消散《奇方类编》卷下

【组成】雄鸡肫内皮四个(阴干，新瓦焙，存性)　砂仁四钱　神曲二钱

【用法】上为末，作六服。淡盐汤调下。如全消，常服健脾丸。

【主治】痔。

【宜忌】忌猪肉,唯鲫鱼妙。

【备考】倘未全愈,成老痔,再用糯米一升(炒黄),砂仁四两(炒),神曲二两(炒),共为末。每服五钱,用陈皮三钱煎汤下,早、晚二次。

14425 内消散《惠直堂方》卷三)

【组成】贝母 知母 金银花 白及 半夏(姜制) 穿山甲(炒) 皂刺 乳香(去油) 赤芍 生甘草 万年青 花粉各一钱

【用法】酒、水各一碗,煎八分,随病上下饥饱服。滓不再煎,捣烂,加芙蓉叶末一两,蜜五匙,同敷患处。

【主治】一切肿毒。

14426 内消散《痘疹会通》卷五)

【组成】防风 桑皮 牛蒡子 黄芩 荆芥 川连 浙贝 地骨皮 小甘草 西河柳(陈久者良)

【用法】水煎,温服。

【主治】麻子已出复回,头面稀少,发热神昏,至五六日后。

14427 内消散

《重楼玉钥》卷上。为原书同卷"地黄散"之异名。见该条。

14428 内消散《外科集腋》卷一)

【组成】金银花 知母 大贝 白及 半夏 穿山甲 乳香 皂角刺

【用法】水、酒同煎服。

【主治】一切肿毒。

14429 内消散《外科集腋》卷四)

【组成】瓜蒌 草节 金银花各五钱 连翘 柴胡 青皮各二钱

【主治】囊痈。

14430 内消散《串雅补》卷一)

【异名】五虎顶。

【组成】木鳖五枚(油炸) 蟾酥三厘 麝香五厘 雄精一钱 僵蚕一钱 川蜈蚣三条 甲片一钱五分 全蝎一钱

【用法】上为细末。每服三分,酒送下。

【功用】内消诸毒。

14431 内消膏《圣惠》卷六十四)

【组成】肥皂荚二梃(以好酒一中盏浸,接取汁) 青盐一分 消石一分

【用法】上药相和,熬成膏。涂于肿上,每日二次。

【主治】热毒肿。

14432 内消膏《圣济总录》卷一二六)

【组成】猬皮(生、锉)一枚

【用法】用瓷合盛,泥固济,木炭烧为灰,酒调顿服之。

【主治】风毒、气毒不顺,结聚成瘿,或破或不破者。

14433 内消膏

《普济方》卷二八四。为《直指》卷二十二"收毒外消膏"之异名。见该条。

14434 内涤汤《医林纂要》卷九)

【组成】薏苡根一两 天花粉一钱 甘草(炙)二钱

【用法】水煎服。

【主治】痘疮收靥,忽泻脓血,中有痂皮者,腹中有痘也。

14435 内救散《丹溪心法附余》卷二十二)

【组成】木香 人参 白术 茯苓 甘草 茯神各等分 藿香

【用法】上为末。每服一钱,米饮调下。

【功用】调气进食,止泻呕。

【主治】小儿呕泻。

【备考】方中藿香用量原缺。

14436 内解散《圣济总录》卷十三)

【组成】柴胡(去苗) 黄芩(去黑心) 葛根(锉)各一两 黄连(去须) 石斛(去根)各一分 甘草(炙、锉)一两一分

【用法】上为散。每服半钱匕,用柳枝、蜜水调下;薄荷、蜜水亦得。

【主治】风邪入中,蕴瘀成热,头昏目黄,心膈烦闷。

14437 内解散《普济方》卷二八八)

【组成】川乌(炮)一两 甘草(半生半炙) 麻黄各一两 沉香 苍术 防风 草薢各一分 杜仲半两(炙)

【用法】上为末。每服二钱,加生姜三片,大枣一个,水一盏,煎至六分,去滓温服。须溃破脓透,内虚之后可服。

【主治】痈疽。

14438 内解散《治痘全书》卷十四)

【组成】人参 山甲 黄芪 当归 芍药 川芎 皂角刺 金银花 山楂 甘草 木香

【用法】为散服。

【主治】痘疮七八日间,色枯淡,不起无浆者。

【方论选录】《痘学真传》:用黄芪补气以托毒,白芍、归、芎和血以化毒,山甲、皂角、银花、山楂清热以攻毒,甘草、木香和诸药以调脾胃,则毒自解,既无中虚内陷之变,亦无峻补壅毒之虞。

14439 内塞散《外台》卷二十四引《深师方》)

【组成】黄芪 细辛 芍药 薏苡仁 白芷 瞿麦各二两 赤小豆七两 干地黄 人参 防风各二两

【用法】上切,先以新成白苦酒置新器中,纳赤小豆,须臾出铜器中,熬令燥,复须纳苦酒中更熬,凡五反止,合捣为散。每服方寸匕,酒调下,日夜六七过。

【主治】痈疽溃漏,血脉空竭。

【加减】腹痛甚,倍芍药;口未闭,倍薏苡仁;脓多,倍黄芪。

【宜忌】《普济方》:忌生菜、葱、芜等物。

14440 内塞散《千金》卷二十五)

【异名】黄芪散《普济方》卷三〇三)。

【组成】黄芪 当归 芎䓖 白芷 干姜 黄芩 芍药 续断各二两 附子半两 细辛一两 鹿茸三两

【用法】上药治下筛。先食酒服五分匕,每日三次。稍增至方寸匕。

【主治】❶《千金》:金疮。❷《普济方》:金疮去血多,虚竭,疼痛羸弱。

【方论选录】《千金方衍义》:此内塞散塞胃气之罅漏。方中黄芪实卫气,鹿茸补督脉,专为外垣不固而设;干姜助脾阳,附子益少火,专为四末欠温而设;芎、归、芍药专为营

血不调而设;芩、芷、细辛专为虚风入犯而设;续断一味,专为筋骨伤损而设,并取鼓舞诸药之力。

【备考】《圣惠》内补黄耆散即本方去芍药。

14441　内塞散《圣济总录》卷一三〇）

【组成】熟干地黄(焙)　续断　人参　芍药　附子(炮裂,去皮脐)　枳壳(去瓤,麸炒)　甘草(炙,锉)　芎䓖　细辛(去苗叶)　桂(去粗皮)各一两　槟榔(锉)一两半　黄耆(锉)　当归(切,焙)各二两　蜀椒(去目并合口者,炒出汗)半两　肉苁蓉(酒浸,切,焙)三分

【用法】上为散。每服三钱匕,空心温酒调下,一日二次。

【主治】痈疽日渐焮长。

14442　内塞散

《三因》卷十四。为《医心方》卷十五引《范汪方》"排脓内塞散"之异名。见该条。

14443　内塞散《急救仙方》卷一）

【组成】人参(去芦)　当归(去芦,酒浸)　黄耆(盐汤浸)　芎䓖(洗去土)　茯苓(去皮)　防风(去芦)　桂心各二钱半　桔梗　远志　甘草　白芷各一两　缩砂　香附子　厚朴各二两　赤小豆五合(酒浸)　附子二枚(去皮,煨)

【用法】上㕮咀。水一盏半,加生姜三片,煎至七分,入酒热服。

【功用】排脓定痛生肌,内补托里。

【主治】诸恶疮疖,热退,脓血不止,疮内虚证疼痛。

【加减】烦渴,加五味子、茯苓、陈皮、白芍药、熟地黄。

14444　内塞散《疮疡经验全书》卷三）

【组成】人参　白术　白茯苓　熟地黄　芍药　甘草　黄耆　肉桂　当归　黄芩(酒炒)　桔梗　防风

【用法】水煎服。连服十剂,次服黄矾丸、护心散。

【主治】穿心冷瘘。

14445　内塞散《外科大成》卷二）

【异名】龙射丸。

【组成】牛黄　天竺黄　轻粉各五分　乳香　没药　薄荷叶各一钱　冰片二分

【用法】上为末,用蜒蚰捣烂为丸,如枣核大,再研冰片为衣。卧时塞一丸入谷道内,七夜为止。如脏头收入,内有疼痛,用此药塞入谷道内三四夜。

【主治】内痔肿痛。

14446　内障丸

《中国医学大辞典》。即《本事》卷五"羊肝丸"。见该条。

14447　内障散《名家方选》）

【组成】代赭石三分　滑石五分　石膏　炉甘石　朱砂各八分

【用法】上为末。绢包之,投热汤,日洗五六次。

【主治】内障。

14448　内生肌丸《医学入门》卷八）

【组成】枯矾　鹿角　芝麻各一两

【用法】上为末,炼蜜为丸,如梧桐子大。每服三十丸,温酒送下。窍塞后,去鹿角,加象牙一两,黄蜡为丸,常服断根。

【主治】漏疮。

14449　内伤膏药

《全国中药成药处方集》(南京方)。为《中国医学大辞典》"万应宝珍膏"之异名。见该条。

14450　内府仙方《回春》卷二）

【组成】僵蚕二两　姜黄二钱半　蝉蜕二钱半　大黄四两

【用法】上为细末,姜汁打糊为丸,重一钱一枚。大人服一丸,小儿半丸,蜜水调服。

【主治】肿项大头病、虾蟆瘟病。

【备考】本方方名,《东医宝鉴·杂病篇》引作"加味僵黄丸"。

14451　内府仙方《回春》卷二）

【组成】福建靛花三钱　火酒一钟　鸡子清一个

【用法】打匀吃。

【主治】大头瘟病,面肿项肿。

14452　内府仙方

《喉科紫珍集》卷下。为《东医宝鉴·杂病篇》卷七引易老"僵黄丸"之异名。见该条。

14453　内府药酒《疡医大全》卷二十八）

【组成】甘草　破故纸　苍术各二钱　何首乌　人参　五加皮　草乌　肉苁蓉　砂仁　白术　杏仁　当归　川椒各一钱七分　小茴香　牛膝　虎骨　枳壳　半夏　香附　青皮　枸杞子　菟丝子　良姜　木香　厚朴　白扁豆　赤芍　陈皮　枳实　防风　生地黄　熟地　荆芥　天门冬　五味子　麦门冬　三棱　莪术　槟榔　吴茱萸　桔梗　桑白皮　藁本各一钱　胡桃肉(去皮)　红枣(去核)　白糖各五两六钱七分

【用法】上用米、烧酒、白酒酿各六斤,盛坛内,以绢袋盛药,挂坛内扎紧,放锅内,重汤煮三炷香为度,埋土中七日,出火毒。用瓷杯顿热饮下。

【主治】麻风。

14454　内追毒丹《得效》卷十九）

【组成】大朱砂　雄黄各五钱　生麝香一钱　生犀角　琥珀(以上并别研细)　黑参沉香各五钱

【用法】上为末,炼蜜为丸,如梧桐子大。每服二十丸,灯心、薄荷汤送下。

【功用】清心解毒散潮。

【主治】疮肿。

14455　内庭奇方《惠直堂方》卷一）

【组成】苍术　良姜　枯矾各等分

【用法】上为末。每用一钱,以葱白一个捣匀,涂手心,男左女右,掩脐上,药勿着肉。又以一手兜往外肾前阴,女子亦如之,煎绿豆汤一碗饮之,点香半炷,可得汗。如无汗,再饮绿豆汤催之,汗出而愈。

【主治】瘟疫。

14456　内痈奇方《外科启玄》卷十一）

【组成】大鲫鱼一斤一个(去肠鳞,净)　枯矾少许

【用法】以枯矾入鱼腹,填腹一时辰,洗去矾,用猪油煎熟。食之令净。

【主治】肠痈,痢疾。

14457　内消毒散(方出《圣惠》卷六十四,名见《普济方》卷二七九)

【组成】白蔹二两　白及二两　白芷二两

【用法】上为细散。研生姜汁调涂之，干即再涂。

【主治】毒肿。

14458　内消神丹《洞天奥旨》卷十四

【组成】僵蚕二钱　乳香三钱（去油）　没药三钱　枯矾三钱　炙山甲三钱　铜绿三钱　黄丹三钱　全蝎（去尾足）四钱　轻粉一钱　蟾酥一钱　麝香二分

【用法】上为末，蜗牛研为丸。每用一丸，葱白捣裹，热酒送下。汗透为佳。

【主治】痈、恶疮。

14459　内消神方《疡医大全》卷二十五

【组成】人参　天花粉各三钱　大黄五钱　蒲公英一两　金银花二两　薏苡仁三两

【用法】先用水六碗煎薏苡仁，取汁三碗，投药再煎三碗，分作二次服，一日服两剂。即消。

【主治】多骨疽。

14460　内消浸酒《圣济总录》卷一二七

【组成】仙人杖草根并苗一斤　羌活（去芦头）二两　杏仁（去皮尖，研，炒）二两

【用法】上药将前二味细锉，入研杏仁，以醇酒一斗，于瓶内密封，七日后取开。每日空心暖服一盏，临睡再服。

【主治】风热毒气结成瘰疬。

14461　内鹿髓丸《韩氏医通》卷下

【组成】鹿脑髓　骨髓　脊髓

【用法】鹿一只，尽取脑、骨、脊髓，同煎成油，滤净，每一两加炼蜜二两，又炼相得，瓷器封收。补益之方，用此调制为丸。

【功用】补益。

14462　内障神方

《惠直堂方》卷二。为《千金》卷六"神曲丸"之异名。见该条。

14463　内外两解汤《会约》卷五

【组成】当归一钱半　白芍一钱　陈皮八分　大黄（酒炒）一钱　白芷一钱　升麻五分　甘草七分

【用法】加生姜，水煎服。

【功用】内解外托。

【主治】瘟疫发斑，犹有微邪。

【加减】如大便不润，重加生大黄；如下后气虚，斑白而不大见，加生黄耆二三钱。

14464　内外复煎散

《洞天奥旨》卷十四。为《保命集》卷下"内托复煎散"之异名。见该条。

14465　内托十全散《医方类聚》卷一七七引《医林方》

【异名】内托十宣散（《医学入门》卷八）。

【组成】人参　当归　黄耆各二两　芎藭　防风　厚朴　桔梗　桂　甘草　白芷各一两

【用法】上为细末。每服四五钱至六钱，热酒调下。

【主治】一切痈疽发背。

14466　内托十宣散《疮疡经验全书》卷四

【组成】人参　黄耆　白术　当归　白芍　厚朴　川芎　连翘　官桂　桔梗　防风　甘草　荆芥　金银花　白芷

【用法】水二钟，煎八分，食前服。连进十贴。

【主治】蜂窠发，肉黑色、青色，中大陷，四周硬，肉亦紫色者。

【加减】虚甚，加附子；心神恍惚，夜梦不安，加远志、辰砂、酸枣仁；大便溏泄，加黄连、木香、白术（土炒）、苍术；内陷不发，加川山甲、乳羊角（烧灰）；小便频数，加薏苡仁、益智；脓不透，加归须、地蜈蚣（炙）、赤芍药。

14467　内托十宣散

《医学入门》卷八。为《医方类聚》卷一七七引《医林方》"内托十全散"之异名。见该条。

14468　内托千金散《瑞竹堂方》卷五

【组成】人参　当归　黄耆　芍药　川芎　防风　甘草　瓜蒌　白芷　官桂　桔梗各三钱　金银花二钱

【用法】上㕮咀。每服七八钱，水二大盏，煎至七分，入酒半盏，去滓温服，一日三次。两服之后，疮口内有黑血出者，或遍身汗出，皆药之功效也。如病势猛恶，每服一两，水一大碗煎服。

【主治】脑背痈疽，乳、便等恶疮。

【加减】痛甚者，倍加当归、芍药，或加乳香二钱。

【备考】方中金银花用量原缺，据《普济方》补。

14469　内托千金散《治痘全书》卷十三

【组成】人参　白芍　甘草　当归　川芎　黄耆（炙）　厚朴　白芷　木香　桔梗　牛蒡子　地肤子　糯米　鸡汁

【用法】为散服。

【主治】痘出热甚气滞，皮肉肿亮者。

14470　内托升麻汤

《东垣试效方》卷三。为《兰室秘藏》卷下"升麻托里汤"之异名。见该条。

14471　内托升麻汤《玉机微义》卷十五引东垣方

【组成】瓜蒌仁三钱　连翘二钱　甘草节　青皮各一钱　升麻二钱

【用法】作一服。水煎，食后细细呷之。

【主治】妇人乳中结核。

【备考】方中升麻原脱，据《奇效良方》补。

14472　内托外消散《洞天奥旨》卷十一

【组成】水银一两　儿茶二两（共研至无星为度）　冰片一钱　轻粉三钱　麝香五分　硼砂五分

【用法】上药研至不见水银始可用。以此药敷于瘤处。肉瘤、粉瘤俱化为水，约三日必消尽，然后再服汤药，用人参二钱、白术三钱、茯苓三钱、陈皮五分、生甘草五分、柴胡八分、白芍三钱，水煎服。

【主治】肉瘤、血瘤、粉瘤。

14473　内托生肌散《衷中参西》上册

【组成】生黄耆四两　甘草二两　生明乳香一两半　生明没药一两半　生杭芍二两　天花粉三两　丹参一两半

【用法】上为细末。每服三钱，开水送下，一日三次。若将散剂变为汤剂，须先将花粉改用四两八钱，一剂分作八次煎服，较散剂生肌尤速。

【主治】瘰疬疮疡破后，气血亏损不能化脓生肌；或其疮数年不愈，外边疮口甚小，里边溃烂甚大，且有串至他处不能敷药者。

【方论选录】此方重用黄耆，补气分以生肌肉，有丹参

以开通之,则补而不滞;有花粉、芍药以凉润之,则补而不热;又有乳香、没药、甘草化腐解毒,赞助黄耆以成生肌之功。况甘草与芍药并用,甘苦化合,味同人参,能双补气血,则生肌之功愈速也。至变散剂为汤剂,花粉必加重者,试以黄耆煎之则热力增,花粉煎之则凉力减,故必加重而其凉热之力始能平均相济也。至黄耆必用生者,因生用则补中有宣通之力,若炙之则一于温补,固于疮家不宜也。

【临床报道】疮疡:一人年二十余,因抬物用力过度,腰疼半年不愈。忽于疼处发出一疮,在脊梁之旁,微似红肿,状若复盂,大径七寸。疡医以为腰疼半年,始现此疮,其根蒂必深而难治。且其内外发热,饮食懒进,舌苔黄厚,脉象滑数。知其证兼外感实热,先后投以白虎加人参汤退热,消乳汤加减清火消肿培脾毒,外用五倍子、三七、枯矾、金线重楼、白及为末以束其根;乳香、没药、雄黄、金线重楼、三七为末以敷其顶,皆用醋调之。旬日疮消三分之二,其顶甚软。遂以乌金膏调香油敷其软处。二日,疮破出稠脓若干。将此内托生肌散改作汤剂投之,外敷化腐生肌散,七八日间疮口长平,结痂而愈。

14474 内托白蔹散(《回春》卷五)

【组成】当归一钱 赤芍一钱 川芎七分 白芷八分 连翘一钱 白蒺藜四分 白蔹八分 片芩(酒炒)八分 防风 桔梗各五分 天花粉七分 瓜蒌仁八分(另研) 柴胡五分 乳香七分(另研) 生甘草节四分

【用法】上锉一剂。水煎,晚间热服。

【主治】腋下痰核,因酒、怒气发肿痛,溃脓久不合口。

【宜忌】忌一切发物并怒气、房劳。

14475 内托至奇汤(《准绳·幼科》卷四)

【组成】天门冬 麦门冬 人参 白术 当归 茯苓 薏苡仁 川芎 陈皮 甘草 桔梗 银杏(去皮)

【用法】加糯米煎,频频服。

【功用】补阴清肺培脾。

【主治】五六岁小儿,原体薄劣,身发大热,干渴,患嗽,疹出未几而痘随出,其势颇危。

【宜忌】黄耆毫厘难犯。

14476 内托安神汤

《外科大成》卷四。为《外科正宗》卷二"内托安神散"之异名。见该条。

14477 内托安神散(《外科正宗》卷二)

【异名】内托安神汤(《外科大成》卷四)、安神散(《梅氏验方新编》卷七)。

【组成】人参 茯神 黄耆 白术 麦门冬 玄参 陈皮各一钱 酸枣仁 远志 甘草 石菖蒲 五味子各五分

【用法】水二钟,煎八分,临服入朱砂末三分和匀,食远服。

【主治】疔疮针后已出脓,时元气虚弱,睡卧惊悸,心志不宁;或毒未尽流入心窍,致生健忘。

14478 内托红散子(《普济方》卷二七五)

【组成】乌鱼骨半两 蜈蚣一对 雄黄三钱 朱砂一钱 胆矾 枯矾各三钱

【用法】上为细末。每服一钱,温酒调下。汗出为效。

【主治】诸般恶疮。

14479 内托均气散(《疡医大全》卷三十三)

【组成】苏叶八分 干葛七分 广木香六分 黄耆 川芎 甘草各五分 桔梗四分 白芍 紫草各三分

【用法】笋七片为引,煎服。

【主治】痘初热。

14480 内托护心散

《医学正传》卷六。为《本事》卷六"内托散"之异名。见该条。

14481 内托护心散(《片玉痘疹》卷八)

【组成】人参 当归梢 防风 大力子 酒连 酒芩 酒柏 荆芥穗 木通 桂枝 甘草 蝉蜕 连翘

【用法】水煎,入烧过人屎调服。

【功用】解毒托里。

【主治】痘疹,脏腑虚弱,毒留于中,壅塞不出,六七日不起发者。

【加减】便秘,加大黄、紫草,去人参。

14482 内托连翘散(《普济方》卷二七三)

【组成】连翘一两 甘草一两半 大黄七钱 薄荷七钱 黄芩半两 朴消二两 白芷 赤芍 生地各一两 黄栀七钱

【用法】上为粗末。每服一两,水一碗,加灯心、竹叶煎七分,大病只三四服。如服了心烦呕,用不二散止。如疮黄,上用针刺,仍服内托散,自然消散。

【主治】鱼睛疔、紫砚疔及诸般疔疮出时,皮色不变及不疼痛、按摇不动、身发寒热。

【加减】如其人喘,加人参少许。

14483 内托羌活汤(《兰室秘藏》卷下)

【组成】肉桂三分 连翘 炙甘草 苍术 橘皮各五分 当归梢 防风 藁本各一钱 黄耆一钱五分 黄柏(酒制) 羌活各二钱

【用法】上㕮咀,都作一服。水二盏,酒一盏,煎至一盏,去滓,稍热空心服,以夹衣盖痛上,使药力行罢,去盖之衣。

【主治】足太阳经中左右尺脉俱紧,按之无力,尻臀生痈,坚硬肿痛大作。

14484 内托羌活汤(《杂病源流犀烛》卷二十九)

【组成】羌活 黄柏各一钱 防风 藁本 连翘 炙草 苍术 陈皮各八分 肉桂五分

【主治】腿股膝踝足疮疡,体弱不可下,须用分经内托法者,或发在足尖。以及疮疡发于大股之内,阴囊之侧者,在左为上马痈,在右为下马痈,在肛门旁为肛门痈。

14485 内托定痛散(《疮疡经验全书》卷三)

【组成】人参 黄耆 地黄 白芷 川芎 赤芍 防风 赤苓 甘草 乌药 桂心 枳壳 桔梗 木香

【用法】加生姜二片,大枣一枚,水煎,不拘时服。

【主治】肩疽。

14486 内托荣卫汤(《医学发明》人卫本卷六)

【组成】黄耆半两 柴胡 连翘各二钱 羌活 防风 当归身 生黄芩各钱半 炙甘草 人参各一钱 苍术三钱 红花 桂枝各半两

【用法】上㕮咀,都作一服。水、酒各一大盏,同煎至一盏,去滓,大温服。

【功用】发汗,通荣卫。

【主治】疮肿,湿热郁其手、足少阳,致血脉凝逆,使营卫周身元气消弱,面色赫赤而肿,微黯色,颜必忿色,其人多怒,其疮之色亦赫赤肿硬,微带黯色,奋然高起,结硬作痛,其脉左寸外洪缓,左关洪缓而弦。

【备考】本方名,原书拔粹本作"托里荣卫汤"。

14487 内托复煎汤

《疡科选粹》卷二。为《保命集》卷下"内托复煎散"之异名。见该条。

14488 内托复煎散(《保命集》卷下)

【异名】内托复煎汤(《疡科选粹》卷二)、内外复煎散(《洞天奥旨》卷十四)。

【组成】地骨皮 黄耆 芍药 黄芩 白术 茯苓 人参 柳桂(味淡者) 甘草 防己 当归各一两 防风二两

【用法】上咬咀。先煎苍术一斤,用水五升,煎至三升,去术滓,入前药十二味,再煎至三四盏,绞取清汁,作三四服,终日服之;又煎苍术滓为汤,去滓,再依前煎服十二味滓。如或未已,再作半料服之。若大便秘及烦热,少服黄连汤;如微利及烦热已过,服半料即行。

【功用】除湿散郁热,使胃气和平。

【主治】❶《保命集》:疮疡,肿焮于外,根盘不深,形证在表,其脉多浮,痛在皮肉。❷《医学入门》:阴疽痈毒,蕴结于中。

14489 内托香粉散

《普济方》卷二七三。为《本事》卷六"内托散"之异名。见该条。

14490 内托追毒饮(《医部全录》卷二〇八)

【组成】人参 黄耆 厚朴 甘草 桔梗 枳壳 黄连 金银花 乌药 当归 芍药 白芷 川芎 防风

【用法】水、酒各一钟,煎,去滓服。

【主治】坐马痈。

14491 内托耆柴汤

《医学入门》卷八。为《兰室秘藏》卷下"内托黄耆汤"之异名。见该条。

14492 内托耆柴汤(《外科百效》卷三)

【组成】黄耆 柴胡 当归 黄连 羌活 肉桂 生地 全瓜蒌 黄芩

【用法】半水、半酒煎服。

【主治】臀疽在腿内近膝股漫肿木硬者。

14493 内托酒煎汤

《医学入门》卷八。为《兰室秘藏》卷下"黄耆肉桂柴胡酒煎汤"之异名。见该条。

14494 内托酒煎散

《外科大成》卷二。为《兰室秘藏》卷下"黄耆肉桂柴胡酒煎汤"之异名。见该条。

14495 内托消毒散(《准绳·伤寒》卷七)

【组成】人参 黄耆 防风 白芷 川芎 当归 桔梗 连翘 升麻 柴胡 金银花 甘草节

【用法】上药用水一钟,好酒一钟,同煎一钟,去滓,徐徐温服。疮破者以玄武膏贴之。四周赤肿不退者,仍以见肿消草、生白及、白蔹、土大黄、生大蓟根,野苎麻根,共捣成

饼,入朴消一钱,和匀,贴肿上,留头勿贴。兼服蜡矾丸最妙。

【主治】发颐,已破或未破有脓不可消者。

14496 内托流气饮(《疮疡经验全书》卷二)

【组成】人参 木香 黄耆 厚朴 甘草 紫苏 桔梗 官桂(冬加夏减) 槟榔 乌药 枳壳 当归 川芎 芍药 白芷

【用法】加生姜三片,大枣二枚,水煎服。

【主治】顶门痈。

【加减】或热,加柴胡、黄芩,去官桂。

14497 内托流气饮(《疮疡经验全书》卷二)

【组成】人参 黄耆 厚朴 甘草 紫苏 桔梗 枳壳 乌药 细辛 当归 防风 川芎 白芷 鼠黏子 芍药

【用法】加生姜三片,水煎服。

【主治】发鬓毒。

14498 内托流气饮(《疮疡经验全书》卷二)

【组成】人参 黄耆 厚朴 甘草 紫苏 桔梗 枳壳 官桂 槟榔 乌药 当归 防风 白芷 芍药 川芎 柴胡

【用法】加生姜三片,大枣一枚,水煎服。

【主治】项疽毒。

【加减】妇人,加香附;夏天,去官桂,加麦冬。

14499 内托流气饮(《疮疡经验全书》卷三)

【组成】苍术 黄柏 青皮 甘草 芍药 当归 白术 槟榔 川芎 羌活 独活 白芷 木瓜 牛膝 杜仲

【用法】加生姜三片,水煎服。

【主治】臁疮。

【加减】冬,加薄桂;夏,加黄芩。

14500 内托流气饮(《疮疡经验全书》卷三)

【组成】人参 木香 黄耆 厚朴 甘草 紫苏 桔梗 枳壳 官桂 槟榔 乌梅 当归 芍药 白芷 川芎 防风 天花粉

【用法】加生姜三片,大枣一枚,水煎服。

【主治】肋肚痈。

14501 内托流气饮(《疮疡经验全书》卷三)

【组成】人参 木香 黄耆 厚朴 甘草 紫苏 桔梗 枳壳 官桂 乌药 当归 白芍 防风 白芷 川芎 茯苓 陈皮 天花粉

【用法】加生姜三片,大枣一枚,水煎服。

【主治】上下肋痈。

14502 内托流气饮(《疮疡经验全书》卷四)

【组成】人参 木香 乳香 当归 川芎 黄耆 芍药 防风 甘草 厚朴 枳壳 桔梗 乌药 白芷 槟榔 紫苏

【用法】加生姜三片,大枣一枚,水煎服。外用金箍散敷之。

【主治】手心毒。

14503 内托黄耆丸(《杨氏家藏方》卷十二)

【异名】黄耆丸(《赤水玄珠》卷二十九)。

【组成】黄耆八两 当归三两(洗,焙) 肉桂(去粗皮) 木香 乳香(别研) 沉香各一两

【用法】上为细末,用绿豆粉四两,生姜自然汁煮糊为丸,如梧桐子大。每服五十丸,温熟水送下,不拘时候。

【主治】疮肿因针砭伤其经络,白脓赤汁逗流不止。

14504　内托黄耆汤(《兰室秘藏》卷下)

【异名】内托黄耆柴胡汤(《东垣试效方》卷三)。内托耆柴汤(《医学入门》卷八)。内托耆柴酒煎汤(《疡科选粹》卷二)。

【组成】生地黄一分　黄柏二分　肉桂三分　羌活五分　当归梢七分半　土瓜根(酒制)　柴胡梢各一钱　连翘一钱三分　黄耆二钱

【用法】上㕮咀,都作一服。酒一盏,水二盏,煎至一盏,去滓,空心热服。

【主治】小儿附骨痈,不辨肉色,浸肿,皮泽木硬,疮势甚大,其脉左三部细而弦,按之洪缓微有力。

14505　内托黄耆汤(《外科理例》卷五)

【组成】柴胡钱半　连翘　肉桂各一钱　黄耆　归尾各二钱　鼠黏子(炒)一钱　黄柏　甘草(炒)各半钱　升麻七分

【用法】上锉,酒一盏半,水一盏半,同煎二盏,去滓,空心宿食消尽,大温服。少时以早馔压之,不令大热上攻,犯中上二焦也。

【主治】附骨疽。

【临床报道】附骨疽:王老,年七十,季春因寒湿地气,得附骨疽于左腿足少阳分,微侵足阳明,阔六七寸,长一尺,坚硬漫肿,肉色不变,皮泽深,但行步作痛,以指按至骨大痛,服内托黄耆汤一服立止,再服肿消。

14506　内托黄耆汤(《外科理例·附方》)

【组成】黄耆(盐水拌炒)　麦门冬(去心)　熟地黄(酒拌)　人参　茯苓各一钱　白术(炒)　川芎　官桂　远志(去心)　当归(酒拌)各五分　甘草(炙)三分

【用法】上作一剂。水二钟,加生姜三片,大枣二枚,煎八分,食远服。

【主治】溃疡作痛,倦怠少食,无睡,自汗,口干或发热,久不愈。

14507　内托黄耆汤(《寿世保元》卷九)

【组成】柴胡　连翘　肉桂　大力子　黄耆　当归尾　黄柏　升麻　白芷　甘草各八分

【用法】上锉一剂。水、酒各一盏,煎至一盏。食前温服。

【主治】疮生腿外侧,或因寒湿,得附骨疽于足少阳经分,微侵足阳明经,坚硬漫肿,行步作痛,或不能行。

14508　内托黄耆饮

《疡科遗编》卷上。为《金鉴》卷六十四"内托黄耆散"之异名。见该条。

14509　内托黄耆散(《医方类聚》卷一九二引《施圆端效方》)

【组成】黄耆　连翘　葛根　甘草各等分

【用法】上为细末。每服三钱,水一盏半,煎至六分,去滓,食前温服。

【主治】诸疮证。

14510　内托黄耆散(《外科正宗》卷三)

【组成】川芎　当归　陈皮　白术　黄耆　白芍　穿山甲　角刺各一钱　槟榔三分

【用法】水二钟,煎八分,食前服。

【功用】溃脓。

【主治】脏毒已成,红色光亮,已欲作脓者。

14511　内托黄耆散(《金鉴》卷六十四)

【异名】内托黄耆饮(《疡科遗编》卷上)。

【组成】当归　白芍(炒)　川芎　白术(土炒)　陈皮　穿山甲(炒,研)　皂刺　黄耆各一钱　槟榔三分　紫肉桂五分

【用法】水二钟,煎八分,食前服。

【主治】❶《金鉴》:中搭手,气血虚,疮不能发长者。❷《疡科遗编》:悬痈已溃。

14512　内托清气饮(《疮疡经验全书》卷三)

【组成】人参　茯苓　白术　官桂　陈皮　木瓜　紫苏　枳壳　甘草　芍药　当归　苍术　羌活　独活　川芎　白芷

【用法】加生姜三片,大枣一枚,水煎服。

【主治】臁疮。

14513　内托清气饮(《疮疡经验全书》卷三)

【组成】人参　黄耆　紫苏　桔梗　枳壳　金银花　青皮　甘草　厚朴　川芎　防风　天花粉　木香　羌活　当归　芍药

【用法】加生姜三片,大枣一枚,水煎服。

【主治】手腕毒。

14514　内托清肝饮(《疮疡经验全书》卷二)

【组成】人参　黄耆(炙)　厚朴　甘草　防风　桔梗　天花粉　白芍药　枳壳　藁本　升麻　乌药　当归　白芷　川芎　金银花

【用法】加生姜三片,大枣一枚,煎服。

【主治】眉风毒。

14515　内伤发热方(《傅青主男女科》卷二)

【异名】内伤散邪汤(《石室秘录》卷一)。

【组成】当归　柴胡　陈皮　栀子　甘草各一钱　白芍　花粉各二钱

【用法】水煎服。

【主治】内伤发热,肝木郁者。

14516　内伤神效方(《证类本草》卷二十二引《古今录验》)

【组成】麝香　水蛭各一两

【用法】上锉,烧令烟出,研为末。每服一钱,酒调下。当下蓄血,未止再服。

【主治】坠跌打击。

14517　内伤神效方(《伤科汇纂》卷八)

【组成】地鳖虫四五十个(以胡桃肉、元米养甏中,俟虫背微白,去头足,瓦上炙存性,每料取净末三钱)　骨碎补半斤(去皮,瓦上炙存性,净三钱)　乳香(去油)三钱　没药(去油)三钱　当归(酒洗,炙,争)三钱　大黄(湿纸包煨,切片,炙,净末)三钱　自然铜(煅)　血竭　硼砂　辰砂各三钱

【用法】上为细末。伤轻者每服九厘,重者一钱二分,陈酒送下。

【主治】跌打损伤而未皮破血出者。

14518　内伤散邪汤

《石室秘录》卷一。为《傅青主男女科》卷二"内伤发热

方"之异名。见该条。

14519　内护排脓散

《普济方》卷二八六。即《得效》卷十九"排脓散"。见该条。

14520　内助调气汤《痘疹会通》卷四）

【组成】人参　黄耆　白术　藿香　云茯苓　酒白芍　归身　牛蒡子

【用法】生姜、大枣为引。

【主治】痘疹，初见点时，吐泻并作，其色灰白者。

14521　内针牛黄丸《医方类聚》卷一七八引《御医撮要》）

【组成】牛黄　木香　青橘皮　干姜各一分　川大黄　巴豆各三分　猪牙皂荚半两

【用法】上为细末，炼蜜为丸，如梧桐子大。每服一二丸，冷茶清送下。如卒中风，不省人事，温酒化五七丸灌下。吐泻涎出立效。

【主治】五脏蕴积毒气，及一切痈疽肿毒，心腹疼痛；并卒中风涎，昏塞不省人事，及一切惊痫笃疾苦人。

14522　内补十宣饮《青囊全集》卷下）

【组成】纹党三钱　桔梗一钱　川芎一钱五分　草节一钱　白芷三钱　川朴一钱　生耆一钱五分　当归三钱　桂枝一钱　防风三钱

【主治】冷疗。

14523　内补十宣散

《袖珍》卷三。为《局方》卷八绍兴续添方"化毒排脓内补十宣散"之异名。见该条。

14524　内补人仁丸《遵生八笺》卷十八）

【组成】人参五钱　砂仁　沉香　木香　槐角子　生地（酒洗）　桑椹　熟地各五钱　山药（去皮）　茯苓　川椒（去目）　大茴香（酒洗）　枸杞子　旱莲草　甘草　苍术（米泔水浸三日，去皮，盐姜用）各一两　何首乌四两（用黑豆拌蒸七次，取起首乌，先以竹刀切碎，去头用，勿见铁器）

【用法】上为末，炼蜜为丸，如梧桐子大。盐、酒送下。

【功用】乌须发，固元保真。

【宜忌】忌食萝卜。

14525　内补五香丸《圣惠》卷六十一）

【组成】沉香一两　熏陆香一两　木香一两　藿香一两　丁香一两　续断一两　熟干地黄二两　白芍药一两　侧子一两（炮裂，去皮脐）　石长生一两　厚朴一两半（去粗皮，涂生姜汁炙令香熟）　败酱一两　人参一两（去芦头）　白茯苓一两　鹿角屑二两　虎胫骨二两（涂酥，炙令黄）

【用法】上为末，炼蜜为丸，如梧桐子大。每服三十丸，食前以黄耆汤送下。

【主治】痈，脓血至甚，不生肌肉。

14526　内补石斛散

《圣济总录》卷八十一。为《普济方》卷二四三引《圣惠》"石斛散"之异名。见该条。

14527　内补宁神汤《杏苑》卷七）

【组成】黄耆　麦门冬　川芎　当归　茯苓　人参　五味子　远志各一钱　甘草　桂心各五分

【用法】上咬咀。加生姜三片，枣子三枚，水煎，温服。

【主治】诸肿疮毒，心神恍惚，不得安卧。

【加减】如日夜不睡，加酸枣仁一钱。

14528　内补地黄丸《圣济总录》卷八十八）

【组成】熟干地黄（焙）　桂（去粗皮）各三分　防风（去叉）　乌头（炮裂，去皮脐）　芎䓖　桃仁（汤浸，去皮尖，炒，别研）　牛膝（酒浸，切，焙）　石斛（去根）　干姜（炮裂）各半两

【用法】上九味药除桃仁外，捣罗为末，与桃仁相和令匀，炼蜜为丸，如梧桐子大。每服二十丸，温酒送下，空心、日午、夜卧服。

【主治】虚劳瘦羸，不进食，脏腑虚冷。

14529　内补地黄丸《重订通俗伤寒论》）

【组成】熟地　归身　白芍　生地　玄参　知母　川柏　山药　萸肉　甘杞子　淡苁蓉

【用法】炼蜜为丸。每服三钱，空心盐汤送下。

【主治】秋燥，燥在血脉，血虚生风证。

【备考】以此方治内，并配合滋燥养营汤治外。

14530　内补芍药汤《千金翼》卷二十二）

【组成】芍药　干地黄　桂心各二两　当归三两　生姜四两（切）　黄耆五两　茯苓三两　人参　麦门冬（去心）　甘草（炙）各一两

【用法】上咬咀。以水一斗，煮取三升，分三服。

【主治】痈，发背。

14531　内补芎归汤《女科百问》卷上）

【组成】芎䓖　熟地各四两　白芍五两　桂心二两　甘草　干姜各三两　大枣四十枚　当归二两

【用法】上为粗末。每服五钱，水一盏半，煎至八分，去滓温服，不拘时候。

【主治】妇人血气羸弱，或崩伤过多，少气伤绝，腹中拘急，四肢烦热，面目无色，及唾血、吐血。

14532　内补芎䓖汤《千金》卷三）

【组成】芎䓖　干地黄各四两　芍药五两　桂心二两　甘草　干姜各三两　大枣四十枚

【用法】上咬咀。以水一斗二升，煮取三升，去滓。分三服，每日三次。不愈，复作至三剂。

【主治】妇人产后虚羸，及崩伤过多，虚竭，腹中绞痛，面目无色，唾血吐血。

【加减】若有寒，苦微下，加附子三两。

14533　内补芎䓖散《圣惠》卷六十八）

【组成】芎䓖一两半　熟干地黄一两　蛇衔草三分　当归一两（锉，微炒）　肉苁蓉一两（酒浸一宿，刮去皱皮，炙干用）　白芍药一两　干姜三分（炮裂，锉）　续断三两　桂心三分　附子三分（炮裂，去皮脐）　细辛三分

【用法】上为细散。每服二钱，以温酒调下，不拘时候。

【主治】金疮伤筋骨，疼痛，下血多，食少，脏腑虚竭。

14534　内补当归丸

《女科百问》卷下。为《本事》卷十"内补丸"之异名。见该条。

14535　内补当归丸

《直指》卷二十六。为《千金》卷四"大补益当归丸"之异名。见该条。

14536　内补当归丸《胎产新书》卷三）

【组成】川断　阿胶　白芷　苁蓉　蒲黄（炒黑）　厚朴　吴茱萸　附子　当归　茯苓各一两　川芎　白芍各八

钱 甘草 干姜各五钱 熟地一两五钱

【用法】上为末,炼蜜为丸,如梧桐子大。每服八十丸,空心白汤送下。先服理经四物汤,次服本方。

【主治】月经后期。经来如屋漏水,头昏目眩,小腹作痛,更兼白带,咽中臭如鱼腥,恶心吐逆。

14537 内补当归汤

《鸡峰》卷十六。为《千金》卷三"内补当归建中汤"之异名。见该条。

14538 内补当归汤（《医方类聚》卷二一二引《吴氏集验方》）

【组成】当归 赤芍药各半两 甘草三钱半 白芍药 川芎各一两 乳香三钱

【用法】上为末。每服二钱,酒调,热服。

【主治】妇人十八般血气痛。

14539 内补当归散（《鬼遗》卷二）

【异名】内补散（《千金》卷二十五）、当归散（《普济方》卷三〇三）。

【组成】当归三分 芍药五分 干姜三分 辛夷(去毛)二分 甘草三分(炙)

【用法】上为末,理令匀。每服方寸匕,温酒调下,一日三次,夜一服。

【主治】金疮去血多,虚竭。

【备考】方中辛夷,《外台》引《千金》作"细辛"。

14540 内补当归散

《圣惠》卷六十八。为《鬼遗》卷二"内补苁蓉散"之异名。见该条。

14541 内补防风散

《外科精义》卷下。为《医心方》卷十五引《范汪方》"排脓内塞散"之异名。见该条。

14542 内补防风散

《普济方》卷二八五。为《鬼遗》卷四"木占斯散"之异名。见该条。

14543 内补苁蓉散（《鬼遗》卷二）

【异名】内补方（《外台》卷二十九引《古今录验》）、内补散（《千金》卷二十五）、内补当归散（《圣惠》卷六十八）、当归散（《普济方》卷三〇三）、苁蓉散（《普济方》卷三〇三）。

【组成】苁蓉 当归 甘草(炙) 芎藭 黄芩 桂心 人参 芍药 干姜 吴茱萸 白及 厚朴(炙) 黄耆各一两 蜀椒三分(出汗,去目及闭口)

【用法】上为末,理令匀。每服方寸匕,温酒调下,日三夜一服。

【主治】金疮出血多,虚竭。

【方论选录】《千金方衍义》:生肌长肉,全赖气血和煦,故用参、耆、甘草以固气,芎、归、芍药以和血,桂、姜、椒、萸以温中,苁蓉、白及滋精止血,厚朴、黄耆泄滞消肿,旺气散而正气安矣。

【备考】方中白及,《外台》引《古今录验》作"桑白皮"。

14544 内补泽兰散

《普济方》卷三〇二。为《圣惠》卷六十八"泽兰散"之异名。见该条。

14545 内补建中汤

《产科发蒙》卷三。为《千金》卷三"内补当归建中汤"之异名。见该条。

14546 内补养荣丸（《北京市中药成方选集》）

【组成】当归三百二十两 熟地四十两 川芎八十两 香附(炙)六十两 白芍一百六十两

【用法】上为细末,过罗,炼蜜为丸,重三钱。每服一丸,温开水送下,一日二次。

【功用】理气养血。

【主治】气虚血亏,经水不调,面黄肌瘦,头晕耳鸣。

14547 内补养荣丸（《全国中药成药处方集》沈阳方）

【组成】当归 川芎 白芍各三两 熟地 醋香附各八两 炒白术 姜 草各五两 茯苓三两 黄耆 阿胶 陈皮各四两 杜仲 炙甘草(炒) 艾叶 砂仁各二两

【用法】上为极细末,炼蜜为丸,二钱重。每服一丸,白开水送下。

【功用】补血安胎,消炎止带。

【主治】妇人气血虚弱,头目眩晕,面色萎黄,经血不调,赤白带下,腰痛耳鸣,四肢无力,子宫虚寒,久不孕育,胎动不安。

【宜忌】忌生冷食物。

【备考】《成方制剂》7 册本方有益母草,无生姜、炙甘草。

14548 内补黄耆丸（《圣惠》卷六十）

【组成】黄耆二两(锉) 白蒺藜一两(微炒,去刺) 乌蛇肉一两(酒浸,炙微黄) 槐子仁二两(微炒) 鹿茸一两(去毛,涂酥,炙微黄) 附子一两(炮裂,去皮脐) 猬皮一两(炙微黄) 枳壳二两(麸炒微黄,去瓤) 当归一两(锉,微炒) 沉香一两 槟榔一两 厚朴一两(去粗皮,涂生姜汁,炙令香熟)

【用法】上为末,炼蜜为丸,如梧桐子大。每服三十丸,食前煎桑枝汤送下。

【主治】肠风痔疾,下血太多,虚羸无力。

14549 内补黄耆汤（《鬼遗》卷三）

【组成】黄耆三两 干地黄 人参 茯苓各二两 当归 芍药 芎藭 桂心 远志(去心)各一两 甘草一两半 麦门冬(去心)三两 生姜五两 大枣十四枚

【用法】以水一斗,煮取三升二合,去滓。分温四服,日三夜一。

【主治】❶《鬼遗》:发背已溃,大脓汁,虚惙少力。❷《外科发挥》:溃疡作痛,倦怠少食,无睡自汗,口干或发热,久不愈。

【方论选录】《金鉴》:内补黄耆汤于十全大补汤内去白术,加远志、麦门冬,水煎服,治溃疡口干。去白术者,避其燥能亡津也;加远志、麦冬者,以生血生津也。

14550 内补黄耆汤（《鬼遗》卷三）

【组成】黄耆 茯苓各三两 芍药二两 麦门冬三两(去心) 甘草二两(炙) 厚朴一两(炙) 人参三两 生姜四两 干地黄三两

【用法】上切。以水一斗二升,煮取三升,分四服,日三夜一。

【主治】妇人客热,乳结肿,或溃,或作痈。

14551 内补黄耆汤（《鬼遗》卷三）

【异名】内补黄耆散（《圣惠》卷六十二）、托里黄耆汤（《圣济总录》卷一三〇）。

【组成】黄耆二两 茯苓 桂心 人参各二两 麦门冬三两(去心) 甘草六分(炙) 生姜四两 远志二两(去心) 当归二两 五味子四两 大枣二十枚

【用法】上切。以水一斗,煮取四升,分六服,日四夜二。

【主治】发痈疽,肿溃去脓多,里有虚热。

14552 内补黄耆汤《千金》卷三》

【组成】黄耆 当归 芍药 干地黄 半夏各三两 茯苓 人参 桂心 远志 麦门冬 甘草 五味子 白术 泽泻各二两 干姜四两 大枣三十枚

【用法】上㕮咀。以水一斗半,煮取三升,去滓,每服五合,日三夜一服。

【主治】妇人七伤,身体疼痛,小腹急满,面目黄黑,不能饮食;并诸虚乏不足,少气,心悸不安。

【方论选录】《千金方衍义》:此内补建中合保元、四君而易干姜温中益气,加地黄疗伤中逐血,半夏治胸腹急痛,远志、门冬除心悸不安,泽泻通膀胱气化,五味子收肾藏之津液也。

14553 内补黄耆汤《千金翼》卷二十二》

【组成】黄耆 当归各二两 干地黄 麦门冬各三两 生姜五两(切) 大枣十四枚(擘) 芍药 芎䓖 人参 甘草(炙)各一两

【用法】上㕮咀。以水一斗,煮取三升五合,分服七合,每日三次。

【主治】男子背上发肿,时觉牵痛。

14554 内补黄耆汤《保婴撮要》卷十五》

【组成】黄耆(炒)二钱 人参 白术(炒) 茯苓 陈皮 当归各一钱半 酸枣仁(炒)一钱 五味(杵) 甘草(炒)各五分

【用法】水煎,徐徐服。

【主治】溃疡脓水出多,或过服败毒之剂,致气虚血弱,发热无寐,或兼盗汗内热,或不生肌。

14555 内补黄耆散《圣惠》卷六十》

【组成】黄耆二两(锉) 当归一两(锉,微炒) 芎䓖二两 甘草二两(炙微赤,锉) 龙骨二两 槐子二两(微炒) 附子一两(炮裂,去皮脐) 白芍药二两

【用法】上为散。每服四钱,以水一中盏,入饧一分,煎至六分,去滓,每于食前温服。

【主治】肠风下血不止,面色萎黄,气力全少。

14556 内补黄耆散

《圣惠》卷六十二。为《鬼遗》卷三"内补黄耆汤"之异名。见该条。

14557 内补黄耆散

《圣惠》卷六十八。即《千金》卷二十五"内塞散"去芍药。见该条。

14558 内补黄耆散

《仙传外科集验方》。为《圣惠》卷六十一"黄耆散"之异名。见该条。

14559 内补排脓散《医心方》卷十五引《令李方》》

【组成】黄耆二两 当归二两 赤小豆三十枚 芎䓖一两 芍药二两 大黄一两

【用法】上药治下筛。每服方寸匕,以粥清下,一日三次。

【主治】痈。

14560 内补鹿茸丸

《圣济总录》卷九十二。为原书卷五十一"鹿茸丸"之异名。见该条。

14561 内补鹿茸丸

《普济方》卷三十三。为《杨氏家藏方》卷九"鹿茸丸"之异名。见该条。

14562 内固黄耆丸

《准绳·疡医》卷一。为《本事》卷六"黄耆丸"之异名。见该条。

14563 内固黄耆汤

《医学纲目》卷十八。为《本事》卷六"黄耆散"之异名。见该条。

14564 内固接骨丹《圣惠》卷六十七》

【组成】古字钱二两(先于火内烧令通赤,醋内淬,如此十度) 自然铜一两 硫黄一两

【用法】上为末,后入告车瓶子内,以坯子泥封瓶口,候干,倒下瓶子,簇火烧令通赤,候冷取出,捣罗,入水银一两同研,水银星尽后,使白薄纸裹药似毡子。后用盐一斤,入臼内,滴水烂捣,裹药毡候干,入糠火内烧七日,冷了出之,细研。后入:朱砂末一分、麝香末一分、犀角末一分,都研令匀,取生地黄,研绞取汁,于银器中熬为膏。和前药末为丸,如酸枣大。如有患者,以温酒半盏,入地黄膏一钱,搅令匀,下药一丸。服了如吐清绿水,或泻清绿水三二合,勿怪,是病出也,更宜频服,好愈为度。

【主治】伤折,筋骨疼痛。

14565 内固清心散《秘传外科方》》

【组成】辰砂 茯苓 人参 白豆蔻 雄黄 绿豆 朴消 甘草 脑子 麝香 皂角各等分

【用法】上为细末。每服一钱,蜜汤调下。

【功用】解毒。

【主治】❶《秘传外科方》:恶疮热盛焮痛,作渴烦躁。❷《明医指掌》:胸发,名井疽,状如豆,三四日起。

14566 内固清心散《外科正宗》卷一》

【组成】茯苓 辰砂 人参 玄明粉 白豆蔻 甘草 乳香 明雄黄 冰片各一钱 真豆粉二两

【用法】上为细末。每服一钱五分,蜜汤调下,不拘时候。

【功用】预防毒气内攻。

【主治】痈疽,发背,对口,疔疮,热甚焮痛,烦躁饮冷。

14567 内金鹿茸丸《杨氏家藏方》卷十六》

【组成】鸡内金 鹿茸(去毛,醋炙) 黄耆(蜜炙) 牡蛎(火煅) 五味子 附子(炮,去皮脐) 肉苁蓉(酒浸) 龙骨 远志 桑螵蛸各等分

【用法】上为细末,炼蜜为丸,如梧桐子大。每服五十丸,空心、食前温酒或米饮送下。

【主治】因产后劳伤血气,胞络受寒,小便白浊,昼夜无度,脐腹疼痛,腰膝少力。

【方论选录】❶《济阴纲目》:鹿茸、苁蓉、黄耆、附子有益精益气温肾之功,内金、牡蛎、螵蛸、龙骨有固涩禁便之用,五味、远志生津液而入肾以补正气。其为补下无疑,男

女俱可服。❷《医略六书》：阳气虚损，湿滞胞门，而带脉不能收引，故脐间隐痛，带下无度焉。鹿角补阳以壮督脉，附子补火以壮真阳，苁蓉温暖精血，远志交通心肾，黄耆补气举陷，五味子敛液生津，龙骨固涩精气，牡蛎收摄虚脱，桑螵蛸涩带脉以止带下也，内金皮汁丸，以化其滞，砂仁灰汤化下，以行其气。俾气阳内充，则滞气自化，而胞门清肃，带脉融和，何虑脐间隐痛不退，带下无度不愈乎。

【备考】《医略六书》本方用内金皮一两半(炒炭)，煎汁为丸，收入砂仁灰三分，煎汤化下三钱。

14568　内府万灵膏《理瀹》

【组成】白凤仙　紫丁香根　酒当归　醋煅自然铜　瓜儿血竭　没药各一两　川芎八钱　赤芍二两　醋淬半两钱一枚　红花一两　川牛膝　五加皮　石菖蒲　苍术各五钱　木香　秦艽　蛇床子　川附子　肉桂　半夏　石斛　草薢　鹿角各三钱　虎骨一对(或用虎骨胶代)　麝香一钱

【用法】香油十斤熬，丹收，细药后搅。如肿痛者，先用紫丁香根、川芎、当归、白芍、官桂、红花、升麻、防风、三奈、麝香、葱头捣敷，醋浸湿纸盖上，熨斗熨之，再贴膏。换时有瘀血，用番木鳖、红花、猴姜、半夏、甘草、葱头，醋煎洗后，换膏贴，三日一换。

【功用】消瘀散毒，舒筋活血，止痛接骨。

【主治】跌打损伤，及麻木、风痰、寒湿疼痛。

14569　内府牛黄丸《证治宝鉴》卷二

【组成】竹节白附子二两(为末，用狗胆六七枚，取汁搅匀，仍入胆内风干)　天麻二两(生姜自然汁制)　九节石菖蒲二两(竹沥制)　人乳粉六钱(夏晒，取寒水顿)　劈朱砂六钱(水飞)　牛黄一分五厘　金箔二十贴(或加琥珀末)

【用法】上为极细末，猪心血为丸，如小绿豆大。初服一钱二分，每日加一分，至二钱重止，金银煎汤送下。

【主治】癫及狂痫。

14570　内府玉红膏《仙拈集》卷四

【异名】经验玉红膏(《经验广集》卷四)。

【组成】硇砂　血竭各四分　阿魏　雄黄　乳香　没药　儿茶各五分　珍珠(豆腐煮)　象牙(炙黄)　轻粉各三分　黄丹二钱

【用法】上为末。香油三两，黄蜡、猪油各一两，铁锅熬溶，候温，入前药末搅，视油红色为度，搅匀成膏。或敷患处，或摊贴任用。

【主治】痈疽发背，对口疔疮，瘰疬结核。

【加减】疮痛，倍乳香、没药；紫血坚硬，倍血竭；生肌，倍珍珠，如无珍珠，火煅石决明代之；疮热，加冰片；疮不收口，加象皮；发背大疮，加男发灰。

14571　内府头风方《惠直堂方》卷二

【组成】萝卜(捣汁)一匙　麝少许

【用法】仰卧注鼻孔，左痛注右，右痛注左，两边俱痛，二孔俱注。

【主治】头风。

14572　内府亚圣膏《理瀹》

【组成】槐　柳　桑　榆　艾各二十一寸　象皮一两　驴甲一块　木鳖仁七个　炮甲六钱　蝉蜕四钱　蛇蜕二钱　鸡子清三个　血余三钱

【用法】以麻油三斤熬，黄丹收，黄蜡一两五钱和入灵

脂、血竭、煅牡蛎各五钱，乳香、没药末各三钱，搅匀。贴。

【主治】破烂诸疮，杨梅结毒。

14573　内府绀珠膏《理瀹》

【组成】麻油一斤　当归　木鳖仁　知母　细辛　白芷　巴仁　五倍子　山慈菇　红芽大戟　续断　续随子各一两　槐　柳枝各二十八寸

【用法】煎熬去滓，另用松香十斤，以槐、柳、桃、桑枝、芙蓉叶各五斤煎浓汁，入松香，文火溶化，下乳香、没药、血竭各五钱，雄黄四钱，轻粉一钱，麝香、阿魏酌用，和入膏内。

【主治】痈疽、肿毒、流注、顽臁、风寒湿痹、瘰疬、乳痈、痰核、血风等疮，及头痛、牙疼、腰腿痛。

14574　内府神效方

《外科证治全书》卷四。为《回春》卷五"内府秘传方"之异名。见该条。

14575　内府铁桶膏《理瀹》

【组成】五倍一两　炒白及五钱　胆矾三钱　铜绿五钱　明矾四钱　郁金　轻粉各二钱

【用法】陈醋熬如膏。调药涂纸盖上。疮根自生皱纹收紧矣。

【主治】发背将溃，已溃者。

14576　内府秘传方《回春》卷五

【异名】内府神效方(《外科证治全书》卷四)。

【组成】海藻(热水洗净)　昆布(洗净)　海带　海螵蛸　海粉(飞过)　海螺(醋炙。如颈下摇者用长螺，颈不摇者用圆螺)各等分　甘草少许

【用法】上为末，炼蜜为丸，如龙眼大。每夜临卧口中嚼化一丸。

【主治】瘿气。

14577　内府解瘟丹《惠直堂方》卷一

【组成】苍术八两　明雄黄二两　白芷四两　肉桂一两　艾叶四两(三月三日收者佳)　乳香　芸香　甘松　三奈　唵叭香各一两　硫黄五钱

【用法】上为细末，用榆面三合，加红枣煮烂，去核，同煮如糊为丸，阴干收好。遇有时行，日焚一二丸。

【功用】防时疫，辟蛇蝎毒物。

14578　内府蟾酥丸《仙拈集》卷四

【异名】回生丹(原书同卷)、经验蟾酥丸(《经验广集》卷四)。

【组成】蟾酥　血竭　乳香　没药　胡连各一钱　轻粉六分　冰片　麝香　朱砂各四分

【用法】上为末，生蟾酥为丸，如绿豆大。每服一丸，葱白汤送下，发汗即愈。如疔疮走黄，遍身发肿，昏迷不省，用三丸研末，葱白汤灌下。

【功用】解毒消肿。

【主治】痈疽发背，疔毒恶疮。

【备考】方中冰片、麝香、朱砂原用"各四两"，据《青囊秘传》改。

14579　内药续生丸《济阴纲目》卷六

【组成】母丁香　附子　肉豆蔻　枯矾　乌鱼骨

【用法】上为末，糊为软丸。绵裹纳阴中。

【主治】宫冷不孕。

14580　内造大金丹《北京市中药成方选集》

【组成】麻黄四十八两　生石膏四十八两　甘草四十八两　瓜蒌四十八两　木香二十四两　五味子四十八两　米壳二百四十两　陈皮四十八两

【用法】上为细末,炼蜜为丸,重三钱。每服一丸,一日二次,温开水送下。

【功用】止嗽、化痰、定喘。

【主治】肺气虚热、咳嗽、哮喘、痰盛气促,经久不愈。

14581　内造伏虎丹《纲目拾遗》卷十引《秘方集腋》)

【组成】真川贝母四两(须四制。第一次用大附子一个、童便一汤碗蒸,切细,干,烧酒三汤碗,韭菜汁三汤碗,同入沙锅,将贝母煮干,去附子不用;第二次用雪虾蟆一两,无则以大蛤蚧一对代之,用石敲碎,亦用烧酒、韭汁各三碗,同贝母煮干,去蛤蚧不用;第三次用吴茱萸一两,亦用酒、韭汁各三碗,同贝母煮干,去茱萸不用;第四次用公丁香五钱,亦用酒、韭汁各三碗,同贝母煮干,去丁香不用。制完,其贝母烂如泥。)

【用法】置石臼中舂,再入真阿芙蓉一钱,乳制蟾酥三钱,麝香五分,拌匀作条,焙干收贮。用时唾津磨搽。

【功用】兴阳种子,强阳助神。

14582　内造蟾酥丸《洞天奥旨》卷十四)

【组成】蟾酥三钱(酒化)　轻粉五分　枯矾一钱　寒水石一钱　铜绿一钱　乳香一钱　胆矾一钱　麝香一钱　雄黄一钱　蜗牛二十一个　朱砂三钱(为衣)

【用法】上各为细末,先将蜗牛研烂,再用蟾酥和研调匀,方入各药,共捣极匀为丸,如绿豆大,朱砂为衣。每服三丸,引用葱白五寸,患者自嚼烂,吐入手心,男左女右,包药在内,用无灰热酒一钟送下,盖被出汗,如人行五六里,出汗为度,甚者再进一服。

【主治】一切恶毒、发背、痈疽、鱼口、对口、喉闭、喉痛、喉瘾疹、三十六种疔、任节疔、红丝疔,及蛇伤虎咬、疯犬所伤。

14583　内消小豆散《圣济总录》卷一二九)

【组成】赤小豆一合　糯米(炒黑)五合

【用法】上为散,水调如糊。摊故帛上涂贴,干即易之。

【主治】附骨疽。

【备考】本方方名,《普济方》引作"小豆散"。

14584　内消化积丸《经验秘方》引杨子构方,见《医方类聚》卷一一三)

【组成】陈皮(去白)　神曲　麦蘖　广术　京三棱　枳实各一两　雷丸五钱　萝卜子一两　沉香　木香　益智仁　黑牵牛(头末)各五钱

【用法】上为细末,面糊为丸,如梧桐子大。每服四十、五十丸,食后温水送下。

【主治】积聚。

14585　内消升麻汤《圣济总录》卷一三〇)

【组成】升麻　大黄(炒)　黄芩(去黑心)　当归(切,焙)　枳壳(去瓤,麸炒)各一两　甘草(炙)半两　芍药一两半

【用法】上为粗末。每服五钱匕,水二盏,煎一盏,去滓,空心温服,日晚再服。

【主治】痈肿,疮疽,附骨疽。

❶《圣济总录》:痈肿。❷《外科精义》:疮疽,大小便秘。❸《杏苑》:附骨疽。

14586　内消地胆散《圣惠》卷六十六)

【组成】地胆一分(去头翅足,以糯米拌,炒令米黄为度)　滑石半钱　川朴消一分(熬令汁尽)

【用法】上为细散。每服半钱,空心以粥饮调下。服后小便中觉有恶物,即减地胆少许,十日见效。

【主治】热毒瘰疬。

14587　内消百疬汤《外科百效》卷二)

【组成】半夏　天麻　川芎　金银花　归尾　白芷　皂刺　甘草节　防风　陈皮　天花粉　人参　白术　贝母　乳香　没药各二两　赤芍四两

【用法】大米饭为丸。酒送下。

【主治】瘰疬。

【备考】本方方名,据剂型,当作"内消百疬丸。"

14588　内消托里散《医方类聚》卷一七四引《简易》)

【组成】红内消　山蜈蚣　虾啾唧　山慈菇　甘草节各等分

【用法】上为散。每服三钱,酒二盏,煎取一盏服。

【主治】诸痈疽。

【备考】方中"虾啾唧",《普济方》卷二八五作"无名精"。

14589　内消防风散《圣济总录》卷一三〇)

【组成】防风(去叉)　升麻　白蔹　黄芩(去黑心)　猪苓(去黑皮)　黄耆(锉)　瞿麦穗各一两　薏苡仁一两半　当归(切,焙)　甘草(炙)各半两　人参三分　赤小豆一合(醋炒七遍)

【用法】上为散。每服二钱匕,空心温酒调下,日晚再服。

【主治】痈疽。

14590　内消赤豆散

《圣济总录》卷一二六。为《圣惠》卷六十六"赤小豆散"之异名。见该条。

14591　内消连翘丸《玉机微义》卷十五)

【组成】连翘三两　漏芦　胡桃肉　夏枯草　土瓜根　射干　泽兰　沙参　白及各一两半

【用法】上为末,入胡桃肉研匀,酒糊为丸,如梧桐子大。每服三五十丸,空心、食前盐酒送下。

【功用】《赵炳南临床经验集》:化核软坚。

【主治】瘰疬,马刀。

【临床报道】结节性甲状腺肿:《北京中医》[2006,25(8):453]用内消连翘丸治疗结节性甲状腺肿37例,结果痊愈3例,显效13例,有效15例,无效6例,有效率83.8%。

14592　内消牡蛎丸《圣济总录》卷一二七)

【组成】牡蛎(煅过,为末)三两　皂荚子二升(取白水浸一宿)

【用法】上二味,先将皂荚子以水三升,煮令烂,取出入瓷盆内,研为膏,入牡蛎末为丸,如梧桐子大。每服十五丸,空心温酒送下,日晚再服。

【主治】瘰疬。

14593　内消沃雪汤《古今医鉴》卷十五)

【组成】当归身　白芍药　黄耆　甘草节　金银花　天花粉　连翘　香白芷　穿山甲　皂角刺　贝母(研)　没药(研)　木香　青皮　广陈皮

【用法】水、酒煎服。

【主治】❶《古今医鉴》：肚内生痈及痈疽。❷《外科正宗》：发背并五脏内痈，尻臀诸肿，大小肠痈，肛门脏毒，初起但未出脓，坚硬疼痛不可忍者。

【加减】甚者加大黄。

【备考】《东医宝鉴》引本方用当归身、白芍药、甘草节、黄耆、射干、连翘、白芷、贝母、陈皮、皂角刺、天花粉、穿山甲、金银花、木香、青皮、乳香、没药各五分，大黄（酒制）一钱半。锉作一贴，酒、水相半煎服。

14594 内消沃雪汤（《外科证治全书》卷三）

【组成】青皮 陈皮 制乳香 制没药 当归 丹皮 甘草节 广木香 皂角刺 穿山甲 山栀 浙贝各一钱五分

【用法】酒、水各半煎服。

【主治】脏毒属实热者，证见肛门两旁突肿，形如桃李，大便秘结，小水短赤，甚者肛门重坠紧闭，下气不通，刺痛如锥，脉数有力。

【加减】便秘者，加大黄。

14595 内消羌活散（《圣济总录》卷一二六）

【组成】羌活（去芦头）一两半 白僵蚕（炙）一两

【用法】上为散。每服四钱匕，空心以蜜酒调下，夜再服。

【主治】风热毒气结瘰疬。

【备考】本方方名，《普济方》引作"羌活散"。

14596 内消昆布散（《圣惠》卷六十六）

【异名】昆布散（《普济方》卷二九二）。

【组成】昆布一两（洗去咸味） 海藻一两（洗去咸味） 枳壳一两（麸炒微黄，去瓤） 牛蒡子半两（微炒） 连翘半两 防风半两（去芦头） 玄参半两 何首乌一两 牵牛子半两（微炒） 甘草半两（炙微赤，锉） 川大黄半两（锉碎，微炒） 皂荚子仁五十枚（微炒令黄） 牡荆子一两

【用法】上为细散。每服二钱，食后煎葱汤调下。

【主治】风毒瘰疬肿结。

14597 内消乳疬方（《种福堂方》卷四）

【组成】大贝母 白芷各等分

【用法】上为末。每服二钱，白酒调下。

【主治】乳疬。

【加减】如有郁症，加白蒺藜。

【宜忌】若有孕，忌用白芷。

14598 内消肿毒方（《圣惠》卷六十四）

【组成】白蔹二两 白及二两 白芷二两

【用法】上为细散。研生姜汁调涂之，干即再涂。

【主治】毒肿。

14599 内消神效丸（《鸡鸣录》卷十五）

【组成】甘草 土贝各二两 乳香（炙） 没药（炙） 槐米各一两 炙山甲八钱 沉香 血蝎 葶苈 血余各六钱 雄黄（飞）五钱

【用法】上为末，水为丸，如绿豆大，牛黄为衣。每服一丸，开水送下。

【主治】一切内痈初起，未溃脓者。

14600 内消退管丸（《外科大成》卷二）

【异名】血竭内消丸。

【组成】蜂房（带子者，煅存性）一个 刺猬皮一个（重五两，煅存性） 血竭二两 象牙（醋炒为末）五钱 僵蚕 蝉蜕 木香 火消 乳香 没药各三钱

【用法】上为末，用黄蜡八两，熬黑取起，待温入药，搅匀为丸，如梧桐子大。每服三钱，酒送下，一日三次。连服七日，脓水更多，以后一日一服。半月后，毒将尽，肉管长出，渐渐剪去，用生肌散。如毒未尽，用火腿肉汤日洗二三次，干脓收口。

【功用】退管收口。

【主治】痔漏，疮毒成漏。

14601 内消调经散（《寿世保元》卷九）

【组成】升麻 葛根 龙胆草 黄连 桔梗 连翘 黄芩 黄柏 莪术 三棱 甘草各五分 当归尾 白芍各三分

【用法】上锉。水煎服。

【主治】瘰疬未破。

【加减】稍虚，加夏枯草；有痰，加天花粉、知母各五分；少阳，加柴胡四分。

14602 内消痔漏丸（《医学启蒙》卷三）

【组成】川黄连（酒炒） 槐花（炒） 冬青子（焙干）各四两

【用法】上为末，入猪大肠内，扎两头，煮烂捣如泥，入后药再捣成剂：明雄黄、朴消各一两，白蜡一两，青黛五钱；将白蜡溶化，青黛合匀，取起冷定，再碾为末，合药捣匀，如硬，加醋糊成丸，如梧桐子大。每服一百丸，空心酒送下。

【主治】痔漏。

【宜忌】忌五荤、房事二个月。

14603 内消痔漏丸（《不居集》下集卷十八）

【组成】鱼鳔四两 黄蜡四两 明矾二两（研末） 朱砂五钱（飞） 珍珠五钱（研末） 象牙五钱（研）

【用法】先将鱼鳔煮极烂，杵如膏，入蜡化尽，离火入矾，并朱砂、牙末，和匀为丸，如梧桐子大。每服三十丸，酒送下。

【主治】痔漏。

14604 内消蜗牛丸（《圣惠》卷九十）

【组成】蜗牛子一分（一百二三十枚，活者去壳） 薄荷末二两 丁香末半两

【用法】上药入乳钵内同研为丸，如绿豆大。每服二丸，空心以薄荷汤送下，晚再服。

【主治】小儿瘰疬。

14605 内消瘰疬丸（《医学启蒙》卷三）

【组成】夏枯草八两 玄参五两 青盐五两（煨） 海藻 海粉 贝母 天花粉 白蔹 连翘 桔梗 当归（酒洗） 生地（酒洗） 枳壳（麸炒） 大黄（酒蒸） 薄荷叶 消石 甘草各一两

【用法】上为末，酒糊滴为丸，如绿豆大。每服百余丸，食后、临卧抵枕用白汤吞下，就卧一时。瘰疬未溃内消，溃者自愈，外贴太乙膏收口。

【功用】❶《北京市中药成方选集》：消坚散结。❷《全国中药成药处方集》：软坚散结，消肿化痰。

【主治】❶《医学启蒙》：瘰疬。❷《全国中药成药处方集》：由痰凝气滞引起的瘰疬痰核，颈项瘿瘤，皮色不变，或肿或痛。

【宜忌】❶《北京市中药成方选集》:忌食牛肉。❷《全国中药成药处方集》:忌食辛辣等刺激食物。

14606 内消瘰疬丸《饲鹤亭集方》

【组成】玄参 连翘 当归 制军 花粉各三两 生地 海石粉各四两 薄荷 白蔹 川贝各二两 朴消 青盐 生甘草各一两 夏枯草四两

【用法】煎汤为丸。每服四五钱,开水送下。

【功用】开郁清热,消肿涤痰。

【主治】男妇忧思郁怒,积于肝胃两经,致生瘰疬、乳岩诸毒。

14607 内消瘰疬方《遵生八笺》卷十八

【组成】鼠粪七钱 大枫子五钱 巴豆三钱

【用法】上为末,入大鲫鱼肚内,用纸包缚住,再用黄泥封固,如法煅炼,烟净取出,冷定研末,米糊为丸,如绿豆大。每服空心酒送下。

【主治】瘰疬。

14608 内疏黄连汤《保命集》卷下

【异名】黄连内疏汤(《外科心法》卷七)。

【组成】黄连 芍药 当归 槟榔 木香 黄芩 薄荷 山栀子 桔梗 甘草各一两 连翘二两

【用法】除槟榔、木香二味为细末外,并锉。每服一两,水一盏半,煎至一盏,先吃一二服;次每服加大黄一钱,再加二钱。以利为度。

【功用】《金鉴》:除里热。

【主治】疮疡、痈疽热毒在里者。

❶《保命集》:疮疡,呕哕心逆,发热而烦,脉沉而实,肿硬木闷,皮肉不变色,根深大,病在内,脏腑秘涩。❷《丹溪心法》:疮,皮色肿硬,发热而呕,大便闭,脉洪实者。❸《金鉴》:痈疽阳毒在里,大热发狂发热,二便秘涩,烦躁呕哕,舌干口渴饮冷。

【临床报道】❶腹痛:《外科发挥》一男子腹患痛,肿硬愈闷,烦热便秘,脉数而实。以本方一剂少愈;以黄连解毒汤二剂顿退;再以金银花散四剂,出水而消。❷发背:《外科发挥》一男子已四日,疮头如黍,焮痛背重,脉沉实。与本方二剂少退,更与仙方活命饮二剂而消。❸杨梅疮:《外科发挥》一妇人焮痛,便秘作渴,脉沉实,以本方二剂,里证已退;以龙胆泻肝汤数剂,疮毒顿退;间服萆薢汤,月余而愈。

14609 内疏黄连汤《疮疡经验全书》卷九

【组成】黄耆 人参 白术 当归 川芎 芍药 甘草节 黄连 连翘 白芷 羌活 陈皮 独活 金银花 防风各等分 竹沥(临服加入)

【功用】解毒,补养气血,托里排脓。

【主治】痈疽。

【加减】痰中有血,加童便、藕节汁。

14610 内障升麻汤

《杏苑》卷六。为《兰室秘藏》卷上"圆明内障升麻汤"异名。见该条。

14611 内消痔管神方《纲目拾遗》卷九引《陈直夫躬行录》

【组成】琥珀 灯心(共研末) 象牙屑(焙) 血余(自制) 猬皮(阴阳瓦合好,泥封,煅存性) 雨前芽茶(旧琉璃底剪碎,制法同猬皮) 蝉蜕(炒) 人指甲(不拘手足俱可用,瓦上焙脆,为末) 穿山甲(炒脆) 当归 白茯苓 猪

悬蹄甲壳(夹剪剪碎,制同猬皮) 蛞蝓(瓦炙) 牛皮胶(酒煮化和药,如不足,加炼白蜜)各三两 小蜂房十个(制同猬皮,火候更宜轻,勿煅成灰) 蛇蜕十条(剪碎,瓦上炙焠,自作汁,将凝即覆存性)

【用法】上为末,同阿胶和捣为丸。每服三钱,早、午、晚滚水送下。

【主治】痔管及诸般漏管。

14612 内消漏芦煮散《圣济总录》卷一三〇

【组成】漏芦(去绵) 白蔹 黄芩(去黑心) 麻黄(去根节) 白薇(洗) 枳实(麸炒) 升麻 芍药 大黄(锉,炒) 甘草(炙)各一两

【用法】上为散。每服二钱匕,水一盏,煎至七分,温服。

【主治】疮疖痈肿。

14613 内托耆柴酒煎汤

《疡科选粹》卷二。为《兰室秘藏》卷下"内托黄耆汤"之异名。见该条。

14614 内托黄耆柴胡汤

《东垣试效方》卷三。为《兰室秘藏》卷下"内托黄耆汤"之异名。见该条。

14615 内托黄耆酒煎汤

《东垣试效方》卷三。为《兰室秘藏》卷下"黄耆肉桂柴胡酒煎汤"之异名。见该条。

14616 内补石斛秦艽散《千金》卷七

【异名】石斛散(《圣惠》卷十九)

【组成】石斛 附子 天雄 桂心 独活 天门冬各一两 秦艽 乌头 人参 干姜 当归 防风 杜仲各三十铢 山茱萸 莽草 桔梗 细辛 麻黄 前胡 五味子各十八铢 蜀椒 白芷 白术各半两

【用法】上药治下筛。每服方寸匕,酒调下,一日二次。不知,稍增至二匕。虚人三建皆炮,实人亦可生用。

【主治】五劳七伤,肾气不足,外受风湿,风虚脚弱,手足拘挛,疼痹不能行,脚趺肿上膝,小腹坚如绳约,气息常忧患,不能食饮。

【宜忌】《外台》:忌桃、李、雀肉、猪肉、冷水、生葱、生菜、鲤鱼。

【方论选录】《千金方衍义》:方中独活、防风、桔梗、白芷、前胡、细辛、麻黄皆走表之药;莽草大毒,《本经》治疝瘕结气,荡荡在内宿积,何反名之内补?曷知风毒外扰,湿热内滞,虽曰从事补益,负薪救焚,何济于治?故于攻发内外药中,兼得石斛、秦艽,引参、术、姜、桂等味,入于残破之乡,以建内补之功;雄、附、乌、椒应敌之师也;归、萸、杜仲、天冬、五味守上之员也。

14617 内补托里流气饮《疮疡经验全书》卷五

【组成】甘草节 茯苓 泽泻 猪苓 紫苏 山栀 黄连 白术 当归 川芎 生地 白芍 人参 黄耆 木通 青皮 香附 苦参 白蒺藜

【用法】水煎服。

【主治】阴蚀疮。

14618 内补当归建中汤《千金》卷三

【异名】当归建中汤(《千金翼》卷六)、内补当归汤(《鸡峰》卷十六)、内补建中汤(《产科发蒙》卷三)。

【组成】当归四两　芍药六两　甘草二两　生姜六两
桂心三两　大枣十枚

【用法】上㕮咀。以水一斗,煮取三升,去滓,分三服,
一日令尽。产后一月,日得服四、五剂为善。

【功用】《鸡峰》:散风冷寒邪,养卫气,和血止痛,温中
补虚续绝。

【主治】妇人产后体虚羸瘦,腹中疠痛,食欲不振,面色
萎黄,唇口干燥,乳汁缺乏。

❶《千金》:产后虚羸不足,腹中疠痛不止,吸吸少气,或
苦小腹拘急,痛引腰背,不能饮食。❷《鸡峰》:胁肋牵痛,皮
肤枯槁,肌肉消瘦,妇人产血过多,崩伤内竭,面目脱色,唇
口干燥,产后服之,令人丁壮。❸《产科发蒙》:产后三四朝,
若无寒热,脉虚数而乳汁绝不出者。

【加减】若大虚,纳饴糖六两,汤成纳之于火上,饴消;
若无生姜,则以干姜三两代之;若其人去血过多,崩伤内竭
不止,加地黄六两,阿胶三两,合入神汤成,去滓,纳阿胶;若
无当归,以川芎代之。

【方论选录】《张氏医通》:此即黄芪建中之变法。彼用
黄芪以助卫外之阳;此用当归以调内营之血。然助外则用
桂枝,调中则宜肉桂,两不移易之定法也。

14619　内补竹叶黄芪汤《鬼遗》卷四

【组成】竹叶(切)一升　黄芪四两　甘草二两　芍药
四两　黄芩一两　人参二两　桂心一两(如冷,用半两)
大枣十二个　干地黄二两　升麻三两　茯苓　生姜各一两

【用法】以水二斗,煮竹叶,澄清,取九升,纳诸药,更
煮,取三升,分三次温服。

【主治】痈。

14620　内炙羌活木瓜丸《圣济总录》卷十

【组成】羌活(去芦头)　木瓜一枚　天雄(炮裂,去皮
脐)　桂(去粗皮)　茴香子(炒)　牛膝(去苗,酒浸,切,焙)
木香　陈橘皮(汤浸,去白)　天麻各一两　硇砂(别研)一
两半　艾(用叶,别捣末)四两　没药(别研)一两

【用法】上为末,将木瓜剜去瓤,留盖,将艾末、硇砂与
熟蜜拌和,在木瓜内盖了,以竹签签定,于银石器内盛,就饭
甑内炊取烂,与前药末,一处拌和,更捣三五百杵,可丸即
丸,如梧桐子大。每服三十丸,微嚼破,温酒下;盐汤亦
得。如难丸,更入少许酒煮面糊同丸。

【主治】下经风冷气攻注,脚膝疼痛肿满,沉重少力,行
步艰难。

14621　内府秘传二黄膏《膏药方集》

【组成】威灵仙　黄柏　栀子　连翘　黄连　蔓荆子
大黄　黄参　荆芥　薄荷　蒺藜　牛蒡各等分

【用法】上为散,清油半斤,慢火熬至滓黑,去滓不用,
将油熬定后,入黄蜡一两半,白蜡一两,待熔,倾入瓷器内,
后乘热入细药在内:龙骨(煅过)、血竭、儿茶、轻粉、乳香、没
药、白芷、雄黄、樟脑、银珠、水银、麝香各等分,搅匀收贮
听用。

【主治】杖疮,肉皆朽腐者。

14622　内府秘授青麟丸《同寿录》卷一

【组成】锦纹大黄十斤或百斤(先以淘米泔水浸半日,
切片,晒干,再入无灰酒浸三日,取出晾大半干,用后药逐次
蒸晒。第一次用侧柏叶垫甑底,将大黄入甑,蒸檀条香一

柱,取起晒干,以后每次俱用侧柏叶垫底,起甑去叶不用;第
二次用绿豆熬浓汁,将大黄拌透,蒸一炷香,取起晒干;第三
次用大麦熬汁,照前拌透,蒸一炷香,取起晒干;第四次用黑
料豆熬汁,照前拌透,蒸一炷香,取起晒干;第五次用槐条叶
熬汁拌蒸,晒干,每蒸以香为度;第六次用桑叶熬汁拌蒸,晒
干如前;第七次用桃叶熬汁拌蒸,晒干如前;第八次用车前
草熬汁拌蒸,晒干如前;第九次用厚朴煎汁拌蒸,晒干如前;
第十次用陈皮熬汁拌蒸,晒干如前;第十一次用半夏熬汁拌
蒸,晒干如前;第十二次用白术熬汁拌蒸,晒干如前;第十三
次用香附熬汁拌蒸,晒干如前;第十四次用黄芩熬汁拌蒸,
晒干如前;第十五次用无灰酒拌透患蒸三炷香,取起晒干。)

【用法】以上如法蒸晒,制就为极细末,每末一斤,入黄
牛乳二两、藕汁二两、梨汁二两、姜汁二两、童便二两(须取
无病而清白者,并无葱蒜腥秽之气方可用,如无,以炼蜜二
两代之),蜜六两,和匀捣药为丸,如梧桐子大。每服二钱,
小儿一钱,照引送下。汤引:头脑虽疼,身不发热,口舌作
渴,系火痰,薄荷汤送下;头疼牵连两眉棱,系痰火,用姜皮、
灯草汤送下;头左边疼,柴胡汤送下;头右边疼,桑白皮汤送
下;两太阳疼,白芷、石膏各二钱煎汤送下;头顶疼,藁本三
钱、升麻一钱煎汤送下;头时作眩晕,此痰火,灯草汤送下;
眼初起疼痛异常,先服羌活、甘菊花、香白芷各一钱二分,川
芎一钱,生大黄三钱,枳壳、陈皮各八分,赤芍七分,甘草四
分,红花三分,葱头二根,水二碗,煎至一碗,热服,次日再服
丸药,菊花汤送下;害眼久不愈,归身、菊花各一钱煎汤送
下;眼目劳碌即疼,内见黑花,龙眼七枚(去壳核)煎汤送下;
鼻上生红疮,红点,乃心火上炎灼肺,桑皮、灯草煎汤送下,
多服乃效;鼻孔生疮,枇杷叶三钱煎汤送下;耳暴聋,灯草汤
送下;耳内作痒,灯草汤送下;耳鸣,乃心肾不足,痰火上升,
淡盐汤送下;口舌生疮,乃胃火上升,竹叶、灯心汤送下(冬
月去竹叶);口唇肿硬生疮,用生甘草梢煎汤送下;舌胀满
口,心经火盛,茯苓、灯心汤送下;咽喉肿痛,津唾难咽,桔
梗、甘草煎汤调化下;乳蛾或单或双,俱牛膝汤送下;牙齿疼
痛,石膏、升麻各三钱煎汤送下;年老牙齿常痛,虚火也,灯
草汤送下;吐血,用红花一钱,童便半酒杯,入红花汤送下;
嗽血,麦冬汤送下;齿缝出血,甘草梢煎汤送下;鼻血出不
止,灯心汤送下;吐紫血块,蓄血也,红花三钱,归尾一钱,童
便送下;从高坠下,跌伤蓄血,不思饮食,苏木五钱煎汤,入
童便半杯,酒半杯下,每服五钱;溺血,人或身体壮实,平
日喜饮炙煿之物,灯心汤送下;溺血,人年老体弱,乃膀胱
蓄热,肾水不足,宜早服六味地黄丸,晚服此药,淡盐汤送
下,以愈为度;凡膏粱之人,自奉太谨,又诸烦劳,心肾不交,
溺血盆中,少刻如鱼虾,如絮石,用牛膝一两,水二碗,煎至
一碗,服此药三钱;管中作痛,溺血者,用麦冬(去心)三钱煎
汤送下;大便粪前下血,用当归、生地、芍药、川芎各一钱煎
汤送下;大便粪后下血,用槐花、地榆各一钱煎汤送下;大便
或痢纯血,带紫者,红花汤送下,纯鲜血者,当归汤送下;遗
精,淡盐汤送下;白浊,灯心汤送下;淋症,灯心汤送下;淋症
兼痛者,海金沙三钱滤清服;胸膈有痰火,灯心姜汁汤送下;
胃脘作痛,饮食减少,生姜汤送下;胸口作嘈,姜皮汤送下;
胸口作酸,生姜汤送下;胸中时痛时止,口吐酸水,用橘饼半
个切碎,冲汤送下;胸膈饱满,生姜汁汤送下;伤寒发热出汗
后,倘有余热未清,白滚汤送下;伤寒后,胸膈不开,百药不

效，用多年陈香橼一个捶碎，长流水二碗，煎至一碗，去滓，露一夜，炖热送下；黄疸，眼目皮肤俱黄如金者，茵陈三钱煎汤送下；伤风咳嗽，汗热俱清，仍然咳嗽不止者，用姜冲汤送下；久嗽服诸药不效，兼有痰，用陈皮、姜皮各一钱煎汤送下；久嗽无痰干咳者，用麦冬煎汤送下；咳嗽吐黄痰，生姜冲汤送下；咳嗽吐白痰，紫苏煎汤送下；久嗽声哑者，用诃子、麦冬各一钱同煎汤送下；发热久不退，柴胡煎汤送下；烦渴饮水不休，灯心汤送下，缫丝汤更佳；痢疾初起，或单红者，用槟榔、红花煎汤送下，单白者，生姜汤送下；痢疾红白相间者，茯苓、灯心汤送下；久痢不止，炙甘草汤送下；噤口痢，余食俱不下者，陈老米煎汤化下；翻胃，煨姜冲汤下；呕吐，煨姜汤送下；干呕，生姜、灯心汤送下；吐痰涎，姜汁冲汤送下；背心时常作疼，又作冷者，即伏天亦怕冷，乃五脏所系之处多有停痰，用煨姜煎汤送下；肥胖人素常善饮，无病忽然昏沉，如醉如痴，或蹲地下不能起，眼中生黑，乃痰也，用生姜汤送下；凡人眼眶下边忽然如煤色，乃痰也，生姜汁冲汤下；噎膈，用生姜汤送下，至五十者，仙方莫治，此丸可救，用四物汤送下；中暑，姜皮、灯心同煎汤送下；中热，香薷煎汤送下；暑泻，香薷煎汤送下；寒伏暑霍乱，羌活煎汤送下；暑伏寒霍乱，姜皮冲汤送下；阴阳不和霍乱，生姜汤送下；惊悸怔忡，石菖蒲煎汤送下；不寐，酸枣仁煎汤送下；心神不安，夜梦颠倒，用茯苓、远志肉同煎汤送下；老年痰火，夜不能寐，气急，用真广陈皮三钱，磨木香五分冲汤送下；遍身时常作痒，累块如红云相似，乃风热也，久则成大麻风，菊花三钱煎汤送下；盗汗，用浮麦汤送下；自汗，用龙眼汤送下；哮吼，用大腹皮汤送下；伤酒，用葛根汤送下；眼目歪斜，出言无绪，詈骂不堪，顷刻又好，乃心胸经络有痰，遇肝火熏蒸，痰入心窍，故昏沉狂言，少刻心火下降，仍是清明，用茯苓三钱煎汤送下，多服乃愈；癫狂，用灯心汤送下；咳嗽吐痰，腥臭如脓血相似，胸中作痛，肺痈也，薏苡一合煎汤送下；小肠痈，腹中作痛，脐间出脓水，小便短少，灯心汤送下；大肠痈，肛门坠痛，每登厕无粪出，只出红白水，如痢疾一般，用槐花煎汤送下；湿痰流注，初起生姜汤送下，有脓忌服；水肿，赤芍、麦冬煎汤送下，久病发肿忌服；蛊胀，大腹皮煎汤送下；左瘫右痪，秦艽二钱，生姜一钱送下；小便不通，灯心汤送下；年老大便燥结，当归三钱煎汤送下；船上久坐生火，松萝茶服；遍身筋骨疼痛，四肢无力，不能举动，痛彻骨髓，反侧艰难，用木通一两，水二碗，煎至一碗，每服四钱，木通三服即愈；妇女经水不调，四物汤送下；骨蒸发热，地骨皮煎汤送下；潮热盗汗，浮麦煎汤送下；胸膈不宽，香附三钱煎汤送下；胃脘作痛，生姜汤送下；胸膈有痰涎，生姜汤送下；常常嗳气，不思饮食，闷闷不乐，乃忧郁也，香附五钱，生姜三片煎汤送下；行经腹痛，色紫，苏木三钱煎汤，入姜汁三匙送下；行经发热，遍身作痛，益母草五钱煎汤送下；行经作渴，麦冬三钱煎汤送下；赤带，灯心汤送下；白带，生姜汤送下；手足心发热，益母草五钱煎汤送下；孕妇小便不通，灯心汤送下；孕妇遍身发肿，大腹皮煎汤送下。产后恶露不尽，腹中作痛，益母草五钱煎汤，入童便三匙送下，或加苏木三钱同益母草煎汤亦可；产后头眩目暗，用四物汤送下；产后大便不通，肛门壅肿，当归三钱，红花一钱煎汤送下；产后小便不利，木通汤送下；乳汁不通，王不留行煎汤送下；产后胸膈不开，益母草三钱，香附三钱同煎汤送下；产后呕吐不止，

藿香煎汤送下；产后发热，四物汤加益母草三钱送下；小儿初生啼声未出，急将口内污血拭净，用甘草五分冲汤，调丸药七厘灌下，能去一切胎毒。凡小儿后症，俱用此丸药加辰砂、麝香少许，另裹蜡丸：胎惊，用薄荷煎汤磨服；胎黄，用茵陈煎汤送下；胎热，用灯草汤送下；吐乳，用生姜汤送下；睡卧不安，梦中啼哭，用钩藤三分，薄荷三分同煎汤送下；小儿身上如红云相似，外以朴消、大黄等分，为极细末，用鸡子清调敷，内服此丸，用灯心汤送下；小儿痢疾诸症，俱照前款用引下；疳疾有五样，心疳，舌红发热体瘦，小便短少，如吃辛辣之物，面赤，用赤茯苓一钱，灯心五分同煎汤送下；肝疳，面青体瘦，目黄性急，发热不止，小便黄赤，喜食酸物，用银柴胡煎汤送下；脾疳，面黄体瘦，大便泄泻，唇口生疮，喜食甜物，或吃泥土，或饮食无厌，好睡，用炙甘草一钱，辉枣一枚同煎汤送下；肺疳，面白肌瘦，小便如米汤，鼻流清涕，周身毛发直竖，用桑白皮汤送下；肾疳，面黑体瘦，头发直竖，小便多热不退，喜食咸物，用黑料豆煮汤送下；呕吐，用生姜汤送下；伤风热退后作渴，薄荷汤送下；小儿虫积，楝树皮三钱煎汤送下；痧后久嗽不止，枇杷叶(去毛)汤；痧后发热不止，银柴胡三钱送下；夏月中暑，香薷煎汤送下；霍乱，藿香汤送下；小便不通，灯心汤送下；大便燥结，用蜜三匙冲汤下；疟疾，槟榔一钱，苏叶一钱煎汤送下；暑泻，灯心汤送下，寒泻忌服；角弓反张，天麻一钱煎汤送下；急惊风，钩藤一钱，薄荷一钱同煎汤送下；慢惊风，人参三分，钩藤一钱煎汤送下；喘症，灯心汤送下；黄疸，灯心汤送下；重舌，灯心汤送下；天吊，薄荷、钩藤煎汤送下；痫症，灯心汤送下；久雨乍晴，蹲地顽耍，湿气入于阴中，肌肤肿痛，苍术煎汤送下；鼻血不止，茅根绞汁冲汤下。以上大人每服二钱，小儿每服一钱，月内小儿每服五分。

【主治】头痛，眩晕，鼻疮，耳聋，耳痒，口舌生疮，咽喉肿痛，牙痛，吐衄便溺诸血，跌伤蓄血，白浊，淋症，胃痛，嘈杂，发热久不退，痢疾，翻胃，呕吐，中暑，霍乱，伤酒，便秘，痹证；妇女月经不调，骨蒸发热，潮热盗汗，行经发热，赤白带；孕妇小便不通，遍身发肿，产后大便不通，小便不利，呕吐，发热；小儿初生胎惊，胎黄，胎热，吐乳，痢疾，便结，阴肿，鼻血。

14623 内庭秘制白玉膏(《惠直堂方》卷四)

【组成】大鲫鱼二尾(十两重者佳，不去鳞肠) 大虾蟆一只(重半斤以上者佳) 巴豆仁三两 草麻仁二两 真麻油一斤四两

【用法】铜锅熬，油滚入巴豆、草麻，待枯捞出，后入鲫鱼、虾蟆，仍候枯劳出，滤净再熬，至滴水不散，去火，待油冷入铅粉二十两，再熬至滴水成珠，离火，入乳香末五钱，番木鳖雄雌二个，面裹煨熟。为末，搅匀，倾入水盆内，去火毒，用时重汤燉摊。

【功用】消痈，呼脓生肌。

【主治】痈疽、疮疡、疔肿未成或已成者。

14624 内消活关轻窍散(《卫济宝书》卷下)

【组成】附子半两(炮) 川乌半两(炮，去皮尖) 草乌一两半(炮，去皮尖) 麻黄(去节) 沉香一分 苍术三分 防风半两(炙) 草薢一分 杜仲半两(炙)

【用法】上为末。每服二钱，水一盏，加生姜三片，大枣一个，煎七分，通口服。

【主治】疽毒。

14625　内消瘰疬应验方《种福堂方》卷二）

【组成】土贝母　白芷各五钱

【用法】上为末。糖霜调陈酒下三钱。

【主治】瘰疬。

14626　内消瘰疬痰毒方《种福堂方》卷二）

【组成】羊角数对　威灵仙四两

【用法】共入瓦罐内，加清水煮数沸，候角软取出切薄片，用新瓦烧红，将角铺上，焙炒过研细，每灰一两，加广木香一钱，白芥子三钱，共为末，炼蜜为丸。用槟榔煎汤送下，或夏枯草汤送下亦可。服至七日后，大便下如黑羊屎，小便出黑水，自消。妇人如烂开两胁，服之亦效。

【主治】瘰疬，痰核，痰串。

【宜忌】忌生冷、煎炒、房事。

14627　内消湿痰流注神方《疡医大全》卷二十九）

【组成】吉祥草根

【用法】洗净，捣汁半酒杯。和酒冲服。取汗即消，且不生疮毒。

【主治】湿痰流注。

14628　内托长肉闭口收功丸《良朋汇集》卷五）

【组成】胡黄连一两　川山甲五钱（用麻油四两炸黄色）　石决明五钱（煅）　槐花五钱（微炒黄色）

【用法】上为细末，炼蜜为丸，如梧桐子大。每服一钱，空心白滚水送下。

【主治】痔漏。

贝

14629　贝子散《圣济总录》卷一四〇）

【组成】贝子

【用法】上为末。每服一钱匕，温酒调下，一日三四次，不拘时候。

【主治】❶《圣济总录》：毒箭伤，及中毒。❷《普济方》：金疮。

14630　贝叶膏《外科大成》卷一）

【组成】麻油一斤　血余鸡子大一团

【用法】文火炸化，去滓离火，入白蜡二两熔化，候温，用绵纸剪块三张，张张于油、蜡内蘸之，贴瓷器帮上。用时揭单张贴患处，每日八九次。

【功用】定痛，去腐生肌。

【主治】痈疽发背，一切溃烂诸疮。

14631　贝母丸《幼幼新书》卷十六引《玉诀》）

【组成】贝母　天南星（姜制）　人参　茯苓　甘草（炙）　白附子各等分　皂角子七个（炮）

【用法】上为末，炼蜜为丸。每服五七丸，薄荷汤吞。

【主治】❶《幼幼新书》引《玉诀》：咳嗽作呀呷声。❷《准绳·幼科》：小儿龟龅。

14632　贝母丸《圣惠》卷六）

【组成】贝母半两（煨令微黄）　细辛三分　桂心一两　菖蒲三分　甘草一分（炙微赤，锉）　百合（半两）　紫菀三分（洗，去苗土）　杏仁半两（汤浸，去皮尖双仁，麸炒微黄）　陈橘皮一两（汤浸，去白瓤，焙）

【用法】上为末，炼蜜为丸，如弹子大。每服一丸，以绵裹，含咽津，不拘时候。

【主治】肺脏伤风冷，喘促咳嗽，言语声嘶，咽喉不利。

14633　贝母丸《圣惠》卷十四）

【组成】贝母一两半（煨令微黄）　桔梗一两（去芦头）　甘草一两（炙微赤，锉）　紫菀一两（洗，去苗土）　杏仁半两（汤浸，去皮尖仁，麸炒微黄）

【用法】上为末，炼蜜为丸，如梧桐子大。每服二十丸，以粥饮送下，不拘时候；如弹子大，绵裹一丸，含咽亦佳。

【主治】伤寒后暴嗽，喘急，欲成肺痿劳嗽。

14634　贝母丸《圣惠》卷七十）

【组成】贝母一两（酥炙微黄）　款冬花二两　桂心一两　百合一两　紫菀一两（洗，去苗土）　杏仁二两（汤浸，去皮尖双仁，麸炒微黄）　木乳二两（去粗皮，涂酥，炙令黄）　甘草半两（炙微赤，锉）

【用法】上为细末，研入杏仁令匀，炼蜜为末，如弹子大。常含一丸咽津，不拘时候。

【主治】妇人咳嗽不止。

14635　贝母丸《圣惠》卷七十七）

【异名】千金丸（《普济方》卷三五七）。

【组成】贝母（煨微黄）　甘草（炙微赤，锉）　秦椒（去目及闭口者，微炒去汗）　干姜（炮裂，锉）　桂心　粳米　石膏（细研）　黄芩　大豆黄卷　石斛（去根，锉）各一分　当归半两（锉，微炒）　大麻仁三分

【用法】上为末，用枣肉为丸，如弹子大。每服一丸，以温酒研下，不拘时候。

【主治】妇女横产，或颠倒，胞衣不出，伤毁不下，产后余病，汗出，烦满不止，少气逆满。

14636　贝母丸《圣济总录》卷二十四）

【组成】贝母（去心）二两　甘草（炙）三分　旋覆花半两　杏仁（汤浸，去皮尖双仁，研如膏）四两　天门冬（去心，焙）一两

【用法】上五味，捣罗四味为末，入杏仁同研匀，炼蜜为丸，如弹子大。每食后含化一丸，咽津。

【主治】伤寒心肺有热，咳嗽上气，喉中作声，痰涕口干。

14637　贝母丸《圣济总录》卷六十五）

【异名】百花丸（《普济方》卷一五七）。

【组成】贝母（去心，炒）　白茯苓（去黑皮）　麦门冬（去心，焙）　山芋　百合各一分　甘草（炙，锉）　阿胶（炙燥）各半两　五味子一两

【用法】上为细末，用黄蜡一两二钱熔作汁，入末拌和为丸，如弹子大。每服一丸，水一盏，煎至七分，和津温服细呷。

【主治】咳嗽，上膈烦满。

14638　贝母丸《圣济总录》卷六十五）

【组成】贝母（去心，炒紫色）四两　款冬花三两　紫菀（去苗土）二两

【用法】上为末，炼蜜为丸，如梧桐子大。每服二十丸，食后生姜汤送下，一日二次。

【主治】久咳嗽。

14639　贝母丸《圣济总录》卷八十二）

【组成】贝母（去心）三分　蛤蚧一对（洗净，涂酥，炙黄）　紫菀（去苗土）　防己（细锉）　桑根白皮（锉，炒）　人

参　赤茯苓(去黑皮,锉)　款冬花　天门冬(去心,焙)　葶苈子(隔纸炒)　大黄(锉,炒)　白槟榔(锉)　百部　紫苏子(炒)各一两　木香　杏仁(汤浸,去皮尖双仁,炒)各半两

【用法】上为末,炼蜜为丸,如梧桐子大。每服十丸,空腹米饮送下,日午再服。

【主治】脚气咳嗽。

14640　贝母丸《圣济总录》卷一二四)

【组成】贝母(去心)一两半　甘草(炙)三分　杏仁(汤浸,去皮尖,炒)一两半

【用法】上为末,炼蜜为丸,如弹子大。含化咽津。

【主治】咽喉中干,肺热咳嗽多痰。

14641　贝母丸《圣济总录》卷一六五)

【组成】贝母(去心)　赤茯苓(去黑皮)各二两　紫菀　桑根白皮(锉)　五味子　杏仁(去皮尖双仁,炒,别研膏)　人参各一两　大枣十枚(煮熟,去皮核,别研膏)

【用法】上八味,除研二味外,捣罗为末,以杏仁枣膏拌,如干,更入炼蜜少许为丸,如梧桐子大。每服二十丸至三十丸,浓煎商陆根汤送下,不拘时候。

【主治】产后头面四肢肿满,气喘咳嗽。

14642　贝母丸《鸡峰》卷十一)

【组成】贝母不以多少

【用法】上为细末,炼蜜为丸,如弹子大。每服一丸,食后含化,一日三次。

【功用】《景岳全书》:消痰热,润肺止咳。

【主治】❶《鸡峰》:久嗽,咽嗌妨闷,咽痛咯血。❷《景岳全书》:肺痈,肺痿。

14643　贝母丸《普济方》卷二九○)

【组成】贝母　皂角子各半斤

【用法】上为细末,用皂角半斤锉碎,搓揉浓水,滤过,作膏子和药末为丸,如梧桐子大。每服五七十丸,早晨酒送下。

【主治】便毒,瘰疬。

14644　贝母团《仙拈集》卷二引《要览》)

【组成】川贝母(去心)一两

【用法】研粉,用罗筛过,铺大草纸一百张,一层草纸筛一下,百张草纸筛百下,然后用线缝之,入四碗水煮干。每清早取一张纸搓成团,空心滚汤下。

【主治】羊儿风。

14645　贝母汤《外台》卷十引《小品方》)

【组成】贝母　甘草(炙)各二两　麻黄(去节)　桂心各四两　半夏(洗)　干姜各三两　杏仁七十枚

【用法】上切。以水二斗三升,先煮麻黄得十沸,纳药煮取三升,温服七合,每日三次。

【主治】咳逆,喉中如水鸡声。

【宜忌】忌海藻、菘菜、生葱、羊肉、饧。

14646　贝母汤

《千金》卷十七。为《外台》卷九引《深师方》"贝母饮"之异名。见该条。

14647　贝母汤《幼幼新书》卷十五引《婴孺方》)

【组成】贝母　石膏各八分　升麻　知母　黄芩　栀子　芍药各六分　杏仁　柴胡各五分　羚羊角　射干各四分　甘草(炙)二分

【用法】上切。水四升,煮一升二合,为四服。一二岁量与。

【主治】伤寒壮热加嗽。

14648　贝母汤《圣济总录》卷二十四)

【组成】贝母(炮,去心)　桑根白皮(锉)　款冬花各一两　甘草(炙)一分　陈橘皮(汤浸,去白,焙)半两

【用法】上为粗末。每服五钱匕,水一盏半,加竹叶三七片,同煎至八分,去滓,食后温服。

【主治】伤寒后,饮水过多,卒上气发热。

14649　贝母汤《圣济总录》卷六十五)

【组成】贝母(去心)三分　款冬花　麻黄(去根节)　杏仁(汤浸,去皮尖双仁,炒,研)各一两　甘草(炙,锉)三分

【用法】上为粗末。每服三钱匕,水一盏,加生姜三片,煎至七分,去滓温服,不拘时候。

【主治】伤风,暴得咳嗽。

14650　贝母汤

《圣济总录》卷一二四。为原书卷五十"贝母饮"之异名。见该条。

14651　贝母汤《圣济总录》卷一六五)

【组成】贝母(去心)　桑根白皮(锉)　紫菀　赤茯苓(去黑皮)　五味子各一两　杏仁(去皮尖双仁,别研)　人参各一两半　葶苈(隔纸炒)半两

【用法】上为粗末。每服三钱匕,水一盏,煎至七分,去滓温服,不拘时候。

【主治】产后肿满,喘急咳嗽。

14652　贝母汤《圣济总录》卷一八四)

【组成】贝母(去心)一两　麦门冬(去心,焙)三两　杏仁(汤浸,去皮尖双仁,炒)二十枚　生姜(切,焙)　石膏(碎)各一两　黄芩(去黑心)半两　甘草(炙,锉)一两　五味子　白术(剉)各半两　淡竹叶一握(切)

【用法】上为粗末。每服五钱匕,水一盏半,煎至一盏,去滓,下蜜二钱搅匀,空心温服。

【主治】乳石发,上气肺热,呀嗽,多涕唾。

【加减】若取利,入芒消一字,汤成下。

14653　贝母汤《幼幼新书》卷十六引《张涣方》)

【组成】贝母(炒)　半夏(白矾汤洗七次,焙)各一两　干姜(炮)　麻黄(去根节)　甘草(炙)　款冬花各半两

【用法】上为细末。每服一钱,水一盏,加生姜三片,杏仁两个,煎五分,温服。

【主治】肺中风,咳嗽喘满。

14654　贝母汤《本事》卷三)

【组成】贝母一两(去心,姜制半日,焙)　黄芩(生,去皮)　干姜(生,各一两)　陈皮(去白)　五味子(拣)各一两　桑白皮(洗净,蜜炙黄)　半夏(汤浸七次)　柴胡(去苗,净洗)　桂心(不见火)各半两　木香一分　甘草一分(炙)

【用法】上为粗末。每服五钱,水一盏半,加杏仁七个(去皮尖,碎之)　生姜七片,同煎至七分,去滓热服。

【主治】诸嗽久不愈。

【方论选录】《本事方释义》:贝母气味苦甘微寒,入手太阴少阴;黄芩气味苦寒,入手太阴;干姜气味辛温,入手足太阴;陈皮气味苦辛微温,入手足太阴;五味子气味俱全,兼入五脏;桑白皮气味苦辛温,入手太阴;半夏气味辛温,入足

阳明;柴胡气味辛甘平,入足少阳;桂心气味辛甘大热,入足厥阴;木香气味辛温,入足太阴;甘草气味甘平入脾,能和诸药之性,兼入十二经络,再佐以生姜之达表,不专为肺经咳嗽而设也。经云五脏六腑皆能令人咳嗽,故方中之品兼行五脏,积久成痼,能一旦肃清矣。

【临床报道】久嗽:黄师文云:戊申冬,有姓蒋者,其妻积年嗽,制此方授之,一服愈。以此治嗽,悉皆愈。

14655 贝母汤《御药院方》卷五)

【组成】贝母(去心) 桑白皮(锉) 五味子 甘草(炙,锉)各半两 款冬花二两 知母一分 杏仁(去皮尖,麸炒)三分

【用法】上为粗末。每服四钱,水一大盏,加生姜五片,煎至六分,去滓,食后温服。

【主治】暴发咳嗽,多日不愈。

【备考】本方方名,《袖珍》引作"贝母散"。

14656 贝母汤《活幼心书》卷下)

【组成】贝母一两 甘草(半炙半生)二钱

【用法】到焙为末。每服一字或半钱,用陈大米煎汤,空心调服;痰盛,淡姜汤调下,或牛黄少许煎服。

【主治】百日内婴孩咳嗽有痰。

14657 贝母汤《医统》卷四十四引《医林》)

【组成】贝母(姜汁浸半日) 五味子 桑白皮 黄芩 陈皮各二钱 半夏 甘草(炙) 桂心 柴胡 木香各半钱 杏仁(去皮尖,炒)十四粒 干姜(炮)二分半

【用法】上咬咀,作二服。水二盏,加生姜三片,煎八分,食远服。

【主治】久嗽虚寒不已。

14658 贝母汤《杏苑》卷五)

【组成】贝母 知母 半夏 秦艽各一钱 甜葶苈 甘草(炙)各五分 杏仁八分 橘红一钱二分

【用法】上咬咀。用生姜五片,水煎,食远服。

【主治】肺劳实热,面目浮肿,咳嗽喘急,烦热颊赤。

14659 贝母汤《医彻》卷四)

【组成】川贝母一钱半 茯苓一钱 车前子一钱半 当归一钱 炙甘草三分 广陈皮七分 远志肉一钱 枣仁一钱 钩藤一钱 牡丹皮七分 桂园肉五枚 灯心一握

【主治】产后内热咳嗽,心神不宁。

14660 贝母汤《产孕集》卷下)

【组成】贝母一钱五分 连翘二钱 当归 川芎各二钱 桔梗 白芷各一钱 赤芍 川续断各一钱 红花五分

【用法】水煎服。

【主治】气滞血阻,脉络不通,乳道壅闭,无乳。

14661 贝母饮《外台》卷九引《深师方》)

【异名】贝母汤《千金》卷十七)。

【组成】贝母 石膏(绵裹,碎) 桂心 麻黄(去节) 甘草(炙)各二两 杏仁三十枚(去皮尖双仁者) 生姜五两 半夏五两(洗)

【用法】上切。以水一升,煮取三升,去滓,分三服。

【主治】上气,咽喉窒塞,短气不得卧,倚壁而息,腰背苦痛,支胁满,不能食,面色萎黄。

【宜忌】忌海藻、菘菜、羊肉、生葱、饧等。

【方论选录】《千金方衍义》:咽喉窒塞胸满,必是寒郁

热邪不得发越,故用麻、杏、甘、石,加姜、半以涤痰涎,桂心以通血脉,贝母以清肺气,虽云辅佐,实缓麻黄、石膏之性耳。

14662 贝母饮《圣济总录》卷五十)

【异名】贝母汤(原书卷一二四)。

【组成】贝母(去心) 百合各一两半 紫菀(去苗) 桑根白皮 桔梗(炒)各一两 麦门冬(去心,焙)一两半 大黄(蒸)七钱半 甘草(炙)半两

【用法】上咬咀,如麻豆大。每服三钱匕,以水一盏,煎取七分,去滓,食后温服,一日二次。

【主治】肺脏热,咽喉及口干,咳嗽气促,痰壅。

14663 贝母饮

《圣济总录》卷一七五。为《圣惠》卷八十三"贝母散"之异名。见该条。

14664 贝母散《外台》卷十引《深师方》)

【组成】贝母三两 麻黄(去节) 干姜各二两 桂心 甘草(炙)各一两

【用法】上药治下筛。每服方寸匕,平旦酒调下,一日二次;不知,增之至二匕,大剧可至再服,酒随饮多少。

【主治】久咳上气,喉中鸣,昼夜不得卧。

【宜忌】忌海藻、菘菜、生葱等。

14665 贝母散《圣惠》卷十一)

【组成】贝母三分(煨令微黄) 百合三分 杏仁一两(汤浸,去皮尖双仁,麸炒微黄) 甘草一两(炙微赤,锉) 赤茯苓三分 麻黄一两(去根节) 石膏二两 人参一两(去芦头) 柴胡一两(去苗)

【用法】上为粗散。每服四钱,以水一中盏,加生姜半分,煎至六分,去滓温服,不拘时候。

【主治】伤寒汗出而喘促,烦热头痛。

14666 贝母散《圣惠》卷十八)

【组成】贝母一两(煨微黄色) 刺蓟一两 蒲黄一两

【用法】上为细散。每服一钱,以新汲水调下,不拘时候。

【主治】热病鼻衄不止。

14667 贝母散《圣惠》卷四十六)

【组成】贝母一两(煨微黄) 紫菀三分(去苗土) 麦门冬一两半(去心,焙) 人参三分 杏仁三分(汤浸,去皮尖双仁,麸炒微黄)

【用法】上为散。每服二钱,以水一中盏,煎至六分,去滓温服,一日三次。

【主治】咳嗽上气,喘急失声。

14668 贝母散《圣惠》卷四十六)

【组成】贝母五分(煨微黄) 桂心一两 射干半两 钟乳粉一两 桃仁三分(汤浸,去皮尖双仁,麸炒微黄) 陈橘皮半两(汤浸,去白瓤,焙) 百部半两 五味子一两 白石英二两(细研) 半夏三分(汤洗七遍去滑) 款冬花三分 甘草半两(炙微赤,锉) 厚朴半两(去粗皮,涂生姜汁,炙令香熟) 杏仁一两(汤浸,去皮尖双仁,麸炒微黄) 羊肺一具(以水三大碗,煮取汁一碗半)

【用法】上为粗散。每服五钱,用羊肺汁一大盏,煎至五分,去滓温服,不拘时候。

【主治】久咳嗽,昼夜不息,气奔欲绝,肺伤唾脓血。

14669 **贝母散**（《圣惠》卷七十四）

【组成】贝母（煨微黄） 鹿角胶（捣碎，炒令黄燥） 生干地黄 麦门冬（去心） 人参（去芦头） 黄耆（锉） 五味子各一两 甘草半两（炙微赤，锉）

【用法】上为细散。每服二钱，以糯米粥饮调下，不拘时候。

【主治】妊娠，肺损咳嗽，喘促不思食。

14670 **贝母散**（《圣惠》卷八十三）

【组成】贝母（煨微黄） 桔梗（去芦头） 马兜铃 百合 款冬花 半夏（汤洗七遍去滑） 干姜（炮裂） 汉防己 麻黄（去根节）各一分 甘草半两（炙微赤，锉） 杏仁半两（汤浸，去皮尖双仁，麸炒微黄，别研如膏）

【用法】上为粗散。每服一钱，以水一小盏，加生姜少许，煎至五分，去滓温服，一日三五次。

【主治】小儿咳嗽，心胸痰壅，咽喉不利，少欲乳食。

14671 **贝母散**（《圣惠》卷八十三）

【异名】贝母饮（《圣济总录》卷一七五）。

【组成】贝母一分（煨微黄） 麦门冬半两（去心，焙） 甘草半两（炙微赤，锉） 麻黄一分（去根节） 紫菀一分（洗去苗土） 杏仁半两（汤浸，去皮尖双仁，麸炒微黄）

【用法】上为粗散。每服一钱，以水一小盏，煎至五分，去滓温服。

【主治】小儿咳嗽，咽喉不利，状如呀者。

14672 **贝母散**（《圣惠》卷八十四）

【组成】贝母一分（煨微黄） 桔梗一分（去芦头） 甘草一分（炙微赤，锉） 桂心一两 陈橘皮半两（汤浸，去白瓤，焙） 人参一分（去芦头） 干姜一分（炮裂，锉） 杏仁半两（汤浸，去皮尖双仁，麸炒微黄） 半夏一分（汤洗七遍去滑）

【用法】上为粗散。每服一钱，以水一大盏，加生姜少许，煎至五分，去滓温服，不拘时候。

【主治】小儿伤寒，痰逆咳嗽，不欲乳食。

14673 **贝母散**（方出《证类本草》卷八引《本草图经》，名见《外科启玄》卷十二）

【组成】贝母

【主治】人面疮。

【备考】《外科启玄》本方用贝母五钱，为细末。用醋调稀，填入疮口内，令满塞之，次日即愈；如少愈，再填，不过三次全愈。

14674 **贝母散**（《圣济总录》卷六十五）

【组成】贝母十枚大者（去心，麸炒令黄） 阿胶（炙燥） 甘草（炙，锉）各半两

【用法】上为细散。每服二钱匕，临卧煎糯米饮调下。服后去枕仰卧。

【主治】咳嗽。

14675 **贝母散**（《圣济总录》卷一五九）

【组成】贝母（去心）一两半 槐子（十月上已日采之佳）一两半

【用法】上为散。每服三钱匕，以熟水调下，未生更服。

【主治】难产。

14676 **贝母散**（《圣济总录》卷一七五）

【组成】贝母（去心，麸炒）半两 甘草（炙）一分

【用法】上为散。如二三岁儿，每服一钱匕，水七分，煎至四分，去滓，入牛黄末少许，食后温分二服。

【主治】小儿咳嗽喘闷。

14677 **贝母散**（《圣济总录》卷一七五）

【组成】贝母（去心） 皂荚子（炒焦色黄）各半两 葶苈子（隔纸炒）一分 甘草（炙，锉）半两

【用法】上为散。每服半钱匕，乳食后米饮调下。

【主治】小儿感寒咳嗽，痰涎不利。

14678 **贝母散**（《圣济总录》卷一八〇）

【组成】贝母（去心）二两

【用法】上为散。先煮面拨粥七个，将逐个拨粥搵儿口内疮了，便以药末半钱，水五分，蜜少许，煎三分，冷与服。仍以药掺贴，每日用三四次。即愈。

【主治】小儿白口疮，满口如浸饼起者。

14679 **贝母散**（《幼幼新书》卷十六引丁时发方）

【组成】贝母（煨） 麦门冬 款冬花 杏仁（炒）各一分 紫菀半两

【用法】上为末。每服半钱，乳汁调下。

【主治】小儿久嗽不止，痰吐喘闷，气噎。

14680 **贝母散**（《鸡峰》卷十一）

【组成】贝母 知母 百部 阿胶 甘草 麻黄 杏仁 人参 茯苓 半夏曲饼子各等分

【用法】上为细末。每服二钱，水一大盏，黄蜡一皂大，同煎至八分，通口服。

【主治】远年近日嗽。

14681 **贝母散**（《鸡峰》卷十七）

【组成】贝母一两 紫菀三钱 麦门冬一两半 杏仁三分

【用法】上为细末。每服三钱，以水一盏，煎至六分，去滓温服，一日三次。

【主治】咳嗽上气，喘急失声。

14682 **贝母散**（《杨氏家藏方》卷十九）

【组成】贝母（炮） 甘草（炙） 紫菀草各半两 麦门冬一两（去心） 杏仁一两（汤浸，去皮尖，蛤粉炒）

【用法】上㕮咀。每服二钱，水半盏，煎至三分，去滓，食后温服。

【主治】小儿肺感寒邪，咳嗽喘急，睡卧不安。

14683 **贝母散**（《得效》卷五）

【异名】二母汤（《普济方》卷二十七引《医学切问》）、二母散（《医学入门》卷七）、一捻金（《普济方》卷一五七）。

【组成】知母（新瓦上焙） 贝母（巴豆七粒同贝母炒略熟，去巴豆不用）各一两

【用法】上锉散。饧糖一块同煎服。一方以二母为末，入巴豆霜少许，临卧用生姜三片，蘸药夹定，细嚼咽下。

【主治】❶《得效》：热嗽及痰喘。❷《医学入门》：远年近日诸般咳嗽及痰证。

14684 **贝母散**（《普济方》卷二七四引《鲍氏方》）

【组成】川山甲（烧存性） 贝母各等分

【用法】上为末。酒调下三四服。

【主治】马疗。

14685 **贝母散**（《普济方》卷三八七引《傅氏活婴方》）

【组成】麻黄（去节）半两 杏仁（去皮尖，炒） 人参各三钱 知母 贝母 甘草各半两 石膏（煨）一两

【用法】上㕮咀。每服用蜜、薄荷少许同煎,温服。

【主治】咳嗽。

14686 贝母散(《普济方》卷三二五)

【组成】贝母 金银花各二两

【用法】上为细末。每服三钱,食后好酒调下。

【主治】乳痈。

14687 贝母散

《普济方》卷三五六。为《圣济总录》卷一五九"蒺藜子散"之异名。见该条。

14688 贝母散(《普济方》卷三六九)

【组成】黄耆 青皮 茯苓 栝楼根 甘草 紫菀 白术各一两 百合一两半

【用法】上为细末。每服一钱,以水八分盏,煎至四分,通口服。

【主治】时气病。

【备考】本方名"贝母散",但方中无贝母,疑脱。

14689 贝母散(《普济方》卷三八七)

【组成】贝母三钱 细辛二钱 人参三钱 杏仁(去皮尖)二钱 川芎二钱 罂粟壳(去浮楞)二钱 百部根二钱 粉草二钱 诃子三钱

【用法】上为散。每服一钱,干柿少许同煎。

【主治】乳儿嗽不已。

14690 贝母散

《袖珍》卷一。即《御药院方》卷五"贝母汤"。见该条。

14691 贝母散(《医学六要》卷三)

【组成】贝母 桑白皮 五味子 甘草(炙)一钱五分 款花二两 杏仁(去皮尖)三两

【用法】每服一两,加生姜三片,煎八分,去滓服。

【主治】❶《医学六要》:久嗽。❷《不居集》:暴发咳嗽,多日不愈。

14692 贝母散(《仙拈集》卷三)

【组成】贝母 白芷 当归 乳香 没药各三钱

【用法】上为末。每服五钱,热黄酒送下。

【主治】乳痈,乳疖。

14693 贝母粥(《长寿药粥谱》引《资生录》)

【组成】粳米100克 砂糖适量 贝母(极细粉末)5～10克

【用法】先以粳米、砂糖煮粥,待粥将成时,调入贝母粉末,再煮二三沸即可。可供上、下午点心,温热服食。

【功用】润肺养胃,化痰止咳。

【主治】老年慢性气管炎,肺气肿,咳嗽气喘。

14694 贝母煎(《外台》卷九引《延年秘录》)

【组成】贝母三两 紫菀 五味子 百部根 杏仁(去皮尖双仁者,研) 甘草(炙)各二两

【用法】上切。以水五升,煮取二升,去滓;和地黄汁三升,生麦门冬汁一升,白蜜五合,好酥二合,生姜汁一合;又先取地黄,麦门冬及汤汁和煎减半,纳酥、姜汁,搅不得停手,又减半;纳蜜煎如稠糖,煎成。取如枣大,含咽之,日三夜二服。

【主治】暴热咳。

【宜忌】忌海藻、菘菜、咸物。

14695 贝母煎(《圣惠》卷四十六)

【组成】贝母一两(煨微黄) 紫菀一两(去苗土) 五味子半两 百部半两 杏仁一两(汤浸,去皮尖双仁,麸炒微黄) 甘草半两(炙微赤,到) 桑根白皮一两(到) 白前半两

【用法】上到细。以水五大盏,煎至一大盏半,去滓;入生地黄汁五合,生麦门冬汁三合,白蜜三合,酥二两,于银锅内,以慢火煎成膏,收于不津器中。每服一茶匙,含化咽津,不拘时候。

【主治】卒咳嗽,胸膈不利,痰涎喘急。

14696 贝母煎(《鸡峰》卷二十二)

【组成】贝母 知母 榧子仁各等分

【用法】上为末,醋煮面糊为丸,如梧桐子大。每服十五丸至二十丸,空心食前艾汤送下。

【主治】漏疮积年不愈者。

14697 贝母煎(《医学集成》卷三)

【组成】贝母 桑皮 苏子 花粉 沙参 百合 前胡 射干 薄荷 枇杷叶

【主治】小儿肺热胀满,发为龟胸。

14698 贝母膏(《直指》卷二十四)

【组成】贝母三钱半 半夏(生) 南星 五倍子 白芷 厚黄柏 苦参各二钱半 虢丹(煅)一钱半 雄黄一钱

【用法】上为细末。初用蜜水调敷,两三次后,只干掺。先以蜂房、白芷、苦参、大腹皮、荆芥煎汤熏洗,拭干即用药,或间有留滞不愈,以好膏药贴之。

【主治】❶《直指》:诸恶疮,顽痒烘热,及妇人血风,遍身红斑圆点,斑肿渐发疼痹,开烂成疱痒痛。❷《奇效良方》:头秃疮。

14699 贝母膏(《冯氏锦囊·杂证》卷十二)

【组成】黑玄参(焙) 山栀(炒) 天花粉(焙) 川贝母(焙) 枳壳(焙) 橘红 百部(炒) 黄芩(焙) 杏仁(去皮尖,炒)各一两 桔梗(焙) 粉甘草(焙)各五钱 薄荷(焙)七钱(净叶)

【用法】炼蜜为丸,如弹子大。灯心汤或淡竹叶汤化下。

【主治】小儿风热天哮。

14700 贝齿汤

《普济方》卷二一四。为《鸡峰》卷十六"贝齿膏"之异名。见该条。

14701 贝齿散(方出《千金》卷六,名见《普济方》卷八十二)

【组成】贝齿七枚(烧末) 真珠各等分

【用法】上为细末。以注瞖肉上,一日三次。

【主治】目中生息肉、肤瞖,稍长,欲满目闭瞳子,及生珠管;亦治目中眯不出。

14702 贝齿散(方出《千金》卷二十四,名见《普济方》卷二五一)

【组成】贝子

【用法】上为末。水服,如豆佳;不愈又服。

【主治】中射罔脯毒,食饼臛中毒。

14703 贝齿散(《圣惠》卷十六)

【组成】贝齿四十九枚 白鲜皮一两 猪苓一两(去黑皮) 川大黄一两(锉碎,微炒) 瞿麦一两

【用法】上为细散。每服三钱,以温水一中盏,蜜半匙调下,不拘时候,良久再服。以得通利为度。

【主治】时气热毒流注小肠,小便不通。

14704 贝齿散《圣惠》卷三十三

【组成】贝齿一分 琥珀一分 朱砂半两 龙脑半两 马牙消一分

【用法】上为细末。每用少许点之,磨尽翳障为度。

【主治】眼久翳障不愈。

14705 贝齿散《圣惠》卷三十三

【组成】贝齿(烧灰) 手爪甲(烧灰) 龙骨各半两

【用法】上为极细末。每用少许,点珠管上,一日三四次。

【主治】眼生珠管。

14706 贝齿散《圣惠》卷三十四

【组成】贝齿 文蛤 海蛤 石决明各一两 光明砂半两 龙脑一分

【用法】上为细散,于乳钵中研,入龙脑令匀。每日早晨及夜卧常用揩齿。

【功用】去口气,益牙齿,揩齿令光白。

14707 贝齿散《圣惠》卷六十二

【组成】贝齿三分 黄耆三分(锉) 当归三分 赤芍药三分 生干地黄三分 黄连三分(去须) 川升麻三分 桂心三分 犀角屑一分半 甘草半两(生锉)

【用法】上为细散。每服二钱,以温水调下,不拘时候。

【功用】排脓止痛。

【主治】发背溃后,脓水不尽。

14708 贝齿散《圣惠》卷七十二

【组成】贝齿一两 葵子三两 石燕二两 滑石二两

【用法】上为细散,研过。每服一钱,食前以葱白汤调下。

【主治】妇人结热成淋,小便引痛,或时溺血。或如小豆汁。

14709 贝齿散《圣惠》卷七十九

【组成】贝齿四枚 葵子一两 石膏一两 滑石一两 阿胶半两(捣碎,炒令黄燥)

【用法】上为细散。每服三钱,以水一中盏,入猪脂一分,煎至六分,去滓温服,一日三四次。

【主治】产后小便淋,疼痛,或时便血,或如豆汁,或如稠胶。

14710 贝齿散《普济方》卷八十四引《圣惠》

【异名】点眼贝齿散《圣济总录》卷一〇九。

【组成】贝齿(烧,研)一分 铅丹(再研)一分

【用法】上为极细末。内瓷盒中盛。每以铜箸点眼少许。

【主治】风毒,卒生胬肉欲满,及生浮翳珠管。

14711 贝齿散《圣济总录》卷一一一

【组成】贝齿七枚(烧为末,细研) 真珠一分(捣罗末,细研) 龙脑(研)半钱

【用法】上为末。每点如黍米大于翳膜上,一日三次。

【主治】目风热赤,生肤翳。

14712 贝齿煎《圣惠》卷三十三

【组成】贝齿五枚(烧灰) 豆豉三十粒(微炒为末) 三年醋二合

【用法】上药先以前二味同研为粉,以醋相和令匀,微火煎,稀稠得所,以瓷瓶盛。每夜卧时以铜箸取如小麦许,点于眦头,明即以盐汤洗之。

【主治】眼生肤翳。

14713 贝齿膏《鸡峰》卷十六

【异名】贝齿汤《普济方》卷二一四。

【组成】贝齿四个(烧作末) 葵子一升 石膏五两(研) 滑石三两(研)

【用法】先以水七升,煮二物,取二升,去滓;纳二石末及猪脂一合,更煎,分三服服之。

【主治】妇人结气成淋,小便引痛,上至小腹,或时溺血,或如豆汁,或如胶饴,每发欲死,食不生肌,面目萎黄。

14714 贝莲猪肺《仙拈集》卷二

【组成】健猪肺一个 贝母二钱 莲肉四两。

【用法】同煮极烂吃。过两日后,贝母加一两五钱,莲肉加半斤,连吃数个即愈。

【主治】骨蒸劳热,咳嗽不止。

14715 贝羚胶囊《中国药典》2010版

【组成】川贝母 羚羊角 猪去氧胆酸 人工麝香 沉香 人工天竺黄(飞) 煅青礞石(飞) 硼砂(炒)

【用法】上制成胶囊剂,每粒装0.3克。口服,一次0.6克,一日3次;小儿一次0.15～0.6克,周岁以内酌减,一日2次。

【功用】清热化痰,止咳平喘。

【主治】痰热阻肺,气喘咳嗽;小儿肺炎、喘息性支气管炎及成人慢性支气管炎见上述证候者。

【宜忌】大便溏稀者不宜使用。

14716 贝母元参汤《四圣心源》卷八

【组成】贝母三钱 元参三钱 甘草二钱 黄芩二钱

【用法】煎半杯,热漱徐咽。

【主治】口疮热肿。

【加减】热甚,加黄连、石膏。

14717 贝母瓜蒌汤《古今医鉴》卷二

【组成】贝母(去心) 瓜蒌仁(去油) 天南星(制) 荆芥穗 防风(去芦) 黄柏(去粗皮) 羌活 黄芩 白术 橘皮(去白) 薄桂 半夏(炮七次) 威灵仙 天花粉 甘草各等分

【用法】上㕮咀。加生姜三片,水煎,入竹沥一小钟服。

【主治】肥人中风,不分左右。

14718 贝母瓜蒌散《医统》卷八

【组成】贝母 瓜蒌 南星(炮) 荆芥 防风 羌活 黄柏 黄芩 黄连 白术 陈皮 半夏(汤泡七次) 薄荷 甘草(炙) 威灵仙 天花粉各等分

【用法】每服水二盏,加生姜三片,煎八分,至夜服。

【主治】肥人中风,口眼㖞斜,手足麻木,左右俱作痰治。

14719 贝母瓜蒌散《医学心悟》卷三

【组成】贝母二钱 瓜蒌仁一钱五分 胆南星五分 黄芩 橘红 黄连(炒)各一钱 甘草 黑山栀各五分

【用法】水煎服。

【主治】❶《医学心悟》:类中风,肺火壅遏者。❷《医医偶录》:肺热液干。

14720 贝母瓜蒌散（《医学心悟》卷三）

【组成】贝母一钱五分　瓜蒌一钱　花粉　茯苓　橘红　桔梗各八分

【用法】水煎服。

【主治】燥痰涩而难出。

14721 贝母瓜蒌散（《笔花医镜》卷三）

【组成】川贝二钱　瓜蒌仁一钱五分　山栀　黄芩　橘红各一钱　甘草五分

【主治】小儿内热，夜热潮热，昼轻夜重，或口渴，或腹胀，或盗汗，症因伏燥者。

【加减】热甚，加川连八分；痰多，加胆星五分。

14722 贝母瓜蒌散（《证因方论集要》卷一）

【组成】贝母　瓜蒌霜　茯苓　橘红　桔梗

【主治】肺火壅遏头眩。

【方论选录】贝母、瓜蒌辛苦以宣肺壅，茯苓、橘红甘辛以通肺气，桔梗上开肺郁，而痰饮自祛矣。

14723 贝母麦冬饮（《麻科活人》卷三）

【组成】贝母　麦冬　薄荷叶　元参　栝楼仁　桔梗　甘草

【用法】水煎服。

【主治】麻疹咳嗽。

14724 贝母括痰丸（《医级》卷八）

【组成】川贝一两　天竺黄　硼砂各一钱　文蛤五分（醋炒）

【用法】上为末，以枇杷叶（刷净，蜜炙）熬膏为丸，如芡实大。嚼咽之。

【功用】宁肺治标。

【主治】久嗽伤金，肺痈肺痿。

14725 贝母绝经汤（《杏苑》卷八）

【组成】贝母　当归须　红花　猪牙皂角　黑豆　虎杖各等分

【用法】上㕮咀。水煎熟，产后服。

【主治】难产，不欲育孕者。

14726 贝母黄芩汤（《医学探骊集》卷四）

【组成】川贝母三钱　黄芩五钱　麦门冬三钱　茅根五钱　滑石四钱　瓜蒌仁三钱　罂粟壳四钱　青黛三钱　甘草二钱

【用法】水煎，温服。

【功用】清热止嗽。

【主治】嗽血，脉象洪盛，血色紫暗者。

【方论选录】此方以川贝为君，川贝乃治热嗽之圣药；佐以麦冬、粟壳，清热涩痰；滑石、黄芩，清热散结；青黛、茅根，清热凉血；甘草和药调中，剂中不先止血，故以清热为先务也。

14727 贝母升麻鳖甲汤（《四圣心源》卷八）

【组成】贝母三钱　升麻三钱　丹皮三钱　元参三钱　鳖甲三钱

【用法】煎半杯，热漱徐服。

【主治】喉疮脓成者。

14728 贝母白芷内消散（《医学从众录》卷八）

【组成】大贝母　白芷各等分

【用法】上为末。每服二钱，白酒调下。

【主治】乳痈。

【宜忌】孕妇忌用白芷。

【加减】有郁，加白蒺藜。

见

14729 见天丸（《眼科秘书》卷下）

【组成】羚羊角　党参　羌活　桔梗　栀子（炒）　黄芩（酒炒）　蒙花　枳壳（麸炒）　天麻　大黄各一两　川芎　白芷　细辛各三钱　防风一两五钱　藁本八钱　木贼四两

【用法】上为末，炼蜜为丸，如弹子大。每服一丸，临卧嚼破茶下。

【主治】男女大小内外翳障，七十二般眼疾。

14730 见龙散（《产科发蒙》卷三）

【组成】云母　百草霜　白芷　乌龙尾　麝香

【用法】上为细末。每服一二钱，温酒送下；海萝汤亦可。

【主治】难产及胞衣不下。

14731 见睍丸（《产育宝庆集》卷上）

【组成】姜黄　京三棱　荜澄茄　陈皮（去白）　高良姜　人参　蓬莪术各等分

【用法】上为末，用细切萝卜慢火煮令烂，研细，将汁煮糊为丸，如梧桐子大。每服三十丸，萝卜汤送下，不拘时候。

【主治】产后口干烦渴，心下痞闷，因荣卫大虚，血气未定，食面太早，胃不能消化，面毒结聚于胃脘，上熏胸中所致者。

【备考】方中陈皮，《女科百问》作"青皮"。

14732 见睍丸（《卫生宝鉴》人卫本卷十八）

【组成】附子四钱（炮，去皮脐）　鬼箭羽　紫石英各三钱　泽泻　肉桂　玄胡索　木香各二钱　槟榔二钱半　血竭一钱半（另研）　水蛭一钱（炒烟尽）　京三棱五钱（锉）　桃仁三十个（浸，去皮尖，麸炒，研）　大黄二钱（锉，用酒同三棱浸一宿，焙）

【用法】上十三味，除血竭、桃仁外，同为末，入另研二味和匀，用原浸药酒打糊为丸，如梧桐子大。每服三十丸，食前淡醋汤送下；温酒亦得。

【主治】寒气客于下焦，血气闭塞而成瘕聚，坚大久不消者。

【备考】本方方名，原书《济生拔萃》本作"见睍丹"。

14733 见睍丸（《盘珠集·胎产症治》卷下）

【组成】附子（制）　干姜　茴香（炒）　吴茱萸（盐水炒）　巴戟　肉桂　莪术（醋炒）　桃仁（炒）　延胡索（醋炒）

【主治】寒气客于子门，气不通而月事不下，结硬如石。

14734 见睍丹

《卫生宝鉴》（《济生拔萃》本）卷十八。即原书（人卫本）同卷"见睍丸"。见该条。

14735 见睍膏（《种福堂方》卷二）

【组成】活短头发（晒干）二两（用壮年人剃下者）　大黄　灵仙　雄鼠粪各一两　川乌　草乌　刘寄奴各八钱　土鳖虫（大者）三十个　羌活　独活　红花　蛇床子　苍术　当归　生南星　生半夏　白芥子　桃仁各五钱（上十八味，俱切碎）　樟冰一两　甘松　山奈　花椒　猪牙皂山甲(炙,研)　荜茇　没药(不必去油,同乳香炙热同众药研细)各三钱　乳香五钱　白芷五钱(上十味,研极细末)　新鲜烟叶汁一斤(松香六两收,晒干)　新鲜商陆根汁一斤(松香六两收)　新鲜闹洋花汁半斤(松香三两收)　新鲜艾叶汁半斤(松香三两收)　白凤仙花汁半斤(松香三两收)　老生姜汁半斤(松香三两收)　葱汁半斤(松香三两收)　韭汁半斤(松香三两收)　大蒜汁四两(松香二两收)

【用法】用足秤,称麻油二斤四两,先将头发入油熬半炷香,再将前药入油熬至焦黄色,不可太枯,即滤去滓,入前松香熬化,再将丝绵滤去滓,再熬至油面起核桃花纹,先加入极细密陀僧四两,再徐徐加入好西硫黄末一斤,投此二味时,务须慢慢洒入,不可太多太骤,以滴水成珠,离火待温,然后掺入细药搅匀,瓷器收贮。熬时须用桑枝不住手搅。青布摊贴,每张净药重四钱,临时加肉桂末五厘,细辛末二厘。

【主治】风寒湿气,骨节疼痛,历节痛风,痿痹麻木不仁,鹤膝风,偏头风,漏肩风,及跌扑闪锉等伤,阴症无名肿毒。

【宜忌】已破烂者勿贴,小儿孕妇勿贴。

日

14736　日月丹(《丹溪治法心要》卷八)

【组成】朱砂一两　轻粉一两　蜈蚣一条

【用法】上为末,青蒿节内虫为丸,如黍米大。每服一岁一丸,乳汁送下。

【主治】小儿急慢惊风。

14737　日月丹(《理瀹》)

【组成】雄黄　硼砂　朴消　冰片　麝　元明粉各等分

【用法】立秋前一日晒,研。点眼。麻辣,泪流过腮即愈。

【主治】胃气痛,绞肠痧,霍乱吐泻转筋,并淹、跌、缢尚未绝者。

14738　日月散(《医心方》卷三引耆婆方)

【组成】秦艽八分　独活八分

【用法】上为散。每服一方寸匕,酒调下,一日二次。还遂四时之四季作服之,春散,夏汤,秋丸,冬酒,四季煎膏。

【主治】一切风病。

14739　日生汤(《活幼心书》卷下)

【组成】北南星一两(锉破,瓦器盛,东壁土同醋煮少时,滤干,切片,焙)　人参(去芦)　冬瓜子仁(打碎)各五钱

【用法】上㕮咀,每服二钱,水一盏半,加生姜三片,慢火煎七分,候温,无时少与缓服。投之急必吐。

【主治】吐泻痢后,将传慢惊慢脾,神昏脉弱,饮食不进,睡露扬睛,昼轻夜重。

【备考】方中人参、冬瓜子仁用量原缺,据《准绳·幼科》补。

14740　日应丹(《卫生总微》卷六)

【组成】黑锡　硫黄　水银　铁粉各一两　金箔　银箔各三十片

【用法】先将锡于铁铫内熔化;次入水银,不住手搅令匀;次入硫黄诸药,同炒搅匀,离火再炒良久,都倾出,用纸衬地上,顿一宿,出火毒讫,再研令匀细,以熟软粟米饭为丸,如绿豆大。每服五七粒,煎人参汤送下,不拘时候。

【主治】痫病连年不愈。

14741　日精丹(《准绳·类方》卷七)

【组成】黄连二两　黄柏三两　龙胆草　防风　大黄　赤芍药　黄芩　当归　栀子各五钱　白菊花　脑荷各二钱(又方,可加鸡柏树根,不拘多少)

上浸药水,煅淬炉甘石,收贮诸法悉同阳丹。

炉甘石一两　朱砂　硼砂各二钱　麝香三分　白矾(生)一分

【用法】上为极细末。每末一钱,加片脑一分,研细罗过,点眼。

【主治】一切火热赤眼,烂弦风等稍轻者。

【加减】如有翳膜,配和月华丹对匀点之。

14742　日月光明散(《北京市中药成方选集》)

【组成】熊胆五分　硇砂(炙)九分　琥珀五分　珍珠(炙)三钱　玛瑙五分　冰片二两　牛黄二钱五分　麝香五分　轻粉一钱五分　没药(炙)三分　朱砂三钱　青盐五分　枯矾二分　海螵蛸(去壳)五分　元明粉四两　胆矾二分　甘石面(煅)二十五两　硼砂三钱

【用法】上为极细末,过罗,装瓶,每瓶重三分。用玻璃针沾药粉少许,点于大眼角内。每日用三次,点后稍息。

【功用】拨云退翳,明目消肿。

【主治】暴发火眼,两目红肿,云翳遮睛,怕日羞明,眼边赤烂。

14743　日用仙酥丹(《扶寿精方》)

【异名】日用仙酥汤(《济阳纲目》卷六十八)。

【组成】莲肉(去皮心)半斤　柏子仁(去壳)半斤　杏仁(去皮尖)六两(捣)　胡桃仁(去皮)四两(捣)　枣肉半斤(煮,去皮,捣)　砂仁二两(碾末)　酥油半斤　白蜜半斤

【用法】文火炼蜜,次入酥油搅匀,再数沸,方入莲、柏末,又数沸入桃、杏、枣膏,慢熬半炷香,量诸味皆热,入砂仁末搅匀,用瓷罐数个贮,置冷水中浸一日,出火气,油纸或脂膜封口,每服三匙,空心卧时温酒一二杯送之。

【功用】补百损,除百病,返本还童。

14744　日用仙酥汤

《济阳纲目》卷六十八。为《扶寿精方》"日用仙酥丹"之异名。见该条。

14745　日精月华丹(《惠直堂方》卷二)

【组成】炉甘石四两(轻松不夹石,如羊脑者佳。用三黄汤煅淬七次,如粉净末,用一两三钱)　黄丹(飞去土)九钱七分　川连一两(去毛,切,童便浸一宿,晒干,取头末三钱四分)　归身(水洗,晒干)七分四厘　朱砂(飞)五分　月石五分　白丁香(壮直者为雄。水飞去砂)三分四厘　轻粉(真)三分四厘　海螵蛸(去皮,水泡去咸味,晒干,取净末)三分四厘　硇砂(重汤取碗沿浮白)三分四厘　熊胆一钱(箬炙,勿焦)　乳香(炙)　没药(炙)　麝香　片脑各一分七厘　珍珠　琥珀各五分

【用法】上各碾千万如尘,加蜜四两,滚数沸去沫,煎熟,绢滤净三两,入碗重汤文武火熬,柳条不住手搅,至紫色滴水如珠,撚丸不粘手,牵蜜有丝,是其候也。即离火渐入丹石搅匀为丸。如蜜老,不必晒,蜜嫩放箸上晒干。金箔为衣,如绿豆大。井水少许化,加米饮,软鸭毛蘸点。

【主治】一切星障胬肉,瞳神昏花,拳毛倒生等症。

14746 日精月华光明膏(《普济方》卷七十九)

【组成】好琥珀一钱半(别研) 马牙消(飞过)二钱半 铜绿一钱半 真胆矾一钱半(别研) 硼砂一钱半(别研) 没药四两(别研) 乳香三钱(别研) 青盐一钱半 朱砂一钱半 轻粉一钱(别研) 麝香半钱(别研) 片脑半钱(别研) 防风一钱 天花粉半钱(前药各研,候后药成膏却下) 黄连四钱(研) 当归一两(研) 诃子一对(去核,研) 石决明二两(去瓤,细研) 石膏一两半(碾,用腊八水或雪浸三日) 大鹅梨二十个(擂碎,用布扭去滓) 猪胰二具(用草夹细,去筋膜) 炉甘石四两(童便浸,淬烧五次) 黄丹一两(用腊八雪浸三日)

【用法】上先用黄连五味浸三日,却用大砂锅一口,纳药水,再添满七分,熬,重绵滤过,至四五碗,却将大鹅梨、猪胰二味入内,又熬至三碗,再用滤过。再入锅,下炉甘石、黄丹,同熬至二碗,又滤过,却下马牙消等十二味,不住手用槐柳条搅匀,候成膏,如前滤净,入瓶内,却入麝香、片脑等三味,十分搅匀。用油纸重封,无令水入,放冷水浸三日,然后旋取膏入瓶内。以铜箸点眼。

【主治】一切内障,翳膜遮睛,及攀睛胬肉,无问年久日深,或一目两目俱患,但能见人影者。

14747 日精月华光明膏(《准绳·类方》卷七)

【组成】炉甘石 黄丹各八两 绿豆粉(炒黑)四两 黄连一两 当归 朱砂 硼砂 玄明粉 决明粉各二钱 轻粉 白矾(生) 白丁香 海螵蛸 自然铜 硇砂各一钱 熊胆 乳香 没药 鹰条 雄黄 青盐 胆矾 铜青 牙消 山猪胆各二分半 麝香五分 片脑一钱 樟脑半钱〔又方有贝子(煅)、贝齿、石燕、石蟹、水晶、真珠、玛瑙、琥珀、珊瑚各一钱,若加此九味,要去绿豆粉不用,有豆粉即半真半伪〕

上各制为细末,依方称合和匀,碾至千万余下,熟绢罗过,入后膏子成剂。

鸡柏根一斤 黄连半斤 龙胆草 黄柏 生地黄 苦参各二两 大黄 黄芩 栀子 赤芍药 防风 菊花 玄参 当归各一两 羌活 木贼 蒺藜 连翘 蔓荆子 细辛 川芎 白芷各五钱 夜明砂 蛇蜕 蝉蜕各二钱半 冬蜜半斤〔又方福建地有后十一味草药在内,用之效速,他处无此草药,不用亦效:苦花子、地薄荷、地西瓜、田茶菊、七层楼、千里光、铁梗子、地园荽、地胡椒、蛇不见、水杨梅根皮(各生采)各一握,捣烂另煎取浓汁,入前药同煎成膏〕

【用法】上锉,入井水于铜器内浸三宿,慢火煎熬浓汁,滤去滓,以滓再煎再滤,慢火煎熬,槐、柳、桑枝搅,熬如饴糖,入蜜和匀。更入羯羊胆、雄猪胆各二枚和匀,瓷碗顿放,汤瓶口上蒸成膏,复滤净,滴沉水中成珠,可丸为度。待数日出火毒,再溶化,入诸药末和匀,杵丸为锭,阴干,用金银箔为衣。每以少许,井水化开,鸭毛蘸点眼,又以热汤泡化洗眼。

【主治】翳膜胬肉,诸般眼疾。

14748 日本国传巴豆涂方(《圣济总录》卷一三六)

【组成】巴豆十粒 半夏一枚 附子半枚 蜣蜋一枚

【用法】上各为末。以人粪相和,看疮大小,作纸圈子围疮口,以药泥疮上,绢贴之,一日三换。

【主治】疔疮。

仁

14749 仁丹

《全国中药成药处方集》(北京方)。为《北京市中药成方选集》"中国人丹"之异名。见该条。

14750 仁寿丸(《三因》卷二)

【组成】附子(炮熟,去皮脐)一两 桂心 白茯苓 山茱萸 五味子 杜仲(去皮,姜制,炒丝断) 续断 枸杞子 熟地黄(洗) 巴戟(去心) 菟丝子(酒浸湿,研) 防风各半两 牛膝(酒浸)二两

【用法】上为末,炼蜜为丸,如梧桐子大。每服三五十丸,食前温酒、盐汤任下。

【功用】补肝元,行营卫,养气血。

【主治】❶《三因》:肝肾气虚,风冷所中,筋脉腘动,口眼㖞斜。❷《杨氏家藏方》:真元气虚,脚膝缓弱,及素有风,手足拘挛,气血衰少,饮食不进。

14751 仁香汤(《重订通俗伤寒论》)

【组成】白蔻仁六分(分冲) 杜藿香钱半 广木香六分 生香附钱半 春砂仁八分(同煎) 白檀香五分 母丁香四分 广陈皮钱半 生甘草三分 淡竹茹三钱

【功用】疏肝快脾,辟秽散痧。

【主治】素有肝气,一受痧秽,即胸膈烦闷,络郁腹痛。

【方论选录】凡素有肝气,一受痧秽,即胸膈烦闷,络郁腹痛,夏秋最多,吾绍通称痧气,故以二仁、五香为君,芳香辟秽,辛香流气;臣以广皮疏中,竹茹通络;使以些须生甘草,以缓和辛散之气,此为疏肝快脾,辟秽散痧之良方。

【宜忌】勿过投,免致耗气劫液。

14752 仁熟散(《医学入门》卷七)

【组成】人参 枳壳 五味子 桂心 山茱萸 甘菊花 茯神 枸杞子各三分 柏子仁 熟地各一两

【用法】上为末。每服二钱,温酒调下。

【主治】胆虚,常多畏恐,不能独卧,目目不利。

化

14753 化云汤(《辨证录》卷六)

【组成】黄连三钱 当归一两 玄参二两 升麻二钱

【用法】水煎服。

【主治】邪热内蕴,郁而不发,热极生斑,身中如红云一片者。

14754 化元汤(《医方简义》卷五)

【组成】生鳖甲四钱 川芎一钱 当归三钱 琥珀一钱 黄芩(炒)钱半 茯神三钱 枣仁(炒)一钱 鲜生地八钱 泽兰二钱 益母草三钱 神曲二钱

【用法】水煎服。

【主治】病后邪热未净,而适见经水致热入血室者。

14755 化木汤（《辨证录》卷九）

【组成】白术二两 附子一钱 肉桂一钱 杜若根一两 柴胡一钱

【用法】水煎服。即拥被而卧，身必发汗，必至双肾之外，汗出如雨而后止。

【主治】木肾。寒极而气不通，初见睾丸作痛，后变为不痛者。

【方论选录】此方白术利腰脐之气，杜若根发睾丸之邪，得附子、肉桂通达内外，柴胡解其肝中之湿，故一剂奏功如神耳。

【备考】方中杜若根一两，《惠直堂方》作"野蓝菊花根五钱"。

14756 化气丸（《圣济总录》卷六十二）

【组成】木香（炮） 槟榔（生锉）各二两 硇砂（别研）一两 大黄（炮）三分 丹砂（别研）半两

【用法】上为末，酒煮面糊为丸，如梧桐子大。每服十丸至二十丸，生姜汤送下，不拘时候。

【主治】膈气呕逆不下食，心胸痞闷，噎塞不通。

14757 化气丸（《圣济总录》卷六十三）

【组成】巴豆五十枚（去皮心膜，出油，研如粉） 黄连（去须）半两 白面二两半

【用法】上三味，先将黄连捣末，以水半升，煎十余沸，隔一宿，取白面并巴豆粉，用黄连水和，硬软得所，为丸如绿豆大，放干，以麸二升，于铫内慢火并药丸同炒，麸黄为度；以罗子筛去麸，取药，再于黄连水内略滤过，竹器内控干。每服三丸或两丸，食后、临卧熟水送下。

【主治】支饮痞满，饮食迟化。

14758 化气丸（《圣济总录》卷七十二）

【组成】紫苏子（炒，研）一两 干姜（炮） 槟榔（锉） 莱菔子（炒，研） 芜荑（炒）各半两 青木香 诃黎勒（煨，去核） 甘草（炙，锉） 青橘皮（汤浸，去白，焙） 草豆蔻（去皮）各三分

【用法】上为末，以曲末作糊为丸，如梧桐子大。每服二十丸，生姜盐酒送下。

【主治】荣卫壅滞，流传脏腑，心腹胀满，饮食不消，腹痛不止。

14759 化气丸（《普济方》卷一六八）

【组成】官桂 陈皮 青皮 丁香 木香 缩砂各一两 三棱 莪术各二两 茯苓一两半 人参（好者）一两 香附半斤 甘草 厚朴 萝卜子 将军（即大黄）各二两 枳壳（炮） 槟榔各三两 黑牵牛四两（头末）

【用法】上为末，黑牵牛一斤，取头末四两，以三分分之，生用二分，炒一分，和匀打醋糊，须要着锅，方可搜匀为丸，如梧桐子大。每服三四十丸，姜、茶任下。仍验老弱盛衰，加减用之。

【主治】男子妇人，远年日久，茶酒气食，过度成积，一切气候。

14760 化气丸（《女科切要》卷八）

【组成】香附 青皮 陈皮 砂仁 木香 川芎 茴香

【用法】上为末，曲糊为丸服。

【主治】妇女经行腹痛

14761 化气汤（《局方》卷三新添诸局经验秘方）

【异名】化气散（《张氏医通》卷十三）、木香化气汤（《中国医学大辞典》）。

【组成】沉香 胡椒各一两 木香 缩砂（去壳） 桂心（去粗皮）各二两 丁香皮 干姜（炮） 蓬莪术（煨） 茴香（炒） 青皮（去白，麸炒） 陈皮（去瓤，麸炒） 甘草（炙）各四两

【用法】上为细末。每服二钱，姜、苏、盐汤调下，妇人淡醋汤下。

【主治】❶《局方》：一切气逆，胸膈噎闷，偏胀膨满；心脾疼痛，呕吐酸水，丈夫小肠气，妇人脾血气。❷《三因》：息积，癖于腹胁之下，偏胀膨满，不妨饮食，诸药不能取转。

14762 化气汤（《何氏济生论》卷四）

【组成】陈皮 青皮 三棱 蓬术 厚朴 苍术 香附 神曲 麦芽各等分

【用法】水煎服。

【主治】气裹饮食，胃口刺痛。

14763 化气汤（《郑氏家传女科万金方》卷一）

【组成】三棱 蓬术 青皮 陈皮 麦芽 神曲 香附 乌药 生姜 枳壳 厚朴 甘草（一方加牵牛、半夏、益智仁）

【功用】消食健脾，兼能顺气消癖。

【主治】妇女胃气不调而停经，貌本壮实、饮食减少者。

14764 化气汤（《女科切要》卷三）

【组成】砂仁 香附 广皮 苏梗 川芎 枳壳

【主治】妊娠腹痛，胎气不安。

14765 化气散（《丹溪心法》卷四）

【组成】三棱 莪术 青皮 陈皮 厚朴 神曲 麦芽 甘草 台乌 香附

【用法】水煎服。

【功用】《杏苑生春》：驱食积，疏壅气，消宿食，导积滞，化气。

【主治】诸食积并宿食不消。

14766 化气散

《张氏医通》卷十三。为《局方》卷三新添诸局经验秘方"化气汤"之异名。见该条。

14767 化丹汤（《活幼心书》卷下）

【组成】川独活 射干 麻黄（不去根节） 青木香 甘草 黄芩 薄桂（去粗皮） 石膏末各五钱

【用法】上㕮咀。每服二钱，水一盏，煎七分，温服，不拘时候。

【功用】解利丹毒。

【主治】小儿丹毒，遍身燥痒，发热烦啼。

14768 化风丸（《圣济总录》卷十二）

【组成】鸡苏叶二两 羌活（去芦头）一两半 芎䓖一两半 羚羊角（镑屑）一两 防风（去叉）一两 天麻一两 人参一两 干蝎（炒）四钱 天南星（炮）半两 白僵蚕（炒）一两 龙脑（研） 麝香（研）各五钱

【用法】上药先以十味为末，入研者龙脑、麝香，再同研，炼蜜为丸，如鸡头子大，以丹砂为衣。每服一丸或二丸，茶、酒任下，不拘时候。

【功用】利胸膈。

【主治】风气肌肉眴动,头目昏眩,胸膈不利。

14769　化风丸《圣济总录》卷十二

【组成】荆芥穗　鸡苏叶　羌活(去芦头)各一两　干蝎十四枚(全者,去土炒)

【用法】上为细末,炼蜜为丸,如鸡头子大。每服一丸,薄荷汤化下。

【主治】风热上焦烦满。

14770　化风丸《圣济总录》卷十七

【组成】天南星(用浆水浸七日,取出,切,暴干)　白附子(炮)　乌头(炮裂,去皮脐)各二两　寒水石(研)半夏末(用生姜汁和作饼,焙干)各四两

【用法】上为末,面糊为丸,如梧桐子大。每服十五丸,加至二十丸,生姜汤送下,腊茶亦可,不拘时候。

【主治】风痰肢体缓纵,偏正头痛。

14771　化风丸《杨氏家藏方》卷二

【组成】藁本(去土)　川芎　荆芥穗　细辛(去叶土)甘草(炙)　草乌头(炮,去皮尖)　香白芷各一两

【用法】上为细末,汤浸蒸饼为丸,每一两作一十丸,朱砂为衣,阴干。每服一丸,细嚼,食后茶清送下。

【主治】风气上攻,头目旋晕,项背拘急,鼻塞不通,神志不爽。

14772　化风丹《医方类聚》卷二十四引《施圆端效方》

【组成】防风二两　羌活　独活各一两　麻黄(去根节)　白芷三钱　川芎　桂枝　川乌(炮,去皮脐)　藁本(去土)　茯苓(去皮)　白附子　全蝎(去毒)　甘草(炒)皂角(烧存性)各半两

【用法】上为细末,水浸蒸饼为丸,如弹子大,阴干。每服一丸,细嚼,温酒送下,一日三次。涎堵,薄荷酒送下;破伤,豆淋酒送下;伤风,葱白酒送下;妇人血风,当归酒送下;小儿惊风,人参薄荷酒送下。

【主治】一切中风,半身不遂,语言謇涩,神昏错乱,洗头破伤,血风惊风。

14773　化风丹《活幼口议》卷十五

【组成】法制黄牛胆二钱　羌活　独活各一钱　天麻防风　甘草　荆芥穗　人参　川芎

【用法】上为末,炼蜜为丸,如皂子大。每服一丸,薄荷汤化下。

【功用】去风热。

【主治】小儿风痫。

【备考】方中天麻以下诸药用量原缺。

14774　化风丹《婴童百问》卷二

【组成】胆南星　羌活　独活　防风　天麻　人参(去芦)　川芎　荆芥　粉草　全蝎各等分　(一方加麝香、辰砂)

【用法】上为末,炼蜜为丸,如芡实大。薄荷汤送下。

【功用】《保婴撮要》:凉风化痰,退热定搐。

【主治】《明医指掌》:小儿风痫。

14775　化风丹《婴童百问》卷十

【组成】荆芥　黄芩　防风　羌活　独活　天麻　胆南星　川芎各等分　辰砂　甘草俱减半　(一方加白附子、全蝎、僵蚕)

【用法】上为末,炼蜜为丸,如芡实大。每服一丸,薄荷汤化下。

【主治】小儿疮疹。

14776　化风丹《古今医鉴》卷二

【组成】天南星(牛胆制过)二钱　天麻(煨)　防风(去芦)　荆芥穗　羌活　独活(去芦)　人参(去芦)　细辛　川芎各一钱　木香五分

【用法】上为细末,炼蜜为丸,如芡实大,朱砂为衣。薄荷泡汤研化服。因气忿,用紫苏汤化下;如牙关口噤,用少许擦牙即开。

【主治】一切中风痰厥风痫,牙关紧急,不省人事,及小儿惊风搐搦,角弓反张,发热痰嗽喘促。

14777　化风丹《幼科指掌》卷四

【组成】天南星　天麻　白附子　羌活　防风　抚芎人参　新会皮　石菖蒲　荆芥穗　甘草各等分

【用法】上为末,加生姜、南枣,糊为丸,如绿豆大。淡姜汤送下。

【主治】小儿肾中风,目黑眼合不开,或窜逆口张吐沫,气不转,腰痛,小便不利。

【备考】面如土色者不治。

14778　化风丹《北京市中药成方选集》

【组成】黄连二十两　橘红二十两　僵蚕(炒)十两胆南星四十两　枳实(炒)四十两　大黄一百六十两　黄芩八十两　沉香十两　钩藤十两

【用法】上为细末,过罗,炼蜜为丸,重五分,朱砂为衣。每服一丸,一日二次,温开水送下;三岁以下小儿酌减。

【功用】清热通便,祛风豁痰。

【主治】小儿急热惊风,痰涎壅盛,咳嗽气促,大便干燥。

14779　化凤膏《回春》卷五

【组成】蓖麻子七枚　鸡子一枚

【用法】蓖麻子去壳捣烂,用薄纸卷于中,插入鸡子内,纸封固,水浸湿,火煨熟,去壳,去内纸条。只食鸡子,以酒一杯送下,每早晨服一枚,十日奏效。

【主治】咽喉、颈项结核成形及瘰疬。

14780　化水丹《洁古家珍》

【组成】川乌头(大者)四个(炮,去皮脐)　炙甘草二两牡蛎二两(生用)　蛤粉六两(用厚者,炮)

【用法】上为细末,醋浸蒸饼,少糊为丸,如梧桐子大。每服十丸、十五丸,新水送下;心痛者,醋汤送下。

【功用】《御药院方》:消化水饮。

【主治】手足少阴渴饮不止或心痛者。

【方论选录】《法律》:饮水过多,亦有能消其火热者,而火热既消,反不能消水,转成大患者多有之。洁古有见于此。而用川乌助火,合之牡蛎、蛤粉咸寒,共成消水之功也。又恐才退之火热,其根尚伏,所以不多用之。

14781　化水汤《石室秘录》卷四

【组成】人参三钱　白术五钱　生甘草三钱　牛膝三钱　草薢三钱　薏苡仁一两　半夏一钱　白芥子三钱

【用法】水煎服。外敷消指散。

【主治】湿热之气结成,脚板下忽生二指,痛不可忍。

14782　化石汤《辨证录》卷八

【组成】熟地二两　茯苓一两　苡仁五钱　山茱萸一

两　泽泻五钱　麦冬五钱　玄参一两

【用法】水煎服。

【主治】肾火煎熬而成砂石淋。

【方论选录】此方不去治淋，反去补肾，以茯苓、苡仁淡渗之药解其咸味；以麦冬、玄参微寒之品散其火气；以地黄、山萸甘酸之珍滋其阴水，又取其甘能化石，酸能消石也；又虑其性滞而不行，留而不走，益之泽泻之咸，咸以入咸，且善走攻坚，领群药趋于肾中，又能出于肾外，迅逐于膀胱之里，而破其块也。倘不补肾而惟治膀胱，则气不能出，乌能化水哉！

14783　化龙丹《回春》卷三）

【组成】大鲤鱼一个　巴豆四十粒

【用法】将鱼刮了，将鱼脊割开两刀，将巴豆下在两刀路合住，用纸包裹，慢火烧熟。去豆食鱼，米汤下。

【主治】单腹胀。

14784　化龙丹《喉科种福》卷四）

【组成】鲤鱼胆　伏龙肝

【用法】共和。涂咽外。

【主治】急喉痹，颈项肿痛，面赤口红，头痛身疼，气促痰鸣，牙关紧闭，语言不出，汤水不下。

14785　化生丸《普济方》卷三九九引《汤氏宝书》）

【组成】木香一分（炒）　槟榔半两（生）　青皮（巴豆炒，并去巴豆）半两　陈皮（炮）　三棱　莪术（先用湿纸裹，取出，捶，切，炒）　川楝（去核）　芫花（米醋浸，炒）各半两

【用法】上为细末，面糊为丸，如黍米大。熟水送下，空心一服，临睡一服。

【主治】疝气。小肠痛上连腰脊弯曲，饮食不进，痿黄，身不能直。

【备考】服此药后，宜灸肓俞三壮。

14786　化生丸《古今医鉴》卷十五引戴近山方）

【组成】蟾酥二钱　血竭二钱　蜗牛二十个（瓦上焙干，肉壳俱用）　铜绿二分半（与上三味同研）　枯白矾一钱　轻粉二钱（二味同研）　朱砂三钱（研细，留一钱为衣）

【用法】上为细末，用人乳汁为丸，如绿豆大，朱砂为衣。令病人嚼葱二根，令烂吐出，裹药三丸在内吞下，热酒送之。

【主治】一切发背痈疽，无名肿毒，诸般恶毒疔疮，及破伤风，阴证伤寒，并杨梅疮毒，筋骨疼痛。

14787　化丝汤《辨证录》卷三）

【组成】熟地一两　麦冬五钱　贝母一钱　玄参五钱　茯苓三钱　苏子一钱　地骨皮三钱　沙参三钱　荆芥（炒黑）一钱

【用法】水煎服。

【主治】肾中之火上冲咽喉，心火相刑肺金，痰中吐血如血丝，日间则少，夜间则多，咳嗽不已，多不能眠。

【方论选录】❶《辨证录》：此方肺、肾、心三经并治，加之去痰退火之剂，消弭于无形，故能成功之速。倘不用补剂，而唯事于去痰退火，吾恐痰愈多而血愈结也。❷《辨证奇闻评注》：久咳痰红，由肾水不足，虚火上炎。方用大剂熟地滋水，麦冬、地骨皮养阴清火，苏子、贝母化痰，荆芥止血，标本兼治，咳血自止。

14788　化老汤《辨证录》卷四）

【组成】人参三分　白术一钱　生地二钱　款冬花三分　白芥子　白芍　地骨皮各三钱　柴胡四分　甘草一钱　麦冬五钱

【用法】水煎服。

【主治】老痰之病，咳嗽长年不愈，吐痰色黄，结成顽块，凝滞喉间，肺气不清，用尽气力，始得出于口者。

14789　化虫丸《局方》卷十）

【异名】化虫丹（《幼幼新书》卷三十一）。

【组成】胡粉（炒）　鹤虱（去土）　槟榔　苦楝根（去浮皮）各五十两　白矾（枯）十二两半

【用法】上为末，以面糊为丸，如麻子大。一岁儿服五丸，温浆水入生麻油一两点，调匀下之，温米饮送下亦得，不拘时候。其虫细小者皆化为水，大者自下。

【主治】小儿疾病多有诸虫，或因脏腑虚弱而动，或因食甘肥而动，其动则腹中疼痛，发作肿聚，往来上下，痛无休止，亦攻心痛，叫哭合眼，仰身扑手，心神闷乱，呕哕涎沫，或吐清水，四肢羸困，面色青黄，饮食虽进，不生肌肤，或寒或热，沉沉默默，不的知病之去处，其虫不疗，则子母相生，无有休止，长一尺则害人。

14790　化虫丸《圣济总录》卷一七九）

【组成】木香一分　槟榔（炮）二枚　胡粉　苦楝根　鹤虱（炒）各二分

【用法】上为细末，面糊为丸，如麻子大。一二岁每服十丸，温粥饮送下，一日二次。

【主治】小儿寒气伤脾虫痛，泻青黑色，减乳食。

14791　化虫丸《圣济总录》卷一七九）

【组成】芫荑一分　槟榔（剉）二钱　鹤虱（炒）半两

【用法】上为末，猯猪胆为丸，如麻子大。每服五丸。

【主治】小儿疳虫，疼刺腹痛。

14792　化虫丸《幼幼新书》卷二十引东方先生方）

【组成】大槟榔　麝当门子各一枚　麝半钱　青蒿心三钱

【用法】上为粗末。用羊肝一片，到入药为馅，白面半两和饼作饺子二个，煿熟。若男子患，以冷水盒中浸左手腕三寸，右手取药吃，陈米饮下。缓缓食了，以青皂衣被覆，虫随汗出，或泻出，急去之。后服补药。

【主治】小儿劳气，或咳嗽，或涎塞咽中，或骨蒸汗出，或泄利，或吐红，或惊魇，脚面红紫。

14793　化虫丸

《三因》卷十二。为《圣济总录》卷九十九"密陀僧丸"之异名。见该条。

14794　化虫丸《杨氏家藏方》卷十八）

【组成】五灵脂一两半　白矾一两

【用法】上为细末，煮面糊为丸，如黍米大。每服二十丸，温米饮送下，不拘时候。

【功用】止痛，下虫。

【主治】小儿因食甘肥，致使虫动，呕吐涎沫，心腹闷痛。

14795　化虫丸《医学纲目》卷三十八引汤氏方）

【组成】白芫荑　黄连　神曲　麦芽（各炒）等分

【用法】上为末，糊为丸，如黍米大。空心米饮送下。

【主治】❶《医学纲目》引汤氏方：疳热。❷《医方类聚》

引《医方大成》:因瘠生虫,五心烦热。

14796　化虫丸《直指小儿》卷二）

【组成】芜荑　川鹤虱　鸡心槟榔　干虾蟆(炙焦)各一分　芦荟半分

【用法】上为末,雄猪胆汁为丸,如麻子大。每服五丸,陈米饮送下;或使君子煎汤送下。凡虫月首则头向上,凌晨可服药。

【主治】小儿虫痛。

14797　化虫丸《朱氏集验方》卷十五）

【组成】芜荑　锡灰　神曲　麦蘖各等分

【用法】上为细末,麻油为丸。取月初五更,空心用炙猪肉细嚼咽汁,不吃肉,汁引动虫,次用浓煎石榴根汤下丸子药十丸。

【主治】诸虫。

14798　化虫丸《得效》卷十二）

【组成】鹤虱(去土)　胡粉　槟榔　白矾(半生半枯)　苦楝根皮各半两　芜荑　黄连　酸石榴皮各一分

【用法】上为末,以糊为丸,如麻子大。一岁儿三丸,浆水入香油三五滴送下。其虫小者化为水,大者自下。加雷丸,或用猪瘦肉汤下。

【功用】杀虫。

14799　化虫丸

《普济方》卷二三九。为《圣济总录》卷九十九"香附丸"之异名。见该条。

14800　化虫丸《普济方》卷三九九）

【组成】芜荑　黄连　神曲　麦蘖　乌梅(各微炒)　陈皮(去白)各等分

【用法】上为末,面糊为丸,如黍米大。每服一二十丸,空心米饮送下,肥猪汁尤佳。

【主治】小儿好食炭土,不长肌肤,五心烦热,鼻赤齿摇。

14801　化虫丸《普济方》卷三九九）

【组成】干漆(炒烟尽)二钱半　雄黄(另研,水飞)二钱半　芜荑(另研极细)　狗脊(锉)各三钱　巴豆霜一钱

【用法】上先将干漆、狗脊为细末,次入雄黄、芜荑、巴豆霜同研匀细,水面糊为丸。一二岁儿如粟米大,每服五七丸;三四岁如麻子大,每服七八丸,乳汁送下,或煎石榴汤送下,或煎芜荑汤送下更效,一日二次。如有虫,即时化作浓水,便下。

【主治】小儿脾胃虚弱,面黄肌瘦,或大便有虫出,或有诸虫腹内作痛。

14802　化虫丸《医方考》卷六）

【组成】鹤虱(去土)　胡粉(炒)　苦楝根(东引不出土者)　槟榔各一两　芜荑　使君子各五分　白矾(枯)二钱五分

【主治】❶《医方考》:肠胃诸虫为患。❷《医林纂要》:肠胃长蛔、寸白、蛲蚀诸虫,凡虫咬心痛,往来不定,不思乳食者。

【方论选录】❶《医方考》:《经》曰:肠胃为市,故无物不包,无物不容,而所以生化诸虫者,犹腐草为萤之意,乃湿热之所生也。是方也,鹤虱、槟榔、苦楝根、胡粉、白矾、芜荑、使君子,皆杀虫之品,古方率单剂行之,近代类聚而为丸尔!

❷《医方集解》:此手足阳明药也。数药皆杀虫之品也,单用尚可治之,类萃为丸,而虫焉有不死者乎!❸《医林纂要》:萃诸杀虫之品,合为一方,亦过峻矣,然杀虫莫效于此,不惟治蛔。鹤虱可治下部蛲虫,及皮肤间虫;楝根可治下部寸白诸虫;芜荑可治口齿鼻孔诸虫,胡粉除虫,无不可至;白矾除皮肤疮疥;槟榔、使君子乃专治腹中虫。尝用此为末,吹鼻治鼻疳;和麻油为膏,敷疮癣脑疮,亦多得效。

【备考】按:《医方集解》本方用法:为末,酒煮面糊作丸,量儿大小服之,一岁儿可五分。《成方便读》有百部、雷丸、雄黄各五钱。

14803　化虫丸《玉案》卷四）

【组成】广木香　槟榔　雷丸　山楂肉　蓬术　乌梅肉　黑丑(炒熟)各一两　楝树根　甘草各五钱

【用法】上为末,烧酒加黑沙糖为丸,如绿豆大。每服二钱,五更时白滚汤送下。

【主治】腹中有虫,疼痛难忍,唇生白斑,呕吐清水。

14804　化虫丸《四明心法》）

【组成】芜荑　雷丸　胡连　芦荟　使君　三棱　莪术

【用法】神曲糊为丸服。

【主治】胃脘虫痛,不食,痛必时发时止,痛则牵引手臂或肩背上,俱如穿透不可当,必唇红、面上有白点,痛时不欲食,痛才止即可食,证属实者。

14805　化虫丸《幼科指掌》卷四）

【组成】芜荑　鹤虱　槟榔　木香　使君子　芦荟　川楝子

【用法】蒸饼为丸,如绿豆大,青黛为衣。每服三十丸,滚汤送下。

【主治】小儿疳蛊。起于乳哺不调,脏腑湿热,化生疳虫,形如马尾,或如丝发,多出于头项腹背之间,黄白赤者。

14806　化虫丸《医学心悟》卷三）

【组成】芜荑(去梗)　白雷丸各五钱　槟榔二钱五分　雄黄一钱五分　木香　白术　陈皮各三钱　神曲(炒)四钱

【用法】以百部二两,熬膏糊为丸,如梧桐子大。每服一钱五分,米饮送下。

【主治】❶《医学心悟》:虫啮心痛。❷《笔花医镜》:虫症,唇内起白点,其人日渐消瘦。

14807　化虫丸《医略六书》卷十九）

【组成】鹤虱二两　槟榔一两　胡粉六钱　白矾一两　芜荑三两　使君三两　楝根皮二两　人参一两

【用法】上为末,炼蜜为丸。量虚实服。

【主治】虫证,体弱脉不虚者。

【方论选录】湿积生虫,气弱不能运化虫湿,脏腑体亏,脉不甚虚者,宜主此方。槟榔破滞杀虫;鹤虱祛湿杀虫;胡粉体重坠,防虫之上窜;白矾性却湿,杜虫之生源;楝根皮泻湿热以杀虫;芜荑仁温中气以杀虫;使君健胃以消虫积;人参扶气弱以助药力也。丸以白蜜,诱入虫口。洵为扶元、化滞、杀虫之剂,乃体弱虫湿不化之专方。

14808　化虫丸《医略六书》卷二十八）

【组成】芜荑一两(炒)　鹤虱一两　使君二两　雷丸一两(炒)　木香一两　陈皮一两　茯苓一两　砂仁一两

（炒）

【用法】上为末,炼蜜为丸。每服二三钱,乌梅汤送下。

【主治】孕妇虫积,心痛如咬,脉缓者。

【方论选录】孕妇嗜味过偏,虫积生于肠胃,争啮心下,故胃脘当心下疼痛如咬焉。木香开胃醒脾,芜荑温中杀虫,陈皮利气和中,鹤虱祛湿杀虫,茯苓渗湿和脾,雷丸清热杀虫,砂仁醒脾开胃,使君健脾杀虫,炼蜜以丸之,乌梅以下之。使气化调和,则脾健运,而虫有不化,痛有不退,胎有不安者乎!

14809　化虫丸

《金鉴》卷五十二。为《直指小儿》卷三"化䘌丸"之异名。见该条。

14810　化虫丸（《活人方》卷六）

【组成】大黄三钱　槟榔三钱　黑丑二两（头末）　锡灰五钱　雷丸五钱　木香五钱　使君子五钱　芜荑四钱

【用法】葱汤为丸,如芥子大。每服或三钱,或二钱,量虚实加减;小儿或一钱,或五分,以大小酌用,择天气晴明早粥时分,不可进食,殊觉饥饿即以砂糖汤吞服。

【主治】男妇小儿素有蛔结胸中,及寸白诸虫,喜食茶米泥炭等物,面黄肌瘦,痛止如常,久远难愈者。

【宜忌】忌肉三日。

14811　化虫丸（《痘疹会通》卷四）

【组成】苦楝根皮末　川椒末　乌梅肉

【用法】同捣为丸,如绿豆大。每服五分。

【主治】蛔虫症。

14812　化虫丸（《续名家方选》）

【组成】鷓鸪菜二十钱　甘草　白矾各五分　鹤虱　槟榔子　蜀椒各十钱　牡蛎一钱

【用法】为丸服。

【主治】大人小儿诸虫痛。

14813　化虫丸（《北京市中药成方选集》）

【组成】鹤虱八两　芜荑四两　玄明粉八两　黑丑（炒）四两　使君子肉四两　雷丸四两　槟榔四两　苦楝皮四两　大黄四两

【用法】上为细末,过罗,用冷开水泛为小丸。每服二钱,小儿减半,温开水送下;三岁以下小儿酌减。

【功用】杀虫消积。

【主治】❶《北京市中药成方选集》:虫积腹痛,面黄消瘦。❷《中药制剂手册》:由肠胃诸虫引起的面黄肌瘦,呕吐恶心,脘腹疼痛阵作。

【宜忌】《中药制剂手册》:孕妇忌服。

14814　化虫丸（《全国中药成药处方集》承德方）

【组成】木香　槟榔　使君子仁　大黄　黑牵牛（炒）各八十两　雷丸　枯矾　芜荑　芦荟各二十四两

【用法】上为细末,炼蜜为丸,重一钱。每服一丸,一日二次,温开水送下;小儿每服半丸,三岁以下者酌情递减。

【功用】杀虫消积。

【主治】虫积腹痛,面黄肌瘦。

【宜忌】孕妇忌服。

14815　化虫丸（《全国中药成药处方集》大同方）

【组成】鹤虱　胡椒　苦楝皮　使君子　芜荑　雷丸　槟榔各二两　雄黄一两

【用法】水泛成小丸。成人每服五分,小儿酌减,白砂糖水送下。

【主治】小儿诸病虫疾,面黄肌瘦,胃脘作痛。

14816　化虫丸（《全国中药成药处方集》禹县方）

【组成】鹤虱　大黄各一两　白胡椒二钱　槟榔一两　雷丸　贯众　使君子　苦楝根皮各五钱

【用法】上为细末,水为丸,如小米大。每服八厘,米汤送下;五岁以下服二厘。

【主治】诸虫积,肚腹常热,呕吐清涎,胃脘疼痛。

【宜忌】孕妇及非虫积忌用。

14817　化虫丹

《幼幼新书》卷三十一。为《局方》卷十"化虫丸"之异名。见该条。

14818　化虫饮（《活幼心书》卷下）

【组成】槟榔　酸石榴根皮（净洗,焙干）各一两　红丹（煅过）　雷丸　贯众（如鸡头者佳）　使君子肉（薄切,焙）各二钱半　甘草（炙）　枳壳一两（去瓤,锉片）　巴豆十五粒作二边,去壳膜心,同炒枳壳见微黄色,去巴豆片）　大黄各五钱

【用法】上为细末。用清油煎鸡子一枚,如春饼样,候冷抄药末一钱于上摊匀,空心卷而食之;儿小者,用糯米粉水煮糊为丸,如粟米大,每服十五粒至三十粒,空心以淡猪肉汁送下;鸡肉汁亦好。

【主治】小儿虫毒在腹作痛。

14819　化虫散（《圣济总录》卷一七九）

【组成】白丁香一钱　槟榔（锉）一枚　雷丸一钱

【用法】上为细散。每服一字,或半钱匕,奶食后米饮调下。

【主治】小儿虫痛不可忍。

14820　化虫散（《直指》卷二十五）

【组成】雷丸二个　鸡心槟榔二个　鹤虱一钱　大使君子七个（去壳）

【用法】上为细末。入轻粉少许,分作两服,当晚用精猪肉一两,切成片,以皂角浆浸一宿,至五更,微火炙熟,又用些麻油拭肉,候温,取一服药末,掺于肉上,略烘过,空腹食之。至已刻,虫自下,乃饮食。

【主治】❶《直指》:诸虫。❷《古方汇精》:诸虫上攻,胸腹作痛。

14821　化虫散（《卫生宝鉴》卷十四）

【组成】黄丹半两（炒）　锡灰一两（罗）　定粉二两

【用法】上为极细末。每服一钱,先烧猪肉五片,吃了后,以生油一口许调药服。至晚取下。

【主治】寸白虫。

【宜忌】妇人有胎不可服。

【临床报道】寸白虫:李副统女子菊花,年十三,一服取虫一抄,终身不发。

14822　化虫散（《补要袖珍小儿》卷六）

【组成】雷丸一钱　使君子（去核）十个　鹤虱一钱　甘草　大黄（生）各一钱

【用法】上为极细末。食前用猪肉煮汁调服。先以猪肝油炙,令儿闻其香味,使虫头向上,则药易伏。

【主治】小儿虫证,愁啼干痛,吐清涎,人中、唇口、鼻

皆乌。

14823 化虫散（《幼科指掌》卷三）

【组成】使君子　槟榔　鹤虱　贯仲　干漆　川芎　川楝子　木香　雷丸　雄黄　轻粉　锡灰　巴霜

【用法】上为末。将猪肉引虫，肉汁调五分服。

【主治】小儿虫痛，唇口人中青黑，面青惨，有虫斑，四肢冷汗，口吐涎水。

14824 化虫散（《会约》卷十三）

【组成】使君子（去壳）十个　雷丸　鹤虱　甘草（炙）大黄（体虚者不用）　花椒　槟榔各二钱

【用法】上为细末。人大二钱，人小一钱，用猪肉煮汤调，照上下虫大法服之。

【主治】大小蛔厥腹痛，多似慢惊，但唇口紫者。

14825 化虫散（《古方汇精》卷四）

【组成】五谷虫一钱（瓦焙干）　使君肉五个（切片，焙）

【用法】上药炒，为末，用红枣（去皮核）煮烂为丸，每末一钱，用大枣二枚，每粒重一钱五分。清米饮调服。

【主治】疳积生虫。

14826 化虫散（《梅氏验方新编》卷七）

【组成】海参（焙燥）

【用法】上为极细末。频频撒之。

【主治】疮疡溃久，郁化生蛆。

14827 化肉膏（《外科十三方考》）

【组成】桑枝灰五升　麻梗灰五升　石灰五升（未发者）

【用法】共合一处备用，另以威灵仙一两，川乌四两，草乌一两，野芋头一两，生半夏一两，巴豆五钱，共为咀片，煎成浓汁，将前灰放在竹箕内（先用稻草垫底），继将药汁淋于灰上，滤下之水用器接收（滤得之水，以沾于舌上如针刺者为佳），约一大碗，入锅慢火煎之，俟浓缩到相当程度时，再加白矾一两，收膏贮瓶，黄蜡封口备用。用时将药取出，研细如泥，挑置少许，涂于疮之中央，其药力自能散布四周，以奏化腐消毒之功，如觉疼痛，可揭开检视，如患部四边有红线样物时，即喷以冷水一口，其痛可立止。倘腐烂已去，欲生新肌时，可将此膏少许，用水调如淡茶色，用新笔蘸水，于疮上洗之，即可逐渐生肌敛口。

【功用】化腐消毒，生肌敛口。

【主治】恶疮腐肉。

【方论选录】天灵按：化肉膏中之桑枝灰、麻梗灰所含成分为碳酸钾，加入石灰后即一变而为氢氧化钾，具有强腐蚀作用，伍以巴豆，其化腐之力愈益强大，他如灵仙、胆星、半夏、二乌等物，则取其能麻痹神经以减轻痛苦，配方制法，颇为巧妙。

14828 化血丹（《衷中参西》上册）

【组成】花蕊石（煅存性）三钱　三七二钱　血余（煅存性）一钱

【用法】上为细末。分两次，开水送服。

【功用】理瘀血。

【主治】咳血，吐衄及二便下血。

【方论选录】世医多谓三七为强止吐衄之药，不可轻用，非也。盖三七与花蕊石，同为止血之圣药，又同为化血之圣药，且又化瘀血而不伤新血，以治吐衄，愈后必无他患。

此愚从屡次经验中得来，故敢确实言之。即单用三七四五钱，或至一两，以治吐血、衄血及大、小便下血皆效。常常服之，并治妇女经闭成癥瘕。至血余，其化瘀血之力不如花蕊石、三七，而其补血之功则过之。以其原为人身之血所生，而能自还原化，且煅之为炭，而又有止血之力也。

14829 化阳汤（《医学集成》卷三）

【组成】元参二两　熟地一两　前仁三钱　肉桂二分

【主治】阴虚溺闭。

14830 化阴煎（《景岳全书》卷五十一）

【组成】生地黄　熟地黄　牛膝　猪苓　泽泻　生黄柏　生知母各二钱　绿豆三钱　龙胆草钱半　车前子一钱

【用法】水二钟，加食盐少许，用文武火煎八分，食前温服，或冷服。

【主治】水亏阴涸，阳火有余，小便癃闭，淋浊疼痛。

【加减】若水亏居多而阴气大有不足者，可递加熟地黄，即用至一二两亦可。

14831 化块丸（《东医宝鉴·杂病篇》卷六）

【组成】海粉（酒煮）　三棱　蓬术（并醋煮）　红花　桃仁　五灵脂　香附子各一两　石碱五钱

【用法】上为末，醋糊为丸，如梧桐子大。每服三五十丸，白术汤送下。

【主治】痞块及血块。

14832 化块丹（《辨证录》卷七）

【组成】人参五钱　白术二两　肉桂　神曲各二钱　荸荠二两　鳖甲三钱

【用法】水煎服。

【主治】命门火衰不能化物，积而成癥瘕。

14833 化坚丸（《疡科心得集·家用膏丹丸散方》）

【组成】大生地四两　川芎（酒炒）二两　白芍（酒炒）二两　川楝子（连核打炒）二两　当归（酒炒）二两　丹参（酒炒）二两　牡蛎（煅）三两　夏枯草（烘）二两　花粉（炒）二两　香附（醋炒）二两　半夏（炒）二两　石决明（煅）三两　郁金（炒）二两　青皮（炒）二两　橘核（炒）三两　全虫（酒炒）一两五钱　沉香（镑研）五钱　茯苓二两　刺蒺（炒）二两　土贝母（去心）二两　延胡（炒）二两　柴胡（炒）五钱　苏梗粉一两　两头尖（炒）三两

【用法】上为末，炼蜜为丸。每朝服五钱，陈酒送下。

【主治】肝经郁火，乳痰、乳癖，及颈项失营，马刀，郁痰病核。

14834 化坚丸（《青囊秘传》）

【组成】方八（刮去皮，麻油熬至浮，取出净，晒干，研）二两　芫花（炒炭）五钱　甲片（炒黄）二两　川乌（姜汁制，炒）五钱　草乌（姜汁炒，制）五钱　乳香（去油）三钱　没药（去油）三钱　当归二两　延胡二两　全蝎（酒洗，炒）五钱

【用法】面糊为丸，如梧桐子大。每服十四丸，陈酒送下。

【主治】痈疽肿毒。

【宜忌】孕妇忌服。

14835 化坚丸（《医学摘粹》卷三）

【组成】甘草二两　丹皮三两　橘皮三两　桃仁三两　杏仁三两　桂枝三两

【用法】炼蜜、陈醋为丸，如酸枣大。每服三五丸，米饮

送下，一日二次。若内在脏腑者，可以丸愈；外在经络者，以化坚膏消之。

【主治】中气不运，积聚在脏腑者。

【加减】若癥瘕痃结硬难消，须用破坚化癖之品。内寒，加巴豆、川椒；内热，加芒消、大黄；如左积者，血多而气少，加鳖甲、牡蛎；右聚者，气多而血少，加枳实、厚朴。

14836 化坚汤

《洁古家珍》。为《保命集》卷下"木香散"之异名。见该条。

14837 化坚汤（《脉因证治》卷下）

【组成】升麻一钱 葛五分 漏芦 牡丹皮三钱 当归 生熟地黄各三钱 连翘一钱 黄耆一钱 芍药三钱 桂三钱 柴胡八钱 鼠黏 羌活各一钱 防风 独活各五分 昆布 三棱 广茂 人参 黄连 陈皮

【功用】泻火散结。

【主治】瘰疬、瘿瘤。

【加减】腹胀，加朴；气不顺，加木香；便秘，加大黄。

【备考】方中自昆布以下用量原缺。

14838 化坚汤（《寿世保元》卷三）

【组成】白术（去芦）二钱 白茯苓（去皮）三钱 当归三钱 川芎一钱五分 香附（炒）二钱 山楂二钱 枳实一钱 陈皮二钱 半夏（姜汁炒）二钱 红花八分 桃仁（去皮尖用）十粒 莪术一钱 甘草八分

【用法】上锉一剂。加生姜三片，水煎，温服。

【主治】五积六聚，癥瘕痃癖，痰饮、食积、死血成块者。

【加减】肉积，加黄连六分；面积，加神曲二钱；左有块，加川芎一钱；右有块，加青皮二钱；饱腹，加萝卜子三钱；壮人，加三棱一钱；弱人，加人参二钱。

14839 化坚汤（《医门补要》卷中）

【组成】党参 当归 青皮 玉竹 香附 僵蚕 白芍 佛手 郁金

【主治】乳心疽，即妇女乳中生结核，初如梅，渐如李，不大痛，延久始能化脓。

【备考】若寡居室女，便成乳岩，并男子患此，均难治。

14840 化坚油（《赵炳南临床经验集》）

【组成】透骨草一钱 伸筋草二钱五分 茜草二钱 木通二钱五分 松节一钱五分 紫草根二钱五分 地榆二钱 昆布二钱 刘寄奴一钱 香油十二两

【用法】油浸群药二昼夜，用文火将药炸成焦黄色，去滓备用。用时微加温，直接涂于皮损。

【功用】活血化瘀，通络软坚。

【主治】烫烧伤后大面积增生性瘢痕，红斑落屑角化性皮肤病。

14841 化坚膏（《点点经》卷三）

【组成】昆布 海藻 桃仁 红花 半夏 乳香 黄连 大黄 没药 黄柏 知母 寸香 瓦茔（煅）各等分 活脚鱼（不拘大小）一个 苋菜一把

【用法】用清油（即芝麻油）一斤半，浸一日，熬枯去滓，以金丹六两收油用，贴时仍用寸香一分，掷入膏上。用膏贴硬处，然后用攻破之剂，以硬变软为度。如坚又移别处，原贴之膏不动，另取一片贴之。

【主治】肚腹坚，或浮起有形，或满腹行走，不时作痛，

心胸胀闷，气胀吼喘。

【宜忌】忌发物。

14842 化坚膏

《医学摘粹》卷三。即《急救异痧奇方》"化郁膏"去水蛭，加山羊血。见该条。

14843 化坚膏（《中药制剂手册》引《天津市固有成方统一配本》）

【组成】夏枯草六两 昆布六两 海藻六两 干姜三两 鹿角三两 五灵脂三两 甘遂三两 大戟三两 牡蛎三两 白芥子三两 雄黄三两 肉桂三两 麝香三钱 信石三两

【用法】雄黄、肉桂、信石、麝香单包；将夏枯草等十味，碎断，另取麻油二百四十两，置于锅内，微热，将夏枯草等药料倒入，炸枯，捞除残滓，取油过滤，即得药油；炼油，下丹，去火毒。将上列雄黄、肉桂、信石三味分别轧为细粉；将麝香三钱研细，与雄黄、肉桂、信石细粉陆续配研，取膏油加热熔化，待爆音停止，水气去尽，晾温，兑入细料搅匀，将膏油分摊于纸褙上，微晾，向内对折。用时温热化开，贴于患处。

【功用】活血散瘀，消坚止痛。

【主治】痰核瘰疬，乳核疮疖，红肿坚硬，疼痛不止。

14844 化坚膏（《中医伤科学讲义》）

【组成】白芥子二两 甘遂二两 地龙肉二两 威灵仙二两五钱 急性子二两五钱 透骨草二两五钱 麻根三两 细辛三两 乌梅肉四两 生山甲四两 血余一两 江子一两 全蝎一两 防风一两 生草乌一两 紫硇砂六钱（后入）

【用法】用香油五斤，东丹二斤半，将上药入香油内熬枯去滓，炼油，滴水成珠时下丹，将烟搅净后再下硇砂。敷贴。

【功用】《中医伤科学》：祛风化瘀。

【主治】损伤后期，软组织硬化或粘连者。

14845 化针散（《华氏医方汇编》卷二）

【组成】胆矾一钱二分 明矾七钱 青盐四钱 川椒三钱 乌梅七钱 冰片二分

【用法】引针三只以线穿之，用阴阳水各半碗，将药六味和针浸入水内，候其针化，取药水洗眼。

【主治】白翳遮瞳。

14846 化针散（《眼科临症笔记》）

【组成】青盐三钱 硼砂二钱 铜绿二钱 白矾二钱 乌梅三个 川椒七个 杏仁七个 花针七个

【用法】共为一处，水半碗，泡七日即洗，一日一次。

【主治】垂帘障症。从风轮上边生出白膜一块，下侵瞳神，大小眦略赤，不酸疼流泪，只觉昏涩羞明。

【临床报道】垂帘障：南乐县李某某，女，五十岁。素日常见头晕，视物昏花，起初自为年老昏花，不为病。日后越来越盛，视物如障罗，才知是病。一九五八年来院就诊。按其脉，厥阴沉细，惟太阴洪大。知是肝血不足，而肺气有余之所致。先将上星、强间、攒竹轮流刺之；内服活血除风汤，二月余始轻。以后目有赤丝不退，再用化针散常常洗之，年余始愈。

14847 化狂丹（《傅青主男科重编考释》）

【组成】人参一两 白术一两 茯神一两 附子一分 半夏三钱 菟丝子三钱 菖蒲三钱 甘草一钱

【用法】水煎服。

【主治】心气亏虚,以致邪热、痰气乘虚内侵而致终年狂而不愈,或拿刀杀人,或詈骂人,不认儿女,见水大喜,见食大恶。

【方论选录】此方妙在补心、脾、胃三经,化其痰而不去泻火。盖泻火则心气益伤,而痰涎益盛,狂何以止乎? 尤妙微用附子,引补心消痰之品,直入心中,则气易补而痰易消,又何用泻火之多事哉!

14848　化肝煎(《景岳全书》卷五十一)

【组成】青皮　陈皮各二钱　芍药二钱　丹皮　栀子(炒)　泽泻各钱半(如血见下部者以甘草代之)　土贝母二三钱

【用法】水一钟半,煎七分,食远温服。

【主治】❶《景岳全书》:怒气伤肝,因而气逆动火,致为烦热、胁痛、胀满、动血等。❷《谦斋医学讲稿》:肝脏气火内郁的胸胁满痛,或气火上逆犯肺的咳吐痰血。

【加减】如大便下血者,加地榆;小便下血者,加木通各一钱五分;如兼寒热,加柴胡一钱;如火盛,加黄芩一二钱;如胁腹胀痛,加白芥子一钱;胀滞多者勿用芍药。

【方论选录】《谦斋医学讲稿》:本方重在治肝,用白芍护肝阴,青、陈皮疏肝气,丹、栀清肝火,宜于肝脏气火内郁的胸胁满痛,或气火上逆犯肺的咳吐痰血等证。因气火能使痰湿阻滞,故加川贝、泽泻,川贝兼有解郁作用。

14849　化肝煎(《医学集成》卷二)

【组成】白芍药　贝母　青皮　陈皮　丹皮　炒栀子　郁金　香附　泽泻

【主治】怒伤吐血。

14850　化疔汤(《洞天奥旨》卷八)

【组成】生茅苍三两　生甘草三钱

【用法】水煎一碗,顿服之。

【主治】疔疮。

14851　化沙汤(《辨证录》卷八)

【组成】熟地二两　山茱萸一两　甘草二钱　泽泻车前子各三钱

【用法】水煎服。

【主治】肾火煎熬而成砂石淋。

14852　化郁膏(《急救异痧奇方》)

【组成】归尾六钱　鳖甲八钱　巴豆四钱(研)　黄连四钱　三棱四钱　莪术四钱　山甲一两二钱　指甲一钱(以上诸药用麻油一斤半,净丹半斤熬膏)　硼砂四钱　砌砂四钱　阿魏六钱(炒,研)　麝香一分　高丽参四钱　三七四钱　肉桂八钱　水蛭二钱(水蛭一味宜于黄梅时节令乡人收取,焙干,研末,存留配用。若水蛭黄色者不用,有一种色黑,较蚂蟥稍大者便是)

【用法】上为细末,掺入膏药内,用狗皮摊贴(如无狗皮用布亦可)。贴时用皮消熬水,棉花蘸擦患处令透,拭干,再切生姜片搽擦,然后贴膏。

【主治】痞块。

【加减】如系血块,另加臭虫二十四个,用香油浸透,捣烂和入膏药内摊贴,无不内消。

【宜忌】忌食一切无鳞鱼、荞麦、马齿苋、黄瓜、生冷之物。

【备考】《医学摘粹》"化坚膏",即本方去水蛭,加山羊血。

14853　化肾汤(《辨证录》卷五)

【组成】熟地二两　肉桂二钱

【用法】水煎服。

【主治】关格。上吐下结,气逆不顺,饮食不得入,溲溺不得出,腹中作疼,手按之少可。

14854　化岩汤(《辨证录》卷十三)

【组成】人参一两　白术二两　黄耆一两　当归一两忍冬藤一两　茜根二钱　白芥子二钱　茯苓三钱

【用法】水煎服。

【功用】大补其气血,以生其精。

【主治】乳痈已收口,气血大亏,后因不慎房事,以致复行溃烂,变成乳岩,形成无数小疮口,如管非管,如漏非漏,竟成蜂窝之状,肉向外生,终年累月而不愈,服败毒之药,身愈狼狈而疮口更加腐烂。

【方论选录】此方全去补气血,不去消毒,实为有见。虽忍冬藤乃消毒之药,其性亦补,况同入于补药中,彼亦纯于补矣。惟是失精变岩,似宜补精,乃不补精而止补气血何也? 盖精不可以速生,补精之功甚缓,不若补其气血,转易生精。其乳房属阳明之经,既生乳痈,未必阳明之经能多气多血矣。补其气血则阳明之经旺,自然生液生精以灌注于乳房,又何必复补其精以牵掣参耆之功乎! 此方中所以不用生精之味耳。

14855　化岩汤(《医林纂要》卷十)

【组成】黄耆一两　当归五钱　白术三钱　人参一钱茯苓五分　防风五分　白芥子八分　红花三钱　金银花五钱

【用法】水煎服。

【功用】补血疏肝,和胃去痰,解毒。

【主治】乳岩。即乳痈病久失治,或更伤于酒色热物,致溃烂如蜂窠状者。

【方论选录】乳溃成岩,非大补气血,无以能攻毒而收溃也。此与托里黄耆汤法同,但主经行肝胃耳。防风、白芥子、红花皆行肝,参、术、茯苓皆主脾胃。乳房属胃,乳头属肝,宜补血疏肝,佐以和胃去痰解毒之品,庶血气复而证可愈。

14856　化乳丹(《辨证录》卷十二)

【组成】当归　熟地　黄耆各一两　麦冬三钱　山茱萸四钱　川山甲一片　菟丝子五钱　枸杞子三钱

【功用】下乳。

【主治】妇人产后气血不足,数日绝无点滴之乳。

14857　化乳汤(《医方简义》卷六)

【组成】生、炙绵耆各四钱　当归四钱　川芎一钱　通草二钱　白芷五分　柴胡四分

【用法】水煎服。

【主治】乳汁不通。

14858　化鱼汤(《洞天奥旨》卷九)

【组成】金银花一两　当归五钱　生甘草二钱　青黛二钱　地榆二钱　白矾一钱　生黄耆五钱

【用法】水煎服。

【主治】鱼脐疔疮,不论肘腿者。

14859 化鱼汤(《洞天奥旨》卷十六)

【组成】大黄一两　金银花五两　蒲公英五钱　归尾一两　荆芥三钱

【用法】水二碗,煎一碗,服二剂即消。

【主治】便毒、鱼口。

14860 化炎汤(《辨证录》卷二)

【组成】玄参一两　甘菊花五钱　麦冬五钱　升麻三钱　羚羊角一钱五分　生地五钱　荆芥(炒)三钱

【用法】水煎服。

【主治】肌肉热极,体上如鼠走,唇口反裂,久则缩入,遍体皮毛尽发红黑。此热极生风,似乎痹证而实非痹证。

【方论选录】方中用玄参、菊花、生地、麦冬解其阳明之火,而更退其肺金之炎者,以肺主皮毛也。然而仅治其胃与肺,恐止散其在内之热,而不能散其在外之热也,故又多用升麻、荆芥导之出外而不使其内留,以乱心君之神明,外既清凉而内有不快然者乎?至于羚羊角者,虽取其散火之毒,亦藉其上引而入于唇口之间,使缩者缩,而裂者不裂也;或谓既是阳明火毒,何不用石膏、知母寒凉之药以泻之?不知火热而外现于皮毛唇口肌肉之处,一用大寒大凉之药则直攻,其火必从下泄,不能随升麻、荆芥之类而外泄矣。故不用石膏、知母,而用玄参、菊花,于补中表火之为得也。

14861 化毒丸(方出《圣惠》卷五十六,名见《普济方》卷二五二)

【异名】化蛊丸(《圣济总录》卷一四七)。

【组成】越燕屎一合(微炒)　独头蒜五枚

【用法】上药同捣如膏为丸,如杏核大。每服十丸至十五丸,空腹以粥饮清送下。其蛊尽化作鲜血。

【主治】蛊毒难愈,喉中妨闷,瘦如骨立。

14862 化毒丸

《经验秘方》引《疮科经义》(见《医方类聚》卷一九一)。为《外科精义》卷下"化毒丹"之异名。见该条。

14863 化毒丸

《普济方》卷三六四。为《局方》卷十"五福化毒丹"之异名。见该条。

14864 化毒丸(《医学正传》卷六)

【组成】片脑　麝香各五分　硇砂　朱砂　雄黄各二钱　轻粉十录　蝉蜕二十枚(洗去土)

【用法】上为细末,新取蟾酥为丸,如绿豆大。每用一丸,放于舌上。取涎而愈。

【主治】❶《医学正传》:疔肿。❷《准绳·疡医》:内疔。

14865 化毒丸(《医学入门》卷八)

【组成】大黄　牵牛　槐花　白芷　穿山甲　蜈蚣　僵蚕　全蝎　雄黄　朱砂　蟾酥　明矾　铅丹各等分

【用法】上为末,米糊为丸,如梧桐子大。每服八丸,葱酒送下。

【功用】发汗。

【主治】痈疽初起。

14866 化毒丸(《医级》卷八)

【组成】人乳粉　发膏　地榆　槐米　胡连各二两　石决明　当归各三两　黄蚕茧五个　白芷五钱　蜣螂(去翅)五对　防风　粉草各一两　葵花(红白各二十朵)　生地四两

【用法】上为末,炼蜜为丸,以蜡匮三日。空腹时服三钱,银花汤送下。如气血虚怠者,当日兼服培养气血汤剂。

【主治】脏毒肠痔,脓血淋漓,经年不已。

14867 化毒丸(《霉疠新书》)

【组成】白面八钱　大黄四钱　雄黄二钱四分　反鼻蚖蛇　血竭各一钱六分　乳香　没药各一钱

【用法】上为末,炼蜜为丸,如赤小豆大。每服三四钱。随证加轻粉五分。

【主治】梅疮结毒。

14868 化毒丸(《古方汇精》卷一)

【组成】直僵蚕一两(炒,为末)　川大黄二两(酒拌晒,为末)

【用法】生姜汁和蜜水为丸,如弹子大,每丸重一钱五分。每服一丸,真菊花叶五钱,捣汁冲汤调服。

【主治】天行瘟疫,及喉痹,颈面暴肿。

14869 化毒丸(《脚气钩要》卷上)

【组成】熏陆一两　大黄　鸡冠雄黄　乱发霜各三两　生生乳一两

【用法】上药糊为丸。每服二三分至四五分。服后有发赤疹者,有为发热者,皆中肯綮也,宜止后服;若服后觉瞑眩者,宜饮冷水,吃冷粥立定。

【主治】痿躄不能起者。

【宜忌】此药刚烈,慎勿过用。

14870 化毒丸(《经验奇方》卷上)

【组成】绿豆粉　刺猬皮各二两　生大黄　槐角　细茶叶各一两　瓜子仁一两(另研)　全蝎二十一只(微炒)　制乳香　甘草粉　炒薏苡各五钱

【用法】上药各为细末,和匀,炼糊为丸,如绿豆大。每早服三钱,患在上部,白开水送下;中部,杜仲汤送下;下部,如下痔、痔疮,淡盐汤送下。均服至全愈为度。

【主治】一切痈肿,阳症大毒,杨梅结毒,日久不能全愈者。

14871 化毒丸

《丁甘仁家传珍方选》。为《寿世新编》"化毒丹"之异名。见该条。

14872 化毒丹

《御药院方》卷七。为原书同卷"贺兰先生解毒丸"之异名。见该条。

14873 化毒丹(《外科精义》卷下)

【异名】化毒丸、耆老丹(《经验秘方》引《疮科经义方》,见《医方类聚》卷一九一)。

【组成】没药　乳香各五钱(另研)　草乌头(醋浸泡制)　浮石各一两(烧赤,醋淬七次,研,余醋另放)　巴豆四十九个(去皮,生用,另研)

【用法】上为细末,用乳石、乌头、余醋打面糊为丸,如豌豆大。每服五七丸,食后冷酒送下。取快利三二行,或吐出恶为效。

【主治】百种恶疮毒肿,初觉一二日,咳逆烦闷,或咽喉闭塞,发热恶寒。

【宜忌】忌热饮。

14874 化毒丹(《玉机微义》卷五十)

【组成】生熟地黄各五两　天门冬　麦门冬(去心,焙)

各三两　玄参二两　甘草(炙)　甜消各二两　青黛一两半

【用法】上为末,入消,炼蜜为丸,如鸡头子大。每服半丸或一丸,水送下。

【主治】❶《玉机微义》:心胃内热,惊悸。❷《明医杂著》:胎毒及痘后头面生疮,眼目肿痛,或口舌生疮,口干作渴,大便坚实。

14875　化毒丹(《摄生众妙方》卷十)

【组成】甘草三钱　桔梗五钱　玄参一两　人参三钱茯苓二钱　薄荷五钱　青黛五钱　牙消一钱

【用法】上为细末,炼蜜为丸。薄荷汤化下。

【主治】小儿一切胎毒,口舌生疮肿胀,木舌,重舌,牙根肿胀。

14876　化毒丹(《外科百效》卷一)

【组成】煅石膏一两　轻粉五分

【用法】上为极细末服。

【主治】恶疮作痒。

14877　化毒丹(《简明医彀》卷六)

【组成】玄参　桔梗各一两　茯苓八钱　青黛(画家用者)　甘草各三钱　牙消二钱

【用法】上为末,和黛、消,炼蜜为丸,如弹子大。金、银箔为衣。每服半丸,薄荷泡汤调化,抹儿口内上腭,汤送下。

【主治】热邪蕴积,口舌生疮,遍身瘰疬,游风丹毒,疮疡疥癣,初生一切胎中热毒致病,及痘疹后余毒之患。

14878　化毒丹(《玉衡》卷下)

【组成】金银花　薄荷各一两　细辛　枳壳各五钱川贝母二两

【用法】上为细末。每服六分,细茶稍冷调下。

【主治】痧胀,痰气壅盛。

14879　化毒丹(《救产全书》)

【组成】粉甘草末四钱　川黄连一钱　锦纹大黄一钱五分　飞细朱砂六分

【用法】上药预先备下,俟儿生,即用大当归一枝,重二钱,大生地一枝,重二钱,无灰好酒一碗许,将归、地二味煎取稠汁,再用水半碗,煨归、地二味,取汁盏余,将大黄末煨熟,合甘草、黄连、朱砂,用前稠汁调小儿上腭,但看药尽,即再抹之,务于一月之内服完,如药干,另用当归地黄煮汁和之。

【功用】稀痘。

14880　化毒丹(《治痧要略》)

【组成】银花　薄荷　僵蚕各一两　细辛　枳壳　瓜蒌各五钱　川贝母二两

【用法】上为细末。每服六分,清茶稍冷调下。

【主治】痰气壅盛。

14881　化毒丹(《麻科活人》卷四)

【组成】薄荷叶　荆芥穗　雄黄　辰砂各二钱　朴消一钱　牙消　硼砂　甘草各二钱五分　桔梗五钱　山豆根一钱五分

【用法】上为细末。以竹管吹入咽中;或以水调服。

【主治】痧证咽痛不堪。

14882　化毒丹(《疡医大全》卷十八)

【组成】人参三钱　甘草一钱　硼砂　冰片各一分轻粉五厘

【用法】上各为细末,和匀。用小刀略破其皮一分后,以本方敷之,即化为水。如足上生瘤如斗大者,不必破碎治之,止用针轻轻刺一小针眼,以本方敷之,必流水不止,急用煎方治之:人参、黄耆各三两,生甘草、薏苡仁各五两,白芥子三钱,水煎服,二剂即消尽其水,而人绝无惫色。

【主治】手臂生疮,变成大块;或肚上生疮,终年不去,或如拳头大者;或足上生瘤如斗大者。

14883　化毒丹(《古方汇精》卷四)

【组成】元参　桔梗　赤苓各二钱　黄连　龙胆草薄荷　青黛　连翘各一钱　甘草五分

【用法】加灯草二十寸,水煎服。

【主治】猴子疳。

14884　化毒丹(《疡科遗编》卷下)

【组成】乳香一钱　川连一钱　川贝一钱　赤芍二钱冰片二分　雄黄钱半　花粉钱半　甘草七分

【用法】上为末。湿处干掺,干处油调涂。

【主治】小儿头疮,痘后毒疮。

14885　化毒丹(《喉科枕秘》)

【组成】防风　连翘　桔梗　荆芥穗　当归(酒洗)各一两　甘草　赤芍　山栀　黄芩　元参　薄荷　山豆根犀角　羚羊角各五分

【用法】上为极细末,炼蜜为丸。灯心、竹叶汤送下。

【主治】咽喉肿毒疼痛。

14886　化毒丹(《医学集成》卷三)

【组成】生地　当归　赤芍　荆芥　防风　大力　连翘　黄芩　犀角　薄荷　桔梗　甘草

【主治】痘疮余毒成痈。

14887　化毒丹(《青囊秘传》)

【组成】金银花二两　夏枯草四两

【用法】上为细末,炼蜜为丸。每服三钱。

【功用】解热毒。

14888　化毒丹(《寿世新编》)

【异名】化毒丸(《丁甘仁家传珍方选》)。

【组成】真犀角　川黄连　桔梗　玄参　薄荷叶　粉甘草各一两　青黛五钱　大黄(酒蒸九次)五钱　朱砂三钱(另研极细)

【用法】上为细末,炼蜜为丸,丸重一钱二分。每服一丸,灯芯汤化下。

【主治】一切胎热毒,游风丹毒,热疖口疳,疳火、燥渴,烦躁,大便结,小便涩赤。

14889　化毒汤(《普济方》卷四十一引《护命》)

【组成】杏仁　牡丹皮(去心)　黄芩　虎杖　麻黄(去根节)　木香　芍药　柴胡　升麻　紫菀　贝母(去心)连翘　荆芥穗　羌活各等分

【用法】上为细末。每服二钱匕,加生姜二小块同煎,取八分,滤去滓,食后徐徐热吃。

【功用】化热毒。

【主治】肝肺积毒,蒸郁脏腑,因生积滞,其积者,如腐烂瘀血之类,热毒炽盛,大肠干涸;又因色伤,小肠虚冷,水道乘虚,只行于小肠,故小便常数,而疼痛不可胜忍。

【备考】服此汤后,非时以葱汤洗谷道,并纳药于谷道中,令上下相感,引水道下入大腑,即自然小便不数,疼痛自止也。缘此病大肠热竭津液,小肠虚损,下热药,通小肠,则大肠愈涸,而病愈增;下冷药,通大腑,则小肠愈数,而病不减。当此之际,医之莫不为难也。尝以此方治之得验。

14890 化毒汤(《活人书》卷二十一)

【异名】四妙汤(《圣济总录》卷一六九)、化斑汤(《儒门事亲》卷十二)、化毒散(《寿世保元》卷八)。

【组成】紫草(嫩者) 升麻 甘草(炙)各半两

【用法】上剉,如麻豆大。以水二盏,糯米五十粒,煎至一盏,去滓温服。

【主治】小儿疮痘已出未出。

14891 化毒汤(《圣济总录》卷二十八)

【组成】甘草(微炙)一两 黄连(去须,微炒)一分

【用法】上剉,如麻豆大。每服五钱匕,水一盏半,煎至八分,去滓温服,不拘时候。

【主治】伤寒发斑,痘疮欲出。

14892 化毒汤(《普济方》卷四〇三引《刘氏家传》)

【异名】紫茸散。

【组成】紫草茸 升麻(少用) 甘草(炙) 陈皮各等分

【用法】上剉。加糯米五十粒,水煎,温服。

【主治】小儿麻痘疮欲出。

14893 化毒汤(《活幼心书》卷下)

【组成】桔梗(剉,炒)半两 薄荷叶 荆芥穗 甘草各二钱半 山豆根(取净皮)一钱半 牙消 硼砂 朴消 雄黄 朱砂各二钱

【用法】上前五味焙,为末;后五味入乳钵细杵,同前药末一处再杵匀。每用一字至半钱,干点舌上化下,或以温汤浓调,少与含咽亦可。

【主治】风热上攻,咽喉肿痛,饮食不便。

14894 化毒汤(《痘疹心法》卷二十二)

【组成】肉桂五分 白芍药 甘草各一钱 青皮 木香 枳壳各七分 山楂肉 连翘各五分

【用法】上剉细。水一盏,煎七分,去滓温服,不拘时候。

【主治】痘未出腹痛者。

14895 化毒汤(《片玉痘疹》卷六)

【组成】葛根 白芍 甘草 青皮 木香 枳壳 山楂 连翘

【用法】水煎服。

【主治】痘疹腹痛,饮食如常。

14896 化毒汤(《赤水玄珠》卷二十八)

【组成】紫草 升麻 甘草 蝉蜕 地骨皮 黄芩(酒炒) 木通各等分

【用法】水煎服。

【功用】清热凉血。

【主治】❶《赤水玄珠》:痘已出而热毒未解。❷《张氏医通》:痘已发,毒盛不能起胀。

14897 化毒汤(《幼科证治大全》引《保赤》)

【组成】当归 川芎 赤芍 生地 防风 葛根 菊花 天花粉 蝉蜕 谷精草各等分

【用法】水煎服。

【主治】痘后余毒,生翳。

【加减】赤肿者,加黄连、栀子;翳,加木贼。

14898 化毒汤(《玉案》卷六)

【组成】桂枝 麻黄 赤芍 防风各八分 荆芥 羌活 桔梗 人参 川芎各五分 牛蒡子一钱 生姜三片

【用法】水煎服。

【主治】痧症初起,冬月寒冷。

14899 化毒汤(《玉案》卷六)

【组成】川黄连 木瓜 金银花 苡仁米各二钱 肥皂子七个 皂荚子七个 土茯苓半斤 猪胰子一个

【用法】水七碗,先煎胰子,取汁煎前药,空心服。

【主治】一切广疮。

14900 化毒汤(《诚书》卷十五)

【组成】黄连 生地 红花 甘草 赤芍 荆芥 金银花 黏子

【用法】水煎服。

【主治】火灼暨赤丹。

14901 化毒汤(《痘疹会通》卷四)

【组成】川连 黄芩 生地 防风 荆芥 连翘 栀子(炒) 赤芍

【主治】痘疹稠密太甚,皮肉红斑、紫斑者。

14902 化毒饮(《玉案》卷六)

【组成】赤芍 当归 甘草 大黄各八分

【用法】水煎,不拘时服。

【主治】火丹遍身红肿。

14903 化毒饮(《玉案》卷六)

【组成】木通四钱 黄连 青皮 乳香 没药 大黄(九蒸九晒)各三钱

【用法】加生姜三片,水二碗,煎服。

【主治】肠痈、腹痛,初起小腹肿痛,急胀。

14904 化毒胶(《卫生鸿宝》卷四)

【组成】紫草一两 大黄 归身各五钱 红花(一作银花) 甘草各三钱 麻油四两(浸上药一宿,熬十沸,去渣,入黄、白蜡各五钱收胶,候稍冷入下药) 血竭二钱 乳香 没药(二味去油) 珍珠 硼砂各一钱(研细。上五味入胶搅和)(一方有牛黄一钱)

【用法】外搽。

【功用】活血化毒,止痛生肌。

【主治】痘疮外溢或抓破,及带火收靥,火毒内溃,靥厚而高耸者。

【备考】朱松坪曰:浆裂而有秽气者为外溢,靥后必溃腐,用此胶活血化毒,止痛生肌,回靥不落、高厚而硬者,亦须以此膏搽之,速落,不致久固耗津。

14905 化毒散(《幼幼新书》卷十八引《疹痘论》)

【异名】败毒散(《普济方》卷四〇三)。

【组成】郁金一枚 甘草(炙)一分

【用法】水半碗,同煮水干,去甘草,郁金为末,入生脑子半钱,研匀,生猪血研成膏。每服一钱,薄荷汤化下;二服后,毒从手足心出,愈。

【主治】❶《幼幼新书》引《疹痘论》:疮疹倒靥。❷《普济方》:小儿疮痘始出,才有百疱,忽陷入肉,渐渐作紫色无脓,日夜啼哭,烦躁。

14906 化毒散(《圣济总录》卷一三一)

【组成】白矾灰(研) 铅丹(研) 密陀僧(研) 木鳖子仁各一两

【用法】上药同入瓷盒,煅赤,放冷地上,纸衬盆盖一时辰,细研。以菜子油调贴,其冷如水。

【主治】发背痈疮。

14907 化毒散(《幼幼新书》卷三十八引张涣方)

【组成】木通一两 麦门冬 蓝叶各半两 犀角 甘草(炙赤) 马牙消各一分

【用法】上为粗散。每服一钱,水小盏,煎五分,量服。

【主治】漆疮痒痛。

14908 化毒散(《杨氏家藏方》卷二十)

【组成】巴豆一枚(去心膜,研如泥) 黄丹半钱 雄黄一字(同研细)

【用法】上用乌鸡子一枚,煎盘内煎成饼,掺药在上卷为筒子。临睡一服,烂嚼,茶清送下。当夜取下毒。

【主治】中药毒,吐血或心痛,或舌尖微黑,口唇裂,嚼豆不腥者。

14909 化毒散(《魏氏家藏方》卷十)

【组成】白芍药

【用法】上为细末。用蒲桃研细,入白汤内,去滓,只用白汤调服一二钱。其痘子即出。若患腹痛,连进二服。若无新蒲桃,以番蒲桃代之亦妙。

【主治】疮痘出不透,倒靥头焦。

14910 化毒散

《普济方》卷四〇三引《经验方》。为《御药院方》卷十一"无价散"之异名。见该条。

14911 化毒散(《普济方》卷一四三)

【组成】槐花 贯众各等分

【用法】上为末每服方寸匕,取艾一分,糯米七合,水一升,煮取五合调下。大便频,色变为度。

【功用】消毒。

【主治】厥阴病,大便脓血赤黄者。

14912 化毒散(《普济方》卷二八四)

【组成】背阴草(生于深崖大泽及山谷小涧中背阴之地,叶似香薷) 金银藤(即忍冬花藤)各一大握

【用法】上为末。入酒一升,水一升,同煎至一升,去滓,再投热酒一升,搅匀,放温,分二服;以所煎滓涂疮上。药到即便痛止,未成者消,已成者即收敛穿溃。

【主治】痈疽、恶疮毒、发背、脑疽,及妇人乳痈。

14913 化毒散(《普济方》卷二九一)

【组成】当归 白芍药 赤芍药 知母 苎麻根 白胶香 甘草 贝母 秦艽 生地黄 败龟 柴胡 前胡 官桂 熟生地黄各一两

【用法】上㕮咀。每服半两,水二盏,加生姜三片,枣子二个,煎至七分,去滓温服。

【主治】瘰疬。

14914 化毒散(《医学入门》卷八)

【组成】生大黄一两 穿山甲五钱(虚者三钱) 僵蚕三钱 蜈蚣一条 归尾五钱

【用法】上为末。每服二钱,酒调下,一日二次。

【主治】❶《医学入门》:杨梅疮。❷《金鉴》:杨梅结毒,遍身破烂,臭秽而兼筋骨疼痛,气实毒盛者。

14915 化毒散

《寿世保元》卷八。为《活人书》卷二十一"化毒汤"之异名。见该条。

14916 化毒散

《痘科正宗》卷下。为《痘科金镜录》卷下"赛金化毒散"之异名。见该条。

14917 化毒散(《治疹全书》卷上)

【组成】升麻 紫草 广皮 甘草 柴胡 黄芩

【主治】疹,壮热不出。

14918 化毒散(《中西医结合皮肤病学》)

【组成】五倍子6克 松香6克 官粉6克 樟丹6克 冰片3克

【用法】上为细末。用粉剂或花生油调匀外用。

【功用】杀菌,消炎,去湿止痒。

【主治】渗出性湿疹,脓疱疮。

14919 化毒膏(《普济方》卷六十五)

【组成】葱根一握 出衣粉一两 豆粉一两 头发灰三钱 黄柏五钱

【用法】上为细末,淡醋调膏。贴于肿处,绯帛封之,频频唾湿,勿令干了。

【主治】牙痛腮肿。

14920 化毒膏(《千金珍秘方选》)

【异名】神效奇方。

【组成】黄柏三两 蝉衣一两八钱 全蝎九十只 乳香三两 没药三两 当归二两四钱 白芷二两四钱 红花三两 蛇蜕四条 生地二两四钱 男发(如蛋大)六个 蜈蚣六十二条 蓖麻子一两二钱 马前子四十粒 赤芍三两

上药用真麻油九斤浸七日,熬,去滓,入炒黄色铅粉四斤收膏。其膏用雨水浸,始则数日一换,后则月余一换,随用随取,以免干枯。

【功用】生肌收口。

【主治】湿热无名肿毒、痈疽发背及久年瘰疬、梅毒。

14921 化蛀散(《外科十三方考》)

【组成】臭牡丹末

【用法】干掺;或用蜂蜜调成滋膏敷贴。

【功用】蚀腐肉。

14922 化荣散(《魏氏家藏方》卷十)

【组成】赤茯苓(去皮) 白芍药 赤芍药各三钱 黄耆(蜜炙) 熟干地黄(酒浸) 当归(去芦,酒浸) 柏子仁(炒) 阿胶(蛤粉炒)

【用法】上为细末。每服二钱,煎乌梅汤调下,一日二次,不拘时候。

【主治】室女经脉妄行,胞络枯涩。

【备考】方中黄耆、熟干地黄、当归、柏子仁、阿胶用量原缺。

14923 化骨丹(《疡科选粹》卷七)

【组成】山楂树根(向下者) 玉簪花根

【用法】同捣汁。用竹管直灌入喉中。不可着牙,着牙即化。

【主治】咽喉骨鲠。

14924 化便丹(《惠直堂方》卷二)

【组成】芦荟(煅存性)三钱 朱砂九分

【用法】上为末,作三服。服后约三时解出稀粪。

【主治】便闭。

14925 化食丸(《简明医彀》卷五)

【组成】厚朴 草果 砂仁 山楂 麦芽 神曲 干姜 陈皮 良姜各等分 炙草减半

【用法】上为末,水为丸。每服三钱,空心热淡盐汤送下。

【主治】饮啖生冷水果、油腻难化之物,留积胃脘作痛。

14926 化食丹(《串雅补》卷二)

【组成】雄黄 郁金 槟榔 乳香各一钱 巴霜二钱

【用法】上为末,米糊为丸,如梧桐子大。每服三五丸,白汤送下。

【功用】消积食。

14927 化食丹(《全国中药成药处方集》沈阳方)

【组成】绿黑豆三斤 白术一两 厚朴三两 茯苓 陈皮 槟榔各二两 枳壳一两 制甘草五钱

【用法】先将黑豆蒸熟,晒干为末,再将群药碾极细末,炼蜜为丸,二钱重。每服一丸,早、晚空心开水送下。

【功用】健胃助消化。

【主治】胃弱消化不良,痞满胀饱。

14928 化食方(《会约》卷七)

【组成】吴茱萸(开水泡一次,焙干)二钱 神曲(炒) 谷虫 陈皮各六分 鸡内金四五张

【用法】上为细末。每服一钱,加白沙糖少许,温水调下,即睡一刻。

【主治】夹食胸腹痛,日轻夜重,得食更甚,喜重按者。

14929 化食汤(《石室秘录》卷一)

【组成】白术三钱 枳壳二钱 山楂三十粒 麦芽三钱 半夏一钱 甘草一钱 砂仁三粒 厚朴一钱

【用法】水煎服。

【主治】伤食作痛,胸腹饱闷,填胀欲呕而不得。

【方论选录】此方纯是攻药,而不至消气,妙用白术为主,故不消气而转能消食;然亦因其形壮体健而用之,倘体弱久病之人不敢以此方投之。

14930 化疬丸(《外科集腋》卷三)

【组成】归尾 蛇蜕(焙)各五钱 乳香(去油) 全蝎(去头足,炙) 大黄 没药(去油) 荆芥 桔梗 连翘 黄芩各二钱 蝉蜕二十个 羌活 僵蚕(炒)二十五条 朱砂(为衣) 防风各二钱半 雄黄七分 广胶(土炒)一两 穿山甲(足上者佳)四两(分四制,紫草、红花、猪牙皂、苏木各五钱,每味制山甲一两) 大蜈蚣十六条(分四炙,姜汁、香油、酥油、米醋,每味炙蜈蚣四条,急研末,与山甲各一钱加入前药)

【用法】上为末,醋糊为丸,朱砂为衣,每重一钱二分,晒干收贮罐内。遇症酒下一丸。

【主治】瘰疬,痈疽。

14931 化浊汤(《湿温时疫治疗法》引周雪樵方)

【组成】川朴钱半 杜藿梗一钱 青子芩钱半 前胡一钱 佩兰叶一钱 大腹皮一钱 小枳实一钱 淡豆豉钱半 焦山栀钱半 紫金片二分(开水烊冲)

【用法】水煎,冲生萝卜汁服。

【主治】绞肠痧,乃湿遏热伏,又夹酸冷油甜,猝成霍乱,欲吐不得吐,欲泻不得泻,眩冒烦躁,肠中绞痛,甚则肢厥转筋,服飞马金丹,俟吐后、泻后者。

14932 化涎丸(《杨氏家藏方》卷十七)

【异名】化痰丹(《普济方》卷三七八)。

【组成】半夏一两(生姜汁浸一宿) 干姜(炮) 黄连(去须) 桂心 木香各半两 巴豆十枚(去皮心膜,炒令黄,研细) 牛黄一分(别研) 麝香一分(别研) 朱砂一两(研细,水飞)

【用法】上为细末,次入研者药,一处拌匀,滴水为丸,如黍米大。每服三丸至五丸,乳食后温米饮或煎荆芥汤送下。

【主治】诸痫,胞络涎盛。

14933 化涎散(《圣济总录》卷六十四)

【组成】凝水石(炭火煅)一两 铅白霜(研) 马牙消 雄黄(研)各一钱 白矾(熬令汁枯) 甘草(微炙,锉)各一分

【用法】上为散,别入龙脑少许,更研匀。每服一钱匕,蜜水调下;小儿风痰涎,用沙糖水调半钱匕。

【功用】化热痰,利胸膈,止烦渴。

【主治】热痰。咽喉干燥,或塞或壅,头目昏重,咳唾稠浊,面目热赤。

【宜忌】此药大凉,不得多吃。

14934 化逆汤(《医醇剩义》卷一)

【组成】黄连六分 吴萸三分 厚朴 青皮各一钱 藿香一钱半 木瓜一钱 木香五分 白蔻六分 独活一钱 乌药一钱 蒺藜四钱 茯苓二钱

【用法】水煎服。

【主治】暑月受邪,郁于中焦,上吐下泻,手足厥冷,筋脉抽掣。

14935 化核膏(《外科全生集》)

【组成】菜油四斤 壁虎十四条 蜘蛛二十八个 蜗牛二十六枚

【用法】后三味入油锅熬至枯,浮油面,取出;再入新鲜首乌藤叶、甘菊根、薄荷、牛蒡、苍耳等草各半斤,武火熬至草枯,出渣,俟油冷,再入连翘、元参、苦参、白蔹、白芥子、僵蚕、水红子仁(各捣碎)、大黄、荆芥、防风各四两,浸过一宿,熬至黑枯,以油沥清,见过斤两,加制木鳖油半斤,配炒黄丹慢入慢搅,搅匀,文火再熬,熬至滴水成珠,膏不粘指为度;再加丁香油、麝香各二钱,苏合油一两,搅匀,退火。摊贴。

【主治】瘰疬,结核,恶核。

【宜忌】《全国中药成药处方集》(沙市方):无结核者忌用。

【备考】凡瘰疬结核恶核,此膏贴即暗消,但毒根不除,必以子龙丸日服三次,外用膏贴,方可除根,以杜后发。

14936 化铁丸(《圣济总录》卷四十三)

【组成】铁粉(研) 蛇黄(煅,出火毒)各一两 牛黄(研) 丹砂(研)各一分 麝香(研)半分 金箔 银箔各十片

【用法】上各为末,再同研匀,用粟米糊为丸,如梧桐子大。每服五丸,竹沥酒送下。

【主治】心脏风热,惊惕不安,言语谵妄。

14937 化铁丸(《杂病广要》引《卫生家宝》)

【组成】五灵脂(去砂石,拣净者) 陈橘皮(不去白,拣真者) 青橘皮(不去白,拣真)各一两 陈糯米(拣净者)一合 巴豆(去壳并心膜)

【用法】上各锉碎。用慢火先炒五灵脂香透,次下青皮,候色变,又下陈皮,亦变赤色,却下糯米、巴豆在内同炒,唯要糯米色黄赤,取出以纸摊净地上,出火气,拣去巴豆不用,或只留三五粒在内亦得,为细末,用好酸米醋蒸饼为丸,如绿豆大。每服十五丸至二十丸,煎葱汤或茶汤送下,妇人醋汤或艾汤送下。

【主治】诸气蛊食蛊,腹肚肿胀,紧急如鼓,妨闷气促,不能坐卧,饮食顿减,手足干瘦,累治不效者;兼治翻胃。

14938 化铁丸

《医统》卷三十四。为《袖珍》卷三"化铁丹"之异名。见该条。

14939 化铁丹《鸡峰》卷二十五)

【组成】管仲 赤茯苓各半两 道人头一分

【用法】上为细末。每服一钱,新水调下;如是已吞下,更用鸡子清调药,即随大便下。

【主治】误吞物在喉中不下者。

14940 化铁丹《御药院方》卷四)

【组成】乌梅八个(不去核) 巴豆一十六个(不去皮油) 胡椒四十八个 青皮(不去白) 陈皮(不去白)各半两

【用法】上为细末,醋面糊为丸,如绿豆大。每服五七丸,食后温生姜水送下。又增加荜澄茄半两、丁香二钱半,服之更快。

【主治】❶《御药院方》:远年近日沉积及内伤冷物,心腹疼痛。❷《袖珍》:食积肚硬,身热渴泻,脾胃不和,宿滞不化。

14941 化铁丹

《永类钤方》卷十二引《浙方混元邓山房方》。为原书同卷"神效感应丸"之异名。见该条。

14942 化铁丹《得效》卷十二)

【组成】乌梅八个(取肉) 巴豆十六粒(去壳) 青皮五钱(去瓤) 陈皮五钱(去白)

【用法】上为末,米糊为丸,如粟米大。每服七丸,米饮送下,化铁亦消。

【主治】饮食无度,多食过饱,饱后即睡,食积肚硬带热,渴泻或呕。

14943 化铁丹《袖珍》卷三)

【异名】化铁丸(《医统》卷三十四)。

【组成】香附子四两(去毛,通锉块,用巴豆三十粒去壳膜,研细,熟水解浸香附透,春三夏一秋五冬七,取出用水洒,晒干,只用一半香附子,却用后药) 三棱 蓬莪术 半夏(醋煮透)各一两 丁香 肉豆蔻(面裹煨)各半两 杏仁(去皮尖) 青皮 陈皮各一两 高良姜一两(多年壁土炒)

【用法】上为末,醋糊为丸,如梧桐子大。每服二三十丸,空心姜汤送下。

【主治】气块等积。

14944 化铁丹《便览》卷三)

【组成】乌梅八个 巴豆十六个 胡椒四十八个 青

陈皮各五钱 丁木香各二钱 萝卜子一两

【用法】醋糊为丸。每服大人、壮人二十一丸,小人、弱人十五丸,盐酒送下;心疼,醋汤送下;恶心,姜汤送下。

【主治】积聚。

14945 化铁丹《证治宝鉴》卷八)

【组成】砂仁 红豆 橘红 丁皮(如无,以丁香代) 茅术 香附 益智仁 肉桂 三棱 莪术 沉香 枳壳(炒) 青皮(炒) 麦芽(炒) 肉果 木香 白蔻肉 荜澄茄 丁香 草果 胡椒 巴霜

【用法】上为末,酒糊为丸,如梧桐子大,用皂红为衣。大人十一丸起,十五丸为止;小儿二三岁者三丸,七岁七丸,十一二岁九丸。或吐,用姜汤送下;或磨积赤白痢,用温茶送下;秋夏止红痢,用香薷五钱,黄连三钱,小儿减半,煎汤送下;大便不通,用黄连、黄芩、枳壳、当归各一钱,甘草五分,用水一钟,煎五分送下。服药后行大便三次,若腹痛,将冷粥一碗止之。

【主治】痢疾。

【宜忌】有孕不可用。

14946 化铁散《普济方》卷一七〇)

【组成】威灵仙 楮桃儿各一两

【用法】上为细末。每服三钱重,用温酒调下。

【主治】痞积。

14947 化铁膏《寿世保元》卷三)

【组成】肥皂四两(熬膏) 生姜四两 葱半斤 蒜半斤 皮消半升(化水) 大黄末四两(入膏再熬)

【用法】贴块上。内服保中丸。

【主治】积聚。

【备考】《医级》本方用法:先将肥皂熬膏,入消水再熬,次入葱、蒜、生姜,熬至三炷香,取出,绞滤去渣,后入大黄末,搅成膏。另以醋炒飞箩面黑色,再入醋并前膏一处熬极匀,收贮磁器内,用布摊贴积块上。

14948 化积丸

《圣济总录》卷七十二。为原书卷七十一"大五积丸"之异名。见该条。

14949 化积丸

《活幼口议》卷十七。为原书同卷"三棱煎丸"之异名。见该条。

14950 化积丸(方出《丹溪心法》卷三,名见《济阴纲目》卷五)

【组成】黄连一两半(一半用吴茱萸炒,去茱萸;一半用益智炒,去益智) 山栀(炒) 川芎 三棱 莪术(醋煮) 神曲 桃仁(去皮尖)各半两 香附(童便浸)一两 萝卜子(炒)一两半 山楂一两

【用法】上为末,蒸饼为丸服。

【主治】食块,死血,痰积成块,在两胁动作,腹鸣嘈杂,眩晕身热,时作时止。

【方论选录】《济阴纲目》汪淇笺释:此方以茱萸制连而治左,以益智制连而治右,以山栀治块中之火,其余破气消食散血,诚稳当药也。

14951 化积丸《杂病源流犀烛》卷二)

【异名】化痞丸(《全国中药成药处方集》武汉方)。

【组成】三棱 莪术 阿魏 海浮石 瓦楞子 香附 雄黄 五灵脂 苏木

【用法】水为丸服。

【主治】❶《杂病源流犀烛》：诸气内痛。❷《药庵医学丛书》：诸气凝滞于内，痞积疼痛。

14952 化积丸

《医级》卷八。为《证治汇补》卷二"打虫化积丸"之异名。见该条。

14953 化积丸（《全国中药成药处方集》大同方）

【组成】二丑四两 三棱一两 莪术一两 槟榔一两 茵陈一两 牙皂一两 枳壳一两 大黄一两 木香一两

【用法】上为细末，水滴为丸。早、晚每服二钱，开水送下。

【主治】积聚、痞块。

14954 化积丸（《全国中药成药处方集》沙市方）

【异名】龟鳖化痞丸。

【组成】青皮一两 公丁香 硇砂各五钱 龟版（醋炒）八钱 槟榔一两 广木香五钱 莪术（醋炒）一两 牙皂五钱 阿魏（醋化）六钱 鳖甲（醋炒）八钱 枳实（麸炒）一两 甘草五钱 广陈皮 枳壳（麸炒） 三棱（醋炒）各一两 二丑一两五钱

【用法】上为细末，以姜汁面糊为丸，如梧桐子大。成人每服二钱，以姜汤送下；小儿、老人减半。

【主治】寒湿气结，癥瘕积聚，痞块，脾脏肿大。

【宜忌】孕妇、贫血及无痞块者忌服；并忌猪肉、南瓜、甲鱼、马齿苋、生冷等物。

14955 化积串（《串雅补》卷二）

【组成】茶叶四两 罗苏一两（即苏子）

【用法】上为末。每服一钱五分。

【主治】大便清。

14956 化积散（《审视瑶函》卷三）

【组成】白丁香五粒 净朴消少许 硇砂一分 冰片少许

【用法】上研极细腻无声。点之。

【主治】眼生鱼子石榴症，其状一片，外面累颗聚萃而生，或淡红，或淡白色，状如榴子绽露于房，其病红肉颗，或四、或六、或八，四角生来，障满睛珠，视亦不见，是血部瘀实之病。

14957 化积散（《北京市中药成方选集》）

【组成】山楂（炒）十六两 麦芽（炒）十六两 神曲（炒）十六两 槟榔（炒）十六两 鸡内金（炒）十六两 二丑（炒）十六两

【用法】上为细末，过罗，装盒，每盒重一两。每服一钱，每日二次，加糖少许，温开水冲服。

【功用】消食滞，化积痞。

【主治】小儿宿食不化，积滞痞块，面色萎黄，不思饮食，肚大膨胀。

14958 化积散（《全国中药成药处方集》济南方）

【组成】槟榔十斤 三棱 莪术各五斤

【用法】上为细末，每斤加巴豆霜一两六钱。每服一钱，红糖水送下。小儿酌减。

【主治】男妇五积六聚，癥瘕疝癖；小儿乳积、食积、虫积，积聚痞块。

【宜忌】孕妇忌服。

14959 化积散（《全国中药成药处方集》承德方）

【组成】生地 鸡内金各四钱 胡黄连一钱 砂仁 甘草各一钱五分 君子 神曲（建） 陈皮各二钱 穿山甲三钱 茯苓 扁豆各六钱 芜荑 南山楂各八钱 焦山楂 焦麦芽 焦神曲各二钱七分

【用法】上为散。一二岁每包服三次，三四岁每包服二次，五六岁每包服一次，白开水送下。

【功用】开胃健脾，消滞宽中，磨积，消胀，消痞。

【宜忌】忌黏、硬之物。

14960 化息散（《洞天奥旨》卷十五）

【组成】雄黄五分 枯矾五分 苦丁香三钱（鲜的取汁） （一方加轻粉、细辛、犬胆调）

【用法】上为末。调稀，搽在患处。

【主治】鼻息、鼻痔。

14961 化疳丸（《圣惠》卷八十七）

【组成】蛤蟆灰半两 青黛半两（细研） 谷精草灰一分 牛黄一分（细研） 木香一分 丁香一分 熊胆半分（研入） 芦荟一分（细研） 朱砂半两（细研，以水飞过） 麝香一分（细研） 犀角屑一分 腻粉半分（研入） 羚羊角屑一分 砒黄半分（细研） 槟榔一分 胡黄连一分

【用法】上为末，研入牛黄等，炼蜜为丸，如粟米大。每一岁一丸，以粥饮送下，一日三次。

【主治】小儿脑疳久不愈，肌体黄瘦，头面干枯，眼鼻生疮，壮热多渴。

14962 化疳丸（《圣惠》卷八十七）

【组成】腻粉一分（研入） 胡粉一分 胡黄连一分 雷丸一分 鹤虱一分 蜣螂一分（去翅足，微炒） 地龙一分（微炒）

【用法】上为末，以鸡子白和，于竹筒内盛，于炊饭处蒸，饮熟为度，用熊胆汁和丸，如绿豆大。每服三丸，以清粥饮送下，一日三次。

【主治】小儿脊疳，虫攻背脊，脊骨渐高，瘦弱。

14963 化疸汤（《杂病源流犀烛》卷十六）

【组成】茵陈 苍术 木通 山栀 茯苓 猪苓 泽泻 苡仁

【主治】诸疸。

【加减】停滞加神曲、麦芽、山楂；酒疸加葛根、苜蓿；女劳加当归、红花；瘀血加琥珀、丹皮、红花、红曲、蒲黄、桃仁、五灵脂、延胡索。

14964 化疹汤（《温热经解》）

【组成】大青叶三钱 元参四钱 薄荷钱半 牛蒡子钱半 苇根三钱 细生地四钱 银花三钱 甘草八分 苦桔梗钱半 牡丹皮二钱 连翘二钱 竹叶钱半 荆芥穗八分

【主治】秋令风温，暑热内蕴，身热汗多，欲发红疹者。

14965 化痈汤（《疡医大全》卷七）

【组成】金银花五两 元参三两 当归二两 荆芥 白芥子各三钱 肉桂三分

【用法】水煎服。

【主治】痈疽肿疡。

14966 化雪丹（《中医皮肤病学简编》）

【组成】桃油30毫升 五倍子30克 枯矾30克 冰

片1克

【用法】上为细末。先用2%碳酸氢钠溶液,洗涤患者口腔,再撒布药粉。

【主治】鹅口疮。

14967　化蛊丸

《圣济总录》卷一四七。为方出《圣惠》卷五十六,名见《普济方》卷二五二"化毒丸"之异名。见该条。

14968　化蛊丸

《圣济总录》卷一四七。为原书卷九十九"密陀僧丸"之异名。见该条。

14969　化蛊丸《寿世保元》卷三）

【组成】三棱(煨)　莪术(煨)　干漆(炒尽烟)　硇砂　虻虫(糯米炒)　水蛭(石灰炒)　琥珀　肉桂　牛膝(去芦,酒炒)　大黄各等分

【用法】上为末,用生地黄自然汁和米醋调匀为丸,如梧桐子大。每服十丸,空心温酒送下;童便亦可。

【主治】血蛊,腹如盆胀,积聚痞块。

14970　化痒汤《石室秘录》卷四）

【组成】炒栀子三钱　甘草二钱　天花粉三钱　白芍四钱　柴胡三钱

【用法】水煎服。

【主治】内火郁结而不散,致胃肠中作痒,而无法搔扒者。

14971　化斑汤《活人书》卷十八）

【组成】人参半两　石膏半两　萎蕤　知母　甘草各一分

【用法】上剉,如麻豆大。每服五钱匕,水一盏半,加糯米一合,煎至八分,取米熟为度,去滓温服。

【主治】斑毒。

14972　化斑汤(方出《伤寒标本》卷下,名见《丹溪心法》卷二）

【组成】白虎汤加人参　白术

【主治】❶《伤寒标本》:未曾下,胃热发斑。❷《丹溪心法》:伤寒汗吐下后,发斑脉虚。

【备考】《丹溪心法》本方用法:上㕮咀,水煎服。

14973　化斑汤

《儒门事亲》卷十二。为《活人书》卷二十一"化毒汤"之异名。见该条。

14974　化斑汤

《丹溪心法》卷二。为《伤寒论》"白虎加人参汤"之异名。见该条。

14975　化斑汤《丹溪心法附余》卷一）

【组成】人参　石膏各半两　玄参　知母　甘草各一两

【用法】上㕮咀。每服五钱,水一钟半,加糯米一合,水煎,温服。

【主治】❶《丹溪心法附余》:斑毒。❷《外科证治全书》:痘后发斑,但红不肿不痛者。

14976　化斑汤《痘疹全书》卷下）

【组成】人参　知母　石膏　牛蒡　连翘　升麻　甘草　糯米　地骨皮　淡竹叶

【用法】水煎服,以米熟为度。

【主治】疹子之出,浑身如锦纹者。

14977　化斑汤《医统》卷九十一）

【组成】石膏(煨令透)　知母各一两　人参三分　甘草五分

【用法】上为极细末。每服半钱,熟水调下;或调涂唇上。

【主治】❶《医统》:小儿斑疹。❷《医方考》:胃热发瘢,脉虚者。

【方论选录】《医方考》:胃热者,口燥烦渴也。胃主肌肉,故胃热则肌肉斑烂;脉虚者,壮火食气,而脉无力以充实也。惟其胃热,故用石膏之寒;惟其脉虚,故用人参之补;知母养其营,甘草养其卫。

14978　化斑汤《广嗣纪要》卷十）

【组成】人参　知母　石膏　玄参　大青叶　甘草

【用法】水煎服。

【主治】妊妇伤寒热极发斑,状如锦纹者。

【备考】本方治上证,宜合四物汤去川芎,加黄芩。

14979　化斑汤《准绳·幼科》卷四）

【组成】金钱薄荷　大水杨柳　荆芥　苍耳草

【用法】共煎浓,去滓,将头发滚汤洗去油垢,团椗,仍汤热徐徐浴之,必须置之暖处。外再服五龙汤,瘢去而痘自鼎峻矣。

【主治】小儿痘毒紧凑心肝二经,痘一见形,就是蚊咬的形者。

14980　化斑汤《痘科类编》卷三）

【组成】石膏四钱　知母　元参各一钱五分　甘草一钱　糯米一合

【用法】水一钟半,煎一钟,约米熟为度。

【主治】麻疹火盛,正出色红者;或麻疹正出之时,偶遇大风大寒,或内伤生冷,令麻疹隐隐于皮肤之间,时有时无,欲出不出,如物影之摇动者。

14981　化斑汤

《玉案》卷二。为原书同卷"白虎加参汤"之异名。见该条。

14982　化斑汤《张氏医通》卷十五）

【组成】黑参二钱　鼠黏子一钱　柴胡八分　荆芥防风各六分　连翘七分　木通八分　枳壳七分　蝉蜕五分　生甘草四分　灯心二十茎　淡竹叶十五片

【用法】水煎,温服,每日二三次。

【功用】消斑起痘。

【主治】痘与斑夹出。

14983　化斑汤《幼科直言》卷一）

【组成】石膏　红花　连翘　荆芥　生地　黄芩　陈皮　甘草　归尾(或加黄连　竹叶)

【用法】水煎服。

【主治】痘之夹斑,皆由毒盛而气血不行,激烈而生,色红者。

14984　化斑汤《幼科直言》卷五）

【组成】黄芩　生地　柴胡　红花　连翘　归尾　陈皮　甘草

【用法】水煎服。

【主治】伤寒失表,传里症而发斑者。

14985　化斑汤《疡医大全》卷三十三）

【组成】黄连　何首乌　连翘　马鞭草　木通　牡丹皮　蝉蜕　赤芍药　山栀　片黄芩　桔梗　牛蒡子　红花　白茯苓　紫草　生地　荆芥　防风

【用法】水煎服。

【主治】痘疮夹斑。

【加减】如大斑口燥,加石膏;初起夹斑,加葛根、升麻、浮小麦;初热时,可加纯阳草。

14986　**化斑汤**(《痘麻绀珠》卷十七)

【组成】水杨柳　紫草　荆芥　甘草

【用法】水煎服。

【主治】痘毒紧凑心肝二经,形如蚊咬者。

14987　**化斑汤**(《医级》卷七)

【组成】荆芥　防风　桔梗　甘草　牛蒡子　蝉蜕　黄连　石膏　黄芩　连翘　葛根　知母

【主治】斑疹已现,身热不减,色赤热渴。

14988　**化斑汤**(《幼科七种大全·热辨》)

【组成】元参　升麻　丹皮　赤芍　炒栀子　生地　贯众　木通　甘草

【用法】水煎服。

【主治】发斑。

【加减】衄血,加犀角;烦渴,加石膏。

14989　**化斑汤**(《痘疹会通》卷五)

【组成】黄柏　黄芩　生地　川连　元参　青黛　知母　生甘草　连翘　花粉　牛蒡子　蝉退

【用法】加淡竹叶煎汤,调益元散服。

【主治】麻子浑身发斑。

【备考】红斑可治,紫斑即亡,蓝斑胃烂。

14990　**化斑汤**(《温病条辨》卷一)

【组成】石膏一两　知母四钱　生甘草三钱　元参三钱　犀角二钱　白粳米一合

【用法】水八杯,煮取三杯,日三服;滓再煮一钟,夜一服。

【主治】太阴温病,不可发汗,发汗而汗不出,反发斑疹者。

【方论选录】此热淫于内,治以咸寒,佐以苦甘法也。前人悉用白虎汤作化斑汤者,以其为阳明证也,阳明主肌肉,斑家遍体皆赤,自内而外,故以石膏清肺胃之热,知母清金保肺,而治阳明独胜之热,甘草清热解毒和中,粳米清胃热而保胃液,白粳米阳明燥金之岁谷也。本论独加元参、犀角者,以斑色正赤,木火太过,其变最速。但用白虎燥金之品,清肃上焦,恐不胜任,故加元参,启肾经之气,上交于肺,庶水天一气,上下循环,不致泉源暴绝也。犀角咸寒,禀水木火相生之气,为灵异之兽,具阳刚之体,主治血蛊注,邪鬼瘴气,取其咸寒,救肾水以济心火,托斑外出,而又败毒辟瘟也。再病至发斑,不独在气分矣,故加二味凉血之品。

14991　**化斑汤**(《麻症集成》卷三)

【组成】石膏　桔梗　力子　骨皮　知母　连翘　甘草　竹叶

【主治】肺胃实热,火毒内壅,麻子见形发热。

【加减】便结,加大黄。

14992　**化斑汤**(《镐京直指》卷二)

【组成】黑犀角一钱　元参六钱　鲜生地一两　大青叶三钱　石膏六钱　知母三钱　银花三钱　人中黄一钱　黄连一钱

【用法】水煎服。

【主治】斑疹已出至足,目赤神浊,口渴舌燥,余毒未净。

14993　**化斑散**(《幼幼新书》卷十八引《张氏家传》)

【异名】膏母化斑散(原书同卷)、石膏知母化毒散(《奇效良方》卷六十五)。

【组成】石膏(煅)　知母(焙)等分

【用法】汤调一字服;或涂唇上。

【主治】❶《幼幼新书》:疮疹倒黡,头疼、头昏。❷《奇效良方》:小儿疮斑。

14994　**化散汤**(《洞天奥旨》卷十二)

【组成】青黛二钱　桔梗二钱　白芷八分　百部一钱　茯苓三钱　木通一钱　黄芩二钱　天冬三钱　玄参二钱　甘草一钱　辛夷五分

【用法】水煎,服四剂。

【主治】鼻疳。鼻内生疮,痒时难忍,言语糊涂,声音闭塞。

14995　**化硬散**(《仙拈集》卷四)

【组成】南星　草乌　半夏　狼毒各等分

【用法】上为末,用猪脑同捣。遍敷疮上,留顶出毒。

【主治】痈疽肿硬,厚如牛领之皮,不作脓腐。

14996　**化痞丸**(《医学入门》卷六)

【组成】木香　人参　黄耆　当归　桔梗　黄连　三棱　莪术　鳖甲　夜明砂　绿矾　枳实　使君子　苦楝根　诃子各一两　蛤蟆灰七钱半

【用法】上为末,炼蜜为丸,如绿豆大。每服三十丸,米饮送下。

【功用】消癖进食,止泻和胃追虫。

【主治】诸疳癖积。

【加减】大人癥瘕,去夜明砂、蛤蟆、黄连,为丸梧桐子大服。

【宜忌】忌生冷、杂果发脾之物。

14997　**化痞丸**(《玉案》卷四)

【组成】黑丑(半炒半生)　槟榔　沉香　阿魏各一两　针砂(醋炒)五钱　官桂　青皮(醋炒)　白术(土炒)　苍术(米泔浸,炒)　枳壳(麸炒)　半夏(姜制)各一两二钱

【用法】上为末,醋打面糊为丸。每服二钱,空心姜汤送下。

【主治】积气成块,并疟母而成痞块者。

14998　**化痞丸**(《疡医大全》卷二十一引刘长随方)

【组成】莪术(醋炒)　海浮石(煅)　瓦楞子(煅)　干漆　大茴香　山楂　穿山甲　丁香　五灵脂　白芷　陈皮　玄胡索　广木香　牡丹皮　青皮　枳壳　桔梗　胡椒　神曲　蒲黄　香附　桃仁　红花　川芎　当归　厚朴　砂仁　鳖甲(醋炒)　朴消各三钱　阿魏五钱　小茴香　赤芍药　使君子(净肉)　桂皮　铁花粉各四两　水红花子四两

【用法】上为末,皂荚煎汤为丸,如梧桐子大。每服三十丸,壮实人可加至四五十丸,俱酒送下,一日三次。一料可治二人。

四画

化

【主治】痞积癥瘕。

14999　化痞丸

《医学探骊集》卷三。即原书同卷"万应丹"加檀香、蓬莪术、京三棱。见该条。

15000　化痞丸

《全国中药成药处方集》武汉方。为《杂病源流犀烛》卷二"化积丸"之异名。见该条。

15001　化痞丹（《回春》卷三）

【组成】大黄四两（米醋浸一七，日晒夜露一七）　木鳖子（去油）一两　穿山甲（土炒）三两　香附米（童便浸，炒）一两　桃仁（去皮，研）一两　红花三钱（生）　青黛五分

【用法】上为细末，将大黄醋煮成糊为丸，如豆大。每服五十丸或六十丸，茅根、葛根煎汤送下。

【功用】消积块。

【宜忌】忌花椒、胡椒、煎炙、糯米等物。

15002　化痞方（《王氏医存》）

【组成】箱大黄一两　朴消一两　水红花子五钱（即水边大叶蓼子）　凤仙花子三钱

【用法】上为末。用白鸭一只，去毛杂，不见水，将药入鸭腹内，线缝之，以无灰酒二斤，共入砂锅内，又以砂锅盖之，面封锅口，先武火，后文火煮之，再开锅翻鸭，煮至汤干，又用小火，勤翻，焙黄，再开鸭去药，以新青布拭净鸭腹，分三四服。

【主治】痞块。

15003　化痞散（《全国中药成药处方集》抚顺方）

【组成】三仙九钱　使君子仁　山药　扁豆　白术　党参　茯苓　芜荑　芡实　鸡内金各三钱　黄连　清半夏　陈皮　厚朴　胡黄连　朱砂各二钱

【用法】上为细末。每服一钱，小儿周岁以上者服一分至二分，余者量儿大小酌用之。

【功用】健胃整肠驱虫。

【主治】胃肠不调，消化不良，痞满胀痛，腹大青筋，肌瘦发热，腹大颈细，虫积食积，腹痛恶心，寐而惊啼或成疳疾。

【宜忌】胃肠衰弱，无热久泄者忌服之。

15004　化痞膏（《辨证录》卷七）

【组成】大黄五钱　人参三钱　白术五钱　枳实三钱　丹皮二钱　鳖甲一两　神曲一两　山楂五钱　麦芽五钱　厚朴三钱　当归一两　白芍一两　使君子肉三钱　两头尖二钱　蒲公英一两　金银花一两　生甘草二钱　槟榔二钱　防风一钱　川乌一个　香油三斤

【用法】锅熬以上药，煎数沸，用白布将药渣漉出，再煎油滴水成珠，然后再入后药末：薄荷叶二钱，乳香、没药各五钱，麝香一钱，赤石脂二两，冰片二钱，阿魏三钱，血竭三钱，各为末，入油内再煎，又入炒过，水飞过黄丹末一斤，收之成膏矣。贴痞块，止消一个即消。其膏药须摊得厚，不可大也。

【主治】肝气甚郁，结成气块，而成癥瘕，在左胁之下，左腹之上，动则痛，静则宁，岁月既久，日渐壮大，面色黄槁，吞酸吐痰，时无休歇。

15005　化痞膏（《疡医大全》卷二十一引刘长随方）

【组成】当归尾　红花　金银花　三棱　白芥子　莪

术　胡芦巴　昆布　生地黄　桃仁　乱头发　大黄　熟地黄　鳖甲　穿山甲各一两　海藻　两头尖　阿魏　蓖麻子　川乌　巴豆仁　黄连　天南星　漏芦　大贝母　半夏　川萆薢　大戟　胡黄连　甘遂　凤仙子　芫花　海浮石　阿胶　威灵仙　槟榔　直僵蚕　全蝎　瓜儿竭　乳香（去油）　粉甘草　金线重楼　没药（去油）各三钱　土木鳖　番木鳖　独蒜各三十个　蜈蚣三十条　水红花子四两　鲜商陆八两　活鲫鱼一个（重半斤）　麻油三斤　黄丹（飞，晒炒）一斤半　麝香一钱

【用法】上药除乳、没、竭、麝、阿魏五味另研收贮，临摊掺膏药上，群药同油熬膏法修合。

【主治】痞积癥瘕。

15006　化痞膏（《疡医大全》卷二十一引徐声土方）

【组成】活脚鱼五斤　苋菜十斤

【用法】同入坛内盖好，俟脚鱼、苋菜化成臭水，倾入净锅内，加麻油五斤，穿山甲四两，熬枯滤清，复入净锅内熬至滴水成珠，入密陀僧细末收之，老嫩得宜，收贮；用红布或缎摊贴。

【主治】痞积癥瘕。

15007　化痞膏（《疡医大全》卷二十一）

【组成】生大黄一两　半夏　荆三棱　苏木　穿山甲　陈皮　当归尾　全蝎　番木鳖　红花　陈枳壳　厚朴　蓬莪术　血余　大贝母　川乌　天南星　香附　赤芍药　草乌　坚槟榔各三钱　蜈蚣十条　巴豆仁五十粒　大鳖一个（切四块）　桃枝　杨枝　桑枝　槐枝各十寸　葱十根　水红花子五钱　白凤仙根五根

【用法】用麻油三斤同煎，药枯去渣，再入东丹二十四两收之成膏，取起冷定，筛后药末：阿魏、苏合油各五钱，血竭、真没药（去油）、肉桂、孩儿茶、潮脑、滴乳香（去油）、虎骨（煅）、青黛各三钱，冰片、麝香、干漆各二钱，皮消一两，瓦楞子（煅）三钱，共乳极细，筛入膏内，搅匀。摊贴。

【主治】痞积癥瘕。

15008　化痞膏（《同寿录》卷二）

【组成】桐油五两　松香八两　当归一两

【用法】熬枯去渣入：乳香、没药各一两，将起锅时入真阿魏三钱，用红绢摊贴。先以生姜煨过，擦肌肤，方贴此膏，频将热手摩之。或炒热盐，在膏外熨之更好。

【主治】痞积。

15009　化痞膏

《杂病源流犀烛》卷十四。为《寿世保元》卷八"神仙化癖膏"之异名。见该条。

15010　化痞膏（《外科全生集》）

【组成】香油一斤　密陀僧六两　阿魏五钱　羌活一两　水红花子　麝香各三钱

【用法】熬膏退火摊贴。凡患痞癖之处，肌肤定无毫毛，须看准以笔圈记，方用膏贴，内服却坚酒。用水红花子研末三钱，浸火酒二斤，时刻呷，至愈乃止。

【主治】痞癖。

15011　化痞膏（《理瀹》）

【组成】大黄　黄柏　川乌　栀子　苏木各一两　草乌　生地　红花　巴豆仁　肉桂各五钱　黄连　黄芩　当归　赤芍　川芎各一钱　蛇蜕二条　蜈蚣六条　穿山甲二

十片　桃枝　柳枝枣枝各三尺　麻油二斤(熬)　黄丹　铅粉各七两(收)　松香　陀僧　黄蜡各二两(搅再入)　黄连末三钱　制乳香　制没药各一两　血竭五钱　轻粉　陈胆星　蛤子壳各三钱　麝香一钱

【用法】和匀,狗皮膏摊。先以酒煮消擦洗,贴患处,后以火烤,或烘儿鞋熨患处。

【主治】痞。

15012　**化痞膏**(《医学探骊集》卷六)

【组成】生山甲三片　蜈蚣三条　蟪蛄三个　旱三七三钱　全蝎五个　阿魏四钱　干漆三钱(将后六味捣粗末入布袋内)　麝香二分(研)　铜绿四钱(研)　大绿四钱(研)(此三味各包)　香油半斤　漳丹三两八钱(研)

【用法】将香油入铁勺内,再将药袋与山甲入油内炸之,炸至甲片浮起,将甲片与药袋捞出,入漳丹于内,俟丹转灰黑色,再将铜绿、大绿面入内,俟滴水成珠,取下搅之,搅至将温,再将麝香面入内,细搅令匀,摊于布上,量痞块大小摊之,临贴将膏药上再稍加麝香,其力更大,其痞缓缓而消。

【主治】小儿痞疾。

15013　**化滞丸**(《普济方》卷一六九引《家藏经验方》)

【组成】荆三棱　蓬莪术　桔梗　大黄　陈橘皮各一两(用温汤洗过)　半夏一个(破作两片)　白术一两(与前件并锉如皂角子大)　旋覆花一两　鳖甲(去裙)二两(作四片)　葶苈子一两半(淘净,生绢袋盛之)　紫苏叶一两　木香三两(研干)　沉香半两(锉细,生用)　麦蘖一两(微炒)　槟榔半两(生用)　舶上茴香半两(水淘去土,干称)　硼砂一两半(细研锉,用瓷器纳入前药内,用米醋三升浸,重汤煮取二升半)

【用法】上用煮药,作一处焙罗,和入生药,除木香、沉香、麦蘖、茴香、槟榔不入醋煮,余皆煮药作一处,焙捣罗为细末,用煮药醋调面糊煮,搜和,入石臼中多杵为丸,如梧桐子大。每服二十丸,温熟水送下;妇人血气心痛,炒姜醋汤送下。

【功用】宽中化痰,快美饮食,消化停滞。

【主治】脾肺气滞,水饮停积,膈痹口满,咳嗽涎壅,呕吐头昏,饮食不下;或痰痞气膈,阴阳不通并厥,口噤昏默,不省人事,状似中风;及恚怒气逆,饮食汤水,停聚胸膈成病,以致十膈五噎,翻胃呕吐。

15014　**化滞丸**(《普济方》卷一七二)

【组成】黄丹一两　黄蜡一两　巴豆肉三钱

【用法】上药黄丹、巴豆二味,同细研,用碗一个,香油少许,慢火化开蜡后,三四次下前药,调匀,滴入水不散为度,都倾入水中,取出。每服如萝卜子大,水大积者十五丸,生姜汤送下;水小积者,虚实随加减用服。

【主治】男女饮食不消,气闭肚疼,里急后重,白泻。

15015　**化滞丸**(《摄生众妙方》卷六)

【组成】广木香　丁香　青皮(去瓤)　陈皮(去白)　黄柏皮各二钱半　莪术(慢火煨)四钱八分　半夏(姜汁和成饼晒干)二钱五分　巴豆(去壳,火炒过)

【用法】上药用砂锅好醋浸一时,慢火熬干,炒黄,乌梅肉五钱焙干,共为末,用面醋打糊为丸,如黍米大。每服五丸。大小加减。

【主治】一切杂积、酒积,胸膈膨胀,呕吐酸水,泄泻痢疾,妇人血气。

【备考】方中巴豆用量原缺。

15016　**化滞丸**

《医统》卷二十三。为《丹溪心法附余》卷三“秘方化滞丸”之异名。见该条。

15017　**化滞丸**(《医门八法》卷二)

【组成】巴豆六钱(醋制)　乌梅肉五钱(焙干)

【用法】白面八钱,调糊为丸服。

【功用】内消饮食。

【宜忌】妊娠勿服。

15018　**化滞丸**(《血证论》卷八)

【组成】巴豆一钱(去油)　三棱二钱　莪术二钱　青皮一钱　陈皮一钱　黄连三钱　半夏三钱　木香二钱　丁香一钱

【用法】炼蜜为丸服。

【主治】一切寒热气滞之积。

15019　**化滞汤**(《诚书》卷六)

【组成】枳壳　瓜蒌仁　香附(制)　陈皮　甘草(炙)　莱菔子　山楂肉　紫苏　厚朴(炒)各等分

【用法】水煎服。

【主治】唇肿。

15020　**化滞汤**(《证治汇补》卷八)

【组成】青皮　陈皮　厚朴　枳实　黄芩　黄连　当归　芍药各二钱　木香五分　槟榔八分　滑石三分　甘草四分

【主治】下痢因于食积气滞者。

15021　**化滞汤**(《幼科直言》卷五)

【组成】槟榔　厚朴(炒)　陈皮　甘草　枳壳　归尾　青皮

【用法】生姜一片为引。

【主治】积滞腹痛,体壮者。

15022　**化滞汤**(《医略六书》卷二十五)

【组成】槟榔钱半　厚朴钱半(制)　黄连钱半　黄芩钱半　白芍钱半(炒)　木香钱半　当归二钱　青皮钱半(炒)　滑石三钱　甘草五分

【用法】水煎,去滓温服。

【功用】化滞清热。

【主治】气滞痢,后重窘迫,脉数沉涩者。

【方论选录】气滞于中,湿热不化,不能运化精微,故白痢窘迫,后重不除焉。槟榔破滞气以攻积,厚朴宽中州以化滞,黄连清火燥湿,黄芩清热宽肠,木香调中气,青皮破滞气,白芍收痢亡之阴,当归养已耗之血,甘草缓中和药,滑石通利湿热也。使湿热清化则肠胃清和而传化有权,后重无不除,何白痢窘迫不痊哉！此化滞清热之剂,为气滞痢、后重窘迫之专方。

15023　**化滞汤**(《会约》卷五)

【组成】陈皮(去白)一钱　青皮六分　茯苓钱半　厚朴一钱　白芥子(炒,研)六分　大黄(煨)二钱

【用法】水煎服。

【功用】导滞除邪。

【主治】瘟疫下后,余邪作痞,心胸饱胀,脉实而数。

【加减】不效,加枳实一钱。

15024　化滞汤(《衷中参西》上册)

【组成】生杭芍一两　当归五钱　山楂六钱　莱菔子五钱(炒,捣)　甘草二钱　生姜二钱

【主治】下痢赤白,腹疼,里急后重初起者。

【加减】若身形壮实者,可加大黄、朴消各三钱下之。

15025　化滞煎(《医学集成》卷三)

【组成】槟榔　大黄　枳实　厚朴　广香　甘草

【主治】胃痛,胀满拒按,为实痛。

15026　化湿饮(《洞天奥旨》卷十一)

【组成】白果十个　白术一钱　黄柏二钱　山药二钱　茯苓三钱　泽泻一钱　木通一钱　赤芍二钱　荆芥一钱　天花粉一钱

【用法】水煎服。

【主治】任经湿热,致患丹毒,先从脐上起,黄肿。

15027　化蛾丹(《石室秘录》卷六)

【组成】熟地一两　山萸肉一两　附子一钱　车前子二钱　麦冬一两　北五味二钱

【用法】水煎服。

【功用】补阴虚,引火归源。

【主治】阴蛾。乃肾水亏乏,火不能藏于下,乃飞越于上,而喉中关狭,火不得直泄,乃结成蛾,似蛾而非蛾也,早晨痛轻,下午痛重,至黄昏而痛更甚,汤热则快,得凉则加,其症之重者,滴水不能下喉。

【方论选录】此方大补肾水,不治蛾之痛。壮水则火息,引火则痛消。

15028　化瘀丸(《中西医结合皮肤病学》)

【组成】柴胡　薄荷　栀子　归尾　红花　赤芍各30克

【用法】炼蜜为丸,每丸6克。早、晚各服一丸。

【功用】疏肝活血,化瘤消斑。

【主治】肝郁血瘀证。面部色素沉着,四肢皮肤有紫红色结节性皮疹,慢性紫红斑片,胁胀,月经提前,经血有血块,痛经等,脉弦滑,舌薄黄苔,可有瘀斑。常用于黄褐斑,女子颜面黑皮病,银屑病、酒渣、痤疮、多发性神经纤维瘤等。

【临床报道】黄褐斑:《临床医药卫生导报》〔2006,12(6):87〕应用化瘀丸治疗黄褐斑80例,结果基本痊愈12例,显效16例,好转28例,无效24例,有效率70%。

15029　化瘀丹(《医学集成》卷三)

【组成】归尾　赤芍　香附　元胡　苏木　红花　酒军　泽兰　甜酒

【主治】胃痛,痛不移处,为死血。

15030　化瘀方(《会约》卷十五)

【组成】枳壳(面炒)钱半　荆芥穗(略炒)二钱半

【用法】水煎服。

【主治】产后恶露不下,以致败血渗入大肠而利鲜血者;及腹中刺痛,但里不急、后不重者。

15031　化瘀汤(《会约》卷十四)

【组成】当归三五钱　熟地二三钱　白芍(酒炒)二钱　川芎一钱　肉桂二钱　桃仁一钱(去皮)　红花(酒炒)八分

【用法】水煎,加酒服。

【主治】血瘀成形,在脐腹之下作痛,喜按而虚者。

【加减】如气滞,加香附、木香、砂仁、乌药之属,血化而痛自愈。

15032　化瘀散(《古今医鉴》卷十六)

【组成】苏木三钱　红花二钱　归尾三钱　大黄二钱

【用法】上为末。童便一钟,黄酒一钟,煎至一钟,热服。

【主治】杖打重,血上攻心。

15033　化瘀散(《伤科补要》卷三)

【组成】大黄三两　干漆五钱　桃仁二两　土狗一两　青皮一两　川芎一两　枳实一两五钱　厚朴一两　赤芍一两五钱　归须二两　甘草五钱　红花一两

【用法】上为细末,炼蜜为丸服。

【主治】杖后瘀毒上攻,一切蓄瘀作痛。

15034　化痰丸(《圣济总录》卷五十四)

【组成】半夏四两(汤洗七遍,焙干)　矾石(烧灰,研)一两

【用法】上为细末,以生姜自然汁煮枣,取肉为丸,如梧桐子大。每服十五丸,生姜汤送下,不拘时候。

【主治】中焦有寒,痰逆不思饮食。

15035　化痰丸(《圣济总录》卷六十四)

【组成】半夏(汤洗去滑,别捣取末)二两　天南星(炮)　白附子(炮)　丹砂(细研)各一两　槟榔(煨,锉)半两　丁香一分

【用法】上药除半夏外,为细末,以生姜自然汁煮前半夏末作糊为丸,如梧桐子大。每服十五丸,加至二十丸,生姜汤送下,不拘时候。

【功用】利胸膈,进饮食。

【主治】风痰气厥头痛。

15036　化痰丸(《本事》卷三)

【组成】半夏(汤洗七次,别末)　人参(去芦)　白茯苓(去皮)　白术　桔梗(切作小块,姜汁浸)各一两　枳实(去瓤,麸炒)　香附子(麸炒,舂去皮)　前胡(去苗,净洗)　甘草(炙)各半两

【用法】上为细末,用半夏、姜汁煮糊为丸,如梧桐子大。每服三四十丸,生姜汤送下。

【主治】停痰宿饮。

【方论选录】《本事方释义》:半夏气味辛温,入足阳明;人参气味甘温,入脾胃;茯苓气味甘平淡渗,入足阳明;白术气味甘温,入手足太阴;桔梗气味苦辛平,入手太阴,为诸药之舟楫;枳实气味苦寒,入脾;香附子气味辛甘平,入足厥阴、少阳;前胡气味苦辛微寒,入手太阴;甘草气味甘平,入足太阴,此主治停痰宿饮之方也。古人有云,邪之所凑,其里必虚,参、苓、术、甘四味乃四君子汤也,用以守护中宫;而消痰驱饮之药,以姜为引,直捣其巢,宿饮自除矣。

15037　化痰丸(《普济方》卷一六五引《卫生家宝》)

【组成】天南星(生用)　半夏(生用)　薄荷叶　人参　茯苓　白矾各等分

【用法】上为细末,生姜汁面糊为丸,如梧桐子大。每服三十丸,食后生姜汤送下。

【功用】凉膈,止嗽。

【主治】痰嗽,头眩。

15038　化痰丸

《医方类聚》卷一○○引《简易》。为《局方》卷四宝庆新增方"温中化痰丸"之异名。见该条。

15039 化痰丸《瑞竹堂方》卷二）

【组成】半夏（洗） 南星（去皮膜） 白矾 皂角（切碎） 生姜各一斤

【用法】上用水同煮至南星无白点为度，拣去皂角不用，将生姜切片，同半夏、南星晒干，无白色，火焙，再加：青皮（去瓤）、陈皮（去白）、紫苏子（炒）、萝卜子（炒，别研）、杏仁（去皮尖，炒，另研）、干葛、神曲（炒）、麦蘖（炒）、糖毬子、香附子（炒，去毛），上加药共半斤，与前药合和一处，碾为细末，生姜自然汁浸蒸饼打糊为丸，如梧桐子大。每服五七十丸，临睡、食后茶、酒送下。

【功用】快脾顺气，化痰消食。

【主治】痰湿食积内阻，咳嗽气喘，胸膈胀闷。

❶《瑞竹堂方》：痰饮。❷《医学纲目》：久喘或作止者。❸《医方集解》：酒食生痰，胸膈满闷，五更咳嗽。

【方论选录】《医方集解》：此手足太阴药也。痰由湿生，半夏、南星所以燥湿；痰由气升，苏子、莱子、杏仁所以降气；痰由气滞，青皮、陈皮、香附所以导滞；痰因于酒食，葛根、神曲所以解酒，山查、麦芽，所以化食。湿去食消则痰不生，气顺则咳嗽止，痰滞既去，满闷自除也。

【备考】本方方名，《医方集解》引作"顺气消食化痰丸"。

15040 化痰丸《瑞竹堂方》卷二）

【异名】化痰顶（《串雅补》卷一）。

【组成】石青一两（水飞） 石绿半两（水飞）

【用法】上为末，面糊为丸，如绿豆大。每服十丸，温汤送下。有痰即吐，去一二碗不损人。

【主治】顽痰不化。

15041 化痰丸《简明医彀》卷四引丹溪方）

【组成】陈皮 半夏 枳实各六两 茯苓 黄芩（枯）黄连 南星各五两 瓜蒌仁 杏仁 天粉 前胡各四两 甘草二两

【用法】上为末，竹沥、姜汁或水为丸，如绿豆大。每服二钱，食后白汤送下。

【主治】上焦痰火壅盛，咳嗽烦热，胸满气急。

15042 化痰丸《急救仙方》卷六）

【组成】明矾（枯）一分 白附子 南星（半生半熟）半夏（炮）各半两

【用法】上为末，姜汁煮糊为丸，如梧桐子大。每服二三十丸，食后生姜汤送下。

【功用】化痰。

【主治】诸般咳嗽。

15043 化痰丸《普济方》卷一五七）

【组成】南星 生姜各一两 半夏 枯矾各一两半

【用法】上为细末，水糊为丸，如梧桐子大。每服二十丸，食后温蓝汁送下，一日二次。

【主治】咳嗽涎喘。

15044 化痰丸《普济方》卷一五八）

【组成】干姜（或用姜屑） 半夏（炮） 南星（炮） 枯矾 滑石各一两 巴豆霜一钱

【用法】上为细末，水糊为丸，如梧桐子大。每服五七丸，生姜汤送下。食后微溏利妙。

【功用】化痰坠涎，止嗽定喘。

15045 化痰丸《明医杂著》卷一）

【异名】节斋化痰丸（《医学入门》卷七）。

【组成】天门冬（去心） 黄芩（酒炒） 海粉 橘红各一两 桔梗 连翘 香附（杵碎，淡盐水浸炒）各五钱 青黛（另研） 芒消（另研）各三钱 瓜蒌仁（取肉另研）一两

【用法】上为细末，炼蜜入生姜汁少许，和药杵极匀为丸，如小龙眼大。噙化一丸，或嚼烂，清汤细咽之；或丸如黍米大，淡姜汤送下五六十丸。

【功用】开郁降火，清润肺金，消凝结之痰。

【主治】痰因火上，肺气不清，咳嗽时作，及老痰、郁痰结成粘块，凝滞喉间。

【方论选录】此方用天门冬、黄芩泄肺火也，海粉、芒消咸以软坚也，瓜蒌仁润肺清痰，香附米开郁降气，连翘开结降火，青黛降郁火，故皆不用香燥之剂。

15046 化痰丸《扶寿精方》）

【组成】半夏（泡七次） 南星（水泡，各姜汁拌） 黄芩 寒水石（煅） 黄连（去毛）各一两 猪牙皂角 薄荷各五钱 甘草（炙）三钱

【用法】上为细末，淡姜汁打糊为丸，如赤豆大。每服五十丸，食远茶清送下。

【主治】热在上焦，火盛成痰，或作痛。

15047 化痰丸《摄生众妙方》卷六）

【组成】天络丝（即丝瓜，烧存性为细末）

【用法】枣肉为丸，如弹子大。每服一丸，好酒送下。

【功用】化痰。

15048 化痰丸《本草纲目》卷十一引《卫生杂兴》）

【组成】生白矾一两 细茶五钱

【用法】上为末，炼蜜为丸，如梧桐子大。一岁十丸，茶汤送下；大人五十丸。久服，痰自大便中出，断病根。

【主治】风痰痫病。

15049 化痰丸《赤水玄珠》卷六）

【组成】半夏三两 陈皮 干姜 白术各一两

【用法】姜汁糊为丸。每服二十丸，生姜汤送下。

【主治】寒痰。

15050 化痰丸《景岳全书》卷六十二）

【组成】胆星 半夏（制） 礞石（制） 枳实各二两 麝香三分

【用法】上为末，姜汁糊为丸，如绿豆大，朱砂为衣。姜汤研化量送。

【主治】惊搐，喉内痰响。

15051 化痰丸《济阳纲目》卷二十四）

【组成】南星（去皮，切块）四两（同皂角、生姜、白矾各三两同煮无白星为度，取出，晒干，皂角不用） 半夏四两 香附 瓜蒌仁（去壳，另研） 陈皮（去白） 茯苓 紫苏子（炒） 萝卜子（炒） 杏仁（去皮尖，另研） 枳壳（麸炒）各二两

【用法】上为末，姜汁浸蒸饼为丸，如梧桐子大。每服一百丸，临卧或食后茶汤送下。

【功用】快脾顺气，消食化痰。

【主治】痰饮。

【加减】酒痰,加青皮、葛根;食积痰,加神曲、麦芽、山楂各二两;气壅者,加沉香五钱;热痰,加枯芩、青黛各一两。

15052 化痰丸(《济阳纲目》卷二十八)

【组成】黄芩(酒洗)一两半　南星　贝母(去心)各一两　滑石　白芥子(去壳)各五钱　风化消二钱半

【用法】上为末,汤浸蒸饼为丸服。

【主治】痰嗽。

15053 化痰丸(《症因脉治》卷二)

【组成】瓜蒌霜　天冬　海石　青黛　连翘　桔梗

【主治】肺经咳嗽。

15054 化痰丸(《奇方类编》卷上)

【组成】陈皮　半夏　茯苓　川芎　苍术　砂仁　栀子(炒黑)　制香附各一钱　甘草　山楂各三分　白术四分

【用法】生姜为引,水煎,食远服。

【主治】痰嗽。

15055 化痰丸(《仙拈集》卷二)

【组成】蛇含石二两(醋淬七次,以酥为度)

【用法】黑雄猪胆为丸,如芥子大。每服五分、七分,至一钱为止。十二三服即愈。更服后宁神饮。

【主治】风狂,痰迷心窍。

15056 化痰丸(《重订通俗伤寒论》)

【组成】瓜蒌霜　苦杏仁　煅瓦楞子　青海粉各一两　制香附　海蛤粉　风化消　青连翘各五钱　苦桔梗　广皮红各三钱　姜汁一匙

【用法】和竹沥,捣药为丸。轻用三钱,重则四钱,清茶送下。

【功用】清化下泄,廓清肠胃。

【主治】痰火蕴结胃肠,恶心呕吐,胸膈壅塞,嘈杂脘满,便溏腹泄,或胸中、肠中辘辘有声。

15057 化痰丸(《全国中药成药处方集》大同方)

【组成】知母四钱　杏仁二钱　桔梗五钱　莪术四钱　葶苈三钱　冬花四钱　旋覆花一两　姜半夏三钱　炙草　橘红　兜铃各一两　五味子四钱　麻黄一两　人参五钱

【用法】上为细末,面糊为丸。每服二钱,开水送下。

【功用】宽胸化痰止嗽。

15058 化痰丹

《普济方》卷三七八。为《杨氏家藏方》卷十七"化涎丸"之异名。见该条。

15059 化痰汤

《症因脉治》卷一。为《口齿类要》"清热化痰汤"之异名。见该条。

15060 化痰饮(《石室秘录》卷三)

【组成】天花粉一钱　甘草一钱　陈皮五分　半夏一钱　苏子一钱

【主治】痰在上焦,痰盛闭塞作痛。

15061 化痰顶

《串雅补》卷一。为《瑞竹堂方》卷二"化痰丸"之异名。见该条。

15062 化痰膏(《鸡鸣录》)

【组成】梨汁　藕汁　芦菔汁　鲜薄荷汁各二杯　酒炒枯芩细末一两　白糖霜一两

【用法】细火熬成膏。每服三五匙,一日三次,不拘时候。

【主治】虚劳火嗽。

15063 化痰膏(《眼科临症笔记》)

【组成】生半夏三钱　生胆星三钱

【用法】上为细末。干醋调涂。

【主治】眼胞内痰核。

15064 化管丸(《仙拈集》卷四)

【组成】胡黄连(姜汁炒)　刺猬(火炙黄)各一两　麝香三分

【用法】上为末,白米饭为丸,如梧桐子大。每服二十丸,空心白滚水送下。服过二十日后,再服退管收功丸。

【功用】化管作脓。

【主治】痔疮瘘管。

15065 化腐丹(《外科传薪集》)

【组成】红升药一斤　铜绿八钱　石膏一斤(煅)　炙乳没各三两二钱　降药一两八钱

【用法】上为细末,以瓷器藏。

【功用】化腐生肌。

15066 化腐散(《千金珍秘方选》引徐大椿方)

【组成】真犀黄六分　辰砂五钱　雄黄二两　冰片一钱　蜂房五钱(煅存性,焦则无用)　僵蚕一两二钱　硼砂二两　玄明粉二两

【用法】上为极细末。每用一两,以熟石膏五钱,滑石五钱,和匀。掺患处,或麻油调敷。

【功用】化腐肉。

15067 化腐散

《青囊秘传》。为原书"铁杉散"之异名。见该条。

15068 化漏汤(《辨证录》卷十)

【组成】山楂三钱　生甘草五钱　大黄三钱　厚朴三钱　白芷二钱　麦芽二钱

【用法】水煎服。

【功用】《疡医大全》:解饮食毒。

【主治】食漏脯充饥,致胸膈饱满,上吐下泻,大肠如刀割疼痛,泻不可止。

【方论选录】此方消其肉食则脯易变化,后以大黄推荡之,白芷、甘草从中解毒,则顺流利导,易于祛除也。

【备考】漏脯即隔宿之肉食,屋漏之水滴入而名之也。

15069 化精丹(《辨证录》卷六)

【组成】熟地二两　人参五钱　山茱萸一两　车前子三钱　麦冬一两　牛膝五钱　白术一两　生枣仁五钱　沙参一两

【用法】水煎服。

【主治】心肾不交,精浊,水道涩如淋而作痛。

【方论选录】此方人参以生心中之液,熟地、山茱、沙参以填肾中之阴,麦冬以益肺金,使金之生水,则肾阴尤能上滋于心;又得生枣仁之助,则心君有权,自能下通于肾,而肾气既足,自然行其气于膀胱;又得白术利腰脐之气,则尤易通达;复得牛膝、车前下走以利水,则水窍开而精窍自闭,何患小肠之燥涩乎!心液非补肾不化,精窍非补肾不闭,倘单用利水逐浊之味,何能取效哉?

15070 化瘤丹(《青囊秘传》)

【组成】白薇　黄连　生军　黄芩　川芎　明矾　当

归各二钱五分　吴萸一钱二分

【用法】上为末。鸡蛋黄调,摊纸上贴之。

【主治】诸瘤。

15071　化瘤膏(方出《千金》卷二十四,名见《东医宝鉴·杂病篇》卷八)

【组成】矾石　芎䓖　当归　大黄　黄连　芍药　白蔹　黄芩各二分　吴茱萸一分

【用法】上药治下筛,鸡子黄和之,涂细故布上,随瘤大小厚薄贴之,干则易。著药熟,常作脓脂,细细从孔中出也。探却脓血尽,著生肉膏,若脓不尽,复起如故。

【主治】❶《千金》:瘰瘤。❷《东医宝鉴·杂病篇》:肉中肿起,生瘤渐大。

15072　化䘌丸(《直指小儿》卷三)

【异名】化虫丸(《金鉴》卷五十二)。

【组成】芜荑　芦荟　青黛(干)　川芎　白芷梢　胡黄连　川黄连　蛤蟆灰各等分

【用法】上为末,猪胆汁浸糕糊为丸,如麻子大。每服二十丸,食后、临卧,杏仁煎汤送下。其鼻常用熊胆泡汤,小笔蘸洗。俟前药各进数服,却用青黛、当归、赤小豆、瓜蒂、地榆、黄连、芦荟等分,雄黄少许,细末,入鼻敛疮。

【主治】肺热疳,鼻䘌蚀穿孔,汗臭,或生息肉。

15073　化䘌丸(《万氏家抄方》卷六)

【组成】芦荟　使君子肉　龙胆草各二钱二分　黄连(炒)二钱　五灵脂　川楝肉各一钱五分

【用法】上为末,汤浸蒸饼为丸。白汤送下。

【主治】麻疹口疳。

15074　化䘌丸(《痘疹心法》卷二十三)

【组成】黄连半两　蜀椒(去闭目者,用开口者,炒去汗)二钱　苦楝根白皮(阴干)二钱

【用法】上为末,用乌梅肥者七个,艾汤浸,去核,捣烂为丸。艾汤送下。

【主治】痘后狐惑,其人好睡,默默不欲食。上唇有疮,虫蚀其肝;下唇有疮,虫食其脏;其声哑嗄,上下不定。

15075　化䘌丸(《外科集腋》卷二)

【组成】鹤虱　使君子　槟榔　芜荑　苦楝　白矾

【用法】上为末,打糊为丸服。

【主治】狐惑疮。因大肠湿热生虫,蚀透肛内,见久嗽不已,饥则胸中大痛,上唇生白点,肠头作痒。

15076　化䘌丸(《类证治裁》卷七)

【组成】桃仁　槐子　陈艾各三钱

【用法】红枣肉为丸服。

【主治】虫蚀其肛,上唇有疮;谷道微痒,粪后蛆虫。

15077　化瘿丹(《儒门事亲》卷十二)

【组成】海带　海藻　海蛤　昆布(四味皆焙)　泽泻(炒)　连翘各等分　猪靥　羊靥各十枚

【用法】上为细末,炼蜜为丸,如鸡头子大。临卧嚼化一二丸。

【主治】❶《儒门事亲》:瘿。❷《疡科选粹》:瘿瘤。

【宜忌】《疡科选粹》:忌油腻。

15078　化瘿丹(《洞天奥旨》卷十一)

【组成】海藻三钱　桔梗三钱　生甘草一钱　陈皮一钱　半夏三钱　茯苓五钱

【用法】水煎服。

【主治】诸瘿。

15079　化凝汤(《辨证录》卷三)

【组成】当归五钱　黄耆一两　肉桂五分　茯苓五钱　柴胡　甘草　羌活　半夏各一钱

【用法】水煎服。

【主治】气血亏损,凝滞不通,遍身骨痛。

15080　化癌煎(《产科发蒙》)

【组成】奇良　鹿角(生屑)　桂枝　甘草

【用法】每服三钱,水二盏,煎一盏,一日服三贴。

【主治】一切癌疮。

15081　化瘤锭(《全国中药成药处方集》天津方)

【组成】雄黄　枯矾各三两　川椒　桃仁(去皮)　蛇床子各二两　五倍子　乌梅各一两五钱

【用法】上为细末,炼老蜜加猪胆汁一两为锭,三钱重,用棉纸裹,丝绳拴,蜡纸包严装盒。每次一锭,放入阴道内。

【功用】除湿杀菌,消肿止痒。

【主治】湿毒阴痒,阴肿,阴疼,白带不止,淋漓不尽。

15082　化癖丸(《圣惠》卷八十八)

【异名】化癖丹(《鸡峰》卷九)。

【组成】巴豆霜半两　腻粉一钱　硇砂一字　雄雀粪一分　黄鹰粪一分　朱砂一钱(细研)

【用法】上为末,用糯米饭为丸,如黍米粒大。一岁儿每服二丸,空心煎皂荚仁汤送下。取下恶物为度。

【主治】小儿乳癖,结块久不消化,诸药无效。

15083　化癖丸(《圣济总录》卷一七六)

【组成】生姜(切片子,晒干为末)　丹砂(研)各二钱　巴豆霜一字　硇砂(研)　白滑石(捣研)各二钱

【用法】上为末。粟米饭为丸,如黄米大。每服二丸,奶食后临卧薄荷汤送下。

【主治】小儿乳癖,肌瘦寒热,胁下鞕痛。

15084　化癖丸(《活幼心书》卷下)

【组成】南木香　陈皮(去白)　莪术(去毛,炒)　三棱(炮,锉)　青皮　巴豆(九粒,去壳膜心,微炒)　枳壳(水浸润去壳,锉片,麦麸炒微黄)　槟榔各半两　白术　丁香各二钱　细墨(烧存性)四钱

【用法】上除木香、槟榔、丁香不过火,余七味焙,同前三味为末,面糊为丸,如麻子大。每服十五丸至二十一丸,空心清米汤送下;有寒热往来,以柴胡饮间服。

【主治】癖结气块,在两胁之间,日久不化,乍寒乍热,脏腑不调,米谷不消,哽气喘促,胸腹满闷及丁奚哺露。

【宜忌】忌油腻生冷饮食。

15085　化癖丸(《普济方》卷三九一引《保婴方》)

【组成】京三棱(煨,锉)一两　石三棱　鸡爪三棱　广术(煨,锉)　木香　茯苓(去皮)各半两　枳壳(麸炒,去瓤)三钱半　槟榔　青皮(去白)　荜澄茄　荜茇各三钱　硇砂(另研)二钱半　枳实(麸炒,去瓤,生)一两　陈皮(去白)黑牵牛(四两取头末)一两　青礞石半两(另研)　香附子(炒)一两　大黄(另取末)一两半

【用法】上药除大黄末外,为细末,用米酽醋二升,入大黄末同熬成膏子为丸,如黄米大。每服二十丸,渐加至三四十丸,空心、临卧乳汁送下,或温米汤亦可,一日二次。

【功用】消化癖积,宽胸顺气,美进乳食。

【主治】小儿胁下癖积坚硬,面色萎黄,烦躁发热,口燥咽干,肌肉消瘦,不进乳食,心腹胀满,胸膈不利。

15086　化癖丸(《春脚集》卷四)

【组成】锦莊黄一两(酒蒸)　炮黑姜五钱　熟附子三钱　九肋鳖甲八钱

【用法】用好醋,将鳖甲煮一炷香时取起,再用酥炙黄色,同上三味共为细末,以过三年老陈醋一升,熬至半升,为丸,如绿豆大。每服十丸或十五丸,空心米汤送下。取下积如鱼脑败血,烂肉青泥即愈。以后须用补脾药调理。

【主治】癖积心腹,内结如拳,及脐腹痛不可忍者。

15087　化癖丹

《鸡峰》卷九。为《圣惠》卷八十八"化癖丸"之异名。见该条。

15088　化癖丹(《鸡峰》卷二十四)

【组成】雄黄　朱砂　虾蟆头一个(泥裹,烧)　乌鸡子一个(敲头皮破,入去皮巴豆二个,面裹,慢火烧熟,用黄并巴豆)

【用法】上为末,入麝香少许,如硬,入少糊,为丸如麻子大。量儿虚实服之。

【功用】消积聚。

15089　化癖膏(《古今医鉴》卷十三引范任庵方)

【组成】真香油一斤　好黄丹半斤　川乌五钱　甘遂五钱　当归五钱　甘草五钱　蜣螂二十个　穿山甲五钱　木鳖子五钱(仁)

【用法】上先将油入锅内,用前七味熬焦,去滓,入黄丹熬成珠,离了火,入后药:芦荟五钱,阿魏五钱,硇砂五钱,硼砂五钱,皮消五钱,麝香五钱,水红花七钱,此七味为细末,入内随用,每一个,重三钱。头贴时,先用皮消水洗患处极净,然后贴上,三日觉肚皮痒,七日觉疾甚痛,即其验也。

【主治】癖疾。

【宜忌】忌生冷油腻等物。

15090　化癖膏(《鲁府禁方》卷三)

【组成】黄狗脑子三个　皮消半斤　麝香三分　珍珠一钱

【用法】共捣成饼,分作三次用。先令病者饮食稍饱,令仰卧,揣块之大小,用笔圈定,以篾作圈围住;另用面作圈,放篾圈里,以草纸贴块上,将药摊贴纸上,用火慢慢熨之,熨尽药枯为妙,次日又如此,三次熨尽。用桃仁承气汤一剂服之,即下血块。

【主治】癖块。

15091　化癖膏(《种福堂方》卷二)

【组成】靛花三四五匙

【用法】每日将靛花三四五匙,冲热陈酒内,空心服。服至十日即不动,服一二月即消尽矣。外用敷之。

【主治】癖块如活鳖能行动,诸药不效者。

15092　化癖膏(《全国中药成药处方集》禹县方)

【组成】大黄　白芷　三棱　莪术　木鳖各二两　蜈蚣十二条　山甲二两　巴豆三十个　全蝎十二个　大麻子　黄连　胡黄连各二两　血竭一两　芦荟三两　轻粉一两　阿魏三两　草蔻五钱　麝香二钱　冰片三钱　香油十斤　黄丹五斤四两

【用法】熬枯去滓,入黄丹熬成时,再入血竭、芦荟、轻粉、阿魏、草蔻、冰片、麝香。成人一大张,小儿一小张,摊在布上贴之。

【主治】男妇寒积食积,气血痞块,腹胀发烧。

【宜忌】孕妇忌用。

15093　化鳖汤(《辨证录》卷七)

【组成】人参三钱　白术五钱　白薇　百部各三钱　麝香　枳壳各一钱　槟榔二钱

【用法】鳗鱼骨炒黑为末,煎汁服。

【主治】胃气虚弱,食不能消,偶食坚硬之物存于胃中,久则变为有形之物,腹中乱动,动时痛不可忍,得食则解,后则渐大,虽有饮食亦痛,似鳖非鳖。

15094　化鳖汤

《惠直堂方》卷二。为《辨证录》卷七"攻补两益汤"之异名。见该条。

15095　化癥丸(《圣惠》卷七十一)

【组成】硇砂半两(细研)　巴豆十枚(去皮心,研,纸裹压去油)　五灵脂半两　干姜半两(炮裂,锉)　雄雀粪半两(微炒黄)　猪牙皂荚半两(去皮,涂醋,炙令黄,去子)

【用法】上为末,同研令匀,用醋煮面糊为丸,如绿豆大。每服五丸,空心以温酒送下。

【主治】妇人食癥,腹胀气急,面目浮肿,四肢无力。

15096　化癥丸(《续本事》卷一)

【组成】巴豆五两(去油膜)　蓬莪术三两(醋煮)　荆三棱三两(醋煮)　丁香皮二两　木香一两半　厚朴三两　石菖蒲二两　良姜一两　虻虫一两半　川牛膝一两　香附子四两　石莲二两

【用法】上为细末,稀面糊为丸,如小绿豆大。积年癥痕成块,第一服用熟水下二十丸,自后每日三五丸,更量虚实加减与之,五日尽积块;日近脾胃有积者,每服五丸,饭饮吞下,一服取效;妇人血气成块及血瘕,每服二十丸,苏木同酒、童子便各一半,煎五七沸令温,空心吞下,自后每日用温酒送下三丸,其血块遂旋消,从大小二便去尽自知;小儿蛔虫腹痛不能忍,日夜叫唤,百药不救者,橘皮汤送下七丸,诸虫皆下,常服,白汤或姜汤送下三五丸;中酒及酒积,大便鲊臭者,白汤、旧酒各半,吞下七丸;一切噎塞,心下硬痛,皆用枣汤送下五丸,不拘时候。

【主治】丈夫、妇人、小儿年深日近,沉积癥块,面色黄青,时上抢心,吐水吞酸,舌生白沫,妇人积年月经不调,渐成血气或蛊块,中焦之间,覆如杯碗,连年累月,渐至瘦瘠,寒热往来,一切脾胃受寒,久不痊愈之疾。

【备考】本方方名,《医学纲目》引作"治癥丸"。《医学纲目》有丁香、薏苡仁、使君子。

15097　化耳蕈方(《易简方便医书》卷二)

【组成】雄黄一钱　轻粉八分　硇砂三钱　冰片五厘

【用法】上为细末。用草笔点上,化为水,每日点五七次不等。

【主治】耳蕈。

15098　化疬仙丹(《洞天奥旨》卷十五)

【组成】玄参三两　苍术三两　苍耳子一两　蒲公英一两　桔梗三钱　金银花二两

【用法】水煎,每日作一服。

【主治】湿热变化疬风,即大麻风。

15099　化毒饮子《古今医彻》卷三）

【组成】远志肉（甘草制）　当归　甘草节五分　连翘　川贝母（去心,研）　金银花二钱　白茯神　钩藤二钱　牡丹皮一钱

【用法】加生姜一片,水煎服。

【主治】腿痈,七情拂郁而发。

【备考】方中远志、当归、连翘、川贝母、茯神用量原缺。

15100　化毒神丹《辨证录》卷七）

【组成】生甘草五钱　大黄一两　丹皮五钱　当归一两　雷丸三钱　蒲公英五钱

【用法】水煎服。

【主治】无端一时作泻,腹痛不可止,面青唇黑,几不欲生,肛门之边完如刀割,大泻倾盆。

【方论选录】此方生甘草、蒲公英以解毒,合之大黄、雷丸,则祛毒而无太刚之惧,扫毒而无过滞之忧;又得当归、丹皮以助之,但逐毒之秒,而不损肠之阴。

15101　化骨神丹《玉案》卷三）

【组成】楮实子一两（为末）　霜梅肉三两

【用法】上为丸,如弹子大。嚼化咽下。

【主治】骨鲠。

15102　化涎饼子《圣济总录》卷一六八）

【组成】铁粉（研）　人参　白术各一分　蓬砂　马牙消　粉霜　牛黄　麝香各一钱（研）　丹砂二钱（研）

【用法】上为细末,炼蜜为丸,如皂子大,捻作饼子,别以丹砂为衣。二岁儿服半饼子,薄荷汤化下。

【主治】小儿风热涎盛,发喘咳嗽。

15103　化铁金丹《回春》卷三）

【组成】黄耆　人参　白术　当归　川芎　陈皮　青皮（去瓤）　香附　乌药　槟榔　枳壳（麸炒）　枳实（麸炒）　木香　沉香　苍术（米泔浸）　山楂肉　神曲（炒）　草果　麦芽（炒）　草豆蔻　萝卜子　苏子　白芥子　三棱　莪术　厚朴（姜汁炒）　小茴香　白矾　牙皂　黄连　赤芍　柴胡　龙胆草　甘草各五钱　大黄（生用）六钱　牵牛（用头末）八钱　乳香　没药　阿魏　硇砂（用瓷罐煨过）各五钱　皮消一两

【用法】上为细末,酽醋打稀糊为丸,如梧桐子大。每服五十丸,空心米汤送下,午间白水送下,夜白水送下,一日三次。

【主治】积块。

15104　化酒饮子《医方类聚》卷一四一引《吴氏集验方》）

【组成】黄连（焙干）

【用法】上为末。每服二钱,空心温酒送下。

【主治】酒毒便血。

15105　化瘀洗方《中医伤科学讲义》）

【组成】刘寄奴　川草薢　大蓟　小蓟　羌活　独活各四钱　桑枝　川芎各三钱　大黄　红花　地鳖虫各二钱

【用法】水煎,熏洗,每日二至三次。

【主治】一切伤后血络不活,筋缩作痛。

15106　化痰金丹《全国中药成药处方集》沈阳方）

【组成】蒌仁　胆南星　清夏　枳壳　青皮　元芩　花粉　橘红　陈皮　大黄　沉香　海浮石各等分

【用法】上为极细末,炼蜜为丸,二钱重。每服一丸,开水送下。

【功用】润肺止咳,清热化痰。

【主治】肺热发烧,咳嗽多痰,咽喉干痒,痰中带血。

【宜忌】忌咸凉食物。

15107　化痰涎方（方出《续本事》卷五,名见《普济方》卷一六五）

【组成】明矾一两（枯过）　白僵蚕半两（去头脚丝）

【用法】上为末,研生薄荷令烂为丸,如绿豆大。每服二十丸,薄荷汤送下,一日三次。

【功用】《赤水玄珠》:化痰涎。

【主治】❶《续本事》:痰饮。❷《赤水玄珠》:咳嗽。

15108　化管药条《外伤科学》）

【组成】红升丹二两

【用法】冷水浸一宿,去水阴干,研成细末,涂于经消毒而粘有米糊的纱纸条上,阴干即成。用时将药条沿瘘管插入深处,每二至三天换药一次。

【功用】拔毒生肌。

【主治】痈疽及瘰疬溃后,或肛瘘等。

【宜忌】本方含有汞剂,宜慎用,注意防止汞中毒。

15109　化腐锭子《疡科遗篇》卷下）

【组成】雄黄　雌黄各一钱　轻粉　白砒各五分

【用法】上为细末,至不见星为度。用薄浆捏成细条插入孔内;或干掺亦可。

【主治】一切痈疽初溃,腐肉不脱。

15110　化癖金丹《寿世保元》卷八）

【组成】蟾酥（水泡）　黄蜡各二钱　羚羊角　牛黄各五分　麝香三分　巴豆肉一钱　硇砂　冰片各二分

【用法】上为末,为丸如菜子大。每用一粒,用扁头针在患处刺破皮入之,用膏药贴上,一伏时揭起。其癖化脓血,出尽,服调理脾胃之药而愈。

【主治】积癖。

15111　化癖神丹

《辨证录》卷三。为《慈幼新书》卷二"百部汤"之异名。见该条。

15112　化气四物汤《鲁府禁方》卷三）

【组成】川芎　赤芍　青皮（去瓤）　陈皮　香附　槟榔　木香　乌药　莪术（醋炒）　川乌（火炮,去皮尖）　三棱（醋炒）　石菖蒲　良姜各等分

【用法】上锉。水煎服。

【主治】气逆上攻,胸胁作痛。

15113　化气沉香汤《圣济总录》卷七十一）

【异名】沉香汤（《普济方》卷一七一）。

【组成】沉香　黄耆　人参各三分　茴香子（炒）　甘草（炙）　木香　桂（去粗皮）　乌药　附子（炮裂,去皮脐）　石斛（去根）　牛膝（酒浸,切,焙）　五味子（炒）　巴戟天（去心）　陈橘皮（汤浸,去白,焙）　高良姜各半两

【用法】上锉,如麻豆大。每服三钱匕,水一盏,加生姜一分（拍碎）,煎至七分,去滓温服,空心、日午、食前各一次。

【主治】肾积。

15114　化气调经汤《医学纲目》卷十九）

【组成】香附末（酒浸一宿,晒干）一两　橘皮二两　羌活一两　白芷一两　甘草半两　牡蛎（煅）半两　天花

粉　皂角刺各半两

【用法】上为细末。每服二钱,用清汤调下,一日三次,不拘时候。

【功用】驱风,行经,散气。

【主治】流注病。瘰疬既破,穿凿孔穴,其处生肿肉如指大,或黑或白。

【备考】如脉有力者,先用追毒神异汤下之,却服救苦神应丸;本方治流注病,须与神应丸间服。

15115　化水种子汤《傅青主女科》卷上

【异名】化水种玉丹(《辨证录》卷十一)。

【组成】巴戟一两(盐水浸)　白术一两(土炒)　茯苓五钱　人参三钱　菟丝子五钱(酒炒)　芡实五钱(炒)　车前二钱(酒炒)　肉桂一钱(去粗,研)

【用法】水煎服。

【功用】壮肾气,益肾火。

【主治】妇人膀胱气不化,水湿不行,渗入胞胎,小水艰涩,腹胀脚肿,不能受孕者。

【方论选录】此方利膀胱之水,全在补肾中之气;暖胞胎之气,全在壮肾中之火。至于补肾之药,多是濡润之品,不以湿而益助其湿乎?然方中之药,妙在补肾之火,而非补肾之水;尤妙于补火而无燥烈之虞,利水而非荡涤之猛,所以膀胱气化,胞胎不湿,而发荣长养无穷欤!

15116　化水种玉丹

《辨证录》卷十一。为《傅青主女科》卷上"化水种子汤"之异名。见该条。

15117　化圣通滞汤《石室秘录》卷四

【组成】金银花八钱　蒲公英九钱　天花粉五钱　白芥子二钱　附子一钱　白芍二钱　通草二钱　木通一钱　炒栀子三钱　茯苓三钱

【用法】水煎服。

【功用】消痰通瘀。

【主治】男子乳房忽然壅肿,如妇人之状,扪之痛欲死,经岁经年不消者。

【方论选录】此方妙在金银花与蒲公英直入阳明之经,又得清痰通滞之药为佐,附子则单刀直入,无坚不破,又何患痰结之不消?或疑附子大热,诸痛皆属于火,似不可用。殊不知非附子不能入于至坚之内,况又有栀子、芍药之酸寒,虽附子大热,亦解其性之烈矣,又何疑于过热哉!

15118　化虫干漆丸《圣惠》卷九十二

【组成】干漆二钱　胆子矾一钱

【用法】上为末,用葱白汤煮面糊为丸,如麻子大。二三岁儿以石榴皮汤送下二丸,每日三次;三四岁儿三丸。

【主治】小儿蛔虫咬心绞痛,四肢逆冷,干呕不吐,面色青。

15119　化虫定痛丹《辨证录》卷二

【组成】生地二两　白薇二钱

【用法】用生地水煎汁二碗,入白薇,水煎汁一碗,淘饭食之。

【主治】虫伤胃脘,久患心疼,时重时轻,大约饥则痛重,饱则痛轻。

【方论选录】生地杀虫于有形,而白薇杀虫于无形,合而用之,化虫最神,虫死而心痛自除,非生地、白薇能定痛也。

15120　化虫消毒丸《医统》卷七十八

【组成】槟榔　酸榴皮根(焙)各一两　真红丹(炒)　雷丸　贯众(如鸡子大者)　甘草(炙)　使君子各二钱　枳壳　大黄各半两

【用法】上为末,清油打薄鸡子饼。抄药末一钱于上,空心捲而食之;小儿糯米糊为丸,如粟米大,每服二十七丸,以鸡汁空心送下。

【主治】腹中时痛者。

15121　化虫消疳散《镐京直指》卷二

【组成】川椒四分　乌梅二粒　使君肉四粒　槟榔一钱　川楝肉六分　川连三分　吴萸五钱　水红子一钱半　银胡一钱　煅铅粉三分(用红枣去核,铅粉裹枣肉煨三时,去枣炭)

【主治】小儿过食生冷,久泻脾弱,内生虫积,肚大腹痛。

15122　化坚二陈丸《金鉴》卷六十五

【组成】陈皮　半夏(制)各一钱　白僵蚕二两(炒)　白茯苓一两五钱　甘草三钱(生)　川黄连三钱

【用法】上为细末,荷叶熬汤为丸,如梧桐子大。每服二钱,白滚水送下。

【主治】痰核结于上下眼胞皮里肉外,其形大者如枣,小者如豆,推之移动,皮色如常,硬肿不疼,由湿痰气郁而成。

15123　化肝消毒汤《辨证录》卷十三

【组成】白芍三两　当归三两　炒栀子五钱　生甘草三钱　金银花五两

【用法】水煎汁一碗饮之。

【主治】❶《辨证录》:素多恼怒,容易动气,一旦两胁胀满,发寒发热,既而胁痛之极,手按痛处不可忍。❷《洞天奥旨》:两胁痛极生痈者。

【方论选录】此方用当归、白芍直入肝中以滋肝血,则肝血骤生,易解肝血之燥;又得甘草以缓其急,栀子清火,金银花解毒,安得不取效之捷。

15124　化疔内消散《外科正宗》卷二

【组成】皂角针　金银花　知母　贝母　天花粉　穿山甲　白及　乳香　赤芍　半夏　甘草　紫河车各一钱

【用法】水、酒各一茶钟,煎一半,量病上下,食前后服之。

【主治】疔疮初起。

【备考】方中半夏,《金鉴》作"当归"。

15125　化疔救唇汤《外科医镜》

【组成】金银花五钱　鲜生地三钱　白果十个(去壳)　桔梗二钱　当归二钱　赤芍一钱　犀角一钱　生甘草一钱

【用法】水煎服。

【主治】反唇疔毒。

15126　化疔漏芦汤《外科医镜》

【组成】漏芦钱半　白蔹一钱　黄芩一钱　连翘一钱　犀角一钱　赤芍一钱　桔梗一钱　甘草八分(生)

【用法】水煎服。

【主治】鼻内生疔。

15127　化毒内托散（《疡科选粹》卷二）

【组成】乳香　知母　白及　贝母　半夏　穿山甲　金银花　皂角刺　天花粉

【用法】上用无灰酒一碗，煎半碗，去滓温服；将滓捣烂，用秋老芙蓉叶细末一两，以蜜水润涂患处。一宿即消。

【功用】化毒。

【主治】恶疮疔肿。

15128　化毒生肌散（《石室秘录》卷二）

【组成】黄柏三钱（炒为末）　轻粉五分　儿茶三钱　冰片五分　麝香三分　白薇三钱（炒为末）　蚯蚓粪三钱　炒铅粉三钱　炒乳香二钱（出油）　朝脑三钱

【用法】上药各为末，调匀。以药末掺口上。

【主治】❶《石室秘录》：产门外生疮久不愈。❷《疡医大全》：一切疮毒。

15129　化毒成浆汤（《幼科直言》卷二）

【组成】连翘　紫草　归尾　桔梗　石膏　牛蒡子　黄芩　生地　知母　陈皮　甘草

【用法】水煎服。

【主治】痘疮险症，在四朝五朝。

15130　化毒托里散（《仙传外科集验方》）

【组成】玄参　木通　大黄（生用）　淡竹叶　栀子　生地黄　灯草各等分

【用法】上㕮咀。水煎，温服。

【主治】咽喉风热上攻急闭，腮颊肿痛；并双蛾、单蛾、结喉、重舌、木舌。

15131　化毒除湿汤（《疡科心得集·方汇》卷上）

【组成】归尾　泽兰　苡仁　牡丹皮　赤芍　金银花　枳壳　川通草

【主治】湿热下注。

15132　化毒桂枝汤（《卫生鸿宝》卷二）

【组成】桂枝　全蝎　甲片（炙）各三钱

【用法】长流水煎服；或研末，酒冲服。

【主治】缩脚肠痈。

15133　化毒海上方（《点点经》卷三）

【组成】鲜苦参四两　人参三两

【用法】用鸡蛋七个，将二参煎汁煮蛋，以三炷香为度；先用黑芝麻一撮，炒熟先吃，随食鸡蛋，尽量原汁咽下。于是将病人扶睡于床，少刻腹内作痛，怪物自下；随用好晕汤予病人服之，令物下尽，肚内有形，再服原汁一杯，自然逐尽。

【主治】妇人五劳七伤，血滞成瘕，满腹行走，古怪异物。

【宜忌】忌一切发物。

15134　化毒黄蜡丸

《惠直堂方》卷四。为《救产全书》"三清化毒黄蜡丸"之异名。见该条。

15135　化毒救生丹（《洞天奥旨》卷十六）

【组成】生甘草五钱　金银花八两　玄参三两　蒲公英三两　天花粉三钱

【用法】水十余碗，煎四碗，一日三次服。

【主治】头面无故生疮，第一日头面重如山，二日即青紫，三日身亦青紫。

【临床报道】疗疮：《赵炳南临床经验集》刘某，男，37岁。患者五天前于左肘部生一小疙瘩作痒，骤然发红，剧痛而肿，就诊前一天已累及手腕部，肿胀疼痛，同时伴有心慌、恶心烦躁，头痛头晕，纳食不香，大便尚可。舌质红，苔白，脉弦数。检查：左侧肘部红肿，已有脓点欲溃，屈腕困难。证属毒热郁聚（肘疔）。治以清热解毒，消肿护心。处方：金银花五钱，连翘三钱，菊花三钱，公英五钱，黄芩三钱，瓜蒌一两，生地三钱，甘草三钱。服二剂后，疮已溃破，痛减肿消，继服连翘败毒丸以巩固疗效。

15136　化毒清表汤（《痘疹活幼至宝》卷终）

【组成】牛蒡子（制）　连翘　天花粉　地骨皮　黄连　黄芩　山栀（炒）　知母　干葛　元参各八分　桔梗　前胡　木通各六分　甘草　薄荷　防风各三分

【主治】❶《痘疹活幼至宝》：痧已见形一二日者。❷《种痘新书》：麻红肿太甚，一齐涌出者。

【加减】口渴，加麦冬（去心）一钱，石膏（煨，研）二钱；大便涩，加酒炒大黄一钱二分。

15137　化毒清表汤（《金鉴》卷五十九）

【组成】葛根　薄荷叶　地骨皮　牛蒡子（炒，研）　连翘（去心）　防风　黄芩　黄连　玄参　生知母　木通　生甘草　桔梗

【用法】引用生姜、灯心，水煎服。

【主治】毒热壅遏，麻疹已发而身仍大热者。

15138　化毒散软膏（《赵炳南临床经验集》）

【组成】化毒散（乳香　没药　川贝母　黄连　赤芍　天花粉　大黄　甘草　珍珠粉　牛黄　冰片　雄黄粉）二两　祛湿药膏（苦参　薄荷　白芷　防风　芥穗　连翘　苍术　大黄　鹤虱草　威灵仙　白鲜皮　五倍子　大风子　青黛面　白蜡　香油或凡士林）八两

【用法】上药混匀成膏。涂敷患处。

【功用】清热解毒，消肿止痛。

【主治】脓疱疮（黄水疮）、多发性毛囊炎（发际疮）、疖痈、丹毒，及体表感染初起。

15139　化毒解毒汤（《中医皮肤病学简编》）

【组成】升麻4克　石膏15克　连翘子9克　牛蒡9克　黄连6克　知母6克　元参9克　竹叶7克

【用法】水煎服。

【主治】药物性皮炎。

15140　化毒漏芦饮（《外科医镜》）

【组成】漏芦二钱　连翘二钱　元参二钱　牛蒡子二钱　大黄（随证酌用）　生甘草八分　犀角一钱（此味不可用升麻代之）　黄芩一钱　蓝叶（或青黛亦可）

【用法】水煎服。

【主治】喉外生痈。

【加减】肿热甚，加芒消。

【备考】方中蓝叶用量原缺。

15141　化骨至神丹（《石室秘录》卷四）

【组成】当归九钱　金银花九钱　白芍五钱　茵陈三钱　龙胆草三钱　白术三钱　柴胡一钱　生甘草三钱

【用法】水煎服。

【主治】多骨疽。

【方论选录】此方妙在用白芍，盖白芍能平肝木，又能

活筋;多骨疽者,非骨也,筋变为骨,似骨而非骨也。白芍不特平肝木之火,兼能散肝木之邪,邪去则筋舒,筋舒则似骨非骨者尽化;又加金银花,原能去毒,此二味之所以相济也。

15142 化食养脾汤《赤水玄珠》卷十三)

【组成】人参 白茯苓 陈皮 半夏 神曲(炒) 麦芽(炒) 山楂各一钱 砂仁八分 甘草三分 白术一钱半

【用法】水三钟,加生姜三片,煎八分,食远服。

【主治】伤食。

【加减】胸膈痞胀甚者,加厚朴、枳实各一两;胃脘痛,加草蔻仁一钱;气滞痰盛者,去人参,加香附一钱,半夏倍之。

15143 化涎水银丸《圣惠》卷八十五)

【组成】水银一两 生黑豆末二钱

【用法】上以枣瓤同研令星尽为丸,如绿豆大。一岁儿每服以乳汁下一丸。良久吐出粘涎。儿稍大,加丸服之。

【主治】小儿风痫。

15144 化铁丹眼水《中医眼科学讲义》)

【组成】雄鸡化骨(在肚内,红色圆形,形似苦胆,但非苦胆)3个 乌梅3个 杏仁7个 川椒6克 砂仁3克(打) 风化消9克 古铜钱1文 新绣花针3支

【用法】将上药放在瓷瓶内,以蒸馏水0.5公斤浸泡,将瓶口用蜡封,浸七日,以铁化为标志,经二次过滤消毒后使用。每日滴眼三次。

【主治】椒疮。

15145 化积口服液《中国药典》2010版)

【组成】茯苓(去皮) 海螵蛸 炒鸡内金 醋三棱 醋莪术 红花 槟榔 雷丸 鹤虱 使君子仁

【用法】上制成液剂。口服,1岁以内一次5毫升,2~5岁一次10毫升,均一日2次;5岁以上一次10毫升,一日3次。

【功用】健脾导滞,化积除疳。

【主治】脾胃虚弱所致的疳积,症见面黄肌瘦,腹胀腹痛,厌食或食欲不振,大便失调。

15146 化积止痢汤《疡医大全》卷三十三)

【组成】神曲 广木香 槟榔 黄连 砂仁 麦芽

【用法】水煎服。

【功用】化积滞,止痢。

【主治】痘后久痢不止。

15147 化积四物汤《鲁府禁方》卷三)

【组成】当归(酒洗) 川芎 赤芍 三棱(醋浸,炒) 莪术(醋浸,炒) 青皮(去瓤) 陈皮 枳壳(麸炒) 枳实(麸炒) 槟榔 砂仁 香附 莲肉各七分 乌梅一个 青木香五分 白豆蔻(去壳)五分

【用法】上锉。水煎服。

【主治】因饮酒中毒,或时胸中痞闷,腹中膨胀,有妨饮食。

15148 化积保中丸《活人方》卷四)

【组成】白术三两 苍术二两 陈皮二两 香附二两 山楂肉四两 神曲一两 半夏一两 萝卜子一两 白芥子一两 黄连一两 三棱七钱 蓬术七钱 青皮七钱 槟榔七钱 砂仁五钱 木香五钱 干漆炭五钱 瓦楞子灰五钱 人参五钱

【用法】醋调,神曲糊为丸。每服二三钱,早空心、午前淡姜汤送下。

【功用】养正气,消积滞。

【主治】脏腑营卫之气不和,致痰积、食积结滞肠胃隐曲之地,窒碍流行之气,于心腹胁腋间为痛,饮食不甘,形神枯萎。

15149 化积健脾汤《陈氏幼科秘诀》)

【异名】消积化聚汤。

【组成】陈皮 厚朴 苍术 半夏 香附 枳实 青皮 山楂 槟榔 茯苓 甘草

【主治】儿有积滞,面目黄肿,夜间身热,肚热尤甚,腹痛覆卧;或大便闭塞,小便如油,发黄,泄泻粪气酸臭,吐逆。

【加减】积甚,加三棱、蓬术、草果;腹痛,加砂仁、木香;积块而泻,先用小黑丸,后服本方去半夏、槟榔,加白术、白芍;有痰,去苍术,加海石、石碱;血积,去厚朴、苍术、半夏,加当归梢、桃仁、红花,甚则穿山甲;气积,倍香附,加桔梗、砂仁;实热,加黄连;冷,加木香、丁香;虚冷或下后积不除,加丁香、肉蔻;若泻而至虚黄,去枳壳、槟榔、青皮,加白术,虚甚加人参;小便不利而肿,加泽泻、猪苓。

15150 化脓生肌膏

《疡科心得集·方汇》。为《疡科心得集·家用膏丹丸散方》"应用膏"之异名。见该条。

15151 化酒止痢汤《辨证录》卷七)

【组成】人参三钱 白术一两 山茱萸五钱 黄连一钱 茯苓五钱 柞木枝五钱 白芍五钱 槟榔五分 薏仁五钱

【用法】水煎服。

【功用】解酒毒,分消湿热。

【主治】贪酒好饮,久经岁月,湿气所积,变成痢疾,虽无崩奔之状,而有鹜溏之苦,终年累月而不愈。

【宜忌】不可多服。愈后须忌酒。

15152 化淫消毒汤《洞天奥旨》卷十二)

【组成】白芍一两 当归五钱 炒栀子三钱 苍术三钱 生甘草一钱 金银花一两 青黛三钱 生地三钱 土茯苓五钱

【用法】水煎服。

【主治】梅毒;臊疳。

15153 化斑解毒汤《痘疹传心录》卷十五)

【组成】当归 防风 白芷 赤芍药 连翘 甘草 牛蒡子 丹皮

【主治】夹斑痘。

15154 化斑解毒汤《外科正宗》卷四)

【组成】玄参 知母 石膏 人中黄 黄连 升麻 连翘 牛蒡子各等分 甘草五分

【用法】水二钟,淡竹叶二十片,煎八分,不拘时服。

【主治】三焦风热上攻,致生火丹,延及遍身痒痛者。

15155 化斑解毒汤《麻科活人》卷一)

【组成】元参 知母 石膏 牛蒡子 连翘 升麻 人中黄(火煅,另研) 大黄(酒蒸) 淡竹叶

【用法】水煎,调入中黄服。

【主治】心经君火盛而麻毒内攻,以致麻证服发散解毒之剂,麻不出而发斑。

【备考】本方治上证,当去升麻。

15156 化斑解毒汤《麻疹阐注》卷一

【组成】石膏　升麻　知母　鼠粘子　甘草　玄参　淡竹叶

【主治】麻疹兼发斑,斑色紫黑,热毒甚者。

【加减】大便闭,加大黄。

15157 化斑解毒汤《赵炳南临床经验集》

【组成】黑玄参五钱　肥知母二钱　生石膏五钱　川黄连二钱　青连翘三钱　干生地四钱　凌霄花三钱　生甘草三钱

【功用】清热解毒,活血化斑。

【主治】丹毒,漆性皮炎(漆疮),紫癜。

15158 化痞反正膏《惠直堂方》卷四

【组成】川乌　草乌　半夏　红芽大戟　芫花　甘草节　甘遂　细辛　姜黄　山甲　狼毒　牵牛　威灵仙　巴豆仁　三棱　蓬术　枳壳　白术　水红花子　葱白头　鳖甲　红苋菜　白芍　沙参　丹参　白及　贝母各一两　藜芦(葱管者真)一两　干蟾四只

【用法】用麻油五斤,浸七日,照常煎枯,去滓,称油一斤,用密陀僧八两,次下黄丹二两,沸止离火,或用豆腐泔水浸,揉至三次,又用井水抽拔一度,以去辣味,免发疡,复上火,不住手搅成膏,待稍温,下阿魏二两(箸上炙,研末)。或同赤石脂研亦可,不住手搅匀,瓷器收贮,用狗皮摊贴,每张重五钱。半月一换。重者不过三二帖必愈。

【主治】诸般痞块积聚,寒热腹痛,胸膈痰饮;小儿大肚疳积;妇人经水不通,血瘕;及痈疽未破,痰痹等。

【宜忌】孕妇勿用。

15159 化痞消积膏《惠直堂方》卷四

【组成】秦艽　三棱　莪术　蜈蚣　巴豆各五钱　当归　大黄　黄连各三钱　全蝎十四个　山甲十四片(要正脊)　木鳖七个(以上粗药)　阿胶一两　阿魏　芦荟各二钱　麝香　片脑　没药　乳香各一钱(以上细药)

【用法】真麻油二斤四两,将粗药入油熬枯,去滓,入红丹一斤二两,以槐、柳枝搅至烟尽,滴水成珠,离火,下各细药搅匀。用狗皮摊贴患处。三日即止热,七日觉腹内渐痛,十日大便下脓血为验。

【主治】痞积气块,身热,口内生疮。

【宜忌】忌生冷腥荤发物百日。

15160 化痧宝花丸《慈禧光绪医方选议》

【组成】郁金二两　细辛二两　降香五两　荆芥六两

【用法】上为极细末,炼蜜为丸,重二钱。每服一丸,清茶送下。

【主治】暑湿感凉,寒热凝滞,食水搏郁,痧毒闭闷,神势昏乱。

15161 化滞和中汤《济阳纲目》卷三十六

【组成】白术一钱半　枳实(麸炒)　半夏(汤泡)　陈皮　黄连(炒)　茯苓各一钱　厚朴(姜汁炒)　神曲(炒)　麦芽(炒)　山楂各八分　砂仁七分　甘草三分

【用法】上作一服。加生姜三片,水煎,食前服。

【主治】脾胃弱,为饮食所伤,胸膈噎塞,食不运化。

15162 化滞香薷饮《济阳纲目》卷二十二

【组成】香薷　黄连　白扁豆　厚朴　猪苓　泽泻　白术　白茯苓　白芍药

【用法】上锉。水煎服。

【主治】感暑下痢鲜血。

15163 化滞调中汤《准绳·类方》卷二

【组成】白术一钱五分　人参　白茯苓　陈皮　厚朴(姜制)　山楂肉　半夏各一钱　神曲(炒)　麦芽(炒)各八分　砂仁七分

【用法】水二钟,加生姜三片,煎八分,食前服。

【主治】《景岳全书》:食滞胀满。

【加减】胀甚者,加萝卜子(炒)一钱,面食伤尤宜用。

15164 化湿清火汤《喉科家训》卷二

【组成】薄荷　连翘　川贝　元参　云苓　银花　苡仁　焦栀　淡竹　荷叶　六一散

【用法】水煎服。

【主治】湿热风火,上熏喉窍,咽痛身热,微汗烦渴,脉来浮缓或细数,舌苔黄腻,小便短赤。

15165 化瘀止血方《中医症状鉴别诊断学》

【组成】丹参　三七　当归　川芎　香附　党参　益母草

【功用】活血化瘀,兼以益气。

【主治】血瘀崩漏。

15166 化瘀止血汤《中医症状鉴别诊断学》

【组成】丹参　赤芍　茜草　三七　降香

【功用】活血化瘀,止血降逆。

【主治】胃脘血瘀吐血,血色紫,挟有瘀块,多伴胃脘刺痛,疼处固定,拒按,面色暗晦,脉涩。

15167 化瘀四物汤《女科指要》卷五

【组成】熟地四钱　当归二钱　白芍一钱半(酒炒)　川芎一钱　香附二钱(醋炒)　五灵脂二钱(炒黑)

【用法】水煎,去滓温服。

【主治】产妇血虚气滞,瘀血留结,腹痛不止,恶露不能遽净焉。

【方论选录】熟地补血以滋冲任,当归养血以雄经脉,白芍敛阴和血,香附调气解郁,川芎行血海以调血脉,灵脂去瘀血以除腹痛,而定血露不绝也。水煎温服,使瘀化气调,则经血自充,而冲任融和,瘀血自化,焉有腹痛不退,恶露不净乎?

15168 化瘀通经散《衷中参西》下册

【组成】炒白术　天冬　生鸡内金各等分

【用法】上为细末。每服三钱,开水送下,一日二次;山楂片三钱煎汤,冲化红蔗糖三钱,以之送药更佳。

【功用】消癥瘕,通经闭。

【主治】癥瘕坚结,及月事不通。

【方论选录】鸡内金消癥通经;伍以白术者,恐脾胃虚弱,不任鸡内金之开通也;更辅以天冬者,恐阴虚有热,不受白术之温燥也。

15169 化瘀理膈丹《衷中参西》上册

【组成】三七二钱(捣细)　鸭胆子四十粒(去皮)

【用法】开水送服,一日二次。

【主治】力小任重,努力太过,以致血瘀膈上,常觉短气;若吐血未愈者,多服补药或凉药,或多用诸药炭强止其血,亦可有此病。

【备考】凡服鸭胆子,不可嚼破;若嚼破,即味苦不能下咽,强下咽亦多呕出。

15170　化瘀解毒汤（《中医皮肤病学简编》）

【组成】牛蒡子9克　连翘9克　元参9克　知母9克　黄连6克　生石膏31克　鲜生地31克　制首乌31克　银花9克　紫草9克　白薇9克　竹叶6克

【用法】水煎服。

【功用】清热,凉血,解毒。

【主治】藜日光皮炎,颜面、手、足背发痒刺痛,随即高度浮肿,颜面肿大,眼合成线,唇口外翻,指不能屈;且皮肤暗红发亮,起瘀斑浆疮,低热倦怠。

15171　化痞清肺汤（《古今名方》）

【组成】香青蒿　淡黄芩　广郁金各6克　鲜石斛　鲜芦根　大豆卷　鲜竹茹　生苡仁　北沙参各10克　麦门冬　栝楼仁各9克　牛蒡子5克　益元散(鲜荷叶包,刺孔)12克

【功用】助肺利湿,清热化痞。

【主治】湿温病臂和腹部等处出现白痞,大便液秽如浆色,小便浑浊如滑石粉。

【加减】若因热势极盛,烦躁不安,谵语口渴,胸中郁闷,陡然发生寒战,继之热增汗泄,肤冷沉睡者,加用西洋参、生粳米二味煎汁。

15172　化痰止嗽丸（《屺后方》）

【组成】寒水石四两(火煅,为末)　朱砂五钱　玄明粉五钱

【用法】上为末,炼蜜为丸,如弹子大。每噙化一丸。痰自化。

【主治】暴感风嗽。

15173　化痰玉壶丸（《局方》卷四）

【异名】玉壶丸（《传家秘宝》卷三）。

【组成】天南星(生)　半夏(生)各一两　天麻半两　头白面三两

【用法】上为细末,滴水为丸,如梧桐子大。每服三十丸,用水一大盏,先煎令沸,下药煮五七沸,候药浮即熟,滤出放温,别用生姜汤下,不拘时候服。

【主治】❶《局方》:风痰吐逆,头痛目眩,胸膈烦满,饮食不下,及咳嗽痰盛,呕吐涎沫。❷《幼幼新书》卷二十七引《王氏手集》:小儿久吐。

【临床报道】风痰眩晕:《金匮翼》东垣壮岁病头痛,每发时,两额尽黄,眩晕,目不欲开,懒于言语,身体沉重,兀兀欲吐,数日方过。洁古老人曰:此厥阴、太阴合而为病,名曰风痰。以《局方》玉壶丸加雄黄、白术治之。

【备考】本方方名,《中国医学大辞典》引作"玉壶丹"。

15174　化痰四物汤（《鲁府禁方》卷三）

【组成】当归(酒洗)　川芎　赤芍　陈皮　半夏(汤泡,姜炒)　白茯苓(去皮)　桔梗(去芦)　枳实　青皮(去瓤)　香附米各等分

【用法】上锉。加生姜五片,水煎,温服。

【主治】痰壅不利,胸膈不宽。

15175　化痰延寿丸（《普济方》卷一六三引《海岳居士秘方》）

【组成】香附四两(炒)　南星一两(炮)　半夏四两(浆水浸)　枳壳(麸炒,去瓤)二两　白矾半两　黑牵牛(头末)四两(微黄)　商陆一两

【用法】上为细末,酒打面糊为丸,如梧桐子大。每服五六十丸,食远、临卧生姜汤送下。

【主治】痰喘中满,咽喉作声;或中风偏枯,不能行步。

【加减】嗽,加人参一两;喘,加紫参一两。

15176　化痰延寿丹（《儒门事亲》卷十五）

【异名】延寿丹（《卫生宝鉴》卷十二）、五福寿命丹、长寿丹（《普济方》卷一六四）。

【组成】天麻半两　枸杞子二两半　白矾一两半(半生半熟)　半夏一两半(汤洗七次)　干生姜一两半　人参一两

【用法】上为细末,好糯酒拌匀如砂糖,用蒸饼剂蒸熟,去皮,捣为丸;如干,入酒三点为丸,如小豆大。每服三五十丸,生姜汤送下。

【功用】《普济方》:解酲,宽胸利膈。

【主治】❶《儒门事亲》:咳嗽痰涎。❷《卫生宝鉴》:劳风心脾壅滞,痰涎盛多,喉中不利,涕唾稠黏,嗌塞吐逆,不思饮食,或时昏愦。❸《普济方》:酒痰食积,一切积气。

15177　化痰定喘丸（《幼科折衷》卷上）

【组成】雄黄　朱砂　蝉退　全蝎　僵蚕　南星　白附　轻粉

【主治】因惊发喘,逆触心肺,暴急张口,虚烦神困。

【备考】《幼科释谜》本方用雄黄、朱砂各一钱,蝉退、全蝎、僵蚕、地龙、南星、白附子各二钱半,轻粉五分。糊为丸,如麻子大。每服三十丸,薄荷茶清送下。

15178　化痰降火汤（《回春》卷七）

【组成】陈皮(去白)　半夏(姜汁制)　茯苓(去皮)　泽泻　黄柏(酒炒)　知母(酒炒)　甘草各等分

【用法】上锉。必用木香、前胡为引。

【主治】阴虚痰火,尾骨节痛。

【加减】若痛不止,加乳香、没药。

15179　化痰桔梗丸（《元和纪用经》）

【组成】桔梗二两　半夏(净洗去滑)　茯苓各四两　干姜半两

【用法】上为末,稀糊为丸,如梧桐子大。每服十五或二十丸,饮送下。

【功用】化痰。

15180　化痰铁刷丸（《御药院方》卷五）

【组成】白附子(炮)　南星(炮)　半夏(汤洗)　白矾(生用)各半两　寒水石一两(烧)　干生姜七钱半　硇砂　轻粉各一钱　皂角一两(去皮子)

【用法】上为细末,水面糊为丸,如梧桐子大。每服二三十丸,食后生姜汤送下。

【功用】化痰堕痰,止嗽定喘。

【主治】男子妇人风痰、酒痰、茶痰、食痰、气痰,一切痰逆呕吐,痰厥头痛,头目昏眩,肺痿咯脓,声如锯锯。

15181　化痰健脾丸（《医学六要·治法汇》卷一）

【组成】人参　白术各三两　枳实一两　半夏　陈皮　胆星各一两五钱　蛤粉一两　赤苓一两五钱

【用法】神曲糊为丸服。

【主治】脾胃弱而有痰者。

15182　化痰消饮丸（《魏氏家藏方》卷二引陆仲安方）

【组成】橘红一斤(用生姜一斤同捣,晒干;再用生姜一

斤又同捣,候干用) 人参(去芦) 神曲(炒) 半夏(汤泡七次) 麦芽(炒)各二两 白茯苓四两(去皮) 缩砂仁二两

【用法】上为细末,姜汁煮薄面糊为丸,如梧桐子大。每服三五十丸至六七十丸,生姜汤或熟水送下,不拘时候。

【主治】痰饮。

15183 化痰消食汤《内科学》

【组成】海藻 昆布 海带各15克 半夏 贝母 连翘各9克 青皮6克 牡蛎 白石英各30克 枳实 山楂各12克 神曲 蛇莓各18克

【功用】化痰消食。

【主治】胃癌早期,证属痰食交阻者。症见食欲不振,厌恶肉食,中脘闷胀,隐隐作痛,吞咽困难,泛吐粘痰,呕吐宿食,气味酸腐,舌苔白腻,脉弦滑或弦细。

15184 化痰清火丸《种痘新书》卷十一

【组成】犀角一两 归尾八钱 连翘一两 赤芍六钱 牛子三钱 生地二两 丹皮一两 川连四钱

【用法】上为细末,炼蜜为丸,如弹子大。竹叶汤下。

【主治】麻出之时,实热不宣,咳嗽气喘,唇红舌赤,热伏于内,烦躁不宁,口鼻出血者。

15185 化痰清火汤《古今医鉴》卷五

【组成】南星 半夏 陈皮 苍术 白术 白芍 黄连 黄芩 栀子 知母 石膏 甘草

【用法】上锉。加生姜三片,水煎服。

【主治】嘈杂。

【方论选录】以南星、半夏、橘红之类以消其痰,芩、连、栀子、知母之类以降其火,苍术、白术、芍药之类以健脾行湿,壮其本元。又当节欲,无有不安者也。

15186 化痰清眩丸《慈禧光绪医方选义》

【组成】法夏二两 云茯苓一两 炒枳壳五钱 元明粉三钱 胆星五钱

【用法】上为细末,神曲糊为丸,如绿豆大。每服二钱,早、晚米汤送下。

【主治】脾胃虚热,运化失司,致湿聚生痰,阻于中州,升降失和,而致头晕目眩。

【方论选录】本方宗导痰汤化裁,加元明粉为增清热邪、除水饮之力,俾痰湿消除,中州升降调和,而眩晕自愈。

15187 化腐生肌散《血证论》卷八

【组成】儿茶一钱 乳香二钱 没药二钱 血竭二钱 三七一钱 冰片少许 麝香少许

【功用】化腐祛瘀。

【主治】刀伤溃烂。

【加减】欲提脓者,加枯矾、龙骨;欲生肌者,加珍珠、人参。

15188 化腐生肌散《衷中参西》上册

【组成】炉甘石(煅)六钱 乳香三钱 没药三钱 明雄黄二钱 硼砂三钱 硇砂二分 冰片三分

【用法】上为细末,收贮瓶中,勿令透气。每日擦患处三四次。

【主治】瘰疬已溃烂者。

【加减】平时收口不速者,可加珍珠一分,煅研细掺入。

15189 化腐生肌散

《全国中药成药处方集》(沈阳方)。为《外科大成》卷一"生肌定痛散"之异名。见该条。

15190 化腐生肌散《眼科临证笔记》

【组成】煅甘石五钱 轻粉二分 血竭二钱 制乳香二钱 制没药二钱 梅片三分 麝香一分 珍珠二分

【用法】上为极细末。点眼大眦内。

【主治】急性泪囊炎初期,肿胀赤痒,大眦清黄液常流。

15191 化腐生肌散《中医外伤科学》

【组成】红升丹3克 朱砂9克 煅石膏15克 乳香9克 没药9克

【用法】上为细末。外用。

【功用】化腐生肌。

【主治】疮面腐肉未净,慢性顽固性创面久不愈者。

15192 化腐紫霜膏

《外科十法》。为《外科正宗》卷一"化腐紫霞膏"之异名。见该条。

15193 化腐紫霞膏《外科正宗》卷一

【异名】化腐紫霜膏(《外科十法》)。

【组成】轻粉 草麻仁(研)各三钱 血竭二钱 巴豆(研,白仁)五钱 朝脑一钱 金顶砒五分 螺蛳肉(用肉晒干为末)二个

【用法】上药各为末,共碾一处,瓷罐收贮。临用时旋用麻油调搽顽硬肉上,以绵纸盖上;或膏贴俱可。至顽者不过二次即软,腐烂为脓,点诸疮顶亦破。

【主治】发背已成,瘀肉不腐,及不作脓者;又诸疮内有脓而外不穿溃者。

15194 化癖千捶膏《鲁府禁方》卷三

【组成】皮消(提过明净者) 川椒(去目) 草麻仁(去壳)各六两 黄香(即拔过松香)三斤 绿豆半斤

【用法】先将绿豆半斤、川椒六两,用水二瓢,熬成浓汁,滤去椒、豆,止存净汁,再熬一炷香,入黄香在汁内,再熬二炷香,离火,入皮消搅匀,取出,入石臼内,加蓖麻子仁,陆续捣成膏为一块。临用时,量积块大小,以热水浴软,捏成一饼,先用麝香少许擦皮肤,使引气透,仍用狗皮盖贴,随将有火熨斗在膏药上熨三五次,再用绢帛勒之。三日一换,可除病根。

【主治】小儿大人内有积块,发热口臭。

【宜忌】忌食苦菜、豆腐、香椿、王瓜、茄子、鸡、鱼、醋、猪头肉。

15195 化癖如神散《回春》卷七

【组成】蟾酥 黄蜡各三钱 羚羊角 牛黄各五分 麝香三分 巴豆肉一钱 硇砂 冰片各一分

【用法】上为末,为丸如菜子大。每用一丸,用扁头针,或患处刺破皮入之,用膏药贴上,一伏时揭起,其癖化脓血出尽,服调理脾胃药。

【主治】痞块积聚。

15196 化癥回生片

《中国药典》2010版。即《温病条辨》卷一"化癥回生丹"改为片剂。见该条。

15197 化癥回生丹《温病条辨》卷一

【组成】人参六两 安南桂二两 两头尖二两 麝香

二两　片子姜黄二两　公丁香三两　川椒炭二两　虻虫二两　京三棱二两　蒲黄炭一两　藏红花二两　苏木三两　桃仁三两　苏子霜二两　五灵脂二两　降真香二两　干漆二两　当归尾四两　没药二两　白芍四两　杏仁三两　香附米二两　吴茱萸二两　元胡索二两　水蛭二两　阿魏二两　小茴香炭三两　川芎二两　乳香二两　良姜二两　艾炭二两　益母膏八两　熟地黄四两　鳖甲胶一斤　大黄八两(为细末,以高米醋一斤半熬浓,晒干为末,再加醋熬,如是三次,晒干,末之)

【用法】上为细末,以鳖甲、益母、大黄三胶和匀,再加炼蜜为丸,重一钱五分,蜡皮封护。用时温开水和,空心服;瘀甚之证,黄酒下。

【功用】《中国药典》:消癥化瘀。

【主治】❶燥气延入下焦,搏于血分,而成癥者。癥结不散不痛,癥发痛甚;血痹;妇女干血痨证之属实证;疟母左胁痛而寒热者;妇女经前作痛,古谓之痛经者;妇女将欲行经而寒热者;妇女将欲行经,误食生冷腹痛者;妇女经闭;妇女经来紫黑,甚至成块者;腰痛之因于跌扑死血者;产后瘀血,少腹痛,拒按者;跌扑昏晕欲死者;金疮棒疮之有瘀滞者。❷《中国药典》:癥积血痹,妇女干血痨,产后瘀血,少腹疼痛拒按。

【宜忌】《新药转正》:经期妇女、体质虚弱者、出血性疾病患者慎用;孕妇禁用。

【方论选录】化癥回生丹法,系燥淫于内,治以苦温,佐以甘辛,以苦下之也。方从《金匮》鳖甲煎丸与回生丹脱化而出。此方以参、桂、椒、姜通补阳气,白芍、熟地守补阴液,益母膏通补阴气,鳖甲胶通补肝气而消癥瘕,余俱芳香入络而化浊。且以食血之虫,飞者走络中气分,走者走络中血分,可谓无微不入,无坚不破;又以醋熬大黄三次,约入病所,不伤他脏,久病坚结不散者,非此不可。或者病其药味太多,不知用药之道,少用独用,则力大而急;多用众用,则功分而缓,古人缓化之方皆然。所谓有制之师不畏多,无制之师少亦乱也。

【备考】本方改为片剂,名"化癥回生片"(见《中国药典》)。改为口服液剂,名"化癥回生口服液"(见《新药转正》)。

15198　化风清上沐方《慈禧光绪医方选议》

【组成】南薄荷二钱　防风一钱五分　白芷二钱　粉葛一钱五分　炒蔓荆二钱　川芎二钱　桑叶一钱

【用法】水煎,沐之。

【功用】活血祛风止痛。

【主治】头痛偏于前额。

15199　化风清上沐方《慈禧光绪医方选议》

【组成】南薄荷二钱　防风二钱　白芷二钱　苏叶一钱　明天麻二钱　藁本二钱　甘菊二钱

【用法】水煎,沐之。

【主治】冬月感寒。

15200　化脾积二圣丸《普济方》卷三八〇引《德生堂方》

【组成】雷丸　神曲(炒)　麦蘖(炒)　陈皮　青皮　茯苓　苦葶苈　石三棱　萝卜子(炒,别研)　阿魏　白豆蔻　沉香　青木香各一两　广木香一两半　莪术二两　苍术四两　半夏三钱　丁香二钱半

【用法】上锉,如麻豆大,用好醋五升,生利牛儿铁一斤捶碎,同前药浸,春三、夏二、秋七、冬十日,去铁,将药煮,晒干,为细面,糊为丸,如粟米大。量儿大小服,三岁以下三十丸,四岁以上至七岁五十、六十丸,用作水,空心服之;若受湿黄肿腹胀者,用木瓜汤送下。

【主治】小儿脾疳。

【宜忌】忌生冷、盐咸、海味、毒物。

15201　化瘀通络洗剂《林如高骨伤验方歌诀方解》

【组成】骨碎补　苏木　桑寄生　伸筋草　威灵仙各15克　桃仁　续断　当归尾　桑枝各9克　川芎　红花各6克

【用法】水煎,熏洗,每剂加黄酒60克,每日一剂,熏洗二次。

【功用】活血舒筋,化瘀通络。

【主治】上肢骨折脱位后期,筋络挛缩酸痛者。

【方论选录】本方用桃仁、红花、归尾、川芎、苏木活血化瘀;桑枝、威灵仙、伸筋草祛风除湿,舒筋通络;桑寄生、续断、骨碎补强筋壮骨;川芎、桑枝等药性上浮,主上升而向外,因而本剂适合于上肢熏洗。

15202　化管万应条子《外科方外奇方》卷二

【组成】沙虻三分　大升吊七分

【用法】上为极细末,米糕捣匀,搓条如线香式。

【功用】去漏管。

15203　化寸白虫为水方《医统》卷七十八

【组成】榧子　槟榔　芜荑各等分

【用法】上为细末。每服二钱,温酒调服;先烧牛肉脯食,然后服药。

【主治】寸白虫。

15204　化毒为水内托散《观聚方要补》卷八引《皆效方》

【异名】还魂散(《古今医鉴》卷十五)、内消散(《外科正宗》卷一)、活命饮、还魂汤(《观聚方要补》卷八引《外科纂要》)。

【组成】乳香　穿山甲　白及　知母　贝母　半夏　金银花　皂角　天花粉各一钱

【用法】上用无灰酒煎服。

【功用】内消去毒。

【主治】痈疽发背,对口恶疔疮,乳花,百种无名无头歹疮。

15205　化毒消肿托里散《急救仙方》卷一

【组成】人参(无亦可)　赤茯苓　白术各六钱　滑石　桔梗　金银花各二两　荆芥穗　山栀子各五钱　当归一两　川芎　黄耆　赤芍　苍术　麻黄　大黄　黄芩　防风　甘草　薄荷　连翘　石膏　芒消(加缩砂仁不用此)

【用法】上㕮咀。每服五钱,水一碗,葱白一根,煎热服。汗出为度。服后若利三五行为妙;大病不过三五服,毒即内消尽矣。

【主治】痈疽发背,乳骨痈,疔疮肿毒,及一切恶疮疖,咽喉肿痛。

【加减】或加栝楼、牡蛎、贝母、木香。疔疮,加脚莲、河车;痕疮,加车前子、木通、竹叶;疼痛,加乳香、没药;咽喉肿痛,加大黄、栀子、竹叶;脚气,加宣木瓜、槟榔;嗽,加半夏(姜汁制),用生姜同煎。

【备考】川芎以下十二味用量原缺。

15206 化毒排脓内托散《普济方》卷二八三)

【组成】人参 当归 川芎 防风各一两

【用法】上为细末。每服五钱，热酒调下，不拘时候。

【主治】一切痈疽发背，诸般疮肿。

15207 化毒排脓内补散

《洪氏集验方》卷二。为《局方》卷八绍兴续添方"化毒排脓内补十宣散"之异名。见该条。

15208 化毒散血拔毒散《秘传外科方》)

【组成】赤芍 防风 白芷 内消 脚莲 河车 北细辛各三两 归尾 僵蚕 蝉退 五加皮各二两

【用法】上为细末。用生姜连滓及醋敷之；如要即散，急加大蒜同敷之，毒气即出。

【功用】温和化毒，散血托里。

【主治】一应诸恶疮并脚疾。

【加减】如敷不退，加下药敷之：南星、何首乌、紫花地丁、五叶根、贝母、草乌、姜活、独活、芙蓉叶(秋过者可用)、赤葛根、野椒根(去骨用皮)、倍加五加皮。脏腑秘，加吃药：大黄、枳壳(去白、炒)、火麻子；小腹秘，加木通、车前子、灯草、赤芍、赤茯苓；凉冷，加荜芨、良姜。

15209 化涎半夏辰砂丸《传家秘宝》卷二)

【组成】天南星一两(炮裂) 半夏曲一两 人参半两 辰砂半两(别研) 皂(炮熟，裂去皮)半两 青橘皮半两(去白) 腻粉二钱七分

【用法】上为末，面糊为丸，如小豆大。每服七丸，生姜汤或腊茶、薄荷汤任下，加至十丸。

【功用】化痰涎。

15210 化积滞通大肠方《普济方》卷三十九引《护命》)

【组成】芫花 牵牛各一两 鳖甲(醋炙)半两 狼毒(制) 独活 大黄(薄切，醋煮干) 羌活 牡丹皮(去心) 桔梗 当归 牛膝 荆芥穗 连翘各一分 半夏三钱

【用法】芫花、狼毒二味木臼中杵罗为末，其余诸药合作一处，杵罗为末后，总合一处相滚，令芫花、狼毒与众药末拌匀。每服二钱匕，土器内煎，葱汤调下，不拘时候。

【功用】化积滞，通大肠。

15211 化痰生津噙化丸《广笔记》卷二)

【组成】五倍子(拣粗大者)

【用法】安大钵头内，用煮糯米粥汤浸，盖好，安静处，七日后常看，待发芽金黄色，又出黑毛，然后将箸试之，若透，内无硬，即收入粗瓦钵中揩如酱，连钵日中晒，至上皮干了，又揩匀，又晒；晒至可丸，方丸如弹子大，晒干收用。

【功用】生津化痰。

【主治】胶痰。

【宜忌】不治阴虚痰火。

15212 化癥回生口服液

《新药转正》32册。即《温病条辨》卷一"化癥回生丹"改为口服液剂。见该条。

15213 化毒排脓内补十味散

《传信适用方》卷三。为《局方》卷八绍兴续添方"化毒排脓内补十宣散"之异名。见该条。

15214 化毒排脓内补十宣散《局方》卷八绍兴续添方)

【异名】托里十补散(原书同卷)、内补散(《秘传外科方》引《李防御五痔方》)、化毒排脓内补散(《洪氏集验方》卷二)、化毒排脓内补十味散(《传信适用方》卷三)、内托散(《医说》卷六)、十奇散、十宣散(《济生》卷六)、十宣内补散(《医方类聚》卷一七三引《简易方》)、排脓内补十宣散(《外科精要》卷下)、十全内托散(《医方类聚》卷一七六引《瑞竹堂方》)、托里散(《普济方》卷四〇三)、内补十宣散(《袖珍》卷三)、十味托里散(《外科启玄》卷十一)、托里十宣散(《简明医彀》卷八)。

【组成】黄耆(洗净，寸截，捶破，丝擘，以盐汤润透，用盏盛，姜汤瓶上一炊久焙燥，随众药入碾成细末)一两 人参(洗净，去芦，薄切，焙干，捣用) 当归(温水洗，薄切，焙干)各二两 厚朴(去粗皮，切，姜汁淹一宿，燀熟，焙燥，勿用桂朴) 桔梗(洗净，去头尾，薄切，焙燥) 桂心(别研，不见火) 芎劳(净洗，切，焙) 防风(净洗，切，焙) 甘草(生用) 白芷各一两

【用法】上十味，选药贵精，皆取净，晒、焙极燥方称。除桂心外，一处捣罗为细末，入桂令匀。每服自三钱加至五六钱，热酒调下，日夜各数服，以多为妙。服至疮口合，更服尤佳，所以补前损，杜后患也。不饮酒人，浓煎木香汤调下，然不若酒力之胜也；或饮酒不多，能勉强间用酒调，并以木香汤解酒，功效当不减于酒也。未成者速散，已成者速溃，败脓自出，无用手挤，恶肉自去。大抵痈疽才觉便服，倍加数服，服之醉，则其效尤速。

【功用】❶《局方》绍兴续添方：发散风毒，流行经络，排脓止痛，生肌长肉。❷《普济方》：活血匀气，调胃补虚，内托疮毒。

【主治】❶《局方》绍兴续添方：一切痈疽疮疖。❷《普济方》：小儿痘疮，毒根在里，或气血虚弱，或风邪秽毒冲触，使疮毒内陷，伏而不出，出不匀快者。

【备考】《普济方》本方用法：为末，拌匀，木香、紫草汤调下。

从

15215 从龙汤《衷中参西》上册)

【组成】龙骨一两(不用煅，捣) 牡蛎一两(不用煅，捣) 生杭芍五钱 清半夏四钱 苏子四钱(炒，捣) 牛蒡子三钱(炒，捣)

【主治】外感痰喘，服小青龙汤病未全愈，或愈而复发者。

【加减】热者，酌加生石膏数钱至一两。

15216 从革解毒汤《续名家方选》)

【组成】金银花 土茯苓各二钱 川芎一钱 莪术黄连各七分 甘草二分

【用法】水煎，温服。

【主治】疥疮。

【加减】若有肿气者，倍莪术；肿在上者，倍川芎；在下者，倍莪术、黄连。

15217 从种救急汤《嵩崖尊生》卷十四)

【组成】川芎三钱 当归六钱 炮姜四分 桃仁十粒 炙草 荆芥各五分

【用法】水煎服。

【主治】血晕，劳倦气竭，血脱气绝，痰火乘虚泛上。

【加减】如劳甚或血崩,或汗多,形气脱而晕,加人参三钱,肉桂四分;痰泛上,加橘红四分;虚甚,亦可加人参八分;肥人,加竹沥;如瘀血不下,加血竭、没药、当归、玄胡。

气

15218　气下丸(《鸡峰》卷二十)

【组成】麦门冬　甘草各五两　人参　细辛　远志　干姜　川椒　桂各二两　附子一两半

【用法】上为细末,炼蜜为丸,如梧桐子大。每服七丸至十丸,食后白汤送下。二七日取安。

【主治】胸膈痞满,食饮减少。

15219　气化汤(《辨证录》卷八)

【组成】白术一两　茯苓　猪苓　车前子各三钱　黄耆一两　升麻五分

【用法】水煎服。

【主治】感湿气而成淋,其症下身重,溺管不痛,所流者清水而非白浊。

15220　气针丸(《博济》卷二)

【组成】牵牛二两(一半生,一半炒)　木香　青皮(去白)　川大黄(微炮)　槟榔各一两

【用法】上为末,炼蜜为丸,如梧桐子大。每服十五至二十丸,以温水送下。

【功用】疏利滞气,宣胸膈,止刺痛。

【主治】久积风壅,胸胁刺痛。

【临床报道】胸胁痛:《妇人良方》邓安人年五十,忽然气痛,投神保丸愈。不一日再痛,再服神保丸六七十粒,大腑不通,其疾转甚,亦有要用沉香、木香、姜、桂等药,而未敢投。痛甚则筑心、筑背、筑定两胁,似有两柴十字插定心胁,叫声彻天。召仆诊之,六脉沉伏,乍来乍去,众问仆诊脉吉凶如何,答曰:夫九痛之脉,不可准也,但以辨证用药。观其人质肥伟,问其人大腑数日不通,仆曰:实痛也。其腹心胀,但以人按之痛甚,手不可向迩,此大实也。经云:大满大实者,可下之。用气针丸五六百粒,是夜即愈。

15221　气针丸(《医方大成》卷六引《澹寮》)

【组成】全蝎(去毒并尾)　木香(不见火)　丁香　胡椒　肉豆蔻(煨)各一两　片子姜黄　青皮(去白)各二两

【用法】上为末,用莱菔子炒去壳,取净四两,烂研和药,用酒同姜汁各少许煮糊为丸,如梧桐子。每服五十丸,煎紫苏、陈皮汤送下。

【主治】气滞膨胀。

15222　气针丸(《奇效良方》卷二十八)

【组成】木香　槟榔　青皮　陈皮　大黄各四两　牵牛(取头末)半斤(半生半炒)

【用法】上为细末,炼蜜为丸,如梧桐子大。每服三十丸,食前用生姜汤送下。

【功用】疏通滞气,止刺痛。

【主治】久积风壅,心胸筑痛,两胁心胸似有针刺疼痛,叫声彻日,六脉沉伏,按之手不可近。

15223　气郁汤(《丹溪心法》卷三)

【组成】香附(童便浸)　苍术(米泔浸)　抚芎

【主治】气郁者,胸胁痛,脉沉涩。

【加减】春加芎,夏加苦参,秋、冬加吴茱萸。

【备考】本方为原书六郁汤之一。

15224　气郁汤(《准绳·类方》卷二)

【组成】香附(童便浸一宿,焙干,杵去毛,为粗末)三钱　苍术　橘红　制半夏各一钱半　贝母(去心)　白茯苓　抚芎　紫苏叶(自汗则用子)　山栀仁(炒)各一钱　甘草　木香　槟榔各五分

【用法】加生姜五片,水煎服。

【主治】因求谋不遂,或横逆之来,或贫窘所迫,或暴怒所伤,或悲哀所致,或思念太过,皆为气郁,其状胸满胁痛,脉沉而涩者。

15225　气奔汤(方出《千金》卷三,名见《千金翼》卷六)

【组成】厚朴　桂心　当归　细辛　芍药　石膏各三两　甘草　黄芩　泽泻各二两　吴茱萸五两　干地黄四两　桔梗三两　干姜一两

【用法】上㕮咀。以水一斗二升,煮取三升,去滓,分三服。服三剂佳。

【主治】产后上气及妇人奔豚气,积劳,脏气不足,胸中烦躁,元关以下如怀五千钱状。

15226　气疝饮(《医学入门》卷七)

【组成】黄连(以吴萸水浸,炒)二钱　人参　白术各七分　白芍　陈皮各五分　甘草三分　生姜三片

【用法】水煎服。

【主治】气疝。

15227　气宝丸(《圣济总录》卷六十二)

【组成】茴香子(拣净,银石器内纸衬炒)二两　陈橘皮(汤浸,去白,焙)　槟榔(锉)各一两　木香一分(四味同杵,罗为末)　黑牵牛(拣净称)四两(用吴萸二两慢火同炒茱萸焦,只取牵牛子,一向杵取末二两)

【用法】上药同拌匀,炼蜜为丸,如梧桐子大。每服十丸至十五丸,米饮或木香汤送下;有痰,即用槟榔末半钱,水半盏,煎数沸,放温送下;欲微疏利,加至三十丸至四十丸。看虚实,腹稍空服之。

【主治】❶《圣济总录》:膈气呕逆,心胸痞满,食饮不下。❷《普济方》:一切滞气,腹中积聚,心胸痞满,腹闷喘急;及风邪久滞,痰饮咳嗽,酒食有伤,脾胃滞气,膀胱寒气,攻注体背,腰脊痛肿,不可俯仰。

15228　气宝丸(《医方大成》卷六引《简易》)

【组成】黑牵牛二两　大黄一两半　槟榔　青皮(去白)各二两　木香　羌活　川芎　陈皮　茴香(炒)　当归各半两

【用法】上为末,用皂角膏为丸,如梧桐子大。每服一百丸,生姜、灯心汤送下。

【主治】腰胁俱病,如抱一瓮,肌肤坚硬,按之如鼓,两脚肿满,曲膝仰卧,不能屈伸,自头至膻中,瘠瘦露骨;一切气积、食积,并脚气走注,大便秘结,寒热往来,状如伤寒。

15229　气宝丸

《袖珍》卷三。为原书同卷引《圣惠》"顺气丸"之异名。见该条。

15230　气复散(《济阳纲目》卷六十六)

【组成】甘草　白术　茯苓　人参　当归　生地(酒炒)　知母　五味子　麦门冬　黄耆　沉香　诃子　枳实　橘皮各等分

【用法】上为末。每服二钱,水一钟半,煎八分,温服。

【主治】三焦劳极。

15231 气爽丹(《石室秘录》卷一)

【组成】白芍五钱 柴胡二钱 炒栀子一钱 苍术一钱 茯苓一钱 六曲五分 半夏一钱 甘草一钱 丹皮三钱

【用法】水煎服。

【主治】肝经之病,两胁胀满,吞酸吐酸。

【方论选录】此方之妙,妙在用白芍、丹皮、柴胡也。盖三味乃肝经专药,而芍药尤善平肝,不去远凌脾土;土得养,而木益舒;木舒而气爽,痛自除,吐渐止也。

【加减】可加当归三钱,以生肝血。

15232 气虚散(《嵩崖尊生》卷六)

【异名】参蒲散。

【组成】石菖蒲 人参 甘草各一钱 当归 木通骨碎补各二钱

【用法】水煎服;外用牙皂、石菖蒲末塞鼻。

【主治】气虚耳鸣,耳聋。

15233 气淋汤(《衷中参西》上册)

【组成】生黄耆五钱 知母四钱 生杭芍三钱 柴胡二钱 生明乳香一钱 生明没药一钱

【主治】气淋,少腹常常下坠作疼,小便频数,淋涩疼痛。

15234 气痞丸(《外台》卷十二引《古今录验》)

【组成】乌头二分(炮) 甘草二分(炙) 葶苈子二分(熬) 大黄二分 芎劳二分 芍药二分 甘皮二分(炙)(一方有通草无甘草,又有桂心无甘皮)

【用法】上药治下筛,炼蜜为丸,如梧桐子大。每服三丸,一日二次;不知,渐至五丸、七丸。

【功用】强嗜食,益气力。

【主治】寒气痞积,聚结不通,绕脐切痛,腹中胀满,胸逼满;及风入脏,忧恚所积,用力不节,筋脉伤,羸瘦,不能食饮。

【宜忌】忌海藻、菘菜、猪肉、冷水等。

15235 气痢丸(《医学入门》卷七)

【组成】诃子 橘皮 厚朴各三两

【用法】上为末,炼蜜为丸,如梧桐子大。每服三十丸,米饮送下。

【主治】痢久不止。

15236 气痛丸(《中国药典》2010版)

【组成】木香 165 克 甘草 165 克 煅赤石脂 665 克 枳实(炒)110 克 朱砂粉 35 克

【用法】上制成丸剂。口服,一次 3.4 克,一日 1~2 次。

【功用】行气止痛,健胃消滞。

【主治】气机阻滞,脘腹胀痛。

15237 气瘕丸(《内外验方秘传》卷下)

【组成】蒲黄一两 苏梗二两 枳壳一两五钱 草朴一两五钱 元胡索一两 香附二两 五灵脂二两 木香一两 青皮一两五钱 六曲二两 当归二两 甲片一两 皂角一两(去皮弦) 白蔻八钱 官桂一两 西党参二两

【用法】晒干为末,水为丸。每服二钱,陈皮汤送下。

【主治】男妇气瘕。

15238 气六合汤(《保命集》卷下)

【组成】四物汤加厚朴 陈皮

【主治】气虚弱,起则无力,匡然而倒。

15239 气分香苏饮(《风痨臌膈》)

【组成】桑皮 陈皮 茯苓 香附各一钱 苏叶一钱半 桔梗 枳实各五分 草果一钱半

【主治】水肿,因气而肿者,其脉沉伏,或腹胀喘急。

15240 气血双补汤(《会约》卷十五)

【组成】黄耆一二两(蜜炒) 白术七钱 当归五钱 白芍(醋炒)二钱 五味三分 杜仲(盐炒)二钱 川续断一钱半 升麻(蜜炒)四五分

【功用】补气血。

【主治】盘肠生后,又怀孕者。

【加减】或加附子五分;如血分有热,加生地(酒拌)钱半。

15241 气血两补丹(《石室秘录》卷三)

【组成】人参三钱 茯苓三钱 薏仁三钱 半夏一钱 六曲五分 白术五钱 甘草一钱 肉桂一钱 陈皮五分

【用法】水煎服。

【功用】补胃气,以生肺金之气;补命门,以生脾土之阴。

【主治】血滞而后中风。

15242 气血两补汤(《会约》卷十二)

【组成】人参(少者,以山药四五钱炒黄代之) 白术钱半 甘草(炙)一钱 枣仁(炒)二钱 当归(泻者土炒)二钱 熟地(砂仁煎汁炒干)三钱 白芍(酒炒)钱半

【用法】水煎服。

【主治】痉因汗而泻,气血两虚,六脉虚弱或浮大无力。

【加减】如呕恶,加生姜二钱;如汗多,加五味十四粒;如气虚,加蜜炒黄耆一二钱;如兼外感风寒而拘挛者,加钩藤钩、荆芥之类。

【备考】方中人参用量原缺。

15243 气血峻补汤(《洞天奥旨》卷十一)

【组成】黄耆一两 当归一两 白术五钱 川芎五钱 红花五分 益母草一钱

【用法】水煎,服二十剂。至月余后可服补中益气汤数十剂。

【主治】小儿胎窬疮。

15244 气血兼补汤(《石室秘录》卷四)

【组成】人参三钱 当归九钱 川芎五钱 荆芥(炒黑)一钱 益母草一钱

【用法】水煎服。

【功用】补气血。

【主治】产后诸症。

【加减】有风,加柴胡五分;有寒,加肉桂一钱;血不净,加山楂十粒;血晕,加炒黑姜片五分;鼻中衄血,加麦冬二钱;夜热,加地骨皮五分;有食,加山楂五粒,谷芽一钱;有痰,少加白芥子五分。其余断断不可轻入。

15245 气块石燕散(《直指》卷五)

【组成】车螯壳 蛤蜊壳(并烧存性,为末)各一两 干姜(生) 官桂 甘草(炙)各一分

【用法】上为末。每服二钱,临发时沸汤点下。

【主治】饮食伤冷,心下结块,状如伏梁,攻左胁者。

15246　气实柴胡汤《症因脉治》卷一

【组成】柴胡　黄芩　广皮　甘草　知母　石膏　地骨皮　天花粉

【主治】气实发热。

15247　气虚柴胡汤《症因脉治》卷一

【组成】柴胡　黄芩　广皮　甘草　人参　黄耆　地骨皮　金石斛

【主治】气虚发热。

15248　气滞胃痛片《中国药典》2010 版

【组成】柴胡　延胡索(炙)　枳壳　香附(炙)　炙甘草　白芍

【用法】上制成薄膜衣片(0.5 克)或糖衣片(片芯重0.25 克)。口服,一次 3 片(薄膜衣片)或 6 片(糖衣片),一日 3 次。

【功用】舒肝理气,和胃止痛。

【主治】肝郁气滞,胸痞胀满,胃脘疼痛。

【宜忌】孕妇慎用。

【备考】本方改为颗粒剂,名"气滞胃痛颗粒"(见同书)。

15249　气噎不下饮《文堂集验方》卷一

【组成】枇杷叶(去毛净,蜜炙)五钱　陈皮(去白)一钱半　生姜三片

【用法】水煎,匀二次服。

【主治】气噎不下,及暴呕吐。

15250　气管炎咳嗽痰喘丸

《成方制剂》20 册。为原书同册"京制咳嗽痰喘丸"之异名。见该条。

仓

15251　仓公酒

《普济方》卷一〇五引《鲍氏方》。为《千金》卷八"仓公当归汤"之异名。见该条。

15252　仓公散《千金》卷十二

【组成】特生礜石　皂荚　雄黄　藜芦各等分

【用法】上药治下筛。取散如大豆,纳管中,吹病人鼻。得嚏则气通,便活;若未嚏,复更吹之。以得嚏为度。

【主治】卒鬼击、鬼痱、鬼刺,心腹痛如刺,下血便,死不知人;及卧魇啮脚踵不觉,诸恶毒气。

15253　仓公散《全生指迷方》卷三

【组成】瓜蒂　藜芦　雄黄(研)　矾石(火煅一伏时,研)各等分

【用法】上为末。以豆许吹鼻内。醒为度。

【主治】郁冒血厥。居常无苦,忽然如死,身不动,默默不知人,目闭不能开,口噤不能语;或似有知而恶闻人声;或但如眩冒,移时乃寤者。

【临床报道】郁冒血厥:《普济方》樟镇宝全小僧善医术。一日,偶偕往铺中市药,药铺主人请僧就视一病。僧因拉予同到病者榻前,扶一病妇,年约五十,闭目昏默,医者五六辈环视问之,皆以三生饮、顺元散对。僧诊脉后,一掷而出,病家邀之不来。主人曰:以仓公散吹入鼻中,嚏而醒,后

与药。问之,则曰:诸医家但不察耳,此病乃郁冒血厥,许学士《本事方》白薇汤其证也,若风药则谬矣。

15254　仓公散

《普济方》卷二五四。为原书同卷"矾石散"之异名。见该条。

15255　仓米汤《千金》卷十五

【组成】仓粳米半升(净,淘干,漉)　薤白一握(去青,切细)　羊脂一升(熬)　香豉三升(以水一斗,煎取五升,澄清)

【用法】先以羊脂煎薤白令黄,并米纳豉汁中煎取四升,且空腹温服一升,如行十里,更进一升。得快利止;若利不止,更服如前。利后进粳米豉粥。若复作,更服一剂。

【主治】小腹冷气积聚,结成冷痢,日夜三四十行。

15256　仓米饮《医统》卷三十六

【组成】陈仓米二合(水净洗)

【用法】水二盏,煎至一盏,去滓,空心、食前、晚下各一服。

【主治】痢后大渴不止,欲饮水。

15257　仓连煎《古今医鉴》卷五

【组成】陈仓米赤痢用三钱,白痢用七钱,赤白相兼用五钱　黄连赤痢用七钱,白痢用三钱,赤白相兼用五钱

【用法】上锉。水一钟半,煎至七分,露一宵,空心温服。

【主治】噤口痢,不拘赤白。

15258　仓卒散《三因》卷七

【异名】夺命散(《普济方》卷二十四)。

【组成】山栀子四十九个(烧半过)　附子一枚(炮)

【用法】上为末。每服二钱,水一盏,酒半盏,煎至七分,入盐一捻,温服。即愈。

【主治】寒疝入腹,心腹卒痛;及小肠膀胱气绞刺,脾肾气攻,挛急极痛不可忍,屈伸不能,腹中冷,重如石,白汗出。

15259　仓卒散(方出《丹溪心法》卷四,名见《古今医鉴》卷十)

【组成】山栀子(炒黑)十五枚

【用法】浓煎汤一呷,入生姜汁令辣,再煎小沸。

【主治】胃脘痛。

【备考】入川芎一钱尤妙。

15260　仓盐汤《医统》卷二十七

【组成】仓盐一两(用湿草纸裹,煨红取出用)

【用法】以河水二碗,砂锅入煨盐煎五七沸,放温,顿饮之,少顷探吐。

【主治】咳逆,并一切痰证。

15261　仓廪汤(方出《传信适用方》卷二,名见《医方类聚》卷一四一引《澹寮》)

【异名】仓廪散(《普济方》卷二一三)。

【组成】败毒散加陈仓米五六十粒

【用法】水煎服。

【主治】噤口痢、时痢及疟痢并行。

❶《传信适用方》:噤口痢。❷《增补内经拾遗》引《仁存方》:疟痢并行。❸《金鉴》:时痢,身热无汗,遍身疼痛,热为邪束,频作呕逆。

15262　仓廪汤《医学传灯》卷下

【组成】人参　白茯苓　甘草　羌活　独活　柴胡　前胡　川芎　枳壳　桔梗　陈仓米　石莲肉

【主治】下痢噤口者,胃中湿热之毒,熏蒸清道而上,以致胃口闭塞,不欲饮食。

【加减】脉沉者,宜用藿香。

【备考】本方不用人参,服之无效。

15263　仓廪散

《普济方》卷二一三。方出《传信适用方》卷二,名见《医方类聚》卷一四一引《澹寮》"仓廪汤"之异名。见该条。

15264　仓廪散(《回春》卷三)

【组成】人参败毒散加黄连　陈仓米三百粒

【用法】加生姜、大枣,水煎服。

【主治】痢疾赤白,发热不退,肠胃中有风邪热毒及时行瘟疫沿门阖境皆下痢噤口者。

【加减】痢后手足痛,加槟榔、木瓜;噤口痢,加陈仓米一撮,石莲肉七枚。

15265　仓公下气汤(《妇人良方》卷十二)

【异名】下气散(《女科万金方》)、下气汤(《校注妇人良方》卷十二)。

【组成】羌活　赤芍药　甘草　槟榔　青皮　大腹皮　陈皮　赤茯苓　半夏　桑白皮　桂心各半两　紫苏茎二两

【用法】上㕮咀。每服三钱重,水一盏,加生姜五片,大枣二个,煎至七分,去滓温服,不拘时候。

【主治】妊娠心腹胀满,两胁肋闷,不下饮食,四肢无力。

【备考】本方方名,《郑氏家传女科万金方》引作"仓公下气散"。

15266　仓公下气汤(《陈素庵妇科补解》卷三)

【组成】归身　川芎　白芍　茯苓　白术　甘草　陈皮　厚朴　木香　香附　乌药　杜仲　腹皮　紫苏　前胡

【主治】妊娠腹中宿有风寒逆气,致令停饮,复重触冷发动,与气相干,致心腹胀满者。

【方论选录】是方腹、陈、木、朴、乌、香宽胸除胀,芎、归、术、芍安胎益气,甘草、茯苓利水祛胀,苏、前除六腑之结气也。

15267　仓公下气散

《郑氏家传女科万金方》卷三。即《妇人良方》卷十二"仓公下气汤"。见该条。

15268　仓公当归汤(《千金》卷八)

【异名】当归汤(《圣济总录》卷八)、仓公当归酒(《三因》卷七)、仓公酒(《普济方》卷一〇五引《鲍氏方》)。

【组成】当归　防风各十八铢　独活一两半　麻黄三十铢　附子一枚　细辛半两

【用法】上㕮咀。以酒五升,水三升,煮取三升,服一升;口不开者,格口纳汤。一服当苏,二服小汗,三服大汗。

【主治】贼风口噤,角弓反张,痉者。

【临床报道】风痉:《伤寒补亡论》尝见口噤似痉,略知人事,但坐而顺掣,腰脊仰反倒者,亦风痉也,服仓公当归汤而愈。

15269　仓公当归酒

《三因》卷七。为《千金》卷八"仓公当归汤"之异名。见该条。

15270　仓公壁钱散(《洞天奥旨》卷十六)

【组成】壁钱七个　白矾三分　冰片一分　儿茶三分

【用法】上药各为末,包矾烧灰,为细末。竹管吹入喉。

【主治】乳蛾。

15271　仓连人参汤(《医学传灯》卷下)

【组成】黄连七钱　陈仓米三钱　人参五钱

【主治】痢疾。

公

15272　公英汤(《中医皮肤病学简编》)

【组成】蒲公英31克　一见喜6克　淡黄芩9克　二宝花9克　野菊花9克　车前草12克　龙胆草3克

【用法】水煎服。

【主治】脓疱疮。

分

15273　分气丸(《博济》卷二)

【异名】小分气丸(《御药院方》卷三)。

【组成】荆三棱(醋浸一宿,切作片子,焙干用)　牵牛(微炒)　大戟各三两(细锉,炒令紫色)　芫花二两(醋炒)　甘遂二两(捶碎,炒令黄色佳)　官桂(去皮)一两

【用法】上为细末,以醋煮糊为丸,如绿豆大。每服十丸,煎陈橘皮汤送下,不嚼破,吃三两服。以微利为度。

【功用】消滞气,利胸膈,止心疼,化酒食毒。

【主治】腹胁胀满。

15274　分气丸(《圣济总录》卷四十五)

【组成】京三棱(煨,锉)　蓬莪术(煨,锉)　青橘皮(锉,用巴豆半两打破同炒黄,去巴豆不用)各五两　胡椒半两　阿魏一两(醋面作饼,炙干)

【用法】上为细末,醋煮面糊为丸,如梧桐子大。每服二十丸,陈橘皮汤送下,一日三次。

【主治】谷劳嗜卧,身体烦重。

15275　分气丸(《圣济总录》卷六十二)

【组成】白术(锉,麸炒)　木香(炮)　蓬莪术(煨)　干姜(炮)　陈橘皮(汤浸,去白,切,炒)　桂(去粗皮)　甘草(炙)　缩砂仁(去皮,炒)　茴香子(炒)　干木瓜(切)　益智仁(炒)各二两　胡椒半两　阿魏(醋化白面和作饼,炙)一分

【用法】上为末,浸蒸饼为丸,如鸡头子大。每服一丸,盐汤嚼下,不拘时候。

【主治】膈气呕逆,不下食。

15276　分气丸(《圣济总录》卷六十六)

【组成】藿香叶　草豆蔻(去皮)　半夏(汤洗七遍,焙)各一两　丁香　白矾(枯)各半两

【用法】上为细末,面糊为丸,如绿豆大。每服二十丸,橘皮汤送下,不拘时候。

【功用】温胃,止呕逆。

【主治】一切涎嗽。

15277　分气丸(《鸡峰》卷二十)

【组成】附子　吴茱萸　当归　芎　陈皮　蓬莪术　干姜　延胡索　桂　五味子　白芷　白及　益智仁　白术各一两

【用法】上为细末,醋煮面糊为丸,如梧桐子大。每服二三十丸,食前生姜汤送下。

【主治】男子妇人脾胃虚弱,中脘痞塞,气不升降,四肢倦怠,无力多困,食饮不消;妇人荣卫俱虚,经候不调,两胁刺痛,脐腹胀满,肢节疼痛,时发寒热,面色萎黄,日渐瘦弱,全不思食。

15278 分气丸(《扁鹊心书·神方》)

【组成】黑丑(半生半熟,取头末)四两 青皮(炒) 陈皮(炒) 干姜(炮) 肉桂各一两

【用法】上为末,水为丸,如梧桐子大。每服三十丸,空心姜汤送下。

【功用】行气,化酒食。

【主治】心腹痞闷疼痛,两胁气胀,痰涎上攻,咽嗌不利。

15279 分气丸(《卫生总微》卷十四)

【组成】巴豆十个(去壳皮膜,出油尽) 木香一钱 附子一个(重半两。炮,去皮脐尖)

【用法】上为细末,面糊为丸,如麻子大。每服三二丸,熟水送下。

【主治】腹胀腹痛。

15280 分气丸(《卫生总微》卷十四)

【异名】塌气丸。

【组成】蝎半两 胡椒一两 木香半两 巴豆一分(去壳皮膜,出油尽)

【用法】上为细末,面糊为丸,如黍米大。每服三五丸,葱白汤送下,不拘时候。

【主治】腹胀。

15281 分气丸(《魏氏家藏方》卷二)

【组成】木香(湿纸煨) 檀香各一分 丁香(不见火) 姜黄 白豆蔻仁 香附子(去毛)各半两 砂仁一两 甘草一两半(炙)

【用法】上为细末,神曲糊为丸,如鸡头子大。细嚼咽下。

【主治】一切气。

15282 分气丸(《魏氏家藏方》卷二)

【组成】香附子二两(去毛) 姜黄一两二钱半 砂仁 甘松 蓬莪术(炮)各一两 甘草一两半(炙) 陈皮(去白) 木香(不见火)各半两

【用法】上为细末,面糊为丸,如梧桐子大。每服三十丸,食前姜汤送下。

【主治】一切气。

15283 分气丸(《御药院方》卷三)

【组成】木香 青皮(去白) 陈皮(去白) 白豆蔻仁 缩砂仁 京三棱(炮,切) 蓬莪术(炮,切) 荜澄茄 萝卜子 枳实(麸炒)各一两 黑牵牛(炒)二两

【用法】上为细末,面糊为丸,如梧桐子大。每服五十丸,食后生姜汤送下。

【主治】胸膈气痞,痰实不化。

15284 分气丸(《永类钤方》卷二十一)

【组成】木香(炮)一分 黑牵牛(生)半两

【用法】上为末,面糊为丸,如小豆大。三岁服三十丸,米汤送下。

【主治】小儿疳气,腹胀膨脖。

15285 分气丸(《丹溪心法附余》卷二十四)

【组成】糖球子(即山楂) 甘草二斤 香附半斤 藿香叶 甘松各一两

【用法】上为末,炒面糊为丸,如梧桐子大。每服四五丸,嚼茶清送下,不拘时候。

【功用】驻容颜。

【备考】方中糖球子用量原缺。

15286 分气汤(《圣济总录》卷一五八)

【组成】麦门冬(去心,焙) 槟榔(生,锉) 当归(切,焙) 人参 甘草(炙) 木通(锉) 羌活(去芦头) 芎䓖 大腹皮(锉) 桑根白皮(锉)各一两 大黄(炒)三分

【用法】上为粗末。每服三钱匕,水一盏,煎至六分,去滓,空心、日午、临卧温服。

【功用】利心经,疏壅滞。

【主治】妊娠诸疮。

15287 分气汤(《杨氏家藏方》卷五)

【组成】甘草(炙) 干姜(炮) 熟干地黄(洗,焙) 白茯苓(去皮) 当归(洗,焙) 细辛(去叶土) 白芍药 吴茱萸(汤洗七次,炒) 肉桂(去粗皮)各三钱 山栀子仁六枚

【用法】上咬咀。每服三钱,水一盏,加羊脂一小片,同煎至六分,去滓,食前温服。

【主治】气注胁肋刺痛,服诸药无效,经岁月不已者。

15288 分气饮(《直指小儿》卷四)

【异名】分气散(《幼科类萃》卷十三)。

【组成】北梗 赤茯苓 陈皮 桑白皮(炒) 大腹皮 枳壳(制) 半夏曲 真苏子(微炒) 紫苏 甘草(炙)各二钱 草果仁一钱

【用法】上锉。每一钱半,水一小盏,加生姜三片,大枣一个,煎半服。

【主治】小儿肿胀作喘,气短而急。

15289 分气饮(《医方类聚》卷二二七引《仙传济阴方》)

【组成】陈皮 甘草 赤茯苓各三钱 苍术 木瓜 白术各五钱

【用法】加生姜、大枣,水煎服。

【主治】妇孕七八月,脚肿。

15290 分气饮(《万氏家抄方》卷五)

【组成】桔梗 茯苓 陈皮 桑皮 大腹皮 枳壳 草果 半夏 苏子 木瓜 木通 木香

【用法】加生姜、大枣、灯心,水煎服。

【主治】四肢浮肿,气喘短急。

【加减】小便不利,加猪苓、泽泻;泻,加肉果;腹痛,加肉桂;胸膈不宽,加砂仁、厚朴。

15291 分气饮(《校注妇人良方》卷十三)

【组成】陈皮 茯苓 半夏(炒) 桔梗(炒) 大腹皮 紫苏梗 枳壳(麸炒) 白术(炒) 山栀(炒)各一钱 甘草(炙)五分

【用法】加生姜,水煎服。

【主治】脾胃虚弱,气血不和,胸膈不利;或痰气喘嗽,饮食少思。

15292 分气饮(《玉案》卷四)

【组成】藿香　枇杷叶　贝母（去心）　陈皮各一钱　当归　厚朴（姜汁炒）　沉香　香附（醋炒）　苏子（炒）　白豆蔻各一钱五分

【用法】加生姜五片，水煎服。

【主治】远年近日噎膈。

15293　分气饮（《医部全录》卷四四〇引《幼幼近编》）

【组成】桔梗　茯苓　陈皮　桑皮　大腹皮　枳壳　草果　萝卜子　苏子　苍术　厚朴　木通　半夏　木香

【主治】肚腹膨胀，喘急烦闷。

【加减】小便不利，加泽泻；伤食，加神曲、麦芽、砂仁。

15294　分气饮（《风痨臌膈》）

【组成】茯苓一钱　栀子一钱　紫苏八分　白术五钱　枳壳一钱（炒）　蔻仁（研）一钱　木通七分　大腹皮八分　青皮六分　木香四分

【用法】加生姜，水煎，食远服。

【主治】中脘以上胀满妨闷，渐渐而起。

15295　分气散（《圣济总录》卷五十七）

【组成】仙人枯骨一两　槟榔（大者）一枚（锉）　防己　白豆蔻各一分　皂子（雄者）二百七十枚（炮）　莱菔子（炒）　青橘皮（汤浸，去白，焙）各半两　麝香（研）半钱　牵牛子（瓦上炒焦，令作声为度）一两

【用法】上为细散。每服一钱匕，煎大腹皮汤调下，不拘时候。

【功用】分导滞气。

【主治】腹虚胀。

15296　分气散（《圣济总录》卷八十）

【组成】甘遂（炒）　商陆（锉，炒）　白牵牛（炒）各半两　槟榔（炮，锉）一枚　木香一分　白丁香（研）五十枚　腻粉（研）一钱

【用法】上为散。每服半钱匕，温酒调下；实者加至一钱匕。

【功用】利小便。

【主治】水蛊腹肿。

15297　分气散（《圣济总录》卷八十七）

【组成】旋覆花　麻黄（去根节）　款冬花　甘草（炙，锉）　陈橘皮（汤浸，去白，焙）　白术　前胡（去芦头）　丹参　桔梗（锉，炒）　大枣（去核，焙）　防葵　黄耆（锉）　五味子　枳壳（去瓤，麸炒）　贝母（去心）　桃仁（去皮尖双仁，炒黄）　姜蕨　葛根（锉）各一两

【用法】上为散。每服二钱匕，食前如茶点下；或用水一盏，加生姜二片，煎服亦得。

【主治】五脏热劳，邪癖毒气。

15298　分气散

《幼科类萃》卷十三。为《直指小儿》卷四"分气饮"之异名。见该条。

15299　分水丹（《石室秘录》卷一）

【组成】白术一两　车前五钱

【用法】水煎服。

【主治】脾气不温，水泻。

【方论选录】《串雅内编选注》：白术健脾利水；车前子具有通气化、行水道、止泻之力。二药配伍，能使胃肠水湿之邪皆从小便而去，脾健胃和，腹泻可止。

15300　分水丹（《全国中药成药处方集》禹县方）

【组成】广藿香二两　泽泻二两四钱　白扁豆一两六钱　川厚朴三两　半夏三两六钱　香薷草二两　砂仁　木瓜　紫苏各二两四钱　白术二两　苍术三两　猪苓　西滑石　肉桂　陈皮　白茯苓　石斛各二两四钱　甘草三两　白芷二两四钱　桔梗一两六钱

【用法】上为细末，每包八分。每服一包，一日二次，十岁者服半包，姜汤送下；白开水亦可。

【主治】暑天受寒，水泻不止，肚腹作疼，上吐下泻。

【宜忌】孕妇忌用。

15301　分水散（《杨氏家藏方》卷十）

【组成】土狗一枚　轻粉一字

【用法】上为细末。每用少许搐鼻中。其黄水尽从鼻中出。

【主治】面浮水肿。

15302　分水散（《北京市中药成方选集》）

【异名】分水神丹。

【组成】藿香叶八十两　滑石三十三两　甘草十两　白术（炒）四十三两　车前子（炒）三十三两

【用法】上为细末，过罗。每服一钱，温开水送下，一日二次。

【功用】分解止泻。

【主治】感受暑湿，脾胃不和，伤水受寒，水泄腹痛，恶心作呕。

15303　分利饮（《幼科直言》卷五）

【组成】泽泻　猪苓　怀牛膝　车前子　归尾　黄芩　黄连　甘草梢　薄荷

【用法】竹叶为引。

【主治】小儿赤白淋疾，痛不可忍者。

15304　分金散（《幼幼新书》卷十引《吉氏家传》）

【组成】硼砂　马牙消各半钱　脑　麝各一字　人参　甘草（炙）各半两

【用法】上为细末。每服一字。

【主治】四时惊风。

【加减】惊风发动如羊眼，喉内无涎，添用脑、麝、冷水下一字。

15305　分肢散（《宣明论》卷十四）

【组成】巴豆半两（不出油）　川大黄一两朴消半两

【用法】大黄为末，后入巴豆霜、朴消，一处细研，用油贴起。每服半钱，热茶下，吐下顽涎立愈。如小儿胸喉惊钩等，先服龙脑地黄膏一服，次服此药一字，茶送下；上吐下泻，以吐利得快为效。大人半钱，小儿一字。看虚实加减，只是一两服见效，不宜频服。如吐泻不定，以葱白汤立止。

【主治】小儿卒风，大人口眼㖞斜，风涎裹心，惊痫天吊，走马喉闭，急惊，一切风热。

15306　分经散（《朱氏集验方》卷十）

【组成】红花　苏木　乳香　没药　败姜　姜黄　当归　芍药　川芎　木通　甘草　蓬术（煨）　生地黄　元胡索　牡丹皮　凌霄花

【用法】上为细末。每服二大钱，空心温酒调下，一日三次。

【主治】妇人血气心痛，遍身手足疼痛及经血不通。

【加减】加血竭、玳瑁尤佳。

15307 分昧散（《眼科撮要》）

【组成】琥珀 防风各一两 元参 蔓荆子(炒) 牛蒡子(炒) 草决明 白蒺藜(炒)各一两五钱 甘草 细辛 苍术(米泔浸) 大黄 甘菊各二两

【用法】水煎服。或为末，白汤调下。外点推云散。

【主治】因脾家受风湿，瘀血滞睛而致目有粉青而昏。

15308 分浊饮（《辨证录》卷八）

【组成】萝卜子一两 白茯苓 泽泻 车前子各五钱 甘草 黄柏各一钱 炒栀子三钱

【用法】水煎服。

【主治】清浊不分，下痢之时因而小便闭塞，溺管作痛，变为淋者。

15309 分浊散（《辨证录》卷七）

【组成】茯苓一两 车前子三钱 猪苓三钱 茵陈一钱 栀子三钱

【用法】水煎服。

【功用】升胃中清气，分利膀胱。

【主治】谷疸之证，胸中易饥，食则难饱，多用饮食则发烦头眩，小便艰涩，身如黄金之色。

15310 分涎丸（《御药院方》卷一）

【组成】水银(锡结沙子) 粉霜 干蝎(为末)各半两 腻粉二钱 脑子 麝香 天竺黄 朱砂各一钱 天南星(生用，为末)一两

【用法】上为末，石脑油为丸，如鸡头子大。每服三五丸，薄荷汤化下；一岁小儿服半丸至一丸。

【主治】中风，忽然倒卧，痰涎郁塞，不省人事。

15311 分涎汤[《简易方》引《叶氏方》(见《袖珍》卷一)]

【组成】陈皮 新罗拣参 半夏(汤洗七次令软，每个切四片，姜汁浸一夕) 枳实 苦梗 天南星(去外皮，湿纸包，灰火煨香熟，取出)各等分

【用法】上㕮咀。每服三钱，水一盏，加生姜十片同煎，食后服。

【功用】《医方类聚》引《叶氏方》：顺阴阳，消痞满。

【主治】风痰留滞，膈间喘满，恶心，涎唾不利。

15312 分涎散（《普济方》卷一○三引《护命》）

【组成】白僵蚕(去丝) 附子(火炮，去皮) 半夏 细辛 藿香叶 芎䓖 羌活各一分 干姜三铢 牵牛半两

【用法】上为细末。每服四钱，空心热汤调下，热吃；口不开，用勺柄斡口开灌之。先吃此药，后吃透风气药。

【主治】一切男子、女人忽寒风所中，闷倒不知人事。其病之所起，必先自半年或一年前，吃食少，闻肉臭，吃即恶心，口内有冷涎出，及至忽然闷倒，不知人事，即面色青黑，唇皮青，手足冷，脉气微小，身上寒慄，初得醒人事即半身沉重，行动不得，说话謇涩，颠倒不定，语声不出，浑身重，不识人事。

【宜忌】喉中无痰涎不要吃。

15313 分涎散（《圣济总录》卷六）

【组成】藿香叶 蝎梢 白附子(炮)各一分 天南星(炮)半两 丹砂(研) 腻粉(研) 粉霜(研)各一两

【用法】上七味，先将四味捣罗为末，次入丹砂、腻粉、粉霜同研匀。每服一钱匕至二钱，薄荷茶调下，未吐利再服。

【主治】急风口噤，手足搐搦，涎潮作，声不得出。

15314 分珠散（《准绳·类方》卷七）

【异名】安珠散（《眼科菁华录》卷上）。

【组成】槐花 白芷 地黄 栀子 荆芥 甘草 黄芩 龙胆草 赤芍药 当归各一两

【用法】水煎服。

【主治】眼患血灌瞳神，恶血不散。

【加减】春，加大黄泻肝；夏，加黄连泻心；秋，加桑白皮泻肺。

15315 分消丸

《医统》卷四十一引《发明》。即原书"分消导气汤"以神曲为丸。见该条。

15316 分消汤（《回春》卷三）

【组成】苍术(米泔浸，炒) 白术(去芦) 陈皮 厚朴(姜汁炒) 枳实(麸炒)各一钱 砂仁七分 木香三分 香附 猪苓 泽泻 大腹皮各八分 茯苓一钱

【用法】上锉一剂。加生姜一片，灯草一团，水煎服。

【主治】中满成鼓胀，兼治脾虚发肿满饱闷。

【加减】气急，加沉香；肿胀，加萝卜子；胁痛面黑是气鼓，加青皮，去白术；胁满小肠胀痛、身上有血丝缕是血鼓，加当归、芍药、红花、牡丹皮，去白术、茯苓；嗳气作酸、饱闷腹胀是食鼓，加山楂、神曲、麦芽、萝卜子，去白术、茯苓；恶寒、手足厥冷、泻出清水是水鼓，加官桂；胸腹胀满、有块如鼓者是痞散成鼓，加山楂、神曲、半夏、青皮、归尾、玄胡、鳖甲，去白术、茯苓、猪苓、泽泻。

15317 分消汤（《洞天奥旨》卷十）

【组成】黄芩一钱 炙草一钱 青黛二钱 桔梗三钱 天花粉二钱 麦冬二钱 天冬二钱 连翘三钱 苦丁香五分

【用法】水煎服。

【主治】鼻息鼻痔。

15318 分消饮（《医学传灯》卷下）

【组成】羌活 白芷 柴胡 川芎 枳壳 山楂 陈皮 猪苓 泽泻

【用法】水煎服。

【主治】湿泻初起，腹中不痛，所泻皆水；或遍身发肿，身热脉数者。

【加减】热盛，加山栀、黄芩。

15319 分消饮（《家庭治病新书》引《医道日用纲目》）

【组成】苍术 白术 茯苓 陈皮 厚朴 枳实各三钱 生香附 大腹皮 泽泻各一钱五分 缩砂仁一钱 广木香六分

【用法】生姜、灯心为引，水煎服。

【主治】水肿胀满者。

15320 分理汤（《医碥》卷六）

【组成】柴胡 升麻 葛根 羌活 防风 知母 石膏 黄芩 猪苓 川山甲 甘草

【功用】升阳达表，引阴下降，分理阴阳。

【主治】疟疾阴阳错杂。

15321 分清饮（《直指》卷十）

【异名】分清散（《普济方》卷三二一）、萆薢分清饮（《郑

氏家传女科万金方》卷一)。

【组成】益智仁一两(醋浸) 川草薢 石菖蒲(去毛) 天台乌药 白茯苓各一两 甘草四钱

【用法】上为末。每二钱,盐少许,同煎,食前服。

【主治】❶《直指》:思虑过度,清浊相干,小便白浊。❷《郑氏家传女科万金方》:白带。

15322 分清饮

《瑞竹堂方》卷一。为《杨氏家藏方》卷九"草薢分清散"之异名。见该条。

15323 分清饮(《保婴撮要》卷八)

【组成】益智仁 川草薢 石菖蒲(盐炒) 乌药 茯苓 白芍药各三分

【用法】加灯心,水煎服。

【主治】小便余沥,并赤白浊。

15324 分清饮

《明医指掌》卷七。为《普济方》卷三十三"分清散"之异名。见该条。

15325 分清饮(《简明医彀》卷四)

【组成】益智 川草薢(赤者) 石菖蒲 车前子 赤茯苓 猪苓 泽泻 白术 枳壳 陈皮各八分 升麻 甘草梢各三分

【用法】加灯心,水、酒各半煎,空心服。

【主治】赤白浊。

【加减】首帖,加麻黄八分,减升麻;如热甚作痛,加炒黄柏二钱,煎成调青黛七分,滑石末二钱,去枳、陈、智;不通,加木通、淡竹叶、扁蓄、石韦等;变虚寒,加炮姜、肉桂三分;日久服凉药过多,真元耗损,肾虚有寒,频数无度,光彩如膏,益智、草薢、菖蒲、乌药、茯苓等分水煎,入盐一分,空心服。

15326 分清饮(《玉案》卷五)

【组成】陈皮 半夏各一钱五分 白茯苓 草薢 木通各二钱 山栀仁 泽泻各一钱

【用法】加灯心三十茎,水煎,空心服。

【主治】内有湿痰湿火,小便赤白混浊。

15327 分清饮(《女科切要》卷二)

【组成】芡实 茯苓 黄蜡

【用法】炼蜜为丸,如梧桐子大。每服一百丸,淡盐汤送下。

【主治】小便浊。

15328 分清饮(《医级》卷七)

【组成】茯苓 泽泻 米仁 猪苓 厚朴 枳壳 木通 栀子 车前

【主治】小便癃闭及湿滞肿胀,不能受补。

15329 分清饮(《胎产新书》卷四)

【组成】川草薢 益智仁(去壳,盐水炒) 乌药 茯苓各二钱 石菖蒲(去毛,炒) 枳壳 生甘草各一钱

【用法】水煎,乘热入盐少许服。

【主治】下元虚损,精不能摄,小便白浊,时常流出清冷稠黏;或于小便后,来亦不多。

15330 分清饮(《中医妇科治疗学》)

【组成】茯苓 泽泻 木通 猪苓 栀子各二钱 枳壳一钱 茵陈三钱

【用法】水煎服。

【功用】清热利湿。

【主治】转脬热盛。妊娠数月,小便短黄,继则不通,小腹胀痛,面色微黄,心烦不安,舌质微红,苔腻而黄,脉滑数。

15331 分清散

《济生》卷四。为《杨氏家藏方》卷九"草薢分清散"之异名。见该条。

15332 分清散(《普济方》卷三十三)

【异名】分清饮(《明医指掌》卷七)。

【组成】益智仁 草薢 菖蒲各等分

【用法】上为末。每服三二钱。

【主治】白浊。

15333 分清散

《普济方》卷三二一。为《直指》卷十"分清饮"之异名。见该条。

15334 分痘汤(《辨证录》卷十四)

【组成】升麻一钱 元参三钱 麦冬三钱 当归二钱 青蒿二钱 生甘草二钱 半夏五分 生地三钱 荆芥一钱

【用法】水煎服。

【主治】痘已见形,又出一层红斑者,此夹疹痘也;或似斑而非斑,或零星错乱,皆是夹疹之症。

15335 分瘀汤(《辨证录》卷七)

【组成】大黄 车前子各三钱 丹皮五钱 当归一两 枳壳 柴胡各一钱

【用法】水煎服。

【主治】痢久不止,日夜数十行,下如清涕,内有紫黑血丝,食渐减少,脉沉细弦促。

15336 分膈丸(《鸡峰》卷十七)

【组成】人参一两 槟榔 肉豆蔻仁各二个 木香 茯苓各一两 水银四两(水煮一伏时,枣肉内研星尽) 没药 青橘各一两 当归八两 不蛀皂角一挺 麒麟竭半两

【用法】上为细末,分一半,别入灯上燎者巴豆、杏仁各二十一个,同用面糊为丸,如梧桐子大;一半药末只炼蜜为剂,杵一千下。吃时旋丸小豆大,并每服五七丸。汤使临时。

【主治】血气及一切积聚败血为病,以及产后注懑,心腹疾涎,腹秘不通。

15337 分气饮子(《活幼口议》卷十七)

【组成】五味子 桔梗 白茯苓 甘草(炙) 陈橘皮 桑皮 草果(去壳) 大腹皮 白术 枳壳(去瓤,切,炒) 川当归 紫苏 苏子 半夏曲各等分

【用法】上㕮咀。每服二大钱匕,水一小盏,加生姜二小片,枣子半个,煎至半盏,去滓,通口服,不拘时候;兼八味理中丸煎服。

【主治】小儿肿胀作喘,气短促急,坐卧不任,四肢浮肿,饮食呕逆,神困喜睡。

15338 分气煎丸(《鸡峰》卷二十)

【组成】香附子四两 陈橘皮二两 木香(生) 丁香(生)各半两 姜黄二两(生)

【用法】上为细末,醋煮神曲糊为丸,如绿豆大。每服三十丸,生姜汤送下,不拘时候。

【功用】快胸膈,进饮食。

15339 分心气饮（《局方》卷三宝庆新增方）

【组成】木香(不见火) 桑白皮(炒)各半两 丁香皮一两 大腹子(炮) 桔梗(去芦,炒) 麦门冬(去心) 草果仁 大腹皮(炙) 厚朴(去粗皮,姜汁制) 白术 人参(锉)各半两 香附子(炒,去毛) 紫苏(去梗) 陈皮(去白) 藿香各一两半 甘草(炙)一两

【用法】上㕮咀。每服二钱,水一盏,加生姜三片、枣子一个(擘破去核),及灯心十茎,煎至七分,去滓温服,不拘时候。

【主治】男子、妇人一切气不和。多因忧愁思虑,怒气伤神,或临食忧戚,或事不随意,使抑郁之气留滞不散,停于胸膈之间,不能流畅,致心胸痞闷,胁肋虚胀,噎塞不通,噫气吞酸,呕哕恶心,头目昏眩,四肢倦怠,面色萎黄,口苦舌干,饮食减少,日渐羸瘦,或大肠虚秘;或因病之后,胸膈虚痞,不思饮食。

15340 分心气饮（《直指》卷五）

【异名】心气饮（《丹溪心法》卷四）。

【组成】紫苏茎叶三两 半夏(制) 枳壳(制)各一两半 青皮(去白) 陈橘红 大腹皮 桑白皮(炒) 木通(去节) 赤茯苓 南木香 槟榔 蓬莪术(煨) 麦门冬(去心) 桔梗 肉桂 香附 藿香各一两 甘草(炙)一两三分

【用法】上锉散。每服三钱,水一大盏,加生姜三片,大枣二个,灯心十茎,煎七分,不拘时候服。

【功用】通利大小便。

【主治】忧思郁怒,诸气痞满停滞。

【临床报道】瘴疟:里人瘴疟经年,虚肿腹胀,食不知饱,以此药吞温白丸,初则小便数次,后则大便尽通,其病顿愈。

15341 分心气饮（《局方》卷三续添诸局经验秘方）

【组成】木通(去节) 赤芍药 赤茯苓 肉桂(去粗皮) 半夏(汤洗七次) 桑白皮(微炒) 大腹皮 陈皮(去瓤) 青皮(去白) 甘草(炙) 羌活各一两 紫苏(去粗梗)四两

【用法】上为粗末。每服三钱,水一盏,加生姜三片,大枣二个,灯心五茎,同煎至七分,去滓温服,不拘时候。

【功用】消化滞气,升降阴阳,调顺三焦,和脾进食。

【主治】男子、妇人一切气不和,多因忧愁思虑,怒气伤神,或临食忧戚,或事不随意,使抑郁之气留滞不散,停于胸膈之间,不能流畅,致心胸痞闷,胁肋虚胀,噎塞不通,噫气吞酸,呕哕恶心,头目昏眩,四肢倦怠,面色萎黄,口苦舌干,饮食减少,日渐羸瘦,或大肠虚秘;或因病之后,胸膈虚痞,不思饮食。

15342 分心气饮（《医学六要·治法汇》卷一）

【组成】紫苏叶 半夏 青皮 陈皮 大腹皮 赤茯苓 桑皮 芍药 甘草 木通

【主治】一切气病。

15343 分心气饮（《宋氏女科》）

【组成】桔梗 枳壳 木香 槟榔 乌药 香附 木通 肉桂 芍药 茯苓 大腹皮 桑皮 青皮 陈皮 真紫苏 羌活 甘草

【用法】上锉二剂,加生姜三片、大枣二个,灯心三十条,水二钟,煎八分,空心温服,滓更煎服。

【主治】妇人内郁,血凝气滞成病者。

15344 分心气饮（《郑氏家传女科万金方》卷二）

【组成】木通 丁香皮 人参 麦冬 厚朴 大腹皮

【用法】水煎服。

【主治】妇人胎前噎膈,气多而食不下者。

15345 分心气饮（《风痨臌膈》）

【组成】苏梗 青皮 芍药 大腹皮 陈皮各一钱 官桂六分 赤茯苓 桑白皮 灯心 生姜

【主治】大怒而胀。

【备考】方中赤茯苓、桑白皮、灯心、生姜用量原缺。

15346 分心气散（《医钞类编》卷九）

【组成】紫苏梗一钱五分 青皮(去白) 白芍 大腹皮 陈皮(去白)各一钱 木通 半夏各八分 赤苓(炒)各五分 肉桂六分

【用法】加生姜三片,灯心十茎,水煎服。

【主治】大怒腹胀。

15347 分水神丹（《石室秘录》卷二）

【组成】白术五钱 茯苓三钱 车前子一钱 北五味一钱 吴茱萸五分 酸枣仁一钱

【用法】水煎服。

【主治】水泻。

15348 分水神丹

《北京市中药成方选集》。为原书"分水散"之异名。见该条。

15349 分气补心汤（《三因》卷八）

【组成】大腹皮(炒) 香附(炒去毛) 白茯苓 桔梗各一两 木通 甘草(炙) 川芎 前胡(去苗) 青橘(炒) 枳壳(麸炒,去瓤) 白术各三分 细辛(去苗) 木香各半两

【用法】上锉散。每服四大钱,水一盏,加生姜三片,大枣一个,煎七分,去滓,食前温服。

【主治】心气郁结,怔悸噎闷,四肢浮肿,上气喘急。

15350 分气香苏饮（《证治宝鉴》卷九）

【组成】桑皮 陈皮 茯苓 大腹皮 香附 苏子 桂枝 五味子 草果 枳壳 姜

【主治】因气而肿者,其脉沉伏,或腹胀,或喘急。

15351 分气紫苏汤

《直指》卷五。为《局方》卷三(绍兴续添方)"分气紫苏饮"之异名。见该条。

15352 分气紫苏饮（《局方》卷三绍兴续添方）

【异名】分气紫苏汤（《直指》卷五）。

【组成】五味子(去梗,洗) 桑白皮(炙,锉) 陈皮(去白,净洗) 桔梗(锉) 草果仁 大腹皮 甘草(炙) 茯苓各三斤

【用法】上为粗末,称二十斤,净入,拣嫩枝叶干紫苏十五斤捣碎,同一处拌匀。每服四钱,水一大盏,姜钱三片,入盐少许,同煎至七分,去滓,空心、食前服。

【功用】和胃进食。

【主治】男子、妇人脾胃不和,胸膈噎塞,腹胁疼痛,气促喘急,心下胀闷,饮食不思,呕逆不止。

15353 分气紫苏饮（《丹溪心法》卷四）

【组成】枳壳 茯苓 大腹皮 陈皮 甘草 苏子

草果　白术　当归　紫苏　半夏　桑皮　五味子

【用法】上锉。加生姜三片,水煎服。

【主治】脾胃不和,胸膈噎塞,腹胁疼痛,气促喘急,心下胀闷。

15354　分心气饮子《国医宗旨》卷二)

【组成】青皮二钱　陈皮五钱　白茯苓三钱半　半夏三钱半(制)　紫苏二两　大腹皮五钱(洗)　厚朴(炒)三钱半　赤芍三钱　桑白皮(炒)五钱　木通三钱半　桔梗五钱　甘草二钱

【用法】分五剂。每剂加生姜三片,大枣一个,灯心十根,水煎服。

【主治】气实,刺痛胀满。

15355　分水车前散《卫生总微》卷十)

【异名】车前子散、断痢散(《宣明论》卷十)、车前散(《朱氏集验方》卷六)。

【组成】车前子

【用法】上为末。每服半钱或一钱,米饮调下。量大小加减。

【主治】❶《卫生总微》:暑月伤热暴泻,小水不分。❷《宣明论》:一切痢不止者。

15356　分水止鸣汤《辨证录》卷二)

【组成】人参五钱　白术一两　车前子三钱　茯苓一两　肉桂一钱　半夏三钱

【用法】水煎服。

【主治】口眼㖞斜,身欲颠仆,腹中鸣如囊裹浆之声。

【方论选录】《辨证奇闻评注》:口眼歪斜,由于脾失健运,痰湿阻滞。方用参、术补其胃气,则痰浊自化;苓、夏化其痰湿,则经脉自通;肉桂温养其气,则气血自和,诸症自愈。

15357　分水止泻丹《北京市中药成方选集》)

【组成】党参(去芦)十六两　砂仁十六两　扁豆十六两　茯苓十六两　猪苓十六两　白术(炒)十六两　莲子肉十六两　车前子(炒)十六两　泽泻十六两　甘草十六两　苡米(炒)十六两　滑石十六两　山药十六两

【用法】上为细末,过罗,炼蜜为丸,重二钱。每服二丸,温开水送下,一日二次。

【功用】分解利水,理脾止泻。

【主治】脾虚伤水,小便不利,腹痛泄泻。

15358　分水消肿散《辨证录》卷十四)

【组成】茯苓三钱　车前子三钱　木通二钱　猪苓二钱　薏仁一两　桔梗一钱　荆芥五分　白术三分

【用法】水煎服。

【主治】小儿出疹,口渴恣饮,水蓄不消,呕吐不止,因变泻痢,喘嗽不宁,小便不利,阴囊浮肿,胁痛筋软,膨胀。

15359　分阴理阳汤《痘疹会通》卷四)

【组成】人参　苏叶　葛根　桔梗　北柴胡　黄芩　陈皮　甘草

【用法】煨生姜为引。

【主治】痘疹邪气正气相持者。

15360　分利五苓散《胎产新书》卷三)

【组成】猪苓　泽泻　白术　赤芍各一钱　阿胶　当归　川芎各八分

【用法】空心服。

【功用】解热毒,顺阴阳。

【主治】差经。经来大小便俱出。

15361　分利化滞汤《幼科直言》卷四)

【组成】柴胡　薄荷　厚朴　陈皮　甘草　猪苓　枳壳　归尾　红花　黄芩　木香　山楂肉

【用法】水煎服。

【主治】痢疾初起,体壮滞多者。

15362　分利顺元散《医方大成》卷二引《澹寮》)

【组成】川乌　附子各一两　南星二两　木香五钱(别锉,临时入)

【用法】上除木香不见火外,三味各将一半去皮生用,一半炮熟,合和,㕮咀。每服四钱,加大枣七个,生姜十片,水一盏,煎七分,当发前一日及当发日早晨连进二三服。

【主治】体虚之人患症,寒多,不可用截药者。

15363　分消导气汤《医统》卷四十一引《发明》)

【异名】上下分消导气汤(《回春》卷三)。

【组成】桔梗　枳实(麸炒)　厚朴(姜制)　青皮　香附子(制)　茯苓　半夏各八分　瓜蒌　黄连　桑白皮　槟榔　泽泻　川芎　麦芽　木通各五分　甘草梢三分

【用法】水盏半,姜三片,煎七分服。

【主治】气痰壅盛,二便不利。

【备考】或用神曲为丸,名"分消丸"。方中枳实,《回春》作"枳壳"。

15364　分消泄浊丸《青囊秘传》)

【组成】大黄(晒)一两　西珀一钱

【用法】鸡子清为丸。匀作三天服,火酒送下。

【主治】茎痛而下疳。

15365　分消宽中散《何氏济生论》卷四)

【组成】白术　滑石　茯苓皮　香附　车前子　莱菔　半夏　泽泻　厚朴　白芍　山楂肉　苏梗　大腹皮　木香

【用法】加生姜皮、灯心各三分,食前服。

【主治】脾虚腹胀。

15366　分清五淋丸

《中国药典》2000版。为《北京市中药成方选集》"分清止淋丸"之异名。见该条。

15367　分清止淋丸《北京市中药成方选集》)

【异名】分清五淋丸(《中国药典》2010版)

【组成】木通一百二十八两　黄芩一百二十八两　甘草三十二两　大黄一百九十二两　茯苓六十四两　黄柏六十四两　滑石一百二十八两　扁蓄六十四两　泽泻六十四两　车前子(炒)六十四两　知母六十四两　瞿麦六十四两　生栀仁六十四两　猪苓六十四两

【用法】上为细末,过罗,用冷开水为小丸,滑石为衣,闯亮。每服二钱,温开水送下,一日二次。

【功用】清膀胱热,疏通尿道。

【主治】小便不利,淋漓刺痛。

【宜忌】忌辛辣食物,孕妇忌服。

15368　分湿内化丹《石室秘录》卷四)

【组成】薏仁一两　金银花九钱　茯苓七钱　生甘草五钱　牛膝五钱　萆薢五钱　半夏五钱　肉桂五分

【用法】水煎服。

【主治】脚胫烂疮。

【方论选录】此方妙在薏仁为主,金银花、草薢为辅,茯苓为佐使。盖薏仁去两足之湿,茯苓能分消脾胃中之湿气,生甘草、金银花能解郁热之毒,而草薢又善走足,且能祛湿健胫,又加牛膝以助其筋力,则烂湿之疮,有不去之如失者乎?

15369 分湿消毒丹

《疡医大全》卷二十五。为《石室秘录》卷四"分湿消毒至神丹"之异名。见该条。

15370 分解湿热汤《辨证录》卷七

【组成】车前子一两 厚朴三钱 黄连一钱 甘草一钱 枳壳一钱 槟榔一钱 滑石末一钱

【用法】水煎服。

【主治】夏秋之间,先泻后痢,腹中疼痛,后重之极,下痢不可,欲痢不得,口渴饮水,小腹作胀。

【方论选录】此方用车前以利水,用黄连以清热,用厚朴以分清浊,余则止秽去滞,调和于邪正之间,以解分争也。君臣佐使既用之攸宜,安有不取效之捷哉!

15371 分湿消毒至神丹《石室秘录》卷四

【异名】分湿消毒丹《疡医大全》卷二十五。

【组成】白蜡一两 黄丹二两 韭菜地上蚯蚓粪二两(炒干一两五钱) 冰片五分 朝脑三钱 麝香五分 血竭五钱 铅粉一两 炒松香三钱 乳香(去油)三钱 没药三钱 铜绿二分 轻粉一钱 儿茶三钱

【用法】上药各为极细末。先以葱汤温洗,乘葱汤洗湿之时掺在疮口之上。必然痒不可当,但不可用手抓其痒,少顷必流黄水,如金汁满碗;再用葱汤洗之,又掺;又流又掺,如是者三次,则水渐少而痛渐止矣。明日用生地方药膏,以厚皮摊膏,仍入此末药加入二钱贴之,任其出水;倘痒之极,外以鹤翎扫之即不痒,贴二膏即止水而愈。

【主治】脚胫之生烂疮,亦湿热也,往往两腿腐烂,臭气难闻。

壬

15372 壬子丸《女科万金方》

【组成】吴茱萸(炒) 白茯苓 白蔹(炒) 当归(酒洗) 白及(去皮) 牛膝(酒洗)各一两 桂心 秦艽 没药 乳香各四钱 细辛(去叶) 石菖蒲 附子(盐水浸,炒) 厚朴(姜制)各四钱 人参四两 戎羊肉

【用法】壬日修合。要服,待子时起酒送下。有胎即止。

【主治】妇人无子。

【宜忌】忌生冷、葱蒜、火熏、酒椒、犬肉。

【备考】方中戎羊肉用量原缺。

15373 壬子丸

《摄生众妙方》卷十一。为《东医宝鉴·杂病篇》卷十引《医方集略》"暖宫螽斯丸"之异名。见该条。

15374 壬子丸《同寿录》卷一

【组成】人参二钱 沉香一钱五分 白及(明亮者佳) 白蔹 陈皮 吴茱萸(滚汤泡去苦水) 茯苓各一两 白附子 五味子 牛膝(去芦) 元胡索 蕲艾叶 厚朴(姜汁炒)各三钱 细辛 桂心各五钱 乳香二钱 没药八分

【用法】上药拣壬子日制合,为细末,炼蜜为丸,如赤豆大。男妇同服,每服十五丸,每早、晚温酒送下。俟妇女经净次日服。

【功用】种子。

15375 壬子丸《北京市中药成方选集》

【组成】吴萸(制)三十两 没药(炙)一百二十两 九节菖蒲三十两 川附片十五两 乳香(炙)九十两 肉桂(去粗皮)三十两 白及三十两 茯苓三十两 牛膝十五两 白蔹三十两 厚朴(炙)十五两 当归六十两

【用法】上为细末,过罗,炼蜜为丸,重三钱。每服一丸,温开水送下,一日二次。

【功用】滋阴补气,暖肾助阳。

【主治】房欲过度,肾虚精冷,腰腹疼痛,体倦神疲。

15376 壬癸散《青囊秘传》

【组成】坏油船灰(名水龙骨,煅)

【用法】上为末。掺之。

【主治】脚丫湿痒。

15377 壬水金丹《惠直堂方》卷一

【组成】锦纹川大黄五斤(切薄片,滴烧酒一斤,白蜜四两,拌匀,用柳木甑一口,下铺柳叶寸余厚,以绿豆二升,水浸一夜;黑铅二斤打作薄片,剪碎,同绿豆拌匀,一半铺柳叶上,盖新夏布一块,将大黄铺上,又盖新夏布一块,将所留一半铅豆铺上面,再将柳叶盖满,蒸七炷大线香,待冷起甑,去柳叶、铅、豆不用,只将大黄晒干露之,如此九次,听用) 乌梅肉一两 薄荷叶一两 枳壳(麸炒)一两 广木香(不见火)一两 陈皮一两 九制胆星一两 文蛤(去瓤,炒黄)四两 贝母(去心)二两 檀香(不见火)一两 枸杞子一两 沉香(不见火)五钱 茯苓五钱

【用法】水十数斤,熬汁约三斤,去滓,取净汁,浸前九制大黄,至汁尽晒干,以瓷罐收贮,听配后药:九制玄明粉八钱,七制青礞石五钱,官白硼砂五钱,真血琥珀八钱,角沉香(净末)八钱,郁金五钱,乌犀角二钱,羚羊角(净末)五钱,钟乳粉(研细末,水飞净)三钱,上药九味,共为极细末,将前九制大黄称准一斤,研末和匀,用文蛤膏捣为丸,金箔和朱砂为衣。每用药一丸,舌下化咽。

【功用】清心益智,化痰降火,宽中消滞,生津。

【主治】痰迷风瘫,蛊膈虚损,哮喘痰壅,嘈气吞酸,及各般风症,羊癫、醉醒、消渴、下元虚弱。

【备考】制文蛤膏法:文蛤八两,锅内炒黄色,研末,入平底瓷瓶中,以细茶浓汁熬一日,不住手搅;再用糯米汤熬三日,以味不涩,满口生津为度。再用白茯苓、归身(酒洗)、嫩黄耆(蜜炙)、枸杞、人参、郁金各五钱,麦冬二两,以上药熬汁二大钟,入蛤膏,再煎成膏,以丸前药。

15378 壬字化毒丸《疮疡经验全书》卷十三

【组成】虎胫骨(酥炙) 龟版(酥炙) 川山甲(炙脆) 朱砂各一钱六分 月月红(即血余,用童子头发月剃者,煅)一钱五分 蝉蜕末二钱 没药 乳香 白鲜皮 雄黄各一钱五分 生生乳一钱 牛黄五分 土贝母二钱 沉香七分(取沉水、色黑、味甜香者) 琥珀七分

【用法】上药各为末,用神曲末五钱打稠糊,入药捣匀,

丸如梧桐子大,另研朱砂为衣。每早空心服十五丸,每晚空腹服十丸,人参汤送下;枸杞汤亦可。病去药减。如余邪未尽,药不可撤。

【主治】霉疮,见肾经内外前后形症者。

【宜忌】切忌烦劳、恼怒、焦躁;茶、酒止可用十分之三。

手

15379 **手膏**(《外台》卷三十二引《古今录验》)

【组成】白芷四两 芎劳 藁本 萎蕤 冬瓜仁 楝仁各三两 桃仁一升(去皮) 枣肉二十枚 猪胰四具 冬瓜瓤汁一升 橘肉十枚 栝楼子十枚

【用法】以水六升,煮取二升,酒三升,挼猪胰取汁,桃仁研入。以洗手面。

【功用】《圣惠》:令手润泽。

15380 **手膏**(《千金翼》卷五)

【组成】桃仁 杏仁各二十枚(去皮尖) 橘仁一合赤雄十枚 大枣三十个 辛夷 芎劳 当归 牛脑 羊脑 白狗脑各二两(无白狗,诸狗亦得)

【用法】上十一味,先以酒渍脑,又别以酒六升煮赤雄以上药令沸,停冷,乃和诸脑等;然后碎辛夷三味,以绵裹之,去枣皮、核,合纳酒中,以瓷器贮之。五日以后,先净讫,取涂手。

【功用】令手光润。

【宜忌】忌近火炙手。

15381 **手膏**(《圣惠》卷四十)

【组成】栝楼瓤一两 杏仁一两(汤浸,去皮)

【用法】上药同研如膏,以蜜令稀稠得所。每夜涂手。

【功用】令手光润,冬不粗皴。

15382 **手阳丹**(《卫生宝鉴》卷十五)

【组成】憨葱五枝(捣如泥) 陈蜂窝四五个(烧存性,为末)

【用法】上为丸,如弹子大。手心内握定,用手帕紧扎定。须臾汗出,以棉被覆盖。如手心热甚,休解开。如服药时,先服升麻汤五钱,出子葱连须三枝,生姜五片、水二大盏,煎至一盏,去滓温服,以被覆之,汗出而愈。

【主治】阴毒伤寒,手足逆冷,指甲青色,体冷,脉沉细而微。

【备考】本方方名,《医学纲目》引作"正阳丹";《准绳·伤寒》引作"正阳散"。

15383 **手拈丸**

《北京市中药成方选集》。即《百一》卷八"手拈散"改为丸剂。见该条。

15384 **手拈散**(《百一》卷八)

【异名】游山方(《景岳全书》卷五十四引《良方》)、顺气手拈散(《胎产新书》卷二)、游山散(《春脚集》卷二)。

【组成】草果 玄胡索 五灵脂 没药各等分

【用法】上为细末。每服三钱,温酒调下。

【功用】《北京中药成方选集》:顺气宽胸,消胀定痛。

【主治】心胃气痛。

❶《百一》:脾痛。❷《普济方》:妇人血气刺痛不可忍及诸般气痛。❸《北京中药成方选集》:心胃疼痛,胸中膨闷;肝郁不舒,两胁胀满。

【备考】本方改为丸剂,名"手拈丸"(见《北京市中药成方选集》)。

15385 **手拈散**(《女科万金方》)

【异名】七情手拈散(《郑氏家传女科万金方》卷四)。

【组成】枳壳 延胡索 小茴香各一钱一分 白芍药 乳香 没药各一钱 甘草六分

【用法】水煎服。

【主治】产后七情所伤而致诸气不和,忽然心气痛不可忍者。

15386 **手拈散**(《医方类聚》卷一八八引《吴氏集验方》)

【组成】大萝卜

【用法】上为细末。以绢帛摊敷肿处。

【主治】打扑磕伤,血聚皮不散。

15387 **手拈散**(《丹溪心法附余》卷十五)

【组成】草果 玄胡索 五灵脂 没药 乳香各等分

【用法】上为细末。每服三钱,空心温酒调下。

【主治】心脾气痛。

15388 **手拈散**(《玉案》卷四)

【组成】草果 玄胡索 五灵脂 乳香 没药 沉香 阿魏各五钱

【用法】上为末。每服二钱,煮酒调送下。

【主治】心腹、腰胁、两肋疼痛,并瘀血凝滞。

15389 **手背饮**(《仙拈集》卷四)

【组成】炙甘草 土贝各五钱 半夏一钱半 皂刺 山甲(炒黑) 知母各一钱半

【用法】加生姜、葱,水、酒各半煎服。

【主治】手发背。

15390 **手捻散**(《回春》卷七)

【组成】牛蒡子 白芍 桃仁 大黄各一钱 红花八分 桂枝五分

【用法】上锉一剂。水煎,温服。

【主治】痘疮当靥时,热毒瘀血凝滞,致腹痛不靥,其痛着在中脘。

15391 **手握丹**

《胎产心法》卷四。为《局方》卷九"催生丹"之异名。见该条。

15392 **手握丹**(《卫生鸿宝》卷一引《丛桂堂方》)

【异名】回春散。

【组成】明矾一钱半 火消 胡椒各一钱 黄丹八分 丁香五分(一方无丁香、明矾)

【用法】上为末。酽醋和成圈子,握在手心,男左女右,搭脐上(一法:合阴处),以帛扎紧手。出汗立愈。内服理中汤收功。

【主治】伤寒夹阴,或因女色,致阴症肚痛欲死。

15393 **手摩丸**(方出《千金》卷五,名见《卫生鸿宝》卷三)

【组成】豉数合

【用法】水拌令湿,捣熟,丸如鸡子大。以摩儿囟上、手足心各五六遍毕;再以丸摩儿心及脐,上下行转摩之。

【主治】❶《千金》:小儿客忤,吐下青黄赤白汁,腹中痛,及反倒偃侧,喘似痫状,但目不上插、少睡耳。❷《卫生鸿宝》:中寒腹中痛。

毛

15394 毛粉散

《洞天奥旨》卷十二。为《广笔记》卷三"汤火神验方"之异名。见该条。

15395 毛姜浸酒（《外伤科学》）

【组成】毛姜

【用法】将毛姜浸于75％酒精内至成糊状。外涂患部皮肤，每日2至3次。

【主治】白癜风，斑秃。

午

15396 午药（《咽喉秘集》）

【组成】川黄连一钱　明矾一钱　牙皂一钱（去皮弦，新瓦上焙存性，研末，入上二味）

【用法】上为末。吹患处。扶好病人，嘱其垂头，流去痰涎。如声似雷音，以温水调药，徐徐嗽之。

【主治】喉中痰塞。

【宜忌】孕妇忌用。

【备考】其功与辰药同，但其性太猛，不宜轻用，不可多用，不如用辰药平稳，临时看症酌之。

15397 午王丸（《名家方选》）

【组成】人参　莪术　山药　丁子　木香　黄柏各二分　香附　槟榔　甘草各一分

【用法】上为末，炼蜜为丸，如梧桐子大。

【主治】小儿疳胀。

15398 午时茶（《急救经验良方》）

【组成】茅术十两　陈皮十两　柴胡十两　连翘十两　白芷十两　川朴十五两　枳实十两　楂肉　羌活　防风　前胡　藿香　甘草各十两　陈茶二十斤　桔梗　麦芽　苏叶各十五两　建曲十两　川芎十两

【用法】上为细末，拌匀，宜五月五日午时合糊成小块。每服三钱，加葱、生姜各少许，水煎，热服。汗出即效。

【功用】《中药制剂手册》：解表和中。

【主治】❶《急救经验良方》：一切风寒感冒停食，及不服水土，腹胀腹痛。❷《全国中药成药处方集》：感冒头痛，胸闷腹泻。

【备考】本方改为胶囊剂，名"午时茶胶囊"；又改为颗粒剂，名"午时茶颗粒"（均见《中国药典》2010版）。

15399 午时茶（《中药成方配本》）

【组成】杜藿香一斤半　紫苏一斤半　荆芥一斤半　青蒿一斤　前胡一斤　制半夏一斤　制川朴十二两　广皮一斤　炒白术一斤　广木香一斤　枳壳一斤　青皮一斤　槟榔一斤　炒莱菔子一斤　焦山楂一斤　炒麦芽一斤　炒六曲一斤　豆蔻八两　西砂仁八两　红茶十斤　生姜五斤　面粉六斤半

【用法】先将生姜刨丝打汁候用，上药除应炒者外，其余生晒，为粗末，将姜汁、面粉打浆和药为块，每块约干重五钱。每用一块至二块，绢包煎服。

【功用】解表疏中。

【主治】感冒食积，寒热吐泻。

15400 午时茶（《北京市中药成方选集》）

【组成】甘草八十两　薄荷四十两　神曲（炒）一百六十两　香薷二百两　山楂一百六十两　茯苓八十两　法半夏八十两　苏叶八十两　川芎八十两　厚朴（制）一百二十八两　柴胡八十两　白芷一百六十两　橘皮八十两　防风八十两　前胡八十两　枳壳（炒）八十两　大腹皮八十两　砂仁八十两　麦芽（炒）一百六十两　苍术（炒）一百三十六两　羌活一百二十八两　麦冬八十两　九菖蒲四十两　桔梗八十两　独活一百六十两　扁豆一百六十两　葛根一百六十两　藿香一百六十两　黄芩一百六十两　香附（醋炒）八十两　安化茶（清茶）一千二百八十两

【用法】上为粗末，用鲜薄荷叶八两，生姜八两熬水，再将白面七百三十六两打稀面糊，拌和均匀，用模子印成小块，晒干，每块干重二钱，两块一包。每服一块，煎水饮服。

【功用】消食化滞，去暑。

【主治】感冒风寒，停食停水，咳嗽鼻塞，不思饮食；受暑中寒，腹痛作泄。

15401 午时茶（《全国中药成药处方集》南京方）

【组成】陈茶叶八两　白芍一两　焦苍术二两　枳壳一两　焦麦芽二两　淡黄芩一两　焦山楂二两　防风一两　广藿香二两　苏叶一两　白扁豆二两　青蒿一两　飞滑石二两　陈皮　川厚朴　木瓜　砂仁　白芷　桔梗　茯苓　川羌活各一两　甘草五钱　葛根一两　川黄连五钱　西香茹一两　薄荷五钱　西茵陈一两　大腹皮一两（煎汁）

【用法】上药生晒，为粗末，大腹皮煎汁兑入所用稀粥内打糊，或兑入面糊内，和上药粗末，做成长方形块子，每块计重三钱。每服一块或二块，开水泡或微煎服之。

【主治】外感风寒暑湿，内伤饮食停滞，恶寒发热，头晕身倦，胸闷腹胀。

15402 午后年干漱口方（《医学心悟》卷四）

【组成】午后汁（即白马粪也。如一时不办，预取为末，临时水泡取汁亦得）二钟　万年干（即粪碱也，用瓦合盖，烧存性，为末）三钱

【用法】上药合和。漱口。再用同气散吹之。

【功用】去疳毒。

【主治】胃经湿热，致患走马牙疳，牙间红肿，渐变紫黑臭秽。

牛

15403 牛羹（《臞仙活人心方》）

【组成】黄牛肉不拘多少（用活动肥嫩之肉）

【用法】洗净，其制法与鹿肉同。但心、肝、肚不必重汤，只可就锅中煮糜烂食之，惟肾可批开剥去内外皮膜，用盐酒多醋少浸浸一时，入香油，椒末打拌匀，烧沸撺食；惟髓取出，以葱、花椒末同下在酒中。

【功用】止吐泄，安中益气，养脾胃。

15404 牛牙散（《中国医学大辞典》）

【组成】已死黄牛门牙三钱

【用法】将牙烧红，浸醋内，烧三次，浸三次，研末候冷。如病人有一斤酒量者，用酒二斤，将牙灰冲入饮之，盖被睡一夜，即出大汗，次日全消，或腹泻，再用败毒散服之。初起三日内，俱可治，若瘰疬、秃头疮并脚丫烂多年者，用

麻油或鸡蛋油调敷。

【主治】一切痈毒,大疮初起,癞痢头疮,脚丫破烂。

15405 牛车肉《医学入门》卷三)

【组成】紫河车(洗净,煮烂) 牛肚(切碎)

【用法】上和一处,同煮熟,随便食之。

【主治】失心癫狂。

15406 牛车散《医学集成》卷三)

【组成】白芍 牛膝各一两 前仁三钱 黄柏二钱

【主治】赤带。

15407 牛皮丸

《古今医鉴》卷六。为《幼幼新书》卷二十一引《王氏手集》"木香分气丸"之异名。见该条。

15408 牛皮膏《旭后方》)

【组成】皮胶不拘多少

【用法】用生姜与葱白取自然汁,溶胶,摊于布上。以热贴患处,棉花包暖。

【主治】鹤膝风,并湿气。

15409 牛灰散《圣济总录》卷一四九)

【组成】牛屎(烧灰)

【用法】上为散。醋调敷之。

【主治】蜂螫。

15410 牛肉脯《饮膳正要》卷三)

【组成】牛肉五斤(去脂膜,切作大片) 胡椒五钱 荜茇五钱 陈皮二钱(去白) 草果二钱 缩砂二钱 良姜二钱

【用法】上为细末,生姜汁五合,葱一合,盐四两,同肉拌匀,腌二日,取出焙干,作脯。任意食之。

【主治】脾胃久冷,不思饮食。

15411 牛肉羹《圣济总录》卷一九〇)

【组成】牛鼻肉(洗净,切小片)

【用法】上以水煮烂,后入五味如常羹法。任意食之。

【主治】产后乳无汁。

15412 牛李膏

《小儿药证直诀》卷下。为《圣济总录》卷一六九"夺命煎"之异名。见该条。

15413 牛肝散《圣惠》卷三十三)

【组成】黄牛肝一具(细切,晒干) 土瓜根三两 羚羊角屑一两 蕤仁一两(汤浸,去赤皮) 细辛一两 车前子二两

【用法】上为细散。每服二钱,空心以温酒调下。

【主治】眼青盲,积年不愈。

15414 牛角散《普济方》卷六十一引《肘后方》)

【组成】沙牛角(烧,刮取灰)

【用法】上为细散。每服枣许大,酒调下;水调亦可。

【主治】喉痹。肿塞欲死者。

15415 牛角散(方出《圣惠》卷五十七,名见《普济方》卷三〇七)

【组成】猫儿粪三两(烧灰) 干姜二两(锉) 牛角腮二两(烧灰) 臭黄一两

【用法】上为细散。以津唾调,敷于被螫处。

【主治】❶《圣惠》:蛇螫疼痛。❷《普济方》:蛇螫人窍出血。

【宜忌】《普济方》:凡蛇疮未愈,禁热食。

【备考】方中臭黄,《普济方》作"雄黄"。

15416 牛角散《圣惠》卷六十五)

【组成】黄牛角一分(烧灰) 麋角屑一分 白蔹一分(炙令微黄) 麝香半分(细研) 密陀僧半分(微炒) 黄丹半分(微炒) 蛴螬一分(烧灰) 羌活一两 海桐皮一两(锉) 仙灵脾一两 干地龙一两(微炒)

【用法】上为细散。每服二钱,食前以温酒调下。

【主治】久患疮不愈者。

15417 牛角散《外科正宗》卷四)

【组成】牛角尖(烧灰) 水龙骨 松香 轻粉各等分

【用法】上为末。牛骨髓调搽。虚弱者,兼服十全大补汤。

【主治】牛程蹇。皮肉顽硬,渐生肿痛,肿高突起,支脚难行,久则破裂,脓水相流。

15418 牛齿散《圣济总录》卷一三二)

【组成】牛齿三两 鸡卵壳二两

【用法】上烧研为散。入腻粉少许,生油调涂之。

【主治】诸恶疮口不合。

15419 牛齿散《鸡峰》卷二十一)

【组成】牛齿不拘多少(烧灰)

【用法】上为细末。每用少许擦牙;或煎汤漱之亦佳;冷,吐之。

【主治】牙病。

15420 牛齿膏《圣济总录》卷一三一)

【组成】水牛牙齿(煅赤) 太阴玄精石各一分 乳香一钱(研)

【用法】上为末。每用绯绢量疮大小剪,以津唾调药,摊绢上贴之。

【主治】发背疮肿痛。

15421 牛肾粥《圣惠》卷九十七)

【组成】牛肾一枚(去筋膜,细切) 阳起石四两(布裹) 粳米二合

【用法】以水五大盏,煮阳起石,取二盏,去石,下米及肾,著五味、葱白等,煮作粥。空腹食之。

【主治】五劳七伤,阴痿气乏。

15422 牛乳丸《圣济总录》卷一八七)

【组成】黄牛乳半斤 生姜汁四两

【用法】上以生姜汁和牛乳煮熟,入椒红末一分,白茯苓、人参末各半两,熬成膏为丸,如梧桐子大。每服二十丸,食前温水送下。

【功用】润体悦色,养气补脏腑。

15423 牛乳方《千金翼》卷十二)

【组成】钟乳一斤(上者,细研之如粉) 人参三两 甘草五两(炙) 干地黄三两 黄耆三两 杜仲三两(炙) 苏蓉六两 茯苓五两 麦门冬四两(去心) 薯蓣六两 石斛二两

【用法】上为散。以水五升,先煮粟米七升为粥,纳散七两,搅令匀和,少冷,水牛渴,饮之令足;不足更饮水,日一。余时患渴,可饮清水。平旦,取牛乳服之,生熟任意。牛须三岁以上,七岁以下,纯黄色者为上,余色者为下。其乳常令犊子饮之,若犊子不饮者,其乳动气,不堪服也。其乳牛净洁养之,洗刷饮饲须如法,用心看之。

【功用】补益。

【宜忌】慎蒜、猪、鱼、生冷、陈臭等物。

15424 牛乳方

《养老奉亲》。为《千金翼》卷十二引张澹方"悖散汤"之异名。见该条。

15425 牛乳方（《圣济总录》卷一一五）

【组成】牛乳一盏

【用法】上药少少灌入耳内,即出。若入腹者,饮一二升,当化为黄水出,未出更饮。

【主治】蚰蜒入耳。

15426 牛乳汤

《直指》卷十四。为《千金翼》卷十二引张澹方"悖散汤"之异名。见该条。

15427 牛乳饮（《圣济总录》卷一九〇）

【组成】牛乳一合　生姜汁半合

【用法】上药于银器中慢火同煎至六七沸。一岁儿饮半合。

【主治】小儿哕。

15428 牛乳饮（《仙拈集》卷一）

【组成】好牛乳

【用法】入白沙糖,时时炖热咽服。

【主治】反胃噎膈,大便燥结。

15429 牛乳饮（《温病条辨》卷二）

【组成】牛乳一杯

【用法】重汤炖熟,顿服之。甚者再服。

【主治】胃液干燥,外感已净者。

15430 牛乳香

《普济方》卷二一〇。为《千金翼》卷十二引张澹方"悖散汤"之异名。见该条。

15431 牛乳粥（《寿世青编》卷下）

【组成】粥　牛乳

【用法】如常粥内加入牛乳,和匀食。

【功用】补虚羸。

15432 牛郎串

《串雅内编》卷三。为《摄生众妙方》卷一"遇仙丹"之异名。见该条。

15433 牛郎串（《串雅补》卷二）

【异名】小串（《串雅补》卷二）。

【组成】黑丑（头末）　槟榔各等分

【用法】上为末,不见火。每服二钱,白汤送下。泻三次即止。

【主治】积食腹胀。

15434 牛郎顶

《串雅内编》卷三。为《本草纲目》卷十八引《普济方》"牛榔散"之异名。见该条。

15435 牛郎散（《良朋汇集》卷二）

【组成】黑丑　白丑（头末）各五钱　尖槟榔一两（研末）

【用法】上药合匀听用。遇有虫症,于上半月空心先饮沙糖水一盏,再用药三钱,沙糖水调服。连服三次,其虫尽出。小儿减半。

【主治】腹内一切诸虫。

【宜忌】孕妇勿服。

15436 牛骨膏（《济众新编》卷七）

【组成】黄犍牛骨

【用法】嫩肥黄犍牛(去其肉,取其骨),用大鼎多灌水,煎至一斗许,漉滤,贮器待凝。去油,只取精明者,重汤化为水,入盐少许,量宜饮下,或和五味食之。

【功用】补中益气,强筋骨,健行步,益髓填精,气力健壮,肌肤肥泽,益寿延年。

15437 牛胆丸（《千金》卷十）

【异名】牛胆煎（《千金翼》卷十八）、瓜蒂丸（《圣济总录》卷六十）。

【组成】牛胆一枚　芫花一升　荛花半升　瓜蒂三两　大黄八两

【用法】上五味,四味㕮咀,以清酒一斗渍一宿,煮减半,去滓,纳牛胆,微火煎令可丸,如大豆大。服一丸;日移六七尺不知,复服一丸至八丸。

【主治】酒疸,身黄曲尘出。

【方论选录】《千金方衍义》:芫花、荛花、瓜蒂、大黄一派苦寒,藉牛胆汁为丸,引入胆家,随其泻利以取吐下,则津液流通,曲尘之色自化,此用牛胆汁以泻酒湿之热也。

15438 牛胆丸[方出《经验方》引张用方（见《证类本草》卷十七）,名见《鸡峰》卷十七]

【组成】犍牛儿胆　猬胆各一个　腻粉五十文　麝香二十文

【用法】将猬胆汁等三味和匀,入牛胆内,悬于簷前,四十九日熟,旋取为丸,如大麦粒,用纸撚送疮内。候追出恶物是验。

【主治】痔漏。

15439 牛胆丸（《幼幼新书》卷三十三引《龙木论》）

【组成】牛胆　钩藤各五钱　人参　羚羊角　藿香　广香各一两　琥珀少许

【用法】上为末,炼蜜为丸,如梧桐子大。每服三丸,七岁以上五丸,空心薄荷汤送下。

【主治】小儿青盲外障。

15440 牛胆散（《摄生众妙方》卷七）

【组成】何首乌　白茯苓　槐角子各二两　生地黄　当归各一两

【用法】上为末,装入黑牛胆内,连汁挂在背阴处,至九日取出,研为末。每服二钱或三钱,温酒调下。

【功用】明目清心,乌须发,补养下元,生髓去风湿,壮精神。

15441 牛胆煎

《千金翼》卷十八。为《千金》卷十"牛胆丸"之异名。见该条。

15442 牛胆膏（《普济方》卷六十引《仁存方》）

【组成】青黛一钱（研）　僵蚕半两（去丝）　朴消一两（研）　甘草二钱半（生）

【用法】上为末,用腊月黄牛胆,安药在内,当风挂日,再入研麝香少许。每服半钱,或调服,或研碎吹入喉中。

【主治】锁喉风。

15443 牛涎丸（《本草纲目》卷五十引《医学集成》）

【组成】老牛涎　糯米末

【用法】拌和为小丸。煮熟食之。

【主治】噎膈反胃。

15444　牛涎方（《准绳·幼科》卷一）

【组成】牛口沫

【用法】涂小儿口及额上。

【主治】小儿口噤。

15445　牛蚕散

《医学入门》卷八。为《幼幼新书》卷十八引茅先生方"独圣散"之异名。见该条。

15446　牛桔汤（《医门补要》卷中）

【组成】牛蒡子　桔梗　薄荷　葛根　象贝　柴胡　生甘草　枳壳

【主治】鹅口疮

15447　牛脂膏（《准绳·疡医》卷六）

【组成】乳香　没药　樟脑各五分　黄蜡四两　水牛油一斤

【用法】上为末，先熔蜡，次入油和匀，调末搅匀。油纸摊贴；或以天芋叶摊贴。

【主治】杖疮。

15448　牛胶饮（《外科精要》卷上）

【异名】牛胶散（《景岳全书》卷六十四）、牛胶酒（《简明医彀》卷八）。

【组成】牛皮胶（明者）四两

【用法】上用酒一碗，重汤煮化，加酒服至醉；不能饮，加白汤。

【功用】使毒不内攻，不传恶症，有益无损。

【主治】痈疽。

15449　牛胶酒

《简明医彀》卷八。为《外科精要》卷上"牛胶饮"之异名。见该条。

15450　牛胶散（《圣济总录》卷一二八）

【组成】牛皮胶（黄明者，慢火炙令燥）　甘草（用水一盏蘸炙，水尽，锉）各半两

【用法】上为散。每服二钱匕，空心浓煎木贼汤调下。复取药末以井水调膏，看疮大小，摊纸贴之。

【主治】附骨痈。

15451　牛胶散（《圣济总录》卷一二九）

【组成】水牛皮胶（炙焦）

【用法】上为细散。涂敷疮上，用生鲤鱼破开，外面贴定。时看有小虫出，更以盐汤洗，敷上药，再以鱼贴，虫尽，更敷药。

【主治】附骨疽，积年发脓，骨出不愈。

15452　牛胶散（《圣济总录》卷一三四）

【组成】牛皮胶（烧灰）

【用法】上为细末。以唾调涂之。

【主治】寒冻足跟，开裂，血出疼痛。

15453　牛胶散

《景岳全书》卷六十四。为《外科精要》卷上"牛胶饮"之异名。见该条。

15454　牛脑丸（《本草纲目》卷五十引《圣济总录》）

【组成】黄犍牛脑子一个（去皮筋，擂烂）　皮消末一斤　蒸饼六个（晒，研）

【用法】上研和匀，面糊为丸，如梧桐子大。每服三十丸，空心好酒送下，一日三次。

【主治】男妇脾积痞病。

15455　牛脑丸（《医级》卷八）

【组成】熟地四两　杞子　黄肉　山药各二两　鹿胶　菟丝子各两半　龙齿一两　牛脑一个（蒸）　黄耆二两

【用法】上为末，先将前地黄和牛脑捣烂，入末为丸。每服六七十丸，空心白汤送下。

【主治】脑鸣眩晕，髓枯精涸。

15456　牛脑丹（《杂病源流犀烛》卷二十五）

【组成】白芷　川芎各三钱

【用法】上为末，抹黄牛脑子上，瓷器内加酒炖熟。乘热食之，尽量一醉。

【主治】头风。

15457　牛脑散（《本草纲目》卷五十引《圣济总录》）

【组成】牛脑子一个（去筋膜）　雄鸡肫一个（连皮黄）

【用法】并以好酒浸一宿，捣烂，加木香、沉香、砂仁各三两，皮消一碗，杵千下，入生铜锅内，文武火烘干为末，再入轻粉三钱，令匀。每服二钱，空心烧酒调服，一日三次。

【主治】气积成块。

15458　牛桑饮（《松峰说疫》卷五）

【组成】牛蒡根（生捣汁）五六合

【用法】空腹分二次服，服讫，取桑叶（无叶用枝）一大把炙黄，水一升，煮五六合服，暖覆取汗。

【主治】瘟疫，余热不退，烦渴，四肢无力，不能饮食。

15459　牛菟丸（《杂病源流犀烛》卷二十七）

【组成】牛膝　菟丝子各一两

【用法】同入银器内，酒浸一寸五分，晒为末，将原酒煮糊为丸。空心酒送下。

【主治】腰膝疼痛，或顽麻无力者

15460　牛黄丸（《千金》卷五）

【组成】牛黄三铢　附子二枚　真珠一两　巴豆一两　杏仁一两

【用法】上五味，捣附子、真珠为末，下筛；别捣巴豆、杏仁令如泥，纳药及牛黄，捣一千二百杵，药成若干，入少蜜足之。百日儿服如粟米一丸，三岁儿服如麻子一丸，五六岁儿服如胡豆一丸，一日二次，先乳哺了服之。膈上下悉当微转，药完出者病愈，散出者更服，以药完出为度。

【主治】小儿宿乳不消，腹痛，惊啼。

【方论选录】《千金方衍义》：牛黄丸为膏粱者设，方中牛黄除热痰，疗惊痛，真珠定神志，安魂魄，杏仁搜痰饮，下逆气，巴豆逐乳癖，荡冷积，附子破癥坚，散积聚，总行辛温之力，以行寒降之用也。

15461　牛黄丸

《千金》卷十二。为原书同卷"耆婆万病丸"之异名。见该条。

15462　牛黄丸（《幼幼新书》卷十二引《婴孺方》）

【组成】牛黄　玄参　干姜各二分　苦参　丹参　桔梗　甘草（炙）　人参各四分　甘遂（炒）　沙参（炙）各五分　蟅虫十四个　大黄十二分　蜀椒四分（汗）　巴豆一百粒（净，炒，研）　葶苈一合半（炒）

【用法】上为末，炼蜜为丸，如小豆大。每服二丸，饮送下。

【主治】少小痰实结癖,或腹内坚强,惊痫百病。

15463 牛黄丸《幼幼新书》卷三十引《婴孺方》

【组成】牛黄 大黄 麝香等分

【用法】上为末,炼蜜为丸,如小豆大。每服二丸,饮送下,一日二次。以利为度。

【功用】调中,利大便。

【主治】大便不通。

15464 牛黄丸《颅囟经》卷上

【组成】牛黄 龙脑 马牙消 铁焰粉各一分

【用法】上为细末,炼蜜为丸,如梧桐子大。每服一丸,乳食前热水调破灌下。

【主治】小儿胎惊,及痫或心热。

15465 牛黄丸《颅囟经》卷上

【组成】牛黄(研) 大黄 独活各一分 升麻 琥珀(炙,别研) 绿豆粉 大麻仁(别研)各半两

【用法】上为细末,炼蜜为丸,如梧桐子大。每服一丸,空心热水送下,顿服之,食后再服一丸。至十岁,加金银箔各五片。

【主治】孩子惊热入心,疑成痫疾,面色不定,啼哭不出,潮热无度,不吃乳食,大段眼翻露白,手足逆冷,呼唤不应。

【宜忌】忌炙煿毒物。

15466 牛黄丸《圣惠》卷四

【组成】牛黄三分(细研如粉) 铁精三分(细研如粉) 金银箔各五十片(细研如粉) 石膏三分 龙齿三分(细研如粉) 地骨皮三分 茯神一两 川升麻三分 玄参三分 人参一两(去芦头) 麦门冬一两(去心,焙) 枳实半两(麸炒微赤) 葳蕤三分 赤芍药三分 生干地黄三分 甘草半两(炙微赤,锉) 黄芩三分 朱砂三分(细研如粉) 虎睛一对(酒浸一宿,微炙)

【用法】上为末,都研令匀,炼蜜为丸,如梧桐子大。每服十丸,煎地骨皮汤送下,不拘时候。

【主治】❶《圣惠》:心脏风邪,狂乱失志,不得安定。
❷《圣济总录》:中风,心多恐怖。

15467 牛黄丸《圣惠》卷四

【组成】牛黄三分(细研如粉) 朱砂三分(细研如粉) 天竺黄一两(研细) 龙脑一钱(细研) 黄芩半两 白附子半两(炮裂) 犀角屑 麦门冬三分(去心,焙) 远志三分(去心) 地骨皮半两 甘草一分(炙微赤,锉)

【用法】上为末,入研了药令匀,炼蜜为丸,如梧桐子大。每服十丸,以荆芥汤嚼下,不拘时候。

【主治】心脏风热,胸中烦满,神思不安。

【备考】方中犀角屑用量原缺。

15468 牛黄丸《圣惠》卷五

【组成】牛黄一分(细研) 白附子一两(炮裂) 天竺黄一两(细研) 天麻一两半 犀角屑三分 铅霜半两(细研)

【用法】上为末,都研令匀,炼蜜为丸,如梧桐子大。每服七丸,以竹沥送下,不拘时候。

【主治】脾脏风壅,语涩多涎。

15469 牛黄丸《圣惠》卷六

【组成】牛黄半两(细研) 赤箭半两 羌活半两 细辛半两 桂心半两 当归半两(锉,微炒) 甘菊花半两 防风半两(去芦头) 天雄半两(炮裂,去皮脐) 麻黄半两(去根节) 蔓荆子半两 白术半两 杏仁半两(汤浸,去皮尖双仁,麸炒微黄) 萆薢半两(锉) 茯神半两 山茱萸半两 羚羊角屑半两 芎䓖半两 犀角屑半两 五加皮半两 五味子半两 阿胶半两(捣碎,炒令黄燥) 人参半两(去芦头) 枫香半两 天南星半两(炮裂) 白附子半两(炮裂) 龙脑一分(细研) 麝香一分(细研)

【用法】上为末,入研了药,更研令匀,炼蜜为丸,如梧桐子大。每服十五丸,以荆芥汤送下,不拘时候。

【主治】肺脏中风。项强背痛,四肢缓弱,言语不出,胸闷咽干,手足颤掉,心胸短气,目眩头旋,皮肤顽痹。

15470 牛黄丸《圣惠》卷六

【组成】牛黄半两(细研) 人参一两(去芦头) 赤茯苓一两 诃黎勒三分(煨,用皮) 蛤蚧一对(头尾全者,涂酥,炙令微黄) 杏仁三分(汤浸,去皮尖双仁,麸炒微黄) 甘草半两(炙微赤,锉)

【用法】上为末,入牛黄更研令匀,炼蜜蜡同为丸,如鸡头子大。不拘时候,含一丸咽津。

【功用】定喘嗽。

【主治】肺气喘嗽。

15471 牛黄丸《圣惠》卷十一

【组成】牛黄半两(细研) 龙脑一分(细研) 天竺黄半两(细研) 犀角屑 羚羊角屑 朱砂(细研,水飞过) 黄芩 川升麻各一两 甘草一分(炙微赤,锉) 防风半两(去芦头) 麝香一钱(细研) 珍珠半两(细研)

【用法】上为末,入前研了药,更研令匀,以炼蜜为丸,如梧桐子大。每服十五丸,以温水嚼下,不拘时候。

【主治】阳毒伤寒,心躁烦闷,恍惚如狂,结热不散。

15472 牛黄丸《圣惠》卷十七

【组成】牛黄一分(细研) 犀角屑半两 人参半两(去芦头) 茯神半两 胡黄连半两 龙胆半两(去芦头) 木香半两 羚羊角屑半两 朱砂半两(细研) 地骨皮半两 麦门冬一两(去心,焙) 川升麻半两 甘草半两(炙微赤,锉) 麝香一分(细研) 龙脑一钱(细研)

【用法】上为末,都研令匀,炼蜜为丸,如梧桐子大。每服十五丸,以新汲水送下,不拘时候。

【主治】热病狂言,心神惊悸,烦热喘促。

15473 牛黄丸《圣惠》卷十七

【组成】牛黄一两(细研) 虎睛一对(酒浸,微炙) 茯神一两 石膏一两(细研) 川升麻三分 麦门冬一两(去心) 玄参三分 生干地黄一两 铁粉一两(细研)

【用法】上为末,同研令匀,炼蜜为丸,如梧桐子大。每服二十丸,以荆芥汤送下,不拘时候。

【主治】热病发狂,心神恍惚。

15474 牛黄丸《圣惠》卷十九

【组成】牛黄半两(细研) 麝香半两(细研) 白附子三分(炮裂) 天麻一分 白僵蚕一两(微炒) 乌蛇二两半(酒浸,炙微黄,去皮骨) 附子一两(炮裂,去皮脐) 羌活一两 天南星半两(炮裂) 干姜三分(炮裂,锉) 桂心三分 芎䓖三分

【用法】上为末,入研了药令匀,炼蜜为丸,如梧桐子大。每服十丸,以薄荷酒送下,不拘时候。

【主治】中风。舌强不语,筋骨拘急,饮食不得,翕翕发热,形神如醉。

15475 牛黄丸（《圣惠》卷十九）

【组成】牛黄一两（细研） 麝香一分（细研） 朱砂三分（细研,水飞过） 龙脑一分（细研） 白僵蚕半两（微炒） 鹿角胶半两（捣碎,炒令黄燥） 白花蛇二两（酒浸,炙微黄,去皮骨） 白附子一两（炮裂） 天麻一两 白蒺藜一两（微炒,去刺） 赤茯苓一两 白芷一两 羌活一两 独活一两 蔓荆子 麻黄一两（去根节） 汉防己一两 木香一两 槟榔一两 藁本一两 防风一两（去芦头） 干蝎一两（微炒） 当归一两（锉,微炒）

【用法】上为末,入研了药令匀,炼蜜为丸,如梧桐子大。每服十丸,以温酒研下,不拘时候。

【主治】风痉,身体强直,牙关紧急,心神昏昧。

【备考】方中蔓荆子用量原缺。

15476 牛黄丸（《圣惠》卷二十）

【组成】牛黄半两 赤箭一两 独活一两 乌犀角屑一两 防风三分（去芦头） 天南星一两（炮裂） 牛膝三分（去苗） 草薢三分 茵芋三分 汉防己三分 麻黄一两半（去根节） 仙灵脾一两 桂心三分 蝉壳半两 乌蛇肉一两（酒浸,炒令黄） 川乌头半两（炮裂,去皮脐） 天雄三分（炮裂,去皮脐） 桑螵蛸半两（微炒） 晚蚕蛾半两（微炒） 干蝎半两（微炒） 铅霜半两（研入） 腻粉一分（研入） 朱砂半两（细研） 麝香一分（研入）

【用法】上为末,入研了药令匀,炼蜜为丸,如梧桐子大。每服十丸,以温酒送下,不拘时候。

【主治】瘫痪风。手足不遂,皮肤顽痹,口面㖞斜,言语謇涩。

15477 牛黄丸（《圣惠》二十）

【组成】牛黄一分（细研） 朱砂三分（细研） 天竹黄半两（细研） 龙脑一钱（细研） 木香一分 白附子一分（炮裂） 犀角屑半两 天南星一分（炮裂） 蝍蟟半两（微炒,去足） 铅霜一分（细研） 人参三分（去芦头） 茯神三分 天麻半两 防风半两（去芦头）

【用法】上为末,入研了药,都研令匀,炼蜜为丸,如绿豆大。每服二十丸,以荆芥汤送下,不拘时候。

【主治】风热惊悸,心风狂乱。

【宜忌】忌生血。

15478 牛黄丸（《圣惠》卷二十）

【组成】牛黄一分（细研） 远志一两（去心） 白龙骨一两 铁粉一两（细研） 龙脑一钱（细研） 甘草半两（炙微赤,锉） 茯神一两 人参一两（去芦头） 黄连一两（去须） 铅霜一两（细研） 犀角屑一两 防风一两（去芦头） 麦门冬一两半（去心,焙） 朱砂一两（细研,水飞过）

【用法】上为末,入研了药,都研令匀,炼蜜为丸,如梧桐子大。每服二十丸,温水送下,不拘时候。

【主治】风狂。喜怒不恒,或欲狂走,不自觉知。

【宜忌】忌生血。

15479 牛黄丸（《圣惠》卷二十一）

【组成】牛黄半两（细研） 龙脑一分（细研） 麝香一分（细研） 水银半两（以少煮枣肉同研令星尽） 朱砂半两（细研） 硫黄半两（细研） 硇砂半两（细研） 腻粉半分

白龙骨三分 天麻三分 牛膝三分（去苗） 藁本三分 桔梗三分（去芦头） 白附子三分（炮裂） 木香三分 白僵蚕三分（微炒） 肉桂三分（去皱皮） 当归三分（锉,微炒） 防风三分（去芦头） 附子三分（炮裂,去皮脐） 天南星三分（炮裂） 独活三分 麻黄一两（去根节） 干蝎三分（微炒） 芎䓖三分 蔓荆子三分 乌蛇肉二两（酒浸,去皮骨,炙令微黄） 犀角屑三分 蝉壳三分 羚羊角屑三分 天竹黄三分（细研） 槟榔三分

【用法】上为末,入研了药令匀,炼蜜为丸,如梧桐子大。每服五丸,以热酒送下,不拘时候。并吃三两服,当有汗出为效。

【主治】破伤风及诸风。角弓反张,牙关急硬,言语不得。

15480 牛黄丸（《圣惠》卷二十二）

【组成】牛黄半两（细研） 天南星四两（生捣为末,用牛乳拌湿,炒令干,如此三度后细研） 灶突中煤一两（细研） 白附子三两（生捣为末,以生姜汁拌湿炒干,细研） 水银二两 铅二两（与水银结为沙子,细研） 干蝎二两（头足全者,捣罗为末）

【用法】上药都研令匀,炼蜜和令得所,入石脑油二两为丸,如绿豆大。每服十丸,以甘豆汤送下,不拘时候。

【功用】化涎。

【主治】急风。口眼㖞斜,言语謇涩。

15481 牛黄丸（《圣惠》卷二十二）

【组成】牛黄一分（细研） 雄黄一两（细研,水飞过） 朱砂一两（细研,水飞过） 水银一两 硫黄半两（并水银结为沙子,细研） 麝香一分（细研） 阿胶一两（捣碎,炒令黄燥） 桂心一两 天南星半两（炮裂） 独活一两 白附子一两（炮裂） 赤箭一两 铅霜半两（细研） 龙脑一分（研入）

【用法】上为末,都研令匀,炼蜜为丸,如绿豆大。每服十丸,以热豆淋酒研下,不拘时候。

【主治】急风。身背强直,面青口噤,心烦,言语不得。

15482 牛黄丸（《圣惠》卷二十二）

【组成】牛黄半两（细研） 龙齿二两 虎睛一对（酒浸一宿,微炙） 安息香一两（入胡桃仁捣熟） 朱砂二两（细研,水飞过） 犀角屑一两 铁粉二两 人参一两（去芦头） 独活一两 蛬螂（去头足翅,微炒） 麝香半两（细研） 茯神一两 远志一两（去心） 防风一两半（去芦头） 甘草一两（炙微赤,锉）

【用法】上为末,入研了药令匀,炼蜜为丸,如梧桐子大。每服三十丸,以荆芥汤送下,不拘时候。

【主治】风痫病。精神不全,常有痰毒在胸膈,呕吐不出,烦闷气壅。

【备考】方中蛬螂用量原缺。

15483 牛黄丸（《圣惠》卷二十三）

【组成】牛黄一两（细研） 麝香一分（细研） 赤箭一两半 白僵蚕一两（微炒） 白附子一两（炮裂） 白花蛇肉二两（涂酥,炙微黄） 羌活三分 桂心三分 干蝎三分（微炒）

【用法】上为末,研入牛黄、麝香令匀,炼蜜为丸,如梧桐子大。每服十五丸,食前以温酒送下。

【主治】中风。半身不遂,或举体痹麻。

15484 牛黄丸《圣惠》卷二十三)

【组成】牛黄一分(细研) 麝香一分(细研) 朱砂一两(细研,水飞过) 踯躅花一分半(酒拌,炒干) 乌蛇三两(酒浸,去皮骨,炙令微黄) 羌活一两半 人参一两半(去芦头) 白僵蚕一两半(微炒) 独活一两半 天南星一两(炮裂) 天雄一两(炮裂,去皮脐) 牛膝一两(去苗) 赤茯苓一两 威灵仙一两 乌犀角屑一两 防风一两半(去芦头) 羚羊角屑一两 芎䓖一两半 当归一两半(炒,微锉) 萆薢一两 天麻一两半

【用法】上为末,入前研了药令匀,炼蜜为丸,如梧桐子大。每服十五丸,食前以温酒送下。

【主治】中风偏枯不遂,常在床枕,转动艰难。

15485 牛黄丸《圣惠》卷二十三)

【组成】牛黄半两(细研) 麝香半两(细研) 白附子一两(炮裂) 乌蛇二两(酒浸,去皮骨,炙令微黄) 麻黄三两(去根节) 白僵蚕二两(微炒) 天麻一两半 羌活一两半 附子二两(炮裂,去皮脐) 防风一两(去芦头) 虎胫骨一两(涂酥,炙令黄) 川大黄一两(锉碎,微炒) 桂心一两 羚羊角屑一两

【用法】上为末,以无灰酒五升,于银锅内,用药末一半同熬,候如膏,入余上药末,并牛黄、麝香,和捣为丸,如鸡头子大。每服三丸,以温酒嚼下,不拘时候。

【主治】风毒攻四肢,筋脉拘急。

15486 牛黄丸《圣惠》卷二十五)

【异名】神效牛黄丸(《普济方》卷一一四)。

【组成】牛黄半两 龙脑半两 朱砂一两(细研,水飞过) 金箔一百二十片(细研) 银箔一百二十片(细研) 麝香半两(细研) 天麻二两 羌活一两 蔓荆子一两 仙灵脾一两 独活一两 白僵蚕一两(微炒) 乌蛇二两半(酒浸,去皮骨,炙令微黄) 麻黄一两(去根节) 桂心一两 干蝎半两(微炒) 白附子一两(炮裂) 天南星一两(炮裂) 羚羊角屑一两 防风一两(去芦头) 芎䓖一两 人参一两(去芦头) 当归一两 阿胶一两(捣碎,炒令黄燥) 白芷一两 细辛一两 附子一两(炮裂,去皮脐) 犀角屑一两 白茯苓一两 蝉壳三分

【用法】上为末,入研了药令匀,炼蜜为丸,如鸡头子大。每服一丸,以温酒嚼下。

【主治】一切风。

15487 牛黄丸《圣惠》卷二十五)

【组成】牛黄半两(细研) 朱砂一两(细研,水飞过) 麝香一分(细研) 龙脑一两(细研) 附子一两半(炮裂,去皮脐) 羌活一两 白僵蚕一两半(微炒) 白附子一两(炮裂) 干蝎一两(全者,微炒) 芎䓖一两 天南星一两(炮裂) 当归一两 桂心一两 木香一两 天麻一两 防风一两(去芦头) 槟榔一两 独活一两

【用法】上为末,入研了药,同研令匀,炼蜜为丸,如樱桃大。每服一丸,以薄荷酒研下;薄荷、葱茶下亦可。

【主治】一切风。

15488 牛黄丸《圣惠》卷三十一)

【组成】牛黄半两(细研) 麝香一分(细研) 人参半两(去芦头) 沉香三分 丁香半两 木香三分 胡黄连一

两 柴胡三分(去芦头) 犀角屑三分 枳壳三分(麸炒微黄,去瓤) 桃仁一两(汤浸,去皮尖双仁,微炒) 鳖甲一两(涂醋,炙令微黄,去裙襕)

【用法】上为末,入研了药令匀,炼蜜为丸,如梧桐子大。每服二十丸,食前以粥饮送下。

【主治】传尸恶气,复连瘦病。

【宜忌】忌苋菜。

15489 牛黄丸《圣惠》卷三十六)

【组成】牛黄三分(细研) 黄连二两(去根) 黄芩一两 芎䓖一两 川大黄二两(锉碎,微炒) 栀子仁一两 马牙消一两(细研) 麦门冬一两半(去心,焙) 甘草一两(炙微赤,锉) 朱砂半两(细研,水飞过) 麝香一钱(细研)

【用法】上为末,同研令匀,炼蜜为丸,如弹子大。每服一丸,食后及夜临卧时煎竹叶汤研下。

【主治】心脾壅热,口舌干燥,兼烦渴。

15490 牛黄丸《圣惠》卷五十六)

【组成】牛黄一分(细研) 川大黄三分(锉碎,微炒) 雄黄一分(细研) 附子一分(炮裂,去皮脐) 珍珠一分(细研) 甘草一分(炙微赤,锉) 细辛一分 人参一分(去芦头) 朱砂一分(细研) 鬼臼一分(去须) 莽草一分(微炙) 川乌头一分(炮裂,去皮脐) 麝香半两(细研) 川椒半两(去目及闭口者,微炒去汗) 紫菀半两(洗去苗土) 巴豆二十枚(去皮心,研,纸裹压去油) 鬼箭羽半两 赤茯苓半两 桂心半两 干姜三分(炮裂,锉) 地胆五枚(糯米拌,炒令黄色,去翅足) 野葛一分 芫青七枚(糯米拌,炒令黄色,去翅足) 蜥蜴一枚(微炙) 樗鸡半两(微炒)

【用法】上为末,入研了药及巴豆,都研令匀,炼蜜为丸,如绿豆大。每服三丸,以温酒送下,不拘时候。

【主治】诸尸,及中恶痒忤不恻之病。

15491 牛黄丸《圣惠》卷五十六)

【组成】牛黄一分(细研) 麝香一分(细研) 川椒一分(去目及闭口者,微炒去汗) 雄黄一分(细研) 川大黄一分(锉碎,微炒) 当归一分(锉,微炒) 天雄三分(炮裂,去皮脐) 川乌头三分(炮裂,去皮脐) 消石一分 人参一两(去芦头) 川芒消一分 桂心一分 朱砂一分(细研) 细辛一分 干姜一分(炮裂,锉) 蜥蜴一枚(微炙) 巴豆五十枚(去皮心,研,纸裹,压去油)

【用法】上为末,入研了药令匀,炼蜜为丸,如小豆大。每服三丸,以暖酒送下,不拘时候。

【主治】诸疰在人体,寒热短气,两胁下痛引背腰,少力不能行,饮食全少,面目萎黄,小便涩,项强不得俯仰。腹中坚癖,脐下痛。

15492 牛黄丸《圣惠》卷七十八)

【组成】牛黄(细研) 人参(去芦头) 茯神 芎䓖 独活 犀角屑 羌活 麻黄(去根节) 干蝎(微炒) 防风(去芦头) 龙齿 赤箭 甘菊花 当归(锉,微炒) 桂心 麝香(细研)各半两 羚羊角屑三分 生干地黄一两 朱砂一两(细研,水飞过)

【用法】上为末,入研了药令匀,炼蜜为丸,如小弹子大。每服一丸,以薄荷、竹沥酒研破服之,不拘时候。

【主治】产后中风,心神恍惚,或时口噤。

15493 牛黄丸《圣惠》卷八十二)

四画

牛

【组成】牛黄一分(细研) 龙脑一分(细研) 麝香一分(细研) 熊胆一分(细研) 犀角屑半两(末) 胡黄连半两(末) 天竹黄一分(细研) 山栀子半两(末) 郁李仁半两(汤浸,去皮,研入)

【用法】上药同研令匀,以糯米粥为丸,如麻子大。每服三丸,以薄荷汤送下,不拘时候。

【主治】小儿温壮及惊热。

15494 **牛黄丸**(《圣惠》卷八十二)

【组成】牛黄半分 牡蛎一分(烧为粉) 川大黄一分(锉碎,微炒) 黄芩一分 龙角一分

【用法】上为末,炼蜜为丸,如绿豆大。满月儿,每服二丸,以乳汁研破服;一岁儿服五丸,以薄荷汤送下。余以意加减服之。

【主治】小儿惊啼,烦闷壮热,少得睡。

15495 **牛黄丸**(《圣惠》卷八十二)

【组成】牛黄一分(细研入) 朱砂一分(细研入) 芦荟一分(细研) 麝香一分(细研) 白僵蚕半两(微炒) 龙齿三分(细研) 当归一分(锉,微炒) 赤芍药一分 钩藤一分 蜗牛一分(麸炒令黄) 代赭一分 牡蛎一分(烧为粉)

【用法】上为末,入研了药令匀,炼蜜为丸,如麻子大。一月及百日儿,每服三丸,用薄荷汤送下;半年至一岁儿,每服五丸,连夜三服。

【主治】小儿夜啼,多惊烦热。

15496 **牛黄丸**(《圣惠》卷八十二)

【组成】牛黄二分(细研) 代赭三分 牡丹三分 麝香一钱(细研)

【用法】上为末,都研令匀,炼蜜为丸,如绿豆大。每服二丸,以温水送下。

【主治】小儿躽啼不止。

15497 **牛黄丸**(《圣惠》卷八十三)

【组成】牛黄一分(细研) 干蝎一分(微炒) 防风一分(去芦头) 犀角屑半两 麝香一分(细研) 铅霜一分(细研) 天麻半两 天竹黄半两(细研) 白附子半两(炮裂) 乌蛇肉半两(炙令黄) 天南星一分(炮裂) 腻粉一钱 朱砂半两(细研,水飞过)

【用法】上为末,入研了药令匀,炼蜜为丸,如绿豆大。每服三丸,用温薄荷酒研下。

【主治】小儿中风,手足搐搦,及惊风。

15498 **牛黄丸**(《圣惠》卷八十三)

【组成】牛黄(细研) 天竹黄(细研) 雄黄(细研) 龙脑(细研) 犀角屑 麝香(细研) 水银(入少枣肉研令星尽) 干蝎(微炒) 附子(炮裂,去皮脐)各一分 牛砂(细研,水飞过) 天麻 白僵蚕(微炒) 蝉壳(微炒) 桑螵蛸(微炒) 羚羊角屑 香附子 白附子(炮裂) 羌活 独活 蔓荆子 麻黄(去根节) 野狐肝(微炙)各半两 乌蛇一两(酒浸,去皮骨,炙令微黄)

【用法】上为末,入研了药,同研令匀,炼蜜为丸,如麻子大。每服三丸,以薄荷酒送下。不拘时候。

【主治】小儿中风,痉,牙关紧急,项背强直,及一切惊痫。

15499 **牛黄丸**(《圣惠》卷八十三)

【组成】牛黄(细研) 犀角屑 麝香(细研) 羚羊角屑 胡黄连 朱砂(细研) 钩藤 雄黄(细研) 水银(用少枣肉研令星尽) 干蝎(微炒) 天竹黄(细研)各一分 乌蛇半两(酒浸,去皮骨,炙令微黄)

【用法】上为末,入研了药令匀,用蒸饼为丸,如黄米大。每服五丸,以薄荷汤送下。立有汗出。

【主治】小儿中风,手足拘挛,身体强直,口噤壮热。

15500 **牛黄丸**(《圣惠》卷八十三)

【组成】牛黄(细研) 天竹黄(细研) 羌活 麝香(细研) 干蝎(微炒)各一分

【用法】上为末,入研了药令匀,炼蜜为丸,如绿豆大。每服五丸,以薄荷酒研下,不拘时候。

【主治】小儿中风,失音不语,四肢拘急。

15501 **牛黄丸**(《圣惠》卷八十三)

【组成】牛黄半两(以熟绢袋盛于黑豆一升中,炒豆熟为度,别研入) 犀角屑半两 天麻一分 天竹黄半两(细研) 白僵蚕半两(微炒) 郁金一分 地龙半两(微炒) 蛜蝌一分(去翅足,微炒) 麝香一分(细研) 朱砂一分(细研,水飞过) 干蝎半两(微炒) 天南星半两(炮裂) 蚱蝉一七枚(去翅足,微炒) 白附子半两(炮裂) 乌蛇肉二两(酒浸,炙微黄) 乌鸦一枚(去翅足,泥裹烧为灰,用一两)

【用法】上为末,入研了药令匀,以糯米饭为丸,如黍米大。每服五丸,以温酒送下。

【主治】小儿中风,四肢不随,心神迷闷。

15502 **牛黄丸**(《圣惠》卷八十三)

【组成】牛黄一钱(细研) 朱砂半两(细研,水飞过) 犀角屑半两 川升麻半两 人参(去芦头) 麦门冬(去心,焙) 黄芩 防风(去芦头) 赤茯苓 甘草(炙微赤,锉)各一分

【用法】上为散,入研了药,更研令匀,炼蜜为丸,如绿豆大。每服五丸,煎竹叶汤研下,一日三四次。

【主治】小儿风热,心神烦躁,不得睡。

15503 **牛黄丸**(《圣惠》卷八十三)

【组成】牛黄一钱(细研) 朱砂半两(细研,水飞过) 犀角屑 天竹黄(细研) 白附子(炮裂) 茯神 黄连(去须,微炒) 羚羊角屑 防风(去芦头) 玄参 枳壳(麸炒微黄,去瓤) 甘菊花 人参(去芦头) 黄耆(锉) 甘草(炙微赤,锉) 黄芩

【用法】上为末,入研了药,都研令匀,炼蜜为丸,如绿豆大。每服五丸,以淡竹叶汤研下,一日三四次。

【主治】小儿惊悸壮热,黄瘦发竖。

15504 **牛黄丸**(《圣惠》卷八十四)

【组成】牛黄一分 杏仁一分(汤浸,去皮尖双仁,麸炒微黄)

【用法】上药同研如膏,炼蜜为丸,如麻子大。每服三丸,以温水送下,一日三次。

【主治】小儿疟疾烦热。

15505 **牛黄丸**(《圣惠》卷八十五)

【组成】牛黄一分 白龙骨(脑)一分 乌犀末半两 朱砂末半两(细研,水飞过) 干蝎末一分 黄芩末半两

【用法】上为末,以粟米饭为丸,如麻子大。一二岁儿每服三丸,三四岁每服五丸,以温水送下,日三次,夜一次。

【主治】小儿以满月至百日以来,五脏多热,夜间惊搐。

15506　牛黄丸《圣惠》卷八十五）

【组成】牛黄一分（细研）　川大黄半两　蝉壳一分（微炒）　子芩半两　龙齿半两（细研）

【用法】上为末，炼蜜为丸，如麻子大。每服三丸，煎金银薄荷汤送下，不拘时候。

【主治】小儿惊热，发歇不定。

15507　牛黄丸《圣惠》卷八十五）

【组成】牛黄半两（细研）　天竹黄半两（细研）　犀角屑半两　芎䓖一分　人参一分（去芦头）　白茯苓一分　麝香一钱　龙脑半钱（细研）　胡黄连半两　丁香一分　钩藤一分　龙齿一分（细研）

【用法】上为末，用水蜜为丸，如绿豆大。每服三丸，粥饮送下。

【主治】小儿慢惊风，发歇不止。

15508　牛黄丸《圣惠》卷八十五）

【组成】牛黄一分（细研）　甘草一分（炙微赤，锉）　陈橘皮一分（汤浸，去白瓤，焙）　黄连一分（去须）　天南星一分（炮裂）　白附子一分（炮裂）　附子一分（炮裂，去皮脐）　干蝎一分（微炒）　半夏二分（汤洗七遍去滑）　犀角屑一分　水银半两（烧枣瓤一处，别研令星尽）　金箔二十片（细研）　硫黄半两（细研）　硇砂一分（细研）　朱砂一分（细研）　麝香半分（细研）　巴豆十枚（去心皮壳，别研，压去油）

【用法】上为末，都研令匀，以面糊为丸，如黍米大。每服二三丸至五丸，以甘草、薄荷汤送下。

【主治】小儿慢惊风，及风涎积聚。

15509　牛黄丸《圣惠》卷八十五）

【组成】牛黄一分（细研）　麝香一分（细研）　干蝎一分（微炒）　晚蚕蛾一分（微炒）　蛜蜥三枚（微炙）　蚱蝉三枚（微炙，去翅足）　波斯青黛一分（研入）

【用法】上为末，以糯米饭为丸，如麻子大。一二岁儿每服三丸，用薄荷汤送下；三四岁儿每服五丸，不拘时候。

【主治】小儿急惊风，壮热，筋脉拘急，腰背强硬，时发搐搦。

15510　牛黄丸《圣惠》卷八十五）

【组成】牛黄一分（细研）　朱砂半两（细研，水飞过）　天浆子三七枚（内有物者）　蚯蟟一分（微炒）　腻粉一分　半夏一分（汤洗七遍去滑）　天南星一分（炮裂）　麝香一分（细研）

【用法】上为末，研入牛黄等令匀，用烧粟米饭为丸，如黍米大。每服五丸，以荆芥汤送下，不拘时候。

【功用】化涎镇心。

【主治】小儿急惊风。

15511　牛黄丸《圣惠》卷八十五）

【组成】牛黄一分（细研）　水银一分（用黑铅一分同结为沙子，细研）　朱砂一分（细研）　犀角屑一分　麝香半分（细研）　蝎梢一分（微炒）　天浆子一分　天南星一分（炮裂）

【用法】上为末，以糯米饭为丸，如绿豆大。每服三丸，以薄荷汤化破服之，不拘时候。

【主治】小儿胎风，手足抽搐，遍身壮热。

15512　牛黄丸《圣惠》卷八十五）

【组成】牛黄一分　朱砂一分　麝香半分　蜗牛十枚

（去壳）　蟾酥半分　钩藤一分（末）

【用法】上为细末，以糯米饭为丸，如黍米大。先以水化破二丸，滴在鼻中，即以温水更下三丸，不拘时候。

【主治】小儿天钓。

15513　牛黄丸《圣惠》卷八十五）

【组成】牛黄半两（细研）　人参半两（去芦头）　细辛半两　蚱蝉七枚（去翅足，微炙）　川大黄一两（锉碎，微炒）　当归半两（锉，微炒）　蛇蜕皮五寸（炙令黄色）　甘草三分（炙微赤，锉）　栝楼根半两　防风半两（去芦头）　麝香一分（细研）　巴豆三十枚（去皮心，研如膏）　赤芍药半两

【用法】上为末，入巴豆研令匀，炼蜜为丸，如麻子大。初生一月至百日儿，每服一丸；一岁至三岁服两丸；四岁至五岁儿每服三丸，并用薄荷汤送下。令快利为度。

【主治】小儿诸痫，惊惕瘛疭及客忤。

15514　牛黄丸《圣惠》卷八十五）

【组成】牛黄一分（细研）　天南星半两　白附子半两　白僵蚕半两　干蝎一分　蝉壳一分　天麻半两　麝香一分（细研）　半夏一分（汤洗十遍去滑）

【用法】上药并为生末，又以水银一两，煮枣三七枚，去皮核，与水银同研令星尽，入前药末为丸，如绿豆大。如隔日发者，每服三丸，煎黄牛乳汁送下，一日三次；如惊风，每服二丸，煎荆芥汤送下。

【主治】小儿风痫，发即迷闷，手足抽掣，口内多涎，良久不醒。

15515　牛黄丸《圣惠》卷八十五）

【组成】牛黄半两（研）　蚱蝉三枚（微炒，去翅足）　龙齿二两（细研）　栀子仁二分　川升麻三分　犀角屑三分　胡黄连三分　钩藤三分　石膏二两（细研，水飞过）　金箔九十片（细研）　银箔五十片（细研）　龙胆三分（去芦头）　川大黄三分（锉碎，微炒）　杏仁三分（汤浸，去皮尖双仁，麸炒微黄）

【用法】上为末，入研了药，同研令匀，炼蜜为丸，如绿豆大。每服五丸，以竹沥研服之。

【主治】小儿热痫，发歇不定，眼目直视，身体壮热，吐沫，心神迷闷。

15516　牛黄丸《圣惠》卷八十五）

【组成】牛黄一分（细研）　麝香半两（细研）　朱砂一分（细研）　真珠末一分　铅霜一分（细研）　犀角屑一分　牡蛎粉一分　甘草一分（炙微赤，锉）　巴豆七枚（去皮心，研，纸裹压去油）　杏仁一分（汤浸，去皮尖双仁，研如膏）

【用法】上为末，入牛黄等，同研令匀，炼蜜为丸，如麻子大。三岁每服二丸，以金银薄荷汤送下。

【主治】小儿食痫，乳癖积聚，壮热，心神多惊。

15517　牛黄丸《圣惠》卷八十六）

【组成】牛黄一分（细研）　代赭半两（细研）　赤石脂半两（细研）　牡蛎粉一分　人参一分（去芦头）　虎睛一对（酒浸一宿，微炙）　杏仁一分（汤浸，去皮尖双仁，研如泥）　巴豆十枚（去皮心，研，纸裹压去油）　朱砂一分（细研）

【用法】上药除杏仁、巴豆外，为末，都研令匀，炼蜜为丸，如绿豆大。每一岁服一丸，以冷水送下。

【主治】小儿五痔，百病无辜，一切痫，肌肤羸瘦。

15518　牛黄丸《圣惠》卷八十六）

【组成】牛黄(细研) 黄连(去须) 桂心 白附子(炮裂) 川大黄(锉,微炒) 腻粉(研入) 人参(去芦头) 茯神 朱砂(细研) 雄黄(细研) 龙脑(细研)各一分 巴豆三十枚(去皮心,研,纸裹压去油)

【用法】上为末,都研令匀,以栝楼瓤为丸,如绿豆大。每服三丸,浓煎葱白汤送下。取下恶物为度。

【主治】小儿一切风痫搐搦。

15519 牛黄丸(《圣惠》卷八十六)

【组成】牛黄(细研) 雄黄(细研) 天竹黄(细研) 朱砂(细研) 犀角屑 蝉壳(微炒) 干蝎(微炒)各一分 蜗牛三七枚(炒令黄) 天浆子二七枚

【用法】上为末,都研令匀,炼蜜为丸,如绿豆大。每服五丸,以薄荷汤送下。

【主治】小儿惊痫,心悸壮热,手足抽掣。

15520 牛黄丸(《圣惠》卷八十六)

【组成】牛黄(细研) 人参(去芦头) 柏子仁 茯神 赤芍药 羌活各一分 柴胡(去苗) 川大黄(锉,微炒) 蛇蜕皮(烧灰) 大麻仁 鳖甲(涂酥,炙令黄,去裙襕) 槟榔各半两 蚱蝉二七枚(去翅足,微炒)

【用法】上为末,都研令匀,炼蜜为丸,如绿豆大。每服一丸,于乳食前以粥饮送下。

【主治】小儿惊痫,腹中有癖气,夜啼不止。

15521 牛黄丸(《圣惠》卷八十六)

【组成】牛黄(细研) 麝香(细研) 朱砂(细研) 真珠(细研) 牡蛎(烧为粉)各一分 虎睛一对(酒浸,炙微黄) 杏仁半两(汤浸,去皮尖双仁,麸炒微黄) 巴豆半两(去皮心,研,纸裹压去油) 甘遂半两(煨令黄) 赤芍药三分 赤茯苓三分 甘草半两(炙微赤,锉)

【用法】上为末,都研令匀,用蒸饼为丸,如麻子大。百日内每服一丸,以乳汁送下;二岁三丸,以粥送下。

【主治】小儿无辜疳,及诸惊热。

15522 牛黄丸(《圣惠》卷八十七)

【组成】牛黄一分(细研) 雄黄一分(细研) 熊胆一分(细研) 朱砂一分(细研) 麝香一分(细研) 丁香一分 龙脑半分(细研) 甘松一分 胡黄连一分 腻粉二分(研入) 芦荟一分(细研) 水银半两(以少枣肉研令星尽) 巴豆半分(去皮心,研,纸裹压去油)

【用法】上为末,都研令匀,以黑狗胆汁为丸,如黄米大。每服三丸,以粥饮送下。

【主治】小儿奶疳,羸瘦,壮热多睡。

15523 牛黄丸(方出《圣惠》卷八十七。名见《普济方》卷三八二)

【组成】牛黄一分(细研) 雄黄一分(细研) 天竺黄一分 芦荟一分(细研) 胡黄连半两 麝香一钱(细研) 丁香一分 黄连(去须) 熊胆一分(研入) 蟾酥半钱(研入) 蛇蜕皮灰一分 青黛一分(细研) 犀角屑一分 天浆子一分(微炒)

【用法】上为末,更研令匀,以炼蜜为丸,如绿豆大。每服三丸,以粥饮送下,一日三次。

【主治】小儿干疳,体瘦烦热,眠卧不安。

15524 牛黄丸(《圣惠》卷八十七)

【组成】牛黄半两(细研) 雄黄一分(细研) 甘草半分(炙微赤,锉) 龙脑一钱(细研) 麝香一钱(细研) 黄连一分(去须) 芦荟一分 天竹黄一分

【用法】上为末,都研令匀,用糯米饭为丸,如绿豆大。每一岁服一丸,以粥饮送下,一日三次。

【主治】小儿干疳,烦渴壮热,皮肤枯燥,日渐羸瘦。

15525 牛黄丸(《圣惠》卷八十七)

【组成】牛黄半两(细研) 朱砂半两(细研,水飞过) 子芩半两 犀角屑半两 麝香一分(细研)

【用法】上为末,都研令匀,以糯米饭为丸,如麻子大。每服三丸,用粥饮送下。

【主治】小儿干疳,体热羸瘦,心神烦躁,少得眠卧。

15526 牛黄丸(《圣惠》卷八十七)

【组成】牛黄一分(细研) 麝香半分(细研) 龙脑半分(细研) 青黛半两(细研) 熊胆一分(研入) 胡黄连一分 木香一分 犀角屑一分 芦荟一分(细研) 蟾酥半分(研入)

【用法】上为末,都研令匀,以面糊为丸,如黄米大。每服五丸,以温水送下,一日三次。

【主治】小儿脑疳,身热发枯。

15527 牛黄丸(《圣惠》卷八十七)

【组成】牛黄一分(细研) 真珠末一分 朱砂一分(细研) 赤芍药一分 杏仁一分(汤浸,去皮尖双仁,麸炒微黄) 赤茯苓一分 甘草一分(炙微赤,锉) 牡蛎粉一分 麝香一分(细研) 虾蟆灰一分 犀角屑一分 巴豆十枚(去皮心,研,纸裹压去油)

【用法】上为末,入研了药,更研令匀,用糯米饭为丸,如绿豆大。每日早晨服二丸,以荆芥汤送下。

【主治】小儿心肺久热,致成脊疳,渐渐羸瘦。

15528 牛黄丸(《圣惠》卷八十八)

【组成】牛黄半两(细研) 光明砂三分(细研,水飞过) 犀角屑半两 麝香一分(细研) 木香半两 人参三分(去芦头) 代赭三(二)分 当归半两(微炒) 槟榔三分 肉豆蔻二枚(去壳) 川大黄二(三)分(锉碎,微炒) 鳖甲一两(涂醋,炙令黄,去裙襕) 杏仁二十枚(汤浸,去皮尖双仁,麸炒微黄) 巴豆一分(以淡浆水一大碗煮,尽去皮,出油,别研)

【用法】上为末,都研令匀,炼蜜为丸,如绿豆大。百日以下儿,服一丸,乳汁送下;二三岁儿服二丸,空心粥饮送下。胸膈有病吐出,在脏腑有病,即利出恶物为验。后只得吃浆水粥一日,其利自止。五日至十日吃一服,永无滞结。

【主治】小儿癥瘕,百病疳瘤,腹胀黄瘦,发歇不恒,客忤疳痢,及吐逆不定,心腹多痛,惊风天钓。

15529 牛黄丸(《圣惠》卷八十八)

【组成】牛黄一分(细研) 麝香一分(细研) 川芒消半两 甘遂一分(煨令微黄) 雄黄半两(细研) 蜈蚣一枚(去足,炙令焦) 蚱蝉七枚(微炙) 巴豆霜半合 真珠末半两 川椒一分(去目及闭口者,微炒去汗)

【用法】上为末,都研令匀,用炼蜜一合,入白蜡一两,合煎令溶为丸,如麻子大。每服二丸,粥饮送下,以利为度;如未利,再服。

【主治】小儿腹内痞结,多惊。

15530 牛黄丸(《圣惠》卷八十八)

【组成】牛黄半两(细研) 麝香半两(细研) 光明砂一两(细研,水飞过) 真珠末一分 甘遂一分(煨令微黄) 虎睛仁二枚(细研) 赤芍药一分 赤茯苓三两 杏仁一两(汤浸,去皮尖双仁,麸炒微黄) 巴豆霜一分 牡蛎一分(烧为灰)

【用法】上为末,都研令匀,炼蜜为丸,蓐中儿,如粟米大;三百日儿,如黍米大;一二岁如麻子仁大;三四岁如麻子大;五岁以上,如绿豆大。每服二丸,平旦以粥饮送下。至小食时,不吐利,更服一丸,仍与少许汤饮投之。当下诸恶物为效。

【主治】小儿百病,惊痫,魍魉,三十六种无辜,痃子,疳湿,闪癖,天行,急黄,赤眼。

15531 牛黄丸《圣惠》卷八十八)

【组成】牛黄一分(细研) 大戟一分 朱砂一分(细研) 麝香一分(细研) 枳壳一分(麸炒微黄,去瓤) 当归半两(锉,微炒) 鳖甲半两(涂醋,炙令黄,去裙襕) 川大黄半两(锉,微炒) 巴豆霜半分

【用法】上为末,都研令匀,炼蜜为丸,如黄米大。每服三丸,以粥饮送下。

【主治】小儿百病,及一切难治之疾。

15532 牛黄丸《圣惠》卷八十九)

【组成】牛黄一分(细研) 朱砂半两(细研,水飞过) 熊胆一分(细研) 龙脑一钱(细研) 黄连末半两 腻粉一分

【用法】上药都研令匀,炼蜜为丸,如麻子大。每服五丸,以温水送下,不拘时候。

【主治】小儿肝心壅热上冲,眼赤肿疼痛。

15533 牛黄丸《圣惠》卷八十九)

【组成】牛黄一分(细研) 黄连半两(去须) 决明子一分 蕤仁一分(汤浸,去皮) 犀角屑半两 龙脑一分(细研)

【用法】上为末,炼蜜为丸,如麻子大。每服五丸,以温水送下,一日三四次。

【主治】小儿眼胎赤,久不愈者。

15534 牛黄丸《圣惠》卷九十二)

【组成】牛黄一分(细研) 川大黄三分(锉,微炒,捣罗为末)

【用法】上药都研令匀,炼蜜为丸,如麻子大。每服七丸,粥饮送下。以利为度。

【主治】小儿大便不通,心中烦热。

15535 牛黄丸《圣惠》卷九十三)

【组成】牛黄一钱 麝香半钱 蟾酥半钱 巴豆七枚(去皮心,清油内煎令紫色,取出,用新瓦盆子内出油)

【用法】上为末,用汤浸蒸饼为丸,如黄米大。每服二丸,空心以冷姜醋汤送下。

【主治】小儿疳痢不止,体热心烦,腹胀,不能乳食。

15536 牛黄丸《幼幼新书》卷十二引《神巧万全方》)

【组成】牛黄 熊胆 人参 细辛 赤芍药 当归(炒) 瓜蒌根 防风各半两 川大黄一两(炒) 蚱蝉(净)七枚(炒) 巴豆三十枚(净肉) 蛇蜕五寸(炙) 麝香一分 甘草三分(炙)

【用法】上为末,入巴豆研,炼蜜为丸,如麻子大。百日

内服一丸,三岁二丸,薄荷汤送下,以利为度。

【主治】诸痫惊悸,瘛疭,客忤。

15537 牛黄丸《局方》卷十)

【组成】蛤粉(研,飞)二百两 牙消(枯,研) 朱砂(研,飞)各十两 人参二十五两 雄黄(研,飞)七十五两 龙脑(研)四两 甘草(燔)五十两 金箔 银箔各二百片(为衣) 牛黄二两(别研)

【用法】上为细末,炼蜜搜和,每一两八钱作二十丸,以金箔、银箔为衣。一岁儿每服如绿豆大,薄荷温水化下,食后量岁数临时加减服之。

【功用】治惊化涎,凉膈镇心,祛邪热,止痰嗽。

【备考】本方原名牛黄膏,与剂型不符,据《普济方》改。

15538 牛黄丸《圣济总录》卷五)

【组成】牛黄(别研) 天南星(捣罗为末,纳牛胆中阴干者)各一两 白附子(生用)半两 天雄(炮裂,去皮脐)一分 踯躅花(醋拌,炒)半两 天麻三分 犀角(镑) 乌头(炮裂,去脐皮)各一两

【用法】上八味,除研外,捣罗为末,拌匀,炼蜜为丸,如鸡头子大。每服一丸或二丸,温薄荷自然汁化下,不拘时候。

【主治】中急风,涎潮昏塞,不省人事,口眼㖞斜,手足弹曳,抽掣麻木,筋脉拘急,皮肤不仁。

15539 牛黄丸

《圣济总录》卷五。为《外台》卷十五引《深师方》"镇心丸"之异名。见该条。

15540 牛黄丸《圣济总录》卷五)

【组成】牛黄(研) 龙脑(研) 白僵蚕(炒) 干蝎(炒) 白附子(炮) 天南星(牛胆渍者)各半两 半夏(汤洗七遍,焙干,炒黄) 丹砂(研)各二两 乌蛇(酒浸,去皮骨,炙) 天麻(酒浸,焙) 雄黄(研) 甘草(炙)各一两 琥珀(研)三分 麝香(研)一分

【用法】上为末,炼蜜为丸,如鸡头子大。每服一丸,细嚼,荆芥人参汤送下,食后临卧服。

【功用】化涎压惊,镇心安神。

【主治】心中风,精神不宁。

【备考】本方方名,原书文瑞楼本作"牛黄定志丸"。

15541 牛黄丸《圣济总录》卷六)

【组成】牛黄(研)半两 硇砂(研) 丹砂(研) 水银硫黄(入铫内,熔入水银,搅匀,焰起,下火以湿布扑灭) 腻粉(研) 龙脑(研) 麝香(研)各一分 金箔三十片(研) 雄黄(研)一分(以上十味再同研匀细) 天麻 麻黄(去根节,先煎,掠去沫,焙) 芎䓖 独活(去芦头) 人参 茯苓(去黑皮) 牛膝(酒浸,切,焙) 升麻 白芷 桂(去粗皮) 芍药 缩砂仁 龙骨 细辛(去苗叶) 枳壳(去瓤,麸炒) 桔梗(锉,炒) 葛根(锉) 当归(切,焙) 柴胡(去苗) 杜仲(去粗皮,切,炒) 黄耆(锉) 木香 犀角(镑) 远志(去心) 防风(去叉) 紫菀 干蝎(酒炒) 乌蛇(酒浸,去皮骨,炙) 肉豆蔻(去壳) 蝉蜕(微炒) 厚朴(去粗皮,生姜汁炙五遍) 附子(炮裂,去皮脐) 白僵蚕(炒) 藁本(去苗土) 青葙子 羌活(去芦头)各半两

【用法】上四十六味,除研药外,捣罗为细末,与研药拌匀,炊大枣取肉,并同炼蜜为丸,如麻子大。每服二丸,加至三丸,空心热酒送下。才觉中风,便取热豆淋酒研化三丸

服,良久以热生姜酒粥投之,衣盖汗出,即愈。患者只服二丸至三丸,不得多。四时中风伤寒加一丸,麻黄杏仁汤送下;小儿惊风,每服一丸如黍粒大,荆芥薄荷汤送下;大人瘫痪风,每服三丸,天麻酒送下,空心、午时、夜卧各一服。

【主治】中急风。

15542　牛黄丸《圣济总录》卷六

【组成】牛黄(研)一钱　乌头(炮令开坼,去皮脐)一两　粉霜(研)半两　半夏(汤洗七遍,焙干)一分　麝香(研)一钱　丹砂(研细)一分

【用法】上为末,和匀,生姜自然汁为丸,如梧桐子大。每服一丸,研薄荷自然汁少许,和温酒送下;疾甚者,每服三丸,研灌之。

【主治】卒中暗风眩晕,痰厥头痛,胸膈涎壅,言语謇涩。

15543　牛黄丸《圣济总录》卷六

【组成】牛黄(研)　芦荟　天竺黄(研)　血竭(研)　没药(研)　丹砂(研)　续随子　皂荚灰各半两　丁香　木香　干蝎(去土,炒)　粉霜　雄黄(研)　甘遂(炮)各一分　麝香(研)二钱　肉豆蔻(去皮)二枚　槟榔(锉)二颗　龙脑(研)一字

【用法】上为末,每抄药末四钱,入轻粉三钱,再研匀,面糊为丸,如黍米大。每服五丸,金银薄荷汤送下。

【主治】卒中风,仆倒闷乱,语言謇涩,涎痰壅盛。

【备考】一方加天麻一两(酒浸,炙,为末),研匀,丸如小弹子丸大。凡中风用冷水化下一丸,立效;些小风气,每服半丸;小儿惊风,一丸分作六服,并用冷水化下。

15544　牛黄丸《圣济总录》卷七

【组成】牛黄一分　龙脑一钱　麝香一钱　雄黄一分　丹砂半钱(五味同研)　天麻　乌犀(镑)　干蝎(去土,炒)　羚羊角(镑)　羌活(去芦头)　独活(去芦头)　防风(去叉)　细辛(去苗叶)　白芷　赤茯苓　蝉蜕　麻黄(去根节)　牛膝(酒浸,切,焙)　芎劳　五加皮各半两　白附子(炮)一分　乌蛇(酒浸,去皮骨,炙)一两

【用法】上为末,炼蜜为丸,如鸡头子大。每服一丸,嚼破,温酒或荆芥茶送下,一日三次。

【功用】搜风镇心。

【主治】一切风及瘫痪,言语謇涩。

15545　牛黄丸《圣济总录》卷十四

【组成】牛黄(别研)一分　龙脑(别研)半两　人参二两　玳瑁末一两　丹砂(别研)二两　麝香(别研)一分　白茯苓(去黑皮)一两　安息香半两(捣碎,以酒浸,研细,滤,银器内慢火熬成膏)

【用法】上八味,除别研并安息香膏外,为末和匀,以安息香膏同炼蜜少许为丸,如梧桐子大。每服三丸,薄荷汤嚼下;小儿惊热风虚,每服一丸,以金银薄荷汤化下,食后、临卧服。

【功用】治风,化涎,保精神,益肝胆,压惊悸,镇心。

【主治】风惊悸。

15546　牛黄丸《圣济总录》卷十四

【组成】牛黄(研)一钱　地榆三两　白附子(炮)三两　丁香半两　麝香(研)半字　黄耆(细锉)二两　雄黄(研,水飞过)一两　天麻　羌活(去芦头)　芎劳各二两

【用法】上十味,将七味为细末,入研者三味和匀,以蜜水熬甘草成膏,和众药为丸,如樱桃大。每服一丸,茶酒嚼下。

【主治】风邪客于五脏,精神恍惚不宁。

15547　牛黄丸

《圣济总录》卷十五。为《局方》卷一"和太师牛黄丸"之异名。见该条。

15548　牛黄丸《圣济总录》卷十五

【组成】牛黄(别研)　腻粉各半两　天麻(酒炙)　桂(去粗皮)　白附子(炮)　干蝎(炒,去土)　天南星(炮)　石菖蒲　附子(炮裂,去皮脐)　羌活(去芦头)　麻黄(去根节,汤煮,掠去沫)　芎劳　干姜(炮)　当归(切,焙)　独活(去芦头)　防风(去叉)各一两　麝香一分　乌蛇(酒浸,湿纸裹煨,取肉)三两

【用法】上十八味,先将牛黄、麝香同研,后渐入诸药末,并腻粉一半,炼蜜为丸,如梧桐子大,于一半腻粉内滚为衣。每服五丸,空心温酒送下。

【主治】首风。头项急疼,脑重,四肢拘急,行步有妨。

15549　牛黄丸

《圣济总录》卷七十九。为《圣惠》卷五十四"海藻丸"之异名。见该条。

15550　牛黄丸《圣济总录》卷八十七

【组成】牛黄　麝香(研)　人参　沉香(锉)　丁香各一两　胡黄连　前胡(去芦头)各二两　木香　生犀角(镑)　枳壳(去瓤,麸炒)各一两半

【用法】上为末,炼蜜为丸,如梧桐子大。每服二十丸,米饮送下,不拘时候。

【主治】男子妇人热劳留连,羸瘦。

15551　牛黄丸《圣济总录》卷九十七

【组成】牛黄(细研)一分　大黄(锉,炒)二两　巴豆(去皮心膜,麸炒,研,新瓦上取霜)半两

【用法】上为末,酒煮面糊为丸,如绿豆大。每服五丸,临卧米饮送下。

【主治】大肠风热秘涩。

15552　牛黄丸《圣济总录》卷一〇〇

【组成】牛黄(研)一两　人参　沉香(锉)　木香　枳壳(去瓤,麸炒)　前胡(去苗)各一两半　麝香(研)　黄连(去须)　犀角(镑)各一两　胡黄连三分

【用法】上为末,炼蜜为丸,如小豆大。每服二十丸,空心米饮送下,一日二次。

【主治】走注,恶气偏僻,皮肤疼痛如锥刺。背脾牵强伏连,羸瘦发渴。

15553　牛黄丸《圣济总录》卷一〇〇

【组成】牛黄(研)　阿魏(研)各半分　丹砂(研)　安息香(研)各半钱　肉豆蔻(去壳)一枚　桂(去粗皮)　木香　当归(切,焙)各一分　槟榔(炮,锉)二枚　桃仁(汤浸,去皮尖双仁,炒)四十九枚

【用法】上为末,用糯米饭为丸,如麻子大。每服十丸,空心温酒送下,一日三次。

【主治】注气兼冷气,心腹痛,或卒得注痛如鬼祟。

15554　牛黄丸《圣济总录》卷一六七

【组成】牛黄　漆花　甘草(炙,锉)　白术　防风(去

又) 钟乳粉 生干地黄(焙)各一分

【用法】上为末,用犬脑髓为丸,如麻子大。每服二丸至三丸,温水送下,早晨、日午、晚后各一服。

【主治】小儿脑长,喜摇头,解颅。

15555 牛黄丸(《圣济总录》卷一六八)

【组成】牛黄(研) 龙脑(研) 麝香(研)各半钱 甘草(炙,锉) 雄黄(研) 天竺黄(研) 丹砂(研) 人参 远志(去心) 干蝎(去土,炒) 山芋 白僵蚕各一钱 天南星(浆水煮一日透软,切,焙) 天麻各一分

【用法】上为末,炼蜜为丸,如鸡头子大。每服一丸,分四服,金银薄荷汤化下,不拘时候。

【功用】利膈化涎,安神镇心。

【主治】小儿风热,身体温壮。

15556 牛黄丸(《圣济总录》卷一六九)

【组成】牛黄(研)一分 丹砂(研) 雄黄(研)各半两 马牙消(研)一两 麝香(研) 龙脑(研)各一钱 大黄(饭上炊三遍)一两 黄芩(去黑心) 山栀子仁 栝楼根(锉) 白药子 甘草(炙) 天竺黄(研)各半两 郁金(皂荚水浸三宿,煮软,切作片,焙干)一两

【用法】上为末,再同研匀,炼蜜和成梃子。每服旋丸一黑豆许,用金银薄荷煎汤化下。

【主治】小儿挟热多惊,心神烦躁,赤眼口疮,遍身壮热,大小便多秘,或生疮癣,咳嗽多涎,睡卧惊叫,手足搐搦,急慢惊风,渴泻。

15557 牛黄丸(《圣济总录》卷一六九)

【组成】牛黄(研) 蜘蛛(微炒) 天南星(炮,捣) 腻粉(研) 半夏(汤洗七遍,焙) 麝香(细研)各一分 天浆子三七枚 丹砂(研)半两

【用法】上为末,烧粟米饭为丸,如黍米大。每服三五丸,荆芥汤送下,不拘时候。

【功用】化涎,镇心神。

【主治】小儿急惊。

15558 牛黄丸(《圣济总录》卷一六九)

【组成】牛黄一钱(研) 丹砂(研)二钱 水银(用铅结成沙子)鸡头许 蝎梢二七枚(去土,炒,为末) 天南星一枚(如钱许大者,为末) 腻粉二钱 金箔五片 麝香一钱(细研)

【用法】上为末,煮枣肉为丸,如芥子大。每服三丸至五丸,金银薄荷汤送下。

【主治】小儿惊风,眠睡不稳。

15559 牛黄丸(《圣济总录》卷一七一)

【组成】牛黄(研)一分 雀屎白(炒)半两 芍药三分 芎䓖一两 黄耆(细锉)一分 干姜(炮裂)半两 甘草(炙)三分 人参 大黄(锉,炒)各一两 当归(切,焙) 黄芩(去黑心)各半两 白面(炒)三两 巴豆(去心膜,别研如膏,纸裹压去油)一分

【用法】上为末,与巴豆膏和,令匀,炼蜜为丸。一岁儿如黍米大二丸,二三岁如绿豆大三丸,并用米饮送下。微利为度。

【主治】小儿食癖癥疾,及诸变蒸,腹中宿癖,饮食不节,腹满温壮,朝夕发甚,大小便不通,脾胃气弱。

15560 牛黄丸(《圣济总录》卷一七二)

【组成】牛黄(研) 大青 黄连(去须) 天麻各一分 丹砂(滴水研)半分

【用法】上为末,酒煮面糊为丸,如麻子大。每服三丸,熟水送下,不拘时候。

【主治】小儿脑疳。头皮光,发枯作穗,脑热头疮,多汗肌瘦。

15561 牛黄丸(《圣济总录》卷一七四)

【组成】牛黄(研) 丹砂(研) 天竺黄(研) 蝎梢 白僵蚕 天南星 白附子各一分

【用法】上药并生为细末,炼蜜为丸,如梧桐子大。每服一丸至二丸,金银薄荷汤化下。

【主治】小儿中风疼,颈项强直,及风痫潮发。

15562 牛黄丸(《幼幼新书》卷六引《龙木论》)

【组成】牛黄 白附子 肉桂 干蝎 芎䓖 石膏各一分 白芷 藿香各半两 朱砂 麝香各少许

【用法】上为末,炼蜜为丸,如梧桐子大。每服三丸,临卧薄荷汤送下。

【主治】通睛外障。初因失误筑打头面额角,兼倒扑仆下,令儿肝受惊风,使目通睛。

【忌宜】乳母忌热面、猪肉。

15563 牛黄丸(《小儿药证直诀》卷下)

【异名】三味牛黄丸(《景岳全书》卷六十二)。

【组成】雄黄(研,水飞) 天竺黄各二钱 牵牛末一钱

【用法】上同再研,面糊为丸,如粟米大。每服三丸至五丸,食后薄荷汤送下。常服尤佳,大者加丸数。

【主治】❶《小儿药证直诀》:小儿疳积。❷《景岳全书》:惊热。

15564 牛黄丸(《幼幼新书》卷十引《吉氏家传》)

【组成】牛黄 雄黄 银粉 朱砂各一钱 全蝎一个 巴豆三粒

【用法】上为细末,用蒸饼心为丸,如绿豆大。每服三丸,薄荷汤送下,惊叫夜啼,煎灯心、石莲心汤送下。

【功用】镇心。

【主治】小儿惊风,惊叫夜啼。

15565 牛黄丸(《幼幼新书》卷九引《孔氏家传》)

【组成】牛黄 片龙脑 熊胆 雄黄(水磨)各半钱 麒麟竭 朱砂 木香各一钱 蟾酥 麝各一字

【用法】上为细末,新粟米饭为丸,如小豆大。常服三丸,急病五丸,男左女右,新汲水磨灌鼻内。

【主治】阳证惊风。

15566 牛黄丸(《鸡峰》卷五)

【组成】牛黄(好者) 白不灰木(好者)各一两 黑牵牛一两半(一半炒,一半生) 粉霜(光明者)一分(有黄石者不用) 朴消一两一分(青白成块子佳,黄色不用)

【用法】上除粉霜别研外,余为末,入粉霜同拌匀,炼蜜为丸,如梧桐子大。随证服之,每服三五丸,食后以生姜汤送下,热多者可服。

【主治】伏暑气,不问新久,卧床危困,及伤寒余毒,并四时山岚之气。

15567 牛黄丸(《卫生总微》卷五)

【组成】牛黄一钱 牛胆制天南星末一钱 滴乳香末一钱(研) 人参(去芦)一分 天麻一分(去苗) 防风(去

芦叉枝)一分　白僵蚕(炒,去丝嘴)一分　茯神(去心内木)一分　朱砂三钱(研,水飞)　麝香一分　全蝎一分　脑子少许

【用法】上为细末,炼蜜为丸,如鸡头子大。每服一丸,荆芥、薄荷汤化下,不拘时候。

【主治】急慢惊,发搐痰壅,及吐泻生风。

15568　牛黄丸(《普济方》三八〇引《全婴方》)

【组成】黄连　黄芩　龙胆草各一两　大黄一两　牛黄一两

【用法】上为末,面糊为丸,如小豆大。三岁每服二十丸,米汤送下;又治鼻衄,盐水送下。

【主治】小儿疳热进退,或即盗汗,大便坚实,时时心躁,情意不悦,或大便焦黄;鼻衄。

15569　牛黄丸(《小儿病源》卷三)

【组成】牛黄一钱　天竺黄二钱　郁金三钱(真如蝉肚者)　栀子仁四钱

【用法】上为末,和匀,炼蜜为丸,如黍米大。一周儿每服三十丸,薄荷汤送下。

【主治】小儿心经积热,两腮红如胭脂,手足常热,唇口干燥;亦治急惊。

15570　牛黄丸(《直指小儿》卷二)

【组成】牛胆汁和南星末(风干)　全蝎(焙)　蝉壳各二钱半　防风　白附子(生)　天麻　直僵蚕(炒)各一钱半　麝半钱

【用法】上为末,以煮枣(去皮核取肉)和水银半钱研极细,次入药末为丸,如绿豆大。每服一丸,荆芥、生姜汤送下。

【主治】风痫迷闷,抽掣涎潮。

【方论选录】《医方集解》:牛黄清心解热,开窍利痰,天麻、防风、南星、全蝎辛散之味,僵蚕、蝉蜕清化之品,白附头面之药,去头面之游风,皆能搜肝风而散痰结,麝香通窍,水银劫痰,引以姜、芥者,亦以逐风而行痰也。

15571　牛黄丸(《御药院方》卷十一)

【组成】白花蛇(酒浸)　人参　茯神　独活各半两　钩藤一分　脑子　麝香　牛黄各一钱　朱砂(另研)三钱　雀儿饭瓮三十个

【用法】上件除研药外,为末,后同研令匀,炼蜜为丸,一两作三十丸,金箔为衣。每一岁儿服一丸,人参汤或薄荷汤化下。

【主治】小儿风痫,时发时止,岁月不休。

15572　牛黄丸(《医方类聚》卷二十一引《管见大全良方》)

【组成】牛黄一钱　麝香半钱　辰砂(以上并研)　南星(炮)　白附子(炮)各半两　蝎梢一分

【用法】上为细末,姜汁煮糊为丸,如梧桐子大。每服十丸,不拘时候,淡姜汤送下。

【主治】失音不语。

15573　牛黄丸(《得效》卷十六)

【组成】牛黄一钱　犀角二钱　金银箔各五片　甘草一分

【用法】上为末,炼蜜为丸,如绿豆大。每服七丸,用薄荷汤送下。

【主治】小儿通睛。婴儿双眼睛通者,欲观东边,则见

西畔,若振掉头脑,则睛方转,此肝受惊风。

【备考】本方原名牛黄膏,与剂型不符,据《医学入门》改。

15574　牛黄丸

《普济方》卷九十九。即《圣济总录》卷十五"定心神牛黄丸"。见该条。

15575　牛黄丸

《普济方》卷二三三。为《圣济总录》卷九十"镇心牛黄丸"之异名。见该条。

15576　牛黄丸

《普济方》卷二三八。为《外台》卷十三引《古今录验》"五野丸"之异名。见该条。

15577　牛黄丸(《普济方》卷三六四)

【组成】牛黄　牛胆　钩藤各五钱　人参　羚羊角　藿香　麝香各一两　虎睛少许

【用法】上为末,炼蜜为丸,如梧桐子大。每服三丸,七岁以上五丸。空心薄荷汤送下。

【主治】小儿青盲外障。

15578　牛黄丸(《普济方》三七四)

【组成】天南星二两　腊日牛胆一枚(黄牛者良)　朱砂一钱　麝香少许

【用法】用天南星为末,取牛胆汁和之,却入胆内阴干,为细末。入研朱砂、麝香,煎甘草水为丸,如鸡头子大,一岁每服半丸,热水送下,不拘时候,一日二次。

【主治】小儿惊风涎盛。

15579　牛黄丸(《普济方》三七八)

【组成】牛黄　芒消　甘草(炙)　人参各四分　甘遂(炒)　沙参各五分　䗪虫十四枚　大黄十二分　蜀椒四分(去汗)　巴豆百枚(去皮心,炒黄,别研入)　葶苈一合半(炒)　真珠(末)二分

【用法】上为末,炼蜜为丸,如小豆大。每服二丸,米饮送下。

【主治】少小癖实,惊痫百病。

15580　牛黄丸(《普济方》卷三八四)

【组成】牛黄一钱　天竺黄二钱(真者香腻,假者骨灰)　郁金三钱(真者,不用姜黄)　大栀子仁四钱

【用法】上药除牛黄、天竺黄二味别研外,将二味为细末,再同和匀,炼蜜为丸,如黍米大。每服三十丸,乳汁送下,三岁薄荷汤送下,不拘时服。

【主治】小儿心惊积热,两腮红如涂脂,手足常热,唇口干燥,上焦热壅。

15581　牛黄丸(《普济方》卷三八四)

【组成】牛黄小枣大(用研萝卜根水并醋一大盏煮尽)　甘草末　甜消各三钱　朱砂半钱　龙脑一钱　寒水石五钱(细研)

【用法】上为末,炼蜜为丸,如皂子大,食后薄荷汤化下。

【主治】惊热。

15582　牛黄丸

《袖珍小儿》卷三。为《普济方》卷三七三"仙方牛黄丸"之异名。见该条。

15583　牛黄丸(《扶寿精方》)

【组成】朱砂(水飞)　轻粉　牛黄各一分　僵蚕三个

全蝎一个

【用法】上为末,桑虫捣烂为丸,如梧桐子大,金箔为衣。每服一丸,薄荷汤送下。如无虫,以人乳为丸,至服时寻虫与丸同研,凉水灌下。

【主治】小儿惊风。

15584 牛黄丸(《丹溪心法附余》卷十三)

【组成】大黄一两 白牵牛(头末)半两

【用法】上为细末。每服三钱,有厥冷,用酒调下,无厥冷而手足烦者,蜜调下。

【主治】上焦热,脏腑秘结。

【备考】本方方名,据剂型,当作"牛黄散"。

15585 牛黄丸(《医统》卷四十九)

【组成】牛黄 珍珠 麝香各五分 朱砂 龙齿(各另研) 犀角 琥珀各二钱 天门冬(去心) 人参 茯苓各四钱 水银五分 麦门冬(去心)四钱 防风 黄芩 知母 龙胆草 石菖蒲 白芍药 全蝎 甘草各半两 蜂房三钱 金箔 银箔各七十片

【用法】上除另研药外,余为细末,共和匀,炼蜜为丸,如梧桐子大。每服十五丸,食后临夜新竹叶汤送下。

【主治】癫狂、风痫、心风,邪气惊心,神不守舍,时发无常,仆地吐涎,不自知觉。

15586 牛黄丸

《医便》卷五。为《局方》卷一"牛黄清心丸"之异名。见该条。

15587 牛黄丸(《广笔记》卷三)

【组成】牛黄(真者,研细)三钱 象牙末三钱 白僵蚕二钱 红铅二钱 冰片五分 明矾二钱

【用法】上为极细末,炼蜜为丸,如麻子大。每服五分,土茯苓(白色者,木棰打碎)三两,砂锅内煎汁吞丸药,空心、上下午饥时服,一日三次。

【主治】梅疮。

15588 牛黄丸(《明医指掌》卷十)

【组成】全蝎 僵蚕 天麻 羌活 防风各等分 胆星二倍 天竺黄次之 雄黄加倍 牛黄 冰片 麝香各一字

【用法】上药各为细末,研匀,炼蜜为丸,重一钱二分。朱砂、金箔为衣,薄荷、灯心姜汤调下。

【主治】一切惊风,肺胀喘急,痰涎灌膈,手足搐搦,目窜口呙,角弓反张,闷乱癫痫,呵欠昏愦;亦治大人中风。

15589 牛黄丸(《玉案》卷三)

【组成】茯神 远志(去骨) 羚羊角 麦门冬各一两五钱(去心) 牛黄一两二钱 犀角 龙脑 真阿胶(蛤粉炒) 麝香 沉香各二两 川芎 杏仁(去尖油) 人参 枳实各八钱(麸炒) 金箔三百片 防风 当归(酒洗) 朱砂(研细) 大附子(黄连、甘草煮) 桔梗各一两(炒) 白芷七钱 黄连二两(姜汁炒)

【用法】上为极细末,炼蜜为丸,重一钱二分,朱砂金箔为衣,蜡封。姜汤调下;小儿惊风,薄荷汤调下。

【主治】诸风缓纵,言语謇涩,心怔健忘,头目眩晕,胸中烦郁,痰涎壅塞,心经不足,神志不定,惊恐畏怖,虚损少睡,喜怒无时,癫狂痫。

15590 牛黄丸(《玉案》卷五)

【组成】黄连(酒炒)五两 广木香 槟榔各三两 大黄一两 当归 黑牵牛(一斤,炒熟,取头末)各四两

【用法】上为末,生蜜为丸。每服三钱,白滚汤送下。

【主治】一切闭结,并痢疾后重。

15591 牛黄丸(《审视瑶函》卷四)

【组成】牛黄 珍珠 天竺黄 琥珀 青黛 僵蚕各等分 白附子(炮) 地龙各等分 麝香少许 金箔(量加为衣) 苏合油香油

【用法】以上前九味,各另研极细,共为一处,用细甘草梢煎汁三分之二,次入苏、香二油三分之一兑匀,共和为丸,金箔为衣。量其大小,薄荷汤化下。

【功用】《医宗金鉴》:疏风镇惊。

【主治】小儿通睛。皆因失误筑打,触着头面额角,兼倒仆,令儿肝受惊风,遂使两目斗睛。

【宜忌】乳母及小儿忌一切酒、面、猪肉、辛热生痰等物。

15592 牛黄丸

《证治宝鉴》卷五。为《痘疹心法》卷二十二"牛黄清心丸"之异名。见该条。

15593 牛黄丸(《病机沙篆》卷下)

【组成】牛黄二钱五分 朱砂 丹参 丹皮 郁金各三钱 冰片 甘草各一钱

【用法】上为末,炼蜜为丸。新汲水化服。

【主治】妇人热入血室,发狂不认人者。

15594 牛黄丸(《诚书》卷八)

【组成】葛根(炒)一两 防风 山栀仁 甘草 黄芩(炒)各三钱 麝香一字

【用法】上为末,炼蜜为丸。薄荷汤送下。

【主治】膈热,烦闷忡悸。

15595 牛黄丸(《痧胀玉衡》卷下)

【异名】土五(《痧症全书》卷下)、四十五号蒙象方(《杂病源流犀烛》卷二十一)。

【组成】胆星 天竹黄各三钱 雄黄五分 朱砂五分 牛黄 麝香各四分

【用法】上为末,甘草水为丸,如梧桐子大。每服二丸,淡生姜汤稍冷送下。

【主治】❶《痧胀玉衡》:痧胀痰涎喘息。❷《杂病源流犀烛》:小儿夹惊痧。小儿一时痰涎壅盛,气急不语,眼目上翻,手足发搐,肚腹胀满。

15596 牛黄丸(《眼科阐微》卷四)

【组成】石燕(火煅,醋淬九次) 辰砂(研,飞) 磁石(煅,醋淬九次) 石绿各一两(飞) 轻粉 牛黄 粉霜 麝各五分 金银箔一百张(为衣)

【用法】上为极细末,酒煮面糊为丸,如鸡头子大,金银箔为衣。每一丸,薄荷汤并酒磨下。小儿十岁以下,一丸分作四服;四岁以下,一丸分为五服;未满一岁,一丸分为七服。如牙关紧急不开,以物斡开灌下。

【主治】小儿卒暴中风,不省人事,目直视,痰壅塞。

15597 牛黄丸(《良朋汇集》卷八)

【组成】雄黄一钱五分 蜈蚣二条(去头足,砂锅内炒) 芦荟 阿魏 天竺黄各三分 牛黄一分

【用法】上为末,化黄蜡一两为丸,如绿豆大。每服九丸,退热再服九丸,则块消,服至十一丸全好,鸡子清合药

吃,亦可黄酒送下。

【主治】小儿痞疾。

15598 牛黄丸（《幼科直言》卷四）

【组成】羌活一两 连翘五钱 陈胆星一两 甘草五钱 花粉五钱 黄芩八钱(炒) 牛蒡子三钱 薄荷三钱 天麻三钱 枳壳五钱 全蝎五钱(去尖及子) 僵蚕五钱 牛黄五分

【用法】上为细末,炼蜜为丸,重五分。有风邪,用生姜汤化下;如内热,用竹叶汤化下。

【主治】痰多急惊,肺间郁热,唇红作渴,及久伤风,顿咳气喘。

15599 牛黄丸

《金鉴》卷五十一。为《医宗说约》卷五"小牛黄丸"之异名。见该条。

15600 牛黄丸（《医林纂要》卷六）

【组成】胆南星 全蝎(去足,炙) 蝉蜕各二钱五分 牛黄 白附子 僵蚕(洗,焙,去丝) 防风 天麻各一钱五分 珍珠 犀角 麝香各五分

【用法】上为末,另совали枣肉,和水银五分细研,合入药末为丸。或荆芥汤、或薄荷汤、或姜汤送下。

【主治】风痫迷闷,抽掣潮涎。

15601 牛黄丸（《医级》卷八）

【组成】胆星 全蝎 蝉衣各一钱半 牛黄 白附子 天麻各一钱半 麝香五分 水银三分

【用法】上为末,先将枣肉同水银研不见星后,入诸药为丸,每丸三分。或淡姜汤、或钩藤汤送下。

【主治】外邪饮食,郁热生痰,或猝惊伤胆火动,痰聚迷心则昏不知人,窜经络则搐。

15602 牛黄丸（《应验简便良方》卷下）

【组成】牛黄五钱 生南星一两 尖贝五钱 生半夏一两 白矾三钱 朱砂 明雄各五钱(作衣) 绿豆一两三钱

【用法】上为末,面糊为丸,如绿豆大。大人每服十三丸,小儿每服七丸。

【主治】哮病、疟疾。

【宜忌】忌面、红曲、鹅、羊及各色荤腥气血等物。

【备考】未服丸时,先服药方:白芍三钱,桂枝四钱,甘草一钱,生姜三片,水煎服。

15603 牛黄丸（《疡科纲要》卷下）

【组成】上品陈胆南星十两 天竺黄四两 川古勇黄连 广郁金 五倍子 乌芋粉各三两 象山贝母六两 关西牛黄五钱 透明腰黄二两

【用法】上药各为极细末,以好黄酒化陈胆星,杵和为丸,如大豆大,辰砂为衣。密收勿透空气,弗用石灰同藏。每服三五七丸,细嚼缓咽下。

【主治】风热痰壅,痄腮发颐,时毒,痰核瘰疬及咽喉肿痛腐烂,肺痈,胃痈,咯吐脓血。

15604 牛黄丸（《陈氏幼科秘诀》）

【组成】枳实 黄连各一两 胆星二两 天竺黄五钱 天麻五钱 僵蚕 全蝎各三钱 雄黄三钱 龙齿(煅)三钱 牛黄一钱 麝香 冰片各钱半

【用法】上为末,炼蜜为丸,蜡封。用则去蜡,薄荷汤、灯心汤化下。

【主治】小儿脐风。

15605 牛黄丹（《普济方》卷二七三引《鲍氏方》）

【异名】枸杞散。

【组成】乱发鸡子大一团 牛黄梧子大 反钩棘二十七枚 赤小豆七粒 绯帛方一尺 地骨皮二两(末)

【用法】上枸杞其药,春三月上建日采叶,夏三月上建日采枝,秋三月上建日采子,冬三月上建日采根;凡四时初逢建日,取叶、枝、子、根等四味,并炮干。若得五月五日午时合和太良。如不得依法采者,但一种亦得。用绯缯一片以裹药,取匝为限;乱发、牛黄、反钩棘针末、赤小豆末,先于绯上薄布乱发,以牛黄等布上曝,即卷绯缯作团,以发作绳,十字缚之,熨斗火熬令沸,后间即捣作末,取枸杞四味合捣绢筛。取二匕和合前一匕,共为三匕,令相得。又分为二分,早朝空心温酒服一分,一日二次。

【主治】十三种疔。

【备考】枸杞其药有四名,春名天精,夏名枸杞,秋名却老,冬名地骨。

15606 牛黄丹（《普济方》卷四〇三）

【组成】牛黄 川大黄各一两 粉霜 朱砂各一分

【用法】上为末,同研匀,炼蜜为丸,如黍米大。煎人参汤送下。量儿大小为剂。

【主治】小儿疮疹壮热烦渴。

15607 牛黄丹（《医学入门》卷八）

【组成】牛黄一钱 生大黄 寒水石 升麻各五钱 粉霜 朱砂各五分

【用法】上为末,炼蜜为丸,如黍米大。每服十丸,人参或紫草薄荷煎汤送下。

【主治】痘出大便不通,疮中脓水不干。

15608 牛黄串（《串雅补》卷二）

【组成】生大黄五钱 细辛五钱 巴霜三钱

【用法】上为细末,陈米饭为丸,如芥子大。每服七丸,白汤送下。

【主治】食积心痛。

15609 牛黄汤（方出《外台》卷十二引《必效方》,名见《普济方》卷一七四）

【组成】牛黄三大豆许 麝香一当门子大 朱砂准麝香 生犀角小枣许(别捣末)(以上四味,并研令极细,汤成后纳之) 大黄 钩藤 升麻各一两 甘草半两(炙) 鳖甲半两(炙) 丁香五十枚

【用法】上切,以水三升,先煮大黄等六味,取汁半升,绞去滓,纳牛黄等四味,和搅。分为三服,每服如人行十里之久。若利出如桃胶、肉酱等物,是病出之候。此药分两,是十五以上人服,若十岁以下,酌量病减之。

【宜忌】忌苋菜、海藻、菘菜、生血物;今特忌牛、马肉。

【主治】癖。

15610 牛黄饮（《圣济总录》卷十四）

【异名】牛黄散(《普济方》卷一〇二)。

【组成】牛黄(别研)三分 人参二两戗(炒)三合 升麻一两 铁精(捣研,别入)一两 龙骨 白茯苓(去黑皮)各二两 栀子仁一两 天门冬(去心,焙)二两 麦门冬(去心,焙)三两

【用法】上药除别研外,为粗末。每服三钱匕,水一盏,

煎至七分,去滓,加荆沥少许,再煎令沸,入牛黄、铁精末各半字调匀,日午、临卧温服。

【主治】风惊悸,心神恍惚,半身不随。

15611 牛黄饮《普济方》卷三八〇）

【组成】牛黄 宣连 麝香 干地黄 龙胆草各等分

【用法】上为末,饭捣为丸。每服十丸,饭饮吞下。

【主治】小儿疳病,频饮冷水,遍身生疮者。

15612 牛黄酒《幼幼新书》卷十二引《婴孺方》）

【组成】牛黄 钟乳(研)各八分 麻黄(去节) 秦艽 人参各六分 桂心七分 龙角 白术 甘草 当归 细辛各五分 杏仁四分 蜀椒三分(汗) 蜣螂九枚(炙)

【用法】上切,入绢袋中,酒五升浸之。随时月数服半合,一日三次。

【主治】少小惊痫经年,小劳辄发。

15613 牛黄散《外台》卷十三引《深师方》）

【组成】牛黄(研) 鬼箭羽 王不留行 徐长卿 远志(去心) 干姜 附子(炮) 五味子 石苇(刮去黄皮) 黄芩 茯苓各二分 桂心一分 代赭三分 菖蒲四分 麦门冬六分(去心)

【用法】上为末。以蜜、生地黄汁相拌合,复令相得。以酒服方寸匕,一日三次。

【主治】梦寤纷纭,羸瘦,往来寒热,嘿嘿烦闷,欲寝复不能,手足热,不能食,或欲向壁悲涕,或喜笑无常。

【宜忌】忌猪肉、冷水、生葱、羊肉、饧、醋物。

15614 牛黄散《幼幼新书》卷十引《水鉴》）

【组成】郁金二个(裹炮) 甘草二钱 巴豆(去油)三七粒 半夏七个(姜汁煮) 白附子(生,去皮) 雄黄 朱砂 犀角 干蝎(炙)各一钱

【用法】上为末。少入麝,每服一字,薄荷汤调下。

【功用】压惊、镇心。

【主治】惊风。

【备考】本方名牛黄散,但方中无牛黄,疑脱。

15615 牛黄散《圣惠》卷三）

【组成】牛黄一分(研入) 龙脑一分(研入) 乌犀角屑半两 天麻半两 防风半两(去芦头) 麻黄三分(去根节) 羚羊角屑半两 甘菊花半两 蔓荆子半两 桑螵蛸半两(微炒) 桂心半两 细辛半两 附(侧)子半两(炮裂,去皮脐) 独活半两 白僵蚕半两(微炒) 乌蛇二两(酒浸,去骨皮,炙令黄) 干蝎半两(生用) 阿胶半两(捣碎,炒令黄燥) 蝉壳一分(微黄) 朱砂一分(研入) 麝香一分(研入)

【用法】上为细末,次入研了药,更研令匀。每服一钱,以豆淋酒调下,不拘时候。

【主治】肝脏中风,筋脉拳急,口眼㖞斜,言语謇涩,神思昏愦。

15616 牛黄散《圣惠》卷四）

【组成】牛黄一分(细研) 犀角屑一分 朱砂半两(细研) 麝香一分(细研) 羚羊角屑一分 防风一分(去芦头) 天麻一分 独活一分 人参一分(去芦头) 茯神一分 沙参一分(去芦头) 天竺黄一分(细研) 铁粉半两(细研) 川升麻一分 龙齿一分 麦门冬半两(去心,焙) 白鲜皮一分 远志一分(去心) 龙脑半分(细研) 甘草一

分(炙微赤,锉)

【用法】上为细散,都研令匀。每服一钱,煎麦门冬汤调下,不拘时候。

【主治】心脏中风,心神恍惚,恐畏闷乱,不得睡卧,志意不定,言语错误。

15617 牛黄散《圣惠》卷四）

【组成】牛黄(细研) 龙脑(细研) 朱砂(细研) 雄黄(细研) 麝香(细研)各一分 沙参(去芦头) 独活 羚羊角屑 犀角屑 乌蛇(酒浸,去皮骨,炙令黄) 蝉壳 天竺黄(细研) 防风(去芦头) 柏子仁 细辛 麦门冬(去心,焙) 茯神人参(去芦头)各一两

【用法】上为细散,入研了药,都研令匀。每服一钱,煎金银汤调下,不拘时候。

【主治】心脏风邪,神魂恍惚,心烦语涩。

15618 牛黄散《圣惠》卷四）

【组成】牛黄半两(细研) 犀角屑半两 川升麻半两 甘草三分(炙微赤,锉) 玄明粉三分 铅霜半两(细研)

【用法】上为细散,更都研令匀。每服一钱,食后煎麦门冬汤调下。

【主治】心脏风热,口干舌涩,心神烦闷。

15619 牛黄散《圣惠》卷六）

【组成】牛黄(细研) 犀角屑 杏仁(汤浸,去皮尖双仁,麸炒微黄) 防风(去芦头) 细辛 天竺黄(细研) 茯神 白鲜皮 川大黄(锉碎,微炒) 羌活 子芩 麦门冬(去心,焙) 白僵蚕(微炒) 槟榔 羚羊角屑 甘草(炙微赤,锉)各半两 麝香一分(细研)

【用法】上为细散,入牛黄、麝香,更研令匀。每服一钱,以荆芥汤调下,不拘时候。

【主治】肺风,皮肤瘙痒,搔之成疮,心神虚烦,头目不利。

【宜忌】忌热面、鸡、猪、鱼、蒜。

15620 牛黄散《圣惠》卷十）

【组成】牛黄一分(细研) 麝香一分(细研) 朱砂一分(细研) 人参一分(去芦头) 赤茯苓一分 防风一分(去芦头) 芎䓖一分 甘草一分(炙微赤,锉) 桂心一分 犀角屑一分 地骨皮一分 天麻一分 麦门冬二分(去心,焙)

【用法】上为细散,入牛黄、朱砂、麝香,都研令匀。每服二钱,以竹沥调下,不拘时候。

【主治】伤寒阳痉,发热恶寒,头项强直,四肢拘急,心神烦躁。

15621 牛黄散《圣惠》卷十七）

【组成】牛黄一分(细研入) 柴胡一两(去苗) 黄连一两(去须) 黄芩一两 葛根一两(锉) 甘草半两(炙微赤,锉)

【用法】上为细散。每服二钱,以薄荷水调下,不拘时候。

【主治】热病。大热烦渴,心躁不睡。

15622 牛黄散《圣惠》卷十八）

【组成】牛黄半两(细研) 人参一两(去芦头) 栀子仁三分 川升麻半两 甘草三分(生用) 川大黄一两(锉碎,微炒) 槟榔半两 木香一分 犀角屑一分 羚羊角屑

一分

【用法】上为细散。每服二钱,煎竹叶汤调下,不拘时候。

【功用】解毒。

【主治】热毒发斑。

15623 牛黄散《圣惠》卷二十）

【组成】牛黄一分(细研) 防风三分(去芦头) 白僵蚕半两(微炒) 朱砂三分(细研) 远志半两(去心) 黄连三分(去须) 玄参三分 川升麻三分 天门冬一两(去心,焙) 犀角屑三分 天竹黄半两(细研) 白龙脑一钱(细研)

【用法】上为细散,入研了药,都研令匀。每服一钱,煎竹叶温水调下,不拘时候。

【主治】风恍惚,惊悸狂乱。

【宜忌】忌生血、猪肉、鲤鱼。

15624 牛黄散《圣惠》卷二十二）

【组成】牛黄一分(细研) 龙脑一分(细研) 朱砂三分(细研) 雄黄三分(细研) 麝香一分(细研) 乌蛇肉三分(酒浸,炙微黄) 蝉壳一分(微炒) 天南星三分(炮裂) 白附子三分(炮裂) 侧子半两(炮裂,去皮脐) 白僵蚕三分(微炒) 芎䓖三分 防风三分(去芦头) 天麻半两 紫葛三分(锉) 干蝎半两(微炒) 甘菊花半两 犀角屑半两 麻黄三分(去根节) 羚羊角屑半两 天竹黄半两(细研) 细辛三分 藁本三分

【用法】上为细散,入研了药,同研令匀。每服二钱,以热酒调下,不拘时候。

【主治】急风,垂涎臂弹,胸膈躁闷。

15625 牛黄散《圣惠》卷二十三）

【组成】牛黄一分(细研) 犀角屑三分 栀子仁三分 川升麻三分 龙齿半两(细研) 茯神三分 天竹黄三分(细研) 人参三分(去芦头) 天麻三分 白鲜皮三分 甘草一分(炙微赤,锉)

【用法】上为细散,入研了药令匀。每照一钱,以竹叶汤调下,不拘时候。

【主治】风热,心神烦闷,卧即多惊,口舌干燥,头目不利。

15626 牛黄散《圣惠》卷三十二）

【组成】牛黄一分(细研) 黄连(去须)一两 玄参一两 犀角屑一两 柴胡一两(去苗) 川升麻 决明子 郁金 栀子仁各一两

【用法】上为细散,入牛黄研匀。每服一钱,食后以竹叶汤调下,夜临卧再服之。

【主治】针眼,睑内生疱如豆大,隐睛,肿痛。

15627 牛黄散《圣惠》卷三十三）

【组成】牛黄一钱(细研) 朱砂一分(细研) 龙脑一钱(细研) 甘草一分(炙微赤,锉) 犀角屑 甘菊花 天麻 槐子 人参(去芦头) 芎䓖 防风(去芦头) 车前子 决明子 黄耆(锉) 蔓荆子 羚羊角屑各半两

【用法】上为细散,入研了药,再研令匀。每服一钱,食后以竹叶汤调下,临卧再服之。

【主治】心肝脏风热,致眼偏视。

15628 牛黄散《圣惠》卷三十五）

【组成】牛黄一两(微炒) 龙脑一分(细研) 真珠末三分 金箔五十片 铅霜一分 犀角末三分 太阴玄精三两(烧熟)

【用法】上为细末。每服一钱,以新汲水半盏调下,一日五七次;若干含半钱,咽津亦可。

【主治】咽喉风毒,肿塞疼痛。

15629 牛黄散《圣惠》卷三十六）

【组成】牛黄一分(细研) 龙脑一分 朱砂一分 太阴玄精二两

【用法】上为细散。每次用药半钱,先于重舌上以铍针针破出血,用盐汤漱口,然后掺药于舌下,咽津。

【主治】重舌,口中涎出,水浆不收。

15630 牛黄散《圣惠》卷三十六）

【组成】牛黄三分(细研) 甘草半两(炙微赤,锉) 人参半两(去芦头) 汉防己三分 犀角屑一分 羚羊角屑半两 生干地黄半两 牛蒡子半两(微炒) 桂心半两

【用法】上为细散,入牛黄研令匀。每服三钱,以水一中盏,煎至六分,去滓温服,不拘时候。

【主治】舌肿强。

15631 牛黄散《圣惠》卷五十五）

【组成】牛黄一分(细研) 犀角屑三分 防风三分(去芦头) 栝楼根一两 川大黄一两(锉碎,微炒) 甘草半两(炙微赤,锉) 白鲜皮三分 秦艽三分(去苗) 麦门冬一两(去心,焙) 栀子仁半两 杏仁三分(汤浸,去皮尖双仁,麸炒微黄)

【用法】上为细散,研入牛黄令匀。每服二钱,以竹叶汤调下,金银花汤亦可,不拘时候。

【主治】风疸,心脾风热,面色虚黑,身体皆黄,小便赤涩。

15632 牛黄散

《圣惠》卷五十六。为《千金》卷十七"蜈蚣汤"之异名。见该条。

15633 牛黄散（方出《圣惠》卷六十二,名见《普济方》卷二八七）

【组成】牛黄一分(细研) 麝香一分(细研) 木香一分 丁香一分 茴香子一分 乳香一分(细研) 朱砂一分(细研) 雄黄一分(细研) 黄丹一分 黄柏一分(锉) 苦参一分(锉) 腻粉一分

【用法】上为细散,入研了药,同研令匀。剪单纸条子,看疮眼子大小,每一条子纸,用药末一字以下,掺药末在纸条子内,纴于疮中,不计近远。如药无力,纸纴子自退,即依前更用药末,为纸纴子更纴,候纸纴渐短,直至好疮为度。若患恶疮,不计任甚处,看疮眼大小,皆用纴子,不计个数,以愈为度。

【主治】附骨疽,及一切恶疮。

15634 牛黄散《圣惠》卷六十七）

【组成】牛黄一分(细研) 琥珀一两 真珠一分(细研) 牡蛎一两(烧为灰) 龙脑一分(细研) 朱砂一两(细研,水飞过) 麝香半两(细研) 金箔五十片(细研) 银箔五十片(细研) 桂心一两 当归一两(锉,微炒) 蒲黄一两

【用法】上为细散,都研令匀。每服二钱,以桃仁汤调下,不拘时候。

【功用】化恶血,理好血,止疼痛。

【主治】大伤损后。

15635 牛黄散《圣惠》卷六十九

【组成】牛黄半两(细研) 龙脑一分(细研) 朱砂一分(细研) 雄黄半两(细研) 麝香一分(细研) 乌蛇肉一两(酒浸,炙令微黄) 蝉壳一分 天南星一分(炮裂) 白附子半两(炮裂) 侧子半两(炮裂,去皮脐) 白僵蚕一分(微炒) 桑螵蛸一分(微炒) 芎䓖一分 防风半两(去芦头) 赤箭半两 紫葛半两 干蝎一分(微炒) 干菊花一分 犀角屑半两 麻黄半两(去根节) 羚羊角屑半两 蔓荆子一分 天竹黄一分(细研) 茵芋半两 牛膝半两(去苗) 当归半两 藁本一分

【用法】上为细散,入研了药,都研令匀。每服二钱,以薄荷温酒调下,不拘时候。

【主治】妇人中风,精神冒昧,举体不仁,心胸不利,疾状如醉。

15636 牛黄散《圣惠》卷六十九

【组成】牛黄半两(细研) 麝香一分(细研) 琥珀二分(细研) 桂心半两 赤箭三分 白附子三分(炮裂) 铅霜二分(细研) 金箔五十片(细研) 银箔五十片(细研) 朱砂三分(细研) 羚羊角屑三分 虎头骨三分(烧灰) 犀角屑三分 茯神三分 人参三分(去芦头) 雄黄二分(细研) 干蝎一分(微炒) 羌活三分

【用法】上为细散,入研了药,同研令匀。每服一钱,以温酒调下,不拘时候。

【主治】妇人风邪癫狂,发作无时。

15637 牛黄散《圣惠》卷七十七

【组成】牛黄三分(细研) 龙脑半两(细研) 天麻三分 桂心一两 人参半两(去芦头) 芎䓖半两 独活半两 乌蛇二两(酒浸,去皮骨,炙微黄) 枳壳半两(麸炒微黄,去瓤) 秦艽三分(去苗) 防风三分(去芦头) 蝎尾半两(微炒) 天雄三分(炮裂,去皮脐) 甘草半两(炙微赤,锉) 金箔五十片(细研) 藁本三分 银箔五十片(细研) 当归三分(锉,微炒) 天南星三分(炮裂) 麝香半两(细研)

【用法】上为细散,都研令匀,每服一钱,以豆淋酒调下,不拘时候。

【主治】产后中风,言语謇涩,精神昏愦,四肢急强。

15638 牛黄散《圣惠》卷七十八

【组成】牛黄半两(研入) 白薇半两 人参二两(去芦头) 麦门冬二两(去心,焙) 茯神 远志(去心) 熟干地黄 朱砂(细研,水飞过) 天竹黄(细研) 防风(去芦头) 独活 甘草(炙微赤,锉) 龙齿(细研)各一两 龙脑一钱(细研) 麝香一分(细研)

【用法】上为细散,入研了药令匀。每服二钱,以薄荷酒调下,不拘时候。

【主治】产后心虚,风邪惊悸,志意不安,精神昏乱。

15639 牛黄散《圣惠》卷八十二

【组成】牛黄半分(细研) 栀子仁一分 子芩一分 柴胡一分(去苗) 龙胆一分(去芦头) 甘草半分(炙微赤,锉)

【用法】上为细散,入研了药令匀。每服半钱,以金银温水调服,不拘时候。

【主治】❶《圣惠》:小儿温壮,身体恒热不止。❷《保婴

撮要》:或寒热往来。

15640 牛黄散《圣惠》卷八十二

【组成】牛黄半分(细研) 黄芩一分 栀子仁一分 龙齿一分 犀角屑一分 寒水石一分 甘草半分(炙微赤,锉) 麝香一钱(细研)

【用法】上为细散,入牛黄、麝香,同研令匀。每服半钱,以竹沥调下。

【主治】小儿卒身体壮热,心肺烦壅。

15641 牛黄散《圣惠》卷八十二

【组成】牛黄一分(细研) 犀角屑一分 人参一分(去芦头) 茯神一分 防风一分(去芦头) 细辛一分 蚱蝉一分(去足头,微炙) 蜥蜴一分(醋拌,微炒) 朱砂一分(细研) 甘草一分(炙微赤,锉)

【用法】上为细散,入研了药,更研令匀。一二岁儿每服一字,用竹沥调服;三四岁儿每服半钱,不拘时候服。

【主治】小儿风热惊啼。

15642 牛黄散《圣惠》卷八十三

【组成】牛黄一分(细研) 麝香一钱(细研) 腻粉一钱(研入) 天南星一分(生用) 桑螵蛸三分(微炒) 干蝎一两(半生用,半微炒) 白花蛇一两半(腰以前者,酒浸,去皮骨,炙令微黄)

【用法】上为细散,都研令匀。每服一字,以温酒调下。

【主治】小儿中急风,口眼俱搐,腰背强直,手足拘急。

15643 牛黄散《圣惠》卷八十三

【组成】牛黄一分(细研) 郁金末半两 人参末一钱

【用法】上药都研令匀。每服半钱,以荆芥汤调下,一日三四次。

【主治】小儿风热,心胸烦闷。

15644 牛黄散《圣惠》卷八十三

【组成】牛黄半两(细研) 白龙脑一钱(细研) 金箔五十片(细研) 朱砂二两(细研,水飞过) 寒水石半两 真珠末 铅霜(细研) 犀角屑 甘草 防风(去芦头) 黄芩各一分

【用法】上为细散,入研了药,都研令匀。每服半钱,以蜜水调下。

【主治】小儿心脏风热,神思恍惚,夜多狂语,不得安眠。

15645 牛黄散《圣惠》卷八十三

【组成】牛黄一分(细研) 蝉壳半两(微炒) 柴胡一分(去苗) 栝楼子一分

【用法】上为细散。每服一字,以蜜水调下,一日三次。二岁以上加之半钱。

【主治】小儿咳嗽,喘急烦热,喉中作呀呷声。

15646 牛黄散《圣惠》卷八十四

【组成】牛黄半分(细研) 朱砂一分(细研) 茯神一分 栝楼根一分(锉) 苦参一分(锉) 甘草一分(炙微赤,锉)

【用法】上为细散,入研了药,都研令匀。每服半钱,以新汲水调下,不拘时候。

【主治】小儿热病,壮热心闷。

15647 牛黄散《圣惠》卷八十五

【异名】雄黄散《普济方》卷三八四。

【组成】牛黄一两(细研) 麝香半分(细研) 雄黄一

分(细研)　龙脑半分(细研)　朱砂一分(细研)　虎睛仁一对(细研)　子芩一分　栀子仁一分　人参一分(去芦头)　川大黄一分(锉碎,微炒)　肉桂一分(去皱皮)　甘草一分(炙微赤,锉)

【用法】上为细散,入研了药,更研令匀。每服半钱,以薄荷汤调下,不拘时候。

【主治】小儿惊热,客忤烦闷。

15648　牛黄散(《圣惠》卷八十五)

【组成】牛黄一分　麝香一分　雄黄一分　熊胆半分　芦荟一分　朱砂半两(细研,水飞过)　天竹黄一分　夜明沙一分(细研,微炒)　犀角末一分　胡黄连末一分　白僵蚕一分(末)　干蝎一分半(末)

【用法】上为细散。每服半钱,以薄荷汤调下。兼用少许吹入鼻中良。

【主治】小儿慢惊风,壮热心烦,发歇搐搦。

15649　牛黄散(《圣惠》卷八十五)

【组成】牛黄半分(细研)　人参半两(去芦头)　真珠末一分　甘草半两(炙微赤,锉)　郁金半两　川大黄半两(锉碎,微炒)　朱砂半两(细研,水飞过)　胡黄连半两

【用法】上为细散,都研令匀。每服半钱,以蜜水调下,不拘时候。

【主治】小儿胎风,惊热搐搦,心神烦乱,或渴。

15650　牛黄散(《圣惠》卷八十五)

【异名】人参散(《普济方》卷三六一)。

【组成】牛黄一分(细研)　天竹黄半两(细研)　铅霜半两(细研)　马牙消一两(细研)　人参半两(去芦头)　朱砂一分(细研)

【用法】上为细散。每服半钱,以薄荷汤调下。

【主治】小儿胎风惊热。

15651　牛黄散(《圣惠》卷八十五)

【组成】牛黄半分(细研)　木香一分　羌活半两　白僵蚕半两(生用)　朱砂半两(细研,水飞过)　干蝎半两(生用)　乳香一颗如粟子大　独活半两

【用法】上为细散,都研令匀。每服一字,以干槐枝煎汤调下,不拘时候。

【主治】小儿天钓,眼目㖞斜,手足惊掣,发歇不定。

15652　牛黄散(《圣惠》卷八十五)

【组成】牛黄一分(细研)　川大黄三分(锉碎,微炒)　柴胡一分半(去苗)　细辛一分　黄芩一分　当归一分(锉,微炒)　甘草一分(炙微赤,锉)　蚱蝉三枚(微炒)　防风一分(去芦头)　蛴螬三分(微炙)

【用法】上为细散。每服一钱,以水一小盏,煎至五分,去滓温服,不拘时候。

【主治】小儿未满百日,聚口吐沫,此欲作痫候,腹内有冷热癖实。

15653　牛黄散(《圣惠》卷八十五)

【组成】牛黄一分(细研)　钩藤一两半　石膏一两半(细研)　甘草一两(炙微赤,锉)　蛇蜕皮半分(炙令黄色)　白蔹一两

【用法】上为散。每服一钱,以水一小盏,煎至五分,去滓,入牛黄一字,不拘时候,量儿大小,加减温服。

【主治】小儿二十四种诸惊痫,眼口牵掣,嚼舌反拗。

15654　牛黄散(《圣惠》卷八十五)

【组成】牛黄三分(细研)　木香一分　乳香一分　朱砂一分(细研)　白僵蚕一分(微炒)　干蝎七枚(微炒)　羌活半两

【用法】上为细散。每服半钱,以温竹沥半合调下,不拘时候。

【主治】小儿风痫,发动无时,壮热心烦,筋脉拘急。

15655　牛黄散(《圣惠》卷八十五)

【组成】牛黄一分(细研)　赤芍药一分　露蜂房一分　黄芩一分　人参一分(去芦头)　葛根一分(锉)　甘草一分(炙微赤,锉)　蚱蝉一分(微炒,去翅足)　芎藭一分　川芒消一分　蛴螬一分(微炙)　桂心一分　当归半两(锉,微炒)　石膏半两　蛇蜕皮五寸(炙黄)　川大黄半两(锉碎,微炒)　杏仁一分(汤浸,去皮尖双仁,麸炒微黄)

【用法】上为散。每服一钱,水一大盏,煎至五分,去滓温服。

【主治】小儿惊痫,发无时候。

15656　牛黄散(《圣惠》卷八十五)

【组成】牛黄一分　天竹黄半两　马牙消一两　铅霜一分

【用法】上为细散。每服半钱,以熟水调下,不拘时候。

【主治】小儿风痫,睡中惊叫,两眼翻露,及脐风撮口,天钓惊风。

15657　牛黄散(《圣惠》卷八十五)

【组成】牛黄一分　马牙消三分　铁粉三分　龙齿三分

【用法】上为细散。每服半钱,乳食后以熟水调下。

【主治】小儿惊痫,壮热心躁,发歇不定。

15658　牛黄散(《圣惠》卷八十九)

【组成】牛黄一分(细研)　黄连半两(去须)　赤茯苓半两　犀角屑半两　铅霜半两(细研)　麦门冬一两(去心,焙)　朱砂半两(细研)　马牙消半两　龙脑半分(细研)　甘草一分(炙微赤,锉)　升麻半两　子芩半两

【用法】上为细散,入研了药,都研令匀。每服半钱,用温蜜水调下,不拘时候。

【主治】小儿心肺壅热,脑干无涕,时有烦躁。

15659　牛黄散(《永乐大典》卷九七五引《灵苑方》)

【组成】牛黄　犀角屑　羚羊角屑　雄黄　人参　硼砂　铁粉　铅霜　郁金　腻粉　辰砂各一分　北矾一两半　片脑　麝香各半分　金箔五十片　天南星(去皮心,锉如骰子大,入牛黄胆内悬东方上百日,令干取)三两(未干则晒令干,如急要用,捣天南星末,胆汁和为饼子,晒干用)

【用法】上为末。常服一字,小儿半字,薄荷汤调下。中风涎甚及心疾,每服一钱,小儿一字,薄荷自然汁调下。如中风吐涎,临时加腻粉半钱同服。

【功用】化风涎,益精神,开心志,镇惊消痰。

【主治】积年心恙,诸痫风癫,谬忘昏乱及小儿惊风。

15660　牛黄散(《医方大成》引《局方》(见《医方类聚》卷二四九)

【组成】郁金　甘草(炙)　桔梗(去芦)　天花粉　葛粉各等分

【用法】上为末。每服一钱,薄荷汤入蜜调下。

【主治】五种丹毒。

【备考】本方名牛黄散,但方中无牛黄,疑脱。

15661 牛黄散(《斑疹备急》)

【组成】郁金一两 牛黄一钱

【用法】上为末。每二岁儿服半钱,以浆水半盏,煎至三分,和滓温服,一日二次。

【主治】❶《斑疹备急》:疮疹阳毒入胃,便血日夜无节度,腹痛啼哭。❷《卫生总微》:小儿诸热烦躁。

15662 牛黄散(《圣济总录》卷六)

【组成】牛黄(研) 干蝎(酒炒) 麝香(研) 雄黄(研)各三分 白附子(炮)三两半 天南星(炮)一两 白僵蚕(炒) 天麻 半夏(汤洗七遍,与生姜一两同捣,焙干)各一两半 丁香 丹砂(研) 犀角(镑) 羌活(去芦头) 羚羊角(镑) 槟榔(生)各半两 麻黄(去根节,先煎掠去沫,焙干) 附子(炮裂,去皮脐)各一两一分 乌蛇(酒浸,去皮骨,炙) 蔓荆实(去皮) 防风(去叉) 当归(切,焙)各一两

【用法】上二十一味,将十七味为散,与研者四味和匀。每服半钱匕,温酒调下;角弓反张,牙关紧急,每服一钱匕,以豆淋热酒调下。衣盖良久,汗出即愈。

【主治】破伤中风。

15663 牛黄散(《圣济总录》卷十三)

【组成】牛黄(研) 甘草(炙,锉) 白附子(炮) 白僵蚕(炒) 犀角(镑) 羚羊角(镑) 丹砂(研)各一分 天南星(炮)半分 龙脑(研)一钱 天麻半两 蝎梢三七枚(炒)

【用法】上药各为极细末,和匀。每服一钱匕,荆芥汤调下。

【主治】风久不散,变成热中,烦渴目黄,精神昏暗。

15664 牛黄散(《圣济总录》卷三十)

【组成】牛黄(研) 朴消(研) 甘草(炙,锉)各一两 升麻 山栀子(去皮) 芍药各半两

【用法】上药各为细散,再同研令匀。每服一钱匕,食后煎姜、蜜汤,放冷调下。

【主治】伤寒咽喉痛,心中烦躁,舌上生疮。

15665 牛黄散(《圣济总录》卷四十三)

【组成】牛黄(别研)一分 何首乌一两半 甘草(炙,锉)一分 玄明粉半两

【用法】上为细散,和匀。每服一钱半,麦门冬熟水调下。

【主治】心脏风热。

15666 牛黄散(《圣济总录》卷五十)

【组成】牛黄 苦参 丹砂(研,水飞) 麝香(研)各一分 羌活(去芦头) 当归(切,焙) 人参 独活(去芦头) 秦艽(去苗土) 前胡(去芦头) 枳壳(去瓤,麸炒)各三分 桂(去粗皮) 茯苓(去黑皮) 白术 白附子 玄参 丹参 防风(去叉) 蔓荆实 干姜(炮) 沙参 防己 白芷 半夏(汤洗七遍,姜制) 干蝎(酒浸一宿,炒) 天南星(炮)各半两 牛膝(酒浸一宿,切,焙) 附子(炮裂,去皮脐) 麻黄(去根节,汤煮掠去沫,焙)各一两 芎䓖 仙灵脾 黄耆(锉)各一分 乌蛇一条(酒浸,去骨,炙)

【用法】上为散。每服一钱匕,温酒调下,不拘时候。如欲作丸,即炼蜜为丸,如弹子大,每丸分作六服,豆淋酒或薄荷酒嚼下。

【功用】化痰涎,除喘急。

【主治】肺脏风热,皮肤生疮,骨痛筋急,口面㖞斜。

15667 牛黄散(《圣济总录》卷一一九)

【组成】牛黄(研) 人参各半两 大黄(锉,炒)半两 当归(切,焙)一分 白茯苓(去黑皮)三分 甘草(炙)半两 丹砂(研)一分 麝香(研)半两

【用法】上为细散。每服半钱匕,温水调下,食后服。甚者加至一钱匕。

【主治】重舌。

15668 牛黄散(《圣济总录》卷一三六)

【组成】牛黄一粒如大豆 绯帛方一尺 乱发二团如鸡子大 曲头棘刺二十枚 赤小豆二七枚 地骨皮二两(末)

【用法】上六味,将四味以绯帛裹于熨斗内,烧灰,细研为散,入地骨皮末和匀。每服二钱匕,空心温酒调下,日晚再服。

【主治】疔肿。

15669 牛黄散(《圣济总录》卷一五〇)

【组成】牛黄(研)一分 麝香(研)一钱 雄黄(研)一分 铅霜(研)一分 丹砂(研) 天南星(炮裂) 天麻(酒浸,炙干) 白附子各半两 麻黄(去根节,煎,掠去沫,焙) 桂(去粗皮) 白僵蚕(炒) 干蝎(去土,炒) 防风(去叉) 独活(去芦头) 羌活(去芦头) 附子(炮裂,去皮脐) 当归(切,炒)各一两

【用法】上十七味,除研药外,捣罗为散,入研药再研匀。每服一钱匕,生姜、薄荷酒调下,一日三次,不拘时候。

【主治】妇人中风,身强口噤,四肢不利,精神昏冒,形如醉人。

15670 牛黄散(《圣济总录》卷一六七)

【组成】牛黄一分(为末)

【用法】上药用竹沥调匀,沥在儿口中。

【主治】小儿鹅口,不能饮乳。

15671 牛黄散(《圣济总录》卷一七〇)

【组成】牛黄(研)一分 天竺黄(研)半两 铅白霜(研)半两 玄明粉(研)一两 人参半两 白茯苓(去黑皮)半两

【用法】上六味,捣罗人参、茯苓为末,同牛黄等研为散。一二岁儿每服半钱匕,用薄荷汤调服;三四岁儿每服一钱匕,早晨、午间、日晚各一次。

【主治】小儿心热惊悸。

15672 牛黄散(《圣济总录》卷一七一)

【组成】牛黄(研)一分 人参半两 大黄(锉,炒) 当归(切,焙) 芍药 甘草(炙,锉)各一两

【用法】上为散。每服一钱匕,以水七分,煎取三分,去滓温服。量儿大小加减。微利为度。

【主治】小儿惊痫,腹中乳癖。

15673 牛黄散(《圣济总录》卷一七一)

【组成】牛黄(研) 丹砂(研) 白蔹 露蜂房(微炒) 杏仁(汤浸,去皮尖双仁,麸炒黄)各一分 桂(去皮)半两

【用法】上为散,拌匀。每服一字匕,乳汁调下,一日四五次。

【主治】小儿五种痫,手足动摇,眼目反视,口吐涎沫,心神喜惊,身体壮热。

15674 牛黄散(《圣济总录》卷一七九)

【组成】牛黄(研)一分 大黄(锉,炒) 甜消(研)各一钱

甘草(炙,锉) 人参各二钱

【用法】上为细散。每服半钱匕,新水调下,乳食后服。

【主治】小儿大便不通,口燥颊赤。

15675　牛黄散(《圣济总录》卷一八一)

【组成】牛黄(研)半分　代赭三两　麝香(研)半钱　玄参三分　厚朴(去粗皮,生姜汁炙)三分　升麻一两　射干半两　大黄(锉,炒)一两一分　木香三分　白术半两　犀角(镑屑)三分　甘草(炙)半两

【用法】上十二味,捣罗十味为细散,入研药和匀。每服半钱匕,以人乳汁一蛤蜊壳许调下,空腹一日一次;三岁至五岁以上,每服一钱匕,枣汤调下,米饮亦可,一日二次。

【主治】小儿咽喉项肿,啼声不出。

15676　牛黄散(《幼幼新书》卷十九引《婴童宝鉴》)

【组成】牛黄一字　麝半字　朱砂二钱　甘草(炙)一钱　马牙消　天竺黄各一分　郁金半两(浆水浸透,焙)

【用法】上为散。每服半钱,用薄荷汤调服。

【主治】惊热潮热。

15677　牛黄散(《幼幼新书》卷三十五引《聚宝》)

【组成】牛黄　朱砂　蜗牛肉　干蝎　白僵蚕(直)　天麻　白附子　乳香　麝各一分　生龙脑一钱　螳螂翅(七月采)五分

【用法】上为末。每服一字,薄荷水调下;初生儿浴后,以乳少许调涂口中。

【主治】初生至二三岁,一切风热,发赤白瘤,走痒四肢。

15678　牛黄散

《幼幼新书》(古籍本)卷十九。即原书人卫本同卷引《庄氏家传》"牛黄散子"。见该条。

15679　牛黄散(《幼幼新书》卷九引《吉氏家传》)

【组成】牛黄二钱　朱砂　雄黄各一钱　天南星一个(姜水二盏同煮)　金银箔各五片　轻粉一钱匕　麝一字

【用法】上为细末。每服一字,薄荷汤调下。

【功用】化涎。

【主治】慢惊风。

15680　牛黄散(《救急选方》卷上引《幼幼新书》)

【组成】甘草二两　郁金一两　马牙消半两　朱砂二钱

【用法】上为细末,衮拌令匀。每服一钱或半钱,新汲水调下。

【主治】走马疳。

【备考】本方名牛黄散,但方中无牛黄,疑脱。

15681　牛黄散(《续本事》卷二)

【组成】朱砂一钱　麝香一字　脑子(真者)半两　水银一钱　牛黄一字　狗黄一字　雄黄一字　零香半两

【用法】上为末,将前四味为末顿一处,后四味末放一处,临时和匀。每服一字或半钱,薄荷汤入金银箔同调下。如用取涎,入江子二粒去油,药二钱和匀,可服半字,薄荷、茶清调下。

【功用】退热取涎。

【主治】小儿惊风。

15682　牛黄散(《卫生总微》卷五)

【异名】清心散(《普济方》卷三七四引《仁存方》)。

【组成】牛黄半两(细研)　朱砂一分(研,水飞)　麝香

一分(别研)　蝎梢一分(末)　天竺黄一分(研)　钩藤一枚(末)

【用法】上同拌,研匀。每用一字,新汲水调下,不拘时候。

【功用】清心凉膈,截惊痫。

【主治】❶《卫生总微》:惊痫欲发、已发者。❷《普济方》:天钓。

15683　牛黄散(《卫生总微》卷五)

【组成】干全蝎七个　巴豆二枚(去皮)　轻粉五分　雄黄二钱(水飞)　川郁金一分(锉,用皂荚半梃揉汁煮过,炒至干用)　朱砂一钱(水飞)

【用法】上为细末,入脑、麝各少许。每用一字,薄荷汤送下。或得吐泻、或得睡汗皆愈。如牙关噤,即先用药掺开,然后服之。

【主治】急惊搐搦,壮热,膈痰壅盛。

【备考】本方名牛黄散,但方中无牛黄,疑脱。

15684　牛黄散(《宣明论》卷十四)

【组成】肉桂　郁金各一两　马牙消四两　甘草五钱

【用法】上为末。每服一钱,新汲水调下;若是小儿,十岁服半钱,五岁以下服一字。

【主治】小儿上焦壅热,诸眼疾。

【备考】本方名牛黄散,但方中无牛黄,疑脱。

15685　牛黄散(《普济方》卷三七四引《卫生家宝》)

【组成】雄黄一钱(研极细)　地龙半钱(布裹,捶去土,新瓦上焙干)

【用法】上为末。周岁每服半钱以下,薄荷酒调下。服一捻金,再作可进此药,一日二服,不可多服。要快,用细赤地龙一条,和酒研入糊。

【主治】惊风搐搦,心经伏涎,不作声,闷绝,身体强直。

【备考】服一捻金,再作,可服此药。要快,用细赤地龙一条,和酒研如糊。又,本方名牛黄散,但方中无牛黄,疑脱。

15686　牛黄散(《洁古家珍》)

【组成】白牵牛头末五钱　大黄一两

【用法】上为细末。每服三钱,有厥冷,用酒调下;无厥冷而手足烦者,蜜汤调下。

【主治】上焦热,脏腑秘结。

15687　牛黄散(《医方类聚》卷一五七引《施圆端效方》)

【组成】川大黄　郁金各一两

【用法】上为细末。每服二钱,鸡子清汁调下。加减服之。

【主治】一切热毒黄疸,衄血发斑,口咽疮烂,吐血便血,时气发狂,神昏不省。

【备考】本方名牛黄散,但方中无牛黄,疑误。

15688　牛黄散(《医方类聚》卷二五九引《活幼口议》)

【组成】全蝎六个(炒)　巴霜一字　轻粉半钱　雄黄三钱　朱砂一钱　川郁金一分(皂角水煮熟,焙干再炒)　麝　脑各一字

【用法】上为末,和匀。每服一字半钱,煎金银薄荷汤调下。

【主治】婴孩小儿急惊风,脚手动动,八候俱作。

【备考】本方名牛黄散,但方中无牛黄,疑脱。

15689 **牛黄散**(《普济方》卷三六一引《傅氏活婴方》)

【组成】天麻 牛黄 犀角 蝉蜕 甘草 天竺黄 胡黄连各等分

【用法】上为散。每服一字,薄荷煎汤调下。

【主治】胎风手足搐搦,口眼㖞斜。

15690 **牛黄散**(《外科集验方》)

【组成】牛黄一钱 血竭半钱 大黄 牙消 牵牛 牛蒡子 破故纸

【用法】上为细末,用温酒调服。以利下脓血为度。

【主治】肠痈成脓者。

【备考】方中大黄、牙消、牵牛、牛蒡子、破故纸用量原缺。

15691 **牛黄散**

《普济方》卷一〇二。为《圣济总录》卷十四"牛黄饮"之异名。见该条。

15692 **牛黄散**(《普济方》卷二七九)

【组成】郁金 甘草 桔梗 天花粉 蛤粉等分

【用法】上为末。每服一钱,薄荷汤入蜜水调服。

【主治】肿丹毒。

【备考】本方名牛黄散,但方中无牛黄,疑脱。

15693 **牛黄散**(《普济方》卷三六五)

【异名】圣散。

【组成】牛黄 龙脑 丹砂各一分 铅霜半两 太阴玄精石一两

【用法】上为末,再和研匀。每服半钱,先于重舌上以鈹针破出血,用盐汤洗拭干,然后掺药于口中。

【主治】小儿重腭、重龈肿痛,口中涎出。

15694 **牛黄散**(《普济方》卷三六五)

【组成】牛黄 朱砂 龙脑 铅霜 麝香 玄精石等分

【用法】上为末。刺出血后,用水洗拭之,然后用此药敷之。

【主治】婴儿重腭、重舌,口内肿满多涎,咽喉不利。

15695 **牛黄散**(《普济方》卷三八四)

【组成】铅霜 牛黄各半分 铁粉一分

【用法】上为细末,令匀。每服一字,以竹沥调下。

【主治】小儿心肺积热,夜卧不安。

15696 **牛黄散**(《古今医鉴》卷十四)

【组成】牛黄一分 片脑一分 硼砂一分 雄黄二分 青黛二分 朴消一分半 黄连八分(末) 黄柏八分(末) 辰砂二分

【用法】上为细末。每用少许,敷入口内。

【主治】小儿口中百病,鹅口、口疮,重腭不能吮乳,及咽喉肿塞,一切热毒。

15697 **牛黄散**

《幼科发挥》卷二。为《儒门事亲》卷十五"夺命散"之异名。见该条。

15698 **牛黄散**(《赤水玄珠》卷七)

【组成】白牵牛(炒)二两 大黄(煨)一两

【用法】上为末,每服二钱,蜜水调下。

【主治】热痰暴喘欲死者。

15699 **牛黄散**(《赤水玄珠》卷二十五)

【组成】牛黄一钱

【用法】上为末。以竹沥调一字灌之,更以猪乳点入口中。

【主治】初生七日内口噤。

15700 **牛黄散**(《回春》卷七)

【组成】朱砂一分 牛黄三厘

【用法】上为细末,蜂蜜打湿胭脂汁,取蜜调药。用银簪刺黑陷上,为之三次,一日涂一次。

【主治】痘黑陷,虚弱而不起发。

15701 **牛黄散**(《鲁府禁方》卷一)

【组成】牛黄一分 辰砂半分 白牵牛头末二分

【用法】上为末,作一服,小儿减半。痰厥,温香油调下;急慢惊风,黄酒入蜜少许送下。

【主治】中风痰厥,不省人事;小儿急慢惊风。

15702 **牛黄散**(《鲁府禁方》卷三)

【组成】牛黄 芦荟 僵蚕各二钱 孩儿茶 阿魏 甘草各三钱 大黄一两一钱 穿山甲十片(黄土炒焦黄色)

【用法】上为细末。每服五分,空心蜜水或黄酒调服。

【主治】癖。

【宜忌】忌生冷。

15703 **牛黄散**(《痘疹传心录》卷十八)

【组成】黄牛粪(后尖,晒干,地上堆定作屋状,以灯点着,烧至欲过存性,盆子合定,令作黑灰,勿令白,研为末)二钱 牛黄二分 黄柏末二钱

【用法】上为末,和匀。敷之。

【主治】口疳疮,兼治痘疹后口疮。

15704 **牛黄散**

《玉案》卷三。为《古今医鉴》卷六"牛黄散子"之异名。见该条。

15705 **牛黄散**(《幼科金针》卷上)

【组成】陈胆星二钱五分 蝉退二钱五分(去头足) 防风一钱五分 白附子钱半(生用) 天麻一钱五分 僵蚕钱半(净,炒) 麝香一分二厘五毫 全蝎二钱半(去头翅,净炙) 牛黄一分二厘五毫

【用法】上为细末。姜汁调服。

【主治】风痫。

15706 **牛黄散**(《诚书》卷六)

【组成】牛黄半分 人参 甘草(炙) 郁金 大黄(炒) 朱砂(飞) 胡黄连各五钱 珍珠一分

【用法】上为末。蜜汤调服。

【主治】胎热,神烦,惊搐。

15707 **牛黄散**(《痘疹仁端录》卷七)

【组成】牛黄一分 雄黄 轻粉 飞丹 枯矾 川椒 乳香 没药 冰片 龙骨 贝母 五倍 白芷 白及 苦参 赤石脂各一钱

【用法】上为细末。以苦参浸油调涂。

【主治】狐惑口疮。

15708 **牛黄散**(《幼科指掌》卷三)

【组成】牵牛 大黄各一两 枳壳五钱(巴豆九粒同炒,即去巴豆) 甘草三钱

【用法】上为末,面糊为丸。每服三五丸,薄荷汤调下。以利为度。

【功用】破结痰。

【主治】撮口。

【备考】本方方名,据剂型,当作"牛黄丸"。

15709 **牛黄散**《良朋汇集》卷四

【组成】锦纹大黄(生) 正槟榔 白牵牛(头末) 黑牵牛(头末) 辰砂 人参各一两

【用法】上为细末,收用。小儿月子内体壮者一分,弱者半分,量大小虚实加减,用蜂蜜水调服。

【主治】体肥小儿,月子至五七岁,无论何风证,但是胸膈内常闻有痰声响,并咽喉痰涎不断,胸口高,满腹大,通身烧热,大小便不通;或未出痘疹之前有此症者。

15710 **牛黄散**《金鉴》卷五十九

【组成】川黄连(生) 黄柏(生) 薄荷各八分 雄黄 火消 青黛各二分半 牛黄 冰片 硼砂 朱砂各一分

【用法】上为细末。每用少许,吹患处。

【主治】痘毒不能发越于外,火热壅塞膈间,上冲咽喉或肿痛、或哑呛,甚而不能呼吸,饮食难入。

15711 **牛黄散**《疡科捷径》卷下

【组成】牛黄 蟾酥 冰片 麝香各一分

【用法】上为末。搽之。

【主治】骊龙疔。

15712 **牛黄散**《治疹全书》卷下

【组成】牛黄二分 青黛一钱 雄黄五分 冰片一分 儿茶二分 硼砂五分 黄柏一钱

【用法】上为末。先用薄荷汤漱咽,后吹入。

【主治】疹后失音,而至不能出声者。

15713 **牛黄散**《麻症集成》卷四

【组成】牛黄 郁金 僵蚕 防风 甘草 胆星 明麻 蝉退 荆芥 力子

【主治】风痫迷闷,涎潮搐搦。

15714 **牛黄散**《蠢子医》卷四

【组成】牛黄一钱 青黛 朱砂 礞石 半夏 南星 白附子 灵脂 僵蚕 蝎子面 大黄 寒石 巴豆(非千锤百炼如细面然,断不可用)各一两

【用法】上为末。

【主治】小儿痰食风火,热在气分。

15715 **牛黄散**

《人己良方》。为《古今医鉴》卷十三"一捻金"之异名。见该条。

15716 **牛黄煎**《圣济总录》卷一七一

【组成】牛黄(研)半钱 人参半两 生犀末 硼砂(研) 白茯苓(去黑心) 薄荷 乳香(研) 甘草(炙,锉) 井泉石(研) 乌金石(研) 生干地黄(焙) 天麻各一分

【用法】上为末,用蜜于银器内熬成煎。每服皂子大,煎人参汤化下,一日三次。

【主治】小儿膈上有痰,发痫瘈疭。

15717 **牛黄煎**《苏沈良方》卷十

【组成】大蛄蚆一枚(去皮骨腹胃,炙,为末,以无灰酒一盏,獖猪胆一枚,同熬成膏) 诃子(炮) 使君子 胡黄连 蝉壳(不洗) 墨石子 芦荟 芜荑 熊胆 朱砂 夜明砂 雄黄各一分(研) 肉豆蔻春夏各半分,秋冬各一分 牛黄二钱 麝香一钱 龙脑五分

【用法】上药为丸,如麻子大。每服五七丸,五岁以上

十丸,饮送下;惊疳,金银薄荷汤送下;肝疳腹胀,桃仁、茴香汤送下;疳虫,东引石榴苦楝根汤送下。

【主治】小儿诸疳、诸痢,食伤气胀,体羸头大,头发作穗,壮热不食,多困,齿烂鼻疮,丁奚潮热。

【宜忌】协热而痢者不可服。

15718 **牛黄膏**《局方》卷十

【组成】蛤粉(研飞)二百两 牙消(枯研) 朱砂(研飞)各十两 人参二十五两 雄黄(研飞)七十五两 龙脑(研)四两 甘草(爁)五十两 金箔 银箔各二百片(为衣) 牛黄二两(别研)

【用法】上为细末,炼蜜搜和,每一两八钱作二十丸,以金箔、银箔为衣。一岁儿每服如绿豆大,食后薄荷温水化下。

【功用】治惊化涎,凉膈镇心,祛邪热,止痰嗽。

15719 **牛黄膏**《幼幼新书》卷八引《灵苑方》

【组成】牛黄一分 朱砂 雄黄 黄芩 山栀仁 栝楼根 白药子 甘草(炙) 天竺黄各半两 马牙消 郁金(皂角水浸三宿,煮软、切,焙干) 川大黄(饭上蒸三次)各一两 麝 脑子各一钱

【用法】上为末,白沙蜜炼熟,捣为锭。服一黑豆许,金银薄荷汤送下。

【主治】类惊积热,心闷烦躁,赤眼口疮,壮热,大小便秘,或生疮癣,咳嗽顽涎,睡卧惊叫,手足搐搦,急慢惊风,渴、泻。

15720 **牛黄膏**《小儿药证直诀》卷下

【组成】雄黄小枣大(用独茎萝卜根水并醋,共大盏煮尽) 甘草末 甜消各三钱 朱砂半钱匕 龙脑一钱匕 寒水石(研细)五钱匕

【用法】上为末,蜜和为剂。每服半皂子大,食后薄荷汤温化送下。

【主治】❶《小儿药证直诀》:小儿惊热。❷《医学纲目》:小儿伤风温壮热引饮。

【备考】本方方名,《医学纲目》引作"雄黄膏"。

15721 **牛黄膏**《小儿药证直诀》卷下

【组成】雄黄(研) 甘草末 川甜消各一分 寒水石(生飞研)一两 脑子一钱 绿豆粉半两

【用法】上为末,和匀,炼蜜和成膏。每服半皂子大,食后薄荷水化下。

【主治】小儿发热及伤风疳热。

【备考】周学海按:聚珍本寒水石作一分,有郁金末一钱。

15722 **牛黄膏**《幼幼新书》卷七引张涣方

【组成】牛黄 牡蛎(烧)各一分 人参 甘草(炙)半两

【用法】上为细末,次入飞辰砂、雄黄各一分,龙脑半钱,炼蜜成膏。每服鸡头子大半粒至一粒,薄荷汤化下,乳后服。

【功用】除胎热。

【主治】啼哭惊叫,面赤口干,状如祟,即非夜啼。

15723 **牛黄膏**《幼幼新书》卷九引《吉氏家传》

【组成】牛黄半字 棘冈子七十个(去壳) 生朱砂半钱 轻粉一钱匕

【用法】上为末,用棘冈子肉研为膏,丸如芥子大。每

服三丸,芥菜汤送下。

【主治】慢惊风。

15724　牛黄膏（《幼幼新书》卷十引《吉氏家传》）

【组成】雄黄　天竺黄　甘草（炙）　白茯苓　龙脑　郁金　朱砂各等分

【用法】上为末,生蜜为丸,如皂子大。一岁一丸,看大小,薄荷汤化下。

【主治】惊风。

【备考】本方名牛黄膏,但方中无牛黄,疑脱。本方方名,据剂型,当作"牛黄丸"。

15725　牛黄膏（《幼幼新书》卷十九引《庄氏家传》）

【组成】牛黄　脑　麝各少许　马牙消一钱　甘草（炙）　雄黄各半两　川大黄　郁金各一两（三味并浆水煮）

【用法】上为细末,炼蜜为丸,如绿豆大。每服三丸,新水磨服。

【主治】心脏热。

【备考】本方方名,据剂型,当作"牛黄丸"。

15726　牛黄膏（《幼幼新书·拾遗方》引茅先生方）

【组成】川郁金半两（皂角三寸,巴豆七粒,水一碗煮）　马牙消　甘草（炙）各半两　朱砂一钱　硼砂　寒水石各一分　脑　麝随意

【用法】上为末,炼蜜为膏,每服如鸡头子大。麦门冬汤化下。

【功用】镇心解毒。

【主治】膈热及诸热。

15727　牛黄膏（《普济方》卷三七四引《卫生家宝》）

【组成】郁金一钱　天南星一钱　粉霜一钱　巴豆七粒（连壳）

【用法】上为末,面糊为丸,如芥子大。周岁每服四丸,薄荷汤送下,一日二次,食后、临卧时服。

【功用】镇惊化涎。

【备考】凡小儿惊涎未可与巴豆、粉霜等药,恐虚劫脾,转不好治。涎积不退,却进此药。

15728　牛黄膏（《鸡峰》卷二十四）

【组成】雄黄七两半　朱砂一两　蛤粉七两半　人参　茯苓各五两　甘草二两半　龙脑半两

【用法】上为细末,每一两作三十丸。一岁儿每服半丸,临卧米饮化下。

【主治】小儿风热。

15729　牛黄膏（《卫生总微》卷三）

【组成】寒水石四两（煅,出火毒）　雄黄一两（水飞）　山栀子仁一钱半　甘草一分（炙）　牙消一两　铅白霜半两

【用法】上为细末,入麝香少许,炼蜜和旋。取皂子许,乳食后薄荷水化下。

【主治】小儿温壮风热。

15730　牛黄膏（《卫生总微》卷十五）

【组成】真牛黄（研）　煅过牡蛎粉　朱砂（研,水飞）　雄黄（研,飞）各一分　人参（去芦）　甘草（炙）各半两　龙脑半分（研）

【用法】上为末,拌匀,炼蜜和膏,如鸡头子大。每服半粒或一粒,乳食后薄荷汤化下。

【主治】小儿惊啼。儿睡着时,忽然乍惊哭而觉,面赤

口干,乃风热邪气乘心脏而作。

15731　牛黄膏（《保命集》卷中）

【组成】牛黄二钱半　朱砂　郁金各三钱　脑子　甘草各一钱　牡丹皮三钱

【用法】上为细末,炼蜜为丸,如皂子大。新汲水化下。

【主治】热入血室,发狂不认人。

15732　牛黄膏（《医方类聚》卷一六九引《施圆端效方》）

【组成】信一钱半　巴豆仁　雄黄各二钱　大黄　黄芩　黄连　硫黄各三钱　黄柏四钱

【用法】上用好油,煮巴豆焦黑,去巴豆不用,加黄蜡四钱,作面油。量稀稠,调擦疥上。

【主治】恶疥癣疮。

15733　牛黄膏（《永乐大典》卷九七六引《保婴集验名方》）

【组成】人参（去芦）五钱　甘草（炙）五钱　蛤粉（水飞）七钱　龙脑（另研）半钱　雄黄（水飞）七钱半　寒水石（煅）五钱　牙消（枯）一钱　朱砂（水飞）五钱

【用法】上将人参、甘草为细末,入飞研药令匀,炼蜜为丸,每两作三十丸。每一岁儿服半丸,煎薄荷汤化,不拘时候。

【主治】小儿惊风咳嗽,痰涎壅塞,咽膈不利,精神昏愦。

15734　牛黄膏（《普济方》卷三七二）

【组成】白附子　蝎　郁金　雄黄各一分　蝉蜕六十个　腻粉半钱　巴豆肉一分（水浸一宿）

【用法】上为极细末,入脑、麝各少许,炼蜜为丸。每服皂子大,薄荷冷水送下。

【主治】惊风天钓。

15735　牛黄膏（《奇效良方》卷六十四）

【组成】绿豆粉二两　牛黄一钱（另研）　脑子少许　甜消三钱　甘草末半钱　硼砂二分半　一方朱砂半钱

【用法】上为末,和匀,炼蜜为丸,如芡实大,金箔为衣。每服一丸或半丸,薄荷汤磨化服,不拘时候。

【功用】治惊化痰,祛邪热,止涎嗽。

15736　牛黄膏（《婴童百问》卷六）

【组成】蝎尾四十九枚　巴豆（去壳）一枚半（不去油）　梅花脑半字　辰砂（研）二钱　郁金三钱（以皂角水煮过）　牛黄少许　麝香一字

【用法】上为末。周岁服半字,三四岁一字,用蜜熟水一二分调匀灌下;或薄荷汤亦可。仍观孩儿身体肥瘦、脏腑虚实,及病势轻重,则加减药。服药后良久,压下痰涎,疏去风气,当宣泻两三行,其泻出如鸡子白是应效,或胸膈痰涎壅盛痞满,服此药宜吐风痰,亦为美也。

【主治】小儿天钓惊风。热极,胸膈久积惊涎,忽被风邪所触,手足搐搦,面唇红赤,咽喉痰响,浑身头额壮热,唤问不知,不省人事,或只左手左脚偏搐,或只右手右脚偏搐,或只唇口眼鼻颤搐,多肚腹紧胀。

【宜忌】不得针灸。或有是疾服药稍退,忌两日不可见风。

【备考】一方加粉霜二钱,名朱砂膏。

15737　牛黄膏（《万氏家抄方》卷下）

【组成】牛胆南星　川黄连（姜汁炒）　全蝎（洗,炙）　蝉蜕（去足）各二钱半　僵蚕（炒）　白附子　防风　明天麻

（煨）各一钱半　木香一钱　麝香五分

【用法】上为细末,蒸枣(去皮核、取肉)研成膏为丸,如小豆大。食远荆芥、生姜汤研化服。

【主治】小儿风痫。

15738　**牛黄膏**《丹溪心法附余》卷二十二》

【组成】牛胆南星(用黄牯牛胆,腊月粉南星修合,风干,隔一年用。牛胆须入二三次者佳)　全蝎(去毒,炒)蝉蜕(去足)各二钱半　僵蚕(去丝嘴,炒)　白附子　防风　天麻(煨)各一钱半

【用法】上为细末,蒸枣(去皮核、取肉)研为丸,如小豆大。食远用荆芥、生姜同煎汤研化服。

【主治】小儿风痫迷闷,抽掣涎潮。

15739　**牛黄膏**《准绳·幼科》卷三》

【组成】蝎尾四十九枚　巴豆肉(去油膜)一钱半　梅花脑半匙　辰砂(研)二钱　郁金三钱(皂角水煮)　牛黄少许　麝香一匙

【用法】上为末。每服一匙,以蜜水调下。量儿虚实用之。

【主治】小儿壮热。此热涎内蓄,风邪外感。咽喉涎响,或不省人事,或左右手偏搐,或唇口眼鼻颤动。

15740　**牛黄膏**《眼科阐微》卷三》

【组成】牛黄三钱　犀角一钱　赤芍一钱　防风二钱菊花二钱　天竹黄五分　佛面金五张　佛面银五张

【用法】上为细末,炼蜜为丸,如梧桐子大。每服七丸,薄荷姜汤送下。

【主治】小儿双眼通睛呆转,欲看东则见西。

【备考】本方方名据剂型,当作"牛黄丸"。

15741　**牛黄膏**《医级》卷九》

【组成】牛黄　胆星　丹皮　琥珀　郁金　朱砂各三钱　蝎尾二十一条　冰片　麝香各三分　甘草五分　竹沥七分　姜汁三分

【用法】前十味,为极细末,用沥、汁调研作丸,如黄豆大。每服一丸,钩藤汤调化服。

【主治】时感届期,热入血室,昏乱躁扰,痰瘀结滞,谵狂不省人事,遗尿厥痉。

【备考】本方方名,据剂型,当作"牛黄丸"。

15742　**牛榔丸**《普济方》卷一九二》

【组成】槟榔　枳壳　黑牵牛　白牵牛各半两(炒)

【用法】上为末,炼蜜为丸,如梧桐子大。每服二十丸,煎大腹皮汤送下。

【主治】水气肿满。

15743　**牛榔散**《本草纲目》卷十八引《普济方》》

【异名】牛郎顶《串雅内编》卷三》。

【组成】黑牵牛半两　槟榔二钱半

【用法】上为末,每服一钱,紫苏汤调下。

【功用】追虫去积。

【主治】❶《本草纲目》引《普济方》:气筑奔冲不可忍。❷《仙拈集》:鼓胀,水肿,虫积。

【备考】本方原名牛郎丸,与剂型不符。据《仙拈集》改。

15744　**牛酥饮**《圣济总录》卷一五九》

【异名】牛酥散《普济方》卷三五六》。

【组成】牛酥半两　冬葵子(净淘,微炒)一合　滑石三分

【用法】上三味,以二味为末,和牛酥置生绢袋内盛之,用酒一升,煎至七合,去药袋子,令温。每服半盏。一二服如未下,更服之。

【主治】数日不产,胎上冲心欲死。

15745　**牛酥散**

《普济方》卷三五六。为《圣济总录》卷一五九"牛酥饮"之异名。见该条。

15746　**牛酥煎**《圣济总录》卷一五九》

【组成】真牛酥三两　秋葵子一合　白蜜二两　滑石瞿麦穗　大豆黄卷一两

【用法】上六味,先以清酒一升,研细葵子纳酥蜜中,微火令销后,即下诸药,慢火煎,常如鱼眼沸,约强半如膏,即将瓷器中以绵滤之。用温酒调,初服半匙,渐加至一匙。

【主治】难产,经日未生。

15747　**牛酥膏**《圣济总录》卷一二〇》

【组成】牛酥半斤　蜡二两　雄黄(研)　丹砂(研)藜芦(去芦头)　芎劳　白芷　升麻各半两　鳗鲡鱼一枚杏仁(汤浸,去皮尖双仁,麸炒)　藁本(去苗土)各一两

【用法】上药先于铛中煎酥令沸,即下鳗鲡鱼煎令黄熟,去鱼,下诸药,候杏仁赤色,以绵滤去滓,安瓷器中,下雄黄、丹砂末,搅之勿住手,至冷成膏。每用少许,涂患处。

【主治】风疳齿𧏾,口内诸疾。

15748　**牛脾粥**《圣济总录》卷一九〇》

【组成】腊月牛脾(细切)一具　米三升

【用法】上每用牛脾三两、米三合,煮粥食之。

【主治】诸痔。

15749　**牛粪散**《仙拈集》卷四引《碎金》》

【异名】太乙散《经验广集》卷四》。

【组成】牛粪(用山上陈者)

【用法】上为末。搽三五次愈。

【功用】收口生肌。

【主治】❶《济众新编》:一切痈疽毒肿。❷《验方新编》:湿热诸疮,毒水淋漓,久不收口;并小儿痘疮破烂,百药不效者。

【备考】《济众新编》本方用法:多取牛粪,瓦器炒热作片,涂油乘热敷疮,冷则换热,不计其数,无间断,直至疮根自消,疮口突起为度。

15750　**牛粪膏**《圣惠》卷六十六》

【组成】黑牛粪五两(烧灰,细研)　腊月猪脂四两(炼成者)

【用法】上药相和令匀。先用盐汤洗,拭干涂膏,日再换之。

【主治】蜣螂瘘。

15751　**牛犀丸**《医方类聚》卷二十三引《经验秘方》》

【组成】牛黄　麝香　脑子各半钱　没药　沉香　檀香　乳香　辰砂　血竭各一钱　川芎　两头尖各一钱半川乌　黑附子　白附子各半两　防风　天麻　五灵脂麻黄　薄荷　何首乌各半两　牛胆天南星半两　生犀角屑二钱(另研加)

【用法】上为细末,炼蜜为丸,如弹子大,朱砂为衣。每

服一丸,用生姜自然汁半盏,酒半盏,同化开,临卧服。

【主治】男子妇人卒中不省,半身不遂,脚腿麻痹疼痛。

15752　牛蒡丸

《普济方》卷二九二。即《圣惠》卷六十六"牛蒡子丸"。见该条。

15753　牛蒡丹(《普济方》卷三六二)

【组成】牛蒡子一两　郁金　川朴消　枳壳(去瓤,麸炒)　皂子半两(炒黄)

【用法】上为细末,用生姜汁打白面糊丸,如黍米大。每服十丸,煎人参汤送下。

【主治】小儿脾热多涎。

15754　牛蒡汤(《活幼心书》卷下)

【组成】牛蒡子三两(略炒,研碎)　大黄一两半　防风(去芦)　薄荷(去老梗)各一两　荆芥(去根老梗)四两　甘草一两一钱半

【用法】上㕮咀。每服二钱,水一盏,煎七分,不拘时候温服。

【主治】小儿伤风发热烦躁,鼻塞气喘,痰嗽惊啼;及诸疮赤紫丹毒,咽喉肿痛。

【临床报道】咽炎:《滨州医学院学报》[2006,29(3):184]用牛蒡汤治疗咽炎89例,结果治愈61例,好转23例,总有效率94.38%。

15755　牛蒡汤(《嵩崖尊生》卷六)

【组成】牛蒡子一钱　升麻　黄药子　玄参　浮萍　桔梗　甘草　天花粉

【主治】❶《嵩崖尊生》:喉中生疮。❷《杂病源流犀烛》:喉痹。

15756　牛蒡汤(《嵩崖尊生》卷七)

【组成】陈皮　牛蒡　山栀　忍冬　甘草　蒌仁　黄芩　花粉　连翘　角针各一钱　柴胡　青皮各五分

【用法】水、酒煎服。

【主治】乳肿痛。

15757　牛蒡汤(《痘疹仁端录》)

【组成】玄参　知母　石膏　连翘　升麻　麻黄　牛蒡　淡竹叶

【主治】咽痛。

15758　牛蒡酒(《圣惠》卷二十二)

【组成】牛蒡子三两　生干地黄三两　枸杞子三两　牛膝五分(去苗)

【用法】上锉细,用生绢袋盛,以好酒二斗,于瓷器内浸,蜜封,春、夏七日,秋、冬二七日。每日空心温服一小盏,晚食后再服,常令醺醺为妙。

【主治】❶《圣惠》:柔风久不瘥,四肢缓弱。❷《普济方》:一切风乃至十年、二十年不愈者。

15759　牛蒡酒(《本草纲目》卷二十五)

【组成】牛蒡根(切片)

【用法】浸酒。饮之。

【功用】利腰脚。

【主治】诸风毒。

15760　牛蒡散(方出《幼幼新书》卷三十四引《养生必用》。名见《医部全录》卷四一五)

【组成】牛蒡(炒香)一分　乳香一钱

【用法】上为末。入白面少许,温水调涂。

【主治】小儿牙病。

15761　牛蒡散(《幼幼新书》卷十五引《风髓经》)

【组成】甘草节　荆芥穗　牛蒡子(略炒)等分

【用法】上为末。每服一钱半,解毒薄荷汤调下;未出紫草汤调下,进数服。

【主治】小儿疹痘不出。

15762　牛蒡散(《普济方》卷三六一)

【组成】防风　荆芥　甘草　牛蒡子(炒)各等分

【用法】上为散。水煎服。

【主治】小儿变蒸生疮。

15763　牛蒡散(《普济方》卷四〇四)

【组成】牛蒡子一两(炒)　荆芥二两半　白芷半两　全蝎三钱　甘草三钱(炙)　防风半两

【用法】上为末。水七分,煎服。

【功用】凉膈去痰。

【主治】小儿斑疮,及疹痘未出,一切毒疮,咽喉肿痛。

【宜忌】大便自利者不宜服。

15764　牛蒡散(《伤寒全生集》卷四)

【组成】牛蒡子　麻黄　南星　牛膝

【用法】上锉碎,于石器内入好酒同研细,另用火烧地坑赤色,以药放在坑内,再用炭火烧令黑色,取出为末。每服一钱,好酒送下;水、姜煎服亦可。

【主治】伤寒大汗已出,因而露风,则汗不流通,风邪乘虚袭于经络,故手足挛搐,不能屈伸而筋脉拘急。

15765　牛蒡散(《奇效良方》卷六十五)

【异名】牛蒡子散(《医统》卷九十一)。

【组成】牛蒡子(炒)

【用法】上为末。水煎一盏服之。

【功用】凉风解毒。

【主治】小儿冬月有非节之暖,及春月天气暄暖,或甘肥之过,或重衣温厚,帏帐周密,伤皮肤,害血脉,疮疡发黄,是生多疾。

15766　牛蒡散

《丸丹膏散集成》。为《本事》卷三"牛蒡子散"之异名。见该条。

15767　牛蒡粥(《外台》卷三十引《近效方》)

【组成】牛蒡根二茎

【用法】净洗,煮令烂,于盆中研令细,去筋脉,汁中即下米煮粥。咸淡任性,服一碗甚良。

【主治】❶《外台》引《近效》:疮肿。❷《圣惠》:小儿心脏积热,烦躁恍惚。

15768　牛蒡煎(《普济方》卷二一六)

【组成】牛蒡叶汁　生地黄汁各二合

【用法】上和匀。每服一合,用水半盏,煎三五沸,调滑石末五分,加续随服。

【主治】小便不通,烦躁,不安,脐腹急痛。

15769　牛蒡膏(《圣惠》卷九十二)

【组成】生牛蒡汁二大盏(煎令如膏)　赤小豆末半两　肉桂末一分

【用法】上药相合如膏。涂儿肿处。

【主治】小儿阴卒肿痛胀。

15770　**牛膝丸**（《千金》卷四）

【组成】牛膝　芍药　人参　大黄各三两　牡丹皮　甘草　当归　芎䓖各二两　桂心一两　蟅虫　蛴螬　䗪螬各四十枚　虻虫　水蛭各七十枚

【用法】上为末，炼蜜为丸，如梧桐子大。每服五丸，以酒送下，一日三次，不知稍增。

【主治】产后月水往来，乍多乍少，仍复不通，时时疼痛，小腹里急，下引腰身重。

【方论选录】《千金方衍义》：此方于大黄蟅虫丸中采取虻、蛭、螬、大黄、芍药、甘草七味，加入䗪螬、牛膝、丹、桂、芎、归、人参七味，较大黄蟅虫丸中干漆、地黄、黄芩、桃、杏仁之力倍峻，总由百劳、薯蓣方中参入芎䓖、人参鼓舞诸虫破血之力，端不出《金匮》之绳墨也。

15771　**牛膝丸**（《圣惠》卷七）

【组成】牛膝二两（去苗）　虎胫骨一两（涂酥，炙微黄）　羌活一两　海桐皮三分　当归三分（两）（锉，微炒）　巴戟三分　芎䓖三分　薏苡仁三分　防风三分（两）（去芦头）　桂心三分　杜仲一两（去粗皮，微炙，锉）　鹿茸一两（去毛，涂酥，炙微黄）　石斛三分（去根，锉）　附子一两（炮裂，去皮脐）　熟干地黄一两　酸枣仁三分（微炒）　肉苁蓉一两（酒浸一宿，刮去皱皮，炙干）　仙灵脾三分　补骨脂三分（微炒）　干蝎三分（微炒）　天麻三分　木香三分　槟榔一两

【用法】上为末，炼蜜为丸，如梧桐子大。每服三十丸，食前以温酒送下。

【主治】肾脏风毒流注，腰脚筋骨疼痛，行立艰难。

15772　**牛膝丸**（《圣惠》卷七）

【组成】牛膝一两（半）（去苗）　柏子仁三分　桂心一两　白茯苓三分　白石英一两（细研，水飞过）　黄耆一两（锉）　鹿茸一两（去毛，涂酥，炙令微黄）　五味子三分　人参三分（去芦头）　附子一两（炮裂，去皮脐）　覆盆子一两　菟丝子一两（酒浸三日，曝干）　山茱萸三分　芎䓖三分　杜仲三分（去粗皮，炙令微黄，锉）　熟干地黄三分　防风三分（去芦头）　石斛一两（去根，锉）　肉苁蓉一两（酒洗，去皱皮，微炙）　磁石一两（烧，醋淬七遍，捣碎细研，水飞过）　补骨脂一两（微炒）

【用法】上为末，炼蜜为丸，如梧桐子大。每服三十丸，空心及晚食前以温酒送下。

【主治】肾脏虚损，骨痿无力，坐而难起，目视茫茫，短气不足，肌体羸瘦。

15773　**牛膝丸**（《圣惠》卷二十一）

【组成】牛膝一两（去苗）　萆薢一两（锉）　酸枣仁三分（微炒）　防风三分（去芦头）　杜仲一两（去粗皮，炙微黄，锉）　丹参三分　附子一两（炮裂，去皮脐）　芎䓖三分　当归三分（锉，微炒）　桂心三分　羌活三分　白茯苓三分　乳香一两　安息香一两　石斛一两（去根，锉）

【用法】上为末，炼蜜为丸，如梧桐子大。每服二十丸，空腹以温酒送下，晚食前再服。

【主治】风痹脚疼痛，冷痹筋骨无力。

【宜忌】忌生冷、油腻、猪、鱼、鸡、犬肉。

15774　**牛膝丸**（《圣惠》卷二十三）

【组成】牛膝二两（去苗）　羌活一两　巴戟一两半　桂心一两　五加皮一两　杜仲二两（去粗皮，炙微黄，锉）　补骨脂一两半（微炒）　石斛一两半（去根节）　安息香一两　附子二两（炮裂，去皮脐）　干姜一两（炮裂，锉）　当归一两

【用法】上为末，炼蜜为丸，如梧桐子大。每服三十丸，空心及晚食前以温酒送下。

【主治】脏腑气血俱虚，风冷攻注，四肢疼痛，腰脚无力。

15775　**牛膝丸**（《圣惠》卷二十六）

【组成】牛膝二两（去苗）　白芍药一两　远志一两（去心）　黄耆一两（锉）　肉苁蓉二两（酒浸一宿，刮去皱皮，炙干）　杜仲二两（去粗皮，炙微黄，锉）　续断一两　蛇床子一两　薯蓣一两　菟丝子二两（酒浸一宿，晒干，别捣为末）　白茯苓一两　人参一两（去芦头）　鹿茸二两（去毛，涂酥，炙微黄）　巴戟一两　柏子仁一两　桂心一两　五味子一两　石斛二两（去根，锉）

【用法】上为末，炼蜜为丸，如梧桐子大。每服三十丸，空腹及晚食前以温酒送下。

【功用】补暖益精，明目驻颜，轻身强记。

【主治】五劳六极七伤，小便数，阳气弱，腰脊疼痛，上焦虚热，恒多健忘，不能久立。

15776　**牛膝丸**（《圣惠》卷二十七）

【组成】牛膝（去苗）　巴戟　天雄（炮裂，去皮脐）　肉苁蓉（酒浸一宿，刮去皱皮，炙干）　附子（炮裂，去皮脐）　云母粉　熟干地黄各一两　远志（去心）　续断　柏子仁　杜仲（去粗皮，炙令黄色，锉）　川椒（去目及闭口者，微炒去汗）　山茱萸　防风（去芦头）　石斛（去根，锉）　萆薢（锉）　石菖蒲　干姜（炮裂，锉）各半两　蛇床子三分　菟丝子一两半（酒浸三日，曝干，别捣为末）

【用法】上为末，研入云母粉令匀，炼蜜为丸，如梧桐子大。每服三十丸，空心及晚食前以温酒送下。

【主治】虚劳，风邪所攻，手足偏枯，筋脉不利，胸胁支满，背多疼痛，饮食不消，寒热盗汗，短气不足，肌体羸瘦。

15777　**牛膝丸**（《圣惠》卷三十）

【组成】牛膝一两（去苗）　黄耆三分（锉）　侧子一两（炮裂，去皮脐）　羌活一两　人参一两（去芦头）　白附子一两（炮裂，去皮脐）　肉苁蓉一两（酒浸一宿，锉，去皱皮，炙）　防风三分（去芦头）　芎䓖一两　桂心一两　巴戟一两　干蝎三（半）两（微炒）　白茯苓一两　五加皮一两　甘菊花三分　天麻一两　补骨脂一两（微炒）　熟干地黄一两　萆薢一两（锉）　茵芋一两

【用法】上为末，炼蜜为丸，如梧桐子大。每服三十丸，食前以暖酒送下。

【主治】虚劳痿痹，四肢不举，头目昏重，不能饮食，身体乏力疼痛。

15778　**牛膝丸**（《圣惠》卷四十四）

【组成】牛膝三分（去苗）　附子一两（炮裂，去皮脐）　桂心三分　木香半两　吴茱萸半两（汤浸七遍，焙干，微炒）　干姜半两（炮裂，锉）　牵牛子二两（微炒）

【用法】上为末，炼蜜为丸，如梧桐子大。每服三十丸，食前以温酒送下；生姜、橘皮汤送下亦可。

【主治】肾间冷气留滞，腰间攻刺疼痛，不能俯仰。

15779　**牛膝丸**（《圣惠》卷四十四）

【组成】牛膝二两（去苗）　虎胫骨二两（涂酥，炙微黄

羚羊角屑二两　松节二两（锉）　当归二两（锉，微炒）　附子二两（炮裂，去皮脐）　威灵仙二两　桂心二两

【用法】上为末，以酒一斗，先煮黑豆二升令熟，去豆取酒，熬如稀饧，和前药末为丸，如梧桐子大。每服三十丸，食前以温酒送下。

【主治】❶《圣惠》：肝肾风毒，攻注腰脚，骨髓疼痛，不可屈伸，及历节风。❷《圣济总录》：肾伤腰脚疼痛。

15780　牛膝丸（《圣惠》卷四十四）

【组成】牛膝三两（去苗）　石斛一两半（去根，锉）　狗脊一两半　桂心一两半　川椒一两半（去目及闭口者，微炒出汗）　附子一两半（炮裂，去皮脐）　干姜一两半（炮裂，锉）

【用法】上为末，炼蜜为丸，如梧桐子大。每服三十丸，食前以温酒送下。

【主治】腰脚疼痛，挛急不得屈伸，及腿膝冷麻。

【备考】方中石斛，《普济方》作"续断"。

15781　牛膝丸（《圣惠》卷四十四）

【组成】牛膝一两（去苗）　当归一两（锉，微炒）　干姜半两（炮裂，锉）　白芍药三分　厚朴一两半（去粗皮，涂生姜汁炙令香熟）　白术三分　芎䓖半两　附子一两（炮裂，去皮脐）　羌活三分　桂心三分　诃黎勒一两（煨，用皮）

【用法】上为末，炼蜜为丸，如梧桐子大。每服三十丸，食前以温酒送下。

【主治】腰胯疼痛，四肢少力，不能饮食。

15782　牛膝丸（《圣惠》卷四十五）

【组成】牛膝二两（去苗）　丹参一两　独活一两　白蒺藜一两（微炒，去刺）　萆薢一两（锉）　大麻仁一两　木香二分　桂心三分　附子三分（炮裂，去皮脐）　玄参三分　羚羊角屑三分　车前子三分

【用法】上为末，炼蜜为丸，如梧桐子大。每服三十丸，食前以暖酒送下。

【主治】脚气缓弱，皮肉顽痹，关节抽痛，骨热烦疼，头旋目眩，眼暗漠漠；肾连膀胱相应，时腹气攻疼闷。

15783　牛膝丸（《圣惠》卷四十九）

【组成】牛膝三两（去苗）　生干地黄四两　当归一两半（锉，微炒）　桂心三两　木香一两　五味子二两　肉苁蓉三两（酒浸一宿，锉，去皱皮，炙令干）　神曲末三合（炒微黄）　大麦蘖二合（炒微黄）　白术一两半　人参一两半（去芦头）　白茯苓二两　槟榔一两　陈橘皮二两（汤浸，去白瓤，焙）

【用法】上为末，炼蜜为丸，如梧桐子大。每服三十丸，空心以温酒送下，晚食前再服。

【主治】疢癖气，不能食饮，虚乏羸瘦。

15784　牛膝丸（《圣惠》卷六十九）

【组成】牛膝一两半（去苗）　当归一两（锉，微炒）　防风一两（去芦头）　赤箭一两　天雄一两（炮裂，去皮脐）　丹参一两　五加皮一两　杜仲一两　桂心一两　石斛一两（去根）　威灵仙一两半　仙灵脾一两　道人头一两　川乌头一两（炮裂，去皮脐）　虎胫骨一两半（涂酥，炙令黄）

【用法】上为末，炼蜜为丸，如梧桐子大。每服十五丸，渐加至二十丸，食前以温酒送下。

【主治】妇人中风，手足顽痹不遂，骨节酸疼，筋脉拘急，行立稍难。

15785　牛膝丸（《圣惠》卷七十）

【组成】牛膝一两（去苗）　川椒一两（去目及闭口者，微炒去汗）　芎䓖三分　附子一两（炮裂，去皮脐）　木香半两　当归三分（锉碎，微炒）　干姜三分（炮裂，锉）　白术二分　熟干地黄一两　桂心一两　泽兰三分　蓬莪茂一两　肉豆蔻一两（去壳）　硼砂一两半（研入）　青橘皮三分（汤浸，去白瓤，焙）

【用法】上为粗末，炼蜜为丸，如梧桐子大。每服三十丸，空心及晚食前以暖酒送下。

【主治】妇人久冷，血气凝滞，面色萎黄，四肢羸瘦，不思饮食，腹中多痛。

15786　牛膝丸（《圣惠》卷七十一）

【组成】牛膝二两（去苗）　虎胫骨二两（涂酥，炙令黄）　没药一两　羌活一两　当归一两　桂心一两　败龟一两（涂酥，炙令黄）

【用法】上为末，炼蜜为丸，如梧桐子大。每服三十丸，食前以温酒送下。

【主治】妇人腰脚风冷疼痛，久不愈。

15787　牛膝丸（《圣惠》卷七十二）

【组成】牛膝一两（去苗）　当归一两（锉，微炒）　桃仁半两（汤浸，去皮尖双仁，麸炒微黄）　琥珀一两　芎䓖一两　川大黄三分（锉，微炒）　水蛭一分（炒令微黄）　鬼箭羽三分

【用法】上为末，炼蜜为丸，如梧桐子大。每服二十丸，食前以温酒送下。

【主治】妇人月水不通，腹中刺痛。

15788　牛膝丸（《圣惠》卷七十二）

【组成】牛膝一两（去苗）　当归半两（锉，微炒）　白术半两　芎䓖半两　桂心半两　桃仁三分（汤浸，去皮尖双仁，麸炒微黄）　川大黄一两（锉，微炒）　水蛭一分（炒微黄）　鬼箭羽三分

【用法】上为末，炼蜜为丸，如梧桐子大。每服二十丸，食前以温酒送下。

【主治】妇人月水不利，脐腹疼痛，不多饮食，四肢瘦弱。

15789　牛膝丸（《圣惠》卷七十九）

【组成】牛膝一两（去苗）　赤芍药三分　甘草三分（炙微赤，锉）　鬼箭羽三分　人参三分（去芦头）　当归一两（锉，微炒）　白术一两　牡丹二两　虎杖一两　桂心一两　乌梅肉半两（微炒）　白薇半两　川大黄一两（锉碎，微炒）　虻虫一分（去翅足，微炒令黄）　水蛭一分（微炒令黄）　蒲黄半两　熟干地黄一两

【用法】上为末，炼蜜为丸，如梧桐子大。每服二十丸，食前以温酒送下。

【主治】产后月水不调，小腹痃硬，乍寒乍热，食不生肌，心腹刺痛，口干多唾，手足沉重。

15790　牛膝丸（《圣惠》卷八十一）

【组成】牛膝半两（去苗）　柏子仁一两　白薇半两　杜仲三分（去粗皮，炙微黄，锉）　牡蛎一两（烧为粉）　干姜半两（炮裂，锉）　细辛半两　防风半两（去芦头）　川椒三分（去目及闭口者，微炒去汗）　附子三分（炮裂，去皮脐）

泽兰三分　桂心半两　紫菀半两(洗,去苗土)　黄耆一两(锉)　熟干地黄一两　当归半两(锉,微炒)　五味子半两　萆薢半两(锉)　紫石英一两(细研,水飞过)　甘草半两(炙微赤,锉)　白茯苓三分　厚朴三分(去粗皮,涂生姜汁,炙令香熟)

【用法】上为末,炼蜜为丸,如梧桐子大。每服三十丸,空心及晚食前以温酒送下。

【主治】产后风虚劳损,腑脏乏弱,四肢羸瘦,不思饮食。

15791　牛膝丸(《脚气治法总要》卷下)

【异名】大牛膝丸(《鸡峰》卷四)。

【组成】牛膝(酒浸)　川芎　续断　萆薢　丹参(去芦)　黑狗脊(去毛)　杜仲(锉,炒去丝)　独活　白术　枳壳　当归　白芍药　防风　干木瓜　熟干地黄各二两

【用法】上为末,炼蜜为丸,如梧桐子大。每服二十丸,空心木瓜汤送下,稍急加至三十丸;酒下亦可。

【主治】风毒流注,腰腿两脚疼重挛痛,及肾虚目见黑花。

15792　牛膝丸(《普济方》卷四十一引《护命方》)

【组成】牛膝(酒浸,切,焙)　续断　芎藭各半两　萆薢二两

【用法】上为末,炼蜜为丸,如梧桐子大。每服四十丸,空心盐汤送下;或用盐煎汤亦可。

【主治】小肠虚冷,小便频数,日夜五六十次。

15793　牛膝丸(《圣济总录》卷八)

【组成】牛膝(酒浸,切,焙)四两　白术(炒)　萆薢(炒)各八两　丹参(炒)二两　乌头(炮裂,去皮脐)一两

【用法】上为末,炼蜜为丸,如梧桐子大。每服十丸至十五、二十丸,温酒或盐汤送下,早、晚食前各一次。

【主治】风腰脚不遂,挛急疼痛。

15794　牛膝丸(《圣济总录》卷十)

【组成】牛膝(酒浸,切,焙)三两　巴戟天(去心)　附子(炮裂,去皮脐)各二两　羌活(去芦头)　桂(去粗皮)　五加皮(锉)　杜仲(去粗皮,炙)　干姜(炮)各一两半

【用法】上为末,炼蜜为丸,如梧桐子大。每服三十丸,食前酒送下。

【主治】风冷腰脚疼痛,行步不能。

15795　牛膝丸

《圣济总录》卷十二。为《圣惠》卷二十三“萆薢丸”之异名。见该条。

15796　牛膝丸(《圣济总录》卷五十一)

【组成】牛膝(去苗,酒浸,焙)　五加皮(锉)　巴戟天(去心)　羌活(去芦头)各一两　附子(炮裂,去皮脐)　菖蒲　桂(去粗皮)　木香各半两

【用法】上为细末,酒煮面糊为丸,如梧桐子大。每服三十丸,空心温酒送下。

【主治】肾脏风冷气久积,脐腹虚胀不消,攻击疼痛,腰背相引拘急。

15797　牛膝丸(《圣济总录》卷五十二)

【组成】牛膝(去苗,切,酒浸,焙)　附子(炮裂,去皮脐)　补骨脂(炒)　桂(去粗皮)　萆薢　当归(切,焙)　芎藭　山茱萸　石斛(去根)　续断　细辛(去苗叶)　木香

(炮)各半两

【用法】上为末,炼蜜为丸,如梧桐子大。每服三十丸,空心盐酒送下。

【主治】肾脏虚冷气攻心腹疼痛,及腰膝冷痹,眼花耳鸣,四肢沉重,食减色昏。

15798　牛膝丸(《圣济总录》卷五十八)

【组成】牛膝(酒浸,切,焙)五两　生地黄汁五升

【用法】上二味,先将牛膝为细末,入地黄汁浸,夜浸昼晒,复浸汁尽为度,炼蜜为丸,如梧桐子大。每服三十丸,空心温酒送下。

【功用】久服壮筋骨,驻颜黑发。

【主治】消渴不止,下元虚损。

15799　牛膝丸(《圣济总录》卷七十一)

【组成】牛膝(酒浸,切,焙)　芍药　桔梗(炒)　厚朴(去粗皮,涂生姜汁炙香熟)　大黄(锉,炒)　柴胡(去苗)各三两　枳壳(去瓤,麸炒)一两一分　槟榔(锉)一两　赤茯苓　诃黎勒皮各三两　陈橘皮(去白,焙)一两

【用法】上为末,炼蜜为丸,如梧桐子大。每服二十丸,空心枣汤送下。加至三十丸,通利为度。

【主治】癥癖积聚。

15800　牛膝丸(《圣济总录》卷八十一)

【组成】牛膝(酒浸,切,焙)　独活(去芦头)　桂(去粗皮)各三分　丹参　石斛(去根)　牡丹(去心)　防风(去叉)各一两　萆薢　薏苡仁(微炒)　附子(炮裂,去皮脐)　白蒺藜(炒)各二两　槟榔(细锉)二两　麻黄(去根节)半两

【用法】上为末,炼蜜为丸,如梧桐子大。每服三十丸,空腹温酒送下,日午再服。

【主治】脚气痹弱,不能行步。

15801　牛膝丸(《圣济总录》卷八十一)

【组成】牛膝(去苗,酒浸一宿,切,焙)　肉苁蓉(酒浸一宿,切,焙)　防风(去叉)　海桐皮(锉)　自然铜(煅,醋淬七遍)　威灵仙　狗脊(去毛)　乌头(炮裂,去皮脐)各一两　没药(研)　乳香(研)各半两　骨碎补(去毛)四两　地龙(去土,炒)二两　木鳖子(去壳,炒)四两

【用法】上十三味,除没药、乳香外,为细末,再入研者药和匀,酒糊为丸,如梧桐子大。每服三十丸,空心、食前温酒送下。

【主治】❶《圣济总录》:风湿毒气留滞经络,壅遏荣卫,致脚膝肿痛不仁。❷《御药院方》:风气下疰,脚膝无力,筋骨酸疼,或上攻头面肿痛,遍身疼倦、壮热。

【备考】《御药院方》有萆薢。

15802　牛膝丸(《圣济总录》卷八十一)

【组成】牛膝(酒浸,切,焙)　山茱萸各一两半　防风(去叉)　羌活(去芦头)　乌头(炮裂,去皮脐)各一两　芎藭　地龙(去土,炒)　槟榔(锉)各半两

【用法】上为细末,酒糊为丸,如梧桐子大。每服二十丸,空心、食前盐汤送下。

【主治】下经气弱,风湿毒气与血气相搏,皮肤不仁,足痛不能履地,迎风泪出。

15803　牛膝丸(《圣济总录》卷八十二)

【组成】牛膝(锉,酒浸一宿,焙)　木香　诃黎勒皮　菟丝子(酒浸,捣碎)各二两半　人参　赤茯苓(去黑皮)

槟榔(煅,锉) 枳壳(去瓤,麸炒)各一两半

【用法】上为末,炼蜜为丸,如梧桐子大。每服十五丸,空腹温酒送下,日午再服。渐加至三十丸。

【主治】脚气。食即腹胀,喘息不利,腰连左胯时掣痛,小便日有余沥,背膊拘闷,手心多汗。

15804 **牛膝丸**(《圣济总录》卷八十七)

【组成】牛膝(酒浸,切,焙)二两 桂(去粗皮) 乌头(炮裂,去皮脐)各一两 乳香(研)半两

【用法】上为末,炼蜜为丸,如梧桐子大。每服十五丸至二十丸,空心、日午、夜卧温酒送下。

【主治】风劳攻注,背膊疼痛,四肢沉困,日渐瘦弱,饮食无味。

15805 **牛膝丸**(《圣济总录》卷一五一)

【组成】牛膝(酒浸,切,焙) 桃仁(去皮尖双仁,炒黄) 牡丹皮 菴䕡子各一两一分 桂(去粗皮) 赤芍药 芎䓖 当归(切,炒) 大黄(锉,炒)各一两 蒲黄三分

【用法】上为末,炼蜜为丸,如梧桐子大。每服四十丸,空心酒送下,一日二次。加至五十丸。

【主治】妇人月水不调,或不通利,或一月再来,或如豉汁,腹痛难忍。

15806 **牛膝丸**(《圣济总录》卷一八六)

【组成】牛膝(酒浸,切,焙) 益智(炒) 大枣(用灯心煮熟,去皮核)各四两 干姜(炮)一两半 桂(去粗皮)二两半 厚朴(去粗皮,生姜汁炙)三两 陈橘皮(汤浸,去白,焙)二两 乌头(炮裂,去皮脐) 远志(去心)各一两 蜜一斤(炼)

【用法】上十味,除蜜、枣外,捣罗为末,先将枣肉同药末研,后入蜜同和,若干燥,即将药酒添助少许为丸,如梧桐子大。每服二十丸至三十丸,空心盐酒送下。

【功用】补虚损,逐风气,益精驻颜,壮筋骨,通血脉。

15807 **牛膝丸**(《鸡峰》卷十)

【组成】牛膝四两(酒浸一宿,焙为末) 干漆半两(捶碎,炒烟出)

【用法】上为细末,酒煮面糊为丸,如梧桐子大。每服五丸,空心米饮送下,日二三次。

【主治】血瘕,脐腹坚胀,下痢羸瘦。

15808 **牛膝丸**(《杨氏家藏方》卷四)

【组成】牛膝(酒浸一宿,焙干) 肉苁蓉(酒浸一宿,焙干) 川芎 羌活(去芦头) 当归(洗,焙) 杜仲(去粗皮,生姜汁浸,锉,炒) 麻黄(不去根节) 赤芍药 木香 没药 乳香(别研) 木瓜 附子(炮,去皮脐) 草薢 大腹皮 五加皮 薏苡仁(炒) 续断等分

【用法】上为细末,炼蜜为丸,如梧桐子大。每服三十丸,空心、食前用温酒送下。

【主治】诸风湿痹,四肢拘挛,脚膝疼痛,脚气。

15809 **牛膝丸**(《保命集》卷下)

【组成】牛膝(酒浸) 草薢 杜仲(炒去丝) 苁蓉(酒浸) 防风 菟丝子(酒浸) 白蒺藜各等分 桂枝减半

【用法】上为细末,酒煮猪腰子捣为丸,如梧桐子大。每服五七十丸,空心酒送下。

【功用】益精缓中。

【主治】肾肝损,骨痿不能起于床,筋缓不能收持。

15810 **牛膝丸**(《魏氏家藏方》卷八)

【组成】菟丝子(水淘去浮者,曝干,酒浸一宿,去酒蒸一次,砂盆内烂研成膏,作饼,焙) 熟干地黄(切,焙) 薏苡仁各二两 白茯苓(去皮) 牛膝(去芦,酒浸一宿,焙干) 五加皮(有橄榄香为真,去梗,锉,焙)各二两 肉桂(去粗皮) 石楠叶(慢火炙,研,去毛) 附子(炮,去皮脐) 防风(去芦)各一两

【用法】上为细末,用大木瓜(去皮瓤),蒸令糜烂,研膏,和前药为丸,如梧桐子大,焙干,用洁砂瓷器贮之。每服三十丸,渐加至五十丸,空心及晚食前用木瓜汤或盐酒吞下,日进二服。

【主治】肾虚,风湿客于经络,毒气每发则筋骨拘挛,腰脊脚腿皆痛,足心隐痛,不能步立者。

15811 **牛膝丸**(《普济方》卷二一九引《选奇方》)

【组成】牛膝(酒浸三日,焙干) 泽泻 干地黄 茯神 山茱萸 川巴戟 赤石脂各一两 杜仲(炒)三两 五味子三两 干山药三两 菟丝子三两(酒浸三日,炒干) 苁蓉(酒浸三日,焙干)四两

【用法】上为细末,炼蜜为丸,如梧桐子大。每服二十丸,加至三十丸,空心、食前温酒送下。

【功用】久服壮元阳,益精髓,轻身健体。消饮食。

【主治】诸百损。

【禁忌】忌醋、蒜、陈臭之物。

【备考】服至七日后,手足暖,面色悦泽。

15812 **牛膝丸**

《活法机要》。为《保命集》卷下"煨肾丸"之异名。见该条。

15813 **牛膝丸**(《朱氏集验方》卷一引何元寿方)

【组成】草乌 荆芥 续断 草薢 牛膝 破故纸 骨碎补 黑牵牛 香附子 当归 川楝子 何首乌 赤小豆 石楠叶 防风 芍药 乌药 地黄 木瓜各等分

【用法】上为末,酒煮糊为丸,每服三十丸。空心盐酒、盐汤送下。

【主治】脚气。

15814 **牛膝丸**(《御药院方》卷六)

【异名】接骨丹(《普济方》卷九十八)。

【组成】苁蓉(酒浸) 牛膝(酒浸) 防风(去芦头) 草薢(切碎,炒) 海桐皮(去粗皮) 自然铜(醋淬七次) 威灵仙(去土) 金毛狗脊(去毛) 川乌头各一两(生,去皮脐) 没药半两(另研) 乳香半两(另研) 地龙(去土)一两 骨碎补(去毛)四两 木鳖子(去壳,另研)四两

【用法】上为细末,酒糊为丸,如梧桐子大。每服五十丸,食前温酒送下。

【主治】风气下注,脚膝无力,筋骨酸疼;或上攻,头面肿痛,遍身疼倦,壮热。

15815 **牛膝丸**

《普济方》卷五十。为《圣惠》卷四十一"补益牛膝丸"之异名。见该条。

15816 **牛膝丸**(《普济方》卷三五七)

【组成】杜牛膝五升 紫金藤十钱 厚肉桂二钱 上当归四钱 葵根一两 麝香半钱

【用法】上为末,米饮为丸,如梧桐子大,朱砂为衣。每

服五十丸,乳香汤送下。

【功用】《医学正传》:下死胎。

【主治】产数日,子死不出,母气欲绝。

15817 牛膝丸《杏苑》卷八

【组成】牛膝六钱 大黄 细辛 桃仁各五钱 川芎 当归须各四钱 水蛭二钱

【用法】上为末,炼蜜为丸,如梧桐子大。每服二十丸,空心温酒送下。

【主治】瘀血停留,月水不通,腹中疼痛。

15818 牛膝丸《仙拈集》卷二

【组成】牛膝五两(锉末) 生地黄五斤

【用法】上为末,炼蜜为丸,如梧桐子大。每服三十丸,空心酒送下。

【功用】久服延年益寿。

【主治】消渴不止,下元虚损。

15819 牛膝丸

《杂病源流犀烛》卷二十九。为《本事·备录》"酒浸牛膝丸"之异名。见该条。

15820 牛膝汤《外台》卷十六引《删繁方》

【组成】牛膝 防风 甘李根皮 丹参 前胡各四两 石斛五两 杜仲 秦艽 续断 鳖甲(炙)各三两 陈橘皮二两 大麻仁二升(熬研)

【用法】上切。以水一斗四升,煮取五升,去滓;下麻仁,更煎取二升,分三次服。

【主治】筋虚极伤风,入筋缩挛,腰背不伸,强直苦痛,或为脚气。

【禁忌】忌苋菜。

15821 牛膝汤《外台》卷三十三引《集验方》

【组成】牛膝四两 滑石八两 当归三两 通草六两 葵子一升 瞿麦四两

【用法】上切。以水九升,煮取三升,分三次服。

【功用】❶《摄生众妙方》:滑利水道,使儿易产。❷《实用千金方选按》:通经活血,除瘕去瘀。

【主治】❶《外台》引《集验方》:产儿胞衣不出。❷《局方》:产儿已出,胞衣不下,脐腹坚满,胀急疼痛,及子死腹中不得出者。

【宜忌】忌牛、狗肉。

15822 牛膝汤《圣惠》卷七十七

【组成】牛膝半两(锉,去苗) 水银二两 朱砂二两半

【用法】上药以水五大盏煮牛膝,可余一半,去滓,即以少蜜和朱砂及水银研如膏。每服以牛膝汁一小盏,调下半匙,频服。

【主治】胎动安不得,尚在腹,母欲死。

15823 牛膝汤《圣济总录》卷八

【组成】牛膝(去苗土) 羌活(去芦头) 羚羊角(镑)各半两 升麻 酸枣仁(炒) 芍药各三分 防风(去叉) 虎胫骨(酥炙)各一两 栀子仁三枚

【用法】上为粗末。每服五钱匕,水一盏半,煎至八分,去滓温服,不拘时候。

【主治】风。腰脚不随。

15824 牛膝汤《圣济总录》卷十

【组成】牛膝(酒浸,切,焙) 干木瓜(焙) 牡丹(去心) 芎劳 草薢各一两半 桂(去粗皮) 羌活(去芦头) 羚羊角(镑)各一两 天雄(炮裂,去皮脐) 桑根白皮(锉)各二两 黄耆半两

【用法】上锉,如麻豆大。每服五钱匕,水一盏半,加生姜五片,煎取八分,去滓,空心、食前温服。

【主治】风,腰脚疼痛,不能运动,足心俱痛。

15825 牛膝汤《圣济总录》卷十九

【组成】牛膝(锉,焙) 防风(去叉) 丹参 前胡(去芦头)各二两 石斛(去根)二两半 杜仲(去粗皮,涂酥炙,锉) 秦艽(去苗土) 续断各一两半 陈橘皮(汤浸,去白,焙)一两 大麻仁(研)一合

【用法】上十味,除大麻仁外,为粗末。每服五钱匕,水一盏半煎五七沸,别下麻仁少许,煎至一盏,去滓,空腹服,一日二次。

【主治】肝痹筋挛,肢体不随。

15826 牛膝汤《圣济总录》卷八十一

【组成】牛膝(去苗,酒浸,焙,锉) 草薢 麦门冬(去心,焙干) 赤茯苓(去黑皮) 黄耆(锉,炒) 芎劳 防风(去叉) 丹参各一两半 陈橘皮(汤浸,去白,焙) 人参 附子(炮裂,去皮脐) 独活(去芦头) 桂(去粗皮)各五两 甘草(炙、锉) 当归(切,焙)各四两 木香二两 杏仁(汤浸,退去皮尖双仁,炒黄)十五枚

【用法】上锉,如麻豆大。每服五钱匕,以水一盏半,生姜一分(拍碎),煎至一盏,去滓温服,不拘时候,一日三服。

【主治】脚气,手足缓弱,膝疼痹,上热下冷,或时心闷,或即呕逆。

15827 牛膝汤《圣济总录》卷八十四

【组成】牛膝(酒浸,切,焙) 白茯苓(去黑皮) 防风(去叉) 芎劳各六两 人参 桂(去粗皮) 独活(去芦头) 附子(炮裂,去皮脐)各五两 甘草(炙、锉) 当归(切,焙)各四两 磁石二十两(煅,醋淬七度,研细) 杏仁十五粒(去皮尖双仁,炒)

【用法】上锉,如麻豆大。每服五钱匕,水一盏半,加生姜一枣大(拍碎),生地黄汁一合,同煎至一盏,去滓,空心、日午温服。

【功用】预防脚气。

15828 牛膝汤

《圣济总录》卷八十五。为《圣惠》卷四十四"牛膝散"之异名。见该条。

15829 牛膝汤《圣济总录》卷八十八

【组成】牛膝(酒浸,切,焙) 青蒿子 羌活(去芦头)各半两 柴胡(去苗) 当归(切,焙) 秦艽(去苗土) 乌梅(去核,炒) 芎劳 甘草(炙)各一两 青橘皮(汤浸,去白,炒) 酸枣仁 地骨皮 桂(去粗皮) 藁本(去苗土)各半两

【用法】上为粗末。每服二钱匕,水一盏,加生姜二片,大枣一个(擘),同煎至七分,去滓温服,不拘时候。

【主治】虚劳潮热,骨节酸痛,面赤口干,夜多盗汗。

15830 牛膝汤《圣济总录》卷九十

【组成】牛膝(酒浸,切,焙) 柴胡(去苗) 荆芥穗 桔梗(炒) 陈橘皮(汤浸,去白,焙)各一两 青橘皮(汤浸,去白,焙)各一两 人参 肉苁蓉(酒浸,切,焙) 白茯苓(去黑

皮） 秦艽（去苗土） 知母（焙）各半两 乌梅十五枚（去核） 甘草（炙）三分 乌头（麸炒裂，安地上，用盏盖，出火毒，去皮脐尖）三枚 黄连（去须）三分 败龟（以醋一碗涂浸，炙用）一两

【用法】上㕮咀，如麻豆大。每服三钱匕，水一盏，加肥枣一枚（擘），煎至六分，去滓温服。

【主治】虚劳邪气攻击，心腹刺痛。

15831　牛膝汤（《圣济总录》卷九十五）

【异名】三味牛膝汤（《景岳全书》卷五十七）。

【组成】生牛膝根并叶一握 黄芩（去黑心）半两 当归（焙）一两

【用法】上锉细。每服五钱匕，水一盏半，煎至七分，去滓温服，一日三次。

【主治】小便不通，茎中痛，及女人血结腹坚痛。

15832　牛膝汤（《圣济总录》卷一五一）

【组成】牛膝（酒浸，切，焙） 牡丹皮 芍药（炒） 当归（切，焙） 柴胡（去苗） 芎䓖 鳖甲（去裙襕，醋炙） 羌活（去芦头） 桃仁（去皮尖双仁，炒黄） 陈橘皮（汤浸，去白，焙） 白蔷薇根 附子（炮裂，去皮脐）各一两 京三棱一两半 桂（去粗皮）半两

【用法】上㕮咀，如麻豆大。每服五钱匕，水一盏半，煎至七分，去滓，空心、食前温服。

【主治】妇女逾年月水不通，脐下结块。

15833　牛膝汤（《圣济总录》卷一五一）

【组成】牛膝（酒浸，切，焙） 虻虫（去翅足，熬） 大黄（锉，炒） 黄芩（去黑心）各半两 水蛭（熬） 土瓜根各一分半 桃仁（去皮尖双仁，炒）一两 朴消三分

【用法】上为粗末。每服三钱匕，水一盏，煎七分，去滓，空心、食前温服。

【主治】月水不通，血气涩滞，结成坚块。

15834　牛膝汤（《圣济总录》卷一五一）

【组成】牛膝（去苗，酒浸，切，焙）一两 菴䕡子（微炒） 当归（切，焙） 芍药 芎䓖各半两 土瓜根（洗，切）一两 朴消（别研） 牡丹皮（去心） 桂（去粗皮）各三分

【用法】上为粗末。每服三钱匕，水一盏，煎至七分，去滓温服。

【主治】室女气血凝涩，月水来不快利，少腹疗痛，烦闷。

15835　牛膝汤（《圣济总录》卷一五八）

【异名】牛膝葵子汤（《医学从众录》卷八）。

【组成】牛膝（酒浸，切，焙） 冬葵子（炒）各半两

【用法】上为粗末。每服五钱匕，水一盏半，煎至八分，去滓温服，未下更服。

【主治】妊娠堕胎，胞衣不下。

15836　牛膝汤（《圣济总录》卷一五九）

【组成】牛膝（去苗，酒浸，切，焙） 朴消（别研）各三分 生干地黄（焙）一两半 桂（去粗皮） 芎䓖 大黄（锉碎，微炒） 蒲黄各半两

【用法】上为粗末。每服三钱匕，水一盏，煎七分，去滓温服，连三五服，未下再服。

【主治】子死腹中，气血凝结，致子难下。

15837　牛膝汤（《圣济总录》卷一五九）

【组成】牛膝（去苗，切，焙）一两 生地黄汁一盏 当归（切，焙） 桂（去粗皮）各三分 芎䓖 蒲黄各半两 瞿麦（去根） 消石（别研）各二两

【用法】上八味，除地黄汁外，捣为粗末。每服五钱匕，水一盏半，煎至一盏，去滓再煎，入地黄汁三分盏打转，煎沸，稍热服三两次。

【功用】逐秽恶瘀血，滑气血，破胞胎。

【主治】子死腹中，或死胎已久坏烂，母欲闷绝者。

15838　牛膝汤（《圣济总录》卷一五九）

【组成】牛膝（去苗，酒浸，切，焙） 葵子（炒） 榆白皮（锉）各三两 生地黄汁三合

【用法】上四味，除地黄汁外，为粗末。每服三钱匕，水一大盏，入地黄汁一合，同煎至七分，去滓温服，不拘时候。

【主治】胞衣半出半不出，或子死腹中，著脊下不，数日不产，血气上冲。

15839　牛膝汤（《陈素庵妇科补解》卷五）

【组成】独活 杜仲 牛膝 秦艽 防风 川芎 当归 人参 甘草 赤芍 陈皮 桔梗 白芷 香附 生地 桑寄生

【主治】因产后血虚生热，胎前坐卧湿地，或夏月浴后当风，夙有湿气，留滞下焦，产后湿热交攻，转为脚气。

【方论选录】秦艽、防风、川芎、白芷、独活、寄生皆风药也，风能胜湿，四物血药也，凉血则热除，参、草、陈、附气旺则阳生，阳生则血长，杜仲、牛膝引血下行，直至足跗，湿热清而脚气之症愈矣。

15840　牛膝汤（《朱氏集验方》卷一）

【组成】牛膝一斤 白茯苓 人参各一两 当归半两

【用法】上为细末。酒调服。

【主治】脚气。

15841　牛膝汤（《得效》卷十四）

【异名】难产夺命方（《绿竹堂方》卷一）、牛膝归尾汤（《妇科玉尺》卷三）。

【组成】牛膝（酒浸） 瞿麦各一两 滑石二两 赤小豆二合半 当归（酒浸） 木通各一两半 葵子一两二钱半

【用法】上锉散。每服三钱，水二盏煎，不拘时服。

【主治】产儿已出，胞衣不下，脐腹坚胀，急痛甚，及子死腹中不得出者。

15842　牛膝汤

《普济方》卷一八六。为《圣济总录》卷五十三"秦艽酒"之异名。见该条。

15843　牛膝汤

《景岳全书》卷五十七。《医学正传》卷六引《局方》"牛膝膏"之异名，见该条。

15844　牛膝汤（《痎疟论疏》）

【组成】牛膝（取肥大长数尺者，去芦，锉碎，用黄精锉片同拌，蒸一炷香，去黄精，暴干）四两

【用法】以水四升，煮取二升，分二次温服，未发时一服，临发时一服；用好酒二升煮取亦可。

【主治】疟病久不愈者。

15845　牛膝汤

《外科大成》卷二。为方出《肘后方》卷四，名见《医心

方》卷十四引《范汪方》"牛膝酒"之异名。见该条。

15846　牛膝汤《证治汇补》卷八）

【组成】牛膝　归尾　黄芩　加琥珀末少许

【功用】《医略六书》：破瘀通窍。

【主治】血瘀小便不通。

【方论选录】《医略六书》：牛膝化瘀血，以通利二便，归尾破血瘀，以调和经脉，黄芩清瘀热肃金，琥珀散瘀血利水也。水煎温服，使血化气行，则水府廓清，而蓄泄如常，安有小便涩痛不通之患乎？此破瘀通窍之剂，为血瘀溺闭之专方。

【备考】《医略六书》本方用牛膝三钱，归尾三钱，黄芩钱半。水煎，去滓温服。

15847　牛膝汤《叶氏女科》卷三）

【组成】延胡索五钱　牛膝　当归各三钱

【用法】酒煎服。

【主治】胞衣不下。

15848　牛膝汤《金匮翼》卷一）

【组成】牛膝（酒浸）　当归　赤芍各一两　虎骨（酥炙令黄）二两　芒消（别研）　芎藭各半两　桃仁（去皮尖，双仁）二两

【用法】上为散。每服一钱至二钱，空心温酒调下。

【主治】历节痛风。

15849　牛膝汤《竹林女科秘方》卷一）

【组成】大牛膝三两　麝香一分　乳香一钱（去油）

【用法】水一盏半，煎牛膝至一盏，临服磨麝、乳二香入内，空心服。

【主治】经来小便痛如刀割。

15850　牛膝汤《不知医必要》卷四）

【组成】当归（酒炒）　牛膝（盐水炒）　白芍（酒炒）　元胡索（炒）　丹皮各一钱　肉桂（去皮，另炖）四分　桃仁（去皮尖，杵）七粒　木香末五分（冲药服）

【用法】水煎，加酒一杯服。

【主治】月水不利，脐腹作痛，或小腹引腰，气攻胸胁。

15851　牛膝汤《风劳鼓病论》卷二）

【组成】牛膝　萆薢　杜仲　防风　苁蓉　肉桂　蒺藜　菟丝子

【功用】缓肝。

15852　牛膝饮（方出《肘后方》卷三，名见《圣济总录》卷三十五）

【组成】生长大牛膝一大虎口。

【用法】以水六升，煮取二升，空腹一服，欲发一服。

【主治】劳疟积久，众治不愈者。

15853　牛膝饮《圣济总录》卷八）

【组成】牛膝（酒浸，切，焙）　干姜（炮）　乌头（炮裂，去皮脐）　草乌头（生用）　赤小豆　黑豆（炒）　地龙（炒）　樟柳根各一两　附子（炮裂，去皮脐）　防风（去叉）各半两　山慈菇一两半

【用法】上锉，如麻豆大。每以药半两，好酒一大碗，定瓷器内同煎至七分，去滓，每日早、晚旋温五分一盏服。渐加至一盏。如觉麻木，即减分数，以知为度。

【主治】风冷伤中，两足俱软，筋缓不能收摄，或两手不能举，浮肿者。

15854　牛膝饮《圣济总录》卷一五九）

【组成】牛膝（去苗，酒浸，切，焙）　葵子各三两　榆白皮（锉）　瞿麦穗各二两

【用法】上为粗末。每服三钱匕，水一盏，生地黄一分（拍碎），同煎至七分，去滓温服，不拘时候。以下为度。

【主治】胞衣半出半不出，或子死腹中，着脊不下，数日不产，血气上冲。

15855　牛膝酒（方出《肘后方》卷四。名见《医心方》卷十四引《范汪方》）

【异名】牛膝膏（《普济方》卷三〇三）、牛膝汤（《外科大成》卷二）、牛膝酒煎（《医学实在易》卷七）。

【组成】牛膝二斤

【用法】以酒一斗渍，以密封于热灰火中，温令味出。每服五合至一升。量力服之。

【功用】《本草纲目》：壮筋骨，补虚损，除久疟。

【主治】癥积、肠蛊、久疟、痿痹，血淋，小儿口疮。

❶《肘后方》：老年久疟不断。卒暴癥，腹中有物如石，痛如刺，昼夜啼呼。❷《千金》：肠蛊先下赤，后下黄白沫，连年不愈。❸《普济方》：小儿口疮。金疮因风水肿❹《本草纲目》：痿痹。❺《外科大成》：血结阴内，尿血疼痛。❻《种福堂方》：男子茎中痛，及妇人血结少腹痛。

15856　牛膝酒《三因》卷十三引《传信方》）

【异名】海桐皮酒（《普济方》卷一五四）。

【组成】牛膝　川芎　羌活　地骨皮　五加皮　薏苡仁　甘草各一两　海桐皮二两　生地黄十两　一法加杜仲一两（炒丝断入）

【用法】上锉散，帛裹，入无灰酒二斗浸，冬二七日，夏月分数服，旋浸三五宿。每服一杯，日三四杯。长令酒气不绝为佳。

【主治】❶《三因》引《传信方》：肾伤风毒攻刺，腰痛不可忍。❷《医略六书》：湿热腰痛，脉弦数者。

【方论选录】《医略六书》：湿热伤阴，营血不利，不能滋荣经络，故腰府失强，腰痛不止焉。羌活通经透络，米仁渗湿清热，地骨皮退热凉肌肉，五加皮续伤理经络，海桐皮祛风湿、清经隧，杜仲补肾脏、强腰府，小川芎入血海、活血脉以荣经，生地黄入心肾、壮真水以滋阴，淮牛膝壮肝肾以雄筋骨也。酒蒸温服，使阴血内充，则湿热自化，而肾府得强，腰痛有不瘳者乎？此壮肾分解之剂，为湿热伤阴腰痛之良方。

15857　牛膝酒《医心方》卷二十一引《玄感传尸方》）

【组成】牛膝一斤　生地黄（切）三升　牛蒡根（切，曝干）一斤　生姜（合皮切）一升

【用法】上切，于绢袋盛之，以清酒二大升浸七日。温服一盏，一日三次。

【主治】妇人年老，体渐瘦弱，头面风肿，骨节烦疼冷，口干，状如骨蒸。

15858　牛膝酒《千金翼》卷十六）

【组成】牛膝　石南　乌头（去皮）　天雄（去皮）　茵芋各二两　细辛五分

【用法】上切，以酒一斗二升渍之，春、秋五日，夏三日，冬七日。初服半合，强人一日三次，老小一日一次，不知稍加。治风癫宿澼，服之即吐下。

【主治】八十三种风着人，头面肿痒，眉发陨落，手脚拘

急,不得行步,梦与鬼神交通,或心烦恐怖,百脉自惊,转加赢瘦。

【宜忌】忌房室、猪肉。

15859　牛膝酒

《圣济总录》卷五。为《千金》卷七"秦艽酒"之异名。见该条。

15860　牛膝酒（《圣济总录》卷十九）

【组成】牛膝　秦艽（去苗土）　芎䓖　防风（去叉）　桂（去粗皮）　独活（去芦头）　丹参　白茯苓（去黑皮）各二两　杜仲（去粗皮,锉,炒）　附子（炮裂,去皮脐）　石斛（去根）　干姜（炮）　麦门冬（去心）　地骨皮各一两半　五加皮五两　薏苡仁一两　大麻仁（炒）半两

【用法】上锉,切如麻豆大。以生绢袋盛,酒一斗浸,春、夏三日,秋、冬五日。每服半盏,空心温服,一日二次。

【主治】肾气虚冷,复感寒湿为痹。

15861　牛膝酒

《圣济总录》卷四十一。为《圣惠》卷三"薏苡仁浸酒"之异名。见该条。

15862　牛膝酒

《圣济总录》卷八十四。为《千金》卷七"侧子酒"之异名。见该条。

15863　牛膝酒（《圣济总录》卷八十五）

【组成】牛膝（去苗）　虎胫骨（酥炙黄）　羚羊角（镑屑）　枳壳（去瓤,麸炒）各一两

【用法】上锉,如麻豆大。用酒五升,纳瓶中密封,重汤煮三时辰,取出放冷。旋温服一盏,不拘时候,常令酒力相续。

【主治】风冷伤腰,筋骨疼痛,不可屈伸。

15864　牛膝酒（《圣济总录》卷八十九）

【组成】牛膝　山芋　芎䓖各三两　附子（炮裂,去皮脐）　巴戟天（去心）　五味子　黄耆　山茱萸　人参各二两　五加皮　肉苁蓉（酒洗）　生姜　防风（去叉）各二两半　桂（去粗皮）　茵芋　生地黄各一两　蜀椒（去目并闭口者,炒出汗）半两　磁石（醋煅研）一两

【用法】上咬咀,贮以生绢袋,用无灰酒三斗浸之,秋、冬七日,春、夏三日。每半盏,不拘时频温饮之,常令有酒气。

【主治】虚劳腰脚疼痛,下元冷惫,阳气衰弱。

15865　牛膝酒（《普济方》卷二四〇）

【组成】生牛膝　生地黄各半斤（净洗控干,曝两日）

【用法】上捣如泥,作团,以纸裹,外更以黄泥固济,微火炙令泥有裂处,待干,即于地炉中灰火养半日,次以灰火渐渐烧之,加至火三斤,烧一伏时,取出候冷,去泥纸,捣罗为散。每服五钱,酒一盏半,以瓷器煎七分,和滓,食前顿服之。

【主治】脚气极冷,着厚棉衣盖覆不觉暖者。

15866　牛膝散（《圣惠》卷十三）

【组成】牛膝三分（去苗）　川大黄三分（锉碎,微炒）　桂心半两　附子半两（炮裂,去皮脐）　鳖甲三分（涂醋,炙令黄,去裙襕）　甘草半两（炙微赤,锉）　白术半两　郁李仁三分（汤浸,去皮尖,微炒）

【用法】上为散。每服四钱,以水一中盏,加生姜半分,

煎至六分,去滓,不拘时候温服。

【主治】伤寒结胸,腹中疗痛,心下硬如石,按之烦闷。

15867　牛膝散（《圣惠》卷十四）

【组成】牛膝（去苗）　石斛（去根,锉）　薯蓣　赤芍药　杜仲（去粗皮,炙微黄,锉）　萆薢（锉）各三分　当归一两（锉,微炒）　桑寄生半两　熟干地黄一两

【用法】上为散。每服五钱,以水一中盏;加酒三合,生姜半分,煎至六分,去滓,食前温服。服药后徐步,令药势行。

【主治】伤寒后脏腑虚弱,腰膝疼痛,瘦瘁。

15868　牛膝散（《圣惠》卷二十三）

【组成】牛膝二两（去苗）　羚羊角屑二两半　漏芦二两　败酱二两　茯苓二两　酸枣仁二两（微炒）　芎䓖一两半　防风一两（去芦头）　枳壳一两（麸炒微黄,去瓤）

【用法】上为粗散。每服五钱,以水一中盏,煎至六分,去滓,入荆沥一合,更煎一两沸,不拘时候温服。

【主治】中风半身不遂,筋脉拘急疼痛。

15869　牛膝散（《圣惠》卷三十）

【组成】牛膝一两（去苗）　附子三分（炮裂,去皮脐）　熟干地黄一两　五加皮半两　桂心三分　当归三分　赤茯苓一两　防风半两（去芦头）　赤芍药一两　羚羊角屑三分　酸枣仁三分（微炒）

【用法】上为粗散。每服三钱,以水一中盏,煎至六分,去滓,食前温服。

【主治】虚劳损,腰脚疼痛。

15870　牛膝散（方出《圣惠》卷三十六,名见《普济方》卷二九九）

【组成】牛膝三两（去苗）　生蘘荷根二两　刺柏叶一两

【用法】上锉细,以绵裹,用酒三升,浸一宿。微火煎三五沸,温含冷吐。

【主治】口疮久不愈。

【备考】方中刺柏叶,《普济方》作"黄柏"。

15871　牛膝散（《圣惠》卷四十四）

【组成】牛膝一两（去苗）　五加皮半两　丹参半两　木香三分　桂心三分　羌活半两　当归半两（锉,微炒）　防风半两（去芦头）　补骨脂三分（微炒）　附子一两（炮裂,去皮脐）　安息香三分（入胡桃内同捣熟）　白芍药半两　石斛三分（去根,锉）　枳实半两（麸炒微黄）　鹿茸四两（去毛,涂酥,炙微黄）　虎胫骨一两（涂酥,炙微黄）

【用法】上为细散。每服二钱,食前以热酒调下。

【主治】风虚湿痹,腰间久痛,不任行立。

15872　牛膝散（《圣惠》卷四十四）

【组成】牛膝三分（去苗）　牡丹半两　桂心半两　泽泻半两　槟榔半两

【用法】上为散。每服四钱,以水一中盏,煎至五分,次入酒二合,更煎三两沸,去滓,每于食前温服。

【主治】肾着腰痛,及膀胱有积滞冷气,脓水不下,令腰膝不利。

15873　牛膝散（《圣惠》卷四十四）

【异名】牛膝汤（《圣济总录》卷八十五）。

【组成】牛膝一两（去苗）　独活一两　防风一两（去芦头）　当归一两（锉,微炒）　白茯苓一两　羚羊角屑一

两　桂心一两　酸枣仁一两(微炒)　附子二两(炮裂,去皮脐)

【用法】上为粗散。每服四钱,以水一中盏,加生姜半分,煎至六分,去滓,每于食前温服。

【主治】腰脚冷痹,或时疼痛不可忍。

15874　牛膝散《圣惠》卷六十)

【组成】牛膝一两(去苗)　侧柏一两(炙微黄)　荆芥穗一两　棕榈皮二两(烧灰)　黄牛角䚡一只(烧灰)

【用法】上为细散。每服二钱,食前以粥饮调下。

【主治】风毒气流注,肠风下血不止,发歇疼痛。

15875　牛膝散《圣惠》卷六十九)

【组成】牛膝一两(去苗)　独活三分(捣碎)　赤箭一两　当归三分(锉,微炒)　柏子仁三分　鹿角胶一两(捣碎,炒令黄燥)　芎䓖三分　附子半分(炮裂,去皮脐)　桂心三分　汉防己半两　羚羊角屑半两　萆薢三分　仙灵脾一两　乌蛇肉一两(酒拌,炒令黄)　麝香一分(研入)

【用法】上为细散,入研了药令匀。每服一钱,食前以温酒调下。

【主治】妇人中风偏枯,口面㖞斜,言语涩滞,精神不守,举动艰难。

15876　牛膝散《圣惠》卷六十九)

【组成】牛膝一两(去苗)　虎胫骨二两(涂酥,炙黄)　赤芍药一两　琥珀一两　桂心一两　当归一两(锉,微炒)　芎䓖一两　没药一两　麒麟竭一两　干漆一两(捣碎,炒令烟出)　防风一两(去芦头)　木香半两　地龙半两(微炒)　羌活一两(去芦头)　酸枣仁一两(微炒)　生干地黄一两

【用法】上为细散。每服一钱,不拘时候,以温酒调下。

【主治】妇人血风走疰,腰脚疼痛不可忍。

15877　牛膝散《圣惠》卷六十九)

【组成】牛膝一两(去苗)　附子三分(炮裂,去皮脐)　萆薢三分　五加皮三分　丹参三分　当归一两(锉,微炒)　桂心一两　海桐皮一两　芎䓖一两　枳壳三分(麸炒微黄,去瓤)　仙灵脾三分　甘草半两(炙微赤,锉)

【用法】上为散。每服三钱,以水一中盏,加生姜半分,煎至六分,去滓,不拘时候稍热服。

【主治】妇人血风攻疰,身体疼痛,发歇不止,四肢无力。

15878　牛膝散《圣惠》卷六十九)

【组成】牛膝一两(去苗)　汉防己三分　牡丹三分　桂心三分　羚羊角屑一两　当归三分(锉,微炒)　赤芍药三分　桃仁五十枚(汤浸,去皮尖双仁,麸炒微黄)　槟榔一两　川大黄一两(锉碎,微炒)　川芒消一两　甘草三分(炙微赤,锉)

【用法】上为粗散。每服四钱,以水一中盏,煎至六分,去滓,食前温服。以利下恶物为效。

【主治】妇人脚气浮肿,心神烦闷,月候不通。

15879　牛膝散《圣惠》卷六十九)

【组成】牛膝一两(去苗)　附子一两(炮裂,去皮脐)　仙灵脾一两　萆薢一两　羌活一两　防风一两(去芦头)　大腹皮一两(锉)　桑根白皮二两(锉)　郁李仁一两(汤浸,去皮,微炒)

【用法】上为散。每服四钱,以水一中盏,加黑豆五十

粒,生姜半分,煎至六分,去滓,每于食前温服。

【主治】妇人脚气,缓弱无力,兼软风。

15880　牛膝散《圣惠》卷七十)

【组成】牛膝三分(去苗)　独活半两　芎䓖半两　柏子仁半两　桂心半两　酸枣仁半两　附子半两(炮裂,去皮脐)　当归三分(锉碎,微炒)　熟干地黄三分　赤箭半两　白芍药半两　续断半两　细辛半两　藁本半两　萆薢半两　枳实半两(麸炒微黄)　木香三分

【用法】上为细散。每服二钱,食前以温酒调下。

【主治】妇人风虚劳冷,肢节疼痛,筋脉拘急,气血不调,体瘦食少。

15881　牛膝散《圣惠》卷七十)

【组成】牛膝一两(去苗)　当归三分(锉碎,微炒)　芎䓖三分　牡丹三分　赤芍药三分　蒲黄三分　桃仁半两(汤浸,去皮尖双仁,麸炒微黄)　桂心三分　柴胡一分(去苗)　琥珀三分　鳖甲二两(涂酥,炙)　秦艽三分(去苗)　羚羊角屑二分　川大黄三分(锉碎,微炒)　荆芥一两

【用法】上为散。每服四钱,以水一中盏,加生姜半分,煎至六分,去滓,每于食前温服。

【主治】妇人血风劳气,经络涩滞,四肢拘急烦疼,不能饮食,渐加羸瘦。

15882　牛膝散《圣惠》卷七十二)

【异名】芍药汤(《普济方》卷三三二)。

【组成】牛膝(去苗)　土瓜根　当归(锉,微炒)　丹参　赤芍药　桃仁(汤浸,去皮尖双仁,麸炒微黄)　桂心　黄芩　川朴消各一两　牡丹二两　生干地黄二两

【用法】上为散。每服三钱,以水一中盏,加生姜半分,煎至六分,去滓温服,一日三次。

【主治】妇人月水不调,或多或少,苦腰痛,四肢骨节痛,脚手心热,胸膈躁闷,不多思食。

15883　牛膝散《圣惠》卷七十二)

【组成】牛膝一两(去苗)　川大黄一两(锉,微炒)　当归半两(锉,微炒)　芎䓖　鳖甲一两(涂醋,炙令黄,去裙襕)　川芒消二两　桂心半两　木香半两　赤芍药半两　桃仁半两(汤浸,去皮尖双仁,麸炒微黄)　槟榔半两　青橘皮半两(汤浸,去白瓤,焙)

【用法】上为粗散。每服四钱,以水一中盏,加生姜半分,煎至六分,去滓,每于食前稍热服之。

【主治】妇人月水不通,血气滞留,积聚成块,或攻心腹疼痛,不纳饮食。

15884　牛膝散《圣惠》卷七十二)

【组成】牛膝一两(去苗)　桂心半两　赤芍药半两　当归半两(锉,微炒)　木香半两　牡丹半两　延胡索半两　芎䓖半两　桃仁三分(汤浸,去皮尖双仁,麸炒微黄)

【用法】上为细散。每服一钱,食前以温酒调下。

【主治】❶《圣惠》:妇人月水不利,脐腹疼痛。❷《校注妇人良方》:月水不利,脐腹作痛,或小腹引腰,气攻胸痛。

【临床报道】痛经:《浙江中医学院学报》[2001,25(1):29]牛膝散治疗原发性痛经36例临床观察,结果:治愈17例,好转15例,未愈4例,总有效率88.6%。

15885　牛膝散《圣惠》卷七十七)

【组成】牛膝一两(去苗)　蒲黄半两　当归三分(锉,

微炒) 雄鼠粪半两(炒) 芎䓖三分 生干地黄三分

【用法】上为粗散。每服三钱,以水、酒各半盏,煎至五分,去滓,不拘时候温服。

【主治】妊娠经五六个月,胎横死在腹中不出。

15886 牛膝散《圣惠》卷七十七)

【组成】牛膝三分(去苗) 桂心半两 芎䓖三分 川朴消三分 当归一两半 蒲黄一分

【用法】上为粗散。每服四钱,以水一中盏,加生姜半分,生地黄一分,煎至六分,去滓,放温频服。

【主治】❶《圣惠》:妊娠五六月堕胎,胞衣不出。❷《血证论》:下焦瘀血。

【备考】方中川朴消,《血证论》作"丹皮"。

15887 牛膝散《圣惠》卷七十九)

【组成】牛膝一两(去苗) 芎䓖半两 当归半两(锉,微炒) 赤芍药三分 川大黄一两(锉碎,微炒) 羚羊角屑半两 桂心三分 桃仁半两(汤浸,去皮尖双仁,麸炒微黄) 刘寄奴半两

【用法】上为散,每服四钱,以水一中盏,煎至五分,次入酒二合,更煎三二沸,去滓,每于食前温服。

【主治】产后败血不散,攻刺腰间疼痛,日夜不止。

15888 牛膝散《圣惠》卷七十九)

【组成】牛膝一两(去苗) 桂心半两 当归半两(锉,微炒) 菴䕡子一两 牡丹半两 蓬莪术半两 瞿麦半两 琥珀半两 防葵半两 刘寄奴半两 桃仁半两(汤浸,去皮尖双仁,麸炒微黄) 甘草半两(炒微赤,锉)

【用法】上为散。每服三钱,以水一中盏,加生姜半分,煎至六分,去滓,每于食前稍热服。

【主治】产后气滞,月水不通,腹胁疼痛。

15889 牛膝散《圣惠》卷八十)

【组成】牛膝一两(去苗) 当归三分(锉,微炒) 延胡索半两 芎䓖三分 鬼箭羽半两 益母草半两

【用法】上为粗散。每服三钱,以酒一中盏,加生地黄一分,煎至六分,去滓,不拘时候温服。

【主治】产后血晕,烦闷,腹胁痛。

15890 牛膝散《圣惠》卷八十)

【组成】牛膝一两(去苗) 刘寄奴三分 当归二两(锉,微炒) 芎䓖一两 赤芍药半两 桂心半两 红蓝花半两 琥珀半两(研入)

【用法】上为粗散。每服三钱,以水一中盏,加生姜半分,煎至五分,次入酒一合,更煎三两沸,去滓,不拘时候温服。

【主治】产后血晕,心腹疗痛,闷绝,恶血涩滞。

15891 牛膝散《圣惠》卷八十)

【组成】牛膝一两(去苗) 琥珀三分 桃仁一两(汤浸,去皮尖双仁,麸炒微黄) 羚羊角屑三分 当归三分(锉,微炒) 桂心半两 川大黄一两(锉,微炒) 姜黄三分 蒲黄半两

【用法】上为细散。每服一钱,以酒一小盏,加地黄汁一合,煎三两沸,不拘时候调下。

【主治】产后恶露不下,致心腹疼痛,烦闷。

15892 牛膝散《圣惠》卷八十)

【组成】牛膝一两(去苗) 琥珀三分 赤芍药三分

延胡索三分 川大黄三分(锉,微炒) 牡丹半两 姜黄半两 桂心半两 虻虫二分(微炒,去翅足) 当归三分(锉,微炒) 桃仁一两(汤浸,去皮尖双仁,麸炒微黄) 枳实一两(麸炒微黄)

【用法】上为粗散。每服三钱,以水一中盏,煎至六分,去滓,不拘时候稍热服。

【主治】产后恶露不尽,心腹及胁肋疼痛。

15893 牛膝散《普济方》卷一四四引《活人书》)

【组成】牛膝 麻黄(去根节) 地龙 天南星各二两 恶实根十条

【用法】上先将恶实根去皮,锉细,并诸药入在沙盆内细研,后用法酒一升,再研匀烂,用新布绞取汁,后用炭半秤,烧一地坑子令通赤,后去火扫净,投药汁于坑子内,再以火烧令黑色,取出,于乳钵内研细。每服半钱,温酒调下,一日三次。

【主治】伤寒汗出不彻,湿毒留客,肢体挛急,腰脚不得屈伸。

15894 牛膝散《圣济总录》卷十)

【组成】牛膝(去苗,酒浸,切,焙) 当归(切,焙)各一两 虎骨(酥炙令黄)二两 赤芍药一两 芒消(别研)半两 桃仁(去皮尖双仁,炒)二两 芎䓖半两

【用法】上为散。每服一钱至二钱匕,空心用温酒调下。

【主治】白虎风,疼痛难忍。

15895 牛膝散《圣济总录》卷十)

【组成】牛膝(切,酒浸,焙) 山茱萸(汤洗,焙干,炒)各一两 桂(去粗皮)半两

【用法】上为散。每服二钱匕,空腹暖酒调下,一日二次。

【主治】冷痹,下焦风冷,脚膝疼痛,痛痹无力。

【现代研究】对炎症因子及自由基的影响:《南京中医药大学学报》[1998,14(1):26]实验研究表明,牛膝散对佐剂所致关节炎大鼠足跖肿胀有明显抑制作用,并能降低炎性渗出物中 PGE$_2$ 含量。牛膝散有明显升高 SOD 活力,减少 MDA 含量,表明其有一定的清除自由基作用,防止变性的 IgG 同风湿性因子形成免疫复合物,由于过氧化物水平的降低,炎症部位前列腺素的合成亦受到减少。MDA 含量是其抗炎祛风湿的重要机制之一。

15896 牛膝散《圣济总录》卷十一)

【组成】牛膝(酒浸,切,焙) 白僵蚕(生用) 天南星(生用) 海桐皮(锉) 附子(炮裂,去皮脐)各一两 麝香(研) 丹砂(研)各一分 狼毒(醋煮,锉,焙)半两

【用法】上各为散,和匀再研。每服二钱匕,热豆淋酒调下,不拘时候。

【主治】诸风不仁,皮肤痛痹,气血虚,风邪湿痹。

15897 牛膝散《圣济总录》卷十二)

【组成】牛膝(酒浸,切,焙) 白芷 当归(切,焙) 芎䓖 甘草(微炙,锉) 生干地黄(焙) 槐子(炒) 厚朴(去粗皮,生姜汁炙) 漏芦(去芦头) 青橘皮(汤浸,去白,焙)各半两 何首乌(去黑皮) 没药 防风(去叉) 虎胫骨(酒浸一宿,炙)各一两 芍药四两 墨(烧令赤,酒内蘸三遍)半两

【用法】上为散。每服二钱匕,温酒调下。破伤骨不折,以童便和酒调服;妇人血风肢节酸疼,薄荷酒调下。

【主治】刺风,遍身刺痛;及中风,破伤风、妇人血风,肢节酸痛。

15898 牛膝散(《圣济总录》卷八十二)

【组成】牛膝(细切,酒浸,焙干) 硇砂(研如粉) 细辛(去苗叶) 丹参(去芦头) 白术 郁李仁(汤浸,退皮尖,别研)各三两

【用法】上药除研者外,捣罗为散,再入研药拌匀。每服二钱匕,食前以温酒调服。

【功用】消肿利小便,兼补益。

【主治】脚气兼上气,痞满不能食,风虚冷胀少食。

【宜忌】春、秋、冬三月宜服,夏热不可服。

15899 牛膝散(《圣济总录》卷八十二)

【组成】牛膝(去苗,酒浸,焙干,别捣) 细辛(去苗叶) 硇砂(研碎,以水一盏,煎一二沸,去石,重煎令水尽,取硇砂霜)各一两

【用法】上为散,拌和令匀。每服三钱匕,食前以温酒调下,一日一次。

【主治】脚气,上气入腹,不能食,兼主冷气。

15900 牛膝散(《圣济总录》卷八十五)

【组成】牛膝(酒浸,切,焙) 防己各一两半 槟榔(锉)七枚 牵牛子(生,捣取末)二两

【用法】上为散。每服三钱匕,温酒调下。利及三两行,即以醋饭止之。

【主治】❶《圣济总录》:停水腰痛。❷《普济方》:腰肾病脓水。

【宜忌】《普济方》:慎生冷、油腻、蒜等物。

15901 牛膝散(《圣济总录》卷一二〇)

【组成】牛膝(烧灰) 细辛(去苗叶)各一两 丁香三分

【用法】上为散,更令研细。每用一钱匕,贴患处,一日三次。

【主治】齿癣风疳。

15902 牛膝散(《圣济总录》卷一二一)

【组成】牛膝(烧灰)半两 细辛(生用,为末)一分

【用法】上为散,更于乳钵中细研。敷于宣露处,一日三五次。

【主治】齿龈宣露风痒。

15903 牛膝散(《圣济总录》卷一二一)

【组成】牛膝一两(烧为灰)。

【用法】上为末。以少许着齿间含之。

【功用】解骨槽毒气。

【主治】牙齿风龋疼痛。

15904 牛膝散(《圣济总录》卷一二一)

【组成】牛膝(焙干) 生地黄(切) 地骨白皮 马齿苋(焙) 盐(研) 猪牙皂荚(去皮子)各一分 兰香根半两 馈饭(暴干)一两

【用法】上为散。以面裹,炭火烧令烟尽,取出去面,研为细末。每日揩齿。

【功用】涤除腐气,令牙牢坚。

15905 牛膝散(《圣济总录》卷一四四)

【组成】牛膝(去苗,酒浸一宿,烘)四两 黄耆 续断 当归(切,焙)各一两 滴乳香(别研) 没药(别研) 琥珀各半两

【用法】上为细末。用黄米粥微热摊纸上,将药末两匙掺在粥上裹之。已减痛,更将此药每服一钱匕,温酒调下,日服三五次。

【主治】打扑伤折,筋骨损痛。

15906 牛膝散(《圣济总录》卷一五一)

【组成】牛膝(去苗,酒浸,切,焙) 牡丹皮 当归(切,焙) 丹参各一两半 生地黄(焙)二两半 朴消(别研) 桃仁(去皮尖双仁,炒) 芍药 桂(去粗皮) 木香 黄芩(去黑心) 人参各一两

【用法】上为散。每服二钱匕,温酒调下;或用水一盏,加生姜三片,煎取七分,空心、食前温服亦可。

【主治】室女月水来腹痛。

15907 牛膝散(《圣济总录》卷一五九)

【异名】牛膝煎(《仙拈集》卷二引《直指》)。

【组成】牛膝(去苗)一两

【用法】上锉细,以水三盏,煎至一盏半。去滓,分三次服。

【主治】❶《圣济总录》:胞衣不出。❷《仙拈集》引《直指》:血出觉疼,淋病不止。

15908 牛膝散(方出《得效》卷十八,名见《普济方》卷三〇二)

【组成】降真香 牛膝 石灰 人骨(醋炒) 真龙骨 老松皮各一两

【用法】上用黄牛胆一个,将小竹管插胆中,以石灰末从管中入胆内,挂高处晒干,要用刀破开,同诸药为末。敷疮肚中,不痛自愈。

【功用】合疮口。

【主治】《普济方》:金刃箭簇伤。

15909 牛膝散

《袖珍小儿》卷七。为《直指小儿》卷四"五加皮散"之异名。见该条。

15910 牛膝散(《准绳·外科》卷四)

【组成】鸡屎子 诈死子 两面龟 赤牛膝 紫金皮 山蜈蚣 凌霄根 脱壳藤 赤葛根 天布瓜根 背子蜈蚣

【用法】水煎,入酒和服。

【主治】足蜘蛛背。

15911 牛膝散(《准绳·外科》卷五)

【组成】牛膝(酒浸)

【用法】上为末。每服二钱,食前温酒调下。

【主治】风瘙瘰,兼白疕风癫。

15912 牛膝散(《证治汇补》卷七)

【组成】牛膝二两 桂心八钱 当归一两 朴消五钱 小茴 木瓜各七钱

【主治】脚气入肾,小腹闷痛,气喘面黑欲绝者。

【方论选录】湿热滞于下焦,不能分化,而脬气闭塞,故脚气入肾,小腹闷痛不止焉。牛膝下导以壮筋骨,桂心温经以通气闭,小茴温气化,朴消荡湿热,当归养血脉荣经,木瓜舒筋和脚气也。为散酒煎,使气化湿行,则闭塞自通,而经气清和,脚气无不退,闷痛无不除,何入肾之有哉!此通闭调营之剂,为湿热脚气入肾之专方。

15913　牛膝散(《嵩崖尊生》卷十三)

【组成】桃仁　归尾各五分　牛膝(酒浸)二钱　赤芍　生地各七分　川芎三分　麝香少许　瞿麦　炒山栀　甘草各五分

【主治】血淋。

15914　牛膝粥(《圣济总录》卷一八八)

【组成】牛膝苗叶　龙葵叶　生地黄(切,焙)各一两　粳米(净洗)二合

【用法】上用水二升,先煎牛膝、龙葵、地黄,取一升,去滓,下米煮粥。空心食之。

【主治】伤寒后虚劳,四肢烦疼,口干壮热。

15915　牛膝煎(《圣济总录》卷三十三)

【组成】牛膝(去苗)　天麻　附子(炮裂,去皮脐,生用)　羌活(去芦头)各二两　当归(切,焙)一两

【用法】上为末。用黑豆二升,桑枝三斤(细锉),生姜四两(切),用水二斗,煎至二升半,去滓;入药末,煎成膏。每服半匙匕,空心温酒调下。日晚再服。

【主治】伤寒后,或中风湿,毒气流注,腰脊日夜疼痛。

15916　牛膝煎

《仙拈集》卷二引《直指》。为《圣济总录》卷一五九"牛膝散"之异名。见该条。

15917　牛膝煎(《景岳全书》卷五十一)

【组成】牛膝二钱　当归　陈皮各三钱

【用法】上用好酒一钟,浸一宿,次早加水一钟,煎至八分,温服。

【功用】截疟。

【主治】疟疾邪散已透,而血气微虚者。

15918　牛膝煎

《不知医必要》卷三。为《医学正传》卷六引《局方》"牛膝膏"之异名,见该条。

15919　牛膝煎(《不知医必要》卷四)

【组成】当归三钱　川芎二钱　牛膝(盐水炒)二钱　蒲黄一钱五分　肉桂(去皮,另炖)一钱　朴消三钱　丹皮一钱

【用法】加生姜二片,煎好,入朴消,再煎三四沸服。

【主治】胞衣不下,腹中胀急。

15920　牛膝膏(方出《圣济总录》卷一四○,名见《普济方》三○二)

【组成】牛膝

【用法】上捣作末。不限多少,以热水调涂。

【主治】箭疮,火疮,灸疮不能瘥者。

15921　牛膝膏

《普济方》卷三○三。为方出《肘后方》卷四,名见《医心方》卷十四引《范汪方》"牛膝酒"之异名。见该条。

15922　牛膝膏(《医学正传》卷六)

【异名】地髓汤(《准绳·类方》卷六)、牛膝汤(《景岳全书》卷五十七)、牛膝煎(《不知医必要》卷三)。

【组成】川牛膝一合

【用法】上切细,以新汲水五大盏,煎耗其四,入麝香少许,空心服;或单以酒煮亦可。

【主治】❶《医学正传》:淋闭。❷《锦囊》:小便不利,茎中痛欲死,及妇人血结坚痛。

15923　牛膝膏(《医方考》卷三)

【组成】牛膝三斤

【用法】煎膏一斤。每服四钱,空心盐水化下。

【主治】血淋。

15924　牛膝膏(《赤水玄珠》卷十五)

【组成】牛膝四两(去芦,酒洗一宿)　桃仁一两(去皮尖,炒)　当归尾二两(酒洗)　赤芍药一两半　生地一两半(酒洗)　川芎五钱

【用法】用水,以炭火慢熬到二钟,入麝少许,分作四次,空心服。如夏月用凉水换,此膏不坏。

【主治】死血作淋。

15925　牛膝膏

《景岳全书》卷五十四。为方出《证类本草》卷六引《肘后方》,名见《普济方》卷二一四"地髓汤"之异名。见该条。

15926　牛鳃散

《普济方》卷三五五。为《圣济总录》卷一六五"牛角鳃散"之异名。见该条。

15927　牛髓丸(《千金》卷十三)

【组成】牛髓　羊髓　白蜜　酥　枣膏各二升　茯苓(一方茯神)　麦门冬　芎劳　桂心　当归　甘草　羌活各二十铢　干姜　干地黄各二十六铢　人参　五味子　防风各一两　细辛十八铢　白术四十二铢

【用法】上十九味,切捣十四味,再筛别研,枣膏和散,次与诸髓,蜜和散,搅令相得,纳铜钵中,于釜汤中煎之,取为丸,如梧桐子大。每服三十丸,稍加至四十丸,以酒送下,一日二次。

【主治】百病虚瘠羸乏。

15928　牛髓汤(《法律》卷五)

【组成】牛髓一斤(取脾骨中者)　白蜜半斤　杏仁四两(去皮尖,研如泥)　干山药四两(炒)　胡桃仁(去皮,另研)四两

【用法】上将髓、蜜二味,砂锅内熬沸,以绢滤去滓,盛瓷瓶内,将杏仁等三味入瓶内,以纸密封瓶口,重汤煮一日夜,取出冷定。每早晨服一二匙,白汤化下。

【功用】润肺。

【主治】咳嗽。

15929　牛髓膏(《医方类聚》卷一五四引《寿域神方》)

【组成】人参　牛髓　桃仁　杏仁　山药二两　蜂蜜八两　核桃肉三两(去皮,另研)

【用法】上为细末,用文武火,铁锅内先将牛髓溶化,次入蜜,去滓滤净,后下前项末药,用竹片为匙,不住手搅,以黄色为度,候冷,瓷器盛之。每服二钱,空心细嚼,盐汤下;或滚汤亦可。

【主治】一切虚损,咳嗽,五劳七伤。

15930　牛髓膏(《医便》卷四)

【组成】熟牛脾骨内髓四两　核桃仁(去皮)二两

【用法】上二味,和捣成膏。加盐少许,空心食。

【功用】补肾消痰。

15931　牛李子丸(《圣济总录》卷八十引《膜外气方》)

【组成】牛李子(微炒)　牵牛子(微炒)　吴茱萸(水浸一宿,炒干)　青橘皮(去白,焙)各半两　杏仁(汤浸,去皮尖双仁,生用)十五枚　葶苈(纸上炒)少许

【用法】上为末,用水浸蒸饼为丸,如小豆大。每服三十丸,夜后煎橘皮汤送下。以转下气为度。

【主治】膜外水气。

15932 牛李子丸(《圣惠》卷七十一)

【组成】牛李子二两(一半生用,一半微炒) 蝙蝠粪一两(微炒) 麝香一分(细研) 川大黄一两(锉碎,微炒) 威灵仙三分 琥珀一两(细研) 槟榔一两 青橘皮三分(汤浸,去白瓤,焙) 京三棱一两(微炮,锉) 川乌头三分(炮裂,去皮脐) 牛膝三分(去苗) 赤芍药三分 桃仁三分(汤浸,去皮尖双仁,麸炒微黄) 阿魏一分(面裹,烧熟为度)

【用法】上为末,以干漆三两(为末),用酽醋二升,熬成膏,和药末为丸,如梧桐子大。每服三十丸,空心及晚食前以热酒送下;桃仁汤送下亦可。

【主治】妇人痃癖气,每发攻心胁,疼痛不能食。

15933 牛李子散(《圣惠》卷八十)

【组成】牛李子一两 桂心一两 红兰花半两 蒲黄半两 当归半两(锉,微炒) 棕榈皮二两(烧灰)

【用法】上为细散。每服二钱,以热酒调下,不拘时候。

【主治】产后恶血攻心腹,疼痛不可忍。

15934 牛角䚡丸(《圣济总录》卷一五三)

【组成】牛角䚡灰 赤石脂各一两半 白龙骨三两 艾叶三分 桑耳(炙) 鹿茸(去毛,酥炙) 阿胶(炙燥) 干姜(炮)各一两

【用法】上为末,炼蜜为丸,如梧桐子大。每服三十丸,空心、食前煎黄耆汤或温酒送下。

【主治】妇人经血暴伤,兼带下久不止。

15935 牛角䚡丸(《妇科玉尺》卷四)

【组成】发灰一两 阿胶二两 代赭石 干姜三两 生地四两 马蹄壳(烧)一个 牛角䚡(酥炙)五两

【用法】炼蜜为丸服。

【主治】恶血不绝,崩血不可禁,腹中绞痛,气息急。

15936 牛角䚡散(方出《千金》卷十五,名见《普济方》卷二一二)

【组成】牛角䚡 当归 龙骨 干姜 熟艾各三两 附子 黄柏 赤石脂 芎𦬊 阿胶 厚朴 甘草 橘皮 石榴皮 芍药各二两 大枣二十枚 黄连五合 升麻一两半 蜀椒一两(一方无橘皮)

【用法】上㕮咀。以水一斗三升,煮取四升,去滓,纳牛角䚡末、阿胶屑,以绵绞令滓,分七次服,日四夜三。

【主治】血痢,腹痛。

15937 牛角䚡散(《圣惠》卷六十)

【组成】牛角䚡二两(烧灰) 槐耳一两(微炙) 臭椿根二两(微炙) 屋松二两(微炙)

【用法】上为细散。每服一钱,食前以温粥饮调下。

【主治】积年肠风不止,或发或歇。

15938 牛角䚡散(《圣惠》卷七十三)

【组成】牛角䚡三两(烧灰) 桂心半两 当归半两(锉,微炒) 牛膝半两(去苗)

【用法】上为细散。每服二钱,食前以温酒调下。

【主治】妇人血气不和,赤白带下。

15939 牛角䚡散(《圣惠》卷七十三)

【组成】牛角䚡二两(烧灰) 白矾二两(烧汁尽) 橡

实一两 木贼一两 芎𦬊一两

【用法】上为细散。每服二钱,以热酒调下,不拘时候。

【主治】妇人崩中,下血不止。

15940 牛角䚡散(《圣惠》卷七十三)

【组成】牛角䚡二两(烧灰) 龙骨一两 当归三分(锉,微炒) 干姜半两(炮裂,锉) 禹余粮二两(烧,醋淬七遍) 熟干地黄一两半 阿胶二两(捣碎,炒令黄燥) 续断一两 甘草半两(炙微赤,锉)

【用法】上为细散。每服二钱,以温酒调下,不拘时候。

【主治】❶《圣惠》:妇人崩中下五色,或赤白不止,四肢虚困,腹中时痛。❷《普济方》:带下赤白,腰背痛。

15941 牛角䚡散(《圣济总录》卷一五三)

【组成】黄牛角䚡(酒炙) 侧柏叶 艾叶(炒) 当归(切,焙) 续断(炒) 地榆(炒) 赤石脂(研) 伏龙肝各一两

【用法】上为散。每服三钱匕,食前米饮或温酒调下。

【主治】妇人血伤,兼赤白带下。

15942 牛角䚡散(《圣济总录》卷一六五)

【异名】牛䚡散(《普济方》卷三五五)。

【组成】黄牛角䚡二两半(烧灰) 橡实一两(炒) 侧柏叶半两(锉,焙)

【用法】上为散。每服二钱匕,空心、食前米饮调下。

【主治】产后血痢不止。

15943 牛角䚡散(《鸡峰》卷十五)

【组成】牛角䚡五个 鹿茸 当归 禹余粮 阿胶 干姜 续断各一两 乌贼鱼骨半两 赤小豆一升

【用法】上为细末。每服一二钱,用酒调下,不拘时候。

【主治】外实内虚,带下,四崩。

【备考】四崩:一曰热病下血;二曰寒热下血;三曰经脉未断,举重停住下血;四曰产后脏关开,经利不断。

15944 牛胆星丸(《绛囊撮要》)

【组成】陈极牛胆星一两五钱 天竺黄一两 白芥子五钱 香犀角尖一两 羚羊角尖一两 金箔三十页 生龙齿七钱 辰砂三钱

【用法】上为细末,用陈米饮汤为丸,如椒目大。每服二十一丸,老弱减去十丸,用开水送下。

【主治】厥逆,猝不省事,口流涎沫,手足拳挛。

15945 牛屎熏方(《鬼遗》卷五)

【组成】苦瓠 牛屎

【用法】将苦瓠截除底,断其鼻;用牛屎着地上烧,以无底瓠笼屎上,引烟从瓠空中出,以疮着烟上薰之,自然止,过三度即除。

【主治】头疮、恶疮,骨疽。

15946 牛黄双丸(《千金》卷五)

【组成】牛黄 太山甘遂各半两 真朱六铢 杏仁 芍药 黄芩各一两 巴豆十八铢

【用法】上为末,炼蜜为丸,如麻子大。一岁儿饮服二丸。

【主治】小儿结实,乳食不消,心腹痛。

15947 牛黄双丸(《幼幼新书》卷三十九引《婴孺方》)

【组成】牛黄枣大 马目毒公二个 附子一枚 巴豆

（炒）四十枚　雄黄　丹砂　真珠　甘草　牡蛎（煅）　蜀椒（汗）　白蜜各一两　杏仁（炒,净）五十粒（一方无甘草、目毒,有甘遂一两、常山二两）

【用法】上为末,杵杏仁千下,次入巴豆,次牛黄、真珠,并杵;又铜器煎蜜,热灌白中,下诸药,杵千下为丸,如梧桐子大。饮服一丸。一宿当和大便出,勿复与药。儿一岁内风痫,以小豆大二丸平旦服,日中、临卧各服二丸至十二丸;不去,服梧桐子大二丸。

【主治】八瘕积聚,溜饮伏热,宿食不化,里急腹痛,往来寒热,羸瘦骨立,饮食不为,气力多厌,翕翕短气,魂神不守,恍惚不定。及风痫腹癖,寒热在胁,结痛,哺乳吐下剧烈,瘕疾背不着蓆,手足皆举,目青呕沫。

15948 牛黄饮子（《普济方》卷三六〇引《傅氏活婴方》）

【组成】牛黄　雄黄　朱砂各等分

【用法】上为末。淡竹叶煎汤点服。

【主治】脐风撮口。

15949 牛黄散子（《幼幼新书》(人卫本)卷十九引《庄氏家传》）

【组成】牛黄一分　胡黄连三两　大黄两半　甘草（炙）　犀角各半两

【用法】上为末。每服半钱一字,薄荷温水调下。

【功用】洗心经,退膈热。

【备考】本方方名,古籍本作"牛黄散"。

15950 牛黄散子（《古今医鉴》卷六）

【异名】牛黄散（《玉案》卷三）。

【组成】黑牵牛春八分,夏九分,秋七分,冬一钱　大黄春八分,夏九分,秋七分,冬一钱　槟榔春八分,夏九分,秋七分,冬四分　甘草春八分,夏九分,秋七分,冬四分

【用法】上为细末。每服五钱,五更时用井花水调服。后服乌药顺气丸一二帖,再服十全大补汤数贴。

【主治】酒疸,饮酒太过;食黄,宿食积久,面目甚黄,遍身浮肿;水气蛊证,肚大如盆。

【宜忌】忌生冷发物。

15951 牛蒡子丸（《圣惠》卷三十八）

【组成】牛蒡子一两（微炒）　川升麻三两　黄芩三分　秦艽兰分（去皮）　川大黄一两（锉碎,微炒）　防风半两（去芦头）　白蒺藜三分（微炒,去刺）　枳壳二分（麸炒微黄,去瓤）　黄连一两（去须）　沙参半两（去芦头）　栀子仁半两

【用法】上为末,炼蜜为丸,如梧桐子大。每服三十丸,以温浆水送下,一日三四次。

【主治】乳石发动,皮肤生疮,赤肿疼痛,烦热不止。

15952 牛蒡子丸（《圣惠》卷六十六）

【组成】牛蒡子二两（微炒）　何首乌二两　干薄荷二两　雄黄一两（细研）　麝香一分（细研）　牛黄一分（细研）　皂荚七挺（捶碎）

【用法】上为末,入麝香、牛黄,研令匀;以水三升,浸皂荚一宿,按取汁,慢火熬成膏,入前药末为丸,如梧桐子大。每服二十丸,食后以温酒送下。

【功用】内消。

【主治】风毒瘰疬,结核肿硬疼痛。

【备考】本方方名,《普济方》引作"牛蒡丸"。

15953 牛蒡子丸（《奇效良方》卷六十一）

【组成】牛蒡子一两（微炒）　川升麻　黄药子　干浮萍草　玄参　甘草（生用）各半两

【用法】上为细末,炼蜜为丸,如小弹子大。常含一丸,咽津。

【主治】咽喉内热毒所攻,生疮肿痛。

15954 牛蒡子汤（《医方类聚》卷七十四引《济生》）

【异名】牛蒡子散（《玉机微义》卷二十七引《澹寮》）、牛蒡子饮（《医学六要·治法汇》卷八）。

【组成】牛蒡子　玄参　升麻　桔梗（去芦）　犀角　木通（去节）　黄芩　甘草各等分

【用法】上㕮咀。每服四钱,水一盏半,加生姜三片,煎至八分,去滓温服,不拘时候。

【主治】风热上壅,咽喉肿痛,或生乳蛾、疮痈、缠喉风。

❶《医方类聚》引《济生》:风热上壅,咽喉窒塞,或痛,或不利,或生疮疡,或状如肉㿈,疼痛妨闷。❷《玉机微义》引《澹疗》:乳蛾。❸《医学入门》:咽喉肿痛,牙关紧急,或生疮痛,或愈后复攻胸胁,气促身热,不能坐卧。❹《杏苑》:缠喉风痰壅,牙关紧急,汤水难下。

15955 牛蒡子汤

《赤水玄珠》卷十二。为《本事》卷三"牛蒡子散"之异名。见该条。

15956 牛蒡子汤（《外科正宗》卷二）

【组成】葛根　贯众　甘草　江西豆豉　牛蒡子（半生半熟,研）各二钱

【用法】水二钟,煎八分,食后服。

【主治】时毒热甚,肿痛,脉浮数而无力者。

15957 牛蒡子汤（《外科正宗》卷三）

【异名】牛蒡子散（《疡科心得集·补遗》）。

【组成】陈皮　牛蒡子　山栀　金银花　甘草　瓜蒌仁　黄芩　天花粉　连翘　角针各一钱　柴胡　青皮各五分

【用法】水二钟,煎八分,加酒一杯和匀,食远服。

【主治】乳痈、乳疽,结肿疼痛,不论新久,但未成脓。

15958 牛蒡子汤（《霉疮新书》）

【组成】恶实二钱　玄参　乌犀角　升麻　黄芩　木通　桔梗　甘草各一钱　土茯苓四钱

【用法】上药以水七合,煎取三合,分温服。

【主治】霉疮,疮毒攻咽喉;腐烂疼痛,饮食不下,无论远年日近。

15959 牛蒡子汤（《会约》卷二十）

【组成】牛蒡子（炒,研）　归身　炙草　柴胡　连翘　黄芩（酒炒）　黄耆（生用）　地骨皮各八分

【用法】水煎服。

【主治】痘密身热,连日不退。

15960 牛蒡子汤（《效验秘方·续集》石仰山方）

【组成】牛蒡子9克　白僵蚕9克　白蒺藜9克　独活9克　秦艽9克　半夏9克　白芷9克　桑枝12克

【用法】每日一剂,水煎二次,取汁300毫升,早晚分服。

【功用】宣通气血,祛风逐湿,温经止痛。

【主治】各种新发或陈旧性软组织挫伤。

【加减】寒湿甚者,合麻桂温经汤加减,或加制草乌;风湿盛者,加羌活、防风、煨天麻;痰湿内阻,胸痞脘胀,苔厚腻

者，入平胃散、陈胆星、瓜蒌、薤白；渐有化热之象，除去半夏、白芷，加忍冬藤、焦山栀；顽痰胶固或痰瘀互结，选丹皮、赤芍、红花、炙甲片、片姜黄；欲和胃气，取小香、蔻仁、建神曲。肝少血养，入当归、生地、白芍、首乌、牛膝、桑寄生；若气阳不充，脾不化湿，聚而生痰，配参、芪、术；肾阳不足，火不化气者，取鹿角、仙灵脾、石楠叶；气血因筋络瘀阻失其流畅者，选舒筋活络之品；病已损及元阳，宗调中保元汤出入。

【方论选录】方用牛蒡子辛寒滑利，通行十二经络，宣肺利气，豁痰消肿，白僵蚕辛平宣化，消痰散结而和气血，为厥阴肝经之药，二味合用，宣滞破结，善搜经络顽痰浊邪，是为主药；助以秦艽之辛寒，独活之辛温，和血舒筋，通达周身，透阳明之湿热、理少阴之伏风，更伍用白芷之辛温，芳香通窍、活血破瘀、化湿排脓而生新；半夏辛温，燥湿化痰、消痞散肿而和胃；复使以白蒺藜之辛温，疏肝风，行气血且散瘀结；桑枝养筋通络，祛风湿而利关节。全方以辛取胜，宣达气血，开破痰结；疏肝宣肺，导其壅滞；寒温兼用，温而不燥，寒而不凝，泄风逐湿之力尤捷。

15961 牛蒡子饮

《医学六要·治法汇》卷八。为《医方类聚》卷七十四引《济生》"牛蒡子汤"之异名。见该条。

15962 牛蒡子饮（《回春》卷七）

【组成】牛蒡子 前胡 黄连 黄芩 连翘 白附子 玄参 赤芍各一钱 羌活 防风 甘草各五分

【用法】上锉一剂。水煎服。

【主治】痘疮，还元痂落，有余毒聚于脏腑，时复作热，腹内疼痛。

15963 牛蒡子酒

《鸡峰》卷四。为《圣惠》卷四十四"牛蒡浸酒"之异名。见该条。

15964 牛蒡子散（《圣惠》卷二十一）

【组成】牛蒡子三两（微炒） 羚羊角屑一两 槟榔一两 郁李仁二两（汤浸，去皮尖，微炒） 青橘皮一两（汤浸，去白瓤，焙） 川大黄一两（锉碎，微炒）

【用法】上为细散。每服二钱，以温酒调下，不拘时候，以利为度。

【主治】热毒风攻头面，烦热，大肠不利。

15965 牛蒡子散（《圣惠》卷三十六）

【组成】牛蒡子一两（微炒） 甘草一分（炙微赤，锉）

【用法】上为散。每服三钱，以水一中盏，煎至六分，去滓，稍热细细含咽之。

【主治】口疮久不愈。

15966 牛蒡子散（《圣惠》卷四十八）

【组成】牛蒡子一两（微炒） 木香一两 当归一两 京三棱一两（炮裂，锉） 吴茱萸半两（汤浸七遍，焙干微炒） 槟榔半两 川大黄一两（锉碎，微炒） 鳖甲二两（涂醋炙令黄，去裙襕）

【用法】上为细散。每服二钱，以温酒调下，食前服；生姜、橘皮汤下亦可。

【主治】息贲气，令人喘咳，心腹胀满，胁下疼痛。

15967 牛蒡子散（《圣惠》卷六十）

【组成】牛蒡子一两（微炒） 白矾 川大黄一两（锉碎，微炒） 当归半两（锉，微炒） 枳壳三分（麸炒微黄，去瓤） 芎䓖半两 甘草半两（炙微赤，锉）

【用法】上为散。每服四钱，以水一中盏，煎至六分，去滓，每于食前温服。

【主治】大肠风毒所攻，肛门赤痛，令人烦热，坐卧不安。

15968 牛蒡子散（《圣惠》卷八十九）

【组成】牛蒡子 栀子仁 甘草（炙微赤，锉） 川消 郁金各半两 枳壳一分（麸炒微黄，去瓤）

【用法】上为细散，入龙脑半钱，同研令匀。每服半钱，用薄荷温水调下，不拘时候。

【主治】小儿心脾壅热，多涎。

15969 牛蒡子散（《本事》卷三）

【异名】牛蒡子汤（《赤水玄珠》卷十二）、牛蒡散（《丸丹膏散集成》）。

【组成】牛蒡子三两（隔纸炒） 新豆豉（炒） 羌活各一两（去芦） 干生地黄二两半 黄耆一两半（蜜炙）

【用法】上为细末。每服二钱，空心、食前汤调下，一日三次。

【主治】风热成历节，攻手指，作赤肿麻木，甚则攻肩背两膝，遇暑热或大便秘即作。

【方论选录】《本事方释义》：牛蒡子气味苦辛平微寒，入手太阴、手足阳明引经之药；新豆豉气味苦寒，入手足太阴、阳明；羌活气味辛甘平，入足太阳，善能利水；生地黄气味甘寒微苦，入手足少阴；黄耆气味甘平，入手足太阴。此治历节久而四肢四末皆病，将成厉风，疼痛不休者，气血药中兼以散邪利湿，乃古人思患预防之意也；术于此者，不可不察焉。

15970 牛蒡子散

《玉机微义》卷二十七引《澹寮》。为《医方类聚》卷七十四引《济生》"牛蒡子汤"之异名。见该条。

15971 牛蒡子散

《医统》卷九十一。为《奇效良方》卷六十五"牛蒡散"之异名。见该条。

15972 牛蒡子散（《医便》卷四）

【组成】牛子一钱 连翘 黄连 玄参各七分 甘草 荆芥 防风各五分 紫草五分 川芎 当归 赤芍 生地黄各六分 犀角（锉末）三分

【用法】用水一钟，煎七分服。

【功用】解热毒。

【主治】痘出毒热不解。

15973 牛蒡子散

《疡科心得集·方汇》。为《外科正宗》卷三"牛蒡子汤"之异名，见该条。

15974 牛蒡子膏（《普济方》卷四十五）

【组成】牛蒡子根（一名蝙蝠刺）

【用法】上洗净研烂，酒煎成膏，摊在纸上。贴肿处，仍热酒调下。

【主治】热毒风攻，头面忽肿，或手足赤肿，触着痛。

15975 牛蒡叶散（《圣济总录》卷一四〇）

【组成】牛蒡叶（恶实叶，是六七月收者）

【用法】上风干为散。每用量疮口大小，干掺贴之。

【主治】一切金、木、竹所伤。

【宜忌】不得犯别药。

15976　牛蒡叶羹（《圣惠》卷九十六）

【组成】牛蒡叶一斤（肥嫩者）　酥一两

【用法】上药以汤煮牛蒡叶三五沸，令熟漉出，于五味中重煮作羹。入酥食之。

【主治】中风，心烦口干，手足不遂，及皮肤热疮。

15977　牛蒡饮子（《证治宝鉴》卷十）

【组成】牛蒡一钱　木通八分　片芩九分　玄参八分　升麻八分　山豆根五分　桔梗八分　甘草五分　犀角末　薄荷各七分

【用法】水煎，分二次服。

【主治】双乳蛾，心火壅盛者。

【备考】方中犀角末用量原缺。

15978　牛蒡根汁（《卫生总微》卷七）

【组成】牛蒡根

【用法】杵烂，绞取汁服。看大小多少与之。

【主治】伤寒汗后，余热不退，烦躁发渴，四肢无力，不能食。

15979　牛蒡根汤（《幼幼集成》卷二）

【组成】牛蒡根　净麻黄　川牛膝　制南星各六钱

【用法】上为末。每服五分，好酒调下，一日三次。

【主治】发汗不透，余毒在心包络，令愈后昏沉，甚至手足搐搦，或寒或热。

15980　牛蒡根散（《伤寒图歌活人指掌》卷五）

【组成】牛蒡十条　麻黄　牛膝　天南星各六钱

【用法】上锉细，于砂盆内研细，用好酒一升同研，以新布挼取汁后，用炭火半秤烧一地坑子内通赤，去火扫净，将药汁放坑内，再烧令黑色，取出，于乳钵内细研。每服半钱。

【主治】伤寒汗不流，是汗出时盖覆不周，故腰背手足搐搦。

15981　牛蒡浸酒（《圣惠》卷四十四）

【异名】牛蒡子酒（《鸡峰》卷四）。

【组成】牛蒡子三两（微炒）　茵芋三分　白茯苓一两半　杜若一两　石斛二两（微炒）　枸杞子二两　牛膝二两（去苗）　侧子二两（炮裂，去皮脐）　干姜一两半（炮裂）　大豆二合（炒热）　川椒一两半（去目及闭口者，微炒去汗）　大麻子一合

【用法】上锉细，以生绢袋盛，纳瓷瓶中，以好酒二斗浸，密封七日后开。每温饮一小盏，食前服之。

【主治】❶《圣惠》：风湿气，着于腰间疼痛，坐卧不安。
❷《鸡峰》：脚膝寒痹，皮肤不仁，骨中疼痛，行履不得。

15982　牛蒡馎饦（《养老奉亲》）

【组成】牛蒡根（切）一升（去皮、晒干，杵为面）　白米四合（净淘，研之）

【用法】牛蒡粉和面作之，向豉汁中煮，加葱、椒五味罨头。空心食之。恒服极效。

【主治】老人中风，口目瞤动，烦闷不安。

15983　牛膝叶粥（《圣惠》卷九十七）

【组成】牛膝叶一斤（切）　米三合

【用法】上于豉汁中相和，煮作粥。调和盐、酱，空腹食之。

【主治】风湿痹，腰膝疼痛。

15984　牛膝叶羹（《圣惠》卷九十七）

【组成】牛膝叶四两　龙葵叶四两　地黄叶四两　生姜半两　豆豉一合半

【用法】上先以水五大盏，煎姜、豉取汁二盏半，去姜、豉，下牛膝叶等煮作羹。入少盐醋，调和食之。

【主治】骨蒸劳，背膊烦疼，口干壮热，四肢无力。

15985　牛膝酒煎

《医学实在易》卷七。为方出《肘后方》卷四，名见《医心方》卷十四引《范汪方》"牛膝酒"之异名。见该条。

15986　牛膝浸酒（《医方类聚》卷二十四引《食医心鉴》）

【异名】牛膝大豆浸酒（《圣济总录》卷二十）。

【组成】牛膝根二斤（洗，切）　豆一斤　生地黄（切）二升

【用法】上以酒一斗五升浸，先炒豆令熟，投诸药酒中，经三两宿。随性饮之。

【功用】益气，止毒热，光润皮肤，去黑痣面䵟。

【主治】久风湿痹，筋挛膝痛，胃气结积。

【宜忌】忌牛肉。

15987　牛膝浸酒（《圣惠》卷二十五）

【组成】牛膝八两（去苗）　鼠黏子三两（微炒）　防风二两（去芦头）　牛蒡根四两　草薢二两　大麻子三合（捣碎）　晚蚕沙三合　枸杞子二两　羌活二两　海桐皮二两　秦艽一两（去苗）　黑豆二合（炒熟，捣碎）　苍耳子二两（捣碎）　附子二两（炮裂，去皮脐）　五加皮　茄子根八两　虎胫骨二两（涂酥，炙微黄）

【用法】上锉细，以生绢袋盛，用好酒三斗，密封瓮头，浸经七日。每温饮一小盏，空心、午时及夜临卧时服。其酒旋添，味淡即换药。

【主治】痱风及偏枯，腰膝疼痛。

【宜忌】忌猪、鸡、毒鱼、粘滑物。

15988　牛膝浸酒（《圣惠》卷二十五）

【组成】牛膝（去苗）　菖蒲　酸枣仁（微炒）　芎䓖　石斛（去根）　仙灵脾　赤箭　虎胫骨（涂酥，炙微黄）　桂心　附子（炮裂，去皮脐）　草薢各三两

【用法】上锉细，以生绢袋盛，用好酒二斗，于瓷瓶中浸，密封，经七日后开取。每温饮一盏。常令醺醺，不得大醉，酒尽更添，以药味薄即换之。

【主治】风腰脚疼痛，及皮肤不仁，筋脉挛急。

【宜忌】忌生冷毒滑物。

15989　牛膝浸酒（《圣惠》卷四十四）

【组成】牛膝三两（去苗）　草薢三两　桂心二两　羌活二两半　附子二两（炮裂，去皮脐）　当归二两　防风二两（去芦头）　虎胫骨三两（涂酥，炙微黄）

【用法】上锉细，以生绢袋盛，以酒二斗，于瓷瓶中浸，密封，经七日开，每温饮一小盏，食前服。

【主治】腰脚疼痛，不任行立。

15990　牛膝浸酒（《圣惠》卷六十九）

【组成】牛膝一两　秦艽一两　天门冬一两半（去心）　薏苡仁一两　独活一两　细辛半两　附子一两（炮裂，去皮

脐) 五加皮一两 桂心一两 丹参一两 杜仲一两(去粗皮) 酸枣仁一两 仙灵脾一两 晚蚕沙二两(微炒)

【用法】上锉细,以生绢袋盛,以好酒一斗五升,浸经七日。每温饮一小盏,不拘时候。恒令有酒气为佳。

【主治】妇人中风偏枯,一边手足不收,顽麻不仁,筋脉拘急,不能运动。

15991 牛膝煎丸《博济》卷一

【异名】乌头煎丸(《圣济总录》卷一八六)。

【组成】川乌头五两(逐日三度换水,浸令透软,去皮脐,细切,用好酒三升渐渐下,熬成膏,更细研) 木瓜三个(下面剜去,取瓤核,将好艾先熟杵为末,入在木瓜内,填实蒸熟,细研如泥) 海桐皮 牛膝(去芦) 羌活(去芦) 巴戟 苁蓉各一两半 青盐(细研) 青橘皮(去白) 舶上茴香 金毛狗脊(去毛) 草薢各二两

【用法】上十味,焙干为末,以前二味膏搅和为丸,如梧桐子大。每服三十丸,空心、温酒或盐汤送下,勿嚼。

【功用】补益真阳。

【主治】下元气虚,冷气流注,脚膝无力,行步不能,状似软风。

15992 牛膝煎丸《博济》卷二

【异名】牛膝附子煎丸(《圣济总录》卷一八六)。

【组成】牛膝五两(去苗,切作段段,用好酒浸三日,取出细研如面糊,用酒于铜、银、瓷器内慢火熬成膏为度) 附子(炮,去皮脐) 川芎 虎骨(酥炙黄色)各三两 破故纸 葫芦巴 苁蓉(酒浸三日,细切,焙)各四两 巴戟(去心,生用) 仙灵脾(去茎杆,生用)各一两

【用法】上八味为细末,用牛膝膏和合为丸,如小弹子大;如难丸,更入少许熟蜜同丸。每服一丸,早晨及夜卧温酒化下;嚼下亦可。

【主治】男子下元冷,筋骨衰弱,遍身瘾疹及风气上攻下注,疼痛不可忍者。

15993 牛膝煎丸《圣济总录》卷一一四

【组成】牛膝(去苗) 海桐皮各半斤(各捣末,用酒五升,于银器内熬成膏) 茴香子(炒) 当归(切,焙) 赤箭 五加皮(锉) 赤芍药 桂(去粗皮) 麻黄(去根节) 地龙(炒) 木香 独活(去芦头) 没药(研) 乳香(研) 防风(去叉) 骨碎补 麒麟竭 沉香(锉) 干蝎(炒,去土) 天南星(生用)各一两 附子(炮裂,去皮脐) 乌头(炮裂,去皮脐) 楝实 芎劳各二两 麝香(研)半两 虎脑骨四两(酥炙)

【用法】上二十六味,捣研二十四味为末,入前膏内,和捣为丸,如梧桐子大。每服十九至十五丸,空心温酒或盐汤送下。

【主治】肾气虚弱,风邪干之,上攻于耳,常作蝉鸣,以至重听。

15994 牛髓煎丸《圣惠》卷二十六

【组成】牛髓一斤 羊髓一斤 白蜜一斤 酥一斤 枣肉一斤(以上五味同于银锅内熬令成膏,入后药末) 茯神一两 芎劳一两 天门冬一两(去心,焙) 桂心一两 当归一两 牛膝一两(去苗) 人参一两(去芦头) 肉苁蓉二两(酒浸一宿,刮去皱皮,炙令干) 防风一两(去芦头) 五味子一两 鹿角胶一两(捣碎,炒令黄燥) 熟干地黄一

两 菟丝子一两(酒浸三宿,曝干,别捣为末)

【用法】上为末,入前牛髓煎中,更熬令稠,可丸即丸,如梧桐子大。每服三十丸,空心及晚食前以温酒送下。

【主治】精极,及百病虚瘠羸瘦。

【宜忌】忌鲤鱼。

15995 牛髓膏子《饮膳正要》卷一

【组成】黄精膏五两 地黄膏三两 天门冬膏一两 牛骨头内油二两

【用法】上药将黄精膏、地黄膏、天门冬膏与牛骨油一同不住手用银匙搅,令冷定,和匀成膏。每服一匙,空心酒调下。

【功用】补精髓,壮筋骨,和气,延年益寿。

15996 牛子解毒汤《喉科种福》卷四

【组成】牛子 连翘 栀子 元参 生地 黄芩 黄连 青皮 桔梗 防风 花粉 葛根 升麻 白术 甘草各等分

【用法】水煎服。

【主治】酒伤喉闭。酒毒蒸于心脾,面赤、目睛上视,喉肿色黄。

15997 牛马二宝散《重订通俗伤寒论》

【组成】西牛黄 马宝各一钱

【用法】上为细末。每服二分,一日二次,用人参、竹沥饮调下。

【主治】精神病。神经顿失其常性,遂发似狂非狂之证。

15998 牛皮癣药酒《青囊秘传》

【组成】木鳖子六个 土槿皮二两 槟榔七个 防风二钱 麝香三分 冰片三分 土螺蛳(即蜗牛)七个

【用法】烧酒三斤浸。搽。

【主治】牛皮癣。

15999 牛皮癣膏药《中医外科学》

【组成】雄黄60克 硫黄60克 洋樟60克 枯矾60克 明矾60克 红矾(红砒)30克(共研细末) 荆芥 防风 苦参 斑蝥 白芷 甘草 大黄 当归 槟榔 鹤虱 瓦松 花椒 生地 茴香 番木鳖 蛇床子 全蝎 蝉衣各60克 蜈蚣12条 红矾30克 土槿皮 巴豆60克 苍术60克

【用法】以上除研末药外,将余下各药用麻油5升,春浸五天,夏三天,秋七天,冬十天,熬煎去渣,滴水成珠;再将熟油每500毫升加炒透广丹240克(冬天改180~210克),收膏。将膏摊于布上,前药末均匀掺在膏药上,随患处大小烘热敷贴,贴七天为一次,三次为一疗程。第二三次不撒药粉。

【功用】杀虫,止痒,润肤。

【主治】松皮癣。

【备考】在第一次敷贴后,皮肤会高起一小片,作痒;第二次敷贴,痒较轻;第三次敷贴,不痒,皮肤平复。

16000 牛角地黄散《圣济总录》卷一五三

【组成】牛角䚡一枚(烧灰) 熟干地黄(焙) 桑耳(锉碎) 人参 续断 赤石脂 白矾(烧) 白术 禹余粮(煅赤,醋淬五遍) 干姜(炮) 蒲黄(微炒) 防风(去叉)各一两 附子(炮裂,去皮脐)一两半 龙骨 当归(切,焙)各

二两

【用法】上为散。每服二钱匕,食前温酒调下;米饮亦可。

【主治】妇人血伤不止,兼带下赤白,腰背痛,虚乏困倦。

16001 牛角䚡灰散(《外台》卷二十五引《近效方》)

【组成】黄牛角䚡一具(烧赤色,出火即青碧)

【用法】上为细散。浓煮豉汁和二钱匕,食前服。重者一日三次。

【主治】卒下血,不问丈夫妇人。

16002 牛虱稀痘丹(《痘疹仁端录》卷十三)

【组成】牛虱数百枚(焙燥)

【用法】和糖,令儿服之。服数次,有红点发出,此毒解之候,不效再服。先头面,次心腹、腰肚、四肢,以渐见点,痘必稀白。

【功用】稀痘。

16003 牛屎汁涂方(《圣济总录》卷一三三)

【组成】牛屎(新者绞汁)

【用法】上一味,敷之;或取干者,烧烟熏之。

【功用】浸淫疮。

16004 牛黄七宝膏(《普济方》卷一五一)

【组成】牛黄五分　龙脑五分　麝香五分　朱砂二钱五分　轻粉五钱(以上并研)　白面五钱　寒水石(烧通赤)三两半

【用法】上为末,滴水和作二十丸。每服一丸,澄清水化,小儿半丸,不拘时候。

【功用】伤寒时疫,热毒暑病。心胸痞塞,或发黄斑,狂躁迷闷,及久经取转不效,蕴毒滞积潮热。

【备考】本方方名,据剂型当作"牛黄七宝丸"。

16005 牛黄八宝丸(《山东药品标准》)

【组成】人工牛黄20克　羚羊角30克　犀角30克　珍珠4克　冰片20克　朱砂4克　玄参30克　浙贝母30克　黄连30克　羌活30克　雄黄50克　青黛20克　紫花地丁200克　金银花200克　菊花200克　乳香(醋炒)30克　紫草50克　没药(醋炒)30克　甘草50克

【用法】以上十九味,除紫花地丁、金银花、菊花、甘草四味水煎熬成膏外,将珍珠、朱砂为极细末,犀角、羚羊角、冰片、牛黄四味单为细末;余药为细末,过筛,与牛黄、珍珠等六味药末研匀,再与紫花地丁、金银花等四味稠膏加老蜜适量,制成蜜丸即可。每丸重1.563克,口服,一至二岁小儿一次二分之一丸,三至四岁一次一丸,成人一次二丸,一日一至二次。

【功用】清热凉血,活血解毒。

【主治】痧疹不透,烦躁不宁,热毒内闭,周身发斑及疹后余毒疮疡。

【宜忌】忌食辛辣刺激之物。

16006 牛黄八宝丹(《救偏琐言·备用良方》)

【组成】牛黄二分　珍珠四分　劈砂五钱(水飞)　川黄连三钱(土炒)　犀角　羚羊角各三钱　雄黄(透明者)五钱　青黛(水澄)三钱　川贝母(炒,净)三钱　冰片二分　琥珀二钱　羌活三钱(炒)　玄参五钱(瓦上焙,或晒燥)　乳香　没药各三钱(共出汗尽)

【用法】上为细末;外将拣净金银花二两、甘菊一两、甘草五钱、胡桃肉二两(击碎),紫花地丁(连根带叶,理净勿杂青苔,铧断)二两,长流水五碗,砂锅内慢火煎至及半取汁,将渣绞干,以绵滤清,桑柴火熬膏,入炼熟老蜜盏许,再熬至粘筋,将前末为丸,每丸三分。一岁左右者,日服一丸;三岁左右者,日服二丸,蜜调服。

【主治】❶《救偏琐言》:不拘已痘未痘,婴儿诸般恶疮恶毒。❷《杂病源流犀烛》:痧症发斑发狂,浑身紫赤,痧后恶疮毒疡。

16007 牛黄八宝丹(《重订通俗伤寒论》)

【组成】西黄　琥珀　辰砂　梅冰　雄精各一钱　羚角片　明乳香各三钱　犀角片钱半

【用法】各为细末,先用蜜银花、紫花地丁各二两,川贝、川连各三钱,煎胶打糊为丸,每丸重二分。年幼者一丸,长者二丸,鲜石菖蒲叶一钱,灯心三小帚,鲜卷心竹叶三十六支,煎汤调下。

【功用】开窍透毒。

【主治】痧症窍闭者。

16008 牛黄上清丸(《北京市中药成方选集》)

【组成】黄连八两　大黄二百五十六两　连翘六十四两　黄芩六十四两　芥穗六十四两　栀子(炒)六十四两　桔梗六十四两　蔓荆子(炒)六十四两　白芷六十四两　薄荷三十二两　防风三十二两　生石膏三十二两　黄柏三十二两　生草三十二两　川芎三十二两　旋覆花十六两　菊花一百二十八两

【用法】上为细末。每十六两细末兑牛黄五分,冰片三钱,研细,混合均匀后,炼蜜为丸,重二钱,蜡皮封固。每服一至二丸,日服二次,温开水送下。

【功用】泻热消肿,疏风止痛。

【主治】头痛眩晕,目赤耳鸣,口燥舌干,齿龈肿痛,大便燥结。

16009 牛黄上清丸(《全国中药成药处方集》兰州、天津方)

【组成】黄连八钱　生石膏四两　黄芩二两五钱　薄荷叶一两五钱　莲子心二两　白芷八钱　桔梗八钱　菊花二两　川芎八钱　赤芍八钱　当归二两五钱　黄柏五钱　芥穗八钱　生栀子二两五钱　大黄四两　甘草五钱　连翘(去心)二两五钱

【用法】上为细末,每细末一斤十三两三钱,兑朱砂面六钱,雄黄面六钱,牛黄一钱,冰片五钱。共研细和匀,炼蜜为丸,二钱重,蜡皮及蜡纸筒封固。每服一丸,白开水送下,早、晚各服一次。

【功用】清火散风,润便解热。

【主治】头脑昏晕,暴发火眼,口舌生疮,咽喉肿痛,牙齿疼痛,头面生疮,大便燥结,身热口渴。

【宜忌】孕妇忌服。

16010 牛黄上清片

《中国药典》2010版。即《新药转正》29册"牛黄上清胶囊"改为片剂。见该条。

16011 牛黄口疳丹(《青囊秘传》)

【异名】牛黄口疳散(《药奁启秘》)。

【组成】牛黄　梅片　朱砂　月石各一钱　明雄　青黛各二钱　黄连　黄柏各一钱　玄明粉一钱五分

【用法】上为细末,瓶贮。吹入。

【主治】大人、小儿口舌喉等疮腐烂,牙岩。

16012　牛黄口疳散

《药奁启秘》。为《青囊秘传》"牛黄口疳丹"之异名。见该条。

16013　牛黄千金散

《北京市中药成方选集》。为《回春》卷七"千金散"之异名。见该条。

16014　牛黄小儿散

《成方制剂》4册。为原书同册"宝宝牛黄散"之异名。见该条。

16015　牛黄天麻散《圣济总录》卷五)

【组成】牛黄(研)一两　天麻一两　天雄三分(生)　枸杞子三分　人参一两　白附子一两　干姜半两(生)　羌活(去芦头)一两

【用法】上为散。每服一钱匕,食前温酒调下,一日三次。

【主治】肾中风。腰脊疼强,不得俯仰,言语謇涩,志意不定。

16016　牛黄五痫丸《活人方》卷七)

【组成】人参一两　天麻一两　防风一两　粉甘草二两　白僵蚕五分　全蝎五分　雄黄二钱五分　陈胆星二钱五分　朱砂二钱五分　麝香一钱　冰片五分　牛黄五分

【用法】上为末,炼蜜为丸,金箔为衣。每服一丸或二丸,淡姜汤化下。

【主治】脏腑不和,五神不守,风痰流入,遂成五痫之症。

16017　牛黄双解散《景岳全书》卷六十四)

【组成】肉桂　大黄(炒)　芍药　牵牛(杵,炒)　泽泻　桃仁(去皮尖,炒)各二钱半　炙甘草　干姜各一钱

【用法】上分二剂。水煎,空心、食前服。

【主治】便痈内蕴热毒,外挟风邪,或交感强忍精气,以致淫精交错,壅结肿痛,或大小便秘。

16018　牛黄化毒丸《疮疡经验全书》卷六)

【组成】人参　黄耆　川芎　甘草各一钱　当归二钱　忍冬花　汉防己各一钱五分　升麻　防风　山甲各八分

【用法】用水二大钟,加生姜三片,水煎,半饥时服;滓再煎服。

【主治】杨梅疮。

【备考】本方名牛黄化毒丸,但方中无牛黄,疑脱。

16019　牛黄化毒丹《疮疡经验全书》卷六)

【组成】牛黄四分(须用西黄)　琥珀五分　血竭　制大黄　雄黄　朱砂(须择镜面大块、不涉砂石者用之)　白鲜皮　川山甲　乳香　木香(各取头末)一钱五分　蝉退末二钱　生乳一钱　没药一钱七分　川贝母三钱

【用法】上药各为末,用神曲末五钱打稠糊,为丸,如梧桐子大,另研朱砂为衣。每早空心服十五丸,早、晚空腹服十丸,砂糖汤送下。

【主治】杨梅疮初见形症。

【宜忌】忌烦劳恼怒焦躁,茶,酒。

16020　牛黄化毒片《成方制剂》19册)

【组成】白芷　甘草　金银花　连翘　没药　牛黄

乳香　天南星

【用法】口服,一次8片,一日3次。小儿酌减。

【功用】解毒消肿,散结止痛。

【主治】疮疡、乳痈,红肿疼痛。

16021　牛黄甘露丸《博济》卷二)

【组成】朱砂一两(成块者)　牛黄一分　铁粉半两　犀角半两(锉)　丁香半两　胡桐泪半两　葳蕤半两　麝香一分　银箔五十片　地龙半两　槟榔　牡蛎　苦参　石膏　锡蔺纸　甘草(炙)　白扁豆各半两(慢火炒)　铅白霜半两　麦门冬半两(去心)　知母半两　宣连一两　金箔一百五十片　生栝楼根一两(杵,研细)

【用法】上药除栝楼根另杵外,同为细末,炼蜜与金箔及生栝楼根和匀为丸,如豌豆大。每服十丸,空心,金箔三片,银箔三片(碎研),米饮送下,渐加至二十丸,饭后、临卧各一服。日近轻者,当日止,重者三日止。十日后,只空心一服,夜后一服,用金银箔各一片;一月外,只用温浆水下五十丸。其药合时,二月至九月,即用生栝楼根,九月后只用炼蜜和为丸亦得。

【主治】三焦渴疾,饮水无度,舌上皱裂,肌肉黄瘦,精神减退,小便多,腹胁胀。

【宜忌】忌咸、酸、炙煿、鱼、酒。

16022　牛黄生肌散《外科大成》卷三)

【组成】牛黄五分　珍珠　琥珀　人中白　胡黄连　乳香　没药各一钱　儿茶二钱　硼砂各五分　冰片三分

【用法】上为末。掺患处。

【功用】牙疳臭烂穿腮。

16023　牛黄生金散《普济方》卷四〇四)

【组成】虎杖　滑石各一两　甘草二钱半　藿香一钱

【用法】上为细末。每服一平钱,水八分,煎至三分,去滓,通口服。儿大增之。

【功用】解利疮子。

【主治】小儿痘疹。

【备考】本方名牛黄生金散,但方中无牛黄,疑脱。

16024　牛黄生犀丸《局方》卷一)

【组成】黄丹(研)　雄黄(研,飞)　腻粉(研)　羚羊角(镑)各五两　铅水银(与铅同结成沙子)　朱砂(研,飞)　龙齿(研,飞)各十两　天麻(去苗)　牙消(研)　半夏(白矾制)各二十两　生犀(镑)　龙脑(研)各二两半　牛黄(研)二钱半

【用法】上为末,炼蜜为丸,每两作二十丸。每服一丸,温薄荷汤化下。中风涎潮,牙关紧急,昏迷不省,服三丸,用腻粉一钱,生姜自然汁七滴,薄荷水同化下,得吐或利,逐出痰涎即愈。小儿风热痰壅,睡卧不安,上窜龂齿,每服半丸。如急惊风,涎潮搐搦,眼目戴上,牙关紧急,服一丸,用腻粉半钱,生姜自然汁三五点,薄荷水同化下。量岁数加减服。

【主治】风盛痰壅,头痛目眩,咽膈烦闷,神思恍惚,心忪面赤,口干多渴,睡卧不安,小便赤涩,大便多秘。

16025　牛黄白术丸《儒门事亲》卷十五)

【组成】黑牵牛　大黄各二两　白术一两

【用法】上为细末,滴水为丸,如梧桐子大。每服三十丸,食前生姜汤下。如要快利,加至百丸。

16026 牛黄宁宫片《成方制剂》15册)

【组成】板蓝根 冰片 磁石 大黄 地黄 甘草 葛根 钩藤 琥珀 黄连 黄芩 金银花 连翘 麦冬 牛黄 蒲公英 石膏 石决明 天花粉 雄黄 玄参 郁金 赭石 珍珠 栀子 朱砂 猪胆膏

【用法】口服,一次3~6片,一日3次。小儿酌减。

【功用】清热解毒,镇静安神,息风止痛。

【主治】外感热病,高热神昏,惊风抽搐,肝阳眩晕,耳鸣头痛,心烦不寐及癫痫狂躁。对精神分裂症有一定的抗复发作用。

【主治】腰脚湿气疼痛。

16027 牛黄夺命散

《保婴集》。为《儒门事亲》卷十五"夺命散"之异名。见该条。

16028 牛黄夺命散《医钞类编》卷六)

【组成】黑牵牛 酒大黄 枳壳

【用法】上为末。白汤调下,临服加蜜数匙,以气平为度。

【主治】小儿暴喘,俗名马脾风,此心火凌肺,故热痰壅盛。

16029 牛黄至宝丸《成方制剂》3册)

【异名】牛黄至宝丹。

【组成】冰片 陈皮 大黄 广藿香 连翘 芒硝 木香 牛黄 青蒿 石膏 雄黄 栀子

【用法】上为丸剂,每丸重6克。口服,一次1~2丸,一日2次。

【功用】消热解毒,泻火通便。

【主治】胃肠积热引起的头痛眩晕,目赤耳鸣,口燥咽干,大便燥结。

【宜忌】孕妇忌服。

16030 牛黄至宝丹《医林绳墨大全》卷一)

【组成】人参 天竺黄 生乌犀屑(研) 朱砂(研,飞) 雄黄(水飞) 生玳瑁(研) 琥珀(研)各一两 麝香 龙脑(研)各二钱五分 金箔(半入药,半为衣) 银箔(研)各五十片 牛黄 天南星(水煮软,切片)各半两 安息香一两半(为末,以无灰酒搅澄,飞过,滤去沙土,约得净数一两,火熬成膏)

【用法】上将生犀、玳瑁为细末,入余药研匀。将安息香膏重汤煮烊,入诸药中为丸,如梧桐子大。每服三丸至五丸,用人参汤化下。

【主治】中风不语,中恶气绝,中诸物毒,疫毒,痔毒,蛊毒;产后血晕,口鼻血出,恶血攻心,烦躁,气喘吐逆,难产闷乱,死胎不下,心肺积热,呕吐,邪气攻心,大肠风秘,神魂恍惚,头目昏眩,眠睡不安,唇口干燥,伤寒谵语。

16031 牛黄至宝丹《洞天奥旨》卷十二)

【组成】牛黄一分 胆矾二分 皂角末一分 麝香三厘 冰片一分 儿茶五分 百草霜一钱

【用法】上为末,和匀。每用五厘,吹入喉中。必大吐痰而愈。后用煎剂漱喉汤。

【主治】阳火喉疳。

16032 牛黄至宝丹《北京市中药成方选集》)

【组成】连翘十六两 银花十六两 玄参(去芦)十二两 苦桔梗十二两 黄郁金八两 黄连八两 生栀子八两 黄芩十二两 黄柏八两 薄荷四两 大黄十二两 贝母四两 木香四两 天竺黄二两 甘草十二两

【用法】上为细末,过罗,每细末十六两兑牛黄五分,冰片四钱,朱砂一两,雄黄一两,研匀,炼蜜为丸,重二钱,蜡皮封固。每服二丸,日服二次,温开水送下。

【功用】清瘟热,解毒,镇静。

【主治】瘟毒里热不解,面赤身烧,口干舌燥,目赤耳鸣,头痛眩晕,神昏谵语,大便秘结,小便赤黄。

16033 牛黄至宝丹

《成方制剂》3册。为原书同册"牛黄至宝丸"之异名。见该条。

16034 牛黄朱砂丸《博济》卷四)

【组成】牛黄半钱 朱砂一钱 蝎梢二七个 麝香半两 黑附子尖三个 雄黄少许 巴豆一粒(灯上烧令焦,剥去皮用肉)

【用法】上为细末,以蒜蒸饼和为丸,如萝卜子大。每服一丸,浓煎荆芥汤送下。以衣被盖,少时汗出可愈。天钓搐搦,开口不得者,用苦柳草、蒜入盐同拌,涂药一丸在儿后心上,以前蒸蒜下饼子盖之,用手帛子系定后,更用一丸化破,入麝香少许,以煎汤下之。觉口内蒜气,浑身汗出立愈。

【主治】小儿慢惊风,搐搦,及天钓似痫者。

16035 牛黄竹沥散《圣济总录》卷一六七)

【组成】牛黄(研)一分 淡竹沥半合

【用法】上二味;一二岁儿每服牛黄一字匕,三四岁儿每服半钱,用淡竹沥调下,一日三次。

【主治】❶《圣济总录》:小儿胎风热,撮口发噤。❷《普济方》:心热发惊。

16036 牛黄安心丸《成方制剂》2册)

【组成】冰片 胆南星 甘草 琥珀 黄连 黄芩 牛黄 雄黄 郁金 珍珠 栀子 朱砂

【用法】上药为丸,每丸重3.5克。口服,一次1丸,一日1次。

【功用】清热解毒,镇惊安神。

【主治】神昏谵语,惊厥抽搐,心悸失眠。

【宜忌】孕妇忌服;忌食辛辣物。

16037 牛黄安神丸《简明医毂》卷四)

【组成】当归 人参 茯苓 酸枣仁 生地黄 黄连(酒炒) 橘红 胆南星 牛黄 珍珠 琥珀各二钱 朱砂(水飞) 天竺黄各五钱

【用法】上药前八味为末,次以牛、珍、珀、砂、竺各研极细,和匀,炼蜜为丸,如绿豆大。每服百丸,临睡灯心、龙眼汤送下;金、银煎汤尤妙。

【功用】镇养心神,消痰,清火,养血。

【主治】五痫。

16038 牛黄冰连散《外科传薪集》)

【组成】牛黄一分 黄连二钱 冰片一分

【用法】上为末。吹口舌。

【主治】咽喉各症。

16039 牛黄攻积丸《医级》卷八)

【组成】白丑 黑丑各两半 大黄三两 槟榔 木香 陈皮 茴香各七钱半 山甲(炙)三钱 肉桂 桃仁 当归

尾　雷丸各四钱　牙皂五钱(煎汤一盏,滤出滓,炒为末)

【用法】上为末,以皂汤煮神曲糊为丸,如梧桐子大。每服钱许,白汤送下。虚中挟实者,间补剂服。

【主治】积气肿胀,水病血积,虫痰食滞,一切壅滞实证。

16040　牛黄利膈丸《普济方》卷一六九引《海岱居士方》

【组成】大黄　黑牵牛(头末)各四两　甘遂半两　芒消三两

【用法】上为细末,滴水为丸,如梧桐子大。每服八十丸,温水食前送下。量虚实加减,或五六十丸亦可。

【主治】新久积聚,胸胁胀满。

16041　牛黄利喉丸《瘟疫条辨摘略》

【组成】牛黄五分　寒水石五钱　硼砂三钱　大黄五钱　白秋石五钱　小生地五钱　薄荷叶五钱　儿茶五钱　牙皂一钱　赤石脂五钱　西瓜霜五钱　生白蜜一两五钱

【用法】上为极细末,须用生蜜共捣透,和润不粘为丸,每丸重二分(惟生蜜易于粘手,留细末三钱为衣)。如吹药后,因药轻病重无效,危在倾刻,即以此丸含于口中,不可嚼烂,亦勿整吞,宜含此苦水,徐徐咽下,立时见功。

【主治】咽喉肿痛险证。

16042　牛黄补心丸《何氏济生论》卷一

【组成】牛黄　龙脑　朱砂　麝香一钱　蝉退　乌蛇肉一两(酒浸)　全蝎(炒)　僵蚕(炒)　桑螵蛸　羚羊角　阿胶(炒)　天麻　防风　菊花　蔓荆子　桂心　细辛　侧子(炮,去皮)　独活五钱　犀角五钱　麻黄七钱五分

【用法】上为极细末,豆淋酒送下。

【主治】瘛疭。

【备考】本方方名,据剂型当作"牛黄补心散"。

16043　牛黄青黛散《金鉴》卷七十

【组成】牛黄　青黛各五分　硼砂二钱　朱砂　人中白(煅)　龙骨(煅)各一钱　冰片三分

【用法】上为细末。先以甘草汤将口漱净,再上此药。

【主治】牙疳肿腐。

16044　牛黄郁金丸《成方制剂》4册

【组成】巴豆霜　槟榔　牛黄　清半夏　麝香　雄黄　郁金　朱砂

【用法】制成丸剂,每30粒重1克。口服,一次90～180粒,一日1次。十岁以内一次18～36粒,十岁以上一次54粒。

【功用】芳香开窍,清心豁痰,通腑降浊。

【主治】癫痫惊狂,痰迷心窍,烦躁不安,大便秘结。

16045　牛黄抱龙丸

《明医杂著》卷六。为《斑疹备急》"抱龙丸"之异名。见该条。

16046　牛黄抱龙丸《摄生众妙方》卷十

【组成】胆星八钱　雄黄一钱五分　辰砂一钱二分　僵蚕三分　钩藤一两五钱　人参一钱五分　天竺黄二钱五分　茯苓一钱五分

【用法】上为末;另将牛黄二分,麝香五分,同研极细,入前药末内,又精研;俟将甘草四两(锉碎),用水二大碗,煎成膏一盏,入药末内为丸,如芡实大,金箔为衣,阴干藏之,勿令泄气。每服一丸,用薄荷汤磨服,小儿作二三次服。

【主治】一切急慢惊风及风热风痴。

16047　牛黄抱龙丸《古今医鉴》卷十三

【组成】南星(为末,腊月纳牛胆中,阴干,百日取研)一两　天竺黄五钱　雄黄二钱　辰砂二钱半　麝香一钱　珍珠一钱　琥珀一两　牛黄五分　金箔十片(为衣)

【用法】上为细末,水煮甘草膏和为丸,如芡实大,金箔为衣。每三岁儿服一丸,五岁儿服二丸,十岁儿服三五丸,滚水待温,磨化服;惊风,薄荷汤磨化下。

【功用】镇惊安神,宁心定智,除诸热,住痰涎,止嗽定喘。

【主治】小儿急慢惊风,痰嗽潮搐,及伤风瘟疫,身热昏睡,气粗风热,痰实壅嗽喘急,一切发热,并痘疹首尾。

16048　牛黄抱龙丸《痘疹传心录》卷十五

【组成】胆星八钱　雄黄一钱五分　朱砂一钱五分　僵蚕一钱　人参一钱五分　茯神一钱五分　牛黄三分　天竺黄二钱五分　麝香五分　天麻三钱　钩藤五钱

【用法】上为末,甘草膏为丸,如芡实大,朱砂为衣。薄荷汤化下。

【主治】惊风。

16049　牛黄抱龙丸《同寿录》卷三

【组成】冰片　麝香　真西牛黄各一钱五分　雄黄　琥珀　姜虫　羌活　白附　防风天麻　全虫梢各九钱　真天竺黄　川贝各三两

【用法】上为极细末,加胆星三两,用钩藤、甘草熬汁拌药,量加炼蜜为丸,如芡实大。每服一丸。如感寒,生姜紫苏汤化服;感热,薄荷汤;惊搐,灯心汤;一切诸病,俱灯心、薄荷汤送下。

【主治】小儿急慢惊风,身热昏睡,痰涎壅盛,喘嗽气粗,抽搐上视,一切伤风发热,瘟疫蛊毒。

【宜忌】忌煎炒,辛热、糟醋、面食、油腻、生冷、酸、甜、腥膻、发气等物。

16050　牛黄抱龙丸《医方歌括》

【组成】全蝎　僵蚕　琥珀　赤茯苓　辰砂　麝香　雄黄　胆星　天竺黄　金箔

【功用】熄风化痰,镇惊。

【主治】肝受惊。

【备考】❶按本方方名,组成中应有牛黄,原文缺。❷本方去金箔,加牛黄,改为片剂,名"牛黄抱龙片"(见《成方制剂》13册)。

16051　牛黄抱龙丸《鳞爪集》卷二

【组成】牛黄三钱　茯苓九钱　天麻九钱　川芎九钱　天竺黄一两二钱　胆星九钱　白附九钱　全蝎九钱　蝉衣九钱　防风一两二钱　钩尖九钱　雄黄六钱　朱砂六钱　僵蚕九钱　人参六钱　珍珠四钱　琥珀八钱　大梅八分　麝香八分

【用法】上为末,炒米糊为丸,每丸重五分。每服一丸,薄荷、灯心汤任下。

【功用】祛风化痰,镇心益精。

【主治】急惊风。

16052　牛黄抱龙丸《中药成方配本》

【组成】西牛黄三钱　麝香一钱　冰片一钱　天竺黄一两六钱　胆星七两　生甘草五两　全蝎一两三钱　飞朱

砂六钱五分

【用法】上药除胆星外,各取净末和匀,用胆星研末,一半和入,一半化糊打和为丸,分做四百粒,每粒约干重四分,蜡壳封固。每用一丸,开水化服;重症加倍。

【功用】祛风痰,定惊厥。

【主治】小儿风痰壅盛,发热喘促,惊风瘛疭。

16053 牛黄抱龙丸《北京市中药成方选集》

【组成】胆南星一两　茯苓五钱　全蝎一钱五分　僵蚕(炒)三钱　天竺黄三钱五分

上五味,共为细粉过罗,每二两三钱细粉兑:

牛黄四分　琥珀二钱五分　雄黄二钱五分　朱砂一钱五分　麝香二分

【用法】上为极细末,混合均匀,炼蜜为丸,重五分,朱砂为衣,蜡皮封固。每服一丸,一日二次,温开水送下。三岁以下酌情递减。

【功用】清热镇惊,祛风化痰。

【主治】小儿急热惊风,痰涎壅盛,身热嗽喘,昏睡神迷。

16054 牛黄抱龙片

《成方制剂》13册。即《医方歌括》"牛黄抱龙丸"去金箔、加牛黄,改为片剂。见该条。

16055 牛黄金花散《回春》卷四

【组成】黄连　黄芩　黄柏各一钱(为细末)　真牛黄三分

【用法】上为细末。如痔疮,用蜜水调搽上,不过四五次。如是捻成锭子晒干,量疮眼大小纳入,不过二七即好。

【主治】痔疮。

16056 牛黄金虎丹《局方》卷一

【组成】天雄(炮,去皮、脐)十二两半　白矾(枯过)天竺黄(研)　天南星(汤洗,焙,为末,用牛胆和作饼,焙热;如无牛胆,用法酒蒸七昼夜)　腻粉(研)各二十五两　牛黄(研,二两半)　生龙脑(研)五两　金箔八百片(为衣)　雄黄(研飞)一百五十两

【用法】上为末,炼蜜为丸,每一两半作十丸,以金箔为衣。每服一丸,以新汲水化灌之,扶坐,使药行化,良久续以薄荷自然汁更研化一丸灌之。肥盛体虚、多涎有风之人,宜常服此药。随身备急,忽觉眼前暗黑,心膈闷乱,有涎欲倒,化药不及,急嚼一丸,新汲水下。小儿急惊风,一岁儿服绿豆大一丸,薄荷自然汁化灌之。

【主治】❶《局方》:急中风。身背强直,口噤失音,筋脉拘急,鼻干面黑,遍身壮热,汗出如油,目瞪唇青,心神迷闷,形体如醉,痰涎壅塞,胸膈、喉中如拽锯声。❷《得效》:足面生疮,下连大趾,上延外踝廉骨,每发兼旬,昏暮痒甚,抓搔出血如泉,痛楚不可忍,夜分渐已,明日复然。

【宜忌】有孕妇人不得服。

16057 牛黄金露丸《圣济总录》卷一二三

【组成】牛黄(研)　龙脑(研)各一钱　人参末二两　甘草(生,为末)半两　丹砂(研,水飞)一两　甜消(研)半两

【用法】上为细末,以软糯米饭为丸,如鸡头子大。每服一丸,含化咽津。

【功用】化涎解躁。

【主治】风热毒气上攻,咽喉、舌颊肿痛生疮,噎闷。

16058 牛黄净脑片《成方制剂》13册

【组成】板蓝根　冰片　磁石　大黄　地黄　甘草　葛根　黄连　黄芩　金银花　连翘　麦冬　牛黄　蒲公英　石膏　石决明　天花粉　雄黄　玄参　郁金　赭石　珍珠　栀子　朱砂　猪胆膏

【用法】口服,一次2～4片,一日3次。小儿酌减,或遵医嘱。

【功用】清热解毒,镇惊安神。

【主治】热盛所致的神昏狂躁,头目眩晕,咽喉肿痛等症。亦用于小儿内热,惊风抽搐等。

【宜忌】体弱或低血压慎用,孕妇忌服。

16059 牛黄泻心汤《御药院方》卷七

【异名】南极延生汤(《瞿仙活人方》卷下)、牛黄泻心散(《简明医彀》卷四)。

【组成】脑子二钱半　牛黄二钱半　大黄末(生)二两　朱砂二钱半

【用法】上为极细末。每服三钱,凉生姜蜜水调下。

【功用】《重订通俗伤害论》:清心凉胃,泻火。

【主治】心经热盛,昏狂谵语,癫痫。❶《御药院方》:心经邪热狂语,精神不爽。❷《瞿仙活人方》:癫痫。❸《重订通俗伤寒论》:伤寒发狂便结。

16060 牛黄泻心散

《简明医彀》卷四。为《御药院方》卷七"牛黄泻心汤"之异名。见该条。

16061 牛黄定志丸

《圣济总录》(文瑞楼本)卷五。即原书(人卫本)"牛黄丸"。见该条。

16062 牛黄定痛丸《外科大成》卷二

【组成】牛黄五分　胡黄连四钱　栀子(炒黑)五钱　苦食(用巴豆、麻油炒黄)一两

【用法】上为末,面糊为丸,如黍米大。每服三分,卧时槐花汤送下。

【主治】内外诸痔。

16063 牛黄降压丸《中国药典》2010版

【组成】羚羊角　珍珠　水牛角浓缩粉　人工牛黄　冰片　白芍　党参　黄芪　决明子　川芎　黄芩提取物　甘松　薄荷　郁金

【用法】上制成丸剂,水蜜丸每20丸重1.3克,大蜜丸每丸重1.6克。口服,水蜜丸一次20～40丸,一日1次;大蜜丸一次1～2丸,一日1次。

【功用】清心化痰,平肝安神。

【主治】心肝火旺、痰热壅盛所致的头晕目眩、头痛失眠、烦躁不安;高血压病见上述证候者。

【宜忌】腹泻者忌服。

【备考】本方改为胶囊剂,名"牛黄降压胶囊"(见原书)。

16064 牛黄承气汤《温病条辨》卷二

【组成】安宫牛黄丸二丸　生大黄(末)三钱

【用法】用安宫牛黄丸化开,调生大黄末,先服一半,不知再服。

【主治】阳明温病,邪闭心包,神昏舌短,内窍不通,饮不解渴者。

16065　牛黄珍珠散《麻症集成》卷四）

【组成】牛黄　珍珠

【主治】痰气壅盛标闭。

16066　牛黄点舌丹《外科大成》卷三）

【组成】牛黄五分　熊胆五分　蟾酥三分　犀角三分　羚羊角三分　珍珠三分　冰片五分　麝香三分　沉香五分　辰砂　雄黄　硼砂　血竭　乳香　没药　葶苈各一钱

【用法】上各为细末，和匀，乳汁为丸，如绿豆大，金箔为衣。每用一丸，呷舌下噙化，徐徐咽之。化尽口内麻，以冷水漱口咽之，则患处出汗。

【主治】喉风喉痹，痰火壅盛，并大头瘟及痈毒。

16067　牛黄保命丹《活人心统》卷一）

【组成】麝香一钱五分　全虫一两五钱（去头足）　冰片三分　僵蚕一两五钱（去头足，炒）　胆星一两五钱　天竹黄一两　雄黄五钱　天麻一两　白附子一两　防风二两　白芷一两　朱砂五钱　牛黄一钱　金箔五片

【用法】上为末，浓煎甘草汁为丸，大者五分，小者三分，以蜡包裹。如用取出，磨化服。

【主治】诸风，不省人事，手足抽搐，语言颠倒或言语塞謇，胸中痰壅，惊恐；及伤寒热极昏乱，小儿搐风痛。

16068　牛黄保命丹《幼科指掌》卷四）

【组成】牛黄　胆星八钱　白附子五钱　人参三钱　天麻　防风　茯神各五钱　僵蚕　蝉退　枣仁各三钱　石菖蒲五钱　雄黄　辰砂　珍珠　琥珀各一钱　礞石二钱（煅）　麝香二分　冰片三分　全蝎三钱（如无活者，用江南壁上建二条，加朱砂末二钱，同入瓶，封口，半月取用）

【用法】上为末，用红枣、甘草煎膏为丸，如豆大。每服一丸，生姜汤化下。

【主治】肾中风。目黑眼合不开或窜逆，口张吐沫，气不转，腰痛，小便不利。

16069　牛黄保胜丸《永乐大典》卷九七六引《卫生家宝》）

【组成】天麻一两（明亮者）　白附子一两（米泔浸一宿）　丁香一分　南木香半两　牛黄半两　黄耆一两　地榆半两（洗净）　麝香一两　犀角末一分　大附子一两（生姜半两，不蛀枣子二个，水一大碗，用慢火煎附子，水尽去皮，切）

【用法】上为末，炼蜜为丸，如梧桐子大。每服一丸，用薄荷汤化下。

【主治】小儿惊痫众疾。

【备考】身热急惊不可服。

16070　牛黄宣毒丸《普济方》卷一一九）

【组成】大黄　芒消　黄连（不见火）　黄柏　黑牵牛（微炒）各等分

【用法】上为细末，水为丸，如梧桐子大。每服百丸，用当归顺气饮子送下；浑身瘙痒，足胫生疮，脓烂腥臭久而不已，每服二百丸，用蜜水送下。

【主治】壅热内攻，胸膈不利。或遍身瘙痒，口唇生疮，咽膈不利；或足胫生疮，脓烂腥臭，久而不已。

16071　牛黄神金丸《宣明论》卷十）

【异名】牛黄神金丹《普济方》卷一七四）。

【组成】轻粉　粉霜　硇砂（以上别秤）　雄黄（研）　朱砂　信砒　巴豆（去皮）各一钱　黄丹　蜡三钱

【用法】上先研粉霜，次旋入硇砂研细，下雄黄、朱砂、信砒再研，再下丹粉研匀；别研巴豆烂为油，与前药研匀，近火上炙，控热别研，蜡软入药，匀搓作剂为丸，如小豆大，小儿黍米粒子大。每服一丸，新水送下；或止吐泻痢疾，调甘露散或益元散亦得。

【功用】宽膈消食。

【主治】❶《宣明论》：大人、小儿呕吐泻痢，无问久新，赤白诸色，或渴或不渴，小便涩或不涩。并小儿惊，疳积痃癖坚积，腹满硬痛，作发往来。❷《普济方》：小儿气喘痰涎，寒热痎疾。

16072　牛黄神金丹

《普济方》卷一七四。为《宣明论》卷十"牛黄神金丸"之异名。见该条。

16073　牛黄桂枝丸《外台》卷二十引《古今录验》）

【组成】牛黄六铢（研）　桂枝十二铢（一方六铢）　牡蛎十二铢（熬，研）　椒目十二株（一方海藻二十四铢，不须椒目）　葶苈子半升（熬。一方用一升）

【用法】上为末，炼蜜为丸，如梧桐子大。饮服七丸，一日二次。小便利为度。

【主治】水病。

【宜忌】忌生葱。

16074　牛黄真珠丸《圣济总录》卷十四）

【组成】牛黄（研）　真珠（研）　琥珀（研）　麝香（研）　天麻　天竺黄（研）　甘草（炙，锉）　铅霜（研）　雄黄（研）　铁粉（研）各一钱　人参　茯神（去木）　天南星（牛胆制者）各二钱　丹砂（研）半两　龙脑（研）一钱半　金箔　银箔各十片（同研入药）

【用法】上为末。同拌匀，炼蜜为丸，如鸡头子大，用大金箔五片，滚为衣。每服一丸细嚼，人参、薄荷汤化下，小儿半丸。

【功用】镇心安神，化涎。

【主治】风惊。

16075　牛黄铁粉丸《圣济总录》卷六十四）

【组成】牛黄（研）一钱　铁粉（研）一两半　水银沙子　半夏（生）　天南星（炮）各一两　腻粉（研）一分　粉霜（研）二钱　丹参（研）三分　干蝎（去土，炒）一分　白附子半两（生）

【用法】上为细末，拌匀，煮枣肉为丸，如梧桐子大。每服五丸至七丸，以生姜汤下，临卧服；如要动利，服二十丸。

【主治】风痰气厥头痛，心胸壅滞，喘满恶心。

16076　牛黄铁粉丸《御药院方》卷六）

【组成】牛黄（研）二钱半　铁粉（研）　紫石英（研）　白石英（研）　酸枣仁（炒）　茯神（去木）　陈皮（去白）　人参（去芦头）各一两

【用法】上为细末，入研者和匀，面糊为丸，如梧桐子大。每服五十丸，食前煎人参汤下。

【功用】镇心定气。

【主治】惊悸不宁。

16077　牛黄铁粉丹《御药院方》卷一）

【组成】牛黄　腻粉　朱砂（研）　生犀末脑子（研）　麝香（研）　铅白霜　雄黄各一分　天南星（牛胆制）　铁粉　川甜消　人参各半两　金箔　银箔各十片（大者）

【用法】上为细末,炼蜜为丸,如鸡头子大。每服二丸,以薄荷汤化下。

【主治】中风痰甚,精神昏愦,语言謇涩,手足不随。

16078　牛黄健步丹《慈禧光绪医方选义》

【组成】牛黄三钱　党参二两五钱　南星一两(姜汁炒)　天麻一两　鹿茸一两(酥炙)　薄荷三钱　白茯神一两　远志一两(甘草水泡,去心)　石菖蒲一两　酸枣仁一两(炒)　木瓜一两　薏苡米一两(炒)　羌活一两(酒洗)　独活一两(酒洗)　防风一两(酒洗)　橘红一两五钱　黄耆一两五钱(盐水炒)　当归一两五钱(酒洗)　干枸杞一两五钱　龟板一两五钱(酥炙)　破故纸一两五钱(盐、酒炒)　白术二两(去心,土炒)　白芍二两(盐、酒炒)　生地黄二两(酒洗)　熟地二两　虎胫骨二两(酥炙)　牛膝二两(酒洗)　杜仲二两(姜、酒炒)　黄柏二两(人乳拌,盐、酒炒)　知母二两(人乳拌,盐、酒炒)　麦门冬二两(去心)　沉香五钱　五味子五钱

【用法】上为细末,炼蜜合猪脊髓为丸,重一钱五分,金箔为衣,蜡皮封固。每服一丸,重者连服,不拘时候,盐汤、温酒任其化下。

【主治】中风、中气、悟冒、僵扑、卒倒、口眼歪斜,手足瘫痪,步履艰辛,语言謇涩,痰涎壅盛,心神恍惚,人事不省;及诸风痹,手足踡挛,筋脉不舒,肢节疼痛,一切风痰痿痹之证。

16079　牛黄凉膈丸《局方》卷六

【组成】紫石英(研,飞)　麝香(研)　龙脑(研)各五两　牛黄(研)一两一分　寒水石粉(煅)　牙消(枯过,研细)　石膏(研细)各二十两　甘草(爁)十两　天南星(牛胆制)七两半

【用法】上为末,炼蜜为丸,每两作三十丸。每服一丸,食后温薄荷、人参汤嚼下;小儿常服半丸,治急惊一丸,并用薄荷水化下。

【主治】风壅痰实,蕴积不散,头痛面赤,心烦潮躁,痰涎壅塞,咽膈不利,精神恍惚,睡卧不安,口干多渴,唇焦咽痛,颔颊赤肿,口舌生疮。

16080　牛黄消炎丸《中药制剂手册》

【组成】牛黄五两　蟾酥三两　雄黄十两　珍珠母十两　青黛四两　天花粉十两　大黄十两

【用法】上药各为细末,和匀,用大曲酒(60°)或白酒泛为小丸,每两约五千粒,凉干或低温干燥,用百草霜细末二两七钱为衣,再加入麻油一两打光。每服十丸,一日三次,温开水送下。小儿酌减。

【功用】清热、消肿、解毒。

【主治】热毒引起的咽喉肿痛、痈疽、疔疮、热疖及一切无名肿毒。

【宜忌】孕妇忌服。

【备考】本方改为片剂,名"牛黄消炎片"(见《成方制剂》)。

16081　牛黄消炎片

《成方制剂》7册。即《中药制剂手册》"牛黄消炎丸"改为片剂。见该条。

16082　牛黄消毒膏《鲁府禁方》卷三

【组成】雄黄一钱　蜗牛五十个　大黄末一两

【用法】上为末,用铁锈水调搽患处。

【主治】小儿一切丹毒。

16083　牛黄益金散《景岳全书》卷六十

【组成】黄柏(为末,用蜜丸,炙数次,以熟为度,另研为极细末)　白僵蚕(净)　白硼砂各钱半　牛黄三分

【用法】上为末,用蜜调如稀糊,涂敷患处;或为丸如龙眼大,含化咽之。

【主治】虚火炎上伤肺,咽喉生疮破烂。

【备考】此方必加冰片半分方妙。

16084　牛黄通膈丸《儒门事亲》卷十二

【组成】黑牵牛　大黄　木通各半两(各另取末)

【用法】上为细末,水为丸,如黍粒大。每服量儿大小,三五十丸或百丸,食后温水送下。

【主治】❶《儒门事亲》:小儿奶癖,身热吐下,腹满,不进乳者。❷《普济方》引《经验良方》:大人、小儿风痰喘咳,积聚诸病,水气浮肿。

16085　牛黄通膈汤《卫生宝鉴》卷八

【组成】牛黄(研)三钱　朴消三钱(研)　大黄　甘草各一两(炙)

【用法】上药除研药为末外,每服一两,水二盏,煎至一盏,去滓,入牛黄、朴消一半调服。以利为度,须动三两行,未利再服。

【主治】❶《卫生宝鉴》:初觉中风一二日属实证者。❷《普济方》:风痰。

16086　牛黄雀屎丸《幼幼新书》卷十一引《婴孺方》

【组成】牛黄　芍药　甘草　巴豆(净)各三分　雀屎白(炒)　干姜　当归　黄芩各二分　芎　人参各四分　黄耆一分　面一分　大黄五分

【用法】上为末,炼蜜为丸,如胡豆大。一岁二丸,一日三次。不知稍加之,以利为度,常服大良。儿初生腹满口急,难取乳,大小便不通,胸中作声,服如大黍大一丸;十日儿一黍大一丸。若头身发热,惕惕惊不安,腹胀满,中恶客忤吐乳皆宜,百日儿一丸;及寒热往来,朝夕温壮身热,利久五色及伤寒食饮胀满,丁奚大腹食不消,吐逆,量儿服。

【主治】百二十痫、变蒸、宿痞及饮食不节胀满,温壮朝轻夜甚,大小便不通,胃弱脾冷,中恶客忤,丁奚大腹,食不消、吐逆。

16087　牛黄猪乳膏方出《得效》卷十一,名见《普济方》卷三六一

【组成】朱砂(研细)　牛黄少许　猪乳汁

【用法】上药前二味为细末,取猪乳汁调稀。抹入口中。入麝香当门子尤妙。

【主治】儿在胎中受惊,生未满月而发惊。

16088　牛黄豚血汤《普济方》卷三七八

【组成】豚血　牛黄　当归　大黄　人参各四分　蜣蜋　蚱蝉各三枚(炙)　川芎　黄芩各八分　葛根十二分　鼠屎四两　蛇蜕五寸　露蜂房八分

【用法】以酒五升,煮取四升,去滓,一岁儿服二合,三岁儿服三合,日三夜二。

【主治】小儿惊痫,瘈疭不止。

16089　牛黄清火丸《成方制剂》7册

【组成】冰片　薄荷脑　大黄　丁香　黄芩　桔梗

牛黄　山药　雄黄

【用法】上为丸剂,每丸重 9 克。口服,一次 2 丸,一日 2 次。

【功用】清热,散风,解毒。

【主治】肝胃肺蕴热引起的头晕目眩,口鼻生疮,风火牙疼,咽喉肿痛,痄腮红肿,耳鸣肿痛。

【宜忌】孕妇忌服。

16090 牛黄清心丸(《局方》卷一)

【异名】大牛黄清心丸(《医统》卷八十八)、牛黄丸(《医便》卷五)。

【组成】白芍药　麦门冬(去心)　黄芩　当归(去苗)　防风(去苗)　白术各一两半　柴胡　桔梗　芎䓖　白茯苓(去皮)　杏仁(去皮尖双仁,麸炒黄,别研)各一两二钱半　神曲(研)　蒲黄(炒)　人参(去芦)各二两半　羚羊角(末)　麝香(研)　龙脑(研)各一两　肉桂(去粗皮)　大豆黄卷(碎,炒)　阿胶(碎,炒)各一两七钱半　白蔹　干姜(炮)各七钱半　牛黄(研)一两二钱　犀角(末)二两　雄黄(研,飞)八钱　干山药七两　甘草(锉,炒)五两　金箔一千二百箔(四百箔为衣)　大枣一百枚(蒸熟,去皮核,研成膏)

【用法】上除枣、杏仁、金箔、二角末及牛黄、雄黄、龙脑、麝香四味外,共为细末,入余药和匀,用炼蜜与枣膏为丸,每两作十丸,金箔为衣。每服一丸,温水化下,食后服;小儿惊痫,酌量多少,竹叶汤温温化下。

【主治】❶《局方》:诸风缓纵不随,语言蹇涩,心忪健忘,恍惚去来,头目眩冒,胸中烦郁,痰涎壅塞,精神昏愦。又治心气不足,神志不定,惊恐怕怖,悲忧惨戚,虚烦少睡,喜怒无时,或发狂颠,神情昏乱。❷《古今医鉴》:小儿五痫天吊,急慢惊风,潮热发搐,头目仰视,或发痘疹,郁结不出,惊过昏迷,一切怪病。

【备考】《续医说》:《和剂局方》皆名医所集,可谓精矣,其间差舛者亦有之,且如牛黄清心丸一方,用药二十九味,药性寒热交错,殊不可晓。昔见老医云,此方止是黄芩、麝香、龙脑、羚羊角、牛黄、犀角、雄黄、蒲黄、金箔九味而已,自干山药以后二十一味乃《局方》补虚门中山芋丸,当时不知何故,误作一方。以上载周密《癸辛杂志》,余始得此说,甚未以为然,及考诸方书,果信二方之合而为一也。

16091 牛黄清心丸

《永类钤方》卷二十。为《医方类聚》卷二五九引《活幼口议》"牛黄清心凉膈丸"之异名。见该条。

16092 牛黄清心丸(《痘疹心法》卷二十二)

【异名】万氏牛黄清心丸(《景岳全书》卷六十二)、万氏牛黄丸(《医方简义》卷三)、牛黄丸(《证治宝鉴》卷五)。

【组成】黄连(生)五钱　黄芩　山栀仁各三钱　郁金二钱　辰砂一钱半　牛黄二分半

【用法】上为细末,腊雪调面糊为丸,如黍米大。每服七八丸,灯心汤送下。

【功用】《中医方剂学讲义》:清热解毒,开窍安神。

【主治】温邪内陷,热入心包,痰涎壅塞,烦热神昏,谵语抽搐。

❶《痘疹心法》:痘疹心热神昏。❷《痘科类编》:惊搐、口眼㖞斜,手足搐逆,随作随止者。❸《成方便读》:温邪内陷,热入心胞,痰涎壅塞,神昏谵语,发厥发晕,牙关紧闭。

【方论选录】❶《古方选注》:温热入于心胞络,邪在里矣,草木之香仅能达表,不能透里,必借牛黄幽香物性,乃能内透胞络,与神明相合,然尤在佐使之品配合咸宜。万氏用芩、连、山栀以泻心火,郁金以通心气,辰砂以镇心神,合之牛黄相使之妙。是丸调入犀角、羚羊角、金汁、甘草或人中黄、连翘、薄荷等汤剂中,定建奇功。❷《成方便读》:牛黄芳香,气清之品,轻灵之物,直入心胞,辟邪而解秽。然温邪内陷之证,必有粘腻秽浊之气,留恋于膈间,故以郁金芳香辛苦,散气行血,直达病所,为之先声;而后芩、连苦寒性燥者,祛逐上焦之湿热;黑栀清上而导下,以除不尽之邪;辰砂色赤气寒,内含真汞,清心热,护心阴,安神明,镇君主,辟邪解毒,两者兼优。丸以蒸饼者,取其化滞耳。❸《中国医学百科全书·方剂学》:方中牛黄清心解毒、豁痰开窍为君;以黄连、黄芩、山栀清热泻火为臣,助牛黄清心解毒;郁金芳香开闭,朱砂寒凉重镇,用以开窍安神,共为佐使。

16093 牛黄清心丸(《疮疡经验全书》卷一)

【组成】牛胆南星一两　麝香五分　珍珠五分　冰片五分　黄连末二钱　防风末一钱　荆芥末一钱　五倍末一钱　桔梗末一钱　玄参末一钱　茯神一钱　当归一钱　雄黄二钱　轻粉三分　天竺黄一钱　犀角末一钱

【用法】上为细末,和匀,甘草膏为丸,如龙眼大,辰砂为衣,日中晒干。入瓷瓶中塞紧,瓶口勿令出气。每服一丸,用薄荷汤磨服。

【功用】《金鉴》:开关解热。

【主治】❶《疮疡经验全书》:弄舌喉风。❷《金鉴》:锁喉毒。初生于耳前听会穴,形如瘰疬,渐攻咽喉,肿塞疼痛,妨碍饮食。

16094 牛黄清心丸(《症因脉治》卷一)

【组成】真牛黄　犀角　羚羊角　辰砂　陈胆星　天竺黄　麝香　薄荷　雄黄　防风　冰片

【主治】痰迷心窍。

16095 牛黄清心丸(《张氏医通》卷十三)

【组成】牛黄　羚羊角(勿经火,镑为末)　茯苓　白术(生用)　桂心　当归　甘草各三钱　麝香　雄黄(炼,水飞净)各二钱　龙胆钱半　人参　犀角各五钱

【用法】上药各取净末配匀,蜜和成剂,分作五十丸,金箔为衣,待干蜡护。临用开化,沸汤、姜汤任下。

【主治】初中风,痰涎壅盛,昏愦不省,语言蹇涩,瘛疭不遂,一切痰气闭塞证。

【方论选录】《医略六书》:气虚痰热,热盛生风,故关窍闭塞,神昏不语焉。牛黄凉心豁痰,茯神安神渗湿,雄黄坠痰燥湿,白术健中燥湿,犀角、羚羊角清逆上之痰火,人参、当归益既伤之气血,麝香开窍,龙脑通关,甘草缓中泻火,少佐桂心,为寒因热用之向导,蜜丸甘润,金衣坠热,蜡护以完其气味也,沸汤化之以补中,姜汤下之以豁痰,务使气血调而脉自敛,痰火降而风自息,神自清矣。原方品味冗杂故节之。

【备考】本方即《局方》"牛黄清心丸"裁定。原方尚有防风、黄芩、麦门冬、白芍、柴胡、桔梗、杏仁、芎䓖、阿胶、大豆黄卷、蒲黄、神曲、干姜、薯芋、大枣一十六味,因太冗杂,故去之。

16096 牛黄清心丸（《活人方》卷一）

【组成】西牛黄三钱 犀角尖(锉末)五钱 羚羊角(锉末)二钱五分 茯神三钱五分 当归身(酒洗、焙干)三钱七分五厘 川芎三钱五分 白芍(酒润、炒黄)三钱七分五厘 阿胶(蛤粉炒珠)四钱三分七厘 真神曲(炒)二钱五分 甘草(生用)一两二钱七分 柴胡三钱二分 防风三钱七分五厘 桔梗三钱二分 杏仁(去皮尖)三钱二分 黄芩三钱七分五厘 黄连四钱三分七厘 蒲黄三钱一分五厘 白蔹一钱九分 干姜一钱九分 肉桂四钱三分八厘 冰片二钱五分 麝香二钱五分 雄黄二钱 黑枣二十五枚(去皮核)

【用法】上为末,炼蜜为丸,一钱重,金箔为衣,腊丸封固。每服一丸,临睡灯心汤化下。

【主治】中风后气虚,事冗心劳,诸火内亢,风痰壅塞,神昏气乱,眩晕肢麻。

16097 牛黄清心饮

《医醇剩义》(上科本)卷一。即原书同卷(耕心堂本)"清心饮"。见该条。

16098 牛黄清火丸（《北京市中成药规范》）

【组成】黄芩四十八两 大黄四十八两 山药四十八两 桔梗四十八两 丁香二十四两 雄黄二十四两 牛黄一钱二分 冰片二两六钱 薄荷冰一两八钱

【用法】将药材加工洁净。桔梗、黄芩煮提二次,分别为2.5小时、1.5小时,山药热浸取药液,过滤沉淀,丁香提油,8～16小时,油尽收药液。合并以上药液,过滤沉淀,成压浓缩至比重1.40,温度(50℃)的稠膏。原粉:大黄,山药16两粉碎为细粉,过一百目孔罗,用牛黄套研均匀加入冰片、薄荷水,混合均匀,过重罗。取原粉及稠膏按比例制丸。取处方内雄黄八两为衣,占全部药材3.2%,每百粒重五钱。日服二次,温开水送下。

【功用】清热、散风、解毒。

【主治】胃肺蕴热,头晕目眩,口鼻生疮,风火牙疼,咽喉疼痛,疖腮红肿,耳鸣肿痛,大便秘结。

【宜忌】忌辛辣厚味。孕妇勿服。

16099 牛黄清肺片（《成方制剂》20册）

【组成】牛黄3.3克 黄芩125.3克 青礞石(煅)41.8克 玄明粉20.9克 石膏41.8克 大黄250.5克 朱砂16.7克 滑石粉20.9克 雄黄20.9克

【用法】上制成片剂,每片重0.5克。口服,一次4～5片,一日2次。

【功用】清肺化痰,泻热通便。

【主治】肺热咳嗽、喘促胸满、大便燥结。

【宜忌】腹泻者慎用。

16100 牛黄清胃丸（《北京市中药成方选集》）

【组成】大黄二十两 菊花三十两 麦冬十两 薄荷十两 生石膏三十两 生栀子二十两 玄参(去芦)二十两 泻叶四十两 黄芩二十两 甘草二十两 桔梗二十两 黄柏二十两 小枳实(炒)二十两 连翘二十两 黑白牵牛(炒)十两

【用法】上为细末,过罗,每六十二两细末兑牛黄八分,冰片一两。再将药研细,混合均匀,炼蜜为丸,重一钱五分,蜡皮封固。每服二丸,温开水送下。

【功用】清肠胃热,导滞通便。

【主治】肺胃实热,口舌生疮,牙龈肿痛,咽膈不利,大便秘结,小便短赤。

【宜忌】孕妇忌服。

16101 牛黄清宫丸（《天津市固有成方统一配本》）

【组成】玄参一两四钱 连翘二两 栀子三两四钱 麦门冬三两四钱 广郁金二两 甘草三两四钱 花粉三两四钱 地黄二两 大黄三两四钱 犀角三两四钱 麝香三分四厘 冰片七钱 牛黄三分四厘 明雄黄三两七钱 朱砂二两七钱

【用法】先将明雄黄研为细末,犀角锉研为细末,朱砂研为极细末,麝香、牛黄、冰片分别研为细末,再将玄参等十二味轧为细末,炼蜜为丸。每服一丸,日服二至三次,温开水送下。小儿酌减。

【功用】清热解毒,止渴生津。

【主治】热入心包,身热神昏,头痛眩晕,口舌干燥,谵语狂妄及小儿热惊风。

【宜忌】孕妇忌服。

【备考】《中国药典》2010版本方增黄芩、莲子心、金银花三味。

16102 牛黄清宫丹（《北京市中药成方选集》）

【组成】天竺黄十五两 桔梗十五两 羌活十五两 法半夏十五两 甘草十五两 连翘十五两 胆星十五两 银花十五两 白芷十五两 栀子(炒)十五两 川芎十五两 黄芩十五两 防风十五两 生石膏二十两 元参(去芦)二十两 天麻十两(共十六味,研为细粉过罗,每四十九两细粉兑):牛黄五分 羚羊一钱 犀角一钱 朱砂二两 冰片五钱 雄黄一两

【用法】上为细末,混和均匀,炼蜜为丸,重一钱,金衣二十四开,蜡皮封固。每服二丸,小儿减半,温开水送下。

【功用】清热散瘟,解肌退烧。

【主治】感冒风寒,瘟邪里热,四肢酸懒,头痛身烧。

16103 牛黄琥珀丸（《医学纲目》卷二十四）

【组成】牛黄 琥珀 椒目(沉水者) 葶苈(炒紫色)各三分 昆布(洗、炙) 海藻(洗、炙)各一两一钱 牵牛(炒) 桂各一两

【用法】上七味,为末,另研葶苈如泥,一处拌匀,炼蜜为丸,如梧桐子大。每服十五丸,米饮送下,一日2次。以小便利为度。

【主治】水肿腹大,气息不通危急者。

16104 牛黄搜风丸（《疡医大全》卷二十八）

【组成】大风肉(去油净)五两 陈皮 当归身 山栀 何首乌 黄芩 白芍药 黄柏 五灵脂 熟地 白附子 川芎 皂角子 青皮 石菖蒲 乌药 地骨皮 枳壳 北细辛 羌活 川萆薢 独活 连翘 前胡 藁本各一两 威灵仙 苦参 白僵蚕 人参 白术 防风 血竭 牛膝各三两 白芷 草乌各五钱 木香 牛黄各三钱 香蛇一条(酒浸、去骨、炙)

【用法】上为末,米饭为丸,如梧桐子大。每服七十丸,清茶送下。

【主治】大麻风。

【宜忌】忌牛、羊、猪、鸡、鹅等有毒及动风果品。远酒色,戒忧怒,慎寒暑。

【加减】紫块血疯者,加桃仁、苏木各二两。

16105　牛黄紫云丸《圣济总录》卷十四)

【组成】牛黄(别研)　麝香(别研)　龙脑(别研)各一分　丹砂(别研)　天竺黄(别研)　黄芩(去黑心)　远志(去心)　龙齿各三分　铁粉(别研)　茯苓(去黑皮)　甘草(炙,锉)各一两　甘菊花(择)　马牙消(别研)各半两　银箔十五片(研入药)　金箔十片(为衣)

【用法】上十五味,以十四味捣研为末,和匀,炼蜜为丸,如小弹子大,以金箔为衣。每服一丸,早、晚食后荆芥汤嚼下;薄荷汤亦可。

【功用】解烦躁,清头目,镇心安神。

【主治】风恍惚健忘,心神不宁。

16106　牛黄紫金丹《鲁府禁方》卷一)

【组成】牛黄三分　朱砂二钱　阿芙蓉一钱　沉香一钱　冰片三分　广木香五分　麝香二分

【用法】上为细末,人乳为丸四十数,阴干。每服一丸,细嚼,梨汁送下。如无梨汁,薄荷汤送下,或研碎灌之。

【主治】中风暗风,痰厥气厥,不省人事。

16107　牛黄紫金丹《良朋汇集》卷八)

【组成】天麻(微炒)　僵蚕(纸包,灰炮半熟)　丹皮各一钱五分　天竺黄　白附子(切片,微炒)各二钱　全蝎三钱(去足,热水洗,去盐毒,微炒)　胆南星五钱　胡黄连一钱(生)　地骨皮(去粗皮)一钱半(炒)　朱砂五分　牛黄四分　麝香二分　大赤金二十五张

【用法】上药各为极细末,和匀,炼蜜为丸,如大黑豆大。婴儿一丸,小儿二丸,童子三丸,若十一二岁以上俱服四丸,用箸研烂,薄荷汤调下,不拘时服。

【主治】小儿急慢惊风,发热迷睡,咳嗽痰涎,啼哭不已,或面青黄黑白,手足拘挛,目直上视翻白,久积不愈,内生邪热。

【宜忌】忌荤腥、油腻、生冷。

16108　牛黄犀角丸《幼科类萃》卷二十六)

【组成】牛黄半钱　犀角末　川芎　升麻细辛　甘草(炙)各一钱半　朱砂　龙脑各半钱　麝香一字

【用法】上为极细末,炼蜜为丸,如芡实大。用荆芥煎汤研化服。

【主治】小儿肺壅鼻干。

16109　牛黄解毒丸《咽喉脉证通论》)

【组成】牛黄五分　青黛一两(飞净)　冰片五分　雄黄五钱　儿茶三钱　官硼五钱　薄荷三两(另研)　胆星四两

【用法】上为细末,生蜜为丸,如芡实大。每嚼一丸,待其自化咽下。一日夜须嚼四丸,小儿减半。

【主治】一切喉风痹闭,咳嗽喘急,痰涎壅塞,胸膈迷闷,并口舌等症。

16110　牛黄解毒丸《保婴撮要》卷十一)

【组成】牛黄三钱　甘草　金银花一两　草紫河车五钱

【用法】上为末,炼蜜为丸。量儿服。

【主治】胎毒疮疖,及一切疮疡。

16111　牛黄解毒丸《北京市中药成方选集》)

【组成】防风三钱　赤芍五钱　黄连五钱　黄芩五钱　大黄一两　钩藤五钱　生石膏一两　连翘一两　黄柏五钱　生栀子五钱　金银花一两　麦冬三钱　桔梗四钱　甘草三钱当归尾五钱

【用法】上为细末,过罗。每八两八钱细末兑牛黄一钱,冰片五钱,雄黄五钱,薄荷冰一钱,朱砂一两,麝香五分。研细,混合均匀,炼蜜为丸,重一钱,蜡皮封固。每服一丸,一日二次,温开水送下。

【功用】清热解毒。

【主治】头晕目赤,咽干咳嗽,风火牙痛,大便秘结。

【宜忌】孕妇忌服。

16112　牛黄解毒丸《北京市中药成方选集》)

【组成】山药五十两　薄荷二十两　大黄二十两　连翘三十两　栀子(炒)十六两　赤苓四十八两　花粉十六两　黄芩二十两　雄黄二十四两　银花五十六两　青皮四十两(共研为细粉,另兑):朱砂十二两　薄荷冰六两　冰片四两　牛黄五钱

【用法】上为细末,过罗和匀,炼蜜为丸,重一钱,蜡皮封固。每服一丸,一日二次,饭前用白开水送下。

【功用】解瘟毒,降燥火,清热散风。

【主治】伤风头痛,风火牙疼,口舌生疮,呕吐恶心。

【宜忌】孕妇不可服用。

16113　牛黄解毒丸《中国药典》一部)

【组成】牛黄5克　雄黄50克　石膏200克　冰片25克　大黄200克　黄芩150克　桔梗100克　甘草50克

【用法】以上八味,除牛黄、冰片外,雄黄水飞或为极细末,其余石膏等五味为细末;将牛黄、冰片研细,与上述粉末配研,过筛,混匀。每100克粉末加炼蜜100～110克制成大蜜丸,每丸重3克。口服一次一丸,一日2～3次。

【功用】清热解毒。

【主治】火热内盛,咽喉肿痛,牙龈肿痛,口舌生疮,目赤肿痛。

【宜忌】孕妇忌用。

【临床报道】腮腺炎:《joumal of Extemal Therapy of TCM》[2007,16(6);58]牛黄解毒丸外治流行性腮腺炎30例,结果:治愈26例,有效4例,总有效率100%。

【备考】本方改为片剂,名"牛黄解毒片"(见《中国药典》2010版);改为胶囊剂,名"牛黄解毒胶囊"(见《新药转正》44册)。

16114　牛黄解毒片

《中国药典》2010版。即原书一部"牛黄解毒丸"改为片剂。见该条。

16115　牛黄解毒散《保婴撮要》卷十二)

【组成】生甘草一两　牛黄五钱(膏粱之子必用之)金银花一两

【用法】上药各为细末。每服二三分,乳汁调服。或用甘草煎膏为丸,如芡实大。每服一丸,白汤化下。外敷清金散亦可。

【主治】❶《保婴撮要》:胎毒,头面生癞,或延及遍身,痒痛不安,浸淫不愈,及眉炼疮。❷《诚书》:疔肿。

16116　牛黄噙化丸《全国中药成药处方集》天津方)

【组成】黄连五钱　金果榄二钱　生硼砂三钱　柿霜绿豆粉各一两一五钱(共为细粉兑入):牛黄一钱　麝香三分　朱砂面四钱　雄黄面六钱　冰片二钱

【用法】上为细末,和匀,炼蜜为丸,五分重,蜡皮或蜡纸筒封固。每次一丸,含口中嚼化,缓缓咽下。

【功用】清热、解毒、止痛。

【主治】咽喉肿痛,口燥咽干,痰涩不出,咳嗽声哑。

【宜忌】忌辛辣食物。孕妇忌服。

16117 牛黄镇惊丸《回春》卷七)

【组成】麦门冬(去心) 当归身(酒洗) 生地黄(酒洗) 赤芍药(煨) 薄荷 木通(去皮) 黄连(姜汁炒) 山栀仁(炒) 辰砂(另研,水飞) 牛黄(另研) 龙骨(火煅) 天竺黄(另研)各二钱 青黛(另研)一钱

【用法】上为细末,炼蜜为丸,如绿豆大。每服二三十丸,淡姜汤送下。

【功用】安心神,养气血,惊后调理。

16118 牛黄镇惊丸《痘疹传心录》卷十五)

【组成】天竺黄四钱 雄黄二钱 胆星六钱 朱砂三钱 犀角尖一钱 麝香六分 牛黄七分 冰片一分五厘 代赭石一钱 珍珠一钱 铁孕粉一分

【用法】上为末,甘草、钩藤煎膏为丸,如绿豆,金箔为衣。薄荷汤磨化下。

【主治】惊风。

16119 牛黄镇惊丸《痘科辨要》卷十)

【组成】天竺黄 胆星 白芍 青皮 黄芩 黄连 薄荷 桔梗 牛黄 槟榔 甘草 大黄 天麻 陈皮 防风各等分

【用法】上为末,炼蜜为丸。生姜汁送下。

【主治】小儿一切急惊风,身体壮热,多睡,惊悸,手足搐逆,痰涎不利,人事不醒。

16120 牛黄镇惊丸《北京市中药成方选集》)

【组成】胆南星五钱 天麻一两 白附子(炙)五钱 僵蚕五钱 薄荷叶五钱 防风一两 钩藤五钱 天竺黄五钱 法半夏五钱 甘草二两 全蝎一两五钱(上十一味共研为细粉,过罗) 牛黄四钱 珍珠(豆腐制)五钱 琥珀三钱 明雄黄五钱 朱砂五钱 麝香二钱 冰片二钱

【用法】将牛黄、珍珠等七味研细,加入上列胆星等细末,混合均匀,炼蜜为丸。重五分,以三十六开金箔为衣,蜡皮封固。每服一丸,每日一至三次,温开水送下。三岁以下小儿酌减。

【功用】镇惊安神,豁痰祛风。

【主治】小儿惊风,高热抽搐,牙关紧闭,烦躁不安。

16121 牛黄镇惊丸《中国药典》2010 版)

【组成】牛黄80克 全蝎300克 炒僵蚕100克 珍珠100克 人工麝香40克 朱砂100克 雄黄100克 天麻200克 钩藤100克 防风200克 琥珀60克 胆南星100克 制白附子100克 半夏(制)100克 天竺黄00克 冰片40克 薄荷100克 甘草400克

【用法】上制成丸剂。口服,一次 1～1.5 克,一日3次;三岁以内小儿酌减。

【功用】镇惊安神,祛风豁痰。

【主治】小儿惊风,高热抽搐,牙关紧闭,烦躁不安。

16122 牛黄醒消丸《成方制剂》4 册)

【组成】没药 牛黄 乳香 麝香 雄黄

【用法】用温黄酒或温开水送服,一次 3 克,一日1～2

次;患在上部,临睡前服;患在下部,空腹时服。

【功用】清热解毒,消肿止痛。

【主治】痈疽发背,瘰疬流注,乳痈乳岩,无名肿毒。

【宜忌】孕妇忌服。

16123 牛黄豁痰丸《简明医彀》卷四)

【组成】胆星 天竺黄 熟大黄 黄芩(枯)各五钱 贝母 黑丑(头末) 玄明粉 白附子 天麻各三钱 雄黄 朱砂 礞石(俱水飞)各钱半 沉香一钱 牛黄五分 麝香三分 冰片二分

【用法】上药各为极细末,炼蜜为丸,如弹子大,金箔为衣。小儿每服一丸,用竹沥入生姜自然汁一匙调,或金银煎汤,或灯心姜汤化下。

【主治】中风颠狂,惊痫僵仆,不省人事。痰涎壅盛,牙关紧急,男妇老幼一切痰盛喘满。

【备考】危笃者多服,痰下即安,痰不下难治。

16124 牛黄豁痰散《痘疹仁端录》卷九)

【组成】天竺黄三分 川山甲 胎骨灰 牛黄各一分 蟾酥三厘 绿豆四十九粒 甘草三分

【用法】上为末服。

【功用】豁痰。

【备考】痘疮标时,若左右两颧稠密,不分珠而红者,至灌浆时必然发痒,宜先清脏腑,服清肺饮一二剂,六日预服牛黄豁痰散,则痰必不发。

16125 牛黄蟾酥丸《疮疡经验全书》卷六)

【组成】西黄一钱 蟾酥二钱 麝香二分 朱砂 雄黄 乳香各一钱五分

【用法】先以蟾酥切片,热酒化软,将五味细末和蟾酥捣丸,如黍米大。每服七丸,葱头热酒送下。出冷汗为度。

【功用】发表化毒。

【主治】疔肿、痈疽、疮疡。

16126 牛黄鳖甲丸《千金》卷五)

【组成】牛黄半两 鳖甲 麦曲 柴胡 大黄 枳实 芎劳各一两 厚朴 茯苓 桂心 芍药 干姜各半两

【用法】上为末,炼蜜为丸,如小豆大。一日三服,以意量之。

【主治】少小癖实壮热,食不消化,中恶忤气。

16127 牛蒡子浸酒《圣惠》卷二十五)

【组成】牛蒡子 牛膝(去苗) 生地黄 枸杞子 干桑椹 大麻子各半斤

【用法】上锉细,用生绢袋盛,以无灰酒三斗浸之,春夏七日,秋冬二七日。每饮一小盏,常以酒气相续,一日三五次饮之。

【主治】一切风。

【宜忌】忌生冷毒滑动风物。

16128 牛蒡甘草汤《痘治理辨》卷下)

【组成】牛蒡子(麸炒)一两 甘草(炙)一钱

【用法】上为细末。每服一字或二字,胡荽煎汤调服,不拘时候。

【主治】麻痘初作。

16129 牛蒡甘桔汤《外科正宗》卷四)

【组成】牛蒡子 桔梗 陈皮 天花粉 黄连 川芎 赤芍 甘草 苏木各一钱

【用法】水二钟,煎八分,食后服。

【主治】颐毒,表邪已尽,耳项结肿,微热不红疼痛者。

16130 牛蒡甘桔汤《痘疹会通》卷五》

【组成】炒牛蒡子一钱 桔梗三钱 甘草一钱 山豆根一钱 牛膝一钱 元参一钱

【用法】加灯心为引,水煎服。

【主治】麻子喉咙痛甚,不拘先后。

16131 牛蒡甘桔汤《麻症集成》卷三》

【组成】桔梗 牛蒡 连翘 射干 甘草 黑栀 京参 山豆根 酒炒黄连 酒炒黄芩

【主治】毒火上升,火郁在肺,咽喉肿痛,不饮食。

16132 牛蒡芩连汤《回春》卷二》

【组成】连翘 牛蒡子(另研) 玄参各一钱 大黄 荆芥 防风 羌活各三分 石膏 桔梗各一钱半 甘草一钱 黄芩(酒炒)二钱半 黄连(酒炒)一钱半

【用法】上锉一剂。加生姜一片,水煎,食后温服,每一盏做二十次服。常令药在上,勿令饮食在后也。

【主治】大头瘟,积热在上,头顶肿起,或面肿,多从耳根下起;并治烟瘴。

【备考】《治疫全书》无羌活。《喉科紫珍集》有银花,并治咽胀。

16133 牛蒡前胡汤《喉科家训》卷四》

【组成】牛蒡 前胡 桑叶 白葵 杏仁 蒌仁 杷叶

【主治】痧后肺胃余风未清。

16134 牛蒡根敷方《圣济总录》卷一四○》

【组成】牛蒡根(捣) 薤根各二两

【用法】上同捣烂。敷肿上,其刺立出。

【主治】狐尿刺,发肿痛焮热。

16135 牛蒡羚羊散《医方简义》卷四》

【组成】羚羊角(镑)二钱 蝉衣一钱 牛蒡子(炒)三钱 桔梗 防风 薄荷各一钱五分 生甘草 射干各八分 草河车二钱

【用法】加竹叶二十片、青果二枚,水煎服。

【主治】风火伤及肺胃,喉症咽痛,或生单蛾、双蛾。

【宜忌】忌食酸冷之物。

【加减】如痰如拽锯者,加瓜蒌仁八钱。

16136 牛蒡槐花饮《证治宝鉴》卷十》

【组成】牛蒡 槐花(炒) 僵蚕(炒)各二钱 黄连一钱五分 黄芩 桔梗 陈皮 连翘 紫苏各一钱 玄参二钱 甘草三分

【用法】水煎服。

【主治】双乳蛾之心火壅盛者。

16137 牛蒡解肌汤《疡科心得集·方汇》卷上》

【组成】牛蒡子 薄荷 荆芥 连翘 山栀 丹皮 石斛 玄参 夏枯草

【用法】水煎服。

【主治】❶《疡科心得集》:头面风热,或颈项痰毒,风热牙痛。❷《喉科家训》:烂喉丹痧初起,脉紧弦数,恶寒头胀,肤红肌热,咽喉结痹肿腐,遍身斑疹隐隐。

【备考】方中夏枯草,《喉科家训》作"防风"。

16138 牛蒡僵蚕散

《普济方》卷四○三。为《幼幼新书》卷十八引茅先生方

"独胜散"之异名。见该条。

16139 牛膝大黄散《圣济总录》卷一五一》

【组成】牛膝(去苗)一两一分 大黄(锉,炒)二两半 菴䕡子 土瓜根 瞿麦穗 桃仁(汤去皮尖双仁,炒)各一两半 水蛭(糯米内炒熟,去米) 虻虫(炒,去翅足) 桂(去粗皮)各一两

【用法】上为细散。每服方寸匕,空腹煮生姜汁调服,一日二次。

【主治】妇人经水三年不通。

16140 牛膝天麻丸《圣济总录》卷九》

【组成】牛膝(酒浸,切,焙)一两 天麻(酒浸,切,焙)一两半 麝香(研) 桂(去粗皮)各一分 干蝎(炒,去土) 白花蛇肉(酒炙)各半两 槟榔(锉) 独活(去芦头)各三分 防风(去叉)一两

【用法】上为末,炼蜜为丸,如梧桐子大。每服十五丸,薄荷酒送下,荆芥汤亦可,不拘时候。

【主治】❶《圣济总录》:荣虚卫实,肌肉不仁,遍身痛重。❷《普济方》:皮肤瘙痒,头目昏倦。

16141 牛膝木瓜丸《圣济总录》卷一八六》

【组成】牛膝二两(酒浸一宿,切,焙) 木瓜一枚(去顶并瓤,入艾一两蒸熟) 巴戟天(去心,炒) 怀香子(炒) 木香各一两 桂(去粗皮)半两

【用法】上六味,将五味为末,入熟木瓜并艾同捣为丸,如梧桐子大。每服二十丸,空心温酒送下。

【功用】❶《圣济总录》:补益,壮筋骨,驻颜色。❷《普济方》:理腰膝。

16142 牛膝木瓜丸《魏氏家藏方》卷八》

【组成】牛膝(去芦) 肉苁蓉(洗去沙土,酒浸) 干木瓜 何首乌 绵黄耆(蜜炙) 天麻各五两(上六味,何首乌别用木臼内捣碎,磨为末,不要用铁器,余药用酒一斗浸七日,焙干为末) 金毛狗脊(去毛) 川续断 草薢各一两

【用法】上用大木瓜二个重半斤以下者,切开,留顶去瓤,入青盐二两在内,纸裹蒸烂,研成膏,拌前药末为丸,如梧桐子大。每服三十丸,温酒盐汤送下。年老人入黑附子尤佳。如木瓜膏子少,添炼蜜少许。

【主治】脚气,腿膝疼痛。

16143 牛膝木瓜汤《三因》卷五》

【组成】牛膝(酒浸) 木瓜各一两 芍药 杜仲(去皮,姜制,炒丝断) 枸杞子 黄松节 菟丝子(酒浸) 天麻各三分 甘草(炙)半两

【用法】上锉散。每服四钱,水盏半,加生姜三片,大枣一个,煎七分,去滓,食前服。

【主治】肝虚遇岁气,燥湿更胜,胁连小腹拘急疼痛,耳聋,目赤,咳逆,肩背连尻、阴、股、膝、髀、腨、胻皆痛。

16144 牛膝丹参酒《圣济总录》卷八十一》

【组成】牛膝 丹参 薏苡仁(炒) 生干地黄各半斤 五加皮 白术各五两 侧子(炮裂,去皮脐) 草薢 赤茯苓 防风各四两 独活 石斛(去根)各六两 茵芋(用叶) 桂 天雄(炮,去皮脐) 人参 芎䓖 石南叶(炙)各三两 细辛(去苗叶) 升麻各二两 生姜五两 磁石(煅,酒淬七遍)一斤

【用法】上锉,如小豆大,绢袋盛。以无灰酒五斗,浸七

日,密封勿令通气。日满,每服半盏至一盏,空心温饮之,一日五次。不饮酒者,频频少服。以知为度。

【主治】脚气。入冬即苦脚痹弱,或筋骨疼不能屈伸,皮肤瘙痹不仁,手脚指节肿满闷,或四肢肿,腰胫直。

16145 牛膝归尾汤

《妇科玉尺》卷三。为《得效》卷十四"牛膝汤"之异名。见该条。

16146 牛膝四物汤(《金鉴》卷四十)

【组成】四物汤倍加牛膝

【主治】溺血。

16147 牛膝四物汤(《金鉴》卷五十五)

《金鉴》卷五十五。为原书同卷"牛膝四物煎"之异名。见该条。

16148 牛膝四物煎(《金鉴》卷五十五)

【异名】牛膝四物汤。

【组成】牛膝 木通 郁金 甘草梢 瞿麦 当归 川芎 生地 赤芍药

【用法】水煎服。

【主治】尿血。

16149 牛膝地黄散(方出《外台》卷十二引《广济》,名见《鸡峰》卷十二)

【组成】牛膝六两 生地黄九两 当归三两 桂心四两 肉苁蓉六两 远志三两(去心) 五味子五两 曲末五合(熬炒令黄) 白术三两 人参三两 茯苓六两(一方三两) 大麦蘖末一升五合(熬黄)

【用法】上为散。每服方寸匕,空腹温酒调服,一日二次。渐加至一匕。

【功用】久服令人轻健。

【主治】癥癖疝气,不能食,兼虚羸瘦。

【宜忌】忌牛肉、生葱、萝卜等。

16150 牛膝芒消汤(《妇科玉尺》卷三)

【组成】牛膝 芒消 当归 红花 桃仁

【用法】酒煎服。

【主治】胞衣不下。

16151 牛膝灰敷方(《圣济总录》卷一一八)

【组成】牛膝(切)一分

【用法】烧灰,研为细末。掺敷之。

【主治】紧唇。

16152 牛膝苁蓉丸(《圣济总录》卷一八六)

【组成】牛膝(切,酒浸,焙) 肉苁蓉(酒浸三日,焙干)各二两 补骨脂(炒) 葫芦巴 茴香子(炒) 枸杞子 楝实 巴戟天(去心) 白附子(炮) 附子(炮裂,去皮脐) 青盐 羌活(去芦头) 独活(去芦头) 蜀椒(去目并合口者,炒出汗) 白蒺藜(炒) 黄耆(锉,炒)各一两

【用法】上为细末,分三处,将二处药用前浸牛膝、苁蓉酒煮面糊为丸,如梧桐子大。每服二十九至三十丸,空心温盐酒送下。服一月面上红,脐下暖,进酒食,减昏困为验。余药为散子。如伤冷腹痛,用羊肾或羊肉入掺药一钱匕,青盐半钱匕,炙得香熟吃,以温酒下;如患小肠气及小便赤涩,每服一钱匕,入茴香子、青盐各少许,水一盏,煎至八分,空心、食前服。

【功用】补暖壮筋骨,去风明目。

【主治】本脏虚冷腹痛,或小肠气及小便赤涩。

16153 牛膝益母汤(《辨证录》卷十二)

【组成】牛膝三两 益母草一两

【用法】水煎服。

【主治】子死胞门,交骨不开。

【备考】后用人参、当归各一两,川芎五钱,肉桂一钱,服之无变生也。

16154 牛膝葵子汤

《医学从众录》卷八。为《圣济总录》卷一五八"牛膝汤"之异名。见该条。

16155 牛麝通淋散(《医级》卷八)

【组成】牛膝五钱 麝香五厘

【用法】先用水煎牛膝,去滓,调麝香服。

【主治】沙淋、石淋,尿如屑块而胀痛者。

16156 牛黄上清胶囊(《新药转正》29册)

【组成】人工牛黄 薄荷 菊花 荆芥穗 白芷 川芎 栀子 黄连 黄柏 黄芩 大黄 连翘 赤芍 当归 地黄 桔梗 甘草 石膏 冰片

【用法】口服,一次3粒,一日2次。

【功用】清热泻火,散风止痛。

【主治】头痛眩晕、目赤耳鸣、咽喉肿痛、口舌生疮、牙龈肿痛、大便燥结。

【临床报道】❶急性咽炎、扁桃体炎:《安徽中医临床杂志》[1994,6(1):57]采用牛黄上清胶囊治疗急性咽炎、扁桃体炎,并与丸剂对照,结果总有效率分别为92％、90％。平均生效时间胶囊剂优于丸剂。❷牙龈炎:《湖南中医杂志》[1996,12(6):9]采用牛黄上清胶囊治疗牙龈炎30例,结果临床痊愈16例,显效12例,好转1例,无效1例,总有效率96.7％。

【现代研究】❶镇痛、抗炎、退热作用:《安徽中医临床杂志》[1994,6(1):57]实验结果显示牛黄上清胶囊剂和牛黄上清丸剂均有镇痛、抗肿胀、抗渗出和退热作用,且作用强度相当。❷牛黄上清胶囊及其丸剂药理作用的比较研究:《中药药理与临床》[1993,(6):3]本实验从巴豆油致鼠耳肿胀、腹腔毛细血管通透性、醋酸引起小鼠扭体反应及热板致痛法等实验,甘牛黄上清胶囊与丸剂的药理作用进行了比较研究。研究结果表明两剂型均有明显的抗炎镇痛、抗渗出、通便等作用,对吸附伤寒菌苗引起的发热也有一定的解热作用。两剂型的药效作用相当。

【宜忌】孕妇慎服。

【备考】本方改为片剂,名"牛黄上清片"(见《中国药典》2010版)。

16157 牛黄小乌犀丸(《局方》卷一)

【组成】天麻(去苗)二十两 川乌(炮,去皮脐) 地榆(去苗,洗,焙) 玄参(洗,焙)各十两(上四味为细末,以水少许化蜜,同于石锅内,慢火熬搅成稠膏,放冷) 浮萍草(净洗,焙) 龙脑 薄荷叶(去土) 甜瓜子各十两 生犀朱砂(研,飞)各五两 龙脑(研) 牛黄(研) 麝香(研)各一两

【用法】上为细末,与前膏子一处搜和为丸,如鸡头子大。每服一丸,细嚼,荆芥茶下,温酒亦可,不拘时候。

【主治】诸风筋脉拘急,手足麻痹,语言謇涩,口面㖞斜,

心怔恍惚,痰涎壅滞,头目昏眩,肢节烦疼;及中风瘫缓,暗风痫病,肾风上攻,面肿耳鸣,下注腰脚,沉重疼痛;妇人血风,头旋吐逆,皮肤肿痒,遍身疼痛。

16158 牛黄天南星丸《圣济总录》卷十二)

【组成】天南星(以牛胆制者,如无,即用姜水煮透软,切作片,焙干)二两 天麻二两 独活(去芦头) 白附子(炮) 白僵蚕(炒)人参 丹砂(研)各一两 当归(洗,切,焙) 桑螵蛸(炒) 干蝎(炒,去土) 甘草(生用)各三分 羚羊角(镑屑) 犀角(镑屑) 麝香(研) 牛黄(研) 雄黄(研) 龙脑(研)各半两 桂(去粗皮)一分

【用法】上十八味,先以十三味为细末,再入研药五味和匀,炼蜜为丸,如酸枣大。每服一丸,细嚼,温酒下;或以鸡苏汤送下,不拘时候。

【主治】风热相搏,肌肉瞤动,头目旋眩,筋脉拘急,涎潮发搐,精神昏昧,舌强语涩,肢节烦疼,心胸不利。

16159 牛黄降压胶囊

《中国药典》2010 版。即原书"牛黄降压丸"改为胶囊剂。见该条。

16160 牛黄解毒胶囊

《新药转正》44 册。即《中国药典》一部"牛黄解毒丸"改为胶囊剂。见该条。

16161 牛黄镇惊锭子《幼科直言》卷四)

【组成】天麻二两 钩藤二两 广皮二两 羌活二两 枳实二两 僵蚕二两 青皮二两 生黄连一两 贝母一两 莪术一两 独活二两 生大黄二两 牛黄一钱 麝香二分 冰片二分 飞朱砂一两 薄荷二两 桔梗二两 赤芍二两 飞滑石二两 防风二两 柴胡二两 全蝎二两(去尾尖子,并洗净腹内) 陈胆星二两

【用法】上为细末,用砂器炼好川白蜜,揉末为锭,每锭重一钱五分,晒干听用。每服一锭或半锭,有外感,用生姜汤磨服;余证用白滚水磨服。

【主治】一切风痰气喘,咳嗽发热,着吓急惊;并肚腹膨胀疼痛,夹风夹食,大便不通。

【宜忌】慢惊并吐泻,则不可用。

16162 牛膝大豆浸酒

《圣济总录》卷二十。为《医方类聚》卷二十四引《食医心鉴》"牛膝浸酒"之异名。见该条。

16163 牛膝附子煎丸

《圣济总录》卷一八六。为《博济》卷二"牛膝煎丸"之异名。见该条。

16164 牛膝海桐煎丸《博济》卷一)

【组成】牛膝半斤 海桐皮半斤(二味细锉,杵为末,用好酒五升于铜石器内熬成膏) 附子二两(炮,去皮脐) 赤箭一两 川乌头二两(炮,去皮脐) 川苦楝二两 五加皮一两 虎脑骨四两(涂酥,炙令黄色) 大黄二两半 桃仁二两(去皮尖,麸炒黄色) 赤芍药一两 肉桂一两(去皮) 当归一两 麻黄一两(去根节) 地龙一两(去土,微炒) 川芎二两 木香 独活 没药(研) 乳香(研) 防风(去芦) 骨碎补 麒麟竭 舶上茴香 沉香 干蝎 天南星(生用)各一两 硇砂半两(研,飞过) 麝香半两(研)

【用法】上为末,再研令匀细后,入前膏内和匀为丸,如梧桐子大。每服十丸,空心温酒或盐汤送下。

【功用】大壮筋骨,补元气。

【主治】肾脏风并肾俞气,时有上攻耳目头面背膊,及流注手臂腰脚,筋络顽麻疼痛,或时无力,耳作蝉鸣,以至重听。

【宜忌】忌生冷、油腻、毒物。

16165 牛膝煮鹿蹄方《圣惠》卷九十七)

【组成】鹿蹄一具(治如食法) 牛膝四两(去苗)

【用法】上以豉汁同煮令烂熟,入葱、椒调和,空心食之。

【主治】脚气及风寒湿痹,四肢挛急,脚肿不可践地。

16166 牛髓补虚寒丸《外台》卷十六引《删繁方》)

【组成】牛髓 鹿髓 羊髓 白蜜 酥枣肉(研为脂)各一升 人参四分 生地黄十斤(切,酒二升渍三宿,出曝,还纳酒中,取尽曝干) 桂心 茯苓各四分 干姜 白术 芎䓖各五分 甘草六分

【用法】上为末,纳五髓中,微火煎搅,可为丸,如梧桐子大。初服三十丸,加至四十丸为剂,一日 2 次,温清酒送下。

【主治】脾劳虚损消瘦,四肢不举,毛悴色夭。

【宜忌】忌海藻、菘菜、生葱、芜荑、桃、李、雀肉、醋。

16167 牛乳煮五英服方《千金翼》卷二十二)

【组成】石英三大两(泽州者) 牛乳一大升 水三大斗

【用法】上先下牛乳于铛中,即以生密绢四重作袋盛石英,系头,下着乳中,勿令袋着底,以杖测之为记讫,然后下水,以炭火涓涓煎之,水尽乳在,还以前杖测之,至刻即休,出石袋,以水濯之,其乳以绵滤之。令暖调适,每朝空腹细细服之;或以乳煮粥吃亦佳。如是经二十日服即停。

【功用】补益。

【加减】若患冷气,宜加八颗荜茇和煎之。

16168 牛黄蛇胆川贝液《新药转正》1 册)

【组成】川贝母 人工牛黄 蛇胆汁

【用法】上为口服液剂,每支装 10 毫升。口服,一次 10 毫升,一日 3 次。

【功用】清热,化痰,止咳。

【主治】外感咳嗽中的热痰咳嗽,燥痰咳嗽。

【备考】本方改为丸剂,名"牛黄蛇胆川贝滴丸"(见原书 32 册)。又改为散剂,名"牛黄蛇胆川贝散"(见《成方制剂》12 册)。

16169 牛黄蛇胆川贝散

《成方制剂》12 册。即《新药转正》1 册"牛黄蛇胆川贝液"改为散剂。见该条。

16170 牛黄清心凉膈丸《医方类聚》卷二五九引《活幼口议》)

【异名】牛黄清心丸《永类钤方》卷二十)。

【组成】天南星 半夏 白附子 川乌各一两(并洗) 川郁金半两

【用法】上为粗末,用黄色牛胆两枚大者,倾出碗中和药,却用竹片子压开胆口,以竹叶挑入,灌令胆满,药尽为度,如胆汁少,以二三枚汁并之,麻绳缚住,悬挂当风处一月,日干,去膜收汁,每修合时,添入下项药:马牙消、朱砂、雄黄、硼砂、脑、麝。上胆药一两,四味各一钱,脑、麝约之,

细面煮稀糊为丸,如麻子大。一岁每服十丸,二岁倍加,煎金银、薄荷汤送下。

【功用】和益脏腑,平调营卫,顺助血脉,去风化痰,散惊解热。

【主治】婴孩小儿,凡有四证八候,其经络身体等间忽觉神不安稳,或有痰涎,或向火加棉,里外有热。

16171 牛膝乌梅四物汤《医门八法》卷四)

【组成】怀牛膝三钱 归身五钱(炒) 白芍三钱(醋炒) 生地三钱 熟地三钱 黑荆穗三钱(研) 乌梅五个

【功用】敛肝清热降火。

【主治】妇人崩中,阳络伤损,血上行而为吐为衄者。

16172 牛黄蛇胆川贝滴丸

《新药转正》32册。即原书1册"牛黄蛇胆川贝液"改为丸剂。见该条。

升

16173 升丹

《外科证治全书》卷二。为原书同卷"灵升散"之异名。见该条。

16174 升天散《赤水玄珠》卷二十八)

【异名】灌脓起顶散。

【组成】人参六分 黄耆 山楂各八分 白术(土炒) 当归 川芎 橘红各五分 甘草三分 淫羊藿 川山甲(土炒黄)各二分 肉桂一厘(此引经之药,多则痒) 木香二分

【用法】加生姜一片,大枣一枚,水煎服;或为末服亦可。如呕吐,生姜汤调下;泻,米饮调下;肚痛,神曲煎汤调下;烦躁,麦门冬汤调下;渴,用麦冬、五味煎汤调下;吐泻,藿香、陈皮汤调下。痘不成浆,多服数帖无妨。

【主治】痘灰白,或红紫,黑陷、干枯,或清水不成浆。

16175 升天散《种痘新书》卷六)

【组成】人参六分 黄耆八分 当归 川芎各六分 陈皮五分 淫羊藿四分 炙草三分 肉桂五分 川山甲三分 木香三分 加桔梗四分

【主治】面部天庭痘不起,而两颧及地角俱起者。

16176 升天散《疡医大全》卷三十三)

【组成】杏仁 防风 甘草 麻黄 栀子 干葛 干姜各五分

【用法】水煎服。

【主治】痘疮。

16177 升气汤《仙拈集》卷二)

【组成】当归一两 川芎五钱 柴胡 升麻各三钱半

【用法】水二碗,煎八分。一服即通。

【主治】大小便气闭。

【加减】孕妇、老年人加参一钱。

16178 升气散《普济方》卷五十五)

【组成】川芎 白芷 香附 紫苏叶 陈皮 菖蒲 当归 防风 甘草各等分

【用法】上为细末。每服五钱,加生姜、葱,水煎,食后服。

【主治】气不升降,九窍闭塞,耳痛肿聋,耵聍底耳脓出。

16179 升平散《解围元薮》卷四)

【组成】紫萍 黑豆 升麻 麻黄各等分

【用法】上为末,酒糊为丸,如绿豆大。每服五十丸,临卧以酒送下。取汗。三日再服,三次愈。

【主治】麻风。

16180 升发汤《原痘要论》)

【组成】升麻 葛根 苏叶 羌活 赤芍 甘草

【用法】水煎服。

【主治】夏秋之间,感冒风寒,皮肤干燥,毛窍不开,以致疹子不出,甚则内攻,腹胀气喘者。

16181 升发汤《原痘要论》)

【组成】薄荷 山楂 大力 桔梗 杏仁 苏子 升麻

【用法】水煎服。

【功用】透疹。

16182 升芎汤《嵩崖尊生》卷十五)

【组成】升麻 白芍各八分 川芎 生地各五分 木通三分 人参一分 白术 茯苓各七分 炙草四分

【用法】水煎服。

【主治】因脾胃虚弱而致痘顶陷,肉色白,或兼泄泻者。

【加减】若暴注大泻,加猪苓、泽泻、茯苓、炒黄芩。

16183 升阳汤《脾胃论》卷下)

【异名】黄耆补胃汤《兰室秘藏》卷下)。

【组成】柴胡 益智仁 当归身 橘皮各三分 升麻六分 甘草二钱 黄耆三钱 红花少许

【用法】上㕮咀,分作二服。每服用水二大盏,煎至一盏,去滓,稍热服。

【主治】大便一日三四次,溏而不多,有时泄泻,腹中鸣,小便黄。

【方论选录】《脾胃论注释》:升阳汤,即补中益气汤去参、术之守补,重用黄耆,佐以升、柴,使清阳上升;橘皮导滞降浊;甘草和中护胃;加红花助当归以活血。溏泻属大肠有寒,加益智仁温中止泻,泻止则小便自利。

16184 升阳汤《兰室秘藏》卷下)

【异名】升阳泻湿汤(原书同卷),升阳泻热汤《医学正传》卷六)。

【组成】青皮 槐子各二分 生地黄 熟地黄 黄柏各三分 当归身 甘草梢各四分 苍术五分 升麻七分 黄耆一钱 桃仁十个(另研)

【用法】上㕮咀,如麻豆大。都作一服,入桃仁泥,水二大盏,煎至一盏,去滓,食前稍热服。

【主治】膈咽不通,逆气里急,大便不行。

16185 升阳汤《兰室秘藏》卷下)

【组成】炙甘草五钱 麻黄(不去节) 防风各八钱 羌活一两五钱

【用法】上㕮咀。每服五钱,水二盏,煎至一盏,去滓,空心稍热服之。

【功用】升阳气。

【主治】足太阳经寒,恐则气下行,发为阳跷痫疾。

16186 升阳汤《伤寒全生集》卷四)

【组成】人参 当归 麦冬 五味子 白术 甘草

【用法】加生姜,入金首饰,水煎服。

【主治】伤寒因汗下致虚,大便自利,逆冷,谵语,撮空,

循衣摸床,脉小者。

【加减】泻不止,加猪苓、木通、肉果;身不热,口不渴,泻利,脉沉,足冷者,加姜、附、白术、升麻少许;若身有热,口燥渴者,加柴、芩、知母。

16187 升阳汤(《证治汇补》卷一)

【组成】羌活　藿香　苍术　苏叶　厚朴　陈皮　干葛　生姜

【主治】❶《证治汇补》:夏月感寒证。❷《医略六书》:阴暑感寒,身热吐泻,脉弦。

【方论选录】《医略六书》:避暑求凉,风寒外束,抑遏暑邪,故身热,腹痛,吐泻交作焉。羌活散太阳之寒,葛根散阳明之暑,苏叶散肌表之风,苍术燥太阴之湿,厚朴疏利腹中,陈皮调和胃气,甘草缓中,生姜散表,藿香快胃气以散暑邪也。俾风寒外解则暑邪亦散,而身热痛泻有不愈者乎? 此升阳疏利之剂,为身病热泻之专方。

【备考】《医略六书》有甘草六分。其他各药用量:羌活钱半,葛根钱半,苏叶钱半,苍术钱半(炒),厚朴钱半(制),陈皮钱半,藿香三钱,生姜三片。用法:水煎去滓,温服。

16188 升阳汤(《辨证录》卷二)

【组成】人参　蔓荆子各一钱　半夏一钱　黄耆二钱　白术五钱　甘草五分　白芍　川芎各三钱　升麻六分　白芷三分

【用法】水煎服。

【主治】气弱之人,阳气不能随春气上升于头,遇春而头痛,昼夜不得休息,昏闷之极,恶风恶寒,不喜饮食。

16189 升阳汤(《仙拈集》卷二)

【组成】人参一钱　黄耆　川芎　当归各一钱半　升麻五分

【用法】水二碗,煎八分,食前服。

【主治】气虚脱肛。

【加减】血虚,加白芍、地黄;血热,加炒黄柏;虚热,加炒干姜。

16190 升阳汤(《杂病源流犀烛》卷九)

【组成】连节麻黄　防风各八钱　苍术一两半　炙甘草五钱

【用法】空心服。

【主治】阳跷癎证,昼日发作者。

16191 升阳散(《嵩崖尊生》(锦章本)卷九)

【组成】苍术三钱　防风一钱五分　黄连　木香各五分　厚朴　陈皮　枳壳各一钱　甘草四分

【用法】上为末。每服一钱,开水吞下。

【主治】痢疾外挟风邪,恶寒发热,身头痛。

【加减】病势重者,加川芎、羌活、柴胡、黄芩各一钱;后重者,加槟榔。

【备考】本方方名,原书致和堂本作“升消散”。

16192 升阴丸(《医学入门》卷七)

【组成】熟地黄五钱　白芍　知母各三钱　升麻　干姜各二钱　甘草一钱

【用法】为末,粥丸服。

【主治】久病大肠气泻。

【备考】《丹溪治法心要》治久病大肠气泄,用熟地黄五钱,白芍药(炒)、知母各三钱,干姜二钱,炙甘草一钱,末服。

《医学入门》升阴丸,即由上方加升麻而成。

16193 升阴汤(《石室秘录》卷二)

【组成】熟地五钱　山茱萸五钱　北五味一钱　白术一两　山药三钱　车前子一钱　肉桂一钱　茯苓三钱　升麻三分

【用法】水煎服。

【主治】阴虚脾泄,岁久不止,或食而不能化,或化而溏泄者。

【方论选录】此方之妙,纯是补阴之药,惟加升麻三分,以提阴中之气,阴气升而泻自止。乃又有温热之味,以暖命门而健脾土,又何至再行溏泄哉。

16194 升均汤(《小儿痘疹方论》)

【组成】升麻　干葛　芍药(炒)　人参　白术(炒)　甘草　紫草(如无,红花代之)

【用法】每服三五钱,加生姜,水煎服。

【主治】痘疮已出不匀,或呕吐、发热、作渴。

【备考】《明医杂著》有茯苓。

16195 升均汤(《张氏医通》卷十五)

【组成】人参芦　白术芦　茯苓　甘草(生)　防风芦　桔梗芦　一方无防风,有升麻

【用法】水煎,顿服取吐。痰出气升,痘自起矣。

【主治】痘出隐隐不起,面上红晕成片,根窠琐屑者。

16196 升花散(《冯氏锦囊·痘疹》卷十四)

【组成】穿山甲(土拌,炒黄,取头上及前足者佳)一两　红曲一钱(略焙)

【用法】上为细末。用雄鸡冠血和酒酿调服,人大钱余,人小自四五分至七八分。

【功用】托痘。

【主治】痘疹初发不起。

16197 升苏散(《婴童百问》卷十)

【组成】升麻　葛根　赤芍药　紫苏　茯苓　川芎　甘草各等分

【用法】上锉散。水煎服。

【主治】小儿出疹发热,疑似之间,以此解之。

【加减】呕者,加半夏、茯苓、白芍药、生姜煎。

16198 升连散

《普济方》卷二九九。为方出《千金》卷六,名见《卫生宝鉴》卷十一“黄连升麻散”之异名。见该条。

16199 升秀丸(《圣济总录》卷四十一)

【组成】乌喙(炮裂,去皮脐)五两　槟榔三两　防葵　槐胶(酒化为膏)　牛膝(酒浸,焙)各二两　草薢(微炒)　泽漆　木瓜(去皮子,切,焙)　续随子(去皮,别研如膏)各一分

【用法】上药除槐胶、续随子外,捣罗为末,再拌匀,炼蜜为丸,如梧桐子大。每服三十丸,空心、食前温酒送下。以知为度。

【主治】肝受风邪,筋脉抽掣疼痛。

16200 升肠汤

《医学集成》卷三。为《辨证录》卷十二“升肠饮”之异名。见该条。

16201 升肠饮(《辨证录》卷十二)

【异名】升肠汤(《医学集成》卷三)。

【组成】人参一两　黄耆一两　白术五钱　当归一两　川芎三钱　升麻一分

【用法】水煎服。

【主治】产后肠下。

【方论选录】此方纯乎补气,绝不去升肠。即加升麻之一分,但引气而不引血。盖升麻少用则气升,多用则血升也。

16202　升君汤《医钞类编》卷六

【组成】人参　白术　茯苓　甘草　升麻　葛根　芍药

【用法】水煎服。

【主治】元气虚弱,斑欲出不透,脉微弱者。

【加减】斑不透,加紫草茸。

16203　升明汤《三因》卷五

【组成】紫檀香　车前子(炒)　青皮　半夏(汤洗)　酸枣仁　蔷薇　生姜　甘草(炙)各半两

【用法】上锉散。每服四钱,水盏半,煎七分,去滓,食前服。

【主治】寅申之岁,少阳相火司天,厥阴风木在泉,气郁化热,血溢,目赤,咳逆,头痛,胁满,呕吐,胸臆不利,耳聋,目瞑,口渴,身重,心痛,阳气不藏,疮疡烦躁。

【加减】自大寒至春分,加白薇、玄参各半两;自春分至小满,加丁香一钱;自小满至大暑,加漏芦、升麻、赤芍药各半两;自大暑至秋分,加茯苓半两;自秋分至小雪,依正方;自小雪至大雪,加五味子半两。

16204　升和汤《辨证录》卷七

【组成】陈皮五分　熟地五钱　当归三钱　生地二钱　丹皮一钱　升麻一钱　甘草五分　黄耆三钱　白芍五钱　车前子三钱　黄芩一钱

【用法】水煎服。

【功用】升阳气,泻湿热。

【主治】肠澼下血,另作一派喷唧而出,且有力而射远,四散如筛,腹中大痛。

【方论选录】此方名为升阳,其实补阴。但升阳而不补阴,则阳气愈陷,以阳气之升,升于阴气之充也。盖下血既久,其阴必亡,惟用当、芍、二地以补阴,而后益黄耆之补气,则气自升举,即不用升麻之提,而阳已有跃跃欲举之势;知助升麻。又加车前之去湿,丹皮、黄芩之散火,则湿热两消,何气之再陷乎!此升阳全在和之之妙也。

16205　升降汤《衷中参西》上册

【组成】野台参二钱　生黄耆二钱　白术二钱　广陈皮二钱　川厚朴二钱　生鸡内金(捣细)二钱　知母三钱　生杭芍三钱　桂枝尖一钱　川芎一钱　生姜二钱

【主治】肝郁脾弱,胸胁胀满,不能饮食。

【方论选录】此方惟少用桂枝、川芎以舒肝气,其余诸药无非升脾降胃,培养中土,俾中宫气化敦厚,以听肝气之自理。实窃师《内经》求之阳明,与《金匮》当先实脾之奥旨耳。

【临床报道】肝郁便秘:一媪,年近六旬。资禀素弱,又兼家务劳心,遂致心中怔忡,肝气郁结,胸腹胀满,不能饮食,舌有黑苔,大便燥结,十数日一行。广延医者为治,半载无效,而羸弱支离,病势转增。后愚诊视,脉细如丝,微有弦意,幸至数如常,知犹可治。遂投升降汤。为舌黑便结,

加鲜地骨皮一两,数剂后,舌黑与便结渐愈,而地骨皮亦渐减。至十剂病愈强半,共服百剂,病愈而体转健康。

16206　升降饮《医林纂要》卷十

【组成】韭菜汁　童便

【用法】和酒少许饮之。

【功用】祛瘀血。

【主治】跌打损伤。

【方论选录】韭菜汁能补元阳,滋阴血,鼓舞生气,自下而升;童便能补少阴,决三焦,涤荡瘀热,自上而降。此一升一降。阴阳理而瘀血自行,且能滋补正气而至易至简,勿以贱忽之。

16207　升降散《伤暑全书》卷下

【异名】赔赈散(《伤寒温疫条辨》卷四引《二分晰义》)、温证解毒散(《羊毛瘟症论》卷下)。

【组成】白僵蚕(酒炒)二钱　全蝉蜕(去土)一钱　川大黄(生)四钱　广姜黄(去皮,不用片姜黄)三分

【用法】上为细末,合研匀。病轻者分四次服,每服重一钱八分二厘五毫,用冷黄酒一杯,蜂蜜五钱,调匀冷服,中病即止。病重者与三次服,每服重二钱四分三厘三毫,黄酒一杯半,蜜七钱五分,调匀冷服。最重者分二次服,每服重三钱六分五厘,黄酒二杯,蜜一两,调匀冷服。如一二帖未愈,可再服之,热退即止。

【主治】温热、瘟疫,邪热充斥内外,阻滞气机,清阳不升,浊阴不降,致头面肿大,咽喉肿痛,胸膈满闷,呕吐腹痛,发斑出血,丹毒。

❶《伤暑全书》:凡患瘟疫,未曾服他药,或一二日,或七八日,或至月余来愈者。❷《伤寒瘟疫条辨》:温病表里三焦大热,其证不可名状者。如头痛眩晕,胸膈胀闷,心腹疼痛,呕哕吐食者;如内烧作渴,上吐下泻,身不发热者;如憎寒壮热,一身骨节酸痛,饮水无度者;如四肢厥冷,身凉如冰,而气喷如火,烦躁不宁者;如身热如火,烦渴引饮,头面卒肿,其大如斗者;如咽喉肿痛,痰涎壅盛,滴水不能下咽者;如遍身红肿,发块如瘤者;如斑疹杂出,有似丹毒风疮者;如胸高胁起胀痛,呕如血汁者;如血从口鼻出,或目出,或牙缝出,毛孔出者;如血从大便出,甚如烂瓜肉、屋漏水者;如小便涩淋如血,滴点作疼不可忍者;如小便不通,大便火泻无度,腹痛肠鸣如雷者;如便清泻白,足重难移者;如肉瞤筋惕者;如舌捲囊缩者;如舌出寸许,绞搅不住,音声不出者;如谵语狂乱,不省人事,如醉如痴者;如头疼如破,腰痛如折,满面红肿,目不能开者;如热盛神昏,形如醉人,哭笑无常,目不能闭者;如手舞足蹈,见神见鬼,似风癫狂祟者;如误服发汗之药,变为亡阳之证,而发狂叫跳,或昏不识人者。外证不同,受邪则一。❸《全国中成药处方集》(吉林方):温病内热外感,凡一切四时瘟疫之疾,以及天行疠疫,绞肠痧(腹痛),吐泻不出,胸烦膈热,疙疸瘟(红肿成块),大头瘟(头部赤肿),哈蟆瘟(颈项肿大),以及丹毒、麻风。

【宜忌】服药后半日不可喝茶、抽烟、进饮食。若不能忌,即不效。

【方论选录】《伤寒瘟疫条辨》:是方以僵蚕为君,蝉蜕为臣,姜黄为佐,大黄为使,米酒为引,蜂蜜为导,六法俱备,而方乃成。僵蚕味辛苦气薄,喜燥恶湿,得天地清化之气,轻浮而升阳中之阳,故能胜风除湿,清热解郁,从治膀胱相

火,引清气上朝于口,散逆浊结滞之痰也;蝉蜕气寒无毒,味咸且甘,为清虚之品,能祛风而胜湿,涤热而解毒;姜黄气味辛苦,大寒无毒,祛邪伐恶,行气散郁,能入心脾二经,建功辟疫;大黄味苦,大寒无毒,上下通行,亢盛之阳,非此莫抑;米酒性大热,味辛苦而甘,令饮冷酒,欲其行迟,传化以渐,上行头面,下达足膝,外周毛孔,内通脏腑经络,驱逐邪气,无处不到;蜂蜜甘平无毒,其性大凉,主治丹毒斑疹,腹内留热,呕吐便秘,欲其清热润燥,而自散温毒也。盖取僵蚕、蝉蜕,升阳中之清阳;姜黄、大黄,降阴中之浊阴,一升一降,内外通和,而杂气之流毒顿消矣。

【临床报道】❶麻疹:《千家妙方》引赵绍琴医案孙某某,男,2岁。于1975年3月诊治。患儿发热已4～5天,咳嗽气呛,两目流泪,大便略稀,指纹紫而至气关。两手脉象弦滑而数,舌苔厚,舌质红。夜寐不安,心烦啼哭。此乃风湿蕴热,又与积滞互阻不化,乃营卫合邪,势将发疹。治宜疏卫凉营,清透升降两解之法,选用升降散加减:蝉衣3克、芦根20克、钩藤6克、僵蚕3克、片姜黄3克。水煎,代茶频饮。并嘱其不吃荤腥之味。俾药后热解疹透为安。❷胆囊炎:《北京中医》[1996,(1):39—40]升降散治疗胆囊炎40例小结,结果:治愈14例,好转22例,无效4例。❸急性扁桃体炎:《中国中医急症》[2002,11(4):315]升降散治疗急性扁桃体炎100例,结果:痊愈91例,无效9例。治愈率91%。其痊愈者最少服1剂,最多7剂,平均服4剂。

【现代研究】升降散抗流感病毒实验研究:《山东中医药大学学报》[2001,25(1):43]实验结果表明:升降散水煎剂抗流感病毒效果优于病毒唑,其差异有显著性;升降散对机体免疫系统影响的研究表明,其可促进小鼠刚果红的吞噬,增强巨噬细胞的吞噬能力,提高小鼠的非特异性免疫力。实验中升降散组可显著提高CD8[+]活性,而表现CD4[+]的降低。有助于小鼠肺病变的减轻和恢复,使小鼠肺炎症状减轻,使免疫系统归于平衡。

【备考】炼蜜为丸,名太极丸。

16208 升带汤(《傅青主男女科》(女科)卷上)

【组成】白术一两(土炒) 人参三钱 沙参五钱 肉桂一钱(去粗皮,研) 荸荠粉三钱 鳖甲三钱(炒) 茯苓三钱 半夏一钱(制) 神曲一钱(炒)

【用法】水煎。连服三十剂而任督之气旺,再服三十剂而疝瘕之症除。

【主治】妇人腰酸背楚,胸满腹胀,倦怠欲卧,疝瘕带下,百计求嗣不能如愿者。

【方论选录】此方利腰脐之气,正升补任督之气也,任督之气升而疝瘕自有难容之势。况方中有肉桂以散寒,荸荠以祛积,鳖甲之攻坚,茯苓之利湿,有形自化于无形,满腹皆升腾之气矣,何至受精而再坠乎哉。

【备考】方中鳖甲,《辨证录》作"龟甲"。

16209 升胃散(《嵩崖尊生》卷九)

【组成】黄耆二两 人参 陈皮 炙草各一钱 升麻七分 柴胡 归身 益智各五分

【主治】泄泻,一日便三四次,溏而不多,小便黄。

16210 升桔汤(《外科大成》卷二)

【组成】升麻 桔梗 昆布 连翘 射干 甘草等分

【用法】水煎,食远温服。

【主治】骨槽风,并咽喉、耳内痛。

16211 升桔汤(《外科大成》卷三)

【组成】升麻一钱 桔梗一钱五分 昆布二钱 连翘二钱 胆草一钱 射干一钱五分

【用法】用水钟半,煎八分,食远服。外以军持露滴之。

【主治】三阳经风热上扰,耳内肿痛,面肿,牙痛,咽喉疮。

16212 升柴汤(《简明医彀》卷五)

【组成】柴胡 升麻 芍药 栀子 木通 大青 黄芩各七分 石膏钱半

【用法】水煎服。

【主治】心脾虚热上攻,舌疮,舌强,颊肿。

【加减】甚者,加熟附子三分,从治。

16213 升消散

《嵩崖尊生》(致和堂本)卷九。即原书(锦章本)同卷"升阳散"见该条。

16214 升陷汤(《辨证录》卷七)

【组成】人参 当归各五钱 熟地 白芍各一两 丹皮 荆芥 车前子各三钱 甘草 黄连各五分

【用法】水煎服。

【主治】肠澼下血,另作一派喷唧而出,且有力而射远,四散如筛,腹中大痛。

16215 升陷汤(《衷中参西》上册)

【组成】生箭耆六钱 知母三钱 柴胡一钱五分 桔梗一钱五分 升麻一钱

【主治】胸中大气下陷,气短不足以息,或努力呼吸,有似乎喘;或气息将停,危在顷刻。其兼证,或寒热往来,或咽干作渴,或满闷怔忡,或神昏健忘,其脉象沉迟微弱,关前尤甚。其剧者,或六脉不全,或参伍不调。

【加减】气分虚极下陷者,酌加人参数钱,或再加山萸肉(去净核)数钱,以收敛气分之耗散,使升者不至复陷更佳;若大气下陷过甚,至少腹下坠,或更作疼者,宜将升麻改用钱半,或倍作二钱。

【方论选录】升陷汤,以黄耆为主者,因黄耆既善补气,又善升气,且其质轻松,中含氧气,与胸中大气有同气相求之妙用,惟其性稍热,故以知母之凉润者济之;柴胡为少阳之药,能引大气之陷者自左上升;升麻为阳明之药,能引大气之陷者自右上升;桔梗为药中之舟楫,能载诸药之力上达胸中,故用之为向导也。至其气分虚极者,酌加人参,所以培气之本也;或更加萸肉,所以防气之涣也。至若少腹下坠或更作疼,其人之大气直陷至九渊,必需升麻之大力者,以升提之,故又加升麻五分或倍作二钱也。方中之用意如此,至随时活泼加减,尤在临证者之善变通耳。

【临床报道】❶一氧化碳中毒:有兄弟二人,其兄年近六旬,弟五十余。冬日畏寒,共处一小室中,炽其煤火,复严其户牖。至春初,二人皆觉胸中满闷,呼吸短气。盖因户牖不通外气,屋中氧气全被煤火着尽,胸中大气既乏氧气之助,又兼受碳气之伤,日久必然虚陷,所以呼吸短气也。因自觉满闷,医者不知病因,竟投以开破之药。迨开破益觉满闷,转以为药力未到,而益开破。数剂之后,其兄因误治,竟至不起。其弟服药亦增剧,而犹可支持,遂延愚诊治。其脉微弱而迟,右部尤甚,自言心中发凉,小腹下坠作疼,呼吸

四画

升

288

(总1196)

甚觉努力。知其胸中大气下陷已剧,遂投以升陷汤,升麻改用二钱,去知母,加干姜三钱。两剂后,少腹即不下坠,呼吸亦顺。将方中升麻、柴胡、桔梗皆改用一钱,连服数剂而愈。

❷大气下陷:一人,年二十余。动则作喘,时或咳嗽。医治数年,病转增剧。皆以为劳疾不可治。其脉非微细,而指下若不觉其动。知其大气下陷,不能鼓脉外出,以成起伏之势也。投以升陷汤,加人参、天冬各三钱,连服数剂而愈。

❸失音:一人,年四十许。失音半载,渐觉咽喉发紧,且常溃烂,畏风恶寒,冬日所着衣服,至孟夏犹未换。饮食减少,寝成虚劳,多方治疗,病转增剧。诊其脉,两寸微弱,毫无轩起之象,知其胸中大气下陷也。投以升陷汤,加玄参四钱,两剂,咽喉即不发紧。遂减去升麻,又连服十余剂,诸病皆愈。

❹小儿心肌炎:《实用中医药杂志》[1997,(1):9]升陷汤治疗儿童压气症疗效观察,结果:显效 15 例,有效 15 例,无效 2 例,总有效率 95%。

【现代研究】升陷汤对人鼠急性心肌缺血作用机制的探讨:《中国医院药学杂志》[2007,27(5):617]实验结果表明:❶升陷汤有抗心肌缺血的作用;❷升陷汤能显著上调缺血损伤大鼠血清 NO 水平及降低血浆 ET 水平;❸升陷汤能显著抑制心肌细胞发生脂质过氧化,并显著减轻心肌损伤的程度。结论:升陷汤能改善内皮依赖性血管舒张功能障碍,抑制细胞氧自由基的产生,提高耐缺血、缺氧的能力。

16216 升麻丸(《圣惠》卷三)

【组成】川升麻一两 羚羊角屑一两 茯神一两 柴胡一两(去苗) 栀子仁一两 黄连半两(去须) 麦门冬一两(去心,焙) 牛黄一分(细研如粉) 龙脑一钱(细研如粉) 甘草半两(炙微赤,锉) 朱砂一两(细研,水飞过)

【用法】上为细末,入牛黄等同研合匀,炼蜜为丸,如梧桐子大。每服十五丸,食后煎竹叶汤送下。

【主治】肝脏壅热,心膈烦躁,恍惚,头目不利。

【宜忌】忌猪肉、羊血。

16217 升麻丸(《圣惠》卷十五)

【组成】川升麻 玄参 射干 百合 马蔺根 甘草(炙微赤,锉)各一分 马牙消半两

【用法】上为末,用牛蒡根捣汁为丸,如樱桃大。常含一丸,咽津。

【主治】时气热毒上攻,咽喉疼痛闭塞。

16218 升麻丸(《圣惠》卷三十一)

【组成】川升麻三分 黄连三分(去须) 赤芍药三分 龙胆三分(去芦头) 知母三分 柴胡一两半(去苗) 犀角屑三分 葳蕤三分 子芩三分 前胡一两(去芦头) 鳖甲一两(涂醋炙微黄,去裙襴) 川芒消一两

【用法】上为末,炼蜜为丸,如梧桐子大。每服三十丸,食后以温浆水送下。

【主治】骨蒸烦热,四肢酸疼,日晚颊赤,口舌干燥。

16219 升麻丸(《圣惠》卷三十五)

【组成】川升麻半两 马蔺子一分 白矾一分 马牙消一分 玄参一分

【用法】上为末,炼蜜为丸,如楝子大。用薄绵裹,常含一丸,咽津。

【主治】咽喉闭塞,津液不通。

16220 升麻丸(《圣惠》卷八十四)

【组成】川升麻半两 龙胆半两(去芦头) 栀子仁半两 黄芩半两 川大黄半两(锉碎,微炒) 秦艽半两(去苗) 甘草半两(炙微赤,锉)

【用法】上为末,炼蜜为丸,如梧桐子大。每服三丸,以新汲水研下,不拘时候,三岁以上,加丸数服。

【主治】小儿热毒攻脾胃,遍身俱黄,小便赤涩,大便难,心神躁热,面目赤黄。

16221 升麻丸(《圣济总录》(人卫本)卷三十)

【组成】升麻三两 甘草(生用) 射干各二两

【用法】上为末,用牛蒡汁为丸,如弹子大。每服绵裹一丸,含化咽津,不拘时候。如和不成,入炼蜜少许。

【主治】伤寒脏腑虚热,毒气攻冲,咽喉肿塞急痛。

【备考】本方方名,原书文瑞楼本作"升麻大丸",《普济方》引作"大丸"。

16222 升麻丸(《圣济总录》卷三十二)

【组成】升麻 苦药子 铅丹(炒) 大黄(生用)各半两

【用法】上为末。炼蜜为丸,如弹子大。每服一丸,绵裹咽津,化尽再服之。

【主治】伤寒后喉内生疮,及喉肿塞,毒热上冲。

16223 升麻丸(《圣济总录》卷五十八)

【组成】升麻 黄连(去须) 龙胆 黄芩(去黑心,锉) 犀角(镑) 葳蕤 知母(焙)各一分 前胡(去芦头) 鳖甲(醋炙,去裙襴)各半两 朴消(研)一分

【用法】上为末,炼蜜为丸,如梧桐子大。每服二十丸,温浆水送下,不拘时候。

【主治】消渴,口干燥,四肢酸疼,日晡颊赤烦闷。

16224 升麻丸(《圣济总录》卷五十九)

【组成】升麻 黄芩(去黑心) 麦门冬(去心,焙)各五两 生干地黄(焙)三两 栝楼根七两 苦参八两 人参三两 黄连(去须) 黄柏(去粗皮,锉)各五两

【用法】上为末,以生牛乳汁为丸,如梧桐子大,晒干。每服三十丸,粟米饮送下,不拘时服。渐加至五十丸。

【主治】久消渴不止。

16225 升麻丸(《圣济总录》卷一〇九)

【组成】升麻 黄芩(去黑心) 车前子 决明子(微炒) 茺蔚子 玄参 龙胆 防风(去叉) 生干地黄(焙) 山栀子仁 甘草(炙,锉) 地肤子各一两

【用法】上为细末,炼蜜为丸,如梧桐子大。每服二十丸,食后温浆水送下,临卧再服。加至三十丸。

【主治】热毒,目中臀肉生疮翳。

16226 升麻丸(《圣济总录》卷一一七)

【组成】升麻 黄连(去须) 黄柏(炙,锉) 杏仁(汤浸,去皮尖双仁)各一两

【用法】上四味,将上三味捣罗为末,次研杏仁如膏,加炼蜜三两,以药末并杏仁膏合和为丸,如弹子大。每服一丸,含化咽津。

【主治】口糜生疮。

16227 升麻丸(《圣济总录》卷一二〇)

【组成】升麻 细辛(去苗叶) 防己 羌活(去芦头) 枳壳(去瓤,麸炒)各一两 大黄(锉,微炒) 麻仁(研) 牵牛子(炒,捣取细末) 大腹(煨,锉) 郁李仁(生,去皮)各

三两

【用法】上为末,炼蜜为丸,如梧桐子大。每服三十丸,空心,食前温酒送下,一日二次。

【功效】疏风毒。

【主治】❶《圣济总录》:风肿牙疼。❷《御药院方》:阳明经有热攻注,牙齿肿痛。

16228 升麻丸

《圣济总录》卷一七二。为《圣惠》卷八十七"青黛丸"之异名。见该条。

16229 升麻丸(《圣济总录》卷一八〇)

【组成】升麻 防风(去叉) 栀子仁各半两

【用法】上为末,青羊脑髓为丸,如麻子大。一二岁每服三丸,温熟水研化下,食后、午时、临卧各一次。

【主治】小儿脑热,鼻干无涕。

16230 升麻丸(《玉机微义》卷三十)

【组成】细辛 升麻 防己 羌活 牵牛 大黄等分

【用法】上为末,炼蜜为丸,如梧桐子大。每服二十丸,临睡温水送下。

【主治】阳明有热,攻注牙齿肿痛,脉洪大而实。

16231 升麻汤(方出《肘后方》卷二,名见《千金》卷九)

【异名】阳毒汤(《千金》卷九)。

【组成】雄黄 甘草 升麻 当归 椒桂各一分

【用法】水五升,煮取二升半,分三次服。温覆取汗。服后不汗,更作一剂。

【主治】初得伤寒,便身重腰背痛,烦闷不已,脉浮,面赤斑斑如锦文,喉咽痛,或下痢,或狂言欲走,名中阳毒。

16232 升麻汤(《普济方》卷二九九引《肘后方》)

【组成】升麻(锉) 黄柏(去粗皮,锉) 大青各一两

【用法】上为粗末。每服五钱,水二盏,煎取一盏,热漱冷吐。

【主治】卒患口疮。

16233 升麻汤(《外台》卷三十引《小品》)

【异名】升麻揭汤(《千金》卷二十二)、漏芦汤(《圣惠》卷六十四)、溻肿升麻汤(《外科精义》卷下)、漏芦溻肿汤(《疡科选粹》卷一)。

【组成】升麻一两 黄芩三两 栀子二十枚 漏芦二两 蒴藋根五两 芒消二两

【用法】上切。以水一斗,煮取七升,候冷,分用渍溻肿。常令湿润即消。

【主治】❶《外台》引《小品》:肿毒。❷《圣惠》:丹疹,毒气不消,时发疼痛。

16234 升麻汤(《外台》卷二引《深师方》)

【组成】升麻一两 甘草一两(炙) 竹叶(切)五合 麦门冬三分(去心) 牡丹一分 干枣二十枚(擘)

【用法】上切。以水四升,煮取一升半,去滓,分五服含,稍稍咽之。

【主治】伤寒口疮烂者。

【宜忌】忌海藻、菘菜、胡荽等。

16235 升麻汤(《医心方》卷十六引《鬼遗》)

【组成】升麻一两 吴茱萸一两 熏陆香二两 鸡舌香一两 雄黄一两 鳖甲一两(炙) 甘草一两 乌扇三两 青木香一两

【用法】以水七升,煮取二升半,适寒温分三服,相去一里。

【主治】恶脉毒肿。

16236 升麻汤(《外台》卷三引《集验方》)

【组成】升麻三两 通草四两 射干二两 羚羊角三两(屑) 芍药二两 生芦根(切)一升

【用法】上切。以水七升,煮取二升半,去滓,分为三次,徐徐服。

【主治】伤寒热病喉中痛,闭塞不通;天行热病口疮。

16237 升麻汤(《外台》卷二十三引《经心录》)

【组成】升麻 芍药各四两 射干三两 杏仁(去尖皮)三两 麻黄(去节)二两 甘草(炙)二两 枫香 葛根各三两

【用法】上切。以水八升,煎取半分,分三次服。

【主治】风毒咽水不下,及瘰病肿。

【宜忌】忌生冷、菘菜、海藻、猪肉、五辛。

16238 升麻汤(《外台》卷六引《删繁方》)

【组成】升麻三两 犀角三两(屑) 地榆四两(炙) 绛草三两 蘘荷根四两 黄芩三两 芭蕉根(切)一升 桔梗三两 栀子仁三七枚

【用法】上切。以水九升,煮取三升,去滓,分三次服。

【主治】下焦热毒,痢血如鹅鸭肝不止。

【宜忌】忌猪肉。

16239 升麻汤(《外台》卷一引《古今录验》)

【组成】升麻二分 当归二分 蜀椒(汗)一分 雄黄(研) 栀子 桂心各一分 甘草二分(炙) 鳖甲大如手一片(炙)

【用法】上切。以水五升,煮取二升半,分三次服。如人行五里久,再服。温覆手足,毒出则汗,汗出则解,不解重作服。亦取得吐佳。

【主治】伤寒一二日便成阳毒,或服药吐下之后,变成阳毒,身重腰背痛,烦闷不安,狂言,或走,或见神鬼,或吐血下利,其脉浮大数,面赤斑斑如锦纹,喉咽痛唾脓血。

【宜忌】忌海藻、菘菜、生葱、苋菜。

【加减】阴毒,去雄黄。

16240 升麻汤(《外台》卷二十三引《古今录验》)

【组成】甘草一两(炙) 升麻 石膏(碎) 牡丹皮各一两

【用法】上切。以水七升,煮取三升,每服七合,一日三次。

【主治】咽喉生疮。

【宜忌】忌海藻、菘菜。

16241 升麻汤(《千金》卷三)

【组成】升麻三两

【用法】以清酒五升,煮取二升,去滓,分二次服,当吐下恶物,勿怪,良。

【主治】产后恶物不尽,或经一月、半岁、一岁者。

【方论选录】《千金方衍义》:升麻升清阳,降浊气,渍之以酒而升腾胃气,胃气有权,浊恶自不能留矣。所患虽久而元气未漓,无患升动逆气也。

16242 升麻汤(《千金》卷五)

【异名】十物升麻汤(《活人书》卷二十)。

【组成】升麻　白薇　麻黄　葳蕤　柴胡　甘草各半两　黄芩一两　朴消　大黄　钩藤各六铢

【用法】上㕮咀。以水三升，先煮麻黄，去上沫，纳诸药，煮取一升，儿生三十日至六十日，一服二合；六十日至百日，一服二合半；百日至二百日，一服三合。

【主治】小儿伤寒，变热毒病，身热，面赤，口燥，心腹坚急，大小便不利，或口疮者；或因壮热，便四肢挛掣惊，仍成痫疾，时发时醒，醒后身热如火者。

【方论选录】《千金方衍义》：此采麻黄升麻汤中五味，以二麻透表，黄芩泄热，葳、甘润燥，参入白薇散坚，柴胡退热，消、黄荡实，钩藤舒挛，表里兼治之捷法，仍从南阳法中化出。

16243　升麻汤《千金》卷五

【组成】升麻　生姜　射干各二两　橘皮一两

【用法】上㕮咀。以水六升，煮取二升，去滓，分三次服。

【主治】小儿喉痛，若毒气盛便咽塞；大人咽喉不利。

【方论选录】《千金方衍义》：升麻引射干上行散结，姜、橘开提痰气。

16244　升麻汤《千金》卷十三

【组成】升麻　栀子仁　子芩　泽泻　淡竹叶　芒消各三两　生地黄(切)一升

【用法】上㕮咀。以水九升，煮取三升，去滓，下芒消，分二次服。

【主治】心热病，脉实洪满者。

【方论选录】《千金方衍义》：脉实洪满，心与包络邪实之应。心主血，故用生地黄、黄芩凉血为主，然火逆上僭，非芒消、栀子、竹叶、泽泻并通二阴，不能旋折其威；又需升麻开发于上，分解蕴隆之势也。

16245　升麻汤《千金翼》卷十八

【组成】升麻　枳实(炙)　栀子仁　黄芩各三两　香豉一升　大黄四两　杏仁一升(去皮尖双仁)　生姜四两(切)　生地黄十两　人参　甘草(炙)各二两

【用法】上㕮咀。以水一斗二升，煮豉三沸，去豉纳药，煮取三升半，分四次服，日三夜一。

【主治】强壮人身有大热，热毒流四肢，骨节急痛不可忍，腹中烦满，大便秘涩；并治历节肿。

16246　升麻汤《千金翼》卷十八

【组成】升麻　大黄各四两　前胡　栀子各三两(擘)

【用法】上㕮咀。以水九升，煮取三升，分三次服。

【主治】强壮人身有大热，热毒流四肢骨节，急痛不可忍，腹中烦满，大便秘涩。

16247　升麻汤《千金翼》卷二十二

【组成】升麻　枳实(炙)　芍药　大黄各二两　当归　黄芩各一两(一方有甘草一两)

【用法】上㕮咀。以水八升，煮取二升，分三次服。得下肿消，止。

【主治】服石发热，热结生肿坚起，始作肿者。

【加减】热甚，倍加黄芩。

16248　升麻汤《千金翼》卷二十二

【组成】升麻三两

【用法】上㕮咀。以水三升，煮取一升，分三次服。

【主治】痈发背。

【临床报道】发背：何道静母在建安，夜得发背，至晓半臂黑，上热如火，嘘吸烦闷，时无三两升麻，惟一两，以水三升，煮得一升，如上法，一服觉如小宽，再服热瘥，乃得眠，至暮服尽转佳，明日视背色还复，遂愈也。

16249　升麻汤《医心方》卷二十五引《产经》

【组成】升麻一两　夜干半两　沉香一分　黄芩一分　丁子三铢

【用法】上切。以水一升五合，煮取六合，分三次服。一岁儿一服半合。

【主治】小儿恶核肿，壮热欲死。

16250　升麻汤《幼幼新书》卷三十引《婴孺方》

【组成】升麻八分　淡竹青皮　羚羊角各五分　芍药六分　生地黄七分　甘草四分

【用法】以水三升，煮一升，一岁儿分三次服。

【主治】小儿热病，鼻衄或唾血。

16251　升麻汤《医心方》卷十四引《通玄》

【组成】升麻二两　黄芩三两　栀子二两　大青二两　大黄二两(别浸)　芒消三两

【用法】水八升，煮取二升半，分三次服；如不利，尽服之。

【主治】伤寒五日，外肉凉，内热者。

16252　升麻汤《普济方》卷十八引《护命》

【组成】升麻　黄芩(去黑心)　白茯苓(去黑皮)　麦门冬(去心，焙)　大黄(锉，炒)　羌活(去芦头)　木香　犀角(镑)　沉香(锉)　玄参　朱砂各等分

【用法】上为末。每服三钱，水一盏，于银器内煎八分，去滓，食后服。

【主治】心气实热，神思不安，常思狂走，喜笑无度，坐卧不安，心脉浮洪实大。

16253　升麻汤《保命集》卷下引《局方》

【异名】清震汤(《卫生宝鉴》卷九)、升苍荷叶散(《奇效良方》卷二十四)、升麻荷叶散(《增补内经拾遗》卷四)。

【组成】升麻一两　苍术一两　荷叶一个(全者)

【用法】上为细末。每服五钱，水一盏，煎七分，食后温服；或烧全荷叶一个，研细调煎药。

【主治】❶《保命集》引《局方》：雷头风。❷《卫生宝鉴》：头面疙瘩肿痛，憎寒发热，四肢拘急，状如伤寒。

16254　升麻汤

《活人书》卷十六。为《局方》卷二"升麻葛根汤"之异名。见该条。

16255　升麻汤《圣济总录》卷五

【组成】升麻　前胡(去芦头)各一两半　玄参　地骨皮各一两　羚羊角屑　葛根各二两　酸枣仁一两

【用法】上为粗末。每服五钱匕，以水一盏半，煎至八分，去滓，入竹沥半合，重煎三二沸，放温，食后服；如人行五六里更进一服。

【主治】肝虚中风，头痛目眩，胸中客热，气壅冲心烦闷。

16256　升麻汤《圣济总录》卷六

【组成】升麻　防风(去叉)　麻黄(去根节，煎，掠去沫，焙干)各一两　芎䓖　羚羊角(镑)各一两半　桂(去粗皮)三分

四
画

升

291

(总1199)

【用法】上为粗末。每用药十钱匕,以水三盏,煎至二盏,去滓,加竹沥一合,更煎三沸,分温三服,空心一服,夜并二服;相去如人行五里良久更服。以衣覆令微汗出,避外风。

【主治】中风口眼㖞斜。

16257 升麻汤(《圣济总录》卷九)

【组成】升麻 秦艽(去土) 连翘 芍药 防风(去叉) 羚羊角(镑) 木香 枳壳(去瓤,麸炒) 薏苡仁各半两

【用法】上锉细。分为十服,每服以水二盏,加生姜五片,煎服一盏,去滓,徐徐温服。

【主治】肉苛,肌肉不仁。

16258 升麻汤(《圣济总录》卷十九)

【组成】升麻 射干 芍药 人参各三两 赤小豆五合 生姜二两半 麦门冬(去心,焙) 葳蕤各四两 生地黄二两半 甘草(炙)二两 竹叶(切)一升

【用法】上锉,如麻豆大。每服五钱匕,水一盏半,煎至一盏,去滓温服,不拘时候,一日三次。

【功用】消痹蠲热,润悦颜色。

【主治】脉痹,面颜脱色,脉空虚,口唇色赤干燥。

16259 升麻汤(《圣济总录》卷二十)

【组成】升麻 射干 甘草(炙,锉) 芍药 人参各二两 赤小豆(炒)三合 生姜(薄切,焙) 麦门冬(去心,焙) 葳蕤各三两

【用法】上为粗末。每服四钱匕,以水二盏,生地黄汁半合,青竹叶十五片,同煎至一盏半,去滓温服,不拘时候。

【主治】热痹。

16260 升麻汤(《圣济总录》卷二十)

【组成】升麻三两 茯神(去木) 人参 防风(去叉) 犀角(镑) 羚羊角(镑) 羌活(去芦头)各二两 桂(去粗皮)半两

【用法】上为粗末。每服四钱匕,水一盏半,加生姜一块(拍碎),竹沥少许,同煎取一盏,去滓温服,不拘时候。

【主治】❶《圣济总录》:热痹。❷《医级》:风痹血脉,烦心悸眩,肌肉热极。

【方论选录】《医门法律》:方中以升麻为君,除阳明肌肉之热;然热甚必乱其神识,故以人参、茯神、犀角为臣而协理之;以官桂三分为反佐;以羌活为使。如秋月寒潭碧清可爱。鄙意羌、防使药更少减其半,非故饶舌,无非欲为引掖后来之助耳。

16261 升麻汤

《圣济总录》卷二十七。为《活人书》卷十六"阳毒升麻汤"之异名。见该条。

16262 升麻汤(《圣济总录》卷二十七)

【组成】升麻 雄黄(醋煮,研)各半两 当归(切,焙) 桂(去粗皮)各一分 甘草(炙,锉)三分 鳖甲(醋炙,去裙襕)一两

【用法】上为粗末。每服五钱匕,水一盏半,煎至八分,去滓温服,一日二次,不拘时候。

【主治】阳毒伤寒,腰背疼痛,烦闷。面赤狂言妄走,下利无常,赤斑如锦纹,喉咽痛,唾脓血。

16263 升麻汤(《圣济总录》卷二十八)

【组成】升麻半两 大黄(锉,炒)一两 黄连(去须) 甘草(炙,锉)各三分 山栀子仁一两

【用法】上为粗末。每服三钱匕,水一盏,煎至七分,去滓温服,一日二次。

【主治】伤寒热盛,发豌豆疮。

16264 升麻汤(《圣济总录》卷二十九)

【组成】升麻 鳖甲(醋炙,去裙襕) 枳壳(去瓤,麸炒) 犀角(镑) 葛根 黄芩(去黑心)各三分 甘草(炙,锉) 前胡(去芦头) 乌头(炮裂,去皮脐)各半两

【用法】上锉,如麻豆大。每服五钱匕,水一盏半,煎至八分,去滓,加地黄汁二合,搅匀,食后温服。

【主治】伤寒坏病,经数日未愈,诸药不能除者。

16265 升麻汤(《圣济总录》卷二十九)

【组成】升麻 鸡苏茎叶 芍药各一两 青蒿 犀角(镑)各半两 芒消三分

【用法】上为粗末。每服三钱匕,水一盏,煎至六分,去滓,加地黄汁一合,食后温服。

【主治】伤寒鼻衄不止,头痛壮热。

16266 升麻汤(《圣济总录》卷三十)

【组成】升麻一两 麦门冬(去心,焙)三两 牡丹皮 甘草(炙,锉)各半两

【用法】上为粗末。每服五钱匕,水一盏半,加竹叶三七片,大枣二枚(擘破),煎至八分,去滓,食后温服。

【主治】伤寒口舌疮赤烂。

16267 升麻汤(《圣济总录》卷三十)

【组成】升麻一两 木通(锉) 黄柏(去粗皮,锉)各半两 玄参三分 麦门冬(去心,焙)一两 青竹茹半两 前胡(去芦头)三分 石膏(碎)一两 朴消二两

【用法】上为粗末。每服五钱匕,用水一盏半,煎至八分,去滓,食后温服,一日二次。

【主治】伤寒热病,咽喉壅塞,连舌根肿痛,及干呕头痛,不下食。

16268 升麻汤(《圣济总录》卷三十)

【组成】升麻 车前子 大黄(锉,炒) 甘草(炙)各半两 生干地黄(焙)三两 朴消三分

【用法】上为粗末。每服三钱匕,水一盏半,煎至八分,去滓温服,一日二次。宜先针舌下两边,出血即消,后服本方。

【主治】伤寒上焦心脾虚热,咽喉中痛,舌根肿满不能转。

16269 升麻汤(《圣济总录》卷三十六)

【组成】常山一两半 升麻 鳖甲(醋炙,去裙襕) 淡竹叶各一两 犀角屑 麦门冬(去心,焙) 知母(切)各三两 甘草(炙)半两

【用法】上㕮咀,如麻豆大。每服五钱匕,水一盏半,煎至一盏,去滓,空心、日午温服。

【主治】足少阳疟,身体解㑊,见人心惕惕然,热多汗出。

16270 升麻汤(《圣济总录》卷三十七)

【组成】升麻 柴胡(去苗)各四两 桂(去粗皮) 人参 常山 甘草(炙)各二两 大黄(炮)半两

【用法】上为粗末。每服三钱匕,水一盏,煎八分,去滓

温服,不拘时候。

【主治】疟病发热,身体皆黄,小便不利。

16271 升麻汤(《圣济总录》卷三十七)

【组成】升麻一两 常山 槟榔各三分 鳖甲(涂醋炙令黄,去裙襴) 知母 生地黄各一两半

【用法】上锉,如麻豆大。每服五钱匕,水一盏半,入葱白三寸,豉三十粒,同煎至八分,去滓温服,不拘时候。

【主治】疟病,身黄发热,小便不利。

16272 升麻汤

《圣济总录》卷四十二。为《圣惠》卷三"泻热麦门冬散"之异名。见该条。

16273 升麻汤(《圣济总录》卷四十七)

【组成】升麻 栀子仁 射干 赤茯苓(去黑皮)各三两 芍药四两 白术五两 生地黄汁 蜜各一升

【用法】上八味,咬咀六味如麻豆大。每服五钱匕,以水一盏半,煎取一盏,去滓,下地黄汁半合,再煎二沸,次下蜜半匙,共煎取一盏,温服。

【主治】胃热消谷善饥,不生肌肉,病名食亦。

16274 升麻汤(《圣济总录》卷五十六)

【组成】升麻一两半 芍药(锉,炒)半两 大黄(锉,醋炒)二两 鬼箭羽一两 鬼臼(切,炒)一两 桂(去粗皮)一两 桔梗(去芦头,切,炒)一两半 柴胡(去苗)二两 丹砂(研)一两 朴消半两

【用法】上为粗末。每服三钱匕,水一盏,煎至七分,去滓温服。

【主治】中恶,卒暴心痛不可忍。

16275 升麻汤(《圣济总录》卷六十)

【组成】升麻三分 秦艽(去苗土)一两 凝水石一两半(碎) 栝楼根三分 朴消一两

【用法】上为粗末。每服三钱匕,用水一盏,煎至七分,去滓,食后温服,一日三次。

【主治】急黄,面目如金色,烦渴饮水。

16276 升麻汤(《圣济总录》卷六十九)

【组成】升麻(锉) 茜根(锉) 小蓟根(锉)各一两半 艾叶(去梗)一握 凝水石(碎)三两

【用法】上为粗末。每服三钱匕,水一盏,同煎至七分,加生地黄汁一合,更煎一二沸,去滓温服。

【主治】心脏有热,舌上血出如涌泉。

16277 升麻汤(《圣济总录》卷七十七)

【组成】升麻 地榆 茜根 黄芩(去黑心)各一两半 犀角(镑)一两 山栀子二七枚(去壳)

【用法】上为粗末。每服五钱匕,水一盏半,加生地黄一分(切),薤白三茎(切),豉三七粒,同煎至八分,去滓,空心温服,日晚再服。

【主治】蛊毒痢下血片,脐下疞刺痛。

16278 升麻汤(《圣济总录》卷八十四)

【组成】升麻 白茯苓(去黑皮)各二两 青竹茹一两 木香一两一分 黄芩(去黑心)一两半 桑根白皮(锉)二两 石膏三两 麦门冬(去心,焙)二两

【用法】上为粗末。每服五钱匕,水一盏半,加生姜一分(拍碎),大枣二枚(擘破),煎至八分,去滓温服,一日二次。

【主治】脚气退而客热未定,干渴不止,胸膈尚闷,脚疼。

16279 升麻汤(《圣济总录》卷八十四)

【组成】升麻 青竹茹(锉)各二两 石膏(碎)三两 木香 独活(去芦头) 犀角(镑) 防风(去叉) 黄芩(去黑心)各一两半

【用法】上为粗末。每服五钱匕,水一盏半,煎取七分,去滓,加红雪一钱匕,竹沥一合,地黄汁一合,再煎令沸,不拘时服。

【主治】热毒风兼脚气,因乳石动发,不觉心闷语涩或失音。

16280 升麻汤(《圣济总录》卷八十四)

【组成】升麻二两 犀角(镑)四两 玄参一两半 木香二两 葳蕤(切,焙)五两 麦门冬(去心,焙)六两 射干三两 栝楼六两 甘草(炙) 黄芩(去黑心)各四两

【用法】上咬咀,如麻豆大。每服五钱匕,加生姜一枣大(拍碎),水二盏,浸一宿,平旦煎取一盏,去滓温服。

【主治】久服钟乳及诸石,脏腑热甚,又酒面过度,脚气壅上气闷,烦渴引饮不止,喘急语短,喉痛结涩。

【加减】如兼气者,每服加槟榔末半钱匕。

16281 升麻汤(《圣济总录》卷一〇二)

【组成】升麻 大青 蔷薇根皮(去黑皮)各一两 黄柏(去粗皮)三分 射干 玄参各二两

【用法】上为粗末。每服五钱匕,水一盏半,煎至八分,去滓,加蜜半合,再煎三二沸,食后、临卧温服。

【主治】肝实热,目暗不明。

16282 升麻汤(《圣济总录》卷一一一)

【组成】升麻 黄耆(锉) 犀角(镑) 葳蕤 玄参各一两

【用法】上锉,如麻豆大。每服五钱匕,水一盏半,煎至八分,去滓,加芒消半钱,竹沥少许,空心温服。

【主治】膀胱热,肝膈中风毒,目生丁翳。

16283 升麻汤(《圣济总录》卷一一二)

【组成】升麻 麦门冬(去心,焙) 玄参 白杨树皮 柴胡(去苗) 栀子仁 黄连(去须)各一两 犀角(镑)一两半 决明子(炒) 甘草(炙)各半两 黄芩(去黑心)二两 地骨皮三两

【用法】上为粗末。每服三钱匕,水一盏,煎至七分,去滓放温,食后临卧服,一日二次。

【主治】肝肾虚,风冲目赤,视物昏暗,渐成青盲。

16284 升麻汤(《圣济总录》卷一一六)

【组成】升麻 桔梗(炒) 黄芩(去黑心) 犀角(细镑) 贝母(微炮,去心) 龙胆各半两 甘草(炙)一分

【用法】上为粗末。每服三钱匕,以水一盏,煎至七分,去滓温服,不拘时候,一日三次。

【主治】鼻干痒生疮,干呕不下饮食。

16285 升麻汤(《圣济总录》卷一一八)

【组成】升麻一两 大青(去根)三分 射干三两 玄参三两 黄柏(去粗皮)一两 山栀子仁半两 蔷薇根(锉)三两

【用法】上为粗末。每服五钱匕,水二盏,加竹叶七片,煎至一盏,去滓,入蜜少许,地黄汁一合,更煎三五沸,徐徐

含咽。

【主治】口舌生疮。

16286 升麻汤《圣济总录》卷一二〇）

【组成】升麻一两　细辛（去苗叶）　甘松（去土）　防风（去叉）　露蜂房（去尘）　甘草（生，锉）各二两　地骨皮（去土）八两　鸡苏叶（去土）四两

【用法】上为粗末。每服三钱匕，水一盏，同煎七分，放温漱，冷吐。

【主治】一切风齿疼痛。

16287 升麻汤《圣济总录》卷一二二）

【组成】升麻（锉）　木通各一两　射干络石　羚羊角（镑）各三分　芍药　淡竹叶（洗）　杏仁（汤浸，去皮尖双仁，炒）各半两

【用法】上八味，除竹叶外，为粗末。每服三钱匕，水一盏，加竹叶七片，煎至六分，去滓温服，一日三次。

【主治】喉中痛，闭塞不通。

16288 升麻汤《圣济总录》卷一二三）

【组成】升麻　木通（锉）　黄柏（去粗皮，涂蜜炙）　玄参　麦门冬（去心，焙）各一两　竹茹　前胡（去芦头）　大青各三分　芒消（别研，汤成下）

【用法】上九味，除芒消外，为粗末。每服三钱匕，水一盏，煎至六分，去滓，下芒消末半钱匕，搅令匀，食后温服，一日三次。

【主治】咽喉生谷贼，咽物妨闷。

16289 升麻汤《圣济总录》卷一二九）

【组成】升麻　连翘　玄参　大青　大黄（锉，微炒）各一两　败酱　络石　白蔹各半两　生地黄二两

【用法】上锉，如麻豆大。每服五钱匕，水一盏半，煎至七分，加芒消一钱，去滓，空心温服。微利三二行，未利再服。

【主治】石疽坚硬，皮色深赤，恶寒壮热，一二日未脓者。

16290 升麻汤

《圣济总录》卷一三一。为《肘后方》卷五“大黄汤”之异名。见该条。

16291 升麻汤《圣济总录》卷一三一）

【组成】升麻　连翘　大黄（锉，炒）　生地黄（切，焙）木香各一两　白蔹　玄参各三分

【用法】上为粗末。每服五钱匕，水二盏，煎至一盏，加芒硝末半钱匕，去滓，空心温服。取利为度，未利再服。

【主治】痈疽始作，坚硬皮色紫赤，恶寒壮热，一二日未成脓者。

16292 升麻汤《圣济总录》卷一三三）

【组成】升麻　大黄（锉，微炒）　黄芩（去黑心）　枳实（去瓤，麸炒令黄）　芍药各一两　甘草（炙）　当归（切，焙）各半两

【用法】上为粗末。每服五钱匕，用水一盏半，加灯心一握，煎至一盏，去滓，空心、晚食前温服。

【主治】心有风热，生浸淫疮遍体。

16293 升麻汤《圣济总录》卷一三五）

【组成】升麻　大黄（锉如半粟大，醋炒紫色）各二两前胡（去芦头）　栀子仁　射干（去毛，炙）各一两半　黄芩

（去黑心）　犀角（镑屑）各一两　豉（炒）半升　羚羊角（镑屑）半两

【用法】上为粗末。每服三钱匕，水一盏半，煎至一盏，去滓，食后温服，一日三次。

【主治】热毒流于四肢，肿痛不消。

16294 升麻汤《圣济总录》卷一三七）

【组成】升麻　甘草各半两

【用法】上锉细，以水二升，煎至一升，去滓，加芒消末半两，搅匀，温浸指上数十遍，冷即再暖，以愈为度。

【主治】代指虽无蕴毒，筋骨中热气尚盛。

16295 升麻汤《圣济总录》卷一三八）

【组成】升麻二两　漏芦　黄芩（去黑心）各三两　栀子（去皮）一两

【用法】上锉细。每用半两，以水五盏，煎至二盏，去滓，加芒消二钱匕，搅匀，以故帛三两重浸汤中，温拓患处数十遍，一日两次。

【主治】丹毒。

16296 升麻汤《圣济总录》卷一三八）

【组成】升麻一两　乌梅肉二两　山栀子仁二十枚

【用法】上为粗末。每服五钱匕，水二盏，煎至一盏，去滓，空心温服，日晚再服；余滓热拓患上。

【主治】恶脉毒肿。

16297 升麻汤《圣济总录》卷一四九）

【组成】升麻三两　龙胆　葳蕤　大青各一两

【用法】上为粗末。每服五钱匕，水一盏半，煎至八分，去滓温服，未愈频服。

【主治】中水毒，寒热。

16298 升麻汤

《圣济总录》卷一四九。为方出《肘后方》卷七，名见《普济方》卷三〇八“升麻散”之异名。见该条。

16299 升麻汤《圣济总录》卷一六五）

【组成】升麻　大黄（锉）各一两　当归（切，焙）二两生干地黄（焙）三两　前胡（去芦头）二两半　山栀子仁（微炒）二两

【用法】上为粗末。每服五钱匕，水一盏半，煎至八分，去滓，食前温服。

【主治】产后大便秘涩。

16300 升麻汤《圣济总录》卷一六五）

【组成】升麻　枳实（去瓤，麸炒）　黄芩（去黑心）各三分　大黄（锉）　栀子仁　杏仁（去双仁皮尖，麸炒）　当归（切，焙）　人参　甘草（炙）　生甘地黄（焙）各一两

【用法】上为粗末。每服二钱匕，水一盏，煎至七分，去滓，食前服。

【主治】产后热燥，大便秘涩。

16301 升麻汤《圣济总录》卷一六六）

【组成】升麻　玄参　芍药　生干地黄（焙）　瞿麦（取穗）各一两　射干半两　甘草（炙）一分

【用法】上为粗末。每服三钱匕，水一盏，煎至七分，去滓，不拘时候，温服。

【主治】产后乳汁不泄，结成痈肿热痛。

16302 升麻汤《圣济总录》卷一六六）

【组成】升麻　白蔹各一两半　大黄（生）半两　黄芩

（去黑心）一两　芒消（研）半两　桂（去粗皮）一两　人参黄耆（锉）各三分

【用法】上为细末。每服三钱匕,水一盏,煎七分,去滓温服,不拘时候。

【主治】产后乳肿,或结核败坏热闷。

16303　升麻汤《圣济总录》卷一六八）

【组成】升麻　柴胡（去芦头）　麦门冬（去心,焙）　黄芩（去黑心）　甘草（炙,锉）各半两　黄耆（锉）　人参各一分。

【用法】上为粗末。每服一钱匕,以水八分,煎取五分,去滓,量儿大小加减服。

【主治】小儿温壮不解。

16304　升麻汤《圣济总录》卷一六八）

【组成】升麻　柴胡（去苗）　枳壳（去瓤,麸炒）　黄芩（去黑心）　芍药　栀子仁　知母（焙）　杏仁（去皮尖双仁,炒,别研）各三分　大黄（锉,炒）一两一分　石膏（别捣研）一两半

【用法】上十味,以八味为粗末,入杏仁、石膏拌匀。每服一钱匕,以水一中盏,加青竹叶同煎至三分,去滓,食后相继三服。

【主治】小儿期岁至三岁,时时壮热。

16305　升麻汤《圣济总录》卷一七〇）

【组成】升麻　芍药　甘草（炙）　大黄（锉,炒）各半两

【用法】上为粗末。一二岁儿每服一钱匕,水半盏,煎至三分,去滓,乳食后温服,一日三次。

【主治】小儿惊啼,乳不消化。

16306　升麻汤《圣济总录》卷一七四）

【组成】升麻　黄芩（去黑心）　山茵陈　柴胡（去苗）　瓜蒂　知母（焙）　蓝叶各一两　山栀子仁一两一分　大黄（锉,炒）　石膏（捣碎）各一两半　甘草（炙）　芍药各半两　羚羊角（镑）三分

【用法】上为粗末。三四岁儿每服一钱匕,水七分,煎至四分,去滓温服,早晨、午后、近夜各一服。

【主治】小儿发黄。

16307　升麻汤

《圣济总录》卷一七四。为《圣惠》卷八十四"升麻散"之异名。见该条。

16308　升麻汤

《圣济总录》卷一七七。为《外台》卷二十八引《广济方》"升麻散"之异名。见该条。

16309　升麻汤《圣济总录》卷一八一）

【组成】升麻　射干　大黄（锉,炒）各半两

【用法】上为粗末。每服一钱匕,水一盏,煎至四分,去滓,分温二服,早晨、日午各一次。

【主治】小儿咽喉肿痛,壮热躁渴不止。

16310　升麻汤《圣济总录》卷一八一）

【组成】升麻　木通（锉）　大黄（生）　麻黄（去根节）各一分　犀角（镑）　石膏（碎）　甘草（生,锉）各半两　朴消（研）一两

【用法】上为粗末。每服二钱匕,水一盏,煎至七分,去滓,量大小分减服。

【主治】小儿喉痹,血气结塞。

【宜忌】慎勿刺破。

16311　升麻汤《圣济总录》卷一八一）

【组成】升麻　黄耆（锉）　玄参　甘草（炙）各半两　犀角屑　防风（去叉）　蕤仁（汤浸去皮,研）各一分

【用法】上为粗末。每服一钱匕,以水七分,煎至四分,去滓,分温二服。

【主治】风毒所攻,小儿眼胎赤肿痛。

16312　升麻汤《圣济总录》卷一八三）

【组成】升麻　前胡（去芦头）　甘草（炙）各二两　黄芩（去黑心）　生地黄（切,焙）各三两　枳壳（去瓤,麸炒）　黄连（去须）　栝楼根（锉,焙）各一两　栀子仁十四枚

【用法】上为粗末。每服四钱匕,水二盏,加豉一合（绵裹）,同煎至一盏,去滓温服,早晨、日午各一次。

【主治】乳石发热如火,头痛烦闷,寒热呕逆。

【加减】心烦,加麦门冬一两;稍冷,加生姜一两。

16313　升麻汤《圣济总录》卷一八三）

【组成】升麻　葳蕤各一两半　黄芩（去黑心）二两　犀角（镑）　甘草（炙,锉）各一两　栀子仁十枚

【用法】上为粗末。每服五钱匕,水三盏,煎至一盏半,去滓,加紫雪一钱匕,分温二服,以利下三二行为度。仍用黄连汤涂疮肿上。

【主治】乳石发热,身体微肿生疮。

16314　升麻汤《圣济总录》卷一八三）

【组成】升麻一两半　乌梅十枚（去核,炒）　黄芩（去黑心）　黄连（去须）　栝楼根　甘草（炙）各一两

【用法】上为粗末。每服五钱匕,水一盏半,煎至一盏,去滓,细细含咽,日三四服。

【主治】乳石发,腹内胸中悉有疮。

16315　升麻汤《圣济总录》卷一八四）

【组成】升麻三两　黄柏（微炙,锉碎）　黄连（去须）　芍药各一两　甘草（炙令赤）　黄芩（去黑心）　白鸭屎　淡竹叶（切）各二两　栀子仁十四枚

【用法】上九味,除竹叶、鸭屎外,为粗末。先以水三升,煮竹叶、鸭屎,去滓,至一升半,每服取一盏,入药四钱匕,煎至七分,去滓温服,早晨、日午、晚后各一次。

【主治】乳石发热,四体烦满,脉至急数,大小便不通。

【加减】若上气,加杏仁五合,石膏三两。

16316　升麻汤《本事》卷二）

【异名】牡丹散（《得效》卷十九）。

【组成】川升麻　桔梗（炒）　薏苡仁　地榆　牡丹皮　芍药　子芩（刮去皮）各半两　甘草三分（炙）

【用法】上锉为粗末。每服一两,水一升半,煎至五合,去滓,日二三服。

【主治】肺痈,吐脓血作臭气,胸乳间皆痛。

【方论选录】《本事方释义》:升麻气味苦辛微温,入足太阴、阳明之表药;桔梗气味苦辛平,入手太阴;薏苡仁气味甘微寒,入手足太阴、手少阴;地榆气味苦咸微寒,入手足阳明;子芩气味苦平,入手足少阳、阳明。此肺痈已成脓血,臭气上升,胸乳作痛,以表药提其清阳,以泄肺清热之药,泻其浊阴,戊己二味和中,清既得升,浊亦得降,焉不奏功耶?

16317　升麻汤《卫生总微》卷八）

【组成】川升麻不限多少

【用法】上锉细，水一大盏，煎至七分，取汁，以棉蘸洗拭疮瘢。

【功用】灭瘢消毒。

【主治】疮疹已愈，余毒未解，疮痂虽落，瘢色黯惨，或凹凸肉起。

16318 升麻汤（《卫生总微》卷十五）

【组成】升麻　绵黄耆（去芦）　人参（去芦）各一两　熟干地黄　天竺黄（研）　牡蛎粉（研）各半两

【用法】上为细末，拌匀，每服半钱或一钱，煎竹叶汤调下，不拘时候。

【主治】肌热盗汗。

【备考】本方方名，据剂型当作"升麻散"。

16319 升麻汤（《女科万金方》）

【组成】升麻　桔梗　地榆　黄芩　米仁　丹皮　白芍　甘草　金银花

【主治】肺痈吐脓血。

16320 升麻汤（方出《朱氏集验方》卷十四，名见《得效》卷十）

【组成】川升麻

【用法】上为细末。取冷熟水调二大钱，连服之。遂洞泻出如生葱数茎，根须皆具，肿即消缩。煎平胃散调补，且食白粥。

【主治】中挑生毒，肋下忽肿起，如生痈疖状，顷刻间其大如碗。

16321 升麻汤

《丹溪心法》卷四。即《局方》卷八（续添诸局经验秘方）"升麻和气饮"。见该条。

16322 升麻汤（《普济方》卷六十五）

【组成】川芎一钱　升麻七钱半　荜茇半钱　石膏二两　蝎梢五钱　荆芥一钱半

上为细末。先用浆水漱牙，用药搽后，用水漱之。

【主治】牙痛。

16323 升麻汤（《普济方》卷七十四）

【组成】升麻　黄芩　薄荷　泽泻各等分　大黄一两　甘草少许

【用法】上㕮咀。每服一抄，水一盏，煎至八分，去滓温服，不拘时候。

【主治】眼壅热，两目如红桃，肿胀昏暗，视物不明，翳膜遮障痛。

16324 升麻汤

《普济方》卷九十五。为《圣济总录》卷十一"秦艽散"之异名。见该条。

16325 升麻汤

《普济方》卷二五一。为《圣济总录》卷一四六"升麻散"之异名。见该条。

16326 升麻汤

《普济方》卷三三八。为《圣惠》卷七十四"麦门冬散"之异名。见该条。

16327 升麻汤

《普济方》卷三六六。为《圣惠》卷八十九"升麻散"之异名。见该条。

16328 升麻汤

《普济方》卷四〇三。为《朱氏集验方》卷十一"升麻散"之异名。见该条。

16329 升麻汤（《疮疡经验全书》卷三）

【组成】升麻　桔梗　薏仁　地榆　黄芩　赤芍　丹皮　生草　黄耆　贝母

【用法】水煎服。

【主治】肺痈，肺疽，胸乳间皆痛，口吐脓血作臭。

【加减】虚证，加人参、白术。

16330 升麻汤（《医统》卷十四）

【组成】升麻　苍术　麦门冬　麻黄各一钱　黄芩　大青各七分　石膏一钱　淡竹叶十片

【用法】水二盏，煎一盏，温服。

【主治】❶《医统》：无汗而喘，小便不利而烦渴。❷《景岳全书》：发斑。

16331 升麻汤（《育婴家秘》卷三）

【组成】升麻一钱　人参　白术　白茯苓　陈皮　当归　白芍　麻子仁各五分　甘草　防风各三分　荆芥穗二分　乌梅（去核）一个

【用法】上㕮咀，分二剂，食前服。

【功用】养血调气，升提。

【主治】小儿痢疾脱肛。

16332 升麻汤（《回春》卷五）

【组成】升麻　苍术　薄荷叶各等分

【用法】上锉。水煎服。或茶调散亦效。

【主治】雷头风，头痛而起核块，憎寒，拘急，发热，状如伤寒。

16333 升麻汤

《准绳·幼科》卷三。为《圣惠》卷九十一"升麻散"之异名。见该条。

16334 升麻汤

《准绳·幼科》卷三。为《圣惠》卷九十"升麻散"之异名。见该条。

16335 升麻汤（《原痘要论》）

【组成】升麻　干葛　白芷　甘草　姜　葱

【用法】水煎，热服。

【主治】疹已出而反没者。

16336 升麻汤

《幼科证治大全》。即《直指》卷二十一"升麻散"。见该条。

16337 升麻饮（《圣济总录》卷二十三）

【组成】升麻（锉）　黄芩（去黑心）　葛根（锉）　柴胡（去苗）　山栀子仁　荆芥穗　牡丹皮　黑牵牛各一分　黄连（去须）　消石（研）各一钱

【用法】上十味，为粗末九味，拌和研者。每服三钱匕，水一盏，煎至七分，去滓，食后、临卧温服。

【主治】伤寒烦躁，大渴饮水不休。

16338 升麻饮（《圣济总录》卷三十二）

【组成】升麻一两　桂（去粗皮）三分　木通（锉）二两　防风（去叉）一两半

【用法】上为粗末。每服五钱匕，水一盏半，煎至一盏，去滓，加竹沥半合，搅令匀，空心温服。

【主治】伤寒失音不语,神志昏冒。

16339 升麻饮

《圣济总录》卷五十三。为《千金》卷六"升麻煎"之异名。见该条。

16340 升麻饮（《圣济总录》卷一一七）

【组成】升麻 黄连(去须) 羚羊角(镑) 玄参 黄芩(去黑心) 麦门冬(去心,焙) 葛根(锉) 大黄(锉) 羌活(去芦头) 防风(去叉) 甘菊花各半两 人参三分 甘草(炙,锉) 知母各一分

【用法】上为粗末。每服三钱匕,水一盏,煎至七分,去滓,食后温服。

【主治】口内生疮,齿龈肉烂。

16341 升麻饮（《圣济总录》卷一一八）

【组成】升麻 前胡(去芦头) 犀角(镑)各半两 龙胆 青竹皮 葛根(锉)各一分 薏苡仁 甘草(炙,锉)各半两

【用法】上为粗末。每服五钱匕,水一盏半,煎至八分,去滓,食后服。

【主治】脾胃有热,风冷相乘,唇肿生核疼痛。

16342 升麻饮（《圣济总录》卷一七一）

【组成】升麻 寒水石(碎)各一两 蛇蜕皮五寸(细切,微炒) 龙胆 钩藤各一两(锉) 蚱蝉(炙,去翅足)三枚 铁粉(研) 黄芩(去黑心)各三分

【用法】上为粗末。三四岁儿每服一钱匕,水七分,煎至四分,去滓放温,一日三五服。

【主治】小儿风热发痫。

16343 升麻饮

《永乐大典》卷一〇三七引《经验良方》。为《圣惠》卷九十一"升麻散"之异名。见该条。

16344 升麻饮

《医方类聚》卷十二。即《济生》卷五"升麻散"。见该条。

16345 升麻饮

《赤水玄珠》卷七。为《局方》卷二"升麻葛根汤"之异名。见该条。

16346 升麻散（方出《肘后方》卷七,名见《普济方》卷三〇八）

【异名】升麻汤(《圣济总录》卷一四九)、犀角散(《普济方》卷三〇八)。

【组成】升麻 乌翣各二两 犀角二两

【用法】水三升,煮取一升,尽服之。滓敷疮上,不愈更作。

【主治】❶《肘后方》:卒中射工水弩毒。❷《外台》引《集验方》:射工毒中人,寒热,发疮偏在一处者。

16347 升麻散（《外台》卷二十二引《古今录验方》）

【组成】升麻六分 黄柏

【用法】上为末。以绵裹含之。

【主治】口疮。

【备考】方中黄柏用量原缺。

16348 升麻散（方出《千金》卷二十五,名见《普济方》卷三〇八）

【组成】吴茱萸一升 生姜(切)一升半 犀角 升麻 橘皮各二两 乌梅十四枚

【用法】上㕮咀。以水七升,煮取二升,分二次服。

【主治】人忽中水毒,手足指冷,或至肘膝者。

16349 升麻散（方出《外台》卷八引《广利方》,名见《普济方》卷二〇五）

【组成】吴射干六分 升麻四分 桔梗四分 木通十二分 赤茯苓八分 百合八分 紫菀头二十一枚

【用法】上切。以水二大升,煎取九合,去滓,食后良久温服,一日三次。

【主治】因食即噎塞,如炙肉脔在咽喉中不下。

【宜忌】忌猪肉、酢物。

16350 升麻散（《外台》卷二十八引《广济方》）

【异名】升麻汤(《圣济总录》卷一一七)。

【组成】升麻 桔梗 栝楼各五两

【用法】上为散。以熟汤洗所患人阴中,再以浓汁服方寸匕,一日二次。渐加至二匕。

【主治】蛊毒。

【宜忌】忌黏食、猪肉。

16351 升麻散（《医方类聚》卷六引《五脏六腑图》）

【组成】升麻八分 栀子十分 决明子十分 苦瓠五分 车前子十分 黄芩八分 茺蔚子八分 干姜十分 龙胆五分

【用法】上为散。每服方寸匕,暖浆水调下,一日二次。

【主治】肝有病,惛惛饶睡,眼膜膜视物不明,飞蝇上下,胬肉漫睛,或生晕映,冷泪下,两角赤痒。

16352 升麻散（《圣惠》卷四）

【组成】川升麻半两 朱砂三分(细研如粉) 犀角屑三分 茯神三分 甘草三分(炙微赤,锉) 龙胆三分(去芦头) 人参三分(去芦头) 麦门冬三分(去心,焙) 寒水石三分 天竺黄三分(细研) 牛黄一分(细研)

【用法】上为细散。入研了药,都研令匀。每服一钱,食后以薄荷汤调下。

【主治】心风热狂言,神思不定,口干烦闷。

16353 升麻散（《圣惠》卷四）

【组成】川升麻半两 犀角屑半两 龙胆半两(去芦头) 麦门冬三分(去心) 玄参三分 黄芩三分 羌活半两 葛根半两(锉) 甘草半两(炙微赤,锉) 防风半两(去芦头) 石膏一两

【用法】上为粗散。每服三钱,以水一中盏,加生姜半分,竹叶二七片,煎至六分,去滓,食后温服。

【主治】心脏风热,心烦舌涩,口干语错。

16354 升麻散（《圣惠》卷四）

【组成】川升麻 黄柏(锉) 杏仁(汤浸,去皮尖双仁,麸炒微黄) 犀角屑 栝楼根 葵子 桑根白皮(锉) 木通(锉) 葳蕤 川大黄(锉碎,微炒)各三分 甘草半两(炮微赤,锉)

【用法】上为散。每服四钱,以水一中盏,煎至六分,去滓,食前温服。

【主治】小肠实热,口干舌燥,心胸烦闷,小便不利。

16355 升麻散（《圣惠》卷五）

【组成】川升麻一两 射干一两 羚羊角屑半两 木通半两(锉) 赤芍药半两 络石三分 甘草半两(炙微赤,锉) 川大黄一两(锉碎,微炙) 川芒消一两 黄芩三分

【用法】上为散。每服三钱,以水一中盏,加生地黄一

分,煎至六分,去滓,不拘时候温服。

【主治】脾实热,喉中肿痛,热塞不通。

16356　升麻散《圣惠》卷九)

【组成】川升麻一两　黄连一两(去须)　川大黄二两(锉碎,微炒)　地骨皮一两　黄芩一两　大青一两

【用法】上为粗散。每服四钱,以水一中盏,加生姜半分,淡竹叶三七片,煎至六分。去滓,不拘时候温服。

【主治】伤寒五日,阳气攻胃,大肠结涩,但通体热,面如桃花,皮肤干燥,无润泽,口干渴。

16357　升麻散《圣惠》卷十)

【组成】川升麻三分　葛根一两(锉)　前胡一两(去芦头)　马牙消一两　子芩半两　知母半两　赤芍药半两　犀角屑半两　甘草半两(炙微赤,锉)　玄参半两　麦门冬一两(去心)　大腹皮一两(锉)

【用法】上为粗散。每服五钱,以水一大盏,煎至五分,去滓,不拘时候温服。

【主治】伤寒,身体酸疼,头面如火,心胸烦躁,背膊壅闷,不思饮食。

16358　升麻散《圣惠》卷十)

【组成】川升麻一两　青蒿半两　犀角屑半两　鸡苏茎叶一两　麦门冬一两(去心)　川朴消一两

【用法】上为散。每服四钱,以水一中盏,煎至五分,去滓,加地黄汁一合,更煎一两沸,不拘时,温温服之。

【主治】伤寒鼻衄不止,头痛壮热。

16359　升麻散《圣惠》卷十)

【组成】川升麻一两　黄芩一两　黄连三分(去须)　青葙子三分　甘草三分(炙微赤,锉)　川芒消二两

【用法】上为粗散。每服五钱,以水一大盏,煎至五分,去滓,不拘时候温服。

【主治】伤寒热毒攻眼,生翳。

16360　升麻散《圣惠》卷十)

【组成】川升麻　木通(锉)　羚羊角屑　前胡(去芦头)　桑根白皮(锉)　川大黄(锉碎,微炒)各半两　马蔺根一两　川朴消一两

【用法】上为粗散。每服五钱,以水一大盏,煎至五分,去滓,不拘时候温服。

【主治】伤寒,心胸气壅,闭塞不通,咽喉疼痛。

16361　升麻散《圣惠》卷十一)

【组成】川升麻一两　当归半两(锉,微炒)　黄芩三分　犀角屑半两　射干一两　黄连三分(去须)　地骨皮三分　甘草半两(炙微赤,锉)

【用法】上为散。每服四钱,以水一中盏,煎至六分,去滓,不拘时候温服。

【主治】伤寒一日,便成阳毒;或服药发汗吐下之后,毒气不解,身重背强烦闷,狂言,或走或见鬼神,面赤斑斑,状如锦文,咽喉痛,及下脓血。

16362　升麻散《圣惠》卷十一)

【组成】川升麻二两　甘草一两(生锉)　黄芩一两　麦门冬三分(去心)　大青一两　犀角屑三分

【用法】上为散。每服四钱,以水一中盏,加淡竹叶二七片,煎至六分,去滓,不拘时候温服。

【主治】伤寒,口疮烂赤。

16363　升麻散《圣惠》卷十一)

【组成】川升麻半两　车前子半两　川大黄半两(锉碎,微炒)　甘草半两(生用)　生干地黄三两　川朴消三分

【用法】上为散。每服五钱,以水一大盏,煎至五分,去滓,不拘时候温服。

【主治】伤寒喉中痛,舌根肿满,不能转动,此为心脾热毒。

【备考】宜先用针,当舌中针入五分,出血即消。后服升麻散方。

16364　升麻散《圣惠》卷十三)

【组成】川升麻二分　鳖甲三分(涂醋,炙令黄,去裙襕)　前胡半两(去芦头)　乌梅肉半两　犀角屑三分　枳壳三分(麸炒微黄,去瓤)　黄芩三分　甘草半两(炙微赤,锉)　葛根三分(锉)

【用法】上为散。每服五钱,以水一大盏,煎至五分,去滓,加生地黄汁一合,更煎一两沸,不拘时候,分为二服。

【主治】坏伤寒,经数日未解,潮热作时,烦躁面赤。

16365　升麻散《圣惠》卷十三)

【组成】栀子仁三分　川升麻三分　黄芩一两　石膏一两　干姜半两(炮裂,锉)

【用法】上为散。每服五钱,以水一大盏,煎至五分,去滓,加生地黄汁,更煎一两沸,不拘时候,分为二服。

【主治】坏伤寒,经数日未解,潮热时时,烦躁面赤。

16366　升麻散《圣惠》卷十五)

【组成】川升麻　犀角屑　玄参　秦艽(去苗)　子芩　柴胡(去苗)　杏仁(汤浸,去皮尖双仁,麸炒微黄)　甘草(炙微赤,锉)各一两

【用法】上为散。每服五钱,以水一中盏,煎至五分,去滓,不拘时候温服。

【主治】时气表里不解,热毒在脏,致发斑疮。

16367　升麻散《圣惠》卷十五)

【组成】川升麻　木通(锉)　射干　麦门冬(去心)　芦根(锉)各一两　羚羊角屑一两

【用法】上为散。每服五钱,以水一大盏,煎至五分,去滓,不拘时候温服之。

【主治】时气热盛,口中生疮。

16368　升麻散《圣惠》卷十五)

【组成】川升麻　木通　射干　赤芍药　羚羊角屑　马蔺根　甘草(炙微赤,锉)　杏仁(汤浸,去皮尖双仁,麸炒微黄)各一两

【用法】上为散。每服五钱,以水一大盏,煎至五分,去滓,不拘时候温服。

【主治】时气热毒攻咽喉,肿塞不通。

16369　升麻散《圣惠》卷十六)

【组成】川升麻三分　知母三分　甘草三分(炙微赤,锉)　石膏一两半　葛根一两(锉)

【用法】上为散。每服五钱,以水一大盏,加竹叶二七片,粳米一百粒,煎至五分,去滓,不拘时候温服。

【主治】时气下后,烦渴不止。

16370　升麻散《圣惠》卷十六)

【组成】川升麻　地骨皮　玄参　甘草(炙微赤,锉)　黄芩　赤茯苓　栀子仁　防风(去芦头)　羌活　桑根白皮

（锉）　决明子各半两　石膏三两

【用法】上为散。每服五钱，以水一大盏，加竹叶二七片，黑豆五十粒，煎至五分，去滓，食后温服。

【主治】时气热毒攻于肝脏，目赤涩痛。

16371　升麻散

《圣惠》卷十六。为方出《肘后方》卷二，名见《外台》卷三引《深师方》"七物升麻汤"之异名。见该条。

16372　升麻散《圣惠》卷十八）

【组成】川升麻一两　羚羊角屑半两　白药一两　玄参三分　麦门冬一两半（去心焙）　前胡一两（去芦头）　石膏一两　甘草半两（炙微赤，锉）　川朴消二两

【用法】上为粗散。每服五钱，以水一大盏，加竹茹一分，煎至五分，去滓，不拘时候温服。

【主治】热病，咽喉肿塞，连舌根疼痛，及干呕头疼，不下食。

16373　升麻散《圣惠》卷十八）

【组成】川升麻一两　川大黄一两（锉碎，微炒）　甘草半两（生用）　犀角屑一两　玄参一两　人参一两（去芦头）

【用法】上为细散。每服二钱，以新汲水调下，日四五服。

【主治】热病发赤斑。心神烦躁。

16374　升麻散《圣惠》卷十八）

【组成】川升麻一两　川大黄半两（锉碎，微炒）　地榆半两（锉）　当归三分　赤芍药半两　枳壳半两（麸炒微黄，去瓤）　黄芩半两　甘草半两（炙微赤，锉）

【用法】上为粗散。每服三钱，以水一中盏，煎至五分，去滓，不拘时候温服。

【主治】热病，毒气攻肠胃，大便或时泻血，烦闷妄语。

16375　升麻散《圣惠》卷二十六）

【组成】川升麻一两　射干一两　犀角屑一两　人参一两（去芦头）　赤小豆一合（炒熟）　麦门冬一两半（去心焙）　葳蕤一两　甘草一两（炙微赤，锉）　生干地黄一两

【用法】上为粗散。每服四钱，以水一中盏加淡竹叶二七片，生姜半分，煎至六分，去滓，食后温服。

【主治】脉极，风热邪气感于心，面色赤，无润泽，唇口干焦。

16376　升麻散《圣惠》卷二十七）

【组成】川升麻二两　麦门冬二两（去心）　射干一两　羚羊角屑一两　赤芍药二两　芦根三两（锉）

【用法】上为散。每服四钱，以水一中盏，煎至六分，去滓，不拘时候温服。

【主治】虚劳，口舌干燥。

16377　升麻散《圣惠》卷三十一）

【组成】川升麻一两　黄连一两（去须）　枳壳一两（麸炒微黄，去瓤）　栀子仁三分　生干地黄一两半　赤芍药一两　地骨皮三分　麦门冬一两半（去心焙）　甘草半两（炙微赤，锉）

【用法】上为粗散。每服三钱，以水一中盏，加生姜半分，煎至六分，去滓，每于食后温服。

【主治】骨蒸，五心烦热，眼目昏涩，肢节酸疼，不能饮食。

16378　升麻散《圣惠》卷三十二）

【组成】川升麻一两　黄耆一两（锉）　犀角屑一两　蕤仁半两　玄参一两　防风一两（去芦头）　甘草半两（炙微赤，锉）　黄连半两（去须）　杏仁半两（汤浸，去皮尖双仁，麸炒微黄）

【用法】上为粗散。每服三钱，以水一中盏，煎至五分，去滓，加竹沥半合，更煎一两沸，每于食后温服。

【主治】眼胎赤，风毒上攻，肿痛。

【宜忌】忌炙煿、热面毒、鱼肉。

16379　升麻散《圣惠》卷三十二）

【组成】川升麻　赤芍药　秦皮　枳壳（麸炒微黄，去瓤）　前胡（去芦头）　黄连（去须）　川大黄（锉碎，微炒）　川芒消　决明子各一两　栀子仁三分

【用法】上为粗散。每服三钱，以水一中盏，加淡竹叶二七片，煎至六分，去滓，每于食后温服。

【主治】肝脏热毒冲眼，生赤脉肿，或生白翳，或涩痛，视物不明。

16380　升麻散《圣惠》卷三十四）

【组成】川升麻半两　莽草一分　桑寄生一分　地骨皮半两　槐白皮半两（锉）　防风半两（去芦头）　藁本一分　柳枝一握（锉）

【用法】上为散。每服五钱，以水二大盏，加盐末一钱，荆芥五穗，煎至一盏，去滓，热含冷吐，一日三次。

【主治】牙齿疼痛。

16381　升麻散《圣惠》卷三十四）

【组成】川升麻一两　当归半两　防风半两（去芦头）　藁本半两　杏仁一分（汤浸，去皮尖双仁，麸炒微黄）　酸枣仁一分　细辛一分　白芷一分　芎䓖一分

【用法】上为细散。每用一钱，以绵裹，常含咽津。

【主治】风邪客于牙车，睡中龂齿。

16382　升麻散《圣惠》卷三十四）

【组成】川升麻三分　吴白芷　藁本　细辛　沉香　石膏　贝齿　麝香各一分　寒水石一两

【用法】上为细散。研入麝香令匀，每用揩齿。

【功用】揩齿去风，辟口气，令白净。

16383　升麻散《圣惠》卷三十五）

【组成】川升麻半两　络石一两　当归半两　射干半两　犀角屑半两　甘草半两（炙微赤，锉）　杏仁半两（汤浸，去皮尖双仁，麸炒微黄）　木通半两（锉）

【用法】上为散。每服四钱，以水一中盏，煎至六分，去滓，不拘时候，温服之。

【主治】咽喉闭塞不通，疼痛，饮食不得。

16384　升麻散《圣惠》卷三十五）

【组成】川升麻一两　马蔺子二两

【用法】上为细散。每服一钱，以蜜水调下。

【主治】喉痹，肿热痛闷。

16385　升麻散《圣惠》卷三十五）

【组成】川升麻一两半　射干一两　白矾半两（烧灰，细研）　络石一两　甘草三分（生锉）　白药三分　黄药一两　天竺黄二两（细研）　犀角屑三分　白龙脑三分（细研）　马牙消一两（细研）

【用法】上为细散，入前件药令匀，于瓷盒中盛。每服一钱，以绵裹，含化咽津。

【主治】咽喉热毒上攻,干燥疼痛。

16386 升麻散《圣惠》卷三十五

【组成】川升麻一两 防风半两(去芦头) 黄耆半两(锉) 甘草半两(炙微赤,锉) 细辛一分 黄芩三分 杏仁三分(汤浸,去皮尖双仁,麸炒微黄) 羚羊角屑半两 羌活半两

【用法】上为粗散。每服三钱,以水一中盏,煎至六分,去滓,不拘时候,温温即灌之。

【主治】咽喉闭塞,疼痛口噤。

16387 升麻散《圣惠》卷三十六

【组成】川升麻半两 芎藭一分 防风半两(去芦头) 鸡肠草三分 大青一分 甘草半两(炙微赤,锉)

【用法】上为细散。先于疮肿处针出恶血,用盐汤揩,后每用此散半钱,于疮上贴之,一日三五次。

【主治】口舌生疮,连颊肿痛。

16388 升麻散《圣惠》卷三十六

【组成】川升麻半两 黄连半两(去须) 羚羊角屑半两 甘草一分(炙微赤,锉) 玄参半两 黄芩半两 麦门冬半两(去心) 知母一分 葛根半两(锉) 川大黄半两(锉碎,微炒) 牛蒡子三分(微炒) 羌活半两 甘菊花半两 防风半两(去芦头)

【用法】上为散。每服三钱,以水一中盏,煎至六分,去滓,不拘时候温服。

【主治】心脾风热积滞,口舌生疮,齿龈内烂,经久不愈。

16389 升麻散《圣惠》卷三十六

【组成】川升麻三两 甘草半两(炙微赤,锉) 防风三分(去芦头) 藁本半两 细辛一分 白芷半两 芎藭半两 地骨皮一分 丁香三分 露蜂房三分(炙黄) 木香三分 甘松香半两 当归三分 东引柳枝心二两(晒干)

【用法】上为细散。每取一钱,以绵裹含,咽津。

【主治】口气。

16390 升麻散《圣惠》卷三十六

【组成】川升麻一两半 细辛半两 藁本半两 防风半两(去芦头) 芎藭半两 甘草半两(炙微赤,锉)

【用法】上为末。每用少许敷齿龈上。即愈。

【主治】口臭及匿齿。

16391 升麻散《圣惠》卷三十六

【组成】川升麻一两 白蔹三分 玄参三分 木通三分(锉) 羚羊角屑三分 漏芦三分 射干三分 木香三分 犀角屑三分 川大黄一两(锉碎,微炒) 黄耆三分(锉) 枳壳半两(麸炒微黄,去瓤) 甘草半两(炙微赤,锉) 杏仁三分(汤浸,去皮尖双仁,麸炒微黄)

【用法】上为散。每服五钱,以水一大盏,煎至六分,去滓,不拘时候温服。

【主治】风热在脾胃,唇生肿核,结聚不散。

16392 升麻散《圣惠》卷三十八

【组成】川升麻二两 乌梅肉十枚(微炒) 黄芩一两 杏仁一两(汤浸,去皮尖双仁,麸炒微黄) 黄药一两 栀子仁一两 黄连一两(去须) 栝楼根一两 甘草一两(生锉)

【用法】上为散。每服四钱,以水一中盏,加竹叶二七片,煎至六分,去滓,不拘时候温服。

【主治】乳石发动,心神烦闷,四肢拘急,口舌生疮。

16393 升麻散《圣惠》卷三十八

【组成】川升麻一两 川大黄二两(锉碎,微炒) 枳壳一两(麸炒微黄,去瓤) 赤芍药一两 当归一两 木香二分 川芒消一两 黄芩一两 甘草一两(生锉)

【用法】上为散。每服四钱,以水一中盏,煎至六分,去滓温服,一日三四次,以利为度。

【主治】乳石发热毒,生痈,燉肿疼痛,口干烦闷。

16394 升麻散《圣惠》卷三十八

【组成】川生麻一两 葳蕤二两 黄芩一两 紫雪二两 甘草半两(生锉) 犀角屑一分 栀子仁半两 大青二分

【用法】上为粗散。每服四钱,以水一中盏,加竹叶三七片,煎至五分,去滓,入蜜半合,酥一分,更煎三两沸,放温服之,一日三四次。

【主治】乳石发动,热毒气盛,头面赤肿,身体生疮,心神烦闷。

16395 升麻散《圣惠》卷三十八

【组成】川生麻一两 黄柏一两(炙微赤,锉) 犀角屑二分 白鸭通汁二合 甘草一两(炙微赤,锉) 黄芩一两 赤芍药三分 蒲黄三分

【用法】上为粗散。每服三钱,以水一中盏,加竹叶三七片,煎至六分,去滓,入鸭通汁半合,不拘时候温服。

【主治】乳石发动,热气盛实,四体烦满,气脉紧数,小便淋涩。

【备考】《普济方》有滑石一两。

16396 升麻散《圣惠》卷四十五

【异名】独活散(《普济方》卷二四五)。

【组成】川升麻一两 独活一两 麻黄三分(去根节) 桂心三分 羚羊角屑三分 防风一两(去芦头) 葛根一两(锉)

【用法】上为散。每服四钱,以水一中盏,煎至五分,去滓,加淡竹沥一合,更煎两三沸,不拘时候温服。

【主治】风毒脚气发盛,便即昏闷,语涩或失音,及心神烦乱。

16397 升麻散(方出《圣惠》卷四十五。名见《普济方》卷二四五)

【组成】川升麻一两 犀角屑三分 石膏二两 木香三分 独活三分 防风三分(去芦头) 红雪一两半 黄芩三分

【用法】上为散。每服四钱,以水一中盏,煎至五分,去滓,加竹沥、生地黄汁各半合,更煎一两沸,不拘时候温服。

【主治】风毒脚气,忽发不觉,心闷语涩或失音。

16398 升麻散《圣惠》卷四十五

【组成】川升麻一两 黄芩一两 赤茯苓一两 木香半两 犀角屑半两 川朴消一两 麦门冬一两(去心) 甘草半两(炙微赤,锉)

【用法】上为粗散。每服四钱,以水一中盏,加生姜半分,青竹茹二分,煎至六分,去滓,不拘时候温服。

【主治】瘴毒脚气发动,心胸躁热闷乱,气急口干,舌焦烦渴,大小肠不利。

16399 升麻散《圣惠》卷五十三

【组成】川升麻一两 玄参一两 知母一两 赤茯苓

一两　赤芍药三分　漏芦一两　枳壳一两(麸炒微黄,去瓤)　菝葜一两　黄连一两半(去须)　甘草一两(炙微赤,锉)

【用法】上为细散。每服二钱,以温浆水调下,不拘时候。以愈为度。

【主治】渴利后,皮肤生疮,肢节疼痛。

16400　升麻散《圣惠》卷五十三)

【异名】茯苓散《圣济总录》卷五十九)

【组成】川升麻一两　栝楼根一两半　赤茯苓一两　麦门冬二两(去心焙)　桑根白皮二两(锉)　青橘皮三分(汤浸,去白瓤,焙)

【用法】上为细散。每服一钱,以温水调下,一日三四次。

【主治】❶《圣惠》:消渴后成水病,面目身体浮肿。❷《圣济总录》:消渴后数饮呕逆,虚羸欲成水病。

16401　升麻散《圣惠》卷五十六)

【组成】川升麻一两　独活一两　犀角屑半两

【用法】上为细散。每服二钱,以温酒调下,不拘时候。

【主治】鬼击之病,卒胸胁腹内疗急切痛,状如刀刺,不可即按,或即吐血下血,或鼻中出血。

16402　升麻散《圣惠》卷五十八)

【组成】川升麻一两　茜根一两(锉)　犀角屑一两　桔梗一两(去芦头)　黄柏一两(锉)　黄芩一两　地榆一两半(锉)　蘘荷根一两半

【用法】上为细散。每服二钱,以温酒调下,不拘时候。

【主治】蛊注痢,下血如鹅鸭肝,心中烦闷,不欲饮食。

16403　升麻散《圣惠》卷六十二)

【组成】川升麻一两半　沉香三分　藿香半两　木香半两　甘草一两(生锉)　葛根一两半(锉)　麦门冬二两(去心)　黄芩一两　赤芍药一两

【用法】上为散。每服四钱,以水一中盏,煎至六分,去滓,不拘时候温服。

【主治】发背疼痛,身体壮热,心腹烦闷。

16404　升麻散《圣惠》卷六十二)

【组成】川升麻三分　犀角屑半两　木通三分(锉)　黄芩三分　麦门冬三分(去心)　生干地黄一两　玄参三分　赤芍药半两　甘草半两(生锉)　葛根半两(锉)　芦根三分(锉)

【用法】上为散。每服四钱,以水一中盏,加黑豆一百粒,淡竹叶二七片,煎至六分,去滓,不拘时候温服。

【主治】发背,及乳痈痈毒,热渴疼痛。

16405　升麻散《圣惠》卷六十六)

【组成】川升麻一两　连翘二两　玄参一两　败酱一两　川大黄二两(锉碎,微炒)　犀角屑一两　虎杖一两　紫葛一两(锉)　桑根白皮一两(锉)　甘草一两(炙微赤,锉)

【用法】上为散。每服四钱,以水一中盏,煎至六分,去滓,加红雪一钱,不拘时候温服。

【主治】瘰疬结聚,颗块成疮,上攻头项疼痛。

16406　升麻散《圣惠》卷七十一)

【组成】川升麻一两　玄参一两半　桑根　白皮三两(锉)　赤芍药一两　白芷三分　川大黄一两(锉碎,微炒)　马蹄三分(烧灰)　甘草一两(炙微赤,锉)　川朴消二两

【用法】上为粗散。每服四钱,以水一中盏,煎至六分,去滓,每于食前温服。以利为度。

【主治】妇人乳,初觉肿妨疼痛,及欲成痈结。

16407　升麻散《圣惠》卷七十四)

【组成】川升麻一两　苍术一两(锉,微炒)　黄芩半两　麦门冬一两(去心)　大青半两　石膏二两　麻黄一两(去根节)

【用法】上为散。每服四钱,以水一中盏,加生姜半分,淡竹叶二七片,煎至六分,去滓,不拘时候温服。

【主治】妊娠伤寒,头痛身体壮热,及四肢不利。

16408　升麻散《圣惠》卷七十四)

【组成】川升麻一两　柴胡一两(去芦头)　葛根半两(锉)　知母半两　石膏三两　大青二分　栀子仁二分　甘草一分(炙微赤,锉)

【用法】上为散。每服四钱,以水一中盏,加葱白五寸,煎至六分,去滓,不拘时候温服。

【主治】妊娠伤寒,百节疼痛,壮热心躁。

16409　升麻散《圣惠》卷七十四)

【组成】川升麻一两　柴胡一两(去苗)　知母三分　栀子仁　黄耆(去苗)　甘草(炙微赤,锉)　黄芩　麦门冬(去心)　枳壳(麸炒微黄,去瓤)各半两

【用法】上为散。每服三钱,以水一中盏,加竹茹一分,煎至六分,去滓,不拘时候温服。

【主治】妊娠烦渴,躁热口干,四肢疼痛,吃食减少。

16410　升麻散《圣惠》卷八十一)

【组成】川升麻三分　连翘一两　玄参三分　赤芍药三分　甘草一分(炙微赤,锉)　射干半两　生干地黄三分　瞿麦一两

【用法】上为粗散。每服四钱,以水一中盏,煎至六分,去滓,不拘时候温服。

【主治】吹奶及乳痈肿痛。

16411　升麻散《圣惠》卷八十四)

【组成】川升麻半两　赤芍药半两　石膏半两(细研)　麻黄半两(去根节)　贝齿一两(枚)　甘草半两(炙微赤,锉)

【用法】上为散。每服一钱,以水一小盏,煎至五分,去滓,不拘时候,量儿大小,分减温服。得微汗为效。

【主治】小儿时气,头痛壮热。

16412　升麻散《圣惠》卷八十四)

【异名】升麻汤《圣济总录》卷一七四)。

【组成】川升麻一分　恒山一分　蜀漆一分　川大黄一分(锉碎,微炒)　葳蕤一分　黄芩一分　桂心一分　川芒消半两

【用法】上为粗散。每服一钱,以水一小盏,煎至五分,去滓温服。以吐利为度。

【主治】小儿疟疾,发后烦热。

16413　升麻散《圣惠》卷八十五)

【组成】川升麻一两　钩藤二两　使君子一两　子芩一两　石膏二两　龙齿二两　朴消一两　柴胡三分(去苗)　赤芍药三分　川大黄三分(锉碎,微炒)

【用法】上为散。每服一钱,以水一小盏,煎至五分,去滓温服。

【主治】小儿热过,迷闷发痫。

16414　升麻散《圣惠》卷八十九)

【组成】川升麻　黄耆(锉)　玄参　甘草(炙微赤,锉)各半两　犀角屑　防风(去芦头)　蕤仁(汤浸,去皮)各一分

【用法】上为粗散。每服一钱,以水一小盏,煎至五分,去滓,加竹沥半合,更煎一两沸,量儿大小,分减温服,一日三四次。

【主治】小儿眼胎赤,风毒所致肿痛。

16415　升麻散《圣惠》卷八十九)

【异名】升麻汤(《普济方》卷三六六)。

【组成】川升麻　木通(锉)　川大黄(锉,微炒)　络石叶　犀角屑　甘草(炙微赤,锉)各一分　石膏三分　川朴消三分

【用法】上为粗散。每服一钱,以水一小盏,煎至五分,去滓,不拘时候,量儿大小,以意加减,温服。

【主治】小儿咽喉壅塞,疼痛。

16416　升麻散《圣惠》卷八十九)

【组成】川升麻半两　羚羊角屑　甘草(炙微赤,锉)　黄芩　赤芍药各一分

【用法】上为粗散。每服一钱,以水一小盏,加淡竹叶七片,煎至五分,去滓,再加地黄汁半合,更煎一两沸。不拘时候,量儿大小,分减温服。

【主治】小儿鼻衄,或唾血。

16417　升麻散《圣惠》卷九十)

【组成】川升麻一分　黄芩一分　藁本一分　甘草一分(生用)　生干地黄二分　五倍子一分　皂荚半两　诃黎勒皮半两　夏枯草半两(以上三味烧灰)

【用法】上为细散。候儿睡时,即干掺于疮上。

【主治】小儿口疮多时,气臭,生虫子。

16418　升麻散《圣惠》卷九十)

【异名】升麻汤(《准绳·幼科》卷三)。

【组成】川升麻半两　射干半两　连翘半两　犀角屑半两　川大黄半两(锉碎,微炒)　川朴消半两

【用法】上为粗散。每服一钱,以水一小盏,煎至五分,去滓放温,量儿大小,分减服之。

【主治】小儿项生恶核,壮热不止。

【宜忌】《普济方》:忌酒面、炙煿。

16419　升麻散《圣惠》卷九十一)

【异名】升麻饮(《永乐大典》卷一○三七引《经验良方》)、消毒散(《普济方》卷四○六)。

【组成】川升麻一分　黄芩一分　麦门冬三分(去心)　葛根三分(锉)　川大黄一分(锉碎,微炒)　川朴消一分

【用法】上为粗散。每服一钱,以水一小盏,煎至五分,去滓放温,不拘时候,量儿大小,分减服之。

【主治】小儿一切丹,遍身壮热烦渴。

【备考】方中川朴消用量原缺,据《医方类聚》补。

16420　升麻散《圣惠》卷九十一)

【异名】升麻汤(《准绳·幼科》卷三)。

【组成】川升麻半两　川大黄半两(锉碎,微炒)　犀角屑一分　黄芩一分　川朴消半两　栀子仁一分　木通一分(锉)　玄参半两　甘草一分(炙微赤,锉)

【用法】上为粗散。每服一钱,以水一小盏,煎至五分,去滓放温,不拘时候,量儿大小,分减服之。

【主治】小儿心热,身上赤流,色如胭脂,皮肤壮热。

16421　升麻散《医方类聚》卷六十六引《圣惠》)

【组成】川升麻　黄耆(锉)　犀角屑　蕤仁(汤浸,去赤皮)　玄参各一两　川芒消半两

【用法】上为粗散。每服三钱,以水一中盏,煎至五分,去滓,加竹沥半合,搅令匀,每于食后温服。

【主治】肝膈中风热,眼生丁翳。

【宜忌】忌炙煿、热面。

16422　升麻散

《斑疹备急》。为《局方》卷二"升麻葛根汤"之异名。见该条。

16423　升麻散《圣济总录》卷一○○)

【组成】升麻　独活(去芦头)　桂(去粗皮)各半两一方无独活有大黄

【用法】上为散。每服一钱匕,温酒调下。

【主治】卒得鬼击如刀刺,胸胁腹内急痛,不可按抑,或即吐血,或鼻中出血,或下血。

16424　升麻散《圣济总录》卷一○七)

【组成】升麻半两　山栀子仁　决明子(炒)　车前子　地肤子　茺蔚子各一两　黄芩(去黑心)　龙齿(捣研)各二两　干姜(炮)半两

【用法】上为细散。每服二钱匕,食后米饮调下,一日三次。

【主治】目昏,下泪赤痒。

16425　升麻散《圣济总录》卷一一○)

【组成】升麻　山茱萸各三分　甘菊花　细辛(去苗叶)各半两　蔓荆实(去白皮)　山芋　防风(去叉)各一两

【用法】上为散。每服三钱匕,温酒调下。

【主治】风邪客于睑肤,其皮垂缓,下覆睛轮,眼闭难开。

16426　升麻散《圣济总录》卷一一八)

【组成】升麻二两　防风(去叉)一两　当归(切,焙)　白芷各半两　芎䓖　藁本(去苗土)各三分　麝香(研)一分　甘草(炙,锉)半两　木香　细辛(去苗叶)各一分

【用法】上为散,研细。每用一钱匕,敷齿根下,甚者绵裹一钱,含化咽津。

【功用】生肌长龈。

【主治】口臭。

16427　升麻散《圣济总录》卷一一八)

【组成】升麻一两　地骨皮　细辛(去苗叶)　菖蒲　地柏　射干　沉香　草豆蔻仁各半两　续断一分　寒水石(研)一两

【用法】上为散。食后以指揾药揩齿,良久漱口。

【功用】下胸膈邪气。

【主治】口臭䘌齿。

16428　升麻散《圣济总录》卷一一九)

【组成】升麻　槐枝灰各半两　白附子(炮)　蜜陀僧(煅)　露蜂房各一分

【用法】上为细散。加地黄汁一合和匀,阴干,每用揩齿。

【主治】牙齿历蠹,齿根黯黑。

16429 升麻散(《圣济总录》卷一一九)

【组成】升麻 当归(切,焙) 防风(去叉)各一两 藁本(去苗土) 甘草(炙) 白芷 细辛(去苗叶) 芎劳各半两 木香一分

【用法】上为散,更于乳钵中研令细。涂贴齿龈;粗者,以水二盏,药五钱匕,煎三五沸,去滓,热漱冷吐。

【功用】生龈肉,去热毒,解外风。

【主治】牙齿疼痛。

16430 升麻散(《圣济总录》卷一二〇)

【异名】地骨皮散(《普济方》卷六十七引《十便良方》)。

【组成】升麻 当归(切,焙) 防风(去叉)各一两 藁本(去苗土) 甘草(炙,锉) 白芷 细辛一两 芎劳一两 地骨皮一两 独活一两

【用法】上为散。每用五钱,以水二大盏,煎至一盏,去滓,热含冷吐。

【主治】风疳,虫蚀齿痛。

【备考】方中白芷用量原缺。

16431 升麻散(《圣济总录》卷一二一)

【组成】升麻一两半 防风(去叉)三分 藁本(去苗土)半两 白芷半两 细辛(去苗叶)一分 地骨皮一分 木香 甘松(去土) 丁香各一分 露蜂房(微炙)三分 沉香一分 柳枝心(切,炒)一面

【用法】上为散。以一钱匕,贴患处齿龈上,咽津。以愈为度。

【主治】牙齿宣露,龈肉腐烂。

16432 升麻散(《圣济总录》卷一二一)

【组成】升麻 防风(去叉) 细辛(去苗叶)各一分 钟乳(研)一两 凝水石(研)半两 白石英(研) 丹砂(研)各半两 沉香一分(锉) 丁香三分 麝香(研)一分

【用法】上为细散。每用少许揩齿。

【功用】揩齿令白。

【主治】齿黑黄。

16433 升麻散(《圣济总录》卷一二一)

【组成】升麻三分 白芷 藁本(去苗土) 沉香(锉) 细辛(去苗叶) 丁香各半两 凝水石(研)一两

【用法】上为散。每早晨、临卧时揩齿。

【功用】揩齿令白净。

【主治】齿黑黄。

16434 升麻散(《圣济总录》卷一三一)

【组成】升麻(锉) 大黄(锉,炒) 黄芩(去黑心) 甘草(炙,锉)各一两 山栀子(去皮)一百枚

【用法】上为粗末。每服五钱匕,以水一盏半,煎取八分,去滓温服。取快利便止。

【主治】发背,初欲发肿。

16435 升麻散(《圣济总录》卷一四六)

【异名】升麻汤(《普济方》卷二五一)。

【组成】升麻半两

【用法】上为散。每服一钱匕,食后及夜卧温水调下。服半月后,一切毒药入口,即便吐出。

【功用】吐药毒。

【主治】中药毒。

16436 升麻散

《圣济总录》卷一七八。为《圣惠》卷九十三"襄荷散"之异名。见该条。

16437 升麻散(《杨氏家藏方》卷十一)

【组成】升麻 细辛(去叶土) 荜茇 胡椒 川芎 川椒 甘松(洗去土) 香白芷各等分

【用法】上为细末。每用少许擦患处,良久漱去;若甚者,用沸汤调药二钱,乘热盥漱。涎出立愈。

【主治】风蚛牙疼,齿根动摇。

16438 升麻散(《妇人良方》卷十三)

【组成】升麻 黄芩 人参 麦门冬 栀子仁 柴胡 茯神 瓜蒌根 犀角屑各一两 知母 甘草各半两

【用法】上㕮咀。每服四钱,水一盏,煎至六分,去滓温服。

【主治】妊娠壅热,心神烦躁,口干渴逆。

16439 升麻散(《济生》卷五)

【组成】升麻 赤芍药 人参(洗) 桔梗(去芦) 干葛各一两 甘草(生用)半两

【用法】上㕮咀。每服四钱,水一盏半,加生姜五片,煎至八分,去滓温服,不拘时候。

【主治】上膈壅毒,口舌生疮,咽喉肿痛。

【备考】本方方名,《医方类聚》引作"升麻饮"。

16440 升麻散(《直指》卷二十一)

【组成】川升麻 玄参 川芎 生地黄(洗晒) 麦门冬(去心)各半两 大黄 黄连 净黄芩 甘草(焙)各三钱

【用法】上锉。每服三钱,加生姜、大枣煎,食后服。

【主治】心脾有热,口舌破裂生疮。

【备考】本方方名,《医部全录》引作"升麻煎";《幼科证治大全》引作"升麻汤"。

16441 升麻散(《朱氏集验方》卷十一)

【异名】升麻汤(《普济方》卷四〇三)。

【组成】山栀子 柴胡 黄芩 赤芍药 甘草 升麻 干葛

【用法】上㕮咀。薄荷汤同煎服。

【主治】发痘出后,一向作热。

16442 升麻散(《御药院方》卷九)

【组成】升麻 荆芥穗 川芎 细辛(去苗叶土) 防风各半两 露蜂房一钱 椒(去目,微炒)

【用法】上为粗末。每用三钱,水一大盏,煎三两沸,去滓,温漱冷吐。

【主治】牙疼。

【备考】方中椒用量原缺。

16443 升麻散(《御药院方》卷九)

【组成】升麻 香附子 细辛 莽草各等分

【用法】上为细末。每用三钱,水一盏,煎至七分,去滓,热漱冷吐,一日用三四次。

【主治】阳明经受风邪入齿,牵引牙槽,疼痛不止。

16444 升麻散(《普济方》卷六十五引《经验良方》)

【组成】升麻 地黄 川芎 地骨皮 槐子 细辛 鬼角 白芷各半两 川椒二钱半

【用法】上为细末。以药少许揩牙。有涎吐出,用盐灌漱。

【主治】牙疼腮肿。

16445 升麻散

《普济方》卷四十二。即《千金》卷六"升麻煎"。见该条。

16446 升麻散

《普济方》卷七十。为《圣济总录》卷一二一"揩齿升麻散"之异名。见该条。

16447 升麻散

《普济方》卷一三三。即《圣惠》卷十"解毒升麻散"。见该条。

16448 升麻散

《普济方》卷一三五。即《活人书》卷十六"阳毒升麻汤"。见该条。

16449 升麻散（《普济方》卷三六五）

【组成】升麻 黄连各半两

【用法】上为末。干掺之。

【主治】小儿口疮。

16450 升麻散（《袖珍小儿》卷七）

【组成】升麻 郁金 桔梗 甘草 干葛 天花粉各等分

【用法】上为末，薄荷汤入蜜少许，调下一匙。

【主治】小儿五种丹毒。

16451 升麻散（《奇效良方》卷六十一）

【组成】升麻 人参 桔梗 赤芍药 干姜 甘草各二钱

【用法】上作一服。水二钟，煎至一钟，食远服。

【主治】上焦蕴热，口舌生疮，咽喉肿痛。

16452 升麻散（《赤水玄珠》卷三）

【组成】升麻一两半 赤芍药 人参 桔梗 葛根 薄荷 防风各一钱 甘草五分

【用法】加生姜一片，水煎，食后服。

【主治】上膈热壅，口舌生疮。

16453 升麻散（《赤水玄珠》卷十一）

【组成】升麻 独活 苍术 牡丹皮各等分

【用法】每服半两，酒煎，空心服。

【主治】脚气。

【加减】如痛者，加麝香。

16454 升麻散（《准绳·类方》卷八）

【组成】细辛（倍） 黄柏 知母 防己 黄连 升麻 白芷 蔓荆子 牛蒡子 薄荷

【用法】上为末。薄荷汤调服，及搽牙龈；或煎服亦可。

【主治】牙疼。

16455 升麻散（《明医指掌》卷六）

【组成】白芷二钱 当归二钱 熟半夏二钱 白茯苓二钱 苍术一两 干葛一两 升麻一两 桔梗一两 枳壳五钱 大黄五钱（蒸） 白芍药七钱 陈皮一两半 甘草一两半

【用法】每服四钱，生姜、灯草煎服。

【主治】厉风。

16456 升麻散（《诚书》卷六）

【组成】川升麻 木通 络石叶（炒） 大黄 甘草（炙） 犀角各一分 川朴消 石膏各三分

【用法】上为末。水煎服。

【主治】咽喉肿塞。

16457 升麻煎（《千金》卷六）

【异名】升麻饮（《圣济总录》卷五十三）。

【组成】升麻 玄参 蔷薇根白皮 射干各四两 大青 黄柏各三两 蜜七合

【用法】上㕮咀。以水七升，煮取一升五合，去滓，下蜜更煎两沸，细细含咽之。

【主治】膀胱热不已，口舌生疮，咽肿。

【方论选录】《千金方衍义》：升麻性升，散风肿诸毒，疗喉痛口疮；玄参治肾虚真阴失守，膀胱之火僭逆，咽喉肿痛；射干疗喉痹，咽痛不得息，散结气；大青泻肝胆湿热，解毒杀虫，得薇根、柏皮共襄厥功；蜂蜜解毒和中，滋润喉舌，留恋诸药性味，含之尤为得宜。

【备考】本方方名，《普济方》引作"升麻散"。

16458 升麻煎

《千金》卷六。为《外台》卷二十二引《删繁方》"升麻泄热煎"之异名。见该条。

16459 升麻煎（《圣惠》卷十一）

【组成】川升麻一两 大青一两 射干一两 栀子仁一两 黄芩（柏）半两 玄参三分 蔷薇根一两 苦竹叶一两 生地黄汁半升 蜜半斤

【用法】上锉细。都用水三大盏，煎至一大盏，去滓；下蜜、地黄汁搅和，煎如稀粥，入净器中盛，不拘时候，含一茶匙咽津。

【主治】伤寒肺心热，口内生疮，咽喉肿塞。

16460 升麻煎

《医部全录》卷一五四。即《直指》卷二十一"升麻散"见该条。

16461 升麻膏（《肘后方》卷五）

【异名】升麻白蔹膏（《普济方》卷二八六）。

【组成】升麻 白蔹 漏芦 芒消各二两 黄芩 枳实 连翘 蛇衔各三两 栀子二十枚 蒴藋根四两

【用法】上切，春令细。纳器中，以水三升，渍半日，以猪脂五升，煎令水竭，去滓敷之，一日五次，若急合，即水煎。

【主治】❶《肘后方》：丹毒肿，热疮。❷《普济方》：肠痈，肺痈。

【宜忌】《千金》：内宜服漏芦汤。

【方论选录】《千金方衍义》：升麻引诸药外达皮肉，和以猪脂，滋其气血而毒自化矣。

【备考】方中白蔹，《千金》作"白微"。

16462 升麻膏（《鬼遗》卷五）

【组成】升麻三两 白术一两 牡蛎三分 白及二两 白蔹二两 莽草二分 射干二两 大黄二两 黄连二两

【用法】上㕮咀。以猪脂三升，微火煎膏成，绞去滓，以敷疮上，一日四五次。

【主治】热毒并结及肿成疮。

16463 升麻膏（《圣惠》卷二十四）

【组成】川升麻一两 犀角屑一两 白蔹一两 漏芦一两 枳壳一两 连翘一两 蛇衔石一两 蓝叶一两 川芒消一两 黄芩一两 栀子仁一两 蒴藋根一两 玄参一两 大黄一两

【用法】上锉细。以竹沥三升,拌令匀,经一宿,以成炼猪脂二斤,都煎,候白蔹色焦黄,绞去滓,令凝。用摩患处,一日六次。

【主治】诸热风毒气冲出皮肤,搔即瘾疹赤起生疮,兼有黄水,结为脓窠痛。

【备考】方中蛇衔,《准绳·疡医》作"蛇衔草"。

16464 升麻膏(《圣惠》卷六十三)

【组成】川升麻一两 犀角屑一两半 玄参一两 杏仁一两(汤浸,去皮尖双仁) 赤芍药一两 麻黄一两(去根节) 栀子仁一两 甘草一两 川芒消一两 芎䓖一两 蛇衔草一两 白蔹一两 黄芩一两 莽草一两 桑寄生一两 白芷一两 射干一两 蓝叶一两 地黄汁五合 猪脂四斤 醋一升

【用法】上锉,以醋、地黄汁,渍药一宿,于铛内先消猪脂,入药,以慢火煎,候醋气歇,白芷黄赤色,膏成,绵滤去滓,盛瓷器中。每日四五次,涂摩肿处。

【主治】一切毒肿热疼。

16465 升麻膏(《圣惠》卷九十)

【组成】川升麻二两 白蔹二两 漏芦二两 川大黄一两(锉碎,微炒) 川芒消二两 黄芩二两 蛇衔草三两 蒴藋四两 栀子仁一两

【用法】上锉细,用酒浸一宿后,以猪脂三斤,煎诸药,色焦黄,即膏成,以绵滤去滓,倾于不津器中。于毒肿处涂之,即消。

【主治】小儿诸毒肿。

16466 升麻膏(《圣惠》卷九十一)

【组成】川升麻 川大黄 景天草 蛇衔 栀子仁 寒水石 川芒消 蓝叶 生地黄 芭蕉根 羚羊角屑 梧桐皮各半两

【用法】上锉细,以竹沥浸一宿,明日滤出,却入锅中,用腊月猪脂一斤,于慢火上熬一食久,承热以绵滤去滓,候冷成膏,以瓷盒盛。旋取摩之;兼或膏如枣核大,以竹沥调服之。

【主治】小儿一切丹,发无常处,体热如火烧。

16467 升麻膏(《圣惠》卷九十一)

【组成】川升麻一两 犀角屑半两 射干半两 赤芍药半两 黄芩半两 栀子仁半两 川大黄半两 大青半两 蓝子半两 玄参半两 羚羊角屑半两 生地黄二两

【用法】上锉细,以猪脂一斤半,入于铛中,于慢火上煎,不住手搅,候药色变,膏成,去滓,以瓷盒盛。频用摩肿处。

【主治】小儿头面及身体赤毒肿起作片。

16468 升麻膏(《圣济总录》卷一〇一)

【组成】升麻 茅莒 莽草各二两 白芷一两 防风(去叉)三两 蛅蟟四枚(别研) 马鬐脂 熊脂 豹骨髓各半升

【用法】上九味,先将草药捣罗为细末,次将三味脂熬消后,下诸药,以文火煎令稀稠得所,绵滤去滓,瓷合盛。每用先以泔浆水洗头净后涂药。

【主治】白秃发落。

16469 升麻膏(《幼幼新书》卷三十五引张涣方)

【组成】川升麻 白蔹 漏芦 川芒消各一分 连翘

栀子仁各半两

【用法】上锉,加猪脂半斤,慢火煎赤,瓷合盛。旋取涂。

【主治】小儿赤丹初发,肉色如朱色,如鸡冠。

16470 升麻膏(《疡医大全》卷二十二)

【组成】升麻二十两

【用法】上用真麻油五斤浸一宿,煎枯去滓,慢火熬至滴水不散,入飞净黄丹二十四两,收成膏。贴之。未成自消,已溃自敛。

【主治】疔疮,顽疮,痈疽,瘰疬,痰核。

16471 升麻薄(《鬼遗》卷四)

【组成】升麻一两 大黄一两 白蔹六分 黄耆一两 黄芩六分 白及一分(干者) 牡蛎二分(粉) 龙骨一两 甘草二分(炙) 芎䓖一两

【用法】上为末。和以猪胆调涂布,敷之痈上,燥易之。

【主治】痈疽。

16472 升麻薄(《千金翼》卷二十三)

【组成】升麻 青木香 白蔹 芒消 射干 当归 黄芩 桂心 芍药 防风 大黄 芎䓖 干葛各二两 莽草一两

【用法】上为末。以酒和令调,微火熬令黄,以薄肿上,日再易;干者添酒更捣,随后薄肿上。

【主治】痈疽结核,种种色不异,时时牵痛,或经年肿势不消。

16473 升朝汤(《朱氏集验方》卷八引《三山曾太丞方》)

【组成】鹿茸 当归各二两 川乌 白姜各一两 肉桂一两 甘草半两

【用法】上咬咀。每服半两,加生姜、大枣同煎,空心服。

【主治】精血少,神气昏倦,背膊疼痛,脉涩。

16474 升朝散(方出《圣惠》卷四十四,名见《普济方》卷一五五)

【组成】桂心一两 牡丹三分 附子半两(炮裂,去皮脐)

【用法】上为细散。每服二钱,食前以温酒调下。

【主治】❶《圣惠》:膀胱冷气攻腰胯,疼痛。❷《普济方》:肾虚腰痛。腰间隐痛挫闪,而不能动者。

16475 升朝散(《简易》引《究原方》(见《医方类聚》卷九十五))

【组成】牡丹皮(去心) 川萆薢(炒) 白术(炒) 肉桂各等分

【用法】上为细末。每服二钱,热酒入盐少许调下,食前服。

【主治】腰间隐疼挫闪,而不能动者。

16476 升葛汤(《外科大成》卷二)

【组成】升麻 葛根各一钱半 羌活 防风 黄柏 南星 川山甲(炒) 半夏各八分 鹿角灰二钱 大黄二钱

【用法】用黄酒二钟,加葱头三个,煎八分,食远服。

【主治】乳吹,乳毒,乳痈,乳疽。

【加减】热甚,加山慈菇;郁,加土贝母;已成,加皂角刺。

16477 升葛散(《卫生鸿宝》卷二引《卢氏信验方》)

【组成】升麻 葛根 独活 雄黄 樟脑 硼砂各一钱 冰片五分

【用法】上为细末,瓷瓶贮。量搽。

【主治】脚气痒痛,并治下疳。

16478　升提汤(《傅青主男女科》女科卷上)
【组成】大熟地一两(九蒸)　巴戟一两(盐水浸)　白术一两(土炒)　人参五钱　黄耆五钱(生用)　山萸肉三钱(蒸)　枸杞二钱　柴胡五分
【用法】水煎服。服三月而肾气大旺,再服一月未有不能受孕者。
【主治】妇人肾气不足,久不受孕,伴见饮食少思,胸膈满闷,终日倦怠思睡,一经房事,呻吟不已,气怯力弱。
【方论选录】此方补气之药多于补精,似乎以补脾胃为主矣。孰知脾胃健而生精自易,是补脾胃之气与血,正所以补肾之精与水也。又益以补精之味,则阴气自足,阳气易升,自尔腾越于上焦矣。阳气不下陷,则无非大地阳春随遇,皆是生化之机,安有不受孕之理欤?

16479　升提汤(《脉症正宗》卷一)
【组成】人参八分　黄耆一钱　白术一钱　山药八分　柴胡四分　升麻四分　桔梗八分　吴萸八分
【主治】气虚下陷。

16480　升湿汤(《脉症正宗》卷一)
【组成】羌活八分　独活一钱　防风八分　荆芥八分　苍术一钱　木瓜一钱　防己八分　猪苓八分
【主治】外湿。

16481　升犀汤(《玉案》卷三)
【组成】升麻五分　干葛　白芷　甘草　芍药　黄连　黄芩各一钱五分　玄参　荆芥　薄荷　犀角各八分
【用法】加灯心三十茎,水煎服。
【主治】面独热。

16482　升解散(《嵩崖尊生》卷十五)
【组成】升麻四分　芍药八分(酒炒)　川芎一钱　生地一钱　木通二钱　酒芩八分　甘草五分
【主治】痘疮一日至二日,烦躁惊搐。

16483　升解散(《嵩崖尊生》卷十五)
【组成】升麻　荆芥　黄芩　枳壳　防风各五分　柴胡一钱半　前胡　桔梗各一钱　陈皮四分　茯苓七分　甘草三分
【用法】竹叶煎。
【主治】麻疹,额头上疹渐收,身上稠密。

16484　升解散(《仙拈集》卷三)
【组成】升麻　生地　生甘草各三分　白芍(酒炒)　茯苓　木通各五分　黄芩(酒炒)四分　川芎六分
【用法】水煎,调辰砂末二分服。儿大者五分。后去辰砂,因症加减。
【主治】小儿痘未见形,暴热烦躁,毒气太盛。

16485　升膏散(《胎产指南》卷一)
【组成】葛根　石膏　升麻　柴胡　青黛
【主治】孕妇骨节疼痛。
【加减】痰多,加竹沥一盏,姜汁一匙。

16486　升血颗粒(《中国药典》2010版)
【异名】升血灵颗粒
【组成】皂矾　黄芪　山楂　新阿胶　大枣
【用法】上制成颗粒剂。口服,小儿周岁内一次5克,一岁至三岁一次10克,三岁以上及成人一次15克;一日3次。
【功用】补气养血。
【主治】气血两虚所致的面色淡白、眩晕、心悸、神疲乏力、气短;缺铁性贫血见上述证候者。
【宜忌】禁用茶水冲服。

16487　升灵砂丹
《医钞类编》卷十。为《局方》卷五(续添诸局经验秘方)"灵砂"之异名。见该条。

16488　升麻大丸
《圣济总录》(文瑞楼本)卷三十。即原书同卷(人卫本)"升麻丸"。见该条。

16489　升麻子散(《遵生八笺》卷三)
【组成】升麻　黄芩各八分　山栀七分　黄连七分　决明子　车前子各一钱　干姜七分　龙胆草　茺蔚子各五分　一方加苦瓠五分,去黄连、龙胆草
【用法】上为末。每服二三钱,空心、白汤下。
【主治】肝病目赤,眼中生胬肉晕膜,视物不明。

16490　升麻含丸(《医心方》卷五引《僧深方》)
【组成】生射干汁六合　当归一两　升麻一两　甘草三分
【用法】上三味为末,以射干汁丸之,绵裹如弹丸。含,稍咽其汁,日三夜一。
【功用】消热下气。
【主治】咽喉卒肿痛,咽唾不得。

16491　升麻饮子(《杨氏家藏方》卷十九)
【组成】山栀子仁　防风(去芦头)　甘草(炙)　大黄　连翘　升麻各等分
【用法】上咬咀。每服二钱,水六分,煎至四分,去滓,乳食后温服。如大便尚未通,加芒消半钱,再略煎,热服。
【主治】小儿脏腑积热,面赤烦渴,痰实不利,肠胃燥涩,一切风壅。

16492　升麻饮子(《医方类聚》卷二四九引《保童秘要》)
【组成】升麻　黄芩　栀子仁　通草各一分　犀角　大黄各半两　朴消五分(汤成下)
【用法】上切。以水六大合,煎取二大合,去滓,下朴消,三岁以下,一日连夜服尽。
【主治】小儿发丹,赤如胭脂,或稍带白色,肿而壮热者。

16493　升麻饮子(《普济方》卷三八〇)
【组成】升麻　木香　柴胡　干姜　麝香各等分
【用法】上为末。每服一钱,饭饮调下。
【主治】肝疳,搭眼羞明,饮水者。

16494　升麻拓汤
《千金》卷二十二。为《外台》卷三十引《小品方》"升麻汤"之异名。见该条。

16495　升元大补汤(《疮疡经验全书》卷七)
【组成】人参三钱　升麻五钱　白术二钱(土炒)　白芍二钱(酒炒)　生地一钱(姜汁煮)　归头二钱　黄耆三钱　黄柏　知母各一钱(俱盐酒制)　粉草五分(炙)　山药一钱　防风一钱　肉桂五分　附子七分　红花六分
【用法】上作一服,水二钟,加生姜五片,枣肉二枚,煎服。

【主治】气血两虚,痔漏脱肛。

【加减】虚甚,倍加参、耆、归、麻。

16496 升气去湿汤《石室秘录》卷四

【组成】人参 白术各三钱 黄耆六钱 防风一钱
肉桂一钱 薏仁五钱 芡实五钱 陈皮五分 柴胡一钱
白芍五钱 半夏二钱

【用法】水煎服。

【主治】脚痛,水湿之气停蓄不去。

【方论选录】此方乃去湿之神剂。防风用于黄耆之中,
已足提气而去湿;又助以柴胡之舒气,则气更升腾,气升则
水亦随之而入于脾矣。方中又有白术、芡实、薏仁俱是去水
去湿之药,有不奏功如响者乎! 凡有湿病,幸以此方治之。

16497 升气和中汤

《医统》卷五十三。为《卫生宝鉴》卷九"顺气和中汤"之
异名。见该条。

16498 升气实脏丸《古今医鉴》卷五

【组成】黄耆(蜜炙)一两 人参(去芦)一两 白术(土
炒)二两 白茯苓(去皮)五钱 山药(炒)一两 莲肉(去
心)一两 芡实一两 升麻(酒炒)五钱 柴胡(酒炒)五钱
干姜(炒黑)五钱 肉豆蔻(面裹煨,捶去油净)五钱 粉草
(炙)五钱 椿树根皮(酒炒二次)四两

【用法】上为细末,阿胶水化开为丸,如黍米大。每服
二钱,用糯米半生半炒,煎汤送下。

【主治】元气下陷,脾胃衰惫,久泻,日夜无度,大肠滑
脱,肛门下坠,饮食不思,米谷不化,汤水直过,烦渴引饮,津
液枯竭,肌瘦如柴,寒热互作。

16499 升玄清胃饮《医级》卷七

【组成】升麻 玄参 甘草 石膏 桔梗

【主治】发斑咽痛。

16500 升发二陈汤《医学正传》卷二引丹溪方

【组成】陈皮(去白)一钱 半夏一钱半 茯苓一钱
甘草五分 抚芎一钱 升麻 防风 柴胡各五分

【用法】上切细,作一服。加生姜三片,水一盏半,煎至
一盏,温服。

【主治】❶《医学正传》:痰郁,火邪在下焦,大小便不
利。❷《杂病源流犀烛》:痰郁,动则喘满或嗽,寸脉沉而滑。

16501 升华红黑丸《成方制剂》20册

【组成】红丸:巴豆50克 郁金25克 知母25克 黄
芩25克 朱砂2克 黑丸:巴豆20克 郁金20克 厚朴
40克 黄连40克 百草霜4克 木香40克

【用法】上制成丸剂。口服,红、黑丸合用,一次小儿每
岁约1粒,每次最多合计不得超过9粒;成人一次各10~20
粒,一日2次。

【功用】消食导滞,清热解毒。

【主治】食积腹胀、腹痛便秘及湿热泻泄、下痢脓血。

【宜忌】孕妇及腹膜炎,肠穿孔者禁用。

16502 升血灵颗粒

《中国药典》2010版。即原书"升血颗粒"之异名。见
该条。

16503 升血调元汤《药品标准·中药成方制剂》7册

【组成】党参 佛手 骨碎补 何首乌 黄芪 鸡血
藤 麦芽 女贞子

【用法】口服,一次25~50毫升,一日2次。

【功用】益气养血,补肾健脾。提升外周血白细胞。

【主治】白细胞减少症及病后虚弱。

16504 升阳化湿汤《陈素庵妇科补解》卷三

【组成】苍术 白术 黄柏 茯苓 赤苓 黄芩 防
风 防己 杜仲 泽泻 广皮 香附 远志 车前

【主治】妊娠受湿,足跗肿,腰重,遍体骨节疼痛下坠;
或湿久生热,变成黄疸;或眼胞肿而腰重不能屈伸,如坐水
中,甚则腹胀胎腐。

【方论选录】是方二苓、二术去湿健脾;芩柏清热泻火;
防风祛身半以上之邪;防己除身半以下之湿;泽、前利水则
湿下流;广、附行气,气行则湿不壅;杜、远入肾,引芩、术以
安胎。未有湿热祛、脾胃强而胎不安者也。

16505 升阳四物汤《医略六书》卷三十

【组成】熟地五钱 当归三钱(醋炒) 白芍一钱半
(炒) 川芎一钱 白芷一钱半(炒黑) 升麻五分(炒黑)
血余三钱(炒炭)

【用法】水煎,去滓温服。

【主治】产后漏血不止,脉虚弦者。

【方论选录】产后冲任两亏,清阳下陷,不能摄血,而血
漏不止,谓之漏血。熟地补血以滋冲任;当归养血以归经
脉;川芎入血海以升阳;白芍敛阴血以止漏;升麻升少阳清
气;白芷升阳明清气,二药炒黑,均能止血定漏;血余炭去宿
生新,力能止血以定漏血也。水煎温服,使经血内充,则清
阳敷布,而冲任脉定,血无妄渗之虞,何漏血之不止哉!

16506 升阳发表汤

《鲁府禁方》卷一。为《伤寒六书》卷三"升麻发表汤"之
异名。见该条。

16507 升阳防风汤

《证治汇补》卷八。即《脾胃论》卷中"升阳除湿防风
汤"。见该条。

16508 升阳抑火汤《便览》卷一

【组成】升麻 柴胡 葛根 苍术 羌活 防风 白
芷 黄连(酒炒) 黄柏(酒炒) 知母(酒炒) 当归 川芎
芍药

【用法】水一钟半,煎至一钟,食远稍热服。

【主治】因服寒凉药太多,致眼病久不愈者。

16509 升阳利湿汤《医略六书》卷二十七

【组成】南星二钱(制) 苍术一钱半(炒黑) 羌活一
钱半(盐水炒黑) 台芎八分 滑石三钱(姜汁炒) 半夏一
钱半(姜汁制) 防风一钱半(炒黑)

【用法】水煎,去滓温服。

【主治】肥人湿闭不孕,脉弦缓者。

【方论选录】躯脂满溢,闭塞子宫,故天癸不调,不能怀
孕焉。苍术燥湿强脾,南星散痰燥湿,羌活疏太阳之府,防
风燥冲任之经,台芎行血海之气,滑石开子宫之闭,半夏豁
躯内之痰涎也。水煎温服,使湿痰消散则子宫肃清,而冲任
融和,何有闭塞经愆不孕之患哉!

16510 升阳利湿汤《医学探骊集》卷四

【组成】苏叶三钱 毛苍术五钱 炒地龙四钱 麻黄
三钱 山甲片二钱 皂角刺三钱 茶叶一钱 连翘三钱
桔梗三钱

【用法】元酒煎服。

【主治】口眼㖞斜。

【方论选录】此方谓之升阳者,盖以苍术为君,用苏叶、连翘、地龙、麻黄为佐,山甲、皂刺引药直达病处,为湿邪开其道路;桔梗、茶叶、元酒引药上升,使积滞之湿邪仍从汗孔而去。是用诸佐药,将利湿之药升于面部足阳明经络,使之利湿,故以此命名也。

16511 升阳彻顶汤《活人心统》卷下

【组成】升麻 人参 川芎 黄耆 甘草 防风 羌活 细辛 酒黄芩 白术 藁本 芍药(炒) 蔓荆子

【用法】水二钟,煎一钟,食远服。滓再煎。

【主治】男子阳虚,浊升清陷,上攻头脑,痛久不愈。

16512 升阳补气汤《内外伤辨》卷中

【组成】厚朴(姜制)五分 升麻 羌活 白芍药 独活 防风 甘草(炙) 泽泻各一钱 生地黄一钱五分 柴胡二钱五分

【用法】上为粗末。每服五钱,水二盏,加生姜三片,枣二枚,煎至一盏,去滓,食前温服。

【主治】饮食不时,饥饱劳役,胃气不足,脾气不溜,气短无力,不耐寒热,早饭后转增昏闷,须要眠睡,怠惰,四肢不收,懒倦动作,及五心烦热。

【加减】如腹胀及窄狭,加厚朴;如腹中似硬,加砂仁三分。

【方论选录】《医钞类编》:此证皆由阳陷阴中,故以地、芍引诸风药入阴分而升其阳,以泽泻、厚朴而降其浊也。

16513 升阳补气汤《普济方》卷三九一

【组成】防风根三钱 羌活一两半 柴胡一钱 甘草三分 荆子半两 升麻半两 葛根半两 独活三分 黄耆半两 人参三分 当归身三分(酒浸) 陈皮三分 黄柏三分(酒浸) 生地黄三分(酒洗) 地骨皮半两

【用法】上锉。每服三钱,水煎,去滓温服。

【主治】小儿脾病发热。

16514 升阳补胃汤

《医学正传》卷五。即《兰室秘藏》卷下"升麻补胃汤"。见该条。

16515 升阳补胃汤《医学入门》卷四

【组成】补中益气汤去陈皮 加桂 芍 羌 防 干葛 独活 生地 牡丹皮

【主治】长夏湿热,阳明、少阳下血。

16516 升阳和中汤《医学入门》卷四

【组成】生甘草 黄柏 白茯苓 泽泻 升麻 柴胡各一分半 橘皮 当归 白术各二分 白芍 人参各三分 佛耳草 炙甘草各四分 黄耆五分

【用法】水煎,食远热服。

【功用】补肺,泻阴火与湿,通行经脉,调和阴阳。

【主治】❶《医学入门》:阳衰阴旺,非有风邪,闭目浑身麻木,昼减夜甚,觉而开目则麻渐退。❷《杏苑》:有时痰嗽气促而喘,胸中不利。

【备考】《杏苑》有草豆蔻、苍术。

16517 升阳和血汤

《玉机微义》卷十七。为《兰室秘藏》卷下"升阳去热和血汤"之异名。见该条。

16518 升阳泄火汤

《准绳·类方》卷一。为《脾胃论》卷上"补脾胃泻阴火升阳汤"之异名。见该条。

16519 升阳泄阴丸

《医学纲目》卷十三。即《兰室秘藏》卷上"升阳柴胡汤"改作丸剂。见该条。

16520 升阳泄阴汤

《审视瑶函》卷五。为《兰室秘藏》卷上"升阳柴胡汤"之异名。见该条。

16521 升阳泻热汤

《医学正传》卷六。为《兰室秘藏》卷下"升阳汤"之异名。见该条。

16522 升阳泻热汤《杂病源流犀烛》卷十一

【组成】柴胡 陈皮 升麻 赤茯苓 枳壳 香附 甘草 白芍

【主治】气冲。

16523 升阳泻湿汤

《兰室秘藏》卷下。为原书同卷"升阳汤"之异名。见该条。

16524 升阳降气汤《吉人集验方》卷下

【组成】苍术一钱 柴胡六分 羌活六分 防风六分 神曲六分 泽泻六分 猪苓六分 陈皮三分 麦芽三分 炙甘草三分 升麻五分 生姜三片

【用法】水煎服。

【主治】风邪入胃,木来贼土,清气在下,水谷不能化完而为飧泄。

16525 升阳降火汤

《便览》卷一。为《脾胃论》卷上"补脾胃泻阴火升阳汤"之异名。见该条。

16526 升阳降火汤《眼科金镜》卷二

【组成】山栀 玄参 知母 黄柏各二钱半 菊花 木贼草 荆芥 天冬 防风各二钱 生地三钱 细辛八分

【主治】肝虚水亏,挟火上升,迎风流热泪。

【方论选录】黄柏、知母降肾火,火退金清则水生,故曰滋阴;天冬、玄参治氤氲之气,无根之火;栀子、生地凉血清心;菊花、细辛、荆芥、防风升阳舒经。阴旺火退,肝木清,则热泪自愈。

16527 升阳降浊汤《辨证录》卷九

【组成】人参五钱 黄耆五钱 白术五钱 当归五钱 柴胡三分 荆芥五分 麦冬五钱 肉桂一钱 附子一分

【用法】水煎服。一剂大通。

【主治】大肠闭结不通,饮食无碍,并无火症之见,亦无后重之机,有至一月不便者。

【方论选录】此方纯是补阳分之药,只麦冬、当归少益其阴,则阳气胜阴,始有偏旺之势。又得附子、肉桂直入至阴之中,引柴胡、荆芥升提其阳气。阳气一升,阴气立降,安能阻塞之哉!

16528 升阳顺气汤《内外伤辨》卷上

【异名】强胃汤《脾胃论》卷下、顺气汤《普济方》卷一八四、升阳益胃汤《玉案》卷四。

【组成】黄耆一两 半夏三钱(汤洗七次) 草豆蔻二钱 神曲一钱五分(炒) 升麻 柴胡 当归身 陈皮各一

钱　甘草(炙)　黄柏各五分　人参(去芦)三分

【用法】上咬咀。每服三钱,水二盏,加生姜三片,煎至一盏,去滓,食前温服。

【主治】饮食、劳役、七情所伤,短气,发热,胸胁满闷,不思饮食。

❶《内外伤辨》:因饮食不节,劳役所伤,胸胁满闷,短气。遇春则口淡无味,遇夏虽热,犹有恶寒,饥则常如饱,不喜食冷物。❷《赤水玄珠》:七情所伤,及劳役,饮食不节,满闷短气,恐则气下者尤宜。❸《便览》:忿怒伤肝,思虑伤脾,悲哀伤肺,以致经火动有伤元气,发热,不思饮食。

【方论选录】❶《内外伤辨》:脾胃不足之证,须用升麻、柴胡苦平,味之薄者,阴中之阳,引脾胃中清气行于阳道及诸经,生发阴阳之气,以滋春气之和也;又引黄耆、人参、甘草甘温之气味上行,充实腠理,使阳气得卫外而为固也。凡治脾胃之药,多以升阳补气名之者此也。❷《医方考》:清气在下,浊气在上,令人胸膈饱胀,大便溏泄者,此方主之。上件病由于饮食伤其脾气,不能升清降浊故耳。是方也,升、柴辛温升其清,清升则阳气顺矣;柏皮苦寒降其浊,浊降则阴气顺矣;人参、黄耆、当归、甘草补其虚,补虚则正气顺矣;半夏、陈皮利其膈,膈利则痰气顺矣;豆蔻、神曲消其食,食消则谷气顺矣。故曰升阳顺气。

16529　升阳顺气汤(《杂病源流犀烛》卷十八)

【组成】黄耆二钱　人参　半夏各一钱　神曲七分半　当归　草蔻仁　陈皮　丹皮　升麻　柴胡各五分　黄柏　炙草各二分半　姜三片

【主治】脱营失精。饮食无味,神倦肌瘦。

16530　升阳胜湿汤(《胎产要诀》卷上)

【组成】柴胡　羌活　苍术　黄耆　防风　升麻　独活　当归　藁本　甘草

【主治】妇人脾胃亏损,阳气下陷或湿痰下注所致之带下。

16531　升阳举气汤(《杏苑》卷七)

【组成】升麻　柴胡　人参　黄耆各一钱　当归头　白术各八分　黄芩　诃子　甘草各四分　川芎六分

【用法】上咬咀。水二钟,煎一钟,食远温服。

【主治】元气太虚,或久病泻痢所致脱肛不上者。

16532　升阳举经汤(《兰室秘藏》卷中)

【异名】升阳除湿汤(《普济方》卷三三二)。

【组成】肉桂(去皮,盛夏勿用,秋、冬用)　白芍药　红花各五分　细辛六分　人参(去芦)　熟地黄　川芎各一钱　独活根　黑附子(炮制,去皮脐)　炙甘草各一钱五分　羌活　藁本(去土)　防风各二钱　白术　当归　黄耆　柴胡各三钱　桃仁十个(汤浸,去皮尖,细研)

【用法】上咬咀。每服三钱,若病势顺当,渐加至五钱,每服水三盏,煎至一盏,空心热服。

【功用】升浮血气,补命门。

【主治】❶《兰室秘藏》:经水不止,如右尺脉按之空虚,是气血俱脱,大寒之证;轻手其脉数疾,举指弦紧或涩,皆阳脱之证,阴火亦亡;见热证于口鼻眼,或渴,此皆阴燥,阳欲先去也。❷《妇科玉尺》:饮食劳倦,暴崩不止,或下水浆,息惰嗜卧,四肢困倦,及带下脱漏。

【方论选录】❶《医方考》:血气,人身之阴阳也。阳主升,阴主降,阳根乎阴,阴根乎阳,一动一静,互为其根,则一升一降,循经而行,无崩陷也。若阳有余,则升者胜,血从上窍而出;阳不足,则降者胜,血从下窍而出。是方也,附子、肉桂、人参、黄耆、白术、甘草,壮阳益气之品也;羌活、独活、柴胡、藁本、防风、细辛、川芎,升阳举经之品也;芍药、地黄、红花、当归、桃仁,滋阴入血之品也。壮阳则气不虚,举经则血不陷,滋阴则血不燥。诚如是,则血为气之守,气为血之卫,血营于中,气卫于外,升降上下,一循其经矣,胡然而崩也。❷《医林纂要》:东垣制此方,全以右尺空虚,窥见本原之地。然漏下不止,气未有不并消者,生气欲竭,乃至命脉空虚。本大虚寒,而外见火症,皆浮焰耳。补命火(附子)而足其气(参、耆、术、草),乃壮其阳(防、藁、二活,细辛皆以升阳);滋肾水(熟地)而养其血(归、芎、桂、芍),乃举其经(桃仁、红花合之归、芎、地、芍皆以举经),治之自本。实其虚,温其寒,本也;升其阳,举其经,乃有以致其用也。

16533　升阳举经汤(《医方集解》引东垣方)

【组成】补中益气汤加白芍　黑栀子

【用法】加生姜三片,大枣三枚,煎服。

【主治】劳伤崩漏,身热自汗,短气,倦怠懒食。

【方论选录】❶《医方集解》:此足太阴阳明药也。补中益气汤以益气升阳,退热收汗,加芍药以和血敛阴,黑栀子以清热止血。❷《成方便读》:此为中气不固,经血下陷之证也。故以补中益气汤全方,取虚者补之,下者举之之义。加以白芍入血敛阴,庶有所收摄,不致如江河之日下。黑山栀亦能入血,取红见黑止,血得寒则不妄行之意。虽治本,而兼治标耳。

16534　升阳除湿汤(《脾胃论》卷下)

【组成】甘草　大麦蘗面(如胃寒腹鸣者加)　陈皮　猪苓各三分　泽泻　益智仁　半夏　防风　羌活　神曲　柴胡　升麻各五分　苍术一钱

【用法】上咬咀。作一服,水三大盏,加生姜三片,大枣二枚,同煎至一盏,去滓,空心服。

【主治】❶《脾胃论》:脾胃虚弱,不思饮食,肠鸣腹痛,泄泻无度,小便黄,四肢困弱。❷《妇科玉尺》:湿盛血崩。

【方论选录】《脾胃论注释》:方中升麻、柴胡助清阳上行,羌、防、苍术祛风以胜湿,猪苓、泽泻利尿以渗湿,陈皮、半夏行气以化湿,六曲、麦芽导滞以和中。泄泻无度,近于滑脱,故用益智仁温中止泻,甘草保护津液,姜、枣和营卫,共奏升阳除湿之功。

【临床报道】腹泻:《光明中医》[2004,19(2):55]升阳除湿治疗婴幼儿秋季腹泻72例,结果:痊愈59例,显效10例,无效3例,总有效率95.8%。

【备考】本方方名,《医方类聚》引作"升麻除湿汤"。

16535　升阳除湿汤(《兰室秘藏》卷中)

【异名】调经升麻除湿汤(原书同卷)、调经升阳除湿汤(《普济方》卷三三〇)、升阳调经汤(《医学入门》卷四)。

【组成】当归(酒洗)　独活各五分　蔓荆子七分　防风　炙甘草　升麻　藁本各一钱　柴胡　羌活　苍术　黄耆各一钱五分

【用法】上锉,如麻豆大,勿令作末。都作一服,以洁净新汲水三大盏,煎至一大盏,去滓,空心热服。待少时以早饭压之,可一服而已。如灸足太阴脾经中血海穴二七壮亦已。

【功用】除湿去热,益风气上伸。

【主治】❶《兰室秘藏》:因饮食劳倦,或素有心气不足,致令心火乘脾,症见女子漏下恶血,月事不调,或暴崩不止,多下水浆之物,怠惰嗜卧,四肢不收,困倦乏力,无气以动,气短上气,逆气上冲,其脉缓而弦急,按之洪大。❷《医方考》:水疝,肾囊肿大,阴汗不绝。

【方论选录】《医方考》:《内经》曰:下者举之;又曰:风能胜湿。是方也,柴胡、羌活、苍术、防风、升麻、藁本、蔓荆、独活,皆味辛而气清,风药也,亦升药也,故可以胜湿,可以升阳;而黄耆之甘,可使托其陷下之气;甘草之温,可使培其防水之土;当归之润,可使调荣血于风药之队也。

16536 升阳除湿汤

《普济方》卷三三二。为《兰室秘藏》卷中"升阳举经汤"之异名。见该条。

16537 升阳除湿汤(《外科枢要》卷四)

【组成】甘草 麦芽 陈皮 猪苓各三分 泽泻 半夏 防风 神曲 升麻 柴胡 羌活 益智仁各五分 苍术一钱 白术二钱 茯苓七分

【用法】生姜、大枣为引,水煎服。

【主治】脾胃虚弱,不思饮食,肠鸣腹痛,泄泻无度,小便赤黄,四肢困倦。

16538 升阳除湿汤(《古今医鉴》卷四)

【组成】升麻一钱 柴胡一钱 防风一钱 茯苓八分 猪苓一钱 泽泻一钱 苍术一钱 陈皮八分

【用法】上锉一剂。加生姜一大片,水煎服。

【主治】湿郁在下。

16539 升阳除湿汤(《杏苑》卷四)

【组成】白术三钱 陈皮一钱 甘草(炙)七分 麦芽七分 神曲一钱 益智仁八分 防风一钱 羌活八分 苍术一钱 升麻七分 柴胡一钱 猪苓一钱 泽泻一钱 半夏八分

【用法】上咬咀。加生姜三片,大枣二枚,同煎,食后服。

【主治】土气亏败,脾湿壅盛,抑遏阳气不得上升所致之泻泄无度,不思饮食,肠鸣腹痛,四肢无力。

【方论选录】是方用白术、陈皮、炙甘草、麦芽、神曲、益智仁等,以补中健脾和胃,化宿食,进饮食;防风、羌活、苍术以疏壅湿;用升麻、柴胡引清阳之气上腾;猪苓、泽泻利小便、渗湿,导浊阴之气下降;半夏以降逆气。

16540 升阳除湿汤(《玉案》卷三)

【组成】苍术 白术 茯苓 白芍 防风各二钱 木通 车前各一钱

【用法】水煎,食前服。

【主治】痢久脾阴下陷,里急后重,至圊不能便者。

16541 升阳除湿汤

《嵩崖尊生》卷九。为《脾胃论》卷中"升阳除湿防风汤"之异名。见该条。

16542 升阳除湿汤(《顾松园医镜》卷九)

【组成】柴胡 升麻 防风 炒白芍 炒米仁 茯苓 炙甘草

【主治】受风飧泄,完谷不化,洞注有声。

【加减】虚者,加人参。

16543 升阳除湿汤(《医略六书》卷二十六)

【组成】羌活一钱半 独活一钱半 苍术一钱半(炒) 防风一钱半 葛根一钱半 藁本一钱半 升麻八分(醋炒) 白芷一钱半 炙草一钱半

【用法】水煎,去滓温服。

【主治】清气下陷,溲泻,经停,脉浮者。

【方论选录】清气下陷,外邪不能解散,而清阳不升,故泄泻不已,天癸不至焉。羌活散太阳之邪从玄府而泄,独、葛散阳明之邪由肌腠而泄,苍术、白芷散外邪以燥湿强脾,藁本、升麻升清阳以直通巅顶,炙草缓中以和胃气也。水煎温服,使外邪从汗而解,而清阳之气不复下陷,其内侵之湿无不马骎骎四布外达,何有泄泻不止,天癸不行之患哉!

16544 升阳除湿汤(《医略六书》卷二十八)

【组成】羌活一钱半 葛根一钱半 防风一钱半 藁本一钱半 柴胡一钱半 白芷一钱半 苍术一钱半(炒黑) 甘草一钱半 葱白三枚

【用法】水煎,去滓温服。

【主治】孕妇泄泻,脉浮缓者。

【方论选录】妊娠风干胃府,湿渍脾元,而大肠失传送之职,故肠鸣泄泻,胎孕因之不安焉。羌活散太阳之邪,而膀胱得操蓄泄之权;葛根散阳明之邪,而脾胃自雄健运之职;防风疏风于表,生用更能胜湿;苍术燥湿于里,炒黑不损胎元;藁本外透颠顶以疏风,白芷内达阳明以散湿;柴胡升少阳清气,则腠理可密;甘草缓阳明胃气,则中气自调;葱白通一身之阳以安胎气于泄泻之余也。水煎温服,使风邪外散,则湿气在内亦解,而肠鸣泄泻无不止,胎孕不安无不宁矣。

16545 升阳除湿汤(《盘珠集》卷下)

【组成】柴胡 升麻 猪苓 泽泻(炒) 陈皮 炙甘草 炒苍术 炒白术 防风 姜枣

【主治】肝脾湿热所致漏胎,下黄汁如胶,或如豆汁。

16546 升阳除湿汤(《会约》卷十二)

【组成】白术一钱半 白芍(酒炒)一钱 扁豆(炒,研)一钱半 苍术一钱 羌活八分 防风 甘草(炙) 独活各一钱 升麻(盐炒)六分 柴胡(酒炒)五分

【用法】水煎,温服。

【主治】一切阳衰湿证。

16547 升阳除湿汤(《医钞类编》卷三)

【组成】羌活 防风 神曲(炒) 麦芽 半夏 益智 陈皮 猪苓 升麻 茯苓 泽泻 炙草

【用法】水煎服。

【主治】中湿身重,头重,膝腿肿疼,四肢倦,小便黄赤,大便泻,脾胃虚弱,不思饮食。

16548 升阳除湿汤(《不知医必要》卷三)

【组成】白术(净) 葛花 茯苓各一钱五分 升麻六分 泽泻(盐水炒) 苍术(米泔水浸) 神曲各一钱 甘草五分

【用法】加生姜二片,水煎服。

【主治】酒湿脱肛。

16549 升阳柴胡汤(《兰室秘藏》卷上)

【异名】升阳泄阴羌活柴胡补阳汤(《普济方》卷八十)、升阳泄阴汤(《审视瑶函》卷五)。

【组成】肉桂五分　柴胡(去苗)一钱五分　知母(酒炒,如大者,加作五钱)　防风　白茯苓　泽泻　陈皮各一钱　生地黄(酒炒)　楮实(酒炒微润)　黄耆　人参　白术各五钱　甘草梢　当归身　羌活　熟地黄　独活　白芍药各一两

【用法】上锉。每服五钱,水二盏,煎至一盏,去滓,稍热食远服。别合一料,炼蜜为丸,如梧桐子大,每服五十丸,茶清送下。每日与前药各一服,食远,不可饱服。

【主治】❶《兰室必藏》:青白翳。❷《审视瑶函》:视正反斜。

【加减】如天气热,加五味子三钱、天门冬(去心)、芍药、楮实各五钱。

【备考】本方炼蜜为丸,《医学纲目》名"升阳泄阴丸"。据《医学纲目》云:本方与"补阳汤"、"泻阴火丸"(连柏丸)合治一病,空心服补阳汤,临卧服连柏丸,食远服升阳泄阴丸。

16550　升阳益气汤《杏苑》卷三

【组成】防风八分　羌活八分　独活六分　厚朴(姜汁炒)一钱　甘草(炙)五分　大枣三枚　升麻七分　柴胡一钱　生地七分　白芍七分　泽泻八分

【用法】上锉一剂。水二钟,煎一钟,温服。

【功用】疏壅湿,导积滞,升胃气。

【主治】过食伤中,传化不及,脾湿壅塞,胃气下溜,以致泻泄腹痛,小便短涩。

【方论选录】经云:风胜湿。是以用防风、羌活等诸风药以疏壅湿,厚朴导积祛滞,用甘草、大枣健脾,升麻、柴胡升提下溜之胃气。泻泄不无损阴血,故加生地、白芍救阴血以止腹痛,佐泽泻利小水,分消其湿以止泻。

16551　升阳益气汤《杏苑》卷八

【组成】黄耆　白术各一钱二分　人参一钱　橘皮　当归　神曲各八分　升麻五分　柴胡四分　黄芩三分　甘草(炙)六分

【用法】上㕮咀。水煎熟,食远温服。

【功用】益气升阳。

【主治】经候凝结,黑血成块暴下,并水俱作,或左腹有血瘕,既久月水不调,水泻不止或谷不化,食罢烦心,饮食减少,甚至瘦弱,此为血脱。

【加减】如嗌干,加粉干葛五分;如泻,去黄芩。

16552　升阳益血汤《兰室秘藏》卷下

【异名】升阳滋血汤(《医学纲目》卷三十八)。

【组成】蝎梢二分　神曲末　升麻各三分　当归　厚朴各一钱　桃仁十个

【用法】上都作一服。水一大盏,煎至半盏,去滓,食远热服。

【功用】升阳气,滋血,益血,补血,利大便。

【主治】小儿腹胀,二日大便一度,瘦弱身黄。

16553　升阳益胃汤《陈素庵妇科补解》卷一

【组成】柴胡五分　葛根一钱　石莲子八分　茯苓一钱　升麻三分　当归一钱五分　丹皮一钱五分　川芎八分　白芍一钱　生地一钱五分　秦艽一钱　麦冬一钱五分　生草三分

【功用】清心火,养脾血。

【主治】经水不通,属二阳之病。

【方论选录】是方以升、柴、秦、葛升其清阳之气;石莲、麦、茯引入心经;四物、丹皮培养阴血;秦、葛引入于胃;芩、草引火下行,以通心气;丹皮、生地祛血中伏火,则阳明燥金不受伤,而水谷之气自能生津液而营卫,月事必自通矣。

16554　升阳益胃汤《内外伤辨》卷中

【异名】益胃汤(《医级》卷八)。

【组成】黄耆二两　半夏(洗,此一味脉涩者不宜用)　人参(去芦)　甘草(炙)各一两　独活　防风　白芍药　羌活各五钱　橘皮四钱　茯苓　柴胡　泽泻　白术各三钱　黄连一钱

【用法】上㕮咀。每服三钱,水三盏,加生姜五片,大枣二枚,煎至一盏,去滓,早饭后温服。或加至五钱。

【功用】升阳益胃。

【主治】❶《内外伤辨》:脾胃虚则怠惰嗜卧,四肢不收,时值秋燥令行,湿热少退,体重节痛,口干舌干,饮食无味,大便不调,小便频数,不欲食,食不消;兼见肺病,洒淅恶寒,惨惨不乐,面色恶而不和,乃阳气不伸故也。❷《医级》:中气不足,不得升降,或胸腹胀闷,或二便失化,下利遗溺,头眩耳鸣。

【宜忌】若喜食,一二日不可饱食,恐胃再伤,以药力尚少,胃气不得转运升发也;须薄味之食或美食助其药力,益升浮之气而滋其胃气,慎不可淡食以损药力,而助邪气之降沉也。可以小役形体,使胃与药得转运升发;慎勿太劳役,使气复伤,若脾胃得安静尤佳。若胃气稍强,少食果以助谷药之力。

【加减】服药后如小便罢,而病加增剧,是不宜利小便,当少去茯苓、泽泻。

【方论选录】❶《法律》:升阳益胃者,因其人阳气遏郁于胃土之中,胃虚不能升举其阳,本《内经》火郁发之之法,益其胃以发其火也。升阳方中,半用人参、黄耆、白术、甘草益胃,半用独活、羌活、防风、柴胡升阳,复以火本宜降,虽从其性而升之,不得不用泽泻黄连之降,以分杀其势。制方之义若此。❷《古方选注》:升阳益胃汤,东垣治所生受病肺经之方也。盖脾胃虚衰,肺先受病,金令不能清肃下行,则湿热易攘,阳气不得升,而为诸病。当以羌活、柴胡、防风升举三阳经气,独活、黄连、白芍泻去三阴郁热,佐以六君子调和脾胃,其分两独重于人参、黄耆、半夏、炙草者,轻于健脾,而重于益胃,其升阳之药,铢数少则易升,仍宜久煎以厚其气,用于早饭午饭之间,藉谷气以助药力,才是升胃中之阳耳。至于茯苓、泽泻,方后注云:小便利不淋勿用,是渗泄主降,非升阳法也。

【临床报道】❶泄泻:《续名医类案》光禄杨立之,元气素弱,饮食难化,泄泻不已,小便短少,洒淅恶寒,体重节痛,以为脾肺虚,用升阳益胃汤而痊。❷过敏性结肠炎:《中医杂志》[1965,(6):7]曾某某,男,50岁,泄泻三年,日行2～3次,时溏时稀,夹有完谷,偶有肠鸣,食欲不振,面色萎黄,形瘦神疲,脉濡小,舌淡苔薄,迭经治疗,效果不显。西医诊断为"过敏性结肠炎"。按:患者由于饮食不调,思虑劳倦,日久损伤脾胃,以致脾阳不足,运化失职而泄泻,治宜升阳益胃。处方:党参四钱　黄耆四钱　白术四钱　甘草五分　羌活五分　炒防风八分　炒柴胡八分　炒白芍一钱五分　茯苓二钱　姜川连三分　陈皮一钱五分　姜夏一钱五分

生姜一片 红枣三枚。服药一周,大便已改为日行一次,粪量较多,食欲略振,续服四十八剂,便解成形,日一次,肠鸣消失。❸原因不明发热:《浙江中医杂志》[1983,(7):332]毛某某,男,53岁。洒淅恶寒,尔后发热,热度高达40℃以上,腹胀,大便不畅,胃纳极差,四肢急惰无力,头目眩晕,小溲不利,已半月余。经实验室检查,诊断为慢性肝炎、早期肝硬化、肝肾综合征,发热待查。先后用和解少阳,清泄胆腑,苦寒清热,通腑泄便等法,并肌注青、链霉素,静脉滴注葡萄糖盐水加庆大霉素等均未收效,转来本院。观其面色萎黄,苔虽微黄而舌质淡,脉细无力。脉舌合参,此热决非邪实,乃由气虚所致。取"甘温除大热"之旨,以升阳益胃汤去黄连,加瓜蒌仁、厚朴花。三剂热退凉,精神转佳,续予原法调理,药后症状明显改善,三个月后已参加轻便劳动。❹慢性牙周炎:《浙江中医杂志》[1983,(7):333]王某,女,48岁。三年来牙龈疼痛,遇寒增剧,牙齿松动,刷牙或嚼硬物则齿龈出血,咀嚼无力,咽喉燥痛,面色萎黄,头痛虚浮,神疲乏力,胃纳不佳,大便溏薄,脉缓无力,全口牙龈红肿,诊为弥漫性牙周炎。前医屡用苦寒之药不效。证属脾气下陷,阴火上冲。治宜益气升阳,佐以清火,东垣升阳益胃汤出入。三剂后,牙痛、咽痛均瘥,红肿也减。连诊三次,胃纳转佳,大便实,头痛消失,精神改善,局部红肿疼痛均告痊愈。❺肠激惹综合征:《福建中医药》[1999,30(5):8]升阳益胃汤治疗肠激惹综合征78例,结果:显效47例,有效23例,无效8例,总有效率89.7%。❻糖尿病胃轻瘫:《四川中医》[2001,19(7):29]升阳益胃汤治疗糖尿病胃轻瘫48例,结果:治愈21例,显效12例,无效7例,总有效率85.41%。❼慢性过敏性结肠炎:《中国中西医结合脾胃杂志》[1994,2(3):12]升阳益胃汤治疗慢性过敏性结肠炎120例,结果:近愈52例,显效44例,好转14例,无效10例,总有效率91.7%。

16555 升阳益胃汤

《医学正传》卷六。即《东垣试效方》卷三"黄连消毒散"。见该条。

16556 升阳益胃汤

《玉案》卷四。为《内外伤辨》卷上"升阳顺气汤"之异名。见该条。

16557 升阳益胃汤

《便览》卷四。即《兰室秘藏》卷中"益胃升阳汤"。见该条。

16558 升阳益胃汤《秋疟指南》

【组成】生耆四分 川芎八分 潞党二钱 白术一钱 白芷八分 茯苓一钱半 当归一钱 麦冬一钱半 生甘草六分 野山参一钱 粉葛一钱 沙参三钱 羌活四分 赤芍一钱 钗斛一钱半

【用法】水炖。和童便徐徐咽之。

【主治】疟疾,寒热往来,口渴而脉濡数,旬日病已,遂致口气臭秽,两颊黑肿而硬痛,或生于左,或生于右,皆由苦寒太过,胃阳被遏,火毒凝聚所致。

16559 升阳益胃散

《医学正传》卷六。即《东垣试效方》卷三"黄连消毒散"。见该条。

16560 升阳益胃散《杏苑》卷三

【组成】人参三钱 黄耆二钱 白术一钱 甘草(炙)七分 羌活七分 防风一钱 独活七分 柴胡一钱 升麻八分 茯苓一钱 泽泻一钱 黄连七分 陈皮一钱 半夏八分 白芍八分

【用法】上咬咀。加生姜三片,大枣二枚,水煎,食后服。

【主治】中气亏败,脾湿壅遏,阳气不伸。体重肢节疼痛,口燥舌干,饮食无味,大便不调,小便短涩,不欲食,食不消,洒淅恶寒,潮热。

【宜忌】如善食,一二日不可饱,以药力尚少,恐胃气易伤,不得转运生发,以致泄泻,须稍食滋味之物,或美食助药以增升浮之胃气,慎不可淡食,以助邪气之淳沉,宜稍复形体,使胃气与药转运升降,又勿大劳,使元气复伤。如胃气稍定,则宜少食嘉果之类,以助药力。

【加减】服药小便利而病愈加增剧者,是以不当利小便,宜去茯苓,泽泻。

【临床报道】慢性泄泻:《中华中西医学杂志》[2007,5(8):54]升阳益胃汤治疗慢性泄泻86例疗效分析,结果:治愈46例,显效23例,有效12例,无效5例,总有效率94%。

16561 升阳益精汤《眼科金镜》卷二

【组成】当归二钱半 川芎二钱 云茯三钱 葛根二钱半 草决明三钱 防风二钱 连翘二钱 花粉二钱 独活二钱 五味子一钱 柴胡三钱 玄参三钱 菊花二钱 枸杞二钱 覆盆子二钱

【用法】水煎,温服。

【主治】雀目变症。

【临床报道】雀目变症:一妇患内障,眼视物有时昏渺,似有云雾笼罩,有时如无病症,至日落黑暗不能睹物,惟眼前如冰盘大一片光亮如常时,不时眩晕、心烦、怔忡,就余治疗,乃雀目之变症。予升阳益精汤,二十余剂则痊愈如常矣。

16562 升阳调元汤《万氏女科》卷三

【组成】人参 黄耆(炙) 甘草(炙) 升麻 益智子(去壳,炒)各一钱五分

【用法】生姜、大枣为引。水煎,调桑螵蛸散三钱服。

【主治】产后小便频数,及遗尿不禁。

16563 升阳调经丸《万氏家抄方》卷四

【组成】升麻八钱 葛根 龙胆草(酒炒) 黄连 桔梗 连翘 黄柏(酒炒) 黄芩(酒炒) 广术(酒炒) 甘草(炙) 京三棱(酒炒) 夏枯草各五钱 当归尾 芍药(煨)各三钱 生黄芩四钱

【用法】上药将一半为末,炼蜜为丸,如绿豆大。每服一百二十丸,白汤送下。一半咬咀,每服五钱,煎服。

【主治】瘰疬。

【备考】方中生黄芩用量原缺,据《便览》补。

16564 升阳调经汤《兰室秘藏》卷下

【异名】升麻调经汤(《东垣试效方》卷三)。

【组成】升麻八钱 葛根 草龙胆(酒制) 黄芩(酒制) 广术术(酒洗,炒) 京三棱(酒洗,炒) 炙甘草 黄连(酒洗) 连翘 桔梗各五钱 生黄芩四钱 当归梢 芍药各三钱 黄柏(酒洗)二钱 知母(酒洗,炒)一两

【用法】上另秤一半末,炼蜜为丸,如绿豆大,每服百余丸;一半作咬咀,每服五钱,若能食,大便硬,可旋加至七

八钱,水二盏,先浸半日,煎至一盏,去滓,临卧热服。足高去枕仰卧,噙一口作十次咽之,留一口在后送下丸药,服毕其卧如常。

【主治】瘰疬绕颈,或至颊车,此皆由足阳明胃经中来;若疮深远,隐曲肉底,是足少阴肾经是中来,乃戊脾传于癸肾,是夫传于妻,俱作块子坚硬,大小不等。

【临床报道】腮腺结石并感染:《千家妙方》引李伟成:何某,男,36岁,某工程公司工人。患者颌下肿痛已数月,近日来疼痛加重,纳减,倦怠无力,脉缓,苔白腻,大便隔日一次。经某医院检查,右侧颌下可摸及肿块,如拇指大小,质坚硬,能活动,有压痛,经X线照片后,诊断为腮腺结石并感染。此属阳明经,由湿热瘀结而成,治以升阳化痰,软坚散结,用升阳调经汤加减:升麻3克 连翘15克 龙胆草10克 桔梗16克 黄连6克 三棱10克 莪术10克 黄芩10克 粉葛20克 昆布15克 法夏15克 南星片16克 知母10克 甘草3克 水煎服,每日一剂,嘱服10剂。复诊:上方服后,疼痛减轻,右白齿旁有一小孔排出脓液,量不多,嘱守方再服6剂。再诊:药后排脓不多,如用指压则脓液增多。遂在上方基础上加清热解毒之药:地丁16克 天丁6克 公英15克 金钱草30克 夏枯草30克等,嘱服10剂。上方服完后,脓液排尽,患者偶见右白齿旁有一块白色如石之物,每次饭后更为明显。一日中午,因咳而突然排出黄豆大小白色结石数块,连续几天均有大小不等的砂石排出,肿块亦随之而消失。后用六君子汤调理脾胃,巩固疗效。时过年余,随访未见复发。

16565 升阳调经汤

《医学入门》卷四。为《兰室秘藏》卷中"升阳除湿汤"之异名。见该条。

16566 升阳调经汤

《医略六书》卷二十六。为《兰室秘藏》卷中"柴胡调经汤"之异名。见该条。

16567 升阳清胃汤《冯氏锦囊》卷六

【组成】升麻六分 煅石膏一钱二分 连翘一钱 生地一钱二分 牛蒡子一钱(研) 丹皮八分 桔梗四分 甘草三分 荆芥四分 薄荷四分

【用法】加灯心,水煎服。

【主治】牙疳,牙痛。

16568 升阳散火方《医部全录》卷四二一引《医贯》

【组成】山楂五分 黄芩四分 甘草 干葛 柴胡 陈皮各二分 黄连 芍药 防风 连翘 当归尾 蔓荆子各三分

【用法】水一钟,加生姜一片,煎六分,食远服。如饮食过伤,山楂倍用。

【功用】升阳,散火,消滞。

16569 升阳散火汤《陈素庵妇科补解》卷三

【组成】荆芥 焦栀 防风 甘草 细辛 白芍 生地 当归 麦冬 川芎 柴胡 黄芩 泽泻 茯苓

【功用】清相火,除浮热,滋阴血,养胎元。

【主治】妊娠肾水虚不能制火,手少阳三焦、足少阳胆两经之火妄行于头面及耳内外,以致卒然耳聋者。

【方论选录】是方升阳散火为主,阳升则火自降,火降则金水二脏俱安,而耳自能司听矣。荆、防、细、芎升阳于

上;泽、甘、栀、芩降火于下;归、芍、麦、地养血滋阴;柴、芩和肝,使少阳之伏火得疏而邪热不致妄行。火郁则发之,方不专治耳聋,而善于治耳聋也。

16570 升阳散火汤《内外伤辨》卷中

【异名】柴胡升麻汤(《兰室秘藏》卷下)、柴胡升阳汤(《准绳·类方》卷一)。

【组成】升麻 葛根 独活 羌活 白芍药 人参各五钱 甘草(炙) 柴胡各三钱 防风二钱五分 甘草(生)二钱

【用法】上㕮咀,如麻豆大。每服五钱,水二盏,煎至一盏,去滓,大温服,不拘时候。

【主治】❶《内外伤辨》:血虚或胃虚过食冷物,郁遏阳气于脾土之中,致使四肢发困热,肌热,筋骨间热,表热如火燎于肌肤,扪之烙手。❷《准绳·类方》:热厥。

【宜忌】忌寒凉之物。

【方论选录】❶《医方考》:少阳者,三焦与胆也。经曰:少火生气。丹溪曰:天非此火不能生万物,人非此火不能以有生。是少火也,生物之本,扬之则光,遏之则灭,今为饮食填塞至阴,抑遏其上行之气,则生道几于息矣,故宜辛温之剂以举之。升麻、柴胡、羌活、独活、防风、干葛,皆辛温上行之物也,故用之以升少阳之气,清阳既出上窍,则浊阴自归下窍,而食物传化自无抑遏之患;芍药味酸,能泻土中之木;人参味甘,能补中州之气;生甘草能泻郁火于脾,从而炙之,则健脾胃而和中矣。❷《医林纂要》:清阳之气,倡阴以行,本于肾命,行于肝胆,蒸于脾胃,达于膈上,布于膻中,而后畅于四表。阳气即火,而畅则无所谓火。阳气一有所遏抑,则愤逆而见为火焉(火郁在中、下二焦,此方所治是也。若酒食酿厚烧博,则又助火,而火逼中、上焦,乃为凉膈散症矣)。火郁于下,真阴愈灼,苦以发之,拨自肾命之中(柴胡解骨髓中热),宣之脾胃之上(葛根、升麻散脾胃热),达之四表之末(羌活、独活祛四肢热),阳气可不郁矣。参、芍、草、姜、枣,以厚滋脾胃,而和其阴阳,所以固其气血之本也。胃伤冷食,何以不用消导而用和补?曰,此非伤食,乃伤于所食之冷而抑遏阳气耳。胃已虚矣,何可更消?人参、甘草、姜、枣以温之,则冷气消矣。热盛如此,何以不用寒凉?曰,阳气已为阴所抑遏矣,而更用寒凉,是重为抑遏也。凡火盛水亏,则滋其水,阳为阴掩,则畅其阳,火炎于上,可自下夺之,火郁在下,必升以散之。此与凉膈散之治,所以大不相似也。❸《医方集解》:此手足少阳药也;柴胡以发少阳之火为君;升、葛以发阳明之火,羌、防以发太阳之火,独活以发少阴之火为臣;此皆味薄气轻,上行之药,所以升举其阳,使三焦畅遂,而火邪皆散矣。人参、甘草益脾土而泻热,芍药泻脾火而敛阴,且酸敛甘缓,散中有收,不致有损阴气为佐使。

【临床报道】❶五心烦热:《名医类案》虞恒德治一妇人,年四十余,夜间发热,早晨退,五心烦热,无休止时。半年后,虞诊六脉皆数,伏而且牢,浮取全不应,与东垣升阳散火汤四服,热减大半,胸中觉清快胜前,再与二帖,热悉退。❷流感:《中医教育》[1977,(3):38]某机关干部,男性,46岁。感冒四天,经西医服药打针治疗无效。发热不退,身热如焚(腋温39.2℃),头痛如破,周身骨骼酸痛如折,咳嗽气喘,咳声粗洪,痰难咯出,小便淡黄,脉浮数带弦,舌红苔薄

白滑。证属阳邪被遏,不得发越。给"升阳散火汤"去参加杏仁、桔梗二剂。服药一剂,汗出热退,痛苦解除大半。二剂后,除稍有咳嗽外,基本告愈。❸慢性扁桃体炎:《中医杂志》[1985,(4):308]笔者运用升阳散火汤治疗慢性扁桃体炎 30 例,取得了较好疗效。30 例患者年龄大多在 10 岁以下,最小 3 岁,最大 25 岁。患病时间平均两年。临床见症为,继急性扁桃体炎反复发作之后,扁桃体肿大Ⅰ度到Ⅲ度,微红,咽痛反复发作,阵发性刺激咳嗽,易感冒,纳呆,便溏,舌淡,脉弦细或细数。药物组成为生甘草 6 克,防风 7.5 克,炙甘草 9 克,升麻、葛根、独活、白芍、羌活、党参各 15 克,柴胡 24 克。治疗结果:治愈 25 例,显效 4 例,好转 1 例。《实用中医药杂志》[2003,19(8):409]升阳散火汤治疗慢性扁桃体炎 65 例,结果:治愈 49 例,显效 11 例,好转 5 例,总有效率 92.3%。❹鼻渊:《古今医案按》江应宿治王晓,鼻塞,气不通利,浊涕稠粘,屡药不效,已经三年。宿诊视,两寸浮数,曰,郁火病也。患者曰,昔医皆作脑寒主治,子何悬绝若是耶。经曰,诸气膹郁,皆属于肺。河间云,肺热甚则出涕,故热结郁滞,壅塞而气不通也。投以升阳散火汤十数剂,病如失。

16571 升阳散火汤(《伤寒六书》卷三)

【组成】人参 当归 芍药各八分 黄芩 麦冬 白术 柴胡各一钱 陈皮 茯神各八分 甘草三分

【用法】水二钟,加生姜三片,大枣一枚,入金首饰煎之,热服。

【主治】伤寒汗热乘于肺金,元气虚不能自主持所致的撮空证。症见叉手冒胸,寻衣摸床,谵语昏沉,不醒人事。

【加减】有痰者,加姜汁炒半夏;大便燥实,谵语发渴,加大黄;泄漏者,加升麻、炒白术。

【临床报道】感冒内伤:《伤寒广要》引《伤寒述微》康熙三年孟秋,余至渝州。一老人谢彦一,年五十余,因感冒内伤,一医以清暑益气汤,漫加诸热药发汗。一剂而双目俱瞽,昏沉不醒。复用滚痰丸,并水下之,其人身无不热,自下利清黑色,溏粪数十行,水谷不化,昏迷仰睡,手扯衣被,寻衣摸床,且郑声喃喃不字语。请余视之,六脉微缓,非死脉也,胃气尚存。此乃盛暑之日,而老年内伤,汗下非宜,中气已虚,邪热乘于肺经,必变神昏不语。余用升阳散火汤,内有小柴胡汤散表里内外之寒邪,又有五味异功散,麦冬当归甘芍,补中益气和脾肺。一剂安睡,再剂苏坐,三日连进四剂,而诸证悉愈。

16572 升阳散火汤(《金鉴》卷六十三)

【组成】抚芎六分 蔓荆子 白芍(酒炒) 防风 羌活 独活 甘草(半生半炙) 人参各一钱 柴胡 香附各一钱五分 葛根一钱 升麻一钱 僵蚕(炒)一钱五分

【用法】加生姜一片,红枣肉一枚,水三钟,煎一钟,食远温服。

【主治】颊疡过敷寒药,以致肌冷凝结,坚硬难消难溃者。

16573 升阳散火汤(《杂病源流犀烛》卷十五)

【组成】升麻 柴胡 羌活 独活 葛根 白芍 防风 甘草

【主治】疟疾热厥。

16574 升阳散火汤(《白喉全生集》)

【组成】柴胡(去芦) 连翘 僵蚕(姜汁炒) 防风(去芦)各二钱 桔梗 鼠粘子各三钱 蝉蜕七只(去头翅足) 山豆根 射干 薄荷 荆芥 人中黄各一钱 皂角刺三针(煨)

【用法】水煎服。

【主治】白喉初起,热邪尚在表,白见于外关,或薄或小,淡红微肿,略痛,声音响亮,牙关饮食稍碍,口干,头闷目胀,舌苔与小便微黄。

16575 升阳滋血汤

《医学纲目》卷三十八。为《兰室秘藏》卷下"升阳益血汤"之异名。见该条。

16576 升阳解表汤(《伤寒大白》卷四)

【组成】升麻 葛根 羌活 防风 柴胡 枳壳 厚朴 广皮 甘草 半夏

【功用】升发胃气,敷布胃阳,作汗散表。

【主治】夹食外感,表邪不解,发热胸满。

16577 升阳解毒汤(《痘疹世医心法》卷十二)

【组成】当归 升麻 柴胡 桔梗 甘草 牛蒡子 密蒙花 蝉蜕 连翘 防风 荆芥穗各等分

【用法】上锉细。水一盏,煎七分,去滓,食后温服。

【主治】痘疮溃烂,先伤于面。

16578 升阳解热汤(《喉证指南》卷四)

【组成】芽桔梗 荆芥 红柴胡 防风 川贝母各一钱六分 薄荷 连翘(去心) 射干 牛蒡子(炒) 前胡 僵蚕各一钱 升麻八分 蝉蜕五个 生姜一片

【用法】水煎。食远服。

【主治】咽喉风热初起。

16579 升阳燥湿汤

《兰室秘藏》卷中。为原书同卷"助阳汤"之异名。见该条。

16580 升阳燥湿汤(《便览》卷四)

【组成】防风 良姜 干姜 郁李仁 甘草各一钱 陈皮 黄耆各五分 白葵花 柴胡 升麻各三分

【用法】水煎服。

【主治】阴户痛,控心急痛,身重如山,身黄皮缓,阴中如冰。

16581 升苍荷叶散

《奇效良方》卷二十四。为《保命集》卷下引《局方》"升麻汤"之异名。见该条。

16582 升连清胃饮(《医级》卷七)

【组成】丹皮 山栀 生地 甘草 升麻 黄连

【主治】肝脾积热,外兼风热,咽痛喉痹。

16583 升肝舒郁汤(《衷中参西》上册)

【组成】生黄耆六钱 当归三钱 知母三钱 柴胡一钱五分 生明乳香三钱 生明没药三钱 川芎一钱五分

【主治】妇女阴挺,亦治肝气虚弱,郁结不舒。

【方论选录】方中黄耆与柴胡、芍药并用,补肝即以舒肝,而肝气之陷者可升。当归与乳香、没药并用,养肝即以调肝,而肝气之郁者可化。又恐黄耆性热,与肝中所寄之相火不宜,故加知母之凉润者,以解其热也。

【临床报道】阴挺:《衷中参西》一妇人,年三十余,患阴挺,用陈氏《女科要旨》治阴挺方,治之不效。因忆《傅氏女科》有治阴挺之方,其证得之产后,因平时过怒伤肝,产时又努力太过,自产门下坠一片,似筋非筋,似肉非肉,用升补肝气之药,其证可愈。遂师其意,为制此汤服之。数剂即见消,十剂痊愈。

16584 升补中和汤《不居集》上集卷十)

【组成】人参五分 谷芽 山药各一钱 茯神八分 甘草三分 陈皮七分 扁豆一钱 钩藤八分 荷鼻一个 老米三钱 红枣二个

【主治】虚劳寒热,食少泄泻,不任升柴者。

【加减】气血弱而似疟者,加制何首乌三钱;筋骨不利者,加秦艽、续断一钱;微有火者,加玉竹八分;泄泻者,加冬瓜仁二、三钱;大便下血者,加地榆八分;食少者,加莲子肉三钱;失血者,加茅根、藕节三、五钱。

【方论选录】升补中和,为清阳下陷而设也。盖阴亏火乏,法不宜升,而肝肾空虚,更不宜升。惟是泄泻食少之人,清阳不升,则浊阴不降,于法不可不升,而又非升柴之辈所能升者。故以人参、钩藤、荷鼻升胃中之阳,以谷芽、山药、扁豆、老米补脾中之阴,陈皮快气,甘草和中,红枣助脾,虽非升柴耆术之品,而功效实同补中益气之立法矣。

16585 升降六一汤

《内经拾遗》卷二。为《魏氏家藏方》卷二"六一汤"之异名。见该条。

16586 升降败毒丸《全国中药成药处方集》沈阳方)

【组成】野大黄八两 姜黄 蝉退 僵蚕各四两

【用法】上为极细末,炼蜜为丸,二钱重。每服一丸,元酒二钟,调蜜一匙,冷服。病重者,三小时后如法续服。

【功用】清瘟毒,祛邪热。

【主治】瘟疫斑疹,时毒发颐,毒火上升,口疮牙痛,咽肿,眼胞赤烂,翳障,花柳毒,腹满胀痛,男淋浊,女带下,小儿胎毒,二便不通等症。

【宜忌】忌发火物。孕妇忌服。

16587 升药五灵散《广笔记》卷三)

【组成】胆矾 辰砂 雄黄 明矾 磁石

【用法】加水银一两,与前五味等分和匀,入阳城罐内,打火三香取出,加敷药中。

【主治】头面结毒。

【方论选录】胆矾治筋而滋肝,其色青,应东方木;辰砂养血而益心,其色赤,应南方火;雄黄长肉而补脾,其色黄,应中央土;明矾理脂膏而助肺,其色白,应西方金;磁石荣骨液而壮肾,其色黑,应北方水。

16588 升炼玉露霜《遵生八笺》卷十三)

【组成】真豆粉半斤(焙) 龙脑薄荷一斤

【用法】先将薄荷入甑中,用细绢隔住,上置豆粉,将甑封盖,上锅蒸至顶热甚,霜已成矣,收取粉霜,每八两配白糖四两,炼蜜四两拌匀,捣腻印饼或丸,含之。

【功用】消痰降火。

【主治】火症。

16589 升炼灵光药《医统》卷六十一)

【组成】水银(入铅中结砂) 黑铅各五钱(结成砂) 枯矾 皂矾 火消(煅红) 食盐

【用法】上为极细末,入固济阳城罐内,铁灯盏封口,以铁条扎口,盐泥石脂密封,入百眼炉文武火升打,灯盏内常

常搽水,三柱香尽,退火任冷,取灯盏下雪白灵药扫下,有五钱收贮。入后药:制甘石一两,灵药三分,冰片一分,上合研一日至无声。点目。

【主治】一切风热翳障。

【备考】方中枯矾、皂矾、火消、食盐用量原缺。

16590 升举大补汤《傅青主女科·产后编》上卷)

【组成】黄耆 白术 陈皮各四分 人参二钱 炙草 升麻各四分 当归 熟地各二钱 麦冬一钱 川芎一钱 白芷四分 黄连三分(炒) 荆芥穗四分(炒黑)

【用法】加大枣,水煎温服。

【功用】滋荣益气。

【主治】产后半月外血崩;年老虚人患崩。

【加减】汗多,加麻黄根一钱;浮麦(炒)一小撮;大便不通,加肉苁蓉一钱;气滞,磨木香三分;痰,加贝母六分,竹沥姜汁少许;寒嗽,加杏仁十粒,桔梗五分,知母一钱;惊,加枣仁、柏子仁各一钱;伤饭,加神曲、麦芽各一钱;伤肉食,加山楂、砂仁各八分。

【宜忌】大便不通,禁用大黄;身热,不可加连、柏;伤食怒气,均不可专用耗散无补药。

16591 升举大补汤《胎产秘书》卷下)

【组成】人参 白术各三钱 川芎一钱 当归一钱五分 熟地二钱 黄耆一钱 白芷四分 荆芥 陈皮 黄连 黄柏(炒,泻者勿用) 羌活 防风各四分 升麻 甘草各五分

【主治】产后日久血崩不止,或如鸡卵大块,或去血如片,并治老少血崩等症。

【加减】渴,加麦冬、五味;泻,加泽泻、莲子;痰,加半夏;兼白带者,加苍术、半夏各一钱。

16592 升耆益阴煎《医方简义》)

【组成】升麻(炒焦)四分 炙黄耆三钱 桃仁十粒 夏枯草三钱 炮姜五分 川芎二钱 全当归四钱 制香附一钱

【用法】加淡菜二十粒,水煎服。

【主治】新产后阴中下物。

16593 升柴拔陷汤《不居集》上集卷十)

【组成】升麻 柴胡 前胡 葛根 陈皮 半夏 枳壳 山楂 泽泻 车前子 生姜 大枣

【主治】外感客邪,日轻夜重,有似阴虚者。

【方论选录】升麻、柴胡皆辛清升举之品,能引阳气于至阴之下,故邪之未陷,能托而正之,此升柴之超于诸药也。前胡平寒热,干葛清肌肉,皆托邪外出之圣药。陈皮、半夏匡正中气,使中气内充,逐邪外出。枳壳、山楂清导中宫,使贼邪不得援引,无由内据。至于泽泻、车前,皆导水之品,使邪热分消而出,有潜移默夺之功。加姜、枣者,取其甘辛相济,有辅正黜邪之用也。

16594 升消平胃散《痘疹传心录》卷十九)

【组成】小川芎七分 香附一钱(炒) 苍术六分(炒) 紫苏七分 厚朴六分(姜汁炒) 藿香五分 砂仁五分(研碎) 白芷六分 陈皮六分(去白) 麦芽八分(炒) 山楂八分(去核) 甘草二分(炙)

【用法】加煨姜三片,同煎,带热服。

【主治】痘疹,吐泻内伤,兼腹痛者。

16595　升消平胃散（《痘科类编》卷四）

【组成】厚朴　苍术　小川芎　香附　紫苏各五分　藿香　砂仁　白芷　陈皮各三分　炙甘草二分　麦芽六分　山楂一钱

【用法】加羌活、防风各三分，生姜三片，水煎带热服。

【主治】小儿感寒夹食腹痛。

16596　升消平胃散（《种痘新书》卷四）

【组成】川芎　香附（炒）　苍术　紫苏　厚朴（姜汁炒）各五分　藿香　砂仁　白芷　半夏　陈皮各二分　山楂　麦芽各六分

【主治】痘疹，感冒积滞作腹痛者。

16597　升陷固血汤（《增补胎产心法》卷下）

【组成】当归　川芎　熟地　白芷　升麻　血余炭各一钱

【用法】水煎服。

【主治】产后月余，经血不止。

16598　升麻二陈汤（《医统》卷二十六）

【组成】陈皮（去白）　抚芎　茯苓各一钱　半夏一钱半　升麻　防风　甘草　柴胡各五分

【用法】水盏半，加生姜三片，煎一盏，温服。

【功用】润大便，利小便。

【主治】痰郁火邪在下焦，大小二便不利。

16599　升麻干葛汤（《审视瑶函》卷四）

【组成】升麻　桔梗各五分　羌活　川芎　防风各一钱　干葛一钱五分　麻黄　白芷各三分　蝉蜕七个　陈皮　甘草各四分

【用法】上锉。加生姜一片，葱白一段，白水二钟，煎至一钟，去滓，食后热服。取汗为度。

【主治】痎眼暴发，两目红肿疼痛，寒热相争。

16600　升麻大黄汤（《伤寒总病论》卷三）

【组成】升麻　木通　白蔹各三分　黄芩　芍药各一两　甘草半两　大黄一两半

【用法】上咬咀。水三升，煮二升半，下大黄煮一升半，温温饮一盏。利下为度。

【主治】天行后毒气，手足肿痛欲脱，必作痈脓。

16601　升麻化毒汤（《幼科指南》卷下）

【组成】升麻　干葛　赤芍　甘草　酒芩　酒连　连翘　桔梗　人参　防风　荆芥　木通　牛蒡　苍术

【主治】痘初发，未见形症，身热。

16602　升麻六合汤（《元戎》）

【异名】升翘六合汤（《医级》卷九）。

【组成】四物汤四两加升麻　连翘各七钱

【主治】❶《元戎》：妊娠伤寒，下后过经不愈，温毒发斑如锦纹。❷《医级》：妊娠时感，经热郁而不解，咽疼耳聋，咳逆热渴，见疹见斑，及热欲传而表仍在者。

16603　升麻六物汤（《活人书》卷十九）

【组成】升麻　栀子仁各二两　大青　杏仁（去皮尖）　黄芩各一两半

【用法】上锉，如麻豆大。每服五钱，水一盏半，加葱白三茎，煎至一盏，去滓温服。

【主治】❶《活人书》：妊娠七月伤寒，壮热，赤斑变黑、溺血。❷《普济方》：口疮赤烂。

【备考】《医学正传》有甘草。

16604　升麻六物汤（《医学入门》卷四）

【组成】升麻　山栀各一钱半　大青　杏仁　黄芩　玄参各一钱

【用法】加葱三茎，水煎服。

【主治】阳厥应下反汗，致咽痛、口疮、牙肿。

16605　升麻甘草汤（《效验秘方》方药中方）

【组成】升麻30克　甘草6克

【用法】常合入加味一贯煎、加味异味散、加味黄精汤方中同煎，煎服法亦同上。

【功用】解毒，和中。

【主治】迁延性肝炎、慢性肝炎。

【方论选录】方中升麻辛甘、微苦、微寒，擅清热解毒；甘草和中调药，又擅解毒。二药合用，解毒而不伤中，扶正而不恋邪，共奏解毒、和中之功。

【现代研究】解毒作用：《广州中医药大学学报》〔1998，15(3)：202〕实验研究结果显示升麻甘草汤可降低内毒素合D-氨基半乳糖攻击的小鼠模型的死亡率，并有效改善症状及减少肝脏损伤，提示升麻甘草汤的解毒作用机制可能与降低内毒素诱发的肿瘤坏死因子-α升高有关。

16606　升麻石膏汤（《杂病源流犀烛》卷二十三）

【组成】升麻　石膏　防风　荆芥　归尾　赤芍　连翘　桔梗　甘草　薄荷　黄芩　灯心

【主治】牙龈红肿，面颊俱肿，头面尽痛者。

【加减】热甚，加酒大黄。

16607　升麻龙胆饮（《眼科阐微》卷四）

【组成】羌活　黄芩（炒）　龙胆草　青蛤粉各五分　谷精草　蛇蜕　甘草（炙）　川郁金各四分　麻黄分半　升麻二分

【用法】每服二钱，茶清调下，点元灵丹。

【主治】小儿痎眼流脓。

16608　升麻四物汤（《外科大成》卷三）

【组成】当归　川芎　赤芍　生地　白芷各一钱　黄芩一钱　升麻五钱　蒲公英五钱

【用法】用水碗半，煎八分，食远服。

【主治】血虚牙痛。

16609　升麻白芷汤

《古今医鉴》卷九。为《卫生宝鉴》卷九"冲和顺气汤"之异名。见该条。

16610　升麻白虎汤（《麻疹阐注》卷一）

【组成】石膏　知母　甘草　升麻

【主治】温热发斑。

16611　升麻白蔹膏

《普济方》卷二八六。为《肘后方》卷五"升麻膏"之异名。见该条。

16612　升麻玄参汤（《痘疹仁端录》卷十一）

【组成】升麻二钱　玄参三钱　甘草一钱　石膏

【用法】水煎服。

【主治】蕴毒发斑咽痛。

【备考】方中石膏用量原缺。

16613　升麻玄参汤（《证治汇补》卷三）

【组成】升麻　玄参　干葛　甘草各等分

【用法】水煎服。

【主治】外感热甚发斑，隐隐未透。

16614 升麻发表汤（《伤寒六书》卷四）

【异名】升阳发表汤（《鲁府禁方》卷一）。

【组成】麻黄四分 桂枝 甘草各三分 杏仁（去皮尖） 白芷 防风各八分 升麻五分 羌活 川芎各一钱

【用法】水二钟，加生姜三片，葱白二茎，豆豉一撮煎之，热服取汗。宜厚被覆首。感寒甚重，服不作汗，宜再服二三剂。

【主治】冬月正伤寒，头痛发热恶寒，脊强，脉浮紧，无汗，头如斧劈，身如火炽者。

【宜忌】中病即止，不得多服，多则反加别病。有汗者勿用。

【加减】发热恶寒，头痛无汗而喘者，加葛根，去升麻；身体痛者，加苍术、芍药，去杏仁；身痒面赤者，以不得小汗出，去白芷、杏仁，加柴胡、芍药；胸中饱满者，加枳壳、桔梗。

16615 升麻发表汤（《点点经》卷三）

【组成】麻黄 桂枝 羌活 防风 独活 黄芩 白芷 秦艽各一钱五分 腹皮一钱 黄柏一钱 甘草三分 升麻三钱

【用法】生姜、葱为引。

【主治】冬令杂症，发热憎寒，有汗或无汗者。

16616 升麻地黄散（《鸡峰》卷二十一）

【组成】升麻 地黄 地骨皮 青盐 川芎各半两 皂角一挺（烧灰） 细辛减半 槐角子半两（烧）

【用法】上为细末。每用少许，揩擦龈上。有涎吐去，误咽亦无妨。

【主治】风气上攻，牙齿疼痛，龈肿连腮颊紧急者。

16617 升麻托里汤（《兰室秘藏》卷下）

【异名】内托升麻汤（《东垣试效方》卷三）。

【组成】黄柏二分 肉桂三分 鼠粘子五分 黄耆 炙甘草 当归身各一钱 连翘 升麻 葛根各一钱五分

【用法】上咬咀，都作一服。水一大盏，酒半盏，同煎至一盏，去滓，稍热食后服。

【主治】妇人两乳间出黑头疮，疮顶陷下，作黑眼子，其脉弦洪，按之细小。

16618 升麻导痰汤（《济阳纲目》卷九十二）

【组成】南星（泡） 橘红 赤茯苓 枳壳 甘草各一钱 半夏二钱 升麻五分

【用法】上锉。水煎服。

【主治】痰涎阻滞气道，小便不通。

16619 升麻防风汤（《保婴撮要》卷十三）

【组成】升麻 防风 黄柏（炒） 茯苓 芍药（炒） 陈皮各五分 连翘 当归各七分

【用法】上每次二钱，水煎服。

【主治】胃经实热，咽痛、口燥、腮痛等。

16620 升麻防风散（《准绳·类方》卷八）

【组成】升麻 防风 人参各一两 蝎尾半两（炒） 雄黄二钱 牛黄一钱 甘草 朱砂各二钱五分 麝香一钱 僵蚕半两（炒）

【用法】上锉，炼蜜为丸，如樱桃大，朱砂为衣。每服一丸，薄荷汤送下。

【主治】鼻赤。

16621 升麻防荆汤（《准绳·类方》卷四）

【组成】柴胡 黄芩 半夏（姜制） 甘草 防风 荆芥 羌活 独活 家葛 升麻 赤芍药 川芎 白芷

【用法】上以生姜、薄荷煎服。

【主治】颈项强痛。

【加减】无汗，加麻黄，有汗，加桂枝。

16622 升麻芷葛汤（《审视瑶函》卷三）

【组成】升麻 家干葛 白芷 苏薄荷 石膏 广陈皮 川芎 制半夏 甘草各等分

【用法】上锉。加生姜三片，白水二钟，煎至八分，食后服。

【主治】阳明经头风头痛，身热口渴。

16623 升麻苍术汤（方出《明医杂著》卷二，名见《东医宝鉴·杂病篇》卷三）

【组成】黄连（姜炒） 黄芩 木香 厚朴（姜制） 枳实（麸炒） 半夏（汤洗） 桔梗 柴胡 川芎 木通各一钱 生甘草七分 升麻 苍术（泔浸、盐水炒）各一钱五分

【用法】姜水煎，食前热服。

【功用】清上焦，解内毒，行气降痰。

【主治】岭南春秋时月，人感山岚瘴雾之气，毒气从鼻口入内，发寒热，胸膈饱闷，不思饮食。

【备考】《东医宝鉴·杂病篇》有陈皮。

16624 升麻附子汤

《丹溪心法》卷三。为《医方类聚》卷八十一引《卫生宝鉴》"升麻加附子汤"之异名。见该条。

16625 升麻连翘汤（《杏苑》卷六）

【组成】升麻 桔梗 甘草 连翘 鼠粘子 防风 黄芩（酒制）各一钱

【用法】上咬咀。水二钟，煎八分。食后徐徐服。

【主治】时疫热毒喉痹。

16626 升麻连翘汤（《证治宝鉴》卷十）

【组成】升麻 连翘 黄连 牛蒡子 白芷

【主治】❶《证治宝鉴》：面肿，风热盛者。❷《济阳纲目》：面肿搭腮，因膏粱积热者。

【加减】耳上肿，加羌活；耳下肿，加柴胡。

【备考】《济阳纲目》本方用法：上锉，水煎服。

16627 升麻含汁方（《圣济总录》卷一一七）

【组成】升麻不拘多少

【用法】上一味，含一块咽津。

【主治】口疮。

16628 升麻补胃汤（《兰室秘藏》卷下）

【组成】白芍药一钱五分 升麻 羌活 黄耆各一钱 生地黄 熟地黄 独活 牡丹皮 炙甘草 柴胡 防风各五分 当归身 葛根各三分 肉桂少许

【用法】上锉，如麻豆大。分作二服，每服水二盏，煎至一盏，去滓稍热，食前服。

【主治】湿毒肠澼。宿有阳明血证，因五月间大热吃杏，肠澼下血，唧远散漫如筛，腰沉沉然，腹中不痛，血色紫黑者。

【备考】本方方名，《医学正传》引作"升阳补胃汤"。

16629 升麻补胃汤（《兰室秘藏》卷下）

【组成】甘草七分 升麻 柴胡 草豆蔻 黄耆各五分 半夏三分 当归身 干姜各二分 红花少许

【用法】上都作一服。水二盏,煎至一盏,去滓稍热,食远服之。

【主治】因内伤服牵牛、大黄,食药泄泻过多,腹中大痛。

16630 升麻苦梗汤（《杏苑》卷七）

【组成】升麻 苦桔梗各一钱 地榆 黄芩 薏苡仁 赤芍药 牡丹皮各八分 生甘草五分

【用法】上㕮咀。水煎,食远温服。

【主治】肺有痈脓,腥气上冲,呕而咳嗽,胸乳间隐隐而疼。

16631 升麻拈痛汤（《点点经》卷二）

【组成】升麻(上)二钱(下)三分 当归 川芎 白芍 熟地 苡仁 茯苓 黄芩 蚕沙各一钱半 金钟皮 加皮各三钱 白术一钱 甘草三分

【用法】松杉节、茄根为引。手瘫多用升麻,足瘫少用升麻。

【主治】酒伤血不贯经,气不行络,手足瘫痪不遂,麻木不仁。

16632 升麻和气饮（《易简方》）

【组成】苍术 桔梗 枳壳 陈皮各六钱 白芍药 白芷 川芎 当归 甘草 官桂 半夏 茯苓各三钱 厚朴 干姜各四钱 升麻 大黄

【主治】浑身疮疥,脓水淋漓,经时不愈。

【备考】方中升麻、大黄用量原缺。

16633 升麻和气饮（《局方》卷八续添诸局经验秘方）

【异名】和气饮（《证治要诀类方》卷二）。

【组成】干姜 熟枳壳各半钱 干葛 熟苍术 桔梗 升麻各一两 当归 熟半夏 茯苓 白芷各二钱 陈皮 甘草各一两半 芍药七钱半 大黄(蒸)半两

【用法】上锉散。每服四大钱,水一盏半,加生姜三片,灯心十五茎,煎至七分,去滓,食前服。

【主治】疮疥癞风,不时痛痒;及气滞痛经。

❶《局方》（续添诸局经验秘方）:疮疥发于四肢、臀髀,痛痒不常,甚至憎寒发热,攻刺疼痛,浸淫浮肿;又癞风入脏,阴下湿痒,耳鸣,眼痛。❷《景岳全书》:风癣疮疥,热结大便不通。❸《医钞类编》:经来腹痛,不来腹亦痛,因气滞者。

【备考】❶本方方名 《丹溪心法》引作"升麻汤"。❷《医方类聚》引《澹寮方》有官桂、厚朴、荆芥,无葛根。

16634 升麻和气饮（《家庭治病新书》引《医道日用纲目方》）

【组成】升麻 白芷各一钱五分 防风 白术 葛根各二钱 麻黄 生甘草各一钱 当归 黄柏各三钱

【用法】水煎服。

【主治】风湿浸淫血脉,致生疮疥,瘙痒不绝。

16635 升麻和血汤（《保命歌括》卷八）

【组成】陈皮二分 蒲黄 当归 苍术 秦艽 肉桂各三分 生地黄 丹皮 生甘草各二分 升麻七分 炙甘草 黄耆各一钱

【用法】水二盏煎,空心服。

【主治】肠澼下血,另作一派,其唧唧然出者,有力远射,四散如筛,肠中作痛。

16636 升麻泄热散（《圣惠》卷三十六）

【组成】川升麻一两半 射干一两半 黄柏二两(锉) 大青一两 甘草一两(炙微赤,锉) 玄参二两 黄芩一两 犀角屑三分 黄连一两(去须)

【用法】上为粗散。每服四钱,以水一中盏,加苦竹叶三七片,煎至五分,去滓,再加生地黄汁一合,蜜半合,搅令匀,食后温服。

【主治】心脾脏热,口舌生疮破裂,唇謇赤色。

16637 升麻泄热煎（《外台》卷二十二引《删繁方》）

【异名】升麻煎（《千金》卷六）。

【组成】升麻三两 射干三两 黄柏(切)一升 苦竹叶(切)五合 大青三两 生芦根 蔷薇根白皮(各切)一升 生玄参汁五合 生地黄汁五合 赤蜜八合

【用法】上切。以水四升,煮七味,取一升,绞去滓,下诸汁、蜜等,候成煎,放冷,以绵取之,封贴舌上含之,细细咽之。以愈为度良。

【主治】舌生疮裂破,唇揭赤。

【备考】方中黄柏,《千金》作"柏叶"。

16638 升麻泻湿汤（《奇效良方》卷七）

【组成】升麻 生地黄 熟地黄 苍术 青皮 黄柏 当归各一钱 黄耆一钱半 桃仁泥 槐子各五分 甘草六分

【用法】上作一服。用水二钟,煎至一钟,食前热服。

【主治】咽膈不通,逆气里急,大便不行。

16639 升麻泽泻汤（《赤水玄珠》卷二十八）

【组成】猪苓 泽泻 滑石 赤茯苓 甘草 黄连(酒炒) 升麻各等分

【用法】水煎服。

【主治】麻痘自利。

【备考】方中滑石,《原痘要论》作石膏。

16640 升麻细辛汤（《魏氏家藏方》卷九）

【组成】升麻 荆芥穗 防风(去芦)各半两 细辛一两(去土)

【用法】上为粗末。每服四钱,水一盏半,煎至一盏,去滓热服;漱令冷,吐之。为细末揩齿,良久吐出,温盐汤漱之亦得。

【主治】风牙痛。

16641 升麻细辛散（《圣济总录》卷一二○）

【组成】升麻 细辛(去苗叶) 藁本(去苗土) 防风(去叉) 芎藭 凝水石(研)各一两 甘草(炙,锉)半两

【用法】上为散。取少许贴齿痒处;又取一钱匕,绵裹含化咽津,常令药味相接为佳。

【主治】风疳痒痛,侵蚀龈烂。

16642 升麻栀子汤（《圣济总录》卷四十七）

【组成】升麻(锉) 栀子仁 射干 赤茯苓(去黑皮)各三两 白术五两 芍药四两

【用法】上㕮咀,如麻豆大。每服五钱匕,水一盏,煎至八分,加地黄汁一合,赤蜜一匙,更煎一二沸,去滓温服。

【主治】胃实热。

16643 升麻胃风汤（《医学入门》卷七）

【组成】升麻二钱 白芷 当归 葛根 苍术各一钱

甘草一钱半　柴胡　藁本　羌活　黄柏　草豆蔻各三分　麻黄(不去节)五分　蔓荆子二分

【用法】加大枣、生姜,水煎服。

【功用】理面肿似浮。

【主治】虚风,能食麻木,牙关急搐,目内蠕瞤,胃风面肿。

16644　升麻顺气汤《医学入门》卷七)

【组成】升麻一钱半　干葛　防风　白芷　黄耆　人参各一钱　白芍六分　甘草　苍术各五分

【用法】加生姜、大枣,水煎服。

【主治】忧思饮食失节,面色黧黑,心悬如饥不欲食,气短而促。

16645　升麻前胡汤《圣济总录》卷三十三)

【组成】升麻　前胡(去芦头)各一两半　知母(焙)芍药各三两　朴消　山栀子仁　木通(锉)　乌梅(去核)各半两　甘草(炙,锉)一分

【用法】上为粗末。每服五钱匕,水一盏半,加生姜一枣大(拍碎),同煎至七分,去滓,再加生地黄汁二合,更煎一沸,食后温服。

【主治】伤寒后变成疟,寒热躁渴。

16646　升麻前胡汤《宣明论》卷二)

【组成】升麻　前胡一两半　玄参　地骨皮各一两羚羊角　葛根各二两　酸枣仁一钱

【用法】上为末。每服三钱,水一盏半,煎至八分,去滓,再煎三五沸,食后温服,如行五六里更进一服。

【主治】❶《宣明论》:肝风虚所中,头痛目眩,胸膈壅滞,心烦痛昏闷,屈伸不便。❷《普济方》:诸痹证,主风痹及风寒湿三气相合而为痹,常汗恶风,目瞤胁痛,或走注四肢,皮肤不仁,屈伸不定。

16647　升麻除湿汤

《医方类聚》卷一四三。即《脾胃论》卷下"升阳除湿汤"。见该条。

16648　升麻桔梗汤《叶氏女科》卷二)

【组成】升麻　桔梗　甘草各五分　防风　玄参各一钱

【用法】水煎,服二剂。

【主治】妊娠咽中胃有痰涎,风寒攻上而咽痛者。

16649　升麻荷叶汤《杏苑》卷八)

【组成】升麻　葛根　苍术　白芍药　荷叶各一钱甘草五分

【用法】上咬咀。水煎,食远服。

【主治】雷头风,头面红肿疙瘩,憎寒身热,四肢拘急,状如伤寒。

16650　升麻荷叶散

《增补内经拾遗》卷四。为《保命集》卷下引《局方》"升麻汤"之异名。见该条。

16651　升麻柴胡汤《三因》卷十六)

【组成】柴胡　升麻　芍药　栀子仁　木通各一两黄芩　大青　杏仁(去皮尖)各三分　石膏(煅)二两

【用法】上锉散。每服四大钱,水一盏,加生姜五片,煎七分,去滓,食后服。

【主治】心脾虚热上攻,舌上生疮,舌本强,颊两边肿痛。

16652　升麻柴胡汤

《济阳纲目》卷七十八。为《内外伤辨》卷中"通气防风汤"之异名。见该条。

16653　升麻透斑汤《景岳全书》卷六十三)

【组成】升麻　枳壳(麸炒)各五分　柴胡钱半　桔梗前胡各一钱　干葛　川芎　茯苓各七分　陈皮　半夏　甘草各四分

【用法】上加生姜一片,水一钟,煎五分,作十余次,徐服之。

【主治】疹疮初见红点一日至三日。

16654　升麻消毒饮《金鉴》卷七十四)

【组成】当归尾　赤芍　金银花　连翘(去心)　牛蒡子(炒)　栀子(生)　羌活　白芷　红花　防风　甘草(生)升麻　桔梗

【用法】每味用二钱为大剂,一钱五分为中剂,一钱为小剂。水二钟,煎八分,食远热服。

【主治】黄水疮,形如粟米而痒兼痛,破流黄水,浸淫成片。

16655　升麻消毒散《女科万金方》)

【组成】升麻　半夏　苍术　厚朴　白芷　茯苓　甘草　芍药　陈皮　归身　桔梗　干葛　干姜

【用法】水、酒各半煎服。

【主治】产后毒气生发疮疡寒热。

16656　升麻消毒散《外科大成》卷三)

【组成】羌活　防风　升麻　白芷　桔梗　连翘　栀子　芍药　金银花　甘草　牛蒡子

【用法】用水二钟,煎八分,食远热服。外用杏仁(去皮尖)杵如膏,敷之。

【主治】面肿生疮。

【加减】如身有疮,加归尾、红花。

16657　升麻调经汤

《东垣试效方》卷三。为《兰室秘藏》卷下"升阳调经汤"之异名。见该条。

16658　升麻黄芩汤《活人书》卷二十)

【组成】升麻　葛根　黄芩　芍药各三钱　甘草一钱半(炙)

【用法】上锉,如麻豆大。每服二钱,以水一中盏,煎至六分,去滓温服。

【主治】小儿伤风有汗,头疼,发热恶寒。

【加减】若时行疮痘出不快,烦躁不眠者,加木香一钱五分。

16659　升麻黄芩汤

《圣济总录》卷一八二。为《圣惠》卷九十一"蓝叶散"之异名。见该条。

16660　升麻黄连丸《兰室秘藏》卷上)

【组成】白檀二钱　生甘草三钱　生姜(取自然汁)莲花青皮　升麻各五钱　黄连(去须)一两　黄芩(去腐,酒洗)二两

【用法】上为极细末,汤浸蒸饼为丸,如弹子大。每服一丸,细嚼,食后白汤送下。

【主治】多食肉,口臭不欲闻,其秽恶气使左右不得近。

16661　升麻黄连汤《圣济总录》卷二十六)

【组成】升麻　黄连(去须,锉,炒)　当归(切,焙)　芍药　桂(去粗皮)　黄柏(去粗皮)　甘草(炙)各半两

【用法】上锉,如麻豆大。每服三钱匕,水一盏,煎至七分,去滓,食前温服。

【主治】伤寒后,挟热腹痛下痢。

16662　升麻黄连汤《外科枢要》卷四

【组成】升麻　川芎　当归各一钱半　连翘　黄连　牛蒡子　白芷各一钱

【用法】水煎服。

【主治】胃经热毒,腮肿作痛,或发寒热。

【加减】若燃连太阳,加羌活;连耳后,加山栀、柴胡。

16663　升麻黄连汤《回春》卷五

【组成】升麻　葛根各一钱半　白芍七分　川芎四分　苍术八分半　薄荷　荆芥各二分半　酒芩六分　犀角四分半　白芷二分　甘草　黄连(酒洗)各五分

【用法】上锉一剂。水煎,食后服。

【主治】阳明经风热,面热。

16664　升麻黄耆汤《衷中参西》上册

【组成】生黄耆五钱　当归四钱　升麻二钱　柴胡二钱

【主治】转胞,小便滴沥不通。

【临床报道】产后小便不利:一妇人,产后小便不利,遣人询方。俾用生化汤加白芍,治之不效,复来询方。言有时恶心呕吐,小便可通少许。愚恍悟曰:此必因产时努力太过,或撑挤太甚,以致胞系了戾,是以小便不通。恶心呕吐,则气机上逆,胞系有提转之势,故小便可以稍通也。遂为拟此汤,一剂而愈。

16665　升麻清胃汤《伤寒大白》卷二

【组成】升麻　川连　生地　丹皮　甘草　木通

【功用】清阳明血分之热。

【主治】热在阳明血分,口渴、衄血、发斑,但渴不消水;及膏粱积热,口臭唇焦,牙龈腐烂。

16666　升麻清胃散《症因脉治》卷二

【组成】升麻　生地　川连　丹皮　山栀　当归　大黄(酒蒸)

【主治】内伤牙衄,右关洪数,由于肠胃积热者。

16667　升麻常山汤

《圣济总录》卷三十五。为《外台》卷五引《广济方》"常山散"之异名。见该条。

16668　升麻散火汤《赤水玄珠》卷一

【组成】升麻　葛根　羌活　独活各五分　防风三分　柴胡八分　甘草(炙)三分　白芍五分　生甘草二分

【用法】水煎。稍热服。

【主治】男子妇人四肢发热,肌热,筋痹热,骨髓中热,发困热如燎,扪之烙手。此多血虚而得之,或胃虚过食冷物,抑遏阳气于脾土之中。

16669　升麻散坚汤《外科正宗》卷二

【组成】升麻　甘草　莪术　三棱　陈皮　桔梗　黄连　龙胆草　葛根　川芎　白芍　夏枯草　连翘　黄芩　当归各五分

【用法】水二钟,煎八分,食后热服。再用上药加倍,为末,蜜丸,如绿豆大。每服百丸,临睡黄酒调下。头不枕更妙。

【主治】瘰疬绕颈或至颊车,属足阳明;核深远陷,隐曲肉底,又属足少阴。俱作肿块、坚硬,大小不一。

【加减】有痰,加天花粉。

16670　升麻散毒汤《外科活人定本》卷二

【组成】白芷　升麻　葛根　芍药　桂枝　连翘　羌活　桔梗　当归　荆芥各等分

【用法】水煎,食后服。

【主治】赤面风初起,正面上红肿而浮起者。

16671　升麻葛根汤《局方》卷二

【异名】升麻散(《斑疹备急》)、升麻汤(《活人书》卷十六)、四味升麻葛根汤(《小儿痘疹方论》)、平血饮(《观聚方要补》卷八引《澹寮》)、解肌汤(《普济方》卷三六九)、葛根升麻汤(《玉机微义》卷五十)、葛根汤(《片玉痘疹》卷六)、升麻饮(《赤水玄珠》卷七)、干葛汤(《症因脉治》卷三)、四味升葛汤(《疡医大全》卷三十三)。

【组成】升麻　白芍药　甘草(炙)各十两　葛根十五两

【用法】上为粗末。每服三钱,用水一盏半,煎取一中盏,去滓,稍热服,不拘时候,一日二三次。以病气去,身清凉为度。

【功用】❶《外科集腋》:升散阳明之邪毒。❷《中医大辞典·方剂分册》:辛凉解肌,透疹解毒。

【主治】伤寒、中风、瘟疫,发热恶寒,头疼身痛,目痛鼻干;疮疹初发未发;阳明下痢;及牙痛、腮肿、喉痛。

❶《局方》:大人、小儿时气温疫,头痛发热,肢体烦疼,及疮疹已发及未发。❷《活人书》:寒暄不时,人多疾疫,乍暖脱衣,及暴热之次,忽变阴寒,身体疼痛,头重如石。❸《阎氏小儿方论》:伤寒、温疫、风热,壮热头痛,肢体痛,疮疹已发未发。❹《观聚方要补》引《澹寮方》:遍身生疮,脓血脊胀,极痛且痒。❺《赤水玄珠》:脾脏发咳,咳而右胁下痛,痛引肩背,甚则不可以动。❻《古今名医方论》:阳明表热下利,兼治痘疹初发。❼《疡科心得集》:牙痛、牙鼓、托腮。❽《异授眼科》:目上下皮肿而硬者。❾《外科集腋》:烂喉丹痧初起,头胀恶寒,肌肤红热,喉间结痹,肿痛腐烂,致身发斑疹隐隐。

【宜忌】《医方集解》:斑疫已出者勿服,恐重虚其表也。伤寒未入阳明者勿服,恐反引表邪入阳明也。

【方论选录】❶《古今名医方论》(柯韵伯):升麻、葛根提胃脘之阳,散肌肉之浮热;芍药、甘草泻肝胆之火,以解胃腑之实热,有汗则发,无汗则止。葛根禀性甘凉,可以散表实,协升麻以上升,则使清阳达上,而浊阴降下可知。芍药收敛阴精,甘草缓急和里,则下利自止可知。治里仍用表药者,以表实下利,而非里实故也。痘疹自里达表,出于少阴而发于太阳,初起则内外皆热,故亦宜于凉散耳!❷《医方集解》:此足阳明药也,阳明多气多血,寒邪伤人,则血气之壅滞,辛能达表,轻可去实,故以升麻辛轻之品,发散阳明表邪。阳邪盛则阴气虚,故用芍药敛阴和血,又用甘草调其卫气也。升麻、甘草升阳解毒,故又治时疫。❸《中医大辞典·方剂分册》:葛根清热解肌透疹;升麻升阳透表;芍药和营泄热;甘草调和诸药。合用则解肌透疹,和营解毒。

【临床报道】❶阳明热毒:《慎柔五书》丁会成,年四十

余。春季右腿正面忽痛麻。诊之,右三部洪数五、六至,问口渴?曰:是也。升麻葛根汤二贴而愈。❷头面湿疹:《浙江中医学院学报》[1986;5;10]曹某某,女,成,脉细弦,舌红有白苔,颜面部发生疣状物甚多,先发于前额,近来向面部扩展,无痛无痒。证属湿邪郁于肌肤不化,拟健脾化湿为治:升麻、白芷、生甘草各5克,煨干葛、地肤子各10克,赤芍6克,苡仁30克,服二剂后基本痊愈。

16672　升麻葛根汤《鸡峰》卷二十四)

【组成】干姜　升麻　芍药　甘草　葛根各等分

【用法】上为粗末。每服四钱,水一盏半,煎至一盏,不拘时候,温服。

【主治】伤寒、瘟疫,风热头痛,肢体痛,疮疹已发未发。

16673　升麻葛根汤《扶寿精方》)

【组成】升麻　葛根　赤芍　甘草　川芎　白芷　麻黄

【用法】加生姜三片,葱七根,水煎温服。发遍身大汗。

【主治】伤寒用十神汤身大汗而不解者。

16674　升麻葛根汤《便览》卷四)

【组成】人参　紫苏　前胡　半夏　葛根　茯苓　枳壳　桔梗　陈皮　甘草

【用法】加生姜,水煎服。

【主治】大人小儿时气,瘟疫发热,肢体烦痛,及疮疹未发,疑似之间。

【加减】气盛,去人参;咳嗽,加桑白皮、杏仁;头痛,加羌活、川芎。

16675　升麻葛根汤《外科正宗》卷四)

【组成】升麻　干葛　白芍　柴胡　黄芩　山栀各一钱　木通　甘草各五分

【用法】水二钟,煎八分。不拘时候,母子同服。

【主治】丹毒,身体发热,面红气急,啼叫惊搐。

16676　升麻葛根汤《治疹全书》卷上)

【组成】升麻　干葛　枳壳　桔梗　前胡　苏叶　杏仁　防风

【用法】加葱头三个,水二碗,煎八分,热服取汗。

【主治】疹发热之初,憎寒壮热,喷嚏腮红,身体疼痛,眼光如水,呕吐泄泻,咳嗽气喘,虽未见点,多是疹候。

【加减】头痛,加羌活;身痛,加独活;鼻干,加荆芥;饱闷,加莱菔子;壮热、烦渴,加黄芩;便闭,加山楂;惊悸,加连翘;喉痛,加牛蒡;喘急,加麻黄;无汗谵语,亦加麻黄。

16677　升麻葛根汤《痘疹全集》卷十四)

【组成】升麻　干葛　白芍各一钱　甘草五分　山楂　牛蒡子各一钱

【用法】加笋尖,水煎服。

【主治】初热壮盛疑似未明,或疹已出而表热甚者。

【加减】冬天,加麻黄五分,夏天,加紫苏。

16678　升麻葛根汤《种痘新书》卷十一)

【组成】升麻　干葛　赤芍　甘草　麦冬

【用法】水煎。调益元散服。

【主治】麻退之后,余热未尽,热乘于心,初起烦谵者。

16679　升麻葛根汤《金鉴》卷六十七)

【组成】山栀　升麻　葛根　白芍　柴胡　黄芩各一钱　黄连　木通　甘草各五分

【用法】水二钟,煎八分服。不拘时候。

【主治】酒毒为病而致心痛,巨阙穴隐痛微肿,令人寒热身痛,头面色赤,口渴,随饮随干者。

16680　升麻葛根汤《疡科捷径》卷中)

【组成】升麻　干葛　白芍　柴胡　黄芩　山栀　木通　甘草　连翘

【主治】心痛酒毒。

16681　升麻葛根汤《疡科捷径》卷下)

【组成】升麻　干葛　白芍　柴胡　山栀　木通　甘草　连翘

【主治】丹毒,遊风。

16682　升麻葛根汤《痧喉证治汇言》)

【组成】升麻一钱　葛根一钱　赤芍八分　荆芥钱半　牛蒡三钱(炒研)　桔梗钱半　蝉衣一钱　樱桃核二钱　浮萍草二钱　生甘草四分

【主治】痧疹已出而复没者。

16683　升麻葛根汤《麻症集成》卷四)

【组成】赤芍　牛子　升麻　葛根　本通　甘草　连翘

【用法】加葱白,水煎服。

【主治】麻症,风邪入胃发热,初出未明,口渴鼻干,不卧,发斑。

【加减】春,加黄芩;夏,加黄芩、石膏;风盛,加消风散。

16684　升麻葛根汤《不知医必要》卷二)

【组成】葛根二钱　升麻　秦艽　荆芥　苏叶　赤芍各一钱　白芷一钱五分　甘草七分

【用法】加生姜二片,水煎服。

【主治】外感邪在阳明,头痛连及目眶;及面浮肿而痛,属于风者。

【加减】斑疹邪热,加牛蒡子。

16685　升麻揩齿方《外台》卷二十二引《养生论》)

【组成】升麻半两　白芷　藁本　细辛　沉香各三分　寒水石六分(研)　一方有石膏　贝齿各三分　麝香一分

【用法】上为散。每朝杨柳枝咬头软,点取药揩齿,香而光洁。

【主治】疳虫食齿。

16686　升麻犀角丸《圣济总录》卷一三五)

【组成】升麻　黄芩(去黑心)　防风(去叉)　人参　当归(切,焙)　黄耆(锉)　干蓝　甘草(炙,锉)　栀子仁　黄连(去须)各一分　犀角(镑屑)一两　大黄半两　巴豆二十四枚(去皮膜心,炒焦,研细)

【用法】上为末,炼蜜为丸,如梧桐子大。每服三丸至五丸,不拘时候,温水送下。以利为度。

【主治】热肿热毒。

16687　升麻犀角膏《外台》卷十五引文仲方)

【组成】升麻　犀角(屑)　白蔹　漏芦　枳实(炙)　连翘　生蛇衔草　干姜　芒消(研汤成下)各二两　黄芩三两　栀子二十枚(擘)　蒴藋根四两　玄参三两

【用法】上切,以竹沥二升渍一宿,以成炼猪脂五升,煎令竹沥水气尽,绞去滓,纳芒消搅令凝膏成。用摩患处,一日五六次益佳。

【主治】诸热风毒气痒,冲出皮肤,搔即瘾疹赤起,兼有黄水出,后结为脓窠疮。

16688　升麻疏解散《痘疹传心录》卷十五)

【组成】升麻　川芎　甘草　桔梗　木通　山楂　蝉蜕　陈皮

【用法】水煎服。

【主治】痘初出不易透发。

【加减】毒盛,加牛蒡子;毒壅,加川山甲、红花;表实不易透,加葛根。

16689　升麻解表汤《伤寒大白》卷四）

【组成】升麻　葛根　羌活　防风　柴胡　枳壳　厚朴　广皮　甘草　半夏

【功用】升发胃气,敷布胃阳,作汗散表。

【主治】发热胸满,表邪不解,夹食外感。

16690　升麻解毒汤《痘疹全书》卷下）

【组成】升麻　白芷　酒芩　牛蒡　连翘　蝉蜕　当归　防风　密蒙　淮木通节　甘草　蒺藜　荆芥

【用法】水煎服。

【主治】痘症尽破,反复肿,灌脓血浸淫者。

16691　升麻解毒汤《痘疹全书》卷下）

【组成】升麻　干葛　荆芥穗　人参　柴胡　前胡　牛蒡　桔梗　防风　羌活　连翘　甘草　赤芍　皮竹叶

【用法】水煎服。

【主治】疹痘,时热时寒。

16692　升麻解毒汤《痘疹心法》卷十二）

【组成】当归　升麻　柴胡　桔梗　甘草　牛蒡子　密蒙花　蝉蜕　连翘　防风　荆芥等分

【用法】上锉细。水一盏,煎七分,食后温服。

【主治】痘疮溃肿,饮食无阻,大小便调,更无它苦。

16693　升麻解毒汤《外科正宗》卷三）

【组成】川升麻　鲜皂角针各四钱　上白土茯苓一斤

【用法】水八碗,煎至四碗,作四次,一日服尽,每次燉热,加麻油三茶匙和匀,量病上下食前后服之。疮甚者,不过十服。

【主治】杨梅疮,筋骨疼痛,久而不愈;及远年近日,流注结毒、皮肉破烂、咽喉损破者。

【加减】项以上,加白芷一钱;咽内,加桔梗一钱;胸腹,加白芍一钱;肩背,加羌活一钱;下部,加牛膝一钱。

16694　升麻解毒汤《医部全录》卷四九一引《幼科全书》）

【组成】升麻　白芷　酒芩　连翘　当归　炒牛蒡　酒木通节

【用法】水煎服。

【主治】痘疮尽破,脓血浸淫。

16695　升麻解毒汤《杂病源流犀烛》卷二）

【组成】升麻　桔梗　荆芥　连翘　防风　羌活　赤芍　甘草　淡竹叶　牛蒡子

【主治】出疹之时,时寒时暖。

16696　升麻解毒汤《麻疹集成》卷下）

【组成】甘草　桔梗　干葛　升麻　羌活　荆芥　防风　大力　连翘　人参　竹叶　柴胡　前胡　赤芍

【主治】麻疹乍寒乍暖。

16697　升麻溻肿汤《外科精义》卷下）

【组成】升麻　黄耆　防风　川芎　生地黄　细辛各等分

【用法】上㕮咀。用药二两,水二升,煎十沸,稍热淋溻。

【主治】疮疽初起,肿焮疼痛。

16698　升麻鳖甲汤《金匮》卷上）

【异名】阴阳毒升麻鳖甲汤《元戎》）、阴毒升麻汤《准绳·幼科》卷六）。

【组成】升麻二两　当归一两　蜀椒(炒去汗)一两　甘草二两　鳖甲(手指大)一片(炙)　雄黄半两(研)

【用法】以水四升,煮取一升,顿服之。老小再服取汗。

【主治】❶《金匮》:阳毒之为病,面赤斑斑如锦纹,咽喉痛,唾脓血。❷《证治宝鉴》:烂喉痧。

【加减】阴毒,面目青,身痛如被杖,去雄黄、蜀椒。

【方论选录】❶《古方选注》:升麻入阳明、太阴二经,升清逐秽,辟百邪,解百毒,统治温疠阴阳二病。但仅走二经气分,故必佐以当归通络中之血,甘草解络中之毒,微加鳖甲守护营神,俾椒、黄猛烈之品,攻毒透表,不乱其神明。阴毒去椒、黄者,太阴主内,不能透表,恐反助疠毒也。❷《证治宝鉴》:以升麻透疹毒,鳖甲泄热守神,当归和调营血,甘草泻火解毒。

16699　升清固外汤《辨证录》卷二）

【组成】黄耆三钱　人参二钱　炙甘草五分　白术二钱　陈皮三分　当归二钱　白芍五钱　柴胡一钱　蔓荆子一钱　川芎一钱　天花粉一钱

【用法】水煎服。

【主治】遇春头痛,昼夜不得休息,昏闷之极,恶风恶寒,不喜饮食。

【方论选录】此方即补中益气之变方。去升麻而用柴胡者,以柴胡入肝提其木气也。木主春,升木以应春气,使不陷于肝中,自然清气上升。况参、耆、归、芍无非补肝气之药,气旺而上荣外固,又何头痛之不愈哉。

16700　升清降浊汤《张皆春眼科证治》）

【组成】陈皮9克　清半夏6克　茯苓　薏苡仁　车前子各9克　枳壳　生荷叶各3克

【主治】视瞻有色,暗影淡黄,神光不舒,头晕胸闷,苔腻脉滑

【方论选录】陈皮、清半夏、茯苓祛湿化痰;薏苡仁、车前子清热利湿,引湿热浊邪从小便而出;枳壳宽中下气,行痰湿,消痞满;荷叶引胆中之清阳上升。诸药合用,共有祛湿化痰,升清降浊之功。

【临床报道】视瞻有色:袁某某,男,40岁,干部。1974年11月15日入院。右目视物不清20余天,眼前有圆形淡黄色暗影,头晕胸闷,口渴不欲饮。检查视力:右眼0.4,左眼1.5,右目神光不舒;眼底黄斑部有3倍乳头大类圆形水肿区,周围有一反射轮,其中有密集的黄白色点状渗出,中心凹反射消失。苔腻,脉滑。此为视瞻有色,为湿痰上蒙清窍,清阳不得上升所致。治以升清降浊汤,服药8剂后检查,右眼视力1.0,眼底黄斑部水肿消失,色调略暗,仍有少量渗出物,中心凹反光略暗,胸闷头晕已除,已不口渴,脉转沉细。以上方去半夏、苡仁、茯苓,加当归、酒生地各9克,枸杞子12克。于1975年1月29日检查:双眼视力均为1.5,右目眼前有二块粟粒大黑影飘动;眼底黄斑部中心凹反射清晰,仅上部留有数点灰白色微小的渗出物。停药出院,观察二年末见复发。

16701　升清消毒饮《医方经验汇编》）

【组成】牛蒡子三钱　紫背浮萍四钱　川连六分　玄参　人中黄各三钱　连翘　苏荷各二钱　僵蚕二钱　杭菊　桔梗各三钱　升麻八分　鲜荷叶一小张

【主治】重症大头瘟。憎寒发热,头面焮肿,破流秽水,状如烂瓜。

【加减】便实,加大黄;渴甚,去升麻加石膏、花粉。

16702　升葛补中汤《外科大成》卷三

【组成】升麻　葛根　赤芍　人参　桔梗各二钱　甘草一钱　生姜三片

【用法】水二钟,煎八分,食远服。

【主治】咽喉口舌虚火肿痛生疮。

16703　升翘六合汤

《医级》卷九。为《元戎》"升麻六合汤"之异名。见该条。

16704　升槐升降汤《古今名方》卷六引《易聘海医案》

【组成】升麻30克(醋120克,煮干,焙枯)　槐子15克　炙黄耆18克　白术　柴胡　当归各12克　大腹皮30克　广木香6克　炙甘草9克

【功用】升清降浊,行气活血,升阳举陷。

【主治】气虚下陷,持续腹痛,阵发性加剧,痞块按之不移,大便间下红白、血水,坠胀难堪,不能进食;精神极度萎顿,舌苔薄白,脉象沉弱。

16705　升气养元糖浆《中国药典》2010 版

【组成】党参　黄芪　龙眼肉

【用法】上制成液剂。口服,一次 20 毫升,一日 2 次。

【功用】益气,健脾,养血。

【主治】气血不足、脾胃虚弱所致的面色萎黄、四肢乏力。

16706　升降气六一汤

《普济方》卷一八二引《经效济世方》。为《魏氏家藏方》卷二"六一汤"之异名。见该条。

16707　升降麦门冬汤《效验秘方·续集》史方奇方

【组成】沙参 30 克　麦冬 15 克　法夏 12 克　甘草 6 克　升麻 9 克　泽泻 20 克　黄芪 15 克　厚朴 12 克　五加皮 15 克　冬瓜皮 15 克　车前仁 15 克

【用法】每日 1 剂,水煎服,早晚分服。

【功用】益气生津,化气利水。

【主治】小儿脑积水及多囊肾。

【加减】泄泻,加白术 6 克、扁豆 30 克;小便不利、水肿,加猪苓、茯苓、通花根各 15 克;腹胀甚,加大腹皮 10 克、白蔻、小茴各 6 克;脑积水消后,加猪脊髓、兔脑髓各 30 克入药煎服。

【方论选录】本方参、芪、冬益气生津;升、朴、夏升清行气化湿;泽、二皮、车前利水;甘草和中。

16708　升麻牛蒡子散《玉机微义》卷十五引郭氏方

【组成】升麻　牛蒡子　甘草　桔梗　葛根　玄参　麻黄各一钱　连翘一钱

【用法】上㕮咀。加生姜三片,水二盏,作一服。

【主治】时毒疮疹,发于头面、胸膈之际,脉浮洪在表者。

16709　升麻牛蒡子散《准绳·疡医》卷五

【组成】升麻　赤芍药　干葛　青木香　甘草　防风　白芷　荆芥　牛蒡子　桔梗　金银花　玄参　麻黄　连翘　蓝叶

【用法】加薄荷,水煎服。

【主治】时毒。

16710　升麻加附子汤《医方类聚》卷八十一引《卫生宝鉴》

【异名】升麻附子汤(《丹溪心法》卷三)。

【组成】升麻　葛根各一钱　白芷　黄芪各七分　甘草(炙)　草豆蔻仁　人参各五分　黑附(炮)七分　益智三分

【用法】上㕮咀。作一服,水三盏,加连须葱白,同煎至一盏,去滓温服,数服良愈。

【主治】❶《医方类聚》引《卫生宝鉴》:面寒。❷《医钞类编》:身体瘦弱,饮食清减。

【临床报道】面寒:真定府维摩院尼长老,六十一岁,身体瘦弱,已酉十月间,病头面不耐寒,气弱而不敢当风行,诸治不效,请予诊之。其脉弦细而微,且病人年高,常食素茶果而已,此阳明之经本虚,《脉经》云:气不足则身以前皆寒栗。此胃气虚经络之气亦虚,不能上达头面,故大恶风寒,先以附子理中丸数服,而温其中气,次以升麻加附子汤,行其经络。

16711　升麻加黄连汤《医方类聚》卷八十一引《卫生宝鉴》

【组成】升麻　葛根各一钱　白芷七分　甘草(炙)　白芍各五分　黄连(酒制)　黄芩(酒制)各四分　川芎三分　荆芥穗　薄荷叶各二两　生犀末三分

【用法】上㕮咀。用水半盏,先浸川芎、荆芥、薄荷外,都作一服,水二盏半,煎至一盏半,入先浸三味,同煎至一盏,去滓食后温服,一日三次。

【功用】《外科集腋》:散风清热。

【主治】面热。

【宜忌】忌酒、湿、面、五辛之物。

【临床报道】面热:杨郎中之内,五十一岁,身体肥盛,已酉春,患头目昏闷,面赤多热,服清上药不效,请予治之。诊其脉,洪大而有力。《内经》云:面热者,足阳明病。《脉经》云:阳明经气盛有余,则身以前皆热。况其人素膏粱,积热于胃,阳明多血多气,本实则风热上行,诸阳皆会于头,故面热之病生矣。先以调胃承气汤七钱,黄连二钱,犀角一钱,疏利三两行,彻其本热。次以升麻加黄连汤,去经络中风热上行,如此则标本之病邪俱退矣。

16712　升麻加紫草汤《医方类聚》卷二六五引《疮疹方》

【组成】升麻　葛根　芍药　甘草　紫草茸各等分

【用法】上为粗末。每服三钱,水一盏煎,温服。

【主治】疮疹属阳明,出不快,脉长者。

16713　升阳去热和血汤《兰室秘藏》卷下

【异名】除湿热和血汤(《东垣试效方》卷七)、升阳除湿和血汤(《医学纲目》卷十七)、升阳和血汤(《玉机微义》卷十七)、除湿和血汤(《外科发挥》卷七)、升阳去湿和血散(《丹溪心法附余》卷十一)、升阳去湿和血汤(《便览》卷三)。

【组成】橘皮二分　熟地黄　当归身　苍术　秦艽　肉桂各三分　生地黄　牡丹皮　生甘草各五分　升麻七分　熟甘草　黄芪各一钱　白芍药一钱五分

【用法】上㕮咀,都作一服。水四盏,煎至一盏,去滓,空心稍热服。

【功用】升阳,去湿热,和血脉。

【主治】阳明气冲热毒,肠澼下血,其血唧出有力而远射,四散如筛,肠中血下行,腹中大作痛。

16714 升阳去湿和血汤

《便览》卷三。为《兰室秘藏》卷下"升阳去热和血汤"之异名。见该条。

16715 升阳除湿防风汤(《脾胃论》卷中)

【异名】升阳除湿汤(《蒿崖尊生》卷九)。

【组成】苍术(泔浸、去皮净)四两 防风二钱 白术 白茯苓 白芍药各一钱

【用法】上㕮咀,除苍术另作片子,水一碗半,煮至二大盏,纳诸药同煎至一大盏,去滓,空心食前稍热服。

【功用】升举阳气,升清降浊。

【主治】脾胃虚弱,阳气下陷,以致飧泄、濡泻,或后重、便闭,及肠风下血。

❶《脾胃论》:大便闭塞或里急后重,数至圊而不能便,或少有白脓,或少有血。❷《内经拾遗》:濡泻。❸《明医杂著》:脾胃损伤,阳气下陷,大便泄泻或后重便塞。❹《张氏医通》:风湿飧泄及肠风滞下便血。❺《证治宝鉴》:泻注诸涩药不效者。

【宜忌】慎勿利之,利之则必致病重,反郁结而不通。

【方论选录】❶此证飧泄不禁,以此药导其阳;如飧泄及泄不止,以风药升阳,苍术益胃去湿,脉实,膜胀闭塞不通,从权以苦多甘少药泄之;如得通,复以升阳汤助其阳,或便以升阳汤中加下泄药。❷《医方考》:风能胜湿,故用防风;燥能制湿,故用二术;淡能利湿,故用茯苓;土病木乘,故用芍药。又曰:久风入中,则为肠风飧泄,故用防风;伐肝疏脾,非酸不可,故用芍药。❸《医方集解》:此足太阴阳明药也,苍术辛温燥烈,升清阳而开诸郁,故以为君;白术甘温,茯苓甘淡,佐之以健脾利湿;防风辛温胜湿而升阳;白芍酸寒敛阴而和脾也。

【临床报道】便秘:《中医杂志》[1983,(4):78]凡经常便秘,虚坐努责,甚或下坠,便中带血,或虚人不任攻伐者,用此方效果亦很满意。药量改为苍术15克,防风、茯苓、白术各10克,白芍6克。老年人大便不通,上述药量需减半,否则往往出现腹泻。此方妙在无攻伐之弊,对年老、体弱、大病后、产后,不宜用攻下药者,辨证使用升阳除湿防风汤颇效。

【备考】按:本方方名,《证治汇补》卷八引作"升阳防风汤"。《内经拾遗》有甘草。

16716 升阳除湿防风汤(《李氏医鉴》卷七)

【异名】升阳除湿智半汤(《蒿崖尊生》卷七)。

【组成】苍术(泔浸)四钱 防风二钱 茯苓 白术 白芍各一钱 益智仁 半夏各五分

【用法】加生姜,水煎服。

【主治】胃虚泄泻肠鸣。

16717 升阳除湿和血汤

《医学纲目》卷十七。为《兰室秘藏》卷下"升阳去热和血汤"之异名,见该条。

16718 升阳除湿智半汤

《蒿崖尊生》卷七。为《李氏医鉴》卷七"升阳除湿防风汤"之异名。见该条。

16719 升阳益气复阴汤(《活人心统》卷下)

【组成】升麻 生地 黄连 黄柏(酒炒) 知母 人参 白术 泽泻 茯神(去木) 红花 苦参 生熟甘草 苡仁

【用法】水二钟,煎七分服。滓再煎。

【主治】三消久伤脾肾,白浊。

16720 升阳益胃养荣汤(《丹溪心法附余》卷二十四)

【组成】当归(全用)一钱 白芍(炒)八分 人参七分 山栀子(炒)八分 甘草(如食菘菜,以蜜代之)五分 木通 白术各五分。

【用法】水二盏,加生姜三片,带皮米一撮,大枣二个,食前热服。

【功用】升阳益胃,养血和营。

16721 升麻去湿和血散

《丹溪心法附余》卷十一。为《兰室秘藏》卷下"升阳去热和血汤"之异名。见该条。

16722 升麻龙胆草饮子

《原机启微》卷下。为《兰室秘藏》卷上"龙胆饮子"之异名。见该条。

16723 升麻汤合小柴胡汤(《扶寿精方》)

【组成】升麻二钱 干葛一钱五分 甘草三分 白芍药(炒)一钱 柴胡二钱 人参八分 黄芩二钱 半夏一钱

【用法】上㕮咀,水二钟,加生姜三片,煎至八分,不拘时服。既服熬药无大汗,仍厚盖,大汗遍身即解。

【主治】伤寒三四五日,阳明与少阳合病,脉息洪弦而数,其症头疼发热,作渴,面赤,口干,耳聋,胁痛,干呕,口苦,寒热往来。

16724 升麻润色消痹止热极汤(《外台》卷十六引《删繁方》)

【组成】升麻 射干 川芎 人参各三两 赤小豆五合 生姜四合 麦门冬(去心)四两 葳蕤四两 生地黄(切)一升 甘草一两(炙) 竹叶(切)一升

【用法】上切。以水一斗,煮取二升,去滓,分为三服。

【主治】脉热极,遇风为痹,痹感心,颜面色白不泽,脉空虚,口唇色赤干燥。

【宜忌】忌海藻、菘菜、芜荑。

16725 升麻葛根合人参白虎汤(《幼幼集成》卷六)

【组成】绿升麻 粉干葛 白芍药 炙甘草 净知母 熟石膏 人参

【用法】加糯米一撮,水煎服。

【功用】凉解热毒。

【主治】麻疹发于炎天暑月,毒为热隔。

16726 升阳泄阴羌活柴胡补阳汤

《普济方》卷八十。为《兰室秘藏》卷上"升阳柴胡汤"之异名。见该条。

16727 升麻葛根汤合消毒犀角饮(《金鉴》卷五十三)

【组成】升麻 葛根 芍药 甘草(生) 牛蒡子 荆芥 防风 犀角

【用法】用芫荽为引,水煎服。

【主治】斑出未透,表热轻者。

16728 升麻鳖甲汤去雄黄蜀椒方(《金匮》卷上)

【组成】升麻二两 当归一两 甘草二两 鳖甲(手指大一片,炙)

【用法】以水四升,煮取一升,顿服之,老小再服。

取汗。

【主治】阴毒之为病,面目青,身痛如被杖,咽喉痛。

16729　升麻鳖甲汤去蜀椒雄黄方《证治汇补》卷一)

【组成】甘草　桂枝　升麻　当归　鳖甲

【用法】水煎,温服。覆取微汗为度。

【主治】《证治汇补》:外感天地毒气,入阴经而发病者。

长

16730　长生丸(《杨氏家藏方》卷十七)

【组成】蜈蚣二条　全蝎十枚(去毒)　天南星三钱(以上三味用生姜自然汁半盏,入瓷器中慢火熬尽,取出焙干)棘刚子十枚(去壳,取虫生用,同前药末研匀,如收下干者,碾为末用)

【用法】上为细末,汤浸雪糕为丸,如芥子大。周岁儿每服十丸,两岁儿十五丸,用千金散作汤使送下。

【主治】小儿慢惊风,目睛斜视,项背强直,牙关紧急。

16731　长生丸(《小儿病源》卷三)

【组成】槟榔　枳实(麸炒)各一两　木香半两　砂仁半夏(姜制)　丁香　肉豆蔻(面裹煨)各三钱　全蝎二十枚(去毒尖)

【用法】上为末,饭为丸,如黍米大。一周儿服五十丸,空心乳汁下;粥汤亦可。一日二次。服讫,半时久,得吃乳食。

【功用】宽上实下,补脾治痰,止泻。

【主治】《朱氏集验方》:胃中有冷,吐乳食;脾虚,乳食不消化;饱伤,大便酸臭气。

16732　长生丹

《鸡峰》卷四。为原书同卷"四柱丸"之异名。见该条。

16733　长生丹(《普济方》卷二一九引《十便良方》)

【组成】大附子半两(取四两,东流水浸,早晚换之,冬三,春、秋五,夏三日,去皮尖,铜刀切,晒干)　清水半夏一两(亦浸,同前法,日足捣碎,日干之)

【用法】上为末,用生面二两,生姜自然汁为丸,如芡实大,阴干,日日转动。每服三丸至九丸,日晚、空心茶、酒任下。

【功用】秘精壮阳。

16734　长生丹(年氏《集验良方》卷二)

【组成】地黄八两　山药四两　白茯神四两　何首乌半斤　女贞子六两　甜石斛半斤　枸杞六两　鹿角霜半斤　山茱萸六两　菟丝子半斤　肉苁蓉二两　鹿角胶半斤　川牛膝半斤　宣木瓜　虎胫骨四两　人参一斤　丹皮八两杜仲一两　胡麻一斤　桑椹子一斤

【用法】上为末,拌为丸。每服三钱,空心白滚水送下。

【主治】男子劳损羸瘦,阳事不举,精神短少,须发早白,步履艰难;妇人下元虚冷,久不孕育。

【备考】方中宣木瓜用量原缺。

16735　长生汤(《诚书》卷六)

【组成】川芎　当归　天花粉　连翘　枣仁　山栀仁橘红　远志　薄荷　甘草

【用法】上加灯心,水煎服。

【主治】病肠,胎惊,撮口,热啼。

16736　长生酒(《惠直堂方》卷一)

【组成】枸杞　茯神　生地　熟地　黄肉　牛膝　远志　五加皮　石菖蒲　地骨皮各六钱

【用法】上药放绢袋内,用好酒浸十四日。每早服二三杯。

【功用】清心神,生精血,益气力,壮下元。

【宜忌】忌萝卜并铜铁器。

16737　长生酒

《仙拈集》卷三。为《寿世保元》卷四"长生固本方"之异名。见该条。

16738　长发膏(《外台》卷三十二引《集验方》)

【组成】蔓荆子　附子(炮)　细辛　石南草　续断皂荚　泽兰　防风　杏仁(去皮)　白芷　零陵香　藿香马鬐膏　熊脂　猪脂各二两　松叶(切)半升　莽草

【用法】上㕮咀,以苦酒渍一宿,明旦以脂膏等煎,微微火,三上三下,以白芷色黄膏成。用以涂头中。甚妙。

【主治】头风痒,白屑风头。

【备考】方中莽草用量原缺。

16739　长发膏(《外台》卷三十二引《延年方》)

【组成】蔓荆子　附子(去皮)　泽兰　防风　杏人(去皮)　零陵香　藿香　芎䓖　天雄　辛夷各二两　沉香一两　松脂　白芷各二两　马鬐膏　松叶(切)　熊脂各一两生麻油四升

【用法】上药以苦酒渍一宿,以脂等煎,缓火三上三下,白芷色黄膏成,去滓滤收贮,涂发及肌中摩之,一日三两度。

【主治】头风白屑风痒。

16740　长肉散(《圣惠》卷六十七)

【组成】黄连一两(去须)　槟榔一两　术香一两　麒麟血半两　密陀僧一两(细研)

【用法】上为细散。于疮口上薄敷之。

【功用】止痛,干疮,长肉。

【主治】从高坠损有疮口者。

16741　长肉膏(《医方类聚》卷一七七引《新效方》)

【组成】黄连　黄耆　防风　当归各一两　桂枝　大黄各七钱半　枳壳一两半　白芷　玄参　生地黄　甘草节各半两　杜牛膝二两半

【用法】上㕮咀,用麻油煎令焦黑,浮起为度,去滓,取净油三斤,入黄丹一斤半,煎成膏药,再入阿胶灰三两,黄蜡一两半,搅匀,瓷器收贮。

【主治】溃疮。

【加减】欲定痛,加木香、槟榔。

16742　长肉膏(《普济方》卷三一五)

【组成】桑枝　柳枝　桃枝　槐枝　榆枝　枸杞枝各四十九寸

【用法】先以真麻油一斤熬滚,下枝在内,煎黄赤色,去枝,入黄丹十两,柳枝不住手搅匀,滴试水中不散为度,倾入水盆内,候冷,瓷器盛贮。凡用,摊纸上,慢燺贴。凡疔疮,急用铁针于疮头上刺入一分许,作十字,用药一粟点之,黄水出为度,少顷,将纸拭干,再用药点,如是者三次乃止。内服菊花散,将生菊叶一握,研冷水一二盏与服,吐泻为度。如虚弱人多服内补十宣散数日。若脓水不干,用麝香散掺之。疬子,先用麻布搭令血热,以绵系定,将药于根头旋转点之,若暑月即时落。痈疽、发背、脑伤等,不问有头无头,但要肿处知痛,用药一粟许,于疮头上点之,少顷再点,便觉肉地软痒。内服黑神散和复元通气散,须用《局方》有白牵牛、穿山甲者,二药打和匀,以无灰酒一二碗调服,即时脓溃痛减。次服十宣散内补。如脓水不止,麝香散掺之。治蜘蛛蜂蛋等,不论咬破或见血,以药一粟,点所伤处,候黄水出尽为度。草刺、竹木刺屑,以药一点滴之,少顷黄水流痛止,刺屑自出。小儿梅花秃疮,以先剃头令净,若有脓血,用帛拭干,却将油纸一张摊药,罨敷小儿头上,后用水洗令洁净,二三日来结薄疮自落也。面痣,用箸子杵令血热,将药随痣大小点之,待疮干落即可。赘痣,先剪去硬皮,以药点之,痣落即去。疥癣,待痒时抓破,以药面清水拂之,其虫即死。箭镞毒、蜘蛛、蝎毒同治。无名肿毒、恶肉与瘤,同法治之。

【功用】长肌肉无痕。

【主治】肉瘤、疔疮、痈疽、发背、脑疽、蜘蛛、蛇犬伤、蜈蚣、蝎毒、蜂蛋、草刺、竹木刺,小儿梅花秃疮,面痣,赘痣,诸疔疮,箭镞伤,毒胎,六指,面目无名肿毒,恶肉。

【宜忌】忌食毒物,及房室等事。

16743 长肉膏(《解围元薮》卷四)
【组成】银朱 云母粉 象牙末各等分
【用法】以鸡子清调。先以浓茶洗净疮口,将膏塞入。不日长平。
【主治】风疮烂溃。

16744 长肉膏(《痘疹传心录》卷十五)
【组成】防风 荆芥 白芷 生地黄 当归各一两
【用法】上锉,以香油一斤,煎至白芷枯色,滤去渣,再以文武火熬成膏,渐下黄白蜡各一两,松香二两,滴水软硬得中,去火,慢下没药、赤石脂、密陀僧、血竭各二钱,以器盛之,盖地上,愈久愈妙。
【功用】长肉。

16745 长肉膏(《景岳全书》卷六十四)
【组成】人参 黄耆 当归 夜合树皮 玄参各一两 血余三两 老鼠一个
细药:血竭 龙骨 赤石脂 白蜡各五钱
【用法】上用麻油一斤,煎飞丹收。
【功用】长肉。

16746 长肌丸(《圣济总录》卷一七二)
【组成】胡黄连半两 木香 无食子各一分 芦荟(研) 麝香(研) 牛黄(研) 黄柏(去粗皮)各半分
【用法】上七味,捣罗四味为末,与三味研者拌匀,滴水为丸,如绿豆大。每服五七丸,温水送下。
【主治】小儿无辜疳,面黄发直,时时壮热,食不生肌。

16747 长肌散(《痘疹传心录》卷十五)
【组成】黄连 黄柏 甘草 地骨皮 五倍子各等分
【用法】上为末。干掺之。
【主治】斑烂。

16748 长肌散(《简明医彀》卷四)
【组成】乳香 没药 三七 象皮 龙骨 飞丹 儿茶 软石膏(煅、飞)各等分
【用法】上药为极细末,和匀。掺患处。内以本妇衣带二寸烧灰,以酒调服。
【功用】止血定痛,生肉收口。

【主治】金疮。

16749 长肌散(《玉案》卷六)
【组成】珍珠一两 乳香 血竭各三钱 头发(煅灰) 丝绵(煅灰) 冰片各一钱
【用法】上为末。掺患处。
【主治】痔疮,蛀疮。

16750 长肌膏(《准绳·疡医》卷二)
【组成】白烛油四两 黄蜡八钱 香油八钱 大风子(去壳,切细)五钱 黄连三钱 番木鳖肉(切细)二钱 黄柏三钱 枯矾三钱 轻粉三钱 密陀僧五分(各研细)
【用法】上将前七味煎滤,入后三味拌匀候凝,看疮口大小做薄饼,簪穿小孔十数,贴疮上,或日易之。盐茶汤洗疮,洗饼再贴,以好为度。
【主治】年久诸般烂疮。

16751 长寿丸
《普济方》卷二二三。为原书同卷引《杨氏家藏方》"三仙丸"之异名。见该条。

16752 长寿丹
《普济方》卷一六四。为《儒门事亲》卷十五"化痰延寿丹"之异名。见该条。

16753 长寿粉(《石室秘录》卷二)
【组成】芡实八两 薏仁八两 山药三斤 糯米一斤 人参三两 茯苓三两 莲子半斤 白糖半斤
【用法】上药各为末。每日服一两,白滚水调下。如不欲调服,以水为丸,如元宵服亦可。上下午服一丸最妙。
【功用】《串雅外编选注》:补益脾胃。
【主治】痨瘵。

16754 长寿散(《普济方》卷三九三)
【组成】天麻(蜜炙) 甘草(炒) 半夏(泡洗) 蝎梢(炒) 人参 白扁豆(炒) 糯米(炒) 薏苡仁各半钱 木香一字
【用法】上为末。每服二钱,水一盏,加生姜三片,枣子一个,煎至半盏服之。
【功用】强壮,去寒热。
【主治】小儿脾胃虚弱。

16755 长寿膏(《医学探骊集》卷六)
【组成】牛胆一个 川军三钱(研,拣细者)
【用法】于冬月天寒之时,将川军面入牛胆内调匀,悬当风处阴干备用。若与小儿服时,每一岁服吉豆大一块,二岁服元豆大一块,三岁服饭豆大一块,俱用滚水调服。
【主治】小儿火热上炎,咳嗽作喘。

16756 长松酒(《韩氏医通》卷下引庐山休休子方)
【组成】长松(酒中之圣药,产太行西北诸山,似独活而香)一两五钱 黄耆(制)七钱 熟地黄(酒浸)八钱 生地黄(酒浸)七钱 苍术(米泔浸去粗皮)三钱 陈皮(去白)七钱 枳壳(去瓤)四钱 当归身五钱 白芍(煨)四钱 天门冬三钱 半夏(姜制)三钱 厚朴(姜制)半两 甘菊花五钱 麦门冬三钱 砂仁三钱 木香二钱 人参四钱 点椒二钱 酥七钱 黄柏五钱 黄连二钱 小红枣(去核)八个 胡桃仁(去衣)二钱 老米一撮 灯心五寸长一百二十根
【用法】一料分十剂,绢袋盛之,凡米五升,造酒一樽,煮一袋,窨久用。

【功用】《本草纲目》：滋补。

【主治】《本草纲目》：一切风虚。

16757 长明酒（《种福堂方》卷二）

【组成】积年旧琉璃灯

【用法】洗净油腻，火煅，研细。每服四钱，红酒调下。不过七日，其管自去。

【主治】痔漏。

16758 长春丸（《普济方》卷四十九引《德生堂方》）

【组成】地骨皮 熟地黄各十两 诃子皮 白芷 桂心 杏仁（去皮尖）各一（二）两 川椒（净）二两 旋覆花一两

【用法】上各不犯铜铁器，只于木臼内，捣为细末，炼蜜为丸，如梧桐子大。每服五十丸，空心酒送下。

【功用】乌髭发。

【宜忌】忌葱、蒜。

16759 长春丸（《解围元薮》卷三）

【组成】苦参 独活 荆芥 豨莶 紫萍 苍术 风藤各六两 木通三两 草乌二两 大风子一斤 巨胜子十二两 仙灵脾四两（俱不见火）

【用法】上为末，水为丸。每服五十丸，茶送下。

【主治】风癫困顿。

16760 长春丸

《本草纲目拾遗》卷五。为年氏《集验良方》卷二"长春方"之异名。见该条。

16761 长春丹（《医方类聚》卷一五三引《经验秘方》）

【组成】金刚骨半斤 补骨脂四两（酒浸一宿，微炒干）

【用法】上为细末，醋糊为丸，如桐子大。每服五十丸，空心温酒送下，干物压之。

【主治】诸虚。

16762 长春丹（《医便》卷一）

【异名】仙茅丸。

【组成】何首乌（用水浸，去粗皮，竹刀切片，赤白各二斤，黑豆拌蒸晒九次，为末，净）二斤，仙茅（竹刀刮去芦，用粳米泔浸去皮，黑豆拌蒸晒九次，净末）二斤，白茯苓（去皮为末，水飞，去筋，取沉底晒干，用粳米铺底，放上蒸三次，研净末）一斤，茅山苍术（米泔水浸，去粗皮，切片，老米拌蒸晒九次。一云：加桑椹汁一斤，拌苍术末尤妙，中年以后服极效） 牛膝（去芦，酒浸一宿，同何首乌蒸三次，净末）各一斤

【用法】上药各为末，和匀，炼蜜为丸，如梧桐子大。每服百丸，空心滚白汤送下。

【功用】补益肝肾，聪耳明目，却病延寿。

【宜忌】忌牛肉、萝卜、葱、蒜。

16763 长春方（年氏《集验良方》卷二）

【异名】长春丸（《本草纲目拾遗》卷五）。

【组成】鱼鳔一斤（蛤粉炒成珠，极焦） 棉花子（取净仁）一斤（去油炒，酒蒸） 金钗石斛八两 白莲须八两 金樱子（去子毛，净）一斤 菟丝子四两 沙蒺藜四两 枸杞子六两 五味子四两（炒）

【用法】上药为末。用鹿角五斤，锯薄片，河水煮三昼夜，去角，取汁熬膏，和药末为丸，如梧桐子大。每服三钱。

【主治】肾虚精冷。

16764 长春酒（《寿世保元》卷四引刘三川方）

【组成】黄耆（蜜炙） 人参 白术（去芦） 白茯苓（去皮） 当归 川芎 白芍 熟地黄 官桂 橘红 南星 半夏（姜炒） 苍术（米泔水浸） 厚朴（姜炒） 砂仁 草果仁 青皮（去瓤） 槟榔 丁香 木香 沉香 五味子 藿香 木瓜 石斛 杜仲 白蔻壳 薏苡仁 枇杷叶 桑白皮（蜜炙） 神曲（炒） 麦芽（炒） 甘草（炙）

【用法】上药各制了，净称三钱，等分为二十包。每用一包，将生绢袋盛之，浸酒一斗，春七、夏三、秋五、冬十日，每日清晨服一杯。甚为有效。

【功用】大补气血，壮筋骨，和脾胃，宽胸膈，进饮食，祛痰涎，行滞气，消酒食，除寒湿。

16765 长春散（《医方类聚》卷七十二引《居家必用》）

【组成】甘松 诃子 人参 胆矾 金丝矾 青盐（别研，临时旋用）各三钱 细辛五钱 百药煎 川芎各五钱 绿矾（醋烧七次） 白芷 白檀各四钱 酸石榴皮四钱 五倍子一两 茯苓二钱 橡斗子三十个（烧存性） 江茶 麝香少许

【用法】上为细末。夜间临卧，先用青盐、茶末擦牙毕，次用前药末刷牙。每日早晨服不老汤下还童丸，以助药力。

【功用】乌髭须，牢牙齿。

16766 长春散（《普济方》卷五十一）

【组成】甘松 藁本 藿香 白附子 细辛 广陵香 小陵苓 茅香 白檀 三奈子 川芎 白芷各二两 白丁香 白及 白蔹各三两 栝楼根 楮实各四两 滑石半斤 韶脑半斤（两） 牵牛四两 皂角二（三）斤半 绿豆一升

【用法】上为细末，加白面一斤，和匀一处，后入韶脑再和匀用。

【功用】光泽面皮。

【主治】风鼾粉刺。

16767 长春散

《奇效良方》卷六十二。为《瑞竹堂方》卷三"神仙长春散"之异名。见该条。

16768 长春膏（《眼科全书》卷六）

【组成】生地汁 薄荷汁 冬青子汁

【用法】三味汁熬浓，加蜜一两熬成膏。点眼。

【功用】除翳膜。

【主治】眼撞伤生翳膜。

16769 长荣汤

《产科发蒙》附录。为原书"苔菜汤"之异名。见该条。

16770 长将散（《医方类聚》卷一三二引《肘后方》）

【组成】石韦一两（去毛） 滑石一两 瞿麦一两 王不留行一两 葵子一两

【用法】上为末，每服方寸匕，一日三次。

【主治】❶《医方类聚》引《肘后方》：诸淋。❷《圣惠》：劳淋，小便恒不利，阴中痛，日夜数起，劳损虚热。

16771 长将散

《鸡峰》卷十八。为《外台》卷二十七引《集验方》"石韦散"之异名。见该条。

16772 长德散（《产科发蒙》卷六）

【组成】麻叶（阴干，收瓷器内，埋烧麦糠火中） 血竭 虎骨 乌犀角各二钱

【用法】上为细末。每服一钱二分，好酒送下。以微醺为妙。产后七日止服。

【功用】预防产后诸疾。

【宜忌】凡服此药,产讫不须依椅,惟宜平卧。

16773 长春宝丸

《成方制剂》12册。即同书11册"长春宝口服液"改为丸剂。见该条。

16774 长春药酒《成方切用》卷十一)

【组成】黄耆十二两(蜜炙,煎膏) 大生地六两(铜刀切片) 金银花 当归各四两 甘草(去皮,蜜炙)两半 地骨皮(甘草水洗)二两 广陈皮(去白)一两

【用法】用白糯米二斗,做酒酿一埕,将前药后六味用绵包好,入埕内,隔汤煮三炷香,将黄耆膏倾入,再煮三炷香,将埕埋地下三尺余深,七日七夜,取起滤清听用。

【主治】痈疡;外科虚证;劳伤虚损。

16775 长春药酒《成方制剂》11册)

【组成】白芍 白术 补骨脂 苍术 川木香 当归 党参 地骨皮 地黄 丁香 豆蔻 杜仲 茯苓 甘草 枸杞子 红花 花椒 黄芪 菊花 牛膝 肉苁蓉 砂仁 熟地黄 天冬 五加皮 淫羊藿 栀子

【用法】口服,一次30~50毫升,一日2~3次。

【功用】暖肾益精,祛风湿,壮筋骨,调和气血。

【主治】肾虚腰痛,遗精,风湿骨痛,气虚血弱。

16776 长春浸酒《证治汇补》卷一)

【组成】白术(炒)一两 白茯苓 人参 当归 虎胫骨 川椒 肉苁蓉 枸杞 砂仁各五钱 干姜二钱 陈皮 川芎 独活 麻黄各一两 五加皮五钱 牛膝三钱 厚朴 白芷 香附各一两 乌药五钱 枳壳二钱 何首乌 川乌 草乌各五钱 生地 白芍 熟地 羌活 官桂 半夏 天门冬 麦门冬 苍术 破故纸 五味 茴香 防风 沉香 细辛 甘草各一两 酥油 红枣 蜂蜜 核桃仁各八两

【用法】上绢袋盛之,用烧酒一大坛,浸三日,放锅中熏汤煮三个时取出,掘坑埋一二日出火毒。每日清晨服一二钟。饮酒将尽,渣晒干为朱,烧酒打糊为丸,如梧桐子大。每服三十丸,空心酒送下。

【主治】中风久而真气渐复,邪气未除者;或中之轻者,自醒能言能食,惟身体不遂,或手足挛蹉曳者。

16777 长生不老丹《普济方》卷二二三)

【组成】苍术一斤(四两酒浸,四两醋浸,四两盐汤浸,四两米泔水浸) 莲肉一斤(用猪肚一个,入莲肉煮,去肚不用) 五味子四两 茯苓四两 枸杞子四两 熟地黄四两

【用法】上为细末,酒为丸,如梧桐子大。每服三五十丸,酒或盐汤送下。

【功用】补益,轻身延年。

16778 长生不老丹《古今医鉴》卷十六)

【异名】长生不老辟谷丹《寿世保元》卷十)。

【组成】白茯苓(去皮) 定粉 黄丹 白松脂 白沙蜜 黄蜡各二两 朱砂三钱 金箔二十片 水银三钱

【用法】上先将蜜、蜡、松脂,于瓷碗内溶为汁,倾药于内,以木匙摽匀,候温,就火为丸,如指头大,用水银为衣。有死水银法,先洗手净,用水银三两,点于手心内,以指头研如泥,见手心青色,将药三五丸搓揉后,以金箔约量摊碗内,以药丸在内摇动,使金箔都在药上,密器收贮。服时用乳香末五分,水三盏,煎汤温送下。不嚼破服。

【功用】长生不老,添气力,悦颜色。

16779 长生不老丹《奇方类编》卷下)

【组成】青盐三两(用水五碗,煎至三碗,澄清,听用) 黑豆一升(肥者,听用) 何首乌五斤(米泔水泡,铜刀刮去皮,将黑豆并青盐水,对酒各一半,同煮何首乌干,去筋) 白茯苓 赤茯苓各八两 归身八两(酒洗) 白扁豆(姜汁浸,酒、水各半煮干)八两 芡实(去壳,炒)八两 薏米仁(炒)八两 天冬八两(去心) 麦冬八两(去心) 知母八两(酒炒) 枸杞八两(酒炒) 菟丝子八两(酒煮) 莲肉(去心)八两 牛膝(酒浸)八两 冬青子(酒浸)八两 黑脂麻(酒拌炒)八两 覆盆子(酒蒸)一两 川巴戟(酒浸)八两 人参量加

【用法】上为细末,炼蜜为丸,如梧桐子大。每服二三钱,空心白滚汤送下。

【功用】滋阴健脾,补气养血,顺畅三焦,培补五脏,乌须发,固齿牙。

16780 长生固本方《寿世保元》卷四)

【异名】长生酒《仙拈集》卷三)。

【组成】人参 甘枸杞子 怀山药 辽五味子 天门冬(水润,去心) 麦门冬(水润,去心) 怀生地黄 怀熟地黄各二两

【用法】上锉片,用生绢盛之,煮酒三十斤,将箸封坛口,放锅内水煮,坛水不过坛口,以米百粒,放箸叶上,候气熏蒸米熟住火,埋土出火毒,饮之。久服面如童子。

【功用】❶《寿世保元》:补虚弱,乌须发。❷《仙拈集》:壮筋骨。

【主治】劳疾。

【宜忌】忌萝卜、葱、蒜,食之与地黄相反,令人易白发。肉面不忌,亦忌蒙豆饭。

【现代研究】抗衰老作用:《陕西中医学院学报》[1994,(1):25]研究表明:长生固本方在体外可促进小鼠IL-2的产生,从而通过IL-2的作用使机体免疫功能增强,抵抗各种不利因素的进攻,推迟衰老的来临。

16781 长生保命丹《摄生众妙方》卷二)

【组成】地骨皮(去梗,酒浸)二两 牛膝(去芦,酒浸)二两 甘菊花二两 枸杞子(酒浸)二两 石菖蒲(竹刀切,晒干)二两 远志(去心,酒浸)二两 生地黄(忌铁器)二两

【用法】上为细末,炼蜜为丸,如梧桐子大。每服五六十丸,温酒送下。

【功用】返老还童。

16782 长生活命丹《博青主男女科》(女科)卷上)

【异名】长生活命饮《胎产秘书》卷下)。

【组成】人参三钱

【用法】水一钟半,煎半钟,先用参汤一盏,以米饭锅焦研粉三匙,渐渐加参汤。

【功用】开胃。

【主治】❶《博青主男女科》(女科):产后伤食。❷《胎产秘书》:消导过多,绝谷难治。

【加减】如服寒药伤者,加姜三大片煎汤。

【宜忌】煎参汤,用新罐或铜杓,恐闻药气要呕也。

16783 长生活命丹《女科指掌》卷一)

【组成】人参二钱 生姜二片 莲子八个 麦芽(炒)

五分

【用法】锅焦饭研末,上四味水煎,每一钟调饭末三五匙服。

【功用】开胃。

【主治】产后脾虚伤食,或误服消导,大伤脾胃,不进饮食者。

16784 长生活命饮

《胎产秘书》卷下。为《傅青主男女科》(女科)卷上"长生活命丹"之异名。见该条。

16785 长生神芝膏

《遵生八笺》卷十三。为原书同卷"九转长生神鼎玉液膏"之二转方。见该条。

16786 长生聚宝丹《医方类聚》卷一五三引《经验秘方》

【组成】古老钱一十文(真者,煮蘸火煅醋淬七次) 虎骨三两(酥炙黄色) 自然铜二两(煮蘸火煅醋淬七次) 龟板三片(酒浸,炙,醋淬蘸) 当归二两半(酒浸,炙) 肉苁蓉三两(酒浸,焙干) 川牛膝二两(酒浸) 桑螵蛸三两(炒) 没药二两 金刚骨一两(炒) 滴乳香二两(另研) 龙骨二两(煅) 槟榔二两 诃子肉二两(去核,炒) 川乌二两(炮,去皮脐) 木鳖子二两(去壳,炒去油) 川楝子二两(去核) 葫芦巴二两(酒浸,炒) 白胶香二两 人参二两(去芦) 白附子二两 草乌二两(去皮脐,青盐炒) 何首乌二两(焙) 五灵脂一两 木香二两(不见火) 地龙一两半 丁香二两 缩砂仁二两 赤芍药二两 破故纸二两(酒浸) 天麻二两(酒浸,火煨) 熟地黄二两(酒浸一宿,焙干) 香白芷二两 干木瓜二两(去瓤,炒) 续断二两(酒浸,焙) 骨碎补三两(炒去毛) 巴戟二两(去心,炒) 朱砂五钱重(入药只用一半,留一半为衣) 乌药二两(炒) 麝香半两(一半入药,一半为衣) 白茯苓半两 菟丝子二两(酒浸) 五加皮二两(去土) 鹿茸二两 酸枣仁二两(炒) 安息香二两(酒浸) 鹿角霜二两(以上二味,酒熬成膏子) 沉香二两 琥珀一两(研)

【用法】上为末,用酒熬安息、鹿角膏,酒糊为丸,如梧桐子大,以麝香、朱砂为衣。每服三十丸,空心温酒、盐汤任下。

【功用】❶《医方类聚》引《经验秘方》:大壮筋骨,益诸虚百损,壮元阳,固真气,服百日,令人轻健,服一年,驻颜色好,服之三年,长寿。❷《普济方》引《德生堂方》:助脾,祛风邪,厚肠胃,安魂定魄,耳聪目明,进美饮食;妇人诸病可除,子嗣可必。

【主治】《普济方》引《德生堂方》:男子妇人诸虚百损,五劳七伤,肾脏久寒,膀胱怯冷,心神恍惚,元气虚惫,目昏耳聋,唇焦口燥,四肢倦怠,百节酸疼,面色黧黑,腰脚沉重,肢体羸瘦,行步艰辛,小腹坚硬,下部湿痒,两胁胀满,手臂麻疼,不能动举,夜梦遗精,小便滑数,白浊,神思不定,虚汗,盗汗,阳事不举;及诸种风气,手足不遂,痰涎壅塞,语言不出,事多健忘,一切虚损。

【备考】按《普济方》引《德生堂方》有附子、苏合香油。其服法作:五更温酒下。如觉麻,乃是药行,不久即散。量虚实人加减,至五十丸,亦妙;妇人艾醋汤下。

16787 长发滋荣散《御药院方》卷八

【异名】滋荣散(《普济方》卷五十)。

【组成】生姜皮(焙干) 人参各一两

【用法】上为细末。每用生姜切断,蘸药末于发落处擦之,隔日用一次。

【功用】长养髭发。

【主治】髭发脱落。

16788 长肉八宝丹《吉人集验方》下集

【组成】煅龙骨一钱 扫盆一钱 煅甘石三钱 赤石脂三钱 上血竭一钱 煅石膏一两五钱

【用法】上为细末。频掺。

【功用】长肉生肌。

16789 长肉生肌药《医方类聚》卷一八〇引《吴氏集验方》

【组成】大黄一两 雄黄半两 蓖麻半两(去壳) 轻粉一钱 乳香一分

【用法】上为细末。依疮口大小掺之,亦用云母膏外贴。疮口大者,十日可愈。

【主治】瘰疬。

16790 长肉生肌散《惠直堂方》卷三

【组成】龙骨(煅)二钱 血竭三钱 象皮一两(炒) 儿茶二钱 甘石二钱(煅) 乳香 没药各一钱(去油) 冰片二分

【用法】上为末,瓷瓶收贮。用时以少许掺膏药上贴之。

【功用】长肉生肌。

16791 长肉商红膏《外科传薪集》

【组成】老松香四钱 樟脑二钱 轻粉八分 铜绿一分半 银朱七分 冰片一分半 麝香一分 蓖麻仁二钱

【功用】长肉。

16792 长春广嗣丹《医方考》卷六

【异名】长春补药方《良朋汇集》卷二)。

【组成】人参(去芦) 天门冬(去心) 当归(酒洗) 泽泻(去毛) 山茱萸(去核) 石菖蒲(炒) 赤石脂 五味子(去梗) 复盆子(去萼) 白茯苓 车前子 广木香 柏子仁各一两 山药(姜汁炒) 川巴戟(去心) 川椒(去目与梗,及闭口者,炒出汗) 川牛膝(去芦,酒洗) 生地黄 熟地黄 地骨皮(去木与土) 杜仲各二两 远志(去芦,甘草汤泡,去心) 肉苁蓉(酒洗,去心膜,晒干) 枸杞子各三两 菟丝子(酒洗,去土,及用酒蒸,捣饼晒干)四两

【用法】上为末,炼蜜为丸,如梧桐子大。每服三十丸,一日三次。

【主治】❶《医方考》:男妇艰嗣。❷《墨宝斋集验方》:男子劳损羸瘦,中年阳事不举,精神短少,未至五旬,须发早白,步履艰难。妇人下元虚冷,久不孕育者。

【方论选录】是方也,人参、天门冬、五味子用之补肺;石菖蒲、柏子仁、当归、远志用之养心;白茯苓、怀山药用之养脾;山茱萸、熟地黄、覆盆、杜仲、牛膝、巴戟、苁蓉、枸杞、菟丝用之补肝肾。所以然者,肝肾同一治也;车前、泽泻利其灼阴之邪;生地、骨皮平其五脏之火;石脂之涩,所以固精;木香之窜,所以利六腑;川椒之辛,所以散湿痹也。此则兼五脏六腑而调之,五脏之精实,六腑之气和,夫然后可以媾精而宜子矣!

【备考】《墨宝斋集验方》:每服五十丸,渐加至七八十丸,空心盐汤或酒送下。服十日后,小便杂色,是旧疾出也;

又十日,鼻酸声雄,胸中痛,咳嗽唾痰,是肺病出也;一月后,一应七情滞气,沉痼冷积皆出。百日后,容颜光采,须发变黑,齿颊重固,既老而康,目视数里,精神百倍,寿命延长,种子之功,百发百中。

16793 长春至宝丹(年氏《集验良方》卷二)

【组成】黑驴肾一个(好酒煮熟,切薄片,新瓦焙干为末,听用) 肉苁蓉二两(酒洗焙干) 哺鸡蛋七个(连壳,用新瓦焙干,不可焦了) 黄狗肾五对(酒煮,切片,焙干) 野蔷薇子三两(焙干) 枸杞子八两(焙干) 人参三两(为末) 大鳖头一个(上下用新瓦盛之,烈炭火炙,不可焦了) 雄蚕蛾四两(焙干) 鸽子蛋一百个(酒煮,焙干) 锁阳二两(焙干) 桑螵蛸四两(即螳螂子) 葱子三两(焙干) 韭子四两(焙干) 青盐二两 破故纸六两 牛膝二两 茯苓二两 覆盆子三两 石斛四两(焙干) 当归二两(焙干) 五加皮三两(焙干) 楮实子三两 鱼胶八两(石脂焙) 山茱萸四两(去核) 生地二两(石脂炒) 远志肉二两(炒) 大何首乌二十两(蒸) 杜仲四两(羊油炒) 巨胜子四两(炒) 沙苑蒺藜四两(炒) 羚羊角四两(焙干) 巴戟肉二两(焙) 淫羊藿二两(炒) 益智仁三两(炒) 鹿茸四两(切片,酥炙)

【用法】上为细末,炼蜜合鹿角胶为丸,如梧桐子大,每日早、中、晚各服三钱,俱用酒送下,服至三月不可再服。

【功用】补益。

16794 长春至宝丹(年氏《集验良方》卷二)

【组成】鹿茄茸(炙)四两 蚕蛾(炒)四两 鹿角胶(牡蛎粉炒成珠)四两 巨胜子(炒)四两 人参四两 哺退鸡蛋七个(炙黄) 枸杞子(酒蒸) 当归(酒洗) 肉苁蓉(酒洗) 楮实子(去毛) 杜仲(姜汁炒) 牛膝(酒洗) 金樱子(炒) 巴戟(酒浸) 锁阳(酥炙) 葱子 韭子(炒) 故纸(炒)各四两 熟地八两 鸽子蛋五个(蒸熟入药) 何首乌一斤(九次煎蒸,去筋)

【用法】上为粗末,将鸽蛋捣烂,入药拌匀,晒干为末,蜜和后白中杵千余下为丸,如梧桐子大。每服三钱。

【功用】健脾开胃,进食止泻,强筋壮骨,增精补髓,乌须黑发,明目聪耳,活血养筋,助阳种子。

【主治】命门火衰,阳痿精冷。

16795 长春红药片(《成方制剂》3 册)

【组成】冰片 草乌 当归 骨碎补 红花 菊花 莲子心 没药 蒲公英 乳香 三七 石菖蒲 仙鹤草 小蓟 延胡索 栀子 制川乌 重楼 朱砂

【用法】黄酒或温开水送服,一次 5~6 片,一日 3 次。

【功用】活血化瘀,消肿止痛。

【主治】跌打损伤,瘀血作痛。

【宜忌】孕妇忌服。

16796 长春牢牙散(《普济方》卷七十)

【组成】香附子 白茯苓 砂仁 丁香 川芎 蒺藜 百药煎 五味子 金丝矾 升麻 细辛 青盐 破故纸 檀香 甘松 石膏 胆矾 没石子 诃子 麝香

【用法】上为细末。早晚刷牙。

【功用】乌髭发,祛风牙。

【备考】方中五味子,《奇效良方》作"五倍子"。

16797 长春牢牙散(《张氏医通》卷十五)

【组成】升麻 川芎 细辛 白蒺藜 甘松 丁香 五倍子 皂矾 青盐各半两 诃子肉 没石子各三钱 麝香五分

【用法】上为散。早暮擦牙,次以水漱,吐出,洗髭须。

【功用】乌须发,祛风牙,除口气。

16798 长春补药方

《良朋汇集》卷二。为《医方考》卷六"长春广嗣丹"之异名。见该条。

16799 长春益寿丹(《慈禧光绪医方选议》)

【组成】天冬(去心) 麦冬(去心) 大熟地(不见铁) 山药 牛膝 大生地(不见铁) 杜仲 山萸 云苓 人参 木香 柏子仁(去油) 五味子 巴戟各二两 川椒(炒) 泽泻 石菖蒲 远志各一两 菟丝子 肉苁蓉各四两 枸杞子 覆盆子 地骨皮各一两五钱

【用法】上为极细末,炼蜜为丸,如梧桐子大。初服五十丸,一月后加至六十丸,百日后可服八十丸,便有功效,每早空心以淡盐汤送下。

【功用】大补心、肾、脾、胃四经虚损不足,壮筋骨,补阴阳,乌发,壮神,健步,暖子宫,泽颜色。

【主治】腰酸体倦,神衰力弱。

16800 长春益寿膏(《成方制剂》19 册)

【组成】柏子仁 地骨皮 地黄 杜仲叶 茯苓 覆盆子 狗脊 枸杞子 花椒 金樱子 麦冬 木香 牛膝 人参 山药 石菖蒲 熟地黄 天冬 菟丝子 五味子 远志 泽泻 制何首乌

【用法】制成膏剂。开水冲服,一次 30 克,一日 2 次,早晚各 1 次。

【功用】补五脏,调阴阳,益气血,壮筋骨。

【主治】体虚易倦,早衰健忘,心悸失眠,头晕目眩,腰膝酸软等症。

16801 长春烫伤膏(《成方制剂》20 册)

【组成】银朱 100 克 冰片 10 克 人发 50 克 龙骨 30 克 苦杏仁 30 克 大黄 30 克 火麻仁 30 克 黄连 30 克 虫白蜡 50 克 豆油 500 克

【用法】以上八味,龙骨研成极细粉,银朱研细粉。人发用碱水洗涤,以清水洗净,干燥。苦杏仁、火麻仁、大黄、黄连酌予碎断,与人发、豆油同置锅中,用武火炸枯,滤过,弃渣,取油溶液加热 100℃ 以上时,加入虫白蜡,搅拌至全部溶化,停止加热,待油温降至 80℃ 时,加入龙骨、银朱粉末,搅匀,油温降至 50℃ 以下时,加入冰片,溶化,搅匀,分装,即得,每瓶装:❶75 克、❷500 克。外用,涂敷患处,一日 1 次。

【功用】消炎,止痛。

【主治】烫伤,烧伤,化学灼伤。

16802 长春绿袍散(《普济方》卷四十九)

【组成】金丝矾 绿矾 川芎 胆矾(一方用信) 细辛 白茯苓 诃子肉 川百药煎 没石子 酸石榴皮 五倍子 川椒 缩砂仁各一两五钱

【用法】上为细末,加麝香少许。临睡先洗牙净了,再以刷牙蘸药刷牙,候津,再蘸药擦髭,次日洗。

【功用】牢牙,黑髭鬓。

16803 长胎白术丸

《医学入门》卷八。为《妇人良方》卷十三"白术丸"之异名。

名。见该条。

16804　长春不老仙丹《寿世保元》卷四）

【组成】仙茅（酒浸，洗）四两　山茱萸（酒蒸，去核）二两　白何首乌（同赤首乌制）四两　川草薢（酒洗）二两　赤何首乌（米泔浸洗，捶碎如枣核大，入黑豆同蒸三日，极黑）四两　补骨脂（酒炒）二两　黄精（酒蒸）四两　大怀生地黄（酒洗净，捣断晒干）二两　大怀熟地黄（用生地黄酒浸洗，碗盛放砂锅内，蒸一日极黑，捣断晒干）二两　巨胜子二两　怀山药二两　甘枸杞子二两　天门冬（水润，去心）二两　麦门冬（水润，去心）二两　白茯苓（去皮，人乳浸，晒三次）二两　辽五味子二两　小茴香（盐、酒炒）二两　覆盆子二两　拣参二两　嫩鹿茸（酥炙）二两　怀牛膝（去芦，酒洗）二两　柏子仁二两　青盐二两　川杜仲（去皮，酒炒）二两　当归身（酒洗）二两　川巴戟（水泡，去心）一两　菟丝子（酒洗净，入砂锅，酒煮烂，捣成饼晒干）二两　肉苁蓉（酒洗）二两　川椒（去目，微炒）一两　远志（甘草水泡，去心）二两　锁阳（炙酥）三两

【用法】上药精制，秤和一处，石臼内捣成饼，晒干，为细末，炼蜜为丸，如梧桐子大。每服三钱，空心酒送下。

【功用】滋肾水，养心血，添精髓，壮筋骨，扶元阳，润肌肤，聪耳明目，宁心益智，乌须黑发，固齿牢牙，返老还童，延年益寿，壮阳种子，却病轻身，长生不老。

【主治】诸虚百损，五劳七伤。

【宜忌】制药忌铁器，服药忌三白。

【加减】阴虚火动，素有热者，加川黄柏（酒炒）二两、知母（酒炒）二两、紫河车一具（用壮盛妇人首生男胎，先将米泔水洗净，次入长流水中再洗，新瓦上慢火焙干）；如虚甚，用八仙斑龙胶化为丸。

16805　长春宝口服液《成方制剂》11册）

【组成】巴戟天　补骨脂　丹参　当归　地黄　杜仲　茯苓　枸杞子　黄柏　黄芪　麦冬　墨旱莲　牛膝　女贞子　人参　桑寄生　山药　熟地黄　天冬　五味子　仙茅　淫羊藿　泽泻　知母　制何首乌

【功用】补益气血，调和阴阳，滋肝肾，健脾胃，强筋骨。

【主治】中老年人身体虚弱，肝肾亏损所致的精神疲乏，头晕目眩，腰腿酸软，眼花耳鸣，健忘失眠，心悸，气短，浮肿，夜多小便等症；也可作为高脂血症的高血压病人的辅助治疗。

【用法】上为口服液剂。口服，一次10毫升，一日2～3次。

【现代研究】调节免疫功能作用：《实用医学杂志》[1989,5(3):37]实验研究结果显示长春宝丸能明显对抗氢化可的松引起小鼠肾上腺萎缩和利血平加甲状腺素引起小鼠胸腺萎缩，具有增强老年小鼠非特异性免疫功能，提高耐缺氧和抗疲劳能力，镇静、加强记忆力、降压、抗凝、增加冠脉流量等作用，毒性试验未见毒性反应。

【宜忌】感冒发热或燥热时暂停服药。

【备考】本方改为丸剂，名"长春宝丸"（见《成方制剂》12册）。

16806　长葫芦万安散《永类钤方》卷三引玉宵方）

【组成】锦纹大黄四两（微炒）　槟榔半两　地萹蓄半两　小茴香四钱　麦芽一两半　瞿麦半两

【用法】上为细末。每服八钱重，临卧酒调下，仰卧，夜半下恶毒。小儿急惊，灯心、淡竹叶汤调下二钱；妇人血积，酒调下；肾气，川楝子汤调下；淋疾，车前子汤调下；疝疾，茵陈汤调下；心热眼疾，灯心、山栀汤调下；痔疾，枳壳汤调下；渴疾，葛根汤调下。

【主治】酒积。

16807　长生不老辟谷丹

《寿世保元》卷十。为《古今医鉴》卷十六"长生不老丹"之异名。见该条。

16808　长生斑龙飞步丹《遵生八笺》卷十七）

【组成】鹿茸二两（酥炙）　陈皮二两　当归四两（酒洗净）　地黄八两（取汁为膏）　茯神二两（人乳）　钟乳粉一两（水飞过）　人参四两　柏子仁二两　枸杞子二两　麦门冬一两　白术二两　沉香五钱　白胶二两　紫河车一具（首生男子者为佳）　腽肭脐一两

【用法】上药除地黄、紫河车外为末，用绿毛小龟肉一个，同河车煮，以桑柴文武火煮成糜，连汁同捣细，和前药末，再入人乳汁一碗，同膏为丸，如梧桐子大。每服六十丸。

【主治】虚损，痿证。

16809　长春真人保命丹《摄生众妙方》卷二）

【组成】茯苓　天门冬　山药　熟地黄　枸杞子　何首乌各四两　干姜二两　大茴香（炒）一两　青盐少许　鹿角胶四两　莲实半斤（去皮）　破故纸四两（净，香油炒）　没食子十个　胡桃仁半斤（净肉）　新小米一升（同茯苓、牛乳煮粥晒干）　旱莲草（晒干）一斤　麦门冬四两

【用法】上为细末。空心白汤调匀二三匙，一日二服。不拘男女老少。

【主治】五劳七伤，虚损无力，四肢困倦，脚手顽麻，血气耗散，面黄肌瘦，阳气不升，虚晕恶心，饮食减少。

16810　长春益寿广嗣丹《慈禧光绪医方选议》）

【组成】天冬（去心）　麦冬（去心）　大熟地（不见铁）　山药（炒）　牛膝　大生地（不见铁）　杜仲（盐水炒）　山萸　云苓　柏子仁（去油）　巴戟各五钱　木香五钱　川椒（炒）　泽泻　石菖蒲　远志各二钱五分　菟丝子　肉苁蓉各一两　枸杞子　覆盆子　地骨皮各四钱

【用法】上为细末，炼蜜为丸，如绿豆大。每服三钱，淡盐汤送下。

【功用】滋肾健脾，养心润肺。

16811　长春真人保命服食方《医便》卷一）

【组成】白茯苓（去皮）　天门冬（去心）　山药（姜汁炒）　怀熟地黄　何首乌（忌铁，照前蒸晒九次）　枸杞子（甘州者，去梗）各净四两　干姜（煨）二两　小茴香（炒）一两　青盐少许　莲肉（去皮心）半斤　麦门冬（去心）四两　鹿角胶四两　鹿角霜四两　破故纸四两（麻油一两炒）　大核桃（去壳并皮）半斤　没食子十个　旱莲草（晒干，净末）一斤　新粟米一升（为末，用牛乳二斤，拌米粉煮作糊丸药）

【用法】上为细末，以前米糊为丸，如弹子大，每丸湿重五钱，干约三钱。每服一丸，滚白汤调化服，一日二次。不拘在家在外，少者一服，老者二服，男女皆同。

【功用】补诸虚，填精益髓，滋润皮肤，充壮神气，身体轻健，开胃进食，返老还童，发白再黑，齿落更生，颜貌如童。

【主治】诸虚百损，五痨七伤，四肢无力，手足顽麻，血

气虚耗,面黄肌瘦,阳事不举,眩晕恶心,饮食少减。

片

16812 片仔癀《成方制剂》18册)

【组成】牛黄 三七 蛇胆 麝香等

【用法】上为丸,每粒重3克。口服,一次0.6克;8岁以下儿童一次0.15～0.3克,一日2～3次。外用研末用冷开水或食醋少许调匀涂在患处,溃疡者可在患处周围涂敷之,一日数次。常保持湿润,或遵医嘱。

【功用】清热解毒,凉血化瘀,消肿止痛。

【主治】热毒血瘀所致急慢性病毒性肝炎,痈疽疔疮,无名肿毒,跌打损伤及各种炎症。

【宜忌】孕妇忌服。

16813 片连散《全国中药成药处方集》沈阳方)

【组成】白矾七分五厘 黄连五分 冰片一分

【用法】上为极细末。用棉纸裹药面,纳耳中。

【功用】清热祛湿,消毒止痛。

【主治】耳中流脓,经年不愈,耳底耳疮。

16814 片根散《洞天奥旨》卷十六)

【组成】冰片二分 雄黄一钱 山豆根一钱 儿茶一钱 青硼五分 枯矾五分

【用法】上为细末。吹之。

【主治】喉闭,乳蛾。

16815 片脑膏《袖珍》卷三)

【异名】龙胆膏《丹溪心法附余》卷十二)。

【组成】玄精石一斤(为粗末) 桂府滑石一斤(为粗末) 黄连十两 秦皮十两(切细) 龙胆草十两 苦楝根十两 五倍子十两 当归五两 赤芍药五两 大栀子五两 杏仁五两 蕤仁五两(捣破) 槐枝二斤(切三寸许) 柳枝二斤(切三寸许)

【用法】玄精石至五倍子七味,用大锅盛水二大桶,煎至一半去滓,将细生绢滤过,瓷器盛放;当归至柳枝七味,亦用水二桶,煎至一半去滓,再将细生绢滤过,亦用瓷器盛放;白沙蜜五斤,先用小油搽锅内,慢火炼蜜紫色为度,将前二次煎成药水同煎数沸,再用生绢滤过,再熬至一半,入铜锅内,下硼砂五两,猪胆(大者)五个,慢火煎,用铁铲不住手搅,熬成稀膏,除二斤于瓷器内盛放一宿;将上等片脑六钱(研细)入药内搅匀,用油纸封固一宿。每用豆许,点眼大角内,少时连点数次。

【主治】暴赤眼肿痛,隐涩难开,怕日羞明,推眵泪出,视物不明。

反

16816 反经丸《回春》卷六)

【异名】取经丸《宋氏女科》)。

【组成】乳香 没药 孩儿茶 巴豆(去壳) 葱白各五分 斑蝥五个

【用法】上为末,共捣为丸。绵裹三层,系放筒上,将线系住,送入阴户内三四寸许。候一炷香时,经水即下。

【主治】妇人经闭不通,不论新久。

16817 反魂丹

《局方》卷十。为原书卷一"乌犀丸"之异名。见该条。

16818 反鼻丸《霉疮证治》卷下)

【组成】当归 芎䓖各一钱 大黄七分 反鼻 桂枝各五分

【用法】上为末,糊丸,如梧桐子大。以土茯苓汤送下。

【主治】霉毒骨疼。

16819 反胃降逆丹《北京市中药成方选集》)

【组成】柿蒂一两 红豆蔻三钱 人参(去芦)八钱 干姜四钱 川附子二两 砂仁五钱 厚朴(炙)五钱 橘皮八钱 肉桂(去粗皮)四钱 丁香四钱

【用法】上为细末,过罗,用冷开水泛为小丸,每十六两用滑石细粉四两为衣闯亮。每服二钱,一日二次,温开水送下。

【功用】舒气降逆,安胃止吐。

【主治】气逆胸满,食道狭窄,噎膈反胃,朝食暮吐。

16820 反鼻化毒散《续名家方选》)

【组成】独活 连翘各二钱 反鼻 芎䓖各三钱 大黄 土茯苓各四钱

【用法】上为末。每服一钱,温酒送下。

【主治】杨梅疮结毒。

乌

16821 乌膏《千金》卷二十二)

【组成】雄黄 雌黄 芎䓖 升麻 乌头 及己 竹灰 黄连 黄柏 水银各二分 杏仁三十枚 胡粉一分 巴豆二十枚 松脂乱发各一鸡子大 蜡三两

【用法】上㕮咀,以猪膏三升急煎,令发消,去滓,停小冷,以真珠二钱匕,投搅令相得,以敷之。凡用膏先净疮,拭干,乃敷之。敷讫,以赤石脂、黄连散粉之。

【主治】恶疮。

【备考】方中及己,《普济方》作"防己"。

16822 乌膏《千金》卷二十二)

【组成】水银一两(须熟研) 黄连二两 经墨三分

【用法】上药治下筛,以不中水猪膏和之。敷上。不过再三,愈。若欲多作任人。

【主治】诸疮不愈者。

【宜忌】惟不治金疮。

16823 乌膏《外台》卷三十引《崔氏方》)

【组成】乌麻油一升(生、清者) 黄丹二两(罗之) 熏陆香一两(乳头者) 松脂半两 蜡半两

【用法】上药先空煎油,三分减一,停待冷;次纳黄丹,更上火缓煎,又三分减一,又停冷;次纳熏陆香末,不冷即恐溢沸出,煎候香消尽,下次松脂及蜡,看膏稍稠,即以点铁物上试之,斟酌硬软适中乃罢。

【功用】引脓生肌,杀疮中虫。

【主治】一切疮。

【加减】热疮,减熏陆及松脂;杖疮,油一升,地黄汁半合,黄丹二大两,蜡一小两。

16824 乌膏

《圣惠》卷六十三。为《千金翼》卷二十四"乌头膏"之异名。见该条。

16825 乌丸子《理伤续断方》)

【组成】赤小豆(炒) 白蔹 赤芍药 何首乌(醋煮) 细辛(去苗) 草乌(醋煮七次) 白及(煨) 山桂(去粗皮)

南星(面裹煨)　当归(酒浸一宿)　川芎　百草霜　骨碎补(去毛,炒)　天台乌药(乌豆酒煮后焙干)各一两

【用法】上为细末,用煮豆酒煮面糊为丸,如梧桐子大。每服五十丸,用煨葱酒或煨葱茶任下。

【主治】打扑伤损,骨碎筋断,瘀血不散;及一切风疾,筋痿力乏,左瘫右痪,手足缓弱,诸般风损;妇人血疾,产后败血不散,灌入四肢,面目浮肿。

【宜忌】孕妇勿服。

16826　乌及散《上海中医药杂志》(1958;9;15)。

【组成】乌贼骨3克　生白及6克

【用法】上药各为细末,和匀。每次服3克,饭后二小时服,一日三次。

【主治】胃、十二指肠溃疡病,及合并出血。

16827　乌云油《医方类聚》卷八十三引《必用之书》)

【组成】秦椒　白芷　川芎各一两　蔓荆子　零陵香　附子各半两

【用法】上药生用,㕮咀为粗末,用绵袋盛,清香油一斤浸,二十一日取油。日三度擦无发处。不可令油滴白肉上。七日生效。

【主治】秃发。

16828　乌云散《御药院方》卷十)

【组成】诃子五个(去核)　百药煎八钱　川没食子一钱　轻粉少许

【用法】上为细末,与炒荞面各依等分相和。每使用水为糊,稀稠得所,温上髭发,用荷叶封裹。

【功用】《普济方》:乌髭发。

16829　乌云散

《丹溪心法附余》卷二十四。为《御药院方》卷九"旋筛巫云膏"之异名。见该条。

16830　乌云散《喉科紫珍集》卷上)

【组成】巴豆(去壳)

【用法】以纸包巴豆肉,外用笔管扦出油在纸上,即用纸作撚条点灯,吹灭,以烟熏入鼻中,一霎时,口鼻流涎,牙噤即开。

【主治】喉症口噤,牙关紧闭。

16831　乌云散《外科真诠》卷上)

【组成】巴豆仁二两　蓖麻仁二两

【用法】炒存性,为末,每两配入升丹一钱

【功用】拔脓。

【主治】一切疮毒溃后。

16832　乌云煎《医统》卷九十八)

【组成】香油二斤　柏子油二两(另贮)　诃子半两　没食子六钱　百药煎三两　倍子(炒黑)一两　酸石榴皮旱莲草各半两　猪胆二枚(另贮)　胆矾一钱

【用法】上为粗末,先将香油锅内熬数沸,然后将药末下入油内熬,少时倾出油入罐内,微冷,入柏子油搅匀渐冷,下后项细料药:甘松、三柰、白芷、藁本、零陵香、藿香各三钱为粗末,绢袋盛之,入油浸,每日搅三次。如此十日后,先一日以灰汤洗发净,次日搽油,不数日,其发黑绀润泽香美,永不惹尘,更不须再洗。

【主治】女人发黄不润。

16833　乌云膏《御药院方》卷十)

【组成】针砂二两　醋一升　荞面八钱

【用法】上药前二味,入铁铫内同煎十余沸,入荞面为糊,稀稠得所,温上髭发,用荷叶包,或用手帕裹一时辰,以温水洗净,次入马云散。

【功用】《普济方》:乌髭发。

16834　乌云膏《外科大成》卷三)

【组成】松香末二两　硫黄末一两

【用法】和匀,香油拌如糊,摊南青布条上,少半指厚,卷成条线扎之,再用油浸一日,取出,刮去余油,以火点着一头,下以粗碗按之,其布灰陆续剪去,取所滴药油浸冷水内一宿,出火毒。搽用。

【主治】头癣,脓疥,下部寒湿疮,胎敛疮,奶癣。

❶《外科大成》:头癣并坐板脓疥,及下部寒湿等疮。❷《金鉴》:胎癣疮痒甚。❸《疡医大全》:奶癣。❹《青囊秘传》:一切疮痍,破津脂水作痒。

【备考】方中松香、硫黄用量原缺,据《医宗金鉴》补。

16835　乌木丹《普济方》卷二九六)

【组成】楮子(才熟、上生红子者,用酽醋浸七日,取出,焙)四两　苍术(米泔浸五日,取出,去黑皮,焙)二两　草乌头(炮)二两

【用法】上为末,醋为丸,如梧桐子大。每服十五粒,空心酒吞下。米饮亦得。

【主治】脏毒肠风,痔漏泻血。

16836　乌贝散《江西中医药》1955,(12):50)

【组成】乌贼骨(去壳)85%　象贝母15%

【用法】上药各为极细粉,过筛拌匀,喷入芳香剂,如丁香油、桂皮油等,或不加芳香油亦可。每饭前服一钱,一日三次。

【功用】《新药转正》:制酸止痛,收敛止血。

【主治】胃及十二指肠溃疡。《新药转正》:胃痛泛酸。

【临床报道】胃十二指肠溃疡:《中国民间疗法》[1988,6:45]以乌贝散治疗胃十二指肠溃疡69例,结果:痊愈52例,好转17例。

【备考】本方改为颗粒剂,名"乌贝颗粒"(见《新药转正》39册)。

16837　乌巴丸《普济方》卷一六五引《经验良方》。

【组成】大乌梅肉三两　巴豆五粒(去皮壳膜)

【用法】用水二碗,于瓦石器内,将乌梅慢火煮烂,候水稍干,入巴豆在内,将竹篦搅,直候如干糊方住火,摊冷研烂,就丸如绿豆大。每服七丸、九丸、十一丸、或十五丸,生姜汤送下。须臾利下顽痰如鱼冻,如未利,再服。

【功用】利下顽痰。

【主治】胸膈间久年顽痰为害,积成痰气,面目青白色,无时浮肿,全不进食,遍身疼痛。夜间上壅,不时睡卧,往来寒热,手足疼痛,不能转侧。

16838　乌巴丸《医部全录》卷二九六)

【组成】乌梅五个　巴豆五粒(去油成粉)

【用法】上为末,粥为丸,如黍米大,朱砂为衣。大人三五丸,临卧白汤送下。谅下三四行,白粥止之。

【主治】癫狂热结,乱叫不止。

16839　乌玉丸

《魏氏家藏方》卷七。为《中藏经》卷下"神应乌玉丹"之

异名。见该条。

16840 乌玉丸（《普济方》卷二九五）

【组成】大黄一两（炮） 厚朴二钱半 枳壳一两 猪牙皂角半两

【用法】上为末，擂脂麻为丸，如梧桐子大。每服三十丸，用米汤送下。

【主治】内外翻花痔。

16841 乌玉丹

《百一》卷十四。为《中藏经》卷下"神应乌玉丹"之异名。见该条。

16842 乌艾丸（《妇科玉尺》卷五）

【组成】乌药二两半 艾叶六两 香附四两

【用法】将艾浸醋中十数日，再将香附后一日晒干，共为末，醋糊为丸。酒送下。

【主治】赤白带下。

16843 乌术丸（《圣济总录》卷四十六）

【组成】草乌头（净洗）一斤 苍术二斤 陈橘皮（去白）半斤 甘草（生，椎碎）四两 黑豆三升

【用法】上药用水一石，煮干为度，去却橘皮、黑豆、甘草，只取草乌头、苍术二味，晒干，粗捣筛，焙干，为末，酒煮面糊为丸，如梧桐子大，焙干，收瓷器中。每服三十丸，空心、晚食前盐汤或温酒送下。

【功用】补脾胃，壮气进食，祛风。

【主治】脾胃虚弱，久积冷气，饮食减少，腹内诸疾。

16844 乌术丸（《圣济总录》卷九十六）

【组成】苍术（东流水浸十日，去黑皮，切片，焙）半斤 乌头（米泔浸五日，逐日换泔，炮裂，去皮脐） 蜀椒（口开者，烧砖令红，以醋泼砖，安椒，盖出汗，取红用） 青橘皮（汤浸，去白，焙）各三两 青盐一两（研）

【用法】上药捣罗四味为末，与盐拌匀，炼蜜为丸，如梧桐子大。每服二十丸，空心、食前盐酒送下。

【功用】❶《圣济总录》：补水脏，壮筋骨，止小便。❷《东医宝鉴·杂病篇》：补脾肾，暖下元。

【主治】❶《圣济总录》：腹中雷鸣，脐下疠撮疼痛。❷《东医宝鉴·杂病篇》：虚劳。

16845 乌术丸（《医方类聚》卷九十八引《施圆端效方》）

【组成】五灵脂 川乌（炮，去皮脐） 苍术（酒浸，薄切，熬干）各二两 自然铜（烧熟）一两 （一方加当归一两）

【用法】上为细末，水糊为丸，如梧桐子大。每服七丸，酒送下。渐加丸数，服至麻不加。

【主治】风寒湿痹，四肢痛挛，不能步握。

16846 乌术丸（《医方类聚》卷二十三引《王氏集验方》）

【组成】苍术四两（不去皮） 草乌四两（不去尖） 生姜四两 葱白（连须）四两

【用法】上药一处擂烂，盦三宿，夏一宿，焙干，为细末，面糊为丸，如梧桐子大。每服二十丸，葱汤送下。

【主治】一切伤风头疼，手足疼痹，及伤损筋骨疼痛。

【宜忌】服药忌食热物响顷。

16847 乌术丸（《外科大成》卷四）

【组成】苍术八两（为末，用生姜十二两取汁，加童便拌术晒） 当归二两 草乌四两（为末，用葱白四两取汁，拌乌成饼，阴干） 白芷四两

【用法】上为末，酒糊为丸，如梧桐子大。每服五十丸，酒、水任下。

【主治】诸癣久不愈者。

16848 乌术散（《普济方》卷一四一引《杨氏家藏方》）

【组成】乌药 川芎 杜白芷各十两 青皮四两半 苍术七两 甘草一两半 紫苏 香附子各半两 陈皮五两

【用法】上为细末。白汤点服，不拘时候。

【主治】感冒风寒湿气，不问阴阳二证。

16849 乌石散（《魏氏家藏方》卷九）

【组成】草乌头 升麻各十文 寒水石十文（银锅内煅通红） 细辛十五文 蔓荆子五文

【用法】上为细末。揩牙，少时以温盐汤漱之。

【主治】牙痛。

16850 乌龙丸（《圣惠》卷七十二）

【组成】乌龙尾煤一两 伏龙肝一两 香墨一两 当归一两（锉，微炒） 皂荚仁半两（微炒）

【用法】上为细末，以面糊为丸，如梧桐子大。每服二十丸，食前以生姜、艾叶煎汤送下。

【主治】妇人大便后下血不止，腹内疼痛。

16851 乌龙丸（《圣济总录》卷六十四）

【组成】皂荚四两（不蛀者，烧存性，为末） 白矾（好者，半生半枯） 朴消（研） 铅白霜（研）各一两

【用法】上为末，醋煮面糊为丸，如梧桐子大。每服十丸，浓煎槐实汤送下；如咽喉肿痛，上膈不利，以甘草煎汤，食后、临卧服。

【功用】利咽膈，坠痰涎。

【主治】热痰壅滞，咯唾如羊脂。

16852 乌龙丸（《圣济总录》卷一三六）

【组成】牵牛子不拘多少（瓦上铺下，慢火逼，不得搅，待其香，即时取下，半生半熟，放冷，作细末） 皂荚二大挺（水一大碗，揉取汁，滤过，银石器内熬成膏）

【用法】将膏与牵牛末同和为丸，如梧桐子大。每服二十丸，食后、临卧温酒送下。或觉微利便不须服，所患疮疥立止，不过三五服。

【功用】❶《外科精义》：推陈致新，去肠垢，身体轻健，肌肤光泽。❷《医方类聚》引《外科精义》：消风散热，利膈化痰唾，去肠垢。

【主治】❶《圣济总录》：疮疥岁久不愈。❷《外科精义》：遍身风疮瘙痒，疥癣。

16853 乌龙丸（《简易方》引《究原方》（见《医方类聚》卷二十）。

【组成】大川乌五两（去皮脐，生用） 五灵脂五两（拣去石） 没药半两（研）

【用法】入麝香，不拘多少，研细拌和，滴水为丸，如弹子大。每服一丸，生姜汁研化，热酒浸之，量力服之。

【主治】手足弹曳，言语謇涩，行履不正。

16854 乌龙丸

《施圆端效方》引张君玉方（见《医方类聚》卷二十四）。为《圣济总录》卷九"铁弹丸"之异名。见该条。

16855 乌龙丸（《卫生宝鉴》卷九）

【组成】川乌 草乌 天仙子 五灵脂各二两 黑豆一升

【用法】上为末，水为丸，如梧桐子大。每服五七丸，温

汤送下。

【主治】五风痫病。

【加减】如中风,加附子半两。

【备考】本方方名,《医学纲目》引作"乌头丸"。

16856 乌龙丸《医方类聚》卷二十三引《医林方》

【组成】大枣七个(去核,分开) 巴豆七个(去心皮,盛在枣内,用纸实封了,于炭火上烧作茶褐色) 半夏七个

【用法】上为末,丸如梧桐子大。匀分为二服,临卧大黄汤送下。服至天明,取下物似鸡子浓球儿,不以多少为效。待三五日,可服追命散。

【主治】癫风洗浴法愈后。

【备考】癫风洗浴法:暖房一所,不透风气,用大瓮一个,埋在地内,用荆芥一十五斤,地骨皮一十五斤,锉碎,用河水二担,同熬至一半,八百药滓二斤,同熬尽去了以上滓,水在大瓮内,洗浴遍身,可坐三四时辰,汗出多为妙。良久针刺遍身,血出为妙。依前法,十日洗一遍。水休大热,洗四次即愈。后可服乌龙丸。

16857 乌龙丸《医方类聚》卷一四一引《烟霞圣效》

【组成】巴豆七个 杏子七个

【用法】上药用文武火烧存性,为泥,百草霜抄一钱,黄蜡一两化开为丸,如梧桐子大,朱砂为衣。每服五七丸,临卧新水送下。

【主治】痢疾。

16858 乌龙丸《普济方》卷九十七引《经验方》

【组成】乌蛇一条(全者,去首尾,约二寸作截子,轻捶动,浸酒一宿,去皮骨,焙干) 荆芥穗 薄荷叶 威灵仙(只削取根上细茸,温水急洗过,令净,不得见火,只晒干)各四两

【用法】上为末,别用不蛀大皂角一斤,削去黑皮捶动,以长流水一斗浸一宿,洗净,揉取汁,生绢滤过,银石器中慢火上熬取五分,更入白沙蜜四两,再熬作稠膏,与药末拌和捣,可丸即丸,如梧桐子大。每服十五丸至二十丸,不拘时候,薄荷汤下,一日三服。服五七日后,觉手足疼痛,乃是气通血行,不逾月自然平复,后每日只可两服一服。

【主治】手足不遂,痰涎语涩。

16859 乌龙丸

《普济方》卷九十五。为《证类本草》卷十引《梅师方》"神验乌龙丹"之异名。见该条。

16860 乌龙丸《普济方》卷三二九

【组成】百草霜 细糕

【用法】上为丸,麝香作衣。每服五十丸,空心盐汤送下。

【主治】妇人血崩。

16861 乌龙丸《袖珍》卷二

【组成】乌头三两 天南星 半夏曲 僵蚕(炒) 乌药 白胶香(另研)各半两

【用法】上为末,酒糊为丸,如梧桐子大。每服四丸,空心酒送下。

【主治】诸风。

16862 乌龙丸《摄生众妙方》卷二

【组成】九香虫一两(半生半熟) 车前子四钱(微炒) 陈皮四钱 白术五钱 杜仲八钱(酥炙)

【用法】上为细末,炼蜜为丸,如梧桐子大。每服一钱五分,盐白汤或盐酒送下。

【功用】壮元阳,和肝脾,延年。

❶《摄生众妙方》:久服延年。❷《本草纲目》:壮元阳。❸《中药成方配本》:调和肝脾。

【主治】肝肾亏损,脾胃虚弱及肝脾不调的泄泻,胸脘痞闷胀疼,腹痛溺涩。

❶《摄生众妙方》:膈间滞气,肝肾亏损。❷《重订通俗伤寒论》:脾肾阳虚,肝郁犯肝,脘胁胀疼,腹痛溺涩。❸《饲鹤亭集方》:痰凝气滞,痞闷胀疼。❹《中药成方配本》:肝脾不调。❺《全国中药成药处方集》(上海方):脾胃虚弱泄泻。

16863 乌龙丸《古今医鉴》卷八

【组成】当归一两(酒洗) 怀生地黄一两(捣烂) 白茯苓二两(去皮) 莲蕊五钱(焙) 枸杞子一两(炒) 石莲肉一两(焙) 丁香五钱 木香五钱 青木香五钱 乳香五钱 京墨五钱 冰片一分半(研)

【用法】上为末,用陈米饭(荷叶包烧过)捣烂,入地黄为丸,如黄豆大,麝香一分,黄酒化,为衣。每服三四十丸,临卧半饥半饱用砂仁一二分,炒入黄酒内送下。

【主治】腋气。

【加减】妇人,加乌药三钱(醋炒)、香附末三钱(童便炒)。

16864 乌龙丸

《东医宝鉴·外形篇》卷四。即《本事》卷四"乌头丸"。见该条。

16865 乌龙丸《一草亭》

【组成】生地黄 熟地黄 川花椒(闭口者勿用)各等分

【用法】上为末,炼蜜为丸,如梧桐子大。每服五十丸,空心盐米汤吞下。

【功用】聪耳明目,精神如壮。

【主治】目昏多泪。

16866 乌龙丸

《集验良方》卷二。为原书同卷"延龄丹"之异名。见该条。

16867 乌龙丸《集验良方》卷二

【组成】乌龙骨一副(即黑犬骨也,一头至尾脊骨一条,洗净,用黄酒浸一宿,再用硼砂五钱研末,用奶酥油炸骨至黄色为度,秤重二十四两足。如犬走去阳者不用。若一犬不足,用二犬骨,足分为佳) 石莲子(去壳) 大茴香(酒炒) 远志肉(甘草水浸,去骨) 葫芦巴 石菖蒲 枣仁(去壳,炒黑) 巴戟(酒浸,去骨) 故纸(酒炒) 莲须各一两 肥石斛 桑寄生(炒) 肉苁蓉(酒炒,去鳞甲) 海浮石(火煅,醋焠七次) 磁石(火煅,醋焠七次)各二两 胡桃肉(去皮,炒黄) 楮实(去壳,炒) 朱砂(水飞)各五两 鹿茸一对(酥) 石燕子三对(去毛肠嘴爪,酒蒸熟,姜汁醋炒)

【用法】上为细末,黄酒打糊为丸,如梧桐子大。每服二三钱,空心以酒送下。

【功用】聪耳明目,乌须黑发,齿落更生,强阳生子,强壮阳事。

16868 乌龙丹《鸡峰》卷三十

【组成】川乌头(炮,去皮脐) 五灵脂(不夹石者)各

等分

【用法】上为细末,清冷水和为丸,如鸡头子大。每服一粒,生姜汁化破,温酒调下,日二服。

【主治】风冷凝滞,筋骨疼痛,肢体拘挛,语言謇涩。

16869 乌龙丹

《普济方》卷三七五引《全婴方》。为《幼幼新书》卷九引张涣方"乌梢丹"之异名。见该条。

16870 乌龙丹

《普济方》卷八十九。为《医方类聚》卷二十引《简易方》"梦仙备成丹"之异名。见该条。

16871 乌龙丹(《准绳·女科》卷二)

【组成】禹余粮(炒) 乌贼骨 鹿茸 龙骨 石燕(煅) 阿胶 当归 干姜各等分

【用法】上为末,酒醋糊为丸。每服五十丸,温酒送下。

【主治】崩中不止。

16872 乌龙丹(《疡科选粹》卷七)

【组成】乌梅肉 五倍子(取净) 或加硼砂

【用法】共打成膏为丸,如龙眼大。含之。

【主治】诸骨哽,垂危者。

16873 乌龙丹

《仙拈集》卷一。为《证类本草》卷十引《梅师方》"神验乌龙丹"之异名。见该条。

16874 乌龙汤(《解围元薮》卷四)

【组成】苍耳子一斗 乌鱼一个(重二斤者)

【用法】上药同煮,取鱼食之,以汤洗浴。病重者二三十次即愈。

【主治】风病。

16875 乌龙汤(《医醇賸义》卷三)

【组成】元武版八钱 生地六钱 天冬二钱 南沙参四钱 蛤粉四钱 女贞二钱 料豆三钱 山药三钱 茯苓二钱 泽泻一钱半(盐水炒) 车前二钱 藕三两(煎汤代水)

【用法】下消。饮一溲一,或饮一溲二,夹有淋浊,腿股枯瘦者。

16876 乌龙串

《串雅内编》卷三。为《宣明论》卷十三"一粒金丹"之异名。见该条。

16877 乌龙角(《理伤续断方》)

【组成】白僵蚕六两(去丝嘴,炒) 赤小豆六两 川牛膝六两(去芦) 山桂(去皮) 桔梗 白及 百草霜 山枇杷(生锉,阴干)各一斤 当归尾 骨碎补(去毛,炒) 北细辛(去苗)各半斤 白芷 赤芍药 南星(煨) 何首乌各十两 白蔹十两 知母 草乌各三两(用姜汁煮)

【用法】上为末,如药润,亦可焙干碾之。每用姜汁或冷水、茶水调,摊纸上,于痛肿处贴之,三日一洗换。贴骨碎须夹。

【主治】跌扑伤损,筋骨碎断。

16878 乌龙胆(《串雅外编》卷三)

【组成】明矾末(盛猪胆中,风干,研末)

【用法】每吹一钱。取涎立效。

【主治】一切喉症,喉蛾,喉痛。

16879 乌龙散(《博济》卷四)

【组成】龙骨 黄丹 定粉 猪指甲子各等分

【用法】上药同入瓷器罐内,安药,以物塞口,用火煅令通赤,放冷取出,研为末。每服半钱,米饮调下。

【主治】小儿秋后泻痢,久患不愈,大肠滑泄。

16880 乌龙散(《圣济总录》卷一八一)

【组成】乌鱼骨 贝齿 猪趾甲各一两

【用法】上药同入沙合子内,用盐泥固济,令干,烧通赤为度,取出细研。每服半钱匕,用羊子肝一具,批开,掺药在内,麻缕扎定,粟米泔一盏,煮熟为度,细嚼,米饮下。

【主治】小儿斑疮入眼,生翳膜遮睛。

16881 乌龙散(《中藏经·附录》卷下)

【组成】不蛀皂角(不得捶破,只剜去皂子,却入和皮尖杏仁一个在皂子处,烧存性)

【用法】上为细末,每一两加青盐一分,令匀。不拘时候,揩牙用。

【主治】骨槽风,牙龈肿。

16882 乌龙散(《鸡峰》卷十五)

【组成】乌贼骨 棕皮 牛角䚡 菩萨退绵各四两 矾二两(枯) 干姜一两

【用法】上并入瓶中,泥固济,候干,入火煅赤,放冷研细,加麝香一钱,同研细。每服二钱,空心服。

【主治】妇人崩漏,带下赤白久不止,或经脉不断,或暴下血不止。

16883 乌龙散(《卫生宝鉴》卷九)

【组成】倒悬青灰二钱 乌鸡子皮大段

【用法】用柏油调搽于破疮疙瘩上。

【主治】❶《卫生宝鉴》:破疮。❷《普济方》:大风癞病。

【备考】方中乌鸡子皮用量原缺,据《医学纲目》补。倒悬青灰,即乌龙尾。

16884 乌龙散(《痘疹传心录》卷十五)

【组成】秋芙蓉叶 陈年小粉 文蛤各等分

【用法】上为末,加乳香、没药、麝香少许,鸡子清调围。

【主治】痘疮。

16885 乌龙散(《准绳·幼科》卷四)

【组成】远志(净)一两 菖蒲(净,细实者)一两 蝉退(水洗)

【用法】上药加醴酒频频煮,去却菖蒲、远志,独留蝉退研为末。沙糖调服,酒含嚼。

【功用】《痘疹仁端录》:解痘秽气。

【主治】小儿痘惊。

【备考】方中蝉退用量原缺。

16886 乌龙散(《外科正宗》卷二)

【组成】猪牙皂角七条(去黑弦)

【用法】上为粗末。水一钟,煎五分,加人乳三匙,冷服。即时非吐即泻。

【功用】开关利膈。

【主治】咽喉肿痛,痰涎壅盛,喉风,喉痹,乳蛾。

【宜忌】惟缠喉风,牙关紧闭者不可与,恐痰上出而口不开,壅塞无路;久病咽痛者忌用。

16887 乌龙散(《简明医彀》卷四)

【组成】川山甲(炒黄) 丁皮(无真者用丁香)各六两 土当归(即土独活)二两 百草霜(另研) 枇杷叶(去毛)各

五钱

【用法】上为细末,姜汁水或生地黄汁同姜汁调贴。跌扑骨碎出臼,先煎葱汤洗;整骨端正,用轻绢或皮纸摊贴,外木片缚;虫兽伤亦贴,留破口,以风流散涂。

【功用】整骨端正。

【主治】跌扑骨碎,虫兽伤。

16888 乌龙散

《青囊秘传》。为方出《证类本草》卷二十三引《鬼遗》,名见《圣济总录》卷一二九"乌梅散"之异名。见该条。

16889 乌龙散《全国中药成药处方集》沈阳方)

【异名】乌龙锭。

【组成】牛黄五分 台麝四分 冰片钱半 千金霜文蛤 毛慈姑 灯草炭各八钱 大戟五钱 朱砂钱半 安息香半具

【用法】上为极细面。满一年小儿服一分,三岁者每服二分,成人每服六分。

【功用】清热,镇痛,消肿。

【主治】恶寒发热,咽喉肿痛,单双乳蛾,小儿瘹疹癍痧,毒热不解,老人痰火郁结,时行瘟疫,疔毒恶疮。

【宜忌】忌腥辣食物,孕妇忌服;反甘草。

16890 乌龙锭

《全国中药成药处方集》(沈阳方)。为原书"乌龙散"之异名。见该条。

16891 乌龙膏《杨氏家藏方》卷十一)

【组成】皂角七梃(捶碎,用水五升,挼汁,滤去滓) 草乌头(锉碎) 天南星(锉碎) 大黄(锉碎)各一两

【用法】上药并入皂角水内,煮至二升,滤去滓不用,再熬成膏子,入新瓷器内盛,候微凝,入朴消末一两,搅匀候冷,入白僵蚕末一两,如前收之。如患喉痹,每服半匙头,以甘草汤或茶清化下,不拘时候。灌入口内立愈。如药干,以好酒少许润之。

【主治】喉痹,缠喉风。

16892 乌龙膏《普济方》卷二九九引《余居士选奇方》)

【组成】不蛀皂角一挺(烧灰存性,为末) 杏仁八枚(湿纸) 黄丹五文(累炒)

【用法】上为细末,轻粉拌匀。用麻油调敷。

【主治】头疮。

16893 乌龙膏《医方大成》卷八引《济生》)

【异名】乌金散(《准绳·疡医》卷一)。

【组成】木鳖子(去壳) 半夏各二两 水粉四两 草乌半两

【用法】上药于铁铫内,慢火炒令转焦,为细末,出火毒再研。以水调敷疮。

【功用】收赤晕。

【主治】❶《医方大成》引《济生》:一切肿毒痈疽。❷《金鉴》:扶桑骨外破者。

【备考】方中水粉,《医方类聚》作"小粉"。

16894 乌龙膏《永类钤方》卷六引《水丘先生紫庭治瘰秘方》)

【组成】乌梅(去核) 柴胡 紫菀 生干地黄 木香各一两 秦艽(实好者) 贝母(面炒,去心) 防风各三钱 杏仁五两(面炒,为末) 皂角六十片(二十片去黑皮,醋炙为末;二十片烧灰存性;二十片汤浸,去黑皮)

【用法】猪肉剁烂如泥,同皂角一处入水五升,细揉汁,加童便三升,无灰酒一升,并熬如膏,和前药末为丸,如梧桐子大。每服二十丸,空心麦门冬汤送下。甚者二十日效。

【主治】骨蒸劳瘵。

16895 乌龙膏《万氏家抄方》卷四)

【异名】一味消毒散(《古方汇精》卷二)。

【组成】陈年小粉不拘多少

【用法】上药入锅炒令呈黄黑色,取出待冷,碾极细,以陈米醋调,稀稠得所,如过稀,微火熬之,其色如漆,瓷瓶收贮。用时量肿毒大小,以榜纸摊成膏药,中剪一孔,露出毒头,贴上。疼痛即止,少顷作痒,久则肿毒自消。

【主治】一切痈疽发背,无名肿毒,初发掀热未破者。

16896 乌龙膏《回春》卷八)

【组成】木鳖子(带壳,炒存性,去壳) 柏叶(焙) 人中血(即乱发烧灰) 青龙背(即锅脐面上垢腻) 纸钱灰 飞罗面各一钱

【用法】上药各为细末,用好陈米醋调成膏。涂疮上,外用纸贴。

【主治】瘰疬溃烂,久不愈者。

16897 乌龙膏《鲁府禁方》卷四)

【组成】伏龙肝(即灶心土,研末) 白晋矾(飞过)各五钱

【用法】上为极细末,用灯窝香油调敷患处。搽不过三五次,其发复生如黑漆。

【主治】头发内生白顶疮。

16898 乌龙膏《简明医彀》卷八)

【组成】当归 赤芍药 官桂 大黄 生地黄 白芷玄参各一两

【用法】上锉细,脂麻油二斤,浸药三日,入锅煎至药焦,以苎布滤去渣,净油再熬热滚,桃、柳、槐三枝扎紧,不住手搅转,看青烟起,入水飞丹十二两,夏增冬减,陆续倾入油,不住搅转,滴水中成珠,不沾手为度,掇起,安定缸上,搅,喷水三口,扇令烟尽,薄绵滤入钵内待冷,搅入乳香、没药末各五钱,数年不坏。用时贴之,妇人经闭血块,贴脐腹;虎犬伤、金疮、瘰疬、梅毒,盐汤洗净贴上。内脏诸痛,并宜为丸,蛤粉为衣,酒下;热毒,水下;赤白带,当归汤下;咳嗽、喉疾,绵裹含咽;一切头风赤眼,栀子汤下,仍贴太阳穴;跌打伤,陈皮汤下;膝痛,盐汤下。

【功用】抽脓拔毒,去腐生肌。

【主治】痈疽发背,疔毒疮疡,一切无名肿毒,嘻嘣头,疖毒,跌扑损伤,流注,诸毒恶疮之已破溃不能生肌收口;及臁疮、冻疮、烫伤、灸疮、杖伤、脚裂、杨梅毒久烂不收者;虎、犬伤,金疮,瘰疬。

16899 乌龙膏《洞天奥旨》卷十四)

【组成】老生姜半斤(切片,炒黑)

【用法】上为末,略摊土地上出火毒,少顷,即用猪胆汁、明矾末,调入姜末如糊。敷在患处周围,用纸盖之,干用热水润之。知痛时,黑水自出为妙,如不知痛,出黑水难治。

【主治】阴发背,凹不知痛者。

16900 乌龙膏《张氏医通》卷十五)

【组成】皂荚二挺(去皮弦子,捶碎,滚水三升泡一时许,挼汁去滓,砂锅内熬成膏,入好酒一合,搅令稠,入下项

四画

乌

337

(总1245)

药） 百草霜 焰消 硼砂 人参(另为极细末)各一钱

【用法】上四味,拌匀,加白霜梅肉一钱,细研,入皂荚膏内。以少许鸡翎点喉中,涌尽顽痰,却嚼甘草二寸,咽汁吞津;若木舌,先用青布蘸水揩之,然后用药。

【主治】一切缠喉急证;木舌。

16901 乌龙膏《良朋汇集》卷五

【组成】隔年陈粉子(炒黑)二斤 五倍子四两(炒) 归尾二两

【用法】上为细末,醋调成膏。围毒根上。

【主治】一切无名肿毒,疔疮初起,跌打损伤。

16902 乌龙膏《金鉴》卷八十八

【组成】百草霜三钱 白及五钱 白蔹三钱 百合五钱 百部三钱 乳香五钱 没药五钱 麝香一分 糯米一两(炒) 陈粉子四两(隔年者佳,炒)

【用法】上为细末,醋熬为膏。

【主治】跌打损伤,筋断骨折,肿硬青紫。

16903 乌龙膏《疡医大全》卷八

【组成】臭小粉 五倍子各等分

【用法】上同炒黑,研细。醋调敷,干则以醋调润之。

【功用】消毒。

【主治】痈疽。

16904 乌龙膏《外科真诠》卷上

【组成】木鳖仁二两 生半夏二两 生草乌一两 白芷梢一两 京赤芍一两 陈蕨粉四两

【用法】先将蕨粉入锅炒成粟色,候冷研末,再入锅炒成饼;二次另将木鳖仁切片,炒至黑色,再入半夏等药,炒至粟色为度,并合拌匀,研细末。用生蜜调敷。

【主治】半阴半阳之毒,并一切诸毒红肿赤晕。

16905 乌龙膏《良方合璧》卷下

【组成】当归 白及 连翘 蝉蜕 大红扛各二两 独活 羌活 川乌 草乌各一两 细生地 血余 大黄 银花 番木鳖各四两 麻黄一两五钱 泽兰一两五钱(上各药切片熬膏) 全蝎二两 穿山甲二两 蛤蚆五十只(活,放油内) 瞎地鳖蛇两条(活,放油内) 蜈蚣百条(大者,须活者)

【用法】上用麻油五斤,桐油八两,入锅内,并桃、柳、桑枝各三十段,每段长三寸许,生姜八两,葱八两,将枝煎枯取出,乃将瞎地鳖蛇放入锅内,急将锅盖撤住,蛇在油内跳跃不止,至不动时,又入活蛤蚆,然后,将山甲、全蝎、蜈蚣,并前药十六味,熬至药俱枯黑,乃滤去渣,将锅拭净,再以密绢仍滤油入锅,用文武火熬至滴水成珠,将锅离火,再入上好洋丹三斤,以一手下丹,一手持硬木棍,不住手搅匀成膏,再入后药:乳香、没药各三两,去油,麝香、冰片各五钱,四味另研,徐徐添入,搅匀成膏,收贮听用。恶疮未成者,贴之即消;已成者,贴之即溃。

【功用】去腐止痛,拔毒收欲。

【主治】痈疽发背,对口搭手,一切无名肿毒。

16906 乌龙膏《理瀹》

【组成】陈小粉(炒黑,醋熬) 大黄 黄连 黄柏 朴消 南星 半夏 白芷 白及 白蔹 牙皂 蓖麻仁 榆皮 五倍 龟板各等分(共为末)

【用法】临用,加猪胆汁、白蜜和匀。留顶敷。无胆,蜜亦效。

【功用】消肿拔脓,定痛解毒。

【主治】一切热毒。

16907 乌龙膏《青囊立效秘方》卷二

【组成】川乌 草乌各八两 南星八两 白及一斤 牙皂四两 文蛤一斤 毛菇四两 枯陈小粉一斤 官桂三两 干姜二两

【用法】上为细末。陈酒、醋调敷。

【主治】痈疡皮色不变属阴症者。

16908 乌龙膏《青囊秘传》

【组成】川乌一斤 草乌一斤 天南星八两 白及四两 大黄一斤 牙皂四两 五倍子一斤 陈小粉四斤 半夏半斤

【用法】上为末。醋或姜汁调敷,随症用之。

【主治】外症皮白及阴症。

16909 乌龙膏《全国中药成药处方集》沈阳方

【组成】老松皮不拘多少

【用法】老油松外面老皮,焙焦炭存性,为细面。香油调涂患处。

【功用】消肿生肌。

【主治】冻伤红肿,或溃烂日久不愈者。

16910 乌龙膏《外伤科学》

【组成】公牛角炭一斤 血余炭一斤 青麻炭一两 煅龙骨二斤 黑铅粉十斤 陈粉子三斤 陈醋适量

【用法】将公牛角锉成细条,瓦器内封闭,用火焙焦成褐黄色炭状;血余除去污垢,瓦器内封闭,火焙焦成黑色有光泽的炭块;青麻瓦器内封闭,火焙焦干后,启器盖,用火引之,急闭盖,再待一小时左右即成;将上药研为细末,同黑铅粉、陈粉子和匀,再把陈醋(无陈醋用食醋代之,但必须由二斤浓缩至一斤方可使用)放在瓷器内(搪瓷亦可),用火煮沸,将药粉向醋内撒布,边放边搅至稠糊状,即可停止放药粉,再煎熬约半小时即成膏。用时,将膏摊在布上,厚约0.3厘米,敷贴患处,隔日换药一次;如无严重肿胀者,每周换药一次亦可。

【功用】接骨,活血,止痛。

【主治】骨折损伤。

【备考】黑铅粉又名石墨,翻砂厂内常用此品。陈粉子即玉米高粱之类,用水泡霉,磨成粉,亦可用麦麸代替。

16911 乌龙髓《百一》卷二十

【组成】汉防己 绿矾石各一两 当归二两 桑椹子一百个(须是大紫黑者)

【用法】上以瓷罐盛,用麻油十二两浸,以纸数重紧扎定罐口,于饭甑上蒸,饭熟为度,取出埋地下,窨一百日。用以染髭大妙。

【功用】乌髭。

16912 乌仙散《卫生总微》卷七

【组成】川乌不拘多少

【用法】上药用童便浸,不计日数,直至浸脱皮时,用水净洗,切碎,晒至八分干,便以纸袋盛,吊于当风处,用时旋取为末。腊茶调下半钱。

【主治】阴证伤寒,四肢厥逆者。

16913 乌白丸《普济方》卷六十六引《圣惠》

【组成】草乌七个(生用) 矾少许

【用法】上为细末。用少许揩牙痛处。不可吞下喉中。

【主治】牙痛,诸药不效者。

16914 乌白丸《活幼心书》卷下)

【组成】绵川乌(汤浸润,略炮,去皮脐) 草乌(略炮,去皮) 川白芷 苍术(如上制)各一两

【用法】上药锉,焙,为末,用生葱汁合面糊丸,如绿豆大。慢火焙干,晴晒亦好。每服三十丸至五十丸,或七十丸,食后、临卧用温清茶送下。

【主治】五六岁以上小儿,头风苦痛,或一边作痛,及聤耳。

【备考】取葱汁法:用生葱不去根、叶,入水同捣烂取汁。

16915 乌白丸《医学入门》卷七)

【组成】乌梅 生姜各一斤 白矾 半夏各半斤(捣匀,用新瓦夹定,火焙三日夜) 神曲 麦芽 陈皮 青皮 莪术 丁皮 大腹子 枳壳各四两

【用法】上为末,酒糊为丸。每服五十丸,生姜汤送下。

【功用】消食化痰。

【主治】酒食痰积。

16916 乌白散《卫生宝鉴》卷二十)

【组成】乌鱼骨一两 白矾二钱

【用法】上为极细末。不以多少,搐鼻。如在右者,左鼻孔内搐之;在左者,右鼻搐之。

【主治】蝎螫痛不可忍。

16917 乌白散《普济方》卷二四〇引《如宜方》)

【组成】草乌四两 桑白皮八两

【用法】上㕮咀。水三升,用瓦瓶煮至一升,去滓,好酒和药水温服。忌铁器。

【主治】脚气,发则脚骨痛苦甚者。

16918 乌玄汤《简明医彀》卷七)

【组成】何首乌二两 玄胡索一两 荆芥五钱

【用法】上煎汁二碗,重滚热,用橘红一两置碗中,热汁泡入,盖少时,去橘红,取汁服。

【功用】行血止痛。

【主治】恶露不下,腹痛,乍寒乍热,不时作晕。

16919 乌头丸《外台》卷七引《肘后方》)

【组成】乌头六分(炮) 椒六分(汗) 干姜四分 桂心四分

【用法】上为末,炼蜜为丸,如大豆大。每服四丸,酒送下。稍稍增之。

【主治】心痛,不能饮食,头中疼重。

【宜忌】忌生葱。

16920 乌头丸《外台》卷十二引《深师方》)

【组成】乌头七枚(炮) 干姜五分 皂荚五分(连皮子,炙) 菖蒲三分 桂心四分 柴胡三分 附子三分(炮) 人参三分 厚朴三分(炙) 黄连三分 茯苓三分 蜀椒五分(汗) 吴茱萸四分 桔梗三分

【用法】上为末,炼蜜为丸,如梧桐子大。每服二丸,一日三次;稍加至十五丸。

【主治】心腹积聚胀满,少食多厌,绕脐痛,按之排手;寒中有水,上气;女人产后余疾。大人风癫,少小风惊痛

百病。

【宜忌】忌猪肉、冷水、醋物、生葱、羊肉、饧。

16921 乌头丸《千金》卷十一)

【异名】乌头煎(《鸡峰》卷九)。

【组成】乌头十五枚 吴茱萸 蜀椒 干姜 桂心各二两半 前胡 细辛 人参 芎䓖 白术各一两六铢 皂荚 紫菀 白薇 芍药各十八铢 干地黄一两半

【用法】上为末,炼蜜为丸,如梧桐子大。每服酒下十丸,一日三次。稍加之,以知为度。

【主治】❶《千金》:男子、女人寒冷,腹内积聚,邪气往来,厥逆抢心,心痛痹闷,吐不止,妇人产后羸瘦。❷《圣惠》:久痃癖气。

【备考】方中前胡,《圣惠》作"柴胡"。

16922 乌头丸

《千金》卷十三。为《金匮》卷上"赤石脂丸"之异名。见该条。

16923 乌头丸《千金翼》卷五)

【组成】乌头(炮,去皮) 巴豆(去心皮,熬)各半两 人参 消石各一两 大黄二两 戎盐一两半 苦参 黄芩 䗪虫(熬) 半夏(洗) 桂心各三分

【用法】上为末,纳蜜、青牛胆汁拌和为丸,如梧桐子大。宿不食,酒服五丸。卧须臾,当下。黄者,心腹积也;青如粥汁者,膈上邪气也;下崩血如腐肉者,内伤也;赤如血者,乳余疾也;如蛊刺者,虫也。下已,必渴。渴,饮粥;饥,食苏糜。三日后当温食,食必肥浓。四十日平复。

【主治】心腹积聚,膈中气闷胀满,疝瘕,内伤瘀血,产乳众疾及诸不足。

16924 乌头丸《外台》卷七引《崔氏方》)

【组成】乌头三两(炮) 附子三两(炮) 赤石脂三两 蜀椒二两(出汗) 桂心二两 干姜二两

【用法】上为末,炼蜜为丸,如梧桐子大。痛发时,温清酒服三丸。觉至痛处,痛则止。若不止,加至五六丸,以知为度。若早朝服无所觉,至午时又服三丸。若久心痛,每旦服三丸,稍加至十丸。尽一剂,遂终身不发。

【主治】❶《外台》引《崔氏方》:心痛与冷气痛。❷《普济方》:风冷邪气入乘心络,或脏腑暴感风寒,上乘于心,令人卒然心痛,或引背膂乍甚,经久不愈。

【宜忌】忌生葱、猪肉。

16925 乌头丸《圣惠》卷二十)

【组成】川乌头二两(以童子小便浸三宿,去皮脐,薄切,焙干,入诸药) 白僵蚕半两(微炒) 蚱蝉半两(半生半熟,去足) 白附子半两(炮裂) 当归半两 天麻半两 萆薢半两 石斛半两(去根,锉) 桂心半两 麻黄一两(去根节) 天南星半两(炮裂) 天雄半两(炮裂,去皮脐) 白头翁一两 郁李仁一两(汤浸,去皮尖,微炒) 羌活三分 白蒺藜一两(微炒,去刺) 天蓼实一两 防风三分(去芦头) 仙灵脾一两

【用法】上为末,炼蜜为丸,如梧桐子大。每服二十丸,食前以豆淋酒下。

【主治】瘫痪风。荣卫气滞,经络涩壅,致手足不遂。

16926 乌头丸《圣惠》卷二十)

【组成】川乌头一两(炮裂,去皮脐) 天麻三分 干姜

三分(炮裂,锉)　乳香三分(细研)　天竹黄三分(细研)　防风三分(去芦头)　蝎尾三分(微炒)　麻黄一两(去根节)　白鲜皮三分　地龙三分(微晒干)　独活三分　海桐皮三分(锉)　自然铜一两(作一块者,大火中煅令赤,投酽醋中,如此二七遍,细研)

【用法】上为末,入研了药,都研令匀,炼蜜为丸,如梧桐子大。每服三十丸,温酒送下,不拘时候。

【主治】卒中风,四肢麻痹,缓弱不能行。

16927　乌头丸《圣惠》卷二十一)

【组成】川乌头一两(炮裂,去皮脐)　盐半两　桑根白皮一两(锉)　灶突内煤一两　面半两

【用法】上为末,以浓醋和拌为丸,如梧桐子大。于破处用醋研破一二丸封之。如无风,三五日其疮便可;如有风,即出却黄水便愈。

【主治】破伤风。

16928　乌头丸《圣惠》卷二十一)

【组成】川乌头半斤(用黑豆三升,水二斗煮,以黑豆烂熟为度,切作片子,曝干)　天麻二两　黄耆二两(锉)　当归二两(锉,微炒)　羌活二两　肉桂二两(去皱皮)　防风二两(去芦头)

【用法】上为末,用生姜自然汁六两,蜜十二两,和药为丸,如绿豆大。每日空心服十丸,温酒送下,晚食前再服。

【主治】顽麻风。

16929　乌头丸《圣惠》卷二十八)

【组成】川乌头一两(炮裂,去皮脐)　桃仁二两(汤浸,去皮尖、双仁,麸炒微黄)　鳖甲二两(涂醋,炙微黄,去裙襕)　吴茱萸一两(汤浸七遍,焙干,微炒)　皂荚三分(去皮,涂酥,炙黄焦,去子)　陈橘皮一两(汤浸,去白瓤,焙)　白术一两　枳壳一两(麸炒微黄,去瓤)　桔梗一两(去芦头)　槟榔一两　防葵一两　赤芍药一两　干姜一两(炮裂,锉)　紫菀一两(洗,去苗土)　细辛一两　人参一两(去芦头)　甘草一两(炙微赤,锉)

【用法】上为末,炼蜜为丸,如梧桐子大。每服二十丸,空腹及晚食前以温酒送下。

【主治】虚劳癥瘕,心腹胀满,或气喘咳嗽。

16930　乌头丸《圣惠》卷三十四)

【组成】川乌头一分(生用)　附子一分(生用)

【用法】上为末,面糊为丸,如小豆大。以绵裹一丸,于痛处咬之。以愈为度。

【主治】牙痛。

16931　乌头丸《圣惠》卷四十二)

【组成】川乌头一两半(炮裂,去皮脐)　桃仁三分(汤浸,去皮尖双仁,麸炒微黄)　桂心三分　前胡三分(去芦头)　人参一两(去芦头)　芎䓖三分　防葵一两　甘遂一两(煨微黄)　菖蒲三分　川大黄一两半(锉碎,微炒)　紫菀三分(洗,去苗土)　赤茯苓三分　干姜三分(炮裂,锉)　石膏三分(细研,水飞过)　半夏三分(汤洗七遍,去滑)　吴茱萸三分(汤浸七遍,焙干,微炒)　川椒三分(去目及闭口者,微炒去汗)　细辛三分　桔梗三分(去芦头)

【用法】上为末,炼蜜为丸,如梧桐子大。每服五丸,食前以温酒送下;渐加至十丸。当以通利为度。

【主治】寒、热、恚、怒、喜、忧、愁等七气,积聚不散,在于心腹,结块如杯,胸中气隔,吐逆不能下食,腹胁疼痛,喜忘不安,呼吸短气,四肢不举。

16932　乌头丸《圣惠》卷四十八)

【组成】川乌头一两(炮裂,去皮脐)　蓬莪术一两　木香一两　川大黄一两(锉碎,微炒)　当归一两(锉,微炒)　芎䓖一两　京三棱一两(炮裂,锉)　川椒一两(去目及闭口者,微炒去汗)　桃仁一两(汤浸,去皮尖双仁,麸炒微黄)　桂心一两　肉豆蔻半两(去壳)　干漆一两(捣碎,炒令烟出)

【用法】上为末,先以酽醋一升,入药末四两,熬令减半;又渐入醋一升,熬成膏;次入余药末为丸,如梧桐子大。每服二十丸,食前以生姜汤或暖酒送下。

【主治】七疝气,脐腹坚痛。

16933　乌头丸《圣惠》卷四十九)

【组成】川乌头一两(炮裂,去皮脐)　人参二两(去芦头)　桂心一两　附子一两(炮裂,去皮脐)　干姜一两(炮裂,锉)　赤石脂一两　朱砂三分(细研,水飞过)

【用法】上为末,入研了药令匀,炼蜜为丸,如梧桐子大。每服二十丸,以暖酒送下,不拘时候。

【主治】痃癖积冷,气攻心腹,如锥刀所刺,及鬼疰往来者。

【宜忌】《普济方》:忌生冷、醋、滑、猪、鱼、鸡、蒜、小豆、油腻、牛、马肉、生血物、生葱等物。

16934　乌头丸《圣惠》卷四十九)

【组成】川乌头半两　京三棱半两(微煨,锉)　芫花半两(醋拌炒令干)　巴豆半两(去皮心,研,纸裹压去油)　硼砂半两(汤化去石,熬干)　消石半两　川大黄半两(锉碎,微炒)　青橘皮半两(汤浸,去白瓤,焙)

【用法】上为末,入巴豆,研令匀,以酒一升,醋二升相和,以慢火煎如稀饧即住火,后用丁香一分、木香一分、肉豆蔻半两,捣罗为末,朱砂一分细研,与前药同和为丸,如绿豆大。每早服三丸,以生姜、橘皮汤送下,夜卧临时再服。

【主治】食饮不消,结成癥病。

16935　乌头丸《圣惠》卷四十九)

【组成】川乌头三分(炮裂,去皮脐)　甘草半两(炙微赤,锉)　甜葶苈三分(隔纸炒令紫色)　川大黄三分(锉碎,微炒)　芎䓖半两　赤芍药半两　桂心半两

【用法】上为末,炼蜜为丸,如梧桐子大。每服三十丸,以温酒送下,不拘时候。

【主治】寒癖气,结涩不通,绕脐切痛。

16936　乌头丸《圣惠》卷六十九)

【组成】川乌头一两(炮裂,去皮脐)　防风一两(去芦头)　天南星一两(炮裂)　天雄一两(炮裂,去皮脐)　白僵蚕一两(微炒)　赤箭一两　牛膝一两(去苗)　草薢三分　乌蛇肉一两半(酒拌,炒令黄)　丹参三分　仙灵脾一两　石南叶三分　柏子仁三分　茵芋三分　海桐皮一两

【用法】上为末,炼蜜为丸,如梧桐子大。每服二十丸,食前以豆淋酒送下。

【主治】妇人风痹,手足不随,关节沉重,行立无力。

16937　乌头丸《圣惠》卷七十一)

【组成】川乌头半两(炮裂,去皮脐)　干姜半两(炮裂,锉)　当归半两(锉,微炒)　赤芍药半两　川大黄一两(锉

碎,微炒) 桂心半两 斑蝥二十一枚(糯米拌炒令黄,去翅足)

【用法】上为末,醋糊为丸,如绿豆大。每服五丸,空心以温酒送下。

【主治】妇人积年血气癥块,往来疼痛,或吐逆不纳食,渐黄瘦至极者。

16938 乌头丸(《圣惠》卷九十八)

【组成】川乌头不计多少

【用法】上净洗晒干。宽掘地作坑子一所,却用好土实填筑,于好土内取作坑子一所,刮削坑子口,周回如法。然后用炭火烧令通赤,即去火,用酽醋一碗,倾在坑内,候渗尽,便匀排乌头在内,使好土盖覆,厚一寸,筑却。然后坑口头以炭火密排烧之,斟酌欲熟,于坑口边取出一枚看之,以软熟为度。其药又不得令生,又不得太焦,切在用意。取出晒干,捣罗为末,以粳米饭为丸,如梧桐子大。每服十丸,以温酒或盐汤送下。渐加至二十丸为度。

【功用】祛风气,暖水脏。

【主治】风气。腰脚酸痛,脐腹虚冷。

16939 乌头丸(《博济》卷二)

【组成】乌头一斤(用东流河水浸二七日,每日三度换水。日满取出,去黑皮并脐尖,切作柳叶片,入牵牛子一合同炒,候香熟,去牵牛子不用) 舶上茴香二两(另杵为末) 青盐五两(另研) 陈皮(去白)二两 牛膝五两(细切,以好酒浸七日,烂研) 川椒五两(拣去子)

【用法】上药依法修制,用牛膝膏拌和为丸,如梧桐子大。每日空心服十九至二十丸,盐汤、盐酒任下。

【功用】暖水脏,壮筋骨,缩小便。

【主治】风。

【备考】牛膝虽酒浸后烂研,与诸末拌和,恐难得细。或只将牛膝浸,日足后焙干为末,将浸牛膝酒煮糊,和末为丸亦可。若更服利膈汤、散,最相宜也。

16940 乌头丸(《圣济总录》卷八)

【组成】乌头一斤(劈破,以冷水浸两宿,洗净去脐,不去皮。用新黑豆一升,与乌头同煮,自早至夜,以豆烂为度。取乌头去皮,薄切,焙干后与诸药同杵为末,其豆亦同焙,别杵为末用) 防风(去叉) 白附子(炮裂) 独活(去芦头) 海桐皮(锉) 羌活(去芦头) 桑螵蛸(炒) 乌药(锉) 芎䓖 白头翁 当归(锉,焙) 狼毒 乌贼鱼骨(去甲) 牛膝(去苗,酒浸,切,焙) 天南星(炮裂)各二两 威灵仙(去苗土) 白僵蚕(炒) 白花蛇(酒浸,取肉焙干)各二两半 干蝎(炒)一两半

【用法】上为细末,用前黑豆末醋煮面糊为丸,如梧桐子大。每服二十丸,空心温酒或盐汤送下。

【主治】风脚软,膝腕枢纽不用。

16941 乌头丸(《圣济总录》卷十)

【组成】乌头(烧存性) 藿香(去梗) 缩砂(炒,去皮) 白芷 甘松(去土,酒浸) 干姜(炮)各二两 芎䓖 天麻 当归(切,焙)各一两 雄黄(研)一分

【用法】上为末,炼蜜为丸,如小弹子大。每服一丸,空心、午时、临卧茶、酒任嚼下。

【主治】历节风,筋挛骨痛,不得屈伸。

16942 乌头丸(《圣济总录》卷十)

【组成】乌头(炮裂,去皮脐) 干蝎(去土,炒) 地龙(去土,炒) 踯躅花(去心)各等分

【用法】上为末,醋糊为丸,如绿豆大。每服五丸,妇人当归酒送下;男子荆芥酒送下。

【主治】风邪走注疼痛不可忍者。

16943 乌头丸(《圣济总录》卷十一)

【组成】乌头(炮裂,去皮脐)半两 附子(炮裂,去皮脐)一两半 麻黄(去根节,先煎,掠去沫,焙干)二两 防风(去叉)一两

【用法】上为细末,炼蜜为丸,如梧桐子大。每服五丸,加至七丸,温酒送下。空心、午时、夜卧各一服。若不用防风,只生用三味为末,面糊为丸,如大麻粒大,每服三丸至五丸,酒送下。

【主治】风不仁,膝胫痛痹。兼治皮肉、身体诸风。

【宜忌】服后未可热食。

16944 乌头丸(《圣济总录》卷四十二)

【组成】草乌头半斤(用盐水浸三日,取出洗切,麸炒,麸焦为度,去麸用) 荆芥穗半斤

【用法】上为细末,别用宣州木瓜二枚,饮熟去皮瓤,入前件药,杵令匀,用酒煮面糊为丸,如梧桐子大。每服三十丸,加至五十丸,食前木瓜汤送下,一日三次。

【主治】筋急转筋,舒展不能。

16945 乌头丸(《圣济总录》卷四十四)

【组成】乌头(炮裂,去皮脐) 桂(去粗皮) 莎草根(去毛,微炒) 干姜(炮) 陈橘皮(去白,微炒)各等分

【用法】上为细末。先用巴豆取肉,麻油内慢火煎,自旦及午后,巴豆如皂子色即止,净拭,冷水中浸两日,再换水,又拭干,研一日,令如油,新瓦上薄摊出油,再研极细,每巴豆霜一两,入诸药末五两,同研千万匝,再罗过令匀,用陈米一升半为细末,水调成膏,直候微酸气,即煮为硬糊,和为丸,如绿豆大。每服五七丸,随汤使下。

【功用】消食化气,止泄泻。

【主治】腹中诸冷疾。

16946 乌头丸(《圣济总录》卷四十五)

【组成】草乌头(去皮尖,取末)一分 芫花一分(醋炒黄,别杵为末。二味用醋一升,熬成稠膏,刮出) 桂(去粗皮) 干姜(炮) 槟榔(锉) 青橘皮(汤浸,去白,焙) 天雄(炮裂,去皮脐) 肉豆蔻仁 当归(切,焙) 乌头(炮裂,去皮脐) 胡椒(炒) 藿香叶 红豆蔻 丁香各三钱

【用法】上药除二味熬膏外,捣罗为末,入前膏和剂,如硬,更入蜜少许为丸,如梧桐子大。每服十五丸,生姜汤或米汤、橘皮汤送下。病已即止。

【主治】脾脏冷气,腹内虚鸣,四肢多冷,心腹疼痛。

16947 乌头丸(《圣济总录》卷五十一)

【组成】乌头(炮裂,去皮脐) 石硫黄(研)各一两

【用法】上为末,酒煮面糊为丸,如梧桐子大。每服二十丸,温酒送下。

【主治】厥逆头痛,齿痛。

16948 乌头丸(《圣济总录》卷七十一)

【组成】乌头(炮裂,去皮脐) 半夏(汤洗,去滑,焙干)各一两 防风(去叉) 干姜(炮) 枳实(去瓤,麸炒) 皂荚(去皮子,酥炙) 木香各一两

【用法】上为末,生姜自然汁为丸,如小豆大。早晚每服七丸至十丸,用炒生姜汤送下。不可多服。

【主治】脾积癖气,胸胁胀满,气逆昏闷,四肢少力。

16949　乌头丸(《圣济总录》卷七十二)

【组成】乌头(炮裂,去皮脐)　吴茱萸(汤洗,焙干,炒)各三两　细辛(去苗叶)　附子(炮裂,去皮脐)　藁本(去苗土)各二两

【用法】上为末,炼蜜为丸,如梧桐子大。每服五丸至十丸,空心温酒送下。

【主治】久寒积聚,心腹胀痛,食饮不下。

16950　乌头丸(《圣济总录》卷七十三)

【组成】乌头(生用,去脐皮)二两　附子(生用,去脐皮)　干姜(生用)各一两(三味同捣罗为末)　阿魏(研末,入前三味末中研匀,别取生地黄汁四升,用铜银器中慢火煎成膏)　木香　肉豆蔻(去壳)　龙胆(去土)　干椿叶各三分　当归(切,焙)一两半　桂(去粗皮)一两

【用法】上为末,入前煎中和为剂,硬即入少蜜为丸,如梧桐子大。每服二十丸,空腹用温水送下,一日三次。若心脾有痛,温水调蛤粉汤送下。

【主治】痃气上攻,心脾注痛,呕吐酸水,醋心。

16951　乌头丸(《圣济总录》卷七十六)

【组成】乌头(生用,去皮脐)　蛤粉各半两

【用法】上为细末,面糊为丸,如梧桐子大。每服十五丸,食前用盐豉汤送下。

【主治】血痢久虚,撮痛后重,下血不止。

16952　乌头丸(《圣济总录》卷八十五)

【组成】乌头(炮裂,去皮脐)　羌活(去芦头)　牛膝(去苗,酒浸一宿,锉,焙)　槟榔(锉)　大黄(锉,炒)　木香　芸薹子(酒浸一宿,研如膏)各一两

【用法】上药以前六味为细末,入研者药和匀,酒糊为丸,如梧桐子大。每服二十丸,空心、日午、临卧各一次,温酒送下。

【主治】肾虚,寒冷伤腰,气血滞,卒痛。

16953　乌头丸

《圣济总录》卷九十一。为《千金翼》卷十五"大草乌头丸"之异名。见该条。

16954　乌头丸(《圣济总录》卷一二一)

【组成】乌头(炮裂,去皮脐)半两　五灵脂一两

【用法】上为末,以醋一升,煮大枣二十个,醋尽为度,取枣肉和药为丸,如绿豆大。用绵裹一丸,于痛处咬,勿咽津。

【主治】牙齿风龋疼痛。

16955　乌头丸(《圣济总录》卷一四五)

【组成】乌头七枚(去皮,生为末)　黄狗胆一枚

【用法】上药以胆汁和药末为丸,如绿豆大。每服三丸,以冷酒一盏送下,酒须饮尽。

【功用】止痛。

【主治】打扑伤损。

16956　乌头丸(《圣济总录》卷一八六)

【组成】乌头(一斤,河水浸三日,竹刀刮去皮脐,四破之,更浸七日,逐日两次换水,切片,焙干)半斤　青盐四两(捣碎,与乌头同于银石器内炒,乌头赤色为度,并盐皆用)

茴香子(微炒)二两　蜀椒(去目并闭口者,炒过捣筛,取末)四两　牛膝(去苗,细切,醇酒二升,浸七日,烂研,慢火熬成膏)四两

【用法】上为细末,以牛膝膏和剂,如硬,更入少酒为丸,如梧桐子大。每服三十丸,空心温酒或米饮下。渐加至五十丸。

【功用】补元脏,壮筋骨,益气力。

【主治】风寒湿痹,身体手足不随。

16957　乌头丸(《鸡峰》卷十八)

【组成】草乌头半斤　青盐四两　青橘皮　陈皮　良姜　干姜　茴香各二分

【用法】上为细末,醋煮面糊为丸,如梧桐子大。每服三丸,空心、温酒或盐汤送下。渐加至三十丸。

【主治】停饮。

【宜忌】忌热物、羊血、萝卜、生葱。

16958　乌头丸(《本事》卷三)

【组成】草乌头一斤

【用法】上药入竹笋子内以水浸,用瓦子于笋内就水中泷洗,如打菱角法,直候泷洗去大皮及尖,控起令干。用麻油四两,盐四两,入铫内炒令深黄色,倾出油,只留盐并乌头,再炒令黑色,烟出为度;取一枚劈破,心内如米一点白,恰好也;如白多,再炒;趁热杵罗为末,用醋糊丸,如梧桐子大,干之。每服三十丸,空心、晚食前温酒送下。

【主治】宿患风癣,遍身黑色,肌体如木,皮肤粗涩,及四肢麻痹。

【方论选录】《本事方释义》:草乌头气味苦辛大热,入足太阳、少阴,能行走经络。宿患风癣,遍身黑色,肌体麻木,皮肤不仁,四肢麻痹,久不能愈者,非此不能透入诸经络。制药用油、盐,和药用醋者,以咸能软坚,酸能约束。只用一味而不用它药者,欲其专攻是疾,无暇治及他处耳。

16959　乌头丸(《本事》卷四)

【组成】川乌二两(去皮尖)　草乌一两(二味以黑豆半斤煮透软,去皮脐,切片,日干)　地龙(去土)　白附子(炮)　天麻各半两

【用法】上为细末,酒糊为丸,如梧桐子大。每服二三十丸,空心、食前盐汤、盐酒下。

【主治】肾脏风上攻下注,生疮并癣。

【方论选录】《本事方释义》:川乌气味苦辛大热,入足太阳、少阴;草乌气味苦辛大热,入足太阳、少阴,皆善走经络;天麻气味辛平,入足阳明、厥阴;地龙气味咸寒,入阳明、厥阴,能入经络皮肤;白附子气味辛甘大热,入足阳明;盐、酒送药,令其下也;黑豆煮药,解药毒也。此肾脏风毒上攻下注,生疮癣者,非大热入络之药,不能扫除其患也。

【备考】本方方名,《东医宝鉴·外形篇》引作"乌龙丸"。

16960　乌头丸(《普济方》卷二四〇引《海上方》)

【组成】黑牵牛　川五灵脂(淘去沙)　大乌头(皮光而大者,析开)

【用法】上药并生为细末,面糊为丸,如梧桐子大。每服三十丸,空心、食前盐汤或酒任下。

【主治】脚气。

16961　乌头丸(《普济方》卷二二〇引《广南四时摄生论》)

【组成】川乌头一斤(以川中无积草者。先以黑豆一斗,用水与乌头同煮,水干旋添汤,煮豆烂为度,出豆不用。乌头去皮脐,以竹刀切作片,用盐四两,汤化为水,将乌头同煎烂,研成膏子,乃用后药) 肉豆蔻四斤 沉香一两半 破故纸一两(微炒) 巴戟天一两(去心) 海桐皮二两 牛膝二两半 茴香二两(微炒) 甘草半两 天麻一两半 虎胫骨一两 槟榔一两

【用法】上为散,入乌头煎搅和,入臼内杵捣,临时看硬软,少许入蒸饼为丸,如梧桐子大。每服二十丸,空心、盐汤或温酒送下。煎乌头或用青盐更炒。

【功用】补暖,疏风,治气。

16962 乌头丸

《医方类聚》卷二十三引《王氏集验方》。为《证类本草》卷十引《梅师方》"神验乌龙丹"之异名。见该条。

16963 乌头丸(《普济方》卷三七一引《医方集成》)

【组成】大川乌头(去皮脐,生用) 全蝎各等分

【用法】上㕮咀。每服半两,水两大碗,生姜五十片,煎至三四分,去滓,逐旋以药注灌之。

【主治】小儿慢惊,百药不效者,及惊风手足搐搦,涎潮上壅。

【备考】本方方名,据剂型当作"乌头汤"。

16964 乌头丸(《普济方》卷三九六引《鲍氏方》)

【组成】川乌一个(分三片,一生,一炮,一烧存性)

【用法】上为末,炼蜜为丸,如绿豆大。一日服一粒,二日服二粒,三日三粒。

【主治】小儿下痢。

16965 乌头丸(《普济方》卷二八〇引《经验良方》)

【组成】川乌头(去皮尖)一两(生用) 荆芥穗二两

【用法】上为末,米醋糊丸,如梧桐子大。每服三十丸,温酒或熟水送下,一日三服,不拘时候。

【主治】疮肿。

16966 乌头丸

《医学纲目》卷十一。即《卫生宝鉴》卷九"乌龙丸"。见该条。

16967 乌头丸(《普济方》卷三十八)

【组成】草乌头(去皮尖)

【用法】上切,如黑豆大,炒令焦色,尝味不麻方佳,研末,用韭菜搅自然汁为丸,如梧桐子大。每服十四丸,空心陈米饮送下。不过两服即愈。

【主治】肠风年久不瘥。

16968 乌头丸

《普济方》卷一七二。为《外台》卷十二引《古今录验》"小乌头丸"之异名。见该条。

16969 乌头丸

《普济方》卷一八一。为《千金》卷十七"七气丸"之异名。见该条。

16970 乌头丸(《普济方》卷一九八)

【组成】草乌头(削去皮)

【用法】用沸汤泡一十四度,以盏盖之。薄切,焙干为末,稀糊和丸,如梧桐子大。大枣三个、生姜十片、葱三根煎汤,每服五十丸,仍吃枣令尽。如人行五里再服。早晨一服,晚便不发。病情稍愈,莫服汤。

【主治】寒疟,先寒后热者;厥疟,寒而不热,面色黑者;脾疟,先寒后热,热少寒多,面黄腹痛。

【宜忌】乌头主损瘦,薄者不堪使。

16971 乌头丸(《普济方》卷二四一)

【组成】乌头一两 附子三两(炮) 麻黄四两(去节) 槟榔四两(加枳实炒)

【用法】上为末,炼蜜为丸,如梧桐子大。每服五丸,一日三次。如生用附子、乌头二味,丸如麻子大,每服五丸,温酒送下。

【主治】脚气。皮肉身体诸风。

【宜忌】忌猪肉、冷水。

16972 乌头丸(《医方类聚》卷二一八引《仙传济阴方》)

【组成】川乌一个 川椒一两(焙) 桂一两 赤石脂半两(煅) 附子一个(炮) 狼毒半两 良姜半两

【用法】上为末,炼蜜为丸。每服十丸,空心温酒、米汤任下。

【主治】妇人怒气冲犯于心,致使气血相搏,胸膈、背心相对而痛。

16973 乌头丸(《医学入门》卷八)

【组成】乌头一两 芫花 干姜各五钱(俱醋煮干) 桂心 天麻 海桐皮 黑豆各三钱

【用法】上为末,另用黑豆煮烂,捣药为丸,如梧桐子大。每服七至十丸,黑豆淋酒送下。

【主治】血风,走注攻刺,半身不遂,麻痹瘙痒,急风,口眼㖞斜,语言謇涩,手足拘挛。

【宜忌】忌一切毒物。

16974 乌头方(《普济方》卷三〇〇引《肘后方》)

【组成】川乌头尖 黄柏各等分

【用法】上为末。洗了贴药。

【主治】陷甲割甲成疮,连年不瘥。

16975 乌头汤(《金匮》卷上)

【组成】麻黄 芍药 黄耆 甘草(炙)各三两 川乌五枚(㕮咀,以蜜二升,煎取一升,即出乌头)

【用法】上五味,㕮咀四味。以水三升,煮取一升,去滓,纳蜜煎中,更煎之。服七合;不知,尽服之。

【功用】《成方便读》:逐湿,行痹,助阳。

【主治】历节,痛痹,脚气,雷头风。

❶《金匮》:历节不可屈伸,疼痛,及脚气疼痛,不可屈伸。❷《保命歌括》:少阴寒湿病。❸《增补内经拾遗》:痛痹。❹《眼科锦囊》:雷头风。

【方论选录】❶《金匮要略心典》:此治寒湿历节之正法也。寒湿之邪,非麻黄、乌头不能去;而病在筋节,又非如皮毛之邪,可一汗而散者。故以黄耆之补、白芍之收、甘草之缓牵制二物,俾得深入而去留邪。如卫瓘监钟、邓入蜀,使其成功而不及于乱,乃制方之要妙也。❷《成方切用》:历节病即行痹之属也。乃湿从下受,挟风流注,故或足肿而必发热,且更不可屈伸而疼痛,故以甘、芍和阴,麻黄、黄耆通肌肉之阳气,而借川乌之迅发,以行其痹着。❸《退思集类方歌注》:方中余四味用水煮,乌头用蜜煎,蜜煎则乌头之性出,而乌头之气不散,正取其气味俱全,而雄入之势更壮,非徒以蜜能解乌头之毒,谓也,故以乌头名方。细剖其义,耆、芍、甘草牵制麻黄之表散,白蜜牵制乌头以温经,无欲使寒

湿之邪,从关节徐徐而解耳。

【临床报道】❶慢性关节炎:《成都中医学院学报》[1980,(2):35]治疗风湿性关节炎26例,类风湿关节炎4例,其中属中医风痹7例、寒痹16例、湿痹5例、热痹2例,取得较好疗效。除1例类风湿关节炎配合西药激素,余均不经选择地用乌头汤(制川乌60克、麻黄30克、白芍30克、黄耆30克、甘草30克)加味治疗。风痹,加羌活、独活、防风;寒痹,加附片、干姜、桂枝;湿痹,加苡仁、苍术、泽泻;热痹,加石膏、黄柏、生地。煎服,日一剂,六日为一疗程。观察1~2个疗程。痊愈(关节疼痛、肿胀、麻木诸症消失,屈伸自如,恢复正常劳动半年以上者)20例;显效(诸症消失,能参加正常劳动,但半年之内有复发倾向,仍需间断服药以巩固疗效者)7例;进步(关节疼痛、肿胀明显减轻,但恢复正常劳动仍有困难者)2例;无效(诸症无明显改善者)1例。其中痊愈、显效均为风湿性关节炎;进步、无效皆为类风湿关节炎。❷癌症疼痛:《河南中医》[2000,(4):53]治疗癌症疼痛188例,结果:显效91例,好转74例,无效23例,总有效率87.76%。❸椎间盘源性腰腿痛:《中医药信息》[1998,(2):37]乌头汤治疗椎间盘源性腰腿痛32例,结果:痊愈16例,好转13例,无效3例。

【现代研究】抗风湿及抗炎作用:《辽宁中医学院学报》[2005,(6):630]实验研究表明:乌头汤能抑制佐剂性注射对侧足的肿胀,降低RA大鼠血清中NO、TNF-α的含量。有助于恢复免疫稳定状态。具有较强的抗炎消肿作用,内治类风湿效果满意。

16976 乌头汤《千金》卷七

【组成】乌头 细辛 蜀椒各一两 甘草 秦艽 附子 桂心 芍药各二两 干姜 茯苓 防风 当归各三两 独活四两 大枣二十枚

【用法】上㕮咀。以水一斗二升,煮取四升,分五服。若热毒,多服益佳。

【主治】风冷脚痹,寒冷湿痹,脚气。

❶《千金》:风冷脚痹,疼痛挛弱,不可屈伸。❷《本事》:寒冷湿痹,留于筋脉,挛缩不得转侧。❸《普济方》:脚气。

【方论选录】❶《千金方衍义》:此方证治较前半夏汤证元气稍强,病气稍盛,故于本方中裁去人参、半夏,专用乌头力追风毒;更加独活、防风以祛风;秦艽、茯苓以渗湿;当归、芍药以和营。用大枣者,取其甘温统领诸药入脾,脾主百体,合内外而均沾药力也。❷《本事方释义》:乌头气味苦辛大热,食之令人麻,能驱风逐湿,治顽疮风毒;细辛气味辛温,入足少阴;川椒气味辛温,入脾肺兼走命门;甘草气味甘平,通行诸经以缓药性;秦艽气味苦平,入手足阳明;附子气味辛咸大热,入手足少阴;官桂气味辛温,入足少阴、厥阴;白芍气味酸微寒,入肝;干姜气味辛热,入手少阴、足太阴,能引药入经络;茯苓气味甘平淡渗,入胃;防风气味苦辛甘平,入手足太阳;当归气味辛甘微苦温,入心肝;独活气味苦辛甘平,入肝肾。此因三气留络脉,四肢拘挛,不得屈伸,痛痒无知,非辛热有毒之药,佐以引经风药,不能中病,然犹借归、芍之养血,甘草之缓中,病去而正不伤矣。

16977 乌头汤《千金》卷八

【异名】乌头散(《圣惠》卷五十五)。

【组成】乌头 芍药 干姜 桂心 细辛 干地黄 当归 吴茱萸各一两 甘草二两

【用法】上㕮咀。以水七升,煮取二升半,分三服。

【主治】八风五尸恶气游走胸心,流出四肢,来往不住,短气欲死。

【方论选录】《千金方衍义》:八风五尸之邪,游走心胸,流出四肢,往来不住,虽非胸痹之着而不移,其短气欲死,亦邪据胸中,与胸痹喘息咳唾,心痛彻背,背痛彻心无异。苟非大辛大烈,无以分解毒邪,故仿《金匮》赤石脂丸而用乌头、干姜力开痹着,佐以桂心、细辛、吴茱萸共襄温散,而兼芍药、当归、干地黄护营血,甘草和胃并和药性之寒热。

16978 乌头汤

《千金》卷八。为《金匮》卷上“乌头桂枝汤”之异名。见该条。

16979 乌头汤《圣济总录》卷三十五

【组成】乌头(炮裂,去皮脐) 半夏(汤洗,去滑,焙) 桂(去粗皮) 芫花(醋炒) 常山各半两 豉(炒)一合

【用法】上锉,如麻豆大,每服三钱匕,酒一盏,煎至七分,去滓,发前温服;相次再服。取吐为度。

【主治】痰疟,吐不出。

16980 乌头汤《圣济总录》卷四十七

【组成】乌头(炮裂,去皮脐)三两 益智(去皮,炒)三两 青橘皮(汤浸,去白,焙)一两半 木香 诃黎勒(去核)各半两 山芋二两 粟米五两 白盐(炒)一两

【用法】上为粗末。每服三钱匕,水一盏,煎至七分,去滓,食前温服。

【主治】胃气虚冷,不思饮食,胁肋胀满,胸膈不快,脏腑不利。

16981 乌头汤《圣济总录》卷六十七

【组成】乌头(生用)一两 苍术二两

【用法】上药水浸七日,刮去皮,焙干,为粗末。每服二钱匕,水一盏,加生姜三片,大枣二枚(擘),煎至七分,去滓热服。

【主治】冷气心腹满胀,脐腹撮痛,吐逆泄泻。

16982 乌头汤《圣济总录》卷七十五

【组成】乌头(生,去皮脐) 四两(切作片子) 益智(去皮)三两 干姜(生) 青橘皮(汤浸,去白,焙)各二两 茴香子(炒)一两

【用法】上药锉,如麻豆大。每服二钱匕,水一盏,入盐少许,煎至六分,去滓温服。如小肠气攻刺,急煎一两服,热服。

【功用】和阴气,进饮食。

【主治】脾脏冷滑不止,腹痛疞刺。

16983 乌头汤《圣济总录》卷八十八

【组成】乌头(炮裂,去皮脐)一两 青橘皮(汤浸,去白,焙)一两半 甘草(炙)一两 益智(去皮) 高良姜(锉,炒) 茴香子(炒)各半两 草豆蔻(去皮)五枚

【用法】上锉,如麻豆大。每服三钱匕,以水一盏,入盐少许,同煎七分,去滓温服;如气泻,入艾叶五片,同煎。

【主治】脾劳腹痛,不思饮食。

16984 乌头汤《圣济总录》卷九十四

【组成】乌头(炮裂,去皮脐)二两 桂(去粗皮)一两

细辛(去苗叶)三分

【用法】上药锉,如麻豆大。每服三钱匕,水一盏,煎七分,去滓温服。

【主治】寒疝,手足逆冷,身体疼痛,冷汗自出。

16985 乌头汤

《圣济总录》卷九十四。为《外台》卷七引《伤寒论》"抵当乌头桂枝汤"之异名。见该条。

16986 乌头汤《圣济总录》卷一二一）

【组成】乌头(炮制,去皮脐) 独活(去芦头) 郁李仁(汤去皮)各半两

【用法】上药锉,如麻豆大。每用五钱匕,好酒一升,绵裹药,于酒中浸一宿,煎十余沸,热漱冷吐。

【主治】牙齿风龋疼痛。

16987 乌头汤《圣济总录》卷一五○）

【组成】乌头(炮裂,去皮脐) 细辛(去苗叶) 干姜(炮) 蜀椒(去目并闭口,炒出汗)各半两 赤茯苓(去黑皮) 防风(去叉) 当归(切,炒) 附子(炮裂,去皮脐) 桂(去粗皮) 独活(去芦头) 牛膝(酒浸,切,焙) 赤芍药 秦艽(去苗土) 生干地黄(焙)各一两

【用法】上锉,如麻豆大。每服三钱匕,水一盏,煎至七分,去滓温服,一日三次。

【主治】妇人偏枯,半身不收,或痛痹不仁,或痿弱无力。

16988 乌头汤《得效》卷三）

【组成】大乌头 细辛 川椒 甘草 秦艽 附子 官桂 白芍药各七分 川独活一两二钱半。

【用法】上锉散。每服三钱,水一盏半,大枣二个,同煎至八分,去滓,空心、食前服。

【主治】寒冷湿痹,流于经络,挛缩不得转侧。

16989 乌头汤《医统》卷九）

【组成】草乌头 麻黄根 地骨皮 朴消各一两

【用法】上为粗末,用水一桶,椒一合,葱三十根,艾叶一两同煎数十沸,用醋一钟和匀,坐密室中围壅,自用手巾搭四肢,候汤可浴,即浴令汗透,面上如珠出,或坐或卧片时,汗干方可着衣,避风五日再浴。如此三五次,每浴后更服换骨丹。

【主治】大麻风癞,紫、白癜风。

16990 乌头汤

《会约》卷十三。为《杏苑》卷六"乌头栀子汤"之异名。见该条。

16991 乌头汤

《名家方选》。为《奇正方》引《外台》"乌头槟榔汤"之异名。见该条。

16992 乌头汤《经验良方》）

【组成】罂粟壳 缬草各三钱 乌头一钱半

【用法】水煎服。

【主治】腰痛,并手足挛痛。

16993 乌头药《御药院方》卷十）

【组成】诃子(去核) 当归 没食子(和皮用) 百药煎各一两 醋石榴皮半两 五倍子二钱半

【用法】上为细末。将荞麦面、大麦面各半两醋调为糊,加针砂一两六钱。先用温皂角浆水净洗头发,后上针砂面糊药,擦遍后用前件乌头药一两,一般用荷叶包裹一宿,温浆水洗净为度。每针砂八两,醋浸五宿,炒干,研为细末。

【功用】乌发。

16994 乌头药

《普济方》卷四十九。即《儒门事亲》卷十五"黑药"。见该条。

16995 乌头粉《圣济总录》卷十一）

【组成】乌头(炮裂,去皮脐) 桔梗(炒) 细辛(去苗叶) 白术各一两 铅丹(研)一两半

【用法】上为极细末,和匀。时用少许,粉身体瘙痒处。

【主治】风瘙瘾疹。

16996 乌头散《医心方》卷十六引《古今录验》）

【组成】乌头一两 黄柏二两

【用法】上药治下筛。酒服一刀圭,日八夜四,令药热相继。初得痈即服良。

【主治】鼠瘘及痈。

16997 乌头散《圣惠》卷十）

【组成】川乌头半两(炮裂,去皮脐) 防风一分(去芦头) 羌活一分 丹参半两 麻黄半两(去根节) 桂心一分 白术一分 干蝎一分(微炒) 黑豆半合(炒熟)

【用法】上为细散。每服二钱,不拘时候,以热酒调下,良久再服。以汗出为度。

【主治】伤寒,中风语涩,四肢拘急,壮热。

16998 乌头散《圣惠》卷十一）

【组成】川乌头一两(炮裂,去皮脐) 白术三分 赤芍药三分 麻黄(去根节) 桂心 枳壳(麸炒微黄,去瓤) 当归(锉,微炒) 川椒(去目及闭口者,微炒去汗) 干姜(炮裂,锉)各半两

【用法】上为粗散。每服五钱,以水一大盏,入生姜半分,煎至五分,去滓,不拘时候热服。衣覆取汗,如人行十里未有汗,再服。

【主治】阴毒伤寒,四肢厥冷,脉候沉细,心腹胀满,腹中疠痛,咽喉不利,遍身疼痛。

16999 乌头散《圣惠》卷十六）

【组成】川乌头一分(炮裂,去皮脐) 川升麻三分 川大黄三分(锉碎,微炒) 獭肝一分(酒浸,微炙) 龙脑半两(细研) 柴胡三分(去苗) 川朴消三分(细研)

【用法】上为细散,入龙脑、朴消同研令匀。每服一钱,空心以温酒调下。

【主治】时气,转相染易不止。

17000 乌头散《圣惠》卷二十）

【组成】川乌头一两(炮裂,去皮脐) 黄芩一两 干姜半两(炮裂,锉) 当归三分(锉,微炒) 细辛三分 白术三分 人参半两(去芦头) 汉防己三分 天雄半两 甘草半两(炙微赤,锉)

【用法】上为粗散。每服三钱,以水一中盏,煎至六分,去滓,不拘时候,稍热服。

【主治】风气入腹,拘急切痛,烦闷不可过时。

17001 乌头散《圣惠》卷二十一）

【组成】川乌头半两(炮裂,去皮脐) 干姜半两(炮裂) 川椒半两(去目及闭口者,微炒去汗) 天雄一两(炮裂,去

皮脐) 莽草一两(微炙) 雄黄一两(细研) 朱砂一两(细研) 细辛半两 桂心半两

【用法】上为细散。每服半钱,不拘时候,以温酒调下。

【主治】风走注疼痛,及手足拘急,头痛不可忍。

17002 乌头散(《圣惠》卷二十一)

【组成】川乌头三分(去皮脐,生用)

【用法】上为细散。以酽醋调涂于故帛上敷之。须臾痛止。

【主治】风腰脚冷痹疼痛。

17003 乌头散(《圣惠》卷三十四)

【组成】川乌头半两(炮裂,锉) 独活一两 郁李根白皮四两(锉)

【用法】上为散。每服五钱,以绵裹,用酒一升,浸一宿,煎五七沸,去滓,热含冷吐。

【主治】风齿疼痛。

17004 乌头散(《圣惠》卷四十八)

【组成】川乌头(大者)十枚(炮裂,去皮脐) 桂枝二两

【用法】上为细散。每服二钱,以水一中盏,入生姜半分,煎至五分,次入蜜半合,更煎三两沸令熟,每于食前和滓温服之。

【主治】寒疝,腹中痛,手足逆冷,身体疼痛,针灸、诸药所不能住者。

17005 乌头散

《圣惠》卷五十五。为《千金》卷八"乌头汤"之异名。见该条。

17006 乌头散(《圣惠》卷六十五)

【组成】川乌头半两 藜芦半两 白矾灰半两 马肠根半两 石菖蒲半两 硫黄半两(细研) 杏仁半两(去皮) 苦参半两(锉) 腻粉半两

【用法】上为细散,都研令匀。用时先以桃汤洗,拭干后,用油浆水和涂之,三日一涂。不过三两上愈。

【主治】湿疥,常有黄水,瘙痒不绝。

【备考】方中马肠根,《准绳·疡医》作"马蔺根"。

17007 乌头散(方出《博济》卷三,名见《圣济总录》卷一一五)

【组成】川乌头三枚 木鳖子七枚(去壳) 白矾五文 白丁香一撮 夜明沙一文 乌鸡粪三两 黄丹三文 猪牙皂荚一挺(炙) 小儿衣带一条(如无,鼻内血三二滴,亦得)

【用法】上为散。每服一字,酽醋调,灌入耳内,少时虫尽出。

【主治】蚰蜒入耳。

17008 乌头散(《普济方》卷六十八引《博济》)

【组成】乌头二枚(生者,去皮脐,坐正角炙) 干姜(生用,去皮) 甘草各一枣子大

【用法】上为散。每用半字,含水搐鼻。左疼搐右,右疼搐左,以愈为度。

【主治】风蛀牙痛。

17009 乌头散(《苏沈良方》卷十)

【异名】乌头煮散(《圣济总录》卷四十七)。

【组成】乌头三两(炮,去皮) 川楝子一两半 槟榔 木香各一两

【用法】上为末。每服二钱,水一盏,煎至七分,盐一

捻,温服。

【主治】❶《苏沈良方》:翻胃。❷《普济方》:年深膈气翻胃,常有痰涎,时时呕吐,胸中多酸水,吐清水无时,腹中痛楚,或时秘结,或时冷滑。

17010 乌头散(《圣济总录》卷六)

【组成】草乌头(去芦头,生用) 白矾(生用) 蜀椒(去目并闭口,生用)各一分

【用法】上为细末。疮口未合,以津唾调涂。觉清水出是效。仍服后三味追风散。

【主治】破伤风,发热头痛,恶心烦闷。

17011 乌头散(《圣济总录》卷十)

【组成】乌头(炮裂,去皮脐) 地龙(炒) 羌活(去芦头) 虎骨(酒炙) 延胡索 当归(切,焙) 没药(研) 防风(去叉)各一两

【用法】上为散。每服二钱匕,空心、食前冷酒调下,一日二次。

【主治】白虎风,走注疼痛。

17012 乌头散(《圣济总录》卷五十六)

【组成】乌头(炮裂,去皮脐) 栀子仁(生用)各一两

【用法】上为散。每服一钱匕,醋汤调下。

【主治】九种心痛。

17013 乌头散(《圣济总录》卷一○○)

【组成】乌头(炮裂,去皮脐) 曼陀罗子(炒) 地龙(炒) 牛膝(酒浸,切,焙)各半两

【用法】上为散。温酒调半钱匕,一日二次。

【主治】久患走注气疼痛。

17014 乌头散(《圣济总录》卷一二二)

【组成】乌头尖(生) 胆矾各一分

【用法】上为散。每以一字,酒少许调服。良久即愈。如口噤,即于鼻内吹一字,立效。

【主治】缠喉风,喉痹。

17015 乌头散(《圣济总录》卷一三二)

【组成】乌头一枚(炮裂,去皮尖,为末) 腻粉二钱匕

【用法】上为末,研匀。先用白汤洗疮数遍,次用盐汤洗数遍,后以唾调药成膏,敷疮口。

【主治】恶疮。

17016 乌头散(《圣济总录》卷一三六)

【组成】乌头 吴茱萸 石硫黄 莨菪子各一两

【用法】上为散。用生油调如糊,涂患处,每日三五次。即愈。

【主治】诸疥。

17017 乌头散(《普济方》卷六十六引《杨氏家藏方》)

【组成】川乌头一枚(炮,去皮脐)

【用法】上切片,加生姜七片,青盐少许,煎令浓,用浸齿脚。

【主治】下虚气就上,风毒攻牙,齿宣动,疼痛虚浮。

17018 乌头散(《医方类聚》卷一八七引《经验良方》)

【组成】川当归二钱半 草乌(炮,去皮尖)三钱 白芷二钱半

【用法】上为末。温酒调下二钱,略麻后却整疗揣接。折骨者先服此,然后用手法整疗。

【主治】一切折伤,坠车堕马。

17019 乌头散

《普济方》卷三一一。即《圣济总录》卷一四四"草乌头膏"。见该条。

17020 乌头粥

《普济方》卷一八五。为《本事》卷三"川乌粥"之异名。见该条。

17021 乌头煎（《金匮》卷上）

【异名】大乌头煎（《金匮》卷上）、大乌头汤（《三因》卷七）。

【组成】乌头（大者）五枚（熬，去皮，不㕮咀）

【用法】上以水三升，煮取一升，去滓，纳蜜二升，煎令水气尽，取二升。强人服七合，弱人服五合。不愈，明日更服，不可一日再服。

【主治】腹痛，脉弦而紧，弦则卫气不行，即恶寒，紧则不欲食，邪正相搏，即为寒疝。寒疝绕脐痛苦，发则白津出，手足厥冷，其脉沉紧者。

【临床报道】❶疝瘕：《金匮要略今释》引《建殊录》：一男子，年七十余。自壮年患疝瘕，十日、五日必一发；壬午秋大发，腰脚挛急，阴卵偏大，欲入腹，绞痛不可忍，先生诊之，作大乌头煎饮之（原注每帖重八钱），斯须，瞑眩气绝，又顷之，心腹鸣动，吐出水数升。即复故，尔后不复发。❷腹痛：《新医药学杂志》[1978，(12)：16]沈某，年50余岁，有多年宿恙，为阵发性腹痛。其症，腹痛频作，痛无定处，惟多在绕脐周围一带，喜温可按，痛甚以致汗大出。舌质淡，苔薄腻而滑，脉沉弦。诊系寒气内结，阳气不运，寒则凝泣，热则流通。寒者热之，是为正治。曾投理中汤，药力尚轻，若不胜病，非大乌头煎不可，故先小其量以消息之。乌头用4.5克，以药房蜜煎不便，盖蜜煎者缓其毒也。权以黑豆、甘草以代。二剂后，腹痛未作，汗亦未出，知药症相符，乌头加至9克。病者月余痉愈出院。

【备考】本方方名，《千金》引作"二物乌头煎"；《外台》引作"二物大乌头煎"。

17022 乌头煎

《鸡峰》卷九。为《千金》卷十一"乌头丸"之异名。见该条。

17023 乌头煎（《永乐大典》卷九一一〇引《风科集验方》）

【组成】乌头五枚（生，去皮脐）　桂心四两　大黄　甘草（炙）各三两　赤芍药　当归（去芦）各二两

【用法】上㕮咀。每服四钱，水二盏，加生姜五片，煎至一盏，去滓，入蜜半两，再煎一二沸，不拘时候温服，每日二次。

【主治】卒中遁尸，心腹刺痛。

17024 乌头膏（《千金翼》卷十六）

【异名】乌头摩风膏（《圣惠》卷二十五）。

【组成】乌头（去皮）五两　野葛　莽草各一斤

【用法】上切，以好酒二斗五升淹渍再宿，三日以猪膏五斤煎成膏；合药东向露灶，以苇火煎之，三上三下，膏药成。有病者，向火摩三千过，汗出即愈；若触寒雾露，鼻中塞，向火膏摩指头，入鼻孔中，即愈。

【主治】贼风，身体不遂，偏枯口僻；及伤寒，其身强直。

【宜忌】勿令入口、眼。

17025 乌头膏（《千金翼》卷二十四）

【异名】乌膏（《圣惠》卷六十三）。

【组成】乌头　雄黄　雌黄　芎䓖　升麻各半两　杏仁二七枚　胡粉一分　巴豆仁七枚（去皮）　黄柏半两　乱发如鸡子大一枚　松脂如鸡子大一枚　防己三分　黄连半两

【用法】上切，以猪膏三升急煎，令乱发消尽，去滓，停小冷，以真珠二钱匕投中，搅令相得。先用温酢泔清洗疮，拭干，乃敷之；讫，以赤石脂黄连散粉之。

【主治】❶《千金翼》：诸恶疮。❷《圣惠》：一切痈疽发背，疼痛不可忍，口干大渴，不欲食。

17026 乌头膏（《圣济总录》卷一三二）

【组成】乌头二十枚　巴豆三十枚　藜芦二两　大黄三两

【用法】上药同烧，为细末，加石灰一升，以染青汁和成膏。看病大小敷之，日二三易。

【主治】二十种恶疮，及风疮、痔瘘、疣子、黑疵、疮肿、鹊面、𪗾𪗱、痤疖。

17027 乌头膏

《圣济总录》卷一四五。为原书卷一四四"草乌头膏"之异名。见该条。

17028 乌发丸（《朱仁康临床经验集》）

【组成】当归90克　黑芝麻90克　女贞子60克　旱莲草60克　桑椹子60克　侧柏叶60克

【用法】上为细末，炼蜜为丸，每丸重9克。每日早、晚各服一丸，开水送下。

【功用】凉血清热，滋肝益肾。

【主治】青少年白发、斑秃。

【方论选录】当归养血；黑芝麻滋肝肾、乌须发；女贞子、旱莲草、桑椹子、侧柏叶滋肾阴，清血热。用于青少年由于血热所致的白发、斑秃，舌质红绛之证。

17029 乌发丸（《成方制剂》2册）

【组成】地黄　黑豆　黑芝麻　墨旱莲　贞子　制何首乌

【用法】上为丸，每丸重9克，口服，一次1丸，一日2～3次。

【功用】滋阴健脑，凉血乌发。

【主治】青少年白发症。

【宜忌】忌食辛辣。

17030 乌芋粉（《疡科纲要》卷下）

【组成】荸荠（俗名地栗，用老而多渣者）

【用法】去净皮，捣烂绞汁，其滓和水再研，绞去滓，取汁，澄定为粉，清水漂二三次，去甜味，久藏不变。

【功用】去腐生肌。

【主治】目疾，下疳；亦治溃疡。

17031 乌羊膏（《直指》卷二十四）

【组成】猯猪粪（腊月收，烧灰）半两　槟榔二钱　雄黄一钱

【用法】上为末，先以麻油调和鸭子清，约头大小，作厚饼。温覆头上引虫，待十分痒，忍不得，令人急手揭起；次用苦楝根煎汤淋洗，拭净。湿则掺，干则麻油、轻粉调抹。

【主治】白秃疮及恶疮、臁疮。

【宜忌】不可热覆,不得动头。

17032 乌豆丸(方出《外台》卷三十四引《救急方》,名见《普济方》卷三五二)

【组成】乌豆(肥大者)

【用法】净拭,熬熟,如造豆黄法,去皮,捣为屑,下筛,以腊月猪脂成炼者为丸,如梧桐子大。每服五十丸,一日二次,以酒送下。

【主治】产后羸瘦不复。

17033 乌豆丸(《朱氏集验方》卷三)

【组成】黑豆二粒(用黄柏一两,锉,炒三次,捣少时,再炒) 白豆二粒(用黄柏二两,同前法制) 母丁香三粒 穿心巴戟一条(去心) 白蒺藜二十一粒 沙苑蒺藜一捻

【用法】上为细末,酒糊为丸,朱砂、麝香为衣,如绿豆大。作一服,冷盐酒以漉豆腐羹压之。

【主治】气刺痛。

17034 乌豆方(《奇方类编》卷下)

【组成】熟地二两 杜仲一两 青盐半斤 巴戟肉三两 菟丝子三两 枸杞子二两 山茱萸肉二两 金樱子三两(去毛) 五味子一两 小茴香一两 破故纸一两(盐水炒) 黄耆一两 甘草三钱 黎椒五钱

【用法】上为末,以绢袋盛之,缝固,加黑豆五升,水量入,文武火煮透,取起,晒干,再煮,以药淡为度,去药,以豆晒干,将瓷瓶收贮,勿泄气。饥时常服。

【功用】补肾。

17035 乌豆仙(《良朋汇集》卷三)

【组成】青盐 生地 续断 破故纸(炒) 仙茅各一两 枸杞子 何首乌(剖,去皮)各四两 淫羊藿二两(去边刺,酥油炙) 川椒 小茴香各一两 牛膝三两 黑豆五升

【用法】上药用绢袋盛之,将黑豆铺上面,水、酒各十碗,炭火慢慢煮,将豆出搅数次,汤干为度,出锅,晒半干,再入锅,慢火炒干,收瓷器内,晴天时常晒,如夏月八日晒一次。每空心服一百一十粒,嚼烂,白滚水下。服二月须发尽黑,久服大有效验。

【功用】乌须发。

17036 乌豆汤(《圣济总录》卷八十二)

【异名】乌豆渫脚汤(《普济方》卷二四二)。

【组成】乌豆二斗

【用法】以水五斗,煮取二斗五升,分在两故瓮中盛。每瓮中浸一脚,遣人从膝向下淋洗百遍以上。久病者,不过再浸即愈。

【主治】脚气,上气抬肩,喘冲心痛。

17037 乌豆汤(《圣济总录》卷八十二)

【组成】乌豆一升(淘,以水四升,煎取二升,去豆用汁) 甜竹叶一握 桑根白皮(锉)三两 大腹皮(锉)七枚

【用法】上药先煎豆汁,浸药一宿;明旦同药煎至七合,去滓,分二次温服,如人行四五里再服。已死者,斡开口灌之,及灸脚心下七壮,亦愈。

【主治】风毒脚气攻心,心间倒仆,失音不语,困甚者。

17038 乌豆汤(《眼科全书》卷六)

【组成】乌豆 黄连 甘草 密蒙花 大黄 朴消

【用法】用顺取东流水煎服。

【主治】拳毛倒睫。

17039 乌豆散(《圣济总录》卷十六)

【组成】草乌头尖一分(生用) 赤小豆三十五粒 麝香一字(研)

【用法】上药除麝香外,为细散,再研匀。每服半钱匕,煎薄荷、茶清,放冷调下。更于痛处一边鼻内嗡药少许。

【主治】久患偏头疼。

17040 乌豆煎(《圣惠》卷七十八)

【异名】乌金煎(《普济方》卷三五○)。

【组成】黑豆一升(炒熟) 天麻 羚羊角屑 防风(去芦头) 赤茯苓 羌活 桂心 酸枣仁(微炒) 生干地黄各一两

【用法】上锉细,以水八升,煎至三升,绞去滓,更熬成膏。每服一匙,以温酒调下,不拘时候。

【主治】产后中风,言语謇涩,心神恍惚,筋脉不利。

17041 乌豆煎(《圣济总录》卷一三六)

【异名】乌头饼子(《鸡峰》卷二十二)。

【组成】乌头一两(每枚四破之) 大豆一两半

【用法】上药同入沙瓶煮极烂。每服乌头一片、豆少许,空腹酒送下。

【主治】疮疥。

17042 乌苏丸(《增补验方新编》卷九)

【组成】莱菔子九钱 贝母四两

【用法】上为末,炼蜜为丸,如梧桐子大。每服五十丸,空心开水送下。

【主治】经来咳嗽。

【备考】此症喉中出血,乃肺金枯燥,用茯苓汤退其嗽,乌苏丸除其根。

17043 乌连汤(《三因》卷十五)

【组成】黄连(去须) 乌头(炮,去皮尖)各等分

【用法】上锉散。每服二钱,水一盏半,煎七分,去滓,空心服。

【主治】脉痔下血不止。

【加减】热则加黄连;冷则加乌头。

17044 乌饭膏(《解围元薮》卷四)

【组成】南天竹(即乌饭)

【用法】春、夏收其枝叶,秋、冬取其根皮,水熬成膏。内服。

【主治】大风挛曲者。

17045 乌肝汤(《医学摘粹》卷三)

【组成】甘草二钱 人参三钱 茯苓三钱 桂枝三钱 干姜三钱 附子三钱(炮) 首乌三钱(蒸) 芍药三钱

【用法】煎大半杯,温服。

【主治】阴脱证。

17046 乌辛茶(《备急灸法》)

【组成】川乌一只(生,去皮) 高丽细辛二钱 茶芽二钱

【用法】上㕮咀,作三服。每服用水二大盏,加生姜十片,煎至七分,临发后连进。或呕痰即愈。

【主治】头风。

17047　乌沙散《圣济总录》卷七十）

【组成】细烟香墨二两

【用法】上为细散。每服一钱匕,腊茶清调下。

【主治】鼻衄。

17048　乌沉丸《医级》卷八）

【组成】乌药一两　炙草一两　香附(醋炒)四两　沉香五钱

【用法】上为末。每服二钱,食前淡盐汤送下。

【主治】气逆攻疼,或便血不止。

17049　乌沉汤《局方》卷三）

【组成】天台乌一百两　沉香五十两　人参三两　甘草(爁)四两半

【用法】上为末。每服半钱,加生姜三片,盐少许,空心、食前沸汤点服。

【功用】和一切气,除一切冷,调中补五脏,益精壮阳道,暖腰膝,去邪气。

【主治】吐泻转筋,癥癖疼痛,风水毒肿,冷风麻痹,中恶心腹痛,蛊毒,痊忤鬼气,宿食不消,天行瘴疫,膀胱、肾间冷气攻冲,背脊俯仰不利,及妇人血气攻击,心腹撮痛。

17050　乌沉汤《直指小儿》卷二）

【组成】天麻二钱　人参　真川乌(生)　全蝎(焙)　南星(炮)　木香　沉香各一钱　甘草(炒)半钱

【用法】上锉散。每服三字,加生姜三片,慢火煎,取其半与之。

【功用】驱风助胃。

【主治】小儿慢惊风。

17051　乌沉汤《普济方》卷二二四引《澹寮方》）

【组成】人参　当归(大者,去芦)　白术(炒)各一两　天台乌药　沉香各半两　附子(煨,去皮脐)　白茯苓(去皮)各一两　肉桂(去皮)半两

【用法】上为末。每服二钱,水一盏,加生姜五片,大枣一个,水煎,空心服。

【功用】生气血,补心肾。

17052　乌沉汤《医林绳墨大全》卷九）

【组成】川芎　当归　白芍各一钱　香附　乌药各八分　甘草　陈皮各五分

【用法】水煎服。

【主治】悲哀甚而致血崩者。

17053　乌沉散《瘴疟指南》卷下）

【组成】乌药一两　香附三两(焙干)　甘草一两(炒)

【用法】上为细末。加盐少许,滚汤调服。

【功用】调中快气。

【主治】瘴疟,心腹刺痛。

17054　乌灵丸《圣济总录》卷七）

【组成】乌头(削去皮脐)一两　五灵脂(炒)二两

【用法】上为末,以井花水拌和为丸,如弹子大。每服一丸,分作四服,用温生姜、酒磨下。服后盖衣被出汗,隔一日再服,稍愈即止。

【主治】❶《圣济总录》:瘫痪风。❷《卫生宝鉴》:久患风虚麻痛,行步艰难。

【宜忌】《普济方》:忌一切冷物。

17055　乌灵丸《朱氏集验方》卷一）

【组成】草乌(锉碎)　乌豆各二两(用好醋浸三宿,晒干,然后和后药)　草乌(生用)　威灵仙各二两

【用法】上为末,醋煮面糊为丸,如梧桐子大。每服十丸至二十丸,病上,食后温酒吞下;病下,空心服。

【主治】男子脚气,不能伸屈,及瘫痪手足不随。

17056　乌灵丸《普济方》卷四十六）

【组成】川乌头二两　五灵脂一两

【用法】上为末,水为丸,如梧桐子大,朱砂为衣。每服一丸,薄荷汤磨下。

【主治】头风。

17057　乌附丸《医方大成》卷一引《澹寮方》）

【组成】川乌二十个　香附子半斤(姜汁淹一宿,炒)

【用法】上焙干,为末,酒糊为丸。每服十数丸,温酒送下。

【功用】去风疏气。

【主治】肌体肥壮及有风痰者。

17058　乌附丸

《普济方》卷二四二。即《三因》卷三"黑附丸"。见该条。

17059　乌附汤

《丹溪心法附余》卷十四。即《局方》卷三(绍兴续添方)"小乌沉汤"。见该条。

17060　乌附汤《医统》卷八十五）

【组成】乌药　香附子(制)　白术(土炒)　陈皮各一钱　人参　炙甘草各八分

【用法】用水钟半,加生姜三片,煎七分服。

【功用】养胃,调和元气。

【主治】孕妇恶心阻食。

【加减】吐甚者,加丁香、砂仁各七粒。

17061　乌附膏《活幼心书》卷下）

【组成】绵川乌(生用)　绵附子(生用)各五钱　雄黄二钱

【用法】上为末,用生葱和根、叶细切烂杵,入药末同煎,作成膏。贴陷处。

【功用】《金鉴》:温中理脾。

【主治】小儿囟门下陷。

17062　乌鸡丸《圣济总录》卷九十三）

【组成】黄连(去须)　附子(炮裂,去皮脐)各二两　柴胡(去苗)　白附子(生)　当归(切,焙)　秦艽(去苗土)　槐胶　甘草(炙,锉)　苁蓉(薄切,酒浸,焙)　续断　远志(去心)　巴戟天各一两　陈橘皮(去白,焙)　乳香(研)　雄黄(研)　丹砂(研)各半两　丁香　干姜(炮)各一分

【用法】上为极细末,先养乌雌鸡一只,以硫黄三两为末,分作三十份,每日拌饭喂一月,日用大麻子一升喂尽,宰,治去毛及嘴、爪并肚肠,留心、肝;将前药末入在鸡腹内,以麻线缠定,再用无灰酒一斗,银石锅内用文武火煮,令鸡熟,取出,除去粗骨,将鸡并腹内药同细研,更将鸡骨焙干,捣罗为末,同研药,搜和入臼中,捣千百下为丸,如梧桐子大。每服二十丸,以暖酒吞下,空心、日午、临卧各一服。

【主治】传尸劳,尸注骨蒸,眼目昏涩,面色青黑,咽喉噎塞,痰涕咳嗽,或痃癖攻刺疼痛,胸膈满闷,时或恚怒,或多感伤,情思不乐,梦寐虚惊,精藏滑泄,失血,憎寒,潮热盗

汗,肩背拘急,腰脊肢节烦疼,四肢少力,不喜饮食,小便黄赤,大便不调,午进午退。

17063 乌鸡丸(《圣济总录》卷一一二)

【组成】黄荆嫩头 鸡矢

【用法】上用黄荆嫩头,春初取之,九蒸九晒,取半斤;用乌鸡一只纯黑者,以米饲五日,安净板上,饲以大麻子,又一二日,旋收粪,晒干,取净瓷瓶子纳粪,熬令香黄,然后和荆头,捣成末,炼蜜为丸,如梧桐子大。每服十五丸,陈米饮送下,加至二十丸,一日二次。

【主治】青盲。

17064 乌鸡丸(《圣济总录》卷一二六)

【组成】乌鸡卵一枚 锦贝子半两

【用法】上药将锦贝子入在鸡卵内,用湿纸裹头七重,再用泥固济,火煅过后,入地坑内,出火毒一宿,取出研细,加大黄末半两、麝香一钱,同研细,炼蜜为丸,如绿豆大。每服五丸,空心蜜水送下。不过五服效。

【主治】瘰疬久不愈者。

17065 乌鸡丸(《女科万金方》)

【组成】柴胡 黄连 人参各二两 黄耆三两 门冬 当归 白芍 地骨 香附(童便炒) 茯苓 秦艽 陈皮 贝母 黄柏(酒炒) 知母 黄芩 五味子各二两 乌鸡一只

【用法】将鸡去毛、肚杂、头、足,切碎,和药入瓶,并好醋三碗,煮酒四碗,炭火煨干,晒干为末,醋糊为丸。每服一百丸,淡醋汤下。

【主治】妇人经事不调,日渐潮热,咳嗽有痰。

17066 乌鸡丸(《普济方》卷三十七引《经验良方》)

【组成】尘乌(火糠煤是也,又名乌龙尾。浓醋和作饼,煅) 蒲黄 干地黄 芍药 当归各五钱 甘草 川乌(炮) 肉桂各三钱半

【用法】上为末,炼蜜为丸,如梧桐子大。每服三十丸,炒黑豆淋酒送下。

【主治】丈夫肠风,妇人崩病。

【备考】本方名乌鸡丸,疑为"乌龙丸"之讹。

17067 乌鸡丸(《扶寿精方》)

【组成】人参 黄耆 白术 生地黄 当归 白芍药 秦艽 陈皮 软柴胡 银柴胡 前胡 胡黄连 黄芩 地骨皮 麦门冬 贝母 桑白皮 五味子 黄柏 知母各一两

【用法】上锉细片;用乌骨白鸡(耳有绿色、脑有金色者更佳)重一斤者,麻子喂七日,以索缢杀,去毛并内杂,纳药,用绿豆一斗五升,浸湿,铺入小甑内,三寸厚,又将青蒿衬之,放鸡于上,仍以绿豆盖之,蒸烂熟,将鸡拆碎,同药晒干,磨细,汤浸蒸饼为丸,如梧桐子大。每服七十丸,空心米汤送下。

【主治】童子、室女身发热,吐血痰出,盗汗,少饮食,四肢无力;大人亦治。

17068 乌鸡丸(《丹溪心法附余》卷二十一)

【异名】大乌鸡丸(《医学入门》卷八)。

【组成】白毛乌骨公鸡一只(重二斤半许,闭死,去毛、肠,净洗,用艾四两、青蒿四两锉碎,纳一半在鸡腹内,用酒坛一只,纳鸡并余艾、蒿于内,童便和水灌之,令没鸡二寸

许,煮绝干,取出去骨,余俱捣烂如薄饼状,焙干,研为细末) 南香附(去毛净)一斤(分作四份,米泔水、童便、醋、酒各浸一份,春秋二日、夏一日、冬四日,取出晒干) 熟地黄四两 生地黄三两(怀庆者,勿犯铁) 当归(酒浸,洗)三两 川芎三两半 白芍三两 辽人参三两 白术二两 黄耆二两 川牛膝(去芦)二两 柴胡(去芦)二两 黄连(炒)一两 牡丹皮(去心)二两 白茯苓(去皮)二两半 秦艽一两半 鳖甲三两(醋浸,炙黄色) 知母二两 贝母二两 地骨皮一两 干姜一两 延胡索一两

【用法】上并香附,共为细末,并鸡末、酒、醋糊为丸,如梧桐子大。每服五六十丸,渐加至七八十丸,温酒或米饮送下。

【主治】妇人瘦弱,血虚有热,经水不调,崩漏带下,骨蒸等疾,不能成胎。

【宜忌】忌煎炒、辛辣之物及苋菜。

17069 乌鸡丸(《万氏女科》卷一)

【组成】白毛乌骨雄鸡一只(要未镦者,以粳米喂养七日,勿令食虫蚁野物,吊死,去毛并杂细,以一斤为率) 生地 熟地 天冬 麦冬各二两(放鸡肚中,甜美醇酒十碗,入沙罐煮烂,取出,再用桑柴火上焙,去药,更以余酒淹尽,焙至焦枯,研罗为末,再加后药) 杜仲(盐水炒)二两 人参 炙草 肉苁蓉(酒洗) 破故纸(炒) 小茴(炒)各一两 归身 川芎 白术 丹参 白茯苓各二两 香附(醋浸三日,焙)四两 砂仁一两

【用法】上为末,和土米酒调面糊为丸。每服五十丸,空心、温酒或米饮送下。

【主治】妇人脾胃虚弱,冲任损伤,血气不足,经候不调,以致无子者。

17070 乌鸡丸(《医统》卷九)

【组成】乌梢蛇三条(洗刷净) 乌鸡一只

【用法】上以蛇煮熟,去骨取肉,焙干,为细末,用蒸饼为丸,如米大,以喂乌鸡,待鸡食尽蛇肉后,却以鸡煮取肉,为末,或丸,或散。以酒服之;服丸时仍要加蒸饼,每服五十丸。甚者不过五鸡而愈。

【主治】大风。

17071 乌鸡丸(《古今医鉴》卷十一)

【组成】乌鸡一只(不刀血,去毛,用醋五大碗煮熟,火煅存性,成灰为末) 香附米十两(酒浸旬日,用醋煮,焙干) 乌药二两 净艾二两(醋浸,炒白米饭少许,入杵臼内捣成饼,火上炙令干) 当归三两(醋洗) 川芎 白芍 熟地各一两 小茴三两(醋炒) 山药 牡蛎各二两 破故纸(醋炒)五钱 良姜五钱 白姜一两半 丁香一两(不见火)

【用法】上为末,饭为丸,如梧桐子大。每服五十丸,空心醋汤送下。

【主治】下焦虚寒,赤白带下,脐腹冷痛。

【加减】赤白带下不止,加龙骨一两、五倍子一两半。

17072 乌鸡丸(《景岳全书》卷六十一引《唐氏经验方》)

【组成】人参 怀生地 怀熟地 青蒿子(去梗) 香附(四制) 鳖甲各三两 白术 枣仁肉 枸杞 麦冬 云苓 地骨皮(去骨) 丹皮(去骨) 白芍各二两 归身二两半 川芎 甘草各一两

【用法】上先将诸药备完听用;乃取丝毛乌骨白公鸡一

只(约重一斤许者)扑倒,去毛、秽、头、足、肠杂不用,将鸡切作四块;先以鳖甲铺铜锅底,次入杂药,以免焦腐,渐加童便约斗许,煮至极烂,捞起晒干,为末,将鳖甲去裙,并鸡骨俱以原汁蘸炙至干,为末,同前药炼蜜为丸,如梧桐子大。每服百余丸,空心用清汤送下。

【功用】种子。

【主治】妇人羸弱,血虚有热,经水不调,崩漏带下,骨蒸不能成胎。

17073　乌鸡丸《(杏苑》卷五)

【组成】人参　黄耆　柴胡　前胡　黄连　黄柏　当归　白茯苓　熟地黄　生地黄　白芍药　贝母　五味子　知母　川芎　白术各五钱

【用法】上㕮咀;用乌骨雄鸡重二斤以上者一只,须新生肥壮者,去毛、血,洗净,入前药在肚,以线缝定,用好腊酒入锅中,放鸡在内,酒约过鸡背上一寸为度,肠脏放在鸡外,同煮极烂,拆开,同药晒干,研为细末,用原汁打蒸饼糊为丸,如梧桐子大。每服一百丸,空心、食前米汤或沸汤送下。

【主治】虚劳客热,肌肉消瘦,四肢倦怠,五心烦热,咽干颊赤,心怵潮热,盗汗减食,咳嗽脓血。

17074　乌鸡丸《(寿世保元》卷七)

【组成】海金沙　侧柏叶(盐水炒,焙干)各四两　香附(炒)一两　厚朴(姜炒)三两　当归(酒洗)三两　白术(去芦)　川芎各二两　白芍(酒炒)二两　熟地二两　羌活一两半　防风一两半　人参一两　砂仁一两　粉草三钱

【用法】上锉;用白毛乌肉膳鸡一只,不问三五年俱好,宰后去肠屎、毛,将药末装入鸡肚中,放铜锅内,好酒五壶,水二瓶,文武火煮至干,取鸡去骨,取肉切细,同药晒干,为末,用粳米粉、酒、水煮糊为丸,如梧桐子大。每服百丸,空心米汤吞下,酒亦可。

【主治】妇人血海虚冷,经水不调,或前或后,或多或少,或时小腹疼痛,或下白带如鱼脑髓,或似米泔,不分信期,每日淋沥不止,头晕眼花,目眩耳鸣,面色萎黄,四肢无力,五心烦热,胸膈闷,不思饮食,肌肤减削。

17075　乌鸡丸《(寿世保元》卷七)

【组成】香附米一斤(酒、醋、童便、米泔浸,四制各四两)　白茯苓(去皮)四两　当归二两　吴茱萸五钱(水浸,去闭口者)　川芎一两　白芍一两　黄耆(蜜炙)五钱　黄柏一两　大附子一个(看虚实)　怀生地黄(酒拌炒,蒸黑)四两　陈皮(去白)两半　山药一两　白术(去芦,陈土炒)一两　莲肉(去心皮)二两　酸枣仁一两　知母一两　小茴香二两　阿胶(蛤粉炒)五钱

【用法】用雄乌骨鸡一只吊死,去毛、屎,治净蒸熟,连骨捣烂,同前药为末,炼蜜为丸。每服二钱,临经之日,每日三服。半月见效。

【主治】妇人无子。

17076　乌鸡丸《(景岳全书》卷六十一)

【组成】熟地　当归　白术　山药　山茱萸　枣肉　柿饼　莲肉各四两　黄耆(蜜炙)三两　鹿角胶　狗脊　杜仲　枸杞　莲须　香附　阿胶　川芎各二两　乌药一两半

【用法】上药制净,用乌骨鸡一只闷杀之,干去毛、杂,连骨捶碎,同酒、醋各半,同药煮熟,去骨,烘干,共为末,即将余汁少入面打糊为丸。任意用引送下。

【功用】种子。

【主治】妇人羸弱,血虚有热,经水不调,崩漏带下,骨蒸不能成胎。

17077　乌鸡丸《(女科指掌》卷一)

【组成】阿胶(蛤粉炒)　谷芽　麦芽　苏木　龙衣　艾叶

【用法】用艾铺石臼中,一层艾一层药,铺讫,用火缓缓烧过存性,以钵盖口令密,勿通风,待冷取出,为末,丸。内服。

【主治】月经不调,骨蒸潮热。

【备考】本方名乌鸡丸,但方中无乌鸡,疑脱。

17078　乌鸡丸《(不居集》下集卷一)

【组成】地骨皮　小青草(珍珠草也)　六月雪根　柴胡　胡黄连　苡仁米

【用法】用乌鸡一只,捋毛,酒洗净,将上药塞肚内,线缝,酒与水各半,煮熟,任病者啖肉;其骨炒燥,和药磨细,炼蜜为丸,如梧桐子大。每服三钱,未申时白水送下。

【主治】风劳,骨蒸劳热。

17079　乌鸡丸《(绛囊撮要》)

【组成】人参三两(或以西党参四两代之亦可)　大生地三两(忌铁,酒炒)　大熟地三两(忌铁,酒炒)　青蒿子三两　四制香附三两　炙鳖甲三两　白术二两(土炒)　枣仁二两(炒黑)　枸杞子二两(酒炒)　大麦冬二两(去心,烘脆)　白茯苓二两(晒脆)　地骨皮二两　丹皮一两五钱(酒炒)　大白芍二两(酒炒)　白归身二两(酒炒黑)　川芎一两(酒炒)　炙甘草一两

【用法】上药如法制好,磨为细末;用白毛乌骨鸡一只(男用雌、女用雄,约重一斤外者)闷绝,去毛,竹刀破开,去肠杂并头、翅、足,煮极烂,取出骨,新瓦上炙脆,研细末,和入药末内,即用鸡汤酌和,捣千捶为丸,如椒子大。每服三四钱,空心淡盐汤送下。

【主治】男妇血气虚劳,咳嗽吐血,骨蒸潮热,梦遗失精,赤白带下。

17080　乌鸡丸《(宁坤秘籍》卷一)

【组成】天雄附子三钱　鹿茸　山药　苁蓉　肉桂　蒲黄(炒黑)　当归　萸肉　川芎各五钱　白芍一两　熟地一两五钱　乌鸡肉(皮油不用,酒蒸)三两

【用法】米糊为丸。每服百丸,空心以酒送下。服此半月,非但病愈,又能怀孕。

【主治】经来如绿水,全无血色,大虚大寒不可用凉药者;血气虚所致经来全白色、无血色,五心烦热,小便作痛,面色青黄者。

17081　乌鸡丸

《类证治裁》卷八。为《张氏医通》卷十三"巽顺丸"之异名。见该条。

17082　乌鸡丸《(类证治裁》卷八)

【组成】乌骨鸡一只(男用雌,女用雄,去皮去秽,留内金,洗肠留肠)　北五味一两　熟地四两　黄耆　于术各三两　茯苓　归身　白芍各二两　人参三两　丹皮二两　川芎一两　山药末六两

【用法】将北五味、熟地二味入鸡腹,用陈酒、童便于砂锅中煮,又以黄耆、于术、茯苓、归身、白芍预为末,同鸡肉捣

烂焙干,骨用酥炙;研入人参、丹皮、川芎,和前药,以山药末糊丸,如梧桐子大。每服三钱,人参汤送下。

【功用】调经。

【主治】❶《类证治裁》:月经不调,蓐劳,带下,崩淋。❷《全国中药成药处方集》(广州方):妇女久病体弱,月经不调,经前经后腹痛,产后贫血,头晕目眩。

【加减】骨蒸,加鳖甲、柴胡、地骨;经闭,加肉桂;崩漏,加阿胶;倒经,加麦冬;痞闷,加香附、沉香;带下,加萆薢、香附、蕲艾。

17083 乌鸡丸《成方制剂》11 册)

【组成】艾叶 白芍 白术 北沙参 柴胡 川芎 丹参 当归 地黄 杜仲 茯苓 甘草 黄连 麦冬 牡丹皮 牛膝 山药 生晒参 石斛 天麻 菟丝子 乌鸡 五味子 续断 玄参 栀子

【用法】上为蜜丸,小蜜丸每瓶装 5.5 克,大蜜丸每丸重 5.5 克。口服,小蜜丸一次 1 瓶,大蜜丸一次 1 丸,一日 2 次。

【功用】补气养血,调经止带。

【主治】妇女气血两亏。羸瘦内热,月经不调,崩漏带下,骨蒸劳热。

【宜忌】忌食辛辣、苋菜及生冷食物。

17084 乌鸡汤《鬼遗》卷二)

【组成】乌雌鸡一只 大黄三两 细辛三两 人参一两 甘草一两(炙) 地黄三两 杏仁一两(去皮双仁) 虻虫一两 当归二两 芍药一两 黄芩一两 桃仁二两(去皮,碎) 大枣二十枚

【用法】上药理乌鸡如食法,以水二斗煮鸡,取一斗;咬咀诸药,纳鸡汁中更煮,取三升,绞去滓。通寒温,伤出困甚者,初服五合,以一日二次。夕尽汤,便应下。

【主治】金疮,腹内有瘀血。

【宜忌】食粥,慎食他物。

17085 乌鸡汤《鬼遗》卷二)

【组成】乌鸡一只 白芷 麦门冬(去心) 甘草(炙) 芍药 当归各一两 桂心二两 瓜练二两

【用法】上八味,先理鸡如食法,以水二斗,煮取七升;咬咀诸药,纳汁中,更煮取三升,去滓,服七合,日三服。

【主治】金疮,内有瘀血,未及得出,而反成脓。

【宜忌】夜勿食。

17086 乌鸡汤

《圣惠》卷七十六。为《千金》卷二"乌雌鸡汤"之异名。见该条。

17087 乌鸡汤《圣济总录》卷一六四)

【组成】乌雌鸡一只(除翅羽肠足,以水五升,煎取汁三升) 当归(切、炒) 人参 甘草(炙) 桂(去粗皮) 芎藭 芍药(锉) 黄耆 麦门冬(去心、炒)各一两

【用法】上药除鸡外,为粗末。每服三钱匕,煮鸡汁一盏,加生姜三片,大枣一枚(擘破),同煎至七分,去滓,不拘时温服,一日三次。

【主治】产后血气衰弱,日渐虚羸。

17088 乌鸡汤《饮膳正要》卷二)

【组成】乌雄鸡一只(抧洗净,切作块子) 陈皮一钱(去白) 良姜一钱 胡椒二钱

【用法】上药以葱、醋、酱相和,入瓶内,封口,令煮熟,空腹食。

【主治】虚弱劳伤,心腹邪气。

17089 乌鸡汤《易简方便》卷六)

【组成】白毛乌骨鸡一只(以糯米喂养七日,勿令食虫蚁野物,用绳吊死,去毛与肠杂,以一斤为率) 益母草一两 小黑豆一茶杯

【用法】上药共放鸡腹内,加水、酒各半,蒸熟,空心食鸡与汤。食一二次以后,月经时刻不差矣。

【主治】妇人脾胃虚弱,冲任损伤,血气不足,经候不调,以致无子者。

17090 乌鸡汤

《内外科百病验方大全》。为方出《肘后方》卷四,名见《圣济总录》卷一八九"生地黄鸡"之异名。见该条。

17091 乌鸡饮《圣济总录》卷一六一)

【组成】雌乌鸡一只(去毛羽爪肚) 鳖甲一两(涂醋,炙令黄,去裙襕) 桃仁一两(汤浸,去皮尖双仁,麸炒微黄) 川大黄三分(锉碎,醋拌,炒干) 吴茱萸一分(汤浸七遍,焙干,微炒) 桂心一两 鬼箭一两 牛膝一两(去苗) 当归一两(锉,微炒) 蓬莪子一两 甘草(微炙) 芒消各半两

【用法】上药除鸡外,为粗末和匀,以水四升,将鸡全煮,取汁,以瓷器澄令清。每服二钱匕,鸡清汁一盏,煎至七分,去滓,不拘时温服。

【主治】产后余血不尽,结聚成块,坚硬疼痛,腹胁胀满。

17092 乌鸡酒《圣济总录》卷一八八)

【组成】乌雌鸡一只(去毛嘴脚)

【用法】上一味,破开,去肠肚。以酒五升,煮取二升,去滓,分温三服,相继服尽。汗出即愈;不汗者,用热生姜、葱白、稀粥投之,盖覆取汗。又鸡肠肚勿去,中屎紧结两头勿伤动,煮汁服之。

【主治】中急风,背强口噤,舌直不得语,目睛不转,烦热苦渴,或身重,或身痒。

17093 乌鸡散《圣济总录》卷八)

【组成】乌雌鸡肉(炙干)二两半 桂(去粗皮)一两三分 细辛(去苗叶)三两 防风(去叉,锉)二两半 干姜(炮)二两半

【用法】上为散。每服半钱,加至一钱匕,食后良久,温酒调下,日二夜一。未觉效,稍增至一钱半匕,以效为度。

【主治】中风,手足不随,口面㖞僻。

17094 乌鸡散《圣济总录》卷一二九)

【组成】乌雌鸡骨(烧灰) 牛桲木(刮,烧灰,三家者) 炊单(烧灰,三家者)各一两

【用法】上为细末。涂敷疮上,一日三至五次。碎骨出即愈。

【主治】附骨疽久不愈,骨从疮口出者。

17095 乌鸡煎《三因》卷十八)

【异名】乌鸡煎丸(《妇人良方》卷二)、小乌鸡煎丸(《得效》卷十五)、小乌鸡丸(《医学入门》卷八)。

【组成】吴茱萸(醋煮) 良姜 白姜(炮) 当归 赤芍药 延胡索(炒) 破故纸(炒) 川椒(炒) 生干地黄 刘寄奴 蓬莪术 橘皮 青皮 川芎各一两 荷叶灰四两

白熟艾(用糯米饮调饼)二两

【用法】上为末,醋糊为丸,如梧桐子大。每服三五十丸。月经不通,红花、苏木酒送下;白带,牡蛎粉调酒送下;子宫久冷,白茯苓煎汤送下;赤带,建茶清送下;血崩,豆淋酒调绵灰送下;胎不安,蜜和酒送下;肠风,陈米饮调百草霜送下;心疼,菖蒲煎酒送下;漏阻下血,乌梅温酒送下;耳聋,蜡点茶汤送下;胎死不动,斑蝥二十个煎酒送下;腰脚痛,当归酒送下;胞衣不下,芸薹研水送下;头风,薄荷点茶送下;血风眼,黑豆、甘草汤送下;生疮,地黄汤送下;身体疼痛,黄耆末调酒送下;四肢浮肿,麝香汤送下;咳嗽喘痛,杏仁、桑白皮汤送下;腹痛,芍药调酒送下;产前后痢白者,白姜汤送下;赤者,甘草汤送下;杂者,二宜汤送下;常服,温酒、醋汤任下,并空心、食前服。

【主治】月经不通,赤白带下,血崩,子宫久冷,胎动不安,漏阻下血,胎死不动,胞衣不下,产前产后下痢赤白,头风,身体疼痛,心腹痛,肠风,四肢浮肿,咳嗽喘痛,血风眼,耳聋,生疮。

17096　乌鸡煎《杨氏家藏方》卷十六

【组成】鹿茸(酒炙)　肉苁蓉(酒浸一宿,切,焙干)各二两　牛膝(酒浸一宿)　杜仲(去粗皮,生姜汁浸,炙)　山茱萸　川芎　覆盆子　肉桂(去粗皮)各一两　续断(去芦头)　当归(洗,焙)　熟干地黄(洗,焙)　五味子各二两　白芍药　黄耆(蜜炙)　五加皮各一两半

【用法】上为细末,用乌鸡肉一斤,酒煮烂研为丸,如梧桐子大;如硬,入少许酒糊和搜。每服三十丸,空心、食前温酒或米饮送下。

【主治】产后将理乖宜,劳伤气血,脏腑不和,肢体消瘦,久无子息,月水不调。

17097　乌鸡煎《普济方》卷三三五

【组成】当归　川芎　附子　茯苓　白术　赤芍药　白姜　地黄　官桂各一两

【用法】上㕮咀,用乌鸡一只,去头、足、肚,将药盛鸡肚内,用布袋盛之,好酒、醋各五升,砂瓶煮,剩下一盏,留打糊为丸,如梧桐子大。每服三十丸,食前温酒、盐汤送下。

【主治】妇人一切血气疼痛。

17098　乌鸡煎《普济方》卷三九八

【组成】乌骨鸡一只(去毛肠)　茴香　良姜　红豆　陈皮　白姜　花椒　盐

【用法】同煮熟烂。以鸡令患者嗅气,使闻香气,如欲食,令饮汁食肉。即使胃气顿开,病愈人活。

【主治】噤口痢,因涩药太过伤胃,闻食口闭,四肢逆冷;亦治久痢。

17099　乌鸡羹《养老奉亲》

【组成】乌鸡一只(治如常法)　葱白一握(细切)　米二合(研)

【用法】煮令熟,空心切,以五味作羹。常食之。

【主治】老人脚气攻心,烦闷,胸腹胀满。

17100　乌鸡臛《养老奉亲》

【组成】乌鸡半斤(细切)　麻子汁五合　葱白一把

【用法】煮作臛,次下麻子汁、五味、姜、椒令热,空心渐食之。

【主治】老人中风,烦热,言语涩闷。手足热。

17101　乌矾散《普济方》卷一五六引《海上方》

【组成】草乌头半斤　白矾二斤

【用法】上药以大黑豆煮软为度,同为末。每用三钱,调涂足下。

【功用】防远行损脚板。

17102　乌金丸《圣惠》卷二十四

【组成】槐鹅半斤　羌活二两　白附子二两　天麻三两　枳壳一两(去瓤)　皂荚三十挺(肥者)　踯躅花一两　麻黄二两(去根节)　胡桃瓤一两　乌蛇一条(重三两)　腊月鸦一只(去足)　腊月狐肝一具

【用法】上锉细。以一固济了大瓷瓶,先纳乌蛇及鸦、狐肝等,封口烧欲熟,过后下诸药,以大火煅令通赤,待冷取出,加麝香半两,同研令细。以槐胶烂煮,捣为丸,如梧桐子大。每服二十丸,食后以荆芥汤下。

【主治】风毒攻注皮肤,遍身瘙痒,烦热多汗。

17103　乌金丸《圣惠》卷四十

【组成】皂荚二两(烧灰,细锉)　石膏二两(细研,水飞过)

【用法】上为末,以软饭为丸,如梧桐子大。每服十五丸,以薄荷汤送下。

【主治】偏头痛。

17104　乌金丸《圣济总录》卷七十六

【组成】乌药不拘多少(炭火烧存性)

【用法】上为末,陈粟米饭为丸,如梧桐子大。每服三十丸,米饮送下。

【主治】泻血,血痢。

17105　乌金丸《圣济总录》(人卫本)卷七十六

【组成】巴豆二十一枚(去皮)　大枣(青州者)二十一枚(去核)

【用法】上二味,每一个枣入巴豆一枚,烧令烟出绝,以器覆之;后为细末,更加轻粉二钱,黄连末三钱,烧陈粟米饭为丸,如绿豆大。每服五丸,煎川归汤送下。

【功用】止泻。

【主治】赤白痢。

【备考】方中用法"煎川归汤送下",文瑞楼本作"煎独寻汤下"。

17106　乌金丸《陈素庵妇科补解》卷四

【组成】陈皮一两　枳壳三两　川芎一两　冬葵子二两　益母草六两(煎汁)　生地三两　车前二两　急性子二两　鹿角屑三两　麻黄　生姜　脂麻　黄杨头　砂仁(为衣)

【主治】难产。

【方论选录】此方鹿角甘温行血为君;陈皮行气、枳壳宽肠为臣;冬葵急性,性滑善下为佐;益母、川芎等药为使,专以行气滑胎,各有定见。独麻黄一味,殊不易晓,或取其能开腠。

【备考】方中麻黄以下五味用量原缺。

17107　乌金丸《杨氏家藏方》卷一

【组成】坯子胭脂(别研)　朱砂(别研)　人参(去芦头)　乳香(别研)　藕节　羊蹄根　青竹茹　乌贼鱼骨　甘草(炙)　细松烟墨(烧)　川芎各三钱　草乌头(炮,去皮尖)二钱

【用法】上为细末,酒煮面糊为丸,每一两作十丸。每

服一丸,细嚼,茶清送下,不拘时候。

【主治】大风疾,眉须堕落,鼻柱崩倒,语音不利。

17108 乌金丸《杨氏家藏方》卷十六）

【组成】斑蝥四十九枚 血竭一分（如无,更加没药半两代之） 没药半两（别研） 五灵脂半两 硇砂三钱

【用法】上为细末,用酒、醋各一升半,慢火熬成膏子为丸,如梧桐子大。每服十丸至十五丸,麝香熟酒送下,不拘时候。

【主治】产后血晕及恶露未尽,腰腹刺痛;或胞衣不下,腹胀喘满。

17109 乌金丸《魏氏家藏方》卷七）

【组成】枳实二两（去瓤,麸炒） 橘红 生干地黄（洗）各一两

【用法】上为末,淡面糊为丸,如梧桐子大。每服五十丸,临睡热汤送下。

【主治】大便下血。

17110 乌金丸《魏氏家藏方》卷七）

【组成】干棕榈 干姜 大橡斗子 乌梅（上四味,烧灰存性,为细末） 枯了白矾末各等分

【用法】面糊为丸,如梧桐子大。每服四五十丸,米饮下,若粪前有血,即空心服;粪后有血,即食后服。

【主治】肠风脏毒,下血不止。

17111 乌金丸《女科万金方》）

【组成】阿胶四两（炒） 熟艾 谷麦芽（日晒干）各二两 龙衣（即蛇退之壳,要全者,又要蛇头下山者妙）一条 败笔（即苏木）二两

【用法】五月五日取角黍煎炼,同捣前药,均匀为丸,如梧桐子大。

【功用】催生护产。

【主治】❶《寿世保元》:临产艰难,横生逆产,胎死不下,及产后诸病。❷《女科指掌》:妇人带如鱼脑者。

17112 乌金丸

《普济方》卷一二〇。为《杨氏家藏方》卷九"黑锡丹"之异名。见该条。

17113 乌金丸

《普济方》卷二二一。为原书卷二二三引《德生堂方》"神仙巨胜子丸"之异名。见该条。

17114 乌金丸《古今医鉴》卷十三）

【组成】牛黄二钱 芦荟三钱 琥珀五钱 胡黄连五钱 人参六钱 白术（乳汁炒）六钱 黄连七钱 槟榔七钱 三棱（醋煮）七钱 莪术（醋煮）七钱 地骨皮七钱 水红花子（炒）七钱 百草霜三钱 伏龙肝三钱

【用法】上为细末,糯米糊为丸,如绿豆大。每服三十丸,陈皮酒送下。

【主治】小儿癖块发热。

17115 乌金丸《冯氏锦囊》卷十三）

【组成】锦纹大黄不拘多少

【用法】切片,以无灰酒拌,九蒸九晒,为末,再以酒丸,如椒目大。每服三钱,空心白汤送下。饮食忌进半日,小便如栀子汁色,则湿热之气从小便而出矣。

【主治】湿热痢疾。

17116 乌金丸《良朋汇集》卷四）

【组成】乳香 没药 归尾各一钱 百草霜二钱 巴豆（去油）三钱

【组成】上为细末,炼蜜为丸,如大黄豆大,朱砂为衣。每服一丸,用煮东酒四两、生姜一片,煎二三沸,将药研化服之。后吃红枣三五枚;如不吃枣则吐,吃过枣,吐亦无妨。

【主治】产后血迷,瘀血上攻,两胁胀满,胃脘疼痛,大小便不通,发热作喘,大渴饮冷,眼见鬼神。

17117 乌金丸

《奇方类编》卷下。即《局方》卷九（续添诸局经验秘方）"乌金散"改为丸剂。见该条。

17118 乌金丸《惠直堂方》卷一）

【组成】木鳖子不拘多少

【用法】以麻油煮,浮为度。以小麦麸炒去油气,用瓷锋刮去毛皮,研为末,面糊为丸,如绿豆大。每服三分,小儿一分。未服药之先,去大小便。服药后,盖被出汗,不可见风,犯之寒战,须嚼生姜解之。伤寒,葱汤送下;霍乱,藿香汤送下;痰火,姜汤送下;疟疾,桃枝汤送下;火眼,菊花汤送下;瘟疫,凉水送下;流注,花粉汤送下;白浊,胡椒汤送下;红痢,细茶送下;白痢,姜汤送下;吐血,京墨磨井水送下;结胸,姜汤送下;心痛,香附汤送下;肿毒,雄黄汤送下;便毒,葱汁送下;水泻,神曲茶汁送下;头风,川芎汤送下;呕吐,姜汤送下;血崩,红花汤送下;重舌,吹药五厘,凉水咽下;胁胀,陈皮汤送下;食盅,山楂、麦芽汤送下;食膈,陈曲、麦芽、夜壶水煎汤送下;锁喉风,以火酒漱口,用药掺之;疝气,橘核、大茴汤送下;气逆、水盅,芫花汤送下;月经不调,红花汤送下;便血、盗汗,黑豆汤送下;大便不通,枳壳汤送下;翻胃膈食,枣子汤送下;驱邪辟瘟,砂仁汤送下;痨串,杨梅酒送下;胎衣不下,石灰打水澄清送下;小便不通,槟榔汤送下;喉痹、喉癣,吹药五分;寒热气,火酒送下;小儿惊风,朱砂、金箔汤送下;筋骨疼痛,黄芩汤或火酒送下。

【主治】伤寒,瘟疫,结胸,疟疾,头风,心痛,气逆,胁胀,痰火吐血,盗汗,翻胃,呕吐,膈食,水盅,食盅,水泻,红白痢,便血,大小便不通,疝气,白浊,便毒,肿毒,流注,痨串,筋骨疼痛,火眼,喉痹,喉癣,锁喉风,妇人血崩,月经不调,胎衣不下;小儿惊风,重舌。

17119 乌金丸《女科切要》卷三）

【组成】阿胶四两 艾叶二两 谷芽 麦芽各二两 蛇壳一条 五味一两

【用法】上为末,醋糊为丸,如弹子大。每服一丸,先用鲤鱼一尾,醋一杯,同保胎如圣散煎汤吞服。

【主治】妊娠九月,或误食热物,忽然腹痛者。

17120 乌金丸《妇科玉尺》卷五）

【组成】乌头 乌附 莪术 艾叶

【用法】共用醋煮烂,捣如泥。再以熟地、当归各四两,白芍、川芎各二两为末,和前药泥为丸。淡醋汤送下。

【主治】赤白带下。

17121 乌金丸

《经验女科》。为《宁坤秘籍》卷上"小乌金丸"之异名。见该条。

17122 乌金丸《良方集腋》卷下）

【组成】明天麻一钱六分 陈京墨一钱 真没药三钱（须要道地） 百草霜三钱 寒食面（寒食日用酒和面为饼,

中间包飞罗面蒸熟,去包皮,将内白面收贮听用)三钱

【用法】上将京墨用水细磨浓,和药成丸,一料分作四十九粒。每服一二丸,温酒或开水送下。

【主治】产后恶血上攻,败血不止,心腹刺痛。

17123 乌金丸

《卫生鸿宝》卷五。为原书同卷引汪迈园方"观音普济丹"之异名。见该条。

17124 乌金丸（《青囊秘传》）

【组成】陈京墨一斤 陈皮 没药 百草霜 飞面各三钱

【用法】将墨炖软,入药,作四十九块,掐四十九丸,贮紫砂盆内,煮一日一夜不停止,阴干待用。修合时要净室。

【主治】妇人胎前产后三十六症。

17125 乌金丸（《成方便读》卷二）

【组成】香附四两(童便一盏,牛膝一两五钱同炒,去牛膝) 官桂 五灵脂 延胡 当归(醋炒) 桃仁(去皮尖)乌药各一两 莪术一两 乳香(去油) 没药(去油) 木香各五钱 黑豆一升(煮汁) 红花 苏木各二两 酒五碗

【用法】将红花、苏木煎四碗,去滓,并豆汁熬成膏,和蜜为丸,每丸重二钱,蜡壳为衣。

【主治】妇人气滞血结,癥瘕瘀痛,经闭。

【方论选录】夫妇人血闭之证,皆由气滞不行所致,故方中仍以香附为君,佐之以木香,通行表里上下一切诸气。而再以大队活血破瘀之药继之,自能荡涤无余,不留纤翳。然既结而成积,非汤剂可能速除,故用丸以缓之耳。

17126 乌金丸（《慈禧光绪医方选议》引《良方集成》）

【组成】台乌 熟大黄 人参 莪术 三棱 赤芍 黄芩 延胡索 丹皮 阿胶 蒲黄 香附 乌豆皮 生地(忌铁器) 川芎各三两 寄奴 蕲艾 白扁豆各二两(以上用苏木水炙)

【用法】上为细末,炼蜜为丸,每丸重一钱,蜡皮封固。

【主治】妇人七情抑郁,气滞食减,口苦咽燥,五心烦热,面黄肌瘦,胸胁刺痛,崩漏带下。

17127 乌金丸（《中国医学大辞典》）

【异名】妇科乌金丸。

【组成】香附(制) 川大黄各四两 木香 乳香(炙)没药 官桂各五钱 五灵脂 桃仁泥 玄胡索 天台乌药蓬莪术各一两 全当归三两 益母草 蚕茧各二两

【用法】上为细末。用黑豆(洗净)一升,煮汁去滓;红花二两,酒五碗,煎四五沸,去滓用汁;苏木三两,水煎,去滓用汁,将三汁和蜜为丸。每服三钱,熟汤或温酒、艾醋汤送下。

【功用】《北京市中药成方选集》:散郁化瘀。

【主治】妇人七情悒郁,气滞食减,口苦咽干,五心烦热,面黄肌瘦,胸胁刺痛,崩中带下;产后恶露上攻,败血不止。

【宜忌】《北京市中药成方选集》:孕妇忌服。

17128 乌金丸（《成方制剂》15 册）

【组成】艾叶 白芍 百草霜 补骨脂 川芎 当归莪术 木香 蒲黄 三棱 熟地黄 吴茱萸 香附 小茴香 延胡索 益母草

【用法】口服,一次 1 丸,一日 2 次。

【功用】调经化瘀。

【主治】气郁结滞,胸胁刺痛,产后血瘀,小腹疼痛,五心烦热,面黄肌瘦。

【宜忌】孕妇遵医嘱服用。

【备考】本方改为片剂,名"乌金片"(见《成方制剂》17 册)。

17129 乌金片

《成方制剂》17 册。即同书 15 册"乌金丸"改为片剂。见该条。

17130 乌金丹（方出《本草纲目》卷七引《千金》,名见《杂病源流犀烛》卷二十二）

【组成】墨

【用法】磨浓点眼。

【主治】飞丝入目。

17131 乌金丹（《张氏医通》卷十五）

【组成】清烟好墨一块

【用法】嵌入大红凤仙梗中,仍将剡下者掩扎好,以泥涂之,有花摘去,勿令结子,候两月余,自环取出;又将青柿去蒂镂空入墨,仍将柿蒂掩扎好,埋马矢中七昼夜,收藏铅盒中。临用以龟尿磨搽,则黑透须根,经月不白,不伤须。

【功用】染须黑久。

【备考】取龟尿法:用三脚竹架顶起龟腹,令足无着,不得爬动,置大盆中,以受其尿。将猪鬃唾湿,蘸麝香细末,捻入鼻孔,其尿即出;或用麝香拈纸条,烧烟熏其鼻,尿亦出。

17132 乌金散（《圣惠》卷六十五）

【组成】附子 蛇蜕皮 干姜 故纸(多年者) 黄丹川大黄 重台 藜芦 槟榔 旧棉絮 乱发 胡粉 蓼叶榆皮 楸皮各一两

【用法】上锉细,入瓷瓶中固济,烧令熟。取出捣罗为末,加麝香、龙脑各一分,更于乳钵中细研。先以甘草一两,捶葱白七茎,白矾半两 以水二升,煎取一升,看冷暖,净洗疮后,干贴之,日再贴之。

【主治】一切恶疮。

17133 乌金散（《圣惠》卷七十一）

【组成】鲤鱼鳞三两 乱发二两 槐蛾三分 桑蛾三分 虻虫一分 水蛭二分 川大黄一两(锉碎) 硇砂半两芫花三分半 牛膝半两(去苗)

【用法】上药并入瓷瓶子内,用瓦子盖,以盐泥固济,候干,以大火煅令通赤,慢慢去火,候冷取出。加麝香二钱,同研令细。每服二钱,空心以热酒调下。

【主治】妇人脏腑风冷,宿有瘀血不消,令人黄瘦羸困。

17134 乌金散（《圣惠》卷七十二）

【组成】乱发一两(须是丈夫者,剪碎) 不蚛皂荚一挺(肥者,寸锉) 神曲半两 赤鲤鱼鳞一两 大麦蘖一两

【用法】上药入在一瓷瓶子内,实填,口上安一圆瓦子盖瓶中,用纸筋泥固济,候干,先用慢火煅,后着大火烧令通赤,去火,候冷取出,加麝香一钱,同研令细。每服一钱,食前以温酒调下。

【主治】妇人月水不通,心神烦闷,腹胁气胀。

17135 乌金散（《圣惠》卷七十二）

【组成】童男发三两(烧灰) 童女发二两(烧灰) 斑蝥三七枚(糯米拌炒令黄,去翅足)

【用法】上药加麝香一钱,同研令细。每服一钱,食前以热生姜酒调下。

【主治】妇人月水久不通。

17136 乌金散《圣惠》卷八十)

【组成】当归一两(锉,微炒) 红蓝花一两 延胡索三分 麝香一分(细研) 赤芍药一两 桂心半两 羚羊角屑三两(以上都捣细罗为散) 香墨一两 乱发三两 水蛭一两 猪胎衣二两 鲤鱼鳞四两 皂荚二两 黑豆蘖一两 虻虫一两 大麦蘖一两(以上都入一瓶子内,以泥固济,烧令烟尽,去火候冷,取出细研)

【用法】上为细散。每服一钱,不拘时候,以童便调下;热酒调下亦得。

【主治】产后血晕,下恶血不止,疼痛。

17137 乌金散《圣惠》卷八十)

【组成】腊月乌一只 乱发二两 猪胎(小者)一枚 灶突墨一两 赤鲤鱼皮一两(以上五味纳瓷瓶子中,密固济,候干,以炭火烧令通赤,待冷取出,细研) 延胡索 没药 当归(锉,微炒) 小麦蘖(微炒) 桂心 琥珀 蒲黄 香墨各二分 麝香半两(细研)

【用法】上药先以延胡索以下诸药为细散,入前烧了药,同研令匀。每服二钱,不拘时候,以豆淋酒调下。

【功用】逐血止痛。

【主治】产后血晕。

17138 乌金散《圣惠》卷八十)

【组成】赤鲤鱼鳞(腊月取之)一斤半 油头发一斤半 败蒲半斤(以上三味,纳瓷瓶子中,密固济,候干,用炭火烧令通赤,待冷取出细研) 水蛭一两半(炒令黄) 虻虫一两半(去翅足,微炒) 桂心一两 琥珀一两 当归一两(锉,微炒) 麝香半两(细研)

【用法】上药先以水蛭以下诸药为细散,入前烧了药,同研令匀细。每服二钱,不拘时候,以温酒调下。

【功用】逐恶血。

【主治】产后血晕。

17139 乌金散《圣惠》卷八十)

【组成】好墨 梁上尘 釜下墨 猪胎衣 赤鲤鱼鳞各一两

【用法】上药都烧为灰,加麝香一钱,同研令细。每服二钱,不拘时候,以热酒调下。

【主治】产后恶血攻冲,心腹疼痛。

17140 乌金散《圣惠》卷八十)

【组成】赤鲤鱼鳞二两(烧灰) 棕榈三两(烧灰) 乱发三两(烧灰) 灶尾墨一两 釜底墨一两(以上五味,入瓷瓶子内,密固济,候干,以炭火烧令通赤,候冷取出,研令细) 虻虫三分(去翅足,微炒) 水蛭三分(微炒) 麒麟竭一两 麝香一分(细研) 当归三分(锉,微炒) 桂心半两

【用法】上为细散。每服一钱,不拘时候,以温生姜调下;生姜、童便调下亦得。

【主治】产后恶血不尽,冲心痛,气促烦乱。

17141 乌金散《圣惠》卷八十)

【组成】赤鲤鱼皮二两 室女头发二两 伏龙肝一两 腊月猪脂 水蛭一两 香墨一两(以上六味,入固济了瓷瓶子内,密封泥,候干,用炭火煅令通赤,候冷取出,细研) 桂

心一两 当归一两(锉,微炒) 麝香一分(细研)

【用法】上药先以桂心以下诸药为细散,入前烧了药,同研令匀细。每服一钱,以豆淋酒调下。

【主治】产后败血冲心疼痛,面青足冷。

【备考】方中腊月猪脂用量原缺。

17142 乌金散《圣惠》卷八十)

【组成】赤鲤鱼鳞二两 兔头二个 乱发一两 棕榈皮一两 干漆一两 虻虫半两(去翅足) 水蛭半两 狗胆三枚 香墨一两

【用法】上药都入一瓷瓶子内,密固济,候干,用炭火烧令通赤,待冷取出,捣为细散,研入麝香一分。每服一钱,不拘时候,以生姜温酒调下。

【主治】产后恶血攻心腹疼痛。

17143 乌金散《圣惠》卷八十)

【组成】乱发二两(烧灰) 赤鲤鱼鳞二两(烧灰) 香墨一枚 灶突墨三分 麝香一分(细研) 延胡索三分 肉桂三分(去皱皮) 麒麟竭三分 赤芍药三分

【用法】上为细散。每服二钱,以温酒调下,不拘时候;生姜、童便调服亦得。

【主治】产后恶露不尽,腹内疼痛,头重,吃粥呕逆,及血晕。

17144 乌金散《博济》卷三)

【异名】黑龙散(《普济方》卷三十八引《十便良方》)、枳壳汤(《朱氏集验方》卷六)。

【组成】枳壳(不计多少,烧成黑炭存性,便以盏子合定,为细末)五钱 羊胫炭(不拘多少,为细末)三钱

【用法】上和令匀。空心服,用米饮一中盏调下,再服见效。

【主治】远年近日肠风下血不止。

17145 乌金散《圣济总录》卷六十八)

【组成】鲮鲤甲 犀角(镑) 黄明胶 赤鲤鱼皮各一两 胎发一两半 独角仙一枚(去翅头足)

【用法】上用瓦瓶一枚,底下开窍,纳药,以纸筋泥固济,晒干;用炭火五斤簇烧,候烟绝,拨去火,放冷取出,细研为散。每服一钱匕,旋入腻粉少许,吐血鼻衄不止,新汲水调下;产后血晕,昏迷冒乱,不知人,冷醋汤调下;血气,温酒调下;咯血及血积、脏毒下血、赤痢、血痢、蛊毒痢、肠风、五痔下血,并米饮调下,临卧空腹服;更相度虚实,可加至二钱匕。服药后,取下积聚物为效。

【主治】吐血及一切血病,诸药不效者。

17146 乌金散《圣济总录》卷一〇一)

【组成】草乌头四两 青盐二两

【用法】上药将青盐为末,同入藏瓶内,用瓦子一片盖,瓦上钻一窍,外用纸筋泥固济,仍留原窍,候干,用火煅,黑烟尽青烟出为度,以新黄土罨一宿,取出为末。逐日未洗面前揩牙,候洗面了方漱,一日三次。

【功用】荣养髭鬓,牢牙。

17147 乌金散《圣济总录》卷一一七)

【组成】蜣螂三个

【用法】烧灰,为细散。敷之。

【主治】口吻疮。

17148 乌金散《圣济总录》(文瑞楼本)卷一二〇)

【组成】槐白皮（锉） 猪牙皂荚 威灵仙（去土） 生干地黄 酸石榴皮（锉） 何首乌 青盐各一两（以上七味锉细，泥固济，入罐子内，用瓦一片盖口，炭火十斤烧赤，放冷取出，研末） 细辛（去苗叶） 升麻各半两（并捣罗为细末） 麝香一两（别研）

【用法】上为细末，相和令匀。每临卧用水调药半钱，涂在纸上，于牙龈上贴之，贴两三次即愈。如早作齿药用尤妙。

【功用】❶《圣济总录》：牢牙。❷《杨氏家藏方》：荣髭鬓。

【主治】骨槽风，牙龈肿痒，及风冷痛，齿宣有血。

17149 乌金散《圣济总录》卷一四三）

【组成】乌驴乳（屋上尘煤是也，细研） 陈腊茶末各一分 腻粉一字

【用法】上为细末。敷痔上；干者以油调涂之。一二上即消。

【主治】久患痔疮，疼痛不可忍。

17150 乌金散《圣济总录》卷一四三）

【组成】猪牙皂荚四两（并皂子锉） 胡桃三十枚（并皮碎锉）

【用法】上药同拌和匀，以藏瓶一只，于顶上敲一圆窍，入前项药，以原瓦盖之，后用盐泥固济，可厚一指许，晒干，用炭火五斤煅，候碧烟出绝，即去火略存性，冷即出药细研。每服二钱匕，加麝香少许，温酒或米饮调下，食前服之。

【主治】肠风下血。

17151 乌金散《圣济总录》卷一四三）

【组成】木鳖子不拘多少

【用法】上药用桑柴烧过，微存性，便用碗器合之，候冷碾为散。每服一钱匕，空心用煨葱白酒调下。

【主治】肠风泻血。

17152 乌金散《圣济总录》卷一五〇）

【组成】乌头（锉）一两 草乌头（锉）二两 乱发三两 五灵脂二两（四味入在一瓦罐内，盐泥固济，候干，烧令通赤，候冷取出，细研，入后药） 当归（切，焙）二两 乳香（研） 没药（研） 自然铜（煅，醋淬七遍）各一分 延胡索半两

【用法】上为末。每服一钱匕，空心、食前温酒调下。

【主治】妇人血风劳气攻注，四肢身体疼痛。

17153 乌金散《圣济总录》卷一五二）

【组成】乌贼鱼骨（去甲） 棕榈 羊角尖 蚕退 新绵各一两 白矾半两 干姜一分

【用法】上药都入一瓶内，用泥固济，候干，以大火煅通赤，放冷取出，细研，加麝香一钱，再研匀。每服二钱匕，空心、食前温酒调下。

【主治】妇人血漏，日久不止；或经脉不断；或暴下血不止。

17154 乌金散《圣济总录》卷一五八）

【组成】墨二两（打折二寸挺子，烧通赤，用好醋一升蘸七遍，又再烧通赤，放冷，别研为末） 没药（研） 麒麟竭各一分 麝香一钱

【用法】上为散。每服一钱匕，温酒调下；如血迷心，用童便和酒调下二钱匕。

【主治】❶《圣济总录》：妊娠堕胎后，恶血不出，四肢无力，体热，心胸满闷。❷《普济方》：诸疾血病。

17155 乌金散《圣济总录》卷一五九）

【组成】当归（酒浸，切，焙） 没药（别研） 生干地黄（焙） 蒲黄（生用） 芍药（炒） 红蓝花（炒）各一两 鲤鱼鳞（腊月者佳） 桂（去粗皮）各二两 血余（小儿胎发真者）二枚

【用法】上九味，将血余、鲤鱼鳞二味，用销银锅子，先以炭火烧为灰；没药别研，余药为末，和匀。每服二钱匕，温酒调下，不拘时候。

【主治】横生倒产，子死腹中，胎衣不下。

17156 乌金散

《产乳备要》。为《苏沈良方》卷十引《灵苑方》"肉桂散"之异名。见该条。

17157 乌金散《产乳备要》）

【组成】棕榈皮 乌梅 干姜（烧灰存性）各等分

【用法】上为末。每服二大钱，煎乌梅汤调下，温服，不拘时候。

【主治】❶《产乳备要》：产后或小产血崩漏下。❷《局方》（宝庆新增方）：妇人冲任之脉宿挟疾病，经水不时，暴下不止，月内再作，或月前月后，或淋沥不断，以致久无子息，或数堕胎；子脏积冷，崩漏带下，脐下冷痛，小腹急重，及头目昏眩，心松短气。

17158 乌金散

《产育宝庆》。为方出《证类本草》引《杜壬方》，名见《产育宝庆》"神应黑散"之异名。见该条。

17159 乌金散《幼幼新书》卷三十引《家宝》）

【组成】槐花（银、石器内炒紫色）一两 荆芥穗半两 枳壳（麸炒）二钱

【用法】上为细散。每服一钱，小儿半钱，米饮调下。

【主治】肠风下血，或成痔。

17160 乌金散《鸡峰》卷十六）

【组成】雄黑豆半升 生姜四两（和皮切） 黄连一两 棕榈皮六两

【用法】上药先将黑豆于铫内炒熟，次便入生姜、黄连同炒烟出，却将棕榈点火入铫烧之，烟欲绝和铫覆地上，用盆合之，出火毒一宿，来日取出为末，更入当归、蓬术末各一两，白面一两，同研匀，坩器内密封。产后诸疾，热酒调下。如是产后两日以前，用煎过童便调下，痛甚者频服。

【主治】❶《鸡峰》：产后一切病。❷《卫生家宝产科备要》：产后胞衣不下或恶露不快，败血冲心，血晕狂语，不省人事，心烦躁渴，脐腹疼痛，呕吐，发热憎寒，肿满，或攻皮肤刺痛。

17161 乌金散《鸡峰》卷十七）

【组成】穿山甲 刺猬皮 黄牛角心 猪牙皂角 皂角刺各一两 当归一两 蒴叶半两

【用法】上药先炒甲，次猬，次角心，各炒黄色，干后方将诸药一处入在五升坩罐子内，以盐泥固济，仍于罐底上钻一小窍，令出烟，覆安于炭火上煅通赤，烟才尽便出，放冷存性，以土罨之尤佳，捣末。每服一钱，空心以胡桃酒调下。

【主治】五痔漏。

17162 乌金散《鸡峰》卷十七）

【组成】木鳖子一两半(去皮及青膜) 没药 枳壳各一两 胡桃三个

【用法】上四味,以清油灯焰内烧存性,为细末。每服二钱,空心米饮调下。觉痛即愈,血立止。

【主治】肠风泻血。

【宜忌】忌生冷、油腻。

17163 乌金散(《鸡峰》卷二十一)

【组成】何首乌 威灵仙 猪牙皂角 川椒各一两 醋石榴 槐白皮 干地黄 细辛各十两 麝香一钱(别研) 青盐一分

【用法】上为细末。每早以指捏少许于牙上,擦齿龈上。出涎良久,漱口。

【主治】骨槽风热,牙龈肿痒;及风冷疼痛,齿痛有血。

17164 乌金散(《鸡峰》卷二十一)

【组成】晚蚕沙七两(炼净) 麻籽二两(取中者,作末) 青盐三两半(别捣作末)

【用法】上三味拌和,一罐子盛,用盐泥固济,仍于罐上留一小窍子,晒干,以炭火半秤烧煅出烟,微微青烟似绝为度,去火,将罐子于无风处放冷,取药再捣罗为末。每日早晨、午时、临卧揩齿,更不漱口。

【功用】去风,牢牙,乌髭。

17165 乌金散(《卫生总微》卷十一)

【组成】青州枣不拘个数

【用法】去核,入白矾末满,以纸裹,煅存性,为末。每服半钱,米饮调下。未愈宜增之。

【主治】赤白滞痢,及有所伤下利。

【加减】如赤痢者,更入好茶半钱同调服。

17166 乌金散(《卫生总微》卷二十)

【组成】羊羔儿骨不拘多少

【用法】入藏瓶内,盐泥固济,炭火烧合宜,为细末;每用末五钱,入麝末一钱,雄黄末一钱,同研拌匀。用时看疮大小,先以通手汤洗脓血净,口含洗之,软帛拭干,将药满填疮口。当次生肉,三日外疮合。

【主治】疳疮瘘,出脓水,痛不止,诸药无效者。

17167 乌金散(《洪氏集验方》卷三)

【组成】不蛀皂角(刮去皮,猛火炙令成麸炭,仍须存性,不可使成白灰也)三两 甘草一两(炙)

【用法】上为细末。服三大钱,以新汲水或温熟水调下。立愈。

【主治】冒暑闷乱,不省人事,欲死;及发躁引饮无度,咽中痰涎不下。

17168 乌金散(《洪氏集验方》卷四引王康孺方)

【组成】黄牛角䚡 乌金子 五倍子 紫河车 威灵仙 枳壳各等分

【用法】上药入瓷瓶内,用白雄鸡粪和黄泥固济,上留一窍子,炭火煅,烟尽为度,取出放地上,出火气,为细末。每服三钱,空心酒调下。

【主治】❶《洪氏集验方》引王康孺方:痔疾。❷《杨氏家藏方》:漏疮。

17169 乌金散(《洪氏集验方》卷五)

【组成】血余半两 鲤鱼皮一两(二味各用一藏瓶去底入药,盛讫,却用瓦子盖,用好纸筋盐泥固济,用木炭火五斤

烧通赤,取藏瓶放冷,打开出药) 没药半两 红花一分(生用) 伏龙肝一分(灶下取烧赤者土是) 凌霄花半两(色鲜者,焙) 好香墨半两(生用) 干柏木一分(细研入,香好者可使) 当归半两(去梢土,微炒令香用之)

【用法】上为细末。以酒一盏,煎取八分,调药两钱,空心频服之。用无灰酒大妙。

【主治】母热疾后胎死在腹,难产,生衣不下,产后血晕,起坐不得,如见异物,口干心闷,乍寒乍热,四肢浮肿,言语颠狂,见神见鬼不语,泻痢,腰膝疼痛,小肠尿血涩痛,崩中,呕逆不安,咳嗽涕唾,喉中如猫作声,面色遍身黑,赤点子生,眼涩腰疼,身发筋急等一切产后诸疾。

17170 乌金散(《宣明论》卷十一)

【组成】乌金子 肉桂 蒲黄 当归 虻虫 血余炭 水蛭 鲤鱼灰 木香 青皮 皂角(大者,炙)各半两 芍药半两 荛花三两(醋浸) 巴豆一钱(出油) 朱砂少许 棕皮灰 红花各一两 川乌头半两

【用法】上为末。每服半钱,加至三钱,空心食前煎生姜汤调下。

【主治】妇人寒热头痛。

【宜忌】忌油腻等物。

17171 乌金散(《三因》卷十)

【组成】黄丹(炒) 细墨(烧)各一两

【用法】上为末。每服三钱,食后先用水一两碗漱口,待心中热索水,便以冷水调下。

【主治】热中。多因外伤燥热,内用意伤脾,饮啖肥腻,热积胸中,致多食数溲,小便过于所饮,或不渴而饮食自消为小便者。

17172 乌金散(《三因》卷十八)

【组成】好黑豆十两 没药 当归各半两(洗,焙干,为末)

【用法】上先将黑豆不犯水净拭,用沙瓶一只,入豆在内,以瓦片盖,盐泥固济,留嘴通气,炭火二斤煅烟尽,存性,以盐泥塞瓶嘴,退火,次日取出,豆如鸦粪,研细,方入没药、当归末,研匀。每服二钱,温酒调下,不拘时候。重者不过三五服。

【主治】妇人血气,血瘕,血风劳心,烦躁,筋骨疼痛,四肢困瘦。

【宜忌】忌鲤鱼、毒肉、水母之类。

17173 乌金散(《传信适用方》卷三)

【组成】鲫鱼一个(重六两者,去肠)

【用法】用柏叶碾细,入在鱼腹内,用纸裹数重,次用黄泥固济,煅令存性,候冷,碾成细末,入轻粉一分和匀。如疮干用麻油调,疮湿干用。

【主治】❶《传信适用方》:疮疥丹毒。❷《普济方》:诸疮肿。

17174 乌金散(《普济方》卷三三四引《十便良方》)

【组成】草霜不拘多少

【用法】酽醋调球子大,炭火内烧通赤,取出,用碗盖地上,候冷,乳钵内研细。每服一钱,醋汤调下。

【主治】妇人室女月水不止。

17175 乌金散(《儒门事亲》卷十二)

【异名】大乌金散(《医方类聚》卷二三八引《施圆端效

方》)。

【组成】当归一两　自然铜(金色者,煅为末,醋熬)一两　乌金石三两(铁炭是也)　大黄一两(童子小便浸用)

【用法】上为末。每服二钱,食前红花酒半盏、童便半盏同调下,一日二次。

【功用】壮筋骨。

【主治】打仆伤损及产后血晕,小便疼痛。

❶《儒门事亲》:膝胻跛行。❷《医方类聚》引《施圆端效方》:妇人产血,昏迷不省人事,血块疼痛,恶血不通。❸《普济方》:打仆伤损。

17176　乌金散《朱氏集验方》卷十引三山曾医方)

【组成】真川墨(乃松烟也)

【用法】磨酸醋,缓缓啜两呷。即效。

【主治】妇人诸般发搐。

【临床报道】产后头摇:有妇人产后头摇,目不开,服之便住。次用豆淋酒一味,封过一宿,次日二服好。

17177　乌金散《女科万金方》)

【组成】厚朴　羌活　独活各二钱　陈皮　白芷　白茯苓各一钱五分　桔梗　苍术各一钱　当归　枳壳　半夏各一钱五分　白芍药　官桂　麻黄各一钱二分　牛膝九分　甘草八分

【用法】分作三帖。每帖用生姜三片,葱三枝,空心热服。

【功用】和气血。

【主治】妇女二十岁已嫁之后,但遇经脉动则浑身痛,手足麻痹,或生寒热,头痛目眩。

【加减】咳嗽,加杏仁。

17178　乌金散《女科万金方》)

【组成】半夏五钱　川芎　麻黄　防风　白芍　防己　当归　杏仁　羌活　桂枝　枳实　茯苓　人参各一钱五分　僵蚕　血竭各二钱

【用法】分四剂。加生姜三片,金银器内煎,仍调苏合丸一分入药内,灌服。

【主治】产后中风不语。

17179　乌金散《御药院方》卷六)

【组成】九肋鳖甲不拘多少(去裙襴,净洗过,烧存性)

【用法】上为细末。每服一字,用清酒小半盏,童便半小盏,陈葱白七八寸同煎至七分,去葱白和滓,日西时温服之,须臾得粘臭汗为度。次日只进白粟米粥,忌食他物。

【主治】梦泄,精滑不禁。

17180　乌金散《局方》卷九(续添诸局经验秘方)

【组成】麒麟竭　百草霜　乱发(男子者,烧灰)　松墨(煅,醋淬)　鲤鱼鳞(烧,为末)　延胡索　当归(去芦)　肉桂(去粗皮)　赤芍药各等分

【用法】上为末。每服二钱,温酒调下。

【主治】产后血迷、血晕,败血不止,淋沥不断,脐腹疼痛,头目昏眩,无力多汗;及崩中下血,过多不止。

【方论选录】《济阴纲目》:诸症皆以败血不止来。此方之妙,不在止而在行,行则归经而止矣。治崩者,要得此旨。

【备考】本方改为丸剂,名"乌金丸"(见《奇方类编》)。

17181　乌金散《内经拾遗》)

【组成】童男胎发

【用法】上烧灰存性,罨之立止。

【主治】肌衄。血从毛孔而出。

17182　乌金散《杂类名方》)

【组成】橡子二个

【用法】其中一个实黄丹,一个实白矾末,相合定,用黑俏麻皮缠了,火内烧,研细,加麝香少许。洗净疮,贴之。

【主治】恶疮疳瘘。

17183　乌金散《医方类聚》卷七十三引《经验秘方》)

【组成】栝楼皮(烧存性)

【用法】上为细末。揩之甚妙。

【主治】风蛀牙疼。

17184　乌金散《外科精义》卷下)

【组成】麝香　蟾酥各一字　粉霜　硇砂　轻粉各一钱　铜绿　砒霜　白干姜　草乌头　天南星　舶上硫黄各五钱

【用法】上为细末,纸捻纴之;或汤浸蒸饼,和为锭子,纴疮口内,上以膏贴之。

【主治】疳瘘恶疮。

17185　乌金散《外科精义》卷下)

【组成】米粉四两　葱白一两(细切)

【用法】上同炒黑色,杵为细末。每用看多少,醋调摊纸上,贴病处,一伏时换一次。以消为度。

【主治】痈疖肿硬无头,不变色者。

17186　乌金散《得效》卷十四)

【组成】熟地黄(洗,切,焙干,酒炒)　真蒲黄　大当归　交趾桂　杨芍药　军姜(去皮)　粉草各一两　小黑豆四两　百草霜五钱

【用法】上为末。每用二钱,米醋半合许,沸汤六七分浸起,温服。

【主治】难产热病,胎死腹中。或因顿仆,或从高坠下,或房室惊搐,或临产惊动太早,触犯禁忌,产时未到,经血先下,恶露已尽,致胎干子死身冷,不能自出,但视产妇面赤舌青,是其候也。

17187　乌金散《得效》卷十五)

【组成】百草霜(锅内炒烟尽为度)　紫金皮(米泔浸,煮熟,炒焦色)　粉草(炙)

【用法】上为末。每服二钱,艾汤调,或用淡醋汤,空心服。

【主治】妇人身热口燥,头痛如破,气块筑痛,下黄水如葵汁。

17188　乌金散《普济方》卷三二九引《经效济世方》)

【组成】桑螵蛸(去桑枝)　黄明胶(别研)等分

【主治】妇人血下崩,累日不止。

17189　乌金散《普济方》卷二九六引《经验良方》)

【组成】胡桃壳(烧存性)

【用法】上为末。每服二钱,秤锤烧红,淬酒调药。

【主治】痔疮,肠风,赤白带。

17190　乌金散《普济方》卷三二九引《经验良方》)

【组成】棕毛(烧灰存性)一两　真龙骨二两

【用法】上为细末。每服三钱,空心好酒调下。二服后立住。

【主治】❶《普济方》引《经验良方》:血崩不止。❷《医略六书》:崩带脉软涩者。

【方论选录】《医略六书》：冲任脉伤，经气不能统摄，而血窍滑脱，故大崩势减，而复带下淫溢焉。白龙骨涩经气以固脱，而带下可止；败棕灰涩经血以定崩，而崩不复来；乌梅收敛精血，以安冲带二脉也。为散汤调，务使冲带脉完，则经气统摄有权，而窍无滑脱之忧，何崩带之足患哉！

【备考】《医略六书》本方用法：为散，乌梅汤下。

17191 乌金散（《医方类聚》卷二一七引《医林方》）

【组成】大枣一个 巴豆一个（枣分开，放巴豆在内，烧黑色）

【用法】上为细末。每服一钱，临卧酒调下。三药一时服，先服乌金散，次二服紫金散，次三服胜金散，三药服罢，到天明取下二三十年积物为效，后服紫金丹补。

【主治】妇人二三十年积块痃癖。

17192 乌金散（《医方类聚》卷二三八引《医林方》）

【组成】黑牛角胎（用醋烧蘸三遍）

【用法】上为细末，加龙脑少许。每服三钱，童便调下。

【主治】妇人产后血晕。

17193 乌金散（《仙传外科集验方》）

【组成】巴豆半钱 寒食面二两

【用法】上用水和面作饼子包巴豆烧黑色，量疮口大小干揿之。

【功用】去恶肉，溃滞脓。

17194 乌金散（《普济方》卷四十九）

【组成】诃子十个 藁本一钱 川百药煎一两 没石子五个 母丁香十五个 新钉子三个 针砂一两（醋炒七次）

【用法】上除钉子外，余药俱为细末。水一大碗煎，熬至半碗多，瓷器内盛之，将前项钉子放于药水内，更宿。早、晚掠发。百日如漆。

【功用】乌发。

17195 乌金散（《普济方》卷七十）

【组成】诃子 五倍子 没药 细辛 甘松 零陵香麝香各一钱 绿矾 白茯苓 百药煎 橡斗儿 青盐 金丝矾各二钱

【用法】上除麝香、绿矾二味，令研其余极细，然后入诸药拌匀。稍热水漱，每日两次，用药半钱刷牙。

【功用】乌髭鬓，牢牙齿。

【主治】肾气不足，齿龈不固，发白间黑。

17196 乌金散（《普济方》卷七十）

【组成】茯苓 人参 细辛 麝香各等分

【用法】上为细末。临卧刷牙鬓，至齿不落。

【主治】牙疳，一切风证。

17197 乌金散（《普济方》卷二九七）

【组成】乌金子 枳壳 威灵仙（去土） 五倍子 紫河车（用煨者） 黄牛角䚡各一两（以上六味同为细末） 皂角子 猪蹄甲（用猪蹄向后小爪不着地者甲）

【用法】上药入瓷罐子内，以瓦盖定。用雄白鸡粪及黄土对停，入盐少许，和作泥，固济罐子，用木炭七斤煅，火尽为度，碾为末。每服二钱，入盐少许，空心温酒调下。

【主治】一切痔漏疮。

【备考】方中皂角子、猪蹄甲用量原缺。

17198 乌金散（《普济方》卷三〇九）

【组成】水蛭一两（炒黄） 自然铜二两（碎研，内将一两生用，一两炒） 水竹青半两 硝黄半两（二味同烧灰）乳香三钱

【用法】上为末。每服一钱或半钱，小儿一字，加麝少许，热酒送下。

【功用】接骨。

17199 乌金散（《普济方》卷三〇九）

【组成】黑豆二两 桑柴十根

【用法】将黑豆铺桑柴上，以火烧，候桑柴已过，取二味灰为末，次入麝香少许。每服二钱，以酒调下。

【功用】接骨。

17200 乌金散（《普济方》卷三〇九）

【组成】桑白皮一两（焙、锉） 独栗（连壳切，焙）一两自然铜一两（煅，淬碎） 羊胫炭二两

【用法】上为末。每服二钱，无灰酒调下，一日三次。伤在上，食后服；伤在下，食前服。

【功用】接骨。

【主治】伤折。

17201 乌金散（《普济方》卷三三五）

【组成】甘草（炙） 皂角（烧灰存性）各等分

【用法】上为末。生地黄同煎至七分，食前服。

【主治】妇人血气，小腹疼痛。

17202 乌金散（《普济方》卷三四九）

【组成】川姜七钱半（烧黑，瓶中存性） 黑附子半枚（炮，去皮脐）

【用法】为细末。挑三钱，童便浸酒调下。痛止血净方住服。

【主治】恶露败血，刺心腹，儿枕痛，坐卧不得动，余血不快。

【方论选录】《济阴纲目》：用烧川芎、黑附者，温血海之里也。

【备考】方中川姜，《济阴纲目》作"川芎"。

17203 乌金散（《奇效良方》卷六十二）

【组成】芭蕉叶不以多少

【用法】阴干烧灰，研为细末，更加烧盐少许，再研匀。早晚揩牙。用一生，齿无动摇。

【功用】牢牙齿。

17204 乌金散（《万氏家抄方》卷一）

【组成】皂角刺五斤（烧灰存性） 郁金二两 大黄四两（酒浸）

【用法】上为末。每服二钱，酒调下。食后服，治上风；食前服，治下风。

【主治】疠风。

17205 乌金散（《外科经验方》）

【组成】麸炭 紫苏叶各等分

【用法】上为末。香油调搽。

【主治】肝经湿热不利，阴囊肿痛，或溃烂皮脱，睾丸悬挂；或便毒及下疳肿痛溃烂。

17206 乌金散

《赤水玄珠》卷三十。为《直指》卷二十三"鸡峰乌金散"之异名。见该条。

17207 乌金散（《准绳·女科》卷五）

【组成】当归　远志肉　川芎　酸枣仁　白术　赤芍药　香附子　辰砂(另研入)　熟地黄　羌活　防风各二钱　茯神二钱半　半夏三钱　全蝎　麦门冬　人参　牛膝　天麻各一钱　甘草九分　陈皮　白芷各一钱五分

【用法】上锉散,作二服。水一钟半,加生姜三片,葱三枝,入金银同煎一碗,不拘时候温服。

【主治】产后三五日或半月之间,忽狂言乱语,目见鬼神者。

17208　乌金散《准绳·疡医》卷一

【组成】牙皂四分　人言(制)　蟾酥　麝香各五分　血余(煅过)　蛇蜕(煅过)　蜂房(煅)各一钱　蝉蜕(酒洗)　血竭　乳香(炙)　僵蚕(炒,去丝)各二钱　辰砂(研,水飞)　雄黄　穿山甲(炙黄)各二钱五分　全蝎三钱(汤泡七次)　天龙四钱(酒炙,去头足)　川乌头二钱　没药(炙)二钱

【用法】上药各为细末,和匀。每服三分,赤砂糖调葱头酒送下。取汗为度。

【主治】疗毒肿痛。

17209　乌金散

《准绳·疡医》卷一。为《医方大成》卷八引《济生》"乌龙膏"之异名。见该条。

17210　乌金散《外科百效》卷一

【组成】红枣一个(去核,入绿矾)

【用法】湿纸包,放灰火内烧成炭烬,研成细末,小竹管吹疮。上药时,嗽一声,白屑吐出即愈。

【主治】小儿白口疮,舌上如粗皮之状,不能吮乳,危在旦夕者。

17211　乌金散《何氏济生论》卷二

【组成】荆芥炭　血余各等分

【用法】上为末。每服三钱,童便调下。

【主治】失血不止。

17212　乌金散《张氏医通》卷十五

【组成】生姜半斤(捣取自然汁,留滓待用)　生地黄一斤(酒浸一宿,捣汁,留滓待用)　大皂荚(不蛀者)十梃(刮去黑皮,将前二汁和蘸皂荚,文火炙干,再蘸再炙,汁尽为度)

【用法】上将皂荚同地黄滓,入瓷罐内,煅存性,为末。牙齿初摇,用药擦龈。须发黄赤,以铁器盛药末三钱,汤调,过三日,将药汁蘸擦须发,临卧时用之,次早即黑,三夜一次。其黑如漆,不伤须发。

【功用】牢牙乌发。

【主治】牙齿动摇,须发黄赤。

17213　乌金散《胎产秘书》卷下

【组成】乌金子(即黑豆)　紫葳(即凌霄花)　大蓟根　小蓟根　当归　肉桂(去皮)　血余(无病者,烧存性)　蒲黄　木香　青皮　赤芍　皂荚(不蛀者,烧存性)　蚕蜕纸(烧存性)　棕毛(煅)各五钱　红花一两　川乌一枚(生用)五钱　辰砂少许　血竭少许

【用法】上除烧灰者另研外,共为细末,入烧灰药研匀。每服一钱,姜汤或酒调下,甚至一日三剂。

【主治】产后十八症:一、难产;二、胞衣不下;三、死胎不下;四、眼目昏花;五、口干心闷;六、寒热如疟;七、咳嗽寒热不定;八、败血如肝;九、败血入四肢浮肿;十、失音不语;十一、血邪癫狂言语;十二、心腹痛;十三、百节酸疼;十四、舌干津枯,鼻中出血,绕项生疮;十五、腰疼如角弓;十六、小便短缩;十七、喉苦蝉声;十八、胸膈气满,喘逆不食。

17214　乌金散《女科指掌》卷四

【组成】香附(醋炒)　当归　五灵脂　地榆(醋炒)　荆芥穗

【用法】俱炒黑,为末,每服二钱,米汤调下。

【主治】血崩不止。

17215　乌金散《同寿录》卷三

【组成】陈棕灰一钱(烧存性)　扁柏叶(同矾煮,炒黑,为末)一钱　槐花(炒,为末)一钱

【用法】空心淡酒调下。

【主治】血崩。

17216　乌金散《妇科玉尺》卷四

【组成】当归五钱　百草霜　干面各一两　天麻　木香各二钱半　金墨(煅)二钱

【功用】《全国中药成药处方集》(吉林方):祛瘀生新,清热止血。

【主治】❶《妇科玉尺》:产后败血不止,淋沥不断。❷《全国中药成药处方集》(吉林方):产后胎衣不下,晕眩欲绝,恶露不尽,肚腹疼痛,血迷心窍;或产后伤血过多,淋沥不断,势将虚脱,眩晕不醒;并治血热妄行,溢出常络,吐血衄血,或崩或漏。

【宜忌】《全国中药成药处方集》(吉林方):忌辛辣等物。

17217　乌金散《医钞类编》卷九

【组成】鸡内金不拘多少　紫金皮三钱　五灵脂三钱

【用法】上为末。水调服。

【主治】蛊胀。

【加减】血蛊,加玄胡子三钱。

17218　乌金散《梅氏验方新编》七集

【组成】巴豆(去壳)

【用法】新瓦上炒黑,研烂听用。多寡看疮势,酌量贴疮头上,用万应膏盖之。

【功用】去腐肉。

17219　乌金散《青囊秘传》

【异名】内托散。

【组成】栝楼(杵碎)九个　没药(研)一钱

【用法】上为末。用甘草酒煎去滓,取液调服。

【功用】消毒破血。

【主治】肾囊破烂,下疳。

17220　乌金散《千金珍秘方选》

【组成】凤凰衣(即鸡蛋壳内衣,瓦上煅)　松萝茶(焙)　尿桶上白　箬帽内箬叶(长流水洗净,阴干,瓦上煅脆)各等分

【用法】上为细末。调敷。

【主治】龟头上生疳疮。

17221　乌金锭《经验奇方》卷上

【组成】川五倍(剖,洗,焙燥)　生肥皂(去子弦筋,焙燥)各二两　乳香(去油)　没药(去油)各六钱

【用法】上药各为细末,和匀。用真米醋捣烂作锭,每重二钱。晒极燥,储洋铁筒。用时真米醋磨浓,鸡毛扫敷患

处,随干随敷。日近者可散。或已作脓觉痛者,宜留出患头,敷四围,亦能收小速愈。

【主治】痈疮初起,火盛红肿者。

17222 乌金煎《圣惠》卷十九)

【组成】黑豆二升(净淘过) 羌活二两 独活二两 荆芥二两

【用法】上药捣罗为末。先以水五大盏煮黑豆令烂。去豆取汁,入诸药末,慢火煎十余沸,次渐入无灰酒一升,煎为膏,盛于瓷器中。每服半盏头,不拘时候,以温酒调下。

【主治】❶《圣惠》:中风失音不语,烦热头痛。❷《圣济总录》:男子脑风,头脑俱痛;及中风语涩,手足无力。

17223 乌金煎《圣惠》卷二十)

【组成】黑豆一升(净淘) 独活一两 荆芥一两 石膏三两 黄芩一两

【用法】上锉细。以水五大盏,煎至一大盏。入无灰酒一升,搅滤去滓,不拘时候,再煎如稀膏,盛于瓷盒中。每服一茶匙,食后用温酒调下。

【主治】风头痛,语涩健忘。

17224 乌金煎《圣惠》卷二十一)

【组成】黑豆二升 茄子根三斤(碎锉,以水三斗与豆同煮至烂熟,去滓更煎,取汁五升,入药末内) 桂心一两 羌活一两 芎䓖一两 酸枣仁一两(微炒) 虎胫骨一两(涂酥,炙令黄) 防风一两(去芦头) 草薢一两(锉) 当归一两 仙灵脾一两 牛膝一两(去苗) 附子二两(炮裂,去皮脐)

【用法】上为末,入于前二味汁中,以慢火煎,柳木篦搅,勿令住手,可一炊时止,盛于瓷器中。每日早晨以暖酒调下一茶匙,日晚再服。

【主治】风脚膝软弱,骨节疼痛,肢节无力,行立艰难。

17225 乌金煎《圣惠》卷二十五)

【组成】黑豆五升 桑树东南枝(钱眼内穿得过者)三斤(锉) 生姜半斤(以上三味,以水二斗,煮至一斗,滤去滓,放锅中,以慢火养至三升,入后药末) 牛膝(去苗) 赤箭 附子(去皮脐) 羌活 桂心 防风(去芦头) 木香 大麻仁各一两

【用法】后八味,捣罗为末,入前煎中,用慢火熬,以柳木篦搅令匀,看稀稠得所,于瓷器中盛。每服一茶匙,空心及晚食前以温酒调下。

【主治】一切风。

【宜忌】忌生冷、猪、鸡、毒鱼、大蒜。

17226 乌金煎《圣惠》卷七十四)

【组成】黑豆一斤(淘洗令净) 独活一两 羚羊角屑二两 防风一两(去芦头) 茯神一两 牡荆子一两 生干地黄一两半 牛蒡根一两 桑椹一两 桑寄生一两 薄荷一两 荆芥一两

【用法】上为末,以水一斗五升,煎至五升,去滓;加白蜜三两,竹沥半升,更熬令如稠饧,瓷器中盛。每服一大匙,金银温汤调下,不拘时候。

【主治】妊娠中风,语涩头疼,心神烦闷,胎动不安。

17227 乌金煎《普济方》卷九十四引《经验方》)

【组成】大附子二个(生,去皮脐,重一两) 雄黑豆一百粒

【用法】上用水一大碗,入桃子煮,候豆烂则先漉出豆,其附子且于豆汁内更煮,直令汁干,不令焦烂,取附子收起,贮瓷盒内。将黑豆以温水淘过,先取一粒,至十五粒,入口烂嚼如糊,未得咽下,更逐将黑豆嚼,直候一百粒一齐嚼烂,如糊满口,便用热酒半盏,猛冲下,别用热酒半盏,漱牙缝内黑豆津令净咽下。然后就患处一边卧,盖覆,必有汗出。明日又将收起者附子,依前煮黑豆一百粒嚼服。第三日亦依前煮服讫。再将附子二个,劈为八片,各以湿纸包裹,每日空心烂嚼一片,热酒下如前法,并逐日盖覆,取微汗。甚者不过似此三两次即效。

【主治】中风,半身不遂,手足麻痹疼痛。

17228 乌金煎

《普济方》卷三五〇。为《圣惠》卷七十八"乌豆煎"之异名。见该条。

17229 乌金膏《圣济总录》卷一三〇)

【组成】麻油一斤 铅丹四两(冬月六两) 蜡四两头发鸡子大一团

【用法】上药先炒铅丹令黑,即下油及发,以柳木篦不住搅,滴水中,候可丸即止,便下蜡更煎,蜡消后即盛瓷器内。随疮大小贴之。

【主治】一切恶疮肿。

17230 乌金膏《圣济总录》卷一三〇)

【组成】油半斤 盐花一两 黄蜡三两 柳枝二两(锉)

【用法】上四味,先熬油令沸,下柳枝煎,候焦黄漉出,绵布绞去滓,再煎,下蜡、盐花,以柳篦搅令稀稠得所,以瓷盒盛。用故帛上摊贴。若三日内,未成脓便消;已成脓,头未破者即溃,不须针灸。其疮变痛成痒,是药力也。若恶疮发背,用药贴后出脓血及黄水、赤汁,贴膏令出尽,以愈为度。

【主治】一切恶疮、发背、毒肿。

17231 乌金膏《幼幼新书》卷八引张涣方)

【异名】黑龙膏(《普济方》卷三七五引《全婴方》)。

【组成】乌梢蛇一条(肉酒浸一宿,焙) 蚕纸一张(烧) 蝉壳 全蝎 朱砂(飞)各半两 金箔二十片 龙脑 麝各半钱

【用法】上为细末,研匀,蜜和如皂子大。每服一粒,人参、薄荷汤化下。

【主治】❶《幼幼新书》引张涣:胎痫潮发。❷《普济方》引《全婴方》:小儿急慢惊风,潮搐频并。

17232 乌金膏《幼幼新书》卷二十六引《家宝》)

【组成】通草 黄皮 大黄各一分

【用法】各烧存性为末,每用一钱,獖猪胆调成膏,于阴上涂。如未退,煎蛇床子汤洗后再涂。

【主治】小儿疝气灌入阴,黄亮色。

17233 乌金膏《鸡峰》卷二十二)

【组成】白芷 桂 当归 川芎 麝 白及 白蔹各一分 血竭 没药 乳香各二钱(研细)

【用法】上锉细,和令匀,以白绵裹,用清油三斤,将药包入油内,以文武火煎,候紫黑色,去药包煎五七沸,入黄丹二十四两,以文武火煎药油如光漆,将少许滴水内成珠子,以津涂手,将药摊无油污手即成。入丹后更依次第下上药

末,先入血竭,次没药,次麝香,次乳香,收贮埴器内,如常使用。

【主治】背疽。

17234 乌金膏

《普济方》卷二七五。即《圣济总录》卷一三二"六枝乌金膏"。见该条。

17235 乌金膏《普济方》卷三一四）

【组成】乳香 没药各半钱 麒麟竭半两 当归一钱 木鳖子半两 血余三两（妇人者） 黄丹（水淘去土）一两（一方有杏仁）

【用法】上将血余、黄丹入铫子内,用清油十两,黄蜡二两,同煎熬令黑色,后入诸般药末,同煎去滓。更用慢火熬,候滴在水内成珠子不散即住火。乃入净瓷盒内收盛,掘坑可深三尺,埋之在内,经二宿取出。用之如常法。

【功用】生肌止痛,消肿毒。

【主治】疮疖,肿毒。

17236 乌金膏《痈疽神秘验方》）

【组成】巴豆（去壳）

【用法】炒焦,研如膏。点肿处则解毒,涂瘀肉则自腐化。加乳香、没药少许,亦可纴疮内。入香油少许,稠稀可用。

【功用】腐化瘀肉,推陈致新。

【主治】一切疮毒。

17237 乌金膏《赤水玄珠》卷二十八）

【组成】僵蚕（酒洗） 全蝎（去足尾,酒洗） 甘草 紫草 白附子（味苦内白者真） 麻黄各五钱 川山甲（炒,末）二钱半 蝉蜕（去头足,酒洗净）二钱

【用法】上为末,将红花、紫草各一两,好酒二钟,熬去大半,去滓,加蜜五两,慢火同熬,滴水成珠为度,丸如龙眼核大。每服一丸,灯心汤化下。

【主治】痘疮,发热至七日以前,或因风寒,痘不起发;或红紫;或惊搐者。

17238 乌金膏《外科全生集》卷四）

【组成】乌铅一斤

【用法】用白砒三钱熔化,次日铅面刮下者,名曰金顶砒,再以铅熔,浇薄如纸片。照患孔大小,剪如膏药一方,针刺二十眼,取光面贴孔上。每日煎紫花地丁草汤洗孔,并洗膏二次,三日内毒水流尽,色变红活,以水飞伏龙散掺上,仍用前膏贴外。妇人须待月信之后贴起。

【主治】烂腿日久不愈。

【宜忌】忌多立、行走、房事、食毒物。

17239 乌金膏《疡医大全》卷十）

【组成】晋矾（即明矾）一两 米醋（自造红香者佳）一碗半

【用法】共入铜锅内,文武火熬干;如湿,翻调焙干,取出去火气,研细末。用时不拘多少,再研至无声,入生蜜调匀,盛瓷罐内。涂点患处,久闭。或五日、七日,上下胞俱肿,方可歇药数日,其红肿尽消,观轻重再点。如漏睛脓出,用膏和匀,作条晒干,量穴深浅,插入化去瘀肉白管,则新肉自生,而脓自止矣。

【主治】诸般外障风痒,血缕癍疮,胬肉攀睛,鸡冠蚬肉,漏睛疮。

17240 乌金膏《同寿录》卷四）

【组成】净清油二十两 马钱子二两 地木鳖仁二两 蓖麻肉二两（净） 密陀僧六两（细末） 赤金四十九张

【用法】上药先入清油内炼至枯色,去滓再熬,滴水成珠,再下陀僧末,搅匀熬成,取起,飞入赤金,和匀为度。

【主治】痈疽,发背,肿毒,疔疮。

17241 乌金膏《文堂集验方》卷四）

【组成】巴豆二十粒（去壳及细皮,炒黑存性） 雄黄二分

【用法】上为细末。取少许掺腐肉上,一日一夜即去,麻油调涂亦可。

【功用】去腐生新。

【主治】一切腐肉。

17242 乌金膏《理瀹》）

【组成】红花二两 熟地 赤芍 莪术（煨） 全当归 蒲黄（炒） 陈黑豆 干姜 官桂各一两

【用法】麻油熬,黄丹收膏。

【主治】产后败血为患。

17243 乌金膏《理瀹》）

【组成】当归二两 川芎一两 桃仁 姜炭 甘草 红花 延胡 官桂 灵脂 香附各五钱

【用法】麻油熬,黄丹收膏。

【功用】消积行瘀。

【主治】产后诸病。

17244 乌金膏《青囊秘传》）

【组成】桐油一斤（入锅熬,起白星为度） 黄蜡一两五钱（熔化）

【用法】入研细大黄末一斤,搅匀,再入冰片二分。摊贴。

【主治】足三阴湿热,腿脚红肿皮破,脂脓浸淫不止,痛痒非常者。

17245 乌金膏《疡科纲要》卷下）

【组成】巴豆白肉（烧灰,压去油） 元寸

【用法】上为末。掺患处。

【功用】化腐止痛。

【主治】恶疮顽肉。

17246 乌鱼散《幼幼新书》卷五引张涣方）

【异名】乌鲗骨散（《卫生总微》卷一）。

【组成】乌鱼骨一两（烧灰） 干蛴螬（烧灰） 蒲黄（研）各半两 枯矾一分

【用法】上为末。每半钱,以鸡子黄调涂。咽津无妨。

【主治】小儿初生重舌。

【备考】方中乌鱼骨,《卫生总微》作"乌鲗骨"。

17247 乌鱼煎《仙拈集》卷三）

【组成】大乌鱼一尾（小者二三尾）

【用法】待年终除夕夜静时,煎汤浴儿,遍身七窍俱到,不可嫌腥。若不信,留一手或一足不洗,出痘时此处偏多。

【功用】免痘。

17248 乌珀散《医级》卷八）

【组成】乌鲤鱼（斤许者）一尾 琥珀（真者）六钱 砂仁一两

【用法】先将鱼用竹条二根,从腮内取出肠杂,以琥珀、

砂仁填灌腹内,用黄泥厚涂,以火围煅,俟烟将尽,即退火;俟冷,敲去泥,取药研末。每服一钱半,木香汤调下。

【主治】血分肿胀,溺涩短少,面目肢体尽皆浮肿者。

【加减】如腹胀硬,先病水后病经者,对沉香、木香、香橼末各二钱,研匀,开水下。

17249 乌荆丸(《苏沈良方》卷二)

【组成】川乌一两(炮,去皮) 荆芥穗二两

【用法】上以醋糊为丸,如梧桐子大。每服二十丸,酒或熟水送下,有疾,食空时,一日三四服;无疾,早晨一服。

【主治】❶《苏沈良方》:病风挛抽,颐颔宽弹不收,肠风下血。❷《局方》(绍兴续添方):诸风缓纵,手足不随,口眼㖞斜,言语謇涩,眉目瞤动,头昏脑闷,筋脉拘挛,不得屈伸,遍身麻痹,百节疼痛,皮肤瘙痒,搔成疮疡。又治妇人血风,浑身痛痒,头旋眼晕;及肠风脏毒,下血不止。

【临床报道】颐颔宽弹不收:少府郭监丞,少病风挛搐,颐颔宽弹不收,手承颔,然后能食,服此六七服即瘥,遂长服之,已五十余年。年七十余,强健,须发无白者。

17250 乌茜汤(《中医杂志》1982,(6):28)

【组成】煅乌贼骨 茜草炭 地榆炭 椶木各15克 蒲黄炭(包)10克 槐米炭 荠菜 马齿苋各50克 生甘草5克

【用法】每日服一剂。出血量多时,每日二剂。

【主治】崩漏。

【加减】气虚者加党参、黄芪各12克;血热者,加生地黄炭20克;血瘀者,加煅花蕊石20克。

【方论选录】乌贼骨入肝、肾经,有止血、收敛作用;茜草入肾经,炒炭有活血化瘀作用。张锡纯氏认为经血过多,该两药能固涩下焦,为治崩主药。佐以蒲黄、槐米、椶木、地榆,有凉血消瘀之效。据现代医学研究,马齿苋、椶木、荠菜具有加强子宫收缩作用,可增强对崩漏的止血效果。

【临床报道】崩漏:应用本方治疗子宫出血140例,均已婚,年龄25~68岁,40岁以上共110例,占78.5%。中医辨证分气虚、血热和血瘀型;西医诊断为功能性子宫出血者115例,其他25例为器质性病变,包括子宫肌瘤、子宫内膜息肉、慢性子宫内膜炎、慢性子宫肌炎和子宫内膜腺癌。应用本方治疗,显效(服1~3天,出血停止者)64例,有效(服4~6天,出血停止者)53例,无效(服7天以上仍未止血)23例,总有效率83.6%。

17251 乌茶酒(《解围元薮》卷四)

【组成】乌茶草(即七叶连根草) 当归 五加皮 川芎 生地 芍药 升麻 白芷 防风各二两 甘草五钱 玄参 苍耳子各三两 乌药 羌活 独活 前胡 秦艽 金银花 闹羊花根各一两 千金草二两

【用法】好酒一坛,入药,隔汤煮透。随量饮醉,醒则痛止。

【主治】痛风、痹症、疬风疙瘩,黑肿瘫痪。

17252 乌药丸(《幼幼新书》卷二十一引《宝童方》)

【组成】天台乌药 苍术(炒)各二两 木香 甘草各一分 肉豆蔻二枚

【用法】上为末,醋糊为丸,如黍米大。每服七至十丸,炒姜、葱酒送下。

【主治】腹内虚鸣。

17253 乌药丸(《鸡峰》卷十六)

【组成】乌药一两(别为细末) 白垩三两 乳香半两

【用法】上同研匀。每服二钱,不拘时以糖水调下。

【主治】妊娠伤寒,内热烦躁,胎动不安,致喘躁不能卧,及有所下。

【备考】本方方名,据剂型当作"乌药散"。

17254 乌药丸(《朱氏集验方》卷一)

【组成】白芍药 木鳖子(去壳,纸捶出油) 草乌(不去皮) 威灵仙 北细辛 没药各等分

【用法】上为末,薄糊为丸,如梧桐子大。每服七丸至十九丸,食后、临卧木瓜汤送下;酒送下亦可。以身上觉麻痹即是效;或未效,可添十五丸。

【主治】脚气彻骨痛,不能行履者。

【宜忌】量虚实,不可妄增丸数;不可于食前服之;有草乌在其间,最忌食后以热食物冲动乌头毒,则昏不知人矣。

17255 乌药汤(《圣济总录》卷三十七)

【组成】乌药(锉,焙)一斤 半夏半斤(生姜绞汁,浸三宿,焙干) 桂(去粗皮)一两 马鞭草(焙)半斤 荆芥穗 陈橘皮(去白,焙干)各四两 甘草(炙,锉)二两

【用法】上为粗末。每服二钱匕,水一盏,加生姜五片,煎七分,去滓温服,不拘时候。

【主治】瘴气。

17256 乌药汤(《圣济总录》卷五十七)

【组成】乌药(锉) 藿香叶 檀香(锉) 丁香皮各一两 木香半两 荜澄茄(炒)三分 槟榔五枚(锉) 桂(去粗皮)半两 甘草(炙,锉)一两

【用法】上为粗末。每服三钱匕,水一盏,煎至七分,去滓温服,不拘时候。

【主治】腹胁痛胀满,烦躁,不思饮食。

17257 乌药汤(《兰室秘藏》卷中)

【组成】当归 甘草 木香各五钱 乌药一两 香附子二两(炒)

【用法】上㕮咀。每服五钱,水二大盏,去滓,食前温服。

【主治】瘀血挟逆气内阻,经前及经行腹痛,血崩、溲血。

❶《兰室秘藏》:妇人血海疼痛。❷《医部全录》:阳气内动,发则心下崩、数溲血。❸《内科概要》:经前及经行腹痛,属瘀血挟逆气内阻。

17258 乌药酒(《得效》卷九)

【组成】土乌药

【用法】用干粗布巾揩净,以瓦片刮下屑,收于瓷器内,以好酒一升浸一宿。次日去药屑,只将器内所浸药酒,热汤上坐温,入生麝香少许尤妙,空心一服即安;无麝香则多服。服后溏泄,病去。

【主治】脚气发动。

17259 乌药散(《圣惠》卷四十五)

【组成】乌药半两 青橘皮一两(汤浸,去白瓤,焙) 蛤粉半两 木香半两 槟榔半两

【用法】上为细散。每服一钱,煎生姜、葱白汤调下,不拘时候。

【主治】湿脚气,小便不利,气攻心痛烦闷。

17260 乌药散(《圣惠》卷七十一)

四画

乌

364
(总1272)

【组成】乌药一两　蓬莪术一两　桂心一两　当归一两(锉碎,微炒)　桃仁一两(汤浸,去皮尖双仁,麸炒微黄)　青橘皮一两(汤浸,去白瓤,焙)　木香一两

【用法】上为细散。每服一钱,食前以热酒,调下。

【功用】《金鉴》:开滞消积。

【主治】妇人气滞血瘀,心腹疼痛;经行或产后因食生冷,致成癥块。

❶《圣惠》:妇人血气上攻,心痛发歇不定。❷《校注妇人良方》:血气壅滞,心腹作痛。❸《金鉴》:妇人经行、产后食生冷之物,与脏气互相搏聚,结成坚块,牢固不移,日渐长大。

17261　乌药散《圣惠》卷七十一)

【组成】乌药一两　木香一两　桂心一两　青橘皮一两(汤浸,去白瓤,焙)　蓬莪术一两

【用法】上为细散。每服二钱,以生姜半两(拍碎)、黑豆半合,同炒令豆熟,入童便一中盏,煎三五沸,滤去滓,调下。

【主治】妇人血气上攻,心腹疼痛不可忍,神情闷乱。

17262　乌药散《博济》卷三)

【组成】乌药一两　莳萝一分(二味炒令黄色)

【用法】上为末。每服二钱,温酒下;若是干脚气,用苦楝子一个,柏浆水一升,煎至五合,调下。

【主治】干湿脚气。

17263　乌药散《圣济总录》卷九十四)

【组成】乌药　木香　茴香子(微炒)　青橘皮(汤浸,去白,焙)　高良姜(炒)各半两　槟榔(锉)二枚　楝实十枚　巴豆七十枚(微炒,敲破,同楝实二味,用麸一升炒,候麸黑色,拣去巴豆并麸不用)

【用法】上八味,除炒巴豆不用外,捣罗为散。每服一钱匕,空心、食前温酒调下;痛甚,炒生姜、热酒调下。

【主治】控睾痛引少腹。

17264　乌药散

《圣济总录》卷一五一。为《妇人良方》卷七引《灵苑方》"大效琥珀散"之异名。见该条。

17265　乌药散《小儿药证直诀》卷下)

【组成】天台乌药　香附子(破,用白者)　高良姜　赤芍药各等分

【用法】上为末。每服一钱,水一盏同煎六分,温服;如心腹疼痛,入酒煎;水泻,米饮调下,不拘时候。

【功用】《卫生总微》:调和乳汁。

【主治】❶《小儿药证直诀》:乳母冷热不和,及心腹时痛,或水泻,或乳不好。❷《卫生总微》:乳母冷热不调,败坏乳汁,因以饲儿,致儿心腹疼痛,或时下利。但令乳母服药,调和乳汁哺儿。

17266　乌药散《普济方》卷二五六引《卫生家宝》)

【组成】乌药六两半(去皮心,切片子)　白芷六两　白术二两半　苍术三两(米泔浸一宿,切片子)　甘草六两半(炒)　青橘皮六两(去瓤)

【用法】上药焙干,研为细末,炒,共三十两重。诸证不论冷热百病,先进三两服,大人小儿、孕妇、室女皆可服。每服六钱,加生姜二片,大枣一个,水八分盏,煎至五六分,不计时候;沸汤、酒点服亦得。

【主治】伤脾伤暑,伤风伤气,伤冷吐泻恶心,寒热头痛,体重倦怠,不思饮食,荣卫不顺,肢节不和。

17267　乌药散《陈素庵妇科补解》卷一)

【组成】乌药　香附　苏子　广皮　柴胡　丹皮　焦栀　木香　当归　川芎　薄荷　生甘草

【功用】调气开郁。

【主治】七情郁结,经水先或后,或多或少,久则闭绝不行。

【方论选录】方中用乌、香、广、附、苏子以行气,柴、丹、栀子以清肝火、解脾郁,薄荷轻清上升,甘草甘温下降,芎、归辛温养血。

17268　乌药散《朱氏集验方》卷一)

【组成】乌药　附子(一只)　天雄(一只)　沉香(大块)各一两　甘草少许

【用法】上入钵磨。每服一钱,病势稍重,用一碗,加生姜十片,煎半碗,空心服。

【主治】中风不语,老人虚人可用之。

【加减】气中,加木香半钱;气虚,加人参半钱。

17269　乌药散《朱氏集验方》卷十)

【组成】天台乌药　杜当归

【用法】上为末。豆淋酒调下。

【主治】产后腹痛。

17270　乌药散《普济方》卷一四〇)

【组成】乌药　茴香　青皮　赤豆各一两　干漆　没药各二两　硇砂　滑石　高良姜各一两

【用法】上除硇砂别研入,捣筛为散。取一钱,温酒或白饮和服。仍以铃按伏之,患释。

【主治】厥阴疝病,胁腹引小腹而痛。

17271　乌药膏《圣济总录》卷一二七)

【组成】乌药(末)二两　猪胆三枚

【用法】以胆汁和乌药末令匀。以薄绵裹,纳疮口,一日三五次。

【主治】瘰疬、诸瘘久不愈。

17272　乌鸦丸《圣济总录》卷十一)

【组成】乌鸦一只(烧为灰)　麝香(别研)一分　虎骨(酥炙)　白僵蚕(炒)　干蝎(去土,炒)　防风(去叉)　乌蛇(酒浸,去皮骨,炙)　白附子(炮)　藿香叶各半两

【用法】上九味,除别研者外,为末,入研者拌匀,炼蜜为丸,如梧桐子大。每服十丸,加至十五丸,温酒送下,茶清亦得,不拘时候。

【功用】利咽膈,解昏倦。

【主治】风虚皮肤不仁,头目昏痛。

17273　乌鸦散《圣惠》卷七十八)

【组成】乌鸦一只(去嘴角后,以脊破开,不出肠胃,用真虎粪实筑腹中令满,缝合)

【用法】上药以瓷罐盛,用黄泥封裹,候干,猛火煅令通赤,取出,出火毒良久,入麝香半两,细研为散。每服二钱,以暖酒调下,不拘时候。

【主治】产后中风,及暗风头旋。

17274　乌鸦散《圣惠》卷八十)

【组成】腊月乌鸦一只(去嘴爪)　赤鲤鱼鳞一两　桑木耳一两　童子头发一两　香墨半两　硇砂一两

【用法】上药都入一瓷瓶子内,以六一泥固济,晒干;先用文火烧烟出,后以武火煅,移时待冷取出,为细散,研入麝香一分。每服二钱,以热酒调下,不拘时候。

17275 乌鸦散《圣济总录》卷一五一）

【组成】乌鸦（去皮毛,炙）三分 墨（烧,醋淬）半两 当归（锉,焙）三分 延胡索半两 蒲黄（炒）半两 水蛭（糯米内炒熟,去米）半两 芫青（炒）一分

【用法】上为细散,研匀。每服一钱匕,温酒调下。

【主治】积血不散,经水不通。

17276 乌鸦散《全生指迷方》卷三）

【组成】腊月乌鸦一个（去足嘴大翅,用麝香一钱填口内,以好纸通裹了,再用盐、纸和泥团,候干,炭火烧,烟尽取出）

【用法】上为末,更入麝香一钱,研和。每服方寸匕,饮调下,一日二次。

【主治】痫症。

17277 乌鸦散（方出《丹溪心法》卷四,名见《东医宝鉴·杂病篇》卷二）

【组成】鸦翅（烧存性）

【用法】上为细末。每服一钱,酒调下。

【主治】破伤风,血凝于心。

17278 乌星散（方出《续本事》卷四,名见《普济方》卷二九九）

【组成】草乌一个 南星一个 生姜一块

【用法】上焙干,为末。每用二钱,临睡时用醋调掩子,贴手足心心。来日便效。

【主治】虚壅上攻,口舌生疮。

17279 乌星膏《普济方》卷四十四引《肘后方》）

【组成】川乌 南星 桂心

【用法】上为末。酒调,涂敷痛处。

【主治】太阳穴痛不可忍。

17280 乌骨散《卫生总微》卷十一）

【组成】乌鱼骨（去皮）

【用法】上为细末。每服半钱,米饮调下。或炙黄用之。

【主治】脏寒泄泻,下利纯白,腹中绞痛,虚气胀满,手足逆冷;亦治妇人漏血。

17281 乌香散《圣济总录》卷一一六）

【组成】草乌头（烧灰） 麝香（研）各等分

【用法】上为细末。以少许贴疮上。

【主治】鼻疳疮,侵蚀鼻柱。

17282 乌香散

《杨氏家藏方》卷二。为《圣济总录》卷十五"太一麝香汤"之异名。见该条。

17283 乌须丸《医学入门》卷五）

【组成】胎发 青盐各四两（共入罐内封固,火煅三炷香久,冷定取出为末） 何首乌 冬青子（九蒸九晒） 旱莲草 枸杞子 生地 当归 白茯苓各四两 人参一两

【用法】以水十碗,煮汁五碗,去滓熬膏,将前二味入内搅匀,分作几小罐盛之。每服三五茶匙,空心滚水酒调下。

【功用】《医部全录》:乌须黑发。

【主治】因下血多而须发易白者。

17284 乌须方《古今医鉴》卷九）

【组成】五倍子（不拘多少,捶碎,去灰,入砂锅内炒尽烟为度,以青布巾打湿、扭干、包裹,脚揣成饼,为末）二钱 红铜末（不拘多少,火内烧极红,投入水碗中,取出再烧、再投,取其水内自然之末,用水淘净,将好醋煮数沸至干,随炒黑色）六分 食盐三分 明矾末六分 白灰面一分半

【用法】上合火酒调搽,无酒浓茶亦可,调匀,以酒盏盛贮,用铁勺注水,煮至如糖香镜脸,方可取用。先将皂角水洗净须发,然后涂药,包裹一夜。次早洗去即黑。如须少,只用半张。

【功用】乌须发。

17285 乌须方《鲁府禁方》卷二）

【组成】五倍子一两 硇砂春冬八分,秋夏三分 红铜末 白矾 没石子各一钱

【用法】上药各为极细末。先将须发用肥皂洗净,以布拭干;将药入于白茶盏内,又用浓茶、食盐些须,调前药放于锅内,煮三四沸,看其不稠不稀,取起,趁热以眉掠挑药,染涂白处,以油纸包裹一二小时,解去油纸,候干洗净,须发即黑。

【功用】染乌须发。

【备考】制五倍子法:用五倍子,不拘多少,捣碎,如黄豆大,用糠筛簸去细者,入无油净锅内,不住手炒,以黑色为度,不要黄色,不要焦枯;用青布一方,水湿趁五倍热包裹在内,于地上板盖踏成饼,候冷取出,听用。

制铜末法:用红铜末,将好醋铜末锅内炒干,如此七次,方好入醋,看末多寡酌量。

17286 乌须方《寿世保元》卷六引周如梅方）

【组成】宫粉一两二钱五分 白矾二钱 白石灰二钱 樟脑二分 麝香二分 轻粉三分 真百草霜八分 水银一钱（先将铅一钱化开,入水银结成砂子）

【用法】上为末。用碱水和,熬滚,涂须发上,约半炷香,即洗去。

【功用】染乌须发。

17287 乌须方《何氏济生论》卷六）

【组成】五倍子一两（炒） 青盐一钱（炒） 胆矾一钱 明矾一钱 铜青二钱 飞面五分

【用法】用六安粗茶调稠,重汤炖至起泡。刷须上,干则洗去。一月两乌,永不见白。

【功用】乌须。

17288 乌须方《同寿录》卷二）

【组成】生何首乌四两（捣碎,忌铁器） 破故纸二两 当归身 大生地 青盐 旱莲草 陈米各四两 桑椹三两

【用法】共煎汤取汁,拣圆满腰子样黑豆五升,将药汁和匀,煮豆令熟,晒干。早、晚每服一小合,白滚水送下。

【功用】乌须发。

【宜忌】永忌萝卜。

17289 乌须方《纲目拾遗》卷六引王守副方）

【组成】五倍子二钱 皂矾四分八厘 青盐六分 紫铜末一分五厘 榆香末六分 松萝茶三钱

【用法】上为末。蒸透用。

【功用】乌须。

17290 乌须酒《回春》卷五）

【组成】黄米三斗　淮曲十块　麦门冬(去心)八两　天门冬(去心)二两　人参(去芦)一两　生地四两　熟地二两　枸杞子二两　何首乌四两　牛膝(去芦)一两　当归二两

【用法】上药各为末,和入曲糵内,封缸,待酒熟,照常榨出。每日清晨饮三杯。

【功用】❶《回春》:乌须发。❷《东医宝鉴·内景篇》:补虚益寿延年,美容颜。

【宜忌】❶《回春》:忌白酒、萝卜、葱、蒜。❷《东医宝鉴·内景篇》:忌牛肉、黄米(即粘黍米,色黄也)。

17291　乌姜丸(《卫生总微》卷十)

【组成】生姜二两(切棋子大)　黄连(去须)二两(锉豆大。二味同炒紫黑色)　肉豆蔻二十五个(每个入丁香二个,共五十个在内讫,别用生姜研烂取汁,和面裹,煨熟,和面研之)

【用法】上为细末,滴水为丸,如芥子大。每服二三十丸,乳食前枣汤送下。

【主治】小儿脾虚泄泻,不入食。

17292　乌姜丸(《医方类聚》卷二十四引《施圆端效方》)

【组成】川乌　草乌　干姜　良姜各一两

【用法】上切,好醋一碗,煮醋尽,切细,慢慢炒干,为细末,醋面糊为丸,如梧桐子大。每服五七丸,食前茶清送下,一日二次。

【主治】诸中风,口眼㖞斜。

【宜忌】服药后,忌热食一时。

17293　乌姜散(方出《证类本草》卷十引《孙兆口诀》,名见《仙拈集》卷一)

【组成】川乌头　干姜各等分

【用法】上为粗散,炒令转色,放冷,再捣为细散。每服一钱,水一盏,盐一撮,煎取半盏,温服。

【主治】阴毒伤寒,手足逆冷,脉息沉细,头疼腰重;兼治阴毒咳逆。

17294　乌姜散(《鸡峰》卷十四)

【组成】干姜　高良姜各一两

【用法】上锉,同炒紫色,为细末。每服二钱,未发前热酒调服。

【主治】疟疾。

17295　乌神散(《杨氏家藏方》卷十八)

【组成】鲫鱼一枚(大者,去肠肚)　大枣十个(去核)　胆矾一钱(研细,入在枣内,却将枣入在鱼腹中)　龙骨一钱(别研)　脑子(别研)　麝香(别研)各半钱

【用法】上将前鲫鱼等三味,用纸裹三五重,盐泥固济,头上留一窍子,炭火内煅,青烟出为度,取出,用土罨一宿,去泥,入龙骨等三味一处为极细末。每食后,用温浆水漱口,以药少许敷牙龈患处,一日三次用之。

【主治】小儿牙疳,牙龈肿痛,及退牙日久不生者。

17296　乌桂汤(《金鉴》卷四十二)

【组成】川乌　蜂蜜　肉桂　白芍药　炙甘草　生姜　大枣

【主治】疝由外寒入腹者。

17297　乌桕汤(《赤水玄珠》卷十五)

【组成】乌桕木皮方一寸七

【用法】劈破,以水煎,取小半盏,服之立通,不用多服。

【主治】大便不通;小便不通。

【备考】兼能取水。或以此汤调下五苓散二钱,空心服。

17298　乌桕膏(《仙拈集》卷四)

【组成】乌桕叶

【用法】捣如泥。敷患处。

【主治】肿毒恶疮。

【宜忌】患处如破者,不可贴。

17299　乌贼丸

《医学入门》卷八。为《素问》卷十一"四乌鲗骨一藘茹丸"之异名。见该条。

17300　乌倍散(方出《百一》卷十二,名见《普济方》卷三〇〇)

【组成】草乌头半两　白牵牛一两　五倍子四两(全者)　龙骨一分

【用法】上将内三物捶碎,炒五倍子令焦黑色,去三物不用,只取五倍子为末。疮干用麻油调涂,湿即干贴。

【主治】嵌甲。

17301　乌烬散(《卫生总微》卷十)

【组成】谷精草不拘多少

【用法】烧存性,用器覆之,放冷,研为细末。每服半钱或一钱,冷米饮下,不拘时候。

【主治】小儿中暑发渴,烦躁闷乱,吐泻。

17302　乌扇丸(《圣惠》卷五十四)

【组成】乌扇半两　蛤蚧一对(涂酥,微炙)　木通半两(锉)　汉防己半两　大戟三分(锉碎,微炒)　槟榔半两　陈橘皮三分(汤浸,去白瓤,焙)　附子半两(炮裂,去皮脐)　木香半两　当归半两(锉碎,微炒)　郁李仁三分(汤浸,去皮,微炒)　续随子一分　海蛤半两(细研)　肉桂半两(去皱皮)　赤茯苓半两　赤芍药半两

【用法】上为末,炼蜜为丸,如小豆大。每日五更初服三十丸,以桑根白皮汤送下。

【主治】水气肿满,咳逆上气。

17303　乌扇丸

《伤寒图歌活人指掌》卷五。为《外台》卷二引《集验方》"乌扇膏"之异名。见该条。

17304　乌扇膏(《外台》卷二引《集验方》)

【异名】乌扇丸(《伤寒图歌活人指掌》卷五)。

【组成】生乌扇一斤(切)　猪脂一斤

【用法】上药合煎去滓,取如半鸡子,薄绵裹之,纳口中,稍稍咽之。

【主治】伤寒热病,喉中痛,闭塞不通。

【宜忌】忌酒、蒜。

17305　乌梢丹(《幼幼新书》卷九引张涣方)

【异名】乌龙丹(《普济方》卷三七五引《全婴方》)。

【组成】乌梢蛇二两(水浸,去皮骨)　天麻　白附子　干全蝎　人参　半夏(汤洗七次)　川附(炮裂)　天南星(炮)　防风各一两　天浆子二十一个(微炒)

【用法】上㕮咀。酒浸二宿,焙,罗;雄黄、辰砂各一两研飞,焙,同上药拌入麝香二钱,生龙脑一钱,研匀,糯米饭为丸,如黍米大。每服七丸至十五丸,金银薄荷汤送下。

【主治】慢惊吐泻后生风及心肺中风。

17306　乌梢丹

《普济方》卷三六七。为《圣惠》卷八十三"乌蛇丸"之异名。见该条。

17307　乌梢散《卫生宝鉴》卷九）

【组成】乌梢蛇（酒浸一宿，去骨）六钱　麻黄（去节）一两　草乌（切开内白）　蛮姜　黑附（炮）　川芎　白附　天麻各半两　蝎梢二钱半

【用法】上为末。每服一钱，热酒调下，一日三次。重者三五日见效。

【主治】破伤风及洗头风。

【备考】四般恶证不可治：第一、头目青黑色；第二、额上汗珠不流；第三、眼小目瞪；第四、身上汗出如油。

17308　乌梅丸《伤寒论》）

【异名】乌梅丹（《普济方》卷三九九引《医方妙选》）、乌梅安胃丸（《饲鹤亭集方》）、杀虫乌梅丸（《全国中药成药处方集》兰州方）、安胃丸（《全国中药成药处方集》杭州方）。

【组成】乌梅三百枚　细辛六两　干姜十两　黄连十六两　当归四两　附子六两（炮，去皮）　蜀椒（出汗）四两　桂枝（去皮）六两　人参六两　黄柏六两

【用法】上药各为末，合治之，以苦酒渍乌梅一宿，去核，蒸之五斗米下，饭熟，捣成泥，和药令相得，纳臼中，炼蜜为丸，如梧桐子大。每服十丸，食前以饮送下，一日三次。稍加至二十丸。

【功用】《医方集解》：温脏安蛔。

【主治】蛔厥，脘腹阵痛，烦闷呕吐，时发时止，得食则吐，甚则吐蛔，手足厥冷，或久痢不止，胃腑发咳。现用于胆道蛔虫病。

❶《伤寒论》：蛔厥者，其人当吐蛔，今病者静而复时烦者，此为脏寒，蛔上入其膈，故烦，须臾复止，得食而呕，又烦者，蛔闻食臭出，其人常自吐蛔。又主久痢。❷《圣济总录》：产后冷热痢，久下不止。❸《玉机微义》：胃腑发咳，咳而呕，呕甚则长虫出。❹《寿世保元》：胃冷，蛔虫上攻，心痛呕吐，四肢冷。❺《谦斋医学讲稿》：肝脏正气虚弱而寒热错杂之证，久病腹痛、呕吐、下痢、蛔厥。

【宜忌】❶《伤寒论》：禁生冷、滑物、臭食等。❷《谦斋医学讲稿》：性质毕竟偏温，以寒重者为宜。

【方论选录】❶《注解伤寒论》：肺欲收，急食酸以收之，乌梅之酸以收肺气；脾欲缓，急食甘以缓之，人参之甘以缓脾气；寒淫于内，以辛润之，当归、桂、椒、细辛之辛以润内寒；寒淫所胜，平以辛热，姜、附之辛热以胜寒；蛔得甘则动，得苦则安，黄连、黄柏之苦以安蛔。❷《内台方议》：蛔为阴虫，故知阳微而阴胜，故用乌梅为君，其味酸，能胜蛔；以川椒、细辛为臣，辛以杀虫；以干姜、桂枝、附子为佐，以胜寒气而温其中；以黄连、黄柏之苦以安蛔，以人参、当归之甘而补缓其中，各为使。❸《古今名医方论》引柯韵伯：吐蛔，仲景立方皆以辛甘苦味为君，不用酸收之品，而此用之者，以厥阴主风木耳！君乌梅之大酸，是伏其所主也；配黄连泻心而除疼，佐黄柏滋肾以除渴，先其所因也；肾者，肝之母，椒、附以温肾，则火有所归，而肝得所养，是固其本；肝欲散，细辛、干姜辛以散之；肝藏血，桂枝、当归引血归经也；寒热杂用，则气味不和，佐以人参调其中气；以苦酒渍乌梅，同气相求，蒸之米下，资其谷气，加蜜为丸，少与而渐加之，缓则治其本

也。故药亦寒热互用，且胸中烦而吐蛔，则连、柏是寒因热用也。蛔得酸则静，得辛则伏，得苦则下，信为化虫佳剂。久痢则虚，调其寒热，酸以收之，下利自止。

【临床报道】❶蛔厥：《重庆医药》[1980,（1）:22]龙某某，女，22岁。1961年9月诊治。突发胃脘偏右疼痛四日，呈阵发性，发时痛如刀绞，如顶如钻，坐卧不安，辗转躁烦，恶心不止，呕吐苦汁，汗出身冷，四肢厥逆，畏寒发热，白睛微黄，病后在某医院检查：T38.7℃，P100次/分，BP 110/80mmHg，血：白细胞13000/mm³，中性84%，淋巴16%，剑突下偏右压痛，无明显肌紧张及反跳痛，肠鸣音亢进。诊为"胆道蛔虫病"。门诊观察三日，迭经解痉、镇静、利胆、输液、抗感染等治疗，罔效。余诊其脉弦数，舌尖红，苔黄滑。诊为"蛔厥"。拟乌梅丸作汤剂：乌梅15克，黄连9克，黄芩12克（因黄柏缺代之），炒川椒9克，细辛3克，桂枝9克，干姜9克，制附片12克（先熬一小时），南沙参12克，当归9克。二帖尽剂，诸症消失。继以乌梅丸3克，日二次。越五日，体力恢复，劳动如常。❷胆道蛔虫症：《实用中医药杂志》[1997,（2）:15]用本方为主治疗胆道蛔虫症40例，结果：治愈21例，有效12例，无效7例，总有效率，82.2%。❸久痢：《河南中医》[1984,（5）:32]张某，男，38岁，已婚。主诉：腹痛，少腹下坠，大便带白色黏冻，八年余。反复发作，久治不愈，每当发病时，腹部下坠有便意，轻微里急后重，大便日行6至8次，粪便色白如涕，不带血，有腥臭味，服西药痢特灵等效果不佳，又多次服中药芩、柏、连和参苓白术散等亦不见显效，病时轻时重。1975年6月来本院就诊时，面色苍白少华，体倦乏力，形体消瘦，口苦口黏，但饮食如常，脉缓滑无力，舌质红，苔薄白稍腻。余深思，患者罹病日久，收涩止痢，健脾止泻等法，前医用之罔效，不宜重蹈覆辙，古人有训："初痢则泻，久痢则补"，"久痢多虚，新病多实"。本证当属寒热错杂，正气虚惫之证。余将乌梅丸变汤剂加减治之，药物：乌梅30克，细辛3克，桂枝9克，党参9克，附子9克，川椒6克，黄柏12克，当归9克，米壳6克，黄连9克，诃子肉15克，炒扁豆30克，干姜炭12克，煅龙牡各30克。水煎服。六剂服后，腹痛下坠除，大便日行减至2至3次，粪便中黏冻物大减，有阳气鼓舞回升之象，按原方续进十剂，第三次来诊，大便黏液止，日行一次，粪便色黄成形。以参苓白术散加减以巩固疗效，随访至今未发。❹厥阴消渴证：《四川中医》[1985,（2）:11]蒋某，女，51岁。1954年8月5日诊。自述七日前因夏天乘凉后即感头痛发热恶寒。经治疗头痛发热已解。近两日来口渴引饮，日进四五壶（每壶约盛8磅）水，亦不解渴。前医用益胃汤罔效，昨日又服人参白虎汤，反渴甚。症见脉细弱，小便清长，四肢厥冷，渴饮不解，三日前，曾吐蛔虫一条。辨证：此蛔厥之后消渴，乃厥阴病上热下寒证也。上热则消渴，下寒则溺清。老年体弱，阳不温煦则脉细弱，肢冷，故断为厥阴消渴证。用乌梅丸全方一帖，水煎服。翌日复诊，口渴大减，但肢冷仍存，守方重用参、附，益气温阳，两剂而愈。❺结肠炎：《甘肃中医》[2007,20(9):27]用本方加减治疗慢性非特异性结肠炎100例，结果：基本痊愈68例，有效27例，无效5例。❻慢性胆囊炎：《河南中医》[2006,26(1):73]用本方加减治疗慢性胆囊炎69例，结果：治愈51例，显效13例，无效5例，有效率为92.8%。❼偏头痛：《湖南中医杂志》[2000,16(3):42]用

本方加减治疗偏头痛48例,结果:治愈25例,显效12例,好转7例,无效4例,有效率91.7%。❽更年期综合征:《河南中医》[2007,(1):17]用本方加减治疗更年期综合征106例,结果:治愈96例,好转10例,服药最多24剂,最少8剂,有效率达100%。❾心血管神经症:《陕西中医》[2005,26(2):124]用本方加减治疗心血管神经症50例,结果:服用中药7~21剂,显效32例,有效14例,无效4例,总有效率92%。

【现代研究】❶麻醉蛔虫虫体作用:《福建中医药》[1960,(6):29]实验结果表明,乌梅丸虽不能直接杀灭蛔虫,但有明显的麻醉虫体的作用。❷促进胆囊收缩及促进胆汁分泌作用:《中成药研究》[1983,(9):19]给人口服乌梅汤后90分钟用胆囊造影和超声波检查,发现胆囊长度缩小0.3~1.5厘米,胆囊上下径缩小0.5~1.5厘米,与用药前相比,有非常显著性差异(P<0.01)。《福建中医药》[1962,(3):44]用狗做胆囊造瘘,收集胆汁,观察到用乌梅丸后胆汁分泌增加;给健康人及慢性胆囊炎患者各5例用药前后做胆囊造影,发现有促进胆囊收缩及胆汁排泄作用。❸对炎性肠黏膜上皮细胞修复好转作用:《广州中医药大学学报》[2003,20(1):59]实验结果表明,经乌梅丸治疗后溃疡性结肠炎大鼠病变结肠黏膜上皮表面的微绒毛基本完整,细胞质内线粒体丰富,形态尚完整,基质尚均匀;肠腺杯状细胞内黏原颗粒较丰富,并向腺腔排出,呈现明显修复好转趋势。❹增强免疫调节作用:《中医药学刊》[2004,22(9):1624]大鼠实验结果表明:用乌梅丸后,可上调抗炎细胞因子,下调促炎细胞因子,从而使溃疡性结肠炎大鼠免疫功能恢复正常。❺增强巨噬细胞吞噬功能:《中国实验方剂学杂志》[1999,5(3):65]小鼠实验结果表明:乌梅丸能增强小鼠巨噬细胞的吞噬功能。❻增强对缺氧的耐受能力和抗严寒能力:《天津中医学院学报》[1995,(3):44]小鼠实验结果表明:乌梅丸能增强小鼠对缺氧的耐受能力和抗严寒能力。❼抗诱变、抗促癌及抗氧化作用:《现代中医药》[2003,(2):55]小鼠实验结果表明:乌梅丸可逆转小鼠胃黏膜癌前病变,有抗诱变、抗促癌及抗氧化作用。❽抗肝纤维化作用:《河南中医》[2006,26(5):23]采用大鼠实验结果显示:乌梅丸可以明显抑制肝组织损伤,减轻炎症反应,延缓或阻止纤维化的病理改变。❾降低血糖作用:《中医药学刊》[2005,23(5):892]用小鼠实验结果表明:乌梅丸能降低糖尿病动物空腹血糖。

17309 乌梅丸(《肘后方》卷三)

【异名】甘草乌梅丸(《鸡峰》卷十四)。

【组成】甘草二两 乌梅肉(熬) 人参 桂心 肉苁蓉 知母 牡丹各二两 常山 升麻 桃仁(去皮尖,熬) 乌豆皮(熬)各三两

【用法】上为末,炼蜜为丸。发日五更服三十丸,平旦服四十丸,酒送下;欲发四十丸;不发空腹服四十丸,晚服三十丸。

【主治】一切疟。

【禁忌】服后十余日,忌吃肥肉。

17310 乌梅丸(《普济方》卷二〇〇引《肘后方》)

【组成】乌梅肉(炒) 甘草(炙、锉) 升麻 人参 桂(去粗皮)各半两 肉苁蓉(酒浸,切,焙) 桃仁(汤浸,去皮

尖,炒,别研) 常山(锉)各三分 豉(微炒)一合

【用法】上除桃仁外为末,入桃仁再研匀,炼蜜为丸,如梧桐子大。每服二十丸,空腹温米饮送下,发前再服,渐加至三十丸。寒疟,未发前每服二十丸,空心温酒送下,一日二次,加至三十丸。

【主治】❶《普济方》引《肘后方》:积年劳疟不愈,颜色羸瘦无力。❷《圣济总录》:寒疟。

17311 乌梅丸(《医心方》卷十一引《范汪方》)

【组成】干姜 黄连 黄柏(炙) 黄芩 艾各一两 乌梅二十枚(取肉)

【用法】上为末,丸如梧桐子大。每服十丸,一日三次。老少减半。

【主治】各种下痢。

17312 乌梅丸(方出《医心方》卷十一引《范汪方》,名见《圣惠》卷五十九)

【异名】黄连乌梅丸(《普济方》卷二一一)。

【组成】乌梅(割取皮)三两(火熬令干) 黄连三两

【用法】上药捣下筛,炼蜜为丸,如梧桐子大。晨服十丸,不知稍增,可至二三十丸,昼夜可六七服。若候不愈,可增服七八十丸。

【主治】《医心方》引《范汪方》:赤白滞下,昼夜数十行者。

【宜忌】服药期间欲食,勿与服药相近。

【方论选录】《千金方衍义》:黄连苦寒,本经主肠澼腹痛,专取苦燥以坚肠胃;配以乌梅益津开胃,不使木邪横干脾土。近世医师每谓初痢后重未除,不可便用酸收,而《千金》用此治暴痢,不致热毒上攻,全赖酸收之力,详此治例,又未可一概论也。

17313 乌梅丸(《外台》卷五引《古今录验》)

【组成】乌梅肉二两 常山二两 鳖甲二两(炙) 香豉二两 蜀漆二两(生用) 人参一两 肉苁蓉二两 桂心二两 知母二两 桃仁二两(去尖皮,别捣如稀饧)(一方有升麻、甘草各二两)

【用法】上为末,炼蜜为丸,如梧桐子大。每服三十丸,空心以酒、饮任下。

【主治】温瘴、痰疟。

【宜忌】忌生葱、生菜、苋菜、海藻、菘菜。

17314 乌梅丸(《千金》卷十)

【组成】乌梅肉 豆豉各一合 升麻 地骨皮 柴胡 鳖甲 恒山 前胡各一两 肉苁蓉 玄参 百合 蜀漆 桂心 人参 知母各半两 桃仁八十一枚

【用法】上为末,炼蜜为丸。每服三十丸,空心煎细茶送下,一日二次。

【主治】寒热劳疟久不愈。形体羸瘦,痰结胸堂,食饮减少,或因行远,久经劳役,患之积年不愈。

17315 乌梅丸(《千金》卷十)

【异名】鳖甲丸(《圣济总录》卷三十六)。

【组成】乌梅肉 蜀漆 鳖甲 菱菰 知母 苦参各一两 恒山一两半 石膏二两 甘草 细辛各十八铢 香豉一合

【用法】上为末,炼蜜为丸,如梧桐子大。每服十丸,酒送下,一日二次;饮服亦得。

【主治】肝邪热如疟,令人颜色苍苍,气息喘闷,战掉,状如死者,或久热劳微动如疟,积年不瘥。

17316 乌梅丸(《千金》卷十五)

【组成】乌梅肉四两 当归三两 桂心二两 黄连 吴茱萸 干姜各四两 蜀椒一两半

【用法】上为末,炼蜜为丸,如梧桐子大。食后服十丸,一日三次。

【功用】消谷,下气,补虚。

【主治】久痢,诸药不愈,数十年者。

17317 乌梅丸(《医方类聚》卷一二一引《千金月令》)

【组成】乌梅八分(熬) 肉苁蓉 恒山 甘草各六分 杏仁(熬,去皮尖) 桂心 知母 鳖甲(炙) 桃仁四十九枚(熬,去皮尖)

【用法】上为末,炼蜜为丸。每服二十五丸,空腹饮送下,加至三十五丸。

【主治】疟疾,久不愈者。

【宜忌】忌菘菜、人苋、生葱、油腻、热面。

【备考】方中杏仁、桂心、知母、鳖甲用量原缺。

17318 乌梅丸(《外台》卷五引《备急方》)

【组成】乌梅肉三两(熬) 苁蓉三两 桃仁三两(熬,去皮) 常山三两(熬) 升麻二两(炙) 桂心二两 甘草二两(炙)(一方有豉三两,熬)

【用法】上为末,炼蜜为丸,如梧桐子大。未发时服二十丸,酒送下;欲至发时,更服二十丸。饮服亦得。

【主治】疟疾,无问月年远近。

【宜忌】忌海藻、菘菜、生葱、生菜。

【备考】此药或吐利,或不吐利,勿怪,五六日频进佳。

17319 乌梅丸(《医心方》卷十一引《集验方》)

【组成】乌梅三百六十枚(去核,熬令可捣) 附子四两(炮) 黄连十二两 干姜四两

【用法】上为末,炼蜜为丸,如梧桐子大。每服十丸,饮送下,一日二次。

【主治】❶《医心方》引《集验方》:久新寒冷下利,腹内不安,食辄注下者。❷《圣济总录》:脓血痢,食已即注下不安。

17320 乌梅丸(《圣惠》卷十三)

【组成】乌梅肉三分(微炒) 黄连三分(去须,微炒) 当归三分(锉,微炒) 诃黎勒皮三分(煨微黄) 阿胶半两(捣碎,炒令黄燥) 干姜一分(炮裂,锉)

【用法】上为末,炼蜜为丸,如梧桐子大。每服二十丸,以粥饮送下,不拘时候。

【主治】❶《圣惠》:伤寒下痢腹痛。❷《圣济总录》:伤寒后湿热不除,下痢脓血,昼夜无度。

17321 乌梅丸(《圣惠》卷三十一)

【组成】乌梅肉一两(微炒) 柴胡一两(去苗) 生干地黄半两 桃仁一两(汤浸,去皮尖双仁,麸炒微黄) 杏仁一两(汤浸,去皮尖双仁,麸炒令黄) 虎头骨半两(涂酥,炙令黄) 鳖甲一两(涂醋,炙令黄,去裙襕) 恒山半两 黄耆半两(锉) 秦艽半两(去苗) 人参半两(去芦头) 远志半两(去心) 地骨皮半两 前胡半两(去芦头) 知母三分 麦门冬一两半(去心,焙) 枳壳二两(麸炒微黄,去瓤) 豉心三分(炒黄焦)

【用法】上为末,炼蜜为丸,如梧桐子大。每服二十丸,空心及晚食前以粥饮送下。

【主治】热劳四肢少力,发渴寒热,不思饮食,渐加羸瘦。

【宜忌】忌生葱、苋菜、生菜。

17322 乌梅丸(《圣惠》卷三十一)

【组成】乌梅肉一两(微炒) 柴胡一两(去苗) 知母三分 鳖甲一两(涂醋,炙令黄,去裙襕) 桃仁三分(汤浸,去皮尖双仁,麸炒微黄) 虎头骨三分(涂酥,炙令黄) 人参半两(去芦头) 恒山半两 秦艽三分(去苗) 川升麻半两 白术半两 子芩半两 黄耆三分(锉) 豉心一合 木香半两 甘草半两(生用) 远志半两(去心) 槟榔一两

【用法】上为末,炼蜜为丸,如梧桐子大。每服三十丸,食前以清粥饮送下。

【主治】骨蒸劳热,肢节疼痛,心膈壅闷,少思饮食。

【宜忌】忌苋菜。

17323 乌梅丸(《圣惠》卷五十二)

【组成】乌梅肉一两(酒拌,微炒) 恒山一两(锉) 知母半两 犀角屑半两 朱砂半两(细研) 龙骨半两 虎头骨一两(涂酥,炙令黄) 川升麻半两 香豉半两(炒干) 桂心半两 甘草半两(炙微赤,锉) 鳖甲一两(涂醋,炙令黄,去裙襕) 桃仁半两(汤浸,去皮尖双仁,麸炒微黄)

【用法】上为末,入研了药,都研令匀,炼蜜为丸,如梧桐子大。每服二十丸,空心以温酒送下,晚食前再服。

【主治】肝疟久不愈。

17324 乌梅丸(《圣惠》卷五十二)

【组成】乌梅肉一两(微炒) 桂心一两 甘草一两(炙微赤,锉) 虎头骨二两(涂酥,炙令黄) 人参一两(去芦头) 香豉一合(炒干) 恒山二两(锉) 鳖甲二两(涂醋,炙令黄,去裙襕) 麝香一分(细研) 附子半两(炮裂,去皮脐) 桃仁半两(汤浸,去皮尖双仁,麸炒微黄) 川升麻一两 肉苁蓉一两(酒浸一宿,刮去皱皮,炙令干)

【用法】上为末,入麝香研匀,炼蜜为丸,如梧桐子大。每服二十丸,食前以粥饮送下。渐加至三十丸。

【主治】肾疟,腰背痛,手足寒,食少无力。

17325 乌梅丸(《圣惠》卷五十二)

【组成】乌梅肉一两(微炒) 恒山一两(锉) 鳖甲一两(涂醋炙令黄,去裙襕) 香豉一两(炒干) 川椒一两(去目及闭口者,微炒去汗) 桂心一两 人参一两(去芦头) 知母一两 肉苁蓉一两(汤浸一宿,刮去皱皮,炙令干) 桃仁一两(汤浸,去皮尖双仁,麸炒微黄)

【用法】上为末,炼蜜为丸,如梧桐子大。每服二十丸,以温酒送下,不拘时候。

【主治】温瘴痰瘧。

17326 乌梅丸(《圣惠》卷五十二)

【组成】乌梅肉一两(微炒) 鳖甲一两(涂醋,炙令黄,去裙襕) 虎头骨一两(涂酥,炙令黄) 天灵盖一两(涂酥,炙令黄) 肉苁蓉一两(酒浸一宿,刮去皱皮,炙干) 恒山一两(锉) 知母一两 川升麻一两 甘草半两(炙微赤,锉) 柴胡一两(去苗) 蜀漆一两 豉一合(炒干) 桃仁四十九枚(汤浸,去皮尖双仁,麸炒微黄) 枳壳一两(麸炒微黄,去瓤) 猪苓半两(去黑皮) 黄连一两(去须) 犀角

屑一分　地骨皮一两　木香一两　槟榔一两　栀子仁一两　川大黄一两(锉碎,微炒)　麝香半两(细研)

【用法】上为末,入麝香研匀,炼蜜为丸,如梧桐子大。每服三十丸,空心煎桑根白皮汤送下,晚食前再服。

【主治】劳疟,连年不愈。

17327　乌梅丸(《圣惠》卷五十二)

【组成】乌梅肉一两(微炒)　肉苁蓉一两(酒浸一宿,锉,去皱皮,炙干)　恒山三分(锉)　川升麻三分　人参三分(去芦头)　桃仁一两(汤浸,去皮尖双仁,麸炒微黄)　甘草三分(炙微赤,锉)　知母三分　香豉一合(炒干)　鳖甲一两(涂醋,炙令黄,去裙襕)　麝香半两(研细)　桂心三分

【用法】上为末,入麝香研匀,炼蜜为丸,如梧桐子大。每未发前服三十丸,空心以温酒送下,至发又服三十丸。每日服之,以愈为度。

【主治】劳疟,及瘴鬼等疟。

17328　乌梅丸(《圣惠》卷五十二)

【异名】淡豉乌梅丸(《鸡峰》卷十四)。

【组成】乌梅肉二七枚　恒山三两(末)　香豉二两　桃仁四十九枚(汤浸,去皮尖双仁)

【用法】上药都捣如泥,以少许蜜和捣为丸,如梧桐子大。每服三十丸,以粥饮送下,一日三次。

【主治】❶《圣惠》:疟疾,或发或歇,久不愈。❷《鸡峰》:疟不问年月深远。

17329　乌梅丸(《圣惠》卷五十二)

【组成】乌梅肉一两(微炒)　桃仁二十枚(汤浸,去皮尖双仁,麸炒微黄)　地骨皮一两　豉心一两(炒干)　虎头骨一两半(涂酥,炙令黄)　知母一两　鳖甲一两(涂醋,炙令黄)　川升麻一两　人参一两(去芦头)　天灵盖一两半(涂酥,炙令黄)

【用法】上为末,炼蜜为丸,如梧桐子大。每服二十丸,空腹以温浆水送下,晚再服之。

【主治】间日疟,寒热不止。

17330　乌梅丸(《圣惠》卷五十二)

【组成】乌梅肉一两(微炒)　鳖甲二两(涂醋,炙令黄,去裙襕)　川升麻一两　柴胡一两半(去苗)　甘草一两(生用)　麦门冬一两(去心,焙)　虎头骨二两(涂酥,炙令黄)　天灵盖一两(涂酥,炙令黄)　川大黄一两(锉碎,微炒)　桃仁一两(汤浸,去皮尖双仁,麸炒微黄)

【用法】上为末,炼蜜为丸,如梧桐子大。每服三十丸,用粥饮送下。

【主治】往来寒热,疟经年不愈,瘦弱;及劳疟。

17331　乌梅丸(《圣惠》卷五十二)

【组成】乌梅肉一两(微炒)　桂心一两　甘草一两(炙微赤,锉)　虎头骨一两(涂酥,炙令黄)　桃仁一两半(汤浸,去皮尖双仁)　恒山一两半(锉)　川升麻一两半　附子一两(炮裂,去皮脐)　麝香一分(细研)　人参一两(去芦头)　肉苁蓉一两半(酒浸,去皱皮,炙干)　香豉一合(炒干)

【用法】上为末,入麝香研匀,炼蜜为丸,如梧桐子大。每服三十丸,空腹以粥饮送下。

【主治】一切疟,不问月年远近。

17332　乌梅丸(《圣惠》卷五十九)

【组成】乌梅肉二两(微炒)　艾叶二两(微炒)　黄柏二两(微炙,炒)　甘草一两(炙微赤,锉)

【用法】上为末,炼蜜为丸,如梧桐子大。每服三十丸,食前以粥饮送下。

【主治】白痢,食不消化。

17333　乌梅丸(《圣惠》卷五十九)

【异名】梅连丸(《医方类聚》卷一三八引《御医撮要》)。

【组成】乌梅肉二两(微炒)　黄连二两(去须,微炒)　艾叶二两(微炒)　黄柏二两(锉,微炒)　干姜二两(炮裂,锉)　甘草一两(炙微赤,锉)

【用法】上为末,炼蜜为丸,如梧桐子大。每服三十丸,以粥饮送下,一日三四次。

【主治】痢下脓血,食不消化。

17334　乌梅丸(《普济方》卷一九八引《圣惠》)

【异名】乌梅苁蓉丸(《圣济总录》卷三十五)。

【组成】乌梅肉(炒)一两半　恒山(锉)三分　豉一合(炒)　虎头骨(酥炙)半两　麝香(研)一钱　桃仁一两(汤浸,去皮尖,细研)　附子(炮,去皮)半两　肉苁蓉(酒浸,切,焙)半两　知母(切,焙)一分　桂一分(去粗皮)　(一方无知母)

【用法】上为末,炼蜜为丸,如梧桐子大。每服二十丸,未发前,空腹米饮送下。

【主治】肾疟,令人洒然腰脊痛,大便难,目眴,手足寒,及疟久不愈者。

17335　乌梅丸(《圣济总录》卷三十五)

【组成】乌梅肉(微炒)一两半　鳖甲(酒浸,去裙襕,炙令黄色)一两　天灵盖(涂酥,炙令黄色)一两　虎头骨(酒浸,炙令黄色)一两　常山(细锉)一两　柴胡(去苗)一两　肉苁蓉(去皱皮,酒浸,炙干)一两　蜀漆叶三分　知母(焙干,锉)三分　甘草(炙)三分　升麻三分　大黄(锉)半两　豉(炒令黄)半两　桃仁二十九枚(汤浸,去皮尖双仁,生用)

【用法】上药除桃仁外,为细末,与桃仁相和,炼蜜为丸,如梧桐子大。每服二十丸,未发前空腹以枳壳、桑根白皮汤送下。渐加至三十丸。

【主治】诸疟久不愈,发动无节,日渐虚困羸瘦。

【加减】如愈后,觉冷损惫,即加生干地黄、防风、黄耆、桂各一两,香豉减半。日一服。

17336　乌梅丸(《圣济总录》卷三十六)

【组成】乌梅肉(炒)　常山　鳖甲(去裙襕,醋炙)　人参　肉苁蓉(酒浸,切,焙)　知母(焙)　桃仁(去皮尖双仁,炒,研)各半两

【用法】上为细末,炼蜜为丸,如梧桐子大。每服三十丸,温酒或米饮送下,未发前三服。

【主治】肺疟。

17337　乌梅丸(《圣济总录》卷七十四)

【组成】乌梅肉(炒)四两　附子(炮裂,去皮脐)一两　干姜(炮)二两　黄连(去须,炒)五两　肉豆蔻(去壳)五枚

【用法】上为末,炼蜜为丸,如梧桐子大。每服三十丸,米饮送下。

【主治】大肠洞泄,水谷入即注下。

17338　乌梅丸(《圣济总录》卷七十七)

【组成】乌梅肉(炒)一两　猪肝一大叶(以醋煮令烂,研如糊)　草豆蔻(去皮)　厚朴(去粗皮,生姜汁炙)各一两

甘草(炙,锉)一分 当归(切,焙) 干姜(炮) 荜茇 肉豆蔻(去壳) 诃黎勒皮(炒)各三分 桂(去粗皮)半两

【用法】上十一味,捣罗十味为末,用猪肝煎为丸,如梧桐子大。每服二十丸,米饮送下;陈曲汤亦得。

【主治】气痢不愈,疲劣,变成冷劳痢。

17339 乌梅丸《《圣济总录》卷八十六)

【组成】乌梅肉(炒)三分 常山(锉) 桃仁(汤浸,去皮尖,炒黄,别研) 丁香各半两 肉苁蓉(酒浸,去皱皮,切,焙,令干) 人参 甘草(炙)各三分 知母(焙)半两 桂(去粗皮)三分 木香半两 芜荑仁一两(炒,令香) 桔梗(炒)三分

【用法】上为末,炼蜜为丸,如梧桐子大。每服二十丸,空腹陈粟米饮送下,食后再服。

【主治】脾劳,腹胀,寒热,四肢无力,肌肉消瘦,不入饮食。

17340 乌梅丸《《圣济总录》卷九十三)

【组成】乌梅肉(炒) 知母(焙)各一两 鸡舌香 紫菀(去苗土) 赤芍药 大黄(蒸三度,焙) 黄芩(去黑心) 细辛(去苗叶)各一两一分 桂(去粗皮) 白矾(枯) 栝楼根(焙)各半两

【用法】上为末,炼蜜为丸,如梧桐子大。每服二十丸,空腹米饮送下,一日二次。

【主治】诸骨蒸久治不愈。

17341 乌梅丸《《圣济总录》卷一四三)

【组成】乌梅二十个(醋煮,去核) 白矾二两(飞过) 诃黎勒十一个(炮过,去核)

【用法】上三味,将矾石、诃黎勒为末,与梅肉同捣为丸,如梧桐子大。每服七丸,米饮送下。

【主治】泻血。

17342 乌梅丸《《圣济总录》卷一七二)

【组成】乌梅肉(焙) 茜根(去土) 木瓜(焙) 葛根(炮)各一两 赤茯苓(去黑皮)半两 人参一分 白术一分 甘草(炙)半两

【用法】上为末,沙糖为丸,如皂子大。每服一丸,新汲水化下。

【主治】小儿疳渴,饮水不止。

17343 乌梅丸《《圣济总录》卷一七三)

【组成】乌梅肉(炒) 龙胆 龙骨各一两 黄连(去须)一两半 地龙粪(炒)一两一分

【用法】上为末,炼蜜为丸,如麻子大。一岁儿服三丸,食前米饮送下。以愈为度。

【主治】小儿疳痢,日夕不止,手足逆冷,或下鲜血,虚渴不止。

17344 乌梅丸《《鸡峰》卷十四)

【组成】乌梅肉二两 黄连三两 吴茱萸 当归各一两 酸石榴皮二两

【用法】上为末,炼蜜为丸,如梧桐子大。每服三十丸,食前米饮送下。

【主治】❶《鸡峰》:痢下纯血,脐腹绞痛,脉急大而散者。❷《普济方》:脓血痢,食入即注下不安。

17345 乌梅丸《《鸡峰》卷二十)

【组成】乌梅 巴豆 丁香七个 半夏七枚(制)

【用法】上为细末,清水为丸,如梧桐子大,朱砂为衣。每服三丸,橘皮汤送下。

【功用】快气,下痰,消食。

【备考】方中乌梅、巴豆用量原缺。

17346 乌梅丸《《卫生总微》卷十六)

【组成】乌梅肉一两(焙干) 母丁香半两 桂心半两 当归(去须,洗,焙)半两 干漆半两(炒烟出尽)

【用法】上为细末,入研细麝香末半钱,拌匀,炼蜜为丸,如黍米大。每服十丸,粥饮调下。

【主治】小儿疟疾寒甚者。

17347 乌梅丸《《医方类聚》卷一三九引《济生》)

【组成】乌梅肉二两 黄连(去须)三两 当归(去芦) 枳壳(去瓤,麸炒)各一两

【用法】上为细末,醋糊为丸,如梧桐子大。每服七十丸,空心食前以米饮送下。

【主治】热留肠胃,下痢纯血,脐腹疞痛,或先经下痢未断,服热药,蕴毒伏热,渗成血痢。

17348 乌梅丸《《医方类聚》卷八十五引《济生续方》)

【组成】乌梅三两(烧存性)

【用法】上为细末,好醋打米糊为丸,如梧桐子大。每服七十丸,空心、食前用米饮送下。

【主治】大便下血不止。

17349 乌梅丸《《普济方》卷二三九引《澹寮》)

【组成】巴豆(去油)二粒

【用法】蒸烂乌梅肉为丸,分作二七丸。饭饮吞下七丸。稍久脏腑未转,再吞二丸。凡取此虫须断荤腥三四日,纵腹肚嘈杂,亦当忍耐。服药后,须以软烂粥饭将息,亦未须便吃荤腥。若觉虫下未尽,或可斟酌再服药,取令尽为度。仍须月初一二间服药为妙。

【主治】寸白虫。

17350 乌梅丸《《医方类聚》卷一二九引《王氏集验方》)

【组成】乌梅(取肉)一两(细锉,炒干) 巴豆半两(去皮心膜,并油)

【用法】上为细末,醋煮面糊为丸,如绿豆大。每服七丸,枣汤送下。

【主治】水气痰喘。

17351 乌梅丸《《丹溪心法》卷三)

【组成】乌梅一斤 半夏八两 白矾八两 生姜一斤 神曲 麦芽 陈皮 青皮 莪术 枳壳 丁皮 大腹子各四两

【用法】先将前四味同为细末,新瓦两片夹定,火上焙三日三夜;次入后八味,用酒糊为丸。每服四五十丸,姜汤送下。

【功用】消食化痰。

【主治】酒毒。

17352 乌梅丸《《普济方》卷一一九)

【组成】好百药煎一斤 乌梅肉一两 朴消二两 砂仁半两 香白芷半两 薄荷三两 豆粉五两

【用法】上为极细末,甘草膏为丸,如龙眼大。含化。

【功用】生津止渴,凉咽膈。

【主治】积热。

17353 乌梅丸《《普济方》卷二一二)

【组成】乌梅肉二分 黄连二两 艾叶二两 干姜一两 甘草一两(炙)

【用法】上为末,炼蜜为丸,如梧桐子大。每服三十丸,以粥饮送下,一日三四次。

【主治】痢下脓血,食不消化。

17354 乌梅丸(《袖珍》卷三)

【组成】神曲 乌梅 麦蘖 龙脑叶

【用法】甘草膏子为丸服。

【功用】❶《袖珍》:令人不醉。❷《丹溪心法附余》:消酒食。

17355 乌梅丸

《医学正传》卷五。为《东垣试效方》卷七"乌梅肉丸"之异名。见该条。

17356 乌梅丸(《保婴撮要》卷十八)

【组成】乌梅三十个(酒浸,肉研烂) 细辛 干姜 附子(炮)各一两 蜀椒四两 黄连一两 当归四两

【用法】上为末,乌梅肉与米饭为丸,如梧桐子大。每服数丸,白汤送下。

【主治】痘疮。

17357 乌梅丸(《痘疹传心录》卷十八)

【组成】乌梅三十个 细辛 桂枝 黄柏 干姜 黄连各一钱 当归 蜀椒

【用法】上为末,酒浸乌梅一宿,去核蒸之,用米饭为丸,如麻子大。每服二十丸,空心白滚汤送下。

【主治】蛔虫动痛。

【备考】方中当归、蜀椒用量原缺。

17358 乌梅丸(《简明医彀》卷二)

【组成】乌梅(取肉)一斤 半夏(研) 生姜(切)各五两 食盐一两(同入白捣匀,入坛包固,春五、夏三、秋七、冬十日取出,晒燥) 神曲 麦芽各二两半 木香 槟榔 陈皮 青皮 枳壳 三棱 蓬术各一两

【用法】上为细末,水为丸,如梧桐子大。每服一百丸,空心姜汤送下。

【主治】夏秋腹痛泄泻,后重,将欲成痢疾,或痢已通,后犹有余积,腹中鸣痛,胸满腹胀,心疼、痔血。

17359 乌梅丸(《慈幼新书》卷十)

【组成】槐花一两 柿饼五个(烧存性)

【用法】乌梅肉二两,蒸饼为丸。空心白汤送下。

【主治】大便下血。

17360 乌梅丸(《郑氏家传女科万金方》卷二)

【组成】黄柏(炒) 细辛 肉桂 人参 川椒 当归 干姜

【用法】上为末,乌梅和蜜为丸。每服五十丸,盐汤送下。

【主治】胎前脏毒肠风。

17361 乌梅丸(《经验女科》卷一)

【组成】朱砂五钱(另研) 雄黄五钱(另研) 木香五钱 硼砂一钱 草果一个 乳香一钱 胡椒 没药一钱 绿豆三十五粒

【用法】上为末,乌梅肉为丸,如杨梅大。每用一丸,嚼化。

【主治】经来,饮食后即吐,胸脘隔阻,米谷不下。

【备考】方中胡椒用量原缺。

17362 乌梅丸(《验方新编》卷四)

【组成】木香 雄黄各五钱 草果一个 乳香 没药各一钱

【用法】上为末,用乌梅肉捣为丸,如弹子大。每早用一丸,含化。

【主治】经来食物即吐,痰在胸膈,饮食不能下胃。

17363 乌梅丸(《医学摘粹》卷三)

【组成】乌梅百枚(不蒸,捣膏) 人参二两 桂枝二两 干姜二两 附子二两 川椒二两(去目,炒) 当归二两 茯苓三两

【用法】炼蜜同乌梅膏为丸,如梧桐子大。每服三十丸,一日二次。

【主治】蛔虫。

【加减】若虫积繁盛者,加大黄二两、巴霜二钱,下尽为佳;如线白虫证,是肝木陷于大肠,木郁不达,是以肛门作痒者,重用杏仁、橘皮以泄大肠滞气,佐以升麻升提手阳明经之坠陷也。

17364 乌梅丹(《幼幼新书》卷十七引张涣方)

【组成】乌梅肉一两 母丁香 干漆(炒) 当归 桂心各半两 麝一分

【用法】炼蜜为丸,如黍米大。每服十丸,粥饮送下。

【主治】小儿疟疾,寒而不热。

17365 乌梅丹

《普济方》卷三九九引《医方妙选》。为《伤寒论》"乌梅丸"之异名。见该条。

17366 乌梅汤(《外台》卷二十五引《肘后方》)

【异名】黄连阿胶汤(《外台》卷二十五引《集验方》)。

【组成】黄连 阿胶(炙)各二两 栀子三十枚 乌梅二十枚 黄柏一两

【用法】上切。以水七升,煮取二升半,分为二服。

【主治】❶《外台》引《肘后方》:热下痢。❷《外台》引《集验方》:疗热水谷下痢。

17367 乌梅汤(方出《外台》卷二十五引《肘后方》,名见《圣济总录》卷五十)

【组成】乌梅二十枚

【用法】以水二升,煮取一升,顿服之。

【主治】水下积久不愈,肠垢已出者。

17368 乌梅汤(《千金翼》卷十八)

【组成】乌梅二七枚(大者) 香豉一升

【用法】以水一斗,煮乌梅取五升,去滓,纳豉,煮取三升,分三服,可常用之。

【功用】下气,消渴,止闷。

17369 乌梅汤(《圣惠》卷三十八)

【组成】乌梅肉一两(微炒) 沙糖半两

【用法】以浆水一大盏,煎至七分,时时温呷。

【主治】硫黄发时,令人背膊疼闷,眼暗漠漠。

17370 乌梅汤(《圣惠》卷五十二)

【组成】乌梅肉半两(微炒) 恒山半两 松萝三分 鳖甲一两(生用) 川升麻一两

【用法】上锉细。以水三大盏,煎取一盏半,下茶末二钱,更煎三二沸,去滓,空腹分为二服。如人行五里当吐,如

未吐再一服,以吐恶痰为度。

【主治】痰实疟,攻作寒热。

17371 乌梅汤(方出《圣惠》卷五十三,名见《普济方》卷一七九)

【组成】乌梅肉七枚(微炒) 生姜一分(捶碎) 白沙糖三分

【用法】以水二大盏,煎至一盏二分,去滓,分温二服,食后服之。

【主治】暴渴,心神烦闷,口舌干燥。

17372 乌梅汤(《圣济总录》卷三十一)

【组成】乌梅(取肉) 山栀子仁 甘草(炙) 葛根各半两

【用法】上为粗末。每服五钱匕,水一盏,入豉二七粒,同煎至半盏,去滓,早、晚食后温服。

【主治】伤寒大病愈后,体虚烦满。

17373 乌梅汤(《圣济总录》卷五十八)

【组成】乌梅肉(炒)二两 茜根(锉)一两 黄芩(去黑心)一分 葛根(锉) 人参 白茯苓(去黑皮) 甘草(炙)各半两

【用法】上为末。每服三钱匕,水一盏,煎至八分,去滓温服,不拘时候。

【功用】止烦渴,生津液。

【主治】消渴,膈热咽干。

17374 乌梅汤(《圣济总录》卷七十八)

【组成】乌梅肉(炒)半两 黄连(去须,炒)三分 白茯苓(去黑皮) 黄芩(去黑心) 龙骨各半两 诃黎勒(炮,去核)三分 厚朴(去粗皮,生姜汁炙,锉)一两 阿胶(炙令燥)半两

【用法】上为末。每服五钱匕,浆水一盏,加生姜三片,同煎至七分,去滓,空心温服,日午再服。

【主治】久痢,食即呕吐,烦渴不可忍。

17375 乌梅汤(《圣济总录》卷一四九)

【组成】乌梅三两(去核,熬)

【用法】上为末。每服三钱匕,水一盏,煎至七分,去滓,不拘时候频服。

【主治】中水毒,手足指俱冷。

17376 乌梅汤

《圣济总录》卷一七四。为《圣惠》卷八十四"乌梅散"之异名。见该条。

17377 乌梅汤

《圣济总录》卷一七八。为《圣惠》卷九十三"乌梅散"之异名。见该条。

17378 乌梅汤(《直指小儿》卷五)

【组成】小黑豆 绿豆各一合 乌梅二个

【用法】上㕮咀。新汲水一碗,煎取清汁,旋服。

【主治】小儿疮痘热渴。

17379 乌梅汤(《普济方》卷一七七)

【组成】梅肉 甘草各四两 草豆蔻仁 桂心 木香 干生姜各半两 白盐六两(炒)

【用法】上如法炮制,同为细末。每服一二钱,沸汤点服。

【功用】止渴生津,和气暖胃,爽口悦神。

【主治】消渴。

17380 乌梅汤(《普济方》卷一九九)

【组成】乌梅(锉,焙)一斤 半夏半斤(生姜绞汁浸二宿,焙干) 桂(去粗皮)一两 马鞭草(焙)半斤 荆芥穗陈橘皮(去白,焙干)各四两 甘草四两

【用法】上为末。每服二钱,水一盏,加生姜五片,煎至七分,去滓温服,不拘时候。

【主治】瘴气。

17381 乌梅汤

《医学纲目》卷三十一。即《活人书》卷十八"栀子乌梅汤"。见该条。

17382 乌梅汤

《赤水玄珠》卷二十六。为《圣惠》卷九十三"乌梅散"之异名。见该条。

17383 乌梅汤(《医林纂要》卷九)

【组成】乌梅肉三个 薏苡根一两

【用法】水煎服。

【主治】蛔虫冲心,心痛欲死者。

17384 乌梅汤(《羊毛温证论》)

【组成】乌梅四十枚 龙脑薄荷三钱 金银花三钱

【用法】共熬汁去滓,下冰糖三两化,冷服。

【主治】羊毛温邪,毒火冲逆,呕吐有虫,水浆不入,烦躁胸闷;并治暑火呕痰,胸胁刺痛,乍热心烦。

17385 乌梅汤(《外科证治全书》卷二)

【组成】乌梅三枚(酒浸) 黄连一钱二分 干姜一钱 犀角二钱 木香八分 雄黄一钱五分 人参二钱 桃仁泥八分

【用法】水煎,顿服。

【主治】唇疮。虫食肛,上唇生疮,声必哑;虫食脏,下唇生疮,咽必干。皆因腹内生热而食少者,肠胃空虚,三虫求食之故。

17386 乌梅饮(《外台》卷五引《备急方》)

【组成】乌梅二十枚(取好者,擘破)

【用法】以水一大升,煮取一大盏,去梅,和一匙蜜,细细啜之。

【主治】瘴热兼痢,苦渴。

17387 乌梅饮(《外台》卷三引《许仁则方》)

【异名】乌梅散(《普济方》卷一五一)。

【组成】乌梅十枚 萎蕤五两 生姜五两 白蜜一合

【用法】上切。以水六升,煮三味,取二升,去滓,纳白蜜搅调,细细用白薇十味丸,多少冷暖,以意斟酌。纵不下丸,但觉口干渴则饮之。

【主治】天行愈后劳发,体气虚羸,每觉头痛,乍寒乍热,发作有时。经用白薇等十味丸后,如不能以空饮下药者,宜本方饮下上丸。

【宜忌】忌菘菜、海藻、芜荑等。

17388 乌梅饮(《圣济总录》卷六)

【组成】乌梅二七枚(并子捶碎) 菝葜(捶碎)一两半 白矾(生用)一两

【用法】先以水一升,煎菝葜根,取三合,去滓别盛;又别以水一升,煮乌梅至三合,去滓别盛;又以水五合,煮白矾,取三合,别盛。以物斡口开,先灌菝葜汤,次下乌梅汤,又次下白矾汤,旋消停服之良。久久即吐恶痰毒涎,如不

吐,以鹅毛搅喉中取吐。

【主治】中风不语,口噤吐痰,颈项筋急。

17389 乌梅饮(《圣济总录》卷三十六)

【组成】乌梅(取肉) 山栀子仁各半两 知母一两 芍药 木通(锉) 生地黄 升麻各三分

【用法】上咬咀,如麻豆大。每服五钱匕,水一盏半,煎至一盏,去滓,下朴消一钱匕,食后未发前,分温二服。

【主治】肝疟,小便不利如癃。

17390 乌梅饮(《圣济总录》卷一六二)

【组成】乌梅肉(炒) 黄连(去须) 柴胡(去苗) 人参各一两 甘草(炙)三分 当归(切,焙)一两半 常山半两 生干地黄(焙)三分

【用法】上为末。每服五钱匕,水一盏半,加生姜三片,大枣二个(擘),同煎至八分,去滓,当未发前温服。

【主治】产后寒热疟,发渴头痛。

17391 乌梅饮

《圣济总录》卷一七九。为《圣惠》卷九十三"乌梅散"之异名。见该条。

17392 乌梅饮(《卫生总微》卷十一)

【组成】乌梅十个(去核) 麦门冬一分(去心) 蜜二两半

【用法】上分为五七服,用水一小盏,煎半盏,入蜜搅匀,不拘时候服。

【主治】小儿下利发渴不止。

17393 乌梅顶(《串雅补》卷一)

【组成】乌梅十枚 青黛三钱 牙皂(炙)三钱 朱砂三钱

【用法】上为细末,炼白蜜为丸,如芡实大。大人三丸,小儿一丸,清汤送下。

【主治】痰毒。

17394 乌梅酒

《仙拈集》卷二。为方出《证类本草》卷二十三引《肘后方》,名见《直指》卷二十四"乌梅醋法"之异名。见该条。

17395 乌梅散(方出《肘后方》卷五,名见《普济方》卷三〇一)

【组成】乌梅十四枚 钱四十文 盐三指撮 苦酒一升

【用法】于铜器内总渍九日。日洗之。又煮槐皮若黄柏汁及香叶汁并良。

【主治】❶《肘后方》:阴囊下湿痒皮剥。❷《圣惠》:虚劳,阴湿痒生疮。

17396 乌梅散(方出《证类本草》卷二十三引《鬼遗》,名见《圣济总录》卷一二九)

【异名】乌龙散(《青囊秘传》)、平安散(《外科传薪集》)。

【组成】乌梅

【用法】烧为灰,为末。敷上,恶肉立尽。

【功用】《青囊秘传》:收敛嫩肉,去胬肉。

【主治】❶《证类本草》引《鬼遗》:一切疮肉出。❷《圣济总录》:甲疽多年不愈,胬肉脓血疼痛。

17397 乌梅散(《圣惠》卷十四)

【组成】乌梅肉三分(微炒) 桔梗一两(去芦头) 赤茯苓一两 鳖甲一两(涂醋,炙微黄,去裙襕) 栀子仁一分

柴胡一两(去苗) 甘草半两(炙微赤,锉)

【用法】上为散。每服五钱,以水一大盏,加生姜半分,煎至五分,去滓温服,不拘时候。

【主治】伤寒后劳动过多,致发疟疾,肢节不利。

17398 乌梅散(《圣惠》卷二十七)

【组成】乌梅肉半两(微炒) 柴胡一两半(去苗) 秦艽一两(去苗) 陈橘皮一分(汤浸,去白瓤,焙) 甘草半两(炙微赤,锉) 桔梗一两(去芦头) 黄连半两(去须) 杏仁一两(汤浸,去皮尖双仁,麸炒微黄)

【用法】上为细散。每服二钱,煎生姜、童便,放温,食前调下。

【主治】急劳烦热,不得睡卧。

17399 乌梅散(《圣惠》卷四十七)

【组成】乌梅肉三分(微炒) 黄连三分(去须,微炒) 熟艾三分(微炒) 赤石脂一两 当归三分(锉,微炒) 甘草三分(炙微赤,锉) 附子三分(炮裂,去皮脐) 阿胶一两(捣碎,炒令黄燥) 肉豆蔻一两(去壳)

【用法】上为细散。每服二钱,以粥饮调下,不拘时候。

【主治】霍乱后,痢不止,冷汗出,腹胁胀。

17400 乌梅散(《圣惠》卷五十九)

【组成】乌梅肉半两(微炒) 黄连三分(去须,微炒) 干姜半两(炮裂,锉) 诃黎勒三分(煨,用皮) 白矾半两(烧灰)

【用法】上为细散。每服二钱,以粥饮调下,不拘时候。

【主治】赤白痢,行数不减,时或口干发渴。

17401 乌梅散(《圣惠》卷七十四)

【组成】乌梅肉(微炒) 黄连(去须) 桑寄生 人参(去芦头) 甘草(炙微赤,锉)各一两

【用法】上为散。每服四钱,以水一中盏,煎至六分,去滓温服,不拘时候。

【主治】妊娠疟疾,寒热体痛,烦渴。

17402 乌梅散(《圣惠》卷七十九)

【组成】乌梅肉一两(微炒) 龙骨一两 干姜一两(炮裂,锉) 赤石脂三两 甘草半两(炙微赤,锉) 当归一两(锉,微炒) 黄连一两(去须,微炒) 人参一两(去芦头) 白术一两 阿胶一两(捣碎,炒令黄燥) 艾叶一两(微炒)

【用法】上为细散。每服二钱,以粥饮调下,一日三四次。

【主治】产后脓血痢,及水谷不化,脐下冷痛。

17403 乌梅散(《圣惠》卷八十四)

【异名】乌梅汤(《圣济总录》卷一七四)。

【组成】乌梅肉半两(微炒) 恒山一两 甘草三分(炙微赤,锉)

【用法】上为粗散。每服一钱,以水一小盏,加淡竹叶十片,小麦三十粒,同煎至五分,去滓温服。

【主治】小儿疟,发作不定,多渴心烦。

17404 乌梅散(《圣惠》卷九十三)

【异名】乌梅饮(《圣济总录》卷一七九)、乌梅汤(《赤水玄珠》卷二十六)。

【组成】乌梅肉半两(微炒) 白茯苓一两 干木瓜一两

【用法】上为粗散。每服一钱,以水一小盏,煎至五分,

去滓放温,不拘时候服之。

【主治】❶《圣惠》:小儿痢渴不止。❷《局方》(吴直阁增诸家名方):诸病烦渴,引饮无度。

17405 乌梅散(《圣惠》卷九十三)

【异名】乌梅汤(《圣济总录》卷一七八)。

【组成】乌梅二枚(微炒,去核) 黄连一分(去须,微炒) 蓝叶一分 犀角屑半两 阿胶半两(捣碎,炒令黄燥) 甘草半两(炙微赤,锉)

【用法】上为粗散。每服一钱,以水一小盏,煎至五分,去滓放温,不拘时候服之。

【主治】小儿热痢,但壮热多渴,而痢不止。

17406 乌梅散

《圣济总录》卷三十九。为《外台》卷六引《必效方》"乌梅黄连散"之异名。见该条。

17407 乌梅散(《圣济总录》卷五十九)

【组成】乌梅肉(焙) 麦门冬(去心,焙)各一两半 生干地黄(焙)三两 甘草(炙)一两

【用法】上为散。每服二钱匕,温熟水调下,不拘时候。

【主治】虚躁暴渴。

17408 乌梅散(《圣济总录》卷七十六)

【组成】乌梅肉(焙) 樗根皮(炙,锉) 赤石脂 当归(切,焙) 地榆(炙)各半两 黄连(去须,炒) 干姜(炮)各三分 甘草(炙)一分

【用法】上为散。每服二钱匕,空心、食前以温米饮调下。

【主治】赤白痢,久不止,腹中疠痛,及下血脱肛。

17409 乌梅散(《圣济总录》卷一三三)

【组成】乌梅 皂荚子各等分

【用法】上药各烧存性,研匀。贴疮上。毒汁即出。

【主治】诸疮水毒肿痛。

17410 乌梅散

《魏氏家藏方》卷十。为《圣惠》卷九十三"乌梅煎"之异名。见该条。

17411 乌梅散(《活幼心书》卷下)

【组成】乌梅(和核) 玄胡索 粉草(半生半炙)各五钱 乳香 没药 钩藤(和钩)各二钱半

【用法】上咬咀。每服二钱,水一盏,煎七分,空心温服。

【主治】小儿腹疼,及初生婴孩脐下冷痛、疝气。

17412 乌梅散

《普济方》卷一五一。为《外台》卷三引《许仁则方》"乌梅饮"之异名。见该条。

17413 乌梅散(《普济方》卷一八八)

【组成】马鞭草二钱 罂粟壳(大者)四个(去瓤梗) 甘草二钱 大乌梅一个

【用法】上为粗末。每服三钱,水一盏半,煎至八分,去滓,空心、日午、临卧服。

【主治】吐血。

17414 乌梅散(《奇效良方》卷六十四)

【组成】乌梅(和核) 玄胡索 甘草(炙)各五钱 乳香 没药 钩藤各二钱半 茱萸一钱(炒)

【用法】上锉。每服二钱,用水一盏,煎至五分,不拘时候。

【主治】腹疼及脐下冷痛,状如盘肠内吊,疝气多啼等疾。

17415 乌梅散

《仙拈集》卷一。为《医方类聚》卷八十五引《澹寮》"独圣散"之异名。见该条。

17416 乌梅散(《仙拈集》卷二)

【组成】胎发(烧存性) 乌梅(焙)一个

【用法】上为末。吹鼻。

【主治】鼻衄。

【备考】方中胎发用量原缺。

17417 乌梅散(《疡科捷径》卷下)

【组成】乌梅一两 轻粉四钱

【用法】上为末。掺之。

【主治】翻花疮。

17418 乌梅粥(《圣济总录》卷一九○)

【组成】乌梅(捶碎)七个 粟米(淘净)不拘多少

【用法】以水八合,浸一宿,去乌梅,取汁煮粥。每日空腹顿食之。

【主治】肠风下血,烦渴。

17419 乌梅煎(方出《外台》卷二十九引《肘后》,名见《普济方》卷三一一)

【组成】乌梅五升(去核)

【用法】以饴糖五升煮,稍稍食之。自消。

【主治】❶《外台》引《肘后方》:从高堕下,为重物所顿,而得瘀血。❷《普济方》:折伤疼痛,坠作瘀血。

17420 乌梅煎(《外台》卷三十引《深师方》)

【组成】乌梅十四枚 大蒜十四枚 屋尘三合 盐三合 大麻子四合

【用法】上药相和熟捣。以苦酒一升半,拌和以敷之,一日三遍。

【主治】燥湿癣。

17421 乌梅煎(《圣惠》卷九十三)

【异名】乌梅散(《魏氏家藏方》卷十)。

【组成】乌梅肉五枚(微炒) 诃黎勒五枚(煨,用皮) 甘草三寸(炙微赤,锉)

【用法】上锉细。以水一大盏,煎至五分,去滓放温,不拘时候服。

【主治】小儿冷热痢,心神烦渴,腹痛,胸膈滞闷。

17422 乌梅煎(《圣济总录》卷一○二)

【组成】乌梅七枚 浆水一升 古字铜钱二七文 青盐半两

【用法】先将乌梅入浆水内浸七日;次将古钱每一重钱,着一重青盐,叠钱重重,填钱孔中令满足,将入火中烧之,通赤取出,去灰尘,投入前乌梅浆内,入瓷瓶子中盛,用油纸封瓶头,掘地中埋三七日后取出,以新绵滤去滓。每以铜箸点少许于目眦头,一日三次。

【主治】眼目风赤及胎赤。

17423 乌梅膏(方出《圣惠》卷六十一,名见《得效》卷十九)

【组成】乌梅 蜜

【用法】上捣乌梅肉,更以蜜和捣,捏作饼子,如钱许厚。贴疮。以愈为度。

【主治】诸疮中新肉努出。

17424 乌梅膏（《活幼心书》卷下）

【组成】人参（去芦） 檀香（锉，晒） 薄荷叶各半两 乌梅肉（薄切，用屋瓦慢火焙干） 干葛 缩砂仁 百药煎粉草各一两

【用法】上除檀香不过火，乌梅肉另焙，余六味或晒或焙，仍同前二味研为细末，炼蜜为丸，如芡实大。每服一丸或二丸，无时含咽。儿小者，麦门冬熟水化服。

【主治】小儿诸渴不止，吐泻后口干无味，及病中昏闷，咽痛不利，心悸似惊。

【备考】此药品味不寒不燥，用得其宜。暑月出路含化，则津液生而烦渴少，神效异常。又，本方方名，据剂型当作"乌梅丸"。

17425 乌梅膏（《杂病源流犀烛》卷一）

【组成】乌梅

【用法】煎膏。含化。

【主治】久咳经年，百药不效，余无他症，与劳嗽异者。

17426 乌梅膏（《中医外科临证手册》）

【组成】乌梅一两 食糖三钱

【用法】先将糖溶于 15 毫升水中，再入乌梅，浸二十四小时，取出，加醋 15 毫升研和。敷患处。

【功用】腐蚀鸡眼。

【主治】鸡眼、胼胝。

【临床报道】鸡眼：《岭南皮肤性病科杂志》[1995,（3）：20]用乌梅膏治疗 198 例鸡眼，结果：治愈 178 例，无效 20 例。

17427 乌豉膏（《活幼心书》卷下）

【组成】绵川乌（水浸润，炮裂，去皮脐）半两 玄明粉二钱 淡豆豉三钱（水浸润，饭上蒸透）

【用法】上以川乌为末，同蒸豆豉、玄明粉在乳钵烂杵为膏，丸如芡实大。每用一丸，儿大者安在牙关内，令其自化，和痰吐出，又如前法含化，肿毒自消。儿小者用薄荷蜜汤化开，以指头抹入牙关内，咽之亦不妨。

【主治】六七岁以上小儿，痄腮肿毒，牙关紧硬，饮食不便。

17428 乌黄散（《普济方》卷三〇〇引《直指》）

【组成】乌贼骨 蒲黄各等分

【用法】上为末。敷舌上。

【主治】卒肿舌疮。

17429 乌蛇丸（《圣惠》卷六）

【组成】乌蛇二两（酒浸，去皮骨，炙微黄） 秦艽三分（去苗） 犀角屑一两 川升麻三分 子芩三分 牛蒡子三分（微炒） 枳壳一两（麸炒微黄，去瓤） 防风三分（去皮，去芦头） 川大黄一两（锉碎，微炒） 苦参三分（锉）

【用法】上为末，炼蜜为丸，如梧桐子大。每服二十丸，以温浆水送下，不拘时候。

【主治】肺脏风毒，皮肤疮癣，心神烦躁体热。

17430 乌蛇丸（《圣惠》卷十九）

【组成】乌蛇三两（酒浸，炙微黄，去皮骨） 天南星一两（炮裂） 干蝎一两（微炒） 白附子一两（炮裂） 羌活一两 白僵蚕一两（微炒） 麻黄二两（去根节） 防风三分（去芦头） 桂心一两

【用法】上为细末，炼蜜为丸，如梧桐子大。每服十丸，以热豆淋酒送下，不拘时候。

【主治】风痹，手足缓弱，不能伸举。

17431 乌蛇丸（《圣惠》卷二十一）

【组成】乌蛇二两（酒浸，去皮骨，炙令微黄） 防风一两（去芦头） 细辛一两 白花蛇二两（酒浸，去皮骨，炙微黄） 天麻一两 独活一两 肉桂一两（去皱皮） 枳壳一两（麸炒微黄，去瓤） 苦参一两（锉）

【用法】上为末，炼蜜为丸，如梧桐子大。每服二十丸，食前温酒送下。

【主治】身体顽麻风。

17432 乌蛇丸（《圣惠》卷二十四）

【组成】乌蛇（酒浸，去皮骨，炙令黄） 玄参 沙参（去芦头） 人参（去芦头） 五加皮各一两 防风（去芦头） 苦参（锉） 虎胫骨（涂醋，炙微黄） 天麻 败龟（涂酥，炙微黄） 羚羊角屑各一两

【用法】上为末，用皂荚十挺，以水二升，揉取浓汁，去滓，煎令稀饧，和药末为丸，如梧桐子大。每服三十丸，食后以温水送下。

【主治】大风，皮肤生疮肿瘙痒，肢节疼痛，心膈痰壅。

【备考】方中乌蛇、玄参、沙参、人参用量原缺，据《普济方》补。

17433 乌蛇丸（《圣惠》卷四十一）

【组成】乌蛇肉（酒浸，炙令黄） 白附子（炮裂） 白僵蚕（微炒） 干蝎（微炒） 防风（去芦头）各半两 麝香一分（细研） 虎胫骨半两（涂酥，炙令微黄） 藿香半两 腊月乌一只（烧为灰）

【用法】上为末，炼蜜为丸，如梧桐子大。每服二十丸，空心以温酒送下，夜临卧再服。

【主治】风毒，眉毛堕落。

17434 乌蛇丸（《圣惠》卷六十六）

【组成】乌蛇三两（酒浸，去皮骨，炙令微黄） 犀角屑三分 连翘一两 玄参三分 昆布三分（洗去咸味） 牛蒡子一两（微炒） 川大黄一两（锉碎，微炒） 黄耆一两（锉） 漏芦一两 甘草三分（炙微赤，锉） 枳壳三分（麸炒微黄，去瓤） 大麻仁三分 郁李仁三分（汤浸，去皮，微炒） 斑蝥一分（以糯米拌，炒米微黄，去翅足）

【用法】上为末。炼蜜为丸，如梧桐子大。每服二十丸，以清粥饮送下，不拘时候。

【主治】瘰疬成结颗核，肿痛不散，或破为脓水不绝。

17435 乌蛇丸（《圣惠》卷六十六）

【组成】乌蛇二两（酒浸，去皮骨，炙微黄） 犀角屑三分 连翘三分 昆布三分（洗去咸味） 黄耆一两（锉） 川大黄一两半（锉碎，微炒） 斑蝥一分（以糯米拌炒，米黄为度，去头翅足） 甘草半两（炙微赤，锉） 漏芦三分 牛蒡子一两（微炒） 枳壳一两（麸炒微黄，去瓤） 木通一两（锉）

【用法】上为末，炼蜜为丸，如梧桐子大。每服二十丸，食后以牛蒡子汤送下。

【主治】风毒气留滞脏腑，攻注肌肉，于项腋生瘰疬，疼痛。

17436 乌蛇丸（《圣惠》卷六十九）

【组成】乌蛇肉一两（酒拌炒令黄） 肉天麻一两 白

附子一两(炮裂)　乌犀角屑半两　半夏半两(汤洗七遍,以生姜半两去皮同捣,炒令干)　白僵蚕半两(微炒)　天南星一两(炮裂)　干蝎半两(微炒)　麻黄半两(去根节)　独活半两　当归半两(锉碎,微炒)　晚蚕沙半两(微炒)　麝香一分(研)

【用法】上为细末,炼蜜为丸,如梧桐子大。每服七丸,以温酒送下,不拘时候。

【主治】妇人中风,牙关紧急,手足顽麻,心膈痰涎壅滞。

17437　乌蛇丸《圣惠》卷六十九

【组成】乌蛇肉一两(酒拌炒令黄)　白附子一两(炮裂)　天麻一两　犀角屑一两　半夏半两(汤洗七遍,以生姜半两去皮同捣令烂,炒干)　白僵蚕半两(微炒)　天南星半两(炮裂)　麻黄半两(去根节)　桂心半两　独活半两　晚蚕沙半两(微炒)　干蝎半两(微炒)　麝香一分(细研)

【用法】上为细末,入研了药令匀,炼蜜为丸,如梧桐子大。每服七丸,以豆淋酒研下,不拘时候。

【主治】妇人中风,如角弓反张,或身体强直,牙关紧急。

17438　乌蛇丸《圣惠》卷六十九

【组成】乌蛇肉一两半(酒拌炒令黄)　白蒺藜一两半(微炒,去刺)　苦参一两半(锉)　沙参一两(去芦头)　秦艽一两(去芦头)　独活一两　天门冬一两半(去心,焙)　莽草一两　蛇床子一两　白鲜皮一两　川大黄一两(锉碎,微炒)　枳实一两(麸炒微黄)

【用法】上为末,炼蜜为丸,如梧桐子大。每服三十丸,以荆芥汤送下,不拘时候。

【主治】妇人风瘙,发则至头面皮肤生瘾疹,搔之成疮。

17439　乌蛇丸《圣惠》卷七十八

【组成】乌蛇一两(酒浸,去皮骨,炙微黄)　釜底墨半两　天麻半两　牛膝半两(去苗)　独活半两　当归半两(锉,微炒)　附子一两(炮裂,去皮脐)　麻黄一分(去根节)　桂心半两　干蝎半两(微炒)　天南星半两(炮裂)　柏子仁半两　干姜半两(炮裂,锉)　芎䓖半两　龙脑一分(细研)　麝香一分(细研)　朱砂半两(细研)

【用法】上为末,入研了药令匀。炼蜜为丸,如梧桐子大。每服十五丸,以温酒送下,不拘时候。

【主治】产后中风,四肢顽痹不仁,心腹疼痛。

17440　乌蛇丸《圣惠》卷八十三

【异名】乌梢丹《普济方》卷三六七。

【组成】乌蛇一两(酒浸,去皮骨,炙令微黄)　天浆子二十枚(去壳)　天麻半两　天南星半两(炮裂)　干蝎一分(微炒)　白附子半两(炮裂)　附子一两(炮裂,去皮脐)　防风半两(去芦头)　半夏半两(汤洗七遍,去滑。以上九味,都以酒浸七日后,取出焙干,捣罗为末)　牛黄　龙脑　麝香　朱砂　雄黄各一分(以上五味,同研如粉)

【用法】上为末,用糯米饭为丸,如黍米大。每服三丸,用薄荷汤送下。

【主治】小儿中风痉,及天钓惊痫,一切诸风。

17441　乌蛇丸《医方类聚》卷二十引《神巧万全方》

【组成】乌蛇一两(用肉,酥炙黄)　天麻　独活　附子(炮)　肉桂各一两　人参　防风　细辛　当归(炒)　白术

羚羊角屑　薏苡仁　干蝎(炒)　牛膝　芎䓖　茯苓　天南星　白僵蚕(炒)各三分　麻黄一两半(去节)　牛黄　龙脑　麝香各一分(研入)　朱砂半两(研入)

【用法】上为末,入研了药和匀,炼蜜为丸,如梧桐子大。每服十丸,酒送下,加至十五丸。

【主治】脾脏中风,身体怠惰,四肢缓弱,恶风头痛,舌本强直,言语謇涩,皮肤顽痹。

17442　乌蛇丸《脚气治法总要》卷下

【组成】乌蛇肉四两(酒浸,焙干)　虎前胫(醋浸,净刮洗了,涂酥炙)二两　黄松节(酒浸,炙干)　天麻(酒浸一宿)　牛膝(酒浸一宿)　石斛(另取末)　草薢　杜仲(锉,炒)各一两　菟丝子(酒浸)　巴戟(去心)　独活　防风　桂(去皮)　肉苁蓉(酒浸)　金毛狗脊(去毛)　续断　荜澄茄(去蒂子)　当归　附子(炮,去皮脐)各一两　木香半两　乳香(另研)半两

【用法】上为细末,研匀。用大木瓜去膈子了,蒸令烂,研如糊,以法酒化开,银石器中熬过,和剂前药,为丸如梧桐子大。每服三十丸,空心温酒送下,一日二次。

【主治】风毒湿脚气攻注,脚膝疼痛;或即痒痹生疮,疮中黄水不止。

17443　乌蛇丸《圣济总录》卷六

【组成】乌蛇(酒浸,去皮骨,炙)半两　天麻　白附子(炮)　天南星(炮)　半夏(汤洗,生布挼洗七遍,入生姜一两同捣,焙)各一两　犀角(镑)　白僵蚕(酒炒)　干姜(炮)　羌活(去芦头)　晚蚕沙(炒)各半两　麝香(研)一分

【用法】上十一味,除研药外,捣罗为细末,与研药拌匀,炼蜜为丸,如绿豆大。每服二丸,加至三丸。若风口噤,研化七丸,热酒灌下,再用五丸投之。

【主治】中急风。

17444　乌蛇丸《圣济总录》卷六

【组成】乌蛇(酒浸,去皮骨,炙)　乌头(炮裂,去皮脐)　五灵脂　羌活(去芦头)　天麻(酒浸,切,焙)各半两　牛黄(研)　雄黄(研)　麝香(研)　干蝎(去土,酒炒)　天南星(炮裂,汤洗)各一分　香墨(烧醋淬,研)　独活(去芦头)　皂荚(不蛀者,去皮子,酥炙)各三分　白附子三枚(炮裂,汤洗)　虎骨(酥炙)一两　黑豆二十一粒(先与乌头同捣烂,焙)

【用法】上十六味,捣罗十三味为末,入牛黄、麝香、雄黄末拌匀,重罗一遍,炼蜜为丸,如绿豆大。每服七丸,温酒送下;渐加至十九丸,空心、午时、夜卧各一服。

【主治】中风,口面㖞僻,言语不正。

17445　乌蛇丸《圣济总录》卷六

【组成】乌蛇(酒浸,去皮骨,炙)　山栀子(去皮)各半两　防风(去叉)　独活(去芦头)　枳壳(去瓤,麸炒)　白鲜皮(锉)　人参　丹参　芎䓖　沙参各一两　苦参　玄参各三分

【用法】上为末,炼蜜为丸,如梧桐子大。每服七丸,温酒送下。加至二十丸。

【主治】一切破伤风。

17446　乌蛇丸《圣济总录》卷九

【组成】乌蛇尾(酒浸,去皮,焙干,和骨用)　天南星(炮)　天麻　羌活(去芦头)　独活(去芦头)　白附子(炮)

白僵蚕(炒)　乌头(炮裂,去皮脐)　乳香(研)各一两　丹砂(研)半两　龙脑(研)　麝香(研)　牛黄(研)各一分

【用法】上十三味,八味各捣罗为细末,五味各研,先将乌蛇、丹砂研末,与蜜同熬成膏,和诸药为丸,如梧桐子大。每服七丸至十丸,薄荷酒送下,一日三次。

【主治】体有偏虚,风客半体,不自收持,痛麻痹痛。

17447 乌蛇丸(《圣济总录》卷十一)

【组成】乌蛇(酒浸,去皮骨,炙焦)　干蝎(炒,去土)　白附子(炮)　天麻　防风(去叉)　麻黄(去根节,先煎,掠去沫,焙)各二两　五灵脂(炒)　白茯苓(去黑皮)　人参　槟榔(生用)各一两　肉豆蔻(去皮)五枚　牛黄(别研)一分　白僵蚕(炒)　阿胶(炙燥)　天南星(炮)　桂(去粗皮)各一两半

【用法】上十六味,将十五味捣罗为末,入牛黄研匀,炼蜜为丸,如赤小豆大。每服十五丸,食前温酒送下,临卧再服。

【主治】风瘙隐疹,遍身肿起,或赤或白,痒痛难任。

17448 乌蛇丸(《圣济总录》卷十八)

【组成】乌蛇(一条,酒浸,去皮骨头尾)三两　檀香(锉)　丁香　茜根(锉)　紫葛(锉)　防风(去叉)　苦参　独活(去芦头)　沙参(去芦头)　栀子仁　酸枣仁(生用)　槐子(炒)　白芷　附子(炮裂,去皮脐)　藁本(去苗土)　羚羊角(镑)　苍术(锉,醋炒)　犀角(镑)　羖羊角(镑)　防己　桃胶(生用)　草薢(炒)　芜荑仁(炒)　栝楼根(锉)　秦艽(去苗土)　乌药(锉)各三分　桑根白皮(锉)三两　木通(锉)一两半

【用法】上为末,炼蜜为丸,如赤小豆大。每服十丸至十五丸,空心温酒送下,一日二次。不饮酒者,薄荷、槐白皮汤送下。若要速愈,宜用桑枝汤送下。

【主治】大风癞疾。

17449 乌蛇丸(《圣济总录》卷一二七)

【组成】乌蛇(酒浸,去皮骨,炙)　白僵蚕(微炒)　大黄(湿纸裹煨)　昆布(细锉,麸炒)　斑蝥(糯米同炒令米黄,去米不用)　连翘各半两　干蛤蟆一枚(烧灰)　芫青三对(斑蝥同炒)　雄鸽屎(紧净者)一合　皂荚子一百枚(拣圆熟肥好者,熨斗内烧存性)

【用法】上为末,炼蜜为丸,如梧桐子大。每服七丸,加至十丸,茶清送下,空腹、晚后各一服。成疮者,不过四十日内消干,其效皆胜于转泻及小便内取者。

【主治】瘰疬。

17450 乌蛇丸(《圣济总录》卷一三七)

【组成】乌蛇(酒浸,去皮骨,炙)　天麻各二两　槐子半斤　附子(生,去皮脐,小便浸一宿)　白附子(炮)各一两　干蝎(炒)　白僵蚕(炒)　羌活(去芦头)　乳香(研)各一两半　苦参十两

【用法】上为细末,用生姜自然汁和蜜各一斤熬成膏,入前药为丸,如梧桐子大。每服二十丸,空心温酒送下,夜卧荆芥汤送下。

【主治】多年诸癣。

【备考】方中槐子,《准绳·疡医》作"槐花"。

17451 乌蛇丸(《传信适用方》卷四引徐和需方)

【组成】乌蛇一两(酒浸一宿)　天浆子三十个(去壳)　天麻半两　干蝎一分　天南星半两(炮)　白附子半两　川附子一两(炮)　防风半两　半夏半两(洗七次用。以上并酒浸七日,焙干,为细末,入后药)　牛黄　朱砂　麝香　雄黄各一钱

【用法】上为末,以糯粥为丸,如黄米大。每服十丸,煎荆芥汤送下,不拘时候。以风搐止为度。

【主治】小儿慢惊风。

17452 乌蛇丸(《直指》卷四)

【组成】乌蛇四两(酒浸,取肉,焙)　虎骨(醋浸,洗净,酒炙)二两　石斛(令作末)　黄松柏节(酒浸,研)　巴戟(去心)　苁蓉(酒浸,焙)　官桂　防风　独活　续断　五加皮　薏苡仁　当归　木香　川芎各半两　乳香　生干姜各二分

【用法】上为末,酒面稀糊为丸,如梧桐子大。每服四十丸,木瓜、橘皮煎汤送下。

【主治】风寒脚气,隐痛痒痹。

17453 乌蛇丸(《直指》卷二十四)

【组成】胡麻子四两　乌蛇肉(酒浸,焙)　干蜂房(炙)各两半　苦参　槟榔　独活　桃仁(浸,去皮,晒干)　白蒺藜(炒,杵去刺)各一两　皂荚刺(炒焦)　贯众各七钱半　芜荑　雷丸　雄黄　硫黄各半两　朱砂二钱半　蛤蟆二个(去头足,炙焦)

【用法】上为细末,以长皂角十条,水三升,挼取浓汁,去滓煎成膏,和药末为丸,如梧桐子大。每服三十丸,空心温酒送下。

【功用】杀五虫。

【主治】风癞。

17454 乌蛇丸(《御药院方》卷一)

【组成】独活(去芦头)　防风(去芦头)　吴白芷　人参(去芦头)　桂心　藁本(去土)　麻黄(去根节)　芍药　天麻(去芦头)各一两　川乌头(去皮脐,捣碎,炒黄色)　藿香叶(去土)　乌蛇(酒浸,去皮骨)　全蝎(微炒去毒)　甘草(炙黄)　生犀(镑)各半两　川芎七钱　羌活(去芦头)　白僵蚕(微炒)　远志(去心)　牛黄(研)　天南星(牛胆制,微炒)各三钱　白附子四钱(炮裂)　龙脑(研)　朱砂(为衣)各二钱

【用法】上为细末,入研药令匀,炼蜜为丸,每一两作十丸,以朱砂为衣。每服一丸,煎荆芥汤化下。或加至二丸,茶、酒化下亦得。

【主治】诸风疾,无问久新,半身不遂,手足麻木,精神不爽,咽嗌不利,及风虚头痛,目眩欲倒,心松健忘,恍惚不宁,心气不得下通,脾气滞而不散,筋脉拘急,骨节烦疼。

【宜忌】重身妇人不宜服之。

17455 乌蛇丸(《普济方》卷一〇九)

【组成】乌梢蛇(茶酒浸三日,每换酒不可去皮骨)　天麻　防风各一两　威灵仙二两　厚朴　蔓荆子　藁本(去土)各一两　草薢　木香(煨)各半两　当归一两　白附子七钱半(生)　白芷一两半　全蝎半两　羌活　菊花　荆芥各一两　何首乌一两半　龙脑叶半两　苦参二两　玄参　沙参各半两　丹参　独活各一两半　甘草半两

【用法】上为细末,酒糊为丸,每服五十丸,茶、酒任下。

【主治】大风。

17456　乌蛇丸

《普济方》卷二九五。为《圣济总录》卷一四一"如神丸"之异名。见该条。

17457　乌蛇丸（《杂病治例》）

【组成】皂角二十挺（去皮弦子，酥炙）　白花蛇　乌蛇各一条（并酒浸，去骨，焙干）　苦参四两　大风子三斤（内取净肉一斤）

【用法】上为细末，以皂角十三挺捶碎，以水五升浸一宿，滤去滓，熬成膏，和前药为丸，如梧桐子大。每服三十丸，欲利，温酒送下，以利为度；欲汗，通圣散汁送下，三日服一次，汗出为度。

【主治】癫。

17458　乌蛇丸（《疡科选粹》卷六）

【组成】白花蛇三两（酒浸）　麦门冬一两五钱　苦参二两　黄芩　防风　白鲜皮　甘草　枳壳　栀子仁　赤芍药　大黄　苍耳子　羌活　黄耆　白蒺藜各一两

【用法】上为末，炼蜜为丸。每服三十丸，薄荷酒送下。

【主治】风癣。

17459　乌蛇丸（《秘传大麻风方》）

【组成】乌蛇一条（去皮骨，酒煮）　地骨皮（去土骨）　山栀　白芷　草乌　白附子　胡椒各等分

【用法】上为细末，入风子油二两五钱，拌匀，如无油，入风子肉五两，和为丸。每服三四十丸，温酒送下，空心、食前、临卧各一次。

【主治】疠疯鹅口疯。

17460　乌蛇汤（《圣济总录》卷一〇七）

【组成】乌蛇（酒浸，去皮骨，炙）　藁本（去苗土）　防风（去叉）　芍药　羌活（去芦头）各一两　芎䓖一两半　细辛（去苗叶）半两

【用法】上为末。每服五钱匕，水一盏半，煎取一盏，去滓，食后、临卧温服。

【主治】❶《圣济总录》：眼风热赤痒。❷《眼科龙木论》：外障。

17461　乌蛇汤（《圣济总录》卷一〇七）

【组成】乌蛇（酒浸，去皮骨，炙）　赤芍药　枳壳（去瓤，麸炒）　黄耆（锉）各一两半　地骨白皮一两

【用法】上为末。每服五钱匕，水一盏半，煎至八分，下无灰酒一合，更煎令沸，空腹温服。服后眼中微觉痛，即是酒气所攻，宜取葛根煎汤服。

【主治】眼痒急，似赤不赤。

17462　乌蛇汤（《眼科锦囊》）

【组成】乌蛇　麻黄　连翘　杜松木　甘草

【用法】水煎服。

【主治】眼风痒。

17463　乌蛇酒（《本草纲目》卷二十五）

【组成】乌蛇肉一条

【用法】袋盛。同曲置于缸底，糯饭盖之，三七日取酒饮。

【主治】诸风，顽痹瘫缓，挛急疼痛，恶疮疥癞。

17464　乌蛇散（《圣惠》卷二十一）

【组成】乌蛇肉五两（酒浸，炙令黄）　天麻一两　桂心一两　羌活半两　防风一两（去芦头）　麻黄一两（去根节）

白僵蚕一两（微炒）　苦参一两（锉）　躑躅花半两（酒拌令匀，炒干）　人参半两（去芦头）　白蒺藜二分（微炒，去刺）　赤茯苓一两　赤芍药半两　威灵仙一两　枳壳一两（麸炒，微炙，去瓤）　芎䓖半两　天蓼木一两

【用法】上为细散。每服二钱，空腹、晚食前以温酒调下。

【主治】顽麻风，搔之皮肤不知痒痛。

【宜忌】忌猪、鸡肉。

17465　乌蛇散（《圣惠》卷二十二）

【组成】乌蛇肉一两（酒浸，炙微黄）　天南星半两（炮裂）　白附子半两（炮裂）　蝉壳一分（微炒）　白僵蚕一两（微炒）　天麻一两　半夏半两（汤洗七遍去滑）　牛黄一分（细研）　附子一两（炮裂，去皮脐）

【用法】上为细散。每服二钱，以温酒送下，不拘时候；薄荷汤调下亦得。

【主治】急风，言语謇涩，心膈烦闷，四肢紧急。

17466　乌蛇散（《圣惠》卷二十二）

【组成】乌蛇肉二两（酒浸，炙微黄）　羚羊角屑三分　人参三分（去芦头）　赤茯苓三分　沙参三分（去芦头）　麻黄一两（去根节）　防风三分（去芦头）　白蒺藜三分（微炒，去刺）　白鲜皮三分　独活一两　黄芩三分　秦艽一两（去苗）　川升麻三分　川大黄三分（锉，微炒）　牛蒡子半两（微炒）

【用法】上为细散。每服二钱，以温浆水调下，不拘时候。

【主治】毒风上冲，头面赤热，或生细疮，皮肤瘙痒，心神烦躁。

17467　乌蛇散（《圣惠》卷二十三）

【组成】乌蛇二两（酒浸，去皮骨，炙令微黄）　赤箭一两　羌活一两　防风一两（去芦头）　桂心一两　海桐皮一两　藁本一两　草薢一两（锉）　独活一两　当归一两　阿胶一两（捣碎，炒令黄燥）　麻黄一两（去根节）　天雄一两（炮裂，去皮脐）　枳壳一两（麸炒微黄，去瓤）　干姜一两（炮裂，锉）　牛蒡根一两（干者，刮去皮）

【用法】上为细散。每服二钱，以温酒调下，不拘时候。

【主治】中风偏枯，手足不遂，筋骨疼痛。

【宜忌】忌生冷、油腻、鸡、猪、犬肉。

17468　乌蛇散（《圣惠》卷二十四）

【组成】乌蛇二两（酒浸，去皮骨，微炙）　干蝎半两（微炒）　玄参一两　秦艽一两（去苗）　赤箭二（一）两　麻黄半两（去根节）　猪牙皂荚半两（炙黄）　枳壳半两（麸炒微黄，去瓤）

【用法】上为细散。每服二钱，以温酒调下，不拘时候。

【主治】风热客于皮肤，遍身瘙痒。

17469　乌蛇散（《圣惠》卷二十四）

【组成】乌蛇二两（酒浸，去皮骨，炙微黄）　天麻二分　羌活半两　白鲜皮半两　桂心半两　麻黄三分（去根节）　秦艽三分（去苗）　牛蒡子三分（微炒）　甘草半两（炙微赤，锉）　枳壳半两（麸炒微黄，去瓤）　蒲黄半两　蔓荆子半两　芎䓖半两　当归半两　藁本三分　白僵蚕二分（微炒）

【用法】上为细散。每服二钱，以温酒调下，不拘时候。

【主治】风热，遍身生瘖癗，瘙痒。

17470　乌蛇散（《圣惠》卷二十四）

【组成】乌蛇三两（酒浸，去皮骨，炙微黄）　白僵蚕二两（微炒）　桂心半两　独活二两　天麻一两　川乌头半两（炮裂，去皮脐）　细辛半两　防风半两（去芦头）　胡麻子二两　枳实半两（麸炒微黄）　蝉壳半两　白附子半两（炮裂）　天南星一分（炮裂）

【用法】上为细散。每服二钱，以温酒调下，不拘时候。

【主治】身体顽麻，及生白癜风。

17471　乌蛇散（《圣惠》卷二十四）

【组成】乌蛇三两（酒浸，去皮骨，炙令微黄）　秦艽一两（去苗）　芎䓖三两　桂心一两　防风一两（去芦头）　人参一两（去芦头）　栀子仁一两　白鲜皮一两　丹参一两　沙参一两（去芦头）　玄参一两　苦参二两（锉）　川升麻一两　犀角屑一两　通草一两（锉）　枳壳一两（麸炒微黄，去瓤）　黄芩一两　白蒺藜一两（炒微黄，去刺）　羌活二两

【用法】上为细散。每服二钱，食后良久以温酒调下。

【主治】瘑疡风，斑驳如白癜。

【宜忌】忌鸡、猪、鱼、蒜、热面等。

17472　乌蛇散（方出《圣惠》卷二十四，名见《圣济总录》卷十八）

【组成】乌蛇一条（酒浸，去皮骨，炙微黄）

【用法】上为细散，每服二钱，以热豆淋酒调下，一日三次。

【主治】瘑疡风，状似白癜。

17473　乌蛇散（《圣惠》卷三十二）

【组成】乌蛇二两（酒浸，去皮骨，炙令黄）　藁本　防风（去芦头）　赤芍药　羌活各一两　芎䓖　细辛半两　甘菊花半两　枳壳半两（麸炒微黄，去瓤）

【用法】上为细散。每服二钱，以温水调下，不拘时候。

【主治】风热眼赤痒急，日夜不止。

【备考】方中芎䓖用量原缺。

17474　乌蛇散（《圣惠》卷六十五）

【组成】乌蛇二两（酒浸，去皮骨，炙令微黄）　漏芦一两　川大黄二两（锉碎，微炒）　羌活二两　丹参一两　沙参一两（去芦头）　玄参一两　五加皮一两　白附子半两（炮裂）　白僵蚕一两　麻黄二两（去根节）　甘草一两（炙微赤，锉）

【用法】上为细散。每服二钱，食后以薄荷汤调下。

【主治】一切疥，遍身头面皆生，皮肤瘙痒。

17475　乌蛇散（《圣惠》卷六十九）

【组成】乌蛇肉一两（酒拌炒令黄）　天南星一两（炮裂）　天雄一两（炮裂，去皮脐）　土蜂儿一两（微炒）　干蝎半两（微炒）　桑螵蛸一两（微炒）　赤箭一两　麻黄一两（去根节）　羚羊角屑半两　薏苡仁一两　酸枣仁三分　柏子仁半（三）分　芎䓖一两　桂心半两　当归三分（锉，微炒）　朱砂半两（细研，水飞过）　麝香一分（细研）

【用法】上为细散，入研了药令匀。每服一钱，食前以温酒调下。

【主治】妇人风痹，手足顽麻，筋脉抽搐，口眼不正，言语謇涩。

17476　乌蛇散（《圣惠》卷六十九）

【组成】乌蛇肉半两（酒拌炒令黄）　干蝎半两（微炒）　天麻半两　天南星半两（炮裂）　白僵蚕半两（微炒）　腻粉半两（研入）

【用法】上为细散，研入腻粉令匀。每服一字，以生姜酒调下，拗开口灌之。

【主治】妇人中风口噤。

17477　乌蛇散（《圣惠》卷六十九）

【组成】乌蛇二两（汤浸，去皮骨，酥拌炒令黄）　白蒺藜三分（微炒，去刺）　蛇床子三分　桂心三分　防风三分（去芦头）　独活三分　当归三分　藁本三分　细辛三分　枫香三分　凌霄花三分　牛蒡子三分（微炒）　枳壳三分（麸炒微黄，去瓤）　莽草二分　干蝎半两（微炒）

【用法】上为细散。每服一钱，以温酒调下，不拘时候。

【主治】妇人血风瘙痒。

17478　乌蛇散（《圣惠》卷七十八）

【组成】乌蛇肉一两（酒拌炙令黄）　天麻一两　桂心　莽草　槟榔　麻黄（去根节）　天雄（炮裂，去皮脐）　独活　天南星（炮裂）　蝉壳（微炒）　犀角屑各半两　麝香一分（细研入）

【用法】上为细散，研入麝香令匀。每服一钱，以豆淋酒调下，不拘时候。

【主治】产后中风，口噤，四肢抽搐。

17479　乌蛇散（《圣惠》卷九十）

【组成】乌蛇肉三分（炒令黄）　蒺藜子三分　曲头棘针半两　马齿苋三分（墙上者）　乱发半两（烧灰）　雄黄一分（细研）　绯帛半两（烧灰）

【用法】上为细散。以酒调，纳疮孔中。以愈为度。

【主治】小儿诸般瘘疮，久不愈。

17480　乌蛇散（《普济方》卷三六五引《圣惠》）

【组成】乌蛇（烧灰，细研）

【用法】以酥和。敷唇上。频换为效。

【主治】婴孩紧唇，及脾热攻唇疮肿。

17481　乌蛇散（《圣济总录》卷十一）

【组成】乌蛇（酒浸，去皮骨，炙）　防风（去叉）　青葙子各一两一分　羌活（去芦头）一两　独活（去芦头）　麻黄（去根节，先煎，掠去沫，焙）　桔梗（炒）　秦艽（去土）各二两一分　当归（切，焙）　细辛（去苗叶）　桂（去粗皮）各三分　芎䓖　白芷（微炒）　附子（炮裂，去皮脐）各二两半　白芍药　蒺藜子（炒，去角）　人参　天麻各二两

【用法】上为极细末。每服二钱匕，空心温酒调下，一日三次。微汗为度。

【主治】风不仁，皮肤瘙麻，手足挛急。

17482　乌蛇散（《圣济总录》卷十二）

【组成】乌蛇（酒浸，去皮骨，炙）三两　槟榔五枚　肉豆蔻五枚（去皮）　桂（去粗皮）　人参　白茯苓（去黑皮）　当归（切，焙）　牛膝（酒浸，切，焙）　甘草（炙，锉）　麻黄（去根节）　白附子（炮）　天麻　芎䓖　羌活（去芦头）　藁本（去苗土）　附子（炮裂，去皮脐）各半两　细辛（去苗叶）一分　干蝎（去土，炒）一两　白芷半两　防风（去叉）半两　白鲜皮一分　木香半两　丹砂（研）一分　麝香（研）二钱

【用法】上药除研者外，捣罗为末，再同研令细匀。每服一钱匕。治虚风气上攻，兼进饮食，葱白腊茶清调下；常服只用腊茶调下；大段风涎，手足不随，瘙麻，用温薄荷酒调下。

【主治】一切风气。

17483　乌蛇散（《圣济总录》卷十八）

【组成】乌蛇(酒浸,去皮骨,炙)　防风(去叉)　羌活(去芦头)　人参　玄参　沙参　苦参　丹参　白附子(炮)　蒺藜子(炒,去角)各一两

【用法】上为散。每服一钱匕,温酒调下。

【主治】瘑麻,紫癜风。

17484　乌蛇散（《圣济总录》卷十八）

【组成】乌蛇(酒浸,去皮骨,炙)　葛根(锉)各一两一分　苦参　紫参　沙参　人参　芎䓖　天麻(酒浸,切,焙)　黄芩(去黑心)　木通(锉)　地骨皮　防风(去叉)　防己　莽草叶　白术　蒴藋　木兰皮(去粗皮)　黄连(去须)　附子(炮裂,去皮脐)　乌头(炮裂,去皮脐)　牛膝(去苗)　槟榔(煨,锉)　熟干地黄(切,焙)　菱蕤　芍药　桂(去粗皮)　玄参(坚者)　龙骨(研)　石膏(研如粉)　升麻　菊花(未开者,微炒)　蒺藜子(炒,去角)　秦艽(去苗土)　细辛(去苗叶)　天雄(炮裂,去皮脐)各一两　当归(切,焙)　甘草(炙,锉)　远志(去心)　巴戟天(去心)　苍耳花(炒干)各三分　吴茱萸(汤洗,焙,炒)　麝香(研)各半两

【用法】上为细散。每服二钱匕,空腹温酒调下,渐加至三钱匕,晡时再服。

【主治】白癞,语声嘶败,四肢瘑麻,瘙痒生疮。

17485　乌蛇散（《圣济总录》卷一三六）

【组成】乌蛇(酒浸,炙黄色,去皮骨)二两　漏芦(去芦头)一两半　大黄(锉碎,炒令香熟)　羌活(去芦头)　丹参　沙参　玄参　五加皮(锉)　甘草(炙赤色,锉)　白僵蚕(炒)　干蝎(炒,去土)各一两　麻黄(去根节)二两　附子(炮裂,去皮脐)半两

【用法】上为散。每服二钱匕,食后以薄荷汤调下,至晚再服。以愈为度。

【主治】疥癣久不愈。

17486　乌蛇散（《圣济总录》卷一三六）

【组成】乌蛇(酒涂,炙,去皮骨)二两　羌活(去芦头)　白鲜皮　苦参　枳实(去瓤,麸炙)　蒺藜子(炒,去角)　人参　黄芩(去黑心)　山茱萸　漏芦　牡蛎(熬)　附子(炮裂,去皮脐)　白僵蚕(炒)　玄参　甘草(炙,锉)　秦艽(去苗土)　防风(去叉)　甘菊花各一两

【用法】上为细散。每服五钱匕,空心酒调下。

【主治】一切疥,风痒瘑疮等。

17487　乌蛇散（《圣济总录》卷一四一）

【组成】乌蛇(去皮骨,酒浸,炙)　猬皮(酒浸,炙)各半两　槐子(炒)　天麻　黄耆(锉)　桑黄(酒炙)　枳壳(炒)各一两　桂(去粗皮)　附子(炮裂,去皮脐)　当归(切,焙)　赤芍药(炒)各三分　白矾(烧令汁枯)半两　麝香(研)二钱

【用法】上为散。每服二钱匕,空心陈米饮调下,日晚再服。

【主治】诸痔,大肠下血。

17488　乌蛇散（《圣济总录》卷一六七）

【组成】乌蛇(酒浸,去皮骨,炙令黄熟)半两　麝香一分(研,去筋膜)

【用法】将乌蛇捣罗为末,同麝香再研匀。每服半钱,煎荆芥汤调灌之。

【主治】初生小儿撮口,不收乳饮。

17489　乌蛇散（《幼幼新书》卷十二引张涣方）

【组成】乌蛇梢(生)一两　白附子　半夏各一分　天麻　僵蚕　人参　全蝎　羌活　石菖蒲各半两　川附子一枚重半两(炮,去皮脐)

【用法】上为粗末。每服二钱,水二盏,加生姜十片,薄荷五叶,煎一盏,滤去滓,放温,时时滴口中。

【主治】风痫,角弓反张,潮搐,及心肺中风。

17490　乌蛇散（《永乐大典》卷九七六引《卫生家宝》）

【组成】乌蛇三寸(炙,去皮骨)　鼠粪(新者)五十粒　皂角一挺(不蛀者)

【用法】上用新瓦上煅存性,加麝香少许,为末。金银汤调服少许。

【主治】小儿惊痫,并急慢惊。

17491　乌蛇散（《卫生总微》卷五）

【组成】乌蛇肉(酒浸,去皮骨)三钱　赤足蜈蚣二条(去头足,醋浸,炙黄)　全蝎二钱(去毒)　天麻半两　白茯苓半两　黑附子半两(炮裂,去皮脐)　麝香少许　白附子一分(炮)

【用法】上为细末。每服半钱,用旧断井索煎汤调下,不拘时候,如急用无断井索,煎荆芥汤代之。

【主治】小儿急慢惊风,搐如弓者。

17492　乌蛇散

《普济方》卷二七五。为《圣济总录》卷一三二"乌蛇膏"之异名。见该条。

17493　乌蛇散

《普济方》卷二八一。即《圣济总录》卷一三七"三味乌蛇散"。见该条。

17494　乌蛇散（《医学入门》卷八）

【组成】乌蛇六钱　麻黄一两　草乌(炮)　干姜　附子(炮)　川芎　白附子　天麻各五钱　蝎梢二钱半

【用法】上为末。每服一钱,热酒调下,一日三次。

【主治】破伤风,及洗头风。

17495　乌蛇膏（《圣惠》卷二十四）

【组成】乌蛇一两　天麻半两　附子半两　白附子半两　乌喙半两　天南星半两　桂心半两　细辛半两　吴茱萸半两　羌活半两　当归半两　苍术半两　防风半两　牛膝半两　汉椒半两　干蝎半两　木鳖子一两　枳壳一两　大黄一两　白芷半两

【用法】上药并生用,锉细,以头醋半升,拌浸一宿,用腊月炼成猪脂二升于铛内入药,以慢火煎,看白芷变黄紫色,下火,滤去滓,令净,入于瓷盒中盛之。用时摩涂于所患处。

【主治】风瘾疹结肿,攻冲遍身,发热痒痛,及筋脉挛急。

17496　乌蛇膏（《圣惠》卷六十）

【组成】乌蛇一两(烧灰)　马齿一两(烧灰)　猬皮一两半(烧灰)　乱发三分(烧灰)　黄矾三分(细研)　斑蝥三分(去翅足,糯米拌炒黄色)　杏仁四十九枚(去皮,研如膏)　麝香一分(细研)　猪脂一升(腊月者)　猪牙皂荚一分(炙,捣末)　水银三分(入少胡粉,点水研令星尽)

【用法】上为极细末。先煎猪脂候溶,滤去滓,入诸药

煎三二十沸,欲成膏入麝香搅令匀,更煎三两沸,入黄蜡三两,候冷,置于瓷盒内。每以少许,贴于痔上,一日二三次。

【主治】痔疾,年月深远,旁生孔窍,有头,脓血出,疮痒痛难忍。

17497　乌蛇膏《圣惠》卷六十三

【组成】乌蛇四两　当归二两　黄耆一两半　生干地黄一两半　乱发三分(烧灰)　防风一两(去芦头)　甘草二两　黄丹六两　胡粉四两　蜡二两　松脂二两

【用法】上锉细。以清油二斤半,于铛内入蜡、松脂及药,煎令黑色,绵滤去滓,却纳铛中,下黄丹,便以武火上不住手搅,候令黑,滴于水中如珠子,硬软得所,即膏成也。用故帛上摊,视疮大小贴之,日二易之。以愈为度。

【主治】一切远年恶毒疮,发背,冷漏疔疮,刀箭所伤。

17498　乌蛇膏《圣惠》卷六十三

【组成】乌蛇一两　木香半两　诃黎勒皮半两　芎䓖半两　细辛半两　牛蒡子半两　防风半两(去芦头)　垂柳枝(锉)二合　黄丹六两　清油一升(斤)

【用法】上为末。于油内,先煎柳枝令黄黑色,绵滤去滓,澄清。拭铛令净,以慢火熬,入黄丹,搅如黑豆色,一时下药末,又搅令匀,倾于不津器内。每使时,看疮肿大小,火畔煨,以纸上摊贴,一日二换。

【主治】一切毒肿,筋急疼痛。

17499　乌蛇膏《圣惠》卷六十四

【组成】乌蛇二两　附子一两(生,去皮脐)　干蝎一两　防风半两(去芦头)　当归半两　白芷半两　赤芍药半两　藁本半两　半夏半两　细辛半两　独活半两　芎䓖半两　白僵蚕半两　吴茱萸半两　汉椒半两(去目)　桂心半两　黄蜡六两

【用法】上锉细,以炼了腊月猪脂二斤,文火煎,候白芷赤黑色为度,绵滤去滓,下蜡令消,入于盒内盛。但是风肿,取少许摩之令热,一日三次。

【主治】❶《圣惠》:风毒疮肿疼痛。❷《局方》(吴直阁增诸家名方):风邪毒气外客皮肤,熏发成肿,所起不定,游走往来,时发痒痛;或风毒势盛,攻注成疮,焮赤多脓,疮边紧急。

17500　乌蛇膏《圣济总录》卷一三二

【异名】乌蛇散(《普济方》卷二七五)。

【组成】乌蛇(去皮骨,炙,捣末)二两　麻油一斤　铅丹二两　鼠一个(腊月者尤佳)　蜡四两

【用法】上五味,先用油煎鼠令消,去滓,次入铅丹并乌蛇末,微火煎沸后,下蜡更煎十沸,膏成以瓷器收。每用封疮,一日一换。

【功用】生好肉,去脓水。

【主治】恶疮,风毒气肿。

17501　乌银丸《御药院方》卷六

【异名】巨胜丸,补漏丸。

【组成】巨胜子(炒)二两(别研)　牛膝(去芦头)　覆盆子　荜澄茄(去枝)　肉桂(去粗皮)　白茯苓(去皮)　吴白芷　甘菊花(拣净)　远志(去心苗)　熟干地黄(焙)　旋覆花　旱莲草(去枝)各一两

【用法】上除巨胜子外,同为细末,再与巨胜子拌匀,酒糊为丸,如梧桐子大。每服五十丸至六十丸,食前温酒送

下。服至七日,觉阳气坚壮是验。

【功用】久服滋血气,壮元阳,髭发返黑,令人不老,添精补髓,益寿延年。

【主治】男子筋痿,少腹不利,小便频数,腰背疼闷,不能久立,久立则腿膝麻冷,难以屈伸,心意多忘,耳内蝉鸣。

17502　乌银丸《御药院方》卷六

【组成】吴白芷　甘菊花　旋覆花　桂心　巨胜子　白茯苓　荜澄茄　牛膝(去梢)　覆盆子各半两　莲子草二两

【用法】上为细末,好酒煮面糊为丸,如梧桐子大。每服三十丸,空心温酒送下,更吃一二盏动药力。

【主治】白发,并一切诸风。

17503　乌翎散《卫生宝鉴》卷十三

【组成】乌翎三五枚(火炙焦)

【用法】上为末,好醋调成膏。涂疮上,纸盖。一两次,其针自出。

【主治】针铁误入皮肤。

17504　乌麻酒《千金》卷七

【组成】乌麻五升

【用法】微熬,捣碎,以酒一斗,渍一宿。随所能饮之,尽更作。

【功用】《圣惠》:除风气,充悦强壮。

【主治】风虚气满,脚疼痹挛,弱不能行。

【备考】《圣惠》:乌麻子投水中,掠去浮者,取一斗,九蒸九晒,炒令香,以木杵臼捣细,用疏生绢袋盛之,令极宽转,即结袋头。又以一绳子接系袋处,悬于瓮中。下无灰酒五斗,以新盆覆瓮,其盆底上钻一小窍,引出系袋绳头,又系于小横木子上,以泥固封,莫使泄气。每日六七度引挽其绳,令药汁入于酒中,满七日药成,乃开瓮,举袋沥汁令尽。冬温夏冷,随性饮之,不令至醉。

17505　乌麻酒

《三因》卷八。为《千金》卷十一"人参酒"之异名。见该条。

17506　乌麻散《圣惠》卷九十七

【组成】乌麻任多少

【用法】以水拌令匀,勿使大湿,蒸令气遍,晒干。又蒸又晒,往返九遍讫,捣去皮为末。每服二钱,空腹以温水调下,晚食前再服。

【功用】耐老驻颜。

17507　乌麻膏《千金》卷二十二

【组成】生乌麻油一斤　黄丹四两　蜡四分(皆大两大升)

【用法】以腊日前一日,从午纳油铜器中,微火煎之,至明旦看油减一分,下黄丹消尽,下蜡令沫消,药成,至午时下之。一帖不换药,惟一日一度拭去膏上脓再贴之,以至愈乃止。

【功用】止痛生肌。

【主治】诸漏恶疮,十三般疔肿,五色遊肿,痈疖毒热,狐刺蛇毒,狂犬虫狼六畜所伤不可识者,二十年漏,金疮中风。

17508　乌麻膏《圣惠》卷六十三

【组成】乌麻油一斤　黄丹七两　薰陆香一两　麝香半两(细研)　松脂一两　黄蜡二两

【用法】先煎油沸,下松脂、薰陆香及蜡,以绵滤过,都安铛内,下黄丹,火上搅令色黑,滴安水中为珠子,软硬得所,去火,下麝香,搅令匀,以瓷盒盛。看疮大小,帛上摊贴,取愈为度。

【功用】生肌止痛,去疮内虫。

【主治】一切痈疽发背。

17509 乌椒汤(方出《外台》卷三十四引《集验方》,名见《济阴纲目》卷十四)

【组成】蜀椒 乌头 白及各二分

【用法】上药治下筛。每用方寸匕,绵裹纳阴中,入三寸;腹中热,明日更着看,愈止。

【主治】妇人阴下挺出。

17510 乌椒汤(《疝癥积聚编》)

【组成】乌头 蜀椒各六分 干姜 桂枝各四分 大枣一个

【用法】水煎服。

【主治】心胃时痛时止,经年月不止。

17511 乌椒煎(《仙拈集》卷二)

【组成】乌梅 花椒

【用法】加生姜,水煎服。

【主治】口吐清涎,恐系虫症。

17512 乌雄散(《普济方》卷三六一引《经验良方》)

【组成】乌桕根(水边者,晒干为末) 雄黄(生用)

【用法】油调敷之。

【主治】小儿胎风疮。

17513 乌喙丸(《圣惠》卷四十八)

【组成】乌喙半两(炮裂,去皮脐) 干姜一两(炮裂,锉) 木香一两 细辛一两 赤芍药一两 桂心一两 槟榔半两 厚朴一两(去粗皮,涂生姜汁,炙令香熟) 川椒一两(去目及闭口者,微炒去汗) 柴胡一两(去苗) 赤茯苓半两

【用法】上为末,炼蜜为丸,如梧桐子大。每服十五丸,食前以温酒送下。

【主治】七疝诸寒,脐旁痛,上攻胸中,满闷少气。

17514 乌喙丸(《三因》卷十八)

【组成】乌喙(炮,去皮尖)一钱 半夏(汤洗七次)四钱 石膏(煅) 藜芦(炒) 牡蒙 苁蓉(酒浸)各一钱 桂心 干姜(炮)各一钱三字 巴豆六七个(研膏)

【用法】上为末,炼蜜为丸,如绿豆大。每服三五丸,食后酒、饮任下。

【主治】肠覃病。因寒气客于肠外,与胃气相搏,正气不荣,系瘕内着,恶气乃起,始如鸡卵,久久乃成,状如怀胎,按之坚,推即移,月事以下;亦治乳余疾,大小便不利,并食有伏虫,胪胀;痈疽,毒肿;久寒邪气;男子疝痛。

17515 乌喙汤(《普济方》卷三〇一)

【组成】苦酒三升 乌喙五枚

【用法】上以苦酒浸乌喙。三日一洗,一日夜三四度。

【主治】阴中息肉突出。

17516 乌喙膏(《外台》卷三十二引《深师方》)

【组成】乌喙 莽草 石南草 续断 皂荚(去皮子,熬) 泽兰 白术各二两 辛萸仁一两 柏叶(切)半升 猪脂三升

【用法】以苦酒浸一宿,以脂煎于灶釜中,以苇薪添之,先致三堆土,每三沸,即下致一堆土,候沸定,却上,至三沸,又置土堆上,三毕成膏讫,去滓,置铜器中,屋溜下埋之;三十日药成。小儿当刮头,一日三涂,大人数沐,沐已涂之。甚验。

【功用】生发,令速长而黑光润。

【主治】头风发落。

17517 乌犀丸(《圣惠》卷二十三)

【组成】乌犀角屑一两 羚羊角屑二两 天南星一两(醋浸一宿,炒令黄) 天雄一两(炮裂,去皮脐) 天麻二两 乌蛇二两(酒浸,去皮骨,炙令黄) 桂心一两 白僵蚕一两(微炒) 干蝎一两(微炒) 防风二两(去芦头) 麻黄二两(去根节) 芎䓖一两 独活一两 干姜一两(炮裂,锉) 川乌头一两(炮裂,去皮脐) 白术一两 当归一两 白芷一两 细辛一两 牛膝一两(去苗) 槟榔一两 青橘皮一两(汤浸,去白瓤,焙) 白附子一两(炮裂) 桑螵蛸一两(微炒) 阿胶一两(捣碎,炒令黄燥) 牛黄一分(细研) 麝香一分(细研)

【用法】上为末,入研了药令匀,炼蜜为丸,如梧桐子大。每服十丸,食前以温酒送下。

【主治】中风半身不遂,身体顽麻。

17518 乌犀丸(《圣惠》卷二十五)

【组成】乌犀角屑半两 天麻一两 桂心一两 防风一两(去芦头) 羌活半两 附子一两(炮裂,去皮脐) 人参一两(去芦头) 海桐皮一两 当归一两 芎䓖一两 干蝎半两(微炒) 羚羊角屑一两 草薢一两(锉) 藁本半两 蔓荆子半两 麻黄一两(去根节) 白附子半两(炮裂) 白僵蚕一两(微炒) 龙脑一分(细研) 麝香一分(细研)

【用法】上为末,入龙脑、麝香等研令匀,炼蜜为丸,如樱桃大。每服一丸,嚼破,以薄荷酒送下。

【主治】一切风。

17519 乌犀丸(《圣惠》卷七十四)

【组成】乌犀角屑一两 赤箭一两 麻黄一两(去根节) 天南星半两(炮裂) 秦艽三分(去苗) 汉防己半两 独活三分 羚羊角屑三分 防风一分(去芦头) 白附子三分(炮裂) 白僵蚕一分(微炒) 芎䓖三分 当归二分(锉,微炒) 酸枣仁二两(微炒) 桑寄生二分 龙脑一分(研入) 阿胶一两(捣碎,炒令黄燥)

【用法】上为末,入研了药令匀,炼蜜为丸,如梧桐子大。每服二十丸,以薄荷酒送下,不拘时候。

【主治】妊娠中风,口面㖞僻,言语謇涩,身体强直,或时反张。

17520 乌犀丸(《圣惠》卷八十三)

【组成】乌犀角屑 天南星(炮裂) 白附子(炮裂) 干蝎(微炒) 天麻各一分 白花蛇半两(酒浸,去皮骨,炙令微黄)

【用法】上为末,以无灰酒一小盏,同入银器内,煎令稠;入牛黄(细研)、麝香(细研)、腻粉、龙脑(细研)、水银(用小枣瓤研令星尽)各一分,朱砂半两(细研,水飞过),虎睛一对(酒浸,微炙),都研为末,入前药煎为丸,如麻子大。每服三丸,用竹沥送下,不拘时候。

【主治】小儿中风痉,及惊痫诸风,手足搐搦不定。

17521 乌犀丸（《圣惠》卷八十三）

【异名】省风丸（《普济方》卷三六七）。

【组成】乌犀角屑 牛黄(细研) 白附子(炮裂) 附子(炮裂,去皮脐) 白僵蚕(微炒) 干蝎(微炒) 天南星(生用) 半夏(汤洗七遍去滑)各一分 腻粉一钱(研入)

【用法】上为末,用软饭为丸,如黍米大。每服三丸,以薄荷、生姜汤研下,不拘时候。

【主治】小儿中风,失音不语,咽中不利,筋脉拘急。

17522 乌犀丸（《圣惠》卷八十三）

【组成】乌犀角屑 羚羊角屑 防风(去芦头) 黄芩各一分 麝香一钱(细研) 朱砂半两(细研,水飞过)

【用法】上为末,都研令匀,炼蜜为丸,如绿豆大。每服三丸,以薄荷酒研下,不拘时候。

【主治】小儿中风,口噤体热,筋脉拘急。

17523 乌犀丸（《圣惠》卷八十五）

【组成】乌犀角屑一分 羚羊角屑一分 麝香一分(细研) 芦荟一分(细研) 胡黄连一分(细研) 雄黄一分(细研) 朱砂一分(细研) 丁香一分 牛黄一分(细研) 龙脑一钱(细研) 天南星一两(用酒一升,煮尽为度,切破晒干) 半夏一分(浆水一升,煮尽为度,切破晒干)

【用法】上为末,入研了药,更研令匀,铫子纳火上,化石脑油为丸,如绿豆大。每服一丸,以温酒化下不拘时候;金银薄荷汤化下亦得。

【主治】小儿慢惊风,搐搦吐涎。

17524 乌犀丸（《博济》卷三）

【组成】淡豆豉 大蒜(去皮苗)各等分

【用法】一处杵令和匀,可丸即丸,如梧桐子大。每服三四十丸,盐汤送下。

【主治】肠毒下血不止,及久患血痢者。

17525 乌犀丸（《养老奉亲》）

【组成】天麻二两 地榆一两 玄参一两 川乌头一两(炮制,去皮) 龙脑薄荷四两 藿香叶一两 皂角三挺(不蛀者,烧红入水中浸之) 龙脑少许 麝香少许

【用法】上为末,炼蜜为丸,如皂子大。每服一丸,嚼吃;小儿半丸以下,薄荷茶、酒调下。

【主治】老人一切风。

17526 乌犀丸（《局方》卷一）

【异名】反魂丹(原书卷十)。

【组成】白术(米泔浸一宿,切,焙干微炒) 白芷 干姜(炮) 枳壳(去瓤,麸炒) 天竺黄(细研) 虎骨(酒、醋涂,炙令黄) 厚朴(去粗皮,姜汁涂,炙令熟) 何首乌(米泔浸一宿,煮过,切,焙) 败龟(酒、醋涂,炙令黄) 桑螵蛸(微炒) 缩砂仁 蔓荆子(去白皮) 丁香 晚蚕蛾(微炒)各三分 萆薢(微炙) 细辛(去苗) 藁本(去土) 槐胶 阿胶(杵碎,炒) 陈皮(去白,微炒) 天南星(浸洗,生姜自然汁煮软,切,焙干炒黄) 羌活(去芦) 麝香(别研) 天麻(酒洗,切,焙) 半夏(汤洗七次,姜汁浸三日,炒) 茯苓(去皮) 独活(去苗) 人参(去芦) 羚羊角(镑) 藿香叶(去土) 槟榔 川乌(烧令通赤,留烟少许,入坑内,以盏复,新土围,食顷出) 肉桂(去粗皮) 沉香 麻黄(去根节) 白僵蚕(去丝嘴,微炒) 白附子(炮) 干蝎(微炙) 防风(去芦) 白花蛇(酒浸一宿,炙熟用肉) 乌蛇(酒浸一宿,炙,去皮骨,令熟,用肉) 木香各一两 石斛(去根) 水银 蝉壳(去土,微炒) 川芎 肉豆蔻(去壳,微炮) 硫黄(末,用瓷盏盛,慢火养成汁,入前水银,急炒如青泥,细研) 附子(水浸后炮,去皮脐) 龙脑(别研) 朱砂(研飞) 雄黄(研飞) 牛黄(别研)各半两 狐肝三具(腊月采取,同乌鸦一只,入新瓦罐内,以瓦盆子盖头,用泥固济,用炭火一秤,烧令通赤,待烟尽取出,候冷,研令极细用) 乌鸦一只(腊月采取,去嘴翅足) 腻粉(别研)一分 当归(去芦,酒浸,焙,炒) 乌犀(镑)各二两

【用法】上药并须如法修事,为细末,炼白蜜合和,入酥,再捣为丸,如梧桐子大。常服一丸,薄荷汤或茶嚼下,不拘时候。丈夫、妇人卒中诸风,牙关紧急,膈上多痰,或语言謇涩,口眼㖞斜,用薄荷汁与酒各少许,化三丸服之,良久再服。

【主治】丈夫、妇人卒中诸风,牙关紧急,膈上多痰,或语言謇涩,口眼㖞斜,瘫痪,暗风痫病,手足潮搐,心神不安,遍身烦麻,肠风痔瘘,肾脏风毒,上攻下注;妇人血风,头旋吐逆,皮肤肿痒,遍身疼痛;小儿诸风癫痫,潮发瘈疭,口眼相引,项背强直,牙关紧急,目睛上视;及诸病久虚,变生虚风,多睡昏困,荏苒不解。

17527 乌犀丸（《圣济总录》卷六）

【组成】犀角屑半两 天麻 白附子(炮)各一两 白僵蚕(炒) 半夏(汤浸七遍,以去皮生姜半两同杵碎,炒令干)各半两 乌蛇肉(酒浸,去皮骨,炙) 天南星(炮)各一两 麻黄(去根节) 独活(去芦头) 当归(切,焙) 晚蚕沙(微炒) 麝香(研) 干蝎(去土,微炒)各半两

【用法】上为末,再同研匀,炼蜜为丸,如梧桐子大。每服十九至十五丸,温酒送下,不拘时候。

【主治】风寒客于三阳经,筋脉拘强,口噤不开,牙关紧急。

17528 乌犀丸（《圣济总录》卷四十三）

【组成】犀角(镑) 羚羊角(镑)各一分 龙齿 茯神(去木) 人参各半两 远志(去心) 麦门冬(去心) 郁李仁(去皮) 丹砂(研) 铁粉各一分 龙脑一钱

【用法】上为末,炼蜜为丸,如鸡头子大。每服一丸,空心临卧以温酒嚼下;金银薄荷汤亦得。小儿可服半丸。

【功用】安魂定魄。

【主治】心虚惊悸健忘,精神恍惚,言语无度,心中烦闷。

17529 乌犀丸（《圣济总录》卷一一六）

【组成】乌犀(细镑)一两 羚羊角(细镑)一两 胡黄连半两 贝母(微炒,去心)半两 知母(焙)三分 麦门冬(去心,焙)三分 天门冬(去心,焙)半两 甘草(炙)一分 黄芩(去黑心)一分 人参半两 牛黄一两(别研) 丹砂半两(别研) 柴胡(去苗)一两

【用法】上药除别研外,捣罗为末,入别研药,更同细罗,炼蜜为丸,如梧桐子大。每服二十丸,空心温酒送下。

【主治】鼻中生疮。

17530 乌犀丸（《幼幼新书》卷二十五引《惠眼观证》）

【组成】皂荚二分(烧,不蛀者) 硫黄 陈皮各一钱 白姜(炮)一钱半 川乌头(炮)一分 巴豆(净)十粒

【用法】上为末,面糊为丸,如芥子大。早晨、临睡进三

五丸,以香熟水送下;伤食潮热,或因积而泻,每服二三十丸,以饭饮送下。

【功用】温胃调脾,消进饮食。

【主治】❶《幼幼新书》引《惠眼观证》:小儿疳肥,脏腑不和,头面疳疮,口鼻干燥,吐逆乳食。❷《活动心书》:小儿诸积滞夹风,吐逆有酸馊气,面黄饥瘦。

17531　乌犀丸《卫生总微》卷二)

【组成】犀角末一钱　猪牙皂角末二钱　干蟾末三钱　龙脑少许

【用法】上为细末,熊胆汁为丸,如绿豆大。每服一丸,温水送下。先以赤芝散油调涂之,后服本方。

【主治】乳颊癣。小儿眉毛眼睫因癣退不生者。

17532　乌犀丸《杨氏家藏方》卷三)

【组成】黑牵牛四两(生用)　皂角二两(不蚛者,炙令香,刮去皮弦子)　细松烟墨半两(烧令烟断)

【用法】上为细末,面糊为丸,如梧桐子大。每服五十丸,温熟水送下。临卧取利一次。更量虚实加减。

【主治】一切风热壅滞,大便秘涩,小便赤黄,烦躁喘满,腰脚重痛;脚气。

17533　乌犀丸

《朱氏集验方》卷一。为《局方》卷一(宝庆新增方)"黑神丸"之异名。见该条。

17534　乌犀丸《丹溪心法》卷五)

【组成】丑(头末)三两　青皮三两　使君子肉七钱半　白芜荑一钱半　鹤虱五钱　芦荟一钱(别研,烧红醋淬)　苦楝根皮半两

【用法】上炒令焦黑色,为末,曲为丸,如麻子大。每服三五十丸,食前米饮送下。

【主治】疳积。

17535　乌犀丸《秘传眼科龙木论》卷三)

【异名】角丸(《普济方》卷八十二)。

【组成】乌犀　茯苓　芍药　细辛　黑参　人参各一两　干山药　羌活各二两

【用法】上为末,炼蜜为丸,如梧桐子大。每服十丸,空心茶送下。

【主治】❶《秘传眼科龙木论》:两睑粘睛外障。此眼初患之时,或痒或痛,年多风赤,睑中有疮。❷《普济方》:外障兼胬肉。

17536　乌犀丸《普济方》卷三七三引《仁存方》)

【组成】薄荷叶一两　乌药一两(烧存性)　京墨三钱　硼砂三钱　麝香一钱　朱砂一钱　玄精石一钱　猪牙皂角一两(烧存性)

【用法】上为末,炼蜜为丸,如龙眼大。每服一丸,薄荷汤化下。入梨汁一滴尤好。

【功用】化痰退热。

【主治】小儿惊风发搐。

17537　乌犀丸《医学纲目》卷三十八)

【组成】黑牵牛二两　使君子七钱半　青皮二两　雷丸二钱半　苦楝皮半两　鹤虱五钱　(一方不用楝皮,用芦荟钱半)

【用法】上同入锅内炒焦为末,面糊为丸,如黍米大。三岁儿服二十丸,食前米饮送下。

【主治】小儿疳热,腹内生虫,肚大,手足疲弱,丁奚尪羸。

17538　乌犀丸《医方类聚》卷二一二引《仙传济阴方》)

【组成】马鸣肝(即晚蚕沙,五月收者良,拣尽,炒至烟起)半斤　大草乌二两(入灰火内逼裂,取出,以布袋打去皮尖)

【用法】上为细末,酸醋煮糊为丸,如梧桐子大。每服三十丸,常服淡醋汤温酒随下。如别有证候,依后汤使。凡血气不顺,月水不调,或过期不来,或月内再至,淡醋汤温酒送下;凡血弱阴虚,经水枯竭,数月不得,痿黄瘦瘁,腰腹疼痛,厌厌不已,及脚膝挛急,并以黑豆炒,浸酒送下,久服血润自通;凡经脉凝滞,久久不行,腰重疼痛,数月不利,以上牛膝根浸酒送下,脉复即行;凡妇人年未五十,住脉太早,腰脊重疼,腿足麻痹,目多昏暗,常用茶清或酒任下;凡血气逆上,血上冲肺,喉间作腥,或咯血唾血,以葱白或花桑叶煎汤送下;凡感踏风冷,血气喑痛,时复昏愦,以铁秤锤烧红淬酒送下,或伏龙肝捣碎细炒浸酒送下;凡经脉妄行不止,渐或成痛,或赤白带下,兼生黄水,名曰漏下,并艾醋汤送下,或炒黑豆浸酒,或以绵子烧灰调酒送下,或北艾、地榆、柏叶煎汤送下,兼以《局方》艾醋汤相间来进;治血气攻脾,心胸嘈杂,此名血槽,以猪呕血入麻油少许同煎,浸酒送下;治血风,筋脉挛急,脚胻疼痛,脚多转筋,以木瓜汤送下,或当归、木瓜、牛膝浸酒送下,或炒黑豆同羌活浸酒送下,兼以红蓼茎叶细切,煎汤熏洗;治血沥,腰肿痛,膝重,此皆血脉凝滞于足太阳经,可先嚼茴香一撮,温酒送下,或炒黑豆浸酒送下尤佳;血风攻注,手足偏重,顽麻酸疼,炒生姜酒送下;血虚血风上攻,齿牙浮肿,及血风头疼,偏正头风,耳内鸣响,耳聋重听,遍身生疮,顽麻燥痒,并用荆芥穗叶或生葱茶送下,食前后并宜服之;肝虚生风,眼多冷泪,多饶昏睛,木贼煎汤送下,或煎黑豆汤送下,不拘时候;风寒触血,遂成血癥痕,咳嗽喘急,桑白皮煎汤送下;大便下血,侧柏、地榆煎汤送下。

【功用】调治血脉,治风补虚。

【主治】血海一切疾证,血风,血冷,血滞,血气,月水不调,腰腹疼痛,腿足麻痹。血气逆上冲肺攻脾,血沥,血癥,血痕。

17539　乌犀丸《奇效良方》卷六十四)

【组成】巴豆一〇八粒(并去心膜,对对排列得定,不可失落星儿,更用沉香水浸过,去心壳膜,务在精制,稍有不净,难取神效。盖膜能伤胃,心能发呕)　橘皮一两(去白,切如小指面大,片片令匀,将巴豆拌和,受晓露七夜,二件锅内文武火炒令黑色,拣出巴豆,令出油尽)　苍术(去粗皮)六钱(浓煎,犀角水浸,受太阳七日晒干,入锅内微炒,遂将橘皮同碾为细末,加巴豆加入末内,再研为细末)

【用法】上为末,和匀,水浸蒸饼糊为丸,如萝卜子大。临卧生姜汤送下。

【功用】消宿食,破滞气,发散疠毒。

【主治】小儿惊疳,乳食不化,内成积聚,腹大体小,潮热往来,五心烦热,揉指咬甲,蛔虫自利,颈项结核,肚痛无时,遍身疮疥,小便如泔,夜多盗汗,嗜泥炭,喜甘甜,或疟或渴,或吐或泻,或百日内外因吞恶血绞刺啼叫。

17540 乌犀汤

《圣济总录》卷四十三。为《圣惠》卷四十七"乌犀散"之异名。见该条。

17541 乌犀汤（《圣济总录》卷一一八）

【异名】犀角汤（《普济方》卷二二九）。

【组成】犀角屑三分 羚羊角屑三分 丹砂（研）三分 黄耆（锉）半两 大黄（锉）一分 升麻半两 生干地黄（焙）一两 射干一分 天门冬（生者，去心，焙）一两 玄参三分 甘草（炙，锉）一两

【用法】上为粗末。每服三钱匕，水一盏，煎至六分，去滓，食后温服。

【主治】口舌生疮。

17542 乌犀汤（《圣济总录》卷一二六）

【组成】犀角（镑）恶实（炒）各三两 沉香三分 麝香（研）半钱 丁香半两 玄参三分 大黄（锉，炒）木通（锉）射干 连翘各一两

【用法】上为末。每服五钱匕，水一盏半，煎至八分，去滓，空心温服，至晚再服。利下为度。

【主治】初患瘰疬，项边磊磊如石，皮肉寒热赤肿。

17543 乌犀散（《圣惠》卷四十七）

【异名】乌犀汤（《圣济总录》卷四十三）。

【组成】乌犀角屑三分 龙齿一两 川升麻一两 茯神一两半 麦门冬一两半（去心）玄参一两 甜竹根（切）二合 赤芍药一两 生干地黄一两半 马牙消一两半

【用法】上为散。每服四钱，以水一中盏，加生姜半分，煎至五分，去滓温服，不拘时候。

【主治】上焦虚热，睡卧多惊，往往心忪，不欲见人。

17544 乌犀散（《圣惠》卷六十九）

【组成】乌犀角屑一两 赤箭三分 附子三分（炮裂，去皮脐）羌活三分 防风三分（去芦头）芎䓖三分 桂心三分 羚羊角屑三分 独活三分 牛膝三分（去苗）五加皮三分 黄耆半两（锉）赤茯苓半两 麻黄半两（去根节）赤芍药半两 细辛半两 当归三分（锉，微炒）枳壳半两（麸炒微黄，去瓤）生干地黄一两 道人头一两 甘草一分（炙微赤，锉）酸枣仁三分（微炒）

【用法】上为散。每服四钱，水、酒各半中盏，加生姜半分，薄荷三七叶，煎至六分，去滓温服，不拘时候。

【主治】妇人中风，筋脉挛急，四肢疼痛，不能行立，神思昏闷，言语謇涩。

【备考】本方方名，《医方类聚》引作"乌犀角散"。

17545 乌犀散（《圣惠》卷八十五）

【组成】乌犀角屑一两 独角仙三枚（微炙，去翅足）驴胎耳一分（烧灰）雀儿饭瓮五枚 干蟾一分（烧灰）白僵蚕二分（微炒）朱砂一分（细研）雄黄一分（细研）丁香一分 蚕纸一张（出子者，烧）麝香一分（细研）牛黄一分（细研）羌活半两 青黛一分（细研）天竹黄一分（细研）

【用法】上为细散，都研令匀。每服半钱，以温水调下，不拘时候。

【主治】小儿慢惊风，或发即戴眼向上，手足搐搦。

【备考】方中干蟾，《普济方》作"干蝎"。

17546 乌犀散（《圣济总录》卷五）

【组成】乌犀角（镑）二两 丹砂（研）独活（去芦头）丹参 远志（去心）人参 海荆子（炒）各一两 防风（去叉）一两半

【用法】上为散。每服二钱匕，食后酒调下，一日三次。

【主治】心中风，精神冒闷，语声错误，恍惚多惊。

17547 乌犀散（《圣济总录》卷一二七）

【组成】犀角（镑）一分 白花蛇（酒浸，去皮骨，炙）四两 青橘皮（汤浸，去白，焙）半两 牵牛子（熟炒）一两（生用半两）

【用法】上为散。每服二钱匕，加腻粉一钱匕，五更初以糯米粥饮调下。至辰巳间，胸膈内作声勿怪，相次如筋线连内结子下，是病根也。更候二十日，再一服，永愈。

【主治】瘰疬。

17548 乌犀散（《嵩崖尊生》卷六）

【组成】犀角 羚羊角 牛黄（各另入）天冬 贝母 胡连 麦冬 知母 黄芩 甘草

【主治】鼻生疮。

17549 乌犀煎（《卫生总微》卷六）

【组成】乌犀屑一两 天南星半两（微炮）白附子半两（炮）天麻半两 白花蛇（酒浸，去皮骨，炙黄）半两 蝎梢半两（去毒）

【用法】上为细末，用无灰酒两大盏，银器中同熬成膏。每用皂子许，麝香汤化下，不拘时候。

【主治】小儿心肺中风及风瘛病。

17550 乌犀膏（《圣惠》卷六十三）

【组成】乌犀屑一两 玄参一两 黄芩一两 紫葛一两 木通一两 川升麻一两 白芷二两 当归一两 白蔹一两 白及一两 防风一两（去芦头）芎䓖一两 甘草二两 赤芍药一两 桂心一两 槐枝二两 垂柳枝三两 桑枝二两 松脂二两 黄丹十二两 蜡二两 油二斤 青盐二两

【用法】上锉细，于净铛内，以油浸药三宿，后以文火煎，令白芷色赤黑，滤去滓，次下松脂、蜡令消，绵滤去滓，拭铛令净，都倾铛内，下黄丹，文火上煎，不住手以柳篦搅，候色变黑，滴于水内，捻看软硬得所，倾于瓷盒内。用帛上摊贴，一日二次。

【主治】发背痈疽，结硬肿痛。

17551 乌犀膏（《博济》卷五）

【组成】皂角子（烧存性）一二分

【用法】上先研皂角子绝细，续入沙糖，和匀如膏。贴于疮立效。

【主治】皂角及恶水入疮口内，热痛不止。

17552 乌犀膏（《传家秘宝》卷中）

【组成】威灵仙十斤（拣紫色条子用）真天麻（取细末）二两 生犀（取末）一两 黑附子（须是拣存生正者，去皮脐，取末）二两 龙脑（生者，另研）一两

【用法】先将灵仙同河水一石煮至三斗，以生绢滤去滓，只取清汁，更入醇酒一斗，同以银石器内煮至一斗，更清澄去细尘滓，次入天麻、附子末在药汁中，再以文火熬成膏，放令温冷后，入生犀、龙脑一处同搅之，用瓷盒子内盛之。每服一钱匕，用薄荷汤化下；烦躁者，薄荷自然汁化下。

【主治】中风手足不随，偏枯瘫痪，脚气攻注，头面浮

肿,口眼㖞斜,语涩痰涎,精神恍惚,大便风秘。

17553 乌犀膏(《圣济总录》卷一三〇)

【组成】白芷 板蓝根 苦参 芎劳(细锉)各一两半 铅丹六两 清麻油十五两

【用法】先将油并前四味药用慢火同煎,令药焦黑,用绵滤去滓,再入锅内,亦用文武火煎沸,下铅丹在内。用柳木篦子搅匀,滴水内成珠为度,即倾在瓷器内密收。如用,以无灰纸摊贴所患处。

【主治】一切恶疮,瘰疬,痈疽发背,阴疮,灸疮,烫火疮,闪扑损。

17554 乌犀膏(《永乐大典》卷九七八引《聚宝方》)

【组成】枣子三个(去核,每个入巴豆三粒,针刺上烧过存性) 硇砂三钱 轻粉一钱匕 朱砂(飞) 香墨(烧)各一钱 粉霜半钱匕 甘遂半钱(煨) 水银砂二钱

【用法】上为末,炼蜜为膏。每服如豆大,薄荷水化下。看虚实,非时勿服。

【功用】行风下涎。

【主治】小儿急慢惊风。

17555 乌犀膏(《幼幼新书》卷八引《吉氏家传》)

【组成】京墨(煅) 水银砂 犀角 轻粉 牛皮胶(蚌粉炒) 粉霜各一钱 朱砂一钱半 滑石 白附子一钱匕 麝香少许 巴豆三十个(针穿,灯上烧存性)

【用法】上为细末,炼蜜为膏。每服如枣子大,或半豆大,薄荷冷汤送下。

【主治】急惊,风热涎积,一切惊积。

【备考】方中滑石用量原缺。

17556 乌犀膏(《魏氏家藏方》卷十)

【组成】川乌头 天南星各三个(各极大者,并烧存性,内如皂子白星为度) 玄参末 薄荷末各五钱

【用法】上为细末,炼蜜为丸,如鸡头子大。每服一丸,小儿半丸,薄荷汤送下;筋力缓急,乳香、葱白汤送下。

【主治】小儿伤风寒邪,诸痫惊风,手足瘈疭,渐成慢惊风,痰涎壅滞,眼目上视,冒冷,浑身壮热。

【备考】本方方名,按剂型当作"乌犀丸"。

17557 乌犀膏(《永类钤方》卷十一引《简易方》)

【组成】皂荚二条(捶碎,用水三升,浸一时久,挼汁去滓,入瓦器内熬成膏) 好酒一合 人参一分(为末) 百草霜(研)一钱(同皂角搅,勿令稠) 硇砂 焰消 白梅霜各少许(并研入膏中)

【用法】上拌和。用鹅毛点少许于喉中,以出尽顽涎为度。若木舌,先以粗布蘸水揩舌令软,次用姜汁擦之,然后用药。

【主治】咽喉肿痛,及结喉烂喉,遁虫缠喉,闭喉急喉,飞丝入喉,重舌木舌。

17558 乌犀膏(《普济方》卷四〇八)

【组成】玄参 荆芥 大黄各等分

【用法】上为末,炼蜜为丸,如指头大。每服一丸,薄荷汤送下。

【主治】小儿一切惊热疮疾。

【备考】本方方名,据剂型当作"乌犀丸"。

17559 乌槐散(方出《圣惠》卷八十二,名见《普济方》卷三六〇)

【组成】乌驴乳一两合 东引槐枝十枚(各长三寸)

【用法】上以糖火煨槐枝,入火一半,看不煨头津出,即取拭却灰,纳于乳中浸须臾,便以槐枝点于口畔。大验。

【主治】小儿撮口。

17560 乌罂散(《施圆端效方》引王国祥方(见《医方类聚》卷八十二))

【组成】川乌(炮,去皮脐) 御米壳(去蒂,蜜浴,炒) 甘草 橘皮各半两

【用法】上咬咀。每服三钱,水一盏半,煎至七分,去滓温服。立效。

【主治】诸种头疼,不可忍者。

17561 乌蜜煎(《仙拈集》卷一)

【组成】乌梅七个 蜜七钱

【用法】水二碗,煎汤服之。

【主治】瘟疫。

17562 乌翣膏(《千金》卷六)

【异名】射干膏(《圣济总录》卷一二二)。

【组成】生乌翣十两 升麻三两 羚羊角二两 蔷薇根(切)一升 艾叶六株(生者尤佳) 芍药二两 通草二两 生地黄(切)五合 猪脂二斤

【用法】上咬咀,绵裹,苦酒一升淹浸一宿,纳猪脂中微火煎,取苦酒尽,膏不鸣为度,去滓。薄绵裹膏似大杏仁,纳喉中,细细吞之。

【主治】脾热,喉肿塞。

17563 乌樗散(《鸡峰》卷十四)

【组成】乌梅肉 樗根皮 赤石脂 当归 地榆各半两 黄连 干姜各三分 甘草一分

【用法】上为细末。每服二钱,食前温米饮调下。

【主治】赤白痢久不止,腹中疞痛结疼,及脱肛下血。

17564 乌蝎丸(《得效》卷十三)

【组成】乳香 没药(另研) 地龙(去土) 全蝎(去足翅) 草乌各五钱 乌药(炒) 麝香各一两 蜈蚣一条(去足,炒) 川乌二只(生用,去皮尖)

【用法】上为末,面糊为丸,如梧桐子大。每服七丸至十丸、十五丸,用麝香少许,空心好小酒送下。服至七日略利,至半月或满身发风丹,经月方没,多服其病全安。后常用生川乌、没药浸酒,一日二次,通气驱风汤加乳香、没药、生川乌、麝香少许,酒调服;不饮,木瓜汤送下。

【主治】手足拳挛,痛不可忍者。

【宜忌】忌热食一时。

【临床报道】痹证:《医方类聚》:《良方》云,吉安城内李秀才妻,年六十五岁,于辛亥年忽患手足不能屈伸,人以为历节风,壬子年二月,得永新州龙起宗出此方,合一料,服至七日,略溏利;至半月,风丹先从臀片上起,至遍身,七日方没,又服药至四分之一,其病全安,手足可行,至今无恙。

17565 乌蝎汤(方出《医学纲目》卷三十六引《婴孩妙诀》,名见《医部全录》卷四三一)

【组成】真川乌一枚(去皮,生用) 全蝎各等分

【用法】上咬咀。分二服,水二盏,加生姜十片,煎半盏,旋旋滴入口中。

【主治】小儿慢惊。

17566 乌蝎散(《医学入门》卷六)

【组成】人参 白术 茯苓 甘草 川乌 全蝎 南

星各一分

【用法】加生姜、大枣，水煎服。如再服，即去川乌。

【主治】小儿已传慢惊，外无八候，但吐泻不止者。

17567 乌蟾丹《幼幼新书》卷二十三引张涣方）

【组成】乌蛇（酒浸，去皮骨，炙令黄） 干蟾（酥炙黄） 蛇蜕皮（烧灰）各一两 胡黄连半两（以上捣罗为细末） 麝香 芦荟熊胆（各细研）各一分

【用法】上药一处拌匀，白面糊为丸，如黍米大。每服十丸，薄荷汤送下。

【主治】小儿风疳羸瘦，摇头揉目，百脉拘急。

17568 乌麝汤《卫生总微》卷十八）

【组成】大川乌头一个（重二钱以上者，以猪脂油煎令裂，不得削了面上块子，只刮去皮，尽切碎，杵罗为末） 通草半两（薄切片，片片相似，以糯米粉作稀糊，拌匀焙干，杵罗为末）

【用法】加麝香末少许，研匀。每服一钱，水一小盏，加薄荷二叶，大枣一个，煎数沸，放温服；或只以温酒调服。

【主治】风邪恶气入耳，令儿耳聋。

17569 乌子肝丸《奇方类编》卷上）

【异名】乌羊肝丸（《种福堂方》卷三）。

【组成】黑羊肝一副（竹刀切片，摆瓷盆内，外用羊胆汁涂于肝上，晒干又涂，涂了又晒，约涂二三百胆汁为佳，即少亦须涂百个，晒极干） 当归四两 生地十两（六两蒸熟，四两酒洗） 白芍（酒炒）四两 川芎四两 何首乌四两（九蒸） 盆子四两（炒） 旱莲草四两（酒蒸） 山萸四两（酒蒸） 白茯苓四两 少壮血余灰四两

【用法】上为末，再用大熟地十二两，酒煮烂，捣入前药，炼蜜为丸，如梧桐子大。每服一百丸，早、晚白汤送下。

【功用】乌须黑发，聪耳明目。

【宜忌】诸药不可犯铁器。

17570 乌牛尿膏《杂病源流犀烛》卷十四）

【组成】乌牛尿一升

【用法】微火煎如饴糖。空心服少许。当鸣转病出，隔日更服之。

【主治】腹中痃癖，致成鼓胀。

17571 乌龙锭子《扬州存济堂药局膏方》）

【组成】大黄八两 五倍子 花粉 香附子 木鳖仁 蓉叶 萆麻仁 益母草 霜桑叶 苍耳草灰 皮消 雄黄 陈石灰 白及各四两 苍术 黄柏 川乌 草乌 羌活 独活 生南星 生半夏 川芎 细辛 赤芍 白芷 甘遂 大戟 山茨菇各二两

【用法】共晒干，为末，用醋二十斤，皂角净肉一斤，明矾四两，先熬去滓，下炒黑陈小粉八斤，再熬，俟干湿合用，倾在净桌上，即以前药末及榆面一斤，和入擦匀为锭。临用醋磨敷。

【功用】肿毒初起，敷之自散，已溃敷之不走，并拔脓收口。

【主治】肿毒，痰饮流注，跌打损伤。

【加减】热，加猪胆汁；寒，加葱、姜汁。

17572 乌头赤散《千金》卷九）

【组成】乌头一两半 皂荚半两 雄黄 细辛 桔梗 大黄各一两

【用法】上药治下筛。每服一刀圭，清酒或井花水下，一日二次。不知稍增，以知为度。始得病一日时，服一刀圭。取两大豆许，吹着两鼻孔中。

【主治】天行疫气。

17573 乌头饼子

《鸡峰》卷二十二。为《圣济总录》卷一三六"乌豆煎"之异名。见该条。

17574 乌头煮散

《圣济总录》卷四十七。为《苏沈良方》卷十"乌头散"之异名。见该条。

17575 乌头锉散《普济方》卷二四三引《指南方》）

【组成】川乌（生） 官桂 川椒各一两 葱二茎

【用法】上为锉散。水一斗，煮五升，乘热蒸气先熏，以衣覆之，勿泄气。候可通手淋渫洗之。

【主治】膝胫痿弱，脚气。

17576 乌头煎丸《普济方》卷二二一引《博济》）

【组成】川乌头一斤（以大豆煮二伏时，以竹刀切作片子，焙干，去大豆不用，杵为末，青盐四两化入成水，相和淋成片，熬成膏，次入下项药） 沉香一两半 破故纸一两 虎骨一两（醋炙） 天麻一两 牛膝一两（炙） 海桐皮一两 肉豆蔻四枚（去壳） 木香半两 羌活 巴戟二两（炒令黄）

【用法】上为末，入膏为丸，如梧桐子大。每服二十丸，空心温酒送下。

【功用】补元脏虚冷，驻颜益气。

【主治】腰膝无力，行步难，吃食少，筋骨拘急疼痛。

【备考】方中羌活用量原缺。

17577 乌头煎丸《苏沈良方》卷二）

【组成】黑豆二两（小者） 川乌头一两（去皮） 青橘皮半两（去白，同乌头、黑豆为末，以水一升三合浸一宿，缓火煎成膏子） 甘菊花一两 牛膝 枸杞 川芎 荆芥穗 羌活 地龙（去土） 白蒺藜（去角） 当归 干薄荷各半两

【用法】将前青皮膏为丸，如梧桐子大。每服二十丸，空心茶、酒任下；蜜汤亦得。

【主治】风毒气攻眼，久成内外障，痛楚，胬肉赤脉。

17578 乌头煎丸《圣济总录》卷一八六）

【组成】乌头半斤（不去皮尖，水浸三两宿） 天麻一两 巴戟天（去心）半两 海桐皮（锉）一两 补骨脂（炒）半两 牛膝（去苗，酒浸，切，焙）一两半 肉豆蔻（去壳）半两 茴香子（炒）一两 草藓半两 木香一两 石斛（去苗）半两 沉香（锉）一两 大枣十五个（烂煮，去皮及核入膏中）

【用法】先用黑豆半升煮乌头，以豆熟为度，取出切作片子，焙干，用青盐二两炒令黄色，去盐，捣为细末；以醇酒二升，先煖酒令滚沸，次下乌头，熬成膏，然后与诸药焙干，捣罗为末，并枣膏入膏内，和纳得所为丸，如梧桐子大。每服三十丸，空心盐汤送下。

【功用】补壮筋骨。

17579 乌头煎丸

《圣济总录》卷一八六。为《博济》卷一"牛膝煎丸"之异名。见该条。

17580 乌头煎丸《圣济总录》卷一八七）

【组成】乌头一斤（大者，刮去黑皮，锉作小片子，用雪水三升浸一宿，入盐六两，同煮干，炒令黄） 牛膝三两（酒

浸一宿,切,焙) 肉苁蓉(细切,用法酒一升浸一宿,焙令干)四两 巴戟天(去心)一两 大枣半斤(汤浸,去皮核,焙) 桃仁(浸,去皮尖,麸炒熟)五两 陈橘皮(汤浸,去白,焙)半斤 蜀椒(去目并闭口,炒出汗)二两 厚朴(去粗皮,生姜汁炙)三两

【用法】上为末,以酒煮面糊为丸,如梧桐子大。每服三十丸,空心盐汤送下。

【功用】壮筋骨,明耳目,补虚爽神益气。

17581 乌羊肝丸

《种福堂方》卷三。为《奇方类编》卷上"乌子肝丸"之异名。见该条。

17582 乌鸡子膏(《圣济总录》卷一一四)

【组成】没药半两(研) 麝香一钱(研)

【用法】用乌鸡子一枚,略破顶头倾出,却用鸡子黄入鸡卵内,续入药末,用黄一处调匀,用纸糊合顶,于饭上炊令熟为度。分作四服,细咀,食前用麦门冬汤下。

【主治】痔疾。

【备考】本方方名,《普济方》引作"鸡子膏"。

17583 乌鸡子膏(《普济方》卷三八七)

【组成】乌鸡子一个 轻粉半钱

【用法】将鸡子开一孔,入粉在内搅匀,纸糊孔子。饭上蒸熟,每日吃一个。

【主治】小儿齁喘。

17584 乌鸡肝粥(《圣惠》卷九十七)

【组成】乌鸡肝一具

【用法】上切细,以豉汁和末,作羹粥食之。

【主治】肝脏风虚,眼暗。

17585 乌鸡脂粥(《圣惠》卷九十七)

【组成】乌鸡脂一两 粳米三合

【用法】相和煮粥。入五味调和,空腹食之。乌鸡脂和酒饮亦佳。

【主治】耳聋久不愈。

17586 乌鸡煎丸

《妇人良方》卷二。即《三因》卷十八"乌鸡煎"。见该条。

17587 乌鸡煎丸(《朱氏集验方》卷四)

【组成】大附子(炮,去皮脐) 川当归各一两 红椒半两 白茯苓七钱

【用法】上为细末,用乌鸡一只,将米醋烂蒸,合末为丸,如梧桐子大。每服五六十丸,空心盐汤、温酒任下。

【功用】补脾胃虚弱。

17588 乌鸡煎丸(《局方》卷九(续添诸局经验秘方))

【异名】大乌鸡丸(《普济方》卷三二七)。

【组成】乌雄鸡一只 人参(去芦) 白术 石床 牡丹皮 黄耆 乌药各一两 草果 延胡索 熟干地黄(洗,焙) 木香 琥珀 肉豆蔻各半两 陈皮 红花 川乌(炮) 海桐皮 白芍药 附子(炮,去皮脐) 肉桂(去粗皮) 蓬莪术各二两 苍术(米泔浸,切,焙)一两半

【用法】上锉细,用乌鸡一只,汤挦去毛及肠肚,将上件药,安放鸡肚中,用新瓷罐、好酒一斗,同煮令干,去鸡骨,以油单盛,焙干为细末,炼蜜为丸,如梧桐子大。每服三十丸,胎前产后伤寒,蜜糖酒送下;胎前气闷壮热,炒姜酒送下;赤白带下,生姜、地黄煮酒送下;产后败血攻心,童便炒姜酒送下;产后血块攻筑,心腹疼痛,元胡酒送下;胎前呕逆,姜汤送下;催生,炒蜀葵子酒送下;安胎,盐酒送下;室女经脉当通不通,四肢疼痛,煎红花酒送下;血气攻刺,心腹疼痛,煎当归酒送下;血晕,棕榈烧灰酒送下;血邪,研朱砂、麝香酒送下;血闷,煎乌梅汤研朱砂汤送下;子宫久冷,温酒或枣汤送下;空腹日一服;血风劳,人参酒送下;心腹疼痛,炒茴香盐酒送下;血散四肢,遍身虚浮黄肿,赤小豆酒送下;常服,温酒、醋汤任下,并空心食前服。

【主治】妇人胎前产后诸般疾患。

17589 乌鸡煎丸(《普济方》卷三二二)

【组成】乌鸡一只 五加皮二两

【用法】上用酒、醋各一瓶,同煎烂,去皮骨捣膏。加黄耆鳖甲散、妙香散,再加乌沉汤、红曲末各二两,和膏为丸,如梧桐子大。每服五七小丸,空心、食前服。

【主治】虚劳证。

17590 乌鸡煎丸(《袖珍》卷四)

【组成】当归 黄耆各六两 生地黄 香附子各四两 茯苓三两 人参 官桂 地骨皮各二两

【用法】上用乌骨白鸡一只,男用雌,女用雄,笼住,将黄耆末和炒面为丸,如鸡头子大,喂鸡,眼生胬,吊死,去肠肚洗净,挦毛椎碎骨,入前药鸡腹内,用酒、醋各一瓶,煮一宿,取骨焙枯研,共为细末,用汁打糊为丸,如梧桐子大。每服五十丸,盐汤送下。

【主治】妇人百病,虚劳血气,赤白带下。

17591 乌鸡酿酒(《圣惠》卷二十五)

【组成】乌鸡一只(其鸡先以笼养,用大麻子五升,与鸡吃,吃尽即便用鸡去毛及肠胃,净洗拭干,将其肉碎锉,毛即烧灰,亦同酿酒) 羌活三两 桂心一两 牛膝四两(去苗) 芎䓖二两 附子三两(炮裂,去皮脐) 防风三分(去芦头) 草薢三两 熟干地黄四两 乌蛇六两(酒浸,去皮骨,炙微黄) 独活五两 石斛三两(去根) 虎胫骨五两(涂酥,炙微黄) 当归二两 海桐皮五两 丹参四两 白胶香一两 地骨皮一两 五加皮十两 百灵藤一两 松节十两

【用法】上锉细,以水二硕,煎取五斗,与曲末,如常法同酿酒。候熟,即日饮三四盏。

【主治】诸风。

【宜忌】忌生冷、毒滑、动风物。

17592 乌驴头方(《养老奉亲》)

【组成】乌驴头一枚(炮,去毛)

【用法】上以煮令烂熟,切细。空心以姜、醋、五味食之,渐进为佳。其汁如酽酒,亦医后患,尤效。

【功用】极除风热。

【主治】老人中风,头旋目眩,身体厥强,筋骨疼痛,手足烦热,心神不安者。

17593 乌纱帽散(《医学入门》卷八)

【组成】漆纱头巾 赤芍 香附 干荷叶 男子发 当归 棕榈各等分

【用法】于新瓦上焙存性,为末。每五钱,童便调服。如人行十里久,再进一服,即止。

【主治】血崩。

【加减】产后去血过多,加米醋,京墨、麝香少许。

17594 乌金石散《普济方》卷三〇九)

【组成】乌金石 谷精草 小地黄各等分

【用法】上为细末,用好陈醋加绿豆粉少许,入铜器内熬成稀稠住火,却入药末和匀,稍添火熬滚,随时就摊子纸上。贴患处。候之,觉患冷,其疼即止。内损血不出者,以银杏去壳,好酒热调服。

【主治】伤折骨。

17595 乌金饼子《杨氏家藏方》卷五)

【组成】干漆一两(炒烟出,为末) 没药一分 硇砂一钱

【用法】上为细末,枣肉为丸,如梧桐子大,作饼子。每服三饼子,食后男子盐汤、女子醋汤送下。

【主治】坚癖积块,状如覆杯,腹痛不食;妇人血气刺痛。

17596 乌金浸酒《圣惠》卷二十五)

【组成】黑豆二升(紧小者,炒熟,捣碎) 防风(去芦头) 桂心 附子(炮裂,去皮脐) 羌活各二两 熟干地黄三两 乌鸡粪(雌者,以大麻子馈,笼七日后取粪)一两

【用法】上锉细,和匀,入于生绢袋中,用好酒二斗,于瓷甏子中,重汤缓火煮,候药甏子内有香气即止。每温饮一小盏,一日三次。

【主治】一切风。

17597 乌金煎丸《圣惠》卷二十二)

【组成】羌活 独活 牛膝(去苗) 附子(炮裂,去皮脐) 白蒺藜(微炒,去刺) 芎䓖 牛蒡子 海桐皮(锉) 防风(去芦头)各一两

【用法】上为末,用黑豆七升,净淘,以水三斗,煎取汁二升,去豆,入前药末一半相和,却入银锅内,以文火煎成膏,又入余药末为丸,如梧桐子大。每服二十丸,以温酒送下,不拘时候。

【主治】柔风,四肢缓弱,及言语謇涩。

17598 乌鱼骨丸《圣济总录》卷一四三)

【组成】乌贼鱼骨(罐子内烧赤) 肉苁蓉(酒浸,焙)各半斤 桑根白皮(炒,锉) 芜荑各半两

【用法】上为末,醋煮干,饭为丸,如梧桐子大。每服五丸,空心米饮送下,不嚼。甚者不过五服。

【主治】肠风。

17599 乌鱼骨丸

《宣明论》卷一。为《素问》卷十一"四乌鰂骨一藘茹丸"之异名。见该条。

17600 乌鱼骨散《鸡峰》卷十六)

【组成】乌鱼骨 鹿茸 阿胶各三两 当归二两 蒲黄一两

【用法】上为细末。每服二钱,温酒调下,不拘时候。

【主治】妇人漏下不止。

17601 乌药煮散《圣济总录》卷六十七)

【组成】乌药(锉)一两 沉香(锉) 陈橘皮(汤,去白,焙) 甘草(炙,锉)各一分 干姜(炮裂)一分 槟榔(锉)一分

【用法】上为细散。每服三钱匕,水一盏,加生姜一小块(拍碎),同煎至六分,和滓热服;或入盐少许,沸汤点服亦得。

【功用】利胸膈,顺三焦。

【主治】上气,腹胁胀满。

【备考】本方方名,《普济方》引作"乌药煎散"。

17602 乌药煎散

《普济方》卷一八三。即《圣济总录》卷六十七"乌药煮散"。见该条。

17603 乌骨鸡丸《摄生众妙方》卷十)

【组成】香附子(去毛净)二斤 艾叶(去枝梗净)二斤(二药分作四份,每份艾半斤,香附半斤,一份老酒,一份米醋,一份童便,一份糯米泔水各煮,须得烂熟为佳,石杵捣碎成薄饼,晒、焙干,杵捣碎为末听用) 乌骨大白雄鸡一只(杀,去毛血,用汤修理鸡杂洁净,不见水) 当归(酒净洗)四两 川芎(水洗净) 白芍药(火煨) 熟地黄(酒洗净,不见铁)各四两 人参(去芦) 黄耆(蜜煮)各一两 白术(麸皮炒) 白茯苓(去皮) 陈皮(去白) 砂仁(去壳)各一两五钱 神曲(炒)七钱 甘草(炙)七钱(药并鸡杂俱塞在鸡肚内,用线缝固,仍用老酒、米醋、童便、米泔等分,务煮烂熟,石杵捣碎成薄饼,晒焙干,杵碎为末听用) 木香(不见火) 乌药(不见火)各五钱 官桂(去皮,不见火)六钱 干姜(火煨)六钱(各捣碎)

【用法】前药和匀,为细末,绢筛过,炼蜜为丸,如梧桐子大。每服七十丸,空心用老酒或盐汤送下。

【主治】妇人诸病。

17604 乌骨鸡丸《回春》卷六)

【组成】人参(去芦)五钱 当归(酒洗) 熟地(姜汁浸,焙) 白芍(酒炒) 白茯苓(去皮) 香附(童便浸,炒)各一两 川芎 陈皮 秦艽 玄胡索 贝母(去心) 牡丹皮各七钱 甘草五钱

【用法】上俱锉成饮片听用。另用黄耆为末,拌饭喂乌鸡,喂至肌肥,眼生眵,缢死,燥去毛,破开取出肠胃,好酒洗净,入前药饮片在鸡肚内线缝住,用酒、醋等分,煮鸡烂如泥,捞起焙干或晒干,为细末,将鸡汁打面糊为丸,如梧桐子大。每服五十丸,空心清米汤送下。

【主治】妇人虚弱,咳嗽吐痰,或骨蒸劳热,或赤带下,或经水不调,形体瘦倦无力,或口干舌燥。

17605 乌骨鸡丸《宋氏女科》)

【组成】人参三两 生地五两 熟地五两 当归六两(酒洗) 官桂三两 茯苓三两 黄耆六两 川芎三两 白术一两(麸炒) 续断二两(酒洗) 香附十二两 芍药二两 石斛三两(酒浸) 乌药二两(炒) 杜仲二两(姜汁炒) 地骨皮三两

【用法】上为末,用乌骨白鸡或黄鸡一只,男用雌,女用雄,将鸡笼住,用黄耆二两为末,加炒面一两和匀,水为丸,如豆大,喂鸡服尽,将鸡吊死,肠肚洗净,挦毛擂骨碎,入前药于鸡腹内,用酒醋五斤浸,火煮烂,取骨捣烂,为细末,将煮鸡、药汁和面糊,加酒醋打匀,同药末为丸。每服八十丸,用温酒送下;或米汤,或艾汤亦可。每药末一斤,用白面四两,打糊。

【功用】常服除宿血,生新血,令人有孕,生子充实。

【主治】血海虚寒,乃无子嗣,数经堕胎,经水不时,暴下不止,月内丹行,或前或后,或崩中漏下,小便白浊并带,及腰胯疼痛。

17606　乌骨鸡丸(《张氏医通》卷十三引《制药秘旨》)

【组成】乌骨白丝毛鸡一只(男雌女雄,制法同巽顺丸) 北五味一两(碎) 熟地黄四两(如血热加生地黄二两)

上二味,入鸡腹内,用陈酒酒酿、童便于砂锅中煮,如巽顺丸。

绵黄耆(去皮,蜜、酒拌炙) 于术(饭上蒸九次)各三两 白茯苓(去皮) 当归身(酒洗) 白芍药(酒炒)各二两

上五味,预为粗末,同鸡肉捣烂焙干,骨用酥炙,共为细末,入下项药:

人参三两(虚甚加至六两) 牡丹皮二两(酒洗净,勿炒) 川芎一两(童便浸,切,晒)

上三味,各为细末,和前药中。

【用法】另用干山药末六两打糊,将前药众手为丸,晒干勿令馊,瓷罐收贮。侵晨人参汤或沸汤送下三钱,卧时醇酒送下二钱。大便实者,炼白蜜为丸亦可。

【主治】妇人郁结不舒,蒸热咳嗽,月事不调,或久闭不行,或倒经血溢于上,或产后褥劳,或崩淋不止,及带下赤白、白淫;男子渐丧太阳,劳嗽吐红,成虚损者。

【加减】骨蒸寒热,加九肋鳖甲三两,银柴胡、地骨皮各一两五钱;经闭,加肉桂一两;崩漏下血,倍熟地,加真阿胶二两;倒经血溢,加麦门冬二两;郁结痞闷,加童便制香附二两,沉香半两;赤白带下,加真川萆薢二两,四制香附二两,蕲艾一两;白淫,倍用参、耆、苓、术。

17607　乌骨鸡丸(《女科指掌》卷一)

【组成】八珍加沉香 木香 香附 砂仁 厚朴 海金沙 柏叶 僵蚕

【用法】将鸡去毛、肠、头、足、翅,入药在鸡肚内,酒煮烂,去骨炙用,其药肉晒重磨,余汁打糊为丸服。

【主治】漏下多时,内虚,脉来细小芤微涩者。

17608　乌骨鸡丸(《顾氏医径》卷四)

【组成】乌骨鸡一只

【用法】先以粳米喂养七日,勿令食虫蚁,吊死,去毛、去杂;将生地、熟地、天麦冬放入鸡肚中,陈酒十碗,砂罐煮烂,取出,再用桑柴火上焙,去药,更将余淹尽,焙至焦枯,研末;再加杜仲、人参、炙草、苁蓉、故纸、小茴、归身、川芎、白术、丹参、茯苓、香附、砂仁,共研末,和上药末,酒调面糊为丸。每服五十丸,空心米饮送下。

【主治】气血衰少,冲任损伤,月经不调,饮食减少,虚热屡作,渐成干痨瘵伤者。

17609　乌须发酒(《集验良方》卷五)

【组成】乌饭草及子

【用法】净锅慢火熬成膏。每日三次,温酒服;并可泡酒饮之。

【功用】乌须发。

17610　乌须药酒(《墨宝斋集验方》卷上)

【组成】生地(真怀庆者)一斤 熟地(真怀庆者)一斤 何首乌一斤(九蒸九晒) 枸杞一斤 甘草一两 当归四两 白菊花一斤

【用法】用好镜面烧酒二十斤,浸二十一日,去前药,入酒浆六十斤,窖七七。每服三大杯,早、午各一次。白可转黑。

【功用】乌须发。

17611　乌须捻药(《回春》卷五)

【组成】锡灰(细末)一钱(入汞一钱,研不见星)

【用法】将酸石榴一个,切去顶,将瓤并子搅匀,入前末药再搅匀,以原顶封固,外用纸严密,三七日内俱成汁。用胞皮裹指,以汁捻之,先将发、须洗净,拭干上药。

【功用】乌须。

17612　乌贼鱼丸

《圣济总录》卷一五三。为原书卷一五一"乌贼鱼骨丸"之异名。见该条。

17613　乌贼骨汤(《产孕集》下篇)

【组成】乌贼骨三钱 桃仁二钱 当归 芎䓖 芍药 阿胶各一钱五分 肉桂五分 五灵脂一钱

【用法】作一服。

【主治】产后败血不下,成块作痛,俗称儿枕痛。

17614　乌贼骨散(方出《圣惠》卷三十三,名见《杂病源流犀烛》卷二十二)

【组成】龙脑二钱 乌贼鱼骨一钱

【用法】上药入铜器中研为末。以铜箸取少许点之,每日三四次。

【主治】❶《圣惠》:眼赤痛,后生肤翳,远视不明,痒涩。❷《杂病源流犀烛》:肤翳,眼睛上有物如蝇翅之薄。

17615　乌贼骨散(《普济方》卷三九六引《全婴方》)

【组成】乌贼骨

【用法】上为末。三岁半钱,米汤调下。

【主治】小儿痢,肚疼后重。

17616　乌贼骨散(《中医皮肤病学简编》)

【组成】乌贼骨30克 朱砂3克 冰片1克

【用法】上为极细末。外用撒布。

【主治】耳道湿疹。

17617　乌贼骨膏(《圣济总录》卷一三〇)

【组成】乌贼鱼骨(去甲,研末) 旧船灰(研末)各一两 铅丹(研)三两 清油十二两

【用法】先熬油令沸,下铅丹,以柳木篦搅,候黑色,即将前二味药末再搅令匀,滴水内成珠子得所,以瓷合盛。故帛上摊贴,一日二次。以愈为度。

【主治】一切疮肿。

17618　乌贼骨膏(《圣济总录》卷一四五)

【异名】乌贼鱼骨膏(《普济方》卷二九〇)。

【组成】乌贼骨(去甲,为末) 旧船灰(为末)各一两 铅丹二两半 麝香(研)一钱 麻油八两

【用法】先熬油令沸熟,次下船灰末,乌贼骨末,搅转良久,下铅丹,不住手又搅,如稀稠所得,黑色,即入麝香,便倾入厚瓷器内。候冷,涂所伤处。

【功用】止痛生肌。

【主治】伤损。

17619　乌梢蛇片(《中医外科学》)

【组成】乌梢蛇(研粉)

【用法】加适量赋型剂,轧片,每片含生药0.3克。成人每服5片,温开水送下,一日二至三次。

【功用】祛风止痒。

17620　乌梢蛇散(《杏苑》卷八)

【组成】乌梢蛇(酒浸一夕,炙,去骨皮)六钱 麻黄一

两　良姜　黑附子（炮）　川芎　白附子　天麻各五钱　蝎梢二钱五分

【用法】依法制度，为细末。每服一钱，热酒调，食远服。觉麻，以绿豆汤解。

【主治】破伤风及洗头风。

17621　乌梅肉丸（《外台》卷二十五引《延年秘录》）

【组成】乌梅肉（熬）　熟艾　黄柏　甘草（炙）各八分

【用法】上药治下筛，炼蜜为丸，如梧桐子大。每服十五丸，饮送下，一日三次。

【主治】冷白脓痢，食不消。

17622　乌梅肉丸

《外台》卷二十五。即《千金》卷十五"曲蘗丸"。见该条。

17623　乌梅肉丸（《东垣试效方》卷七）

【异名】乌梅丸（《医学正传》卷五）。

【组成】僵蚕一两（炒）　乌梅肉一两

【用法】上为末，薄糊为丸，如鸡头子大。每服一百丸，食前多用白汤送下，一日三次。

【主治】肠风下血。

17624　乌梅饮子（《外台》卷五引《集验方》）

【组成】乌梅七颗　桃、柳心各七茎　葱白七茎　豆豉一合　甘草四分　柴胡四分　知母四分　大黄三分

【用法】上药各锉细，以童便两茶碗宿浸，明旦早煎三两沸，去滓顿服，愈；未愈更作，服三服。

【主治】温疟，劳疟。

【宜忌】忌海藻、菘菜。

17625　乌梅豉汤（方出《肘后方》卷二，名见《外台》卷二）

【异名】大乌梅汤（《医心方》卷十一引《小品方》）。

【组成】豉七合　乌梅十四枚

【用法】水四升，先煮梅，取二升半，纳豉，取一升半，分二服。

【主治】大病愈后，虚烦不得眠，腹中痛疼懊侬。

17626　乌梅醋法（方出《证类本草》卷二十三引《肘后方》，名见《直指》卷二十四）

【异名】乌梅酒（《仙拈集》卷二）。

【组成】乌梅仁

【用法】杵，苦酒和。以指渍之。须臾愈。

【主治】手指忽肿痛，名为代指。

17627　乌蛇胆汁（《圣济总录》卷十八）

【组成】乌蛇胆一枚　冬瓜一枚（截作五寸许，去瓤）　梨一枚

【用法】掘地可深三尺，扫拂令净洁，以物盛冬瓜置其中，次安乌蛇胆、梨于其上，以物隔之，用土盖覆，三七日一看，冬瓜未甚坏，则候七七日看，蛇胆、梨浑化为汁在冬瓜皮内，即取汁。每服温一茶脚许。小可风疾，以匙头湿过搅酒吃，三两服即愈。

【主治】恶风。

17628　乌蛇浸酒（《圣惠》卷二十五）

【组成】乌蛇六两（酒浸，去皮骨，炙微黄）　防风二两（去芦头）　桂心二两　白蒺藜一两（炒，去刺）　天麻三两　五加皮一两　羌活三两　牛膝二两（去苗）　枳壳三两（麸炒微黄，去瓤）　熟干地黄四两

【用法】上锉细，以生绢袋盛，以无灰酒二斗，于瓷瓮中浸，密封七日后开。每温饮一小盏，一日三次。

【主治】紫白癜风。

【宜忌】忌毒滑物、猪、鸡肉。

17629　乌蛇浸酒（《普济方》卷一一一引《永类钤方》）

【组成】乌蛇一条（洗，刷去尘土）

【用法】好酒一斗，浸一七日后，每日煎一盏，温服。如吃尽酒，取乌蛇焙干为末，每服一钱匕，温酒调下。

【主治】白虎风。

17630　乌麻子丸（《圣济总录》卷十八）

【组成】乌麻子一斗（九蒸九晒，别捣）　天麻（去苗）二两　丁香　乳香（别研）各一两　苏枋木　黄栌木各五两（内黄栌木细锉，以新汲水一斗，瓷瓮内浸二七日漉出，焙，其浸木水留之）

【用法】上为末，拌匀，用赤黍米一升，净淘，以浸木水煮为稠粥研膏，熟杵为丸，如梧桐子大。每服二十丸至三十丸，食后用浆水送下，日二夜一。

【主治】大风癞病。

17631　乌麻油膏

《圣济总录》卷一〇二。为《圣惠》卷三十二"麻油膏"之异名。见该条。

17632　乌雄鸡汤

《妇人良方》卷十二。即《千金》卷二"乌雌鸡汤"中的乌雌鸡改作"乌雄鸡"。见该条。

17633　乌紫金丸（《魏氏家藏方》卷七）

【组成】肉豆蔻一两（刷去灰土，拣最大者，每只钻窍，入丁香七粒在内，用醋纸裹煨，十分油出尽为度）　罂粟壳（去顶蒂瓤极净，切片，用好酸醋浸一宿，炒干秤）半两　滴乳香二钱半（别研）

【用法】上为细末，汤泡乌梅肉研烂为丸，如梧桐子大，每服五十丸至七十丸，泻，用米饮送下；痢，用生姜汤送下；肠风脏毒下血。荆芥、地榆煎汤送下，并食前之。

【主治】一切泻痢，不问新旧冷热及肠风下血。

17634　乌犀角丸（《圣惠》卷三）

【组成】乌犀角屑半两　羚羊角屑半两　天麻三分　防风半两（去芦头）　人参一分（去芦头）　细辛半两　蔓荆子半两　肉桂半两（去皱皮）　白芷一分　酸枣仁半两（微炒）　独活半两　干姜一分（炮裂，锉）　附子半两（炮裂，去脐）　赤芍药半两　藁本半两　赤茯苓三分　麻黄半两（去根节）　当归半两（锉，微炒）　芎劳半两　乌蛇二两（酒浸，去骨皮，炙微黄）

【用法】上为细末，炼蜜为丸，如梧桐子大。每服二十丸，温酒送下，不拘时候。

【主治】肝风筋脉拘挛急痛，举体不仁。

【宜忌】鸡、猪、鱼、蒜等。

17635　乌犀角丸（《圣惠》卷七十四）

【组成】乌犀角屑一两　防风一两（去芦头）　天蓼木一两　羌活一两　麻黄一两半（去根节）　独活一两　赤箭一两　羚羊角屑一两　芎劳一两　秦艽三分（去苗）　天门冬一两（去心，焙）　桑寄生三分　阿胶一两（捣碎，炒令黄燥）　大麻仁一两

【用法】上为细末，炼蜜为丸，如梧桐子大。每服三十

丸,食前以薄荷汤送下。

【主治】妊娠中风,口面喎僻,言语謇涩,身体拘急。

17636　乌犀角散

《医方类聚》卷二一二。即《圣惠》卷六十九"乌犀散"。见该条。

17637　乌犀角膏(《济阳纲目》卷一〇六)

【组成】皂荚两条(捶碎,用水三升,浸一时久,滤汁去滓,入瓦器内,熬成膏)　好酒一合　焰消　百草霜　人参各一钱(为末)　硼砂　白霜梅各少许

【用法】上拌和。用鹅翎点少许于喉中,以出尽顽涎为度,却嚼甘草二寸咽汁吞津。若木舌,先以粗布蘸水揩舌冷,次用生姜片擦之,然后用药。

【主治】咽喉肿痛,重舌,木舌。

17638　乌雌鸡汤(《千金》卷二)

【异名】乌鸡汤(《圣惠》卷七十六)。

【组成】乌雌鸡一只(治如食法)　茯苓二两　吴茱萸一升　芍药　白术各二两　麦门冬五合　人参三两　阿胶二两　甘草一两　生姜一两

【用法】上㕮咀。以水一斗二升,煮鸡取汁六升,去鸡下药,煎取三升,纳酒三升,并胶烊尽,取三升放温,每服一升,一日三次。

【主治】妊娠一月,阴阳相合为胎,寒多为痛,热多卒惊,举重腰痛,腹满胞急卒有所下。

【备考】《妇人良方》将本方中乌雌鸡改作"乌雄鸡",取名"乌雄鸡汤"。

17639　乌雌鸡羹(《圣惠》卷九十五)

【组成】乌雌鸡一只(治如食法)

【用法】上煮令熟,细擘,以豉汁、姜、椒、葱、酱调和作羹。空腹食之。

【主治】中风湿痹,五缓六急,骨中疼痛,不能踏地。

17640　乌鲗骨丸

《古方选注》卷下。为《素问》卷十一"四乌鲗骨一蔗茹丸"之异名。见该条。

17641　乌鲗骨散

《卫生总微》卷一。为《幼幼新书》卷五引张涣方"乌鱼散"之异名。见该条。

17642　乌鲤鱼汤(《得效》卷九)

【组成】乌鲤鱼一尾　赤小豆　桑白皮　白术　陈皮各一两　葱白五根

【用法】上用水三碗同煮,不可入盐。先吃鱼,后服药。

【功用】消肿。

【主治】水肿,四肢肿。

17643　乌髭药方(《百一》卷二十)

【异名】还春膏(《普济方》卷四十九)。

【组成】针砂五两

【用法】取细者,水澄过,去泥沙,晒焙干,以浓酸米醋浸数日,然后入铫内,炒令针砂通红为度。倾地上,以盏覆,候出火气,瓷罐密收。遇要使时,约髭多寡,抄一钱或二三钱研细,和荞麦面相等,又以浓醋调冷得所,重汤打作稠糊,第一夜临卧时先以皂角汤温汤洗去髭上油腻,次用竹篦二枚挑药,连根搽髭。此药不损皮肉,惟恐涂之不厚,仍先以沸汤煮软荷叶,相视髭厚薄,剪作片子压在粗纸薄中渗干才

使,药涂遍了,即以所剪荷叶覆之令周密,又以帛包系,恐污衣被,亦要护荷叶,不走作也。次早起来,以温汤款款洗之,白者已黄,黄者黑矣。使皂角澡豆末洗面不妨,但不可自使手染,恐指黑亦须耐烦,第二夜再上药。

【功用】乌髭。

17644　乌蠡鱼汤(《广笔记》卷二)

【组成】白茯苓二钱　白术(炒)二钱五分　广橘红　木瓜　桑白皮(如法蜜炙)各二钱　紫苏叶一钱　秦艽(酒洗)三钱　生姜皮一钱五分

【用法】用大蠡鱼一枚,河水五碗,煎至三大碗,去鱼骨,滤清,始入前药,煎至一碗,服之。以愈为度。

【主治】妊娠腹胀满。

17645　乌风决明丸(《金鉴》卷七十七)

【组成】石决明二两　细辛五钱　桔梗　防风　茺蔚子　车前子　茯苓　山药　元参各二两

【用法】上为细末,炼蜜为丸,如梧桐子大。每服三钱,食前茶清送下。

【主治】乌风有余证。

17646　乌风补肝散(《金鉴》卷七十七)

【组成】川芎　熟地黄　当归　蒺藜　白芍药　木贼　夏枯草　防风各一钱

【用法】上为粗末。以水二盏,煎至一盏,去滓食前温服。

【主治】乌风不足证。

17647　乌术保真丸(《同寿录》卷一)

【组成】真茅山苍术五斤(糯米泔水浸一宿,竹刀刮去皮,晒干,为末)　黑巨胜子四斤半(即芝麻,每次半斤,水磨,用麻布袋盛,去滓,去浮水,拌前苍术末,饭上蒸晒,如此九次)　赤白何首乌五斤(竹刀刮去皮,晒干,为末)　黑豆四升半(每次半升,熬豆烂,取汁,拌前首乌末蒸晒,如此九次)

【用法】上如法制就,用白蜜为丸,每早、晚服三钱,淡盐汤送下。其初服时,先服二钱,三四日后,服二钱五分,再三四日后加至三钱为止。凡有病痛,皆从小便,或冷气,或热气,直至一二时,勿惊,自然止,病除。

【功用】保养真气。

17648　乌龙扫毒膏(《外科启玄》卷十一)

【组成】文蛤八两(炒)　多年浮粉一斤(晒至干,入米醋浸一夜,再晒干听用)　蚰蜒虫三十条

【用法】上药同捣一处,再晒再捣成末,再炒至黑色,为细末,收入瓷罐内。用醋调敷患处,留头出毒气,绵纸盖之,干再醋扫润之。

【主治】一切痈疽、发背、肿毒未溃已溃者。

17649　乌龙解毒散(《回春》卷八)

【组成】木耳四两

【用法】入净砂锅内,炒焦存性,为末。每服五钱,热黄酒一碗调服。服药后,坐待少时,其药力行开至杖疮上,从肉里面往外透,如针刺痒甚,不时流血水。或以药水洗净,贴上膏药,其杖处疼痛肿硬,次日即消。

【功用】止疼痛。

【主治】打伤,不拘轻重;及疔甲烂肉连腿肿、面青、疼痛难忍,昼夜无眠,浑身憎寒壮热,神魂惊怖者。

17650　乌龙德生膏（《普济方》卷三一三）

【组成】黄耆　青木香　连翘　玄参　木鳖子（去油壳）　生地黄　桃仁（去皮尖）　防风　川芎　白芷　羌活　白及　白蔹　金银花各一两　蓖麻子三百枚（去壳）　乱发一两（烧灰）　桂花头五钱　五香连翘汤　人参拔毒散　复元通气散　十奇内补排脓散各五钱（一贴）

【用法】上将黄耆等十七味、五香连翘汤四药㕮咀，用小油三斤半，入铁锅内先浸五日，用慢火煎至药味黄黑为度，以槐、柳条一握，不住手搅，再用重绢滤去滓，秤净油三斤，先将黄丹一斤半炒黑色，下小油一处，于慢火同熬得所，滴入水中不散成珠；后下雄黄、血竭、乳香（另研）、没药、陀僧、轻粉、龙骨、枫香各五钱，麝香一钱（加苏合油半两火炒），研末，下前膏内化开，搅千余遍和匀，又试水中得所，成膏药可摊为度。如坚，少加小油；如软，加些黄丹，须要搅匀成膏。如小儿脾疳诸癣等证，量病坚硬大小，用纸或绯帛摊药贴之，候药力尽，自脱下再换；小儿疳泻痢证，贴肚皮上；咳嗽，贴脊梁中心，其病即愈。

【主治】一切恶疮肿毒，及小儿肿毒、脾癣坚硬。

17651　乌头七枣汤

《直指》卷十二。为《苏沈良方》卷三"七枣散"之异名。见该条。

17652　乌头当归汤（《千金翼》卷十九）

【组成】乌头（炮，去皮）　独活　芍药　蜀椒（去目闭口者，汗）　白术　人参各二两　厚朴四两（炙）　桂心五两　麦门冬（去心）　细辛各一两　吴茱萸一升　当归　生姜（切）　甘草（炙）各二两

【用法】上㕮咀。以水一斗三升，煮取四升，一服七合，一日三次。

【主治】虚劳损，胸满痛，牵急短气，面黄失色，头眩心烦，梦寐失精，寒气支节疼，又两胁不得喘息，喘息辄牵痛，逆害饮食。

17653　乌头苁蓉丸（《鸡峰》卷七）

【组成】川乌头一两（锉，入盐炒，去盐用乌头）　肉苁蓉　海桐皮　牛膝　骨碎补　当归　天台乌药　杜蒺藜　羌活　木鳖子　地龙各半两　没药　乳香

【用法】上为细末，酒煮面糊为丸，如梧桐子大。每服二三十丸，空心、食前米饮送下。

【主治】肾脏风，下注脚膝疼痛，行履艰难。

【备考】方中没药、乳香用量原缺。

17654　乌头建脾散

《鸡峰》卷十二。为《圣济总录》卷七十四"健脾汤"之异名。见该条。

17655　乌头细辛散（《普济方》卷二四三）

【组成】川乌头　香白芷　细辛　防风（不见日阴干）各等分

【用法】生用为末。每用一钱，于鞋内铺之，以脚踏之妙。

【主治】脚气不能行步。

17656　乌头栀子汤（《杏苑》卷六）

【异名】乌头汤（《会约》卷十三）。

【组成】川乌（童便煮）　栀子仁（炒）各三钱

【用法】上㕮咀。水煎熟，空心温服。

【主治】素有湿热，外因寒邪，发作疝症，疼痛不已者。

【加减】如元气衰弱，加人参、白术，佐以木香、缩砂仁。

17657　乌头桂枝汤（《金匮》卷上）

【异名】抵当乌头桂枝汤（原书同卷）、桂枝汤加乌头汤（《医心方》卷六引《小品方》）、乌头汤（《千金》卷八）、桂枝乌头汤（《全生指迷方》卷三）、大乌头桂枝汤（《三因》卷七）。

【组成】乌头大者五枚（熬，去皮，不㕮咀）

【用法】以蜜二斤，煎减半，去滓，以桂枝汤五合解之，令得一升，后初服二合；不知，即服三合；又不知，复加至五合。其知者如醉状，得吐者为中病。

【功用】《医略六书》：逐冷调营。

【主治】❶《金匮》：寒疝腹中痛，逆冷，手足不仁，若身疼痛，灸刺诸药不能治。❷《千金》：贼风入腹，攻刺五脏，拘急不得转侧，呼叫发作，有时使人阴缩。

【方论选录】❶《金匮要略直解》：寒淫于内，则腹中痛，寒胜于外，则手足逆冷，甚则至于不仁而身疼痛，此内外有寒也。乌头煎，热药也，能散腹中寒痛。桂枝汤，表药也，能解外证身疼痛。二方相合，则能达脏腑而利营卫，和气血而播阴阳。其药势翕翕行于肌肉之间，恍如醉状，如此则外之凝寒以行，得吐则内之冷结将去，故为中病。❷《医略六书》：寒邪外束，营血不能统运于经府之间，故腹疼痛，寒疝厥冷不仁焉。乌头祛风逐冷，治疝除痹；白蜜润燥益虚，缓中止痛；加入桂枝、白芍以调和内外。务使寒邪外解则营气内和，而阳得敷于肢体，何患逆冷不仁，身腹疼痛之不除哉。

【临床报道】寒疝：《治验回忆录》袁素珠，青年农妇，体甚健，经期准。一日，少腹大痛，筋脉拘急而未少安，虽按亦不住，服行经调气药不止，迁延十余日，病益增剧，迎余治之。其脉沉紧，头身痛，肢厥冷，时有汗出，常常有冷气向阴户冲出，痛处喜热敷。此由阴气积于内，寒气搏结而不散，脏腑虚弱，风冷邪气相击，则腹痛里急，而成纯阴无阳之寒疝。因处以乌头桂枝汤：制乌头12克，桂枝18克，芍药12克，甘草6克，大枣6枚，生姜3片，水煎兑蜜服。连进两帖，痛减厥回，汗止人安。换方当归四逆加吴茱萸生姜汤以温经通络，清除余寒，病竟愈。

17658　乌头桂枝汤

《普济方》卷二四八。为《外台》卷七引《伤寒论》"抵当乌头桂枝汤"之异名。见该条。

17659　乌头涂敷方（《圣济总录》卷一四八）

【组成】乌头（去皮脐）

【用法】上为细末。每用少许，以津唾调涂敷。

【主治】蝎螫疼痛。

17660　乌头续命丸（《外台》卷七引《古今录验》）

【异名】续命丸（《圣济总录》卷九十四）。

【组成】食茱萸十分　芍药五分　细辛五分　前胡（一云柴胡）五分　干姜十分　乌头十分（炮）　紫菀　黄芩　白术　白薇各三分　芎劳　人参　干地黄各五分　蜀椒十分（汗）　桂心十分

【用法】上药治下筛，炼蜜为丸，如梧桐子大。先食服三丸，一日三次。不知，稍加至七丸。

【主治】久寒三十岁，心腹疝，癥瘕积聚，邪气往来，厥逆抢心痛，久痹羸瘦少气，妇人产乳余疾，胸胁支满，不嗜

食，手足痟烦，月水不通，时时便血。

【宜忌】忌生菜、生葱、猪肉、冷水、桃、李、雀肉、芫荑等。

17661　**乌头煮盐丸**（《三因》卷十五）

【组成】川乌头（洗净，大者破开，小者全用）　苍术　吴茱萸各四两　京三棱半两　白盐十二两（用水煮四味，候乌头透，控干，洗净盐）

【用法】上为末，米糊为丸，如梧桐子大。每服五十丸，空腹温酒、盐汤任下。

【主治】元脏气虚，癞风入胃，上攻头疼眼赤，眵泪昏涩，口干咽燥；下注四肢疼痛，历节着重，阴下湿痒，足胫腰膝遍生疮疡；风水浮肿。

17662　**乌头槟榔汤**（《奇正方》引《外台》）

【异名】乌头汤（《名家方选》）。

【组成】乌头六两　桑白皮一钱　槟榔一钱　商陆三钱　大黄六分　生姜七分

【用法】以水三合，先煮乌头，减一合，去滓，纳诸药，煮取一合，去滓服。

【主治】脚气，通身洪肿者。

【备考】此方运动水毒以泄之尿道。乌头再煎者，盖取缓其刚悍之性以亲着病毒也。

17663　**乌头摩风膏**（《圣惠》卷二十五）

【组成】乌头　附子（并生用）　当归各二两　羌活　细辛　桂心　防风（去芦头）　白术　川椒　吴茱萸各一两　猪脂一斤（腊月者，若得驼脂尤好，去脂膜煎化，去滓放冷）

【用法】上切细，如大豆大，以头醋微淹之，经一宿，煎猪脂化，去滓纳药，缓火煎之，候附子黄色，即膏成，收瓷盒中。有患者，频取摩之，宜用衣裹。

【主治】风顽痹，腰脚不遂，四肢拘挛，并马坠疼痛不可忍；及白癞诸疮，兼脚气等。

【宜忌】切避风冷。

17664　**乌头摩风膏**（《圣惠》卷二十五）

【组成】川乌头（生，去皮脐）　防风（去芦头）　桂心　白芷　藁本　川椒（去目）　吴茱萸　白术　细辛　芎䓖　白附子　藜芦　莽草　羌活各半两　黄蜡五两　炼了猪脂一斤　生姜三两

【用法】上锉细，先以猪脂纳铛中煎之，以入诸药，煎令白芷色黄，候药味出尽，以新布绞去滓，更以绵滤过；拭锅令净，重入膏于锅中，慢火熬之；次下黄蜡令消，去火，待稍凝，收于瓷器中。每有痛处，于火边熁手，乘热取膏摩之一二百遍。以手涩为度。

【主治】风痛，及皮肤不仁，筋脉拘急。

17665　**乌头摩风膏**

《圣惠》卷二十五。为《千金翼》卷十六“乌头膏”之异名。见该条。

17666　**乌头麝香油**（《永乐大典》卷八八四一引《山居备用》）

【组成】香油二斤　柏油二两（另放）　没石子六个　川百药煎三两　五倍子半两　诃子皮一两半　酸榴皮半两　猪胆二个（另放）　真胆矾一钱　旱莲台半两

【用法】上为粗末，先将香油锅内熬数沸，然后将药末下入油内同熬，少时倾出油入罐子内盛，微温入柏油一两，搅渐冷入猪胆，又搅令极冷，入下药：零陵香、藿香叶、香白芷、甘松各三钱，麝香一钱，再搅匀，用厚纸封罐口。每日早、午时、晚西各搅一次，仍封之。如此十日后，先晚洗头发净，次早发干搽之。不待数日，其发黑绀，光泽香滑，永不染尘垢，更不须再洗用之。一方，去柏油，加王不留行半两，依法造用。

【功用】乌发。

17667　**乌头怀香丸**（《圣济总录》卷五十二）

【组成】乌头（炮裂，去皮脐）　槟榔（锉）　茴香子（炒）　楝实（锉，炒）　当归（切，炒）各一两　木香半两　硇砂（研）一两

【用法】上为末，和匀，醋煮面糊为丸，如梧桐子大，丹砂为衣。每服二十丸，温酒送下，不拘时候。

【主治】男子肾气虚，攻腹胁疼痛胀满。

【备考】本方方名，《普济方》引作“乌头茴香子丸”。

17668　**乌发固齿方**（《扶寿精方》）

【组成】旱莲草一斤（连根，七月取）

【用法】用无灰酒洗净，青盐四两捶碎、腌三宿取出，无油锅中炒，将原汁旋倾入，炒干焦，为末。每晨用一钱，擦牙咽下。用久殊效。

【功用】乌发，固齿。

17669　**乌军治胆片**（《中国药典》2010 版）

【组成】乌梅　大黄　佛手　枳实　牛至　栀子　甘草　槟榔　威灵仙　姜黄

【用法】上制成片剂，薄膜衣片每片重 0.32 克，糖衣片片芯重 0.31 克。口服，一次 4 片，一日 3 次。

【功用】疏肝解郁，利胆排石，泄热止痛。

【主治】肝胆湿热所致的胁痛、胆胀，症见胁肋胀痛、发热、尿黄；胆囊炎、胆道感染或胆道术后见上述证候者。

【宜忌】孕妇慎用；忌烟酒及辛辣油腻食物。

17670　**乌豆渫脚汤**

《普济方》卷二四二。为《圣济总录》卷八十二“乌豆汤”之异名。见该条。

17671　**乌沉降气汤**（《医级》卷八）

【组成】苏子　乌药　人参　广皮　半夏　沉香　槟榔　前胡

【用法】加生姜，水煎服。

【主治】虚阳上浮，气不升降，上盛下虚，痰涎壅盛；或七情气逆，胸膈噎塞，远年肺气。

17672　**乌附苁蓉丸**（《普济方》卷二四三）

【组成】人参　当归　乳香各半两　没药　丁香　菟丝子各一两半　自然铜一两（火煅）　虎胫骨半两（火煅）　古老钱十二文（醋淬）　川牛膝　白胶香　龙骨（煅）　木香　苁蓉　诃子　蓖麻　川乌各半两　败龟二两　五灵脂　何首乌　川芎　五味子　五倍子　赤芍药　黑附子（炮）　金银根　桑螵蛸各半两　槟榔二钱半　缩砂　木鳖子　川楝子各半两　朱砂二钱半　破故纸　地龙　葫芦巴　巴戟　骨碎补　威灵仙各一两

【用法】上为细末，醋打面糊为丸，如梧桐子大。每服三十丸，盐汤送下。

【功用】大壮筋骨。

【主治】腿脚无力。

17673　**乌附星香汤**（《效验秘方》李仲愚方）

【组成】制川乌10克 制白附子10克 制南星10克 木香10克

【用法】水煎服,一日3次,饭后服。制川乌、制白附子、制南星应先煎1小时,待药液不麻口后再加其他药物煎10分钟即可。

【功用】祛风散寒,通经活络。

【主治】面瘫、面痛、中风偏瘫、痹证等。

【加减】血虚者,加当归、川芎、生地、白芍(四物汤)以养血祛风;瘀血阻滞者,加桃仁、红花、赤芍、丹皮以活血祛瘀;筋脉痉挛抽搐者,加僵蚕、全蝎、蝉衣、蜈蚣以熄风止痉;有热者,加银花、连翘、黄芩、黄连等以清热;气虚者,加黄芪、潞党参、白术等以益气;头昏眩晕者,加钩藤、桑叶、菊花、草决明以清利头目;大便秘结者,加酒军、火麻仁、郁李仁、蜂蜜等以润肠通便。

【方论选录】方中制川乌、制白附子、制南星都是辛温之品,有祛风通络、散寒、止痛、燥湿化痰作用;木香以助理气通经;四药配伍,相得益彰。

17674 乌附通气汤（《医学入门》卷八）

【组成】白术七分 茯苓 泽泻各五分 猪苓 甘草 木香各三分 乌药 香附 当归 芍药 山楂 橘皮各一钱

【用法】水煎,温服。

【主治】新久疝气。

【加减】痛甚,加槟榔、玄胡索;脉沉细,恶寒,加吴萸。

17675 乌附椒姜汤（《重订通俗伤寒论》）

【组成】制川乌(炒黑) 川附子(炮黑)各三钱 川椒(炒黑)一钱 黑炮姜一钱半

【功用】温阳散寒,止痛。

【主治】寒痹。

17676 乌鸡白凤丸（《上海市药品标准》）

【组成】乌骨鸡一只(约1000克) 熟地 益母草 党参180克 黄芪 当归各120克 丹参 茯苓 川断 阿胶 龟版胶 鹿角胶 鹿茸 白芍 川芎 白术 枸杞子各90克 砂仁 芦子各60克 人参 延胡索 香附 黄芩 白薇各45克 甘草30克

【用法】上为末。炼蜜为丸,每丸重9克。每服一丸,化服,一日1～2次。

【功用】补气血,调经。

【主治】妇女体虚,月经不调,经行腹痛。

17677 乌鸡白凤丸（《全国中药成药处方集》天津方）

【组成】人参(去芦) 鹿角胶 生白芍各八斤 当归九斤 生牡蛎三斤 甘草二斤 生黄芪二斤 鳖甲(醋制)四斤 丹参 香附(醋制)各八斤 天冬四斤 桑螵蛸三斤 乌鸡三十二只(去净毛、肠子、爪尖,净重不得低于四十二斤)

【用法】上药用绍兴酒八十四斤装罐内(或不生锈的桶亦可),将罐口封固,隔水蒸煮,至酒尽为度;再将以下鹿角霜三斤,熟地十六斤,生地十六斤,川芎四斤,银柴胡一斤十两,芡实(麸炒)四斤,生山药八斤,轧成粗末,再和所蒸的药料共和一起,搅匀晒干,共为细末,炼蜜为丸,三钱五分重,蜡皮或蜡纸筒封固。每服一丸,白开水送下。

【功能】补气养血。

【主治】妇女血虚,月经不调,经期腹痛,白带淋漓,腰腿疼痛,肢体浮肿,产后身体衰弱,出虚汗发烧。

17678 乌鸡白凤丸

《全国中药成药处方集》天津方。为《北京市中药成方选集》"白凤丸"之异名。见该条。

17679 乌鸡白凤片

《中国药典》2010版。即《北京市中药成方选集》"白凤丸"改为片剂。见该条。

17680 乌驴皮食方（《圣济总录》卷一八八）

【组成】乌驴皮一张(捋洗如法)

【用法】蒸令极熟,条切,于豉汁中着五味调和,更煮过,空腹食之。

【主治】中风手足不遂,骨节烦疼,心躁口干,面目㖞偏。

17681 乌苓通气汤

《脚气钩要》卷上。为《回春》卷五"乌苓通气散"之异名。见该条。

17682 乌苓通气散（《回春》卷五）

【异名】乌苓通气汤(《脚气钩要》卷上)。

【组成】乌药 当归 芍药 香附 糖球 陈皮各一钱 茯苓 白术(去芦) 槟榔 玄胡 泽泻各五分 木香 甘草各三分

【用法】上锉一剂。加生姜三片,水煎服。

【主治】❶《回春》:一切疝气。❷《脚气钩要》:疝家患脚气,腰脚麻痹,或下部带肿气者。

【加减】恶寒,脉沉细,加吴茱萸。

17683 乌金止痛丸（《成方制剂》20册）

【组成】大黄(醋制)690克 当归(酒蒸)518克 香附(酒醋炒)690克 苏木518克 益母草(酒制)345克 僵蚕(姜汁制)345克 黑豆345克 乌药173克 五灵脂(醋制)173克 延胡索(醋蒸)173克 莪术(醋制)173克 桃仁(去皮,炒)173克 红花(酒炒)345克 木香86克 乳香(炒)86克 肉桂86克 没药(炒)86克

【用法】上制成大蜜丸,每丸重6.3克。口服,一次1丸,一日1～2次。

【功用】活血化瘀,行气止痛。

【主治】产后瘀血不清,腹痛腰痛,胸胁刺痛。

【宜忌】孕妇及产后瘀血已清者忌服。

17684 乌金益母丸（《同寿录》卷三）

【组成】益母草一斤(捣、晒,端午日收者佳) 当归身四两(酒洗) 川芎三两(酒炒) 白芍二两(炒黑色)

【用法】上为细末,每丸重二钱,飞过朱砂为衣。白汤调下;参汤调服更妙。

【主治】妇人思虑气恼,变生多疾,劳伤冲任,崩淋带下,手足酸软,经脉不调,子宫恶疾,产后月余淋沥不止,或脐腹绞痛,血晕,神昏虚弱。

【宜忌】孕妇勿服。

17685 乌金擦牙药（《普济方》卷七十）

【组成】百药煎 胆矾 五倍子各等分

【用法】上为细末。擦牙上,用浆水漱之。

【主治】齿黄黑。

17686 乌药平气汤（《三因》卷三）

【组成】乌药(去木) 人参 白术 川芎 当归 茯

神(去木) 甘草(炙) 白芷 木瓜干 五味子 紫苏子各等分

【用法】上为锉散。每服四钱,水一盏半,加生姜五片、大枣二个,煎七分,去滓温服;或作细末,汤点下。

【主治】脚气上攻,喘满;及五脏偏胜,诸气不和,喘咳奔冲,坐卧不安,头晕脚弱,上实下虚者。

17687 乌药平气散《丹溪心法》卷四

【组成】人参 白术 茯苓 甘草 天台 乌药 当归 白芷 川芎 麻黄 木瓜 五味子

【用法】加生姜三片,水煎服。

【主治】脚气上攻,头目昏眩,脚膝酸疼,行步艰苦,诸气不和,喘满迫促。

17688 乌药半夏汤《不知医必要》卷三

【组成】党参(去芦,米炒)三钱 半夏(制) 乌药各二钱 香附(酒炒,杵) 茯苓各一钱五分 陈皮一钱 砂仁(杵)七分 炙草六分

【用法】加生姜二片,水煎服。

【主治】气滞噎嗝。

【加减】如痰涎多者,加泡吴萸六分。

17689 乌药沉香丸《圣济总录》卷四十四

【组成】乌药(锉) 沉香(锉)各一两 葫芦巴(炒) 白芷各半两 木香 荜澄茄各三分

【用法】上为末,炼蜜为丸,如梧桐子大。每服十五丸,食前温粟米饮送下。

【功用】顺三焦,化滞气,定腹痛,进饮食。

【主治】脾虚胀闷,呕逆恶心。

17690 乌药沉香汤《济阳纲目》卷七十二

【组成】乌药一两 沉香五钱 人参三分 甘草四分

【用法】上为末,每服五分,入盐少许,加生姜一片,水煎服。或加香附、砂仁、陈皮、半夏,或加枳壳、神曲、麦牙、莪术、青皮、木香,随宜加入。

【主治】一切冷气及中恶心肠痛;及妇人血气攻心胃腹胀痛。

17691 乌药沉香散《青囊全集》卷上

【组成】台乌一钱五分 沉香一钱 乳没二钱 郁金一钱 苍术三钱 藿香二钱 赤苓一钱五分 伏毛一钱 官桂一钱 青皮一钱 广皮一钱 楂肉一钱五分 元胡二钱五分 草节一钱

【用法】上为散服。

【主治】瘀凝气滞腹痛。

17692 乌药泽兰汤《陈素庵妇科补解》卷上

【组成】乌药 泽兰 生地 元胡 木香 当归 赤芍 甘草 桃仁 五灵脂 生蒲黄 香附 川芎 红花 陈皮 丹皮

【主治】产后腹痛。

【备考】产后腹痛,其症不一,有临产寒气入胞门,有产后余血未尽,有伤食,有新感客寒,有血虚,当审所因治之,或就本方加减。

17693 乌药顺气汤《痧胀玉衡》卷下

【异名】石三(《痧症全书》卷下)、十一号屯象方(《杂病源流犀烛》卷二十一)。

【组成】三棱 蓬术 卜子 白芥子 玄胡索 枳壳

青皮 乌药各八分 红花七分 香附四分

【用法】水煎,稍冷服。

【主治】痧气内攻。

17694 乌药顺气汤

《嵩崖尊生》卷七。为《三因》卷二"乌药顺气散"之异名。见该条。

17695 乌药顺气散《三因》卷二

【异名】乌药顺气汤(《嵩崖尊生》卷七)。

【组成】乌药(去木) 麻黄(去根节) 橘皮各二两 甘草(炙) 川芎 枳壳(麸炒,去瓤) 白僵蚕(去丝嘴,炒) 白芷 桔梗各一两 白姜(炮)半两

【用法】上为末。每服二钱匕,水一盏,加生姜三片,薄荷七叶,煎至七分,空心服。治气,去薄荷,用杏子二枚同煎。

【功用】《局方》(续添诸局经验秘方):疏风顺气。

【主治】❶《三因》:风气不顺,手脚偏枯,流注经络,并湿毒进袭,腿膝挛痹,筋骨疼痛。❷《局方》(续添诸局经验秘方):男子、妇人一切风气,攻注四肢,骨节疼痛,遍身顽麻,头目旋晕;瘫痪,语言謇涩,筋脉拘挛;脚气,步履艰难,脚膝软弱;妇人血风,老人冷气,上攻胸臆,两胁刺痛,心腹膨胀,吐泻肠鸣。

【宜忌】《局方》(续添诸局经验秘方):孕妇不可服。

【方论选录】《医方集解》:此手太阴、足厥阴药也。风盛则火炽,故有痰火冲逆而上,此里气逆也。然中风必由外感风寒而发,内虚而外邪乘之,此表气逆也。麻黄、桔梗,肺家之药,发汗而祛寒;川芎、白芷,头面之药,散风而活血;枳壳利气行痰;僵蚕消化散结;干姜温经通阳;甘草和中泻火;乌药能通行邪滞诸气。此乃先解表气而兼顺里气者,气顺则风散。风邪卒中,当先治标,若气虚病久者,非所宜也。

17696 乌药顺气散《普济方》卷一一六引《德生堂方》

【组成】麻黄(去根节) 陈皮(去白) 乌药各二两 川芎 僵蚕(炒,去丝嘴) 枳壳(麸炒) 甘草(炒) 白芷 桔梗 天麻 全蝎(微炒) 独活(去芦) 羌活 防风 细辛(去土)各一两 干姜半两

【用法】上㕮咀。每服五钱,水盏半,加生姜三片、大枣一个。同煎七分;去滓温服,不拘时候;如碾为末者,每服二钱,好酒调下。

【主治】男子、妇人一切风疾,攻注四肢,骨节疼痛,遍身顽麻,头目旋晕;瘫痪,语言謇涩,筋脉拘挛;脚气,步履艰难,脚膝软弱;妇人血气,老人冷气上攻胸膈,两胁刺痛,心腹膨胀,吐泻肠鸣。

17697 乌药顺气散《普济方》卷九十二

【组成】半夏一两 川芎半两 黄耆 枳壳 麻黄 白茯苓 人参 枳实各半两 官桂三钱 白术一两 白芍药一两 甘草三钱 当归半两 防己一两 苍术半两(米泔浸七次七日) 天台乌药半两

【用法】上㕮咀。每服三钱,水二盏,加生姜七片,枣子二个,煎八分,去滓澄清,加麝香一捻,同煎热,细细呷服,不拘时候。

【功用】顺气安神,调和五脏,美进饮食。

【主治】男子妇人口眼㖞斜,四肢软弱疼痛,并一切风湿疼痛之疾。

17698 乌药顺气散（《疮疡经验全书》卷一）

【组成】乌药　沉香　人参　枳壳　陈皮　甘草

【用法】水煎服。

【主治】弄舌喉风，哑不能言，常将手拿者。

17699 乌药顺气散

《古今医鉴》卷二。为《直指》卷三"大乌药顺气散"之异名。见该条。

17700 乌药顺气散（《点点经》卷一）

【组成】乌药　苍术　当归　陈皮　香附各一钱五分　姜黄五分　腹皮　良姜　枳壳　吴萸　黄柏各一钱　甘草三分

【用法】生姜、红曲为引。

【主治】胸膈气痛。

17701 乌药顺气散（《赤水玄珠》卷五）

【组成】天台乌药　香附　沉香　砂仁　橘红　半夏

【用法】上为末。每服二钱，灯心汤调下。

【主治】胀满痞塞，七情忧思所致者。

17702 乌药顺气散

《医宗必读》卷八。为《医方类聚》卷二十一引《济生》"八味顺气散"之异名。见该条。

17703 乌药顺气散（《金鉴》卷七十三）

【组成】乌药　橘红各二钱　枳壳（麸炒）　白芷　桔梗　防风　僵蚕（炒）　独活　川芎各一钱　甘草（生）五分

【用法】水二钟，加生姜三片，煎八分服。外用姜擦。

【主治】丹毒初起白癍，无热无痛，游走不定者，由火毒未发，肌肤外受寒郁，名为冷癍。

17704 乌药顺风散（《秘传大麻风方》）

【组成】僵蚕　乌药　陈皮　麻黄　干姜　甘草　枳壳　五加皮　桔梗　川芎　归尾　金银花

【用法】姜水煎，加好酒一小杯，热服五帖。

【主治】麻疯起时形如樱桃者。

17705 乌香正气散（《普济方》卷二五六）

【组成】大香附子十两（去毛，刮净，熏醋过）　好乌药（去心，炒黄）

【用法】上为细末。行当侵晨，冲冒风冷出入，盐点二钱比，正气祛邪，辟鬼魅疫疠，祛风理气进食；兼治妊孕伤寒，葱白十茎，生姜二两，同煎一碗，作三服，调药热服出汗；治伤风冒冷，头眩项强，背皆痛，用热酒一盏，入苏叶调服；治产后败血攻心脾疼痛，煎童子小便调下；治妇人血海冷，面黄，发落稀少，米饮调下；妇人发落，血衰经脉不调，无颜色，醋汤调下；妇人血劳、血瘕、血癥，血气攻注疼痛，当归、乳香酒调下；妇人经脉过多，血崩不止，烧菴蕳灰一盏，酒、醋同调下；妇人血气冲心，血气不通，血脉湛浊不匀，芫花酒调下；妇人难产，取酸草子吞三七粒，以童便调药吞下，无草子，叶或根；男子妇人血风血热，遍身红痒，渐成癞疾，用荆芥酒调下；男子、小儿腹痛，脏毒泻血，用柏叶焙干，碾罗一钱末，同药三钱，米饮调下；男子、妇人疝风小腹急，男子小肠气，膀胱肾气，冷气攻冲，背脊绞疼痛，并炒盐、茴香、五灵脂、温酒调下；治蛊毒症忤，鬼气昏神，用人参煎服；大人、小儿宿食不消，意气不顺，逆噎不通，一切气病，入生姜、大枣，同煎调下，或盐点服；治痈疖疥癞疮癣，荆芥茶或酒调下；治大人腹中有虫，小儿疳气诸虫，腹胀肚大，面黄发疏，服精肉

瘦肚，并用槟榔磨汤调下，仍空心服；治大人、小儿冷热不解，泻痢交作，血气不和，用乌梅、干姜、甘草汤调下；治大人小儿积热不解，酸浆草研自然汁一合，并水同调下。

【主治】杂病。

【备考】方中乌药用量原缺。

17706 乌须大补丹（《鲁府禁方》卷二）

【组成】何首乌一斤（铜刀切碎，黑豆三升，水泡，入甑内，与首乌层层铺盖，蒸一炷香尽，取出晒干，如此三次，听用）　熟地　牛膝　故纸　当归　草薢　苁蓉各二两　琐阳　覆盆子　桑椹子　柏子仁　酸枣仁　没石子　川椒　小茴香　茯苓各一两　巴戟　百药煎　槐角子各五钱　青盐　甘草各三钱

【用法】上为末，石臼内不犯铁器，蜂蜜一碗，头生儿乳汁一碗，二味和匀，铜镟盛之，重汤煮三炷香，取出冷定，和药捣千下，不可间断一时。至二十日，须发从根发黑。

【功用】乌须发，壮阳事。

【宜忌】忌猪、羊、萝卜、豆腐。

17707 乌须至补丹

《石室秘录》卷四。为原书同卷"陈氏乌须丸"之异名。见该条。

17708 乌须延年豆（《集验良方》卷五）

【组成】何首乌八两（赤、白各半）　旱莲草汁八两　枸杞子五两　陈皮四两　生地四两　桑椹汁八两　槐角四两　故纸三两　归身五两

【用法】绒毛乌骨老母鸡一只，煮汤二大碗，取黑豆五升，去扁破者不用，将以上各药用鸡汤、老酒入砂罐内文武火缓煮干为度，去药存豆。每日早晨吃豆一合，饮酒一杯。三日之后，须发变黑。

【功用】乌须，延年。

【宜忌】服药期间，忌食萝卜。

17709 乌须羊肝丸（《医统》卷六十六引《类要》）

【组成】黑羊肝一具（竹刀切片，瓷盆晒，涂之以羊胆，晒干又涂，至三五十枚，愈多尤妙。夏月用稀绢裹之，免其蝇污，晒干听用）　熟地黄六两（蒸）　当归（酒浸）　川芎　白芍药（酒炒）　何首乌（如法制）　旱莲草（如法蒸）各四两　覆盆子（炒）　山茱萸肉各三两　白茯苓（人乳浸，日晒夜露，候干用）　生地黄（酒浸一宿，晒干）四两　血余（壮年人、童男女及自己发为佳，多至一二斤，用皂角汤洗净，再用苽、椒汤洗，晒干，入砂罐，炭火烧成灰，放地上三日，出火毒，取下净研）三两

【用法】上除血余不磨，以群药共为末，另用熟地十二两，酒煮浓汁二碗，作糊为丸，如梧桐子大。空心服八九十丸，临睡服五十丸，酒送下。

【功用】乌须，明目。

【备考】方中白茯苓用量原缺。

17710 乌须还少丹（《回春》卷五）

【组成】首生童子发四两（酒煮成膏）　川椒四两半　胡椒五钱　阳起石二两　川乌　何首乌　草乌　干漆　辰砂　针砂各一两半（共为细末，与童子发膏拌匀，入阳城罐内封，桑柴火烧，以罐子红为度，埋在阴地之中，七日足取出听用）　核桃仁（麸炒黄色）　柏子仁　生地黄（酒浸）　枸杞子各三两　麝香三分（面包煨，甘草火煨，面熟为度）

【用法】上为细末,共前药合一处。每服一钱,好酒送下。百日以后,三日或七日服一次。

【功用】服百日后须发如漆,面若童颜。

17711 乌须明目丸《《广笔记》卷二》

【组成】女贞实(酒拌,九蒸九晒,净末)一斤 甘菊花十二两 何首乌(赤白各半,净)二斤(如法蒸晒) 桑叶一斤 牛膝(酒蒸)一斤 怀生地(酒洗净)二斤(如法蒸晒) 甘枸杞(去枯者)一斤 乳拌茯苓酥一斤 麦门冬(去心)一斤半 槐角子十两 苍术(蜜、酒浸、蒸、晒)十二两 人参一斤(人乳拌,烘干) 山茱萸肉(酒蒸)十二两

【用法】乌饭子之嫩者取汁熬膏,每斤加蜜半斤为丸,如梧桐子大。每日服五钱,白酒送下,一日二次。

【主治】须发早白,目视昏花者。

【宜忌】忌白莱菔、牛肉、牛乳、蒜、桃、李、雀、蛤。

17712 乌须明目丸《《集验良方》卷五》

【组成】枸杞子二两(用芝麻炒过,去芝麻) 旱莲草五两 熟地三两 何首乌二两(小黑豆蒸过,去黑豆,忌铁器) 白茯苓二两 青葙子二两 没石子二两(面包,火煅) 生地二两 全当归二两(酒洗)

【用法】共晒干,为细末,炼蜜为丸,如梧桐子大。每服三十丸,空心盐汤送下。

【功用】养血乌发,补肾明目。

17713 乌须固本丸《《摄生众妙方》卷二》

【组成】何首乌半斤(米泔水浸二宿,竹刀刮去粗皮,切片,以黑豆五升,滚水泡一时,蒸熟去豆) 黄精四两(用黑豆二升,同煮熟,去豆,忌铁器) 生地黄二两(酒浸) 熟地黄二两(酒浸) 天门冬二两(去心) 麦门冬二两(去心) 赤茯苓二两 片术二两 人参二两 五加皮二两 巨胜子二两 松子仁二两 柏子仁二两 核桃仁二两 西枸杞二两

【用法】上为细末,炼蜜为丸,如梧桐子大。每服七八十丸,加至百丸,空心温酒送下;盐汤亦可。

【功用】乌须。

17714 乌须固齿方《《岣嵝方》》

【组成】地骨皮一两 川芎 白蒺藜各七钱 没石子四钱 香附子三钱(以上五味炒) 青盐一两(用紫土罐瓦火煅,不响为度) 细辛三钱 旱莲草四两(二味炒黄,不犯油气)

【用法】上为细末。每早擦牙咽下。至老不白,亦不落,极效。

【功用】乌须,固齿。

17715 乌须固齿方《《墨宝斋集验方》卷上》

【组成】没石子(阴阳各一两,醋煮晒干) 枸杞子一两(炒) 青盐一两(放在荔枝壳内,外用纸包过,又用黄泥封固,火炼红为度) 旱莲草四两(酒洗净,用炼过青盐一两二钱醃二日,再用原洗酒浸,晒干) 当归一两(酒洗,去尾) 破故纸一两(用青盐水炒) 地骨皮一两(炒) 牛膝一两(酒洗,炒) 熟地一两 菟丝子一两(酒煮,晒干) 北细辛一两(去芦)

【用法】上为细末。用时擦牙,水咽下。

【功用】乌须。

17716 乌须种子方《《奇方类编》卷下》

【组成】黑豆五升(砂锅内黄酒煮熟,晒干) 故纸一斤(盐水炒) 枸杞子一斤(酒炒) 菟丝子一斤(酒煮透) 川椒八两(去闭口者。先洗净地一块,用炭火烧红,用水泼湿,将椒放在地上,以瓷盆盖之,一宿取用)

【用法】上为末,酒糊为丸,如梧桐子大。每服三钱,空心白滚汤送下。

【主治】精虚无子;肾水不足,须发渐白。

17717 乌须神妙方《《寿世保元》卷六》

【组成】五倍子(炒黑,为末) 铜末一钱 白及末八分 食盐三分 诃子末三分 没石子末三分 白矾三分 黑矾三分 细辛末三分

【用法】上为细末,热茶调稀,重汤煮,入黑矾再煮,面上生花。搽须上,油纸裹,立黑。

【功用】乌须。

【备考】方中五倍子用量原缺。

17718 乌须健阳丹

《扶寿精方》。为《本草纲目》卷十八引《积善堂方》"七宝美髯丹"之异名。见该条。

17719 乌获追脓散《《疮疡经验全书》卷四》

【组成】黄耆 芍药 白芷 天花粉 蛤粉 白及

【用法】上为末。蜜水调匀,搽四面。

【主治】发背已成脓者。

17720 乌贼鱼骨丸《《圣惠》卷五十九》

【组成】乌贼鱼骨三两(微炙,细研) 樗根皮二两(炙黄) 乱发灰一两 雀儿粪一两(炒黑) 代赭二两 龙骨二两 白石脂二两

【用法】上为末,用醋煮面糊为丸,如梧桐子大。每服二十丸,以粥饮送下,不拘时候。

【主治】久痢赤白,日夜无数,腹痛不可忍。

17721 乌贼鱼骨丸《《圣惠》卷七十二》

【组成】乌贼鱼骨一两 芎䓖三分 熟干地黄一两半 茜根一两 当归一两(锉,微炒) 白芍药三分 阿胶二两(捣碎,炒令黄燥)

【用法】上为末,炼蜜为丸,如梧桐子大。每服三十丸,食前以粥饮送下。

【主治】妇人大便下血,或似小豆汁。

17722 乌贼鱼骨丸《《圣济总录》卷一五一》

【组成】乌贼鱼骨(去甲) 羚羊角(屑) 龟甲(醋炙) 茯神(去木) 卷柏(微炙) 鹿角胶(炙燥) 诃黎勒皮(煨) 地榆(炙,锉) 当归(切,焙) 熟干地黄(焙)各一两

【用法】上为末,炼蜜为丸,如梧桐子大。每服二十丸,温酒或枣汤送下。

【主治】妇人气血失度,经候不止,面无颜色,食少力倦。

17723 乌贼鱼骨丸《《圣济总录》卷一五一》

【异名】乌贼鱼丸(《圣济总录》卷一五三)。

【组成】乌贼鱼骨(去甲,炙焦) 鹿茸(酥炙,去毛) 诃黎勒皮 当归(切,焙) 白芍药 山茱萸 黄耆(锉) 酸枣仁(微炒) 地榆 芎䓖 覆盆子(去梗) 玄参 白茯苓(去黑皮) 熟干地黄(焙)各一两半 荜澄茄(微炒)一两

【用法】上为末,炼蜜为丸,如梧桐子大。每服三十丸,空心、食前米饮送下。

【主治】妇人月水不断,脐腹冷痛,腰腿酸疼。

17724 乌贼鱼骨丸

《圣济总录》卷一五三。为《素问》卷十一"四乌鲗骨一蘆茹丸"之异名。见该条。

17725 乌贼鱼骨丸《陈素庵妇科补解》卷五)

【组成】白芷三钱 当归五钱 龙骨三钱 牡蛎三钱 熟地一两 黄肉五钱 柴胡一钱 升麻一钱 黄耆三钱 白芍五钱 川芎五钱 杜仲五钱 五味子三钱

【用法】用乌贼鱼骨炙、研,入前药同丸。每服三钱,空心白汤入醋少许送下,一日三次。不应,再合一服,服尽自愈。

【主治】产后阴脱,阴干挺出。由趣(音促)产劳力努咽太过,致阴干脱及阴干挺出,逼迫肿痛,或举重,或房劳,或登高上楼皆能发作,仍旧挺出,清水续续,不时而下,小便淋沥,夏月则焮肿作烂。

17726 乌贼鱼骨散《圣济总录》卷一五四)

【组成】乌贼鱼骨(去甲)一两 白芍药 芎劳 龙骨 赤石脂各半两

【用法】上为散。每服二钱匕,食前用米饮或温酒调下。

【主治】妊娠胎动不安,下血不止,脐腹疼痛。

17727 乌贼鱼骨散

《普济方》卷二七四。即《圣惠》卷六十四"生肌乌贼鱼骨散"。见该条。

17728 乌贼鱼骨膏

《普济方》卷二九〇。为《圣济总录》卷一四五"乌贼骨膏"之异名。见该条。

17729 乌贼蘆茹丸

《杏苑》卷八。为《素问》卷十一"四乌鲗骨一蘆茹丸"之异名。见该条。

17730 乌梅八珍汤《医门八法》卷二)

【组成】大乌梅五个(囫囵) 党参五钱 白术三钱(炒) 茯苓二钱 炙草一钱 当归身三钱(炒) 白芍二钱(醋炒) 熟地三钱

【用法】加生姜、大枣,水煎服。

【主治】泻止之后,阴虚之甚。

17731 乌梅三物散

《鸡峰》卷十四。为《苏沈良方》卷八引陈应之方"三物散"之异名。见该条。

17732 乌梅山萸汤《四圣心源》卷八)

【组成】五味一钱 乌梅三钱(肉) 山萸三钱(肉) 甘草二钱 首乌三钱 芍药三钱 龙骨二钱 牡蛎三钱

【用法】煎半杯,温服。

【主治】瞳子散大者。

17733 乌梅木瓜汤《三因》卷十)

【组成】木瓜干 乌梅(打破,不去仁) 麦蘖(炒) 甘草 草果(去皮)各半两

【用法】上锉散。每服四大钱,水盏半,加生姜五片,煎七分,去滓,不拘时候服。

【主治】酒食过度,中焦蕴热,烦渴枯燥,小便并多,遂成消中;兼治痒渴。

17734 乌梅五补丸《圣济总录》卷三十五)

【组成】乌梅肉(熬)二两 肉苁蓉(去皱皮,酒浸,切,焙) 黄耆(锉) 桂(去粗皮)各二两 生干地黄(焙) 柴胡(去苗) 人参 常山 桃仁(去皮尖双仁,炒,研) 升麻 当归(切,焙) 赤茯苓(去黑皮)各一两 甘草(炙,锉)一两半 豉心一合(炒) 麝香(别研)半两

【用法】上药除研者外,捣罗为末,入麝香、桃仁合研匀,炼蜜为丸,如梧桐子大。每服二十丸,空心酒送下。加至三十丸。

【主治】劳疟,屡服药不愈,经年羸劣,状如劳疾。

17735 乌梅五味汤《普济方》卷一七六引《圣惠》)

【异名】秘方乌梅五味子汤《医方大成》卷七)。

【组成】五味子 巴戟(酒浸,去心) 百药煎 乌梅 甘草各等分

【用法】上咬咀。每服四钱,水一盏,空心煎服。

【功用】生津液。

【主治】消渴。

17736 乌梅丹砂丸《圣济总录》卷三十五)

【组成】乌梅肉(炒)半两 丹砂(研) 鳖甲(去裙襕,醋浸,炙)各半两 知母(焙) 常山(锉) 石膏(碎) 甘草(炙) 升麻 蜀漆叶 白薇 地骨皮 萎蕤各一分 牛黄(研)半分 豉(炒)一合 麦门冬(去心,焙)半两 青蒿(干者)半两 麝香(研)半分

【用法】上药除研者外,捣罗为末,研匀,炼蜜为丸,如梧桐子大。每服二十丸,空心温酒送下,未发前再服。渐加至三十丸。或吐出痰即安。

【主治】劳疟,瘴疟,积年不愈。

17737 乌梅甘草汤《医门八法》卷三)

【组成】乌梅肉五个 甘草五钱

【主治】肝气有余,肝血不足,以致胃气痛者。

17738 乌梅北枣丸《重订通俗伤寒论》)

【组成】乌梅肉十枚 大黑枣五枚

【用法】俱去核,共杵如泥,炼蜜为丸,如弹子大。每用一丸,嚼化之。

【功用】补胃,清热,摄涎。

【主治】病后喜唾,因于胃虚有热者。

17739 乌梅四物汤《医门八法》卷二)

【组成】大乌梅五个(去骨) 归身五钱(炒) 白芍三钱(醋炒) 生地三钱 熟地三钱

【功用】养阴血,生津液。

【主治】痢后阴虚,或潮热,或自汗者;噎证服独梅汤,噎减而怒亦减,阴血津液不足者;头痛阴亏血虚,烦热内热,遇热痛甚者;妊娠子烦、子悬、子痫、子嗽、子淋阴血不足,肝气不调者。

17740 乌梅四物汤《医门八法》卷二)

【组成】乌梅五个 当归身五钱(炒) 生白芍三钱 大熟地三钱 大生地五钱 天花粉三钱

【用法】水煎服。

【主治】消渴,阴亏于下,火炎于上。

【加减】中消,去花粉,加甘草五钱;下消,去甘草,加麦冬五钱。

17741 乌梅四物汤《医门八法》卷二)

【组成】大乌梅五个(囫囵) 当归身七钱(炒) 熟地

五钱　白芍三钱(醋炒)

【用法】合十剂为一料,煎熬成膏。朝夕冲服,红糖为引。

【主治】妇人血亏,多患干嗽,夜间尤甚。

【加减】有热,加麦冬;有寒,加生姜。

17742　乌梅四物汤《医门八法》卷二)

【组成】大乌梅五个(囫囵)　当归身五钱(炒)　醋白芍三钱　怀熟地五钱　麦门冬三钱　熟枣仁二钱(研)　柏子仁三钱(去油)

【主治】怔忡。由于劳心耗血,其证心胸筑筑振动,惶惶惕息,甚则躁扰不安。

17743　乌梅四物汤《医门八法》卷三)

【组成】乌梅肉三个(去壳)　当归身五钱(炒)　醋白芍二钱　川木瓜三钱

【主治】怒则肝张脾急,脾不消水则湿生,湿注于足,致患脚气。

17744　乌梅安胃丸

《饲鹤亭集方》。为《伤寒论》"乌梅丸"之异名。见该条。

17745　乌梅苁蓉丸

《圣济总录》卷三十五。为《普济方》卷一九八引《圣惠》"乌梅丸"之异名。见该条。

17746　乌梅肾气丸《医门八法》卷二)

【组成】乌梅肉六钱　熟地六钱　山萸肉四钱　茯苓六钱　党参六钱　制附子二钱　山药六钱　肉桂六钱　吴萸一钱

【用法】熟地蒸捣,入炼蜜少许为丸,如莱菔子大。每晨服一钱五分,服后食粥一杯。

【功用】健脾,补肾,敛肝。预防内伤饮食。

17747　乌梅败酱方《效验秘方》路志正方)

【组成】乌梅12~15克　败酱草12克　黄连4.5~6克　木香(后下)9克　当归10克　炒白芍12~15克　炒枳实10克　太子参12克　炒白术10克　茯苓15克　葛根12克　炙甘草6克

【用法】❶水煎服,每日1剂,分二次服。❷乌梅50%醋浸一宿,去核打烂,和余药按原方比例配匀,烘干研末装入胶囊。每服生药1.5克,每日2~3次,空腹温开水送下。

【功用】清热化湿,调气行血,健脾抑肝。

【主治】慢性非特异性结肠炎。

【加减】大便脓血,口苦急躁,舌红苔黄腻,脉弦滑,热盛邪实者,减太子参、白术等健脾益气药,加白头翁、秦皮、大黄炭、炒椿片等清肠导滞之品;胃脘痞闷,舌苔白腻,湿阻气滞者,酌加苡米、白蔻。

【方论选录】方中白术、太子参、茯苓、炙甘草四君健脾益气,使脾健而行其运化水湿之职,不止泻而泻止;乌梅、白芍柔肝,缓急止痛,乌梅擅涩肠止泻;木香、黄连擅治泻痢;当归养血和血;败酱草辛、苦,微寒,功擅解毒排脓;葛根升阳止泻;枳实抑肝理气。诸药合用,共奏健脾、抑肝、清热、利湿之功。

【临床报道】溃疡性结肠炎:《四川中医》[2007,25(3):65]采用乌梅败酱方治疗溃疡性结肠炎60例,结果完全缓解51例,有效9例,总有效率为100%。治疗后随访一年,

复发2例,复发率为3.9%。

17748　乌梅定痛汤《点点经》卷一)

【组成】乌梅三个　杏仁(去油)七粒

【用法】以上共打碎,用滚水泡服。

【主治】小儿虫痛,妇人气痛,胸膈连腹俱痛者。

17749　乌梅黄连丸《圣济总录》卷一六五)

【组成】乌梅(去核,炒)　黄连(去须)　当归(锉,炒)　阿胶(炒令燥)各一两　蜡一两半

【用法】上药除蜡外,捣罗为末,炼蜡乘热为丸,如梧桐子大。每服三十丸,米饮送下,一日三次。

【主治】产后赤白痢,肠腹疠痛。

17750　乌梅黄连散《外台》卷六引《必效方》)

【异名】乌梅散(《圣济总录》卷三十九。)

【组成】乌梅肉三两　黄连三两　熟艾叶三两　赤石脂二两　当归三两　甘草三两(炙)　附子二两(炮)　阿胶三两(炒)

【用法】上为散。每服二方寸匕,疑热则饮下,疑冷则酒下。

【主治】霍乱水痢,腹中雷鸣。

【宜忌】忌海藻、菘菜、猪肉、冷水。

17751　乌蛇止痒丸《中国药典》2010版)

【组成】乌梢蛇(白酒炙)　防风　蛇床子　关黄柏苍术(泡)　红参须　牡丹皮　蛇胆汁　苦参　人工牛黄当归

【用法】上制成丸剂,每10丸重1.25克。口服。一次2.5克,一日3次。

【功用】养血祛风,燥湿止痒。

【主治】风湿热邪蕴于肌肤所致的瘾疹、风瘙痒,症见皮肤风团色红、时隐时现、瘙痒难忍,或皮肤瘙痒不止、皮肤干燥、无原发皮疹;慢性荨麻疹、皮肤瘙痒症见上述证候者。

【宜忌】孕妇慎用。

17752　乌蛇牛黄散《圣济总录》卷一七一)

【组成】乌蛇(项下七寸,酒浸一宿,去皮骨,炙)一钱青黛(研)二钱　蝎梢(炒)十枚　牛黄(研)半钱　麝香(研)一字　蓬砂(研)　龙脑(研)　水银沙子各半钱　乌蛇尾(酒浸一宿,去皮骨,炙)一钱　金箔　银箔(并研)各十片蛇黄(煅,醋淬三遍)　墨(烧)　天南星(用生姜同捣作饼子,焙干)　半夏(用生姜同捣作饼子,焙干)各一钱

【用法】上为散。每服半钱匕,金银薄荷汤调下。

【主治】小儿惊痫,风痫,手足瘛疭,口眼相引。

17753　乌蛇驱风汤《朱仁康临床经验集》)

【组成】乌蛇9克　蝉衣6克　荆芥9克　防风9克羌活9克　白芷6克　黄连6克　黄芩9克　银花9克连翘9克　甘草6克

【功用】搜风清热,败毒止痒。

【主治】慢性荨麻疹,皮肤瘙痒症,泛发性神经性皮炎,扁平苔藓,结节性痒疹。

【临床报道】❶瘙痒性皮肤病:《河北中医药学报》[2001,16(4):14]用本方加减治疗瘙痒性皮肤病68例,痊愈:药后症状消失,皮损恢复者49例;好转:药后诸症明显减轻,皮损部分恢复者16例;无效:药后症状、皮损无好转变化者3例。总有效率占95.6%。其中最短服药时间为4

天,最长服 24 天。❷寻常型银屑病:《山东中医杂志》[1995,14(4):163]用本方治疗寻常型银屑病 100 例,结果:治愈率 60%,总有效率 96%。❸湿疹:《皖南医学院学报》[1996,15(1):75]用本方加减治疗湿疹 58 例,结果 58 例均治愈,其中 53 例随访 2 年,无 1 例复发,另 5 例失访。

17754 乌蛇苦参丸

《东医宝鉴·杂病篇》卷八引《医学集成》。为《圣惠》卷六十五"苦参丸"之异名。见该条。

17755 乌蛇黄耆丸《圣济总录》卷一四二

【组成】乌蛇(酒浸,炙,取肉)五两 黄耆一两半 大黄(锉,炒) 大麻子仁(炒)各二两 独活(去芦头) 枳壳(去瓤,麸炒) 人参 地骨皮各一两 诃黎勒皮一分 槟榔(锉)一两半 羚羊角(镑)三两 郁李仁(去皮)三分

【用法】上为末,炼蜜为丸,如小豆大。每服二十丸,空心温酒送下。以利为度。未快利,即加丸数。

【主治】气痔,大便秘涩,下血脱肛。

17756 乌蛇搜风汤《朱仁康临床经验集》

【组成】乌蛇 6 克 羌活 独活各 9 克 防风 6 克 炙僵蚕 6 克 生地 15 克 丹皮 9 克 丹参 9 克 赤芍 9 克 黄芩 9 克 银花 15 克

【功用】搜风祛邪,凉血清热。

【主治】慢性荨麻疹。

17757 乌麻地黄酒《外台》卷三十一引《崔氏方》

【组成】六月六日曲四升(净) 王斯油麻六斗五升(出虢州,赤色者是。如无,别用巨胜替之,以脱去皮,晒干。脱乌麻法:以冷水浸经一宿出之,置筲箕中漉水令尽,舂之即皮自脱去) 生地黄四斗(冷熟汤洗,待水气尽便切之,更取生地黄一石,以水一石和煮,粗布绞令泽,即取汁四斗,又以蜡及麻子涂瓮内,蒸之令干,前三味总纳瓮中浸之) 丹参 生石斛 牛膝 杜仲 萆薢 生姜各二斤 人参八两

【用法】上切,以生绢袋盛,同纳前件熟地黄汁瓮中浸,封闭七日外,更取乌豆四大斗,摩使光净,分作四度,微熬令香,取无灰重酎酒二斗八升,三度淋豆,豆一熬三淋,淋讫并去豆,总计十二度淋豆,取淋酒别器中盛,然后更泻曲汁等物及诸药,并出在大瓮中,以物闭头,及更将此酒先重蒸瓮看冷暖,还纳曲汁及药等安在瓮中,其日即用八斗精糯米,炊作饭,如常酿酒法,酘酒,即以淋豆酒投在瓮中,封闭经一两宿,看米消尽,又炊四斗糯米饭酘之。此后更封闭经七日,其酒即熟。任性饮,多少量之,不拘时候。常微微觉身润,夜中稍加少许,或汗出佳。

【功用】补不足,除百病。

【主治】风虚。

【宜忌】忌房室,避风,特禁毛桃、芥、生菜、热面并酢、蒜、牛肉、冷物。

17758 乌犀天麻丸《杨氏家藏方》卷二

【组成】犀角屑 天麻(去苗) 细辛(去叶土) 防风(去芦头) 川芎 香白芷 羌活(去芦头) 甘菊花各一两 龙脑(别研) 麝香(别研)各一钱

【用法】上为细末,入脑、麝研匀,炼蜜为丸,每一两作八丸。每服一丸,食后细嚼茶清送下。

【主治】头面诸风,口目眴动,精神昏愦,咽膈不利。

17759 乌雌鸡肉粥《圣惠》卷九十七

【组成】乌雌鸡一只(取肉) 糯米三合

【用法】鸡肉切,于豉汁中和米煮粥,入盐、椒、葱白,空腹食之;或作羹及馄饨索饼食之,亦得。

【功用】安胎。

【主治】妊娠胎动不安;风寒湿痹腰脚痛。

17760 乌髭石燕散《普济方》卷四十九引《卫生家宝》

【组成】香附子半斤(用生姜一斤,取自然汁,浸三宿,候香附子透,焙干,炒焦,碾) 生干地黄二两(焙干) 石燕子一对(醋淬,碎碾) 青盐二两半(明净者) 石榴子三两(炒干) 细辛二两(焙干) 皂角七条(不蛀者,烧存性) 麝香少许(另研)

【用法】上为细末,入麝香搅匀。临卧揩齿。不可说话,次早以温汤漱之,不过一月如漆矣。

【功用】乌髭。

17761 乌髭牢牙散《医方类聚》卷七十三引《经验秘方》

【组成】防风 何首乌 生地黄 石榴皮 楮白皮 猪牙皂角 青盐各等分

【用法】上为粗末,以瓜蒌一个,去蒂,入药在内,用蒂掩之,盐泥固济,火煅烟尽为度,碾为细末,入生升麻,北细辛等分,麝香少许,别研和匀。每早灌漱毕,用少许擦牙。待片时药透,温水漱去,便食物,后用冷水浸须,其黑如墨。

【功用】乌髭,牢牙。

17762 乌髭借春散《御药院方》卷十

【组成】针砂(先炒令赤,投醋中浸一宿,再炒令干) 大麦面 荞麦面(三味各炒)各半匙头

【用法】先以浆水洗髭发令极净,用醋调上件三味,煮糊。热涂在髭发上,用荷叶封裹,上更帛裹,须临卧时用,次日除去,以温浆水洗净,晚再用,次用下药涂:没石子、百药煎、五倍子、诃子、何首乌、当归各等分。上为细末,每用半匙头,入大麦面、荞麦面各半匙头,醋调煮成糊,临卧涂髭发上,依前用荷叶封裹,次日早晨,用温浆水洗净。可黑两个月。

【功用】乌髭发。

17763 乌髭揩牙药《普济方》卷四十九引《卫生家宝》

【组成】苦参半两 青黛一两(如螺色青者) 青盐一两

【用法】先以苦参为末,次研青黛,又研青盐,一处拌匀。早晚无时作牙药揩牙。徐挨少时,漱之。

【功用】乌髭。

17764 乌髭揩牙药《百一》卷二十

【组成】草麻子四十九个 生干地黄一两 龙骨 青盐各半两 细辛一分(华阴者)

【用法】上用大瓜蒌一个,开一窍子,去瓤,以上药填入瓜蒌内,将原盖盖定,纸封,盐泥固济,晒干火煅,青烟出为度,取出存性,研为细末。早、晚揩牙良久,用温酒咽下。用之四十九日外见效。

【功用】乌髭,能反白为黑。

17765 乌癞白癞丸《外台》卷三十引《集验方》

【组成】猬皮(炙) 魁蛤 蝮蛇头(炙) 木虻四枚(去翅足,熬) 虻虫(去翅足,熬) 蛴螬各一枚(并炙) 陵鲤甲(去头足,炙) 葛上亭长七枚(炙) 斑蝥(去翅足,炙)七枚 蜈蚣(去头足,炙) 附子各三枚(炮,去皮) 蜘蛛五枚

（炙）　水蛭一枚　雷丸三十枚　巴豆十五枚（去皮心，熬）水银（研）　大黄　真丹　桂心　射罔各一两　黄连一分石膏（研）二两　蜀椒（汗）三分　芒消一分（研）　龙骨三分甘遂（熬）　礜石（烧）　滑石各一分

【用法】上药治下筛，炼蜜为丸，如胡豆大，每服二丸，一日三次。加之以知为度。

【主治】乌癞恶风，初觉皮肤变异，或淫淫若痒如虫行，或眼前见物如垂丝，言语无定，心常惊恐，皮肉之中，或如桃李隐疹赤黑，手足顽痹，针刺不觉痛，脚下不得踏地；白癞语声嘶破，四肢顽痹，肢节火然，心中燠热，手足俱缓，背脊拘急，肉如遭劈，身体手足隐疹起，往往正白在肉里，鼻有息肉，目生血珠挡瞳子，视无所见。

【宜忌】忌猪肉、冷水、生葱。

【备考】方中猬皮、蛜蚅、腹蛇头、陵鲤鱼用量原缺。

17766　乌头五灵脂丸《圣济总录》卷十二）

【组成】乌头（生，去皮脐）　五灵脂各五两　附子（炮裂，去皮脐）二两　狼毒（炮）一两　防风（去叉）　地龙（不去土）　桂（去粗皮）　虎骨（沙瓶内盐泥固济，煅存性）　海桐皮（锉）　自然铜（煅，醋淬三五遍）各二两　乳香（研）没药（研）各一两　麝香（研）三分　龙脑（研）一钱　乱发（烧灰存性）　好墨（煅过）各半两

【用法】上药各为末，日中晒七日，捣罗为末，以生姜自然汁，和捣熟为丸，如弹子大。每一丸，分作四服，用温酒入生姜少许磨化服；偏正头疼，夹脑风疾，以腊茶清和少姜汁磨下，去枕，卧少时，肿痛处磨一丸涂之；产后诸疾备急，用生姜汁磨化，入童便并酒各半盏，稍热服；血风劳及败血攻四肢，或攻刺胸肋痛，用当归酒下；攧扑损伤，乳香酒送下，病深者三丸。

【主治】蛊风，皮肤尽痛，身体若划若刺；中风痰涎壅塞，胸中不利，口眼㖞斜，半身不遂，神昏恍惚及血风走注。

17767　乌头赤石脂丸

《金匮》卷上。为原书同卷"赤石脂丸"之异名。见该条。

17768　乌头赤石脂丸（《外台》卷七引《范汪方》）

【组成】赤石脂　干姜　桂心　椒（汗）　乌头（炮）各等分

【用法】上为末，炼蜜为丸，如梧桐子大。每服三丸，一日三次。以知为度。

【主治】久心痛。

【宜忌】忌猪肉、冷水、生葱。

17769　乌头怀香子丸

《普济方》卷三十一。即《圣济总录》卷五十二"乌头茴香丸"。见该条。

17770　乌豆麦门冬汤（《普济方》卷四〇四）

【组成】乌豆（小者）二两　麦门冬（去心）一两

【用法】用水三升，同煮令乌豆烂熟为度。将药汤放温，时时抄与儿服。乳母吃乌豆、麦门冬；如三五岁儿，可令嚼吃。如乌睛突高者，难治。

【主治】疮痘眼目赤肿，瘾涩疼痛，泪出羞明。

17771　乌鸡桂圆补酒（《成方制剂》9册）

【组成】当归　黄芪　龙眼肉　乌鸡　香加皮　玉竹

【用法】口服，一次15～30毫升，一日2次。

【功用】养阴益心脾，和血通络。

【主治】心悸怔忡，健忘失眠，月经不调，筋骨痹痛。

17772　乌金硇砂饼子（《鸡峰》卷九）

【组成】干漆三两（炒，取一两）　硇砂　没药　乳香各一分

【用法】上为细末，和作饼子，如梧桐子大。每服一饼子，热汤送下。

【主治】男子、妇人左胁下痛。

17773　乌须搽牙齿方（《良朋汇集》卷三）

【组成】蒲公英（连根叶取来，晒干，为末）二斤　青盐一斤　没石子　骨碎补各半斤　槐角一斤

【用法】上为细末，入瓷罐内，封口，外用盐泥封固，用黑牛粪晒干，煅前药存性。取出搽齿，十日、半月见效。

【功用】能保年老胡须不白。

17774　乌须黑发药酒（《奇方类编》卷上）

【组成】当归　枸杞　生地　人参　莲花蕊各四两五加皮二两　黑豆一千二百粒　桑椹子四两　槐角子一两何首乌（黑豆蒸九次，晒干）四两　没石子一对　旱莲草三两

【用法】共入绢袋内缝住，用上好五加皮酒三十斤，共入坛内，封固三七日，将酒榨出；其药晒干为末，炼蜜为丸，如梧桐子大。每服一百丸，用前酒送下。

【功用】乌须黑发。

17775　乌蝎六君子汤（《张氏医通》卷十六）

【组成】六君子汤加川乌　蝎尾　神曲

【用法】面糊为丸服。

【主治】小儿慢脾风，内钓。

【备考】本方方名，据剂型，当作"乌蝎六君子丸"。

17776　乌蝎四君子汤（《直指小儿》卷二）

【组成】四君子汤加川乌（生）　全蝎（焙）各少许

【用法】上为末。每服半钱，加生姜、大枣，水煎服。如再服，即去川乌。

【主治】小儿慢惊。

17777　乌雌鸡切面羹（《圣惠》卷九十六）

【组成】乌雌鸡半只（治如食法）　白面四两　桑根白皮三分（锉）　赤茯苓三分（末）　桂心末一分

【用法】上二味，入面中，先以水煮桑根白皮汤溲面，切。入豉汁和煮熟，与鸡肉调和，一如常法食之。

【主治】五噎，饮食不下，胸中结塞，瘦弱无力。

17778　乌髭鬓复容方（《鸡峰》卷二十七）

【组成】干蒲　宿江竹　象子　藿香　牡蛎　好墨防风各一两

【用法】上药先用胡桃五个（去皮），捣成膏子，然后入杏仁面油，稀稠得所，入前项药七味在内，捣成膏子，再入麝香、生龙脑、零陵香末各一钱，再捣千余下，作饼子。油纸贴收之。

【功用】乌髭鬓。

17779　乌髭鬓揩牙药（《百一》卷二十）

【组成】不蛀皂角　黑铅

【用法】先以不蛀皂角，切作小段，长寸许；溶黑铅，令销成水，投皂角炒如炭，不可太过，恐成灰，取出候冷，研细。入盐少许。逐日早、晚两次揩牙。已白者，三四摘则变黑，

四画

乌

404

（总1312）

尚黑者,更不白。

【功用】乌髭鬓。

17780 乌头桂枝加味汤

《医学摘粹》卷二。为《医学金针》卷四"茱萸泽泻乌头桂枝汤"之异名。见该条。

17781 乌须固齿还少丹(《采艾编翼》卷二)

【组成】川芎一两 当归一两 白茯苓一两 旱莲二两 牙皂五钱 白芷五钱 黄柏五钱 青盐二两

【用法】上为末,入砂罐内封固,炭火煅烟尽出,取为细末,瓷罐收贮。擦牙。

【功用】乌须,固齿。

17782 乌须固齿补肾方(《医学入门》卷七)

【组成】当归 川芎 熟地黄 白芍药 香附米 甘枸杞 川牛膝 荆芥 青盐各三两

【用法】上为细末,用糯米饭一升半,拌匀阴干,竹筒固济,置杂柴火烧成炭存性,研细,铅盒贮之。每早擦牙二次,药与水咽下。

【功用】乌须,固齿,补肾。

17783 乌须固齿神妙散(《玉案》卷三)

【组成】当归 生地 母丁香 子丁香 青盐 旱莲草 细辛 没食子 茯神(去皮为末,以桑椹取汁,浸晒九次)各等分

【用法】上为细末。清晨擦牙,即用滚水多漱咽下,未白者永不白,已白者擦上半载即可。

【功用】乌须发,固齿。

17784 乌须固齿擦牙散(《墨宝斋集验方》卷上)

【组成】白茯苓四两(坚白大者) 怀熟地四两(九蒸九晒) 何首乌 赤白各一两(酒浸蒸晒) 地骨皮二两五钱 川椒七钱 细辛一两八钱(辽地者佳) 破故纸三两 蒺藜二两三钱 没石子雌雄各一两 青盐一两五钱(另研为末,再和入药) 枸杞子二两五钱(甘州者佳) 旱莲草四两

【用法】上为细末,用瓷罐盛贮。每清晨擦牙,用滚白水咽下;将口内擦药捻须鬓。

【功用】乌须固齿。

17785 乌梅白薇细辛丸(《痎疟论疏》)

【组成】乌梅(汤润,去核,纳米中蒸之,米熟为度,取出晒干)一两 蜀漆(临用去根,同甘草末拌匀,水润蒸之,俟冷去甘草末蜀漆,锉碎,又拌甘草水,再蒸半炷香,晒干)一两 鳖甲(取九肋者五枚,洗去筋肉,入酽醋,煎干取出,炙燥捣粉)二两 白薇(糯米泔浸一宿,取出晒干,槐砧上锉细,蒸之从申至巳,晒干)一两 女萎(竹刀刮去皮节及须,蜜水浸一宿,取出,蒸一炷香,焙干)一两一钱 知母(锉碎,干木臼内杵捣)一两二钱 苦参(糯米浓泔浸一宿,其腥秽自浮于水上,重重淘过,即蒸之从巳至申,晒干,锉碎,再拌酒蒸之,晒干)一两 常山(临用取苗,同甘草末水润蒸之,俟冷去甘草常山,锉细,再拌酒蒸之,晒干)一两 石膏(取洁白如束针者,入砂罐内,埋柳木火中煨令红色,取研极细,用甘草水飞过,澄清去水,晒干)二两 甘草(去头尾,入瓷器中,用好酒浸,蒸从巳至申,取出晒干)五钱 细辛(取北地端直极辛者,用瓜水浸一宿,晒干)八钱 香豉(如法修事者)一合

【用法】上为极细末,炼蜜为丸,如梧桐子大。每服十九,酒送下,一日二次。渐增至二十丸;饮服亦得。

【主治】肝疟。

匀

17786 匀气丸(《圣济总录》卷九十七)

【组成】麻仁(别研)二两 人参 诃黎勒皮 枳壳(去瓤,麸炒) 桂(去粗皮)各一两 木香一两半 郁李仁(汤浸,去皮,别研) 白槟榔 大黄(炙微赤)各三两

【用法】上为末,入麻仁等再研匀,炼蜜为丸,如梧桐子大。每服三十丸,加至五十丸,温熟水送下,不拘时候。

【主治】津液燥少,肠胃挟风,大便秘涩,气道不匀。

17787 匀气丸(《医部全录》卷三二五)

【组成】草豆蔻 橘皮 沉香 人参各五钱 益智仁 檀香 大腹子各一两

【用法】上为末,饭为丸,如梧桐子大。每服八十丸,淡姜汤送下。

【主治】气虚浊升多噫。

17788 匀气汤(《圣济总录》卷四十五)

【组成】厚朴(去粗皮,生姜汁炙)一两 陈橘皮(汤浸,去白,焙)半两 白术半两 甘草(炙)一两 白茯苓(去黑皮)半两 麦蘖(炒)半两 高良姜(炒)一分 沉香一分 甘松一分

【用法】上药治下筛。每服三钱匕,水一盏,加生姜二片,大枣二个(擘),同煎至七分,去滓温服,不拘时候。

【功用】止痰逆,思饮食。

【主治】脾胃冷热气不和。

17789 匀气汤(《圣济总录》卷五十一)

【异名】匀气散(《普济方》卷三十三)。

【组成】枳壳(去瓤,麸炒) 泽泻 赤茯苓(去黑皮) 牡丹皮 木通(锉) 槟榔(锉) 玄参各一两

【用法】上为粗末。每服三钱匕,水一盏,煎七分,去滓温服。

【主治】解㑊。肾气有余,足少阴脉太过,令人脊脉痛,少气不欲言。

17790 匀气汤(《圣济总录》卷七十一)

【组成】大腹二枚(连皮,锉) 牵牛子一两(半生半熟) 高良姜(炮)半两 白术 陈曲(炒) 桂(去粗皮) 麦蘖(炒)各一两 甘草(炮)二两 郁李仁(半生半熟) 厚朴(去粗皮,姜汁炙)各一两

【用法】上为粗末。每服三钱匕,水一盏,加生姜二片,大枣一个(擘),同煎至七分,去滓稍热服,一日三次。

【主治】脾积痞气,胃脘不安,肌瘦减食。

17791 匀气汤(《圣济总录》卷七十八)

【组成】苍术(米泔浸一宿,去皮,切,曝干) 厚朴(去粗皮,生姜汁炙)各四两 甘草(生锉)三两 干姜(生锉)三分

【用法】上为粗末。每服三钱匕,水一盏,煎至六分,去滓,食前温服。夏末秋初最宜服。

【主治】脏气不调,里急后重。

17792 匀气汤(《普济方》卷三九四)

【组成】白术三分 人参 丁香 木香 厚朴(姜制,炒) 甘草 青盐各半两

【用法】上慢火炒香熟,碾为末。每服半钱至一钱,沸汤点服。

四画

乌匀

405

(总1313)

【功用】宽中,止呕吐。

【主治】婴孩呕吐。

17793 匀气汤《《医方类聚》卷二一二引《仙传济阴方》》

【组成】茴香 厚朴 乳香 桂 甘草 黑牵牛 地黄 羌活各等分

【用法】木香汤下。

【主治】因受风湿,思虑交会,气血不调,左边身痛。

17794 匀气汤

《奇效良方》卷六十五。为《幼幼新书》卷二十一引茅先生方"匀气散"之异名。见该条。

17795 匀气饮《《玉案》卷五》

【组成】乌药 当归梢 桃仁各一钱五分 杜仲 牛膝 官桂各一钱 川芎五分

【用法】水煎,临服加酒一杯。

【主治】产后腰痛,不能转侧,恶血不甚下者。

17796 匀气散《《理伤续断方》》

【异名】彭氏匀气散(《永类钤方》卷二十二)。

【组成】茴香 青皮 厚朴(制) 白芷 乌药 杏仁(去皮尖)各半两 陈皮 麦蘖 前胡 桔梗 苍术 粉草各一两

【用法】上为末。每服二钱,水一盏,加生姜、大枣,煎至八分,空心服。

【功用】调气。

【主治】伤重者。

17797 匀气散《《局方》卷三》

【异名】调气散(《直指》卷五)、生料调气散(《直指》卷十八)、木香匀气散(《医学入门》卷八)、木香调气饮(《金鉴》卷三十九)、木香顺气散(《杂病源流犀烛》卷五)。

【组成】丁香 檀香 木香 白豆蔻仁各二两 藿香叶 甘草(熁)各八两 缩砂仁四两

【用法】上为末。每服一钱,加盐末一字,用沸汤点服,不拘时候。

【功用】调顺脾胃,进美饮食。

【主治】❶《局方》:气滞不匀,胸膈虚痞,宿冷不消,心腹刺痛,胀满噎塞,呕吐恶心。❷《普济方》:气郁生涎,忽然倒晕,不知人事。

【备考】本方方名,《医方大成》作"木香调气散"。

17798 匀气散《《圣济总录》卷五十四》

【组成】京三棱(煨熟,锉) 蓬莪术(炮,锉) 益智子 甘草(炙,锉) 木香 桂(去粗皮) 丁香各一两 草豆蔻三枚(炮,去皮) 肉豆蔻(去壳)二枚

【用法】上为散。每服二钱匕,空心、夜卧用温米饮入盐少许调下;小儿疳胀,熟水调下半钱。

【主治】三焦胀,按之坚,不痛;小儿疳胀。

17799 匀气散《《幼幼新书》卷十六引《吉氏家传》》

【组成】丁香四十九粒 白术一分 豆蔻一个(面裹煨) 青皮半两 甘草(炙)一两

【用法】上为末。每服一字,量加减,陈米饮下。

【功用】调气定喘。

【主治】小儿喘咳上气。

17800 匀气散《《幼幼新书》卷二十一引茅先生方》

【异名】匀气汤(《奇效良方》卷六十五)。

【组成】桔梗五两 甘草(炙)二两 白姜一分 缩砂仁 陈橘皮 茴香(洗)各一两

【用法】上为末。每服半钱或一钱,霜木瓜煎汤调服;紫苏盐汤亦得。

【主治】小儿胃气不和,呕吐腹痛;或肝肾气滞,寒疝腹痛;或胎中受寒,咳喘腹胀。❶《幼幼新书》引茅先生方:胃气不和。❷《活幼心书》:调补通利后及冷疝腹痛,气滞不和。❸《医统》:小儿胎寒咳嗽,气喘腹胀。❹《金鉴》:小儿肝肾气虚,阴茎全缩不见,或不缩,阴囊肿大光亮,不燥不疼。

17801 匀气散《《幼幼新书》卷九引郑愈方》

【组成】丁香七七个 白术 青皮 甘草(炙)各一分 豆蔻一个

【用法】上为末。每服半钱,用白汤点服。

【主治】小儿急慢惊风。

17802 匀气散《《幼幼新书》卷七引丁时发方》

【组成】香附 甘草(炙)各一分 天仙藤 人参 橘皮 藿香各一钱

【用法】上为细末。每服半钱,米饮调下。

【主治】小儿变蒸,泻泄槐黄,夹惊发热,喜啼,不乳。

17803 匀气散《《洁古家珍》》

【组成】山栀 熟地 茯苓 细辛 桂 川芎各等分

【用法】上为末。加羊脂煎服。

【主治】胁痛。

17804 匀气散《《阴证略例》》

【组成】川乌头(大者)三个(炮裂,去皮脐)

【用法】上为细末。每服二钱,用黑豆二十一粒,沙糖鸡头子大,水煎,乘热细细饮之。

【主治】阴证咳逆。

17805 匀气散《《直指》卷十五》

【组成】连须葱一茎(不得洗,带土) 姜一块 盐二匙 淡豉二十一粒

【用法】同研烂,捏作饼。烘热,掩脐中,以帛扎定,良久气透自通,不然再换一剂。

【主治】小便、大便不通。

17806 匀气散《《医方类聚》卷二十三引《经验秘方》》

【组成】白术四两 天台乌药二两 青皮半两 沉香半两 甘草半两(炙) 白芷半两

【用法】上为细末。每服二钱,水一大盏,加生姜五片,紫苏五叶,木瓜三片,大枣一个,煎至七分,食前温服。

【主治】风气。

17807 匀气散

《医方大成》卷十。即《御药院方》卷十一"均气散"。见该条。

17808 匀气散《《得效》卷十二》

【组成】桔梗 甘草 干姜 缩砂 益智子 茴香 藿香叶各等分

【用法】上为末。每服半钱,水泻,紫苏、木瓜煎汤下;调脾胃,加生姜、枣子,煎汤调服。

【功用】调理脾胃。

【主治】脾胃不和,水泻。

17809 匀气散《《丹溪心法》卷四》

【组成】生姜　沉香　丁香　檀香　木香各一两　藿香四两　甘草(炙)四两　砂仁二两　白果仁二两

【用法】上为末。每服二钱,沸汤调下,或水煎服。

【功用】调脾胃,进饮食。

【主治】气滞不匀,胸膈虚痞,宿食不消,心腹刺痛,胀满噎塞,呕吐恶心。

17810　匀气散

《普济方》卷三十三。为《圣济总录》五十一"匀气汤"之异名。见该条。

17811　匀气散(《普济方》卷九十二)

【组成】乌药一两　白术四两　旱莲草　甘草(炙)　青皮(去瓤)　沉香各五钱

【用法】上咬咀。水一大盏,加紫苏叶、木瓜五片,生姜三片,大枣一个,同煎至七分,去滓,加盐少许,空心服。

【主治】中风,口眼㖞斜。

【宜忌】忌湿面、鲜鱼。

【备考】用法中紫苏叶用量原缺。

17812　匀气散

《普济方》卷九十七。即《瑞竹堂方·补遗》"顺气散"。见该条。

17813　匀气散

《痘疹心法》卷二十三。为原书同卷"九味顺气散"之异名。见该条。

17814　匀气散(《医部全录》卷四〇九引《幼科全书》)

【组成】桔梗　陈皮各一钱　砂仁　茴香(炒)各五分　白芍(炮)二分半　粉草(炙)四分　木香三分

【用法】上为细末。每服一匙,枣汤调下。

【主治】小儿胎寒。

17815　匀气散(《金鉴》卷五十)

【组成】陈皮　桔梗各一钱　炮姜　砂仁　炙甘草各五分　木香三分

【用法】上为细末。每服五分,红枣煎汤调服。

【主治】儿母过食寒凉,胎受其气,小儿腹痛多啼,面色青白,不乳。

17816　匀血汤(《医方类聚》卷二一二引《仙传济阴方》)

【组成】当归　细辛　白芷　没药　泽兰　甘草　天仙藤各等分

【用法】上为末。热酒调下。

【主治】因受风寒,思虑交会,气血不调,右边身痛。

17817　匀胃散(《幼幼新书》卷二十七引张涣方)

【组成】甘草(炙)一钱　藿香　白豆蔻　人参各一两　木香　干姜(炮)　厚朴(姜炙)　丁香各半两

【用法】上为细末。每服一钱,水一小盏,加生姜二片,煎六分,温服。

【主治】❶《幼幼新书》引张涣方:三焦不调,停寒膈上,乳哺不消,胸膈痞满,甚则喘逆吐利,肌体痿黄。❷《普济方》:霍乱。

17818　匀理汤(《得效》卷四)

【组成】木香匀气散　理中汤

【用法】上二药合和,每服一匕,盐汤调下。

【主治】体虚上气壅盛,中脘痞塞,呕泄翻吐,水饮不入,其证急速。

17819　匀气团参散(《鸡峰》卷二十)

【组成】人参　白术各一钱　白芷　茯苓　乌药　藿香　橘皮　甘草各半两

【用法】上为细末,每服二钱,枣汤调下,不拘时候。

【功用】调顺三焦,和养脾胃,益营卫,进饮食。

【主治】阴阳痞膈,邪气未分,气逆呕哕,腹胁胀痛,或禁固不通,或大便滑泄,或手足时冷,或烦躁口干,及膀胱肾间宿冷,腰腹疼。

丹

17820　丹七片(《成方制剂》1册)

【组成】丹参　田七

【用法】上为片剂,每片重 0.3 克。口服,一次 3～5 片,一日 3 次。

【功用】活血化瘀。

【主治】血瘀气滞,心胸痹痛,眩晕头痛,经期腹痛。

17821　丹平散(《痧证汇要》卷一)

【异名】通关散(《卫生鸿宝》卷一)、霹雳散(《医学集成》卷三)、雷击散(《治疗汇要》卷下)。

【组成】牙皂三钱　广藿香　白芷　广皮　贯仲　薄荷　生甘黄　木香　桔梗　半夏各二钱　明雄黄　明朱砂各二钱五分　防风一钱　细辛三钱　枯矾一钱五分

【用法】上为末。先用一分吹鼻;次用一钱,白开水冲服。

【功用】❶《痧证汇要》:辟秽散寒,通窍解毒。❷《蒲辅周医疗经验》:开闭豁痰,祛风杀虫,避恶除邪。

【主治】❶《痧证汇要》:卒患昏晕,牙关紧急,手足麻木,咽喉肿闷,心腹疼痛。❷《卫生鸿宝》:感受瘟气,霍乱吐泻,喉痛心慌,闭目不语,手足麻木,发冷转筋,牙关紧闭,脉气闭塞,黑痧红痧。

【备考】服药后再看前后心,如有红点,用针刺破,立愈。

17822　丹石散(《百一》卷十四)

【组成】黄丹　滑石各等分

【用法】上为细末。用新汲水调涂,一日三五次。

【主治】❶《百一》:外痔。❷《赤水玄珠》:脱肛。

17823　丹皮汤

《圣济总录》卷一五〇。为《博济》卷四"牡丹皮散"之异名。见该条。

17824　丹皮汤(《外科大成》卷四)

【组成】丹皮一钱　瓜蒌仁一钱　桃仁泥二钱　朴消二钱　大黄五钱

【用法】水二钟,煎一钟,去滓,入消再煎数滚,不拘时候服。

【主治】❶《外科大成》:胃痛,肠痈,腹肿痞坚,按之即痛,脉迟而紧者,脓未成也。❷《金鉴》:肠痈,腹濡而痛,少腹急胀,时时下脓,毒未解者。

【方论选录】《血证论》:内痈,乃热毒结血而成,毒去则血热亦随去,瓜蒌以解气结,桃仁、丹皮以破血结,消、黄兼下气血之结,结除而痈自去矣。

17825　丹皮散(《疡科选粹》卷八)

【组成】牡丹皮　当归　骨碎补　红花(酒浸)　续断

乳香　没药　桃仁　川芎　赤芍药　生地黄

【用法】水和酒煎服,用秫米饭乘热罨缚患处,冷又蒸换。

【主治】跌扑闪挫伤损,滞血疼痛。

17826 丹皮散《郑氏家传女科万金方》卷一)

【异名】牡丹皮汤。

【组成】丹皮　川芎　白术　黄芩　当归　熟地(一用生地)　甘草

【主治】气血虚损,内则月水不行,外则发潮热,头目昏重,肢体劳倦,五心烦热,心忡面赤,口燥唇焦,腰背酸疼,盗汗。

【加减】室女经闭,咳嗽发热,加陈皮(去白)、香附、柴胡。

17827 丹皮散《女科切要》卷一)

【组成】丹皮　肉桂　归尾　玄胡　牛膝　赤芍　三棱　蓬术

【用法】水煎服。

【功用】调经。

【主治】妇人经闭,气不调和,血不流转,气血虚损,外发潮热,头痛昏重,肢体倦怠,五心烦热,心忡面赤,口燥神焦,腰背酸疼,盗汗出者。

17828 丹皮散《杂病源流犀烛》卷三)

【组成】人参　丹皮　白芍　茯苓　黄耆　苡仁　桃仁　白芷　当归　川芎各一钱　甘草五分　木香三分

【功用】下脓,补益。

【主治】大肠痈,元虚,腹濡痛,时时下脓者,及小肠痈。

【备考】原书卷七有肉桂五分。

17829 丹发散《普济方》卷三〇一)

【组成】白矾(为末)　黄丹　穿山甲(洗,焙)　人发(剪细)各等分

【用法】上药用橡斗盛,两个合定,再用胶泥固,为原炭火烧过,取出冷定,打破橡斗内取药,研细末,加轻粉、麝香少许和匀。疮上用浆水洗净,无糯帛揾干,将药贴填。三二次即愈。

【主治】下疳疮。

17830 丹朱膏

《普济方》卷二九三。为《圣惠》卷六十六"丹砂膏"之异名。见该条。

17831 丹字丸《疯门全书》)

【组成】龟版一斤(醋炙七次)　黄芩二两(酒炒)　栀仁二两(酒炒)　防风二两

【用法】炼蜜为丸。早、晚各三钱,服二次丸后,间服三黄解毒汤。

【主治】麻风。

17832 丹米汤《外台》卷二引《范汪方》)

【组成】丹米三两

【用法】上为末。以薄酒和尽饮之。温覆汗出便愈。亦随人大小,不必三两,自以意消息之。

【主治】伤寒病已后,男子阴易。

17833 丹青饮《济众新编》卷二引《黄氏经验》)

【组成】煨姜一两　便香附　苏叶　陈皮　紫丹香　青皮　藿香　乌药各一钱　草果　槟榔各七分　甘草五分　

木瓜二片

【主治】食伤。

17834 丹青饮《医醇剩义》卷三)

【组成】赭石三钱　麦冬一钱五分(青黛拌)　杭菊二钱　石斛三钱　潼蒺藜三钱　白蒺藜三钱　沙参四钱　桑叶一钱　橘红一钱　贝母二钱　杏仁三钱　旋覆花一钱(绢包扎好)

【主治】肝经之咳,痰少胁痛,易怒头眩。

17835 丹青散《古今医鉴》卷十五)

【组成】银朱一钱　铜青一钱　松香五分

【用法】上为末。有水,干敷之;如干,灯油调搽。

【主治】瘰疬已破者。

17836 丹矾丸《张氏医通》卷六)

【组成】黄丹一两　白矾二两

【用法】银罐中煅通红,为末,入腊茶一两,不落水猪心血为丸,如绿豆大,朱砂为衣。每服三十丸,茶清送下。久服其涎自便出,服一月后,更以安神药调之。

【主治】五痫。

17837 丹矾丸《仙拈集》卷一)

【组成】黄丹一两　枯矾二两

【用法】以铜杓熔黄蜡一两,入丹、矾末,乘热为丸,如豆大。每服二丸,空心白汤送下。

【主治】久痢,诸药不效。

17838 丹矾散《普济方》卷二九九引《医方大成》)

【组成】白矾一两(飞至半两)　黄丹一两(炒红色,放下再紫色者为度)

【用法】上为细末。掺疮上。立愈。

【主治】口疮。

17839 丹金散《丹溪心法附余》卷十一)

【组成】土马鬃(即墙上旧草)　甘草各二钱　黄药子半两

【用法】上为末。每服二钱,新汲水调下,不止再服。

【主治】鼻衄不止。

17840 丹油膏《疡医大全》卷七)

【组成】真麻仁一斤　桃枝　柳枝各四尺九寸

【用法】浸七日,入锅内熬至滴水成珠,滤去滓,兑入飞过血丹八两,收成膏。贴患处。

【主治】一切疮疖。

17841 丹油膏《疡医大全》卷七)

【组成】桐油一斤　飞过炒黄丹五两

【用法】桐油放锅内略滚片时,不待白沫尽,即下飞过炒黄丹,细细筛下,候黑色,即成膏矣。贴患处。

【主治】一切疮毒。

17842 丹参丸《千金》卷二)

【组成】丹参　续断　芍药　白胶　白术　柏子仁各二两　人参　芎䓖　干姜各三十铢　当归　橘皮　吴茱萸各一两十八铢　白芷　冠缨(烧灰)各一两　芜黄十八铢　干地黄一两半　甘草二两　犬卵一具(干)　东门上雄鸡头一枚

【用法】上为末,炼蜜为丸,如梧桐子大。每服十丸,酒送下,一日二次。稍加至二十丸。

【功用】养胎,并转女为男。

【方论选录】《千金方衍义》:方中理中、四物培养血气,芷、芜、丹、续祛风和荣,白胶有散瘀止血之功,柏仁有除风润燥之力,用犬卵者,取其资壮元阳,鸡头者专取东方生气,冠缨沾日月光华,为男子章身之具,用以入药,以类感也,然必未满三月,混沌未分,服之庶克有济。

17843 丹参丸(《千金》卷十九)

【异名】桂姜丸(《圣济总录》卷八十五)。

【组成】丹参 杜仲 牛膝 续断各三两 桂心 干姜各二两

【用法】上为末,炼蜜为丸,如梧桐子大。每服二十丸,日二夜一。

【主治】❶《千金》:腰痛并冷痹。❷《圣济总录》:肾着;腰脚疼痛,行步艰难。

【方论选录】《千金方衍义》:杜仲、续断治腰痛;干姜、桂心开冷痹;牛膝、丹参通津血也。

17844 丹参丸(《圣济总录》卷十一)

【组成】丹参 苦参 升麻各一两 黄芩(去黑心)防风(去叉)各半两 枳壳(去瓤,麸炒) 乌头(炮裂,去皮脐)各一两

【用法】上为细末,炼蜜为丸,如梧桐子大。每服三十丸,食后温浆水送下。

【主治】风疮痒,搔之成疮。

【备考】本方方名,原作"丹麦丸",据文瑞楼本改。

17845 丹参丸(《圣济总录》卷一〇〇)

【组成】丹参(微炒)一两 芍药一两半 芎䓖 芫花(醋炒) 乌头(炮裂,去皮脐) 干姜(炮)各一两 桂(去粗皮)一两半 野葛皮(炙黄)半两 吴茱萸(汤浸,焙,炒)半两 蜀椒(去闭口并目,炒出汗) 栀子仁各一两 巴豆(去皮心,麸炒,研出油尽)十枚

【用法】上为末,炼蜜为丸,如小豆大。每服三丸,米饭送下,一日三次。

【主治】五尸蛊注,中恶客忤,心腹刺痛。

17846 丹参丸(《圣济总录》卷一六三)

【组成】丹参(锉) 续断 当归(切,炒) 桂(去粗皮)牛膝(去苗,酒浸,切,焙) 鬼箭羽(锉)各一两 琥珀(研)没药(用醋少许化开)各半两

【用法】上八味,除没药外,并捣罗为末,入没药拌匀,再用炼蜜为丸,如梧桐子大。每服三十丸,温酒送下,不拘时候。

【主治】产后虚损,气血不和,腰痛难忍。

17847 丹参丸(《赤水玄珠》卷二十)

【组成】丹参(净)四两(酒浸一宿,日晒干) 大川芎一两半 川归身(酒浸)二两(净) 天台乌药一两 香附三两(童便浸,炒七次,只用净末一两)

【用法】上为末,炼蜜为丸,如梧桐子大。每服七十丸,空心酒送下。

【功用】调经养血。

17848 丹参汤(《外台》卷七引《延年秘录》)

【组成】丹参 茯苓各三两 桔梗二两 生姜四两细辛 厚朴(炙) 食茱萸各二两

【用法】上切。以水八升,煮取二升五合,去滓,分温三服,每服如人行七八里。

【主治】❶《外台》引《延年秘录》:肠鸣,发则觉作声。❷《圣济总录》:腹胀肠鸣,不欲饮食。

【宜忌】忌生菜,猪肉,酢物。

17849 丹参汤(《外台》卷二十三引《延年秘录》)

【组成】蔄萹 丹参各二两 甘草(炙) 秦艽 独活乌头(炮) 牛膝各一两 踯躅花 蜀椒各半两(汗)

【用法】上切。以水八升,煮取三升,温服一升。

【主治】恶肉核瘰疬,诸风气结聚肿气。

【宜忌】忌海藻、菘菜、猪肉、冷水。

【备考】《古今录验》有白及。

17850 丹参汤(《永乐大典》卷一〇三三引《婴孺方》)

【组成】丹参 消石 甘草(炙)等分(并杵为末)

【用法】水二升,加大枣三个,煮三沸,去滓,下末三方寸匕,又煮三沸去滓,五岁儿服五合,不愈再服。

【主治】小儿大便不通,腹满。

17851 丹参汤(《圣惠》卷二十四)

【组成】丹参四两(锉) 苦参四两(锉) 蛇床子三合(生用)

【用法】以水一斗五升,煎至七升,去滓,乘热洗之。

【主治】风热,皮肤生痦癗,苦痒成疥。

17852 丹参汤(《圣惠》卷六十五)

【组成】丹参三两 苦参五两(锉) 蛇床子二两 白矾二两(细研)

【用法】上药除白矾外,为散。以水三斗,煎取二斗,滤去滓,入白矾搅令匀,乘热于避风处洗浴,以水冷为度,拭干了,以藜芦末粉之,相次用之。以愈为度。

【主治】风癣瘙痒。

17853 丹参汤(《圣济总录》卷十一)

【组成】丹参(锉) 紫参 蒺藜子(炒去角) 黄芩(去黑心) 防风(去叉) 黄耆(锉) 羌活(去芦头)各一两白鲜皮 连翘各三分 甘草(炙)半两

【用法】上为粗末。每服三钱匕,水一盏,煎至七分,去滓,食后温服。

【主治】风热,头面生痦癗痒痛。

17854 丹参汤(《圣济总录》卷九十二)

【组成】丹参 木通(锉,炒) 当归(切,焙) 生干地黄(焙) 麦门冬(去心,焙) 禹余粮(烧令赤,醋淬七遍)麻黄(去节煮,去沫,焙)各三分 川芎 杜仲(去粗皮,涂酥炙) 续断(锉) 地骨皮 牛膝(酒浸,切,焙)各一两 桂(去粗皮) 甘草(微炙,锉)各半两 牡蛎(烧令通赤)一两一分

【用法】上为粗末。每服五钱匕,用水一盏半,加生姜半分(拍碎),煎至一盏,去滓温服。空心、日晚各一次。

【主治】筋实极,两脚下肿满而痛,不得远行,脚心如割筋断折,痛不可忍者。

17855 丹参汤

《圣济总录》卷一六〇。为《外台》卷三十四引《广济》"生地黄汤"之异名。见该条。

17856 丹参汤(《普济方》卷三六八)

【组成】苦参 莽草 丹参 桂心各三两 菖蒲半斤雷丸一升 蛇床子

【用法】水二斗,煮三五沸,适寒温以浴儿。

【主治】小儿卒寒热不休,不能服药。

【备考】方中蛇床子用量原缺。

【宜忌】浴儿时避眼及阴。

17857 丹参汤(《嵩崖尊生》卷十四)

【组成】当归 川芎 黄耆 人参 白术 茯苓 炙草 炮姜

【主治】产后发热。

【备考】本方名丹参汤,但方中无丹参,疑脱。

17858 丹参饮(《时方歌括》卷下)

【组成】丹参一两 檀香 砂仁各一钱

【用法】水一杯半,煎至七分服。

【主治】心痛,胃脘诸痛。

【临床报道】❶频发室性过早搏动:《世界医药》[2007,(1):10]用本方加减治疗频发室性过早搏动207例,总有效率为95.31%。❷消化性溃疡:《四川中医》[1997,15(1):37]用本方治疗消化性溃疡44例,治疗结果:痊愈29例,好转10例,无效5例。总有效率为88%。❸慢性胃炎:《湖北中医杂志》[2000,22(12):33]用本方加减治疗慢性胃炎50例,结果:治愈20例,显效15例,有效13例,无效2例。

【现代研究】❶对大鼠急性心肌缺血有保护作用:《中医药信息》[2007,24(2):53]以结扎左冠状动脉前降支制备大鼠急性心肌缺血模型,观察丹参饮用药后急性心肌缺血大鼠体表心电图的变化。结果:丹参饮各剂量组能显著减少1小时后的缺血性心电图中ST段异常上移。❷对气滞血瘀型大鼠血液流变性的影响:《中医药信息》[2004,21(6):29]结果:丹参饮能明显降低急性血瘀大鼠全血黏度、血浆黏度,减少红细胞压积,降低FIB含量,具有改善血液流变性,调节微循环的作用。❸治疗运动损伤性血瘀证机理研究:《中医药学刊》[2006,24(9):1646]采用急性组织缺血模型犬进行实验,结果表明:丹参饮可有效抑制细胞坏死及凋亡,减轻细胞损伤,对缺血组织有保护作用。❹促进胃溃疡愈合作用:《中国临床药理学与治疗学》[2005,10(7):812]应用大鼠乙酸性胃溃疡模型进行实验,结果发现丹参饮可明显促进大鼠溃疡愈合($P<0.01$),提高血清NO,血浆PGE2和胃壁结合黏液含量($P<0.05$),并显著抑制胃溃疡边缘黏膜细胞凋亡($P<0.01$),同时促进EGFR和凋亡抑制基因Bcl-2的表达。

17859 丹参酒(《千金》卷四)

【组成】丹参 艾叶 地黄 忍冬 地榆各五斤

【用法】上锉,先洗,白熟舂,以水渍三宿,出滓,煮取汁,以黍米一斛炊饭酿酒,酒熟,醡之。初服四合,后稍稍添之。

【主治】崩中去血,及产后余疾。

【方论选录】《千金方衍义》:崩中去血,产后余疾,总宜调和血气,丹参、艾叶、地黄、地榆皆活血之品,独忍冬一味,人但知其解毒祛脓,不知其能利风虚,有泻中寓补之妙用,用以酿酒颇尽营行经脉之旨。

17860 丹参酒(《千金翼》卷十六)

【组成】丹参 前胡 细辛 卷柏 天雄(去皮) 秦艽 茵芋 干姜 牛膝 芫花 白术 附子(去皮) 代赭 续断 防风 桔梗 菵茹 矾石(烧汁尽) 半夏(洗) 白石脂 石南 狼毒 桂心 菟丝子 芍药 龙胆 石韦 恒山 黄连 黄芩 玄参 礜石(烧) 远志(去心) 紫菀

山茱萸 干地黄 苏 甘草(炙)各一两 石膏二两 杏仁二十枚(去皮尖双仁) 麻黄(去节) 大黄各五分 菖蒲一两半 白芷一两 蜈蚣二枚(赤头者,炙)

【用法】上切。以酒四斗,渍五宿。一服半合,增至一二合,一日二次。以愈为度。

【主治】恶风,疼痹不仁,恶疮不愈,无痂,须眉秃落。

17861 丹参酒(《圣惠》卷九十五)

【组成】丹参五斤 清酒五斗

【用法】上净洗,晒去水气,寸切,以绢袋盛,纳于酒中,浸三日。量力饮之。

【功用】通九窍,补五脏,令人不病。

【主治】《赤水玄珠》:风软脚弱。

17862 丹参酒(《圣济总录》卷七十九)

【组成】丹参 鬼箭羽各一两半 秦艽(去苗土) 知母(冬月不用)各一两 猪苓(去黑皮)三分 白术一两半 海藻(洗去咸,炙)三分 赤茯苓(去黑皮)一两 桂(去粗皮) 独活(去芦头)各三分

【用法】酒九升,浸五日,急需者,置热灰上一日便可就。每服一盏,饮酒少者,随意减之,一日三次。

【功用】散除风湿,利小水。

【主治】久患大腹病,其状四肢细,腹大,有小劳苦,则足胫肿满,食则气急,此病服下利药极不瘥。

17863 丹参散(《圣惠》卷二十四)

【异名】雷丸散(《圣济总录》卷十一)。

【组成】丹参一两半 人参一两(去芦头) 苦参一两(锉) 雷丸一两 牛膝一两(去苗) 防风一两(去芦头) 白附子一两(炮裂) 白花蛇二两(酒浸,去皮骨,炙微黄)

【用法】上为细散。每服二钱,食前煎甘草酒放温调下。

【主治】❶《圣惠》:风瘙,皮肤瘾疹,赤痹瘙痒,随搔生疮。❷《圣济总录》:妇人血风,四肢走注疼痛者。

17864 丹参散(《圣惠》卷四十三)

【组成】丹参 枳壳(麸炒微黄,去瓤) 桔梗(去芦头) 白术 赤芍药 槟榔 桂心 青橘皮(汤浸,去白瓤,焙)各一两

【用法】上为粗散。每服三钱,以水一中盏,煎至六分,去滓温服,不拘时候。

【主治】腹内气胀肠鸣,胸背切痛,不欲饮食。

17865 丹参散(《圣惠》卷四十四)

【组成】丹参一两 槟榔一两 青橘皮半两(汤浸,去白瓤,焙) 茴香子半两

【用法】上为细散。每服二钱,食前以温酒调下。

【主治】阴疼痛或肿胀。

17866 丹参散(《圣惠》卷六十)

【组成】丹参三分 猬皮一两(炙令香黄焦) 蛇蜕皮一两(烧灰) 当归三分(锉,微炒) 露蜂房三分(微炒) 木香三分 猪后悬蹄甲一两(炙令焦) 鳖甲三分(涂醋,炙令黄,去裙襕)

【用法】上为细散。每服二钱,食前以黄耆汤调下。

【主治】痔,肛边生结核,发寒热,及疼痛不止。

17867 丹参散(《圣惠》卷六十六)

【组成】丹参二两 蒴藋根二两 甘草半两(炙微赤,

锉） 秦艽一两（去苗） 独活一两 牛蒡子一两 踯躅花半两 川椒半两（去目及闭口者，微炒去汗） 牛膝一两（去苗）

【用法】上为散。每服三钱，以水一中盏，煎至六分，去滓，每日空心及晚食前服之。

【主治】蝼蛄瘘，生于项间，肿硬疼痛。

17868 丹参散（《圣惠》卷七十四）

【组成】丹参 当归（微炒，锉） 人参（去芦头） 麻黄（去根节） 艾叶（微炒） 阿胶（捣碎，炒令黄燥） 甘草（炙微赤，锉）各半两

【用法】上为散。每服三钱，以水一中盏，加生姜半分，大枣二个，煎至六分，去滓温服，不拘时候。

【主治】妊娠三四月，伤寒头痛，壮热呕逆。

17869 丹参散（《圣惠》卷八十三）

【组成】丹参半两 鼠粪三七枚（微炒）

【用法】上为细散。每服半钱，以浆水调下。

【主治】小儿汗出中风，身体拘急，壮热苦啼。

17870 丹参散（《圣惠》卷九十）

【组成】丹参半两 露蜂房一分（微炙） 川升麻半两 防风半两（去芦头） 连翘半两 黄耆半两（锉） 川大黄半两（锉碎，微炒） 甘草半两（炙微赤，锉） 牛蒡子半两（微炒） 枳壳三分（麸炒）

【用法】上为粗散。每服一钱，以水一小盏，煎至五分，去滓放温，量儿大小，分减服之。

【主治】小儿风热，项腋下有恶核不消，大便多秘，心神烦热。

17871 丹参散（《圣惠》卷九十一）

【组成】丹参一分 黄芩一分 麻黄半两（去根节） 枳壳一分（麸炒微黄，去瓤） 葛根一分（锉） 犀角屑一分

【用法】上为粗散。每服一钱，以水一小盏，加竹叶十片，竹茹半分，煎至五分，去滓放温，不拘时候，量儿大小分减服之。宜先以小刀子锋头镰破，令血出后服药。

【主治】小儿心热血凝，身上有赤，引于颊上或口，傍眼下，赤如胭脂，面上皮即皱剥，渐渐引多。

17872 丹参散（《医方类聚》卷十引《简要济众方》）

【组成】丹参一两（去苗） 枳壳一两（麸炒，去瓤） 石膏二两（研） 白芍药三分 大黄一两（生锉）

【用法】上为散。每服二钱，水一中盏，同煎至七分，去滓，加沙糖一块，如枣大，再煎三五沸，温服，不拘时候。

【主治】大肠实热，头痛目眩，神志烦闷。

17873 丹参散

《圣济总录》卷十八。为原书同卷"威灵仙散"之异名。见该条。

17874 丹参散（《幼幼新书》卷三十五引张涣方）

【组成】丹参 桑皮各二两 甘菊花 莽草各一两

【用法】上为粗末。每服三匙，水三碗，煎二碗，避风浴。

【主治】小儿天火丹发遍身，赤如绛，痛痒甚。

17875 丹参散（《妇人良方》卷二）

【组成】丹参不拘多少（去土，切）

【用法】上为细末。每服二钱，温酒调下，经脉不调，食前服；冷热劳，不拘时候服。

【主治】❶《妇人良方》：妇人经脉不调，或前或后，或多或少，产前胎不安，产后恶血不下；兼治冷热劳，腰脊痛，骨节烦疼。❷《普济方》：寒疝，小腹及阴中相引痛。

17876 丹参散

《普济方》卷十五。为《千金》卷十一"丹参煮散"之异名。见该条。

17877 丹参煎

《圣济总录》卷三十二。为《千金翼》卷十六"丹参膏"之异名。见该条。

17878 丹参膏（《肘后方》卷五）

【组成】丹参 蒴藋各二两 秦艽 独活 乌头 白及 牛膝 菊花 防风各一两 莽草叶 踯躅花 蜀椒各半两

【用法】上切，以苦酒二升，渍之一宿，猪膏四斤，俱煎之，令酒竭，勿过焦，去滓。以涂诸疾上，日五度，涂故布上贴之。此膏亦可服，得大行，即须少少服。

【主治】❶《肘后方》：恶肉，恶核，瘰疬，风结，诸脉肿。❷《千金》：疔肿、痈疽。

【方论选录】《千金方衍义》：丹参膏虽云散血消肿，而实外敷毒风之峻药。

【备考】方中防风，《千金》作"防己"。《圣惠》有白术。

17879 丹参膏（《肘后方》卷八）

【组成】丹参 蒴藋各三两 莽草叶 踯躅花 菊花各一两 秦艽 独活 乌头 川椒 连翘 桑白皮 牛膝各二两

【用法】苦酒五升，麻油七升，煎令苦酒尽，去滓。凡病在外，即肢节麻痛，喉咽痹，寒入腹则心急胀满，胸胁痞塞，内则药之，外则摩之；瘫缓不遂，风湿痹不仁，偏枯拘屈，口喝耳聋，齿痛头风，痹肿，脑中风动且痛；及痈，结核，漏，瘰疬，坚肿未溃，敷之取消；丹疹诸肿无头，状苦骨疽者，摩之令消；恶结核走身中者，风水游肿，亦摩之。其服者如枣核大，小儿以意减之，日五服，数用之悉效。亦用猪脂同煎之。若是风寒冷毒，可用酒服；若毒热病，但单服之；牙齿痛，单服之，仍用绵裹嚼之。

【主治】伤寒时行，贼风恶气，在外即肢节麻痛，喉咽痹；寒入腹，则心急胀满，胸胁痞塞，并瘫缓不遂；风湿痹不仁，偏枯拘屈，口喝耳聋，齿痛头风，痹肿，脑中风动且痛；痈，结核，漏，瘰疬，坚肿未溃，及丹疹诸肿无头，状若骨疽者，及恶结核走身中者，及风水游肿。

【临床报道】瘰疬：有小儿耳后疬子，其坚如骨，已经数月不尽，以帛涂膏贴之，二十日尽消。

17880 丹参膏（《医心方》卷二十二引《深师方》）

【组成】丹参四两 人参二分 当归四分 芎䓖二两 蜀椒二两 白术二两 猪膏一斤

【用法】上切，以真苦酒渍之，夏天二三日，于微火上煎，当着底搅之，手不得离，三上三下，药成绞去滓。每服如枣核大，以温酒调下，一日三次，稍增可知；若有伤动见血，服如鸡子黄者，昼夜六七服。

【功用】养胎易生。

【主治】妊娠七月，或有伤动见血；及生后余腹痛。

17881 丹参膏（方出《鬼遗》卷五，名见《外台》卷二十四）

【组成】丹参 防风 白芷 细辛 芎䓖 黄芩 芍

药　甘草(炙)　黄耆　牛膝　槐子　独活　当归

【用法】上切，以腊月猪脂五升，微火煎三上三下，白芷黄，膏成。病上摩，向火，一日三四次。

【功用】生肉。

【主治】❶《鬼遗》：发背发乳，口已合，皮上急痛。❷《外台》：踠折。

【备考】《外台》无甘草、黄耆，有大黄。诸药各一两。

17882　丹参膏（《鬼遗》卷五）

【组成】丹参　芍药各二两　白芷一两

【用法】上三味，以苦酒渍一夜，猪脂六合，微火煎三上下，膏成敷之。

【功用】《局方》(吴直阁增诸家名方)：通顺经络，宣导壅滞。

【主治】❶《鬼遗》：妇人乳肿痛。❷《局方》(吴直阁增诸家名方)：乳肿，乳痈，毒气焮作赤热，渐成攻刺疼痛；及治乳核结硬不消散。

17883　丹参膏（《外台》卷二十三引《延年秘录》）

【组成】丹参八分　白蔹　独活　连翘　白及各四分　升麻　蒴藋各六分　防己　玄参　杏仁各五分(去皮尖)

【用法】上切细，以生地黄汁淹渍一宿，以炼成猪膏四升，微火煎五上五下，药成，绞去滓。以摩病处，一日三四次。

【主治】恶肉、结核、瘰疬、脉肿、气痛。

17884　丹参膏（《千金》卷二）

【异名】滑胎丹参膏（《普济方》卷三三七）。

【组成】丹参半斤　芎䓖　当归各三两　蜀椒五合(有热者，以大麻仁五合代)

【用法】上㕮咀，以清酒溲湿，停一宿以成，煎猪膏四升，微火煎，膏色赤如血，膏成，新布绞去滓。每日取如枣许，纳酒中服之。

【功用】养胎，令滑易产。

【宜忌】不可逆服，至临月，乃可服。

【方论选录】《千金方衍义》：丹参破宿生新；统芎、归，佛手(即佛手散)为滑胎易产之专药。而方中便具活法，寒用川椒，热用麻仁，各随母气之偏胜耳。服后猪膏、醇酒取其滑泽滋益也。苟孕妇中气不实，不特猪膏宜远，麻仁亦难轻试，然观热易麻仁一语，活法尽情吐露矣。

17885　丹参膏（《千金翼》卷十六）

【异名】丹参煎（《圣济总录》卷三十二）。

【组成】丹参　蒴藋根各四两　秦艽三两　羌活　蜀椒(汗，去目闭口者)　牛膝　乌头(去皮)　连翘　白术各二两　蹋躅　菊花　莽草各一两

【用法】上切，以苦酒五升，麻油七升合煎，苦酒尽，去滓，用猪脂煎成膏。凡风冷者用酒服；热毒单服；齿痛绵沾嚼之；在腹内服之；在外摩之；缓风不遂，湿痹不仁，偏枯拘屈，口面㖞斜，耳聋齿痛，风颈肿痹，脑中风痛，石痛，结核瘰疬，坚肿未溃，敷之取消；及赤白瘾疹，诸肿无头作痛疽者，摩之令消。风结核在耳后，风水游肿，疼痛瘑瘑，针之黄汁出，时行温气，服之如枣大一枚。小儿以意减之。

【主治】伤寒时行，贼风恶气在外，肢节痛挛，不得屈伸，项颈咽喉痹塞嗓闭，入腹则心急腹胀，胸中呕逆，缓风不遂，湿痹不仁，偏枯拘屈，口面㖞斜，耳聋齿痛，风颈肿痹，脑中风痛，石痛，结核瘰疬，坚肿未溃，赤白瘾疹，诸肿无头作痛疽者，风结核在耳后，风水游肿疼痛瘑瘑。

17886　丹参膏（《圣惠》卷四十五）

【组成】丹参二两　莽草一两　附子二两(去皮脐)　汉防己一两　芎䓖一两　川椒一两　吴茱萸一两　白芷一两　沉香半两　零陵香半两　鸡舌香半两　犀角屑一两　当归一两　商陆二两　木香半两

【用法】上锉细，用绵裹，以醋二升，渍一宿，以好猪脂二斤，慢火煎令药色黄，绞去滓，膏成，以瓷盒盛。每取摩所患处。

【主治】脚气风毒，肿甚难消。

17887　丹参膏

《圣济总录》卷一一四。为《千金》卷六"赤膏"之异名。见该条。

17888　丹参膏（《圣济总录》卷一八○）

【组成】丹参　细辛(去苗叶)　芎䓖　当归(锉，焙)　桂(去粗皮)　防风(去叉)各一两　蜀椒(去目并闭口者，炒出汗)　干姜(炮)各半两

【用法】上锉，如麻豆大，猪脂五两，羊髓五两，与药相和，入铫子内，慢火熬，候药黄色，取下绞去滓，贮瓷器中。每以大豆许纳鼻中，一日三次。

【主治】小儿鼻塞不通利。

17889　丹参膏（《鸡峰》卷二十）

【组成】丹参　蒴藋　莽草　蜀椒　蹋躅　秦艽　独活　白及　牛膝　菊花　乌梅　防己各一两

【用法】上㕮咀，以醋一升，浸一宿，夏半日，如急要便煎之，猪脂四升，煎令醋气歇，慢火煎之，去滓。用敷患上，一日五六次。

【主治】身中忽有痛，如竹扑之状，名曰气痛，不可忍者，游走不住，发作有时，痛则小热，痛定则寒，皆由冬时受温气，至春暴寒风来折之，不成温病，乃作气痛。

17890　丹毒饮（《仙拈集》卷三）

【组成】白芍　陈皮　黄芩各五分　藿香　木通各四两　甘草六分　麦冬一钱半

【用法】水一钟，煎二服。

【主治】赤游丹毒，遍身不定者。

【备考】乳母服则倍之。

17891　丹栀饮（《医级》卷七）

【组成】丹皮　栀子　丹参　忍冬藤　生草

【主治】肝火胁痛，经脉热伤。

17892　丹垩散（《圣济总录》卷一三八）

【组成】旧屋梁上旧赤白皮

【用法】上为末。敷之。

【主治】夏月痱疮。

17893　丹砂丸（方出《肘后方》卷一，名见《圣济总录》卷一○○）

【异名】朱砂丸（《普济方》卷二三七）。

【组成】丹砂(研)　雄黄(研)各一两　鬼臼　莽草各半两　蜈蚣二条(赤足者，生用)　巴豆四十粒(去皮心膜，不出油，研)

【用法】上六味，将三味捣罗为末，与别研三味和匀，炼蜜丸如梧桐子大。每服二丸，温酒下，不拘时候。

【主治】尸注、鬼注，变动多端。

17894 丹砂丸（《外台》卷十三引《删繁方》）

【异名】朱砂丸（《圣惠》卷五十六）。

【组成】丹砂（研） 干姜 芎䓖 芫花（熬） 乌头（炮）各四分 芍药 桂心各八分 野葛皮三分（炙） 吴茱萸一合

【用法】上药治下筛，炼蜜为丸，如大豆大。每服三丸，清饮送下，一日三次。

【主治】五尸蛊疰，中恶客忤，心腹刺痛。

【宜忌】忌生血物、猪肉、生葱。

【备考】《圣惠》有巴豆二十枚（去皮心，研，纸裹压去油）。

17895 丹砂丸（《圣惠》卷二十）

【组成】丹砂一两（细研，水飞） 铁粉一两（细研） 金箔五十片（细研） 银箔五十片（细研） 人参一两半（去芦头） 茯神二两 秦艽一两（去苗） 川升麻一两 子芩一两 白鲜皮一两 麦门冬一两半（去心，焙） 龙齿一两 木香一两 枳实一两（麸炒微黄） 甘草半两（炙微赤，锉）

【用法】上为末，入研了药，更研令匀，炼蜜为丸，如梧桐子大。每服二十丸，以荆芥汤送下，不拘时候。

【主治】风虚惊悸，心神烦闷，睡卧不安。

【宜忌】忌生血等。

17896 丹砂丸（《圣惠》卷二十三）

【组成】朱砂一两 天南星一两（生用） 赤箭一两 附子一两（炮裂，去皮脐） 防风一两（去芦头） 牛膝一两（去苗） 汉防己一两 白附子一两（生用） 独活一两 白僵蚕一两（微炒） 麻黄一两（去根节） 芎䓖一两 桂心一两 白花蛇肉一两（酥拌，炒令黄） 蝉壳一两 川乌头一两（炮裂，去皮脐） 羚羊角屑一两 干蝎一两（生用） 桑螵蛸一两（微炒） 乌犀角屑一两 雄黄半两（研入） 麝香一两（研入） 牛黄一分（研入） 龙脑一分（研入）

【用法】上为末，入研了药，更研令匀，炼蜜为丸，如梧桐子大。每服十丸，空心及晚食前以温酒送下。

【主治】中风，手足不遂，言语謇涩，缓纵不仁，肢节疼痛。

17897 丹砂丸（《圣惠》卷二十四）

【组成】朱砂半两（细研） 水银半两（以少枣瓤研令星尽） 桂心半两 干姜半两（炮裂，锉） 乌头半两（炮裂，去皮脐） 石菖蒲半两 柏子仁半两 川椒半两（去目及闭口者，微炒去汗） 藜芦半两（去芦头）

【用法】上为末，加朱砂、水银，研令匀，取酒二升，先煎取五合，停温，入淳漆五合，熬搅令匀，次入诸药，可丸即丸，如梧桐子大，阴干。每服二丸，空心及晚食前用荆芥、槐白皮汤送下。

【主治】大风癞病。

【备考】本方方名，《普济方》引作"百畏丸"。

17898 丹砂丸（《圣惠》卷二十七）

【组成】朱砂（细研，水飞过） 薯蓣 犀角屑 虎头骨（涂酥，炙微令黄） 肉苁蓉（酒浸一宿，刮去皱皮，炙令干） 安息香 川升麻 牡蛎（烧成粉） 槟榔 人参 白茯苓各半两 牛黄一钱（细研） 麝香一钱（细研） 甘草一分（炙微赤，锉） 麦门冬三分（去心，焙） 龟甲三分（涂醋，炙微黄，去裙襕） 豉心三分

【用法】上为末，入研了药令匀，炼蜜为丸，如梧桐子大。每服三十丸，以粥饮送下，不拘时候。

【主治】虚劳骨热，四肢烦闷，及心躁虚汗。

【宜忌】忌苋菜。

17899 丹砂丸（《圣惠》卷二十八）

【组成】丹砂一两（细研，水飞过） 龙齿半两（细研） 茯神半两 远志一两（去心） 雄黄（细研） 犀角屑 鬼臼（去毛） 桂心 人参（去芦头）各三分 虎鼻一枚（干者） 麝香二分（细研）

【用法】上为末，入研了药令匀，炼蜜为丸，如梧桐子大。每服十五丸，以温酒送下，不拘时候。

【主治】虚劳惊悸，心气不定。

17900 丹砂丸

《圣惠》卷三十一。为《外台》卷十三引《广济方》"朱砂丸"之异名。见该条。

17901 丹砂丸（《方出《圣惠》卷五十六，名见《医方类聚》卷一六五引《济生》）

【组成】雄黄半两（细研） 朱砂半两 藜芦一分（去芦头，微炙） 鬼臼一分（去须） 巴豆一分（去皮心，研，纸裹压去油）

【用法】上为末，炼蜜为丸，如大豆大。每服三丸，空腹煎干姜汤送下。当转下恶物并虫等；当烦闷，后以鸭为羹食之。

【主治】蛊毒。

17902 丹砂丸（《圣惠》卷六十九）

【组成】辰锦砂一两（细研，水飞过） 牛黄一分 雄黄一分 龙脑一分 西甘石半两 麝香一分 天竹黄一分 铅霜一分（以上并细研） 犀角屑半两 天麻半两 羚羊角屑半两 乌蛇肉半两（酒拌炒令黄） 干蝎半两（微炒） 桑螵蛸半两（微炒） 白附子半两（炮裂） 香附子半两 独活半两 麻黄半两（去根节） 防风半两（去芦头） 狐肝半具（炙令黄燥）

【用法】上为细末，入研了药令匀，炼蜜为丸，如梧桐子大。每服七丸，以豆淋酒送下，不拘时候。

【主治】妇人中风，心神冒闷，言语謇涩，四肢拘急，口眼㖞斜。

17903 丹砂丸（《圣惠》卷七十八）

【组成】丹砂一两（细研，水飞过） 龙齿三分（细研） 铁精三分（细研） 金箔三十一片（细研） 牛黄一分（细研） 麝香一分（细研） 柏子仁半两 菖蒲半两 远志半两（去心） 琥珀半两（细研） 人参三分（去芦头） 茯神半两 生干地黄三分

【用法】上为细末，入研了药令匀，炼蜜为丸，如梧桐子大。每服二十丸，以金银汤送下，不拘时候。

【主治】产后脏虚，心神惊悸，或时烦闷，志意不安。

17904 丹砂丸（《圣惠》卷八十）

【组成】光明朱砂二两 白矾二两 金箔五十片

【用法】上药捣光明砂并矾，纳瓷瓶子中，封闭了，于甑上每日两度蒸，半月取出，和前金箔细研，以粟米软饭为丸，如绿豆大。每服七丸，以麦门冬汤送下，不拘时候。

【主治】产后血气攻心，迷闷，气不足，脏腑虚弱，令人如癫邪。恒惊怕，或啼或笑，或惊或恐，言无准凭，状如

鬼魅。

17905　丹砂丸（《圣惠》卷九十二）

【异名】朱砂丹（《永乐大典》卷一〇三三引《医方妙选》）。

【组成】丹砂半两（细研，水飞过）　续随子三分　腻粉一钱

【用法】上为细末，炼蜜为丸，如绿豆大。三岁儿每服二丸，以温水送下。

【主治】小儿大便不通，心神烦热，卧忽多惊、腹胁妨闷。

17906　丹砂丸（《圣惠》卷九十八）

【组成】朱砂十两（作小块子者）　春蜜三升　秋蜜三升

【用法】用大竹一截，可三尺来，去却青皮一重，留底节，将砂入筒内，投蜜渍之，坐竹筒安大鼎内，架定，用水煮竹筒，以炭火慢煮，日夜专看伺之，蜜耗，旋添蜜；自五月五日午时，日夜煮至七月七日住，取出，用暖水浴过，入一绛纱袋子，悬于一瓶油瓷瓶内，勿令着底及四边，以绳子系口，悬于一净井内，去水面五寸以来，不用汲者水，七日七夜满，取出，将砂于乳钵内研一千遍，建一高台，置乳钵于台上，朝太阳气，用纱笼罩却，免鸟雀粪，夜即朝太阴气，遇雨即收却，每日研一千遍，后即于台上置，至九月九日即止；用青州枣瓤为丸，如绿豆大，于瓷器中盛。每日空心置一丸于舌上，以自然津液咽之。

【功用】安五脏，坚筋骨，驻颜容，久服聪耳明目，却老延年，充益肌肤，能耐寒暑。

【主治】百病。

【宜忌】忌羊血、咸水。

17907　丹砂丸（《博济》卷四）

【组成】巴豆一分（去皮，以米醋煮一二十沸，却入新水内洗七遍，净，去膜并心，及乳钵内一向研如粉，出油）　豆蔻四个（为末）　木香　朱砂（研细）各一分

【用法】上为细末，面糊为丸，如莙荙子大。每服三五丸，小儿一丸，酒食所伤，盐汤送下，温水亦可；小儿痞气，肚胀腹聚，米饮送下。

【功用】消除积滞，化胃久伏积聚。

17908　丹砂丸（《普济方》卷十八引《博济》）

【组成】丹砂（研）　乳香（研）　酸枣仁（去皮，研）各半两

【用法】上为末，酒面糊为丸，如梧桐子大。每服十丸，冷水送下，不拘时候。

【主治】心神恍惚，自语自笑，举止不常。

17909　丹砂丸（《普济方》卷二十三引《博济》）

【组成】丹砂　硇砂　麝香各二分　雄黄　铅丹各半两　腻粉三钱（研）　巴豆二十粒（去皮心膜，出油，细研，用醋半盏，熬成膏）

【用法】上将六味细研，与巴豆膏和匀，入白面，水为丸，如绿豆大。每服三丸至五丸，用水半盏，煮一沸取出，临卧温酒送下。至晚但微泻二三行是验，并不瘦损人脏腑。

【主治】宿食不消，及厌食，遍身黄肿，多年不愈，及一切块积。

17910　丹砂丸（《伤寒微旨论》卷下）

【组成】丹砂（水飞过）　马牙消各半两　砂石一两

麦门冬（去心）　犀角各三钱　金箔方寸许三十片　牛黄一钱

【用法】上为末，用湿纸裹烂粳米饭，于慢火内烧，纸干为度，和前药末为丸，如弹子大。每服一丸，砂糖水化下；如黄甚者，煎茅根汤放冷，入砂糖一块如枣大，同化下；如黄末退，来日再服之。

【主治】病人劳复三四日以后，两手脉沉数大有力，或发热烦躁，咽干而渴，或面尘齿垢，或目中及遍身皆发黄者。

17911　丹砂丸（《伤寒总病论》卷五）

【组成】丹砂　人参各一钱　附子一个（半两者）

【用法】上为细末，炼蜜为丸，如梧桐子大。每服二三十丸，煎竹叶汤送下。发前三服，中病则吐，或身习习麻木；未中病，加至四十丸，间日发前如法服，中病即止。

【主治】温疟寒热相半者；兼治间日疟。

【临床报道】疟疾：《普济方》引《经效济世》己巳岁七月初十日，予得疟疾，连日发作，呻吟宛转一榻间，殆无生意，如是者已两间。平昔号为得效之药服之已遍，略无所知。教授庞国器出此方，且云：今公之病寒热交战者，盖阴阳之气不分也。庞安常有治疟疾寒热相半，所谓丹砂丸者，公所宜服也。其说适契予心，即合此药服之，二日而疾愈矣。

17912　丹砂丸（《活人书》卷十六）

【组成】舶上硫黄　水银　太阴石　太阳石　玄精石各一两（研）　消石半两

【用法】上为末，先用无油铫子，以文武火炒，下诸药末，令匀，如灰色，研如粉面，生姜自然汁浸，蒸饼为丸，如绿豆大。每服五丸，龙脑、牛黄、生姜蜜水送下，压躁也；若阳毒，枣汤送下；阴毒，茌汤送下。

【主治】伤寒阴阳二毒相伏，危恶形证。

17913　丹砂丸（《圣济总录》卷五）

【组成】丹砂（别研）　芎䓖　羌活（去芦头）　荆芥　半夏（汤洗去滑，生姜汁制，捣作饼子，焙干再为末）各一两　白附子（炮）　天南星（炮裂）　干蝎（去土，炒）各半两

【用法】上为细末，炼蜜为丸，如梧桐子大。每服十丸，空心、食前温酒送下，一日三次。

【主治】肝脏中风，手足麻痹，筋脉拘挛。

17914　丹砂丸（《圣济总录》卷六）

【组成】丹砂（研）　牛黄（研）　阿魏（研）　龙脑（研）　水银　天麻　防风（去叉）　芎䓖　细辛（去苗叶）　羌活（去芦头）各一分　麝香（研）二分　乌鸡血一两　乌蛇（酒浸，去皮骨，炙）二两

【用法】上药各为末，先以酒二升，煎蛇末令浓，和前药，又以盐、米醋、白矾末合研匀，候色光白，入铫内煮令热，下丹砂同煎，结成砂子，研和前药为丸，如梧桐子大。每服十丸，热酒送下。汗出即愈。

【主治】中急风，昏乱不识人。

17915　丹砂丸（《圣济总录》卷十五）

【组成】丹砂（研）　腻粉（研）　蛇蜕（炙）　兔头灰（研）　铜青（研）　硇砂（水少许浸，去石）各一分　古字钱三文（烧赤投于硇砂水中，淬至水尽，捣）　白矾（熬令汁枯，研）　龙骨（研）　老鸦灰（研）　盐花（研）　铅丹（研）各半两　虎睛（炙，捣）一个　虎牙（炙，捣）一对　发灰（研）半分　金箔（研）　银箔（研）各五片

【用法】上药,将四味为末,与别研十三味和匀再罗,用猪血为丸,如樱桃大。每服二丸,发时及晚间温酒嚼下。

【主治】五种风痫。

17916　丹砂丸《圣济总录》卷十六

【组成】丹砂(别研,水飞)　石膏(烧通赤,地上出火毒,研)　白附子(炮,为末)各一两　龙脑少许(研)

【用法】上为末,粟米饭为丸,如绿豆大,更以丹砂为衣。每服五丸,食后细嚼,薄荷茶送下。

【主治】诸风头痛,不可忍者。

17917　丹砂丸《圣济总录》卷十七

【组成】丹砂(研)　雄黄(研)　牛黄(研)　乳香(研)各半两　天麻(酒浸,炙)　阿胶(炙燥)　白附子(炮)各一两　龙脑(研)　丁香　麝香(研)　白矾各半两(细研)

【用法】上为末,合和再研令匀,用獭猪胆汁和研匀,以枣肉为丸,如绿豆大。每服五丸至七丸,薄荷温酒送下,不拘时候。

【主治】风痰头目眩运,心胸烦满,肢体怠倦。

17918　丹砂丸《圣济总录》卷十七

【组成】丹砂(细研,水飞过)二两　半夏曲三两　人参　天南星(炮裂)各一两半　皂荚子(炮裂,去皮取黄)一两　青橘皮(汤浸去白,细切,焙干)二两　腻粉一钱

【用法】上七味,除丹砂、腻粉外,捣罗为细末,入上二味和匀,用汤浸炊饼为丸,如梧桐子大。每服二十丸,生姜汤送,不拘时候。

【主治】风痰胸膈不利,呕逆头眩。

17919　丹砂丸《圣济总录》卷三十四

【组成】丹砂　雄黄各一两　砒霜半两　桃仁(去皮尖双仁,麸炒)二十一枚　麝香　阿魏各一钱　安息香一分

【用法】上药各为极细末,再合研匀,用糯米粥为丸,如鸡头子大。每服半丸,细嚼,新汲水送下。取吐即愈。

【主治】疟疾寒热。

17920　丹砂丸

《圣济总录》卷三十五。为《外台》卷五引《古今录验》"朱砂丸"之异名。见该条

17921　丹砂丸《圣济总录》卷三十五

【组成】丹砂(研)　阿魏(研)各半钱　砒霜(研)一钱　豉四十九粒(汤浸,去皮,研)

【用法】上为细末,滴水为丸,分作四十九丸。每服一丸,如脾寒,取东南枝上桃心、柳心各七枚,煎汤放冷送下;寻常疟发时,新汲水送下。

【主治】鬼疟。

17922　丹砂丸《圣济总录》卷三十五

【组成】丹砂(研)　绿豆(去皮,研粉)　砒霜(研)各半两

【用法】端午日用乳钵先将绿豆为细末,次入砒霜、丹砂,研一千遍,用稀米粥为丸,如梧桐子大,阴干。每服一丸,未发前、五更时井华水送下,少顷方可食。

【主治】疟母。

17923　丹砂丸《圣济总录》卷三十六

【组成】丹砂(别研)　阿魏(醋化,去沙石,麸和作饼,炙)　麝香(研)各一分　铅丹(研)一两

【用法】上为细末,取五月五日午时粽子尖三七枚,与药同研,于北斗下露一宿,丸如梧桐子大。每服一丸,未发前热水送下;将一丸以绯帛裹,安耳内,男左女右。

【主治】肺疟,心寒热,善惊。

17924　丹砂丸《圣济总录》卷三十七

【组成】丹砂(研)半两　阿魏一分(米醋浸令软,研,以醋为糊用)　白术　人参　白茯苓(去黑皮)　当归(切,焙)各半两

【用法】上六味,捣研五味为末,用阿魏醋煮面糊为丸,如梧桐子大。如常服,每次七丸,空心温酒嚼下;遇患者,每次十丸,空心桃仁汤嚼下,槟榔汤亦得。

【功用】安心脏。

【主治】山岚瘴气。

17925　丹砂丸《圣济总录》卷三十九

【组成】丹砂(研)半分　附子(炮裂,去皮)一分(为末)　雄黄二豆许(研)

【用法】巴豆七粒,去心皮,别研出油后,入诸药末,研令极匀,炼蜜为丸,如麻子大。每服三丸,米饮送下。若下利未止,加三丸至五丸,与少冷粥食之即定。

【主治】中恶霍乱垂死。

17926　丹砂丸《圣济总录》卷四十七

【组成】丹砂(研)　铅丹(研)　陈橘皮(去白,炒)各半两　半夏(汤洗七遍,去滑,焙)　厚朴(去粗皮,生姜汁炙)　麦蘖(炒)　陈曲(焙)　代赭(煅)各一两　皂荚(去皮子,炙)半两

【用法】上为末,和匀,稀糊为丸,如梧桐子大。每服二十丸,空心、日午、卧时用温酒送下;米饮亦得。

【主治】反胃吐食,日久不止,大肠结燥。

17927　丹砂丸《圣济总录》卷五十五

【组成】丹砂(研)一分　乌头(去皮脐,生为末)一两　巴豆(去皮膜,研如膏,新盆内摊,去油为霜)一钱半

【用法】上为末,水煮陈曲糊为丸,如黍米大。每服三丸,冷生姜汤送下。

【主治】卒心痛,及九种心痛。

17928　丹砂丸《圣济总录》卷六十四

【组成】丹砂(研,水飞过)　天南星(炮)　白矾(熬令汁枯)各一两　莽草(炙)半两

【用法】上为末,更用半夏二两,汤洗七遍,晒干为末,水煮作糊,和前药末为丸,如梧桐子大。每服七丸,加至十丸,薄荷茶或生姜汤温水送下,不拘时候。

【主治】热痰壅盛,虚烦躁渴。

17929　丹砂丸《圣济总录》卷六十四

【组成】丹砂(研)半两　半夏(汤洗七遍,焙)　天南星(炮)　蝎梢(炒)　白附子(炮)　白僵蚕(炒)各一分　硼砂(研)　牛黄(研)各一钱。

【用法】上药各为末,合研令匀,面糊为丸,如梧桐子大。每服五七丸,食后荆芥汤送下。

【主治】膈痰结实,头旋恶心,肢节疼痛。

17930　丹砂丸《圣济总录》卷七十一

【组成】丹砂　金牙　马牙消(三味同研细)　人参　赤茯苓(去黑皮)　麦门冬(去心,焙)　升麻　远志(去心)　豉各一两　生干地黄(焙)二两

【用法】上药除研者外,捣罗为末,入研者药拌匀,炼蜜

为丸,如梧桐子大。每服二十丸,临卧煎桑根白皮、葱汤送下。

【主治】伏梁气,胸下痞痛,小便赤涩,及惊悸不安,夜多梦寐。

【备考】《普济方》有木香,无金牙。

17931 **丹砂丸**(《圣济总录》卷七十八)

【组成】丹砂(研) 草乌头末 乳香(研)各一钱匕 巴豆(大者去皮心,研)七枚

【用法】上为细末,用醋煮面糊为丸,如梧桐子大。每服一丸,冷乳香汤送下,不拘时候。

【主治】下痢赤白,里急后重,大肠虚滑。

17932 **丹砂丸**

《圣济总录》卷九十三。为原书同卷"青蒿丸"之异名。见该条。

17933 **丹砂丸**(《圣济总录》卷一四六)

【组成】丹砂(研) 雄黄(研) 附子(炮裂,去皮脐,为末)各一两 豉六十粒(炒) 巴豆六十粒(去皮心膜,麸炒,去油)

【用法】巴豆并豉为细末,入前三味,炼蜜为丸,如胡豆大,瓷瓶密收。每服二丸,暖蜜酒送下。

【功用】解药毒、蛊毒。

17934 **丹砂丸**(《圣济总录》卷一五〇)

【组成】丹砂(别研) 雄黄(别研) 龙齿(去土,研) 羚羊角屑 远志(去心)各半两 菖蒲(洗,锉,焙) 羌活(去芦头) 独活(去芦头) 升麻 芎䓖 沙参 防风(去叉)各一两

【用法】上为末,入丹砂、雄黄和匀,炼蜜为丸,如梧桐子大。每服二十丸,温水送下,一日二次。

【主治】妇人心气不足,被风所乘,惊悸不已。

17935 **丹砂丸**(《圣济总录》卷一五一)

【组成】丹砂(研) 水银 硫黄各一钱(二味同结成砂子用) 硇砂(研) 腻粉各一字 斑猫二十一枚(去翅足,麸炒焦,为末) 雄黄(研)一字

【用法】上为末,以狗胆汁和,作四十九丸。每服一丸,空心、临卧炒铅丹少许,以酒半盏调匀,烧秤锤,蘸铅丹酒,微焦黑色,放温送下。

【主治】妇人月水不通,肢节烦疼,寒热往来,腹胁结块,攻刺疼痛,日渐羸瘦,欲变成劳;及产后血露不快,腹内疼痛。

【备考】《鸡峰》有巴豆三个;《普济方》有硼砂,无硇砂。

17936 **丹砂丸**(《圣济总录》卷一六七)

【组成】丹砂(研) 麝香(研) 牛黄(研)各一分 半夏(汤洗七遍,切,焙) 丁香 白附子 铁粉(研) 天麻 天南星各半两

【用法】上为末,粳米饭为丸,如麻子大。每服五丸,荆芥汤送下,空心、午后各一次。

【主治】小儿脐风撮口。

17937 **丹砂丸**(《圣济总录》卷一六八)

【组成】丹砂(研,水飞过) 柴胡(去苗) 铁粉(研) 麦门冬(去心,焙) 白茯苓(去黑皮)各半两 天竺黄(研) 人参 黄耆(锉) 黄芩(去黑心) 甘草(炙,锉)各一分 牛黄(研) 麝香(研)各一钱

【用法】上为末,炼蜜为丸,如绿豆大。每服五丸,煎竹叶汤化下。

【主治】小儿风热多惊。

17938 **丹砂丸**(《圣济总录》卷一六九)

【组成】丹砂(研) 马牙消(研) 龙脑(研) 甘草(生为末)各一分 牛黄(研)半钱 麝香(研)一字

【用法】上为细末,炼蜜和为剂。每服旋丸小豆大,薄荷汤化下。

【功用】利膈坠痰涎。

【主治】小儿惊热。

17939 **丹砂丸**(《圣济总录》卷一六九)

【组成】丹砂(研) 麝香(研) 铁粉各半两 马牙消(研) 远志(去心,焙,为末) 牛黄(研) 腻粉各一分 龙脑(研)半钱

【用法】上为细末,再同研匀,炼蜜为丸,如梧桐子大。每服一丸,薄荷汤化下。加至二丸。

【功用】镇心。

【主治】小儿惊热,涎化热。

17940 **丹砂丸**(《圣济总录》卷一六九)

【组成】丹砂 粉霜 腻粉各一分 生龙脑一钱

【用法】上为极细末,以软粳米饭为丸,如绿豆大。一岁一丸,甘草汤送下。

【主治】小儿惊热,多涎身热,痰疟,久痢吐乳,或午后发热,惊痫等疾。

17941 **丹砂丸**(《圣济总录》卷一七〇)

【组成】丹砂二两(细研,水飞) 半夏(汤洗七遍)二两 乳香(研)半钱 人参 白茯苓(去黑皮)各半两 天南星(炮裂)一两 牛黄(研)二钱 龙脑(研)一钱

【用法】上为末,用白面糊为丸,如麻子大。三岁儿服十丸至十五丸,用竹叶、乳香汤送下,不拘时候。

【功用】退壮热,止涎嗽,利咽膈。

【主治】小儿惊悸,眠睡不稳。

17942 **丹砂丸**(《圣济总录》卷一七一)

【组成】丹砂 雄黄各一钱 蝎梢二七枚(炒) 牛黄半两 麝香半两 附子尖三枚(炮去皮,为末) 巴豆一粒(灯上燎焦,去皮用肉)

【用法】上为细末,以水浸寒食蒸饼为丸,如莱菔子大。每服一丸,浓煎荆芥汤送下。以衣被盖少时,出汗即愈。

【主治】小儿风痫搐搦,及天钓惊风。

17943 **丹砂丸**

《圣济总录》卷一七一。为《圣惠》卷八十五"虎睛丸"之异名。见该条。

17944 **丹砂丸**(《圣济总录》卷一七二)

【组成】丹砂 雄黄各一分(研) 干虾蟆一枚(去头足,涂酥炙焦,研为末) 石菖蒲 漏芦各一两 麝香一分(研)

【用法】上六味,以菖蒲、漏芦捣罗为末,与余四味入乳钵同研匀,再罗,粟米饭为丸,如麻子大。每服二丸,米饮化下,空心、午后各一服。

【主治】小儿一切无辜黄瘦,腹痛疳痢,或有虫冷热。

17945 **丹砂丸**(《圣济总录》卷一七三)

【组成】丹砂(研) 青黛(研)各一分 丁香半分 肉

豆蔻(去壳)一枚　无食子一枚　麝香(研)一钱　干虾蟆(去头足,酥涂炙)一枚

【用法】上为末,面糊为丸,如黄米大。每服三五丸,空心米饮送下。

【主治】小儿五疳八痢。

17946　丹砂丸(《圣济总录》卷一七四)

【组成】丹砂(研)　干蝎(去足,微炒)　白僵蚕(微炒)　天南星(炮裂)各半两　白附子一分

【用法】上五味,捣罗四味为末,入丹砂研令匀,面糊为丸,如绿豆大。一岁儿服一丸,薄荷汤送下。

【主治】小儿中风,口眼牵急。

17947　丹砂丸(《圣济总录》卷一七七)

【组成】丹砂二两(飞研)　柴胡(去苗,为末)四两

【用法】上为末,用獖猪胆汁拌和,饭甑上蒸一次,候冷为丸,如绿豆大。每服十丸,用桃仁、乌梅煎汤送下,一日三次。

【主治】小儿骨热,十五岁以下骨蒸热劳,遍身如火,日渐黄瘦,夜卧多汗,咳嗽烦渴。

17948　丹砂丸(《圣济总录》卷一七八)

【组成】丹砂(研)半钱　砒霜(研)半钱　巴豆霜(研)　硫黄(研)　麝香(研)　绿豆粉(研)各一分

【用法】上为细末,用烧饭为丸,如绿豆大。每服二丸,血痢,煎黄芩汤送下,白痢,煎附子汤送下;疳痢,蛤粉汤送下。

【主治】小儿一切痢疾。

17949　丹砂丸(《鸡峰》卷九)

【组成】当归一两　槟榔一个　白术一两　木香　雄黄　乳香各一分　麝香　犀角各半钱　沉香　安息香　朱砂各一分　桃仁三十个

【用法】上为末,水煮面糊为丸,如梧桐子大。每服十丸,生姜汤送下;白汤亦得。

【主治】积聚积冷,作痛不止。

17950　丹砂丸(《鸡峰》卷二十四)

【组成】海带　海藻　辰砂　茴香　木香　莱菔各等分(干者)

【用法】上为细末,水煮面糊为丸,如梧桐子大。每服二十丸,空心温酒送下。

【主治】癫气。

17951　丹砂丸(《三因》卷十)

【异名】雄砂丸(《普济方》卷二五二)、雄朱丸(《岭南卫生方》卷中)。

【组成】辰砂(别研)　雄黄(别研,水飞)　赤脚蜈蚣　续随子各一两　麝香一分

【用法】上为末,糯米饭为丸,如鸡头子大。若觉中毒,每服一丸,即以酒送下;蛇蝎所螫,醋磨涂之。

【功用】《岭南卫生方》:解诸中毒。

【主治】蛊毒从酒食中着者;及蛇蝎所螫。

17952　丹砂丸

《普济方》卷八十五。为《圣济总录》卷一〇八"补肝丹砂丸"之异名。见该条。

17953　丹砂丸

《普济方》卷一九九。为《外台》卷五引《救急方》"朱砂丸"之异名。见该条。

17954　丹砂丸

《普济方》卷一九九。为《圣惠》卷五十二"朱砂丸"之异名。见该条。

17955　丹砂丸(《普济方》卷二三〇)

【组成】朱砂(细研,水飞过)　薯蓣　犀角屑　黄耆　肉苁蓉(酒浸一宿,刮去粗皮,令炙干)　川升麻　牡蛎(烧为粉)　槟榔各一两　牛黄(细研)　麝香各一钱　麦门冬(去心,焙)　鳖甲(涂醋炙微黄,去裙)　豉心各三分

【用法】上为末,入研药令匀,炼蜜为丸,如梧桐子大。每服三十丸,以粥饮送下,不拘时候。

【主治】虚劳骨热,四肢烦闷,及心躁虚汗。

【宜忌】忌苋菜。

17956　丹砂丸

《医级》卷八。为《刘涓子治痈疽神仙遗论》"保灵丹"之异名。见该条。

17957　丹砂方(《圣济总录》卷一〇一)

【组成】丹砂一两(研细)

【用法】入白蜜少许,更研如膏,入盒中盛。每至临卧涂面,明旦以浆水洗之。

【功用】令面光白润泽。

【主治】面䵟黵。

17958　丹砂饮(《圣济总录》卷八十九)

【组成】丹砂(研)　牛黄(研)　麝香(研)　龙脑(研)　狗脊　皂荚(去皮子)　狼牙各半两　犀角屑一两半　槟榔二七枚(并皮锉,别捣)

【用法】上九味,除槟榔别捣外,为极细末。先以水三升,渍槟榔仁并皮,只煎取一升,然后下诸药末,更煎取半升,不去滓,分作三服,如人行七里再服。利六七行自止,煮浆水粥食之。

【主治】虚劳瘦病,不问久近,治不瘥者。

17959　丹砂油(《圣济总录》卷一八七)

【组成】丹砂(研)二两　麝香(研)一分　龙脑(研)一分　蜜(炼)二两

【用法】上四味,将丹砂以水飞过,澄去清水,入后三药,一处合和,入一新竹筒内,别用铛一口,黑豆五升,安药筒子在豆内,四周令固,以火煮,候豆熟为度,将柳杖子搅,候成油取出,用瓷盒盛。每服半钱匕,空心温酒调下。

【功用】悦颜色。

17960　丹砂酒(《圣济总录》卷四十三)

【组成】丹砂半两(成块者)　麝香(研)二钱

【用法】上为细末,用无灰酒二升,于瓷瓶内浸,以慢火煨,时用银箸搅,令热。每服随患人平时饮酒多少,令至醉。候患人睡着,急用厚衣被盖之,汗出病愈。若患人不能多饮,只用丹砂一分,麝香半钱,酒一升,制如前法,时时饮之。

【主治】心神不定,好登高临险,言语不避亲疏,时时自笑,高声叫呼,举止无常,大便秘,小便赤,解衣露体,不能安处。

17961　丹砂酒(《圣济总录》卷一二二)

【组成】丹砂(研)　桂(去粗皮)　绛矾各一钱

【用法】上为末,以绵裹,用好酒少许,浸良久。含饮即愈。

【主治】急喉痹;狗咽,喉中忽觉结塞。

17962 丹砂椒(《圣济总录》卷一八七)

【组成】丹砂(细研一二日,用水飞过)二两 白茯苓(去黑皮,取末)一两 人参末一两 蜀椒(去目并闭口者)半斤

【用法】上药用好酒三升,于新瓷器内,向太阳三伏热时,一处用竹杖搅,令酒尽干为度。每日早晨服二七粒,冷水或温酒送下。

【功用】明耳目,暖水脏,驻颜色。

17963 丹砂散(《圣惠》卷二十三)

【组成】朱砂三分(细研,水飞过) 犀角屑半两 天竹黄半两 秦艽半两(去苗) 白鲜皮半两 沙参半两(去芦头) 寒水石一两 麦门冬二两(去心,焙干) 马牙消半两(研入) 川升麻半两 甘草半两(炙微赤,锉) 龙脑一钱(研入)

【用法】上为细散,入研了药令匀。每服一钱,以温水调下,不拘时候。

【主治】风热,心肺壅滞,时多烦闷。

17964 丹砂散(《圣惠》卷五十五)

【组成】朱砂半两 马牙消一两 铁粉半两

【用法】上为细末。每服一钱,磨犀角水调下,不拘时候。

【主治】鬼黄。

17965 丹砂散(《圣惠》卷七十)

【组成】丹砂一两(细研,水飞过) 犀角屑半两 天竹黄半两 胡黄连二两 寒水石一两(细研) 麦门冬一两(去心,焙) 马牙消一分(细研) 铅霜半两(细研)

【用法】上为细散,入研了药令匀。每服一钱,以竹叶汤调下,不拘时候。

【主治】妇人客热,心神烦躁,口干舌涩,食少无味。

17966 丹砂散(《伤寒微旨论》卷下)

【组成】丹砂一粒 腻粉一钱(气弱年老人减半)

【用法】上为末,用桃、柳心共一把许,细切研烂,绞取自然汁,加砂糖一块如枣大,更入新汲水通前成半盏,化前药下之,如经一昼夜不利动,再作服之。如冬月无桃枝、柳条,用生地黄一两锉碎,水一升,煎取半升,化药服。

【主治】病人用承气汤下之后,至四五日两手脉沉数有力,或潮热,或谵语者。

17967 丹砂散(《圣济总录》卷五)

【组成】丹砂(研)二两 天麻 威灵仙(去土) 人参 乌头(炮裂,去皮脐) 白术(炮) 当归(切,炮) 干姜(炮)各一两 羊踯躅(去心,酒蒸)半两

【用法】上为散。每服一钱匕,食后酒调下,渐加至二钱,一日三次。

【主治】脾中风,四肢不举,志意昏浊,言语謇涩。

17968 丹砂散(《圣济总录》卷五十九)

【组成】丹砂(研,水飞) 黄连(去须) 铁粉(研) 栝楼各一两一分 赤石脂 芦荟(研) 龙齿 泽泻各三分 胡粉(研) 铅丹(研)各半两 牡蛎(熬)一分 桑螵蛸十个(炙) 鸡肶胵五枚(蜜炙黄) 甘草(炙)一两半

【用法】上药除别研外,捣罗为散,再和匀。每服二钱匕,煎小麦汤调下,一日三次。

【主治】三消病,小便频数,皮燥毛焦,饮食虽多,肌肉消瘦,渴燥引饮。

17969 丹砂散(《圣济总录》卷一〇一)

【组成】丹砂(研) 桃花(阴干)各五两

【用法】先将桃花研令如粉,次入丹砂,同研极细。每服一钱匕,空心井花水调下。

【主治】面粉齄如麻子。

17970 丹砂散(《圣济总录》卷一一一)

【组成】丹砂(研如粉) 贝齿(烧灰)各二两 干姜(炮)半两 衣内白鱼四十枚(焙令干)

【用法】上药于净乳钵中,为极细末,以熟帛三度罗过。点时仰卧,令人以小指甲点少许。

【主治】虚热目赤生肤翳,眦痒风泪;白翳。

17971 丹砂散(《圣济总录》卷一二二)

【组成】丹砂一分(研,水飞) 芒消一两半(研)

【用法】上为末。每用一字,时时吹入喉中。

【主治】喉咽肿痛,咽物妨闷。

17972 丹砂散(《圣济总录》卷一三三)

【组成】丹砂一分 麝香半钱 陈石灰(煅过)一分 铅丹(炒)一分 猪筒骨一枚(煅过)

【用法】上为散。每用一钱匕,干敷之。

【功用】长肌肉,止疼。

【主治】冷疮。

17973 丹砂散(《圣济总录》卷一五九)

【组成】丹砂一两

【用法】上为极细末。每服一钱匕,水、酒各三分煎,稍热调下,连三二服,未下再服。

【主治】妊娠因伤寒、热病、疟疾,邪毒攻胎,致令子死不出。

17974 丹砂散(《圣济总录》卷一六九)

【组成】丹砂一钱(研) 腻粉一钱 蜈蚣一条(酒浸,炙) 蝎梢四十九枚(炒)

【用法】上为细散。每服一字匕,薄荷汁调下。

【主治】小儿惊搐。

17975 丹砂散

《圣济总录》卷一七一。为《永乐大典》卷九七五引《灵苑方》"朱砂散"之异名。见该条。

17976 丹砂散(《圣济总录》卷一七二)

【异名】朱砂散(《诚书》卷六)。

【组成】丹砂 牛黄 天竺黄 铁粉各一分 麝香半分

【用法】上为细末。每服半钱匕,以竹沥调下,不拘时候。

【主治】小儿胎风,心热惊痫。

17977 丹砂散(《圣济总录》卷一七二)

【组成】丹砂 雄黄各一钱 麝香 腻粉各半钱 青黛 晚蚕蛾 芦荟 胡黄连末各一钱

【用法】上药各为细散,再一处拌匀。每用二字,干贴患处。

【主治】小儿疳,蚀唇颊,齿牙浮动宣露,口臭。

17978 丹砂散(《圣济总录》卷一七二)

【组成】丹砂(研) 丁香各半两 白马夜眼一分

（微炒）

【用法】上为散。每服半钱匕，空心以井花水调下。后服雄肝散。

【主治】小儿无辜疳痢。

17979　丹砂散（《圣济总录》卷一七九）

【组成】丹砂（研）一两　白矾（熬汁枯，研）二钱

【用法】上为极细末。每服半钱匕，薄荷自然汁调下。

【主治】小儿肌热盗汗。

17980　丹砂散

《普济方》卷七十。为《圣济总录》卷一二一"揩齿丹砂散"之异名。见该条。

17981　丹砂散（《普济方》卷一九九）

【组成】丹砂三两（水飞）

【用法】上为细末。每服半钱，平旦温蜜水调下。

【功用】正阳。

【主治】瘴。

17982　丹砂散（《普济方》卷三五六）

【组成】葵子　阿胶（炒）　牛膝（酒浸）　当归（切，焙）各三分

【用法】上为散。每服五钱，温酒调下。

【功用】令胞烂。

【主治】胞衣不出。

【备考】本方名丹砂散，但方中无丹砂，疑脱。

17983　丹砂散（方出《本草纲目》卷四，名见《景岳全书》卷六十）

【组成】炉甘石（煅赤，童便淬七次）　硼砂　海螵蛸　朱砂

【用法】入冰片少许，点眼。

【主治】目翳昏暗赤烂。

【备考】《景岳全书》本方用朱砂五钱，余各一两，为极细末，临用加冰片研点。

17984　丹砂散（《眼科锦囊》卷四）

【组成】真朱五分　滑石（生）一钱　石膏（煅）二钱　枯矾七分

【用法】上为细末。和解乳汁，点之

【主治】恶血眼满肿者。

17985　丹砂煎（《圣济总录》卷五）

【组成】丹砂（研）三钱　雄黄（研）一钱　甘草（炙）　大黄（锉，炒）　当归（切，焙）各二钱　芍药六钱　乳香（研）　没药（研）各半钱　腻粉（研）一钱半

【用法】上药各为末，与生白蜜和匀，入银石器中，重汤煮成膏。每服樱桃大一粒，煎薄荷汤化下。小儿可常服。

【主治】心中风邪，神志不宁，虚热潮歇。

17986　丹砂煎（《圣济总录》卷十四）

【组成】丹砂（别研）　真珠（别研）　犀角（镑）　琥珀（镑）　阿胶（炙燥）各一两　龙脑（别研）　麝香（别研）各一钱

【用法】上为末，和匀，用安息香一两，汤一盏，化去滓，加蜜二两，于一处于重汤内煮令化，然后下前五味末，熬成煎，候冷，方入脑、麝末搅匀，入瓷盒内。每服一皂子大，用温薄荷汤化下。

【功用】化痰涎，利胸膈。

【主治】心神恍惚。

17987　丹砂煎（《圣济总录》卷十五）

【组成】丹砂（细研，水飞滤过后，焙干更研如粉）三两　石膏五两（研细）　黄连（去须，捣筛）一斤　生地黄不计斤两（研取自然汁二升，不得入水）

【用法】以清水一斗，先煮石膏、黄连，取五升净，去滓，次下生地黄汁，又煎之，如稠饧，始下火，取丹砂粉投之，匀搅百余遍，贮于不津器中，更搅，待冷即住手。每服半弹丸大，以温水调下，一日二次。

【主治】风癫疾，时发时省，涉历年月。

【宜忌】服药后只得吃淡饭，蔓菁菜等。

17988　丹砂膏（《鬼遗》卷五）

【组成】丹砂五两　芎䓖三两　大黄二两　蜀椒二两（去目，出汗）　白芷二两　麝香三两　升麻二两　冶葛皮二两　麻黄五两（去节）　丹参五两　巴豆二升（去皮心）　桂心二两　附子十二枚　皂荚二两（去皮子）

【用法】上药春、夏共用，以猪脂六升，微火煎三上下，膏成，绞去滓用之，一日三次。治百病、伤寒、温毒热疾，每服如枣核大一枚；鼻塞，取半核大，纳鼻中，缩气令人聪里；若耳聋，取如两枣核大，烊之如水，纳其耳中，三五年聋可愈；或寒癖腹满坚胀，及飞尸、恶毒、楚痛，温酒服；霍乱当成末成，已吐心痢，白汤服枣核大，若已痢一行，而腹烦痛，更服之；眼中风膜，膜或痛，常下泪，取如粟大，注眼中，自当下，止，或半日痛便愈；又胸背喉颈痛，摩足，口中亦稍稍令常闻有膏气。老小增减。

【主治】百病，伤寒，温毒热疾，鼻塞，耳聋，寒癖腹满坚胀，及飞尸恶毒楚痛，霍乱当成未成，已吐心痢，或已痢一两行，而腹烦痛，眼中风膜，膜或痛，常下泪，胸背喉颈痛。

【宜忌】当服取利为度，若不利，如人行十五里可与热饮发，当预作白薄粥令冷，若过利要止者，多进冷粥，便住，若能忍，待药势尽，自止更佳。

17989　丹砂膏（《鬼遗》卷五）

【组成】丹砂三两　芎䓖三两　大黄二两　蜀椒（去目，汗）二两　麝香六两　术二两　附子十二枚　干姜五分　冶葛二两　丹参六两　细辛二两　巴豆三升（去皮心）

【用法】上药秋、冬共用，各为末，巴豆细切，以苦酒渍一宿，量不足须覆之；明旦以猪脂六升，铛中微火煎三上下膏成，绞去滓用之，一日三次。治百病、伤寒、温毒热疾，服如枣核大一枚；鼻塞，取半核大，纳鼻中，缩气令人聪里；若耳聋，取如两枣核大，烊之如水，纳其耳中，三五年聋可愈；或寒癖腹满坚胀，及飞尸、恶毒、楚痛，温酒服；霍乱当成未成，已吐未痢，白汤服枣核大，若已痢一两行，而腹烦痛，更服之；眼中风膜，膜或痛，常下泪，取如粟大，注眼中，自当下，止，或半日痛便愈；又胸背喉颈痛，摩足，口中亦稍稍令常闻有膏气。老小增减。

【主治】百病，伤寒，温毒热疾，鼻塞，耳聋，寒癖腹满坚胀，及飞尸恶毒楚痛，霍乱当成未成，已吐未痢，或已痢一两行，而腹烦痛，眼中风膜，膜或痛，常下泪，胸背喉颈痛。

【宜忌】当服取利为度。若不利，如人行十五里可与热饮发。当预作白薄粥令冷，若过利要止者，多进冷粥，便住。若能忍，待药势尽，自止更佳。

17990　丹砂膏（《鬼遗》卷五）

【组成】丹砂二两（末）　蜀椒（去目闭口，汗）　大黄

白芷　甘草(炙)各二两　巴豆三升(去皮心)　麝香　芎䓖各二两　附子二枚　升麻二两　冶葛皮　犀角　当归　乌头各二两　丹参一斤

【用法】上切,以苦酒渍之一夜,以猪脂六升,微火煎三上下,膏成,绞去滓用之。四时常用,一日三次。治百病、伤寒、温毒热疾,服如枣核大一枚;鼻塞,取半核大,纳鼻中,缩气令人聪里;若耳聋,取如两枣核大,烊之如水,纳其耳中,三五日聋可愈;或寒癖腹满坚胀,及飞尸、恶毒、楚痛,温酒服;霍乱当成未成,已味未痢,白汤服枣核大,若已痢一两行,而腹烦痛,更服之;眼中风膜,膜或痛,常下泪,取如粟大,注眼中,自当下,止,或半目痛便愈;又胸背喉颈痛,摩足,口中亦稍稍令常闻有膏气,老小增减。

【主治】百病,伤寒,温毒热疾,鼻塞,耳聋,寒癖腹满坚胀,及飞尸恶毒楚痛,霍乱当成未成,已吐未痢,或痢一两行,而腹烦痛,眼中风膜,膜或痛,常下泪,胸背喉颈痛。

【宜忌】当服取利为度。若不利,如人行十五里可与热饮发。当预作白薄粥令冷,若过利要止者,多进冷粥,便住。若能忍,待药势尽,自止更佳。

17991　丹砂膏(《鬼遗》卷五)

【组成】丹砂末　犀角　夜干　大黄　芎䓖　麝香末　黄芩各二两　生地黄十两(切)　升麻　前胡　沉香各三两　青木香一两

【用法】上㕮咀,以苦酒渍淹一宿,以猪脂五升,微火煎三上下,绞去滓,纳丹砂、麝香末搅调。稍稍服之。瘭疽始发未曾治者,温酒服如枣核大,一日三次。

【主治】瘭疽。

17992　丹砂膏(《鬼遗》卷五)

【组成】丹砂末　雄黄末　附子　天雄　干地黄　大黄　当归　秦胶各二两　乌头　桂心　黄连　松脂　茵芋各四两　蜀椒一斤(去目,汗)　干姜二两　巴豆一百枚(去皮心)　蜈蚣四枚(去头足,赤者)　石南草二两

【用法】上㕮咀十六味,以苦酒一斗,渍一夜,以猪脂六升,微火煎三上下,药色膏成,绞去滓,纳二石末,搅令调。敷,疮有口,亦可兑,此脂多治合,即随多少,苦酒不必尽一斗,以意量用。敷当火,须以意度之。

【主治】病疽,诸恶疮,经年不瘥。

17993　丹砂膏(《鬼遗》卷五)

【组成】蜀椒三升(去目,汗)　丹砂　细辛　桂心各二两　附子三十枚　前胡　白芷各(切)一升　芎䓖(切)　白术　吴茱萸各一升　当归一两

【用法】上㕮咀,诸药唯椒、萸不捣,以苦酒渍一夜,令淹,以猪脂不中水者十斤,切细,令诸药于铜器内,煎三上下,白芷黄成膏,以绵布绞去滓。如患风温肿不消,服如弹丸大一枚;若鼻塞不通,以膏著鼻中;若青盲风目烂眦痒痛,茫茫不见细物,以绵絮裹箸头,注膏中,以敷两眦,至卧时再敷之;齿痛亦如耳聋,亦准;金疮、牛领、马鞍疮,亦可敷之。治下赤,腹中有痛,并瘘疾在外,即摩之,在内即服之,如弹丸大一枚,一日三次。

【主治】病疥癣,诸恶疮,风温肿不消,鼻塞不通,青盲风目烂眦痒痛,茫茫不见细物,齿痛,耳聋,金疮、牛领、马鞍疮,腹中有痛,瘘疾。

17994　丹砂膏(方出《千金翼》卷二十四,名见《圣惠》卷六十五)

【组成】丹砂　雄黄　雌黄各一两　茼茹三两(捣末)　乱发一两(洗净)　松脂　白蜡各一两　巴豆十四枚(去皮)　猪膏二斤

【用法】上药先煎发,令消尽,纳松脂、蜡等三上三下,去滓末;茼茹、石药等纳中更煎,一沸止。敷之三数度,愈。

【功用】杀虫

【主治】❶《千金翼》:久疥癣。❷《圣惠》:一切恶疥疮,瘙痒不止。

17995　丹砂膏(《圣惠》卷六十六)

【异名】丹朱膏(《普济方》卷二九三)。

【组成】丹砂三分(细研)　川大黄一两　雄黄三分(细研)　苦参一两　黄连一两(去须)　莽草三分　茼茹一两　矾石三分(细研)　雌黄三分(细研)

【用法】上锉细,入腊月猪脂一升二合,以慢火煎大黄等黄焦,绞去滓,下丹砂、雄黄、矾石、雌黄末,更煎,搅令匀,入瓷盒中盛。旋取贴之。

【主治】冷瘘及诸瘘疮。

17996　丹砂膏(《圣惠》卷九十)

【组成】丹砂半两(细研)　雄黄一两(细研)　苦参一两　白矾灰半两(细研)　川大黄一两　黄连一两(去须)　莽草半两　茼茹一两

【用法】上锉细,用炼了猪脂二升,于铛中煎药,候紫色,以绵滤去滓,入丹砂等三味,以柳木篦搅令匀,以瓷盒盛。涂于疮上,每日换之。

【主治】小儿诸疮,久不愈,作瘘孔。

17997　丹砂膏(《圣济总录》卷一一七)

【组成】丹砂(研)一分　猪脂　蜜各三两　杏仁(汤浸,去皮尖双仁,研)三十七粒　腻粉　白矾(研)　胡粉各一分　生地黄半两(切,焙)　麝香(研)一分

【用法】上九味,捣研七味为末,先煎脂、蜜令化,去滓,次下诸药,更煎十余沸,以绵滤去滓,更煎待膏就,瓷盒盛。每用如杏仁大,绵裹含,吐津。

【主治】口疮,积年不愈。

17998　丹砂膏(《圣济总录》卷一三四)

【组成】丹砂(研)　雄黄(研)　雌黄(研)各一两　茼茹三两(末)　乱发灰半两　猪脂一斤

【用法】先熬猪脂令沸,下诸药末,以柳篦搅令匀,瓷盒盛。先用盐汤洗疮,取涂摩疮上,一日三五次。即愈。

【主治】三十年病疮,及小儿干病,湿病疮,坏烂。

17999　丹砂膏(《普济方》卷七十五。为《圣惠》卷三十二"朱砂煎"之异名。见该条。

18000　丹胞散(《普济方》卷三〇一)

【组成】猪胞一个(连尿去一半)

【用法】用新砖两口,炭火煅新砖,将猪胞连尿于砖上焙,不住手来回移放于两口砖上,轮流不歇,以尿干为度;研为末,入黄丹一钱,先用葱汤以鹅毛抹洗,以旧绵帛渗干。此药搽三五次立见效。

【主治】茎上生疮臭烂者。

18001　丹素丹(《医宗说约》卷六)

【组成】透明朱砂(大块者佳)三两(研细,水飞九次)　桂府滑石(结白者佳)二两(研细,水飞九次)

【用法】各晒干,每用朱砂三钱,滑石七钱,为极细末,

分三十服。每用土茯苓一斤,洗净打碎,先用半斤,铺平砂罐内,做一小窝,将大者一个挖一孔,入药一服于孔内,再放半斤在上,用水六碗,以箸刻垠记定,再加水六碗,煎至六碗水垠,取起滤清,再将前滓煎水六碗,至三碗,先后共九碗。一日内不拘时候温服,不可间断,间一日要补三日,服完三十服,终身不发。

【主治】远年结毒。

【宜忌】忌食火酒、猪头、糟物、海味、茶、醋、姜、椒、蒜、牛、羊、鸡、鹅、豆、面、鱼,不忌猪肉、肝、肺、腰子、鸭子。

18002　**丹桂散**《医统》卷八十四

【组成】牡丹皮　桂心　蓬莪术　京三棱　玄胡素(炒)各八分　当归(酒洗)一钱半　陈皮(去白)　赤芍药　甘草各五分　干漆(炒)　没药(另研)　红花　苏木各四分　鬼箭三分　乌药一钱

【用法】水一盏半,煎八分,不拘时候服。

【主治】气血虚损,内则经闭不行,外则肢髓羸瘦,潮热,渐成骨蒸。

18003　**丹脂散**(方出《得效》卷十九,名见《普济方》卷三○○)

【组成】黄丹(为末)

【用法】用猪脂调敷。

【主治】足上冻烂生疮。

18004　**丹粉丸**《圣济总录》卷七十七

【组成】丹砂(研)半两　粉霜三钱　腻粉　铅丹各四钱　白矾灰三钱　消石(研)　砒霜(研)各二钱(伏火者)

【用法】上药再同研匀,用水浸,炊饼心为丸,如豌豆大。每服三丸,冷面汤送下。看虚实加减。

【主治】休息痢,下痢乍瘥乍发。

18005　**丹粉散**(方出《圣惠》卷六十一,名见《普济方》卷二八六)

【组成】黄丹二两　定粉二两　白矾二两

【用法】上为末,入瓷瓶子内,用盐泥固济,慢火熘令干后,即用大火煅通赤,候冷,将出细研。敷疮。

【主治】痈肿恶疮中脓水,及新疮口未干。

18006　**丹粉散**《圣济总录》卷一四三

【组成】铅丹　盐豉各一两　腻粉半两　大蒜一颗(去皮,切)

【用法】上药先捣蒜令烂,后入余药,同捣作薄饼,焙干,为细散。每以少许贴之,一日三五次。

【主治】痔瘘有疮成窍,脓血不止。

18007　**丹粉散**《小儿痘疹方论》

【组成】轻粉　黄丹各五分　黄连末二钱

【用法】上为末。搽患处。

【主治】痘毒,脓水淋漓。

18008　**丹粉散**《普济方》卷三九八

【组成】黄连(微炒)　胡连(炒令微黄)各一两　酸石榴皮三分(锉,微炒)　诃黎勒一两(煨,用皮)　枣二十枚(去皮,烧为灰)

【用法】上为散。每服半钱,煎糙米粥饮调下,一日三四次。

【主治】小儿疳痢久不瘥,肌肤羸瘦。

18009　**丹粉膏**《普济方》卷三○○

【组成】麻油四两　黄丹二两　白胶香半两　光粉一两　败荷二钱(为末)　乳香二钱　没药半两

【用法】上如膏药煎得所,滴水中可丸为度。每用如鼠粪大,敷之。即生浮皮。

【主治】肤皴裂,脚踏地不可忍疼。

18010　**丹黄汤**《辨证录》卷九

【组成】炒栀子　丹皮各三钱　白芍五钱　甘草　黄芩各一钱

【用法】水煎服。

【主治】肝火大便闭结,胸中饱闷,两胁疼痛,呕酸作吐,不思饮食。

18011　**丹硫丸**《圣济总录》卷七十六

【组成】丹砂(研)　硫黄(研)各二钱　乌头末(炒)半钱　巴豆一钱半(去皮心膜,出油)　砒霜(研)半钱　麝香(研)少许　蛤粉二钱

【用法】上为细末,用枣肉为丸,如黍米大。每服一丸,米饮送下。

【主治】赤白痢,久不瘥,脐腹痛。

18012　**丹雄丸**《圣济总录》卷三十五

【组成】丹砂(研)一钱　腻粉三钱　巴豆七粒(去皮心膜,出油)　乳香(研)　麝香(研)　雄黄(研)　砒霜(研)各半钱

【用法】上为细末,水浸,炊饼心为丸,如梧桐子大。每服一丸,发前新汲水送下。

【主治】鬼疟。

18013　**丹铅丹**《女科百问》卷上

【组成】鹿茸　灵砂　白龙骨　川椒　阳起石　牡蛎粉　肉桂　肉苁蓉　石斛　川巴戟　木贼　泽泻　天雄(酒浸,炮)　沉香　菟丝子(酒浸)　腽肭脐各一两　磁石(醋淬)　麝香各半两

【用法】上为细末,炼蜜为丸,如梧桐子大。每服一百丸,温酒或盐汤送下。

【主治】妇人一切虚寒冷病。

18014　**丹蒜丸**《医级》卷八

【组成】独蒜(去衣)五十个(捣烂)　黄丹(炒,研,飞过)

【用法】上药和匀为丸,如芡实大。每服一丸,用淡醋汤调下。宜端午日合。

【主治】疟疾多痰,及胃脘疼痛等。

【备考】方中黄丹用量原缺。

18015　**丹蒿汤**《辨证录》卷六

【组成】丹皮三两　荆芥三钱　青蒿二两

【用法】水煎服。

【主治】中暑热,吐血倾盆,纯是紫黑之色,气喘作胀,不能卧倒,口渴饮水,又复不快。

18016　**丹蒿饮**《松峰说疫》卷二

【组成】黄丹五钱(炒)　青蒿(童便浸,晒干)二两(为末)

【用法】每服二钱,寒多酒服,热多茶服。

【主治】瘟疟不止。

18017　**丹蜜煎**

《医统》卷六十三。为《幼幼新书》卷三十四引《惠眼观证》"丹蜜膏"之异名。见该条。

18018　**丹蜜膏**《幼幼新书》卷三十四引《惠眼观证》

【异名】丹蜜煎(《医统》卷六十三)。

【组成】黄丹一分(炒令紫黑色) 蜜一分

【用法】用于饭上蒸两次,以竹篾子搅匀。以手点少许入口。

【主治】小儿口疮。

18019 丹霞条(《眼科锦囊》卷四)

【组成】水银 乌铅各二钱 银朱一钱 芥叶五分 沉香一钱 桐炭适宜

【用法】上为细末,分为七炷。每一日一炷,含冷水,熏三度,经七日而止。

【主治】诸般内障,及诸毒上攻之眼疾。

18020 丹鸡索饼(《医方类聚》卷二二七引《食医心鉴》)

【异名】丹雄鸡肉索饼(《圣惠》卷九十七)、鸡肉索饼(《寿亲养老》卷四)。

【组成】丹雄鸡一只(治如食,作臛) 面一斤

【用法】上搜面作饼。熟煮和臛食之。

【功用】养胎脏。

【主治】胎漏下血,心烦口干。

18021 丹参赤膏(《千金》卷五)

【异名】赤膏(《卫生总微》卷三)。

【组成】丹参 雷丸 芒消 戎盐 大黄各二两

【用法】上㕮咀,以苦酒半斤,浸四药一宿,以成炼猪肪一斤,煎三上三下,去滓,乃纳芒消,膏成。以摩心下,冬、夏可用。

【功用】除热。

【主治】少小心腹热。

【方论选录】《千金方衍义》:小儿心腹常热,皆母腹中瘀垢未清,血气不和所致。故用丹参、雷丸、消、黄、戎盐散血逐热之药制为赤膏,常摩心下,使瘀散血和,其热自除。渍用苦酒,专取酸收以固腠理,煎用猪肪,专取脂泽以润肌肤也。

18022 丹参赤膏(《千金》卷五)

【异名】除热丹参摩膏(《圣惠》卷八十五)

【组成】丹参 雷丸各二两

【用法】上㕮咀,以苦酒半斤,浸二药一宿,以成炼猪肪一斤,煎三上三下,去滓,膏成。以摩心下,冬、夏可用。

【功用】除热。

【主治】❶《千金》:少小心腹热。❷《圣惠》:小儿惊痫。

18023 丹参饮子(《医统》卷五十)

【组成】丹参 当归(酒洗) 白术(炒) 天门冬(去心) 麦门冬(去心)各一钱半 贝母 陈皮 知母 甘草各一分 石菖蒲一钱 黄连(姜汁炒)五分 五味子九粒

【用法】以水一盏半,加生姜一片,煎八分,温服,不拘时候。

【主治】健忘。

18024 丹参煮散(《千金》卷十一)

【异名】丹参散(《普济方》卷十五)

【组成】丹参三两 芎 杜仲 续断 地骨皮各二两 当归 通草 干地黄 麦门冬 升麻 禹余粮 麻黄各一两十八铢 牛膝二两六铢 生姜(切,炒取焦干) 牡蛎各二两 甘草 桂心各一两六铢

【用法】上为粗散。以绢袋子盛散二方寸匕,以井花水

二升,煮取一升,顿服,一日二次。

【主治】筋实极,则两脚下满而痛,不得远行,脚心如割,筋断折痛不可忍。

【宜忌】《外台》:忌海藻、菘菜、生葱、芜荑。

18025 丹砂双丸(《普济方》卷三九三)

【组成】丹砂 巴豆(去皮心,灰汁煮半日,别研如泥) 甘遂(末之,炒令黄黑色) 雄黄各等分

【用法】上为末,炼蜜为丸。每服二丸,一月儿如粟米大,五十日以上,如黍米大,一日三次。儿稍大,即以意加之。服三日后,儿大行,专视之,若病未尽,药必散出;如病愈,药自全出者,勿复转。不下者,增之;儿有强者,加之。

【主治】少小哺露癖坚,壮热惊啼,哺乳不生肌肉,食不消化,下痢,骨肉消瘦。

【宜忌】乳母忌猪、鱼。

18026 丹砂饼子(《圣济总录》卷一六九)

【组成】丹砂(研)三钱 牛黄(研) 龙脑(研) 真珠末(研) 白附子 犀角(镑) 麝香(研)各一钱 天麻四钱 人参 天南星(酒浸三宿,切,焙)各一分 干蝎(全者,去土,炒)十枚

【用法】上为细末,石脑油为丸,如梧桐子大,捏作饼子。每服一饼子,薄荷汤化下,不拘时候,量儿大小加减。

【功用】化痰涎,安心神。

【主治】小儿惊热。

18027 丹砂饼子(《圣济总录》卷一七一)

【组成】丹砂(研)一两半 黄鹰调(拣净) 白丁香各一分 棘刚子二十五枚(微炒) 粉霜(研) 水银沙子(研)各一钱半 腻粉一钱 乳香末(研) 犀角(屑) 天南星末 麝香(研)各半钱 蝎梢末 滑石末 芦荟末各一钱 金箔一片 银箔一片

【用法】上为末,拌匀,稀面糊为丸,如黄米大,捻作饼子,丹砂为衣。每服三饼,薄荷汤化下。

【主治】小儿食痫及疳黄。

18028 丹田降脂丸(《成方制剂》6册)

【组成】川芎 丹参 当归 何首乌 黄精 人参 肉桂 三七 五加皮 淫羊藿 泽泻

【用法】上为丸,每瓶装10克。口服,一次1～2克,一日2次。

【功用】活血化瘀,健脾补肾,降低血清脂质,改善微循环。

【主治】高脂血症。

【临床报道】❶冠心病:《新中医》[1995,(10):55]丹田降脂丸治疗老年人冠心病110例,结果:治愈18例,有效67例,无效25例。❷高脂血症:《实用医学杂志》[1987,(2):12-13]丹田降脂丸治疗高脂血症的临床研究,结果:115例高胆固醇血症中有效例数83例,有效率72.7%;136例高甘油三酯症中有效例数111例,有效率81.6%。

18029 丹白生母汤(《辨证录》卷六)

【组成】白芍 生地各一两 丹皮五钱 知母一钱

【用法】水煎服。

【主治】风消。脾肺燥热,肌肉消瘦,四肢如削,皮肤飞屑,口渴饮水。

18030 丹皮逍遥散(《幼科直言》卷五)

【组成】白术(炒) 白芍(炒) 陈皮 甘草 当归 白茯苓 丹皮 柴胡 薄荷

【用法】水煎服。

【主治】伤寒表里阴阳得分,太阴脾经郁热,仍作渴作烦。

18031 丹地四物汤《医门八法》卷四)

【组成】当归身七钱(生) 川芎三钱 白芍三钱(生) 生地五钱 丹皮二钱 地骨皮二钱 怀牛膝 黑荆穗三钱(研)

【用法】水煎服。

【主治】癥块。阴虚火盛,胸胁胀痛,咽喉壅郁,头晕目眩,唇紫齿黑。

18032 丹花口服液《新药转正》31册)

【组成】金银花 连翘 土茯苓 荆芥 防风 浮萍 白芷 桔梗 皂角刺 牡丹皮 牛膝 何首乌 黄芩

【用法】上为口服液,每支装10毫升。口服,一次10毫升,一日3次,饭后服,四周为一疗程。服药后,偶见一过性胃脘部不适,轻度恶心纳差,或见口鼻干燥、全身燥热,继续服药症状可消失。

【功用】祛风清热,除湿,散结。

【主治】肺胃蕴热所致的粉刺(痤疮)。

【宜忌】脾胃虚寒者慎用;辛辣油腻忌服;孕妇禁服。

18033 丹矾取汗方《松峰说疫》卷二)

【组成】黄丹 胡椒 白矾各一两 马蜂窝五钱

【用法】上为末,葱捣成膏,手捏,男左女右,对小便处。取汗效。

【主治】瘟疫。

18034 丹矾蜡榴丸《医学从众录》卷七)

【组成】黄丹 枯矾 黄蜡各一两 石榴皮八钱(炒,研)

【用法】将蜡熔化小铜勺内,再以丹矾、榴皮三味细末,乘热为丸,如绿豆大。每服五丸,红痢,空心清茶送下;白痢,空心姜汤送下。

【主治】一切久泻,诸药不效;兼治红白痢。

18035 丹参归脾汤《揣摩有得集》)

【组成】丹参一钱半 续断一钱半 赤芍一钱 远志一钱(去心,炒) 山药一钱 川贝一钱(去心) 麦冬一钱(去心) 益母三分 归身炭三钱(土炒) 茯神一钱 橘红一钱 荷叶炭一钱 川膝炭一钱 生地炭一钱 藕节三寸

【用法】水煎服。

【功用】引血归脾。

【主治】贪色过度,或劳神用力太过而致吐血。

18036 丹参泽兰饮《中医妇科治疗学》)

【组成】丹参四钱 香附三钱 延胡二钱 焦艾 泽兰各三钱 赤芍 楂炭各二钱 炒黑豆四钱

【用法】水煎,食前温服。

【功用】理气行滞,活血祛瘀。

【主治】血瘀兼气滞。产后数日,恶露忽然增多,并有血块,面色黯滞,胸腹胀满加剧,少腹疼痛,压之似有硬块,大便秘结,小便微难,舌质淡苔润,脉象沉弦。

18037 丹参散结汤《效验秘方》王玉章方)

【组成】紫丹参12克 黑玄参12克 白芥子10克

当归10克 山药10克 丝瓜络10克 橘核10克 熟地10克 生地10克 莪术10克 肉桂6克 忍冬藤30克 鸡血藤20克。

【用法】水煎服,每日1剂。

【功用】温肾散寒,健脾化湿,活血通络。

【主治】阴茎硬结症或阴茎纤维性海绵体炎。

【加减】若年事已高,排尿不畅或年轻而腰酸疼痛明显并伴有早泄、阳痿者,可酌加续断、桑寄生、山萸肉、金狗脊、仙灵脾等;少腹胀满,尿意不尽者加乌药、木通、琥珀;便溏畏寒,舌体胖大,边有齿痛者加白术、茯苓;阴茎硬结疼痛明显者加玄胡、川楝子;体质较弱而硬结日久不消,舌暗红,有瘀斑瘀点者加三棱、夏枯草、桃红、红花、水红花子。在汤药停服期间,可服用丸药、若肾虚明显者予金匮肾气丸、六味地黄丸;瘀血明显,体质较好者予活血消炎丸、大黄䗪虫丸;寒象明显者予阳和丸、回阳通络丸。

【方论选录】方中生熟地、肉桂补肾温阳;丹参、当归、莪术、鸡血藤活血化瘀;白芥子、丝瓜络、橘核、金银藤化痰散结,兼通经络;玄参软坚散结;淮山药健脾化湿。

18038 丹参滑石汤《不居集》下集卷十一)

【组成】丹参 滑石 白芍 桃仁 贝母 紫菀 丹皮 当归 甘草

【主治】胃中痰火,下焦阴火,咳嗽吐红。

18039 丹参蠲痛丹《医方简义》卷三)

【组成】丹参 川连 广木香 川椒各等分

【用法】炒香为末,炼蜜为丸,如梧桐子大。每服二钱,酒送下。

【主治】厥心痛。

18040 丹毒至效散《活幼口议》卷二十)

【异名】至效散。

【组成】黄丹一两 朴消一两 赤小豆(两头齐者,为末)半合

【用法】上为末,井水调,以鸡毛刷。

【主治】小儿一切丹毒,及龙带发作。

18041 丹栀射郁汤《效验秘方》耿鉴庭方)

【组成】牡丹花瓣10克 栀子花10克 射干10克 郁金10克 连翘10克 七叶一枝花12克 甘草6克 枇杷叶12克 陈萝卜缨12克

【用法】上方用冷水浸泡后煎服,煎时以水量淹没全药为度,细火煎煮二次,首煎30分钟,二煎15分钟,取汁为300毫升,分两次服用。

【功用】通经络,活血脉,行水理气。

【主治】急性关下喉痹(急性会厌炎)。

【方论选录】此方以红色牡丹花瓣与栀子花为主,重在入心包与三焦。如一时无着,可用丹皮与栀子;取射干、郁金为辅,主在散结开郁,射干取金黄色长杆者为佳,郁金则需用川郁金;连翘、七叶一枝花为佐,连翘入心,长于清热败毒,七叶一枝花入肝,但以去脓、解毒为优;甘草、枇杷叶、陈萝卜缨为使,甘草和中,调和诸药。

18042 丹栀逍遥丸

《全国中药成药处方集》(南京方)。即《内科摘要》卷下"加味逍遥散"改为丸剂。见该条。

18043　丹栀逍遥片

《成方制剂》19册。即《内科摘要》卷下"加味逍遥散"改为片剂。见该条。

18044　丹栀逍遥散（《方剂学》）

【组成】逍遥散加丹皮　山栀

【用法】水煎取汁，分二次服，日服一剂。

【功用】疏肝解郁，健脾和营，兼清郁热。

【主治】肝郁化火，潮热颧红，月经不调，少腹胀痛，经行乳胀，崩漏，带下。

【备考】《效验秘方》（钟枚星方）本方加黄柏、红枣，主治失精。

18045　丹砂天麻丸（《圣济总录》卷十七）

【组成】丹砂（细研，一半入药，一半为衣）一两　天麻二两　白芷一分　白附子（炮）一两　芎藭半两　麝香（研）一分　天南星（用薑汁浸三宿，换薑汁，煮三五沸，漉出，切作片子，晒干，腊月内煮者佳）四两

【用法】上药除丹砂外，捣研为细末，与丹砂末一半研匀，水煮面糊为丸，如梧桐子大，以丹砂为衣。每服十五丸至二十丸，食后温掺荆芥汤送下。

【主治】风痰头目不利，肢体痒痛。

18046　丹砂牛黄丸（《圣济总录》卷一二二）

【组成】丹砂（研）　硼砂（研）各半两　生甘草末一分　牛黄（研）　矾蝴蝶（研）　龙脑（研）各三钱　印子盐二十粒（细研）　凝水石（烧赤，出火毒，研）半两

【用法】上八味，将七味同研令匀，用甘草末熬煎为丸，如鸡头子大。每服一丸，食后含化咽津。

【功用】解脏腑诸毒，化涎。

【主治】咽喉肿痛。

18047　丹砂牛黄丸（《圣济总录》卷一七一）

【组成】丹砂（研）　雄黄（研）各半两　牛黄（研）　干蝎（炒）　龙脑（研）　轻粉水银（沙子）　硇砂（研过，水飞）各一分

【用法】上为末，枣肉为丸，如粟米大。每服三丸至五丸，薄荷汤送下。

【主治】小儿惊痫。

18048　丹砂乌梅丸（《鸡峰》卷十四）

【组成】乌梅　恒山各十分　知母　犀角各六分　丹砂五分　龙胆　甘草　人参　苁蓉　桂各六分　鳖甲八分　香豉一大合　桃仁四十九个　虎骨　升麻各八分

【用法】上为细末，炼蜜为丸，如梧桐子大。每服二十丸，空心酒送下。

【主治】五疟不愈。

18049　丹砂半夏丸（《圣济总录》卷六十五）

【组成】丹砂（水飞）半两　半夏（汤洗去滑，焙，捣末）知母（焙，捣末）　天南星（炮裂，捣末）各一两　巴豆（去皮心膜，研如膏，摊于新瓦上，取霜）三钱

【用法】上药除丹砂外，拌匀，汤浸炊饼为丸，如豌豆大，以丹砂为衣。每服三丸，食后、临卧煎乌梅生姜汤送下，不嚼。

【主治】心咳，喉中介介，咽肿喉痹。

18050　丹砂沉香丸（《圣济总录》卷一五六）

【组成】丹砂（别研如粉）　沉香（锉细）　肉豆蔻（去壳）　半夏（汤洗七遍，去滑，切作片子，焙）各一两　人参三分　丁香（微炒）三分　白茯苓（去黑皮，锉）　陈橘皮（汤浸去白，焙）　甘草（炙）　槟榔（锉）各半两

【用法】上药除丹砂外，捣罗为末，入丹砂研拌令匀，炼蜜为丸，如梧桐子大。每服十五丸，食前生姜汤送下。

【主治】妊娠痰盛，膈脘满痞，不思饮食。

18051　丹砂沉香煎（《鸡峰》卷九）

【异名】丹砂沉香煎丸（《鸡峰》卷二十）。

【组成】沉香一两（为末，以蜜半斤，煎五七沸）　阿魏一分（以酒半升，研细，银器内熬尽）　没药一两（为末，酒半升，慢火熬尽）　巴豆一钱（去皮，研细，酒半升，煎十余沸）　硇砂一两（以酒半升，研令化尽，上五味同合，慢火熬成膏）　丹砂半两（细研）　硫黄一两（滴雪水研一日）　槟榔　木香　人参　胡椒各一两　丁香半两　干姜三分　青橘皮　良姜（水煮五七沸）　桂各一两

【用法】上为细末，入丹砂、硫黄再研令匀，以前膏为丸，如梧桐子大。每服二三丸，温橘皮汤送下；如心痛，嚼破温酒送下，不拘时候；妇人血气，当归酒送下。

【主治】久积虚冷伏滞，及呼吸寒气膨胀，心腹暴痛，两胁刺痛，并妇人血气疼痛。

18052　丹砂玫瑰丸（《圣济总录》卷一二二）

【组成】丹砂二两（研）　人参　硼砂（研）　半夏（为末，生姜汁作饼，晒干）　雄黄（研）各半两　麦门冬（去心，焙）一两半　甘草（生，锉）　乌梅肉各一两　赤茯苓（去黑皮）　白梅肉各三分　麝香（研）　龙脑（研）　紫雪各一分

【用法】上为末，以乳糖为丸，如鸡头子大，金箔为衣。每服一丸，食后、临卧紫苏煎水嚼下；含化咽津亦得。

【主治】脾胃有热，风毒相乘，上攻咽喉肿痛。

18053　丹砂虎睛丸（《圣济总录》卷一六九）

【组成】丹砂（研）一两　虎睛（微炙）一对　牛黄（研）龙脑（研）各一钱半　麝香（研）一钱　犀角（屑）　人参　白茯苓（去黑皮）　山栀子仁　黄芩（去心）各一两　大黄（湿纸裹，煨熟）　钩藤各四两

【用法】上为末，再同和匀，炼蜜为丸，如梧桐子大。每服半丸，金银汤化下。

【功用】镇心化涎。压惊镇心脏。

【主治】小儿惊热。

18054　丹砂茯神丸（《圣济总录》卷十四）

【组成】丹砂（别研）　茯神（去木）　人参各一两　干蝎二十一枚（全者，去土，炒）　牛黄（别研）半两

【用法】上为末，和匀，炼蜜为丸，如梧桐子大。每服十丸，温金银薄荷汤送下；人参汤化下亦得。

【功用】镇惊悸，补不足。

【主治】神志不宁，风虚恍惚。

18055　丹砂茯神丸（《圣济总录》卷四十三）

【组成】丹砂（别研）　茯神（去木）　人参　天麻　白僵蚕（微炒）各一两　天竺黄（研）　珍珠末　琥珀（研）　菖蒲　远志（去心）各半两　铅霜（研）　麝香（研）　水银沙子　干蝎（去肚泥，炒）　牛黄（别研）各一分

【用法】上为细末，炼蜜为丸，如梧桐子大。每服十丸至十五丸，食后、临卧煎人参、茯苓汤送下。

【功用】安定神志，补心不足。

【主治】心气虚弱,时发昏闷,惊悸恍惚,忘误,心忪。

18056　丹砂涂敷方(方出《外台》卷二十六引《广济方》,名见《圣济总录》卷一四三)

【组成】光明砂(别研)　麝香当门子(别研)　蛇皮(五月五日者,熬)各等分

【用法】上为末,先以盐汤洗拭干,于疮上敷少蜜,以散敷上。愈止。

【主治】痔漏,疳疮。

18057　丹砂银箔丸(《圣济总录》卷六十四)

【组成】丹砂(细研,水飞过)三分　天南星(牛胆制)二两　雄黄(研)　龙脑各一分　银箔十五片　马牙消(研)一钱

【用法】上药各为细末,再同研令匀,炼蜜为丸,如鸡头子大。每服一丸,嚼破,食后临卧煎人参汤放冷送下;或竹叶汤新水送下亦得。

【功用】宁神志,解烦躁。

【主治】热痰。心神不安,烦躁,头痛,恶心。

18058　丹砂敛毒丹(《洞天奥旨》卷十)

【组成】丹砂一钱　雄黄二钱　粉霜一钱　孩儿茶三钱　露蜂房(烧灰)五分　冰片三分　生甘草一钱　轻粉一钱

【用法】上药各为细末。猪胆调搽。

【主治】杨梅疮及疳疮。

18059　丹砂镇心丸(《圣济总录》卷十四)

【组成】丹砂(别研)一两　牛黄(别研)　龙脑(别研)　麝香(研)各一钱　铅白霜(别研)二钱　天麻(酒炙)二两　天竺黄二钱　人参　茯苓(去黑皮)　甘草(炙,锉)各半两

【用法】上为末,和匀,炼蜜为丸,如鸡头子大。每服三丸,食后,夜卧煎金银薄荷汤化下。

【功用】❶《圣济总录》:化痰涎,利咽膈。❷《御药院方》:安镇心神,罢惊止搐。

【主治】❶《圣济总录》:诸风惊悸,或忧愁思虑,心神恍惚,狂言烦闷,口眼歪斜。❷《御药院方》:小儿心神不宁,有时惊悸,目睛偏视,痰涎不利,甚则瘛疭。

18060　丹砂礞石丸(《圣济总录》卷七十六)

【组成】丹砂(研末)四钱匕　青礞石(研末)一钱匕　砒霜(研末)二钱匕　黄连(捣罗末)三钱匕　肉豆蔻(捣罗末)二钱匕　乌头(炮裂,去皮脐,捣罗为末)一钱匕　巴豆霜一钱匕

【用法】上为末,煮糯米粥为丸,如麻子大。每服十丸,临寝温熟水送下。

【功用】磨化虚积。

【主治】痢下脓血,里急后重,肠中疼痛。

【宜忌】妊妇不宜服用。

18061　丹桂止氛汤(《辨证录》卷六)

【组成】熟地三两　肉桂二钱　茯苓　丹皮各一两　麦冬二两

【用法】水煎服。

【主治】消渴证。小便甚多,饮一斗溲一斗,口吐清痰,投之水中,立时散开,化为清水,面色唇红。

18062　丹桂香颗粒(《新药转正》29册)

【组成】炙黄芪　桂枝　吴茱萸　肉桂　细辛　桃仁　红花　当归　川芎　赤勺　丹参　牡丹皮　延胡索　片姜黄　三棱　莪术　水蛭　木香　枳壳　乌药　黄连　地黄　炙甘草

【用法】上为颗粒剂,每袋装20克。口服,一次20克,一日3次,饭前半小时服用,8周为一个疗程;或遵医嘱。

【功用】益气温胃,散寒行气,活血止痛。

【主治】脾胃虚寒、寒凝血瘀引起的胃脘痞满疼痛、纳差、嗳气、嘈杂、腹胀及慢性萎缩性胃炎。

【现代研究】抑制幽门螺杆菌作用:《中华实用医学》[2003,5(11):30]实验结果表明丹桂香颗粒对幽门螺杆菌非常敏感,有较强的杀菌、抑菌作用。

【宜忌】妊娠、月经过多和有自发出血倾向者及有中医热证或阴虚火旺证者慎用。偶见轻度胃脘不适,一般可自行缓解。密封。

18063　丹参牛膝煮散(《千金》卷七)

【组成】丹参　牛膝　桑白皮　杏仁　升麻　猪苓　茯苓各四两　犀角　黄芩　橘皮　防己　白前　泽泻　桂心　秦艽各三两　生姜　李根白皮各二两　大麻仁一升

【用法】上为粗末。以水一升半,纳散方寸匕,煮取七合,轻绢滤去滓,顿服,一日二次。夏月热,不得服丸散,此煮散颇年常用。

【主治】脚痹弱,气满身微肿。

【方论选录】《千金方衍义》:脚痹而见气满身肿,脾虚湿热下滞也。以元气久伤,见证亦不甚笃,方药亦不甚峻。方中丹参,《本经》治心腹邪气,肠鸣幽幽如走水,寒热积聚。破癥瘕,止烦满,益气;牛膝《本经》治寒热痿痹,四肢拘挛,膝痛不可屈伸,故首推二味,以之命方。犀角凉血解毒;桂心通利关节;李根白皮,甄权专疗消渴、脚气;大麻仁润燥祛风,花名麻勃,《本经》治二十种恶风,黑色遍身,苦痒,逐诸风恶血。《千金》推其花之功用而于仁,专取其润,而治脚痹风燥;升麻、桑皮、杏仁、白前,开发肺气而提其上窍;茯苓、猪苓、泽泻、防己,宣通气化而达其下窍;秦艽、黄芩、橘皮、生姜,清理中气而散其湿滞。一方之中,开痹逐水,两得之矣。

18064　丹砂沉香煎丸

《鸡峰》卷二十。为原书卷九"丹砂沉香煎"之异名。见该条。

18065　丹香清脂颗粒(《中国药典》2010版)

【组成】丹参　川芎　桃仁　降香　三棱　莪术　枳壳　酒大黄

【用法】上为颗粒剂,每袋装10克。开水冲服,一次10克,一日3次。

【功用】活血化瘀,行气通络。

【主治】高脂血症属气滞血瘀证者。

18066　丹雄鸡肉索饼

《圣惠》卷九十七。为《医方类聚》卷二二七引《食医心鉴》"丹鸡索饼"之异名。见该条。

18067　丹皮柴胡犀角汤(《医学金针》卷六)

【组成】丹皮　柴胡　生地　白芍　茯苓各三钱　犀角一钱(研汁)　炙草二钱

【用法】水煎,温服。

【主治】狂病,喜怒乖常。

18068 丹地乌梅四物汤《《医门八法》卷四》

【组成】白芍二钱(醋炒) 生地三钱 熟地二钱 乌梅五个 丹皮三钱 当归身五钱(生) 地骨皮三钱

【主治】血虚经乱,先后不定,或血枯经闭,喘嗽骨蒸。

18069 丹红化瘀口服液《《新药转正》27册》

【组成】丹参 当归 川芎 桃仁 红花 柴胡 枳壳

【用法】上为口服液,每支装10毫升。口服,一次1～2支,一日3次,用时摇匀。

【功用】活血化瘀,行气通络。

【主治】气滞血瘀引起的视物模糊及视网膜中央静脉阻塞症的吸收期。

【临床报道】视网膜静脉阻塞:《中国中西医结合急救杂志》[2001,8(3):178]采用丹红化瘀口服液治疗视网膜静脉阻塞66例,结果治愈12例,显效33例,有效14例,无效7例,总有效率89.39%。

【宜忌】❶有出血倾向者、视网膜中央静脉阻塞出血期患者以及孕妇禁用。❷阴虚阳亢者慎用。❸个别患者药后可见口干舌燥。❹用药期间应定期检查出、凝血时间。

月

18070 月华丸《《医学心悟》卷三》

【组成】天冬(去心蒸) 麦冬(去心蒸) 生地(酒洗) 熟地(九蒸晒) 山药(乳蒸) 百部(蒸) 沙参(蒸) 川贝(去心,蒸) 真阿胶各一两 茯苓(乳蒸) 獭肝 广三七各五钱

【用法】用白菊花二两(去蒂),桑叶二两(经霜者)熬膏,将阿胶化入膏内和药,炼蜜为丸。每服一丸,嚼化,一日三次。

【功用】滋阴降火,消痰祛瘀,止咳定喘,保肺平肝。

【主治】阴虚咳嗽。

【临床报道】肺痨:《中医研究》[1999,12(6):37]月华丸为主治疗复治性肺结核100例,结果:治愈63例,显效27例,好转6例,无效4例,总有效率96%。

18071 月华丹《《准绳·类方》卷七》

【组成】炉甘石一两 朱砂 硼砂各二钱 白丁香 珍珠 珊瑚 琥珀 水晶 玛瑙 石蟹 贝齿 硇砂各二分 乳香 没药 轻粉 青盐 玄明粉 胆矾 海螵蛸 蚺蛇胆 黄丹 山猪胆 白矾(生) 雄黄 熊胆 牛黄各一分 麝香三分

【用法】上药各另修制净,合和匀,为末,瓷器收贮。如临用时,每末一钱,加梅花片脑一分,研匀罗过。点眼。

【主治】诸般翳膜,胬肉,一切眼目病稍重者。

【加减】如翳膜重厚者,加硇砂少许;如翳膜薄轻者,对和日精丹。

18072 月黄膏《《朱仁康临床经验集》》

【组成】川椒9克 藤黄末25克 黄蜡6克 白蜡6克 麻油30毫升

【用法】用麻油入铜锅内熬热,加川椒熬焦去滓,加入黄、白蜡熔化,倒瓷器内,加入月黄末调成膏。剃光头发,肥皂水洗清,用药直接涂上。

【功用】灭菌止痒。

【主治】头癣。

18073 月蟾丸《《圣济总录》卷一七三》

【组成】干蟾(大者,端午取)一枚 蛇蜕皮(大者)一条 谷精草二两(三味同入一瓶子内,以盐泥固济,烧灰) 胡黄连 甜瓜蒂 丁香各一分 熊胆(研) 芦荟(研) 天竺黄(研) 牛黄(研) 丹砂(研) 龙脑(研) 麝香(研) 雄黄(研)各一分 青黛(研)半两

【用法】上为末,再研匀,用獖猪胆汁煮面糊为丸,如绿豆大。每服三五丸,米泔送下。后以桃、柳汤浴儿,着青衣盖。

【主治】小儿五疳,眼鼻多痒,寒热往来,腹脏不调,或泻脓血,肌体瘦弱,饮食不化,多困少力,眼涩饶睡;兼治惊风。

18074 月蟾丸《《袖珍》卷四》

【组成】木香 人参 黄耆 当归 桔梗 黄连 三棱(炮) 蓬术 鳖甲(炙酥) 夜明砂 绿矾 枳实 虾蟆(烧存性)三分 使君子 苦楝根皮 诃子各一两

【用法】上为末,丸如绿豆大。小儿每服三四十丸,食前米饮送下;大人丸如梧桐子大,空心服五七十丸。

【主治】小儿脾癖癥瘕。

【宜忌】忌食生冷、杂果子、发脾之物。

【加减】大人癥瘕,减虾蟆、黄连。

18075 月白珍珠散

《外科大成》卷一。为《外科正宗》卷三"珍珠散"之异名。见该条。

18076 月白珍珠散《《中药成方配本》》

【组成】蚌壳二钱 珠粉五分 青黛五分 飞中白五分 制甘石五分 冰片三分

【用法】各取净末,再研至极细为度,约成散四钱。下疳用猪油调敷;烫伤用麻油调敷。

【功用】生肌解毒。

【主治】下疳腐烂,水火烫伤。

风

18077 风丸《《青囊秘传》》

【组成】浮萍草 马齿苋各等分

【用法】每服三钱,一日三次。

【主治】麻风及一切风气。

18078 风顶《《串雅补》卷一》

【异名】大风门。

【组成】羌活五钱 独活五钱 秦艽三钱 僵蚕五钱 全蝎三钱 苍术七钱 白芷三钱 甲片五钱 川蜈蚣十二条(炙) 川乌(姜制)一两 草乌(姜制)五钱 当归一两 桂枝八钱 麻黄八钱 虎吃不完的狗骨头二两(煅)

【用法】上为细末,瓷器收贮。量人虚实,酒送下。

【主治】麻风,痛风,跌打损伤,狗咬。

18079 风门顶《《串雅补》卷一》

【组成】雄黄二钱 川乌二钱 草乌二钱 明矾三钱 胆星三钱 白信一钱

【用法】上为细末。每服五分,冷酒少许,调姜白汤下。

【主治】痰症。

18080 风化散《《圣济总录》卷一三九》

【组成】风化石灰末一升　干姜三分(生用)　生栗子末　白药末各五两

【用法】上药取端午日捣罗为散。凡有金疮即敷之。

【功用】止血定痛。

【主治】金疮。

18081　风气膏(《纲目拾遗》卷七引《王站柱不药良方》)

【组成】藤黄四两　白蜡八两　小磨麻油十二两

【用法】先将油煎熟,将成珠,入水不散,再加黄、白搅匀,瓷瓶收,面上仍以麻油养之。临用时摊贴。

【主治】一切无名肿毒。

18082　风引汤(《金匮》卷上)

【异名】紫石煮散(《千金》卷十四)、紫石汤(《外台》卷十五引《崔氏方》)、引风汤(《御药院方》卷十一)、紫石散(《普济方》卷一○○)、癫痫汤(《普济方》卷三七八)。

【组成】大黄　干姜　龙骨各四两　桂枝三两　甘草　牡蛎各二两　寒水石　滑石　赤石脂　白石脂　紫石英　石膏各六两

【用法】上为粗末,以韦囊盛之。取三指撮,井花水三升,煮三沸,温服一升。

【功用】❶《金匮》:除热瘫痫。❷《外台》引《崔氏方》:除热镇心。

【主治】《千金》:大人风引,小儿惊痫瘛疭,日数十发,医所不药者。

【宜忌】《外台》引《崔氏方》:忌海藻、菘菜、生葱。

【方论选录】❶《千金方衍义》:此方引风内泄,故用大黄兼甘草、桂心、滑石、石膏以化风热;干姜以为反谍,使火无拒格之虞;紫石英、寒水石以润血燥;赤、白石脂、龙骨、牡蛎以补其空,绝风火复来之路。❷《成方切用》:风邪内并则火热内生,五脏亢盛,逆归于心,故以桂、甘、龙、牡通阳气,安心肾为君;然厥阴风木与少阳相火同居,火发必风生,风生必挟木势侮其脾土,故脾气不行,聚液成痰,流注四末,因成瘫痪,故用大黄以荡涤风火湿热之邪为臣;随用干姜之止而不行者以补之为反佐;又取滑石、石膏清金以伐其木,赤、白石脂厚土以除其湿,寒水石以助肾水之阴,紫石英以补心神之虚为使。❸《兰台轨范》:此乃脏腑之热,非草木之品所能散,故以金石重药清其里。

【临床报道】❶风痫:《外台》引《崔氏方》永嘉二年,大人、小儿频行风痫之病,得发例不能言,或发热,半身掣缩,或五六日或七八日死。张思唯合此散,所疗皆愈。❷小儿癫痫:《陕西中医》[2007,28(7):778-779]风引汤治疗小儿癫痫50例,结果:显效18例,有效19例,无效13例,总有效率74%。❸眩晕:《山东医药》[2007,47(21):62]风引汤治疗椎底动脉供血不足性眩晕80例,结果:治疗后74例患者头晕症状较治疗前明显好转,有效率92.5%。

【备考】《千金》本方用法有:大人顿服一合,未百日儿服一合,未能者,绵沾著口中,热多者日四五服。

18083　风引汤(《千金》卷七)

【异名】风饮汤(《普济方》卷二四四)。

【组成】麻黄　石膏　独活　茯苓各二两　吴茱萸　秦艽　细辛　桂心　人参　防风　芎劳　防己　甘草各一两　干姜一两半　白术三两　杏仁六十枚　附子一两

【用法】上咬咀。以水一斗六升,煮取三升,分三服。

取汗佳。

【主治】两脚疼痛痹肿,或不仁拘急,屈不得行。

18084　风引汤(《外台》卷十九引唐临方)

【异名】风引大豆汤(《圣济总录》卷八十二)。

【组成】大豆三升　附子三两(炮)　枳实(炙)　泽泻　橘皮各四两　甘草(炙)　茯苓　防风各二两

【用法】上切,以水二斗,酒二升,煮大豆取一斗　去滓,纳药煮取三升,分三服。三剂肿消,去大豆、泽泻,更服三剂愈。

【主治】脚气,痹满上气,遍身胀,膝疼,并去风湿痛。

【宜忌】忌猪肉、冷水、海藻、菘菜、酢物。

18085　风引汤(《圣济总录》卷十四)

【异名】石散(《普济方》卷一○二)。

【组成】大黄(锉,炒)　干姜(炮)　龙骨各四两　桂(去粗皮)三分　甘草(炙)　牡蛎(熬)各半两　凝水石　赤石脂　白石脂　紫石英　滑石各一两半

【用法】上咬咀,如麻豆大。每服三钱匕,水一盏,煎至七分,去滓温服,一日二次。

【主治】❶《圣济总录》:惊邪风痫,医所不治者。❷《普济方》:惊邪风痫厥癫,口有涎沫,牵引口眼,手足少小惊瘛疭,医所不治。

18086　风引汤

《圣济总录》卷十九。为《外台》卷十六引《删繁方》"大风引汤"之异名。见该条。

18087　风引汤

《圣济总录》卷八十一。为《圣惠》卷四十五"小风引汤"之异名。见该条。

18088　风饮汤

《普济方》卷二四四。为《千金》卷七"风引汤"之异名。见该条。

18089　风油膏(《外伤科学》)

【组成】轻粉4.5克　东丹(广丹)3克　朱砂(水飞)3克

【用法】上为细末,先以麻油四两,煎微滚,入黄蜡一两再煎,以无黄沫为度,取起离火,再将药末渐渐投入,调匀成膏。涂擦患处。或再加热烘疗法,效果更好。

【功用】润燥,杀虫,止痒。

【主治】鹅掌风,神经性皮炎,皲裂疮等皮肤皲裂,干燥作痒。

18090　风热散(《仙拈集》卷二)

【组成】川芎　白芷　石膏(煅)　荆芥穗各等分

【用法】上为末。每服一钱,白汤调下。

【主治】因风热而头痛者。

18091　风疳丸(《医学入门》卷六)

【组成】青黛　黄连　天麻　五灵脂　夜明砂　川芎　芦荟各二钱　龙胆草　防风　蝉蜕各一钱半　全蝎二枚　干蟾头三钱

【用法】上为末,猪胆汁浸糕为丸,如麻子大。每服十丸,薄荷煎汤送下。

【主治】疳眼壮热,体瘦胁疼,便清,一切疳证。

18092　风疳丹(《幼幼新书》卷二十三引《赵氏家传》)

【组成】朱砂　硫黄　丁头代赭　石蛇黄(火煅,醋淬七遍)各一分　蛴螬(净,炒)　地龙(盘曲者)各三个　全蝎

二个　大使君子十枚　没石子一个　蛇蚍头(酥炙)一枚　天浆子(炙)　白附子(生)各七个　白花蛇肉一寸(酒浸一宿,焙)　大附子　乌头(并向尖上)半个　半夏(姜炙)　麝续随子　丁香　赤石脂各一钱

【用法】上为细末,粟米饭为丸,如麻子大。每服十丸,汤饮送下。

【功用】令乳哺充肥,风消气伏。

【主治】儿禀受不足,乳哺失宜,肤华浮脆,冒犯风冷,正气微弱,客邪在内,令儿津液不固,自汗自利,中寒气瘕,关膈不通,呕吐乳片,肌肉不生,精神昏塞,不欲啼笑,以至龟胸解颅,丁奚无辜,邪客心成惊痫,邪客脾成风痛。

18093　风流散(《医统》卷七十九)

【组成】血竭二钱半(另研)　番降真香节四钱　灯心一把　龙骨(花者)二钱(另研)　苏木少许(同降真另研)　红花二钱(焙干,为末)　当归尾三钱　乳香半两(同灯心研)　没药半两(另研)　新鸡一斤一只(缚死,不去毛杂,用醋煮半熟砍碎,用好黄泥封固,谷壳文火煨干,去骨末)　桔梗少许

【用法】上为细末。每用少许,干掺疮口上;如血流不止多掺之;候血药将干,又用清油调涂疮口上;如破脑伤风,用药填塞涂敷。

【主治】损伤皮肉,血出不止,或破脑伤风。

18094　风流散(《梅氏验方新编》卷六)

【组成】降香节四两　血竭二两五钱　苏木二两　乳香五钱　没药三钱　龙骨一钱　红花一钱　桔梗少许　灯心一把　哺成形鸡蛋十个(连毛醋煮,黄泥封固,文武火煨。

【用法】上药各为细末,和匀再研。干掺上;血止后燥痛,用清油调敷;血不止者,以血竭末独敷,立止。

【主治】破伤。

18095　风卷云(《慈幼新书》卷六)

【组成】夜明砂　蝉蜕(俱洗净)各一两　谷精草(去根)　密蒙花(酒洗)各五钱

【用法】上为末。作二服,用猪肝切开,入药扎好煮熟,取肝并汤食之。

【主治】痘在眼中。

18096　风卷帘

《痘麻绀珠》卷五。为《片玉痘疹》卷十二"密蒙花散"之异名。见该条。

18097　风痫汤(《普济方》卷三七七)

【组成】竹沥　生地黄汁　龙脑　生姜　防风　麻黄(去节)各四钱　防己　附子(炮)各三钱　石膏五钱

【用法】上为末。三岁一钱,水半盏,煎三分,去滓服。

【主治】小儿风痫,痰热相感而动于心,风痫相乱,则顿闷无知,口出涎沫,或禁不言,身反目直。

18098　风痫汤(《诚书》卷八)

【组成】生地汁　竹沥　防风　生姜　石膏　麻黄(去节)各二钱　龙脑五分　桂枝一钱　防己　附子(制)各一钱半

【用法】水煎服。

【主治】风痰闭膈,烦闷无知,不言目直。

18099　风痛丸(《成方制剂》6册)

【组成】白附片　白芍　白术　豹骨　苍耳子　苍术　

川芎　当归　地枫皮　地黄　地龙　冬虫夏草　独活　杜仲　防己　甘草　钩藤　狗脊　枸骨叶　桂枝　海桐皮　红参　黄柏　黄精　黄芪　鸡血藤　卷柏　老鹳草　鹿角霜　鹿筋　鹿衔草　没药　木瓜　牛膝　片姜黄　蕲蛇肉　千年健　羌活　秦艽　青木香　全蝎　沙苑子　伸筋草　熟地黄　铁丝威灵仙　乌梢蛇　蜈蚣　西红花　豨莶草　细辛　血竭　远志　紫菀

【用法】上为丸,每100粒重18克。口服,一次6克,一日2次。

【功用】散风除湿,益气活络。

【主治】半身不遂,牙关紧闭,口眼㖞斜,风寒湿痹,筋骨痿弱,四肢麻木,骨节酸痛,气血亏损,腰酸腿软,头目眩晕,手足抽搐。

【宜忌】感冒期间停服;孕妇忌服。

18100　风湿片(《成方制剂》3册)

【组成】苍术　马钱子膏　桑寄生　威灵仙　豨莶草

【用法】口服,一次3片,一日2次,每服十五天后隔三天再服。

【功用】祛风除湿。

【主治】风湿性关节炎,腰腿疼痛。

【宜忌】高血压患者及孕妇忌服。老人及儿童慎用或遵医嘱,切勿过量。

18101　风湿汤(《医方类聚》卷九十八引《施圆端效方》)

【组成】附子(炮,去皮)　白术　甘草　当归(焙)　防风　桂枝　薏苡仁各一两　乳香　没药　茯苓各半两

【用法】上为细末。每服三钱,水一盏半,煎至七分,去滓,食前温服,日三夜一。

【主治】风寒湿痹,脚气筋挛,着床不能行走。

18102　风湿汤(《普济方》卷一八五)

【组成】当归　芍药　麻黄(去根节)　白术　甘草(炙)各半两　川乌(炮,去皮)一两

【用法】上㕮咀。每服三钱,水一盏半,加生姜三片,煎至七分,去滓,食前温服,一日三次。

【主治】风寒湿痹,腰脚疼,着床不能走;妇人产后血气虚损,伤风寒湿,口急项强,腰脚疼痹。

18103　风湿酒(《成方制剂》1册)

【组成】白术　苍术　侧柏叶　称钩风　川牛膝　川乌　地枫皮　独活　杜仲　防风　附子　干姜　甘草　狗脊　桂枝　活血藤　麻黄　马尾松子树根　木瓜　皮子药　茄根　秦艽　桑皮　石南藤　熟地黄　细辛　续断　淫羊藿　枳壳

【用法】上为酒剂,每瓶装250毫升或500毫升。口服,一次15~20克,一日2次。

【功用】祛风燥湿,通经活络。

【主治】四肢麻木,腰膝酸软,风湿关节疼痛。

18104　风湿膏(《奇方类编》卷下)

【组成】独蒜四两　大椒四两　生姜四两　生葱四两　蛇蜕一条(全者佳)　香油一斤

【用法】上药共入油内熬出汁,滤滓后入黄丹六两,熬成膏。摊贴之。

【主治】风湿骨疼。

18105　风温汤(方出《临证指南医案》卷五,名见《证因方论集要》)

卷三）

【组成】薄荷　连翘　杏仁　牛蒡子　桔梗　桑白皮　生甘草　黑山栀

【主治】风温发痧。

【方论选录】此手太阴、足阳明两经药也。风温之邪治以辛凉,薄荷、桔梗以祛风,杏仁、桑皮以宣肺,连翘、牛蒡以散热,栀子解火郁,甘草养胃阴。

18106　风缓汤《《千金》卷七》

【组成】独活　麻黄　犀角各三两（一方用羚羊角）半夏一升　大枣　乌梅二十枚　桂心　鳖甲　升麻　橘皮　枳实　甘草　吴茱萸　大黄各一两　生姜　石膏各六两　贝齿七枚

【用法】上㕮咀。以水一斗四升,煮取四升,分五服,日三夜二。不愈,至三剂必愈。

【主治】风毒脚气。脚弱举体痹不仁,热毒气入脏,胸中满塞不通,食即呕吐。

18107　风缓汤《《千金》卷七》

【组成】独活　甘草　石膏各三两　犀角半两　麻黄　防风　当归　升麻　橘皮　吴茱萸　桂心　半夏　鳖甲各二两　羚羊角半两　枳实一两　生姜六两　大枣二十个　贝齿七枚　乌头二两（一作乌梅十枚）

【用法】上㕮咀。以水一斗四升,煮取四升,每服一升。

【主治】风毒脚气。脚弱,体痹不仁,毒气上入脏,胸中满塞不通,食辄吐,失味。

【加减】若有少虚热者,加干地黄三两。

18108　风痹散《《千金翼》卷十六》

【组成】附子（炮,去皮）　干姜　白术各四两　石斛半两　蜀椒（去目及闭口,炒出汗）一分　天雄（炮,去皮）　细辛　踯躅　白蔹　乌头（炮,去皮）　石南　桂心各三分

【用法】上为散,以韦袋贮药,勿泄。酒服五分匕,以少羊脯下药,一日二次。勿大饱食,饥即更服,常令有酒势。先服吐下药,后乃服之。

【主治】三十年恶风湿痹,发秃落,隐疹生疮,气脉不通,抓搔不觉痛痒。

【宜忌】忌冷水、房室百日。

18109　风藤散《《外科启玄》卷十二》

【组成】人参　当归　赤芍　角刺　木瓜　木通　甘草　白芷　生地　皂子　花粉　金银花　白鲜皮　薏苡仁　青风藤各等分

【用法】每剂五钱,加巴焦根四两,土茯苓四两,水四碗,煎至三碗,一日三次服之。

【主治】结毒。

18110　风癣汤《《朱仁康临床经验集》》

【组成】生地 30 克　玄参 12 克　丹参 15 克　当归 9 克　白芍 9 克　茜草 9 克　红花 9 克　黄芩 9 克　苦参 9 克　苍耳子 9 克　白鲜皮 9 克　地肤子 9 克　生甘草 9 克

【功用】养血和营,消风止痒。

【主治】血虚风燥,泛发性神经性皮炎,皮肤瘙痒症。证见皮损肥厚浸润,瘙痒剧甚,舌质淡,苔薄布等。

【方论选录】生地、当归、白芍、丹参养血和营;元参、甘草滋阴润燥;茜草、红花活血;黄芩除湿清热;苦参、苍耳子祛风除湿;白鲜皮、地肤子除湿止痒。

18111　风癣药《《青囊秘传》》

【组成】土槿皮六两　白鲜皮一两　海桐皮一两　生南星一两　番木鳖（麻油拌炒,去皮）一两　槟榔一两　硫黄六两　雄黄四钱　吴茱萸四钱　樟冰四钱　榆面二两　白及一两二钱　苦参一两

【用法】醋调稠,饭上蒸熟。用药水洗后,将此药敷患处,隔一日换。

【主治】顽风阴癣。

18112　风化消丸《《赤水玄珠》卷七》

【组成】黄芩（酒洗）一两半　滑石　白芥子（去壳）各五钱　贝母　南星各一两　风化消二钱半

【用法】蒸饼为丸服。

【主治】痰嗽。

18113　风气药酒《《易简方便》卷一》

【组成】桂元一百个（去核）　核桃一百个（去壳）　红花二两　当归二两　牛膝二两

【用法】绍酒入瓶蒸透,逐日饮之。

【主治】风气痛。

18114　风气痛膏《《疡科选粹》卷八》

【组成】葱汁　蒜汁　生姜汁　凤仙花汁　乌药　草乌　干姜　官桂　红花　当归

【用法】烧酒浸药片,收干入油麻油煎松香收。

【主治】风气痛。

18115　风六合汤《《保命集》卷下》

【组成】四物汤四两　羌活　防风各一两

【用法】水煎服。

【主治】妇人筋骨痛及头痛,脉弦,憎寒如疟。

18116　风六合汤《《元戎》》

【异名】六合汤（《增补内经拾遗》卷三）。

【组成】四物汤加秦艽　羌活

【主治】❶《元戎》:风眩晕。❷《增补内经拾遗》:风虚眩晕,血虚眩晕,及死血眩晕。

【备考】《增补内经拾遗》本方用法:水二钟,煎八分,食后温服。

18117　风火眼药《《成方制剂》3 册》

【组成】冰片　琥珀　黄连　炉甘石　牛黄　硼砂　麝香　熊胆　珍珠

【用法】上药为细末,每瓶装 0.6 克。用点眼棒蘸凉开水后沾药于眼角内,闭目,使药布于全目,点后避风,一日 3 次。

【功用】清热解毒,退翳明目。

【主治】暴发火眼,翳膜遮睛,沙眼等症。

【宜忌】忌食辛辣物。

18118　风损膏药《《穷乡便方》》

【组成】当归　川乌　草乌　枳壳　乌梢蛇　宣木瓜　薄荷　僵蚕　蝉蜕　白芷　木鳖子　海桐皮各二两　何首乌　大川芎　汉防己　赤芍药　麻黄　防风　羌活　独活　苍术各三两　五加皮四两

【用法】用清油三十三斤,同前药煎枯,滤过去渣,先下陀僧十斤,后下松香十一斤,内用姜一斤、葱一斤捣烂,共煮松香,用脚盆一双注水半盆,粗布滤净松香,入膏内。

【主治】风损骨节疼痛。

18119　风痛宁片《成方制剂》17 册）

【组成】川牛膝　川芎　当归　独活　附子　桂枝　麻黄　马钱子粉　没药　木瓜　羌活　乳香　蜈蚣　制草乌　制川乌

【用法】上为片剂,每片重 0.3 克,相当于原药材 0.44 克。口服,一次 3 片,一日 3 次,温开水送服。

【功用】祛风燥湿,散寒活血,舒筋止痛。

【主治】风湿性关节炎和类风湿关节炎。

【宜忌】严重心脏病、高血压、肝、肾疾病及孕妇忌服;小儿及体弱者遵医嘱。

18120　风湿气膏《疡科选粹》卷八）

【组成】川乌　草乌各一两　当归二两　红花　官桂　白芷　桃仁　防风　赤芍药　补骨脂　穿山甲　羌活各一两

【用法】上锉,用麻油二斤,入前药煎枯,以布绞去渣,取油,另煎至滴水成珠为度,听用;又用松香十斤煎销,以夏布滤下,流于水内,又沸去水,取出松香,又将葱、姜汁各一碗,烧酒一斤,入松香内和匀,略煎过,方入前油,慢火熬成膏,住火,加乳香、没药各一两,阿魏一两,麝香一钱和匀摊用。

【主治】风湿气痛,兼治跌打损伤。

18121　风湿灵片《成方制剂》3 册）

【组成】防风　防己　桂枝　老鹳草　牛膝　威灵仙　续断　制草乌　制川乌

【用法】上制成片剂。口服,一次 10 片,一日 2 次。

【功用】祛风散寒,舒筋活络。

【主治】风寒湿痹之关节疼痛,手足麻木,腰腿酸痛。

【宜忌】孕妇忌服。

18122　风湿定片《中国药典》2010 版）

【组成】八角枫 1500 克　白芷 50 克　徐长卿 150 克　甘草 20 克

【用法】上制成糖衣片(片芯重 0.22 克)。口服,一次 4 片,一日 2 次。

【功用】散风除湿,通络止痛。

【主治】风湿阻络所致的痹病,症见关节疼痛;风湿性关节炎,类风湿关节炎,肋神经痛,坐骨神经痛见上述证候者。

【宜忌】孕妇、儿童、心脏病、过度衰弱者禁用。

18123　风湿药丸《成方制剂》4 册）

【组成】白芷　川芎　当归　独活　防风　防己　鸡血藤　羌活　熟地黄　威灵仙　乌梢蛇　豨莶草　制川乌

【用法】上制成丸剂,每丸重 6 克。口服,一次 1 丸,一日 2 次。

【功用】祛风除湿,理气活血。

【主治】筋骨酸痛,四肢麻木。

18124　风湿药酒《成方制剂》11 册）

【组成】白芷　川芎　当归　丁香　公藤　独活　防己　桂枝　麻黄　羌活　青蒿子　威灵仙　香加皮　小茴香　栀子

【用法】口服,一次 15 毫升。一日 2 次

【功用】疏风通络,散寒止痛

【主治】风寒湿痹,四肢麻木,筋骨疼痛,腰背酸痛。

18125　风湿药膏《成方制剂》13 册）

【组成】白胡椒　白芷　冰片　薄荷　补骨脂　苍术　蝉蜕　陈皮　川牛膝　川芎　大枫子　丹参　当归　地肤子　地骨皮　地黄　丁香　独活　杜仲　防风　粉萆薢　干姜　高良姜　骨碎补　何首乌　黄芩　金银花　荆芥　桔梗　没药　木鳖子　木瓜　南沙参　牛蒡子　蒲公英　羌活　全蝎　肉桂　乳香　山奈　蛇床子　生半夏　生草乌　生川乌　生附子　生天南星　石菖蒲　锁阳　土茯苓　威灵仙　细辛　泽泻　樟脑　枳壳　猪牙皂　紫苏叶

【用法】上为膏药,每张净重 13 克。用生姜、酒精先擦皮肤,再加温软化膏药,贴于患处。

【功用】除湿散寒,祛风止痛。

【主治】筋骨酸疼,四肢麻木,风寒湿痹,以及诸疼。

18126　风痹药酒《纲目拾遗》卷五）

【组成】铁笊帚　八角金盘根　白毛藤　苏木　落石藤各一两

【用法】酒浸十日用。

【主治】跌打,疯肿。

18127　风火双解散《古方汇精》卷一）

【组成】川芎　白芷　熟石膏各等分

【用法】上为末。每服三钱,食远热茶调下。

【主治】头风,两太阳痛。

18128　风火并治汤《医部全录》卷四九一引《幼科全书》）

【组成】荆芥　防风　升麻　白芍　桂枝　葛根　牛蒡(炒)

【用法】淡竹叶为引,水煎服。

【主治】小儿痘疮作痒。

18129　风火两消汤《辨证录》卷九）

【组成】白芍一两　炒栀子三钱　柴胡二钱　天花粉二钱　甘草一钱　车前子二钱　丹皮五钱

【用法】水煎服。

【主治】肝经内伤,感触风邪,木郁不泄,木乃生火,火郁不宣,火乃生风,动多气恼,大声骂詈,身热胸满,两胁作胀。

【方论选录】此方治肝经之内火、内风也,然外来风火,未尝不可兼治,故二治之而奏功也。倘不用白芍为君,单用柴胡、栀子之类,虽风火亦能两平,肝中气血之虚未能骤补,风火散后,肝木仍燥,怒气终不能解,何如多加白芍,既能补肝,又能泻风火。

18130　风引大豆汤　《圣济总录》卷八十二。为《外台》卷十九引唐临方"风引汤"之异名。见该条。

18131　风引独活汤《千金》卷七）

【组成】独活四两　茯苓　甘草各三两　升麻一两半　人参　桂心　防风　芍药　当归　黄芪　干姜　附子各二两　大豆二升

【用法】上㕮咀。以水九升,清酒三升,合煮取三升半,相去如人行二十里久更进服。

【主治】风毒脚气。

【方论选录】《千金方衍义》:专取独活散膝胫风痹,黑大豆疗风毒脚气,仍合保元温助血气,兼取真武汤中茯苓、芍药以制独活、附子之燥烈,以除经脉牵引之掣痛,归、桂、升、防虽无麻、杏逐痹之力量,亦是驱风活血之巨擘。

18132 风水散斑汤《辨证录》卷六）

【组成】玄参二两 当归二两 荆芥三钱 升麻一钱 生地一两

【用法】水煎服。

【功用】补水散火。

【主治】热郁于内,热极生斑,身中如红云一片。

【方论选录】此方玄参补阴以解其浮游之火,当归、生地以补其心、胃之血,多用荆芥、升麻风药以解散郁热,则火得水而相制,亦火得风而易扬,全无泻火之品,而已获泻火之效。实有深义耳。

18133 风药一字散《医统》卷九）

【组成】苍术四两 川乌二两 草乌 白芷各一两 防风 川芎各五钱 天麻 细辛各二钱半 全蝎一钱

【用法】上为极细末。金疮皮破血出,药到即止,以帛缚之;破伤风才发,用药一钱,热酒调服,被盖出汗即愈,如无汗亦效,未效再一服;头风,茶调服,偏头风,搐鼻;伤风,热茶调一服,出汗安;恶疮无时不愈,口含水洗疮,拭干掺之,立效;蛇伤,犬咬,蝎螫,口含盐水洗之,敷上效;杖疮有血,干敷之。

【主治】金疮皮破血出,破伤风才发,头风,偏头风,伤风,恶疮,蛇伤,犬咬,蝎螫,杖疮有血。

18134 风药圣饼子《医学纲目》卷十）

【组成】川乌(生) 草乌 麻黄(去节)各二两 苍术 何首乌 白附子 白僵蚕 川芎各五钱 防风 干姜各二钱半 雄黄四钱六分 藿香 荆芥各二钱半

【用法】上为末,醋糊为丸,如梧桐子大,捏作饼子。嚼碎,食后茶汤送下。

【主治】半身不遂,手足顽麻,口眼㖞斜,痰涎壅盛,及一切风,他药不效者;小儿惊风,大人头风,妇人血风。

18135 风热咳嗽丸《成方制剂》7册）

【异名】风热咳嗽胶囊(《新药转正》42册)。

【组成】薄荷 甘草 黄芩 桔梗 菊花 苦杏仁霜 连翘 枇杷叶 前胡 桑叶 浙贝母

【用法】上为丸,每20粒重1克。口服,一次3g,一日3次。

【功用】祛风解热,止咳化痰。

【主治】风热咳嗽、鼻流稠涕、发热头昏、咽干舌燥。

【备考】本方改为胶囊剂,名"风热咳嗽胶囊"(见《新药转正》)。

18136 风热凉散方《不谢方》）

【组成】防风 荆芥 苏薄荷 霜桑叶 淡竹叶 连翘 生山栀 广橘红 枳壳 桔梗 炙草 莲须 葱白头

【主治】风温之轻者。

【加减】凡羌、独、柴、前、芎、芷、升、葛,随证可加。

【宜忌】独不得用桂枝。

18137 风痛抵住丸《永类钤方》卷六）

【组成】皂角(烧存性) 苍耳根茎叶(晒干)四两,密陀僧末一两

【用法】上为细末,面糊为丸,朱砂为衣。每服三四十丸,枣汤送下,一日二次,稍退作二十丸。

【主治】杂病癫痫。

【备考】方中皂角用量原缺。

18138 风痛安胶囊《中国药典》2010版）

【组成】防己250克 通草167克 桂枝125克 姜黄167克 石膏500克 薏苡仁333克 木瓜150克 海桐皮167克 忍冬藤333克 黄柏250克 滑石粉250克 连翘333克

【用法】上制成胶囊剂,每粒装0.3克。口服,一次3～5粒,一日3次。

【功用】清热利湿,活血通络。

【主治】湿热阻络所致的痹病,症见关节红肿热痛、肌肉酸楚;风湿性关节炎见上述证候者。

【宜忌】孕妇、体弱年迈及脾胃虚寒者慎用。

18139 风湿马钱片《中国药典》2010版）

【组成】马钱子粉125克 炒僵蚕19克 乳香(炒)19克 没药(炒)19克 全蝎19克 牛膝19克 苍术19克 麻黄19克 甘草19克

【用法】上制成薄膜衣片(每片重0.17克)。口服,常用量一次3～4片,极量一次5片;一日1次。睡前温开水送服。连服7日为一疗程,两疗程间需停药2～3日。

【功用】祛风除湿,活血祛瘀,通络止痛。

【主治】风湿闭阻、瘀血阻络所致的痹病,症见关节疼痛、刺痛或疼痛较甚;风湿性关节炎、类风湿关节炎、坐骨神经痛见上述证候者。

【宜忌】孕妇忌服;年老体弱者慎服或遵医嘱。

18140 风湿止痛膏《成方制剂》2册）

【组成】八角茴香 白芷 蓖麻子 苍耳子 大黄 当归 丁香 独活 甘松 桂皮 桂枝 桂子 海风藤 麻黄 羌活 生半夏 生草乌 生川乌 生天南星 豨莶草 细辛

【用法】上为膏药,每张净重10克。加温软化,贴于患处,每隔3～5天换1次。

【功用】舒筋活络,行血止痛。

【主治】新久风湿痹痛,跌打损伤。

【宜忌】孕妇忌贴腰腹部。

18141 风湿六合汤《袖珍》卷四引《圣惠》）

【组成】四物汤四两 防风 苍术(制)各七钱

【主治】妊娠伤寒,中风湿之气,肢节烦疼,脉浮而热,头痛,太阳标病者。

18142 风湿宁药酒《成方制剂》19册）

【组成】菝葜 白鲜皮 白芷 蚕砂 苍耳子 苍术 川芎 地黄 高良姜 桂枝 红花 红藤 鸡血藤 苦参 老鹳草 桑枝 石菖蒲 首乌 乌梢蛇 五加皮 豨莶草 细辛 寻骨风

【用法】口服,一次15～25毫升,一日2次。

【功用】祛风活血,利湿通络。

【主治】风湿性四肢麻木酸痛。

18143 风湿安泰片《成方制剂》20册）

【组成】生川乌20克 生草乌20克 马钱子(制)20克 羌活20克 乌梢蛇20克 红花20克 骨碎补(制)20克 乌梅20克 金银花20克 细辛10克 红参20克 鹿茸13克 黄柏20克 没药20克 广地龙20克 地枫皮20克 老贯草27克 五加皮20克 续断20克 麻黄20克 甘草20克 槲寄生20克 淫羊藿20克 牛膝20克 桂枝20克

【用法】上制成片剂,每素片重 0.28 克。口服,一次 2 片,一日 2～3 次。

【功用】舒筋活血,祛风镇痛。

【主治】筋骨麻木、手足拘挛、腰腿疼痛、风湿性关节炎。

18144 风湿关节酒《成方制剂》8 册)

【异名】万灵筋骨酒。

【组成】白芍 苍术 甘草 川乌 穿山甲 当归 独活 防风 粉萆薢 佛手 甘草 桂枝 红曲 鸡血藤 老鹳草 木瓜 牛膝 羌活 人参 松节油 铁丝威灵仙 乌梢蛇 香加皮

【用法】上为酒剂,每瓶装 300 毫升或 500 毫升。口服,一次 15～20 毫升,一日 2 次。

【功用】驱风散寒,活血止痛。

【主治】风寒湿邪引起的关节疼痛,肩背酸沉,腰痛寒腿,四肢麻木,筋脉拘挛。

【宜忌】孕妇忌服。

18145 风湿两祛散《石室秘录》卷三)

【组成】薏仁五钱 芡实五钱 白术五钱 山药五钱 茯苓五钱 肉桂一钱

【用法】水煎服。

【主治】痉证,脚缩筋促,不能起立,或痛或不痛,终年难以下床。

18146 风湿灵仙液《成方制剂》18 册)

【组成】蚕砂 当归 地龙 独活 防风 粉萆薢 广防己 桂枝 红花 黄柏 羌活 青风藤 人参 桃仁 土茯苓 威灵仙 五味子 玉竹

【用法】上为口服液剂,每瓶装 100 毫升或 250 毫升。口服,一次 10～15 毫升,一日 2 次。

【功用】祛风除湿,通经活络,止痛。

【主治】类风湿关节炎、风湿性关节炎、坐骨神经痛、骨质增生等症。

【宜忌】孕妇忌服。

【备考】本方改为胶囊剂,名"风湿圣药胶囊"(见原书同册)。

18147 风湿药酒料《成方制剂》3 册)

【组成】当归 独活 甘草 红花 桔梗 老鹳草 牛膝 茜草 制草乌 制川乌

【用法】上为药酒料,每袋装 38 克。每包药酒料加蔗糖 30 克,白酒 250 克浸泡七天后服用,一次 10～20 毫升,每日早晚各 1 次,温热服。

【功用】舒筋活血,祛湿散寒。

【主治】四肢麻木,周身疼痛。

【宜忌】切勿多服;孕妇忌服。

18148 风湿骨痛丸《成方制剂》1 册)

【组成】草乌 川乌 甘草 红花 麻黄 木瓜 乌梅肉

【用法】上为丸,每 10 粒重 1.5 克。口服,一次 10～15 粒,一日 2 次。

【功用】祛风湿,通经络。

【主治】风湿性关节炎。

【宜忌】不可多服;孕妇忌服。

【备考】本方改为胶囊剂,名"风湿骨痛胶囊"(见《中国药典》2010 版)。

18149 风湿续断汤《活人心统》卷一)

【组成】木瓜 续断 防风 羌活 人参 川芎 赤茯苓 川归 牛膝 杜仲 秦艽 甘草 附子

【用法】水二钟,加生姜二片,煎七分,食远服。

【主治】气虚,风湿流注,肢体作痛。

18150 风湿痛药酒《成方制剂》2 册)

【异名】风湿骨痛药酒。

【组成】白术 白芷 补骨脂 蚕砂 苍术 陈皮 川芎 当归 桂枝 厚朴 黄精 苦杏仁 麻黄 没药 牡丹皮 木香 羌活 乳香 山药 石耳 石南藤 菟丝子 香附 小茴香 泽泻 枳壳 猪牙皂

【用法】上为酒剂。口服,一次 10～15 克,一日 2 次。

【功用】祛风除湿,活络止痛。

【主治】风湿骨痛,手足麻木,腰痛腿痛,跌打损伤。

【宜忌】孕妇忌服。

18151 风湿寒痛片《成方制剂》17 册)

【组成】白术 赤芍 当归 党参 独活 茯苓 附子 枸杞子 桂枝 黄芪 黄芩 鹿茸 木香 牛膝 羌活 秦艽 青风藤 桑寄生 威灵仙 延胡索 薏米

【用法】上制成片剂。口服,一次 6～8 片,一日 2 次。服药过程中如有口干咽痛等现象,可用牛黄上清丸或清胃黄连丸,每日一付配合服用即可。

【功用】祛风散寒,除湿活络,滋补肝肾。

【主治】肝肾不足,风寒湿痹之关节肿痛,四肢麻木,腰膝酸痛,筋骨萎软。

【临床报道】痹证:《中国临床医生》[1989,3:54]用风湿寒痛片治疗风湿寒痹 310 例。结果:本组 310 例中,诊断为风湿寒性关节痛 181 例,风湿性关节炎 47 例,类风湿关节炎 82 例。三类病人总有效率均在 90% 以上。

【宜忌】高血压慎用。

18152 风湿痹证方《效验秘方》朱晓鸣方)

【组成】制附子 12 克 丁公藤 15 克 豨莶草 30～60 克 川芎 12 克 红花 12 克 白术 10～30 克 黄芪 30 克 淫羊藿 15 克 鹿衔草 15 克 防风 10 克 桑寄生 15 克

【用法】每日 1 剂,水煎服,早晚 2 次分服。

【功用】温经通络,活血除痹。

【主治】风湿性关节炎,属风寒湿痹者。

【加减】痛甚者去附子,加制川、草乌;虚寒甚者加干姜;气血不足者加白芍、当归、党参;病在上肢者加桂枝、片姜黄;病在下肢者加怀牛膝;久治不愈者加蜈蚣、全蝎、白花蛇等。

【方论选录】方中附子补命门,暖脾土,温经络,除湿邪,对于风寒湿痹特别是阳气不足者,用之既能蠲痹止痛,又能温补阳气。《本草汇言》说:附子"回阳气,散阴寒,逐冷痰,通关节之猛药也。"白术与附子同用,对风寒湿邪留阻肌肉、经络之痹证疗效甚著。他认为白术其性纯阳,为除风痹之上药。黄芪与白术、附子同用,益气助阳,加强驱邪外出之功;防风善去肌肉筋骨关节之风湿,与黄芪、白术同用,可以益气固表,使气旺表实,补中有散,祛邪而不伤正;淫羊藿、鹿衔草壮肾阳,祛风湿,对于慢性风湿痹证疗效尤著;桑

四画

风

432
(总 1340)

寄生补肝肾，强筋骨，利关节，疗效持久；丁公藤祛风湿，除痹痛，远期疗效理想；豨莶草祛风除湿，通经活络有殊效。

18153　风湿镇痛丸《成方制剂》3册

【组成】当归　地枫皮　杜仲　防风　甘草　桂枝　海风藤　黄芪　鸡血藤　麻黄　马钱子　没药　木瓜　牛膝　千年健　羌活　秦艽　忍冬藤　乳香　伸筋草　铁丝威灵仙　豨莶草　自然铜

【用法】上为丸，每100粒重8克。口服，一次10粒，一日1～2次。

【功用】祛风除湿，散寒止痛。

【主治】风寒湿邪所致四肢麻木、疼痛。

【宜忌】孕妇及心脏病患者忌服。本品含毒、剧药，不可多服。

18154　风湿镇痛膏《成方制剂》8册

【组成】防己　生川乌　樟脑

【用法】上为药膏，每张净重15克或30克。先将疼痛部位用生姜或热水擦洗净，将膏药加温软化，贴于患处。若有瘙痒或起疱，可将膏药揭去，停几天后再贴。

【功用】镇痛，除寒湿。

【主治】关节、肌肤因受、寒、湿引起的疼痛。

18155　风寒咳嗽丸《中国药典》2010版

【组成】陈皮100克　法半夏150克　青皮100克　苦杏仁100克　麻黄100克　紫苏叶100克　五味子100克　桑白皮100克　炙甘草100克　生姜150克

【用法】上制成丸剂。口服，一次6～9克，一日2次。

【功用】宣肺散寒，祛痰止咳。

【主治】外感风寒、肺气不宣所致的咳喘，症见头痛鼻塞、痰多咳嗽、胸闷气喘。

【宜忌】阴虚干咳者慎服。

【备考】本方改为颗粒剂，名"风寒咳嗽颗粒"（见原书）。

18156　风寒温散方《不谢方》

【组成】防风　荆芥穗　紫苏叶　姜半夏　广陈皮枳壳　苦桔梗　炙甘草　生姜（去皮）

【主治】小伤风。

【加减】头痛甚，加藁本、蔓荆子。

【宜忌】切忌早用寒凉。

18157　风热咳嗽胶囊

《新药转正》42册。为《成方制剂》7册"风热咳嗽丸"之异名。见该条。

18158　风热清口服液《中国药典》2010版

【组成】山银花　熊胆粉　青黛　桔梗　瓜蒌皮甘草

【用法】上制成液剂，每支装10毫升。口服，一次10毫升，一日3～4次。重症加量，儿童酌减。

【功用】清热解毒，宣肺透表，利咽化痰。

【主治】外感风热所致的感冒，症见发热、微恶风寒、头痛、咳嗽、口渴、咽痛；急性上呼吸道感染见上述证候者。

18159　风热感冒颗粒《成方制剂》1册

【组成】板蓝根　薄荷　荆芥穗　菊花　苦杏仁　连翘　六神曲　芦根　牛蒡子　桑叶　桑枝

【用法】上为颗粒剂，每袋装10克。口服，一次1袋，一日3次。

【功用】清温解毒，宣肺利咽。

【主治】感冒身热、鼻塞、头痛、咳嗽、痰多。

18160　风湿止痛药酒《成方制剂》4册

【组成】穿山龙　蜂房　附子　甘草　桂枝　红花络石藤　牛膝　青风藤　全蝎　桑寄生　石南藤　土鳖虫乌梢蛇　蜈蚣　豨莶草　制川乌

【用法】口服，一次10～15毫升，一日2～3次。

【功用】祛风散寒，除湿通络。

【主治】风寒湿痹之关节疼痛。

【宜忌】孕妇、小儿忌服。

18161　风湿关节炎丸《成方制剂》3册

【组成】苍术　穿山甲　当归　地枫皮　地龙　桂枝红花　麻黄　马钱子　没药　木瓜　牛膝　千年健　羌活乳香　桃仁　续断

【用法】上为丸，每丸重3克。口服，一次1丸，一日1次。

【功用】祛风燥湿，活血止痛。

【主治】风湿痹痛，腰腿疼痛，风湿性关节炎等症。

【宜忌】孕妇及高血压症者忌服。

【备考】本方改为片剂，名"风湿关节炎片"（见原书同册）。

18162　风湿关节炎片

《成方制剂》3册。即原书同册"风湿关节炎丸"改为片剂。见该条。

18163　风湿骨痛药酒

《成方制剂》2册。为原书同册"风湿痛药酒"之异名。见该条。

18164　风湿骨痛胶囊

《中国药典》2010版。即《成方制剂》1册"风湿骨痛丸"改为胶囊剂。见该条。

18165　风寒咳嗽颗粒

《中国药典》2010版。即原书"风寒咳嗽丸"改为颗粒剂。见该条。

18166　风寒双离拐片《成方制剂》2册

【组成】地枫皮　防风　红花　没药　木耳　千年健乳香　制草乌　制川乌　制马钱子

【用法】上为片剂，每片重0.31克。黄酒送服，一次8片，一日2次。或遵医嘱。

【功用】祛风散寒。

【主治】风寒腰腿疼痛，四肢麻木，筋骨拘挛。

【宜忌】孕妇忌用；忌食生冷物。

18167　风寒感冒颗粒《成方制剂》1册

【组成】白芷　陈皮　防风　干姜　甘草　葛根　桂枝　桔梗　苦杏仁　麻黄　紫苏叶

【用法】上为颗粒剂，每袋装8克。口服，一次1袋，一日3次。小儿酌减。

【功用】解表发汗，疏风散寒。

【主治】感冒身热，头痛，咳嗽，鼻塞，流涕。

18168　风痹瘫痪药酒《良方集腋》卷上

【组成】嫩桑枝四两（切片）　陈海蜇十二两　野料豆四两　松针四两（捣烂）

【用法】上药用酒七斤,装入瓷瓶,不论甜燥,将瓶入锅内,外以水与瓶酒仿佛平满,隔水煎三炷香时乃住,日日饮之。

【主治】半身不遂,手足麻木,瘫痪。

18169 风寒感冒宁颗粒(《成方制剂》8册)

【组成】大青叶 防风 荆芥 四季青 紫苏

【用法】开水冲服,一次 18 克,一日 3～4 次。

【功用】解表散寒,宣发清热。

【主治】风寒感冒引起的恶寒发热,头痛,鼻塞,流涕等症。

18170 风气跌扑膏药神方(《冯氏锦囊·外科》卷十九)

【组成】男发一大团 蓖麻子(去壳)二百粒 猪脂(熬油)二斤八两 麻油八两(以上先熬,熬至发化,蓖麻子焦枯,再入后药) 威灵仙三两 熟地二两 独活一两五钱 金银花二两 当归身一两五钱 白芷一两 川乌六钱 草乌六钱 肉桂(去皮)一两(以上熬至药色焦枯,去滓,细绢滤过,慢火再熬,不住手搅,入后药收之) 乳香一两(箬上炙去油,研细) 没药一两(箬上炙去油,研细) 真黄丹(炒燥,罗细)八两 明松香(水煮三次,去水熔化,夏布滤过,净)六两 麝香二分

【用法】以上先将松香、黄丹下后,炼至软硬得所,滴水成珠,离火,再下乳、没、麝三味,打匀,藏瓷器中。随用旋摊。

【主治】跌扑伤损,痈疽诸毒。

18171 风痰麻木风湿药酒(《疡医大全》卷二十八引江仍度方)

【组成】大生地十两 酸枣仁(炒) 当归身 海桐皮 羌活 川萆薢(风湿加此二味)各二两 地骨皮 川牛膝各一两五钱 桂枝 甘草各五钱

【用法】火酒二十斤,窨七日后,即可服。每饮二三小杯,不宜过多。

【功用】壮筋骨,健步履。

【主治】风痰麻木,并筋骨疼痛。

凤

18172 凤爪散(《良朋汇集》卷四)

【组成】公鸡爪(炒烟尽存性)

【用法】上为末。用真麻油调上。

【主治】面上黄水痒疮,久不愈者。

18173 凤龙膏(《医学正传》卷八)

【组成】乌鸡卵一个 地龙一条(活者细小者)

【用法】以鸡卵开一小窍,入地龙在内,夹皮纸糊其窍,饭锅上蒸熟,去地龙,与儿食之。每岁立春日食十枚,终身不出痘疮;邻里有此证流行时,食一二枚亦好。

【主治】预防痘疮。

18174 凤仙酒(《惠直堂方》卷二)

【组成】白凤仙花四两

【用法】将花晒干,浸火酒一埕,饮完愈。

【主治】❶《惠直堂方》:风痛。❷《仙拈集》引《碎金》:中风半身不遂。

18175 凤仙酒(《仙拈集》卷四引《集验》)

【组成】凤仙花根(最肥者)一寸

【用法】酒磨服,然后揉托上则不知痛。

【主治】损伤脱骨。

【宜忌】多服伤人,以一寸为极。

18176 凤仙膏(《绛囊撮要》)

【组成】凤仙花连根茎叶

【用法】捣烂敷患处,一日一换。

【主治】❶《绛囊撮要》:痈疽发背,杖疮蛇伤。❷《不知医必要》:对口发背,鱼口、便毒,及瘰疬初起,一切肿毒之症。

【宜忌】已破者禁用。

【备考】《不知医必要》本方用法:洗净风干,捶自然汁,入铜锅内不可加水,将原汁熬稠敷患处,一日一换。

18177 凤衣散(《医学入门》卷八)

【组成】凤凰衣(煅) 黄连各等分 轻粉 片脑各少许

【用法】上为末。干掺;或鸡子清调敷。

【主治】下疳疮肿痛。

18178 凤衣散(《胎产心法》卷一)

【组成】头生鸡子抱出小鸡之蛋壳

【用法】阴阳瓦焙黄,为末。如前次小产在何月份至时预先以无灰酒冲服。

【主治】防治三、五、七月小产。

18179 凤衣散(《卫生鸿宝》卷二)

【组成】凤凰衣(即孵鸡蛋壳风衣,微火焙黄) 人中白(即溺桶中白垢,煅) 橄榄核(瓦上焙存性) 孩儿茶各三钱

【用法】上为细末。每药一钱,加冰片五厘,吹搽患处。

【主治】口疮口疳,并风蛾喉癣,喉疳喉痈,肿痛闭塞。

18180 凤衣散(《治疹全书》卷下)

【组成】凤凰衣(炒) 手指甲(炒)共二钱 蝉脱(去头足) 胎发(烧)各三钱 麝香三分

【用法】上为末。吹鼻中,左眼患,吹右鼻;右眼患,吹左鼻。

【主治】眼疳。疹后因潮不尽,热毒上攻于目,其证有五:入肝,两目迎风流泪,怕日羞明;入肺,白睛赤肿,胬肉攀睛;入心,两眦翻花,赤肿溃烂;入肾,瞳神内陷,视物不见;入脾,胞肿如桃,外囊瘀赤者。

18181 凤衣散(《经验各种秘方辑要》)

【组成】青果炭二钱 黄柏一钱 川贝母一钱(去心)冰片五分 儿茶一钱 薄荷叶一钱 凤凰衣五分(即初生小鸡蛋壳内衣)

【用法】上药各为细末,再入乳钵内和匀,加冰片乳细。吹喉。

【主治】白喉。

18182 凤衣散(《丁甘仁家传珍方选》)

【组成】飞龙丹 凤凰衣各一钱 轻粉四分 梅片一分

【用法】上为末,瓷瓶贮。外用掺之。

【主治】下疳。

18183 凤珠丹(《外科大成》卷三)

【组成】鸡蛋一个 巴豆一粒(去心膜)

【用法】鸡蛋上开一孔,入巴豆于内,用双层纸封之,与鸡抱之,以鸡出为度。取蛋清滴耳内,一日二次。

【主治】耳聋。

18184 凤眼丹(《医方类聚》卷一八四引《施圆端效方》)

【组成】凤眼草(炒)　槐角子各半两

【用法】上一处捣为丸,如花球大。以薄绵裹,于热坑茵上端坐。一昼夜效。

【主治】肠风痔。

18185　凤凰油(《银海指南》卷三)

【组成】鸡子黄不拘多少

【用法】陈菜油熬枯,去鸡黄,收贮听用。

【主治】一切火毒。

18186　凤凰散(《古今医鉴》卷十五)

【组成】抱过鸡卵壳　黄连　轻粉各等分

【用法】上药各为末,均一处。香油调搽。

【主治】下疳,阴头生疮肿痛。

18187　凤凰散(《痘疹仁端录》卷十五)。

【组成】晕死鹅(煅)　凤凰衣　冰片　黄丹　轻粉枯矾

【用法】上为末。掺之。

【主治】痘疮诸毒不收口。

18188　凤凰散(《良朋汇集》卷四)

【组成】公鸡粪(焙干)二两

【用法】水二钟,煎六分,凉冷,一饮而止。

【主治】妇人产后大热发烧。

18189　凤凰散(《疡医大全》卷二十四)

【组成】抱鸡蛋壳(连衣壳焙)

【用法】上为细末,每一钱加冰片二分,密贮。用时或干掺,或猪胆汁或麻油调擦。

【功用】消肿定痛,拔毒生肌。

【主治】男女下疳肿烂,疼痛难堪,并治一切皮破肿烂诸疮。

18190　凤凰散(《喉科指掌》卷一)

【组成】凤蜕(即抱鸡蛋壳。烧存性)　儿茶　胆南星橄榄核(烧存性)各等分

【用法】上为细末,每二钱加冰片三分。吹喉。

【主治】喉痛、喉癣、口疳。

【加减】虚者不加冰片。

18191　凤凰煎(《古今医鉴》卷十三)

【组成】鸡子一枚

【用法】打破鸡子,用黄蜡一块如指大,铫内熔,以鸡子拌炒热。空心食之。

【主治】休息痢,及疳泻日久不能愈者。

18192　凤凰露(《医钞类编》卷十三)

【组成】老鸡一只(去毛肠)　金石斛二两　砂仁二钱

【用法】水二分,酒一分,煮干,蒸取露服。

【主治】劳瘵。

18193　凤雏丸(《医统》卷八十四)

【组成】头窝乌骨鸡雌雄一对

【用法】放置一处养之,勿与群鸡相混,候生子时,将初生子顶颠上画一圈,待生子数多,抱时将初子照圈开空,用辰砂三钱,当归、芍药、川芎、熟地黄各二钱,为末,将子黄倾出调和药末,仍入壳内盛不尽时,另又装一壳,俱封之以厚纸放众子内同抱,鸡出时,将药子取起去壳,用炼蜜为丸。每服三四十丸,空心好酒送下。药尽必孕。

【主治】妇人不孕。

18194　凤雏膏(《治痘全书》卷十四)

【组成】乳香　血竭　龙骨各二分五厘　轻粉五分

【用法】用鸡子四五个煮熟,去白熬油,与药和匀。用鸡毛刷入患处。

【主治】痘疮,热毒疮烂不收,并疳蚀不敛。

18195　凤雏膏(《中医皮肤病学简编》)

【组成】龙骨3克　没药3克　血竭3克　轻粉1.5克冰片1.5克

【用法】上为细末,与蛋黄焦油调匀。外敷。

【主治】下腿溃疡。

18196　凤髓丹(《普济方》卷一一四)

【组成】杜仲一两(生姜汁制)　木瓜一两半　狗脊一两　川乌八两(炮,去皮)　草薢二两　牛膝一两　虎骨五钱(酥制)　鹿茸五钱(酥制)　麝香二钱　芎劳五钱　肉桂五钱(去皮)　全蝎三钱　细辛七钱　乳香五钱　没药五钱木鳖子三钱(去壳)　海桐皮五钱　五加皮五钱　威灵仙七钱(去皮)　薏苡仁五钱　自然铜七钱(醋淬七次)　地龙二两半　木香五钱　骨碎补一两　朱砂五钱(为衣)

【用法】上为细末,酒煮面糊为丸,如梧桐子大。每服五十丸,好酒温送下。

【主治】肝肾二脏稍有不足,风寒之气侵之,每到中夜后腰背疼痛,转侧不得,不能行步;或左瘫右痪,肢体偏枯,起止不前,阳气衰绝,阴气大胜,久卧床枕,渐渐日深者。

18197　凤髓丹(《嵩崖尊生》卷十三)

【组成】黄柏二钱　砂仁一钱　甘草五分　猪苓　茯苓　黄连　白芷　益智仁各二分半　芡实

【用法】打糊为丸服。

【主治】忽心有所动,寐即遗精。

【备考】方中芡实用量原缺。

18198　凤髓丹

《医钞类编》卷十四。为《元戎》卷十"正凤髓丹"之异名。见该条。

18199　凤髓汤(《医统》卷四十四)

【组成】牛髓一斤(取脂骨中者)　白蜜半斤　杏仁四两(去皮尖,研如泥)　干山药(炒)四两　胡桃仁(去皮,另研)四两

【用法】上将牛髓、白蜜砂锅内熬沸,以绢滤去滓,盛瓷瓶内,将杏仁等三味入瓶内,以纸密封瓶口,重汤煮一日夜,取出冷定。每早晨以白汤化一二匙服。

【功用】润肺。

【主治】咳嗽。

18200　凤髓膏(《外台》引苏游方,见《本草纲目》卷三十一)

【组成】松子仁一两　胡桃仁二两

【用法】上研膏,和熟蜜半两收之。每服二钱,食后沸汤点服。

【功用】《杨氏家藏方》:润肺。

【主治】肺燥咳嗽。

【备考】本方原名凤髓汤,与剂型不符,据《卫生鸿宝》改。

18201　凤髓膏(《证治汇补》卷二引《医鉴》)

【组成】人参四两　山药四两　白茯苓(去皮)四两

胡桃肉四两　杏仁(去皮尖)四两　酥油四两　白沙蜜一斤

【用法】将人参三味为细末,次将胡桃、杏仁捣一处,再将油、蜜化开,瓷器内搅匀,竹叶封固,大锅内五七分水煮沸成膏。每服三钱,好酒下。

【主治】❶《证治汇补》引《医鉴》:虚损。❷《医略六书》:脾气虚衰,食少便结,脉涩者。

【方论选录】《医略六书》:脾气虚寒,不能为胃行其津液,而输纳无权,故饮食少进,大便干结不通。人参扶元以补脾肺;胡桃润燥以益肾肝;山药补脾阴;茯苓渗利脾气;酥油滋液润肠;白蜜生津润燥;杏仁降气润燥,以通肠结,酒以行之,大便有不通者乎? 此健中润燥之剂,为中虚肠结之专方。

18202　凤麟膏(《眼科阐微》卷四)

【组成】荆芥　薄荷　玄参　防风　白芷　蕤仁　白芍　栀子　干葛　连翘　当归　黄芩　柴胡　升麻　车前子　生地　木贼　细辛　枸杞　桑白皮　夏枯草　黄连　菊花　石决明　蒺藜　白术　香附米　黄柏各一钱

【用法】共煎浓汁,去滓,将制过龙砂、虎液各五钱,入铜锅内,将汁缕续投下,以汁尽药干为度。加制过甘石一钱、白丁香一钱、鹅不食草二钱为度。

【功用】降火,拨云去翳。

【备考】本方用法中的"龙砂"、"虎液",均出原著。参阅"龙砂"、"虎液"条。

18203　凤麟膏(《异授眼科》)

【组成】上好羊脑炉甘石八两(打如莲子大,一分重为则。用新铜罐盛入童便,浸四十九日,滤去宿童便,更入新童便煮,一炷香久,咬咸酸味,不必再煮,又不可煮老,研为细末,用缸片一大块,将药放在上,用硬炭火煅,一炷香久,甘石渐渐转如松花色,细心谨慎取起,总称匀分作四分,作四法制之。四制法开后:一分用姜汁煮三次,候干,细研筛过,名曰虎液膏。另用瓷罐盛之,不可出气。一分用细辛、芥穗、薄荷各一两,煮浓汁大半盅,亦煮三次,如前研细筛过,名曰凤麟膏,另用瓷罐收贮。一分用晚蚕沙三升,炒为灰,滚水淋灰汁大半盅,亦煮三次,候干研细,名曰青龙膏。另用瓷罐收贮。一分用童便再煮三次,候干,研细,名曰羊脑玉。另用瓷罐收贮。以上俱要如法修制,并要铜锅煮方佳,研极细,各将瓷罐收贮听用。

【用法】治内障,用虎液六分、羊脑玉一分、凤麟二分、冰片一分,合匀调点。治外障,用虎液二分、羊脑玉四分、青龙四分五厘、冰片一分,合匀调点。治时行火眼,用虎液七分、羊脑玉四分、朱砂五厘(研飞),合匀调点。治年久云翳遮睛,用青龙六分、羊脑玉一分,每日骨簪点四五次,翳开之后,再用虎液二分、羊脑玉四分、凤麟三分、冰片一分、珍珠五厘(煅研)、琥珀五厘,合匀,如法点。

【主治】内障,迎风冷泪,怕日羞明,昏花;外障,胬肉扳睛,赤白翳膜烂弦;时行火眼;年久云翳遮睛,不能行路,但见人影,如白衣人行,有血根攀睛可治者。

18204　凤眼草散(《杨氏家藏方》卷十三)

【组成】凤眼草(拣净,即椿树荚也)　褐油麻(水淘净)各四两　枳壳(去瓤,麸炒)二两　轻粉一字

【用法】上为细末。每服二钱,空心、食前温酒调下;米饮亦得。

【主治】肠风下血。

六

18205　六一丸(《传信适用方》卷二)

【组成】附子(七钱重,两枚。炮,去皮脐尖,取肉)一两　当归(去芦尾,取身切片,晒干,取净肉)六两

【用法】上为细末,炼蜜为丸,如梧桐子大。每服三五十丸,食前温酒、盐汤送下。

【功用】明目,养血,补气。

18206　六一丸(《银海精微》卷下)

【组成】蛤粉　黄连　木贼　香附米

【用法】上为末,面糊为丸。茶送下。

【主治】热泪。

18207　六一汤(《鸡峰》卷二十五)

【异名】白术六一汤(《局方》卷三宝庆新增方)。

【组成】白术六两　甘草一两

【用法】上为细末。每服二钱,沸汤点之。

【功用】❶《鸡峰》:和胃气。❷《局方》(宝庆新增方):常服育神温胃,逐湿消痰。

【主治】《局方》(宝庆新增方):脾胃不和,心腹痞闷,胁肋膜胀,口苦无味,呕哕恶心,不思饮食,面色萎黄,肠虚自利,肌体瘦弱,膈气翻胃。

18208　六一汤(《传信适用方》卷三)

【组成】真绵黄耆六两(箭簳者是也,木耆不堪,误人,以刀劈开揭薄,用白沙蜜不酸者一两,微入水少许调解,则易涂蘸,候搓匀,炙之微紫色,候冷锉碎,不碾罗)　横纹甘草(炙,细锉)一两

【用法】上拌匀。每服抄五钱,水一盏,煎至七分服之,日三服,夜二服。

【主治】五发:发脑,发鬓,发眉,发颐,发背。

18209　六一汤(《魏氏家藏方》卷二)

【异名】升降六一汤(《内经拾遗》卷二)、升降气六一汤(《普济方》卷一八二引《经效济世方》)。

【组成】香附子五两(炒,去毛)　藿香叶一两(去土)

【用法】上为细末。百沸汤点服,不拘时候。

【功用】升降气。

【主治】❶《魏氏家藏方》:一切气病。❷《内经拾遗》:气郁中外,膺肿颈痛,胸满腹胀,名曰厥逆。

18210　六一汤(《医学纲目》卷三十七)

【组成】黄耆六钱　甘草(炙)一钱

【用法】上咬咀。每服二钱,水六分,入酒二分,同煎至半盏,温服。更加橄榄同煎尤好,加山药亦得。

【功用】专发痘疮之脓。

18211　六一汤(《医方类聚》卷一○二引《御医撮要》)

【组成】白术十二两　甘草　人参各二两

【用法】上为细散。每以一钱,入盐少许,如茶点进。

【功用】养脾胃,进饮食。

18212　六一汤(《痘学真传》卷七)

【组成】黄耆六钱　桔梗一钱

【主治】凡痘起胀迟缓,皮薄浆清者。

【方论选录】黄耆托卫气以健脾,桔梗清利肺家以制火。

18213 六一散

《伤寒标本》卷下。为《宣明论》卷十"益元散"之异名。见该条。

18214 六一散（《魏氏家藏方》卷九）

【组成】黄耆六两（炙） 甘草一两（炙）

【用法】上为细末。如常点服，不拘早晚，干吃亦得。

【主治】咯血，发寒热。

18215 六一散（《普济方》卷三四三）

【组成】枳壳六两 甘草一两

【用法】上为细末。每服二钱，沸汤调，未产前一月服，一日三次。

【功用】瘦胎易产，抑阳降气。

18216 六一散（《古今医鉴》卷十四）

【组成】滑石（白腻者，研细，水飞，晒干再研）六两 冰片三分（后和研匀） 粉草（取头末，研极细）六钱

【用法】上将滑石，甘草末研匀，然后加冰片研匀。三五岁服一钱，十岁服二钱。发热之初，用败毒散调下；若出痘后，红紫属热毒者，春秋用灯草煎汤，候冷调下；夏月新汲泉水调下。

【功用】解毒稀痘。

【主治】痘疹，热毒太盛，红紫黑陷，热渴者。

18217 六丁丸

《百一》卷二。为《本事》卷四"香灵丸"之异名。见该条。

18218 六丁饮（《洞天奥旨》卷七）

【组成】紫花丁一两 甘菊花一两 生甘草五钱 牛膝一两 天花粉三钱

【用法】水煎服。若已破烂，多服为妙。

【主治】脚趾生疽。

18219 六丁散（《医学六要·治法汇》卷三）

【组成】丁香一钱 槟榔一钱二分 草果一钱 知母一钱 贝母一钱半 常山一钱

【用法】水、酒各一碗，煎一碗，露一宿，五更温服。量轻重虚实增减。

【主治】疟。

18220 六子丸（《杂病源流犀烛》卷十八）

【组成】生菟丝子粉 蛇床子 覆盆子 沙苑子 家韭子 五味子

【用法】鳔鱼胶为丸服。

【主治】知识太早，精血未满而泄，关键不摄，始而精腐变浊，久则元精滑溢，口咸气胀。

18221 六化丹（《卫济宝书》卷下）

【异名】犀角丸。

【组成】犀角（生者）一两 黄芩一两 大黄一两 巴豆半两（去心，去油） 升麻一两 当归一两 栀子一两 白蔹一两 甘草一两（炙） 天南星一两 黄耆一两半 防风（去芦）一两

【用法】上为细末，以早潮顺流新汲水为丸，如梧桐子大。每服五丸，不拘时候。

【功用】化风，化热，化毒，化结，化积，化脓为水。

【主治】痈疽。

18222 六气汤（《圣济总录》卷五十五）

【异名】六气散（《鸡峰》卷十一）。

【组成】白术 高良姜（锉） 桂（去粗皮） 陈橘皮（汤浸去白，焙） 茴香子（炒） 甘草（炙）各等分

【用法】上药治下筛。每服三钱匕，水一盏，加生姜三片，煎至七分，去滓稍热服。

【主治】❶《圣济总录》：脾胃伤冷，心腹疼痛，霍乱吐泻。❷《鸡峰》：妇人血气血刺。

18223 六气散

《鸡峰》卷十一。为《圣济总录》卷五十五"六气汤"之异名。见该条。

18224 六气煎（《景岳全书》卷五十一）

【组成】黄耆（炙） 肉桂 人参 白术 当归 炙甘草

【用法】上㕮咀。水煎服。

【主治】痘疮气虚，痒塌倒陷，寒战咬牙。并治男妇阳气虚寒等证。

【加减】如发热不解，或痘未出之先，宜加柴胡以疏表，或加防风佐之；如见点后，痘不起发，或起而不贯，或贯而浆薄，均宜单用此汤，或加糯米、人乳、好酒、肉桂、川芎以助营气；如气虚痒塌不起，加川山甲（炒用）；如红紫血热不起，宜加紫草，或犀角；如脾气消滞者，宜加陈皮、山楂；如胃气虚寒多呕者，加干姜（炒用），或加丁香；如腹痛兼滞者，加木香、陈皮；表虚气陷不起，或多汗者，加黄耆；气血俱虚未起未贯而先痒者，加肉桂、白芷；如元气大虚，寒战、咬牙、泄泻，宜去芍药，加黄耆、大附子、干姜、肉桂。

18225 六斤丸（《外科证治全书》卷三）

【组成】木瓜 牛膝 肉苁蓉（去甲膜，洗淡） 明天麻 枸杞子 鹿角胶各一斤

【用法】上为末，炼蜜为丸，如梧桐子大。每服一百丸，空心黄酒送下。

【功用】调补。脚气愈后久可以除根。

18226 六六丸（《东医宝鉴·杂病篇》卷八）

【组成】轻粉一钱三分 黄丹八分 朱砂 雄黄各五分 乳香 麝香各三分

【用法】上为末，糯米糊和匀，分作六丸。每服一丸，茶清送下。

【主治】天疱、杨梅疮。

18227 六龙丹（《梅氏验方新编》卷六）

【组成】煅石膏四两五钱 淡黄丹四钱 乳香（去油）四钱五分 没药（去油）五钱 龙骨 大黄各一两

【用法】上为细末。外敷。夏天用方。

【功用】止血生肌。

【主治】破伤风。

18228 六甲丸（《普济方》卷三八二）

【组成】黄连（炒）五钱 肉豆蔻 木香

【用法】上为末，面糊为丸，如小豆大。六甲日修合。三岁服三十丸，米汤送下。

【主治】小儿疳泻，白泻，腥臭肥腻，骨热多渴，腹疼不食，体倦少力。

【备考】方中肉豆蔻、木香用量原缺。

18229 六甲散（《普济方》卷八十五）

【组成】沉香 槟榔各三钱 甘草 木香 恒山 龙骨（醋浸，炙） 人参 白茯苓 柴胡（去芦头） 青皮（去

白） 甘松 半夏（汤浸七次） 藿香（洗净） 生地黄 官桂 陈皮（去瓤）各一两 当归 鳖甲各一两半

【用法】上为粗末。每服三钱，水一盏，煎至八分，去滓，食后温服。

【主治】一切病眼，不通路者。

18230 六仙散《洞天奥旨》卷十二

【组成】黄葵花一两（晒干为末） 大黄一两 滑石一两 刘寄奴三钱 井中苔五钱（身佩为末） 丝瓜叶二十片（晒干为末）

【用法】以蜜调敷。

【主治】火烧伤。

18231 六仙散《麻科活人》卷四

【组成】蚂蚁花（烧灰） 莲肉 薏苡仁各二钱 藕节一两 钗石斛 陈早米（炒）各五钱

【用法】上为末。每服三钱，米汤送下。

【主治】❶《麻科活人》：麻收后，胃虚不纳五谷者。❷《麻症集成》：麻后胃气虚败，吐蛔，脾胃两弱。

【备考】方中马蚁花，《麻症集成》作"荠菜花"，《治疹全书》作"田荠花。"

18232 六仙散《仙拈集》卷二

【组成】五灵脂二钱 枯矾 生矾 元胡各一钱半 木香 丁香

【用法】上为末，醋糊为丸，如绿豆大。每服一钱，姜汤送下。

【主治】胃气痛。

18233 六仙散

《仙拈集》卷三。为《外科正宗》卷四"人中白散"之异名。见该条。

18234 六仙散《仙拈集》卷四

【组成】枯矾 硫黄各一两八钱 雄黄 胆矾 轻粉各一钱 川椒三钱

【用法】用生猪板油去皮入药，擦破。数次愈。

【主治】顽癣。

18235 六生散《医心方》卷十三引《范汪方》

【异名】菖蒲散（《圣济总录》卷二十）。

【组成】生地黄根二斤 生姜一斤 生菖蒲根一斤 生枸杞根一斤 生乌头一斤 生章陆根一斤

【用法】上六药合七斤，煮洗之，停令燥，粗切之。美酒二斗，都合渍三四日，出晒之，暮则还着酒中，趣令汁尽，止，为末。每服半钱匕，酒下，一日三次。十日之后增至一钱。

【功用】消瘕逐血，补诸不足，令人肥白。

【主治】阴虚血瘀，风湿外侵。身体羸瘦，周身关节酸痛。

❶《医心方》引《范汪方》：五劳七伤，五缓六急。寒热，胀满大腹，中风垂曳。❷《外台》引《古今录验》：急风痹，身躯拘痛。❸《圣济总录》：周痹身体拘痛，腰膝痹瘁。

【宜忌】忌猪羊肉、冷水、芜荑、饧。

18236 六生散《外台》卷十五引《古今录验》

【异名】菖蒲散（《圣惠》卷二十二）。

【组成】菖蒲 葫芦（一作葫芦） 防风 茵芋 商陆根 蜀附子（炮）各二两

【用法】上药治下筛。每服五钱匕，酒下，一日二次。

不知稍增，以知为度。

【主治】风癫。

【宜忌】忌猪肉、冷水、羊肉、饧、牛犬肉、蒜等。

18237 六半汤《魏氏家藏方》卷八

【组成】白芍药六两 甘草半两（炙）

【用法】上㕮咀。每服二钱半，用水一盏，煎至六分，去滓，入无灰酒少许，再煎数沸，食前热服。

【主治】❶《魏氏家藏方》：热湿脚气，不能步行。❷《普济方》：血虚，腰腿疼痛。

18238 六圣丸《活幼心书》卷下

【组成】莪术（炮，锉） 净黄连 陈皮（去白） 白姜（炮）各五钱 南木香二钱半

【用法】上除南木香不见火，余四味锉焙，同木香为末。每一钱重，巴豆三粒（去壳膜心，存油，碎切），入乳钵极细杵，同前药末再拌匀，醋煮面糊为丸，如麻子大。每服十五丸至二十五丸，或三十五丸，五更初空心淡姜汤送下。利三五行，匀气散止补。常服助脾化积，进食消痞，临睡以净汤或温酒下三丸及五丸而已。每一次止丸药末三钱重，净巴豆九粒为则，不可多合，久则味过，用之效迟。

【功用】和胃，主气厚肠，消疳快膈。

【主治】小儿诸积。

18239 六圣散《医方类聚》卷七十引《经验秘方》

【组成】乳香 没药 雄黄 川芎末 石膏末 草龙胆末 防己末各一钱 消三钱（另研） 全蝎末一钱

【用法】搐鼻。

【主治】头风眼疾。

18240 六圣散《普济方》卷一一五

【组成】川芎 石膏 雄黄 乳香 没药各二钱 盆消半两

【用法】上为细末。嘬水搐之。

【主治】牙疼；亦治眼昏冷泪，头风，咽喉鼻塞。

18241 六圣散《回春》卷五

【异名】赤火金针。

【组成】乳香 没药 川芎 雄黄 白芷各二钱 盆消半两

【用法】上为细末。用时口嘬凉水，以药搐鼻。

【主治】赤眼，头风，耳鸣，鼻塞，脑不宁，牙痛及蜈蚣、蛇、蝎所伤。

18242 六圣散《良朋汇集》卷四

【组成】小红枣（烧灰） 枯矾 黄丹 官粉 松香各一两 银朱三钱

【用法】上为细末。疮干用油调搽，疮湿干掺上。

【主治】头面生疮作痒，流黄水。

18243 六圣散

《种痘新书》卷十二。为《准绳·幼科》卷六"大成散"之异名。见该条。

18244 六灰丸《疡科选粹》卷五

【组成】穿山甲 羊角皮 猪悬蹄甲 黄牛角鰓 人血余 刺猬（俱烧灰）各三钱 牛黄 麝香各一钱 黄耆 当归各一两 生地黄 人参各五钱 朱砂三钱（另研） 雄黄二钱（另研）

【用法】上为末，炼蜜为丸，如绿豆大，朱砂为衣。每服

三十丸,空心酒送下。

【主治】痔漏。

18245 六灰膏（《准绳·疡医》卷一）

【组成】灰苋 桑木 枣木 荞麦秆 茄秆（各烧为灰） 石矿灰（研细）

【用法】上药多少不妨,和匀,汤泡水淋,淋下之水煎成膏如糊,装瓷器中。一应毒物以膏点之。若点疬疮、痔疮,待烂去少许,再点之,再烂去,如是渐渐点去。

【主治】发背,疔疮,疖子,肿毒,疬疮,痔疮,痣子,疣子。

18246 六成汤（《温疫论》卷上）

【组成】当归一钱五分 白芍药一钱 地黄五钱 天门冬一钱 肉苁蓉三钱 麦门冬一钱

【用法】照常煎服。

【主治】温疫愈后,三阴不足,大肠虚燥,大便数日不行,别无他证者。

18247 六曲丸（《元和纪用经》）

【组成】曲一斤 术二斤 当归 干姜各三两（一方加甘草二两）

【用法】上为末,炼蜜为丸,如梧桐子大。每服三五十丸,酒送下。

【主治】气血衰弱,胃气不和,不能饮食,食辄不消,四肢怔弱,百疾交攻,多卧嘿嘿。

18248 六合丹（《外科十三方考》）

【组成】上朱砂二钱 石钟乳四钱 珍珠三钱（豆腐煮） 上梅片一钱半 真琥珀三钱 螺壳一钱（白色者）

【用法】上为极细末,瓷罐收好。每用药末二钱,分为十二次,按时一日夜服完,用土茯苓五钱煎水送下。如上部口鼻咽喉溃烂者,于土茯苓内加辛夷三钱。

【主治】花柳梅毒,下疳五淋。

18249 六合汤（《易简方》）

【异名】加味四物汤（《玉机微义》卷四十九）。

【组成】《局方》四物汤加莪术 官桂各等分

【主治】❶《易简方》:经血凝滞,腹内血气作疼。❷《济生》:妇人经事不行,腹中结块疼痛,腰痛腿痛。

【备考】《济生》本方用法:上咬咀。每服四钱,水一盏,煎至七分,去滓,空心温服。

18250 六合汤（方出《元戎》,名见《赤水玄珠》卷十）

【组成】熟地黄 川芎 芍药 当归 地骨皮 牡丹皮

【主治】妇人骨蒸。

18251 六合汤（《永类钤方》卷二十）

【组成】当归 大黄 川芎 熟地黄 白芍 柴胡各一两（一方加桂半两）

【用法】上为末。三岁一钱,水半盏,煎服,不拘时候。

【主治】小儿血热,每日巳午间发热,遇晚则凉。

18252 六合汤

《普济方》卷一一七。为《局方》卷二（续添诸局经验秘方）"六和汤"之异名。见该条。

18253 六合汤（《普济方》卷三二〇）

【组成】紫菀（洗去土,锉,炒） 杏仁（去皮尖） 款冬花（去枝梗子） 人参（去芦） 甘草（炙） 紫苏叶各等分

【用法】上咬咀。每服三钱,水一盏,加蜜少许,煎至五分,食后温服。

【主治】肺虚作嗽喘急。

18254 六合汤

《玉机微义》卷四十九。即《元戎》"附子六合汤"。见该条。

18255 六合汤（《赤水玄珠》卷六）

【组成】陈皮 半夏 茯苓 厚朴 香附 紫苏茎各等分

【用法】每服四钱,加生姜三片,水煎服。

【主治】七情气郁,结成痰涎,状如破絮,或如梅核,咯不出,咽不下,呕逆恶心。

18256 六合汤（《便览》卷二）

【组成】人参 知母 草果 贝母 乌梅 白芷 槟榔 常山各等分

【用法】加生姜三片,大枣二个,水、酒各半煎,露一宿,五更服。

【主治】疟热多寒少者。

18257 六合汤

《增补内经拾遗》卷三。为《元戎》"风六合汤"之异名。见该条。

18258 六合汤（《杏苑》卷六）

【组成】羌活 秦艽 白芍药 防风各一钱 当归 川芎 熟地黄各一钱五分

【用法】上咬咀。水煎熟,食前服。

【主治】失血过多,眩晕不苏。

18259 六合汤（《郑氏家传女科万金方》卷五）

【组成】四物汤加茶膏 羌活

【主治】妇人头风眩晕。

18260 六合散（《宣明论》卷十三）

【异名】金钥匙散。

【组成】大黄一两（纸裹煨） 白牵牛半两（生） 黑牵牛（微炒） 甘遂各半两 槟榔三钱（生） 轻粉一钱

【用法】上为细末。每服一钱,蜜水调下。

【主治】一切燥结,汗后余热,宣转不通;小肠气结,心腹满,胸中结痞,走疰疼痛。

18261 六合散（《百一》卷十八）

【组成】当归 白芍药 地黄各一两 甘草二两 人参 白术各一两

【用法】上咬咀。每服三钱,水一盏,煎八分服。先进固经丸,次服此药。

【主治】妇人产后下血。

18262 六合散（《医便》卷四）

【组成】杏仁皮（烧存性） 香附（童便浸三日,炒黑） 旧红毡子（烧存性） 地肤子（炒） 旧棕荐（烧存性） 壮血余（烧存性） 蟹壳（烧存性） 陈莲蓬（烧存性）

【用法】上为末。每服三钱,用酸浆草汁一钟,冲上热酒一钟,空心热服。此方初服反觉多,以渐而少,由紫色而红,以至于无,即止。既止之后,用十全大补汤二十贴调补,方杜根矣。

【主治】血崩不止,诸药不效者。

18263 六合散（《外科大成》卷四）

【组成】羌活　独活　大茴香　小茴香　杜仲　当归各二钱

【用法】用黄酒一碗浸,露一宿,次早空心去滓温服。

【主治】一切腰疼。

18264　六合散《春脚集》卷二)

【组成】杜仲　肉苁蓉(制)　巴戟(洗)　小茴香　补骨脂　净青盐各一钱

【用法】上为细末。用羊腰子二个,以竹刀剖开,散药末在内,仍合住,外用熟面包好,微火煨熟,好酒送下,日食一服。

【主治】腰痛因寒因虚,伛偻不能步履。

18265　六安煎《景岳全书》卷五十一)

【组成】陈皮一钱半　半夏二三钱　茯苓二钱　甘草一钱　杏仁一钱(去皮尖,切)　白芥子五七分

【用法】水一钟半,加生姜三五七片,煎七分,食远服。

【主治】风寒咳嗽,及非风初感,痰滞气逆者。

【加减】老年气弱者,去白芥子;外感风邪,咳嗽而寒气盛者,多不易散,宜加北细辛七八分或一钱;若冬月严寒邪甚者,加麻黄、桂枝亦可;若风胜而邪不甚者,加防风一钱,或苏叶亦可;若头痛鼻塞者,加川芎、白芷、蔓荆子皆可;若兼寒热者,加柴胡、苏叶;若风邪咳嗽不止而兼肺胃之火者,加黄芩一二钱,甚者,再加知母、石膏,所用生姜止宜一片。寒邪咳嗽,痰不利者,加当归二三钱,老年者尤宜;若气血不足者,当以金水六君煎与此参用;凡非风初感,痰胜而气不顺者,加藿香一钱五分;兼胀满者,加厚朴一钱开痰气。

【宜忌】若气虚卒倒及气平无痰者,皆不可用此。

【临床报道】外感咳嗽:《甘肃中医》[2004,17(4):24-25]六安煎治疗外感咳嗽102例疗效观察,结果:102例中,治愈90例,好转12例,总有效率100%。用药最少1剂,最多9剂。

18266　六军丸《外科正宗》卷二)

【组成】蜈蚣(去头足)　蝉蜕　全蝎　僵蚕(炒去丝)　夜明砂　穿山甲各等分

【用法】上为细末,神曲糊为丸,如粟米大,朱砂为衣。每服三分,食远酒送下。

【主治】瘰疬已成未溃者,不论年月新久,并宜服之。

【宜忌】忌大荤、煎炒。

18267　六攻散《嵩崖尊生》卷九)

【组成】人参　白术　茯苓　甘草　陈皮　炙草　木香各六钱　砂仁三分

【主治】饮食少。

18268　六均丸《医方类聚》卷一一三引《经验秘方》)

【组成】大黄　葛根　朴消　槐花　牵牛　皂角(微燃过,去皮弦子)各等分

【用法】上为末,滴水为丸,如梧桐子大。每服二十丸,温水送下,欲快利,临卧服五七十丸。

【功用】祛风热,除肠中垢腻。

【主治】酒病,诸积滞。

18269　六时散《医心方》卷三引《耆婆方》)

【组成】秦艽　独活　茯神　薯蓣　山茱萸　藁本春各四分、夏各二分,秋各八分,冬各十二分

【用法】上切,捣筛为散。每服一方寸匕,以酒下,一日

二次。

【主治】风气,风眩,头面风,头中风病。

18270　六应丸《中国药典》2010版)

【组成】丁香　蟾酥　雄黄　牛黄　珍珠　冰片

【用法】上为丸,每5丸重19毫克。饭后服,一次10丸,儿童一次5丸,婴儿一次2丸,一日3次;外用,以冷开水或醋调敷患处。

【功用】清热、解毒、消肿、止痛。

【主治】火毒内盛所致的喉痹、乳蛾,症见咽喉肿痛、口苦咽干、喉核红肿;咽喉炎、扁桃体炎见上述证候者。亦用于疔疮疮疡及虫咬肿痛。

【临床报道】智齿冠周炎:《黑龙江中医药》[1996,2:22]六应丸局部外敷治愈智齿冠周炎113例。结果:113例全部治愈,其中2～3天痊愈者67例,4～5天痊愈者40例,6～7天痊愈者6例。

18271　六应散《丹溪心法附余》卷二十四)

【组成】郁金　滑石　川芎各等分

【用法】上为细末。每服一二钱,空心以韭汁调下。

【主治】中风痰迷心窍,癫狂烦乱,人事昏沉,痰涎壅盛,及五痫,心风。

18272　六灵丸《成方制剂》20册)

【组成】人工牛黄0.64克　麝香0.43克　珍珠(制)0.64克　冰片0.43克　雄黄0.43克　蟾酥0.43克

【用法】上制成丸剂,每100丸重0.3克。含服,一次5～10丸,一日1～2次。小儿酌减或遵医嘱。外用,以白酒化开,搽于患处。

【功用】清热解毒,消肿利咽。

【主治】咽喉肿痛、单双乳蛾、丹痧疔疮、痈疖肿毒。

【宜忌】孕妇忌服。

【备考】本品改为含片剂,名"六灵含片"(见《新药转正》)。

18273　六陈汤《便览》卷二)

【组成】青皮　陈皮　干姜　甘草　乌梅　米壳

【用法】水煎,空心服。

【主治】痢疾。

18274　六陈顶《串雅补》卷一)

【组成】巴霜一钱　白土(豆腐制)二钱　雄黄三钱枯矾四钱　半夏五钱　南星六钱

【用法】上为细末,绿豆粉为丸。每服三分,冷茶送下。

【主治】哮喘痰症。

18275　六妙丸《朱氏集验方》卷十一)

【组成】保童丸　芦荟丸　化虫丸　肥儿丸　六神丸蚵蚾丸各一帖

【用法】合和为丸服。

【主治】疳积。

18276　六妙汤《百一》卷六)

【组成】乌梅十个(捶碎)　甘草二寸(生用)　罂粟壳十个(去瓢顶,捶碎)　丁香五十个(全用)　桂心二寸(去粗皮)　缩砂仁四钱半(捶破)

【用法】上药同拌匀,作一服,水一盏半,于银器(忌铜铁器)内煎至七分,去滓温服,滓用水二盏,再煎小半盏服。

【主治】下血,或痢不止。

18277 六妙饮《玉案》卷四）

【组成】陈皮　半夏(姜、矾制)　黄连(姜汁炒)　栀子仁(酒炒)　槟榔各三钱　老生姜五钱

【用法】水煎，温服。

【主治】吐呕不止，口渴身热。

18278 六枝膏

《医方类聚》卷一八八引《烟霞圣效方》。为《圣济总录》卷一三二"六枝乌金膏"之异名。见该条。

18279 六郁丸《北京市中药成方选集》）

【组成】橘皮六十两　神曲(炒)六十两　莪术(炙)九十两　牙皂角三十两　木香十五两　黄连七两五钱　槟榔六十两　甘草七两五钱　黑郁金六十两　三棱(炒)十五两　青皮(炒)三十两　麦芽(炒)六十两　藿香三十两　大黄六十两　砂仁三十两　香附(炙)六十两　黑丑(炒)六十两

【用法】上为细末，过罗，用冷开水泛为小丸。每服二钱，温开水送下。

【功用】❶舒郁宽胸，顺气消痰。❷《成方制剂》：疏郁化结，顺气导滞。

【主治】❶胸膈痞满，肝郁不舒，膨闷胀饱，嗳气吞酸。❷《成方制剂》：气、血、痰、湿、食、火郁结。

【宜忌】孕妇忌服。

18280 六郁汤

《丹溪心法》卷三。本方有气郁汤、湿郁汤、痰郁汤、热郁汤、血郁汤、食郁汤六方。详见专条。

18281 六郁汤《医学正传》卷二引丹溪方）

【组成】陈皮(去白)一钱　半夏(汤泡七次)　苍术(米泔浸)　抚芎各一钱　赤茯苓　栀子(炒)各七分　香附二钱　甘草(炙)五分　砂仁(研细)五分

【用法】上切细，作一服，加生姜三片，水二盏，煎至一盏，温服。

【功用】解诸郁。

【主治】郁证。

【加减】如气郁，加乌药、木香、槟榔、紫苏、干姜，倍香附、砂仁；如湿郁，加白术，倍苍术；如热郁，加黄连，倍栀子；如痰郁，加南星、枳壳、小皂荚；如血郁，加桃仁、红花、牡丹皮；如食郁，加山楂、神曲、麦蘗面。

18282 六郁汤《古今医鉴》卷四）

【组成】香附(童便浸，炒)　苍术(米泔浸，炒)　神曲(炒)　山栀仁(炒黑)　连翘　陈皮　抚芎　贝母(去心)　枳壳(炒)　白茯苓　苏梗各一钱　甘草五分

【用法】上锉一剂。水煎服。

【功用】解诸郁。

【加减】有痰，加南星、半夏；有热，加柴胡、黄芩；血郁，加桃仁泥、红花；湿郁，加白术、羌活；气郁，加木香、槟榔；食郁，加山楂、砂仁。

18283 六郁汤《医学集成》卷一）

【组成】香附　苍术　川芎　炒栀　神曲　半夏

【主治】气闭耳聋。

18284 六奇汤《圣济总录》卷八十九）

【组成】柴胡(去苗)　厚朴(去粗皮，生姜汁炙，锉)　枳壳(去瓤，麸炒)　白术各半两　京三棱(醋浸，炮，锉)　白茯苓(去黑皮)各一两

【用法】上为粗末。每服三钱匕，水一盏，加生姜半分(切碎)，同煎至八分，去滓，空心温服。

【主治】❶《圣济总录》：虚劳羸瘦，日久不瘥。❷《普济方》：心腹痞满，不思饮食。

18285 六味丸

《校注妇人良方》卷二十四。为《小儿药证直诀》卷下"地黄丸"之异名。见该条。

18286 六味汤《外台》卷二十五引《许仁则方》）

【组成】附子(炮)　细辛　甘草(炙)　人参各二两　干姜三两　大黄五两

【用法】上切。以水七升，煮取二升四合，去滓，分温三服。服如人行十里久。一服此汤，当得快利，利中有恶物如鱼脑状，或如桃李，但异于常利，勿怪之。将息经三四日，宜合高良姜等十味散服之。

【主治】痢疾，肠胃中冷热不调，病根固结者。

18287 六味汤《准绳·幼科》卷九引《婴孺方》）

【组成】地黄　桂心各八分　芍药　寒水石　黄芩(炙)　甘草(炙)各二分

【用法】上切细。以水三升，煮一升半，一岁儿二合至三合，量与服之。

【主治】少小寒热进退，啼呼腹痛。

18288 六味汤《百一》卷十一）

【组成】藁本　荆芥　蛇床子　川椒　山茱萸　吴茱萸各等分

【用法】上同煮三五沸，淋脚膝，勿湿脚趾。

【主治】脚气。

18289 六味汤《医方类聚》卷一三三引《经验良方》）

【组成】破故纸(水浸半日，焙干)四两　川楝子(净肉，微炒)四两　舶上茴香(酒浸半日，焙干)四两　南木香一两　沉香一钱　麝香二字(别研)

【用法】上为末。每服三钱，空心青盐沸汤调下。

【主治】男子惊滞疼痛，砂淋，或小便出血。

18290 六味汤

《普济方》卷二一四。为《外台》卷二十七引《许仁则方》"瞿麦六味汤"之异名。见该条。

18291 六味汤

《医学心悟》卷六。即《小儿药证直诀》卷下"地黄丸"改为汤剂。见该条。

18292 六味汤《古方汇精》）

【组成】生地黄　生黄耆　生甘草　白芷(炒)　当归(炒)　穿山甲(炒)各三钱

【用法】患在头面，加川芎五钱；手足，加桂枝五钱；中部，加杜仲五钱；下部，加牛膝五钱。上连引七味，依方称准，分量不可增减。善饮者，用黄酒二碗，煎一碗；不善饮者，酒、水各一碗煎服。

【主治】痈疽，发背，疔疮，并治一切无名肿毒。未成者消，已成者溃。

18293 六味汤《喉科指掌》卷二）

【组成】荆芥穗三钱　薄荷三钱(要二刀香者妙)　炒僵蚕二钱　桔梗二钱　生粉草二钱　防风二钱

【用法】上为末，煎数滚去滓，温好，连连漱下，不可大口一气吃完。如煎不得法，服不得法，则难见效。倘要紧之

时,用白滚水泡之亦可。

【主治】喉科七十二症。

【临床报道】❶急性咽喉病:《吉林中医药》[1999,(4):52]六味汤治疗急性咽喉病116例,结果:痊愈者87例,显效者28例,无效者1例,总有效率99%。❷喉源性咳嗽:《浙江中西医结合杂志》[2008,18(2):109]喉科六味汤治疗喉源性咳嗽,结果:14天的总有效率92%。

18294 六味饮《大生要旨》卷五)

【组成】山楂一钱 紫草一钱 牛蒡子一钱 防风一钱二分 荆芥一钱二分 甘草五分

【用法】水煎服。痘将发之时服之。

【功用】稀痘。

18295 六味脍(《圣济总录》卷一八九)

【组成】鲫鱼(去鳞,切脍)十两 干姜(炮) 荜茇 陈橘皮(汤浸,去白,焙) 胡椒(炒) 莳萝各一分

【用法】上六味,除鱼外,为细末。先将豉汁八合煎令热,投鱼脍,次入药末五钱匕,搅和煮熟,乘热空心顿服。

【主治】冷痢白如鼻涕,脐腹切痛。

18296 六物丸(《普济方》卷一七六引《圣惠》)

【组成】栝楼根八分 麦门冬(去心)六分 知母五分 人参 苦参粉 土瓜根各四分

【用法】上为细末,牛胆和为丸,如梧桐子大。每服二十丸,麦粥汁送下,一日三次。未知,稍加至三十丸。

【主治】消渴。

【加减】咽干者,加麦门冬;舌干,加知母;胁下满,加人参;小便数,加土瓜根。随患各加一分。

18297 六物汤(《杨氏家藏方》卷十六)

【组成】阿胶(蛤粉炒成珠子) 糯米(炒) 黄耆(蜜炙) 川芎 当归(洗,焙) 熟干地黄(洗,焙)各等分

【用法】上咬咀。每服三钱,水一盏,加生姜三片,葱白一寸,同煎至七分,空心、食前去滓温服。

【功用】安胎和气。

【主治】胎动不安,腰腿疼重,恶露频下。

18298 六物汤(《魏氏家藏方》卷七)

【组成】罂粟壳(去顶蒂瓤,蜜炒) 枣子各十二个 香薷一握 橘皮二枚(全者,去白) 甘草五寸(炙) 生姜十片

【用法】上为粗末,作三服。用水一中碗,煎至七分,去滓,空心温服。

【主治】赤白痢,秋后不效者。

18299 六物汤(《妇人良方》卷二引陈氏方)

【异名】胶艾六合汤(《元戎》)。

【组成】四物汤加阿胶 艾叶

【主治】痢疾,及妊娠伤寒汗下后,血漏不止。

❶《妇人良方》引陈氏方:痢疾,腹痛难忍。❷《妇人良方》:血痢不止。❸《元戎》:妊娠伤寒汗下后,血漏不止,胎气损者。

【备考】本方方名,《玉机微义》引作"加味四物汤"。《元戎》本方用四物汤四两,阿胶、艾叶各五钱。

18300 六物汤(《直指》卷十二)

【组成】嫩常山二钱半 柴胡 鸡心槟榔 青皮(去白)各二钱 草果仁 甘草(炙)各一钱半

【用法】上锉,分三服。每服用大软乌梅二个,好夏酒准一啜许,新水二盏,煎半,隔宿露空,以纱盖之,次早拂明服。若寒热等,加制厚朴二钱,略暖服,是日饮食皆勿用热。

【主治】久疟不已,寒少热多。

18301 六物汤(《直指》卷十六)

【组成】荜茇 荆芥穗 川楝子(不蛀,连皮核用) 生姜母 软乌梅 甘草各等分

【用法】上药于石臼中捣细,用瓷器盛,以自己满腹小便,去其首尾,取中间小便浸药,两重纱盖,露星一宿,拂明饮其清汁。续用车前子、山茵陈、竹元荽煎汤,乘热调五苓散服,自觉黄水从小便出而肚不胀。

【主治】酒疸肚胀。

【备考】本方方名,《医方类聚》引作"六物饮"。

18302 六物汤

《医统》卷七十五引《医林》。为《外台》卷二十三引《范汪方》"六物胡粉敷方"之异名。见该条。

18303 六物汤

《普济方》卷一六四。为《杨氏家藏方》卷六"六君子汤"之异名。见该条。

18304 六物汤(《直指·附遗》卷十五)

【异名】四物知柏汤、知柏四物汤(《症因脉治》卷二)、既济汤(《证治宝鉴》卷二)。

【组成】川芎 白芍药(酒炒) 生地黄(酒洗) 当归(酒洗) 黄柏(蜜炒) 知母(酒炒)各等分。

【用法】上咬咀。用水一钟半,煎至八分,食前温服。

【功用】滋阴血,降肾火。

【主治】阴虚火旺,咳喘气逆,血虚腹痛,面色萎黄,妇人崩漏,妊娠胎动,脉细数。

❶《直指·附遗》:火证。❷《症因脉治》:阴虚喘逆。血热不得卧。肝经血热筋挛。血虚腹痛,偟偟作痛,如细筋牵引,下引少腹,上引肋梢,肢体瘦弱,面色萎黄,腹虽痛而不饱闷,痛无定处,阴虚阳旺,脉见细数者。❸《伤寒大白》:内伤阴火,内冲头痛。❹《医略六书》:胎动脉洪虚数者。❺《金鉴》:崩血、漏血属热多者。❻《叶氏女科》:肝肾虚热成淋。

【方论选录】❶《医略六书》:妊娠冲任血亏,热迫于下,故胎动不安,此胎动因于血热而胎失所养焉。生地滋阴凉血以安胎;当归养血荣经以荣胎;川芎引入血海;白芍收敛任阴;黄柏清热存阴;知母润燥益阴,水煎温服。俾热化血充,则冲任清和而得所养,胎无不安,何胎动之有乎?❷《成方便读》:以地、芍壮水,知、柏退阳;有血证,故用当归,引诸血各归其所当之经;川芎能行血中之气,自然气顺血调,不虚不滞矣。

18305 六物汤(《赤水玄珠》卷十四)

【组成】四君子加酸枣仁 生姜

【用法】水煎服。

【主治】振悸不得眠。

18306 六物汤(《医级》卷八)

【组成】当归 熟地 川芎 白芍 肉桂 黄耆(炙)

【主治】气血不足,寒滞食减;或阴虚气陷,腹痛滞下;及妇人胞宫虚冷,带浊崩堕,难产经闭;及疝瘕瘀蓄,痘疮。

【加减】胃寒呕恶,加干姜;水道不利,加茯苓、泽泻、猪

苓;气滞、气逆,加香附、木香、丁香、砂仁、乌药;阴虚疝痛,加楝实、吴萸、茴香;瘀蓄胀痛,经闭不行,去黄耆,加红花、桃仁、茜草、牛膝、益母;疮痘虚寒或表寒闭滞,加麻黄、细辛、紫苏、羌、防之类。

18307 六物饮

《医方类聚》卷一三二。即《直指》卷十六"六物汤"。见该条。

18308 六物散

《三因》卷十六。为《外台》卷二十三引《范汪方》"六物胡粉敷方"之异名。见该条。

18309 六物散（《魏氏家藏方》卷九）

【组成】五倍子半两(烧) 黄柏 当归(去芦,炒) 腻粉 白矾(枯,别研) 漏芦各半钱

【用法】上为极细末。以盐水洗疮,拭干敷之。

【主治】湿热臁疮。

18310 六物煎（《景岳全书》卷五十一）

【组成】炙甘草 当归 熟地(或用生地) 川芎三四分(不宜多) 芍药(俱随宜加减) 人参(或有或无,随虚实用之。气不虚者不必用)

【用法】上咬咀。水煎服。

【主治】痘疹血气不充,并治男女气血俱虚等证。

【加减】如发热不解,或痘未出之先,宜加柴胡以疏表,或加防风佐之;如见点后,痘不起发,或起而不贯,或贯而浆薄,均宜单用此汤,或加糯米、人乳、好酒、肉桂、川芎以助营气;如气虚痒塌不起,加川山甲(炒用);如红紫血热不起,宜加紫草或犀角;如脾气稍滞者,宜加陈皮、山楂;如胃气虚寒多呕者,加干姜(炒用),或加丁香;如腹痛兼滞者,加木香、陈皮;表虚气陷不起,或多汗者,加黄耆;气血俱虚未起未贯而先痒者,加肉桂、白芷;如元气大虚,寒战咬牙,泄泻,宜去芍药,加黄耆、大附子、干姜、肉桂。

18311 六和汤（《传信适用方》卷四）

【组成】生姜一斤(切片,晒干) 草果半斤(去壳并白皮) 甘草四两(炒) 缩砂四两 胡椒半两 荜茇半两

【用法】上为末。入盐点服。

【功用】去暑毒疫气。

18312 六和汤（《局方》卷二续添诸局经验秘方）

【异名】六合汤(《普济方》卷一一七)。

【组成】缩砂仁 半夏(汤泡七次) 杏仁(去皮尖) 人参 甘草(炙)各一两 赤茯苓(去皮) 藿香叶(拂去尘) 白扁豆(姜汁略炒) 木瓜各二两 香薷 厚朴(姜汁制)各四两

【用法】上锉。每服四钱,水一盏半,加生姜三片,枣子一个,煎至八分,去滓,不拘时候服。

【主治】❶《局方》:心脾不调,气不升降,霍乱转筋,呕吐泄泻,寒热交作,痰喘咳嗽,胸膈痞满,头目昏痛,肢体浮肿,嗜卧倦怠,小便赤涩,伤寒阴阳不分,冒暑伏热烦闷,或成痢疾;中酒烦渴畏食。❷《杏苑》:伤食噫酸臭气,或因暑热,渴饮冷水冷物,致心腹疼痛,或冒暑背寒自汗,四肢厥冷。

【临床报道】急性肠炎《中国基层医药》〔2006,13(3):475〕中药六和汤治疗急性肠炎86例报告,结果:治愈66例,好转14例,无效6例,总有效率93%。

18313 六和汤（《丹溪心法》卷二）

【组成】人参 知母 草果 贝母 乌梅 白芷 槟榔 柴胡各一钱(用酒拌) 常山二钱

【用法】上锉。加生姜三片,大枣一个,水煎服。

【主治】疟疾。

18314 六和汤

《普济方》卷二五三。为《医部全录》卷二五八引河间方"六和半夏汤"之异名。见该条。

18315 六和汤（《普济方》卷三九〇）

【组成】陈皮一两(去白) 青皮(去白) 柴胡 净香附 苏叶各三两 甘草一两半

【用法】上㕮咀。水煎服。

【主治】疟疾寒多热少,食积疳热。

18316 六和汤（《医统》卷八十八）

【组成】川芎 当归 白芍药 生地黄 人参 白术各等分

【用法】上㕮咀。水煎,不拘时候服。

【主治】虚热,三焦五脏不和,啼哭烦躁,夜出盗汗。

18317 六和汤（《医方考》卷一）

【组成】砂仁 半夏 杏仁 人参 甘草各一两 白术 藿香 木瓜 厚朴 扁豆 赤茯苓各二两

【主治】夏月病人霍乱转筋,呕吐泄泻,寒热交作,倦怠嗜卧;伏暑烦闷,小便赤涩,或利或渴;中酒;胎产。

【方论选录】六和者,和六府也。脾胃者,六府之总司,故凡六府不和之病,先于脾胃而调之。此知务之医也。香能开胃窍,故用藿、砂;辛能散逆气,故用半、杏;淡能利湿热,故用茯、瓜;甘能调脾胃,故用扁、术;补可以去弱,故用参、草;苦可以下气,故用厚朴。夫开胃散逆则呕吐除,利湿调脾则二便治,补益去弱则胃气复而诸疾平。盖脾胃一治,则水精四布,五经并行,虽百骸九窍皆太平矣,况于六府乎?

18318 六和汤（《幼科铁镜》卷六）

【组成】陈皮 半夏 白茯苓 甘草 黄连 厚朴 藿香 香薷 扁豆 木瓜

【主治】❶《幼科铁镜》:长夏外夹感暑吐泻。❷《痢疟纂要》:热痢。

18319 六和汤（《胎产秘书》卷上）

【组成】藿香 砂仁各五分 陈皮 茯苓各四分 人参 木瓜各一钱 扁豆二钱 杏仁十粒 生甘草四分 夏曲六分

【用法】加生姜三片,大枣二个,竹茹一团,水煎服。

【主治】妊娠霍乱吐泻,心躁腹痛。

18320 六和汤（《不知医必要》卷二）

【组成】党参(米炒,去芦) 半夏(制) 砂仁(杵)各一钱 扁豆(炒,杵) 藿香 赤茯苓 木瓜各二钱 炙草一钱

【用法】加生姜三片,红枣一个,水煎服。

【主治】夏秋暑湿伤脾,或饮冷乘风,多食瓜果,以致客寒犯胃,食留不化,遂成霍乱。

18321 六和茶（《全国中药成药处方集》福州方）

【组成】藿香一两五钱 川朴一两 杏仁一两五钱 半夏二两 木瓜一两五钱 赤苓二两 苍术一两五钱 人参一两 扁豆二两 甘草二钱 茶叶四两 砂仁五钱

【用法】上为细末。加生姜、大枣,水煎服。

【功用】调和六气。

18322 六和茶（《成方制剂》14 册）

【组成】白茅根 薄荷 布渣叶 苍术 淡竹叶 倒扣草 地胆草 甘草 岗梅 贯众 鬼羽箭 黄芩 金锦香 金银花 荆芥 连翘 毛麝香 木棉花 蟛蜞草 青蒿 山楂 水翁花 土茵陈 夏枯草 香薷 栀子

【用法】每袋或每盒装 18.8 克。用水煎服，一次 18.8 克，一日 2～3 次。

【功用】清热祛湿，解暑消食。

【主治】感冒发热，头痛身倦，四肢不适，食滞饱胀。

18323 六和散（《外科全生集》卷四）

【组成】海螵蛸 龙齿（水飞） 象皮（煅存性，研极细） 血竭 乳香 轻粉各等分

【用法】上为细末，收贮。或干掺，或用鸡蛋熬油调拂。

【主治】疮疡烂孔收小者。

18324 六和膏（《中医皮肤病学简编》）

【组成】海螵蛸 10 克 煅龙骨 10 克 象皮 6 克 血竭 6 克 木香 6 克 没药 6 克 轻粉 6 克

【用法】上为细末。撒布患处。

【主治】冻疮。

18325 六宝散（《仙拈集》卷四）

【组成】五倍（烧存性） 朱砂各七分 儿茶五分 轻粉二分半 水银一分 冰片半分

【用法】上为细末。敷患处。

【主治】阴头疳疮。

【加减】如从一边烂，加狗骨烧灰二分；从周围烂，加鳖壳烧灰二分。

18326 六珍丹

《三因》卷九。为《外台》卷十五引《古今录验》"雄黄丸"之异名。见该条。

18327 六珍丹

《普济方》卷一〇〇。为原书卷九十九"雄黄丸"之异名。见该条。

18328 六珍汤（《普济方》卷三一〇）

【组成】川当归 熟地黄 白芍药 芎䓖 乳香（另研） 没药（另研）各等分

【用法】上为细末。每服二钱，以酒调下，不拘时候。

【主治】跌损。

18329 六柱汤

《证治要诀类方》卷一。为《医方类聚》卷一四二引《济生》"六柱散"之异名。见该条。

18330 六柱饮

《医学六要·治法汇》卷三。为《医方类聚》卷一四二引《济生》"六柱散"之异名。见该条。

18331 六柱散（《医方类聚》卷一四二引《济生》）

【异名】六柱汤（《证治要诀类方》卷一）、六柱饮（《医学六要·治法汇》卷三）。

【组成】白茯苓（去皮） 附子（炮，去皮脐） 人参 木香（不见火）各一两 肉豆蔻 诃子

【用法】上为细末。每服三钱，水一盏半，加生姜五片，入盐少许，煎至七分，食前温服。

【主治】❶《医方类聚》引《济生》：元脏气虚，真阳耗散，两耳常鸣，脐腹冷痛，头旋目晕，四肢怠倦，小便滑数，滑泄不止。❷《张氏医通》：泻利完谷。

【备考】方中肉豆蔻、诃子用量原缺。

18332 六柱散（《活幼心书》卷下）

【组成】人参（去芦） 白茯苓（去皮） 熟附子 南木香 肉豆蔻 白术各半两

【用法】上咬咀。每服二钱，水一盏，加生姜二片，大枣一个，煎七分，不拘时候温服。

【主治】小儿吐痢泄泻，胃虚脾慢，手足俱冷，六脉沉微。

18333 六厘散（《良朋汇集》卷四）

【组成】南星一两（用羌活、生姜同煮，无白心为度） 半夏一两（如南星制） 黄耆一两（蜜炙） 姜黄八钱 朱砂一钱 胡黄连二钱五分 麝香一分 冰片半分

【用法】上为细末，瓷瓶收固，勿见日色，勿近暖处。每用六厘，急惊风，用羌活、荆芥汤下；慢惊，用姜、枣汤下；饮食不消，用山楂、麦芽汤下。

【主治】小儿急慢惊风，痰涎壅盛。

18334 六星丹

《外科真诠》卷上。为《洞天奥旨》卷十二"六星散"之异名。见该条。

18335 六星散（《洞天奥旨》卷十二）

【异名】六星丹（《外科真诠》卷上）。

【组成】儿茶五钱 雄黄一钱 冰片二分 轻粉三分 滑石二钱 血竭五钱

【用法】上药各为极细末。先以炙甘草三钱、苦参三钱，煎汤洗之后，搽之。

【主治】镟指疳。

18336 六香散（《准绳·类方》卷五）

【组成】甘松（去土） 零陵香 香白芷 茅香（去土，锉） 香附子（炒） 藿香 川芎各二两 三奈子半两

【用法】上除三奈子另研，余七味同为咬咀，分作四剂。每用一剂，以水六大碗，煎至三碗，去滓，却入三奈子搅匀，乘热洗疮。若疮不破，用钺针于疙瘩疮上刺破，令恶血出尽，然后淋洗，一伏时洗一番，洗了拭干，用八金散点。

【主治】癞病。

【宜忌】淋洗时，浴室毋令透风，卧处须令暖和得所，一月之间不可出外。若热，不可饮冷水。

18337 六香膏（《东医宝鉴·杂病篇》卷九）

【组成】白檀香 沉束香 丁香 零陵香 甘松香 八角香各一两

【用法】上为粗末，入三升蜜中浸之，封口，经七日或十日，取出于火上微温，下筛去滓，乃入三奈子细末五钱、小脑末三钱，冬瓜仁细末七两或十两，搅匀，再下疏筛，贮器中用之。其滓作团，于火中烧之甚佳，谓之江梅香。

【主治】冬寒冻伤，皲瘃。

18338 六胆汤（《效验秘方·续集》费振平方）

【组成】金钱草 30 克 鸡内金 9 克 广木香 9 克 香附 9 克 佛手 3 克 逍遥丸 9 克（包）。

【用法】每日 1 剂，水煎 2 次，日服 2 次。

【功用】理气解郁，利胆止痛。

【主治】慢性胆囊炎，胆结石。

【方论选录】本方以理气解郁,渗湿利胆,消积化石为原则。方中金钱草渗泄湿热,且长于利胆;鸡内金消积化石,有运脾利胆之功;广木香行气止痛,香附理气解郁,善治气结;佛手理气;逍遥丸舒肝解郁,健脾和营。六者配合,相得益彰。

18339 六度煎（《霉疬新书》）

【组成】当归 芍药 附子 黄耆 虎胫骨各一钱 土茯苓八钱

【用法】以水一升,煮取六合,去滓,再以水六合,煮取四合,又以水四合,煮取二合,以三煮汁合和,温服,不拘时候。

【主治】霉疮,筋骨疼痛,诸药不效,形体虚怯者。

18340 六神丸（《医方类聚》卷二五四引《局方》）

【组成】木香（湿纸裹煨） 黄连（去须） 神曲（炒） 川楝子肉 芜荑 麦蘖（妙）各等分

【用法】上为细末,獖猪胆蒸熟为丸,如麻豆大。每服三四十丸,量儿大小加减,不饥不饱时服。

【主治】小儿诸疳。

18341 六神丸（《圣济总录》卷一四一）

【组成】鹤虱 金星石（煅,酒淬三遍）各一两 芜青五十个（去翅足,生用） 皂荚仁一百个 磁石（煅,醋淬十遍） 铅丹（研）各二两

【用法】上为末,都用荷叶四五重裹,于饭甑上蒸一馈久,取出研匀。别取白矾一分,泡水为丸,如梧桐子大。每服十丸,麝香酒送下,临卧时连三服,未效,再一二服。

【主治】五种痔痛。

18342 六神丸（《圣济总录》卷一四三）

【组成】鲮鲤甲（烧灰） 皂荚刺（烧灰） 猬皮（烧灰） 雄黄（研） 硫黄（研） 鹤虱（为末）各等分

【用法】上药在一处研匀,用麝香水煮面糊为丸,如梧桐子大。每服十五丸,空心煎炀酒或汤送下。加至二十丸。

【主治】痔瘘,脓血不止。

18343 六神丸

《圣济总录》卷一七三。为《局方》卷十"六神丹"之异名。见该条。

18344 六神丸（《圣济总录》卷一八五）

【异名】菖蒲丸（《普济方》卷二二四）。

【组成】石菖蒲（洗,锉,焙） 地骨皮（洗,焙） 远志（去心） 牛膝（去苗,酒浸,焙） 生干地黄 菟丝子（酒浸七日,炒,别捣,罗为末）各等分

【用法】上六味,除菟丝子外,为末,再与菟丝子一处和匀,炼蜜为丸,如梧桐子大。每服二十丸,空心、食前温酒或盐汤任下,加至三十丸。

【功用】平补诸虚,大益气血。

【主治】《普济方》:男子、妇人虚怯,健忘,精神恍惚,四肢不能动。

18345 六神丸（《幼幼新书》卷二十五引《庄氏家传》）

【组成】丁香 肉豆蔻（面煨） 南木香各一两 芦荟 使君子 诃子皮各半两

【用法】上为细末,面糊为丸,如黄米大。每服三十丸,空心米饮送下。

【主治】❶《幼幼新书》:疳瘦。❷《袖珍》:吐泻。

18346 六神丸

《宣明论》卷十三。为原书同卷"金针丸"之异名。见该条。

18347 六神丸（《杨氏家藏方》卷十四）

【组成】当归（洗,焙） 川乌头（炮,去皮脐） 水蛭（灰炒黑焦） 附子（炮,去皮脐） 没药（别研）各一两 草乌头二枚（炮,去皮尖）

【用法】上为细末,酒煮面糊为丸,如梧桐子大。每服三十丸,温酒、盐汤任下。加至五十丸,如伤折筋骨,酒熬膏子,调此药摊故帛上贴之。

【主治】打扑闪肭,坠车落马,伤折筋骨,瘀血不出,腹胀气满,不得安卧。

18348 六神丸（《妇人良方》卷八）

【组成】神曲（别为末,留作糊） 麦芽 茯苓 枳壳 木香（煨,白术倍之） 黄连（赤痢倍之）各等分

【用法】上为末,用神曲末作糊为丸,如梧桐子大。每服五十丸,赤痢,甘草汤送下;白痢,干姜汤送下;赤白痢,干姜、甘草汤送下。

【主治】❶《妇人良方》:赤白痢疾。❷《景岳全书》:食积兼热,赤白痢疾,或腹痛不食,或久而不止。

【方论选录】此方有黄连可以解暑毒、清脏腑、厚肠胃;有木香能温脾胃、逐邪气、止下痢;有枳壳能宽肠胃;有茯苓能利水道;有神曲、麦芽可以消滞。

18349 六神丸（《普济方》卷三九一引《保婴方》）

【组成】芦荟三钱 大槟榔半两 血竭（别研）半两 使君子（另捣极细） 肉豆蔻各半两（面裹烧熟,去面不用） 京三棱一两

【用法】上除京三棱外,为细末,用乌鸡一个,去肚肠净,将京三棱装在肚内,缝合煮熟为度。不用鸡肉,只用京三棱切作片子,晒干,同诸药一处为细末,枣肉为丸,如黄米大。每服三五十丸,空心、食前温米饮汤送下,一日二次;或熬皂角汤送下亦可。

【主治】小儿久患脾癖,面黄肌瘦,肚大腹胀;或有瘦虫,服诸药不效者。

【宜忌】忌一切肉、硬冷等物。

18350 六神丸（《普济方》卷三九七）

【组成】黄连二两 木香 麦芽（炒） 枳实（麸炒） 赤茯苓各一两 麝香 白矾 巴豆 附子 珍珠 雄黄各等分

【用法】上制合,取桑条如箭干长三寸,以绵缠头二寸,唾濡绵,沾取药,着绵上,纳谷道中,半日复易之,一日二次。

【主治】赤白痢。

18351 六神丸（《扶寿精方》）

【组成】破故纸（炒）四两 肉豆蔻（生用）二两 神曲 麦芽 小茴香（俱炒）各五钱 广木香（不见火）三钱

【用法】上为末。加生姜二两切片,煮红枣肉为丸,如梧桐子大。每服三十丸,盐汤送下。

【主治】脾虚肾虚,不时作泻。

18352 六神丸（《活人方》卷四）

【组成】白术八两 肉果（面煨）二两 五味子（焙干）一两 粟壳（醋炒）二两 补骨脂（盐炒）四两 肉桂一两 吴茱萸（滚水泡浸,晒干,醋炒）一两

【用法】醋糊为丸。每服二三钱,空心姜汤送下。

【功用】久服能使脾土健运,肾气固摄,阳升阴降,水道分利。

【主治】五泄,昼夜无度,滑泄不禁,精力虚惫,形神枯萎者。

18353 六神丸(《喉科心法》卷下引雷允上方)

【组成】关西黄一钱五分 上辰砂一钱五分(须镜面劈砂) 杜蟾酥一分五厘(烧酒化) 粗珍珠一分五厘 当门子一分五厘 百草霜五分

【用法】上为细末,米浆为丸,如芥菜子大,以百草霜为衣,瓷瓶收贮,勿使泄气。每服五丸、七丸、十丸不等,视病势轻重服之;茶汤不能进者,每用十丸,以开水化开,徐徐咽下。重者再进一服。

【主治】时邪疠毒,烂喉丹痧,喉风喉痈,双单乳蛾;疔疮对口,痈疽发背,肠痈腹疽,乳痈乳岩,一切无名肿毒;小儿痰急惊风,肺风痰喘,危在顷刻。

18354 六神丸(《古今名方》引雷允上方)

【组成】珍珠粉 犀牛黄 麝香各4.5克 雄黄 蟾酥 冰片各3克

【用法】上药各为细末,用酒化蟾酥,与前药末调匀为丸,如芥子大,百草霜为衣。每服5至10丸,一日二至三次。亦可外用。

【功用】清热解毒,消炎止痛。

【主治】咽喉肿痛或溃疡,白喉,扁桃体炎,口疮,痈疽,疔疮,小儿高热抽搐。现亦试用于喉癌。

【宜忌】孕妇慎用。

【临床报道】❶龋齿疼痛:《陕西中医函授》[1983,(4):4]取六神丸5粒,包于少许脱脂棉中(棉愈少疗效愈好),填塞龋洞之中,多于1～2分钟止痛。对牙颈龋和磨牙的颊面龋等不能填塞者,可用六神丸一瓶,碾碎成粉,溶于1毫升冷开水中,等药粉完全溶解后,取脱脂棉少许,蘸药液使达饱和,然后外贴患处。治疗120余例,收到迅速止痛的效果。❷缠腰火丹:[《中医杂志》1983,(12):72]张某,女,80岁。左臀部疱疹糜烂连片,两腿自踝至膝水肿,按之没指,形体瘦削,语声低微,翻身不得,阵阵剧痛,舌质暗红,苔薄微黄,脉象沉细无力。素有痰喘宿疾,心力衰弱,高年正虚,治节无权。拟六神丸于少进饮食后每服5丸,一日三次,如能受药则渐加至10丸。另将六神丸以适量开水融化后涂抹患处。服药当夜疼痛减轻,三日后疮面渐渐收水。内外共用6支(每支30粒)后,疱疹收没愈合。

18355 六神丸(《青囊秘传》)

【组成】乳香一钱 没药一钱 熊胆一钱 鲤鱼胆三个 硇砂一钱 狗宝一钱 元寸五分 白丁香四十九粒 蜈蚣 黄占各三钱 头胎男乳一合 腰黄一钱 扫盆一钱 真西黄一钱 白粉霜三钱 杜酥二钱 乌金石一钱

【用法】上药各取净末,以鲤鱼胆、黄占溶化为丸。每服十丸,开水化下。重者再进一服。

【主治】时邪温毒,烂喉丹痧,喉风,喉痛,双单乳蛾;疔疮,对口,痈疽,发背,肠痈,腹疽,乳痈,乳岩,一切无名肿毒;小儿急慢惊风,危在顷刻。

18356 六神丸(《药奁启秘》)

【组成】犀黄钱半 濂珠钱半 麝香钱半 杜蟾酥钱半(酒化)

【用法】上为末,米浆为丸,如芥子大,百草霜为衣。每服五分。

【主治】一切痈疽痰毒。

18357 六神丸(《中药成方配本》)

【组成】西牛黄一钱五分 珠粉一钱五分 麝香一钱五分 蟾酥二钱 飞腰黄二钱 飞朱砂一钱五分

【用法】各取净末,用高粱酒一两化蟾酥为丸,如芥子大,百草霜三分为衣,每一百丸约干重一分。每服七丸至十丸,食后开水吞服,一日二次。小儿酌减。

【功用】消肿解毒。

【主治】咽喉肿痛,痈疽疮疖。

【宜忌】孕妇忌服。

18358 六神丹(《局方》卷十)

【异名】六神丸(《圣济总录》卷一七三)。

【组成】丁香 木香 肉豆蔻(去壳)各半两(上三味用面裹,同入慢灰火煨,令面熟为度,取出放冷) 诃子(煨,去核) 使君子仁各半两 芦荟(细研入药)一两

【用法】上为细末,以枣肉为丸,如麻子大。每服五丸至七丸,乳食前温米饮送下。

【主治】小儿疳气羸瘦,脏腑怯弱,泄泻虚滑,乳食减少,引饮无度,心腹胀满。

18359 六神丹(《普济方》卷三七五引《卫生家宝》)

【组成】白僵蚕(直者)一钱(浴净,姜汁浸,微炒) 辰砂一钱(研) 蜈蚣(大者)一条(去头足,刮去腹中物,酒浸,炙香) 蝎梢一钱(去尖) 半夏(陈者)一钱(刮去脐,沸汤洗七次) 真麝香一字 甘草一钱(炙匀) 人参一钱(去芦,洗,切,焙) 藿香叶一钱(去尘土)

【用法】上为细末,炼蜜为丸,如鸡头子大。周岁儿每服一丸,薄荷汤下;二三周及一周者,以意加减。

【功用】安神养魄,去风邪,定嗽喘,利膈。

【主治】小儿急慢惊风,涎潮气壅。

18360 六神丹(《普济方》卷一六九)

【组成】巴豆(去皮油膜) 蓬术 青皮 陈皮 白姜(炮) 黄连各一两

【用法】上为细末,醋糊为丸,如梧桐子大。每服十丸至十五丸,姜、盐汤送下;或米饮茶汤亦可;面色萎黄,已患伤寒不痊者,用药二钱,茶二钱,生姜三片,葱白一根,水一盏半,煎至一盏,吞下六神丹,用被盖出汗,宣三五行;温粥补脾寒;妇人血气病,两胁痛,每服十丸,用红花酒送下;男子冷气或两肋刺痛,每服十丸,炒茴香酒送下;冷泻,每服十丸,酸醋汤送下;热泻,每服十丸,冷水送下;瘕聚积滞,随意斟酌,加减服之。

【主治】男子妇人,远年近日,饮酒过度,结成痞块,噫醋吞酸,肚腹膨胀疼痛,诸般积病。

18361 六神丹(《万氏家抄方》卷三)

【组成】沉香 木香 槟榔 乌药 枳壳 大黄(蒸九次)各等分

【用法】水为丸。白汤送下。

【主治】气滞腹急,大便闭涩。

18362 六神曲(《成方制剂》19册)

【组成】苍耳草 赤小豆 苦杏仁 辣蓼 麦麸 面

粉　青蒿

　　【用法】上依制曲法制成。每次 6～12 克,水煎服。或粉碎后入茶、丸、散等制剂用。

　　【功用】健脾和胃,消食调中。

　　【主治】脾胃虚弱,饮食停滞,胸痞腹胀,呕吐泻痢,小儿食积。

　　【宜忌】置阴凉干燥处,防潮,防虫蛀。脾胃虚、胃火盛者不宜用;能落胎,孕妇宜少食。

18363　六神汤(《圣济总录》卷三十一)

　　【组成】鳖甲(去裙襕,醋炙)　柴胡(去苗)　人参　知母(焙)　黄连(去须,炒)各一两　乌梅肉(炒)半两

　　【用法】上为粗末。每服五钱匕,水一盏半,加生姜半分(拍碎),同煎至八分,去滓,食后温服。

　　【主治】伤寒愈后劳复,壮热头痛。

18364　六神汤(《圣济总录》卷三十一)

　　【组成】人参　白茯苓(去黑皮)　防风(去叉)　百合　黄耆(锉)　干山芋各一两

　　【用法】上为粗末。每服三钱匕,水一盏,煎至七分,去滓温服,不拘时候。

　　【主治】伤寒虚烦不安。

18365　六神汤(《圣济总录》卷三十二)

　　【组成】人参　白术　黄耆　茯苓　枳实　甘草(锉)各一两。

　　【用法】上为粗末。每服五钱匕,水一盏半,加生姜半分(拍碎),大枣三个(劈破),粳米少许,同煎至七分,去滓,食前温服。

　　【主治】伤寒后虚羸,不思饮食。

18366　六神汤(《圣济总录》卷七十五)

　　【组成】黄连(去须,炒)　车前子各二两　地榆　山栀子仁　甘草(炙,锉)各半两　陈橘皮(汤浸,去白,焙)一两

　　【用法】上为粗末。每服五钱匕,以浆水一盏半,煎至八分,去滓空心服。

　　【主治】赤痢腹痛,或下纯血。

18367　六神汤(《幼幼新书》卷八引《赵氏家传》)

　　【异名】二三君子汤(《杂病广要》引《卫生家宝》)。

　　【组成】人参　白术　白茯苓　干山药　绵黄耆(炙,刮去皮,细锉)各一两　甘草(炙)半两

　　【用法】上为细末。每服半钱,白汤点下。

　　【功用】养气,补虚,进食。

　　【主治】小儿因病气弱,或因吐泻,胃虚生风,精神沉困,不思饮食,时时欲吐。

18368　六神汤(《三因》卷十)

　　【组成】莲房　干葛　枇杷叶(去毛)　甘草(炙)　栝楼根　黄耆各等分

　　【用法】上为散。每服四钱,水一盏,煎七分,去滓温服。

　　【主治】三消渴疾。

　　【加减】小便不利,加茯苓。

18369　六神汤

　　《易简方》。为《三因》卷十八"六神散"之异名。见该条。

18370　六神汤

　　《御药院方》卷十一。为《产乳备要》"六神散"之异名。见该条。

18371　六神汤(《得效》卷十二)

　　【异名】六神散(《奇效良方》卷六十五)。

　　【组成】嫩黄耆　白扁豆(炒)　人参　白术　白茯苓　粉草各等分

　　【用法】上为末。每服二钱,苏盐汤、正气生姜枣子汤调下。

　　【功用】理脾胃虚,止吐泻,进饮食,养气。

　　【主治】❶《袖珍》:脾胃虚,吐泻,不进饮食。❷《奇效良方》:脾胃虚弱,津液燥少,内虚不食,身发虚热。

　　【加减】或加藿香叶亦可。

18372　六神汤(《普济方》卷九十六引《卫生宝鉴》)

　　【组成】天雄一个(炮,去皮脐)　大附子一个(用七钱的块,去皮脐)　天南星半两(炮,切片,姜汁浸半日)　半夏半两(炮,切片,姜汁浸半日)　人参半两　白术半两

　　【用法】上为散。每服三大钱,水二大盏,加生姜二十大片。同煎至八分,去滓温服,不拘时候。

　　【主治】老人急中风虚,涎潮口噤,昏沉不醒。

18373　六神汤

　　《东医宝鉴·内景篇》卷四。即《直指》卷十三"木香散"。见该条。

18374　六神汤(《寿世新编》)

　　【组成】橘红　石菖蒲　半夏曲　胆星　茯神　旋覆花各一钱

　　【用法】水煎,滤清服。

　　【主治】产后痰迷,神昏谵语,恶露不断,甚或半身不遂,口眼歪斜。

18375　六神汤(《镐京直指》)

　　【组成】熟附子一钱五　淡吴萸八分　鹿角霜三钱　五味子四分　炮姜八分　煨肉果一钱五　诃子肉一钱五　倭硫黄一钱(制)

　　【用法】水煎服。

　　【主治】命门火衰,五更肾泻,真阳不能蒸腐水谷。

18376　六神饮(《医方类聚》卷二六六引《吴氏集验方》)

　　【组成】黄耆(蜜炙)　地骨皮　乌梅肉　龙胆草　秦艽　银州柴胡各等分

　　【用法】上㕮咀。每服二钱,水一盏,淡竹叶一枝,煎五分,去滓,食后、临卧温服。

　　【主治】小儿盗汗骨蒸。

18377　六神散(《圣济总录》卷十六)

　　【组成】芎䓖　羌活(去芦头)　防风(去叉)　甘草(炙,锉)各一两　荆芥穗　鸡苏(干者)各一两半

　　【用法】上为细散。每服一钱匕,米饮、温水调下,不拘时候。

　　【主治】风眩烦闷,头晕转不止。

18378　六神散(《圣济总录》卷十六)

　　【组成】鸡苏　芎䓖　马牙消(研)各二钱　石膏(研)　乳香(研)各一钱　龙脑(研)一字

　　【用法】上为细散。每用一字,含水,搐于鼻中。

　　【主治】头痛,眼睛痛。

18379 六神散《圣济总录》卷十八）

【组成】蝼蛄一枚(去肚肠) 蜜蜂七枚(二味用泥半指厚裹遍,以熟炭一斤,湿煅候泥干通红,去火放冷,取出,于乳钵内细研,不罗) 商陆根汁半盏 生姜汁三分 生蜜三分 绿豆末一钱匕

【用法】上药一处和匀,更用温酒调下,只作一服。约半日许发动,恶心涕唾汗出,仍吐出涎,渴时频与温米汤吃。若是吐多泻多,或更有血,勿疑,是病出也。如吐泻后腹痛,取下一块大小如鸡子,有诸般颜色者,此是病根也。如不思食,以甘草二寸,黄连二条,水一盏,煎至半盏,温吃其药。即不以老小强弱,都作一服。若是半日以来未发动,即更服樟柳根等汁投之,尚未觉,更与吃无妨。面上有如紫瘢瘤未消者,用干斑蝥末,以生油调成膏,敷患上约半许,瘢瘤胀起,以软帛子揩拭去药,以棘针挑破近下,令水出自干,即不得剥其疮皮。斑蝥不得另入口眼。若面上有小尖瘢瘤子者,不用斑蝥,却以熟艾入胆矾少许,纸杵作钗股大小艾炷,灸之,每个灸一炷。如手脚上下有疮未愈,煎甘草热汤淋洗,更以白药子三两,甘草一分,荆芥十穗,一处捣罗为末,干贴。

【主治】癫病。

【宜忌】切忌风及房室事、动风发气、盐、醋料物等物。只得吃淡粥过一百日。

18380 六神散《圣济总录》卷五十）

【组成】人参 百合 白术 山芋 白茯苓(去黑皮)各一两 甘草(炙)半两

【用法】上为散。每服二钱匕,白汤点下。一日三次。

【主治】肺脏痰毒壅滞。

18381 六神散《圣济总录》卷一二六）

【组成】皂荚刺 薄荷 昆布(洗去咸) 海藻(洗去咸) 连翘各半两 皂荚子五十枚(烧灰)

【用法】上为细散。每服三钱匕,食后、临卧茶调下。

【主治】瘰疬久不愈。

18382 六神散《圣济总录》卷一二七）

【组成】斑蝥四十枚(去头翅足,用糯米炒色黄,去米用) 巴豆五枚(去皮心膜,研) 槟榔一枚(锉) 蓬砂(研)一分 麝香(研)半钱 腻粉(研)一分

【用法】上为散,再同研匀。用鸡子清两枚,调和药末匀,倾药入壳中,湿纸糊合,勿令透气,入饭甑内蒸,候饭熟,取出药,晒干,细研如粉。虚人每服半钱匕,实人一钱匕,并用炒生姜酒调下。五更初服,至平明取下恶物,如觉小腹内痛,即时用莔实烧灰,入没药等分为散,茶调下一钱,引前药入大肠。其取下恶物如烂肉,是药效验。

【主治】瘰疬。

18383 六神散《圣济总录》卷一五一）

【组成】当归(切、炒)一两 干漆(炒烟出)半两 延胡索 乌药(锉) 乌头(炮裂,去皮脐) 青橘皮(去白、炒)各一两

【用法】上为散。每服二钱匕,空心温酒调下,日晚再服。

【主治】室女血脏虚冷,月水凝涩,欲来攻脐腹撮痛。

18384 六神散《产乳备要》）

【异名】六神汤(《御药院方》卷十一)。

【组成】当归 熟地黄 川芎 地骨皮 黄耆 白芍药各一两

【用法】上为粗末。每服五钱,水一盏半,煎至八分,去滓,空心温服。

【功用】补真养气,进食充饥。

【主治】❶《产乳备要》:脾气不和,荣卫不足,怠惰困倦,不嗜饮食。❷《金鉴》:经后发热。

【方论选录】《济阴纲目》:此方以黄耆益卫气,而又以地骨皮清卫热,则无壮火食气之虞;又以四物引卫气以归四脏而生血,则又有少火生气之用。如是则荣卫足而困倦去矣。

18385 六神散《鸡峰》卷五）

【组成】人参 白术 黄耆 甘草 百合 茯苓各一两

【用法】上为细末。每服二钱,水一盏,加生姜二片,大枣一个,煎至六分,去滓服,不拘时候。

【功用】调适阴阳,和养荣卫。

【主治】脾胃虚弱,不思饮食,肌体瘦瘠,咽干口燥;时气已经汗下,血气已虚,邪犹未解,变生诸疾。

18386 六神散《三因》卷十八）

【异名】六神汤(《易简方》)。

【组成】人参 白茯苓 干山药 白术 白扁豆 甘草(炙)各等分

【用法】上为末。每服一大钱,水一小盏,加大枣一个,生姜二片,同煎至五分,通口服。

【主治】小儿气虚发热,不欲乳食,腹痛泄泻。

❶《三因》:小儿表里俱虚,气不归元,阳浮于外而发热。❷《传信适用方》:小儿胃气不和,脏腑冷泻,不欲饮食。❸《得效》:腹痛啼哭,面青,口中冷气,四肢亦冷,曲腰而啼,或大便泄泻青白粪,不吮乳。

【加减】胃冷,加附子;风证,加天麻;治利,加罂粟壳。

【临床报道】白细胞减少症:《江苏中医药》[2002,23(10):27]六神散治疗化疗后白细胞减少症50例,结果:显效26例,有效19例,无效5例,总有效率90%。

18387 六神散《女科百问》卷上）

【组成】柴胡(去苗) 白术 青皮(去白) 当归 牛膝 牡丹皮各等分。

【用法】上为粗末。每用六两,加蜜四两炒令焦,入酒并童便各一碗,煎八九沸,去滓,分作六服,空心、食前服。

【主治】妇人热劳咳嗽,月水不通。

18388 六神散《魏氏家藏方》卷十）

【组成】人参(去芦) 当归(去芦) 川芎 地黄(洗) 地骨皮 甘草(炙)各等分

【用法】上为粗末。每服二钱,水八分盏,加生姜二片,煎至六分,去滓食后服。

【主治】小儿泄泻后脾虚,身体发热。

18389 六神散《医方类聚》卷一四一引《施圆端效方》）

【组成】御米壳(蜜炒)一两 青皮(去白) 乌梅肉 干姜(炮) 甘草(炙)各半两

【用法】上为细末。每服四钱,水一盏半,加乳香一粒,同煎至六分,去滓,食前温服,一日二次。

【主治】泻痢,腹痛不可忍。

18390 六神散《普济方》卷二〇七）

【异名】温脾散。

【组成】御米壳(蜜炒)一两 青皮(去白) 乌梅肉 干姜(炮) 陈皮(去白) 甘草(炙)各半两 (一方无乳香。一方无干姜)

【用法】上为细末。每服四钱,水一盏半,加乳香一粒,同煎至六分,去滓,食前温服,一日二次。赤痢冷服,白痢热服,花痢温服。

【主治】泻痢赤白,腹痛不可忍,痢久不止。

18391 六神散

《奇效良方》卷六十五。为《得效》卷十二"六神汤"之异名。见该条。

18392 六神散《疮疡经验全书》卷四)

【组成】生地 熟地各三分 当归 黄耆 人参各五分 川芎三分

【用法】水煎服。

【主治】诸疮血出过多,心烦不安,不得睡卧。

18393 六神散《赤水玄珠》卷十四)

【组成】寒水石 黄连(童便炒)各一两 丹皮三钱 青礞石(煅过) 龙胆草各五钱 冰片二分

【用法】上为末。童便调下。

【主治】发狂。

18394 六神散《古今医鉴》卷十六)

【组成】川乌 草乌 南星 半夏 白芷 石菖蒲(一寸九节者)各等分

【用法】端午日,取药为末。每用少许,先以津液抹患处,以药擦之。

【主治】蝎螫。

18395 六神散《洞天奥旨》卷十六)

【组成】当归五钱 续断五钱 骨碎补五钱 牛膝五钱 桃仁五钱 金银花五钱

【用法】黄酒二碗,煎一碗,空心服。

【主治】折伤。

18396 六神散《医学集成》卷二)

【组成】人参 白术 茯苓 甘草 半夏 陈皮 山药 扁豆

【用法】上为散服。

【主治】小儿表热,退后又热。

18397 六神粥《惠直堂方》卷一)

【组成】芡实肉三斤 米仁(炒) 粟米(炒) 白糯米(炒)各三斤 莲肉(去皮心,炒)一斤 山药(炒)一斤 茯苓四两

【用法】上为末。每日煎粥服。

【功用】益脾健胃。

【主治】精血不足,神气虚弱。

18398 六根散《普济方》卷二八○)

【组成】鹿梨根 黄柏根 乌药 苦楝根 不辣回根 芫花根

【用法】上为末。麻油调敷之。

【主治】疥疮。

18399 六真膏《外科大成》卷四)

【组成】乳香 没药 血竭 三七 儿茶各三钱 樟冰三两

【用法】猪脂十二两,碗盛,水煮化,入药和匀。摊敷。

【主治】一切刑伤,各样痛疮。

18400 六益丸《朱氏集验方》卷八)

【组成】丁香 木香 肉豆蔻(面煨) 白附子(炮) 附子(炮) 血茸(酥炙)各一两

【用法】上为末,酒糊为丸,如梧桐子大。每服三五十丸,温酒送下。

【功用】专补脾肾。

18401 六黄汤

《慎斋遗书》卷五。为《兰室秘藏》卷下"当归六黄汤"之异名。见该条。

18402 六黑丸《绛囊撮要》)

【组成】夜明砂 望月砂 晚蚕砂 野马料豆(另研)各四两 黑脂麻八两

【用法】俱勿见火,晒干为末,用大黑枣子八两煮烂去皮核,连汤捣和为丸。每早服二钱,用开水送下。

【主治】虚目疾。

18403 六黑丸《饲鹤亭集方》)

【组成】望月砂 夜明砂各四两 女贞子 马料豆 黑脂麻各三两 大枣六两

【用法】上为末,大枣打烂糊为丸服。

【功用】平肝滋阴,明目养精;常服益寿延年。

【主治】一切目疾,无论远年近日,昏睛散光,风热赤烂。

18404 六黑丸《中药成方配本》)

【组成】桑椹子二两 青葙子二两 决明子二两 夜明砂二两 黑脂麻二两 野料豆二两

【用法】将黑脂麻另研起头,余药共为细末,冷开水为丸,如绿豆大,约成丸九两六钱。每服一钱五分,开水送下,一日二次。

【功用】滋阴明目。

【主治】肝肾两亏,眼目昏花。

18405 六精膏《济众新编》卷五引《医林》)

【组成】真油二两 童子乱发 明松脂各一钱五分 蛇蜕皮四寸 黄蜡四钱 白清三钱

【用法】上先将清油、乱发、蛇皮用瓷器盛熬,乱发色黄为度,次下三物,以柳枝不住手搅,凝如清蜜,瓷器贮。纸捻涂塞。

【功用】杀虫。

【主治】漏疮久不愈,脓血淋漓。

18406 六磨汤《得效》卷六)

【异名】六磨饮子(《重订通俗伤寒论》)。

【组成】大槟榔 沉香 木香 乌药 枳壳 大黄各等分

【用法】上药于擂盆内各磨半盏,和匀温服。

【主治】气滞腹急,大便秘涩而有热者。

18407 六磨汤《杏苑》卷五)

为《证治要诀类方》卷二引《局方》"六磨饮"之异名。见该条。

18408 六磨饮《证治要诀类方》卷二引《局方》)

【异名】六磨汤(《杏苑》卷五)。

【组成】枳壳 槟榔 乌药 人参 木香 沉香

【用法】上用粗碗磨水服。

【主治】七情郁结,痞塞,气喘,癃闭。

❶《证治要诀类方》:气虚上逆,遂成痞塞而疼者。❷《医略六书》:癃闭,脉沉濡涩滞者。❸《杏苑》:七情郁结,上气喘急。

【方论选录】《医略六书》:气亏挟滞,气化不绝,故胸腹痞满,小便癃闭焉。六磨汤虽用人参一味,实为散气之峻剂。盖槟、沉、香、枳、乌药得人参助之,其力愈峻,服后大便必有积沫,下后气即舒化而宽。近世医人见其气滞,不敢用参,但纯用诸般破气药磨服,殊失本方养正行滞之旨。

18409 六藏丹(《良方汇录》)

【组成】自死龟一个 蜂房二两

【用法】上药共入麻油内煮黄,不可焦,候冷为末。以麻油调涂患处,以腐皮盖贴。

【主治】发背搭手。

18410 六一泥饮(《松峰说疫》卷五)

【组成】六一泥(即蚯蚓类)不拘多少

【用法】新汲水调服。

【主治】瘟疫八九日,已经汗、下不退,口渴咽干,欲饮水者。

18411 六丁神散(《医学正传》卷六引《疮疡集》)

【组成】苦丁香六枚(或称五分重) 白丁香一钱·苦参末五分 赤小豆一钱 磨刀泥(青石者加。一名龙泉粉)一钱 大斑蝥七个(去头足,炒) 白僵蚕(去丝嘴,炒)一钱

【用法】上为细末。每服一钱,空心无灰酒调下。

【主治】瘰疬。

18412 六甲神丹(《鸡峰》卷二十八)

【组成】雄黄九两(水磨为上,或研亦可。须选光莹者)。

【用法】上药入在一砂盒子内,平实为度;入蜜六两,浸盖雄黄于其上,用防风六截子,长短满盒子,面用盖子合定。胶土六斤,青盐四两,水化和泥,入纸筋(看多少入),候泥熟软,搓作索子,交加缠固,上用泥碗子裹合,阴七日,通风处用筛子盛,候十分干透;于地上作炉,深一尺五寸,阔一尺二寸,内坐丹盒子,上用细桑柴灰(如无,用松柴灰)一斗,盖之令平,上用硬炭二十斤,作五遍烧,勘养一伏时(须渐渐添炭,使火气匀为佳,炭少更添不妨,不得太过),取出破盒,如青色为上,紫色、红色为次,用油单裹悬于井中,离水一尺,悬一伏时,取出,研极细,酒糊为丸,如梧桐子大。早晨服一丸,温酒送下(另丸些小小者,备小儿服)。

【主治】妇人产前产后。

18413 六灰煎膏(《圣济总录》卷一三三)

【组成】石灰五升 蒺藜灰 白头翁灰 桑薪灰 白作木灰(如无,以腐蒿灰代之) 藜芦灰各半升

【用法】上药相和,于瓦甑内蒸一复时,取釜中汤淋下灰汁二升,于铜器中煎熬成膏,以瓷盒盛。先以盐汤洗疮后,取涂敷患上,一日三五度。即愈。

【主治】诸冷疮紫肉,久不愈。

18414 六君子丸

《中药成方配本》。即《医学正传》卷三引《局方》"六君子汤"(人参改为党参)改为丸剂。见该条。

18415 六君子汤(《医学正传》卷三引《局方》)

【组成】陈皮一钱 半夏一钱五分 茯苓一钱 甘草一钱 人参一钱 白术一钱五分

【用法】上切细,作一服。加大枣二个,生姜三片,新汲水煎服。

【功用】❶《医方发挥》:益气补中,健脾养胃,行气化滞,燥湿除痰。❷《古今名方发微》:益气健脾,理气降逆。

【主治】脾胃虚弱,气逆痰滞。食少便溏,咳嗽有痰,色白清稀,短气痞满,呕恶呃逆,吞酸,面色萎黄,四肢倦怠;以及脾虚臌胀,外疡久溃,食少胃弱者。

❶《医学正传》引《局方》:痰挟气虚发呃。❷《会约》:痔漏日久,脉数而涩,饮食日减肢体愈倦,一切不足之证。❸《外科发挥》:一切脾胃不健,或胸膈不利,饮食少思,或作呕,或食不化,或膨胀,大便不实,面色萎黄,四肢倦怠。❹《口齿类要》:胃气虚热,口舌生疮;或寒凉克伐,食少吐泻。❺《医方考》:气虚痰喘;气虚,痰气不利;久病胃虚,闻谷气而呕者。❻《准绳·幼科》:肝虚惊搐,目眩自汗。❼《准绳·疡医》:脾胃虚弱,或寒凉克伐,肿痛不消,或不溃敛。❽《济阴纲目》:胃虚有痰,饮食减少,中气不和,时时带下。

【宜忌】《成方切用》:真阴亏损者忌用。

【方论选录】《医方考》:壮者气行则愈,怯者着而成病。东南之土卑湿,人人有痰,然而不病者,气壮足以行其痰也。若中气一虚,则不足以运痰而痰证见矣。是方也,人参、白术、茯苓、甘草,前之四君子也,所以补气;乃半夏则燥湿以制痰,陈皮则利气以行痰耳。名之曰六君子者,表半夏之无毒,陈皮之弗悍,可以与参、苓、术、草比德云尔!

【临床报道】❶泻痢:《寿世保元》一人患痢,后重,自知医,用芍药汤,后重益急,饮食少思,腹寒肢冷。予以为脾胃亏损,用六君子汤加木香、炮姜,三剂而愈。❷吞酸:《寿世保元》一妇人吞酸嗳腐,呕吐痰涎,面色纯白。用二陈、黄连、枳实之类,加发热作渴,肚腹胀满。予曰:此脾胃亏损,末传寒中。不信,仍作火治,肢体肿胀如蛊。余以六君加附子、木香治之,胃气渐醒,饮食渐进,虚火归原,又以补中益气加炮姜、木香、茯苓、半夏兼服,全愈。❸眩晕痞闷:《张氏医通》缪某,偶因小愤,遂致眩晕痞闷,三月来服豁痰利气药不应,反觉倦怠,饮食日减,下元乏力。至七月下浣,邀石顽诊之,六脉似觉有余,指下略无冲和之气,气口独滞不调,时大时小,两尺俱濡大少力,此素多痰湿,渐渍于水土二经,复加剥削之剂屡犯中气,疲倦少食,追所必致。法当先调中气,输运水谷之精微,然后徐图温补下元。为疏六君子汤加当归兼调营血,庶无阳无以化之虞。❹胃脘痛:《安徽中医临床杂志》[1997,9(1):20]六君子汤治疗功能性消化不良75例,结果:显效53例,有效13例,无效2例,总有效率97.33%。❺咳嗽:《甘肃中医》[2001,14(6)15]六君子汤治疗慢性咳嗽60例报道,结果:痊愈47例,好转10例,无效3例,治愈率达78.3%。❻小儿哮喘:《中国乡村医药杂志》[2003,10(6)33]六君子汤治疗小儿哮喘60例,结果:痊愈40例,有效19例,无效1例,总有效率98.3%。❼溃疡性口腔炎:《实用中医药杂志》[1997,(2):11]六君子汤治疗溃疡性口腔炎130例观察,结果:痊愈84例,有效41例,无效5例,总有效率96.16%。疗效时间最长7周,最短1周半,服

药量最多30剂,最少6剂。

【现代研究】❶胃功能改善作用:《日本医学介绍》[2003,24(10):47]研究表明:六君子汤对胃功能不全型的功能性消化不良有效的作用机制为使胃排空功能亢进,且系提高胃贮存功能的继发结果。❷对白细胞减少症模型小鼠免疫和造血功能的影响:《中医中药》[2008,5(33):65]研究表明:六君子汤各剂量组均可促进小鼠外周血白细胞、网织红细胞、骨髓有核细胞数,淋巴细胞转化指数,TNF、IL-6活性指标的恢复和升高。有明显改善机体免疫功能和刺激骨髓造血功能的作用。❸对胃黏膜损害保护作用:《国外医学·中医中药分册》[1998,20(6):21]研究表明:六君子汤能抑制电刺激(RES)所致血小板活化因子(PAF)和髓过氧化物酶(MPO)的增加及胃黏膜血流量的降低,并通过抑制PAF的产生,防止由PAF引起的白细胞向胃黏膜的积聚,抑制自由基的产生,从而防止发生胃微循环障碍,保护胃黏膜。由此推测,六君子汤有望成为预防溃疡复发、改善溃疡症状的临床良药。❹对白细胞活化的抑制作用:《国外医学·中医中药分册》[2000,22(6):340]研究表明:六君子汤的抗炎作用与抑制细胞内 Ca^{2+} 浓度以及环磷酸腺苷浓度的上升有关。

【备考】方中人参改为党参,制成丸剂,名六君子丸(见《中药成方配本》)。本方改为丸剂,名"益气六君丸"(见《成方制剂》)。

18416 六君子汤(《杨氏家藏方》卷六)

【异名】六物汤(《普济方》卷一六四)。

【组成】枳壳(去瓤,麸炒) 陈橘皮(去白) 人参(去芦头) 白术 白茯苓(去皮) 半夏(汤洗七遍,切作片子)各等分。

【用法】上为粗末。每服五钱,水二盏,加生姜五片,同煎至一盏,去滓温服,不拘时候。

【主治】❶《杨氏家藏方》:胸膈痞塞,脾寒不嗜食,服燥药不得者。❷《普济方》:痰气上攻,头眩目晕,呕吐,胸膈不快,及痰症潮作,寒热往来,头痛不止。

18417 六君子汤(《济生》卷七)

【组成】人参 白术各一两 橘红 半夏(汤泡七次)枳壳(去瓤,麸炒) 甘草(炙)各半两

【用法】上咬咀。每服四钱,水一盏半,加生姜七片,枣子一个,煎至七分,去滓温服,不拘时候。

【主治】脾脏不和,不进饮食,上燥下寒,服热药不得者。

18418 六君子汤(《朱氏集验方》卷十一)

【组成】人参 白术 茯苓 甘草 半夏曲 没石子各等分

【用法】上为末。水七分盏,加冬瓜子少许,同煎服。

【主治】脾虚胃弱,生风多困。

18419 六君子汤(《得效》卷五)

【组成】人参 甘草 白茯苓 白术 肉豆蔻(湿纸裹,煨熟,锉碎,以厚纸盛,压去油) 诃子(煨,去核)各等分

【用法】上为散。每服三钱,加生姜三片,红枣二个,水煎服;或为末,热盐汤调服亦可。

【主治】脏腑虚怯,心腹胀满,呕哕不食,肠鸣泄泻。

18420 六君子汤(《丹溪心法》卷四)

【组成】人参 白术 茯苓 甘草 砂仁陈皮(一方加半夏)

【用法】加生姜三片,大枣一个,水煎服。

【主治】脾胃不和,不进饮食,上燥下寒,服热药不得者。

18421 六君子汤(《普济方》卷三十七引《德生堂方》)

【组成】人参 白术 白茯苓 当归 黄耆 白扁豆甘草各一两半

【用法】上为末。每服二三钱,米饮调下,一日三次。

【主治】便血不止,脾胃虚寒,饮食不进,身体羸瘦。

18422 六君子汤(《普济方》卷一四七引《德生堂方》)

【组成】人参 白术 黄耆 白茯苓 甘草 山药各等分

【用法】上咬咀。每服四钱,水一盏半,加生姜三片,大枣一个,同煎至七分,去滓温服,不拘时候。

【功用】助脾进食,辟邪气。

【主治】伤寒汗、下之后,将见平复者。

【加减】如渴,加干葛、乌梅;大便自利,加陈皮、厚朴、砂仁、肉豆蔻;余热,加银柴胡。

18423 六君子汤(《片玉痘疹》卷八)

【组成】人参 白术(炒) 白茯苓 甘草(炙) 黄耆(炙) 陈皮 半夏 神曲(炒) 木香 砂仁 升麻(酒炒)

【用法】大枣为引,水煎服。

【主治】痘疮起发之后,能食而泄泻者。

18424 六君子汤(《回春》卷二)

【组成】人参七分 白术(去芦) 白茯苓(去皮) 陈皮 半夏(姜汁制)各一钱 香附一钱二分 木香 砂仁各五分 甘草三分

【用法】上为散。加生姜三片,大枣二个,水煎,温服。

【主治】食厥。因过于饮食,胃气自伤,不能运化,致昏冒者。

【备考】先用姜、盐汤多灌,探吐之后,服六君子汤。

18425 六君子汤(《回春》卷三)

【组成】人参(去芦) 白术(去芦) 茯苓(去皮) 白芍(炒) 山药(炒) 当归各一钱 藿香 砂仁各五分 莲肉十粒 乌梅一个 半夏(姜汁炒) 陈皮各八分 甘草三分 炒米一百粒

【用法】上锉一剂。加生姜三片,大枣一个,水煎,徐徐温服。

【主治】久病胃虚呕吐。

18426 六君子汤(《嵩崖尊生》卷八)

【组成】人参 白术 茯苓 半夏 陈皮 黄耆 炙甘草 枣仁

【主治】年高不寐。

18427 六君子汤(《嵩崖尊生》卷八)

【组成】人参 白术 茯苓 半夏 陈皮 炙草 神曲 山楂 麦芽

【主治】脾弱。方食已即困欲卧。

18428 六君子汤(《嵩崖尊生》卷十五)

【组成】人参 白术 茯苓 半夏 陈皮 炙草 柴胡 黄芩

【主治】脾虚唇动。

18429 六君子汤《医门八法》卷二）

【组成】党参五钱　白术三钱　茯苓二钱　炙草一钱　陈皮一钱　法夏一钱　乌梅五个

【用法】生姜三片,大枣二个为引,送服四神丸一钱五分。

【功用】健脾,暖肾,敛肝。

【主治】痰饮。

【方论选录】治痰饮者,健脾、暖肾、敛肝,盖缺一不可矣。宜六君子汤重加乌梅,送四神丸。六君子汤健脾者也,四神丸暖肾者也,乌梅敛肝者也。此筹思再四,曾施而已效者也。

18430 六君子煎《医门八法》卷二）

【组成】党参三钱　白术二钱　茯苓二钱　炙甘草一钱　陈皮二钱　法夏二钱(研)

【用法】生姜三片为引。

【主治】虚痰喘促。

18431 六灵含片

《新药转正》41册。即《成方制剂》20册"六灵丸"改为含片剂。见该条。

18432 六味青散《外台》卷一引《范汪方》）

【异名】六物青散(《千金》卷九)。

【组成】乌头　桔梗　白术各十五分　附子(炮)五分　防风　细辛

【用法】上为散。每服一钱五匕,温酒下。不知稍增。服后食顷不汗出者,饮薄薄粥一升以发之,温覆汗出漐漐可也,勿令流离,勿出手足也。汗微出勿粉。若汗大出不止,温粉粉之。不得汗者,当更服之。得汗而不解者,当服神丹丸。

【主治】伤寒,赤色恶寒者。

【宜忌】忌生菜、猪肉、桃、李、雀肉等。

【备考】方中防风、细辛用量原缺。《千金》本方用:附子、白术各一两六铢,防风、细辛各一两十八铢,桔梗、乌头各三两十八铢。

18433 六物青散

《千金》卷九。为《外台》卷一引《范汪方》"六味青散"之异名。见该条。

18434 六物敷方

《千金》卷二十四。为《外台》卷二十三引《范汪方》"六物胡粉敷方"之异名。见该条。

18435 六磨饮子

《重订通俗伤寒论》。为《得效》卷六"六磨汤"之异名。见该条。

18436 六一木通汤《伤寒大白》卷四）

【组成】木通　六一散

【用法】以木通煎汤,调下六一散。

【功用】分利阳明。

【主治】阳明热结,小便不利。

18437 六一甘露散

《会约》卷十二。为《景岳全书》卷五十一"玉泉散"之异名。见该条。

18438 六一顺气汤《伤寒六书》卷三）

【组成】大黄　枳实　黄芩　厚朴　甘草　柴胡　芒消　芍药

【用法】上先将水二钟,滚三沸后入药,熬至八分,临服时入铁锈水三匙调服。

【主治】伤寒表里有实热,大便秘结,口舌干燥,神昏谵语,胸腹硬满而痛;或阳明失下而呃逆;或下痢赤白,表里俱实者。

❶《伤寒六书》:伤寒热邪传里,大便结实,口燥咽干,怕热谵语,揭衣狂妄,扬手掷足,斑黄阳厥,潮热自汗,胸腹硬满,绕脐痛。❷《寿世保元》:伤寒阳明内实,失下而作呃逆者。❸《诚书》:痢疾,表里有实热,赤白相兼,腹痛,里急后重,壮热口渴。

【加减】结胸证,心下硬痛,手不可近,燥渴谵语,大便实者,去甘草,加甘遂、桔梗;凡伤寒过经,及老弱并血气两虚之人,或妇人产后有下证,或有下后不解,或有表证尚未除,而里证又急,不得不下者,去芒消。

18439 六一顺气汤

《医方简义》卷二。为《寒温条辨》卷四"加味六一顺气汤"之异名。见该条。

18440 六一退火丹《痘疹仁端录》卷十二）

【组成】六一散料加辰砂　雄黄(飞过)各三钱　缠豆藤(存性)一钱

【用法】用紫草、木通、蝉蜕、红花、羌活、片芩、大力子、地骨皮、灯心煎汤,候冷调服。

【功用】解毒。

【主治】痘疹标后热不退,或稠密成片者。

18441 六五地黄汤《效验秘方》马骥方）

【组成】干地黄25克　牡丹皮10~20克　炒山药20克　山萸肉15克　白茯苓15~25克　桑椹子25克　枸杞子15~25克　地肤子15~25克

【用法】上药用冷水浸泡后煎。文火煎煮二次,每次约30分钟,总量为300毫升,分两次服用。

【功用】滋补肝肾,淡渗利水。

【主治】肾病型肾炎,发病日久,肝肾阴伤者。

【方论选录】本方以六味地黄汤加枸杞、女贞、桑椹、车前、地肤子,故名六五地黄汤。方用六味地黄汤滋补肝肾;枸杞、女贞、桑椹子养阴平肝;车前子、地肤子清热利尿。诸药合用,共奏滋补肝肾,淡渗利水之功。

18442 六气经纬丸

《元和纪用经》。即《金匮》卷下"当归芍药散"改为蜜丸。见该条。

18443 六龙固本丸《寿世保元》卷七）

【组成】怀山药四两　巴戟肉四两　山茱萸肉四两　川楝子肉二两　黄耆一两　补骨脂二两(青盐三钱煎汤,拌半日,搓去皮,黄柏五钱酒煎,拌骨脂,炒)　小茴香一两(盐二钱煎汤,拌楝肉,同炒干)　人参二两　莲肉二两　木瓜二两　当归身二两　生地黄二两　白芍一两　川芎一两

【用法】用水三碗,童便二钟,拌浸一日,烘,又浸又烘干,上为细末,用斑龙胶一料为丸,如梧桐子大。每服一百丸,空心淡盐汤送下。

【功用】生血固真,补心益肾。

【主治】妇人赤白带下,不孕,及小产、血崩、五劳七情等致虚者。

18444　六龙固本丸（《女科指掌》卷一）

【组成】山药　巴戟　茰肉各四两　人参　黄耆　莲肉　川楝　补骨脂各二两　小茴　川芎　木瓜各一两　青盐三钱

【用法】加猪、羊脊髓蒸熟，炼蜜为丸。每服五十丸，饮送下。

【功用】固本培元。

【主治】妇人脾虚下陷，气血亏虚，白浊、白淫，头晕心嘈，四肢乏力，时常麻木，精神少者。

18445　六龙御天膏

《遵生八笺》卷十三。为原书同卷"九转长生神鼎玉液膏"之六转方。见该条。

18446　六号剥象方

《杂病源流犀烛》卷二十一。为《痧胀玉衡》卷下"清凉至宝饮"之异名。见该条。

18447　六皮四子汤（《疮疡经验全书》卷二）

【组成】陈皮　青皮　腹皮　加皮　姜皮　茯皮　天花粉　苏子　卜子　甘草　葶苈子　车前子

【主治】发肚毒。

【备考】原书云：服蠲毒流气饮三四服，并服本方。

18448　六合夺命散

《准绳·疡医》卷二。为《疮疡经验全书》卷二"六合回生丹"之异名。见该条。

18449　六合回生丹（《疮疡经验全书》卷二）

【异名】六合夺命散（《准绳·疡医》卷二）。

【组成】真铅粉一两　轻粉　银珠　雄黄　乳香（瓯上炙黄）　没药（瓯上炙黄）各二分五厘

【用法】上药各择真正好者研为极细末。先用好苦茶洗净疮口，软绢拭干后，剖猪腰子片，用药一二分掺腰子上，却敷患上，待腰子发热如蒸，良久取去；若疮口出脓，不可手挤，第二日依前法再敷之，第三日亦敷之。恶甚可敷七八九次，疮小只敷一次可愈。猪腰子不发热勿治矣。

【功用】拔毒定痛。

【主治】❶《疮疡经验全书》：溃心冷瘘。生于心窝，初起则心头如火热，其毒先内溃心包，方出皮肤，令人心神恍惚，盗汗多出，二目皆红，舌如鸡金背，里外俱热。❷《准绳·疡医》：发背、痈疽溃烂，对口疮，臁疮，下疳。

【宜忌】《准绳·疡医》：羊、鱼、鹅、鸡、犬、鸭及发毒菜物俱忌之。

【备考】《准绳·疡医》：若臁疮日久不愈，用黄蜡少加黄丹，化摊纸上，量疮大小，裁其蜡纸，炙热，掺药一二分，粘在蜡纸上面，贴疮，绵帛缚住，任疮出尽恶水即愈。若患下疳，用猪腰子切作宽片，掺药，缚裹疳上，或以尖刀穿开猪腰子，纳药于内，笼套其疳亦良。

18450　六合金针散（《鲁府禁方》卷二）

【组成】雄黄　朱砂　乳香　没药　火消各一钱　麝香少许

【用法】上为极细末。点眼。

【主治】蝎肚疼。心疼转筋。

18451　六合定中丸（《成方便读》卷三引《局方》）

【组成】枳壳　桔梗　茯苓　甘草　楂炭　厚朴　扁豆　谷芽　神曲（炒）　木瓜

【主治】暑湿伤中，食滞交阻，而为霍乱转筋。

【方论选录】霍乱一证，皆由脾胃受邪，乘胃则吐，乘脾则泻，而伤湿、伤食尤多。方中谷芽、神曲、楂炭消زل食积；厚朴、茯苓除湿宣邪；桔梗开提肺气，表散外邪；枳壳破气行痰，宣中导滞；扁豆解暑和脾；甘草和中化毒；木瓜舒筋达络，使筋急者得之即舒，筋缓者遇之即利。

18452　六合定中丸（《松峰说疫》卷五）

【组成】苏叶二两（炒）　宣木瓜二两（微炒）　真藿香二两（带梗）　子丁香一两（研，毋见火）　白檀一两　香薷一两（晒，不见火）　木香一两（不见火）　甘草一两（微炒）

【用法】上为细末，滴水为丸，如椒大。每服二钱。胸膈饱闷，用生姜二片煎水送下；呕吐，用滚水半钟，对姜汁少许送下；霍乱，用生姜二片煎水，加炒盐五分送下；不服水土，煨姜三片煎水送下；绞肠痧，炒盐水煎送下；泄泻，生姜煎水送下。

【主治】瘟疫，胸膈饱闷，呕吐泄泻，或霍乱，绞肠痧，不服水土等。

18453　六合定中丸（《济急丹方》卷上）

【组成】香薷四两　木瓜二两　茯苓二两　枳壳二两　紫苏四两　甘草五钱　厚朴二两　广木香一两　广藿香二两　阳春砂仁二两

【用法】上药水泛为丸，每药末净重一钱三分为一丸，收贮瓷瓶。每用一丸，小儿半丸，四时痧症、霍乱转筋、阴阳水（滚水、凉水各半）送下；感冒风寒，紫苏、葱头汤送下，或生姜汤送下，头痛发热，葱头汤送下，心腹饱胀，砂仁汤送下；疟疾，姜、枣汤送下；痢疾，红糖汤送下；伤食，炒萝卜子汤送下；受暑，凉藿香汤送下；山岚瘴气，槟榔汤送下。

【功用】解暑毒，祛风寒。

【主治】感冒风寒，四时痧症，受暑，痢疾，疟疾，伤食，山岚瘴气等。

18454　六合定中丸（《古方汇精》卷一）

【组成】藿香叶　苏叶各六两　厚朴（姜汁炒）　枳壳各三两　木香（另研细末）　生甘草　檀香（另研细末）　柴胡各二两　羌活　银花叶　赤茯苓　木瓜各四两

【用法】上药各为细末，炼蜜为丸，朱砂为衣，每丸重二钱。大人每服一丸，小儿半丸。中暑，用陈皮、青蒿各八分，小儿各五分煎汤化下；霍乱吐泻转筋，百沸汤兑新汲水，和匀化下；感冒头疼发热，用连皮姜三片煎汤化下；痢疾腹泻，开水化，温服；一切疟疾，不论远年近日，用向东桃枝一寸，带皮生姜三片，煎汤化下；胃口不开，饮食少进，开水化下；四时瘟疫，春、冬用姜一片，夏、秋用黑豆一钱、甘草五分煎汤化下；时气发斑，风热痧疹，俱用薄荷汤送下；小儿吐乳发热，山楂二分，灯心一分煎汤送下；男女心胃寒疼，吴茱萸四分煎汤送下；饮食伤者，莱菔子二分煎汤送下。

【主治】中暑霍乱，吐泻转筋，感冒头疼，痢疾疟疾，四时瘟疫，时气发斑，风热痧疹，心胃寒疼，小儿惊风。

18455　六合定中丸（《医方易简》卷四）

【组成】苏叶　藿香叶　香薷各四两　木香（另研）一两　赤茯苓二两　生甘草一两　木瓜二两　檀香（另研）一两　羌活二两　枳壳二两五钱　厚朴（姜汁制）一两五钱　柴胡一两

【用法】上为细末,炼蜜为丸,重一钱五分。四时瘟疫,春、冬宜用姜汤,秋、夏用黑豆甘草汤送下;妇人产后,恶露不尽,红花、山楂煎汤送下;伤饮食,莱菔子煎汤送下;心胃痛,吴茱萸汤送下;感冒头痛发热,姜汤调送下;小儿发热吐乳,山楂、灯心汤送下;心口饱胀呕吐,生姜汤送下;小儿惊风,薄荷汤送下;中暑,冰水或冷水调下,霍乱转筋,阴阳水调下;痢疾胀泻,温水调下;疟疾,姜汤调下;胃口不开,开水调下。

【功用】祛暑除湿。

【主治】四时瘟疫,感冒中暑,霍乱转筋,痢疾疟疾,心腹饱胀,伤食胃痛,小儿惊风,妇人产后恶露不尽。

18456 六合定中丸《中药成方配本》

【组成】香薷四两 杜藿香四两 苏叶四两 制川朴一两五钱 广木香一两 枳壳一两五钱 甘草一两 赤苓二两 木瓜二两 檀香一两

【用法】上药生晒,共为细末,冷开水为丸,如绿豆大。每服三钱,用开水一大杯送下;或绢包煎服一两。

【功用】发表祛暑,芳香解秽。

【主治】暑月感冒,头痛发热,胸闷呕恶,腹痛便泻。

18457 六合定中丸《北京市中药成方选集》

【组成】苏叶八两 藿香八两 枳壳(炒)二十四两 厚朴(炙)二十四两 砂仁八两 甘草二十四两 木瓜二十四两 赤苓二十四两 扁豆八两 香薷八两 木香十八两 檀香十八两

【用法】上为细末,过罗,炼蜜为丸,重三钱,朱砂为衣。每服一至二丸,温开水或姜汤送下,一日二次。

【功用】祛暑散寒,健胃和中。

【主治】中暑感寒,四肢酸懒,呕吐恶心,腹痛作泄。

18458 六合定中丸《中国药典》2010版

【组成】广藿香16克 紫苏叶16克 香薷16克 木香36克 檀香36克 姜厚朴48克 枳壳(炒)48克 陈皮48克 桔梗48克 甘草48克 茯苓48克 木瓜48克 炒白扁豆16克 炒山楂48克 六神曲(炒)192克 炒麦芽192克 炒稻芽192克

【用法】上用水泛丸。口服,一次3～6克,一日2～3次。

【功用】祛暑除湿,和中消食。

【主治】夏伤暑湿,宿食停滞,寒热头痛,胸闷恶心,吐泻腹痛。

18459 六灵解毒片《成方制剂》17册

【组成】牛黄 石菖蒲 珍珠

【用法】上为片剂,每瓶装30粒。口服,一岁一次1粒,四岁至八岁一次5～6粒,成人一次10粒,一日3次。外用,可取数粒用水或米醋化水外敷,如红肿已将出脓或穿烂,切勿再敷。

【功用】清热解毒,消胆止痛。

【主治】烂喉丹痧,咽喉肿痛,喉风喉痛,单双乳蛾,小儿热疖,痈疡疔疮,乳痈发背,无名肿毒。

【宜忌】孕妇忌服。

18460 六君贝母丸《不知医必要》卷一

【组成】党参(去芦,米炒) 贝母(姜汁炒) 半夏(制)各一两五钱 茯苓一两二钱 陈皮一两 白术(净,炒)二

两 炙草五钱

【用法】用竹沥水一茶杯,老生姜汁半茶杯,与各药和匀,晒干后,再和竹沥、姜汁,二次晒干,研细末,炼蜜为丸,如绿豆大。每服三钱,白汤送下。

【主治】虚弱之人哮喘,无论已发未发者。

18461 六君加味汤《不知医必要》卷一

【组成】党参(去芦,饭蒸) 白术(净,炒) 杏仁(杵) 半夏(制) 茯苓各一钱五分 陈皮一钱 炙草七分

【用法】加生姜二片,红枣二个,水煎服。

【主治】外感咳嗽,久服散药未愈者。

18462 六君加味汤《不知医必要》卷二

【组成】党参(去芦,米炒)二钱 白术(净,炒) 茯苓各一钱五分 炮姜一钱 半夏(制)一钱五分 陈皮 炙草各一钱

【用法】加生姜二片,大枣二个,水煎服。

【主治】脾胃虚弱,及过服凉药,以致饮食少思,或吞酸嗳腐,或恶心呕吐,或米谷不化者。

【加减】如有滞,加木香、砂仁。

18463 六君健脾汤《医学传灯》卷下

【组成】人参 白术 白茯 甘草 陈皮 半夏 枳壳 厚朴 杏仁 泽泻 炮姜

【主治】癫狂,清热之后,脉来沉细者;癫病,语言谵妄,喜笑不休,抑郁不遂,脉沉小无力。

18464 六君温脾汤《揣摩有得集》

【组成】潞参三钱 白术二钱(炒) 云苓一钱 砂仁一钱(炒) 陈皮三分 扁豆二钱(炒) 山药二钱(炒) 谷芽钱半(炒) 龙骨一钱(煅) 制草五分

【用法】煨姜一片,大枣一个为引,水煎服。

【主治】小儿脾胃受寒,面色发白,四肢清冷,口流淡水,肚软泄泻。

18465 六枝乌金膏《圣济总录》卷一三二

【异名】六枝膏(《医方类聚》卷一八八引《烟霞圣效方》)。

【组成】桑枝 槐枝 榆枝 柳枝 桃枝 枸杞枝各一尺(粗如小指,俱一寸截,劈四破)

【用法】用油四两炒令焦黑,滤去滓,加铅丹半两,蜡一两,复熬令黑色,倾在瓷盒内候冷,以新汲水浸出火毒,涂疮上。

【主治】❶《圣济总录》:一切恶疮。❷《医方类聚》引《烟霞圣效方》:打扑损伤,坠车落马,一切肿痛恶疮。

【备考】❶《圣济总录》:先用熏法熏出虫,乃用此膏涂疮。熏药方:猫儿粪、猪粪、乱发、粳米糠各等分,都置在一地坑内,用火烧,上以方砖复之,其砖心钻一窍,令烟出,疮就烟熏之。有虫及恶物出尽,以温浆水净洗,然后涂六枝乌金膏,用帛覆之。❷本方方名,《普济方》引作“乌金膏”。

18466 六味人参汤

《圣济总录》卷一七五。为《圣惠》卷八十四“人参散”之异名。见该条。

18467 六味三棱丸《朱氏集验方》卷十一

【组成】莪术(煨,锉) 三棱(煨) 神曲(炒) 麦蘖(炒) 青皮 陈皮各等分

【用法】上为细末,水煮清糊为丸。热水送下。

【主治】五六个月小儿未吃谷食,有癖积者。

18468 六味木香散(《中国药典》一部)

【组成】木香200克 栀子150克 石榴100克 闹羊花100克 豆蔻70克 荜茇70克

【用法】上为细末,过筛,混匀。每服2~3克,一日一至二次。

【功用】开郁行气,止痛。

【主治】胃痛、腹痛、嗳气呕吐。

【临床报道】❶慢性胃炎:《浙江中医杂志》[2006,41(3):174]采用六味木香胶囊治疗慢性胃炎160例,结果显效50例,有效75例,进步20例,无效15例,总有效率90.6%。❷慢性泄泻:《黑龙江中医药》[1999(5):41]采用六味木香胶囊治疗慢性泄泻200例,结果治愈139例,好转48例,无效13例,总有效率93.5%。❸十二指肠溃疡:《中国临床医药研究杂志》[2003,(93):9233]采用六味木香胶囊治疗十二指肠溃疡56例,结果愈合50例,随访6个月,复发8例,随访12个月,复发10例。

【现代研究】❶抗炎、抗溃疡:《中国中医药科技》[1995,2(6):31]研究表明,六味木香散抗炎作用与氢化可的松25mg/kg相近;其抗溃疡作用的原理可能与其抗炎、减少胃酸分泌、中枢抑制作用有关。❷六味木香散的镇痛作用和对胃肠蠕动的影响:《中国中西医结合杂志》[1996基础理论研究特集:167]研究表明,六味木香散对物理和化学性致痛因子所致的疼痛均有良好的镇痛作用,对化学性致痛因子的镇痛作用明显。六味木香散能抑制小肠运动,可拮抗小肠平滑肌痉挛性收缩。本研究为六味木香散治疗胃痛、腹痛提供了实验依据。

【备考】本方改为胶囊剂,名"六味木香胶囊"(见《新药转正》29册)。

18469 六味车螯散(《外科精要》卷上)

【组成】车螯四个(黄泥固济,火煅) 灯心三十茎 甘草节二钱 瓜蒌一个(杵)

【用法】酒二盏,煎八分,入蜜一匙,车螯二钱,腻粉少许,空心服。下恶血为妙。

【功用】《普济方》:宣利拔毒。

【主治】❶《普济方》:痈疽初起。❷《外科精要》薛己按:疮疡积毒于内,大便秘结,元气充实者。

18470 六味止泻散(《效验秘方》张介安方)

【组成】白术200克 泽泻150克 云苓200克 猪苓150克 车前子100克 木瓜50克

【用法】以上诸药,按质分炒,共研细末,瓶装备用,开水泡服。用量:1岁以内每次10克,每日2次;1~3岁,每次15克,每日2次;4~7岁以上,每次15~20克,每日3次。

【功用】健脾渗湿,分清止泻。

【主治】脾土亏虚,清浊不分之泄泻。

【加减】若乳食不化,加山楂、神曲;久泻不止,加诃子、石榴皮。

【方论选录】小儿"脾常不足"是泄泻发病的内在因素。祖国医学认为:"泄泻之本,无不由于脾胃"。胃升降失调,纳运失职,致使清浊不分,则生泄泻。故调理脾胃是治疗泄

泻的基本法则。利尿止泻之法常为临床所用,《景岳全书》指出:"治湿不利小便,非其治也。"所以择其健脾利湿之意则寓在此中。方中以白术健脾燥湿为主,辅以泽泻利水渗湿,直达下焦膀胱;猪苓、云苓、车前增强利水之功为佐,使以木瓜酸收而固涩。

18471 六味平胃散(《易简方》)

【组成】平胃散加茯苓、丁香各三两

【用法】多加生姜,煎服。

【主治】胃寒呕吐。

18472 六味归芍汤

《证因方论集要》卷一。为《症因脉治》卷二"归芍地黄汤"之异名。见该条。

18473 六味生脉汤(《证因方论集要》卷一)

【组成】熟地 茯苓 山药 萸肉 丹皮 泽泻 人参 麦冬 五味子

【主治】阴虚眩晕。

【方论选录】精不足者补之以味。六味汤为补肾之圣药;复以生脉散得金水相生之妙用也。

18474 六味地黄丸

《正体类要》卷下。为《小儿药证直诀》卷下"地黄丸"之异名。见该条。

18475 六味地黄丸(《准绳·女科》卷四)

【异名】加味地黄丸(《济阴纲目》卷六)。

【组成】熟地黄四两 山茱萸肉 山药各二两 牡丹皮 白茯苓各一两五钱 泽泻 香附米(童便浸三次,炒)各一两 蕲艾叶(去筋,醋煮)五钱

【用法】上为末,炼蜜为丸,如梧桐子大。每服七十丸,白沸汤送下。

【主治】❶《准绳·女科》:妇人经事不调,即非受孕光景;纵使受之,亦不全美。❷《竹林女科》:肾经虚火致妊娠吐衄。

18476 六味地黄片

《成方制剂》8册。即《小儿药证直诀》卷下"地黄丸"改为片剂。见该条。

18477 六味地黄汤

《景岳全书》卷五十三。即《小儿药证直诀》卷下"地黄丸"改为汤剂。见该条。

18478 六味地黄汤(《白喉全生集》)

【组成】熟地五钱 淮药八钱(炒) 僵蚕一钱五分(姜汁炒) 云苓三钱 丹皮(去骨) 泽泻(盐水炒) 麦冬(去心) 炙草各一钱 桂圆三粒

【用法】水煎服。

【主治】白喉愈后,阴虚有热者。

18479 六味地黄膏

《成方制剂》13册。即《小儿药证直诀》卷下"地黄丸"改为膏剂。见该条。

18480 六味回阳饮(《活幼心法》卷末)

【异名】回阳饮(《中国医学大辞典》)。

【组成】附子一钱 炮姜一钱 党参 当归各三钱 肉桂三钱 炙甘草一钱

【用法】加胡椒末三分,灶心土水澄清煎药服。

【功用】大补元阳。

【主治】小儿气血本虚,痘疮自塌,或误服凉药,呕吐泄泻,将成慢惊者。

18481 六味回阳饮《景岳全书》卷五十一）

【组成】人参一二两或数钱　制附子二三钱　炮干姜二三钱　炙甘草一钱　熟地五钱或一两　当归身三钱

【用法】水二钟　武火煎七八分,温服。

【主治】阴阳将脱证。

【加减】肉振汗多者,加炙黄耆四五钱或一两,或冬白术三五钱;如泄泻者,加乌梅二枚,或北五味二十粒亦可;如虚阳上浮者,加茯苓二钱;如肝经郁滞者,加肉桂二三钱;如血动者,去当归,加冬术。

18482 六味回阳饮

《证治宝鉴》卷四。为《景岳全书》卷五十一"茵陈饮"之异名。见该条。

18483 六味回阳煎《杂症会心录》卷上）

【组成】熟地三钱　人参二钱　制附子一钱　白术一钱(炒)　丁香五分

【用法】水煎服。

【主治】房室之后,阴寒乘虚直中小腹。

【备考】本方名"六味回阳煎",但原书中用药只有五味,疑脱。

18484 六味安消散《中国药典》一部）

【组成】土木香50克　大黄200克　山奈100克　寒水石(煅)250克　诃子150克　碱花300克

【用法】上为细末,过筛,混匀。每服1.5至3克,一日二至三次。

【功用】和胃健脾,导滞消积,行血止痛。

【主治】胃痛胀满,消化不良,便秘,痛经。

【宜忌】孕妇忌服。

【备考】本方改为胶囊剂,名"六味安消胶囊"(见《新药转正》40册)。

18485 六味异功煎《景岳全书》卷五十一）

【组成】五君子煎加陈皮一钱。

【主治】脾胃虚寒,呕吐泄泻而兼湿滞者。

18486 六味沉香饮《圣济总录》卷五十二）

【组成】沉香　葫芦巴(炒)　楝实(去核,炒)　茴香子(炒)各一两　木香　附子(炮裂,去皮脐,切)各半两

【用法】上咬咀,如麻豆大。每服三钱匕,水一盏,酒三分,同煎七分,去滓,空腹温服。

【主治】肾脏虚冷,气攻心腹疼痛,腰背急强,不思饮食,身热足冷。

18487 六味补肾丸《不知医必要》卷二）

【组成】熟地八钱　淮山(炒)五钱　萸肉四钱　丹皮一钱五分　茯苓二钱　泽泻(盐水炒)一钱　杜仲(盐水炒)三钱　牛膝(盐水炒)　故纸(盐水炒)各一钱　鹿茸(酥炙)二钱

【用法】炼蜜为丸,如绿豆大。每服三钱,淡盐汤送下。

【主治】肾水虚腰痛者。

18488 六味拨云散《眼科临证笔记》）

【组成】煅甘石一两(水飞)　硼砂二钱　朱砂一钱　硇砂三分　琥珀六分　梅片五分

【用法】上为极细末。点眼。

【主治】剑脊障症(角膜剑状混浊)。

18489 六味肥儿丸

《保婴撮要》卷八。为《婴童百问》卷九"肥儿丸"之异名。见该条。

18490 六味肥儿丸《痘疹传心录》卷十五）

【组成】川黄连　白芜荑　神曲　麦芽　厚朴各一两　木香五钱

【用法】上为末,炼蜜为丸,如弹子大。清米汤化下。

【主治】小儿疳积。

18491 六味参附汤《杂证会心录》卷上）

【组成】熟地三钱　生地三钱　人参一钱　当归二钱　甘草一钱　附子一钱

【用法】加稻上露水或荷叶上露水,煎服。

【主治】感受时疫,二三日即厥,神昏目定。

18492 六味茯苓汤

《景岳全书》卷五十四。为《济生》卷三"茯苓汤"之异名。见该条。

18493 六味香薷饮《医方集解》）

【组成】五物香薷饮加木瓜

【功用】《医家四要》:祛暑利湿。

【主治】中暑湿盛,呕吐泄泻。

18494 六味顺气散《普济方》卷八十九引《卫生宝鉴》）

【组成】白术五两(微炒黄)　白茯苓三两　人参三两　陈皮三两半(去白,麸炒)　青皮二两(去白)　甘草二两(炮,再麸炒)

【用法】上为细末。每服三大钱,水一盏半,加枣子一个,生姜二片,煎至七分,温服,一日三四次。

【功用】调气化涎。

【主治】中风。

18495 六味追风散《圣济总录》卷六）

【组成】附子(生用)　白附子(去尖)　乌头(去尖)　天南星　半夏(汤洗七遍去滑,姜制用)各半两　干蝎(全者,炒)一分

【用法】上为散,入腻粉一分研匀。每服一字至半钱匕,豆淋酒调下,不拘时候。疮口用药末干掺封裹。

【主治】破伤风,牙关紧急,失音不语,口吐涎沫,喉中作声。

18496 六味活血散《保婴撮要》卷十八）

【组成】当归　川芎　赤芍药　生地黄　红花　苏木各等分

【用法】水煎,量服之。

【主治】痈疽疮痛初起,红肿不散。

【临证举例】痘疮生痈毒,一小儿赤肿作痛,内服外敷皆寒凉之药,用活命饮一服,痛顿止而肿未消,此凉药血凝而然也,用六味活血散及隔蒜灸而瘥。

18497 六味桂枝汤《圣济总录》卷二十一）

【组成】桂(去粗皮)　麻黄(去根节)　石膏　干姜(炮)　白术(生用)　苍术(米泔浸,麸炒)各一两

【用法】上为粗末。每服三钱匕,水一盏,加生姜三片,葱白二寸,豉七粒,同煎至八分,去滓热服,不拘时候。

【主治】伤寒头痛。发热恶寒。

18498 六味柴胡汤

《圣济总录》卷二十三。为《圣惠》卷十一"柴胡散"之异名。见该条。

18499 六味柴胡散

《疮疡经验全书》卷八。为《圣惠》卷八十二"柴胡散"之异名。见该条。

18500 六味消毒饮

《景岳全书》卷六十三。为《痘疹心法》卷二十二"消毒饮"之异名。见该条。

18501 六味消痔片（《新药转正》27册）

【组成】薯莨 槐角 决明子 牡蛎（煅） 人参 山豆根

【用法】上制成片剂。口服，一次6片，一日3次。

【功用】清热消肿，收敛止血。

【主治】湿热瘀阻引起的Ⅰ、Ⅱ期内痔。

18502 六味鹿茸丸（《一盘珠》卷八）

【组成】熟地四两 枣皮二两 山药三两 泽泻一两半 丹皮一两半 白苓一两半 鹿茸（羊油炙酥脆，为末）一两 北味五钱

【用法】炼蜜为丸服。

【主治】小儿肾虚解颅，少笑多愁者。

18503 六味清凉汤（《会约》卷七）

【组成】黄芩 黄柏 大黄（酒炒） 栀子（炒） 胆草 泽泻各等分

【用法】水煎，热服。

【主治】体旺，脉洪而滑，二便闭涩，口渴喜冷，热甚腰痛者。

18504 六味清凉饮（《痘疹传心录》卷十五）

【组成】当归 红花 赤芍药 生地黄 紫草 枳壳

【主治】痘疹血热便秘。

18505 六味稀痘饮（《赤水玄珠》卷二十七）

【异名】稀痘饮（《简明医彀》卷六）。

【组成】山楂 紫草 牛蒡子各一钱 防风 荆芥各一钱二分 甘草五分

【用法】加生姜三片，水煎服。

【主治】将发痘。

18506 六味解毒汤（《霉疠新书》）

【组成】忍冬 土茯苓 木通 川芎 大黄 甘草

【用法】水五合，煮取二合半，分温三服。

【主治】霉疮生于两胯合缝间，其始鼠蹊核起，如疮建而渐渐大，结肿瘀痛，为寒热者。

18507 六物灭瘢膏（《鬼遗》卷五）

【组成】衣中白鱼 鸡屎白 鹰粪白 芍药 白蔹 白蜂等分

【用法】上为末，以乳汁和。涂瘢上，一日三次。

【主治】瘢痕。

18508 六物附子汤（《三因》卷三）

【组成】附子（炮，去皮脐） 桂心各四两 白术三两 甘草（炙）二两 防己四两 茯苓三两

【用法】上为散。每服四钱，水二盏，加生姜七片，煎七分，去滓温服。

【主治】四气流注于足太阴经，骨节烦疼，四肢拘急，自汗短气，小便不利，恶风怯寒，头面手足时时浮肿。

18509 六物胡粉膏

《医心方》卷四引《小品方》。为《外台》卷二十三引《范汪方》"六物胡粉敷方"之异名。见该条。

18510 六物莽草汤

《外台》卷三十五引《崔氏方》。为《千金》卷五"莽草汤"之异名。见该条。

18511 六物黄芩汤（《活人书》卷二十）

【组成】黄芩 大青 甘草（炙） 麦门冬 石膏各半两 桂心三钱

【用法】上锉，如麻豆大。每服三钱，水一盏，煎七分，温服。

【主治】婴儿腹大，短气，热有进退，食不安，谷为之不化。

18512 六物麻黄汤（《伤寒微旨论》卷上）

【组成】麻黄（去节）一两 人参 甘草各半两 葛根苍术各三分

【用法】上为末。每服三钱，水一盏，大枣二个，煎至七分，去滓热服。

【主治】❶《伤寒微旨论》：伤寒阴盛阳虚，自汗恶风，两手脉浮数或紧或缓，寸脉短，力小于关尺脉，发病在立春以后至清明以前者。❷《此事难知》：伤寒，太阳阳明证。

【加减】如三五服后汗未止，加荆芥三分；如三五服后不怯风，犹自汗出，加舶上丁香皮半两。

18513 六物解肌汤（《千金》卷九）

【组成】葛根四两 茯苓三两 麻黄 牡蛎 生姜各二两 甘草一两

【用法】上咬咀。以水八升，煮取三升，分三服。再服后得汗，汗通即止。

【主治】伤寒发热，身体疼痛。

【宜忌】《普济方》：忌酢物。

18514 六物解毒汤（《霉疠新书》）

【组成】土茯苓四两 金银花二钱 川芎 薏苡各一钱半 木瓜一钱 大黄一钱

【用法】水煎，温服。

【主治】霉疮骨节疼痛。

18515 六和生化汤（《医方简义》卷六）

【组成】川芎二钱 当归四钱 炮姜四分 炙甘草五分 桃仁十粒 茯苓三钱 砂仁壳一钱 橘红八分

【用法】水煎服。

【主治】产后六淫外侵。

【加减】如头痛发热，项强身疼，脉浮而紧为伤寒，宜加羌活、防风、薄荷各一钱，以取微汗为妥；如汗出漐漐，恶风头痛，发热为伤风，加苏梗、黄芩（炒）各一钱，桑白皮二钱；如夏月受暑，烦闷口渴，自汗心悸，微热，宜加青蒿一钱，麦冬（去心）三钱，酒炒知母一钱，生绵耆八分；如受湿潮热，脉涩口不渴，身疼神倦者，加泽泻三钱，滑石二钱，桂枝五分，大腹皮一钱；如秋燥与火侵肺，致渴而喘嗽者，加桑叶、淡苓（炒）一钱五分，川贝二钱，淡竹叶一钱。

18516 六和半夏汤（《医部全录》卷二五八引河间方）

【异名】六和汤（《普济方》卷二五三）。

【组成】白术 甘草 缩砂仁 杏仁（去皮尖） 人参

半夏(制)各五分　赤茯苓　藿香　扁豆(姜汁炒)　木瓜各一钱　香薷　厚朴(姜制)各二钱

【用法】上作一服,加生姜三片,大枣一个,水二盏,煎一盏,温服。

【主治】❶《医部全录》引河间:霍乱吐泻。❷《普济方》:饮酒烦渴。

18517　六和定风散《解围元薮》卷三

【组成】苍术四两　草乌二两　杏仁一两一钱(去皮尖)　当归　牛膝各四钱　乳香　没药各一钱

【用法】以生姜、胡葱捣自然汁各一碗浸苍术,待苍术泛白,晒干,又加去节麻黄末一两。每服三四分,酒下;重者五六分。其病根从元府汗中泄尽,愈。

【主治】瘫痪风,寒湿痹,历节白虎。

18518　六制苍术散《本草纲目》卷十二引《积善堂方》

【异名】苍六散(《摄生众妙方》卷七)、苍术散(《景岳全书》卷五十四引《经验》)。

【组成】茅山苍术(净刮)六斤

【用法】分作六分:一斤,仓米泔浸二日,炒;一斤,酒浸二日,炒;一斤,青盐半斤炒黄,去盐;一斤,小茴香四两炒黄,去茴;一斤,大茴香四两炒黄,去茴;一斤,用桑椹子汁浸三日,炒。取术为末,每服三钱,空心温酒下。

【主治】下元虚损,偏坠茎痛。

18519　六胜七应丸《良朋汇集》卷三

【组成】骨碎补(炒去毛)　破故纸(盐水拌炒)　沙苑蒺藜(盐水拌炒)　白蒺藜(炒,去刺)各四两　青盐一两黑豆八两(圆小坚实者,炒熟)

【用法】上为细末,炼蜜为丸,三钱重。早、午、晚服,滚水送下。

【功用】壮筋骨,坚牙齿,黑须发,健步,增饮食,长力气。

18520　六神开瞽散《眼科阐微》卷四

【组成】五烹一两　入冰片七分　龙砂一两　入冰片一钱　虎液一两　入冰片一钱三分

【用法】凡目赤肿痛瘀痒,俱系内症重者,虎液为主,用七分;龙砂为辅,用三分;五烹为佐,用二分。如内症轻者,五烹为主,用五分;虎液为辅,用三分;龙砂为佐,用二分。凡云膜胬肉、赤白翳障,俱系外障、重者,龙砂为主,用七分;虎液为辅,用三分;五烹为佐,用二分。饭后,点大眼角,不可近黑珠,每日点十余次。

【主治】目睛赤肿痛痒,云膜胬肉,赤白翳障。

【备考】方中五烹、龙砂、虎液,各详专条。

18521　六神全蝎丸《洞天奥旨》卷十五

【组成】全蝎三两(焙干,去足勾)　白术(炒)三两　半夏一两　白芍四两　茯苓四两　炙甘草五钱

【用法】上为末,油核桃肉为丸,如绿豆大。每服一钱五分,火酒送下,清晨、晚各一次。看人大小加减。

【主治】多年瘰疬,百治不愈。

18522　六神汤解散

《伤寒六书》卷一。为《伤寒标本心法类萃》卷下"六神通解散"之异名。见该条。

18523　六神祛暑水《成方制剂》13册

【组成】薄荷脑　陈皮　大黄　甘草　广藿香　桂枝

茴香　姜　辣椒　砂仁　樟脑

【用法】口服,一次5毫升。

【主治】中暑引起的头晕、恶心、腹痛等。

【宜忌】一岁以下婴儿禁用。

18524　六神通圣散

《医统》卷十四。为《伤寒六书》卷三"六神通解散"之异名。见该条。

18525　六神通解散《伤寒标本》卷下

【异名】六神汤解散(《伤寒六书》卷一)。

【组成】通神散加麻黄

【主治】❶《玉机微义》:伤寒发热头痛,发渴身疼,脉洪无汗。❷《伤寒六书》:时行晚发,头痛身热恶寒,脉洪数者。

【备考】《玉机微义》本方用法:咬咀,加生姜、葱,水煎服。

18526　六神通解散《伤寒六书》卷三

【异名】六神通圣散(《医统》卷十四)。

【组成】麻黄　甘草　黄芩　石膏　滑石　苍术　川芎　羌活　细辛

【用法】水二钟,加生姜三片,豆豉一撮,葱白二茎煎之。热服取汗,中病即止。

【主治】时行三月后,谓之晚发,头痛,身热恶寒,脉洪数。

18527　六神通解散《鲁府禁方》卷一

【组成】麻黄　甘草　黄芩　滑石　苍术　细辛

【用法】加生姜、葱白、豆豉煎,热服出汗。

【主治】三月前后感寒疫,头疼大热,恶寒体痛而渴,脉浮紧而有力,无汗,年力壮盛者。

【加减】头痛甚,加川芎;渴甚,加天花粉;身痛甚,加羌活;无头痛恶寒,反怕热者,大渴谵语,大便实,此热邪传里也,去麻黄、苍术,加大黄、柴胡、枳实。

18528　六神辅圣丸《解围元薮》卷三

【组成】草乌一斤(白嫩者佳)　麻油一斤　甘草半斤　荆芥　羌活　紫苏　风藤各四两

【用法】用无灰酒煮一昼夜,另用一锅煎滚汁浸之,挤去乌皮,将草乌捣烂为丸。每服二十丸,温酒送下。

【主治】疙瘩雁来,冷风痒风,麻痹痛风。

18529　六般芍药饮《人己良方》

【组成】白术一钱　白芍三钱　甘草一钱　紫苏二钱　大枣二个　苦楝皮三钱　使君子肉七个　黄糖一钱　生姜三片

【用法】水煎服。

【主治】小儿虫积腹痛日久,形瘦骨立者。

【方论】方中芍药、甘草和中而止痛;紫苏、使君子肉、苦楝皮杀虫;黄糖为引。

18530　六十号咸象方

《杂病源流犀烛》卷二十一。为《救偏琐言》卷十"参归化毒汤"之异名。见该条。

18531　六味加肉桂汤《医门补要》卷中

【组成】熟地　丹皮　山药　茯苓　泽泻　萸肉　加肉桂少许　或加人中黄

【主治】虚火牙疳。

18532　六味合五子丸《医学心悟》卷五

【组成】大熟地八两　山药四两　山萸肉四两　茯苓　丹皮　泽泻各三两　枸杞子　菟丝子各四两　五味子　车前子　复盆子各二两

【用法】上为末。石斛六两熬膏,和炼蜜为丸。每早服四钱,温开水送下。

【功用】补天一之水。

【主治】男子不育,此真水虚,左尺无力,或脉数有热。

18533　六味合四神丸《《一盘珠》卷八》

【组成】熟地一钱　枣皮　茯苓　淮山药各八分　泽泻　丹皮　故纸(炒)　吴萸(炒)各六分　肉蔻(煨去油)六分

【用法】生姜、大枣为引。

【主治】小儿泄泻,日少夜多。

【加减】四肢冷者,加附子、肉桂各五分。

18534　六味栀子仁汤

《景岳全书》卷六十四。为《外科精义》卷下引《普济生灵方》"栀子仁汤"之异名。见该条。

18535　六味消风痰散《《千金珍秘方选》》

【组成】川郁金三钱　五倍子三钱　土贝母三钱　姜黄一钱五分　生半夏三钱　生南星三钱

【用法】上为细末。白蜜调匀,加陈酒少许,敷患处。

【主治】风痰结核。

18536　六味能消胶囊《《新药转正》29册》

【组成】大黄　诃子　干姜　藏木香　碱花　寒水石(平制)

【用法】上为胶囊剂,每粒装 0.45 克。口服,一日 3 次。便秘、胃脘胀痛一次 2 粒;高脂血症一次 1 粒。

【功用】宽中理气,润肠通便,调节血脂。

【主治】胃脘胀痛,厌食纳差,大便秘结,高脂血症及肥胖症。

【临床报道】❶便秘:《中国中医药信息杂志》[2002,9(6):92]采用六味能消胶囊治疗结肠慢性传输型便秘 80 例,结果临床治愈 63 例,有效 15 例,无效 2 例。❷功能性消化不良:《中国中医药信息杂志》[2002,9(12):58]运用六味能消胶囊治疗功能性消化不良 70 例,结果治疗 2 周,有效 25 例,显效 26 例,总有效率 72.85%;治疗 4 周有效 21 例,显效 38 例,总有效率 84.28%;疗效明显优于多潘立酮对照组。❸反流性食管炎:《中国中医药信息杂志》[2002,9(7):93]采用六味能消胶囊治疗反流性食管炎 138 例,结果治愈 82 例,显效 36 例,有效 16 例,无效 4 例,总有效率 97.1%。停药后半年复发 5 例,停药后 1 年复发 17 例,疗效明显优于吗丁啉。❹高脂血症:《陕西中医》[2003,24(9):815]采用六味能消胶囊治疗高脂血症 68 例,结果临床控制 11 例,显效 42 例,有效 10 例,无效 5 例,总有效率 92.65%,其降脂效果明显优于肌醇烟酸脂片对照组。❺慢性胃炎:《中国中医药信息杂志》[2001,8(10):78]采用六味能消胶囊治疗慢性胃炎 130 例,结果治愈 18 例,好转 102 例,无效 10 例。

【现代研究】❶调节血脂作用:《四川省卫生管理干部学院学报》[2004,23(2):81]实验结果显示六味能消胶囊高剂量、中剂量可显著降低 TG、TC、LDL,而对高密度脂蛋白(HDL)有一定升高作用,可减少主动脉斑块面积和泡沫细胞形成量,主动脉斑块厚度有减少趋势。❷对血浆胃动素

水平的影响:《中国中医药信息杂志》[2002,9(5):75]实验结果显示,消化性溃疡与胃动素之间关系密切,六味能消胶囊能明显升高慢性胃炎患者胃动素水平。

18537　六物胡粉敷方《《外台》卷二十三引《范汪方》》

【异名】六物胡粉膏(《医心方》卷四引《小品方》)、六物敷方(《千金》卷二十四)、六物散(《三因》卷十六)、六物汤(《医统》卷七十五引《医林》)

【组成】干枸杞根半两　胡粉一两　干商陆根一两　滑石一两　干蔷薇根半两　甘草半两(炙)

【用法】上药治下筛。以苦酒和涂腋下。当微汗出,易衣复涂,着药不过三敷便愈。或更发,复涂之,余处亦涂之。

【主治】漏腋。腋下及足心、手掌、阴下、股里常如汗湿致臭。

【宜忌】不可多敷,伤人皮肤。

18538　六十一号塞象方

《杂病源流犀烛》卷二十一。为《救偏琐言·备用良方》"赛金化毒散"之异名。见该条。

18539　六十二号谦象方

《杂病源流犀烛》卷二十一。为《痧胀玉衡》卷下"参苓归术散"之异名。见该条。

18540　六十三号小过方

《杂病源流犀烛》卷二十一。为《救偏琐言·备用良方》"奏凯和解饮"之异名。见该条。

18541　六十四号归妹方

《杂病源流犀烛》卷二十一。为《痧胀玉衡》卷下"绝痧方"之异名。见该条。

18542　六味枸杞口服液《《新药转正》29册》

【组成】枸杞子　天冬　西藏棱子芹　黄精　茅膏菜　喜马拉雅紫茉莉

【用法】上为口服液,每支 10 毫升。口服,一次 10 毫升,一日 3 次。

【功用】补"旅送"(体质),益气养血。

【主治】柏龙型贫血、缺铁性贫血、失血性贫血所致的身体虚弱、面色萎黄、头晕眼花、心悸失眠等症。

18543　六味竹叶石膏汤

《景岳全书》卷五十七。为《正体类要》卷下"竹叶石膏汤"之异名。见该条。

18544　六味柴胡麦冬散

《痘麻绀珠》卷六。为《圣惠》卷八十二"柴胡散"之异名。见该条。

18545　六味凉血消毒散《《保婴撮要》卷十九》

【组成】犀角(如无,用升麻)　牡丹皮　当归　生地黄　赤芍药　生甘草各等分

【用法】上药每服三五钱,水煎服。

【主治】痘喘。

18546　六味人参麦门冬散《《痘治理辨》》

【组成】麦门冬(去心)一两　人参(去芦)　甘草(炙)　陈皮　白术　厚朴(姜制)各半两

【用法】上㕮咀。每服三钱,水一盏,煎至六分,去滓温服。

【主治】❶《痘治理辨》:痘症身热小渴者。❷《医统》:痘疹喘渴不已。

【加减】虚人,减厚朴。

18547 六味去丹皮加黄柏知母汤(《医方简义》卷五)

【组成】生地八钱 泽泻三钱 茯苓三钱 淮山药二钱 山萸肉八分 川柏一钱五分 炒知母一钱五分

【用法】水煎服。

【主治】妊妇因血燥火旺致大便不通者。

18548 六味地黄丸加黄柏知母方(《医方考》卷五)

【异名】知柏八味丸(《简明医彀》卷四)、滋阴八味丸(《景岳全书》卷五十一)、滋阴地黄丸(《医学正印·男科》)、八味丸(《玉案》卷五)、凉八味丸(《症因脉治》卷二)、知柏地黄丸(《金鉴》卷二十七)。

【组成】熟地黄八两 山茱萸(去核,炙) 山药各四两 泽泻 牡丹皮(去木) 白茯苓各三两 黄柏(盐炒) 知母(盐炒)各二两

【主治】肝肾阴亏,虚火上炎。头目昏眩,耳鸣耳聋,虚火牙痛,五心烦热,腰膝酸痛,血淋尿痛,遗精梦泄,骨蒸潮热盗汗,颧红,咽干口燥,舌质红,脉细数。

❶《医方考》:肾劳,背难俯仰,小便不利,有余沥,囊湿生疮,小腹里急,便赤黄者;肾气热,则腰脊不举,骨枯而髓减,发为骨痿。❷《简明医彀》:阴虚火动,肾水不足,五心烦热,口燥咽干,溺赤。❸《玉案》:肾虚淋沥,茎中涩痛,或时作痒。❹《景岳全书》:阴虚火盛,下焦湿热。❺《金鉴》:阴虚火动,午热骨痿,两尺脉旺。

【方论选录】《医方考》:熟地、山萸,味厚者也,味厚为阴中之阴,故足以补肾间之阴血;山药、茯苓、甘淡者也,甘能制湿,淡能渗湿,故足以去肾虚之阴湿;泽泻、丹皮,咸寒者也,咸能润下,寒能胜热,故足以去肾间之湿热;黄柏、知母,苦润者也,润能滋阴,苦能泻火,故足以服龙雷之相火。夫去其灼阴之火,滋其济火之水。则肾间之精血日生矣。王冰曰:壮水之主,以制阳光。此之谓也。

【备考】❶《简明医彀》本方用法:上为末,炼蜜为丸,如梧桐子大。每服百丸,空心淡盐汤送下。❷本方改为片剂,名"知柏地黄片"(见《成方制剂》5册)。

文

18549 文圣散(《鲁府禁方》卷二)

【组成】旧笔头三个(烧灰)

【用法】上药作一服。白滚汤调下。

【主治】急心痛。

18550 文武膏(《保命集》卷下)

【异名】桑椹膏(《外科理例》卷三)。

【组成】文武实(即桑椹,黑熟者) 二斗

【用法】上以布袋取汁,银石器中熬成薄膏。每服一匙,白汤点下,一日三次。

【主治】瘰疬。

18551 文武膏(《洞天奥旨》卷十五)

【组成】桑椹(黑者)二升(以布袋绞取汁) 夏枯草十斤(取汁)

【用法】上药于银石器中熬成膏子。每服二匙,白汤化下,一日三次,一月即愈。

【主治】瘰疬。

【宜忌】忌酒色、鹅肉。

18552 文星丹(《青囊秘传》)

【组成】五倍子一个 乌梅肉一个 白矾一钱 南星一个 雄黄一块(皆用面裹煅,研细) 大梅片三分 麝香五厘

【用法】上为细末。吹敷患处。

【主治】走马牙疳。

18553 文蛤汤(《金匮》卷中)

【组成】文蛤五两 麻黄 甘草 生姜各三两 石膏五两 杏仁五十个 大枣十二个

【用法】水六升,煮取二升,温服一升。汗出即愈。

【主治】吐后渴欲得水而贪饮者;兼主微风,脉紧头痛。

【方论选录】《伤寒附翼》:病发于阳,应以汗解,庸工用水攻之法,热被水劫而不得散,外则肉上粟起,因湿气凝结于玄府也;内则烦热,意欲饮水,是阳邪内郁也。当渴而反不渴者,皮毛之水气入肺也。夫皮肉之水气,非五苓散之可任;而小青龙之温散,又非内烦者之所宜,故制文蛤汤。文蛤生于海中而不畏水,其能制水可知;咸能补心,寒能胜热,其壳能利皮肤之水,其肉能止胸中之烦,故以为君。然阳为阴郁,非汗不解;而湿在皮肤,又不当动其经络;热淫于内,亦不可发以大温,故于麻黄汤去桂枝,而加石膏、姜、枣,此亦大青龙之变局也。

18554 文蛤汤(《外科大成》卷二)

【组成】文蛤 小麦 皮消 白矾各一两 葱白十根

【用法】水煎,熏洗。

【主治】阴户肿痛。

18555 文蛤散(《伤寒论》)

【组成】文蛤五两

【用法】上为散。每次一方寸匕,以沸汤五合和服。

【主治】❶《伤寒论》:伤寒病在阳,应以汗解之,反以冷水潠之,若灌之,其热被劫不得去,弥更益烦,肉上粟起,意欲饮水反不渴者;❷《金匮》:渴欲饮水不止者。

【方论选录】《金鉴》:渴欲饮水,水入则吐者,五苓散证也;渴欲饮水,水入则消,口干舌燥者,白虎人参汤证也。渴欲饮水而不吐水,非水邪盛也;不口干舌燥,非热邪盛也。惟引饮不止,故以文蛤一味,不寒不温,不清不利,专意于生津止渴也。或云:文蛤即今吴人所食花蛤,性寒味咸,利水胜热,然屡试而不效。尝考五倍子亦名文蛤,按法治之名百药煎。大能生津止渴,故尝用之,屡试屡验也。

18556 文蛤散(《三因》卷十六)

【组成】五倍子(洗) 白胶香 牡蛎粉各等分

【用法】上为末。每用少许,掺病处。

【主治】热壅,舌上出血如泉。

18557 文蛤散(《得效》卷七)

【组成】五倍子

【用法】上为末,水煎汁浸洗,更入白矾、蛇床子尤佳。洗后赤石脂为末,以少许掺在芭蕉上,频用托入。或长尺余者,以两床相接,中空一尺,以瓷瓶盛药水满,架起,与床平,令病者仰卧,以其所脱浸在瓶中,换药逐日如此浸,缩尽为度。

【主治】大肠寒,用力过多,肛门脱出不收;小儿叫呼久及病后脱肛。

18558 文蛤散(《痘疹全书》卷下)

【组成】雄黄五分 五倍子(去虫)二钱 枯矾五分 蚕退纸一钱(烧灰)

【用法】上为细末。以米泔水洗净,以药敷上,一日三四次。以平为度。

【主治】疹毒之后,牙龈黑烂,时时出血,呼吸气息,名为走马疳。

18559 文蛤散(《痘疹传心录》卷十五)

【组成】南星一两 大黄五钱 朴消二钱五分 五倍子二钱五分

【用法】上为末。醋调涂患处。

【主治】时毒。

18560 文蛤散(《外科启玄》卷十二)

【组成】文蛤 玄胡索 明矾(枯)各一钱

【用法】上为细末。敷患处。

【主治】痔疮口内水多。

18561 文蛤散(《回春》卷四)

【异名】文蛤膏(《杏苑》卷五)。

【组成】五倍子

【用法】上为末。用津唾调,填满脐中,以绢帛系缚一宿即止。加白枯矾末尤妙。

【主治】自汗,盗汗。

18562 文蛤散(《外科正宗》卷四)

【组成】文蛤四两 点红川椒二两 轻粉五钱

【用法】先将文蛤打成细块,锅内炒黄色,次下川椒同炒黑色,烟起为度,入罐内封口存性,次日入轻粉碾为细末,瓷罐收贮,香油调搽。

【主治】奶癣。

【宜忌】奶母戒口为妙。

18563 文蛤散(《外科大成》卷一)

【组成】文蛤三五两(打碎,去虫) 葱白十余根

【用法】水煎,淋洗。

【主治】肿疡焮痛,不问已溃未溃。

18564 文蛤散(《惠直堂方》卷三)

【组成】五倍子一个(钻空,入乳香一钱五分,煅为末) 冰片五厘

【用法】上为末。掺之。

【主治】下疳。

18565 文蛤散(《青囊秘传》)

【组成】五倍子(新瓦上焙干,研末)

【用法】好陈醋调。摊布贴之,布上加纸一层,过夜即消。

【主治】横痃便毒,烂久不收口。

【备考】五倍子,为末,膏药贴肚脐,治遗精、滑精。

18566 文蛤膏

《杏苑》卷五。为《回春》卷四"文蛤散"之异名。见该条。

18567 文蛤膏(《仙拈集》卷四)

【组成】五倍子(焙干) 猪油

【用法】五倍子为末,调成膏。填入裂缝内。冻耳,姜汁煎涂;冻脚,茄根煎洗;冻坏,油胭脂烘热敷之。

【主治】冻疮。

18568 文八将丹(《青囊秘传》)

【组成】冰片五分 麝香三分 腰黄五钱 僵蚕(炒,研)三钱 蜈蚣(砂炒)三钱 甲片(砂炒)三钱 辰砂二钱 蝉衣(砂炒)一钱

【用法】上为细末,贮瓶内听用,大、小膏药均可用之。

【功用】拔毒。

【主治】无名肿毒,痈疽,疔症。

18569 文蛤津脐膏(《方出《种福堂方》卷二,名见《医学实在易》卷七)

【组成】文蛤

【用法】上为细末,以女儿津调,贴脐内。

【主治】遗精。

方

18570 方脉流气饮(《外科发挥》卷五)

【组成】紫苏 青皮(去白) 当归(酒拌) 芍药(炒) 乌药 茯苓 桔梗(炒) 半夏(姜制) 川芎 黄耆(炙) 枳实(麸炒) 防风 陈皮(去白) 甘草(炙)各一钱 木香 大腹皮 槟榔 枳壳(麸炒)各五分

【用法】水二钟,加生姜三片,大枣一个,煎八分,食远服。

【主治】瘰疬,流注,及郁结聚结肿块,或走注疼痛,或心胸痞闷,咽塞不利,胁腹膨胀,呕吐不食,上气喘急,咳嗽痰盛,面目或四肢浮肿,大小便秘。

【临床报道】❶瘰疬:一男子因暴怒,项下肿痛结核,滞闷兼发热,用方脉流气饮二剂,胸膈利;以荆防败毒散,一剂而热退;后服它药而瘳。❷流注:一妇人暴怒,疆肿一块,胸膈不利,时或气走作痛,与方脉流气饮,数剂而止。更以小柴胡汤对四物,加香附、贝母,月余而愈。

火

18571 火土丹(《不居集》上集卷十七)

【组成】人参 白术 茯苓 苡仁 芡实 白芥子 橘红 熟地 山萸 五味 肉桂 砂仁 益智

【用法】上为末,炼蜜为丸服。

【主治】虚弱人痰。

18572 火门串(《串雅补》卷二)

【组成】蛤粉一钱 熟大黄三分 木通一钱 丁香一对

【用法】上为末。作一服。

【主治】泄泻,红白痢疾。

18573 火丹散(《仙拈集》卷三)

【组成】大黄 寒水石各一两 青黛五钱

【用法】上为末。水调搽。

【主治】小儿火丹,不问上下。

18574 火龙丸

《百一》卷三。为原书同卷"龙虎丹"之异名。见该条。

18575 火龙丹(《十便良方》引常器之方(见《普济方》卷三四八)。

【组成】百草霜不拘多少(罗过,再研极细)

【用法】上用头醋作面糊为丸,如弹子大,朱砂为衣。每服一丸,火烧焰出,醋内蘸过,再烧再蘸,尽醋半盏为度。细研,以酒半盏,童便半盏,调下。初一服,减腹内痛;两服

败血自下,神体和畅;三服调理诸疾。

【主治】产后血刺晕迷,败血上冲,不省人事;及儿枕痛,小腹腰痛,一切疼痛不可忍者。

18576 火龙丹

《普济方》卷三三一引《神效方》。为《袖珍》卷四引《圣惠》"如圣丹"之异名。见该条。

18577 火龙丹（《卫生宝鉴》卷十八）

【组成】白矾(枯)四两 蛇床子(炒)三两

【用法】上为末,醋糊为丸,如鸡头子大,干胭脂为衣。绵裹,纳阴中。

【主治】妇人二气不和,赤白带下。

18578 火龙丹（《普济方》卷一八五）

【组成】细铁屑(筛去粗,淘去细,余存留锅中,炒,放冷)一斤 硇砂(研细)二钱

【用法】上铁屑加硇砂末和匀,分作四分,冷水调匀一分,用皮纸包之,使绢帛拴系,放于手心,浑身体温,如药性热过,再用水调之使热,每一服热三起,约行百里。

【主治】痹证。

【加减】如治风湿寒气,加苍术、草乌头末,用米醋调匀,如前包于患处,汤熨。

18579 火龙丹（《普济方》卷三三一）

【组成】蛇床子二两(微炒) 枯白矾二两 韶粉三钱

【用法】上为末,醋糊为丸,如弹子大,干胭脂为衣。绵裹纳于玉户内,坐不多时,觉下微疼,勿疑其病,却取绵子上如烂粉,每日一丸。

【功用】暖肚,止冷疼。

【主治】妇人赤白带下,腹肚疼痛及冷痛。

18580 火龙丹（《本草纲目》卷十一引《集玄方》）

【组成】焰消 雄黄各一钱

【用法】上为细末。每点少许入眦内。

【主治】诸心腹痛。

18581 火龙丹（《傅青主男科》）

【组成】硫黄(醋制)一两 胡椒一钱 白矾四钱。

【用法】醋打荞麦面为丸,如梧桐子大。每服二十五丸,米汤送下。

【主治】冷气心腹痛。

18582 火龙丹（《辨证录》卷十）

【组成】人参五两 白术五两 巴戟天 杜仲 菟丝子 麦冬各五两 肉苁蓉一大枚 破故纸 远志 肉桂各二两 黄耆八两 当归三两 北五味一两

【用法】上药各为末,炼蜜为丸。每服五钱,酒下。服一月,即阳举可以久战矣。

【主治】男子五脏阳气虚衰,阳事不坚,精难射远,令人无子。

18583 火龙丹

《种福堂方》卷二。为原书同卷"痧药"之异名。见该条。

18584 火龙丹（《良朋汇集》卷五）

【组成】真茅山苍术三钱 丁香一钱 麝香五分 白豆蔻一钱五分 郁金一钱五分 蟾酥八分 木香一钱五分

【用法】米粽为丸,如绿豆大。每服七丸或五丸,小儿三丸,米汤送下。

【主治】霍乱,乌痧膨闷,遍身疼痛,由寒火凝结者。

【宜忌】孕妇不可服。

18585 火龙汤

《女科切要》卷三。为《卫生宝鉴》卷十八"火龙散"之异名。见该条

18586 火龙散（《卫生宝鉴》卷十八）

【异名】火龙汤（《女科切要》卷三）。

【组成】艾叶末(盐炒一半) 川楝子(炒) 茴香(炒)各半两

【用法】上为粗末。每服二钱,水一盏,煎至七分,去滓温服,不拘时候。

【主治】妊娠心气痛。

18587 火龙散（《解围元薮》卷三）

【组成】人牙一两五钱 雄黄 辰砂 大黄(酒蒸) 代赭石(醋煅)各一两

【用法】上为末。每服三钱,临卧用防风、荆芥煎汤洗浴,热酒送下即睡,则皮内毒虫迫出肌肤,然后用雄黄、硫黄、朱砂、代赭石、车米等分研末,香油调,熏擦遍身。

【主治】脱跟、蛇皮、鱼鳞、漏蹄、核桃痈烂及麻木。

18588 火龙散（《盘珠集》卷下）

【组成】生地 木香 砂仁壳(炒)

【主治】心腹痛。

18589 火龙膏（《外科发挥》卷三）

【组成】生姜八两(取汁) 乳香(为末) 没药(为末)各五钱 麝香(为末)一钱 真牛皮胶二两(切碎)

【用法】先将姜汁并胶溶化,方下乳香、没药调匀,待稍温,下麝香,即成膏矣。摊贴患处。更服五积散。如鹤膝风,须服大防风汤。

【主治】风寒湿毒所袭,筋挛骨痛,或肢节疼痛;湿痰流注,经络作痛,或不能行步;鹤膝风、历节风疼痛。

【临床报道】鹤膝风:一妇人膝肿痛,遇寒痛益甚,月余不愈,诸药不应,脉弦紧,此寒邪深伏于内也。用大防风汤及火龙膏,治之而消。

18590 火龙膏（《外科启玄》卷十一）

【组成】新火姜八两(六月六日晒干,为末,瓷罐收贮听用)

【用法】取鲜猪胆汁调入姜末如糊。敷在患处周围,用纸盖之,干用热水润之。知痛时黑水自出为妙,如不知疼,出黑水难治。

【主治】阴发背,黑凹而不知痛者。

18591 火齐汤

《张氏医通》卷十六引仓公方。为《祖剂》卷一引伊尹方"三黄汤"之异名。见该条。

18592 火齐汤（《石室秘录》卷六）

【组成】石膏一两 玄参三两 人参三两 知母一钱 黄连三钱 茯神一两 白芥子三钱

【用法】水煎服。

【主治】阳明火热,发狂者。

【方论选录】此方石膏以降胃火,玄参以清浮游之火,知母以降肾火,黄连以降心火,茯神以清心,引诸火从小便而出,白芥以消痰,则神清而心定,然非多加人参,则胃气消亡,又安能使诸药之降火哉?此方之所以妙而神也。

18593　火花膏

《赤水玄珠》卷二十五。为《百一》卷十九"灯花膏"之异名。见该条。

18594　火坠散（《魏氏家藏方》卷二）

【组成】益智(连皮炒,取仁)　茴香(淘去沙,炒)　南木香(生用)各等分

【用法】上为细末。每服二钱,温酒调下,遇病发时服。以热到疼处为验。

【主治】疝气。

18595　火枕丸（《本草纲目》卷十五引《圣济总录》）

【组成】火枕草

【用法】上为末,醋糊为丸,如梧桐子大。每服三十丸,白汤送下。

【主治】风寒,泄泻。

18596　火枣散（《惠直堂方》卷二）

【组成】夜壶一个(内有人中白厚一寸以上者)　红枣若干

【用法】以人中白将红枣填满,盐泥封固一寸厚,三钉架起,用火煅一日夜,取枣,加麝香少许,为末。每服二钱,清汤下。

【主治】肿胀。

18597　火郁汤（《兰室秘藏》卷下）

【组成】升麻　葛根　柴胡　白芍药各一两　防风炙甘草各五钱

【用法】上㕮咀。每服五钱,水二大盏,加连须葱白三寸,煎至一盏,去滓稍热服,不拘时候。

【主治】❶《兰室秘藏》:五心烦热。❷《直指》:手足心发热。

18598　火郁汤（《脉因证治》卷上）

【组成】羌活　升麻　葛根　参　白芍各半两　柴胡甘草(炙)各三钱　防风二钱半　葱白三寸

【用法】水煎服。

【主治】四肢热,五心烦热,因热伏土中,或血虚得之,或胃虚多飧冷物,抑遏阳气于土中。

18599　火郁汤（《回春》卷二）

【组成】山栀　柴胡　干葛　抚芎　白芍　连翘　地骨皮各一钱　甘草三分

【用法】上锉一剂。水煎服。

【主治】火郁症。

18600　火郁汤（《证治汇补》卷二）

【组成】连翘　薄荷　黄芩　山栀　干葛　柴胡　升麻　芍药

【用法】水煎服。

【主治】火郁于中,四肢发热,五心烦闷,皮肤尽赤。

18601　火郁汤（《杂病源流犀烛》卷十八）

【组成】连翘　薄荷　黄芩　槐仁　麦冬　甘草　郁金　竹叶　全瓜蒌

【主治】热郁。不发热,常觉自蒸不能解,目蒙口渴,舌燥便赤,脉沉而数,或昏瞀,或肌热,扪之烙手。

18602　火轮丸（《医方类聚》卷一四二引《济生》）

【异名】斗门丸(《普济方》卷三九五)。

【组成】干姜(炮)　附子(炮,去脐皮)　肉豆蔻(面裹煨)各等分

【用法】上为细末,米糊为丸,如梧桐子大。每服五十丸,空心米饮送下。

【主治】肠胃虚寒,心腹冷痛,泄泻不止。

18603　火轮丹

《普济方》卷二二〇引鲍氏方。为《证类本草》卷十一引成讷方"稀莶丸"之异名。见该条。

18604　火轮散（《圣济总录》卷七十四）

【组成】附子(炮裂,去皮脐)一枚　肉豆蔻(去壳,面裹,炮熟)半两　干姜(炮)一分

【用法】上为细散。每服二钱匕,陈粟米饮调下。

【主治】脾胃气寒,大肠虚滑冷痢,日夜不止。

18605　火剂汤

《脉因证治》卷上。为方出《肘后方》卷二,名见《外台》卷一引《崔氏方》"黄连解毒汤"之异名。见该条。

18606　火府丸

《圣济总录》卷五十四。为《普济方》卷四十三引《旅舍方》"火府丹"之异名。见该条。

18607　火府丸（《杨氏家藏方》卷三）

【组成】生干地黄　黄芩　木通各二两　犀角一两甘草三钱(微炙)

【用法】上为细末,炼蜜为丸,如梧桐子大。每服五十丸,食后温熟水送下。

【主治】心、肝二经蕴蓄邪热,口燥咽干,大渴引饮,潮热烦躁,目赤睛疼,唇焦鼻衄,小便赤涩,癃闭不通。

18608　火府丹（《苏沈良方》卷九）

【组成】甘遂(肥实连珠者)一两(薄切,疏布囊盛)　芎藭一分(锉如豆大)

【用法】以纸笼大者香炉,令至密不漏烟,顶留一窍,悬甘遂囊于窍间,其下烧芎藭一块,令烟入遂欲过,再更燃一块,芎藭尽,取甘遂为末。三十岁以上气盛者,满三钱,虚者二钱半,羯羊肾一对,批开,匀分药末在内,净麻皮缠定,炭火炙熟,勿令焦。临卧烂嚼,温酒下,随人酒量,能饮一斗者,可饮五升也,以高物支起双脚,一服即愈。

【主治】下注脚疮。

18609　火府丹（《普济方》卷四十三引《旅舍方》）

【异名】火府丸(《圣济总录》卷五十四)、绛宫丸(《鸡峰》卷十八)。

【组成】生干地黄(焙)四两　黄芩(去黑心)　木通(锉)各二两

【用法】上为末,炼蜜为丸,如梧桐子大。每服十五丸至二十丸,食后温米饮送下;大段热燥,新汲水送下。小儿化破服,丸数临时加减。

【功用】引化热气,调顺血脉。

【主治】❶《普济方》引《旅舍方》:上焦热结,心肺壅滞,面赤心忪,口干头昏。❷《本事方》:心经热,小便涩,及治五淋。

【方论选录】《本事方释义》:生地黄气味苦微甘微寒,入手足少阴;木通气味苦平,入手太阳,能泄丙丁之火;黄芩气味苦平,入手足少阳、阳明。此因火邪内伏,致神识如惊,小便短涩。心与小肠相为表里,小肠为火府,非苦不通,泄其府则脏自安矣。

【临床报道】渴：《本事》壬戌年一卒病渴，日饮斛水，不食者三月，心中烦闷，时已十月。予谓必心中有伏热，与此丹数服，每服五十丸，温水送下。越二日，渴止，饮食如故。此本治淋，用以治渴，信知用药要在变通也。

18610 火府丹（《元戎》）

【组成】黄芩一两　黄连一两　生地黄二两　木通三两

【用法】上为细末，炼蜜为丸，如梧桐子大。每服二三十丸，临卧温水送下。

【功用】泻丙丁火。

【主治】《普济方》：心惊热，小便涩，及五淋。

18611 火府丹（《医统》卷八十八）

【组成】生地黄　木通各五钱　当归　栀子　黄芩甘草各二钱

【用法】上咬咀。水煎服。

【主治】心虚心热，小便赤涩，多惊，睡卧不稳。

18612 火府丹

《准绳·幼科》卷三。为《永类钤方》卷二十"火府散"之异名。见该条。

18613 火府丹（《郑氏家传女科万金方》卷二）

【组成】木通　黄芩各一两　生地二两　山栀两半

【用法】上为末，炼蜜为丸，如梧桐子大。每服五十丸，临卧木通汤送下。

【主治】胎前内热，小便尿血。

18614 火府丹（《伤寒大白》卷二）

【组成】当归　赤芍药　黄连　大黄　甘草　滑石

【主治】二便下血。

18615 火府散（《永类钤方》卷二十）

【异名】火府丹（《准绳·幼科》卷三）。

【组成】生地黄　木通各一两　黄芩（净）　甘草（炙）各半两

【用法】上咬咀。每用二钱，水煎，温服，不拘时候。

【主治】心火亢盛，面赤咬牙，发热口干，小便赤涩，尿血，或小儿夜啼。

❶《永类钤方》：面赤咬牙，发热，唇口干燥，小便赤涩，一切虚实邪热。❷《幼科发挥》：心热及小便赤，夜啼。❸《准绳·幼科》：小便出血。

18616 火府散（《万氏家抄方》卷五）

【组成】生地　木通各五钱　甘草　当归　山栀仁各二钱半

【用法】水煎，食前服。

【主治】小儿心热，小便赤涩，多惊。

18617 火线膏（《疡科选粹》卷八）

【组成】当归　赤芍药　三棱　蓬术各一两（俱烧存性）　蓖麻子肉十五粒（研烂）　乳香三钱　没药二钱　麝香三分　蟾酥五分　血竭二钱　巴豆十二粒（以针刺，灯上烧，烟尽为度）

【用法】上为末，先将黄蜡二两溶化，入归、芍、术、巴、蓖，用柳枝搅匀，取出离火，下乳、没、麝、酥、竭，搅匀捻作长条，如筋大，长三寸，重一钱。临用灯火上烧，点粹毒上，周围四五十点，再用煎药消之。

【主治】肿毒初起。

18618 火毒丹（《魏氏家藏方》卷七）

【组成】小枣五十枚（去皮核）　胡椒三百粒

【用法】上同研成膏子，用飞罗面，不问多少，铫内炒令色微黄，用生姜自然汁搜成膏，分作小剂，却将前枣、椒二味，加水粗糖心入在逐个面剂内，却搓成丸子，用湿纸裹煨微香为度。去纸嚼吃，不拘多少。

【功用】暖脾脏，止恶心。

【主治】吐泻。

18619 火食丸（《普济方》卷三十六）

【组成】陈仓米一升（黄土炒米熟，去土）　白豆蔻仁一两　丁香一两　缩砂仁二两

【用法】上为末，用生姜自然汁为丸，如梧桐子大。每服五十丸，食后淡姜汤送下。

【主治】脾虚弱，不进饮食，翻胃不食。

18620 火炮汤（《普济方》卷四十）

【组成】苎根不拘多少

【用法】捣烂，煎汤熏洗。

【主治】脱肛。

18621 火珠浆（《解围元薮》卷四）

【组成】蛇卵草（取自然汁）

【用法】冲酒，温服数碗，连服四五次。

【主治】疬疮初生。

18622 火痓丹（《鸡峰》卷十三）

【组成】茴香　木香各一两　硇砂　硫黄　干蝎　白矾各一分　附子半两（炮，去脐）

【用法】上为细末，酒煮面糊为丸，如鸡头子大。每服二丸，略嚼破一丸，烧绵灰二钱，酒调下。

【主治】脾元虚冷，小肠气发动疼痛及疝癖、冷气腹痛。

18623 火眼煎（《仙拈集》卷二）

【组成】当归　生甘草　防风各一钱　杏仁七枚（泡，去皮尖）　铜绿　枯矾各五分

【用法】水二大钟，煎钟半，露一宿，滚水内温暖，扎新棉花团于箸上，频洗。

【主治】风火眼。

18624 火筒散（《医学纲目》卷十五）

【组成】蚯蚓粪四钱　乳香二钱　麝香少许

【用法】上为末。用纸筒自下烧上，吸烟搐鼻内。

【主治】头风。

18625 火焰散（《活人书》卷十六）

【组成】舶上硫黄　黑附子（去皮，生用）　新腊茶各一两

【用法】上为细末，先用好酒一升调药，分大新碗五口中，于火上摊荡令干，合于瓦上，每一碗下烧熟艾一拳大，以瓦揭起，无令火着，直至烟尽，冷即刮取，却细研，入瓷合盛。每服二钱，酒一盏，共煎七分，有火焰起，勿讶。

【主治】伤寒恶候。

18626 火照散

《医学心悟》卷三。为《痘疹一贯》卷六"神灯"之异名。见该条。

18627 火精散（《鲁府禁方》卷二）

【组成】硫黄四分　胡椒六分

【用法】上为末。每服三分，烧酒调下。

【主治】阴症心腹冷痛，不可忍者。

18628　火刺仙丹（《方出《医方考》卷五,名见《急救经验良方》》）

【组成】巴豆油

【用法】用巴豆油涂纸上,捻成条子,以火点着,才烟起即吹灭之。令病人张口,带火刺于喉间,俄顷吐出紫血,即时气宽能言,及啜粥饮。

【主治】一切喉痹、缠喉,命在顷刻。

【方论选录】《急救经验良方》:咽喉一证,最为危险,顷刻肿闭,水米难下,虽用针刺吹药,恐一时难泻热毒,惟用巴油火刺,可救急危,因热则宣通,故以火治之,火气热处,使巴豆油可到,以火散结,以巴油泻邪热,以烟吐出痰涎,此诚一举三善之捷法也。病轻可即愈矣,证重亦可,容再服诸药。

18629　火麻仁丸

《普济方》卷二十八。即《圣惠》卷六"大麻仁丸"。见该条。

18630　火麻仁丸（《普济方》卷三十九）

【组成】火麻仁三两（另研如膏）　川大黄（锉炒）　诃黎勒皮各三两　人参（去芦）　陈橘皮（汤浸,去白,焙）各一两

【用法】上为末,炼蜜为丸,如梧桐子大。每服二十丸,食前姜汤送下。如未利,加至三十丸;酒送下亦得。

【主治】积年心腹气、肺气、脚气、冷热气、痃癖气,不能饮食,纵食不消,脏腑不调,大肠秘涩。

18631　火醋锭子（《外科大成》卷二）

【组成】大黄（用醋浸晒九次）

【用法】和为锭。火酒磨涂。

【主治】面上热疮,耳上热疖。

18632　火土两培丹（《石室秘录》卷三）

【组成】人参三两　白术五两　茯苓二两　薏仁五两　芡实五两　熟地八两　山茱萸四两　北五味一两　杜仲二两　肉桂二两　砂仁五钱　益智仁一两　白芥子三两　橘红一两

【用法】上为末,炼蜜为丸。每服五钱,白滚水送下。

【主治】肥人气虚多痰。

18633　火郁越鞠丸（《医方考》卷四）

【组成】山栀（炒黑）　青黛（飞）　香附（童便浸五日）　抚芎　神曲（炒）　苍术（米泔浸七日）

【主治】七情怫郁,吞酸,小便赤,脉来沉数者。

【方论选录】一念动处便是火,故七情怫郁,皆能令人内热吞酸;小便赤为火,脉沉为郁,数为热。是方也,山栀、青黛之苦寒,可以导热;香附、苍术、抚芎之辛芳,可使解郁;神曲之陈腐,可使推陈而致新。

18634　火疡洗心散（《眼科菁华录》卷上）

【组成】知母　元参　防风　当归　白芍　黄芩　黄连　桔梗　荆芥　黄柏

【主治】脾眦气轮,初如椒疮榴子,或圆或长,状如红豆者。

18635　火硝排石汤（《效验秘方·续集》赵恩俭方）

【组成】硝石3克　乌药10克　元胡10克　红花10克　骨碎补10克　赤芍10克　内金10克　桃仁10克　肉桂3克　金钱草30克　海金沙10克　泽泻15克　石韦10克

【用法】每日1剂,药物用水浸泡30分钟后煎煮,每煎取汁250毫升,共煎二次,早晚分服。

【功用】清利湿热,通淋排石。

【主治】泌尿系结石。

【加减】为加强通利作用,可于方中加王不留行、皂刺;久服后恐有伤肾之虞,可加入寄生、杜仲之类益肾强腰。

【方论选录】石淋一症乃湿热蕴阻,煎熬尿液而成。方用火硝,意在辛苦微咸,可软坚散结;乌药、元胡理气止痛;红花、桃仁活血化瘀破结;金钱草、海金沙、泽泻、石韦、内金利尿通淋排石,佐以肉桂以化气行水,加之骨碎补益肾强腰以助排石之力。

18636　火腿红曲散（方出《种福堂方》卷二,名见《医学从众录》卷七）

【组成】陈火腿骨（煅存性,研末）　红曲松花各等分

【用法】上为细末。砂糖调,陈酒送下。

【主治】脾泄。

18637　火毒加味四物汤（《治疹全书》卷中）

【组成】生地　川芎　白芍　当归　柴胡　黄芩　葛根　红花　牛蒡　连翘

【主治】疹既出时,其色紫红,干燥晦暗,乃火盛也。

斗

18638　斗门丸（《杨氏家藏方》卷十八）

【组成】附子一枚,重六钱（炮,去皮脐尖）　硫黄（别研）　肉桂（去粗皮）　龙骨（别研）　诃子（煨,去核）　丁香　干姜（炮）各一分

【用法】上为细末,煮面糊为丸,如黍米大。每服三十丸,乳食前、空心温米饮送下。

【主治】小儿肠胃虚弱,泄泻糟粕,或便白沫,昼夜无度。

18639　斗门丸

《普济方》卷三九五。为《医方类聚》卷一四二引《济生》"火轮丸"之异名。见该条。

18640　斗门散（《方出《证类本草》卷八引《斗门方》,名见《医方类聚》卷二一三引《瑞竹堂方》》）

【异名】喝起散（《医方类聚》卷二一三引《澹寮》）、苍耳散（《校注妇人良方》卷四）。

【组成】喝起草

【用法】取其嫩心,不拘多少,阴干为末。每服一大钱,以常酒下,不拘时候。

【主治】妇人血风攻脑,头旋闷绝,忽死倒地,不知人事。

18641　斗门散（《圣济总录》卷七十四）

【组成】橡斗子（去刺）　诃黎勒（煨,去核）　黄连（去须）等分

【用法】上为散。每服一钱匕,食前米饮调下。

【主治】暴注水泻,日夜无度。

18642　斗门散（《幼幼新书》卷二十八引《谭氏殊圣方》）

【组成】诃子　枳壳　地榆各等分

【用法】上为末。每服一钱,米饮调下。一岁以下半钱。

【主治】小儿泻痢甚青黄,久患时多转滑肠,下部脱肛

频努咽,朝朝焦瘦渐赢尪。

18643 斗门散《卫生总微》卷十)

【组成】附子一枚(生) 胡椒一百粒

【用法】上为末。每服半钱,浆水一小盏,煎至四分,温服。

【主治】霍乱吐泻转筋。

18644 斗门散《局方》卷六宝庆新增方)

【组成】干葛(去皮)半两 地榆(去芦) 甘草(炙)各二两 干姜(炮) 当归(去芦)各一两 黑豆(炒,去壳) 罂粟壳(去瓤,蜜炙)各四两

【用法】上为细末。每服二钱,水一盏,煎至七分,温服,不拘时候。

【主治】八种毒痢,脏腑撮痛,脓血赤白,或有五色相杂,日夜频并;兼治噤口恶痢,里急后重,大渴不止,酒痢脏毒,全不进食。

18645 斗门散《女科万金方》)

【组成】地榆 干葛 粟壳 甘草 干姜

【主治】妇人五色痢。

18646 斗门散《医方类聚》卷二一〇引《烟霞圣效方》)

【组成】大胡桃五个(烧,烟尽为度)

【用法】上为末。每服一钱,热酒调下。

【主治】妇人血崩。

18647 斗肛丸《普济方》卷三十八引《十便良方》)

【组成】白矾 附子 干姜各一两

【用法】上药治下筛,炼蜜为丸,如梧桐子大。每服十丸至二十丸,米饮送下,一日二次。

【主治】大便后出血。

【宜忌】忌猪、鸡、酒、面、生冷、鱼、油腻等物。

18648 斗肚丸《普济方》卷二〇八引《十便良方》)

【组成】木瓜 厚朴 诃子肉 苍术 赤石脂各一两 茯苓二两 附子半两

【用法】上为末,饭为丸,如梧桐子大。每服五十丸,米饮送下,不拘时候。

【主治】泄泻。

18649 斗金丸《串雅补》卷二)

【组成】寒食面一钱二分 巴霜三钱 朱砂一钱五

【用法】上为细末,再用寒食面四五钱打糊为丸,如粟米大。大人七丸,小儿随减。

【主治】一切感冒,停食胸满,积聚,泄泻等。

心

18650 心丹《永类钤方》卷十三引《济生》)

【组成】朱砂五十两 罗参 远志(去心,甘草煮) 熟地黄(酒蒸,焙) 白术 石菖蒲 黄耆 当归(酒浸,焙) 麦门冬(去心) 茯苓 茯神 柏子仁 木鳖子(炒,去壳) 石莲肉 益智仁各五两

【用法】上先以人参等十四味,各如法修制,锉碎拌匀,次将朱砂research和,以夹生绢袋盛贮,线缚袋口,却用瓦锅一口,盛水七分,重安银罐一个手锅内,入白沙蜜二十斤,将药袋悬之中心,不令着底,使蜜浸过药袋,以桑柴火烧令滚沸,勿使火歇,煮三日蜜焦黑,再换蜜煮,候七日足,住火取出,淘去众药,洗净朱砂,令干,入牛心内,仍用银罐于重汤内蒸,

如汤干,复以热水从锅弦添下,候牛心蒸烂,取砂再换牛心,如前去蒸,凡七次,其砂已熟,即用沸水淘净,焙干,入乳钵玉杵研至十分细,米粽为丸,如豌豆大,阴干。每服二十丸,食后参汤、枣汤、麦门冬汤任下。

【主治】❶《永类钤方》引《济生》:男子妇人心气不足,神志不宁,怔忡惊悸,一切心疾。❷《普济方》:忧愁思虑,谋用过度,或因惊恐,伤神失志,耗伤心血,怔忡恍惚,梦寐不安。

【备考】本方方名,《普济方》引作"法丹"。

18651 心力丸《成方制剂》17册)

【组成】冰片 蟾酥 附片 红花 灵芝 人参 人工牛黄 麝香 珍珠

【用法】上为丸,每10丸重0.4克。含服或嚼后服,一次1～2丸,一日1～3次。

【功用】温阳益气,活血化瘀。

【主治】心阳不振、气滞血瘀所致的胸痹心痛、胸闷气短、心悸怔忡、冠心病、心绞痛等。

【宜忌】孕妇慎用。

18652 心气饮

《丹溪心法》卷四。为《直指》卷五"分心气饮"之异名。见该条。

18653 心宁片《成方制剂》2册)

【组成】赤芍 川芎 丹参 红花 槐花 降香 三七

【用法】上为片剂,每片重0.3克。口服,一次6～8片,一日3次。

【功用】理气止痛,活血化瘀。

【主治】冠心病,心绞痛。

【临床报道】冠心病心绞痛:《湖南中医杂志》[2007,23(2):1]心宁片治疗冠心病心绞痛30例总结,结果:治疗组对心绞痛的疗效明显优于对照组(P＜0.05),且对气短、倦怠乏力的改善情况也明显优于对照组。结论:心宁片对冠心病心绞痛有较理想的疗效。

【现代研究】❶对动物血液流变学利体外血栓形成的影响:《湖南中医杂志》[2008,24(1):67]研究提示:心宁片具有抑制血小板聚集的作用;且能显著缩短大鼠血栓长度(P＜0.01),减轻血栓湿重及干重(P＜0.05或P＜0.01);还可降低中切率30S-1及低切率5S-1下的全血黏度(P＜0.05)及血浆黏度,进一步证实了心宁片的活血化瘀作用。这可能是心宁片可用于治疗冠心病的药理基础之一。❷对实验性心肌缺血动物的保护作用:《中药药理与临床》[2004,20(2):38]研究结果表明:心宁片对神经垂体素引起的大鼠心电图急性缺血性改变有明显的预防作用;对注射神经垂体素大鼠血清中磷酸肌酸激酶(CPK)和乳酸脱氢酶(LDH)的升高有一定的缓解作用。心宁片能明显减少神经垂体素大鼠心肌组织丙二醛(MDA)的生成,保护大鼠心肌组织超氧化物歧化酶(SOD)的活性;对氯仿所致小鼠室颤和神经垂体素引起的大鼠心律失常有明显的保护作用。心宁片能明显延长异丙肾上腺素(Iso)小鼠耐缺氧时间,对空气栓塞造成的小鼠心脑缺氧有明显的保护作用。

【宜忌】孕妇忌服。

18654 心红散《古今医鉴》卷十)

【组成】银朱　鸡粪(炒焦干,为末)各等分

【用法】上药和一处。每服一钱,熟黄酒调下。即出冷汗,立止。

【主治】心痛,气痛,及孕妇心疼。

18655　心肾丸(《医方大成》卷四引《究原方》)

【组成】牛膝(去苗,酒浸)　熟地黄(洗,再蒸)　苁蓉(酒浸)各二两　鹿茸(燎去毛,好酒涂炙)　附子(炮,去皮脐)　五味子(去枝)　人参(去芦)　远志(去苗,甘草水煮,捶去骨)　黄耆(蜜炙)　白茯神(去木)　山药(炒)　当归(去芦,酒浸)　龙骨(煅)各一两　菟丝子(酒浸、蒸,碾成饼)三两

【用法】上为细末,用浸药酒,煮薄面糊为丸,如梧桐子大。每服五、七十丸,空心,食前枣汤送下。常服。

【功用】❶《医方类聚》引《究原方》:养心神,补气血,生津液,进饮食,安神定志。❷《医方大成》:调阴阳,补心肾。

【主治】水火不既济,恍惚多忘,主松盗汗,夜梦惊恐,目暗耳鸣,悲忧不乐,腰膝缓弱,四肢酸疼,小便数而赤浊,精滑梦遗。

18656　心肾丸(《医方类聚》卷一五〇引《济生续方》)

【组成】菟丝子(淘,酒蒸,擂)二两　麦门冬(去心)二两

【用法】上为细末,炼蜜为丸,如梧桐子大。每服七十丸,空心,食前用盐汤送下;熟水亦得。

【主治】心肾不足,精少血燥,心下烦热,怔忡不安,或口干生疮,目赤头晕,小便赤浊,五心烦热,多渴引饮,及精虚血少,不受峻补者。

18657　心肾丸(《普济方》卷三十三引《经验良方》)

【组成】苍术一斤(白酒糟三斤淹二宿,去糟)　肉桂二两　川椒四两(盐炒,去盐)　吴茱萸四两　茴香二两(同茱萸炒)　川楝子四两(用苍术糟半斤炒,去糟用)

【用法】上为末,酒糊为丸,如梧桐子大,朱砂为衣。每服五十丸,盐汤、温酒送下。

【主治】男子白浊,小便多滑;妇人血冷。

18658　心肾丸(《杏苑》卷七)

【组成】酸枣仁一两　白茯苓　破故纸各二两　益智仁一两　大茴香五钱　牡蛎一两　人参一两　白术三两

【用法】上㕮咀,为细末,盐、酒打糊为丸,如梧桐子大。每服三五十丸,盐汤送下。

【主治】心肾虚损,小便白浊,溺出髓条。

18659　心宝丸(《成方制剂》18册)

【组成】冰片　蟾酥　附子　鹿茸　人参　肉桂　三七　麝香　洋金花

【用法】上为丸,每丸重60毫克。口服,慢性心功能不全按心功能1、2、3级一次分别服用120、240、360毫克,一日3次,2个月为一疗程;在心功能正常后改为日维持量60～120毫克。病窦综合征病情严重者一次300～600毫克,一日3次,3～6个月为一疗程。其他心律失常(期外收缩)及房颤、心肌缺血或心绞痛一次120～240毫克,一日3次,1～2个月为一疗程。

【功用】温补心肾,益气助阳,活血通脉。

【主治】心肾阳虚,心脉瘀阻引起的慢性心功能不全,窦房结功能不全引起的心动过缓,病窦综合征以及缺血性心脏病引起的心绞痛及心电图缺血性改变。

【临床报道】窦房结综合征:《中西医结合杂志》[1990,10(9):52]心宝丸治疗病态窦房结综合征87例,结果:临床症状改善总有效率85%,心功能改善总有效率80%。

【宜忌】阴虚内热、肝阳小元、痰火内盛者以及孕妇、青光眼患者忌服。

18660　心舒丸(《成方制剂》13册)

【组成】冰片　丹参　木香　三七　苏合香　藤合欢

【用法】上为丸,每丸重1.8克。口服,一次1丸,一日2～3次;或发病时服用。

【功能】行气活血,通窍,解郁。

【主治】冠心病引起的胸闷气短,心绞痛。

【临床报道】糖尿病合并冠心病:《新中医》[2008,40(1):40]心舒丸治疗2型糖尿病合并冠心病130例临床观察,结果:治疗组显效52例,有效66例,无效12例,总有效率90.8%。

【宜忌】孕妇忌服。

18661　心咳汤(《退思集类方歌注》)

【组成】北沙参三钱　石膏三钱(同薄荷头研)　牛蒡子钱半　杏仁三钱(去皮尖)　桔梗五分　甘草五分　麦冬三钱(去心)　半夏一钱　茯神三钱　远志五分　小麦五钱

【用法】水三盏,先煮小麦减一盏,纳诸药,煎至一盏服。

【主治】心咳,咳则心痛,喉中介介如梗状,甚则咽肿喉痹。

【加减】痰多,加川贝母;咽喉肿痛,去半夏;汗多,加五味子。

【方论选录】前人谓生脉散加茯神、远志,能治心咳。余因参入开泄肺经之药,重用小麦煎汤代水,治之乃验。盖小麦甘平,为心之谷,缓心宁气,大有殊功,即从厚朴麻黄汤意化出。

18662　心疼丸(《内外验方秘传》卷下)

【组成】官桂一两　干姜一两　吴萸八钱　草果八钱　陈皮一两　炒乌梅六钱　白川六钱　乌药八钱　大黄八钱　五灵脂一两　木香五钱　丁香四钱　姜黄一两　郁金一两　沉香三钱　明矾一两　草朴八钱

【用法】上药晒干,为末,姜汁为丸。每服三钱,温酒送。

【主治】心痛。

18663　心救汤(《石室秘录》卷六)

【组成】人参五两　附子一个　白术半斤　肉桂一两　菖蒲五分　良姜三钱

【用法】水煎服。药后倘得大便止而小便不遗,便有生机,再进一剂,则便开而舌黑可去,身黑身青俱可尽解;苟服药后仍如前大小便不禁,不必再服药。

【主治】阴寒直中肾经,舌黑眼闭,下身尽黑,上身尽青,大便出,小便自遗。

【方论选录】此方参、术多用者,恐少则力量不能胜任,以驾驭夫桂、附之热药也,故必多加而后可望其通达上下,以尽祛周身之寒毒。

18664　心脾散

《普济方》卷三七三。即《杨氏家藏方》卷十八"醒脾

散"。见该条。

18665 心痛汤（《脉症正宗》卷一）

【组成】黄耆二钱 白术一钱 玉竹三钱 菖蒲一钱 良姜八分 肉桂八分 枣仁八分 草蔻一钱

【用法】水煎服。

【主治】虚寒心痛。

18666 心痛汤（《脉症正宗》卷一）

【组成】生地二钱 当归一钱 白芍八分 丹皮八分 桔梗六分 枣仁一钱 远志八分 元参八分

【主治】血虚心痛。

18667 心痛汤（《脉症正宗》卷一）

【组成】生地二钱 当归一钱 黄芩八分 栀子八分 川楝一钱 黄连八分 木通五分 桔梗六分

【主治】实热心痛。

18668 心无忧片（《成方制剂》13册）

【组成】川芎 丹参 瓜蒌皮 黄杨木 青木香 射干 细辛 茵陈

【用法】上制成片剂。口服，一次 4 片，一日 3 次。

【功用】理气活血，宽胸止痛。

【主治】胸痹气滞血瘀证。也可用于冠心病、心绞痛。

【临床报道】冠心病心绞痛：《江西中医学院学报》[2000,12(3):18]心无忧片治冠心病心绞痛 42 例，结果：❶服药 2～4 个疗程后，心绞痛症状显效，即同等劳累程度不引起心绞痛或发作次数减少 80% 以上的为 28 例；心绞痛症状有效，即心绞痛发作次数减少 50%～80% 的 12 例；无明显疗效，即心绞痛发作次数减少不到 50% 的 2 例。总有效率为 95%。❷29 例静息心电图有缺血性变化的患者的治疗结果为：有显著疗效的 10 例，静息心电图缺血性改变恢复正常，次极量运动试验由阳性转为阴性；有效 11 例，心电图缺血性 ST 段下降治疗后回升 1.5 毫米以上，但未恢复正常；无效 8 例，即达不到以上效果。总有效率 72%。❸血液流变学变化：24 例曾进行血液流变学检测，全血比黏度高切值改善率为 86%，提示红细胞变形能力有不同程度改善；血浆比黏度改善率为 53%。

18669 心可舒片（《成方制剂》16册）

【组成】丹参 葛根 木香 三七 山楂

【用法】上制成片剂。口服，一次 4 片，一日 3 次。

【功用】活血化瘀，行气止痛。

【主治】冠心病，心绞痛。

【临床报道】❶心房颤动：《辽宁中医药大学学报》[2008,10(9):113]心可舒片治疗阵发性心房颤动的临床观察，结果：治疗组临床治愈 50.88%、显效 23.54%、总有效率 92.16%，经 x^2 检验明显优于对照组（$P<0.05$）；治疗组用药后，其房颤发作次数、持续时间有明显减少（$P<0.01$），与对照组比较差异显著（$P<0.01$）；治疗组用药后，其 Pdis 及 Pmax 均明显缩小（$P<0.01$），与对照组比较有显著性差异（$P<0.01$）。❷心绞痛：《中西医结合心脑血管杂志》[2008,(10):1092]心可舒片治疗老年稳定型心绞痛临床观察，结果：两组治疗后都能有效地缓解患者心绞痛症状、减少心肌缺血发作次数和硝酸甘油用量，观察组疗效优于对照组（$P<0.05$），且无明显副反应，经治疗后心电图改变判断心肌缺血情况，两组得到明显改善，观察组有效率为

73.81%，对照组为 60.98%（$P>0.05$）。

【备考】本方改为胶囊剂，名"心可舒胶囊"（见原书）。

18670 心安宁片（《成方制剂》4册）

【组成】葛根 山楂 珍珠粉 制何首乌

【用法】上制成片剂。口服，一次 4～5 片，一日 3 次。

【功用】养阴宁心，化瘀通络，降血脂。

【主治】血脂过高，心绞痛以及高血压引起的头痛，头晕，耳鸣，心悸。

【临床报道】冠心病心绞痛：《江苏中医药》[2005,26(8):19]心安宁片治疗冠心病心绞痛 62 例临床观察。结果，心绞痛疗效：显效 21 例，有效 36 例，无效 5 例，总有效率 91.94%。心电图疗效：显效 14 例，有效 20 例，无效 28 例，总有效率 54.85%。

18671 心脉通片（《成方制剂》6册）

【组成】丹参 当归 葛根 钩藤 槐花 决明子 毛冬青 牛膝 三七 夏枯草

【用法】上制成片剂。口服，一次 4 片，一日 3 次。

【功用】活血化瘀，通脉养心，降压降脂。

【主治】高血压，高脂血症等。

18672 心脑静片（《中国药典》2010 版）

【组成】莲子心 11 克 珍珠母 46 克 槐米 64 克 黄柏 64 克 木香 7 克 黄芩 286 克 夏枯草 214 克 钩藤 214 克 龙胆 71 克 淡竹叶 36 克 铁丝威灵仙 179 克 制天南星 57 克 甘草 14 克 人工牛黄 7.1 克 朱砂 7.1 克 冰片 19.3 克

【用法】上制成片剂，每片重 0.4 克。口服，一次 4 片，一日 1～3 次。

【功用】平肝潜阳，清心安神。

【主治】肝阳上亢所致的眩晕及中风，症见头晕目眩、烦躁不宁、言语不清、手足不遂。也可用于高血压肝阳上亢证。

【宜忌】孕妇忌服；本品不宜久服；肝肾功能不全者慎用。

18673 心益好片（《成方制剂》11册）

【组成】冰片 蟾酥 琉璃草 路路通 三七 生晒参 猪牙皂

【用法】上为片剂，每片重 0.3 克。口服，一次 3 片；或舌下含服。

【功用】活血化瘀，行气止痛，益心宁神。

【主治】冠心病，心绞痛，胸闷，心悸，气短等。

18674 心舒宁片（《中国药典》2010 版）

【组成】毛冬青 1080 克 银杏叶 540 克 葛根 170 克 益母草 330 克 豨莶草 330 克 柿叶 40 克

【用法】上制成糖衣片（片芯重 0.29 克）。口服，一次 5～8 片，一日 3 次。

【功用】活血化瘀。

【主治】心脉瘀阻所致的胸痹、心痛、冠心病心绞痛、冠状动脉供血不全见上述证候者。

18675 心舒宝片（《成方制剂》14册）

【组成】白芍 刺五加 丹参 山楂 郁金

【用法】上为片剂，每片重 0.5 克。口服，一次 1～2 片，一日 2 次，饭后服。

【功用】活血化瘀,益气止痛。

【主治】冠心病,气虚血瘀引起的胸闷,心绞痛,以及高血压、高脂血症、动脉硬化等。

【临床报道】冠心病心绞痛:《福建医药杂志》[2006,28(2):142]心舒宝片治疗68例冠心病心绞痛临床观察。结果:68例中显效25例,有效32例,无效11例,总有效率84%。

18676　心肝双解饮《石室秘录》卷三

【组成】白芍三钱　当归五钱

【用法】水煎服。

【主治】肝气不足,损伤心气,心痛。

【加减】有火,加栀子三钱;无火,加肉桂一钱。

【方论选录】方中芍药平肝,又能生肝之血,与当归同用,更有奇功。栀子、肉桂,皆是清肝助肝之神品。肝气既平,则心气亦定,子母有关切之谊,母安而子未有不安者,此心肝两治之妙法也。

18677　心可宁胶囊《成方制剂》9册

【组成】丹参732克　三七141.6克　冰片1.22克　水牛角浓缩粉47.2克　蟾酥0.79克　红花48.4克　牛黄6.3克　人参须94.4克

【用法】上制成胶囊剂,每粒0.4克,密闭。口服,1次2粒,每日3次。

【功用】活血散瘀,开窍止痛。

【主治】冠心病心绞痛,胸闷心悸,眩晕。

【临床报道】病毒性心肌炎:《陕西医学杂志》[2009,38(4):482]心可宁胶囊治疗病毒性心肌炎53例,结果:显效32例,有效17例,无效4例,总有效率为92.5%。

18678　心可舒胶囊

《成方制剂》15册。即原书16册"心可舒片"改为胶囊剂。见该条。

18679　心肾同补丹《石室秘录》卷三

【组成】人参三两　白术五两　远志一两　炒枣仁三两　熟地五两　山茱萸三两　麦冬三两　北五味一两　芡实五两　山药三两　菖蒲一两　柏子仁三两(去油)　茯神三两　砂仁三钱　橘红一两

【用法】上药各为末,炼蜜为丸。每服五钱,白滚水送下。

【主治】惊惕不安;梦遗精泄。

【方论选录】此丸之妙,乃治心之药少于治肾。盖心主宁静,肾气自安;肾气既安,何至心动?此治心正所以治肾,而治肾正所以治心也。

18680　心肾交补丸《会约》卷七

【组成】熟地八两　枣皮四两　淮药四两　茯苓三两　枣仁(炒)三两　杜仲(盐炒)三两　北五味一两半　当归三两　远志二两

【用法】炼蜜为丸。淡盐水送下;心虚有火,灯心草煎服;心肺热,用麦冬;胆虚心烦,枣仁炒,研末,竹叶汤送下。

【主治】心肾两虚,神志恍惚,梦遗膝软,夜卧不宁。

【加减】右尺脉弱,阴中无阳,加肉桂二三两;精血干涸,加枸杞四两。

18681　心安口服液《新药转正》15册

【组成】丹参　降香

【用法】上为口服液,每支10毫升。口服,一次20毫升,一日2次。

【功用】活血化瘀,理气止痛。

【主治】气滞血瘀胸痹及冠心病、心绞痛。

【宜忌】孕妇忌服。

18682　心肾两交汤《辨证录》卷四

【组成】熟地一两　山茱八钱　人参五钱　当归五钱　炒枣仁八钱　白芥子五钱　麦冬五钱　肉桂三分　黄连三分

【用法】水煎服。

【主治】❶《辨证录》:怔忡,日轻夜重,熟睡不得。❷《惠直堂方》:彻夜不眠。

【方论选录】此方补肾之中,仍益以补心之剂。心肾两有余资,主客相得益彰;况益之介绍如黄连、肉桂并投,则两相赞颂和美,有不赋胶漆之好者乎!

18683　心肾两交汤《医学碎金录》

【组成】熟地　麦冬各一两　山药　芡实各五钱　川连五分　肉桂三分

【主治】劳心过度而遗精。

18684　心肾两补汤《脉症正宗》卷一

【组成】熟地二钱　当归一钱　覆盆一钱　杜仲一钱　黄耆一钱　枣仁一钱　远志八分　五味五分

【功用】心肾两补。

18685　心肾两资汤《辨证录》卷六

【组成】人参三钱　茯神三钱　柏子仁一钱　炒枣仁三钱　麦冬五钱　北五味一钱　熟地一两　丹参二钱　沙参三钱　山茱萸三钱　芡实三钱　山药三钱　菟丝子二钱

【用法】水煎服。

【功用】心肾同调。

【主治】火郁心内,夜不能寐,口中无津,舌上干燥,或开裂纹,或生疮点。

【方论选录】此方心肾同治,补水而水足以相济,补水而火足以相生,故不见焦焚之苦,而反获优渥之欢也。

18686　心肾种子丸《医学正印》卷上

【组成】何首乌(赤白鲜者)各半斤(米泔洗净,用竹刀切片,分四制。用砂锅、柳木甑蒸,黑芝麻、羊肉、酒、黑豆各蒸一次,晒干)　怀生地(酒洗)　麦门冬(去心)　天门冬(忌铁,去心)　怀熟地(用生者,酒洗净,砂仁拌,酒浸,隔汤煮黑烂)　怀山药(炒褐色)　白茯苓(人乳拌,蒸)　赤茯苓(牛乳拌,蒸)　枸杞子　人参(去芦)　鹿角胶(熔化)各四两　白芍药(酒炒)　锁阳(酥制)　酸枣仁(炒)　五味子　牛膝(盐、酒炒)　牡丹皮　龟版(去裙,酥制)　当归(酒洗)　泽泻(去毛)　黄连(酒炒金色)　菟丝子(酒煮)　黄柏(盐、酒、蜜拌炒三次,金色)各二两

【用法】上为末,隔汤炼蜜为丸,如梧桐子大。每服三四钱,空心淡盐汤送下。

【功用】固本培元,生精养血,培复天真,大补虚损,益五脏而除骨蒸,壮元阳而多子嗣。充血脉,强健筋骸,美颜色,增延龄寿,聪明耳目,玄润发须。

【主治】难嗣。

【加减】阳痿无火者,去连、柏,加肉苁蓉、杜仲各二两。

18687 心荣口服液《中国药典》2010 版）

【组成】黄芪 地黄 麦冬 五味子 赤芍 桂枝

【用法】上制成液制，每支装 10 毫升。口服，一次 2 支，一日 3 次。久置可有沉淀，摇匀后服用。

【功用】助阳，益气，养阴。

【主治】心阳不振、气阴两虚所致的胸痹，症见胸闷隐痛、心悸气短、头晕目眩、倦怠懒言、面色少华；冠心病见上述证候者。

【宜忌】孕妇慎用。

18688 心脑康胶囊《成方制剂》13 册）

【组成】赤芍 川芎 丹参 地龙 甘草 葛根 枸杞子 红花 九节菖蒲 鹿心粉 牛膝 酸枣仁 郁金 远志 泽泻 制何首乌

【用法】上为胶囊剂，每粒装 0.25 克。口服，一次 4 粒，一日 3 次。

【功用】活血化瘀，通窍止痛，扩张血管，增加冠状动脉血流量。

【主治】冠心病，心绞痛及脑动脉硬化症。

【临床报道】冠心病心绞痛：《中国中医急症》[2005,14（1）:6]心脑康胶囊治疗冠心病心绞痛临床研究。结果：患者经治后主要症状明显改善，对心绞痛各类型的疗效相近；患者心电图、血脂、心绞痛发作及硝酸甘油应用情况均有较大改善，并未见明显不良反应。

18689 心通口服液《新药转正》10 册）

【组成】黄芪 党参 麦冬 何首乌 淫羊藿 葛根 当归 丹参 皂角刺 海藻 昆布 牡蛎 枳实

【用法】上为口服液，每支装 10 毫升。口服，一次 10～20 毫升，一日 2～3 次。如服后返酸，可于饭后服用。

【功用】益气养阴，软坚化痰。

【主治】气阴两虚、痰瘀交阻型胸痹及冠心病心绞痛。

【临床报道】❶冠心病心绞痛：《美国中华临床医学杂志》[2003,5（2）:151]采用心通口服液治疗冠心病心绞痛 160 例。结果：显效 95 例，有效 49 例，无效 16 例，总有效率为 90.0%。❷心律失常：《中成药》[1999,21（11）:580]运用心通口服液治疗心律失常 64 例。结果：过早搏动 44 例中显效 25 例，有效 15 例，无效 4 例；阵发性室上性心动过速和心房颤动 12 例中显效 3 例，有效 6 例，无效 3 例；房室传导阻滞 8 例中显效 2 例，有效 3 例，无效 3 例，总有效率 84.4%。

【现代研究】❶降脂作用：《时珍国医国药》[2000,11（9）:771]实验结果表明：心通口服液高剂量组能明显降低鹌鹑高血脂模型的 CH 和 TG，使 HDL-C 值升高，并可降低动脉粥样硬化斑块的发生率。❷改善心肌缺血作用：《时珍国医国药》[2001,12（4）:308]实验结果显示：心通口服液具有明显改善犬心肌缺血的作用，减轻由心外膜电图所标测的心肌缺血程度，从而达到改善心肌缺血及缩小心肌梗死范围的目的。

【宜忌】孕妇禁用。

18690 心脾双补丸《中风斠诠》卷三引薛一瓢方）

【组成】西洋参（蒸透） 白术（蒸熟） 茯神 甘草 生地黄 丹参 枣仁（炒） 远志肉 北五味 麦门冬 玄参 柏子仁 黄连 香附（制） 川贝母 桔梗 龙眼肉

【功用】滋养心脾。

【主治】中风后，内风乍定，痰壅既开，元气未复，真阳未充。

18691 心痛宁滴丸《成方制剂》15 册）

【组成】川芎 肉桂 香附

【用法】上为滴丸，每丸重 40 毫克。舌下噙服，一次 3～9 丸，一日 3 次。急性发作时一次 12～18 丸。

【功用】温经活血，理气止痛。

【主治】寒凝气滞，血瘀阻络，胸痹心痛，遇寒发作，舌苔色白，有瘀斑者。

18692 心痛康胶囊《成方制剂》4 册）

【组成】白芍 北山楂 红参 淫羊藿

【用法】上为胶囊剂，每粒重 0.3 克。口服，一次 3～4 粒，一日 3 次。

【功用】益气活血，温阳养阴，散结止痛。

【主治】气滞血瘀所致的心胸刺痛或闷痛，痛有定处，心悸气短或兼有神疲自汗，咽干心烦，冠心病，心绞痛等。

【临床报道】❶高脂血症：《中外健康文摘》[2008,5（8）:1114]心痛康胶囊对高脂血症的治疗作用。结果：90 例分两组，治疗组血清 TC、TG、LDL-C 及 Ox-LDL 水平在疗程结束后均显著下降，而对照组无明显改变。治疗组 NO 较治疗前升高 10.9%，P 选择素较治疗前下降 30.1%；对照组 P 选择素与 NO 在治疗前后皆无明显变化。❷冠心病：《中西医结合杂志》[1990,10（7）:396]心痛康胶囊治疗冠心病疗效观察。结果：本方对临床症状改善总有效率、伴发症消失率及静息心电图改善率分别这 93.3%、80.3% 及 52.78%。

18693 心脑舒口服液《成方制剂》17 册）

【组成】党参 黄耆 麦冬 人参 五味子

【用法】上为口服液。口服，一次 10 毫升，一日 2 次。短期突击用药：一次 20 毫升，一日 2～3 次，竞技或工作前服用。

【功用】补气养阴。

【主治】气阴两虚所致的头晕目眩，失眠健忘，心悸怔忡，短气肢倦，自汗盗汗，不耐烦劳等症。

18694 心痛舒喷雾剂《新药转正》42 册）

【组成】牡丹皮 川芎 冰片

【用法】上为喷雾剂。心绞痛发作时，将喷嘴对准口腔舌下，每次揿 3 下，一日 3 次，一周为一疗程。

【功用】活血化瘀，凉血止痛。

【主治】心血瘀阻所致冠心病心绞痛急性发作。

【临床报道】冠心病心绞痛：《中国中医急症》[1999,8（5）:200]结果显示心痛舒喷雾剂速效止痛作用同硝酸甘油相仿，起效时间（2.93±1.35）分，平均缩短疼痛时间 2.08 分，心电图缺血总改善率 42.7%，且对偏热型心血瘀阻证类有明显的活血化瘀、养阴止痛作用。

【宜忌】合并中度以上高血压、重度心肺功能不全、重度心律失常者慎用。妊娠及哺乳期妇女禁用。用药后病情不能缓解者，应加用其他治疗措施。

18695 心舒静吸入剂《成方制剂》15 册）

【组成】冰片 川芎 丁香 广藿香油 零陵香 砂仁 麝香 石菖蒲 檀香

【用法】上制成吸入剂。用时将药瓶口放在鼻孔处，吸入,一日数次,或在呼吸不畅或心翳痛时吸入。每次用毕将外套旋上,以防药物挥发。

【功用】芳香通窍,理气止痛。对心绞痛、心肌梗死有缓解作用。

【宜忌】孕妇慎用。

邓

18696 邓山感应丸

《医统》卷三十三。为《永类钤方》卷十二引《浙方混元邓山房方》"神效感应丸"之异名。见该条。

18697 邓山房感应丸

《玉机微义》卷二十。为《永类钤方》卷十二引《浙方混元邓山房方》"神效感应丸"之异名。见该条。

双

18698 双丸《千金翼》卷十一

【组成】上麝香二两　牛黄二两　黄连二两(宣州者)　丹砂一两　特生礜石一两(烧)　附子一两(炮,去皮)　雄黄一两　巴豆六十枚(去皮心,熬)　桂心一两　乌贼鱼骨一两　赤头蜈蚣一两(熬)

【用法】上药各治下筛,别研巴豆如膏,乃纳诸药,炼蜜和捣三千杵,密塞之,勿泄气。生十日、二十日至一月,日服二丸,如黍米大;四十日至百日服二丸,如麻子大;一岁以上,以意增加。有儿虽小而病重者,增大其丸,不必依此丸。小儿病客忤率多耐药,服药当汗出,若汗不出者,不愈也。一日一夜四五服,以汗出为愈。凡候儿中人者,为人乳子未了而有子者,亦使儿客忤。口中衔血即月客也。若有此者,当寻服此药,即儿可痊也。口聚唾,腹起热者,当灸脐中,不过二七壮,并勤服此药。若喜失者,产讫儿堕落地声未绝,便即以手指刮舌上,当得所衔血如韭叶者,便以药二丸如粟米大服之,作七日乃止,无不痊也。若无赤头蜈蚣,赤足者亦得,三枚,皆断取前两节,其后分不可用也。

【主治】小儿新生客忤中恶,发痫发热,乳哺不消,中风反折,口吐舌,并注忤,面青目上插,腹满,癫痫羸瘦,痊及三岁不行。

18699 双丸

《活人书》卷二十。为《千金》卷五"紫双丸"之异名。见该条。

18700 双丸子《博济》卷四

【组成】天麻(轻炙)　天南星(炮)　蚕蛾　生犀(末)　朱砂(另研)　羚羊角(末)　藿香叶　白檀香　蝎梢(须是锋全者)　乌蛇(酒浸,去皮骨,轻炙)　零陵香一钱　天雄(尖)　麝香各半两　牛黄一分　雄黄一钱　狐肝一具(水煮,薄切,焙干,另杵)　乌鸦一只(去嘴爪肠肚,于瓦罐内烧为灰,另研,罗入诸药末内)

【用法】上药并拣择净,分两称足,依法修制,捣细,研令匀,炼蜜和,硬软得所,却于石上捶三百下,用埘器盛。每服二丸,大人白豆大,小儿绿豆大,薄荷汤送下,卒患并三服;瘫痪中风,用腻粉三大钱,水调,同药化下;小儿惊风,金银薄荷汤送下;妇人血风,并产前产后中风,手足弯曲,当归、红花酒送下;伤寒,每服三五丸,豆淋酒送下。

【主治】小儿瘫痪,一切风痰伤寒,小儿惊风等。

18701 双丸子《普济方》卷三九二

【组成】甘遂(炒)　牛黄各二分　真珠一分　杏仁(汤浸,去皮尖)　芍药各四分

【用法】上为末,炼蜜为丸,如麻子大。一岁儿服二丸,米饮送下。

【主治】小儿结实不散,乳食不消,心腹痛。

18702 双仁丸《圣济总录》卷六十七

【组成】桃仁　杏仁(并去双仁皮尖,炒)各半两

【用法】上为细末,水调生面少许为丸,如梧桐子大。每服十丸,生姜汤送下。微利为度。

【主治】上气喘急。

18703 双牛串

《串雅内编》卷三。为《本草纲目》卷十八"济世散"之异名。见该条。

18704 双乌散《朱氏集验方》卷十三

【组成】川乌　草乌(略炮)各三钱　当归　白芍药　苏木　大黄　生干地黄　红曲(炒)各半两　麝香少许

【用法】上为细末,用酒煮一瓦瓶,放冷服。如觉麻痹无害。

【主治】诸伤百损,如被打破伤折,久后时时疼痛;或虽新被伤,纵不破皮,而内损者。

18705 双乌散《产科发蒙》卷三

【组成】莲房灰　棕榈灰各等分(各烧存性)

【用法】上为极细末。白汤点服。与还元煎、童便一小杯同服。

【主治】产后恶露下多,虚急甚,热壮而口燥。

18706 双玉丸《赤水玄珠》卷二十六

【组成】软石膏　寒水石(各煅,姜汁淬)各等分

【用法】上为细末,用甘草煎浓膏为丸,如绿豆大。每夜服一钱,白汤或淡姜汤送下。

【主治】胃火刑肺,气高而喘,每至夏月,必一发者。

18707 双玉散《保命集》卷下

【组成】寒水石　石膏各等分

【用法】上为细末。每服三钱,食后煎人参汤调下。

【主治】❶《保命集》:痰热而喘,痰涌如泉。❷《景岳全书》:热痰咳嗽,喘急,烦渴,头痛。

18708 双石散《圣济总录》卷一七六

【组成】石亭脂一钱　白滑石三钱

【用法】上为细散。每服一字匕,煎竹叶、糯米汤调下。

【主治】小儿吐不止。

18709 双龙膏《杂病源流犀烛》卷三十

【组成】脆蛇　赤芍　羌活各四两　没药三两　象皮　白芷　防风　荆芥　黄芩　乌蛇　山栀各二两　金银花　赤石脂　独活　连翘　僵蚕　全蝎　蝉退各一两　斑猫　穿山甲　乳香　儿茶各五钱　蜈蚣十条　头发一把　黄丹四两

【用法】上药以麻油八斤熬膏,用槐、桑、柳枝三根,不住手搅,药枯去滓,下丹,滴水不散为度。

【主治】跌打损伤。

18710 双叶汤《杨氏家藏方》卷十八

【组成】干桑叶　藿香叶(去土)各等分

【用法】上为细末。每服一钱,温米饮调下,不拘时候。

【主治】小儿霍乱吐逆。

18711 双甲散《增补内经拾遗》卷三）

【组成】鳖甲（九肋者，醋炙）　穿山甲（蛤粉炒成珠）各等分

【用法】上为细末。每服三钱，白汤调下。

【主治】疟母。

【方论选录】鳖甲破结，穿山甲直透所结之处，疟母用此治之，因名双甲。

18712 双仙散《女科指掌》卷五）

【组成】当归　石菖蒲各等分

【用法】上为末。每服二钱，温酒调下。猪、羊肾作羹食亦好。

【主治】产后劳伤，肾气损动，胞络虚而风冷外袭，血滞经络，腰痛，或恶露断绝，腰中重痛，下注两股，痛如锥刺。

18713 双白丸《魏氏家藏方》卷四引朱叔通方）

【组成】雪白茯苓（去皮）　鹿角霜等分

【用法】上为细末，酒煮面糊为丸，如梧桐子大。每服三五十丸，空心盐汤送下。

【功用】秘精，清小便。

【主治】❶《魏氏家藏方》：白浊。❷《准绳·类方》：下焦真气虚弱，小便频多，日夜无度。

18714 双白丸《回春》卷六）

【组成】石灰一两　白茯苓二两

【用法】上为末，水为丸。每服三十丸，空心白水送下。

【功用】《济阴纲目》汪祺注：燥湿渗湿。

【主治】白带。

18715 双白丹《杨氏家藏方》卷十四）

【组成】阳起石一分（捣碎）　白石脂一分（合研）　白矾半两　砒半两（二味同研为末）　胡粉半两

【用法】上药用沙盒子一只，先入阳起石铺遍盒底，次入白矾、砒，后入白石脂盖头，用盐泥固济，候干，以炭火五斤煅令通赤，候火尽，入地坑内埋一宿取出，同胡粉细研，煮糯米粉糊为丸，如麻子大。每服一丸，霍乱吐泻，倒流水送下；赤白痢，冷米饮送下。

【主治】脾胃积寒，阴阳虚弱，吐利无度，及利下脓血。

【宜忌】忌食热物一时辰。

18716 双圣丸

《医学纲目》卷三十八。为《千金》卷五"紫双丸"之异名。见该条。

18717 双圣丸《医方类聚》卷八十五引《澹寮》）

【组成】百草霜　白芷各等分

【用法】上为细末，取乌梅肉水浸，于甑上蒸烂，捣如膏，搜和为丸，如梧桐子大。每服三四十丸，空心饭饮送下。

【主治】下血。

18718 双圣丹《魏氏家藏方》卷一）

【组成】朱砂一分（生）　黄丹一两（炒）

【用法】用大蒜煨熟，和少蜜为丸，如鸡头子大。每服二丸，当发日五更酒磨汤炖温送下。

【主治】疟疾。

18719 双圣丹《魏氏家藏方》卷一）

【组成】滑石　硫黄各等分

【用法】上为细末，酒糊为丸，如小鸡头子大。每服一丸，当发日五更用井花水送下。端午日合尤佳。

【主治】疟疾。

18720 双圣散

《普济方》卷三〇〇。为方出《百一》卷十二，名见《普济方》卷三〇〇"宣连散"之异名。见该条。

18721 双芝丸《宣明论》卷十二）

【组成】熟干地黄（后取末）　石斛（去根，酒炙）　五味子（焙）　黄蓍（锉）　肉苁蓉（酒浸）　牛膝（酒浸）　杜仲（蜜水浸，炮）　菟丝子（酒浸三日，炒）　麋鹿角霜半斤　沉香三钱　麝香二钱（研）　人参　白茯苓（去皮）　覆盆子　干山药　木瓜　天麻（酒浸）　秦艽各一两　薏苡仁二两（炒）

【用法】上为末，炼蜜为丸，如梧桐子大。每服二十丸至三四十丸，温酒送下；盐汤、米饮亦可。

【功用】补精气，填骨髓，壮筋骨，助五脏，调六腑。久服驻颜不老。

【主治】《奇效良方》：诸虚。

【加减】凡年五十岁以上，加入黑附子（以青盐汤醮泡），鹿角二大对（去顶三指），硫黄半斤（浑用）。以上用些油釜中以水同煮令微沸，勿大急甚，水耗只旋添温水，须用水以备添之，炼令角胶汁出尽，其角如霜，以手捻如腻粉，乃盛之取用，勿令秒污也）。

18722 双芝丸《百一》卷四）

【组成】麋鹿茸各五两（只用一色，亦得镑细，酒浸一宿，取出搦令干，慢火焙）　沉香七钱　川附子二只（六钱者，炮，去皮脐）

【用法】上为细末，鹿角胶三两（麸炒，别为末），用浸茸酒慢火熬成膏，入麝香三钱（研细），搜药入白捣数百杵令匀为丸，如梧桐子大。每服三十丸至五十丸，空心温酒送下。

【主治】虚劳。

18723 双芎散

《医统》卷六十二。为《简易方》引《局方》（见《医方类聚》卷七十九）"醒醐散"之异名。见该条。

18724 双全散《产科发蒙》卷二引《证治大还》）

【组成】当归　白术　苍术　防风　木通　茯苓　猪苓　桂枝　甘草

【用法】水煎服。

【功用】护胎调养。

【主治】孕妇四肢肿。

18725 双合汤《回春》卷四）

【组成】当归　川芎　白芍　生地黄　陈皮　半夏（姜汁炒）　茯苓（去皮）各一钱　桃仁（去皮）八分　红花三分　白芥子一钱　甘草三分

【用法】上锉一剂。加生姜三片，水煎熟，入竹沥、姜汁同服。

【主治】❶《回春》：气虚受风湿，遍身麻痹不仁。❷《东医宝鉴·外形篇》：湿痰死血作麻木。

18726 双花散

《东医宝鉴·杂病篇》卷四。为方出《肘后方》卷七，名见《御药院方》卷八"葛花散"之异名。见该条。

18727 双连丸

《卫生总微》卷十五。为《圣惠》卷八十四"黄瓜丸"之异名。见该条。

18728 双连丹

《幼幼新书》卷二十引张涣方。为《圣惠》卷八十四"黄瓜丸"之异名。见该条。

18729 双补丸（《百一》卷四引史载之方）

【组成】熟地黄 菟丝子各半斤

【用法】上为细末，酒糊为丸，如梧桐子大。每服五十丸，人参汤送下。如气不顺，沉香汤送下；如心气虚，茯苓汤送下；如心气烦躁不得眠，酸枣仁汤送下；肾气动，茴香汤送下；小便少，车前子汤送下；小便多，益智汤送下。

【功用】平补精血。

【主治】下部弱，肾水冷。

【方论选录】熟地黄补血，菟丝子补精，合而平补，不燥不热。

18730 双补丸（《简易方》引《究原方》（见《医方类聚》卷一五〇））

【组成】鹿角霜三两 熟地黄（洗，再蒸） 沉香 菟丝子（酒浸，蒸，研，焙） 覆盆子（去枝蒂） 白茯苓（去皮） 人参（去芦） 宣木瓜 薏苡仁（炒） 黄耆（炙） 苁蓉（洗，酒浸） 五味子（去枝，炒） 石斛（去根，炒） 当归（去芦，油浸） 泽泻（切块再蒸）各一两 麝香一钱（别研） 朱砂半两（别研，为衣）

【用法】上为细末，炼蜜为丸，如梧桐子大。每服五七十丸，空心盐汤送下。

【功用】常服既济水火，益气安神。

【主治】❶《简易方》引《究原方》，见《医方类聚》：一切虚损，五劳七伤，面色黧黑，唇口干燥，发渴，目暗耳鸣，心松气短，食少神倦，夜梦惊恐，四肢酸疼，寒热盗汗，小腹拘急，小便滑数、妇人诸疾。❷《直指》：肾虚水涸，燥渴劳倦。

18731 双补丸（《普济方》卷二一七引《济生》）

【组成】菟丝子（淘净，酒蒸，捣）二两 五味子一两

【用法】上为末，炼蜜为丸，如梧桐子大。每服七十丸，空心盐汤或酒送下。

【主治】精气不足，肾水涸燥，咽干多渴，耳鸣头晕，目视昏，面色黧黑，腰膝疼痛，脚膝酸弱，屡服药不得痊者。

18732 双补汤（《温病条辨》卷三）

【异名】脾肾双补汤（《镐京直指》卷二）。

【组成】人参 山药 茯苓 莲子 芡实 补骨脂 苁蓉 萸肉 五味子 巴戟天 菟丝子 覆盆子

【主治】❶《温病条辨》：老年久痢，脾阳受伤，食滑便溏，肾阳亦衰。❷《镐京直指》：痢久脾肾阳衰，脉象细弱。

【方论选录】方中以人参、山药、茯苓、莲子、芡实甘温而淡者补脾渗湿，再莲子、芡实水中之谷，补土而不克水者也；以补骨脂、苁蓉、巴戟、菟丝、覆盆、萸肉、五味酸甘微辛者，升补肾脏阴中之阳，而兼能益精气安五脏者也。

18733 双补汤（《良方合璧》卷上）

【组成】人参八分 黄耆八分 当归八分 川芎八分 升麻五分

【用法】上切一剂。水煎服。外用五倍子末托而上之。

【主治】气虚脱肛。

【加减】血虚，加白芍、熟地；血热，加黄柏；虚寒者，加炮干姜。

18734 双灵膏（《御药院方》卷十）

【组成】良姜一两（炒，锉） 白芥子半两（微炒）

【用法】上为细末，每用药二钱半，头白面半两，水调成膏。摊在纸花子上，贴患处。

【主治】一切筋骨肌肉疼痛。

18735 双妙散（《普济方》卷三〇一引《十便良方》）

【组成】鸡翮六枚（烧） 蛇床子各等分

【用法】上为末。以饮少许。

【主治】男子阴卒肿。

18736 双枝散

《袖珍》卷一引《澹寮》。为方出《三因》卷十九，名见《医学纲目》卷二十九"牢牙散"之异名。见该条。

18737 双枣汤（《杨氏家藏方》卷五）

【组成】香附子（去毛）八两 青橘皮（去白，炒令黄）六两 甘草（炙）半两

【用法】上为细末。每服二钱，加大枣二个，水一盏，煎至七分，食前服；或入盐汤点亦得。

【主治】脾胃不和，胸膈不快，饮食停滞，气不升降，腹胁胀痛，呕逆恶心。

18738 双枣散（《魏氏家藏方》卷五）

【组成】甘草（炙） 麦蘖（炒） 白姜（炮，洗）各四两 饧糟二斤四两（炒） 橘皮六两（炒） 香附子一斤（去毛）

【用法】上为细末。每服二钱，水一盏，加生姜三片，乌梅、枣子各二个，煎至七分，和滓服，不拘时候。

【功用】退脾经邪热。

【主治】脾虚疟疾。

18739 双和汤（《局方》卷五（宝庆新增方））

【异名】双和散（《内外伤辨》卷中）。

【组成】白芍药七两半 当归（洗，酒浸） 黄耆（蜜炙） 川芎 熟地黄（净洗，酒蒸）各三两 甘草（炙） 肉桂（去皮，不见火）各二两二钱半

【用法】上为细末。每服二钱，水一盏半，加生姜三片，枣子一个，煎至六分，空心、食前服。

【功用】调中养气，益血育神，和胃进食，补虚损。

【主治】男子、妇人五劳、六极、七伤，心肾俱损，精血气少，遂成虚劳。百骸枯瘁，四肢倦怠，寒热往来，咳嗽咽干，行动喘乏，面色萎黄，略有所触，易成他疾；或伤于冷，则宿食不消，脾疼腹痛，泻痢吐逆；或伤于热，则头旋眼晕，痰涎气促，五心烦热；或因饥饱动作，喜怒惊恐，病随而至，或虚胀而不思食，或多食而不生肌肉，心烦则虚汗盗汗，一切虚劳不敢服燥药者。

【宜忌】忌生冷、果子等物。

18740 双和汤（《魏氏家藏方》卷八）

【组成】四物汤 小续命汤各一两

【用法】上药合和。每服四钱，水一盏半，加生姜三片，煎至七分，去滓，食前服。

【主治】脚肿。

18741 双和汤（《张氏医通》卷十五）

【组成】熟地黄 白芍（酒炒）各一钱 黄耆（蜜酒炒） 当归各七分 川芎 甘草（炙）各四分 肉桂三分（有热，去之） 生姜一片 红枣一个（去核）

【用法】水煎，温服。

【主治】麻后虚羸。

18742 双和汤（《治疹全书》卷下）

【组成】茯苓　腹皮　泽泻　神曲　陈皮　川芎　防风　前胡　麻黄　杏仁　苏叶　银花

【功用】解毒疏利，理脾清肺。

【主治】疹出而即时收敛不复出者，致令毒攻于内，身温食少，气急腹胀，脐凸出一二寸，按之虚软有声，举之随手而起者。

18743　双和饮《医学集成》卷三）

【组成】熟地　山药　焦术各六钱　黄耆　当归　苡仁　故纸各一钱（生）　沙参　芡实　附子各三钱　甘草二钱

【用法】先服九转灵丹，次服本方。

【主治】诸肿。

18744　双和散

《内外伤辨》卷中。为《局方》卷五（宝庆新增方）"双和汤"之异名。见该条。

18745　双和散《医学发明》卷九）

【组成】黄耆　熟地黄　当归　川芎各一两　白芍药三两半　官桂　甘草各三分　人参三钱

【用法】上㕮咀。每服五钱，水二盏，加生姜三片，肥枣一只，同煎至八分，去滓温服。

【功用】补益血气。

【主治】虚劳少力。

18746　双和散《卫生宝鉴》卷五）

【组成】柴胡四两　甘草一两

【用法】上为末。每服二钱，水一盏，煎至八分，食后热服。

【功用】冬月可以润肺止咳嗽，除壅热；春、夏可以御伤寒时气，解暑毒。

【主治】邪入经络，体瘦肌热；伤寒，时疾，中暍，伏暑。

18747　双金丸《卫生总微》卷十）

【组成】五灵脂（去砂石，研）二两五钱　拣丁香一钱（为末）　巴豆半两（去壳并心皮，细研，入上二味和匀）

【用法】上以枣肉为丸，如黄米大。每用量大小虚实加减，二岁以上五七丸，三岁上十丸，煎丁香、藿香汤放冷送下。服药毕，须候两时辰，不得与乳食，候大便过一两次，服补药四圣丸；如吐后躁热，心间烦闷，服四顺饮子，此三药乃一宗也。儿本壮，食伤积滞者宜服，虚者更宜斟酌。

【主治】霍乱吐逆不止，又治翻胃及沉积。赤白恶痢。

18748　双金丸

《普济方》卷三九五。为《医方类聚》卷二五一引《简易方》"胡氏双金丸"之异名。见该条。

18749　双金饮《百一》卷十九）

【异名】双金散《普济方》卷三九五）。

【组成】丁香　人参　甘草各一钱　白术　白茯苓各半两　半夏半钱（姜制）

【用法】上为末。每服二钱，水七分盏，加生姜二片，大枣二个，同煎至四分，去滓温服。

【功用】实脾，进饮食。

【主治】小儿吐泻。

18750　双金饮《活幼心书》卷下）

【组成】大罂粟壳（去蒂，锉碎，蜜水炒透，晒干）一两　大川芎（锉碎，酿醋炒透，候干）半两

【用法】上药再晒或焙，为末。每服一钱至二钱，空心用粳米清汤调下；或温蜜汤亦得。

【主治】下痢赤白，昼夜频密，及泄泻经久。

18751　双金散《幼幼新书》卷十引张涣方）

【组成】蜈蚣一个（去头足尾，酥涂炙，面南竹刀当脊分两半，记左右，研）　麝香一钱（分左右，研）

【用法】上用右边药吹左鼻内，右亦如之，用药不可多。若眼未全下更添，眦小以意量度，其眼随手便下，即止。

【主治】天钓惊风，目久不下；或眼睛吊上只见白睛，兼角弓反张，更不能出声者。

【备考】方中蜈蚣用量原缺，据《御药院方》补。

18752　双金散《魏氏家藏方》卷七引《李防御五痔方》）

【组成】黄连　郁金各等分

【用法】上为细末。用蜜水调敷痔头上。

【主治】痔疮。虚弱之人已用枯痔药，痔上忽有些小疼痛。

18753　双金散《杨氏家藏方》卷十四）

【组成】乳香半两（别研）　槟榔　黄连　黄丹（火飞）　龙骨　诃子（煨，去核）各一两

【用法】上为细末。干贴疮口。

【功用】敛疮口，定疼生肌。

【主治】金疮。

18754　双金散《医方类聚》卷一八三引《修月鲁般经》）

【组成】黄连　郁金　乳香　没药　绿豆粉　片脑

【用法】上为细末。敷患处。

【主治】痔疮用枯药后疼痛。

18755　双金散

《普济方》卷三九五。为《百一》卷十九"双金饮"之异名。见该条。

18756　双治汤《辨证录》卷二）

【组成】附子一钱　黄连一钱　白芍五钱　甘草一钱

【用法】水煎服。

【主治】胃痛，得寒则痛，得热亦痛。

【方论选录】用黄连以清心火，用附子以祛胃寒。用白芍、甘草为君，使两家有和解之好。盖芍药、甘草，最能入肝平木，肝气既平，自然不去克胃，而又去生心，调和于心胃之间，实有至理，非漫然而用之者也。

18757　双珍散《圣济总录》卷五十六）

【组成】芫花　狼毒各一两

【用法】上药用醋一升半，入砂石器中熬，醋尽为度，再焙干捣罗为散。每服半钱匕，葱酒调下。

【主治】九种心痛。

18758　双柏散《中医伤科学讲义》）

【组成】大黄二斤　薄荷　黄柏　泽兰各一斤　侧柏二斤

【用法】上为细末。开水、蜜调敷。

【功用】《外伤科学》：活血祛瘀，消肿止痛。

【主治】❶《中医伤科学讲义》：跌打扭伤，筋肉肿痛，发红。❷《新急腹症学》：各期阑尾炎有包块者。

18759　双砂汤《外科全生集》卷四）

【组成】缩砂　草果　威灵仙各等分

【用法】加砂糖少许，清水煎服。

【功用】化骨为涎。

【主治】骨鲠。

18760 双香散（《医方类聚》卷八十九引《吴氏集验方》）

【组成】香苏饮半两　金铃子三个　木香半钱

【用法】上作一服。水一盏半，加生姜三片，大枣一个，同煎至七分，空心进二服。

【主治】脚气。

18761 双剑金（《卫生总微》卷五）

【组成】赤足蜈蚣一条　紫色大螳螂一个

【用法】上晒至干，以利刀当脊分切作两畔，各逐左右，别研为细末，不得交错，各用贴子盛之，于贴子上号记左右。遇其患者，每用一字许，鼻内任搐之。左治左，右治右。俱搐者，任右则右住，任左则左住，左右任皆住。

【主治】惊痫偏搐。

18762 双美丸

《普济方》卷八十一引《医方集成》。为《圣济总录》卷一○八"夜光丸"之异名。见该条。

18763 双神丸（《产科发蒙》卷二）

【组成】牛胆南星八钱　鸡冠雄黄四钱

【用法】上为极细末，炼蜜为丸，如梧桐子大。每服五十丸，白汤送下。

【主治】子痫。

18764 双桂汤（《辨证录》卷九）

【组成】白术五钱　茯苓三钱　肉桂　甘草各一钱　桂枝　羌活各五分

【用法】水煎服。

【主治】身热而外邪盛者。

18765 双荷散（《袖珍》卷三引《圣惠》）

【组成】藕节七个　荷叶顶七个

【用法】上同蜜擂细，水二钟，煎八分，去滓温服；或研末调下。

【主治】卒暴吐血。

18766 双俱散（《朱氏集验方》卷十）

【组成】石菖蒲一两　当归半两

【用法】上为末。每服三钱，空心热酒调下。

【主治】产后腰痛。

18767 双鸳汤（《医方类聚》卷一九八引《吴氏集验方》）

【组成】干杏仁四两（和皮，针穿五七窍）　鹅梨一个（去皮心，取肉）　甘草半两　缩砂仁二钱半

【用法】鹅梨肉切作片，细研，入杏仁在内，更入硇砂末一钱，盖定，经宿，取杏仁焙干，入汁内，又焙，以汁尽为度，最后一次不焙，却以甘草、缩砂仁为末，和杏仁入瓶收。每取杏仁二粒，并末半钱许，入盏沸汤浸之，杏仁肉自化，皮浮盏面，细细呷之。

【主治】咳嗽。

18768 双粉丸（《普济方》卷三九七）

【组成】轻粉五分　定粉三钱

【用法】上为末，蒸饼为丸，如小豆大。三岁三十丸，煎艾汤送下。

【主治】小儿血痢，身热，可食。

18769 双粉散（《杨氏家藏方》卷二十）

【组成】石灰一两（水化去火毒）　黄丹半两　韶粉半

两　轻粉一钱

【用法】上为细末。二更时，先服雷丸散，于五更时服本方一大钱，煎使君子汤调下。如患蛔虫，二更时只服此药，不须服雷丸散。

【主治】寸白虫、蛔虫。

18770 双萸散（《杨氏家藏方》卷四）

【组成】金毛狗脊（去毛）　吴茱萸（生用）　山茱萸（生用）　木鳖子（去壳）各一两

【用法】上哎咀，分作四次用。每用水五碗，煎数沸，乘热先熏，后去滓淋渫。

【主治】寒湿脚气。

18771 双黄丸（《普济方》卷三九五）

【组成】黄连（炒）　硫黄各半分

【用法】上为末，面糊为丸，如小豆大。三岁服十丸，食前米汤送下。

【主治】小儿泄泻注水，肠鸣肚疼。

18772 双黄丸（《医林绳墨大全》卷七）

【组成】大黄　蒲黄　大蓼子（即水红花子）　槟榔　鸡肫皮（焙）各等分

【用法】上为细末。每服大人五钱，小儿二钱五分，日出时酒调下。

【主治】痞块。

18773 双黄散（《普济方》卷三八九）

【组成】大黄

【用法】上为末，取生地黄汁，微煎，入蜜调下。

【主治】小儿吐血。

18774 双蛇丸（《杨氏家藏方》卷十二）

【组成】白花蛇五两　乌蛇一条

【用法】上药用水净洗，控干，去头尾并项后肉二寸不用，其余约二寸长截段，用无灰酒一斗，饧一斤作块子，并二蛇同入酒内浸，封瓶口，得十五日取出，去皮骨，焙干为细末，却以原浸药酒煮面糊为丸，如梧桐子大。每服三十丸，食前温酒送下。

【主治】遍身疮疥，或痛或痒，久不愈者。

18775 双清力（《疡医大全》卷十七）

【组成】苏薄荷　杏仁　桔梗　砂仁　甘草　玄参

【用法】上为极细末，炼蜜为丸，如芡实大。不时噙化。

【主治】伤寒病愈后喉中干痛。

18776 双解丸（《儒门事亲》卷十五）

【组成】巴豆六个（去皮油）　天麻二钱半　胭脂少许

【用法】上将巴豆、天麻为末，滴水为丸，如秫米大，胭脂为衣。一日一丸，二日二丸，三日三丸。三日以外不解，先吃冷水一口，后用热水送下，如人行十里，以热汤投之。

【功用】解利伤寒。

18777 双解汤

《普济方》卷二九○。为《直指》卷二十三"双解散"之异名。见该条。

18778 双解散（《医方类聚》卷五十四引《神巧万全方》）

【组成】山茵陈一两　麻黄一两　石膏一两（研）　川大黄一两（湿纸裹煨）

【用法】上为末，入研了药令匀。每服二钱，荆芥茶调下，不拘时候。

【主治】四时伤寒并时气两感。头痛口干。烦渴,腹满身热,不欲食,谵语,耳聋囊缩而厥,水浆不入,不知人。

18779 双解散《宣明论》卷六)

【异名】通气防风散,通解散(《直格》卷下)。

【组成】益元散七两　防风通圣散七两

【用法】上二药一处相和,搅匀。每服三钱,水一盏半,加葱白五寸,盐豉五十粒,生姜三片,煎至一盏温服。

【功用】❶《宣明论》:内外双解,宣通气血。❷《玉机微义》:发表攻里。

【主治】❶《宣明论》:风寒暑湿,饥饱劳役,内外诸邪所伤,无问自汗、汗后杂病,但觉不快,及小儿疮疹。❷《直格》:伤寒身热头疼,拘倦强痛,无问自汗无汗,憎寒发热,渴与不渴,伤寒疫疠,汗病两感,风气杂病,一切旧病发作;或里热极甚,腹满实痛,烦渴谵妄,下后未愈,或证未全,或中瘴气、马气、羊气及一切秽毒,并漆毒、酒毒、食一切药毒,及坠堕打扑伤损疼痛,或久新风眩头疼,中风偏枯,破伤风,洗头风,风痫病,或妇人产后诸疾,小儿惊风,积热,疮疡疹痘。

【宜忌】《直格》:孕妇及产后月事经水过多,并泄泻者不宜服。

【方论选录】《伤寒温疫条辨》:防风、麻黄以解表,薄荷、荆芥以清上,大黄、芒消以涤肠胃,滑石、栀子以利水道,桔梗、石膏以清肺胃之邪,而连翘又所以祛诸经之游火。风热为患,肝木主之,芎、归、白芍和肝血以息风热,而白术、甘草又所以健运脾土,能胜湿热御风火故也。方中倍用六一者,以伏气所蒸之湿热,半从肌表而泄,半从水道而利也。

18780 双解散《直指》卷二十三)

【异名】双解汤(《普济方》卷二九〇)。

【组成】辣桂　川大黄　白芍药　泽泻　牵牛(炒,取末)　桃仁(去皮,炒干)各一分　甘草半分

【用法】上为粗末。每服三钱,加生姜五片,水煎,食前服,一日二次。先小便快,热从小便出,后大便利,皆是稠毒。

【主治】❶《直指》:便毒,内蕴热气,外挟寒邪,精血交滞,肿结疼痛。❷《外科发挥》:便痈,内蕴热毒,外挟寒邪或强固精气,致精血交错,肿结疼痛,大小便秘者。

【临床报道】便痈:《外科发挥》一男子便痈肿痛,发寒热,以荆防败毒散,二剂止止;以双解散,二剂而消。

18781 双解散《朱氏集验方》卷二)

【组成】人参　白术　茯苓　升麻各一两　干葛　白芍药　甘草各一两半　陈皮(不去白)二两　香附子(炒去毛)三两　紫苏叶二两半

【用法】上㕮咀。每服三钱,水一盏,加生姜五片,大枣二个,煎七分,通口服。如要出汗,加葱白三寸,淡豉十四粒,连投二三服,略以被覆汗出,不拘时候。

【主治】四时伤寒,疫疠,风温,湿温,不问阴阳二证,表里未辨,发热恶寒,头疼项强,腰背拘急,肢节疼重,呕吐喘嗽,鼻塞声重,目睛眩疼,烦躁引饮,往来寒热,已经汗下,病势愈甚,用药错误,坏证恶候及不服水土,山岚瘴疟,妇人血虚发热。

【加减】春、夏,加藁本、白芷各一两。

【方论选录】此方乃四君子汤、升麻汤、香苏散合而为一。四君子汤主气;升麻汤解肌发散,退热解表;香苏散助

二药之表里。此药性稍凉,有热者宜服之。居南方瘴地或冬多愆阳,当并服取效。若体性有寒及坏证已虚者,恐亦难用。大抵有虚寒人,只服人参,多亦能助寒;有实热人,只服白术,多亦能增热。此药内有干葛、升麻、香附子之类,性寒为多,自当审之。

18782 双解散《得效》卷十七)

【组成】升麻葛根汤　消风散加玄参　黄芩　薄荷

【用法】水煎服。

【主治】喉病虚热。

18783 双解散《普济方》卷一四七引《经验良方》)

【组成】升麻　干葛　甘草　荆芥　蔓荆子　薄荷　天麻　僵蚕　知母　贝母各半两

【用法】上为细末。每服四钱,水一大盏,加生姜三片,葱白一茎,煎至五分,去滓温服。小儿分作三服。

【主治】伤寒浑身壮热,气粗,烦渴多汗。

18784 双解散《痘疹心法》卷二十二)

【组成】防风　川芎　当归　白芍　大黄　薄荷叶　连翘各五分　石膏　桔梗　黄芩各八分　山栀　荆芥穗各二分　滑石二钱四分　甘草一钱

【用法】生姜为引。

【主治】痘疮表里俱实。

18785 双解散

《摄生众妙方》卷四。为《宣明论》卷十"益元散"之异名。见该条。

18786 双解散《医统》卷八十一)

【组成】杏仁　芍药　甘草　车前子(微炒)　泽泻　大黄　干姜(炮)　滑石各二钱

【用法】水二盏,煎八分,空心服。

【主治】便痈。内蕴热毒,外挟寒邪,或交感强忍,以致精气郁结,疼痛,大小便涩。

18787 双解散《片玉痘疹》卷三)

【异名】防风通圣散。

【组成】防风　荆芥　连翘　甘草　桔梗　黄芩(酒炒)　赤芍　薄荷　归尾　麻黄　川芎　滑石(水飞)　石膏(煅过)　天花粉　牛蒡子　栀子(酒炒)　白术

【用法】桃仁去皮尖为引,水煎,热服。

【主治】痘发热,头面先肿者,名大头风。

【加减】如大便不通,唇裂而渴者,加大黄(酒蒸)、芒消、枳实、紫草茸、木通,去白术。

18788 双解散《保命歌括》卷三)

【组成】防风通圣散去消、黄合益元散加香薷

【用法】生姜、葱为引。

【主治】伤寒、温暑热病在表,头痛身热,肢体痛,邪热有余。

18789 双解散《便览》卷一)

【组成】防风　川芎　羌活　荆芥　甘草　薄荷　石膏　滑石　连翘　白术　枳壳　栀子　桔梗　前胡　麻黄　白芍

【用法】水二钟,加生姜三片,葱三枝,煎服。

【主治】伤寒温暑热,病在表,头痛身热,肢体疼痛。

【加减】汗后身静内热,去麻黄、荆芥、羌活、葱、姜之类;六七日大便燥者,加大黄、芒消。

18790 双解散《医方集解》卷五）

【组成】防风通圣散去大黄 芒消

【用法】加生姜、葱白，水煎服。

【功用】表里双解，和血调气。

【方论选录】麻黄、防风、荆芥、薄荷、川芎以解表，黄芩、栀子、连翘、石膏、滑石以解里，复有当归、芍药以和血，桔梗、甘草、白术以调气，故曰双解。

18791 双解散《伤寒大白》卷一）

【组成】柴胡 干葛 荆芥 薄荷 黄芩 玄参 石膏 知母 甘草 桔梗 防风

【主治】阳明少阳，先伤积热，又冒表邪，郁于上焦，咽喉作痛。

18792 双解散《伤寒大白》卷二）

【组成】羌活 葛根 柴胡 防风 荆芥 石膏 黄芩 滑石 山栀 连翘 知母 甘草 桔梗

【功用】和解表里。

【主治】发狂，外有表邪壅闭，内有积热。

【备考】无汗，脉浮数，先以羌活冲和汤散表，后以双解散和解表里。

18793 双解散《种痘新书》卷十二）

【组成】防风 羌活 白芷 苏梗 陈皮 独活 柴胡 甘草 香附 川芎 芍药各等分

【用法】生姜为引。

【主治】痘为风邪所闭，疮不起，发咳嗽，恶风，自汗，战慄。

【加减】风邪束甚，加麻黄。

18794 双解散《疫痧草》）

【组成】大黄 元明粉 葛根 牛子 荆芥 薄荷 蝉衣 大连翘 枳壳 桔梗 甘中黄

【主治】痧隐约，喉烂气秒，神烦便闭，目赤，脉实，症势乍作，正强邪实者。

18795 双解散《麻症集成》卷四）

【组成】麻黄 防风 荆芥 苏荷 前胡 当归 白芍 黄芩 石膏 黑栀 连翘

【主治】一切风寒湿热，内外邪毒所伤，血气两郁，咳嗽舌干，壮热。

18796 双解散《医学集成》卷三）

【组成】大黄 滑石各六钱 牙皂 甘草各一钱

【主治】二便闭，实证者。

18797 双鳖丸

《外科全生集》卷四（潘敏德堂重刻本）。即原书（武昌节署本）"消管丸"。见该条。

18798 双黄连片

《中国药典》2010 版。即原书"双黄连口服液"改为片剂。见该条。

18799 双黄连栓

《中国药典》2010 版。即原书"双黄连口服液"改为栓剂。见该条。

18800 双解饮子《医学纲目》卷六引《局方》）

【异名】交加散（《鸡峰》卷十二）、草豆蔻散（《鸡峰》卷十四）、交解饮（《三因》卷六）、生熟饮子（《杨氏家藏方》卷三）、交解饮子（《御药院方》卷二）、交加双解饮子（《卫生宝鉴》卷十六）、交加饮子（《普济方》卷二〇〇）、交加双解饮（《中国医学大辞典》）。

【组成】肉豆蔻 草豆蔻各二个（一个用水和面裹煨，一个生用） 厚朴二寸（一半用生姜汁浸，炙，一半生用） 甘草（大者）二两（一半炙，一半生用） 生姜二块如枣大（一块湿纸裹煨，一块生用）

【用法】上药各咬咀。每服分一半，用水一碗，煎至一大盏，去滓。空心温服。

【功用】辟瘴气。

【主治】疟疾及脾虚食少。

❶《医学纲目》引《局方》：疟疾。❷《鸡峰》：脾胃虚弱，饮食减少。❸《东医宝鉴·杂病篇》：瘴疟及寒疟。

18801 双丹口服液《中国药典》2010 版）

【组成】丹参 600 克 牡丹皮 300 克

【用法】上制成液剂，每支装 10 毫升。口服，一次 20 毫升，一日 2 次。

【功用】活血化瘀，通脉止痛。

【主治】瘀血痹阻所致的胸痹，症见胸闷、心痛。

18802 双仙化毒膏《救偏琐言·备用良方》）

【组成】麻油二两 锦纹大黄一两（锉片） 麻黄（去根）五钱（锉断）

【用法】将二味入于油内，煎至如煤之黑，取油去滓，于水盆内顿出火气。将煮熟鸡蛋十个，去白取黄，于小铜杓内细细搦碎，熬至黄沫泛溢，继而焦黄，至极焦黑，青烟将起，油将来矣，渐有渐逼，以尽为度，亦于水盆内出火气，与麻油合并滤清听用。复用大黄一两，一半晒燥，一半与风化石灰同炒，炒至石灰如桃花色，去灰取黄，地上出火气，共为细末。加松香五钱，为末，入于葱管内，用芒丝扎葱口，于铜杓内煮，葱熟去葱，取松香为末。川黄柏去粗皮五钱，一半晒燥，一半将猪胆汁炙透，共为细末。青黛水飞五钱。合煎药总调入药油内，其搽法如擦合掌丸，以渐而施。

【主治】小儿三朝生毒疮，细似针沙，赤如红霞，三日后连成一片，一擦而肤剥去，遍体如焚，名为血霞疮。

【临床报道】婴儿血霞疮：臧顾渚老先生一孙，广师兄之子也，生双胎，先下地者，三朝便生毒疮，细似针沙，赤如红霞，三日后连成一片，一擦而肤剥去，遍体如焚。以痘前疮，当任其生，不事医药，十数朝即毙。其次焉者，于十朝后亦发此疮，与前无异。予曰：是疮于母腹中受积热、积毒而发，名为血霞疮。治之不早，有性命之忧，不但不利于痘也。余言及此，追悔无已。云：初生者昨已毙于疮矣，今治之可无恙乎？余授双仙化毒膏并牛黄八宝丹二方。一治其内，一治其外而愈。

【备考】本方用法中"合掌丸"，查原书未见。

18803 双壳涤球汤《疡科遗编》卷下）

【组成】砂仁壳一两 江枳壳一两

【用法】煎汤热洗，一日三四次。

【主治】一切球风。

18804 双补内托散《不居集》上集卷十）

【组成】人参五分 黄耆一钱 熟地一钱 当归八分 柴胡八分 干葛八分 白术八分 秦艽七分 川芎六分 甘草三分 生姜 大枣

【主治】阴阳两虚，不能托邪外出者。

【加减】若寒盛阳虚者,加制附子七八分;表邪盛者,加
羌活、防风七八分;头痛者,加蔓荆子八分;阳气虚陷者,加
升麻三五分。

【方论选录】宏格曰:阴阳两虚之人,气血亏衰,无力以
拒邪也。故用人参、黄芪、白术以补其气,熟地、当归、川芎
以补其血,柴胡、干葛、秦艽以托其外邪。如四君而不用茯
苓者,恐其渗泄;如四物而不用芍药者,恐其酸寒;或加肉
桂,有十全之功;佐以姜、枣,有通调营卫之美。虚人服之,
邪可立散矣。

【备考】方中生姜、大枣用量原缺。

18805 双补化毒汤(《洞天奥旨》卷十)

【组成】天花粉二钱 当归五钱 黄芪五钱 柴胡一
钱 生地三钱 麦冬三钱 天冬三钱 荆芥一钱五分 威
灵仙二钱 胡麻二钱 白鲜皮一钱 槐角二钱 乳香末一
钱 生甘草二钱

【用法】水煎服。外用末药搽之。

【主治】杨梅癣疮。

18806 双补分消丸(《活人录汇编》卷十一)

【组成】山栀仁 香附 川椒子 山楂 陈皮 川楝
子各一两 橘核 茯苓 当归 白术各二两

【用法】陈米炒熟为末,醋汤打糊为丸。每服二钱,空
心百滚汤送下。

【功用】兼补兼消。

【主治】❶《活人录汇编》:疝气。肝肾之气血两亏,以
致沉寒不散,湿热不清,睾丸冷胀,阴囊肿大。❷《外科真
诠》:肾囊痈。

18807 双补地黄丸(《冯氏锦囊·杂证》卷十一)

【组成】熟地黄八两(微火焙燥) 牡丹皮三两(酒拌
炒) 山茱萸(去核)四两(酒拌蒸,晒干,炒) 白茯苓三两
(焙) 怀山药四两(炒黄) 泽泻三两(淡盐酒拌,晒干,炒)
蓬莲肉(去心)六两(炒) 菟丝子(酒浸,晒干,炒,另磨细
末)四两(入药勿使出气)

【用法】上为末,炼蜜为丸。每服三四钱,空心白汤
送下。

【功用】补肾精,固肾气。

18808 双补至神丹(《石室秘录》卷三)

【组成】人参三钱 茯苓三钱 薏苡仁五钱 当归三
钱 黄芪三钱 甘菊花一钱 元参五钱 麦冬九钱 陈皮
五分 六曲五分 白芥子三钱 白芍三钱 熟地九钱

【用法】水三大碗,煎一碗服之。

【主治】胃火既盛,一身上下四肢尽行消瘦,而成痿
证者。

18809 双金自然液(《永乐大典》卷一○三三引《十便良方》)

【组成】生地黄汁一升 生姜汁一升

【用法】上药相和顿服。不愈更作。

【主治】小儿尿血。

18810 双炼百草膏(《疡科选粹》卷五)

【组成】羖羊粪(烧灰) 百草霜(烧杂草者佳) 水龙
骨 轻粉 陈螺蛳壳各等分

【用法】上为末,熟桐油拌匀,作夹膏。

【主治】臁疮。

18811 双根沙皮饮(《解围元薮》卷四)

【组成】荆芥根二两 麻黄根二两五钱 晚蚕沙五钱
白鲜皮 五加皮各三两 防风 当归 大黄各一两 牙皂
九斤 天花粉 连翘各一两五钱 羌活 独活各七钱 土
茯苓一斤

【用法】上均作五帖。水煎,加酒一半温服。先服
十帖。

【主治】初疠疮及结毒、下疳、蛀干。

18812 双解风湿汤(《辨证录》卷五)

【组成】茯苓一两 薏仁一两 柴胡二钱 防风 甘
草各一钱

【用法】水煎服。

【功用】双解风湿。

【主治】伤风八九日,风湿相搏,身体烦疼,不能转侧,
不呕不渴。

【方论选录】方中柴胡、防风以祛风,茯苓、薏仁以利
湿,用甘草以和解之,自然风湿双解,而诸症尽痊也。

18813 双解金桂丸

《疡医大全》卷七。为《外科大成》卷一"双解贵金丸"之
异名。见该条。

18814 双解泻心汤(《医醇賸义》卷四)

【组成】黄连五分 附子八分 远志(甘草水炒)五分
丹参二钱 茯神二钱 郁金二钱 广皮一钱 沉香五分
合欢花二钱 灯心三尺 姜三片

【主治】寒邪上犯,阴阳相争,心气厥逆作痛。

18815 双解贵金丸(《外科大成》卷一)

【异名】双解金桂丸(《疡医大全》卷七)。

【组成】大黄一斤 白芷十两

【用法】上为末,水为丸。每服三五钱,五更时用连须
葱大者十余根,黄酒一碗,煮葱烂,取酒送下。盖卧出汗,过
三二时,行一二次见效。老人虚人,每服一钱,用人参加生
姜煎汤送下,过一时,再一服,得睡,上半身得汗则已。

【功用】宣通攻利。

【主治】背疽诸毒,大闷坚硬,便秘,脉沉实者。

【方论选录】此宣通攻利之剂也,济之以葱、酒,力能发
汗,故云双解。

18816 双解复生散(《外科正宗》卷一)

【组成】荆芥 防风 川芎 白芍 黄芪 麻黄 甘
草各五分 薄荷 山栀 当归 连翘 滑石 金银花 羌
活 人参 白术各八分 大黄 芒消各二钱

【用法】水二碗,表症甚者,加生姜三片,葱头二茎,里
症甚者,临服加生蜜三匙和服。

【功用】发表攻里。

【主治】痈疽发背,诸般肿毒,初起憎寒发热,四肢拘急,内
热口干,大小便秘。

18817 双解香苏丸(《北京市中药成方选集》)

【组成】橘皮六两 枳壳(炒)六两 柴胡六两 香附
(醋炙)六两 葛根六两 杏仁(去皮,炒)六两 川芎六两
苍术(炒)六两 白芷六两 羌活十两 苏叶十二两 防风
八两 乌药三两 甘草三两

【用法】上为细末,过罗,用冷开水泛为小丸。每服二
钱,温开水送下,一日二次。

【功用】解肌发汗。

【主治】感冒风寒,发烧发冷,头痛无汗,肢体酸痛。

18818 双解凉膈散《治疹全书》卷下)

【组成】麻黄 杏仁 枳壳 薄荷 连翘 黄连 山栀 大黄 方解石

【主治】疹后喘急,胸膈烦热,渴欲饮水,大便闭结,齿槁唇焦,舌苔黄黑。

18819 双解消毒散《外科大成》卷二)

【组成】黄芩 栀子 连翘 薄荷 甘草 大黄 麻黄 羌活 白芷 防风 荆芥 射干 苍术 当归 川芎

【用法】加生姜三片,水二钟,煎一钟,食远热服。

【主治】大头风脖子肿。

18820 双解通圣汤《金鉴》卷五十三)

【组成】麻黄 朴消 大黄 当归 赤芍 川芎 白术(土炒) 石膏 滑石 桔梗 栀子 连翘(去心) 黄芩 薄荷 甘草(生) 荆芥 防风

【用法】生姜、葱白为引,水煎服。

【功用】表里两解。

【主治】小儿伤寒热盛,感冒夹热,以及小儿温病等。

18821 双解通圣散《金鉴》卷六十五)

【组成】防风 荆芥 当归 白芍(酒炒) 连翘(去心) 白术(土炒) 川芎 薄荷 麻黄 栀子各五钱 黄芩 石膏(煅) 桔梗各一两 甘草(生)二两 滑石三两

【用法】上为粗末。每服五钱,水一钟半,煎八分,澄去滓,温服。外以黄连膏抹之。

【功用】疏表清里。

【主治】唇风。初起发痒,色红作肿,日久破裂流水,疼如火燎,又似无皮,如风盛则唇不时瞤动。

18822 双解通圣散《外科证治全书》卷三)

【组成】防风 荆芥 连翘(去心) 当归 赤芍 白术(炒) 栀子各一钱(生) 黄芩 桔梗各二钱 滑石三钱 生甘草一钱 石膏三钱

【用法】水煎,温服。

【主治】腿游风。两腿里外忽生赤肿,形如堆云,焮热疼痛。

18823 双黄连口服液《中国药典》2010版)

【组成】金银花375克 黄芩275克 连翘750克

【用法】上制成液剂。口服,一次20毫升,一日3次。

【功用】疏风解表,清热解毒。

【主治】外感风热所致的感冒,症见发热、咳嗽、咽痛。

【备考】本方改为片剂,名"双黄连片";改为栓剂,名"双黄连栓";改为颗粒剂,名"双黄连颗粒"。(均见原书)

18824 双虎清肝颗粒《中国药典》2010版)

【组成】金银花 虎杖 黄连 瓜蒌 白花蛇舌草 蒲公英 丹参 野菊花 紫花地丁 法半夏 麸炒 枳实 甘草

【用法】上制成颗粒剂,每袋装12克。开水冲服,一次1～2袋,一日2次。

【功用】清热利湿,化痰宽中,理气活血。

【主治】湿热内蕴所致的胃脘痞闷、口干不欲饮、恶心厌油、食少纳差、胁肋隐痛、腹部胀满、大便黏滞不爽或臭秽,或身目发黄、舌质暗、边红、舌苔厚腻或腻、脉弦滑或弦数者;慢性乙型肝炎见上述证候者。

【宜忌】脾虚便溏者慎用;忌烟酒及辛辣油腻食物。

18825 双解散加解毒汤《伤寒金镜录》)

【组成】防风 川芎 当归 芍药 大黄 麻黄 连翘 芒消各半两 石膏 黄芩 桔梗各一两 滑石三两 甘草二两 荆芥半两 白术 山栀各半两

【用法】上咬咀。每服一两,水一钟半,加生姜三片,煎八分服,不拘时候。

【主治】伤寒失汗,表邪入里,谵语,舌见微黄者。

【方论选录】《重订敖氏伤寒金镜录》:史介生按:双解散,即防风通圣散去消、黄是也,今此方有消、黄而无薄荷,名之曰双解散加解毒汤者,谅系双解表里热毒之意也。吴鹤皋曰:解表有防风、麻黄、薄荷、荆芥、川芎,解里有石膏、滑石、黄芩、栀子、连翘,复有当归、芍药以和血,桔梗、白术、甘草以调气。营卫皆和,表里俱畅,故曰双解。

引

18826 引下汤《嵩崖尊生》卷十四)

【组成】当归 白芍 生地 熟地各二钱 川芎一钱 炒大黄三钱 童便一盏

【主治】逆经吐血。

18827 引子方《颅囟经》卷下)

【组成】知母 黄芩 青葙子 地肤子 秦皮 车前子 山栀子 独活各等分

【用法】水五合,煎二合,去滓温服;或洗眼。

【主治】小儿胎热目赤。

18828 引气丸

《圣济总录》卷六十七。为《苏沈良方》卷四"引气丹"之异名。见该条。

18829 引气丸《御药院方》卷四)

【组成】磁石二两(水飞) 人参(去芦头) 半夏(生姜制) 生地黄 麦门冬(去心) 青皮(去白)各一两

【用法】上为细末,面糊为丸,如梧桐子大,朱砂为衣。每服五十丸,空心、食前温米饮送下。

【主治】痰气不下,心虚生热,神气怯浮,恍惚多惊者。

18830 引气丹《苏沈良方》卷四)

【异名】引气丸(《圣济总录》卷六十七)。

【组成】朱砂(研) 安息香(研) 麝香(研)各一分 白芥子三百六十粒(炒) 大戟一钱匕 没药一钱(研入) 牛黄五分(研入) 牵牛末一钱匕 五灵脂一钱(研入) 乳香一钱(研入) 斑蝥二十七个(去头翅足,研入) 巴豆二十七粒(去皮,研出油,不出油助使快)

【用法】上为末,用红米饭为丸,如麻子大。临时汤使下之。

【主治】一切滞气。

18831 引气汤《三因》卷八)

【组成】橘皮半两 细辛(去苗) 白术 桂心各三分 紫苏一两 麻黄(去节,汤洗) 杏仁(麸炒,去皮尖) 半夏(汤洗七次去滑)各一两一分 石膏八两

【用法】上为散。每服四钱,水两盏,加生姜七片,竹叶五片,煎七分,去滓食后服。

【主治】肺劳实热,气喘鼻张,面目苦肿。

18832 引风汤

《御药院方》卷十一。为《金匮》卷上"风引汤"之异名。见该条。

18833 引火汤《辨证录》卷三)

【异名】增补引火汤(《外科医镜》)。

【组成】熟地三两 巴戟天一两 茯苓五钱 麦冬一两 北五味二钱

【用法】水煎服。

【主治】❶《辨证录》:阴蛾。少阴肾火上炎,咽喉肿痛,日轻夜重,喉间亦长成蛾,宛如阳症,但不甚痛,而咽喉之际,自觉有一线干燥之至,饮水咽之稍快,至水入腹,而腹又不安,吐涎如水甚多。❷《洞天奥旨》:阴症双蛾、单蛾,喉痹。

【方论选录】方用熟地为君,大补其肾水;麦冬、五味为佐,重滋其肺金;又加入巴戟之温,则水火既济,更增茯苓之前导,则水火同趋,而共安于肾宫。

18834 引火汤《疡医大全》卷十七)

【组成】熟地 元参各一两 白茯苓五钱 白芥子二钱 山茱萸 山药各四钱 北五味二钱 肉桂一钱

【用法】水煎服。

【主治】咽痛。

18835 引火汤《外科医镜》)

【组成】怀熟地三两 山萸肉一两 麦冬五钱(去心) 北五味二钱 上猛桂二钱(或嫌味辣,改用附子亦可) 淮牛膝三钱 车前子三钱

【用法】水煎,冷服。倘证纯系虚寒,而无假阳之候,不必冷服,恐促亡阳。

【主治】阴火喉痹。

18836 引水散《御药院方》卷八)

【组成】石燕子一双(醋淬) 海马 海蛤 滑石 琥珀 赤茯苓 川木通 通草 越桃(炒,系山栀子仁) 泽泻 猪苓(去黑皮) 车前子(微炒) 茴香(微炒) 瞿麦穗 萹蓄 苦葶苈(纸衬炒) 忘忧根 木香 白丁香 鬼棘针各一两

【用法】上为粗散。每服五钱,水一盏半,灯心三十茎同煎,取清汁八分,纳麝香一字,拌匀放温,食前服。

【主治】小水秘涩不快或不通,及肿满、脚气、一切湿证。

18837 引水散《石室秘录》卷三)

【组成】白术三钱 泽泻三钱 猪苓三钱 肉桂五分 茯苓五钱 车前子一钱 半夏一钱

【用法】水煎服。

【主治】伤湿初起之时,恶湿身重,足肿,小便短赤。

18838 引龙汤《辨证录》卷六)

【组成】玄参三两 肉桂三钱 山茱萸四钱 北五味一钱 麦冬一两

【用法】水煎服。

【主治】消渴,小便甚多,饮一斗溲一斗,口吐清痰,面热唇红,口舌不峭。

【方论选录】龙火浮游,干燥之极,非玄参三两,断不能止其焰,非肉桂三钱,必不能导其归;山茱萸、北五味非用之以益精,实取之以止渴;益之麦冬者,以益火久居于上游,未

免损肺,得麦冬以生其气,则肺金生水,火得水而易归也。

18839 引血汤《医学集成》卷二)

【组成】黄耆一两六钱 当归七钱 焦芥五钱 丹皮 侧柏 姜炭各一钱 人参一钱 炙草二钱

【主治】虚劳吐血。

18840 引交汤《辨证录》卷六)

【组成】熟地 麦冬各一两 炒枣仁 山茱萸 沙参各五钱 茯神三钱 玄参五钱 白芍二两 炒栀子三钱 菖蒲 破故纸各五分

【用法】水煎服。

【主治】水火两衰,热极不能熟睡,日夜两眼不闭。

18841 引阳汤《辨证录》卷一)

【组成】杜仲一钱 山药五钱 甘草一钱 茯苓二钱 芡实三钱 人参三钱 肉桂三分 白术五钱

【用法】水煎服。

【主治】冬月伤寒,大汗,热解腹微痛,腰不可俯仰。

18842 引经散《外科启玄》卷十二)

【组成】元米二三合

【用法】上用湿纸包紧,外用黄泥裹固,入火煅红,冷取出米黄色者拣用为末。凡小儿一岁以砂末一分,米末一分,以蜜、酒各一匙入沸汤调服,如三五岁加之。

【主治】小儿痘疹。

【宜忌】服此药后三日内不可服他药。

18843 引胃汤《辨证录》卷七)

【组成】人参一钱 黄连三钱 吴茱萸三分 菖蒲三分

【用法】上药各为细末。滚水调入于茯苓末中,大约茯苓须用五钱,一匙一匙调如稀糊者咽之,初时咽下必吐,吐后仍咽,药一受则不吐矣。即将上药服完,上下俱开门矣。

【主治】胃中湿热极盛,腹痛作痢,上吐不食,下痢不止,甚至勺水难饮,胃中闷乱者。

18844 引神丹《眼科阐微》卷二)

【组成】谷精草 石菖蒲 枸杞 草决明 黑参 菊花 蝉退 木贼

【用法】共用河水煎汤,入瓷罐内封固,重汤煮粘为度,入好金墨末一锭、白矾末一分(生用)调匀,晒干再研,广胶水些许作锭。用人乳磨点,一日三四次,或五七次。

【主治】云翳自根而退,目中神光久闭,须引而出者。

【方论选录】方中谷精草、石菖蒲为君;枸杞、黑参、菊花为臣;草决明为佐;蝉退、木贼为使。

18845 引脓散《外科精义》卷下)

【组成】狼毒 钓苓根 无心草根 白丁香各五钱 麝香一字

【用法】上为细末。干掺疮口上,疮口深者纴之。

【主治】年深不效恶疮。

18846 引脓散《喉科种福》卷四)

【组成】炭姜一钱 官桂一钱 甘草节一钱 血竭一钱 红曲米粉一钱

【用法】上为末。热醋调敷肿上。

【主治】喉闭。肝肺火盛,风寒相搏,咽喉肿痛,面赤腮肿,项外浸肿,甚则喉中有块如拳,汤水难入,猝然如哑,暴发寒热。

18847　引痔丹

《增补内经拾遗》卷四。为原书同卷"黑痔丹"之异名。见该条。

18848　引寐汤《辨证录》卷四

【组成】白芍一两　当归五钱　龙齿末（火煅）二钱　菟丝子三钱　巴戟天三钱　麦冬五钱　柏子仁二钱（炒）　枣仁三钱　茯神三钱

【用法】水煎服。

【主治】肝血亏虚有火，神气不安，卧则魂梦飞扬，闻声则惊醒而不寐，通宵不能闭目者。

18849　引竭煎《引经证医》卷四

【组成】苏子　麻仁　胡麻　桃仁　槟榔　瓜蒌仁　枳实　白蜜　当归尾　沉香曲　淡吴萸

【主治】大肠枯燥便秘者。

18850　引兵先锋《得效》卷十九

【组成】木通　瞿麦　荆芥　薄荷　白芷　天花粉　甘草　赤芍　麦门冬（去心）　生干地黄　山栀子　车前子　连翘各等分

【用法】上锉。每服二钱，加灯心、生地黄煎，热潮加淡竹叶煎，上膈食前，下膈空心，温服。

【功用】退潮，止渴，解热。

【主治】肿疡。

【加减】老人气虚者，宜加当归、羌活。

【备考】以升麻葛根汤表散后服此。

18851　引气归血汤《傅青主女科》卷下

【组成】白芍五钱（酒炒）　当归五钱（酒洗）　白术三钱（土炒）　甘草一钱　黑芥穗三钱　丹皮三钱　姜炭五分　香附五分（酒炒）　麦冬三钱（去心）　郁金一钱（醋炒）

【用法】水煎服。

【主治】妊妇大怒之后，忽然腹痛吐血，因而堕胎；及堕胎之后，腹痛仍未止者。

18852　引方六郁汤《松崖医经》卷下

【组成】陈皮（去白）一钱　香附子二钱　半夏（泡，去皮）　山栀仁（炒）　赤茯苓各七分　苍术　抚芎　砂仁（炒，研细）　甘草（炙）各五分

【用法】上切细，作一服。用水二盏，加生姜三片，煎至一盏，去滓温服。

【功用】解诸郁。

【主治】郁证。

【加减】若气郁，倍香附、砂仁，加乌药、木香、槟榔、苏梗、干姜；若湿郁，倍苍术，加白术；若热郁，倍山栀，加黄连；若痰郁，加南星、枳壳、猪牙皂荚；若血郁，加桃仁、红花、牡丹皮；若食郁，加山楂、神曲、麦芽面。

18853　引火两安汤《辨证录》卷十

【组成】玄参一两　麦冬二两　丹皮五钱　沙参一两　黄连一钱　肉桂一钱

【用法】水煎服。连服四剂，而火乃定，减黄连、肉桂各三分，再服数剂。

【主治】心肾不交，阳举不倒，胸中烦躁，两目红肿，口中作渴，饮水不解者。

【方论选录】此方补阴以退阳，补阴之中，又无腻重之味，得黄连、肉桂同用，以交心肾，心肾合而水气生，水气生

而火自解。况玄参、麦冬、沙参又是退火之味，仍是补水之品，所以能退其浮游之火，解其亢阳之祸也。

18854　引龙归海散《白喉全生集》

【组成】制附片四钱　吴萸三钱

【用法】上为细末。白酒调作二饼，贴两足心涌泉穴；若天气寒，用火微烘。

【主治】寒性白喉急证。

18855　引血归经汤《石室秘录》卷三

【组成】生地九钱　荆芥一钱　麦冬三钱　元参三钱

【用法】水煎服。

【主治】血病不肯归经，或上或下，或四肢皮毛各处出血者。

18856　引阳潜阴汤《外科医镜》

【组成】熟地一两（海石粉捣）　金石斛三钱　北沙参三钱　麦冬三钱　生白芍三钱　龟版五钱　山药五钱　白茯苓三钱

【用法】水煎服。

【主治】阴虚咽疮，脉弦数，尺部独大者。

18857　引阴夺命丹《辨证录》卷六

【组成】熟地八两　人参一两　北五味子三钱　沙参三两　肉桂一钱

【用法】水煎服。连服四剂后，将前药减十分之七，每日一剂，服一月平复。

【主治】作意交感，阴精大泄不止，其阴翘然不倒，精尽继之以血者。

【方论选录】方用熟地、沙参以大补其肾中之阴，用人参以急固其未脱之阳，用五味子以敛其耗散之气，用肉桂于纯阴之中，则引入于孤阳之内，令其已离者重合，已失者重归也。

18858　引神归舍丹《百一》卷一

【组成】大天南星（刮去皮，取心，生用）一两　附子一枚（重七钱以上者，炮，去皮脐）　朱砂一两（水飞）

【用法】上为细末，用猪心血为丸，如不稠黏，用面糊少许，如梧桐子大。每服十五丸，煎忘忧草根汤送下，子、午之交各一服。

【主治】❶《百一》：心气，心风。❷《医统》：癫狂，心风，心气不足。

18859　引精止血汤《傅青主女科》卷上

【组成】人参五钱　白术一两（土炒）　茯苓三钱（去皮）　熟地一两（九蒸）　山萸肉五钱（蒸）　黑姜一钱　黄柏五分　芥穗三钱　车前子三钱（酒炒）

【用法】水煎服。

【主治】妇人交合则流血不止，终年累月不得愈者。

【临床报道】妇人交感出血：《浙江中医杂志》[2000，(10)：425]引精止血汤治疗交感出血140例，结果：140例经服药3～5天，阴道不规则出血均获止住，有效率达100%。

孔

18860　孔方兄饮

《增补内经拾遗》卷四。即《直指小儿》卷二"七宝妙砂丹"。见该条。

18861 孔子枕中散

《千金翼》卷十六。为《医心方》卷二十六引《葛氏方》"孔子枕中神效方"之异名。见该条。

18862 孔圣枕中丹

《医方集解》。为《医心方》卷二十六引《葛氏方》"孔子枕中神效方"之异名。见该条。

18863 孔子大圣枕中方

《医学纲目》卷十六。为《医心方》卷二十六引《葛氏方》"孔子枕中神效方"之异名。见该条。

18864 孔子大圣枕中汤

《赤水玄珠》卷十四。为《医心方》卷二十六引《葛氏方》"孔子枕中神效方"之异名。见该条。

18865 孔子枕中神效方（《医心方》卷二十六引《葛氏方》）

【异名】孔子大圣知枕中方（《千金》卷十四）、孔子枕中散（《千金翼》卷十六）、龟甲散（《圣济总录》卷一八六）、补心汤（《医方类聚》卷一五九引《永类钤方》）、孔子大圣枕中方（《医学纲目》卷十六）、孔子大圣枕中汤（《赤水玄珠》卷十四）、枕中丹（《证治宝鉴》卷六）、大聪明枕中方（《医林绳墨大全》卷四）、孔圣枕中丹（《医方集解》）、大圣枕中方（《医略六书》卷二十二）。

【组成】龟甲　龙骨　远志　石菖蒲各等分

【用法】上为末。食后服方寸匕，一日三次。

【功用】滋阴补肾，养心益智。

❶《医心方》引《葛氏方》：益智。❷《圣济总录》：开心智，强力益志。❸《医方集解》：补心肾

【主治】❶《千金》：好忘。❷《类证治裁》：癫久不愈。

【方论选录】《医方集解》：此手足少阴经药也。龟者介虫之长，阴物之至灵者也；龙者鳞虫之长，阳物之至灵者也；借二物之阴阳，以补我身之阴阳，借二物之灵气，以助我心之灵气也；远志苦泄热而辛散郁，能通肾气，上达于心，强志益智；菖蒲辛散肝而香舒脾，能开心孔而利九窍，去湿除痰；又龟能补肾，龙能镇肝，使痰火散而心肝宁，则聪明开而记忆强矣。

【备考】本方改为丸剂，名"枕中丸"。（见《全国中药成药处方集》南京方）。

18866 孔子大圣知枕中方

《千金》卷十四。为《医心方》卷二十六引《葛氏方》"孔子枕中神效方"之异名。见该条。

18867 孔子练精神聪明不忘开心方（《医心方》卷二十六引《金匮录》）

【组成】远志七分　菖蒲三分　人参五分　茯苓五分　龙骨五分　蒲黄五分

【用法】上药治下筛。每服方寸匕，以井花水调下，一日二次。

【功用】益智。

丑

18868 丑药（《咽喉秘集》）

【组成】雄精一钱　梅冰片五分　胆矾二分（火煅）

【用法】上为末。每用少许吹口。

【主治】口内腐烂。

【宜忌】不宜多用。孕妇忌用。

18869 丑午丹（《疡医大全》卷二十三）

【组成】马蔺子三钱（炒，研细）　牛黄三厘

【用法】梨一个（去皮），上剜一孔，去心，将药装入梨内，仍以盖盖之，竹签扦好，饭锅内炖熟，不可入水，服时入白蜜七八钱，捶烂食之，一日吃一个。

【功用】止脓收口。

【主治】痔疮、痔漏。

18870 丑补散（《痘疹传心录》卷十五）

【组成】牛肉一斤（切片，先置于砂锅内）　三棱　蓬术各二两（醋煮）　吴茱萸四两（汤泡）　芫花四两（醋煮数沸，滤出，又水浸一宿，晒干）

【用法】将牛肉切片置锅内，次下三棱、蓬术、吴茱萸、芫花四药，加水同煮肉烂，取出晒干，加木香一两、黄连一两，共为末。每服三分，大人服五分，空心好酒调下。

【主治】水肿，胀满，食积下痢。

18871 丑宝丸（《古今医鉴》卷七）

【组成】牛黄五钱　琥珀一钱　辰砂一钱（为衣）　雄黄一钱　胆星一两　礞石五钱（火煅）　沉香一钱五分　犀角一钱五分　黄芩二两（炒）　大黄二两（酒蒸）　天麻五钱（姜炒）　石菖蒲一两　僵蚕七钱（姜炒）　蝉蜕五钱（去足）　猪心二具（用血）

【用法】上为末，竹沥、猪心血为丸，如绿豆大。每服六七十丸，临卧薄荷汤送下。

【功用】祛风清火，顺气豁痰，益志除惊，安魂定魄。

【主治】一切怔忡痫痉，难状之疾。

巴

18872 巴膏（《金鉴》卷六十二）

【异名】回生至宝膏（《千金珍秘方选》）。

【组成】象皮六钱　穿山甲六钱　山栀子八十个　儿茶（另研极细末）二钱　人头发一两二钱　血竭（另研极细末）一钱　硇砂（另研极细末）三钱　黄丹（飞）　香油四斤　桑枝　槐枝　桃枝　柳枝　杏枝各五十寸

【用法】上将桑、槐、桃、柳、杏五枝入香油中煤枯，捞出；次入象皮、穿山甲、人头发煤化；再入山栀子煤枯，用绢将药滓滤去，将油复入锅内煎滚，离火少倾。每油一斤，入黄丹六两，搅匀，用慢火熬至滴水中成珠，将锅取起；再入血竭、儿茶、硇砂等末搅融，用凉水一盆，将膏药倾入水内，用手扯药千余遍，换水数次，拔去火气，瓷罐收贮。用时须以银杓盛之，重汤炖化，薄纸摊贴。

【功用】化腐生肌

【主治】一切痈疽发背，恶疮。

【宜忌】用时不宜见火。

18873 巴膏（《疡科捷径》卷上）

【组成】硇砂六两　穿甲二十六两　儿茶三两　桃枝二十一两　柳枝二十一两　山栀五斤　血余十二两　乳香十两　槐枝二十一两　杏枝二十一两　血竭三两　桑枝二十一两

【用法】麻油四十斤，每斤用纬丹四两煎成。贴患处。

【主治】瘰疬未溃者。

18874 巴膏（《类证治裁》卷八）

【异名】白膏。

【组成】巴豆肉十二两　蓖麻子十二两(去壳)

【用法】上药用香油三斤,浸三日,再将虾蟆五个浸一宿。临熬时,入活鲫鱼十尾,共熬焦,去渣再熬,加官粉二斤,乳香五钱,搅匀。摊贴。

【主治】疔疮肿毒,疮口已破者。

18875　巴石丸(《普济方》卷二一〇引《肘后方》)

【组成】白矾(飞令霜白,谓之巴石)

【用法】上为细末,以熟猪肝(牛肝尤佳)为丸。空心米饮送下。如食素人以蒸饼为丸服。

【主治】气痢。

18876　巴豆丸(《肘后方》卷六)

【组成】巴豆一枚(去心皮)　斑蝥一枚(去翅足)

【用法】上药治下筛。绵裹塞耳中。

【主治】耳聋。

【备考】本方方名,据剂型当作"巴豆散"。

18877　巴豆丸(《千金》卷十五)

【组成】巴豆仁一升

【用法】清酒五升,煮三日三夕,碎,大熟,合酒微火煎令为丸,如胡豆大。欲取吐下者,每服二丸。

【主治】寒癖宿食,久饮饱不消,大秘不通。

18878　巴豆丸(《外台》卷十二引《广济》)

【异名】三圣丸(《普济方》卷一七五)。

【组成】巴豆三枚(去心皮,熬)　杏仁七枚(去尖)　大黄如鸡子大

【用法】大黄治下筛,取巴豆、杏仁别捣如膏,和大黄,炼蜜为丸,如梧桐子大。每服七丸,空腹饮送下,一日一次。渐加,以微利下病为度。

【主治】❶《外台》卷十二引《广济方》:癖结,心下硬痛。❷《圣济总录》:疟气心痛。

【宜忌】忌生冷、油腻。

18879　巴豆丸(《外台》卷二十二引《广济》)

【组成】巴豆十枚(去皮心,熬,研如膏)　大枣二十个(取肉)　细辛一两(末)

【用法】上药相和,研为丸。以绵裹著所疼处咬之,一日三次。如有涕唾,吐却,勿咽入喉中。

【主治】牙疼。

18880　巴豆丸(《外台》卷九引《许仁则方》)

【组成】巴豆仁二十枚(熬,去心皮)　杏仁一百颗(去皮尖两仁,熬)　牵牛子五合(熬)　葶苈子六合(熬)　大枣六十个(擘,去核)

【用法】上药合捣令如膏可为丸,如硬,加蜜为丸。每服三四丸,还以桑白皮饮送下,一日二次。如利即减,秘即加,常以大便调为候。病甚,时时取鸭溏亦佳。

【主治】饮气嗽,经久不已,渐成水病,大小便秘涩,头面身体浮肿,服大干枣三味丸,虽觉气暂歇,然病根深固者。

【宜忌】忌芦笋、野猪肉。

18881　巴豆丸(《圣惠》卷三十四)

【组成】巴豆一枚(醋煮令熟,去皮)　硫黄一字　干姜一字　麝香一字

【用法】上为末,消黄蜡为丸,如粟米大。绵裹一丸,纳蛀孔中。

【主治】牙齿虫蚀有蛀孔,疼痛不可忍者。

18882　巴豆丸(《圣惠》卷四十八)

【组成】巴豆二十枚(去皮心,研,纸裹压去油)　杏仁五十枚(汤浸,去皮尖,双仁,麸炒微黄)　藜芦一两(去头,炙黄)　皂荚二两(去皮,涂酥炙令黄焦,去子)　桔梗一两(去芦头)

【用法】上为末,细研巴豆、杏仁如膏,炼蜜为丸,如小豆大。每服二丸,空心以温水送下。如未觉,即加至五丸。

【主治】心腹积聚,时有疼痛。

18883　巴豆丸(《圣惠》卷四十八)

【组成】巴豆半两(去皮心,出油,研入)　附子一两(炮裂,去皮脐)　硫黄一两半(细研,水飞过)　桂心一两　五灵脂一两　雄黄一两(细研,水飞)　麝香一分(细研)　干姜一两(炮裂,锉)　香墨半两

【用法】上为末,入巴豆,都研令匀,用糯米饭为丸,如小豆大。每服二丸,食前以生姜、橘皮汤送下。

【主治】积聚,宿食不消,心腹胀满疼痛。

18884　巴豆丸(《圣惠》卷四十九)

【组成】巴豆一两(去皮心,研,纸裹压去油)　硫黄(细研)　附子(炮裂,去皮脐)　五灵脂　干姜(炮裂,锉)　木香　肉豆蔻(去壳)　丁香　槟榔　硼砂(细研)　干漆(捣碎,炒令烟出)各半两

【用法】上为末,入诸药研令匀,以面糊为丸,如黄米大。每服五丸,空心以醋汤送下。得转下恶物为效。

【主治】癥病久不消,萎黄羸瘦,不欲饮食。

18885　巴豆丸(《圣惠》卷四十九)

【组成】巴豆一两(去皮心,研烂,以醋二升熬成膏)　京三棱一两(微煨,锉)　青橘皮一两(汤浸,去白瓤,焙)　川大黄一两(锉碎,微炒)　干漆一两(捣碎,炒令烟出)　附子一两(炮裂,去皮脐)　香墨半两　硼砂一两(细研)

【用法】上药京三棱、干漆为末,入在巴豆膏内同熬,及一半,次入硼砂更熬令稠,后下大黄、青橘皮、附子、香墨等,和捣为丸,如绿豆大。每服三丸,空心煎橘皮汤送下;血瘕块,即用当归酒送下;一切恶气,温酒送下。

【主治】久积癥癖,及一切恶气。

18886　巴豆丸(《圣惠》卷四十九)

【组成】巴豆一分(去皮心,研,纸裹压去油)　川大黄半两(锉,微炒)　干姜半两(炮裂,锉)　木香半两　蓬莪术半两

【用法】上为末,入巴豆,同研令匀,炼蜜为丸,如小豆大。每服五丸,空心以生姜汤送下。

【主治】暴症,气攻心腹,胀痛不欲饮食。

18887　巴豆丸(《圣惠》卷四十九)

【组成】巴豆十枚(去皮心,研,纸裹压去油)　陈面一两(炒熟)　川大黄三钱(锉碎,微炒)　硼砂一钱(细研)　神曲三钱(炒令黄色)　芫花二钱(醋拌,炒令黄)

【用法】上为末,入巴豆等同研令匀,磨香墨浓汁为丸,如梧桐子大。每服临卧时用干柿一枚,分为三分,以一分嚼破裹药一丸咽之。如此服三丸后,少吃汤饮下之,至明当利下宿食,隔日再服,取愈为度。

【主治】积年食癥。

18888　巴豆丸(《圣惠》卷四十九)

【组成】巴豆一两(不去油,只去皮心,烂研)　大麦蘖

二两(炒微黄)　神曲一两(炙微黄)　香墨半两　礞石一两(细研)　麝香一分(细研)

【用法】上为末,用头醋一碗于锅内,先入巴豆,煎三两沸,后入诸药,煎令稠,可丸即丸,如麻子大。每服三丸至五丸,空心以生姜汤送下。

【主治】久厌食,癥块不消。

18889　巴豆丸(《圣惠》卷四十九)

【组成】巴豆一两(去皮,以浆水煮一复时,不住添热水,后去心膜,纸裹压去油)　硫黄一两(细研,水飞过)　木香一两　桂心一两　附子半两(炮裂,去皮脐)　槟榔半两

【用法】上为末,入巴豆、硫黄同研令匀,用软饭为丸,如绿豆大。每服五丸,以生姜汤送下。

【功用】破积聚,消宿食。

【主治】冷气积聚,宿食不消。

18890　巴豆丸(《圣惠》卷六十八)

【组成】巴豆一枚(去皮)　腻粉一钱　砒霜少许(细研)　磁石半两(细研)　蛜螂一枚

【用法】上为末,以鸡子清和为丸,如绿豆大。先以针拨开箭疮口,用乳汁化一丸,上在拨开处,用醋面纸封贴。贴处当痒,痒极不可忍,则其镞自出也。多年者两上,新者一上,箭镞自出。

【主治】箭头入肉。

18891　巴豆丸(《圣惠》卷七十一)

【组成】巴豆一分(去皮心,醋煮半日)　硇砂一两(细研)　川大黄一两(锉碎,微炒)　五灵脂三分　木香半两　桃仁三分(去皮尖双仁,麸炒微黄)

【用法】上为末,炼蜜为丸,如绿豆大。每服五丸,以热酒送下。

【主治】妇人疝瘕,及血气疼痛。

18892　巴豆丸(《圣济总录》卷九十七)

【组成】巴豆十枚(去皮心膜)

【用法】醋一盏,煮一馈久,取出研烂,用饭半匙为丸,作七十丸。每服三丸,空心煎粟米饮送下。良久呷热茶汤投即通。

【主治】大便不通。

18893　巴豆丸(《圣济总录》卷一一四)

【异名】通灵丸(《外科精义》卷下)

【组成】巴豆十粒(去皮心,炒)　松脂半两

【用法】上药捣烂,捻如枣核。塞耳中。汗出即愈。

【主治】❶《圣济总录》:耳聋。❷《普济方》:耳聋鼻塞,不闻音声香臭者。

18894　巴豆丸(《圣济总录》卷一二〇)

【组成】巴豆(去皮心,出油)　胡椒各十粒　高良姜乌头(生用,去皮)　桂(去粗皮)各一分　麝香少许(别研)

【用法】上为细末,炼蜜为丸,如梧桐子大。以绵裹置于痛处咬之,勿咽津液。

【主治】一切风齿疼痛。

18895　巴豆丸(《圣济总录》卷一七二)

【组成】巴豆十七枚

【用法】上药冷水浸一宿,去皮研,与蜡为丸,如梧桐子大。每用一丸,含之。仍吐其汁,若误咽在喉中,喉肿闭塞,吐利者,急煎黄连汤及蓝叶汁等解之。

【主治】小儿急疳,及蚀唇鼻。

18896　巴豆丸(方出《续本事》卷二。名见《医部全录》卷二二二)

【异名】巴矾丸(《金鉴》卷三十九)

【组成】江子二粒(去皮膜)　白矾一块如大拇指大(末之)

【用法】上药于新瓦上煅令江子焦赤为度,为末,炼蜜为丸,如鸡头子大。每服一丸,用绵裹放患人口中近喉处。良久吐痰立效。

【主治】急中风,口闭涎上,欲垂死者。

【方论选录】《中风斠诠》:尤在泾曰:巴豆为斩关夺门之将,用佐白矾以吐痰,因其性猛烈,故蜜丸含化,是急药缓用之法。寿颐按:巴豆最是猛烈,此方且不去油,如曰含化,则虽用蜜丸,必不能少减其毒,虽可开痰,必致上吐下泻,观此方用绵裹纳入口中近喉,引之吐痰,是仅取其气,不食其质,必以线缚住此绵裹之药,不令吞咽,俟得吐而引药去之,是古人用意之周密处。

18897　巴豆丸(《普济方》卷五十四)

【组成】巴豆二枚(去皮,熬)　桃仁(去皮,熬)二枚　松脂大豆许

【用法】上药捣为二丸。绵裹塞耳中。

【主治】耳鸣。

18898　巴豆丸(《普济方》卷一九七)

【组成】巴豆一枚(去心皮)　麝香如巴豆大　大枣一个(去皮)

【用法】上药捣为丸,如梧桐子大。先热发服一丸。

【主治】疟疾。

18899　巴豆丸(《医统》卷六十四)

【异名】巴椒丸(《仙拈集》卷二)。

【组成】巴豆一枚　花椒五十粒(细研)

【用法】上为极细末,饭为丸,如黍米大。绵包塞蛀孔。

【主治】《医统》:虫牙疼痛,蚀孔空虚。

18900　巴豆丸(方出《摄生众妙方》卷十,名见《仙拈集》卷三)

【组成】巴豆一粒(去壳)

【用法】捣烂作一丸。以棉花包裹,塞鼻,男左女右。痰即坠下。

【主治】小儿喉中痰壅喘甚。

18901　巴豆丸(《医部全录》卷一九四)

【组成】白术(炒)　陈皮(炒)　泽泻　麦芽(炒)　神曲(炒)　茯苓　半夏(姜制)各一两　青皮　干姜各五钱　枳实(炒)　巴霜各一钱半

【用法】上为末,汤浸蒸饼为丸,如梧桐子大。每服五六丸或十丸,温水送下。

【功用】引水下行,运脾中浊气。

【主治】脾胃内伤酒食,下注脚气。

18902　巴豆方(方出《肘后方》卷七。名见《普济方》卷三〇八)

【组成】鼠妇虫　豉各七合　巴豆三枚(去心)

【用法】合猪脂涂之。

【主治】卒中射工水弩毒。

18903　巴豆方(《普济方》卷五十九引《经验良方》)

【组成】巴豆一枚(去油取霜)

【用法】用纸撚捲之,纳入鼻中,其舌即收。

【主治】伤寒后不能转摄,舌出不收者。

18904 巴豆方《普济方》卷五十四）

【组成】巴豆 菖蒲 松脂各等分

【用法】上以蜡熔为筒子,纳耳中,日一易之。

【主治】肾气虚,耳内如风水鸣,或如钟磬声,卒患耳聋。

18905 巴豆线《外科十三方考》）

【组成】芦荟二钱 巴戟二钱 雷丸二钱 六汗二钱 巴豆二两 白丝线四两(先脱脂)

【用法】将前四味煎水,至浓时浆衣线,蒸一次,然后同巴豆蒸一次备用。

【主治】痔瘘。

18906 巴豆烟《东医宝鉴·外形篇》卷二引《丹溪心法》）

【组成】巴豆肉(以纸压取油)

【用法】用压油之纸作撚子,点灯吹灭,以烟熏鼻中一时。口鼻流涎,其关自开。

【主治】喉闭危急,宜开关者。

18907 巴豆散《普济方》卷六十五）

【组成】巴豆七个(去皮) 雄黄 大椒 荜茇 密陀僧各二钱

【用法】上为细末,饭为丸,作锭子。绵裹塞痛处。

【主治】牙疼。

【备考】本方方名,据剂型当作"巴豆丸"。

18908 巴豆蒜《仙拈集》卷二）

【组成】大蒜一瓣 巴豆一粒(去皮膜,慢火炮极热)

【用法】将大蒜中挖一孔,纳入巴豆,用新绵包定,塞耳中。三次效。

【主治】耳聋。

18909 巴豆膏《圣惠》卷六十五）

【组成】巴豆七粒(去皮,研) 硫黄半两(细研) 白矾半两(烧灰) 芜荑半两 猪脂三两

【用法】上为末,炼猪脂成油,入前药末调和令匀。每用莲子大,于手掌内搓涂之。

【主治】一切疥疮有虫,时作瘙痒。

18910 巴豆膏《圣济总录》卷一四〇）

【组成】巴豆五粒(去壳,生研) 蜣螂一枚(去足翅,生用)

【用法】上药同研匀如膏。用时丸如绿豆大,涂箭疮内。须臾痛定,微痒且忍之,待极痒不可忍,撼动箭镞即拔出。

【主治】箭镞入骨,不可拔,无计得出者。

18911 巴豆膏《普济方》卷三〇八引《经验良方》）

【组成】巴豆一粒(研烂) 猪脂膏少许(一方用胭脂膏少许)

【用法】调涂疮口。

【主治】蜈蚣及虫咬伤痛。

18912 巴豆膏

《奇效良方》卷六十九。为方出《得效》卷十,名见《普济方》卷二五一"白扁饮"之异名。见该条。

18913 巴豆膏《东医宝鉴·杂病篇》卷七）

【组成】巴豆(去壳,炒焦)

【用法】研如膏。外涂。

【功用】肉死涂之即腐,未死涂之生肌。

【主治】发背中央肉死,及恶疮、臁疮内有毒根,久不收敛者。

18914 巴附丸《圣济总录》卷五十二）

【组成】葫芦巴一两半 附子(炮裂,去皮脐) 硫黄(研)各一两 茴香子(炒)三分 槟榔(锉) 桂(去粗皮)各半两

【用法】上为末,和匀,酒煮面糊为丸,如梧桐子大。每服二十丸至三十丸,空心、日午、临卧温酒或盐汤送下。

【主治】肾脏虚冷,腹胁胀满。

18915 巴附丸《普济方》卷三六一）

【组成】大附子尖不可长半寸(去皮,炮裂,为末) 斑蝥一个(去嘴及足翼,只用肉,先以麦面炒熟) 巴豆一粒(去心膜并壳,将巴豆肉乳钵内烂研成膏,用竹纸一幅,摺揲裹之,以竹棒捍令油在纸上,直至捍得巴豆油极尽为度)

【用法】上为末,以面糊为丸,如粟米大。每服五丸,以少许茴香,略借气,切不可多用也。卧夜服,菖蒲茴香汤送下。只通使一服。新修合者,未可用,修合百日后方可用。

【主治】小儿盘肠气,腹中冷痛,啼哭不止。

18916 巴矾丸

《金鉴》卷三十九。为方出《续本事》卷二,名见《医部全录》卷二二二"巴豆丸"之异名。见该条。

18917 巴油膏《简明医彀》卷八）

【组成】巴豆(去壳,炒焦,研如膏) 香油少许

【用法】共研匀。点些少于肿处。

【功用】解一切疮毒,腐化瘀肉,推陈致新,亦可收敛。

18918 巴黄丸

《杂病源流犀烛》卷二十九。为《医方类聚》卷十引《简要济众方》"巴戟天丸"之异名。见该条。

18919 巴黄散《中医皮肤病学简编》）

【组成】巴豆(去外壳)15克 雄黄1克

【用法】上为细末,用三四层纱布包装。每日涂患部三四次,每次一二分钟,直至痒感减退为止。

【主治】神经性皮炎。

18920 巴椒丸

《仙拈集》卷二。为《医统》卷六十四"巴豆丸"之异名。见该条。

18921 巴戟丸《圣惠》卷二十六）

【组成】巴戟一两 天门冬一两半(去心,焙) 五味子三分 肉苁蓉一两(酒浸,刮去粗皮,炙干) 柏子仁三分 牛膝三分(去苗) 菟丝子一两(酒浸一宿,焙干别捣为末) 远志三分(去心) 石斛三分(去根,锉) 薯蓣三分 防风三分(去芦头) 白茯苓三分 人参三分(去芦头) 熟干地黄一两 覆盆子三分 石龙芮三分 萆薢三分(锉) 五加皮三分 天雄一两(炮裂,去皮脐) 续断三分 石南三分 杜仲三分(去粗皮,炙令微黄,锉) 沉香一两 蛇床子三分

【用法】上为细末,炼蜜为丸,如梧桐子大。每服三十丸,空心及晚食前以温酒送下。

【功用】除万病,久服延年。

【主治】肾劳,腰脚酸疼,肢节苦痛,目暗𥉷𥉷,心中恍惚,夜卧多梦,觉则口干,食不得味,恒多不乐,常有恚怒,心腹胀满,四体痹疼,多吐酸水,小腹冷痛,尿有余沥,大便不利。

【宜忌】忌生冷、油腻、鲤鱼。

18922 巴戟丸(《圣惠》卷二十六)

【组成】巴戟一两 远志一两(去心) 五味子一两 牛膝一两(去苗) 熟干地黄三两 柏子仁一两 桂心一两 肉苁蓉二两(酒浸,削去皱皮,炙干) 鹿茸一两半(去毛,涂酥,炙微黄) 菟丝子一两半(酒浸三日,晒干,别捣为末) 补骨脂一两 干漆一两(捣碎,炒令烟出)

【用法】上为末,炼蜜为丸,如梧桐子大。每服三十丸,空腹及晚食前以温酒送下。

【主治】五劳六极七伤,骨髓虚惫,四肢无力。

18923 巴戟丸(《圣惠》卷二十八)

【组成】巴戟 菟丝子(酒浸三日,晒干,别捣为末) 石斛(去根,锉) 松子(去皮) 桂心 人参(去芦头) 牛膝(去苗) 羌活 附子(炮裂,去皮脐) 白茯苓各一两 钟乳粉 云母粉 肉苁蓉(酒浸一宿,刮去皱皮,炙令干) 干熟地黄各二两 甘菊花 五味子 防风(去芦头)各三分

【用法】上为末,入研了药,同研令匀,炼蜜为丸,如梧桐子大。每服三十丸,空心及晚食前以温酒送下。

【主治】虚劳羸瘦,下元冷惫,脚膝无力,风气相攻。

18924 巴戟丸(《圣惠》卷四十四)

【组成】巴戟一两半 牛膝三两(去苗) 羌活一两半 桂心一两半 五加皮一两半 杜仲二两(去粗皮,炙微黄,锉) 干姜一两半(炮裂,锉)

【用法】上为末,炼蜜为丸,如梧桐子大。每服三十丸,食前以温酒送下。

【主治】风冷,腰胯疼痛,行步不得。

18925 巴戟丸(方出《圣惠》卷五十四,名见《普济方》卷一九一)

【组成】巴豆十枚(去皮心,研,纸裹压去油) 大戟半两(锉碎,微炒) 甜葶苈半两(生用) 川大黄半两(锉碎,微炒) 桂心半两 芫花半两(醋拌,炒令干) 杏仁半两(汤浸,去皮尖双仁,麸微炒,别研)

【用法】上为末,入巴豆、杏仁研令匀,炼蜜为丸,如梧桐子大。每服七丸,空心以温茶送下。如人行五里,以热茶投,利下粘滑物为效。

【主治】十种水气,通身浮肿,食不消化,心腹胀满。

18926 巴戟丸(《圣惠》卷九十八)

【组成】巴戟一两 肉苁蓉一两(酒浸一宿,刮去皱皮,炙干) 石斛一两(去根,锉) 鹿茸一两(去毛,涂酥,炙微黄) 附子一两(炮裂,去皮脐) 薯蓣三分 牛膝三分(去苗) 桂心三分 山茱萸三分 泽泻三分 远志三分(去心) 熟干地黄一两 菟丝子一两(酒浸三日,晒干,别捣为末) 黄耆三分(锉) 人参三分(去芦头) 槟榔三分 木香三分 牡丹三分 仙灵脾三分 蛇床子三分 续断三分 枳壳三分(麸炒微黄,去瓤) 白茯苓三分 覆盆子三分

【用法】上为末,炼蜜为丸,如梧桐子大。每日服二十丸,渐加至三十丸,空心盐汤送下;温酒送下亦得。

【功用】久服驻颜色,养精志。

【主治】丈夫下焦久积风冷,肾脏virtual乏,腰膝酸痛,小便数,阳道衰,不能饮食,面无颜色,筋骨痿弱,起坐无力,膀胱虚冷,脐腹胀急。

18927 巴戟丸(《圣惠》卷九十八)

【组成】巴戟 石斛(去根,锉) 补骨脂(微炒) 桂心

附子(炮裂,去皮脐) 川椒红(微炒) 木香 诃黎勒皮 肉苁蓉(酒浸一宿,刮去皱皮,炙干) 槟榔各一两

【用法】上为末,用白羊肾七对,去筋膜细切,以酒五升,熬令熟烂,研拌和药末为丸,如梧桐子大。每日服三十丸,空心以温酒送下,盐汤送下亦得。

【功用】补暖水脏,充益肌肤,能思饮食。

【主治】肾虚冷气。

18928 巴戟丸(《圣惠》卷九十八)

【组成】巴戟 鹿茸(去毛,涂酥,炙微黄) 蛇床子 远志 薯蓣 熟干地黄 山茱萸 附子(炮裂,去皮脐) 补骨脂(微炒) 菟丝子粉 肉苁蓉(酒浸三宿,刮去皱皮,炙干) 白茯苓 桂心 硫黄(细研,水飞过)各一两

【用法】上为末,入硫黄研令匀,炼蜜为丸,如梧桐子大。每服三十丸,渐加至四十丸,空心温酒送下。

【主治】下元虚冷,颜色萎黄,肌肤羸,腰无力。

18929 巴戟丸(《圣惠》卷九十八)

【组成】巴戟 硫黄(细研,水飞过) 桂心 补骨脂(微炒) 硇砂(细研) 附子(炮裂,去皮脐) 胡芦巴(微炒) 川椒红(微炒) 木香 肉苁蓉(酒浸一宿,刮去皱皮,炙干) 吴茱萸(汤浸七遍,焙干,微炒)各一两

【用法】上为末,入研了药令匀,以羊肾三对,切去筋膜,好酒三升,熬令稠烂,研和诸药末为丸,如梧桐子大。每日服三十丸,空心温酒送下。

【主治】下元虚惫,脐腹疼痛,小便滑数,颜色萎黄,手足常冷,饮食无味,四肢少力。

18930 巴戟丸(《医方类聚》卷一一七引《神巧万全方》)

【组成】巴戟(去心) 覆盆子 紫菀 贝母(微煨) 百部 款冬花 五味子 半夏(汤洗七遍,去滑) 射干 芫花根皮 紫苏子(炒) 干姜(炮) 陈橘皮(去瓤)各半两 白石英(研,水飞过) 钟乳粉 杏仁(去皮,麸炒)各一两

【用法】上为末,炼蜜为丸,如梧桐子大。每服三十丸,以粥饮送下,一日三次。

【功用】补下焦虚惫。

【主治】肾嗽,冷气上攻,胸膈满,不下饮食。

18931 巴戟丸(《圣济总录》卷五十一)

【组成】巴戟天(去心)一两 熟干地黄(焙) 五味子各二两半 黄耆(锉)一两三分 牛膝(酒浸,切,焙)一两半 牡蛎(煅)半两 菟丝子(酒浸,别捣,焙) 干姜(炮)各一两 附子(炮裂,去皮脐)一两半 桂(去粗皮)一两 白术二两 肉苁蓉(酒浸,切,焙)二两半

【用法】上为末,炼蜜为丸,如梧桐子大。每服三十丸,空心、食前温酒送下。

【主治】肾脏虚冷中寒,脐腹急痛,小便频数,面色昏浊。

18932 巴戟丸(《圣济总录》卷五十一)

【组成】巴戟天(去心) 干姜(炮) 沉香(锉) 附子(炮裂,去皮脐) 木香 桂(去粗皮) 肉苁蓉(酒浸,切,焙) 茴香子(炒) 牛膝(酒浸,切,焙)各半两 硇砂一分(浆水飞过,别研)

【用法】上为末,猪肾一对,湿纸裹煨熟,薄切作片,入盐一分,无灰酒少许,同研烂,和药末为丸,如梧桐子大。每日服三十丸,空心、日午、临卧时以盐汤或温酒送下。

【功用】温补下元。

【主治】肾虚中寒气。

18933 巴戟丸（《圣济总录》卷五十三）

【组成】巴戟天(去心)一两半 桑螵蛸(切破,以麸炒,令麸黑色为度)一两 远志(去心)三分 肉苁蓉(酒浸,去皱皮,切,焙)一两 杜仲(去粗皮,涂酥,锉,炒) 石斛(去根)各三分 山芋 附子(炮裂,去皮脐) 续断各一两 鹿茸(涂酥炙,去毛) 龙骨 菟丝子(酒浸一宿,别捣)各三分 生干地黄(焙,别于木臼内捣)一两 五味子 山茱萸 桂(去粗皮)各三分

【用法】上十六味,除别捣二味外,捣罗为末,然后入别捣者相和,再罗,炼蜜为丸,如梧桐子大。每服三十丸,空腹温酒送下,一日二次。

【主治】胞痹,脐腹痛,小水不利。

18934 巴戟丸（《圣济总录》卷五十五）

【组成】巴戟天(去心) 茴香子(炒) 肉苁蓉(酒浸,切,焙) 人参 附子(大者,炮裂,去脐皮) 青橘皮(汤浸,去白,焙)各一两 槟榔(锉)半两

【用法】上为末。别用羊肾二对,细切去筋膜,入盐半两,同研细,将药末同研得所,如干即入炼蜜,丸如梧桐子大。每服二十丸,空心盐汤送下。

【主治】肾心痛引脊背,如物所触。

18935 巴戟丸（《圣济总录》卷八十八）

【组成】巴戟天(去心) 附子(炮裂,去皮脐) 肉苁蓉(酒浸,切,焙) 茴香子(炒) 牛膝(酒浸,切,焙) 荜澄茄 当归(切,炒) 蜀椒(去目及闭口,炒出汗) 吴茱萸(汤浸,焙干,炒) 青橘皮(汤浸,去白,焙) 木香 人参各一两

【用法】上为末,醋煮面糊为丸,如梧桐子大。每服二十丸,温酒送下,不拘时候。

【功用】补虚壮阳。

【主治】脾劳虚损,不思饮食,脐腹疼痛。

18936 巴戟丸（《圣济总录》卷九十二）

【组成】巴戟天(去心)一两半 肉苁蓉(酒浸,去皱皮,切,焙)二两 牛膝(去苗,同苁蓉酒浸) 山芋各一两 杜仲(去粗皮,炙,锉)一两半 续断 蛇床子各一两 菟丝子(酒浸,焙,别捣)一两一分 白茯苓(去黑皮)一两 山茱萸 五味子各一两一分 远志(去心)一两

【用法】上为末,炼蜜为丸,如梧桐子大。每服三十丸,空心温酒送下,日晚再服。

【功用】❶《圣济总录》:服药五十日后,筋骨健壮,百日后面如童颜,久服令人精满充溢。❷《御药院方》:令人多子。

【主治】❶《圣济总录》:虚劳,肾气衰弱,小便白浊,阴囊湿痒,羸瘦多忘,面无颜色。❷《御药院方》:男子阳道衰弱。

【加减】如精涩,更加柏子仁三分,如精虚,加五味子一两半,阳弱加续断一两半。

【备考】《御药院方》有益智仁一两。

18937 巴戟丸（《圣济总录》卷一八六）

【组成】巴戟天(去心) 羌活(去芦头) 独活(去芦头) 茴香子(炒) 白茯苓(去黑皮) 人参 枳壳(去瓤,

麸炒) 木香 桂(去粗皮) 槟榔(生,锉) 牛膝(去苗,酒浸,焙) 当归(切,焙) 半夏(汤浸七遍,焙) 厚朴(去粗皮,生姜汁涂炙) 草豆蔻(去皮) 附子(炮裂,去皮脐) 沉香(锉) 白附子(炮) 天麻 肉苁蓉(酒浸两宿,焙) 荜茇 蜀椒(去目及闭口者,炒出汗) 京三棱(炮,锉) 甘草(炙) 陈橘皮(汤浸,去白,焙) 白豆蔻(去皮)各一两

【用法】上为细末,炼蜜为丸,如梧桐子大。每日服三十丸,空心温酒及盐汤送下。

【功用】补虚冷,壮腰脚,明耳目,暖下元。

18938 巴戟丸（《圣济总录》卷一八六）

【组成】巴戟天(去心)三分 黄耆(锉)一两 远志(去心) 牛膝(去根,酒浸,焙) 熟干地黄(焙) 山芋各三分 桂(去粗皮) 五味子 附子(炮裂,去皮脐)各半两 猪肾一对(去脂膜,破开,纳蜀椒四十九粒,盐花少许拌匀,湿纸裹,煨熟,去椒,细研如糊,搜诸药)

【用法】上十味,捣罗九味为末,以猪肾为丸,如梧桐子大。每服二十丸,温酒送下。

【主治】骨髓虚惫,腰膝无力。

18939 巴戟丸

《圣济总录》(文瑞楼本)卷一八七。即原书同卷(人卫本)"巴戟天丸"。见该条

18940 巴戟丸（《医学发明》卷九）

【组成】五味子 川巴戟(去心) 肉苁蓉 人参 菟丝子 熟地黄 覆盆子 白术 益智仁(炒) 骨碎补(洗去毛) 白龙骨 茴香 牡蛎各等分

【用法】上为细末,炼蜜为丸,如梧桐子大。每服三十丸,空心、食前米饮送下。

【功用】❶《医学发明》:收敛精气,补真戢阳,充越肌肤,进美饮食。❷《医方大成》:补精神,止汗

【主治】❶《医学发明》:肝肾俱虚,面色白而不泽。❷《杂病源流犀烛》:肝肾两伤,精气衰弱,脉象空虚,悲愁欲哭,面色夭白,为脱精脱神。

18941 巴戟丸（《朱氏集验方》卷八）

【组成】川楝子(去核) 胡芦巴(炒) 白姜(炮) 川椒(炒) 茴香 川牛膝(酒浸,焙) 破故纸(炒) 山药 木通 肉桂(去皮) 牡蛎(煅) 附子(炮,去皮脐) 赤石脂各等分

【用法】上为末,酒糊为丸,如梧桐子大。每服五十丸,空心盐汤、温酒任下。

【主治】诸虚不足,真阳衰惫。

【加减】肾厥头痛,加川芎;肺虚咳唾,加五味子、款冬花;背膊劳倦,加沉香;脾胃不和,加荜澄茄;虚疟寒热,加蜀漆叶;心神不宁,加龙齿、酸枣仁(炒,去壳)。

【备考】本方名巴戟丸,但方中无巴戟,疑脱。

18942 巴戟丸（《局方》卷五续添诸局经验秘方）

【组成】良姜六两 紫金藤十六两 巴戟三两 青盐二两 肉桂(去粗皮) 吴茱萸各四两

【用法】上为末,酒糊为丸。每服二十丸,日午、夜卧各一服,暖盐酒送下,盐汤亦得。

【功用】补肾脏,暖丹田,兴阳道,减小便,填精益髓,驻颜润肌。

【主治】元气虚惫,面目黧黑,口干舌涩,梦想虚惊,眼

中冷泪,耳作蝉鸣,腰胯沉重,百节酸疼,项筋紧急,背胛劳倦,阴汗盗汗,四肢无力,及妇人子宫久冷,月脉不调,或多或少,赤白带下。

【备考】本方方名,《本草纲目》卷十八引作"紫金藤丸"。

18943 巴戟丸(《普济方》卷一五四)

【组成】干漆(熬烟绝) 巴戟天(去心) 杜仲 牛膝各十二分 桂心 狗脊 独活各八分 五加皮 山茱萸干薯蓣各十分 防风六分 附子四分

【用法】炼蜜为丸,如梧桐子大。每服二十丸,空心酒送下。再加减,以止为度。

【主治】诸腰痛,或肾虚冷,腰疼痛,阴痿。

18944 巴戟丸

《普济方》卷一五六。为《圣济总录》卷八十五"羌活丸"之异名。见该条。

18945 巴戟丸(《张氏医通》卷十四)

【组成】巴戟(去骨) 生地黄(酒焙)各两半 桑螵蛸(切破,炙) 肉苁蓉(酒浸,切,焙) 山药 山茱萸肉 菟丝子(酒煮)各一两 附子(炮) 肉桂(勿见火)各五钱 远志(甘草汤泡,去骨)四钱 石斛(去根)八钱 鹿茸一对(酥炙)

【用法】上为末,炼白蜜为丸,如梧桐子大。每服三五十丸,空心、卧时,米饮、温酒任下,羊肾汤亦佳,黄丝汤尤妙。

【主治】胞痹虚寒,脐腹痛,溲数不利,睡则遗尿。

18946 巴戟汤(《圣济总录》卷八)

【组成】巴戟天(去心) 覆盆子(炒) 羚羊角(镑)地骨皮 牛膝(酒浸,切,焙) 酸枣仁(炒)各半两

【用法】上为粗末。每服五钱匕,水一盏半,煎至八分,去滓温服,早、晚食前各一服。

【主治】肾脏风冷,腰脚不随。

18947 巴戟汤(《洁古家珍》)

【组成】巴戟(去心)半两 当归 地黄 芍药 川芎各一两 大黄半两

【用法】上为粗末。水煎服。以利为度。

【主治】从高坠下,及打扑内损血闭,昏冒嗜睡,不能饮食,及脏腑不通。

18948 巴戟汤

《普济方》卷一五六。即《圣惠》卷四十四"巴戟散",见该条。

18949 巴戟汤(《慈幼新书》卷二)

【组成】熟地 茯苓 巴戟 麦冬 五味子

【主治】先天虚弱,少阴之火上升,咽喉肿痛。

18950 巴戟汤

《医醇剩义》卷四。为《圣济总录》卷八"巴戟天饮"之异名。见该条。

18951 巴戟酒

《普济方》卷一八七。即《圣惠》卷四十四"巴戟浸酒"。见该条。

18952 巴戟散(《圣惠》卷二十三)

【组成】巴戟一两 五加皮一两 草薢一两(锉) 牛膝一两(去苗) 石斛一两半(去根节) 天麻一两 白茯苓一两 附子一两(炮裂,去皮脐) 虎胫骨一两(涂酥,炙令

黄) 木香一两 磁石一两(炒,醋淬七遍,研,水飞过)

【用法】上为细散。每服二钱,食前以温酒调下。

【主治】风冷,脏腑虚弱,及腰脚疼痛。

【宜忌】忌食生冷、油腻。

18953 巴戟散(《圣惠》卷二十七)

【组成】巴戟 柏子仁 石龙芮 天麻 牛膝(去苗)牡蛎(烧为粉) 菟丝子(酒浸一宿,焙干,别捣) 天雄(炮裂,去皮脐) 肉苁蓉(酒浸一宿,刮去皱皮,炙干)各一两草薢(锉) 防风(去芦头) 当归 羌活 桑螵蛸(微炙)各三分 肉桂二两(去皱皮)

【用法】上为细散。每服二钱,空心及晚食前以温酒调下。

【主治】风劳,气血不足,脏腑虚伤,肢节烦疼,腰膝无力,形体羸瘦,面色萎黄,小便数多,卧即盗汗。

18954 巴戟散(《圣惠》卷三十)

【组成】巴戟三分 五加皮一两 草薢一两(锉) 牛膝一两(去苗) 石斛一两(去根,锉) 防风一两(去芦头)白茯苓一两 附子一两(炮裂,去皮脐) 桂心三分 甘草半两(炙微赤,锉) 当归三分 羌活三分

【用法】上为粗散。每服三钱,以水一中盏,煎至六分,去滓,食前温服。

【主治】虚劳,腰脚疼痛,行立不得。

18955 巴戟散(《圣惠》卷四十四)

【组成】巴戟三分 五加皮半两 草薢三分(锉) 牛膝三分(去苗) 石斛三分(去根,锉) 防风半两(去芦头)白茯苓三分 附子一两(炮裂,去皮脐) 桂心三分

【用法】上为粗散。每服四钱,以水一中盏,煎至五分,次入酒一合,更煎三两沸,去滓,每于食前温服。

【主治】肾脏风湿腰痛,行立不得。

【备考】本方方名,《普济方》引作"巴戟汤"。

18956 巴戟散(《博济》卷五)

【组成】紫巴戟一两(穿心者,以陈粟米同炒令黄色)香白芷半两(锉碎,微炒) 蛮姜末(炒)一钱

【用法】上为细末。每服二钱,用猪石子一对,去筋膜,每石子一个,入末一钱,用湿纸裹,煨熟,趁热去纸,先以口承石子热气,口中有涎即吐出,候冷,即可细细嚼服之。

【主治】元脏虚冷上攻,致生口疮。

18957 巴戟散(《圣济总录》卷九十四)

【组成】巴戟天(去心) 楝实(取肉,麸炒) 木香 茴香子(炒) 附子(炮裂,去皮脐)各一两

【用法】上为散。每服一钱匕,空心温酒调下。

【主治】小肠疝气。

18958 巴鲫膏(《鸡鸣录·外科》)

【组成】巴豆仁 白及(切) 番木鳖(切) 川乌(切)草乌(切)各五钱 商陆(切片)十两 漏芦 闹羊花 全归(切) 穿山甲(切) 元参(切) 虾蟆皮干(须新取收干)各二两 蓖麻仁 白蔹(切) 川大黄(切) 雄鼠矢各三两苍耳子四两 黄牛蹄甲(敲研) 猪蹄甲(敲研)各一两 乌羊角一对(敲研) 鲫鱼二尾(重十二两以上者)

【用法】上药入大广锅内,真麻油三斤八两,浸三日,熬至各药焦黑,滤滓再熬沸,入飞净血丹二十四两,以槐、柳条不住手搅,熬至滴水成珠,息火待冷,再入上肉桂心五钱、乳

香、没药、上芸香(各去油)、上轻粉各四钱(此五味并研细徐徐掺入),以铜箸搅匀,待凝冷,覆地上十余日,拔尽火毒。用纸摊贴。

【主治】一切痈疽疔毒,未成即消,已成即溃。

18959 巴橘散《仙拈集》卷一

【组成】青橘皮一枚(切开,去瓤) 巴豆一粒

【用法】将巴豆入青橘皮内,用麻扎定,火上烧存性,研末。姜汁和酒一钟呷服。到口便止。

【主治】寒痰气喘。

18960 巴霜顶

《串雅内编》卷三。为《摄生秘剖》卷三"喉闭丸"之异名。见该条。

18961 巴豆白膏《外台》卷二十六引《范汪方》

【异名】巴豆桃仁丸(《圣济总录》卷九十九)。

【组成】巴豆一枚(烧令烟断,去心皮) 桃仁四枚(熬令黑,去皮)

【用法】上药合捣作三丸。大人清旦未食,以浆服尽;少小服一丸。若不下,明旦更复作服。

【主治】蛲虫。

18962 巴豆灵膏

《普济方》卷二五一。为方出《得效》卷十,名见《普济方》卷二五一"白扁饮"之异名。见该条。

18963 巴豆油膏《外科方外奇方》卷二

【组成】巴豆三两

【用法】用麻油煎片时,勿令枯,再用棉料纸滚尽外面油,以擂盆打自然油,用夏布绞出,加入轻粉三分,搅匀,瓷瓶收贮,勿令出气。用时看患大小以油照样涂抹膏药上贴之,日换三次。

【主治】发背、痈疽、疔疮。

18964 巴豆油膏《中医皮肤病学简编》

【组成】巴豆4克 蛇床子4克 大黄4克 海桐皮4克 羊蹄根4克 胡麻油10毫升 凡士林20克

【用法】前五味药为细末,再与麻油、凡士林调膏。外用。

【主治】神经性皮炎。

18965 巴豆涂方《圣济总录》卷十八

【组成】巴豆(去皮,生用)一分 酽醋一合

【用法】上药先以新布揩令赤,于故沙盆内,用醋磨巴豆如稀膏。涂于患上。

【主治】疬疡风,面颊颈项忽生斑驳如癣。

18966 巴戟天丸《医方类聚》卷十引《简要济众方》

【异名】巴黄丸(《杂病源流犀烛》卷二十九)。

【组成】巴戟天一分(粳米同炒微黄,去心) 川大黄一两(锉碎,微炒)

【用法】上为末,炼蜜为丸,如梧桐子大。每服二十丸,腊茶送下,不拘时候,一日三次。以利为度。如未利,宜频服。

【主治】❶《医方类聚》引《简要济众方》:肾脏实热,风毒上攻,头面虚肿,下注脚膝沉重,行履艰难。❷《杂病源流犀烛》:脚气由于酒毒危甚者。

18967 巴戟天丸《医方类聚》卷十引《简要济众方》

【组成】巴戟天半两(穿心者) 破故纸半两(炒) 舶

上茴香半两(炒) 黑附子一两(去皮脐,锉,盐炒)

【用法】上为末,用好酒熬一半成膏,留一半搜拌为丸,如梧桐子大。每服二十丸,空心、食前荆芥盐汤送下。

【主治】肾脏虚久冷,脐腹疼痛,饮食无味,及腰膝疼痛,少力,精虚梦泄,耳内蝉鸣。

18968 巴戟天丸

《圣济总录》卷十二。为《圣惠》卷二十三"附子丸"之异名。见该条。

18969 巴戟天丸《圣济总录》卷五十二

【组成】巴戟天(去心) 补骨脂(炒) 茴香子(舶上者,炒) 木香各半两 桂(去粗皮) 附子(炮裂,去皮脐,盐炒)各一两

【用法】上为末。用酒煮面糊为丸,如梧桐子大。每服二十丸,空心、食前盐汤或盐酒任下。

【主治】肾脏久虚,心腹冷痛,饮食无味,腰膝酸疼,烦倦少力,时多梦泄,耳内虚鸣。

18970 巴戟天丸《圣济总录》卷一八五

【组成】巴戟天(去心)一两 沉香(锉)半两 山芋一两 菟丝子(酒浸一宿,别捣)一两半 茴香子(炒) 茯神(去木) 五味子 海桐皮(锉)各一两 牛膝(酒浸,切,焙)一两半

【用法】上为末,炼蜜为丸,如梧桐子大。每服十五丸至二十丸,空心、食前盐汤或温酒送下。

【功用】补虚损,益正气。

18971 巴戟天丸《圣济总录》卷一八五

【组成】巴戟天(去心,微炒) 山茱萸 龙骨(研如粉) 肉苁蓉(酒浸,研如膏) 韭子(微炒) 附子(炮裂,去皮脐)各一两 补骨脂(炒) 茴香子(炒)各二两

【用法】上八味,除膏外,捣罗为末,渐次入苁蓉膏内研匀,炊枣肉为丸,如梧桐子大。每服十五丸至二十丸,空心、盐汤或温酒送下。

【功用】暖下元,益精髓,壮阳益气。

18972 巴戟天丸《圣济总录》(人卫本)卷一八七

【组成】巴戟天(去心)二两 熟干地黄(焙)一两半 枸杞子一两 附子(炮裂,去皮脐)半两 甘菊花(择)二两 蜀椒(去目及闭口者,炒出汗)一两

【用法】上为细末,炼蜜为丸,如梧桐子大。每服十五丸,空心、食前温酒或盐汤送下。

【功用】益真气,长肌肉,悦颜色,美食明目。

【备考】本方方名,原书文瑞楼本作"巴戟丸"。

18973 巴戟天丸

《普济方》卷一七七。即《圣济总录》卷二十"补益巴戟天丸"。见该条。

18974 巴戟天丸《医统》卷五十

【组成】巴戟天(去心)半两 石菖蒲 地骨皮 白茯苓(为末作糊) 远志(制) 白茯神各一两 人参三钱

【用法】上为末,粘米粉同茯苓末作糊,以菖蒲汤调为丸,如梧桐子大。每服三十丸,酒、白汤任下,一日三次。

【功用】令人聪明善记。

【主治】健忘。

18975 巴戟天汤

《圣济总录》卷二十。为原书卷八"巴戟天饮"之异名。见该条。

18976 巴戟天汤（《辨证录》卷二）

【组成】人参 白术 茯神 巴戟天 车前子各三钱 山药一两 半夏 肉桂各一钱

【用法】水煎服。

【主治】风寒湿邪,结于心包,心下畏寒作痛,惕惕善惊,懒于饮食,以手按之,如有水声咽咽,心包之气较弱者。

18977 巴戟天汤（《张氏医通》卷十四）

【组成】巴戟天二钱(去心) 附子(炮) 五加皮(酒洗) 石斛 甘草(炙) 茯苓 当归各一钱 牛膝(酒炒) 川萆薢(盐、酒炒)各钱半 肉桂 防风 防己(酒洗)各五分 生姜三片

【用法】水煎,空心温服。

【主治】冷痹,脚膝疼痛,行步艰难。

18978 巴戟天饮（《圣济总录》卷八）

【异名】巴戟天汤(原书卷二十)、巴戟汤(《医醇剩义》卷四)。

【组成】巴戟天(去心)三两 五加皮 附子(炮裂,去皮脐)各二两 牛膝(切,酒浸,焙) 石斛(去根) 草薢 甘草(炙,锉)各一两半 防风(去叉) 白茯苓(去黑皮)各一两三分

【用法】上锉,如麻豆大。每服三钱匕,以水一盏,加生姜一分(拍碎),煎取六分,去滓,空腹温服。

【主治】冷痹,脚膝疼痛,行履不得。

【备考】《医统》有防己。

18979 巴戟天酒（《千金》卷十二）

【组成】巴戟天 牛膝各三斤 枸杞根皮 麦门冬 地黄 防风各二斤(上并生用,如无可得则用干者)

【用法】上咬咀,以酒一担四斗,浸七日,去滓温服。常令酒气相及,勿令醉吐。此酒每年入九月中旬即合,入十月上旬即服。滓晒干捣末,以此酒服方寸匕,一日三次益佳。

【主治】虚羸,阳道不举,五劳七伤。

【宜忌】服药后,慎食生冷、猪、鱼、油、蒜,春六日,秋冬二七日,夏勿服。

【加减】先患冷者,加干姜、桂心各一斤;好忘,加远志一斤;大虚痨,加五味子、苁蓉各一斤;除下湿,加五加根皮一斤;有石斛加一斤佳;常服加甘草十两,虚劳加黄耆一斤。每加药一斤则加酒七升。

18980 巴戟天酒

《圣济总录》卷八十五。为《圣惠》卷四十四"巴戟浸酒"之异名。见该条。

18981 巴戟天散（方出《千金》卷十三,名见《圣济总录》卷十七）

【组成】巴戟 菊花 芎䓖 干姜 防风 石楠 白术 乌头 附子 细辛 薯蓣 蜀椒 人参 桔梗 秦艽 栝楼根 泽泻 甘草 山茱萸 干地黄 天雄 羌活各等分

【用法】上药治下筛。每服方寸匕,以酒下,一日三次。

【主治】❶《千金》:头中五十种病。❷《圣济总录》:头面游风。

【备考】方中栝楼根,《圣济总录》作栝楼实。

18982 巴戟天散（《医方类聚》卷十引《简要济众方》）

【组成】巴戟天半两(去心) 茴香一两(微炒) 胡桃仁一两(汤浸,去皮,研)

【用法】上为散,与胡桃仁再研令匀。每服二钱,食前温酒调下;如不吃酒,煎曲汤调下。

【主治】膀胱气块入腹或下坠,满闷疼痛。

18983 巴戟天散（《圣济总录》卷二十）

【异名】八气散(《普济方》卷一八七)。

【组成】巴戟天(去心)半两 芎䓖一分 附子(炮裂,去皮脐)三分 白蔹一分 黄耆(炙,锉) 桂(去粗皮) 细辛(去苗叶,炒)各半两 桔梗(炒)一两 人参半两 芍药一分 牡荆实 天雄(炮裂,去皮脐)各半两 肉苁蓉(酒浸,切,焙)一分 草薢(炒)半两 赤茯苓(去黑皮) 牛膝(去苗,酒浸,切,焙)各一两 山芋 菊花(未开者,微炒) 秦艽(去苗土)各半两 乌喙(炮裂,去皮脐) 远志(去心)各一两 山茱萸 黄芩(去黑心) 白术(微炒) 石斛(去根,锉) 白矾(研如粉)各半两 五味子三分 龙胆(去苗土) 蜀椒(去目并闭口,炒汗出)各一分 厚朴(去粗皮,生姜汁炙,锉)半两 菖蒲(九节者,去须节,先用米泔浸,后切,焙用)一两

【用法】上三十一味,除白矾别研外,将三十味捣罗为末,次入白矾末,拌匀重罗。每服半钱匕,渐加至一钱匕,温酒调下,日二夜一。未觉身唇口痹热,即渐加至一钱半匕;如觉大痹心烦,以少许豉汤解之。

【主治】周痹,身体痿弱,不能行履,及诸缓风湿痹。

18984 巴戟浸酒（《圣惠》卷四十四）

【异名】巴戟天酒(《圣济总录》卷八五)。

【组成】巴戟二两 羌活二两 当归三两 牛膝一两(去苗) 川椒半两(去目及闭口者,微炒去汗) 石斛二两(去根) 生姜二两

【用法】上锉细,生绢袋盛,以酒一斗五升浸,密封七日开。每于食前暖一小盏服之。

【主治】❶《圣惠》:风湿腰痛,行立不得。❷《普济方》:风冷或寒湿伤著腰脚,冷痛或疼痛、强直不得屈伸。

【备考】本方方名,《普济方》引作"巴戟酒"。

18985 巴戟煎丸（《普济方》卷二二一）

【组成】巴戟一两(另研末,去心) 舶上茴香二两(炒) 川楝子二两(面炒) 马蔺二两(醋炒紫色) 牛膝一两(酒浸三日,去苗,焙干) 黑附子一两(炮,去皮脐) 苁蓉二两(去土,酒浸三日,焙干) 破故纸一两 芸苔子二两(妙)

【用法】上为末。将巴戟末以好酒二升,入白麸少许,同熬成膏,与众药拌匀为丸,如梧桐子大。每服十五丸至二十丸,空心盐汤送下。

【主治】小肠积冷,饮食减少,面多虚黄,手足常冷。

18986 巴豆三味丸

《外台》卷六引《许仁则方》。为《金匮》卷下"三物备急丸"之异名。见该条。

18987 巴豆三棱丸

《兰室秘藏》卷上。为《内外伤辨》卷下"木香见朊丸"之异名。见该条。

18988 巴豆丹砂丸（《圣济总录》卷七十六）

【组成】巴豆五粒(去皮心,麸炒) 杏仁七粒(去皮双

仁,炒黄)

【用法】入丹砂一钱,同为极细末,以蒸饼为丸,如绿豆大。每服一丸至二丸,空心陈米饮送下。

【主治】赤白等痢。

18989　巴豆桃仁丸

《圣济总录》卷九十九。为《外台》卷二十六引《范汪方》"巴豆白膏"之异名。见该条。

18990　巴豆涂敷方《圣济总录》卷一三五

【组成】巴豆一分(去心皮,出油尽用)　肥枣十个(去核皮)

【用法】上为细末,以水一升,煮稀稠如膏,于布中绞取汁。涂敷疮上,一日一次。

【主治】瘘疮。

18991　巴豆蜘蛛线《外科十三方考》

【组成】花蜘蛛　大连　乳香　没药　巴豆

【用法】先将花蜘蛛浆衣线数次,然后用大连、乳香、没药熬溶,将已染之线入内煮半日,以黑为度;如未黑,则再染、再煮,然后再用巴豆油上之即成。用此线拴痔挂瘘甚快,惟不免较疼。

【主治】痔瘘。

18992　巴菊枸杞丸《异授眼科》

【组成】川巴戟(去心)三两　菊花一两　枸杞六两　肉苁蓉(酒洗)四两

【用法】上为末,炼蜜为丸。每服五十丸,盐汤送下。

【主治】肾虚不足,青膜遮盖瞳人,视物不明。

【宜忌】戒酒色。

18993　巴霜黄蜡丸《理瀹》

【组成】巴霜　黄蜡　木香　丁香　百草霜　杏霜　肉蔻霜

【用法】上为丸。纳脐中,暖脐膏盖之。

【主治】冷积泻痢。

水

18994　水茶《外科百效全书》卷二

【组成】上品细茶(去梗)一斤

【用法】用甘草浓煎取汁,调儿茶末六两,冰片一钱,拌透细茶。次日晒干。

【主治】口舌生疮。

18995　水膏《圣惠》卷七十一

【组成】黄柏二两(锉)　露蜂房半两(微炙)　糯米二合　赤小豆一合　盐一两

【用法】上为细散,捣生地黄取汁,调令稀稠得所,看肿痛处大小剪生绢,上厚涂,贴之,干即换之。

【功用】消毒肿,止疼痛。

【主治】妇人乳生结核,坚硬,或肿,疼痛。

18996　水门串《串雅补》卷二

【组成】沉香　小茴　扁蓄　瞿麦各一两　大腹子四钱　生大黄四两　巴霜二钱二分

【用法】上为末。每服一钱,空腹陈酒下。

【主治】妇人小腹痛,经水不调,经闭。

18997　水门顶《串雅补》卷一

【组成】黄柏一两(盐水炒)　知母一两(盐水炒)　川

梧子二两　乌煤(即煤炭,一名乌金石。如无,陈芦柴根烧炭代之)二两

【用法】上为细末。每服一两,冷水送下。

【主治】淋,带。

18998　水马散《东医宝鉴·外形篇》卷四

【组成】婆子(一名水马儿,高脚,水面跳走者是也。夏月三伏内于止水中采)三十个

【用法】用三个纸包,每包十个,于背阴处悬挂,阴干,每包作一服。研烂,空心温酒调下。良久乃吃饭。三日连三服,十日内见效。久痔脓血者,二三十服绝根。

【主治】一切痔。

18999　水云膏《古今医鉴》卷十五

【组成】干姜(炒)　皂角(炙,去皮弦)　五倍子(炒)　川芎各一两　孩儿茶　乳香　没药各三钱　枯矾　槐花各一钱

【用法】上为末。苦胆汁调涂。

【主治】发背。

19000　水火丸《痘学真传》卷七

【组成】黑料豆一斗　小红枣十斤(去核)

【用法】同入甑内蒸极透,取出,杵和成糕,印成饼子,炙脆。痘后代点。

【功用】开胃益脾,滋阴解毒。

19001　水火散《良朋汇集》卷三

【组成】黄连二两　干姜一两

【用法】上为细末。搽于疮上。

【主治】❶《良朋汇集》:口内生地。❷《理瀹》:心脾蕴热,口舌糜烂。

19002　水玉汤《杨氏家藏方》卷八

【组成】半夏不拘多少(汤洗七次,切作片子)

【用法】上㕮咀。每服三钱,水一盏半,加生姜十片,煎至八分,去滓,食后温服。

【主治】痰厥,眉棱骨痛不可忍者。

19003　水石散《古方汇精》卷二

【组成】寒水石　赤石脂各等分

【用法】上为末。用菜油调搽;破烂有水者,将末撒患处。

【主治】一切汤火烫破。

19004　水龙丹《续回生集》卷下

【组成】水龙骨(即老肛底陈石灰,要烧过)一两　百草霜五钱　松香三钱　枯矾三钱　广丹五钱

【用法】上为细末。抟患处。

【功用】败毒生肌。

【主治】百般破烂。

19005　水龙散《医级》卷八

【组成】枯矾　黄丹各五分　麝香一分　水龙骨一钱(即船底老油灰,煅,研)

【用法】上为细末。以棉梃子搅尽耳内脓水,用药一字,掺灌耳中,一日二次。

【主治】肾热上冲,耳内生脓肿痛;或因浴水入耳,留湿生脓,名聤耳。

【宜忌】耳内勿令风入。

19006　水龙膏《圣济总录》卷一〇三

【组成】黄连(去须)一分　当归(切,焙)　乳香(研)　青盐(研)　硼砂(研)各一钱　硇砂(皂子大)一块　枯矾(皂子大)一块　龙脑

【用法】上为末,一处和匀;炼蜜四两,与药共入竹筒内,以蜡纸密封,重汤内煮令蜜熟,取出以绵滤过。点粟米大于目眦头,不拘时候。

【主治】赤眼肿痛,翳膜。

【备考】按:方中龙脑用量原缺。

19007　水龙膏《仙拈集》卷四

【组成】水龙骨(即船上陈石灰,炒干)

【用法】上为末。香油调搽。

【主治】臁疮,并妇人裙边疮。

19008　水甲散《医统》卷五十六

【组成】田螺壳(溪边者亦可用)

【用法】用松柴薄片层层叠上,火烧之,取壳灰为细末。食远入调气散、乌沉汤、宽中散、茴香汤之类调服。

【主治】心脾痛。

19009　水仙丹《杨氏家藏方》卷九

【组成】朱砂不拘多少(细研,水飞过,候干)　木通(令为细末)一两　白及一两(锉,用麻油一小盏同入铫子内煎,令药焦黑色为度,去药,更煎油良久,以木箸点油向冷水中,成花子不散,是成。如未,更煎良久。倾入盏内收之)

【用法】上药将煎来油和研朱砂、木通末,看多少和如软面剂相似,用浓皂角水洗药剂数遍,令油尽,却以清水浸。每日旋丸如梧桐子大。每服三丸至七丸,空心新水送下。其浸药水一日一换。

【主治】水火小足,精神恍惚,怔忪健忘,遗精白浊,小便淋沥,消渴,吐血、衄血、溺血,及虚烦发热。

19010　水仙丹《医方类聚》卷八十九引《吴氏集验方》

【组成】辰砂二两　白及　白敛　木通各一两

【用法】上三味草药各锉如骰子块,同辰砂安瓷石器内,以麻油四两煎,候药成浮炭为度,漉出辰砂,井花水洗净;次用皂角水洗去油;以绢包裹辰砂,微火焙干,入乳钵研细,却滴药油和成剂,入信州砂盒内收。以井花水浸之,每朝换水。如遇服饵,抄一匙,丸如梧桐子大。每服五丸,就以浸药水空心送下。

【功用】补心,益气精神。

19011　水仙散《普济方》卷三一一引《圣惠》

【组成】未展荷叶(阴干)

【用法】上为末。每服三钱,食前以热童便一小盏调下。以利下恶血为度。

【主治】打仆坠损,恶血攻心,闷乱疼痛。

【方论选录】《本事方释义》:荷叶气味苦辛平,入足少阳、厥阴。未展者,卷而未开,取其升而轻扬也。童便调送,取其咸能下降也。此药先升复降,使恶血下行,闷乱欲昏者,得以心定神安矣。

19012　水仙散《杨氏家藏方》卷十七

【组成】水仙子(虾蟆子是也)　瓜蒂各半钱　踯躅花　鹅不食草各三钱　蝎梢(去毒)半两(微炒)　蜈蚣一条(炙焦)　麝香一字(别研)　脑子半字(别研)

【用法】上为细末。每用半米粒大,吹入鼻中。得嚏为度。

【主治】小儿急慢惊风,神昏不省。

19013　水仙散《疡科选粹》卷四

【组成】冰片一分　鳖甲(烧存性)二钱

【用法】上为末。湿者干掺,干者麻油调搽。

【主治】下疳烂臭。

19014　水仙散《惠直堂方》卷一

【组成】五谷虫(洗净,瓦焙干)

【用法】上为末。每服二钱或一钱,米汤调下。

【主治】噤口痢。

19015　水仙膏《温病条辨》卷一

【组成】水仙花根不拘多少

【用法】剥去老赤皮与根须,入石臼捣如膏。敷肿处,中留一孔出热气,干则易之,以肌肤上生黍米大小黄疮为度。

【主治】温毒外肿,一切痈疮。

【方论选录】水仙花得金水之精,隆冬开花,味苦微辛,寒滑无毒。苦能升火败毒,辛能散邪热之结,寒能胜热,滑能利痰,其妙用全在汁之胶粘,能拔毒外出,使毒邪不致深入脏腑伤人也。

19016　水仙膏《验方新编》卷十一

【组成】水仙花苞

【用法】用黄糖或红沙糖和捣如泥。敷之。

【功用】止痛,生肌,收口。

【主治】对口、发背、乳痈、鱼口、便毒,一切恶毒,无论已破未破,及悬痈诸疮久不收口者。

【备考】此物鲜者平时难得,干则力缓,须存放阴湿处,不可入土,以备急用。

19017　水瓜散《惠直堂方》卷二

【组成】连蒂老丝瓜(烧存性)

【用法】上为末。每服三钱,热酒调下。甚者不过二三服即消。

【主治】小肠气痛,绕脐冲心者。

19018　水圣散《幼幼新书》卷二十九引《九籥卫生》

【异名】水圣散子《三因》卷十二)。

【组成】浮萍草

【用法】上为细末。贴之。

【主治】小儿脱肛。

19019　水芝丸《医学发明》卷七

【组成】莲实(去皮)不拘多少

【用法】用好酒浸一宿,入大猪肚内,用水煮熟,取出焙干,研为极细末。酒糊为丸,如鸡头子大。每服五七十丸,食前温酒送下。

【功用】❶《医学发明》:补肾益精。❷《医学入门》:补五脏诸虚。

【主治】❶《卫生宝鉴》:下焦真气虚弱,小便频多,日夜无度。❷《增补内经拾遗》:白淫。

【备考】本方方名,《本草纲目》引作"水芝丹"。

19020　水芝丸

《赤水玄珠》卷十。为《医学纲目》卷四引丹溪方"玉女长春不老丹"之异名。见该条。

19021　水芝丹

《鸡峰》卷十二。为原书同卷"山药地黄丸"之异名。见

该条。

19022 水芝丹

《本草纲目》卷三十三。即《医学发明》卷七"水芝丸"。见该条。

19023 水芝汤（《医方类聚》卷一九八引《居家必用》）

【组成】干莲实一斤（带皮炒极燥,捣罗为细末） 粉甘草（去皮）一两（锉细,微炒）

【用法】上为细末。每服二钱,入盐,沸汤点下。

【功用】通心气,益精髓,补虚助气。

19024 水成膏（《解围元薮》卷四）

【组成】陈皮八两（炒黑） 陈米半升（炒香） 藿香马蹄香各一两 麝香一钱

【用法】上为末。冷水调敷。有脓处如破,用槐树汤洗净敷之。

【功用】能令生肉。

【主治】诸风破烂,及面、手、足污疮。

19025 水朱丸（《东医宝鉴·杂病篇》卷八引《入门》）

【组成】水花朱（即轻粉也）一钱 枯白矾 朱砂各一钱半

【用法】上为末,用全蝎酒煎膏和匀,分作六丸。分三日服,以羊肉、鲜鱼等汤送下。

【主治】年久杨梅,顽疮不愈。

19026 水导散（《千金》卷九）

【异名】灌肠汤（原书同卷）、甘遂散（《圣惠》卷八）。

【组成】甘遂半两 白芷一两

【用法】上药治下筛。每服方寸匕,水下。须臾令病人饮冷水,腹满即吐之。小便当赤。

【主治】时气病,烦热如火,狂言妄语,欲走。

19027 水杨汤（《痘疹心法》卷二十二）

【异名】水杨浴法（《痘疹会通》卷四）。

【组成】水杨（即忍冬藤也。春、冬用枝,秋、夏用枝叶,锉断）

【用法】用长流水一大釜,煎六七沸。先将三分中一分置浴盆内,以手试不甚热,亦不可太温,先服宜用汤药,然后浴洗,渐渐添汤,以痘起发光壮为度,无次数。

【主治】痘疹倒陷,或青干者。

19028 水杨汤（《医统》卷八十三）

【组成】金毛狗脊 五倍子 枯矾 鱼腥草 水杨根 川黄连各一两

【用法】上为末,分四剂。用有嘴瓦罐煎熟,预以竹筒,两头去节,接罐嘴,引热气熏入阴中;或透挺上。汤温不热,仍用洗沃。

【主治】妇人房事太过,或因淫欲不遂,或因非理所伤,阴中生物,痒痛,牵引腰腹者。

19029 水杨膏（《圣惠》卷六十三）

【组成】水杨皮二两（锉） 槐皮二两（锉） 黄丹六两 麒麟竭一两（末） 密陀僧一两半（细研） 白松脂一两 蜡一两 白蔹一两（锉） 降真香一两半 油二斤

【用法】先将油于铛内,微火煎水杨皮、槐皮,后下白蔹、麒麟竭、松脂、降真香,再煎,候水杨皮黄黑色,以绵滤去滓,再入铛内重煎,即入密陀僧,并黄丹、蜡等,用柳木篦搅,勿令住手,候色变黑,旋滴于冷处,看硬软得所;膏成,盛于

瓷器中。用于软帛上摊贴,每日二度换之。

【功用】生肌敛疮。

【主治】一切痈疽发背。

19030 水苏丸（《圣济总录》卷五十四）

【组成】水苏叶五两 皂荚（炙,去皮子）三两 芫花（醋炒焦）二两

【用法】上为末,炼蜜为丸,如梧桐子大。每服二十丸,食后温荆芥汤送下。以知为度。

【主治】热结上焦,风气上行,痰厥头痛。

19031 水苏方（《普济方》卷四十七）

【组成】水苏一升 酒二升

【用法】煮汁一升半,顿服之。

【主治】风头眩。

19032 水沉汤

《朱氏集验方》卷一。为《杨氏家藏方》卷三"水沉散"之异名。见该条。

19033 水沉散（《杨氏家藏方》卷三）

【异名】水沉汤（《朱氏集验方》卷一）。

【组成】香薷叶三两 白茯苓一两（去皮） 厚朴（去粗皮,蘸生姜汁炙令紫色）三两 白扁豆一两 丁香半两 甘草半两（炙）

【用法】上为细末。每服三钱,水一盏,入好酒半盏,同煎至一盏,水中沉冷服,不拘时候。

【主治】伏暑伤冷,霍乱转筋,虚烦躁渴,心腹撮痛,吐利交作,四肢逆冷。

19034 水沉膏（《得效》卷十九）

【组成】白及末半钱

【用法】水盏内沉下,澄去水,却于皮纸上摊开,贴疮上。

【主治】❶《得效》:疔疮。❷《外科启玄》:时毒暑疖。

【宜忌】《仙传外科集验方》:如用膏,不可用生肌药。

19035 水沉膏（《普济方》卷二七二）

【组成】五灵脂 白及各等分

【用法】上为细末。用新水调,搽在纸花上贴之。

【主治】诸疮。

19036 水沉膏（《普济方》卷二七四）

【组成】乳香 轻粉 白蔹 赤蔹各二钱 雄黄半钱白及 黄丹 乌鱼骨各一钱

【用法】上为细末;后将草药一处再为末。先用热绢子放在水上,浸少时取出,量疮大小,调药摊于绢子上。贴疮口。三二日勿敷之。

【主治】浸淫疮。

19037 水沉膏（《准绳·疡医》卷二）

【组成】白果根（新鲜生者佳）

【用法】上药以米醋磨浓,澄脚。以油纸摊贴,及用酒磨服。

【主治】疔疮。

19038 水陆丹（《证类本草》卷十二引《本草图经》）

【异名】水陆二仙丹（《洪氏集验方》卷三）、经验水陆二仙丹（《景岳全书》卷五十九）。

【组成】金樱子 鸡头实

【用法】煮金樱子作煎,鸡头实捣烂晒干,再治下筛,为

丸服之。

【功用】❶《证类本草》引《本草图经》：益气补真。❷《洪氏集验方》：固真元，悦泽颜色。❸《成方制剂》1册：涩精，止带。

【主治】❶《普济方》引《仁存方》：白浊。❷《医统》引《录验》：精脱，肾虚梦遗。❸《成方制剂》：肾虚，精关不固，男子滑精，女子白带。

【宜忌】《洪氏集验方》：此药稍闭，当以车前子末解之。

【方论选录】《医方考》：金樱膏濡润而味涩，故能滋少阴而固其滑泄；芡实粉枯涩而味甘，故能固精浊而防其滑泄。金樱生于陆，芡实生于水，故曰水陆二仙。

【备考】❶《洪氏集验方》：鸡头去外皮取实，连壳杂捣令碎，晒干为末；复取糖樱子，去外刺并其中子，捣碎，入甑中蒸令熟，却用所蒸汤淋三两过，取所淋糖樱汁入银铫，慢火熬成稀膏，用以和鸡头末为丸，如梧桐子大。每服五十丸，盐汤送下。❷《普济方》引《仁存方》：金樱膏同酒糊和芡粉为丸，如梧桐子大。每服三十丸，食前酒送下。一方用妇人乳汁为丸妙。

19039 水轮散（《幼幼新书》卷三十五引《庄氏家传》）

【组成】赤脚蜈蚣（瓦上慢火焙干）

【用法】上为末，入石硫末少许。新汲水调，鹅毛扫。头焦即止。

【主治】小儿赤丹，流如火焰红赤。

19040 水金丹（《百一》卷一引钱观文方）

【组成】透明硫黄一斤　轻粉一两

【用法】上先将硫黄研令极细，于一斤之内取研细硫黄一两，与轻粉一两合和同研一时辰许，别顿一处；先用真蚌粉十斤，于一片新瓦上，实填瓦口令平，次用银盂子一枚可盛硫黄末一斤以上者，顿瓦中心，四边用蚌粉紧拥作池子，极要实；然后轻手脱去盂子，将十五两研细硫黄末用一大匙抄入池子内，次入合和轻粉硫黄末二两铺盖顶上，以匙捺，令小实；用熟火五斤，就瓦四边煅之，候硫黄成汁，透底造化，硫黄、轻粉二气融和，用细蚌粉一大盂猛罨药汁之上；其残火留经宿，直至寒炉；取之已成一片，刷去蚌粉尽，净研令极细，用面糊为丸，如梧桐子大。每服七丸或十丸，空心人参汤送下。

【功用】补暖丹田，壮元阳。

【主治】男子妇人一切虚危痼冷，肠滑不禁，腹内缠疼，泻注不已，手足厥逆，饮食生冷吐泻不止；兼治妇人室女亦白带下，面黄萎瘦。

19041 水肿串（《串雅补》卷二）

【组成】芫花（醋炒）五钱　甘遂三钱　大戟一钱　千金霜二钱　荜茇三钱　槟榔三钱　牙皂二钱　黑白丑各三钱

【用法】上为末。每服一钱，白汤送下；或水泛为丸，白汤送下。

【主治】水肿。

19042 水肿饮

《仙拈集》卷三。即《妇人良方》卷十五引陈景初方"天仙藤散"。见该条。

19043 水胀丸（《内外验方秘传》卷下）

【组成】大戟五钱　芫花五钱　甘遂五钱　硇陆五钱

续随子五钱　黑白丑各五钱　木香五钱　轻粉一钱　白术一两　车前子一两

【用法】晒干为末。用黑枣四两煮烂（去皮核），捣和药末为丸。每服一钱，开水送下。

【主治】水胀。

19044 水府丹（《妇人良方》卷七）

【组成】经煅花蕊石（研）一两半　硇砂（纸隔沸汤淋，熬取霜）半两　桂心（别为末）　木香　干姜各一两　缩砂仁二两　红豆半两　斑蝥一百个　腊月狗胆七枚　生地黄汁　童便各一升　蚖青三百个（斑蝥、蚖青二物并去头足翅，以糯米一升，同炒米黄，去米不用）

【用法】上为末，同三汁熬为膏，和上末为丸，如鸡头子大，朱砂为衣。每服一丸，嚼破，食前温酒送下；米饮亦可。

【主治】妇人久虚积冷，经候不行，癥瘕癖块，腹中卒暴疼痛，而有野黯鼈黑，羸瘠百病。

【宜忌】孕妇莫服。

19045 水底冰（《喉科紫珍集》卷下）

【组成】象后　万年甘　追风散各等分

【用法】上为末。用滚水泡浸药末一时，滤药滓。将冷噙口，频换。

【主治】口舌牙疳，喉中腐烂，臭秽难堪。

19046 水疝汤（《医碥》卷六）

【组成】白茯苓　萆薢　泽泻　石斛　车前各二钱

【用法】临卧及五更各一服。外用带须葱一大把，煎汤洗睾丸，频添热汤，以手挪之。若囊破水流，用灶心土掺之。

【主治】水疝。阴囊肿痛，阴汗时出，或囊肿如水晶；或囊痒搔出黄水；或小腹按之作水声；或丸渐大，或一丸渐小，竟消尽成独丸，牵引小腹作痛者。

19047 水宝散（《普济方》卷三八六）

【组成】童子青橘皮　珠子甘遂（微炒）各等分

【用法】上为末。三岁一钱，食前用麦蘖煎汤点腊茶清调下。通利为效。

【主治】小儿疳水，通身虚肿，状如熟李者。

【宜忌】忌咸酸食三五日。

19048 水柏丸（《普济方》卷二九九引《澹寮》）

【组成】硼砂（疮甚者加脑子研）　黄柏（晒干）　薄荷叶各等分

【用法】上为末，生蜜为丸，如龙眼大。每服一丸，津液噙化。

【主治】口疮。

19049 水柳膏（《圣惠》卷六十八）

【组成】水柳枝二两（锉碎，春夏取枝皮，秋冬取根皮用）　甘草二两（捶碎）　白胶香半两（细研）　麝香半两（细研）　松脂半两　黄蜡半两　黄丹三两（炒令紫色）　油八合

【用法】先取油安铛内，以文火炼香熟，渐下柳枝、甘草，煎令黑色，去滓；次下白胶香、松脂、蜡等，候化，即以绵滤过，净拭铛，却倾油于铛内，渐下黄丹，不住手搅转，急着火上变色，滴于水中成珠子，膏成，入麝香令匀，用瓷盒盛。于熟绢上摊贴。

【主治】灸疮，急肿痛不可忍。

19050 水骨丸（《圣济总录》卷五十八）

【组成】汤瓶内水碱一两

【用法】上为细末。烧粟米饭为丸，如梧桐子大。每服十五丸，人参汤送下，不拘时候。

【主治】消渴，饮水不止。

19051 水香丸

《普济方》卷一〇四。即《杨氏家藏方》卷八"木乳丸"。见该条。

19052 水疮汤(方出《证类本草》卷十二引《必效方》，名见《普济方》卷三〇一)

【组成】槐树白皮(北面不见日处)一大握

【用法】水二升，煮取一升，洗之三五遍，冷复暖。若涉远，恐中风，即以米粉粉之。

【主治】❶《证类本草》引《必效方》：阴疮及湿痒。❷《普济方》：阴边如粟粒生疮。

19053 水积丸(《赤水玄珠》卷十三)

【组成】甘遂一钱

【用法】上为末。以猪槽头肉一两，细切，捣烂和末作一丸，纸裹，火煨令香熟，取出。临卧嚼细，酒送下，取下病根。若治酒积，用枣汤送下。

【主治】水积。

19054 水润膏(《古今医鉴》卷十三引张大尹方)

【组成】大独蒜三四个 大黄一两 皮消五钱 麝香一分 赤石脂一钱 水红花子七钱

【用法】上为末。将蒜捣烂，和末令匀。敷患处，用纸贴住，干则水润之。

【主治】癖疾。

19055 水浸丹(《三因》卷十一)

【组成】巴豆二十五枚(去皮心) 黄丹一两一分(炒)

【用法】上为末。用黄蜡熔作汁，和为丸，如梧桐子大。每服五丸，以水浸少顷，别以新汲水送下，不拘时候。

【主治】❶《三因》：伏暑伤冷，冷热不调，霍乱吐利，口干烦渴。❷《普济方》：饮食积聚。

19056 水粉膏(《医学入门》卷八)

【组成】黄丹半斤 水粉四两

【用法】上为末。用麻油一斤，熬至滴水成珠；次下乳香、没药、龙骨、血竭、儿茶、轻粉各末二钱，搅匀，瓷器收贮。摊纸贴之。

【功用】生肌，敛口，止痛。

【主治】痈疽，瘰疬。

【加减】如贴艾灸火疮，不须下乳、没等药。

19057 水调散(《普济方》卷三十八引《肘后方》)

【组成】老山栀子不拘多少(不去皮，研细，如油出团，即擘开)

【用法】猛火焙干，手擦细罗取末，瓷器盛贮。临发时新汲水调服。

【主治】❶《普济方》引《肘后方》：多酒肠风及泻鲜血。❷《证类本草》引《梅师方》：热毒下血，或因食物发动。

【备考】按《证类本草》引《梅师方》用栀子三十枚(擘)，水三升，煎取一升，去滓服。

19058 水调膏(方出《圣惠》卷六十一，名见《普济方》卷二八七)

【组成】川大黄三分(生用) 杏仁三分(去皮，生，研如膏) 盐花三分

【用法】上为细散，入杏仁膏，都研令匀。以新汲水和令稀稠得所。旋取涂肿上，干即易之。

【主治】痈肿毒热，赤焮疼痛。

19059 水调膏(《普济方》卷二七八引《卫生家宝》)

【组成】寒粟米不拘多少

【用法】遇三伏日，用盆钵盛粟，汲井花水浸，顿露地，五七日一易水，直至尽腊，方取出；捣研如膏，晒令干，入锅炒令焦黑色，出火毒，为细末。每量约用多少，水调成膏。摊纸花上贴之。

【主治】风热肿毒，结聚未成头者。

19060 水调膏(《百一》卷十六引叶道人方)

【组成】小粉不拘多少

【用法】炒令焦黑，上为细末，先以米醋一大盏，入捶碎皂角二挺，煎滚数沸，滤去皂角滓，蜜收之。逐旋调药，或摊纸花上敷之。

【主治】一切肿毒。

19061 水调膏(《百一》卷十六)

【组成】黄皮 白蔹 甘草各等分

【用法】上为细末，井水和少蜜调。贴之。

【功用】拔毒，止痛，消肿。

【主治】软疖及一切肿毒。

19062 水调膏(《百一》卷十六)

【组成】天南星(生，为末) 白矾(细研)各等分

【用法】上药和匀，新汲水调。涂，干即再上。

【主治】风毒痈疖。

19063 水调膏(《医方类聚》卷一九二引《施园端效方》)

【组成】黄连 黄柏 黄芩 郁金 大黄 栀子 白芥子 乌鱼骨 地龙 白僵蚕 密陀僧 白及各一两 寒食面二两 木鳖仁 盆消各半两

【用法】上为细末，新甜水调如膏。摊江箔纸上，贴疮上，痛疼立止。发背恶疮大者，一日一换，五日大效。黄水尽自愈。

【主治】一切恶疮肿毒痛疼。

19064 水调膏(《古今医鉴》卷十六)

【组成】杏仁(去皮，细研) 白面各等分

【用法】上和匀，用新汲水调如膏。敷患处。

【主治】初起破伤风，热红肿，风邪欲将传播经络而未入深者。

19065 水通散(《永乐大典》卷一四九四八引《宣明论》)

【组成】木通 大黄 黑牵牛各一两

【用法】上为末。每服三五钱，食前蜜酒调下；或炼蜜为丸，如梧桐子大，每服二十丸，酒送下宜。

【主治】妇人血积血块，血刺血痛，血癖血瘕。

【备考】按：本方方名，疑为"木通散"之讹。

19066 水梅丸(方出《证类本草》卷二十一引《胜金方》，名见《圣济总录》卷一四二)

【组成】白僵蚕二两(洗，锉，炒微黄，为末)

【用法】用乌梅肉为丸，如梧桐子大。每服五丸，空心姜蜜汤送下。

【主治】风痔忽生，痔头肿痛，又忽自消，发歇不定者。

19067 水梅丸(《医林绳墨大全》卷八)

【组成】南星 半夏 白硼 白盐 桔梗 防风 厚

朴　芒消　甘草各半分

【用法】用乌梅三个(水淹过不酸),入药内,共为丸服。

【主治】暴感风寒,咽喉紧缩妨碍。

19068　水梅丸(《喉科心法》卷下)

【组成】大青梅二十个　猪牙皂三十条　桔梗二两　防风二两　净食盐十二两　块明矾三两　白芷二两

【用法】上为细末,拌匀,和青梅装入瓷瓶,愈陈愈佳。痰厥口噤,用此擦牙;喉风乳蛾,每用一丸,含,咽津液。吐出恶涎立愈。

【主治】中风痰厥,牙关不开,并喉痹乳蛾。

19069　水萍散(《圣济总录》卷一四九)

【组成】水萍不拘多少

【用法】上药晒干,捣罗为散。每服二钱匕,米饮调下,早晨、日午、近晚各一次。

【主治】❶《圣济总录》:中水毒,手足指冷至肘膝。❷《活幼全书》:小儿阴囊肿大,色如琉璃。

【备考】《活幼全书》本方用法:三岁儿服一钱,煎葱白汤调下。

19070　水黄散(《普济方》卷二七八)

【异名】冰黄散(《奇效良方》卷五十四)。

【组成】犀角屑　草乌皮尖　大黄　白及　白蔹　麝香　朴消各等分

【用法】上为细末。蜜醋调。薄摊油纸上贴之;稍干揭下再添,润湿贴之。

【主治】肿毒。

19071　水黄膏(《普济方》卷二八〇引《德生堂方》)

【组成】真狼毒五钱　倭黄三钱　轻粉二钱　水银三钱　末茶(先研如泥)

【用法】末茶与前三味药俱为末,入水银内,再碾为膏。用少许于手心搓捏,时闻药气,则疮愈矣。

【主治】一切疥疮,不用臭硫黄者。

19072　水黄膏(《医部全录》卷二〇二引《疮疡全书》)

【组成】黄连二两(水二碗,文武火煎至一碗,滤去滓,再重汤慢火煎至一酒杯)　冰片三分　麝香三分　轻粉五分　硫黄末一钱

【用法】后四味俱为末,以黄连汁调和,用鹅毛润患处。

【主治】妒精阴疮。

19073　水眼药(《银海指南》卷三)

【组成】硼砂　枯矾各等分

【用法】上为细末。白蜂蜜为君,拌匀炖透。不时搽抹。

【主治】眼睑沿烂。

19074　水眼药(《寿世新编》)

【组成】羊脑炉甘石一两(童便浸,春五、夏三、秋七、冬十日,取出打碎,放新瓦上,火煅二次,漂净,焙干)　山东黄丹一两(水飞过,焙干)　辰朱砂四钱(研细,水飞)　真麝香三分(研)　真乳香四钱(熨,去油)　真没药四钱(熨,去油)　白硼砂二钱(研极细,水飞过)　海螵蛸一两(去衣,研细,水浸,漂净,焙干)　破大珍珠五分(入豆腐内煮过,研细,水飞)

【用法】上为极细末,研至无声为度,用白蜜八两,炼三次,绢滤三次,将药内调成膏子,用瓷罐盛,熔蜡封口,愈陈

愈佳。点眼。

【主治】诸般眼疾。

19075　水眼药(《中药成方配本》)

【组成】麝香一钱　冰片二两二钱五分　制甘石十两　煅月石二钱七分　荸荠粉十两　海螵蛸二两　飞朱砂一两一钱　黄连三两

【用法】除黄连外,其余各取净末,再研至极细为度;用白蜜十两,隔水蒸熟,滤净候用;将黄连煎汁去滓,收成浓汁,和入熟蜜,然后将药粉和入,以干湿适当为度。用时将药少许点于大眼角内,每日三次。

【功用】消肿退翳。

【主治】目赤翳障,眵多作痒,羞明流泪。

19076　水蛇丸(方出《圣惠》卷五十三,名见《医部全录》卷二八一)

【组成】水蛇一条(活者,剥皮,炙黄,捣末)　蜗牛不限多少(水浸五日,取涎,入腻粉一分,煎令硼)　麝香一分(细研)

【用法】用粟米饭为丸,如绿豆大。每服十丸,以生姜汤送下,不拘时候。

【主治】消渴,四肢烦热,口干舌燥。

【备考】方中腻粉,《医部全录》作"天花粉末"。

19077　水银丸(《肘后方》卷四引《胡洽方》)

【组成】葶苈　椒目各一升　芒消六两　水银十两

【用法】水煮水银三日三夜,乃合捣为丸,如大豆大。每服一丸,一日三次,日增一丸,至十丸,更从一起。愈后食牛羊肉自补,稍稍饮之。

【功用】利小便。

【主治】卒大腹水肿。

19078　水银丸(《外台》卷十五引《广济方》)

【组成】水银(纸裹炼)　麦门冬(去心)　乌蛇脯(炙)　铁精(研)　干地黄各八分　龙角(研)　人参　防风　子芩　升麻各六分　熊胆四分(研)

【用法】上药治下筛,炼蜜为丸,如梧桐子大。每服二十丸,食后以生驴乳汁送下,一日二次。渐加至三十丸。

【主治】痫疾,积年不愈,得热即发。

【宜忌】忌芜荑、生菜、热面、荞麦、炙肉、蒜、粘食。

19079　水银丸(《圣惠》卷二十二)

【组成】水银一两　硫黄一两(与水银结为砂子)　朱砂一两　定粉一两　黄丹一两

【用法】上为细末,入瓷罐内,以泥封头,候干,以慢火养一复时,取出,入金银箔各五十片,雄黄、铅霜各一分,同研令细,以糯米饭为丸,如绿豆大。每服五丸,豆淋酒送下,不拘时候。

【主治】风癫,心神愦乱,狂走不恒,言语倒错。

19080　水银丸(《圣惠》卷二十二)

【组成】水银三两　铅三两(与水银结为砂子,细研)　远志一两(细研)　人参一两(去芦头)　菖蒲一两　茯神一两　蝉壳半两(微炒)　羌活半两　细辛半两　半夏二两(汤浸,洗七遍去滑)

【用法】上为末,都研令匀,炼蜜为丸,如梧桐子大。每服二十丸,以生姜汤送下,不拘时候。

【主治】风痫,累年不愈,痰毒转甚,精神减耗,时时

发动。

19081　水银丸（《圣惠》卷五十四）

【组成】水银一两(用少枣肉研令星尽)　甜葶苈一两半(隔纸炒令紫色)　椒目半两(微炒去汗)　浮萍草半两　滑石二两

【用法】上为末,研入水银令匀,煎皂荚子胶为丸,如梧桐子大。每服十五丸,以葱汤送下,一日三四次。

【主治】水气,腹胀气促,小便涩。

19082　水银丸（《圣惠》卷七十二）

【组成】水银半两(以少枣肉研令星尽)　硇砂半两(细研)　朱砂半两(细研)　巴豆十枚(去皮心,研,纸裹压去油)

【用法】上为末,以狗胆汁为丸,如梧桐子大。每服三丸,空心温酒送下。

【主治】妇人月水不通,心腹滞闷,四肢疼痛。

19083　水银丸（《圣惠》卷七十二）

【组成】水银半两(用少枣肉研令星尽)　朱砂半两(细研,水飞过)　麒麟竭半两　硇砂半两(研)　雄黄半两　麝香一分　狗胆二枚(取汁,以醋一大盏熬如膏)

【用法】上为末,用狗胆膏为丸,如绿豆大。五更初服七丸,以温酒送下,如人行十里,更用热酒一大盏投之。恶物当下;如未下,次日再服。

【主治】妇人月水不通,结成癥块,多攻心腹疼痛,不思饮食,日渐羸瘦。

19084　水银丸（《圣惠》卷七十七）

【组成】水银半两　硫黄一分(与水银结为砂子)　白矾半两(灰)　硇砂半两

【用法】上为细末,煮枣肉为丸,如绿豆大。每服五丸,煎榆白皮酒送下。腹痛即胎下。

【主治】妊娠,胎死腹中不出。

19085　水银丸（《圣惠》卷八十五）

【组成】水银半两(入黑铅半两结为砂子,细研)　天南星一分(炮裂)　铅霜一分(细研)　朱砂一分(细研)　雄黄一分(细研)　天竹黄一分(细研)　犀角屑一分　麝香半分(细研)　牛黄半分(细研)　龙脑半分(细研)　马牙消一分(细研)　金箔三十片(细研)　白附子一分(炮裂)　干蝎一分(微炒)　腻粉半分

【用法】上为末,入诸药同研令匀,用雀儿饭甕内虫十枚炼蜜同研为丸,如绿豆大。每服三丸,以薄荷汤化下,不拘时候。

【主治】小儿慢惊风,面青口噤,吐涎,脚冷身热,频频搐搦。

19086　水银丸（《圣惠》卷八十五）

【组成】水银一分(入少枣肉研令星尽)　腻粉一分　天南星一分(炮裂)　干蝎一分(微炒)

【用法】上为末,同研令匀,用枣肉为丸,如黍米大。每服五丸,煎乳香汤送下,不拘时候。

【主治】小儿急惊风,心胸痰涎壅闷,口噤,手足抽掣。

19087　水银丸（《圣惠》卷八十五）

【组成】水银二分(以少枣肉研令星尽)　天南星一分(生用)　蟾蜋(蛷螂)半两(生用,去足)

【用法】上为末,以枣肉为丸,如绿豆大。每服两丸,以薄荷汤送下,不拘时候。

【功用】化顽涎,利胸膈。

【主治】小儿急惊风。

19088　水银丸（《圣惠》卷八十五）

【组成】水银一两　天麻一两　天南星一两(炮裂)　白附子一两(炮裂)　干蝎一两(微炒)　麝香一分(细研)　龙脑一分(细研)　藿香一分　白僵蚕一两(微炒)

【用法】上为末,先用少许枣肉研水银星尽,与诸药末同研令匀,炼蜜为丸,如绿豆大。每服三丸,以薄荷酒研下,不拘时候。得汗出立效。

【主治】小儿胎风,发作抽掣,浑身急强,眼目反张。

19089　水银丸（《圣惠》卷八十五）

【组成】水银半两(黑铅半两同结作砂子)　天麻一分　干蝎一分(微炒)　半夏一分(汤洗七遍,去滑)　郁金一分　白附子一分(炮裂)

【用法】上为末,以软饭为丸,如绿豆大。每服一丸,以薄荷汤送下,不拘时候。

【主治】小儿胎风,四肢惊掣,痰涎壅滞。

19090　水银丸（《圣惠》卷八十五）

【组成】水银一两(煮青州枣肉二十颗,同研水银星尽)　天南星半两(炮半,生使半)　牛黄一分　白僵蚕半两(生用)　干蝎一分(生用)　麝香一分　白附子半两(生用)　铅霜半两

【用法】上药除水银膏,牛黄、麝香、铅霜三味研令如粉,余四味捣罗为末,都研令匀,用水银膏为丸,如黍米大。一二岁儿,每服三丸,三四岁儿,每服五丸,用薄荷汤送下,不拘时候。

【主治】小儿天钓,多惊搐搦,眼忽戴上,吐逆夜啼,遍身如火,面色青黄,不食乳哺,并无情绪。

19091　水银丸（《圣惠》卷八十五）

【异名】软银丸(《医方类聚》卷二五七引《神巧万全方》)。

【组成】水银半两　黑铅半两(同水银于铫子内慢火结砂子,细研)　干蝎二十一枚(头尾全者,微炒)　半夏一分(汤浸七遍,去滑)　白附子一分(炮裂)　天麻一分　郁金一分　麝香一分(细研)

【用法】上为末,都研令匀,用糯米饭为丸,如麻子大。每服三丸,以薄荷汤送下。

【主治】小儿心脏久积风热,发痫;或遍身壮热,多饶痰涎,睡即惊悸,手足抽掣。

19092　水银丸（《传家秘宝》卷三）

【组成】水银(焙,砂子)一分　半夏一两(浆水煮过)　腻粉半两　龙脑一钱　巴豆一分(去皮,不出油,研成膏)

【用法】上药将半夏杵为散,研匀,以稠面粉糊为丸,或用石脑油为丸,如绿豆大;或作小丸,如粟米大。每服一丸至三五丸。量虚实加减。

【主治】涎积,并小儿风涎壅盛。

19093　水银丸（《圣济总录》卷五）

【组成】水银一两　青州枣十个(煮取肉)　腊茶末半两

【用法】上药将枣肉先同水银研令星尽,然后入腊茶末一处研匀,旋滴糯米饮为丸,如皂子大。每服一丸,温酒磨

下,不拘时候。

【主治】中风仆地,口眼㖞斜,涎潮语涩,手足不遂,及非时胸膈痰涎。

19094　水银丸(《圣济总录》卷十五)

【组成】水银半两　雄黄(研)　龙脑(研)　牛黄(研)各一分　丹砂(研)二钱

【用法】上为末,用糯米饮为丸,如绿豆大。每服五丸至七丸,空心、临卧熟水送下,一日二次。

【主治】风痫。

19095　水银丸(《圣济总录》卷五十九)

【组成】水银　铅(醋碎)各半两　柳絮矾三分(先细研,入次水银并铅三味和研匀,以瓷盒盛,外用纸筋泥固济,安灰火内养半日,取出候冷,再研细)　豉(炒)　铅丹(研)　白僵蚕(炒)　黄连(去须)各半两

【用法】上药后四味为末,与前三味再研匀,用糯米糊为丸,如梧桐子大。每服二十丸,空心、日午、夜卧温水送下。

【主治】消渴经年,饮水无度。

19096　水银丸(《圣济总录》卷五十九)

【组成】水银一两　银箔二百片(与水银共研)　铁粉(别研)　牡蛎(煅)各三两　栝蒌根　麦门冬(去心,焙)　黄芩(去黑心)　苦参　黄连(去须)　栀子仁各二两

【用法】上药捣罗七味为末,与别研三味和匀,用枣肉研捣为丸,如梧桐子大。每服四十丸,煎芦根汤送下,日二夜一。

【主治】消中,饮食无度,小便日夜频数,转加羸瘦。

19097　水银丸(《圣济总录》卷七十二)

【组成】水银　豉(研)　礞石末(滴酒和匀,瓷盒内慢火逼干)各半两　京三棱末　石三棱末　鸡爪三棱末　腻粉　粉霜　白丁香末　硇砂(研)各三钱　肉豆蔻(去壳)　槟榔各二枚(为末)　丹参三钱(研)

【用法】上为细末,用枣肉为丸,如绿豆大。每服五丸,温水送下。

【主治】久虚积癥癖。

【加减】丈夫癥癖,入茴香、补骨脂各一分;妇人癥癖,入血竭、没药各一分。

19098　水银丸(《圣济总录》卷七十九)

【组成】水银(水煮一日一夜,研)一两　葶苈(炒令紫色)　椒目各一升

【用法】上为末,炼蜜为丸,如小豆大。每服十丸,米饮送下,一日二次。

【功用】利小便。

【主治】大腹水肿。

19099　水银丸(《圣济总录》卷八十)

【组成】水银(水煮一日)　芒消　椒目(微炒出汗)各三分

【用法】上为细末,炼蜜为丸,如绿豆大。每服十丸,空心米饮送下,一日二次。小便利,愈。

【主治】荣卫不通,遍身肿满,咳嗽足肿,小便不利;通治十水。

19100　水银丸(《圣济总录》卷九十九)

【组成】水银　锡　白蜡(与上二味结砂子)各一分

【用法】上为末,以糯米粥为丸,如皂子大。每服一丸,夜卧温酒嚼下。次日食前,取下虫母愈。

【主治】寸白虫。

19101　水银丸(《圣济总录》卷一六九)

【组成】水银半两(用黑铅一分结砂子)　巴豆五十粒(去皮心膜,去油)　腻粉一钱(研)　半夏(生,为末)半分　龙脑(研)半钱

【用法】上为末,入石脑油慢研如膏,旋丸如绿豆大,用油单密收。每服量儿大小,一岁儿二丸,煎金银薄荷汤送下,须臾利下稠涎,惊搐立定,更不须服。

【主治】小儿急惊,涎潮昏塞,发搐不定。

19102　水银丸(《圣济总录》卷一七一)

【组成】水银一两　黑豆末一分　枣七枚(煮熟,去皮核)

【用法】上药同研水银星尽,为丸如绿豆大。每服一丸,乳汁送下,不拘时候。良久吐出涎为效。

【功用】化涎。

【主治】风痫。

19103　水银丸(《圣济总录》卷一七六)

【异名】香银丸(《普济方》卷三九四)。

【组成】水银(结砂子)半钱　丁香　葛根各一两　半夏(汤浸七遍,焙)一钱

【用法】上为末,用生姜汁和面煮糊为丸,如黄米大。每服三丸,煎金银汤送下。

【主治】小儿一切吐逆不止。

19104　水银丸(《圣济总录》卷一七六)

【组成】水银一钱　硫黄二钱(同研)　密陀僧二钱(捣研)　腻粉三钱　巴豆二粒(去皮膜心,研,出油尽)　硇砂(研)半钱

【用法】上为末,白面糊为丸,如黄米大。每服三丸,奶食后、临卧煎槐叶汤送下。

【主治】小儿乳癖,胁肋坚硬,喘粗,时作疼痛。

【备考】原书文瑞楼本有石燕子二钱。

19105　水银丸(《幼幼新书》卷二十二引《吉氏家传》)

【组成】水银(结砂子)一钱　硇砂　白丁香各半钱　轻粉　脑子各少许　香墨　鹰条　巴豆(醋煮令干)　青黛(罗过)　黄明胶(用蚌粉炒黄色)　百草霜各一钱

【用法】上为末,滴水为丸,如绿豆大。每服三五丸,用薄荷汤送下。

【主治】奶癖积热,发疳。

19106　水银丸(《幼幼新书》卷九引郑愈方)

【组成】水银砂子　黄柏　黄芩各半钱　风化朴消　天南星(炮)　青黛各一钱　全蝎十四个(焙)

【用法】上为细末,入砂子,浸蒸饼,如米大。一岁服二丸,温薄荷汤送下,不拘时候。

【主治】小儿急惊。

19107　水银丸(《幼幼新书》卷二十六引丁时发方)

【组成】水银皂子大　墨　乳香各少许　百草霜一分　青黛钱半　黄明胶(炒)　五灵脂　轻粉各半钱　巴豆十一粒(醋一盏煮干霜)

【用法】上为末,滴水为丸,如黍米大。每服三丸,干柿汤送下。

【主治】疳痢赤白，腹撮痛，时虚汗。

19108　水银丸（《普济方》卷三九二引《幼幼新书》）

【组成】三出丸（研末）五匕

【用法】铜钱入水银、艾，同研令匀，星尽为度，醋面糊为丸，如绿豆大，朱砂为衣。每服三五丸，乳食后金钱薄荷汤送下。

【主治】小儿啼叫不止，乳母便将奶喂，因怒气未定，为涎所裹，乳滞胸膈，面色萎黄，或时发热吐逆。

19109　水银丸（《卫生总微》卷六）

【组成】水银　蛇黄（烧赤，米醋淬七次）　轻粉三钱　雄黄（研，水飞）各一钱　生犀末半钱

【用法】上为末，以青州枣肉为丸，如大豆大。一岁儿服一丸，蜜水化下，不拘时候。

【主治】中风，腰背反折如角弓之状。

19110　水银丸（《医方类聚》卷二五八引《保童秘要》）

【组成】水银一两　腊茶末二钱

【用法】上入鹅梨汁同研如泥，为丸如绿豆大。每服一二丸至五丸，用金银薄荷汤送下。

【主治】小儿急慢惊风。

19111　水银丸

《普济方》卷一七五。为《圣惠》卷四十九"神效水银丸"之异名。见该条。

19112　水银丸（《普济方》卷一九四）

【组成】水银一两（以煮枣肉研令星尽）　川芒消一两　甜葶苈五两（炒紫）

【用法】上药相和，捣为丸，如梧桐子大。每服十丸，空腹粥饮送下。愈后食牛羊肉自补。

【功用】利小便。

【主治】大腹水蛊，坚硬如石。

19113　水银丸

《普济方》卷三六一。为《直指小儿》卷一"朱银丸"之异名。见该条。

19114　水银丸（《普济方》卷三八三）

【组成】水银三分　硫黄半两（二味俱微炒之，细研）　砒霜半两　芦荟半两（细研）　朱砂半两（细研，用水飞过）　蝉壳一分（微炒）　天灵盖一分（涂酥，炙焦黄）　鼓皮中蛀灰一分　白猪粪灰一分　蝉灰一分　蛤蚧一枚（涂酥，炙令微黄）　乌驴蹄灰一分　雄黄一分（细研）

【用法】上为末，入研了药令匀，以苦参半斤锉碎，用水五升，浸一宿，煮一升，去苦参，候熬成膏，入诸药为丸，如绿豆大，后入去却汁獖猪胆内盛，悬于舍东阴七日，候干。以麝香蜜水下。三天后便煎桃柳汤浴儿了，以青衣盖遍身，虫出，或泄恶气，并泻恶物，便是病源已出，小儿每三岁加一丸，宜粥饮送下，一日三次。

【主治】小儿五疳，四肢黄瘦，腹胀气粗，发干作穗，眼鼻多痒，精神昏闷，不欲饮食。

19115　水银丸（《名家方选》）

【组成】消石一两　青盐五分　绛矾　矾石各一两　枣肉半两（或蜜和少许）　水银一两

【用法】上药先用青盐、枣肉和水银，次纳绛矾研相和而不见星，次纳消石、枯矾相和数磨之。若干枯难作丸者，加蜜少许炼为丸，如绿豆大，以蜜蜡为衣。

【主治】结毒，骨节疼痛，或转筋者。

19116　水银丹（《鸡峰》卷十九）

【组成】水银　牙消　椒目　苦葶苈各一两

【用法】上为细末，炼蜜为丸，如梧桐子大。空心或临卧每服二十丸。其病当从大小便俱利出。以东引桑枝灰淋汁煮赤小豆令熟，每日空心吃一盏，如渴即饮。

【主治】水气。

19117　水银方（方出《圣惠》卷三十六，名见《圣济总录》卷一一四）

【组成】水银一分　地龙（湿者）一条

【用法】上药以葱一茎（去尖头），将水银、蚯蚓纳管中，即系却头，勿令倾出，候地龙化为水，乃收之。每取少许，滴入耳中。

【主治】久聋。

19118　水银散（《医方类聚》卷一六四引《吴氏集验方》）

【组成】水银一分　轻粉一分　甘草末一钱

【用法】上用清茶点服。

【功用】解毒。

【主治】五金毒发，眼赤心躁。

19119　水银煎（《圣济总录》卷七十三）

【组成】水银　铅各半两（结砂子）　腻粉半两　硇砂（通用者）　硼砂各一两　礞石一分　巴豆二粒（去皮心膜，出油，研）

【用法】上药除腻粉外，合研匀，用大枣八个（去核），以水调腻粉，分填于枣内，以湿纸五重，逐个裹之，灰火内煨熟，去纸并枣皮，将枣肉与前药同研为丸，如皂子大。每服一丸，安舌上，勿嚼，用姜、枣汤送下。

【功用】下积滞。

【主治】酒癖食块痰积，及血气血刺血块，阴阳二毒。

19120　水银膏（方出《肘后方》卷五，名见《鬼遗》卷五）

【异名】胡粉膏（《医心方》卷十七引《拯要方》）。

【组成】胡粉　水银　白松脂各二两（胡洽云：一方加黄连二两）

【用法】用腊月猪膏四两，合松脂煎，与水银、胡粉合研。以涂疮上，一日二次。

【主治】小儿疮疥，热疮，月蚀疮。

❶《肘后方》：头中恶疮，小儿头面疮。❷《鬼遗》：小儿热疮，病痀瘘。❸《医心方》：疥。❹《圣惠》：小儿头面、身体生疮，久不愈。❺《圣济总录》：月蚀疮。

【备考】按：《普济方》本方用法：先煎猪脂令消，去滓，下松脂煎水气尽，次下水银、胡粉，搅令匀，不见水银，膏成倾在瓷盒内。患部洗净拭干，用此涂疮上，一日二次。

19121　水银膏（《医心方》卷十七引《范汪方》）

【组成】水银一两二分　黄连一两　黄柏一两（炙）　蓝漆一两　乱发二分（烧成灰）

【用法】上药下筛，和以神明膏三合，令相得。涂疥上，一日三次。

【主治】疥。

19122　水银膏（方出《肘后方》卷五（附方）引《小品》，名见《鬼遗》卷五）

【组成】水银　矾石　蛇床子　黄连各二两

【用法】上药治下筛，以腊月猪膏七合，下水银搅万度，

不见水银,膏成。敷疮。

【功用】《鬼遗》:散热。

【主治】疥癣恶疮,并小儿头疮。

19123 **水银膏**(《幼幼新书》卷十引《仙人水鉴》)

【异名】银液丸(《小儿药证直诀》卷下聚珍本)

【组成】水银半两(用石脑油研如泥) 白天南星(生、末) 白附子(生、末)各一钱 白龙脑(生) 腻粉各一钱 蝎梢二十一个(研)

【用法】上为末,研如泥,候次日于乳钵内取出,为丸如绿豆大。每服一至二丸,薄荷汤送下。

【主治】❶《幼幼新书》引《仙人水鉴》:惊风。❷《小儿药证直诀》:惊热膈实,呕吐,上盛涎热。

19124 **水银膏**(《方出《千金翼》卷二十四,名见《圣济总录》卷一三七)

【组成】水银一斤 猪膏(腊月者)五斤

【用法】上药置铁器中,垒灶,马通火熬七日七夜勿住火,停冷,取猪膏,去水银(不妨别用)。以膏涂疮。

【主治】诸疮癣。

19125 **水银膏**(《外台》卷二十二引《广济方》)

【组成】水银 熏黄(研) 青矾(研) 苦参各二两(末) 绛绯一方 乱发一鸡子 大细辛二两(末)

【用法】上药以绯裹发,用麻油一斤,蜡二两,先煎苦参、细辛,以绯、发消尽,入水银、石药二味(研令尽)及蜡,候膏成,收凝定。以敷病上。取愈为度。

【主治】紧唇。

19126 **水银膏**(《圣惠》卷四十一)

【组成】水银一两 黄连二两(去须) 细墨一两

【用法】先以黄连并墨为细散,用不着水猪脂,和水银同研,令星尽。用涂疮上。

【主治】白秃疮。

19127 **水银膏**(《圣惠》卷六十四)

【组成】水银一两(以尖熟枣瓤研令星尽) 松脂一两 朱砂一两(细研) 土蜂窝二两 黄柏一两(锉) 川大黄二两

【用法】上药除水银、朱砂外,捣罗为术,以炼成猪脂二斤煎为膏,放令冷,取水银、朱砂入膏中相和。用涂疮上,一日换二次。

【主治】风毒,身体生疮。

19128 **水银膏**(《圣惠》卷六十五)

【组成】水银一两 白矾一两 蛇床子一两 雄黄一两 莳茹末一两

【用法】上药入炼好猪脂半斤,都研,候水银星尽。便用敷之,一日二三次。

【主治】疥癣疮,经年不愈;兼治小儿头疮。

19129 **水银膏**(《圣惠》卷六十五)

【组成】水银二分 胡粉一两(并水银,点少水研令星尽) 蛇床子半两(末) 黄连三分半(末) 硫黄一分(细研)

【用法】上药相和,以麻油和如稀面糊。每用先以盐浆水洗疮令净,以药涂之,干即更换。不过三两度,愈。

【主治】一切疥疮不愈。

19130 **水银膏**(《圣惠》卷九十)

【组成】水银一两 松脂一两 腻粉一分 土蜂窝一两半 黄柏一两半(锉) 川大黄一两半

【用法】上药除水银、腻粉外,捣罗为末,以炼成猪脂半斤,煎成膏,似稀面糊,放冷,取水银、腻粉于掌中,以唾调如青泥,后可入膏中相和,搅令匀。涂于疮上。不过三两上,愈。

【主治】❶《圣惠》:小儿赤疮,浑头面及胸上作片,人不识者。❷《普济方》:小儿熛疮。

19131 **水银膏**(《传家秘宝》卷三)

【组成】水银一两(不结砂子) 硫黄一两(细研) 玄精石一两(细研)

【用法】上药用酽醋一斗,文武火熬成膏,瓷盒内盛,旋丸如梧桐子大。每服七丸,艾汤送下。

【主治】诸般咳逆。

19132 **水银膏**(《圣济总录》卷一三四)

【组成】水银(唾研入药) 黄连(去须,为末) 胡粉(研)各一两

【用法】上为末,以乳汁调如糊。涂敷疮上,一日三五次,即愈。

【主治】❶《圣济总录》:病疮。❷《普济方》:身体生风毒疮;病疮及恶疮;癣湿,痒不可忍。

19133 **水银膏**(《圣济总录》卷一三七)

【组成】水银一分 芜荑仁(研末) 姜黄(捣末)各半两 酥二两

【用法】上药先煎酥和水银,以柳椎研搅,候水银散,即下芜荑、姜黄末搅匀,瓷盒盛。旋取涂癣上,一日二三次。

【主治】一切癣。

19134 **水银膏**(《外科精义》卷下)

【组成】莳茹(锉) 黄蜡各一两 黄连(锉) 蛇床(微炒) 白矾(枯) 水银各二两

【用法】上药用腊猪脂七两熬开,下三味锉药,煮至焦紫色,去滓,再入黄蜡溶开出火,稍凝,下水银,矾石搅至匀。每用涂摩。

【主治】病疮疥癣,无名恶疮,手足疮疥,浸淫多汁,久而虫生。

19135 **水银膏**(《普济方》卷一〇九)

【组成】云母石 紫石英 鹅管石 花蕊石 玄精石 井泉石 石钟乳 寒水石 代赭石 滑石(或云金星石) 金牙石 银牙石各等分

【用法】上为细末,将轻粉、水银各七钱细研,入药同研,不见水银星后,用清油调。去避风处搽之,一日二次。七八日药透,牙疼出臭涎一二碗,出尽,用黄连、贯众各一两,煎汤漱之。如腹痛,用三黄丸下;若有麻痹不仁,用麻黄、木鳖子、防风、当归等分煎服,得汗即安。搽药后,有他病证变动者,随证用外方药治。

【主治】大风疾。

19136 **水银膏**(《普济方》卷二三九。

【异名】水银枣子膏(《医统》卷七十四)。

【组成】水银一两

【用法】上用蒸枣膏为丸,如人指大,绵裹。临卧纳肛门中一宿;纳药时,当留绵带子在外。

【主治】❶《普济方》:蛲虫咬人,肛门作痒。❷《景岳全

书》:虫,痔痒不止。

19137 水银膏（《普济方》卷三○六）

【组成】干姜　水银　猪脂（腊月者）各等分

【用法】上揉令相得即为丸。放碗中烧，以竹筒笼上，熏所肿处，未熏先破两处，然后熏即愈。

【主治】恶蛇咬伤，已红肿烂者。

19138 水银膏（《普济方》卷四○八）

【组成】水银　甘草　黄柏　黄连　松脂　腻粉　土蜂窝各等分

【用法】上取水银放掌中，唾碎为青泥，入瓦碗中，以生油和饼，研，生绢滤如稀饧，和药末，再研如稠饧。先以温水洗疮，布拭干，涂之。

【主治】大人小儿一切无名疮毒。

19139 水银膏（《袖珍》卷三）

【组成】风子（取肉）四两　水银（末，茶研不见星）一钱　轻粉一钱　樟脑二钱半　矾（生熟）二钱半

【用法】先将风肉研膏，次入余药令匀，腊月猪脂和稀。用绢布裹，任意擦之。

【主治】诸般疥癞。

19140 水银膏（《痘疹传心录》卷十五）

【异名】秘传水银膏（《景岳全书》卷五十一）。

【组成】黄柏　黄连各一钱　川大黄五分（上三味另研）　雄黄　胆矾　青黛　儿茶　铜青各三分　轻粉　枯矾各四分　珍珠一分半（生用，另研）　大风子（去油，取霜，黑者勿用）五分　冰片一分半（另研）　人言人壮者七厘，弱者五厘，中者六厘（上十四味，为极细末，分作三份，约一钱八分）　番打麻（另为末）疮重而人壮能食者每份用五分，人弱不能起者每份用三分，中者四分（以末入前药各份内研匀）　水银人壮者每份用一两或八九钱，中者五六钱，卧床不起而极弱者只可用三钱（不可再多）

【用法】上先将麻汞并前药各一分，俱入盏内，再入真麻油少许，用手指研开，务使汞药混为一家，渐次增油，久研以不见汞星为度，大约如稀糊可矣。用此药擦手足四腕动脉处，每药一分，务分擦三日，每日早晚各擦一次，每次以六七百次为度，擦完用布包之，擦药时，凡周身略有破伤处，俱用无麝膏药贴之，膏药须厚摊，每二日一换，换时不可经风，常须避帐幔中，冬月须用厚被暖炕，他时亦须常暖，南方多用被褥盖垫，擦至七日，毒必从齿缝中发出，口臭吐涎，若口齿破烂出血，但用甘草、蜂房煎汤候冷漱解，不可咽下，轻者只以花椒汤漱之亦可，擦之必皮破，不可畏疼而少擦。

【主治】❶《痘疹传心录》：杨梅风毒溃烂，危恶多年不愈者。❷《景岳全书》：杨梅疮初发，蛀干疳疮，或咽喉溃烂，或遍身牛皮疮癣及久烂臁疮。

【宜忌】忌盐十余日，多更好；并忌鱼腥、生冷、动气发风等物一个月，尤忌房事；外如牛肉、烧酒、团鱼之类须忌二三年；惟荞麦面、羊肉则终身忌之。

19141 水银膏（《准绳·疡医》卷五）

【组成】无名异　水银　银朱　黄丹　百草霜各等分

【用法】上为极细末，和匀，用桐油调成膏，油纸摊作隔纸膏，贴之。其油纸先用黄连、黄柏煎汤刷数遍，然后摊贴。

【主治】杨梅疮；兼治臁疮。

19142 水银膏（《疡科选粹》卷六）

【组成】水银　川椒（焙）　轻粉　枯矾　蛇床子　樟脑各一钱　大风子十五个（去壳）

【用法】上药川椒等六味为极细末，和匀，入柏油捣炼成膏，入水银再捣，以水银不见为度。

【主治】诸般疥疮。

19143 水银膏（《疡科选粹》卷六）

【组成】水银　雄黄　枯矾　川椒各三钱　轻粉二钱　苦参二钱　芦甘石二钱　蛇床子二钱　大风子肉五十个

【用法】上为末，以烛油调。先以金银花、苦参、防风、荆芥、当归尾煎汤浴洗，次之药掺之。

【主治】肥疥疮。

19144 水银膏（《外科方外奇方》卷三）

【组成】大风子肉一两　杏仁一两（去尖皮）　轻粉二钱　水银二钱　枯矾五钱

【用法】上为末。用柏油三两，调搽。

【主治】疥癣。

【备考】如加雄黄更妙。

19145 水银膏（《中医皮肤病学简编》）

【组成】核桃仁12克　大风子仁12克　蓖麻仁12克　水银3克　黄丹3克　冰片0.6克

【用法】上药混合，共捣烂如泥，用白布包好，在木炭火上烤热，发现布外有油即止。即将此油涂患处，每日数次。

【主治】神经性皮炎。

19146 水葫芦

《元戎》。为原书"千里浆"之异名。见该条。

19147 水煮丸（《圣济总录》卷十七）

【组成】半夏（汤洗去滑，焙干）二两　天南星（生，去皮脐）半两　腻粉一钱　桑根白皮（锉）一分　丁香一钱　人参三钱

【用法】上为末，用生姜自然汁调面和丸，如豌豆大。每服十五丸至二十丸，浆水内煮三二沸，漉出，别用生姜、人参汤送下，不拘时候。

【主治】痰逆胃虚，不下粥食，兼疗风痰，头目昏运。

19148 水煮丸（《鸡峰》卷十一）

【组成】半夏　藿香叶　白术　人参　山药　茯苓各一两　粟米七两　白面一两

【用法】上为细末，旋用冷水为丸，如梧桐子大。每服三十丸，先用生姜五片，水一盏，煮至七分，去姜，然后入药并枣一皂子大，再煎至四分，缓缓以匙抄吃，用煮药汤送下。

【主治】久病不入饮食，胸膈痰满，痰多咳嗽，恶心增烦，头目昏痛。

19149 水蛭丸（《方出《圣惠》卷七十二，名见《普济方》卷三三三）

【组成】水蛭十枚（炒令微黄）　川椒一分（去目及闭口者，微炒出汗）　硇砂一分（细研）　獭胆一枚（干者）　狗胆（干者）一分

【用法】上为末，以醋煮面糊为丸，如绿豆大。每服五丸，食前当归酒送下。

【主治】妇人月水不通，心腹滞闷，四肢疼痛。

【备考】方中硇砂，《普济方》作"硼砂"。

19150 水蛭丸（《圣济总录》卷一五一）

【组成】水蛭　虻虫（二味去翅足，生，为末）　硇砂（研）各一两（三味以米醋一升半同煎如膏）　延胡索一两半

琥珀(研)　白花蛇(酒浸,去皮骨,炙)各半两　芎劳　白附子(炮)各一两

【用法】上药后五味捣罗为末,用前膏和丸,如梧桐子大。每服十丸,空心温酒送下。未通,加至二十九。

【主治】室女月水不通。

19151　水蛭丸(《医统》卷三十二引《直指》)

【组成】三棱(炮)　莪术(炮)　干漆(炒烟尽)　牛膝(酒洗)　虻虫(糯米炒)　琥珀　肉桂　硇砂　水蛭(石灰炒赤色)　大黄各等分

【用法】上为末,用生地黄自然汁和米醋调匀为丸,如梧桐子大。每服十丸,空心温酒或童便送下。

【主治】血蛊气蛊,腹硬如石。

19152　水蛭饮(《圣济总录》卷一五一)

【组成】水蛭八十枚(糯米同炒,米熟去米)　桃仁(汤浸,去皮尖双仁,麸炒)一百枚　虻虫(去翅足,微炒)八十枚　大黄(锉,炒)三两

【用法】上锉细。每服三钱匕,水一盏,煎至六分,去滓温服,有顷再服。当下血;如未下,明日再服。

【主治】室女月水不通,腹满有瘀血。

19153　水蛭散(《圣惠》卷七十九)

【组成】水蛭八十枚(炒令黄)　虻虫八十枚(去翅足,微炒)　牛膝一两(去苗)　牡丹半两　桃仁一分(汤浸,去皮尖双仁,麸炒微黄)　桂心半两　蓬莪一两　当归一两(锉,微炒)　鳖甲一两(涂酥,炙令黄,去裙襕)　干漆一两(捣碎,炒令烟出)　鬼箭羽三分　琥珀三分　吴茱萸半两(汤浸九遍,焙干,微炒)　芫花半两(醋拌,炒令黄)　麝香一分(研入)

上为细散,入研了药令匀。每服一钱,食前以温酒下。

【主治】产后恶血不尽,经脉日久不通,渐成癥块,脐腹胀硬,时时疼痛。

19154　水晶丸(《幼科折衷》卷上)

【组成】南星　半夏　滑石　益智　巴霜

【主治】结聚成癖属实者。

19155　水晶丹

《卫生总微》卷十三。为《幼幼新书》卷十四引《家宝》"水精丹"之异名。见该条。

19156　水晶丹(《活动心书》卷下)

【组成】南星(锉作小块,汤煮少时)　半夏(制)各三钱　滑石四钱　轻粉五十帖　净芫黄二百片　巴豆五十粒(去壳,全者,汤泡七次,又去心膜,作二边,水煮少时,晒干,碎切)

【用法】上药前三味焙为末,拌和轻粉、芫黄,巴豆同碎切,在乳钵内细杵,入前药末,再杵匀;用粳大米饭包作棕子一大个,瓦瓶蒸水熟煮,候冷取出,在沙钵中烂杵,细布兜紧,捻出如稠糊,安在别器内,以前药末同杵细软丸,麻仁大。每服十五丸至二十五丸,或三十五丸,糯米汤泡葱白,取汁小盏,五更初空心送下。过三五行,进匀气散调补;下风痰,空心淡姜汤送下。

【主治】惊积、食积、虫积,腹胀烦啼,恶心食减,面黄;及急惊后,风痰未尽,免生痴疾者。

【宜忌】此药非常用之剂,有顽积、涎多、热极者乃

可服。

19157　水晶汤(《普济方》卷十八引《指南方》)

【组成】水晶半两　沉香　远志(去心)各一钱　人参一钱　麦门冬(去心)二钱　石菖蒲　茯神各二钱　金一两

【用法】上㕮咀。以水一升,煮至半升,空心服。

【主治】心狂。

19158　水晶桃(《衷中参西》上册)

【组成】核桃仁一斤　柿霜饼一斤

【用法】先将核桃仁饭甑蒸熟,再与柿霜饼同装入瓷器内蒸之,融化为一,晾冷。随意服之。

【主治】肺肾两虚,或咳嗽,或喘逆,或腰膝酸疼,或四肢无力。以治孺子尤佳。

【方论选录】核桃仁乃果核之最大者,其仁既多脂,味更香美,为食中佳品,性善补肾可知。柿霜色白入肺,而甘凉滑润,其甘亦能益肺气,其凉也能清肺热,其滑也能利肺痰,其润亦能滋肺燥,与核桃同用,肺肾同补,金水相生,虚者必易壮实。

19159　水晶膏(《金鉴》卷六十三)

【异名】点痣膏(《外科证治全书》卷一)。

【组成】矿子石灰(水化开,取末)五钱

【用法】上用浓碱水多半茶钟,浸于石灰末内,以碱水高石灰二指为度,再以糯米五十粒,撒于灰上,如碱水渗下,陆续添之。泡一日一夜,冬天两日一夜,将米取出,捣烂成膏。挑少许点于痣上。不可太过,恐伤好肉。

【主治】❶《金鉴》:黑痣。❷《中医皮肤病学简编》:鸡眼。

19160　水痘汤(《临证医案医方》)

【组成】苇根9克　桑叶5克　蝉蜕3克　薄荷1克　淡豆豉5克　山栀衣2克　金银花6克　连翘6克　紫花地丁6克(以上为三岁儿童用量)

【功用】透表、清热、解毒。

【主治】水痘初起,发热微痒。

19161　水登膏

《外科理例》卷四。为《魏氏家藏方》卷七引李防御五痔方"水澄膏"之异名。见该条。

19162　水蓬膏(《天津市固有成方统一配本》)

【组成】水蓬花五钱　大黄五钱　当归尾五钱　芫花五钱　大戟五钱　穿山甲五钱　三棱五钱　莪术五钱　秦艽五钱　芦荟五钱　血竭五钱　肉桂五钱

【用法】将水蓬花等前九味药碎断,另取麻油二百四十两,置锅内加热,将前药倒入,炸枯,去滓,过滤,炼油下丹,去火毒,再将芦荟、肉桂、血竭轧为细粉,和匀,取膏油加热熔化,待爆音停止,水气去尽,晾温,兑入细粉搅匀,将膏油分摊于布褙上,微晾,向内对折,加盖戳记。用时温热化开,贴于患处。

【主治】胸腹积水引起的胀满疼痛,积聚痞块,四肢浮肿,腰背酸痛,及血瘀经闭。

19163　水照丸(《圣济总录》卷一一一)

【组成】乌贼鱼骨(取白心用)　生龙脑　丹砂(飞过)各一钱

【用法】上为极细末,用蜡和作细饼子。安眼中。

【主治】眼生花翳。

19164 水照丸（《圣济总录》卷一一一）

【异名】神仙照水膏（《三因》卷十六）。

【组成】黄蜡（片，切）一两 蛇蜕（烧灰，研）一分 铅丹（水飞研）一两 水银一分 丹砂（研，少许） 鸡卵壳一枚（雏乌鸡始初生者，须要完全去里面清并膜只用壳，研如粉）

【用法】先将黄蜡熔成汁。次投诸药，用柳枝同搅成膏，候不见水银星，可丸即丸，如豌豆大，捏作饼子，以丹砂末为衣，仍置丹砂末内养之。每用一饼，临卧安在眼内，至天明开眼，遗放水盏内，上有翳膜，再洗药，以丹砂末衣过养之，其水盏预置于头畔。

【主治】眼外障翳。

19165 水照丹（《普济方》卷七十八引《经效济世方》）

【组成】真珠末一字 朱砂一字 象牙半钱 乌贼鱼骨半钱

【用法】上为细末，熔蜡为丸，如黍米大。每用临卧置眼中，随左右用，来早以水一盏，开眼放药水中，翳膜尽下。

【主治】眼中翳膜。

19166 水照丹（《永乐大典》卷一一四一二引《眼科诀髓》）

【组成】朱砂 海螵蛸二片（研，水飞） 白丁香七粒 脑子一皂角子大

【用法】上为末，蜡和成，旋丸如豆大，捻作饼子。入眼内，睡一时，以冷水照下洗之，洗了收之，可用三五次。

【主治】目生肤翳。

【备考】方中朱砂用量原缺。

19167 水解丸

《肘后方》卷二。为原书同卷"黑奴丸"之异名。见该条。

19168 水解丸

《千金》卷九。为《肘后方》卷二"麦奴丸"之异名。见该条。

19169 水解散（《外台》卷三引《古今录验》）

【组成】麻黄一两（去节） 黄芩三分 芍药二分 桂心一分

【用法】上药治下筛。每服二方寸匕，暖水调下，覆令出汗，一日二次。

【功用】解肌出汗。

【主治】天行热气，外生疱疮疼痛。

【宜忌】忌海藻、菘菜、生葱。

19170 水解散（《外台》卷三引《古今录验》）

【组成】麻黄四两（去节） 大黄三两 黄芩三两 桂心二两 甘草二两（炙） 芍药二两

【用法】上为散。患者以生熟汤浴讫，每服方寸匕，以暖水下。覆取汗，或利则便愈。丁强人服二方寸匕。

【主治】时疫初起，头痛壮热，或疮疹出而不快，心胸烦躁，或虽出而仍发热者。

❶《外台》引《延年秘录》：天行头痛、壮热一二日。❷《医方类聚》引《圣惠》：时气烦躁，头痛壮热。❸《类证活人书》：疱疮未出，烦躁，或出尚身体发热。❹《普济方》：一切热疾，头痛心躁。❺《奇效良方》：疮疹出不快，烦躁不得眠，或出而身体尚有热者。

【宜忌】忌海藻、生葱、菘菜、生菜。

【方论选录】《医方集解》：此足太阳、阳明药也。麻黄能开腠发汗，桂心能引血化汗，黄芩以清上中之热，大黄以泻中下之热，甘草、白芍能调胃而和中。盖天行温疫，郁热自内达外，与伤寒由表传里者不同，故虽一二日之浅，可以汗下兼行，不必同于伤寒之治法也。

【备考】《活人书》：此调风实之人，三伏中宜用，若去大黄，即春夏通用。

19171 水解散（《千金》卷九）

【组成】桂心 甘草 大黄各二两 麻黄四两

【用法】上药治下筛。患者以生熟汤浴讫，每服方寸匕，以暖水下，一日三次。覆取汗，或利便愈。强人服二方寸匕。

【主治】时行头痛、壮热一二日。

19172 水解散（《医方类聚》卷四十六引《千金月令》）

【组成】柴胡 知母 瓜蒌 青木香 升麻 茵陈各四分 大黄 栀子仁 石膏 芒消各六分 黄芩 干葛各五分 枳壳（炒） 芍药各三分

【用法】上为散。以冷水四大合，和散一匙，空腹顿服，以痢为度。春、夏用冷水，秋、冬用暖水。不退再服。

【主治】百种伤寒时疾。

19173 水解散（《鸡峰》卷九）

【组成】麻黄三两 桂 芒消 甘草各一两 大黄二两 干葛半两

【用法】上为细末。每服一钱，空心冷水下。如欲汗，即以葱豉粥热投之。

【功用】预防温黄、天行时气。

19174 水解散（《鸡峰》卷十四）

【组成】米斟皮四两 陈皮二两半 甘草二两 丁香皮 桂 缩砂仁 白豆蔻仁 白茯苓各半两 白芍药一两

【用法】上为细末。每服二钱，如路上行，即冷水调下。

【主治】水谷并果子所伤，下泻不止，并变痢疾。

【加减】赤痢，加乌梅一个，地榆煎服；白痢，加干姜；赤白痢，加干姜、乌梅肉煎下。

19175 水蓼丹（《卫生总微》卷十二）

【组成】蛇蜕一两 鸡头壳一两（二味烧存性） 牛黄一分（别研末） 胡黄连半两 水蓼半两（焙） 朱砂半两（研） 芦荟一分（研） 粉霜一分（研）

【用法】上为细末，软饭为丸，如黍米大。每服五七丸，麝香汤送下，不拘时候。

【主治】疳气羸瘦，血利。

19176 水蓼饮（《圣济总录》卷三十九）

【组成】水蓼（切） 香薷（择，切）各二两

【用法】水五盏，煎取三盏，去滓，分温三服。

【主治】干霍乱，不吐利，四肢顽疼，身冷汗出。

19177 水蓼酒（《圣济总录》卷一四九）

【组成】水蓼不拘多少

【用法】上药捣取汁。每服一合，酒半盏，调匀服，一日三次。

【主治】中水毒，寒热。

19178 水蓼散（《圣济总录》卷四十八）

【组成】水蓼 覆盆子 五味子 京三棱（炮） 茴香子（炒） 皂荚子（炮） 桑根 白皮各一两 甘草（炙）二钱

四
画

水

【用法】上为散。每服四钱匕,水一大盏,煎七分,去滓温服。

【主治】久患肺气喘急,坐卧不得,涎唾黏稠。

19179 水膏药(《三因》卷十五)

【组成】陈皮半斤(去灰土,炒紫色) 陈麦米半升(炒紫) 藿香 马蹄香各一两 麝香一钱(别研)

【用法】上为末,入麝香,用冷水调,扫敷疮上有脓处。如损破,即煎槐枝汤洗,再上药。

【功用】生肌长肉。

【主治】大风恶疾,面脚生疮破溃者。

19180 水膏药(《同寿录》卷四)

【组成】好松香一斤(研末) 蓖麻肉四两 百草霜四两

【用法】先将蓖麻肉捣烂,后取百草霜、松香末渐渐和入捣匀,捶千余杵成膏。不可放在火上,须用汤炖化摊贴。

【主治】诸毒痈疽。

19181 水精丹(《幼幼新书》卷十四引《家宝》)

【异名】水晶丹(《卫生总微》卷十三)。

【组成】天南星一钱 滑石(各生为末)二钱 水银粉半钱 芜荑(取仁)一百片 巴豆五十粒(去壳,不去油)

【用法】先研巴豆令极细,次下芜荑仁复研,入方众药,研令极细,以烂饭为丸,如粟米大。每服三五丸,随岁数加减,米汤泡生葱空心送下,近夜临卧服尤佳。膈上有食势须吐出,膈下有食得转泻。

【主治】❶《幼幼新书》引《家宝》:婴孩小儿夹食伤寒,及虫积、食积、胎积、惊积、恶物、食伤。❷《卫生总微》:一切积癖及百物所伤。

【宜忌】忌生硬果肉。

19182 水澄膏(《中藏经》卷下)

【组成】井泉石 白及各一两 龙骨 黄柏 郁金各半两 黄蜀葵花一分

【用法】上为末;每服二钱,新汲水一盏调药,打令匀,伺清澄,去浮水,摊在纸花上。贴之。

【主治】诸毒疮肿,发背痈疽。

19183 水澄膏(《魏氏家藏方》卷七引《李防御五痔方》)

【异名】水登膏(《外科理例》卷四)、枯痔水澄膏(《景岳全书》卷六十四)。

【组成】郁金 白及各等分(一方加黄连)

【用法】上二味,研为细末。候登厕,内痔翻出在外,用温汤洗净,不须坐入,即侧卧床沿上,以新水和蜜,于盏内调令稀稠,用篦子挑药,轻手涂于谷道四边好肉上,只留痔头在外,用薄纸团转盖在药上,仍用羊毛笔蘸温水涂于纸上,纸要护定水澄膏,不令四散;才觉药干,又以温水湿之,后用枯药。

【功用】用枯痔药时,以此护肉。

19184 水澄膏(《儒门事亲》卷十二)

【组成】雄黄三钱(水飞) 黄连半两 蔚金二钱 黄柏半两 大黄半两 黄丹半两(水飞)

【用法】上为细末。量所肿处,用药多少,新汲水半盏,抄药在内,须臾药沉,慢去其澄者,水尽,然后用槐柳枝搅药数百余转,如面糊相似匀,以小纸花子摊药。涂肿处,更以鸡翎撩凉水,不住扫之。

【主治】痈肿。

19185 水澄膏(《普济方》卷二七八引《外科精要》)

【组成】大黄 黄柏 郁金 白及 大南星 朴消 黄蜀葵花各一两

【用法】上为细末,每用药末二钱,以新水一盏半,搅匀澄沉底者,去浮水,以纸花子摊。于肿上贴之;如极燥,津唾润之。

【主治】热毒肿痛。

【宜忌】皮肤白色者勿用。

19186 水澄膏(《玉机微义》卷十五)

【组成】白及 白蔹各四钱 蔚金一对 大黄 黄柏 黄药子 榆皮各七钱半 乳香 没药 雄黄各半两

【用法】上为细末,用新汲水一碗,药末不拘多少,澄于水内,药定去水。敷于肿处,上用白纸封之,用鸡翎掠水湿润。

【主治】风热肿毒,赤红色,攻煽疼痛不止。

19187 水澄膏(《医方类聚》卷一八三引《修月鲁般经后录》)

【组成】郁金 白及 大黄 黄连 黄芩 防风 白芷 黄柏 豆粉

【用法】上为末,水调。敷痔四周好肉上,只留痔头在外,用纸盖定,却用枯药。

【主治】痔疮。

19188 水澄膏(《普济方》卷四○六)

【组成】寒水石 白药子 何首乌 赤小豆 天南星 白蔹 青黛 滑石 赤芍药

【用法】上为末,用槽泥鸡子清调。涂肿处,用地黄、积雪、藕汁调亦可。

【主治】丹瘤痈肿。

19189 水澄膏(《丹溪心法附余》卷十六)

【组成】黄连 黄柏 白及 白蔹各四钱 雄黄一钱 乳香 没药各五分

【用法】上为细末,水调。鸡翎扫在疮肿处。

【主治】热毒肿痛。

19190 水澄膏

《准绳·疡医》卷一。为《医方类聚》卷一九○引《修月鲁般经后录》"秘方水澄膏"之异名。见该条。

19191 水澄膏(《惠直堂方》卷三)

【组成】白及

【用法】上为末,放碗内加水,沉者用纸摊贴。凡疗疮等用拈点之药,须用此膏贴,则不伤好肉。

【功用】防伤好肉。

【宜忌】用此方,不可用生肌散。

19192 水澄膏(《金鉴》卷六十六)

【组成】朱砂二钱(水飞) 白及 白蔹 五倍子 郁金各一两 雄黄 乳香各五钱

【用法】上为细末,米醋调浓。以厚纸摊贴之。

【主治】舌疳,颔下肿核溃后。

19193 水瓢丸(《普济方》卷一一七引《卫生家宝》)

【组成】丁香枝杖一两 甘草半斤(炙) 白梅肉(为末) 乌梅肉一斤 紫苏叶(去土)三两 檀香半两 麝香一字

【用法】上为细末,蒸熟药木瓜两枚,同蜜拌和为丸,如

504

(总1412)

弹子大。每服一丸,温熟水嚼下,不拘时候。

【功用】消暑毒。

19194　水瓢丸(《百一》卷七)

【组成】乌梅肉四两　甘草　青盐各二两　干木瓜　檀香　白茯苓各一两　麝香三钱半(蜜炼过,随药加减使)

【用法】上除麝香别研,余并为细末,炼蜜为丸,每两作三十丸。每服一丸,含化,或新汲水温汤嚼下,不拘时候。

【功用】解烦渴。

【主治】冒暑毒。

19195　水瓢丸(《医方类聚》卷二十五引《琐碎录》)

【组成】百药煎　腊茶各等分

【用法】上为细末,以乌梅肉为丸,如鸡头子大。含化。

【功用】《本草纲目》引《事林广记》:消暑止渴。

【主治】暑渴。

【备考】方中百药煎、腊茶用量原缺,据《本草纲目》引《事林广记》补。

19196　水磨膏(《普济方》卷四〇六)

【组成】泽兰　黄白皮　雄黄　白蔹　白药子　南星　黄丹　赤芍药　赤小豆　青黛　寒水石　消石各等分

【用法】上为末,用生地黄、芙蓉叶、鸡子清同研。涂于肿处。

【主治】小儿赤游肿。

19197　水中金丹(《宣明论》卷十二)

【组成】阳起石(研)　木香　乳香(研)　青盐各一分　茴香(炒)　骨碎补(炒)　杜仲各半两(去皮,生姜炙丝尽)　白龙骨一两(紧者,捶碎,绢袋盛,入豆蒸熟,取出焙干,研)　黄戌肾一对(酒一升,煮熟,切作片子,焙)　白茯苓一两(与肾为末)

【用法】上为细末,酒面糊为丸,如皂子大。每服二丸,空心温酒送下。

【主治】元脏气虚不足,梦寐阴人,走失精气。

【宜忌】忌房室。

19198　水牛头方(《养老奉亲》)

【组成】水牛头一枚(炮,去毛,洗之)

【用法】上煮令烂熟,切。以生姜、醋、五味,空心渐渐食之。

【主治】老人脚气烦躁,或逆心间惯吐逆。

19199　水牛皮方(《养老奉亲》)

【组成】水牛皮二斤(刮去毛,净洗)　橘皮一两

【用法】上药相和,煮令烂熟,切。以生姜、醋、五味渐食之。常服尤益。

【主治】老人水气,身体虚肿,面目虚胀。

19200　水火金丹(《经验奇效良方》)

【组成】当归二两　常山二两　草果二两

【用法】上为细末。大人每服一至四钱,小儿五分至一钱半,有寒者,生姜汤下;有热者,白糖水下;其余用阴阳水或白开水下。

【主治】山岚瘴气,各种疟疾。

19201　水龙馇子(《饮膳正要》卷一)

【组成】羊肉二脚子(熟,切作乞马)　白面六斤(切作钱眼饼子)　鸡子十个　山药一斤　糟姜四两　胡萝卜五

个　瓜齑二两(各切细)　三色弹儿(内一色肉弹儿,外二色粉,鸡子弹儿)

【用法】上药用清汁,下胡椒二两,盐、醋调服。

【功用】补中益气。

19202　水圣散子

《三因》卷十二。为《幼幼新书》卷二十九引《九籥卫生》"水圣散"之异名。见该条。

19203　水师晶明(《得效》卷十九)

【组成】大柏皮　泽兰　莽草　荆芥　赤芍药　山大黄　土白芷　土当归　独活各等分

【用法】上为粗散。用水一斗,入葱白、大椒、橘叶同煎,熏洗。如已烂,入猪蹄下膝爪骨同煎,可免干痛,净洗为度。

【功用】去故肉,生新肉。

【主治】痈疽诸发,已破未破,成脓溃烂。

【备考】本方方名,《东医宝鉴·杂病篇》引作"水师精明","解毒汤"。方中莽草,《东医宝鉴》作"甘草"。

19204　水师精明

《东医宝鉴·杂病篇》卷七。即《得效》卷十九"水师晶明"。见该条。

19205　水红花饮(《圣济总录》卷一二六)

【组成】水红花不拘多少(一半炒用,一半生用)

【用法】上为粗末。每服二钱匕,水一盏,煎至七分,去滓,食后、临卧温服,一日三次。

【主治】瘰疬肿核,结硬不消,及脓汁傍穿,久不瘥者。

19206　水红花膏(方出《本草纲目》卷十六引《刘松石保寿堂》,名见《景岳全书》卷六十四)

【组成】水红花或子

【用法】上药每一碗,以水三碗,用桑柴文武火煎成膏。量痞大小用纸摊贴。仍以酒调膏服;不饮酒者,白汤下。

【主治】腹中痞块。

【宜忌】忌晕、腥、油腻。

19207　水杨浴法

《痘疹会通》卷四。为《痘疹心法》卷二十二"水杨汤"之异名。见该条。

19208　水杨梅汤(《经验良方》)

【组成】水杨梅　良姜　羌活各倍(汉种者)　薄荷　野艾蒿各半

【用法】水煎服。

【主治】胃虚腹痛,食难化者。

19209　水沃雪丹(《鸡峰》卷十二)

【组成】附子四两(去皮脐,切作片子,小豆四升,水一斗,煮令水尽,拣出附子,末之)

【用法】以生姜自然汁煮糊为丸,如梧桐子大。每服三五十丸,陈皮汤送下。

【主治】脾胃虚,腹胀减食,甚者水气。

19210　水调饮子

方出《阎氏小儿方论》,名见《医方类聚》卷二六四。为《活人书》卷二十一"猪尾膏"之异名。见该条。

19211　水银丸子(《圣惠》卷七十一)

【组成】水银一两　硫黄半两　硇砂一分　消石一分　白矾一分　芫花一两(醋拌,炒令干,捣末)

四画

水

505

(总1413)

【用法】上为细末，入铫子中，簇火渐烧烟起，将湿纸搭却将下，候冷更烧，如此三度即止，候冷，都细研令匀，用软饭为丸，如绿豆大。每服七丸，食前以热酒送下。

【主治】妇人癥痞，结块不散，心腹疼痛。

19212　水银拓方（《圣济总录》卷一三五）

【组成】水银五十两

【用法】上药以纸分为两裹，密系头，更以熟绢帛重裹，勿令走失。更互于肿上按拓，觉温即易。

【主治】恶毒风肿热痛。

19213　水银雷丸（《圣惠》卷二十四）

【组成】水银一分（与雄黄、硫黄、点醋，用乳钵木槌同研令星尽）　雷丸一分（末）　阿魏一分（生用）　雄黄一分　硫黄一分　萆薢一分（微炒，捣为末）　麝香一钱（细研）

【用法】上为细末。每服一钱，食前以温酒调下，晚食前再服。或有虫下，看其颜色，唯下黑虫者不可治。

【主治】大风癞疾，眉鬓或落，鼻柱崩倒，肌肉变坏者。

19214　水银膏子（《幼幼新书》卷十三引《仙人水鉴》）

【组成】水银一两（青竹筒贮之，腊日下厕中，铅盖密封勿秒入，端午取出，银在上如雪）　青黛　牙消各三分　黄葵花一分　胡黄连六分

【用法】铅霜为极细末，白羊骨髓为丸，如绿豆大。每服二丸，水研灌之。

【主治】子生七日以后，半月以前，手足抽动者。

19215　水葫芦丸（《鸡峰》卷五）

【组成】百药煎三两　甘草一两　乌梅肉　白梅肉各半两　人参　干葛　麦门冬各一两半　紫苏叶半两

【用法】上为细末，炼蜜为丸，如樱桃大。含化一丸，不拘时候。如无百药煎，以余甘子代尤妙。

【功用】《古今医鉴》：解烦渴，生津液。

【主治】冒暑伏热，欲渴引饮，口干无味。

【备考】《古今医鉴》无紫苏叶。

19216　水葫芦丸（《魏氏家藏方》卷九）

【组成】百药煎三两　甘草一两半（炙）　白梅肉（研成膏，搜入众药）　榆柑子　乌梅肉　紫苏子（微炒）　干葛　麦门冬（去心）各半两　诃子（炮，取肉）　人参各一两（去芦）

【用法】上为细末，用好黄蜡熔，去滓，入上药末火上为丸，如樱桃大。每服一丸，含化。

【功用】生津液。

【主治】消渴。

19217　水葫芦丸（《御药院方》卷二）

【组成】人参　干葛　紫苏叶各二钱　乌梅肉　木瓜　甘草（炙）各一钱

【用法】上为细末，炼蜜为丸，每两作三十丸。每用一丸，绵裹嚼化咽津，不拘时候；或新汲水化服亦得。

【功用】生津液，止烦渴，利咽嗌。

19218　水晶膏药（《百一》卷二十）

【组成】好白油单纸十张（每张剪作八片）　鹰爪黄连一两（去须，细锉）

【用法】水两碗许，入砂锅内，同黄连煎至一碗半，先下油单五张，又续下五张，同煎至七百沸，汤耗旋添，不得犯铁

器，漉起，擦去黄连滓屑，焙干。如疮破有脓，将药花旋松贴；如杖疮，约度大小恰好剪贴，不可太大，先将周围剪下油单烧灰，热酒调，嚼生姜送下，次贴药。

【主治】疔疮、背痛、瘤痈、奶疽、丹毒、黑痈。

【宜忌】贴药后，忌荤腥一二时辰。

19219　水土交济汤（《会约》卷十一）

【组成】人参（随便）　当归（土炒）　白芍（酒炒）　陈皮　甘草（炙）各一钱　白术（炒）　黄耆（蜜炙）各二钱　熟地（砂仁煎水，再炒干）三五钱或一两　山药（炒）一钱半　升麻七八分（气虚火浮者，蜜炙或盐水炒三五分）　柴胡（酒炒）三分

【用法】生姜、大枣为引，水煎服。

【主治】脾虚发泄，肾虚发热，不食，尿赤，脱肛。

【加减】如脱肛虚滑，加五倍子、五味子；外用熏洗末药。

19220　水木华滋汤（《医醇剩义》卷四）

【组成】生地五钱　当归二钱　白芍一钱五分　丹皮二钱　山栀一钱五分　羚羊角一钱五分　木瓜一钱（酒炒）党参四钱　茯苓二钱　白术一钱　川断二钱　牛膝二钱　人乳一杯　桑枝一尺

【用法】水煎服。

【主治】肝热胆泄，口苦，血不养筋，筋急而挛，发为筋痿。

19221　水木两生汤（《辨证录》卷六）

【组成】熟地一两　白芍一两　茯苓三钱　柴胡一钱陈皮一钱　甘草三分　神曲五分　白术三钱　甘菊花二钱枸杞子二钱　牛膝三钱　玄参三钱

【用法】水煎服。

【主治】肝燥气郁，两胁胀满，皮肤如虫之咬，干呕而不吐酸者。

19222　水木两滋汤（《辨证录》卷二）

【组成】熟地一两　山茱萸　山药各四钱　白芍　当归各五钱　甘草一钱

【用法】水煎服。

【主治】房劳之后，又兼恼怒，肾亏兼肝血不足，风府胀闷，两胁作痛。

19223　水火分清饮（《活人心统》卷六）

【组成】升麻　柴胡　白术　茯苓　人参　半夏（泡）酒黄柏　酒知母　甘草　莲子（去心）

【用法】水二钟，煎一钟服，滓再煎服。

【主治】阳陷湿热白浊。

19224　水火分清饮（《慎斋遗书》卷九）

【组成】茯苓　芡实　石莲　益智　萆薢　山药各等分　甘草减半

【用法】水煎服。

【主治】沥精白浊。

【加减】尿色赤，加麦冬、泽泻、黄芩；小便数，加乌药、菖蒲。

19225　水火分清饮（《回春》卷四）

【组成】益智　萆薢　石菖蒲　赤茯苓　猪苓　车前子　泽泻　白术（去芦）　陈皮　枳壳（麸炒）　麻黄各一钱甘草三分

【用法】上锉一剂。半酒半水煎，空心温服。

【主治】赤白浊。

【加减】久病，去麻黄，易升麻。

19226 **水火两补汤**（《辨证录》卷五）

【组成】熟地一两　山茱四钱　茯神五钱　车前子三钱　人参二钱　麦冬一两　五味子五分　肉桂一钱　白术五钱　牛膝三钱

【用法】水煎服。连服二剂，上吐止而下结亦开矣，再服四剂全愈。

【主治】关格上吐下结，气逆不顺，饮食不得入，溲溺不得出，腹中作疼，手按之少可，其脉滥而伏。

19227 **水火两治汤**（《卒中辑要》）

【组成】熟地一两　山茱萸五钱　麦冬一两　当归一两　生地一两　五味子二钱　玄参一两　茯神三钱　黄连二钱　白芥子三钱

【用法】水煎服。

【功用】补肾兼补肝。

【主治】肾虚之极，心火亢盛，遂至身倒，有如中风，口渴引饮，眼红气喘，心脉洪大，舌不能言者。

19228 **水火两通丹**（《辨证录》卷三）

【组成】车前子三钱　茯苓五钱　木通一钱　栀子三钱　黄柏一钱　当归五钱　白芍一两　扁蓄一钱　生地一两

【用法】水煎服。

【主治】色欲受惊，小便溺血，尿道涩痛，马口如刀割刺触而难忍者。

19229 **水火两滋汤**（《辨证录》卷六）

【组成】熟地三两　肉桂二钱　菟丝子一两

【用法】水煎服。

【主治】水火两衰，热极不能熟睡，日夜两眼不闭者。

19230 **水火既济丸**（《普济方》卷一七六引《德生堂方》）

【组成】黄连一斤　白茯苓一斤

【用法】上为细末，熬天花粉水，作面糊为丸，如梧桐子大。每服五十丸，温汤送下，不拘时候。

【主治】上盛下虚，心火炎燥，肾水枯竭，不能交济而成渴证者。

19231 **水火既济丹**（《惠直堂方》卷一）

【组成】茯苓四两　山药　柏子仁（去油）各三两　归身（酒洗）　生地（酒洗）　五味　龙眼肉（捣膏）　枸杞（盐炒）　秋石　麦冬（去心）　莲肉（去心）　元参各二两　丹参一两五钱

【用法】上为末，用芦根捣汁，打芡实粉糊为丸，如梧桐子大。每服一钱，渐加至二钱，早、晚白汤送下。

【功用】养心血，益心气，滋肾水。

19232 **水火既济膏**（《惠直堂方》卷四）

【组成】麻油二十两　象皮三钱　红花三钱五分　大蓖麻二十粒（去壳）　五铢钱二个　蟢蛛六个　头发（洗净）大把　红丹八两

【用法】同入锅内，用槐枝搅熬，一滚取起，连锅放水缸内，顿一时再熬，如此数十次熬，至滴水成珠为度，离火入乳香、没药、儿茶、麝香各末四分。搅匀摊贴。

【主治】瘿瘤、烂疮，跌打损伤，风痛。

19233 **水沉金丝膏**（《儒门事亲》卷十五）

【异名】水溶金丝膏（《普济方》卷三一四）。

【组成】沥青　白胶各一两

【用法】春、秋宜用油，夏宜油蜡二钱半，冬宜用油蜡四钱，熔开，下沥青、白胶，用槐枝搅匀，绵纸滤过，入冷水中，扯一千余遍。如疮透了，吃数丸；或填于疮口，或摊纸上贴之，勿令火炙。

【主治】一切恶疮。

19234 **水陆二仙丸**（《中国医学大辞典》）

【组成】巴戟天　肉桂　没药　葫芦巴　琥珀　茴香　川杜仲　川萆薢　黑丑　补骨脂各一两

【用法】上为细末，酒糊为丸。每服三钱，温酒送下。

【主治】肾水不足，相火内动，男子遗精白浊，妇人赤白带下。

19235 **水陆二仙丹**

《洪氏集验方》卷三。为《证类本草》卷十二引《本草图经》“水陆丹”之异名。见该条。

19236 **水陆三仙膏**（《医方经验汇编》）

【组成】鲜荷叶二至三张（捣烂）　鲜菊叶一握（捣）　赤豆（研细面）一两

【用法】蜜和调。涂局部。

【主治】重证大头瘟，头面焮肿，破流秽水，状如烂瓜。

19237 **水制黄香丸**（《解围元薮》卷三）

【组成】舶上硫黄（黑色者曰雌，黄色者曰雄，各半，打碎，滴花倾入酽醋内，取出里面之油，取净者）一斤（用竹筒一个削去青，入硫在内，以蜡封口，投入无水粪坑中，浸一年取起，放长流水中四十九日）　明亮松香（溶化，加烧酒煮六、七沸，倾入冷水内，抽扯去内苦黄水，再煮再抽，一连七次，拔净，细白无脚方用）三两　茅术（米泔浸，刮去粗皮，用白净者）一斤　紫檀香　茅香（俱不见火）　白胶香　川乌（泡，去皮）　川芎各四两　恶实（头末）　草乌（炮，去皮）　明天麻各三两

【用法】上为末，陈皮糊为丸，如梧桐子大。每服五十丸，滚汤送下。

【主治】诸风危困。

【宜忌】忌猪肉、房事。

【加减】如皮肤发热，加番木鳖五钱，以麻油煮熟。一方加地龙二两，名“黄龙丸”。

19238 **水肿至神汤**（《重订通俗伤寒论》引《随山宇方钞》）

【组成】浙茯苓二两（切小块）　生于术（黄土炒）　杜赤小豆　车前草各一两　大麦须五钱　小枳实二钱　六神曲四钱

【用法】大罐浓煎，须一日夜服尽。连服三剂，尿畅肿消。

【主治】脾虚水肿。

19239 **水浸鳖甲汤**（《圣济总录》卷八十七）

【组成】鳖甲（九肋者，去裙襕，醋炙）　升麻　柴胡（去苗）　人参　白茯苓（去黑皮）　槟榔（锉）　肉豆蔻（去壳）　诃黎勒皮　犀角（镑）　青橘皮（汤浸，去白，焙）　陈橘皮（汤浸，去白，焙）　甘草（炙，锉）　缩砂仁　茴香子（炒）　陈曲（炒）各半两

【用法】上为粗末。每服三钱匕，水一盏半，浸二日，煎

至七分,去滓,空心细呷,以食压之。

【主治】气劳羸瘦,四肢疼痛,心腹妨闷,不思饮食。

19240 水银枣子膏

《医统》卷七十四。为《普济方》卷二三九"水银膏"之异名。见该条。

19241 水银扁丸子

《局方》卷十。为《幼幼新书》卷九引《博济》"褊银丸"之异名。见该条。

19242 水银葶苈丸（《方出《千金》卷二十一,名见《普济方》卷一九一）

【组成】水银三两(三日三夜煮)　葶苈子　椒目各一升　衣鱼二十枚　水萍　瓜蒂　滑石各一两　芒消三两

【用法】上药捣葶苈令细,下水银更捣,令不见水银止,别捣椒目令细,捣瓜蒂、水萍下筛,合和余药,炼蜜为丸,如梧桐子大。初服一丸,次服二丸,次服三丸,次服四丸,次服五丸,次服六丸,至七日,还从一丸起,次服二丸,如是每至六丸,还从一丸起。始服药,当咽喉上有历子肿起,颊车肿满,齿龈皆肿,唾碎血出,勿怪,不经三五日即消,所苦皆愈,亦止服药;若下多,停药以止利,药至五下止;病未愈,更服,病愈止。

【功用】利小便。

【主治】❶《千金》:水肿,诸体肉肥厚,按之不陷,甚者臂粗,着衣袖不受,及十种大水。❷《圣惠》:水肿胀满,上气,坐卧不得。

19243 水煮木香丸（《鸡峰》卷十四）

【组成】米囊半斤(去茎,蜜炙)　当归　陈皮各三两　甘草　厚朴　诃子皮各二两　地榆　木香各一两半

【用法】上为细末,炼蜜为丸,如弹子大。每服一丸,水一盏,加生姜三片,大枣一个(擘),煎至六分,去滓,食前温服。

【主治】赤白痢,及脾虚冷热不调,风邪湿冷之气进袭肠胃之间,使谷不化。

19244 水煮木香丸（《三因》卷十二）

【组成】当归(洗)　芍药　甘草(炙)　诃子(去核)各半两　厚朴(去粗皮,切,姜制)　青皮　陈皮各一两　缩砂仁　木香(炮)各一分　罂粟壳(切,醋淹,炒)五两

【用法】上为末,炼蜜为丸,一两作五丸。每服一丸,水一盏,煎七分,食前温服。

【主治】肠胃虚弱,风湿进袭,泄泻水谷,滞下脓血,疠刺疼痛,里急后重,日夜无度。

19245 水煮木香丸（《局方》卷六(吴直阁增诸家名方)）

【组成】陈皮(去白)　甘草(炒)　青皮(去白)　木香各一两一分　白芍药　当归(去芦)各二两　干姜(炮)一两半　诃子皮(去核)二两半　罂粟壳(去蒂盖,蜜炒黄色)八两

【用法】上为细末,炼蜜为丸,每一两作六丸。每服一丸,水一盏,煎至七分,和滓空心温服,不拘时候亦可。

【主治】一切赤白痢,脓血相杂,里急后重,或脏腑滑泄,日夜无度;或积寒久冷,脐腹疼痛,不思饮食。

19246 水煮木香丸（《局方》卷六(宝庆新增方)）

【组成】当归(洗,去芦)　诃子(炮,去核)　木香(不见火)各六两　青皮(去白)　甘草(燖赤)各二两四钱　罂粟

壳(去瓤)二两八钱

【用法】上为细末,炼蜜为丸,如弹子大。每服一丸,水八分盏,煎至六分,空心、食前温服。

【主治】一切赤白痢,脓血相杂,里急后重;或脏腑滑泄,日夜无度;或积寒久冷,脐腹疼痛,不思饮食。

19247 水煮木香丸（《御药院方》卷七）

【组成】木香　丁香　诃子皮　当归　藿香叶　黄连(去须)　白芍药　青皮(去白)　陈皮(去白)　甘草(炙)　厚朴(生姜制)各一两　枳实(麸炒)　干姜(炮)各半两　乳香　肉豆蔻　缩砂仁各一两半　御米壳(蜜水拌,炒深黄色)六两

【用法】上为细末,炼蜜为丸,如弹子大。每服一丸,擘破,水一大盏,煎至七分,和滓稍热食前服。

【主治】脾胃受湿,脏腑滑泻,腹中疼痛,日夜无度,肠鸣水声,不思饮食,每欲利时里急后重,或下赤黄,或便脓血。

【备考】本方原名水煮木香膏,据《普济方》改。

19248 水煮木香丸（《医方类聚》卷一四一引《医林方》）

【组成】木香　人参　白术　白茯苓　陈皮　诃子皮　藿香　厚朴　干姜(炮)　青皮　乳香　没药　官桂　当归　甘草　肉豆蔻(面裹烧)各半两　白芍药　御米谷(去瓤隔,蜜炙)各一两　丁香半两

【用法】上为细末,炼蜜为丸,如弹子大。每服一丸,水一盏,银石器内煮散,和滓服。

【主治】水痢不止。

19249 水煮平胃散（《朱氏集验方》卷四）

【组成】苍术　厚朴(制)　陈皮　甘草各十两　肉枣半斤(除核称)　生姜二十两(切片子)　粟米一升(洗。以上是古本。以下是加品:白术、茯苓、茴香各二钱)

【用法】上药同一处,用文武火煮,水约过药三寸,煮水干为度,火焙干为末。每服一钱,空心盐汤点下。

【主治】反胃。

19250 水煮半夏丸（《易简方》）

【组成】半夏一两(为细末)　丁香　槟榔各一两

【用法】以生姜自然汁为丸,如梧桐子大。先以汤二盏煎沸,次下丸子,煎令极熟,以匙挑服,用药汁咽下,更服养正丹。

【主治】黄疸呕吐。

【加减】烦躁者,去丁香,仍服来复丹、黑锡之类。

19251 水煮沉香丸（《医方类聚》卷一〇四引《修月鲁般经》）

【组成】陈皮一两　青皮五钱　枳实五钱　香附五钱　半夏五钱　巴豆(去壳)五钱　沉香五钱(擘碎)

【用法】上各药不锉,同煎至干,再添水煮,如此三遍取出,去巴豆,面糊为丸,如芡实大。每服一丸,好酒送下,或姜汤亦可,不拘时候。病发方服。

【主治】呕噎。

19252 水煮青盐丸（《魏氏家藏方》卷七）

【组成】附子(生,去皮脐,锉,炒)　人参(去芦)　京三棱(炮)　肉桂(去粗皮,不见火)　木香(湿纸裹,煨)　鹿茸(燎,去毛,酒浸)　缩砂仁　蓬莪术(生)　益智仁　舶上茴香　阳起石(酒一盏,煮干,别研)各一两　川椒二两(去目合口者,炒出汗)　陈皮三两(去白)　厚朴四两(去皮,姜汁

浸一宿,炙干)

【用法】上锉,加青盐四两,水浸药平一指许,煮干为度,焙干,为细末,酒煮面糊为丸,如梧桐子大。每服三十丸,食前温酒盐汤送下。

【主治】脾积泻,经年不效者。

19253 水煮金花丸(《保命集》卷下)

【组成】南星　半夏各二两(生用)　天麻五钱　雄黄二钱　白面三两　寒水石一两(烧存性)

【用法】上为细末,滴水为丸。每服五七十丸至百丸,煎浆水沸,下药,煮令浮为度,滤出,淡浆水浸。另用生姜汤送下。

【主治】风痰热咳嗽,其脉弦,面青,四肢满闷,便溺秘涩,心多躁怒。

19254 水煮金花丸(《洁古家珍》)

【组成】南星一两(生用)　半夏一两(生用)　天麻五钱　雄黄二钱　白面三两

【用法】上为细末,滴水为丸。每服五十丸至一百丸,先煎浆水沸,下药煮令浮为度,摅出,淡浆水浸,另用生姜汤送下。

【主治】风痰内蕴,咳嗽,头痛。

❶《洁古家珍》:风痰咳嗽,其脉弦,面青,四肢满闷,便溺秘涩,心多躁怒。❷《玉机微义》:厥阴,太阴风痰头痛,每发时两颊青黄,眩晕,目不欲开,懒于言语,身重,兀兀欲吐。❸《张氏医通》:食积痰饮积聚,年久不散者。

【备考】方中白面,《玉机微义》引作"白术"。

19255 水煮金花汤(《嵩崖尊生》卷九)

【组成】生姜三钱　六一散三钱

【用法】生姜熬水,调六一散服。

【主治】上吐下泻。

19256 水煮桃红丸(《儒门事亲》卷十二)

【组成】黑牵牛(头末)半两　瓜蒂末二钱　雄黄一钱(水飞过用之)　干胭脂少许

【用法】上以黄酒调面为丸。以水煮令浮,熟取出,冷水拔过,麝香汤水送下。

【主治】风水郁滞,初起病疥爬搔,继则变而为肿,喘不能食,经吐后肿去八九,复用神祐丸,又续下水者,续服本方。

【备考】本方方名,《普济方》引作"水煮桃花丸"。

19257 水煮桃花丸

《普济方》卷一六九。即《儒门事亲》卷十二"水煮桃红丸"。见该条。

19258 水溶金丝膏

《普济方》卷三一四。为《儒门事亲》卷十五"水沉金丝膏"之异名。见该条。

书

19259 书墨丸(《外台》卷九引《古今录验》)

【组成】书墨二分　甘遂二分　葶苈子二分(熬)　前胡五分　大黄五分　巴豆二分(去心皮,熬)

【用法】上为散,巴豆、葶苈别细研,炼蜜为丸,如梧桐子大。每服三丸,人弱服二丸,日旦空腹以白蜜粥清饮送下,则利水或吐;三日以后更一服,还如上法。如利不止者,以冷白饮止之。

【主治】❶《外台》引《古今录验》:呷咳。❷《外台》引《广济方》:痰嗽上气,喉中作水鸡鸣。

【宜忌】禁食生冷、醋、滑、猪、鱼、鸡、油、酒、冷水、蒜、芦笋。

五　画

功

19260　功劳去火片《《中国药典》2010版）

【组成】功劳木604克　黄柏302克　黄芩302克　栀子302克

【用法】上制成片剂,薄膜衣片每片重0.5克。口服,糖衣片一次5片,薄膜衣片一次3片,一日3次。

【功用】清热解毒。

【主治】实热火毒、三焦热盛所致的急性咽喉炎、急性胆囊炎、急性肠炎。

【宜忌】虚寒者慎用;虚寒重症者禁用。

打

19261　打虫丸《《医略六书》卷二十三）

【组成】槟榔一两半　木香一两　芜荑三两　雷丸三两　枳实一两半(炒)　青皮(炒)一两半　泽泻一两半　鹤虱二两　史君三两

【用法】上为末,炼蜜为丸。每服三钱,寒湿生虫,开口花椒汤送下;湿热生虫,东向楝根皮汤送下。

【主治】虫臌,脉缓滑者。

19262　打脓散《《医学入门》卷八）

【组成】木鳖子虚者七个,实者九个　金银花　黄芩　黄连　黄柏　归尾各一钱　大黄一两　甘草节　穿山甲各七分　芒消三钱

【用法】水煎,五更服。大便见脓,小便见血为效。

【主治】诸痈肿,不放脓出。

19263　打老儿丸《《万氏家抄方》卷四）

【异名】延寿丹(《医统》卷九十三)、还少丹(《一草亭》)。

【组成】石菖蒲(去须毛,嫩桑枝条拌蒸,晒干,不犯铁器)　干山药(蒸出晒干)　川牛膝(去头,用黄精自然汁浸,漉出,酒浸一宿,若无黄精,酒浸三日,漉出,细锉,焙干)　远志(去心,甘草汤浸一宿)　巴戟(去心,枸杞子汤浸一宿,漉出,酒浸一伏时,菊花同焙令黄,去菊花)　续断(去筋,酒浸一伏时,焙干)　五味子(蜜浸蒸,从巳至申。又以浆水浸一宿,焙干)　楮实子(水浸三日,去浮者,晒干,酒浸一伏时,漉出蒸,从巳至亥,焙干)　杜仲(去皮,酥蜜炒去丝)　山茱萸(取肉,暖火焙干)　茯神(去皮心,捣细,于水盆内搅,去浮者)　熟地(瓷锅柳木甑蒸之,摊令气歇,拌酒再蒸,晒干,勿犯铜铁器)　小茴香(酒浸一宿,炒)　肉苁蓉(酒浸一宿,刷去沙土浮甲,劈破中心,去白膜)　枸杞子各等分

【用法】上为细末,酒糊为丸,如梧桐子大。每服三十丸,空心温酒送下;或白汤送下亦可。

【功用】❶《会约》:补精生血,益气力,健筋骨,延寿。❷《一草亭》:滋补肾水,温养少火,久服却病延年。

【主治】五劳七伤,体虚羸弱,尿频阳痿,遗精白浊,久无子嗣。

❶《万氏家抄方》:五劳七伤,阳事不举,真气衰弱,精神短少,小便无度,眼目昏花,腰膝疼痛,两脚麻冷,不能行走。❷《医方集解》:脾肾虚寒,血气羸乏,不思饮食,发热盗汗,遗精白浊,肌体瘦弱,牙齿浮痛。❸《会约》:诸虚百损。❹《北京市中药成方选集》:气血两亏,肾寒精冷,腰疼腿酸,久无子嗣。

【备考】《一草亭》无五味子,用法以枣肉二百枚捣和,加炼蜜为丸。

19264　打老儿丸《《良朋汇集》卷二引灵佐宫胡方）

【组成】棉花子一斤(炒,去壳)　核桃肉四两(打烂)

【用法】用小米面打糊为丸,重三钱。滚白水化下。

【功用】补益。

19265　打虫化积丸《《证治汇补》卷二）

【异名】化积丸(《医级》卷八)。

【组成】大黄(为末)五两五钱　槟榔三两　黑丑(头末)三两五钱

【用法】面糊为丸,如梧桐子大。听用。

【主治】痨瘵。

【备考】本方服法,见原书小红丸条。

19266　打伤八味散《《全国中药成药处方集》沙市方）

【组成】生栀子一斤　生南星　生草乌　生川乌　生半夏　红花各四两　桃仁　杏仁各六两

【用法】上为细末。依伤处之大小,酌量用药之多少。每次约用药末八钱或一两,用生糍粑捣匀,量伤处大小敷之,约敷二十四小时,以皮肤现青色或紫色为度。如伤久者,可敷四十八小时。

【主治】跌扑打伤未破皮者。

【宜忌】已破皮出血者忌敷。

19267　打虎壮元丸《《成方制剂》4册）

【异名】壮元补血丸。

【组成】阿胶　巴戟天　豹骨　补骨脂　车前子　赤石脂　川牛膝　当归　地骨皮　地黄　杜仲　茯苓　附子　覆盆子　甘草　枸杞子　花椒　蒺藜　麦冬　木瓜　木香　肉苁蓉　肉桂　沙苑子　砂仁　山药　蛇床子　石菖蒲　熟地黄　酸枣仁　天冬　五味子　远志　泽泻　制川乌

【用法】上制为糖衣水丸,每 10 粒相当于原药材 1.5 克。口服。一次 10 粒,一日 4 次,或遵医嘱。

【功用】强肾,健脾,益胃,安神。

【主治】腰膝酸痛,倦怠乏力,食少便溏,健忘失眠,阳痿早泄。

扑

19268 扑粉《医方考》卷一)

【组成】龙骨 牡蛎 糯米各等分

【用法】上为末。扑身。

【主治】服发汗药,出汗过多者。

【方论选录】汗多有亡阳之戒,故用龙骨、牡蛎之涩以固脱;入糯米者,取其黏腻云尔,乃卫外之兵也。

19269 扑肌散《普济方》卷三五三)

【组成】黑附子二钱半(炮) 牡蛎半两(盐泥煅) 糯米二两(炒)

【用法】上为末。以绢袋盛,身上扑之。

【主治】汗不止。

19270 扑汗方《魏氏家藏方》卷四)

【组成】牡蛎粉三份 蛤粉一份

【用法】用纱帛包了,扑汗处,遇干又扑,以频扑为佳。

【主治】诸汗。

19271 扑汗方《全幼心鉴》卷四)

【组成】牡蛎 麻黄根 赤石脂 糯米粉 贝母

【用法】上为极细末。绵包药,扑汗。

【主治】小儿汗证。

19272 扑汗方《婴童百问》卷九)

【组成】黄连 牡蛎粉 贝母各半两 米粉一升

【用法】上为末。敷于身上。

【主治】表虚自汗。

19273 扑汗方《冯氏锦囊·杂症》卷十二)

【组成】牡蛎 麻黄根各一两 赤石脂 糯米粉 煅龙骨各五钱

【用法】上为极细末。绵包药,扑于身上。

【主治】小儿盗汗、自汗。

19274 扑汗方《慈禧光绪医方选议》)

【组成】牡蛎粉一两 枯白矾一两

【用法】上为极细末,过重绢罗为面。熘洗后,用面扑肾囊潮汗处。

【主治】阴囊潮汗。

【方论选录】牡蛎咸涩微寒,临床上常用以收敛固涩,以治遗精、虚汗、带下等症。古方有用牡蛎扑粉止汗法;枯矾外用燥湿止痒,学名硫酸铝钾,火煅之后失去结晶水,故可吸湿,外科常用以治皮炎、湿疹及皮肤糜烂等疾。两药合用,治阴囊潮汗当有效。

19275 扑身止汗散(方出《千金》卷十,名见《圣惠》卷十四)

【组成】麻黄根 牡蛎 雷丸各三两 干姜 甘草各一两 米粉二升

【用法】上药治下筛。随汗处粉之。

【功用】止汗。

【主治】《圣惠》:伤寒后虚羸,盗汗不止。

艾

19276 艾汤《外台》卷三引《阮河南药方》)

【组成】苦酒三升 葶苈子二合(熬,捣) 生艾汁一升(无生艾,熟艾、干艾亦可用;无艾,可用艾根捣取汁)

【用法】上药煎得一升,顿服。若有牛黄,纳一刀圭尤良。

【主治】天行七八日,热盛不解。

19277 艾汤《外台》卷四引《深师方》)

【组成】生艾叶一把 麻黄二两(去节) 大黄六分 大豆一升

【用法】上切。清酒五升,煮取二升,分三次服。

【主治】❶《外台》引《深师方》:酒疸。❷《普济方》:身目俱黄,心中懊痛。

19278 艾汤

《外台》卷三十三。即《千金》卷二“艾叶汤”。见该条。

19279 艾汤《幼幼新书》卷二十九引张涣方)

【异名】艾叶汤(《普济方》卷三九九)。

【组成】艾叶(炒) 当归各一两 干姜(炮) 木香 诃黎勒皮(炮)各半两

【用法】上为细末,每服一钱,水八分,入粟米少许,煎至五分,去滓,食前温服。

【主治】❶《幼幼新书》引张涣方:小儿白痢。❷《卫生总微》:虚冷下痢白脓。

19280 艾叶丸《圣惠》卷五十九)

【异名】伏龙肝丸(《圣济总录》卷七十五)。

【组成】艾叶一两(微炒) 黄连一两(去须,微炒) 木香一两 地榆一两(锉) 伏龙肝一两 阿胶一两(捣碎,炒令黄燥) 当归一两(锉,微炒) 赤芍药一两 黄芩一两

【用法】上为末,炼蜜为丸,如梧桐子大。每服三十丸,以粥饮送下,不拘时候。

【主治】赤痢,腹痛不可忍。

19281 艾叶丸《圣惠》卷七十二)

【组成】艾叶一两(微炒) 鳖甲一两半(涂醋,炙令黄,去裙襕) 当归一两(锉,微炒) 卷柏一两半 白龙骨二两 附子一两(炮裂,去皮脐) 干姜一两(炮裂,锉) 赤芍药三分

【用法】上为末,炼蜜为丸,如梧桐子大。每服三十丸,食前以粥饮送下。

【主治】妇人腹肚胀满,脐下疗痛,大便下血不止。

19282 艾叶丸《圣惠》卷八十)

【组成】艾叶一两(微炒) 熟干地黄二两 代赭石一两半(细研) 干姜一两(炮裂,锉) 芎䓖一两 阿胶一两(捣碎,炒令黄燥) 牛角䚡二两(烧) 牡蛎一两(烧为粉)

【用法】上为末,炼蜜为丸,如梧桐子大。每服三十丸,食前以温酒送下。

【主治】产后恶露不绝,腹中疗痛,气息乏力。

19283 艾叶丸《圣济总录》卷七十六)

【组成】艾叶(炒) 黄连(去须,炒) 木香(一半生,一半炒) 肉豆蔻(去壳) 各三分 地榆(锉)一两 阿胶(炙燥) 当归(切,焙)各半两

【用法】上为末,炼蜜为丸,如梧桐子大。每服三十丸,

米饮送下。

【主治】赤白痢,血多,痛不可忍。

19284　艾叶丸(《圣济总录》卷一五七)

【组成】艾叶(炙)　干姜(生)各一两　厚朴(去粗皮,生姜汁炙)　益智(去皮)各半两

【用法】上为末,炼蜜为丸,如梧桐子大。每服三十丸,米饮送下,以饭压之。

【主治】妊娠小便利,少腹急痛。

19285　艾叶丸(《鸡峰》卷十)

【组成】艾叶　赤小豆　当归　阿胶各四分

【用法】上为细末,水煮面糊为丸,如梧桐子大。每服三十丸,空心米饮送下。

【主治】失血。

19286　艾叶丸(《鸡峰》卷十五)

【组成】艾叶　赤芍药　干姜　附子各半两　陈皮　当归各一两　川芎三分　吴茱萸　甘草各一分

【用法】上为细末,炼蜜为丸,如梧桐子大。每服三十丸,酒或醋汤送下。

【主治】血虚腹胁疼痛。

19287　艾叶汤(方出《外台》卷三十四引《经心录》,名见《医统》卷八十三引《录验》)

【组成】防风三两　大戟二两　艾五两

【用法】上切。以水一斗,煮取五升,温洗阴中,一日三次。

【主治】❶《外台》引《经心录》:妇人阴中肿痛不可近者。❷《疡科捷径》:阴疼阴痒。

19288　艾叶汤(《千金》卷二)

【组成】艾叶　丹参　当归　麻黄各二两　人参　阿胶各三两　甘草一两　生姜六两　大枣十二枚

【用法】上㕮咀。以酒三升,水一斗,煮减半,去滓纳胶,煎取三升,分三次服。

【主治】妊娠二月,中风寒,有所动摇,心满,脐下悬急,腰背强痛,卒有所下,乍寒乍热。

【宜忌】《外台》:忌海藻、菘菜。

【备考】本方方名,《外台》引作"艾汤"。

19289　艾叶汤(方出《千金》卷二,名见《产孕集》卷上)

【组成】艾叶　阿胶　芎䓖　当归各三两　甘草一两

【用法】上㕮咀。以水八升,煮取三升,去滓,纳胶令消,分三服,一日三次。

【主治】妊娠二三月至八九月,胎动不安,腰痛,已有所下。

19290　艾叶汤(方出《证类本草》卷九引《子母秘录》,名见《圣济总录》卷一五九)

【组成】艾叶半斤

【用法】以酒四升,煮取二升,分温服。

【主治】倒产及子死腹中。

19291　艾叶汤(《圣惠》卷十)

【组成】艾叶半两(细锉,炒微黄)　生干地黄半两　阿胶一分(杵碎,炒令黄燥,为末)

【用法】上药和匀,分为二服。每服以水一中盏,煎至五分,去滓,下赤马通汁一合半,搅令匀,不拘时候,放温频服。以愈为度。

【主治】伤寒衄血及吐血,连日不绝,欲死。

19292　艾叶汤(方出《圣惠》卷四十七,名见《普济方》卷二○一)

【组成】艾叶一两　诃黎勒一两(煨,用皮)

【用法】以水二大盏,煎至一盏,去滓,分温三服。如人行五里,温再服。

【主治】霍乱后,洞下不止。

19293　艾叶汤(《圣济总录》卷一四五)

【组成】艾叶(炒)半两　白芍药三分　熟干地黄(焙)一两　干姜(炮)半两　阿胶(炙令燥)一两　甘草(炙)一分

【用法】上为粗末。每服三钱匕,水一盏,煎至七分,去滓温服,不拘时候。

【主治】坠堕颠扑,内伤脏气,吐唾出血。

19294　艾叶汤(《圣济总录》卷一五四)

【组成】艾叶(炒)　黄芩(去黑心)各半两　黄连(去须)　茯神(去木)　桑耳　代赭　厚朴(去粗皮,生姜汁炙,锉)　白茅根(切)　白芷　阿胶(炒燥)各一两　白术三分

【用法】上为粗末。每服五钱匕,水一盏半,加生姜五片,同煎至八分,去滓温服,不拘时候。

【主治】妊娠胎漏下血。

19295　艾叶汤(《圣济总录》卷一五四)

【组成】艾叶(炙干)三分　桑上寄生(锉,炒)一两半　人参二两　茯神(去木)三分　阿胶(炙令燥)三分

【用法】上为粗末。每服三钱匕,以水一盏,加糯米半合,葱白三寸(并须切),同煎至七分,去滓,食前温服。

【主治】妊娠外因惊动,胎内不安,转移不宁。

19296　艾叶汤(《圣济总录》卷一五五)

【组成】生艾叶(捣,绞取汁)一盏　阿胶(炙令燥)半两　蜜一合

【用法】煎取一盏,去滓,分为二服,温温服之。

【主治】妊娠卒下血不止,胎上逼心,手足逆冷欲死。

19297　艾叶汤(《圣济总录》卷一五五)

【组成】艾叶(炒)　芎䓖　当归(炙,锉)　干姜(炮)　白术各一两

【用法】上为粗末。每服三钱匕,以水一盏,煎至七分,去滓温服,一日三次。

【主治】妊娠胞中虚冷,致胎萎燥不长。

19298　艾叶汤(《圣济总录》卷一五六)

【组成】艾叶(去梗,炙)一分　白芷　阿胶(炙令燥)　白术(锉,炒)　厚朴(去粗皮,生姜汁炙)　黄连(去须)各一两　茯神(去木)　地榆皮　赤石脂(研)各一两半　黄芩(去黑心)半两　肉豆蔻(去壳)一枚

【用法】上为粗末。每服五钱匕,以水一盏半,加生姜五片,煎至八分,去滓温服。

【主治】妊娠下痢。

19299　艾叶汤(《圣济总录》卷一五八)

【组成】艾叶(捣成末)一两　阿胶(炙令燥)半两

【用法】上为粗末。每服三钱匕,水一盏,煎至五分,去滓,空腹服之。未效更服。

【主治】妊娠堕胎后,血出不止,腹痛。

19300　艾叶汤(《陈素庵妇科补解》卷二)

【组成】艾　参　苓　术　草　芎　归　白芍　熟地黄　耆　阿胶　陈皮　香附　前胡　杜仲　乌梅　生姜

【功用】益精。

【主治】妊娠二月,胎动不安。

19301　艾叶汤(《普济方》卷二三一)

【组成】伏道艾叶　生姜各等分　杏仁(生,去皮尖)　松节明子木

【用法】上先将明子锉碎,水一盏,煎数沸,次下艾、生姜,煎至七分,去滓,临卧先嚼杏仁烂后,汤送下。

【主治】男女虚劳咳嗽,痰涎不止。

【加减】若便血,去杏仁。

【备考】方中杏仁、松节明子木用量原缺。

19302　艾叶汤

《普济方》卷三四四。为《圣济总录》卷一五五"地黄艾叶汤"之异名。见该条。

19303　艾叶汤

《普济方》卷三九九。为《幼幼新书》卷二十九引张涣方"艾汤"之异名。见该条。

19304　艾叶汤(《疡医大全》卷二十四)

【组成】艾叶　苎麻叶　槐叶　柳叶　白及　防风　白芷　升麻各等分

【用法】上晒燥,为粗末,入麝少许,以器贮马桶内,点着,令患者坐马桶上,遮紧勿走烟,熏两个时辰。

【主治】阴蟨。

19305　艾叶饮(《圣济总录》卷七十六)

【组成】艾叶(焙)　当归(切,焙)　黄连(去须)　龙骨　诃黎勒皮各一两半

【用法】上为粗末。每服三钱匕,水一盏,煎至七分,去滓温服。

【主治】血痢不止,少腹疠痛。

19306　艾叶饮(《圣济总录》卷一五四)

【组成】艾叶(陈者)半两　干姜(炮)　当归(炙,锉)各三分　芎藭一两

【用法】上为粗末。每服三钱匕,以水一盏,加生姜一枣大(拍碎),同煎至七分,去滓热服,空心、日午、晚各一次。

【主治】妊娠漏胎,淋沥不止。

19307　艾叶饮(《圣济总录》卷一五七)

【组成】艾叶　当归(切,焙)　人参　生干地黄(焙)　地榆　干姜(炮)　阿胶(炙令燥)各等分

【用法】上为粗末。每服三钱匕,水一盏,煎至七分,去滓温服,不拘时候。

【主治】半产后,恶露不断,心闷气短。

19308　艾叶酒

《圣济总录》卷十八。为《圣济总录》卷十八"艾蒿酝酒"之异名。见该条。

19309　艾叶散(方出《千金》卷十二,名见《圣惠》卷三十七)

【组成】干姜　阿胶　柏叶各二两　艾一把

【用法】上㕮咀。以水五升,煮取一升,纳马通汁一升,煮取一升,顿服。

【主治】吐血内崩上气,面色如土。

19310　艾叶散(《圣惠》卷五十九)

【组成】艾叶一两(微炒)　黄芩一两　赤芍药一两　地榆半两(锉)　当归一两半(锉,微炒)

【用法】上为散。每服三钱,以水一中盏,煎至五分,去滓温服,不拘时候。

【主治】久血痢,小腹结痛不可忍。

19311　艾叶散(《圣惠》卷五十九)

【组成】艾叶一两(微炒)　白石脂二两　白术三分　龙骨一两　当归一两(锉,微炒)　干姜三分(炮裂,锉)　附子一两(炮裂,去皮脐)　吴茱萸一两(汤浸七遍,焙干,微炒)　阿胶三分(捣碎,炒令黄燥)　厚朴一两半(去粗皮,涂生姜汁,炙令香熟)

【用法】上为细散。每服二钱,以粥饮调下,不拘时候。

【主治】久冷痢,食不消化,四肢不和,心腹多痛,少思饮食。

19312　艾叶散(《圣惠》卷六十)

【组成】白龙骨一两　艾叶半两(炒令微黄)　黄耆一两半(锉)　地榆一两(锉)　枳实一两(麸炒微黄)　白芍药一两　熟干地黄一两

【用法】上为粗散。每服三钱,以水一中盏,煎至六分,去滓,食前温服。

【主治】五痔下血不止。

19313　艾叶散(《圣惠》卷六十七)

【组成】艾叶三分(炒)　白芍药三分　熟干地黄一两　干姜半两(炮裂,锉)　阿胶一两(捣碎,炒令黄燥)　甘草一分(炙微赤,锉)

【用法】上为粗散。每服五钱,以水一大盏,加竹茹一分,煎至五分,去滓温服,一日三四次。

【主治】从高坠下,伤于五脏,微者唾血,甚者吐血;及金疮伤经,血出不止。

19314　艾叶散(《圣惠》卷七十二)

【组成】艾叶(微炒)　阿魏(捣碎,炒令黄燥)　干姜(炮裂,锉)　当归(锉,微炒)　龙骨　黄耆(锉)　熟干地黄各二两　甘草半两(炙微赤,锉)

【用法】上为粗散。每服三钱,以水一中盏,加大枣三枚,煎至六分,去滓,食前温服。

【主治】妇人月水不断,吃食减少,四肢黄瘦。

【备考】方中阿魏疑为"阿胶"之误。

19315　艾叶散(《圣惠》卷七十三)

【组成】艾叶一两(微炒)　阿胶一两(捣碎,炒令黄燥)　龙骨一两　附子三分(炮裂,去皮脐)　芎藭三分　当归三分(锉,微炒)　熟干地黄一两半　赤石脂一两　吴茱萸半两(汤浸七遍,焙干,微炒)　硫黄三分(细研)　缩砂半两(去皮)

【用法】上为细散。每服二钱,食前以粥饮调下。

【主治】❶《圣惠》:妇人赤白带下,日夜不止,身体黄瘦,不思饮食。❷《圣济总录》:妇人漏下,淋漓不断。

19316　艾叶散(《圣惠》卷七十三)

【组成】艾叶三分(微炒)　丹参三分　熟干地黄一两半　黄耆一两半(锉)　芎藭一两　忍冬一两　地榆一两(锉)

【用法】上为粗散。每服四钱,以水一中盏,加生姜半两,煎至六分,去滓,不拘时候温服。

【主治】妇人崩中五色,及产后余疾。

19317　艾叶散(《圣惠》卷七十五)

【组成】艾叶一两(微炒) 赤石脂一两半 白茯苓一两

【用法】上为散。每服三钱,以水一中盏,加生姜半分,大枣三枚,煎至六分,去滓,不拘时候温服。

【主治】妊娠胎动下血,心烦闷乱。

19318 艾叶散(《圣惠》卷七十五)

【组成】艾叶三分(微炒) 阿胶一两(捣碎,炒令黄燥) 芎藭三分 干姜三分(炮裂,锉) 当归一两(锉,微炒) 甘草半两(炙微赤,锉) 桑寄生三分

【用法】上为散。每服三钱,以水一中盏,加生姜半分,大枣三枚,煎至六分,去滓,不拘时候稍热服。

【主治】妊娠胎动不安,腹内疼痛。

19319 艾叶散(《圣惠》卷七十七)

【组成】艾叶三分(微炒) 地榆一两(锉) 干姜三分(炮裂,锉) 当归一两(微炒) 赤石脂三分

【用法】上为细散。每服二钱,食前以淡竹沥调下。

【主治】堕胎后,恶物下,四体虚,困闷不能自胜。

19320 艾叶散(《圣惠》卷七十九)

【组成】艾叶一两(微炒) 黄柏三分(涂蜜微炙,锉) 赤芍药三分 黄连三分(去须,微炒) 地榆三分(锉) 甘草半两(炙微赤,锉) 干姜半两(炮裂,锉) 阿胶三分(捣碎,炒令黄燥)

【用法】上为细散。每服二钱,以粥饮调下,一日三四次。

【主治】产后脓血痢久不愈,肠胃疼痛,不思饮食,渐加羸瘦。

19321 艾叶散(《圣惠》卷八十)

【组成】艾叶二分(微炒) 当归三分(锉,微炒) 白芍药一两 芎藭半两 熟干地黄一两半 续断一两 牛膝半两(去苗) 桑耳半两 败酱三分

【用法】上为细散。每服二钱,食前以生姜粥饮调下。

【主治】产后恶露不绝,脐腹时痛。

19322 艾叶散(《圣惠》卷九十三)

【异名】艾香散(《圣济总录》卷一七八)。

【组成】艾叶半两(微炒) 黄连半两(去须,微炒) 木香半两 当归三分(锉,微炒) 诃黎勒三分(煨,用皮) 干姜一分(炮裂,锉) 龙骨三分

【用法】上为细散。每服半钱,以粥饮调下,一日三四次。

【主治】小儿冷痢,多时不断。

19323 艾叶散(《杨氏家藏方》卷十三)

【组成】鹤虱 艾叶 榼藤子 白胶香各等分

【用法】上锉散。用瓦饼子内烧烟,熏患处。

【主治】漏疮。

19324 艾叶散(《杏苑》卷八)

【组成】艾叶 五倍子 白胶香 苦楝根各等分

【用法】上为细末,作香炷。放在长桶内,坐熏疮处。

【主治】漏疮。

19325 艾汁方(方出《证类本草》卷九引葛氏方,名见《圣济总录》卷九十九)

【组成】生艾(捣,取汁)

【用法】取肥香脯一方寸片,先吃,令虫闻香,然后即饮一升。

【功用】下蛔。

【主治】❶《证类本草》引葛氏方:蛔虫,或心如刺,口吐清水。❷《圣济总录》:蛲虫攻心如刺。

19326 艾灰散(《圣济总录》卷六十八)

【组成】艾不拘多少

【用法】烧灰细研。每服二钱匕,新汲水调下。

【主治】吐血。

19327 艾曲散(《鸡峰》卷十九)

【组成】艾曲一升(生) 干姜 细辛 椒目 附子桂各一两

【用法】上为细末。每服二三钱,温酒调下。

【功用】利小便,消肿。

【主治】痢后或产后虚肿,水肿。

【宜忌】忌猪肉、生葱、生菜。

19328 艾麦丸(《魏氏家藏方》卷七)

【组成】艾叶(糯米糊蘸过,大火焙干) 麦蘖(炒)各等分

【用法】上为细末,米醋打糯米粉糊为丸,如梧桐子大。每服三五十丸,空心醋汤、温酒或米饮送下。

【主治】虚羸,久不进食,脏腑不固,小便常多。

19329 艾肠泥(《中国接骨图说》)

【组成】藏瓜姜糟 熟地黄各六十钱 生姜(擦)十二钱 艾十五钱

【用法】置擂盆内,研烂为泥。摊好厚纸上,再以纸覆其上,敷患处,烧铁馒烙熨纸上。

【主治】打扑筋挛,骨闪挫,及久年打扑痛。

19330 艾附丸(《陈素庵妇科补解》卷一)

【组成】熟艾(揉极细作饼,焙)四两 香附(醋酒同煎,捣)六两

【用法】姜汁和神曲为丸。砂仁汤送下。

【主治】妇人气血两虚,经行后腹痛。

19331 艾附丸(《杨氏家藏方》卷十五)

【组成】白艾叶 枳壳(去瓤,取净) 肉桂(去粗皮) 附子(炮,去皮脐) 当归(洗,焙) 赤芍药 没药(别研) 木香(炮)各一两 沉香半两

【用法】上为细末,将艾叶并枳壳用米醋于砂锅内煮令枳壳烂,用艾细研为膏,搜药末为丸,如梧桐子大。每服五十丸,空心温酒或米饮送下。

【主治】妇人血海虚冷,月水不行,脐腹疼痛,筋脉拘挛,及积年坚瘕积聚,渐成劳疾。

19332 艾附丸

《医方大成》卷九引《澹寮》。为《普济方》卷三二三引《兰室秘藏》"艾煎丸"之异名。见该条。

19333 艾附丸(《证治要诀类方》卷四)

【组成】艾叶(同香附,醋煮) 香附各一斤 当归 白芍 川芎 熟地各二两 干姜 吴茱萸 木香 白芷各一两 琥珀五钱

【用法】上为末,酒煮曲糊为丸,如梧桐子大。每服七十丸,空心酒送下。

【主治】妇人血疼。

【加减】寒,加附子。

19334 艾附丸（《摄生众妙方》卷十）

【组成】好香附子一斤 陈艾四两 陈醋一大碗

【用法】同煮,待香附子煮透,去艾,将香附子炒干为末,醋面糊为丸,如梧桐子大。每服一百丸,白汤任下。

【主治】❶《摄生众妙方》:妇人无子。❷《本草纲目》引《集简方》:男女心气痛,腹痛,少腹痛,血气痛,不可忍者。

19335 艾附丸（《济阴纲目》卷六）

【组成】当归 芍药 熟地黄 生地黄 香附子 蕲艾各一两 陈皮 藿香 白芷 牡丹皮 藁本各五钱 丁皮 木香各三钱

【用法】上为细末,酒糊为丸。每服三钱,子宫冷,热酒送下;白浊,盐汤送下;产后积血,艾醋煎汤送下。

【功用】暖子宫。

【主治】宫冷不孕,白浊,产后积血。

19336 艾附丸（《张氏医通》卷十六）

【组成】当归 熟地 白芍各二两 川芎一两 人参 石菖蒲(炒) 吴茱萸(开口者,醋炒)各一两 蕲艾四两 肉桂 熟附子各一两 香附四两

【用法】上为末,蕲艾酒煎浓汁,入糯米糊为丸,如梧桐子大。每服百丸,醇酒送下。

【主治】妇人崩伤淋沥,带下赤白,小腹疼痛。

19337 艾附丸（《医略六书》卷二十七）

【组成】熟地五两 当归三两 白芍一两半(酒炒) 艾叶一两半(醋炒) 丁香一两 香附二两(酒炒) 木香一两 藿香一两半

【用法】上为末,醋为丸。每服三钱,温酒送下。

【主治】血虚宫冷不孕,脉弦缓涩者。

【方论选录】血亏气乱,子宫寒冷,故天癸来迟,不能孕子焉。熟地补血以滋血室,当归养血以荣经脉,白芍收敛营血,艾叶温暖子宫,香附温中散滞气,藿香开胃醒脾,丁香温中散滞,醋丸以收之,酒引以行之。使子宫温暖,则经血充盈而经气调和,天癸无来迟之患,岂犹有不能孕子之忧哉!

19338 艾附汤（《魏氏家藏方》卷七）

【组成】大附子二两(炮,去皮脐,切片) 熟白艾一两 川姜七钱(炮,洗)

【用法】上咬咀。每服三钱,水一盏半,煎七分,去滓,食前温服。

【主治】脏寒,大便下血。

19339 艾柏饮（《验方新编》卷一）

【组成】艾叶 柏子仁(去净油) 山萸肉 丹皮各一钱半 大生地三钱 白莲肉(去心) 真山药各二钱 泽泻一钱 生荷叶一张(干者不效)

【用法】水煎服。

【主治】鼻血不止,无论虚实至重者。

19340 艾茸丸（《圣济总录》卷五十二）

【组成】木瓜二十枚(去皮核,作瓮子) 甘菊花(为末) 青盐(研)各一斤

【用法】将甘菊花并青盐填满木瓜瓮子内,置笼床内蒸,以木瓜烂为度,研成膏,再入新艾茸二斤,搜和为丸,如梧桐子大,晒干。每服三十丸,空心、食前米饮送下。

【主治】肾脏虚冷,气攻腹胁,胀满疼痛。

19341 艾茸丸（《魏氏家藏方》卷十）

【组成】白艾叶(细锉末,醋半盏同煮,醋尽为度) 当归(去芦,酒浸) 赤芍药 吴茱萸(汤泡七次,炒) 肉桂(去粗皮,不见火) 天雄(炮,去皮脐,锉,再炒) 没药(别研) 荜茇 木香(不见火)各半两 沉香一分(不见火)

【用法】上为细末,醋面糊为丸,如梧桐子大。每服五十丸,空心温酒、盐汤送下。

【主治】妇人下脏久虚,沉寒痼疾。

19342 艾茱丸（《普济方》卷三三一）

【组成】艾叶一斤 苍术 香附子 吴茱萸 橘皮各四两

【用法】上用米醋五升,慢火煮至醋干为度,晒干为细末,醋糊为丸,如梧桐子大。每服七十丸,空心、食前淡醋汤送下。

【主治】妇人子宫久冷,赤白带下。

19343 艾香散

《圣济总录》卷一七八。为《圣惠》卷九十三"艾叶散"之异名。见该条。

19344 艾姜丸（《直指》卷十四）

【组成】干艾叶四两(炒焦存性) 川白姜一分(炮)

【用法】上为末,醋煮面糊为丸,如梧桐子大。每服七十丸,食前清水米饮送下。

【主治】❶《直指》:湿冷下痢脓血,腹痛;妇人下血。❷《永类钤方》:白痢。

19345 艾姜汤（《直指》卷二十六）

【组成】艾叶一握 黑豆百粒

【用法】新水一大盏,煎至六分,入生姜汁三大匙,稍热服。

【主治】大便下脓血。

19346 艾胶汤（《圣济总录》卷一五四）

【组成】熟艾(炒) 阿胶(炙燥) 葱各一两

【用法】上咬咀,分作三服。每服以水三盏,煎至一盏,去滓温服。

【主治】胎动不安。

19347 艾胶汤（《验方新编》卷九）

【组成】阿胶(炒) 熟地各一钱 艾叶二钱 川芎八分 大枣三枚

【用法】水煎,空心服。

【主治】妇人逐月经来,几点则止,或五日,或十日又来数点,一月常三四次,面色青黄。

19348 艾胶散（《普济方》卷一八八）

【组成】干姜三两 艾叶二升 胶如手掌大

【用法】水三升,煮取一升,顿服。

【主治】卒吐血。

19349 艾烟丸（《圣济总录》卷一〇四）

【组成】黄连(去须)一两半 杏仁(汤浸,去皮尖双仁,炒,研)十四粒 胆矾(研)半豆许 铅丹(研)半两 腻粉一分

【用法】上药再同研匀,入粟米粥和,以艾烟熏之,为丸如鸡头子大。每用一丸,以绵裹井花水浸,点眼。

【主治】赤目。

19350 艾梅饮(《内经拾遗》卷一)

【组成】蕲艾四钱 乌梅一个(上钻一孔)

【用法】以蕲艾包乌梅,用线扎定,水二钟,煎八分,空心温服。

【主治】大便下血。

19351 艾馄饨(《鸡峰》卷十四)

【组成】干姜末 熟艾各等分

【用法】以白面作馄饨,如酸枣大。每服四五十个,煮熟,空心服;腹胀者,炒厚朴煮汁熟,即煮馄饨食之。

【主治】脾虚有寒,泻痢。

19352 艾硫丸(《杨氏家藏方》卷九)

【组成】熟艾十两(用糯米一升煎成粥,浇在艾上,用手拌令匀,于日中晒干) 附子(炮,去皮脐)二两 生硫黄(别研极细)二两 干姜十两(炮)

【用法】上为细末,面糊为丸,如梧桐子大。每服三十丸或五十丸,食前温米饮送下。

【功用】去邪养正,补真益脾。

【主治】髓冷血虚,腰疼脚弱,及伤冷心腹疼痛,霍乱吐利,自汗气急,下元久虚,小便频数;妇人冲任不足,月水衍期,腹胁刺痛,崩漏带下,全不思饮食;兼治伤寒阴证,手足厥冷,脉微自汗。

19353 艾蒿酒(方出《外台》卷八引《肘后方》,名见《圣济总录》卷一二四)

【组成】生艾蒿数升。

【用法】水、酒共一斗,煮取三四升,稍稍饮之。

【主治】食诸肉骨哽。

19354 艾煎丸(《外台》卷十二引《古今录验》)

【组成】白艾一束 薏苡根一把

【用法】上药合煮,汁成如饴。取半升一服之,使刺吐宿食。

【主治】卒食不消,欲成癥积。

19355 艾煎丸(方出《千金》卷十,名见《三因》卷十)

【异名】千金丸(《普济方》卷一九六)。

【组成】三月生艾一束(捣取汁,铜器中煎如漆,密封之) 大黄 黄连 凝水石 栝楼根 苦参 亭苈各六铢

【用法】上为末,以艾煎和为丸,如梧桐子大。先食服五丸,可至二十丸,一日二次。

【主治】❶《千金》:风疸,小便或黄或白,洒洒寒热,好卧不欲动。❷《三因》:举身皆黄,其脉阳浮阴弱。

【加减】有热,加苦参;渴,加栝楼;小便涩,加亭苈;小便多,加凝水石;小便白,加黄连;大便难,加大黄,所加并倍之。

19356 艾煎丸(《圣惠》卷四十三)

【组成】熟艾一斤(末) 木香 陈橘皮(汤浸,去白瓤,焙) 厚朴(去粗皮,涂生姜汁炙令香熟) 桃仁(汤浸,去皮尖双仁,麸炒微黄) 川椒(去目及闭合者,微炒去汗) 山茱萸 干姜(炮裂,锉) 柏子仁 吴茱萸(汤浸七遍,焙干,微炒) 附子(炮裂,去皮脐) 白术各一两

【用法】上药除熟艾外,余并为末,入桃仁和研令匀,用酽醋五升,熬艾末成膏,入诸药为丸,如梧桐子大。每服三十丸,食前以粥饮送下。

【主治】久心痛,积年不愈,及冷气积块,少思饮食。

19357 艾煎丸(《中藏经·附录》)

【组成】威灵仙一两 良姜一两 金毛狗脊一两(去黄毛) 熟艾二两(糯米糊和,晒干为末;一法用米醋熬,焙干,亦可为末) 赤芍药一两 附子半两

【用法】上为末,以药一半同醋煮面糊和余一半药末为丸,如梧桐子大。每服十九丸,食前空心温酒下。

【主治】妇人经水不止。

19358 艾煎丸(《鸡峰》卷十六)

【组成】艾青五两 干姜二两 附子一两

【用法】上为细末,醋煮面糊为丸,如梧桐子大。每服二十丸,空心醋汤送下。

【功用】常服补血脏,解劳倦,止疼痛,消胀满,厚肌肉。

【主治】冲任久虚,血海冷惫,脐腹疼痛,月候不匀,四肢怠堕,百节酸疼,饮食进退,下脏虚鸣,及妊娠不牢,赤白带下,面色萎黄,口淡无味,胸膈满闷。

19359 艾煎丸(《三因》卷十八)

【组成】食茱萸(汤洗) 当归各七钱半 熟地黄 白芍药各一两半 石菖蒲(炒) 川芎 人参各一两 熟艾四两(用糯米饮调作饼,焙)

【用法】上为末,酒煮糊为丸,如梧桐子大。每服五十丸,酒、饮任下。

【功用】常服补营卫、固经脉。

【主治】❶《三因》:崩伤淋沥,小肠满痛。❷《得效》:妇人室女经候不调,脐腹冷痛,腹常胀满,至晚则增。

【备考】《得效》本方用法:用缩砂、香附汤送下。

19360 艾煎丸(《杨氏家藏方》卷十五)

【组成】艾叶(米醋浸一宿,炒焦) 陈橘皮(去白) 高良姜(锉,炒) 干姜(炒) 赤芍药 白芍药 吴茱萸(汤洗七遍,炒) 蓬莪术(煨,切) 龙骨 牡蛎(煅)各一两

【用法】上为细末,醋煮面糊为丸,如梧桐子大。每服五十丸,空心、食前煎艾叶汤送下。

【主治】妇人血海虚冷,月候过多,崩漏带下,腹胁疞痛。

19361 艾煎丸(《普济方》卷三四五引《卫生家宝》)

【组成】艾叶(去梗)一斤 干姜半斤 当归四两(洗) 白芍药半斤 熟干地黄四两(洗) 附子二个(炮,去皮尖,切)

【用法】上药各切细,用米醋五升煮干,取出焙干为末,醋糊为丸,如梧桐子大。每服三五十丸,食前酒送下。

【主治】妇人产后,血海虚弱,面无颜色,腹痛,身体倦怠。

【宜忌】忌生冷物。

19362 艾煎丸(《百一》卷十八)

【组成】伏道艾(揉去尘土,择净枝梗,取叶)五两(先用大肥淮枣十二两,砂瓶内水煮烂,去核,同艾叶一处捣烂如泥,捻成薄饼子,猛火焙干,乘热急碾为末) 大汉椒(去目、枝梗并合口者,取净)五两(以阿胶二两,米醋三升,同椒于砂瓶内煮极干,取出焙燥,碾为细末) 当归(去芦及须,酒洗) 白芍药(真白者) 熟干地黄(净洗,漉去浮者,晒干,酒浸蒸晒,再入酒浸蒸五七次,如糖,煎香美方可用) 川芎 白薇 附子(大者,炮,去皮脐) 卷柏(取青叶) 泽兰(去枝梗,取叶,上八味各焙干)各一两

【用法】上八味同为细末,与前艾叶、椒末拌匀,米醋面糊为丸,如梧桐子大。每服五七十丸至百丸、二百丸,空心、食前艾醋汤送下。

【主治】妇人一切虚寒,胎前产后赤白带下,或成血瘕。

【临床报道】产后腹痛:一妇人因产后虚寒,呕恶不食,腹痛如割,时作寒热,复出盗汗,瘦瘁骨立,脐腹之左结成硬块,其大如掌,冰冷,虽盛暑此处无汗,每块微动则痛不可忍,百药不效。梦中人告以此方,服之数服,恶心、寒热、盗汗辄止,尽一料遂平复,独血块如故。服至五六料,其块自融化如鱼冻而出。

19363 艾煎丸(《魏氏家藏方》卷十)

【组成】吴茱萸(汤泡七次,炒) 当归(去芦,酒浸,微炒) 干姜(炮,洗) 厚朴(去粗皮,姜制,炙) 陈橘皮(去白) 茴香(淘去沙,炒) 牡蛎(煅) 官桂(去粗皮)各一两 禹余粮石(煅,米醋淬七次,别研) 艾叶(米泔水浸,炒)各四两 香附子二两(去毛,炒)

【用法】上为细末,醋面糊为丸,如梧桐子大。每服五十丸,空心艾醋汤送下。

【主治】妇人虚羸,子宫久冷。

19364 艾煎丸(《普济方》卷三二三引《兰室秘藏》)

【异名】艾附丸(《医方大成》卷九引《澹寮》)。

【组成】北艾叶 大当归各二两 香附子四两

【用法】上醋煮半日,焙干为末,再用醋煮糊为丸。艾醋汤送下。

【主治】妇人血虚气滞,月经不调,经闭、痛经。

❶《普济方》引《兰室秘藏》:妇人诸虚。❷《医方大成》引《澹寮》:妇人经候不调,血气刺痛,腹胁胀满,头晕恶心,崩漏带下,便血瘕痕。❸《妇科玉尺》:气滞经不行。

19365 艾煎丸(《普济方》卷三二八引《经验良方》)

【组成】香附子 艾叶各四两 蔓荆子 神曲 枳壳(去瓤) 当归各二两 茱萸 蓬莪术各一两

【用法】上用醋一大碗,慢火煮香附、艾叶,以醋尽为度,拣去艾叶,加糯米糊捻作饼子,晒干,同前药为末,醋煮面糊为丸,如梧桐子大。每服二十丸,食前米饮、醋汤任下。

【主治】妇人诸疾,腹痛,赤白带下。

19366 艾煎丸(《银海精微》卷上)

【组成】好艾叶(醋蒸,焙干) 薄荷 当归 地骨皮 晚蚕沙 糯米 秦艽 黄柏 桔梗 绵黄耆

【用法】上为末,炼蜜为丸。每服十五丸,食后桑白皮汤送下,或薄荷汤送下。

【功用】去肺与大肠经天廓之邪热。

【主治】眵泪黏浓出而不绝。

19367 艾煎丸(《眼科龙木集》)

【组成】艾叶(醋炒) 肉苁蓉 川牛膝(酒浸) 甘草 桑叶(向东者用) 山药 牛膝(炒) 当归各等分

【用法】上为极细末,炼蜜为丸,如梧桐子大。每服十丸,茶清调下。

【主治】迎风有泪。

19368 艾煎丸(《邯郸遗稿》卷一)

【组成】吴茱萸(泡淡) 当归 熟地 白芍 石菖蒲 川芎 人参 艾叶 橘红

【用法】上为末,糊为丸服。

【主治】❶《邯郸遗稿》:血寒,经水过期而来。❷《简明中医妇科学》:经水过期不调,或一二月不至,或三四月不行。

【加减】恶心呕吐,加丁香、半夏、生姜。

19369 艾煎方(《圣济总录》卷一〇八)

【组成】熟艾二两 好醋二升 熟铜末一分 楸根白皮一两半(无根,叶亦得) 葵仁 黄连(去须) 石盐各一两

【用法】上药研六味为末,放于醋中,煎取三合,去滓收汁于熟铜器中,入鲤鱼胆、乌鸡胆各一分,和匀,即以槐木去皮,阔三指,长一尺,向日中研药,勿住手,候如饧即住。夜点眼眦头。避风,日中不点,热泪出勿怪。

【主治】眼昏。

19370 艾煎散(《嵩崖尊生》卷八)

【组成】艾五分 茯神二钱 青桑叶一钱

【主治】心汗,别处无汗,独心孔有汗,思虑多汗亦然。

19371 艾煎膏(《御药院方》卷十)

【组成】艾叶二两 醋一斤

【用法】上将艾叶同醋于银锅内同煎数沸,滤去滓,慢火再熬成膏。每用薄摊在杉纸上,贴患处,一日一二次。

【主治】头面风热小疮,多痒少痛,黄汁出。

19372 艾醋汤(《古今医鉴》卷十二)

【组成】好醋 艾

【用法】好醋炒艾。服半盏后,腹中翻,大痛,是有孕;不为痛,定无。

【功用】验胎。

【主治】过月或月数未足,难明是否有孕者。

19373 艾叶洗剂(《中医皮肤病学简编》)

【组成】艾叶62克 雄黄6克 防风62克 花椒6克

【用法】煎水熏洗。

【主治】慢性湿疹、过敏性皮炎、泛发性神经皮炎。

19374 艾叶煎丸(《圣惠》卷二十八)

【组成】艾叶四两(微炒) 白头翁一两

【用法】上为末,用米醋三升,先熬药末一半成膏,后入余药末相和为丸,如梧桐子大。每服三十丸,食前以粥饮送下。

【主治】冷劳,脐腹疼痛,或时泄痢;兼治妇人劳后带下。

19375 艾叶煎丸(《圣济总录》卷九十)

【组成】艾叶(炒)四两 当归(切,焙) 干姜(炮)各一两

【用法】右为末,用米醋三升,入药末一半,熬成煎,后入余药末相和为丸,如梧桐子大。每服三十丸,空心、食前温粥饮送下。

【主治】冷劳,心腹疼痛,或时泄痢;兼治妇人下经冷,带下。

19376 艾叶敷方(方出《圣惠》卷五十六,名见《圣济总录》卷一〇〇)

【组成】艾叶(挼令碎)

【用法】着痛上,令厚二寸,以熨斗纳着灰火熨艾上,令热透,如冷即再熨之。

【主治】中恶,遁尸,心腹及身体痛甚不知痛处,手摸按

之,即知痛处,短气不语。

19377　艾汁涂方《圣济总录》卷一三七

【组成】艾一两(锉细)

【用法】以酽醋半升,煎取浓汁,去滓,涂摩癣上,一日三五次。

【主治】一切癣。

19378　艾灰饼子《杨氏家藏方》卷十八

【组成】艾叶(烧灰留性)　白龙骨　定粉各二钱　肉豆蔻一枚(面裹煨熟)　黄丹半钱(火煅飞过)

【用法】上为细末,滴水为丸,每一两作四十丸,捏作饼子。每服一饼子,先取油灯盏,水洗过,乳食前煎油灯盏汤化下。

【主治】小儿吐泻,日夜无度。

19379　艾茸敷法《金鉴》卷六十二

【异名】艾叶回阳散《古方汇精》卷二。

【组成】硫黄五钱　雄黄五钱　艾茸一斤

【用法】上以硫、雄二味为末,同艾入水煎半日,水将干,取艾出,捣烂,温敷患处,再煎再易,十余次为度。

【主治】阴疮黑陷而不痛者。

19380　艾蒿酝酒《圣济总录》卷十八

【异名】艾叶酒《圣济总录》卷十八。

【组成】白艾蒿十束(每束如升许大,净择水洗,锉细)

【用法】煮取浓汁,拌曲末,一如常酝法,酒熟去糟取清酒。稍稍饮之,令常醺醺然。

【主治】大风癞病,身体面目俱有疮痍,恶汁自出。

19381　艾叶地黄汤

《产孕集》卷上。为《金匮》卷下"芎归胶艾汤"之异名。见该条。

19382　艾叶回阳散

《古方汇精》卷二。为《金鉴》卷六十二"艾茸敷法"之异名。见该条。

19383　艾附女珍丸《简明医彀》卷七

【组成】香附五两(分四份:一童便、一米醋、一人乳、一盐酒浸)　蕲艾(醋煮)　当归各二两　川芎　白芍　熟地黄(酒蒸)　黄芩各一两半　阿胶(酒蒸)　臭椿根皮各一两

【用法】上为末,捣地黄、阿胶和匀,加醋糊为丸,如梧桐子大。每服百丸,空心米汤送下。

【主治】妇人气盛血衰,经期不准,或前或后,紫多淡少,赤白带下,崩漏淋沥,面黄肌瘦,四肢无力,倦怠嗜卧,精神短少,目暗耳鸣,头眩懒言,五心烦热,咽干口燥,夜寐不安者。

19384　艾附四神丸《中医妇科治疗学》

【组成】破故纸二钱　五味子一钱半　肉豆蔻(面炮)一钱　吴茱萸七分　炒陈艾　厚附片各二钱

【用法】水煎,食远服。

【功用】温中暖脏。

【主治】妊娠虚寒,腰腹疼痛,精神不振,憎寒喜热,少腹冷,小便清长,食少,舌淡苔白,脉沉迟。

【加减】如胸脘不舒,去五味,加广皮。

19385　艾附暖宫丸《直指附遗》卷二十六

【组成】艾叶(大叶者,去枝梗)三两　香附(去毛)六两(俱要合时采者,用醋五升,以瓦罐煮一昼夜,捣烂为饼,慢火焙干)　吴茱萸(去枝梗)　大川芎(雀胎者)　白芍药(用酒炒)　黄耆(取黄色、白色软者)各二两　川椒(酒洗)三两　续断(去芦)一两五钱　生地黄(生用)一两(酒洗,焙干)　官桂五钱

【用法】上为细末,上好米醋打糊为丸,如梧桐子大。每服五七十丸,食前淡醋汤送下。

【功用】《中药制剂手册》:温暖子宫,调经止痛。

【主治】妇人子宫虚冷,带下白淫,面色萎黄,四肢酸痛,倦怠无力,饮食减少,经脉不调,血无颜色,肚腹时痛,久无子息。

【宜忌】戒恼怒、生冷。

19386　艾附暖宫丸《古今医鉴》卷十一

【组成】南香附子(去毛净)一斤(分四制:酒、醋、盐汤、童便各浸四两,三日焙干,为细末)　北艾叶(温水洗净、焙干、研烂、筛去灰,醋浸、炒干)　当归(酒洗)　川芎　白芍(酒洗)　熟地各二两

【用法】上为末,醋糊为丸,如梧桐子大。每服八十丸,淡醋汤送下。

【功用】《全国中药成药处方集》:理气补血,调经种子。

【主治】❶《古今医鉴》:妇人百病。❷《成方便读》:妇人经水不调,临行作痛,子宫虚冷,不能孕育。

【方论选录】❶《医林纂要》:四物以荣肝血,艾、附以暖子宫,醋以敛之,使不妄行。要以温养子珠,而为生物之本。❷《成方便读》:凡妇人调经一法,首先理气,以气顺则血亦顺也。夫血气者,喜温而恶寒,寒则难于生育,温则易于成孕。故方中以香附理气分,艾叶暖子宫,合四物而用,宜乎可治以上诸证也。

19387　艾附暖宫丸《回春》卷六

【组成】南香附米一斤(四两醋浸,四两汤浸,四两童便浸,四两酒浸,各浸一宿,焙干)　北艾叶(焙干,捣烂,去灰,醋浸,炒)四两　当归　川芎　白芍(酒炒)　熟地黄(姜汁炒)各一两　玄胡索子(炒)二两　甘草(生用)八钱

【用法】上为细末,醋糊为丸,如梧桐子大。每服七八十丸,空心米汤送下;酒亦可。

【主治】妇人子宫虚寒,经水不调,小腹时痛,赤白带下。

19388　艾附暖宫丸《女科切要》卷二

【组成】艾叶　香附(四制)　玄胡　熟地　甘草

【用法】上为末,醋糊为丸。每服八十丸,米汤送下。

【主治】血癖。子宫虚寒,经水不调,小腹时痛,赤白带下。

19389　艾附暖宫丸《中国药典》1995版

【组成】艾叶(炭)120克　醋香附240克　制吴茱萸80克　肉桂20克　当归120克　川芎80克　白芍(酒炒)80克　地黄40克　炙黄芪80克　续断60克

【用法】上为丸剂,大蜜丸每丸重9克。口服,小蜜丸一次9克,大蜜丸一次1丸,一日2~3次。

【功用】理气养血,暖宫调经。

【主治】血虚气滞、下焦虚寒所致的月经不调、痛经,症见行经后错、经量少、有血块、小腹疼痛、经行小腹冷痛喜热、腰膝酸痛。

【临床报道】❶慢性腹泻：《中国中西医结合脾胃杂志》[2000,8(1):56]用本方治疗慢性腹泻98例，随机分为治疗组52例，其中脾肾两虚型17例，肾阳虚型35例；对照组46例，其中脾肾两虚型13例，肾阳虚型33例。治疗组服本方每次1丸，每日3次，对照组服氟哌酸胶囊，每次0.2g，复方苯乙哌啶片，每次1片，均每日3次。结果治疗组痊愈24例，显效25例，无效2例，恶化1例；对照组分别为8、23、12、3例；治疗组总有效率94.2%，显著高于对照组67.4%（$P<0.01$）。

19390 艾煎茯苓散

《医方考》卷四。为《得效》卷八"陈艾汤"之异名。见该条。

芄

19391 芄黄散

《诚书》卷十五。为《圣惠》卷九十一"大黄散"之异名。见该条。

节

19392 节金饮子

《普济方》卷一九七。为《局方》卷二（吴直阁增诸家名方）"对金饮子"之异名。见该条。

19393 节斋化痰丸

《医学入门》卷七。为《明医杂著》卷一"化痰丸"之异名。见该条。

平

19394 平木汤（《医碥》卷七）

【组成】竹茹 陈皮 苍术 香附 抚芎 神曲 半夏 生姜

【用法】少用吴萸为向导。

【主治】津液随上升之气郁积胃上，湿热不宣，郁极则上涌而致吐酸，甚则牙齿酸涩，不能相对。

19395 平中饮（《杂症会心录》卷下）

【组成】人参一钱 白术一钱五分 丹参二钱 瓦楞子一钱（醋淬，研碎） 桃仁一钱 炮姜八分

【用法】水煎服。

【主治】瘀血在中焦作胀。

【方论选录】《证因方论集要》：桃仁苦甘，瓦楞咸寒，功专破瘀，丹参去瘀生新，参、术补气，所谓攻补兼行者，炮姜除胃冷而守中。

19396 平气丸（《圣济总录》卷七十一）

【组成】槟榔一枚（锉） 乌梅一两（一半去核，一半和核） 京三棱（炮）半两 青橘皮（去白，焙）一两 缩砂（去皮）半两 巴豆（去皮心，别研）二钱 胡椒半两

【用法】将六味捣罗为末，入巴豆研匀，白面糊为丸，如绿豆大。每服三丸，食后温生姜汤送下。

【主治】脾积癖气，腹胁膨胀，心胸痛闷，不思饮食。

19397 平气丸（《杨氏家藏方》卷六）

【组成】巴豆（去壳） 黑牵牛 萝卜子各四两 丁香皮 丁香 胡椒 肉桂（去粗皮） 五灵脂（炒） 青橘皮（去白） 桂花 陈橘皮（去白） 缩砂仁各一两

【用法】上用陈粟米一升，炒巴豆黑色，去巴豆，将粟米与众药捣罗为末，醋煮面糊为丸，如绿豆大。每服十五丸，胸膈噎闷，不思饮食，煎葱白汤送下；中酒、吐酒，细嚼，煨生姜汤送下；气痛，煎石菖蒲汤送下；气胀、面肿，煎大腹皮汤送下；疝气、小肠气，煎茴香汤送下；妇人血气，腹内刺痛，煎当归汤送下，不拘时候。

【主治】胸膈噎闷，不思饮食，伤酒吐逆，气胀腹痛，小肠疝气。

19398 平气丸（《普济方》卷三十六）

【组成】乌梅一个 巴豆二粒（去油） 丁香三粒 砂仁四粒

【用法】上为末，水泛为丸。每服五七丸，生姜汤送下。

【主治】胃气滞而不转，浊气逆行，胸中痞闷，气不下行，饮食不化，翻胃吐食。

19399 平气汤（《圣济总录》卷六十三）

【组成】甘草（锉） 厚朴（去粗皮）各四两 干姜（刮净、锉）二两 生姜（去皮，切）半斤 大枣一百枚

【用法】用水七升，同于银石器中煮，候枣熟，剥去皮核，再煮，候水尽焙干，为粗末。每服三钱匕，水一盏，同煎至七分，去滓稍热服，不拘时候。

【主治】干呕气逆，饮食不下。

19400 平气汤（《杏苑》卷七）

【组成】乌药 人参 茯神各一钱 甘草 五味子 紫苏子 木香各四分 白芷六分 当归八分 白术 川芎各七分

【用法】上咬咀。加生姜五片、枣子二枚，水煎，食前温服。

【主治】脚气上攻，头目昏眩，脚膝酸疼，行步艰苦，诸气不和，喘满逼促。

19401 平气饮（《三因》卷十二）

【异名】平气散（《普济方》卷一五七）。

【组成】人参 白术 川芎 当归 五味子 甘草（炙） 木瓜干 紫苏子（炒） 茯神 乌药（去木） 杏仁（去皮尖，麸炒） 桂心 白芷各等分

【用法】上为末。每服二钱，水一盏，加生姜三片，大枣一个，煎至七分，温服。

【主治】一切咳嗽，吐痰涎，恶风，不能食。

19402 平气饮（《易简》）

【组成】紫苏 桑白皮 麻黄 青皮 五味子 杏仁 甘草各等分

【用法】加生姜七片，乌梅一个，水煎服。

【主治】久年咳嗽，暴嗽，气虚喘急。

19403 平气散（《幼幼新书》卷十六引《聚宝方》）

【组成】人参 白茯苓 百合 甘草（炙） 白术 桔梗各等分。

【用法】上为末。每服一钱，水八分，加生姜少许，煎五分，温服。

【功用】定喘和气，补虚思食。

【主治】小儿气不和，喘咳上气。

19404 平气散（《卫生宝鉴》卷十二）

【组成】青皮（去白） 鸡心槟榔各三钱 大黄七钱 陈皮（去白）五钱 白牵牛二两（半生半炒，取头末一半）

【用法】上为末。每服三钱,煎生姜汤一盏调下,不拘时候。一服减半,再服喘愈。

【主治】湿热大盛,上攻于肺,腹胀喘满,神气躁乱。

【方论选录】《内经》曰:肺苦气上逆,急食苦以泻之。散用白牵牛苦寒,泻气分湿热,上攻喘满,故以为君;陈皮苦温,体轻浮,理肺气,青皮苦辛平,散肺中滞气,故以为臣;槟榔辛温,性沉重,下痰降气,大黄苦寒,荡涤满实,故以为使也。

【临床报道】喘满:己未岁初秋,越三日,奉召至六盘山。至八月中,霖雨不止,时承上命治不邻吉歹元帅夫人,年踰五旬,身体肥盛,因饮酒吃湩乳过度,遂病腹胀喘满,声闻舍外,不得安卧,大小便涩滞,气口脉大两倍于人迎,关脉沉缓而有力。予思霖雨之湿,饮食之热,湿热大盛,上攻于肺,神气躁乱,故为喘满。邪气盛则实,实者宜下之,故制平气散以下之。

19405 平气散

《普济方》卷一五七。为《三因》卷十二"平气饮"之异名。见该条。

19406 平气散《古今医鉴》卷十)

【组成】苍术一钱五分　栀子一钱五分　当归一钱　青皮一钱　枳壳一钱　木香一钱(临熟时入木香再煎)　甘草三分

【用法】上锉一剂。加生姜三片,水一大碗,煎至七分,通口服。

【主治】心痛。

19407 平火汤《慈幼新书》卷二)

【组成】熟地　生地　麦冬　玄参　菖蒲

【主治】小儿耳中干耵,无脓无水,痛如针刺,久则焚槁成聋。

19408 平火散《辨证录》卷十)

【组成】熟地一两　玄参五钱　麦冬三钱　生地三钱　丹皮三钱　山药三钱　金钗石斛三钱　沙参三钱

【用法】水煎服。

【主法】男子精力甚健,入房甚久,泄精之时,如热汤浇入子宫,妇人受之反不生育者。

19409 平水丸(方出《千金》卷二十一,名见《家塾方》)

【异名】葳蕤丸(《家塾方》)。

【组成】商陆四两　甘遂一两　芒硝　吴茱萸　芫花各二两

【用法】上为末,炼蜜为丸,如梧桐子大。每服三丸,一日三次。

【功用】治水肿,利小便。

【主治】实证水肿,大小便秘者。

❶《千金》:酒客虚热当风,饮冷水,腹肿阴胀满。❷《家塾方》:脚气肿满,不大便者。❸《奇正方》:水肿,通身洪肿,或脚气脚弱,悸动升逐者。

19410 平邪汤《辨证录》卷五)

【组成】黄连三分　甘草一钱　苏梗一钱　紫菀一钱　葛根一钱　石膏三钱　麦冬五钱　贝母三钱　茯神三钱

【用法】水煎服。

【功用】泻心火,安胃土。

【主治】春月伤风,阳明之火来刑肺金,身热咳嗽,吐痰恶热,口渴。

19411 平肉散《朱仁康临床经验集》)

【组成】铜绿(研细末)30克

【用法】直接撒在疮面。

【功用】平蚀胬肉。

【主治】疮口肉芽过高。

19412 平血饮

《观聚方要补》卷八引《澹寮》。为《局方》卷二"升麻葛根汤"之异名。见该条。

19413 平血饮《普济方》卷四〇六)

【组成】紫草　犀角消毒饮

【用法】相间煎服。

【主治】风热积毒,或发于头面,手足热者,如胭脂色,其热如火,轻轻着手,痛不可忍。

【加减】壮热烦渴甚者,加黄芩、麦门冬(去心)、朴消各半钱。

19414 平血饮《普济方》卷四〇六)

【组成】败毒散加紫草　生姜　蝉退(去足翼)　防风(去芦、切细)

【用法】加天花粉少许,煎汤服。

【主治】风热积毒,所致丹毒,或发于头面、手足,热者如胭脂色,其热如火,轻轻着手,痛不可忍。

19415 平血饮《外科百效》卷一)

【组成】天麻　连翘　升麻　枳实　桔梗　防风　白芷　蝉蜕　柴胡　赤芍　黄耆　干葛　薄荷　人参　羌活　当归尾　赤苓　菖蒲　金银花一两

【用法】水煎服。

【主治】痈疽发背,无名肿毒初起。

【加减】潮退,去柴胡。

【备考】方中除银花外,用量原缺。

19416 平肌散《圣济总录》卷一二六)

【组成】黄狗头骨(烧灰)　鲮鲤甲(烧灰)各一钱　乱发指大一团(烧灰)

【用法】上为末。如疮口已干,用自津唾调湿敷之,一日三四次。

【主治】❶《圣济总录》:瘰疬已成漏疮,岁久不愈。❷《普济方》:痔疮久不合者。

19417 平肌散《活法机要》)

【组成】密陀僧　花蕊石(二物同煅赤)　白龙骨各一两　乳香(另研)　轻粉各一钱　黄丹　黄连各二钱半

【用法】上为极细末。和匀,干掺。

【主治】❶《活法机要》:诸疮久不敛。❷《杂病源流犀烛》:痔痛。

19418 平肌散《直指》卷二十二)

【组成】老狗头骨　露蜂房　生发(各烧存性)各一分　新桑白皮半分

【用法】上为细末。加轻粉、麝香少许,津唾调敷,干则掺。

【主治】❶《直指》:漏疮久不合。❷《东医宝鉴·杂病篇》:附骨疽成漏,久不合。

19419 平肌散《御药院方》卷十)

【组成】炉甘石(烧)一两半　龙骨半两

【用法】上为细末。每用干掺患处，上用膏药贴。

【主治】诸疮久不敛。

19420 **平肌散**《医学纲目》卷十八）

【组成】密陀僧（煅） 花蕊石（煅） 白龙骨各一两 乳香（另研） 轻粉各一钱

【用法】上为细末。和匀，干掺。

【主治】诸疮久不敛。

19421 **平安丸**《慈禧光绪医方选议》）

【组成】檀香 落水沉香 木香 丁香 白蔻仁 肉蔻仁 红蔻 草蔻 陈皮 炙厚朴 苍术（土炒） 甘草 神曲 炒麦芽 山楂（炒焦）各二两

【用法】上为极细末，炼蜜为丸，重二钱。

【功用】健脾理气，开胃进食。

【方论选录】本方所有药物均治脾胃，四香行气悦脾，四蔻除湿醒脾，平胃散运脾和胃，焦三仙开胃进食，迫脾胃健运，人自安和。

19422 **平安丸**《北京市中药成方选集》）

【组成】公丁香十两 橘皮十两 神曲（炒）十两 枳实（炒）十两 草果仁十两 木香十两 茯苓十两 山楂十两 延胡（炙）十两 砂仁十两 沉香十两 麦芽（炒）十两 肉果（煨）十两 白术（炒）十两 槟榔十两 青皮（炒）十两 香附（炙）十两 豆蔻仁十两 母丁香十两

【用法】上为细末，过罗，炼蜜为丸，重二钱，蜡皮封固。每服二丸，温开水送下，一日二次。

【功用】❶《北京市中药成方选集》：顺气宽胸，暖胃降逆。❷《中药制剂手册》：疏肝理气，和胃止痛。

【主治】❶《北京市中药成方选集》：气逆不舒，胸满腹胀，胃寒疼痛，嘈杂倒饱。❷《中药制剂手册》：肝气犯胃，肝胃不和，胃脘疼痛，吞酸。

19423 **平安丹**《鸡峰》卷十六）

【组成】金箔 银箔各三片 朱砂 乳香各半两 麝香一钱 腊月兔脑

【用法】上为细末，研匀，兔脑为丸，如豌豆大。遇难产之人，每用一粒，以乳香送下，则无诸般苦痛，便得分娩。

【功用】催产

【主治】难产

19424 **平安丹**《北京市中药成方选集》）

【组成】厚朴花六钱 牙皂四钱 藿香叶一两 细辛四钱 茅苍术（炒）一两 槟榔五钱 明雄黄四钱 灯心炭二两 冰片一钱 沉香二钱 麝香二分 牛黄四分

【用法】上为细末，过罗装瓶，重二分五。每服一瓶，温开水送下；外用闻入鼻内少许。

【功用】通关开窍，祛暑辟秽。

【主治】中寒中暑，中风中湿，头晕恶心，胸满腹痛。

【备考】本方方名，据剂型当作"平安散"。

19425 **平安饮**《玉案》卷六）

【组成】半夏 贝母 橘红 柴胡各七分 黄芩 草果 白术 枳壳各五分

【用法】加生姜三片煎，不拘时候热服。

【主治】小儿痰疟，来时作呕。

19426 **平安饼**《外科全生集》卷四）

【组成】乌梅肉一钱 轻粉五分

【用法】上同研，不见粉亮为度，如硬用津润之，断不可用水，研之成膏，照患口大小作薄饼几个，以贴毒根。外用膏掩，一日换一次，俟毒根不痛，落下乃止。

【主治】痈疡毒根凸起。

19427 **平安散**《陈素庵妇科补解》卷三）

【组成】厚朴 甘草 川芎 当归 陈皮 前胡 腹皮 乌药 紫苏 桔梗 竹茹 紫菀 马兜铃 桑皮 五味子

【功用】定喘，消肿，安胎。

【主治】妇人受孕后血气虚羸，或风寒伤肺，或怒郁伤肝，或生冷伤胃，而致喘急，两胁刺痛，胸膈胀满者。

19428 **平安散**《医方类聚》卷二二四引《济生》）

【异名】平胃散（《普济方》卷三三八）。

【组成】厚朴（去皮，姜汁制） 生姜各二两 干姜（炮） 陈皮（去白）各一钱 川芎半钱 木香二分 干地黄（洗）一钱半 甘草（炙）四钱

【用法】上咬咀。每服四钱，水一盏半，入烧盐一捻，煎至一盏，去滓，通口服，不拘时候。

【主治】妊娠五脏不利，气血虚羸，因食生冷，或发憎寒，唇青面白，筋脉拘挛，骨节酸痛，皮毛干涩，上气喘急，两胁刺痛胀满，大便不通，呕吐频频。

19429 **平安散**《何氏济生论》卷三）

【异名】千金丹、人马平安散（《兰台轨范》卷四）。

【组成】劈砂一钱 硼砂一钱 雄黄一钱 火消一钱 当门子三分 冰片三分 飞金三十张 西黄一分（一方加明矾一钱 细辛五分 牙皂五分）

【主治】❶《何氏济生论》：霍乱。❷《兰台轨范》：中暍。

【备考】《兰台轨范》本方用法：上为末。或水服二三分，或嗅少许于鼻内。

19430 **平安散**《盘珠集》卷下）

【组成】熟地 甘草（炙） 陈皮 砂仁 木香 川芎 生姜 煨盐

【主治】妊娠泄泻。气急筋挛骨节痛。

19431 **平安散**《济急丹方》卷上）

【组成】雄黄三钱 朱砂三钱 生消三钱（腊月提透者更妙） 冰片二分 麝香二分 荜茇一分 明矾二分

【用法】上为细末，瓷瓶收贮，勿令泄气。

【主治】暑气痧气，或远出山行，及闻秽气，一时昏倒，或天时不正，寒暑不均肚疼。

19432 **平安散**

《外科传薪集》。为方出《证类本草》卷二十三引《鬼遗》，名见《圣济总录》卷一二九"乌梅散"之异名。见该条。

19433 **平安散**《外科传薪集》）

【组成】牛黄二分 火消三钱 煅月石三钱 雄黄三钱 原寸香三分 大梅片二分

【主治】火症痰核。

19434 **平安散**《青囊秘传》）

【组成】牛黄二分 火消三钱 月石三钱 雄黄三钱 朱砂三钱 麝香二分 冰片二分

【用法】上为细末，摊膏用。臀疽，外贴患处；毒蛇、疯狗咬伤，点目内眦。

【功用】攻坚消块。

【主治】臀痈初起,红肿顶破,及毒蛇、疯狗咬伤。

【加减】加硇砂,名硇砂散。

19435 平安散《家庭治病新书》

【组成】辰砂二两 腰黄 冰片各一钱二分 月石 麝香各六分 牙硝 金泊各二分 蟾酥五分

【用法】上为细末,瓷瓶收贮。用时搐入鼻孔;或置脐眼,以膏盖之。气绝者,先用本方搐入鼻孔,以通其窍,再以不换金正气散主之。

【主治】霍乱卒倒,甚则气绝者。

19436 平安散《北京市中药成方选集》

【组成】绿豆粉十六两 滑石粉四两 白芷粉四两 麝香五分 冰片五分 薄荷油五钱

【用法】上为细末,过罗,混合均匀,装瓶。每瓶重四分。每服四分,温开水送下;鼻闻亦可。

【功用】清凉解热,去暑避瘟。

【主治】夏令受暑,头目昏晕,呕吐恶心。

19437 平阳汤《辨证录》卷一

【组成】桂枝二分 麻黄一钱 甘草一钱 青蒿三钱 天花粉一钱

【用法】水煎服。

【主治】素有阳明胃火,冬月伤寒,身热一日,即发谵语。

【方论选录】此方少用桂枝,而多用麻黄者,以寒轻而热重也。用青蒿为君者,青蒿退热而又能散邪,且又能入膀胱而走于胃,即解膀胱之邪,而又解胃中之火,不特不引邪以入阳明,而兼且散邪,以出阳明也。方中又加天花粉者,以谵语必带痰气,天花粉善消膈中之痰,而复无增热之虑,入于青蒿、桂枝、麻黄之内,通上达下,消痰而即消邪也。痰邪两消,又何谵语乎!

19438 平阳汤《辨证录》卷八

【组成】干葛二钱 人参三钱 白术五钱 贝母三钱 橘红一钱 石膏三钱 麦冬五钱 柴胡一钱 茯苓五钱

【用法】水煎服。

【主治】阳明胃经之疟。发疟之时,身先发热,头疼鼻干,渴欲饮水,目眴眴不得眠,甚则烦躁,畏火光,厌听人声喧哗。

【方论选录】此方以人参、白术助脾胃之气,干葛、石膏泻阳明之火邪,贝母、橘红消阳明之痰食,麦冬滋肺经之炎,柴胡舒胆经之郁,茯苓泄太阳之滞。既攻补兼施,复彼此相制,邪安得不退避哉。

19439 平阳汤《辨证录》卷十

【组成】玄参三两 山茱萸一两 沙参二两 地骨皮一两 丹皮一两

【用法】水煎服。

【主治】阴衰之极,阳强不倒。终日举阳,绝不肯倒,然一与女合,又立时泄精,精泄之后,随兴起。

【方论选录】此方纯是补阴之药,更能凉其骨中之髓。又恐过于纯阴,与阳有格格不入之意,复加入山茱萸,阴中有阳也,使其引阴入阳,以制其太刚之气。

19440 平呃散《辨证录》卷四

【组成】玄参 白术各五钱 人参三钱 茯苓 甘菊花 麦冬各三钱 甘草五分

【用法】水煎服。

【功用】补胃中之土,降胃中之火。

【主治】胃火微旺,胃气犹虚,口渴饮水,忽然呃逆者。

19441 平肝汤（方出《丹溪心法》卷五。名见《医部全录》卷四三一）

【组成】人参 茯苓 白芍（酒炒） 白术

【用法】上㕮咀。加生姜,水煎服。

【主治】小儿惊而有热。

【加减】夏月加黄连、生甘草、竹叶。

19442 平肝汤《辨证录》卷十四

【组成】茯苓三钱 白术一钱 陈皮二分 神曲五分 麦冬二钱 元参二钱 桔梗一钱 苏叶三分 人参三分 枳壳二分 黄芩三钱

【用法】水煎服。

【功用】补胃以散火。

【主治】胃火上升,小儿生疳,上下牙床尽肿,口角流涎,咳嗽不已,咽喉肿痛。

19443 平肝饮《观聚方要补》卷三

【组成】柴胡 芍药 香附各一钱三分 青皮 鳖甲 槟榔各一钱 莪术八分 吴茱萸五分 甘草少许

【用法】水煎服。

【主治】左胁下痞满,宗筋努张不快。

【加减】若积热者,加胡黄连;腹满,加枳实、厚朴;大便秘,加大黄。

19444 平肝散《医统》卷六十一

【组成】川芎 当归 赤芍药 防风 荆芥 柴胡 羌活 蝉退 菊花 蔓荆子 白芷各五分 生地黄 胆草各八分 夏枯草一钱 甘草三分

【用法】水二盏,煎一盏,去滓,加酒一杯同服。

【主治】迎风冷泪。

19445 平肝散《鲁府禁方》卷二

【组成】陈皮 青皮（麸炒） 香附 白芍 山栀（炒） 黄连（炒） 黄芩（炒）各一钱 姜制半夏八分 甘草五分

【用法】加生姜三片,水煎服。

【主治】七情不顺,郁火攻冲,腹痛时发时止,痛无定处。

19446 平肝散《诚书》卷七

【组成】羚羊角 细辛 防风 人参 车前子 黄芩 知母 羌活 茯苓 玄参

【主治】圆翳内障,不痛不痒。

19447 平肝散《医学集成》卷三

【组成】白芍 川芎 丹皮 青皮 柴胡 枳壳 薄荷 甘草

【主治】怒伤胁痛。

19448 平肝散《医门补要》卷中

【组成】当归 佩兰 郁金 桔梗 香附 玫瑰花 白芍 木香 陈皮 柴胡 枇杷叶（炙）

【主治】上格。忧闷伤肝,致帝丁两旁凸起紫筋数条,束紧咽喉,似物撑塞,吐不出,咽不下。

19449 平沙丸《惠直堂方》卷二

【组成】藿香叶一两 茅术三钱（米泔浸） 陈皮五钱（炒） 枳壳一两（炒） 厚朴八钱（姜汁炒） 生半夏五钱

生甘草三钱　滑石(水飞)二两　苏叶一两(姜汁炒)　二蚕沙二两　草紫河车一两(炒)(以上诸药,再用青蒿汁浸三、四次)　青皮五钱(炒)　川贝(去心)五钱　麝香一钱

【用法】上为末,姜汁为丸,约重二钱,朱砂为衣。每服一丸,灯心汤送下。

【主治】痧胀,霍乱吐泻转筋,并伤暑,心胃痛。

【宜忌】孕妇忌服。

19450　平补丸(《直指》卷十七)

【组成】菟丝子(酒浸,研,焙)　山茱萸(酒浸,焙)　当归　益智仁各半两　川楝肉　牛膝　葫芦巴(炒)　厚杜仲(姜制,炒)　巴戟(去心)　苁蓉(酒浸,焙)各三钱半　乳香二钱

【用法】上为末,糯米糊为丸,如梧桐子大。每服五十丸,食前枣汤或盐汤送下。

【主治】消肾不渴,肌肉瘦削,小便涩数而沥,如欲渗之状。或虚劳内损遗尿,或下焦虚寒,小便欲出而不禁。

19451　平补汤(《圣济总录》卷九十二)

【组成】黄耆(锉)　芍药各二两　甘草(炙,锉)　人参各一两　桂(去粗皮)二两　当归(锉,炒)一两

【用法】上为粗末。每服三钱匕,水一盏,加生姜半分(劈碎),大枣二枚(去核),煎至七分,去滓,空腹温服,日午、夜卧再服。

【主治】虚劳。胸中客热,目视眈眈,恍惚发热,卧不得安,少腹拘急,小便余沥,临事阳弱,阴下湿痒,小便白浊。

【加减】如寒,加厚朴二两(去粗皮,生姜汁炙)。

19452　平补汤(《辨证录》卷四)

【组成】熟地一两　麦冬一两　甘草五分　白芍一两　柴胡一钱　人参五分　茯苓三钱　天花粉二钱　百合五钱　炒黑荆芥一钱

【用法】水煎服。

【主治】阴气素虚,更加气恼,偶犯风邪,因而咳嗽。

19453　平补散(《得效》卷十九)

【组成】白术　甘草　白姜　陈皮各二钱　茯苓　木香各一钱　肉豆蔻二个(煨)

【用法】上为末。每服二钱,盐汤调下,一日三四次。利止,手足温、食进却住服。

【功用】温脾正气。

【主治】利后不止,手足冷。

19454　平陈汤(《医学入门》卷五)

【异名】陈平饮(《灵兰要览》卷上)、陈平汤(《医级》卷七)。

【组成】苍术　半夏各二钱　甘草七分　厚朴　陈皮　赤茯苓各一钱二分半

【用法】上锉一帖。加生姜三片,大枣二枚,水煎服。

【功用】祛邪逐痰。

【主治】❶《医学入门》:食疟。❷《医级》:风寒风湿所伤,致痰嗽满闷。

19455　平肾散(《玉案》卷三)

【组成】黑丑一钱　泽泻　当归　枸杞各二钱　白丑　苦参各八分

【用法】水煎,食后服。只可服五剂。

【主治】目中不清,视物不明。

19456　平和汤(《活幼心法》卷末)

【组成】人参　当归　桔梗　白芍　紫苏　黄耆各四分　防风　白芷　甘草各三分　官桂　沉香　檀香　乳香　藿香各二分

【用法】加生姜一片,水煎,温服。

【主治】痘症。因邪秽所触,伏陷而出不快,其痘痒者。

19457　平肺丸(《鸡峰》卷十三)

【组成】真桑白皮(去赤皮,锉半寸,清水米泔浸十五日漉出,焙令干)二两　贝母　防己　甘草　杏仁(去皮尖双仁者,麸炒赤,别研)各一两

【用法】上为细末。煮面为丸,如梧桐子大。每服三十丸,食后、临卧生姜汤或橘皮汤送下。

【主治】上焦有热,微寒外乘,客滞肺经,寒热相交,上抢咽膈,成咳嗽不已。或邪气留连日久,积动经络,或有恶物,或胸满气促,或饮食进退,或寒热不常,及咳嗽、气嗽、躁嗽,喉中呀呴,不得睡卧。

19458　平肺汤(《千金翼》卷十五)

【组成】麻黄(去节)　橘皮各二两　小麦一升

【用法】上㕮咀。以水五升,煮取一升半,分二次服。

【主治】肺气虚竭不足,乏气,胸中干,口中辟辟干。

19459　平肺汤(《普济方》卷一六三引《指南方》)

【组成】天门冬　马兜铃　百部各半两

【用法】上为粗末。每服五钱,水二盏,煎至一盏,去滓温服。

【主治】❶《永乐大典》引《指南方》:喘,肌肉渐瘦,骨蒸。❷《鸡峰》:喘而发热,医者误投燥热,火邪熏肺,重加喘息,颊赤咽燥,其脉细数。

19460　平肺汤(《圣济总录》卷五十)

【组成】黄耆一两(锉)　沉香半两　紫菀(去土)　人参　紫苏(去梗)各二两　杏仁(去皮尖双仁,麸炒)　橘皮(汤去白,焙)各一两

【用法】上㕮咀,如麻豆大。每服五钱匕,水一盏半,煎至八分,去滓温服,一日三次。

【主治】肺痈,气逆喘咳。

19461　平肺汤(《鸡峰》卷十一)

【组成】款冬花　五味子　白茯苓　阿胶　白术　川芎　人参　熟地黄　黄耆　紫菀　甘草　杏仁　桂各等分

【用法】上为粗末。每服三钱,水一盏,同煎至六分,去滓,食后温服。

【主治】肺气久虚,喘急多倦。

19462　平肺汤(《鸡峰》卷十一)

【组成】人参　五味子　黄耆　桂　杏仁　白茯苓各一两　麻黄二钱

【用法】上锉。每服二钱,水一盏,煎至七分,食后、临卧细细热呷。才温再暖,热呷之尤佳。

【功用】平肺气。

【主治】寒嗽。

19463　平肺汤(《杨氏家藏方》卷八)

【组成】知母　半夏(汤洗七次)　杏仁(去皮尖,炒)　麻黄(去节)　阿胶(蛤粉炒)　贝母各一两　桑叶　款冬花　甘草(炙)各半两

【用法】上㕮咀。每服三钱,水一盏半,加生姜五片,同煎至八分,去滓,食后温服。

【主治】咳嗽上喘。

19464 平肺汤(《女科百问》卷上)

【组成】五味子 紫菀(洗去土) 陈皮(去白) 甘草(炙) 杏仁(泡,去皮尖) 半夏(汤浸七次) 紫苏子 桑白皮

【用法】上为末。每服二钱,水一盏,加生姜四片,煎至七分,去滓,食后温服。

【主治】妇人喘嗽。

19465 平肺汤(《魏氏家藏方》卷二)

【组成】桔梗(炒) 桑白皮(炒) 陈皮(炒)各一两 半夏(汤泡七次) 天南星(炮) 川姜(炮,洗)各二两 人参一两半(去芦)

【用法】上为粗末。每服五钱,水二盏,加生姜五片,煎至七分,去滓,食后服。

【主治】肺经感寒邪,痰嗽盛者。

19466 平肺汤(《直指》卷七)

【组成】葶苈(微炒) 桑白皮(炒) 北梗 枳壳(制) 紫苏茎叶 半夏(制)各一两 麻黄(去节)三分 甘草(炒)半两

【用法】上锉散。每用三钱,加生姜五片,水煎服。

【主治】肺与肾皆以至阴积水,喘嘈嗽咳。

19467 平肺汤(《普济方》卷二十六)

【组成】黄耆一两 芍药一两半 半夏一两一钱 人参 甘草各半两

【用法】上为细末。每服四钱,以水一盏半,加生姜五片,大枣二枚,饧一块,同煎至八分,去滓,食后温服。

【主治】肺虚有热。

19468 平肺汤

《普济方》卷一五七。为《普济方》卷一六五引《杨氏家藏方》"平肺散"之异名。见该条。

19469 平肺汤

《普济方》卷一六三。即《医方大成》卷二引《简易》"秘方平肺汤"。见该条。

19470 平肺饮(《玉案》卷六)

【组成】陈皮 前胡 桑皮 薄荷 防风各五分 瓜蒌仁 苏子 桔梗各四分

【用法】加生姜三片,水煎服。

【主治】感风邪咳嗽,痰多,洒淅恶寒。

19471 平肺饮(《玉案》卷六)

【组成】人参 麦门冬 赤芍 槟榔 赤茯苓 陈皮 桔梗各一钱 甘草五分

【用法】水煎,空腹服。

【主治】肺痈初起,咳嗽气急,胸中隐隐作痛,呕吐脓痰。

19472 平肺散(《鸡峰》卷十一)

【组成】桑斜 枸杞 水蓼 覆盆子各二两 皂儿 茴香 荆三棱各一两

【用法】上为细末。每服二钱,加生姜一块,胡桃肉半枚,食后、临卧与药同嚼细咽津。

【主治】肺胃受寒,咳嗽上气,涎痰不利,略唾涎沫,胸满气逆,喘鸣肩息,咽干噫气,语声嘶破,身体疼烦,时发寒热。

19473 平肺散(《鸡峰》卷十一)

【组成】人参 黄耆 五味子 桑白皮 款冬花 甘草 杏仁各半两

【用法】上为粗末。每服二钱,水一盏,煎至七分,去滓,食后温服。

【主治】肺伤唾血。

19474 平肺散(《普济方》卷一六五引《杨氏家藏方》)

【异名】平肺汤(《普济方》卷一五七)。

【组成】猯猪肉四两

【用法】起薄作三片。以皂角三寸,将水浸后,捻去水,用腻粉二钱,搽入肉内,以湿纸裹煨。至五更时烂嚼,以淡姜汤或桑白皮煎汤下。至日午泻下痰涎,是病根也。

【主治】痰涎咳嗽。

19475 平肺散(《御药院方》卷五)

【组成】御米壳四两(锉碎,蜜水和,炒黄) 乌梅肉一两半 诃子皮一两 人参一两 贝母(去心) 百合各半两

【用法】上为末。每服三钱,水一盏,煎至七分,食后、临卧热服。

【主治】久咳嗽。

19476 平肺散

《丹溪心法附余》卷五。即《医方大成》卷二引《简易》"秘方平肺汤"。见该条

19477 平肺散(《郑氏家传女科万金方》卷五)

【组成】天冬 麦冬 五味 知母 生地 桑皮 白茯苓 甘草 橘红

【主治】妇人久嗽不止。

19478 平泻汤(《辨证录》卷七)

【组成】芍药二两 茯苓一两 白术二两

【用法】水煎服。

【功用】平肝泻水。

【主治】脏腑不调,肝乘脾土,湿气下行,久泻不愈。

【方论选录】此方用芍药以平肝,用白术、茯苓健脾以去湿。肝气既平,不去刑土,而脾得养,无畏于木气之克。况湿去则土燥,无波可兴,何能作泻?

19479 平治汤(《会约》卷九)

【组成】枳壳一钱半 桔梗二钱 防风 茯苓各一钱半 瓜蒌仁(去油)一钱 紫苏子(微炒,研) 八分(白者不效) 甘草一钱 杏仁(去皮尖)七分 半夏一钱半

【主治】气喘,痰火内郁,风寒外束,气急有声,坐卧不宁。

【加减】冬月,加麻黄;夏月,加石膏;挟寒者,多用生姜汁。

19480 平胃丸(《鸡峰》卷十二引王叔和方)

【组成】白术四两 厚朴三两 人参一两 陈皮二两半

【用法】上为细末,蒸枣为丸,如樱桃大。每服三丸,白汤米饮嚼下,不拘时候。

【功用】和脾胃,进饮食。

19481 平胃丸(《千金》卷十五引崔文行方)

【组成】大黄二两 小草 甘草 芍药 芎劳 葶苈

各一两　杏仁五十枚

【用法】上为末,炼蜜为丸,如梧桐子大。一岁儿每服二丸,饮送下,一日三次。

【功用】调胃。

【主治】丈夫、小儿食实不消,胃气不调,或温壮热结,大小便不利者。

19482　平胃丸《千金翼》卷十九引崔文行方)

【组成】菖蒲　大黄　葶苈(熬)　小草　芍药　当归　桂心　干姜　茯苓　麦门冬(去心)　芎䓖　细辛各二两　甘草二两半(炙)

【用法】上为末,炼蜜为丸,如梧桐子大。每服五丸,空腹以酒送下,一日二次。

【功用】消谷,平胃气,令人能食。

【主治】五劳七伤。

【加减】小儿亦患冷者,减大黄,倍干姜;小便利者,生用葶苈。

19483　平胃丸《千金》卷十五)

【组成】杏仁五十枚　丹参三两　苦参　葶苈　玄参各二两　芎䓖　桂心各一两

【用法】上为末,炼蜜为丸,如梧桐子大。每服五丸,酒送下。以知为度。

【主治】❶《千金》:身重不得食,食无味,心下虚满,时时欲下,喜卧者。❷《圣济总录》:腹内结强,不可按抑,饮食不化。

【方论选录】《千金方衍义》:脾与胃以膜相连,脾虚合用温补,反用苦寒平胃,宁不碍脾气之益困乎?只缘中气不能健运,宿食积聚于胃而蕴热,是不得不用苦寒以散食积之火。丹参、苦参、元参、葶苈,《本经》皆治腹中寒热积聚,杏仁下气开结,芎䓖理血中气,桂心辛温散结,以激发诸苦寒之性。

【备考】原书治上证,先针胃脘太仓,后服本方。

19484　平胃丸《圣济总录》卷三十二)

【组成】白豆蔻(去皮)　枳壳(去瓤,麸炒)　白术　人参　大麦蘖(炒黄)各一两　干姜(炮)三分　甘草(炙)半两

【用法】上为末,炼蜜为丸,如梧桐子大。每服二十丸,空心煎生姜、大枣汤送下,一日二次。

【主治】伤寒后胃气不和,不能食,纵食不消。

19485　平胃丸《圣济总录》卷四十五)

【组成】半夏曲(焙)一两　肉豆蔻(去皮)　槟榔(锉)各二枚　青橘皮(汤浸,去白,焙)半两　沉香一两　木香　丁香各半两　麝香半钱(研)

【用法】上为末,枣肉与糯米粥为丸,如梧桐子大,丹砂为衣,阴干。每服三五丸,生姜汤嚼下。

【功用】进食消痰。

【主治】脾胃气虚弱,呕吐不下食。

19486　平胃丸《圣济总录》卷八十八)

【组成】甘草(炙,锉)　枳壳(去瓤,麸炒)　白术　人参各一两　干姜(炮裂)半两　麦蘖(炒)一两

【用法】上为末,炼蜜为丸,如梧桐子大。每服二十丸,米饮送下,不拘时候,一日三次。

【主治】虚劳胃气不调,不能食,冷即腹胀泄利。

19487　平胃丸《保命集》卷中)

【异名】白术和胃丸(《内外伤辨》卷十)、和中丸(《脾胃

论》卷下)。

【组成】厚朴一两　白术一两二钱　陈皮八钱(去白)　木香一钱　生半夏(汤洗)一两　槟榔二钱半　枳实五分　甘草三钱(炙)

【用法】上为细末,姜汁浸蒸饼为丸,如梧桐子大。每服三五十丸,生姜汤或温水送下。

【功用】和中,消痰去湿,厚肠胃,进饮食。

【主治】病久胃气虚弱,厌厌不能食,脏腑或秘或溏。

19488　平胃丸《魏氏家藏方》卷二引章运使浩方)

【组成】平胃散四两　半夏(姜制,为末)四两

【用法】上和调,用好枣一百枚,灯草一小把,水一大碗同煮,候枣烂,去灯心,枣子去皮核,取肉为丸,如梧桐子大。每服五十丸,空心生姜汤送下;熟水亦得。

【功用】《朱氏集验方》:正胃消痰。

【主治】痰饮。

19489　平胃丸《御药院方》卷四)

【组成】半夏曲(焙)　沉香各一两　肉豆蔻(去皮)　槟榔(锉)各二个　青橘皮(汤浸,去白,焙)　木香　丁香各半两　麝香半钱(别研)

【用法】上为细末,枣肉与糯米粥为丸,如梧桐子大,丹砂为衣,阴干。每服三五丸,生姜汤嚼下。

【功用】进食消痰。

【主治】脾胃气虚弱,呕吐不下食。

19490　平胃丸《同寿录》卷一)

【组成】陈皮九两　厚朴九两　枳壳五两　山楂肉五两　甘草二两二钱五分　苍术九两

【用法】上为细末,水滴为丸,每服三钱,老年及孕妇只服三分。头痛发热发寒,用葱白二根,陈茶二分,生姜三片,煎汤送下;伤食恶心,生姜一片,煎汤送下;泻初起,泽泻三分,生姜一片,煎汤下;疟疾,加青皮二分,砂仁七个,柴胡三分,同煎汤下。

【主治】头痛发热恶寒,伤食恶心,泄泻,疟疾。

19491　平胃丸

《中国医学大辞典》。即《医方类聚》卷十引《简要济众方》"平胃散"改为丸剂。见该条。

19492　平胃丹《石室秘录》卷三)

【组成】人参三钱　白术五钱　薏仁五钱　芡实五钱　砂仁三粒　吴茱萸五分

【用法】水煎服。

【主治】肾虚吐呕。

【方论选录】此方似平治脾胃之药,不知皆治肾之法。方中除人参救胃之外,其余药品俱入肾经,而不止留于脾也。肾火生脾,脾土始能生胃,胃气一转,呕吐始平,此治胃而用治肾之药。

19493　平胃汤《千金翼》卷十五)

【组成】阿胶(炙)　芍药各二两　干地黄　干姜　石膏(碎)　人参　黄芩　甘草(炙)各一两

【用法】上㕮咀。以水、酒各三升,煮取三升,分三次服。

【主治】胃中寒热呕逆,胸中微痛,吐如豆羹汁,或吐血。

19494　平胃汤《圣济总录》卷三十八)

【组成】干姜(炮)二两　附子(炮裂,去皮脐)半两　人参　甘草(炙)　白茯苓(去黑皮)各三两

【用法】上锉,如麻豆大。每服三钱匕,水一盏,煎至七分,去滓温服,一日三次。

【主治】霍乱,脐上筑悸。

19495　平胃汤(《扁鹊心书·神方》)

【组成】葶苈(炒)一两　官桂(去粗皮,另研)一两　马兜铃(去丝蒂)三两

【用法】上为末。每用三钱,水一盏,煎七分,食后细呷之。

【主治】老人气喘咳嗽。

19496　平胃汤(《医方类聚》卷二一〇引《仙传济阴方》)

【组成】人参　草果　白术　缩砂　白茯苓　红枣肉(煨过,焙干)

【用法】上为末。空心白汤调下。

【主治】月经不调。

19497　平胃散(《博济》卷二)

【异名】参苓平胃散(《直指附遗》卷六)、加味平胃散(《育婴秘诀》卷三)。

【组成】厚朴(去粗皮,姜汁涂,炙令香,净)二两半　甘草(炙)一两半　苍术(米泔水浸二日,刮去皮)四两　陈皮(去白)二两半　人参一两　茯苓一两

【用法】上为末,每服一钱,水一盏,加生姜、枣子,同煎七分,去滓,空心温服;或为细末,蜜为丸,如梧桐子大,每服十丸,空心盐汤嚼下。

【功用】治气利膈,进食平胃。

【主治】❶《博济》:脾胃气不和,不思饮食。❷《御药院方》:心腹胁肋胀满刺痛,口苦无味,胸满短气,呕哕恶心,噫气吞酸,面色萎黄,肌体瘦弱,怠惰嗜卧,体重节痛,常多自利,或发霍乱,及五噎八痞,膈气反胃。

19498　平胃散(《医方类聚》卷十引《简要济众方》)

【异名】天下受拜平胃散(《岭南卫生方》卷中)、受拜平胃散(《杂类名方》)、神效平胃散(《保命歌括》卷十九)。

【组成】苍术四两(去黑皮,捣为粗末,炒黄色)　厚朴三两(去粗皮,涂生姜汁,炙令香熟)　陈橘皮二两(洗令净,焙干)　甘草一两(炙黄)

【用法】上为散。每服二钱,水一中盏,加生姜二片,大枣二枚,同煎至六分,去滓,食前温服。

【功用】燥湿运脾,行气和胃。

❶《简要济众方》:调气进食。❷《局方》:暖胃,化宿食,消痰饮,辟风寒冷湿四时不正之气。❸《岭南卫生方》:温养脾元,平和胃气,辟岚瘴冷湿,病后进食。❹《玉案》:和胃健脾,祛湿消食。❺《医方论》:化痞,消胀,和中。

【主治】脾胃不和,湿滞中阻。脘腹胀满,食少口淡,呕哕恶心,嗳气吞酸,大便泄泻,肢体困重。

❶《简要济众方》:胃气不和。❷《局方》:脾胃不和,不思饮食,心腹胁肋胀满刺痛,口苦无味,胸满短气,呕哕恶心,噫气吞酸,面色萎黄,肌体瘦弱,怠惰嗜卧,体重节痛,常多自利,或发霍乱,及五噎八痞,膈气反胃。❸《直指》:伤湿泄泻。❹《得效》:妊娠两足浮肿,名曰皱脚。❺《女科撮要》:肠胃寒,受湿下血。❻《保婴金镜》:小儿乳食过伤,肠鸣呕吐或米谷不化。❼《济阴纲目》:妊娠饮食停滞,或肚腹

作痛。❽《明医指掌》:山岚瘴雾,令人不服水土而腹胀。❾《症因脉治》:胃气不平,喘而上逆。❿《医宗金鉴》:湿淫于内,脾胃不能克制,有积饮痞膈中满者。

【宜忌】《医方考》:惟湿土太过者能用之,脾土不足及老弱、阴虚之人,皆非所宜也。

【方论选录】❶《医方考》:此湿土太过之证,经曰敦阜是也。苍术味甘而燥,甘则入脾,燥则胜湿;厚朴性温而苦,温则益脾,苦则燥湿,故二物可以平敦阜之土。陈皮能泄气,甘草能健脾,气泄则无湿郁之患,脾强则有制湿之能,一补一泄,又用药之则也。❷《景岳全书》:夫所谓平胃者,欲平治其不平也。此为胃强邪实者设,故其性味从辛从燥从苦,而能消能散,惟有滞有湿有积者宜之。今见方家每以此为常服健脾之剂,动辄用之,而不察可否,其误甚矣。❸《成方便读》:用苍术辛温燥湿,辟恶强脾,可散可宣者,为化湿之正药;厚朴苦温,除湿而散满;陈皮辛温,理气而行痰,以佐苍术之不及。但物不可太过,过刚则折,当如有制之师,能戡祸乱而致太平,故以甘草中州之药,能补能和者赞辅之,使湿去而土不伤,致于和平也。

【现代研究】❶促进胃排空作用:《世界华人消化杂志》[2002,10(6):719]将大鼠随机分组实验,在用药2周后以同位素 ^{99m}TC-DTPA 为标记物检测大鼠胃排空功能。结果:平胃散组和吗丁啉组鼠的胃排空率分别为(68.51±5.82)%和(72.3±6.35)%,$P>0.05$,均高于生理盐水对照组的(25.18±8.74)%,$P<0.05$。阿托品组的胃排空率为(18.05±4.51)%,平胃散+阿托品组的胃排空率为(50.21±9.70)%($P<0.05$)。结论:平胃散可促进大鼠的胃排空,可能是通过兴奋胆碱能系统而发挥作用的。❷保钾排钠作用:《中国中医药信息杂志》[2005,12(1):27]将大鼠分为正常组、湿阻造模组、平胃散组及自然恢复组,采用放免法检测血浆抗利尿激素(ADH)、醛固酮(ALD)及心钠素(ANP)的浓度,用电解质分析仪测定细胞内 Na^+、K^+。结果:与正常组比较,湿阻造模组大鼠 ADH 显著升高($P<0.01$),ALD 有明显升高的趋势,ANP 无显著性差异,治疗前 Na^+ 明显升高($P<0.05$),K^+ 明显降低($P<0.01$);治疗后,平胃散组和自然恢复组与湿阻造模组比较,ADH 和 ALD 显著下降($P<0.01$),ANP 无显著性差异,Na^+ 明显降低($P<0.01$),K^+ 无显著性差异。结论:平胃散可通过抑制湿阻中焦证大鼠 ADH 的释放和 ALD 的分泌,调节机体水、电解质平衡的紊乱,起到保钾排钠的作用。❸提高胃组织抗损伤能力:《新疆中医药》[2007,25(3):62]实验借助大鼠脾虚湿困动物模型,探讨平胃散对大鼠胃组织超氧化物歧化酶(SOD)、丙二醛(MDA)含量的影响。结果:SOD、MDA治疗组与模型对照组比较差异有统计学意义($P<0.05$),与空白对照组比较差异无统计学意义($P>0.05$)。结论:平胃散可明显提高胃组织 SOD 活力,消除自由基对胃组织的损伤。同时,可明显降低脂质过氧化反应代谢中产物 MDA 含量,改善胃组织消化吸收功能,提高胃组织抗损伤能力。❹改善免疫功能:《中医杂志》[2007,48(8):730]建立湿困脾胃证大鼠模型,观测各组大鼠脾脏及胸腺湿重、脏器系数、病理改变、血清白细胞介素-6(IL-6)和免疫球蛋白(IgG)含量等指标。结果:模型大鼠脾脏及胸腺脏器系数降低,胸腺皮质厚度及脾脏中央动脉淋巴鞘直径变小,血清 IL-6 升

高,IgG 含量明显减少。经平胃散治疗后病理改变明显恢复,效果优于自然恢复组。结论:平胃散对湿困脾胃证大鼠模型的免疫功能异常具有明显改善作用。

【备考】方中诸药生用,名"生料平胃散"(见《得效》)。本方改为丸剂,名"平胃丸"。(见《中国医学大辞典》)。

19499　平胃散(《幼幼新书》卷二十九引了时发方)

【组成】丁香(炒)五钱半　陈皮(去白)　甘草(炙)各三钱半　白姜(炮)一分　肉桂(不见火)二钱半

【用法】上为细末。每服一小钱,沸汤入盐点服。

【主治】大人小儿水泻,胃气虚弱,饮食减,可传成赤白痢,赢瘦,时复腹痛不可忍。

19500　平胃散(《三因》卷八)

【异名】八味平胃散(《证治要诀类方》卷三)。

【组成】厚朴(去皮,姜制,炒)　射干(米泔浸)　升麻　茯苓各一两半　芍药二两　枳壳(麸炒,去瓤)　大黄(蒸)　甘草(炙)各一两

【用法】上为锉散。每服四钱,水一盏,煎七分,去滓,空心热服。

【主治】胃实热。口唇干,呕哕,烦闷,大小便秘涩,及热病后余热不除,蓄于胃中,四肢发热,口渴,胸满,无汗。

19501　平胃散(《医方大成》卷十引《经济方》)

【组成】红曲(年久者)三钱半　甘草(炙)一钱　白术一钱半(面炒)

【用法】上为末。每服半钱,煎枣子米饮下。

【主治】小儿吐逆频并,手足心热,不进饮食。

19502　平胃散(《普济方》卷一九一)

【组成】附子(炮)　白术各一两　丁香半两

【用法】上为末,和匀。每服二钱,水一盏,加生姜七片,大枣三枚,煎七分,不拘时候服,一日三五次。若肿未退,可灸三阴交穴及命门穴。

【主治】水肿。

19503　平胃散

《普济方》卷三三八。为《医方类聚》卷二二四引《济生》"平安散"之异名。见该条。

19504　平胃散(《普济方》卷三九四)

【组成】马芹子(生)　白僵蚕(直者)　丁香各等分

【用法】上为末,炼蜜为丸,如梧桐子大。每服一丸,陈皮汤化下。诸疾觉胃气稍怯,即服之。

【功用】养脾,实胃气。

【主治】小儿吐。

19505　平胃散(《普济方》卷三九五)

【组成】水银　硫黄各一钱(同研黑)　诃子(炮,去核)　肉豆蔻(炮)　桂(去皮)　草豆蔻(去皮)　附子(炮,去皮脐,炙)各一钱

【用法】上为末,炼蜜为丸,如鸡头子大。三岁一丸,食前米汤调下。

【主治】小儿伏热,吐泻烦渴,腹冷疼。

【备考】本方方名,据剂型当作"平胃丸"。

19506　平胃散

《医学入门》卷四。即《伤寒六书》卷三"加减调中饮"。见该条。

19507　平胃散(《嵩崖尊生》卷八)

【组成】苍术　厚朴　陈皮　甘草　白术　防风

【主治】湿盛体重,或泻,多痰。

19508　平胃散(《嵩崖尊生》卷九)

【组成】苍术　厚朴　陈皮　炙甘草　香附　炒栀　半夏

【主治】伤食,嗳气有腐食气。

19509　平胃散(《嵩崖尊生》卷十五)

【组成】陈皮　山楂　神曲　麦芽　枳壳　苍术　厚朴各五分　甘草　砂仁各三分

【主治】小儿伤食热。

【加减】恶心,加半夏、藿香;虚,加人参、白术。

19510　平胃散(《种痘新书》卷十二)

【组成】苍术　厚朴　陈皮　香附　半夏　白芍　白芷　苏叶　川芎　木香　山楂　神曲　砂仁　炙草

【用法】上为末。感寒生姜为引。

【主治】伤食腹痛,不思饮食。

19511　平胃散(《金鉴》卷五十一)

【组成】苍术(炒)　陈皮　厚朴(姜炒)　甘草(炙)　麦芽(炒)　砂仁(研)

【用法】引用姜一片,水煎服。

【主治】小儿伤乳。吐呃,口热唇干,夜卧不宁,手足心热。

19512　平胃散(《一盘珠》卷二)

【组成】苍术(漂)　陈皮　厚朴(姜水炒)　甘草各等分　香附(酒炒)　青皮(醋炒)各二钱

【用法】生姜为引。

【主治】胃脘气痛饱胀。

19513　平胃散(《幼幼集成》卷三)

【组成】漂苍术一钱二分　紫川朴一钱五分　真广皮一钱二分　炙甘草　尖槟榔　草果仁(姜汁炒极熟)各一钱

【用法】加生姜三片,大枣三枚,水煎,清早空心服。

【功用】截疟。

【主治】小儿寒疟不止。

19514　平胃散(《宁坤秘笈》卷上)

【组成】茯苓　炙甘草　山药　广皮各等分

【主治】春天胎前泄泻。

19514　平胃散(《古今医彻》卷一)

【组成】苍术一钱(米泔水制)　厚朴一钱(姜汁炒)　广皮一钱　甘草三分　山栀一钱(炒)　茵陈二钱　秦芁一钱　茯苓一钱　生地一钱　葛根一钱

【用法】加灯心、生姜,水煎服。

【主治】湿郁发黄。

19516　平胃散(《异授眼科》)

【组成】黑豆(炒)　泽泻　当归　枸杞　白丑　黄芩

【用法】上为细末服。

【主治】目有白花如絮。

19517　平胃散(《麻症集成》卷四)

【组成】苍术　厚朴　陈皮　建曲　谷芽　砂仁　木香

【主治】疫疠不和,脾胃有停食滞,泻利如水,肿胀作痛。

19518　平胃膏(《朱氏集验方》卷十三)

【组成】平胃散

【用法】以冷水调涂。

【主治】打扑伤损,不问皮破与暗伤。

19519　平顺散(《辨证录》卷四)

【组成】柴胡　甘草　乌药各一钱　白芍三钱　香附白芥子　川芎各二钱　砂仁一粒

【用法】水煎服。

【主治】气恼之后,肝又血燥,肺又气热,一时呃逆而不止。

19520　平疮散(《外科传薪集》)

【组成】寒水石二两　东丹一两　扫盆一钱　硫黄五钱　明矾七钱　川椒一钱　黄柏五钱　牛烟胶五钱　人中黄二钱

【用法】上为细末。以板猪油、鸡脚、大黄根同打烂,擦。立效。

【主治】白泡疮、脓窠肥疮痛痒者。

19521　平怒汤(《辨证录》卷二)

【组成】白芍三两　丹皮一两　当归一两　炒栀子五钱　荆芥(炒黑)五钱　天花粉三钱　甘草一钱　香附三钱

【用法】水煎服。

【功用】平肝泻火。

【主治】横逆骤加,一时大怒,叫号骂詈,两胁大痛而声哑,口大渴,舌干燥开裂,眼珠红,肝脉洪大而无伦次。

【方论选录】肝性最急,怒则其气不平,用芍药平其气也,甘草缓其急也,肝气既平而且缓,而后可散其气而泻其火矣;当归辛以散之也,荆芥引而散之也,栀子、丹皮凉以泻之也;然而徒散其火,而火为痰气所结,则散火而未能遽散,故又加香附以通其气,加花粉以消其痰。

19522　平怒散(《辨证录》卷二)

【组成】白芍一两　丹皮一两　当归五钱　炒栀子牛膝各三钱　甘草　柴胡　广木香各一钱　枳壳八分

【用法】水煎服。

【主治】横逆骤加,一时大怒,叫号骂詈,致两胁大痛而声哑,口大渴,舌干燥开裂,眼珠红,肝脉洪大而无伦次。

19523　平热汤(《辨证录》卷四)

【组成】人参五钱　黄耆一两　甘草一钱　麦冬一两黄芩一钱　青皮五分　竹沥一合　白芍五钱　茯苓三钱枣仁三钱　炒栀子五分　天花粉三钱　柴胡五分

【用法】水煎服。

【主治】为强横者所折辱,愤懑不平,遂病心狂,时而持刀,时而踰屋,披头大叫。

【方论选录】此方变竹叶石膏汤,以治阳明之虚热也。甘温以退大热,复佐之以甘寒,使阳明之火相顺而不逆,转能健土于火宅之中,消烟于余氛之内。土既有根,火亦自息,何狂之不去乎!

19524　平脏丸(《回春》卷四)

【组成】黄连(酒炒)　枳壳(麸炒)　地榆　槐角各一两　莲蕊　当归各三钱　侧柏叶一钱　京墨(烧存性)五钱　乳香　没药各二钱

【用法】上为末,水为丸。每服百丸,空心白汤送下,渐减至六十丸止。若加黑丑头末五钱共丸尤效。

【主治】漏疮。

19525　平痔散(《顾氏医径》卷六)

【组成】儿茶五分　泔石三钱　冰片二分　赤石脂一钱　乳香一钱　青黛八分　青果核(煅)一两　青鱼胆二个(阴干,焙燥)

【用法】上为末。

【主治】下痔。

19526　平消片(《中国药典》2010 版)

【组成】郁金 54 克　仙鹤草 54 克　五灵脂 45 克　白矾 54 克　硝石 54 克　干漆(制)18 克　麸炒枳壳 90 克马钱子粉 36 克

【用法】上制成片剂,薄膜衣片每片重 0.24 克,糖衣片片芯重 0.23 克。口服,一次 4～8 片,一日 3 次。

【功用】活血化瘀,散结消肿,解毒止痛。

【主治】毒瘀内结所致的肿瘤,具有缓解症状,缩小瘤体,提高机体免疫力,延长患者生存时间的作用。

【宜忌】孕妇禁用;不宜久服。

【备考】本方改为胶囊剂,名"平消胶囊"(见原书)。

19527　平崇散(《医学心悟》卷六)

【组成】黄连末二分　甘草末　冰片各一分　硼砂三分

【用法】人乳调,点两眼角。

【主治】眼珠忽然肿胀突出。

19528　平惊丸(《慎斋遗书》卷五)

【组成】炮姜二钱　肉桂三钱　白芍一两　茯神一两远志三钱　甘草四钱　铁衣一两

【用法】炼蜜为丸。

【功用】平惊。

19529　平胬丹(《药奁启秘》)

【组成】乌梅肉(煅存性)一钱半　月石一钱半　扫盆五分　冰片三分

【用法】上为极细末。掺疮口,上盖薄贴。

【主治】疮痛有胬肉突出者。

19530　平胬散(《赵炳南临床经验集》)

【组成】乌梅三钱　煅石膏一钱　轻粉一钱　月石二钱

【用法】直接撒布水肿胬肉的疮面上,纱布压扎。

【功用】祛湿收敛,平胬肉。

【主治】各种疮面水肿肉芽增生。

【宜忌】新鲜疮面,脓毒未净者勿用;对汞过敏者禁用。

19531　平喘丸(《常见病的中医治疗研究》)

【组成】麻黄 21 克　杏仁 30 克　桂枝 9 克　冬虫夏草香油制马钱子各 6 克　鹿茸 1.5 克

【用法】上为末,炼蜜为丸。每服 3～6 克,一日二次。

【主治】哮喘,偏虚寒者。

19532　平喘片(《上海市药品标准》)

【组成】粉料:五味子(制)8 千克　青皮(麸炒)8 千克白苏子 4 千克　甘草 4 千克　前胡 8 千克　石膏 2 千克蚯蚓(炙)20 千克　麻黄(去根)20 千克　苦杏仁 8 千克姜半夏 12 千克　干姜 1.2 千克　枳实(麸炒)12 千克　款冬花(蜜炙)4 千克　桔梗 4 千克　白果仁(干)16 千克　黄芩 12 千克

膏料:五味子(制)14 千克　青皮(麸炒)14 千克　白苏

子 7 千克　甘草 7 千克　前胡 14 千克　石膏 70 千克　蚯蚓(炙)35 千克　麻黄(去根)35 千克　苦杏仁 14 千克　姜半夏 21 千克　干姜 2.1 千克　枳实(麸炒)21 千克　款冬花(蜜炙)7 千克　桔梗 7 千克　白果仁(干)28 千克　黄芩 21 千克

【用法】先将粉料研为细粉,过 100 目筛,和匀。再将膏料水煎二次,每次三小时,药汁滤过,澄清,混合后浓缩成清膏。另取砂糖 9.6 千克制成糖浆。取混合细粉 143.2 千克,先与碳酸钙 6.4 千克和匀,再与上述清膏和糖浆搅匀,干燥,制成颗粒。每 100 克干颗粒加润滑剂 1 克,压制成片,即得。片重 0.47 克。口服一次 4～6 片,一日 3 次。

【功用】顺气平喘,止咳化痰。

【主治】支气管哮喘轻度发作,咳嗽痰多,胸闷气急。

19533　平喘宁(《实用中医学》)

【组成】麻黄三钱　黄柏四钱　白果肉十四个　茶叶一钱(冲)　冰糖二两(分冲)

【用法】前三味煎取药液,后二味开水另冲,兑入混匀,晚饭前服一煎,临睡前服一煎。

【功用】清热和中,理肺平喘。

【主治】咳嗽吐痰,痰黄而稠,胸闷气喘,不能平卧,苔黄,脉浮滑略数。

19534　平喘汤(《玉案》卷四)

【组成】苏子(炒)　黄芩(酒炒)　枳实各二钱　山栀仁(炒黑)　桔梗(炒)　杏仁(去皮尖)　瓜蒌仁(去油)　桑白皮各一钱

【用法】加灯心三十茎,水煎,空腹服。

【主治】火喘。乍进乍退,得食则减,食已复喘。

19535　平痢散(《活人心统》卷一)

【组成】厚朴(姜汁炒)　粟壳(蜜炒)各一两　木香三钱　延胡索(炒)五钱

【用法】上为末。米汤调下,加蜜少许。

【主治】痢疾腹痛,便下赤白,日久不愈者。

19536　平解汤(《辨证录》卷五)

【组成】香附五钱　当归五钱　天花粉三钱　半夏二钱　茯苓三钱　神曲二钱　麦芽二钱　炒栀子二钱　黄连五分　甘草一钱

【用法】水煎服。

【主治】大怒之后,又加拂抑,事不如意,忽大叫而厥,吐痰如涌,目不识人。

19537　平瘀散(《医方类聚》卷一九一引《经验良方》)

【组成】黄柏皮　九节黄连各等分

【用法】上为末。冻疮以芸苔煎汤,候温洗令净,轻绢拭干,乌鸡子清调敷;白秃用甘草汤洗,麻油调敷。

【主治】冻疮,白秃。

19538　平嗽丸(《青囊秘传》)

【组成】知母一两　真川母(去心)一两　巴豆霜二分

【用法】上为末,用米汤浆糊为丸服。

【主治】多年冷嗽,气逆痰多,遇寒即发。

19539　平鲫丸(《医学入门》卷三)

【组成】大鲫鱼一条(去肠留鳞,以大蒜去皮切片,填鱼腹内,湿纸包,黄泥固济,慢火煨熟,去鳞骨)　平胃散末

【用法】为丸如梧桐子大。每服三十丸,空心米饮送下。

【主治】膈气不食。

19540　平肝饮子(《医方大成》卷六引《济生》)

【组成】防风(去芦)　桂枝(不见火)　枳壳(去瓤,麸炒)　赤芍药　桔梗(去芦,炒)各一两　木香(不见火)　人参　槟榔　当归(去芦,酒浸)　川芎　橘红　甘草(炙)各半两

【用法】上咬咀。每服四钱,水一盏半,加生姜五片,煎至七分,去滓温服,不拘时候。

【主治】喜怒不节,肝气不平,邪乘脾胃。心腹胀满,连两胁妨闷,头晕呕逆,脉来浮弦。

19541　平和饮子(《颅囟经》卷下)

【组成】人参　茯苓　甘草(炙)　升麻各一分

【用法】上以水一白盏,煎至一合半以来,时时与之。

【主治】❶《普济方》:小儿疮疹,及诸疮疼痛,烦渴不宁者。❷《幼科类萃》:婴儿变蒸,于三日后进一服,可免百病。

【宜忌】乳母忌油腻。

【加减】冷,加白术半钱,热,加芒消半钱。

【备考】加减中的"芒消"原脱,据《专治麻痧初编》补。

19542　平胡饮子(《医学入门》卷八)

【异名】柴平汤(《增补内经拾遗》卷三引《宦邸便方》)。

【组成】平胃散　小柴胡汤

【主治】❶《医学入门》:疟,寒热相等。❷《景岳全书》:湿疟。一身尽痛,手足沉重,寒多热少,脉濡。

19543　平胃煮散(《普济方》卷二十二引《卫生家宝》)

【组成】苍术四两(洗净,锉细作片子,先以米泔浸一宿,漉出,复用清水浸一宿,漉出,焙干,或晒干用)　白术二两　橘皮(去白)二两　枣四两(锉碎)　厚朴(去粗皮)四两(先以生姜自然汁浸一宿,火上炙令香,锉细)　生姜四两(切作片)　甘草二两(锉作半寸许)

【用法】上药依数修合事了。以瓷锅或铫或瓶,入药在内,以水淹浸约二三寸许,文武火煮,乃不紧不慢火候,煮药伺干,将出火焙燥,为细末。每服二钱,水一盏,加生姜二片,大枣二枚,同煎至八分服,白水煎亦得,或沸汤点服,并宜早晨空心常进一服。

【功用】宽中利膈,消酒进食,快脾胃,止呕逆,辟四时恶气。

【主治】霍乱吐泻,时气岚瘴诸病。或酒食后,尤宜进之。

19544　平消胶囊

《中国药典》2010 版。即原书"平消片"改为胶囊剂。见该条。

19545　平喘仙丹(《辨证录》卷四)

【组成】麦冬五钱　桔梗三钱　甘草二钱　半夏二钱　黄芩一钱　山豆根一钱　射干一钱　白薇一钱　乌药一钱　苏叶八分　茯苓三钱

【用法】水煎服。

【主治】偶感风寒,一时动喘,气急抬肩,吐痰如涌,喉中作水鸡声。

【宜忌】此治外感之喘,而不可执之以治内伤之喘也。

19546　平肌追脓散(《疮疡经验全书》卷四)

【组成】干姜。

【用法】上为末,鸡子清调搽四面。如溃烂,用猪蹄汤洗净疮口,拭干,掺之觉热如烘,平肌易愈。

【主治】发背,疮头冷者。

19547 平安如意丹

《卫生鸿宝》卷一。为原书同卷"灵通万应丹"之异名。见该条。

19548 平阳清里汤(《湿温时疫治疗法》引《舌鉴辨正》)

【组成】生石膏六钱　生甘草六分　青子芩一钱半　白知母三钱　小川连八分　生川柏六分

【用法】先用犀角六分,羚角一钱,煎汤代水。

【主治】急性时疫。心络郁而君火灼血,血热生风者。

19549 平时擦牙散(《绛囊要要》)

【组成】青竹一根　食盐

【用法】青竹逐节留节,一头截断,将食盐装实,湿纸塞口。每段用湿粗纸二层裹好,放灶中。煮饭后火灰中煨透,取出去纸及竹灰,将净盐研细,再装入新竹中,如法再煨。共三次。出火气,研细。每朝擦牙。

【功用】永无牙病,至老坚固。

19550 平肝上清丸(《眼科临症笔记》)

【组成】知母肉二两　生石膏一两　黄连八钱　黄芩八钱　石斛五钱　薄荷四钱　茺蔚子一两半　车前子八钱(炒)　蔓荆子六钱　青葙子五钱　夏枯草七钱　甘草三钱

【用法】上为细末,水打为丸。每服三钱,一日二次。

【主治】偃月障症。两眼不疼不红,视物昏蒙,风轮上边一条月色白膜,如弯月然,缓缓下垂。

19551 平肝止血汤

《辨证录》卷十一。为《傅青主女科》卷上"平肝开郁止血汤"之异名。见该条。

19552 平肝止血散(《辨证录》卷三)

【组成】白芍二两　当归一两　荆芥(炒黑)三钱　炒栀子二钱　甘草一钱　丹皮二钱

【用法】水煎服。

【主治】大怒吐血色紫,气逆两肋,胀满作痛。

【方论选录】白芍平肝而又能益肝中之气血,同当归用之,则生血活血,实有神功。丹皮、栀子不过少凉其血,以清其火,以便荆芥之引经,甘草之缓急也。

19553 平肝止痢汤(《辨证录》卷七)

【组成】白芍一两　当归五钱　栀子二钱　枳壳一钱　车前子二钱　甘草一钱

【用法】水煎服。

【主治】夏、秋之间,肝克脾土,腹痛作泻,变为痢疾,宛如鱼冻,久则红白相间。

19554 平肝补脾汤(《会约》卷十)

【组成】当归(土炒)一钱半　白芍(酒炒)一钱　沙参三钱　白术　茯苓各二钱　白豆蔻肉(炒,研)八分　木瓜一钱二分　肉桂一钱半　甘草(炙)一钱

【用法】水煎服。

【主治】木旺侮土,脾虚发泄。

19555 平肝泻火汤(《眼科临症笔记》)

【组成】生地四钱　栀子三钱　寸冬三钱　柴胡二钱　青皮二钱　木通二钱　黄芩三钱　胡黄连三钱　银花三钱　滑石三钱　枳壳三钱　甘草一钱　车前子三钱(外包)

【用法】水煎服。

【主治】两眼赤酸,怕日羞明,上下眼皮弦紧皮松,倒睫卷毛,刺激眼球,发生白膜,热泪常流。

19556 平肝顺气丸(《全国中药成药处方集》大同方)

【组成】黄连(姜炒)二两　吴萸(炒)　神曲(炒)各一两　麦芽七钱　山楂一两　木香三钱　香附三两　川芎二两　广皮(去白)三两　白术四两　枳实二两　栀子(炒)莱菔子各一两　半夏一两五钱　云苓一两　砂仁(炒)四钱　干姜(炒)一两　青皮(炒)六钱　竹茹一两　炙草四钱

【用法】上为细末,炼蜜为丸。每服三钱,早、晚开水送下。

【主治】胸膈膨闷,不思饮食。

19557 平肝养肺汤(《镐京直指》)

【组成】生白芍三钱　石决明五钱(煅)　紫石英四钱　北沙参三钱　川贝母一钱五分　炙桑皮三钱　旋覆花三钱(包)　代赭石四钱　制香附二钱　甘枸杞三钱　橘红八分　叭杏仁三钱(去皮尖)　煅牡蛎五钱

【用法】水煎服。

【主治】肝阳冲肺,痰色青灰,木扣金鸣之咳嗽。

19558 平肝消毒饮(《嵩崖尊生》卷十五)

【组成】赤芍　生地　当归　川芎　荆芥　白菊花　防风　蝉蜕　胆草　谷精草　黄连各等分　甘草减半

【主治】痘后余毒入目,或红肿,或生白翳。

19559 平肝消瘕汤(《辨证录》卷七)

【组成】白芍一两　当归五钱　白术一两　柴胡一钱　鳖甲二钱　神曲一钱　山楂一钱　枳壳一钱　半夏一钱

【用法】水煎服。

【功用】舒肝中之郁,助脾胃之气。

【主治】肝气甚郁,结成气块,在左胁之下,左腹之上,动则痛,静则宁,岁月既久,日渐壮大,面色黄槁,吞酸吐痰,时无休歇。

19560 平肝流气饮(《回春》卷五)

【组成】当归(酒洗)一钱　白芍(酒炒)四分　川芎六分　橘皮(盐汤洗)一钱　茯苓(去皮)一钱　半夏(姜制)　青皮(醋炒)六分　黄连(酒炒)八分　柴胡七分　香附(童便浸,炒)八分　厚朴(姜汁炒)七分　栀子(盐水拌炒)八分　甘草(炙,去皮)四分　吴茱萸(煮三次,去水,炒)四分

【用法】上锉一剂。加生姜三片,水煎,空心热服。

【主治】胁痛,及小腹至绕脐并疝气内外疼者。

19561 平肝救血汤(《竹林女科》卷三)

【组成】当归　麦冬(去心)各一两　川芎五钱　三七(研)一钱

【用法】水煎服。

【主治】产后厥阴感邪,呕吐,两胁胀满,便血。

19562 平肝清火汤(《审视瑶函》卷四)

【组成】车前子　连翘各一钱　枸杞子　柴胡　夏枯草　白芍　生地黄　当归各一钱半

【用法】上为一剂。水二钟,煎至八分,去滓温服。

【主治】黑睛胀大,属虚者。

19563 平肝清肺汤(《效验秘方·续集》邵长荣方)

【组成】柴胡9克　前胡9克　青黛9克　丹皮9克

炒蒲黄 9 克　六月雪 9 克　茜草根 9 克　平地木 30 克　海蛤壳 12 克　野菊花 12 克

【用法】每日 1 剂,水煎,分 2 次服用,饭后 2 小时温服。

【功用】平肝清肺,凉血止血。

【主治】支气管扩张。临床特征为咳嗽气促,痰黏,咯吐鲜血、血量多,每因情绪抑郁不舒或发怒激动而发病。伴胸胁胀痛,口干口苦,大便偏干。舌质红、苔薄黄,脉弦滑数。中医辨证属肝火犯肺,血逆妄行。

【加减】胸胁胀痛明显者,加瓜蒌皮 12 克、徐长卿 12 克、郁金 12 克,以疏肝通络解郁。少量咯血,长期不愈的患者,在平肝清火的基础上加入活血祛瘀的药物,如川芎、桃仁等,这是行血和止血的辨证关系,可以起到相辅相成的作用。

【方论选录】方用柴胡、前胡宣肺解表引邪外出;青黛清热解毒,清肝凉血;丹皮清肝凉血,散血不留瘀;炒蒲黄、茜草根凉血止血;海蛤壳清肺化瘀;六月雪、平地木、野菊花清热解毒,清肝凉血。诸药合用肝肺邪火得清,肺气宣畅,肝血归经。

【临床报道】左下肺支气管扩张:张某某,男,37 岁。1994 年 6 月 22 日初诊。有支气管扩张病史 20 余年,平时痰多,经常咯血。一年前因患病毒性肝炎后,咯血增频,每次咯血量多,一碗左右。经 X 线胸片和肺部 CT 检查确诊为左下肺支气管扩张。住院用神经垂体素、止血敏、青霉素等治疗。近日因风邪外感,咳嗽咯血又作。症见面色萎黄,咯吐黄痰,咯血鲜红,动则汗多,气促,无发热,口淡纳少,两便尚调,舌苔薄腻,脉细滑数。辨证肝火犯肺,痰热内壅,灼伤肺络,拟平肝清肺,凉血止血为治。药用:柴胡 9 克,前胡 9 克,丹皮 9 克,炒蒲黄 9 克,川芎 9 克,连翘 9 克,野菊花 12 克,夏枯草 12 克,茜草根 15 克,鹿衔草 18 克,黄芩 18 克,平地木 30 克,野荞麦根 30 克,七剂。二诊:药后咯血已止,咳嗽痰多,每日痰量约 100～200 毫升、色黄、夹有血丝,舌苔薄腻,脉细滑。原方加炒藕节 9 克,七剂。三诊:痰血已除,咳减痰多,每日痰量约 200 毫升,色黄黏稠,鼻塞黄涕,身重胸闷,胃纳不馨,口淡,两便尚调,舌苔薄腻,脉沉细。拟清肺健脾,祛痰通窍。处方:鹿衔草 9 克,连翘 9 克,佛耳草 9 克,苍白术 9 克,陈皮 9 克,姜半夏 9 克,生甘草 9 克,海藻 9 克,苍耳子 9 克,路路通 9 克,黄芩 15 克,猪苓 12 克,茯苓 12 克,海蛤壳 12 克,海浮石 12 克。调治一月,随访半年,病未复发。

19564　平肝清胃丸(《简明医彀》)

【组成】枯芩　黄连　白芍(俱酒炒)　生地(酒洗)　柴胡　半夏各七钱　人参五钱　青皮(醋炒)五钱　赤茯苓　蔓荆各一两　甘草二钱

【用法】上为末,葱汤浸蒸饼为丸,如绿豆大。每服百丸,空腹姜、茶汤送下。

【主治】饮食厚味,挟怒气以动肝胃之火,耳聋耳鸣者。

19565　平肝清脑汤(方出《中医临证撮要》,名见《古今名方》)

【组成】羚角粉 2.4 克(冲服)　明天麻 3 克　嫩钩藤 12 克　白蒺藜 12 克　冬桑叶 9 克　天竺黄 4.5 克　鲜竹沥 1 小杯(冲服)　京赤芍 6 克

【功用】平肝熄风,清脑开窍。

【主治】产后发痉。新产之后,陡然抽风,神志不清,口

眼抽动,牙关紧闭,两手紧握,舌苔薄腻或厚腻,脉细紧,或弦或滑。

19566　平肝舒络丸

《中国药典》2010 版。为《全国中药成药处方集》(北京方)"平肝舒络丹"之异名。见该条。

19567　平肝舒络丹(《全国中药成药处方集》北京方)

【异名】平肝舒络丸(《中国药典》2010 版)。

【组成】人参(去芦)　熟地　乳香　没药　橘皮　香附　厚朴　玄胡索　茯苓　檀香　龟版(炙)　羌活　防风　紫豆蔻仁　枳壳　砂仁　藿香　木香　乌药　黄连　白术　何首乌　白及　威灵仙　佛手　木瓜　钩藤　僵蚕　柴胡　细辛　白芷　桑寄生　牛膝各三钱　沉香一两　青皮　天竺黄　肉桂　川芎　公丁香各二钱　胆南星五钱

【用法】上为细末。每十二两四钱细粉兑入冰片三钱,朱砂一两,羚羊角一钱,和匀,炼蜜为丸,重二钱,金箔为满衣,蜡皮封固。每服一丸,温开水送下,一日二次。

【功用】❶《全国中药成药处方集》(北京方):疏郁理气,健胃止痛。❷《中国药典》2010 版:平肝舒络,活血祛风。

【主治】❶《全国中药成药处方集》(北京方):肝郁气滞,饮食不消,倒饱嘈杂,两胁刺痛,四肢抽搐。❷《中国药典》2010 版:肝气郁结,经络不疏引起的胸胁胀痛,肩背串痛,手足麻木,筋脉拘挛。

19568　平肝舒筋汤(《辨证录》卷六)

【组成】柴胡一钱　白芍一两　牛膝　生地　丹皮　炒栀子各三钱　当归五钱　陈皮　甘草各一钱　神曲五分　秦艽　乌药各一钱　防风三分

【用法】水煎服。

【功用】平肝气,散内热。

【主治】大怒之后,周身百节俱疼,胸腹且胀,两目紧闭,逆冷,手指甲青黑色。

19569　平肝潜阳汤(《常见病中医治疗研究》)

【组成】生牡蛎　夏枯草各 30 克　石决明 24 克　桑寄生　生地　生杜仲各 15 克　黄芩 12 克　草决明　菊花　茺蔚子各 9 克

【功用】平肝潜阳。

【主治】肝阳上亢,头晕头痛,心悸怔忡,失眠多梦,舌红脉弦。

19570　平肝潜阳汤(《张皆春眼科证治》)

【组成】酒生地 15 克　玄参 9 克　五味子 3 克　酒白芍　菊花　石决明　生牡蛎　车前子各 9 克

【功用】滋阴降火,平肝潜阳。

【主治】绿风内障,水不涵木,肝火偏盛。头痛眼胀,时轻时重,瞳神时散时收(后期则不能收),视物模糊,白睛淡赤,按之目珠较硬者。

19571　平补心脾汤(《会约》卷十四)

【组成】当归三五钱(若血热者用一钱半)　熟地五七钱　白术二三钱　杜仲(盐炒)二钱　枸杞二钱　白芍(酒炒)二钱　甘草(炙)一钱　五味子(蜜炒)八分　续断(酒浸)二三钱　丹皮二钱

【用法】水煎服。

【主治】妇人心脾气虚,不能固摄经血,以致先期者。

19572　平补正心丹

《张氏医通》卷十四。即《局方》卷五（宝庆新增方）"平补镇心丹"。见该条。

19573　平补仙术丸

《普济方》卷二二四。即《圣济总录》卷一八五"仙术丸"。见该条。

19574　平补地榆汤

《便览》卷三。为《卫生宝鉴》卷十六"平胃地榆汤"之异名。见该条。

19575　平补苁蓉煎（《普济方》卷二二四引《十便良方》）

【组成】苁蓉　五味子　山茱萸　杜仲　茯苓　牛膝（酒浸，切，焙）　菟丝子　薯蓣　巴戟各等分

【用法】上为细末，以酒煮面糊为丸，如梧桐子大。每服三十丸，空心米饮送下。

【功用】补虚填精髓。

【主治】诸虚。

【备考】本方方名，据剂型当作"平补苁蓉丸"。

19576　平补固胎汤（《会约》卷十四）

【组成】淮山药（炒）　当归（去尾，酒洗）　杜仲（糯米泔炒）　白芍（酒炒）各二钱　白术一钱半　熟地三钱　益母子一钱（炒）　甘草（炙）一钱　川续断二钱　升麻（盐水炒）三分　黄耆（蜜炒）一钱半

【用法】用大枣三枚，白莲子（去心，微炒，捶碎）七粒为引。

【功用】种玉之后，平补气血，以固胎元，免其堕胎。

【加减】虚寒作呕逆者，加生姜一钱；体虚兼热，口渴便燥等证，加黄芩一钱五分，或加生地二钱；气逆多滞者，加去白陈皮八分，或加童便炒香附七分，即砂仁亦可；有所触动而动血者，加阿胶二钱。

19577　平补固真丹（《本草纲目》卷十二引《乾坤生意》）

【组成】金州苍术（刮净）一斤（分作四分：一分川椒一两炒，一分破故纸一两炒，一分茴香、食盐各一两炒，一分川楝肉一两炒，取净术为末）　白茯苓末二两　酒洗当归末二两

【用法】酒煮面糊为丸，如梧桐子大。每服五十丸，空心盐、酒送下。

【主治】元脏久虚，遗精白浊；妇人赤白带下，崩漏。

19578　平补枳术丸（《丹溪心法附余》卷七）

【异名】平胃枳术丸（《济阳纲目》卷三十七）。

【组成】白术三两　白芍药一两半（酒浸，炒）　陈皮　枳实（去瓤，麸炒）　黄连（酒浸，炒）各一两　人参　木香各半两

【用法】上为细末，荷叶煮浓汤，打米糊为丸，如梧桐子大。每服五十丸，渐加至六七十丸，空腹米汤送下。

【功用】调中补气血，消痞清热。

【主治】❶《丹溪心法附余》：痞闷。❷《医钞类编》：虚痞，大便利者。

19579　平补理痨煎（《不居集》上集卷十一）

【组成】熟地一两　地骨皮　麦冬各五钱　人参五分　北五味二十粒　山药三钱　白术　白芥子各一钱

【用法】水煎服。

【主治】未成痨而将成痨者。

【方论选录】宏格曰：此方妙在平补而无偏胜之弊，虽熟地多用，然有参、术以行气，自易制其腻滞，故转能奏功。倘谓参、术助阳，熟地过温，举世皆不知其妙也。

19580　平补草薢丸（《鸡峰》卷四）

【组成】草薢一两半　杜仲　干木瓜　续断　牛膝各一两

【用法】上为细末，炼蜜为丸，如弹子大。每服一丸，空心盐酒，盐汤任下，一日三次。

【主治】脚膝冷气冲腰，行履不前。

19581　平补虚弱汤（《会约》卷二）

【组成】人参（少者以时下生条参三五钱代之）　白术　茯苓　炙草各一钱半　当归二钱　白芍（酒炒）一钱半　杜仲　黄耆（蜜炒）各二钱　甘枸杞　山药各二三钱　五味十五粒　附子一钱或多用

【用法】生姜、大枣为引。

【主治】气血两虚，脾肾悉亏，身倦神晕者。

19582　平补鹿茸丸（《圣济总录》卷八十）

【方药】鹿茸（酥炙，去毛）　肉苁蓉（酒浸，去皱皮，焙）　干地黄（焙）　柏子仁（研）　菟丝子（酒浸一宿，焙）各一两　黄耆（锉细）　白茯苓（去黑皮）　桂（去粗皮）　防风（去叉）　远志（去心）　车前子　五味子各半两

【用法】上为细末。炼蜜为丸，如梧桐子大。每服三十丸，加至四十丸，空心米饮送下。

【主治】水气平愈，体瘦如旧。

19583　平补镇心丸

《风劳臌膈》。为《医统》卷四十八引《局方》"平补镇心丹"之异名。见该条。

19584　平补镇心丹（《局方》卷五宝庆新增方）

【异名】镇心丹（《证治要诀类方》卷四）。

【组成】酸枣仁（去皮，隔纸炒）二钱半　车前子（去土，碾破）　白茯苓（去皮）　五味子（去枝、梗）　肉桂（去粗皮，不见火）　麦门冬（去心）　茯神（去皮）各一两二钱半　天门冬（去心）　龙齿　熟地黄（洗，酒蒸）　山药（姜汁制）各一两半　人参（去芦）半两　朱砂（细研为衣）半两　远志（去心）　甘草（炙）一两半

【用法】上为末，炼蜜为丸，如梧桐子大。每服三十丸，空心饭饮送下；温酒亦得，加至五十丸。

【功用】常服益精髓，养气血，悦色驻颜。

【主治】❶《局方》：丈夫、妇人心气不足，志意不定，神情恍惚，夜多异梦，怔忡烦郁；及肾气伤败，血少气多，四肢倦怠，足胫酸疼，睡卧不稳，梦寐遗精，时有白浊，渐至羸瘦。❷《张氏医通》：心血虚少，惊悸颤振，夜卧不宁。

【备考】本方方名，《张氏医通》引作"平补正心丹"。

19585　平补镇心丹（《局方》卷五续添诸局经验秘方）

【组成】熟干地黄　生干地黄　干山药　天门冬　麦门冬（去心）　柏子仁　茯神各四两（一本七两）　辰砂（别研为衣）　苦梗（炒）各三两　石菖蒲（节密者）十六两　远志（去心，以甘草煮三四沸）七两　当归（去芦）六两　龙骨一两

【用法】上为细末，炼蜜为丸，如梧桐子大。每服三十丸，空心饭饮吞下，温酒亦得，渐加至五十丸。宜常服。

【功用】益精髓，养气血，明视听，悦色驻颜。

【主治】丈夫、妇人心气不足,志意不定,神情恍惚,夜多异梦,怔悸烦郁,及肾气伤败。血少气多,四肢倦怠,足胫酸痛,睡卧不稳,梦寐遗精,时有白浊,渐至羸瘦。

19586 平补镇心丹《医统》卷四十八引《局方》)

【异名】平补镇心丸(《风劳臌膈》)。

【组成】白茯苓 茯神 麦门冬(去心) 五味子各一两二钱半 车前子 远志(制) 天门冬(去心) 山药(姜汁炒) 熟地黄(酒浸)各一两半 酸枣仁(炒)三钱 人参 龙齿各二两半 朱砂一两半(另研极细为衣)

【用法】炼蜜为丸,如梧桐子大。每服八九十丸,早、晚米饮或温酒送下。

【功用】常服安心神,益荣卫。

【主治】❶《医统》引《局方》:治心血不足,时或怔忡,夜多乱梦,如坠岸谷。❷《风劳臌膈》:心悬如大饥之状者。

19587 平补镇心丹《郑氏家传女科万金方》卷五)

【组成】桂圆肉十四两 龙齿(另研)二两 茯苓 远志 枣仁 茯神 肉桂 熟地 人参 黄耆 柏子仁(另研) 辰砂 阿胶 紫石英各一两

【用法】上为末,炼蜜为丸,如梧桐子大。每服三十丸。

【主治】妇人怔忡惊悸,健忘。

19588 平肺宁嗽饮《痘疹正宗》卷下)

【组成】枯芩一钱 黄连八分 牛子一钱半 桔梗七分 甘草四分 贝母一钱(去心)

【主治】肺中余火未清,疹后余嗽。

【备考】本方方名,《治疹全书》引作"平肺宁嗽散"。

19589 平肺宁嗽散

《治疹全书》卷下。即《痘疹正宗》卷下"平肺宁嗽饮"。见该条。

19590 平肺绿云散

《普济方》卷三十八。为《证类本草》卷十三引《经验后方》"绿云散"之异名。见该条。

19591 平疟养脾丸《幼科发挥》卷三)

【组成】人参 白术 白茯苓 甘草(炙) 当归 川芎 陈皮 半夏曲 苍术(米泔浸,炒) 厚朴(姜汁炒) 柴胡 黄芩 猪苓 泽泻 草果 常山 青皮 辣桂 九肋鳖甲(酥炙)各等分

【用法】上为末,酒煮曲糊为丸,如麻子大。陈米汤送下。

【主治】❶《幼科发挥》:疟疾不问新旧。❷《幼幼集成》:久疟体虚者。

【临床报道】疟疾:一儿岁半病疟,二日一发,久不愈,其儿黄瘦面浮腹胀,予用平疟养脾丸治之,愈。

19592 平疟养脾丸《幼科指南》卷上)

【组成】当归身 人参 陈皮 青皮各一钱 黄芩 草果各二钱 煨南星一钱 白术五分 茯苓一钱 柴胡一钱五分 炙草五分

【用法】上为末,水糊丸,如黍米大。竹叶、炒米煎汤送下。

【主治】久疟连绵不退者,或二日一次,或三日一次。

19593 平疟第一方《卫生鸿宝》卷一)

【组成】橘红 茯苓 半夏(制) 灵仙各一钱 柴胡 苍术(米泔浸,炒) 厚朴(姜汁炒) 黄芩各八分 青皮

槟榔各六分 炙草三分 生姜三片

【功用】平胃消痰,理气除湿。

【用法】井、河水各一钟煎,饥时服。

【主治】疟疾。间日疟,三日疟,疫疟。

【加减】头痛,加白芷;无汗,加麻黄(去节)。只用一剂,仍去之。

【备考】轻者二剂即愈,若三剂后,病势减而未全愈,可再接服二方。

19594 平疟第二方《卫生鸿宝》卷一)

【组成】生首乌三钱 陈皮 茯苓 柴胡 黄芩各八分 当归 白术(米泔浸,土炒) 灵仙各一钱 知母(去毛,盐水炒) 鳖甲(不见汤,醋炙,研末)各二钱 炙草三分 生姜三片

【用法】井、河水各一钟煎滚,加酒半钟,再滚,空心服。

【主治】疟疾。间日疟,三日疟,疫疟。

【加减】久疟,加蓬术一钱。

【备考】此方补泻互用,虚实得宜,即极弱人,缠绵重病,数剂后立有起色。疟止后再用第三方,补弱扶元。

19595 平疟第三方《卫生鸿宝》卷一)

【组成】人参 黄耆(蜜炙)各一钱二分 白术(土炒) 青蒿(子亦可) 知母 麦芽 当归(土炒)各一钱 陈皮 柴胡各八分 炙草三分 升麻(酒炒)四分 生首乌二钱 生姜三片 大枣二枚

【用法】水煎,半饥时服。

【主治】疟疾。间日疟,三日疟,疫疟。

【加减】无力用参者,重用耆、术。

【备考】三五剂元气充实,永不发矣。

19596 平胃二陈汤

《症因脉治》卷二。为原书同卷"二陈平胃散"之异名。见该条。

19597 平胃二陈汤《一盘珠》卷四)

【组成】苍术 陈皮 甘草 厚朴(姜水炒)各一钱 白苓 半夏 山楂 神曲(炒)各八分

【主治】伤食腹痛,停痰咳嗽。

19598 平胃五苓散

《脉因证治》卷上。为《增补内经拾遗》卷三引《局方》"胃苓汤"之异名。见该条。

19599 平胃分消饮《东医宝鉴·杂病篇》卷四引《集略》)

【组成】半夏 白术 陈皮 厚朴各一钱 黄连 青皮 枳壳各八分 甘草五分

【用法】上锉作一贴。加生姜五片,水煎服。

【主治】胃有痰火,吞酸嘈杂。

19600 平胃六一散《症因脉治》卷四)

【组成】苍术 厚朴 陈皮 甘草 滑石

【主治】外感中暑泄泻,胸次不舒。

19601 平胃正气丸《经验各种秘方辑要》)

【组成】沉香末二两 赤茯苓十六两 江枳壳十二两 粉桔梗六两 宣木瓜十两 净柴胡四两 大腹皮五两 广木香十两 老檀香二两五钱 粉甘草一两五钱 香谷芽十五两 六神曲十五两 茅山术八两 葛根片八两 姜半夏十两 香白芷七两 西香薷五两 紫苏叶十两 土藿香十

两　楂肉炭十二两　川厚朴十两

【用法】上为细末，水泛为丸，每丸重一钱。晒燥收藏，勿令泄气。每用二粒，先服一粒，开水送下。停六个时辰，再服一粒，即愈。

【主治】腹痛不止，肚内不舒，胸膈痞闷，一切时疫，及肝胃气痛。

19602　平胃四苓散（《症因脉治》卷四）

【组成】苍术　厚朴　陈皮　甘草　白术　白茯苓　泽泻　猪苓

【主治】❶《症因脉治》：酒积，五更泄泻。❷《伤寒大白》：中焦水饮痞塞混浊。

【加减】治酒积五更泄泻，应加干葛、黄柏；若胸次不宽，再加砂仁、白豆蔻。

19603　平胃生化汤（《医方简义》卷六）

【组成】醋炒大黄三钱　厚朴一钱　川芎二钱　当归四钱　桃仁十粒　黑料豆一合　炮姜四分　炙甘草四分　麦芽三钱（炒）

【用法】加苏木五分，降香三分，水煎，加酒五匙冲服。

【主治】产后败血冲胃。

19604　平胃生漆丸

《医统》卷七十七。即《直指》卷二十五"生漆丸"。见该条。

19605　平胃加消汤（方出《得效》卷十四，名见《医林纂要》卷八）

【组成】平胃散一帖

【用法】作两服。每服酒、水各一盏，同煎至一盏，却投朴消半两（研细），再煎三五沸，倾出，候微温服尽。其胎即化血水而下。

【主治】死胎不下。其证指甲青、舌青、胀闷甚者，口中极臭。

【方论选录】《医林纂要》：苍术燥湿，补肝，辛烈善行，去恶气，辟不祥，故可下死胎；厚朴降逆气，破宿血，攻坚消滞，本妊娠所忌，此下死胎，宜用之；陈皮，气行不滞，而后死胎可下；甘草，方多峻急，赖此补中而缓之；朴消咸以软坚，能化死胎，而补心滋阴，且在术、朴队中，自无伤于母气也。此方甚平，而下死胎甚效。

19606　平胃发表汤（《伤寒大白》卷一）

【组成】羌活　柴胡　干葛　枳实　厚朴　半夏　广皮

【主治】胃家凝结，胃阳不得敷布作汗散邪，寒热身痛，胸满无汗。

【备考】原书卷三无广皮，有独活。

19607　平胃地榆汤（《卫生宝鉴》卷十六）

【异名】平补地榆汤（《便览》卷三）。

【组成】苍术一钱　升麻一钱　黑附子（炮）一钱　地榆七分　陈皮　厚朴　白术　干姜　白茯苓　葛根各半钱　甘草（炙）　益智仁　人参　当归　曲（炒）　白芍药各三分

【用法】上作一服。水二盏，加生姜三片，枣子二个，煎至一盏，去滓，食前温服。

【功用】温中散寒，除湿和胃。

【主治】结阴便血。

【宜忌】慎言语，节饮食。

19608　平胃地榆汤（《金鉴》卷五十五）

【方药】苍术（炒）　陈皮　厚朴（姜炒）　甘草　地榆

【用法】生姜为引，水煎服。

【主治】便血。湿盛腹不痛者。

19609　平胃快斑汤

《种痘新书》卷十二。为《片玉痘疹》卷八"平胃快斑散"之异名。见该条。

19610　平胃快斑散（《片玉痘疹》卷八）

【异名】平胃快斑汤（《种痘新书》卷十二）。

【组成】苍术　厚朴　陈皮　甘草　羌活　防风　官桂　猪苓　白茯苓

【用法】水煎服。

【主治】痘起发之时，遇久阴雨，不能起发。

19611　平胃败毒散

《症因脉治》卷四。为原书同卷"败毒平胃散"之异名。见该条。

19612　平胃枳术丸

《济阳纲目》卷三十七。为《丹溪心法附余》卷七"平补枳术丸"之异名。见该条。

19613　平胃香连丸（《外科集腋》卷八）

【组成】陈皮　甘草　厚朴（姜汁炒）各二两　木香四两　苍术（米泔浸）二两　川连八两（分四制：甘草煎水、吴萸煎水、京酒、米醋各拌川连二两，晒干）

【用法】上为末，用炒神曲五两打糊为丸。每服一二钱，生姜汤送下。

【主治】水泻，痢疾。

19614　平胃保和汤（《症因脉治》卷一）

【组成】苍术　厚朴　广皮　甘草　莱菔子　山楂　麦芽　神曲　连翘

【主治】头痛，食积作痛者。

19615　平胃保和汤（《嵩崖尊生》卷九）

【组成】苍术　厚朴　枳实　陈皮　莱菔　山楂　香附各一钱　炙草五分

【主治】食积，心痛如有物不得下。

19616　平胃保和散（《伤寒大白》卷一）

【组成】平胃散　保和丸

【用法】同研服。

【主治】痰凝食滞，项强而兼胸满口噤，介齿不语，脉滑有力者；及挟食外感，胸中凝结作痛，手不可近者。

19617　平胃前胡汤（《圣济总录》卷四十五）

【异名】前胡汤（《普济方》卷二十四）。

【组成】前胡（去芦头）　人参　白茯苓（去黑皮）　附子（炮裂，去皮脐）　半夏（生姜汁浸一宿，并生姜汁杵令匀，焙干）　白术　枇杷叶（拭去毛）　厚朴（去粗皮，生姜汁涂，炙透）　诃黎勒（纸裹煨熟，去核）各一两半　槟榔（锉）　肉豆蔻（去壳）　陈橘皮（汤去白，焙）　干姜（炮）　甘草（炙）各三两

【用法】上锉，如麻豆大。每服三钱匕，水一盏，加生姜一枣大（切），大枣二枚（擘），同煎至七分，去滓，不拘时候温服。

【主治】脾胃冷热气不和。

19618　平胃调中散（《陈素庵妇科补解》卷一）

【组成】厚朴　广皮　香附　白豆蔻　益智仁　白茯苓　葛根　防风　苍术　生姜　山楂　半夏

【主治】妇人经正行,忽然呕吐,属胃虚;或客寒犯胃,或食后怒动肝气,展转不已,头晕,口干,四肢发热,经水或止或来。

【方论选录】是方朴、广、豆仁、香附、益智以温胃和中,生姜、半夏以止吐,山楂以消食,苍术以逐寒祛积,防风以祛风,茯苓以利水理胃,葛根为使,引以入阳明也。

19619　平胃敛阴汤(《会约》卷四)

【组成】扁豆(炒,研)三钱　甘草一钱　麦冬一钱　牛膝一钱　白术八分　山药一钱半　葛根一钱　三七七分　白芍一钱　五味子(微炒,捣碎)三四分　当归一钱

【用法】加百草霜、发余、蒲黄(炒黑)各三分,药调服。

【主治】胃气上冲,脾不统血,致鼻衄而血多者。

【加减】如胃热,加石膏三五钱。

19620　平胃渗湿汤(《医略六书》卷二十)

【组成】苍术一钱半(炒)　厚朴一钱半(制)　猪苓一钱半　茯苓三钱　木香一钱半　陈皮一钱半　苍耳三钱(炒)　泽泻一钱半　甘草五分　茵陈三钱

【用法】水煎,去滓温服。

【功用】调中渗湿。

【主治】湿郁发黄,小便不利,大便泄泻,脉缓涩者。

19621　平胃滋肾汤(《惠直堂方》卷二)

【组成】熟地　元参　麦冬各八钱　石膏三钱　青蒿二钱

【用法】水煎服。

【主治】胃消。大渴多饮,嘈杂易饥,得食稍减。

19622　平胃蒜肚丸(《医学入门》卷七)

【组成】獖猪肚一具(去脂膜,入大蒜装满,以线缝住,用冷水、热水各七碗,先将水烧滚,入肚,煮至水干为度,取出捣烂)　苍术　陈皮　厚朴各五两　川椒少许

【用法】上药同猪肚再捣至肚无丝,方可为丸,如梧桐子大。每服二钱,白汤送下。

【主治】脾泻水泻,便红下血。

19623　平顺清解饮(《救偏琐言·备用良方》)

【组成】桔梗　甘草　山楂　僵蚕　木通　连翘　红花　牛蒡　白芷　生地　炒占米百数粒

【功用】稍能清解。

【主治】痘至起齐,不犯气虚,无甚血热者。

19624　平险如意散(《白喉全生集》)

【组成】赤小豆四钱　大黄四钱　芙蓉叶四钱　文蛤三钱　四季葱三根　鼠粘三钱　燕子窝泥五钱

【用法】上为细末。将四季葱捣汁,以陈茶水、白酒各半调和,炒微热,敷颈项。

【功用】拔毒外出,消肿止痛。

【主治】白喉,内外俱肿急者。

19625　平惊通圣散(《医统》卷五十)

【组成】当归　人参　黄连　茯神　远志　甘草(炙)各三钱　石菖蒲　朱砂(另研)各二钱

【用法】上为细末。每服二钱,食后、临卧竹叶煎汤调下。

【主治】惊悸,怔忡,健忘。

19626　平喘化痰汤(《效验秘方·续集》王传吉方)

【组成】麻黄5克　橘红10克　杏仁10克　半夏10克　白果10克　地龙12克　射干10克　赤芍10克　甘草5克

【用法】方中剂量为5～6岁小儿剂量,可随年龄增减。每日1剂,水煎200毫升,分4次服用。

【功用】宣肺化痰,平哮定喘。

【主治】哮喘发作期。症见起病突然,胸闷气短,呼吸困难,喉中哮鸣,甚则张口抬肩,端坐呼吸,口唇紫绀,烦闷不安。苔薄,脉浮或指纹浮现。

【加减】偏热者,加黄芩、石膏、连翘清热宣肺;偏寒者,加干姜、细辛、五味子温肺化饮;痰多者,加海浮石、乌贼骨软坚化痰;咳重者,加贝母宣肺止咳;紫绀者,加丹参、桃仁化痰通络;饮食所伤者,加山楂消食和中;外感六淫或非时之气者,在原方中偏于宣肺解表药物的剂量上增减而权衡之。

【方论选录】方中麻黄、杏仁宣肺利膈,止咳平喘;白果敛肺,祛痰平喘,与麻黄合用,一开一收,相反相成,敛肺且可祛邪,化痰而不耗气;半夏、橘红燥湿祛痰,理气降逆,寓有"治痰不理气,非其治也"之意;射干利咽化痰,与地龙相伍善治喉中痰鸣,解痉平喘;赤芍化瘀通络;甘草调和诸药,共奏宣肺化痰,平哮定喘之功。

【临床报道】哮喘:贾某,女,6岁,1992年1月18日初诊。发作性哮喘3年,加重2小时。症见喉中哮鸣,胸闷气短,张口抬肩,口唇紫绀,烦躁不安,口苦咽干,舌苔薄黄,脉象滑数,双肺满布哮鸣音者。证属痰热哮喘。给予清热化痰,宣肺平喘。方拟平喘化痰汤加减,麻黄5克,杏仁10克,白果10克,橘红10克,地龙12克,射干10克,黄芩10克,石膏24克,甘草5克。2剂。复诊告知,患儿药后2小时咳吐黄稠黏痰一口,随即哮平喘安。后以平喘化痰汤原方续进4剂,哮鸣音消失,诸症悉除。

19627　平喘固本汤(《中医内科学》引南京中医学院附院验方)

【组成】党参　五味子　冬虫夏草　胡桃肉　沉香　灵磁石　坎脐　苏子　款冬花　法半夏　橘红

【功用】补肺纳肾,降气化痰。

【主治】肺胀。肺肾气虚,喘咳有痰者。

19628　平喘定气方(《效验秘方·续集》朱星江方)

【组成】葶苈子30～60克　大枣30～60克　生白术30～60克　炙马兜铃9克　肾气丸12克(包)　生甘草9克

【用法】日1剂,水煎服,分2次早晚温服。

【功用】平气化痰,健脾利湿,补肾纳气。

【主治】适用于各种哮喘症。病程日久,反复发作,发时痰鸣有声,呼吸困难,不能平卧,胸膈满闷如塞,痰少咯吐不爽;平时气短声怯、纳差、少神。

【宜忌】忌鱼腥、油腻、辛辣等发物。

【加减】寒喘,加麻黄9克,白果10～30枚。热喘,加麻黄9克,生石膏30克。舌质红,阴虚,加南沙参15克,阿胶4.5～9克(冲服)。咳嗽重者,加炙百部9克,炙款冬9克,炙紫菀9克;咯痰不爽者,加礞石滚痰丸9克(包煎或3克吞服);腹泻者,加煨诃子4.5～9克。哮喘缓解期,仍要

按基本方加减,加重温补肾阳药,每星期 2～3 贴,以巩固疗效,或药量相应减轻,葶苈子、大枣、生白术均减为 15～18 克。

【宜忌】同时患有肺心病者,忌麻黄。

【方论选录】葶苈子、大枣是葶苈大枣泻肺汤,为方中主药,有泻痰行水、下气平喘作用。葶苈子泻肺平喘,用于肺经邪实之喘咳痰多,且有利水消肿作用,对于因哮喘年久而影响心脏功能者,尤为适用。大枣缓中补脾,以防泻痰伤正。葶苈子常用量为 3～9 克,但只要配合得当,辨证正确,用量可以适当加大,一般不会出现副作用,尤其是对于个别顽固性哮喘可用到 60 克,此时可能有些病人出现腹泻,极个别病人出现呕吐。如有呕吐,剂量应适当减少。如腹泻,一般剂量不减。再加煨诃子 9 克。一般病人用量在 30 克左右时,达到明显的泻肺平喘作用,方中生白术健脾补中,善能燥湿,配红枣加强其健脾补中之力,有培土生金之意,用量同葶苈子。马兜铃有清肺降气,化痰止咳作用,是本方一味重要配伍药物。肾气丸能温补肾阳,以纳肾气。甘草调和诸药且有祛痰、镇咳作用。本方药虽六味,配伍得当,重点突出,照顾到肺、脾、肾三脏,扶正祛邪,用在哮喘的发作期,攻补兼旋。

【临床报道】哮喘:姚某,女,32 岁。患者 11 岁起哮喘时常发作。今气急、咳嗽,痰多白稠,咯痰不畅,面部稍有浮肿,苔薄腻,舌质淡红,脉细带滑,治以泻肺健脾、化痰益肾法。葶苈子 30 克,大枣 30 克,生白术 30 克,炙马兜铃 9 克,肾气丸 9 克(包),生甘草 9 克,诃子 9 克,补骨脂 9 克,炙百部 9 克,炙麻黄 4.5 克,礞石滚痰丸 3 克分两次吞服。上方服 23 帖后,喘平,痰量减少,且易咯出,精神佳,夜寝已安,脉细濡,苔薄。将上方去百部,加炙远志 3 克,海藻 15 克,连服 2 月,巩固疗效。

19629 平喘定哮方《效验秘方・续集》黄吉赓方)

【组成】射干 15 克 炙麻黄 15 克 紫菀 15 克 款冬 10 克 半夏 15 克 枳实 9 克 桔梗 9 克 甘草 9 克

【用法】每日 1 剂,水煎 2 次,分服。

【功用】宣肺降气,平喘定哮。

【主治】喘息性支气管炎、慢性支气管炎等表现为咳喘气逆者。

【加减】寒喘痰白,加细辛 3 克,泽漆 30 克,陈皮 15 克;热喘痰黄者,加桑白皮 10 克,黄芩 15 克,前胡 10 克,柴胡 15 克,改半夏为竹沥半夏;咳痰不畅者,加炙苏子 15 克;瘀血舌暗者,加桃仁 10 克,杏仁 10 克,丹参 15 克。

【方论选录】方中射干清热降火化痰,麻黄发汗解毒,宣肺平喘,两药一温一寒祛表寒而解郁热,共为主药。紫菀、款冬止咳化痰,宣肺降气,半夏健脾化湿,降逆化痰,以治生痰之源,合为辅药。"治痰者必降其火,治火者必顺其气",故佐以枳壳、桔梗、甘草降气消痰。平喘定哮方系由《金匮要略》射干麻黄汤加减化裁而成,并遵"气升当降、气逆当调"的原则,加用宣肺降气之枳壳、桔梗、甘草 3 味。凡表现为喘咳痰鸣、难以平卧,用本方治之,每每奏效。

19630 平喘祛寒散《叶氏女科》卷三)

【组成】人参 麦冬(去心) 肉桂 白术(蜜炙) 吴茱萸(炮)

【用法】水煎,微冷顿服。

【主治】少阴证,三四日至六七日,忽然手足蜷卧,息高气喘,恶心腹痛者。

19631 平安如意灵丹《经验汇抄良方》卷上)

【组成】真蟾酥二两 茅术(米泔浸,晒)三两 明天麻(蒸晒) 麻黄(去根节,晒) 雄黄(水飞) 朱砂(水飞)各三两六钱 锦纹大黄六两 甘草(去皮)二两四钱 丁香六钱 当归三钱

【用法】上为细末,先用火酒化开蟾酥,略加糯粥薄浆泛为丸,如萝卜子大,朱砂为衣。

【主治】霍乱吐泻,中暑头晕,绞肠腹痛,心口迷闷及胃气疼痛,寒热疟痢。

【宜忌】孕妇忌服。

19632 平肌贴瘰疬膏《普济方》卷二九一)

【组成】灯心灰 乳香 黄丹 定粉各半两

【用法】上用麻油四两,煎成膏子。贴患处。

【主治】瘰疬。

19633 平补干地黄丸

《普济方》二二一。为《圣济总录》卷一八七"延寿丸"之异名。见该条。

19634 平补枸杞子丸

《普济方》卷二二四。即《圣济总录》卷一八五"枸杞丸"。见该条。

19635 平肝开郁止血汤《傅青主女科》卷上)

【异名】平肝止血汤《辨证录》卷十一)。

【组成】白芍一两(醋炒) 白术一两(土炒) 当归一两(酒洗) 丹皮三钱 三七根三钱(研末) 生地三钱(酒炒) 甘草二钱 黑芥穗二钱 柴胡一钱

【用法】水煎服。

【主治】妇人怀抱甚郁,口干舌渴,呕吐吞酸,而血下崩者。

【方论选录】方中妙在白芍之平肝,柴胡之开郁,白术利腰脐,则血无积住之虞;荆芥通经络,则血有归还之乐;丹皮又清骨髓之热,生地复清脏腑之炎,当归、三七于补血之中,以行止血之法。自然郁结散而血崩止矣。

19636 平肝顺气保中丸《古今医鉴》卷五)

【组成】香附米三两(童便浸三日,炒) 川芎二两 陈皮(去白)三两 白术四两(土炒) 厚朴一两 枳实(炒) 黄连(姜汁炒)二两 神曲(炒)二两 麦芽(炒)七钱 木香三钱 栀子(姜汁炒)一两 莱菔子(炒)一两 半夏(姜汁炒)一两半 白茯苓一两 砂仁(炒)四钱 干生姜一两 山楂(取肉)二两 青皮六钱(香油炒) 甘草(炙)四钱

【用法】上为末,竹沥打神曲糊为丸,如绿豆大。每服百丸,食后白滚汤送下,一日二次。

【功用】常服顺气和中,健脾开胃,进美饮食,化痰消滞,清火抑肝。

【主治】郁火伤脾,中气不运,胃中伏火,郁积生痰,致令呕吐,吞酸嘈杂,心腹胀闷。

19637 平肝清热代茶饮《慈禧光绪医方选议》)

【组成】龙胆草六分 醋柴胡六分 川芎六分 甘菊一钱 次生地一钱

【用法】水煎代茶饮。

【主治】肝热上蒸,右耳堵闷。

19638 平补熟干地黄丸

《普济方》卷二二四。即《圣济总录》卷一八七"地黄煎丸"。见该条。

19639 平胃加桂枝生姜汤(《产科发蒙》卷三)

【组成】苍术 厚朴 陈皮 桂枝 生姜各等分 甘草减半

【用法】水煎服。

【主治】产后烦闷呕恶,腹满腹痛者,名为冲胃。

19640 平胃煮散加青橘皮方(《圣济总录》卷九十七)

【组成】厚朴(去粗皮,姜汁炙)五两 苍术(去粗皮,米泔浸一宿,焙)八两 陈橘皮(汤浸,去白,焙)五两 甘草(炙)三两

【用法】上为散。每服三钱匕,水一盏半,加青橘皮末半钱匕,生姜三片,大枣二枚(擘),煎至一盏,去滓温服。

【主治】大病后,亡之津液,及老人津液不足,大便秘涩。

灭

19641 灭火汤(《辨证录》卷二)

【组成】玄参三两 沙参二两 白芥子三钱 茯苓一两 熟地一两 山茱萸五钱 麦冬五钱 北五味一钱

【用法】水煎服。

【功用】滋水救火。

【主治】中火。头面肿痛,口渴心烦,一旦猝中,手足抽搐,言语不出,口眼㖞斜。

【方论选录】玄参能消浮游之火,况益之熟地、沙参、茱萸、麦冬、五味之类,纯是补水添精之味,自然水足而火衰,何必用风药以搜风哉!

19642 灭邪汤(《石室秘录》卷一)

【组成】柴胡一钱 茯苓二钱 当归一钱 黄芩一钱 麦冬二钱 射干一钱 桔梗二钱 甘草 半夏各一钱

【用法】水煎服。

【主治】忽感风邪,寒入肺经,以致一时喘急,抬肩大喘,气逆痰吐不出,人不能卧。

【方论选录】此方妙在用柴胡、射干、桔梗以舒发肺金之气;用半夏以祛痰,用黄芩以去火。盖外感寒邪,则内必变为热症。今用黄芩以清解之。然徒用黄芩,虽曰清火,转足以抑遏其火气。妙在用桔梗、射干、柴胡一派辛散之品,转足以消灭火邪,此急治之一法也。

19643 灭虫汤(《辨证录》卷八)

【组成】白术一两 槟榔二钱 史君子二十个 人参三钱 楝树根三钱 陈皮五分 神曲三钱 炙甘草二钱 黄连三分 百部一钱

【用法】水煎服。

【主治】寸白虫,蛔虫,虫积不散,腹痛肚疼,面黄肌瘦,盗汗淋漓,气怯身弱。

19644 灭毒丹(《赵炳南临床经验集》)

【组成】白花蛇四寸(酥) 金头蜈蚣二条(煅) 全虫四个(酒浸炙后,去头足) 露蜂房一个 龟版一两(醋炙) 雄黄一钱 飞黄丹一钱 辰砂五分 槐花米五分 雨前细茶五分 麝香三分 孩儿茶五分

【用法】上为细末,以黄米饮为丸,如绿豆大,朱砂为衣。成人体壮者,每次五至十粒,白水送下,一日二次。体弱者酌减。

【功用】散风止痒,清血解毒。

【主治】寻常狼疮(流皮漏),慢性湿疹(顽湿),慢性溃疡(顽疮)。

【宜忌】孕妇禁服,胃弱者慎用。

19645 灭疥膏(《全国中药成药处方集》天津方)

【异名】硫黄膏。

【组成】硫黄粉 石灰块各四两

【用法】以上药入沙锅内加水二升,共煮一小时,随煮随添水,并搅拌之,然后取下,用滤纸取500毫升,得深红色之澄明液,随即徐徐加入花生油,随加随搅至呈黄色之稠厚液,不现出红色水珠为止,并滴少许杏仁油作为矫味剂。搽抹患处。

【功用】杀菌,消毒,止痒,灭疥。

【主治】不论轻重或经年不愈之干湿疥疮。

19646 灭痕散(《痘疹全书》卷下)

【组成】密陀僧 乳汁

【用法】上为细末。以乳汁调涂疮上。其瘢平白,黑色自退。

【主治】❶《痘疹全书》:痘疮瘢痕。❷《幼幼集成》:痘痂落瘢,肉凸凹凹紫黑。

19647 灭痕膏(《外科启玄》卷十二)

【组成】白蜜一两

【用法】涂患处。

【主治】痘已愈,毒未全散,其痂虽已落尽,止有瘢痕尚在,或黑,或凸凹,或抓成疮者。

19648 灭痕膏(《外科启玄》卷十二)

【异名】灭瘢散(《理瀹》)。

【组成】羊骨髓 轻粉一钱

【用法】上研匀。涂之。

【主治】痘已愈,毒未全散,其痂虽已落尽,止有瘢痕尚在,或黑,或凸凹,或抓成疮者。

19649 灭痕膏

《外科启玄》卷十二。为《小儿痘疹方论》"韶粉散"之异名。见该条。

19650 灭瘢丹(《疡医大全》卷十二)

【组成】轻粉 白附子 黄芩(微火略炒) 白芷 防风各等分

【用法】上为细末,炼蜜为丸。于每日洗面之时多擦数次,临睡之时又重洗面擦之。

【功用】消痕灭瘢。

【主治】肺风粉刺,瘢。

19651 灭瘢散

《得效》卷十一。为《小儿痘疹方论》"韶粉散"之异名。见该条。

19652 灭瘢散(方出《痘疹心法》卷二十三,名见《景岳全书》卷六十三)

【组成】白芷　白附子　白僵蚕　鹰矢白　密陀僧各等分

【用法】上为极细末。以水调搽。

【主治】痘后面瘢。

19653　灭瘢散

《痘疹传心录》卷十五。为《痘疹心法》卷二十二"灭瘢救苦散"之异名。见该条。

19654　灭瘢散

《理瀹》。为《外科启玄》卷十二"灭痕膏"之异名。见该条。

19655　灭瘢膏（《千金》卷二十二）

【组成】矾石　安息香（一作女萎）　狼毒　乌头　羊踯躅　附子　野葛　白芷　乌贼骨　赤石脂　皂荚　干地黄　天雄　芍药　芎䓖　大黄　当归　莽草　石膏　地榆　白术　续断　鬼白　蜀椒　巴豆　细辛各一两

【用法】上为末，以成煎猪脂四斤和药，以此为准，煎之三上三下，以好盐一大匙下之，膏成。须服者，与服之；须摩者，与摩之；若灭瘢者，以布揩令伤，敷之；鼻中息肉，取如大豆纳鼻中；如瘀血，每服如枣核大，酒送下；痔漏，以绵裹如梅子纳下部；若中风，摩患上取愈；崩中亦纳；若灭瘢，取少许和鹰屎白敷之。腊日合之神效。

【主治】诸色痈肿恶疮，愈后有瘢。

【宜忌】摩之忌近眼，服之忌妊娠人。

19656　灭瘢膏（《证类本草》卷三引《崔元亮海上方》）

【组成】黄矾石（烧令汁出）　胡粉（炒令黄）各八分

【用法】上为细末。以腊月猪脂和，更研如泥。先取生布揩令痛，即用药涂五度。

【功用】灭瘢。

【主治】《圣惠》：一切疮愈后，赤黑瘢痕不灭，时复痒不止。

19657　灭瘢膏（《圣惠》卷八十四）

【组成】马齿苋自然汁一升　炼成猪脂一两

【用法】上药相和，以慢火煎成膏。日夜涂疮瘢上。

【主治】小儿伤寒热毒斑疮，胏豆疮愈后。其瘢尤暗，或凹凸肉起。

19658　灭澳灵片（《成方制剂》8册）

【组成】板蓝根　刺五加　冬虫夏草　金银花

【用法】上加工为糖衣片。口服，一次4片，一日3次。

【功用】清热解毒，益肝补肾。

【主治】急、慢性肝炎及表面抗原健康带毒者。

19659　灭瘢救苦散（《痘疹心法》卷二十二）

【异名】灭瘢散（《痘疹传心录》卷十五）、救苦灭瘢散（《景岳全书》卷六十三）、渗湿救苦散（《金鉴》卷七十六）、救苦散（《梅氏验方新编》）。

【组成】密陀僧　滑石各二两　白芷半两

【用法】上为细末。湿则干掺之，干则好白蜜调敷。

【主治】痘疮痒破者。

丙

19660　丙丁丸（《续本事》卷一）

【组成】附子一个（九钱重者，炮）　川乌一个（七钱重者，炮）　当归二两（酒浸洗）　赤芍药五两　沉香半两　益

智半两

【用法】上为细末，浸当归酒煮稀糊为丸，如梧桐子大，朱砂为衣。每服二十丸，渐加至三十丸，食前、空心盐酒汤送下；妇人淡醋汤送下。

【功用】生血养气，升降水火，化精补肾。

19661　丙丁散

《卫生总微》卷五。为《幼幼新书》卷十引《孔氏家传》"神曲饼子"之异名。见该条。

19662　丙丁膏

《幼幼新书》卷十。为原书同卷引《孔氏家传》"神曲饼子"之异名。见该条。

19663　丙字化毒丸（《疮疡经验全书》卷十三）

【组成】牛黄　珍珠各五分　犀角　瓜儿　血竭　紫草　朱砂　雄黄　白鲜皮　乳香　月月红各一钱半　僵蚕蝉衣　山甲各一钱三分　生生乳一钱　赤芍药二钱

【用法】上药各为末，用神曲末五钱，打稠糊为丸，如梧桐子大，另研朱砂为衣。每早空心服十六丸，每晚空腹服十一丸，人参汤送下；龙眼汤亦可。

【主治】梅毒，心经内外前后形症。

【宜忌】切忌恼怒、焦躁、茶、酒。

19664　丙种宝月丹（《药庵医学丛书·论医集》）

【组成】白薇一两八钱　泽兰一两二钱　当归六钱　白芷九钱　卷柏二两　桂心一两五钱　藁本一两二钱川芎六钱（酒洗）　石膏二两　桃仁一两五钱　麦冬一两二钱　人参九钱　蜀椒一两八钱（炒出汗）　茯苓一两二钱　橘皮三钱　炒车前一两八钱　蒲黄一两五钱　赤石脂六钱　紫石英三两　菴䕡子二钱　蛇床子六钱（炒）　覆盆子一两五钱　干地黄一两八钱　泡干姜一两八钱　白龙骨一两二钱　炙远志一两二钱　太乙余粮一两二钱　北细辛一两八钱

【用法】蜜为丸，如梧桐子大。每服两小粒，空腹开水送下，一日一次。病重者每日早晚各一次，亦每次两小粒，不可间断。

【功用】调经种子。

【主治】月经不调，经行腹痛，色黑不多，或色淡如黄水，或经来腥臭，或经来结块如猪肝，或腰酸带下，并白淫赤带；并治癥块，瘕痕，乳岩，颈疬等痼疾。

正

19665　正一丹

《局方》卷五（吴直阁增诸家名方引铁瓮城八角杜先生方）。为《幼幼新书》卷九引《养生必用》"至圣来复丹"之异名。见该条。

19666　正元丹（《圣济总录》卷一八五）

【组成】附子（炮裂，去皮脐）　阿魏（醋化面和作饼，慢火炙）各一分　硫黄（研）　远志（去心）　沉香各半两　槟榔（炮，锉）二枚　木香　青橘皮（汤浸，去白，焙）　蜀椒（去目并合口，炒取红）　干姜（炮）　茴香子（炒）　桃仁（去皮尖双仁，炒）各半两

【用法】上为末，酒煮面为丸，如梧桐子大，以丹砂为衣。每服十五丸至二十丸，食前温酒或盐汤送下。

【功用】补虚损，益气血，壮筋骨。

【主治】下经积冷。

19667　正元丹（《鸡峰》卷十四）

【组成】附子　干姜　良姜　乌头各四两　胡椒　荜澄茄　人参　红豆蔻　白术　桂各一两（一方添赤石脂、诃子、川椒各一两，去桂）

【用法】上为细末，水煮面糊为丸，如梧桐子大。每服三十丸，食前米饮送下。

【主治】脾胃虚冷，寒湿久滞，心腹胀满，胁肋牵疼，吞酸气逆，呕吐清涎，风寒入腹，拘挛不得俯仰，癥瘕积聚，上下奔冲，泻泄滑肠，里急后重，手足厥冷，口中气寒，腹内虚鸣，腹胀泄注，及膈间停水，胁下饮癖，眩运恶心，饮食不下。

19668　正元丹（《普济方》卷二二六）

【组成】黄精（拣净）一斤（锉）　苍术（去皮）一斤　北枣一斤

【用法】上药煮烂为度，漉出晒干，拣去枣子，将二味入青盐一两，小茴香二两，同炒香熟为末，却将枣肉为丸，如梧桐子大。每服三十丸，空心温酒、盐汤任下。

【功用】开三焦，破积聚，消五谷，益子精，祛冷除风，令阳气入脑，补益极多。

19669　正元丹（《准绳·女科》卷四）

【组成】香附一斤（同艾三两，先以醋同浸一宿，然后分开制之，酒、盐、酥、童便各制四两）　阿胶（蛤粉炒）二两　枳壳四两（半生，半麸炒）　怀生地（酒洗）　熟地（酒浸）　当归身（酒洗）　川芎（炒）　各四两　白芍药八两（半生，半酒炒）

【用法】上为末，醋为丸，如梧桐子大。每服五六十丸，空心盐汤吞下。

【功用】调经种子。

【主治】女子不孕。

【加减】治带，加白茯苓、琥珀。

19670　正元丹（《医级》卷八）

【组成】故纸一两（酒浸）　苁蓉（酒洗）　巴戟　芦巴各一斤　文蛤八两　茯苓六两　龙骨　朱砂各二两

【用法】上为末，蜜为丸。每服三十丸，空心温酒送下。

【主治】真气不足，遗精盗汗，目暗耳鸣，吸吸短气，四肢瘦损。

19671　正元丹

《古今医方集成》。即《张氏医通》卷十四引《制药秘旨》"正元散"。见该条。

19672　正元汤

《圣济总录》卷二十一。为《博济》卷一"正元散"之异名。见该条。

19673　正元汤（《圣济总录》卷三十八）

【组成】枇杷叶（拭去毛，炙）　桂（去粗皮）　厚朴（去粗皮，姜汁炙）　陈橘皮（去白，焙）各半两

【用法】上为粗末。每服三钱匕，水一盏，加生姜三片，煎至六分，去滓热服，不拘时候。

【主治】霍乱吐利不止。

19674　正元汤

《兰室秘藏》卷下。为原书同卷"固真汤"之异名。见该条。

19675　正元汤

《血证论》卷七。为《张氏医通》卷十四引《制药秘旨》"正元散"之异名。见该条。

19676　正元饮（《校注妇人良方》卷四）

【组成】红豆（炒）二钱　人参（去芦）　二两　附子（炮，去皮尖）一两　茯苓　甘草（炙）各二两　肉桂五钱　川芎　山药（姜汁炒）　乌药　干葛各一两　白术二两　干姜（炮）三钱　黄耆（炙）一两半

【用法】每服三钱，加生姜、大枣，水入盐少许煎，送服黑锡丹。

【主治】妇人下元虚败，痰气上涌，头目眩晕，脏腑滑泄，时或自汗，手足逆冷，霍乱转筋。

19677　正元饮

《证治宝鉴》卷十引《会心录》。为《景岳全书》卷五十一"贞元饮"之异名。见该条。

19678　正元散（《博济》卷一）

【异名】正元汤（《圣济总录》卷二十一）、正阳散（《东医宝鉴·杂病篇》卷二）。

【组成】麻黄（去节）　陈皮（去白，炙）　大黄（生）　甘草（炙）　干姜（炮）　茱萸　官桂（去粗皮）　芍药（生）　附子（炮，去皮脐）　半夏（汤洗七遍）

【用法】上十味，唯麻黄多于众药一倍，余药减用一半，同捣为末。每服一大钱，水一盏，加生姜三片，大枣一枚，煎至七分，热服。如出汗，须候汗干，可去盖覆。

【功用】解伤寒。

【主治】❶《博济》：才觉伤寒，四肢头目骨节疼痛；或伤冷伤食，头昏气满，及心腹诸疾。❷《圣济总录》：伤寒阴证，脉候沉细。

【加减】若患阴毒伤寒，更入退阴散半钱同煎。

【方论选录】《本事方释义》：麻黄气味辛温，入足太阳；陈皮气味苦辛微温，入手足太阴；大黄气味苦寒，入足阳明；甘草气味甘平，入足太阴，能缓诸药之性；干姜气味辛温，入手足太阴；肉桂气味辛甘大热，入足厥阴；白芍气味酸微寒，入足厥阴；附子气味辛咸大热，入手足少阴；吴茱萸气味辛热，入足阳明、厥阴；半夏气味辛温，入足阳明；生姜之辛温入卫；枣之甘平以荣。伤寒如觉风寒吹着，四肢头目骨节疼痛，或伤冷伤食，头昏气满及心腹诸疾，皆宜服之。此表里未清，阳气先伤，故以大辛热之药护其阳，虽有辛温之达表，苦寒之直下，皆不为害矣。

19679　正元散（《传家秘宝》卷下）

【组成】蓬莪术一两　金铃子（去核）一分

【用法】上为末，更加硼砂一钱，炼过，研细和匀。每服二钱，空心盐汤或温酒调下。

【主治】气不接续，气短，兼治滑泄及小便数。

19680　正元散（《鸡峰》卷七）

【组成】乌头四两　益智三两　干姜　青橘皮各二两　茴香一两

【用法】上为粗末。每服二钱，水一盏，入盐同煮至六分，食前服。

【主治】一切冷气。

19681　正元散（《三因》卷十）

【异名】生料正元饮（《医碥》卷七）。

【组成】人参 白茯苓 白术各三两 黄耆一两半 甘草(炙) 乌药(去木) 山药(姜汁浸,炒) 附子(炮,去皮脐) 川芎 干葛各一两 桂心 乌头(炮,去皮尖)各半两 红豆(炒) 干姜(炮) 橘皮各三钱

【用法】上为末。每服二钱,水一盏,加生姜三片,大枣一个,盐少许,煎至七分,食前冷服。

【功用】助阳消阴,正元气,温脾胃,进饮食。

【主治】下元气虚,脐腹胀满,心胁刺痛,泄利呕吐,自汗,阳气渐微,手足厥冷;及伤寒阴证,霍乱转筋,久下冷利,少气羸困,一切虚寒。

19682 正元散《张氏医通》卷十四

【异名】正元汤(《血证论》卷七)。

【组成】人参三两(用川乌一两,煮汁收入,去川乌) 白术二两(用橘皮五钱,煮汁收入,去橘皮) 茯苓二两(用肉桂六钱,酒煎收入,晒干,勿见火,去桂) 甘草一两五钱(用乌药一两,汁收入,去乌药) 黄耆一两五钱(用川芎一两,酒煎收入,去川芎) 薯蓣一两(用干姜三钱,煎汁收入,去干姜)

【用法】上六味,除茯苓,文火缓缓焙干,勿炒伤药性,杵为散。每服三钱,水一盏,加生姜三片,红枣一枚(擘),煎数沸,入盐一捻,和滓调服。服后饮热酒一杯,以助药力。

【主治】命门火衰,不能生土,吐利厥冷,有时阴火上冲,则头面赤热,眩晕恶心,浊气逆满,则胸胁刺痛,脐腹胀急。

【备考】本方方名,《古今医方集成》引作"正元丹"。

19683 正天丸《成方制剂》17册

【组成】白芍 白芷 川芎 当归 地黄 独活 防风 附片 钩藤 红花 鸡血藤 麻黄 羌活 桃仁 细辛

【用法】上加工为水丸,每瓶装60克,或每袋装6克。饭后服用,一次6克,一日2~3次,15天为一疗程。

【功用】疏风活血,养血平肝,通络止痛。

【主治】外感风邪,瘀血阻络,血虚失养,肝阳上亢引起的多种头痛,神经性头痛,颈椎病型头痛,经前头痛。

19684 正中丸《鸡峰》卷二十

【组成】五灵脂 川乌头各半两 没药 胡椒各一分

【用法】上为细末,醋煮面糊为丸,如绿豆大。每服五七丸,醋汤送下。

【主治】心气痛。

19685 正气丸《圣济总录》卷九十六

【组成】楝实(麸炒) 苍术(米泔浸一宿,炒) 茴香子(炒) 蜀椒(去目并闭口者,炒出汗)各一两 石菖蒲 知母(焙)各半两 附子一枚(大者,炮裂,去皮脐)

【用法】上为末,醋煮面糊和丸,如梧桐子大。每服三十丸,空心、食前温酒下;妇人醋汤下。

【主治】下元虚冷,少腹疼胀,小便滑数;妇人血海虚冷,经候不调。

19686 正气丸《鸡峰》卷十二

【组成】茴香二两 良姜二两(清油炒黄) 甘草一两 盐二两

【用法】上为细末,水浸蒸饼为丸,如梧桐子大。每服五十丸,空心生姜、橘皮汤送下。

【主治】寒冷。

19687 正气丸《鸡峰》卷十三

【组成】吴茱萸六两 桂四两 附子 干姜 厚朴 荜茇 荜澄茄各二两 细辛 川椒 当归各一两

【用法】上为细末,炼蜜为丸,如梧桐子大。每服三十丸,食前热米饮送下。

【主治】气弱,中暴伤风冷,胸膈痞闷,呕吐清痰,胁肋膨胀,气逆不通,哕噫吞酸,不思饮食,霍乱吐利,心腹疼痛。

19688 正气丸《活幼口议》卷十九

【异名】香朴丸(《永类钤方》卷二十一)。

【组成】藿香叶 厚朴(生姜制) 陈皮 半夏曲(炙) 白术 白茯苓各一钱 甘草(炙)二钱 干姜一钱 三棱(炮)二钱

【用法】上为末,炼蜜为丸,如指大。每服一丸,生姜、枣子汤化开与服。

【主治】婴孩小儿食伤,癨气逆不升降,呕吐不已,胸膈留停积滞不化;或一向只作干呕,哕声频作。

19689 正气丸

《普济方》卷一八四。为《博济》卷二"大阿魏丸"之异名。见该条。

19690 正气丸《慈航集》卷上

【组成】广藿香三十两(微炒) 紫苏二十两(微炒) 厚朴二十两(姜汁炒) 枳壳二十两(面炒) 小生地三十两(切片,冷开水泡,打烂) 木通十五两 赤芍二十两(炒) 玄参二十两(微炒) 生甘草五两(研) 陈皮十五两 制半夏二十两(姜汁炒) 赤苓二十两(炒) 草蔻仁三十两(研,炒) 麦芽三十两(炒) 山楂三十两(炒焦) 神曲三十两(炒) 独活十五两(酒炒) 山栀仁二十两(炒黑) 莱菔子三十两(炒) 制军十五两(酒炒)

【用法】上为细末,炼蜜为丸,每颗重四钱。照后症用汤头化服,大人一丸,小儿半丸。凡感冒伤风,恶寒头痛,遍身骨节痛,用煨老姜二钱,煎汤化下一丸,盖暖出汗即愈;凡霍乱吐泻,用煨姜二钱,灶心土三钱,煎汤化下一丸;凡疟疾,用煨姜三钱,大枣三枚,煎汤化下一丸,在疟未来之前早一时服;凡红痢,用金银花三钱,川连三分,煎汤化下一丸,腹痛加广木香一钱五分,同前煎服;凡白痢,用煨姜三钱,红砂糖三钱,煎汤化下一丸;凡瘟疫,用新汲井凉水化下一丸;凡斑疹,用生石膏五钱、生甘草八分,炒升麻八分,煎汤化下一丸;凡孕妇,用砂仁一钱五分,炒黄芩五分,煎汤化下一丸;凡产后,用当归八钱,川芎一钱五分,煎汤化下。

【主治】夏秋感受寒暑,伤风头痛,恶寒发烧,遍身骨节疼痛,霍乱吐泻,瘟疫疟痢,时毒斑疹,及四时不正之气。

19691 正气丹《圣济总录》卷三十八

【组成】硫黄(盏内熔成汁)三分 半夏(为末,姜汁作饼,晒干) 藿香叶各一两 水银(入硫黄汁内结沙子)一分 附子(炮裂,去皮脐)半两

【用法】上为细末,酒煮面糊为丸,如梧桐子大,以丹砂为衣。每服二十丸至三十丸,米饮送下,不拘时候。

【主治】下虚阴阳错逆,霍乱吐逆,粥食不下。

19692 正气丹《鸡峰》卷十三

【组成】硫黄 附子 干姜 桂各四两

【用法】上为细末,水煮面糊为丸,如梧桐子大。每服

三十丸,食前热米饮送下。

【功用】温固精气,大益脾胃。

【主治】阴寒内盛,元脏不足,阳气暴脱,下焦伤竭,手足厥逆,战栗背寒,腰膝冷重,脐腹疼痛,大便滑泄,小便频数,行步息短,色泽枯悴,呕逆喘急,咳逆自汗,霍乱转筋,寒疝;及伤寒阴盛,脉微欲绝。

19693 **正气丹**(《治痘全书》卷十四)

【组成】红花 甘草 桔梗 人参 黄耆 橘红 蝉蜕 防风 嫩桃实

【用法】生姜、酒为引。

【主治】痘疮触犯者。

19694 **正气汤**(《圣济总录》卷三十六)

【组成】藿香叶 陈橘皮(汤浸,去白,焙) 厚朴(去粗皮,生姜汁炙) 半夏(为末,生姜汁作饼,晒干) 甘草(炙)各一两

【用法】上为粗末。每服三钱匕,水一盏,加生姜三片,煎至七分,去滓,未发时并两服。

【主治】胃疟不食,支满腹胀,时作寒热。

19695 **正气汤**(《兰室秘藏》卷下)

【异名】正气散(《医统》卷五十一)。

【组成】黄柏(炒)一钱 知母(炒)一钱半 甘草(炙)五分

【用法】上为粗末,作一服。水二盏,煎一盏,卧时服。

【主治】盗汗。

【方论选录】《医方考》:阴虚,则阳独活,故令有汗。火益亢,则阴益亏。阴亏,则睡去之时,卫外之阳乘虚而入,卫虚无以固表,故令盗汗。经曰:壮水之主,以制阳光。故用黄柏、知母苦寒质润之品以主之,苦能泻火,寒能胜热,质润能滋阴;佐以甘草者,和其阴阳耳。

19696 **正气汤**(《医学集成》卷二)

【组成】黄耆一两 人参 焦术各五钱 当归 川芎 苡仁 附子各三钱

【用法】加生姜、大枣,水煎服。

【主治】中风脱证。

19697 **正气汤**(《古今医鉴》卷五)

【组成】柴胡一钱 前胡一钱 川芎一钱 白芷一钱 半夏(姜制)一钱 麦冬(去心)八分 槟榔一钱 草果一钱 青皮(炒)一钱 茯苓八分 桂枝一钱 甘草(炙)八分 白芍(炒)一钱 陈皮八分

【用法】上锉一剂。加生姜三片,大枣二枚,水煎,预先热服。

【功用】扶正祛邪。

【主治】虚弱人疟,头痛,自汗,寒热往来。

19698 **正气汤**(《回春》卷三)

【组成】柴胡 前胡 川芎 白芷 半夏(姜炒) 麦门冬(去心) 槟榔 草果(去壳) 青皮(去瓤) 茯苓(去皮)各一钱 桂枝 甘草各三分

【用法】上锉一剂,加生姜三片,大枣一枚,水煎,预先热服。

【主治】疟疾初发,憎寒壮热,头疼口干有汗。

【备考】《痢疟纂要》有干葛,无麦门冬。

19699 **正气汤**(《玉案》卷四)

【组成】陈皮 苏叶 泽泻 山楂 苍术各一钱 藿香 厚朴(姜汁炒) 半夏(姜矾制)各一钱五分 甘草三分

【用法】加老姜五片,水煎服。

【主治】霍乱吐泻不住。

19700 **正气汤**(《辨证录》卷五)

【组成】玄参一两 麦冬五钱 荆芥三钱 升麻八分 甘草 黄芩各一钱 天花粉三钱 蔓荆子五分

【用法】水煎服。

【主治】春温,头痛身热,口渴呼饮,四肢发斑,似狂非狂,似躁非躁,沿门合室彼此传染。

19701 **正气汤**(《辨证录》卷十二)

【组成】人参 当归各一两 肉桂 炮姜各一钱 白术五钱 甘草五分

【用法】水煎服。

【主治】妇人产后气血两虚,正不敌邪,恶寒恶心,身颤发热,作渴。

19702 **正气汤**(《治痧要略》)

【组成】蚕沙一钱 香附七分 青蒿六分 陈皮五分 千金子 砂仁 薄荷各三分

【用法】水煎,微冷服。

【主治】痧因于触秽者。

19703 **正气饮**(《古方汇精》卷三)

【组成】荆芥(炒) 川芎各八分 当归 建曲 夏曲 赤芍各一钱五分 苍术(炒) 白术各二钱 橘红一钱 赤首乌三钱 枳壳六分(炒) 藿香叶五分 桂枝木四分(尖)

【用法】引加姜皮二分,葱白三寸,水煎,疟前服。

【主治】妊娠疟。

【加减】二剂后,疟发渐早渐轻,去葱白、桂枝、荆芥、枳壳、建曲、夏曲,加党参、大生地,法制半夏各三钱,柴胡六分,炙甘草八分,引去姜皮,换一钱五分。

19704 **正气散**(《圣惠》卷九)

【组成】麻黄三两(去根节) 桂心二两 甘草一两(炙微赤,锉) 干姜一两(炮裂,锉) 川大黄二两(锉碎,微炒) 青橘皮一两(汤浸,去白瓤,焙) 吴茱萸一两(汤浸七遍,焙干,微炒) 厚朴二两(去粗皮,涂生姜汁炙令香熟)

【用法】上为散。每服三钱,以水一中盏,加生姜半分,大枣三枚,煎至六分,去滓,不拘时候热服。

【主治】伤寒,头目四肢疼痛。

19705 **正气散**(《圣济总录》卷七十四)

【组成】缩砂蜜(去皮,炒) 附子(炮裂,去皮脐) 赤石脂 肉豆蔻(去壳) 龙骨 石榴皮(焙) 甘草(炙,锉) 人参 地榆 白术 吴茱萸(汤浸,焙干,炒) 干姜(炮)各一两

【用法】上为散。每服三钱匕,煮粳米饮调下,不拘时候。以止为度。

【主治】水泻腹痛,日夜不止。

19706 **正气散**(《圣济总录》卷一八二)

【组成】京三棱一枚三分(紧小者,猛火炮令中心存性,纸裹一重,净土埋一宿)

【用法】上为散。每服一字匕,煨葱米饮调下,不拘

时候。

【主治】小儿癫疝,及少阴受邪冷气滞。

19707 正气散（《鸡峰》卷二十）

【组成】厚朴 人参 甘草 半夏 陈皮 藿香各一两

【用法】上为粗末。每服二钱,水一盏,加生姜五片,煎至六分,去滓,食前服。

【功用】调顺阴阳,祛寒正气。

【主治】体虚客寒,阳气内弱,中焦不和,寒热相搏,头痛昏倦,肢节烦疼,痰逆恶心,呕吐冷沫;及八般疟疾,山岚瘴气,久不能除,时作寒热;或暴冷内伤,霍乱吐利;或气脉壅滞,手足虚肿;又治妇人但病头痛恶心,五种膈气,食饮不下。

19708 正气散（《魏氏家藏方》卷六）

【组成】苍术五两(米泔浸一宿,去粗皮) 陈皮四两(去白,炒) 香附子(去毛,炒) 益智(炒) 茴香(淘去沙,炒) 甘草(炒)各一两 麦芽(炒) 茯苓(白者,去皮) 厚朴(去皮,姜制,炒) 草果子 诃子(炮) 乌药 丁香皮 白姜(炮,洗) 蓬莪术(炮) 三棱(炮) 青皮(去瓤) 良姜(炒) 人参(去芦)各一两

【用法】上为细末。每服二钱,水一盏,加生姜三片,枣子一枚,盐少许,煎七分,食前服。

【主治】脾肾虚弱,气不归元,腹急胀满雷鸣,有时泄泻,不思饮食。

19709 正气散（《局方》卷二绍兴续添方）

【组成】甘草(炒)七钱 陈皮 藿香(去梗) 白术各一两 厚朴 半夏各三两(同厚朴为末,生姜四两研烂,同为饼子,微炒)(一方无白术)

【用法】上为细末。每服二钱,加生姜三片,大枣一枚,水一盏,煎至七分,食前稍热服。治久患疟疾,膈气心痛,日进三服。

【功用】顺气宽中,正气逐冷,辟除瘟疫。

【主治】伤寒阴证,憎寒恶风,胸膈噎塞,胁肋膨胀,心下坚痞,吐利,呕逆酸水,咳逆,怠惰嗜卧,不思饮食,久患疟疾,膈气心痛。

19710 正气散（《医方大成》卷二引徐同知方）

【组成】藿香四两 草果四两 半夏 陈皮 厚朴 缩砂 甘草各一两

【用法】上为锉散。加生姜、枣子煎,温服。疟疾,俟发日早服。

【功用】退寒疟,止胃寒,进饮食。

19711 正气散（《普济方》卷二五四）

【组成】麝香一钱 茯神 人参 天门冬(去心) 鬼臼 菖蒲各等分

【用法】上为末,蜜为丸,如梧桐子大。每服十丸,温酒送下,一日三次。

【主治】客忤,心腹绞痛胀满,气冲心胸,烦躁壮热,或气闷又刺痛。

【备考】本方方名,据剂型当作"正气丸"。

19712 正气散（《普济方》卷三九○）

【组成】陈皮 厚朴 苍术 槟榔 肉豆蔻 大腹皮 麦芽 香附子 草豆蔻 秦艽 甘草

【用法】上㕮咀。加姜钱、苏叶,水煎服。

【主治】疟发后,脾胃虚弱,手足浮肿。

19713 正气散

《伤寒全生集》卷二。为《局方》卷二(续添诸局经验秘方)"藿香正气散"之异名。见该条。

19714 正气散

《奇效良方》卷六十四。为原书同卷"异功散"之异名。见该条。

19715 正气散（《摄生众妙方》卷四）

【组成】苍术 厚朴 川芎 柴胡 藿香 半夏 陈皮 甘草各等分

【用法】用水二钟,煎至八分,温服。汗出为愈。

【主治】伤寒感冒,中寒重者。

19716 正气散（《摄生众妙方》卷四）

【组成】苍术(米泔浸,麸炒)一钱五分 陈皮一钱 川厚朴(姜汁炒)一钱五分 藿香(去土)八分 甘草五分 半夏(姜汤泡)一钱 苏叶八分 香附米(童便浸,研)二钱 槟榔二钱

【用法】用水二钟,加生姜五片,煎至一钟,空腹服。如感瘴气,以槟榔顶尖者为粗末三钱,同煎服。泄气即愈。

【主治】山岚瘴气。

【加减】暑热,加香薷、黄连;寒凉,加木香、白豆蔻。

19717 正气散（《医部全录》卷四九○引《幼幼全书》）

【组成】甘草(炙)二分 陈皮 木香 苍术各五分 厚朴(姜制)二钱 麻黄一钱 官桂三分

【用法】水煎,温服。

【主治】❶《医部全录》引《幼幼全书》:痘疹严寒凛冽,恐有寒病。❷《幼幼集成》:痘疹初起,因伤于寒,作热无汗,头身痛,肢强。

【备考】《痘疹全书》本方用法:加生姜一片,大枣一枚,水煎服。

19718 正气散

《医统》卷五十一。为《兰室秘藏》卷下"正气汤"之异名。见该条。

19719 正气散（《慈幼心传》）

【组成】二陈汤加柴胡 干葛 紫苏 厚朴 青皮 槟榔 草果 山楂

【主治】疟母起初,先以此发散。

19720 正气散（《种痘新书》卷九）

【组成】藿香 陈皮 半夏 紫苏 大腹皮 厚朴 茯苓 木香 白芷 山楂 神曲 炙草 白芍

【主治】痘后腹痛,而吐泻交作者。

19721 正气散（《镐京直指》）

【组成】浙藿香三钱 制苍术三钱 猪苓三钱 延胡索三钱 广木香一钱 川朴一钱 姜夏二钱 赤苓三钱 生香附三钱 红藤五钱 老姜三片

【主治】六气杂扰,霍乱吐泻,痧暑腹痛。

19722 正气散（《温热经解》）

【组成】藿香一钱半 川朴一钱半 陈皮一钱半 茯苓三钱

【主治】秋令伏暑内蕴,泄泻者。

【加减】腹痛者,加建曲、麦芽、山楂、鸡内金、木香;呕吐者,加左金丸、六一散、竹茹;舌苔白腻者,加蔻仁、砂仁、草果、苍术、建曲;舌苔黄腻者,加酒芩、滑石、竹叶、猪苓、白通草;口渴者,加竹叶心、荷叶边、青蒿、莲子心、连翘。

19723 正心丸(《医统》卷八十四引《大典》)

【组成】天门冬(去心) 益智仁各二两 赤黍米(去壳,微炒) 薏苡仁(炒)各四两 茯神(去木) 百合各一两

【用法】上为细末,炼蜜为丸,如梧桐子大。每服九十丸,空腹白汤送下。

【功用】常服可以正心,并免妒忌之病。

19724 正心汤(《医统》卷四十九)

【组成】人参 茯神 当归(酒洗) 生地黄(酒洗)各一钱 羚羊角(镑) 甘草(炙) 酸枣仁(炒,研) 远志(去心)各八分

【用法】上㕮咀。水二盏,加莲子七枚,煎七分,去滓,入羚羊角末,麝香一分和匀,食后、临卧服。

【主治】❶《医统》:七情五志久逆,心风妄言妄笑,不知所苦。❷《证治宝鉴》:七情太过而癫者。

【备考】《证治宝鉴》无麝香,水煎,入铁锈水和服。

19725 正心汤(《辨证录》卷四)

【组成】人参 熟地各一两 玄参 麦冬各二两 菖蒲一钱 白芥子三钱

【用法】水煎服。

【主治】心包之热,身热发狂。

19726 正心汤(《医钞类编》卷十四)

【组成】生地 当归 茯神 远志 石菖蒲 胆星 枣仁 麦冬 郁金 五味 丹砂

【用法】水煎服。

【主治】癫病,心血不足。

19727 正本丸(《医方类聚》卷九十四引《经验良方》)

【组成】益智仁四两(擘破) 盐二两

【用法】于瓷器内同炒令香熟,筛出盐不用,将益智仁研为细末,炼蜜为丸,如梧桐子大。却以白茯苓二两,甘草一两研罗为末,每以末二钱,百沸汤调下,不拘时候。

【主治】心气妄行,流入肾经,腰膝疼痛,眼见黑花;流入经络,四肢疼痛,或不能举动。

19728 正舌汤

《玉案》卷二。为《卫生宝鉴》卷八"正舌散"之异名。见该条。

19729 正舌散(《袖珍》卷一引《圣惠》)

【异名】茯神散(《卫生宝鉴》卷八)、通神散(《普济方》卷九十二)。

【组成】蝎梢(去毒)二钱半 茯神(去木,锉,微炒)一两 薄荷(焙)二两

【用法】上为末。每服一二钱,温酒调下;或以擦牙颊间亦好。

【主治】中风舌本强硬,语言不正。

19730 正舌散(《卫生宝鉴》卷八)

【异名】正舌汤(《玉案》卷二)。

【组成】雄黄(研) 荆芥各等分

【用法】上为末。每服二钱,豆淋酒调下。

【主治】中风舌强语涩。

19731 正舌散(《奇效良方》卷二)

【组成】蝎梢(去毒)二七个 茯苓一两

【用法】上锉,分二帖。每帖水二盏,加生姜五片,大枣一枚(去核),煮八分,去滓,不拘时服。

【主治】中风,舌本强难转,语不正。

19732 正舌膏(《御药院方》卷十一)

【组成】天麻(明大者) 白僵蚕(直者,去丝炒) 大叶薄荷(郓州者)各半两 上好朱砂(飞研)一分(半入药,半为衣) 麝香一钱(研) 脑子(少许)

【用法】上除研者外,为末研匀,炼蜜为丸,如榛子大,朱砂为衣。每服一丸,薄荷汤化下,时时服。

【主治】小儿风病搐搦,机关不利,吃乳难下,至不能发声者。

19733 正阳丸(《圣惠》卷九)

【异名】正阳丹。

【组成】太阴玄精二两 消石二两 硫黄二两 硇砂一两

【用法】上为细末,入瓷瓶子中,固济,以炭半斤,于瓶子周一寸煅之。约近半日,候药青紫色,住火,待冷即出。用腊月雪水,拌令匀湿,入瓷罐中,堂屋后北阴下阴干。又入地埋二七日,取出细研,以面糊为丸,如鸡头子大。先用热水浴后,以艾汤研下一丸。以衣盖,汗出为度。

【主治】伤寒三日,头痛壮热,四肢不利。

19734 正阳丸

《圣济总录》卷二十三。为《圣惠》卷十一"来苏丹"之异名。见该条。

19735 正阳丸(《圣济总录》卷九十一)

【组成】鹿茸(去毛,酥炙)二两 肉苁蓉(酒浸,切,焙) 石南各一两 五味子 胡芦巴(炒)各三分 木香一两半 石斛(去根) 韭子(炒) 牛膝(酒浸,切,焙)各半两 巴戟天(去心) 附子(炮裂,去皮脐)各一两 白马茎(涂酥炙干)二两

【用法】上为末,炼蜜为丸,如梧桐子大。每服二十丸,食前温酒或盐汤送下。

【主治】阳气虚损,下元冷极,精泄不禁,小便频数,腰脚无力,饮食减少。

19736 正阳丸

《圣济总录》卷一八五。为《普济方》卷二二二引《博济》"正阳丹"之异名。见该条。

19737 正阳丹

《圣惠》卷九。为原书同卷"正阳丸"之异名。见该条。

19738 正阳丹(《普济方》卷二二二引《博济》)

【异名】正阳丸(《圣济总录》卷一八五)。

【组成】硫黄(研) 菖蒲(切) 天雄(炮裂,去皮脐) 阿魏(醋调,面和饼子,炙)各一两 沉香(锉) 厚朴(去粗皮,姜汁炙) 草豆蔻(去皮) 干姜(炮) 桃仁(去皮尖双仁,炒) 槟榔(锉)各半两

【用法】上为末,再研令匀,面糊为丸,如梧桐子大。每服十五丸至二十丸,盐汤送下。

【主治】脾元虚冷,心胸满闷,饮食减少,脐腹撮痛,面色黄黑,耳焦枯,阳事弱。

19739　正阳丹

《圣济总录》卷二十七。为《圣惠》卷十一"来苏丹"之异名。见该条。

19740　正阳丹（《鸡峰》卷十三）

【组成】硫黄　阳起石　附子　干姜　桂胡芦巴　破故纸　金铃肉　茴香各一两　木香半两

【用法】上为细末，蒸饼为丸，如梧桐子大，朱砂为衣。每服三十丸，盐汤送下；妇人醋汤送下。

【主治】下部虚冷。

19741　正阳丹（《鸡峰》卷十九）

【组成】宣州木瓜一斤（去皮核子，切碎，以童便、好酒各一斤，煮令烂，搅取汁）　大豆一升　附子半两　人参一两　银朱一钱

【用法】上将三味为细末，与银朱一处研匀，用木瓜汁为丸，如梧桐子大。每服三十丸，煎椒仁、木香汤送下。

【主治】正水。脾肾虚弱，肾虚水不能蓄，水气扬溢，脾胃虚则不能制水，水气流散于经络，皮肤紧急无纹，足胫皆肿，小便不利，其人喘急，脉沉大而疾。

19742　正阳丹

《医学纲目》卷三十一。即《卫生宝鉴》卷十五"手阳丹"。见该条。

19743　正阳丹（《疡医大全》卷二十八）

【组成】苦参一斤（酒浆姜汁各浸一夜，晒干）　人参八两（酒浆浸，晒）　白蒺藜　犀角　石楠枝　乳香（去油）　没药（去油）　红花各二两　白僵蚕（炒）一两五钱　甘草五钱

【用法】上为末，蜜为丸，如梧桐子大。每服四十丸，茶、酒任下，一日三次。

【主治】血风，鹅掌，血痹，半肢软瘫，痒风、冷风、虾蟆风。

19744　正阳丹（《伏阴论》卷上）

【组成】龙齿六钱（生用）　丹砂一钱（明亮如箭镞者真）

【用法】上为极细末。每用一钱，开水冲服。

【功用】辟阴正阳，安魂魄。

【主治】伏阴病，呕利止或未止，心中烦，喜热饮，时去衣被，而肢体若冰，与附子理中汤加童便，其烦不退者。

19745　正阳汤（《圣济总录》卷二十七）

【组成】附子（炮裂，去皮脐）一两　桂（去粗皮）三分　干姜（炮）半两

【用法】上锉，如麻豆大。每服五钱匕，水一盏，煎至半盏，去滓，食前温服。

【主治】阴毒伤寒，上气喘促。

19746　正阳汤（《三因》卷五）

【组成】白薇　玄参　川芎　桑白皮（炙）　当归　芍药　旋覆花　甘草（炙）　生姜各半两

【用法】上锉散。每服四钱，水一盏半，煎七分，去滓，食前服。

【主治】关节禁固，腰痛，气郁热，小便淋，目赤，心痛，寒热更作，咳喘，或鼻衄，嗌咽吐饮，发黄疸，喘甚则连小腹，而作寒中。

19747　正阳散（《圣惠》卷十一）

【组成】附子一两（炮裂，去皮脐）　皂荚一梃（去皮，涂酥炙令黄色，去子）　干姜一分（炮裂，锉）　甘草一分（炙微赤，锉）　麝香一钱（细研入）

【用法】上为细散。每服二钱，以水一中盏，煎至五分，不拘时候，和滓热服。

【主治】❶《圣惠》：阴毒伤寒，面青，张口出气，心下硬，身不热，只额上有汗，烦渴不止，舌黑多睡，四肢俱冷。❷《何氏济生论》：肾冷，阴痿缩。

19748　正阳散

《准绳·伤寒》卷四。即《卫生宝鉴》卷十五"手阳丹"。见该条。

19749　正阳散

《东医宝鉴·杂病篇》卷二。为《博济》卷一"正元散"之异名。见该条。

19750　正阳散（《理瀹》）

【组成】麻黄（去节）　附子（炮）　干姜　半夏　吴萸　大黄

【用法】炒熨并缚脐。

【主治】阴症面唇指甲青黑，心下结硬，脐腹筑痛，身如被杖，甚或昏不知人者。

【方论选录】此方麻黄、大黄同用，汗下并行，其法甚捷。

19751　正金丹（《鸡峰》卷十三）

【组成】附子（炮，去皮脐，酒浸三日，切，焙；如要速用，浸软，切，焙）　大乌头（如上制）　茴香　硫黄各二两　巴戟一两　干姜四两　肉桂十二两（取皮至味）

【用法】上为细末，淡面糊为丸，如梧桐子大。每服三十丸，空心、食前米饮送下。

【功用】补虚养气。

【主治】一切痼冷。

19752　正治汤（《辨证录》卷五）

【组成】人参二钱　熟地　白术　炒枣仁各五钱　麦冬三钱　茯苓一两　竹茹一钱

【用法】水煎服。

【功用】健脾胃，益心肾。

【主治】春月伤风，身热，下利六七日，咳而呕，心烦不得眠。

19753　正诚丹（《重庆堂随笔》卷上）

【异名】正诚露珠丹（《重订通俗伤寒论》）。

【组成】透明辰砂（研极细，每砂一两用甘草水一两煎汤飞净，去头底，晒干，再研再飞，三次为度）　猳猪心中血（丝绵绞去滓，凡砂一两用心血三个，每次一个，拌砂晒干，再拌再晒，三个用讫，再研极细末）

【用法】上以糯米糊为丸，每重七分，阴干得五分，瓷瓶密收。每临文应事或卧时，以一丸嚼化。

【主治】殚虑劳神，火升心悸，震惕不寐，遇事善忘。

19754　正经汤（《百一》卷十八）

【组成】熟干地黄半两　人参　桂心　半夏（汤洗七次）　白芍药　牡丹皮　阿胶　麦门冬　当归各二钱半　吴茱萸（汤洗七次）二钱

【用法】上为粗末。每服三钱，水一中盏，加生姜五片，煎至七分。

【主治】妇人诸虚不足,心腹痛者。

19755 正经汤《医方简义》卷五)

【组成】泽兰二钱 当归三钱 焦山栀四钱 阿胶(烊化)三钱 丹皮三钱 茜草一钱五分 益母草三钱 柴胡(醋炒)一钱 琥珀八分 左牡蛎五钱

【用法】加藕一斤,煎汤代水。

【主治】倒经。鼻衄,吐血。

19756 正胃汤《圣济总录》卷三十八)

【组成】枇杷叶(拭去毛,炙) 桂(去粗皮) 厚朴(去粗皮,姜汁炙) 陈橘皮(去白,焙)各半两。

【用法】上为粗末。每服二钱匕,水一盏,加生姜三片,煎至六分,去滓热服,不拘时候。

【主治】霍乱吐利不止。

19757 正胃汤《医方类聚》卷二一○引《仙传济阴方》)

【组成】半夏一两 川芎四钱 旋覆花四钱 陈皮三钱 白茯苓半钱 丁香一钱

【用法】加生姜煎,空心服。

【功用】调经。

【主治】经候不调。

19758 正胃散《百一》卷二)

【组成】白水牛喉一条(去两头节并筋膜脂肉,节节取下如阿胶片,黑牛不可用,须就宰牛人买下修事了,临病时旋炙修合)

【用法】上喉节用好米醋一大盏浸,频翻令匀,微火炙干,再蘸再炙,醋尽为度,存性,不得见太阳火,为细末。每服一钱,食前用陈米饮调下。轻者一服见效。

【主治】翻胃呕逆,药食俱不下,结肠三五日至七八日,大便不通。

19759 正胃散《普济方》卷三十六)

【组成】半夏二两 天南星二两

【用法】上为末,用水五升,入坛内与药搅匀,浸一宿,去清水,焙干,重研令细。每服二钱,水二盏,加生姜三片,煎至八分,温服。至五服效。

【主治】胃反。

19760 正胃散《幼科指掌》卷三)

【组成】人参 白术 白茯苓 新会皮 木香 广藿香 淮山药 甘草 白扁豆 缩砂仁

【用法】加生姜,水煎服。

【主治】小儿虚吐,脾胃虚弱,饮食不思,四肢困倦,面惨唇白,脉沉而细,关纹不明,吐夹清水而出,不治成慢惊。

19761 正骨水《中国药典》2010版)

【组成】薄荷脑 草乌 穿壁风 豆豉姜 莪术 过江龙 海风藤 横经席 虎杖 降香 九龙川 两面针 买麻藤 木香 千斤拔 碎骨木 土鳖虫 五味藤 香加皮 香樟 徐长卿 羊耳菊 鹰不扑 樟脑 朱砂根 猪牙皂

【用法】上加工为外用药液,每瓶装12毫升、30毫升、45毫升或88毫升。外用,用药棉蘸药液轻搽患处,重症用药液湿透药棉敷患处1个小时,每日2～3次。

【功用】活血祛瘀,舒筋活络,消肿止痛。

【主治】跌打扭伤,各种骨折,脱臼。运动前后搽用,能消除疲劳。

【宜忌】忌内服;不能搽入伤口;用药中如有瘙痒起疹,暂停使用。

19762 正骨散《杨氏家藏方》卷十四)

【组成】苏木四两(细锉) 当归四两(洗,焙) 白芷苣子二两 无名异一两 没药半两(别研) 乳香半两(别研)

【用法】上咬咀。每服三钱,水一盏,煎至半盏,去滓,再入酒半盏,和丸温服,不拘时候。

【主治】打扑伤折,筋挛骨损。

19763 正骨散《医方类聚》卷一八八引《烟霞圣效》)

【组成】麻黄(去节) 木贼(去节) 甘草各等分

【用法】上为细末。每服三钱,热酒调下。

【功效】活血定痛,正骨续筋。

【主治】《普济方》:伤折骨损疼痛。

19764 正骨散《医统》卷七十九)

【组成】土鳖(大者)十个 母丁香一个(有寒者) 巴豆一粒(取霜) 没药一分 自然铜(煅,酒淬三次)一钱 麝香(取当门子一分)一粒

【用法】上为细末。每用一字,先以酒漱口净,吐去,次以酒一口送药下,再咽一口。暖室住歇,以手扶损处。

【主治】跌打伤重,损折不能动履者。

19765 正骨膏《成方制剂》7册)

【异名】正骨膏药。

【组成】巴戟天 白及 白芍 白术 白芷 半夏 豹骨 冰片 补骨脂 苍术 草乌 陈皮 赤芍 川牛膝 川乌 川芎 穿山甲 大黄 当归 党参 地骨皮 地黄 独活 杜仲 儿茶 防风 防己 粉草薢 佛手 附子 干姜 甘草 甘松 狗脊 枸杞子 骨碎补 龟甲 海桐皮 红花 黄芪 僵蚕 降香 龙骨 鹿茸 没药 牡丹皮 木鳖子 木瓜 木香 牛黄 羌活 秦艽 人参 肉苁蓉 肉桂 乳香 三七 山药 麝香 石南藤 首乌 熟地黄 苏木 锁阳 天麻 天南星 透骨草 五加皮 细辛 象皮 续断 血竭 血余炭 延胡索 淫羊藿 玉竹 远志 泽泻 珍珠 紫草

【用法】上加工为摊在布上的黑膏药,每帖净重38克。温水洗净患处,再用白酒擦洗。将膏药加温软化,药粉捻匀,贴于患处。贴5～7日取下,隔1～2天后再以前法贴之。伤重者可另换膏药贴之。

【功用】舒筋接骨,活血止痛。

【主治】筋骨疼痛,跌打损伤,骨折筋伤。

【宜忌】孕妇禁用。

19766 正真丹《普济方》卷三十九引《余居士选奇方》)

【组成】硫黄一两(研) 陈皮半两(去白) 五灵脂一分

【用法】上先捣陈皮,次捣五灵脂、硫黄,同捣匀,面糊为丸,如梧桐子大。每服五十丸,食前米饮送下。

【主治】老人气虚满闷,大便秘涩,连日不通,不敢服下药者宜服此。

19767 正真汤《魏氏家藏方》卷二)

【组成】附子(炮,去皮脐) 白茯苓(去皮) 人参(去芦) 沉香(不见火) 乌药 白豆蔻 白术各半两(炒)

【用法】上为细末。每服二钱,水一盏,加生姜五片,煎至七分,不拘时候服。

【主治】阴阳不和,气不升降,下元虚损,上焦痰滞。

19768 正笑丹《《辨证录》卷十》

【组成】生枣仁三钱 黄连二钱 犀角屑五分 丹砂末一钱 丹皮三钱 生甘草一钱 麦冬三钱 茯神三钱 丹参二钱 天花粉二钱

【用法】水煎服。

【主治】心包火盛,无端大笑不止,或背人处自笑,异于平素者。

19769 正容汤《《审视瑶函》卷六》

【组成】羌活 白附子 防风 秦艽 胆星 白僵蚕 半夏(制) 木瓜 甘草 黄松节(即茯神心木)各等分

【用法】上锉剂。水二钟,加生姜三片,煎至八分,去滓,加酒一杯服之。

【主治】口眼㖞斜,仪容不正。

19770 正容散(方出《本草纲目》卷三十,名见《金鉴》卷六十三)

【组成】樱桃枝 紫萍 牙皂 白梅肉

【用法】研和。日用洗面。

【主治】雀卵斑䵟。

【备考】《医宗金鉴》本方用法:兑鹰粪白三钱共研。

19771 正容膏《《慈禧光绪医方选议》》

【组成】蓖麻子五钱(去皮) 冰片六分

【用法】共捣成泥。敷于患处,左㖞敷右,右㖞敷左。

【主治】面风,偏偏失音,口噤,口目㖞斜。

19772 正脘散《《济阴纲目》卷七》

【组成】白术 川芎 木香 槟榔 甘草各七钱半 大腹皮 紫苏 木瓜 陈皮 沉香 独活各一两

【用法】上咬咀。每服三钱,水煎,食后服。

【主治】中焦虚痞,两胁刺痛,面目手足浮肿,大便秘涩;兼治脚气。

19773 正液丹《《圣惠》卷八十五》

【组成】白附子一分(生用) 赤箭一分 白僵蚕一分(生用) 腻粉一分

【用法】上为末,入腻粉同研令匀,炼蜜为丸,如麻子大。一二岁每服三丸,三四岁每服五丸,以熟水送下,一日二三次。

【主治】小儿慢惊风,及天吊,热疳,心胸惊悸。

【备考】本方方名,《普济方》引作“玉液丹”。

19774 正脾丸《《普济方》卷二十引《卫生家宝》》

【组成】大草果子一个(钻七孔,入丁香七粒,用面裹,以巴豆七粒,分十四片,贴在面外,再以面裹,煨焦赤,去面与巴豆不用)

【用法】取草果子、丁香为末,枣肉为丸,如绿豆大。每服十丸,淡姜汤送下,不拘时候。

【主治】脾痛经久,诸药不效者。

19775 正脾散《《杨氏家藏方》卷六》

【组成】蓬莪术(炮,切) 香附子(炒) 茴香(炒) 陈橘皮(去白) 甘草(炙)各等分

【用法】上为细末。每服二钱,煎灯心、木瓜汤调下。

【主治】❶《杨氏家藏方》:大病之后,脾气虚弱,中满腹胀,四肢虚浮,状若水气。❷《医学正传》:产后通身浮肿。

19776 正脾散《《普济方》卷二十二引《卫生家宝》》

【组成】紧实大苍术一斤(米泔浸一宿,去皮,薄切,焙干秤) 粉草二两 南木香一两(不见火) 桂心一两(去粗皮,不见火) 吴白芷一两 粉姜一两 益智仁一两 陈橘皮二两(去瓤) 荆南茴香一两

【用法】上为细末。每服一大钱,水一中盏,紫苏二叶或枣子一个,同煎至七分,入盐少许,食前通口吃,一日三次。如大便壅秘,则食后以青木香丸服,得脏腑气快为妙。

【功用】调脾养胃顺气,进饮食。

【主治】倦息腹痛,酒后数圊如痢,气泻脾疼,及岭外瘴疟。

19777 正禅方《《千金翼》卷十二》

【组成】春桑耳 夏桑子 秋桑叶各等分

【用法】上为末。以水一斗,煮小豆一升,令大熟,以桑末一升和煮微沸,着盐豉服之,一日三次。饱服无妨,三日外稍去小豆。

【功用】轻身,明目,益智。

19778 正颜丹《《寿世保元》卷二》

【组成】白芷二两 独活二两 薄荷一两

【用法】上为细末,蜜为丸,如弹子大。每服一丸,细嚼,茶清送下。

【主治】口眼㖞斜。

19779 正颜汤《《效验秘方·续集》焦树德方》

【组成】荆芥9克 防风9克 全蝎6~9克 白僵蚕10克 白附子6克 蜈蚣2~3条 白芷10克 钩藤20~30克 葛根12克 桃仁10克 红花10克 炙山甲6克

【用法】每日1剂,水煎2次,早晚分服。还可将药渣用毛巾包裹,热敷患部。

【功用】散风活络,化痰解痉。

【主治】面神经麻痹。风邪中于面部络脉,颜面不正,皮肌麻痹,口眼歪斜,漱水外漏,唇不能撮,眼闭不合等。

【加减】兼偏头痛者,加生石决明20~30克(先煎),蔓荆子10克,川芎6~9克;舌苔黄、口鼻发干、咽部微痛、口渴者,加生地15克,玄参15克;急躁易怒、胸胁闷痛、脉象弦数者,加炒黄芩10克,香附10克,生白芍12克;大便干结、数日一行者,加全瓜蒌30克,酒军3~6克,枳实10克。

【方论选录】本方以荆芥祛散皮里膜外之风,且兼入血分;防风宣表祛风,兼散头目滞气,共为主药。全蝎入肝祛风,善治口眼歪斜,白僵蚕祛风化痰,其气轻浮,善治面齿咽喉等上部之风痰结滞,白附子祛风燥痰,引药力上行,善治面部百病,合全蝎、僵蚕为治口眼歪斜名方牵正散,再配白芷芳香上达,入阳明经散风除热,钩藤祛风舒筋、清心凉肝,蜈蚣祛风止痉,以加强药力共为辅药。葛根轻扬升发,入阳明经,解肌开腠,以利邪外达;红花、桃仁活血散结,以奏“治风先治血,血行风自灭”之效,共为佐药。炙山甲通行经络,引药直达病所为使药。诸药相合,共成散风活络、化痰解痉,善治颜面不正,口眼歪斜之有效方剂。

19780 正翻散《《卫生鸿宝》卷二》

【组成】石膏五钱(煅) 栀子(生)一两 甘草(生)三

钱　防风二两(酒拌,炒)　豨莶草四两(酒润,晒干)

【用法】上为细末。壮人每服二钱,弱人一钱,小儿六七分,白滚水调下。

【主治】眼皮外翻,如舌舐唇之状。

19781　正元煮散(《圣济总录》卷一八七)

【组成】楝实(取肉,炒)　木香　桂(去粗皮)各半两　甘草(炙)一两　茴香子(炒)一分

【用法】上为散。每服三钱匕,水一盏,煎至七分,临熟入盐少许温服;温酒调服亦可。

【功效】补虚。

【主治】小肠气。

19782　正气煮散(《魏氏家藏方》卷五)

【组成】青州枣　厚朴(去粗皮,姜汁浸一宿,炒)　甘草各一斤　陈皮(去白)　干姜各六两

【用法】上将厚朴、生姜同捣,盛瓷器中,将干姜为粗末,掺厚朴上罨一宿,次日先将罨厚朴同陈皮入锅内,水煮干,次将枣子、甘草入锅内,将煮药抄在上,再入水煮干,晒燥,再焙为细末。每服二钱,水一盏,煎至七分,空心、食前温服;入盐沸汤调下亦可。

【功用】常服令人气爽,饮食易消,积滞皆化。

【主治】气不和,五脏停滞,不美饮食,伤寒岚毒,诸般泻痢。

19783　正凤髓丹(《元戎》卷十)

【异名】封髓丹(《古今名医方论》卷四)、凤髓丹(《医钞类编》卷十四)。

【组成】黄柏(炒)二两　缩砂一两　甘草半两

【用法】酒糊为丸,如梧桐子大。每服三十丸,早晨温酒送下。

【功用】泻相火,益肾水。

【主治】❶《赤水玄珠》:心火太盛,阳狂不已。❷《医钞类编》:火强久旷,梦遗胃弱,不宜苦寒者。

【方论选录】《古今名医方论》:方用黄柏为君以坚肾,肾职得坚,则阴水不虞其泛溢,寒能清肃,则龙火不至于奋扬,水火交摄,精安其位,佐以甘草,以甘能缓急,泻诸火与肝火之内烦,且能使水土合为一家,以妙封藏之固;缩砂以其味辛性温,善能入肾,通三焦,达津液,能纳五脏六腑之精而归于肾,肾家之气纳,肾中之髓自藏矣。此有取于封髓之意也。

【备考】《古今名医方论》本方用法:蜜糊为丸。每服三钱。

19784　正心泰片(《中国药典》2010版)

【组成】黄芪　葛根　槲寄生　丹参　山楂　川芎

【用法】上为片剂。口服。一次4片,一日3次。

【功用】补气活血,通脉益肾。

【主治】冠心病、心绞痛表现为气虚血瘀或兼肾虚证候者,症见胸痛、胸闷、心悸、乏力、眩晕、腰膝酸软等。

【备考】本方改为胶囊剂,名"正心泰胶囊"(见《中国药典》2010版)。

19785　正骨烫药(《中医伤科学讲义》)

【组成】当归　羌活　红花　白芷　乳香　没药　骨碎补　川断　防风　木瓜　川椒　透骨草各四钱

【用法】上药装入布袋,放在蒸笼内蒸热后,敷在患处。

【功用】活血舒筋。

【主治】跌打损伤。

19786　正骨膏药

《成方制剂》。为原书"正骨膏"之异名。见该条。

19787　正柴胡饮(《景岳全书》卷五十一)

【组成】柴胡一至三钱　防风一钱　陈皮一钱半　芍药二钱　甘草一钱　生姜三五片

【用法】水一钟半,煎七八分,热服。

【主治】外感风寒,发热恶寒,头疼身痛,或疟疾初起。

【加减】头痛者,加川芎一钱;热而兼渴者,加葛根一二钱;呕恶者,加半夏一钱五分;湿甚者,加苍术一钱;胸腹有微滞者,加厚朴一钱;寒气胜而邪不易解者,加麻黄一至三钱(去浮沫)服之,或苏叶亦可。

【备考】本方改为颗粒剂,名"正柴胡颗粒"(见《成方制剂》18册),"正柴胡饮颗粒"(见《中国药典》2010版)。

19788　正铁箍散(《准绳·疡医》卷一)

【组成】贝母(去心)　白芷　苍耳草灰(醋拌晒干)各二两

【用法】上为细末。水调或香油调,贴疮上。

【主治】痈疽无头起者。

【加减】或加龙骨二钱尤妙。

19789　正气人参膏(《普济方》卷三九五)

【组成】人参　干木瓜　甘草(锉,炒)各半两　陈橘红　罂粟米(炒)　干姜(炮)　茯苓各一分

【用法】上为末,炼蜜和膏。每服一皂子大,米饮化下。

【功用】止烦渴,调脾胃,进饮食。

【主治】小儿脾胃气虚,中寒腹痛,泄利呕逆,不入乳食,夜哭,睡中多惊,吐利蛔虫,虚烦闷乱。

19790　正气三和散(《鸡峰》卷二十)

【组成】干紫苏叶一两　干木瓜一分　木香　丁香各半两　羌活三两　白豆蔻　草果　川芎　川姜　白术　赤茯苓　青橘皮　木通　槟榔　陈橘皮　藿香叶各半两　人参二两　红豆一分　甘草二两　大腹子　缩砂　香附子　天台乌药　肉桂各一两　沉香半两(勿用火,一方用二两)

【用法】上为细末。每服二钱,水一盏,加生姜三片,肥枣一个,同煎至八分,不拘时候温服。如不及煎,每服一钱,盐一捻,沸汤点下。

【功用】调顺三焦,温养四体,和顺胃气。

【主治】血气不和,上盛下虚,阴阳不升降,心胸痞闷,两肋膨胀,情思不乐,饮食无味,口苦舌粗,四肢倦困,脚手酸疼。

19791　正气天香汤

《医学正传》卷四。即《医学纲目》卷四引河间方"正气天香散"改为汤剂。见该条。

19792　正气天香散(《医学纲目》卷四引河间方)

【组成】乌药二两　香附末八两　陈皮　苏叶　干姜各一两

【用法】上为细末。调服。

【主治】❶《医学纲目》:九气。❷《玉机微义》:妇人一切气,气上凑心,心胸攻筑,胁肋刺痛,月水不调。

【方论选录】《医林纂要》:香附理肝脏之郁,行血中之气;乌药苦涩,能坚肾水,补命火,温下焦,而去冲任之沉寒

瘤冷,破土郁,行肝气;陈皮佐乌药以理气;苏叶辛温表散外淫之风寒燥湿,舒散肝郁,而色紫兼入血分,大能调理经血,但其性过于疏散,此用以佐香附;姜性行,而干姜能守,守者为行之本,此专以补肝理冲任。此调经而专入气分之药,以肝气不郁,则经血自调也。

【备考】本方改为汤剂,名"绀珠正气天香汤"(见《玉机微义》)、"正气天香汤"(见《医学正传》)。

19793 正气天香散《证治宝鉴》卷五)

【组成】干姜 沉香 苏叶 乌药

【主治】妇人性执,气痛。

19794 正气太平丸《慈航集》卷上)

【组成】当归三十两(酒炒) 白芍三十两(酒炒) 枳实二十两(麸炒) 薄荷十五两(微焙) 广藿香三十两(酒炒) 青皮二十两(炒) 紫苏二十两(微炒) 甘草五两(生炒) 厚朴二十两(姜汁炒) 山楂三十两(炒) 麦芽三十两(炒) 槟榔二十两(炒) 草蔻仁三十两(炒) 制半夏二十两(姜汁炒) 神曲三十两(炒) 柴胡十二两(炒) 莱菔子三十两(炒) 山栀二十两(姜汁炒) 黄芩十二两(酒炒) 制军十二两(酒炒) 车前子二十两(盐水炒) 木通十五两(炒)

【用法】以上药如法炮制,各研净细末分两,炼蜜为丸,每颗重四钱。大人一丸,小儿半丸,照后汤头煎汤送服。感冒伤风,头痛恶寒发烧,遍身骨节疼痛,用煨姜三钱、葱头三枚煎汤化服一丸,盖暖出汗即愈;霍乱吐泻,用煨姜三钱、灶心土三钱,煎汤化服一丸;疟疾,用煨姜三钱、大枣三枚,煎汤化服一丸,在疟未来之前早一时服;红痢,用金银花三钱、炒地榆炭二钱,腹痛加广木香一钱五分,煎汤化服一丸;白痢,用大枣三枚、煨姜二钱、红砂糖三钱,煎汤化服一丸;瘟疫,用薄荷八分、赤饭豆五钱、炒柴胡五分,煎汤化服一丸;斑疹,用玄参五钱、知母二钱、炒升麻一钱,煎汤化服一丸;孕妇,用当归五钱、炒黄芩八分、砂仁一钱五分,煎汤化服一丸;产后,用当归八钱、炮姜八钱、益母草三钱,煎汤化服一丸。

【主治】夏秋感受寒暑,伤风头痛,恶寒发烧,遍身骨节疼痛,霍乱吐泻,瘟疫疟痢,时毒斑疹,四时不正之气。

19795 正气回生汤《石室秘录》卷一)

【组成】人参七钱 白术五钱 茯苓五钱 甘草一钱 陈皮一钱 附子一钱 半夏三钱 南星三钱

【用法】水煎服。

【主治】中气。

19796 正气快斑汤《片玉痘疹》卷八)

【组成】羌活 苍术 甘草 防风 干葛 当归 桔梗 白芷 川芎

【用法】生姜为引,水煎服。

【主治】痘疹失于调护,为寒凉所郁不能起发者。

【加减】冬月,加官桂。

19797 正气补虚汤《得效》卷八)

【组成】人参 藿香叶 厚朴(去粗皮,姜汁炒) 黄芪各二两 交趾桂一两 川白芷二两 大当归(去尾)二两 五味子 白术各一两 半夏 绵附子(炮)各一两 熟地黄(酒洗,炒) 川芎 白茯神各二两 丁香 南木香 干姜 甘草各一两

【用法】上锉散。每服三钱,水一盏半,加生姜三片,枣子二枚,水煎,空心温服。

【主治】忧患思虑,喜怒不常,失饥劳力,或饮食不调,肌肉减耗,荣卫虚弱,外邪所袭,入于经络,头痛昏闷,拘挛,身疼腰倦,脚弱转筋,自汗,手足冷,四肢麻痹,五脏诸虚百病。

19798 正气和解汤《伤寒全生集》卷二)

【组成】藿香 白术 厚朴 陈皮 半夏 茯苓 白芷 桔梗 大腹皮 苏叶 甘草 柴胡 干葛

【用法】加生姜,水煎服。

【主治】时气憎寒发热。

19799 正气活命散《鸡峰》卷十四)

【组成】大附子 藿香叶 半夏 丁香 枇杷叶 人参 厚朴各一两 桂半两

【用法】上为粗末。每服一钱,水一盏,加生姜一分,煎至六分,去滓,稍热服,不拘时候。

【主治】下虚中满,真气上逆,霍乱吐泻,不下饮食。

19800 正气宽中散《伤寒全生集》卷二)

【组成】藿香 白术 厚朴 陈皮 半夏 茯苓 白芷 桔梗 大腹皮 苏叶 甘草 枳实 青皮

【用法】加生姜,水煎服。

【主治】藿香正气散证兼心下痞。

19801 正气调胃散《活幼口议》卷十六)

【组成】厚朴一两(生姜和皮二两捣,压钵中一二宿,常翻转,取二日干,慢火炒) 半夏一两(洗去滑七次) 白扁豆(炒) 藿香叶 陈皮各一两 甘草(炙) 薏苡仁(炒) 白茯苓 白术各半两

【用法】上为末。每用一钱匕,水一小盏,加生姜二小片,枣子一个,同煎服。

【主治】婴孩小儿八种虚痢作热,或吐或泻,发热霍乱,上下气不复常,心虚烦闷。

19802 正气趁痛散《陈素庵妇科补解》卷五)

【组成】肉桂 干姜 蓬术 归尾 川芎 白芷 乌药 元胡索 防风 独活 半夏 红花 白术 青皮

【主治】产后血块筑痛。

19803 正气温中汤《伤寒全生集》卷二)

【组成】藿香 白术 厚朴 陈皮 半夏 茯苓 白芷 桔梗 大腹皮 苏叶 甘草 干姜 桂心

【用法】水煎服。

【主治】夏月受寒腹痛者。

19804 正心降脂片《中国药典》2010版)

【组成】羊红膻 370克 决明子 260克 陈皮 130克 何首乌 162克 黄芪 364克 丹参 260克 葛根 163克 槐米 130克

【用法】上制成片剂,薄膜衣片每片重0.31克,糖衣片片芯重0.3克。口服。一次4片,一日3次。

【功用】益气活血,祛痰降浊。

【主治】气虚血瘀,痰浊蕴结所致的胸痹、心痛、头痛、眩晕。

【宜忌】心动过缓及低血压患者慎用。

19805 正阳茴香丸《普济方》卷一三五)

【组成】茴香子(微炒) 附子(炮裂,去皮脐) 天南星

（炮裂） 硫黄（细研） 丁香 木香 吴茱萸（汤洗七遍，焙干微炒） 预知子 桂心各一两

【用法】上为末，和研了药令匀，醋煮面糊为丸，如弹子大。每服一丸，研碎，炒生姜热酒送下，良久煎葱白艾汤投之，不拘时候频服。

【主治】阴毒伤寒，四肢逆冷，心下痛硬，气欲绝者。

19806　正金油软膏《中国药典》2010 版）

【组成】薄荷脑 150 克　薄荷素油 120 克　樟脑 80 克　樟油 80 克　桉油 30 克　丁香罗勒油 30 克

【用法】以上六味，混匀，将适量石蜡、地蜡、蜂蜡及凡士林加热熔融，滤过，放冷至 100℃以下，加入薄荷脑等六味的混合物，制成 1000 克，混匀，分装，每盒装 3 克或 4 克。外用，涂于患处。

【功用】驱风兴奋，局部止痛、止痒。

【主治】中暑头晕，伤风鼻塞，蚊叮虫咬。

19807　正诚露珠丹

《重订通俗伤寒论》。为《重庆堂随笔》卷上"正诚丹"之异名。见该条。

19808　正经四物汤《女科旨要》卷三）

【组成】当归　白鸡冠花各五钱　白芍　白术　香附（炒）各四钱　熟地　川芎　人参　阿胶（炒）　茯苓　侧柏叶（炒）　枣仁　陈皮（去白）　炒蒲黄各二钱　炙甘草一钱

【用法】分六帖。加生姜三片，水煎服。

【主治】产后气血大虚，脾胃又弱，以致荣卫衰败，突然下血成片，相似血崩者。

19809　正经养血汤《女科秘要》卷八）

【组成】白芍（酒炒）　当归（酒洗）　茯苓　白术（土炒）　阿胶（蛤粉炒）各二钱　炙草　川椒（炒）　五味子各一钱　姜半夏人参各七分　柴胡八分　姜三片

【用法】水煎，食前稍热服。

【功用】益血养血，补脾胃。

【主治】月经不调。

【加减】五心烦热，日晡潮热，加胡连五分；不思饮食，加神曲、麦芽（炒）各五分；头痛，加川芎七分。

19810　正骨顺气汤《接骨图说》）

【组成】当归　川芎　白芍药　苍术　厚朴　茯苓　半夏　白芷　枳壳　桔梗　干姜　桂枝　麻黄　甘草　羌活　蜜香

【用法】加生姜，水煎服。

【主治】诸般打扑伤损。

19811　正骨紫金丸

《中药制剂手册》。为《金鉴》卷八十八"正骨紫金丹"之异名。见该条。

19812　正骨紫金丹《金鉴》卷八十八）

【异名】正骨紫金丸（《中药制剂手册》）。

【组成】丁香　木香　瓜儿血竭　儿茶　熟大黄　红花各一两　当归头　莲肉　白茯苓　白芍各二两　丹皮五钱　生甘草三钱

【用法】上药为细末，炼蜜为丸。每服三钱，童便调下；黄酒亦可。

【功用】《成方制剂》：活血散瘀，消肿止痛。

【主治】跌打扑坠闪挫损伤，并一切疼痛，瘀血凝聚。

19813　正料生犀散

《济阳纲目》卷六十五。为《得效》卷八"生犀散"之异名。见该条。

19814　正料治中汤

《直指》卷二十六。为《普济方》卷二〇六引《指南方》"二陈汤"之异名。见该条。

19815　正料消风散《眼科全书》卷五）

【组成】前胡　芎䓖　白茯　甘草　防风　荆芥　羌活　僵蚕　蝉退　厚朴　人参　合香

【用法】水煎服。

【主治】胎风赤烂外障。

19816　正元荜澄茄汤《圣济总录》卷四十五）

【组成】荜澄茄　沉香（锉）　石斛（去根）各一两　人参　赤茯苓（去黑皮）　五味子（微炒）　巴戟天（去心）　桂（去粗皮）　白术　芎䓖　木香各三分　肉豆蔻（去壳）　附子（炮裂，去皮脐）　没药各半两　陈曲（炒）一两半

【用法】上锉，如麻豆大。每服三钱匕，以水一盏，加生姜三片，大枣二枚（擘），同煎至七分，去滓，食前温服。

【主治】脾脏冷气攻心腹疼痛，闷乱烦懊，手足厥冷，呕吐痰逆，不下饮食。

玉

19817　玉饮《圣惠》卷二十七）

【组成】真玉十两　粟谷一升

【用法】以水一斗，煮粟谷取汁五升，去粟谷澄滤却，以此汁煮玉至三升，旋分呷服之。

【功用】镇心神。

【主治】虚劳烦渴。

19818　玉女英《百一》卷十）

【异名】滑粉散（《中医皮肤病学简编》）。

【组成】绿豆粉四两（微炒）　滑石半两（研）

【用法】拌匀如粉。绵扑子扑之。

【主治】夏月痱子痒痛。

19819　玉女英《百一》卷十）

【组成】青蒿汁　蛤粉

【用法】新汲水挪青蒿汁调蛤粉。敷之。雪水尤妙。

【主治】夏月痱子痒痛。

19820　玉女砂《朱氏集验方》卷八引许德修方）

【组成】辰砂八两或六两或十两（夹绢袋盛，若块大打令稍小，惟红者为上，若添砂添药）　金毛狗脊（去毛）　吴茱萸　菟丝子　杜仲　瓦松（古屋瓦上青毛，焙干去土）　熟地黄　五味子　人参　肉豆蔻（面包煨）　桑寄生　川萆薢　芍药　巴戟（去心）　黄耆　牡丹皮（去心）　肉苁蓉　当归　茯神（去木）　茴香（洗）　远志（去心）　山茱萸（去核）各一两

【用法】上药装在一斗瓶内，着童子小便五七升，将砂袋悬胎挂瓶中，如煮酒法，于锅内着水，亦悬药瓶于锅中，桑柴或间松柴煮五日夜，火不要急，小便不住讨添，煮令干，足取出，将砂袋以温水涤十余次。又换温水浸半日，弃药不用，辰砂又洗三两次，糯米团子和丸。每服五丸至十丸，空心枣汤送下。

【功用】暖下元，固阳气，暖宫肾。

【主治】男子妇人诸虚百损,产后诸虚,虚病寒热,自汗盗汗。

19821 玉女粉《医方类聚》卷八十一引《居家必用》

【组成】益母草灰不拘多少

【用法】糯米粥搜和为团,炭火煅通红,离火俟冷,研细;再粥搜团,煅之,以雪白为度。

【主治】䵟䵴风刺。

19822 玉女散《本事》卷九

【组成】川乌(去皮脐,冷水浸七日后,薄切,晒干,纸袋盛)

【用法】碾末,每用一大钱,入盐一小钱,水一盏半,煎至七分,通口服。压下阴毒,所注如猪血相似。未已,良久再进一服。

【主治】阴毒气上攻,腹痛,四肢逆冷,恶候。

19823 玉女散《卫生总微》卷七

【组成】川乌一两(火炮,去皮脐)

【用法】上为细末。每服一钱或半钱,水一盏半,加生姜七片,大枣一枚,煎至四分,温服,不拘时候。

【主治】伤寒汗后,潮热日发,诸药不效。

19824 玉女煎《景岳全书》卷五十一

【组成】生石膏三五钱 熟地三五钱或一两 麦冬二钱 知母 牛膝各一钱半

【用法】水一钟半,煎七分,温服或冷服。

【主治】水亏火盛,六脉浮洪滑大,少阴不足,阳明有余,烦热干渴,头痛牙疼,失血。

【宜忌】大便溏泻者,乃非所宜。

【加减】如火之盛极者,加栀子、地骨皮之属;如多汗、多渴者,加北五味十四粒;如小水不利,或火不能降者,加泽泻一钱五分,或茯苓亦可;如金水俱亏,因精损气者,加人参二三钱尤妙。

【方论选录】❶《寒温条辨》:熟地、牛膝补肾水之不足;石膏、知母泻脾土之有余;而金则土之子也,麦冬甘以补肺,寒以清肺,所谓虚则补其母,实则泻其子也。❷《医学举要》:阳明、少阴二经,皆是津液所关;阳明实则火炽而津液涸,少阴虚则水亏而津液亦涸。考两经合治之方,仲景猪苓汤养阴而兼利水;景岳玉女煎养阴而兼清火。盖白虎汤治阳明而不及少阴,六味地黄汤治少阴而不及阳明。是方石膏清胃,佐知母以泻肺气,实则泻其子也;熟地滋肾,佐麦冬以清治节,虚则补其母也;牛膝入络通经,能交和中下,尤为八阵中最上之方。❸《成方便读》:人之真阴充足,水火均平,决不致有火盛之病。若肺肾真阴不足,不能濡润于胃,胃汁干枯,一受火邪,则燎原之势而为似白虎之证矣。方中熟地、牛膝以滋肾水,麦冬以保肺金,知母上益肺阴,下滋肾水,能治阳明独胜之火,石膏甘寒质重,独入阳明,清胃中有余之热。虽然,理虽如此,而其中熟地一味,若胃火炽盛者,尤宜斟酌用之,即虚火之证,亦宜改用生地为是,在用方者神而明之,变而通之可也。

【临床报道】❶牙痛:《广东医学》(祖国医学版)[1966,(1):19]本方加味治疗胃火牙痛,处方:生石膏五钱(打碎)、生地五钱、麦冬三钱、知母三钱、防风二钱、牛膝三钱、竹叶二钱、淮山药五钱。红肿甚者,加重石膏用量;蛀牙,加细辛一钱,乌梅一钱。作者认为,玉女煎原为张景岳治疗吐血冲气上逆之方,清代王士雄用以治疗阴虚胃火炽盛之齿痛,颇具疗效。故守其意,原方加竹叶、防风清散风热之品,则消肿之力更强,加怀山药养阴清火;蛀牙加细辛、乌梅,取其辛通酸敛而止痛。❷三叉神经痛:《新医药学杂志》[1978,(6):31]据本方随证化裁治疗六例三叉神经痛,处方:生石膏、熟地、玄参各15克,麦冬、知母、牛膝各9克,白芷、防风各4.5克,细辛1.5克。治疗效果满意。

19825 玉井散《儒门事亲》卷十二

【组成】瓜蒌根二两 甘遂一两(制用)

【用法】上为细末。以麝香汤调下三钱,临卧服。

【功用】泻下。

【主治】《普济方》:水肿。

19826 玉仁膏《外科传薪集》

【组成】当归一两 白芷五钱 紫草二钱 甘草一两二钱

【用法】用真麻油一斤,将前药浸五日,煎至药枯,去滓,将油再熬至滴水成珠,下血竭细末四钱,搅匀,再下白蜡二两溶化,离火微冷,再下轻粉四钱,研细,搅和成膏。

【主治】疮疖。

19827 玉正散

《灵验良方汇编》卷二。为《外科正宗》卷四"玉真散"之异名。见该条。

19828 玉龙丸《鸡峰》卷十九

【组成】阳起石 白滑石 寒水石各一分 硇砂 南硼砂各半钱 轻粉 粉霜各一钱

【用法】上七味都一处,先用纸裹了,次用面饼子,可半寸厚者裹上,更用数重湿纸裹之,文武火烧,经两时辰取出,上面纸尽作灰,悉去之,面如未焦色,再烧半时辰,已焦熟即止。地上掘一坑子,可五六寸深,取药球焙之一宿,出火毒,来日取出,剥去焦面,将药再研如粉,饭尖和丸,如绿豆大。饭尖亦须烂研,少与药末,用力和揉匀匀,若饭尖多,即药力少;如丸,以青黛为衣。

【主治】胃热伏水,胃腹膨胀。

19829 玉龙丸《增补内经拾遗》卷三引《海上方》

【组成】半夏不拘多少(生用)

【用法】上为细末,生姜自然汁为丸,如梧桐子大。每服三十丸,于未发之先白汤送下。至重者无过三服。

【功用】消散暑气。

【主治】暑疟。

19830 玉龙丸《脉因证治》卷一

【组成】焰消 明矾 滑石 硫黄一两 白面六两

【用法】水为丸。水送下。

【主治】伤暑泄泻,或二便秘。

【备考】本方焰消、明矾、滑石用量原缺,疑硫黄后脱"各"字。

19831 玉龙丸《万氏家抄方》卷三

【组成】黄连二斤 好酒五升

【用法】煮干,为末,面糊为丸,如梧桐子大。每服三十丸,热汤送下。

【主治】伤暑腹痛。

19832 玉龙丹《一草亭》

【组成】真雄黄(为末,水飞候干)三钱 寒水石(煅,为

五画

玉

末)九钱

【用法】和匀,每日用鸡肝一具,竹刀切片,去净筋膜胆,用药一钱,入酒一盏,碗盛蒸食。

【功用】开瞽。

【主治】小儿疳积伤眼。

19833　玉龙丹(《审视瑶函》卷六)

【组成】明矾六分　没药二钱　乳香二钱五分　炉甘石(煅,飞过)一两　珍珠一钱　黄丹(飞净)一两　麝香七分　梅花片三分

【用法】上为极细末,炼蜜为丸,银朱五分为衣,收贮听用。如用,将井花凉水磨,涂眼皮外。

【主治】一切火眼赤肿。

19834　玉龙汤

《普济方》卷三五五。为《妇人良方》卷二十三"陈氏玉龙汤"之异名。见该条。

19835　玉龙散(《鸡峰》卷十四)

【组成】硫黄　滑石各等分

【用法】上为细末。每服一钱,糯米饮调下。

【主治】吐逆不止。

19836　玉龙散(《良朋汇集》卷二)

【组成】玉簪花　蛇蜕各二钱　丁香一钱

【用法】上为末。每服一钱,酒送下。

【主治】小便不通。

19837　玉龙散(《伤科汇纂》卷七)

【异名】接骨丹。

【组成】人中白(醋煅七次)

【用法】酒冲服。

【主治】跌打损伤,昏晕而骨未碎者。

19838　玉龙膏(《圣济总录》卷一三五)

【组成】栝楼大者一枚(取瓤子,细锉烂为度)　零陵香　芍药　藿香叶　甘草(炙)　黄耆　杏仁(汤浸,去皮尖双仁)各一分　香白芷半两　清油十两　黄蜡一两半　麝香(研)一分　当归一分　乌蛇(酒浸,取肉,焙)半两　生姜(切)一两

【用法】上药除黄蜡、麝香外,细锉,如麻豆大,以油浸于银石器内,慢火养一日,次日添火,熬令黄色,用绵滤去滓后,入黄蜡搅匀,看硬软,欲凝方可下麝香,倾在瓷罐子内,候冷。贴肿处。

【功用】摩风止痛。

【主治】一切毒肿疼痛。

19839　玉龙膏(《魏氏家藏方》卷九)

【组成】蕤仁(去皮)四十个　杏仁(去皮尖)七个　硼砂(透明者)黑豆大　滴乳香黑豆大　牙消黑豆大　轻粉一大钱　脑　麝各少许

【用法】取蕤仁、杏仁二味同研如膏,摊在瓷碗内,用熟艾如鸡子大烧烟,熏令如粟米色,取下细研,与余药同研入白蜜少许,研为膏,用瓷合盛。每点半粟米许。

【主治】诸风毒眼赤涩,眵泪隐痛,或生瘀肉翳膜。

19840　玉龙膏(《局方》卷八)

【组成】瓜蒌大者一个(去皮)　黄蜡一两半　白芷(净拣,锉)半两　麻油(清真者)六两　麝香(研)一钱　松脂(研)一钱半　零香　藿香各一两　杏仁(去皮尖)　升麻　黄耆　赤芍药　白及　白蔹　甘草(净拣,锉)各一分

【用法】上以油浸七日,却沥出油,先炼令香熟,放冷入诸药,慢火煎黄色,用绢滤去滓,入银、石锅内,入蜡并麝香、松脂,熬少时,以瓷盒器盛。每用少许,薄摊绢帛上贴。若头面风癣痒,疮肿疼痛,并涂磨令热,频频用之。如耳鼻中肉铃,用纸拈子每日点之,至一月即愈。如治灸疮及小儿瘤疮,涂之。

【功用】摩风止痛,消肿化毒,兼灭瘢痕。

【主治】一切折伤,疮肿。

19841　玉龙膏(《永类钤方》卷六引《水丘道人紫庭治瘵秘方》)

【组成】青蒿子　柴胡　白槟榔各二两　鳖甲(汤煮,去皮裙,酒浸,炙黄赤)　白术　赤茯苓　木香　牡蛎各半两　地骨皮半两　人参一两　生干地黄一两　当归三钱　朱砂一钱　豆豉心二合　虎头骨(研开,酒炙黄赤色)一两　肉苁蓉(酒浸一宿,炙)一两

【用法】上皆为末,又加乌梅肉、枳壳,上前件未成,却以杏仁五升,壮者以童便浸,春夏七日,秋冬十日,和瓶日中晒,每日一换新者。日数足,以清水淘去皮尖,焙干,别以童便一升,于银石器内文火煎至随手烂,倾入砂盆,用柳木捶研烂为膏,细布滤过,入酥一两,薄荷自然汁二合搅匀和药,用捶捣五百下为丸,如梧桐子大。每服十五丸,空心汤送下,加至三十丸。如觉热,减丸数服,热少还添,加减经月日,诸证皆退,进食安卧,面有血色,乃药行也,当勤服毋怠。

【主治】劳瘵,遗精梦泄,腹膨高突,咳嗽阴疼。

【宜忌】忌苋菜、白粥、冷水、生血、雀、鸽等物。

【备考】本方方名,据剂型当作"玉龙丸"。

19842　玉龙膏(《普济方》卷五十二)

【组成】白蔹　白芷　茅香　零陵香各等分　栝楼仁半两　麝香少许

【用法】前三味以香油煎令稍焦,去滓,以蜡少许调匀,用度为妙。

【功用】令人面光润不皴,退一切皯黯。

19843　玉龙膏(《普济方》卷二九五)

【组成】白矾指头大　胆矾　硫黄各如二豆大　硇砂五粒豆大　砒指头大　乳香末　黄丹各半钱　朱砂三钱

【用法】前五味同入黑盏内,火煅过,候冷取出,入余药同研匀。每用少许,油调涂,一日三次。至三四日,其痔瘤皆黑色便不用,只用催落药。

【主治】痔瘤。

19844　玉龙膏(《痘疹传心录》卷十五)

【组成】草乌三两(煨)　火姜三两(煨)　白芷　官桂　赤芍药各一两

【用法】上为末。热好酒调涂,不留孔,每日二次。

【主治】痘毒流注。

19845　玉龙膏(《医林改错》卷下)

【异名】胜玉膏。

【组成】香油一斤　白蔹　升麻　当归　川芎　连翘　银花　甲片　川乌　象皮各四钱　乳香一钱半(末)　没药一钱半(末)　轻粉三钱(末)　冰片三分(末)　麝香三分(末)　白占二两

【用法】将前九味药入油内炸枯色,去滓,入官粉三合离火,再入乳、没、粉、片、麝,搅匀,再将白占投入于内。摊

贴之。

【主治】跌打损伤。

19846 玉龙膏

《理瀹》。为《仙传外科集验方》"回阳玉龙膏"之异名。见该条。

19847 玉仙散《御药院方》卷五）

【组成】白矾（枯）一钱 乌梅（去核）四个 杏仁（去皮尖，麸炒）四十个 佛耳草 款冬花 知母 贝母（去心）各一钱半 甘草（炙）三钱

【用法】上为细末。每服半钱，干掺舌上咽津，不拘时候。

【主治】一切咳嗽。

19848 玉仙散《普济方》卷三二八引《危氏方》）

【组成】香附子（瓦器炒黑色，勿焦） 白芍药一两 甘草一钱

【用法】上为末。每服三钱，沸汤调下。血崩不止，麻竹叶煎汤下；或月水不行，手足不用，加生姜、炒当归，煎木通汤下；月水不匀，当归酒下；频频下胎，血脉不住，米饮下；气痛及老妇人忽下血，加炒姜黄，炒陈皮任下。

【主治】妇人诸疾。

19849 玉仙散《古今医鉴》卷十一）

【组成】干姜（炒）一两 香附（炒）一两 白芍（炒）一两 甘草（生）五钱

【用法】上为末。每服三钱，空心黄酒送下。

【主治】赤白带下，属寒者。

19850 玉兰丸《济生》卷一）

【组成】辰砂一两 鹿茸二两（作片，酥炙） 当归（酒浸，焙） 附子（七钱重者）四个（生，去皮脐，各切下项，挖空心，中安辰砂在内，以前项子盖定，用线扎） 木瓜大者两个（去皮瓤，切开项，入辰砂，附子四个在内，以木瓜原项子盖之，线扎定，蒸烂讫，取出。附子切作片，焙干，为末；辰砂细研，水飞；木瓜研如膏。宣木瓜为妙） 柏子仁（炒，别研）沉香（别研） 巴戟（去心） 黄耆（去芦，蜜炙） 肉苁蓉（酒浸） 茯神（去心） 川牛膝（去芦，酒浸） 石斛（去根，酒浸）各一两 杜仲（去粗皮，酒浸） 菟丝子（水淘净，酒浸，焙，别研） 五味子各一两半 远志（去心，炒）二两

【用法】上为细末，用木瓜膏杵和，入少酒糊为丸，如梧桐子大。每服七十丸，空心米饮、温酒、盐汤任下。

【功用】闭精，补益。

【主治】诸虚不足，膀胱、肾经疴败，阴阳不交，致生膏淋、白浊、遗精之患。

19851 玉芝丸《局方》卷四）

【组成】人参（去芦） 干薄荷叶 白茯苓（去皮） 白矾（枯过） 南星（米泔浸一伏时，焙干）各三十两 半夏（汤洗七次，为末，生姜汁搗和作曲）六十两

【用法】上为末，用生姜汁煮面糊和丸，如梧桐子大。每服二十丸，食后生姜汤送下。如痰盛燥热，薄荷汤送下。

【主治】风壅痰实，头目昏眩，咳嗽烦满，咽膈不利，呕吐恶心，神志昏愦，心忪面热，痰唾稠黏。

19852 玉芝丹《圣惠》卷九十五）

【异名】灵宝丹。

【组成】黑铅一两 水银一两 硫黄一大豆大 阳起

石三大豆大 代赭二大豆大 消石半分

【用法】先销铅成汁，次下水银，急手搅令匀，后下诸药咬铅，以下四味同细研了，旋旋取点入铅汁中，熟搅之，旋咬铅成灰于一畔，候咬鬼尽，然后泻水银于瓷碗子中，但称水银有一两在，即止。入于后柜硫黄一两半，细研如面，入瓶子中，碗子合之，渐火逼候鬼焰出，即住。放冷细研，为柜，又将柜入一小档子中，布置以物，按中心作坑子，即将铅中水银一两，更入硫黄一分同研，结为砂子，入于内柜中，以一茶碗合定，固之令干，铛子下常以二两火养，仍以草灰没铛子盖之，勿令火绝，如此七日，渐以火烧，令通赤即药成矣。放冷取出，纸衬、摊于湿地，盆合一复时，出火毒，细研如面，以枣瓤为丸，如粟米大。每服五丸，空心温酒送下。若以饭为丸，如大豆大，每服二丸，热茶送下。治天行时疾，服了，以厚衣盖身取汗，即愈。其柜长生用之。

【主治】一切风疾，并妇人血气。

【宜忌】忌羊血、鲤鱼。

19853 玉芝饮《幼幼新书》卷三十四引《博济》）

【异名】玉芝散（《圣济总录》卷一八一）。

【组成】甘草（锉作半寸许，擘破，汤浸一日，微炒过）吴石膏（研如粉）各四两 藿香三分 山栀子六两（去皮，炒令香）

【用法】上为细末。每服二钱，以新汲水调下。

【主治】小儿膈上壅热，唇口生疮，咽喉肿痛。

19854 玉芝散

《圣济总录》卷一八一。为《幼幼新书》卷三十四引《博济》"玉芝饮"之异名。见该条。

19855 玉芝散《朱氏集验方》卷十）

【组成】香附子半生半熟 代赭石

【用法】上为末。用酒调下。大瘕崩者煎服。

【主治】血崩。

19856 玉灰散《杨氏家藏方》卷十四）

【组成】风化石灰一斤（细罗过用） 韭菜一斤（洗净，细切）

【用法】将韭菜于石臼内搗烂，次入石灰同搗令匀，捏作饼子，风干。端午日合。

【主治】刀箭伤。

19857 玉贞散

《梅氏验方新编》卷六。为《外科正宗》卷四"玉真散"之异名。见该条。

19858 玉尘散《圣济总录》卷七十）

【组成】白面 箬叶灰各三钱

【用法】上为细末，分为二服。食后井华水调下。

【主治】肺壅鼻衄。

19859 玉尘散《幼幼新书》卷十六引《保生信效方》）

【组成】天南星（去皮） 半夏（各用汤浸，洗七遍，切，焙） 桔梗 桑根白皮（自采土下者）各等分

【用法】上为细末。每服三大钱，水一盏半，加生姜如钱大六七片，煎至八分，去滓温服，不拘时候。

【主治】大人、小儿痰壅咳嗽，气促喘满，劳嗽。

19860 玉尘散《御药院方》卷九）

【组成】寒水石（烧）三两 马牙消（枯）一钱 铅白霜

半钱　南硼砂半两

【用法】上为细末,每用少许干掺口疮上,咽津无妨,不拘时候。

【主治】大人小儿咽喉肿痛,口舌生疮。

19861　玉竹汤《不知医必要》卷一

【组成】生黄耆　阿胶(蛤粉炒珠)　直僵蚕(酒洗)　菊花各一钱五分　黑芝麻　蒺藜　当归须各一钱　玉竹一钱五分　炙甘草七分

【用法】水煎服。

【功用】柔润,熄肝风。

【主治】历节风,久服辛热之药不愈。

【备考】凡久病不愈,切不可徒用风药,宜大补气血。用十全大补汤各一钱,加真桑寄生三钱、制附子七分、姜汁、竹沥各半酒杯,冲药服。

19862　玉竹粥《药粥疗法》引《粥谱》

【组成】玉竹 15～20 克(鲜者 30～60 克)　冰糖少许　粳米 60 克

【用法】先将新肥玉竹洗净,去掉根须,切碎并取浓汁后去滓;或用干玉竹煎汤去滓,入粳米,再加水适量煮为稀粥,粥成后放入冰糖,稍煮一二沸即可。

【功用】滋阴润肺,生津止渴。

【主治】肺阴受伤,肺燥咳嗽,干咳少痰或无痰,或高热后烦渴,口干舌燥,阴虚低热不退,及各种类型心脏病心功能不全时的辅助疗法。

【宜忌】胃有痰湿气滞,胃部饱满感,口腻多痰,消化不良,不喜饮水,舌苔厚腻者忌服。

19863　玉竹膏《全国中药成药处方集》南京方

【组成】肥玉竹五斤

【用法】清水煎熬三次,去滓取汁,滤清浓缩,加冰糖五斤收膏。每服三钱,一日一次,开水或淡盐汤吞服。

【功用】❶《全国中药成药处方集》(南京方):滋阴润肺,宁心除烦。❷成方制剂:补中益气,润肺生津。

【主治】《成方制剂》:热病伤津,咽干口渴,肺痿干咳,气虚食少。

【备考】本方改为颗粒剂,名"玉竹颗粒"(见《成方制剂》)。

19864　玉华丸《圣惠》卷四十九

【组成】消石半两　硫黄半两　白矾半两　硼砂一分

【用法】上为末,入钳锅子内,文火烧令赤,直候干硬,停火,候冷,取药于湿地,合着,以土拥之出火毒,一日后取出,细研为末,以粳米饭为丸,如梧桐子大。每服七丸,以醋汤送下。

【主治】食不消化,腹中结聚癥块。

19865　玉华丹《袖珍小儿》卷六

【组成】矾(净瓦盆合定,用火煅过)八两

【用法】上为极细末,煮醋面糊为丸,如黍米大。食前用木瓜煎汤送服。

【主治】伏暑泄泻惊搐。

19866　玉华丹《一草亭》

【组成】炉甘石二两(取白而轻者,如云片,及羊脑髓样)　川黄连一两(去芦,切碎,水一钟,浸半日,隔汤煮汁)　童便一钟(取男半岁无病者,同连汁和作一碗)

【用法】将甘石置倾银罐内,炭火煅成碧色,取起,以连汁、童便淬之,如此煅淬七次,加朱砂三钱,同研为末,水飞去脚,候干又研,极细如尘,收贮听用,名曰丹头。另制珍珠,将珠一钱许,置豆腐内,碗盛蒸一时久,研极细,收贮听用。丹头一钱,加珠末一分,旋研冰片三分和匀,入瓷罐封固。凡一切外障眼,以银簪或象牙簪沾药,点两眦内,闭一饭久,仍以簪拨出药屑,每日早饭后点一次,或夜点亦可。

【主治】眼患外障,红肿羞涩,昏瞖瞖膜。

19867　玉华散《杨氏家藏方》卷八

【组成】甜葶苈三两(纸上焙香)　桑白皮半两　天门冬半两(去心)　百部二钱半　马兜铃半两　半夏半两(汤洗七次,姜制)　紫菀(去土)半两　杏仁半两(去皮尖)　贝母半两(炮)　百合半两　甘草二钱半(炒)　人参(去芦头)半两

【用法】上咬咀。每服三大钱,水一盏,加大枣五枚,同煎至六分,去滓热服,不拘时候。

【功用】调顺肺经,清利咽膈,安和神气。

【主治】咳嗽气喘。

19868　玉华煎《医醇剩义》卷四

【组成】玉竹四钱　五味一钱　麦冬三钱　沙参四钱　党参四钱　茯苓二钱　白术一钱　山药三钱　川断二钱　牛膝二钱

【用法】元米一撮,煎汤代水。

【主治】痿证,足膝无力而不能任地。

19869　玉合丹《幼幼新书》卷二十三引《谭氏殊圣》

【组成】寒水石　白矾各二两　黄丹(三味研匀,入盒子,大火煅过,别研)　密陀僧各半两　硫黄一分(研)

【用法】上再研细,蒸饼为丸,如绿豆大。每服四丸,冷水送下;甘草汤亦得。

【主治】肝疳腹胀体痿黄,面色如金形渐伤。咬甲持眉多吃土,爱盐糟米怕羹汤。朝朝曩泻吐还逆,昼夜频添不忍当。

19870　玉肌丹《朱仁康临床经验集》

【组成】红升丹(红粉)1.5 克　生石膏 150 克

【用法】先将红升入乳钵内研细,再加生石膏研成极细末,装褐色玻璃瓶内,不宜见光。用棉花蘸药少许轻撒疮面上,或用药捻(药条)蘸药插入疮口。

【功用】拔毒提脓,去腐生新。

【主治】痈疽溃后。

【备考】玉肌丹、五五丹、重升丹三方,量疮毒轻重选用。

19871　玉肌散《外科正宗》卷四

【组成】绿豆半升　滑石　白芷　白附子各二钱

【用法】上为细末。每用三匙,早、晚洗面时汤调洗患上。

【主治】❶《外科正宗》:一切风湿雀斑,酒刺、白屑风,皮肤作痒者。❷《中医皮肤病学简编》:脂溢性皮炎。

【备考】《疡医大全》本方用法:每晚用鸡蛋清调搽。

19872　玉肌散《治痘全书》卷十四

【组成】白芷　白及　龙骨　贝母　赤石脂

【用法】外掺敷。

【主治】疳蚀疮。

19873 玉池汤(《医学摘粹》)

【组成】桂枝三钱 茯苓三钱 甘草二钱 芍药三钱 龙骨二钱 牡蛎三钱 附子三钱 砂仁一钱(炒研,去皮)

【用法】水煎大半杯,温服。

【主治】遗精。

【加减】湿旺木郁而生下热,倍茯苓、白芍,加泽泻、丹皮。

19874 玉池散(《御药院方》卷九)

【组成】寒水石(烧通红,研细)一两 细辛(去苗叶土)胡椒各半两 荆芥穗二钱半

【用法】上为细末,与寒水石一处再研,令细匀。用软牙刷如常刷牙使用,一日三二次。

【主治】牙齿疼痛不可忍。

19875 玉池散(《御药院方》卷九)

【组成】升麻(去土) 藁本(去土) 甘松(去土) 茵草 香白芷 川芎各一两 华细辛(去苗叶,并土)二两 生干地黄(焙干)二两 地骨皮(拣净)一两 皂角(刮去皮,烧存性)三两 麝香一钱(拣去毛,另研细) 青盐二两

【用法】上为细末,入另研者一处,再研匀细。每日早晚揩牙,如常使用。

【主治】牙齿垢腻不净洁。

19876 玉池散(《局方》卷七续添诸局经验秘方)

【组成】当归(去芦) 藁本 地骨皮 防风 白芷 槐花(炒) 川芎 甘草(炙) 升麻 细辛(去苗)各等分

【用法】上为末。每用少许揩牙,痛甚即取二钱,水一盏半,加黑豆半合,生姜三片,煎至一盏,稍温漱口,候冷吐之。

【主治】风蛀牙痛,肿痒动摇,牙龈溃烂,宣露出血,口气等。

19877 玉池散(《普济方》卷七十)

【组成】细辛倍用 川升麻 防风 当归 川芎 藁本 地骨皮 白芷 石膏 螺青 青盐各等分

【用法】上为细末。早、晚食后常揩牙。若病甚,用药末三钱,水一大盏,加生姜五片,黑豆五十粒,煎十沸,通口漱,甚妙。须是日晒,干用为佳,经火焙则走气也。

【主治】口齿诸疾。

19878 玉池散(《袖珍》卷三)

【组成】藁本(去土)升麻 防风(去芦) 细辛 白芷 甘草节 当归 槐花 川芎 独活各等分

【用法】上为细末。每服三钱,加生姜三片,水一盏,煎七分,温漱,服之无妨。

【主治】牙胀血变骨槽风,及骨已出者。

19879 玉关丸(《鸡峰》卷七)

【异名】趁邪丹。

【组成】山茱萸 补骨脂 龙骨 牡蛎 白茯苓 青盐各等分

【用法】上为细末,炼蜜为丸,如梧桐子大。每服三十丸,空心煎车前子叶汤送下。

【主治】男子妇人关键不牢,精源失禁,神志恐怯。

19880 玉关丸(《景岳全书》卷五十一)

【组成】白面(炒熟)四两 枯矾二两 文蛤(醋炒黑)二两 北五味一两(炒) 诃子二两(半生,半炒)

【用法】上为末,用熟汤为丸,如梧桐子大。以温补脾肾等药随证加减煎汤送下;或人参汤亦可。如血热妄行者,以凉药送下。

【主治】肠风血脱,崩漏带浊不固,诸药难效,及泻痢滑泄不能止者。

19881 玉关丸(《证治宝鉴》卷七)

【组成】人参六钱 枣仁 牡蛎(煅) 五倍子 枯矾 龙骨各五钱 茯神一两 远志肉半两

【用法】上为末,蒸枣为丸,如梧桐子大。每服五六十丸。

【主治】遗尿,小便出而不觉。

19882 玉红散(《袖珍》卷三)

【组成】白矾二两 朱砂四钱 硇砂二两(先烧硇砂在锅内,次用白矾末在上,枯,烟尽为度)

【用法】上为末,敷痔。干,用津唾调贴;湿,干敷上。

【主治】诸痔。

19883 玉红散(《秘传外科方》)

【组成】寒水石一两(煅) 轻粉少许 国丹少许

【用法】上为细末,掺疮口上,日夜二洗二换。盖蟾酥膏、桃红散,皆为毒药,故令疮疼痛,用玉红散解二药之毒,用二药散其血,则当自然安矣。

【主治】疔疮。

19884 玉红散(《外科大成》卷二)

【组成】灵药 雄黄 白丁香各一钱 蟾酥 乳香 没药各五分

【用法】上为细末,瓷罐收,任用。

【功用】去漏腐肉,亦可点痔。

19885 玉红膏(《疡科选粹》卷三)

【组成】松香(同好醋、加葱头打碎,或取汁同煮)一片 飞丹六两 枯矾六两 川椒二两(另研末) 轻粉一两五钱

【用法】上为末,先以猪肉汤洗净,菜油调涂。

【主治】小儿头上恶疮,及肥水疮。

19886 玉红膏

《慈幼新书》卷六。为《外科正宗》卷一"生肌玉红膏"之异名。见该条。

19887 玉红膏(《伤科补要》卷三)

【组成】紫草二两 全归三两 生地四两 象皮二两 乳香二两 没药一两 甘草五钱 合欢皮二两

【用法】上药用麻油半斤,煎枯去滓,再入黄占四两,白占二两,血竭五钱,以上共煎至滴水不化,成膏听用。

【功用】止痛,生肌,长肉。

【主治】一切疮口。

19888 玉红膏(《伤科汇纂》卷七)

【组成】当归二两 白芷五钱 甘草一两二钱 紫草二钱 血竭 轻粉各四钱 白占二两 麻油一斤

【用法】前四味入油内浸三日,慢火熬至药枯,去滓滤净,次下白占、血竭、轻粉,即成膏矣。

【功用】❶《伤科汇纂》:收敛。❷《经验方》:生肌长肉。

【主治】❶《伤科汇纂》:金疮棒毒溃烂,肌肉不生。❷《中药成方配本》:痈疽溃疡,腐肉已脱。并润肌肤枯燥。

19889 玉红膏(《外科证治全书》卷四)

【组成】轻粉末八分 飞丹三分 珍珠(生研极细末)三分 黄柏末三分(生) 象皮(阴阳瓦焙微黄,见风稍脆)

即研细末。如无,即以象牙末代之)三分。

【用法】上为细末,共一处研匀。取真麻油二两煎滚去沫,二三滚后,入老黄蜡一两或八钱,冬季止用。搅化再煎五六次,取起,盛瓷器内,置冷水中搅三五遍,出热气,急入上细药,不住手搅匀,俟冷瓷器收贮。临用以桑皮纸薄薄摊贴。

【主治】刎伤。

19890 玉杖丸(《医方类聚》卷一五三引《经验秘方》)

【组成】大半夏十四个(破作四片,修合时于屋下闲处地掘一小坑,深八寸,用火烧红。以薜荔包半夏,入坑内,沃以米醋一小碗,就用土盖之,周时取出半夏,用斑蝥二十一个,土狗四十九个,去翅足,炒半夏黄色,去斑蝥、土狗不用) 石燕子二对(火煅醋淬,研细) 阳起石一两半(青盐三钱,炒,去盐) 灵砂一两半 龙骨一两半 诃子七个(煨,去核) 砂仁二十五粒 麦门冬(去心)一两 原蚕蛾一两半(去翅足,炒,系未交公者) 桑螵蛸一两半(斑蝥四十九个,炒,去斑蝥不用)

【用法】上为细末,酒糊为丸,如梧桐子大。每服五十丸,空心温酒送下,干物压之。若要阳举,糯米粉为糊丸药。

【主治】肾虚生痰。

19891 玉连丸(《百一》卷六)

【组成】木香 诃子(连核)各半两 黄连一斤(炒紫色)

【用法】上为细末,粳米饮糊为丸,如梧桐子大。每服一百丸,空心、食前米饮送下,一日二次。

【主治】脾积下痢、蛊痢。

19892 玉连环(《鸡峰》卷二十二)

【组成】白及 白蔹 密陀僧(研) 代赭石(研) 糯米粉 绿豆粉

【用法】上为细末。以水调得所,看疮大小,剪纸环子,将摊在上。贴疮,一日一换。

【主治】一切疮肿。

19893 玉肠散(《卫生总微》卷十一)

【组成】白石脂 当归(洗,焙) 丁香 白术各一两 草豆蔻(去皮) 厚朴(姜制)各半两

【用法】上为细末。每服半钱,粥饮调下,不拘时候。

【主治】冷利,初即大便青色,后乃作脓。

19894 玉灵丹(《外科大成》卷四)

【组成】香附 苏子各四两 苏木 萝卜子 桃仁 当归 降香 红花 枳实 青皮各一两 沉香 木香 官桂各五钱 乳香 没药 藿香 陈皮 槟榔 蓬术 白豆蔻各三钱

【用法】上为末,和匀,用童便、黄酒、黑砂糖各一碗,合一处,煎如膏,和药为丸,如弹子大。每服一丸,黄酒化下,或用赤砂糖汤化下。

【主治】跌打损伤。

19895 玉灵膏(《普济方》卷三一四)

【组成】江子七十粒 赤芍药二钱 木鳖四枚(原去壳) 当归三钱 白芷二钱 没药一钱 乳香一钱 黄丹春夏四两半,秋冬五两 柳枝一束

【用法】依法煎熬。

【主治】各种疮毒,未溃肿痛,已溃后疮口不合者。

19896 玉灵膏(《随息居饮食谱》)

【异名】代参膏(《随息居饮食谱》)、龙眼膏(《医学碎金录》)。

【组成】好龙眼

【用法】自剥好龙眼,盛竹筒式瓷碗内,每肉一两,入白洋糖一钱,碗口幂以丝绵一层,日日于饭锅上蒸之,蒸到百次。每以开水瀹服一匙。

【功用】大补气血。

【主治】衰羸、老弱,别无痰火、便滑之病者。产妇临盆服之尤效。

19897 玉阿散(《麻疹阐注》)

【组成】猫屎(在屋上日晒雨濯风吹白色者,煅存性)不拘多少 冰片 青黛(如无真青黛,用靛青花水飞净代之)各少许

【用法】研为细末。敷上。

【主治】走马牙疳。

19898 玉环丸(《重庆堂随笔》卷上)

【组成】生地(切碎同姜炒,去姜) 丹参(去头尾,酒洗,炒)各四两 全当归三两 四制大香附 赤芍(酒炒)各二两 川芎(童便炒) 陈艾绒(鸡子二枚同煮水干,炒黑)各一两

【用法】上为末,以黑驴皮胶三两,酒化烊,和捣为丸,如梧桐子大。每服二十丸。凡屡屡堕胎,堕后服荡胞丸,服至七朝,第八朝接服此丸,至十四朝而止。

【主治】妊娠胎堕者。

19899 玉环丹(《万氏家抄方》卷二)

【组成】龙骨 莲花蕊 芡实(去壳) 黄柏(盐、酒炒) 石菖蒲 牡蛎(左顾者) 五味子各一两

【用法】上为细末,全樱子竹刀刮去刺,擘开去子,蒸浓汁打糊为丸,如梧桐子大。每服五六十丸,盐汤送下。

【功用】涩精固阳。

【主治】遗精,白浊。

19900 玉环煎(《医醇剩义》卷三)

【组成】玉竹四钱 羚羊角一钱五分 沙参四钱 麦冬二钱 石斛三钱 贝母二钱 蒌皮三钱 蛤粉四钱 梨汁半杯(冲服)

【主治】肺热而咳,上焦微喘,肌表漫热,口燥咽干。

19901 玉枝散

《普济方》卷三七五。为《御药院方》卷十一"玉柱杖散"之异名。见该条。

19902 玉枢丹

《外科精要》卷中。为《百一》卷十七"神仙解毒万病丸"之异名。见该条。

19903 玉枢丹

《麻科活人》卷四。为《丹溪心法附余》卷二十四"太乙神丹"之异名。见该条。

19904 玉枢丹

《活人方》卷五。为《医方类聚》卷一七四引《直指》"万病解毒丸"之异名。见该条。

19905 玉枢丹(《疡医大全》卷二十八)

【组成】苦参 当归 玄参 荆芥 苍术各八两 羌活 乌药 胡麻 藁本 苍耳子 川芎 独活 白芷 白

蒺藜 防风 大风肉 甘草 麻黄 红花 牛蒡子 天麻 白僵蚕 琉璃(煅灰) 海风藤 薄荷 延胡索 秋石 夏枯草 犀角 旱莲草 虎骨 血竭 柴胡 苏木 蝉蜕各二两 牛黄一钱 麝香二钱 广木香 沉香 檀香 乳香 没药 仙灵脾各一两五钱 桑螵蛸 蕤仁 大黄 桔梗 贝母 乌药 半夏各一两

【用法】上为末,将粗药头煎汁,煮米糊为丸,如梧桐子大,朱砂为衣。每服一百丸,用黄芩、大黄、羌活、独活、防己、防风、连翘、黄柏、桔梗、荆芥、当归、山栀、木通、甘草、半夏、紫苏、薄荷、升麻、川芎、麻黄、乌药等味煎汁送下,或酒送下,朝夕服。

【主治】白癜,疹疯。

【宜忌】避风。

19906 玉枢丹

《同寿录》卷一。为原书同卷"太乙紫金锭"之异名。见该条。

19907 玉枢丹

《杂病源流犀烛》卷二十三。为《准绳·疡医》卷一"一粒金丹"之异名。见该条。

19908 玉枢丹(《医钞类编》卷十八)

【组成】天南星 大半夏各一两(俱用牙皂、白矾汤浸七日,研,姜汁再蒸) 天花粉二两 玄明粉五钱(水化,拌花粉蒸一炷香久) 硼砂三钱 雄黄五分 麝香四分 生甘草一两

【用法】上为细末,滴水为丸,朱砂为衣。金银、姜皮、灯心煎汤送下。

【主治】热渴发摇,痰涎壅盛,危急之症。

19909 玉枢丹(《喉科秘钥》卷上)

【组成】明矾一两(入罐内桴炭上溶化) 枪消 硼砂各三钱

【用法】将枪消、硼砂入溶化之明矾内,和匀如指头大,逐层溶完,待罐口铺的如馒头样,方用武火炼干枯,用净瓦覆罐口一时,取起研细,用牛黄少许,冰片六匙,水调滴丹上,仍上罐口烘干听用。

【主治】一切喉证。

19910 玉枢散(《成方制剂》19册)

【组成】冰片 红大戟 千金子霜 山慈菇 麝香 五倍子 雄黄 朱砂

【用法】上为粉末,每瓶装 0.6 克。口服,一次 0.6～1.2 克。小儿减半。外敷,用温开水调匀,涂敷患处,日敷数次,常蘸水湿润,易使药性吸收。

【功用】辟秽解毒。

【主治】内治湿温时邪,头晕胸闷,腹痛吐泻及小儿痰壅惊痫等症。外敷痈疽疔疮,肿核结毒等症。

【宜忌】孕妇忌服。

19911 玉矾汤(《魏氏家藏方》卷九)

【组成】白矾(研化)

【用法】以竹筒盛,猛灌之。

【主治】喉闭,不通水谷。

19912 玉抱肚(《百一》卷二)

【组成】针砂四两(铁铫内火炒,用木或竹棒儿不住手搅,烟出尽为度,放冷) 白矾半两 硇砂一钱 粉霜半钱

【用法】白矾等三味同研为细末,与针砂拌和,只作一服,以水数点洒,用匙拌摊令匀,厚皮纸为贴,阔二寸以上,长四五寸,贴之;外以帛子包系疼处,或常系脐下。如觉大热,即以衣衬之。若药力过,再洒水如前拌用。其热如初,可用四五次。药力退,即将针砂再炒过,别入余药,仍可用。

【主治】停寒痼冷,心腹刺痛。

19913 玉抱肚(《普济方》卷二五〇引《德生堂方》)

【组成】川乌 川椒 小茴香 破故纸 葫芦巴 官桂 良姜 马蔺花 白芷 甘松 干姜 吴茱萸 川楝子 海藻 青木香 乳香 没药各半两 好艾四两(碾末,先铺在裹肚上,后用药末)。

【用法】上细末,用细绢做夹裹肚一个,腰前褙覆过脐腹,下斜尖如匾,覆护阴囊,别作稍尾,以带抄住于后,不碍小净手。遇大净手,取下后褙,上覆腰与肾,不及肾上裹肚,前后褙各铺绵,用前药末匀渗入绵,微洒以水,薄皮纸盖上绵,缀定住,翻绵在内,如缝入绵衣,常用拴裹腰腹护囊,使药气熏泌。

【功用】温暖丹田,熏蒸肾囊。

【主治】疝气。

19914 玉抱肚(《奇效良方》卷十三)

【组成】针砂四两(炒) 白矾半两 官桂一两

【用法】上为细末,和匀作一包,冰水调摊皮纸上,贴脐上下,以帛系之。如觉大热,即以衣衬之,药干,再以水湿令润,其热如初,可用三四次。

【主治】一切虚寒,下痢赤白,或时腹痛,肠滑不禁,心腹冷极者。

19915 玉乳丹(《幼幼新书》卷六引张涣方)

【组成】钟乳粉(依古法制炼者) 柏子仁(别研) 熟干地黄(依法蒸焙者) 当归(洗,焙干)各半两 防风(锉) 补骨脂(净拣,炒)各一两 或加黄耆 茯苓

【用法】上药除别研者,碾为细末,次入钟乳粉等拌匀,炼蜜为丸,如黍米大。每服十九,乳食前煎茴香汤送下。

【主治】婴儿头骨应合而不合,头缝开解。

19916 玉乳散(《医方类聚》卷一四一引《烟霞圣效方》)

【组成】黄丹一钱 白面一钱 精猪肉四两(作片子,撒药在内,纸裹了)

【用法】上药用文武火烧熟,用米饮一大盏同吃。

【主治】泄血痢。

19917 玉命丹(《准绳·幼科》卷七)

【组成】硫黄(研) 密陀僧 黄丹各半两 寒水石 白矾(俱研)各二两(用新瓦瓶子入五味,用盐泥固济,煅令通赤,研匀细) 麝香一字

【用法】上研匀,以蒸饼为丸,如小绿豆大。每服十丸,用乌梅、甘草煎汤送下。

【主治】小儿久患赤白痢,及休息痢不止,腹肚虚鸣。日渐羸瘦,捋眉,多吃泥土。

【宜忌】忌生冷、毒物、鲊面等。

19918 玉兔散(《鲁府禁方》)

【组成】鲜兔头一个

【用法】烧灰存性,敷之。

【主治】妇人产后阴下脱似肠者。

19919 玉珍散(《永乐大典》卷九八〇引《家宝》)

【组成】石膏半两（煅）　甘草一分（炙）　滑石半两（白者佳）　白附子一分　蚌粉（水淘去沙石，却连盏在火上煅通红，刮下，用水飞过，细研）一分　白僵蚕（直者，炒去丝）一分

【用法】上为细末，入脑、麝各少许。每服婴孩一字，二三岁半钱，五七岁一钱，麦门冬熟水调下。如渴泻不止，惊汗，灯心汤调下。小儿气怯者，脑、麝极少用。

【主治】婴孩小儿腮肿舌肿，惊躁渴泻，惊热惊汗。

19920　玉珍散

《普济方》卷六十引《经验良方》。为《圣济总录》卷一二三"盐花散"之异名。见该条。

19921　玉柱杖（《医便》卷一）

【异名】一秤金，小接命。

【组成】没石子五钱　沉香二钱　大茴香三钱　槐子三两　五加皮三两　枸杞子三两　破故纸（新瓦炒）三两　怀熟地黄三两

【用法】上药共一斤，胡桃肉一斤，白糖半斤，共为末，炼蜜一斤为丸，如弹子大。每服二丸，空心盐汤化下。

【功用】填精益肾，乌须黑发，延年益寿。

19922　玉柱散

《医方类聚》卷二四五引《医林方》。为《儒门事亲》卷十五"玉箸散"之异名。见该条。

19923　玉柱膏（《圣济总录》卷一〇三）

【组成】蓬砂　龙脑　马牙消　青盐　轻粉　熊胆各一钱（并研令极细）　杏仁（汤浸，去皮尖双仁，出油）五枚　蕤仁四十九粒（去皮，出油）

【用法】上药一处再研细，炼蜜为膏。每用粟米大，点目眦上。

【主治】赤眼肿痛。

19924　玉树油（《赵炳南临床经验集》）

【组成】桉叶油等

【用法】涂油于患处，每日数次。

【功用】辟秽解毒，消肿止痛。

【宜忌】皮肤破损处忌用。

19925　玉药丹（《普济方》卷二四九）

【组成】青木香七钱半　茴香　蝎梢　阳起石　硇砂（汤化去土，火气令净）　硫黄（研细）各半两　白矾（生）二钱半　黑附子（炮，去皮脐）一两

【用法】上为末，酒糊为丸，如梧桐子大。于疾发时，秤新绵二钱半烧灰，与药十五丸同研，热酒调下。甚者加至二十丸，即时气定不上攻，须臾即愈。久有此疾，日服十丸，半月后，小便中当有如桃胶，即病根除矣。

【主治】小肠气，疼痛不可忍，欲绝。

19926　玉带膏（《奇方类编》卷上）

【组成】龙骨五钱　栀子仁（生）三钱　黄柏五钱（生）　黄芩五钱（生）

【用法】铜锅内熬汁，煮龙骨至干，取出为末，再用铅粉五钱，麝香三分，并龙骨末共研细末，贮碗内，加黄蜡一两，坐滚汤中炖化，拌匀，用连四纸铺火炉盖上，将药刷在纸上，剪成碎条，卧时贴在牙上，次早取出，有黑色可验。

【主治】牙疼。

19927　玉带膏（《理瀹》）

【组成】黄蜡一两　定粉　龙骨末各五钱　麝香五分　黄芩　黄柏各五钱　桃仁三钱

【用法】黄蜡熔化，入诸药和匀，俟冷取出，熨斗烧热，铺纸用药摊之匀薄，每剪成条，临卧贴齿龈间，至早取出。

【主治】牙齿动摇不牢而痛者。

19928　玉带膏

《青囊秘传》。为《青囊全集》卷上"玉带仙膏"之异名。见该条。

19929　玉钥匙（《三因》卷十六）

【异名】玉匙散（《脉因证治》卷四）、玉锁匙（《痘疹活幼至宝》卷终）。

【组成】焰消一两半　硼砂半两　脑子一字　白僵蚕一分

【用法】上为末，研匀。以竹管吹半钱许入喉中。立愈。

【主治】风热喉痹，及缠喉风。

19930　玉钥匙

《疮疡经验全书》卷一。为原书同卷"一字散"之异名。见该条。

19931　玉钥匙（《喉痧症治概要》）

【组成】西瓜霜五钱　西月石五钱　飞朱砂六分　僵蚕五分　冰片五分

【用法】上为极细末。吹患处。

【功用】退炎消肿。

【主治】一切喉症，肿痛白腐。

【宜忌】阴虚白喉忌用。

19932　玉泉丸（《直指》卷十七）

【组成】麦门冬（去心，晒）　人参　茯苓　黄耆（半生，半蜜炙）　乌梅肉（焙）　甘草各一两　瓜蒌根　干葛各一两半

【用法】上为末，炼蜜为丸，如弹子大。每服一丸，温汤嚼下。

【主治】烦渴口干。

19933　玉泉丸（《回春》卷五）

【组成】黄连　干葛　天花粉　知母　麦门冬（去心）　人参　五味子　生地汁　莲肉　乌梅肉　当归　甘草各等分　加人乳汁、牛乳汁、甘蔗汁、梨汁、藕汁。

【用法】上先将各汁入蜜一斤半，煎熬成膏，后将各药为末，和前膏熬数沸。每服五茶匙，食前清米汤调下。

【主治】消渴。

【宜忌】忌一切辛热之物。

【备考】本方方名，《东医宝鉴·杂病篇》引作"五汁玉泉丸"。据剂型，当作"玉泉膏"。

19934　玉泉丸

《成方制剂》20册。即《直指》卷十七。"天花散"改为丸剂。见该条。

19935　玉泉片（《成方制剂》17册）

【组成】地黄　茯苓　甘草　葛根　黄芪　麦冬　人参　天花粉　乌梅　五味子

【用法】上加工为糖衣片。口服，一次8片，一日4次。

【功用】生津止渴，清热除烦，养阴益气。

【主治】用于气阴不足，口渴多饮，消食善饥，糖尿病属

上述证候者。

19936 玉泉散（《普济方》卷三四六）

【组成】甘遂一钱

【用法】上为末。温水调服后，用手操磨乳即至。

【主治】妇人无奶。

19937 玉泉散

《古今医鉴》卷十。为《直指》卷十七"天花散"之异名。见该条。

19938 玉泉散（《准绳·幼科》卷四）

【组成】犀角二钱　白芍　黄连各一钱（为细末）　冰片三分（另研）

【用法】每服大者五分，小者再减，浓煎甘草汤或建糖调服。

【主治】痘形一朝就结焦粒。

【备考】此方屡治痘焦者恒获速效，但犀角人不谙用法，必须粗砺瓦盘井水磨之，待澄净去水刷于绵纸上，略有干燥，方和前药用之。若以铁器锉下细末，犀不渍水则不效。

19939 玉泉散（《景岳全书》卷五十一）

【异名】一六甘露散（原书同卷）、六一甘露散（《会约》卷十二）、玉泉煎、一六甘露饮（《医部全录》卷二三七）。

【组成】石膏六两（生用）　粉甘草一两　加朱砂三钱亦妙

【用法】上为极细末。每服一二三钱，新汲水或热汤、或人参汤调下。

【主治】阳明内热烦渴，头痛，二便秘结，温疫斑黄及热痰喘嗽。

19940 玉泉煎

《医部全录》卷二三七。为《景岳全书》卷五十一"玉泉散"之异名。

19941 玉饼子

《小儿药证直诀》卷下。为原书同卷"白饼子"之异名。见该条。

19942 玉饼子（《儒门事亲》卷十五）

【组成】白胶一两　蓖麻子六十四个

【用法】上用白胶瓷器内溶开，去滓，再于溶开后，以蓖麻子作泥，入胶内搅匀，入小油半匙头，柱点水中，试硬软添减胶油。量疮大小，以绯帛摊膏药贴之。一膏药可治三五疖。

【主治】瘰疬，一切恶疮软疖。

19943 玉饼子（《医方类聚》卷二十四引《施圆端效方》）

【组成】川乌（炮）　干姜（炮）　天南星（炮）各半两　川芎　甘草（炒）　防风各一两　天麻　半夏（姜制）各一分

【用法】上为细末，蒸饼为丸，如弹子大，捏作饼子。每服一丸，荆芥穗同嚼，茶下，不拘时候。

【主治】妇人头风，恶寒风冷，昏闷呕逆。

19944 玉饼子（《丹溪心法附余》卷二十二）

【组成】半夏（大者）十二个　巴豆五十个（去壳，另研）滑石　寒食面各一两（一方有轻粉）

【用法】上为末，滴水为丸，如绿豆大，捏作饼，每作五七饼，或八九饼，或十一二饼。生姜汤送下。

【主治】小儿吐泻惊疳，乳食不消，肚胀潮热，咳嗽，急慢惊风及痢疾。

19945 玉饼子（《准绳·类方》卷七）

【组成】海螵蛸　蛤粉（南康真者）各五分　片脑半分黄蜡五分

【用法】上为末，先熔蜡，持起搅微冷，入末为丸，如青葙子大，带扁些。每用一饼，临卧纳入眼中翳膜上，经宿以水照之，其饼自出。

【主治】翳膜。

19946 玉饼子（《诚书》卷八）

【组成】茯苓　芒消　寒水石（煅）　山药（瓦焙）　炙甘草　麦冬（去心）各五钱　朱砂三钱　龙脑一字

【用法】上为末，炼蜜为丸。砂糖汤送下。

【主治】心虚疳热，面黄颊赤，啼叫恍惚。

19947 玉津丸（《普济方》卷一六三）

【组成】雄黄　雌黄　硫黄　信砒各一钱　南星七钱

【用法】上为末，姜汁调摊碗内，大皂角七八条，烧烟，覆碗其上，碗极热，烟尽，冷，取出为丸，如梧桐子大。大人每服四丸，小儿每服一二丸。服时含姜片，津满口去姜，以津下药讫，便眠。

【主治】久年喘急咳嗽，困惫欲死者。

19948 玉屏散（《伤寒大白》卷一）

【组成】黄耆　防风　甘草

【主治】表气虚而恶寒者。

【加减】元气虚，加参、术；阴血虚，加归、芍。

19949 玉珠丸（《卫生总微》卷十四）

【组成】半夏一两（汤洗十次）　消石一分

【用法】上为细末，滴水为丸，如麻子大。每服三五丸，生姜汤送下，不拘时候。

【主治】诸涎嗽。

19950 玉珠散（《圣济总录》卷三十四）

【组成】硫黄（舶上者）　滑石（色白者）　凝水石（烧）各一两

【用法】上为散。每服二钱匕，艾汤调下。

【主治】中暍，冒闷吐逆，头痛出冷汗。

19951 玉真丸（《普济方》卷四十四引《指南方》）

【组成】石膏（火煅通赤，放地上出火毒）　半夏各一两硫黄半两（细研）

【用法】上为末，姜汁煮糊为丸，如梧桐子大。每服三十六丸，食前生姜汤送下。

【主治】肾厥头痛。

19952 玉真丸（《圣济总录》卷一八五）

【组成】龙骨（捣罗，水飞三遍，重研令细，去水，干，入熟绢袋盛，缝合；置五斗米下炊一遍了，干，重研细）　菟丝子（酒浸一宿，酒煮一宿令烂，去酒捣烂，焙干为末）各八两鹿茸（新嫩带血者，去毛，酥炙）六两　韭子（净拣，微炒）四两半

【用法】上为末，炼白蜜为丸，如小豆大。每服七丸，温酒送下。一日二次。

【功用】补中安神定魄，去风湿劳气，治腰膝，固元气，黑髭鬓，悦颜色。

19953 玉真丸（《本事》卷二）

【组成】硫黄二两　石膏(硬者不煅,研)　半夏(汤浸洗七次)各一两　消石一分(研)

【用法】上为细末,生姜汁糊为丸,如梧桐子大,阴干。每服三十丸,生姜汤或米饮送下。

【主治】❶《本事》:肾厥头痛。肾气不足,气逆上行,头痛不可忍,谓之肾厥,脉举之则弦,按之石坚。❷《妇人良方》:头痛筋挛,骨重少气,哕噫腹满,时惊,不嗜卧,咳嗽烦冤。

【方论选录】❶《古方选注》:硫黄、消石升阳至顶,有迅雷风烈之势;石膏、半夏达阴降逆,有通玄入冥之神。治头痛不以轻清散邪,而用霸术劫夺其邪者,以浊阴上逆,乱其清阳,壅遏经隧,头痛如擘,刻欲昏愦,岂容缓治图功? 然欲出补天手,迅扫浊阴,非深入圣域者不能。白沙之后,惟东壁能知之,乃曰硫黄与消石同用,配合二气,调燮阴阳,有升降水火之功。❷《本事方释义》:硫黄气味辛大热,入右肾命门;石膏气味辛寒,入足阳明;半夏气味辛温,入足阳明;消石气味咸寒,入足少阴。此因肾厥头痛,以辛热咸寒入肾,和其阴阳;再以辛寒辛温入胃。佐以姜汁,欲其速入胃也。且胃为肾之关,其关下行,则上逆之气不致窃踞清虚之府,而上下各得其宜矣。

19954　玉真丹(《普济方》卷一七七)

【组成】黄柏三两(去粗皮)　滑石六两(净末)　知母一两

【用法】上为细末。滴水,空心下。

【主治】消渴。

19955　玉真丹

《证治汇补》卷三。为《外科正宗》卷十"玉真散"之异名。见该条。

19956　玉真丹(《医级》卷八)

【组成】南星(酒浸三宿)　防风各等分

【用法】上为末,酒糊为丸。每服二钱,酒调下;昏闷欲死者,童便调灌;亦可敷疮口。

【主治】跌损刀伤经风,昏绝垂死者。

19957　玉真汤(《局方》卷十)

【组成】阿魏(面裹,煨)　茴香(拣净,炒)各三斤　檀香一斤半　胡椒九两　干姜(炮)一斤半　杏仁(去皮尖,麸炒,别捣)三斤十二两　白粳米(炒)一斗六升　白面(炒)六两　甘草(炒)十两　盐(炒)二十三斤半

【用法】上为末。每服一钱,食前沸汤点服。

【主治】一切冷气,痰逆恶心,胸膈痞闷,脐腹撮痛,口苦无味,饮食不美。

19958　玉真散(《幼幼新书》卷二十七引《婴童宝鉴》)

【组成】白术半两　半夏七个　椒半分(去目,汗)

【用法】上为末。每服半字,水一呷调下;大者一字。

【主治】小儿呪乳。

19959　玉真散

《本事》卷六。为《理伤续断方》"至真散"之异名。见该条。

19960　玉真散(《普济方》卷一一三)

【异名】夺命散。

【组成】天南星　防风各等分　没药半两(另研)

【用法】上为细末。破伤风以药调,敷贴疮口,然后以温酒调下一钱;如牙关紧急,角弓反张,用药二钱,童子小便调下;或因斗殴相打,内有伤损,以药二钱,温酒调下;打伤至死,但心头微温,以童子小便灌下二钱。并进三服。

【主治】风自诸疮入,破伤风及金刃伤,打扑伤损。

19961　玉真散(《袖珍小儿》卷四)

【组成】寒水石　石膏各二两(水飞)　甘草三钱　滑石五钱

【用法】上为末。先服香茹饮,又服此方,生姜汁和白汤调下。

【功用】凉心经,解诸热。

【主治】小儿秋夏伏暑,多有热,吐黄涎,头温,五心热,小便赤少,或干呕无物。

19962　玉真散(《外科正宗》卷四)

【异名】玉真丹(《证治汇补》卷三)、玉正散(《灵验良方汇编》卷二)、玉贞散(《梅氏验方新编》卷六)、白附散(《经验奇方》卷上)。

【组成】南星　防风　白芷　天麻　羌活　白附子等分

【用法】上为末。每服二钱,热酒一钟调服,更敷伤处。若牙关紧急,腰背反张者,每服三钱,用热童便调服,虽内有瘀血亦愈。至于昏死,心腹尚温者,连进二服,亦可保全。若治疯犬咬伤,更用漱口水洗净,搽伤处。

【功用】散风解痉,镇痛止血。

❶《北京市中药成方选集》:散风止血。❷《全国中药成药处方集》:镇痛。生肌。❸《中国药典》:解痉。

【主治】❶《外科正宗》:破伤风牙关紧急,角弓反张,甚则咬牙缩舌。疯犬咬伤。❷《验方新编》:跌打损伤已破口者。

【宜忌】《全国中药成药处方集》:孕妇忌服。禁忌鱼腥、辛辣、葱蒜诸品;禁忌生冷、油腻等食物。

【方论选录】《中医方剂学讲义》:方中防风、南星二味,有祛风化痰之功,益以白附子祛头面之风,定搐解痉;羌活散太阳之风;白芷散阳明之风;天麻治厥阴之风。如此则祛风之力大为增强,风散搐定,病亦自愈。

【临床报道】❶破伤风:《中医杂志》[1956,(8):421]本方治外伤200例,其中约有50例破伤风,除7例因治疗过晚而死亡外,均治愈,未见后遗症。处方:白附子十二两,生南星(姜汁炒)、明天麻、羌活、防风、白芷各一两,蝉衣三两。典型病例:朱某某,男性,32岁。左脚掌被锈钉刺入约四分深,出血不多。第三日忽感咀嚼不便,吞咽困难,痉挛一次;第四天痉挛次数增加,颈部、脊腰均呈强直状态,体温39.6℃,脉搏跳动甚速,伤口呈肿硬状态。即以玉真散厚撒伤部,外用纱布绷带扎包;另给药散,每包重三钱,热黄酒调服,每隔三小时服食一包。次日痉挛次数大减。第三天伤部肿硬已完全软化平复,吞咽自由。计十二天的治疗日程完全恢复正常。❷外伤性腱鞘炎:《江苏中医》[1960,(12):封三]用本方外敷治疗扭捩外伤所致的腱鞘炎,患者一般在3~5天内肿痛消失,功能恢复。方剂组成:白芷、南星、天麻、羌活、防风各50克,生白附子60克。

【备考】❶《验方新编》本方用量:明天麻、羌活、防风、生南星(姜汁炒)、白芷各一两,白附子十二两。《经验奇方》:白附子十二个、生南星、白芷、天麻、羌活、防风各一两。

②《寿世新编》本方用法:上六味切忌火炒,概宜生用,研极细末,就伤处敷上。倘伤重需内服者,可用黄酒浸服二三钱,但附子、南星须制过,否则恐致麻倒。③《浙江中医杂志》[1964,(4):25]报道:内服玉真散过量中毒死亡一例。患者右脚跌伤,自服黄酒调玉真散约三钱,药为本县药店所制,10分钟后出现乌头碱中毒样症状,抢救无效死亡。作者认为,本方各药用量诸书不一,本例患者所用者,生白附用量较其他诸药总量大3倍。民间治跌打损伤每服0.9～1.5克,本例一次服用9克,内含生白附3克多,且系空腹黄酒冲服,故中毒而死。④本方改为胶囊剂,名"玉真散胶囊"(见《成方制剂》)。

19963 玉真散《证治宝鉴》卷一)

【组成】天虫(炒断丝) 南星 防风 白芷

【用法】上为末。每服三钱,童便、陈酒调下;或外敷。

【主治】❶《证治宝鉴》:破伤风初起,疮肿起白痂,身寒热。❷《卫生鸿宝》:跌打损伤,内有瘀血。

19964 玉真散《全国中药成药处方集》兰州方)

【组成】生白附子一两二钱 天麻一两 生南星一两 白芷一两 防风一两 生半夏一两 冰片五钱 羌活一两

【用法】上为细末,按伤处大小将药敷于消毒纱布上,盖患处。

【功用】预防破伤风。

【主治】跌打损伤。

19965 玉壶丸

《圣惠》卷五十六。为《医心方》卷十四引《深师方》"西王母玉壶赤丸"之异名。见该条。

19966 玉壶丸

《传家秘宝》卷三。为《局方》卷四"化痰玉壶丸"之异名。见该条。

19967 玉壶丸《圣济总录》卷一四三)

【组成】青嫩皂荚针半斤(拍破,用河水五升浸二七日,入砂石器中煮去四升,存一升,又入藕汁半升、白蜜一两,再用慢火熬成膏,稀稠得所,去尽火,放冷) 枳壳一两(针扎于灯上烧存性,入酒中浸过) 胡桃仁十个(依前法) 没药二钱(研) 阴地椿根 白皮二两(焙干,取一两,末用) 乳香二钱(研)

【用法】上药除前膏外,后五味为末,入在前膏内为丸,如梧桐子大。每服二十丸,肠风,煎木贼汤下;痔疾,荆芥汤送下;常时泻血,米饮送下。空心,一日三次。

【主治】肠风病,年深不效。

19968 玉壶丸《圣济总录》卷一八五)

【组成】乌头(大者。炮裂,去皮脐)十五枚 硇砂(水飞,研) 阳起石(煅,研)各一两 硫黄半两(研)

【用法】上为末,酒煮面糊为丸,如梧桐子大。每服十五丸,空心盐汤送下;妇人醋汤送下。

【功用】益真气,进饮食,壮筋骨,驻颜色。

【主治】元脏久冷。

19969 玉壶丸《普济方》卷一一七引《卫生家宝》)

【组成】硫黄一分 寒水石 石膏(煅) 盆消 甘草 绿豆粉各一两半 太阴玄精石一两

【用法】上为细末,蒸饼为丸,如弹子大。与生姜同嚼,新水下。

【主治】暑气。

19970 玉壶丸《百一》卷七)

【异名】白龙丸(《诚书》卷九)。

【组成】舶上硫黄 焰消 滑石 白矾各一两

【用法】上为细末,入上等白面六两,拌和令匀,用新汲水为丸,如梧桐子大。每服二十丸,新汲水吞下;如闷乱欲死者,以水调灌之。

【功用】《医方类聚》引《简易》:消暑毒,止烦渴。

【主治】中暑。

【备考】《医方类聚》引《简易》本方用法:每服五十丸,用人参煎汤放冷吞下。

19971 玉壶丸《直指》卷十七)

【异名】天花粉丸(《奇效良方》卷三十三)、天花丸(《医统》卷五十二)。

【组成】人参 瓜蒌根各等分

【用法】上为末,炼蜜为丸,如梧桐子大。每服三十丸,麦门冬煎汤送下。

【主治】消渴,引饮无度。

19972 玉壶丸《朱氏集验方》卷五)

【组成】大半夏二十五两 雪白南星十五两

【用法】上药用野外地上清洁水满满浸,逐日换水,浸十日;将半夏切作二片,南星大者切作六片,中者切作四片,再逐日换水浸,五日足;每五两研细末,生白矾一两,添半夏、南星,则亦添矾,却用井水浸,须令水满,只以此水浸一月,日取些半夏或南星尝看,以不麻为度,如尚麻,更浸。候不麻,滤取晒干,和脚下水浸矾,碾细收之。每末七两,入全蝎七个,炒白附子二钱半,炒为末;甘草二钱,炒,和匀,用炊饼干末三两半;用生姜半斤研取自然汁,煮炊饼末和为丸,如梧桐子大,或干,添些白汤为丸。每服二三十丸,随意咽下亦可。此药不问是何证候,痰涎作壅,或有异证、风证、小儿惊痫之类,应手而愈验,多服之勿妨,勿拘二三十丸之说,以姜汤、白汤或药咽下皆可;无病人咽服二三十丸亦佳,永无痰证。

【主治】一切痰饮。

19973 玉壶丸《御药院方》卷八)

【组成】海藻 昆布 雷丸 海带各等分

【用法】上为细末,烧陈米饭捣和为丸,如榛子大。每服含化咽津,不拘时候,常令药力不断。

【主治】三种瘿。

19974 玉壶丸《普济方》卷一一七引《广南卫生方》)

【组成】白面四两(白者) 白矾半两(生用) 硫黄半两(生用)

【用法】上为末,新水为丸,如梧桐子大。每服三五十丸,新水送下,不拘时候。

【主治】中暑伏热,昏困不省人事。

19975 玉壶丸《医学六要》卷五)

【组成】雄黄一钱 南星(煨裂) 半夏(炮七次) 天麻 白芷各二钱

【用法】上为细末,姜汁炊饼为丸,如绿豆大。每服一钱,食远白汤送下。

【主治】风热头痛;痰厥。

19976 玉壶丸《古方汇精》卷一)

【组成】白芍　当归各五钱　赤苓三钱　枳壳五分　槟榔　甘草　车前子各二钱　萝卜子一钱

【用法】上药各为末,蜜水为丸,如梧桐子大。每服二钱,红痢,黄连二分煎汤送下;白痢,木香三分煎汤送下;久痢气虚神弱者,生、熟黄耆各五分煎汤送下。

【主治】下痢危症。

19977　玉壶丹《《普济方》卷一一七引《经效济世方》》

【组成】硫黄一两　焰消二两或二两半　绿豆细末四两或五两

【用法】上药并生为末,以绿豆粉糊为丸,如樱桃大。每服一丸,同麻油薄荷嚼,新水下;或嚼生姜亦佳。或丸如梧桐子大,新水吞数十丸亦可。

【主治】中暑。

19978　玉壶丹

《医级》卷八。为《圣惠》卷九十八“通灵玉粉”之异名。见该条。

19979　玉壶丹《《医略十三篇》卷七》

【组成】石硫黄

【用法】入猪大肠内,煮肠烂为度,蒸饼为丸服。

【主治】火衰证。

19980　玉壶丹

《中国医学大辞典》。即《局方》卷四“化痰玉壶丸”。见该条。

19981　玉壶冰《《北京市中药成方选集》》

【组成】荸荠粉二两　牛黄五分　冰片五分　琥珀一钱　海螵蛸(去硬壳)一钱　朱砂二钱　珍珠三钱　麝香五分　大青盐五分　熊胆一钱　玄明粉三分　炉甘石(煅)四两　硼砂(煅)三钱　硇砂(炙)五分　没药(炙)五分　胆矾一钱　枯矾三分

【用法】上为极细末,瓶装重二分。用细玻璃针蘸凉开水蘸药点入眼角。

【功用】退翳明目。

【主治】云蒙翳障,胬肉攀睛,迎风流泪,视物昏花。

【宜忌】《全国中药成药处方集》(北京方):忌食辛辣物。

19982　玉壶饮《《不知医必要》卷二》

【组成】生党参(去芦)三钱　花粉三钱

【功用】微凉兼补。

【主治】上消。

【加减】如饮酒人,加干葛一钱。

19983　玉壶散《《杂类名方》》

【组成】海藻　海带　昆布　雷丸各一两　青盐　广术各半两

【用法】上为细末,陈米饮为丸,如榛子大,嚼化。以炼蜜和丸亦好。

【主治】三种瘿。

【备考】本方方名,据剂型,当作“玉壶丸”。

19984　玉振丸《《汉药神效方》卷五》

【组成】巴豆三分　牵牛子　大黄各二分　荞麦一分

【用法】用糊为丸。用白汤送下,先每日将神秘丸三粒研碎,于早朝用白汤服下;服至十日后,乃将金声散一钱三分,酒服下;于翌日即第十一日早朝将玉振丸五分,用白汤吞下。服玉振丸日,不再服神秘丸。自第十二日起,再服神秘丸如前;服至十日,复如前,于是夜服金声散,翌日服玉振丸。以上共二十三日,为服一剂日数。

【主治】癫病。

【宜忌】严禁五辛、酒肉、肉面类、房事。

19985　玉脂散《《幼幼新书》卷二十九引张涣方》

【组成】白石脂　当归(洗,焙干)　丁香　白术(炮)各一两　草豆蔻(去皮)　厚朴(生姜汁炙)各半两

【用法】上为细末。每服半钱,以粥饮调下。

【主治】冷痢,大便色青,甚则有脓。

19986　玉脂膏《《古今医鉴》卷十五引王中城方》

【组成】牛油　柏油　香油　黄蜡各一两(溶化)　银朱一钱半　官粉二钱　麝香五分

【用法】上为末,入内搅匀。抹癣上,火烤;再擦再烤。

【主治】杨梅疮愈后,鹅掌癣疮,久而不愈。

19987　玉烛汤《《观聚方要补》卷一》

【组成】香附一钱半　沉香　藿香　缩砂各六分　木香　吴茱萸各四分　莪术　桂枝各九分　甘草二分

【用法】水煎服。

【功用】调胃利气。

19988　玉烛汤《《衷中参西》上册》

【组成】生黄耆五钱　生地黄六钱　玄参四钱　知母四钱　当归三钱　香附三钱(醋炒)　柴胡一钱五分　甘草一钱五分

【主治】妇女寒热往来,或先寒后热,汗出热解,或月事不调,经水短少。

【加减】汗多者,以茵陈易柴胡,再加萸肉数钱;热多者,加生杭芍数钱;寒多者,加生姜数钱;肾经阴虚,日晡发热者,将黄耆减半,地黄改用一两。

【方论选录】黄耆为气分之主药,能补气,更能升气;辅以柴胡之轩举,香附之宣通,阳气之抑遏者,皆畅发矣。然血随气行,气郁则血必瘀,故寒热往来者,其月事恒多不调,经血恒多虚损,用当归以调之,地黄以补之,知母、玄参与甘草甘苦化阴以助之,则经血得其养矣;况地黄、知母诸凉药,与黄耆温热之性相济,又为燮理阴阳,调和寒热之妙品乎。

19989　玉烛散《《医统》卷六十引《局方》》

【组成】四物汤加大黄　朴消　枳实　厚朴

【用法】水煎服。

【主治】❶《医统》引《局方》:血疝。❷《儒门事亲》:人头目有疮肿瘰疬,及胸臆胁肋之间或有疮痂,肿核不消及脓水不止。妇人月事不来。

【备考】《儒门事亲》本方用四物汤、承气汤、朴消各等分;《奇效良方》本方用川芎、芍药、当归、熟地黄各一钱,枳实、朴消、厚朴各二钱,大黄三钱。

19990　玉烛散《《玉机微义》卷四十九引戴人方》

【组成】四物汤　调胃承气汤

【用法】上㕮咀,水煎服。

【主治】经闭,恶露不尽,便毒,跌打瘀血身痛。

❶《玉机微义》:经候不通,腹胀或痛。❷《医学正传》引《疮疡集》:便毒。❸《医方考》:疥疮作痛。❹《仁术便览》:产后恶露不尽,脐腹疼痛,时发寒热,大便燥结。❺《济阴纲目》:胃热消渴,善食渐瘦。❻《郑氏家传万金方》:产后血枯

便秘。❼《血证论》:跌打瘀血发渴,身痛便闭。

【方论选录】❶《医方考》:诸痛属实,实者可泻,故用朴消、大黄泻其实;生地、赤芍凉其血;川芎、当归和其营;甘草调其卫。❷《成方切用》:取《尔雅》"四时和气,谓之玉烛"之义。❸《血证论》:取四物以补调其血,而朴消、大黄逐瘀去闭。妙在生姜一味,宣散其气,使消、黄之性不徒直下,而亦能横达,俾在外在内之瘀一并廓清。❹《成方便读》:夫经闭有虚实之分,虚者由乎血虚,固当补养;实者皆由血瘀,瘀则热,热则血愈坚,故不得不以大黄、芒消之入血软坚者以峻下之。又恐消、黄性急,故又以甘草缓之,即调胃之意。

【备考】《丹溪心法》加生姜三片;《金鉴》有生姜,无甘草;《医学正传》引《疮疡集》诸药用各八分;《外科发挥》除甘草用五分外,余各二钱。

19991 玉烛散(《女科万金方》)

【组成】人参 生地 川芎 朱砂 防风 细辛 石菖蒲 甘草各一钱

【用法】上为末。每服一钱,薄荷汤调下。

【主治】产后不语。

19992 玉烛散(《卫生宝鉴》卷十三)

【组成】当归 芍药 川芎 甘草 芒消 熟地黄 大黄 黄芩各等分

【用法】上为粗末。每服三钱,水一盏,加生姜三片,煎至七分,去滓温服。

【功用】和血通经。

【主治】❶《卫生宝鉴》:瘕瘕。❷《赤水玄珠》:室女经不行,颈多结核。

19993 玉烛散(《医统》卷八十三)

【组成】当归 川芎 芍药 生地黄 大黄(蒸)各一钱

【用法】水一盏半,加大枣一枚,葱白二寸,煎七分,空心服。

【主治】妇人血虚,大便秘涩。

19994 玉浮丸(《济生》卷二)

【组成】人参 白僵蚕(炒去丝) 白术 干姜(炮) 丁香 白豆蔻仁 麦蘖(炒) 附子(炮,去皮脐) 木香(不见火) 南星(炮) 槟榔 半夏(汤泡七次) 甘草(炙)等分

【用法】上为细末,每药二分,用生面一分和匀,入百沸汤煮令浮,搅和,再取生姜自然汁为丸,如梧桐子大。每服二钱,淡姜汤送下,不拘时候。

【主治】男子、妇人脾胃虚弱,一切呕吐,及久新翻胃。

【加减】恶热药者,去附子;大便秘者,去肉豆蔻。

【备考】《袖珍》有肉豆蔻(面裹煨)、橘红。

19995 玉浮丸(《朱氏集验方》卷五引赵鲁公方)

【组成】天南星(削去皮) 半夏各一钱半 陈皮(去白) 白术 茯苓 附子(去皮脐)各一钱

【用法】上药并生为末,用生面随多少拌匀,生姜自然汁为丸,如梧桐子大。每服二十丸,用滚汤煮熟,次用煮药现成汤加生姜自然汁送下,不拘时候。

【主治】痰吐头痛。

【备考】本方方名,《普济方》引作"玉液丸"。

19996 玉粉丸(《圣济总录》卷十八)

【组成】矾石一两(细研) 生炊饼剂一枚

【用法】上为末,却作炊饼蒸熟,乘热为丸,如梧桐子大。每服三十丸,食后茶清送下。

【主治】恶风。

19997 玉粉丸(《圣济总录》卷六十三)

【组成】凝水石四两(炭火煅及三五时辰,取出,于地坑内安放,盖令出火毒一复时,以温水飞研如粉,取二两) 腻粉半两 粉霜(别研,锉)一两 白矾(枯过) 半夏曲各三分

【用法】上为细末,煮面糊为丸,如梧桐子大。每服三丸,食后温水送下。取转积滞者,七丸至十丸;欲微利者,五丸。

【主治】痰癖,胁下硬痛,呕吐痰饮。

19998 玉粉丸(《圣济总录》卷七十八)

【组成】白丁香(直者,研)一两 粉霜(研)三分 硫黄(研) 腻粉(研) 硇砂(研)各半两 乳香(熔过,研)一分

【用法】上为细末,用生姜自然汁煮枣肉为丸,如豌豆大。每服七丸,临卧煎生姜、枣汤送下;未动,次夜服十丸。老少以意加减。

【功用】取冷积。

【主治】下痢赤白,日久不愈,里急后重。

19999 玉粉丸(《玉机微义》卷二十七引《三因》)

【组成】半夏(洗)五钱 草乌一字(炒) 桂一字

【用法】上为末,生姜自然汁浸蒸饼为丸,如鸡头子大。每服大人一丸,至夜含化。多年不愈亦有效。

【主治】寒痰壅结,咽喉不利,语声不出。

20000 玉粉丸(《保命集》卷下)

【组成】南星 半夏(俱洗)各一两 官桂(去皮)一两

【用法】上为细末,薄糊为丸,如梧桐子大,每服五七十丸,食后生姜汤送下。

【主治】气痰咳嗽,脉涩面白,上喘气促,洒淅恶寒,悲愁不乐。

【加减】心下痞者,加枳实五钱;身热甚者,加黄连五钱;体重者,加茯苓一两;气上逆者,加苦葶苈五钱;喘促者,加人参、桔梗各五钱;浮肿者,加郁李仁、杏仁各五钱;大便秘者,加大黄五钱。

20001 玉粉丸(《洁古家珍》)

【组成】南星(汤洗) 半夏(洗)各一两 橘皮(去白)二两

【用法】上为细末,汤浸蒸饼为丸,如梧桐子大。每服三十丸,食后人参、生姜汤送下。

【主治】气痰咳嗽,脉涩面白,气上喘促,洒淅寒热,悲愁不乐。

20002 玉粉丸

《普济方》卷二一一。为《鸡峰》卷十四"玉粉丹"之异名。见该条。

20003 玉粉丸

《保命歌括》卷九。为《百一》卷五"三仙丸"之异名。见该条。

20004 玉粉丹(《鸡峰》卷十四)

五画

玉

562

(总1470)

【异名】玉粉丸(《普济方》卷二一一)。

【组成】蛤粉 硫黄各等分

【用法】上为细末,水煮面糊为丸,如梧桐子大。每服五十丸,米饮送下,不拘时候。先宜五苓散利小便,次以此玉粉丹、四味阿胶丸。

【主治】挟热利。下痢清水,其色赤黄,但欲饮冷,时时呕逆,小便不利,得热则极,心胸烦躁,脉虚大而数。

20005 玉粉丹(《鸡峰》卷二十九)

【组成】粉霜一钱 腻粉一分 定粉一分 石燕子二个 延胡索半两

【用法】上为末,以鸡子清为丸,如梧桐子大。每服两丸,食后熟水送下。

【功用】取虚中积。

【主治】久痢及积滞。

【宜忌】《卫生宝鉴》:忌油腻、黏滑、冷硬等物。

20006 玉粉丹(《卫生总微》卷十六)

【组成】牡蛎粉四两(研) 干姜末二两(炮)

【用法】上为末,面糊为丸,如麻子大。每服一二十丸,米饮送下,不拘时候。

【主治】寒淋,膏淋,下痢;妇人带下。

20007 玉粉丹(《杨氏家藏方》卷七)

【组成】伏火硫黄二两 白龙骨(细末) 钟乳粉 附子(炮,去皮脐,取末) 白石脂(细研)各二钱

【用法】上为细末,汤浸蒸饼为丸,如梧桐子大。每服五十丸,空心、食前米饮送下,次以温粥压之。

【主治】肠胃虚寒,下利清谷,或便纯白,肠滑不禁,少气羸困,全不思食。

【备考】伏火硫黄法:先用硫黄五两,水飞去砂石,研为末,用瓷盒子盛,以水和赤石脂封口,盐泥固济,晒干;地内先埋一小罐子,盛水令满,置盒子在上,用泥固济慢火养七日七夜,候日足加顶火一煅,候冷取,研为细末。

20008 玉粉丹

《普济方》卷三十。即《证类本草》卷四引《经验方》"应急大效玉粉丹"。见该条。

20009 玉粉丹(《普济方》卷三四〇)

【组成】石燕 真轻粉 延胡索

【用法】上为细末,以鸡子为丸,如梧桐子大。每服三丸,米饮送下。其产后并年高气血虚极老人,皆可服。如小儿,只一丸。

【主治】妊娠下痢赤白,里急后重,努责脱肛,肠澼脓血鱼脑,或因伤寒后余毒渗入肠间,撮痛绞痛。

20010 玉粉散(方出《圣惠》卷三十七,名见《圣济总录》卷七十)

【组成】石膏一两(细研) 牡蛎一两(烧为粉)

【用法】上为细散。以新汲水调如稀面糊,候血滴间断时,便点三五滴于鼻中,仍以新汲水调两钱服之。

【主治】鼻衄日夜不止,头痛心烦。

20011 玉粉散(《传家秘宝》卷三)

【异名】红豆散(《圣济总录》卷七十四)。

【组成】大黑附子(存坐正者,炮,去皮脐) 红豆(拣净) 干姜(炮)各一两(捣罗极细) 舶上硫黄一两(细研如面)

【用法】上为散。如有患者,用半稀半稠粟米粥调药一钱,空心温冷吃一服,便效。如要为丸服亦得。

【主治】冷极泄泻久作,肠滑不禁,不思饮食。

20012 玉粉散(《圣济总录》卷六十五)

【组成】天南星(白矾水煮软,切,焙)半两 太阴玄精石二两(研) 甘草(炙,锉)半两 贝母(去心)一两 不灰木一两半

【用法】上为极细末。每服半钱匕,食后夜卧煎生姜、乌梅汤调下。

【主治】肺经伏热,夜卧咳嗽。

20013 玉粉散(《圣济总录》卷九十九)

【组成】定粉一两

【用法】上为细末。每服二钱匕,用生麻油调,于五更时顿服。至晚逐下虫。

【主治】寸白虫。

20014 玉粉散(《幼幼新书》卷二十四引张涣方)

【组成】胡粉一两 白龙骨 水磨雄黄(各研细,微炒) 楮木根白皮 漏芦 白马夜眼(洗净,焙干)各半两

【用法】上为细末。每服一字至半钱,乳食前以鸡卵清调下。

【功用】定痢截疳。

【主治】无辜疳痢。

20015 玉粉散(《卫生总微》卷十七)

【组成】煅熟牡蛎粉二两 炮裂干姜末一两

【用法】上为末,拌匀。冷水调,稀稠得所。涂病处。以小便大利即愈。

【主治】水癞,上下不定。

20016 玉粉散(《杨氏家藏方》卷十二)

【组成】寒水石四两(火煅红取出,地上去火毒) 井泉石二两(生用) 脑子半钱

【用法】上为细末。新水调敷;干扑亦得。

【主治】❶痤痱。❷《普济方》:热汗浸渍成疮,肿痒燋痛。

20017 玉粉散(《御药院方》卷八)

【组成】定粉一两 蛤粉九两半 石膏半两 白石脂半两 滑石八两半 白龙骨半两 粟米粉二两 寒水石(烧通赤,于净地上放冷,出火毒)一两

【用法】上为极细末。干擦患处。

【主治】热汗浸渍成疮,肿痒燋痛。

20018 玉粉散(《医方类聚》卷一九二引《施圆端效方》)

【组成】寒水石(烧) 密陀僧 滑石各半两 腻粉 麝香各少许

【用法】上为细末。油调或干贴。

【主治】下阴疮疼不止。

20019 玉粉散(《医方类聚》卷一九一引《经验秘方》)

【组成】定粉 飞白粉各等分

【用法】上为细末。洗浴净,掩敷干贴。

【主治】阴疮浸淫及不痊愈。

20020 玉粉散(《外科精义》卷下)

【组成】白矾(枯) 定粉各等分

【用法】上为细末。先洗浴净,淹开,掺之。

【主治】阴疮,浸淫不止。

20021 **玉粉散**（《普济方》卷二九七）

【组成】牡蛎（烧煅，入地坑出火气，为末）

【用法】湿即干糁；如干，即以津调敷。

【主治】痔漏。

20022 **玉粉散**（《奇效良方》卷十三）

【组成】海蛤

【用法】上为细末。每服二钱，蜜水调服。

【功用】解脏腑积热毒。

【主治】血痢。

20023 **玉粉散**（《外科理例·附方》）

【组成】轻粉 银朱 滑石 寒水石 孩儿茶各二钱 片脑二分

【用法】上为细末。香油调搽；干搽亦可。若肿硬不消，以防风、荆芥、牛膝、甘草、滑石各五钱，用水三碗煎二碗，乘热熏洗。

【主治】一切疳疮。

20024 **玉粉散**（《鲁府禁方》卷四）

【组成】南京宫粉一两

【用法】火烧黄色，研细末。每服二三钱，温烧酒调下。

【主治】天疱顽疮。

20025 **玉粉散**（《外科启玄》卷十二）

【组成】滑石（桂府粉，包）一两（水飞过） 甘草三钱 冰片二分

【用法】上为细末。掺之疮上。

【主治】胎溻皮疮。

【备考】方中甘草用量原缺，据《洞天奥旨》补。

20026 **玉粉膏**（方出《千金》卷二十三，名见《圣济总录》卷十八）

【组成】矾石 硫黄各等分

【用法】上为末，蜡和。敷之。

【主治】白癜。

20027 **玉粉锭**

《普济方》卷六十七。为《医方类聚》卷一九二引《施圆端效方》"玉粉锭儿"之异名。见该条。

20028 **玉容丸**（《医统》卷九十八）

【组成】白及 白附子 石榴皮 冬瓜仁 大枣（去皮核）各一两

【用法】以好酒浸三日。早起洗面毕，洗之如玉。

【功用】润肌白面。

【备考】本方方名，据剂型当作"玉容酒"。

20029 **玉容丸**（《外科正宗》卷四）

【异名】洗面玉容丸（《饲鹤亭集方》）。

【组成】甘松 山奈 细辛 白芷 白蔹 白及 防风 荆芥 僵蚕 山栀 藁本 天麻 羌活 独活 密陀僧 枯矾 檀香 川椒 菊花各一钱 红枣肉七枚

【用法】上为细末，用去净弦膜肥皂一斤，同捣作丸。早、晚洗之。肌肤自然莹洁如玉，温润细腻。

【功用】《饲鹤亭集方》：润颜悦色。

【主治】❶《外科正宗》：男妇雀斑、酒刺，及身体皮肤粗糙。❷《饲鹤亭集方》：肌肤瘙痒。

【加减】秋、冬加生蜜五钱；皮肤粗槁，加牛骨髓三钱。

20030 **玉容丸**（《外科百效》卷二）

【组成】铅粉三两 白及 白蔹各五钱 干胭脂一个

【用法】上为细末，鸡子白调为丸，如肥皂大。日日洗面。容自嫩。

【主治】面疮。

20031 **玉容粉**

《集验良方拔萃》卷四。为《种福堂方》卷四"玉容散"之异名。见该条。

20032 **玉容粉**（《集验良方拔萃》卷四）

【组成】绿豆一升 荷花瓣二两（晒干） 白滑石五钱 香白芷五钱 冰片二钱 密陀僧二钱 白附子五钱

【用法】上为细末。早、晚洗面，用一匙擦之。

【主治】雀斑、酒刺，肺风糟鼻，面上一切斑点。

20033 **玉容散**

《杨氏家藏方》卷二十。为《圣惠》卷十四"白附子膏"之异名。见该条。

20034 **玉容散**（《御药院方》卷十）

【组成】牵牛四两（生） 香白芷半两 甘松（去土）半两 广零陵香一两 栝楼根七钱半 川芎半两 细辛二钱半 阿胶二钱半（炮） 猪牙皂角二两 藿香半两 楮桃儿二两 藁本半两

【用法】上为细末。每用一钱，如洗面药用，早晨、晚夕各用一次。

【主治】面上热刺䴏䵣。

20035 **玉容散**（《御药院方》卷十）

【组成】白及一两半 白蔹 白僵蚕（生） 成炼钟乳粉各半两 白附子（生） 冬瓜子 韶脑（别研）各二钱半 楮桃儿二钱 麝香一钱（别研）

【用法】上为极细末，用玉浆调，匀稠得所。临卧涂患处，明旦用温淡浆水洗去。

【主治】面上诸䴏䵣及瘢痕。

20036 **玉容散**

《普济方》卷三九四。为《圣济总录》卷一七六"遂愈散"之异名。见该条。

20037 **玉容散**

《医统》卷六十六。为《医部全录》卷一三一引《医林》"玉容西施散"之异名。见该条。

20038 **玉容散**（《古今医鉴》卷九）

【组成】皂角三斤（去皮） 升麻八两 楮实子五两 甘松五钱 山奈三钱 砂仁（连皮）五钱 天花粉一两 白芷一两 白及一两 糯米一升（另研） 白丁香五钱（须腊月收者） 绿豆一两（另研）

【用法】上为末，和匀。量用洗面。

【功用】馨香，去垢腻。

【主治】面生䴏䵣，或生小疮，或生痤痱、粉刺，并皮肤瘙痒。

20039 **玉容散**（《外科大成》卷三）

【组成】白芷 白术 白及 白茯苓 白扁豆 白细辛 白僵蚕 白莲蕊 白牵牛 白蔹 白鸽粪 甘松 团粉 白丁香 白附子 鹰条各等分 防风 荆芥穗 羌活 独活各减半

【用法】上为末，罐收。洗面，一日三次。

【功用】白面嫩肌。

【主治】䵣黑斑、雀斑、粉刺。

【宜忌】《金鉴》:戒忧思劳伤,忌动火之物。

20040 玉容散《种福堂方》卷四）

【异名】玉容粉（《集验良方拔萃》卷四）。

【组成】白僵蚕 白附子 白芷 山奈 硼砂各三钱 石膏 滑石各五钱 白丁香一钱 冰片三分

【用法】上为细末。临睡用少许水和,搽面;人乳调搽更妙。

【功用】《集验良方拔萃》:润颜色。

【主治】雀斑。

20041 玉容散《女科切要》卷八）

【组成】香芷五分 肥皂一两 细辛一钱半 甘松二钱半 荆芥五钱 木贼三钱 白丁香二钱 杏仁三钱 花粉五钱 蕤仁五钱 藿香叶三钱 天虫五钱 山奈一钱半 陀僧五钱 玄明粉三钱 轻粉二钱 硫黄一钱 铅粉一两 苏合油五钱（后入） 冰片一钱

【用法】上为细末。临睡吐津调匀,擦面过夜;次日清早用煮酒一杯冲热水洗去,再拍玉容粉。

【主治】妇女面无光彩,颜色白而不润泽。

20042 玉容散《全国中药成药处方集》吉林方）

【组成】绿豆粉二钱 白附子 白芷 白蔹 白僵蚕各一两 官粉五钱 明粉 防风 零陵香 排草香各二两 上冰片二钱 山奈 檀香各二两

【用法】上为末,用绢罗筛二三次,至极细。为清凉性之涂搽剂。

【功用】祛风止痒,化斑点。

【主治】脾湿受风,血热发斑,黑白斑痕,癞痒硬坚。

20043 玉容散《中西医结合皮肤病学》）

【组成】绿豆粉90克 白菊花30克 白附子30克 白芷30克 食盐15克 冰片1.5克

【用法】上为细末。用清水调匀外搽,代肥皂洗面,外搽10分钟后洗去。

【功用】祛风利湿,消斑润肤。

【主治】黄褐斑,痤疮,扁平疣等。

20044 玉容膏《御药院方》卷十）

【异名】玉容西施膏（《东医宝鉴·杂病篇》卷九引《袖珍》）。

【组成】黄耆（去粗皮,锉） 当归（去芦头,锉） 白芍药（锉） 白芷（锉） 川芎（锉） 藿香叶 零陵香 白檀（锉） 白附子（锉） 白及（锉） 白蔹（锉）各一两 瓜蒌一个 杏仁（汤浸,去皮尖,研如泥膏）一两 龙脑二钱 清油四斤

【用法】上药除龙脑,一十三味入清油浸三日,用银器内慢火熬,令药焦黄色,用新绵滤过,去药滓,放温,入黄蜡熔,令匀,再用新绵滤过,入龙脑,不住手用柳木箆子搅,候冷,密封;冬用三两油,一两蜡,夏月五两油,二两蜡,腊月熬蜡,油入蜡。每用少许涂摩,热为度;如耳鼻有疮,用绵杖儿点少许在疮上。

【功用】舒缓筋,通流血,消肿止痛,发散邪毒。

【主治】皮肤骨疮癣痒,唇裂面皱风刺,及打扑伤损。

20045 玉容膏《古今医鉴》卷十五）

【组成】香油二两 黄蜡一两（二味化开） 黄丹末一钱 寒水石（火煅）一两

【用法】上为细末,溶化为膏。纸摊,贴患处。

【功用】生肌止痛。

【主治】发背痈疽溃烂。

20046 玉容膏《疡医大全》卷九）

【组成】败龟版一两 胎发 猪毛 羊毛 鹅毛 鸡毛各四两 牛油 猪板油 桐油各二两 飞黄丹八两（炒） 麻油一斤

【用法】同熬枯,滤清,以丹收之。摊贴。

【主治】诸恶疮久不收口,以及臁疮。

20047 玉浆散《普济方》卷一九○引《传信方》）

【组成】白面不拘多少

【用法】每服三钱,用冷水调下。

【主治】大衄。

20048 玉浆散《医方类聚》二五○引《永类钤方》）

【组成】滑石一两 甘草二钱（炙）

【用法】上为末。三岁一钱,灯心汤送下。

【主治】小儿小便不通,茎中淋痛,口燥烦渴。

20049 玉浆散

《普济方》卷四○三。为原书同卷"滑石散"之异名。见该条。

20050 玉屑丸《圣济总录》卷一四三）

【组成】槐根白皮（去粗皮） 苦楝根白皮（去粗皮）各三两 椿根白皮（去粗皮）

以上三味,采时春宜早,秋宜晚,取嫩新润者为妙,细锉,同捣令烂极细,更用后药一处拌令匀:

天南星（生,末） 半夏（生,末）各半两 威灵仙（去土,末）一两 寒食白面二两

【用法】上药拌令匀,滴水为丸,如梧桐子大。每服三十丸,先用水一盏煎令极热,次下药煮,令浮上为度,用煮药汤下药,不嚼,食前服。

【主治】❶《圣济总录》:肠风泻血及脏毒不止。❷《普济方》:痔疾有头,生于肛边如鼠乳,及生疮痛痒不止,下脓血,冷疼后重。

【方论选录】《本事方释义》:槐根白皮气味苦寒,入手足阳明;苦楝根气味苦寒,入足厥阴;椿根白皮气味苦寒,入手足阳明;天南星气味苦辛温,入足太阴;半夏气味辛温,入足阳明;威灵仙气味微辛咸平,通利诸经络;寒食面气味甘温,入足阳明。此治肠风下血久不能止者,以味苦者坚其阴;以味辛者通其阳,则阴阳既得和平而病自愈矣。

20051 玉屑丸《普济方》卷三二○）

【组成】半夏一两（姜制） 生姜一两（炒片子） 白矾（枯） 百部一两（醋炙）

【用法】百部共矾为末,半夏、生姜同煮令烂,去生姜,将半夏研如泥,复捣百部、矾为丸,如梧桐子大。每服五十丸,食后、临卧姜汤送下。

【主治】咳嗽涎盛痰壅,咽喉不利。

【备考】方中白矾用量原缺。

20052 玉屑饭《圣惠》卷九十六）

【组成】粱米饭一盏 绿豆粉四两（锉）

【用法】将饭散于粉内,拌令匀,入汤内煮令熟,用豉汁和食之。

【主治】胸中伏热,心烦躁闷,口干气逆。

20053　玉屑散（《圣济总录》卷一七九）

【组成】寒水石（研）　马牙消（研）各一分　贝母（去心）　知母各一分半　荷叶一两（水煮七沸，焙干）

【用法】上为细散。每服半钱匕，食后蜜水调下。

【主治】小儿中热积惊，及时疾后鼻衄。

20054　玉屑散（《三因》卷十六）

【组成】石膏（煅）

【用法】上为细末。每服二钱，葱白点茶调下。

【主治】伤寒发热，涎潮上厥，伏留阳经，头疼眩晕不可忍。

20055　玉屑散（《咽喉脉证通论》）

【异名】五马破曹。

【组成】薄荷三两（另研）　官硼三钱五分　雄黄三钱　儿茶一钱　冰片三分

【用法】上为细末，贮瓷瓶内。临用挑少许置舌上，咀含片刻咽下，日用八九次；如锁喉风，口内干枯，牙关紧闭不能咀含者，以无根水灌下。

【功用】开关生津。

【主治】咽喉口舌颈项破烂诸痛。

【宜忌】脾胃虚弱者不宜多用。

20056　玉屑散（《医方类聚》卷一九○引《修月鲁般经》）

【组成】桂府滑石

【用法】上为末，以米汤调下。后服妙灵散。

【主治】瘰疬疮。

20057　玉屑散（《普济方》卷二九七）

【组成】葫芦壳（烧灰，出火气）

【用法】上为极细末。清晨饮汤调下。

【主治】肠风痔漏。

20058　玉屑散

《兰台轨范》卷五。为《三因》卷九"玉屑膏"之异名。见该条。

20059　玉屑膏（《外台》卷三十二引《古今录验》）

【组成】玉屑　珊瑚　木兰皮各三两　辛夷（去毛）　白附子　芎䓖　白芷各二两　牛脂五两　冬瓜仁十合　桃仁一升　猪脂五合　白狗脂二斤　商陆一升

【用法】上切，煎三上三下，白芷色黄其膏成。洗面，涂膏。

【功用】《圣济总录》：令光白。

【主治】面䵟䵟皯。

【备考】《圣惠》本方用法：先于银锅中以文火大消诸般脂令溶，后下诸药同煎三上三下，令白芷色黄为度，滤去滓；下玉屑、珊瑚末，搅令匀，于瓷器中盛，每夜涂面。

20060　玉屑膏（《圣惠》卷十四）

【组成】玉屑　密陀僧　附子（生，去皮脐，捣细罗为末）　珊瑚各二两

【用法】上为细末。每度以药末二钱，用真牛酥调匀，夜卧时涂面，来日以温浆水洗之。

【主治】伤寒热毒发豌豆疮，愈后满面瘢痕。

20061　玉屑膏（《三因》卷九）

【异名】玉屑散（《兰台轨范》卷五）。

【组成】黄耆　人参各等分

【用法】上为末，用萝卜大者，切一指厚，三指大，四五

片，蜜淹少时，蘸蜜炙干，复蘸，尽蜜二两为度，勿令焦，炙熟。点黄耆、人参末吃，不拘时候，仍以盐汤送下。

【主治】尿血并五淋，砂石，疼痛不可忍。

20062　玉屑膏（《御药院方》卷十）

【组成】轻粉　定粉各三钱　密陀僧二钱

【用法】上为细末，用皂角子取白仁，以热浆水浸成膏子，调药稀硬得所。涂患处，不拘时候。

【主治】面颊、手指、肌肤皱涩不泽。

20063　玉绣球（《古今医鉴》卷十五引周后峰方）

【组成】水银一钱　枯矾五分　樟脑一钱　大风子二十个　花椒五分　柏油五钱

【用法】上为末，不见水银星。火炙，擦之。

【主治】疥疮。

20064　玉绣球

《寿世保元》卷九。为原书同卷"一扫光"之异名。见该条。

20065　玉黄膏（《朱仁康临床经验集》）

【组成】当归30克　白芷9克　姜黄90克　甘草30克　轻粉6克　冰片6克　蜂白蜡90～125克

【用法】先将前四种药浸泡麻油内三天，然后炉火上熬至枯黄，离火去滓，加入轻粉、冰片（预先研末），最后加蜂白蜡熔化（夏加125克，冬加90克），细搅至冷成膏。

【功用】润肌止痒。

【主治】❶《朱仁康临床经验集》：皮肤皲裂。❷《中医皮肤病学简编》：疖。

20066　玉雪丹（《良方集腋》卷下）

【异名】救苦玉雪丹（《全国中药成药处方集》）。

【组成】真犀黄五分　水安息三钱　牛蒡子八钱　车前子八钱　青皮八钱　当门子五分　苏合油二两　大腹绒八钱　陈皮八钱　赤芍八钱　真川连一两（水炒）　半夏曲八钱　大豆卷八钱　花粉八钱　茅术八钱　真珠子三钱　鹅管石三钱　淡豆豉八钱　前胡八钱　木通八钱　血琥珀三钱　广木香八钱　土贝母八钱　防风八钱　辰砂八钱　茯苓皮八钱　大麦仁八钱　生甘草八钱　连翘八钱　冰片三分　左秦艽八钱　六神曲八钱　广藿香八钱　柴胡八钱　槟榔八钱　荆芥八钱　大黄八钱　枳壳八钱　赤苓八钱　枳实八钱　桔梗八钱　建神曲八钱　白术八钱　麻黄八钱（去节）　川桂枝八钱　寒水石一两　真厚朴一两（姜汁炒）　白螺丝壳一钱　石膏八钱（另研）

【用法】上药用阴阳水浸拌一夜，晒干，共为极细末，将麝香、犀黄、苏合油拌入神曲十二两，白蜜二十两，打浆糊丸，带潮每丸重一钱五分，晒极干，外用白蜡为衣。每服一丸，薄荷汤化服。小儿闷痘，开水化服半丸。

【主治】一切咽喉诸症及烂喉斑痧。

【宜忌】孕妇忌服。

20067　玉雪散（《简明医彀》卷五）

【组成】僵蚕（坚亮者，洗）一钱　山豆根（广西者，取皮研）五分　雄黄（飞）　玄明粉（如无，用焰消淡者）　硼砂（明亮者）各三分

【用法】上为极细末，入冰片二分拌匀。先以箸捺下舌，芦管吹入患处，闭口一时。口噤，吹入鼻。

【主治】咽喉肿痛，单双乳蛾一十八证。

【加减】加薄荷、甘、桔,研末,蜜丸,噙亦佳。

20068 玉匮丸（《简易方》引《叶氏录验方》,见《医方大成》卷五）

【异名】三匮丹（《医方类聚》卷一五二引《澹寮方》）。

【组成】大木瓜一个（去皮瓤,作缸子,入附子在内,须留盖子盖之,竹钉签定,蒸熟,取去竹钉） 大附子一个（七八钱重者,用汤浸洗,去黑皮脐,作窍子） 辰砂一两（研,入附子窍内,不尽者留入木瓜内铺盖附子）

【用法】用白瓷碗盛木瓜于甑内,蒸一七日,将于砂钵内烂研如糊,次入干茯神末拌和为丸,如梧桐子大。每服二十丸,人参汤送下;温酒亦可。

【功用】大补心肾。

【主治】心气不足。

【备考】一法用人参切片,砌定附子于木瓜内蒸,尤妙。

20069 玉堂丸（《寿世保元》卷五）

【组成】莲须（色黄者佳）一斤 石莲肉（净肉）一斤 芡实（净肉）二两 麦冬（去心）四两

【用法】用公猪肚一个,加入莲肉（带心皮）一斤,入砂锅内,水煮烂去肚,将莲肉晒干,同前药为细末,炼蜜为丸,如梧桐子大。每服百丸,空心莲须煎汤送下。

【主治】嗜欲无度,梦遗精滑,日夜长流,百方罔效,病将垂危者。

20070 玉匙散

《脉因证治》卷四。为《三因》卷十六“玉钥匙”之异名。见该条。

20071 玉盘散（《百一》卷九）

【组成】糯米二升（浸,捣为粉,晒令极干。若微湿则损香） 黄明胶一斤（用牛皮胶半斤亦得,炙令通起,捣筛,余者皆炒作珠子,又捣取尽） 皂角（去皮）二斤 干楮实一升 白及 白蔹 白芷 白术 藁本 川芎 细辛 甘松 零陵香 白檀香各一两

【用法】上为末,相合成澡豆。皂角末别入,看澡豆紧慢添减。以洗面不炽为度,药末不可太细。

【主治】❶《普济方》:风刺。❷《医方类聚》:头痛。

20072 玉盘散（《疡医大全》卷十二）

【组成】白牵牛 甘松 香附 天花粉各一两 藁本 白蔹 白芷 白附子 宫粉 白及 大黄各五钱 肥皂一斤（捶烂）

【用法】同药和匀。每日擦面。

【主治】男妇面上雀斑,粉刺。

20073 玉液丸（《局方》卷四）

【异名】玉液化痰丸（《鸡峰》卷十八）。

【组成】寒水石（烧令赤,出火毒,水飞过）三十两 白矾（枯过,研细） 半夏（汤洗七次,为细末）各十两

【用法】上合研,以白面糊为丸,如梧桐子大。每服十丸,食后、临卧温生姜汤送下。每服三十丸亦得。

【功用】化痰涎,利咽膈,清头目。

【主治】痰饮,风壅,咳嗽,烦热。

20074 玉液丸（《圣济总录》卷一二二）

【组成】百药煎一两 麝香（研） 朴消各半钱 丹砂二钱（研） 龙脑（研） 甘草末各一钱

【用法】上药各为末,再同研匀细,以水浸蒸饼心为丸,如梧桐子大,更用丹砂为衣,阴干。含化一丸。

【主治】毒气壅寒,咽喉不利,颊颌连肿。

20075 玉液丸（《医方类聚》卷一一九引《王氏集验方》）

【组成】天南星 半夏各一两（各用姜汁制一宿） 白矾（枯） 杏仁（去皮尖,麸炒） 猪牙皂角（去皮弦子） 青黛各半两 焰消三钱 巴豆二十一个（去壳,生用）

【用法】上为末,姜汁煮面糊为丸,如绿豆大。每服十丸,小儿五丸,临卧姜汤送下。

【主治】诸般咳嗽。

20076 玉液丸（《丹溪心法》卷三）

【组成】软石膏不以多少（又云:火煅红,出火毒）

【用法】上为末,醋糊为丸,如绿豆大。服之。

【功用】泻胃火。

【主治】食积,痰火。

20077 玉液丸

《普济方》卷一六五。即《朱氏集验方》卷五引赵鲁公方“玉浮丸”。见该条。

20078 玉液丸（《幼科指南》卷三）

【组成】橘红（盐水炒） 枳实（炒） 桔梗 半夏（制） 甘草 苏子（炒） 白茯卜子（炒）各二钱

【用法】上为末,神曲糊为丸。白汤送下。

【主治】咳嗽因于痰者;或母乳多涌出,儿小吞咽不及,呛出而成痰嗽者;因儿啼声未息,气未平,即与乳食,气逆而嗽者,此乳夹痰而嗽也。

20079 玉液丸（《成方制剂》1册）

【组成】阿胶 艾叶 白芍 白术 沉香 陈皮 川芎 大腹皮 丹参 当归 地黄 杜仲 茯苓 甘草 厚朴 琥珀 黄芪 黄芩 莲子 麦冬 木香 羌活 人参 肉苁蓉 沙苑子 砂仁 山药 山楂 菟丝子 香附 续断 血余炭 益母草清膏 浙贝母 枳壳 紫苏叶

【用法】上为大蜜丸,每丸重9克。口服,一次1丸,一日2次。

【功用】益气养血。

【主治】妇女气血不调,经期不准,产后血虚。

【宜忌】孕妇忌服。

20080 玉液丹（《圣惠》卷九十五）

【组成】硼砂二两（细研）

【用法】上以好纸一张,裹却硼砂,以线紧系定。用瓷罐子一枚,可盛一升物者,先下黄丹五六两,便安硼砂裹子在中间,又以黄丹五六两盖之。然后以瓦子盖瓶口,于瓦桶子内砖上坐之,用粗谷糠三斗盖之。上以火烧一日,住火自销,候冷取出,去却黄丹,细研,以面糊为丸,如绿豆大。每服五丸,空心以盐汤送下。

【主治】男子元气,妇人血气,久积虚冷,脐腹疼痛。

20081 玉液丹（《圣济总录》卷七十七）

【组成】白矾二两（熬令汁枯） 硫黄 消石各半两

【用法】上为末,即入砂瓶子内,以炭火熔成汁,取出候冷,更研令细,用面糊为丸,如绿豆大。每服十丸,空心米饮送下。

【主治】休息痢;兼治肠风痔漏诸疾。

20082 玉液丹

《普济方》卷三七一。即《圣惠》卷八十五“正液丹”。见该条。

20083 玉液丹(《疡医大全》卷十六)

【组成】五倍子(拣明净者,敲作小块,去净虫网蛀屑。用好六安茶泡汁,待温浸洗,滤去茶汁。再用糟坊白药丸,研筛拌匀,放瓷器内,棉花覆紧,放于暖处,候生白毛为度。用筛盛放风日中,晒令极干,筛净白毛。如筛不尽,可用布将毛拭净。净末)十两　儿茶　生甘草各二两　苏薄荷叶乌梅肉各一两

【用法】上为极细末,梨汁为丸,如龙眼核大。凉干收贮。每用一丸,清茶调匀,青绢蘸敷患上。

【主治】走马牙疳。

20084 玉液汤(《圣济总录》卷六十五)

【组成】天南星(炮)　半夏(汤洗七遍,去滑)各一两

【用法】上为粗末。每服二钱匕,水一盏,加生姜五片,同煎至七分,去滓放温,食后、夜卧细呷之。

【功用】去痰涎,利胸膈。

【主治】咳嗽。

20085 玉液汤(《医方类聚》卷一〇九引《济生》)

【组成】半夏(洗净,汤泡七次,切作片子)

【用法】每服四钱,水二盏,加生姜十片,煎至七分,去滓,入沉香水一呷温服,不拘时候。

【主治】七情伤感,气郁生涎,随气上逆,头目眩晕,心嘈忪悸,眉棱骨痛。

20086 玉液汤(《医方类聚》卷二十三引《经验秘方》)

【组成】牛膝一斤　天麻五两　秦艽一两　防风二两枸杞二两　蚕砂二两(拣净)　大栗子(炒熟,用肉)一斤桔梗二两　当归一两八钱　苍术二斤(泔浸,去皮,蒸熟)地黄一两八钱

【用法】上俱各洗净,细切,用无灰酒二斗,瓷缸内浸,用白纸七重,封七日,取用药时,人面不得于缸口上觑。每服酒一盏,一日三次。虽患年深,亦不过二斗酒。

【功用】除风痰。

【主治】诸般风疾,麻痹瘫痪,动止不得。

【宜忌】忌湿面、动风之物。

【临床报道】风疾:汴梁州判王义甫患风年半,服此药酒,未及二斗,疾痊。

20087 玉液汤(《医方类聚》卷一六五引《御医撮要》)

【组成】缩砂半两　薯蓣一两　甘草四两　豆蔻一个半

【用法】上为细末,入龙脑半钱。每服一钱,入盐少许,如茶点进。

【功用】消酒,利胸膈。

【主治】酒病。

20088 玉液汤(《衷中参西》上册)

【组成】生山药一两　生黄芪五钱　知母六钱　生鸡内金二钱(捣细)　葛根一钱半　五味子三钱　天花粉三钱

【主治】消渴。

【宜忌】忌食甜物。

【方论选录】消渴之证,多由于元气不升,此方乃升元气以止渴者也。方中以黄芪为主,使葛根能升元气,而又佐以山药、知母、花粉以大滋真阴,使之阳升而阴应,自有云行雨施之妙也;用鸡内金者,因此证尿中皆含有糖质,用之以助脾胃强健,化饮食中糖质为津液也;用五味者,取其酸收

之性,大能封固肾关,不使水饮急于下趋也。

【临床报道】消渴:邑人某,年二十余,贸易津门,得消渴证。求津门医者,调治三阅月,更医十余人不效,归家就医于愚。诊其脉甚微细,旋饮水旋即小便,须臾数次。投以玉液汤,加野台参四钱,数剂渴见止,而小便仍数,又加黄肉五钱,连服十剂而愈。

【备考】本方加太子参,改为颗粒剂,名"玉液消渴颗粒"(见《成方制剂》5册)。

20089 玉液饮(《圣济总录》卷六十六)

【组成】甘草(炙,锉)　杏仁(去皮尖双仁,研)　人参陈橘皮(汤浸去白,焙)　五味子(炒)各一两

【用法】上为粗末。每服五钱匕,用水二盏,加生姜三片,大枣一枚(擘),同煎至一盏。去滓温服,不拘时候。

【主治】咳逆短气,喘息气不相续。

20090 玉液散(《博济》卷三)

【组成】半夏一两　生姜二两(去皮,切细)　陈粟米一合(拣令净,约重二两)

【用法】上药一处烂捣,研、晒,焙令干,为末。每服一大钱,水一盏,煎至六分,去滓温服。

【主治】❶《博济》:胃虚有痰。❷《御药院方》:咳嗽呕逆,不思饮食,烦躁恶心。

20091 玉液散(《普济方》卷一六三引《指南方》)

【组成】团参　川芎　茯苓　官桂　知母　杏仁　葶苈　柴胡　半夏各一两　麻黄　石膏　橘皮　白术各一两诃子　羌活　秦艽　甘草各半两

【用法】上为粗末。每服五钱,水二盏,加生姜五片,大枣一个,煎一盏,去滓温服。

【主治】❶《普济方》引《指南方》:喘。❷《鸡峰》:咳喘,肺胀。

【备考】方中秦艽,《全生指迷方》作"马兜铃"。

20092 玉液散(《圣济总录》卷六十五)

【异名】千缗汤(《保命集》卷下)。

【组成】半夏二两(大者,净洗去脐)　皂荚二十梃(去皮、子,锉,水一斗同半夏煮至五升,取出半夏,薄切焙干)

【用法】上只取半夏为散。每服半钱匕,水一盏,加生姜一片,煎至四分。食后温服。

【主治】肺嗽痰唾。

20093 玉液散(《得效》卷五)

【组成】瓜蒌根　知母　贝母(去心,炒)各一两　甘草(炙)半两　人参半两

【用法】上为末。每服二钱,先熔下黄蜡二钱,同入米饮调下,食后服。

【主治】久近喘嗽,口干作渴。

20094 玉液散(《卫生宝鉴》卷十九)

【组成】丁香一钱　藿香半两　桂府滑石四两

【用法】上为末。每服一钱,清泔水半盏调下,冷服;夫人霍乱吐利,每服三钱,水打腊茶清调下。

【主治】小儿呕逆吐利,霍乱不安,烦躁不得卧,及腹胀,小便赤,烦渴闷乱,或伤寒疟病。

20095 玉液散(《古方汇精》卷一)

【组成】柞树皮　白芍　当归各二钱　地榆　丹参各一钱五分　熟地五钱　葛根八分　甘草一钱　黄连一钱五

分(用吴萸四分同炒,去吴萸)

【用法】上为末,和匀。每服五钱,乌梅汤调下。

【主治】大便下血。

20096 **玉液煎**(《医醇賸义》卷二)

【组成】石膏五钱 生地五钱 石斛三钱 麦冬二钱 玉竹四钱 葛根二钱 桔梗一钱 薄荷一钱 白茅根八钱 甘蔗汁半杯(冲服)

【主治】胃火炽盛,烦渴引饮,牙龈腐烂,或牙宣出血,面赤发热。

20097 **玉液膏**(《续本事》卷二)

【组成】紫苏四两 板桂半两 甘草 白梅肉各二两

【用法】上为末。捣白梅肉为丸,如鸡头子大。每服三丸,含化。

【功能】生津液。

【主治】消渴。

20098 **玉液膏**(《普济方》卷一五七引《德生堂方》)

【组成】人参 乌梅肉 五倍子 五味子 诃子肉 玄明粉 甘草各一两

【用法】上为细末。每用四分,临卧、食后用舌尖舔药末徐徐咽下。津液自生,咳嗽自愈。

【主治】远年近日咳嗽气喘,逆满倚息,开目不爽,语音不响,服诸药不效者。

【备考】本方方名,据剂型当作"玉液散"。

20099 **玉液膏**(《疡医大全》卷七)

【组成】香油二两,黄蜡一两

【用法】将香油熬滚,入黄蜡化开,再以黄丹、寒水石(煅)各一两研细投入,熔化为膏。摊贴。

【功用】生肌止痛。

【主治】发背痈疽溃烂。

20100 **玉散子**(《普济方》卷三九四)

【组成】烂寒水石灰

【用法】上为末。三岁儿半钱,姜水调下。

【主治】小儿只吐不泻,腹中疼。

20101 **玉锁丸**(《奇效良方》卷三十四)

【组成】败荷叶(晒干,不见火)二两 白茯苓 牡蛎(左顾者,煅过)各一两 龙骨(用五色真者,另研)三钱

【用法】上为细末,研匀,以败蜡熔和为丸,如梧桐子大。如无败蜡,以蜡糊代之。每服三五十丸,空心用麦门冬汤送下,一日二次。如觉阳道衰微,小便清,梦遗止,即住服。

【功用】大衰痿阳道,止妄心。

【主治】梦遗失精,小便白浊。

【宜忌】忌酒,并热面、动风等物。

【备考】惟修真养性之士宜服。如欲阳道如故,即以麝香酒解之。

20102 **玉锁丹**(《鸡峰》卷十四)

【组成】破故纸 葫芦巴 吴茱萸各四两

【用法】上药炒香熟,捣罗为细末。分一半用羊白肠盛药末,酒煮香熟,去白肠,取药末。一处同分下药末同拌和匀,用煮药酒煮白面糊为丸。每服五十丸,加至一百丸,空心温酒或盐汤送下。

【主治】男子肾脏小肠等疾,及饮酒过多,大便滑泻青

沫,遍数频併。

20103 **玉锁丹**(《杨氏家藏方》卷九)

【组成】鸡头肉末 莲花蕊末 龙骨(别研) 乌梅肉(焙干,取末)各一两

【用法】煮山药糊为丸,如鸡头子大。每服一丸,空心温酒、盐汤任下。

【功用】《御药院方》:涩精养气壮阳。

【主治】梦遗漏精。

20104 **玉锁丹**(《魏氏家藏方》卷四)

【组成】绛矾一钱(枯) 龙骨一钱(煅) 茴香一分(淘去沙,炒) 远志半两(去心,炒) 黑牵牛三分(炒) 牡蛎一两(童子小便浸三日,每日换,取出,醋面裹,煨通红,别研) 菟丝子一分(酒煎蒸,再用酒浸一宿,研烂成饼)

【用法】上为细末,蒜煨取汁为丸,如梧桐子大。每服五丸,空心麝香酒送下。

【主治】白浊。

20105 **玉锁丹**

《普济方》卷二十九引《仁存方》。为《局方》卷五(续添诸局经验秘方)"秘传玉锁丹"之异名。见该条。

20106 **玉锁匙**(《活人心统》卷下)

【组成】僵蚕 硼砂(煅) 冰片少许 白芷各等分

【用法】上为末。每用一指面,指揩牙床上。三次即愈。

【主治】牙疳。

20107 **玉锁匙**

《痘疹活幼至宝》卷终。为《三因》卷十六"玉钥匙"之异名。见该条。

20108 **玉锁匙**(《疡医大全》卷十七)

【异名】开关玉锁匙(《咽喉经验秘传》)。

【组成】巴豆

【用法】压油于纸上,拈成条子,点灯灭火,以烟熏入鼻中。一时鼻若流涕,其关即开。

【主治】❶《疡医大全》:咽痛。❷《咽喉经验秘传》:牙关紧闭。

20109 **玉锁匙**(《验方续编》卷下)

【组成】明矾一两

【用法】银罐内溶化,即下巴豆二十一粒,候矾枯取起,放在地上,越宿,次早去巴豆,用矾研末。每用少许吹患处。

【主治】双乳蛾。

【宜忌】孕妇忌之。

20110 **玉锁匙**(《喉科秘诀》卷下)

【组成】珍珠二分 朴消三分 儿茶二分 冰片五厘 僵蚕三分 牙皂三分

【用法】上为细末。吹喉三四次。立效。

【主治】喉风。

20111 **玉锁匙**(《全国中药成药处方集》沈阳方)

【组成】马牙消三钱 硼砂三钱(用新炼银罐,先硼后消,层层间炼,如升枯矾之状,松脆为妙) 冰片六分 僵蚕(炒研)五分 雄黄五分

【用法】上为极细末,收贮瓷瓶内。用少许吹患处。痰涎即出。

【功用】清热消肿解毒,利咽喉。

【主治】乳蛾喉痹，缠喉风症，痰壅口噤，瘰疬毒盛，咽喉肿痛，甚则糜烂。

20112 玉锁散

《不知医必要》卷二。即《局方》卷五（续添诸局经验秘方）"秘传玉锁丹"改为散剂。见该条。

20113 玉筵散（《鸡峰》卷十五）

【组成】山药七两半 当归 桂 神曲 熟地黄 大豆卷各二两半 甘草 人参各一两七钱半 芎 白芍药 白术 麦门冬 杏仁 柴胡 白茯苓各一两八分 阿胶一两三分 干姜三分 白蔹半两 防风一两半 枣一百个 桔梗一两

【用法】上为细末。每服三钱，食前温米饮调下。

【主治】气虚有热，状如劳瘵者。

20114 玉错散（《幼幼新书》卷三十九引《灵苑方》）

【组成】蓖麻一两（去壳） 寒水石（细研如粉）

【用法】蓖麻研如膏，旋入石末同研，但旋添入石末裹得干成粉即止，不拘分两也。有被鲠者，只取一捻致舌根深处，以冷水咽之，其鲠物自然不见，可用竹木片于舌深处用药试之，立验。

【主治】大人小儿一切骨鲠或竹木签刺喉中不下。

20115 玉鼠散（《重订通俗伤寒论》）

【组成】新生小鼠

【用法】新瓦上焙干，研末。用启膈饮加味调下。

【主治】噎膈。因于气郁挟痰阻塞胃脘者。

20116 玉蝉散（《杨氏家藏方》卷八）

【组成】人参（去芦头） 蓖麻叶（经霜者） 桑叶（经霜者） 诃子肉各半两 钟乳粉一两

【用法】上为细末。每服二钱，食后糯米饮调下。

【主治】肺气发喘，坐卧不得。

20117 玉箸消（《魏氏家藏方》卷九）

【组成】硇砂少许 白矾皂子大 马牙消一分 消石四两 黄丹五钱 巴豆六粒 蛇蜕一条（全者）

【用法】上药用瓷锅子，依次第逐旋下药，下到巴豆时，须逐个咬破下，候火蝴蝶尽，方再下一个，如此六次。然后旋下蛇蜕方成，候冷，罐子自破，药作块。每用一字，以竹筒子吹入喉中；如些小咽喉不利，只含化少许。

【主治】喉闭。

20118 玉箸散（《儒门事亲》卷十五）

【异名】玉柱散（《医方类聚》卷二四五引《医林方》）。

【组成】甘草一寸（煎水） 甘遂末一字

【用法】上同油、蜜、生姜，银钗儿搅，调下后，用冷水半盏，调夺命散。

【主治】小儿马脾风。

20119 玉箸煎（《圣惠》卷八十九）

【组成】蛔虫二条（小儿口中吐出者为上）

【用法】将虫于瓷盒子中盛，用纸裹，向湿地埋五十日后取出，其虫化为水，以瓷瓶子盛。每日以铜箸点少许，著目眦头，及夜卧时再点之。

【主治】小儿胎赤眼，及风赤眼。

20120 玉蕊丸（《圣济总录》卷九十五）

【组成】丹砂（研） 硇砂（研） 滑石（研） 瞿麦穗 海金沙各一分

【用法】上为末，另研蓖麻子仁为丸，如梧桐子大。每服十丸、十五丸，葱白煎酒送下。

【主治】小便不通，气上冲，心胸满闷。

20121 玉蕊丸（《圣济总录》卷一八七）

【异名】玉蕊丹（《百一》卷四）。

【组成】木香三分 茴香子（炒） 蝎梢各半两 附子（炮裂，去皮脐）一两 白矾（烧令汁枯）一分 阳起石（煅） 硫黄（研）各半两 硇砂（飞研）一分

【用法】上为末，酒煮面糊为丸，如梧桐子大。每服二十丸，温酒送下。小肠膀胱气痛，烧绵灰热酒送下；阴阳二毒伤寒，甘草汤送下；泻痢虚滑不止，腹内撮疼，煎艾汤送下；妇人赤白带下，没药酒送下；脾胃虚弱，米谷不化，温酒送下。并食前服。

【主治】元阳虚惫，脐腹冷疼，面黄肌瘦，多困少力，腰膝酸痛，饮食减少；膀胱小肠气痛；脾虚滑泄。

20122 玉蕊丸（《永乐大典》卷九七八引《聚宝方》）

【组成】天南星（去皮脐） 半夏（去脐） 白僵蚕（直者）各半两 定粉一钱 腻粉 水银各半钱（同腻粉研匀）

【用法】上为末，研匀，糯米粥为丸，如梧桐子大。头风加脑风，头旋目晕涎溢，用薄荷腊茶嚼下二丸；如要利，加至五丸；急风，薄荷酒嚼下十丸，以利为度；妇人血风，荆芥酒下二丸，小儿急慢惊风，金银、薄荷、糯米煎汤化下一丸至二丸。

【主治】小儿急慢惊风。

20123 玉蕊丸（《鸡峰》卷十二）

【组成】白丸子 金液丹各五十丸

【用法】上为细末，煮面糊为丸，如梧桐子大。每服三十丸，空心米饮送下。

【主治】胃虚，因吐生风。

20124 玉蕊丹

《百一》卷四。为《圣济总录》卷一八七"玉蕊丸"之异名。见该条。

20125 玉蕊散（《鸡峰》卷十四）

【组成】滑石二两 硫黄一两 丁香 肉豆蔻各半两

【用法】上为细末。每服一钱，食前米饮调下。

【功用】止吐逆。

20126 玉颜膏（《寿世保元》卷八）

【组成】黄柏（去皮）一两 绿豆粉四两 生甘草四两 红花二两

【用法】上为极细末，香油调成膏。从耳前眼唇面上并涂之，一日三五次。

【主治】痘疮初起。

【备考】痘疮初出，先用此药涂面。若用之早，则痘疹不生于面；用之迟，虽出亦稀少。

20127 玉糊膏

《疡科纲要》卷下。为《外科正宗》卷四"清凉膏"之异名。见该条。

20128 玉燕膏（《上池杂说》）

【组成】川山甲 全蝎 白芷 黄连 全当归 黄芩各二两 生地 赤芍 番木鳖各一两 官桂 海藻各四两

【用法】上用麻油二斤四两，入锅熬枯，去滓净，入飞丹十两，黄蜡七钱，白蜡三钱，铅粉二两，收成膏，投入水浸。取

起晾干,再入锅熔化,加乳香、没药、轻粉各二钱,麝香、雄黄、朱砂各一钱,朝北燕窠泥、雄鼠粪各五钱,血竭一两,共为细末,离火入前膏内,搅匀收贮。

【主治】瘰疬,痰核。

20129 玉霜丸(《局方》卷五)

【组成】天雄十两(长大者,以酒浸七日了,掘一地坑,以半称炭火烧坑通赤,速去炭火令净,以醋二升泼于地坑内候干,乘热便投天雄在内,以盆合土拥之,经宿取出,去皮脐) 磁石(醋淬七次,更多为妙) 朱砂(飞研) 泽泻(洗,酒浸一宿,炙) 牛膝(去苗,酒浸,焙干) 石斛(去根,炙) 苁蓉(去皮,酒浸一宿,炙干) 巴戟(穿心者)各二两 茴香(炒) 肉桂(去粗皮)各一两 家韭子(微炒) 菟丝子(酒浸一伏时,蒸过、晒干,杵,罗为末,去轻浮者)各五两 牡蛎(火煅,捣为粉) 紫梢花(如无,以木贼代之)各三两 鹿茸(用麻茸连顶骨者,先燎去毛令净,约三寸以来截断,酒浸一伏时,慢火炙令脆)半两 白龙骨一斤(黏舌者,细研如粉,以水飞过三度,日中晒干,用黑豆一斗,蒸一伏时,以夹绢袋盛,日晒干)

【用法】上为末,炼酒、蜜各半和丸,如梧桐子大。每服三十丸,空心、晚食前温酒送下。

【功用】续骨联筋,秘精坚髓,延年保命,却老还童,安魂定魄,换肌秘气,轻身壮阳,益寿住世。常服补真气,壮阳道。

【主治】真气虚惫,下焦伤竭,脐腹弦急,腰脚软痛,精神困倦,面色枯槁,或亡血盗汗,遗沥失精,大便自利,小便滑数,肌肉消瘦,阳事不举。

20130 玉霜丸(《圣济总录》卷十七)

【组成】半夏(汤洗七遍,去滑) 滑石(研)各二两 寒水石(煅,研)四两 白矾(飞过)一两半 白附子(生用)一两

【用法】上为末,以白面糊和丸,如梧桐子大。每服十丸,食后生姜汤送下。

【功用】清头目,利咽膈。

【主治】风痰。

20131 玉霜丸(《圣济总录》卷七十四)

【组成】砒霜(研细如粉)二两 黄蜡一两

【用法】上药以瓷碗盛,重汤煮熔开,以东南柳枝二七茎,各长七寸,粗细如箸,每用两茎搅药,又转一头搅,候两头并黑黄色乃止;又取两茎,依前搅七次了,将出药趁软作条子收。遇病旋于火上烘软为丸,如梧桐大。小儿每服绿豆大一丸,空心新汲水送下。

【主治】水泻白痢,小腹疼痛。

20132 玉霜丸(《普济方》卷三八七引《全婴方》)

【组成】粉霜半两 半夏(姜汁浸一宿)一两

【用法】上为末,白糊为丸,如芥子大。每服三岁三丸,姜汁汤送下。

【主治】小儿咳嗽涎盛,咽喉不利。

20133 玉霜丸

《普济方》卷二一九。即《局方》卷五(吴直阁增诸家名方)"张走马玉霜丸"。见该条。

20134 玉霜丹(《杨氏家藏方》卷十四)

【组成】砒一两 焰消半两(以上二味同研细,以浓墨汁涂纸,候干,裹作十裹,先用熟炭火三斤烧一新坩锅子令红。先下一裹药,候烟尽,再下一裹,如此下十裹,药尽,看坩锅子内其信砒炼如汁,即倾出碟子内,候冷,研细) 寒水石一两(火煅过,候冷,研细) 白石脂一两(研细)

【用法】上为末。水和为丸,如鸡头子大,日中晒令极干,再入坩锅子内,上用园瓦子盖口,以熟炭五斤煅通红为度,倾出碟内如玉色,候冷,瓷盒收之。每服一丸或二丸,虚冷、吐泻、腹痛、下痢赤白,用米饮送下;妇人宫脏久冷、赤白带下,腹胁撮疼,用冷醋汤送下,空心服。

【主治】男子虚冷,妇人带下,及一切泻痢之疾。

20135 玉霜散(《准绳·女科》卷二)

【组成】石膏二两(细研,水飞过) 寒水石一两(细研)

【用法】上为末。每服一钱,以生地黄汁调下,不拘时候。

【主治】妇人客热烦渴,头痛痰涌如泉。

20136 玉霜膏(《中藏经》卷下)

【组成】朴消二斤 牙消半斤 硼砂四两 矾石三两

【用法】上为末,火熔成汁,筑一地坑子,令实,倾入盆,覆一夕,取杵为末,入龙脑二两研匀。每服一钱,新汲水半盏合生蜜调下。小儿量与服。

【主治】一切热毒喉闭。

20137 玉螺丸(《圣济总录》卷五十四)

【组成】井泉石(研)五两 丹砂(研)三两 铁精(研) 芒消(研) 黄环各二两 大黄(锉,炒) 黄连(去须) 丹参 地龙(炒)各一两

【用法】捣罗五味为末,与四味研者和匀,炼蜜为丸,如绿豆大。每服十丸,平旦时及初更后浓煎麦门冬汤送下。以知为度。

【主治】上焦热结,心气懊忱,振掉谵语。

20138 玉蟾散(《古今医鉴》卷十四)

【组成】蚵皮(即虾蟆不鸣不跳者是。用黄泥裹,火煅焦)二钱半 黄连二钱半 青黛一钱 麝香少许

【用法】上为末。湿则干掺,干则香油调抹之。先用甘草汤洗尽,令血出涂之。

【主治】小儿走马牙疳,牙龈臭烂,侵蚀唇鼻,身上肥疮。

20139 玉襦丸(《普济方》卷四十引《博济》)

【组成】半夏(汤洗七次,为末,姜汁和作饼子,焙) 白附子(炮) 天南星(炮)各二两 龙脑(研)一分 白矾(研)一分

【用法】前三味为末,研入白矾、脑子令匀,煮姜汁面糊为丸,如豌豆大。每服二十丸,食后姜汤送下。

【主治】风痰气厥,攻击头痛,胸膈不利,呕逆食少。

20140 玉襦肚

《卫生宝鉴》卷十五。为《医方类聚》卷二一〇引《施圆端效方》"温内玉抱肚"之异名。见该条。

20141 玉露丸(《臞仙活人方》)

【组成】白龙骨(黏舌者,九蒸久晒,为末) 菟丝子(酒浸,焙干用,别研) 韭子(新瓦上微炒)各三两

【用法】上为细末,炼蜜为丸,如梧桐子大。每服十丸,食前与金锁丹相间服。

【功用】助元阳,闭精气,补脑髓,固真不泄。

【主治】遗精。

【宜忌】初服忌房事。

20142　玉露丸

《医学入门》卷六。即《小儿药证直诀》卷下"玉露散"制成丸剂。见该条。

20143　玉露汤(《慈幼新书》卷二)

【组成】陈茶叶　川黄连　荆芥穗　薄荷　甘草

【主治】初生喉肿。

20144　玉露饮

《活幼心书》卷下。为《小儿药证直诀》卷下"玉露散"之异名。见该条。

20145　玉露饮(《普济方》卷一一九引《仁存方》)

【组成】寒水石　石膏　滑石各等分

【用法】上为极细末,入朱砂,如桃花色。每服一钱匕,食后麦门冬汤调下。

【主治】心肺上膈壅热,烦躁口干,生疮,小便赤涩。

20146　玉露饮

《医学六要·治法汇》卷七。为《卫生家宝产科备要》卷三"玉露散"之异名。见该条。

20147　玉露饮(《慈幼新书》卷一)

【组成】人参　茯苓　甘草　芍药　川芎　当归　枳壳　桔梗

【主治】产后无乳。

20148　玉露饮(《重订通俗伤寒论》)

【组成】大白萝卜一个

【用法】切下蒂,挖空,入白糖填满,仍盖定,以线扎紧;取鲜稻上露三碗,煮极烂,以纱笼罩,露一宿,炖温,空腹服。

【主治】邪热伤肺胃营分而吐血者,并治烟酒过度,致咳血失血久不愈。

20149　玉露饮(《感证辑要》卷四)

【组成】羚羊一钱五分　桑叶二钱　制西洋参三钱　象贝二钱　薄荷六分　飞滑石三钱　金银花三钱　连翘一钱五分　元参三钱　淡竹沥八钱(微点姜汁冲)　白僵蚕三钱　带心麦冬二钱　金汁一杯(冲)

【功用】清热。

20150　玉露酒(《鲁府禁方》卷四)

【组成】薄荷叶五斤　绿豆粉一斤半　白沙糖一斤半　天门冬(去心)一两　麦门冬(去心)一两　天花粉四两　白茯苓(去皮)四两　柿霜四两　硼砂五钱　冰片二钱

【用法】用新盆二个,将薄荷等药层相间隔,著实盛于内,二盆合,封固如法,不许透气,蒸五炷香,取出晒干,抖去群药,止用豆粉,复加白糖、柿霜、硼砂、冰片,随用此药。不拘老幼,并皆治之。不用引子,诸物不忌。

【主治】诸疾痰饮宿滞,噎塞,气痞,奔豚,膨胀,上喘下坠,乍寒乍热,头目晕胀,咽喉肿痛。

20151　玉露散(《小儿药证直诀》卷下)

【异名】甘露散(原书同卷)、玉露饮(《活幼新书》卷下)。

【组成】寒水石(软而微青黑,中有细纹者是)　石膏(坚白而墙壁,手不可折者是好)各半两　甘草(生)一钱

【用法】上为细末。每服一字或半钱、一钱,食后温汤调下。

【主治】❶《小儿药证直诀》:伤热吐泻,黄瘦。❷《得效》:暑月出痘疹,烦躁热渴。

【备考】本方改为丸剂,名"玉露丸"(见《医学入门》卷六)。

20152　玉露散(《卫生家宝产科备要》卷三)

【异名】玉露饮(《医学六要》卷七)。

【组成】茯苓(锉)　人参(去芦,切片)　甘草(炙)各半两　桔梗(去芦,切,焙)　白芷(洗,锉)　川芎(洗,锉)各一两　川大黄(湿纸裹,慢火煨熟,锉)　当归(去芦须,切)各一分　芍药三分(洗,锉)

【用法】上为末。每服二平钱,水一盏,煎至七分,温服,一日三次。

【功用】凉膈,压热,下乳。

【主治】产后乳脉不行,烦热,或大肠滞涩,肢体疼痛。

【加减】若脏腑泄泻,即除川大黄。

20153　玉露散(《儒门事亲》卷十二)

【组成】寒水石　滑石　石膏　瓜蒌根各四两　甘草二两

【用法】上为细末。每服五钱,新水调下。

【主治】暑病,饥困伤暑,食饮不进,时时呕吐,口中常流痰水,腹肋作痛;霍乱吐泻不止;妇人产后一二日潮热口干。

20154　玉露散(《普济方》卷三四六引《便产须知》)

【组成】人参　茯苓　甘草　半夏(制)　桔梗　川芎　远志(去心)　当归　芍药各等分

【用法】上锉。每服三钱,水一盏半,加生姜三片,煎大半盏服。

【主治】产后乳脉将行。产三日后,体热头痛,胸膈气刺。

【备考】此证不可便作伤食、伤寒,此是乳脉将行。

20155　玉露散(《普济方》卷三九四)

【组成】不灰木(煅)　滑石各等分

【用法】上为细末。每服半钱或一字,生油并水调下。

【主治】小儿吐奶,面色赤热,烦躁。

20156　玉露散(《校注妇人良方》卷二十三)

【组成】人参　白茯苓　桔梗(炒)　芍药各一钱　甘草(炙)六分

【用法】水煎服。

【主治】乳脉不行,身体壮热,头目昏痛,大便涩滞。

20157　玉露散(《片玉心书》卷四)

【组成】寒水石　滑石各一两　甘草五钱

【用法】上为末。每服一钱,冷水调下;或用此药煎汤吞理中丸。

【主治】小儿五六月泄泻,寒少热多。

20158　玉露散(《胎产心法》卷下)

【组成】人参　茯苓　当归　白芍(炒)　桔梗各一钱　川芎　柴胡　炙甘草各六分

【用法】水煎服。

【主治】乳汁不行,身体壮热,头目晕痛属虚者。

20159　玉露散(《医醇剩义》卷三)

【组成】玉竹四钱　花粉二钱　沙参四钱　麦冬二钱　石斛三钱　贝母二钱　杏仁三钱　茯苓二钱　山药三钱　梨三大片

【主治】瘰疬。肺素有热，阳气盛而不衰，故但热而不寒，令人消烁脱肉。

20160 玉露散

《青囊秘传》。为《本草纲目》卷二十六引《鸿飞集》"清凉膏"之异名。见该条。

20161 玉露散《汉药神效方》

【组成】当归 白芍药 桔梗 川芎 白茯苓 天花粉 木通 穿山甲各等分

【用法】以一钱三分为一服服之。

【主治】产乳不足。

20162 玉露膏《外科百效》卷一

【组成】黄丹半斤 水粉四两

【用法】上为末，用麻油一斤，煎至滴水成珠，方下乳香、龙骨、血竭、儿茶、轻粉(各末)二钱，搅匀，瓷器收贮。摊纸贴之。

【功用】生肌，敛口，止痛。

【主治】痈疽，瘰疬。

【加减】如贴热疮及艾灸火疮，不须下乳香、没药等。

20163 玉露膏《中医外科学讲义》

【组成】芙蓉叶

【用法】上为极细末，用凡士林调(凡士林8/10，玉露散2/10)。敷患处。

【功用】凉血退肿。

【主治】❶《中医外科学讲义》：一切阳毒之症。❷《朱仁康临床经验集》：一切疮、疖、肿毒、痈未破时，丹毒，带状疱疹。

20164 玉露霜《种福堂方》卷三

【组成】白术二两(炒) 陈皮一两五钱 莲肉四两(去心) 薏苡仁四两(炒) 糯米 绿豆 陈米锅焦各一升(俱炒)

【用法】上为末，收贮。每服二三两，临用时量加糖霜，滚水调服。

【主治】老人脾泄。

20165 玉髓丹《扶寿精方》

【组成】软石膏三两 半夏一两(汤泡七次) 白矾五钱

【用法】上为细末，淡姜汤打糊为丸，如赤豆大。每服三十丸，食远茶清送下。

【主治】痰火上涌，或流入四肢，结聚胸背，或咳嗽，或头目不清。

20166 玉髓膏《医林纂要》卷九

【组成】羊骨髓一两 轻粉一钱

【用法】和成膏，涂疮上。

【主治】痘疹。痘痂欲落不落。并可灭瘢痕。

20167 玉竹饮子《张氏医通》卷十五

【组成】葳蕤(一名玉竹)三钱 茯苓二钱 甘草一钱 桔梗一钱 橘皮一钱 紫菀二钱 川贝母(去心，研)三钱 生姜(同橘皮蜜煎)四钱

【用法】长流水煎，入熟白蜜二匕，分二服。

【主治】痰火痰涎涌盛，咳逆喘满。

【加减】气虚，加人参二钱；虚火，加肉桂半钱；客邪，加细辛三分、香豉三钱；咽喉不利、唾脓血，加阿胶三钱、藕汁

半杯；头额痛，加葱白二茎；便溏，用伏龙肝击碎煎汤，澄清代水煎服；气塞，临服磨沉香汁数匙。

20168 玉竹颗粒

《成方制剂》2册。即《全国中药成药处方集》(南京方)"玉竹膏"改为颗粒剂。见该条。

20169 玉华白丹《局方》卷五吴直阁增诸家名方引唐冲虚先生三品制炼方

【异名】震灵丹(《普济方》卷二〇七)。

【组成】白石脂(净瓦阁起，火煅红，研细，水飞) 阳起石(用坩埚于大火中煅令通红，取出，酒淬，放阴地令干)各半两 左顾牡蛎七钱(洗，用韭叶捣，盐泥固济，火煅，取白者) 钟乳粉(炼成者)一两

【用法】上各为极细末，拌和令匀，研一二日，以糯米粉煮糊为丸。如鸡头子大，入地坑出火毒一宿。每服一丸，空心浓煎人参汤放冷送下，熟水亦得；妇人久无妊者，以当归、熟地黄浸酒送下；久冷、崩带、虚损、脐腹撮痛，艾醋汤送下。服毕以少白粥压之。

【功用】清上实下，助养根元，扶衰救弱，补益脏腑，常服泽肌悦色，祛除宿患。

【主治】五劳七伤，夜多盗汗，肺痿虚损，久嗽上喘，霍乱转筋，六脉沉伏，唇口青黑，腹胁刺痛，大肠不固，小便滑数，梦中遗泄，肌肉瘦瘁，目暗耳鸣，胃虚食减，久疟久痢，积寒痼冷；妇人久无妊，或久冷，崩带、虚损、脐腹撮痛；及久患肠风脏毒。

【宜忌】忌猪、羊血、绿豆粉，恐解药力。

20170 玉华白丹

《普济方》卷三十三引《仁存方》。为原书同卷"四白头"之异名。见该条。

20171 玉米粉粥《长寿药粥谱》引《食物疗法》

【组成】玉米粉 粳米

【用法】先以玉米粉适量，冷水溶和，待粳米粥煮沸后，调入玉米粉同煮为粥。早、晚温热服食。

【功用】益肺宁心，调中开胃。

【主治】高脂血症、冠心病、心肌梗塞、动脉硬化等心血管系统疾病，及癌症的防治。

【宜忌】霉坏变质的玉米或玉米粉不宜煮粥食用。

20172 玉柱杖丸《普济方》卷三九五

【组成】茯苓 诃子(去核) 藿香 丁香各一钱半 人参 木香 甘草(炒)各半两 厚朴(姜制)一两

【用法】上为细末，炼蜜为丸，如樱桃大。每服一丸，食前白汤化下。

【主治】小儿吐泻，胃虚腹胀，脾困昏睡，不食。

20173 玉柱杖散《中藏经·附录》

【组成】黄耆 人参 白茯苓各等分

【用法】上为末。每服一钱，水一盏，煎至六分，呷之，不拘时候。

【主治】小儿疳瘦。

20174 玉柱杖散《御药院方》卷十一

【组成】全蝎七个 薄荷十四叶 麻黄七条

【用法】上药以温汤浴润，以两叶裹蝎一个，用川麻黄一条缚定，炒至焦黑，次入白术半两(生姜自然汁浸透，焙干)，同为末。每服半钱，煎丁香柿蒂汤调下，不拘时候。

【主治】急慢惊风，发不时省。

【备考】本方方名，《普济方》引作"玉枝散"。

20175 玉柱杖散（《准绳·幼科》卷八）

【组成】黄耆二两　白茯苓半两　人参　白术各一两

【用法】上为末。以水一盏，药一钱，煎七分，温服。

【主治】小儿疳瘦。

20176 玉带仙膏（《青囊全集》卷上）

【异名】玉带膏（《青囊秘传》）。

【组成】龙骨二两　宫粉一两　月石五钱　梅片五钱　元寸五分　黄蜡四两（提净，开水化溶，切勿入火）

【用法】将药味研细，入蜡和匀，竹片开入纸上；如凝，开水熏气使软，再括纸上均匀，剪贴收用，不可泄气。卧时椒衣水漱口，将条贴之。次早取看，毒重者黑，轻者黄如伤口。

【功用】❶《青囊全集》：拔毒。❷《青囊秘传》：去风邪，固牙齿。

【主治】❶《青囊全集》：一切齿痛。❷《青囊秘传》：火牙痛，疳气，齿摇动不能食物。

【宜忌】水熏透软贴，不可见火。

20177 玉钥匙散（《良方集腋》卷上）

【组成】僵蚕一钱五分（炒，研极细）　冰片六分　牙消三钱　硼砂三钱

【用法】用新顷银罐，先硼后消，屑屑间炼，如升枯矾之状，松脆为贵，置冷地出净火气，研细末，再加僵蚕、冰片，以极细无声为度。

【主治】咽喉肿痛。

【加减】如咽喉腐烂者，加西黄、廉珠、劈砂各三分，研细并入。

【宜忌】宜置瓷瓶，勿令泄气。

20178 玉屏风丸

《成方制剂》1册。即《医方类聚》卷一五〇引《究原方》"玉屏风散"改为丸剂。见该条。

20179 玉屏风散（《医方类聚》卷一五〇引《究原方》）

【组成】防风一两　黄耆（蜜炙）　白术各二两

【用法】上㕮咀。每服三钱，水一盏半，加大枣一枚，煎七分，去滓，食后热服。

【功用】❶《张氏医通》：补脾实卫。❷《古今名医方论》柯韵伯：托里固表。

【主治】表虚自汗，易感风邪。

❶《医方类聚》引《究原方》：腠理不密，易于感冒。❷《丹溪心法》：自汗。❸《济阳纲目》：风雨寒湿伤形，皮肤枯槁。

【方论选录】❶《医方考》：卫气一亏，则不足以固津液，而自渗泄矣，此自汗之由也。白术、黄耆所以益气，然甘者性缓，不能速达于表，故佐之以防风。东垣有言，黄耆得防风而功愈大，乃相畏相使者也。是自汗也，与伤风自汗不同，伤风自汗责之邪气实；杂证自汗责之正气虚，虚实不同，攻补亦异。❷《古今名医方论》柯韵伯：防风遍行周身，称治风之仙药，上清头面七窍，内除骨节疼痹、四肢挛急，为风药中之润剂，治风独取此味，任重功专矣。然卫气者，所以温分肉而充皮肤，肥腠理而司开阖。惟黄耆能补三焦而实卫，为玄府御风之关键，且无汗能发，有汗能止，功同桂枝，故又

能治头目风热、大风癞疾、肠风下血、妇人子脏风，是补剂中之风药也。所以防风得黄耆，其功愈大耳。白术健脾胃，温分肉，培土即以宁风也。夫以防风之善驱风，得黄耆以固表，则外有所卫，得白术以固里，则内有所据，风邪去而不复来，当倚如屏，珍如玉也。❸《古方选注》：黄耆畏防风，畏者，受彼之制也。然其气皆柔，皆主乎表，故虽畏而仍可相使。不过黄耆性钝，防风性利，钝者受利者之制耳；惟其受制，乃能随防风以周卫于身而固护表气，故曰玉屏风。❹《成方便读》：大凡表虚不能卫外者，皆当先建立中气，故以白术之补脾建中者为君，以脾旺则四脏之气皆得受荫，表自固而邪不干；而复以黄耆固表益卫，得防风之善行善走者，相畏相使，其功益彰，则黄耆自不虑其固邪，防风亦不虑其散表，此散中寓补，补中兼疏，顾名思义之妙，实后学所不及耳。

【临床报道】❶虚伤风：《一得集》郭绍翁年四十许，经营米业，劳顿实甚，癸酉秋，患伤风咳嗽，就诊于余，脉浮部虚大，寸口涩小，自汗淋沥。余曰：伤风症也，但脉象极虚，寸口脉应大反小，是内伤而微有外感，若服发散之药，汗必漏而不止，虚阳浮越矣，法宜补益，玉屏风散，二剂而瘳。❷卫阳不固，反复感冒：《福建中医药》[1984，(3)：50]刘某某，女，44岁，医务人员。患者经常感冒，每月1～2次，动则气促易汗，神疲易倦，面色苍白，食欲欠佳，舌淡苔薄白，脉细弱。免疫球蛋白检查：IgG60mg%，IgA245mg%，IgM140mg%。证属卫阳不固，腠理虚疏，感受风寒，方取玉屏风散加味。处方：黄耆15克，白术10克，防风、当归各8克，每周六剂，煎服。三个月后复查免疫球蛋白 IgG 1225mg%，IgA 240mg%，IgM 145mg%。❸术后自汗恶风：《湖北中医杂志》[1981，(2)：39]用本方加党参、当归各9克，治疗16例手术后自汗恶风患者，平均服药5剂后痊愈。

【现代研究】调节机体免疫功能：《上海中医药杂志》[1979，(6)：16]玉屏风散在同时使用免疫抑制剂的情况下，能使各类肾小球肾炎患者的低于正常或高于正常的 CH_{50}、C_3、RFC、IgG、IgA、IgM 恢复正常。其治疗机制亦与调节机体免疫功能有关。《上海免疫学杂志》[1983，3(2)：82]在溶血空斑试验（简称PFC）中，玉屏风散能使 SRBC 致敏小鼠脾脏 PFC 基础水平偏低的增高，偏高的降低，而呈双向调节作用。《中西医结合杂志》[1986，6(4)：229]玉屏风散在对兔用 Vassali 氏改良法造成的实验性肾炎模型时，对肾炎的病理修复有明显作用。服药组病理好转率达83.33%，而对照组为33.33%，服药组治疗后与对照组相比，病理改善有显著差异（$P < 0.01$）。同时肾功能方面肌酐恢复较快。

【备考】本方改为丸剂，名"玉屏风丸"（见《成方制剂》）；改为口服液，名"玉屏风口服液"（见《中国药典》2010版）；改为袋泡茶剂，名"玉屏风袋泡茶"（见《成方制剂》）；改为颗粒剂，名"玉屏风颗粒"（见《中国药典》2010版）；改为胶囊剂，名"玉屏风胶囊"（见《新药转正》）。

20180 玉屏风散（《麻科活人》卷三）

【组成】黄耆（炙炒）一两　大当归六钱　陈糯米一合（炒黄色）

【用法】水煎服。

【主治】麻后气血两虚，汗多，怔忡，神昏。

20181 玉屏风散（《笔花医镜》卷三）

【组成】生黄耆二钱　防风八分

【主治】小儿无端自汗者。

20182　玉桂杖丸《普济方》卷三九三）

【组成】厚朴　藿香　陈橘皮　神曲　诃子皮各二钱　川芎　丁香　木香　白术　甘草各一钱　人参二钱

【用法】上为细末,炼蜜为丸,如樱桃大。每服一丸至二丸,食前生姜汤送下;小儿一丸分二服,米饮化下。

【主治】小儿饮食减少,脏腑不调。

20183　玉粉锭儿《医方类聚》卷一九二引《施圆端效方》）

【异名】玉粉锭《普济方》卷六十七)。

【组成】定粉二钱　信一字

【用法】上为细末,煮白面䭔胎,冷淘了,做为锭子如线,荫干,用黄米许贴疮处,后用麝香散治之。

【主治】牙疳蚀损,宣烂臭恶。

20184　玉容肥皂

《疡医大全》卷十二。为《丹溪心法附余》卷二十四"肥皂丸"之异名。见该条。

20185　玉容肥皂《女科切要》卷八)

【组成】白元米一升　肥皂(去皮核)四两　天花粉八两　滑石三两　胡桃肉八两　粉葛三两　白丁香一两　真粉三两　橄榄四十个(去核)　北细辛二两　牙皂八两　枣肉四两

【用法】苍耳草捣汁,同元米饭和捣为丸,如弹子大。洗面后擦之。

【主治】女人雀斑。

20186　玉容香粉《女科切要》卷八)

【组成】白果肉一升(去壳,打汁)　杏仁一两(去皮,打汁)　炉甘石一两(水飞,研)　滑石(水飞)三两　元寸二分　苏合油五钱　冰片四分　铅粉一两(去铅)

【用法】上为极细末,用泉水漂去黄水,后入冰片、麝香、苏合油,加珍珠末五分,再以胭脂水调和,收贮。临用加白蜜少许。

【功用】令妇人面白如脂,夫妇不相识。

20187　玉屑面脂《千金》卷六)

【组成】玉屑　白附子　白茯苓　青木香　葳蕤　白术　白僵蚕　密陀僧　甘松香　乌头　商陆　石膏　黄耆　胡粉　芍药　藁本　防风　芒消　白檀各一两　当归　土瓜根　桃仁　芎劳各二两　辛夷　桃花　白头翁　零陵香　细辛　知母各半两　猪脂一升　羊肾脂一具　白犬脂　鹅脂各一合

【用法】上切,以酒、水各一升,合渍一宿,出之,用铜器微火煎,令水气尽,候白芷色黄,去滓,停一宿,旦以柳枝搅白,乃用之。

【功用】悦泽人面,耐老。

20188　玉屑面膏《千金》卷六)

【组成】玉屑(细研)　芎劳　土瓜根　葳蕤　桃仁　白附子　白芷　冬瓜仁　木兰　辛夷各一两　菟丝子　藁本　青木香　白僵蚕　当归　黄耆　藿香　细辛各十八铢　麝香　防风各半两　鹰屎白一合　猪胰三具(细切)　蜀水花一合　白犬脂　鹅脂　熊脂各一升　商陆一两　猪肪脂一升

【用法】上药先以水浸猪、鹅、犬、熊脂,数易水,浸令血

脉尽乃可用;咬咀诸药,清酒一斗渍一宿,明旦生擘猪、鹅等脂安药中,取铜铛于炭火上,微微煎,至暮时乃熟,以绵滤;仍以练系白芷片,看色黄,即膏成;其猪胰取浸药酒,按取汁,安铛中,玉屑、蜀水花、鹰屎白、麝香末之,膏成,安药中,搅令匀。置瓷器中,以敷面。

【功用】令人洁白光润。

【主治】面无光泽,皮肉皴黑。

20189　玉绣球丹《杨氏家藏方》卷十四)

【组成】砒一两(取益母草烧灰一两,独扫烧灰一两,同砒研匀,以米醋和成一块,候干,于新瓦上用热炭火五斤,煅令通赤,以扇急扇,尽去灰,其砒自成一块如玉绣球样,研令细)　牡蛎二两(盐泥固济,候干,炭火五斤一煅,炭尽候冷,去泥土,净称一两,研如粉)　白矾二两(火煅成汁,候煅枯,净称一两,研细粉)　钟乳粉一两

【用法】上为极细末,煮糯米厚糊为丸,如鸡头子大,阴干。每服一丸,空心新汲水送下。

【主治】男子、妇人一切虚冷,气血虚损,筋骨羸瘦,渐成瘵疾;及大病方安,气血未复,饮食过伤,脏腑虚滑,或腹痛暴下,全不思食,呕逆酸水,胸胁胀满,夜多虚汗;及妇人赤白带下,久无子息。

【宜忌】忌食猪羊血。

20190　玉液金丸

《成方制剂》15册。为《全国中药成药处方集》北京方"玉液金丹"之异名。见该条。

20191　玉液金丹《良方集腋》卷下)

【组成】人参二两(老山者佳)　归身一两二钱(酒炒)　白术八钱四分(制)　川芎二两四钱　茯苓六两四钱　阿胶二两六钱(酒化)　甘草三两二钱　蕲艾六钱七分　生地一两二钱　黄耆一两二钱(蜜炙)　白芍一两六钱(酒炒)　苁蓉一两二钱(漂淡)　麦冬二两五钱(去心)　香附二两六钱(四制)　川贝二两二钱(去心)　广皮一两六钱(盐水炒)　川断六钱四分(酒炒)　枳壳一两二钱　杜仲二两六钱(姜汁炒)　楂肉八钱四分　血余八钱四分(煅净)　厚朴一两五钱(姜汁制)　山药四两三钱　苏叶二两五钱　建莲六两四钱(去心)　羌活八钱四分　木香八钱五分　沉香一两六钱　砂仁二两九钱　西珀八钱四分　丹参四两二钱　黄芩一两二钱　菟丝子三两二钱　益母草六两四钱　大腹皮八钱四分　潼蒺藜二两二钱

【用法】先选择药料,日中晒燥,各磨细末,照方称准,用炼蜜五斤,并酒化阿胶和匀,于石臼中杵六千砸为丸,每丸二钱,再晒极干,用朱砂为衣,白蜡为壳,藏贮燥处。初孕疑似之间,腹胀呕吐,用蔻仁三分煎汤下;头晕,用防风八分,煎汤下;头眩,用炒金银花一钱五分,煎汤下;胎动不安,用艾绒五分,子芩一钱,煎汤下;子呛,用桑白皮五分,煎汤下;子烦,用淡竹叶七片,煎汤下;子悬,胎动不安,如物之悬于虚中,宕而难住,神昏身狂,用赤茯苓八分,葱白一个,煎汤下;子冒,危于子悬,血热心火太盛,胎气上冲于心,胞冒于心上,面红,牙关紧闭,气绝欲死,用麦冬一钱,羚羊角五分,煎汤下;子肿,用五加皮一钱,赤苓皮一钱,煎汤下;子淋,用车前子一钱,煎汤下;漏胎,用原生地一钱,煎汤下;尿血,用粳米煎汤下;小便不通,用冬葵子八分,煎汤下;潮热,用知母一钱五分,煎汤下;咳嗽,用杏仁一钱二分,桑白皮五

分,煎汤下;感冒、疟疾,用苏梗四分,荆芥五分,煎汤下;跌扑损胎,用白术五分,当归一钱,煎汤下;半产,用益母草二钱,煎汤下;临产交骨不开,用龟板三钱,煎汤下;横逆难产,数日不下,及胎死腹中,用川芎一钱,当归二钱,煎汤下;胞衣不下,用牛膝二钱,檀香一钱,煎汤下;恶露不行,用五灵脂五分,桃仁五分,生蒲黄五分,煎汤下;产后喘,或藕汁半杯或姜汁三匙,当审症用之;虚脱,用人参五分,煎汤下;胎前产后痢,用米仁三钱,煎汤下;产后肿胀,用茯苓皮一钱五分,当归一钱,煎汤下;褥劳,用官燕三钱,煎汤下;倒经吐血,用藕汁下;崩漏,用淡白鳖三钱,煎汤下;经期或前或后不准,以致艰于受孕,每逢天癸时服三丸,即能调经受孕,开水送下;胎前产后患症不一,不及遍载,俱用开水送下。

【主治】❶《良方集腋》:胎前、临产、产后以及室女停经不至、潮热等症。❷《全国中药成药处方集》:月经不调。

20192　玉液金丹《全国中药成药处方集》北京方)

【异名】玉液金丸(《成方制剂》15册)。

【组成】杜仲二两四钱　生地　黄芩各一两一钱　沙苑子二两　蕲艾八钱(炭)　建莲子五两八钱　当归八钱　肉苁蓉二两一钱　远志二两四钱　山药五两六钱　砂仁二两　山楂八钱　益母草六两　甘草二两八钱　白芍一两四钱　羌活八钱　麦冬二两二钱　贝母二两　紫丹参三两八钱　血余八钱(炭)　菟丝子二两八钱　续断八钱　枳壳二两八钱　紫豆蔻仁一两一钱　香附二两二钱(炙)　川芎二两二钱　半夏曲一两　茯苓八钱　款冬花二两　旋覆花二两　茺蔚二两　党参二两　川楝子二两　栀子二两　黄连二两　黄耆二两　于术二两　藏红花一两　厚朴一两　琥珀一两　沉香六钱　人参一两(去芦)　红枣十六两(去核)　阿胶八两　山茱萸二两　鹿角胶二两　覆盆子一两　桑螵蛸一两　五倍子一两　巴戟天一两　鸡血藤四两　仙鹤草二两　龟版胶二两　海螵蛸二两　旱莲草二两　红月季花一百朵

【用法】上为细末,炼蜜为丸,重二钱,蜡皮封固。每服一丸,一日二次,温开水送下。

【功用】益气,舒郁,调经。

【主治】❶《全国中药成药处方集》北京方:妇女暴怒郁结,胸胁窜痛,经期不准,白带过多。❷《成方制剂》:脾胃虚弱,肝郁气滞引起的胸胁满,嘈杂呕逆,胃脘疼痛,经期不准,行经腹痛,体倦腰酸,寒湿带下。

【宜忌】孕妇忌服。

20193　玉液金丹《全国中药成药处方集》兰州方)

【组成】党参二两　川朴一两五钱　黄芩一两二钱　炙草一两二钱　琥珀八钱七分　粉丹皮四两五钱　沉香一两六钱　川贝二两六钱　川芎二两六钱　香附二两六钱　山药四两三钱　于术八钱四分　归身一两六钱　砂仁二两四钱　白芍一两六钱　广木香八钱四分　茯神六钱四分　川断六钱四分　橘红一两六钱　菟丝子三两二钱　杜仲二两六钱　枳壳一两二钱　益母草六两四钱　血竭八钱四分　山楂八两四钱　大腹皮八钱四分　云苓二两二钱　荷叶二两五钱　阿胶二两六钱　艾叶六两四钱　潼蒺藜二两二钱　麦冬二两五钱

【用法】上为细末,炼蜜为大丸,三钱重,蜡皮封固。每服一丸,一日二次,白开水送下。

【功用】调经活血,益气养荣。

【主治】经血不调,腰腿疼痛,气血双亏等症。

【宜忌】孕妇忌服。

20194　玉楂冲剂《中药知识手册》)

【组成】玉竹　山楂

【用法】冲剂。每服一袋,一日二至三次。

【功用】降低甘油三脂。

【主治】冠心病心绞痛,高甘油三脂血症。

20195　玉女飞花散《卫济宝书》卷下)

【组成】蜀桑根(即芫花根。取大者,不用木)

【用法】五月五日采,水中轻轻洗去土,烧淡醋令沸,以花根于醋中一走过,觉色变白,如寄生法。当日采,当日刮,令极细。每服一字,温酒一大盏,放药于盏,良久面上飞花,服下;敷以丝瓜汁,醋调亦可。

【主治】痈疽。

20196　玉开金钥匙《瞿仙活人方》卷下)

【组成】尖草乌二钱　淮乌三钱　麝香一分

【用法】上为细末。每服用钱一字多,冷水一点调吞下。

【主治】缠喉风,咽喉闭塞,水浆不下。

【宜忌】忌热汤一时。

20197　玉石清胃汤《医醇剩义》卷二)

【组成】玉竹三钱　石膏四钱　花粉二钱　石斛三钱　生地五钱　人参一钱　麦冬二钱　蛤粉四钱　山药三钱　茯苓二钱

【用法】甘蔗汁半杯,冲服。

【主治】胃受燥热,津液干枯,渴饮杀谷。

20198　玉龙软金丹《奇效良方》卷二十二)

【组成】沉香二钱　檀香　安息香　八角茴香　益智仁各一钱半　麝香　莲子心　仙灵脾(酥炙)　朱砂　穿山甲　犀角　乳香　丁香各一钱

【用法】上为细末,炼蜜为丸,如梧桐子大。每服十丸,空心以温酒送下,以干物压之。

【功用】添精补髓,活血驻颜。

【主治】男子诸虚百损,五劳七伤,下元久冷,腰腿膝痛;妇人赤白带下。

20199　玉芝徐老丸《宣明论》卷四)

【组成】天南星　干姜各半两　黄柏一两半　牵牛四两　半夏　白矾　大黄各一两　蛤粉二两

【用法】上为末,滴水为丸,如小豆大。每服十丸至二十丸,食后温水送下,一日三次。大便结者,除肠垢积物,可渐加至三五十丸。

【功用】消痰利膈。常服顺气调血,美饮食,调五味,令人徐老。

【主治】一切风壅,胸胁痞闷。

【宜忌】孕妇,滑泄病忌服。

20200　玉竹长寿酒

《成方制剂》4册。为原书同册"玉竹高龄酒"之异名。见该条。

20201　玉竹高龄酒《成方制剂》4册)

【异名】玉竹长寿酒。

【组成】白芍　陈皮　当归　党参　茯苓　甘草　菊

花　桑椹　玉竹　制何首乌

【用法】上加工为棕红色澄清液体。口服，一次 25～50 毫升，一日 3～4 次。

【功用】补脾肾，益气血。

【主治】精神困疲，食欲不振。

20202　玉肌还少散（《百一》卷九）

【组成】白芷　白蔹　白附子　阿胶（麸炒）　白僵蚕　白蒺藜（略炒，去刺）　白胶香（热铫内炒，镕如汁，倾在水中，冷出研）

【用法】上为末，不以多少。一料加皂角末一斤。

【主治】指爪破面。

【加减】如痘痕，加乳香常用。

20203　玉红夹纸膏（《疡医大全》卷三十七）

【组成】乳香（去油）　红血竭　没药（去油）　白儿茶　潮脑各一两　银朱八钱　铜绿三钱　嫩松香四两（研细末）　蓖麻仁四百四十粒（肥大者，去皮膜，入乳钵内乳之，以成膏为度）

【用法】上药再乳成膏。如杖疮，用夹连油纸一张，用木尺裁九寸五分长，一尺一寸宽，折过来一面用针戳孔，一面摊膏于上，合盖夹膏于内，以有孔者着肉贴之，外以桑皮纸包好，再用裹脚缠紧为妙，贴一伏时揭下，用后开洗药，洗拭干净，再将膏拭净，仍用原膏贴之，至重者不过三次痊愈；如受大刑，亦用夹连油纸双折四方块，共四块，亦如前法碎刺孔眼，一面摊膏贴上，用新棉花包裹，再用裹脚缠好，或五六日一换。此膏旋摊旋贴，其膏用盖碗收贮，勿泄气，如干难摊，以滚水炖开摊。

【主治】杖疮及夹棍大刑，并跌打损伤。

【宜忌】忌铁器，忌见火。

【备考】洗刑杖法：白术、威灵仙、秦艽、五加皮、当归、汉防己、红花、川牛膝、羌活、甘草、刘寄奴、宣木瓜、独活、广三七、白芷、防风各二钱。煎汤洗后，再贴玉红夹纸膏。

20204　玉环来笑丹（《本草纲目》卷三十一引《皆效方》）

【组成】荔枝核四十九个　陈皮（连白）九钱　硫黄四钱

【用法】上为末，盐水打面糊为丸，如绿豆大。遇痛时，空心酒服九丸，良久再服。

【主治】疝气癫肿，亦治诸气痛。

20205　玉枢正气丹（《准绳·幼科》卷五）

【组成】生地　红花　甘草　桔梗　人参　黄耆　橘红　蝉蜕　防风　嫩桃五个

【用法】和姜煎浓，投酒服。

【主治】痘疮，五六朝间，本美丽鼎俊，而一时失防，或触于腥血，或感于秽臭，倏忽更变。

20206　玉面桃花粉（《疮疡经验全书》卷六）

【组成】杏仁三钱（研如泥）　轻粉一钱　面粉三钱　白芷末一钱　麝香二分　冰片

【用法】用鸡子白调匀。每用少许搽面。

【主治】雀子斑。

【备考】本方"冰片"用量原缺。

20207　玉钥启荣丸（《广嗣要语》）

【组成】人参　白术　甘草　当归　赤石脂　川芎　茯苓　芍药（俱要白者）　熟地　牡丹皮　没药　白芷　藁

本　白薇　玄胡索各一两（除石脂、没药另研外，其余用醇酒浸三日，焙，晒干，为细末，足一十五两）　香附（去皮毛，水醋浸三日，炒干，为细末）一十五两

【用法】上为极细末，炼蜜为丸，如梧桐子大，瓷器中封固。每服五十丸，空心温酒或白汤送下，以干物压之。待月事调匀受妊为度。

【功用】平调气血，鼓作微阳。

【主治】女子无他疾，经事调匀，容颜不损，但久无胎孕。

20208　玉屏风胶囊

《新药转正》43 册。即《医方类聚》卷一五〇引《究原方》"玉屏风散"改为胶囊剂。见该条。

20209　玉真散胶囊

《成方制剂》11 册。即《外科正宗》卷四"玉真散"改为胶囊剂。见该条。

20210　玉容西施散（《医部全录》卷一三一引《医林方》）

【异名】玉容散（《医统》卷六十六）。

【组成】绿豆粉二两　白附子　白及　白蔹　白僵蚕　白芷　天花粉各一两　甘松　三柰子　茅香各五钱　零陵香　防风　藁本各二钱　肥皂角一梃（去皮弦）

【用法】上为细末。每洗面用之，色如玉。

【主治】面上一切酒刺、风刺、黑黡斑子。

20211　玉容西施膏

《东医宝鉴·杂病篇》卷九引《袖珍》。为《御药院方》卷十"玉容膏"之异名。见该条。

20212　玉容肥皂丸

《冯氏锦囊》卷十九。为《丹溪心法附余》二十四卷"肥皂丸"之异名。见该条。

20213　玉屑无忧散（《局方》卷七）

【异名】大圣夺命玉雪无忧散（《幼幼新书》卷三十四）、无忧散（《鸡峰》卷二十四）、大圣玉屑无忧散（《卫生总微》卷十七）、夺命无忧散（《普济方》卷六十引《如宜方》）。

【组成】玄参（去芦）　荆芥穗　滑石（研）　黄连（去毛）　缩砂（去壳）　白茯苓（炒令黄）　贯众（去芦）　甘草（炙）　山豆根各一两　寒水石（研、飞）二两　硼砂二钱

【用法】上为细末。每服一钱，干掺舌上，后以新水咽下，不拘何候。

【功用】《永乐大典》引《小儿保生要方》：大解百药毒，偏润三焦，消五谷，除九虫，赶瘟疫。

【主治】❶《局方》：咽喉肿痛，舌颊生疮，风毒壅塞，热盛喉闭；或因误吞硬物，诸骨鲠刺，涎满气急，或至闷乱，不省人事。❷《永乐大典》引《小儿保生要方》：小儿一切咽喉塞滞，口内疮；心腹胀满，脾积癥块，喉闭，缠喉风，涎生不止，奶癖；误咽叫子、鱼骨、钱、枣核、毒药硬物和吃巴豆、杏仁、石头、铁扎、麦糠、棘针、瓷瓦诸般杀人之药，并蛇蝎诸虫咬，气入腹；但是心腹有疾，诸药不能治者；及湿痰风闭。

【宜忌】《医方论》：此治实火、实痰之重剂，若虚火聚于咽喉，闭结不通者，万不可用。

20214　玉屑无忧散（《专治麻痧初编》卷四）

【组成】净硼砂一两五钱　煅过寒水石五钱　净盆消三钱　飞青黛三钱　苏薄荷叶五钱　蒲黄末五钱　川黄连二钱　贯众末（生晒）二钱　玄参二钱　白云苓二钱　滑石

二钱(飞) 荆芥穗二钱 山豆根二钱 带壳缩砂仁二钱 生甘草二钱

【用法】上为细末。每服半钱,干掺舌上,以清水咽下。

【功用】除三尸,祛八邪,辟瘟疫,疗烦渴。

【主治】缠喉风,咽喉肿痛,语声不出,咽物有碍,或风涎壅滞,口舌生疮;大人酒癥,小儿奶癖;或误吞骨屑梗塞不下,或子舌胀,重舌,木舌,肿胀闭塞,水浆不下。

20215 玉屑妙灵散(《朱氏集验方》卷十二引陈氏方)

【组成】滑石二两(用静江者)

【用法】上为细末。每服二钱,米饮调下。若有琥珀研细,浓灯心汤服之尤佳。良久旋下,其物正如剥皮子葡萄肉,而疮尽平复。

【主治】瘰疬。

【临床报道】瘰疬:《普济方》引《仁存方》余在书局见吴伯骏,忧其长女其病日侵。楼大防访其所亲赵司户之母韩氏,自言幼子年十一岁,患此,项上可见者有七十枚。或授此方,且云是心包络中热,须用药自小便出,服觉小便涩急。遂以意用琥珀研细浓煎灯心汤,良久旋下,其物正如剥了皮葡萄肉,前后下十七枚,而疮尽平复。其子今为临安参军。吴女得此方,遂愈。余亲见其事。近小儿亦患此,用之立愈。小儿苦此疮始终两年,经医不知其几,终不能去,因服此药,旬日而愈。后合此药施人,愈者十余人。

20216 玉屑妙灵散(《医学正传》卷六)

【组成】滑石

【用法】上为细末。每服一钱,煎川木通汤调下。

【主治】瘰疬。

20217 玉屑润金丸(《惠直堂方》卷二)

【组成】人参 知母 贝母 五味子 桑皮(炒) 地骨皮(炒)各一两 甘草(炙)五钱 麻黄(炒,去节) 杏仁(去皮尖,面炒)各二两 罂粟壳(去筋膜,炒)一两 半夏(姜汁拌七次,微炒)一两五钱 薄荷七钱 桔梗一两(微炒)

【用法】上为末,炼蜜为丸,如龙眼大。每嚼一丸,徐徐咽下,日嚼三丸,夜含一丸。

【主治】远近咳逆不已,发热不退。

20218 玉雪救苦丹(《良方合璧》卷上)

【组成】水安息 廉珠粉 真血珀 鹅管钟乳各三钱 真西黄 梅片脑 当门子各三分 苏合油二两 制川朴 寒水石 川黄连(水炒)各一两 白螺蛳壳一钱 柴胡 淡豆豉 赤茯苓 辰砂片(水飞) 茅术 前胡 广藿香 大豆黄卷 防风 生白术 荆芥穗 白茯苓皮 秦艽 粗桂枝 生大黄 石膏(另研) 天花粉 江枳壳 麻黄(去节) 生甘草 苦桔梗 牛蒡子 土贝母 江枳实 赤芍药 大麦仁 小青皮 车前子 制半曲 连翘 六神曲 建神曲 广陈皮 木通 广木香 尖槟榔各八钱 大腹绒一两六钱(煎汤用)

【用法】除香料细药八味及腹绒外,其粗药用阴阳水浸拌一宿,明日晒干,共为极细末,后入细药,再同研和匀,乃将麝香、西牛黄、苏合油、水安息,外加六神曲四两,大腹绒汤打浆共捣和,加入炼白蜜一斤,糊为丸,每丸湿重一钱五分,晒干重一钱,再入石灰坛内矿燥,然后用蜡丸封固。每服一丸,用开水化药徐徐釜之,立刻回生,再进一丸即愈;或用荷叶三钱煎汤化服亦可;小儿闷痘,细叶菖蒲打汁开水冲化,服半丸;小儿时痧发不出,用西河柳五钱,煎汤化服一丸,如未透再进一丸,凡痧痘轻半丸,重一二丸;小儿急惊风,身热呕乳,惊悸抽搐,便青,用钩藤钩一钱,煎数沸去滓,量儿大小,化服半丸或一丸,作四次服之;月内赤子胎惊不乳,用药一丸,分作四块之一,研极细末,安在乳头上,与儿吃乳同之;痰厥不省人事,用陈胆星五分,开水化服一丸;肝气厥逆,不省人事,用生石决明二两,煎汤化服一丸;伤寒时行温疫,寒热头痛,胸闷体酸,一二候,身热不解,神昏谵语,开水化服一丸,如身热不尽,再进一丸;痈疽发背,脑疽疔毒,一切无名肿毒,外用牛膝一两,捣汁调药半丸敷之,又用开水,或生甘草三钱,煎汤化服,大症一丸,轻者半丸,未成即消,已成即溃。

【主治】咽喉一切诸证,及烂喉丹痧,痰涎壅塞,口噤身热,命在倾刻者;并治小儿闷痘急惊及大人痰厥伤寒时行。

20219 玉匙开关散(《药奁启秘》)

【组成】牙皂一钱 明矾一钱(入蜒蚰二条拌匀,阴干) 火消一钱半 腰黄三分 硼砂一钱半 僵蚕一钱 山豆根一钱 冰片三分

【用法】上为细末。吹入。

【主治】喉风、喉痛、乳蛾。

【加减】痰多者,加明矾;热甚者,加朴消;夏令潮湿,加龙骨;腐烂者,加轻粉。

20220 玉液上清丸(《杂病源流犀烛》卷二十四)

【组成】苏州薄荷叶十四两 柿霜五两 桔梗四两半 甘草三两半 川芎二两八钱 川百药煎五两 防风一两六钱 砂仁四钱半 福建青黛三钱 冰片 元明粉 白硼砂各二钱

【用法】上为细末,炼蜜为丸,如鸡头子大。每服一丸,噙化,不拘时候。

【功用】生津液,化痰涎。

【主治】风痰上壅,头目不清,咽喉肿痛,口舌生疮。

【临床报道】喉痹:昔宋神宗患喉痹,服此药一丸,立愈。

20221 玉液化痰丸

《鸡峰》卷十八。为《局方》卷四"玉液丸"之异名。见该条。

20222 玉液至宝丹(《痘疹仁端录》卷五)

【组成】桔梗 前胡 山楂 木香 茯神 红花 青皮 通草 牛蒡子各三分 糯米一撮 灯心七根

【用法】水煎服。据症加减用之。

【主治】痘疮,自标痘至起胀六日内。

【方论选录】《痘疹仁端录》:桔梗利咽喉,载气血上行,为舟楫之剂;前胡能托痘,除内外之痰热;山楂初时多用,最能生肌发痘;木香少用以提肾毒,二帖后不用;茯神安神养心血;红花少用以活血,多则逐血,四五帖后不用;青皮能清脏腑,免后生痰,三帖后换陈皮;通草能通关节,三帖后换木通,小便清不必换。

【备考】方中通草,原书卷十四作"甘草"。

20223 玉液春膏饮(《慈幼新书》卷六)

【组成】前胡 桔梗 山楂 贯众 蝉蜕(去头足)各八分 大力子 当归 连翘各一钱 川红花 川芎 青皮 木通各三分 陈米一百粒

【主治】痘疮起胀。

【加减】标未齐,加笋尖、倍楂、青;左颐不起,加辛夷;右颐不起,加西河柳;背浆不足,加酒炒土兰花;下身浆不足,加巴戟;灰白,倍芎、归,加肉桂、红花、桃花;干红,加丹皮、生地;紫,加芩、连、倍翘、众;㿠白,加木香、官桂;心火,加黄连,甚者犀角、生地;肝火,加金银花;脾火,加芦根,甚者石膏;胃火,加山栀、石膏;口臭,加白芷;肺火,加黄芩;肾火,加知母;痰嗽,加麦冬、贝母、瓜蒌仁、旋覆花,或用宁金散;寒嗽,去连翘;火嗽,去芎、归,加骨皮、丹皮、芩、地;毒嗽,至宝饮送发灵丹;疗嗽,先治疗;四五日发痒,加荆芥、石膏、元参、丹皮、白蒺藜;六日痒,加白芷、生地,余同上,唯不用荆芥;风闭,加升、葛、羌活;误服药而喘,倍青皮、麦冬、黄连;饮食不进,加白术、砂仁、神曲;唇反肿或肉裂,加芦根;肠鸣,加丹参;便血,加蒲黄炒;阴症腹痛,加姜、桂、丁香、木香,甚者去蝉蜕;阳症腹痛,加升麻、黄连、木香;腹左痛,加青皮;右痛,加木香;中痛,加延胡、海藻,甚者莪术、三棱;积血在丹田,加桃仁;腰痛,加羌活、草薢、巴戟、杜仲、胡桃肉;心胸痛,加红花、海藻、三棱、莪术;手痛,加桂枝、桃仁;头痛有风痰,加天麻、僵蚕、勾藤、荆芥、胆星、牛黄、天竺黄;有湿,加羌、芷、苍耳。

20224 玉锁九真丹

《普济方》卷三十三。即《得效》卷七"玉锁固真丹"。见该条。

20225 玉锁固真丹（《得效》卷七）

【组成】白龙骨半斤　磁石(醋淬七次)　朱砂各一两　牡蛎(煅)一两　紫梢花一两半　家韭子　菟丝子各二两半　鹿茸(酒浸,炙)　白茯苓　川巴戟　官桂　肉苁蓉(酒浸,炙)　桑螵蛸(酒浸,切,炙)　远志(甘草水煮,取皮,姜汁炒)　当归(去尾)　苍术(切,酒炒)　茴香(炒)　吴茱萸(炒)　川楝子(炒)　桑寄生(真者)　沉香(不见火)　木香(不见火)　黄耆(去芦)　绵附子(熟炮)各一两

【用法】上为末,炼蜜为丸,如梧桐子大。每服五十丸,温酒、盐汤任下。

【主治】心气不足,思虑太过,肾经虚损,真阳不固,旋有遗沥,小便经岁白浊,或淡赤,或如膏,梦寐精泄,甚则身体拘倦,骨节酸疼,饮食不进,面色黧黑,容枯肌瘦,唇口干燥,虚烦盗汗,举动力乏。

【备考】本方方名,《普济方》引作"玉锁九真丹"。

20226 玉蕊托里散（《医方类聚》卷一七九引《经验秘方》）

【组成】黄耆四两　人参　白芍药　当归　熟地黄　莲花蕊　乳香　没药　甘草各三钱

【用法】上为粗末。每服四钱,酒水各一盏,煎至七分,去滓温服,滓再煎,不拘时候。

【主治】疗疮,痈疽,发背,不问阴阳二证,已成未成。

【加减】如有热,加连翘三钱。

20227 玉翳泻肝散（《眼科菁华录》卷上）

【组成】当归　芍药　栀子　黄芩　连翘　知母　茺蔚子　薄荷　苦桔梗　防风　车前

【主治】玉翳浮睛,风邪入脑。

【加减】秘结,加消、黄。

20228 玉蟾生肌散（《慈幼新书》卷十一）

【组成】癞蟾一枚

【用法】用轻粉三钱,装入腹内,线缝其口,扎缚成团,以枣肉捣烂,包蟾在内,裹以熟黄泥包固,炭火烧一昼夜,去泥、枣,为细末,每一钱加乳香、没药、黄丹、海螵蛸、雄鸡肫皮各三分,研极细。将疮口洗净掺之。

【主治】疮毒已去,肉败未能生新者。

20229 玉蟾利风丹（《良方合璧》卷上）

【组成】寒水石一两(煅)　麻黄(去节,炒)四两　全蝎(水洗,焙干)五钱　乳香五钱(去油)　白芷五钱　甘草五钱　川芎五钱　当归五钱　罂粟壳(滚水泡,去筋,净末)六两　闹羊花(火酒拌,晒干)四两　草乌五钱(黑豆同煮,去豆,晒干)　自然铜(煅)一两五钱

【用法】上为细末,收贮,勿令泄气。每用三分或四分五分为率,量人虚实,用陈酒送下,取汗避风,三服必愈。或用陈米糊捣为锭,分数同上,磨服亦可。

【主治】遍身风湿,筋骨疼痛。

【备考】本方方名,据剂型当作"玉蟾利风散"。

20230 玉露保肺丸（《成方制剂》2册）

【组成】地黄　黄柏　麦冬　石斛　熟地黄　天冬　知母

【用法】上为大蜜丸,每丸9克。口服,一次1丸,一日2次。

【功用】滋阴清热,润肺止咳。

【主治】阴虚咳嗽,失声声哑,口渴咽干,痰中带血。

【宜忌】感冒咳嗽者忌服。

20231 玉露养肺丸（《北京市中药成方选集》）

【组成】法半夏十六两　厚朴(炙)十六两　橘皮十六两　槟榔十六两　枳实(炒)十六两　冬花十六两　桑皮十六两　杏仁(去皮,炒)十六两　茯苓十六两　米壳六十四两　浙贝十两　黄芩十两　甘草八两

【用法】上为细末,炼蜜为丸,重二钱五分。每服一丸,一日二次,温开水送下。

【功用】润肺止嗽,宽中化痰。

【主治】肺气虚热,咳嗽痰喘,春秋举发,久嗽不止。

20232 玉露养肺丸（《全国中药成药处方集》）

【组成】枳实　桔梗　麦冬　桑皮各一斤　焦楂　法夏　酒芩　茯苓　于术　陈皮　川贝　冬花　厚朴各十二两　沉香三两

【用法】炼蜜为丸,每重三钱。每服三钱,开水送下。

【主治】胸膈不清,咳嗽痰喘,远年近日咳嗽。

20233 玉露通真丸（《妇人良方》卷二引《经验妇人方》）

【组成】半夏(姜汁制,炒)　人参各半两　食茱萸(醋炒)　制厚朴各一两一分　泽兰叶二两半　甘草　蝉蜕(炒)　白芍药　石膏　蚕蜕(炒用,如无,以蚕故纸三张代)　白术　当归　羌活　熟地黄(洗,焙)　白茯苓各二两　防风　干姜　柏子仁　苍术　白薇　木香　黄耆　川牛膝　附子　白芜黄(与蝉蜕同炒)　川芎　藁本各一两　川椒　苦桔梗各三两　白芷一两半

【用法】上为细末,炼蜜为丸,每九钱重,分作十九。切记炼蜜无令太过及生。男子妇人诸虚不足,状如劳疾,黄耆煎酒送下;血气痛,烧称锤淬酒下;产前安胎,用醋汤送下;产后诸疾,用酒或盐汤送下;产前、产后泻,用米饮送下;男子妇人牙疼,用半丸揩痛处,良久盐汤咽下;产前、产后血

闷,用童子小便送下;经脉不调,用红花煎酒送下;产后风毒,生疮疖,荆芥茶送下;冷痰翻胃,醋心,干嚼下;妇人子宫久冷,崩漏、赤白带下,用童子小便、米醋、好酒一处暖热下。

【主治】妇人诸疾。

20234 玉髓定喘丸(《痘疹仁端录》卷九)

【组成】杏仁 枳壳 麦冬 桔梗 防风 橘红 荆芥 沙盐 淡竹叶(一年一叶)

【主治】浆足作喘。

20235 玉叶解毒糖浆(《成方制剂》17册)

【组成】岗梅 积雪草 金银花 菊花 山芝麻 野菊花 玉叶金花

【用法】上加工为黏稠液体,每瓶装 20 毫升。口服,一次 20 毫升,一日 3 次。

【功用】清热解毒,生津利咽,辛凉解表,清暑利湿。

【主治】风热感冒,喉痹,发热头痛,咽喉肿痛,口干、咳嗽,小便短赤。防治外感风热引起的感冒、咳嗽、咽喉炎、尿路感染及防暑。

【备考】本方加工为颗粒剂,名"玉叶解毒颗粒"(见原书 18 册)。

20236 玉竹麦门冬汤(《温病条辨》卷二)

【组成】玉竹三钱 麦冬三钱 沙参二钱 生甘草一钱

【用法】水五杯,煮取二杯,分二次服。

【主治】燥伤胃阴。

【加减】土虚者,加生扁豆;气虚者,加人参。

20237 玉女长春不老丹(《医学纲目》卷四引丹溪方)

【异名】水芝丸(《赤水玄珠》卷十)。

【组成】牛膝根汁 苍耳根汁各二碗

【用法】不可入水,和一处。瓷器熬成膏,如稠蜜;金樱子为末散半斤,用不去皮莲子实,猬猪肚蒸熟,取莲子晒干四两,和前二末膏子为丸,如梧桐子大。每服二十丸,温酒送下。

【功用】暖身体,振精神,延年益寿。

20238 玉女煎去牛膝熟地加细生地玄参方(《温病条辨》卷一)

【异名】加减玉女煎(《温病学释义》)。

【组成】生石膏一两 知母四钱 玄参四钱 细生地六钱 麦冬六钱

【用法】水八杯,煮取三杯,分二次服,滓再煮一钟服。

【功用】《温病学释义》:两清气分、血分之热。

【主治】❶《温病条辨》:太阴温病,气血两燔者。❷《温病学释义》:春温、秋燥,壮热口渴,烦躁不宁,苔黄舌绛,或肌肤发斑,甚或吐血衄血,属气血两燔者。

【方论选录】《温病学释义》:本方系从景岳玉女煎加减而成。方用石膏、知母清气分之热;玄参、生地、麦冬凉营养阴;共奏气血两清之效。

古

20239 古瓦汤(方出《千金》卷二十一,名见《鸡峰》卷十九)

【组成】屋上瓦(三十年者,碎如雀脑)三升(东流水二石煮取二斗) 生白术 干地黄 生姜各八两 橘皮 人参 甘草 黄耆 远志各三两 桂心 当归 芍药各二两 大枣三十枚

【用法】上㕮咀。纳瓦汁中,煮取三升,分四次服。

【主治】❶《千金》:消渴,阴脉绝,胃反而吐食。❷《鸡峰》:消渴,虚乏食少无力,小便频数者。

20240 古瓦汤(《三因》卷十)

【组成】干葛 天花粉 人参 鸡胜胫(净洗,焙干)各等分

【用法】上为末。每服二大钱,用多年古瓦碓碎煎汤调下,不拘时候服。

【主治】消肾消中,饮水无度,小便频数。

20241 古月粉(《赵炳南临床经验集》)

【组成】胡椒适量(研粉)

【用法】外扑。

【功用】杀虫止痒。

【主治】慢性、亚急性皮肤瘙痒症。

20242 古圣散(《圣济总录》卷十)

【组成】漏芦(去芦头)半两(麸炒) 地龙(去土,炒)半两

【用法】上为末。先用生姜二两取汁,蜜二两,同煎三五沸,入好酒五合,以瓷器盛。每用七分盏调药末一钱半匕,温服,不拘时候。

【主治】历节风,筋脉拘挛,骨节疼痛。

20243 古拜散(《医学心悟》卷五)

【组成】荆芥穗

【用法】上为末。每服三钱,生姜汤调下。

【主治】❶《医学心悟》:产后受风,筋脉引急,或发搐搦,或昏愦不省人事,或发热恶寒,头痛身痛。❷《疡医大全》:鼻渊。

20244 古墨霜(《北京市中药成方选集》)

【组成】灯心炭四两 柿霜饼十六两 冰片六钱

【用法】上为细末,过罗装瓶,大瓶一钱六分,小瓶八分。用凉开水蘸药少许抹患处。

【功用】清胃热,祛火。

【主治】胃火上攻,口舌生疮,糜烂肿疼。

20245 古汉养生精(《成方制剂》18册)

【组成】白芍 蜂蜜 甘草 枸杞子 黄精 黄芪 金樱子肉 麦芽 女贞子 人参 菟丝子 淫羊藿

【用法】上为液体,每支装 10 毫升。口服,一次 10～20ml,一日 2～3 次。

【功用】滋肾益精,补脑安神。

【主治】头晕心悸,目眩耳鸣,健忘失眠,阳痿遗精,疲乏无力。亦可用于脑动脉硬化、冠心病、前列腺增生、更年期综合征、病后虚弱等症。

【备考】本方改为片剂,名"古汉养生精片";改为颗粒剂,名"古汉养生精颗粒";改为口服液剂,名"古汉养生精口服液"(见《中国药典》2010 版)。

20246 古钱接骨方(《医统》卷七十九)

【组成】古文钱(烧红晾冷,研末) 土鳖(一个,焙干,为末)各等分

【用法】将熟面捻作饼子,包裹前药,温酒下后,用甜瓜子研一字许,亦用温酒送下,其药直至患处。如骨碎者乱丝烧灰存性,与前二味一处同研裹服。

【主治】骨折。

20247　古庵心肾丸（《丹溪心法附余》卷十九）

【组成】熟地　生地（俱怀庆者,酒浸,竹刀切）　山药　茯神（去木）各三两　山茱萸肉（酒浸,去核）　枸杞子（甘州者,酒洗）　龟版（去裙,醋炙）　牛膝（去芦）各一两　鹿茸（火去毛,醋炙）一两　当归（去芦、酒洗）　泽泻（去毛）　黄柏（炒褐色）各一两五钱　辰砂（为衣）　黄连（去毛,酒洗）各一两　生甘草半两　牡丹皮（去心）一两

【用法】上为细末,炼蜜为丸,如梧桐子大,辰砂为衣。每服五十丸,渐加至一百丸。空心温酒或淡盐汤任下。

【功用】补血生精,宁神降火。

【主治】《丹溪心法附余》:肾水亏乏,心火上炎,发白无子及惊悸怔忡,遗精盗汗,目暗耳鸣,腰痛足痿。

【备考】方中丹皮用量原缺,据《医学入门》补。

20248　古卿古败散（《中藏经·附录》）

【异名】荆芥散。

【组成】荆芥穗一斤　干菊花半斤　川芎四两　白术三两

【用法】上为细末。每服二钱,食后茶调下。

【功用】明目去风。

【主治】头风、血风。

【备考】本方方名,原书曰:日本宽本作"举卿古败散"。

20249　古汉养生精片

《中国药典》2010 版。即《成方制剂》18 册"古汉养生精"改为片剂。见该条。

20250　古楼山跌打丸

《成方制剂》19 册。即原书 17 册"古楼山跌打酒"改为丸剂。见该条。

20251　古楼山跌打酒（《成方制剂》17 册）

【组成】白芷　补骨脂　沉香　川芎　当归尾　豆蔻　杜仲　莪术　甘草　高良姜　骨碎补　桂枝　红花　琥珀　桔梗　刘寄奴　没药　木瓜　牛膝　乳香　三棱　三七　桃仁　威灵仙　香附　续断　血竭　延胡索　郁金　泽兰　枳壳　自然铜

【用法】上制为酒剂。口服,一次25～35 毫升,一日2 次。

【功用】舒筋活血,散瘀止痛。

【主治】跌打损伤,瘀积肿痛,筋骨扭伤,腰肌劳损。

【宜忌】孕妇禁服。

【备考】本方改为丸剂,名"古楼山跌打丸"（见原书 19 册）。

20252　古汉养生精颗粒

《中国药典》2010 版。即《成方制剂》18 册"古汉养生精片"改为颗粒剂。见该条。

20253　古汉养生精口服液

《中国药典》2010 版。即《成方制剂》18 册"古汉养生精片"改为口服液剂。见该条。

去

20254　去风丹（《普济方》卷一一六引《瑞竹堂方》）

【异名】紫萍粒丹（原书同卷）、紫萍一粒丹（《袖珍》卷一）、浮萍一粒丹（《仙拈集》卷一）。

【组成】紫色萍（七月半采）不以多少

【用法】上为细末,炼蜜为丸,如弹子大。每服一丸,空心、食前以豆淋酒化下。

【主治】瘫痪风,大风,一切诸风;脚气,并颠扑伤损及破伤风。

20255　去风散（《圣济总录》卷一二一）

【组成】升麻一两半　白芷　藁本（去苗土）　沉香（锉）　细辛（去苗叶）　丁香各一两　凝水石（研）二两

【用法】上为细散。再研匀,揩齿。

【主治】齿龋宣露。

20256　去斗丸（《医方类聚》卷九十引《经验良方》）

【组成】《局方》红丸子　连翘丸　青木香丸各一贴

【用法】上用斑蝥二十一个,同药入瓷铫慢火炒令斑蝥黄黑色,连药倾在地上,去火毒一伏时,去斑蝥;却将药于布袋中擘去斑蝥屑,分作十服。空心酒吞服;不饮酒,温盐汤下亦可。

【主治】膀胱肾肿。

20257　去水膏（《直指》卷二十二）

【组成】甘草（生,为末）一分　砂糖　糯米粉各三分

【用法】上为膏。摊在绢上贴之。毒水自出。

【主治】痈疽破穴后,误饮皂角水及诸毒水,以致疼痛;驴马汗及尿粪一切青水。

20258　去血汤（《医心方》卷十八引《范汪方》）

【组成】赤小豆二升

【用法】煮汁二升,以淳苦酒七升合和汁中,饮一日尽之,状如热汤泼雪。

【主治】肠中伤积血。

20259　去杖汤（《朱氏集验方》卷一）

【组成】赤芍药六两　甘草一两

【用法】上㕮咀。每服三钱,水一盏半,煎至一盏,空心、食前服。

【主治】脚弱无力,行步艰辛。

20260　去来汤（《辨证录》卷二）

【组成】人参三钱　茯苓三钱　苍术三钱　白术五钱　甘草二钱　川乌二钱　半夏一钱

【用法】水煎服。

【功用】补气利湿。

【主治】气虚而微感寒湿之邪,邪冲心包,一时心痛,候痛候已,一日而十数遍,饮食无碍,昼夜不安。

【方论选录】方中用二术为君,最有佳意。盖痛虽由于气虚,毕竟湿气之侵心包也。二术去湿而健脾胃之气,故用之;佐以人参、茯苓补气以利湿,则湿去而气更旺也;气虽旺矣,而川乌得直心包,以祛逐其寒邪;半夏得行于中脘,而消其败浊之痰;甘草和缓,调停于邪正之间,以奏功于眉睫矣。

20261　去妒丸（《寿世保元》卷七）

【组成】天门冬（去皮心）　赤黍米（去壳,微炒）　薏苡仁（去壳,炒）

【用法】上为末,炼蜜为丸。每服百丸,食远白汤送下。

【功用】去妒。

【主治】妇人妒证。

20262　去苦散（方出《本草衍义》卷十七,名见《洞天奥旨》卷十六）

【组成】五灵脂一两　雄黄半两

【用法】上为末。以酒调药二钱灌之，及以药淬涂咬处，良久，复灌二钱。

【功用】《洞天奥旨》：解虫毒。

【主治】被毒蛇所伤，甚则已昏困者。

20263　去毒丸（《圣济总录》卷十九）

【组成】天雄（炮裂，去皮脐）　附子（炮裂，去皮脐）　桂（去粗皮）各一两　白僵蚕（直者，炒）三两　防风（去叉）三分

【用法】上为细末，炼蜜为丸，如梧桐子大。每服二十丸，温酒送下，日三夜一。

【主治】风湿痹，腰脚疼痛不可忍，久不愈者。

20264　去毒丸（《圣济总录》卷一二二）

【组成】青绿（信州者，煅微赤）　胡粉各等分

【用法】上为末，醋煮面糊为丸，如皂子大。每服一丸，薄荷暖酒磨化下；如口不开，用白僵蚕末一字，吹入鼻内。口即开，吐下毒，立止。

【主治】一切喉风闭塞，咽喉诸疾。

20265　去毒丹（《三因》卷十五）

【组成】赤芍药　甘草　滑石各半两　巴豆（去皮，炒，别研后入）　黑牵牛一两（半生半炒）　朴消　大黄各一分

【用法】上为末，面糊为丸，如绿豆大。每服十五丸，临卧时金银薄荷汤送下，加至二十丸。次服甘草散。

【主治】大风。

【备考】方中巴豆用量原缺。

20266　去毒散（《圣济总录》卷一二六）

【组成】巴豆一两（去壳）　薄荷末二两　皂荚末二两　麝香（研）一钱　鲫鱼一头（去肠肚）

【用法】上药研匀，入在鱼腹内，用泥固济，以炭火五七斤，烧存性，候冷取出，细研。每服一钱匕，用荆芥、腊茶调下，一日三次。

【主治】瘰疬毒气，郁结成脓，发泄不止。

20267　去毒散（《圣济总录》卷一三一）

【异名】车螯酒（原书同卷）、小车螯散（《卫济宝书》卷下）、转毒散（《三因》卷十四）、车螯转毒散（《本草纲目》卷四十六）、车螯散（《医学纲目》卷十八）、车螯串（《串雅内编》卷三）。

【组成】车螯（紫唇光厚者，以盐泥固济，煅赤，去泥）一个

【用法】上为细末。每服三钱匕，入腻粉一钱匕，甘草末二钱匕，和匀，别用栝楼一枚细锉，以酒二盏，慢火煎至一盏，去滓，于五更初温前酒调下。

【主治】发背痈疽，一切恶毒疮肿。

20268　去毒散（《疡科选粹》卷五）

【组成】血余炭三分　孩儿茶　黄连　血竭　乳香各五钱　蜂房三分　黄丹三分　胆矾一分五厘　鸡内金（烧灰）一分　没药五分

【用法】上为末。先将葱盐热汤洗净，敷患处三五次。

【功用】烂痔。

20269　去烂丹（《疡科遗编》卷下）

【组成】龙骨八钱　炉甘石　乳香　没药各四钱　煅石膏　滑石各五钱　白矾　铜青各三钱　白占一两

【用法】上为末。用猪油捣和涂贴，外用油纸盖贴，捆缚。

【主治】男妇烂腿，经年不愈。

【备考】本方方名，据剂型当作"去烂散"。

20270　去恶散（《医学入门》卷八）

【组成】雄黄一钱　巴豆一个（同研如泥）　乳香　没药（各末，研）少许

【用法】雄黄、巴豆同研如泥，入乳香、没药，又再研匀。每取少许点上。

【主治】诸疮毒有恶肉不能去者。

20271　去热散（《准绳·疡医》卷四）

【组成】吉面消　山乌豆　鸡屎子　鸡距根　水圹子　过山龙　金凉伞（大叶）　白根子　紫金藤　九牛天竹　臭木待根　连叉大青　落鸦爪藤

【用法】水煎服。

【功用】退热。

【主治】马瘴发热；肿疡。

20272　去铃丸（《百一》卷十五引王吉老）

【异名】资政丸。

【组成】杜茴香一斤

【用法】以老生姜汁浸茴香一夜，约姜汁尽入茴香内，以好青盐二两同炒赤，取出焙燥，研罗为末，无灰酒煮糊为丸，如梧桐子大。每服三十丸或五十丸，空心、食前温酒、米饮任下。

【主治】小肠疝气。

【方论选录】此药专实脾胃，以其有青盐引入下部，遂大治小肠疝气。寻常治疝气药多是疏导，久而未有不为害者，此药用姜汁专一发散，而无疏导之害。

20273　去铃丸（《医方类聚》卷九十引《澹寮方》）

【组成】川乌尖七个（生用）　巴豆七枚（去皮，只去九分油）

【用法】上为细末，糕糊为丸，如梧桐子大，用朱砂、麝香为衣。每服二丸，同青木香丸三十粒，空心冷盐酒或冷盐水送下，三两日一服，不可多。

【主治】奔豚疝气，或阴囊肿大。

20274　去斑膏（《朱仁康临床经验集》）

【组成】大枫子仁　杏仁　核桃仁　红粉　樟脑各30克

【用法】先将三仁同捣极细，再加红粉、樟脑，一同研细如泥，如太干，加麻油少许调匀。每日搽擦一次（先涂小片，观察有无过敏反应）。

【功用】润肌消斑。

【主治】酒皶鼻，粉刺，黄褐斑。

20275　去解丹（《青囊秘传》）

【组成】熟石膏一两　黄升一钱五分　青黛二钱

【用法】研掺小膏药贴之，一日一次。

【功用】拔毒去脓。

20276　去瘀饮（《仙拈集》卷四）

【组成】大黄（酒蒸）一两　归尾五钱　桃仁（去皮尖）二十一粒

【用法】鸡鸣时服。至天明取下瘀血即愈。

【主治】跌压瘀血，积痛难忍。

20277　去膜丹《眼科全书》卷六）

【组成】甘石一两（制）　珍珠一钱　珊瑚二钱　冰片三分　朱砂一钱半　麝香二分　硼砂一钱　蕤仁二钱　胆矾五分　青盐　铜绿各五分　海螵蛸八分　硇砂（制）二分　黄丹（制过）二钱

【用法】上为极细末，听用。

【功用】去翳膜。

20278　去腐丹《外科传薪集》）

【组成】黄丹一两　熟石膏一两

【主治】顽腐不脱。

【宜忌】不可常用。

20279　去腐丹《青囊秘传》）

【组成】熟石膏一两　黄升一两

【用法】上为细末。掺患处。

【功用】蚀发背等腐肉。

20280　去腐散《疡科选粹》卷八）

【组成】麻虫　指甲　轻粉　灰面各五分　蟾酥

【用法】上为细末，津液调丸，如麻子大。每用三四丸，入毒内外，以膏药封好。

【功用】去败生新。

【主治】肿毒。

【备考】方中蟾酥用量原缺。

20281　去腐散

《药奁启秘》。为《青囊秘传》"去腐定痛生肌散"之异名，见该条。

20282　去腐散《外伤科学》）

【异名】千金散。

【组成】制乳香五钱　制没药五钱　飞朱砂五钱　醋制蛇含石五钱　轻粉五钱

【用法】上为细末。用时将粉掺疮面，或粘附在纱纸条上，插入疮中。

【功用】化腐。

【主治】一切恶疮，腐肉不脱者。

20283　去薪汤《石室秘录》卷三）

【组成】玄参七钱　麦冬三钱　天冬三钱　生地三钱　熟地三钱　山茱萸一钱　北五味五分　白芍三钱　丹皮二钱　白芥子一钱　甘草五分

【用法】水煎服。

【主治】瘦人多火者。

20284　去翳散《嵩崖尊生》卷六）

【组成】甘石三钱　珠子　硼砂各七分（口含吐去涎水）　朱砂五分　麝香二分　琥珀五分　蟾酥（烘，去油）三分　儿茶（烘，去油）三分　冰片一分　磁粉五分（人乳、黄连汁煅淬七次）

【用法】上为细末。和匀点之。

【主治】眼中翳膜。

20285　去翳散《仙拈集》卷二引《汇编》）

【组成】蕤仁二两（去油）　硼砂一钱　麝香

【用法】上为细末。乳调点。

【功用】去翳。

【备考】方中麝香用量原缺。

20286　去翳散《治疹全书》卷下）

【组成】蝉蜕　枳壳　绿豆皮各一两　甘草三分

【用法】上为末。每服二钱，食后麦冬汤调下。

【主治】疹后因潮不尽，热毒上攻于目，眼中微生翳膜者。

20287　去翳散《药奁启秘》）

【组成】大濂珠（乳煅）五分　犀黄三分　当门子三分　真熊胆五分　金精石（煅，飞）一钱　石燕（煅，飞）一钱　玄精石一钱　浮水甘石（九制）三钱　银精石（煅，飞）一钱　石蟹（煅，飞）一钱　琥珀（飞）一钱　冰片三分

【用法】上为末，和透。用人乳调。

【功用】去翳退星。

20288　去三虫丸

《医方类聚》卷二〇二。即《千金》卷二十七"去三虫方"。见该条。

20289　去三虫方《千金》卷二十七）

【异名】三尸虫丸（《医方类聚》卷二〇二引《得效》）。

【组成】生地黄汁三斗　清漆二升　真丹三两　瓜子末三升　大黄末三两

【用法】东向灶苇火煎生地黄汁三沸，纳清漆，以荆匕搅之，日移一尺；纳真丹，复移一尺；纳瓜子末，复移一尺，纳大黄末，微火勿令焦，候之可丸，如梧桐子大。先食服一丸，一日三次。浊血下鼻中，三十日诸虫皆下；五十日百病愈，面色有光泽。

【主治】诸虫。

【方论选录】《千金方衍义》：首取漆之生者，搜逐脏腑之积蕴，直捣三虫之窟穴，且与生地黄汁同煎，解其黏着之性，可无留积之虞；兼得铅丹、大黄、冬瓜子末，共襄厥功，一入虫口，则虫皆化为水，从魄门而下矣。详《本经》干漆条下原有去长虫之治。长虫者，九虫之长，是指三尸而言。以干者性缓，故专取生者之力锐；地黄亦须鲜者，方能逐血、能祛虫，若干地黄已经火焙，反资滞血，功用天渊；更取铅丹镇肝杀虫，除热下气；冬瓜子专涤肠垢，压丹石毒；大黄推陈致新，安和五脏，而祛之之夺。

【备考】本方方名，《医方类聚》引作"去三虫丸"。

20290　去老膜丹《眼科全书》卷六）

【组成】硇砂五分（上下瓦合定，泥固，文武火煅过）　龙骨（煅过）三钱　巴豆（去油）三厘（用甘草水煮过）　白丁香（飞过）三分

【用法】上为细末用。

【功用】去老膜。

20291　去星翳丸《经验广集》卷二）

【组成】木贼草　当归　白芍　川芎　白蛇壳　蝉蜕　谷精草　菊花　草决明　石决明　金银花　白蒺藜（去刺）　沙蒺藜各三钱（盐水炒）　防风　荆芥　川连　龙胆草各二钱

【用法】先用生羊肝二具，用竹刀切碎，将各药末拌，蒸熟，加羊胆汁三个为丸，如梧桐子大。每服三钱，清晨、临卧滚水送下。

【主治】一切障翳及眼中起星。

【宜忌】忌烧酒、姜、蒜、鱼、虾、鸡一月。

20292　去腐灵药《外科大成》卷一）

【组成】水银一两　火消二两　食盐三钱　枯矾三钱

（三味炒燥）　朱砂八钱　雄黄三钱　白矾三钱　硼砂三钱（一加硇砂三钱）

【用法】上为末，入泥固罐内，盖盏封口，架三钉上，砌百眼炉，先底火二寸，点香一支，中火一支，顶火一支，随以水擦盏勿住，香毕去火，次日取升上者用。

【功用】去腐。

【加减】发背未破，加花粉；已破，加乳香、没药；疔疮初起，加蟾酥；肿毒，加鹅管石，醋调敷；烂疮，加黑附子；囊痈烂，加贝母；瘰疬破，加发灰、皂角、白及，水调敷；痔疮，加滑石；鱼口，加皂角；结毒，加光粉、滑石；臁疮，加轻粉、黄丹；跌打，加文蛤、百草霜；乳蛾、走马疳、耳胭等，俱用茶调；蛇咬，加南星、川椒；虫咬，加雄黄。

20293　去翳膜丸《眼科全书》卷三）

【组成】兔子屎（焙干）

【用法】上药焙干为末，炼蜜为丸，如梧桐子大。每服二三十丸，米饮送下。

【主治】横开翳内障，肝肾二经受风热毒攻，以致瞳仁渐渐生翳膜，青白色，只一重似纸厚，托在黄仁金井内，金井外无团遍之忧。

20294　去翳膜丹《眼科全书》卷六）

【组成】甘石五钱　珍珠六分　熊胆二钱（入在甘石内，晒干）　硼砂五分　朱砂一钱　铜绿七分　石燕五分　石蟹（用清水飞过）五分

【用法】上为极细末，听用。

【功用】去翳膜。

20295　去术平胃散《易简方》）

【组成】厚朴　橘红　甘草各等分

【用法】水煎服。

【主治】酒疸，眼睛、头面遍身黄色。

20296　去邪如扫汤《惠直堂方》卷二）

【组成】王不留行五钱　泽泻三钱　白术三钱

【用法】水煎服。一剂通达如故。

【主治】小便不通，膀胱气闭，面红耳赤，口渴烦躁。

20297　去刺全目丹《石室秘录》卷四）

【组成】冰片一分　黄连一分　硼砂半分　甘草一分

【用法】上为细末，无声为度。用人乳调少许，点肉尖上，觉眼珠火炮出，一时收入而愈。

【主治】眼内长肉二条，长一寸，如线香之粗，触出于眼外，此乃肝胆之火，长此异肉。

20298　去势补肾汤《效验秘方·续集》李辅仁方）

【组成】生地15克　熟地15克　山萸肉12克　女贞子12克　黄精10克　菟丝子12克　枸杞子12克　地骨皮10克　茯苓15克　杭白芍15克　浮小麦30克　泽泻10克　甘草3克

【用法】每日1剂，水煎，2次分服。

【功用】调补阴阳，平和气血。

【主治】前列腺癌睾丸摘除术后诸证。症见阵发性潮热，烘热汗出，失眠烦躁，头晕腰酸，阳痿等。

【加减】口干咽燥，大便干结，舌质红瘦，苔少有裂纹，脉细弦，加知母10克，黄柏10克；若口干者加玄参、麦冬；便结者加瓜蒌、麻仁；潮热汗出甚者加白薇；夜眠难安者加酸枣仁；双目干涩者加菊花、决明子；烦躁易怒加龙胆草、石

菖蒲；头晕耳鸣者加天麻、珍珠母。神倦乏力，腰酸腿软，下肢浮肿，舌质淡胖，苔白，脉沉细，去地骨皮，加生黄芪15克，白术15克；腰酸腿软者，加牛膝、川断；下肢浮肿者，茯苓改茯苓皮，加猪苓、生薏仁；心悸气短者，加党参、五味子；头晕眼花者，加川芎、天麻；纳少便溏者，去生地，加炒薏苡仁、焦神曲；脘腹胀满者，加陈皮、香附；大便不畅者，加肉苁蓉。胸闷胸痛，舌质紫暗，或有瘀斑、瘀点等心血瘀阻证者，加丹参、川芎、苏梗；若兼见咳嗽痰多，呕恶食少，舌苔厚腻，脉滑等痰浊阻肺证者，加半夏、橘红、陈皮；若兼见两胁胀满，郁闷不舒，脉弦等肝郁气滞证者，加醋柴胡、佛手、香附、郁金。

【方论选录】本病辨治着重一个"虚"字，从补肾入手，调整阴阳，平和气血。故方选熟地、山萸肉、女贞子、菟丝子、枸杞子滋补肝肾，平衡阴阳；黄精、白芍养血滋阴，收敛浮阳，生地、地骨皮清退虚火，浮小麦清心火，敛汗液；泽泻泻肾火，坚肾阴；茯苓、甘草健脾和中。诸药合用，以补虚为主，使脏腑气机条达，阴阳平衡，气血得养，不偏不亢，诸症可差。

20299　去毒化虫汤《石室秘录》卷二）

【组成】白芍四钱　当归五钱　生甘草三钱　陈皮五分　泽泻三钱　茯苓三钱　白术五钱

【用法】水煎服。

【主治】产门内生虫。

20300　去毒玫瑰丸

《普济方》卷六十二。为《圣济总录》卷一二三"玫瑰丸"之异名。见该条。

20301　去桂五苓散《普济方》卷三九五）

【组成】猪苓　白术　赤茯苓（去皮）各五钱　泽泻七钱半（一方加羌活）

【用法】上为末。用车前草、灯心汤调下。

【主治】婴孩吐泻。

【加减】镇心，加辰黄（炒）；吐不止，加生姜自然汁；渴盛，加人参。

20302　去恶平胃散《医醇剩义》卷四）

【组成】当归一钱　川芎一钱　桃仁一钱　炮姜五分　楂炭三钱　广皮一钱　茅术一钱（炒）　厚朴一钱　木香五分　砂仁一钱　苏木三分　降香五分

【主治】新产之后，恶露未行，不耐久坐，平卧太早，瘀血冲胃，胸脘痞满，时时作哕。

20303　去恶清心汤《医醇剩义》卷四）

【组成】当归二钱　川芎一钱　桃仁一钱五分　炮姜六分　楂炭三钱　延胡一钱　琥珀一钱　生熟蒲黄各六分　丹参三钱　牛膝二钱　灯心三尺　苏木三分　降香五分

【主治】新产之后，恶露未行，不耐久坐，平卧太早，瘀血冲心，头眩神昏，不能语言，万分危险。

20304　去恶清肺汤《医醇剩义》卷四）

【组成】当归二钱　川芎一钱　桃仁一钱　炮姜五分　楂炭三钱　延胡一钱　苏子二钱　桑皮三钱　橘红一钱　贝母二钱　苏木三分　降香五分　童便一杯（冲服）

【主治】新产之后，恶露未行，不耐久坐，平卧太早，瘀血冲肺，气喘鼻掀，头汗微出。

20305　去积阿胶丸《摄生众妙方》卷六）

【组成】阿胶二两(用麦面炒成珠,去麦面) 赤茯苓四两(去皮) 川黄连六两(去须)

【用法】上为末,炼蜜为丸,如梧桐子大。每服五六十丸,空心米汤送下。

【主治】腹中积滞,疼痛作泻痢。

20306 去湿化痰汤(《痧医大全》卷二十四)

【组成】白术 白芍 当归各五钱 白茯苓 泽泻 黑山栀 生甘草各三钱 陈皮五分

【用法】水煎服。

【主治】产门内生虫。

20307 去湿生肌散(《洞天奥旨》卷十二)

【组成】茯苓一钱 贝母三分 枯矾三分 草纸灰五分 雄黄二分 三七三分

【用法】上为末。入在脐内,用纸包之。

【主治】落脐后生疮。

20308 去湿健脾汤(《眼科临症笔记》)

【组成】党参一两 山药五钱 云苓五钱 薏米五钱 牛蒡子三钱(炒) 连翘三钱 陈皮三钱 泽泻三钱 猪苓三钱 车前子三钱(外包) 砂仁壳一钱 甘草一钱

【用法】水煎服;外以三物化坚散罨之。

【主治】胞虚如球(非炎性眼睑水肿)。两眼珠微赤,稍酸不痒,无泪虚胀,不坚硬,皮不变色。

【临床报道】胞虚如球:昔濮县杨某某,女,37岁。时至中秋,忽觉四肢无力,眼胞沉涩,意为感冒所致,即服以姜葱发汗之物,至晨胞虚如球,不痒,稍觉微酸。六脉虚数,惟太阴为甚。此乃脾土虚热,清气下降,虚火上升。内服本方,外以三物化坚散罨之,二三日即消。

20309 去湿清热散(《赤水玄珠》卷十四)

【组成】白术二钱 苍术二钱半 泽泻 茯苓 天花粉 山栀各一钱 羌活七分 甘草四分

【用法】水煎服。

【主治】湿热发痓。

20310 去湿散邪汤(《石室秘录》卷二)

【组成】白术五钱 防风一钱 荆芥一钱 苏叶一钱 陈皮五分 桔梗一钱 甘草一钱 茯苓三钱

【用法】水煎服。

【功用】发汗疏泄。

【主治】邪居于腠理之间,不肯自出。

【加减】治冬月之泄汗,或加入桂枝五分,或加入麻黄五分,在人斟酌。

【方论选录】此方妙在用白术为主,而以表汗为佐使。盖人之脾气健,而皮毛腠理,始得开合自如。今用白术以健土,去湿而利腰脐,邪已难于久住,况有防风、荆芥、苏叶之品,尽散外邪,何敢再居营卫?又有甘草从中调治,则邪不必攻而自散矣,此泄治之佳者。

20311 去腐万金丹(《发背对口治诀论》)

【组成】巴豆不拘多少

【用法】先洗去白膜,再以好酒煮一枝香,取出去油,炙干,为细末。凡毒有坏肉处,以此药将药罗筛筛上,再贴黄金碧玉膏一昼夜,其腐肉尽去矣。

【主治】发背对口有坏肉者。

20312 去腐白玉膏(《医林绳墨大全》卷九)

【组成】猪板油(腊月取,切碎,锅熬勿焦,去滓,凝后始白时用)四两 黄蜡(净者,化开,倾瓷盘内,露二三夜自白)一两 白蜡(净者)一两 真铅粉二两 龙骨 螵蛸 象牙末 凤凰退(焙黄) 鸡内金(不见水,阴干,焙) 乳香 没药(各去油) 真轻粉 蜗牛(焙) 水银各一钱 白粉霜 冰片二分

【用法】上药各为细末,另以樟脑研末,放铜盆内,以大碗盖定,湿绵纸封口,上用生面调糊,厚涂纸上,以微火离盆底拳高,少顷冷定,取升上碗者用四钱。先将猪油入铜锅内重汤煮化,投黄白蜡,次下铅粉,搅匀,离火方下龙骨等味,待将凝,下水银,急搅,缓则沉底,末下樟片,再搅极匀,瓷罐收固。每用少许,摊于黑膏药中心。腐肉自化,条条片片,粘连而下。

【主治】结毒,粉毒,疳蚀,烂臁,一切痈疽、顽疮。

20313 去腐定痛生肌散(《青囊秘传》)

【异名】去腐散(《药奁启秘》)。

【组成】生石膏(用甘草水飞七次)三两 辰砂三钱 冰片三分 硼砂五钱

【用法】上为细末。掺之。

【功用】《药奁启秘》:化腐定痛,生肌收口。

未

20314 未药(《咽喉秘集》)

【组成】雄精二钱 朴消五钱 硼砂二钱

【用法】上为末。如喉咙紧闭,不能吹药,用此药吹入鼻内,其口即开,开后或点、或刺、或消肿,用巳、申之药,如腐烂用子药。

【主治】一切喉症。

20315 未央丸(《御药院方》卷六)

【组成】巨胜子(九蒸九晒) 巴戟(去心) 川椒(去目) 枸杞 甘菊花 菖蒲 人参(去芦头)各一两

【用法】上用金襕袈裟一具,东流水洗千遍,荷叶裹,用文武火烧稍干,好酒煮烂,入药为丸,如梧桐子大。每服六七十丸至百丸,空心温酒或米饮送下,日进二服。药一两,用膏末子一两。

【主治】气血虚弱,肢体沉重,情思少乐,饮食减少;及肾气衰惫,腰腿沉重。

20316 未沤麻散

《普济方》卷三四八。即《圣惠》卷八十"神效未沤麻散"。见该条。

术

20317 术汤(《外台》卷三十三引《古今录验》)

【异名】白术汤(《圣济总录》卷一五五)、白术散(《医学纲目》卷十六)、三味白术汤(《景岳全书》卷六十一引《良方》)。

【组成】白术六两 黄芩三两 芍药四两

【用法】上切。以水六升,煮取二升半,分三次服,半日令尽。微下水,令易生。

【主治】❶《外台》引《古今录验》:妊娠卒得心痛,欲死。❷《校注妇人良方》:妊娠内热心痛。

【宜忌】忌桃、李、雀肉。

20318 **术酒**(《圣惠》卷九十五)

【组成】术五斗(水淘,刷去黑皮,晒干粗捣)。

【用法】以水一石,煮令极软,稍稍益水,少取汁看候黄色,乃压漉取汁,可及七斗,糯米一石,炊熟,细曲十斤捣碎,以术汁都拌和入瓮,密封,三七日开。日饮三杯。

【功用】久服延年不老。

【宜忌】忌桃、李、雀肉。

20319 **术酒**(《圣惠》卷九十五)

【组成】术

【用法】煎一斗,好酒三斗相和,入瓷瓮中盛,泥封头,三七日开。初服一盏,后即任意。勿至醉为妙。

【功用】服十五日诸病皆愈,气力十倍,行及奔马。

【宜忌】忌桃、李、雀肉。

20320 **术酒**

《圣惠》卷九十五。为《千金翼》卷十三"白术酒"之异名。见该条。

20321 **术散**(《元和纪用经》)

【组成】术八两 桂四两 干地黄 泽泻 白茯苓各三两

【用法】上为末。每服方寸匕,酒饮,随性调下,一日三次。

【功用】益肾补虚。

【主治】五劳百损,四肢沉滞,骨肉酸疼,大病后不复常,行动喘惙,吸吸少气,小腹拘急,腰背强痛,心悸,咽干,饮食无味,虚乏瘦削。

20322 **术酥**(《圣惠》卷九十五)

【组成】肥术二石(秋末取,以水刷去黑皮,晒干)

【用法】于木臼中捣匀碎,即于甑中薄铺白茅,上施布,即下术,以布掩之,上以合,蒸一炊久,取下入盆,以汤拌湿润,再入甑中蒸一炊久,便入于酒槽中,压令汁尽,其汁入银锅,以重汤煮,不住搅之,时取少许看硬软,如常酥即成,贮于不津器中。不拘时候,以温酒调枣许大服之。甚良。

【功用】祛风,消食,补益。

【宜忌】忌桃、李、雀肉。

20323 **术煎**(《圣惠》卷九十五)

【组成】好术一石

【用法】上药先以水洗濯去黑皮,细锉,以水三石,煮至一石,去滓,所得汁,以黍米三斗,磨作末,纳汁中,微火煮之令稠,候可作饼子,丸阔二寸许。每以饮下一枚,一日三次。

【功用】除百病,轻身明目;久服断谷延年。

【宜忌】忌桃、李、雀肉。

20324 **术膏**(《鬼遗》卷五)

【组成】术二两 附子二枚(大者,炮) 甘草一两 羊脂五两 松脂鸡子大一块 猪脂五两(不入水者)

【用法】上微火上煎猪脂,后纳羊脂并诸药又煎,膏成绞去滓。候凝,涂疮上,一日三次。

【主治】汤沃人肉烂坏。

20325 **术曲丸**(《普济方》卷二十二引《十便良方》)

【组成】神曲四两 大麦糵二两 橘红 白术各一两 白豆蔻仁五钱

【用法】上为细末,浸蒸饼心为丸,如梧桐子大。每服三五十丸,浓煎人参汤送下,日进三四服,不拘时候。

【功用】进饮食,快中脘。

20326 **术米汤**(《医醇剩义》卷三)

【组成】当归一钱五分 茯苓三钱 白术一钱五分 苡米八钱 橘红一钱 半夏一钱五分 莱菔二钱 杏仁三钱 海石三钱 蒌仁四钱

【用法】水煎,加姜汁二小匙冲服。

【主治】脾经之咳,胸膈痰稠,食少体倦。

20327 **术芩汤**(《郑氏家传女科万金方》卷三)

【组成】白术 黄芩 当归

【用法】水煎服。

【主治】胎孕不安。

20328 **术连丸**(《医学正传》卷三)

【组成】白术四两 黄连四钱五分

【用法】上为细末,神曲糊为丸,如黍米大。津唾送下。

【主治】嘈杂。

20329 **术连丸**(《医级》卷八)

【组成】白术(土炒)四两 黄连(吴茱萸汤浸,炒)一两

【用法】上为末,神曲糊为丸。每服五六十丸,生姜汤送下。

【主治】肝火侵中,暖酸嘈杂。

20330 **术附丸**(《普济方》卷二〇九引《指南方》)

【组成】白术 附子各一两 橘皮二两

【用法】上为粗末,炼蜜为丸,如梧桐子大。每服三十丸,米饮送下。

【主治】洞泄。

20331 **术附丸**(《魏氏家藏方》卷五)

【组成】厚朴(去粗皮,姜制,炙) 茯苓(白者,去皮) 干姜(炮,洗) 白术各四两(炒) 半夏二两(汤泡七次)

以上并锉骰子块,入大青州好枣六两,砂钵内水浸没一指许,煮水尽,取枣去皮核,用粗布绞取肉,入后药:

附子(炮,去皮脐) 甘草(炙)各一两半

【用法】上药一处焙干为末,枣肉为丸,如梧桐子大。每服二十丸,空心、食前白汤送下。

【功用】温脾暖胃,进饮食,消痰饮,实脏腑。

20332 **术附丸**(《医统》卷八十四)

【组成】苍术(去土)一斤(净,用米泔水浸,逐日换新泔,春五日,夏三日,秋七日,冬十日,切片,焙干,分四制:一分用茴香一两,盐一两同炒术黄为度;一分用川乌一个制,切片,川楝子一两打碎,同术炒黄为度;一分用川椒一两,去目及合口者,破故纸一两,同术炒黄为度;一分用好醋、好酒各一盏煮术干,焙燥用之) 香附一斤(分四制,酒、醋、盐水、童便,如前分四时各浸日数,炒干)

【用法】上为末,老米面糊为丸,如梧桐子大。每服五十丸,空心、食前白汤送下。

【主治】月经不调,脐腹疗痛,肋疼腰胀,恶心头晕,或发热发寒,心忪乏力,崩中带下。

20333 **术附汤**(《金匮》卷上附方引《近效方》)

【异名】白术附子汤(《鸡峰》卷五)。

【组成】白术二两 附子一枚半(炮,去皮) 甘草一两(炙)

【用法】上锉。每服五钱匕,加生姜五片,大枣一枚,水一盏半,煎七分,去滓温服。

【功用】暖肌,补中,益精气。

【主治】风湿痹痛,头眩肢重,及中湿泄泻,小儿慢惊。

❶《金匮》附方引《近效方》:风虚头重眩,苦极不知食味。❷《济生》:中湿脉细,自汗体重。❸《医统》:小儿身冷,泄泻慢惊。❹《保命歌括》:寒厥暴痛。

【方论选录】《法律》:肾气空虚之人,外风入肾,风挟肾中浊阴之气,厥逆上攻,其头间重眩之苦至极难耐,兼以胃气亦虚,不知食味。故方中全不用风门药,但用附子暖其水脏,白术、甘草暖其土脏,水土一暖,则阴浊之气,尽陷于下,而头苦重眩,及不知食味之证除矣。

20334　术附汤《普济方》卷一一八引《指南方》)

【组成】白术四两　芍药一两　附子一两半(炮,去皮脐)　甘草二两(炙)

【用法】上为粗末。每服五钱,水二盏,加生姜三片,大枣一枚,煎一盏,去滓温服。

【主治】寒湿之证。

20335　术附汤《医方类聚》卷五十四引《通真子伤寒括要》)

【组成】白术一两　附子一两(炮,去皮脐)　桂枝一两　甘草半两(炙)

【用法】上为粗末。每服四钱,煎至六分,去滓热服,不拘时候。

【主治】太阳病与阳明合病,而自利者。阳明病当多汗,而反无汗,身如虫行,皮中痒者,此久虚也。厥阴病,因风湿相搏,身体疼痛,不能转侧,脉浮涩者。

20336　术附汤《医方大成》卷十引《幼幼方》)

【组成】大附子一个(炮)　白术一两(煨)　木香半两　肉豆蔻一枚(面煨)　甘草半两

【用法】上咬咀。每服二钱,水半盏,加生姜三片,大枣一枚,煎服。

【主治】慢脾风,身弓发直,吐乳贪睡,汗流不已。

【备考】方中木香、甘草用量原缺,据《普济方》补。

20337　术附汤《普济方》卷二四一引《海上方》)

【组成】附子(炮,去皮脐)半两　白术六钱　人参(洗,去芦)二钱半　杜仲(去皮,姜炒去丝)六钱　甘草(炙)官桂(去粗皮)各二钱半　川姜七钱半(炮)　当归(去土,酒浸一宿,焙干)一两二钱半　牛膝(去根,酒浸,焙干)半两

【用法】上为粗末。每服半两,水二盏,煎至八分,温热服,病在上者食后服,病在下者食前服。

【主治】寒湿脚气,筋骨手足一切疼痛。

20338　术附汤《三因》卷六)

【组成】附子(炮,去皮脐)　白术各一两　甘草(炙)茯苓　桂心各半两

【用法】上锉散。每服四大钱,水一盏半,加生姜五片,大枣两枚,煎七分,去滓,食前服。

【主治】湿疟。寒热身重,骨节烦疼,胀满,濈濈自汗,善呕。

20339　术附汤《十便良方》卷十一引《指迷方》)

【组成】苍术四两　芍药　茯苓各三两　人参　甘草各一两　附子一两半

【用法】上为粗散。每服五钱,水二盏,煎一盏,去滓温服。

【主治】寒湿之邪客搏经络,阳气不得发泄,蕴于肌肉

之间,但寒,头重则眩晕,肌肉酸疼,牵急不得转侧,絷絷汗出,恶寒,小便不利,大便反快,短气眩晕,足寒,或时咽痛发热,其脉迟而小弦。

20340　术附汤《普济方》卷二〇九引《直指》)

【组成】白术　苍术各二两　芍药三两　茯苓四两　附子　干姜各一两

【用法】上为粗末。每服五钱,水二盏,煎至一盏,去滓温服。

【主治】洞泄。

20341　术附汤《普济方》卷一四七引《保生回车论》)

【组成】白术二两(锉如麦豆)　附子一枚(以半两为率,炮裂,去皮脐,锉如麦豆粒)

【用法】上如法事治了,一处于杵臼中,良时治之,勿令作末。每用四钱匕,水一盏半,煎及七分,去滓温服,一日三次,不拘时候。凡言日进三服者,如疾势稍重,当促其数,服尽而未知,并当再作本汤剂。

【功用】❶《症因脉治》:温经散湿。❷《金鉴》:除湿兼温里。

【主治】寒湿身痛,腹胀,阴黄。

❶《症因脉治》:寒湿腹胀。❷《张氏医通》:寒湿体痛,自汗身寒。❸《伤寒大白》:阴症发黄,里有寒湿。

20342　术附汤《活幼口议》卷十九)

【组成】附子半个(炮了者)　白术一分　干姜二钱(炮)　甘草一钱(炙)

【用法】上咬咀。每服一钱,水一小盏,煎至半盏,去滓与服。手足暖止之。

【主治】❶《活幼口议》:小儿脏腑虚寒,泄泻洞痢,手足厥冷。❷《医统》:湿温,小便不利。

20343　术附汤《云岐子脉诀》)

【组成】白术　附子(炮,去皮脐)　干姜(炮)　桂各一两

【用法】上咬咀。煎一两,食前服。

【主治】心上寒,寸口脉迟。

20344　术附汤

《医方大成》卷五。即《济生》卷四"附术汤"。见该条。

20345　术附汤《得效》卷三)

【组成】白术四两(去芦)　绵附子(炮,去皮脐,薄切片)一两半　甘草(炙)二两

【用法】上锉散。每服三钱,水一盏,加生姜十片,煎取八分,去滓后调苏合香丸二粒,并进二服。或气短头晕,手足厥逆未退者,可进养心丹三十粒至百粒,不拘时候。

【主治】中寒、中气之候,四肢厥逆,口噤,牙关紧急,痰涎壅盛,如中风状者。

20346　术附汤(方出《丹溪心法》卷四,名见《保命歌括》卷十六)

【组成】苍术(盐炒)　香附(盐炒)　黄柏(酒炒)　青皮(去白)　玄胡索　益智　桃仁　茴香(盐炒)　附子(炮)炙草

【用法】上咬咀。每服五钱,顺流水煎服。

【主治】癫疝。

20347　术附汤《校注妇人良方》卷八)

【组成】白术　生附子(须用好者)

【用法】上为末。每服五钱,加生姜、大枣,水煎,和滓

服。如不应,倍用之。

【主治】下痢,脾气脱陷,肢体不动,汗出身冷,气短喘急,或呕吐不食者。

20348 **术附汤**(《症因脉治》卷三)

【组成】苍术 熟附子

【主治】寒湿成痹。

20349 **术附汤**(《冯氏锦囊·杂症》卷九)

【组成】白术四两 附子(炮,去皮脐)一两五钱

【用法】每服三钱,加生姜、大枣,水煎,热服。

【主治】风湿相搏,腰膝疼痛,中气不足,四肢重着。

20350 **术附汤**(《会约》卷十)

【组成】人参 白术三钱 附子钱半 干姜一钱

【用法】水煎,冷服。

【主治】命门火衰,中真寒而外假热,外热烦躁,腹痛胀闷,下泻而兼脓血,六脉无力,右尺更弱,或大而散。

20351 **术附汤**(《温病条辨》卷三)

【组成】生茅术五钱 人参二钱 厚朴三钱 生附子三钱 炮姜三钱 广皮三钱

【用法】水五杯,煮成二杯,先服一杯,约三时,再服一杯。以肛痛愈为度。

【主治】浊湿久留,下注于肛,气闭肛门坠痛,胃不喜食,舌苔腐白。

【方论选录】气虚而为寒湿所闭,故以参、附峻补肾中元阳之气;姜、术补脾中健运之气,朴、橘行浊湿之滞气。俾虚者充,闭者通,浊者行,而坠痛自止,胃开进食矣。

20352 **术附膏**(《普济方》卷三九五)

【组成】附子(大者一个,炮,去皮脐,姜汁制浸,夏三日,春秋五日,冬七日,焙干,微炒黄色)半两 白术 诃子(炮,去核) 甘草(炙)各二钱半

【用法】上为末,炼蜜为丸,如鸡头子大。三岁一丸,水半盏,煎三分,暑月食前冷服,春、秋、冬温服,危者连进三服。小可吐泻,一服效,须是首尾住奶则可。

【主治】小儿吐泻不定,气粗烦渴,眼慢困顿,肚疼不食,鼻气冷,诸药力不能攻者。

【备考】本方方名,据剂型,当作"术附丸"。

20353 **术苓汤**(《直指》卷九)

【组成】黄耆(炙) 防风 白茯苓 白术 麻黄根节各半两 甘草(炙)二钱

【用法】上锉细。每服三钱,加小麦百粒同煎,临卧服。

【主治】虚汗,盗汗。

【加减】或加牡蛎亦得。

20354 **术苓汤**

《女科万金方》。为《增补内经拾遗》卷三引《局方》"胃苓汤"之异名。见该条。

20355 **术苓汤**(《医统》卷五十一)

【组成】白术三钱 白茯苓二钱

【用法】水一盏半,加生姜三片,大枣二枚,煎八分,调妙香散,至夜温服。

【主治】脾虚盗汗。

20356 **术苓汤**(《东医宝鉴·杂病篇》卷四引《入门》)

【组成】苍术(土炒) 滑石各二钱 赤茯苓 白术 陈皮各一钱

【用法】上锉,作一贴。水煎服。

【主治】吐清水。

20357 **术苓汤**(《幼科直言》卷五)

【组成】苍术(制) 厚朴(炒) 山楂 防风 柴胡 木香 陈皮 茯苓

【用法】生姜一片为引。兼服和中丸或五苓散。

【功用】升气宽中,分阴阳。

【主治】霍乱上吐下泻。

20358 **术苓汤**(《医部全录》卷四三一)

【组成】白术二钱 茯苓一钱

【用法】上煎汤。入竹沥,热下龙荟丸三十丸,保和丸二十丸。

【主治】小儿惊,因脾虚肝乘之,手足搐动,四肢恶寒而食少。

20359 **术苓散**(《郑氏家传女科万金方》卷二)

【组成】木香 厚朴 甘草 川连 苍术 陈皮

【主治】胎前产后泄泻。

20360 **术砂散**(《郑氏家传女科万金方》卷三)

【组成】白术 砂仁(炒) 阿胶(蛤粉炒成珠)各三两

【用法】加条芩五钱,蒲黄斟酌加。每服二钱,艾汤调下。

【主治】胎漏下血。

20361 **术香散**(《脉因证治》卷上)

【组成】木香 蓬术各一两 干漆(炒烟尽)一钱

【用法】每服一钱,醋汤下。

【主治】心脾卒痛不忍。

20362 **术桂汤**(《兰室秘藏》卷下)

【异名】麻黄苍术汤。

【组成】苍术二钱 麻黄 炒神曲 橘皮 白茯苓 泽泻各一钱 桂枝 半夏 草豆蔻仁 猪苓各五分 黄耆三分 炙甘草二分 杏仁十个

【用法】上都作一服。水二盏,加生姜五片,煎至一盏,去滓,食前热服。

【主治】寒湿所客,身体沉重,胃脘痛,面色萎黄。

20363 **术桂汤**(《普济方》卷一四七引《保生回车论》)

【组成】白术三两(锉) 桂一分

【用法】上为细末。每服二钱,粥饮调下,一日二三次,不拘时候,以上二药服饵。

【主治】伤寒温热病,表里未解,头痛发热,口燥咽干,烦渴引水,水入即吐,或小便不利,及汗出表解,烦渴不止者。

20364 **术桂汤**(《辨证录》卷二)

【组成】白术三两 肉桂三分

【用法】水煎服。

【主治】房劳力役,又感风湿,两腰重如带三千文,不能俯仰,兼腰痛者。

20365 **术桂散**(《外台》卷二十三引《古今录验》)

【组成】麻黄 桂心各五分 白术 附子(炮) 菖蒲各三分

【用法】上为末。每服方寸匕,食前酒送下,一日三次。

【主治】汗出不止。

20366 **术豉汤**(《圣济总录》卷二十二)

【组成】苍术(炒)五两　豉(炒)三两半　麻黄(去根节)二两

【用法】上为粗末。每服三钱匕,水一大盏,煎至七分,去滓热服。盖覆出汗,未汗再服。

【主治】天行时疫,三二日内,未经汗下。

20367　术膏酒(《千金》卷七)

【组成】生白术(净洗)一石五斗(捣取汁三斗,煎取半)　湿荆二十五束(束别三尺,围各长二尺五寸,径头二寸,烧取沥三斗,煎取半)　青竹三十束(束别三尺,围各长二尺五寸,径一寸,烧取沥三斗,煎取半)　生地黄根五大斗(粗大者,捣取汁三斗,煎取半)　生五加根三十六斤(洗净讫,锉;于大釜内以水四石煎之,去滓澄清,取汁七斗,以铜器中盛,大釜内水上煎之,取汁三斗五升)

【用法】以上白术等五种药,总计得汁九斗五升,好糯米一石五斗,上小麦曲八斤,晒干为末,以药汁六斗,浸曲五日,待曲起,第一投净淘米七斗,令得三十遍,下米置净席上,以生布拭之,勿令不净,然后炊之,下馈,以余药汁浸馈,调强弱更蒸之,待馈上痢生,然后下于席上,调强弱冷热如常酿酒法,酝之瓮中,密盖头。三日后第二投,更淘米四斗,一如前法投之,三日后即加下药:桂心、甘草、白芷、细辛、防风、当归、麻黄、芎䓖各六两,附子五两,牛膝九两,干姜、五加皮各一斤。上药咬咀讫。第三投以米四斗,净淘如前法,还以余汁浇馈重蒸,待上痢生,下置席上,调冷热如常酿法,和上件药投之,三日外,然后尝吉得中讫,密封头二七日,乃压取清酒。一服四合,一日二次,细细加,以知为度,温酒不得过热。

【主治】脚弱风虚,五劳七伤。

【宜忌】慎生冷、酢滑、猪、鲤鱼、蒜、牛肉等。

【方论选录】《千金方衍义》:脚气之病多缘肾虚痹湿所致。以脾湿故用白术,肾虚故用五加,血燥故用地黄,风湿故用湿荆,筋急故用竹沥,用以酿酒,次第更加后药,较之浸酒,工力虽繁,而功用洵不寻常。

【备考】本方方名,《外台》引作"白术膏酒"。

20368　术蔻面(《活幼口议》卷十八)

【异名】术蔻散(《普济方》卷三九八)。

【组成】白术半两　肉豆蔻(炮)二枚　木香二钱

【用法】上为末,面二两入药,水搜作剂,切作条子,水煮令熟,用葱白、生姜、盐各少许和汁滋味与之。看入多少,仍兼鸡青丸服。

【主治】小儿噤口痢。

20369　术蔻散

《普济方》卷三九八。为《活幼口议》卷十八"术蔻面"之异名。见该条。

20370　术汤浴方(《圣济总录》卷一七一)

【组成】白术五两

【用法】上为粗末,米泔浸一宿,至明用慢火煎五七沸,先炙顶上旋毛中,小炷勿令大,三壮讫,用本方以适寒温,洗儿头及身。

【主治】小儿风痫,瘈疭,身体汗出,独头无汗。

20371　术归桂草汤(《辨证录》卷十二)

【组成】白术　当归各五钱　肉桂五分　炙甘草一钱

【用法】水煎服。

【主治】产后血虚,小腹痛。

20372　术附防风汤(《医方类聚》卷九十八引《施圆端效方》)

【组成】白术　附子(熟)　甘草　防风各一两　桂三两　茯苓半两

【用法】上为粗末。每服五钱,水一盏半,煎至六分,去滓温服,日三夜一。

【主治】肢节痛重,不可转侧,脚气痛痹,自汗欲衣,或身微肿。

20373　术附姜苓汤(《温病条辨》卷三)

【组成】生白术五钱　附子三钱　干姜三钱　茯苓五钱

【用法】水五杯,煮取二杯,一日服二次。

【主治】湿久伤阳,痿弱不振,肢体麻痹,痔疮下血。

20374　术附理中丸(《赤水玄珠》卷二)

【组成】人参　附子(炮)　炮姜　白术　炙甘草　木香　丁香各等分

【用法】上为末,炼蜜为丸,如梧桐子大。每服六七十丸,食前白汤送下。

【主治】中寒,心腹急痛。

20375　术苓加桂汤(《辨证录》卷二)

【组成】白术　茯苓各一两　肉桂三钱

【用法】水煎服。

【主治】脾虚不能运化,水湿停积,下不能行,涌而上行,而口眼喎斜,身欲颠仆,腹中鸣如囊裹浆之声。

20376　术苓加桂汤(《辨证录》卷五)

【组成】白术一两　茯苓五钱　肉桂一钱

【用法】水煎服。

【主治】肾火不足,脾土虚衰,饮食之后,胸中倒饱,久久不已,遂成中满之症。甚则腹渐高大,脐渐突出,肢体渐浮胀。

20377　术苓固脾饮(《辨证录》卷十一)

【组成】白术一两　茯苓　人参　山药　芡实各五钱　肉桂五分　肉豆蔻一枚

【用法】水煎服。经未泻前服此。

【主治】脾虚而气不摄血,湿气先乘之,行经之前先泻三日,而后行经。

20378　术苓调中汤(《玉案》卷三)

【组成】白芍　猪苓　茯苓　泽泻　厚朴各一钱二分　陈皮　甘草　苍术　白术各八分　山楂　香附　麦芽　神曲各一钱

【用法】加灯心三十茎,水煎,食前服。

【主治】过伤饮食,大便泄泻,下痢,肚腹膨胀。

20379　术苓调脾散(《痘疹传心录》卷十九)

【组成】白术一钱(炒,去芦)　白茯苓八分(去皮)　真神曲八分(炒)　白芍六分(酒炒)　白扁豆八分(姜汁浸,去壳,炒)　砂仁六分(炒,研)　香附七分(炒)　厚朴六分(姜汁炒)　甘草三分(炙)

【用法】加煨姜三片,大枣一枚(去核),同煎服。

【主治】脾土中虚泄泻。

【加减】或加人参三分。

20380　术香启中汤(《奇效良方》卷十七)

【组成】木香　人参　白术　茯苓　陈皮　半夏　枳

壳　香附　缩砂　白豆蔻　甘草各等分

【用法】上咬咀。每服六钱，水一盏半，加生姜七片，大枣一枚，同煎至八分，去滓，不拘时候温服。

【功用】补脾胃，进饮食，宽膈顺气。

20381　术桂干姜汤《辨证录》卷一

【组成】白术一两　肉桂三钱　干姜三钱

【用法】水煎服。

【主治】中寒。严寒之时，忽感阴冷，直入于腑，手、足、身皆冷，面目色青，口呕清水，腹中雷鸣，胸胁逆满，体寒发颤，腹中觉有凉气一裹，直冲而上，猝不知人。

20382　术桂防豨汤《辨证录》卷二

【组成】白术二两　肉桂三钱　防己一钱　豨莶草五钱

【用法】水煎服。

【主治】露宿于星月之下，寒湿之气入于骨髓之内，腰痛不能转侧者。

20383　术桂豆苓汤《辨证录》卷一

【组成】肉桂一钱　白术一两　茯苓三钱　肉豆蔻一枚

【用法】水煎服。

【主治】少阴入肾，而兼入于小肠之腑，小腹作痛，两足厥逆。

20384　术桂草玄丹《辨证录》卷十一

【组成】白术二两　肉桂一钱　甘草一钱　玄胡索一钱

【用法】水煎服。

【主治】妇人下焦寒湿相争，经水将来，三、五日前脐下疼痛，状如刀刺，寒热交作，下如黑豆汁，既而经来，因之无娠。

20385　术桂加泽泻汤《辨证录》卷二

【组成】白术一两　泽泻三钱　肉桂五分

【用法】水煎服。

【主治】腰痛，日重夜轻，小水艰涩，饮食如故者。

20386　术茯车前子汤《医统》卷三十五

【组成】白术　茯苓　车前子　泽泻　芍药　陈皮　炙甘草各等分

【用法】上咬咀。每服七钱，水一盏半，加生姜三片、大枣一枚、灯心，煎至七分服。

【主治】一切泄泻。

【加减】伤食泄黄或食积，加神曲、麦芽、山楂子各八分，黄连七分以消；腹中窄狭，饱闷，再加厚朴、枳实、木香各五分；小便赤涩短少，加猪苓、木通、山栀各五钱；湿泻者，加茵陈、苍术各一钱；若夏秋之间，湿热大行，暴注水泻，加炒黄连、苍术、升麻、木通各五分；发热躁渴，加干葛、石膏各一钱；口渴引饮，加葛根、人参、麦门冬各一钱，升麻、乌梅肉各一分；暑月泄泻，加香薷、厚朴；寒月溏泻，清冷腹痛，或伤冷食，加神曲、麦芽、干姜（煨）各一钱，砂仁、木香、益智各五分；胜湿须加防风、羌活、白芷、苍术、半夏；胃气下陷，加人参、黄耆、升麻、柴胡以升清气；久泻肠胃虚滑不禁，加肉蔻（煨）、石脂（煨）、诃子（煨）、木香（炒）、干姜五分；清晨溏泄，加破故纸（炒）、茴香（炒）、肉蔻（煨）。

本

20387　本药《喉科紫珍集》卷下

【组成】川乌一钱　草乌一钱（焙）　淮乌一钱（焙）　乌头一钱（焙）　龙骨一钱（煅）　象牙一钱（焙）　青黛一钱　血竭五分　梅片五分　银花生五分，炙五分　硼砂一钱　珍珠五分　乳香五分　没药五分　青鱼胆五分　麝香三分　儿茶一钱

【用法】上为细末，小罐密收。凡遇喉中诸症，用此先吹，下刀后，用秘药吹之。

【主治】一切喉症疼痛者。

20388　本末丸《普济方》卷一三九

【组成】雄黄　朱砂　铅丹　风化灰各三钱　砒一钱

【用法】上为粗末，以枣十枚煮取肉为丸，如梧桐子大，各于丸上针一孔，晒干。每服二丸，以针穿定药，灯上烧红，急投麻油中，取出，冷齑汁送下，便卧。

【主治】伤寒素有喘息咳嗽，发动不得卧，胸满短气，病本在肾，末在肺者。亦治疟。

【宜忌】禁热物。

【加减】喘甚，加砒二钱。

世

20389　世宝丸《杨氏家藏方》卷九

【组成】附子（炮，去皮脐）　牛膝（酒浸一宿，焙）　肉桂（去粗皮）　白茯苓（去皮）　椒红　五味子　茴香（炒）　枳壳（汤浸去瓤，麸炒）　人参（去芦头）　熟干地黄（洗，焙）各一两半

【用法】上为细末；次用精羖羊肉四两（细切），肉苁蓉（洗净）二两（细切），羊脂二两（细切），黄蜡二两（细切），杏仁（去皮尖）二两（炒，切），乌梅肉一两，葱白三两，上七味，用酒五升，同入银器中，慢火煮令肉烂，研成膏，入前药末一处捣和为丸，如梧桐子大。每服三十丸，加至四五十丸，空心、食前温酒或盐汤送下；肺痿咯血，煎糯米、阿胶汤送下。

【功用】补益元气，轻健腰脚，实骨髓，耐风寒，滋养气血。

【主治】下元虚损，久积寒冷，目晕耳鸣，形体羸弱，阴痿自汗，遗沥泄精；及肺痿喘嗽，咯唾有血，怯风畏寒，手足多冷，一切虚劳气劣。

20390　世传地黄丸

《医部全录》卷四一三。即《保婴撮要》卷四"世传方地黄丸"。见该条。

20391　世传苍术散（方出《保婴撮要》卷四，名见《医部全录》卷四一三）

【组成】苍术四两（米泔浸，切片，焙）

【用法】上为末，猪肝二两，批开掺药在内，用麻系定，粟米一合，水一碗，砂锅内煮熟，熏眼，候温、临卧每服三钱。

【主治】雀目。

20392　世传茯苓丸

《准绳·女科》卷二。为《百一》卷五引《指迷方》"治痰茯苓丸"之异名。见该条。

20393　世传通关散《保婴撮要》卷五

【组成】大南星一个（炮）

【用法】上为末。每服二分,猪胆汁调下,便能言语。

【主治】小儿惊风愈后,声哑不能言者。

20394 世秘资生丹《宁坤秘籍》卷上）

【组成】归身(酒洗) 川芎(酒洗) 香附米(去毛,醋炒,忌铁器) 苍术(米泔水浸,炒) 玄胡(炒) 蒲黄(炒) 白茯苓(去皮) 桃仁(去皮尖) 淮熟地(酒蒸,净)各一两 山茱萸(去核) 地榆(酒洗) 五灵脂(醋浸,瓦焙) 羌活 甘草(炙) 白芍(酒炒) 人参 陈皮 牛膝(去芦)各五钱 三棱(醋浸透,纸包煨)五钱 白术(土炒) 青皮 木瓜各三钱 良姜四钱 乳香(去油) 没药(去油) 木香各一钱 天台乌药一钱五分 益母草一两五钱(忌铁器) 阿胶(蛤粉炒成珠)八钱

【用法】上药各制净,为极细末,用大黄膏为丸,如弹子大。每服一丸,临用搐为细末,好酒调服,不拘时候。

【主治】子死腹中,胞衣不下,难产,产后血晕,口干心烦,寒热如疟,四肢浮肿,烦躁癫狂,失音不语,泻痢脓血,百节酸痛,小便尿血,崩中漏下,胸膈气呕逆不定,咳嗽,喉中似蟾鸣。或产后小便赤涩,大便滞迟不通。或经行腹痛,经闭。月经不调。

【备考】大黄膏:锦纹大黄一斤(去黑皮,为极细末),苏木三两(劈碎,河水五碗,熬取三碗),红花三两(炒黄色,入好酒一大壶,同煮五六碗去滓存汁),另黑豆三升,用河水熬汁三碗。先将大黄末入锅内,用米醋五碗搅匀,熬至滴水成珠,又下醋四五碗熬,如此三次,取膏,即入红花酒、苏木汤、黑豆汁搅开,大黄膏再熬成膏取出,瓦盆盛之。

20395 世传方地黄丸《保婴撮要》卷四）

【组成】鹿茸五钱 泽泻 茯苓 山茱萸 熟地黄 牡丹皮 牛膝各一两

【用法】上为末,蜜为丸,如梧桐子大。每服二十丸,盐汤送下。

【主治】肾虚,目睛多白。

【备考】本方方名,《医部全录》引作"世传地黄丸"。

20396 世传白花蛇酒《本草纲目》卷四十三引《濒湖集简方》）

【组成】白花蛇一条(温水洗净,头尾各去三寸,酒浸去骨刺,取净肉一两) 全蝎(炒) 当归 防风 羌活各一钱 独活 白芷 天麻 赤芍药 甘草 升麻各五钱

【用法】上锉碎,以绢袋盛贮,用糯米二斗蒸熟,如常造酒,以袋置缸中,待成,取酒同袋密封,煮熟,置阴地七日出毒。每温饮数杯,常令相续。

【主治】诸风不论新久,手足缓弱,口眼㖞斜,语言謇涩,或筋脉挛急,肌肉顽痹,皮肤燥痒,骨节疼痛;或生恶疮、疥癞等疾。

20397 世传密陀僧散《保婴撮要》卷十）

【组成】密陀僧(研极细末如粉)

【用法】每服一钱七分,茶清调下。

【主治】惊气入心络,不能语者。

甘

20398 甘醴《解围元薮》卷四）

【组成】羊踯躅花一两 北红枣五十枚 风藤二两

【用法】烧酒五六碗,共入坛内,糠火煨。饮半小杯,令人昏迷一周时。酒未完而病已脱。

【主治】麻痹,不省人事。

20399 甘石散《直指》卷二十）

【组成】绿炉甘石 乌贼骨各等分

【用法】上为细末,入脑少许。点目眦,泪自收。二药燥,脑和之。

【主治】眼风,流泪不止。

20400 甘石散《普济方》卷三〇一）

【组成】橡斗子(烧灰存性)二钱 密陀僧 炉甘石各一钱半 轻粉一分 龙骨半钱 麝香少许

【用法】上为细末。先用荆芥、杜仲、川椒煎汤温浴,洗罢,然后搽药。

【主治】下疳疮。

20401 甘石散《中医皮肤病学简编》）

【组成】炉甘石 31 克 石决明 31 克 煅龙骨 31 克 熟石膏 31 克 松花粉 62 克 枯矾 15 克 冰片 6 克

【用法】上为极细末。撒布创面,或调油外敷。

【主治】足跟溃疡。

【备考】本方加入煅石膏 30 克,冰片 1 克,研末外用,名"冰石散"。

20402 甘石膏《博济》卷三）

【组成】炉甘石(研) 代赭石(煅,醋淬七次,研) 黄丹各四两(水飞过) 白沙蜜半斤

【用法】上将二石研为极细末,次与黄丹和合,用铜锅将蜜炼去白沫,更添水五六碗,熬沸,下前药,以文武火熬,用一碗,用铜器搅,试将药滴水中沉下为度,方可住火,熬成,用夹纸四重滤过,用净瓷器盛贮,密封,不要透下尘土,恐点眼时隐眼。如眼昏花,不时点之。

【主治】眼昏花,视物不明。

20403 甘白丹《石室秘录》卷四）

【组成】甘草 白矾各等分

【用法】每服二钱,饮下即愈。

【主治】腹中忽有应声虫。

【备考】本方方名,据剂型当作"甘白散"。

20404 甘瓜散《幼幼新书》卷十六引《惠眼观证》）

【组成】瓜蒂 甘草(炙)各二钱

【用法】上为末。每服一大钱,五更初用茶清调下。小儿半字。

【主治】小儿䳒龄。

20405 甘芎散《产宝诸方》）

【组成】甘草(炙) 白芍药 白术(焙) 川芎 阿胶(糯米炒,却去米)各等分

【用法】上为末。每服二钱,水一盏,加生姜二片,大枣一个,同煎七分,通口服,不拘时候。安胎,入胶、艾煎;嗽,用五味子;如腹痛下痢,入干姜;白痢常服,入姜、枣。

【功用】安胎,清膈,进食。

20406 甘竹汤

《准绳·类方》卷五。为《千金》卷三"甘竹茹汤"之异名。见该条。

20407 甘麦散《鸡峰》卷二十四）

【组成】大麦蘖四两 甘草半两

【用法】上为细末。每服二钱,水一盏,煎至八分,温服,不拘时候。

【主治】脾胃不和。

20408 甘豆汤《千金》卷二十四

【组成】大豆汁 甘草

【主治】中乌头、巴豆毒。

【方论选录】甘草解百药毒,此实如汤沃雪,有同神妙。有人中乌头、巴豆毒,甘草入腹即定。大豆汁解百药毒,余每试之,大悬绝不及甘草,又能加之,为甘豆汤,其验尤奇。

20409 甘豆汤《洪氏集验方》卷四

【组成】黑豆一两 甘草半两

【用法】同煎汤服之。

【主治】脚肿。

【临床报道】脚肿:郭镇廷圭知县云,昔年太学士人,围闭中,多患脚肿,至腹则死。前后如此者非一人。后有施此方,服之皆愈。

【备考】方中甘草原脱,据《普济方》补。

20410 甘豆汤《普济方》卷三六一引《汤氏宝书》

【组成】黑豆一合 甘草一两(切)

【用法】用水一大碗煮。临热入沙糖少许,同煎糖化,澄清,遇渴饮之。

【主治】小儿初生下胎黄。

【备考】加淡竹叶一握,能解五脏热毒。夏月产者,尤宜服之。

20411 甘豆汤《直指》卷十五

【组成】黑大豆二合 甘草二钱

【用法】加生姜七片,井水煎汁服。

【主治】诸热烦渴,大小便涩;及内蓄风热入肾,腰痛,大小便不通;血淋,诸淋。

20412 甘豆汤《幼科类萃》卷三

【组成】甘草一钱 黑豆二钱 淡竹叶十片

【用法】上咬咀。用水一钟,加灯心七茎煎,不拘时候服。

【主治】小儿胎热。

【备考】方中淡竹叶剂量原脱,据《医统》补。

20413 甘豆散《产宝诸方》

【组成】黑豆三升 生姜三两(炒) 甘草一寸

【用法】上用水五升,煎豆熟为度。取汁缓缓服。才觉产便服之。

【功用】易产,治风。

【主治】难产三日,子母不相见。

20414 甘连丸《宁坤秘籍》卷上

【组成】甘草五钱 川连一钱(炒) 干姜一钱

【用法】水煎,温服。

【主治】胎前泻痢。

20415 甘连汤《女科秘要》卷三

【组成】甘草五分 黄连二钱

【用法】水煎服。

【主治】月水将临,伤食椒、姜、鸡、热毒物,毒攻五脏,变作痢疾,诸药无效者。

20416 甘连散

《普济方》卷二九九。为方出《千金》卷六,名见《圣惠》卷三十六"杏仁丸"之异名。见该条。

20417 甘松丸《圣济总录》卷一四五

【组成】甘松(去土) 黄荆实 芥菜子(陈者) 赤蓼花 橼子(炒) 白僵蚕(炒) 蝤蛑壳各半两

【用法】上为末,炼蜜为丸,如弹子大。每服一丸,温酒化下,不拘时候。

【主治】打扑损伤,手脚筋骨疼痛。

20418 甘松汤《普济方》卷二四二

【组成】荷叶心 藁本 甘松

【用法】煎汤。洗之。

【功用】收湿拔毒。

【主治】湿脚气。

20419 甘松散《圣济总录》卷一二〇

【组成】甘松一分 猪肾(薄批,炙干)一对 芦荟(研)半两 腻粉(研)一分

【用法】上为散。临卧时,先以浆水净漱口,后以药贴患处。有涎即吐之。

【主治】风疳,虫蚀肉尽。

20420 甘松粥《药粥疗法》引《饮食辨录》

【组成】甘松5克 粳米30~60克

【用法】先煎甘松取汁,去滓,再用粳米煮粥,待粥将成时,加入甘松药汁,稍煮一二沸即可。每天两次,空腹温热食用。3~5天为一疗程。

【功用】行气止痛,补脾健胃。

【主治】气闷胸痛,脘腹胀痛,食欲不振,胃寒呕吐。

【宜忌】发热病人忌用。

20421 甘松膏

《普济方》卷四十八。即《千金》卷十三"生发膏"。见该条。

20422 甘矾散《保命集》卷下

【组成】生甘草一寸 白矾一栗子大

【用法】放口内,含化咽津。

【主治】太阴口疮。

20423 甘和茶《成方制剂》9册

【组成】苍术 柴胡 赤芍 防风 甘草 岗梅 高良姜 黄芩 金樱根 荆芥 救必应 桔梗 苦丁茶 麦芽 青蒿 青皮 山楂 神曲 水翁花 紫苏叶

【用法】上制成粉末状或颗粒状药茶。药茶包每包重6克;泡服用袋装药茶每袋重2.5克。冲服(药茶包)或泡服(袋装药茶),一次1包或1袋。

【功用】清暑散热,生津止渴。

【主治】感冒发热,中暑口渴,预防感冒。

20424 甘乳散《幼幼新书》卷九引《惠眼观证》

【组成】白附子 川乌头(并烧存性)各一钱(先各以一两,可烧得二钱) 朱砂 硼砂各一钱 脑 麝各少许

【用法】上为末。每服一钱至二钱,薄荷汤调下。

【功用】定搐。

【主治】慢惊风。

20425 甘乳膏《赵炳南临床经验集》

【组成】乳香二钱 水飞甘石粉二钱 龙骨二钱 石脂二钱 海螵蛸二钱 凡士林四两

【用法】直接外涂,或涂于纱布上再外敷。

【功用】收干生肌。

20426 甘泽饮《李氏医鉴》卷七

【组成】甘草 泽泻 茯苓 通草 车前子 瞿麦 木通 扁蓄 栀子 琥珀

【主治】上焦肺热,小便秘涩。

20427 甘草丸(方出《肘后方》卷四,名见《圣济总录》卷七十九)

【组成】防己 甘草 葶苈各二两

【用法】上为末,苦酒为丸,如梧桐子大。每服三丸,一日三次。

【功用】消肿。

【主治】大腹水病。

20428 甘草丸(《外台》卷二十二引《删繁方》)

【组成】甘草六分(炙) 人参六分 半夏六分(洗) 乌梅肉六分 枣膏十分

【用法】上五味,捣筛四味,枣膏相和,入蜜为丸,如弹子大。含之。

【主治】口热干燥。

【备考】本方《千金》有生姜。

20429 甘草丸(方出《医心方》卷二十五引《古今录验》,名见《普济方》卷三九三)

【组成】甘草十八分

【用法】上药治下筛,炼蜜为丸。一岁儿服如小豆粒二十丸,一日三次,不妨食及乳,服尽更合。

【主治】小儿无辜,面黄发直,时壮热,饮食不生肌肤,积经日月,遂致死。

20430 甘草丸(《外台》卷十七引《延年秘录》)

【组成】甘草四两(炙) 人参二两 白术二两 芍药二两 黄耆二两 远志二两(去心) 大麦蘗二两(熬令黄)

【用法】上为散,以枣膏和蜜搅调和药,令成丸,如梧桐子大。食后少时,以酒或饮任下五丸,渐加至七丸,一日二次,长服勿绝,尽即更合,非止一剂即停,多分两恐难尽又坏;分两少,服尽更常得新药。

【功用】安养五脏,长肌肉,调经脉,下气,补脾胃,益精神,令人能食,强健气力。

【宜忌】忌海藻、菘菜、桃、李、雀肉。

20431 甘草丸(《千金》卷三)

【组成】甘草三两 人参二两 远志三两 麦门冬二两 菖蒲三两 泽泻一两(如无,以白术代之) 桂心一两 干姜二两 茯苓二两 大枣五十枚

【用法】上为末,炼蜜为丸,如大豆大。每服二十丸,酒送下,一日四五次,夜再服。不知稍加。

【主治】产后心虚不足,虚悸,心神不安,吸吸乏气,或若恍恍惚惚,不自觉知者。

【加减】若胸中冷,增干姜。

【方论选录】《千金方衍义》:《千金》用参、苓补虚,多兼姜、桂,化热多兼门冬,不独甘草丸为然;菖蒲、远志引领诸味,桂心、泽泻淡渗,专导虚热下泄。

20432 甘草丸(《医心方》卷九引《效验方》)

【组成】甘草二分(炙) 瓜蒂一分

【用法】上药治下筛,炼蜜为丸,如梧桐子大。欲下病,服三丸,一日一次。三丸不下,增之,以吐为度。

【主治】留饮。

20433 甘草丸(《圣惠》卷二十七)

【组成】甘草一两(炙微赤,锉) 人参一两(去芦头)

生干地黄一两 乌梅肉一两(微炒)

【用法】上为末,以枣瓤并炼蜜为丸,如弹子大。每服一丸,绵裹含咽津,一日四五次。

【主治】虚劳,口干舌燥。

20434 甘草丸(《圣惠》卷三十六)

【组成】甘草三分(炙微赤,锉) 人参三分(去芦头) 麦门冬一两半(去心,焙) 乌梅肉三分(微炒) 栝楼根三分 寒水石一两

【用法】上为末,炼蜜为丸,如弹子大。每服一丸,含咽津。

【主治】口舌干燥烦热。

20435 甘草丸(《圣惠》卷六十六)

【组成】甘草一两(炙微赤,锉) 犀角屑一两半 黑豆一两(炒熟) 麝香半两(细研) 斑蝥半两(以糯米拌炒,米黄为度,去头翅足)

【用法】上为末,炼蜜为丸,如梧桐子大。每服七丸,空心以粥饮送下。服后觉疮痛即住药。其病当从小便中出,即于盆子内看之。

【主治】热毒结成瘰疬,日夜疼痛。

20436 甘草丸(《圣惠》卷八十三)

【组成】甘草半两(炙微赤,锉) 桂心一分 杏仁一分(汤浸,去皮尖双仁,麸炒微黄,更研如膏)

【用法】上为散,入杏仁研令匀,炼蜜为丸,如绿豆大。每服三丸,以乳汁研化服之,一日三四次。

【主治】儿未满百日,咳嗽上气。

20437 甘草丸(《圣济总录》卷七十三)

【组成】甘草(炙) 桂(去粗皮) 芦荟(别研) 蜀椒(去目及闭口,炒出汗) 豉(微炒) 木香 柏子仁 芜荑各一两

【用法】上药除芦荟外,捣罗为末,入芦荟研令匀,炼蜜为丸,如梧桐子大。每服二十丸,食后、临卧用温酒送下。渐加至三十丸。

【主治】疝气成块,在脐两边疼痛。

20438 甘草丸(《圣济总录》卷九十一)

【组成】甘草(炙,锉) 当归(切,焙) 芍药各一两 干姜(炮) 芎藭 人参 黄耆(去黑心)各半两

【用法】上为末,炼蜜为丸,如弹丸大。每服一丸,温酒化下,空腹夜卧服。

【功用】强神益气。

【主治】虚劳脱营,羸瘦少气,精神毁减。

20439 甘草丸(《圣济总录》卷一一七)

【组成】甘草一寸(炙赤色) 杏仁二十枚(汤浸去皮、尖、双仁,研) 黄连末一分

【用法】上为末,和匀。每服如杏仁大。绵裹含化咽津。

【主治】口糜生疮,痛不得食。

20440 甘草丸(《圣济总录》卷一一七)

【组成】甘草(炙,锉) 人参 乌梅肉(炒) 枣肉(焙) 石膏(碎)各一两 半夏(汤洗去滑,生姜汁制)一分

【用法】上为末,炼蜜为丸,如弹丸大。每服一丸。含化,不拘时候。

【主治】口干心热。

20441 甘草丸

《普济方》卷五十六。为《圣惠》卷三十七"纳鼻甘草丸"之异名。见该条。

20442 甘草丸（《普济方》卷三五二）

【组成】甘草（炙）五两　当归　干姜　人参　术各二两

【用法】上药治下筛，炼蜜为丸，如弹子大。磨纳一升酒中，作一服，一日三次。

【功用】补虚，去血，止痛。

【主治】产后虚损。

20443 甘草水（《中医皮肤病学简编》）

【组成】甘草（切碎）40克

【用法】加水2000毫升，煮沸过滤，冷后备用。取五六层重迭纱布，浸于2%甘草水溶液，外敷患处，每一二小时换用湿敷一次。

【主治】急性湿疹，湿润糜烂，流水淋漓。

【加减】可加冬桑叶30克，或五倍子10克，水煎作冷湿敷。

20444 甘草汤（《伤寒论》）

【异名】温液汤（《千金翼》卷十五）、甘草散（《医方类聚》卷五十四引《神巧万全方》）。

【组成】甘草二两

【用法】以水三升，煮取一升半，去滓，温服七合，一日二次。

【功用】❶《直指小儿》：涌吐痰涎。❷《金匮要略论注》：清少阴客热。

【主治】伤寒少阴病，咽喉干燥，疼痛灼热；肺痿涎唾；小儿撮口；痈疽热毒。

❶《伤寒论》：少阴病二三日，咽痛。❷《玉函经》：小儿撮口发噤。❸《千金》：肺痿涎唾多，心中温温液液者。❹《外台》：羸劣老弱，体性少热，因服石散，而寒气盛，药伏胸膈，冷热不调，烦闷短气欲死，药既不行，又不能大便。❺《圣惠》：中蛊欲死。❻《圣济总录》：热毒肿，身生瘭浆；舌卒肿起，满口塞喉，气息不通，顷刻杀人。❼《伤寒总病论》：豌豆疮欲出。❽《直指》：诸痈疽，大便秘。

【方论选录】❶《法律》：本方用甘草一味，乃从长桑君以后相传之神方也。历代内府御院莫不珍之。盖和其偏，缓其急，化其毒，卓然奉之为先务，然后以他药匡辅其不逮。❷《金匮要略论注》：甘草一味单行，最能和阴而清冲任之热。每见生便痈者，骤煎四两顿服立愈，则其能清少阴客热可知，所以为咽痛专方也。❸《伤寒论集注》：案本论汤方，甘草俱炙，炙则助脾土而守中。惟此生用，生则和经脉而流通，学者不可以其近而忽之也。

【临床报道】❶少阴咽痛：《岳美中医话集》：昔在山东时，曾治一患者，咽喉痛如刀刺，曾用西药未效，细察咽喉，局部不红不肿，诊断为少阴咽痛，病由少阴经气不能舒展所致。予服《伤寒论》甘草汤，生炙甘草并用，以舒其痉挛。饮后二日，其痛若失。❷毒蕈中毒：《新中医》[1978，(1)：36]苏某某，男，42岁。炒食山上采取野蕈约250克，5小时后出现腹痛，恶心头晕，出冷汗，全身无力，呕吐，于发病后两小时就诊。取甘草1500克，浓煎。第一次药后10分钟呕吐一次；30分钟后服第二次药，2小时后腹痛、恶心逐渐减

轻；再服第二煎药液100毫升，2小时后，腹痛消失，但仍感全身乏力，头晕。4小时后腹泻一次，为黄褐色烂便，再服余下的药液100毫升，6小时后诸症消失而痊愈。

【备考】《外台》本方用生甘草四两，切。以水五升，煮去折半，去滓，令顿服之。当大吐，药亦与病俱去，便愈矣。夫散家患心腹痛，服诸药不愈者，服此诸膈即通，大便亦利，甚验。

20445 甘草汤（方出《肘后方》卷二，名见《千金》卷九）

【异名】阴毒汤（《千金》卷九）、当归汤（《圣济总录》卷二十七）、阴毒甘草汤（《普济方》卷一三五）。

【组成】甘草　升麻各二分　当归　椒各一分　鳖甲一两

【用法】以水五升，煮取二升半，分三服，温覆取汗；汗不出，汤煮更作也。

【主治】阴毒，身重背强，蛰蛰如被打，腹中痛，心下强，短气呕逆，唇青面黑，四肢冷，脉沉细而紧数。

20446 甘草汤（方出《肘后方》卷二，名见《外台》卷二引《深师方》）

【组成】甘草三两　橘皮一升

【用法】水五升，煮取三升，分服，日三，取瘥。

【主治】伤寒呃不止。

20447 甘草汤（《外台》卷三十八引《靳邵方》）

【组成】甘草（炙）　枳实（炙）　白术　栀子各二两　桔梗三两

【用法】上切。以水六升，煮取二升，分二服。

【主治】心痛腹胀，兼冷热相搏。

20448 甘草汤（《外台》卷十四引《深师方》）

【异名】甘草饮（《圣济总录》卷十七）。

【组成】甘草（炙）　防风各一两半　吴茱萸　干地黄　芍药　当归　细辛　干姜各一两

【用法】上㕮咀。以水五升，煮取三升，分为二服。

【功用】温中止痛，利大小便。

【主治】贼风入腹，心腹绞痛，胀满拘急，不得气息，并转筋，寒中下重。

【宜忌】忌海藻、菘菜、生葱菜、芜荑。

20449 甘草汤（《医心方》卷二十二引《产经》）

【组成】甘草二两（炙）　厚朴三两　干姜二两　当归二两

【用法】上切。以水七升，煮取二升半，分三服，一日三次。

【主治】妊娠霍乱。

20450 甘草汤

《外台》卷十七引《古今录验》。为《金匮》卷中"甘草干姜茯苓白术汤"之异名。见该条。

20451 甘草汤（《千金》卷三）

【组成】甘草　干地黄　麦门冬　麻黄各二两　芎䓖　黄芩　栝楼根各三两　杏仁五十枚　葛根半斤

【用法】上㕮咀。以水一斗五升，酒五升，合煮葛根，取八升，去滓，纳诸药，煮取三升，去滓，分二服。一剂不愈，更良。

【主治】在蓐中风，背强不得转动，名曰风痉。

【备考】《千金翼》有前胡三两。

20452 甘草汤(《千金》卷三)

【组成】甘草 芍药各五两 通草三两(《产宝》用当归) 羊肉三斤

【用法】上哎咀。以水一斗六升,煮肉取一斗,去肉纳药,煮取六升,去滓,分五服,日三夜二。

【主治】产后腹中伤绝,寒热恍惚,狂言见鬼,此病中风内绝,脏气虚所为。

【方论选录】《千金方衍义》:此治产后腹中伤绝,寒热暴病,乃独取羊肉温补精血,芍药、甘草护持营气,则伤绝可复,寒热可除;用通草者,通达气化之阻绝也。

20453 甘草汤(《千金》卷三)

【组成】甘草 芍药 桂心 阿胶各三两 大黄四两

【用法】上哎咀。以东流水一斗,煮取三升,去滓,纳阿胶令烊,分三服。一服入腹中,面即有颜色,一日一夜,尽此三升,即下腹中恶血一二升,立愈。当养之如新产者。

【主治】产乳余血不尽,逆抢心胸,手足逆冷,唇干,腹胀短气。

【方论选录】《千金方衍义》:四味温中药中,特进大黄一味,以破逆上之血。大黄虽苦寒,得桂心之辛散,功用自不寻常,一服入腹,面即有色,岂非宿有验乎?

20454 甘草汤

《千金》卷五。为《幼幼新书》卷四引《肘后方》"甘草法"之异名。见该条。

20455 甘草汤(《千金》卷七)

【组成】甘草 人参各一两 半夏一升 桂心 蜀椒各三两 小麦八合 大枣二十枚 生姜八两 吴茱萸二升

【用法】上哎咀。以水一斗二升,煮小麦取一斗,去小麦,纳诸药,煮取三升,分为六服。

【主治】脚弱,举身洪肿,胃反,食谷吐逆,胸中气结不安而寒热,下痢不止,小便难。

【方论选录】《千金方衍义》:脚弱浮肿,脾虚湿著也,故以桂、椒、萸、半辛温散结,参、甘、小麦甘温益气,生姜、大枣辛甘和营,共襄逐湿之功,而脚膝受荫矣。

20456 甘草汤(《千金》卷八)

【组成】甘草 桂心 芎䓖 麻黄 当归 芍药各一两 附子二枚 独活 防己各三两 生姜 石膏 茯神各四两 白术 黄芩 细辛各一两 秦艽 防风各一两半 侧子二枚 菊花一升 淡竹沥四升 人参二两

【用法】上哎咀。以水一斗,先煮麻黄,去沫,取七升,纳竹沥及药,煮取三升,分四服;服三服讫,间一杯粥,后更服,待药势自汗。

【主治】偏风积年不愈,手脚枯细,面口㖞僻,精神不定,言语倒错。

【宜忌】慎生冷、醋、蒜、面、乳酪、鱼等。

【方论选录】《千金方衍义》:偏风积年不愈,服药不除,而至手脚枯细,必是风从火化,而成本寒标热之患,故于附子散中除去干姜之辛燥,增入麻黄、独活搜风逐痹,苓、术、甘草健脾行湿,芎䓖、芍药养血营筋,芩、膏、菊、沥杜风化热,则附、桂、辛、防藉人参之大力,何惮历年固疾不愈耶?其余秦艽、防己、侧子、生姜,匡助术、附、麻黄之力,大方中不可无助长之味也。方后服三服,间粥一杯,于长沙太阳例,服桂枝汤后啜热稀粥以助药力法悟入。

20457 甘草汤(方出《千金》卷十,名见《普济方》卷一九八)

【组成】甘草一两 蜀漆三两 常山四两 石膏五两 鳖甲四两 香豉一升 栀子 乌梅各三七枚 淡竹叶(切)二升

【用法】上哎咀。以水九升,煮取三升,分三服。

【主治】心热为疟不止,或止后热不歇,乍来乍去,令人烦心,甚欲饮清水,反寒多不甚热者。

【方论选录】《千金方衍义》:五脏之疟皆在于经,而诸经见证虽各不同,其主治之用总以恒山、蜀漆为破的之金鎞。热在于心,令人烦心欲饮清水,又须竹叶、栀子为引,以清发渴之热。

20458 甘草汤(《千金》卷十六)

【组成】甘草 生姜 五味子各二两 人参一两 吴茱萸一升

【用法】上五味哎咀。以水四升,煮茱萸令小沸,去滓纳药,煮取一升六合,分二服。服数剂佳。

【主治】虚羸惙惙,气欲绝。

【方论选录】《千金方衍义》:参、姜、吴萸温中散寒,乃吴茱萸汤之变方。彼用大枣以行脾津,此用甘草以和胃气,五味子以收津液也。

20459 甘草汤

《千金》卷十八。为《伤寒论》"茯苓桂枝白术甘草汤"之异名。见该条。

20460 甘草汤(《千金》卷二十四)

【组成】甘草三两 桂心二两 豉二升 葱白半斤

【用法】上哎咀。先以水一斗五升,煮葱白作汤,澄取八升,纳药煮取三升,分三服。才服便使人按摩摇动,口中嚼物,然后仰卧,覆以暖衣,汗出去衣,服汤。

【功用】解五石毒。

【方论选录】《千金方衍义》:石药之悍方炽,其人元气本虚,则寒折又难轻试,乃于葱白豉汤除去人参,易入桂心,而施从治之法。

20461 甘草汤

《千金翼》卷七。为《金匮》卷下"白头翁加甘草阿胶汤"之异名。见该条。

20462 甘草汤(《外台》卷三十八)

【组成】甘草(炙) 人参 黄连各一两 栀子仁二十一枚

【用法】上切。以水五升,煮取二升,分服之。

【主治】服石药后,脾肺苦热,饮水过量,遂成痢疾。

20463 甘草汤(《医心方》卷五引《疗眼方》)

【组成】甘草一分 黄柏一分 苦参一分 当归一分

【用法】水一升二合,煎取七合,待冷洗眼,日五六,夜一。

【主治】眼为物所触中,疼痛、肿赤、结热。

20464 甘草汤

《圣惠》卷三十八。为《千金》卷二十四"桂心汤"之异名。见该条。

20465 甘草汤(方出《圣惠》卷五十五,名见《普济方》卷一九五)

【组成】甘草一两(炙微赤,锉) 栀子仁一两 黄柏一两(锉) 白术一两

【用法】上为散。每服四钱,以水一中盏,煎至六分,去

滓温服,一日四五次。

【主治】脾脏瘀热不散,心神烦乱,小便赤涩,或汗出如柏汁。

20466 **甘草汤**(《圣惠》卷六十二)

【组成】甘草一两 黄芩一两 川大黄一两 黄连一两 当归一两 川芒消三两

【用法】上锉细。以水六升,煮至三升,去滓,还铛中,纳芒消令小沸,将帛于药汁中浸,以揭肿上。数用之效。

【主治】瘰疬浸淫,欲作未成,如桃核,或如鸡子,赤肿焮热。

20467 **甘草汤**(《圣惠》卷七十三)

【组成】甘草一两(生用) 干漆一两 黄芩二两 生干地黄一两 赤芍药二两 当归二两 龟甲五两

【用法】上锉细。以水七升,煎至三升,去滓,以绵蘸汤揭疮处,一日三次。

【主治】妇人阴疮。

20468 **甘草汤**(《养老奉亲》)

【组成】甘草一两(切,熬) 生姜一两(刮去皮,切) 乌豆一合

【用法】以水一升,煎取七合,去滓,空心服之。不过三日服愈。

【主治】老人冷热不调,下痢赤白,腹痛不止。

20469 **甘草汤**(《伤寒总病论》卷三)

【异名】阴毒甘草汤(《活人书》卷十六)。

【组成】甘草 鳖甲 升麻 当归 桂枝各二分 蜀椒一分 雄黄一分

【用法】上㕮咀。水三升,煎取一升,去滓,温温每饮一盏,食顷再服。温覆。中毒当汗吐之,汗吐则愈,不吐再服之。

【主治】阴毒证。其病身重背强,腹中绞痛,咽喉不利,毒气攻心,心坚强,气不得息,呕逆,唇青面黑,四肢厥冷,其脉沉细而紧。

20470 **甘草汤**(《圣济总录》卷八)

【组成】甘草(炙,锉) 羌活(去芦头)各一两一分 人参半两 防风(去叉)一两 附子(炮裂,去皮脐)半两

【用法】上锉,如麻豆大。每服四钱匕,水一盏半,入地黄汁一合,先同煎至八分,去滓,次入荆沥、竹沥各半合,同煎三沸,温服,日夜各一服。

【主治】风痉,口噤不语,肢体强直,神识不明。

20471 **甘草汤**(《圣济总录》卷九)

【组成】甘草(炙,锉) 侧子(炮裂,去皮脐) 桂(去粗皮) 防己 附子(炮裂,去皮脐) 芎䓖 人参 麻黄(去根节,煎,掠去沫,焙干) 当归(切,焙) 赤芍药各一两 秦艽(去苗土)三分 茯神(去木)二两 防风(去叉)三分 白术半两 黄芩(去黑心)半两 细辛(去苗叶,微炒)半两 甘菊花(未开者)一两

【用法】上锉,如麻豆大。每服六钱匕,以水二盏,加生姜半分(切),煎至一盏,去滓,入竹沥半合,更同煎沸温服,空心、日晚、近夜服。

【主治】中偏风,积年不愈,手足枯细,口面㖞斜,精神不守,言语倒错。

20472 **甘草汤**

《圣济总录》卷十三。为《伤寒论》"大青龙汤"之异名。见该条。

20473 **甘草汤**(《圣济总录》卷十七)

【组成】甘草(炙,锉) 细辛(去苗叶) 干姜(炮) 当归(切,焙) 桂(去粗皮) 白茯苓(去黑皮) 赤芍药 吴茱萸(汤浸,焙,炒) 熟干地黄(切,焙)各一两

【用法】上为粗末。每服五钱匕,以水一盏半,入切羊脂少许,同煎至八分,去滓,空心、日午、夜卧服。

【主治】风入腹中疠痛,并飞尸遁注,发作无时,发则抢心胀满,胁下如锥刀刺。

20474 **甘草汤**(《圣济总录》卷三十五)

【组成】甘草(炙)三分 蜀漆叶半两 天灵盖(酥炙)一两 黑豆(生) 桃仁(汤浸,去皮尖,研) 乌梅肉(炒)各一分

【用法】上为粗末。每服三钱匕,水一盏,加竹叶三片,煎至七分,去滓,空腹未发前一服,临发时再服。

【主治】劳疟,寒热萎黄,渴躁烦闷。

20475 **甘草汤**(《圣济总录》卷四十)

【组成】甘草(炙,锉) 半夏(汤洗七遍去滑) 人参 陈橘皮(汤浸去白,焙)各二两

【用法】上为粗末。每服五钱匕,水一盏半,加豉半合,生姜五片,煎至八分,去滓温服,一日二次。

【主治】霍乱,烦躁不得安。

20476 **甘草汤**(《圣济总录》卷五十九)

【组成】甘草(炙,锉) 栝楼根各二两 麦门冬(去心,焙)二分 半夏(汤洗去滑七遍,晒干,麸炒)二两半

【用法】上为粗末。先以水二盏,淘小麦半合,煎至一盏半,去麦,下药末五钱匕,加大枣二枚(擘破)、生地黄半钱、生姜一枣大(拍破),再煎至八分,去滓温服,一日二次。

【主治】胃热干渴。

20477 **甘草汤**(《圣济总录》卷七十五)

【组成】甘草(炙,锉)半两 黄连(去须,炒) 附子(炮裂,去皮脐)各三分 阿胶(炙令燥)半两

【用法】上锉,如麻豆大。每服五钱匕,水一盏半,煎至八分,去滓,空心、日午温服,一日二次。

【主治】冷痢下,色白,食不消。

20478 **甘草汤**(《圣济总录》卷七十五)

【组成】甘草(炙,锉)半两 生姜(切)一分 生蜜一合

【用法】用浆水五合,同煎至四合,去滓,空心温分二服。

【主治】夏月暴下热痢。

20479 **甘草汤**(《圣济总录》卷七十六)

【组成】甘草(炙) 地榆 当归(切,焙) 黄连(去须,炒) 芍药(炒)各半两

【用法】上锉细。每服三钱匕,浆水一盏,煎取六分,去滓温服。

【主治】赤白痢,疼痛不止。

20480 **甘草汤**(《圣济总录》卷一〇二)

【组成】甘草(炙,锉) 防风(去叉)各一两 乌豆一合 桂(去粗皮) 细辛(去苗叶)各半两 柏子仁 白茯苓(去黑皮)各二两 葵仁(去皮,烂研)一两

【用法】上为粗末。每服五钱匕,水一盏半,加大枣二

枚(擘破),同煎至七分,去滓,食后、临卧服。

【主治】肝气不足,两胁拘急痛,寒热,目不明。

20481 甘草汤(《圣济总录》卷一○三)

【组成】甘草(炙)一两　地骨皮五两　荠苨五两　葛根(锉)一两

【用法】上为粗末。每服五钱匕,水一盏半,加竹叶七片,煎至七分,去滓,放温,食后、临卧服。

【主治】目赤痛,心躁口干。

20482 甘草汤(《圣济总录》卷一○三)

【组成】甘草(炙)　甘竹茹(细切)各一两　芦根二两(锉)　新粟米三合

【用法】上为粗末。每服五钱匕,水一盏半,煎至七分,去滓,食后服,临卧再服。

【主治】眼赤肿痛。

20483 甘草汤(《圣济总录》卷一○九)

【组成】甘草(炙,锉)　防风(去叉)　羚羊角(镑)　羌活(去芦头)　生干地黄(焙)　细辛(去苗叶)　菊花　玄参　杏仁(去皮尖双仁,炒令黄)　地肤子　栀子仁　青葙子　当归(切,焙)　决明子　蜀椒(去目并合口,炒出汗)各一两

【用法】上为粗末。每服五钱匕,水一盏半,煎至一盏,去滓,食后温服。

【主治】风毒攻眼,渐生胬肉,碜涩疼痛。

20484 甘草汤(《圣济总录》卷一二四)

【组成】甘草(炙)半两　磁石(煅,醋淬三遍)二两　玄参　防风(去叉)各一两半　五味子　牡丹皮　桂(去粗皮)各一两　黑豆半合　附子(炮裂,去皮脐)半两

【用法】上为粗末。每服五钱匕,水一盏半,加生姜半分(拍碎),煎至一盏,去滓,食后服,一日二次。

【主治】咽干,涕唾如胶;或肾气不足,心中悒悒,目视䀮䀮,少气耳聋;消渴黄疸,一身悉痒,骨中疼痛,小肠拘急。

20485 甘草汤(《圣济总录》卷一二八)

【组成】甘草(炙)二两　露蜂房一两

【用法】上锉。以水五升,煎至三升,去滓,以故帛二片浸汤中,更互洗疮上,一日二三次。

【主治】附骨痈。

20486 甘草汤(《圣济总录》卷一四四)

【组成】甘草(炙,锉)　白茯苓(去黑皮)　桂(去粗皮)　杏仁(去皮尖双仁,炒)各一两

【用法】上为粗末。每服三钱匕,水一盏,煎至七分,去滓温服,不拘时候。

【主治】诸伤损,恶血积滞腹中。

20487 甘草汤(《圣济总录》卷一四五)

【组成】甘草一两(炙)　白茯苓(去黑皮)一两　杏仁(汤浸去皮尖双仁,炒,研)三分　人参一两

【用法】上除杏仁外,为粗末,入杏仁拌匀。每服三钱匕,水一盏,煎至七分,去滓温服,不拘时候。

【主治】坠扑,伤损肺气,咳唾血出。

20488 甘草汤(《圣济总录》卷一四六)

【组成】甘草(生用)二两　白药一两

【用法】上锉细。以水三盏,同煎至二盏,去滓,候冷顿服。以吐出恶物为度。吐了后再单煎甘草一味服,尤佳。

【主治】中药毒,心膈烦闷,甚者如锥刺痛。

20489 甘草汤(《圣济总录》卷一五五)

【组成】甘草(炙令赤)　阿胶(炙令燥)各一两　生干地黄(焙)半两

【用法】上为粗末。每服三钱匕,水一盏,煎至七分,去滓温服。

【主治】妊娠卒下血,胎动不安,或连腰疼痛。

20490 甘草汤

《圣济总录》卷一五九。为《圣惠》卷七十七"葵子散"之异名。见该条。

20491 甘草汤(《圣济总录》卷一五九)

【组成】甘草(炙,锉)　桂(去粗皮)各一两

【用法】上为粗末。每服三钱匕,水一盏,煎至七分,去滓温服。连三五服,未下再服。

【主治】妊娠颠扑内损,致子死腹中。

20492 甘草汤(《圣济总录》卷一五九)

【组成】甘草(锉)一两　桂(去粗皮)半两　香豉(炒)二两

【用法】上为粗末。每服五钱匕,水一盏半,煎至一盏,去滓,用鸡子一枚,取清打转入药内,再同煎七分,稍热服,须臾未下,再作服。

【主治】子死腹中未下。

20493 甘草汤(《圣济总录》卷一六四)

【组成】甘草(炙)三分　当归(切,焙)　人参各一两　羊肉一斤(去脂,切碎,水四大碗,煮取汁三碗,去肉澄清)　芎䓖一两　桂(去粗皮)三分　芍药一两半　生干地黄(焙)四两

【用法】上药除肉外,为粗末。每服三钱匕,以肉汁一盏,煎至七分,去滓温服,不拘时候。

【主治】产后血虚,汗出不止。

20494 甘草汤(《圣济总录》卷一七一)

【异名】钩藤汤(《普济方》卷三七六)

【组成】甘草(炙,锉)　钩藤　栝楼根　黄芩(去黑心)　独活(去芦头)　桂(去粗皮)　芍药　当归(切,炒)　石膏(碎)各半两　蛇蜕六寸(炙黄)　麻黄(去节)三分

【用法】上为粗末。三五岁儿每服一钱匕,水一盏,煎至五分,去滓热服,一日三次。

【主治】小儿诸痫,瘛疭吐舌。

20495 甘草汤(《圣济总录》卷一七四)

【组成】甘草(炙)　常山各一两

【用法】上为粗末。三四岁儿每服半钱匕,水半盏,加竹叶十片,同煎至三分,去滓温服。更量儿大小加减,得吐即止。

【主治】小儿疟,痰实壮热,头痛欲吐。

20496 甘草汤(《圣济总录》卷一八三)

【组成】甘草(炙,锉)　麻黄(去根节)各一两

【用法】以水二盏,酒半盏,煎取一盏半,先以火遍炙背令热,欲汗出,即热服之。以衣覆卧,须臾大汗出即愈。

【主治】乳石发动,烦热胀满,身体生疮。

20497 甘草汤

《圣济总录》卷一八四。为《外台》卷三十七引《小品方》"甘草饮"之异名。见该条。

20498 甘草汤（《普济方》卷二一一引《十便良方》）

【异名】三神汤。

【组成】甘草（炙）二寸 乌梅肉（微炒）五枚 诃黎勒（煨，用皮）五枚

【用法】上锉。以水一大盏，煎至六分，去滓，食前分温二服。

【主治】冷热痢，心神烦渴，腹痛，胸膈滞闷。

20499 甘草汤

《妇人良方》卷十五引《专治妇人方》。为《金匮》卷下"甘草小麦大枣汤"之异名。见该条。

20500 甘草汤

《医钞类编》卷十二引《拔萃》。为《保命集》卷中"桔梗散"之异名。见该条。

20501 甘草汤（《观聚方要补》卷六引《经验方》）

【组成】百药煎 白干葛各二钱 乌梅 五味子 天花粉各二钱 甘草半钱

【用法】水煎服。

【主治】烦渴口干。

20502 甘草汤

《普济方》卷二十七。为《伤寒论》"炙甘草汤"之异名。见该条。

20503 甘草汤

《普济方》卷一七八。为《千金翼》卷十九"羊髓煎"之异名。见该条。

20504 甘草汤

《普济方》卷二〇九。为《圣济总录》卷七十四"附子汤"之异名。见该条。

20505 甘草汤

《普济方》卷三三七。为《圣惠》卷七十六"甘草散"之异名。见该条。

20506 甘草汤

《丹溪心法附余》卷二十三。为《直指小儿》卷五"甘草散"之异名。见该条。

20507 甘草汤（《嵩崖尊生》卷十）

【组成】甘草 白术各二钱半 桂枝二钱 炮附二钱 秦艽二钱

【主治】痛痹属寒，身痛觉骨节冷。

20508 甘草汤

《医级》卷八。为《伤寒论》"桔梗汤"之异名。见该条。

20509 甘草汤（《医钞类编》卷十四）

【组成】甘草梢 五倍子 黑豆

【用法】水煎服。

【功用】解毒缓急。

【主治】筋疝。茎筋挛痛，挺胀不收，白物如精随溲而下，此得之房术。

20510 甘草汤（《温氏经验良方》）

【组成】甘草一钱 当归二钱 焦白术二钱 薤白三分

【用法】用鸡汤去净油煎药，服三剂。

【主治】曾伤八月胎者。

20511 甘草饮（《外台》卷三十七引《小品方》）

【异名】甘草汤（《圣济总录》卷一八四）。

【组成】甘草二两（炙） 大黄三两（别渍） 黄芩二两

【用法】上切。以水三升，煮三两沸，去滓分服。以利为度。

【主治】❶《外台》引《小品方》：服五石散后，食便吐出，不得安住者，由癖故也。❷《圣济总录》：乳石发，内热结不除，或已饮酒、冷食、澡洗，犹不解，或腹胀头痛眼目疼，或先有癖实不消，或连饮不食，或时作心痛。

20512 甘草饮（《外台》卷六引《延年秘录》）

【组成】甘草二两（炙） 人参二两 干姜四两 厚朴二两（炙） 白术二两

【用法】上切。以水五升，煮取一升五合，去滓，分温三四服，如人行八九里。

【主治】脾肾冷气乘心，痛闷吐利，四肢逆冷，或烦疼。

【宜忌】忌海藻、菘菜、桃李、雀肉等。

20513 甘草饮（方出《千金》卷二十四，名见《普济方》卷二五一）

【组成】甘草 蜜各四分 粱米粉一升

【用法】以水五升，煮甘草，取二升，去滓，歇大热，纳粉汤中，搅令匀调，纳白蜜更煎，令熟如薄粥，适寒温饮一升佳。

【功用】解药毒。

【主治】鸩毒，及一切毒药不止，烦懑。

20514 甘草饮（《圣济总录》卷七）

【组成】甘草（炙） 黄芩（去黑心）各二两 附子一枚（炮裂，去皮脐） 人参 芎䓖 防风（去叉） 麻黄（去根节） 防己各一两

【用法】上锉，如麻豆大。每服五钱匕，水一盏半，加生姜三片，煎至八分，去滓，空心、食前温服。

【主治】贼风入腹，角弓反张，口噤舌强，目视不明，不能言语，举体不仁，心腹疗痛。

20515 甘草饮

《圣济总录》卷十七。为《外台》卷十四引《深师方》"甘草汤"之异名。见该条。

20516 甘草饮（《圣济总录》卷六十五）

【组成】甘草半两（半炙半生） 黑豆一百粒（半炒半生） 生姜半两（半煨半生） 乌梅肉一枚（半炒半生）

【用法】以酒、水各一盏，同入银石器内，煎至一盏，去滓，更入蜜一匙，重煎至一盏，食后、临卧放温细呷。

【主治】暴患热嗽。

20517 甘草饮（《圣济总录》卷七十六）

【组成】甘草大者二寸许（一半生，一半炙） 乌梅五枚（拍碎） 诃黎勒皮五枚

【用法】上锉细。用水一盏，煎取五分，去滓，一半冷服，一半热服。

【主治】冷热痢，或小儿痢渴不止。

20518 甘草饮（《圣济总录》卷一二八）

【组成】甘草（半炙令赤黄，半生）半两 瓜蒌一枚（去皮，取瓤）

【用法】先以酒二盏，煎甘草至一盏，入瓜蒌瓤同绞，和匀，滤去滓，放温顿服。未愈更作服之。

【主治】乳肿痛，虑作痈毒，但乳痈痛甚者。

20519 甘草饮（《圣济总录》卷一四〇）

【组成】甘草三两

【用法】上锉细。用水二升,煎取一升,绞汁,每服一小盏,温饮,一日三次,仍淋疮上。

【主治】毒箭伤。

20520 甘草饮(《圣济总录》卷一四六)

【组成】甘草(生,锉)二两 葛粉(研)一两 白蜜半两

【用法】以水六盏,先煎甘草减半。纳葛粉并蜜,更煎三两沸,去滓,温分三服。如食顷再服。

【主治】中药毒,心痛烦闷。

20521 甘草饮

《圣济总录》卷一五一。为方出《医心方》卷二十一引《广济方》,名见《圣济总录》卷一五一"当归汤"之异名。见该条。

20522 甘草饮(《仙拈集》卷三)

【组成】淡豆豉七粒 甘草三分

【用法】水一小盏,饭锅上燉小半盏,小儿未乳之先以此药频挑与食,停一时,此后饮乳。

【主治】胎毒,消化痘自稀,或不出。

20523 甘草法(《幼幼新书》卷四引《肘后方》)

【异名】甘草汤(《千金》卷五)。

【组成】甘草如中指节(炙,碎)

【用法】水二合,煮一合,每用一蚬壳,缠绵点口中。

【功用】吐去胸中恶汁,智慧无病。

20524 甘草油(《赵炳南临床经验集》)

【组成】甘草一两 香油十两

【用法】甘草浸入油内一昼夜,文火将药炸至焦黄,去滓备用。涂敷患处。

【功用】解毒,润肤,清洁疮面,或作赋形剂用。

20525 甘草酒(《圣济总录》卷一三六)

【组成】甘草(炙) 升麻 沉香(锉) 麝香(别研)各半两 豉一两半

【用法】上药除麝香外,为粗末,入麝香拌匀。每服五钱匕,酒一盏半,煎至八分,去滓,早、晚食前各一服。其滓热敷肿上。甚者取豉半升,栀子仁十四枚,葵菜二两,三味用水二升半,煎至一升,滤去滓,温分三服,空心、日午、晚间服尽为度。

【主治】毒气肿,当头上如刺痛。

20526 甘草酒

《杏苑》卷八。为方出《百一》卷十六,名见《普济方》卷二八六"甘草膏"之异名。见该条。

20527 甘草散(《外台》卷三十四引《小品方》)

【异名】预服散。

【组成】甘草八分(炙) 黄芩 大豆黄卷 粳米 麻子仁 干姜 桂心各二分 吴茱萸二分

【用法】上为散。每服方寸匕,酒调下,一日三次。

【功用】令易生。母无疾病,未生一月,日前预服,过三十日,行步动作如故,儿生坠地,皆不自觉。

【备考】《圣济总录》"大豆卷散",即本方去粳米,加大麦蘖。

20528 甘草散(《外台》卷三十六引《古今录验》)

【组成】甘草(炙) 蝼蛄(熬)各三分

【用法】上为散,以安脐中。

【主治】小儿风脐汁出。

20529 甘草散(《千金》卷二)

【异名】神效方(《普济方》卷三四六)。

【组成】甘草一两 通草三十铢 石钟乳三十铢 云母二两半 屋上散草二把(烧成灰)

【用法】上药治下筛。每服方寸匕,食后温漏芦汤调下,一日三次,乳下止。

【主治】妇人乳无汁。

20530 甘草散(方出《千金》卷十七,名见《普济方》卷二三七)

【组成】甘草 干姜 干地黄 茯苓 羊脂 当归 细辛各一两 芍药 吴茱萸 桂心各二两 栀子仁十五枚

【用法】上㕮咀。以水八升,煮取三升,去滓,纳脂烊尽,分三服。

【主治】卒中恶,贼风寒冷入腹便绞痛,或飞尸遁尸发作无时,抢心胸满,胁痛如刀刺,口噤者。

【加减】欲利者,加大黄二两。

20531 甘草散(《圣惠》卷十)

【组成】甘草一两(生用) 川升麻半两 射干半两

【用法】上锉细。都以水三大盏,煎至二盏,去滓,分为四服,日三服,夜一服。

【主治】伤寒二三日,毒气攻咽喉痛肿。

20532 甘草散(《圣惠》卷十一)

【组成】甘草(炙微赤,锉) 桂心 茯神 人参(去芦头) 阿胶(捣碎,炒令黄燥) 麦门冬(去心)各一两 生干地黄二两 麻黄二两(去根节)

【用法】上为散。每服四钱,以水一中盏,加生姜半分。煎至六分,去滓温服,不拘时候。

【主治】阳毒伤寒,脉洪大,心中怔状。

20533 甘草散(《圣惠》卷十一)

【组成】甘草(炙微赤,锉) 茯神 远志(去心)各一两 枳实半两(麸炒微黄)

【用法】上为粗散。每服三钱,以水一中盏,加生姜半分,煎至五分,去滓温服,不拘时候。

【主治】伤寒脉结代,心下悸。

20534 甘草散(《圣惠》卷三十一)

【组成】甘草一两(炙微黄,锉) 黄芩一两 麦门冬一两(去心,焙)

【用法】上为粗散。每服三钱,以水一中盏,煎至六分,去滓温服,不拘时候。

【主治】骨蒸肺痿,心中烦热。

20535 甘草散(《圣惠》卷三十二)

【组成】甘草(炙微赤,锉) 葛根(锉) 桔梗(去芦头) 玄参 车前子 前胡(去芦头) 贝母(煨令微黄) 犀角屑 川升麻各半两

【用法】上为散。每服三钱,以水一中盏,加生姜半分,淡竹叶二七片,煎至六分,去滓,每于食后温服。

【主治】热毒攻眼,胸膈壅闷,烦喘。

20536 甘草散(《圣惠》卷三十七)

【组成】甘草(锉,生用) 白术 阿胶(捣碎,炒令黄燥) 干姜(炮裂,锉) 黄芩各一两 伏龙肝一合

【用法】上为粗散。每服三钱,以水一中盏,煎至六分,去滓温服,不拘时候。

【主治】卒吐血不止。

20537　甘草散(方出《圣惠》卷三十九,名见《圣济总录》卷一四六)

【组成】甘草(生,锉)　贝齿　胡粉各一两

【用法】上为细散。每服二钱,水调下。

【主治】食诸菜中毒。

20538　甘草散(《圣惠》卷四十四)

【组成】甘草一两(炙微赤,锉)　干姜一两(炮裂,锉)　白术三两　白茯苓三两　当归二两

【用法】上为粗散。每服四钱,以水一中盏,煎至六分,去滓,食前温服。

【主治】肾着之为病,身体冷,从腰以下痛重。

20539　甘草散(《圣惠》卷五十六)

【组成】甘草一两(炙微赤,锉)　生干地黄一两　干姜一两(炮裂,锉)　当归一两(锉,微炒)　赤茯苓一两　细辛一两　桂心一两　赤芍药一两　防风一两(去芦头)　栀子一十五枚　吴茱萸一两(汤浸七遍,焙干,微炒)

【用法】上为粗散。每服四钱,以水一中盏,煎至六分,去滓温服,不拘时候。

【主治】风尸及中恶贼风,寒气入腹疠痛,飞尸遁尸,发作无时,抢心胁如刀刺,口噤。

20540　甘草散(《圣惠》卷七十六)

【异名】甘草汤(《普济方》卷三三七)。

【组成】甘草一两(炙微赤,锉)　黑豆一两(炒熟)　干姜半两(炮裂,锉)　糯米一两　大麻子一两　白茯苓半两　吴茱萸半两(汤浸七遍,焙干微炒)

【用法】上为细散。每服二钱,食前以暖酒调下。若未入月,不得辄服。

【功用】妊娠十月满足,入月预服易生。

20541　甘草散(《圣惠》卷八十四)

【组成】甘草半两(炙微赤,锉)　牡蛎粉半两　黄芩半两　赤芍药半两

【用法】上为粗散。每服一钱,以水一小盏,煎至四分。去滓,取鸡子清一枚,投入散中,熟搅掠去沫,徐徐温服。

【主治】小儿伤寒热渴,而下后觉烦闷。

20542　甘草散(《圣惠》卷八十七)

【组成】甘草一分(炙微赤,锉)　地榆一分(锉)　蚺蛇胆一钱(细研)　蜗牛壳一两(炒令微黄)　麝香一钱(细研)　兰香根灰一分　人粪灰一分　龙脑半钱(细研)

【用法】上为细散。入龙、麝等,研令匀,每服半钱,以粥饮调下。亦可吹于鼻中,三岁以下可服一字。

【主治】小儿鼻疳生疮,痛痒不止。

20543　甘草散(《圣惠》卷八十八)

【组成】甘草一分(炙微赤,锉)　龙骨一分　赤茯苓一分　牡蛎一分(烧为灰粉)　生干地黄一分　黄芩一分　当归半两(锉,微炒)　桂心一分

【用法】上为粗散。每服一钱,以水一小盏,入淡竹叶七片,煎至五分,去滓,入白蜜一钱,更煎一两沸,一日三四次。

【主治】小儿中魅。

20544　甘草散(方出《圣惠》卷九十,名见《圣济总录》文瑞楼本卷一八二)

【异名】芍药散(《普济方》卷四〇八)。

【组成】甘草三分(锉)　赤芍药三分　白蔹三分　黄芩三分　黄连半两(去须)　黄柏半两(锉)

【用法】上为细散,用白蜜和如膏,涂于疮上,一日二次。亦可作汤洗之。

【主治】小儿恶疮,一身如麻豆,带脓,乍痛乍痒,烦热。

20545　甘草散(《圣惠》卷九十三)

【组成】甘草一分(炙微赤,锉)　乌梅肉一分(微炒)　诃黎勒二枚(煨,用皮)

【用法】上为粗散。每服一钱,以水一小盏,入生姜少许,煎至五分,去滓温服,不拘时候。

【主治】小儿痢渴不止。

20546　甘草散(《圣惠》卷九十三)

【组成】甘草三分(炙微赤,锉)　厚朴三分(去粗皮,涂生姜汁,炙令黄熟)　人参半两(去芦头)　黄连半两(去须,微炒)　龙骨一两　白茯苓半两

【用法】上为粗散。每服一钱,以水一小盏,煎至五分,去滓,不拘时候服。

【主治】小儿暴痢。

20547　甘草散

《医方类聚》卷五十四引《神巧万全方》。为《伤寒论》"甘草汤"之异名。见该条。

20548　甘草散(《圣济总录》卷一三三)

【组成】甘草(末)　青蛙(自死者,烧作灰)　母猪蹄甲(烧作灰)　救月杖(烧灰)各一两

【用法】上为细末,拌匀。以蜜涂敷疮上,一日三五次。

【主治】月蚀疮。

20549　甘草散(《圣济总录》卷一六五)

【组成】甘草(半生半炙)　黄连(去须,炒)各二两

【用法】上为散,每服二钱匕,温浆水调,食前服。

【主治】产后下痢赤白,久不愈。

20550　甘草散(《圣济总录》卷一八二)

【组成】甘草(炙,锉)一分(为末)　油麻半升

【用法】上二味,先取油麻去皮,研细,绞取汁一合,调甘草末半钱匕服,一日二次。

【主治】小儿丹毒,防入腹。

20551　甘草散(《幼幼新书》卷十八引《疹痘论》)

【组成】大甘草不以多少(炙过)

【用法】上为细末。每服一钱或二钱,水一盏,煎至六分,去滓呷之,不拘时候。以少解利热毒即住。若疮出迟,当服紫草饮子(紫草二两)。大人当针两腕砚子骨间,男左女右取之。或灸一壮,亦助发出。疹痘毒气已发,不必用之。

【主治】疮未出及虽出躁渴者。

20552　甘草散(《三因》卷十五)

【组成】甘草　滑石各半两　山豆根一两(生)　大黄一分(生)

【用法】上为末。每服一钱,蜜熟水调下,日二服。次服解毒丸。

【主治】大风。

20553　甘草散(《直指小儿》卷五)

【异名】甘草汤(《丹溪心法附余》卷二十三)。

【组成】粉甘草(微炙)　栝楼根各等分

【用法】上为末。煎服一钱。

【主治】疮痘略出,烦渴不止。

20554 甘草散

《普济方》卷一一七。为《袖珍》卷一引《圣惠》"龙须散"之异名。见该条。

20555 甘草散

《普济方》卷二五一。为《杨氏家藏方》卷二十"甘粉散"之异名。见该条。

20556 甘草散（《简明医毂》卷六）

【组成】大甘草(炙)

【用法】上为末。每服五分,食后白汤调下。人中黄尤佳。

【功用】预服消毒。

【主治】痘出不太盛。

20557 甘草煎（《圣济总录》卷一一七）

【组成】甘草(炙,为末)半两 猪膏四两 白蜜二两 黄连(去须,为末)一两

【用法】上药先煎脂令沸,去滓,下蜜并药等,慢火熬成煎。每服一匙头,含咽津。以愈为度。

【主治】口疮。

20558 甘草膏（《鬼遗》卷五）

【组成】甘草一两 当归一两 胡粉半两 羊脂一两半 猪脂三两

【用法】上㕮咀,以猪羊脂并诸药,微火煎成膏。绞去滓,候凝敷之。

【主治】灸疮。

20559 甘草膏（《朱氏集验方》卷十二引《崔元亮海上秘方》）

【组成】甘草三大两(生,为末) 大麦面九两

【用法】上用一大盘中搅和令匀,取上等好醋少许,别捻入药令匀,百沸水搜和如饼剂。方圆大于疮一分,热敷肿上。以绵片与故纸隔令通风,冷则换之。已成脓自出,未成脓便内消。

【主治】发背。

20560 甘草膏（《幼幼新书》卷三十三引《婴孺方》）

【组成】甘草 黄芩 黄连 芎䓖 白芷 藁本 当归各三两 附子一两

【用法】上取猪脂四斤煎为膏,纳药煎三沸,至白芷黄,去滓。用枣大涂耳,敷鸡骨粉。

【主治】小儿耳聋,聍耳脓血出。

20561 甘草膏（《圣惠》卷六十二）

【组成】甘草二两(生用) 川大黄一两 胡粉一两(细研) 羊髓二两 猪脂二合

【用法】上为细散,入铛中,与脂、髓同煎三五沸,膏成,下胡粉,搅令匀,收瓷盒中。每用可疮涂之。

【主治】疮疽,浸淫广大,焮赤黑烂成疮。

20562 甘草膏（《圣济总录》卷一二一）

【组成】甘草(生,捣末) 雄黄(研)各半两 泔淀一合 牛屎汁一合 羊肾膈脂三两(炼过) 青黛(研)半分

【用法】上六味,先于铜器中微火煎三味脂汁五七沸,次下三味药末搅匀,慢火熬成膏。取桃枝如箸大,以绵裹头点药,热烙齿缝中十余遍,一日三次。好肉生即止。

【主治】牙齿挺出,疼痛不可忍。

20563 甘草膏（《圣济总录》卷一三五）

【组成】甘草(为末)半两 乳香少许(研) 蜡少许

【用法】熔蜡,入二药末成稀膏。贴之。

【主治】灸疮,痛不可忍。

20564 甘草膏（《方出《百一》卷十六,名见《普济方》卷二八六）

【异名】甘草酒(《杏苑》卷八)。

【组成】好粉甘草一两

【用法】四寸截断,以溪涧长流水一碗(井河水不可用),文武火慢慢蘸水炙,约自早炙至午后,炙水令尽,不可急性,擘甘草心,觉水润然后为透,细锉;却用无灰酒二小青碗入上件甘草,煎至一碗,温服之。服此药虽不能急消,过二十余日必消尽。投两服亦无害。

【主治】悬痈。谷道前后生痈,初发如松子大,渐如莲子,数十日后始觉赤肿如桃李,即破。

【临床报道】悬痈:林判院康朝尝患此痈,已破,服此药两服,疮即合。

20565 甘草蜜（《绛囊撮要》）

【组成】甘草

【用法】上为末。白蜜调敷。

【主治】阴头生疮。

20566 甘枳汤（《普济方》卷三八八）

【组成】甘草一钱 枳壳(煨)一钱

【用法】水煎服。

【主治】小儿大便秘结。

20567 甘柏散（《普济方》卷三〇一）

【组成】甘草 黄柏 白矾(烧令汁尽)

【用法】上为末。敷之疮上。

【主治】疮疡。

20568 甘胆丸（《赤水玄珠》卷七）

【组成】甘草二两(去皮,作二寸段,中半劈开,以猪胆汁五枚,浸三日,取出火上炙干)

【用法】上为末。炼蜜为丸。每服四十丸,卧时茶清吞下。

【主治】吃醋呛喉,咳嗽不止,诸药无效。

20569 甘胆汤（《幼幼新书》卷十引《小儿形证论》）

【组成】甘草一截(以猪胆涂炙)

【用法】上为末。每服半钱,米泔调下。

【主治】慢肝风,羞日,目肿出血。

20570 甘蚕豆（《仙拈集》卷四引《要览》）

【组成】甘草三钱 大蚕豆三十粒

【用法】水二碗,煮一碗,取蚕豆去皮食。

【主治】阴发背。

20571 甘桂汤（《幼幼新书》卷十四引《庄氏家传》）

【组成】甘草(炙) 官桂(去皮) 五味子 黄芩各一两半 柴胡四两

【用法】上㕮咀。每服三钱,水一盏,加生姜五片,煎七分,去滓温服。以二服滓再合煎一服。

【主治】春间疫气欲作,气壅畏风,痰嗽头昏,鼻塞困闷。

【临床报道】疫疾:政和二年壬辰,余在澧阳,是春疫疾大作,诸小儿服此药皆免。

20572 甘桂汤（《易简方》）

【组成】茯苓　白术各一两　官桂一两　甘草一分

【用法】上㕮咀。每服四钱,水一盏,加生姜七片,大枣一个,煎至六分,去滓,不拘时服。

【主治】停饮目眩。

20573　甘桔汤

《医方大成》卷七引《局方》。为《伤寒论》"桔梗汤"之异名。见该条。

20574　甘桔汤(《小儿药证直诀》卷下)

【组成】桔梗二两　甘草一两

【用法】上为粗末。每服二钱,水一盏,煎至七分,去滓,食后温服。

【主治】小儿肺热,手掐眉目鼻面。

【加减】加荆芥、防风,名"如圣汤";热甚,加羌活、黄芩、升麻。

20575　甘桔汤(《普济方》卷三八四引《钱氏方》)

【异名】甘桔散(《准绳·幼科》卷九)。

【组成】桔梗一两(末,浸一宿,焙干用)　甘草二两(炒)

【用法】上为细末。每服二三钱,水一盏,加阿胶半片(炮过),煎五分,食后温服。

【主治】❶《普济方》引《钱氏方》:上焦热,咽痛。❷《医学纲目》:嗽脓血。

20576　甘桔汤

《易简方》。为《三因》卷十六"荆芥汤"之异名。见该条。

20577　甘桔汤(《御药院方》卷九)

【组成】桔梗　杏仁(汤浸,去皮尖,麸炒)各二两　甘草(炙)一两

【用法】上㕮咀。每服五钱,水一盏半,煎至一盏,去滓,微温时时服。

【功用】下一切气。

【主治】胸中结气,咽喉不利。

20578　甘桔汤(《万氏家抄方》卷六)

【组成】桔梗　甘草　防风　牛蒡子　玄参　升麻　射干

【用法】水煎服。

【主治】瘄后咽喉肿痛。

【加减】热甚,加黄芩;小便黄涩,加木通、天花粉、薄荷。

20579　甘桔汤(《幼科类萃》卷二十五)

【组成】人参(去芦)五钱　桔梗(蜜浸,炒)一两　甘草(半生半炙)二钱

【用法】上锉散。水煎,不拘时服。

【主治】小儿感冒风热,火气熏逼,痘疮蕴毒上攻,咽喉肿胀,痰气不顺,咳嗽失音。

20580　甘桔汤

《医统》卷六十五引《拔萃》。即《保命集》卷中"桔梗散"。见该条。

20581　甘桔汤(《疮疡经验全书》卷一)

【组成】甘草二钱(生)　桔梗二钱　花粉一钱　鼠黏子一钱　连翘　山栀仁一钱　生黄连一钱　生地黄一钱

【功用】疏风。

【主治】弄舌喉风。

【备考】本方连翘用量原缺。或山栀仁后脱"各"字。

20582　甘桔汤(《古今医鉴》卷九)

【组成】甘草　防风　荆芥　薄荷　黄芩各一钱　桔梗三钱　加玄参一钱

【用法】上锉一剂。水煎,食后频频噙咽。

【主治】喉闭。

【加减】咳逆,加陈皮;咳嗽,加知母、贝母;咳发渴,加五味子;唾脓血,加紫菀;肺痿,加阿胶;面目肿,加茯苓;呕,加半夏、生姜;少气,加人参、麦门冬;肤痛,加黄耆;目赤,加栀子、黄连;咽痛,加鼠黏子、竹茹;声哑,加半夏、桂枝;疫毒头痛,肿,加鼠黏子、大黄、芒消;胸膈不利,加枳壳;心胸痞,加枳实;不得卧,加栀子;发斑,加防风、荆芥;酒毒,加干姜、陈皮之类。

20583　甘桔汤(《幼科指南》卷下)

【组成】桔梗　甘草　杏仁泥

【用法】水煎,加竹沥半钟和服,细茶咽下。

【主治】咳嗽,咽痛,声哑者。

20584　甘桔汤(《痘疹全书》卷下)

【组成】桔梗(米泔制)　牛蒡(炒,研)　甘草

【用法】水煎服。

【主治】痘疮之后,咽喉痛。

20585　甘桔汤(《片玉痘疹》卷三)

【组成】甘草　桔梗　大力子　天花粉　山豆根　麦冬

【用法】竹叶、灯心为引,水煎服。

【主治】痘起发光壮,收靥咽痛。

20586　甘桔汤(《保命歌括》卷十七)

【组成】桔梗　当归　栝楼仁　汉防己　桑白皮　贝母　杏仁(炒)　甘草节　薏苡仁　百合　黄耆　玄参各等分

【用法】上㕮咀。水二盏,加生姜二片,煎服。

【主治】肺痈,咳唾脓血。

20587　甘桔汤(《幼科发挥》卷四)

【组成】桔梗　甘草各等分　紫苏叶减半　乌梅肉少许

【用法】水煎,去滓,入阿胶化服。

【主治】咳嗽,风寒外感,不热不渴者。

20588　甘桔汤(《外科启玄》卷十二)

【异名】大甘桔汤(《古方汇精》卷二)。

【组成】桔梗八分　甘草一钱半　射干　牛蒡子(炒)各六分　防风　玄参各四分

【用法】上㕮咀。水煎服。

【主治】❶《外科启玄》:咽痛。❷《古方汇精》:痰壅声哑。

【备考】方中防风、玄参用量原缺,据《古方汇精》补。

20589　甘桔汤(《杏苑》卷三)

【组成】薄荷　贝母　黄芩各一钱　山栀子　连翘各七分　甘草五分　桔梗一钱五分

【用法】上㕮咀。用水煎熟,食后温服。

【主治】重衣厚被,或过食煎煿热物,致项热头重,喉音不清,咳嗽口燥。

20590 **甘桔汤**(《痘疹仁端录》卷十三)

【组成】甘草　桔梗　牛蒡　荆芥　玄参　天花粉

【功用】清利咽喉。

【主治】痘疹,咽喉痛。

20591 **甘桔汤**(《张氏医通》卷十五)

【组成】甘草　桔梗　山豆根　黑参　鼠黏子　荆芥等分　麦门冬倍用

【用法】水煎,温服。

【主治】麻疹咽痛,口舌生疮。

20592 **甘桔汤**(《种痘新书》卷十一)

【组成】桔梗　甘草　牛子　连翘　玄参　黄芩　山豆根

【用法】水煎,嚼。

【主治】喉痛。

20593 **甘桔汤**(《种痘新书》卷十二)

【组成】甘草　桔梗　玄参　炒芩

【用法】水煎,频频嚼咽。

【主治】痘,口干,咽喉疼痛。

20594 **甘桔汤**(《幼幼集成》卷六)

【组成】生甘草　芽桔梗　熟石膏　净知母　牛蒡子

【用法】生薄荷叶五片为引,水煎服。

【主治】小儿麻疹,胃火炎肺金,咳嗽面浮,应出不出。

20595 **甘桔汤**(《疡医大全》卷二十一)

【组成】甘草　桔梗　麦门冬各一两

【用法】水煎服。

【主治】胃痛,小便赤涩,腹满不食。

20596 **甘桔汤**(《麻疹备要方论》)

【组成】甘草　桔梗　连翘　玄参　防风　牛蒡子

【用法】水煎服。

【主治】麻疹,咽喉肿痛,不能食者。

20597 **甘桔汤**(《治疹全书》卷下)

【组成】桔梗　前胡　牛蒡　杏仁　苏子　橘红　象贝母　羚羊角

【主治】疹后感冒而呛者。

【加减】痰多者加莱菔子、白芥子。

20598 **甘桔汤**(《喉科枕秘》卷二)

【组成】当归(酒洗)　川芎　薄荷(炒)　黄芩　山栀　连翘　甘草　银花　元参　防风　桔梗　荆芥　大黄(酒浸)

【用法】水二钟,煎服。

【主治】心经积热,舌上生痈,状似杨梅,作事心烦;或因受湿热,七情所伤,靠舌根横起紫红色筋。

20599 **甘桔汤**(《白喉全生集》)

【组成】甘草三钱　桔梗四钱　银花一钱五分　麦冬(去心)　僵蚕(姜汁炒)　鼠黏各二钱　冬桑叶三钱

【用法】水煎服。

【主治】白喉虚热证。白见于关内,外色稍不润,喉内红肿,下午痛甚,口干不渴,舌苔虽黄而滑,小便略赤而长,饮食稍碍,心烦不眠。

20600 **甘桔散**

《准绳·幼科》卷九。为《普济方》卷三八四引《钱氏方》"甘桔汤"之异名。见该条。

20601 **甘莲散**

《仙拈集》卷二。为《直指》卷十"莲子六一汤"之异名。见该条。

20602 **甘粉散**(《杨氏家藏方》卷二十)

【异名】甘草散(《普济方》卷二五一)。

【组成】甘草二两(生)

【用法】上锉,用水三碗,煎一碗,去滓,入绿豆粉一合,打匀,再煎数沸,入蜜半两,温服。

【功用】解一切药毒。

20603 **甘理散**(《陈素庵妇科补解》卷五)

【组成】黄耆　葛根　当归　赤芍　甘草　川芎　生地　白芷　白术　厚朴　陈皮　人参　前胡　枣子

【主治】产后阴蚀,阴中生疮。

20604 **甘菊丸**(《杨氏家藏方》卷二)

【组成】天南星四两(洗,焙为末,以好酒一升,煮成膏,并蜜同搜和诸药)　鸡苏(去土)四两　荆芥穗二两　细辛(去叶土)二两　川芎　防风(去芦头)　甘草(炙)各一两半　白僵蚕(炒去丝嘴)　菊花各一两

【用法】上件除天南星外,并为细末,次入天南星膏子,并炼蜜和丸,如梧桐子大。每服二十丸,食后生姜汤吞下。

【主治】风痰壅盛,头目昏痛,肢节拘倦,鼻塞耳鸣,头皮肿痒。

20605 **甘菊丸**

《赤水玄珠》卷三引《宝鉴》。为《普济方》卷八十一引《卫生家宝》"甘菊花丸"之异名。见该条。

20606 **甘菊汤**

《圣济总录》(文瑞楼本)卷一〇四。即原书(人卫本)同卷"甘菊花汤"。见该条。

20607 **甘菊汤**(《圣济总录》卷一一一)

【组成】甘菊花　大黄(锉,炒)　旋覆花　升麻　石决明　芎䓖各半两　羌活(去芦头)　地骨皮(洗)　青葙子　车前子　石膏(碎)　木贼(锉,炒)　黄芩(去黑心)　栀子仁　草决明(炒)　甘草(炙,锉)　荆芥穗　防风(去叉)各一两　黄连(去须)一分

【用法】上为粗末。每服三钱匕,水一盏,加蜜少许,同煎至七分,去滓,食后、夜卧温服。

【主治】❶《圣济总录》:内外障翳。❷《普济方》:一切眼疾。

20608 **甘菊汤**(《医统》卷八十三)

【组成】甘菊苗叶不拘多少

【用法】捣烂,百沸汤淋汁熏洗。

【主治】阴户肿。

20609 **甘菊汤**(《杂病源流犀烛》卷二十二)

【组成】决明子　甘菊　当归　川芎　赤芍　甘草　防风　荆芥　蔓荆子

【主治】目赤烂。

20610 **甘菊汤**(《不知医必要》卷一)

【组成】熟地　淮山各四钱　玄参三钱　甘菊花七钱　白芍(酒炒)　当归　党参(去芦)各二钱　建神曲一钱

【用法】水煎服。

【主治】痿症,腿足不能起立,能食易饥者。

20611 **甘菊汤**(《揣摩有得集》)

【组成】白菊花一钱半　石决明三钱（煅）　熟军一钱半　泽泻一钱半　青葙子一钱（炒）　赤芍一钱　当归一钱半　没药五分（去油）　生草一钱

【用法】竹叶、灯心为引。

【主治】风火眼疾，红肿疼痛。

20612　甘菊汤（《揣摩有得集》）

【组成】白菊花一两　金银花一钱半　生甘草三钱

【用法】水煎，连服三四次。

【主治】一切疔毒，不论生于何处。

20613　甘菊散（《圣济总录》卷十七）

【组成】甘菊花（择）　旋覆花　防风（去叉）　石膏（碎研）各等分

【用法】上为散。每服二钱匕，腊茶调服。如煎此药沐发，大去白屑。

【主治】头面风，头目昏眩。

【备考】本方方名，《普济方》引作"甘菊花散"。

20614　甘菊散（《圣济总录》卷一○四）

【异名】菊花散（《普济方》卷八十一）。

【组成】甘菊花　旋覆花　密蒙花　青葙子　石决明　羌活（去芦头）　木贼（锉）　决明子（炒）　苍术（米泔浸一宿，去皮，切，炒）　蝉壳（洗）　荆芥穗　甘草（炙，锉）　防风（去叉）　芎䓖　人参　黄芩（去黑心）各一两

【用法】上为散。每服二钱匕，米饮调下，早、晚食后服。

【主治】风毒冲目，赤肿涩痛。

【备考】本方方名，《普济方》引作"甘菊花散"。

20615　甘菊散（《圣济总录》卷一○六）

【组成】甘菊花　羌活（去芦头）　木贼　荆芥穗　芎䓖各四两　甘草（炙，锉）　防风（酒浸一宿）　黄耆（切）　附子（炮过用）　蝉壳（洗）　蛇蜕一条（卷在青竹上，炙）　白蒺藜（去角）　旋覆花　石决明（泥裹，烧令通赤，别研）各一两

【用法】上药除附子、蛇蜕、决明外，余皆锉碎，于新瓦上烙令燥一时，捣罗为细散。每服二钱匕，用第二米泔煎熟后调下，空心、日午、夜卧各一服。

【主治】风毒气攻眼，昏涩疼痛。

【备考】本方方名，《普济方》引作"甘菊花散"。

20616　甘菊散

《普济方》卷七十九。即《圣惠》卷三十三"甘菊花散"。见该条。

20617　甘菊膏（《鬼遗》卷二）

【组成】茵草　芎䓖　甘草（炙）　防风　黄芩　大戟各一两　生地黄四西　芍药一两半　细辛　大黄　蜀椒（去目闭口，汗）　杜仲　黄耆各半两　白芷一两（一方添甘菊二两）

【用法】上㕮咀。以腊月猪脂四升，微火煎五上下，白芷候黄成膏。以敷疮上，日易二次。

【功用】止痛生肌。

【主治】金疮、痈疽。

20618　甘黄饮（《仙拈集》卷四）

【组成】生甘草　熟大黄

【用法】酒煎。空心服。

【主治】悬痈未成脓者。

20619　甘甜丸（《普济方》卷一九三引《经验良方》）

【组成】甘遂半两（水煮）　甜葶苈一两（炒）　细辛（去苗）一两半　川椒二两（炒）

【用法】上为末。炼蜜为丸，如梧桐子大。每服十五丸，朝晨、日午、临卧白汤送下。

【主治】水肿腹胀。

20620　甘葱煎（《伤科补要》卷三）

【组成】甘草　大胡葱

【用法】上药煎浓汤，候温，洗患处，洗净用药。

【主治】诸疮有脓水者。

20621　甘葶散（《普济方》卷三八七）

【组成】葶苈半两（炒）　麻黄一分（去节）　甘草　贝母　杏仁（去皮）各一钱

【用法】上为末。三岁一钱，水半盏，煎三分，去滓温服。

【主治】小儿咳嗽，有痰气急；亦治喘促胸闷，坐卧不安。

20622　甘湿散（《医学纲目》卷二十）

【异名】疳湿散、蚺蛇胆散（《普济方》卷三二六）。

【组成】蚺蛇胆（真者）　青木香　石硫黄　铁精　麝香各四分（临时用入，缘麝辟蛇毒，若先以相和，蛇胆即无力也）

【用法】上为末，更研细。有患取如三棋子大，和井花水，日再服讫，先令便利了，即以后方桃枝熏下部讫，然后取药如棋子，安竹管里，纳入下部中，一日二次。老少量减。其熏法每日一度，不可再。

【主治】妇人阴疮。

【备考】桃枝熏法：取东南桃枝五七枝，轻打头使散，使绵缠之；又捣石硫黄为末，将此绵缠桃枝撚转之，令末少厚；又截一竹筒，不纳下部中，仍以所撚桃枝烧热熏之。

20623　甘遂丸（《外台》卷二十引《古今录验》）

【组成】甘遂二两（熬）　葶苈子二两（熬）　杏仁五十枚（熬）　巴豆四十枚（去心皮，熬）

【用法】上药治下筛，炼蜜为丸，如大豆大。每服三丸，饮送下。当吐。不知，可至五丸。

【主治】风水黄疸，体大如囊，面目皆合，阴肿如斗，正如霜瓜。

【宜忌】禁野猪肉、芦笋。

20624　甘遂丸（《幼幼新书》卷三十二引《婴孺方》）

【组成】甘遂（炒）　芍药　杏仁　车前子　黄芩　猪苓　葶苈（炒）各三分　鳖甲七分（醋炙）

【用法】上为末，炼蜜为丸，如大豆大。竹叶饮送下。二岁五六丸，日再量之。

【主治】小儿肿满结实，诸治不效。

20625　甘遂丸（《圣惠》卷五十一）

【组成】甘遂一分（煨微黄）　芫花半两（醋拌炒令干）　甜葶苈一两（隔纸炒令紫色）　川大黄一两（锉碎，微炒）　青橘皮一两（汤浸去白瓤，焙）　大戟半两（锉碎，微炒）　川芒消一两　贝母一两（煨微黄）　桂心一两　乌喙一分（炮裂，去皮脐）

【用法】上为末，其杏仁研如膏，与诸药末拌令匀。炼

蜜为丸,如梧桐子大。每服十丸,食前以粥饮送下,一日二次,以利为度。

【主治】痰冷癖饮久不愈,腹胁胀满,不下饮食,四肢浮肿。

20626 甘遂丸(方出《圣惠》卷五十四,名见《圣济总录》卷八十)

【组成】郁李仁一两(汤浸,去皮,微炒) 陈橘皮一两(汤浸,去白瓤,焙) 甘遂一两(煨令微黄) 赤茯苓一两 甜葶苈二两(隔纸炒令紫色) 瞿麦一两

【用法】上为末,炼蜜为丸,如梧桐子大。每服十丸,空心以温水送下。良久,当利三两行;如不利,即加丸再服,以利即效。

【主治】水气遍身浮肿,皮肤欲裂,心腹气急胀大,小便不利。

20627 甘遂丸(《圣惠》卷五十四)

【组成】甘遂半两(煨令微黄) 蒜瓣半两(煨熟,研) 黑豆半两(炒熟)

【用法】上药除蒜外,捣罗为末,用蒜并枣肉为丸,如梧桐子大。每服十丸,以木通汤送下,一日二次。

【主治】卒身面浮肿,上气喘息。

20628 甘遂丸(《圣惠》卷八十八)

【组成】甘遂一分(煨令微黄) 雄黄半两(细研) 石膏半两(细研,水飞过) 牡蛎半两(烧为粉) 巴豆半两(去皮心,绢囊盛,于淳酒中煮半日,取出焙干) 丹砂半两(细研,水飞过) 葳仁二分(汤浸,去皮研入) 麝香一分(细研)

【用法】上为末,与巴豆都研令匀,炼蜜为丸,如黍米大。每服一丸,以粥饮送下,一日二次。

【主治】小儿癥瘕,胁下坚硬如石,四肢黄瘦,不欲乳食。

20629 甘遂丸(《圣惠》卷八十八)

【组成】甘遂一分(煨令微黄) 赤芍药半两 黄芩半两 真珠末一分 杏仁半两(汤浸,去皮尖双仁,麸炒微黄) 巴豆霜半两

【用法】上为末,入杏仁、巴豆霜,同研令匀,炼蜜为丸,如麻子大。二三岁儿,每服二丸,空腹以温水送下。以利为效,未利再服。

【主治】小儿腹内痞结,乳食不消,心腹刺痛。

20630 甘遂丸(《圣惠》卷九十二)

【组成】甘遂一两(煨令微黄) 麝香一分(细研) 川大黄一两(锉,微炒) 前胡二两(去芦头) 黄芩半两 木香一两

【用法】上为末,炼蜜为丸,如绿豆大。三岁儿,每服三丸,食前以温水送下。

【主治】小儿阴肿壮热。

20631 甘遂丸(《圣济总录》卷七十三)

【组成】甘遂(微炒黄色) 芫花(醋炒黄色) 桃仁(汤去皮尖双仁,炒黄别研) 芎劳 当归(切,焙) 柴胡(去苗) 蜀椒(去闭口及目,炒出汗) 吴茱萸(汤淘七遍,焙干,炒) 厚朴(去粗皮,姜汁炙) 桂(去粗皮)各一两

【用法】上药除桃仁外,捣罗为末。入桃仁捣令匀,炼蜜为丸,如梧桐子大。每服十丸,空腹煎生姜汤送下,一日二次。

【主治】疝气。

20632 甘遂丸(《圣济总录》卷一一六)

【组成】甘遂一两 细辛(去苗叶)一两半 附子(炮裂,去皮脐) 木通(锉)各一两一分 干姜(炮裂) 吴茱萸(汤浸,焙干,炒) 桂(去粗皮)各一两

【用法】上为末。炼蜜为丸,如枣核大。以绵裹纳鼻中。仰卧即涕出,日三易之,以愈为度。

【主治】鼻多清涕。

【宜忌】避风。

20633 甘遂丸(《圣济总录》卷一五三)

【组成】甘遂(微煨)一两一分 葶苈(隔纸炒)二两 黄连(去须) 天门冬(去心,焙)各一两半 苦葫芦一枚(取瓤)

【用法】上为末,炼蜜为丸,如小豆大。每服十丸至十五丸,空心温酒送下。得水利即疏服。

【主治】妇人水分,四肢浮肿,经水断绝。

20634 甘遂丸(《圣济总录》卷一七四)

【组成】甘遂(炒) 葶苈(纸上炒) 车前子 猪苓(去黑皮) 杏仁(汤浸,去皮尖双仁,炒,研) 芍药各三分 泽漆叶 黄芩(去黑心) 鳖甲(去裙襕,醋炙)各半两

【用法】上为末,炼蜜为丸,如绿豆大。五六岁儿每服五丸,竹叶汤送下。以利为度。

【主治】小儿肿满结实,诸治不愈。

20635 甘遂丸(《普济方》卷五十六引《海上方》)

【组成】甘遂 通草 细辛 附子各等分

【用法】上为末。以白雄犬胆和为丸,如枣核大。绵裹纳鼻中。辛热涕出,四五次愈。

【主治】鼻齆,及鼻塞不闻香臭,亦治息肉。

20636 甘遂丸

《普济方》卷一六六。为《外台》卷八引《范汪方》"大甘遂丸"之异名。见该条。

20637 甘遂丸

《普济方》卷三八六。为《圣济总录》卷一七四"泽漆丸"之异名。见该条。

20638 甘遂丸

《赤水玄珠》卷十四。为《本草纲目》卷十七引《济生》"遂心丹"之异名。见该条。

20639 甘遂方(方出《肘后方》卷三,名见《普济方》卷一九三)

【组成】猪肾一枚(分为七脔) 甘遂一分(以粉之)

【用法】火炙令熟,剥去皮食之,一日一食。至四五,当觉腹胁鸣,小便利,不尔更进。须尽为佳,不尔再之。

【主治】❶《肘后方》:卒身面肿满。❷《普济方》:身面背洪肿,大小便涩。

【宜忌】勿食盐。

20640 甘遂汤(《千金》卷十一)

【组成】甘遂 黄芩 芒消 桂心 细辛各一两 大黄三两

【用法】上㕮咀。以水八升,煮取二升半,分三服。

【主治】暴坚久瘕,腹有坚者。

20641 甘遂汤

《普济方》卷一九四。即《圣惠》卷五十四"甘遂散"。见该条。

20642 甘遂汤(《圣济总录》卷六十三)

【组成】甘遂(炒令微黄)半两　半夏(汤浸去滑,生姜汁炒干)一两

【用法】上为粗末。每服一钱匕,水一大盏,煎至七分,去滓,再入芍药末并人参末一钱匕,蜜半匙头,更煎三两沸,空心、晚食前温服。气虚人减服。

【主治】留饮病,脉伏,其人欲自利,利后乃快,虽利心下续结满,此为留饮未除。

20643 甘遂汤《《普济方》卷三九二引《汤氏宝书》》

【组成】甘遂　甘草(炙)各二分　黄芩　大黄各四分

【用法】以水二升,破鸡子二个,取白,投水中,搅令沫上,吹去之,纳药煮,合为二服。

【功用】破痞除热。

【主治】小儿服汤已得大利,温热已解,而滞实不去,心下坚,痞满不可按,按之则啼,内有伏热。

20644 甘遂饼《《圣济总录》卷八十引《膜外气方》》

【组成】甘遂　大麦面各半两

【用法】上为末。以水和作饼子,烧熟热服之。如不利,以热饮投之。如利,以冷水洗手面即止。

【主治】膜外水气。

20645 甘遂散《《外台》卷三十三引《小品方》》

【组成】太山赤皮甘遂二两

【用法】上为末。以白蜜二合和,每服如大豆粒,多觉心下烦。得微下者,每日一次,下后还服猪苓散;不得下,一日二次。渐加可至半钱匕,以微下为度。

【主治】妊娠子淋,大小便并不利,气急,已服猪苓散不愈者。

20646 甘遂散

《圣惠》卷八。为《千金》卷九"水导散"之异名。见该条。

20647 甘遂散《《圣惠》卷五十四》

【组成】甘遂一两(煨令微黄)　杏仁一两(汤浸,去皮尖双仁,麸炒微黄)　泽泻三两　黄芩一两　泽漆一两　赤茯苓二两　郁李仁一两(汤浸,去皮微炒)　陈橘皮一两(汤浸,去白瓤,焙)　川朴消二两

【用法】上为细散。每服一钱,五更初煎桑根白皮汤调下。以利为效。

【主治】水气遍身浮肿,心胸急硬,气满上喘,大小便涩。

【备考】本方方名,《普济方》卷一九四引作"甘遂汤"。

20648 甘遂散(方出《圣惠》卷五十四,名见《普济方》卷一九三)

【组成】甘遂半两(煨令微黄)　槟榔半两　牛蒡子二分(微炒)　商陆一分

【用法】上为细散。每服半钱,用猪肾一只,切作四五片,掺药,用湿纸裹,煻火中煨熟,空心顿服,又微呷酒三二合。须臾,下利为效。

【主治】水气,心腹鼓胀,上气喘息。

20649 甘遂散《《圣惠》卷八十八》

【异名】甘遂破结散(《婴童百问》卷五)。

【组成】甘遂一分(煨令微黄)　青橘皮半两(汤浸,去瓤,锉,焙)　黄芩半两　川大黄半两(锉碎,微炒)

【用法】上为粗散。每服一钱,以水一小盏,煎至五分,去滓,量儿大小,分减服之。以利即止。

【功用】❶《圣惠》:破癖除热。❷《普济方》:破结散气。

【主治】❶《圣惠》:小儿内有伏热诸候,腹内痞结,虽服汤得利,而滞实不去,心下坚满,按之则啼。❷《普济方》:胸膈热实,腹有留饮,肠内气结而胀,时或壮热。

20650 甘遂散《《圣惠》卷八十八》

【组成】甘遂一分(煨令微黄)　槟榔一分　川大黄一分(锉碎,微炒)　牵牛子半两(微炒)　甜葶苈一分(隔纸炒,令紫色)

【用法】上为细散。每服一字,以温水调下。以利为效。

【主治】小儿水气,遍身肿满,大小便难,喘促不得睡卧。

20651 甘遂散《《圣济总录》卷五十四》

【组成】甘遂(生)半两　牵牛子(半生半炒)　续随子(去壳,研)　大戟各一两　葶苈(纸上炒)一分

【用法】上为散。每服半钱匕,空心浓煎灯心汤调下。利下水为效,未减更一服。

【主治】三焦气不通,心腹胀,喘促,大小便不利。

20652 甘遂散《《圣济总录》卷五十四》

【组成】甘遂半两　槟榔(生锉)　木香　牵牛子(半生半炒)　莱菔子(研)各一两

【用法】上为散。每服半钱匕,煎紫苏木瓜汤调下,空心服。利下水为度。量人虚实加减。

【主治】三焦水气,甚者四肢虚肿。

20653 甘遂散《《圣济总录》卷八十》

【组成】甘遂(炒)　蓬莪术(炮)　青橘皮(汤浸,去白,焙)各一两　大戟(微煨)　桂(去粗皮)各三分　石菖蒲(米泔浸,炒干)　木香各半两

【用法】上为散。每服一钱匕,空腹用葱汤调下;渐加至二钱匕,微吐泻为度。

【主治】水蛊水肿,脚气。

20654 甘遂散《《圣济总录》卷九十七》

【组成】甘遂一两(炒)　木香一分

【用法】上为散。每服一钱匕,温蜜酒调下,不拘时候。

【主治】大便不通。

20655 甘遂散《《幼幼新书》卷三十二引茅先生方》

【组成】甘遂　大戟　黑牵牛　槟榔　陈橘皮(去白)　木香各半两

【用法】上为末。每岁一钱,五更初用葱酒调下。不会吃酒用葱汤调下。天明通下黄水来,可依形证调理。

【主治】气肿,水肿。

20656 甘遂散

《得效》卷八。为《本草纲目》卷十七引《济生》"遂心丹"之异名。见该条。

20657 甘遂散

《普济方》卷三十二引《仁存方》。为方出《本事》卷四,名见《普济方》卷二四〇"甘鳖散"之异名。见该条。

20658 甘遂散《《东医宝鉴·外形篇》卷二引《入门》》

【组成】甘遂末　葱汁

【用法】和丸。绵裹塞耳中,口含甘草汤。两药须各两处修制妙。

【主治】耳聋。

20659 甘遂散(《新医学》1972,(11):55)

【组成】甘遂一两

【用法】研为细末,装瓶备用。用时用甘遂散三钱,面粉适量,麝香少许(无麝香用冰片代),加温水调成糊状,外敷于中极穴处(脐下四寸),方圆约二寸。一般三十分钟即能小便通利。无效时可继续使用或再加热敷,疗效更速。

【主治】小便不通。

【临床报道】小便不通:用甘遂散外敷治疗不同疾病引起的小便不通患者共八例,外敷一次即排尿的五例;外敷二次排尿的二例;外敷二次再热敷一次排尿的一例。

20660 甘缓汤(《会约》卷十)

【组成】人参(少者用山药四钱炒黄代之) 白术 茯苓 甘草(炙)各一钱半 升麻五分 陈皮七分 苡仁(炒) 芡实(炒)各二钱 木瓜 白豆蔻曲(炒,研)各一钱 红枣四枚

【用法】水煎,温服。

【主治】泄泻急而趋下,不能少停,此脾气虚而下坠也。

【加减】小便清而大便泄,或加肉豆蔻(面包煨)一钱,煨木香四分。

20661 甘硼水(《实用正骨学》)

【组成】硼砂 炉甘石各半斤

【用法】加水十倍煎,滤净去滓,候冷,贮玻璃瓶内,用消毒药棉蘸洗伤口。

【功用】去腐消炎。

20662 甘蔗粥(《养老奉亲》)

【组成】甘蔗汁一升半 青粱米四合(净淘)

【用法】上以蔗汁煮粥,空心渐食之,每日一二服。

【功用】❶《养老奉亲》:极润心肺。❷《药粥疗法》:清热生津,养阴润燥。

【主治】❶《养老奉亲》:老人咳嗽虚热,口舌干燥,涕唾浓黏。❷《药粥疗法》:热病恢复期,津液不足所致的心烦口渴,肺燥咳嗽,大便燥结。

20663 甘薯粳(《纲目拾遗》卷八引《群芳谱》)

【组成】糯米 薯根 白糖 芝麻

【用法】将糯米水浸五七日,以米酸为度,淘净晒干,捣成细粉。看晴天将糯米粉入生水,和作团子,如杯口大。即将薯根拭去皮,洗净沙石土,徐徐磨作浆,要极细,勿换水。将糯团煮熟,捞入瓶中,用木杖尽力搅作糜,候热得所,大约以可入手为度。将薯浆倾入,每糯粉三斗,入薯浆一斤,搅极匀。先将干小粉筛平板上,次将糜粉倒上,又著干粉,捍薄晒半干,切如骰子样,晒极干,收藏。用时慢火烧锅令热,下二合许,慢火炒,少刻渐软,渐发成圆珠子。次下白糖、芝麻,或更加香料,炒匀,候冷极浮脆。每粳二升,可炒一斗。

【功用】厚肠胃,健脾力,缩痰涎,解毒活血。

20664 甘鳖散(方出《本事》卷四,名见《普济方》卷二四〇)

【异名】甘遂散(《普济方》卷三十二引《仁存方》)。

【组成】连珠甘遂一两 木鳖子二个(一雌一雄,去壳研)

【用法】上为末。猺猪腰子二个破开,药末一钱掺匀,湿纸裹数重,漫火煨熟,放温,五更初细嚼,米饮下。积水多则利多,少则少也。

【主治】❶《本事》:肾脏风攻注脚膝。❷《普济方》:脚气。

【宜忌】宜软饭将息。

【临床报道】肾脏风:壬子年在毗陵有姓马人鬻油,久不见,因询其亲,云:宿患肾脏风,今一足发肿如瓠,自腰以下,钜细通为一律,痛不可忍,卧欲转侧,则两人挟持方可动。或者欲以铍刀决之。予曰未可,予有药,当合以赠。如上法服之,辰巳间下脓如水晶者数升,即时痛止肿退。一月后尚拄拐而行,予再以赤乌散令涂贴其膝方愈。后十年过毗陵,率其子列拜以谢云:向脚疾至今不复作,虽积年肾脏风并已失,今健步不苦矣。

20665 甘露丸(《圣惠》卷三十六)

【组成】寒水石二斤(烧令通赤,摊在地上出毒一宿) 铅霜三分(细研) 马牙消三两(细研) 龙脑三分(细研) 甘草三分(炙微赤,锉)

【用法】上为末。再入乳钵内,研令极细,用糯米饭为丸,如弹子大。每服半丸,食后以新汲水磨下。

【功用】解壅毒,退风热。

【主治】❶《圣惠》:口舌干燥。❷《局方》:风壅痰热,心膈烦躁,夜卧不安,谵语狂妄;目赤鼻衄,口燥咽干;中暑。

20666 甘露丸(《圣济总录》卷三十四)

【组成】寒水石(煅,候冷,夹绢袋盛,井底浸七日,取出令干,研)四两 天竺黄半两 马牙消(研)二两 甘草(锉)一两 龙脑半钱

【用法】上为末,糯米粥为丸,如鸡头子大。每服一丸,生姜蜜水磨下。

【主治】暑毒燥闷。

20667 甘露丸(《圣济总录》卷九十二)

【组成】甘草(炙,锉) 地黄 金粉 大黄(蒸,锉,焙) 天门冬(去心,焙)各一两 防风(去叉) 远志(去心) 羌活(去芦头) 桑根白皮(锉,炒) 秦艽(去苗土) 地骨皮各三分 玄参 羚羊角(镑) 胡黄连各半两

【用法】上为末,炼蜜为丸,如梧桐子大。每服二十丸,食后姜蜜汤下。

【主治】肺脏气极,风热所伤,津液不通。

20668 甘露丸(《普济方》卷二一一)

【组成】舶上硫黄一两 消石一两 白明矾半两 滑石半两 飞面四两

【用法】上为极细末,滴水为丸,如梧桐子大。每服三十丸或五十丸,用新汲水送下。

【主治】赤白痢,肠风脏毒,酒积下血便血。

20669 甘露丸(《回生集》卷下)

【组成】象牙末八钱 飞白矾五钱 大马蜂窠二个(带子者) 刺猬皮一张(上二味用新砂锅焙黄色) 瓜儿血竭五钱 朱砂六钱 明雄黄七钱 滴乳香三钱(去油净) 没药三钱(去油净) 儿茶四钱(去油尽)

【用法】上为细末,熔黄蜡为丸,如梧桐子大。每服二十四丸,槐花煎汤冲黄酒空心送下。药内加白颈蚯蚓、槐花更妙。

【主治】眼漏、鼻漏、耳漏、牙漏、肘漏、腕漏、乳漏、胸漏、脐漏、大肠漏、小肠漏、臀漏、膝漏、踝漏,或周身,或一处不等及诸疮年久不愈者。

【宜忌】服药后忌醋、荤腥、气恼。

20670 **甘露丹**(《仙拈集》卷四)

【组成】水银一钱二分(烧酒研) 银朱 樟脑 花椒 佛香各五分

【用法】上为末,烧酒为十二丸。每晚火炉中慢火烧三丸,令鼻闻烟。四晚熏完。

【功用】杨梅结毒。

20671 **甘露饧**

《圣惠》卷九十五。为《证类本草》卷三引《传信方》"石旻山人甘露饭"之异名。见该条。

20672 **甘露汤**(《圣济总录》卷一〇九)

【组成】萎蕤(焙)四两

【用法】上为粗末。每服二钱匕,水一盏,加薄荷二叶,生姜一片,蜜少许,同煎至七分,去滓,食后、临卧服。

【主治】眼见黑花,赤痛昏暗。

20673 **甘露汤**(《普济方》卷三十六引《澹寮方》)

【异名】观音应梦散(原书同卷)、甘露饮(《寿亲养老》卷二)。

【组成】干饧糟六分(头酿者) 生姜四分(和皮)

【用法】上拌和,研烂作饼子,或焙或晒干,每十两用甘草二两(炙),同研为末。每服入盐少许,沸汤调下,不拘时候。

【功用】快利胸膈,调养脾胃,快进饮食。

【主治】翻胃呕吐不止,饮食减少。

【临床报道】翻胃:常传一富人病翻胃,往京口甘露寺,设水陆,泊舟岸下,梦一僧持汤一杯与之。饮罢犹记其香味,便觉胸膈少快。早入寺,知客供汤,乃是梦中所饮者,胸膈尤快。遂求其方,修制数十服后,疾遂愈。

20674 **甘露汤**(《丹溪心法附余》卷十三引《经验方》)

【组成】百药煎 白干葛各三钱 乌梅 五味子 天花粉各二钱 甘草半钱

【用法】上咬咀。水煎服。

【主治】烦渴口干。

20675 **甘露汤**(《玉案》卷三)

【组成】人参 白术 升麻 附子 黄耆 丹皮各二钱

【用法】加大枣二枚,煎八分,食远服。

【主治】中焦虚火,服凉药反盛者。

20676 **甘露饮**

《局方》卷六(绍兴续添方)。为《阎氏小儿方论》"甘露饮子"之异名。见该条。

20677 **甘露饮**(《伤寒心要》)

【组成】茯苓 泽泻 甘草 石膏 寒水石二两 白术 桂枝 猪苓半两 滑石四两

【用法】上为末。每服三钱,汤调或新汲水调服,姜汤尤妙。

【主治】汗后烦渴。

【备考】本方寒水石、猪苓后当有"各"字。

20678 **甘露饮**

《寿亲养老》卷二。为《普济方》卷三十六引《澹寮方》"甘露汤"之异名。见该条。

20679 **甘露饮**(《普济方》卷二九九引《如宜方》)

【组成】枇杷叶 石斛 甘草(炙) 生地黄 黄芩

麦门冬(去心)各等分

【用法】上咬咀。水煎,食后服。

【主治】口舌生疮,牙宣实热。

20680 **甘露饮**(《得效》卷十一)

【组成】寒水石 石膏 郁金 甘草 薄荷各等分

【用法】上为末。每服一钱,食后薄荷汤调下。

【主治】潮热乍来乍去,心烦面赤,口干如疟状。

20681 **甘露饮**(《普济方》卷三九五)

【组成】石膏 寒水石各一两 甘草三钱

【用法】上为末。三岁半钱,灯心汤调下;暑热,冷水调下。

【主治】小儿伏热吐泻,兼中暑昏迷,烦渴不止,心燥体热,头疼及伤风体热,烦渴嗜煎。

【宜忌】立夏后、立秋前宜用,余月不可。

20682 **甘露饮**(《医统》卷九十一)

【组成】黄芩 生地黄 天门冬 麦门冬 枇杷叶 茵陈 石斛 桔梗 甘草 枳壳各等分

【用法】水煎,食后服。

【主治】痘疮,热毒攻牙,口肿。

【宜忌】不可吃热物。

20683 **甘露饮**(《准绳·幼科》卷六)

【组成】麦门冬(去心)一两 天门冬(去心)二两 生地黄四分 熟地黄六分 石斛(去根) 枇杷叶各五分 山茵陈 枳壳 黄芩 犀角屑各六分 甘草一字

【用法】水煎服。

【主治】小儿牙疳。

20684 **甘露饮**(《医学传灯》卷下)

【组成】天冬 麦冬 生地 熟地 茵陈 枇杷叶 黄芩 苡仁 石斛 甘草 山栀(一方无茵陈、山栀,用枳壳)

【主治】三消。

20685 **甘露饮**(《伤寒大白》卷一)

【组成】知母 麦冬 连翘 薄荷 桔梗 黄芩 玄参 滑石 石膏 甘草

【主治】三阳热毒上冲之咽喉痛。

20686 **甘露饮**(《痘科金镜赋集解》卷六)

【组成】人参 白茯苓 甘草 生地 麦冬 五味子 知母 花粉 葛根

【主治】喉舌牙疳,痘后牙疳出血,口臭口烂。

【加减】上焦火,加生藕汁、桔梗、山栀;中焦火,加石膏、黄连;下焦火,加黄柏、熟地,去葛根。

20687 **甘露饮**(《灵验良方汇编》卷一)

【组成】枇杷叶(拭去毛) 生地黄 熟地 天冬 黄芩 石斛 山豆根 犀角屑 枳壳各一钱 甘草五分

【用法】水二钟,煎七分,食后服。

【主治】口舌生疮,咽喉肿痛,牙龈肿烂,时出脓血。

20688 **甘露饮**(《疡医大全》卷十四)

【组成】犀角 生甘草 生地 银柴胡 枳壳 麦门冬 知母 枇杷叶 黄芩 钗石斛 茵陈各一钱

【用法】用淡竹叶七片,灯心十根为引,水煎服。

【主治】茧唇。

20689 **甘露饮**(《玉钥·续编》)

【组成】大熟地三钱 大生地二钱 玉竹三钱 大麦冬(去心)二钱 天门冬(去心)一钱 马料豆二钱 炙甘草四分

【用法】井水二钟,文火煎服。

【主治】喉白,咽干不润,咳嗽,唇燥舌干。

【备考】是方得人参更妙。

20690 甘露饮(《白喉全生集》)

【组成】生地黄四钱 熟地 麦冬(去心)各三钱 僵蚕二钱(姜汁炒) 银花 天冬各一钱五分 石斛 枳壳 粉草各一钱

【用法】水煎服。

【主治】白喉虚热症。白见于关内外,色稍不润,喉内红肿,下午痛甚,口干不渴,舌苔虽黄而滑,小便略赤而长,饮食稍碍,心烦不眠。

20691 甘露饮(《医方简义》卷二)

【组成】大生地五钱 鲜生地六钱 天冬 麦冬(去心)各三钱 鲜石斛四钱 黄芩(炒)一钱 银花三钱 川贝母一钱 生炙甘草各五分

【用法】加竹茹一团,姜汁炒。

【功用】存阴清邪,以复胃中津液。

【主治】温热病。

20692 甘露饮(《医学摘粹》)

【组成】生地三钱 熟地三钱 天冬三钱 麦冬三钱 石斛三钱 甘草二钱 枳壳二钱 枇杷叶三钱

【用法】水煎大半杯,温服。

【主治】口糜龈烂出血;食亦,善食而瘦。

20693 甘露茶(《易简方便医书》卷一)

【组成】柴胡 厚朴 防风 山楂 枳壳 苍术 神曲 谷芽 陈皮 川乌各一两

【用法】用陈茶八两同药拌匀。每服二钱,加生姜一片,煎水服之。取出微汗而愈。

【主治】头痛发烧,胸痞闷,气结不舒,脾胃不和,饮食停滞,霍乱吐泻,以及四时不正之气;并疟疾,红白痢疾,暑热伤食等。

【备考】柴胡改前胡亦可。

20694 甘露茶(《成方制剂》2册)

【组成】防风 广藿香 麦芽 青蒿 青皮 山楂 神曲 鸭脚木叶 紫苏叶

【用法】上制成粗粉末状,每包重9克;或粉末状药茶,每袋重2.5克。粗粉包煎服或药茶泡服,一次1包或1袋。

【功用】消暑散热,行气消食。

【主治】感冒头痛、发热、食滞。

20695 甘露酒(《仙拈集》卷三)

【组成】圆眼肉 红枣肉 葡萄 桃仁 当归 枸杞 杜仲 熟地各二两

【用法】浸烧酒十斤。常服。

【主治】诸虚百损。

20696 甘露散(《圣惠》卷四)

【组成】甘草半斤 不灰木半斤

【用法】上药须是腊月内预办,修合取冰雪水浸泡,阴干,又投入水中,如此三二十度后,阴令极干,为细散。每服一钱,以新汲水调下,不拘时候。

【主治】心胸烦热,不得安定。

20697 甘露散(《圣济总录》卷三十四)

【组成】黄连(去须,锉)一两 吴茱萸半两

【用法】上二味同炒,以茱萸黑色为度,放地上出火毒;不用茱萸,将黄连为细散。每服半钱匕,食后茶清或新水调下。

【主治】暑气。

20698 甘露散(《圣济总录》卷五十八)

【组成】干猪胞十枚

【用法】上剪破出却气,去却系著处,用干盆子一只,烧胞,烟尽取出,研令极细。每服一钱匕,温酒调下,不拘时候。

【主治】渴疾,饮水不止。

20699 甘露散(《圣济总录》卷一二二)

【组成】白僵蚕(炒) 天南星各等分

【用法】上为细散。每服一钱匕,生姜、薄荷汤调下。

【主治】咽喉肿痛。

20700 甘露散

《小儿药证直诀》卷下。为原书同卷"玉露散"之异名。见该条。

20701 甘露散(《卫生总微》卷三)

【组成】牙消一分 龙脑薄荷叶一两 大黄半两 甘草半两(炙) 芎藭一分 雄黄一分(水飞)

【用法】上为末。每服半钱,蜜水调下,不拘时候。

【主治】小儿诸热。

20702 甘露散(《卫生总微》卷七)

【组成】好滑石二两(研细,桂府白色者妙) 甘草末半两(一方更有防风末半两,为末)

【用法】二者拌匀。每服一钱,以浓煎萝卜汤调下。

【功用】解表发汗。

【主治】伤寒壮热,头疼体痛。

20703 甘露散(《卫生总微》卷十八)

【组成】熟干地黄 生干地黄 天门冬(去心) 麦门冬(去心) 枇杷叶(刷去毛,净) 枳壳(麸炒,去瓤) 苦参 石斛(去根) 山茵陈 甘草各等分

【用法】上为末。每服二钱,水一盏,煎至半盏,去滓,食后温服。

【主治】小儿胃热,牙龈宣露出血,口臭,脸肿,赤眼,口疮,不欲乳食,肌体烦热及疮疹已未发者。

20704 甘露散(《朱氏集验方》卷十一)

【组成】寒水石 石膏 防风 荆芥 薄荷 甘草

【用法】上为末。每服半钱,用井花水调下,或薄荷汤调下。

【主治】惊风,潮热不退。

20705 甘露散(《普济方》卷一一五引《瑞竹堂方》)

【组成】白滑石六两半 泽泻 甘草(去皮)各一两 人参 茯苓 白术 木猪苓(去黑皮)各半两

【用法】上为细末。每服三钱,白汤调服。欲分阴阳,蜜和丸,如弹子大,用汤化如稀面糊调服之。

【功用】分阴阳。

【主治】❶《医统》:脾虚水湿不利,腹胀中满。❷《准绳·类方》:肿胀用下药得利后,以此补之。

20706 甘露散（《全国中药成药处方集》沈阳方）

【组成】藿香 茯苓 薄荷叶 川朴 桔梗 白芷各五钱 半夏一钱 神曲 香薷 扁豆 紫苏 陈皮 朱砂 苍术 木瓜 山楂 甘草 葛根各二钱 明雄黄六分 大腹皮三钱

【用法】上为极细末。每服二钱，小儿酌减，白开水送下。

【功用】健胃解毒，清暑祛湿。

【主治】感冒发热，中暑吐泻，神识昏愦，伤食腹满，头痛呕哕，肢节酸痛。

【宜忌】忌食生冷硬物。

20707 甘露膏（《兰室秘藏》卷上）

【异名】兰香饮子。

【组成】半夏二分（汤洗） 熟甘草 白豆蔻仁 兰香 升麻 连翘 桔梗各五分 生甘草 防风各一钱 酒知母一钱五分 石膏三钱

【用法】上为极细末，汤浸蒸饼，和匀成剂，捻作薄片子，日中晒半干，擦碎如米大。每服二钱，食后淡生姜汤送下。

【主治】消渴，饮水极甚，善食而瘦，自汗，大便结燥，小便频数。

20708 甘露膏（《永乐大典》卷一一一四一二引《经验普济加减方》）

【组成】黄连二两（碎） 黄丹 铜青各七钱 当归四钱（切） 白丁香二钱 白矾三钱 没药一钱（七味用水五升，同熬一升，去滓） 轻粉一钱 鹏砂二钱（研） 水银半钱 龙脑 麝香各少许（研）

【用法】上为细末，入前膏搅匀。每点三箸至五箸，觉涩便睡十日。

【主治】一切眼病，昏晕翳膜，赤肿痒痛。

20709 甘露膏（《成方制剂》15册）

【组成】艾叶 白芍 川芎 丹参 当归 莪术 附子 甘草 红花 胡椒 茴香 没药 木香 牛膝 肉桂 三棱 乌药 吴茱萸 香附 延胡索 益母草 泽兰

【用法】上制为膏药，每张净重20克。温热软化贴腹部或贴脐上。

【功用】温经止带，暖子宫，调经血。

【主治】妇女经期不准，行经腹痛，血寒白带，产后经血诸病。

【宜忌】孕妇忌贴。

20710 甘氏乌膏（《医心方》卷十七引《古今录验》）

【组成】水银一两 黄连二两 墨二钱

【用法】上三物，猪膏和，熟研，调如脂，敷。不过二三即愈。

【主治】天下众创，医术不能愈，有虫者。

20711 甘竹沥汤（《外台》卷十四引《深师方》）

【异名】簟竹沥饮（《圣济总录》卷六）。

【组成】甘竹沥一斗 生姜三两 防风 甘草（炙）各三两 防己 麻黄（去节） 人参 黄芩 白术 细辛 茵芋 秦艽 桂心各一两 附子一枚（大者，炮）

【用法】上㕮咀。以汤渍药令赤，合竹沥，煮取四升，分为四服。

【主治】卒中恶风，噎倒闷，口噤不能语，肝厥，尸蹶，死

不识人，闭目，灸针不知痛，风狂。

【宜忌】忌海藻、菘菜、桃、李、雀肉、生葱、生菜、猪肉、冷水。

20712 甘竹茹汤（《外台》卷二引《深师方》）

【组成】甘竹茹四两 生白米一升

【用法】以水八升煮之，取米熟汤成。去滓，徐徐分服。

【主治】风热气哕及诸哕。

20713 甘竹茹汤（《千金》卷三）

【异名】甘竹汤（《准绳·类方》卷五）。

【组成】甘竹茹一升 人参 茯苓 甘草各一两 黄芩三两

【用法】上㕮咀。以水六升，煮取二升，去滓，分三服，一日三次。

【主治】产后内虚，烦热短气。

【备考】《济阴纲目》有麦门冬一两。

20714 甘李根汤

《东医宝鉴·杂病篇》卷二。为《活人书》卷十六"李根汤"之异名。见该条。

20715 甘李根散（《圣惠》卷四十八）

【组成】甘李根二两（锉） 吴茱萸半两（汤浸七遍，焙干，微炒） 半夏一两（汤洗七遍，去滑） 人参一两（去芦头） 附子一两（炮裂，去皮脐） 桂心一两 当归一两（锉，微炒） 干姜半两（炮裂，锉） 槟榔一两

【用法】上为散。每服三钱，水一中盏，煎至六分，去滓，稍热服，不拘时候。

【主治】奔豚气，脐腹胀痛，翕翕短气，发作有时，四肢疼闷。

20716 甘松香丸（《鸡峰》卷十八）

【组成】半夏曲 天南星各二两 甘松一两 陈橘皮一两半

【用法】上为细末，水煮面糊为丸，如梧桐子大。每服二十丸，食后生姜汤送下。

【主治】痰眩。

20717 甘松香散（《得效》卷十七）

【组成】甘松香 莽草 川乌（去皮，炮）各二钱 北细辛（去叶）二分 硫黄半钱 香附子（炒去毛）二钱

【用法】上为末。以手指蘸少许，揩牙上，后以盐汤灌漱。

【主治】一切牙痛。

20718 甘乳药捻（《赵炳南临床经验集》）

【组成】甘石粉

【用法】上为极细末（水飞甘石最适宜），棉纸捻成药线。按需要长度剪成小段，用镊子夹持插入疮口内，于疮口外留约0.5～1厘米长为度。

【功用】收干，生肌。

【主治】脓痈久不敛口。

20719 甘草豆方（《养老奉亲》）

【组成】甘草一两 乌豆三合 生姜半两（切）

【用法】以水二升，煎取一升，去滓，冷渐食服之。

【主治】❶《养老奉亲》：老人中风，热毒心闷，气壅昏倒。❷《寿亲养老》：冬月小儿诸热毒。

20720 甘草饮子（《外台》卷九引《广济方》）

【组成】甘草六分(炙) 款冬花七分 豉心一合 生麦门冬八分(去心) 葱白一握 槟榔十颗(合子碎) 桔梗六分 地黄汁半升

【用法】上切。以水六升,煮取二升,绞去滓,下地黄汁,分温三服。如人行四五里进一服。

【主治】肺热咳嗽,涕唾多粘。

【宜忌】忌生菜、热面、炙肉、海藻、菘菜、鱼、蒜、粘食、猪肉、芜荑。

20721 甘草饮子(《圣惠》卷十七)

【组成】甘草一两(炙微赤) 陈橘皮一两(汤浸,去白瓤,焙) 川升麻 生姜一两 葛根一两 人参一两(去芦头)

【用法】上锉细,和匀。每服半两,以水一大盏,煎至五分,去滓温服,不拘时候。

【主治】热病,毒气攻胃,呕哕不止。

20722 甘草敷方(《圣济总录》卷一四九)

【组成】甘草一两

【用法】上为末。韭汁调敷。

【主治】蝲蟥尿疮。

20723 甘草摩膏(《圣济总录》卷一七四)

【组成】甘草(炙) 防风(去叉)各一两 白术 桔梗各三分 雷丸二两半

【用法】上为粗末,用不入水猪脂一斤,锅内火上先炼过,去滓,入诸药末,更煎令成膏,新绵滤去滓,入瓷盒内贮之。每用特取少许,炙手,以膏摩之,百度效。小儿无病,每日以膏摩囟上及手足心良。

【功用】辟风寒。

【主治】小儿新生,肌肤嫩弱,喜为风邪所中,身体热,或中大风,手足惊掣。

20724 甘菊花丸(《圣惠》卷二十二)

【组成】甘菊花三分 人参三分(去芦头) 当归三分 防风半两(去芦头) 秦艽半两(去苗) 山茱萸半两 白鲜皮半两 黄耆半两(锉) 汉防己半两 桂心半两 白术半两 白蒺藜半两(微炒,去刺) 生干地黄半两 独活半两 薯蓣半两 芎䓖半两 细辛半两 苍耳子半两

【用法】上为末,炼蜜为丸,如梧桐子大。每服二十丸,以温酒送下,不拘时候。

【主治】头面风,皮肤瘙痒,肢节疼痛,头目不利,项强耳聋。

20725 甘菊花丸(《圣惠》卷三十二)

【组成】甘菊花一两 决明子一两半 车前子二两 防风二两(去芦头) 蕤仁一两半(汤浸,去赤皮) 黄连二两(去须) 川升麻一两 子芩一两 川大黄三两(锉碎,微炒) 玄参一两 葳蕤二两

【用法】上为末。炼蜜为丸,如梧桐子大。每服二十丸,食后以温浆水送下。

【主治】风毒攻眼,涩痒肿疼,久赤不愈。

20726 甘菊花丸(《圣济总录》卷一〇四)

【组成】菊花 决明子 车前子 丹参 防风(去叉) 玄参 蕤仁(去皮) 升麻 黄连(去须) 黄芩(去黑心) 大黄(锉,炒) 葳蕤 细辛(去苗叶) 甘草(炙,锉) 人参各一两。

【用法】上为末。炼蜜为丸,如梧桐子大。每服三十丸,食后温水送下,临卧再服。

【主治】风毒冲目,虚热赤痛。

20727 甘菊花丸(《普济方》卷八十一引《卫生家宝》)

【异名】甘菊丸(《赤水玄珠》卷三引《宝鉴》)。

【组成】甘菊花二两(去土) 枸杞四两 熟地黄三两 干山药半两

【用法】上为细末,炼蜜为丸,如梧桐子大。每服三五十丸,空心、食后各一服,温水送下。

【功用】明目,暖水脏,活血驻颜,壮筋骨。

【主治】男子肾脏虚弱,眼目昏暗,或见黑花。

20728 甘菊花汤(《圣济总录》卷一〇四)

【组成】甘菊花 地骨皮各一两 升麻一两半 黄连(去须) 茯神(去木皮) 葳蕤 防风(去叉) 木通(锉)各二两

【用法】上为粗末。每服五钱匕,水一盏半,加竹叶十片,同煎至八分,去滓,食后温服,一日三次。

【主治】风毒冲目,赤眼。

【备考】本方方名,原书(文瑞楼本)作"甘菊汤"。

20729 甘菊花汤(《圣济总录》卷一六七)

【异名】菊花汤(原书卷一八〇)。

【组成】甘菊花一两 甘草(炙)一分 防风(去叉)半两 山茱萸七枚

【用法】上为粗末。每服一钱匕,水一盏,煎至六分,去滓,分温三服,早晨、日午、晚后各一服。

【主治】小儿鼻多涕,是脑门为风冷所乘。

20730 甘菊花汤

《圣济总录》卷一八〇。为《圣惠》卷八十九"甘菊花散"之异名。见该条。

20731 甘菊花汤(《银海精微》卷下)

【组成】菊花 升麻 旋覆花 石决明 川芎 大黄(炒)各五钱 石膏 羌活 地骨皮 木贼(炒) 青葙子 黄芩 防风 栀子仁 草决明 荆芥 黄连 甘草

【用法】上为细末。每服五钱,蜜一盏,煎至七分,食后温服。

【主治】内外障翳,一切眼疾。

【备考】本方石膏后十二味药物用量原缺。

20732 甘菊花散(《圣惠》卷三)

【组成】甘菊花一两 牛黄半两(细研如粉) 犀角屑三分 铁粉半两 麦门冬半两(去心,焙) 黄连三分(去须) 铅霜半两 人参一两(去芦头) 甘草一分(炙微赤,锉)

【用法】上为细散,入牛黄,更同研令匀。每服一钱,食后以竹沥调下;或金银煎汤调下亦得。

【主治】胆实,久有伏热,精神惊悸不安。

20733 甘菊花散(《圣惠》卷六)

【组成】甘菊花 人参(去芦头) 大腹皮(锉) 半夏(汤洗七遍,去滑) 木香 白术 威灵仙 枳壳(麸炒微黄,去瓤) 肉桂(去皱皮) 诃黎勒 赤茯苓 郁李仁(汤浸,去皮尖,微炒) 甘草(炙微赤,锉)各一两

【用法】上为散。每服三钱,以水一中盏,加生姜半分,煎至六分,去滓温服,不拘时候。

【主治】肺脏痰毒,胸膈壅滞。

【备考】《普济方》有桔梗,无枳壳。

20734 甘菊花散《圣惠》卷十一

【组成】甘菊花半两 旋覆花半两 防风一两(去芦头) 芎䓖一两 蔓荆子半两 细辛半两 酸枣仁一两 葳蕤一两 枳壳半两(麸炒微黄,去瓤) 甘草半两(炙微赤,锉)

【用法】上为粗散。每服三钱,以水一中盏,加生姜半分,煎至五分,去滓温服,不拘时候。

【主治】伤寒痰壅,头痛心烦,四肢拘急,不得睡卧。

20735 甘菊花散《圣惠》卷二十二

【组成】甘菊花三分 天麻一两 石膏二两 芎䓖三分 独活二分 防风三分(去芦头) 白术三分 杏仁半两(汤浸,去皮尖双仁,麸炒微黄) 茯神一两 羚羊角屑三分 杜若三分 黄芩三分 甘草半两(炙微赤,锉)

【用法】上为粗散。每服三钱,以水一中盏,加生姜半分,煎至六分,去滓温服,不拘时候。

【主治】风头旋,忽忽如醉,痰逆,不下饮食。

20736 甘菊花散《圣惠》卷二十二

【组成】甘菊花三分 茯神一两 犀角屑三分 防风一两(去芦头) 川升麻三分 石膏二两 白芷半两 芎䓖半两 甘草半两(炙微赤,锉) 牡荆子一两 葛根一两(锉) 枳壳半两(麸炒微黄,去瓤)

【用法】上为粗散。每服三钱,以水一中盏,加生姜半分,竹叶二七片,煎至六分,去滓温服,不拘时候。

【主治】头风目眩痛。

20737 甘菊花散《圣惠》卷三十二

【组成】甘菊花一两 川升麻一两 芎䓖一两半 细辛一两 防风(去芦头)三分 石膏二两 羚羊角屑一两半 川大黄一两(锉碎,微炒) 黄连一两(去须) 甘草三分(炙微赤,锉)

【用法】上为散。每服四钱,以水一中盏,煎至六分,去滓,食后温服。

【主治】诸风毒攻头目,睛中如针刺痛,及欲成障翳。

20738 甘菊花散《圣惠》卷三十三

【组成】甘菊花一两 旋覆花半两 人参一两(去芦头) 川升麻三分 防风半两(去芦头) 车前子半两 石膏一两 羚羊角屑半两 黄芩半两 决明子一两 杏仁半两(汤浸,去皮尖双仁,麸炒微黄) 甘草一分(炙微赤,锉)

【用法】上为粗散。每服三钱,以水一中盏,加生姜半分,煎至六分,去滓,食后温服。

【主治】肝脏风毒,上攻眼目,始即昏暗,久成内障。

【宜忌】忌炙煿、热面。

【备考】本方方名,《普济方》引作"甘菊散"。

20739 甘菊花散《圣惠》卷三十三

【组成】甘菊花 赤箭 酸枣仁(微炒)各一两 旋覆花 犀角屑 防风(去芦头) 白鲜皮 白芷 细辛 沙参(去芦头) 羌活 甘草各三分

【用法】上为粗散。每服三钱,以水一中盏,煎至六分,去滓,食后温服。

【主治】风邪入目,致瞳子不正,眼常偏视。

20740 甘菊花散

《医方类聚》卷六十六。即《圣惠》卷三十三"菊花散"。见该条。

20741 甘菊花散《圣惠》卷八十九

【异名】防风汤(《圣济总录》卷一八〇)、甘菊花汤(《圣济总录》卷一八〇)。

【组成】甘菊花 白术 防风(去芦头) 人参(去芦头) 细辛 白茯苓 甘草(炙微赤,锉)各一分

【用法】上为粗散。每服一钱,以水一小盏,入生姜少许,煎至五分,去滓温服,不拘时候。

【主治】小儿脑户伤于风冷,鼻内多涕,精神昏闷。

【备考】本方方名,《幼幼新书》卷三十三引作"菊花散"。

20742 甘菊花散《圣济总录》卷四十一

【组成】甘菊花一两 白蒺藜 木贼 防风(去叉) 甘草(炙)各半两 木香一分

【用法】上为细散。每服一钱匕,沸汤点服,不拘时候。

【主治】肝气壅塞,翳膜遮睛,隐涩难视。

20743 甘菊花散《圣济总录》卷一〇四

【组成】甘菊花四两 防风(去叉)二两 蒺藜子(炒去角) 恶实(炒)各一两 甘草(炙,锉)半两

【用法】上为散。每服二钱匕,熟水调下,食后、临卧服。

【主治】风毒攻眼,碜痛不可忍。

20744 甘菊花散

《普济方》卷四十五。即《圣济总录》卷十七"甘菊散"。见该条。

20745 甘菊花散

《普济方》卷七十五。即《圣济总录》卷一〇四"甘菊散"。见该条。

20746 甘菊花散

《普济方》卷七十五。为《圣济总录》卷一〇八"菊花散"之异名。见该条。

20747 甘菊花散

《普济方》卷七十七。即《圣济总录》卷一〇六"甘菊散"。见该条。

20748 甘菊花散《普济方》卷四〇四

【组成】甘菊花 谷精草 石决明各等分

【用法】上为末。每服二钱,水一盏,入干柿一个,同煎至七分,干柿细嚼服。

【主治】小儿斑疮入眼。

20749 甘霖洗剂《新药转正》44册

【组成】甘草 苦参 土荆皮 白鲜皮 薄荷脑 冰片

【用法】上药制成洗剂。外用。皮肤瘙痒:取本品适量,稀释20倍,外搽患处,一日3次。外阴瘙痒:取本品适量,稀释10倍,冲洗外阴和阴道,再用带尾线的棉球浸稀释5倍的药液,置于阴道内,次日取出,一日1次。患者用本品后,无需再用水冲洗。

【功用】清热除湿,祛风止痒。

【主治】用于风湿热蕴肌肤所致皮肤瘙痒和下焦湿热导致的外阴瘙痒。

【宜忌】本品为外用药,切勿内服;对酒精过敏者忌用,

月经期禁用于阴道;局部皮肤有明显破损者忌用;妇科用药宜由医生操作。

20750 甘露饮子《阎氏小儿方论》

【异名】甘露饮《局方》卷六绍兴续添方)、大甘露饮《咽喉经验秘传》)。

【组成】生干地黄(焙)　熟干地黄(焙)　天门冬　麦门冬(各去心,焙)　枇杷叶(去毛)　黄芩(去心)　石斛(去苗)　枳壳(麸炒,去瓤)　甘草(锉,炒)　山茵陈叶各等分

【用法】上为粗末。每服二钱,水一盏,煎八分,食后温服;牙齿动摇,牙龈腥热,含漱液并服。

【功用】❶《广西中医药》[1985,(3):20]:清热利湿,润肺利咽。❷《上海中医药杂志》[1985,(11):27]:滋阴清热,行气利湿。

【主治】心胃之热上冲,牙龈、咽喉肿痛,口舌生疮,目赤肿痛;湿热黄疸,阴虚盗汗,胃脘疼痛。

❶《阎氏小儿方论》:心胃热,咽痛,口舌生疮,并疮疹已发未发;又治热气上攻,牙龈肿,牙齿动摇。❷《局方》(绍兴续添方):丈夫、妇人、小儿胃中客热,牙宣口气,牙龈肿烂,时出脓血;目睑垂重,常欲合闭,或即饥烦,不欲饮食,及赤目肿痛,不任凉药,疮肿已发未发;又疗脾胃受湿,瘀热在里;或醉饱房劳,湿热相搏,致生疸病,肢体微肿,胸满气短,小便黄涩,或时身热。❸《上海中医药杂志》[1985,(11):27]:胃脘痛,阴虚盗汗,温热病,咳嗽,消渴,肝郁头痛,衄血,痛经。

【宜忌】《广西中医药》[1985,(3):20]素体阳虚,溃疡日久难愈,肢冷,腰膝酸楚,溲清,舌嫩有齿痕,脉沉细等肾阳不足,阴损反阳,水不济火,虚火上炎之证,不宜用此方。

【方论选录】❶《医方集解》:此足阳明少阴药也。烦热多属于虚,二地、二冬、甘草、石斛之甘,治肾胃之虚热,泻而兼补也;茵陈、黄芩之苦寒,折热而去湿,火热上行为患,故又以枳壳、枇杷叶抑而降之也。❷《医林纂要》:熟地黄以滋养肾水;生地黄能升肾水以上交于心;麦冬以清肺宁心;天冬能滋肺金以下生肾水;石斛甘微咸,得水石清虚之气,故能补心安神,清金保肺,去胃中之湿热而布膻中之清化;茵陈去胃中沉郁之湿热;黄芩降肺逆;枳壳破郁积,且能敛阴;枇杷叶酸能补肺敛阴,宁心收散,苦能泄逆气,泻火清金;甘草补中而亦能去热。热盛则水涸,二地以滋之;热盛则金流,二冬以保之;清用黄芩、枇杷叶;去湿用茵陈、枳壳,而皆有悠扬清淑之致。不必大为攻下,此所以为甘露。热莫盛于胃,而诸热皆统于心,心化不足,则热妄行,石斛补心以除妄热,所谓热淫于内,治以咸寒,佐以苦甘,以酸收之,以苦发之也。❸《时方歌括》:足阳明胃为燥土,喜润而恶燥,喜降而恶升,故以二冬、二地、石斛、甘草之润以补之;枇杷、枳壳之降以顺之。若用连、柏之苦,则增其燥;若用耆、术之补,则虑其升。即有湿热,用一味黄芩以折之,一味茵陈以渗之,足矣。盖以阳明之治,最重在养"津液"二字。此方二地、二冬等药,即猪苓汤中用阿胶以育阴意也;茵陈、黄芩之折热而去湿,即猪苓汤中用滑、泽之除垢意也。

【临床报道】❶口疮:《广西中医药》[1985,(3):20]本方加减治疗口疮31例,方药为:干地黄15克,熟地黄12克,天门冬12克,麦门冬15克,黄芩10克,茵陈9克,枇杷叶9

克,枳壳6克,石斛10克,黄连6克,桔梗6克,甘草9克。每日一剂,煎水分三次服完,小儿量酌减。除婴儿外,重症者可用柳花散加减煎汤含漱(青黛10克,冰片9克,黄柏15克,甘草15克。每日一剂)。典型病例:肖某,女,69岁。口舌生疮,灼热疼痛,屡治不愈五年余,且伴口苦咽干,头晕头痛。体温39℃,口喉干涩,吞咽疼痛,纳少,溲黄便结。口腔及舌缘两边有黄白色的溃疡点16个,两侧扁桃体呈Ⅱ度肿大,咽喉部充血,舌质红,苔薄黄,脉弦数。给予甘露饮加减(干地黄15克,熟地黄12克,天门冬12克,麦门冬15克,黄芩15克,茵陈9克,枇杷叶9克,枳壳6克,石斛10克,黄连6克,桔梗6克,甘草9克)。每日一剂,煎水分三次内服。另用柳花散加减煎水含漱。连用二日后,口腔溃疡点由原来16个减少至8个,颜色变浅,面积也明显缩小,诸羔亦愈。上方加生牡蛎15克,继用五剂后治愈。追访一年未见复发。❷胃脘痛:《上海中医药杂志》[1985,(11):27]李某某,男,31岁。上腹部于饭后隐隐灼痛反复发作三年余。症见纳差,口干多饮,大便干结。舌质红,少苔,脉弦细。诊断为慢性胃炎。证属胃阴不足,虚热内扰。用甘露饮去茵陈、枇杷叶,加入金铃子9克,延胡索9克,青木香9克,乌梅6克。连服七剂腹痛消失,食饮好转。后又减理气止痛之品,加入太子参18克,淮山药12克,鸡内金9克,连服30余剂,症状消失。❸阴虚盗汗:《上海中医药杂志》[1985,(11):27]魏某某,女,4岁。患儿睡后汗出不止二年,尤以夏天为甚。平素体弱,口干喜饮,纳差,大便干结,小便短急,五心烦热。经用多法治疗无效。唇赤舌红,无苔,脉细数。X线胸透,肺部正常。辨证为阴虚内扰,心液不敛。用甘露饮去茵陈、枇杷叶,余各味减量三分之一,再加太子参12克,五味子6克,浮小麦6克。服三剂后好转。后又在此基础上减味,先后用白芍6克,淮山药9克,生牡蛎12克,连服10余剂,盗汗消失,手足烦热好转,五年未复发。❹温热病:《上海中医药杂志》[1985,(11):27]褚某某,男,35岁。因受凉后发烧五天,体温达39.5℃,微恶风寒,伴有头痛、咳嗽,痰少黄稠,口渴唇干,喜冷饮,三天无大便,小便短赤,舌质红,苔薄白,中间微黄,脉滑数,X线胸透,为左侧支气管炎,辨证为外感风热,邪传阳明。用甘露饮去茵陈、枳壳,加石膏30克,大黄9克(后下),银花9克,连翘9克,日服二剂,每日四次。二天后体温下降,大便通畅,头痛减轻,但仍有咳嗽,低烧,周身酸痛,去上方加味之药合麻杏石甘汤及蔓荆子。日服一剂,每日二次,连服五剂,症状消失。❺复发性口腔溃疡:《新中医》[2004,36(8):62]将64例患者随机分2组。治疗组33例用甘露饮加减治疗,湿热偏重者重用茵陈、黄芩;阴虚偏重者重用生地黄、熟地黄、天冬、麦冬;舌苔厚腻者加佩兰、茯苓;倦怠乏力或自汗者加太子参。对照组31例用西药综合治疗。结果:总有效率治疗组为97%,对照组为58.06%,两组比较,差异有非常显著性意义($P<0.01$)。

20751 甘露饮子

《症因脉治》卷三。为原书同卷"清肺饮"之异名。见该条。

20752 甘露神膏《冯氏锦囊·杂症》卷九

【组成】甘露(于草木上张布,设法取之)一钟　蜂白蜜大半钟　人乳一钟　人参一二钱至四五钱(随症轻重,煎汁

一钟)

【用法】四汁并作一处,重汤炼浓,温和,日服。

【主治】一切燥热咳嗽,吐血,干痨。

20753 甘风丹荆汤《辨证录》卷六)

【组成】丹皮一两 防风五分 荆芥五分 甘菊花五钱

【用法】水煎服。

【主治】目痛之后,眼角刺触,羞明喜暗。

20754 甘芍附子汤《医级》卷七)

【组成】甘草 白芍 附子

【主治】汗出过多,阳虚营竭。

20755 甘麦大枣汤

《金匮》卷下。为原书同卷"甘草小麦大枣汤"之异名。见该条。

20756 甘豆竹叶汤《女科秘旨》卷二)

【组成】甘草 黑豆 淡竹叶各等分

【用法】煎浓汁服。

【主治】误服毒药,伤胎欲堕。

20757 甘连大黄丸

《家塾方》。为原书"林钟丸"之异名。见该条。

20758 甘羌麻附饮《证治宝鉴》卷十一)

【组成】甘草 天麻 荆芥 羌活 防风 薄荷 黄芩 麻黄 全蝎 僵蚕 白芷 竹节附 细辛

【用法】水煎服。

【主治】头痛,风寒痰湿侵入三阳者。

20759 甘草干姜汤《伤寒论》)

【异名】干姜甘草场(《外台》卷六引《备急》)、复阴汤(《鸡峰》卷五)。

【组成】甘草四两(炙) 干姜二两

【用法】以水三升,煮取一升五合。去滓,分温再服。

【功用】复阳气。

【主治】脾胃阳虚,手足不温,口不渴,烦躁吐逆;老年虚弱尿频,下半身常冷,咳唾痰稀,眩晕短气,脉沉无力。现用于胃脘痛、吐酸、肠鸣腹泄、胸背彻痛、眩晕、喘咳、经期腹痛属寒证者。

❶《伤寒论》:伤寒脉浮,自汗出,小便数,心烦,微恶寒,脚挛急,反与桂枝,欲攻其表,此误也;得之便厥,咽中干,烦躁吐逆者。❷《金匮》:肺痿,吐涎沫而不咳者,其人不渴,必遗尿,小便数。所以然者,以上虚不能制下故也。此为肺中冷,必眩,多涎唾。❸《外台》引《备急》:吐逆水米不下。❹《类聚方广义》老人小便频数,吐涎,短气眩晕,难以步者。

【宜忌】《外台》引《备急》:忌海藻、菘菜。

【方论选录】❶《内台方议》:脉浮,自汗出,恶寒者,为中风。今此又兼小便数者,心烦脚挛急,为阴阳之气虚,不可发汗。反与桂枝汤误汗之,得之便厥,咽中干,烦躁上逆也,此乃不可汗而误攻其表,营卫之气虚伤所致也。故以甘草为君,干姜为臣,二者之辛甘,合之以复阳气也。❷《寒温条辨》:此即四逆汤去附也。辛甘合用,专复胸中之阳气,其夹食夹阴,面赤足冷,发热喘嗽,腹痛便滑,内外合邪,难于发散,或寒冷伤胃,不便参术者,并宜服之,真胃虚挟寒之圣剂也。❸《伤寒今释》:干姜与附子,俱为纯阳大热之药,俱能振起机能之衰减。惟附子之效,偏于全身,干姜之效,限

于局部。其主效在温运消化器官,而兼于肺,故肺寒、胃寒、肠寒者,用于姜;心脏衰弱,细胞之生活力减退者,用附子。吉益氏《药徵》谓附子逐水,干姜主结滞水毒。盖心脏衰弱者,往往引起郁血性水肿,其舌淡胖,如经水浸,用姜附以强心,则水肿自退,非姜附能逐水也。

【临床报道】❶伤寒:《名医类案》吕沧州治一妇伤寒,乃阴间阳,面赤,足蹴而下痢,躁扰不得眠。论者有主寒、主温之不一,不能决。吕以紫雪、金匮理中丸进,徐以冰渍甘草干姜汤饮之,愈。且告之曰:下痢足蹴,四逆证也,苟用常法,则上焦之热弥甚,今以紫雪折之,徐以甘辛之温里,此热因寒用也。众皆叹服。❷寒证:《中医杂志》[1965,(11):6]本方治疗34例寒证(胃脘痛8例,吐酸2例,脘腹胀2例,肠鸣腹泻1例,胸痛2例,眩晕13例,咳嗽2例,经来腹痛4例),均取效。认为中医所称寒证,实际上包含副交感神经过度兴奋的病理生理现象;认为干姜辛辣,服后刺激口腔黏膜,可能引起反射性交感神经兴奋而起对抗副交感神经作用;甘草则对胃平滑肌有一定解痉作用,因而取效。❸眩晕:《新中医》[1983,(10):20]何某某,男,80岁,农民。素患慢性支气管炎,年老体弱,卧床已半年,近出现头晕耳鸣,如坐舟车之中,觉物旋转,耳鸣如潮水,不能起床,不敢张目,同时伴咳嗽气急,咳唾涎沫和胸闷不适感。听诊右中下肺野有散在中小水泡音,曾用四环素、磺胺嘧啶、麻杏止咳糖浆等消炎止咳药无效;又用天麻钩藤饮、百合固金汤等加减方亦无效。眩晕日见加重,咳唾涎沫不止,思热饮,不欲食。面色萎黄,舌苔薄白,脉沉细。拟诊眩晕病,肺中虚冷,水气不化,清阳不升,浊阴不降。处方:炙甘草15克,炮姜12克,三剂。服一剂后,眩晕锐减,咳唾涎沫好转,服完二剂,能起床活动,三剂眩晕除,诸症基本消失,精神大振。❹遗尿:《广东中医》[1962,(9):13]刘某,30岁,小学教师。患遗尿证甚久,日则间有遗出,夜则数遗无间,良以为苦。医咸以为肾气虚损。诊其脉,右部寸关皆弱,舌白润无苔,口淡不咳,唾涎,口纳略减。小便清长而不时遗,夜为甚,大便溏薄,审系肾脾肺三脏之病。但补肾温脾之药,服之屡矣,所未服者唯肺耳。景岳云:"小水虽利于肾,而肾上连肺,若肺气无权,则肾水终不能摄,故治水者必先治气,治肾者必先治肺。"本证病缘于肾,因知有温肺化水之治法。又甘草干姜汤证原有治遗尿之说。遂疏方:炙甘草八钱,干姜(炮透)三钱,一日二帖。三日后,尿遗大减,涎沫亦稀,再服五日而诸症尽除。

20760 甘草干姜汤《直指》卷二十六)

【异名】二神汤(《朱氏集验方》卷七)。

【组成】甘草(炙) 川白姜(炮)各等分

【用法】上锉散。每服三钱,食前煎服。

【主治】男女诸虚出血,胃寒不能引气归原,无以收约其血。

20761 甘草干姜汤《疝气证治论》)

【组成】甘草 干姜各五分 蜀椒 附子各三分

【用法】水煎服。

【主治】诸疝泄利者。

20762 甘草大豆汤《外科精义》卷下引《圣惠》)

【异名】大豆甘草汤(《金鉴》卷六十九)。

【组成】甘草三两 赤皮葱三茎 大豆一合

【用法】用水三升,煮豆熟为度。用槐条一握同煮,取清汁热淋浴,冷即再温。浸三二时为度。

【主治】外阴蚀,下疳,痷疮肿痛。

20763　甘草大枣汤

《医方类聚》卷五十三引《神巧万全方》。为《伤寒论》"茯苓桂枝甘草大枣汤"之异名。见该条。

20764　甘草乌梅丸

《鸡峰》卷十四。为《肘后方》卷三"乌梅丸"之异名。见该条。

20765　甘草石膏汤《兰室秘藏》卷上)

【组成】生地黄　细辛各一分　熟地黄　黄连各三分　甘草五分　石膏六分　柴胡七分　黄柏　知母　当归身　桃仁(炒,去皮尖)　荆芥穗　防风各一钱　升麻一钱五分　红花少许　杏仁六个　小椒二个

【用法】上锉,如麻豆大。都作一服,水二盏,煎至一盏,食后温服。

【主治】渴病久愈,又添舌白滑微肿,咽喉咽津觉痛,嗌肿时时有,渴喜冷饮,口中白沫如胶。

20766　甘草归地汤《四圣悬枢》卷三)

【组成】甘草(生)一钱　当归一钱　生地一钱　芍药二钱　桔梗二钱　玄参二钱　丹皮二钱　黄芩一钱

【用法】流水煎半杯,温服。

【主治】痈脓者。

20767　甘草归蜡膏《赵炳南临床经验集》)

【组成】甘草二两　当归　蜂蜡各一两　香油四两

【用法】涂于纱布上再外敷,或做成油纱条,高压无菌备用。

【功用】祛腐长肉,和血生肌,收干固皮。

【主治】疮疡久不敛口。

20768　甘草芍药汤(方出《千金》卷六,名见《普济方》卷四○八)

【组成】甘草　芍药　白蔹　黄芩　黄连　黄柏　苦参各半两

【用法】上为末。以蜜和敷之,日二夜一;亦可作汤洗之。

【主治】小儿火灼疮,一身尽如麻豆,或有脓汁,乍痛乍痒。

20769　甘草芍药汤(《千金翼》卷八)

【组成】甘草(炙)　芍药　当归　人参　白术各一两　橘皮一把　大黄半两

【用法】上㕮咀。以水四升,煮取二升,分再服,相去一炊顷。

【主治】妇人产后崩中去血,逆气荡心胸,生疮,烦热。

20770　甘草芍药汤(《保命集》卷下)

【组成】甘草　芍药　生地黄　川芎各一两

【用法】上㕮咀。每服一两,水三盏,煎一盏半,去滓,入棕榈灰五钱,调匀温服。不止者,刺隐白。

【主治】妇人伤寒,太阳标病,汗解表除,邪热内攻,入血室,经水过多,无满实者。

20771　甘草芍药汤(《万氏家抄方》卷六)

【组成】甘草　砂仁　陈皮　山楂　白芍(炒)

【用法】水煎服。

【主治】痘出时,肚腹胀痛。

20772　甘草防风汤

《麻科活人》卷四。为《小儿痘疹方论》"桔梗甘草防风汤"之异名。见该条。

20773　甘草附子汤(《伤寒论》)

【异名】四物附子汤(《外台》卷十九引《深师方》)、附子汤(《外台》卷十九引《古今录验》)、白术附子汤(《外台》卷十五引《近效方》)、桂枝附子汤(《三因》卷五)、桂枝甘草附子汤(《类聚方》)。

【组成】甘草二两(炙)　附子二枚(炮,去皮,破)　白术二两　桂枝四两(去皮)

【用法】以水六升,煮取三升,去滓,温服一升,一日三次。初服得微汗则解,能食汗止;复烦者,将服五合;恐一升多者,宜服六七合为妙。

【功用】《外台》引《近效方》:暖肌补中,益精气。

【主治】❶《伤寒论》:风湿相搏,骨节疼烦,掣痛不得屈伸,近之则痛剧,汗出短气,小便不利,恶风不欲去衣,或身微肿者。❷《外台》引《近效方》:风虚头重眩,苦极不知食味。

【宜忌】《外台》引《近效方》:忌海藻、菘菜、猪肉、生葱、桃、李、雀肉等。

【方论选录】❶《内台方议》:风则卫伤,湿流关节,风湿相搏,两邪乱经,故骨节疼烦,掣痛不得屈伸,近之则痛剧。风胜则卫气不固,汗出短气,恶风不欲去衣,为风在表也。湿胜则水气不行,小便不利,或身微肿,为湿气内搏也。故用附子为君,除湿祛风,温经散寒;桂枝为臣,祛风固卫;白术去湿为使;甘草为佐,而辅诸药。疏风去寒湿之方也。❷《医方考》:风湿相搏,故骨节疼烦;伤风则恶风,故不欲去衣;小便不利,而大便燥者,为热,今小便不利而大便反快,则湿可知矣。附子之热,可以散寒湿;桂枝之辛,可去解风湿;甘草健脾,则湿不生;白术燥脾,则湿有制。是方也,以桂、附之辛热而治湿,犹之漳潦之地,得太阳暴之,不终朝而湿去,亦治湿之一道也。❸《金匮玉函经二注》周扬俊:汗出短气,恶风不欲去衣,邪风袭入而中,卫之正气俱虚也;小便不利,身微肿者,中外为湿所持,而膀胱之化不行也,安得不以甘、术和中,桂、附去邪耶?然此症较前条更重,且里已受伤,曷为反减去附子耶?此条风湿半入里,入里者妙在缓攻,仲景正恐附子多则性猛且急,骨节之窍未必骤开,风湿之邪岂能托出?徒使汗大出而邪不尽尔。君甘草者,欲其缓也,和中之力短,恋药之用长也。此仲景所以前条用附子三枚者,分三服,此条止二枚者,初服五合,恐一升为多,宜服六七合,全是不欲尽剂之意。❹《古方选注》:甘草附子汤,两表两里之偶方,风淫于表,湿流关节,阳衰阴盛,治宜两顾。白术、附子顾里胜湿,桂枝、甘草顾表化风,独以甘草冠其名者,病深关节,义在缓而行之,徐徐解救也。

【临床报道】❶风湿痛:《外台》引《古今录验》骠骑使吴谐,以建元元年八月二十六日始觉如风,至七日,卒起便顿倒,髀及手皆不随,通引腰背疼痛,通身肿,心多满。至九月四日服此汤一剂,通身流汗,即从此来所患悉愈。《谢映庐医案》:高汉章得风湿病,遍身骨节疼痛,手不可触近,近之则痛甚,微汗自出,小水不利。当时初夏,自汉返舟求治,见其身面手足俱有微肿,且天气颇热,尚重裘不脱,脉象颇大,而气不相续。其戚友满座,问是何症?予曰:此风湿为病。渠

曰:凡驱风利湿之药,服之多矣,不惟无益,而反增重。答曰:夫风本外邪,当从表治,但尊体表虚,何敢发汗;又湿本内邪,须从里治,而尊体里虚,岂敢利水乎?当遵仲景法处甘草附子汤。一剂如神,服之三剂,诸款悉愈。❷寒痹:《上海中医药杂志》[1965,(6):26]单用本方治疗寒痹2例,西医诊断为慢性腰骶关节炎继发坐骨神经痛。其中一例已有十余年病史。均获治愈。作者认为,凡属风湿寒痹,即使没有汗出恶风、短气、小便不利等症,用本方亦可取效。❸风湿性心脏病:《河北中医》[1986,(6):45]某女,45岁。素患风湿性心脏病,心悸短气,汗出恶风,关节冷痛,痛有定处,下肢浮肿,小便不利,舌淡苔白,脉沉弦。此为风湿相搏,日久不愈,邪从寒化。治宜温脾化湿散寒为主,佐以强心通阳。炙甘草15克,炮附子10克,白术10克,桂枝5克,茯苓15克。煎服。一个月后,心悸短气较前减轻,关节已不疼痛,下肢浮肿消失,小便正常。

20774 甘草附子汤(《普济方》卷一四〇引《指南方》)

【组成】甘草一两 附子一两(炮,去皮脐) 桂四两(去皮)

【用法】上为粗末。每服五钱,水二盏,煎一盏,去滓服。

【主治】伤寒虚汗不止。

20775 甘草附子汤(《全生指迷方》卷二)

【组成】甘草(炙)二两 附子(炮,去皮脐)一两

【用法】上为散。每服五钱,水二盏,煎至一盏,去滓温服。

【主治】风湿,掣痛不得屈伸者。

20776 甘草青盐丸(《医学从众录》卷二)

【组成】甘草一斤 青盐四两

【用法】将甘草研细末,用滚水冲入青盐,将青盐水炼甘草末为丸,如梧桐子大。早晚服之。

【主治】大便下血。

20777 甘草泻心汤(《伤寒论》)

【组成】甘草四两(炙) 黄芩三两 干姜三两 半夏半升(洗) 大枣十二枚(擘) 黄连一两

【用法】以水一升,煮取六升,去滓,再煎取三升。温服一升,一日三次。

【功用】《方剂学》:益气和胃,消痞止呕。

【主治】伤寒痞证,胃气虚弱,腹中雷鸣,下利,水谷不化,心下痞硬而满,干呕心烦不得安;狐惑病。常用于急慢性胃肠炎症、白塞氏综合征等。

❶《伤寒论》:伤寒中风,医反下之,其人下利日数十行,谷不化,腹中雷鸣。心下痞硬而满,干呕心烦不得安。医见心下痞,谓病不尽,复下之,其痞益甚。此非结热,但以胃中虚,客气上逆,故使硬也。❷《金匮》:狐惑之为病,状如伤寒,默默欲眠,目不得闭,卧起不安。蚀于喉为惑,蚀于阴为狐;不欲饮食,恶闻食臭,其面目乍赤、乍黑、乍白。蚀于上部则声嗄。❸《方函口诀》:产后口糜,泻。

【方论选录】❶《古方选注》:甘草泻心,非泻结热,因胃虚不能调剂上下,致水寒上逆,火热不得下降,结为痞。故君以甘草、大枣和胃之阴,干姜、半夏启胃之阳,坐镇下焦客气,使不上逆;仍用芩、连,将已逆为痞之气轻轻泻却,而痞乃成泰矣。❷《医宗金鉴》:方以甘草命名者,取和缓之意。

用甘草、大枣之甘温,补中缓急,治痞之益甚;半夏之辛,破客逆之上从;芩、连泻阳陷之痞热,干姜散阴凝之痞寒。缓急破逆,泻痞寒热,备乎其治矣。❸《金匮要略释义》:湿热肝火生虫而为狐惑证,故宜清湿热,平肝火;由于虫交乱于胃中,又当保胃气,因人以胃气为本,故选用甘草泻心汤。君甘草以保胃气;连、芩泻心火,去湿热。虫疾之来也非一日,其脏必虚,卧起不安,知心神欠宁,故用人参补脏阴,安心神;大枣以和脾胃;用姜、夏者,虫得辛则伏也。

【临床报道】❶急性胃肠炎:《山东中医杂志》[1986,(3):14]用本方不予加减,只按比例加重其剂量:甘草60克,干姜45克,大枣30克(去核),黄连15克(捣),半夏100克,黄芩45克,共治疗60例急性胃肠炎。其中未经西药治疗者49例,经西医治疗无效者11例;病程最短者4小时,最长者15天。全部用本方治愈。其中服一剂而愈者8例,2剂而愈者23例,3剂而愈者18例,4剂而愈者8例,5剂而愈者6例。❷狐惑:《赵锡武医疗经验》郭某某,女,36岁。口腔及外阴溃疡半年,在某医院确诊为口、眼、生殖器综合征,曾用激素治疗,效果不好。据其脉症,诊为狐惑病,采用甘草泻心汤加味,方用:生甘草30克,党参18克,生姜6克,干姜3克,半夏12克,黄连6克,黄芩9克,大枣7枚,生地30克,水煎服十二剂。另用生甘草12克,苦参12克,四剂煎水,外洗阴部。复诊时口腔及外阴溃疡基本愈合。仍按前方再服十四剂,外洗方四剂,患者未再复诊。❸慢性泄泻:《浙江中医药》[1979,(8):297]刘某某,男,36岁。1979年10月23日初诊。四年前因伤食引起腹泻,治后获愈。但遇进食稍多或略进油腻即复发。发时脘腹胀闷,肠鸣漉漉,大便稀溏,挟有不消化物或黏液,日2~3次;并有心悸、失眠、眩晕,脉沉细,舌苔白而微腻,腹平软,脐周轻度压痛。予甘草泻心汤加白术、厚朴。服三剂,大便成形,纳增,睡眠转佳,尚有肠鸣、心悸。原方去厚朴加桂枝,续服六剂,大便正常。23个月后随访,未复发。使用此法治疗22例慢性泄泻,均获较好效果。其病程有自5个月~6年,1~3年为多,计15例。治后18例症状消失未再复发,2例半年后出现反复,2例无效。❹胃虚便秘:《北京中医》[1984,(1):36]郭某,女,21岁。主诉:便坚难解,四五日一行,已五六年,每次均需用通便药,大便仍燥结如羊粪,心下痞塞不通,不知饥,不欲食,夜寐欠安,口不渴,小便正常;舌淡红,苔薄白根微黄,脉滑。遂投甘草泻心汤。炙甘草12克,半夏10克,干姜5克,川连3克(冲服),黄芩10克,党参12克,大枣10枚。五剂,水煎服。药后大便畅通,肠鸣增多。再予五剂,大便通畅,纳增,心下痞塞除,诸症悉愈。❺白塞氏综合征:《中医杂志》[1963,(11):9]作者根据该病以口腔溃疡、前阴或肛门溃疡、发冷发热、皮肤损害等主要症状,认为即是《金匮》狐惑病。用本方治疗60例,均有效。其加减为:不欲食,加佩兰;咽喉溃疡,加升麻、犀角;口渴,去半夏,加花粉;目赤,加赤芍、夜明砂;口鼻气热,加石膏、知母;胸胁满痛,加柴胡;湿偏盛者,加赤苓、木通;热偏盛者,以生姜易干姜;便秘,加酒制大黄;五心烦热,加胡黄连。同时用《金匮》苦参汤外洗,雄黄散烧熏肛门。❻口腔糜烂:《浙江中医杂志》[1980,(11~12):515]陈某某,男,48岁,农民。口舌糜烂已20余天,尿赤,脉洪数,予导赤散2剂无效,大便三日未解,于原方加凉膈散2剂,大便解,口舌糜烂遂愈。半月后复

发,症状较前为剧,舌红绛,边有脓疮,尿黄。先后用二冬甘露饮、六味地黄汤加肉桂均无效。出现满唇白腐,舌脓疮增多,不能食咸味,以食冷粥充饥,口内灼热干痛,喜用冷水漱口。于是因思日人《橘窗书影》所载口糜烂治验二则,认为本证属胃中不和所致,用甘草泻心汤。炙甘草12克,干姜5克,半夏、黄芩、党参各9克,川连6克,大枣6枚,2剂。药后口内灼热糜烂减轻,已不须漱水,仍予原方2剂而愈。

【现代研究】改善 T 淋巴细胞亚群的失衡:《辽宁医学杂志》[2008,22(3):115]检测 10 只复发性阿弗他溃疡(RAU)模型 SD 大鼠中药治疗前后外周血 T 淋巴细胞亚群变化,并与 10 只盐水治疗组及 10 只健康对照组进行比较。结果:中药治疗后 CD$_4^+$ 细胞数量、CD$_4^+$/CD$_8^+$ 比值均升高,CD$_8^+$ 细胞数量下降,与治疗前及盐水治疗组比较差异有显著性意义,与健康对照组差异无显著性意义。结论:中药甘草泻心汤能改善 RAU 模型 SD 大鼠外周血 T 淋巴细胞亚群失衡。

【备考】《金匮》有人参三两。

20778 甘草泻心汤《圣惠》卷十)

【组成】甘草一两(炙微赤,锉) 黄芩半两 黄连半两(去须) 干姜半两(炮裂,锉) 半夏半两(汤洗七遍,去滑) 木通半两(锉)。

【用法】上为粗散。每服三钱,以水一中盏,加大枣二枚,煎至五分,去滓温服,一日三四次。

【主治】伤寒中风下之后,日数多,腹中雷鸣,心下痞坚而满,干呕而烦,非是结热,是胃中虚气上逆。

20779 甘草泻心汤

《伤寒大白》卷三。即原书同卷"生姜半夏泻心汤"多加甘草。见该条。

20780 甘草茵陈汤《医学摘粹》)

【组成】茵陈三钱 栀子三钱 大黄三钱 甘草二钱

【用法】水煎大半杯,热服。

【主治】阳黄属谷疸,腹满尿涩者。

20781 甘草茱萸丸《鸡峰》卷十四)

【组成】吴茱萸四两(以酒、醋各一升,浸一伏时,煮酒、醋令尽,焙干,再炒熟) 甘草一两 栀子弹子大一块(烧令通赤,以醋七遍淬) 干姜一两 缩砂仁一分 肉豆蔻五个(大者,和皮用)

【用法】上为细末。酒煮面糊为丸,如梧桐子大。每服十九至十五丸,烧生姜汤送下。

【主治】脏腑虚寒,脾胃怯弱,米谷不化,肠滑泻痢,心腹疗痛,腹胀肠鸣,饮食减少。

20782 甘草炮姜汤《不知医必要》卷二)

【组成】炮姜一钱五分 炙草二钱 北味一钱

【用法】水煎服。

【主治】大吐大衄,外有寒冷之状者。

20783 甘草桔梗汤

《医方类聚》卷五十四引《通真子伤寒括要》。为《伤寒论》"桔梗汤"之异名。见该条。

20784 甘草涂敷方《圣济总录》卷一三二)

【组成】甘草(半生半熟) 矾石灰 人中白 密陀僧各半两

【用法】上为末。入童子小便半盏,以微灰火熬,用竹

篦搅成膏。取涂疮上,一日三五次。

【主治】反花疮。

20785 甘草粉蜜汤《金匮》卷中)

【组成】甘草二两 粉一两 蜜四两

【用法】上三味,以水三升,先煮甘草,取二升,去滓,纳粉、蜜,搅令匀,煎如薄粥。温服一升,愈即止。

【功用】《金匮要略释义》:安蛔止痛,解毒和胃。

【主治】蛔虫之为病,令人吐涎,心痛,发作有时,毒药不止。

【方论选录】❶《金匮要略辑义》案:粉,诸注以为铅粉;然古单称粉者,米粉也。而《千金》诸书,藉以治毒,并不用铅粉。盖本方非杀虫之剂,乃不过用甘平安胃之品而使蛔安,应验之于患者,始知其妙而已。❷《成方便读》:吐涎心痛,皆由虫食上膈,故俱作止有时。所谓蛔饱而静则不痛,蛔饥求食,扰乱胃中则痛而吐涎。毒药不止者,用毒药攻杀之品,而虫不去也。大抵虫之所食,亦有喜恶,故用正治之法而不去者,必用其所喜之味以诱之。甘草、白蜜之甘,而搅以白粉善杀虫者,诱之使食,待甘味既尽,毒性便发,虫患乃除,此医药之变诈也。❸《金匮要略今释》:若用粉锡,则不当单称粉。且经文云"毒药不止",示本方为平剂也。用粉锡杀虫,则仍是毒药矣!若用甘草粉,依桃花汤用赤石脂之例,当云甘草三两,二两锉,一两筛末。今直云甘草二两,粉一两,明非甘草粉也。若谓粉即粉草,将谓水即水银,豆即豆蔻乎?强辞甚矣!惟本方改用粉锡,亦可下蛔,改用草粉,亦可缓急迫,故尾台、雉间各以其试效云尔。

【临床报道】❶蛔厥:《湖北中医杂志》[1986,(3):47]郭某某,8岁。因右上腹部阵发性绞痛三天,经用中西药物驱虫、止痛无效,其父送我处门诊。见其肢冷,腹痛,呕吐清水,痛时上腹部可摸到不规则包块,痛止时消散,诊为蛔厥证。遂投乌梅丸加减与服,次日其父谓服药后已下蛔虫,但腹痛不止。诊之,肢冷已除,呕吐好转,但腹痛不止而包块已无。说明蛔得驱而腹痛不止,符合《金匮》甘草粉蜜汤之证。遂令买甘草一两煎水,加米粉、白蜜调匀,徐徐饮服。服两小时后,腹痛开始缓解,半天后停止。后用此法治愈多例。❷妊娠合并胆道蛔虫症《新中医》[1984,(11):44]陈某某,27岁。因右上腹钻顶痛,频繁呕吐,吐蛔十余条,收入住院治疗。检查:体温 36.8℃,脉搏 96 次/分,呼吸 22 次/分,血压 90/60mmHg。呈痛苦病容,面部潮红,呻吟,精神差,眼睑下凹,口唇干燥,腹痛隆而软,剑突下压痛,宫底脐上二横指,胎心音 140 次/分,无宫缩及出血。诊断:胆道蛔虫合并感染;轻度脱水;七月宫内孕。经中西医镇痛、驱蛔两法治疗三天后,疼痛仍不止,阵痛频作,每痛则大汗淋漓,唇干喜饮,舌少津,不大便,尿少黄,神疲脉细,属气阴虚乏之症。用生甘草15克,蜂蜜12克,粳米粉10克,以生甘草煎汤,乘温冲粉,蜜顿服。二剂后诸症缓解,住院六天痊愈出院。足月后顺产一男婴。❸十二指肠球部溃疡:《浙江中医杂志》[1985,(8):352]郭某,男,40岁。上腹部持续隐痛、烧灼感已年余,多在夜间痛醒,进食后稍减,痛处喜温喜按,伴有泛酸、纳差、便溏,舌淡苔白,脉沉。西医诊断为十二指肠球部溃疡。证属脾胃气虚,治宜益气和胃止痛,用甘草粉蜜汤:炙甘草30克,粳米粉20克,蜂蜜6克,早晚饭前服。3剂后,疼痛及泛酸均减轻。服两月后,钡餐造影示龛影基本

消失。

【备考】《成都中医学院学报》[1986，(1)：18]报道，四川省某县1970年7月发生一起应用甘草粉蜜汤集体驱蛔，因使用铅粉，致使接受该方的74人全部中毒，无一幸免。中毒者在服药时曾觉药有铅臭，数小时后心烦，轻微呕吐，胃中嘈杂不适。2～9天内先后不同程度出现头昏头痛，身软无力，懒言嗜睡，口臭流涎，口腔糜烂，食欲逐渐下降，胸腹胀满，四肢及眼胞浮肿。部分病例在牙龈边缘可见蓝灰色铅线。中毒者初起面色灰白少华，大便秘结；3～5天后部分病人面色发黄，甚至全身发黄，大便由秘结转溏泻，小便深黄量少。舌质：中毒初中期淡红，苔白滑或厚腻；中后期有少数患者出现舌绛少苔。脉象多虚弦、滑数无力或见有濡弱之脉。经用昆布、海藻、金钱草、板蓝根等加减治疗，除1例死亡外，全部治愈。据此，作者认为原方"粉"，应为米粉。

20786 甘草黄芩汤（《四圣心源》卷八）

【组成】甘草二钱　黄芩二钱　茯苓三钱　半夏三钱　石膏三钱

【用法】煎半杯，热服。

【主治】湿热薰蒸，口气秽恶者。

20787 甘草营实汤（《眼科锦囊》卷四）

【组成】大黄　营实各大　白桃花　甘草各中

【用法】水煎服。

【主治】胃中支饮，腹中雷鸣，或吐黄水，郁热上攻眼目者。

20788 甘草麻桂汤（《症因脉治》卷三）

【组成】甘草　麻黄　桂枝

【主治】寒湿腹胀，身重身冷无汗。

20789 甘草麻黄汤（《金匮》卷中）

【异名】麻黄汤（《千金翼》卷十九）、麻黄甘草汤（《三因》卷十四）、二物汤（《普济方》卷三八六）、麻甘汤（《医学入门》卷七）、走马通圣散（《金匮要略今释》卷五引《秘传经验方》）。

【组成】甘草二两　麻黄四两

【用法】以水五升，先煮麻黄，去上沫，纳甘草，煮取三升，温服一升。重覆汗出，不汗再服。

【主治】里水，一身面目黄肿，其脉沉，小便不利。

【宜忌】❶《金匮》：慎风寒。❷《外台》：忌海藻、菘菜。

20790 甘草黑豆汤

《医方集解》。为《医方考》卷五"甘草梢黑豆汤"之异名。见该条。

20791 甘草滑石散（《鸡峰》卷十八）

【组成】甘草　大黄　黄耆各半两　滑石一两　山栀子半两　乳香一钱　地椒半两

【用法】上为细末。每服一钱，食前乳香酒调下。未愈再服。

【功用】行下焦滞热。

【主治】阴中疼痛，小便难。

20792 甘草鼠黏汤（《杂病源流犀烛》卷二十四）

【组成】炒甘草二两　桔梗（米泔浸一夜，炒）一两　鼠黏根二两

【用法】上为末。每服二钱，水一钟半，加阿胶一钱

煎服。

【主治】肺热，咽喉痛。

20793 甘姜苓术汤

《金匮》卷中。为原书同卷"甘草干姜茯苓白术汤"之异名。见该条。

20794 甘桔元射汤（《四圣悬枢》卷三）

【组成】甘草二钱　桔梗二钱　元参一钱　射干一钱

【用法】流水煎半杯，热服。

【主治】少阴咽痛者。

20795 甘桔牛蒡汤（《疹科正传》）

【组成】黏子　甘草　桔梗　玄参　连翘　黄芩　麦冬

【主治】咽痛失音。

20796 甘桔牛蒡汤（《麻症集成》卷三）

【组成】桔梗　甘草　牛蒡　连翘　玄参　川连　栀子　豆根　酒芩　射干

【主治】麻疹咽喉痛，毒火上升，火郁在肺。

20797 甘桔升麻汤（《治疹全书》卷下）

【组成】甘草五分　桔梗一钱　升麻七分　杏仁二钱五分　当归二钱五分　玄明粉三钱

【主治】疹后脱肛，由大肠积热下攻，脱肛，肿硬疼痛，或时下血，或粪细小，唇赤齿燥，其腹坚实，其脉洪数有力者。

20798 甘桔化毒汤（《片玉痘疹》卷九）

【组成】甘草　桔梗　射干　连翘　大力子（炒）

【用法】水煎，加入竹沥服。

【主治】痘疮初起，失于调解，以致毒火熏蒸，喉舌生疮；又失于解毒，其疮稠密，饮水则呛，食谷则哕，甚者失声；亦有先本无疮，因食辛热之物，或误投辛热之药，其后旋生是症者。

20799 甘桔化毒汤（《会约》卷二十）

【组成】甘草　桔梗　射干　黄连（酒炒）　牛蒡子（炒）各钱半

【用法】水煎，入竹沥服。

【主治】痘灌脓之时，喉肿生疮。

20800 甘桔玄参汤（《医学启蒙》卷四）

【组成】甘草　桔梗　玄参　黄芩　贝母　天花粉　枳壳　生地各等分

【用法】水煎服。

【主治】鼻渊。

20801 甘桔防风汤

《明医杂著》卷六。为《小儿痘疹方论》"桔梗甘草防风汤"之异名。见该条。

20802 甘桔防风汤（《治疹全书》卷下）

【组成】甘草　桔梗　防风　薄荷　荆芥　牛蒡　射干　玄参　连翘　黄芩　银花

【主治】疹后余毒不散，结于咽喉，破烂肿痛者。

20803 甘桔泻肺汤（《疹科正传》）

【组成】石膏　知母　麦冬　黏子　橘红　桔梗　甘草　薄荷

【主治】疹出未透，咳嗽气喘促，面目浮肿，毒火不能外达内熏。

【加减】气急加苏子、枇杷叶。

20804 甘桔柴芩汤（《四圣悬枢》卷三）

五画

甘

【组成】甘草一钱(生)　桔梗二钱　柴胡一钱　黄芩一钱

【用法】流水煎半杯,温服。

【主治】咽痛。

【加减】风盛咽燥,加生地、白芍。

20805　甘桔射干汤《嵩崖尊生》卷六)

【组成】桔梗二钱　甘草　射干　连翘　豆根　牛蒡　玄参　荆芥　防风各一钱

【用法】加竹叶,水煎服。

【主治】咽痛不肿。

20806　甘桔消痰饮(《外科十三方考》卷下)

【组成】桔梗　豆根各一钱　栀子　连翘　防风　薄荷　甘草各五分　黄连七分　大力子一钱　赤芍　白芷　川芎各五分　玄参　麦冬各七分　淡竹叶五分

【用法】水煎服。

【主治】暗门闩症。此病生于喉咙小舌之上,左右各有一个肉球,塞住喉咙,致水米不下,眼多有脓,形如烂冬瓜状。

20807　甘桔清金散(《痘疹心法》卷二十二)

【组成】桔梗一两　甘草五钱　牛蒡子(炒)七钱　连翘(去心)五钱　诃子皮五钱

【用法】上为细末。每服一钱,加薄荷叶少许,同煎服。

【主治】❶《痘疹心法》:肺热,声不清响者。❷《景岳全书》:肺热咽痛。

20808　甘桔散瘰汤(《简明医彀》卷八)

【组成】甘草　桔梗　枳壳　羌活　川芎　芍药　前胡　大腹皮　紫苏　黄芩　柴胡各等分

【用法】水煎服。

【主治】瘰疬,先从喉下起。

20809　甘桔黑豆汤(《证因方论集要》卷一)

【组成】甘草　桔梗　黑大豆

【功用】解毒开提。

【主治】肺痈初发。

【方论选录】甘草和中解毒,黑豆散热解毒,桔梗开提肺气,初发用之,毒自解散。

20810　甘家松脂膏(《肘后方》卷五)

【异名】松脂膏(《圣惠》卷三十六)。

【组成】松脂　白胶香　薰陆香各一两　当归　蜡各一两半　甘草一两(并切)　猪脂　羊肾脂各半合许　生地黄汁半合

【用法】以松脂等末纳脂膏、地黄汁中,微火煎令黄,下蜡,绞去滓。涂布贴疮。

【功用】嘅脓,不痂无瘢。

【主治】❶《肘后方》:热疮。❷《普济方》:脾肾热毒,唇上生结核,肿痛。

20811　甘润清肺汤(《效验秘方·续集》蒋士英方)

【组成】西洋参10克　北沙参12克　麦冬12克　鲜芦根30克　光杏仁12克　炙紫菀12克　炙款冬花12克　蒸百部10克　冬桑叶10克

【用法】每日1剂,水煎2次,早晚分服。可以将西洋参取一日量煎于小碗中,加入60毫升清水,隔水蒸30分钟,然后兑入药汁中分服,并将西洋参药渣嚼烂吞下,效力更宏。

【功用】益气润肺,化燥止咳。

【主治】秋季感受燥邪导致慢性支气管炎急性发作。多为老年和素体肺气虚弱者。症见身倦乏力,语言低微,呼吸乏力或少气不足以息。

【方论选录】方中西洋参大补元气,益肺养阴;北沙参、麦冬甘润养阴,益肺生津;鲜芦根宣肺清热,养胃生津;杏仁、桑叶宣肺透邪解表;炙紫菀、炙冬花、蒸百部润肺止咳,诸药合用补肺散邪,滋阴润燥。

20812　甘菊花饮子(《圣惠》卷六十九)

【组成】甘菊花一分　石膏一两(捣碎)　葛根半两(锉)　薄荷一握(切)　生姜一分(拍碎)　葱白一握(切)　豉一合

【用法】以水二大盏,煎至一盏,去滓,分温二服,不拘时候。

【主治】妇人头痛目眩,心神烦渴。

20813　甘菊荆芥汤(《圣济总录》卷十六)

【异名】甘菊花荆芥汤(《御药院方》卷一)。

【组成】甘菊(择)　防风(去叉)　旋覆花　芎蒡各半两　皂荚(酥炙,去皮子)　石膏(碎)各一两　枳壳(去瓤,麸炒)　甘草(炙)　荆芥穗各三分

【用法】上为粗末。每服三钱匕,水一盏,加生姜三片,煎至六分,去滓,食后热服。

【主治】风痰头痛,咽膈壅闷。

20814　甘寒补气汤(《法律》卷二)

【组成】人参一钱　麦冬一钱　黄耆(蜜炙)一钱二分　白芍一钱(酒炒)　甘草(炙)七分　生地黄二钱　牡丹皮八分　淡竹叶(鲜者,取汁少许,更炒干者)七分

【用法】用水二大盏,煎至一盏,加梨汁少许热服。无梨汁,用竹沥可代。

【主治】中寒服药后,诸证尽除,但经络间微有窒塞,辛温药服之,不能通快者。

20815　甘寒通络饮(《效验秘方·续集》章真如方)

【组成】生石膏60克　知母10克　石斛15克　白芍10克　丹皮10克　麦冬15克　花粉10克　钩藤10克　生地15克　玄参15克　桑枝20克　甘草3克

【用法】每日1剂,水煎2次分服。

【功用】育阴清热,甘寒通络。

【主治】实热性痹痛,症见剧痛,或发热,局部红肿如灼,难于忍受,脉数,舌赤,苔黄。

【方论选录】方中生石膏、知母清热泻火而不伤阴,白芍养阴,缓急止痛;石斛、麦冬、花粉、生地、玄参甘寒养阴不伤胃。丹皮活血凉血,钩藤、桑枝通经活络,除痹祛湿,甘草解毒和中。诸药合用育阴清热,甘寒通络。

20816　甘遂半夏汤(《金匮》卷中)

【组成】甘遂(大者)三枚　半夏十二枚(以水一升,煮取半升,去滓)　芍药五枚　甘草如指大一枚(炙)

【用法】以水二升,煮取半升,去滓,以蜜半升和药汁,煎取八合,顿服之。

【功用】《张氏医通》:浚痰逐饮。

【主治】❶《金匮》:痰饮,病者脉伏,其人欲自利,利反快,虽利心下续坚满,此为留饮欲去故也。❷《类聚方广

义》:饮家心下满痛,欲呕吐,或胸腹挛痛者。

【方论选录】❶《金匮要略直解》:留者行之,用甘遂以决水饮;结者散之,用半夏以散痰饮。甘遂之性直达,恐其过于行水,缓以甘草、白蜜之甘,收以芍药之酸,虽甘草、甘遂相反,而实有以相使,此酸收甘缓、约之之法也。《灵枢经》曰:约方犹约囊,其斯之谓欤!❷《古方选注》:甘遂反甘草。反者,此欲下而彼欲上也。乃以白芍约之,白蜜润之,则虽反而甘遂仍得下渗。《灵枢》有言:约方约囊是也。甘遂、半夏逐留饮弥漫于肠胃之间,虽利而续坚满,苟非以甘草、白蜜与甘遂大相反者激而行之,焉能去其留着之根。相反为方,全赖芍药酸可胜甘,约以监反,庶不淆乱中焦而为害。❸《金匮要略心典》:脉伏者,有留饮也。其人欲自利,利反快者,所留之饮从利而减也。虽利,心下坚满者,未尽之饮,复注心下。然虽未尽而有欲去之热,故以甘遂、半夏因其势而导之。甘草与甘遂相反,而同用之者,盖欲其一战而留饮尽去,因相激而相成也。芍药、白蜜,不特安中,抑缓药毒耳。

【临床报道】❶留饮:《续名医类案》吴孚先治西商王某,气体甚厚,病留饮,得利反快,心下积坚满,鼻色鲜明,脉沉。此留饮欲去而不能尽去也,用甘遂、半夏、白芍,加白蜜五匙顿服,前症悉痊。或问:甘遂与甘草其性相反,用之无害而反奏效,何也?曰:正取其性之相反,使自相攻击,以成疏瀹决排之功。❷肺心病腹水:《四川中医》[1984,(1):25]徐某某,女,46岁。患肺源性心脏病伴腹水已年余。用强心利尿剂后,病反加剧。症见胸满腹胀、四肢水肿、喉间痰鸣,心悸而烦不得卧,气短欲绝,面色晦暗,唇周发绀,二便不通,不食不饥,口不渴,舌胖淡,苔润,脉弦而结代。证属脾肾两虚,痰饮内阻,元气欲脱。拟甘遂半夏汤化裁:人参15克,甘草3克煎汤,送服甘遂蜜丸(即本方)3克。服后四小时下大便三次,先下黑粒状,继下浆糊样便,小便亦通,胸满肢肿、痰鸣等症均已见轻,呼吸好转,颜面转微白,唇周淡红,胃纳好转。翌日,投木香12克,人参15克,甘草3克煎汤吞服甘遂蜜丸3克。服后二便畅通,继以八味丸固本,经治月余,诸症消失,至今六年,未复发。❸腹壁脂肪增多症:《江西中医药》[1982,(3):45]蒋某某,女,32岁。患者腹部逐渐增大已四月,经中西药治疗无效而转外地某医院。诊时见:腹部膨隆,大如妊娠八个月,按之松软如棉絮,自觉胀闷不舒,沉重乏力,神疲嗜睡,纳减便溏,经闭三月,白带量多,质清稀而有腥味,小便清长,舌淡苔白腻,脉沉滑。证属脾虚失运,痰湿内停。治以健脾涤痰,方用甘遂半夏汤加减。甘遂9克,半夏9克,白芍9克,炙甘草9克,白术12克,茯苓18克。三剂。药后腹胀大为减轻,精神转佳,食纳增加,白带减少,惟大便溏泻反剧,泻下之物黏腻如鱼冻,余无不适。原方继进三剂,腹胀大减三分之二,余症俱觉好转,大便仍间有黏腻物,脉沉滑,原方再进三剂。两年后,患者至某医院分娩遇见,谓药后健如常人,腹大全消,带止经行,尔后怀孕。

【现代研究】利尿作用:《经方研究》李春响等实验报告,用本方100%水提取液进行家兔利尿作用的实验,每千克体重给药1毫升,药后30分钟时5分钟内尿液,与药前5分钟内的尿液比较无明显增加,但1小时后5分钟内尿量与药前5分钟内尿量比较,有显著增加。

20817　甘遂破结散

《婴童百问》卷五。为《圣惠》卷八十八"甘遂散"之异名。见该条。

20818　甘遂通结汤《中西医结合治疗急腹症》

【组成】甘遂末0.6～1克(冲服)　桃仁　木香　生牛膝各9克　川朴　赤芍各15克　大黄10～24克

【功用】行气活血,逐水通下。

【主治】肠梗阻较重,腹胀疼痛,恶心呕吐,大便秘结,肠腔积液较多者。

【宜忌】本方药性峻烈,非体壮邪实者禁用。

20819　甘遂麻黄散《方出《圣惠》卷五十四,名见《普济方》卷一九三》

【组成】甘遂一两(煨令微黄)　麻黄一两(去根节)　桑根白皮一两半(锉)

【用法】上为细散。每服二钱,煮赤小豆汁调下,一日二次,以利为度。

【主治】卒身面浮肿,喘息气促,小便赤涩。

20820　甘遂槟榔散《普济方》卷三八六

【组成】甘遂　青皮(去白)　陈皮(去白)　槟榔各一钱(生用)

【用法】上为末。紫苏木瓜汤点下;脚肿,木瓜汤下。

【主治】小儿积水,疳水。

【宜忌】忌服甘草药。

20821　甘露内消丸《丹溪心法附余》卷十引《应验方》

【组成】薄荷叶一两　川芎二钱　桔梗(去芦头)三钱　甘草一钱　人参　诃子各半钱

【用法】上为细末,炼蜜为丸,如皂角子大,朱砂为衣。每服一丸,噙化下,不拘时候。

【主治】咽喉肿痛不利,咽干痛,上焦壅滞,口舌生疮。

20822　甘露回天汤《寿世保元》卷八

【异名】甘露回天饮(《痘疹活幼至宝》卷终)、回天甘露饮(《顾氏医径》卷五)。

【组成】沙糖半酒杯

【用法】百沸汤调一大碗,温服。

【主治】痘疮十一二日,当靥不靥,发热蒸蒸者。

20823　甘露回天饮

《痘疹活幼至宝》卷终。为《寿世保元》卷八"甘露回天汤"之异名。见该条。

20824　甘露消毒丸

《中国药典》2010版。为《医效秘传》卷一"甘露消毒丹"之异名。见该条。

20825　甘露消毒丹《医效秘传》卷一

【异名】普济解疫丹(《温热经纬》卷五)、普济解毒饮(《续名医类案》卷五)、甘露消毒丸(《中国药典》2010版)。

【组成】飞滑石十五两　淡芩十两　茵陈十一两　藿香四两　连翘四两　石菖蒲六两　白蔻四两　薄荷四两　木通五两　射干四两　川贝母五两

【用法】神曲糊为丸。

【功用】《方剂学》:利湿化浊,清热解毒。

【主治】❶《医效秘传》:时毒疠气,病从湿化,发热目黄,胸满,丹疹,泄泻,其舌或淡白,或舌心干焦,湿邪犹在气分者。❷《温热经纬》:湿温疫疠,发热倦怠,胸闷腹胀,肢酸咽肿,斑疹身黄,颐肿口渴,溺赤便秘,吐泻疟痢,淋浊疮疡。并治水土不服诸病。

【方论选录】《方剂学》:本方主治乃湿温、时疫之邪留恋气分,湿热并重之证。湿热交蒸,故身热倦怠、肢体酸楚;湿蔽清阳,阻滞气机,故胸闷腹胀,甚或上吐下泻;热毒上壅,则咽颐肿痛;热为湿遏,郁阻于内,不得发越,故郁而发黄;小便赤浊,舌苔黄腻,皆为湿热内蕴之象。治宜利湿化浊,清热解毒。故方中重用滑石、茵陈蒿、黄芩三药,其中滑石清利湿热而解暑;茵陈清热利湿而退黄;黄芩清热解毒而燥湿;余以石菖蒲、白豆蔻、藿香、薄荷芳香化浊,行气悦脾;射干、贝母降肺气,利咽喉;木通助滑石、茵陈清利湿热,连翘协黄芩清热解毒。诸药相伍,重在清解渗利,兼事芳香行气,理肺利咽。如此则湿邪得利,毒热得清,悦脾泄肺,行气化浊,用治湿温时疫,湿热并重者,最为相宜。凡湿温、暑温挟湿,时疫及现代医学之肠伤寒、黄疸型传染性肝炎、胆囊炎、急性胃肠炎等属湿热并重者,皆可以本方加减治之。

【临床报道】❶小儿急性传染性肝炎:《上海中医杂志》[1965,(9):27]用本方治疗小儿急性传染性肝炎26例。男17例,女9例。年龄最小者2岁,最大者10岁。主要症状为黄疸、食欲不振、肝脾肿大等。结合肝功能试验,确诊为本病。用甘露消毒丹原生药粗末煎服,并口服葡萄糖、维生素B₁、C适量。服药后,黄疸指数1周内降至6单位以下者5例,2周内正常者15例;谷丙转氨酶2周内降至正常者15例,3周内降至正常者9例,5周内降至正常者2例;肝肿大消退,于治疗3周后检查,平均缩小1.4厘米。26例无一例死亡,均痊愈出院。❷水肿:《福建中医药》[1986,(1):20]郭某,男,5岁。两周前患猩红热,近周来复见肌热,浮肿尿少,血尿明显,如洗肉水样,时见呕吐,头晕,大便稀溏,食欲减退。脸色苍白,呈急性病容,下肢Ⅱ度浮肿,按之不凹陷;心脏听诊,1~2级收缩期杂音,心率:140次/分,窦性心律,肝,剑突下一横指半,无压痛,质软,脾(一),血压130/90mmHg,尿常规:蛋白(+++),红血球10~15个/mm³,颗粒管型3~4个/mm³,口唇红,舌质红,苔黄腻垢,脉弦滑数。证属湿热毒邪交阻困脾,脾失健运,肺失宣发,肾气开阖失司,湿浊上逆,形成水肿。治以清热解毒,宣肺利水,芳香化湿,并佐以凉血。方用甘露消毒丹加白茅根、夏枯草各10克。二剂后,尿量增加,头晕、呕吐好转,体温降至38℃。再二剂,24小时内排尿量达2000~2500毫升,诸症全消,继以原方加减治愈出院。半年后随访,未发。

【备考】《温热经纬》本方用法:生研末。每服三钱,开水调下;或神曲糊丸,如弹子大,开水化服。

20826 甘露解毒汤《痘疹全书》卷下)

【组成】猪苓 泽泻 麦冬 地骨 木通 黄芩 甘草 官桂 连翘

【用法】水煎服。

【主治】痘疹因夏月衣被太厚,热气熏蒸不能靥者。

20827 甘露解毒汤《种痘新书》卷八)

【组成】白术 茯苓 猪苓 泽泻 木通 麦冬 地骨皮 连翘 官桂 香薷

【主治】痘疮,因夏月炎天,暑气熏蒸,不能靥者。

20828 甘草梢黑豆汤《医方考》卷五)

【异名】甘草黑豆汤(《医方集解》)。

【组成】生甘草梢二两 黑豆半斤

【用法】水五倍,煎去半,空心服。

【功用】《医方集解》:解百药毒。

【主治】筋疝。

【方论选录】❶《医方考》:筋疝者,茎筋挛痛,挺胀不堪也。子和云:此以邪术得之。邪术者,房术春方之故也。治宜解毒缓急,故用甘草梢、黑豆以主之。❷《医方集解》:此足阳明药也。甘草和中以解毒,黑豆散热以解毒。若治筋疝,当用甘草梢,以梢能径达茎中也。

20829 甘桔加栀子汤《医部全录》卷四九三)

【组成】桔梗 甘草 栀子各等分

【用法】水煎服。

【主治】痘疹烦不得眠。

20830 甘菊花荆芥汤

《御药院方》卷一。为《圣济总录》卷十六"甘菊荆芥汤"之异名。见该条。

20831 甘遂牵牛子丸《名家方选》)

【组成】甘遂 牵牛子 大黄各等分

【用法】上为末,糊为丸,如梧桐子大。白汤送下。

【主治】上部郁热诸疾,龋齿者。

20832 甘露消渴胶囊《成方制剂》13册)

【组成】白术 当归 党参 地骨皮 地黄 茯苓 枸杞子 黄连 黄芪 麦冬 人参 桑螵蛸 山茱萸 熟地黄 天冬 天花粉 菟丝子 玄参 泽泻

【用法】上制为胶囊剂,每粒装0.3克。口服,一次4~5粒,一日3次,或遵医嘱。

【功用】滋阴补肾,健脾生津。

【主治】非胰岛素依赖型糖尿病。

20833 甘麦龙胆解郁汤《效验秘方·续集》祝伯权方)

【组成】龙胆草10克 柴胡10克 黄芩10克 生地10克 清夏片6克 茯苓12克 川厚朴6克 苏梗10克 小麦15克 生草6克 炒枣仁10克 木香6克

【用法】日1剂,水煎2次,早晚分服。

【功用】清肺解郁,和血安神。

【主治】癔病。症见精神不振,胸胁痞满,气出不畅,烦躁多怒,哭笑无常,多言乱语,或默不作声,不知食欲,二便不调,夜不安眠,不分昼夜,出门行走等。

【方论选录】方中用柴胡、木香疏肝理气;胆草、黄芩清足厥阴肝经之热;生地滋肾阴、养心清热;半夏、厚朴降逆散结,开郁除满;茯苓去饮消痰而能安神;苏梗散气开郁;小麦和肝阴,养心血;甘草泻火补虚,生津缓急;炒枣仁养心安神。诸药合用,肝气调,肝热清,脾得补母缓,心血得养,则脏气和而哭笑等证自除。

20834 甘草干姜人参汤《脉因证治》卷三)

【组成】甘草四两 干姜二两 人参一两 大枣三个

【用法】水煎服。

【主治】肺痿。

20835 甘草小麦大枣汤《金匮》卷下)

【异名】甘麦大枣汤(原书同卷)、大枣汤、麦甘大枣汤(《本事》卷十)、小麦汤(《三因》卷十八)、甘草汤(《妇人良方》卷十五引《专治妇人方》)、十枣汤(《万氏女科》卷二)、麦枣汤(《杏苑》卷八)、枣麦甘草汤(《会约》卷十四)、大枣甘草汤(《一见知医》卷四)。

【组成】甘草三两　小麦一升　大枣十枚

【用法】以水六升,煮取三升,分三服温服。

【功用】❶《血证论》:养胃生津,化血润燥。❷《金匮要略讲义》:补益心脾,安神宁心。

【主治】脏躁。精神恍惚,常悲伤欲哭,不能自主,睡眠不安,甚则言行失常,呵欠频作,舌红少苔。现用于癔病及神经衰弱属心脾两虚肝郁者。

❶《金匮》:妇人脏躁,喜悲伤欲哭,象如神灵所作,数欠伸。❷《类聚方广义》:病症狂症,因平素忧郁无聊,夜夜不眠,发则恶寒发热,战粟错语,心神恍惚,居不安席,酸泣不已者。❸《方函口诀》:小儿啼泣不止者。

【方论选录】❶《金匮要略论注》:小麦能和肝阴之客热而养心液,具有消烦利溲止汗之功,故以为君;甘草泻心火而和胃,故以为臣;大枣调胃,而利其上壅之燥,故以为佐。盖病本于血,心为血主,肝之子也,心火泻而土气和,则胃气下达,肺脏润,肝气调,燥止而病自除也;补脾气者,火为土之母,心得所养,则火能生土也。❷《金匮要略心典》:五志生火,动必关心,脏阴既伤,穷必及肾也。小麦为肝之谷,而善养心气;甘草、大枣甘润生阴,所以滋脏器而止其躁也。❸《血证论》:三药平和,养胃生津化血;津水血液,下达子宫,则脏不燥,而悲伤太息诸证自去。此与麦门冬汤滋胃阴以达胞宫之法相似,亦与妇人乳少催乳之法相似。乳多即是化血之本,知催乳法,则知此汤生津液润燥之法。

【临床报道】❶脏躁:《孙氏医案》表嫂孀居二十年矣。右瘫不能举,不出门者三年,今则神情恍惚,口乱语,常悲泣。诘其故,答曰:自亦不知为何故。诊之,两寸脉短涩,以石菖蒲、远志、当归、茯苓、人参、黄耆、白术、大附子、晚蚕沙、陈皮、粉草,服四帖,精神较好于前,但悲泣如旧,夜更泣。予思仲景大枣小麦汤,正与此对。即与服,两帖而瘳。方用大枣十二枚,小麦一合,大甘草(炙过)三寸,水煎饮之。❷妇女更年期症候群:《福建中医药》[1960,(10):17]用本方治疗30例,显效者22例,进步4例,有效4例。方药为:甘草3~6克,小麦30克,大枣10枚。有严重失眠及烦躁不安者,则加酸枣仁或茯神。典型病例:杨某某,48岁,家庭妇女。心慌、呼吸迫促、发喘、发作性颜面发红、发热,有胸部阻塞感,严重时有被窒息样,伴有严重失眠,已断续发作约一年。一年前月经不规则,量时多时少。自此后上述症状依次发生,尤以经期前后更为明显,经医治无效。体型消瘦,颜面潮红,精神高度紧张,呼吸及说话均表现极度不安,迫促非常。心脏、心律、心率正常,肺部(一),腹部正常。血压145/95mmHg。入院诊断:更年期症候群。用苯巴比妥、三溴、卵巢素等无效。后改用中药甘麦大枣汤每日一剂,服至三剂后,症状基本消失,能熟睡6~7小时,并可自理生活,服至十二剂后,症全消出院。❸歇斯底里精神性发作:《中医杂志》[1960,(2):32]本方治疗歇斯底里精神发作25例,主要症状为:神态恍惚,无故悲伤,哭泣叫嚷吵闹,躁扰不宁,夜卧不安。治疗后均获痊愈。❹癫痫小发作:《浙江中医杂志》[1984,(3):106]赵某某,男,4岁。半年来几乎每日频繁发作窒眼,咀嚼,双手肌肉小抽搐等动作,每次历时几十秒钟,止后如常。诊断为癫痫小发作。用苯妥英钠后无明显好转。症见颈软,精神不振、问答迟迟

缓,舌质淡红,苔薄白,脉弦细。经用甘麦大枣汤加味,五剂后,病情基本停止,再以本方合六君子汤调理获愈。

【现代研究】❶镇静作用:《国外医学·中医中药分册》[1983,(3):53]保田和美报道,本方水提物对环己烯巴比妥的睡眠时间稍有延长作用。在对大鼠自发运动量的实验中,口饲至第三四天后,可观察到运动量减少。❷抑制平滑肌运动:《国外医学·中医中药分册》[1983,(3):53]本方水提取物在 5×10^{-3} g/ml 时能够抑制组织胺、乙酰胆碱所致的豚鼠回肠收缩;2×10^{-3} g/ml 时即可抑制大鼠子宫收缩,5×10^{-3} g/ml 浓度时则能完全抑制。

20836　甘草知母鳖甲丸(《疟疾论疏》)

【组成】甘草(去头尾,好酒浸,蒸从巳至午,取出晒干)五钱　知母(槐砧上锉碎,入干木臼内捣烂)一两　鳖甲(取九肋者,洗去皮肉,酽醋煮透,炙黄色)一两　常山(临用去苗,用甘草末同水拌蒸,取出,好酒润一宿)三两

【用法】上为末,炼蜜为丸,如梧桐子大。每服十丸,好酒送下,未发、临发、正发各一服。

【主治】脾疟。

20837　甘草桔梗升麻汤(《云岐子保命集》卷下)

【组成】甘草半两　桔梗一两　升麻半两

【用法】上锉细。每服二钱,水煎。

【主治】小儿斑出欲透,皮肤身热,咽喉不利。

20838　甘草桔梗射干汤(《医学摘粹》)

【组成】甘草二钱(生)　桔梗三钱　半夏三钱　射干三钱

【用法】水煎半杯,热漱,徐服。

【主治】咽喉肿痛生疮。

20839　甘露解热口服液(《成方制剂》9册)

【组成】板蓝根　蝉蜕　赤芍　大黄　广藿香　滑石　黄芩　金银花　羚羊角片　石膏

【用法】上制为液体,每支10毫升。口服,1~3岁,一次10毫升,4~6岁一次20毫升,周岁以内酌减,4小时1次。热退停服。

【功用】清热解毒,解肌退热。

【主治】内蕴伏热,外感时邪引起的高热不退,烦躁不安,咽喉肿痛,大便秘结等症。

【宜忌】忌食生冷油腻食物。

20840　甘桔加阿胶紫菀汤(《医学纲目》卷十七)

【组成】甘草二两　桔梗一两　阿胶　紫菀

【用法】上咬咀。每服五钱,水煎温服。

【主治】肺痿唾脓血。

【备考】本方阿胶、紫菀用量原缺。

20841　甘草干姜茯苓白术汤(《金匮》卷中)

【异名】甘姜苓术汤(原书同卷)、甘草汤(《外台》卷十七引《古今录验》)、肾着汤(《千金》卷十九)、除湿汤(《三因》卷九)、苓姜术甘汤(《类聚方》)、茯苓干姜白术甘草汤(《奇正方》)。

【组成】甘草　白术各二两　干姜　茯苓各四两

【用法】以水五升,煮取三升,分温三服。腰中即温。

【功用】暖土胜湿。

❶《金鉴》:补土制水,散寒渗湿。❷《血证论》:和脾利水。❸《谦斋医学讲稿》:温脾化湿。

【主治】肾着。寒湿下侵,身重,腰以下冷重而痛,饮食如故,口不渴,小便自利。

❶《金匮》:肾着之病,其人身体重,腰中冷,如坐水中,形如水状,反不渴,小便自利,饮食如故。病属下焦,身劳汗出,衣里冷湿,久久得之。腰以下冷痛,腰重如带五千钱。❷《圣济总录》:胞痹,小便不利,鼻出清涕者。❸《金匮要略讲义》:呕吐腹泻,妊娠下肢浮肿,或老年人小便失禁,男女遗尿,妇女年久腰冷带下等,属脾阳不足而有寒湿者。

【宜忌】《外台》:忌海藻、菘菜、桃李、雀肉、酢物。

【方论选录】❶《医方考》:肾着于湿,腰冷如冰,若有物者,此方主之。肾主水,脾主湿,湿胜则流,必归于坎者,势也,故曰肾着。腰为肾之府,湿为阴之气,故令腰冷如冰;若有物者,实邪着之也。干姜、辛热之物,辛得金之燥,热得阳之令,燥能胜湿,阳能曝湿,故象而用之;白术、甘草,甘温之品也,甘得土之味,温得土之气,土胜可以制湿,故用以佐之;白茯苓甘淡之品也,甘则益土以防水,淡则开其窍而利之,此围师必缺之义也。❷《金匮要略心典》:其病不在肾之中脏,而在肾之外府,故其治法不在温肾以散寒,而在燠土以胜水。甘、姜、苓、术,辛温甘淡,本非肾药。名肾着者,原其病也。

【临床报道】❶肾着:《广东中医》[1962,(7):31]杜某,女,52岁。腰痛,腰部重倦有冷痹感,两侧髋关节痛,行动拘急痛,俯仰困难,四肢倦怠无力,已五月余,治疗无效。诊其脉沉迟,此肾着证也,肾虚而寒湿所侵,腰受冷湿着而不去,治宜温通驱寒湿为治,拟用肾着汤。白术一两,云苓一两,干姜一两,炙甘草五钱,二剂,清水三钟,煎至一钟,温服。后以原方加桂枝尖、杜仲,共进八剂而愈。❷半身出汗:《陕西中医》[1984,(3):26]本方治疗半身出汗12例,病程最长2.5年,最短半年;有布氏杆菌病史者2例,风心病史1例,非特异性结肠炎病史3例。病者皆有脾阳不足,寒湿内盛的症状,如汗出、身冷、畏寒等。结果治愈9例,好转3例。服药最少2剂,最多12剂。❸滑精:《金匮要略今释》引《古方便览》一士人,年七十三,平生小便频数,腰冷如坐水中,厚衣覆盖而坐,精液时泄不自禁,诸治无效,如此已十余年矣。余诊之,心下悸,即与此方而痊愈。❹带下:《浙江中医杂志》[1985,(4):175]丁某,女,44岁。带下年余,近半月来加重,色白清稀,绵绵不绝,少腹隐痛,头晕乏力,面色苍白,形寒肢冷,腰酸,舌胖苔白,脉小略滑。乃寒湿阻滞胞宫。药用茯苓、白术各30克,干姜、甘草各10克,苍术20克,煎服。四剂后,带下明显减少,腰痛、头晕明显好转。

【现代研究】对肠管的兴奋作用:《经方研究》王培忠等报道,甘姜苓术汤的水煎液在小量时对家兔离体肠管有轻微的兴奋作用;加大剂量后,其兴奋作用未见明显加强。认为其水煎液兴奋肠管的作用与剂量关系不大。

东

20842 东山丸《名家方选》

【组成】大黄 轻粉各二钱 竹茹八钱 甘草五分 黄连三分 川芎五分 阿仙药三钱

【用法】上为末,糊为丸,辰砂为衣。

【主治】结毒,经年不愈者。

20843 东风散《痢疟纂要》卷十一)

【组成】苍术 地榆 当归 赤芍 黄芩 甘草 丹皮 红花 枳壳 槟榔 楂肉 厚朴 青皮各一钱

【用法】艾叶为引。

【主治】痢疾初起。

20844 东风散《痢疾明辨》)

【组成】黄芩 槟榔 枳壳 山楂 青皮 川朴 当归 白芍 炙草

【主治】痢疾。

【加减】肢冷,加肉桂;热甚,加黄连,兼疟,加柴胡;红痢,加桃仁、红花、地榆;白痢,加香附、陈皮。

20845 东瓜汤《疡科选粹》卷五)

【组成】东瓜皮

【用法】煎汤熏洗。

【主治】痔疮。

20846 东邻饮《产科发蒙》卷二)

【组成】人参 白术 陈皮 贝母 茯苓 桔梗 紫苏 黄芩 前胡 粉草 桑白皮各等分。

【用法】水煎,温服。

【主治】妊娠伤风咳嗽,腹中吊痛,痰壅喉音不清,头晕目眩。

20847 东矾散《中医皮肤病学简编》)

【组成】生明矾100克 飞黄丹10克。

【用法】上为细末,取25克,用米醋500毫升,放入瓷面盆(切不可用铜、钢、无瓷面盆)。滚开后,放入药粉,用棍棒搅,即取下面盆,用纱布浸洗。

【主治】手癣。

20848 东封丹《喉科种福》卷四)

【组成】皂角末 燕巢泥 千步土(即门限下土) 秽桶下土

【用法】葱白捣汁,和烧酒调各药,敷喉外肿处。

【主治】风火喉,痛而微痒,色鲜红,有表证者。

20849 东流饮《古今医鉴》卷八)

【组成】细茶一撮 生芝麻一撮 生桃仁七枚 大黄一钱或二三钱

【用法】用长流水搐碎服。

【主治】大便热结闭塞。

20850 东篱散《本草纲目》卷十五引《孙天仁集效方》)

【组成】野菊花一把(连茎捣烂)

【用法】酒煎,热服。取汗。取滓以敷之。

【主治】痈疽疔肿,一切无名肿毒。

20851 东瓜皮散《外科集腋》卷八)

【组成】东瓜皮 牛皮胶各一两

【用法】二味入勺内,炒松,研末。每服五钱,热酒送下。被盖取汗,其痛即止,另服他药。

【功用】发汗。

【主治】跌打损伤。

【宜忌】如在危急,先服护心丸,后用此法。

20852 东华玉髓《类证治裁》卷五)

【组成】大风子(研末,隔汤化油)四两 乳香 没药 血竭各二钱 牛黄一钱五分 麝香五分 阿胶一钱 琥珀 珍珠各三钱 雄黄五钱 地龙(炙)七钱 冰片三钱 芒消八分

【用法】大风油调药。每服一钱,酒下。

【主治】大麻风。

20853 东方一号膏《中医外伤科学》

【组成】川茅术 黄柏 汉防己 宣木瓜 元胡索 郁金 生地榆各30克 白及60克(切片) 冰片(冷后加) 生石膏 炉甘石各240克(另配,以后煅过,研粉,用100目筛子筛过) 麻油二斤

【用法】❶浸渍:将术术、黄柏、防己、木瓜、元胡、郁金、生地榆、白及浸于麻油内24小时。❷煎熬:将上述油及药物置盛器内(一般用铜锅,钢精锅亦可),置文火上煎约二小时至二小时半(200毫升),至药材枯黄状,去药滓过滤(可用丝棉或铜筛滤)至除尽药滓为度。❸炼油:滤净油用火加热约二小时到二小时半,至油滴入水中能聚集成珠状。❹成膏:炼好之油,趁热加入煅石膏、炉甘石细粉(勿使结成块或沉于锅底),边加边搅拌,加完后继续加热保持微沸,此时上面应无浮油或仅极少量浮油,加热约二小时到二小时半,可取出少量放冷,如已成半固体膏状,即可停火。待膏冷却后,再加入冰片搅匀即成。❺将东方一号均匀涂布在半透明膏药纸上,剪成小块,贴于创面,外用纱布覆盖,隔日换药一次,以后可二三天换一次。

【功用】清热消炎,润肤生肌,止痛。

【主治】疔疮、痈疽、无名肿毒。

20854 东方甲乙丹《千金珍秘方选》

【异名】青龙丹。

【组成】灯草炭五钱 青黛三钱 犀黄一钱二分 硼砂二钱 珠粉(生研)三分 人中白三钱 冰片五厘 儿茶五分 道地紫雪丹五分 风化消二钱

【用法】上为末,和匀吹入。

【主治】喉症,口疳,重舌。

【加减】如喉症初起,并不腐烂,但形红肿,去犀黄、珠粉,加薄荷五分,蒲黄(生用)三分。

20855 东方活血膏《成方制剂》16册

【组成】白矾 冰片 川芎 穿山甲 当归 独活 儿茶 狗骨 黑木耳 红花 金银花 金针菇 没药 蘑菇 木鳖子 羌活 全蝎 乳香 生草乌 生川乌 石膏 檀香 天麻 细辛 雄黄 血竭 自然铜

【用法】上制为黑膏药,每张净重10克。外用,用少许白酒或酒精搓擦患处至局部有微热感,将膏药加温软化后贴于患处,一贴膏药贴7天。

【功用】驱风散寒,活血化瘀,舒筋活络。

【主治】风寒湿痹所致的肩臂腰腿疼痛,肢体麻木。

【宜忌】孕妇、丹毒患者禁用。

20856 东华解毒膏《万氏家抄方》卷四

【组成】五枝膏(桃枝、柳枝、槐枝、桑枝,俱用嫩枝,榆皮、地骨皮各五升,以长流水一担,熬至五分,去滓,加当归末四两,慢火熬成膏,滴水成珠,听用) 沥青(净)一斤 松香(净)半斤 乳香一两(另研) 没药一两(另研) 轻粉二钱(另研) 铜青二两(另研) 黄蜡二两 血竭二钱(另研) 麝香一钱(另研) 安息香五钱 黄丹一两(水飞研细)

【用法】用川芎、大黄、红花、白芷各二两,入麻油熬黑色,去滓,春、夏用油四两,秋、冬用油六两,如法煎至滴水不散;次下沥青、松香、黄蜡化开;下五枝膏二两,以槐枝搅百余遍;下乳香、没药、血竭、轻粉、安息香、黄丹,再搅百余遍;下麝香、铜青,再搅百余遍,滴水面浮似青荷叶为度,拨扯二百余遍,浸一日取起,收贮。如贴疮毒,用槐枝、葱白煎汤洗过,用绢唾津摊贴,三五日一换。

【主治】无名肿毒,诸般恶毒疮疖,痈疽发背,痘毒风毒。

20857 东实西虚泻南补北汤《古今医鉴》卷七

【异名】泻阳补阴汤《东医宝鉴·杂病篇》卷四)。

【组成】黄连(淡姜汁炒)四两 黄柏(盐水炒)六两 枯芩(生用)二两 知母(去毛)三两 贝母(去心)四两 桔梗二两 杏仁(去皮尖)三两半 五味子(盐水炒)三两 紫菀(去土)二两半(用沉香煎水浸晒) 当归(童便浸)二两 赤芍药二两半 生地黄(酒洗)三两 天门冬(汤泡去心)四两 天花粉二两 白术(麸炒)一两半 白茯苓二两

【用法】上锉。每服八钱,乌梅一个,灯心三分,水煎,温服。

【主治】酒色过度,妄泄真阴,阴虚火动,火旺痰多,发热咳嗽,咯血吐血。

【加减】吐衄盛,加茜根、大小蓟、藕节、白茅根、侧柏叶、京墨;痰盛,加半夏、前胡、竹沥、荆沥;喘急,加瓜蒌仁、石膏、葶苈、桑白皮、紫苏子、沉香、枇杷叶;热甚,加柴胡、地骨皮、连翘、银柴胡;风盛,加防风、荆芥穗、酸枣仁、薄荷、甘菊花、旋覆花;寒盛,加人参、黄耆、桂枝;心下怔忡惊悸,加茯神、远志、柏子仁、酸枣仁;胁下气膨,加枳壳、青皮、白芥子;淋浊,加猪苓、泽泻、木通、车前子;小便涩,加木通、石韦、滑石、海金沙;遗精,加牡蛎、莲子肉;盗汗,加黄耆、牡蛎、麻黄根、浮小麦;热燥,加滑石、石膏、火麻仁、山栀子。

【方论选录】黄连泻南方火,宽心下痞满,止呕吐之要药也;黄柏补北方水,除热济阴,抑诸火之要药也;枯芩清肺滋源;知母降北方右尺相火,除骨蒸劳热要药也;贝母清西方金,消痰解烦;桔梗引诸药至西方肺金之地,助子扶母之虚也;杏仁收敛耗散之金,乃降气生津之药也;五味子滋少阴不足之水,收太阴耗散之金;紫菀大降气止嗽;当归补血和血之圣药也;赤芍药平东方有余之木,安中央不足之土;生地黄凉血生血,清荣中之伏火;天门冬润肺清痰中之,止吐血,清诸经混杂之血;天花粉止渴生津;白术益脾土以生肺金;白茯苓泻诸经火于小便中出。

厉

20858 厉风膏《青囊秘传》

【组成】大风子肉五钱 木鳖子肉五钱 当归一两 细生地一两 防风五钱 紫草五钱 黄柏五钱 玄参五钱 麻黄五分 黄占二两 麻油八两

【用法】麻油入锅,先将生地熬枯,去滓;再将当归、防、柏、紫、麻黄、玄参熬枯去滓;再入大风子肉,木鳖子肉,沥滓净,熬至滴水成珠,入占和匀。

【主治】风湿。

布

20859 布海丸《医学入门》卷七

【组成】昆布 海藻各一斤(洗净,入罐炆成膏) 枳实四两 陈皮二两 青皮一两 荜澄茄 青木香各五钱

【用法】上为末，入前膏为丸。空心沸汤送下。

【主治】水肿，痰肿，气肿，鼓胀，喘咳，及癥瘕瘿瘤。

【加减】气盛，加三棱、莪术各二两。

20860 布袋丸（《袖珍小儿》卷五）

【组成】夜明砂（拣净） 芜荑（炒，去皮） 使君子（肥白者，微炒，去皮）各二两 白茯苓（去皮） 白术（无油者，去芦） 人参（去芦） 甘草 芦荟（研细）各半两

【用法】上为细末，汤浸蒸饼为丸，如弹子大。每服一丸，以生绢袋盛之；次用精猪肉二两，同药一处煮，候肉熟烂，提取药于当风处悬挂，将所煮肉并汁令小儿食之。所悬之药，第二日仍依前法煮食，药尽为度。

【主治】❶《袖珍小儿》：诸疳疾，面黄腹大，饮食不润肌肤。❷《医述》：小儿丁奚哺露，无辜疳。

【方论选录】《医灯续焰》：是方以四君补脾运土治其本，芜、使、芦、砂杀蛔清热治其标。食肉不食药者，收药味于肉，并肉补味从类而归脾。若脾疳面黄腹大，饮食不调，肌肉枯瘁，每见蛔者，服之自效，恐诸疳则未必也。

20861 布膏药（《青囊秘传》）

【组成】生地 当归 首乌 川芎 川断 红花 加皮 川草乌 茅术 良姜 官桂 香附 乌药 枳壳 陈皮 柴胡 白芷 羌独活 灵仙 麻黄 莪术 三棱 寄奴 荆芥 防风 赤芍 青皮 桃红 川军 牙皂 藁本 连翘 南星 山柰 姜半夏 海风藤 甘松各三钱

细料方：麝香一钱 附子二钱 冰片五分 洋樟三钱 木香三钱 肉桂一钱 乳没药 细辛 阿魏 八角茴香各三钱（共研末）

【用法】麻油四斤，入药煎枯，下净血余三两，溶化，再下飞广丹三十两，熬膏。再下后细料药，搅匀用之。筋骨疼痛，腰腿酸软，四肢无力，贴两膏肓及肾俞；男子艰嗣，梦遗精滑，贴命门；妇女漏下半产，白带，贴子宫穴；左瘫右痪，手足麻木，贴肩井、曲池、环跳；跌打损伤，贴痛处；鹤膝风，贴膝眼；赤白痢疾，贴丹田；漏肩风，贴肩井；胁肋气痛，贴期门、章门；大、小疟疾，贴肺俞；心腹痛、呕吐，贴中脘；癥瘕痞癖，贴痛处；气海；哮喘、咳嗽，贴肺俞、中脘；木肾疝气，贴丹田、肾俞；瘀血作痛，贴丹田、气海；腰背疼痛，偏正头风，贴太阳、风门。

【主治】男子艰嗣，梦遗精滑，妇人半产漏下，白带及跌打损伤，遍身筋骨疼痛，腰脚酸痛，足膝无力，左瘫右痪，水泻痢疾，手足麻痹，腰胁气痛，哮喘咳嗽，癥瘕痞癖，心腹肚痛，呕吐，木肾疝气，偏正头风，漏肩鹤膝，疟疾，瘀血作痛。

20862 布精起痿汤（《古今名方》引吴承忠家传验方）

【组成】肥玉竹 炒薏苡仁各9克 天门冬 麦门冬 怀牛膝 怀山药 蒸白术 白茯苓各4.5克 炙黄柏 炙甘草各2.4克

【功用】输布津液，濡煦气血。

【主治】温热病后足蹙不能行，或因温证误服辛温而成痿者。

【加减】若病深日久，其用量可按此比例酌增。

石

20863 石一

《痧症全书》卷下。为《痧胀玉衡》卷下"沉香阿魏丸"之异名。见该条。

20864 石二

《痧症全书》卷下。为《痧胀玉衡》卷下"宝花散"之异名。见该条。

20865 石七

《痧症全书》卷下。为《痧胀玉衡》卷下"细辛大黄丸"之异名。见该条。

20866 石八

《痧症全书》卷下。为《痧胀玉衡》卷下"紫朴汤"之异名。见该条。

20867 石三

《痧症全书》卷下。为《痧胀玉衡》卷下"乌药顺气汤"之异名。见该条。

20868 石五

《痧症全书》卷下。为《痧胀玉衡》卷下"沉香郁金散"之异名。见该条。

20869 石六

《痧症全书》卷下。为《痧胀玉衡》卷下"棱术汤"之异名。见该条。

20870 石四

《痧症全书》卷下。为《痧胀玉衡》卷下"降香桃花散"之异名。见该条。

20871 石散

《普济方》卷一〇二。为《圣济总录》卷十四"风引汤"之异名。见该条。

20872 石干散（《痘疹传心录》卷十五）

【组成】木香一钱 甘遂五分 石干二钱 蛤蟆一只（火逼干）

【用法】上为末。每用三分，好酒下。

【主治】膨胀。

20873 石干散（《痘疹传心录》卷十五）

【组成】石干 木香 黑丑各等分

【用法】上为末。每用一钱，姜汤调下。

【主治】膨胀。

20874 石干散（《寿世保元》卷三）

【组成】石干一钱 黑丑一钱（头末） 沉香五分 木香五分 槟榔一钱 葶苈八分 琥珀五分 海金沙一钱

【用法】上为细末。先服五皮散一二帖，然后服此末药，实者一钱，虚者九分，空心葱白汤送下。隔一日一服，轻者二帖，重者不过三帖。全愈后，服健脾养胃之药。

【主治】《寿世保元》：蛊胀。

【宜忌】忌盐、荤腥二七天。

20875 石子汤（《三因》卷十八）

【组成】猪肾一对（去脂膜，四破，无则以羊肾代之） 香豉 葱白 粳米 当归 芍药各二两

【用法】上为锉散，分两剂。每一剂用水三升，煮取一小碗，去滓，分三服，任意服。

【主治】❶《三因》：蓐劳。妇人因产理不顺，疲极筋力，忧劳心虑，致虚羸喘乏，寒热如疟，头痛自汗，肢体倦怠，咳嗽痰逆，腹中绞刺者。❷《医略六书》：蓐劳脉虚数弦浮者。

【方论选录】《医略六书》：产后经血亏乏，邪乘虚袭，流布经络隧道，故腰痛而寒热不解，势将必致蓐劳。当归养血

以荣经络,白芍敛营以和血脉,香豉发越外邪,葱白通彻阳气,猪肾补肾藏精血,粳米养胃家津液也。水煎温服,使血脉内充,则外邪自解而经络融和,何有腰痛寒热之患,其蓐劳可冀免乎。

20876 石子汤《明医指掌》卷九)

【组成】猪肾一对(去脂膜,用竹刀切作四片) 香豉二两 葱白头二两 白芍药二两

【用法】分二帖。每用水三升,煮一升半,匀三服。

【主治】蓐劳。产后虚羸,寒热自汗,气促。

20877 石韦丸《千金》卷十九引高阳负方)

【组成】石韦 蛇床子 肉苁蓉 山茱萸 细辛 礜石 远志 茯苓 泽泻 柏子仁 菖蒲 杜仲 桔梗 天雄 牛膝 续断 薯蓣各二两 赤石脂 防风各三两

【用法】上为末,枣膏或蜜和丸,如梧桐子大。每服三十丸,酒送下,一日三次。二十日百病除,久服良。

【主治】五劳七伤。五劳:一曰志劳,二曰思劳,三曰心劳,四曰忧劳,五曰疲劳。七伤:一曰阴衰,二曰精清,三曰精少,四曰阴消,五曰囊下湿,六曰腰胁苦痛,七曰膝厥痛。冷不欲行,骨热,远视泪出,口干,腹中鸣,时有热,小便淋沥、茎中痛,或精自出。

【方论选录】《千金方衍义》:劳伤阳气式微,不能护持中外,每致虚风外袭,痰癖内蕴,阻碍气化流行之道,故用石韦治劳热闭癖;礜石破五内藏结;防风通百骸阳气。使阴邪退听,则阳和敷布矣。

20878 石韦丸《圣济总录》卷七十一)

【组成】石韦(拭去毛,焙) 京三棱(煨,锉) 附子(炮裂,去皮脐) 吴茱萸(水洗七遍,焙干,炒) 陈橘皮(汤浸,去白,焙) 蜀椒(去闭口及目,炒出汗)各一两

【用法】上为末,炼蜜为丸,如梧桐子大。每服二十丸,空腹煎荆芥汤送下。

【主治】肝积气。

20879 石韦丸《永乐大典》卷一○三三引《方便集》)

【组成】石韦一两(刮去叶上毛,用叶) 滑石半两(不用青黑者) 木通半两 茅花(茅根可食者,用花)半两 猪苓(去皮)半两 黄芩二分 茯苓一两

【用法】上为细末,水煮薄荷米糊为丸,如绿豆大。每服二十九,空心温白汤送下;小便少者,加车前草汤送下。

【功用】宽滑水道。

【主治】小儿尿血。

20880 石韦丸

《摄生众妙方》卷七。即《外台》卷二十七引《古今录验》"石韦散"改为丸剂。见该条。

20881 石韦汤《外台》卷三十四引《集验方》)

【组成】榆白皮五两 石韦(去毛) 黄芩各三两 通草三两 大枣二十枚 葵子一升 白术一两

【用法】上切。以水八升,煮取二升半,分为三四服。

【主治】产后卒患淋证。

20882 石韦汤《千金》卷三)

【组成】石韦二两 榆皮五两 黄芩二两 大枣三十枚 通草二两 甘草二两 葵子二升 白术 生姜各三两

【用法】上㕮咀。以水八升,煮取二升半,分三服。

【主治】产后卒淋。气淋、血淋、石淋。

【方论选录】《千金方衍义》:产后淋证,得之卒然,无问气血与石,一皆不离于热。石韦大寒,《本经》专主五癃不通,兼榆皮、葵子之属,虽云利窍,并可散血,血散而淋自愈矣。

20883 石韦汤《圣济总录》卷五十三)

【组成】石韦(去毛)一两 榆白皮(锉)一升 鬼箭羽三两 滑石(碎)四两 葵子 木通(锉) 甘草(炙、锉)各三两

【用法】上为粗末。每服五钱匕。水一盏半,煎至一盏,去滓温服。

【主治】胞转小便不通。

20884 石韦汤《圣济总录》卷六十)

【组成】石韦(去毛) 木通 柴胡(去苗) 茅根各一两半 栀子仁 芒消各半两

【用法】上锉,如麻豆大。每服五钱匕,水一盏半,煎至一盏,去滓温服,一日三次。

【主治】谷疸。跌阳脉紧而数,紧则为实,数则为热,紧数相搏,胃中苦热,骨节烦痛,小便不利。

20885 石韦汤《圣济总录》卷九十五)

【组成】石韦(拭去毛,炙)三分 徐长卿(炙)半两 茅根三分 木通(锉、炒) 冬葵子各一两 滑石二两 瞿麦穗半两 槟榔一分

【用法】上㕮咀,如麻豆大。每服五钱匕,水一盏半,煎至八分,去滓,下朴消末一钱匕,空心、食前温服,一日二次。

【主治】气壅,关格不通,小便淋结,脐下妨闷。

20886 石韦汤《圣济总录》卷九十六)

【组成】石韦(去毛) 瞿麦穗 虎杖 海金沙各半两 滑石一两

【用法】上为粗末。每服二钱匕,水一盏,加灯心半握,煎至七分,去滓温服。

【主治】心与膀胱俱热,小便赤涩不利。

20887 石韦汤《圣济总录》卷九十八)

【组成】石韦(去毛) 瞿麦(取穗) 冬葵子(炒) 车前子各一两

【用法】上为粗末。每服三钱匕,水一盏,煎至七分,去滓温服,不拘时候。

【主治】卒淋。

20888 石韦汤《圣济总录》卷九十八)

【组成】石韦(去毛)一两 鸡肠草三两

【用法】上为粗末。每服三钱匕,水一盏,煎至七分,去滓温服,不拘时候。

【主治】气淋。小便不利,胀满。

20889 石韦汤《圣济总录》卷九十八)

【组成】石韦(去毛)三分 葛根(锉) 甘草(炙、锉) 桑根白皮(锉) 独活(去芦头) 防风(去叉)各半两 冬葵子(略炒)一两 木通(锉)一两 滑石(碎)三分

【用法】上为粗末。每服三钱匕,水一盏,煎至七分,去滓温服,不拘时候。

【主治】血淋,小肠涩痛,烦闷。

20890 石韦汤《圣济总录》卷九十八)

【组成】石韦(去毛)一两 甘遂(炒)三分 木通(锉)二两半 冬葵子一两半 车前子二两 滑石一两 蒲黄二

两　赤芍药　当归(切,焙)各一两半　大黄(锉,炒)一两

【用法】上为粗末。每服三钱匕,水一盏,煎至七分;不拘时候,去滓温服。

【主治】血淋,小肠内结痛。

20891　**石韦汤**

《圣济总录》卷一五六。为《圣惠》卷五十八"滑石散"之异名。见该条。

20892　**石韦汤**(《圣济总录》卷一六六)

【组成】石韦(去毛)　赤芍药各一两　当归二两(锉,炒)　赤茯苓(去黑皮)　瞿麦(取穗)各一两半　冬葵子二分(炒)　大黄半两(生,锉)

【用法】上为粗末。每服三钱匕,水一盏,煎至七分,去滓温服。以利为度。

【主治】产后大小便不通,脐下妨闷兼痛。

20893　**石韦汤**(《圣济总录》卷一七九)

【组成】石韦(去毛)　赤芍药　大黄(锉,炒)　滑石(研)　麦门冬(去心,焙)　甘草(炙)　升麻各一分

【用法】上为粗末。每服一钱匕,水一小盏,煎至五分,去滓,食前服,一日三次。

【主治】小儿淋或涩痛,小便如血。

20894　**石韦汤**(《圣济总录》卷一七九)

【组成】石韦(去毛)　瞿麦各一两半　滑石一两

【用法】上为粗末。五六岁儿每服一钱匕,水八分,加小麦一百粒,同煎至五分,去滓温服,如人行十里再服。

【主治】小儿小便不通。

20895　**石韦汤**(《全生指迷方》卷四)

【组成】石韦(去毛,锉)　车前子(锉,车前叶亦可)各等分

【用法】上浓煮汁饮之。

【主治】心经蕴热,传于小肠,小肠热则渗于脬中,脬辟而系转,小便微涩赤黄,渐渐不通,小腹膨亨,心脉大而牢。

【加减】若腹胀,溺溲不得,好卧屈膝,阴缩肿,此厥阴之厥,加赤茯苓、黄芩。

20896　**石韦汤**

《普济方》卷二一六。为《圣济总录》卷九十五"石韦饮"之异名。见该条。

20897　**石韦汤**

《校注妇人良方》卷八。为《圣惠》卷七十二"石韦散"之异名。见该条。

20898　**石韦汤**(《产科发蒙》卷四)

【组成】石韦　瞿麦　车前子　葵子　木通　甘草　茯苓

【用法】水煎服。

【主治】妇人小便淋沥,阴中痛。男子脓淋。

20899　**石韦饮**(《圣济总录》卷九十五)

【异名】石韦汤(《普济方》卷二一六)。

【组成】石韦(去毛)　瞿麦穗　木通(锉)　葛根(锉)　麦门冬(去心,焙)　黄芩(去黑心)　赤茯苓(去黑皮)　冬葵子　生干地黄(焙)　滑石(碎)各一两　甘草(炙,锉)半两

【用法】上为粗末。每服五钱匕,以水一盏半,煎取八分,去滓,空心顿服。

【主治】膀胱蕴热,小便不通。

20900　**石韦饮**

《赤水玄珠》卷十五。为《外台》卷二十七引《集验方》"石韦散"之异名。见该条。

20901　**石韦散**(《外台》卷二十七引《范汪方》)

【组成】石韦(去毛)　滑石各三分

【用法】上为散。每服一刀圭,用米汁或蜜下,一日二次。

【主治】石淋。

20902　**石韦散**(《外台》卷二十七引《集验方》)

【异名】长将散(《鸡峰》卷十八)、石韦饮(《赤水玄珠》卷十五)。

【组成】石韦二两(去毛)　瞿麦一两　滑石五两　车前子三两　葵子二两

【用法】上为散。每服方寸匕。一日三次。

【主治】热淋,沙淋,小便不利,赤涩疼痛。

❶《外台》引《集验方》:淋,小便不利,阴痛。❷《圣济总录》:热淋,小便热涩。❸《医方考》:沙淋痛盛者。

【方论选录】❶《医方考》:沙淋者,溺出沙石也,此以火灼膀胱,浊阴凝结,乃煮海为盐之象也。通可以去滞,故用石韦、瞿麦;滑可以去着,故用滑石、车前、冬葵。❷《医略六书》:湿热蕴蓄膀胱,其气不得施化而结成沙石,故小便涩痛,淋沥不止焉。石韦通淋,涤小肠之结热;葵子滑窍,利膀胱之壅塞;瞿麦清心通淋闭;滑石通窍化沙石;车前子清热利水以快小便也。为散,白汤调下,使热结顿化,则沙石自消而小便如其常度,安有涩痛胀闷,淋沥不止之患乎? 此滑窍通淋之剂,为沙淋胀闷涩痛之专方。

20903　**石韦散**(《外台》卷二十七引《古今录验》)

【组成】通草二两　石韦二两(去毛)　王不留行一两　滑石二两　甘草(炙)　当归各二两　白术　瞿麦　芍药　葵子各三两

【用法】上为散。每服方寸匕,食前以麦粥清下,一日三次。

【主治】❶《外台》引《古今录验》:石淋、劳淋、热淋,小便不利,胞中满急痛。❷《局方》:肾气不足,膀胱有热,水道不通,淋沥不宣,出少起数,脐腹急痛,蓄作有时,劳倦即发,或尿如豆汁,或便出沙石。

【备考】本方改为丸剂,名"石韦丸"(见《摄生众妙方》)。

20904　**石韦散**(《千金》卷二十一)

【组成】石韦　当归　蒲黄　芍药各等分

【用法】上药治下筛。每服方寸匕,酒送下,一日三次。

【主治】❶《千金》:血淋。❷《圣惠》:血淋心烦,水道中涩痛。

【方论选录】《千金方衍义》:石韦治癃闭不通,为归、芍、蒲黄导血之宣使。

20905　**石韦散**(《幼幼新书》卷三十引《玉诀》)

【组成】石韦(去毛)　瞿麦　海金沙　滑石　木通　甘草(炙)各等分

【用法】上为末。每服一钱,炒,灯心煎汤调下。

【主治】小便淋热涩痛。

20906　**石韦散**(《圣惠》卷十八)

【组成】石韦一两(去毛)　木通半两(锉)　瞿麦一两　甘草半两(炙微赤,锉)　葵子三合　子芩半两

【用法】上为散。每服四钱,以水一中盏,煎至六分,去滓,不拘时候温服。

【主治】热病,小便不通。

【备考】《医统》加灯心煎服。

20907 **石韦散**(《圣惠》卷二十九)

【组成】石韦三分(去毛) 瞿麦一两 王不留行三分 冬葵子一两 车前子一两 当归三分

【用法】上为细散。每服二钱,食前煎木通汤调下。

【主治】虚劳烦热,小便不利,阴中疼痛。

20908 **石韦散**(《圣惠》卷五十八)

【组成】石韦半两(去毛) 赤芍药半两 白茅根一两(锉) 木通一两(锉) 瞿麦一两 滑石二两 葵子一两 川芒消一两 木香一两

【用法】上为粗散。每服四钱,以水一中盏,煎至六分,去滓,食前温服。

【主治】气壅不通,小便沥结,脐下妨闷疼痛。

20909 **石韦散**(《圣惠》卷五十八)

【组成】石韦一两(去毛) 瞿麦一两 滑石二两 车前子一两 葵子一两 甘草三分(炙微赤,锉)

【用法】上为细散。每服二钱,食前以粥饮调下。

【主治】热淋,心神烦闷,小腹满胀。

【宜忌】《普济方》:忌酒、面物。

20910 **石韦散**(《圣惠》卷五十八)

【组成】石韦一两(去毛) 瞿麦一两 赤芍药一两 葵子一两 麻子二合 榆白皮一两(锉) 白茅根二两(锉) 陈橘皮二两(汤浸,去白瓤,焙)

【用法】上为粗散。每服四钱,以水一中盏,煎至六分,去滓,食前温服。

【主治】小便难,脬中有热,水道中痛。

20911 **石韦散**(《圣惠》卷七十二)

【异名】石韦汤(《校注妇人良方》卷八)。

【组成】石韦(去毛) 黄芩 木通(锉) 榆白皮(锉) 葵子各一两 甘草一两(炙微赤,锉) 瞿麦一两

【用法】上为粗散。每服五钱,以水一大盏,加生姜半分,煎至五分,去滓,食前温服。

【主治】妇人小便卒淋涩。

20912 **石韦散**(《圣惠》卷七十九)

【组成】石韦一两(去毛) 榆白皮一两(锉) 赤芍药半两 黄芩三分 木通一两(锉) 葵子半两

【用法】上为散。每服三钱,以水一中盏,加生地黄一分,煎至六分,去滓温服,一日三四次。

【主治】产后小便卒淋涩,溺血。

20913 **石韦散**(《圣惠》卷七十九)

【组成】石韦二两(去毛) 榆白皮二两(锉) 黄芩一两 木通二两(锉) 赤芍药二两 冬葵子二两 甘草二两

【用法】上为散。每服三钱,以水一中盏,煎至六分,去滓,食前温服。

【主治】产后脏有积热,致小便出血。

20914 **石韦散**(《圣惠》卷九十二)

【组成】石韦(去毛) 葵子 木通(锉) 赤茯苓 车前子 瞿麦 榆白皮(锉)各半两 滑石一两

【用法】上为粗散。每服一钱,以水一中盏,加葱白五寸,煎至六分,去滓,分三次服,如人行十里再服。

【主治】小儿诸淋涩,水道中痛,脐下痞满。

【备考】《幼幼新书》引张涣有甘草一分。

20915 **石韦散**(《圣惠》卷九十二)

【组成】石韦(去毛) 赤芍药 川大黄(锉,微炒) 麦门冬(去心,焙) 甘草(炙微赤,锉) 川升麻 川朴消各一分

【用法】上为粗散。每服一钱,以水一小盏,煎至六分,去滓,不拘时候服。

【主治】小儿诸淋,涩痛不利。

20916 **石韦散**(《医方类聚》卷一三三引《神巧万全方》)

【组成】石韦(去毛) 消石各一两 葵子 桂心 黄耆 巴戟(去心,酒浸一宿) 王不留行各三分

【用法】上为末。每服二钱,食前以葱白汤调下。

【主治】劳损肾气,虚热所致劳淋,小便不利,阴中痛,日夜数起。

20917 **石韦散**(《圣济总录》卷六十五)

【组成】石韦(去毛) 槟榔(锉)各等分

【用法】上为细散。每服二钱匕,生姜汤调下。

【主治】咳嗽。

20918 **石韦散**(《圣济总录》卷九十五)

【组成】石韦(去毛) 瞿麦穗 冬葵子各二两 滑石(碎)五两

【用法】上为散。每服三钱匕,食前温水调下。

【主治】小便不利。

20919 **石韦散**(《圣济总录》卷九十八)

【组成】石韦(去毛) 当归(切,焙) 木通(锉) 地胆(去足翅,炒) 钟乳粉 车前子 瞿麦穗 蛇床子(炒) 细辛(去苗叶) 露蜂房(炙)各半两

【用法】上为散。每服三钱匕,食前煎冬葵子汤调下。

【主治】石淋,疼痛淋沥,昼夜不利。

20920 **石韦散**(《圣济总录》卷九十八)

【组成】石韦(去毛) 滑石 瞿麦穗 王不留行 冬葵子各等分

【用法】上为细散。每服二钱匕,食前葱白汤调下。

【主治】劳淋,日夜数起,小便不利,引阴中痛。

20921 **石韦散**(《圣济总录》卷一三二)

【组成】石韦 原蚕蛾(炒)各等分。

【用法】上为散。干贴。

【主治】玉枕疮。生枕骨上如痛,破后如箸头。

20922 **石韦散**(《幼幼新书》卷三十引《丁时发传》)

【组成】石韦(去皮) 瞿麦 滑石 甘草各一两 灯心一把

【用法】上为末。每服一钱,水八分,加小麦一百粒,同煎五分,去滓温服。

【主治】小儿小便不通。

20923 **石韦散**(《鸡峰》卷十九)

【组成】石韦半两(去却上黄毛,去不尽即损肺) 木通 瞿麦各半两 桂府滑石一两 甘草半两

【用法】上为细末。每服四钱,水半升,灯心一束,同煎至一半,去滓,徐徐呷之。

【功用】利小便。

【主治】水气。

20924　石韦散《活幼口议》卷二十）

【组成】石韦（去毛）　海金沙　木通　滑石

【用法】上为末。水一小盏,煎至半盏,通口服。

【主治】小儿热淋、沙淋、石淋。

20925　石韦散《医学纲目》卷五）

【组成】石韦　木通　滑石　王不留行各二两　甘草梢一两　当归　白术　瞿麦　芍药　葵子各三两　黄耆二两

【用法】上为细末。每服空心煎汤调下。

【主治】膀胱有热,水道淋涩,或尿如豆汁及出沙石。

20926　石韦散《普济方》卷三八八）

【组成】石韦半两（洗）　海金沙三钱　车前子三钱　海蛤一钱　瞿麦半钱

【用法】上加木通、石燕子,同煎服。一方为末,用灯心、金银汤下。

【主治】小儿热淋。

20927　石韦散《杏苑》卷七）

【组成】白芍药　白术　滑石　葵子　木通　瞿麦　石韦（去毛）　当归各八分　甘草梢五分　王不留行　人参　黄耆各七分

【用法】上㕮咀。水煎熟,食前服。

【主治】淋沥不出,脐腹疼痛,劳役则发。

20928　石贝丸《仙拈集》卷一引万密斋方）

【组成】石膏四两（猪牙皂五钱,切片,煅水一罐。将石膏煅红,入牙皂水淬之,水干为度,去皂不用）　贝母（去心）一两

【用法】荞麦面不拘多少,打糊为丸,如梧桐子大。每晚上床服五分,白滚水送下。不可多服,恐作泻。

【主治】男妇多年哮吼。

20929　石击散《喉科种福》卷四）

【组成】白矾　巴豆

【用法】共烧灰。吹喉中。

【主治】喉疮日久不愈。

20930　石龙丹《囊秘喉书》）

【组成】太阴元精石　龙胆草　川柏　知母（盐水炒）　元参　川贝母　丹皮　金银花　淡竹叶　朱灯心　冬瓜子　生苡米

【用法】上药各为细末。吹喉,煎服亦可。惟元精石有商酌,分量随症定。

【主治】阴火上炽,形寒里热,咽嗌微痛。

20931　石灰方《直指》卷十四）

【组成】石灰（炒热）

【用法】以帛包裹,肛坐其上,冷又另换。仍以海螵蛸末敷之。

【主治】大肠积冷,久年脱肛。

20932　石灰汤（方出《证类本草》卷五引《肘后方》,名见《产科发蒙》卷四）

【组成】石灰一升（熬之）

【用法】以水二斗,投灰中,适寒温,入水中坐,须臾更作。

【主治】产后玉门不闭。

20933　石灰酒《千金》卷十三）

【组成】石灰三升

【用法】细筛,水拌令湿,极熟蒸之,炒令至焦,以木札投之,火即着为候,停冷取三升,绢袋贮之,以酒三升渍三宿。初服半合,日三四夜二,稍加至一合。

【主治】头发落不止。

20934　石灰酒《千金》卷二十三）

【组成】石灰一石（拌水和湿,蒸令气足）　松脂成炼十斤（末之）　上曲一斗二升　黍米一石

【用法】先于大铛内炒石灰,以木札著灰中,火出为度。以枸杞根锉五斗,水一石五升,煮取九斗,去滓,以淋石灰三遍澄清,以石灰汁和渍曲,用汁多少一如酿酒法,讫,封四七日开服,恒令酒气相及为度。百无所忌,不得触风。其米泔及饭糟不得使人、畜、犬、鼠食之,皆令深埋却。此酒九月作,二月止,恐热。膈上热者,服后进三五口冷饭压之。其松脂末初酸酿酒,摊饭时均散在饭上,待饭冷乃投之。此酒饭宜冷,不尔即醋。

【功用】生毛发眉须,去大风。

【主治】恶疾大风;妇人不能食饮,黄瘦积年及蕈风。

【方论选录】《千金方衍义》:石灰烈火煅出,性甚暴劣,故《本经》治疽疡、瘙热、恶疮、瘤疾、死肌、堕眉,杀虫去黑子、恶毒。松脂惯历风霜,质禀刚燥,故《本经》治痈疽、恶疮、顽疡、白秃。

20935　石灰散《千金》卷二十四）

【组成】石灰一升　青木香　枫香（一作沉香）　熏陆香　丁香各二两　橘皮　阳起石各三两　矾石四两

【用法】上药治下筛,以绵作篆子,粗如指,长四寸,展,取药使着篆上,以绢袋盛,着腋下。先以布措令痛,然后夹之。

【主治】狐臭。

【方论选录】《千金方衍义》:素禀腥臊遗气,淫于肝脏而泄于腋下。虽用辛香达窍诸药,终难拔除病根。不得已而用石灰壮火之余烈,兼阳起石以破阴邪之固结,配矾石之酸涩收敛,囊盛腋之,以辟秽恶之气。

20936　石灰散《圣惠》卷六十二）

【组成】风化石灰一合　小麦面二合　皂荚灰一合　白蔹一合

【用法】上为细散。以酽浆水和如面糊,涂贴,一日换三四次。

【主治】一切肿及发背、乳痈等。

20937　石灰散《圣惠》卷六十八）

【组成】石灰二斗（以小便浸五日,细淘过）　大麻心五两　榭叶一两　桑叶五两　青蒿叶半斤　刺蓟六两　益母草六两　芸薹子六两

【用法】以端午日收采,相和石灰,纳臼中,杵令烂溶,作片,晒干,用时即旋捣罗为散。以敷疮上。

【主治】金疮血不止。

20938　石灰散《圣惠》卷六十八）

【组成】石灰一升　细辛末二两　地松苗汁　旋覆根汁　葛叶汁　青蒿汁　麦门冬苗汁　莓苗汁各一两　猪脂一斤（炼了者）

【用法】上以诸药汁,并石灰入脂,和作饼子,晒干,捣

末如粉。以敷疮上。五月五日合之更妙。

【功用】辟风水,续筋骨,止脓血,生肌。

【主治】金疮久不愈。

20939　石灰散(《妇人良方》卷七引《妇人经验方》)

【组成】猪贴脊血半盏　石灰一钱

【用法】将猪血于汤上暖,用杖子搅停后,用石灰于火上烧令黄,为末,罗过,入灰一钱,同血搅停。放温服,立愈。

【主治】妇人血气痛不可忍者。

20940　石灰散(《医方类聚》卷一九一引《经验良方》)

【组成】干姜　石灰各等分

【用法】上烂捣,入清油相和,捏作饼子。罨在疮肿上。

【主治】疮肿软疖。

20941　石灰散(《普济方》卷一九○)

【组成】石灰

【用法】以石灰刀头上烧,用井水调下。后用扁柏叶同阶前草根研自然汁咽下。

【主治】吐血妄行。

20942　石灰散(《普济方》卷三○一)

【组成】五倍子　石灰

【用法】上用五倍子同石灰炒黄色,去灰,摊地出火毒,砂盆内研为细末,不犯铜铁。干搽疮上,五七次愈。

【主治】肾漏,阴囊先肿,后穿破,出黄水,疮如鱼口,能致命。

20943　石灰散

《普济方》卷三○三。即《圣惠》卷六十八"法炼石灰散"。见该条。

20944　石灰散(《普济方》卷三○七)

【组成】蜈蚣草　雄黄　石灰各等分

【用法】上为末。敷螫处。

【主治】虫、蛇、蜂、蝎、蚖蛇、蜘蛛、沙虫等伤。

20945　石灰散(《疡科选粹》卷七)

【组成】陈石灰八两　黄柏末一两　商陆根(去筋,净末)二两

【用法】上为末,和匀。油调敷。

【主治】杖疮。

20946　石灰散(《济阳纲目》卷八十七)

【组成】风化石灰　嫩韭叶

【用法】上药同捣,入鹅血调和成饼,乘风阴干,为末。敷患处。无鹅血亦得。

【主治】❶《济阳纲目》:金疮。❷《内外科百病验方大全》:一切疮毒,无论已破未破,及跌打损伤。

20947　石灰散(《仙拈集》卷四引内府方)

【组成】陈石灰二两(炒粉红色)　大黄　五倍各一两

【用法】上为末。醋调涂。

【主治】一切肿痛。

20948　石灰散(《仙拈集》卷四)

【组成】陈石灰(炒)

【用法】上为细末。掺伤处,干则以香油调涂之。

【主治】破伤。

20949　石灰煎(《仙拈集》卷一)

【组成】古石灰(取古塔、古殿、老屋者,刮去土)

【用法】上为末。每服三钱,水一碗,煎至六分,去滓澄清,灌服。少顷痰下自愈。

【主治】痰厥气绝,心头温,喉中响者。

20950　石灰膏(《圣济总录》卷一三九)

【异名】石杏膏。

【组成】石灰末(炒)　杏仁(汤浸,去皮尖双仁,炒)各二两　猪膏半斤(切)

【用法】合煎,令杏仁黄,药成,绞去滓。涂疮上,日夜五六次。

【功用】止血、定痛、生肌。

【主治】金疮血不止,疼痛。

20951　石灰膏(《普济方》卷九十二引《仁存方》)

【组成】石灰一合

【用法】醋炒如泥。斜向右涂左,向左涂右。立正即洗去。一方水和。

【主治】中风口眼㖞斜。

20952　石花汤(《医醇剩义》卷三)

【组成】白石英(煅,研)三钱　合欢花二钱　鲜百部四钱　沙参四钱　麦冬一钱五分　贝母二钱　桑皮二钱　苏子一钱五分　杏仁三钱　茯苓二钱　苡仁四钱　淡竹叶十张　金丝荷叶二张(去背上白皮)

【主治】肺气壅塞,致成肺痈,咳吐脓痰,气甚腥秽者。

20953　石杏膏

《圣济总录》卷一三九。为原书同卷"石灰膏"之异名。见该条。

20954　石连散(《仙拈集》卷一)

【组成】黄连(姜炒)一钱　石膏(火煅)二钱

【用法】上为末。滚水下。

【主治】胃热呕吐。

20955　石辛散(《普济方》卷六十七引《海上方》)

【组成】寒水石十分　细辛五分　荜茇三文　荆芥三分

【用法】上为末。掺之。

【主治】牙疳急露宣。

20956　石英酒(《鸡峰》卷十九)

【组成】白石英十两

【用法】碎如大豆,盛瑠瓶中,用好酒一斗三升浸如泥,封口。以马粪、糠秕火烧之,从卯至午后,常令酒小沸,火尽即便添,烧毕,于平处安置。每日饮三次。如不饮酒,亦据器量少饮之。余石英以酒更一度烧煮,依前服。

【主治】石水。

20957　石英粉(《圣惠》卷三十八)

【组成】白石英任多少(莹净者)

【用法】上先以生绢袋盛,于一斗米饭甑中蒸四五遍,然后捣罗,又用玉锤乳钵内细研,以清水飞过,更以白绢袋盛,于饭甑中又蒸三遍。每四两为一剂,取炼成白蜜和之,分为二十一丸,用瓷盒盛之。每日空心及晚食前嚼一丸,用暖酒送下。服后吃少粥了,宜行百步,以展药力。

【主治】风虚劳损,眼目不明,神思昏浊。

20958　石英散

《医学纲目》卷二十四。即《三因》卷十八"石苓散"。见该条。

20959　石英煎(《千金》卷十九)

【组成】紫石英　白石英各一斤(碎如米,以醇酒九升,

铜器中微火煎取三升,以竹篦搅,勿住手,去滓澄清) 干地黄一斤 石斛五两 柏子仁 远志各一两 茯苓 人参 桂心 干姜 白术 五味子 苁蓉 甘草 天雄 白芷 细辛 芎䓖 黄耆 山茱萸 麦门冬 防风 薯蓣各二两 白蜜三斤 酥一升 桃仁三升

【用法】上药治下筛,纳煎中,如不足,加酒取足为限,煎之令可丸,为丸如梧桐子大。每服三十丸,酒送下,一日三次,稍加至四十丸为度。无药者可单服煎。

【功用】令人肥白充实。

【主治】男子女人五劳七伤,消枯羸瘦,风虚固冷,少气力,无颜色,不能动作。口苦咽燥,眠中不安,恶梦惊惧。

【方论选录】《千金方衍义》:白石英治男子消渴阳痿,紫石英治风寒在子宫,皆镇摄虚风之药,佐以助阳益气、和血滋津、祛风润燥等味,补虚逐热之法靡不毕具。

20960 石茎散(《三因》卷十八)

【组成】石茎一两 当归尾 马鞭草 红花(炒) 乌梅肉各半两 蓬莪(炮) 三棱(炮) 苏木节 没药 琥珀(别研)各一分 甘草一钱

【用法】上为末。每服二钱,浓煎苏木酒调下。不饮酒,姜、枣煎汤调亦得。

【主治】妇人血结胞门,或为癥瘕在腹胁间,心腹胀满,肿急如石水状,俗谓之血蛊。

【备考】本方方名,《医学纲目》引作"石英散"。方中石茎,《医学纲目》作"紫石英"。

20961 石刻方(《医统》卷七十七引《夷坚志》)

【组成】五倍子二两 雄黄末一钱 甘草三钱(炙) 丁香 木香 麝香 轻粉各少许 糯米十粒

【用法】用水一大碗,于砂锅内煮至七分,候药面生皱皮为熟,绢滤去滓,通口服。服毕平正仰卧,枕头头高,觉腹中有物冲心,不得动,若吐出,以盆盛之,如鱼鳔之状,乃是恶物。吐罢饮茶一盏,泻亦无妨,旋煮白粥补之,后服解毒丸三五丸。

【主治】蛊毒。

【宜忌】忌生冷、油腻、醋酱十日。

【备考】方中雄黄末,《奇效良方》作"硫黄末"。

20962 石珍散(《外科正宗》卷四)

【组成】石膏(煅) 轻粉各一两 青黛 黄柏末各三钱

【用法】上为细末。患处以甘草汤洗净,以此药掺之。其疼即止。

【主治】天泡日久作烂,疼痛不已,脓水淋漓者。

20963 石珍散(《古方汇精》卷二)

【组成】石膏(煅)四两 青黛 黄柏各一两二钱 井泥(晒干)八钱

【用法】上药各取净末,研细和匀收贮。用生地汁调敷。

【主治】一切火疮、天泡疮。

20964 石珍散(《外科证治全书》卷四)

【组成】生石膏一两 轻粉 黄柏 海螵蛸各五钱

【用法】上为细末。甘草汤净洗患处,以此掺之。

【主治】火赤疮。

20965 石珍散(《青囊秘传》)

【组成】熟石膏二两 青黛 黄柏各三钱

【用法】上为细末。香油调敷。

【主治】一切疮痍破烂,作痛嫩赤者。

20966 石柏散(《中医皮肤病学简编》)

【组成】煅石膏15克 黄柏9克 蛤壳粉9克 白芷9克 黄丹3克

【用法】上为细末。调油外敷。

【主治】带状疱疹。

【加减】痒,加轻粉、明矾。

20967 石南丸(《脚气治法总要》卷下)

【异名】石南煎丸(《鸡峰》卷四)。

【组成】石南叶(炙,去毛) 桂(去皮) 附子(炮) 防风(去芦)各六两 牛膝(酒浸) 白茯苓(去皮)各八两 熟地黄 菟丝子(酒浸)各二分 薏苡仁六分 五加皮六分

【用法】上为细末,用大木瓜一枚(去皮、子),蒸熟,研成膏,和前药末为剂。如干硬,入少熟蜜和剂为丸,如梧桐子大。每服三十丸,空心木瓜酒送下,一日二次。

【功用】下气,除筋骨间邪气。

【主治】肾气虚弱,风湿脚气,筋急拘挛,湿痹缓弱,阴不仁,寒厥痿痹,腰脊痛,脚膝冷,转筋腿紧,不能久立,及如履物隐痛。

【备考】《鸡峰》本方用法:用薏苡汤送下。

20968 石南丸(《局方》卷五)

【组成】赤芍药 薏苡仁 赤小豆 当归(去芦) 石南叶 牵牛子 麻黄(去根节) 陈皮(去白) 杏仁(去皮尖双仁,炒) 大腹皮(连子用) 川芎各二两 牛膝(去苗) 五加皮各三两 草薢 独活(去芦) 杜仲(锉,炒) 木瓜各四两

【用法】上为细末,以酒浸蒸饼为丸,如梧桐子大。每服十九至十五、二十丸,木瓜汤送下。早起、日中、临卧各一服。

【功用】常服补益元气,令人筋骨壮健,耳目聪明。

【主治】风毒脚弱少力,脚重疼痹,脚肿生疮,脚下隐痛,不能踏地,脚膝筋挛,不能屈伸,项背腰脊拘急不快。风毒上攻,头面浮肿,或生细疮,出黄赤汁,或手臂少力,或口舌生疮,牙龈宣烂,齿摇发落,耳中蝉声,头眩气促,心腹胀闷,小便时涩,大便或难。妇人血气。

【备考】《直指》有川续断二两。

20969 石南丸

《圣济总录》卷四十二。为《圣惠》卷三"豆淋酒煎附子丸"之异名。见该条。

20970 石南丸(《圣济总录》卷八十一)

【组成】石南 白术 牛膝(三味酒同浸一宿,焙干) 防风(去叉) 天麻 枸杞各二两 黄耆(锉)二两 桂(去粗皮) 鹿茸(酥炙,去毛)各一两半

【用法】上为末。用木瓜一枚(去皮瓤),炊令烂熟,捣作膏,和药末,更用面糊少许同为丸,如梧桐子大。每服三十丸至五十丸,空心温酒送下;盐汤亦得。

【功用】去风湿,活血脉,益元气。

【主治】脚膝挛痹。

20971 石南丸(《鸡峰》卷四)

【组成】石南 续断 黄耆 狗脊 木瓜 乌药各半斤 地龙 乌头各四两

【用法】上为细末,酒煮面糊为丸,如梧桐子大。每服三十丸,空心木瓜汤送下。

【主治】❶《鸡峰》:风湿气,脚重少力,脚膝缓弱,或肿或不肿,痹麻胫冷,脚下隐痛,行履艰难,筋脉拳急,不得屈伸,项背腰脊肿痛。及虚风上攻,头面浮肿,生疮痒痛,脓汁浸渍,手脚少力,牙龈宣烂,齿摇发落,耳内啸鸣。❷《普济方》:脚气痛楚,不可履地。

20972 石南丸(《医方类聚》卷九十五引《王氏集验方》)

【组成】石南藤一斤(去芦梗) 乳香半两(别研) 没药半两 川乌二两(炮) 五灵脂(淘去沙土,澄清)四两 自然铜半两 木瓜四两

【用法】上为细末,面糊为丸,如梧桐子大。每服五十丸,温酒送下。

【功用】舒筋活血,去风益精。

【主治】腰脚疼痛,或曾经坠堕打扑损伤,筋骨疼痛,一切虚损之证。

20973 石南汤(《千金》卷八)

【异名】石南根饮子(《准绳·疡医》卷五引《神巧万全方》)。

【组成】石南 干姜 黄芩 细辛 人参各一两 桂心 麻黄 当归 芎䓖各一两半 干地黄十八铢 甘草二两 食茱萸三十铢

【用法】上㕮咀。以水六升,酒三升,煮取三升,分三次服。大汗勿怪。

【主治】六十四种风,注走入皮肤中,如虫行,腰脊强直,五缓六急,手足拘挛。隐疹搔之作疮。风尸身痒,卒风面目肿起,手不至头,口噤不能言。

【方论选录】《千金方衍义》:此首取石南胜阴复阳,专治风痹痿弱;麻、桂、细辛祛风散邪;姜、萸、参、草实脾杜湿;芎、归、地黄养血荣筋;黄芩一味开发郁闭之风热,风能胜湿,当无大筋软短、小筋弛长之患矣。

20974 石南汤(《圣济总录》卷一八二)

【组成】石南叶一把 蜀椒(去目及闭口者,炒出汗)半两

【用法】以水二盏,煎取一盏半,去滓,下消石、白矾各半两,搅令消,以绵揾涂于疹处,干即易。

【主治】小儿风疹。

20975 石南汤(《杨氏家藏方》卷四)

【组成】大戟 川乌头(炮,去皮脐) 顽荆叶 草乌头(生,去皮尖) 石南叶 藁本(去土,焙) 杜仲(锉,炒断丝) 川楝子肉 川椒(去目)各等分

【用法】上㕮咀。每用一两半,以水五升,煎三五沸,乘热熏洗淋渫,拭干。勿令见风。

【主治】脚气。

20976 石南酒(方出《千金》卷三。名见《普济方》卷三一七)

【组成】石南(一方用石韦) 细辛 天雄 茵芋各二两 山茱萸 干姜各三两 薯蓣 防风 贯众 独活 蘼芜各四两

【用法】上㕮咀,以酒三斗,渍五日。初饮二合,一日三次,稍稍加之。

【主治】妇人自少患风,头眩眼痛。

20977 石南酒(《圣济总录》卷十一)

【组成】石南叶(去粗茎,生用)三两

【用法】上为末。每服半钱至一钱匕,用酒三合,煎一沸,空心温服。

【主治】风瘾疹,经旬不解。

20978 石南散(《外台》卷十六引《删繁方》)

【组成】石南(炙)五分 薯蓣 天雄(炮) 桃花 菊花 甘草(炙)各四分 黄耆三分 山茱萸七分 真珠二分 石膏八分(碎) 升麻 葳蕤各六分

【用法】上为散。每服方寸匕,食后温清酒送下,一日二次。

【主治】肉极热,则体上如鼠走,或风痹,唇口坏,皮肤色变。

【宜忌】忌猪肉、海藻、菘菜。

【备考】《千金》有芍药一两,无甘草。

20979 石南散(《圣惠》卷二十六)

【组成】石南二两半 薯蓣三分 黄耆三分(锉) 山茱萸三分 天雄半两(炮裂,去皮脐) 桃花半两 独活一两 薏苡仁一两 丹参一两 川升麻三分 甘草半两(炙微赤,锉)

【用法】上为细散。每服二钱,食前以温酒调下。

【主治】肉极,则身上如鼠走,或风痹,唇口坏,皮肤色变。

20980 石南散(《圣济总录》卷二十)

【组成】石南叶(酒醋微炒) 山芋各一两 黄耆(锉)三分 天雄(炮裂,去皮脐)一两 山茱萸一两半 桃花(生用) 菊花(未开者,炒)各三分 真珠(别研)一分 石膏(别研) 升麻各一两 甘草(炙,锉)三分 葳蕤(锉)一两 丹砂一分(别研,仍与真珠、石膏末一处同研极细)

【用法】上药除别研外,将十味捣罗为末,次入所研者药拌匀。每服一钱匕,空心温酒调下,日二夜一,渐加至二钱匕。

【主治】热痹,肌肉热极,体上如鼠走,唇口反坏,皮肤色变。兼治诸风。

20981 石南散(《三因》卷八)

【组成】石南一两一分 天雄(炮,去皮脐) 山药 桃仁(制炒,去皮尖) 芍药 甘菊花 甘草(炙)各一两 升麻 葳蕤各一两半 黄耆 辰砂(别研)各三分 石膏(煅)二两 山茱萸一两三分

【用法】上为细末。每服二大钱,食前温酒送下。

【主治】肉实极,肌痹,淫淫如鼠走,津液脱,腠理开,汗大泄,或不仁,四肢急痛,或复缓弱,唇口坏,皮肤变色。

20982 石南散

《本草纲目》卷三十六。为《幼幼新书》卷六引《龙木论》"通顶石南散"之异名。见该条。

20983 石南散(《妇产科学》)

【组成】石南叶五钱 仙灵脾五钱 蛇床子五钱

【用法】上为细末。每服一钱,一日三次。亦可改为汤剂煎服,如量作一剂。

【功用】温肾助阳,祛风止痒。

【主治】肾虚阳衰之外阴白斑。伴经少过少或经闭,面色不华,小腹冷感,腰酸乏力。

【方论选录】方中石南叶益肾祛风;仙灵脾、蛇床子温

肾止痒。

20984　石草散

《松峰说疫》卷二。为方出《肘后方》卷二，名见《医心方》卷十二引《录验方》"石膏散"之异名，见该条。

20985　石点膏（《中国医学大辞典》引《眼科龙木论》）

【组成】黄连三钱（锉，清水一碗，煎至半碗）　防风八分　当归身　甘草各六分　蕤仁泥三分

【用法】同熬至滴水不散，绞去滓，入炼蜜少许，再熬片时。须静心点之，一日五七次，临卧点尤效。

【主治】一切翳膜。

20986　石炭散（《圣惠》卷八十）

【组成】石炭二两（打研）　赤鲤鱼鳞五两　干藕节四两　乱发一两　败蒲二两　棕榈皮二两　红蓝花一两　芫花一两

【用法】上药都入一瓷瓶子内，使盐泥固济，候干，以砖坯子盖头，用炭火半秤断之，如人行一二里以来，其初青烟出，后白烟出，渐去火，经一宿，冷取出，捣细罗为散，更入麝香一分，同研令细。每服一钱，以温酒调下，如人行三五里再服。其恶血自下。

【主治】产后恶血，攻刺心腹疼痛。

20987　石钟鸣（《北京市中药成方选集》）

【组成】西瓜霜三两　人中白（煅）六钱　雄黄六钱　朱砂一两二钱　犀角一钱　牛黄一钱　珍珠（炙）一钱　冰片三钱　麝香五分

【用法】上为细末，过罗，每瓶装一分。每用一分，吹入喉内。

【功用】清热，消肿，止痛。

【主治】咽喉肿痛，喉痹，白喉，单双乳蛾，糜烂流涎，食水难咽。

【禁忌】忌烟、酒、油腻。

20988　石胆丸（《千金翼》卷十九）

【组成】石胆（研）　吴茱萸　天雄（炮，去皮）　芫花（熬）　柏仁各一分　防风　荛花（熬）　杜仲（炙）各三分　菖蒲　葶苈（熬）各一两　菟丝子三合

【用法】上为末，炼蜜为丸，如蜱豆大。每服三丸，以饮送下，一日二次。

【主治】足胫肿，小便黄，胸痛，颊车骨筋解开痛。

20989　石胆丸（方出《圣惠》卷三十三，名见《普济方》卷八十）

【组成】石胆一两（细研）　波斯盐绿一两　石盐半两　硇砂半两　乌贼鱼骨三分　蕤仁三分（汤浸去赤皮）　秦皮三两　细辛一两　决明子二两　石决明一两（捣碎，细研，水飞过）　防风三两（去芦头）　铅丹一两　黄连三两（去须）　贝齿一两（焙灰）

【用法】上为末，都研令匀，炼蜜和捣五七百杵，放于瓷盒中。每次少许，更用蜜调如稀饧，点黍米大于大眦头，一日二三次。

【主治】眼中一切障翳不消，风热毒气上攻，眼常漠不见物，不计年远，翳膜厚者。

【备考】《普济方》有鸡舌香半两。

20990　石胆丸（《圣惠》卷三十三）

【组成】石胆一分（细研）　硇砂一分（细研）　石决明半两（细研，水飞过）　盐绿一分　乌贼鱼骨半两　黄连一

两（去须）　秦皮半两（去粗皮）　细辛半两　干姜一分（炮裂，锉）　决明子三分　龙脑一分（细研）　鸡舌香半两　波斯盐一分（细研）

【用法】上为末，入研了药，更研令匀，炼蜜为丸，如麻子大。每夜临卧，于大眦头各点一丸。

【主治】眼生翳障，远年不愈，风泪出，痒烂及生息肉。

20991　石胆丸（《圣惠》卷三十六）

【组成】石胆一分　杏仁一分（汤浸，去皮尖双仁，麸炒微黄）　腻粉一分

【用法】上为细散，炼蜜为丸，如鸡头子大。绵裹一丸含，有涎即吐之。

【主治】口舌疮。

20992　石胆丸（《圣惠》卷三十六）

【组成】石胆三钱　黄柏一分（末）　蟾酥少许

【用法】上为细末，面糊为丸，如皂荚子大。每次一丸，用水化破，用篦子取少许，涂于疮上，日夜三两次。

【主治】口舌疮肿。

20993　石胆丸（方出《圣惠》卷三十六。名见《普济方》卷二九九）

【组成】石胆一分　雄黄一分　腻粉一分

【用法】上为细末，以蟾酥为丸，如芥子大。临卧时含一丸，吐津。口中热痛勿讶。

【主治】口疮久不愈。

20994　石胆丸（《圣惠》卷三十六）

【组成】石胆一分　乳香一分　黄丹半分　密陀僧一分

【用法】上为细末，炼蜜为丸，如酸枣大。每服一丸，绵裹含之。

【主治】口疮久不愈。

20995　石胆水（《眼科锦囊》卷四）

【组成】胆矾二分　水二合

【用法】调匀贮之。

【主治】热眼及有脓之眼目。

20996　石胆散（方出《证类本草》卷三引《梅师方》，名见《圣济总录》卷一二九）

【组成】石胆一两（于火上烧令烟尽）

【用法】上为细末。敷疮上。不过四五次愈。

【主治】❶《证类本草》引《梅师方》：甲疽。❷《圣济总录》：甲疽胬肉疼痛，脓血不止。

20997　石胆散（《圣惠》卷十八）

【组成】石胆半钱　马牙消一两　黄连半两（去须）　龙脑一钱　黄柏一分（锉）　角蒿一分

【用法】上为细散，入龙脑、马牙消等，更研令细。每取半钱，用新棉薄裹，含良久，有涎即吐之。

【主治】热病口舌生疮。

20998　石胆散（《圣惠》卷三十三）

【组成】石胆半两　石盐一两　朱砂一两　盐绿半两　龙脑一分　腻粉一钱

【用法】上为细末。每以铜箸头取如小豆大，点目中，一日三四次。

【主治】眼生肤翳，目赤痛，痒涩。

20999　石胆散（《圣惠》卷三十三）

【组成】石胆半分　朱砂半两　蕤仁半两（汤浸，去赤皮）　真珠末一分　琥珀一分　马珂一分　珊瑚一分　紫

贝一分　决明子一分

【用法】上为细散，入乳钵内研令匀细。每用药小豆大，点大眦头。二三次效。

【主治】眼生翳膜，经年不愈。

21000　石胆散《圣惠》卷三十四）

【组成】石胆半两　鲫鱼一枚（长三寸者，开肚满填盐，烧鱼焦）　雄黄一分

【用法】上为细末。先以泔汤洗口及疮上，用散贴之，每日三五次，夜后漱口后贴之，其疮便愈。

【主治】急疳，唇口赤疮出者。

21001　石胆散《圣惠》卷三十四）

【组成】石胆三分（细研）　雄黄　乱发灰　人粪灰各一分　鲫鱼一枚（长三寸者，开肚纳盐，烧为灰）

【用法】上为细散，先以甘草汤洗疮后，即敷此药半钱于疮上，一日三四次。有涎即吐却。

【主治】牙齿急疳疼痛，齿龈生疮。小儿疳虫蚀儿鼻。

21002　石胆散（方出《圣惠》卷三十四，名见《普济方》卷六十七）

【组成】牛膝（烧灰）　石胆　麝香各一分

【用法】上为细末。临卧时先漱口，后掺药于牙缝上，不过三两次。

【主治】急疳。

21003　石胆散《圣惠》卷三十六）

【组成】石胆半分　麝香半钱　杏仁一分（汤浸，去皮尖双仁，生研）　腻粉一钱

【用法】上为末。每取少许，掺于疮上。良久吐出涎水愈。

【主治】口疮经久，肿痛赤烂，不能下食。

21004　石胆散《圣惠》卷九十）

【组成】石胆半两　蚺蛇胆一分　龙脑一分

【用法】上为细散。每用少许，涂于疮上，一日三次。以愈为度。

【主治】小儿口疮赤烂。

21005　石胆散《圣济总录》卷一二三）

【组成】石胆一钱半（烧，研）　白芷一钱（为末）

【用法】上药再研匀细。每服半钱匕，温浆水调下。取出涎后转一两行愈。

【主治】缠喉风及狗咽。

21006　石胆散《圣济总录》卷一八○）

【组成】石胆（研）半两　龙脑（研）少许

【用法】上为末。以少许涂疮上，愈。

【主治】小儿燕口疮。

21007　石胆散（《幼幼新书》卷二十五引张涣方）

【组成】石胆一两　地龙一分（洗净）　须发（烧灰）　莨菪子（生用）各半两

【用法】上为细末，入麝香一钱，同研匀。每服一字，贴于疮上。

【主治】鼻疳病，疳虫上蚀于鼻，赤痒及连唇生疮赤烂。

21008　石胆散《杨氏家藏方》卷二十）

【组成】胆矾　密陀僧　轻粉各等分

【用法】上为细末。津唾调擦之。数次除根。

【主治】腋气。

21009　石胆散《御药院方》卷九）

【组成】石胆三钱　胡桐律半两　蟾酥半两　轻粉抄一钱（称重半钱）

【用法】上为细末。每用半字，食后、临卧敷贴患处。吐津，误咽不妨。

【主治】齿龈肿痛生疮，或欲成疳，乍愈乍发。

21010　石胆散《御药院方》卷九）

【组成】胡桐律　黄矾（烧过）　朱砂　升麻各半两　石胆　华细辛（净）　当归（锉）　牛膝（锉）　川芎　棘刺（炒）　地龙（去土，烧）各三钱　乳香　麝香各二钱半　龙脑一字

【用法】上为极细末。每用药少许，早晨、临卧并每食后敷擦牙龈上，吐津，日用五六次。误咽不妨。

【主治】牙齿龈肉退缩虚浮，时有脓汁，牙齿动摇疼痛。

21011　石胆散《普济方》卷八十三）

【组成】石胆（研如粉）一分　黄连（去须，捣）　黄柏（去粗皮，捣）各三分　茯神（去皮，研）　铜青（研）　芒消各半两

【用法】上为末，更入乳中冲，重研令极细匀。每取如黍米大，点目眦头。

【主治】针眼。暴肿痛不得开。

21012　石胆散

《普济方》卷八十三。为《圣济总录》卷一一三"洗眼石胆散"之异名。见该条。

21013　石胆散

《普济方》卷三六五。为《活幼口议》卷二十"大效金丝膏"之异名。见该条。

21014　石胆煎《圣济总录》卷一一七）

【组成】石胆半钱（烧、研末）　蜜一合　黄柏末一钱匕　蟾酥（研）半钱

【用法】先于铛中慢火煎蜜，次下药末，煎如饧。每含如杏核大。吐津，不得咽。

【主治】口疮疼痛。

21015　石胆膏《圣惠》卷三十六）

【组成】石胆一分（细研）　密陀僧半两（细研）　蜜三两

【用法】上药相和于银器中，慢火熬成膏。每用少许涂疮上，咽津。立效。

【主治】久口疮及内痔疮。

21016　石胆膏《圣济总录》卷一○七）

【组成】石胆半钱　乌贼鱼骨半字　乳糖一钱　蜜一皂子大　龙脑少许

【用法】上为末，入新汲水半盏相和，以帛子滤过，入瓷瓶内，用新汲水浸瓶十日。每用点眼，点了，用青盐汤热洗。洗时不得犯铜铁箸，只用鸡翎沥在眼内。

【功用】退翳膜，去风痒。

【主治】风毒眼。

21017　石亭丸《名家方选》）

【组成】硫黄三十钱　消石十五钱　百草霜五钱

【用法】上为末，糊为丸，如梧桐子大。每服自五丸至一钱五分，冷茶送下。

【主治】头痛诸药不效者。

21018　石室丹（方出《石室秘录》卷一，名见《医学集成》卷三）

【组成】元参一两　麦冬九钱　甘菊花三钱　人参一钱　熟地九钱　菟丝子一钱

【用法】水数碗，煎汤四碗，恣其吞饮。胃火渐平，则两足自然生力。

【主治】痿证。阳明火盛，终年不能起床，面色光鲜，足弱无力，不能举步者。

21019　石室丹

《医学集成》卷三。为《石室秘录》卷一"解热至圣丹"之异名。见该条。

21020　石蚕散（《解围元薮》卷四）

【异名】倒阳方。

【组成】石蚕（生）

【用法】上为末。每服一钱，酒送下。阳茎即痿软不举。

【功用】大风肿斑黑顿消后戒色。

21021　石莲丸（《圣济总录》卷四十七）

【组成】石莲肉（去心）　附子（炮裂，去皮脐）　干姜（炮）各一两

【用法】上为末，粟米粥为丸，如绿豆大。每服十丸，蜀椒汤送下。止勿再服。

【主治】胃寒哕逆。

21022　石莲丸（《普济方》卷九十三引《卫生家宝》）

【组成】草乌头（去皮，锉）　天南星（锉）各二两　川乌三两（去皮，锉）　五灵脂（夹石者，去石用）　木鳖子（去壳）　踯躅花（去枝梗）　蔓荆子（去皮）　干地龙（去土，以布裹，捶）　白胶香（通明者）各一两　没药半两（通明者，别研）　乳香半两（研）　麻黄（去节）　地榆（净，锉）　天麻（洗，锉）各一两　京墨二寸（煅令通红，别研）

【用法】上除墨外，并生用不见火，日晒干，为细末，入墨，酒糊为丸，石莲样。常于端午日午时合用。急用辰时腊日合亦可。如卒中风，新汲井水、生姜、薄荷自然汁磨药，以温酒浸服。轻者半丸，重者一丸，小儿天吊等风，一丸分四服；打扑伤损，以姜汁磨涂患处；伤风咳嗽鼻塞，服之衣被覆汗立愈。如无生薄荷，干者亦可。

【主治】中风瘫痪，涎潮肢痹，遍身瘾疹，走注风痛，打扑伤损，癫痫，一切风疾。

【宜忌】忌猪、鸡、鹅、鸭、毒物。

21023　石莲汤（《圣济总录》卷一二四）

【组成】石莲子（炒，取肉）　人参　杵头糠各一分

【用法】上为粗末。每服三钱匕，水一盏，煎至六分，去滓，食后温服，一日三次。

【主治】咽喉如有物噎塞，饮食不下。

21024　石莲汤（《血证论》卷八）

【组成】人参一钱半　黄芩三钱　黄连二钱　石莲（即莲米有黑壳者）三钱

【主治】痢疾，噤口不食。

【方论选录】胃火甚则拒格不纳食，用芩、连以清火，用人参、石莲以补胃，故治噤口不食。

21025　石莲散（《圣惠》卷八十三）

【组成】石莲心三十枚（炒令黄）　浮萍一分

【用法】以水一中盏，加生姜少许，煎至六分，去滓，每

服半合，徐徐服之。

【主治】小儿热渴久不止。

21026　石莲散（《卫生总微》卷十一）

【方药】石莲不拘多少（去皮，用沙糖炒过）

【用法】上为细末。每服一钱，乳食前米饮调下。

【主治】小儿脏寒泄泻，下利纯白，腹中绞痛，虚气胀滞，手足逆冷。

21027　石莲散（方出《百一》卷六引孟公实方，名见《医统》卷三十六）

【异名】进食丹（《瘴疟指南》卷下）。

【组成】石莲不以多少（不炒，剥去壳）

【用法】将肉并心研为细末。每服二钱，陈米饮调下。

【主治】噤口痢。

【备考】《医统》引本方"石莲微炒"。

21028　石莲散（《妇人良方》卷二十二引《妇人经验方》）

【组成】石莲肉（炒）一两半　白茯苓一两　丁香半两

【用法】上为细末。每服三钱，米饮调下，不拘时候。

【主治】❶《妇人良方》引《妇人经验方》：产后气吃噫，吐逆，心怔目晕，不思饮食。❷《济阴纲目》：产后胃寒咳逆，呕吐不食，或腹作胀。

【方论选录】《济阴纲目》：石莲，其味甘，其性降，故能益胃清水而治呕。况加茯苓以下气，丁香以散寒，生姜佐之。

21029　石莲散（《得效》卷十二）

【组成】莲肉（去心，炒）

【用法】上为末。每服一钱，空腹米饮调下。

【主治】小儿噤口痢，因服涩住药太过，伤损胃气，闻食口闭，四肢逆冷。

21030　石莲散（方出《校注妇人良方》卷十八，名见《医略六书》卷三十）

【组成】人参　石莲肉（不去心）　石菖蒲各等分。

【用法】每用五钱，水煎服。

【主治】❶《校注妇人良方》：产后不语。❷《医略六书》：产后气虚挟热，不语，脉沉濡数者。

【方论选录】产后气虚挟热，心包受病而心窍不通，神机闭遏，故令不语焉。石莲清心气以除热，人参助心气以益虚，石菖蒲开通心窍，以鼓舞神机也。为散水煎，使心气内充，则心热自化，而心窍无不通，何不语之足患哉。

21031　石莲散

《医学入门》卷七。为《奇效良方》卷三十四"莲肉散"之异名。见该条。

21032　石莲散（《鲁府禁方》卷二）

【组成】莲蕊　石莲肉　芡实　人参　麦门冬　茯神　远志　甘草

【用法】上锉。水煎，空心服。

【主治】遗精。

21033　石盐膏

《普济方》卷八十二。为方出《千金》卷六，名见《圣济总录》卷一〇九"点眼食盐膏"之异名。见该条。

21034　石夏丸（《朱氏集验方》卷五引鄂渚孟少师府方）

【组成】半夏一两（泡）　滑石一两（火煅，去火毒）

【用法】生姜糊为丸，如梧桐子大。不拘多少，白汤

调下。

【主治】痰嗽。

21035 石脂丸

《普济方》卷一八六引《指南方》。为《金匮》卷上"赤石脂丸"之异名。见该条。

21036 石脂丸(《普济方》卷三九八)

【组成】白石脂 厚朴(去粗皮,生姜汁炒) 当归(锉,炒)各一两 干姜(炮) 赤石脂 诃黎勒皮 陈橘皮(去白,焙)各半两

【用法】上为末,饭为丸,如梧桐子大。每服五丸,空心米饮送下。

【主治】小儿洞泄。

21037 石脂散(《圣惠》卷十八)

【组成】白石脂一两(烧过) 乌梅肉半两(微炒) 黄连半两(去须,微炒) 胡粉半两(炒令微黄) 槟榔半两 诃黎勒半两(炒,用皮) 甘草半两(炙微赤,锉)

【用法】上为细散。每服二钱,以粥饮调下,不拘时候。

【主治】热病下痢脓血。

21038 石脂散(《产乳备要》)

【组成】赤石脂六钱 干姜四钱 糯米一合(炒黄)

【用法】上为末,分为二服。水二盏,煎至一盏,食前温服。

【主治】妊娠泻痢。

21039 石脂散(《朱氏集验方》卷十)

【组成】赤芍药四两(炒) 干姜 香附子二两

【用法】上为细末。每服三钱,空心酒下;如带赤冷,即用陈米饮下,煎阿胶艾汤尤妙。

【主治】白冷精带下,阴挺脱出,或青黑黄白,腹下攻痛,胸闷,头旋眼晕,耳聋啾啾,痰上壅。

【加减】若要顺气,加茴香。

【备考】方中干姜用量原缺。

21040 石脂膏(《良方合璧》卷下)

【组成】赤石脂 寒水石 大黄各等分

【用法】上为末,用新汲水调。敷患处。

【主治】烫火伤赤烂,热痛不止。

21041 石粉散(《普济方》卷三八九)

【组成】寒水石(煅) 牡蛎(煅)各等分

【用法】上为末。三岁半钱,冷水调下,连进二服。

【主治】小儿衄血,日夜不止,头痛心烦。

21042 石粉散(《仙拈集》卷四)

【组成】石膏 轻粉各三钱

【用法】韭汁调敷,水调亦可。

【主治】漆疮。

21043 石黄散(《幼幼新书》卷二十七引《惠眼观证》)

【组成】硫黄半两 滑石一分

【用法】上为细末。每服半钱,米泔下。

【主治】小儿霍乱,吐泻不止。

【备考】《幼幼新书》引《谭氏殊圣》:治小儿吐泻,用滑石、硫黄各等分,每服一字。

21044 石黄散(《青囊秘传》)

【组成】熟石膏 黄柏各等分

【用法】上为细末,和匀。可掺,可油调。

【主治】湿疮发痒。

21045 石斛丸(《圣惠》卷七)

【组成】石斛一两(去根,锉) 防风一两(去芦头) 仙灵脾三分 牛膝二两(去苗) 鹿茸一两(去毛,涂酥炙微黄) 天雄一两(炮裂,去皮脐) 桂心三分 羌活一两 当归一两(锉,微炒) 附子一两(炮裂,去皮脐) 木香半两 杜仲一两(去粗皮,炙微黄,锉)

【用法】上为末,炼蜜为丸,如梧桐子大。每日三十丸,空心温酒送下,晚食前再服。

【主治】肾脏风毒流注,腰脚疼痛,四肢少力,不能饮食。

21046 石斛丸(《圣惠》卷七)

【组成】石斛一两(去根,锉) 天门冬半两(去心,焙) 五味子三分 巴戟半两 牛膝一两(去苗) 肉苁蓉三分(酒浸一宿,刮去皱皮,炙干) 干漆半两(捣碎,微炒) 菟丝子一两(酒浸三宿,焙干,别捣为末) 白术三分 远志半两(去心) 白茯苓三分 熟干地黄三分 覆盆子半两 薯蓣半两 补骨脂一两(微炒) 人参半两(去芦头) 石龙芮三分 五加皮三分 草薢三分(锉) 狗脊半两 石南半两 杜仲二分(去粗皮,炙微黄,锉) 天雄三分(炮裂,去皮脐) 鹿茸一两(去毛,涂酥炙微黄)

【用法】上为末,炼蜜为丸,如梧桐子大。每服三十丸,空心及晚食前以温酒送下,渐加至五十丸。

【主治】肾脏虚损,头昏耳鸣,目暗茫茫,心中喜忘,恍惚不定,饮食无味,心恒不乐,多有恐思,时吐酸水,面无光泽,肌体虚赢,骨萎不能行立。

21047 石斛丸(《圣惠》卷二十七)

【组成】石斛(去根,锉) 牛膝(去苗) 桂心 杜仲(去粗皮,炙微黄,锉) 续断 白茯苓 菟丝子(酒浸一宿,焙干,别捣) 枸杞子 五味子 山茱萸 黄耆(锉) 防风(去芦头) 肉苁蓉(酒浸一宿,刮去皱皮,炙干) 远志(去心) 人参(去芦头) 天门冬(去心,焙)各一两 熟干地黄二两

【用法】上为末,炼蜜为丸,如梧桐子大。每服三十丸,食前以温酒送下。

【主治】风劳气,四肢赢弱,心神虚烦,食饮无味,肢节多疼,脚腰无力,夜多盗汗,小便赤黄。

21048 石斛丸(《圣惠》卷二十九)

【组成】石斛一两(去根,锉) 天雄三分(炮裂,去皮脐) 黄耆一两(锉) 肉桂半两(去粗皮) 鳖甲一两(涂醋炙令黄,去裙襕) 当归三分 芎藭三分 白术三分 沉香三分 海桐皮三分(锉) 牛膝一两半(去苗) 杜仲一两半(去粗皮,微炙,锉) 巴戟一两 五味子三分 干漆三分(捣碎,炒令烟出) 枳壳三分(麸炒微黄,去瓤)

【用法】上为末,炼蜜为丸,如梧桐子大。每服三十丸,空心及晚食前以温酒送下。

【主治】虚劳衰损,气血虚弱,风邪所乘,肢节不利,身体疼痛。

【宜忌】忌苋菜。

21049 石斛丸(《圣惠》卷三十)

【组成】石斛一两(去根,锉) 熟干地黄三分 麦门冬一两半(去心,焙) 五味子半两 牛膝一两(去苗) 泽泻半两 肉苁蓉一两(酒浸一宿,刮去皱皮,炙干) 防风半两

（去芦头） 芎劳三分 独活半两 秦艽二分（去苗） 人参半两（去芦头） 桂心三分 甘草半两（炙微赤，锉） 细辛半两 附子一两（炮裂，去皮脐） 黄耆半两（锉） 石龙芮半两 白芍药半两 白茯苓三分

【用法】上为末，炼蜜为丸，如梧桐子大。每服三十丸，食前以温酒送下。

【主治】虚劳痿痹，四肢挛急，肌体枯瘦。

【宜忌】忌生冷、猪、鸡、牛、马肉。

21050　石斛丸（《圣惠》卷三十）

【组成】石斛二两（去根，锉） 汉椒二两（去目及闭口者，微炒去汗） 硫黄二两（细研，水飞过） 杜仲一两（去粗皮，炙微黄，锉） 楮实二两（水淘去浮者，焙干） 柏子仁一两半 补骨脂二两（微炒） 续断一两 鹿茸一两（去毛，涂酥炙微黄） 桂心三分 巴戟一两 附子一两（炮裂，去皮脐）

【用法】上为末，入研了药令匀，炼蜜为丸，如梧桐子大。每服三十丸，食前以暖酒送下。

【主治】虚劳冷气，腰脚疼痛。

21051　石斛丸（《圣惠》卷三十）

【组成】石斛一两（去根节） 黄耆三分（锉） 桂心三分 白茯苓一两 山茱萸一两 薯蓣一两 牛膝一两半（去苗） 木香三分 附子一两（炮裂，去皮脐） 羌活三分 巴戟一两 菟丝子一两（酒浸三日，晒干，别捣为末）

【用法】上为末，炼蜜为丸，如梧桐子大。每服三十丸，空心以温酒送下，晚食前再服。

【主治】虚劳乏弱，膝冷无力。

21052　石斛丸（《圣惠》卷三十）

【组成】石斛一两半（去根，锉） 巴戟二两 杜仲一两半（去皮，炙微黄，锉） 牛膝一两（去苗） 桑螵蛸一两（微炒） 鹿茸一两半（去毛，涂酥炙微黄） 补骨脂一两（微炒） 龙骨一两

【用法】上为末，炼蜜为丸，如梧桐子大。每服三十丸，食前以温酒送下。

【主治】虚劳肾气衰弱，阴痿失精，腰膝无力。

21053　石斛丸（《圣惠》卷四十四）

【组成】石斛三两（去根，锉） 天雄一两（炮裂，去皮脐） 侧子三两（去苗） 牛膝三两（去苗） 赤茯苓一两半 狗脊一两 桂心一两 干姜半两（炮裂，锉）

【用法】上为末，炼蜜为丸，如梧桐子大。每服三十丸，食前以温酒送下。

【主治】风虚冷气攻腰痛，强直不能俯仰。

21054　石斛丸（《圣惠》卷四十五）

【组成】石斛一两（去根，锉） 牛膝一两（去苗） 桂心三分 丹参三分 独活三分 赤茯苓一两 草薢一两（锉） 薏苡仁一两 附子一两（炮裂，去皮脐） 枳壳一两（麸炒微黄，去瓤） 槟榔二两 白蒺藜一两（微炒去刺） 麻黄一两（去根节） 楮实三分（水淘去浮者，晒干，微炒）

【用法】上为末，炼蜜为丸，如梧桐子大。每服三十丸，食前以暖酒送下。

【主治】脚气，缓弱无力，心腹满闷。

21055　石斛丸（《圣惠》卷六十七）

【组成】石斛一两（去根） 牛膝一两（去苗） 狗脊三

分（去毛） 杜仲一两（去皱皮，炙微黄，锉） 肉苁蓉一两（酒浸一宿，刮去皱皮，炙干） 鹿茸半两（去毛，涂酥炙微黄） 附子一两（炮裂，去皮脐） 桂心一两 草薢三分（锉） 羌活三分 木香一两 牡丹皮一两 人参三分（去芦头） 黄耆一两（锉） 山茱萸三分 防风半两（去芦头） 芎劳半两 槟榔一两半 熟干地黄一两

【用法】上为末，炼蜜为丸，如梧桐子大。每服三十丸，以温酒送下，一日三次。

【功用】打扑损伤后，止疼痛，补虚损。

21056　石斛丸（《圣惠》卷七十）

【组成】石斛一两（去根，锉） 熟干地黄一两 桃仁三分（汤浸，去皮尖双仁，麸炒微黄） 桂心三分 赤茯苓一两 甘草半两（炙微赤，锉） 人参三分（去芦头） 五味子一两 紫菀三分（洗去苗土） 黄耆一两（锉） 白术一两 附子一两（炮裂，去皮脐） 沉香一两 当归一两 枳实三分（麸炒微黄）

【用法】上为末，炼蜜为丸，如梧桐子大。每服三十丸，食前以温酒送下。

【主治】妇人风虚劳损，羸弱短气，胸胁逆满，不欲饮食。

21057　石斛丸（《圣惠》卷七十九）

【组成】石斛一两（去根，锉） 牛膝一两半（去苗） 丹参一两 续断三分 当归三分（锉，微炒） 附子一两（炮裂，去皮脐） 桂心三分 芎劳一两 延胡索一两 熟干地黄一两 枳壳一两（麸炒微黄，去瓤） 桑寄生二两

【用法】上为末，炼蜜为丸，如梧桐子大。每服三十丸，食前以温酒或生姜汤送下。

【主治】产后虚损，气血不和，腰间疼痛，手足无力。

21058　石斛丸（《圣惠》卷九十八）

【组成】石斛二两（去根，锉） 牛膝（去苗） 山茱萸 续断 肉苁蓉（酒浸一宿，刮去皱皮，炙干） 沉香 钟乳粉 桂心 熟干地黄 白茯苓 泽泻 黄耆（锉） 菟丝子（酒浸三日，晒干，别捣为末） 蛇床子 薯蓣 附子（炮裂，去皮脐） 鹿茸（去毛，涂酥炙令微黄） 巴戟 杜仲（去粗皮，炙微赤，锉） 补骨脂（微炒）各一两

【用法】上为末，炼蜜为丸，如梧桐子大。每日三十丸，空心及晚食前以温酒送下。

【功用】❶《圣惠》：强筋骨，悦颜色，耐寒暑，倍气力。❷《普济方》：补精益髓。

【主治】肝肾久虚，腰体不利，肌肤羸弱。

21059　石斛丸（《圣惠》卷九十八）

【组成】石斛二两（去根，锉） 蛇床子一两 牛膝一两（去苗） 桂心一两 菟丝子二两（酒浸三日，晒干，别捣为末） 肉苁蓉二两（酒浸一宿，刮去皱皮，炙令干） 人参一两（去芦头） 鹿茸一两（去毛，涂酥炙令微黄） 熟干地黄二两 杜仲一两（去粗皮，炙微黄，锉） 木香一两 薯蓣一两 白茯苓二两 附子二两（炮裂，去皮脐） 巴戟一两 防风一两（去芦头） 钟乳粉二两 干漆一两（捣碎，炒令烟出） 泽泻一两 山茱萸一两 覆盆子一两 补骨脂二两（微炒） 五味子一两 石龙芮一两 槟榔一两

【用法】上为末，炼蜜为丸，如梧桐子大。每日三十丸，空心以温酒送下。四时宜服。

【功用】补虚损,利腰膝,暖水脏,祛风冷,强气力,悦颜色。

21060　石斛丸(《圣惠》卷九十八)

【组成】石斛二两(去根,锉)　肉苁蓉一两(酒浸一宿,刮去皱皮,炙干)　菟丝子一两(酒浸三宿,晒干,别捣为末)　牛膝一两(去根,锉)　熟干地黄一两　杜仲一两(去粗皮,炙微赤,锉)　泽泻一两　枸杞子一两　山茱萸一两　桂心一两　白茯苓一两　补骨脂一两(微炒)　覆盆子一两　附子一两(炮裂,去皮脐)　巴戟一两　桑螵蛸一两(微炒)　钟乳粉一两　车前子一两　牡蛎粉一两　龙骨一两　阳起石一两(酒煮半日,细研,水飞过)

【用法】上为末,入研了药令匀,炼蜜为丸,如梧桐子大。每日三十丸,空心以温酒送下。

【功用】补虚损,壮腰膝,暖水脏,止小便滑数。久服好颜色,强志倍力,耐寒暑,填精髓,令人肥健。

21061　石斛丸(《圣济总录》卷二十)

【组成】石斛(去根)　牛膝(酒浸,切,焙)　续断各三分　菟丝子(酒浸,别捣)　石龙芮(炒)　桂(去粗皮)各一两　肉苁蓉(酒浸,切,焙)三分　鹿茸(去毛,酥炙)一两　杜仲(去粗皮,炙,锉)　白茯苓(去黑皮)　熟干地黄(切,焙)各三分　附子(炮裂,去皮脐)一两　巴戟天(去心)半两　防风(去叉)三分　桑螵蛸(炙)　芎䓖各半两　山茱萸三分　覆盆子半两　补骨脂(微炒)　荜澄茄各三分　五味子半两　泽泻一两　沉香　茴香子(微炒)各三分　薏苡仁(炒)一两

【用法】上为末,炼蜜为丸,如梧桐子大。每服三十丸,空心以温酒送下,一日二次。

【主治】肾虚骨痹,肌体羸瘦,腰脚酸疼,饮食无味,小便滑数。

21062　石斛丸(《圣济总录》卷八十九)

【组成】石斛(去根)　肉苁蓉(酒浸,切,焙)　桂(去粗皮)　山茱萸　五味子　白茯苓(去黑皮)　山芋　泽泻　石龙芮　人参　木香　牛膝(酒浸,切,焙)　覆盆子(去梗)　柏子仁　菟丝子(酒浸,别捣)　熟干地黄(焙)　鹿茸(茄子者,去毛,酥炙)　附子(炮裂,去皮脐)　茴香子(舶上者,炒)　枳壳(去瓤,麸炒)　巴戟天(去心)　续断　木瓜各一两　槟榔(锉)　肉豆蔻仁　防风(去叉)　蒺藜子(炒去角)　蛇床子各半两

【用法】上为末,炼蜜为丸,如梧桐子大。每服三十丸,空心煎姜、枣汤或盐汤、温酒任下。

【功用】利腰膝。

【主治】虚劳腰痛。

21063　石斛丸(《圣济总录》卷一一四)

【组成】石斛(去根)　黄耆(锉)　鹿茸(去毛,酒浸一宿,酥炙)　地骨皮　附子(炮裂,去皮脐)各一两　菟丝子(酒浸,别捣)　山茱萸各一两一分　远志(去心)　熟干地黄(焙)　菖蒲(米泔浸一宿,锉,焙)　防风(去叉)各三分　桂(去粗皮)半两　玄参一两

【用法】上药将十二味捣罗为末,入菟丝子末再罗,炼蜜为丸,如梧桐子大。每服三十丸,空心温酒送下。以愈为度。

【主治】肾虚耳内作声,或如蝉噪,或如风水声,诊其左手尺脉微而细,右手关脉洪而大。

【加减】妊娠人去桂、附,加蜀椒三分,丹参半两。

21064　石斛丸(《圣济总录》卷一六三)

【组成】石斛(去根)　牛膝(去苗,酒浸,切,焙)　泽泻　附子(炮裂,去皮脐)　桂(去粗皮)　鹿茸(酥炙,去毛)　山茱萸　山芋　肉苁蓉(酒浸,切,焙)　白茯苓(去黑皮)　杜仲(去粗皮,炙,锉)　生干地黄(微炒)各一两

【用法】上为末,炼蜜为丸,如梧桐子大。每服二十丸,煎枣汤送下,不拘时候。

【主治】产后虚渴,或脱血过多,脏腑虚渴,骨节烦热,倦怠。

21065　石斛丸(《圣济总录》卷一八五)

【组成】石斛(去根)　远志(去心)　槟榔(煨,锉)　牛膝(酒浸一宿,焙)　桑螵蛸(炙焦再炒)　桂(去粗皮)　干姜(炮)各半两　五味子(炒)　覆盆子(微炒)　肉苁蓉(酒浸,去皱皮,切,焙)　巴戟天(去心,微炒)　枳壳(去瓤,麸炒)　柏子仁(研)　陈橘皮(汤浸,去白,焙)各二两　鹿茸一对(去毛,酥炙)　泽泻　白蒺藜(炒去角)各三分　天雄(炮裂,去皮)　菟丝子(酒浸,捣烂,焙三日)各二两

【用法】上为细末,和匀,炼蜜为丸,如梧桐子大。每服三十丸,空心盐汤送下。

【功用】平补诸虚不足。

21066　石斛丸(《杨氏家藏方》卷四)

【组成】石斛(去根)一两　牛膝(酒浸一宿,焙干)一两　肉苁蓉(酒浸一宿,焙干)一两　杜仲(去粗皮)一两(姜汁浸,锉,炒)　金毛狗脊七钱半(燎去毛)　萆薢七钱半　木香一两　牡丹皮一两　人参(去芦头)七钱半　黄耆一两　山茱萸七钱半　防风(去芦头)半两　羌活(去芦头)七钱半　川芎半两　槟榔一两半　熟干地黄一两半

【用法】上为细末,炼蜜为丸,如梧桐子大。每服五十丸,空心、食前温酒或盐汤送下。

【主治】风湿客搏经络,筋骨冷疼,四肢重痛。

21067　石斛丸(《朱氏集验方》卷八引庐山刘立之方)

【组成】葫芦巴　荜茇　石斛　附子　巴戟(去心)　荜澄茄　茯苓　山药　沉香　鹿茸(蜜炙)各一两

【用法】上为细末,猪腰五味煮烂,同汁打米糊为丸,如梧桐子大。每服四五十丸,空心米饮送下;酒亦可。

【主治】肾经积寒,丹田凝阴,小肠时痛,腰膝时冷,小便白浊,头晕耳鸣,或痰涎壅塞,身或倦怠,膈满怔忪,饮食化迟,肠鸣气走。

21068　石斛丸

《普济方》卷三十三。为《局方》卷五"金钗石斛丸"之异名。见该条。

21069　石斛丸

《普济方》卷二二一。为《圣济总录》卷一八七"鹿茸丸"之异名。见该条。

21070　石斛丸

《普济方》卷二三三。即《千金》卷十九"肾气丸"。见该条。

21071　石斛汤(《圣济总录》卷五十三)

【组成】石斛(去根)　附子(炮裂,去皮脐)　五味子　泽泻　肉苁蓉(酒浸,切,焙)　黄耆　白茯苓(去黑皮)　人参各一两　槟榔半两

【用法】上锉,如麻豆大。每服五钱匕,水一盏半,煎至八分,去滓,食前温服。

【主治】膀胱虚寒,小便频数,腰背及腹痛。

21072 **石斛汤**(《圣济总录》卷八十九)

【组成】石斛(去根,锉)二两 苍术四两(米泔浸一宿,切,麸炒) 桔梗(锉,炒) 陈橘皮(去白,焙) 甘草(炙,锉) 麻黄(去节) 骨碎补(去毛) 桂(去粗皮)各二两

【用法】上为粗末。每服三钱匕,水一盏半,加乌梅半个、生姜二片、大枣一枚(擘),同煎至八分,去滓,稍热服。

【主治】虚劳,身体疼痛,发热羸瘦。

21073 **石斛汤**(《圣济总录》卷一六四)

【组成】石斛(去根) 附子(炮裂,去皮脐,切) 白术(锉,炒) 秦艽(去苗土) 桂(去粗皮)各一两

【用法】上锉,如麻豆大。每服三钱匕,水一盏,加小麦五十粒,同煎至七分,去滓温服,不拘时候。

【主治】产后虚热,汗出不止。

21074 **石斛汤**(《医方大成》卷四引《济生》)

【组成】小草 石斛(去根) 黄耆(去芦) 麦门冬(去心) 生地黄(洗) 白茯苓(去皮) 玄参各一两 甘草(炙)半两

【用法】上㕮咀。每服四钱,水一盏半,加生姜五片,煎服,不拘时候。

【主治】精实极,眼视不明,齿焦发落,通身虚热,甚则胸中烦疼,夜梦遗精。

21075 **石斛饮**(《圣济总录》卷五十二)

【组成】石斛(去根) 当归(切,焙) 人参 肉苁蓉(酒浸一宿,切,焙) 附子(炮裂,去皮脐) 芎䓖 桂(去粗皮)各半两 白茯苓(去黑皮) 熟干地黄(焙) 白术(米泔浸一宿,锉,炒令黄) 桑螵蛸(切破,炙黄) 磁石(火煅醋淬二七遍)各一两 羊肾一对(批去筋膜,炙令黄)

【用法】上㕮咀,如麻豆大。每服三钱匕,水一盏,煎至七分,去滓温服,不拘时候。

【主治】肾气虚损,骨痿体瘦无力,两耳聪聪鸣,甚即成聋,短气不足。

21076 **石斛酒**(《千金》卷七)

【组成】石斛 丹参 五加皮各五两 侧子 秦艽 杜仲 山茱萸 牛膝各四两 桂心 干姜 羌活 芎䓖 橘皮 黄耆 白前 蜀椒 茵芋 当归各三两 薏苡仁一升 防风二两 钟乳八两(捣碎,别绢袋盛,系大药袋内)

【用法】上㕮咀,以清酒四斗渍三日。初服三合,日再稍稍加。以知为度。

【主治】风虚气满,脚疼痹挛,弱不能行。

【方论选录】《千金方衍义》:石斛酒中大都皆祛风散结开痹和营药,惟茵芋之大毒专主关节风湿痹痛,钟乳之慓悍能通百节、利九窍,使湿郁之毒从之开泄也。

21077 **石斛酒**(《千金翼》卷十七)

【组成】生石斛一斤 秦艽 远志各五两(去心) 橘皮 白术各三两 丹参 茯神 五加皮各六两 桂心四两 牛膝八两

【用法】上㕮咀,以酒三斗渍七日。一服六合,稍加至七八合。以知为度。

【主治】脚气大下之后而四体虚寒,脚中羸弱,腰挛痛,食饮减少,皮肉虚疏。

21078 **石斛酒**(《幼幼新书》卷十三引《婴孺方》)

【组成】石斛二分 牛黄 蜀椒(汗) 白术 细辛各四分 秦艽 紫石英 当归 干姜各八分 防风 杜仲 桂心 人参 黄耆 甘草(炙)各六分 独活十分 附子(炮) 地黄 防己各五分(一本无此,有白鲜皮六分) 麦门冬七分

【用法】绢袋盛,清酒五升半浸,泥器口,春、夏五日,秋、冬十日。初服半合,一日三次。稍加,以知为度。

【功用】镇心止惊。

【主治】风痓,两脚疼痛。

21079 **石斛酒**(《圣惠》卷九十五)

【异名】石斛浸酒(《圣济总录》卷五)。

【组成】石斛四两(去根) 黄耆二两 丹参二两 杜仲(去粗皮) 牛膝(去苗) 人参(去芦头) 五味子 白茯苓 山茱萸 薯蓣 草薢 防风(去芦头) 生姜各二两 枸杞子三两 天门冬三两(去心) 细辛一两 薏苡仁三两

【用法】上锉细,以生绢袋盛,用酒五斗,于瓷瓮中浸之,七日开。初温服三合,一日二次,渐加至一盏为度。

【功用】补虚劳,益气力,利关节,坚筋骨。

【主治】❶《圣惠》:腰脚痹弱,头面游风。❷《普济方》:腰痛强直,不可俯仰。

【备考】方中细辛用量原缺,据《普济方》补。

21080 **石斛酒**(《圣惠》卷九十五)

【组成】石斛四两(去根) 丹参 芎䓖 杜仲(去粗皮) 防风(去芦头) 白术 人参(去芦头) 桂心 五味子 白茯苓 陈橘皮(汤浸,去白瓤,焙) 黄耆 薯蓣 当归各二两 干姜二两(炮裂) 甘草一两(炙微赤) 牛膝三两(去苗)

【用法】上锉细,以生绢袋盛,用清酒五斗,于瓮中渍,七日开。初温服三合,一日二次,渐加至一盏为度。

【主治】❶《圣惠》:风虚劳,腹内冷,不多食。❷《圣济总录》:脚气痹弱,筋骨疼痛。

21081 **石斛酒**(《奇效良方》卷一)

【组成】石斛四两 黄耆(去芦) 人参(去芦) 防风(去芦)各一两半 朱砂(水飞) 杜仲(炒,去丝) 牛膝(酒浸) 五味子 白茯苓(去皮) 山茱萸 山药 草薢各二两 细辛(去苗)一两 天门冬(去心) 生姜各三两 薏苡仁 枸杞子各半升

【用法】上㕮咀,并入朱砂末,用稀绢袋盛药,以酒五斗,浸三日三夜后,温热酒随量饮之,不可断绝服,不拘时候。

【功用】补虚损。

【主治】心脏中风,下注腰脚,头面游风。

21082 **石斛散**(《外台》卷十六引《古今录验》)

【组成】石斛七分 桑螵蛸 紫菀各二分 干漆(熬) 五味子 干地黄 钟乳(研) 远志皮 附子各二分(炮)

【用法】上药治下筛。每服方寸匕,以酒送下,渐渐增至二匕,一日三次。

【主治】男子梦泄精。

【宜忌】忌猪肉、冷水、芜荑。

21083 **石斛散**(方出《千金》卷十二,名见《普济方》卷二二九)

【组成】甘草一斤　石斛　防风　苁蓉　山茱萸　茯苓　人参　薯蓣各四两　桂心　牛膝　五味子　菟丝子　巴戟天　芎藭各三两（并为末）　生地骨皮（切）一升　丹参二两　胡麻二升（以水二斗，煮取四升，去滓）　牛髓三升　生地黄汁一升　生姜汁一升　白蜜三升　生麦门冬汁三升

【用法】上药先煎地黄、地骨皮、胡麻汁减半；纳牛髓、蜜、姜、门冬等汁，微火煎，余八升；下诸药散，和令调匀，纳铜钵中，汤上煎令可丸，为丸如梧桐子大。每服三十丸，酒送下，一日二次，加至五十丸。

【主治】男子风虚劳损，兼时气。

【备考】本方方名，据剂型当作"石斛丸"。

21084　**石斛散**《千金》卷十九）

【组成】石斛十分　牛膝二分　附子　杜仲各四分　芍药　松脂　柏子仁　石龙芮　泽泻　萆薢　云母粉　防风　山茱萸　菟丝子　细辛　桂心各三分

【用法】上药治下筛。每服方寸匕，酒下，一日二次；亦可为丸，以枣膏为丸，如梧桐子大，每服七丸，酒送下。

【功用】除风轻身，益气明目，强阴，令人有子，补不足。

【主治】饮酒中大风，露卧湿地，寒从下入，四肢不收，不能自反覆，两肩中疼痛，身重胫急，筋挛不可行，时寒时热，足腨似刀刺，身不能自任，腰以下冷，子精虚，众脉寒，阴下湿，茎消，令人不乐，恍惚时悲。

【宜忌】《圣惠》：忌生冷、油腻、牛肉。

【加减】阴不起，倍菟丝子、杜仲；腹中痛，倍芍药；膝中疼，倍牛膝；背痛，倍萆薢；腰中风，倍防风；少气，倍柏子仁；蹶不能行，倍泽泻；随病所在倍三分。

【方论选录】《千金方衍义》：石斛散专主风虚诸证，故以石斛之治伤中除痹下气，补五脏虚劳羸瘦，强阴益精气，久服厚肠为主；佐以细辛、防风、萆薢、泽泻、柏仁、松脂、菟丝、云母，皆祛风逐湿开痹之味，石龙芮为风寒湿痹、心腹邪气、利关节、止烦满之峻药，余俱调补肾肝，强阴益精之品，所以能令有子。

【备考】《圣惠》有鹿茸一两（去毛，涂酥炙令微黄）、巴戟一两。

21085　**石斛散**《圣惠》卷七）

【组成】石斛一两（去根，锉）　附子一两（炮裂，去皮脐）　五味子三分　泽泻三分　当归三分（锉，微炒）　牛膝三分（去苗）　白茯苓三分　沉香三分　人参三分（去芦头）　桂心三分　磁石二两（捣碎，水淘去赤汁）　黄耆三两　肉苁蓉一两（酒浸，去皱皮，微炒）　茴香子三分　枳实三分（麸炒微黄）

【用法】上为粗散。每服三钱，以水一中盏，加生姜半分，煎至五分，去滓，食前温服。

【主治】膀胱虚冷，两胁胀满，脚胫多疼，腰脊强痛，小便滑数。

21086　**石斛散**《圣惠》卷十四）

【组成】石斛一两半（去根，锉）　巴戟一两（去心）　桑螵蛸三分（微炒）　菟丝子一两（酒浸三日，晒干，别杵为末）　杜仲三分（去粗皮，炙微黄赤，锉）

【用法】上为细散，入菟丝末和匀。每服二钱，食前温酒调下。

【主治】肾气虚损，小便余沥，梦遗白浊，阴痒腰背寒痛。

❶《圣惠》：伤寒后肾气虚损，小便余沥，及夜梦失精，阴下湿痒。❷《圣济总录》：阳气虚惫，小便白淫。❸《普济方》：男子阴衰，腰背痛，苦寒。

21087　**石斛散**

《圣惠》卷十九。为《千金》卷七"内补石斛秦艽散"之异名。见该条。

21088　**石斛散**《圣惠》卷二十三）

【组成】石斛三分（去根，锉）　附子三分（炮裂，去皮脐）　白术三分　桂心　秦艽　黄耆三分（锉）

【用法】上为细散。每服一钱，以温水调下，不拘时候。

【主治】❶《圣惠》：风虚汗出不止。❷《圣济总录》：肌瘦中风，汗出太多，致成寒中泣出。

【备考】方中桂心、秦艽用量原缺。

21089　**石斛散**《圣惠》卷二十六）

【组成】石斛一两半（去根，锉）　牛膝一两半（去苗）　五加皮一两　白术一两　山茱萸一两　天麻一两半　甘草一两（炙微赤，锉）　桂心一两　附子一两（炮裂，去皮脐）　薏苡仁一两　独活一两　防风一两（去芦头）

【用法】上为粗散。每服三钱，以水一中盏，加生姜半分，大枣三枚，煎至六分，去滓，食前温服。

【主治】肉极，身体津液大泄，为疠风。若下焦虚极，则脚膝缓弱。

21090　**石斛散**《圣惠》卷二十七）

【组成】石斛（去根，锉）　麻黄（去根节）　丹参　牛膝（去苗）　侧子（炮裂，去皮脐）各一两　桂心　沉香　当归　羌活　枳壳（麸炒微黄，去瓤）　萆薢（锉）各三分　续断半两

【用法】上为散。每服四钱，以水一中盏，加生姜半分，煎至六分，去滓，食前温服。

【主治】虚劳偏枯，手足不遂，筋脉拘急，骨节疼痛。

21091　**石斛散**《圣惠》卷二十八）

【组成】石斛二两（去根，锉）　山茱萸一两　五味子半两　萆薢三分（锉）　远志半两（去心）　桂心半两　人参一两（去芦头）　黄耆一两（锉）　当归三分　白茯苓三分　肉苁蓉一两（酒浸一宿，刮去皱皮，炙令干）　附子一两（炮裂，去皮脐）

【用法】上为粗散。每服四钱，以水一中盏，加生姜半分，大枣三枚，煎至六分，去滓，食前温服。

【主治】虚劳羸瘦，不能饮食，面色黄黑，手足多冷。

21092　**石斛散**《圣惠》卷二十九）

【组成】石斛一两半（去根，锉）　黄耆一两（锉）　赤芍药三分　桑螵蛸一两（微炒）　鸡肶胵一两（微炒）　白龙骨三分　人参一两（去芦头）　牛膝一两（去苗）　麦门冬三分（去心）　熟干地黄一两　当归一两

【用法】上为散。每服四钱，以水一中盏，加生姜半分，大枣三枚，煎至六分，去滓温服，不拘时候。

【主治】虚劳手足烦疼，羸瘦无力，不能饮食，小便数。

21093　**石斛散**《圣惠》卷五十三）

【组成】石斛一两（去根，锉）　肉苁蓉一两（酒浸一宿，刮去皱皮，炙干）　麦门冬二两（去心，焙）　白蒺藜半两（微炒）　甘草半两（炙微赤，锉）　干姜三分（炮裂，锉）　桂心

半两 熟干地黄二两 续断一两 黄耆三分(锉)

【用法】上为散。每服四钱,以水一中盏,煎至六分,去滓,食前温服。

【主治】大渴后,虚乏脚弱,小便数。

21094 石斛散《普济方》卷二四三引《圣惠》)

【异名】内补石斛散(《圣济总录》卷八十一)。

【组成】石斛 附子(炮裂,去皮脐) 独活(去芦头) 天门冬(去心,焙) 桂(去粗皮)各四两 秦艽(去苗土) 乌头(炮裂,去皮脐) 人参 天雄(炮裂,去皮脐) 干姜(炮) 防风(去叉) 细辛(去苗叶) 杜仲(去粗皮,炒) 莽草(炙)各二两 当归(锉,焙)四两

【用法】上为散。每服二钱,温酒调下,日三夜一。

【主治】❶《普济方》引《圣惠》:风痹脚弱,久服汤,虚弱而气未除,手足拘挛痹弱,小腹紧急,不能食,五劳七伤,肾气不足。❷《普济方》:风湿痹,脚弱拘挛疼痛,不能行,跌蹉胀肿。

21095 石斛散《圣济总录》卷九十一)

【组成】石斛(去稍黑者)一两 山茱萸 五味子 草薢各一两 肉苁蓉(酒洗,去皴皮,切,炙)一两半 远志(去心) 人参桂(去粗皮)各一两 菟丝子一两半(酒浸一宿,别捣) 秦艽(去苗土)一两一分 赤茯苓(去黑皮)三分蜀椒(去目并闭口者,炒出汗)一两

【用法】上为散。每服二钱匕,空腹温酒调下,日午、夜卧再服。

【主治】虚劳腹中拘急,食不生肌肉,面色黑黄,手足疼痛,小便不利。

21096 石斛散《圣济总录》卷一一○)

【组成】石斛(去根) 仙灵脾(锉)各一两 苍术(米泔浸,切,焙)半两

【用法】上为散。每服三钱匕,空心米饮调下,一日二次。

【主治】雀目,昼视精明,暮夜昏暗,视不见物。

21097 石斛散

《鸡峰》卷七。为《千金翼》卷十五"大补益散"之异名。见该条。

21098 石斛散《本事》卷二)

【组成】石斛四钱(去根,净洗,锉细,酒炒) 牛膝(酒浸,水洗,焙干) 柏子仁(去皮,研) 五味子(拣) 远志(去心苗,洗,锉,炒黄色) 木香 杏仁(去皮尖,炒令香熟) 肉苁蓉(酒浸,水洗,焙干) 诃子肉(炮) 青橘皮(去苗,净洗) 人参(去芦) 熟地黄(酒浸,九蒸九晒,焙干)各三钱 茯苓四钱(去皮) 甘草二钱(炙) 干姜一钱半(炮) 神曲(碎,炒) 麦蘗各六钱

【用法】上为细末。每服二钱,食前米饮调下,一日二三次。

【主治】虚劳,羸瘦乏力,少食倦怠,多惊畏。

【方论选录】《本事方释义》:石斛气味甘平微苦咸,入足厥阴少阴;茯苓气味甘平,淡渗入胃,能引诸药达于至阴之处;柏子仁气味苦辛微温,入足厥阴;牛膝气味酸咸平,入肝;远志气味辛温,入手足少阴;木香气味辛温,入手足太阴;五味子气味酸咸微温,入肾;杏仁气味苦辛微温,入肺;肉苁蓉气味咸温,入肾;诃子气味苦温微涩,入手阳明、手足

太阴;陈橘皮气味辛温微苦,入手足太阴;柴胡气味辛平,入足少阳;人参气味甘温,入脾胃;熟地黄气味甘寒微苦,入肾;甘草气味甘平,入脾,能行十二经络;干姜气味辛温,入手足太阴;神曲气味甘温,入脾胃;麦蘗气味甘平,入脾胃。此因虚劳不复,神倦多惊,以补足三阴之药固其本,佐以清肺平肝、驱除陈腐之药,则病去而元自复矣。

21099 石斛散《普济方》卷二三二)

【组成】石斛 山茱萸 肉苁蓉 牛膝 五味子各六分 附子四分(炮) 远志六分(酒浸,去心) 桂心四分 人参 茯苓各六分 秦艽四分 菟丝子八分(酒渍)

【用法】上为散。每服方寸匕,食前以酒送下,早、午、晚各一次。

【主治】男子七伤,面目黄黑,饮食不生肌肉,手足悁疼,少腹里急,小便不利。

【宜忌】忌猪肉、冷水、生葱、酢物。

21100 石斛散《袖珍》卷三)

【组成】柴胡 防风 北五味 黄耆 小草 官桂白术(麸炒) 石斛 甘草(炙) 茯苓各等分

【用法】上㕮咀。每服一两,水二盏,加生姜三片,煎至一盏,去滓,食前温服。

【主治】虚盗汗。

21101 石斛散《妇科玉尺》卷四)

【组成】人参 枣仁 茯神 远志 白芍 石斛 麦冬 炙草 五味子

【用法】桂圆汤下。

【主治】产后血虚惊悸。

21102 石斛露《中国医学大辞典》)

【组成】石斛

【用法】蒸,取露。用以代饮。

【功用】养胃阴,平胃逆,除虚热,安神志。

【主治】温热痧痘之后,津液伤残,虚火内炽,及真阴素亏,胃热不清者。

21103 石淋散《续名家方选》)

【组成】浮石 阿胶各一钱 木通 甘草各五分

【用法】上锉。水煎服。

【主治】砂石淋。

21104 石绿散《卫生总微》卷十二)

【组成】石绿 白芷各等分

【用法】上为末。先以生甘草水洗疮,拭干敷药。一日愈。

【主治】肾疳,耳上生疮,及肥疮,头疮鼻烂,浸久不愈者。

21105 石葛汤《寿世保元》卷二)

【组成】石膏五两 葛根(锉) 生姜(锉)各五钱

【用法】上锉。每服五钱,水煎温服。

【主治】饮酒过多,大醉难醒。

21106 石粟膏《圣济总录》卷一○一)

【组成】石灰二两 粟米二合

【用法】将石灰罗细,同粟米纳瓶中,以水浸经三宿,取出研如膏,晒干重研如粉,以面脂调匀,入瓷盒中盛。每洗面讫,拭面涂之。

【主治】面粉皶,疮瘢如麻子。

21107 石榴丸(《圣济总录》卷七十八)

【组成】石榴皮(焙,锉) 橡实 附子(炮裂,去皮脐)各二两 无食子四枚 厚朴(去粗皮,生姜汁炙,锉) 干姜(炮)各一两半

【用法】上为末,米饮和为丸,如梧桐子大。每服三十丸,食前生姜汤送下,一日二次。

【主治】久痢成疳,便下白色,食不为肌肤。

21108 石榴汁(《圣济总录》卷五十)

【组成】醋石榴一枚(大者)

【用法】捣研绞取汁,空心服。

【主治】❶《圣济总录》:久痢不愈,肠垢出。❷《卫生总微》:小儿泻下五色。

21109 石榴汤(《外台》卷二十六引《广济方》)

【异名】石榴根汤(《圣济总录》卷九十九)。

【组成】醋石榴根(东引者)一大握 芜荑三两 牵牛子半两(熬末)

【用法】以水六升,煮取二升,去滓,别和牵牛子末,分三次服,每服如人行五里更服。尽快利,虫亦尽死出。

【主治】寸白虫,虫如马蔺叶大,于下部出不尽,令人渐渐羸瘦。

【宜忌】忌生冷、猪、鱼、牛肉、白酒、葵笋等。

21110 石榴汤(《普济方》卷二三九引《圣惠》)

【组成】酸石榴根(南引者,掘取洗净,细锉)半升

【用法】用水五升,煎取半碗以下,去滓。五更腹空时,先炙猪肉,随意吃下引虫,不可过饱,然后温服此药。只作一服,虫自取下。吃白粥一日补之。

【主治】寸白虫,蛔虫。

21111 石榴汤(《圣济总录》卷四十)

【组成】酸石榴一枚(大者) 黄连(去须)一两 干姜(炮)二两

【用法】上㕮咀。每服五钱匕,以水一盏半,煎至一盏,去滓,加阿胶二片令烊,顿服之,不拘时候。

【主治】冷利洞泄及赤白滞痢。

21112 石榴浆(《圣济总录》卷一〇一)

【组成】新生酸石榴(每于五月内,拣取东南枝上平坐不侧大者)

【用法】于顶上用箸扎眼子,深一寸以上,用水银半两灌眼子内,更不封闭,从风日雨露直至十月叶落尽,方取下,壳内尽成水。每用以小猪胞代指,于汁内旋蘸拈之。随手以水濯,其色不落,可百日不变也。

【功用】荣养髭鬓。

21113 石榴散(方出《圣惠》卷五十七,名见《圣济总录》卷九十九)

【组成】酸石榴根一两(锉) 干漆一两(捣碎,微炒)狼牙一两 鹤虱一两 槟榔一两

【用法】上为细散。每服二钱,空心以温酒调下,良久更再服。虫当下。

【主治】蛲虫。

21114 石榴散(《圣济总录》卷九十七)

【组成】酸石榴皮 陈橘皮(汤浸,去白) 甘草(微炙,锉) 干姜(炮)各等分

【用法】上药焙干为散。每服二钱匕,陈米饮调下,一日三次。

【主治】结阴泻血不止。

21115 石榴散(《圣济总录》卷一三五)

【组成】酸石榴一枚 白矾一两

【用法】上用酸石榴扎作窍子,纳白矾,慢火内深焙,烧半日存性,为散。贴之,取愈为度。

【功用】止痛生肌。

【主治】诸疮。

21116 石榴散(《圣济总录》卷一四一)

【组成】酸石榴一枚(大者) 黄连(宣州者,去须) 白矾(熬)各一两 谷精草半两(炒焦)

【用法】先将石榴割下盖子,去里面子,三分取出一分,次将黄连、白矾同拍碎,入在石榴内,却用盖子掩定,湿纸裹,胶泥固济,炭火煅赤,候冷去泥,与谷精草同研极细,入麝香一钱和匀。每服一钱匕,空心热酒调下。

【主治】牡痔,肛边生鼠乳。

21117 石榴煎(《圣惠》卷二十五)

【组成】酸石榴五枚(大者,于木杵臼中捣碎,入酒中煎) 防风(去芦头) 羌活 芎藭 天麻 羚羊角屑 五加皮 仙灵脾 子芩 牛膝(去苗) 附子(去皮脐) 薏苡仁 天蓼木子 丹参 桂心 木香各一两(上十六味捣罗为末) 竹沥 梨汁 薄荷汁 牛蒡汁 白蜜各五合

【用法】以无灰酒五升,先煎石榴至三升,滤去滓;次下诸药末,以柳木篦搅;次下竹沥、白蜜等五味,仍不住手搅,令稀稠得所,以瓷器盛。每服一茶匙,空心及晚食前以温酒调下。

【主治】一切风。

【宜忌】忌生冷、猪、鸡、鱼、粘滑动风物。

【备考】《医方类聚》有白附子,无子芩。

21118 石碱丸

《医学入门》卷七。为《丹溪心法》卷三"小阿魏丸"之异名。见该条。

21119 石碱丸(《明医指掌》卷四)

【组成】海粉 三棱 蓬术(醋炙) 五灵脂 红花香附 石碱 瓦龙子(火淬)

【用法】上为末,醋糊为丸,如梧桐子大。白术汤送下。

【主治】血瘕。

21120 石碱丸(《经验良方》)

【组成】石碱八钱 芦荟 大黄各二钱

【用法】上为末,取二厘为一丸。每服十五丸,日数次。

【主治】黄疸并肝脾闭塞。

21121 石碱膏(《经验良方》)

【组成】石碱 密陀僧各七十二钱 黄蜡十二钱

【用法】上文火炼和,下火而俟稍冷,加龙脑一钱,麻油少许,研和为膏。贴患部。

【主治】癞疾,足心等腐蚀者。

21122 石膈散(《鸡峰》卷二十)

【组成】干姜 厚朴 甘草 木香 青皮 肉豆蔻各半两 枳实 槟榔 益智 三棱 陈皮 蓬莪术 桂各一两

【用法】上为细末。加盐少许,生姜三片,大枣一个,水一盏,药二钱,同煎至七分,去滓,食后温服。

【主治】膈脘痞闷,吐沫食少。

21123　石膏丸《圣惠》卷四）

【组成】石膏一两（细研，水飞过）　栝楼根一两　乌梅肉一两　葛根一两（锉）　牡蛎粉一两　麦门冬一两半（去心，焙）　天竺黄一两（细研）　麻黄根一两　甘草半两（炙微赤，锉）

【用法】上为细末，入研了药令匀，炼蜜为丸，如梧桐子大。每服二十丸，以新汲水送下，不拘时候。

【主治】心脏壅热，口舌干燥，常多汗出。

21124　石膏丸《圣惠》卷三十九）

【组成】石膏一两（细研，以水飞过）　马牙消半两　太阴玄精石半两　硫黄半两　雄黄半两　朱砂半两

【用法】上为细末，加麝香末一钱，重研令匀，用汤浸蒸饼为丸，如梧桐子大。每服五丸，葱汤送下，不拘时候。

【主治】头痛不止，心神烦闷。

21125　石膏丸《圣惠》卷五十一）

【组成】石膏二两（细研，水飞过）　甘菊花一两　附子一两（炮裂，去皮脐）　防风二两（去芦头）　枳壳一两（麸炒微黄，去瓤）　郁李仁一两（汤浸，去皮尖，微炒）

【用法】上为末，炼蜜为丸，如梧桐子大。每服二十丸，食后及夜临卧时以温水送下。

【主治】痰厥头痛，目眩，心膈不利。

21126　石膏丸《圣济总录》卷十四）

【组成】石膏（碎）　麦门冬（去心，焙）　龙齿（别研）　人参　升麻　玄参　茯神（去木）　黄芩（去黑心）各一两　银箔一百片（与石膏、龙齿同研）　枳壳（去瓤，麸炒）三分　白蔹（锉）　赤芍药　荬蕥各一分　虎睛一对（炙）　甘草（炙，锉）半两

【用法】上药除别研外，为末和匀，炼蜜为丸，如梧桐子大。每服三十丸，米饮送下，一日三次。

【主治】中风邪，惊悸心不安。

21127　石膏丸《圣济总录》卷十六）

【组成】石膏（煅通赤，净地出火毒，以器覆之）一两　白附子（炮）一分半　铅霜（研）　丹砂（研）　龙脑（研）各一分

【用法】上为细末，薄荷汁煮面糊为丸，如梧桐子大，丹砂为衣。每服二丸，好茶嚼下。

【主治】风盛痰壅，头疼不止。

21128　石膏丸《圣济总录》卷十六）

【组成】石膏（研）　菊花　防风（去叉）　葛根（锉）各二两

【用法】上为末，炼蜜为丸，如梧桐子大。每服二十丸，加至三十丸，食后、临卧熟水送下。

【主治】风毒上攻头痛。

21129　石膏丸《圣济总录》卷二十四）

【组成】石膏（细研，水飞过）四两　乌头（去皮脐，生用）一两　消石（研）一两半　太阴玄精石（研）二两

【用法】上为末，和匀如粉，以生姜自然汁煮面糊为丸，如梧桐子大。每服十丸至十五丸，荆芥茶送下。甚者不过三服。

【主治】❶《圣济总录》：伤寒，头痛痰盛。❷《鸡峰》：偏正头痛，恶心痰逆。

21130　石膏丸《圣济总录》卷七十八）

【组成】石膏（别研入）　麦门冬（去心，焙）　栝楼根　茯神（去木）　知母（焙）　黄连（去须）　枸杞根皮　白茯苓（去黑皮）各一两　胡粉（炒黄色）半两

【用法】上为末，炼蜜为丸，如梧桐子大。每服三十丸，空心米饮送下，晚食前再服。或作散，每服二钱匕，冷熟水调下。

【主治】痢后渴不止。

21131　石膏丸《扁鹊心书·神方》）

【组成】石膏一两　硫黄一两　消石一两（合硫黄同研）　天南星一两（用生姜一两同捣）

【用法】上为末，面糊为丸，如梧桐子大。每服五十丸，食前米饮送下，一日二次。

【主治】肺厥头痛及肾虚咳嗽，烦闷遗尿。

21132　石膏丸《御药院方》卷一）

【组成】石膏（别研）　白附子（炮）　半夏（汤洗七次）　川芎　天南星（炮）　白僵蚕（炒去丝）　菊花（拣净）　陈皮（去白）　旋复花　天麻各一两　全蝎（炒）半两

【用法】上为细末，生姜汁浸蒸饼为丸，如梧桐子大。每服五十丸，渐加至一百丸，食后生姜汤送下。

【主治】诸风痰涎，头痛目眩，旋晕欲倒，心松悸动，恍惚不宁，神思昏愦，肢体倦疼，颈项强硬，手足麻痹。常服治偏正头痛。

【宜忌】忌粘滑、生硬等物。

21133　石膏丸《医学正传》卷二）

【组成】石膏（煅）

【用法】上为细末，醋为丸，如绿豆大。清米饮送下。

【功用】泻胃火并食积痰火。

【备考】《济阳纲目》：每服三四十丸。

21134　石膏丸《简明医彀》卷四）

【组成】软石膏一斤（火煅红，倾入无灰白酒、米泔、水各一碗内，如此三次）　土山药（如手者，湿纸裹，煨熟，晒燥）四两　蚌壳（火煅）二两

【用法】上为极细末，水叠丸或末服。早、晚大麦汤送下，或蜜为丸噙。

【主治】久近痰火。

21135　石膏汤《外台》卷一引《深师方》）

【异名】三黄石膏汤《伤寒总病论》卷五）。

【组成】石膏　黄连　黄柏　黄芩各二两　香豉一升（绵裹）　栀子十枚（擘）　麻黄三两（去节）

【用法】上切。以水一斗，煮取三升，分三次服，一日并服出汗。初服一剂小汗，其后更合一剂，分两日服，常令微汗出，拘挛烦愦即愈。得数行利，心开令语，毒折也。

【主治】❶《外台》引《深师方》：伤寒病已八九日，邪攻内而表未解，三焦热，其脉滑数，昏愦，身体壮热，沉重拘挛，或时呼吟，体犹沉重拘挛。❷《伤寒总病论》：伤寒发汗或下或误吐后，三焦热，脉候洪数，谵语不休，昼夜喘息，鼻中屡衄而疾势不解，身目如发黄，狂躁欲走。

【宜忌】忌猪肉、冷水。

【方论选录】❶《外台》引《深师方》：今直用解毒汤，则挛急不愈；直用汗药，则毒因加剧。而方无表里疗者，意思以三黄汤以救其内，有所增加以解其外，故名石膏汤。❷《医方集解》：此足太阳、手少阳药也。表里之邪俱盛，欲

治内则表不除,欲发表则里又急,故以黄芩泻上焦之火,黄连泻中焦之火,黄柏泻下焦之火,栀子通泻三焦之火,而以麻黄、淡豉发散表邪,石膏泻胃火,能解肌,亦表里分消之药也。

21136 石膏汤(《千金》卷五)

【异名】石膏散(《圣惠》卷八十三)。

【组成】石膏一合 麻黄八铢 甘草 射干 桂心 芍药 当归各四铢 细辛二铢

【用法】上㕮咀。以水三升半,先煮麻黄三沸,去上沫,纳余药,煮取一升,三岁儿分四次服,一日三次。

【主治】小儿中风恶,痉不能语,口眼了戾,四肢不随。

21137 石膏汤(方出《千金》卷五,名见《医部全录》卷四二〇)

【组成】大黄 黄芩 甘草 芒消 麦门冬各半两 石膏一两 桂心八铢

【用法】上㕮咀。以水三升,煮取一升半,分三次服,一岁以下小儿作五次服。

【主治】小儿腹大短气,热有进退,食不安,谷不化。

21138 石膏汤(《千金》卷七)

【组成】石膏 龙胆 升麻 芍药 贝齿 甘草 鳖甲 黄芩 羚羊角各一两 橘皮 当归各二两

【用法】上㕮咀。以水八升,煮取三升,分三次服。

【主治】脚气风毒,热气上冲头面,面赤筋急,鼻塞去来,来时令人昏愦,心胸恍惚,或苦惊悸,身体战掉,手足缓纵或酸痹,头目眩重,眼反鼻辛,热气出口中,或患味甜,诸恶不可名状者。

21139 石膏汤(《千金》卷八)

【组成】石膏(鸡子大)三枚 麻黄三两 杏仁四十枚 鸡子二枚 甘草一尺

【用法】上㕮咀。以水三升,破鸡子,纳水中烊令相得,入药煮取一升服之。覆取汗,汗不出,烧石熨取汗出。

【功用】逐风毒。

【宜忌】《普济方》忌海藻、菘菜。

【方论选录】《千金方衍义》:麻黄、杏仁得石膏清解之力,则风毒外散;石膏、甘草得鸡子润燥之功,则热毒内化。乃知麻杏甘石汤不独分解邪热,又添化毒之用也。

21140 石膏汤(《千金》卷十三)

【异名】石膏散(《圣惠》卷四)。

【组成】石膏一斤 地骨皮五两 栀子仁三七枚 淡竹叶一升 茯苓三两 小麦三升 香豉一升

【用法】上㕮咀。先以水一斗五升,煮小麦、竹叶,取八升澄清,下诸药,煮取二升,去滓,分三次服。

【主治】心热实,或欲吐,吐而不出,烦闷喘急头痛。

【备考】本方方名,《外台》引作"泻心汤",《普济方》引作"竹叶汤"。

21141 石膏汤(《圣惠》卷九)

【组成】石膏三两 黄连一两(去须) 黄柏一两 黄芩一两 豉二两 栀子仁一两 麻黄一两(去根节) 川大黄二两(锉碎,微炒) 甘草一两(炙微赤,锉)

【用法】上锉细和匀。每服半两,以水一大盏,加生姜半分,煎至六分,去滓,不拘时候温服,如人行十里再服。以微利为度。

【主治】伤寒病九日,曾经发汗吐下未解,三焦生热,其

脉滑数,昏愦沉重,欲入百合状证。

21142 石膏汤(《圣惠》卷十)

【组成】石膏二两 知母 地骨皮 甘草(炙微赤,锉)人参(去芦头)各一两

【用法】上为粗散。每服五钱,以水一大盏,加粳米一百粒,煎至五分,去滓,不拘时候温服。

【主治】伤寒,已大汗,后下利,其人频渴不解,其脉洪大。

21143 石膏汤(方出《圣惠》卷五十三,名见《普济方》卷一七九)

【组成】麦门冬一两(去心) 石膏二两 芦根一两(锉)

【用法】上为散。每服半两,以水一大盏,煎至五分,去滓,不拘时候温服。

【主治】热极渴不止。

21144 石膏汤(《博济》卷一)

【组成】石膏一两 麻黄一两(去根节) 何首乌五钱干葛三分

【用法】上为末。每服二钱,水一盏,加生姜一片,同煎至八分,温服。

【主治】伤寒头痛不可忍者。

21145 石膏汤(《伤寒微旨》卷上)

【组成】石膏三两 芍药 柴胡各一两 升麻 黄芩甘草各三分

【用法】上为末。每服三钱,水一盏半,加豉一合,煎八分,去滓热服。芒种以后至立秋以前服。

【主治】伤寒阳盛阴虚,邪气在表,脉浮数,或紧或缓,其脉上出鱼际,寸脉力大于关尺,发热冒闷,口燥咽干者。

【加减】如三五服后热不解,加知母一两;又未解,加大青一两。

21146 石膏汤(《圣济总录》卷五)

【组成】石膏(碎)一两 麻黄(去根节,煎,掠去沫,焙干)一两半 芎藭 芍药 桂(去粗皮) 黄芩(去黑心)甘草(炙) 人参 当归(切,焙) 防风(去叉)各半两 杏仁十五枚(汤浸,去皮尖双仁,炒)

【用法】上为粗末。每服五钱匕,水一盏半,加生姜半分(切片),煎至八分,去滓,空心、午时、夜卧各一服。后吃热生姜葱薤稀粥,取微汗出。

【主治】肝脏中风,筋脉拘挛,手足不随,或缓或急。

【宜忌】慎外风。

21147 石膏汤(《圣济总录》卷十二)

【组成】石膏(碎)三分 滑石半两 白茅根(锉) 萹蓄(锉)各三分

【用法】上为粗末。每服三钱匕,水一盏,煎至七分,去滓,食后热服。

【主治】中风,头痛烦热,口干,小便赤。

21148 石膏汤(《圣济总录》卷十六)

【组成】石膏(碎) 枳壳(去瓤,麸炒) 茺蔚 防风(去叉) 菊花 旋覆花 芎藭各半两

【用法】上为粗末。每服四钱匕,水一盏,加生姜三片,薄荷五叶,同煎取七分,去滓,食后温服。

【主治】风头痛。

21149 石膏汤(《圣济总录》卷十六)

【组成】石膏(碎) 莎草根(炒去毛) 天麻 藿香叶各一两

【用法】上为粗末。每服三钱匕,水一盏,加腊茶半钱匕,煎至七分,去滓温服,不拘时候。

【主治】头痛。

21150 **石膏汤**《圣济总录》卷二十二)

【组成】石膏 甘草(炙) 麻黄(去根节,煎,掠去沫,焙) 桂(去粗皮) 芍药各二分

【用法】上为粗末。每服五钱匕,水一盏半,加生姜一枣大(拍碎),煎至八分,去滓,空心温服。

【主治】中风伤寒,头痛,四肢痛痛,身体沉重。

21151 石膏汤《圣济总录》卷二十二)

【组成】石膏(碎)二两 葛根(锉) 栀子仁 柴胡(去苗) 赤芍药各一两 甘草(炙,锉)半两

【用法】上为粗末。每服五钱匕,水一盏半,加生姜一枣大(拍碎),煎至八分,去滓温服,不拘时候。

【主治】时气头痛壮热。

21152 **石膏汤**《圣济总录》卷二十二)

【组成】石膏(碎)一两 葛根(锉)三分 芍药 贝母(去心) 百合 升麻各半两 栀子仁 甘草(炙)各一分

【用法】上为粗末。每服三钱匕,水一盏半,加豆豉五十粒,葱白三寸,同煎至一盏,去滓温服。

【主治】时行疫疬病,壮热头痛,唇干。

21153 **石膏汤**《圣济总录》卷二十四)

【组成】石膏二两 人参 贝母(炮,去心)各半两 麦门冬(去心,焙) 赤茯苓(去黑皮)各三分

【用法】上为粗末。每服五钱匕,水一盏半,加竹叶三七片,同煎至八分,去滓,食后温服。

【主治】伤寒肺热,咳嗽头痛。

21154 石膏汤《圣济总录》卷二十七)

【组成】石膏一两半 麻黄一两(去根节) 桂(去粗皮)半两 葛根一两 黄连(去须)三分 故鞋一只(去土,细锉) 蜀椒(去目并闭口,炒出汗)一分

【用法】上为粗末。每服五钱匕,水一盏半,煎至一盏,去滓温服。衣覆取汗。

【主治】伤寒发黑斑。

21155 石膏汤《圣济总录》卷二十八)

【组成】石膏(碎)二两 柴胡(去苗) 虎杖各一两 知母(焙)半两 芍药一两 山栀子仁三分

【用法】上为粗末。每服五钱匕,水一盏半,煎至八分,去滓温服。

【主治】伤寒天行,壮热头痛,发疮如豌豆。

21156 石膏汤《圣济总录》卷二十八)

【组成】石膏(碎) 前胡(去芦头)各一两 犀角(镑) 防风(去叉) 芍药各半两 龙齿(研)三分 牛黄(研)一钱

【用法】上为粗末。每服五钱匕,水一盏半,加豉一百粒,葱白五寸,煎至八分,去滓,不拘时候温服。

【主治】伤寒刚痉,身热仰目,头痛项强。

21157 **石膏汤**《圣济总录》卷二十九)

【组成】石膏二两(研) 荆芥穗一两 青竹茹半两

【用法】上为粗末。每服三钱匕,水一盏,煎至七分,去滓,食后温服。

【主治】伤寒后阴阳易,头痛壮热。

21158 **石膏汤**《圣济总录》卷三十四)

【组成】石膏(碎)二两 白秫米五十粒 常山(锉)三分 一方加乌梅肉二七枚

【用法】上为粗末。每服五钱匕,以水一盏半,加淡竹叶七片(细锉),煎至一盏,去滓,空腹温饮一服,欲发时一服,正发时一服。三服讫,净室中卧,勿与人语。过发时后,即得洗手面及饮食。久疟不过再剂。

【主治】瘴疟。

【宜忌】七日内禁房室及酒面。

21159 石膏汤《圣济总录》卷四十三)

【组成】石膏二两 麦门冬(去心,焙) 升麻各一两半 桔梗(去芦头,切,炒) 甘菊花(择去梗) 黄耆(薄切)各一两 人参半两

【用法】上为粗末。每服五钱匕,水一盏半,煎至一盏,去滓,食后温服,一日三次。

【主治】心虚悸,头项热痛,狂走,言语无度,小腹气壅。

21160 石膏汤《圣济总录》卷四十三)

【组成】石膏四两(碎研) 人参 知母(焙) 赤石脂 栀子(去皮) 芍药 白术 茯神(去木) 紫菀(洗,切)各一两半

【用法】上为粗末。每服五钱匕,水一盏半,煎至一盏,去滓,加竹沥少许,生地黄汁一合,更煎一两沸,食后温服。

【主治】心实热,梦多惊恐,畏惧不安。

【加减】若要利,加芒消一两,去芍药。

21161 石膏汤

《圣济总录》卷四十四。为《圣惠》卷五"石膏散"之异名。见该条。

21162 **石膏汤**《圣济总录》卷四十八)

【组成】石膏 麻黄(去根节,汤煮,掠去沫) 桑根白皮(锉,炒) 甘草(炙,锉) 款冬花(去梗,焙) 熟干地黄(炒)各一两 麦门冬(去心,焙) 桔梗(炒)各半两

【用法】上为粗末。每服三钱匕,加竹叶少许,水一盏,煎至七分,去滓温服,日三夜一。

【主治】肺胀。

21163 石膏汤《圣济总录》卷五十三)

【组成】石膏(碎) 山栀子(去皮) 赤茯苓(去黑皮) 甘草(炙,锉) 木通(锉)各一两

【用法】上为粗末。每服三钱匕,水一盏,煎至七分,去滓温服。

【主治】膀胱实热,小便癃闭,舌燥引饮,烦闷。

21164 石膏汤《圣济总录》卷五十九)

【组成】石膏四两 地骨皮三两 栝楼根二两半 麦门冬(去心,焙)三两 茯神(去木) 知母(焙) 萎蕤各二两

【用法】上为粗末。每服四钱匕,水二盏,加竹叶二十片,生地黄半分(切),生姜三片,大枣二枚(擘破),同煎至一盏,去滓,食后温服,一日三次。

【功用】消热止渴。

【主治】渴利,虚热引饮不止。

21165 **石膏汤**《圣济总录》卷五十九)

【组成】石膏(碎)一两半 知母(焙)一两半 犀角(镑

屑)一两　升麻三分　栝楼根(生者,削去皮,细切,可半斤,烂研,生布绞取汁)两合半(如无,以干者四两代之)　土瓜根(绞取汁)两合半(无生者,以干者四两代之)

【用法】上药除汁外,为粗末。每服三钱匕,二药汁各半合,水一盏半,加小麦少许,同煎至八分,去滓温服,不拘时候。

【主治】消渴后成痈疽。

21166　石膏汤

《圣济总录》卷六十九。为方出《千金》卷十二,名见《普济方》卷一九〇"石膏散"之异名。见该条。

21167　石膏汤(《圣济总录》卷一四六)

【组成】石膏五两　葛根(锉)　生姜(细切)各三两

【用法】上锉,如麻豆大。每服五钱匕,水二盏,煎至一盏,去滓温服,不拘时候。

【主治】饮酒过多,大醉不醒。

21168　石膏汤(《圣济总录》卷一六一)

【组成】石膏(碎)　知母(焙)　芍药　半夏(生姜汁制)　独活(去芦头)　桂(去粗皮)　白术　防风(去叉)　甘草(炙)各等分

【用法】上为粗末。每服三钱匕,水一盏,酒少许,加生姜二片,同煎七分,去滓温服,不拘时候。

【主治】产后中风烦热,身体拘急,头目昏痛。

21169　石膏汤(《圣济总录》卷一六二)

【组成】石膏二两　黄芩(去黑心)一两半　前胡(去芦头)　葛根各二两半　升麻　桑根白皮(锉)　荆芥穗各一两半　赤芍药　柴胡(去苗)各二两半

【用法】上为粗末。每服三钱匕,水一盏,加生姜三片,豉十粒,同煎七分,去滓温服,不拘时候。

【主治】产后伤寒,时行温疫,壮热恶风,头疼体痛,鼻塞咽干,心膈烦满,寒热往来,咳嗽痰壅。

21170　石膏汤(《圣济总录》卷一七四)

【组成】石膏(碎)一钱　白术半两　麻黄(去根节)　桔梗(炒)　甘草(炙)　水萍(晒干)　杏仁(汤浸,去皮尖双仁,炒)各一分

【用法】上为粗末。每服一钱匕,水半盏,加葱白少许,煎至三分,去滓温服,不拘时候。

【主治】小儿伤寒,头痛肌热,喘粗喉鸣。

21171　石膏汤

《圣济总录》卷一七四。为《千金》卷五"二物石膏汤"之异名。见该条。

21172　石膏汤(《圣济总录》卷一七七)

【组成】石膏(别捣,研)一两一分　大黄(锉,炒)一两半　柴胡(去苗)一两一分　升麻　知母(焙)　黄芩(去黑心)　芍药　枳实(去瓤,麸炒)各三分　甘草(炙)一两半　大青半两

【用法】上为粗末。每服二钱匕,水一盏,加生姜少许,同煎至六分,去滓,分三次温服。

【主治】小儿痰实,壮热头痛。

21173　石膏汤(《圣济总录》卷一八四)

【组成】石膏　大青各三两　黄芩(去黑心)　升麻　芍药各二两

【用法】上为粗末。每用五钱匕,水一盏半,煎至一盏,去滓,分二次温服。

【主治】乳石发,大热,心腹满胀。

【加减】如腹痛,加续断二两。

21174　石膏汤(方出《本事》卷一,名见《普济方》卷十五)

【组成】麻黄(去根节)　钩藤(取皮)　石膏(雪白硬者,不煅)　干葛　半夏曲　柴胡(去苗,洗)　甘草(炙)　枳壳(去瓤,麸炒黄)　甘菊(去蒂梗)各等分

【用法】上为粗末。每服四钱,水一盏半,加生姜三片,大枣一个,同煎至八分,去滓温服。

【主治】肝厥,状如痫疾不醒,呕吐,醒后头晕发热。

21175　石膏汤(《卫生总微》卷六)

【组成】石膏　独活(去芦)　川升麻各一两　麻黄(去根节)　桂枝　赤芍药　防风(去芦并叉枝)　细辛(去苗)各半两　甘草一分

【用法】上为末。每服一大钱,水一盏,加薄荷、竹叶各数片,煎至五分,去滓温服,不拘时候。

【主治】小儿中风口噤,颔颊紧急,冥冥如醉。

21176　石膏汤(《保命集》卷中)

【组成】石膏二两　知母半两　白芷七钱

【功用】解利伤寒。

【主治】伤寒身热。

21177　石膏汤(《云岐子保命集》卷下)

【组成】石膏　葛根　麻黄各五钱　黄芩　芍药　甘草各七钱

【用法】上锉细。每服七钱,加生姜,同煎服。

【主治】伤寒汗下后,头痛不止者。

21178　石膏汤(《普济方》卷一三六)

【组成】石膏二两(碎,绵裹)　防风二两　葛根一两　芍药一两　前胡一两　葱白(并根)三茎　生姜二两(切)

【用法】以水七升,先煮葛根,减二升,上沫,纳诸药,煮取三升,去滓,温服一升,一日三次。

【主治】太阳病,气逆面赤,头痛目疼不可忍者。

21179　石膏汤(《普济方》卷二六一)

【组成】石膏八两　茯神　葳蕤　黄芩各四两　橘皮　干蓝　五味子　麻黄(去根节)　甘草(炙)　犀角屑各二两　杏仁(汤浸,去皮尖,锉碎)　栀子各三两

【用法】上切。以水八升,煮取三升,分服之,愈。

【主治】心忪热,烦闷如火,气上。

21180　石膏汤

《普济方》卷三四六。即《千金》卷二"单行石膏汤"。见该条。

21181　石膏汤(《痘科类编》卷三)

【组成】石膏一两　栀子　大青　升麻　芒消各一钱五分　豆豉一合　葱白五根　生姜五钱

【用法】水一钟半,煎七分,去滓,入芒消,候温,徐徐服之。

【主治】阳明胃实,或下,或下之太早,胃烂发斑及时气发斑者。

21182　石膏汤(《伤寒大白》卷二)

【组成】石膏　白芍药　柴胡　升麻　黄芩　甘草　白术　茯苓　附子

【主治】阳虚寒湿之眩晕。

21183　石膏汤

《疡医大全》卷十六。为《赤水玄珠》卷三"经验石膏汤"之异名。见该条。

21184　石膏饮（《圣济总录》卷三十五）

【组成】石膏（碎）　淡竹叶各三两　常山　甘草（生，锉）　乌梅各二两　粳米半合

【用法】上为粗末。每服五钱匕，水一盏半，煎至一盏，去滓温服。吐痰即愈。

【主治】一切痰疟。

【加减】如热盛，加大黄一两。

21185　石膏茶（《圣惠》卷十七）

【组成】石膏二两（捣碎）　淡竹叶一握，荠苨半两　木通半两

【用法】上锉细。以水二大盏，煎至一盏，去滓，分作四服。点腊面茶，不拘时候服。

【主治】热病，头疼壮热，心燥烦渴。

21186　石膏茶（《圣惠》卷九十七）

【组成】石膏二两（捣末）　紫笋茶（碾为末）

【用法】上以水一中盏，先煎石膏末三钱，煎至五分，去滓，点茶服之。

【主治】伤寒头疼烦热。

21187　石膏散（方出《肘后》卷二，名见《医心方》卷十二引《录验方》）

【异名】石膏甘草散（《伤寒总病论》卷五）、石草散（《松峰说疫》卷二）。

【组成】甘草二两　石膏二两

【用法】上为末。每服方寸匕，以浆送下，一日二次。

【功用】❶《医心方》引《录验方》：止汗。❷《圣济总录》：止烦。

【主治】大病愈后多汗，湿温多汗。

❶《肘后方》：大病愈后多虚汗。❷《圣济总录》：金疮烦闷。❸《伤寒总病论》：湿温多汗，妄言烦渴。

【宜忌】《外台》引《延年秘录》：忌海藻、菘菜。

21188　石膏散（方出《外台》卷十三引《崔氏方》，名见《妇人良方》卷五引《灵苑方》）

【组成】石膏十两

【用法】研如乳粉。法水和服方寸匕，一日二次，以体凉为度。

【主治】❶《外台》引《崔氏方》：虚劳内蒸，外寒内热，骨肉自消，食饮无味，或皮燥而无光，四肢渐细，足跗肿起。❷《医方考》：热劳，附骨蒸热，四肢微瘦，有汗，脉长者。

【宜忌】❶《准绳·女科》引《灵苑方》：非实，能食，大便实者不可服。❷《医方考》：若新产失血、饥困劳倦之病，合禁用之。

【方论选录】《医方集解》：石膏大寒质重，能入里降火；味辛气轻，能透表解肌；虽寒而甘，能缓脾益气。火劳有实热者，非此不为功。

【临床报道】骨蒸内热：《妇人良方》引《名医录》睦州杨寺丞有女事郑迪功。女有骨蒸内热之病，时发外寒，寒过内热附骨。蒸盛之时，四肢微瘦，足趺肿者，其病在五脏六腑之中，众医不愈。因遇处州吴医看曰：请为治之。只单用石膏散服之，体微凉如故。

21189　石膏散（《深师方》引武家黄素方，见《外台》卷十四）

【组成】石膏二两（研）　甘草一两（炙）

【用法】上为散。每服方寸匕，酒送下，可以七服。

【主治】❶《深师方》引武家黄素方：柔风体疼，白汗出。❷《普济方》：若暴中风，自汗出如水者。

21190　石膏散（方出《千金》卷十，名见《东医宝鉴·杂病篇》卷六）

【组成】滑石　石膏各等分

【用法】上药治下筛。每服方寸匕，以大麦粥汁送下，一日三次。小便极利则愈。

【主治】女劳疸，日晡所发热恶寒，小腹急，身体黄，额黑，大便溏黑，足下热。

21191　石膏散（方出《千金》卷十二，名见《普济方》卷一九○）

【异名】石膏汤（《圣济总录》卷六十九）。

【组成】石膏四两　厚朴三两　麻黄　生姜　半夏　五味子　杏仁各二两　小麦一升

【用法】上㕮咀。以水一斗，煮麻黄去沫，澄取七升，纳药，煮取二升半，分二次服。

【主治】❶《千金》：噫，唾血。❷《圣济总录》：心肺有热，唾血不止。

21192　石膏散（《圣惠》卷三）

【组成】石膏二两　枳壳一两（麸炒微黄，去瓤）　黄芩一两　麦门冬一两（去心）　前胡一两（去芦头）　甘菊花一两　地骨皮一两　羚羊角屑一两　甘草一两（炙微赤，锉）

【用法】上为散。每服三钱，以水一中盏，煎至六分，去滓，食后温服。

【主治】肝脏壅热，上攻头目不利，心烦口干。

【宜忌】忌炙煿。

21193　石膏散

《圣惠》卷四。为《千金》卷十三"石膏汤"之异名。见该条。

21194　石膏散（《圣惠》卷五）

【异名】石膏汤（《圣济总录》卷四十四）。

【组成】石膏一两　麦门冬一两半（去心）　柴胡一两（去苗）　犀角屑一两　栝楼根一两　地骨皮一两　葛根十两　甘草半两（炙微赤，锉）

【用法】上为散。每服三钱，水一中盏，加竹叶二七片，煎至六分，去滓，入蜜半合，生地黄汁二合，搅令匀，食后分二次温服。

【主治】脾实热，头痛胁满，烦闷或渴，唇口干燥。

21195　石膏散（《圣惠》卷九）

【组成】石膏二两　桂心一两　麻黄一两（去根节）　杏仁二十枚（汤浸，去皮尖双仁，麸炒微黄）　黄芩一两　甘草一两（炙微赤，锉）　赤芍药一两　白术一两　芎䓖一两　香附子一两

【用法】上为散。每服五钱，以水一大盏，加生姜半分，煎至六分，去滓，分二次服，不拘时候。

【主治】伤寒已经三日，不得汗，头痛发热。

21196　石膏散（《圣惠》卷九）

【组成】石膏一两　荠苨一两　葛根一两（锉）　黄芩二分　麻黄三分（去根节）　甘草半两（炙微赤，锉）

【用法】上为散。每服五钱，以水一大盏，煎至六分，去

滓,不拘时候温服。

【主治】伤寒三日,虽发汗后,头痛壮热未得全解,毒气犹盛。

21197 石膏散《圣惠》卷九）

【组成】石膏一两　黄芩半两　甘草一分（炙微赤,锉）川大黄半两（锉碎,微炒）　葛根半两

【用法】上为散。以水二大盏半,加竹叶三七片,煎至一盏二分,去滓,分三次服,不拘时候温服。

【主治】伤寒五日,头痛,口舌干燥,烦渴欲饮水。

21198 石膏散《圣惠》卷十）

【组成】石膏二两　龙齿一两　犀角屑半两　前胡半两（去芦头）　秦艽一两（去苗）

【用法】上为散。每服五钱,以水一大盏,加豉五十粒,葱白七寸,煎至五分,去滓,再加牛黄末一字,搅令匀,不拘时候温服。

【主治】伤寒阳疼,通身热,仰目头痛。

21199 石膏散《圣惠》卷十）

【组成】石膏一两　葛根半两（锉）　赤芍药半两　柴胡一两（去苗）　甘草一分（炙微赤,锉）　黄芩半两　栀子仁半两

【用法】上为粗散。每服四钱,以水一中盏,加生姜半分,葱白二茎,豉五十粒,煎至六分,去滓,不拘时候温服。

【主治】伤寒未解,热毒气上冲,头痛,目赤涩。

21200 石膏散《圣惠》卷十一）

【组成】石膏一两　知母　柴胡（去苗）　麻黄（去根节）　甘草（炙微赤,锉）　黄芩　赤芍药　防风（去芦头）赤茯苓　川升麻　甘菊花各半两

【用法】上为散。每服四钱,以水一中盏,加生姜半分,葱白七寸,豆豉一百粒,煎至六分,去滓,不拘时候温服。

【主治】阳毒伤寒,壮热头痛,肢体烦重,口干心燥。

21201 石膏散《圣惠》卷十一）

【组成】石膏半两　麻黄三分（去根节）　桂心半两细辛半两　白术半两　赤芍药三分　桔梗半两（去芦头）干姜半两（炮裂,锉）　甘草一两（炙微赤,锉）　附子三分（炮裂,去皮脐）　薄荷半两

【用法】上为粗散。每服四钱,以水一中盏,加生姜半分,葱白七寸,豉五十粒,煎至六分,去滓,不拘时候,稍热频服。

【主治】伤寒头痛壮热。

21202 石膏散《圣惠》卷十一）

【组成】石膏一两　前胡三分（去芦头）　柴胡三分（去苗）　甘菊花三分　赤茯苓三分　赤芍药三分　防风三分（去芦头）　蔓荆子三分　黄芩一两　甘草三分（炙微赤,锉）　枳壳三分（麸炒微黄,去瓤）

【用法】上为散。每服五钱,以水一大盏,加生姜半分,煎至五分,去滓,不拘时候温服。

【主治】伤寒,心胸壅闷,潮热头痛,肢节拘急。

21203 石膏散《圣惠》卷十二）

【组成】石膏一两　子芩三分　前胡一两（去芦头）葛根一两（锉）　桑根白皮三分（锉）　川升麻半两　荆芥三分　赤芍药一两　柴胡一两（去苗）

【用法】上为散。每服四钱,以水一中盏,加生姜半分,

豉五十粒,煎至六分,去滓,不拘时候温服。

【主治】伤寒,头痛咳嗽,壮热,四肢酸痛。

21204 石膏散《圣惠》卷十二）

【组成】石膏三分　牡蛎三分（烧为粉）　地骨皮半两白术半两　五味子半两　黄耆半两（锉）　麻黄根半两

【用法】上为散。每服四钱,以水一中盏,煎至六分,去滓,不拘时候温服。

【主治】伤寒,头痛恶寒,虚汗不止。

21205 石膏散《圣惠》卷十三）

【组成】石膏一两　赤芍药三分　川大黄二两（锉,微炒）　川升麻三分　甘草一分（炙微赤,锉）　柴胡一两（去苗）　木通一两（锉）　黄芩三分　川朴消二两

【用法】上为散。每服五钱,以水一大盏,煎至五分,去滓,不拘时候温服。以得利为度。

【主治】伤寒五六日,壮热头痛,大便不通,小便血色。

21206 石膏散《圣惠》卷十五）

【组成】石膏六两　葛根（锉）　百合　赤芍药　贝母（煨令微黄）　桔梗（去芦头）　川升麻　栝楼根各二两　栀子仁一两

【用法】上为粗散。每服五钱,以水一大盏,加葱白二茎,豉五十粒,煎至五分,去滓,不拘时候温服。

【主治】时气壮热,头痛咳嗽。

21207 石膏散《圣惠》卷十七）

【组成】石膏二两　麻黄二两（去根节）　黄芩一两桂心一两　赤芍药一两　柴胡一两（去苗）

【用法】上为粗散。每服四钱,以水一大盏,加葱白五寸,生姜半分,煎至五分,去滓,不拘时候热服。衣覆取汗,未汗再服。

【主治】热病一日,头痛壮热。

21208 石膏散《圣惠》卷十七）

【组成】石膏一两　知母一两　柴胡一两（去苗）　秦艽一两（去苗）　栀子仁三分　麦门冬三分（去心）　黄连三分（去须）　甘草半两（炙微赤,锉）　木通一两（锉）

【用法】上为散。每服五钱,用水一大盏,煎至五分,去滓,加蜜一合,搅令匀,更煎一二沸,放温,慢慢含咽之。

【主治】热病六日不解,壮热头痛,小便赤涩,口内生疮,粥食不下。

21209 石膏散《圣惠》卷十七）

【组成】石膏一两　麻黄一两（去根节）　葛根一两（锉）　黄耆三分　甘菊花半两　栀子仁三分　赤芍药三分甘草半两（炙微赤,锉）

【用法】上为散。每服四钱,以水一中盏,加豉少半合,煎至六分,去滓,不拘时候温服。

【主治】热病壮热头痛,百骨酸痛。

21210 石膏散《圣惠》卷十七）

【组成】石膏四两　麦门冬三分（去心）　黄芩三分栀子仁三分　地骨皮三分　柴胡三两（去苗）　栝楼根三分葳蕤三分　甘草三分（炙微赤,锉）

【用法】上为散。每服五钱,以水一大盏,加竹叶三七片,煎至五分,去滓,不拘时候温服。

【主治】热病,毒气在心,烦渴不止。

21211 石膏散《圣惠》卷十七）

【组成】石膏二两　麦门冬一两(去心,焙)
人参半两(去芦头)　黄芩三分　柴胡半两(去苗)　犀角屑
半两　甘草半两(炙微赤,锉)

【用法】上为粗散。每服五钱,以水一大盏,加葱白二
茎,豉五十粒,煎至五分,去滓,不拘时候温服。

【主治】热病得汗后,余热不退,头痛心烦。

21212　石膏散《圣惠》卷十七

【组成】石膏一两半　知母一两　人参一两(去芦头)
葳蕤一两　甘草三分(炙微赤,锉)

【用法】上为粗散。每服五钱,以水一大盏,加生姜半
分,煎至五分,去滓,不拘时候温服。

【主治】热病已得汗,余热未退。

21213　石膏散《圣惠》卷二十

【组成】石膏二两　枳壳三分(麸炒微黄,去瓤)　荠苨
半两　防风半两(去芦头)　甘菊花半两　独活半两　芎劳
半两　黄芩三分　甘草半两(炙微赤,锉)

【用法】上为粗散。每服三钱,以水一中盏,加生姜半
分,煎至六分,不拘时候温服。

【主治】风头痛,心烦体热。

【宜忌】忌炙煿、热面。

21214　石膏散《圣惠》卷二十三

【组成】石膏一两(研)　甘草一两(炙微赤,锉)　苍术
一两(锉,炒微黄)　麻黄根一两

【用法】上为细散。每服二钱,不拘时候,以温浆水
调下。

【主治】风虚汗出不止。

21215　石膏散《圣惠》卷二十六

【组成】石膏二两　栀子仁一两　黄耆一两(锉)　防
风一两(去芦头)　犀角屑一两　桂心三分　茯神一两　人
参一两(去芦头)　麦门冬一两半(去心)　桑根白皮一两
(锉)　杏仁一两(汤浸,去皮尖双仁,麸炒微黄)

【用法】上为粗散。每服四钱,以水一中盏,煎至六分,
去滓,不拘时候温服。

【主治】脉极伤风,损于心气,多汗,无润泽,虚烦。

21216　石膏散《圣惠》卷二十七

【组成】石膏四两　麻黄(去根节)　五味子　半夏(汤
浸七遍去滑)　黄耆(锉)　麦门冬(去心)各一两　杏仁一
两(汤浸,去皮尖双仁,麸炒微黄)　生干地黄二两　甘草半
两(炙微赤,锉)

【用法】上为散。每服四钱,以水一中盏,加生姜半分,
小麦一百粒,煎至六分,去滓,不拘时候温服。

【主治】虚劳吐血,喘促,头痛,吃食全少。

21217　石膏散《圣惠》卷三十二

【组成】石膏二两　犀角屑　川升麻　柴胡(去苗)
葛根(锉)　黄芩各一两　甘草半两(炙微赤,锉)　麦门冬
一两半(去心,焙)

【用法】上为粗散。每服三钱,以水一中盏,加淡竹叶
二七片,煎至六分,食后温服。

【主治】肝脏壅热,毒攻眼赤,头痛烦渴。

21218　石膏散《圣惠》卷三十七

【组成】石膏四两　麻黄二两(去根节)　五味子二两
杏仁三两(汤浸,去皮尖双仁,麸炒微黄)　鸡苏茎叶二两

半夏二两(汤浸七遍去滑)

【用法】上为粗散。每服五钱,以水一大盏,加生姜半
分,小麦五十粒,煎至五分,去滓,食后温服。

【主治】唾血不止,胸膈气闷。

21219　石膏散《圣惠》卷三十七

【组成】石膏二两　甘草半两(炙微赤,锉)　麦门冬二
两(去心)　黄芩　川升麻　生干地黄　青竹茹　瓜蒌根
葛根各一两

【用法】上为散。每服三钱,以水一中盏,煎至六分,去
滓,不拘时候温服。

【主治】心胸烦热,吐血不止,口舌干燥,头疼。

21220　石膏散《圣惠》卷三十八

【组成】石膏一两　白鲜皮三分　枳壳三分(麸炒微
黄,去瓤)　玄参三分　荠苨一分　黄芩三分　前胡一两
(去芦头)　葳蕤二分　甘草半两(生用)

【用法】上为散。每服四钱,以水一中盏,加生姜半分,
葱白七寸,煎至六分,去滓,不拘时候温服。

【主治】乳石发动,头痛鼻塞,寒热。

21221　石膏散《圣惠》卷四十五

【组成】石膏一两　犀角屑半两　玄参一两　甘草半
两(炙微赤,锉)　桑根白皮一两(锉)　川升麻三分　紫雪
一两　射干半两　槟榔一两

【用法】上为粗散。每服四钱,以水一中盏,加生姜半
分,煎至六分,去滓,不拘时候温服。

【主治】服乳石气壅,致脚气发盛,心躁烦闷,头痛咽
干,不能饮食。

21222　石膏散《圣惠》卷四十七

【组成】石膏二两　麦门冬一两(去心)　甘草三分(炙
微赤,锉)　白茯苓一两

【用法】上为散。每服三钱,以水一中盏,加生姜半分,
豉一百粒,竹叶二七片,煎至六分,去滓,不拘时候温服。

【主治】霍乱,烦渴头痛。

21223　石膏散《圣惠》卷五十五

【组成】石膏二两　秦艽一两(去苗)　犀角屑一两
栀子仁一两　甘草半两(炙微赤,锉)

【用法】上为散。每服四钱,以水一中盏,煎至六分,去
滓,不拘时候温服。

【主治】脑黄。

21224　石膏散《圣惠》卷六十九

【组成】石膏二两　羌活半两　防风半两(去芦头)
桑根白皮三分(锉)　赤茯苓三分　枳壳三分(麸炒微黄,去
瓤)　赤芍药三分　芎劳三分　黄芩三分　当归三分(锉,
微炒)　甘草半两(炙微赤,锉)　柴胡一两(去苗)　羚羊角
屑半两　酸枣仁半两(微炒)　甘菊花半两

【用法】上为粗散。每服四钱,以水一中盏,加生姜半
分,煎至六分,去滓,不拘时候温服。

【主治】妇人风眩头疼,心神闷乱,肩背四肢烦疼,不欲
饮食。

21225　石膏散《圣惠》卷七十四

【组成】石膏一两　人参一两(去芦头)　麦门冬一两
(去心)　细辛半两　杏仁一两(汤浸,去皮尖双仁,麸炒微
黄)　柴胡一两(去苗)　赤芍药一两　甘草半两(炙微赤,

锉） 葵子二分

【用法】上为散。每服四钱，以水一中盏，加生姜半分，煎至六分，去滓，不拘时候温服。

【主治】妊娠十月伤寒，头痛壮热，咳嗽烦闷。

21226 石膏散（《圣惠》卷七十八）

【组成】石膏二两 黄芩一两半 桂心一两半 生干地黄一两 牡蛎二两（煅过） 赤芍药二两

【用法】上为粗散。每服四钱，以水一中盏，煎至六分，去滓，不拘时候温服。

【主治】产后寒热头痛。

21227 石膏散（《圣惠》卷七十八）

【组成】石膏二两 当归（锉，微炒） 羚羊角屑 白芍药 白术 子芩 生干地黄 甘草（炙微赤，锉）各半两 茯神三分 前胡三分（去芦头） 麦门冬一两（去心，焙）

【用法】上为粗散。每服四钱，以水一中盏，加生姜半分，大枣三枚，煎至六分，去滓，不拘时候温服。

【主治】产后体虚，头痛烦热。

21228 石膏散（《圣惠》卷八十二）

【组成】石膏一两 人参半两 龙骨半两

【用法】上为细散。每服一钱，用水一小盏，至五分，去滓，温温服之。

【主治】小儿夜啼，壮热惊惧。

21229 石膏散

《圣惠》卷八十三。为《千金》卷五"石膏汤"之异名。见该条。

21230 石膏散（《圣惠》卷八十四）

【组成】石膏一两 知母半两 地骨皮半两 甘草半两（炙微赤，锉） 人参半两（去芦头）

【用法】上为粗散。每服一钱，以水一小盏，加粳米一百粒，煎至五分，去滓，不拘时候温服。

【主治】小儿伤寒，大汗后，及已下利，烦渴不解，其脉洪大。

21231 石膏散（《圣惠》卷八十四）

【组成】石膏半两（细研） 大青一分 黄芩一分 栀子一分 知母一分 葳蕤一分 川升麻一分 葛根一分（锉） 龙胆一分（去芦头） 川大黄半两（锉碎，微炒） 甘草半两（炙微赤，锉）

【用法】上为散。每服一钱，以水一小盏，煎至五分，去滓，不拘时候温服。

【主治】小儿热病，烦热惊悸。

21232 石膏散（《圣惠》卷八十五）

【组成】石膏一两（细研） 蚱蝉二枚（微炙） 柴胡一两半（去苗） 川升麻三分 钩藤三分 子芩一两 知母一两 栀子仁半两 龙齿一分 赤芍药半两 麻黄三分（去根节） 葛根一两（锉） 甘草一分（炙微赤，锉） 川大黄一两（锉碎，微炒）

【用法】上为粗散。每服一钱，以水一小盏，煎至五分，去滓，加竹沥一合，更煎一二沸，温服。

【主治】小儿一岁至四岁壮热，大惊发痫。

21233 石膏散（《博济》卷一）

【组成】石膏一两 麻黄一两（去根节） 何首乌五钱 干葛三分

【用法】上为末。每服二钱，加生姜一片，水一盏，同煎至八分，温服。

【主治】❶《博济》：伤寒，头痛不可忍者。❷《张氏医通》：风热头痛。

21234 石膏散（《医方类聚》卷二十引《神巧万全方》）

【组成】石膏 麻黄（去根节）各一两 防风 羚羊角屑 独活 五加皮 前胡 肉桂 附子（炮） 人参 芎藭 当归 杏仁（汤浸，去皮尖，麸炒） 甘草（炙）各半两

【用法】上为末。每服四钱，水一中盏，加生姜半分，煎至六分，去滓，不拘时候温服。

【主治】卒中风，身如角弓反张，口噤不语。

21235 石膏散（《圣济总录》卷十五）

【组成】石膏（火煅，研） 天南星（炮） 白僵蚕（炒）各等分

【用法】上为散。每服二钱匕，加葱白二寸，腊茶一钱，同煎汤，连葱点顿服，良久再服。

【主治】脑风，邪气留连，头痛不已。

21236 石膏散（《圣济总录》卷十六）

【组成】石膏（研） 芎藭 旋覆花各一两 白附子（炮） 细辛（去苗叶） 甘草（炙）各一分

【用法】上为散。每服半钱匕，腊茶调下，不拘时候。

【主治】风壅头痛，眉骨疼。

【备考】《普济方》有防风一两。

21237 石膏散（《圣济总录》卷一〇二）

【组成】石膏（碎） 菊花各二两 牛黄（研） 枳壳（去瓤，麸炒） 独活（去芦头） 柴胡（去苗） 白附子（炮） 大黄（锉，炒） 漏芦（去芦头）各一两 木香 干蝎（炒） 槟榔各半两

【用法】上为散。每服二钱匕，薄荷汤调下。

【主治】肝脏实热，目痛如刺，渐生淫肤息肉。

21238 石膏散（《圣济总录》卷一〇三）

【组成】石膏（碎） 甘菊花 羌活（去芦头） 白附子（炮） 白僵蚕（炒） 玄参 黄连（去须）各等分

【用法】上为散，研匀。每服二钱匕，生姜、茶清调下。

【主治】上焦壅热，目赤口干。

21239 石膏散（《圣济总录》卷一〇七）

【组成】石膏二两（火煅过） 芎藭一两 甘草（炙，锉）半两

【用法】上为细散。每服一钱匕，食后生葱、好茶调下，一日二次。

【主治】目风眼寒，偏头痛，夹脑风，鼻出清涕，眼目冷痛。

21240 石膏散（《幼幼新书》卷十四引张涣方）

【组成】石膏 白茯苓 葛根各一两 甘草（炙） 黄芩 芍药各半两

【用法】上为细末。每服一钱，水一盏，加竹叶、薄荷少许，煎五分，去滓温服。

【主治】小儿热病。

21241 石膏散（《宣明论》卷九）

【组成】石膏一两 甘草半两（炙）

【用法】上为末。每服三钱，新汲水下，又生姜汁、蜜调下。

【主治】热嗽喘甚。

21242 石膏散(《普济方》卷四十七引《卫生家宝》)

【组成】石膏一两(研) 天麻 防风(去芦) 大青 白附子 僵蚕(去丝嘴,炒令赤) 羌活各半两 麝香一分(别研) 甘草一分(炙)

【用法】上为末,加香豉一合,汤浸软,碾细和药为丸,如弹子大,微火焙干。每服一丸,细嚼,浓煎薄荷汤送下。

【主治】痰热蓄于胸中,呕吐,上热头痛。

【备考】本方方名,据剂型当作"石膏丸"。

21243 石膏散(《魏氏家藏方》卷一)

【组成】石膏 赤芍药各一两 川芎三钱

【用法】上药生用,为细末。每服一钱,食后、临卧茶清调下,并吃三服。

【主治】偏正头风。

21244 石膏散(《儒门事亲》卷十二)

【组成】石膏一两 人参(去芦) 甘草(炙)各半两

【用法】上为细末。每服三钱,新水、蜜水调下;生姜汤亦可。

【主治】暑病;热嗽。

21245 石膏散(《御药院方》卷十)

【组成】石膏(水飞)三钱 龙脑一钱(另研)

【用法】上为细末。每用少许,鼻内搐之。

【主治】脑热鼻塞,头目昏重。

21246 石膏散(《卫生宝鉴》卷九)

【异名】芎芷散(《保命歌括》卷二十九)。

【组成】川芎 石膏 白芷各等分

【用法】上为末。每服四钱,热茶清调下。

【主治】阳明风热头痛,孕妇乳房结核。

❶《卫生宝鉴》:头痛。❷《杏苑生春》:阳明头痛,目痛鼻干,恶热。❸《疡科心得集》:阳明风热头痛,或孕妇乳房结核。

21247 石膏散(《眼科龙木论》卷十)

【组成】石膏 石决明(煅) 荆芥 白芷 川芎 防风 旋覆花各等分

【用法】上为细末。每服一钱,食后薄荷、生葱、茶清调下,一日三次。

【主治】头风攻注于目,目中常早晨昏者。

21248 石膏散(《普济方》卷四十四引《经验方》)

【组成】麻黄(去根节)一两 石膏一两 何首乌半两 干姜七钱半 川芎一两

【用法】上为细末。每服四钱,水一盏,加生姜三片,同煎至七分,去滓,稍热服。极者三服必效。

【主治】头疼不可忍。

21249 石膏散(《普济方》卷七十)

【组成】石膏 细辛 柳根各等分

【用法】上为末。搽牙。

【功用】除腐气,牢牙。

21250 石膏散

《普济方》卷七十。为《圣济总录》卷一二一"揩齿石膏散"之异名。见该条。

21251 石膏散

《普济方》卷一一九。为《杨氏家藏方》卷三"清气散"之异名。见该条。

21252 石膏散(《永乐大典》卷一一四一二引《黄帝七十二证眼论》)

【组成】石膏一两(生) 川乌半两(炮,去皮脐) 山茵陈半两 僵蚕半两 甘草半两 防风半两 川芎半两 白芷半两

【用法】上为末。每服二钱,食后茶调下。

【主治】一切风毒气眼,烂弦风,头风疼,冷泪晴疼。

21253 石膏散(《症因脉治》卷一)

【组成】石膏 川芎 白芷 葛根

【用法】上为细末。

【主治】外感头痛。

21254 石膏散(《眼科全书》卷三)

【组成】石膏五钱 麻黄一两 干姜七钱五分 何首乌五钱

【用法】上为末。每服二钱,白水煎,食后服。

【主治】雷头风,内障。

21255 石膏散(《证治汇补》卷四)

【组成】川芎 石膏 黄芩 白芷

【用法】水煎服。

【功用】《医略六书》:清热散火。

【主治】痰火头痛。

【方论选录】《医略六书》:白芷散阳明之痰湿,石膏散炎上之火邪,川芎活血于头,黄芩清热于膈,使痰火顿除,则经络通畅,而清阳上奉,头痛无不愈矣。

【备考】《医略六书》本方用川芎一两,石膏三两,白芷一两半,黄芩一两半。

21256 石膏散(《张氏医通》卷十五)

【组成】生石膏三两 藁本 白术(生) 甘草(炙)各一两半 白蒺藜(炒,去刺)一两

【用法】上为散。每服四五钱,热茶清调,空腹、临卧各一服。

【主治】头风患眼。

21257 石膏散(《仙拈集》卷四)

【组成】石膏(煅) 猪毛(烧存性)各一两

【用法】上为末。香油调搽。

【主治】汤火疮。

21258 石膏散(《续名家方选》)

【组成】滑石三铢 丹一铢 光明朱一铢 石膏三铢

【用法】上为极细末。点眼。

【主治】眼中多泪。

21259 石膏散(《成方制剂》2册)

【组成】冰片 石膏

【用法】上加工为白色粉末,每瓶装3克。取药粉少许,敷患处。

【功用】清热去火,消肿止痛。

【主治】胃火上升引起的牙齿疼痛;口舌糜烂,牙龈出血。

【宜忌】忌食辛辣食物。阴虚火旺者忌用。

21260 石膏粥(《圣惠》卷九十六)

【组成】石膏半斤 粳米一合

【用法】上以水五大盏,煮石膏,取二大盏,去石膏,用

米煮粥,欲熟,加葱白二茎,豉汁二合,更同煮,候熟,空心食之。石膏可三度用之。

【功用】《长寿药粥谱》:清热止渴。

【主治】❶《圣惠》:风邪癫痫,口干舌焦,心烦头痛,暴热闷乱。❷《长寿药粥谱》:中老年人高热不退,神昏谵语,烦躁不安,口渴多饮等发热性疾病。

21261 石膏粥(《圣济总录》卷一九〇)

【组成】石膏二两(碎) 葱白(切)三茎 豉半合 生姜(拍碎)三钱半 米三合

【用法】以水三升,先煮石膏至二升,次下葱、姜、豉,再煎至一升半,去滓,下米煮粥,候熟食之。

【主治】发背痈疽,头痛不可忍。

【加减】若渴,加干葛根一两。

21262 石膏煎(《圣惠》卷十八)

【组成】石膏半斤(切,研) 蜜一中盏 地黄汁一中盏

【用法】以水三大盏,先煮石膏,取一盏,乃纳蜜及地黄汁,复煎取一盏,去滓,每服抄一匙,含咽。

【功用】洗心除热。

【主治】热病口疮,喉中鸣。

21263 石膏煎

《圣济总录》卷一一七。为《外台》卷三引《集验方》"石膏蜜煎"之异名。见该条。

21264 石膏煎(《圣济总录》卷一一九)

【组成】石膏 凝水石 滑石(并碎)各一斤 郁金(研) 犀角(镑屑)各一两 黄芩(去黑心)五两 山栀子(去皮)二两 升麻三两 黄连(去须)三两 芒消(研)各一斤 马牙消(研)半两

【用法】先以石膏、凝水石、滑石等,用水三斗,入金十两,无金入银十两亦得,先煎金石药汁至一斗五升澄清,次入犀角、郁金草药等,再煎至七升,去滓再煎,先下芒消,煎三二沸,次下马牙消,搅令化,不住手搅,良久,用一新瓦盆盛,一两日凝结。每服一钱匕,用蜜水调下。

【主治】心脾积热,生重舌,及时行阴黄,丹石发动,一切热毒。

21265 石燕丸(《圣惠》卷六十六)

【组成】石燕一枚(细研) 真珠末一钱 麸金石三分(细研) 木香二分 井泉石三分 续随子三分(去皮) 槟榔一两 郁李仁一两(汤浸,去皮,微炒)

【用法】上为末,同研令匀,炼蜜为丸,如梧桐子大。每服十丸,食前以粥饮送下。

【主治】瘰疬结肿,寒热疼痛,心腹烦壅。

21266 石燕丸(《圣惠》卷九十二)

【组成】石燕(细研) 瞿麦 栀子仁 滑石(细研) 木通(锉) 葵子 海蛤(细研)各半两

【用法】上为末,炼蜜为丸,如绿豆大。每服七丸,以葱白汤送下,一日三四次。

【主治】小儿诸淋,脐下妨闷,心神烦热。

21267 石燕丸

《三因》卷十二。为《鸡峰》卷十八"石燕子煎"之异名。见该条。

21268 石燕丹(《幼幼新书》卷三十引张涣方)

【组成】石燕(烧赤醋淬,放冷,研细) 瞿麦 滑石各

一两 木通(锉) 海蛤(细研)各半两

【用法】上为细末,炼蜜为丸,如黍米大。每服十粒,食前以葱白汤送下。

【主治】小儿小便淋涩痛闷。

21269 石燕丹(《张氏医通》卷十五)

【组成】炉甘石四两(用黄连一两,归身、木贼、羌活、麻黄各五钱,河水二升,童便一升,同煮去滓,将炉甘石丸如弹子,多刺以孔,煅赤淬药汁内,以汁尽为度,置地上一宿,去火气,取净一两) 硼砂(铜勺内同水煮干) 石燕 琥珀 朱砂(水飞,各取净末)一钱半 鹰屎白一钱(如无,白丁香代之) 冰片 麝香各一分半

【用法】上为极细末。每用少许点大眦。

【主治】外障诸翳。

【加减】枯涩无泪,加熊胆一分,白蜜少许;血翳,加真阿魏;黄翳,加鸡内金;风热翳,加蕤仁;热翳,加珍珠、牛黄;冷翳,加附子尖、雄黄;老翳,倍硼砂,加猪胰子。

21270 石燕丹(《一盘珠》卷十)

【组成】甘草四两 川连一两 木贼 归身 防风 羌活 麻黄各五钱

【用法】水二碗,童便一碗,同煎去滓。甘石(炭火煅红,淬六七次,候干为度,水飞,晒干听用),外加硼砂(铜勺煮干)一钱,石燕(火煅,醋淬七次,水飞过)一钱,琥珀(末)一钱半,朱砂(水飞)一钱半,白丁香、上冰片、上麝香各一分半,共研如尘。点眼。

【主治】外障诸翳,胬肉攀睛。

【加减】加熊胆三分尤妙。

21271 石燕酒(《圣济总录》卷一五九)

【组成】石燕子

【用法】以童便三分,磨取自然汁,微暖送下赤小豆七粒。

【功用】催产。

【主治】难产。

21272 石燕散(《普济方》卷二九八引《肘后方》)

【组成】石燕不拘多少(洗净)

【用法】每日空心取一枚,放坚硬无釉钵内,温水磨服之,如弹子大者,分三次服,晚食前服。或为细末,水飞过,取白汁如泔乳者,澄去水,晒干,以磁石协去杵头铁屑后,入硬坚瓷钵内,以硬乳捶研。每服半钱至一钱,清饭饮调下;温水亦得。此方须常服,勿令歇,服之一月勿歇即愈。

【主治】肠风痔漏,三十年不愈,面色萎黄,饮食无味,脏腑伤积泄泻,暑月常泻不止;诸般淋沥,久患消渴;妇人月候不调,赤白带下,多年不愈。

21273 石燕散(方出《圣惠》卷十三,名见《卫生总微》卷七)

【组成】石燕

【用法】上为细散。每服半钱,以葱白汤调下,不拘时候频服。以得通为度。

【主治】伤寒小腹胀满,小便不通。

21274 石燕散(方出《圣惠》卷五十八,名见《普济方》卷二一五)

【组成】石燕半两 赤小豆一两 商陆子半两 红蓝花半两

【用法】上为细散。每服一钱,食前煎葱白汤调下。

【主治】血淋心烦,水道中涩痛。

21275　石燕散

《济阳纲目》卷一〇一。为《秘传眼科龙木论》卷十"石燕子散"之异名。见该条。

21276　石燕散《医级》卷八）

【组成】石燕一对（圆大者为雄，长小者为雌）　麝香少许

【用法】将石燕以灯心汤磨下，入麝香搅匀，钳去拳毛，然后点眼角中，洗用茶清。

【主治】目疾损弦，拳毛倒睫。

21277　石霜膏（《医方类聚》卷一八四引《吴氏集验方》）

【组成】风化石灰　百草霜各等分

【用法】上为末。以米醋调，鹅毛顺手扫起。

【主治】便毒房气。

21278　石黛散（《外台》卷二十二引《广济方》）

【组成】干虾蟆（烧灰）　石黛　甘皮各等分

【用法】上为末。敷齿上。

【主治】䘌齿。

21279　石蟹丸（《普济方》卷八十引《卫生家宝》）

【组成】地骨皮一两　枳壳一两（麸炒）　石蟹三两　牛膝三两（酒浸）　防风一两　破故纸半两（炒）　甘草半两　木贼半两　枸杞子半两　甘菊花半两　生地黄三两

【用法】上为细末，炼蜜为丸，如梧桐子大。每服二十丸，熟汤送下。

【功用】退翳明目，去肝热。

21280　石蟹散（《圣济总录》卷一五六）

【组成】石蟹（碎）一枚　乳香一分　滑石一两半

【用法】上为细散。每服一钱匕，煎灯心汤调下。

【主治】妊娠子淋，日夜频数涩痛。

21281　石髓丸（《普济方》卷九十五）

【组成】牛膝一两　天麻半两　续断半两　人参　大防风各半两　巴戟十八铢　五味子十铢　杜仲半两　附子半两　菟丝子一两　虎胫骨半两　阳起石半两　当归半两　白术一两　鹿茸　大芎各十八铢

【用法】上各依法制了，碎锉焙干为细末，以西山木瓜二十枚，去皮瓤切片，用羊筋髓二两，雄羊腰子二枚（去筋膜切片），好酒半斤，加青盐八铢，椒末少许，好苁蓉一两（洗切），铫内煮令软，沙盆内和研膏，用杵牛膝等末，至硬软得所，为丸如梧桐子大。每服五十丸至八十丸，空心盐、酒、米汤任下皆可，一日二次。

【功用】健脾胃，助阳气，快胸膈，美饮食，壮筋骨，悦颜色，和五脏。

【主治】风脚软，举动步履不稳，冷秘，食不美，非时呵欠倦怠。

21282　石韦饮子（《鸡峰》卷十）

【组成】石韦（汤浸，刷皮）　瞿麦　木通各一两　陈橘皮　茯苓　芍药　桑白皮　人参　黄芩各三分

【用法】上为细末。每服二钱，水一大盏，加生姜一分，煎至七分，温服。

【主治】气淋，小便涩痛。

【宜忌】忌冷物。

21283　石中黄丸（《圣济总录》卷一五一）

【组成】石中黄（烧赤，醋淬七遍）三两　五灵脂一两半　禹余粮（煅赤，醋淬五遍）二两　桑黄（炙）　高良姜各半两　赤芍药　熟干地黄（焙）各一两　木鳖子（去壳，慢火炮）　木贼（锉，炒）　地榆各半两

【用法】上为末，醋煮面糊为丸，如梧桐子大。每服二十丸至三十丸，食前麝香酒送下。

【主治】妇人血海久虚，脐腹疠痛，经脉不止，面黄肌瘦，四肢无力，不思饮食。

21284　石中黄散（《医方类聚》卷一二九引《医林方》）

【组成】石中黄（火烧，醋蘸七次）

【用法】上为细末。每服三钱，温酒调下。

【主治】血盅。

21285　石中黄散（《普济方》卷三〇七）

【组成】槐花头　五倍子（去虫）　石中黄粉各等分

【用法】上为末。水调涂。

【主治】蛇伤。

21286　石长生丸（《圣济总录》卷五十四）

【组成】石长生五两　升麻三分　鸡舌香　水银粉　消石（别研）各二两　石膏（碎）　葛根（锉）　大黄（锉，炒）　射干各一两

【用法】上为末，炼蜜为丸，如绿豆大。每服十丸，早、晚食前温米饮送下。渐加至二十丸，以知为度。

【主治】下焦受热，大便难，及多疮疡。

21287　石龙芮丸（《圣惠》卷七）

【组成】石龙芮一两　石斛三分（去根，锉）　牛膝三分（去苗）　续断三分　菟丝子一两（酒浸三日，晒干，别捣为末）　肉桂一两（去皱皮）　鹿茸一两（去毛，涂酥炙微黄）　肉苁蓉三分（酒浸一宿，锉去皱皮，炙令干）　杜仲三分（去粗皮，炙令微黄，锉）　白茯苓三分　熟干地黄三分　附子一两（炮裂，去皮脐）　巴戟半两　防风三分（去芦头）　桑螵蛸半两（微炙）　芎䓖半两　山茱萸三分　覆盆子半两　补骨脂三分（微炒）　荜澄茄三分　五味子半两　泽泻一两　沉香三分　茴香三分（微炒）

【用法】上为末，炼蜜为丸，如梧桐子大。每服三十丸，空心以温酒送下，晚食前再服。

【主治】肾气不足，风冷所攻，脏腑气虚，视听不利，肌体羸瘦，腰脚酸痛，饮食无味，小便滑数。

21288　石龙芮汤

《圣济总录》卷十九。为《圣惠》卷七"天雄散"之异名。见该条。

21289　石竹花汤（《普济方》卷三五七）

【组成】石竹花三钱　木通　滑石　葵子　榆白皮各五钱　枳壳五钱　百草霜一钱

【用法】上为末。清油少许，沸汤调服。久而未生，再服即下。

【功用】催生。

21290　石决明丸（《圣惠》卷三十二）

【组成】石决明一两（捣，细研，水飞过）　黄连三分（去须）　玄参三分　地骨皮三分　防风三分（去芦头）　栀子仁三分　子芩三分　独活三分　茯神三分　甘菊花三分　车前子三分　青葙子三分　枳壳三分（麸炒微黄，去瓤）　秦艽三分（去苗）　五加皮三分　决明子三分（微炒）　蕤蘽三分　沙参三分（去芦头）　䕡茹三分（汤浸去赤皮）　川

大黄三分(锉碎,微炒)　茺蔚子三分

【用法】上为末,炼蜜为丸,如梧桐子大。每服二十丸,以薄荷汤送下,不拘时候。

【主治】肝脏热极,目赤涩痛,泪不止,风湿痒,心膈壅滞,头目常疼。

21291　石决明丸《圣惠》卷三十三)

【组成】石决明一两(捣,细研,水飞过)　茺蔚子二两　防风一两(去芦头)　车前子一两　细辛一两　桔梗二两(去芦头)　人参一两(去芦头)　白茯苓一两　薯蓣一两

【用法】上为末,炼蜜为丸,如梧桐子大。每服二十丸,空心及晚食前以盐汤送下。

【主治】眼乌风内障。

21292　石决明丸《圣惠》卷三十三)

【组成】石决明一两　桂心半两　槐子一两　熟干地黄一两　阳起石一两(酒煮半日,细研,水飞过)　磁石二两半(烧,醋淬七遍,细研,水飞过)　菟丝子一两(酒浸三日,晒干,别捣为末)　肉苁蓉一两(酒浸一宿,刮去皱皮,炙令干)

【用法】上为末,入研了药令匀,炼蜜为丸,如梧桐子大。每服二十丸,食前以盐汤送下。渐加至三十丸。

【主治】眼昏暗,渐成内障。

21293　石决明丸《圣惠》卷三十三)

【组成】石决明半两(捣碎,细研,水飞过)　决明子　酸枣仁(微炒)　葳蕤　蕤仁(汤浸,去赤皮)　胡黄连　蓝叶　龙胆(去芦头)　青葙子各半两

【用法】上为末,用羊胆汁和为丸,如梧桐子大。每服二十丸,食后以清粥饮送下。

【主治】眼障翳,经年不消,远视不明。

21294　石决明丸《圣惠》卷三十三)

【组成】石决明一两(捣碎,细研,水飞过)　黄连三分(去须)　秦皮三分　细辛半两　蒺藜子一两　蕤仁三分(汤浸,去赤皮)　车前子三分　甘草(炙微赤,锉)半两　羚羊角屑三分

【用法】上为末,炼蜜为丸,如梧桐子大。每服二十丸,食后以温水送下。

【主治】视物漠漠,似隔绢看物。

21295　石决明丸《圣济总录》卷一〇二)

【组成】石决明　菟丝子(酒浸一宿,别捣末)　五味子各一两　熟干地黄(焙)　细辛(去苗叶)　知母(焙)　山芋各一两半

【用法】上为末,炼蜜为丸,如梧桐子大。空心米饮送下。

【主治】肝虚血弱,目久昏暗。

21296　石决明丸《圣济总录》卷一〇二)

【组成】石决明一两　黄连(去须)　车前子　细辛(去苗叶)　栀子仁　大黄(锉,炒)　子芩各半两　菊花一两半

【用法】上为末,炼蜜为丸,如梧桐子大。每服三十丸,食后淡浆水送下,临卧再服。

【主治】肝实,眼目生淫肤息肉,肿痛。

21297　石决明丸《圣济总录》卷一〇三)

【组成】石决明(刮削,净洗)　地肤子　黄连(去须)　青葙子　大黄(锉,炒)　茺蔚子各一两　皂荚(去黑皮,涂

酥炙)　人参　黄芩(去黑心)　甘草(炙)各三分

【用法】上为末,炼蜜为丸,如梧桐子大。每服三十丸,食后淡浆水送下,临卧再服。

【主治】眼肿赤痛。

21298　石决明丸《圣济总录》卷一一〇)

【组成】石决明(刮洗)　车前子　细辛(去苗叶)　人参　白茯苓(去黑皮)　柏子仁(炒,别捣)　防风(去叉)各一两　山芋　茺蔚子各二两

【用法】上药除柏子仁外,并锉细焙干,为末,拌匀,炼蜜为丸,如梧桐子大。每服二十丸,食后温水送下,临卧再服。加至三十丸。

【主治】雀目。昼视精明,暮夜昏暗。

21299　石决明丸《圣济总录》卷一一二)

【组成】石决明　车前子　防风　知母(焙)各二两　茺蔚子　细辛(去苗叶)　五味子　黄芩(去黑心)　人参　白茯苓(去黑皮)　大黄(锉,炒)各一两

【用法】上为末,炼蜜为丸,如梧桐子大。眼针后,每服十五丸,食前茶汤送下。

【主治】内障滑翳。

21300　石决明丸《鸡峰》卷二十一)

【组成】石决明　谷精草　白术　川芎　羌活　防风　甘草　楮子　蝉壳　草决明　蕤仁各半两　木贼　青橘皮各三分　蛇皮一钱　细辛一分

【用法】上为细末,炼蜜为丸,如樱桃大。每服一丸,食后、临卧茶清嚼下,一日三次。

【主治】肝经风毒上攻,眼生翳膜,隐涩羞明,头目昏重。

21301　石决明汤《杂病源流犀烛》卷二十六)

【组成】生石决明　僵蚕　防风　穿山甲　连翘　羌活各一钱　乳香　甘草　忍冬藤　黄连　归尾　大黄　花粉各八分.

【用法】酒、水煎,空心服。行过三次,方进饮食。

【主治】脑后肿。坚肿木硬,口燥舌干,恶心,烦渴便秘。

21302　石决明散《圣惠》卷三十三)

【组成】石决明一两(捣碎,细研,水飞过)　葳蕤一两　黄连三分(去须)　蒺藜子一两　决明子三分　秦皮三分　川升麻三分　犀角屑一两　栀子仁三分　甘菊花一两　细辛半两　甘草半两(炙微赤,锉)

【用法】上为细散。每服二钱,食后以竹叶汤调下。

【主治】眼生肤翳,昏暗,头额疼痛。

21303　石决明散《圣惠》卷三十三)

【异名】点眼决明散(《圣济总录》卷一一一)、点药石决明散(《杂病源流犀烛》卷二十二)。

【组成】石决明三分(捣碎,细研,水飞过)　乌贼鱼骨半两　龙脑一钱　真珠末三分　琥珀三分

【用法】上为细末。每以铜箸取如大豆大点眼,一日三次。

【主治】眼生丁翳,根脚极厚,经久不愈。

21304　石决明散《圣惠》卷八十九)

【组成】石决明一分(捣碎令细)　龙脑半分　腻粉一分　黄丹一分　麝香半分

【用法】上为极细末。每于夜卧时取少许点眼。

【主治】❶《圣惠》：小儿眼生翳膜。❷《普济方》：眼生胬肉,睛上有翳。

21305 **石决明散**《圣济总录》卷一○六)

【组成】石决明 井泉石 石膏(碎)各一两 黄连(去须) 菊花各二两 甘草(生,锉)一两

【用法】上为散。每服二钱匕,浓煎竹叶熟水调下。

【主治】肝脏热壅,目赤涩痛。

21306 **石决明散**《圣济总录》卷一○七)

【组成】石决明 羌活(去芦头) 草决明 菊花各一两 甘草(炙,锉)半两

【用法】上为散。每服二钱匕,水一盏,煎至六分,和滓,食后、临卧温服。

【主治】风毒气攻入头系,眼昏暗,及头目不利。

21307 **石决明散**《圣济总录》卷一一○)

【组成】石决明(刮洗) 车前子 白茯苓(去黑皮) 五味子 人参 细辛(去苗叶)各一两 知母(焙)二两

【用法】上为散。每服三钱匕,食后、临卧米饮调下,一日三次。

【主治】眼睑肿硬。

21308 **石决明散**《得救》卷十六)

【组成】石决明一两(火煅) 蒺藜(炒去刺)二两 荆芥穗二两 薄荷叶一两 人参(蜜炙)五钱

【用法】上各于地上出火毒,研末。每服二浅,食后沙糖冷水调下。

【主治】眼生外障。

21309 **石决明散**《准绳·类方》卷七)

【组成】石决明(煅) 枸杞子 木贼 荆芥 晚桑叶 谷精草 粉草 金沸草 蛇蜕 苍术 白菊花各等分

【用法】上为末。每服二钱,茶清调,食后服。

【主治】目生障膜。

21310 **石决明散**

《普济方》卷七十一。为《得效》卷十六"大决明散"之异名。见该条。

21311 **石决明散**《审视瑶函》卷五)

【组成】石决明(醋煅) 防风 人参 茺蔚子 车前子 细辛(减半) 知母 白茯苓 辽五味 玄参 黄芩各等分

【用法】上为细末。每服二钱,食前茶清调下。

【主治】银障。瞳神中生白色内障,轻则一点白亮,而如银星一片,重则瞳神皆雪白而圆亮。

21312 **石决明散**《金鉴》卷七十七)

【组成】石决明一钱 人参一钱 茯苓一钱 车前子一钱 细辛五分 防风二钱 大黄一钱 茺蔚子二钱 桔梗一钱半

【用法】上为细末,令匀。每服二钱,食后米饮汤调下。

【主治】浮翳内障。

21313 **石英水粥**

《医统》卷八十七。为《圣惠》卷九十七"石英水煮粥"之异名。见该条。

21314 **石南叶散**《串雅外编》卷二)

【组成】石南一两 藜芦三分 瓜丁五七个

【用法】上为末。每吹少许入鼻,一日三次。内服平肝药,或加牛黄。

【主治】小儿误跌,或打着头脑受惊,肝系受风,致瞳人不正,观东见西,观西见东。

21315 **石南芽茶**《圣惠》卷九十七)

【组成】嫩石南芽

【用法】蒸熟火焙,如造茶法。每旋取为末,煎法如茶服之。

【功用】治风补暖。

21316 **石南煎丸**

《鸡峰》卷四。为《脚气治法总要》卷下"石南丸"之异名。见该条。

21317 **石钟乳丸**《圣济总录》卷五十二)

【组成】石钟乳(依法别研为粉) 菟丝子(酒浸,别捣为末) 五味子(炒) 蛇床子(洗,焙) 黄耆(锉) 续断 草薢 乌头(炮裂,去皮脐)各一两

【用法】上为末。酒煮面糊为丸,如梧桐子大。每服二十丸,空心、日午、夜卧温酒送下。

【主治】肾脏虚损,骨痿羸瘦,行坐无力,短气不足,腰背相引疼痛。

21318 **石钟乳丸**《圣济总录》卷五十四)

【组成】石钟乳(浆水煮,研) 阳起石(酒煮,研)各一两 附子(炮裂,去皮脐)一两半 桂(去粗皮) 硫黄(研)各半两 消石(研)一分 盐精半两

【用法】上为末,用糯米粥为丸,如梧桐子大。每服三十丸,空心、食前生姜盐汤送下。

【主治】下焦虚冷,脐腹疼痛,手足厥逆,脉气沉短。

21319 **石钟乳丸**《圣济总录》卷一○二)

【组成】石钟乳(研) 磁石(煅,醋淬七遍,捣研为粉,水飞) 鹿茸(酒浸,炙去毛) 石斛(去根) 细辛(去苗叶) 白茯苓(去黑皮) 云母粉(研) 远志(去心)各一两

【用法】上为末,炼蜜为丸,如梧桐子大。每服二十丸,空心酒送下。渐加至三十丸。

【主治】肾脏虚,风热冲目,昏暗多泪。

21320 **石钟乳汤**《圣济总录》卷七十八)

【组成】石钟乳(别研)半两 黄连(去须,炒)一两 防风(去叉) 附子(炮裂,去皮脐) 黄柏(去粗皮,蜜炙) 当归(切),焙 干姜(炮)各一两 蜀椒(去目并闭口者,炒出汗)半两

【用法】上药除钟乳外,锉加麻豆,再同和匀。每服四钱匕,水一盏半,煎至八分,去滓,空心、食前温服,一日二次。

【主治】大病后,重下赤白痢,腹中疞痛。

【备考】《普济方》有"甘草一两"。

21321 **石钟乳汤**

《圣济总录》(文瑞楼本)卷一六六。为《千金》卷二"钟乳汤"之异名。见该条。

21322 **石胆矾丸**《普济方》卷三九一引《保婴方》)

【组成】胆矾五钱 绿矾五钱

【用法】上用无油盐蒸饼一个,约重三两,去其顶,挖去心,装二矾在内,用生面糊其顶上,用文武火烧黄色,悬于屋梁上风干,碾为细末;又用肥枣三十个,无灰酒一大碗,慢火

熬成膏,生绢滤,并去滓再熬成膏子,为丸如黄米大。每服三十丸,加至四五十丸,空心、临卧温米饮汤送下。如男子妇人服之,为丸如梧桐子大。每服三四十丸,生姜汤送下。

【主治】小儿面黄肌瘦,肚大腹胀,癖积块硬,及大人癖积聚。

【宜忌】忌一切生冷、硬物。

21323 石胆敷方(《外台》卷二十二引《广济方》)

【组成】石胆(研)

【用法】以人乳汁和,以敷痛齿上,或孔中,一日三二次,每以新汲水漱令净。

【功用】止痛生齿。

【主治】齿痛、齿落。

21324 石亭脂丸(《圣济总录》卷四十四)

【组成】石亭脂二两(细研)　蚌粉五两

【用法】上药置于铫子内,先以蚌粉铺作坑子,投入石亭脂末,以慢火烧,勿令大焰,待药熔及微焰断,取出研细,于地上出火毒一夜,即和蚌粉,以粟米烂饭为丸,如绿豆大。每日十丸,空心米饮送下。

【主治】脾胃一切虚冷,大肠滑泄,下利青白,呕逆翻胃,面色萎黄。

21325 石亭脂丸(《圣济总录》卷四十七)

【组成】石亭脂　紫贝铅各二两　盐卤五两

【用法】上三味,旋烧铅,煎卤中汁滓尽,将铅、石亭脂搅匀炒之,或焰起,即将铫子盖上,焰即止,俟药熟,水浸炊饼为丸,如梧桐子大。每服二十丸,煎石莲、干枣、干柿、干姜汤送下。

【主治】多年胃反不止。

21326 石亭脂散

《圣济总录》卷一七六。为《博济》卷四"真珠散"之异名。见该条。

21327 石亭脂散(《普济方》卷五十七)

【组成】石亭脂一钱　当归　轻粉各半钱　脑子少许　槟榔三钱

【用法】上为细末。用绢袋盛了,于鼻内闻之,至夜用津唾湿疮,将药于鼻疮上搽磨,天明用水洗去药。仍以苍耳草,五月五日午时采取,阴干,用酒浸,九蒸九晒,研为末,炼蜜为丸,如弹子大。每服一丸,食后温酒化下,一日三次。

【主治】酒伤肺经,面上生赤鼻红疮。

21328 石室秘丹(《石室秘录》卷四)

【组成】苍术　白术各一两五钱　天南星一钱五分　附子五分　半夏　山茨菇　大戟各五钱　麝香五分

【用法】上药各为细末,和匀做成饼子,如玉枢丹一样。每用一饼,姜汤化开化之。

【主治】心虚无故见鬼。

21329 石莲子汤(《幼科直言》卷四)

【组成】石莲肉　陈皮　甘草　白术(炒)　当归　川木瓜　白芍(炒)　白茯苓　白扁豆(炒)　丹皮

【用法】乌梅二枚为引。

【主治】久痢,元气虚弱,暑热在内,唇红作烦,而成噤口,水米不进者。

【备考】服此方,宜兼服香连丸。

21330 石莲子散(《医统》卷八十三)

【组成】石莲子半两　石菖蒲　人参各二钱

【用法】上为细末,分作三服。不拘时候,陈米饮调下。

【主治】噤口痢。

21331 石脂馎饦(《医统》卷八十七)

【组成】赤石脂五两　白面六两

【用法】上合和作饦。煮熟,下葱、椒,空心食。三四遍则愈。

【主治】老人虚冷气痢。

21332 石菖蒲丸(《医方类聚》卷十引《简要济众方》)

【组成】石菖蒲一两　桂心一两

【用法】上为末,炼蜜为丸,如皂子大。每服一丸,含化。

【主治】肺寒不能发声。兼治心疼。

21333 石菖蒲丸

《圣济总录》卷十四。为《圣惠》卷二十"菖蒲丸"之异名。见该条。

21334 石菖蒲丸(《圣济总录》卷四十三)

【组成】石菖蒲　牛膝(二味切,同以酒浸一宿,焙)　远志(去心)　人参　白茯苓(去黑皮)　地骨皮　生干地黄(焙)　菟丝子(酒浸,别捣末)　白术各一两

【用法】上为细末,炼蜜为丸,如梧桐子大。每服二十丸,空心、日午、夜卧温酒送下。

【功用】强筋力,滋血脉。

【主治】瘈病筋脉相引。

21335 石菖蒲丸(《圣济总录》卷九十六)

【组成】石菖蒲(米泔浸半日,切片,焙)五两　肉苁蓉(酒浸半日,切,焙)　附子(炮裂,去皮脐)　蜀椒(取红)各二两

【用法】上为细末,酒煮面糊为丸,如梧桐子大。每服二十丸,加至三十丸,空心、食前温酒送下;盐汤亦得。

【主治】小便滑数,腰膝少力。

21336 石菖蒲丸(《圣济总录》卷一八五)

【组成】石菖蒲(九节者佳)一两半　柏子仁　杜仲(去粗皮,炙,锉)　百部　山芋　甘草(炙,锉)　五味子(炒)　贝母(去心)　丹参各一两　人参　防风(去叉)　白茯苓(去黑皮)　茯神(去木)各一两半　生干地黄(焙)　麦门冬(去心,焙)各二两　远志(去心)半两

【用法】上为末,炼蜜为丸,如弹子大。每服一丸,空心、食前熟水嚼下,一日三次。

【功用】平补诸虚,活血益气,润泽肌肤。久服轻身延年。

21337 石菖蒲丸(《杨氏家藏方》卷五)

【组成】石菖蒲　香附子(炒)　陈橘皮(去白)　高良姜(锉如骰子大,滴油炒紫色)　半夏曲各一两　远志(去心)　白豆蔻仁　蓬莪术(煨香,切)各半两

【用法】上为细末,用神曲末三两煮糊为丸,如梧桐子大。每服三十丸,食前生姜米饮送下;心痛,醋汤送下。

【主治】心脾虚冷,气滞不散,时发疼痛。

21338 石菖蒲汤(方出《一盘珠》卷七引《石室秘录》,名见《卫生鸿宝》卷五)

【组成】柴胡五两　白芍一两　当归五两　桃仁三两　甘草一两　茯神三两　菖蒲一两　元参三两　白芥子五两

【用法】水煎服。如不肯服,用人灌之,一剂即愈。

【功用】平肝祛邪。

【主治】花癫病。妇人情志不遂,致肝木枯槁,内火炽盛,忽然癫痫,寸口脉弦,见男子则抱住不放。

21339　石菖蒲酒(《串雅外编》卷三)

【组成】菖蒲三斤(薄切)

【用法】日内晒干,以绢囊盛之,好酒一坛,悬囊在内,封闭一百日,取视之,如绿菜色,以一升熟黍米纳中,十四日开出饮酒。

【主治】三十六种疯。

21340　石菖蒲散(《圣惠》卷二十)

【组成】石菖蒲半两　钟乳粉半两　五味子半两　桂心一两　细辛半两　诃黎勒皮一两　杏仁一两(汤浸,去皮尖双仁,麸炒微黄)　干姜半两(炮裂,锉)　陈橘皮半两(汤浸,去白瓤,焙)

【用法】上为细散,入钟乳粉,都研令匀。每服一钱,以温酒调下,不拘时候。

【主治】风冷伤肺失声,咽喉不利。

【备考】本方方名,《普济方》引作"菖蒲散"。

21341　石菖蒲散(《圣济总录》卷五十九)

【组成】石菖蒲一两　栝楼根二两　黄连(去须)半两

【用法】上为散。每服二钱匕,食后、临卧新汲水调下。

【主治】消渴,日夜饮水,随饮即利。

21342　石菖蒲散(《圣济总录》卷六十六)

【组成】菖蒲(锉,石上者)　五味子(炒)　陈橘皮(汤浸,去白,焙)　细辛(去苗叶)　紫菀(去苗土)　干姜(炮裂)各半两　诃黎勒(炮,去核)　杏仁(汤浸,去皮尖双仁,麸炒微黄)各一两

【用法】上为细散。每服一钱匕,食后以温酒调下。

【主治】风冷伤肺,声嘶不出。

21343　石菖蒲散(《圣济总录》卷一二一)

【异名】菖蒲散(《普济方》卷六十五)。

【组成】石菖蒲　棘针(烧灰)　细辛(去苗叶)各半两　干姜(炮裂)　鸡舌香各一分

【用法】上为散。以绵裹一钱匕,贴牙龈上。有涎吐之。

【主治】牙齿动摇疼痛,作臭血出。

21344　石菖蒲散(《杨氏家藏方》卷二十)

【组成】石菖蒲(九节者)　甘草　白茯苓　淡豉　皂角(肥实不蛀者,去皮弦子)各等分

【用法】上为末。临卧先以皂角洗面,拭揩令极干,用鸡子清调涂面上,至来早,将此药如澡豆用之。

【主治】面上䵟𪒟、风刺、疮癗。

21345　石菖蒲散(《普济方》卷二八〇)

【组成】石菖蒲

【用法】上为末。油调涂之。

【主治】疥瘙痒。

21346　石斛浸酒(《圣惠》卷二十三)

【组成】石斛一两(去根)　天麻一两　芎䓖一两　仙灵脾一两　五加皮一两　牛膝一两(去苗)　萆薢一两　桂心一两半　当归一两　鼠黏子一两　杜仲一两(去粗皮)　附子一两半(炮裂,去皮脐)　虎胫骨二两(涂酥炙令黄)　乌蛇肉一两(微炒)　茵芋一两　狗脊一两　丹参一两　川椒一两半(去目及闭口者,微炒去汗)

【用法】上锉细,以生绢袋盛,用好酒二斗,于瓷瓮中浸,密封。经七日后,每日旋用一小盏,不拘时候温饮之,常令酒气相续。其酒取一盏,入一盏,以药味薄即止。

【主治】中风,手足不遂,骨节疼痛,肌肉顽麻。

21347　石斛浸酒(《圣惠》卷二十五)

【组成】石斛半两(去根)　牛膝半两(去苗)　五加皮二两　羌活二两　防风二两(去芦头)　附子三两(炮裂,去皮脐)　天麻三两　海桐皮二两　木香二两　桂心二两　虎胫骨五两(涂酥炙令微黄)　芎䓖二两　甘菊花二两　川椒二两(去目及闭口者)

【用法】上锉细,以生绢袋盛,用好酒三斗,以瓷瓮子盛,密封。头浸经七日后开取,每次温饮一小盏,一日三次。每取却一盏,即添一盏,直候药味稍薄,即更换之。

【主治】风冷气攻腰脚,行立无力。

21348　石斛浸酒(《圣惠》卷四十五)

【组成】石斛二两半(去根)　丹参二两半　侧子二两(炮裂,去皮脐)　桂心一两半　芎䓖一两半　干姜一两(炮裂)　五加皮二两半　独活一两半　牛膝二两(去苗)　杜仲一两(削去皱皮,微炙令黄)　秦艽二两(去苗)　薏苡仁五合　山茱萸二两　陈橘皮一两(汤浸,去白瓤,焙)　黄耆一两半　白前一两半　茵芋二两半　当归一两半　钟乳粉四两　川椒一两半(去目及闭口者,微炒去汗)

【用法】上锉细,以生绢袋盛,用清酒三斗,于瓷瓶中渍三宿。每于食前暖一小盏服。

【主治】脚气痹挛,及风虚肿满,不能行立。

21349　石斛浸酒(《圣惠》卷七十八)

【组成】石斛二两(去根)　附子(炮裂,去皮脐)　牛膝(去苗)　茵芋　桂心　芎䓖　羌活　当归(锉,微炒)　熟干地黄各一两

【用法】上锉细,用生绢袋盛,以清酒一斗,浸三日。每服一小盏,不拘时候暖服。

【主治】产后中风,四肢缓弱,举体不仁。

21350　石斛浸酒(方出《圣惠》卷九十五,名见《普济方》卷一五五)

【组成】石斛十两(去根)　牛膝半斤(去苗)　杜仲四两(削去粗皮)　丹参四两　生地黄(切)一升(晒令水气干)

【用法】上锉细,以生绢袋盛,用清酒五斗,于瓮子中密封,浸七日开。每服一中盏,一日二三次。

【功用】利关节,坚筋骨,令人强健悦泽。

【主治】风痹脚弱,腰髀冷疼。

21351　石斛浸酒

《圣济总录》卷五。为《圣惠》卷九十五"石斛酒"之异名。见该条。

21352　石斛浸酒(《圣济总录》卷八十五)

【组成】石斛(去根)五两　牛膝(酒浸,切,焙)一两　杜仲(去粗皮,炙)半斤　丹参六两　熟干地黄(焙)十两　桂(去粗皮)四两

【用法】上锉细,用酒一斗,瓷瓶内浸,密封,以重汤煮二三时辰,取出候冷开封。每服一盏,不拘时候温服。常令如醉。

【主治】风湿寒冷伤著,腰脚冷痹,痛麻不仁。

21353 石淋通片《中国药典》1995版)

【组成】广金钱草

【用法】上加工为浸膏片或糖衣片,每片含干浸膏0.12克。口服,一次5片,一日3次。

【功用】清除湿热,利尿排石。

【主治】湿热蕴结所致的淋沥涩痛;尿路结石,肾盂肾炎有上述证候者。

【备考】本方改为颗粒剂,名"石淋通颗粒"(见《成方制剂》8册)。《中国药典》2010版广金钱草剂量为3125克。

21354 石硫黄丸(《千金翼》卷十七)

【组成】石硫黄半两　桂心四两　礜石(烧)　附子(炮,去皮)　天雄(炮,去皮)　乌头(炮,去皮)各二两

【用法】上为末,炼蜜为丸,如梧桐子大。每服五丸,空腹酒送下,一日三次。

【主治】脚风弱,胸腹中冷结。

21355 石硫黄汤(《圣济总录》卷九十六)

【组成】石硫黄(明者,细研)　紫笋茶(微火焙干,研末)各一两

【用法】以水一盏,下硫黄末半钱匕,茶一钱匕,煎至六分,去滓温服,一日三次,不拘时候。

【主治】虚冷,大便不禁,气脱神昏。

21356 石硫黄散(《千金》卷二十)

【组成】石硫黄　白石英　鹿茸　远志　天雄　僵蚕　女葳　蛇床子　五味子　白马茎　菟丝子各等分

【用法】上药治下筛。每服方寸匕,酒送下,一日三次。

【功用】补虚损,益房事。

【宜忌】无房禁服。

21357 石硫黄膏(《外台》卷二十二引《广济方》)

【组成】石硫黄(研)　白矾(烧)　朱砂(研)　水银　麝香　黄柏(末)各一分

【用法】上药和水银,研于瓷钵中,以水银尽,用腊月猪脂和如泥。先拭净,涂之,一日三五次。以愈为度。

【主治】紧唇疮久不愈者。

21358 石硫黄膏(《圣济总录》卷十八)

【组成】石硫黄　墨各一两半

【用法】上为细末。先以布揩患处令赤,醋调药成膏涂之。若作疮,愈后再涂。

【主治】白癜风,皮肤斑白,毛发亦变。

21359 石榴皮汤(《医心方》卷二十二引《产经》)

【组成】安石榴皮二两　当归三两　阿胶二两(炙)　熟艾(如鸡子大)二枚

【用法】以水九升,煮取二升,分三次服。

【主治】妊娠暴下不止,腹痛。

21360 石榴皮汤(《圣济总录》卷九十六)

【组成】酸石榴皮(微炒)　干姜(炮)各一两　黄柏(去粗皮,炙,无黄柏,用黄连亦得)　阿胶(炙令燥)各三分

【用法】上为粗末。每服四钱匕,用水一盏,煎至四分,去滓,空心温服。

【主治】❶《圣济总录》:虚寒客于下焦,肠滑洞泄,困极欲死。❷《医方类聚》引《御医撮要》:冷痢泄及白带下。

【宜忌】《医方类聚》引《御医撮要》:忌生冷、猪肉、油腻。

21361 石榴皮汤

《圣济总录》卷九十九。为《圣惠》卷四十三"石榴皮散"之异名。见该条。

21362 石榴皮汤(《霉疠新书》)

【组成】石榴皮　香附子各十钱　甘草二分

【用法】以水一升,煮取五合,去滓温服。

【主治】霉疮。

21363 石榴皮散(《圣惠》卷四十三)

【异名】石榴皮汤(《圣济总录》卷九十九)。

【组成】酸石榴皮一两(锉)　桃符二两(锉)　胡粉一两　酒二合　槟榔末二钱

【用法】以水二大盏,煎前二味至一盏,去滓,下胡粉、槟榔、酒,更煎一沸,稍热,分三次服。

【主治】诸虫心痛不可忍,多吐酸水。

21364 石榴皮散(《圣惠》卷五十九)

【组成】酸石榴皮一两　龙骨一两(烧过)　诃黎勒一两(煨,用皮)

【用法】上为细散。每服二钱,以粥饮调下,不拘时候。

【主治】赤白痢,日夜行数不减。

21365 石榴皮散(《圣惠》卷七十四)

【组成】酸石榴皮三两(微炒)　阿胶一两(捣碎,炒令黄燥)　地骨皮一两　黄柏一两(微炙,锉)　当归一两(锉,微炒)　芎䓖三分

【用法】上为细散。每服一二钱,以薤白粥饮调下,不拘时候。

【主治】妊娠下痢赤白,疠刺腹痛不可忍。

21366 石榴皮散(《圣济总录》卷一七八)

【组成】酸石榴皮(微炒)　干姜(炮裂)　黄连(去须)　诃黎勒(煨,去核)各一分

【用法】上为细散。每服半钱匕,空心、午后各用米饮调下。

【主治】小儿脓血痢。

21367 石榴皮散(《袖珍》卷四引《经验方》)

【组成】酸石榴皮(烧灰存性)不以多少

【用法】上为细末。每服二钱,空心米饮调下。

【主治】暴泻不止及痢下赤白。

21368 石榴皮煎(《圣惠》卷九十三)

【组成】酸石榴皮三分(炙令焦,锉)　黄连三分(去须,锉,微炒)　赤石脂三分

【用法】上为粗末,以水二升,煎至五合,去滓,纳蜡一两,更煎三五沸。每服半合,不拘时候温服。

【主治】小儿冷热痢不止。

21369 石榴花散(《方出《圣惠》卷六十八,名见《圣济总录》卷一三九)

【组成】石榴花半斤　石灰一斤(炒)

【用法】上为细散。敷疮上,以帛裹。勿令着风水,疮合即愈。

【主治】金疮,俱刀斧伤损,出血不止。

21370 石榴枝汤(《圣济总录》卷九十九)

【组成】东引石榴枝三两　木香　陈橘皮(汤浸,去白,焙)　吴茱萸(汤洗,微炒)各一两半　大黄(煨)　芍药各二

两　薏苡根二两半

【用法】上咬咀,如麻豆大。每服五钱匕,水一盏半,煎至八分,去滓,空心温服。

【主治】九虫动作,腹中刺痛,口吐清水,面色黑黄,及虫攻心痛者。

21371　石榴根汤

《圣济总录》卷九十九。为《外台》卷二十六引《广济方》"石榴汤"之异名。见该条。

21372　石榴根汤(《圣济总录》卷九十九)

【组成】酸石榴根一握　楝皮一两　槟榔三枚(锉,捣为末)

【用法】上药除槟榔末外,各锉细。以水三盏,煎至一盏半,去滓,入槟榔末搅匀。分二次温服,空心相继服尽。当有虫出。次煮薤粥补之。

【主治】寸白虫。

21373　石榴根汤(《圣济总录》卷九十九)

【组成】酸石榴根(东引者)一握

【用法】上锉细。用水半碗,均作三分,煎取二分,更入冷水半盏,同煎去滓,取汁。来日鸡鸣时,将槟榔一颗,用冷熟水磨一分,余二分为末。更入朴消半钱,同入研槟榔汁内拌匀,即入前石榴汁内温过。先嚼干脯一片咽汁,少顷,顿服此药八分一盏。坐良久,待药行后方睡。睡觉腹痛,虫即出。

【主治】寸白虫。

21374　石榴根散(《圣济总录》卷五十六)

【组成】东引石榴根二两　腻粉一钱　陈橘皮(去白,焙)半两　芍药(锉,炒)三分　槟榔　草薢各一两

【用法】上为细散。每服二钱匕,空心煎枣汤调下,日晚再服。

【主治】蛔虫、寸白虫等,心腹疞痛。

21375　石榴根散(《圣济总录》卷九十九)

【组成】酸石榴根(东行者,去土)五两(碎锉,水二碗,煎至一小碗,去滓)　槟榔一颗(生,锉为末)　腻粉(研)半钱匕　铅丹(炒)半钱匕

【用法】先取槟榔末等三味细研和匀。再温石榴根汁调药末,五更顿服。凡欲服药,清早先食肥猪肉,次便服药。

【主治】寸白虫。

21376　石榴浸酒(《圣惠》卷二十四)

【组成】酸石榴七枚(和皮捣烂)　甜石榴七枚(和皮捣烂)　人参二两(去芦头)　苦参二两(锉)　沙参二两(去芦头)　丹参二两　苍耳子二两　羌活二两

【用法】上锉细,绵裹,以无灰酒一斗,于一瓷瓶中浸之,密封头,春、夏七日,秋、冬二七日。每于食前,暖服一中盏。旋添酒,味薄再合。

【主治】大风,头面热毒,皮肤生疮,面上生结,及眉落者。

21377　石膏饮子(《圣惠》卷九)

【组成】石膏二两(捣碎)　柴胡半两(去苗)　豉一合(微炒)　麻黄一两(去根节)　葱白二茎　薄荷一分

【用法】上锉细。以水二大盏,煎至一盏二分,去滓,分三次,不拘时候稍热服,如人行三二里相继服。尽厚盖取汗。

【主治】伤寒一日,头痛壮热,心神烦闷。

21378　石膏饮子(《圣惠》卷十六)

【组成】石膏二两(捣碎)　甘草半两(炙微赤,锉)　赤芍药一两　黄芩一两　柴胡一两(去苗)　桂心半两　生地黄三两　竹茹二两

【用法】上锉细和匀。每服半两,先以水一大盏半,浸伏龙肝二两,澄取清一大盏,煎至五分,去滓温服,不拘时候。

【主治】时气鼻衄,烦躁不止,头痛气逆。

21379　石膏饮子(《圣惠》卷二十六)

【组成】石膏四两(捣碎)　茯神一两　犀角屑一两　川芒消一两　栀子仁一两半　生地黄(切)三大合　甘草半两(炙微赤,锉)　赤小豆一合

【用法】上锉细和匀。每服半两,以水一大盏,煎至五分,去滓,加篁竹沥半合,更煎一沸,不拘时候温服。

【主治】心劳实,好笑,四肢烦热。

21380　石膏煮散(《圣济总录》卷二十四)

【组成】石膏(研,水飞过)一两半　旋覆花一两　白蒺藜(炒)　甘菊花　山栀子仁　茵陈蒿　太阴玄精石(研)　芎䓖各半两

【用法】上药捣罗六味为细末,入石膏等研匀。每服三钱匕,水一盏,加荆芥少许,同煎至七分,不去滓,温服,不拘时候。

【主治】伤寒头痛。

21381　石膏蜜煎(《外台》卷三引《集验方》)

【异名】石膏煎(《圣济总录》卷一一七)。

【组成】石膏半斤(碎)　蜜一斤

【用法】以水三升,煮石膏取二升,乃纳蜜,复煎取一升,去滓。含如枣核许,尽更含。

【功用】下气除热。

【主治】天行热病,口苦,喉中鸣。

21382　石燕子丸(《鸡峰》卷九)

【组成】石燕子　青礞石　寒水石　海金沙　白丁香　硼砂　硇砂　轻粉各六钱

【用法】上为细末,炼蜜和至第六七日,为丸如梧桐子大。每服五丸,茴香汤送下。

【主治】胁下有硬癖,寒热不尽。

21383　石燕子丸(《杨氏家藏方》卷十九)

【组成】木香　槟榔各二钱　石燕子二枚(火炙,醋淬七遍)　使君子肉一钱　郁李仁一分(汤浸,去皮,别研如膏)

【用法】上将前四味为细末,次入郁李仁同研匀,煮面糊为丸,如黍米大。每服十丸,乳食前煎紫苏、陈橘皮汤送下。

【主治】小儿啼哭,躯气不正,动击于阴,偏坠肿胀,小腹作痛。

21384　石燕子丸(《普济方》卷一九四)

【组成】石燕子四个(煅)　木通　大戟　海金沙　石韦　苦楝根　猪苓　海藻　扁竹　茴香　白牵牛　海蛤　瞿麦　通草　元胡各半两

【用法】上为细末,灯心、竹叶煎汤,打面糊为丸,如梧桐子大。每服五十丸,食前用灯心竹叶汤送下。

【主治】妇人男子气蛊、血蛊之疾。

21385　石燕子散(《圣济总录》卷九十六)

【组成】石燕子一个　滑石末一分　冬葵子　续随子

（去皮，别研）　海金沙（别研）各一两

【用法】上为散，与别研者和匀。每服二钱匕，煎木通汤放冷调下。

【主治】心热，小便赤涩不利。

21386　石燕子散（《御药院方》卷九）

【组成】石燕子五对（紧小者，火烧醋淬七遍，研）　茯苓（去皮）五两　寒水石（烧过去火毒，研）半斤　细辛（拣净）　香白芷各一两

【用法】上为细末，入研药匀。每用药半钱，食后或临卧以指蘸药擦牙龈上，合口少时，用温盐汤微漱一两口，存药性，日用一两遍。

【主治】牙齿风冷疼痛，及牙龈不密固。

21387　石燕子散（《秘传眼科龙木论》卷十）

【异名】石燕散（《济阳纲目》卷一〇一）。

【组成】石燕子一双（煅，醋淬十次）　玳瑁　羚羊角各一两　犀角五钱

【用法】上为末。食后用好酒、薄荷汤或茶清调下。

【主治】迎风有泪。

21388　石燕子煎（《鸡峰》卷十八）

【异名】石燕丸（《三因》卷十二）。

【组成】石燕子一两　滑石　石韦　瞿麦穗各等分

【用法】上为细末，水煮面糊为丸，如梧桐子大。每服十丸，食前煎瞿麦、灯心汤送下，一日二三次。

【主治】沙石淋，每发不可忍者。

【备考】本方方名，据剂型当作"石燕子丸"。

21389　石子荠苨汤

《三因》卷十。为《千金》卷二十一"猪肾荠苨汤"之异名。见该条。

21390　石韦瞿麦散（《鸡峰》卷十八）

【组成】瞿麦　石韦　车前子　滑石　葵菜子各半两

【用法】上为细末。每服二钱，水一盏，同煎至七分，食前空心服。

【主治】五淋。

21391　石中黄子散（《圣济总录》卷一二七）

【组成】石中黄子　干姜（炮）　续断　决明子　甘草（炙）　地胆（去头、足、翅，炒）一分　龙胆　菵萵根各半两　大黄半分　细辛（去苗叶）半两

【用法】上为散。敷疮上，一日四五次。

【主治】思虑忧怒，其根在胆，因致浮疽瘘，始发于颈，如两指，使人寒热欲卧。

21392　石母降炎汤（《辨证录》卷三）

【组成】石膏　茯苓　荆芥（炒黑）各三钱　知母一钱　麦冬一两　玄参一两　甘草一钱　升麻五分　天花粉三钱

【用法】水煎服。四剂全愈。

【主治】胃火独盛，有升无降，牙痛日久，上下牙床尽腐烂，至饮食不能用，日夜呼号。

21393　石连光明散（《本草纲目》卷九引张氏方）

【组成】炉甘石半斤（取如羊脑、鸭头色者，以桑柴灰一斗，火煅赤，研末。用雅州黄连各四两，切片，煎水浸石，澄取粉，晒干）　铅粉二锭（以二连水浸过，炒）　雄黄（研末）

【用法】每用甘石、铅粉各三分，雄黄一分，片脑半分，研匀，点眼。

【主治】目中五轮八廓诸病。

【备考】据雅州黄连后"各四两"及铅粉二锭后"二连水"，在雅州黄连后疑脱"胡黄连"。又"雄黄"用量原缺。

21394　石青解毒丸（《医林纂要》卷十）

【组成】浮水石四两　石膏四两　青黛二两

【用法】上为末，蒸饼为丸，如芡实大。井花水化下，或姜汤送下。

【主治】疔疮。

【加减】如毒在下体，干于肝肾，去浮水石，加寒水石。

21395　石英水煮粥（《圣惠》卷九十七）

【异名】石英水粥（《医统》卷八十七）。

【组成】白石英二十两　磁石二十两（并捶碎）

【用法】以水二斗，器中浸，于露地安置，夜即揭盖，令得星月气。每日取水作羹粥，及煎茶汤吃。用却一升，即添一升。

【功用】久服气力强盛，颜如童子。

【主治】肾气虚损，阴萎，周痹风湿，肢节中痛，不可持物。

21396　石歧外感茶（《成方制剂》2册）

【组成】臭屎茉莉　岗梅　露兜簕　蒲桃　铁包金

【用法】上为茶剂，每包装65克。加白米约3克煎服，一次1～2包，一日1次。

【功用】疏风清热，解暑消食。

【主治】外感引起的发热头痛，咳嗽，骨痛，食滞饱胀，喉干舌燥；预防流行性感冒。

【备考】本方改为颗粒剂，名"石歧外感茶颗粒"（见原书14册）。

21397　石刻安肾丸（《得效》卷八）

【组成】苍术四两（一两用茴香一两炒，一两用青盐一两炒，一两用茱萸一两炒，一两用猪苓一两炒，各炒令黄色，取术用）　川乌（炮，去皮脐）　附子（炮，去皮脐）　川楝子（酒浸，去核）　巴戟（去心，炒）　白术（炒）　陈皮（炒）各一两　肉苁蓉（酒浸，炙）　破故纸（炒）各二两　茯苓一两（炒）　肉豆蔻（面裹煨）　木香（不见火）　当归（火焙干）各一两　杜仲（炒去丝）二两　熟地黄（酒浸，蒸十次，火焙）　菟丝子（酒浸，炒）　茴香　黑牵牛（半生，半炒）　山药（炒）各一两　晚蚕蛾（去头、足、翅，炒）　葫芦巴（酒浸，炒）　肉桂（不见火）　石斛（炒）　川牛膝（酒浸，炒）各一两

【用法】上为末，酒煮面糊为丸，如梧桐子大。每服四十丸，空心盐汤送下。

【功用】久服壮元阳，益肾气，健筋骨，生血驻颜，扶老资寿。

【主治】真气虚惫，脚膝缓弱，目暗耳鸣，举动倦乏，夜梦遗精，小便频数，一切虚损。

21398　石刻安肾丸（《普济方》卷二二四）

【组成】苍术半斤　川椒　破故纸　葫芦巴　陈皮　茴香（炒）　续断　川楝各四两

【用法】上为末，酒糊为丸，如梧桐子大。每服六十丸，空心盐汤或温酒送下。

【功用】补下元。

21399　石刻安肾丸（《饲鹤亭集方》）

【组成】鹿茸一两　赤石脂三两　山药四两　戟肉

肉果　补骨脂　苁蓉　柏子仁　菟丝子　茯苓　远志　茰肉　茅术　附子　石斛　川乌　小茴　川椒　韭菜子各二两　青盐四钱

【用法】山药末糊为丸。每服三钱,淡盐汤送下。

【主治】真气虚惫,梦遗滑精,便溏溲数,腰膝软弱,恶寒畏冷,诸阳不足。

21400 石南根饮子

《准绳·疡医》卷五引《神巧万全方》。为《千金》卷八"石南汤"之异名。见该条。

21401 石首鱼脑汤《慈幼新书》卷二

【组成】诃子　甘草各一钱　荆芥　细辛　人参各五分　桔梗二钱　石首鱼脑骨五钱(煅存性,为末)

【用法】将上药煎好,去滓,入石首鱼脑骨末,再煎一二沸服。

【主治】肺气虚寒,鼻流不臭清涕,经年不愈。

21402 石室神效膏《理瀹》

【组成】党参三两　元参五两　生地八两　生黄耆　当归　麦冬各三两　川芎二两　丹皮　牛膝　荆芥　生甘草各一两　银花一斤　防风　茜草各五钱

【用法】油熬丹收,下广木香、乳香、没药、血竭各一两,象皮末五钱,麝香一钱,临用时再加川贝、五倍、儿茶、血竭、藤黄、炒乳香、贝母、冰片末,掺贴。

【主治】痈疽,外症溃后。

21403 石脂泽兰散《鸡峰》卷十五

【组成】泽兰九分　禹余粮十分　石膏　白芷　干地黄　赤石脂　肉苁蓉　鹿茸　芎䓖各八分　藁本　蜀椒　白术　柏子仁各五分　桂　甘草　当归　干姜各七分　芜荑　细辛　厚朴　人参各三分　防风十分

【用法】上为细末。每服方寸匕,酒送下,一日三次。

【主治】产后风虚。

21404 石脂神砂丹《医学纲目》卷二十三

【组成】生附子　干姜各五钱　赤石脂一两半(水飞)　朱砂一两(细研)

【用法】上为细末,酒糊为丸,如黑豆大。每服十五丸,米白汤送下。

【主治】痢疾。

21405 石斛万病散

《普济方》卷一八五。为《千金》卷七"淮南八公石斛万病散"之异名。见该条。

21406 石斛万病散

《普济方》卷二二七。为《外台》卷十七引《古今录验方》"淮南八公石斛万病散"之异名。见该条。

21407 石斛牛膝汤《妇科玉尺》卷四

【组成】石斛　牛膝　木瓜　白芍　枣仁　生地　杞子　茯苓　黄柏　甘草　车前子

【主治】产后腿痛。

21408 石斛玄参汤《辨证录》卷六

【组成】金钗石斛一两　玄参二钱

【用法】水煎服。

【主治】胃火上冲于心,心中烦闷,怔忡惊悸,久则成痿,两足无力,不能动履。

21409 石斛地黄煎《千金》卷三

【组成】石斛四两　生地黄汁八升　桃仁半升　桂心二两　甘草四两　大黄八两　紫菀四两　麦门冬二升　茯苓一斤　淳酒八升(一方用人参三两)

【用法】上为末,于铜器中炭火上熬,纳鹿角胶一斤,耗得一斗,次纳饴三斤,白蜜三升和调,更于铜器中,釜上煎微耗,以生竹搅,无令着,耗令相得,药成。每服如弹子大一丸,食前酒送下,一日三次。不知,稍加至二丸。

【主治】妇人虚羸短气,胸逆满闷,风气。

【方论选录】《千金方衍义》:虚羸短气,而用地黄、门冬,举世之通套;用桂心、大黄,近世所未闻。须知地黄、门冬得桂心则滋而不滞,桂心得大黄则宣而遂通;鹿角胶、醇酒、饴糖、白蜜等温养精血之味,咸得辛温敷布之力。群行补剂之中虽一味大黄,只能行滞,断无泄泻之理。

【备考】本方方名,《外台》引作"石斛生地黄煎"。

21410 石斛防风汤《杏苑》卷三

【组成】石斛一钱　防风七分　川芎　丹参　麦门冬各八分　熟地黄一钱五分　杜仲一钱二分　桂心三分　独活六分

【用法】上㕮咀。用枣子一枚,水煎熟,不拘时服。

【主治】内虚肾弱,语言謇涩。

21411 石斛苁蓉散《鸡峰》卷十二

【组成】肉苁蓉一两半　石斛　五味子　黄耆　丹参　牛膝　附子　当归　人参　杜仲　沉香　茯苓　石南　枳实　熟地黄各半两　桂　磁石各二两

【用法】上为粗末。每服三钱,羊腰子汁一盏半,煎至八分,去滓温服。

【功用】补肾气。

21412 石斛青蒿汤《不知医必要》卷二

【组成】石斛三钱　银花　麦冬(去心)　川地骨各二钱　丹皮一钱　青蒿　连翘　黑山栀(杵)各一钱五分

【用法】加淡竹叶十片,灯心一团,水煎服。

【主治】热症火微,非壮热者。

【加减】口渴,加花粉二钱。

21413 石斛明目丸《北京市中成药规范》

【组成】石斛二十五斤　肉苁蓉二十五斤　麦门冬五十斤　茯苓一百斤　五味子二十五斤　人参一百斤　熟地黄一百五十斤　菟丝子二十五斤　草决明二十五斤　苦杏仁二十五斤　山药二十五斤　蒺藜二十五斤　川芎二十五斤　青葙子二十五斤　甘草二十五斤　牛膝二十五斤　黄连二十五斤　生地黄二十五斤六两　天门冬一百斤　防风二十五斤　枳壳二十五斤　菊花二十五斤　枸杞子二十五斤　生磁石二十斤　生石膏五十一斤

【用法】将药材加工洁净,炮制合格。取菟丝子、熟地黄、牛膝、枸杞子、天门冬、麦门冬、苁蓉、五味子、枳壳、甘草、苦杏仁煮提两次,时间分别为2.5小时、1.5小时。苦杏仁待群药沸腾后再下锅。合并以上药液,过滤沉淀,减压浓缩至比重1.35、温度50℃的稠膏。余药粉碎为细粉,过一百孔罗,混合均匀为原粉。取原粉与稠膏按比例制丸,低温干燥。每斤干燥丸药用生赭石粉一两二钱为衣闯亮。每百粒干重五钱,每袋内装三十粒。每服三十粒,一日二次,温开水送下。

【功用】平肝清热,滋肾明目。

【主治】肝肾两亏,虚火上升引起的瞳仁散大,夜盲昏花,视物不清,内障抽痛,头目眩晕,精神疲倦。

【宜忌】忌辛辣食物。

21414 石斛夜光丸

《原机启微》卷二。为《瑞竹堂方》卷三"夜光丸"之异名。见该条。

21415 石斛夜光丸(《全国中药成药处方集》西安方)

【组成】薄荷七钱 当归二两 石斛一两半 杭芍二两 菊花四两 川芎六钱 生地 山萸 茺蔚各二两 胆草五钱 丹皮一两 栀子五钱 柴胡 北五味各七钱 羌活五钱 赭石二两 磁石二两 生草八钱

【用法】炼蜜为小丸。每服二三钱,淡盐水送下。

【功用】消炎,镇静,强壮。

【主治】内障,视物不清,云翳攀睛,瞳仁返背,慢性目疾。

【宜忌】忌刺激性食物。

21416 石斛泽兰丸

《千金》卷四。为原书同卷"三石泽兰丸"之异名。见该条。

21417 石斛黄耆丸(《圣济总录》卷一八七)

【组成】石斛(去根)二两 肉苁蓉(酒浸,切,焙干)一两半 五味子 黄耆(微炙,锉) 枳壳(去瓤,麸炒) 熟干地黄(焙)各一两 诃黎勒皮半两 木香 山芋 苍术(切碎,炒) 泽泻各一两

【用法】上为末,以酒煮面糊为丸,如梧桐子大。每服二十九至三十九丸,空心、食前温酒或盐汤送下。

【主治】真脏气弱,洞泄寒中,腹内雷鸣,时多便泄,饮食减少,多困嗜卧。

21418 石斛清胃散(《张氏医通》卷十五)

【组成】石斛 茯苓 橘皮 枳壳 扁豆 藿香 丹皮 赤芍等分 甘草减半

【用法】上为散。每服三四钱,加生姜一片,水煎服。

【功用】《千家妙方》:养胃津,益脾气。

【主治】麻疹后呕吐,胃虚不食,热滞。

21419 石淋通颗粒

《成方制剂》8册,即《中国药典》1995版"石淋通片"改为颗粒剂。见该条。

21420 石榴健胃散(《中国药典》2010版)

【组成】石榴子750克 肉桂120克 荜茇75克 红花375克 豆蔻60克

【用法】上为细粉,每袋装1.2克。内服,一次1袋,一日2～3次。

【功用】温胃益火,化滞除湿,温通脉道。

【主治】消化不良,食欲不振,寒性腹泻等。

21421 石膏二川汤(《异授眼科》)

【组成】石膏 川乌 川芎 防风 荆芥 川羌活 连翘 升麻

【用法】水煎服。

【主治】目有白星散乱,头昏眼花黑暗者。

21422 石膏二母汤(《温热经解》)

【组成】石膏三钱 川贝二钱 知母二钱 甘草一钱

【主治】胃中有火,午前咳嗽者。

21423 石膏大青汤(方出《千金》卷二,名见《张氏医通》卷十五)

【组成】石膏八两 前胡 栀子仁 知母各四两 大青 黄芩各三两 葱白(切)一升

【用法】上咬咀。以水七升,煮取二升半,去滓,分五次服。别相去如人行七八里再服。不利。

【功用】《张氏医通》:散邪安胎。

【主治】妊娠伤寒,头痛壮热,肢节烦疼。

21424 石膏川芎汤(《云岐子保命集》卷下)

【组成】石膏 川芎各一两

【用法】上为粗末。每服五钱,水煎服。

【主治】伤寒热病后,头痛不止。

21425 石膏升麻散(《医统》卷六十四)

【组成】石膏 升麻 地骨皮 羊胫骨灰各等分。

【用法】上为末。每用少许,频擦牙齿根上。

【主治】足阳明经虚,风热所袭,流传牙齿,攻蛀牙龈,致肿结妨闷,甚者与龈间津液相搏,化为脓汁。

【备考】《景岳全书》:"或加麝香少许更妙"。

21426 石膏化癍汤(《伤寒大白》卷四)

【组成】石膏 知母 人参 甘草 葛根

【主治】热病发癍,目赤狂言,咽痛烦闷,癍如纹锦,不恶寒反恶热,身热不退,脉沉而数。

21427 石膏六合汤(《元戎》)

【组成】四物汤四两 石膏 知母各五钱

【主治】妊娠伤寒,身热大渴,蒸蒸而烦,脉长而大者。

21428 石膏甘草散

《伤寒总病论》卷五。为方出《肘后方》卷二,名见《医心方》卷十二引《录验方》"石膏散"之异名。见该条。

21429 石膏白及膏(《中医皮肤病学简编》)

【组成】煅石膏62克 白及末31克 密陀僧21克 轻粉15克 枯矾9克

【用法】上为极细末,加凡士林125克,调成泥膏。外用。

【主治】阴囊湿疹。

21430 石膏芍药汤(《圣济总录》卷二十二)

【组成】石膏(碎) 芍药 前胡(去芦头) 葛根 柴胡(去苗)各一两 升麻半两 桑根白皮(锉) 荆芥穗 黄芩各三分

【用法】上为粗末。每服三钱匕,水一盏半,煎至八分,去滓,稍热服。

【主治】中风伤寒,壮热,肢节疼痛,头目昏眩,咳嗽喘粗。

21431 石膏竹叶汤

《易简》。为《伤寒论》"竹叶石膏汤"之异名。见该条。

21432 石膏竹茹汤(《圣济总录》卷六十三)

【组成】石膏二两 竹茹(焙) 人参 白茅根 半夏(汤洗七遍,炒)各一两 玄明粉 桔梗(炒) 甘草(炙,锉) 葛根(锉)各半两

【用法】上为粗末。每服五钱匕,水一盏半,加生姜五片,同煎至八分,去滓温服。

【主治】上焦壅热,见食呕吐,头痛目赤。

21433 石膏牡蛎丸

《杂病源流犀烛》卷十七。即方出《肘后方》卷二,名见

《圣济总录》卷七十"牡蛎散"改为丸剂。见该条。

21434　石膏杏仁汤（《伤寒总病论》卷五）

【组成】石膏四两　杏仁　前胡各二两　甘草一两　栀子仁　麻黄　紫菀　桂枝　大青　玄参　葛根各一两半

【用法】上㕮咀。水九升,煎四升,每次温饮一盏,一日三四次。

【主治】肺腑脏温病,阴阳毒气,若腑虚则阴邪所伤,乍寒乍热,损伤肺气,暴嗽呕逆。

21435　石膏羌活散（《宣明论》卷十四）

【组成】羌活　密蒙花　木贼　香白芷　细辛　干萝卜菜子　麻子　川芎　苍术　甘菊花　荆芥穗　黄芩　石膏　藁本　甘草各等分

【用法】上为末。每服一钱至二钱,食后临卧用蜜水一盏调下,或茶清,或淘米第二遍泔亦得,一日三次。服至十日渐明,服至二十日大验。

【主治】久患双目不睹光明,远年近日内外气障,风昏暗,拳毛倒睫,一切眼疾。

【方论选录】羌活治脑热头风,密蒙花治羞明怕日,木贼退翳障,香白芷清利头目,细辛、萝卜菜子二味起倒睫,麻子起拳毛,川芎治头风,苍术明目暖水脏,甘菊花、荆芥穗治目中生疮,黄芩、石膏二味洗心退热,藁本治偏正头痛,甘草解诸药毒。

21436　石膏建中汤（《医林绳墨大全》卷一）

【组成】芍药　官桂　石膏　甘草

【用法】水二钟,加生姜五片,大枣二枚,煎一钟,食前服。

【主治】霍乱,表虚自汗,风暑合病。

21437　石膏知母汤（《症因脉治》卷二）

【异名】石膏泻白散（原书卷三）。

【组成】石膏　知母　桔梗　桑白皮　地骨皮　甘草

【主治】伤暑咳嗽,身热引饮,内热烦躁。或燥火身肿,有咳嗽者。

21438　石膏泻白散（《症因脉治》卷二）

【组成】石膏　知母　桑白皮　地骨皮　甘草

【用法】上为粗末。水煎服。

【主治】燥火伤肺,咳嗽气喘。

【加减】痰多,加贝母、瓜蒌。

21439　石膏泻白散

《症因脉治》卷三。为原书卷二"石膏知母汤"之异名。见该条。

21440　石膏枯矾膏（《中医皮肤病学简编》）

【组成】煅石膏18克　枯矾18克　雄黄6克　冰片1克

【用法】上为极细末,加凡士林187克,调成软膏。外用。

【主治】阴囊湿疹。

21441　石膏茵陈散

《东医宝鉴·杂病篇》卷六。为方出《圣惠》卷五十五,名见《得效》卷三"茵陈散"之异名。见该条。

21442　石膏独活汤（《圣济总录》卷二十二）

【组成】石膏(碎)一两　麻黄(去根节,煎,掠去沫,焙)　羌活(去芦头)　独活(去芦头)　甘草(炙,锉)　天南星(炮)　青橘皮(去白,麸炒)　枳壳(去瓤,麸炒)　干姜(炮)

柴胡(去苗)　益智(去皮)　桂(去粗皮)各半两

【用法】上为粗末。每服三钱匕,水一盏,加葱白二寸,豉二七粒,煎至一分,去滓热服。盖覆出汗。

【主治】中风伤寒,头痛体疼,发热恶寒。

21443　石膏神术汤（《伤寒大白》卷一）

【组成】石膏　熟苍术　甘草

【主治】湿温身痛。

【加减】上部痛,加防风、荆芥、白芷、川芎;下部痛,加防己、秦艽、黄柏。

21444　石膏栝楼汤（《伤寒总病论》卷六）

【组成】黄连　黄芩　甘草　栝楼根各一两　石膏一两半

【用法】上为粗末。每服四钱,水一盏半,煎八分,每次温服一盏。

【主治】伤寒小产后,烦闷,大燥渴。

21445　石膏柴胡汤（《郑氏家传女科万金方》卷二）

【组成】石膏　柴胡

【主治】室女经闭成痨。

21446　石膏理中汤（《杏苑》卷三）

【组成】理中汤加石膏

【用法】上锉。水煎,食前服。

【主治】《治痢南针》:霍乱后转筋者。

21447　石膏黄芩汤（《医学启蒙》卷四）

【组成】石膏　黄芩　甘草　桑白皮　荆芥　鸡苏　桔梗各等分

【用法】水煎服。

【主治】鼻渊。

21448　石膏黄芩散（《圣济总录》卷三十一）

【组成】石膏(碎)一两　黄芩(去黑心)　山栀子仁　葛根(锉,焙)　知母(焙)　人参　黄连(去须,炒)各半两

【用法】上为细散。每服二钱匕,空心、食前浓煎葱白竹叶汤调下,一日二次。以愈为度。

【主治】伤寒后,食肉劳复如初,壮热头痛,心烦欲吐,小便赤黄。

21449　石膏菊花散（《圣济总录》卷十五）

【组成】石膏(研,飞过)一两　天南星(炮)一两半　白僵蚕一两(炒)　甘菊花一两　甘草(炙,锉)三分

【用法】上为散。每服二钱匕,食后腊茶调下。

【主治】脑风头痛难任,时愈时发。

21450　石膏崇命汤（《圣济总录》卷一七一）

【组成】石膏(研)　黄芩(去黑心)　芍药各一分　桂(去粗皮)　细辛(去苗叶)　龙骨(研)　当归(切,焙)　干姜(炮)　大黄(锉,炒)　牡蛎(煅,研)　赤石脂　白石脂各三分　甘草(炙)一两

【用法】上为粗末。一二岁儿每服半钱匕,水半盏,加大枣一枚(擘),同煎至三分,去滓温服,至夜三四服。

【主治】小儿诸痫。

21451　石膏麻桂汤

《类证活人书》卷二十。为《圣惠》卷九"麻黄汤"之异名。见该条。

21452　石膏清燥汤

《伤寒大白》卷二。为原书同卷"清燥汤"之异名。见

该条。

21453　石膏葱白汤《伤寒总病论》卷五）

【组成】豉半升　葱白（连须）二两　石膏　生姜各四两　栀子仁　升麻　大青　芒消各一两半

【用法】上咬咀。水八升，煎三升半，去滓，下芒消烊化匀，每次温饮一盏，一日三四次。

【主治】肺腑脏温病，阴阳毒气，若脏实为阳毒所损，体热生斑，气喘引饮。

21454　石膏解毒汤《种痘新书》卷十二）

【组成】石膏二钱　生地　牛蒡　石斛各一钱　紫草金银花　连翘各八分　黄芩　红花　甘草　木通各六分

【用法】水煎与噙，频频渐服。

【主治】痘后口臭，牙根发痒出血。

【备考】不过二剂，不痒不臭，其热即解，而即愈矣，若舍此失治，则成走马牙疳。

21455　石膏粳米汤《衷中参西》上册）

【组成】生石膏二两（轧细）　生粳米二两半

【用法】用水三大碗，煎至米烂熟，约可得清汁二大碗。乘热尽量饮之，使周身皆汗出，病无不愈者。若阳明腑热已实，不必乘热顿饮之，徐徐温饮下，以消其热可也。

【主治】温病初得，其脉浮而有力，身体壮热。并治一切感冒初得，身不恶寒而心中发热者。

【方论选录】此方妙在将石膏同粳米煎汤，乘热饮之。俾石膏寒凉之性，随热汤发散之力，化为汗液，尽达于外也。且与粳米同煮，其冲和之气，能助胃气之发达，则发汗自易。其稠润之汁，又能逗留石膏，不使其由胃下趋，致寒凉有碍下焦。此方粳米多至二两半，汤成之后，必然汁浆甚稠。饮至胃中，又善留蓄热力，以为作汗之助也。

21456　石膏熟艾汤《朱氏集验方》卷六）

【组成】荆芥　木鳖子（去壳）　熟艾各等分　软石膏（煅）一钱半

【用法】上咬咀。每半两，水三升，橘叶五七十片，同入瓦罐中浑令香熟，却用小口酒壶盛药，坐其口上熏之。如药稍温，略略洗之，不拘时候，其药汁可作两日用。

【主治】痔疾。

21457　石髓平渊散《医级》卷八）

【组成】僵蚕（去嘴）一钱　石髓（黄鱼头中石，醋煅五七次）

【用法】上为末，吹入鼻中。外另取丝瓜近根藤数条，烧存性，研末。每服一钱，白汤送下。

【主治】肝胆风热郁脑成渊，时时流臭黄水，久则如漏，头脑苦痛者。

21458　石氏颈椎病方《效验秘方·续集》石仰山方）

【组成】牛蒡9克　僵蚕9克　葛根12克　天麻9克桂枝9克　芍药9克　甘草3克　山甲片9克　当归9克黄芪12克　南星6克　防风9克　全蝎6克　草乌6克磁石30克　狗脊30克　羌活9克　独活9克　潼蒺藜9克　白蒺藜9克

【用法】每日1剂，水煎2次，2次分服。

【功用】补肾强脊，通利祛邪。

【主治】颈椎病。症见颈项强直，头颈肩臂疼痛，上肢麻木等。

【加减】项背强者，多用牛蒡子、葛根、僵蚕、防风；耳鸣、耳聋者，多加磁石、五味子；视物不清者，多投枸杞、菊花；头痛者，前额部用川芎，枕部投羌活，巅顶部添藁本；肢麻者，多给桂枝、南星、威灵仙、蜈蚣。气不足者，补以黄芪、党参、白术、茯苓；血不足者，养以当归、生地、芍药、鸡血藤；伤阴者，滋以麦冬、石斛、巴戟肉、鹿角霜、肉苁蓉、菟丝子；肝肾亏虚者，健以杜仲、狗脊、川断、熟地、山药；夹食者，用建曲、鸡内金、山楂、保和丸消之；腑闭者，投以川军、厚朴、桃仁、枳壳、润肠丸导之；肝阳上亢者，并珍珠母、煅龙牡、菊花；血虚神扰者，加淮小麦、五味子、酸枣仁、夜交藤；气滞者，添柴胡、香附、延胡索；血瘀者，配全蝎、丹参、红花；伴痰湿者，化以白芥子、桃仁、苍术、山甲片、泽漆、薏米仁；兼风寒者，用麻黄、桂枝、防风祛之；有恶心者，用半夏、竹茹、左金丸止之。

【方论选录】牛蒡子祛痰散结，通舒十二经脉；僵蚕化痰通脉，行气化结；葛根升阳解肌，以解项背强之苦；天麻消风化痰，清利头目；桂、芍调和营卫以通利太阳经脉；且芍药甘酸化阴，养肝血以充肾阴，而缓急止痛；桂枝甘辛化阳，助膀胱气化，行太阳之表，通经脉气血；羌、独活畅通督脉膀胱之经气；半夏化痰燥湿；潼白蒺藜补肝散结，炙山甲片软坚消结；狗脊壮补肾本，填精益髓，以滋肾气之源；肺朝百脉，用黄芪配当归、川芎以助动一身之气血，而又益宗肺之气，以化生肾水，行气活血祛痰。本方充分体现了石氏以通为治，因果并论的用药特色。

21459　石英磁石浸酒（方出《千金翼》卷二十二，名见《医方类聚》卷二十四引《食医心鉴》）

【组成】白石英五大两（泽州者）　磁石五大两（无毛，连针多者十两亦得）

【用法】各别捣令碎，各用两重帛练袋盛之，以好酒一斗置不津器中，挂药浸经六七日以后，每日饮三两杯，常令体中微有酒气。其酒三五日后即渐添一二升，常令瓶满。所加草药力尽者任换之，经三四个月疑石力稍微者，即更出捣碎，还以袋盛，经半年后即弃之，准前更合。

【功用】❶《千金翼》：乌发壮腰聪耳。❷《医方类聚》引《食医心鉴》：益精保神守中。

【主治】❶《千金翼》：中年以后，须发斑白，腰疼耳聋。❷《医方类聚》引《食医心鉴》：手足痹弱，不可持物，行动无力，及耳聋肾脏虚损。

【加减】欲加牛膝、丹参、杜仲、生地黄、吴茱萸、黄耆等药者，各自量冷热及所患，并随所有者加之，仍随所加有忌者即禁之，余者无忌。

21460　石室紫药神丸

《普济方》卷三七六。即《幼幼新书》卷十一引《婴孺方》之"黄帝石室紫药神丸"。见该条。

21461　石斛生地黄煎

《外台》卷三十四。即《千金》卷三"石斛地黄煎"。见该条。

21462　石斛麦门冬散《传家秘宝》卷下）

【组成】金钗石斛（酒浸一宿，焙）　麦门冬（汤浸，去心）　黄耆（去芦头）　白芷　官桂（去粗皮）　白术各半两人参半两（去芦头）　当归半两　甘草半两（炙）　熟干地黄（焙干）半两

【用法】上为细散。每服一钱,空心盐汤送下。

【功用】平益宫脏,退积冷,除胁腹痛,止带,进饮食。

【主治】妇人虚劳。

21463　石膏鼠黏子散《奇效良方》卷二十四）

【组成】石膏　鼠黏子(炒)各等分

【用法】上为细末。每服二钱,食后用温酒或茶清调下。

【主治】偏正头疼,连睛疼。

21464　石蜜煎点眼方《圣惠》卷三十二）

【组成】石蜜三两半　朱砂半两(细研)　石盐半两(细研)　川芒消半两(碎)　盐绿一分(研)　蕤仁一两半(去赤皮,细研)　黄连一两(去须,捣为末)　细辛半两(末)　石决明半两(细研,水飞过)　乌贼鱼骨半两(细研)

【用法】上为末,以蜜调成煎,瓷器中盛。每点如绿豆大,纳眼两大眦中。

【主治】眼暴赤。

【宜忌】宜避风日。

21465　石岐外感茶颗粒

《成方制剂》14册。即原书2册"石岐外感茶"改为颗粒剂。见该条。

21466　石旻山人甘露饭《证类本草》卷三引《传言方》）

【异名】甘露饧(《圣惠》卷九十五)。

【组成】蜀朴消

【用法】上为末。每一大斤用白蜜冬十三两,春、夏、秋十二两。和令匀,便入新青竹筒,随小大者一节著药得半筒以上即止,不得令满。却入炊甑中令有药处在饭内,其虚处出其上,不妨甑箪即得。候饭熟取出承热绵滤,入一瓷钵中,竹箆搅勿停手,令至凝即药成。收入盒中,如热月即于冷水中浸钵,然后搅。每食后或欲卧时含一些,渐渐咽之。如要通转亦得。

【功用】❶《证类本草》引《传信方》:除热壅,凉膈上,欧积渍。❷《圣惠》:镇心除热。

21467　石膏人参解肌汤《圣济总录》卷二十一）

【组成】石膏(碎)　麻黄(去根节)各一两　柴胡(去苗)　人参各半两　桂(去粗皮)　甘草(炙)各一分　葛根(锉)二两

【用法】上为粗末。每服三钱匕,水一盏。加葱、豉、生姜,煎至七分,去滓热服,不拘时候。

【主治】伤寒初得一二日,头痛壮热,恶寒,脉浮紧者。

21468　石膏知母化斑散

《奇效良方》卷六十五。为《幼幼新书》卷十八引《张氏家传》"化斑散"之异名。见该条。

21469　石膏知母竹叶汤《麻科活人》卷三）

【组成】石膏五钱至一两　肥知母一钱至二三钱　淡竹叶三片至一百片　麦冬三钱至五钱　薄荷叶三钱　西河柳一两许

【用法】水煎服。

【主治】麻疹邪热壅于肺,发热时多喘者。

右

21470　右归丸《景岳全书》卷五十一）

【组成】大怀熟地八两　山药(炒)四两　山茱萸(微炒)三两　枸杞(微炒)四两　鹿角胶(炒珠)四两　菟丝子

(制)四两　杜仲(姜汤炒)四两　当归三两(便溏勿用)　肉桂二两(渐可加至四两)　制附子二两(渐可加至五六两)

【用法】上先将熟地蒸烂杵膏,加炼蜜为丸,如梧桐子大。每服百余丸,食前用滚汤或淡盐汤送下。或丸如弹子大,每嚼服二三丸,以滚白汤送下。

【功用】❶《景岳全书》:益火之原,以培右肾之元阳。❷《方剂学》:温补肾阳,填精止遗。

【主治】❶《景岳全书》:元阳不足,或先天禀衰,或劳伤过度,以致命门火衰不能生土,而为脾胃虚寒,饮食少进,或呕恶膨胀,或翻胃噎膈,或怯寒畏冷,或脐腹多痛,或大便不实,泻痢频作,或小水自遗,虚淋寒疝,或寒侵溪谷,而肢节痹痛,或寒在下焦,而水邪浮肿。总之,真阳不足者,必神疲气怯,或心跳不宁,或四肢不收,或眼见邪祟,或阳衰无子等症。❷《会约》:阳亏精滑,阳痿精冷。

【加减】如阳衰气虚,必加人参以为之主,或二三两,或五六两,随人虚实以为增减;如阳虚精滑,或带浊便溏,加补骨脂(酒炒)三两;如飧泄,肾泄不止,加北五味子三两、肉豆蔻三两(面炒,去油用);如饮食减少,或不易化,或呕恶吞酸,皆脾胃虚寒之证,加干姜三四两(炒黄用);如腹痛不止,加吴茱萸二两(汤泡半日,炒用);如腰膝酸痛,加胡桃肉(连皮)四两;如阴虚阳痿,加巴戟肉四两、肉苁蓉三两,或加黄狗外肾一二付,以酒煮烂捣入之。

【方论选录】《方剂学》:本方立法,"宜益火之原,以培右肾之元阳"。培补肾中元阳,必须"阴中求阳",即在培补肾阳中配伍滋阴填精之品,方可具有培补元阳之效。方中桂、附加血肉有情的鹿角胶,均属温补肾阳,填精补髓之类;熟地、山茱萸、山药、菟丝子、枸杞、杜仲,俱为滋阴益肾,养肝补脾而设;更加当归补血养肝。诸药配伍,共具温阳益肾,填精补血,以收培补肾中元阳之效。

【临床报道】❶白细胞减少症:《河南中医》[1984,(2):34]殷某某:男,50岁。患者主诉头昏失眠,全身乏力已十年,多次查白细胞均在4000/立方毫米以下。现症:形体消瘦,面色萎黄,头昏目涩,口干不喜饮,纳谷不馨,食后脘胀,大便时溏,夜寐不实,舌淡,苔薄白,脉沉细,查血白细胞2500/立方毫米,始用归脾汤治疗,腹胀便溏好转,但仍诉头昏乏力,转以肾命火衰,精血不足论治,转方拟右归丸改汤剂煎服。处方:熟地黄20克,菟丝子10克,怀山药10克,枸杞子10克,山萸肉10克,仙灵脾10克,全当归12克,鹿角胶(烊冲)6克,上肉桂4克,熟附片3克,杜仲12克。七付药后,全身感到较前有力,头昏耳鸣减轻,夜寐亦安。唯感口干,时值长夏,故去附子,余药续服,十五剂药以后,二次复查白细胞,先后为3700/立方毫米,4400/立方毫米。临床症状逐渐改善而出院。❷遗传性小脑型共济失调:《上海中医药杂志》[1984,(2):35]续某某,女,20岁,患小脑共济失调症已四年,近数月来病情加重。步履蹒跚,左右摇晃,头昏耳鸣,记忆减退,形寒肢冷,腰膝无力。苔薄舌质淡润,边有齿印,脉细,两尺沉而无力。治以温肾补督,益精养髓,拟景岳右归丸加减:淡附片6克,上肉桂4克,鹿角霜、杜仲、淮山药、怀牛膝、全当归各9克,菟丝子、龟版、杞子、熟地、制首乌各12克。服药二十剂后,患者自觉精神好转,足膝步履较前有力,亦较稳健,惟头晕未已,口渴欲饮,苔薄脉细。前方得手,再加生地12克,服药五十剂后病情显著好转。在家人扶持下,每日在病区走廊内行走90余圈,每圈约50米。单独行走时,步履较前稳健。现随访治疗五个月余,病情稳定,续有进步,已能上下楼梯,单独走,仍按原意,继续将息调治,以资巩固。❸带下:《浙江中医学院学报》[1982,(6):27]陈某某,女,30岁。腰酸脊痛,带下绵绵,色如蛋清,少腹重胀,头昏耳鸣,病经二年未愈。经量少,色淡,无痛经,每日晨起面目浮肿,生育四胎,"人流"两次,舌淡苔白,脉濡细。肾阳不足,阳虚内寒,带脉失约,任脉不固,治拟调补带任二脉,补摄固带为宜。熟地、淮山、菟丝子、覆盆子各15克,杞子、萸肉、鹿角霜、炒杜仲各12克,熟附块、肉桂各3克,当归、炒白术各10克,红枣六枚。服七剂后,带下明显减少,余症减半,苔脉如前,嘱原方续服半月,随访数月未见复发。

【现代研究】对甲减大鼠胸腺胞浆雌二醇受体的作用:《上海中医学院学报》[1987,(1):55]用他巴唑造成甲减大鼠模型,观察补肾阳方剂右归丸对甲减大鼠胸腺重量、血清雌二醇(E_2)含量及胸腺胞浆 E_2 受体的影响。结果表明:右归丸明显增高甲减动物胸腺重/体重比值($P<0.05$)及血清 E_2 含量($P<0.01$),并减少胸腺胞浆 E_2 受体数量。推测其作用机制可能是通过促进下丘脑-垂体-性腺轴的功能;提高甲状腺功能,改善对 E_2 外周代谢的影响或直接作用于胸腺增强功能。

21471 右归丸《医略六书》卷三十)

【组成】熟地五两　萸肉三两　附子一两(炮)　肉桂一两(去皮)　山药三两(炒)　茯苓一两半　沉香五钱　丁香一两

【用法】上为末,炼蜜为丸。每服三钱,乌梅汤送下。

【主治】产后肾虚冷伏,真火不归,直冲清道,而升降失常,故呃逆连连不止,脉沉细者。

【方论选录】方中熟地制阴滋肾,萸肉秘气涩精,附子补真阳以归真气,肉桂暖其血以吸虚阳,茯苓渗湿和脾气,山药益阴补脾元,丁香温胃散中宫之滞,沉香温肾降九天之气也。炼蜜为丸,乌梅汤下,使肾暖阳回,则伏冷自消,而真火无不归之患,清道无冲逆之虞,自然升降如常,呃逆无不自平矣。

21472 右归饮《景岳全书》卷五十一)

【组成】熟地二三钱或加至一二两　山药(炒)二钱　山茱萸一钱　枸杞二钱　甘草(炙)一二钱　杜仲(姜制)二钱　肉桂一二钱　制附子一至三钱

【用法】水二钟,煎七分,空腹温服。

【功用】《方剂学》:温肾填精。

【主治】肾阳不足,腰膝酸痛,气怯神疲,大便溏薄,小便频多,手足不温,及阳痿遗精,舌苔淡薄,脉象沉细者。

❶《景岳全书》:命门之阳衰阴胜者。❷《会约》:阳虚咳嗽。❸《医部全录》:产妇虚火不归元而发热者。❹《医方简义》:肾虚火衰,睾坠而痛。❺《方剂学》:肾阳不足,气怯神疲,腹痛腰酸,肢冷,舌淡苔白,脉沉细;或阴盛格阳,真寒假热之证。

【加减】如气虚血脱,或厥,或昏,或汗,或运,或虚,或短气者,必大加人参、白术,随宜之;如火衰不能生土,为呕哕吞酸者,加炮干姜二三钱;如阳衰中寒,泄泻腹痛,加人参、肉豆蔻,随宜用之;如小腹多痛者,加吴茱萸五七分;如

淋带不止,加破故纸一钱;如血少血滞,腰膝软痛者,加当归二三钱。

【方论选录】《方剂学》:方用熟地为主,甘温滋肾以填精,此本阴阳互根,于阴中求阳之意;附子、肉桂温补肾阳而祛寒,山萸肉、枸杞养肝血,助主药以滋肾养肝,山药、甘草补中养脾,杜仲补肝肾,壮筋骨,以上诸药共为辅佐药。各药合用,有温肾填精的作用。

【临床报道】❶肾虚眩晕:《新医药学杂志》[1979,(6):24]鄢某某,女,56岁,小学教师。患高血压(180～190/90～100毫米汞柱)已多年,经常头昏目眩,甚则晕倒,梦多睡差,腰膝酸冷,多尿,大便时溏,脸面时红,经用平肝潜阳等法治之无效,来我科就医。诊得其脉沉细,两尺弱,舌淡而润。脉症合参,此为肾阳不足,治用右归饮加减。处方:萸肉10克,杜仲10克,熟地12克,淮山药10克,枸杞子15克,桂皮4克,附片(先煎)6克,磁石12克,钩藤12克。复诊:服五剂后,眩晕、腰酸等均大减,血压降至140/80毫米汞柱,尿正常,便溏,多梦等如前,脉沉细。肾阳渐复,治守前方除钩藤,加沙苑子15克,菟丝子10克,朱茯苓12克,珍珠母12克,继服六剂,血压稳定正常。❷精子缺乏症:《浙江中医杂志》[1983,(11):497]运用右归饮加味治疗精子缺乏症6例,获得满意效果。一般资料:患者年龄为30～35岁,婚后3～6年未育,精液常规检查:精子计数均显著低于正常,最低者500万/毫升,精子活动率均低于20%,最低者3%,其中有遗精史1例,早泄2例,举而不坚1例,大便频溏1例,患者面色㿠白或萎黄,或苍黯不华,有不同程度畏寒,舌质淡,苔薄白,脉象沉细而软,呈一派命门火衰,肾阳不足之象。治疗方法:以补命门之火,兼温肾阳为主,伴大便频溏者,兼顾脾阳。方用右归饮加味:有遗精史及早泄者,加韭菜子、金樱子、龙骨、牡蛎;大便频溏者,加补骨脂、炒白术、党参、干姜;举而不坚者,加淮牛膝、巴戟天、续断。每日1剂,连服3周后,除每晚续服汤剂外,早晨及中午吞服右归丸(鹿角胶改为鹿茸,并加人参),每次9克。治疗效果:除1例服药近3个月,因工作调动结果不详外,其余5例患者的爱人均受孕生育,其中服药2个月及4个月者各1例,3个月者3例。

21473 右归饮《医家心法》)

【组成】熟地六两六钱　山药　山萸肉　菟丝各二两二钱　补骨脂　桂心　附子　甘草(炙)各一两一钱　北五味八钱八分

【主治】命门虚寒,腹痛泄泻胀满,阳痿精寒,不能生子,两膝酸疼,脚软无力,眼目昏花,八味丸治之不效者。

21474 右归饮《性病》)

【组成】大熟地二两　菟丝子三钱　上玉桂(研末,冲)　生五味八分(捣碎)　鹿茸二钱　锁阳三钱　熟附片四钱　杞果三钱(酒炒)　川椒七分(去闭口,炒)　淮牛膝二钱　淮山药五钱　固脂二钱(核桃肉拌炒)

【用法】水煎服。

【主治】命门火衰,精气虚寒,阳物不举,或下部极冷者。

21475 右军方《古今医鉴》卷十五)

【组成】乌药五钱　白芷五钱　雄黄二钱　朱砂二钱　没药　乳香各一钱

【用法】上为末,面为丸,如梧桐子大。每服三十丸,烧

酒送下。五七日见效。

【主治】杨梅疮后鹅掌风。

21476　右归饮加减汤《不知医必要》卷三

【组成】熟地四钱　淮山药(炒)　半夏(制)　枸杞各二钱　萸肉一钱五分　附子(制)一钱　肉桂(去皮,另炖)五分　炙草七分

【主治】病在下焦,朝食暮吐,暮食朝吐,食入久而反出者。

左

21477　左龙丸《保命集》卷中

【组成】左蟠龙五钱(炒)　白僵蚕　鳔各五钱(炒)　雄黄一钱

【用法】上为细末,烧饼为丸,如梧桐子大。每服十五丸,温酒送下。

【主治】破伤风。

【加减】如里证不已,当于左龙末一半内加巴豆霜半钱,烧饼为丸,如梧桐子大。每服一丸,同左龙丸一处合服。每服药中加一丸,如此渐加服至利为度。

【备考】本方方名,《普济方》引作"左盘龙丸"。

21478　左龙丸

《金鉴》卷三十九。为《保命集》卷中"江鳔丸"之异名。见该条。

21479　左归丸《景岳全书》卷五十一

【组成】大怀熟八两　山药(炒)四两　枸杞四两　山茱萸肉四两　川牛膝(酒洗,蒸熟)三两(精滑者不用)　菟丝子(制)四两　鹿胶(敲碎,炒珠)四两　龟胶(切碎,炒珠)四两(无火者不必用)

【用法】上先将熟地蒸烂杵膏,炼蜜为丸,如梧桐子大。每服百余丸,食前用滚汤或淡盐汤送下。

【功用】❶《景岳全书》:壮水之主,培左肾之元阴。❷《方剂学》:填补肝肾真阴。

【主治】真阴肾水不足,不能滋养营卫,渐至衰弱,或虚热往来,自汗盗汗;或神不守舍,血不归原;或虚损伤阴;或遗淋不禁;或气虚昏运;或眼花耳聋;或口燥舌干;或腰酸腿软,凡精髓内亏,津液枯涸之证。

【加减】如真阴失守,虚火上炎者,宜用纯阴至静之剂,于本方去枸杞、鹿胶,加女贞子三两,麦冬三两;如火烁肺金,干枯多嗽者,加百合三两;如夜热骨蒸,加地骨皮三两;如小水不利、不清,加茯苓三两;如大便燥结,去菟丝,加肉苁蓉三两;如气虚者,加人参三四两;如血虚微滞,加当归四两;如腰膝酸痛,加杜仲三两(盐水炒用);如脏平无火而肾气不充者,加破故纸三两(去心),莲肉、胡桃肉各四两,龟胶不必用。

【方论选录】❶《何氏虚劳心传》:以纯补犹嫌不足,若加苓、泽渗利,未免减去补力,奏功为难,故群队补阴药中更加龟、鹿二胶,取其为血气之属,补之效捷耳。❷《方剂学》:方中重用熟地滋肾以填真阴;枸杞益精明目;山茱萸涩精敛汗;龟、鹿二胶,为血肉有情之品,鹿胶偏于补阳,龟胶偏于滋肾,两胶合力,沟通任督二脉,益精填髓,有补阴中包涵"阳中求阴"之义。菟丝子配牛膝,强腰膝,健筋骨,山药滋益脾肾。共收滋肾填阴,育阴潜阳之效。

【临床报道】❶疟疾:《扫叶庄医案》脉左数搏,是先天真阴难充,则生内热,疟热再伤其阴,与滋养甘药填阴。左归丸去杞子、牛膝,加天冬、女贞。❷腰肌劳损:《江苏中医杂志》[1982,(1):35]王某某,男,42岁。患腰肌劳损,腰痛已两载,经用封闭、推拿、针灸等治疗效果不显,患者腰脊酸痛,并伴见头晕、失眠、咽干、遗精等证,诊脉弦细,两尺尤弱,苔薄中裂,舌质较红,良由肾水不足,精髓内亏,治宜育阴补肾为主,拟予左归丸加味:鹿角片12克、熟地12克、炙龟版12克、杞子12克、净萸肉12克、菟丝子12克、淮山药12克、淮牛膝9克、川石斛9克、川杜仲9克、桑寄生9克。服药十三剂,腰痛大减,睡眠转佳,眩晕、咽干等症相继消失。后以青娥丸调治善后。

【现代研究】❶延缓衰老作用:《中药药理与临床》[2003,19(1):1]以自然衰老大鼠为动物模型,采用原位杂交法,观察本方对大鼠海马各分区(DG、CA1、CA2、CA3)海马糖皮质激素受体(GR)mRNA表达变化。结果:老年大鼠海马各分区GRmRNA表达均明显减弱,而左归丸能不同程度地提高老年大鼠海马DG、CA1和CA3分区低下的GRmRNA的表达。结论:左归丸通过提高GRmRNA表达,进而改善海马对下丘脑-垂体-肾上腺轴的抑制性调控作用,以延缓机体衰老。❷改善中枢神经系统功能:《中药药理与临床》[2007,23(3):6]以自然衰老(24月龄)SD雄性大鼠为动物模型服用左归丸药液,另设老年对照组、青年对照组(5月龄)。结果:与青年对照组相比,老年对照组大鼠下丘脑NMDAR1(谷氨酸受体亚型之一)、γ-氨基丁酸(GABA)受体GABAARα1蛋白表达均明显降低,左归丸能显著提高下丘脑NMDAR1、GABAARα1蛋白表达水平。结论:左归丸能通过调整下丘脑氨基酸类神经递质受体表达,改善中枢神经系统功能。❸恢复损伤骨髓造血功能:《河北中医》[2009,31(5):759]通过大鼠实验,观察左归丸对造血调控的影响。结果:左归丸中、高剂量均能明显升高外周血红细胞、血红蛋白、骨髓有核细胞($P<0.05$,$P<0.01$),左归丸中剂量对血小板和左归丸高剂量对白细胞有明显升高作用($P<0.05$)。左归丸中剂量组和阳性对照组能提高体外培养各系血祖细胞的集落数($P<0.05$,$P<0.01$),左归丸高剂量组粒系细胞集落生成单位、红系细胞集落生成单位和爆增型红细胞集落生成单位数提高显著($P<0.05$,$P<0.01$)。左归丸各剂量组均能促进骨髓G_0/G_1期细胞向S期细胞以及S期细胞向G_2/M期细胞的转化,从而导致G_2/M期细胞比例和增殖指数(PI)明显升高($P<0.05$,$P<0.01$)。左归丸各剂量组的骨髓细胞凋亡比例与模型组比较均显著下降($P<0.01$),与阳性对照组比较差异无统计学意义($P>0.05$)。结论:左归丸可能通过促进G_0期造血干细胞进入细胞周期,进行增殖;加速骨髓细胞修复受损的DNA,通过G_1/S和S期监测点;抑制造血细胞的凋亡等机制,从而促进损伤骨髓造血功能恢复。❹防治骨质疏松症的机制:《中国中医基础医学杂志》[2007,13(8):581]采用体外分离、培养成骨细胞,实验分为成骨细胞(OB)+正常血清组、OB+左归丸含药血清组。采用放射免疫法,检测成骨细胞分泌骨钙素(OC)的变化。结果:OB+左归丸含药血清组与OB+正常血清组相比,OB分泌OC的量显著增多,有统计学意义($P<0.01$)。结论:左归丸含药血清能促

进成骨细胞分泌OC是其防治骨质疏松症的机制之一。

21480 左归饮（《景岳全书》卷五十一）

【组成】熟地二三钱或加至一二两　山药二钱　枸杞二钱　炙甘草一钱　茯苓一钱半　山茱萸一二钱（畏酸者少用之）

【用法】水二钟，煎七分，空腹服。

【功用】❶《景岳全书》：壮水。❷《方剂学》：养阴补肾。

【主治】真阴不足，腰酸且痛，遗精盗汗，咽燥口渴。

❶《景岳全书》：命门之阴衰阳胜者。❷《会约》：阴衰阳胜，身热烦渴，脉虚气弱。❸《医方简义》：肾虚腰痛，偏坠遗精。❹《方剂学》：真阴不足，症见腰酸遗泄，盗汗，口燥咽干，口渴欲饮，舌光红，脉细数。

【加减】如肺热而烦者，加麦冬二钱；血滞者，加丹皮二钱；心热而燥者，加玄参二钱；脾热易饥者，加芍药二钱；肾热骨蒸多汗者，加地骨皮二钱；血热妄动者，加生地二三钱；阴虚不宁者，加女贞子二钱；上实下虚者，加牛膝二钱以导之；血虚而燥者，加当归二钱。

【方论选录】❶《成方切用》：按六味乃虚中挟湿热而滞者宜之。若纯虚证，无取泽泻之泄，丹皮之凉也，宜以此甘纯之剂平补之。❷《血证论》：《难经》谓左肾属水，右肾属火，景岳此方，取其滋水，故名左归，方取枣皮酸以入肝，使子不盗母之气；枸杞赤以入心，使火不为水之仇；使熟地一味，滋肾之水阴；使茯苓一味，利肾之水质；有形之水质不去，无形之水阴亦不生也。然肾水实仰给于胃，故用甘草、山药，从中宫以输水于肾。景岳方多驳杂，此亦未可厚非。❸《方剂学》：方中重用熟地为主，甘温滋肾以填真阴；辅以山茱萸、枸杞子养肝血，合主药以加强滋肾阴而养肝血之效；佐以茯苓、炙甘草益气健脾，山药益阴健脾滋肾。合而有滋肾养肝益脾之效。

【临床报道】❶虚劳：《张聿青医案》今稍一感触，即觉伤风，表气不固已甚，肺在上主气之出，肾在下主气之纳，肾虚封藏不固，则肾气不能仰吸肺气下行，气少归纳，所以体稍运动，即觉气急，素有之痰饮，为冲阳挟之而上，咽痒咳嗽，甚至见红。特是肾之阴虚，与肾之阳虚，皆令气不收藏，左脉弦大，且有数意，断无命阳不振，寒饮上泛，而脉不沉郁，转见弦大之理，所以脉大而左部为甚，以肝肾之脉，皆居于左，其为肾阴虚不能收摄无疑。况所吐之痰，牵丝不断，并非水饮。饮之所以为痰者，热炼之也。仲景小青龙汤、真武汤为痰饮之要方。汤曰青龙，为其行水也，真武水神名，为其治水也，足见饮即水类，与痰浊绝不相同。下虚如此，断勿存观望之心，而使根蒂日近空乏，用介宾先生左归饮法。紫口蛤壳、生地炭、怀山药、长牛膝、萸肉、白茯苓、车前子。❷眩晕：《湖北中医杂志》[1980，(1)：22]某女，40岁，家庭妇女，1953年秋末，在月经期间入河水中洗衣被，从而发病。开始时，恶寒发热，月经亦止而停潮。经治疗未效，三日后其寒热自罢，旋即转为头目眩晕，不能起床，目合不语，时而睁眼暂视周围而遂闭合，目光如常，脉细沉涩。乃正虚血瘀，风木上扰，治宜滋水涵木，以祛瘀息风，方用左归饮加味：熟地15克，山药12克，枣皮12克，茯苓12克，枸杞12克，炙草9克，车前子9克，五味子6克。水煎服。患者服药一剂后即大便下血而诸证遂失，神清人慧，其病告愈，继之服完第二剂，以巩固疗效。

21481 左归饮（《会约》卷九）

【组成】熟地三钱或七八钱　山药二钱　枸杞一钱半　甘草（炙）一钱　茯苓一钱半　枣皮一钱　麦冬一二钱　当归二钱　白芍一钱半　丹皮一钱

【用法】水煎服。

【功用】壮水济火。

【主治】金被火刑，虚劳咳嗽。

【加减】或加生地一二钱；如五心热，加玄参一钱半；如肾热骨蒸，加地骨皮一钱半。

21482 左关煎

《医部全录》卷二五五。为《景岳全书》卷五十一“佐关煎”之异名。见该条。

21483 左金丸（《丹溪心法》卷一）

【异名】回令丸（原书同卷）、黄连丸（《医学入门》卷七）、茱连丸（《医方集解》）、佐金丸（《张氏医通》卷十六）、二味左金丸（《全国中药成药处方集》天津方）。

【组成】黄连（一本作茱）六两　吴茱萸一两或半两

【用法】上为末，水为丸，或蒸饼为丸。每服五十丸，白汤送下。

【功用】❶《丹溪心法附余》：泻肝火，行湿，开痞结。❷《方剂学》：清泻肝火，降逆止呕。

【主治】肝火犯胃，嘈杂吞酸，呕吐胁痛，筋疝痞结，霍乱转筋。

❶《丹溪心法》：肝火胁痛。❷《医方集解》：肝火燥盛，左胁作痛，吞酸吐酸，筋疝痞结。❸《霍乱论》：霍乱转筋。❹《中国药典》2010版：不喜热饮。

【方论选录】❶《医方考》：左金者，黄连泻去心火，则肺金无畏，得以行令于左以平肝，故曰左金。吴茱萸气臊味辛性热，故用之以为反佐。以方君一臣一，制小其服者，肝邪未盛也。❷《医方集解》：此足厥阴药也。肝实则作痛，心者肝之子，实则泻其子，故用黄连泻心清火为君，使火不克金，金能制木，则肝平矣。吴茱萸辛热，能入厥阴肝，行气解郁，又能引热下行，故以为反佐。一寒一热，寒者正治，热者从治。❸《古方选注》：经脉循行，左升右降，药用苦辛，肃降行于升道，故曰左金。吴茱萸入肝散气，降下甚捷，川黄连苦燥胃中之湿，寒胜胃中之热，乃损其气以泄降之，七损之法也。当知可以治实，不可以治虚，若误论虚实而用之则误矣。❹《金鉴》：胡天锡曰，此泻肝火之正剂。独用黄连为君，以实则泻子之法，以直折其上炎之势；吴茱萸以类相求，引热下行，并以辛温开其郁结，惩其扞格，故以为佐。然必木气实而土不虚者，庶可相宜。左金者，木从左，而制从金也。❺《谦斋医学讲稿》：方中黄连入心，吴茱萸入肝，黄连的用量六倍于吴萸，故方解多作实则泻其子，并以吴茱萸为反佐药。我认为肝火证很少用温药反佐，黄连和吴茱萸归经不同，也很难这样解释。从效果研究，以吞酸嘈杂为最明显，其主要作用应在于胃。黄连本能苦降和胃，吴茱萸亦散胃气郁结，类似泻心汤的辛苦合用。故吞酸而兼有痰湿粘涎的，酌加吴茱萸用量，效果更捷。

【临床报道】锑剂反应性呕吐：《上海中医药杂志》[1983，(3)：33]一卫姓男青年，工人，患慢性血吸虫病，在血吸虫病房住院治疗，采用酒石酸锑钾（简称锑剂）二十天疗法。至疗程第七天（注射第7针）时，泛恶呕吐，难以忍受，遂要求中止治疗。当时我建议用中成药左金丸治之,每次3克,一日三次。药后1天,泛恶呕吐缓解。继续注射锑剂,配合服用左金丸,不再发生呕吐,以致疗程顺利结束。与此同时,该病房另有恶心呕吐反应者八人,经服用左金丸,均获得了止呕的效果。

【备考】本方方名,《医学纲目》引作"回金丸"。本方改为胶囊剂,名"左金胶囊"(见《中国药典》2010版)。

21484 左金汤《霍乱论》卷下

【组成】川连(或生或炒随元) 吴茱萸(汤泡) 制半夏 茯苓 陈皮 甘草 枳壳 竹茹 藿香

【主治】霍乱吐泻转筋,手足寒,心烦热渴。

21485 左金汤《不知医必要》卷二

【组成】白术(净) 陈皮各一钱五分 黄连八分 吴萸(泡)四分

【用法】水煎服。

【主治】肝火胁痛。

21486 左经丸《苏沈良方》卷二

【组成】草乌(肉白者,生,去皮脐) 木鳖子(去壳,别研) 白胶香 五灵脂各三两半 当归一两 斑蝥一百个(去翅足,少醋煮熟)

【用法】上为末,用黑豆去皮,生杵粉一斤,醋煮糊为丸,如鸡头子大。每服一丸,酒磨下。

【功用】通荣卫,导经络。

【主治】筋骨诸疾,手足不随,不能行步运动。

【宜忌】《准绳·疡医》:此方非内有污血瘤积不宜用。

【临床报道】不能行立:予邻里胡生者,一女子膝腕软不能行立,已数年。生因游净因佛寺与僧言,有一僧云能治,出囊中丸十枚,以四枚与生曰:"服此可瘥"。生如其言,与服,女子遂能立。有一里巷儿,十余岁,两足不能行,一丸分三服之,尽四五丸遂能行。自此大为人所知,其效甚著。此药能通荣卫,导经络,专治心肾肝三经,服后小便少淋沥乃其验也。

21487 左经丸《局方》卷一续添诸局经验秘方

【组成】生黑豆一斤(以斑蝥二十一枚,去头足同煮,候豆胀为度,去斑蝥不用;取豆焙干) 川乌(炮,去皮脐)二两 乳香(研)一两 没药一两半 草乌(炮)四两

【用法】上为末,醋糊为丸,如梧桐子大。每服三十丸,温酒送下,不拘时候。

【功用】常服通经络,活血脉,疏风顺气,壮骨轻身。

【主治】左瘫右痪,手足颤掉,言语謇涩,浑身疼痛,筋脉拘挛,不得屈伸,项背强直,下注脚膝,行履艰难,骨节烦痛,不能转侧;跌扑闪肭,外伤内损。

21488 左经汤《魏氏家藏方》卷八

【组成】羌活 前胡 苍术(米泔水浸一宿,去皮,炒) 人参(去芦) 白茯苓(去皮)各一两 川芎 枳壳(麸炒,去瓤) 桔梗(炒) 甘草各半两(炙) 官桂(去粗皮,不见火) 附子(生,去皮脐) 干木瓜 干姜(炮,洗)各一两

【用法】上㕮咀。每服二钱半,水一盏半,加生姜三片,薄荷两叶,煎至七分,去滓,食前服。

【主治】风湿所搏,肢体沉重。

21489 左经汤《医学入门》卷八

【组成】麻黄 桂心 黄芩 枳壳 柴胡 半夏 甘

草 羌活 防风 厚朴 白姜 茯苓 小草 防己 麦冬各等分

【用法】加生姜、大枣,水煎服。

【主治】三阳经脚气,痰湿风肿,腰足拘挛,喘满烦闷,大小便秘。

21490 左金胶囊

《中国药典》2010版。即《丹溪心法》卷一"左金丸"改为胶囊剂。见该条。

21491 左盘龙丸

《普济方》卷一一三。即《保命集》卷中"左龙丸"。见该条。

21492 左金地骨饮《羊毛温证论》

【组成】大熟地五钱 骨碎补(去毛,蜜制)三钱 钗石斛三钱 白芍药五钱 云茯苓一钱 蝉蜕七钱

【用法】磨刀水煎,去滓服。

【主治】羊毛温邪内伤金土,木气横逆,胁痛不止,气闭壅胀,难以转侧,脉象弦大,或沉弦而细,并治牙疼久不能愈。

21493 左归麦门冬汤《效验秘方·续集》史方奇方

【组成】北沙参30克 麦冬15克 法夏12克 甘草6克 粳米15克 熟地15克 枣皮15克 淮山15克 茯苓15克 枸杞15克 生麦芽15克 黄连6克

【用法】每日1剂,水煎2次,早晚分服。

【功用】益气养阴,滋肾健脾。

【主治】气阴两虚消渴证,口渴引饮,五心烦热,嘈杂善饥,消瘦,舌红少苔或舌淡红中有裂纹,苔薄黄,脉细数。

【加减】气短懒言,自汗,气虚明显者,党参易北沙参,加黄芪15克;眩晕,加天麻9克,白芍20克;失眠多梦,加炒枣仁15克,夜交藤30克;口舌生疮,加蒲公英15克,野菊花15克;大便秘结,加火麻仁30克,酒军3克。

【方论选录】该方为麦门冬汤和左归饮化合而成,其益气生津,滋肾健脾之中,黄连折心火肃肺金以生水,生麦芽消食运中而含少阳生升之气,粳米尤妙,《本草求真》说粳米:"常食之物,服之不甚有益,而一参以药投,则其力甚巨。未可等为泛常而忽视也……凡五脏血脉,非不因此而灌溉;五脏积液,非不因此而充溢。"全方使肺胃润,脾土健,肾津充,风燥熄,少火生,五脏气调而渴饮得解。

21494 左金加陈米汤(方出《医方集解》,名见《退思集类方歌注》)

【组成】黄连六两(姜汁炒) 吴萸一两(盐水泡) 糯米一撮

【用法】浓煎服。但得三匙下咽,即不复吐矣。

【主治】噤口痢,汤药入口即吐。

龙

21495 龙砂《眼科阐微》卷四

【组成】蚕砂一斗(合千里光烧灰,以滚童便淋汁五碗) 甘石二两(打碎如豆,入铜锅内,用白童便浸二指,桑柴煮干,取起,再浸再煮,如此七次,尝苦咸味方止。如淡再煮。每次要焙干,取起听用)

【用法】上药入铜锅内,桑柴火徐徐煮至汁尽为度,煅红,冷成腻粉;入朱砂一钱五分,听用。饭后点大眼角,不可

近黑珠,每日点十余次。

【主治】目赤肿痛痂痒;云膜胬肉,赤白翳障。

【备考】原书用本方,须兑虎液、五烹、冰片合用。

21496 龙胶(《不居集》上集卷十四)

【组成】阿胶(炒) 蛤粉各一两 辰砂少许

【用法】上为末。藕节捣汁,和蜜调下。

【主治】大人、小儿吐血。

21497 龙马丹(《洞天奥旨》卷十一)

【组成】马齿苋二钱 黄柏五钱 陈年石灰二钱 轻粉一钱 地龙粪三钱 伏龙肝二钱 黄丹三钱 赤石脂三钱

【用法】上药各为细末。蜜调敷之。

【主治】❶《洞天奥旨》:湿毒疮。多生于两足,非在足胫,即在足踝,非在足背,即在足跟。❷《外科真铨》:瓜藤缠。疮疡绕胫而发。

21498 龙牙散(《千金》卷十七)

【组成】龙牙 茯苓各二两半 雄黄 枣膏 芍药各五分 干地黄 石斛 胡燕屎各三分 铜镜鼻 甘草 橘皮 芎蒡 鬼督邮 远志 鳖甲各半两 狸阴二具 蜈蚣一枚 鬼箭羽 乌头 羌活 露蜂房 曾青 真珠 桂心 杏仁 防风 桃奴 鬼臼 鹳骨各一两 人参 大黄各一两半 苏子四合 白术二两

【用法】上药治下筛。每服一刀圭,酒下。以知为度,当有虫从便出。

【主治】百疰邪气,飞尸万病。

【方论选录】《千金方衍义》:龙牙散中鹳骨、狐阴、雄黄、曾青、乌头、三鬼辟邪攻毒之味无不毕具,宜为百疰万病之类治也。

21499 龙车散(《辨证录》卷七)

【组成】柴胡 甘草各一钱 白芍 茯苓各五钱 车前子三钱 龙胆草五分

【用法】水煎服。

【主治】少阳痉病。感湿热之气,又感风邪,颈项强直,一目或左右视,手足搐搦。

21500 龙化丹(《洞天奥旨》卷十二)

【组成】黄丹一钱 赤枯矾一钱 蚯蚓粪三钱 冰片一分 轻粉三分 烟胶一钱 炉甘石一钱

【用法】上药各为末,研细。用香油搽。

【主治】月蚀疳。

21501 龙爪散(《卫生总微》卷十四)

【组成】猪蹄甲四十九个

【用法】洗净控干,每个猪甲内入半夏、白矾末各一字,入一罐子内封闭,不透烟,火煅通赤,放冷,为细末,入研细麝香一钱拌匀。每服半钱,空腹糯米饮调下。

【主治】小儿涎喘咳嗽。

21502 龙凤丸(《得效》卷七)

【组成】鹿茸(火燎去毛)一两(酒浸,炙) 山药 菟丝子(酒浸,炒)各二两

【用法】上为末,炼蜜为丸,如梧桐子大。每服三十丸,食前米饮送下;浓煎人参汤亦可。

【主治】消渴。饮酒多,发积为酷热,熏蒸五脏,津液枯燥,血泣,小便并多,肌肉消烁,专嗜冷物寒浆。

【备考】《普济方》:一方面糊为丸。盐酒汤送下。名

"龙肝凤髓丸"。

21503 龙凤丹(《痘疹仁端录》卷十三)

《痘疹仁端录》卷十三。为《摄生众妙方》卷十"龙凤膏"之异名。见该条。

21504 龙凤膏(《摄生众妙方》卷十)

【异名】龙凤丹(《痘疹仁端录》卷十三)。

【组成】乌鸡卵一个 地龙(活者,细小者)一条

【用法】上以鸡卵开一小窍,入地龙在内,夹皮纸糊其窍,饭甑上蒸熟,去地龙。与儿食之;每岁立春日食一枚亦可。

【功用】预防痘疹。

21505 龙凤膏(《鲁府禁方》卷四)

【组成】凤凰壳(即出鸡蛋壳,不拘多少,微火炒黄色,为细末) 蚯蚓粪末各等分

【用法】用腊月猪脂油调膏。敷疮。

【主治】一切恶疮。

21506 龙火汤(《医醇剩义》卷四)

【组成】苁蓉三钱 肉桂五分 党参四钱 茯苓二钱 白术一钱 归身二钱(酒炒) 白芍一钱(酒炒) 木香五分 川断二钱 独活一钱(酒炒) 角霜四钱 蚕沙三钱 红枣十枚 姜三片

【功用】调养气血,温通经络。

【主治】痛痹。

21507 龙石散(《幼幼新书》卷三十四引《张氏家传》)

【组成】寒水石(烧一日)一斤 生脑子一钱 朱砂(飞)一两

【用法】上为细末。每用少许擦患处,咽津。儿疮疹攻口齿,先用化毒丹,次用此药擦之。

【主治】上膈壅热。咽喉肿塞疼痛,口舌生疮。

21508 龙石散(《魏氏家藏方》卷七引李防御五痔方)

【组成】龙骨(煅过,去火毒) 香白芷 好黄丹 软石膏(煅过,去火毒)各等分

【用法】上为极细末。干掺疮口上,又须候痔头焦落尽,以此药收敛疮口,更预先准备些好血竭末,或要止血,或要收敛疮口要用。

【功用】收敛疮口。

【主治】痔疮。

21509 龙石散(《医方类聚》卷一八三引《修月鲁般经》)

【组成】龙骨 赤石脂 海螵蛸 白芷 黄丹 血竭 朱砂各等分

【用法】上为细末。敷患处。

【功用】痔落尽后收敛疮口。

21510 龙石散(《洞天奥旨》卷十二)

【组成】伏龙肝不拘多少 滑石少许

【用法】各为极细末,和匀。掺在疮上,外用草纸革之。

【主治】湮尻疮。湿热之气湮烂成疮,生于新生之儿,或在颐下项边,或在两肢窝内,或在两腿丫中。

21511 龙生丸(《中国内科医鉴》)

【组成】石硫黄 胡椒

【用法】糊为丸。每服五七粒,白汤送下。

【主治】胃病。

21512 龙朱散(方出《圣惠》卷五十三,名见《普济方》卷一七九)

【组成】马牙消半斤　川芒消四两　寒水石四两　石膏三两

【用法】以水五升,浸三日,用银器中煎至水尽,后入寒水石及石膏,候凝硬,阴干,别入龙脑半两、朱砂一两,同研为末。每服一钱,不拘时候,以蜜水调下。

【主治】心肺热渴,面赤口干;兼治喉痹肿痛。

21513　龙朱散《卫生总微》卷十八）

【组成】龙脑一字(研)　朱砂一钱(研,水飞)　竹箭杆内蚛虫粪三钱(研)　坏子胭脂半钱(研)　麝香一字(研)

【用法】上为细末,以乾耳子挑药入病耳中,如有脓水者,先以新绵捻子缠之净尽,方倾入药,每夜临卧时一次。

【主治】小儿耳内肿,及生疮出脓汁,或只痒痛虚鸣,应耳中一切诸病。

21514　龙华散《普济方》卷一九七）

【组成】蛇蜕皮一条或三五条(着卷,灰火烧存性)

【用法】上为末。每服一字,无根水送下,未发前一时服。一方用生皮塞耳,临发服少许盐醋,令吐。

【主治】诸疟疾。

【宜忌】忌鸡、鱼、冷物。

21515　龙衣粉《中医皮肤病学简编》）

【组成】蛇皮 100 克

【用法】微炒黑后,研细粉外用。

【主治】下腿溃疡。

21516　龙衣散《治疹全书》卷下）

【组成】蛇蜕(全者)一条　马勃一两　皂角子二十四粒。

【用法】上入小瓷罐内,盐泥封固,烧赤,勿令烟出,候令存性为末。食后温水调下。

【主治】疹后因潮不尽,热毒上攻于目。翳膜侵睛,或成珠子,或如蟹眼,在黑睛上者。

21517　龙连膏《普济方》卷八十六）

【组成】黄连四两(洗净,锉,用水四盏慢火熬成膏,去滓)　蜜一斤(慢火熬令得所,却入黑膏子熬)　黄丹少许　龙涎粉一两

【用法】上将先前药膏,熬后入粉,再用半盏水研细,倾入蜜药膏在内,慢火熬,用笓子搅令紫色,倾在罐子内,再用水半盏洗熬药器物,依前倾入药内。却入麝香半钱,片脑半钱,搅令匀。遇患点之。

【主治】眼疾。

21518　龙肝散《圣济总录》卷一四三）

【组成】伏龙肝　铅丹　牡蛎各半两

【用法】上为散,再同研细。每服二钱匕,陈米饮调下,不拘时候。

【主治】肠风泻血。

21519　龙肝散《普济方》卷三五七）

【组成】伏龙肝

【用法】上为末。熟水调下;童便调尤妙。

【主治】子死腹中,母气欲绝。

21520　龙肝散《普济方》卷三八九）

【组成】灶心土(经十年以上者)

【用法】上为末。醋调涂肿处。鼻衄,入蜜水调下;肠风下血,米汤调下;婴儿夜啼,钩藤汤调下;脐中疮湿久不愈,干用;火瘅,屋漏水调涂,冷水亦可;赤游肿行于身,上至

心即死,鸡子白调涂。

【主治】❶《普济方》:小儿痈肿,鼻衄下血,夜啼脐湿,火丹赤游肿,汤火熟油疮等。❷《医统》:热甚吐血。

【备考】《医统》本方用法,每服二钱,新汲水调下,频服。

21521　龙肝膏《赤水玄珠》卷九）

【组成】伏龙肝一两　生地汁　麦冬汁　小蓟汁　藕汁各三合　姜汁一合

【用法】入蜜半匙,慢火熬成膏。每服一匙。

【主治】吐血不止。

21522　龙角丸《千金》卷五）

【异名】五惊丸《外台》卷三十五引《崔氏方》）。

【组成】龙角三铢　牡蛎九铢(一作牡丹)　黄芩半两　蚱蝉二枚　牛黄(如小豆)五枚　川大黄九铢

【用法】上为末,蜜为丸,如麻子大。蓐里儿每服二丸,随儿大小,以意增减。

【主治】❶《千金》:小儿五惊夜啼。❷《圣惠》:小儿惊啼,以壮热心烦,眠卧不安,睡中或时搐搦。

【备考】《圣惠》本方用法:用煎金银汤研服。

【方论选录】《千金方衍义》:龙角丸取东方木气以透肝风,牡蛎以敛肾气,大黄以涤惊痰,黄芩以解风热,牛黄以定胎惊,蚱蝉专止夜啼,为胎热惊啼峻药。

21523　龙角丸《幼幼新书》卷十引《婴孺方》）

【异名】大黄丸《圣惠》卷八十五）。

【组成】龙角　远志　牡蛎(煅)　大黄各二分　黄芩四分

【用法】上为末,蜜为丸。二岁每服如小豆大五丸,一日二次。一岁如麻子大。

【主治】小儿五惊及身热。

【加减】成痫者,加牛黄一分。

【备考】方中龙角,《圣惠》作“龙骨”。

21524　龙角散《圣惠》卷三十）

【组成】龙角一两(赤锦纹者)　干姜三分(炮裂,锉)　甘草三分(炙微赤,锉)　桂心三分

【用法】上为细散。每服一钱,食前以温酒调下。

【主治】虚劳失精。

21525　龙角散《卫生总微》卷二十）

【组成】地龙(去土称)一两　荆芥穗一两　甘草一两　角刺一两(取紫色不枯者,净洗,捣去骨,只用皮)

【用法】上为粗末。每用一合,水三盏,酒一盏,煎至二盏半,去滓,再煎至二盏,加研细乳香末一钱调匀,渐渐与服,五七岁半盏,以下分二服,一日三次。

【主治】❶《卫生总微》:小儿痈疖才发,赤肿作痛。❷《普济方》:小儿痈疽肿疖一切等疮,或发头面,或发虚处,无故身热,微觉憎寒,或有疼处。

21526　龙沙丸《圣济总录》卷一三六）

【组成】天麻　芎䓖　附子(炮裂,去皮脐)　狗脊(去毛)　踯躅花　藿香叶　紫葳(即凌霄花)　干蝎(去土,炒)　地龙(去土,炒)　藁本(去苗土)　白芷　乳香(研)　枫香脂(研)　白僵蚕(炒)　蒺藜子(炒去角)　独活(去芦头)各半两　白花蛇(酒浸,去骨皮,炙)　麻黄(去根节,炙)　草薢　败龟(醋炙)各一两　乌头(炮裂,去皮脐)二两

【用法】上药捣罗一十九味为末,与二味研者和匀,炼蜜为丸,如弹子大,别以丹砂一分,龙脑、麝香各二钱,同研为衣。每服一丸,空心薄荷温酒嚼下。

【主治】一切风毒,头面虚肿瘖麻,遍身风瘙生疮,风气走注,骨肉疼痛,攻刺胸膊头项,热疼冷痹,白虎风,脚手干小;肾脏风,拘急,四肢转动不得,流灌脚膝,上冲眼目昏暗,涩泪赤肿,女人血风钻刺,四肢瞤麻,发落头疼;男子肾脏风下注,变为脚气,疮紫黑胀烂等疾。

21527 龙齿丸《圣惠》卷十一)

【组成】龙齿一两 人参一两(去芦头) 茯神三分 远志半两 黄芩三分 麦门冬一两(去心) 黄连三分(去须) 甘草半两(炙微赤,锉)

【用法】上为末,炼蜜为丸,如梧桐子大。每服三十丸,不拘时候,以冷米泔送下。

【主治】伤寒,邪热在心,狂言妄语,精神错乱,志意不定。

21528 龙齿丸《圣惠》卷十四)

【组成】龙齿一两 人参一两(去芦头) 远志半两(去心) 铁粉半两(细研) 防风三分(去芦头) 茯神一两 生干地黄一两 麦门冬一两半(去心,焙) 黄连二分(去须) 马牙消三分(细研) 麝香半分(细研)

【用法】上为末,都研令匀,炼蜜为丸,如梧桐子大。每服二十丸,不拘时候,以竹叶、金银汤送下。

【主治】伤寒后,伏热在心,心虚惊悸。

21529 龙齿丸《圣惠》卷十四)

【组成】龙齿一两 人参一两(去芦头) 虎睛一对(酒浸一宿,微炙) 茯神一两 犀角屑一两 龙胆一两(去芦头) 鬼白三分(去毛) 桂心一两 防风半两(去芦头) 远志三分(去心) 甘草一分(炙微赤,锉) 麝香一钱(细研)

【用法】上为末,入麝香研令匀,炼蜜为丸,如梧桐子大。每服二十丸,不拘时候,以金银汤送下。

【主治】伤寒后,心虚惊悸,神气不定。

21530 龙齿丸《圣惠》卷二十)

【组成】龙齿一两 人参一两(去芦头) 远志三分(去心) 茯神一两 铁粉一分(细研) 金箔五十片(细研) 防风三分(去芦头) 甘草半两(炙微赤,锉) 银箔五十片(细研)

【用法】上为末,入研了药令匀,炼蜜为丸,如梧桐子大。每服十五丸,不拘时候,以粥饮送下。

【主治】风虚,心惊不定。

21531 龙齿丸《圣惠》卷二十二)

【组成】龙齿半两(细研) 虎睛一对(微炒) 赤茯苓半两 铁精三分 人参半两(去芦头) 川大黄二两(锉碎,微炒) 独活一两 远志半两(去心) 细辛半两 贯众半两 鬼箭羽半两 天雄三分(炮裂,去皮脐) 露蜂房半两(微炒) 桂心三分 钩藤皮半两 蚱蝉七枚(微炒) 衣中白鱼三七枚 川升麻半两 石膏一两(细研)

【用法】上为末,入研了药令匀,炼蜜为丸,如梧桐子大。每服二十丸,不拘时候,以荆芥汤送下。

【主治】风痫。发即猝倒,口吐涎沫,手足俱搐,一无所觉,苏而复发。

21532 龙齿丸《圣惠》卷二十八)

【组成】龙齿三分 黄耆一两(锉) 熟干地黄一两 人参三分(去芦头) 柏子仁三分 防风三分(去芦头) 独活三两 甘草半两(炙微赤,锉) 枳壳半两(麸炒微黄,去瓤) 白术三分 干姜三分(炮裂,锉) 桂心三分 鳖甲一两(涂醋炙微黄,去裙襕) 桔梗半两(去芦头) 茯神一两

【用法】上为末,炼蜜为丸,如梧桐子大。每服二十丸,不拘时候,以温酒送下。

【主治】虚劳,风邪惊悸,心气不定,吃食少,四肢瘦损无力。

【宜忌】忌苋菜。

21533 龙齿丸《圣惠》卷六十九)

【组成】龙齿一两(细研) 朱砂三分(细研,水飞过) 麝香一钱(细研) 犀角屑半两 人参三分(去芦头) 茯神一两 赤箭一分 槟榔半两 当归三分(锉,微炒) 远志一分(去心) 防风半两(去芦头) 天麻三分 生干地黄半两

【用法】上为末,炼蜜为丸,如梧桐子大。每服二十丸,不拘时候,研薄荷暖酒送下。

【主治】妇人血风气上攻。心神恍惚,惊悸,眠卧不安。

21534 龙齿丸《圣惠》卷八十五)

【组成】龙齿一分 麝香一钱(细研) 朱砂一分(细研) 白芥子一分(微炒) 阿魏一钱(面裹煨,面熟为度) 水银一分 金箔二十片 银箔二十片(以上三味细研为砂子)

【用法】上为末,都研令匀,以炼蜜为丸,如黍米大。每服三丸,以温酒送下。

【主治】小儿慢惊风,壮热,手足拘急。

21535 龙齿丸《普济方》卷一○○引《指南方》)

【组成】牛黄 麝香 朱砂 龙骨各半两 羚羊角 羊齿(火煅) 龙齿 蛇蜕(炒)各一分

【用法】上为末,蜜为丸,如梧桐子大。每服五丸,空心米饮送下。

【主治】痫证昼发者。

【备考】《全生指迷方》有白僵蚕一分。

21536 龙齿丸《圣济总录》卷十五)

【组成】龙齿(研) 铁粉(研) 凝水石(研)各一两 茯神(去木)一两半

【用法】上为末,炼蜜为丸,如梧桐子大。每服二十丸,温米饮送下,不拘时候。

【主治】因惊成痫,狂言妄语。

21537 龙齿丸《圣济总录》卷四十三)

【组成】龙齿 远志(去心) 生干地黄(焙) 白茯苓(去黑皮) 天门冬(去心,焙) 山芋 防风(去叉) 五味子 车前子 麦门冬(去心,焙) 地骨皮(去土) 人参各等分。

【用法】上为细末,炼蜜为丸,如梧桐子大。每日二十丸,空心竹叶汤送下,一日二次。

【主治】心神狂越,多喜善笑。

21538 龙齿丸《圣济总录》卷一七○)

【组成】龙齿 白僵蚕 当归(切,焙) 芍药 蜗牛 钩藤各半两 代赭(研) 牡蛎(煅)各二两 麝香(研) 牛黄(研)各一分

【用法】上为细末,炼蜜为丸,如绿豆大。二岁儿三丸,井华水化下。

【主治】❶《圣济总录》：小儿惊啼及夜啼。❷《普济方》：惊热。

21539 龙齿丸（《杂病源流犀烛》卷八）

【组成】茯神 远志 人参 龙齿 菖蒲 知母 黄柏

【主治】精浊。

【备考】《丸散膏丹集成》本方用法：研为细末，水泛为丸，如梧桐子大。每服三五十丸，熟汤送下。

21540 龙齿丹（《杨氏家藏方》卷二）

【组成】紫苏子一两 龙齿 石菖蒲 远志（去心）铁粉（别研） 木香 白僵蚕（炒去丝嘴） 橘红 白花蛇（酒浸一宿，取肉，焙干称，炙黄） 朱砂（别研，留少许为衣） 天麻（去苗，酒浸一宿，焙） 麻黄（去根节） 天南星（汤浸，薄切片子，生姜汁制一宿） 人参（去芦头）各半两 全蝎一分（去毒，炒） 龙脑半钱（别研） 麝香一分（别研）

【用法】上为细末，次入研者药和匀，炼蜜为丸，每一两作一十五丸。每服一丸，食前，空心薄荷汤化下。

【主治】因惊神志恍惚，久而成痫，时发时止者。

21541 龙齿丹（《医方类聚》卷一五八引《济生》）

【组成】龙齿 附子（炮，去皮脐，切片，姜汁浸一宿）远志（去心，甘草煮） 酸枣仁（炒，去壳，别研） 当归（去芦，酒浸） 官桂（去皮，不见火） 琥珀（别研） 南星（锉，姜汁浸一宿）各一两 木香（不见火） 紫石英（煅，醋淬七遍） 沉香（别研） 熟地黄（酒蒸，焙）各半两

【用法】上为细末，炼蜜为丸，如梧桐子大，朱砂为衣。每服五十丸，不拘时候，用枣汤送下。

【主治】心血虚寒。怔忡不已，痰多恍惚。

21542 龙齿汤（《圣济总录》卷十四）

【组成】龙齿 麦门冬（去心，焙）各三两 远志（去心）茯神（去木）各二两半 防风（去叉） 甘草（炙，锉） 人参（锉） 羚羊角（镑）各二两

【用法】上为粗末。每服三钱匕，以水一盏，大枣三枚（拍破），同煎至七分，去滓，空心、午时、夜卧各一服。

【主治】风惊恐怖，或因迫逐惊惧，悲伤感动，志意颠越，言语失次。

21543 龙齿汤（《圣济总录》卷二十八）

【组成】龙齿（捣） 前胡（去芦头）各半两 犀角（镑）木通（锉） 黄芩（去黑心）各一分 牛黄（研）半钱

【用法】上药除牛黄外，各锉细，分作二服。每服用水一盏半，煎至八分，去滓，入牛黄一字搅匀，不拘时候温服。

【主治】伤寒刚痓，身热不渴，烦闷头疼。

21544 龙齿汤（《圣济总录》卷四十三）

【组成】龙齿 人参各三分 芍药 淡竹茹 当归（切，焙） 半夏曲 茯神（去木） 羌活（去芦头）各半两 木香 茅根各一分 银半斤（用水三升，煎取一升）

【用法】上药除银外，为粗末。每服五钱匕，用银水一盏半，加生姜五片，煎至八分，去滓，食后温服。

【主治】心虚惊悸，睡卧不安。

21545 龙齿汤（《圣济总录》卷六十一）

【组成】龙齿 麦门冬（去心，焙） 人参各一两 远志（去心）三分 甘草（炙，锉）一分

【用法】上为粗末。每服五钱匕，水一盏半，煎至七分，去滓，食后温服。鬼黄，宜烙中脘穴，更灸二七壮，次烙背心

及灸上囟一七壮，又烙心俞、肝俞、肾俞。

【主治】鬼黄。病人汗不出，渐加困重，惙气心胀，唇黑，遍身黄，妄见异物。

21546 龙齿汤

《圣济总录》卷一六八。为《圣惠》卷八十二"龙齿散"之异名。见该条。

21547 龙齿汤（《圣济总录》卷一七七）

【组成】龙齿 大黄（锉，炒）各一分 枳壳（大者）一枚（去瓤，麸炒黄） 朴消 甘草（炙，锉）各一分

【用法】上为粗末。每服一钱匕，水半盏，煎至三分，去滓，食前温服，一日二次。

【主治】小儿百日以来，痰实壮热兼惊。

21548 龙齿汤（《医方大成》卷五引《简易方》）

【组成】官桂二两半 半夏二两（汤泡） 人参（去芦）白茯苓（去皮） 甘草（炙） 当归 龙齿（研） 桔梗（炒）茯神（去皮）各一两 远志（去心） 枳壳（去瓤，麸炒）各一两半 黄耆（蜜炙）一两

【用法】上为末，每服三钱，水一盏，加生姜三片，大枣一枚，粳米百粒，煎服。

【主治】心下怔忡，常怀忧虑，神思多惊，如堕险地，小便或赤或浊。

21549 龙齿汤（《普济方》卷三八五）

【组成】麦门冬（去心） 地骨皮 远志（去心） 人参（去芦头） 白茯苓（去皮） 甘草（微炒） 防风（去芦头）各二钱 紫石英一钱 石膏一钱 羚羊角一钱 龙齿二钱

【用法】每服二钱，水六分，煎至四分，去滓，乳食后、临卧温服。

【主治】小儿潮热往来，睡多盗汗，肌体瘦，久不愈者。

21550 龙齿饮（《圣济总录》卷十三）

【组成】龙齿（碎）二两半 黄芩（去黑心） 防风（去叉） 赤芍药 白茯苓（去黑皮）各一两半 升麻一两 大青三分 大腹皮（锉）二两

【用法】上为粗末。每服五钱匕，以水一盏半，加生姜两枣大者（拍碎），竹沥半合，银半两许，同煎至八分，去滓，食后温服。

【主治】劳风。肺热气壅，卧即多惊，时复头旋。

21551 龙齿饮（《圣济总录》卷一七一）

【组成】龙齿（捣研） 石膏（捣研）各一两一分 黄芩（去黑心） 大黄（锉，炒令香熟）各一两 龙胆 栀子仁 甘草（炙，锉）各半两 钩藤三分（锉）

【用法】上为粗末。一二岁儿每服一钱匕，水半盏，煎至三分，去滓，连夜三五服。

【主治】小儿风痫。

21552 龙齿饮

《圣济总录》卷一七二。为《圣惠》卷八十五"龙齿散"之异名。见该条。

21553 龙齿散（《圣惠》卷四）

【组成】龙齿三分（细研如粉） 汉防己三分 麦门冬三分（去心） 黄耆三分（锉） 人参一两（去芦头） 独活一两 羚羊角屑一两 甘草三分（炙微赤，锉） 细辛三分 桂心三分 生干地黄一两 远志三分（去心） 白茯苓一两 杏仁四十九枚（汤浸，去皮尖双仁，麸炒微黄）

【用法】上为粗散。先以水一大盏,加银一两,煎至六分,去银;次加药末四钱,又煎至四分,去滓;加竹沥半合,更煎一两沸,不拘时候温服。

【主治】心风。恍惚惊恐,心气不安。

21554 龙齿散《圣惠》卷四）

【组成】龙齿一两　远志半两（去心）　茯神一两　防风半两（去芦头）　甘草半两（炙微赤,锉）　人参三分（去芦头）　麦门冬三分（去心）　羚羊角屑三分

【用法】上为粗散。每服三钱,以水一中盏,加生姜半分,大枣三枚,煎至六分,去滓,不拘时候温服。

【主治】心脏风虚,惊悸失常,或喜或怒,神思不安。

21555 龙齿散《圣惠》卷四）

【组成】龙齿半两（细研）　朱砂一两（细研如粉）　牛黄一分（研入）　细辛一两　龙脑一分（细研）　犀角屑一两　防风一两（去芦头）　羌活一两　荆芥一两　枳壳一两（麸炒微黄,去瓤）　天竺黄一两（细研）　茯神一两　沙参一两（去芦头）　天麻一两　川升麻一两　子芩一两　麦门冬一两（去心,焙）　羚羊角屑一两　甘草半两（炙微赤,锉）　甘菊花半两

【用法】上为细散,入研了药令匀。每服一钱,食后煎竹叶汤调下。

【主治】心脏风热,心神恍惚,烦躁多惊,不得眠卧。

21556 龙齿散《圣惠》卷十）

【组成】龙齿三分　前胡二分（去芦头）　犀角屑半两　木通半两（锉）　子芩半两　甘草一分（炙微赤,锉）

【用法】上为散。每服五钱,以水一大盏,煎至五分,去滓,加牛黄末一字,搅令匀,不拘时候温服。

【主治】伤寒阳痉,通身大热。

21557 龙齿散《圣惠》卷十）

【组成】龙齿一两　前胡一两（去芦头）　犀角屑半两　牛黄半分（别研）　麦门冬二两（去心,焙）

【用法】上为细散,入牛黄同研令匀。每服二钱,以竹沥调下,不拘时候温服。

【主治】伤寒阳痉。通体大热,心神烦悸。

21558 龙齿散《圣惠》卷十一）

【组成】龙齿二两　犀角屑一两　川升麻一两　茯神一两半　玄参一两　麦门冬一两（去心,焙）　甜竹根三分（锉）　赤芍药一两半　马牙消一两　生干地黄二两

【用法】上为粗散。每服四钱,以水一中盏,加生姜半分,煎至六分,去滓,不拘时候温服。

【主治】伤寒心热,狂言恍惚,卧不安席。

21559 龙齿散《圣惠》卷十四）

【组成】龙齿一两　子芩三分　防风三分（去芦头）　茯神三分　川升麻半两　大青半两　人参三分（去芦头）　石膏一两

【用法】上为散。每服三钱,以水一中盏,煎至六分,去滓,加竹沥半合,搅匀,不拘时候温服。

【主治】伤寒后心虚惊悸,烦热口干,头项时疼。

21560 龙齿散《圣惠》卷十七）

【组成】龙齿一两　人参一两（去芦头）　白鲜皮三分　川升麻三分　葳蕤三分　秦艽三分（去苗）　川大黄一两（锉碎,微炒）　石膏一两半　川芒消一两

【用法】上为散。每服五钱,以水一中盏,煎至六分,去滓,不拘时候温服。

【主治】热病,心肺热壅,狂言不安。

21561 龙齿散《圣惠》卷二十七）

【组成】龙齿一两　甘草半两（炙微赤,锉）　黄耆一两（锉）　麦门冬一两（去心）　熟干地黄一两　人参一两（去芦头）　桂心半两　干姜半两（炮裂,锉）　阿胶一两（捣碎,炒令黄燥）

【用法】上为散。每服四钱,以水一中盏,加大枣三枚,煎至六分,去滓,不拘时候温服。

【主治】虚劳,不汗出而闷,心悸虚烦,脉结。

21562 龙齿散《圣惠》卷三十四）

【组成】龙齿　黄矾　白石脂各二两　桂心一分　芎䓖半两　皂荚刺一两（锉,微炒）

【用法】上为末,不津器中盛之。每食后,用少许贴之。有津勿咽。

【主治】牙齿根宣露挺出,烂肉,黑血不止,疼痛摇动,臭气,欲脱落。

21563 龙齿散《圣惠》卷七十八）

【组成】龙齿三两　远志（去心）　人参（去芦头）　茯神　熟干地黄　甘草（炙微赤,锉）　当归（锉,微炒）　白芍药　麦门冬（去心,焙）　牡蛎（烧为粉）各一两

【用法】上为粗散。每服三钱,以水一中盏,加竹叶二七片,生姜半分,大枣三枚,煎至六分,去滓,不拘时候温服。

【主治】产后脏气虚,心神惊悸,不自觉知,言语错误,志意不定。

21564 龙齿散《圣惠》卷八十二）

【异名】龙齿汤《圣济总录》卷一六八）。

【组成】龙齿一分　川大黄两（锉碎,微炒）　栀子仁一分　朴消三分　枳壳一分（麸炒微黄,去瓤）　甘草一分（炙微赤,锉）

【用法】上为粗散。每服一钱,以水一小盏,煎至五分,去滓温服。

【主治】小儿百日以来,结实壮热兼惊。

21565 龙齿散《圣惠》卷八十二）

【组成】龙齿半两　麦门冬半两（去心,焙）　赤芍药一分　川升麻一分　川大黄一分（锉碎,微炒）　甘草一分（炙微赤,锉）

【用法】上为粗散。每服一钱,以水一小盏,煎至五分,去滓频服。

【主治】小儿惊啼烦热,眠卧不安。

21566 龙齿散《圣惠》卷八十五）

【组成】龙齿一分（细研）　芦荟一分（细研）　朱砂一分（细研）　黄连一分（去须）　赤石脂一分　铁粉一分　牡蛎一分（烧为粉）

【用法】上为细散,都研令匀。每服一字,不拘时候,以温水调下。

【主治】❶《圣惠》：小儿惊热,下泻不定,兼渴。❷《普济方》：下痢烦满。

21567 龙齿散《圣惠》卷八十五）

【组成】龙齿一两（细研）　犀角屑一两　茯神一两　人参一两（去芦头）　牛黄一分（细研）　蝉壳一分（微炒）

赤石脂一两　黄芩三分　牡蛎粉三分　川升麻三分

【用法】上为细散。每服半钱，不拘时候。以荆芥、薄荷汤调下。

【主治】小儿惊热，心神烦乱，手足缩掣不定。

21568　龙齿散《圣惠》卷八十五）

【异名】龙齿饮（《圣济总录》卷一七二）。

【组成】龙齿半两（细研）　钩藤半两　白茯苓半两　蝉壳二七枚（微炒）　黄丹一分　甘草一分（炙微赤，锉）　铁粉一分（细研）　朱砂一分（细研）　川大黄一分（锉碎，微炒）

【用法】上为末，入研了药令匀。每服一钱，以水一小盏，煎至六分，不拘时候温服。

【主治】小儿天钓，手脚掣动，眼目不定，有时笑啼或嗔怒，爪甲皆青。

21569　龙齿散《圣惠》卷八十五）

【组成】龙齿一两　钩藤三分　川升麻三分　子芩三分　防风三分（去芦头）　犀角屑三分　麦门冬一两（去心，焙）　川芒消一两

【用法】上为粗散。每服一钱，以水一小盏，加竹叶七片，煎至五分，去滓，分作二服，一日四次。

【主治】小儿壮热发痫，心神惊悸，多啼，或吐白沫。

21570　龙齿散《圣济总录》卷二十八）

【组成】龙齿（研）　丹砂（研）各半两　牛黄一分　马牙消　地龙（炒）各一两　麝香一钱（研）

【用法】上为散。每服一钱匕，以生姜、蜜水调下，不拘时候。

【主治】伤寒心热，狂妄，精神不安。

21571　龙齿散《圣济总录》卷一一四）

【组成】龙齿　人参　远志（去心）　白茯苓（去黑皮）麦门冬（去心，焙）各半两　丹砂（研）　铁粉（研末，飞）　龙脑（研）　牛黄（研）　麝香（研）各一分

【用法】上为散，再同研匀细。每服半钱匕，食后、夜卧温熟水调下，一日三次。

【主治】肾虚，热毒乘虚攻耳，致耳内常鸣如蝉声。

21572　龙齿散《圣济总录》卷一六九）

【组成】龙齿二钱　丹砂半分　铅白霜三钱　天南星（水浸七日，逐日换水，薄切晒干为末）五钱　龙脑少许

【用法】上为散。每服一字匕，葱白、金银汤调下。三服后汗出立愈。

【主治】小儿急惊风，及四时伤寒，浑身壮热，唇口焦干，两目翻露，搐搦昏迷。

21573　龙齿散《圣济总录》卷一七二）

【组成】龙齿（烧，研）　龙脑（锉）　桔梗（炒）　白茯苓（去黑皮）　桂（去粗皮）　麝香（研）各一分　蛑螂三枚（去翅足，炙焦）

【用法】上为散。一二岁儿每服半钱匕，用温水调下；三四岁儿一钱匕，空心、午后服。

【功用】退热。

【主治】小儿干疳，腹胀气急。

21574　龙齿散《圣济总录》卷一七三）

【组成】龙齿半两　丁香一分　黄连（去须）　胡粉（炒）　赤茯苓（去黑皮）各半两　枳壳（去瓤，麸炒）一分

【用法】上为散。每服半钱匕，食前粥饮调下。或加牛

黄一钱亦得。

【主治】小儿疳痢，或口内生疮。

【加减】有鲜血，加芜荑一分。

21575　龙齿散《本事》卷十）

【组成】羌活（去芦）　龙齿　蝉壳（去头足）　钩藤（有钩子者）　茯苓（去皮）　人参（去芦）各等分

【用法】上为末。每服一大钱，水一大盏，煎六分，去滓温服。

【主治】❶《本事》：小儿拗哭。❷《婴童百问》：小儿拗哭，肚痛惊热。

【方论选录】《本事方释义》：龙齿气味凉涩，入足厥阴；蝉壳气味甘咸寒，入足少阳厥阴；钩藤气味甘微寒，入足厥阴；羌活气味辛甘平，入足太阳；茯苓气味甘平淡渗，入足阳明；人参气味甘温，入足阳明。小儿无故拗哭，亦因肝风内动，脾胃不和所致，故以风药泄其风而镇补之药护其中也。

【备考】《婴童百问》本方用法：加姜、枣，煎服。

21576　龙齿散《卫生总微》卷三）

【组成】龙齿

【用法】上为末。调服；或以烂龙角研浓汁，每服一二合。

【主治】小儿惊热如火；温壮。

21577　龙齿散《朱氏集验方》卷十一）

【组成】龙齿　茯苓　白附子（炮）　蝉蜕　甘草各等分。

【用法】上为细末。每服一小钱，临卧薄荷汤下。

【主治】小儿惊悸夜啼。

21578　龙齿散《袖珍》卷四引《澹寮》）

【组成】蝉壳（去翅足，洗泥土）　钩藤（有钩子者）　龙齿　茯苓（去皮）　人参各等分

【用法】上为末。每服一钱，水半盏，煎服。

【主治】小儿夜哭不住。

21579　龙齿散《永乐大典》卷一〇三三引《方便集》）

【组成】龙齿半两　赤茯苓三两　远志（去心取皮）半两　茯神（去木）半两　半夏曲半两　甘草半两

【用法】上为细末，和匀。每服一大钱，水一小盏，加生姜三片，葱一茎，与熟水同煎，食后、临卧温凉服。

【功用】镇心。

【主治】尿血涩痛，因惊则甚。

21580　龙齿散《普济方》卷四〇一引《傅氏活婴方》）

【组成】石膏　人参　龙齿　朱砂　麝香　甘草各等分

【用法】上为末。每服一字，金银薄荷汤点服。

【主治】客忤，夜啼，惊悸。

21581　龙齿散

《普济方》卷三五三。为《圣惠》卷七十八"熟干地黄散"之异名。见该条。

21582　龙齿散《普济方》卷三七七）

【组成】麻黄（去节）　大黄　牡蛎（熬）　黄芩各四两　寒水石　白石脂　石膏（研）　赤石脂　紫石英　滑石（研）各八两　人参　桂心各三两　蛇蜕皮一两（炙）　龙齿六两（研）　甘草三两（炙）　（一方无麻黄、龙齿、蛇蜕皮）

【用法】上为散，以药八两，用一薄绢袋盛散药，用水一升五合，煮取七合，绞去滓，顿服之。一日二次。少小百日服一合，热多者一日二次，三五日一服亦得。

【主治】大人小儿风痫猝倒,呕沫不省。

【宜忌】忌海藻、菘菜、生葱、热面、荞麦、猪肉、蒜、黏食。

21583 龙齿散《普济方》三七八)

【组成】茯苓 龙齿各二分 钩藤 芍药 黄芩各一分 甘草半分 蚱蝉二枚(去翅足,炙) 牛黄二大豆大(新)

【用法】上为细末,加竹沥一合研,候汤欲成下;以东流水二斗,银器煮金银各十两,取三升,入药,煎取一升半,间乳细细与服。此疗未出月小儿,大即加药。

【主治】小儿痫极。

21584 龙齿散《医统》卷六十四引《经验方》)

【组成】龙齿(煅存性) 人齿(煅存性)各三钱 人参 枸杞子 破故纸 牛膝 沉香各一两 石燕一升(煅) 旱莲草 青盐各二两 小茴香 升麻 麝香(研)各半两 花椒三钱 当归七钱半 桂枝二钱半

【用法】上为细末。日擦三次,良久漱之。有津咽下亦不妨。

【功用】长牙固齿。

21585 龙齿散《赤水玄珠》卷二十五)

【组成】龙齿 蝉蜕 钩藤 羌活 茯苓 人参 天麻 防风 全蝎各等分

【用法】上为末。灯心汤调下。

【主治】小儿拗哭、肚疼、惊热。

21586 龙虎丸《丹溪心法》卷三)

【组成】白芍 陈皮各二两 锁阳 当归各一两半 虎骨(酒浸,酥炙)各一两 知母(酒炒) 熟地黄各三两 黄柏半斤(盐炒) 龟版四两(酒浸,酥炙)

【用法】上为末,酒煮羊肉捣汁为丸服。

【功用】补下焦。

【加减】冬月,加干姜半两。

21587 龙虎丸《丹溪治法心要》卷四)

【组成】上甲(醋炙)六两 药苗(酒蒸焙干)二两 侧柏二两 黄柏(酒炒)半斤 知母(盐、酒炒)二两 熟地黄二两 芍药二两 锁阳(酒捣)五钱 当归(酒浸)五钱 陈皮(去白)二两 虎骨(酒浸,酥炙)一两 龟版(酒浸,酥炙)四两

【用法】上为末,酒煮羊肉为丸服。

【功用】补下焦。

【主治】诸虚。

【加减】冬月,加干姜。

21588 龙虎丸《春脚集》卷四)

【组成】龙骨(煅) 虎骨(煅) 川芎 当归(洗) 桂圆肉(煮烂,捣膏) 熟地(煮烂,捣膏) 砂仁 木香 山楂 破故纸(盐炒) 防风 广皮 酸枣仁(炒) 杜仲(炒炭) 菟丝子 黄芩 贯众(炒炭) 白蒺藜各四两(炒) 川膝(浸) 煅石膏 神曲(炒) 川贝(去心) 木通 甘草一钱

【用法】上为细末,用方内桂圆膏、熟地膏合炼蜜为丸,三钱重。每日早、晚各服一丸,藕汤送下。

【功用】《全国中药成药处方集》:扶强养气,补血化瘀。

【主治】❶《春脚集》:一切吐血症。❷《全国中药成药处方集》:身体衰弱,劳伤失血,痰中带血,气虚咳嗽,心跳气短,自汗盗汗,不思饮食,精神疲倦,久病失调。

21589 龙虎丸《经验各种秘方辑要》)

【组成】西牛黄三分 巴豆霜三分 水飞辰砂一分 白石三分

【用法】酌加米粉为丸。一小料分作二十丸,辰砂为衣。轻则一丸,重则二三丸,以温开水送下。约半小时许,非吐即泻,逾时再服一丸以俟之。如年远者,须服数丸。症重则白石仍用三分,病大愈,接服侯氏黑散。如年远痰坚窍闭,宜先服猪心丸,次日服龙虎丸,见效尤速。

【主治】痰热癫痫,发狂。

❶《经验各种秘方辑要》:阴癫阳痫。❷《重订通俗伤寒论》:伤寒发狂。❸《全国中药成药处方集》:痰热搅乱心脑引起神志失常,不省人事,癫痫发狂,神呆静坐,语无伦次,叫骂不休,痰涎壅盛,口噤肢搐。

【宜忌】愈后忌食猪肉二年。孕妇忌服。体虚者不忌。

21590 龙虎丸《千金珍秘方选》)

【组成】西牛黄三分 巴豆霜三分 冰片一分 水飞辰砂一分 白信三分

【用法】上为末,酌加烂饭同捣为丸。病轻者服一丸,重者服二丸,以温开水送下。若不肯吃者,纳药于粉糕中,便不觉而食之。服后约半小时许,非吐即泻,逾时再服一丸以俟之。如年远者,须服数丸以见效。

【主治】阴癫阳狂,痰入心包络,不省人事,登高弃衣,歌笑不寐,或神呆静坐,语言不发。

【宜忌】孕妇忌服。愈后忌食猪肉一、二年。

【方论选录】癫痫之疾,皆由于痰入心包络,白信专能燥痰,以之为君;巴豆辛热破痰,导之下行,使白信之性过而不留,以之为臣;反佐以牛黄之甘寒,通窍辟邪,清心解毒,制白信、巴豆之猛烈,合朱砂为镇摄,真治癫狂之圣药也。

21591 龙虎丹(方出《圣惠》卷五十二,名见《普济方》卷二〇〇)

【组成】狗头骨半两 鼠头骨半两 蛇头一枚 牛头骨半两 虎头骨半两 兔头骨半两 狸头骨半两 龙角半两 猢狲头骨半两 马头骨半两 天灵盖半两 鳖甲半两 龟甲半两 雄黄一两(细研) 朱砂一两(细研) 阿魏半两(细研) 麝香半两(细研)

【用法】上药并生用为末,入研了药,更研令匀,以软饭为丸,如鸡头子大。以青绢裹手中指上,男左女右,系一丸。如未定,即以醋茶下一丸。

【主治】疟久不愈,或止或发,继月连年。

21592 龙虎丹《局方》卷一)

【组成】黑牵牛(爁) 藿香叶(生) 天麻(去苗) 牛膝(去苗,酒浸,切,焙,微炒) 硫黄(结沙) 天竺黄(生研) 细辛(去苗,洗) 半夏(汤洗七次,生姜汁制) 附子(炮,去皮脐) 何首乌(去粗皮) 羌活(去苗,洗焙) 独活(去苗) 柴胡(去苗) 川芎(洗) 桔梗(生)各二两 寒水石(烧通赤,研飞)一斤 茴香(淘去土,焙) 甘松(洗去土,焙) 肉桂(去粗皮) 五灵脂(生) 白芷(生) 菊花(去土) 川乌(炮,去皮脐) 白僵蚕(去丝嘴,炒) 缩砂仁(生)各五两 牙消(研) 木香(生) 水银(与硫黄用慢火结成沙子) 雄黄(研飞) 麝香(研)各一两 地龙(去土,爁) 白干姜(炮) 朱砂(研飞) 白蒺藜(爁) 防风(去苗)各三两 乌蛇(酒浸,炙,去皮骨)八两 龙脑(研)半两

【用法】上为细末,炼蜜为丸,如鸡头子大。每服一丸,用薄荷酒嚼下,一日一次,重即二次。产后惊风,乱道见物,

朱砂酒磨下；产后身多虚肿，血风，频增昏沉，身如针刺，发随梳落，面黄心逆，并煎当归酒嚼下，一日二次；若治伤寒，炒葱、豉，酒嚼下一、二服，盖覆出汗立愈；小儿惊风，薄荷酒化下少许；大人急风，口噤失音等，薄荷酒化灌之。常服茶、酒任下，不拘时候。

【主治】丈夫妇人新得、久患急、缓风，半身不遂，手脚筋衰，及风毒攻注，遍身疮疥，头风多饶白屑，毒风面上生疮，刺风状如针刺，痫风急倒作声，顽风不认瘙痒，疬风颈生斑驳，暗风头旋眼黑，敏风面生赤点，肝风鼻闷眼睭，偏风口眼㖞斜，节风肢节断续，脾风心多呕逆，酒风行步不前，肺风鼻塞项疼，胆风令人不睡，气风肉似虫行，肾风耳内蝉鸣，阴间湿痒。

21593 龙虎丹《圣济总录》卷十

【组成】草乌头（锉） 枫香脂（研） 五灵脂 木鳖子（去壳，别研） 地龙（炒）各一两 乳香（别研）半两

【用法】上为末，井华水拌和为丸，如鸡头子大，以丹砂为衣。每服一丸，临卧以冷酒磨下，乳香酒亦得，仍先嚼胡桃仁半枚服之。药成阴干，勿令见火。

【主治】腰脚风痛。

21594 龙虎丹《普济方》卷三九二引《幼幼新书》

【组成】朱砂（称） 腻粉（炒） 粉霜（炒） 礞石（称） 白丁香（称） 枯矾（炒）各一钱 定粉（炒）二钱 黄丹 消石 硇砂（各炒）各半钱

【用法】上为末，蒸饼心水浸为丸，如樱桃大。大人每服二丸，小儿一丸，米饮送下。

【主治】虚中积，泄痢腹痛后重。

21595 龙虎丹《百一》卷三

【异名】火龙丸。

【组成】地龙四两（去土） 玄胡索四两（生） 松节二两 核桃肉十五个 乳香三钱 蝼蛄十四个 蜈蚣二条 没药三钱 草乌头四两（生，不去尖） 蝎十四个（蝼蛄、蜈蚣、蝎三味用好酒一升，同煎十数沸，取出焙干）

【用法】上为细末，用煮肉药酒打糊为丸，如梧桐子大。每服十丸，左瘫右痪，麝香酒送下。

【主治】左瘫右痪，口眼㖞斜。五种脚疼。

21596 龙虎丹

《普济方》卷一四五引《保生回车论》。为原书同卷"灵砂丹"之异名。见该条。

21597 龙虎丹《瑞竹堂方》

【组成】龙骨（研） 虎骨（酥炙） 人参 箭头朱砂（研） 远志（甘草水煮，去骨） 酸枣仁（炒，去壳）各一两 大天南星三四枚（泔水洗浸，去皮滑涎，控干，竹刀剜成罐，装朱砂末，以南星末盖之） 猪心一个（取新杀獖猪带血热心，纳置南星内，以灯草裹猪心，外用麦门冬水洗净，不拘多少，包之，甑上九蒸九晒，取出南星，于金银器内盛之，取日精月华之气晒露十昼夜，捣罗为末，后加余药同和匀）

【用法】上为细末，用无灰酒打面糊，冷定和搜成剂，为丸如梧桐子大。每服五七十丸，空心温酒送下；小儿丸如黄米大，每服三五十丸，煎人参汤送下。病甚者，不过二十服即愈，除根不发。

【主治】男子妇人，心神恍惚，阳明经大盛，时复惊惧哭泣，口发狂言，不避亲疏，一切风病等。

21598 龙虎丹《丹溪心法》卷四

【组成】草乌 苍术 白芷各一两（碾粗末，水拌发酵盒过，入后药） 乳香 没药各二钱（另研） 当归 牛膝各五钱

【用法】上为末，酒糊为丸，如弹子大。每服一丸，温酒化下。

【主治】走注疼痛，或麻木不遂，或半身痛。

21599 龙虎丹《医学纲目》卷十七

【组成】败龟版（酒炙） 虎骨（酒炙） 黄柏（酒炙） 干姜二钱半 锁阳七钱半 金箔十片 神曲

【用法】上为末，糯粉糊为丸。空心白汤送下。

【主治】痿证。

【加减】如懒言语，加山药末七钱。

【备考】方中败龟版、虎骨、黄柏、神曲用量原缺。

21600 龙虎丹《医学入门》卷七

【组成】苍术半斤（用生姜十二两捣汁，或入童便，同拌成饼） 草乌四两或半斤（用生葱四两，捣汁拌成饼）

【用法】俱摊壁上阴干，为末，面糊为丸，如梧桐子大。每服五十丸，用酒送下，即吐；如欲下行，用生姜汤送下。吐下后俱宜姜汤和胃。

【主治】一切痰火瘫痪，痛风，咳喘胀满。

【加减】脚疾，加黄柏半斤。

21601 龙虎丹《鲁府禁方》卷一

【组成】龙骨 虎骨各等分

【用法】上为末，水为丸，如弹子大，朱砂为衣，端午时制。临发日，预握男左女右手心内。即止。

【主治】疟疾。

21602 龙虎丹《串雅补》卷一

【组成】草乌 苍术各八两 穿山甲二两（炒成珠） 补骨脂一两 白芷一两 葱白八两 老姜八两（洗净，捣烂，拌乌、术二味入坛内，于三伏天盒出白毛，有香味，取出晒干）

【用法】上为末，米糊为丸，如梧桐子大。每服十五丸，加至三十丸止，临卧服，间一日再服，不可多用。左瘫右痪，半身不遂，防风汤送下；惊风，薄荷汤送下；手足顽麻、风痒，葱白汤送下；头风，川芎汤送下；跌打损伤，乳香汤送下；元虚畏冷，筋骨疼痛，葱汤送下；肠风痔漏下血，槐花汤送下；遍身痒疥，荆芥汤送下；寒湿气、脚气，木瓜汤送下；胃伤食积，生姜汤送下；皮黄水肿，姜皮汤送下；赤白痢疾，米汤送下；下部疝气，小茴汤送下；小儿肚腹膨胀，史君子汤送下；五淋，灯心汤送下；疟疾，桃枝汤送下；无名肿毒疮，酒送下；腰腿疼痛，合桃酒送下。

【主治】左瘫右痪，半身不遂，惊风，手足顽麻，风痒，头风，跌打损伤，元虚畏冷，筋骨疼痛，肠风痔漏下血，遍身痒疥，寒湿气，脚气，胃伤食积，皮黄水肿，赤白痢，下部疝气，小儿肚腹膨胀，五淋，疟疾，无名肿毒疮，腰腿疼痛。

21603 龙虎丹《青囊秘传》

【组成】蝙蝠（煅） 冰片各少许

【用法】上为细末。外敷。

【功用】消肿敛疮。

【主治】瘰疬已溃，或未成脓者。

21604 龙虎汤《魏氏家藏方》卷四

【组成】鹿茸一两(去毛,酒浸,炙) 附子二两(炮,去皮脐) 黄耆(盐水浸,炙) 茯神(去木) 肉苁蓉(酒浸,去皱皮) 白术(炒)各一两

【用法】上为粗末。每服三钱,水一盏半,煎至七分,去滓,食前服。

【功用】调荣卫。

【主治】虚劳寒热。

21605 龙虎汤(《古今医鉴》卷五)

【组成】柴胡一钱五分 黄芩一钱五分 半夏(姜制)七分 石膏二钱五分 黄连一钱五分 黄柏一钱二分 知母一钱(去毛) 山栀仁一钱 粳米一撮

【用法】上锉一剂。加生姜一片,大枣二枚,水煎温服。阳毒入深者,先以青布折叠数重,新汲水渍之,搭于心胸之上,须臾再易,如此三次,热势稍退,即服此药。

【主治】热疟火盛,舌卷焦黑,鼻如烟煤,六脉洪数弦紧。

21606 龙虎饮(《魏氏家藏方》卷四)

【组成】鹿茸(酒浸,酥炙) 附子(炮,去皮脐)各二两 人参(去芦) 草薢 金钗石斛(酒浸) 杜仲(去皮,锉,姜汁制,炒去丝) 肉苁蓉(酒浸,去皱皮) 木瓜 当归(去芦,酒浸) 黄耆(蜜水炙)各半两

【用法】上㕮咀。每服三钱,水一盏半,加生姜三片,枣子一枚,煎七分,去滓,食前服。

【功用】壮筋益血。

【主治】虚劳脚弱。

21607 龙虎散(《理瀹》)

【组成】明雄黄五钱 土贝母 蓖麻仁(去油) 木鳖仁各四钱 大蜈蚣十条 蟾酥三钱 大全蝎七个 大山甲七片 僵蚕七条 露蜂房(有子者佳)三钱 大蜘蛛(腿脚要全)三个 凤仙子二十四粒 朱砂 轻粉 制乳香 制没药 炒铅粉 炒黄丹 寒水石 磁石 硼砂 漂铜绿 牙皂 母丁香 樟脑 黄蜡 白蜡 延胡 白芷 决明各二钱 枯矾五分(研) 草乌 南星各二钱 蝉蜕 蛇蜕各一钱

【用法】共为末。掺贴。

【功用】能消、能溃、能提、能敛。

【主治】肿毒。

【加减】症重,多加犀黄、麝、冰和掺;已长新肉,加桃花散、黄丹、石膏,共研末和掺,免痛。

21608 龙虎散(《医方简义》卷三)

【组成】煅龙骨二两 琥珀一两 玄武板四两 生鳖甲二两 桂枝一两 煅磁石(醋淬一次)一两 赤芍药一两 远志肉五钱 枣仁(炒)一两 左牡蛎四两 石菖蒲四钱

【用法】上为细末。每服三钱,姜汤调下。

【功用】《全国中药成药处方集》:补心益肾,养血安神。

【主治】❶《医方简义》:寒厥肢冷。❷《全国中药成药处方集》:骨蒸劳热,血液不足,耳鸣目昏,头晕心烦,怔忡不安。

21609 龙虎膏(《圣济总录》卷十九)

【组成】龙骨二两 虎骨三两(涂酥,焙) 当归(切,焙) 桂(去粗皮)各一两 皂荚半斤(肥者,去子)

【用法】上为末,先别用好皂荚十挺,以苦酒三升,挼取汁,去滓,入铛中煎减半,即入前药同煎如稀饧,入瓷合盛。

每用少许,揩摩痛痹处。

【主治】风湿着痹,肌肉痛厚,不知痛痒。

21610 龙虎膏(《疡医大全》卷八)

【组成】陈小粉一斤 土木鳖(连壳整炒)二两 川乌 草乌 干姜 白及 花椒各五钱

【用法】上为细末,凡疮未成者,漫头敷;已成者,中留一孔;已溃烂者,敷于四围,俱以醋调燉温敷上,外用绵纸贴,干则温醋鸡毛扫上。

【主治】一切无名痈疽大毒。

21611 龙乳膏(《惠直堂方》卷二)

【组成】龙胆草一斤

【用法】铜锅煎成膏,用上号白蜜收之,每两加冰片五分,瓷器盛之,勿泄气。临时取出,用健壮妇人乳调开,点眼。

【主治】一切目疾。

21612 龙肤散(《普济方》卷三六八)

【组成】天南星(牛胆制者)八钱 雄黄 甘草各半钱 天竺黄二钱 朱砂 麝香各一钱

【用法】上为末。每服一字,薄荷汤调下;中暑烦闷,雪水调下。

【主治】小儿伤寒瘟疫,身热昏睡气粗,风热痰实壅嗽,惊风潮搐,中暑冒闷。

21613 龙实散(《圣济总录》卷一七二)

【组成】龙实(龙骨中有之,深黄或淡黄土褐色,紧掬入舌者) 白矾(烧,研) 蜗牛壳 胡粉 牛黄各一钱

【用法】上为细散。每用少许,掺黏窍内。

【主治】小儿漏疳,虫蚀有窍。

21614 龙参丸(《圣济总录》卷一四二)

【组成】地龙(干者)一两 苦参一两 乌头(去皮脐)半两(半生半炮)

【用法】上为末,以醋糊为丸,如绿豆大。每服七丸至十丸,食前米饮送下,一日三次。

【主治】肠痔,肛边生核,肿痛下血。

21615 龙荟丸(《脉因症治》卷上)

【组成】柴胡 甘草 青皮 连 大黄 归 木香 草龙胆 芦荟 川芎

【主治】食积发热,木盛胁痛。

21616 龙荟丸

《医方类聚》卷一九七引《新效方》。为《宣明论》卷四"龙脑丸"之异名。见该条。

21617 龙荟丸(《杂病源流犀烛》卷二十二)

【组成】龙胆草 芦荟 当归 黑山栀 广木香 黄连 黄芩 麝香

【用法】蜜为丸服。

【主治】肝火盛,目赤涩痛。

21618 龙荟丸(《成方制剂》10册)

【组成】龙胆 100 克 芦荟 50 克 当归 100 克 大黄 50 克 栀子 100 克 黄芩 100 克 青黛 50 克 木香 25 克

【用法】以上八味,粉碎成细粉,过筛,混匀。用水泛丸,干燥。口服,一次 3～6 克,一日 1～2 次,饭前服用。

【功用】泻火通便。

【主治】肝胆火旺,大便秘结,小便赤涩。

21619 龙荟锭(《理瀹》)

【组成】柴胡　龙胆草　黄芩　青皮　胆星　芦荟　黄连　青黛　大黄　木通　菖蒲　皂角　细辛各一两　全蝎三个　陈小粉(炒黑)五两

【用法】上为末,以青鱼胆汁一杯,和姜汁、竹沥为锭,临用醋磨敷耳一周。

【主治】耳鸣耳聋,并治耳痛及一切肝火。

【加减】有脓日久不干者,加枯矾、雄黄、轻粉、海螵蛸末。

21620　龙砂汤《鸡峰》卷二十五)

【组成】缩砂仁二两一分　甘草　盐各一两半

【用法】上将甘草同盐炒,候甘草黄熟取出,泻在缩砂上,即以盏碗盖之,候冷,同为细末。汤点二钱。

【功用】和气。

21621　龙星丹《丹溪心法附余》卷一)

【组成】牛胆南星　朱砂(另研为衣)各三钱　片脑(另研)三字　牛黄(另研)三字　麝香(另研)三字　全蝎　防风　薄荷各一钱　黄芩　黄连各二钱　青黛(另研)一钱

上为细末,炼蜜为丸,如龙眼大。每服一丸,嚼化。

【主治】中风,风热痰涎壅盛者。

21622　龙骨丸(方出《医心方》卷十一引《葛氏方》,名见《圣济总录》卷二十六)

【组成】龙骨　干姜　附子各等分

【用法】炼蜜为丸,如梧桐子大。每服五丸至十丸,一日三次。

【主治】❶《医心方》引《葛氏方》:冷痢,纯下白如鼻涕。❷《圣济总录》:伤寒后脏腑虚冷,下痢白脓腹痛者。

21623　龙骨丸《外台》卷三十四引《深师方》)

【组成】干姜　甘草(炙)　桂心各二两　龙骨四两

【用法】上为末,炼蜜为丸,如梧桐子大。每服二十丸,酒送下,一日三次。

【主治】产后虚冷下血,及水谷下痢,昼夜无数,兼疗恶露不绝。

【方论选录】《千金方衍义》:《本经》言:龙骨治泄利脓血,女子漏下,而兼干姜、桂心温散寒结;甘草专和胃气,为冷痢之专药;姜、桂辛散,不须复用向导也。

21624　龙骨丸《医心方》卷十四引《深师方》)

【组成】龙骨四分　恒山八分　附子三分　大黄八分

【用法】上药各治,用鸡子为丸,如大豆大。发前服七丸,临发服七丸。

【主治】三十年疟疾。

【宜忌】忌生葱、生菜、猪肉等。

21625　龙骨丸《医心方》卷二十一引《经心录》)

【组成】龙骨　阿胶(炙)　赤石脂　牡蛎　干地黄　当归　甘草各二两　蒲黄三两

【用法】上为末,为丸如梧桐子大。每服十五丸,一日三次。

【主治】妇人崩中漏下。

21626　龙骨丸《千金》卷十五)

【组成】龙骨　当归　龙胆　附子　干姜　黄连　羚羊角各三十铢　赤石脂　矾石各一两半　犀角　甘草　熟艾各十八铢

【用法】上为末,蜜为丸,如小豆大。每服十五丸,食前服,一日三次。加至二十丸。

【主治】血痢腹痛。

【方论选录】《千金方衍义》:治久痢滑脱证。本属热盛,因痢久正虚,虚能受热,故假姜、附、熟艾鼓舞;犀角、羚羊、龙胆、黄连以散本病之热;龙骨、矾石、石脂以固痢久之脱;当归、甘草以和血气之伤也。

21627　龙骨丸《千金》卷二十)

【组成】龙骨　柏子仁　甘草　防风　干地黄各五分　桂心　禹余粮　黄耆　茯苓　白石英各七分　人参　附子　羌活　五味子各六分　玄参　芎䓖　山茱萸各四分　磁石　杜仲　干姜各八分

【用法】上为末,蜜为丸,如梧桐子大。每服三十丸,空腹酒送下,一日二次。加至四十丸。

【主治】膀胱肾冷,坐起欲倒,目肮肮,气不足,骨痿。

21628　龙骨丸《圣惠》卷五十九)

【组成】龙骨三分　艾叶一两(微炒)　赤石脂三分　白矾三两(烧令汁尽)　黄连三分(去须,微炒)　当归三分(锉碎,微炒)　附子一两(炮裂,去皮脐)

【用法】上为末,炼蜜为丸,如梧桐子大。每服三十丸,食前以粥饮送下。

【主治】水谷痢,日夜数行,腹内疼痛。

21629　龙骨丸《圣惠》卷五十九)

【组成】龙骨三分　地榆一两(锉)　赤石脂三分　没石子三分　艾叶三分(微炒)　黄柏三分(微炙,锉)　橡实半两　当归三分(锉,微炒)　芎䓖半两

【用法】上为末,炼蜜为丸,如梧桐子大。每服二十丸,以粥饮送下,不拘时候。

【主治】久赤白痢不止,腹痛不食。

21630　龙骨丸《圣惠》卷七十二)

【组成】龙骨三两　禹余粮二两(烧醋淬七遍)　紫石英三两(细研,水飞过)　人参二两(去芦头)　桂心二两　川乌头二两(炮裂,去皮脐)　川椒一两(去目及闭口者,微炒去汗)　桑寄生三两　石斛三两(去根,锉)　泽泻三两　当归三两(锉,微炒)　杜仲二两(去粗皮,炙微黄,锉)　远志二两(去心)　肉苁蓉二两(酒浸一宿,刮去皲皮,炙干)　干姜三两(炮裂,锉)　牡蛎粉一两　甘草一两(炙微赤,锉)

【用法】上为末,炼蜜为丸,如梧桐子大。每服三十丸,食前以温酒送下。渐加至五十丸。

【主治】妇人劳损,月水不断,五脏气虚,肉色黄瘦,血竭暂止,少日复发,不耐动摇,小劳辄剧及久疾失治者。

21631　龙骨丸《圣惠》卷七十二)

【组成】龙骨二两(烧过)　鹿茸一两(去毛,涂酥炙微黄)　椒红一两(微炒)　附子一两(炮裂,去皮脐)

【用法】上为细散,以酒煮面糊为丸,如梧桐子大。每服二十丸,食前温酒送下。

【主治】妇人小便滑数。

21632　龙骨丸《圣惠》卷七十三)

【组成】龙骨一两　乌贼鱼骨三分(烧灰)　白芍药半两　侧柏二两(微炒)　鹿茸一两(去毛,涂酥炙微黄)　熟干地黄一两半　干姜半两(炮裂,锉)

【用法】上为末,炼蜜为丸,如梧桐子大。每服三十丸,

食前以粥饮送下。

【主治】❶《圣惠》:妇人崩中下五色,久不止者。❷《普济方》:赤白带下。

21633 **龙骨丸**(《圣惠》卷九十三)

【组成】龙骨半两 雄黄一钱(细研) 麝香一钱(细研) 朱砂一分(细研) 蜗牛二十枚(炒令微黄) 橡实半两 牛黄一钱(细研) 白土一钱 青黛一分 诃黎勒一分(煨,用皮)

【用法】上为末。入研了药,同研令匀,用面糊为丸,如绿豆大。每服五丸,以粥饮送下,一日三次。

【主治】小儿疳痢,日夜度数不常,肌体羸瘦者。

21634 **龙骨丸**(《圣惠》卷九十三)

【组成】白龙骨一分 胡粉三钱(炒微黄) 黄连一分(去须,微炒) 黄柏一分(微炙,锉) 诃黎勒一分(煨,用皮) 白矾半两(烧令汁尽) 干姜半两(锉,微炒) 当归半两(锉,微炒) 木香一分

【用法】上为末,炼蜜为丸,如绿豆大。每服五丸,以粥饮送下,一日三四次。

【主治】《圣惠》:小儿久赤白痢不止,腹痛者。

21635 **龙骨丸**(《圣惠》卷九十三)

【异名】香连丸(《局方》卷十)、香连煎(《鸡峰》卷二十四)。

【组成】龙骨半两 黄连半两(去须,微炒) 白石脂半两 白矾半两(烧令汁尽) 干姜半两(炮裂,锉)

【用法】上为末,醋煮面糊为丸,如麻子大。每服五丸,以粥饮送下,一日三四次。

【主治】❶《圣惠》:小儿冷热不调,时有洞泄,下痢不止。❷《局方》:小儿泄泻烦渴,米谷不化,腹痛肠鸣;或下痢脓血,里急后重,夜起频并,不思乳食,肌肉消瘦,渐变成疳。

【备考】《幼幼新书》引《万全方》有木香半两。

21636 **龙骨丸**(《圣济总录》卷四十一)

【组成】龙骨 白茯苓(去黑皮) 远志(去心) 防风(去叉) 人参 柏子仁(别捣) 犀角(镑) 生干地黄(焙)各一两 牡蛎一两半(烧,研如粉)

【用法】上药除柏子仁外,捣罗为末,同拌匀,加煮枣肉二两,炼蜜为丸,如梧桐子大。每服三十丸,空心、食前粥饮送下。

【主治】阳气内郁,肝气不治,少气善怒,视听昏塞,煎迫厥逆者。

21637 **龙骨丸**(《圣济总录》卷七十七)

【组成】龙骨一两(烧醋淬三五度) 白矾灰半两 铅丹(炒黑)一分

【用法】上为末,面糊为丸,如梧桐子大。每服十丸,腊茶清送下,不拘时候。

【主治】久患滑泄下痢。

21638 **龙骨丸**(《圣济总录》卷一四三)

【异名】螺皮丸(原书同卷)、龙骨皮丸(《普济方》卷二九八)。

【组成】龙骨 螺皮(炙令焦)各一两 黄耆(锉) 当归(切,焙) 枳壳(去瓤,麸炒) 干姜(炮)各三分 熟艾叶半两 附子(炮裂,去皮脐)一两

【用法】上为末,炼蜜为丸,如梧桐子大。每服四十丸,

空心以黄耆汤送下,日晚再服。

【主治】五痔连年不止,兼痔漏者。

21639 **龙骨丸**(《圣济总录》卷一六四)

【组成】龙骨 甘草(炙) 赤石脂 乌梅肉(炒) 人参 黄芩(去黑心) 枳壳(去瓤,锉,炒) 赤茯苓(去黑皮)各半两 厚朴(去粗皮,生姜汁炙,锉) 黄连(去须)各三分

【用法】上为末,面糊为丸,如梧桐子大。每服三十丸,食前米饮送下,一日三次。

【主治】产后日久泄泻,倦怠烦渴。

21640 **龙骨丸**(《圣济总录》卷一七三)

【组成】白龙骨一分 白石脂一两半 鸡屎矾(烧灰) 黄连(去须) 胡粉(炒) 赤茯苓(去黑皮) 阿胶(炙燥)各一两

【用法】上为末,炼蜜为丸,如麻豆大。每服五丸、七丸,空心、食前米饮送下。

【主治】小儿一切疳痢。

21641 **龙骨丸**(《圣济总录》卷一八五)

【异名】益元丸(《普济方》卷二一七引《仁存方》)。

【组成】龙骨 远志(去心)各等分

【用法】上为末,炼蜜为丸,如梧桐子大。每服三十丸,空心、临卧冷水送下。

【功用】养精气,益元阳。

21642 **龙骨丸**(《杨氏家藏方》卷九)

【组成】牡蛎(煅为粉) 熟干地黄(洗,焙) 菟丝子(酒浸一宿,别捣,焙干) 白茯苓(去皮)各半两 龙骨(五色者) 肉桂(去粗皮) 白石脂 五味子各二钱半

【用法】上为细末,炼蜜为丸,如梧桐子大。每服五十丸,空心、食前温酒或盐汤送下。

【主治】下虚胞寒,小便白浊,或如米泔,或若凝脂,腰重少力。

21643 **龙骨丸**(《普济方》卷三十三引《卫生家宝》)

【异名】龙蛎丸(《医学入门》卷七)。

【组成】龙骨半两 牡蛎半两

【用法】上为细末,同入鲫鱼腹内,用纸裹,入火内炮熟为度,只用二味和鱼肉杵为丸。每日用鲫鱼(大小无拘)三四尾,只看上件药尽为度。每日二十丸,空心米饮送下。

【主治】肾虚白浊,赤浊。

【加减】服时看药效如何,更加茯苓半两,远志半两尤佳。

21644 **龙骨丸**(《魏氏家藏方》卷四)

【组成】糯米饭(晒干)四两 赤石脂(炒令焦黄) 龙骨(煅,别研) 白茯苓(去皮)各二两

【用法】上为细末,醋煮面糊为丸,焙干。每服五十丸,空心、食前盐汤送下。

【主治】白浊。

21645 **龙骨丸**(《魏氏家藏方》卷十)

【组成】禹余粮石二两(火煅通红,醋淬七次,别研细,取一两净) 乌鱼骨(煅灰存性)半两 鹿茸(燎去毛,切片酥炙) 白龙骨(煅)各一两 附子(大者)一枚(炮,去皮,七八钱亦得)

【用法】上为细末,粟米粉煮糊为丸,如梧桐子大。每服三十丸,空心、日午、晚食前温酒或淡醋汤送下。

【功用】固养血脉,温下元,止崩带,暖子脏。

【主治】妇人血气虚寒,营卫不调,冲任经虚,即血脉不禁而血滑崩漏者,或坠胎下漏。

21646 龙骨丸(《云岐子脉决》)

【组成】龙骨 苦楝子各二两

【用法】上为末,醋糊为丸,如梧桐子大。每服三五十丸,空心温酒送下。

【主治】失精,脉涩者。

21647 龙骨丸(《普济方》卷四十)

【组成】龙骨 艾叶(炒)各一两 鳖头骨二枚(涂酥炙令焦黄,研)

【用法】上为散。每服二钱,食前粥饮调下。

【主治】诸痢疾脱肛,久不止。

【备考】本方方名,据剂型当作"龙骨散"。

21648 龙骨丸(《普济方》卷三二一)

【组成】黄连(慢火炒) 干姜(炮) 当归各半两(酒浸,焙干) 赤石脂(醋煅七次) 阿胶二钱半(炮,蛤粉炒)

【用法】上为末,醋糊为丸,如梧桐子大。每服五十丸,空心乌梅汤送下。

【主治】下痢不止。

【备考】本方名"龙骨丸",但方中无龙骨,疑脱。又方中赤石脂用量原缺。

21649 龙骨丸(《医家心法》)

【组成】龙骨(煅) 苁蓉(酒洗,去鳞膜) 补骨脂(盐水炒) 二蚕砂各二两二钱 五味子一两

【用法】上为末,蜜为丸,如梧桐子大。每服三十丸。

【主治】肾气不足,不能上交心火者。

21650 龙骨丸(《女科秘要》卷三)

【组成】龙骨 海螵蛸 生地各一钱 牡蛎 川归 白芍 川芎 黄芩 白茯苓各八分

【用法】上为末,炼蜜为丸。每服百丸,空心酒送下。

【主治】经来臭如腐肉。

21651 龙骨汤(方出《肘后方》卷二,名见《外台》卷二引《深师方》)

【组成】龙骨半斤

【用法】捣碎。以水一斗,煮取五升,使极冷,稍稍饮。其间或得汗即愈。

【功用】《外台》引《深师方》:除热毒,止痢。

【主治】❶《肘后方》:热病不解,下痢困笃欲死者。❷《外台》引《深师方》:伤寒已八九日至十余日,大烦渴热盛,而三焦有疮䘌者多下痢。或张口吐舌呵吁,咽烂口鼻生疮,吟语不识人。

21652 龙骨汤(方出《肘后方》卷三,名见《圣济总录》卷十四)

【异名】茯神汤(《鸡峰》卷十一)。

【组成】龙骨 远志 茯神 防风 牡蛎各二两 甘草七两 大枣七枚

【用法】以水八升,煮取二升,分二次服,日日作之。

【主治】惊忧怖追逐,或惊恐失财,或激愤懊恼,致志气错越,心行违僻不得安定者。

21653 龙骨汤

《外台》卷十六引《小品方》。为《金匮》卷上"桂枝加龙骨牡蛎汤"之异名。见该条。

21654 龙骨汤(《外台》卷十五引《深师方》)

【组成】龙骨 茯苓 桂心 远志(去心)各一两 麦门冬(去心)二两 牡蛎(熬) 甘草(炙)各三两 生姜四两

【用法】上㕮咀。以水七升,煮取二升,分为二服。

【主治】宿惊失志,忽忽喜忘,悲伤不乐,阳气不起者。

【宜忌】忌海藻、菘菜、醋、生葱。

21655 龙骨汤(《外台》卷二十五引《古今录验》)

【组成】龙骨 牡蛎各三两(煅) 乌梅肉 熟艾 白头翁 干姜各一两 女萎 黄连 当归各二两 甘草六两(炙)

【用法】上切。以水七升,煮取三升二合。分服,日三夜一,断便止。

【主治】白滞下,昼夜无复数。

【宜忌】忌海藻、菘菜、猪肉、冷水。

21656 龙骨汤(《千金》卷十五)

【异名】龙骨散(《普济方》卷三八四)。

【组成】龙骨 甘草 大黄 赤石脂 石膏 桂心 寒水石 栝楼根各二两

【用法】上药治下筛。以酒、水各五合,煮散二合,二沸去滓服。

【主治】少小壮热,口渴引饮,下痢。

【方论选录】《千金方衍义》:此方专为痢下津伤烦渴,故以龙骨、石脂收敛津气;石膏、寒水石、栝楼根化热止渴;桂心、大黄散结下积;甘草调和诸药之性。寒热固涩萃于一方,亦惟婴儿可以胜任是法。

21657 龙骨汤(《千金翼》卷十八)

【组成】龙骨 黄连 干姜 赤石脂 当归各三两 枳实五枚(炙) 半夏一升(洗) 附子(炮,去皮,破) 人参 桂心 甘草(炙)各二两

【用法】上㕮咀。以水九升,煮取三升,分三次服。

【主治】霍乱吐痢呕逆。

21658 龙骨汤(《幼幼新书》卷二十八引《婴孺方》)

【异名】龙骨散(《圣惠》卷九十三)。

【组成】龙骨 甘草(炙) 黄连各四分 当归 干姜各一分

【用法】以水四升,煮一升二合。食前分三次温服。

【主治】❶《幼幼新书》引《婴孺方》:小儿下利不住。❷《圣济总录》:小儿冷痢腹痛。

21659 龙骨汤(《幼幼新书》卷二十八引《婴孺方》)

【组成】龙骨五分 甘草(炙) 干姜 当归 黄连 赤石脂 附子(炮裂,去皮脐) 前胡各三分

【用法】以水四升,煮一升二合。分为六服,旦服至午令尽。

【主治】小儿利,已服汤利去实,实去后而利不住。

21660 龙骨汤(《圣济总录》卷十四)

【组成】龙骨二两半 白茯苓(去黑皮) 远志(去心) 当归(切,焙干) 甘草(炙令微紫,锉) 防风(去叉) 人参各二两 桂(去粗皮)一两半

【用法】上为粗末。每服三钱匕,水二盏,加生姜三片,大枣二枚,同煎至一盏,去滓,空心、午时、夜卧各一服。

【主治】风惊恐,恍惚多忘,神气怯弱。

21661 龙骨汤(《圣济总录》卷二十六)

【组成】龙骨 犀角(镑) 当归(切,焙) 阿胶(锉,炒

燥） 黄连(去须,锉,炒)各一两 人参三分

【用法】上㕮咀,如麻豆大。每服五钱匕,水一盏半,煎至八分,去滓,食前温服。

【主治】伤寒后热毒攻肠胃,下痢赤白,困绝。

21662 **龙骨汤**(《圣济总录》卷三十一)

【组成】龙骨(研) 人参 茯神(去木) 紫石英(研) 赤石脂 当归(切,焙) 干姜(炮) 桂(去粗皮) 甘草(炙) 白术 芍药 紫菀(去苗土) 防风(去叉)各一两 远志(去心,焙)半两

【用法】上为粗末。每服五钱匕,水一盏半,加大枣三枚(擘破),同煎至七分,去滓,食前温服。

【主治】伤寒后心气虚悸,恍惚多忘,或梦寐惊魇。

21663 **龙骨汤**(《圣济总录》卷三十八)

【组成】龙骨(白者,碎) 附子(炮裂,去皮脐)各一两 干姜(炮) 甘草(炙) 人参各一两半

【用法】上锉,如麻豆大。每服三钱匕,水一盏,煎至七分,去滓温服。

【主治】霍乱吐利,手足逆冷。

21664 **龙骨汤**(《圣济总录》卷四十)

【组成】龙骨 当归(切,焙) 干姜(炮裂) 甘草(微炙) 人参各一两 附子(炮裂,去皮脐)半两

【用法】上锉,如麻豆大。每服五钱匕,水一盏半,煎至八分,去滓热服,一日三次。

【主治】霍乱后虚冷腹痛,下利不止。

21665 **龙骨汤**(《圣济总录》卷四十九)

【组成】龙骨 黄耆(锉) 肉苁蓉(酒浸,切,焙)各一两 白薇 牡蛎(煅) 附子(炮裂,去皮脐)各三分 甘草(炙,锉)半两

【用法】上㕮咀,如麻豆大。每服三钱匕,水一盏,加生姜三片,大枣二枚(擘破),煎至七分,去滓,空心、食前温服,一日三次。

【主治】肺痿,小便数,渐觉气弱。

21666 **龙骨汤**(《圣济总录》卷七十五)

【组成】龙骨一两半 当归(切,焙) 厚朴(去粗皮,姜汁炙)各一两 赤石脂一两半

【用法】上为粗末。每服五钱匕,水一盏半,煎至八分,去滓,空心、食前温服,一日三次。

【主治】冷白滞痢腹痛。

【加减】热,加白头翁三分(水洗晒干);牡蛎一两(烧令赤)。

21667 **龙骨汤**(《圣济总录》卷七十七)

【组成】龙骨 桑根白皮 赤石脂 天雄(炮裂,去皮脐) 厚朴(去粗皮,生姜汁炙) 麻黄(去节根)各一两半 白芷 黄连(去须) 地榆 桂(去粗皮) 当归(切,焙) 木香 白术 诃黎勒皮(煨)各一两 黄芩(去黑心)半两 肉豆蔻(去壳)二枚

【用法】上锉,如麻豆大。每服三钱匕,水一盏,加生姜一枣大(切),煎至六分,去滓温服。

【主治】新久泻痢。

【备考】本方方名,原书文瑞楼本作"龙骨散"。

21668 **龙骨汤**(《圣济总录》卷九十二)

【组成】龙骨(研)五两 人参 白茯苓(去黑皮) 甘

草(炙) 牡蛎(煅) 桂(去粗皮) 熟干地黄(焙)各二两

【用法】上为粗末。每服五钱匕,水一盏半,煎至八分,去滓,空心、食前服。

【主治】小便白淫及遗泄,无故自出者。

21669 **龙骨汤**(《圣济总录》卷九十六)

【组成】龙骨 阿胶(炙令燥) 干姜(炮) 黄连(去须,炒)各一两 粳米三合(炒熟) 石榴一枚(大者,切,别捣入) 附子(炮裂,去皮脐) 甘草(炙,锉) 芍药 黄芩(去黑心)各三分

【用法】上㕮咀,如麻豆大。每服五钱匕,以水一盏半,煎至一盏,去滓,空心温服,一日二次。

【主治】大便不禁,真气羸弱。

21670 **龙骨汤**(《圣济总录》卷一七三)

【组成】龙骨一两 黄连(去须) 黄柏(去粗皮,炙) 地榆(炙)各三分 白头翁 干姜(炮) 当归(切,焙) 酸石榴皮 白术各半两

【用法】上为粗末。一二岁儿每半钱匕,水半盏,加生姜三片,同煎至三分,去滓,分二次温服,早、晚食前服。口疮,取芦荟、赤地利末敷之;下部生疮,取蝌蛇胆、黄连、麝香等分为末,涂敷之。

【主治】小儿三岁以上,疳痢,口疮,身体脚手心热。

21671 **龙骨汤**(《准绳·幼科》卷七引张涣方)

【组成】龙骨 诃黎勒皮(焙,炮) 赤石脂各半两 醋石榴皮(炒黄) 木香 使君子仁各一分

【用法】上为细末。每服一字或半钱,麝香汤调下,不拘时候。

【主治】疳气瘦弱,下痢白脓,久而不愈。

21672 **龙骨饮**(《圣济总录》卷一五二)

【组成】龙骨三两 青竹茹二两 干姜(炮)一两 伏龙肝五两 槲叶十枚(炙)

【用法】上为粗末。每服五钱匕,水一盏半,煎至七分,去滓温服,不拘时候。

【主治】妇人经血暴下不止。

21673 **龙骨饮**(《圣济总录》卷一七八)

【组成】龙骨 黄连(去须)各一两半 人参 甘草(炙,锉) 干姜(炮裂) 半夏(汤洗十遍,焙干) 厚朴(去粗皮,生姜汁炙,锉) 赤石脂各一两

【用法】上为粗末。一岁儿每一钱匕,水半盏,加大枣一枚(擘破),同煎至三分,去滓,分二次温服,空心、午后各一服。

【主治】小儿五岁以下,百日以上冷痢者。

21674 **龙骨散**(《医方类聚》卷一三四引《肘后方》)

【组成】龙骨大如指(赤理如锦者) 甘草一两 桂心 干姜各二两

【用法】上为散。每服方寸匕,酒调下,一日三次。

【主治】男子失精。

【备考】方中甘草,《医心方》引《小品方》作"熏草"。

21675 **龙骨散**(《医心方》卷十六引《范汪方》)

【组成】龙骨七分 牡蛎三分(一方各等分)

【用法】上药治下筛。每服五分匕,食前服,一日三次。

【主治】瘰疬朝夕发热。

21676 **龙骨散**(方出《外台》卷十五引《深师方》,名见《普济方》卷

【组成】龙骨 大黄 干姜各四两 牡蛎三两（熬）
滑石 赤石脂 白石脂 桂心 甘草（炙）各三两

【用法】上药治下筛，韦囊盛。大人三指撮，以井花水
二升，煮三沸，药成。适寒温，大人每服一升，未满百日儿每
服一合。未能饮者，绵裹箸头纳汤中，着小儿口中，以当乳
汁。热多者每日服四次。

【功用】除热。

【主治】大人风，少小惊痫瘈疭，日数十发，医所不能
疗者。

【宜忌】忌海藻、菘菜、生葱。

21677 龙骨散《医心方》卷五引《集验方》

【组成】龙骨一分 贝齿三枚（烧） 矾石一分（烧）

【用法】上药治下筛。着眦头上，一日二次。

【主治】白翳覆瞳子黑精。

21678 龙骨散《医心方》卷十二引《古今录验》

【组成】桑耳三两 矾石二两 牡蛎二两 龙骨三两

【用法】上药治下筛。每服方寸匕，一日三次。

【主治】遗尿。

21679 龙骨散《千金》卷三

【组成】五色龙骨 黄柏根皮（蜜炙令焦） 代赭 赤
石脂 艾各一两半 黄连二两

【用法】上药治下筛。每服方寸匕，饮送下，一日三次。

【主治】产后痢。

【方论选录】《千金方衍义》：取连、柏苦寒而治崩迫后
重，以其专散湿热，柏根名曰檀桓，能治腹中百病；代赭石、
龙骨、艾叶性味皆涩，专主虚寒脱泄。用散不用汤者，欲其
止涩，故无取于荡涤也。

21680 龙骨散《千金》卷四

【异名】温中龙骨散（《准绳·女科》卷一）。

【组成】龙骨三两 黄柏 半夏 灶中黄土 桂心
干姜各二两 石韦 滑石各一两 乌贼骨 代赭各四两
白僵蚕五枚

【用法】上药治下筛。每服方寸匕，酒送下，一日三次。
服药三月，有子即住药。

【主治】腹下十二病绝产：一曰白带，二曰赤带，三曰经
水不利，四曰阴胎，五曰子脏坚，六曰脏癖，七曰阴阳患痛，
八曰内强，九曰腹寒，十曰脏闭，十一曰五脏酸痛，十二曰梦
与鬼交。

【宜忌】寡妇、童女不可妄服。

【加减】白多者，加乌贼骨、僵蚕各二两；赤多者，加代
赭五两；小腹冷，加黄柏二两；子脏坚，加干姜、桂心各二两。

【方论选录】《千金方衍义》：此龙骨散专清子脏。方中
龙骨、代赭、灶中黄土，各司癥瘕坚结，赤沃漏下，胎漏下血
之任；桂心、干姜、半夏，各司通经散结，温中涤秽，下气运痰
之任；滑石、石韦、黄柏，各司湿热留着，癃闭不通，阴伤蚀疮
之任；乌贼、僵蚕，各司散血行经，祛风化痰之任。

21681 龙骨散（方出《千金》卷四，名见《圣济总录》卷一五二）

【组成】牡蛎 伏龙肝 赤石脂 白龙骨 桂心 乌
贼骨 禹余粮各等分

【用法】上药治下筛。每服方寸匕，空心酒送下，一日
二次。

【主治】女人漏下，或愈或剧，常漏不止，身体羸瘦，饮
食减少，或赤或白或黄，使人无子者。

【加减】白多者，加牡蛎、龙骨、乌贼骨；赤多者，加赤石
脂、禹余粮；黄多者，加伏龙肝、桂心。

【方论选录】《千金方衍义》：方中浑是固脱，惟桂心、乌
贼散血润枯，亦是固中寓散之法。又须随所见之色而加增
剂料，不必更易药味也。

21682 龙骨散（方出《外台》卷三十三引《广济方》，名见《妇人良
方》卷十三）

【组成】当归 白龙骨 干地黄各八分 地榆 阿胶
芍药 干姜各六分 熟艾四分 牛角䚡（炙令黄）十分 蒲
黄五分

【用法】上为散。每服方寸匕，空腹以饮送下，一日二
次。渐加至二匕，愈止。不吐利。

【主治】妇人因损娠，下血不止。

【宜忌】忌生冷、油腻、猪、鱼、蒜、芜荑。

21683 龙骨散《圣惠》卷三

【组成】龙骨一两 赤茯苓一两 紫菀一两（洗，去苗
土） 人参一两（去芦头） 羚羊角屑一两 薏苡仁一两
麦门冬一两（去心）

【用法】上为粗散。每服三钱，以水一中盏，煎至六分，
去滓，不拘时候温服。

【主治】肝气逆，四肢沉重，面色青，不欲见人，多嗔怒。

21684 龙骨散《圣惠》卷四

【组成】龙骨一两 牡蛎粉一两半 远志三分（去心）
白茯苓一两 柏子仁一两 麦门冬一两（去心，焙） 寒水
石一两 犀角屑一两 甘草半两（炙微赤，锉）

【用法】上为细散。每服一钱，以金银汤放温调下，不
拘时候。

【主治】心风恍惚，惊恐妄语，忽喜忽嗔，悲伤不乐。

21685 龙骨散《圣惠》卷十四

【组成】龙骨 白薇 牡蛎（烧为粉） 白芍药各一两
甘草半两（炙微赤，锉） 附子三分（炮裂，去皮脐）

【用法】上为粗散。每服五钱，以水一大盏，加生姜半
分，大枣三枚，煎至五分，去滓，食前温服。

【主治】伤寒后虚损，夜梦失精，头目眩疼，四肢羸劣。

21686 龙骨散《圣惠》卷十六

【组成】龙骨 黄连（去须，微炒） 黄柏（微炙，锉）
当归（锉，微炒） 阿胶（杵碎，炒令黄燥）各二两

【用法】上为粗散。每服五钱，以水一大盏，煎至五分，
去滓温服，不拘时候。

【主治】时气诸痢不止。

21687 龙骨散《圣惠》卷三十

【组成】白龙骨二两 甘草半两（炙微赤，锉） 续断一
两 泽泻一两 牡蛎粉三分 附子一两（炮裂，去皮脐）
覆盆子三分 棘刺三分（微炒） 白芍药一两

【用法】上为粗散。每服三钱，以水一中盏，加生姜半
分，大枣三枚，煎至六分，去滓，食前温服。

【主治】虚劳梦中失精，心悸，小腹急痛，阴间寒，目眶
疼痛，头发脱落。

21688 龙骨散《圣惠》卷三十

【组成】龙骨一两 韭子三分（微炒） 赤石脂一两

黄耆一两(锉)　桑螵蛸一两(微炒)　远志三分(去心)　茯神一两　麦门冬一两半(去心,焙)　熟干地黄一两

【用法】上为粗散。每服三钱,用水一中盏,加大枣三枚,煎至六分,去滓,食前温服。

【主治】虚劳失精,心多怔悸。

21689　龙骨散《圣惠》卷三十四)

【组成】白龙骨一两　生干地黄一两　干姜半两(炮裂,锉)　曲头棘针一分　白矾一分(烧灰)

【用法】上为末。每用半钱,揩敷齿龈下。

【主治】齿龈血出不止。

21690　龙骨散《圣惠》卷五十九)

【组成】龙骨一两　黄连一两(去须,微炒)　地榆一两(锉)　当归一两(锉,微炒)　犀角屑半两　黄芩一两　阿胶一两(捣碎,炒令黄燥)

【用法】上为细散。每服一钱,以粥饮调下,不拘时候。

【主治】赤痢烦渴,腹痛不欲饮食。

21691　龙骨散《圣惠》卷五十九)

【组成】龙骨一两　厚朴二两(去粗皮,涂生姜汁,炙令香熟)　赤石脂二两　当归二两(锉碎,微炒)　白术一两　吴茱萸三分(汤浸七遍,焙干,微炒)

【用法】上为细末。每服二钱,以粥饮调下,不拘时候。

【主治】白痢腹痛,不能饮食。

21692　龙骨散《圣惠》卷五十九)

【组成】龙骨一两　赤石脂三两　当归一两(锉,微炒)　肉豆蔻一两(去壳)　牡蒙二两　干姜一两(炮裂,锉)

【用法】上为细散。每服二钱,以粥饮调下,不拘时候。

【主治】冷痢洞泄,腹中疠痛不可忍。

21693　龙骨散《圣惠》卷五十九)

【组成】白龙骨一两　当归一两(锉,微炒)　白矾三两(烧令汁尽)　白石脂一两　附子一两(炮裂,去皮脐)　干姜三分(炮裂,锉)

【用法】上为细散。每服二钱,不拘时候,以粥饮调下。

【主治】久冷痢,食不消化,日夜三二十行,渐加困笃。

21694　龙骨散《圣惠》卷五十九)

【组成】龙骨一两　黄连三分(去须,微炒)　犀角屑三分　黄柏三分(锉)　赤芍药半两　黄芩半两　当归半两(锉,微炒)　赤地利二分　黄耆三分(锉)　茜根三分　鼠尾草花三分

【用法】上为细散。每服二钱,不拘时候,以粥饮调下。

【主治】热痢,下赤黄色脓,心神烦热,腹内疼痛,饮食减少。

21695　龙骨散《圣惠》卷五十九)

【组成】龙骨一两　木香一两　当归一两(锉,微炒)　肉豆蔻一两(面裹煨,令面黄为度)　厚朴二两(去粗皮,涂生姜汁炙令香熟)

【用法】上为细散。每服二钱,粥饮调下,一日三四次。

【主治】水泻腹痛,不纳饮食。

21696　龙骨散《圣惠》卷五十九)

【组成】龙骨一两　艾叶一两(微炒)　鳖头骨三枚(涂酥炙令焦黄)

【用法】上为细散。每服二钱,食前以粥饮调下。

【主治】诸痢疾,脱肛久不止。

21697　龙骨散《圣惠》卷六十一)

【组成】龙骨一两　川大黄半两(生用)　白蔹半两　黄耆半两(锉)　黄芩半两　白及半两　牡蛎半两(烧为粉)　雌黄半两(细研)　甘草半两　芎䓖半两

【用法】上为细散。用猪胆调令如膏,摊于帛上涂贴,取穴为度。

【功用】化脓止痛。

【主治】痈疽赤肿,未得脓溃者。

21698　龙骨散《圣惠》卷六十八)

【组成】龙骨三两　当归一两(微炒)　芎䓖一两　续断一两　熟干地黄一两　鹿茸半两(去毛,涂酥炙令微黄)　乌樟根一两　突厥白一两

【用法】上为细散。用敷疮上,血出即止;如服,即每服二钱,温酒调下,一日三次。

【主治】金疮血出不止。

21699　龙骨散(方出《圣惠》卷七十二,名见《普济方》卷三二一)

【组成】羚羊角屑　龙骨　当归(锉,微炒)　蒲黄各半两　生干地黄一两

【用法】上为细末。每服二钱,食前粥饮调下。

【主治】妇人尿血不止。

21700　龙骨散《圣惠》卷七十三)

【组成】五色龙骨一两(烧灰)　乌贼鱼骨一两(炙黄)　白芍药三分　干姜半两(炮裂,锉)

【用法】上为细散。每服二钱,食前以温酒调下。

【主治】妇人漏下作五色,连年不愈者。

【备考】《普济方》本方用法:以赤糙米粥饮调下。

21701　龙骨散《圣惠》卷七十三)

【组成】白龙骨一两　乌贼鱼骨一两半(烧灰)　白芍药三分　当归一两(锉,微炒)　禹余粮二两(烧,醋淬七遍)　桂心一两　熟干地黄一两半　吴茱萸半两(酒或汤浸七遍,焙干,微炒)　干姜半两(炮裂,锉)

【用法】上为细散。每服一钱,食前以热酒调下。

【主治】妇人久冷白带下,脐腹疼痛。

21702　龙骨散《圣惠》卷七十七)

【组成】龙骨二分　当归三分(锉,微炒)　地榆三分(锉)　艾叶半两(微炒)　阿胶三分(捣碎,炒令黄燥)　熟干地黄一两　蒲黄半两　犀角屑三分

【用法】上为细散。每服二钱,食前以粥饮调下。

【主治】因损娠,下恶血不止。

21703　龙骨散(方出《圣惠》卷七十八,名见《普济方》卷三五三)

【组成】龙骨一两　麻黄根一两

【用法】上为细散。每服二钱,以粥饮调下,不拘时候。

【主治】产后虚汗不止。

21704　龙骨散《圣惠》卷七十九)

【组成】龙骨一两　厚朴一两(去粗皮,涂生姜汁炙令香熟)　肉豆蔻三分(去壳)　白术三分　艾叶三分(微炒)　干姜半两(炮裂,锉)　人参半两(去芦头)　诃黎勒一两(煨,用皮)　当归一两(锉,微炒)　地榆半两　木香半两　白头翁半两

【用法】上为散。每服三钱,以水一中盏,加生姜半分,煎至六分,去滓温服,一日三四次。

【主治】产后久痢,腹内疼痛,不欲饮食。

21705　龙骨散（《圣惠》卷七十九）

【组成】龙骨一两　牡蛎一两（烧为粉）　桂心半两　菝葜一两（锉）　乌药一两　桑螵蛸半两（微炒）　熟干地黄一两半

【用法】上为散。每服三钱,以水一中盏,加生姜半分,大枣三枚,煎至六分,去滓,食前温服。

【主治】产后小便数多。

21706　龙骨散（《圣惠》卷八十三）

【组成】白龙骨　牡蛎粉　黄耆（锉）　人参（去芦头）　麻黄根　熟干地黄　甘草（炙微赤,锉）各半两　麦门冬一两（去心,焙）

【用法】上为粗散。每服一钱,以水一小盏,煎至五分,去滓,不拘时候温服。

【主治】小儿夜后常有盗汗,黄瘦。

21707　龙骨散（《圣惠》卷八十四）

【组成】龙骨末一分　草豆蔻末半两　烂簟篛（末）半分

【用法】上为末。以奶汁三合,煎至二合,去滓,别入牛黄、麝香、兔毛灰各一字,生姜汁少许,调令匀,分三次服,如人行五里一服。

【主治】小儿霍乱,吐泻不止。

21708　龙骨散（《圣惠》卷九十三）

【组成】龙骨一分　胡粉一分（炒令黄色）　白矾灰一分　黄连半两（去须,锉碎,微炒）

【用法】上为细散。每服半钱,以米饮调下,一日三次。

【主治】小儿疳痢,日夜不止。

21709　龙骨散（《圣惠》卷九十三）

【异名】诃黎勒散（《圣济总录》卷一七三）。

【组成】龙骨半两　诃黎勒一分（煨,用皮）　赤石脂半两　密陀僧一分　酸石榴皮一分（锉,微炒）　麝香一分（研入）

【用法】上为细散。每服半钱,以粥饮调下,一日三四次。

【主治】小儿疳痢久不愈。

【备考】《圣济总录》本方用法:若是脓血痢,黄连汤调下。

21710　龙骨散（《圣惠》卷九十三）

【组成】白龙骨一两　茯神三分　人参三分（去芦头）　胡黄连半两　麦门冬三分（去心,焙）　茅根三分（锉）

【用法】上为粗散。每服一钱,以水一小盏,煎至五分,去滓温服,不拘时候。

【主治】小儿痢、渴,体热烦闷。

21711　龙骨散（《圣惠》卷九十三）

【组成】白龙骨三分　白石脂三分　黄连三分（去须,微炒）　胡粉三分（炒令黄）　干姜半两（炮裂,锉）

【用法】上为细散。每服半钱,以粥饮调下,不拘时候。

【主治】小儿水谷痢不止。

21712　龙骨散（《圣惠》卷九十三）

【组成】龙骨一两　黄连三分（去须,微炒）　地榆三分（微炙,锉）　黄芩三分　乌梅肉半两（微炒）　赤地利三分　鼠尾花三分

【用法】上为细散。每服半钱,以粥饮调下,一日三四次。

【主治】小儿热痢,烦闷,口干多渴,不欲乳食。

21713　龙骨散

《圣惠》卷九十三。为《幼幼新书》卷二十八引《婴孺方》"龙骨汤"之异名。见该条。

21714　龙骨散（《圣惠》卷九十三）

【组成】龙骨一两　枳壳半两（麸炒微黄,去瓤）　当归半两（锉,微炒）　黄连一两（去须,微炒）

【用法】上为粗散。每服一钱,以水一小盏,煎至五分,去滓温服,不拘时候。

【主治】小儿暴痢。

21715　龙骨散（《圣济总录》卷二十六）

【组成】龙骨　黄连（去须,炒）各等分

【用法】上为散。每服二钱匕,食前温米饮调下,一日二次。

【主治】伤寒热病后,下痢脓血。

21716　龙骨散（《圣济总录》卷七十四）

【组成】龙骨　黄连（去须,炒）各一两　白矾（熬令汁枯）　阿胶（炙燥）　白石脂（研）　干姜（炮）　当归（切,焙）　胡粉（炒）　赤石脂（研）　牡蛎（煅,研）各三分　甘草（炙,锉）　附子（炮裂,去皮脐）各半两

【用法】上为散。每服三钱匕,食前米饮调下,一日二次。

【主治】大便青黑,状如鹜溏者。

21717　龙骨散（《圣济总录》卷七十六）

【组成】龙骨半两　黄连（去须）　牡蛎（煅）各一两　乌梅肉（焙干）三分

【用法】上为散。每服二钱匕,食前温米饮调下。

【主治】赤白痢,肠胃虚滑。

21718　龙骨散（《圣济总录》卷七十七）

【组成】龙骨　黄连（去须）　黄柏（去粗皮）　干姜（炮）　阿胶（炙燥）　人参　厚朴（去粗皮,生姜汁炙）各二两

【用法】上为散。每服二钱匕,空腹粥饮下,一日二次。

【主治】气痢腹内虚鸣,日久不愈。

21719　龙骨散

《圣济总录》（文瑞楼本）卷七十七。即原书（人卫本）"龙骨汤"。见该条。

21720　龙骨散（《圣济总录》卷九十一）

【组成】龙骨　人参　远志（去心）各一两一分　白茯苓（去黑皮）　肉苁蓉（酒浸,切,焙）各一两半　蛇床子（炒）　桂（去粗皮）　菟丝子（酒浸,捣,焙）　巴戟天（去心）　石斛（去根）各一两

【用法】上为散。每服三钱匕,温酒调下,一日三次。

【主治】五劳七伤,失精腰痛,少气,面目萎黄,手足痛冷,不思饮食。

21721　龙骨散（《圣济总录》卷一三一）

【组成】龙骨（煅赤,地上去火毒,研）　赤芍药（为末）各半两　铅丹一分　胡粉半钱

【用法】上为细末。先以葱汤洗疮,洗后拭干,以药掺之。

【功用】敛疮口。

【主治】发背,疮已破者。

21722　龙骨散（《圣济总录》卷一三二）

【组成】龙骨　乌贼鱼骨（去甲）　胡粉各半两　铅丹一钱（炒紫色）

【用法】上为细末。先用盐汤洗了，贴之，一日三五次。

【主治】发际疮，初生如黄米大，或痒或痛。

21723　龙骨散（《圣济总录》卷一五二）

【组成】龙骨　干姜（炮）各一两　当归（烧）　禹余粮（煅，醋淬五七遍）　阿胶（炙燥）　续断各二两　牛角䚡（炙焦）三两

【用法】上为散。每服三钱匕，食前温酒调下，一日三次。

【主治】妇人带下。

21724　龙骨散（《圣济总录》卷一五三）

【组成】龙骨一两　乌贼鱼骨（去甲）　鹿茸（去毛，酥炙）　续断　芍药（锉，炒）　赤石脂　肉苁蓉（酒浸，切，焙）各三分　干地黄（炒）一两半

【用法】上为散。每服二钱匕，空腹米饮调下，一日二次。

【主治】妇人经血暴下，兼赤白带下不止。

21725　龙骨散（《圣济总录》卷一五八）

【组成】龙骨半两　生干地黄（焙）　地榆（去苗，细锉）各一两半　当归（切，焙）　芍药各一两　干姜（炮裂）　蒲黄（微炒）　阿胶（炒令燥）　牛角䚡（取黄牛角内者，炙令匀焦，锉取末）各半两　艾叶末一分

【用法】上为散。每服二钱匕，煎生地黄酒调下。

【主治】妊娠坠胎后，血出不止。

21726　龙骨散（《圣济总录》卷一七八）

【组成】龙骨（研）　白石脂（研）　胡粉（炒）　白矾（枯过）各一两　诃黎勒皮二两　黄连（去须）　陈橘皮（去白，麸炒）　阿胶（炙燥）　当归（切，焙）　人参　厚朴（去粗皮，生姜汁炙）各一两半

【用法】上为散。每服一钱匕，空腹煮白粥饮调下，一日二次。

【主治】小儿赤白痢。

21727　龙骨散（《小儿药证直诀》卷下）

【组成】砒霜　蟾酥各一字　粉霜五分　龙骨一钱　定粉一钱五分　龙脑半字

【用法】上先研砒粉极细，次入龙骨再研，次入定粉等同研。每用少许敷之。

【主治】小儿口疮，走马疳。

21728　龙骨散（《普济方》卷三七五引《全婴方》）

【组成】天浆子三十一粒（炒）　蜈蚣一条（炙）　蝎尾（去钩子）　乌蛇肉（酒浸，焙）　朱砂各一钱　脑子一分　麝香一分

【用法】上为末。三岁一字，薄荷煎汤调下。

【主治】小儿急慢惊风，诸药不效者。

21729　龙骨散（《杨氏家藏方》卷十九）

【组成】龙骨　赤石脂　诃子（煨，去核）　白术　枳壳（麸炒，去瓤）各等分

【用法】上为细末。每服一钱，乳食前温米饮调下。

【主治】小儿久痢脱肛。

21730　龙骨散（方出《百一》卷十二，名见《普济方》卷三〇〇）

【组成】獖猪粪（不以多少，新瓦上焙干，入火中烧令通红取出，于瓶罐内窨成炭，存性，碾为细末）五钱　白龙骨（细研末）二钱半　轻粉二钱半　槟榔末一钱

【用法】和令极匀。先以口含畜水或温盐汤洗，令疮净见肉，然后以真麻油调药，随疮大小敷之。未愈再敷，不过三五日定安。

【主治】脚疽并久远恶疮，它药不效者。

21731　龙骨散（《普济方》卷三三一引《妇人良方》）

【组成】龙骨（烧灰）

【用法】上为细末。每服二钱，空心煎艾叶汤调下。

【主治】妇人赤白带下，或因经候不断者。

21732　龙骨散（《直指小儿》卷四）

【组成】龙骨　诃子肉（炒）各二钱半　没石子（大者）二枚　罂粟壳（去瓤，醋炙）　赤石脂各二钱

【用法】上为末。每服一钱，米饮调下。

【主治】小儿大肠虚，肛门出。

21733　龙骨散（《直指小儿》卷四）

【异名】明矾散（《得效》卷十二）。

【组成】明矾（煅）　龙骨（研）各三钱　黄丹（煅）二钱胭脂一钱　麝少许

【用法】上为细末。先以绵杖捻去水，次以鹅毛管吹药入耳。

【主治】小儿肾经气实，其热上冲于耳，遂使津液壅滞为稠脓、为清汁者；或因沐浴，水入耳中，水湿停留，搏于血气，酝酿成热，致令耳脓者。

【加减】加海螵蛸末亦好。

【备考】《绛囊撮要》有五倍子一钱。

21734　龙骨散（《普济方》卷五十三）

【组成】龙骨　杏仁各等分

【用法】每日点半杏仁许入耳中。

【主治】耳聋无问年月者。

21735　龙骨散

《普济方》卷一八九。为方出《圣惠》卷三十七，名见《普济方》卷一八九"立效散"之异名。见该条。

21736　龙骨散（《普济方》卷二一六）

【组成】龙骨　桑螵蛸　瓜蒌根　黄连

【用法】上为散。每服二钱，食前以粥饮调下。

【主治】小便数而多。

21737　龙骨散（《普济方》卷二九七）

【组成】龙骨（煅）　白芷　黄丹　寒水石（煅）各等分

【用法】上为末。掺疮口上。

【主治】痔漏。

21738　龙骨散（《普济方》卷三〇一）

【组成】乌鱼骨　赤石脂　龙骨　孩儿茶各等分

【用法】上为末。干贴之。

【主治】疳疮。

21739　龙骨散（《普济方》卷三〇一）

【组成】空肚草（干为末）　龙骨（生用）　虎骨（湿纸裹衣，灰火内煨存性）

【用法】上为细末。敷之。

【主治】冷痔。

21740　龙骨散（《普济方》卷三〇三）

【组成】龙骨　寒水石　滑石　枯矾　乳香　没药

轻粉(些少) 黄丹(炒)各半分

【用法】上为细末。每用干掺,外用膏药贴之。

【功用】生肌长肉,定痛止血,敛疮口。

【主治】金疮刀箭伤。

21741 龙骨散

《普济方》卷三四三。为《圣济总录》卷一五八"地榆散"之异名。见该条。

21742 龙骨散(《普济方》卷三五二)

【组成】龙骨(研) 赤石脂(研)各六分 乌贼鱼骨 牡蛎粉 肉苁蓉各五两 龟甲 芍药

【用法】上为散。每服方寸匕,饮送下,一日三次。渐加之。

【主治】产后崩中下血。

【加减】加干地黄十分佳。

【备考】方中龟甲、芍药用量原缺。

21743 龙骨散

《普济方》卷三八四。为《千金》卷十五"龙骨汤"之异名。见该条。

21744 龙骨散(《普济方》卷三八八)

【组成】鸡肠草一两 牡蛎粉三钱 龙骨 茯苓各半两 麦门冬半两(去心) 桑螵蛸半两

【用法】上咬咀。每服一钱,水一小盏,枣子同煎服。

【主治】寒淋,小便不禁,或睡中遗出不觉者。

21745 龙骨散(《普济方》卷三九五)

【组成】龙骨一分 赤石脂 缩砂(去皮)各一两

【用法】上为末。小儿每服一字或半钱,大人一钱,面汤送下。

【主治】大人、小儿吐利。

【加减】若止吐,加丁香一分代缩砂。

21746 龙骨散(《普济方》卷三九八)

【组成】龙骨 甘草(炙微赤,锉) 使君子 黄芩 黄连(去须,微炒) 栝楼根各半两

【用法】上为细末。每服半钱,以粥饮调下,一日三四次。

【主治】小儿痢,渴不止,身体壮热。

21747 龙骨散(《普济方》卷四○一)

【组成】白龙骨一分 牛黄半分(细研) 葛根一分(锉)

【用法】上为散。每服半钱,以温水调下,一日三四次。

【主治】小儿中客忤,体热。

21748 龙骨散(《医统》卷七十九)

【组成】龙骨 赤石脂 五倍子 黄丹(煅) 海螵蛸各等分

【用法】上各研,入麝少许,共研匀。掺上。如干,先以盐水洗疮,取药干掺。

【主治】金疮。

【备考】本方原名"龙骨膏",与剂型不符,据《景岳全书》改。

21749 龙骨散(《医统》卷八十四)

【组成】龙骨(煅) 当归 香附子(炒)各一两 棕毛灰五钱

【用法】上为细末。每服四钱,空心米汤调下。

【主治】妇人血崩不止。

【宜忌】忌油腻、鸡鱼、煿炙物。

21750 龙骨散(《赤水玄珠》卷二十六)

【组成】枯矾 龙骨 胭脂胚各一钱 麝香少许

【用法】上为细末。先以棉裹杖子拭去耳中脓,再吹一字入耳中,一日二次。

【主治】小儿诸脓耳。

【加减】加海螵蛸一钱尤妙。

【备考】《幼幼集成》有铅丹二钱。

21751 龙骨散(《准绳·幼科》卷一)

【组成】龙骨(煅) 轻粉各半钱 黄连(去须)一钱半

【用法】上为极细末。每用少许,干掺脐。

【主治】脐中疮。

21752 龙骨散(《准绳·疡医》卷五)

【组成】诃子肉 龙骨(生) 细茶各等分

【用法】上为末。干掺。

【功用】生肌肉。

21753 龙骨散(《济阳纲目》卷一○七)

【组成】黄柏 藜芦 石膏 铜青 胆矾 麝香 龙骨(病急多用,病轻少用)

【用法】上以火焙存性,为末。每用五分,擦于患处。

【主治】走马牙疳。

21754 龙骨散(《诚书》卷六)

【组成】龙骨(煅)一钱 轻粉五分 黄连一钱半 矾(煅)五分 (一方无轻粉、黄连)

【用法】上为末。干掺脐中。

【主治】小儿脐内疮。

21755 龙骨散(《幼科指掌》卷三)

【组成】龙骨(火煅,研极细) 赤石脂 绵胭脂(烧灰,研)各一钱 枯矾三分

【用法】上为末。干掺之。

【主治】小儿断脐太短,或剪刀有伤,致令啼哭,脐出血者。

【加减】加血余少许尤妙。

21756 龙骨散(《仙拈集》卷四)

【组成】龙骨(煅) 白及各等分

【用法】伤口小,干敷;伤口大,凉水调敷。

【主治】金疮。

21757 龙骨散(《杂病源流犀烛》卷二十七)

【组成】龙骨(煅) 枯矾少许

【用法】掺之。油调敷亦可。

【主治】❶《杂病源流犀烛》:脐疮。❷《中医儿科学》:脐湿。

21758 龙骨散(《赵炳南临床经验集》)

【组成】龙骨三两 牡蛎三两 海螵蛸三两 黄柏十六两 雄黄三两 滑石粉一两

【用法】直接扑上;或油调外用。

【功用】解毒收敛。

【主治】湿疹(湿疡),接触性皮炎(湿毒疡),脂溢性皮炎,趾间足癣(臭田螺)。

【宜忌】化脓性陈久肉芽疮面禁用。

21759 龙骨膏(《朱氏集验方》卷十三)

【组成】真龙骨少许 海螵蛸 五倍子 赤石脂 虢

丹(煅过,不用亦可,如使血竭尤佳) 石庭脂(一方不用,却用麝)

【用法】上药斟酌,或等分亦得。如伤大,先以冷盐水洗净,却用黄桑生浆涂四围,待水干皮敛,即以药干敷,百发百中。如小小伤,只以冷盐水略洗,便敷药。

【主治】金疮。

【备考】本方方名,据剂型当作"龙骨散"。

21760 龙骨膏(《医学入门》卷八)

【组成】龙骨 乳香 没药 陀僧各二钱 海螵蛸一钱半 肥皂子(烧存性)五个

【用法】上为末。用绵纸双重,以针撞乱孔,清油调药夹内,缚贴疮上,隔日一翻,两面贴之。

【主治】臁疮。

21761 龙香丸(《幼幼新书》卷二十三引《谭氏殊圣》)

【组成】每丁香三个 麝少许 青黛一分 蟾一个(去肚,炙黄)

【用法】上为散。煮浆水饭为丸,如粟米大。每服三丸,温水送下。

【主治】小儿多热发惊,口内饶干,面色青,咬甲爱盐,仍吃土,时时咳嗽,夜多声,气疳传脏,心头痛,掏眼捎眉,不转晴。

21762 龙香丸(《普济方》卷三八八)

【组成】龙骨(煅) 牡蛎(煅)各一两 苗香(炒) 白茯苓各半两(一方加赤石脂半两)

【用法】上为末,糯米糊为丸,如小豆大。三岁三十丸,苗香汤送下。

【主治】小儿寒淋,因热淋服冷药太过,小便不禁,或取冷过度,下焦受冷,气入脬,不能禁止,故遗尿。

21763 龙香散(《圣济总录》卷十六)

【组成】地龙(去土,炒,为末) 乳香(研)各等分

【用法】上为末,掺在纸上,作纸捻。于灯上烧令烟出,即迎烟熏鼻,随患左右用之。

【主治】偏头痛不可忍。

21764 龙香散(《卫生总微》卷十)

【组成】当归(去芦,净洗) 龙骨(煅) 赤石脂 乌鱼骨 白术 香白芷 人参(去芦)各等分

【用法】上为细末。每服半钱至一钱,乳食前温米饮调下。

【主治】小儿肠胃虚弱,滑泄无度,腹痛肠鸣,或疳泄不止。

21765 龙香散(《卫生总微》卷十二)

【组成】白术一分 石胆半钱(研) 龙齿一钱 陈皮(末)一钱 麝香半字(研)

【用法】上为细末。每服半钱,二岁以下者每服一字,米饮调下,不拘时候。

【主治】小儿五疳瘦悴,多啼叫唤,口疮发穗。

21766 龙泉散(《圣济总录》卷一三四)

【组成】井泉石 赤石脂各等分

【用法】上为细末。生油调涂。

【主治】汤烫火烧,热痛焮肿。

21767 龙泉散(《兰室秘藏》卷下)

【组成】龙泉粉(炒) 瓦粉 广茂 京三棱(酒洗,炒)

昆布各五钱

【用法】上为细末。煎熟水调涂之。

【主治】❶《兰室秘藏》:耳下或至缺盆,或肩上生疮,坚硬如石,动之无根,名曰马刀,或生两胁,或已流脓,作疮未破者。❷《金鉴》:诸般瘰疬,未成或已成者。

21768 龙须汤(《普济方》卷三二七)

【组成】牛膝(洗,去芦,酒浸一宿,急用酒蒸熟为度) 当归(酒浸,去芦) 白术 防风(去芦) 独活(去芦) 甘草各二钱半 黄耆一两(蜜炙)

【用法】上咬咀。每服半两,井水五盏,加生姜十片,薤白一握,同煎至三盏,去滓,不拘时候服。

【主治】胎前产后身疼。

21769 龙须散(《袖珍》卷一引《圣惠》)

【异名】灈热散(《百一》卷七)、甘草散(《普济方》卷一一七)。

【组成】白矾(生)一两 五倍子(生。一作五味子) 乌梅(搥,去仁)各二两 甘草一两半(炙。一方生用) 飞罗面二两(一方用清明日面尤佳)

【用法】上为末,入飞罗面拌匀。每服二钱,新水调下。

【主治】❶《袖珍》引《圣惠》:中暑,迷闷不省人事,泄泻、霍乱作渴。❷《普济方》:冒暑伏热,心膈躁闷,饮水过度,不知人事,衄血吐血,小便下血,头旋目暗。

【加减】加诃子肉,滴水为丸,如弹子大,细嚼,水送下,名"龙涎丸"。

21770 龙胆丸(方出《千金》卷三,名见《普济方》卷三一七)

【组成】栝楼根 麦门冬 龙胆各三两 大黄二两 土瓜根八两 杏仁二升

【用法】上为末,蜜为丸,如梧桐子大。每服十丸,饮送下,一日三次,渐加之。

【主治】妇人经服硫黄丸,忽患头痛项冷,冷歇,又心胸烦热,眉骨眼眦痒痛,有时生疮,喉中干燥,四体痛痒。

21771 龙胆丸(《普济方》卷二三六引《千金》)

【组成】龙胆 黄连(去须)各一两 栀子(去皮)十枚 苦参 大黄(锉,炙) 黄芩(去黑心) 芍药 青葙子 栝楼根 芒消(别研)各半两(一方无苦参)

【用法】上为末,拌匀,炼蜜为丸,如梧桐子大。每次二十丸,空心、食前米饮送下,一日二次。微利为度。

【主治】骨蒸羸瘦,烦闷短气,喘息鼻张,日晚即发。

【备考】本方改为散剂,名"龙胆散"(见《圣济总录》)。

21772 龙胆丸(《千金翼》卷十八)

【组成】龙胆 苦参 黄连 黄芩各二两 大黄三两 黄柏 李子仁(去皮) 栝楼 青葙子各一两

【用法】上为末,炼蜜为丸,如梧桐子大。每服七丸,食前饮送下,一日二次。不知增之。

【主治】身体有热,羸瘦不能食。

21773 龙胆丸(《医心方》卷三引《效验方》)

【组成】龙胆二分 黄连二分 黄芩二分 人参二分 芒消二两 大黄二分

【用法】上药治下筛,蜜为丸,如梧桐子大。每服五丸,一日三次。不知,可至七丸。

【主治】朝寒暮热,手足烦,鼻张面青,不能饮食。

21774 龙胆丸(《圣惠》卷十一)

【组成】龙胆一两（去芦头）　前胡三分（去芦头）　白鲜皮一两　黄连三分（去须）　子芩半两　栀子仁三分　川大黄一两半（锉，微炒）　川升麻三分　大麻仁一两半（别研如膏）　鳖甲一两（去裙襕，涂醋炙令微黄）　川芒消一两

【用法】上为末，加麻仁，同研令匀，炼蜜为丸，如梧桐子大。每服三十丸，不拘时候，以温浆水送下。

【主治】伤寒，潮热不退，四肢沉重，不欲饮食，胸中隔塞，小便赤涩。

21775　龙胆丸（《圣惠》卷十二）

【组成】龙胆一两（去芦头）　青葙子一两　黄芩半两　栀子仁半两　苦参半两（锉）　黄柏三分（锉）　栝楼根半两　川升麻三分

【用法】上为末，炼蜜为丸，如梧桐子大。每服三十丸，以温水送下，不拘时候。

【主治】伤寒后，余热在于胸中，烦渴闷乱。

21776　龙胆丸（《圣惠》卷三十一）

【组成】龙胆一两（去芦头）　枳壳一两（麸炒微黄，去瓤）　地骨皮三分　甘草半两（炙微赤，锉）　麦门冬一两半（去心，焙）　赤茯苓一两　桃仁三分（汤浸，去皮尖双仁，麸炒微黄）　栀子仁三分

【用法】上为末，炼蜜为丸，如梧桐子大。每服二十丸，不拘时候，以粥饮送下。

【主治】传尸羸瘦，经久不损。

21777　龙胆丸（《圣惠》卷八十三）

【组成】龙胆三钱（去芦头）　胡黄连二钱　牛黄一钱（细研）　川大黄二钱　犀角屑二钱

【用法】上为末，入牛黄都研令匀，炼蜜为丸，如绿豆大。每服五丸，以薄荷汤化破服。

【主治】小儿心肺风热。

21778　龙胆丸（《圣惠》卷八十三）

【组成】龙胆一两（去芦头）　黄连一两（去须）　铅霜半两（细研）　牛黄一钱（细研）　铁粉一分（细研）

【用法】上为末，都研令匀，以粟米饭为丸，如绿豆大。每服五丸，不拘时候，以薄荷蜜水送下。

【主治】小儿心脏气壅，烦热闷乱。

21779　龙胆丸（《圣惠》卷八十五）

【组成】龙胆三分（去芦头）　牛黄一分（细研）　龙齿三分

【用法】上为末，研入麝香二钱，炼蜜为丸，如黄米大。每服五丸，荆芥汤送下，不拘时候。

【主治】小儿惊热不退，变为发痫。

21780　龙胆丸（《圣惠》卷八十七）

【异名】龙粉丸（《小儿药证直诀》卷下）、梅肉丸（《杨氏家藏方》卷十八）。

【组成】龙胆半两（去芦头）　定粉半两　乌梅肉半两（微炒）　黄连半两（去须）

【用法】上为末，炼蜜为丸，如麻子大。每服五丸，以温水送下，一日四五次。

【主治】小儿疳渴，吃水不止。

21781　龙胆丸（《圣惠》卷九十）

【组成】龙胆一分（去芦头）　川大黄一分（锉碎，微炒）　人参半两（去芦头）　栀子仁半两　川朴消半两　茵陈一分

郁李仁半两（汤浸，去皮，微炒）

【用法】上为末，炼蜜为丸，如绿豆大。一二岁儿以温水研下三丸。

【主治】❶《圣惠》：小儿口疮，多睡吐乳。❷《普济方》：小儿唇疮不合。

21782　龙胆丸（《圣惠》卷九十三）

【组成】龙胆一分（去芦头）　使君子半两　胡黄连半两　麝香一分　苦楝树根皮半两（炙微黄，锉）　蟾酥半两　臭樗根皮半两（炙微黄，锉）

【用法】上为末，更都研令匀，面糊为丸，如绿豆大。一岁儿每服一丸，以粥饮送下。儿稍大，以意加之。

【主治】小儿疳痢久不愈，体热心烦，不欲乳食。

21783　龙胆丸（《苏沈良方》卷五）

【组成】草龙胆　白矾（煅）各四两　天南星　半夏各二两半（水浸，切作片，用浆水雪水各半同煮三五沸，焙干，各二两）

【用法】上为末，面糊为丸，如梧桐子大。每服三十丸，食后、临卧腊茶清送下。面糊须极稀，如浓浆可也。

【功用】解暴热，化涎凉膈，清头目。

【主治】痰壅膈热，头目昏重。岭南瘴毒，才觉意思昏闷。咽喉肿痛，口舌生疮，凡上壅热涎诸证。

21784　龙胆丸（《幼幼新书》卷二十三引《万全方》）

【组成】龙胆　升麻　麝　水银（枣肉研）　干蝎　铁粉　熊胆　雄黄　朱砂各一分　芦荟　胡黄连　天麻各半两

【用法】上为末，枣肉为丸，如绿豆大。每服三丸，汤送下。

【主治】肝疳，体热烦渴，心躁，夜不得卧。

21785　龙胆丸（《圣济总录》卷十五）

【组成】龙胆（去土）　钩藤　升麻　犀角（镑）　黄芩（去黑心）　玄参　白茯苓（去黑皮）　防风（去叉）　秦艽（去苗土）　地骨皮（锉）　大麻仁（研膏同捣）　槟榔（锉）　黄连（去须，炒）　大黄（锉，炒）　天竺黄（别研）　琥珀（别研）　甘草（炙，锉）　马牙消（研）　麦门冬（去心，焙）　龙齿（别研）　真珠末（别研）各一两　青黛二两（别研）　蜣螂三十五枚（去头足，生用）　蚱蝉三十五枚（去头足，生用）　金箔七十片（与丹砂同研）　银箔一百片（与金箔、丹砂同研）　铁粉一两一分（别研）　虎睛一对（酒蘸炙燥，去皮，捣）　牛黄（研）半两　丹砂三分（别研，入金银箔同研）

【用法】上药除十二味别研外，余药捣罗，与研者药末合研匀，炼蜜为丸，如绿豆大。每服十丸，小儿每服三丸至五丸，食后煎人参、茯苓汤送下，一日三次。

【主治】癫痫狂悖迷乱，心神恍惚，四体抽掣，吐沫嚼舌。

21786　龙胆丸（《圣济总录》卷四十三）

【组成】龙胆　山栀子仁　白薇　茯神（去木）　大黄（锉，炒）各二两　麦门冬（去心，焙）三两　人参　甘草（炙，锉）各一两半　玄参　羚羊角（镑）各二两半

【用法】上为细末，炼蜜为丸，如梧桐子大。每服三十丸，食后煎大枣汤送下。

【主治】心实热，惊悸善笑。

21787　龙胆丸

《圣济总录》卷九十三。为《医心方》卷十三引《玄感传尸方》"小龙胆丸"之异名。见该条。

21788 龙胆丸(《圣济总录》卷九十三)

【组成】龙胆一两一分 黄柏(厚者,去粗皮) 黄芩(去黑心) 人参 栀子仁 黄连(去须) 白芍药 甘草(炙)各一两

【用法】上为末,炼蜜为丸,如梧桐子大。每服十五丸,粥饮送下,空心、夜卧各一服,以知为度。

【主治】虚劳骨蒸身热,手足烦疼,心胸懊憹,羸困不能下食。

21789 龙胆丸(《圣济总录》卷九十三)

【组成】龙胆三两 柴胡(去苗) 秦艽(去苗土) 萎蕤 升麻 百部 枳实(麸炒,去瓤) 玄参 旋复花 马兜铃 百合 紫菀 射干 木香 防风(去叉) 黄芩(去黑心) 栀子仁 大黄(锉,炒) 栝楼实 沙参 贝母(去心) 消石(研) 凝水石 茵陈蒿 石膏(碎) 知母(切,焙) 青蒿 款冬花 麦门冬(去心,焙)各二两

【用法】上为末,炼蜜为丸,如梧桐子大。每服三十丸,米饮或酒送下。

【主治】骨蒸热病,诸劳瘴毒,多痰气促,头痛口干,目涩少食,渐渐羸劣。

21790 龙胆丸(《圣济总录》卷九十三)

【组成】龙胆 枳壳(去瓤,麸炒) 地骨皮 黄芩(去黑心) 甘草(炙,锉) 山栀子仁各一两 鳖甲(去裙襕,醋炙)各一两半 桃仁(去皮尖双仁,炒)二两

【用法】上为末,炼蜜为丸,如梧桐子大。每服三十丸,食后良久,米饮送下。

【主治】骨蒸羸瘦,经久不愈,邪热留连。

21791 龙胆丸(《圣济总录》卷一二五)

【组成】龙胆(去芦头,炙)一两 昆布(洗去咸,炙) 海藻(洗去咸,炙)各二两 马刀(研) 海蛤(研) 香草各半两 大黄(炒,锉)一分

【用法】上为末,炼蜜为丸,如梧桐子大。绵裹一丸,朝暮含咽之。

【主治】气瘤。

21792 龙胆丸(《圣济总录》卷一七七)

【组成】龙胆一两 熊胆(研)一分 马牙消(研) 朴消(研) 山栀子(去皮) 玄参 人参 枳壳(去瓤,麸炒) 柴胡(去苗) 当归(切,焙) 陈橘皮(去白,焙)各半两 麝香(研)半钱 沉香半两 甘草(炙,锉) 赤茯苓(去黑皮)各一两

【用法】上药除研者外,捣罗为末,共研匀,炼蜜为丸,如梧桐子大。一岁一丸,温水化下。

【主治】小儿骨热生风。

21793 龙胆丸(《圣济总录》卷一七九)

【组成】龙胆 地龙粪(炒令干) 乌梅(去核,炒令干) 龙骨各一两 黄连(去须)二分

【用法】上为末,炼蜜为丸,如麻子大。一二岁儿每服三丸,三五岁儿五丸,食后并用新汲水送下,一日三次。

【主治】小儿疳痢,不知行数,手足逆冷,或下鲜血,渴不止。

21794 龙胆丸(《永乐大典》卷一〇三三引《全婴方》)

【组成】黄连 龙胆草各等分

【用法】上为末,糊为丸,如小豆大。三岁三十丸,或作

散子,以浓盐水送下。

【主治】小儿衄血不止。

21795 龙胆丸(《杨氏家藏方》卷十八)

【组成】龙胆草(去苗) 芦荟(别研) 肉豆蔻(面裹,煨香) 黄连(去须,微炒) 木香 神曲(炒黄) 麦蘖(炒)各等分

【用法】上为细末,煮面糊为丸,如黍米大。每服三十丸,温米饮送下,不拘时候。

【主治】小儿五疳潮热,面色萎黄,乳食迟化,日渐羸瘦。

21796 龙胆丸(《直指小儿》卷三)

【异名】龙脑丸(《得效》卷十二)。

【组成】龙胆草 川升麻 苦楝根皮(焙) 防风 赤茯苓 芦荟 油ана灰各二钱 青黛(干) 黄连(净)各三钱

【用法】上为末,猪胆汁浸糕糊丸,如麻子大。每服二十丸,食后薄荷、紫苏泡汤送下。仍以芦荟末入鼻。

【主治】❶《直指小儿》:脑疳、脑热、饼疮。❷《得效》:脑疳,头皮光急,满头饼疮,脑热发结,身汗,腮肿囟高。

21797 龙胆丸

《局方》卷十(续添诸局经验秘方)。为《直指小儿》卷三"龙胆草丸"之异名。见该条。

21798 龙胆丸(《医方类聚》卷六十七引《修月鲁般经》)

【组成】草龙胆 当归 黄连各等分

【用法】上锉,煎熬成膏,入绿豆粉,和剂为细条,以竹刀切剂,为极细丸,以筒盛贮。点目。

【主治】眼干。

【备考】加脑、麝尤妙。

21799 龙胆丸(《普济方》卷一七七引《徐氏家传渴浊方》)

【组成】人参一两 粉草二两(用獖猪胆一枚取汁浸,炙尽为度)

【用法】上为末,加脑子半钱,炼蜜为丸,如梧桐子大。每服二丸,空心细嚼,冷白水送下,嘬之亦可。

【主治】消渴。

21800 龙胆丸

《普济方》卷一〇二。即《圣济总录》卷十四"定心龙胆丸"。见该条。

21801 龙胆丸(《普济方》卷三八二)

【组成】龙胆(研) 麝香(研) 丹砂(研) 牛黄(研) 胡黄连 熊胆 芦荟 丁香 木香 黄连(去须) 大黄(锉) 麒麟竭各一分 蟾酥(研)一钱

【用法】上为细末,再研匀,和饭为丸,如绿豆大。每服三丸至四丸,薄荷汤送下。

【主治】小儿渴疳黄瘦,日饮水无定。

21802 龙胆丸(《奇效良方》卷六十四)

【组成】宣黄连(去毛) 赤芍药各半两 草龙胆(去苗) 青皮(去瓤)各二钱半 槟榔一个(大者) 麝香少许

【用法】上为末,猪胆汁少入面糊为丸,如萝卜子大。每服三二十丸,空心米饮送下。

【主治】小儿疳热,食后多发热,或夜则凉。

21803 龙胆丸(《医统》卷四十六)

【组成】龙胆草 柴胡 黄芩 鳖甲(醋炙)各一两 桃仁(去皮尖) 山栀子 陈皮 当归(酒洗) 大黄 甘草(炙)各半两

【用法】上为细末,炼蜜为丸,如梧桐子大。每服二十丸,空心白汤送下。如小儿,减丸数服之。

【功用】解肌骨之热,散滞毒。

【主治】积热劳瘦不食,热壅疮肿。

21804 龙胆丸《医统》卷八十九）

【组成】龙胆草 赤茯苓 川黄连 胡黄连 朱砂各二钱 麝香一字

【用法】上为极细末,蒸饼泡为丸,如黍米大。每服二十丸,空腹白汤送下。

【主治】小儿心疳,颊赤面黄,鼻干心燥,口内生疮,惊悸。

21805 龙胆丸《准绳·类方》卷七）

【组成】苦参 龙胆草 牛蒡子各等分

【用法】上为末,炼蜜为丸,如梧桐子大。每服二十丸,食后米泔送下。

【主治】眼两胞粘睛,赤烂成疮。

21806 龙胆水《眼科锦囊》卷四）

【组成】生山龙胆 生艾叶 生少柏各等分

【用法】上药水煎,滤过去滓,再浓煎至如膏为度,收贮。临用少许,和解净水。

【主治】天行眼病。

21807 龙胆汤《千金》卷五）

【异名】龙胆散（《圣惠》卷八十二）。

【组成】龙胆 钩藤皮 柴胡 黄芩 桔梗 芍药 茯苓（一方作茯神） 甘草各六铢 蜣螂二枚 大黄一两

【用法】上㕮咀。以水一升,煮取五合。服之如后节度。药有虚实,虚药宜足数合水。儿生一日至七日,分一合为三服;儿生八日至十五日,分一合半为三服;儿生十六日至二十日,分二合为三服;儿生二十日至三十日,分三合为三服;儿生三十日至四十日,尽以五合为三服。若日月长大者,以次依此为例,十岁以下小儿皆服之。皆得下即止,勿复服也。

【功用】《金鉴》:清热舒利。

【主治】婴儿发热,呕吐下利,舌上生疮,毛发不泽,脐风,惊痫。❶《千金》:婴儿出腹,血脉盛实,寒热温壮,四肢惊掣,发热,大吐呃者。若已能进哺,中食实不消,壮热及变蒸不解,中客人鬼气,并诸惊痫。❷《直指小儿》:胎惊,月内气盛发热。脐风,撮口壮热。❸《得效》:小儿魃病,下利,寒热去来,毫毛鬓发不悦泽,及妇人有儿,未能行时,复有孕,使儿饮此乳,亦作此病。❹《金鉴》:噤口,舌上生疮如黍米状,吮乳不得,啼声渐小,因胎热所致者。

【方论选录】《千金方衍义》:龙胆苦寒,专祛肝旺实热;钩藤、柴胡、黄芩、芍药皆清理二家之匡佐;蜣螂一味,方中罕用,考之《本经》,为小儿惊痫、瘈疭之专药,为药中健卒,得大黄为内应,何惮惮丸不克耶;茯苓、甘草用以留中安辑邦畿,尤不可缺。

【备考】《直指小儿》引本方用法:为末。每服一钱,北枣煎服;或加防风、麦门冬以导心热,黄芩减半用。

21808 龙胆汤《圣济总录》卷二十三）

【组成】龙胆 萎蕤 芍药 黄芩（去黑心） 石膏 麻黄（去根节） 升麻 甘草（炙,锉）各三分 葛根（锉）一

两 桂（去粗皮） 大青各半两

【用法】上为粗末。每服三钱匕,水一盏,加生姜一枣大（拍碎）,煎至六分,去滓温服。

【主治】伤寒温病后烦躁。

21809 龙胆汤《圣济总录》卷二十八）

【组成】龙胆 枳壳（去瓤,麸炒） 柴胡（去苗） 栀子仁 知母（切,焙） 地骨皮 木通（锉） 芍药 甘草（炙） 羚羊角（镑） 麦门冬（去心,焙） 升麻各半两

【用法】上为粗末。每服五钱匕,用水一盏半,煎至一盏,去滓,不拘时候温服。

【主治】伤寒发黄烦热,皮肉皆黄,小便赤不利。

21810 龙胆汤《圣济总录》卷四十七）

【组成】龙胆 黄连（去须） 木通（锉） 柴胡（去苗） 麦门冬（去心,焙） 人参各一两 陈橘皮（去白,焙） 黄芩（去黑心）各半两

【用法】上为粗末。每服三钱匕,以水一盏,煎取七分,去滓,食后温服,一日二次。

【主治】胃热,善食而瘦。

21811 龙胆汤

《圣济总录》卷六十。为《圣惠》卷五十五"龙胆散"之异名。见该条。

21812 龙胆汤《圣济总录》卷六十）

【组成】龙胆 秦艽（去苗土）各一两半 升麻一两

【用法】上为粗末。每服五钱匕,水一盏半,浸药一宿,平旦煎至八分,加黄牛乳五合,再煎至一盏,去滓,空心温服,一日二次。取利为度。

【主治】阴黄。

21813 龙胆汤

《圣济总录》卷六十。为《圣惠》卷五十五"龙胆散"之异名。见该条。

21814 龙胆汤《圣济总录》卷九十六）

【组成】龙胆（去苗,洗） 犀角（镑） 生地黄（洗,切）各一两 麦门冬（去心,生用）三分 升麻（锉） 甘草（炙）各半两 牡蛎（慢火炒）一两半

【用法】上㕮咀。每服四钱匕,水一盏半,煎至八分,去滓,不拘时候温服。

【主治】小便赤涩,额上汗出,手足烦热。

21815 龙胆汤

《圣济总录》卷一六七。为《圣惠》卷八十八"龙胆散"之异名。见该条。

21816 龙胆汤《圣济总录》卷一六八）

【组成】龙胆（去根） 冬葵子 萎蕤 大青 柴胡（去苗）各一分 赤茯苓（去黑皮） 甘草（炙）各半两

【用法】上为粗末。每服一钱匕,以水半盏,煎至三分,去滓,分三次服,如人行十里已来一服。

【主治】小儿生四五十日,服药下后,身体壮热如火,伤寒兼腹满,头面丹肿。此皆内有伏热。

21817 龙胆汤《圣济总录》卷一七一）

【组成】龙胆 当归（切,焙） 大黄（锉,炒） 黄芩（去黑心） 栝楼根 甘草（炙） 桂（去粗皮） 人参（切） 牡蛎（熬） 麻黄（去根节） 赤石脂（别研） 芍药各一两

【用法】上为粗末。二三岁儿每服一钱匕,水一盏,加

大枣一枚(擘),同煎至五分,去滓,分二次温服。

【主治】小儿诸痫,寒热吐利,不能乳哺。

21818 **龙胆汤**(《卫生总微》卷十三)

【组成】草龙胆一两(锉碎)

【用法】水二盏,煮取一盏,去滓,隔宿不食,至五更头顿服。

【主治】蛔虫攻心,其痛如刺,吐出清水。

21819 **龙胆汤**(《杨氏家藏方》卷三)

【组成】龙胆不以多少(焙干)

【用法】上为细末。每服一大钱,加猪胆汁三两,空心、临卧,点入温酒少许调服。

【主治】伤寒汗后盗汗不止,或妇人、小儿一切盗汗。

21820 **龙胆汤**(《直指小儿》卷三)

【组成】龙胆草(微炒) 钧藤皮 柴胡 北梗 芍药 川芎 茯苓 甘草(炙)各二钱 人参一钱 大黄二钱半(湿纸裹煨)

【用法】上锉散。每服二钱,井水煎服。仍以红纱袋盛夜明砂与儿佩带。

【主治】小儿魃病。

21821 **龙胆汤**(《普济方》卷九十六)

【组成】防风 黄连 草龙胆 白僵蚕(炒)各半两

【用法】上为粗末。每服五钱,水二盏,煎一盏,去滓温服。

【主治】五脏生风发痉,日夜数十发者。

21822 **龙胆汤**

《普济方》卷二九九。即《圣惠》卷十一"龙胆煎"。见该条。

21823 **龙胆汤**(《伤寒全生集》卷三)

【组成】草龙胆 生犀角 升麻 茵陈 加山栀 木通 黄连

【用法】水、灯心煎服。

【主治】伤寒时气,瘀血发黄。

【加减】大便实者,加大黄。

21824 **龙胆汤**

《奇效良方》卷六十。为《卫生宝鉴》卷十二"龙胆泻肝汤"之异名。见该条。

21825 **龙胆汤**

《赤水玄珠》卷三。为《元戎》"四物龙胆汤"之异名。见该条。

21826 **龙胆汤**(《回春》卷五)

【组成】黄连 黄芩 栀子 当归 陈皮 胆星各一钱 龙胆草 香附各八分 玄参七分 青黛 木香各五分 干姜(炒黑)二分

【用法】上锉一剂,生姜三片,水煎至七分,加玄明粉三分,痰盛加至五分,食后服。如作丸药,加芦荟五分、麝香二分为末,神曲糊为丸,如梧桐子大。每服五十丸,淡姜汤送下。

【主治】忿怒动肝火,致左耳聋者。

21827 **龙胆汤**(《金鉴》卷五十九)

【组成】防风 木贼草 密蒙花 蝉蜕 蔓荆子 龙胆草 菊花 黄连 白芷 蒺藜

【用法】水煎服。

【主治】翳膜遮睛。

21828 **龙胆汤**

《幼幼集成》卷四。为《兰室秘藏》卷八"龙胆泻肝汤"之异名。见该条。

21829 **龙胆饮**(《圣济总录》卷一六八)

【组成】龙胆(去根) 犀角(镑屑)各半两 升麻 天麻(锉,炒) 甘草(炙) 鳖甲(去裙襕,醋浸,炙黄色)各三分 槟榔(煨,锉)一枚

【用法】上为粗末。每服一钱匕,以水半盏,煎至三分,去滓,分三次温服。

【主治】小儿壮热胀满,不饮乳。

21830 **龙胆饮**(《圣济总录》卷一七七)

【组成】龙胆 钧藤(锉) 柴胡(去苗) 黄芩(去黑心) 桔梗(锉,炒) 赤芍药 茯神(去木)各一分 蜣螂二枚(炙,去足头甲) 大黄(蒸三度,炒)一两

【用法】上为粗末。每服二钱匕,水一小盏,煎取四分,分数服。

【主治】小儿被客气忤犯,状似惊痫,但眼不上戴,耳后脉急数。

21831 **龙胆饮**(《圣济总录》卷一八一)

【异名】龙脑饮(《普济方》卷三六四)。

【组成】龙胆 钧藤 土瓜根 茯神(去木)各半两 甘草(炙) 桑根白皮(炙) 防风(去叉)各一分

【用法】上为粗末。每服一钱匕,水一盏,加大枣半枚(去核),同煎至六分,去滓,早、晚分二次服。

【主治】小儿肝受病,目昏渐生翳膜,散漫侵睛,因此失明。

21832 **龙胆饮**

《奇效良方》卷五十七。为《直指》卷二十"龙胆散"之异名。见该条。

21833 **龙胆饮**

《诚书》卷七。为《保婴撮要》卷四"龙胆饮子"之异名。见该条。

21834 **龙胆饮**(《张氏医通》卷十五)

【组成】黄芩 犀角 木通 车前 黄连 黑参各一钱 栀子(炒黑) 大黄 芒消各一钱半 龙胆草 淡竹叶各八分 黄柏(酒炒黑)五分

【用法】水煎。食后分二次热服。

【主治】肝经湿热,目赤肿痛。

【备考】《盘珠集》有知母。

21835 **龙胆散**(《圣惠》卷十一)

【组成】龙胆半两(去芦头) 麦门冬半两(去心,焙) 知母半两 人参半两(去芦头) 甘草一分(生,锉) 柴胡半两(去苗)

【用法】上为细散。每服二钱,磨犀角温水调下,不拘时候。

【主治】伤寒心脾热,唇干舌肿,口内生疮。

21836 **龙胆散**(《圣惠》卷十七)

【组成】龙胆三分(去芦头) 葛根一两(锉) 桂心半两 葳蕤三分 赤芍药三分 黄耆三分(锉) 石膏二两 麻黄三分(去根节) 大青三分 川升麻三分 甘草三分(炙微赤,锉)

【用法】上为散。每服四钱,以水一中盏,煎至六分,去滓,不拘时候温服。

【主治】热病未得汗,体热烦躁。

21837　龙胆散(《圣惠》卷十八)

【组成】龙胆一两(去芦头)　川升麻半两　麦门冬三分(去心)　犀角屑一两　甘草半两(炙微赤,锉)　栀子仁半两

【用法】上为散。每服五钱,以水一大盏,加生姜半分,煎至五分,去滓,加生地黄汁一合,更煎一两沸,不拘时候温服。

【主治】热病黄疸,热渴,额上汗出,手足热,小便赤涩。

21838　龙胆散(《圣惠》卷五十五)

【异名】龙胆汤(《圣济总录》卷六十)。

【组成】龙胆一两(去芦头)　木通一两(锉)　土瓜根一两　石膏二两　犀角屑一两　栀子仁一两　川大黄一两(锉碎,微炒)　茅根一握(锉)　川朴消一两

【用法】上为散。每服五钱,以水一大盏,煎至五分,去滓,不拘时候温服。

【主治】急黄。烦躁,渴欲饮水,面目如金色。

21839　龙胆散(《圣惠》卷五十五)

【异名】龙胆汤(《圣济总录》卷六十)。

【组成】龙胆二分(去芦头)　甘草三分(炙微赤,锉)　牡蛎一两(烧为粉)　麦门冬三分(去心)　柴胡三两(去苗)　川升麻三分　犀角屑三分

【用法】上为散。每服三钱,以水一中盏,煎至五分,去滓,加生地黄汁半合,不拘时候温服。

【主治】劳黄,额上汗出,手足中热,四肢烦疼,薄暮寒热,小便自利。

21840　龙胆散

《圣惠》卷八十二。为《千金》卷五"龙胆汤"之异名。见该条。

21841　龙胆散(《圣惠》卷八十二)

【组成】龙胆半两(去芦头)　犀角屑一分　川升麻半两　槟榔一分　川大黄一分(锉碎,微炒)　甘草一分(炙微赤,锉)　鳖甲一分(涂醋炙令黄,去裙襕)

【用法】上为粗散。每服一钱,以水一小盏,煎至五分,去滓放温,渐与服。

【主治】小儿壮热肚胀,不饮乳。

21842　龙胆散(《圣惠》卷八十六)

【组成】龙胆(去芦头)　木香　熊胆(研入)　蜗牛(炒黄)　芦荟(细研)　夜明沙(微炒)　地龙(微炒)　麝香(细研)各一分　青黛半两(细研)　朱砂半两　干蟾头一枚(炙令焦黄)

【用法】上为末。每服半钱,以粥饮调下。更吹少许入鼻中。

【主治】小儿一切疳,日渐黄瘦。

21843　龙胆散(《圣惠》卷八十八)

【异名】龙胆汤(《圣济总录》卷一六七)。

【组成】龙胆一分(去芦头)　钩藤一分　柴胡一分(去苗)　黄芩一分　桔梗一分(去芦头)　赤芍药一分　茯神一分　甘草一分(炙微赤,锉)　蛜𧌒二枚(去翅足,微炒)　川大黄一两(锉碎,微炒)　人参一分(去芦头)　当归一分

(锉,微炒)

【用法】上为粗散。每服一钱,以水一小盏,煎至五分,去滓,分为二服,一日三四次。

【主治】小儿百病,变蒸,客忤,惊痫,壮热不解。

21844　龙胆散(《医方类聚》卷五十三引《神巧万全方》)

【组成】龙胆草一两(去头)　铁粉二两

【用法】上为末。每服一钱,不拘时候,以磨刀水调下。

【主治】阳毒伤寒,毒气在脏,狂言妄语,欲走起者。

21845　龙胆散

《圣济总录》卷九十三。即《普济方》卷二三六引《千金》"龙胆丸"改为散剂。见该条。

21846　龙胆散(《圣济总录》卷一七二)

【组成】龙胆　熊胆(研)　蜗牛(炒令黄)　芦荟(研)　夜明沙(炒)　麝香(研)各一分　青黛(研)　丹砂(水飞)各半两　干蟾头(炙焦)一枚

【用法】上为散。每服半钱匕,米饮调下。

【主治】小儿疳渴羸瘦。

21847　龙胆散(《直指》卷九)

【组成】龙胆草　防风各等分(晒干)

【用法】上为末。每服一钱,临卧温米饮调下。

【主治】盗汗有热。

21848　龙胆散(《直指》卷二十)

【异名】龙胆饮(《奇效良方》卷五十七)。

【组成】龙胆草　栀子仁各二钱　防风　川芎　玄参　荆芥　山茵陈　甘菊(去蒂)　楮实　甘草各一钱

【用法】上为末。每服一钱半,食后茶清调下。

【主治】肝热,乌睛浮肿,赤晕昏疼。

21849　龙胆散(《普济方》卷三八二)

【组成】龙胆　芦荟　麝香　青黛(各别研)　黄连(去须)　羊子肝(切,焙)各等分

【用法】上为细末。每次半钱或一字,吹鼻中及涂口中。

【主治】小儿干疳,瘦瘁,鼻痒口疮。

21850　龙胆散(《仙拈集》卷一引《蕴要》)

【组成】龙胆草

【用法】上为末。每服二钱,鸡子清、白蜜化凉水送下。

【主治】伤寒发狂。

21851　龙胆煎(《圣惠》卷十一)

【组成】龙胆一两(去芦头)　黄连一两(去须)　川升麻一两　槐白皮一两　大青一两　苦竹叶五十片　白蜜十盏

【用法】上锉细。都以水三大盏煎,去滓,取汁一盏,入蜜更煎五七沸,放冷,涂于疮上,一日三四次,有涎即吐之。

【主治】伤寒,上焦烦热,口内生疮不止。

【备考】本方方名,《普济方》引作"龙胆汤"。

21852　龙胆煎(《圣惠》卷十八)

【组成】龙胆一两(去芦头)　黄连一两(去须)　川升麻一两　槐白皮一两(锉)　大青一两　竹叶二两　蔷薇根二两(锉)

【用法】上锉细,以水五大盏,煎至一大盏,去滓,入蜜三合,慢火煎成膏。涂于疮上,有涎吐之。

【主治】热病,口疮发渴,疼痛不可忍。

【备考】方中大青,《奇效良方》作"大黄"。

21853　龙胆煎(《圣济总录》卷一二三)

【组成】龙胆　黄连(去须)　黄柏(去皮,蜜炙)　升麻(去土)　苦竹叶(切)　槐白皮　大青各一两　白蜜半合　酥半合

【用法】上药细锉七味,如麻豆大,以水三升半,煮取七合,绞去滓,纳蜜及酥,再煎五六沸。每服一匙头,含化咽津,一日五六次。

【主治】喉中疮,并口疮。

21854　龙胆膏(《普济方》卷一一六引《博济》)

【组成】消梨一个　乌蛇胆一个　冬瓜一枚(截作五寸许,去瓤用)

【用法】掘地可深三尺以来,拂拭令净洁,置冬瓜于其内,以物载之,安蛇胆、消梨其上,即以土隔截盖之,至三七日看一次,冬瓜未甚坏则候七七日,看蛇胆、消梨、瓜肉浑化为汁,在冬瓜皮内取出一茶匙,以匙头温过,搅酒吃三两。

【主治】大风疾。

21855　龙胆膏(《圣济总录》卷一二二)

【组成】龙胆一两　胆矾(研)　乳香(研)各一分

【用法】上药捣研令匀,炼沙糖为丸,如豌豆大。每服一丸,绵裹含化咽津,未愈再服。

【主治】咽喉肿痛,及缠喉风,粥饮难下者。

【备考】本方方名,据剂型当作"龙胆丸"。

21856　龙胆膏(《朱氏集验方》卷九)

【组成】炉甘石不以多少(拣粉红梅花色者为妙,用甘锅子盛,火煅七次,入黄连,淬七次)　黄连(不以多少,捶碎,以水浸一宿,滤去黄连滓,将煅红炉甘石淬足七次了,同黄连水细研,飞过,候澄在下,去上面水,晒干,再用乳钵,以蜜细嚼,罗过)三钱　龙胆草(不以多少,洗净,晒干,不见火,细研为末)一钱　桑柴灰(罗过)二钱　好黄丹(罗过)半钱

【用法】上药同白蜜四两,一处入在一紫黑瓷器内,文武火慢熬,以竹篦子搅如漆色,不粘手为度。切勿犯生水,仍不可用铁器熬药,药成依旧用瓷器盛。每服如皂角子大,新冷水半盏化开,洗三日不用。每日洗数次无碍。药盏须用纸盖,不可犯灰尘。

【功用】截目赤。

【主治】远年日近翳膜遮障,攀睛瘀肉,连眶赤烂,视物昏暗,不睹光明,隐涩多泪,迎风难开。

【备考】本方方名,《普济方》引作"龙脑膏"。

21857　龙胆膏

《丹溪心法附余》卷十二。为《袖珍》卷三"片脑膏"之异名。见该条。

21858　龙涎丸

《袖珍》卷一。即原书同卷引《圣惠》"龙须散"加诃子,改为丸剂。见该条。

21859　龙涎汤(《普济方》卷三二〇)

【组成】沉香　木香各一钱(不见火)　人参四钱(不见火)　甘草二钱(炙)　丁香四钱(不见火)　乌药六钱　陈皮七钱(浸,去瓤)

【主治】妇人心腹胀闷呕吐,不思饮食,噎塞。

21860　龙涎散(《普济方》卷二九五)

【组成】龙骨　密陀僧　花蕊石　黄柏各一分

【用法】上为末。每用少许,干敷上。

【功用】生肌。

【主治】痔漏。

21861　龙涎膏(《幼幼新书》卷二十引茅先生方)

【组成】阴林下大螺不以多少

【用法】去壳,烂研,入画粉如螺大,加脑少许,滴水为丸,如梧桐子大。悬当风,久愈妙。每服十丸至十四丸,枇杷叶(炙去毛)浓煎汤送下。

【主治】小儿诸渴。

【备考】按本方方名,据剂型当作"龙涎丸"。

21862　龙宫汤(《疡科捷径》卷中)

【组成】熟地黄　肉桂　白芥子　麻黄　鹿角霜　干姜

【主治】肾痈。

21863　龙珠丸(《圣济总录》卷十六)

【异名】龙珠丹(《奇效良方》卷二十四)。

【组成】长蚯蚓不拘多少

【用法】上五月五日取,以龙脑、麝香相和研匀,为丸如麻子大。每用以生姜汁涂鼻中,逐边各纳一丸,立愈。

【主治】头痛目运,及喉痹缠喉风等。

21864　龙珠丹(《杨氏家藏方》卷一)

【组成】川乌头(炮,去皮脐尖)　虎骨(酒炙)　牛膝(酒浸一宿)　败龟(酒浸,炙)　干蝎(去毒,炒)各一两　香白芷　附子(炮,去皮脐)　枫香脂(研)　踯躅花(去心)　独活(去芦头)　藿香叶(去土)　白僵蚕(炒,去丝嘴)　麻黄(去根节)　当归(酒洗)　白花蛇(酒炙,取肉)　地龙(去土,炒)　萆薢　金毛狗脊(去毛)　天麻(去苗)　川芎　凌霄花　犀角屑　没药(别研)各半两　朱砂(别研)　牛黄(别研)各一分　麝香(别研)　乳香(别研)　龙脑(别研)各一分

【用法】上为细末,研匀,炼蜜为丸,每一两作十五丸,朱砂为衣。每服一丸,细嚼,温酒送下;或病大,可服两丸。如不饮酒,以荆芥茶送下,不拘时候。

【主治】一切中风,左瘫右痪,半身不遂。或颠扑折伤,骨节疼痛,筋脉拘挛,腰脚无力,行步艰难,肢节痛。及头风肩臂疼,并白虎风不可忍者。

21865　龙珠丹

《奇效良方》卷二十四。为《圣济总录》卷十六"龙珠丸"之异名。见该条。

21866　龙珠散(《医方类聚》卷七十引《经验秘方》)

【组成】真珠五钱(别研)　南硼砂五钱(另研)　乳香五两(另研)　川芎五钱(另研)　荆芥五钱(另研)　雄黄五钱(另研)　炉甘石(桑柴火煅七遍,水飞过)五钱　干菊五钱(另研)　薄荷五钱(另研)　甘草五钱(另研)　干山药五钱(另研)　蔓荆子三钱(另研)　轻粉四钱　粉霜四钱　龙脑四钱　麝香少许

【用法】上药晒,为极细末。点眼。

【功用】截赤定痛。

【主治】眼目病。

21867　龙珠散(《嵩崖尊生》卷六)

【组成】珍珠末　冰片各等分

【用法】敷之。

【主治】热甚舌出不收。

21868　龙珠膏(《医学正传》卷六)

【组成】龙芽草五两　棘枣根五钱　海藻二钱五分

苏木五钱

【用法】上切细,量水二十碗,煎至十二三碗,滤去滓。又用桑柴灰二碗半,石灰二碗半,苍耳草灰二碗半,以草纸二层,皮纸二层,放罗底,次置灰于上,用煎汤热淋,取灰汁十碗许澄清,入锅内煎成膏,用巴豆霜、白丁香、石膏、麝香、轻粉,瓷罐子收贮。每用取敷核上,再敷即去旧药并靥,再上新药,其核即溃而愈。根小者,但只涂药于根上,其核自溃。若瘰疬自溃者,其核犹存,先用铁烙烧赤,烙去破核犹存者并肉溃处,次用本膏。

【主治】瘰疬。

21869 龙珠膏《四圣心源》卷六)

【组成】川椒五钱 附子五钱 乌头五钱 巴豆三钱(研去油) 桂枝五钱 茯苓八钱 牡蛎五钱 鳖甲五钱

【用法】芝麻油、黄丹熬膏,加麝香、阿魏研细,布摊贴病块。

【主治】奔豚已结气块,坚硬。

21870 龙盐膏《圣济总录》卷一一三)

【组成】盐 龙脑 蓬砂(研) 马牙消(研) 硇砂(研,飞过) 蕤仁各一分 杏仁(去皮尖双仁)二七枚

【用法】上为细末,再同研匀,以生蜜和,稀稠得所,新瓷合盛。用竹箸卧点眼。

【主治】沙土入眼,痛不可忍,肿赤者。

21871 龙射丸

《外科大成》卷二。为原书同卷"内塞散"之异名。见该条。

21872 龙脂丸《鸡峰》卷十四)

【组成】诃子 肉豆蔻 黄连 龙骨 当归 赤石脂 缩砂 木香各一两 草豆蔻 白矾 干姜各半两

【用法】上为细末,粟米饭为丸,如梧桐子大。每服三十丸,空心米饮送下。

【主治】脾胃虚弱,或停冷结聚,变成脓血痢。

【宜忌】忌油腻,鸡肉、猪肉等。

21873 龙脑丸《圣惠》卷三)

【组成】龙脑半两(研入) 犀角屑半两 秦艽半两(去苗) 防风半两(去芦头) 麻黄一两(去根节) 汉防己半两 天雄半两(炮裂,去皮脐) 茵芋半两 甘菊花半两 赤箭一两 独活半两 白僵蚕半两(微炒) 桂心半两 芎䓖半两 当归半两(锉,微炒) 羚羊角屑半两 鹿角胶半两(捣碎,炒令黄燥) 乳香半两(研入) 乌蛇一两半(酒浸,去皮骨,炒令黄) 干蝎半两(生用) 牛黄一分(研入) 麝香一分(研入) 朱砂一分(研入)

【用法】上为末,入研了药令匀,炼蜜为丸,如梧桐子大。每服十丸,以薄荷温酒送下,不拘时候。

【主治】肝脏中风,口眼不正,四肢抽掣,语涩昏沉。

21874 龙脑丸《圣惠》卷二十)

【组成】白龙脑一分(细研) 朱砂半两(细研) 琥珀半两(细研) 牛黄一分(细研) 雄黄半两(细研) 附子三分(炮裂,去皮脐) 天麻一两 白僵蚕一两(微炒) 麝香一分(细研) 安息香一两(用酒半升煎成膏) 玳瑁三分(细镑)

【用法】上为末,入研了药,都研令匀,用安息香膏为丸,如梧桐子大。每服七丸,不拘时候,以温酒送下。

【主治】卒中风,心神烦闷,肢节拘急疼痛。

21875 龙脑丸《圣惠》卷二十一)

【组成】龙脑一两(细研) 麝香一分(细研) 干蝎半两(微炒) 天南星一两(炮裂) 朱砂半两(细研) 阿胶半两(捣碎,炒令黄燥) 香墨半两 白附子半两(炮裂) 蝉壳一分 防风半两(去芦头) 羚羊角屑半两 肉桂半两(去皱皮) 羌活半两 乌蛇肉三分(酒浸,炙令微黄) 牛黄一分(研入)

【用法】上为末,入研了药令匀,炼蜜为丸,如绿豆大。每服十丸,不拘时候,以温酒送下。

【主治】中风,身如角弓反张,不语昏闷。

21876 龙脑丸《圣惠》卷二十三)

【组成】龙脑二分(细研) 麝香一分(细研) 雄黄一两(细研,水飞过) 硫黄一两(细研,水飞过) 朱砂一两(细研,水飞过) 铅霜半两(细研) 天麻二两 防风二两(去芦头) 独活一两 桂心一两 白附子一两(炮裂) 天南星一两(炮裂) 阿胶一两(捣碎,炒令黄燥) 木香一两 人参一两(去芦头) 半夏半两(汤浸七遍去滑) 香墨半两

【用法】上为末,都研令匀,用肥皂荚二斤,去黑皮,以水五升浸软,捣滤取汁,于银锅中慢火熬,稀稠得所,和前药末为丸,如绿豆大。每服十丸,不拘时候,以温酒化下,服后别吃一盏热葱酒,令有汗出。至重者并三五服愈。

【主治】急风,四肢拘急,口眼不正,言语謇涩。

21877 龙脑丸《圣惠》卷二十三)

【组成】龙脑一分(细研) 雄黄一分(细研) 麝香一分(细研) 朱砂半两(细研,水飞过) 牛黄一分(细研) 乳香半两(细研) 川乌头一两(去皮脐,生用) 干蝎半两(微炒) 白僵蚕半两(微炒) 天麻一两 天南星一分(炮裂) 羌活一两 踯躅花一分(酒拌,炒干) 白附子三分(炮裂) 附子一两(去皮脐,生用) 白花蛇一两(酒浸,去皮骨,炙令微黄) 麻黄五两(去根节,捣碎,以酒五升,煎取一升,去滓,熬成膏) 安息香半两

【用法】上为末,研入前六味令匀,用麻黄膏为丸,如梧桐子大。每服十丸,食前以温酒送下。

【主治】中风,偏枯不遂,肢节疼痛,行步艰难。

【宜忌】忌生冷、羊血、油腻、毒滑、鱼肉。

21878 龙脑丸《圣惠》卷二十五)

【组成】龙脑三分(细研) 麝香半两(细研) 真珠一分(细研) 琥珀一分(细研) 牛黄半两(细研) 雄黄半两(细研) 犀角屑三分 人参三分(去芦头) 白茯苓一分 羌活三分 白花蛇肉一两半(酒浸,炙令微黄) 腻粉一分 白附子半两(炮裂) 独活半两 晚蚕蛾一分(微炒) 附子半两(炮裂,去皮脐) 蔓荆子半两 防风三分(去芦头) 乌蛇肉一两(酒浸,炙微黄) 麻黄半两(去根节) 白僵蚕半两(微炒) 干蝎一两(微炒) 天麻一两半 芎䓖一分 槟榔一分 白蒺藜半分(微炒去刺) 半夏一分(汤洗七遍去滑) 零陵香半两 藿香一分 丁香三两 朱砂一分(细研) 乳香半两(细研) 羚羊角屑半两 沉香半两 木香半两

【用法】上为末,入研了药都研令匀,炼蜜为丸,如绿豆大。每服五丸,以温酒送下;薄荷汤送下亦得。

【主治】一切风。

【宜忌】忌猪、鸡肉,毒滑动风物。

21879　龙脑丸（《圣惠》卷二十五）

【组成】龙脑一分（细研）　雄黄半两（细研）　朱砂二分（细研）　麝香一分（细研）　阿胶一分（捣碎，炒令黄燥）　丁香一分　天南星一分（炮裂）　好墨半两　牛黄三分（细研）　天竺黄一分（细研）

【用法】上为末，都研令匀，取三月三日，以木蜜和丸，如豇豆大。每服一丸，以热酒研服之。

【主治】一切风。

21880　龙脑丸（《圣惠》卷二十五）

【组成】龙脑一分（细研）　麝香一分（细研）　朱砂半两（细研）　天南星一分（炮裂）　白附子一分（炮裂）　半夏一分（汤洗七遍，去滑）　甘草一分（炙微赤，锉）　附子半两（炮裂，去皮脐）　川乌头一分（炮裂，去皮脐）

【用法】上为末，以糯米粥为丸，如绿豆大。每服三丸，以温酒送下。

【主治】一切风。

21881　龙脑丸（《圣惠》卷三十五）

【组成】龙脑一分　白芍一两（捣罗为末）

【用法】上为末，炼蜜为丸，如鸡头子大。常含一丸，咽津。

【主治】咽喉肿痛。

21882　龙脑丸（《圣惠》卷三十五）

【组成】龙脑一钱（细研）　牛黄一钱（细研）　朱砂半两（细研，水飞过）　赤茯苓一两　羚羊角屑半两　犀角屑半两　麦门冬一两半（去心，焙）

【用法】上为末，入研了药令匀，炼蜜为丸，如梧桐子大。每服十丸，不拘时候，以温水送下。

【功用】通津液，利咽喉。

【主治】脾肺壅热，咽喉不利。

【备考】《普济方》有人参一两。

21883　龙脑丸（《圣惠》卷三十五）

【组成】龙脑半两　朱砂半两　牛黄半两　硇砂半两　麝香一钱　马牙消一分

【用法】上为细末，用大羊胆一枚，取汁为丸，如梧桐子大，铺于纸上令干，收于瓷器中。如患者，将一丸擘为两片，安在两边鼻内。良久，吐出恶物即愈。

【主治】咽喉风毒，及急喉闭肿痛，汤饮不得下。

21884　龙脑丸（《圣惠》卷八十五）

【组成】龙脑一分（细研）　丁香一分（末）　朱砂一分（细研）　麝香一分（细研）　蟾酥半分（研入）　牛黄一分（细研）　犀角末一分（细研）　雄黄一分（细研）　天竺黄一分（细研）

【用法】上为末，用猪胆一枚，别入黄连末一分，入在猪胆内，系却，以浆水一碗，入铫子内煮尽取出，与药和丸，如黍米大。一二岁儿每次一丸，以温水送下。欲吃，先用一丸研破，吹入鼻内。得嚏为效。

【主治】小儿慢惊风及疳热。

21885　龙脑丸（《圣惠》卷八十五）

【组成】龙脑（细研）　雄黄（细研）　芦荟（细研）　丁香　牛黄（细研）　木香　犀角屑　铅霜（细研）　天浆子　胡黄连　蝎尾（微炒）　白花蛇（酒浸，去皮骨，炙微黄）各一分　蟾酥半分（研入）

【用法】上为末，炼蜜为丸，如梧桐子大。每服三丸，以桃仁汤研下。

【主治】小儿急惊风，身热口噤，四肢挛搐。

21886　龙脑丸（《圣惠》卷八十五）

【组成】龙脑半分（细研）　朱砂一两（细研，水飞过）　铅霜半两（细研）　铁粉二两（细研）　人参三分（去芦头）　龙齿二两（细研）

【用法】上为末，入研了药，同研令匀，炼蜜为丸，如麻子大。每服五丸，以粥饮送下，不拘时候。

【主治】小儿惊痫烦热，眠卧不安。

21887　龙脑丸（《圣惠》卷八十六）

【组成】龙脑一钱（细研）　麝香半分（细研）　牛黄一钱（细研）　雄黄一钱（细研）　天竺黄一分（细研）　胡黄连一分　芦荟一钱（细研）　熊胆一钱（研入）　青黛一钱（细研）　腻粉半分（研入）　蟾酥半分（研入）　朱砂一分（细研）　蜗牛三七枚（微炒）　雀儿饭瓮一分

【用法】上为末，同研令匀，以水浸蒸饼为丸，如绿豆大。每服三丸，以薄荷汤送下，不拘时候。

【主治】小儿惊疳，心神烦躁，体热瘦瘁，眠卧不安。

21888　龙脑丸（《圣惠》卷八十六）

【组成】龙脑一钱（细研）　麝香一钱（细研）　蟾酥半分（研入）　金箔十四片（细研）　腻粉半钱（研入）　天竺黄（细研）　犀角屑　胡黄连　甜葶苈（隔纸炒令黄色）　干蝎（微炒）各半两　牛黄（细研）　雄黄（细研）　熊胆（细研）　芦荟（细研）　天浆子（微炒）　真珠末（研入）　朱砂（细研）　青黛（细研）　田父（炙微黄）　土蜂窠各一分

【用法】上为末，以糯米饭为丸，如绿豆大。每服三丸，以薄荷汤送下，汗出并吐出涎为效。三岁以上加丸服之。

【主治】小儿惊疳，心热搐搦，胸膈多涎，不食。

21889　龙脑丸（《圣惠》卷八十七）

【组成】龙脑一钱　牛黄一分　麝香一钱　朱砂一分　熊胆一分　芦荟一分　干虾蟆灰一分　雄黄一分　胡黄连末一分

【用法】上为细末，以水化熊胆为丸，如麻子大。若硬，更入糯米饭同丸。每服三丸，用薄荷温汤送下，一日三次。

【主治】小儿脑疳，羸瘦烦热。

21890　龙脑丸（《圣济总录》卷六）

【组成】龙脑（研）　白花蛇（酒浸，去皮骨，炙）　白附子（炮）　白僵蚕（炒）　半夏（汤浸，生布搅洗七遍，为末，姜汁作饼，晒）　天麻　干姜（炮裂）　干蝎（酒炒）　麻黄（去根节，先煎，掠去沫，焙）　腻粉　麝香（入龙脑、腻粉同研）各半两

【用法】上除研药外，为细末，与研药和匀，酒煎槐胶为丸，如麻子大。每服五丸至十丸，豆淋酒送下，日三夜一，不拘时候。

【主治】中急风。

21891　龙脑丸（《圣济总录》卷十六）

【组成】龙脑（研）　丹砂（研）　马牙消（研）各一分　麝香（研）半钱

【用法】上药再同研令匀细，于碟内盛，用羊胆滴汁入药中，旋和成丸，如黑豆大，以净合盛。每用一粒，以芦管吹入鼻中，以手小指送近上，两鼻皆如此。去枕仰卧少时，候药溶入脑，涎唾从喉内出，其病立愈。

【主治】头痛头眩眼花,及喉痹缠喉风等。

21892　龙脑丸

《圣济总录》卷二十八。为《幼幼新书》卷十八引《灵苑方》"龙脑膏"之异名。见该条。

21893　龙脑丸(《圣济总录》卷六十四)

【组成】龙脑一字　铅白霜(研)一分　甘草(炙,锉)半两　凝水石(用火烧令通赤,研)一分

【用法】上为细末,用烧饭为丸,如梧桐子大。每服含化三丸至五丸。

【主治】热痰,咽干烦渴。

21894　龙脑丸(《圣济总录》卷六十四)

【组成】龙脑(研)三钱　丹砂(研)一两　白矾(熬令汁枯)半两　半夏(汤洗七遍去滑,阴干为末)三两

【用法】上为末,生姜自然汁煮面糊为丸,如豌豆大。每服十五丸,食后、临卧温水送下。

【主治】膈痰结实,咽喉不利。

21895　龙脑丸(《圣济总录》卷六十六)

【组成】龙脑(细研)一钱　诃黎勒皮半两　皂荚(炙令黄色,去皮子)一挺

【用法】上药先捣诃黎勒皮、皂荚为细末,次入龙脑同研令匀,炼蜜为丸,如梧桐子大。每次七丸,空腹煎贝母汤送下,日二夜一。

【主治】多年上气咳嗽。

21896　龙脑丸

《圣济总录》卷九十三。为原书同卷"青蒿丸"之异名。见该条。

21897　龙脑丸(《圣济总录》卷一○一)

【组成】白龙脑二两(用鼎盛水五升,入龙脑并糯米五十粒,以石灰泥固济鼎口,文火煮半日,候冷取出,研如粉)　真珠二两(先用大纸二张,以皂荚津渍过,为贴盛之,又用帛裹定,入粟糠五斗,安甑中蒸一昼夜后,取捻得破,即研如粉,晒干)　雄黄一两(研如粉)　丹砂二两(形如芙蓉者,研如粉,并雄黄粉同入银锅中,用醋三升,以文火煮一复时出之,却以温水淘去醋味,晒干)　琥珀二两(拾得芥子者,捣研如粉)

【用法】上五味,共九两,和匀,内留三两,每夜临卧漱口了,揩齿咽津。余六两再用白面四两作饼子,纸二张裹,煨熟,取出研细,与前药六两炼蜜为丸,如梧桐子大。每日空心取两丸含化咽津,后饮温酒三五合。

【功用】长发令黑。

【主治】诸风白屑。

【加减】若年四十以上,更加白龙骨一两,研如粉,以水飞过,晒干,帛裹蒸一饭久,次入桑螵蛸一两,煨熟捣末,并前药末,同以炼蜜为丸。

21898　龙脑丸(《圣济总录》卷一二二)

【组成】龙脑(研)　升麻　甘草　马牙消(研)各一分　玄明粉(研)三分　麝香(研)　石膏(碎)　大黄(锉)　黄耆(锉)各一分　生地黄二两(绞取汁)

【用法】上药除地黄汁外,捣罗为末,以地黄汁和,如干,更入炼蜜少许,为丸如小弹子大。用绵裹,含化咽津,一日四五次,不拘时候。

【主治】咽喉连颊颔肿,日数深远,咽津液热,发渴疼痛。

21899　龙脑丸(《圣济总录》卷一二四)

【组成】龙脑一分　丹砂一钱　芒消半两　麝香半钱

【用法】上为细末,用鲤鱼胆汁为丸,如绿豆大。鼻两孔各纳一丸。良久,牙关开,涎出愈。

【主治】缠喉风。

21900　龙脑丸(《圣济总录》卷一七○)

【组成】龙脑　麝香　芦荟　熊胆　腻粉各半钱(研)　胡黄连　使君子　青黛(研)各一钱　香墨半两(研)

【用法】上药捣罗胡黄连、使君子为末,余研极细,滴水为丸,如梧桐子大。每服二丸,煎金银薄荷汤磨下。经宿取恶物便安。

【主治】小儿慢惊风,潮发。

21901　龙脑丸(《圣济总录》卷一七二)

【组成】龙脑(研)　麝香(研)　丹砂(研)　牛黄(研)　胡黄连　熊胆(研)　芦荟(研)　丁香　木香　黄连(去须)　大黄(锉)　麒麟竭各一分　蟾酥(研)一钱

【用法】上为细末,再研匀,饭为丸,如绿豆大。每服三丸至四丸,薄荷汤送下。

【主治】小儿疳渴黄瘦,日夜饮水不足。

21902　龙脑丸(《圣济总录》卷一八一)

【组成】龙脑(研)半钱　白矾(铫子内炼沸泣尽汁为度,研)　玄明粉一钱　蝉壳三十枚(去足,炒,研末)　牛黄(研)半字　蛇蜕皮一条(长二尺,铁器上焅焦,研为末)

【用法】上药再一处研细,加沙糖少许为丸,如梧桐子大。冷水化破一丸服之。

【主治】小儿风热,咽喉肿塞生疮,摇头烦闷及虫咬心痛。

21903　龙脑丸(《续本事》卷二)

【组成】龙脑薄荷五两　真蒲黄一两　麦门冬二两　阿胶一两　甘草一两半　人参一两　川当归一两　黄耆一两半　木通一两　生干地黄三两　柴胡半两

【用法】上为末,炼蜜为丸,如梧桐子大。每服二十丸。病上焦,饭后用熟水吞下,微嚼破更好;病下焦,空心服。小儿加减与之。

【主治】胸中郁热,肺热咳嗽,口臭喉腥,脾疸口甘,丈夫吐血,妇人血崩。

【备考】方中生干地黄用量原缺,据《普济方》补。

21904　龙脑丸(《宣明论》千顷堂本卷四)

【异名】当归龙荟丸(《丹溪心法》卷四)、龙荟丸(《医方类聚》卷一九七引《新效方》)。

【组成】当归(焙)　龙胆草　大栀子　黄连　黄柏　黄芩各一两　大黄　芦荟　青黛各半两　木香一分　麝香半钱

【用法】上为末,炼蜜为丸,如小豆大,小儿如麻子大。每服二十丸,生姜汤送下,兼服防风通圣散。

【功用】❶《宣明论》:常服宣通血气,调顺阴阳。❷《中国药典》:泻火通便。

【主治】肝胆实火,头痛面赤,目赤晕眩,胸胁疼痛,惊悸抽搐,甚则躁扰狂越,便秘尿赤,或肝火犯肺之咳嗽。现用于慢性粒细胞性白血病,及胆道蛔虫病。

❶《宣明论》:肾水阴虚,风热蕴积,时发惊悸,筋惕搐弱,神志不宁,荣卫壅滞,头目昏眩,肌肉𥆧瘛,胸高痞塞,咽

嗌不利,肠胃燥涩,小便溺闭,筋脉拘奇(犹急也,重也);肢体痿弱,暗风痫病;小儿急慢惊风。❷《医方考》:肝移热于肺,咳嗽而两胁痛,多怒脉弦者。❸《景岳全书》:肝经实火,大便秘结,小便涩滞,或胸膈作痛,阴囊肿胀。及一切躁扰狂越,惊悸不宁等证。

【宜忌】❶《宣明论》:忌发热诸物。❷《医方集解》:非实火者不可轻投。

【方论选录】❶《医方考》:《经》曰:狂言为失志;又曰:肾藏志。如斯言之,则肾亦火矣。此一水不胜五火之谓也。故用黄连以泻心,用黄芩以泻肺,青黛、龙胆、芦荟以泻肝,大黄以泻脾,黄柏以泻肾。所以亟亟以泻五脏之火者,几于无水,故泻火以存水耳!用当归者,养五脏之阴于亢火之时;用木香、麝香者,利五脏之气于克伐之际也。咳嗽而两胁痛,多怒,脉弦者,病原于肝也。肝者将军之官,气常有余,气有余便是火,故宣泻之。是方也,芩、连、栀、柏、草龙、青黛、大黄,皆能泻火,而未必入肝;肝气燥,诸药得芦荟、麝香之燥,同气相求,可以入肝而平肝矣。然肝木为生火之本,而诸脏之火不无相扇,诸药虽因芦荟、麝香之引而入肝,然其性各有所属,则能兼五火而治之矣。用当归为君者,以其能和五脏之阴,以木香为佐者,以其能行诸药之滞也。❷《医方集解》:此足厥阴、手足少阳药也。肝木为生火之本,肝火盛则诸经之火相因而起,为病不止一端矣。故以龙胆、青黛直入本经而折之;以大黄、芩、连、栀、柏通平上下三焦之火也。芦荟大苦大寒,气燥入肝,能引诸药同入厥阴,先平其肝者,而诸经之火无不渐平矣。诸药苦寒已甚,当归辛温,能入厥阴,和血而补阴,故以为君。少加木香、麝香者,取其行气通窍也。

【临床报道】❶慢性粒细胞型白血病:《四川中草药通讯》[1972,(3):25]报告以本方治疗慢性粒细胞型白血病31例,其中20例既往未曾用过化疗,其余11例为化疗后复发病例。治疗结果:缓解者17例,进步8例;无效6例。多数患者服药后至开始发挥疗效的时间约需1个月。17例缓解病例缓解期为1个月~1年以上,平均5.6月。作者认为本病当属实证,实则泻之,故用泻肝法。本方常见副作用为腹痛、腹泻、恶心,但无一例发生血小板下降及骨髓抑制。❷癫狂:《中医教育》[1977,(4):51]以本方改为汤剂,并用石菖蒲代替方中麝香,治疗狂症四例。其中男性2例,女性2例。结果均获治愈。作者指出:本方治实证之狂病有釜底抽薪之妙,见效甚捷,但方中均为峻猛寒药,非实热者不可妄用。临床当以脉象洪实、舌红、苔黄、大便秘结为应用指征。❸胆道蛔虫病:《浙江中医杂志》[1965,(7):20]以本方加牙皂二钱,改为汤剂煎服(其中麝香半分另调服)。治疗胆道蛔虫病15例。结果全部治愈。追踪观察3~8个月,无1例复发。作者认为本方具有清热燥湿,通关利窍,行气止痛,利胆杀虫,并具有促进虫体排出之作用。

【备考】本方方名,原书四库本作"当归龙胆丸"。

21905 龙脑丸《宣明论》卷四

【组成】龙脑 朱砂 硼砂 牛黄各等分

【用法】上为末,溶黄蜡为丸,如米粒大。每服三五丸,炙甘草、人参汤送下,不拘时候。

【主治】大小人一切蕴结热毒气不散,及失瘖、瘾疹。

21906 龙脑丸《魏氏家藏方》卷十

【组成】铅白霜一钱 绛矾一钱半(生) 朱砂(别研)天南星(姜汁浸三日)各半钱

【用法】上为细末,水浸蒸饼为丸,如梧桐子大。每服一丸,薄荷汤送下。一月小儿服半丸。

【功用】坠痰。

【主治】小儿惊风。

21907 龙脑丸

《得效》卷十二。为《直指小儿》卷三"龙胆丸"之异名。见该条。

21908 龙脑丸《普济方》卷一六七

【组成】草龙脑 白矾(烧沸定)各四两 天南星二两半夏二两半(水浸,切作片,用浆水、雪水一钟半同煎三五沸,焙干,各称二两)

【用法】上为细末,面糊为丸,如梧桐子大。每服三十丸,食后、临卧腊茶清送下。

【功用】解暴热,化痰凉膈,清头目。

【主治】热痰壅膈,头目眩重;岭南瘴气,意思昏闷;咽喉肿疼,口舌生疮。

21909 龙脑汤《医方类聚》卷一六五引《御医撮要》

【组成】缩砂八两 甘草六两

【用法】上为细末。每以半钱,如茶点进。

【功用】醒酒消食。

【备考】本方方名,据型当作"龙脑散"。

21910 龙脑饮

《普济方》卷三六四。为《圣济总录》卷一八一"龙胆饮"之异名。见该条。

21911 龙脑饮

《中国医学大辞典》。即《局方》卷六"龙脑饮子"。见该条。

21912 龙脑粉《圣济总录》卷一三八

【组成】龙脑一钱 粟米粉五两

【用法】上为细末。先用枣叶汤洗,后用绵揾扑之。

【主治】痱疮痒痛。

21913 龙脑散《圣惠》卷二十五

【组成】龙脑一分(细研) 犀角屑半两 羚羊角屑半两 人参一两(去芦头) 防风半两(去芦头) 白芷半两 独活一两 白僵蚕半两(微炒) 麻黄一两(去根节) 芎䓖一两 天麻(锉) 茯神半两 桂心三两 天门冬一两(去心,焙) 牛膝一两(去苗) 藿香半两 桑螵蛸半两(微炒) 甘菊花半两 白附子半两(炮裂) 干蝎半两(微炒) 牛黄一分(细研) 麝香一分(细研) 朱砂半两(细研)

【用法】上为细散,入研了药,更研令匀。每服二钱,以温酒调下。

【主治】一切风。

【宜忌】忌毒滑、动风物。

21914 龙脑散《圣惠》卷三十二

【组成】龙脑一分(细研) 牛黄一分(细研) 朱砂一分(细研) 天竺黄半两(细研) 赤芍药半两 玄参半两 犀角屑一两 羚羊角屑一两 细辛一分 甘菊花半两 车前子半两 决明子半两 胡黄连半两 柴胡半两(去苗) 川升麻半两 川大黄一两(锉碎,微炒) 甘草三分(炙微赤,锉)

【用法】上为细散,都研令匀。每服一钱,食后煎竹叶汤调下。

【主治】肝脏风热,眼目赤烂肿痛。

【宜忌】忌炙煿、热面、毒滑、鱼肉。

21915 龙脑散《《圣惠》卷三十三》

【组成】龙脑一钱 川朴消半两

【用法】上为细末。每以铜箸取如黄豆大点眼。

【主治】眼生花翳。

21916 龙脑散《《圣惠》卷三十五》

【组成】龙脑一分 石膏二两(细研,水飞) 滑石半两 朱砂一分 硼砂一分

【用法】上为细散。每服半钱,不拘时候,以新汲水调下。绵裹含咽津亦得。

【主治】咽喉闭塞疼痛。

21917 龙脑散《《圣惠》卷三十五》

【组成】龙脑一分(细研) 朱砂三分(细研) 犀角屑三分 真珠末半两(研) 白药二分 马牙消一两(细研) 黄耆半两(锉) 甘草半两(生,锉)

【用法】上为细散,都研令匀。每服二钱,不拘时候,以新汲水调下。

【主治】咽喉内卒肿痛。

21918 龙脑散《《圣惠》卷三十五》

【组成】白龙脑(细研) 牛黄(细研) 犀角屑 羚羊角屑 马牙消(细研) 玄参 沉香 朱砂(细研) 甘草(炙微赤,锉)各一分 川升麻半两 硼砂一钱(细研)

【用法】上为粗散。每服三钱,以水一中盏,加竹叶七片,煎至六分,去滓,入马牙消一钱,搅令匀,细细含咽。

【主治】马喉痹,颊肿咽痛。

21919 龙脑散《《圣惠》卷五十八》

【组成】龙脑一钱(细研) 腻粉一钱 寒水石半两 白茅根半两(锉) 黄连半两(去须) 马牙消半两 滑石半两 木通半两(锉) 伏龙肝半两(细研)

【用法】上为细散。每服一钱,煎竹叶汤调下,如人行十里再服。

【主治】血淋,心神烦躁,水道中涩痛,不得眠卧。

21920 龙脑散《《圣惠》卷六十九》

【组成】龙脑三分 牛黄三分 雄黄三分 铅霜三分 铁粉一两 朱砂一两 麝香三分(以上并细研) 天南星半两(炮裂) 天麻一两 麻黄一两(去根节) 莽草二分 白僵蚕半两(微炒) 干蝎半两(微炒) 白附子半两(炮裂) 桂心半两 乌蛇肉一两(酒拌,炒令黄) 防风半两(去芦头) 柏子仁半两 蝉壳半两(微炒) 独活半两 白胶香半两 仙灵脾半两 天雄半两(炮裂,去皮脐) 桑螵蛸半两(微炒) 羚羊角屑半两 阿胶三分(捣碎,炒令黄燥) 甘草半两(炙微赤,锉)

【用法】上为细散,入研了药令匀。每服一钱,不拘时候,以薄荷酒下。

【主治】妇人中风,身强口噤,四肢不利,言语謇涩,心神昏愦。

21921 龙脑散《《圣惠》卷七十》

【组成】白龙脑一分(研入) 诃黎勒皮半两 人参一两(去芦头) 丁香半两 肉豆蔻半两(去壳) 藿香半两 茅香花半两 沉香三分 甘草一分(炙微赤,锉)

【用法】上为细散,研入龙脑令匀。每服一钱,不拘时候,以温酒调下;生姜粥饮下亦得。

【主治】妇人脾胃虚弱,胸膈气滞,吐逆不止。

21922 龙脑散《《圣惠》卷七十八》

【组成】龙脑(细研) 腻粉 干蝎(微炒) 白矾灰各一分 天麻 天雄(炮裂,去皮脐) 天南星(用酒一升,微火煮令酒尽,取出,切,晒干) 天竺黄各一两

【用法】上为末,都入乳钵中,再研令匀。每服一钱,不拘时候,以暖酒调下。

【主治】产后中风口噤,身体如角弓反张,迷闷。

21923 龙脑散《《圣惠》卷八十三》

【组成】龙脑一钱(细研) 牛黄一钱(细研) 黄连一分(去须) 犀角屑 羚羊角屑 琥珀末 甘草(炙微赤,锉) 真珠末 铁粉(细研)各半两

【用法】上为细散。每服半钱,用蜜水调下。

【主治】小儿壮热,心神烦躁,夜卧狂语。

21924 龙脑散《《圣惠》卷八十五》

【组成】龙脑半钱(细研) 麝香半钱(细研) 甘草一分(炙微赤,锉) 牛蒡子一分(微炒) 栀子仁一分 牛黄半分(细研) 马牙消一分(细研) 郁金一分

【用法】上为细散。每服半钱,不拘时候,以温薄荷汤调下。

【主治】小儿惊热,心烦不得睡卧。

21925 龙脑散《《圣惠》卷八十五》

【组成】龙脑半两(细研) 雄黄一分(细研) 麝香一分(细研) 芦荟一分(细研) 胡黄连一分 青黛一分(细研) 木香一分 丁香一分 牛黄一分(细研) 天竺黄一分(细研) 熊胆一分 犀角屑一分 干蝎一分(生用) 腻粉一分 朱砂一分(细研)

【用法】上为细散,同研令匀。每服半钱,不拘时候,薄荷汤调下。

【主治】小儿慢惊风,心胸痰涎上攻,咽喉如哑,身体壮热,筋脉拘急,或时发渴抽掣。

21926 龙脑散《《圣惠》卷八十六》

【组成】龙脑(细研) 黄连(去须) 蜘蝤(微炒) 天麻 熊胆(研入) 麝香(细研) 牛黄(细研) 蜗牛(炒令微黄) 蛐蛇胆(研入) 蓝叶 川大黄(锉,微炒) 雄黄(细研) 五灵脂 马兜铃 朱砂(细研)各一分

【用法】上为细散,入研了药令匀。每服半钱,以温水调下。

【主治】小儿风疳,日渐羸瘦,多睡壮热,面色青黄,或时吐乳。

21927 龙脑散《《圣惠》卷八十九》

【组成】龙脑一两(细研) 栀子仁 黄芩 麦门冬(去心,焙) 地骨皮 川升麻 犀角屑各半两 牛黄一分(细研) 川大黄一两(锉,微炒) 甘草一分(炙微赤,锉)

【用法】上为细散。每服半钱,食后以温水调下。五岁以下可服一字。

【主治】小儿肝脏壅热,两眼赤痛。

21928 龙脑散《《圣惠》卷八十九》

【组成】龙脑半钱(细研) 瓜蒂十四枚 赤小豆三十粒 黄连二大茎(去须)

【用法】上为散,入龙脑研令匀。每夜临卧时,以绿豆大吹入鼻中。每用有少许清水出为效。

【主治】小儿鼻痛,不闻香臭。

21929 **龙脑散**(《圣济总录》卷一一〇)

【组成】龙脑(研) 马牙消各半钱 绿豆粉一钱

【用法】上为极细末。用灯心粘药点眼,一日四五次。

【主治】睛漏疮,目大眦出脓汁,有窍。

21930 **龙脑散**(《圣济总录》卷一二一)

【组成】龙脑(研)一分 蔓荆实 细辛(去苗叶) 升麻各一两

【用法】上药捣三味为细散,入龙脑拌匀。每用半钱匕,揩牙良久,以温汤漱口。

【功效】去口气,辟风冷。

【主治】牙齿疼痛,龈间出血。

21931 **龙脑散**(《圣济总录》卷一二四)

【组成】龙脑(研)一钱 鸡苏(去梗,焙干) 荆芥穗一两半 白豆蔻(去皮)一分 甘草(炙,锉)一两

【用法】上为细散。每用半钱匕,温水调下。合时且各自贮之,临用旋合,气味尤全。

【主治】喉热干燥,津液不足。

【备考】本方鸡苏用量原缺。

21932 **龙脑散**(《圣济总录》卷一六八)

【组成】龙脑(研)半钱 马牙消一分(入合子内固济,火煅通赤,先掘一地坑子,甘草水泼冷,湿纸衬药入坑子内,荫一宿,取研) 丹砂(研)一钱 干蝎(微炒,研)七枚

【用法】上为细散。每服半钱匕或一字,煎人参、茯苓汤调下。惊热者,冷水下;热甚者,冷水研生地龙汁调下。

【主治】小儿壮热不解,及惊热风热。

21933 **龙脑散**(《圣济总录》卷一六九)

【组成】龙脑 牛黄 丹砂 地龙(去土取末) 麝香 乳香 雄黄各一钱(研) 鲮鲤甲五片(烧灰) 紫草半两 甘草(生,锉)二两 木猴梨五十枚(切,焙)

【用法】上为散。用猪尾上血拌匀,入在竹筒子内,用油单封裹,线缠定,于深坑子内,调稀猪粪浸二七日,取出净洗。每服一皂子大,龙脑水化下。并三服见效。

【主治】小儿出疮子不透,旋出旋焦者。

21934 **龙脑散**(《圣济总录》卷一七二)

【组成】龙脑(研) 麝香(研) 白附子(微炮) 牛黄(研) 天麻 白僵蚕(直者,炒) 干蝎(炒) 乌蛇肉(酒浸,焙)各一分 麻黄(去节)半两 天南星(微炒)二钱

【用法】上药除龙脑、麝香、牛黄同研令匀外,余捣碎不罗,用新水一盏浸一复时,冬月浸两复时,生绢滤药汁,和寒食白面为丸,如大皂子大,阴干,捣罗为散,入前三味,再同研匀。每服一字匕,薄荷汤调下。

【功用】化涎解热。

【主治】小儿胎风,及慢惊眼涩多睡。

21935 **龙脑散**(《圣济总录》卷一七二)

【组成】龙脑 芦荟 麝香 青黛(各别研) 黄连(去须,捣末) 羊子肝(切,焙,捣末)各等分

【用法】上为细末,和匀。每服半钱或一字,吹鼻中及涂口中。

【主治】小儿干疳瘦瘁,鼻痒口疮。

21936 **龙脑散**(《圣济总录》卷一八三)

【组成】龙脑半钱 铅霜 滑石各一分

【用法】上各研为细末,和匀。每用一字掺疮上。吐涎愈。

【主治】乳石发动,口舌生疮。

21937 **龙脑散**(《小儿药证直诀》卷下)

【组成】大黄(蒸) 甘草 半夏(汤洗,薄切,用姜汁浸一宿,焙干,炒) 金星石 禹余粮 不灰木 青蛤粉 银星石 寒水石各等分

【用法】上为细末,研入龙脑一字,再研匀。每服一字至五分,新水调下。

【功用】通解诸毒。

【主治】小儿急慢惊风。

【加减】治药毒吐血,加甘松枝三两,藿香叶末一钱,金芽石一分,减大黄一半。

21938 **龙脑散**(《卫生总微》卷二十)

【组成】龙脑一分(研) 黄柏半两(末) 白面二两 腊茶一两(研末)

【用法】上拌匀。每以新绵揾药扑上,破者敷之。

【主治】痱疮。

21939 **龙脑散**(《杨氏家藏方》卷十三)。

【组成】鲫鱼一条(破开去肠肚,入谷精草,填满,烧存性)

【用法】上为细末。入脑子并蜜调敷之。

【主治】痔疮热痛。

21940 **龙脑散**(《魏氏家藏方》卷十)

【组成】龙脑薄荷 僵蚕(直者,炒去丝) 川芎 防风(去芦) 甘草(炙)各半两 细辛半钱

【用法】上为细末。每服半钱,米饮调下。临时看病,随证用汤使。

【主治】小儿一切风热。

21941 **龙脑散**(《御药院方》卷九)

【组成】硼砂 脑子 朱砂各一分 滑石(细末)半两 石膏(水飞)二两 甘草(生取末,炒)半钱

【用法】上为细末。每服半钱,用新汲水调下;或干掺,咽津亦得。

【主治】咽喉肿痛。因风热在于脾肺,邪毒蕴滞,胸膈不利,故发疼痛及急喉痹,闭塞肿痛,粥饮难咽。

21942 **龙脑散**(《医方类聚》卷一九一引《烟霞圣效方》)

【组成】寒水石半两 胆矾一钱 朱砂一钱 乌鱼骨二钱 龙骨二钱 密陀僧三钱 麝香少许 乳香一钱 脑子少许 黄丹一钱(飞)

【用法】上为细末。淡浆水洗过,淹干上药。

【主治】一切痔漏恶疮。

21943 **龙脑散**(《普济方》卷六十二引《仁存方》)

【组成】朴消一两 甘草 龙脑 薄荷各半两

【用法】上为末。咽中生疮,竹筒吹入;口疮,用井花水调漱。

【主治】咽喉肿,颊舌生疮。

21944 **龙脑散**(《万氏家抄方》卷六)

【组成】辰砂六分 龙脑三分 雄黄六分 青黛 黄

连 黄柏各五分 硼砂 玄明粉各七分 人中白(煅)一钱 牛黄三分

【用法】上为极细末。掺之。

【主治】口破烂。

21945 龙脑散（《医统》卷七十九）

【组成】龙脑一字 轻粉一钱半 密佗僧二钱 麝香少许 黄丹一两

【用法】上为细末。每用干掺上，用青布贴之，留一孔去毒气。

【主治】杖疮热毒疼痛。

21946 龙脑散（《惠直堂方》卷二）

【组成】薄荷 山豆根各五钱 青黛(飞净)三钱 硼砂一钱五分 儿茶一钱

【用法】上为细末。每一钱加冰片一分，吹之。立消。

【主治】喉痹。

21947 龙脑散（《续名家方选》）

【组成】石膏四铢 寒水石六铢 滑石四铢 白矾二铢 真珠一分 焰消二铢 麝香一铢 龙脑一铢

【用法】上为极细末。点入眼中。

【主治】诸眼痛。

21948 龙脑煎（《圣惠》卷三十三）

【组成】白龙脑半两 乳香一分 朱砂一分 细辛一分 黄连一分(去须)

【用法】上药先将细辛、黄连捣罗为散，以水一大盏，浸一复时，用蜜五两，并药水同煎至四分，去滓，研龙脑、乳香、朱砂入水药内，用瓷瓶子盛。点眼，一日四五次。

【主治】眼卒生翳膜。

21949 龙脑煎（《圣惠》卷三十三）

【组成】龙脑一钱 腻粉一钱 马牙消 秦皮 防风(去芦头) 黄连(去须)各一两

【用法】上药先捣马牙消、秦皮、防风、黄连令碎，用新汲井水两碗浸药两复时，缓煎取一小盏，用绵滤去滓，澄清，却于瓷瓶内盛之，然后入龙脑、腻粉，候一宿。每用点眼。

【主治】眼中生肤翳，垂生珠管。

21950 龙脑煎（《圣惠》卷三十三）

【组成】龙脑 雄黄 蕤仁(汤浸，去赤皮) 铜绿 青盐 腻粉各一分 黄丹半两

【用法】上药都研三两日再用，然后取白蜜半斤，搅令匀，纳于一细长项瓷瓶内，以重汤煮一饭时，候冷取出。再以铜箸取药，如绿豆大，每一只眼内点三点，相次用热盐汤洗掉之。

【主治】眼疏昏暗，赤涩怕日，泪出难开。

21951 龙脑煎（《圣惠》卷八十九）

【组成】龙脑一分 盐绿半两 蕤仁一分(汤浸，去皮)

【用法】上为末，以蜜调似面脂。每日三两次点眼。

【主治】小儿眼胎赤。

21952 龙脑煎（《圣惠》卷八十九）

【组成】龙脑半分 川芒消一分 腻粉半分 蜜三两 黄丹一分

【用法】上药同入竹筒内，以重汤煮一日，以绵滤过，于瓷瓶内盛。点眼，每日三四次。

【主治】小儿风热，致目生疮赤痛。

21953 龙脑煎（《圣济总录》卷十四）

【组成】龙脑(研) 蝎梢(炒) 水银(研) 麝香(研) 腻粉(研) 丹砂(研) 天南星(薄荷汁浸一宿，切，炒) 白附子(炮裂)各等分

【用法】上为末，用石脑油和为煎。每服一皂子大，食后、临卧薄荷汤化下。

【主治】惊风心膈生涎。

21954 龙脑煎（《秘传眼科龙木论》卷五）

【组成】龙脑一分 秦皮 防风 细辛 甘草 宣黄连各一两半

【用法】上为末，以水一大碗，浸药末三日三夜，用银铫子煎至七分，以束细滤去滓，加入蜜四两，煎至五七沸，入瓷瓶子内盛，勿令泄气。每用点眼。

【主治】天行后赤眼外障。

21955 龙脑膏（《幼幼新书》卷八引《仙人水鉴》）

【组成】生白龙脑半钱 腻粉一分 石脑油少许 水银一分(好酥一块如枣大，同研细) 白附子(炮)一钱 天南星(炮)二钱

【用法】上为末，面糊少许，研令熟，瓷器盛，不透风，为丸如绿豆大。一二岁每服一丸，金银薄荷汤送下；乳香汤亦得。

【主治】小儿惊风搐搦。

21956 龙脑膏（《圣惠》卷三十二）

【组成】龙脑一分(细研) 麝香一分(细研) 腻粉一分 郁李仁一分(汤浸，去皮) 蕤仁一分(汤浸，去皮) 黄连一分(去须) 古字钱三文 消石一分

【用法】上为细散，都研令匀，以白蜜四两，同入在一瓷瓶中，密封头，于炊饭甑内蒸，饭熟为度。如患者，以铜箸点眼，不拘时候。

【主治】眼风赤冷泪，翳膜。

21957 龙脑膏（《圣惠》卷三十二）

【组成】白龙脑一钱(细研) 蕤仁一分(去赤皮) 杏仁七枚(汤浸，去皮尖双仁)

【用法】上研如膏，同人乳汁调和令匀，瓷盒中盛。每以铜箸点少许，着目眦头，一日两三次。

【主治】❶《圣惠》：胎赤眼。❷《普济方》：眼胎赤及生疮，怕见风日。

21958 龙脑膏（《圣惠》卷三十二）

【组成】龙脑半分(细研) 马牙消一分(细研)

【用法】以羊胆一枚，纳入龙脑等，浸二复时，于瓷盒内摘破，研匀成膏。点眼，每日三次。

【主治】风毒攻眼，昏暗赤热肿痛。

21959 龙脑膏（《圣惠》卷三十二）

【组成】龙脑半钱(细研) 空青半分(细研) 马牙消一分(细研) 川大黄半两(捣末) 黄连三分(去须，为末) 野驼脂三分(炼去滓) 鹅脂半两(炼去滓) 熊胆一分(细研)

【用法】先将马牙消、黄连、大黄三味末，纳入脂中，于微火上煎五七沸，滤去滓，次将龙脑、熊胆、空青末研令极细，入前脂中，搅和令匀，纳瓷瓶中盛。每用铜箸取如黍米大，点目眦头，一日两三次。

【主治】远年风赤眼烂及热毒等。

21960 **龙脑膏**(《圣惠》卷三十三)

【组成】龙脑一分 雄雀粪一分

【用法】上为细末。以人乳汁一合相和,调匀成膏。每以铜箸取少许点眼。

【主治】眼赤痛,卒生浮白膜。

21961 **龙脑膏**(《圣惠》卷三十三)

【组成】龙脑半钱 麝香半钱 腻粉二钱 黄连末半两 蕤仁一两(汤浸,去赤皮,研细) 井盐一钱(细研)

【用法】上为细末,先以野驼脂二两,于瓷碗内煨令消,滤过,以前药合研如膏。每以铜箸取如米粒大点眼。

【主治】眼生花翳涩痛。

21962 **龙脑膏**(《圣惠》卷八十九)

【组成】龙脑(细研) 麝香(细研) 腻粉 蕤仁(汤浸,去皮) 黄连(去须)各半两 马牙消半两

【用法】上为细散,都研令匀,入白蜜四两,同入在一瓷瓶中,密封,于炊饭甑内蒸,饭熟为度。以铜箸取少许点眼,每日三四次。

【主治】小儿眼赤,生翳膜。

21963 **龙脑膏**(《博济》卷四)

【组成】龙脑半钱 白矾一分(铫子内炼过,煎却矾汁,泣干为度) 蝉壳三十个(去足,研末,炒) 牛黄(研)半字 蛇退皮一条(长二尺,铁器上煿焦为度,除下黑者,生者再煿焦,研为末) 元明粉一钱

【用法】上一处烂研,加沙糖少许为丸,如梧桐子大。每服一丸,冷水化下。

【主治】小儿风热,咽喉肿痛,寒闷生疮,搔头躁闷,及虫咬心痛。

【备考】本方方名,据剂型当作“龙脑丸”。

21964 **龙脑膏**(《医方类聚》卷六十七引《神巧万全方》)

【组成】白龙脑一钱(细研) 蕤仁一分(去皮) 杏仁七枚(去皮尖双仁) 马牙消半分(研) 腻粉一钱

【用法】上药都研如膏,用生男妇人乳汁调和令匀,入瓷合贮之。每点时以角篦点粟米粒大,着目眦头。

【主治】胎赤风赤眼。

21965 **龙脑膏**(《医部全录》卷一六二引《局方》)

【组成】缩砂五粒 薄荷叶一斤 甘草三两 防风 川芎 桔梗各二两 焰消一两 片脑一钱 白豆蔻三十粒

【用法】上为末,炼蜜为丸,如弹子大。噙化咽下。

【主治】喉痹肿痛。

21966 **龙脑膏**(《幼幼新书》卷十八引《灵苑方》)

【异名】龙脑膏子(《活人书》卷二十一)、龙脑丸(《圣济总录》卷二十八)。

【组成】龙脑(细研)

【用法】上滴猪心血为丸,如鸡头子大。每服一丸,紫草汤化下。少时心神便定得睡,疮疹发透,依常将息。

【主治】时疾发豌豆,及赤疮子未透,心烦狂躁,气喘妄语,或见鬼神。

【备考】《活人书》本方用法:若疮子陷伏者,用温酒化下。《赤水玄珠》:昏瞀不醒者,井花水下。

21967 **龙脑膏**(《圣济总录》卷一〇一)

【组成】龙脑 沉香 白檀香 苏合香 鸡舌香 零陵香 丁香 甘松 木香 藿香 白芷 白附子 细辛

当归 芎䓖 天雄 辛夷 甘菊花 乌喙 防风 蔓荆实 杏仁(汤浸,去皮尖) 秦椒(去目及闭口者)各一两 乌麻油五斤

【用法】上药除油外,并锉细,以新绵裹,纳锅中入油同煎,候白芷黄色药成,去滓,以瓷盒收。旋取以手摩头顶发际。

【功用】长发令黑。

【主治】头风痒白屑。

21968 **龙脑膏**(《圣济总录》卷一〇四)

【组成】龙脑少许(研细) 黄连(去须)一两(净洗,为极细末) 麝香少许(研细)

【用法】以蜜调黄连为饼子,涂在白瓦器上,用艾四两,烧烟熏,取末刮下,入脑、麝,以瓷盒盛。用时如皂子大,以新汲水调点之。

【主治】一切暴赤眼。

21969 **龙脑膏**

《圣济总录》卷一三七。为《圣惠》卷六十五“硫黄散”之异名。见该条。

21970 **龙脑膏**(《卫生总微》卷二十)

【组成】龙脑一字 麝香一字 砒一字 白蔹一字

【用法】上为细末,用猯猪胆汁调药,适稀稠。以纸任帛涂上。即愈。

【主治】走马急疳蚀口鼻。

21971 **龙脑膏**

《普济方》卷三七四引《全婴方》。为《博济》卷四“神效龙脑膏”之异名。见该条。

21972 **龙脑膏**(《卫生宝鉴》卷十)

【组成】龙脑一钱二分(研) 椒目半两 杏仁二钱半(浸,去皮尖双仁)

【用法】上为末,研杏仁膏,和如枣核大。绵裹塞耳中,一日换二次。

【主治】卒聋。

21973 **龙脑膏**(《普济方》卷八十六引《仁存方》)

【组成】龙脑(研)一钱 杏仁(去皮,用纸罩去油)二钱半

【用法】上共成细膏,用饭泔、乳汁调匀,瓷器中盛。每以铜箸点少许入眦头,一日二三次。

【主治】眼赤,眶睑赤烂。

21974 **龙脑膏**

《普济方》卷七十四。即《圣济总录》卷一〇三“点眼龙脑膏”。见该条。

21975 **龙脑膏**

《普济方》卷八十。即《圣惠》卷三十三“明目龙脑膏”。见该条。

21976 **龙脑膏**

《普济方》卷八十。即《朱氏集验方》卷九“龙胆膏”。见该条。

21977 **龙脑膏**(《简明医彀》卷四)

【组成】薄荷叶四两 甘草 桔梗 连翘各二两半 百药煎二两(如无,用五倍子) 川芎一两半 诃子(皮) 砂仁 大黄(酒蒸熟)各一两

【用法】上为末,鸡子清和。临睡噙化。

【主治】讴歌叫伤及痰火等诸般失音。

21978 龙脑膏

《痘科类编》卷三。为《痘疹心法》卷二十三"龙脑安神丸"之异名。见该条。

21979 龙脑膏《诚书》卷六）

【组成】虾蟆胆 冰片（上好者）

【用法】同捣为膏，收瓷瓶内，黄蜡封口。临用以银器挑出，抹入儿口，将灯心汤送下。

【主治】脐风。

21980 龙脑膏《诚书》卷十一）

【组成】龙脑一字 朱砂一钱 赤茯苓 人参 钩藤 甘草（炙）各一钱五分

【用法】上为末，蜜为丸。米汤送下。

【主治】肺疳，鼻下赤烂痒极，发焦揩眼，下血痢。

21981 龙烟汤《圣济总录》卷一〇三）

【组成】生麦门冬（去心）一两半 木通一两 熟干地黄（焙）三两 旋覆花 大青 茯神（去木）各一两 黄连（去须）半两

【用法】上锉，如麻豆大。每服三钱匕，水一盏半，煎至一盏，去滓，加芒消半钱匕，搅匀，食前温服，食后再服。

【主治】眼碜涩，并针刺血痛昏暗。

21982 龙消散《经验良方》）

【组成】龙脑 消石各等分

【用法】上为末。每服一分，一日三四次。

【功用】发汗。

【主治】疮疡焮肿。

21983 龙粉丸

《小儿药证直诀》卷下。为《圣惠》卷八十七"龙胆丸"之异名。见该条。

21984 龙粉散《普济方》卷四十八）

【组成】干地龙

【用法】上为细末。加轻粉，麻油调敷之。

【主治】白秃疮。

21985 龙黄散

《医学纲目》卷三十九引汤氏方。为《圣惠》卷八十九"白矾散"之异名。见该条。

21986 龙眼汤《杂病源流犀烛》卷六）

【组成】龙眼 丹参 人参 远志 麦冬 茯神 黄耆 甘草 升麻 柴胡

【主治】健忘，上虚下盛者。

21987 龙眼酒《万氏家抄方》卷四）

【组成】龙眼不拘多少

【用法】入上好烧酒内浸百日，常饮数杯。

【功用】温补脾胃，助精神，壮颜色。

21988 龙眼膏

《医学碎金录》。为《随息居饮食谱》"玉灵膏"之异名。见该条。

21989 龙蛎丸

《医学入门》卷七。为《普济方》卷三十三引《卫生家宝》"龙骨丸"之异名。见该条。

21990 龙蛇丸

《元戎》卷十。即原书同卷"龙蛇散"改为丸剂。见该条。

21991 龙蛇散《元戎》卷十）

【组成】白花蛇（去骨，焙） 乌梢蛇（去骨，炒） 草薢 天麻 金毛狗脊 自然铜 黄耆 骨碎补 枫香（研） 地龙（去土） 草乌头（盐水浸）各一两 乳香 没药各三钱 麝香二钱

【用法】上为细末，酒调送下。亦可酒糊为丸，如梧桐子大。每服十五丸，食后酒送下，名龙蛇丸。

【主治】风虚顽麻，遍身白癜紫癜，风瘾痒痛者。

21992 龙蛇散《普济方》卷三五七）

【组成】蛇蜕皮

【用法】上药入罐子内，盐泥固济，烧存性，为细末。每服二钱，榆白皮煎汤调下。凡产不顺，手足先见者，温酒送服一钱，仍用敷儿手足即顺。

【主治】横生逆产，吹乳。

21993 龙衔膏

《肘后方》卷八。即原书同卷"蛇衔膏"加龙衔藤一两。见该条。

21994 龙旋散《准绳·幼科》卷四）

【组成】青皮 干姜 官桂 玄胡索（醋炒） 丁香 豆蔻 砂仁 枳壳 槟榔 厚朴 香附 山楂 艾叶

【功用】调理脾胃。

【主治】小儿因脾胃有伤，渐成疳积，以致面色萎黄，时作潮热，眼泡浮肿，肚腹绞痛。

21995 龙液膏《本草纲目》卷三十七引《积善堂方》）

【组成】白茯苓（坚实者，去皮，焙，研）

【用法】取清溪流水，浸去筋膜，复焙，入瓷罐内，以好蜜和匀，又铜釜内重汤桑柴炭煮一日，取出收之。每服二三匙，空心白汤送下。

【功用】解烦郁燥渴。

【主治】一切下部诸疾。

21996 龙葱散《洞天奥旨》卷十五）

【组成】韭菜地中蚯蚓粪二钱 葱子一钱

【用法】上为细末。醋调敷上，干即易之。三次即愈。

【主治】乳吹。

21997 龙葵散《圣济总录》卷一三二）

【组成】龙葵（俗名天茄子） 景天（俗名慎火草） 黄连（去须） 天灵盖各一两 龙骨 乳香 木鳖子 黄蜀葵花各半两

【用法】上为散。看疮大小，入腻粉少许，蜜调，摊纸上贴之。

【主治】诸恶疮，多出脓水不干者。

21998 龙葵散《圣济总录》卷一八三）

【组成】龙葵根一握（净洗，细切） 乳香（研）三两 杏仁（去皮尖双仁）六十枚 黄连（去须）三两

【用法】上为细末。其疮作头未旁攻者，即须作饼，厚如三四钱许，可疮大小敷之，疮若觉冷痒者，即易之，痒不可忍，切不得搔动，直候一炊久，即看疮中，似石榴子溅溅著，然后去药，时时以甘草汤微温洗之，洗了即以蜡帛贴之。疮若旁作穴，即纳药于穴中，以满为度。

【主治】因乳石发动，黑疮肿焮。

【加减】疮若赤色者，即是热肉面所为，不用龙葵根，以

蔓菁根代之。

【宜忌】黑疮愈后,只得食猪、鱼、葱、蒜,终身更不得食羊血,食即再发。

21999 龙葵膏(《圣惠》卷六十八)

【组成】龙葵根半两　莨菪子半两　胡燕窠半两　独颗蒜半两　胡荾子半两　鼠粪半两　杏仁半两(汤浸,去皮尖双仁,麸炒微黄)　豉半两

【用法】用酱饭相和烂捣。醋调封之,每日一换。经五次愈。

【主治】恶刺。

22000 龙蛤散(《卫生总微》卷八)

【组成】龙胆草(去芦)　蛤粉各等分

【用法】上为细末。每服二钱,猵猪肝半两,薄批,掺药在中,以线缠定,用米泔于银石沙铫内炭火慢慢煮,至肝熟为度,食后少顷食之,以汁送下,一日三次。须先以清凉饮子利动,再以此方与兔肝丸同服。

【主治】疮疹入眼,初觉肿痛者。

22001 龙游串(《串雅补》卷二)

【组成】银花一钱五分　寒水石五分　黄柏一钱五分　甘石一钱　青黛五分　百草霜五分

【用法】上为末。作二服。

【主治】一切疮毒瘰疬。

22002 龙翔饮(《产论》卷一)

【组成】麻黄一钱　大枣一钱　苍术一钱　石膏三钱半　甘草一分　生姜一钱

【用法】以水二合半,煮取一合半服。

【主治】妊娠烦躁口渴,浮肿有热而大便秘,或麻痹者。

22003 龙犀丸(《鸡鸣录》)

【组成】犀角尖　川连　白矾各二钱

【用法】上为细末,用龙眼肉四两为丸,如梧桐子大。每服一钱,开水送下。

【主治】痔疮。

22004 龙硼丹(《痘疹仁端录》卷七)

【组成】硼砂　青黛　山豆根各五分　冰片五厘

【用法】上为末。吹喉。

【主治】痘后咽喉肿痛。

22005 龙硼散(《麻科活人》卷四)

【组成】牡黄牛屎尖(煅)　明矾五分　冰片一分五厘　朴消一钱　硼砂二钱

【用法】上为末。以鹅管盛末,吹患处。

【主治】麻疹后口疮。

22006 龙睛丹(《梅氏验方新编》六集)

【组成】桂圆核(炒,去亮黑皮)

【用法】磨细掺之。

【主治】金刃等伤,血出不止。

22007 龙蛾酒(《成方制剂》4册)

【组成】补骨脂　刺五加　熟地黄　菟丝子　雄蚕蛾　淫羊藿

【用法】上加工为棕红色的澄清液体,每瓶装100毫升。口服,一次30～40毫升,一日2次。

【功用】壮阳补肾,益精髓。

【主治】肾虚阳痿,梦遗滑泄,小便频数,腰酸背痛,足膝无力等。

22008 龙蜕散(《得效》卷十四)

【异名】催生龙蜕散(《明医指掌》卷九)。

【组成】蝉退一两(烧存性)　大蛇蜕(火烧存性)一条　滑石半两　葵子一两(微炒)

【用法】上为末。每服一钱,顺流水微温暖调下。不可使热汤。

【功用】催生。

22009 龙腾饮(《产论》卷一)

【组成】芎䓖　黄芩　黄连各一钱　大黄五分

【用法】上以麻沸汤一合渍之,须臾绞去滓,顿服。

【主治】妊娠盛怒而气暴逆,吐血衄血,或突然胸痛者。

22010 龙蟠饮(《准绳·幼科》卷四)

【组成】人参　当归　枳壳　白豆蔻　丁香　木香　官桂　青皮　半夏　山楂　三棱　二蚕砂　厚朴

【用法】上用生姜、酒煎服。

【主治】小儿心中刺痛未愈,而痘随出,多因气逆或寒积所致。

22011 龙鬟丸(《普济方》卷三九二)

【组成】硇砂　朱砂　粉霜　腻粉各六钱　白矾(飞)　黄丹(生用)各半两

【用法】上为细末,汤浸蒸饼为丸,如龙眼核大。大人每服一两丸,临卧陈米饮送下,不嚼;小儿半丸。此药有积则化,无积不动。

【功用】化百日儿及初生儿一切虚中积。

【主治】虚积不下,日渐肌瘦。

22012 龙鳞丸(《普济方》卷一〇〇)

【组成】青州白丸子末一两　大青鱼鳞(糯米炒黄,研为末)一两

【用法】上和匀,以姜汁糊丸,如梧桐子大。每服五十丸,姜汤送下,不拘时候。

【主治】风痫频作。

22013 龙鳞散(《鸡峰》卷十五)

【组成】鲤鱼皮　血余各八分　黄虫　水蛭　川山甲各四分　墨二分　猪牙皂角二分(已上入瓶子内,泥固济,烧通赤,放冷,细研如粉)　蒲黄四分　麒麟竭　没药各二两　麝香一分　琥珀二分

【用法】上为细末。每服一钱,以童便送下,不拘时候。产后才觉恶心头旋,多涕唾,身如在舡车中者,速服之。

【主治】产后血晕,烦闷不知人事,或狂言乱语,气喘欲绝者。

22014 龙麝丹(《普济方》卷六十)

【组成】白矾(飞过)　雄蛇蜕一两(火煅过用)　硼砂半两(研)　麝香半两(另研)

【用法】上研匀,用牛蒡子自然汁为饼子,如钱大,以红绵包,噙化。如牛蒡子汁稀,入糊少许。

【主治】缠喉风。

22015 龙麝丹(《普济方》卷一八九)

【组成】伏龙肝半两　麝香一钱　羊胫炭皮(拍碎,炒令通赤)一两

【用法】上为细末。每服二钱,冷水调下,或研小蓟汁调下亦得。

【主治】鼻衄。

22016 龙麝散（《普济方》卷二四九）

【组成】钱子地龙一个（揩去上面泥土） 麝香当门子各等分

【用法】上为末。平分两服，用无灰酒调下。

【主治】小肠气。

22017 龙花蕊散（《圣惠》卷三十四）

【组成】龙花蕊二两（出安南者） 川升麻 郁李根（切） 生干地黄 地骨皮 白蒺藜 杏仁（汤浸，去皮尖双仁，麸炒微黄）各一两 细辛半两 龙脑半钱（细研） 麝香半钱（细研）

【用法】上为细散，入研了药令匀。每欲贴时，先以柳枝净揩齿，以新汲水漱口，更以盐花于齿龈内外揩之，有涎即吐却，不要漱口，便取白薄纸剪作片子，阔如蓙叶，以水蘸纸，掺药末少许，贴齿龈上，便闭口勿语，有药汁咽之。

【主治】齿黄黑。

22018 龙花蕊散（《圣济总录》卷一二一）

【组成】龙花蕊二两 升麻 黄芩（去黑心） 白蒺藜（炒） 郁李仁根（刮去皮，切） 地柏（炙，切） 地骨皮（锉碎，微炒） 吴蓝（去根）各一两 龙脑（别研）半钱 麝香（别研）半钱

【用法】上药除脑、麝外，捣罗为散，次入脑、麝细研。每欲贴时，先以柳枝揩齿，以新汲水漱口，更以盐花于齿龈内外揩之，有涎唾即吐，不要漱口，便取白薄纸剪作片子，阔如蓙叶，以水蘸纸，掺药末少许，贴齿龈上，咽津亦得。

【主治】齿黄黑。

22019 龙花蕊散

《普济方》卷七十。为《圣惠》卷三十四"揩齿龙花蕊散"之异名。见该条。

22020 龙尾神针（《青囊秘传》）

【组成】麝香 肉桂 乳香（炙） 没药（炙） 朱砂雄黄 白蒺藜 川乌 草乌 川芎 良姜 苍术 独活威灵仙 白芷 天麻 羌活 细辛 藁本 白花蛇各等分

【用法】上为末。将纸一张，艾绒铺遍，将药铺艾上，卷紧如管大，外用乌金纸贴好，以火燃着，隔布熨于患处。

【主治】寒湿气痛。

22021 龙骨皮丸

《普济方》卷二九八。为《圣济总录》卷一四三"龙骨丸"之异名。见该条。

22022 龙骨饮子（《幼幼新书》人卫本卷二十九引《吉氏家传》）

【组成】龙骨根草半两（一名鬼箭根，又名茅枳根） 甘草节 当归 芍药 大黄（蒸） 连翘 栝楼根 山慈姑各一分

【用法】上为细末，不用罗。每用三大钱，水二盏，煎取一小盏，去滓，作饮子服。

【主治】小儿血痢，及身上生痈疖，面赤壮热。

【备考】本方方名，原书古籍本作"龙骨饮"。

22023 龙骨饼子（《圣济总录》卷九十七）

【组成】龙骨 乌贼鱼骨（去甲）各等分

【用法】上为末。每服一钱匕，加鸡子清一枚，用白面同和，捻作饼子三枚，煻火内煨熟，空心食前细嚼，用温米饮送下。

【主治】脏毒，便血不止。

22024 龙骨粉膏（方出《千金》卷二十二，名见《普济方》卷二八七）

【组成】大虾蟆一枚（自死者） 乱发一块（鸡子大）猪脂一斤

【用法】上药纳脂中煎之，二物略消尽，下待冷，更纳盐一合搅和之。末龙骨，粉疮四面，厚二分，以膏着疮中，每日换二次。

【主治】久痛疮，败坏成骨疽。

22025 龙胆饮子（《兰室秘藏》卷上）

【异名】龙脑饮子（《卫生宝鉴》卷十）、升麻龙胆草饮子（《原机启微》卷下）、消翳散（《医学纲目》卷十三）。

【组成】谷精草 川郁金 蛇退皮 炙甘草各五分麻黄一钱五分 升麻二钱 青蛤粉 草龙胆 黄芩（炒）羌活各三钱

【用法】上为细末。每服二钱，食后温茶清调下。

【主治】湿热为病，疳眼流脓，生疮翳。

【备考】方中蛇退皮，《医学纲目》作"蝉退"。

22026 龙胆饮子（《保婴撮要》卷四）

【异名】龙胆饮（《诚书》卷七）。

【组成】青蛤粉五钱 羌活 草龙胆各三钱 炒黄芩二钱 蛇蜕五分 麻黄二钱五分 谷精草五分

【用法】上为末。每服二钱，茶清调下。

【主治】湿热为病，疳眼流脓生翳。

22027 龙胆草丸（《直指小儿》卷三）

【异名】龙胆丸（《局方》卷十续添诸局经验秘方）。

【组成】龙胆草 黄连 使君子肉 青皮等分

【用法】上为末，猪胆汁为丸，如麻子大。每服十丸，食后熟水送下。

【主治】疳热。

22028 龙胆草汤（方出《外台》卷二十五引《集验方》，名见《杂病源流犀烛》卷十七）

【组成】草龙胆一握

【用法】上切。以水五升，煮二升半，分五服。如不愈，更服。

【主治】❶《外台》引《集验方》：卒然下血不止。❷《杂病源流犀烛》：卒然尿血不止。

22029 龙胆草汤（《痘科类编》卷三）

【组成】龙胆草五分 菊花 蒺藜 白芷各三分 防风二分 蝉蜕一分 黄连二分 木贼（去节）一分

【用法】水半茶钟，煎两沸，温服。

【主治】❶《痘科类编》：邪热之见于目者❷《眼科阐微》：痘后翳膜遮睛，泪出羞明。

22030 龙胆草汤

《证治宝鉴》卷十。为《卫生宝鉴》卷十二"龙胆泻肝汤"之异名。见该条。

22031 龙胆草饮（《普济方》卷七十二）

【组成】龙胆草 芍药各一两 防风 荆芥 楮实子各半两 蝉蜕三钱 芍药（炙）二钱半 黄连

【用法】上为末。每服二三钱，用灯草、淡竹叶汤调，食后、临卧温服。

【主治】风热眼。

【备考】方中黄连用量原缺。

22032 龙胆草散（《医方类聚》卷五十四引《神巧万全方》）

【组成】龙胆草一两 大青一两 柴胡一两 枳实一两（麸炒令黄） 栝楼一两 黄芩一两 栀子仁一两 茵陈一两 川大黄一两（微炒） 甘草半两（微炒）

【用法】上为散。每服五钱，以水一大盏，煎至五分，去滓，不拘时候温服。

【主治】伤寒壮热，骨节烦疼，连心两肋气胀急硬痛，不能食，变为黄。

22033 龙胆草散

《普济方》卷七十四。即《局方》卷七（续添诸局经验秘方）"草龙胆散"。见该条。

22034 龙胆草散（《普济方》卷三八四）

【组成】龙胆草 防风各一两

【用法】上㕮咀，白水煎服。或为细末，炼蜜为丸，咽化下。

【主治】小儿身热不除。

22035 龙胆草散（《医统》卷六十一）

【组成】川芎 香附子各四两 龙胆草 甘草 草决明（炒） 木贼 净菊花各二两

【用法】上为细末。每服二钱，麦门冬、薄荷汤加沙糖一匙同调，食后、临卧服。

【主治】上焦风热，目赤羞明，近风多泪，努肉攀睛，瘀肉隐痛。

22036 龙胆草散（《种痘新书》卷十二）

【组成】龙胆草五分 菊花 蒺藜（炒，去刺） 白芷各三分 防风 黄连 蝉蜕（去泥） 木贼（去节） 栀子各二分

【用法】水煎服。

【主治】痘毒入眼，生翳障。

22037 龙胆煮散（《圣济总录》卷一〇八）

【组成】龙胆 细辛（去苗叶） 人参 防风（去叉）各半两

【用法】上为散。每服二钱匕，水一盏，加沙糖少许，同煎至六分，温服。

【主治】头风注目昏暗。

22038 龙珠软膏（《新药转正》28册）

【组成】人工麝香 硼砂 炉甘石（煅） 硇砂 冰片 人工牛黄 珍珠（制） 琥珀

【用法】上为软膏。外用，取适量膏药涂抹患处或摊于纱布上贴患处，每日1次，溃前涂药宜厚，溃后涂药宜薄。

【功用】清热解毒，消肿止痛，去腐生肌。

【主治】热毒蕴结所致的疖、痈。

【宜忌】孕妇禁用。

22039 龙脑双丸（《圣济总录》卷五）

【组成】天南星（汤浸洗，切，焙） 半夏（汤洗七遍去滑，切，焙）各半两 干蝎（酒拌炒） 白僵蚕（酒炒）各一分（四味同为末） 胡粉 腻粉各一钱匕 麝香 龙脑各一分（四味同研）

【用法】上药一处研匀，稀糯米糊为丸，如皂子大。每服一丸或二丸，嚼破，温酒送下。如急风口噤，用青葱筒子灌于鼻内。

【主治】一切风。

22040 龙脑饮子（《局方》卷六）

【组成】缩砂仁 瓜蒌根各三两 藿香叶二两四钱 石膏四两 甘草（蜜炒）十六两 大栀子仁（微炒）十二两

【用法】上为末。每服一钱至二钱，用新汲水入蜜调下。又治伤寒余毒，潮热虚汗，用药二钱，水一盏，加竹叶五六片，煎至七分，食后温服。

【主治】大人、小儿蕴积邪热，咽喉肿痛，赤眼口疮，心烦鼻衄，咽干多渴，睡卧不宁，及痰热咳嗽，中暑烦躁，一切风壅。或伤寒余毒，潮热虚汗。

【备考】本方方名，《中国医学大辞典》引作"龙脑饮"。

22041 龙脑饮子

《卫生宝鉴》卷十。为《兰室秘藏》卷上"龙胆饮子"之异名。见该条。

22042 龙脑膏子（方出《圣惠》卷三十二，名见《普济方》卷七十四）

【组成】龙脑半钱 秦皮（锉） 黄连（去须） 甘草（生，锉） 马牙消（炼过，细研）各半两

【用法】上为末。用水一大盏，浸药一宿，以银铫子煎五分，用新绵滤过，入龙脑，搅令匀，瓷器中盛。以铜箸点眼。

【主治】风毒暴赤眼，肿涩痛。

22043 龙脑膏子

《类证活人书》卷二十一。为《幼幼新书》卷十八引《灵苑方》"龙脑膏"之异名。见该条。

22044 龙眼肉粥（《药粥疗法》引《老老恒言》）

【组成】龙眼肉15克 红枣3～5枚 粳米二两

【用法】一同煮粥，如爱好食甜病者，可加白糖少许。

【功用】养心安神，健脾补血。

【主治】心血不足之心悸、心慌、失眠、健忘、贫血、脾虚腹泻、浮肿、体质虚羸，以及神经衰弱、自汗盗汗。

【宜忌】龙眼粥每次用量不宜过大，根据各人食量，每天早晚可各服一二饭碗，并须热服，量过了会引起中满气壅。凡风寒感冒，恶寒发热，或舌苔厚腻者忌用。

22045 龙葵根散（《圣济总录》卷一三一）

【组成】龙葵根（锉）一两 麝香（研）一分

【用法】先将龙葵根捣罗为末，入麝香同研令匀，水调涂于疮上。

【主治】发背成疮。

22046 龙蜕饼子（《续易简方》卷五）

【异名】消毒饼子。

【组成】蛇蜕一条（用麻油点灯，烧存性）

【用法】上为细末，以砂糖拌为饼子。嚼下。

【主治】小儿痘疮，余毒上攻咽喉，语声不出。

22047 龙马自来丹（《医林改错》卷下）

【组成】马钱子八两 地龙八条（去土，焙干为末） 香油一斤

【用法】将香油入锅内熬滚，入马钱子炸之，待马钱子微有响爆之声，拿一个用刀切两半，看其内以紫红色为度，研为细末；再入前地龙末和匀，面糊为丸，如绿豆大。每服三四分，临卧以盐水送下。若五六岁小儿，服二分，红糖水送下。如不为丸，面子亦可服。治痫症，每晚先服黄耆赤风

汤一服,临卧服丸药一服,吃一月后,不必服汤药,净吃丸药,久而自愈,愈后将丸药再吃一二年。

【主治】痫证。

【加减】如吃斋人,去地龙亦可。

22048　龙牙清魂散

《一盘珠》卷七。为《女科万金方》"龙齿清魂散"之异名。见该条。

22049　龙凤宝胶囊《成方制剂》18册)

【组成】白附片　冰片　党参　黄芪　牡丹片　肉苁蓉　山楂　淫羊藿　玉竹

【用法】上为胶囊剂,每粒装0.5克。口服。一次2粒,一日3次。

【功用】补肾壮阳,健脾益气,宁神安志。

【主治】更年期综合征及神经衰弱。

22050　龙火拔毒散《脉因证治》卷下)

【组成】阳起石(煅)　伏龙肝各三钱

【用法】新水扫之。

【主治】缠喉急症。

22051　龙芽一醉饮《回春》卷八)

【组成】龙芽草(五月五日端午采收,阴干)

【用法】将好酒浸,捣取汁。量加乳香、没药、绿豆粉,入汁内同饮,将滓敷疮上。

【主治】疔疮。

【宜忌】此日不许吃一些茶水,只可饮酒,亦不可用水洗面。

22052　龙牡复脉汤《重订通俗伤寒论》)

【组成】吉林参一钱　陈阿胶一钱半　鸡子黄一枚(包煎)　生龟版　生牡蛎各八钱　花龙骨二钱　生鳖甲四钱　真玳瑁一钱半　生白芍三钱　麦冬三钱　大生地四钱　炙甘草一钱半　大坎炁一条(酒洗)

【用法】水两碗,煎至半碗服。若痰塞喉间,欲吐无力,药不能下者,用真猴枣末四分煎鲜石菖蒲汤先服。

【功用】固扶元气,敛阴益液,摄纳真阴,镇潜虚阳。

【主治】阴虚人,病伤寒温热,误用刚燥汗下药过量,缠绵日久,以致真阴虚极于下,致无根之火仓猝飞腾,气壅痰升,上蒙清窍,忽然痉厥,舌红短,面青,目合口开,手不握固,音嘶气促,甚则冷汗淋漓,手足逆冷,二便自遗,气息俱微,脉沉伏不见,或微弱无神,或不应指者。

【加减】若肢冷脉伏,自汗头汗,汗出如油者,则阴亡而阳亦随亡,吉林参易别直参二钱,加淡附片一钱半。

22053　龙牡菟韭丸(方出《种福堂方》卷二,名见《医学实在易》卷七)

【组成】生龙骨(水飞)　生牡蛎(水飞)　生菟丝粉　生韭菜子粉各等分

【用法】不见火,研末,生干面、冷水调浆为丸。每服一钱,或至三钱,晚上陈酒下,清晨服亦可。

【主治】色欲过度,精油白浊,小水长而不痛者;并治妇人虚寒,淋、带、崩漏。

22054　龙肝凤髓丸

《普济方》卷一七六。即《得效》卷七"龙凤丸"。见该条。

22055　龙苓春药酒(《成方制剂》7册)

【组成】当归　茯苓　附子　红参　红曲　怀牛膝

黄芪　鹿茸　肉苁蓉　山药　生龙骨　熟地　菟丝子　五味子　远志

【用法】上加工为淡黄色至红棕色的澄清液体。口服,一次16～27毫升,一日2次。

【功用】滋补强壮,助力固精。

【主治】气血双亏,腰腿痛,手足寒冷,妇女血亏,血寒,带下淋漓。

【宜忌】孕妇忌服。

22056　龙齿牛膝散(《传家秘宝》卷中)

【组成】龙齿二两(酥炙黄)　牛膝一两(酒浸,细切,焙干)　藿香一两(拣净,洗)　虎下颌骨三两(连齿者,酥炙)　自然铜(醋焙)　防风　骨碎补(火炙去毛)　海桐皮　狼毒(炒)　官桂　黑附子(炮,去皮脐)　白附子　天南星(去脐,炮)　半夏(酒浸七遍去滑)　麻黄(去节)　肉苁蓉(酒浸,炙)　天麻(酒浸,切片,焙干)　干蝎(微炒)各一两　白花蛇　乌蛇各一两(酒浸,去骨)　川升麻一两　亚麻子(净拣)一两　蝉壳一两(去粗)　当归(去芦头)　香白芷(炒)　川乌头(炮,去皮脐)　羌活　川芎各一两　密陀僧(研)　雄黄半两(细研)　没药半两(研)　龙脑一分(研)　麝香三两(研)

【用法】上药除合研者外,一处捣罗为散,同拌和匀。每服一钱,丈夫、妇人一切筋骨热疼不可忍者,及四肢不遂,用温乳香酒调下,一日三次,四十服见效。血风,三十服见效。

【主治】风毒脚气痹着,四肢或肿或痹,疼痛,脚膝倾袭,状如瘫痪,手足不举。

【备考】方中密陀僧用量原缺。

22057　龙齿壮胆汤(《辨证录》卷四)

【组成】人参　竹茹各三钱　五味子　远志各一钱　生枣仁一两　白芍八钱　当归五钱　龙齿(醋焠,研末)五分

【用法】水煎调服。二剂即安。

【主治】胆气怯弱,怔忡,心常怦怦不安,常若有官事未了,人欲来捕之状。

22058　龙齿安神丹(《辨证录》卷八)

【组成】人参　麦冬各一两　黄连二钱　柏子仁三钱　龙齿(火煅,醋焠,为末)一钱　炒枣仁三钱　甘草五分　北五味子一钱

【用法】水煎服。

【主治】用心太过,思虑终宵,以至精神恍惚,语言倦怠,忽忽若有所失,腰脚沉重,肢体困惫。

【备考】本方方名,据剂型当作"龙齿安神汤"。

22059　龙齿补心汤(《直指》卷十)

【组成】龙齿(煅,别研)　人参　当归(酒浸一宿,焙)　熟地黄(洗,焙)　北梗(焙)　酸枣仁(炒)　白茯苓　白茯神(去木)　远志(水浸,取肉,晒,姜汁淹,焙)　枳壳(去瓤,麸炒)　麦门冬(去心)　半夏曲　白术　甘草(炙)各半两　肉桂二钱半　绵黄耆七钱半(蜜炙)

【用法】上为粗末。每服三钱,水一盏半,加生姜五片,粳米一小撮,同煎,不时服,临卧服。

【主治】诸虚不足,虚热潮来,心神惊悸,睡卧不宁,小便油浊。

22060　龙齿补心汤(《济阳纲目》卷五十七)

【组成】龙齿（煅） 人参 熟地（砂仁炒） 当归（酒洗） 茯神 白茯苓 麦冬（去心） 黄耆 酸枣仁（炒去油） 远志（甘草水煮，去骨） 白术各一钱 甘草五分

【用法】上作一服。水煎，空腹服。

【主治】诸虚潮热，心惊不寐，小便白浊。

22061 龙齿清魂散《女科万金方》

【异名】龙牙清魂散（《一盘珠》卷七）。

【组成】龙齿 远志 官桂 人参 当归 茯苓 细辛 门冬 甘草 玄胡

【用法】加生姜五片，大枣三枚，入金银器内煎百沸汤，加麝香一匙，不拘时候服。

【主治】妇人败血冲心，或歌舞、谈笑、怒骂、坐卧苦者，踰垣上屋，口咬打拳，神名佛号，无有不能，似祸祟之状。

22062 龙齿清魂散《医略六书》卷二十二

【组成】龙齿三两 人参一两半 归身三两 远志一两半 麦冬三两（去心） 桂心五钱 茯神二两（去木） 细辛三钱

【用法】上为散。每服三钱，加生姜一片，红枣三枚，煎汤调下。

【主治】惊悸，脉弦细涩者。

【方论选录】心气大虚，寒涎内沃，而心血不足，不能荣心，故惊悸不已焉。人参大补心气，当归营养心血以雄心，麦冬清心润肺以宁心，细辛通心气、搜涤痰涎，茯神渗湿气、清彻神明，远志交通心肾，龙齿定魄安魂。为散，姜、枣汤下，使心血内充，则心气雄壮，而寒涎自化，神志并宁，何惊悸之不瘳哉！此补养温经之剂，为心寒惊悸易惊之专方。

22063 龙齿琥珀散《女科百问》卷上

【组成】茯神一两 人参 龙齿 琥珀 赤芍 黄耆 牛膝（去芦）各三分 麦门冬（去心） 生地各一两半 当归半两

【用法】上为粗末。每服三钱，水一盏半，煎六分，去滓温服，不拘时候。

【主治】产前产后血虚，心神恍惚，语言失度，睡卧不安。

22064 龙齿犀角汤《圣济总录》卷二十八

【组成】龙齿 犀角（镑） 前胡（去芦头）各一两 牛黄一钱半

【用法】将三味为粗末。每服五钱匕，水一盏半，煎至八分，去滓，加牛黄少许，不拘时候温服。

【主治】伤寒刚痉，通身壮热。

22065 龙齿镇心丹《局方》卷五续添诸局经验秘方

【组成】龙齿（水飞） 远志（去心，炒） 天门冬（去心） 熟地黄 山药各六两（炒） 茯神 麦门冬（去心） 车前子（炒） 白茯苓 桂心 地骨皮 五味子各五两

【用法】上为末，蜜为丸，如梧桐子大。每服三十丸至五十丸，空心温酒、米汤任下。

【功用】《普济方》：益精髓，养血气，明视听，悦色驻颜。

【主治】心肾气不足，惊悸健忘，梦寐不安，遗精，面少色，足胫酸疼。

22066 龙虎二仙丹

《喉证指南》卷四。为《时疫白喉捷要》"龙虎二仙汤"之异名。见该条。

22067 龙虎二仙汤《时疫白喉捷要》。

【异名】龙虎二仙丹（《喉证指南》卷四）。

【组成】龙胆草二钱 大生地一两 生石膏一两 川黄连三钱 真犀角八钱 黑栀仁三钱 板蓝根四钱 鼠粘子四钱 知母四钱 僵蚕五钱 木通四钱 元参四钱 甘草一钱 黄芩五钱 马勃四钱（用绢包煎） 大青叶五钱

【用法】粳米二合为引，日服三四剂。

【主治】白喉极险者。

22068 龙虎二汁饮《疫喉浅论》卷下

【组成】青橄榄肉 生白萝卜各等分

【用法】二味取自然汁。隔水顿温，频饮，或漱喉亦可。

【主治】疫喉乍起，已破未破者。

22069 龙虎卫生膏《遵生八笺》卷十八

【组成】当归一两 黄连二两 黄耆 黄芩 枳壳 乌药 大风子各一两 防风二两 草乌二两 血余二两 青藤 木通 木鳖子 苦参 香附子 桑皮各一两五钱（上为粗片，入麻油二斤，炒焦枯，滤去药片，入后药） 松香四两 虎骨（酥炙为末）二两 龙骨一两五钱 朱砂二钱 赤石脂一两五钱 蜜陀僧二两五钱

【用法】上为细末，入油内，再加黄蜡三两，入油内搅匀，又加乳香、没药、轻粉末各五钱，孩儿茶末一两，再搅，慢火熬至滴水成珠为度，取起摊膏。贴之。

【主治】一切恶疮，顽癣，痔漏多年，病久不能料理者。

22070 龙虎小还丹《惠直堂方》卷一

【组成】鹿角胶 虎掌（酒炙，虎胫尤妙） 川萆薢（酒洗） 肉苁蓉各四两 熟地八两（牛膝三两拌蒸） 金钗石斛一斤 川续断 破故纸（研碎，拌胡桃肉蒸，炒） 龟版（酥炙） 茯苓（人乳拌蒸） 山萸肉 山药各四两 天冬（去心）三两 巴戟肉三两 沉香五钱 枸杞六两

【用法】上为末，将石斛用酒、水煎膏，入鹿角胶调化，加神曲六两，为糊为丸，如梧桐子大。每服百丸，早晚淡盐汤或酒送下。

【功用】种子延年。

【主治】一切手足拘挛，血气凝滞，阳事不举，齿豁目昏，心神散乱。

【加减】如精薄，加龟胶四两；如男妇同服，加当归四两。

22071 龙虎太一丹

《博济》卷五。为原书同卷"银黄丹"之异名。见该条。

22072 龙虎止疳散《外科方外奇方》卷四

【组成】屋上白猫屎 煅石膏各等分

【用法】上为末，加入蛔虫一条（炙灰），冰片少许，共为极细末。吹之，再服清火解毒之剂。

【主治】痘后牙疳，极凶危者，及走马牙疳。

22073 龙虎化毒丹《全国中药成药处方集》杭州方

【组成】西牛黄 珍珠粉各一两六钱五分 当门子一两八钱五分 梅冰片二两四钱一分 银消四两五钱 飞腰黄十两七钱 飞月石四两六钱三分 炉甘石五两六钱

【用法】先用斑蝥除四只，去头足，童便十四两，浸三日，取出斑蝥，将腰黄浸七日，然后风干，先研腰黄，次和甘石，渐次加入诸药，研和极匀极细为度。疯狗毒蛇咬者，点二眼角及舌尖上，宜连点七日，兼敷伤处，并内服半分，重则连服数日；伤寒中风，昏迷惊风，痰厥急症，皆点舌上，并内服半分；危急痧症，点舌并吹鼻孔。

【功用】清血解毒。

【主治】疯犬、毒蛇咬伤,及伤寒中风,疮疡惊风,诸种危急痧症。

【宜忌】孕妇酌用,不宜吞服。

22074　龙虎双降散《《古方汇精》卷一》

【组成】大黄　天花粉各六两　元参十两　麦冬(去心)　滑石各五两　银柴胡　荆芥　丹参各二两　白芍　石膏各三两

【用法】上为净末,和匀。每服八钱,地浆煎服。

【主治】时行瘟疫,失心癫狂,一切火热蕴结重症。

22075　龙虎交加散《《准绳·疡医》卷一》

【组成】南木香(锉碎,用纸垫锅,焙干,研为细末)　罂粟壳(去顶瓢筋,锉,焙干,为细末)　甘草(用湿纸裹煨,焙干,为细末)　吴白芷(面裹煨,去面,焙干,为细末)　川芎(湿纸裹煨,焙干,为细末)

【用法】上为末,各另包收。看疮加减用之:若疮势红肿热大,先服如神托里散一帖,卧盖取微汗;如红晕大,肿高,疮头有似碎米大白脓点者,可进交加散一帖,用木香四分、罂粟壳二钱二分、甘草六分、白芷一钱四分、川芎一钱半,共一帖,用水七分,生白酒三分,共一碗,用银器煎八分,如无银器,新瓷器亦好,不用铜铁旧器,于炭火边先滚五七滚,用细绢将水湿扭干,滤去滓,食后服,以干盐菜压之,滓敷疮,四围用襄绢帕包之;如恶心呕吐,即服护心散一帖止呕,次服前药;若胸腹膨满,或大小便闭涩,可当归连翘散一帖,行五七次,用温米粥汤补止;如疮已成,溃脓不寒不热,止是烂开疼痛,木香三分、甘草六钱、川芎一钱半、白芷一钱四分、粟壳二钱,水五分,酒五分,合煎八分服;如红晕不退,每日于晚进药一帖,吃交加散四五帖,可服当归连翘散一帖,要行,加大黄,只有热,腹不胀,不用大黄;如疮患要将好,腐肉不脱,可用针刺破皮,令随脓出,将水红花根煎汤洗之,用生肌散掺上,每日洗一次。

【主治】发背,痈疽,发脑,发鬓,发髭,又治脑虚头晕,风湿之症。

【宜忌】忌酸辣、酱面、发气并生冷之物。

22076　龙虎如意丹《《青囊秘传》》

【组成】硇砂三钱　朱砂四钱　麝香一钱　雄精一钱　冰片二钱　蟾酥四钱　白降丹二钱　五倍子四钱　玄参三钱　乳香(去油)　没药(去油)　雌黄各四钱　前胡三钱　胆矾三钱　轻粉五钱　寒水石三钱　明矾三钱　紫草五钱

【用法】上为末。外用。

【功用】拔毒除腐。

【主治】痈疽发背,对口脑疽,无名肿毒,湿痰流注,附骨疽。

22077　龙虎寿生丹《《医统》卷八十八》

【组成】全蝎(去毒,炒)十四个　天麻(煨)二钱　僵蚕(去嘴,炒)　辰砂(水飞)　胆南星　白附子(炮)　白花蛇肉(酒浸,去骨)各一钱　防风二钱　代赭石(醋煅七次)　铁华粉各半钱　龙脑一字　麝香一字

【用法】上为细末,炼蜜为丸,如芡实大,金箔为衣。用薄荷煎汤研化,不拘时候服。

【主治】小儿急慢惊风。

22078　龙虎济阴丹《《医学入门》卷七》

【组成】黄柏半斤　知母三两　龟版四两　熟地　陈皮　白芍各二两　锁阳一两半　虎骨一两　龙骨五钱

【用法】上为末,蜜和猪脊髓为丸,如梧桐子大。每服五六十丸,空心盐汤送下,干物压之。

【主治】遗精。

【加减】冬,加干姜五钱。

22079　龙虎救生丹《《卫生总微》卷十》

【组成】水银半两　硫黄一两(二味同研细,至无星为度)　丁香半两　半夏曲一两　人参(去芦)一分　天南星半两(炮)　白附子一分(炮裂)

【用法】上为末,生姜汁煮糊为丸,如萝卜子大。每服一二十丸,煎藿香汤送下;伏热吐者,煎莲子心汤送下。

【主治】一切吐逆不下食,及妊娠恶阻。

22080　龙虎续断丸《《惠直堂方》卷二》

【异名】龙骨续断丸《《全国中药成药处方集》沈阳方》。

【组成】地龙(醋水养,水泥)七钱五分(用火焙干)　虎前脚骨(酒炙)　续断(酒浸一宿)　草薢各一两　乳香　穿山甲(炙)各五钱　没药(炙)二钱五分　茴香　狗脊　当归　砂仁(炒)　鹿茸(炙)各一两　杜仲二两　青盐(去土)七钱五分　菟丝四两

【用法】上为末,酒打米粉糊为丸,如梧桐子大。每服五七十丸,空心盐汤送下。

【功用】《全国中药成药处方集》(沈阳方):壮筋骨,通经络,活血助肾。

【主治】少年色欲过度,中年不复保养,肾损腰痛难舒。

22081　龙虱补肾酒《《成方制剂》14册》

【组成】白术　楮实子　大枣　党参　杜仲　覆盆子　甘草　枸杞子　胡芦巴　黄精　黄芪　莲须　龙虱　牛膝　芡实　肉苁蓉　沙苑子　熟地黄　菟丝子　淫羊藿　制何首乌

【用法】上加工为棕红色的澄清液体。口服,一次30~60毫升。

【功用】益肾固精。

【主治】肾部亏损,身体虚弱,夜多小便,午夜梦精。

22082　龙骨远志丸《《金鉴》卷四十一》

【组成】龙骨　朱砂　远志　茯神　茯苓　石菖蒲　人参

【主治】心肾虚弱,不梦而遗。

【备考】《医学集成》本方用法:蜜为丸,朱砂为衣。

22083　龙骨牡蛎汤

《广嗣纪要》卷二。为《金匮》卷上"桂枝加龙骨牡蛎汤"之异名。见该条。

22084　龙骨阿胶散《《圣济总录》卷七十六》

【组成】龙骨　赤石脂　厚朴(去粗皮,姜汁炙)　楮皮(炙,锉)　地榆(炙,锉)　阿胶(炙令燥)各等分

【用法】上为散。每服二钱匕,陈米饮调下,一日三次。

【主治】赤白痢,冷热相攻,腹中疗刺疼痛。

22085　龙骨厚朴汤《《鸡峰》卷十二》

【组成】厚朴　当归　龙骨　白术各半两　熟艾一分

【用法】上为细末。每服二钱,水一盏,煎至七分,去滓温服,不拘时候。

【主治】诸肠胃阴阳二气不和,水谷气冷,口干肚痛,或则泄泻。

22086　龙骨韭子汤(方出《证类本草》卷十六引《梅师方》,名见《医学实在易》卷七)

【组成】白龙骨四分　韭子五合

【用法】上为散。每服方寸匕,空心酒调下。

【主治】失精,暂睡即泄。

22087　龙骨海蛤散(《秘传外科方》引《李防御五痔方》)

【组成】芜荑一两　龙骨一分　海蛤一分(煅)　密陀僧半分

【用法】上为末。先掺,次用贴痔膏贴,一日一次。

【主治】痔疮。

22088　龙骨黄连丸(《圣济总录》卷七十六)

【组成】龙骨　黄连(去须)　白石脂各一两半　胡粉(炒黄)　白矾(熬令汁枯)各一两

【用法】上为末,炼蜜为丸,如梧桐子大。每服二十丸,米饮送下,一日三次。

【主治】赤白痢。

22089　龙骨黄连汤(《圣济总录》卷七十四)

【组成】龙骨(碎)一两　黄连(去须,炒)三分　当归(切,焙)　干姜(炮)　甘草(炙,锉)各半两

【用法】上为粗末。每服五钱匕,水一盏半,煎至八分,去滓,食前温服,一日二次。

【主治】大便滑泄,色如鹜溏。

22090　龙骨救逆汤(《圣惠》卷十一)

【组成】龙骨二两　桂心一两　甘草一两(炙微赤,锉)　茯神一两　人参一两(去芦头)　麦门冬二两(去心,焙)　牡蛎二两(烧为粉)　蜀漆一两

【用法】上为粗散。每服四钱,以水一中盏,加生姜半分,大枣三枚,煎至六分,去滓,不拘时候温服。

【主治】伤寒脉浮,医以火劫,汗出太过必亡阳,心生狂热,起卧不安。

22091　龙骨续断丸

《全国中药成药处方集》(沈阳方)。为《惠直堂方》卷二"龙虎续断丸"之异名。见该条。

22092　龙香犀角丸(《遵生八笺》卷十八)

【组成】熟地黄一两(酒浸,捣极细)　生地黄一两(酒浸)　山药一两　天门冬一两(去心)　麦门冬一两(去心)　犀角一两　真京墨一两(煅存性)　牡丹皮一两　五味子一两　鳖甲一两(酒制)　胡黄连一两

【用法】上为细末,炼蜜为丸,如梧桐子大。每服七十丸,空心白滚汤送下。

【主治】吐血痨症。

22093　龙胆四物汤(《杏苑》卷六)

【组成】当归　川芎　白芍药　熟地黄　羌活各一钱　防风　防己各五分　黄连(酒浸一宿)三分　龙胆草(酒浸一宿)五分

【用法】上咬咀。水二钟,煎一钟,空腹温服。

【主治】眼赤暴发作云翳,疼痛。

【备考】方中白芍药、熟地黄,《济阳纲目》作"赤芍药、生地黄"。

22094　龙胆安神丸(《幼科金针》卷下)

【组成】全当归二钱　龙胆草二钱　黄连二钱　全蝎七只　石菖蒲一钱五分　茯苓一钱五分

【用法】上为末,加猪心血,米糊为丸,如麻子大,朱砂为衣。灯心汤送下。

【主治】小儿瘰疬,邪热不清,久嗽不止,肌肉瘦削。

22095　龙胆芦荟丸(《审视瑶函》卷四)

【组成】芦荟　胡黄连(炒)　龙胆草各一两　川芎　芜荑各六钱　当归身　白芍药各一两半　木香八钱　甘草(炙)五钱

【用法】上为细末,炼蜜为丸。每服匀作十丸,用白滚汤化下。

【主治】三焦及肝胆二经积染风热,以致目生云翳,或结瘀疬,耳内生疮,发寒作痛,或虚火内烧,肌体羸瘦,发热作渴,饮食少进,肚腹不调,皮干,腹膨胀,口内有疮,牙龈溃烂,或牙齿蚀落,腮颊腐烂,下部生疮者。

【方论选录】是方以白芍药和血补脾胃,当归养血脉为君;芦荟去痔清热,胡黄连疗骨蒸劳热为臣;龙胆草治诸目疾,芜荑杀痔虫,逐五内邪气,川芎提清气上升为佐;木香调气,甘草和诸药为使。

22096　龙胆苦参丸(《杂病源流犀烛》卷十六)

【组成】龙胆草一两　苦参三两

【用法】牛胆汁为丸,如梧桐子大。每服五丸,食前以生大麦苗汁,或麦饮送下,一日三次,不减稍增。

【主治】谷疸,劳疸。

【加减】劳疸,加龙胆一两、山栀子三七枚。

22097　龙胆泻火汤(《点点经》卷四)

【组成】胆草　升麻　柴胡各二钱　黄柏　山栀　黄芩　青黛　苍耳子　羌活　川芎　白芷各一钱五分　甘草三分　生石膏三钱(引)

【主治】五阳冲头,肺气猖越天精湖,鼻流臭水,口疮破裂,咽喉肿痛,并齿痛脑崩。

22098　龙胆泻肝丸

《北京市中药成方选集》。即《医方集解》引《局方》"龙胆泻肝汤"改为丸剂。见该条。

22099　龙胆泻肝丸(《眼科临证笔记》)

【组成】龙胆草二两　柴胡四钱　当归八钱　泽泻八钱　木通六钱　蝉蜕三钱　车前子五钱　栀子七钱　黄芩七钱　生地一两　甘草四钱

【用法】水为丸。每服三钱。

【主治】蟹睛症(虹膜凸出)、鱼子石榴症(滤泡性结膜炎)。

22100　龙胆泻肝丸(《全国中药成药处方集》兰州方)

【组成】龙胆草二两　栀子三两　胡连一两六钱　木通二两　泽泻三两　熟军一两六钱　甘草二两　车前子三两　当归三两　生地三两　柴胡一两五钱

【用法】上为细末,水打小丸。每次服三钱重,白开水送下,每日早晚各一次。

【功用】泻肝胆之热,清肠胃,利便,助消化。

【宜忌】孕妇忌服。

22101　龙胆泻肝汤(《医方集解》引《局方》)

【异名】泻肝汤(《类证治裁》卷四)。

【组成】龙胆草(酒炒)　黄芩(炒)　栀子(酒炒)　泽泻　木通　车前子　当归(酒洗)　生地黄(酒炒)　柴胡　甘草(生用)

【功用】《方剂学》:泻肝胆实火,清下焦湿热。

【主治】肝胆火盛之胁痛,口苦目赤,耳肿耳聋;肝胆湿热下注之阴肿阴痒,小便淋浊,尿血,带下等。

❶《医方集解》引《局方》:肝胆经实火、湿热,胁痛耳聋,胆溢口苦,筋痿阴汗,阴肿阴痛,白浊溲血。❷《疡科心得集》:鱼口下疳,囊痈。❸《中风斠诠》:阴湿热痒,疮疡溲血,脉弦劲者。

【宜忌】《中国药典》2010 版:孕妇慎用。

【方论选录】❶《医方集解》:此足厥阴、少阳药也。龙胆泻厥阴之热,柴胡平少阳之热,黄芩、栀子清肺与三焦之热以佐之,泽泻泻肾经之湿,木通、车前泻小肠、膀胱之湿以佐之,然皆苦寒下泻之药,故用归、地以养血而补肝,用甘草以缓中而不伤肠胃,为臣使也。❷《重订通俗伤寒论》:肝为风木之脏,内寄胆府相火,凡肝气有余,发生胆火者,症多口苦胁痛,耳聋耳肿,阴湿阴痒,尿血赤淋,甚则筋痿阴痛。故以胆、通、栀、芩纯苦寒泻肝为君;然火旺者阴必虚,故又臣以鲜地、生甘,甘凉润燥,救肝阴以缓肝急;妙在佐以柴胡轻清疏气,归须辛润舒络;使以泽泻、车前减润达下,引肝胆实火从小便而去。此为凉肝泻火,导赤救阴之良方。然惟肝胆实火炽盛,阴液未润,脉弦数,舌紫赤,苔黄腻者,始为恰合。❸《金鉴》:胁痛口苦,耳聋耳肿,乃胆经之为病也;筋痿阴湿,热痒阴肿,白浊溲血,乃肝经之为病也。故用龙胆草泻肝胆之火,以柴胡为肝使,以甘草缓肝急,佐以芩、栀、通、泽、车前辈大利前阴,使诸湿热有所从出也。然皆泻肝之品,若使病尽去,恐肝亦伤矣,故又加当归、生地补血以养肝。盖肝为藏血之脏,补血即所以补肝也。而妙在泻肝之剂,反作补肝之药,寓有战胜抚绥之义矣。❹《成方便读》:夫相火寄于肝胆,其性易动,动则猖狂莫制,挟身中素有之湿浊,扰攘下焦,则为种种诸证。或其人肝阴不足,相火素强,正值六淫湿火司令之时,内外相引,其气并居,则肝胆所过之经界,所主之筋脉,亦皆为患矣。故以龙胆草大苦大寒,大泻肝胆之湿火;肝胆属木,木喜条达,邪火抑郁,则木不舒,故以柴胡疏肝胆之气,更以黄芩清上,山栀导下,佐之以木通、车前、泽泻,引邪热从小肠、膀胱而出;古人治病,泻邪必兼顾正,否则邪去正伤,恐犯药过病所之弊,故以归、地养肝血,甘草缓中气,且协和各药,使苦寒之性不伤胃气耳。❺《谦斋医学讲稿》:本方以龙胆为君,配合黄芩、山栀泻肝胆实火;木通、车前、泽泻清热利湿,用生地、当归防其火盛伤阴,再用甘草和中解毒,柴胡引经疏气,总的功能是苦寒直折,泻肝火而清利下焦湿热。故治胁痛、口苦、目赤、耳聋等肝火上逆,亦治小便淋沥、阴肿阴痒等湿热下注之证。

【临床报道】❶肝炎:《新医药杂志》[1978,(10):529]用本方去当归、生地,加田基黄为基本方加减,治疗 32 例肝炎病,临床治愈 27 例,显效 4 例,无效 1 例。其中 31 例有效病例经 3 个月~6 年的随访,27 例已正常工作,4 例因过劳或感冒复发。加减法:胁痛甚加川楝子、元胡,腹胀加枳壳、陈皮、川朴、佛手,呕逆加法夏、陈皮、竹茹、藿香,腹泻加白术、茯苓,湿重于热者加蔻仁、草果、藿香、茵陈、滑石、苡仁,有血瘀症者加丹参、红花、桃仁等。每日一剂,水煎分二次服,1 个月为一疗程。❷淋病:《湖南中医杂志》[1991,(1):11]136 例淋病患者随机分为本方治疗组(76 例)和青霉素对照组(60 例)进行观察比较,结果:治疗组治愈 57 例,占

75%,对照组治愈 33 例,占 55%。两组有显著性差异(P<0.05)。❸非淋菌性尿道炎:《中医杂志》[1999,40(3):179]用本方治疗非淋菌性尿道炎 164 例,煎汤坐浴,每日 1 次,共 10 天。对照组用环丙沙星或氧氟沙星 200 毫克,一日 1 次静脉点滴,共 10 天。结果:观察组治愈 119 例,好转 34 例,无效 11 例,总有效率 93%;对照组治愈 45 例,好转 30 例,无效 33 例,总有效率 69.4%。观察组治愈率、总有效率均优于对照组(P<0.01)。❹腿缝肿痛:《得心集医案》胡埔生,初起寒热交作,次日右胯腿缝肿胀,状如腰子,痛阿难忍,自疑痛毒,延外科治。疡医云外须有药烂开,内服解毒之剂。埔生母子惶惑,不敢用伊敷药,惟服其败毒之方,是夜彻痛非常。次早邀视,余晓以横痃之疾,乃酒醉入房,忍精不泄之因,以致精血凝结,挟有肝经郁火而成,决非毒也。授以龙胆泻肝汤,加山甲、桃仁、肉桂,连服数剂乃消。此症若淹缠日久,用药外敷,不为解散,内结必成鱼口便毒矣。❺前列腺炎:《福建中医药》[1990,21(1):9]用本方治疗湿热下注型前列腺炎 44 例,滴白甚者加芡实 10 克;口苦及湿热甚者加败酱草 10 克、蒲公英 10 克,并重用龙胆草;前列腺质韧者加泽兰 10 克、乳香 6 克、桃仁 10 克、赤芍 10 克;性功能障碍者加淫羊藿 10 克、萆薢 10 克。15 剂为一个疗程。结果:治愈 16 例,显效 12 例,有效 13 例,无效 3 例。总有效率 93.2%。❻多囊卵巢综合征:《上海中医药杂志》[1982,(12):16]以本方治疗 20 例,8 例基本痊愈,12 例好转。处方:龙胆草 6~9 克,炒黄芩 9 克,焦山栀 9 克,泽泻 9 克,木通 3 克,车前子 9 克,当归 9 克,柴胡 6 克,生甘草 1.5~3 克,生地黄 6~12 克,每日一帖。或用龙胆泻肝丸,每日 9 克,分二次吞服。大便秘结加大黄、芒消,或改用当归龙荟丸,经期停服,连续治疗三个月以上。❼脂溢性皮炎:《中医杂志》[1985,(4):266]以本方治疗 50 例,治愈 10 例,显效 21 例,有效 10 例,无效 9 例,总有效率 82%。加减法:红斑较盛者加防风、荆芥,继发感染加银花、菊花,痒剧加苦参、白鲜皮,皮损局限于下半身加牛膝、黄柏。每日 1 剂,3 剂为一疗程,有效病例共服药 1~4 个疗程。有效患者经一年余随访,治愈者无一例复发,显效者未见皮损加重情况。

【现代研究】❶保肝作用:《辽宁中医药》[2006,33(8):1041]将 32 只大鼠随机分为空白对照组、模型组和龙胆泻肝汤高、低剂量组,每组 8 只。用四氯化碳(CCl₄)制作大鼠急性肝损伤模型,观察本方对 CCl₄ 大鼠急性肝损伤的影响。结果:龙胆泻肝汤能明显抑制 CCl₄ 所致大鼠血清中谷丙转氨酶及谷草转氨酶含量的升高(P<0.05或 P<0.01),改善肝脏组织病理,对抗 CCl₄ 所致肝血流量和肝清除率下降(P<0.05)。结论:龙胆泻肝汤可保护肝脏,对抗 CCl₄ 所致肝清除率和肝血流量下降。❷镇痛作用:《时珍国医国药》[2004,5(7):389]通过扭体法、热板法研究本方对小鼠的镇痛作用,结果:本能明显减少小鼠的扭体反应数;显著延长给药后(热板法)1,2 小时疼痛反应的潜伏期。结论:胆泻肝汤具有显著的镇痛作用。

【备考】本方改为丸剂,名"龙胆泻肝丸"(见《北京市中药成方选集》);改为颗粒剂,名"龙胆泻肝颗粒"(见《成方制剂》11 册);改为口服液剂,名"龙胆泻肝口服液"(见《新药转正》13 册)。

22102 **龙胆泻肝汤**《兰室秘藏》卷下)

【异名】七味龙胆泻肝汤(《景岳全书》卷五十七)、龙胆汤(《幼幼集成》卷四)。

【组成】柴胡梢　泽泻各一钱　车前子　木通各五分　生地黄　当归梢　草龙胆各三分

【用法】上锉,如麻豆大,都作一服。用水三盏,煎至一盏,去滓,空心稍热服,便以美膳压之。

【主治】肝经湿热,阴痒肿痛,小便赤涩,遗精白浊。

❶《兰室秘藏》:阴部时复热痒及臊臭。❷《景岳全书》:肝火内炙,上为喉口热疮,下为小便涩痛者。❸《济阳纲目》:阴囊肿痛,或溃烂作痛,或睾丸悬挂,及一切湿痒臊臭者。❹《医碥》:肝经湿热,甚者茎中作痛,或挺纵不收,白物如精,随尿而下,此筋疝也。

【方论选录】此药柴胡入肝为引;用泽泻、车前子、木通淡渗之味利小便,亦除臊气,是病在下者,引而竭之;生地黄、草龙胆之苦寒泻酒湿热,更兼车前子之类以撤肝中邪气;肝主血,用当归以滋肝中血不足也。

22103　龙胆泻肝汤(《卫生宝鉴》卷十二)

【异名】龙胆汤(《奇效良方》卷六十)、龙胆清肝汤(《明医杂著》卷六)、龙胆草汤(《证治宝鉴》卷十)。

【组成】黄芩七分　柴胡一钱　甘草(生)　人参　天门冬　黄连　知母　龙胆草　山栀子　麦门冬各五分　五味子十个

【用法】上㕮咀,作一服。水二盏,煎至一盏,去滓,空腹温服。

【主治】肝经湿热,口苦生疮,筋痿爪枯,小便赤涩。

❶《卫生宝鉴》:因怒或热盛,胆汁上溢,口苦,名曰胆瘅。❷《明医杂著》:肝经湿热,小便赤涩,或寒热,胁胀,痰咳等,凡肝经有余之症。❸《医方考》:肝气热,色青爪枯口苦,筋膜干而挛急者,名曰筋痿。

【宜忌】忌辛热物。

【方论选录】《医方考》:肝主谋虑,胆主决断,谋虑则火起于肝,不决则火起于胆。柴胡性温味苦而气薄,故入厥阴、少阳;黄芩、黄连、龙胆草、山栀子得柴胡以君之,则入肝胆而平之矣;制肝者惟金,故用天、麦门冬、五味、知母以益肺;畏肝者惟土,故用人参、甘草以益脾。肝者,东方木也;色青者,肝病而色自见也;肝主筋,爪者筋之余,肝热故令爪枯也;口苦者,胆为肝之府,咽为之使,胆热则汁上溢于咽,故令口苦也;肝主筋膜,筋膜干则燥而挛急,挛急则手足不用,故曰筋痿。是方也,黄芩、黄连、山栀、胆草,皆足以泻肝火;君之以柴胡,则能条达乎肝胆矣;木盛而兼燥金之化,故令挛急,天、麦门冬、知母、五味,味厚而润者也,故足以养筋而润燥;若佐甘草、人参者,所以养乎阳气也。《经》曰:阳气者,精则养神,柔则养筋,故用之。

22104　龙胆泻肝汤

《校注妇人良方》卷二十四。为《外科发挥》卷六"加减龙胆泻肝汤"之异名。见该条。

22105　龙胆泻肝汤(《医统》卷六十)

【组成】龙胆草八分　升麻　柴胡各三分　羌活根　酒黄柏各一钱　防风根　麻黄根各二钱　苍术五分　猪苓　泽泻各三分　藁本　红花　当归各二分　黄芩五分　炙甘草三分

【用法】上㕮咀,作一服。水二盏煎,稍热服。

【主治】尿黄,臊臭淋沥,两丸如水,汗浸两胯,阴头亦冷。

【宜忌】忌酒、面。

22106　龙胆泻肝汤(《东医宝鉴》卷四引《入门》)

【组成】龙胆草　柴胡　泽泻各一钱　木通　车前子　赤茯苓　生地黄　当归　酒拌　山栀仁　黄芩　甘草各五分

【用法】上锉,作一帖。水煎,空心服。

【主治】肝脏湿热,男子阴挺肿胀,妇人阴挺疮疡,或阴茎湿痒,出脓水,此因酒得之。

22107　龙胆泻肝汤(《外科正宗》卷三)

【组成】龙胆草　连翘　生地黄　泽泻各一钱　车前子　木通　归尾　山栀　甘草　黄连　黄芩各五分

【用法】水二钟,煎八分,食前服。

【主治】❶《外科正宗》:肝经湿热,玉茎患疮,或便毒、悬痈,小便赤涩,或久溃烂不愈;又治阴囊肿痛,红热甚者。❷《金鉴》:肝心二经风火,缠腰火丹,色红赤,形如云片,上起风粟,作痒发热。

【加减】便秘,加大黄二钱。

22108　龙胆泻肝汤(《疡科选粹》卷四)

【组成】柴胡　青皮　龙胆草　山栀　大黄　白芍药　木通　连翘　黄连　滑石各等分

【用法】水煎服。

【主治】肝经湿热,或囊痈便毒,下疳悬痈,肿焮作痛,小便涩滞,或妇人阴疮痒痛,或男子阴挺肿胀,或出脓水;湿热下疳,肿痛尿涩,及茎缩纵,痒痛,出白津。

22109　龙胆泻肝汤(《症因脉治》卷一)

【组成】龙胆草　知母　川连　人参　麦冬　天门冬　山栀　黄芩　甘草　柴胡

【主治】肝热舌音不清,身热口燥,面色多红,二便赤涩,神智昏沉,语言不便,脉左关弦数;肝火刑金,肺热身肿,喘咳烦满,不得仰卧,喘息倚肩,身首皆肿,小便赤涩;木火乘脾,积热酸软,四肢烦疼,时或重滞,手足心时冷时热,或发热如疟,时或清爽,时或倦怠,时或身重,如负重物,小便黄赤,大便乍难乍易,脉多弦数;燥火腹痛,目黄便赤,痛连小腹;肝积腹痛,脉左关洪数。

22110　龙胆泻肝汤(《症因脉治》卷一)

【组成】龙胆草　柴胡　黄芩　川黄连　山栀　知母　麦冬　甘草

【主治】外感齿痛,身发寒热,痛连头目,甚则攻注牙龈,肿痛作脓,属肝经积热者。

【加减】元气虚,加人参;血虚,加当归、白芍药;大便结,加大黄;气结,加青皮。

22111　龙胆泻肝汤(《症因脉治》卷三)

【组成】胆草　柴胡　黄芩　山栀　连翘　知母　麦冬　川连　人参　甘草

【主治】肝火腹胀,目睛黄,两胁痛,小腹胀急,或攻刺作痛,或左边胀甚,小便赤,夜不得寐,脉左关弦数。

22112　龙胆泻肝汤(《症因脉治》卷四)

【组成】黄连　山栀　黄芩　柴胡　青皮　龙胆草　木通　甘草　丹皮　生地　当归　白芍药

【主治】积热泄泻,发热口渴,肚腹皮热,时或疼痛,小便赤涩,泻下黄沫,肛门重滞,时结时泻,脉左关数。

22113 龙胆泻肝汤《症因脉治》卷四)

【组成】柴胡 黄芩 山栀 知母 麦冬 黄连 人参 胆草 甘草 大黄

【主治】肝火五更泄泻,胁肋常痛,痛连小腹,夜多不寐,脉左关洪大。

22114 龙胆泻肝汤《医学传灯》卷下)

【组成】龙胆草 连翘 生地 黄芩 黄连 山栀 归尾 甘草 泽泻 车前子 木通 大黄

【主治】水疝,皮色光亮,状如水晶,脉来弦数者。

22115 龙胆泻肝汤《伤寒大白》卷二)

【组成】胆草 柴胡 黄芩 山栀 川连 知母 麦冬 人参 甘草

【主治】肝经血室伏火,而施泄下血。

22116 龙胆泻肝汤《伤寒大白》卷三)

【组成】龙胆草 柴胡 黄芩 川黄连 麦门冬 陈胆星 知母 甘草 真青黛 山栀

【主治】肝胆有火,目不能合;胆涎沃心,目不得瞑。

22117 龙胆泻肝汤《外科全生集》卷四)

【组成】龙胆草 归尾各二钱 银花 花粉 连翘 黄芩各一钱半 丹皮 防风 木通 知母 甘草各一钱

【用法】水煎服。

【功用】马培之注:泻肝火,解毒。

【主治】❶《外科全生集》:牙痈。❷《外科证治全书》:肝经湿热,小便赤涩,或囊痈下疳,便毒杨梅。

22118 龙胆泻肝汤《医略六书》卷二十一)

【组成】龙胆草一钱 软柴胡五分 小青皮一钱半(炒) 怀生地五钱 车前子三钱(炒) 全当归二钱 黑山栀一钱半(炒) 鲜生姜一片

【用法】水煎,去滓温服。

【主治】肝胆火逆,面肿连颐,脉数者。

【方论选录】恼怒伤肝,肝胆火逆,而湿热不消,循经彻络,故面肿漫连两颐焉。生地滋阴以降肝火,胆草直折以平肝火,青皮破气平逆,柴胡泄热疏肝,山栀降屈曲之火,车前子利湿热之气,当归活血养肝,生姜散郁遏肿焉。水煎温服,使火降气平,则湿热自化,而面肿连颐无不退矣。此清热利水之剂,为肝胆火逆颐肿之专方。

22119 龙胆泻肝汤《会约》卷四)

【组成】龙胆草(酒炒) 天冬 麦冬 甘草 黄连各一钱 黄芩一钱半 柴胡一钱半 山栀 知母各一钱 五味三分

【用法】水煎,热服。

【主治】肝经湿热阴挺。肾本不虚,而肝经湿热,火旺筋缩,茎中或痛或痒,或挺纵不收,白物如精,随尿而下者,此筋疝也。

22120 龙胆泻肝汤《羊毛瘟症论》)

【组成】龙胆草三钱 黄芩二钱 山栀子二钱 木通一钱 车前一钱 银柴胡一钱 甘草一钱 当归二钱 生地黄五钱

【用法】水煎,去滓,下黄蜜三钱,和匀,温服。

【主治】温邪病退,余毒留于肝肾,胁痛耳聋,口苦咽干,筋痿阴汗,阴囊肿痛,白浊便血,忽寒忽热。

【加减】如伏邪未尽,加蝉蜕七枚、僵蚕二钱。

22121 龙胆泻肝汤《医钞类编》卷二十二)

【组成】胆草 连翘 生地 泽泻一钱 车前仁 木通 黄芩 当归 栀仁 甘草(生)五分 大黄(生用)二钱

【用法】水煎,食前服。

【主治】缠腰火丹,色红赤者

【备考】方中泽泻以上三味,甘草以上五味,药物用量原缺。

22122 龙胆泻肝汤《治疹全书》卷下)

【组成】胆草 山栀(炒) 知母(盐水炒) 黄连(酒炒) 甘草 柴胡 牛蒡 天冬 黄芩 麦冬 元参

【功用】泻肝化痰。

【主治】疹后余毒蕴蓄于肝,又因跌打惊恐,致令热盛生风,风痰壅聚,发搐,目直口噤,身热口渴,发过面色如常,良久复作,此急惊风,属肝木风邪有余之证。

22123 龙胆泻肝汤《温热经解》)

【组成】龙胆草一钱半 酒芩一钱 泽泻一钱 生地六钱 北柴胡三分 车前子一钱 青皮七分 黑山栀一钱 甘草一钱

【主治】火邪伤人,耳聋目瞑者。

22124 龙胆泻肝汤《验方新编》卷十一)

【组成】龙胆草(酒炒) 归尾各一钱半 黄芩(酒炒) 泽泻 木通 车前子 生地(酒炒) 生甘草各一钱

【用法】水煎服。

【主治】肝胆经实火、湿热,胁痛、耳聋。

22125 龙胆泻肝汤《麻疹集成》卷四)

【组成】胆草 赤芍 归尾 川芎 蒙花 黄芩 决明 蝉蜕 荆芥 甘草

【主治】肝火,目赤痛。

22126 龙胆泻肝汤《竹林女科证治》卷三)

【组成】龙胆草(酒炒) 人参 天冬(去心) 甘草 黄连(炒) 栀子(炒) 知母各五分 黄芩七分 柴胡一钱 五味子三分

【用法】水煎。温服。

【主治】暴怒伤肝而动火,产户不闭者。

22127 龙胆泻肝汤《效验秘方》程聚生方)

【组成】龙胆草9克 生山栀10克 木通6克 大生地15克 泽泻10克 六一散(包)15克 生军9克

【用法】水煎服。每日1剂

【主治】湿热相乘之遗精。

22128 龙胆泻毒汤《玉案》卷六)

【组成】柴胡 龙胆草 山栀各一钱 大黄 黄连 滑石 木通各一钱五分 甘草五分

【用法】加灯心三十茎,水煎,食前服。

【主治】一切下疳。

22129 龙胆草擦剂《赵炳南临床经验集》)

【组成】胆草十斤

【用法】水煎,第一次加水20升,开锅后煮1小时;第二次加水10升,开锅后煮40分钟。两次药液合并,过滤,浓缩为9600毫升,装瓶。涂于患处。

【功用】清热解毒,止痒止痛。

【主治】急性亚急性湿疹,过敏性皮炎,日光性皮炎,小儿痱子,丘疹性荨麻疹,急性荨麻疹,毛囊炎等。

22130 龙胆茯神丸(《幼科指掌》卷四)

【组成】龙胆草 茯神 胡黄连各三钱 石菖蒲 远志肉 香附 陈神曲 芦荟各三钱 人参 朱砂各二钱 地骨皮 干蟾各五钱(一方有麦芽三钱)

【用法】蒸饼为丸,如米大,朱砂为衣。每服三十丸,荆芥汤送下。

【主治】小儿心痱,一名惊痱,面黄颊赤,身体壮热,唇红鼻燥,口舌生疮,胸膈烦闷,小水短赤,五心烦热,口渴引饮。

22131 龙胆清肝汤

《明医杂著》卷六。为《卫生宝鉴》卷十二"龙胆泻肝汤"之异名。见该条。

22132 龙胆清肝饮(《顾松园医镜》卷六)

【组成】龙胆草 黄芩 黄连各一二钱 瓜蒌一枚 麦冬五钱至一两 玄参二三钱 知母一三五钱 芍药三钱 羚羊角三五钱

【主治】热邪传入厥阴,烦满囊缩,消渴,气上冲心,心中痛热,饥不欲食,食则吐蛔者。

【加减】吐蛔,加乌梅;如误下,利不止者,去瓜、麦、玄参、知母,倍芍药。

22133 龙胆清肝散(《陈素庵妇科补解》卷一)

【组成】龙胆草 柴胡 丹皮 焦栀 黄芩 知母 川连 红花 连翘 赤芍 生地 当归 川芎 香附 青皮

【功用】清肝火,疏肝气,调性情,和营卫。

【主治】经闭。

【方论选录】是方龙胆苦寒,清肝火为君;柴、丹、栀、香、青皮疏肝气为臣;芩、连、知、翘清上中下三焦伏火为佐;而四物之加红花、赤芍和血行血,为肝家之正药也。

22134 龙宫救苦丹(《痘疹仁端录》卷十一)

【组成】升麻 白芍 香附 黑姜 荆芥 橘红 蝉蜕 人参 黄耆

【用法】酒煎服。

【主治】妇人经行出痘。

22135 龙蚤清渗汤(《效验秘方》金起凤方)

【组成】龙胆草10克 蚤休30克 黄芩10克 炒山栀10克 丹皮15克 鲜生地30克 赤芍12克 白鲜皮30克 地肤子30克 苦参15克 六一散15克(包)

【用法】每日1剂,水煎2次,早晚饭后分服。如局部皮肤大片潮红,或外布密集丘疹,红斑群集成片,灼热痒剧,可将药渣煎汤待凉后,用口罩浸透药液冷湿敷于患处,以清热燥湿止痒。

【功用】清热利湿,凉血解毒,佐以祛风止痒。

【主治】湿热俱盛,肝失疏泄而引起的各种急性皮肤病,如急性湿疹、脂溢性皮炎、药物性皮炎等属湿热型者,症见皮损肿胀、潮红、水疱、糜烂、渗出,并伴有胸闷、纳呆、小便短少、大便干结或溏,苔白腻或黄腻,脉滑数。

【加减】渴喜凉饮,脉滑故,加生石膏30克、知母10克;瘙痒剧烈,加全蝎6克、海桐皮15克;苔黄舌绛,血热偏盛,加玳瑁10克;大便干结,加生大黄6~9克(后下);药后大便溏薄,加山药18克。

【方论选录】本型病机为湿热内感,侵及营血,壅搏肌肤而发。故方用龙胆草、黄芩、蚤休、炒山栀、六一散清热利湿解毒;鲜生地、赤芍、丹皮凉血活血;苦参、白鲜皮、地肤子清热利湿,祛风止痒。

22136 龙莲芡实丸(方出《种福堂方》卷二,名见《医学实在易》卷七)

【组成】龙骨 莲须 芡实 乌梅肉各等分

【用法】上为末,用山药为丸,如小豆大。每服三十丸,空心米饮送下。

【主治】精气虚,滑遗不禁。

22137 龙蚝理痰汤(《衷中参西》上册)

【组成】清半夏四钱 生龙骨六钱(捣细) 生牡蛎六钱(捣细) 生赭石三钱(轧细) 朴消二钱 黑脂麻三钱(炒,捣) 柏子仁三钱(炒,捣) 生杭芍三钱 陈皮二钱 茯苓二钱

【主治】因思虑生痰,因痰生热,神志不宁。

【方论选录】此方,即理痰汤以龙骨、牡蛎代芡实,又加赭石、朴消也。其所以如此加减者,因此方所主之痰,乃虚而兼实之痰。实痰宜开,礞石滚痰丸之用消、黄者是也;虚痰宜补,肾虚泛作痰,当用肾气丸以逐之者是也。至虚而兼实之痰,则必一药之中,能开痰亦能补虚,其药乃为对证,若此方之龙骨、牡蛎是也。盖人之心肾,原相助为理。肾虚则水精不能上输以镇心,而心易生热,是由肾而病及心也;心因思虑过度生热,必暗吸肾之真阴以自救,则肾易亏耗,是由心而病及肾也。于是心肾交病,思虑愈多,热炽液凝,痰涎壅滞矣。惟龙骨、牡蛎能宁心固肾,安神清热,而二药并用,陈修园又称为治痰之神品,诚为见到之言,故方中用之以代芡实,而犹恐痰涎过盛,消之不能尽消,故又加赭石、朴消以引之下行也。

22138 龙射破棺散(《普济方》卷二八七)

【组成】藿香 地丁 瓜蒌 红藤 甘草 紫草各一两 黄耆五钱 当归五钱

【用法】上为细末。每服二钱,水调下。

【主治】一切痈疽,发背,肿恶。

22139 龙脑川芎丸

《御药院方》卷一。为原书同卷"加减薄荷煎丸"之异名。见该条。

22140 龙脑川芎丸(《育婴秘诀》卷四)

【组成】桔梗二钱半 片脑六分 砂仁二分 白豆蔻(去壳)五分 薄荷一钱三分 川芎 防风 炙草 酒芩 连翘各一钱

【用法】炼蜜为丸,每两作二十丸。每服一二丸,茶清化下。

【功用】消风化滞,除热清痰,通利七窍。

22141 龙脑天麻煎(《局方》卷一)

【组成】甜瓜子(汤洗令净) 浮萍草(拣,洗净) 川乌(炮,去皮脐) 地榆(去苗,刮削令净) 黑参(洗净,焙)各五十两 天麻(去苗)一百两(上六味为细末,用雪水、白沙蜜各一十五斤零一十两同化开,用绢袋子滤过,银、石器内慢火熬成稠膏) 生龙脑(研)八两 麝香(研)四两

【用法】上为细末,除龙、麝外,用天麻乌头膏和搜令匀,放冷,入龙、麝再搜令匀,入臼内捣,搓为挺子。每服一皂荚子大,与薄荷同嚼,茶、酒任下,不拘时候。治瘫缓风,并服见效;如破伤风,黑豆淋酒送下;要发汗,用煨葱、热酒

并服三服，常服亦得。

【主治】一切风及瘫缓风，半身不随，口眼㖞斜，语涩涎盛，精神昏愦；或筋脉拘挛，遍身麻痹，百节疼痛，手足颤掉；及肾脏风毒上攻，头面虚肿，耳鸣重听，鼻塞口干，痰涎不利，下注腰腿，脚膝缓弱，肿痛生疮，又治妇人血风攻注，身体疼痛，面浮肌瘦，口苦舌干，头旋目眩，昏睏多睡；或皮肤瘙痒，瘾疹生疮；暗风、夹脑风、偏正头痛。

22142 **龙脑牛黄丸**(《传家秘宝》卷三)

【组成】真槐胶一分(须是真好，通明光净者)　真阿胶一分(微炙令肥黄)　牛黄一分(别研)　腻粉一分(后入)　水银一分(用枣肉同研无星用)　蛜蝌一分(去足，微用真酥酒炒)　白花蛇肉一分(炙令黄色)　铅白霜半两(别研)　生龙脑一分(别研)　真麝香一分(别研)　真阿魏半分(面裹，烧令面热，不用面)

【用法】先将槐胶、阿胶、蛜蝌、蛇等为细末，然后依次第细研，令诸药匀，炼白沙蜜为丸，如皂子大。若是新得病者，每用一丸，细嚼，以生姜汤送下，更用酒少许冲。秋冬在房内将养，须是四面不透风，遮闭门户，床前著火。服药后，但是病处有汗出，恶气息也，不病处无汗，上膈涎痰出，又暴自利一两行，腹中鸣，三服后便见减退，后三日吃一服，服药后未得出门，候三服毕。

【主治】急中风，或潮涎稍退，风缠四肢，变为瘫痪，手足不随，口眼㖞斜。

22143 **龙脑丹砂丸**(《圣济总录》卷一二二)

【异名】含化龙脑丸(《医方类聚》卷七十五引《御医撮要》)。

【组成】龙脑(研)一钱　丹砂(研)半两　人参　白茯苓(去黑皮)各一两　羚羊角(镑)　犀角(镑)　甘草(炙，锉)　升麻　恶实(炒)各半两　麦门冬(去心，焙)一两半　马牙消(研)　黄药各一分

【用法】上为末和匀，炼蜜为丸，如鸡头子大。每服一丸。食后、临卧含化咽津。

【主治】咽喉肿痛，连舌颊、牙根赤肿，心烦，咽干多渴，眠睡不稳。

22144 **龙脑水银丸**(《圣济总录》卷一六九)

【组成】龙脑(研)　麝香(研)各一字　猪牙皂荚(炙)　甘遂各一分　腻粉(研)一钱　青黛(研)　水银(结沙子)各二钱　巴豆(去皮心膜，研)七粒(不出油)

【用法】上为末，面糊为丸，如麻子大。一岁一丸，用薄荷汤送下。

【功用】宣转风热。

【主治】小儿急惊。

22145 **龙脑玉壶丸**(《圣济总录》卷十二)

【组成】人参　防风(去叉)各二钱　赤茯苓(去黑皮)一钱半　干蝎(去土，炒)半钱　白僵蚕(炒)　硼砂(研)各一钱　白附子(炮)　天麻　麝香(研)　天南星(炮)　玄明粉(研)各一分　甘草(炙，锉)　龙脑(研)各半两　凝水石(煅通赤，水浸，出火毒，后研)十两(七两入药，三两为衣)

【用法】上为细末，炼蜜为丸，如鸡头子大，用凝水石粉为衣。每服一丸，食后细嚼，以荆芥汤送下；茶清亦得。

【主治】一切风热。

22146 **龙脑甘露丸**(《证类本草》卷四引《集验方》)

【组成】寒水石半斤(烧半日，净地坑内，盆合四面，湿土壅起，候经宿取出)　甘草末　天竺黄各二两　龙脑二分

【用法】糯米膏为丸，如弹子大。蜜水磨下。

【主治】❶《证类本草》引《集验方》：风热心躁，口干狂言，浑身壮热，及中诸毒。❷《普济方》引《广南四时摄生论》：一切风热伤寒热病。

【备考】《普济方》引《广南四时摄生论》本方用法：生姜蜜水磨下半丸。如中药毒，入板蓝根汁同服。小儿一丸分为四服，更少入腻粉。

22147 **龙脑地黄膏**(《宣明论》卷十四)

【组成】川大黄(别捣)　甘草(横纹者，别捣)　麝香一钱(别研)　雄黄(水窟者)一分(别研)　生脑子一钱(别研)

【用法】上五味，各修制了，再入乳钵内同研细，炼蜜为膏，油单裹。用时旋丸如皂子大，煎薄荷汤化下；如小儿、大人睡惊，及心神恍惚，煎金银汤下一丸；常服，新汲水下。

【功用】解暑毒。

【主治】小儿急慢惊风，涎痰上潮心胸，天吊惊，缠喉风；小儿胸膈不利，一切热毒。

【加减】如有大人阳毒伤寒，加轻粉二梗子、龙脑少许，水化下一丸，如杏核大。

22148 **龙脑芎辛丸**(《圣济总录》卷十六)

【组成】芎䓖二两　细辛(去苗叶)　甘草(炙)各半两　龙脑(研)一分　天南星(炮)　秦艽(去苗土)　丹砂(研)各一两

【用法】上为末，炼蜜为丸，如樱桃大。每服一丸，食后嚼，以茶清或荆芥汤送下。

【主治】风热头痛，痰涎壅闷，眩晕昏倦。

22149 **龙脑芎犀丸**(《局方》卷一)

【组成】石膏(细研)　川芎各四两　生龙脑(别研)　生犀角　山栀子(去皮)各一两　朱砂(研，飞)四两(内一两为衣)　人参(去芦)　茯苓(去皮，用白者)　细辛(去苗)　甘草(炙)各二两　阿胶(碎，炒)一两半　麦门冬(去心)三两

【用法】上除别研后入外，并为细末，炼蜜为丸。每服一丸至二丸，食后细嚼，茶、酒任下。

【功用】消风化痰，除心肺邪热，去头面诸风。

【主治】偏正头痛，心忪烦郁，面热目瞤，鼻塞脑昏，痰热咳嗽，咽膈不利。

22150 **龙脑安神丸**(《御药院方》卷一)

【异名】安神丸(《痘疹传心录》卷十七)。

【组成】茯神(去粗皮，取末)　人参(去芦头)　麦门冬(去心)　乌犀(取末)　朱砂各二两　真地骨皮　甘草(取末)　桑白皮(取末)各一两　马牙消(别研)一钱　龙脑(别研)　牛黄(别研)　麝香(别研)各三钱　金箔三十五箔

【用法】上为细末，炼蜜为丸，如弹子大，金箔为衣。如有风痫病多岁，冬月用温水化下，夏月凉水化下，不拘时候，多岁病服如二三年病，日进三服，小儿一丸二次服。治男子妇人虚劳发热喘嗽，新汲水一盏化开。男子妇人语涩舌强，日进三服，食后温凉水化下。

【主治】男子、妇人、小儿五种癫痫，无问远年近日，发作无时；及男子、妇人虚劳发热喘嗽，语涩舌强。

22151 **龙脑安神丸**(《痘疹心法》卷二十三)

【异名】龙脑膏(《痘科类编》卷三)。

【组成】大辰砂一钱　龙脑五厘　牛黄五厘

【用法】上为细末,取猕猪心中血、小猪尾尖血为丸,如绿豆大。每服一丸,新汲水化下,灯心煎汤亦可。

【主治】痘中昏闷谵妄。

【备考】本方原名龙胆安神丸,但方中无龙胆而有龙脑,据《景岳全书》改。

22152　龙脑鸡苏丸《局方》卷六)

【异名】鸡苏丸(《普济方》卷五十八引《如宜方》)。

【组成】柴胡(要真银州者)二两(锉,同木通以沸汤大半升浸一二宿,绞汁后入膏)　木通(锉,同柴胡浸)　阿胶(炒微燥)　蒲黄(真者,微炒)　人参各二两　麦门冬(汤洗,去心,焙干)四两　黄耆(去芦)一两　鸡苏(净叶)一斤(即龙脑薄荷也)　甘草(炙)一两半　生干地黄末六两(后入膏)

【用法】上除别研药后入外,并为细末,将好蜜二斤先炼一二沸,然后下生干地黄末,不住手搅,时时入绞下前木通、柴胡汁,慢慢熬成膏,勿令焦,然后将其余药末同和为丸,如豌豆大。每服二十丸,嚼破,热水送下,不嚼亦得。虚劳烦热,消渴惊悸,煎人参汤送下;咳嗽唾血,鼻衄吐血,将麦门冬(汤浸,去心)煎汤送下,并食后、临卧服之;惟血崩下血,诸淋疾,皆空心食前服;治淋,用车前子汤送下。

【功用】❶《局方》:除烦解劳,消谷下气,散胸中郁热,凉上膈,解酒毒,常服聪耳明目,开心益智。❷《医方集解》:清热理血。

【主治】肺热咳嗽,鼻衄吐血,血崩下血,血淋、热淋、劳淋、气淋,消渴,惊悸,胃热口臭,肺热喉腥,脾疳口甜,胆疳口苦。

【方论选录】《医方集解》:此手足太阴、少阳药也。肺本清肃,或受心之邪焰,或受肝之亢害,故见诸证。薄荷辛凉,轻扬升发,泻肺搜肝,散热理血,故以为君;生地黄凉血、炒蒲黄止血,以疗诸血;柴胡平肝解郁热,木通利水降心火,麦冬、阿胶润燥清肺,参、耆、甘草泻火和脾。此亦为热而涉虚者设,故少佐参、耆也。

22153　龙脑鸡苏丸《圣济总录》卷一二四)

【组成】龙脑(研)一分　鸡苏　甘草(炙)　乌梅(用肉)　紫苏叶各一两　麦门冬(去心,焙)　白梅(用肉)　人参各半两　天门冬(去心,焙)半分　麝香(研)　甜消(研)各一钱

【用法】上为末,再同研匀,炼沙糖为丸,如鸡头子大。每服一丸,食后人参汤嚼下。

【主治】上膈虚热,咽干。

22154　龙脑鸡苏丸《元戎》卷五)

【组成】鸡苏叶(龙脑薄荷是也)　黄耆二两　麦门冬(去心)四两　甘草一两半　黄连一两　干地黄六两(为末)　人参二两　木通二两　新蒲黄二两　阿胶(炒焦)二两　柴胡(银州鼠尾红色者)二两(锉,同木通沸汤半升,浸一日夜,绞取汁)

【用法】上为细末,用西路好蜜二斤余,先炼一二沸,然后下生地黄末,不住手搅,时时入绞下者木通、柴胡汁,慢火熬成膏,勿令火紧焦了;然后将余药末为丸,如豌豆大。每服二十丸,白汤送下。虚劳烦热,栀子汤送下;肺热,黄芩汤送下;心热悸动恍惚,人参汤送下;唾咯衄血,去心麦门冬汤

送下;脾胃热,赤芍药、生甘草汤送下;肝热,防风汤送下;肾热,黄柏汤送下。以上诸证,并食后、临卧服。治五淋及妇人血病漏下,车前子汤送下;茎中痛,蒲黄、滑石各一钱,温水调下;室女虚劳,寒热潮作,煎柴胡、人参汤送下;痰嗽者,生姜汤送下;气逆者,橘皮汤送下。

【功用】除劳解热,下气散郁,清神爽气,润肺开心,益志滋肝,补肾,令人身强体轻,耳目聪明,利膈,化热痰,去膀胱中积热。

【主治】肺热咳血,心热惊悸,脾胃热口甘吐血,肝胆热气出口苦,肾热神志不定,上而酒毒、膈热、消渴,下而血痢、五淋、血崩。

【备考】《兰台轨范》有黄芩,无黄耆。

22155　龙脑青金丸

《魏氏家藏方》卷十。为《幼幼新书》卷十九引《庄氏家传》"龙麝青金丸"之异名。见该条。

22156　龙脑青金散《痘疹金镜录》卷一)

【组成】青黛　硼砂各一钱　柏末　枯矾　雄黄各五分　飞丹　冰片各一分　铜绿三分

【用法】上为细末。井花水调,敷口中。

【主治】鹅口疮,走马疳,锁口疮。

22157　龙脑青葙丸《圣惠》卷三十二)

【组成】龙脑半两(细研)　青葙子　人参(去芦头)　车前子　白茯苓　芎藭　羌活　细辛　天麻　防风(去芦头)　石决明(捣细,研,水飞过)　黄耆(锉)各一两　牛黄半两(细研)　旋覆花三分　麝香一分(细研)　曾青半两(烧过,细研)

【用法】上为末,入研了药,都研令匀,炼蜜为丸,如梧桐子大。每服十丸,食后煎羌活汤嚼下。

【主治】肝脏风虚,时多冷泪,眼目昏暗。

22158　龙脑金水膏《医方类聚》卷六十九引《必用全书》)

【组成】蕤仁十个(纸裹,研去油,如霜极细)　朱砂二钱(光明者,另研极细)　硇砂一钱(光净者,另研极细)　干胭脂一钱(好者,研为细末)　龙脑一钱(片子者,另研极细)　麝香半钱(真者,另研极细)

【用法】上药各为极细末,用好蜜六两,重罗或重纱滤过,将六味药乳钵中同研,渐渐下蜜四两,匀,用瓷器封合,用度点眼。

【功用】驱风凉血,明目通神。

【主治】风热上壅,赤目翳障,两眼筋膜胬肉攀睛,迎风多泪,视物昏花,倒睫拳毛,热泪不止。

22159　龙脑破毒散《御药院方》卷九)

【组成】盆消(研细)四两　白僵蚕(微炒,去嘴,为末)八钱　甘草(生,为末)八钱　青黛八钱　马勃(末)三钱　蒲黄半两　脑子一钱　麝香一钱

【用法】上为细末,用瓷合子收。如有病证,每用药一钱,用新汲水少半盏调匀,细细呷咽。若是诸般舌胀,用药半钱,以指蘸药,擦在舌上下,咽津如是。小儿一钱作四五服,亦如前法用,并不拘时候。

【主治】急慢喉痹,咽喉肿塞不通。

22160　龙脑破毒散《全国中药成药处方集》哈尔滨方)

【组成】僵蚕八分(微炒,去嘴)　青黛八分　甘草八分　生蒲黄五分　马勃三分　冰片二分　麝香一分　西瓜霜四钱

【用法】上为极细末,绢罗筛过,玻璃瓶封藏。纸筒或苇管吹喉。

【功用】止痛,消肿,去腐。

【主治】喉症。

【宜忌】忌食腥、辣。白喉忌用。

22161 龙脑润肌散《宣明论》卷十五)

【组成】黄丹一两 密陀僧半两 轻粉一钱半 麝香半两 龙脑一字

【用法】上为细末。掺药在疮上,用青帛涂之,内留一眼子。

【主治】杖疮,热毒疼痛。

22162 龙脑黄连膏

《原机启微》卷下。为《圣济总录》卷一〇四"黄连膏"之异名。见该条。

22163 龙脑黄连膏《全国中药成药处方集》杭州方)

【异名】光明眼药。

【组成】梅冰片二钱五分 淡硇砂一钱

【用法】上为细末,用黄连膏四两调匀。每日早、晚点入眼角。

【主治】肝热上升,目红难开,畏光羞明,热痛多泪,睛沿赤烂,障翳遮睛。

【宜忌】忌葱、酒、大蒜发物。

22164 龙脑清膈汤《御药院方》卷一)

【组成】鼠黏子六两(拣净,炒) 荆芥穗四两 鸡苏叶一两半(去土) 甘草(锉,炒赤色) 瓜蒌根 桔梗(炒黄色) 紫苏子(炒)各二两 龙脑二钱

【用法】上为细末。每服一二钱,食后或临睡白汤点服。

【功用】治风热,化痰,利咽膈,清头目,消疮疹。

22165 龙脑硼砂散《御药院方》卷十)

【组成】龙脑半两 南硼砂一两

【用法】上为极细末。每用少许,两鼻内搐之。

【主治】头目风热。

22166 龙蛎救逆汤

《类证治裁》卷二。为《伤寒论》"桂枝去芍药加蜀漆牡蛎龙骨救逆汤"之异名。见该条。

22167 龙蛇换骨丹《㾫后方》)

【组成】生草乌半斤(去皮尖,切片) 生姜半斤(切片)

【用法】共入锅内,焙炒干,为细末,加麝二分,加白荆皮研末,与前药等分平对。每服六分,酒调下。如伤风寒,不对白荆皮末,每服三分,俱卧时酒调下。忌风取汗为度。

【主治】半身不遂,风瘫骨痛,麻痹不仁。

【备考】本方方名,据剂型当作"龙蛇换骨散"。

22168 龙鲤宣瘭丸《重订通俗伤寒论》)

【组成】干地龙(酒炒)一两 蜣螂 全蝎 川甲(俱用酒炒)各五钱 露蜂房(炒) 制川乌各三钱 明乳香二钱 麝香三分

【用法】用酒煮黑大豆汁泛为丸。每服一钱,陈酒送下。

【主治】周瘭。

22169 龙燕补肾酒《成方制剂》17册)

【组成】地龙 海燕 花椒 甜叶菊 雄蚕蛾

【用法】上加工为淡黄色至淡棕黄色的液体。口服,一次10毫升,一日2次(用前振摇),一个月为一个疗程。

【功用】补肝益肾,除湿助阳,温脾助胃,益髓填精。

【主治】肾虚阳痿,肾功能减退等症。

22170 龙麝青金丸《幼幼新书》卷十九引《庄氏家传》)

【异名】龙脑青金丸(《魏氏家藏方》卷十)。

【组成】脑 麝各一字 青黛 雄黄 朱砂 胡黄连 芦荟 腻粉各一分

【用法】上为末,猪胆蒸饼为丸,如绿豆大,晒干,瓷器收。每服二三丸,一切惊悸、体热、疮疖,薄荷汤送下;一切疳气、泻痢、蛔虫,米饮送下。常服百病不生。

【功用】镇心压惊,安五脏,益颜色,长肌肤。

【主治】潮热盗汗,疳蛔腹大,泻痢,疮疥。

22171 龙麝追毒丹《卫生宝鉴》卷十三)

【异名】龙麝追毒散(《普济方》卷二七五)。

【组成】龙脑三分 麝香一分 轻粉 粉霜 雄黄各五分 乳香 砒黄各一字 巴豆十四个(去皮心膜)

【用法】上为极细末,面糊为丸,如麦粒大。每用之,先以针捻疮口,入药,量轻重上药。后一两时辰,肿痛尽是应。如患下疳疮,蚀茎或半或尽者,用浆磨一两粒搽之。

【功用】《普济方》:去死肉,生肌。

【主治】一切恶疮内毒气未出尽者;箭头、针刺、痈疖、恶疮,内有毒气不着骨者;破伤风,恶疮不痛者。

22172 龙麝追毒散《普济方》卷二七五)

【组成】龙脑三钱 轻粉 粉霜 雄黄各半钱 乳香 没药各一字 血竭半钱 硫黄半字 麝香半字 巴豆十四个(去皮心,出油)

【用法】上为细末,调生面糊为丸,锭子如麦粒大小。如用时,先用针破疮入药,量轻重者一二丸可得也,上药后一两时辰,疮肿尽是应也。如患下疳疮,蚀茎或半或尽者,用温浆水磨药二丸,搽之。

【主治】恶疮,毒气未出尽者;箭头、针刺、痈疖、恶疮,内有毒气,在内不着骨者;破伤搐恶不痛者。

22173 龙麝追毒散

《普济方》卷二七五。为《卫生宝鉴》卷十三"龙麝追毒丹"之异名。见该条。

22174 龙麝紫芝煎《御药院方》卷一)

【组成】何首乌 天麻(去苗) 吴白芷 防风(去苗) 羌活(去苗) 甘草(炙) 黑附子(炮) 甘松 胡椒 良姜 零陵香 藿香叶 肉桂 川姜(炮)各一两 白檀半两 麻黄(去节)一两 龙脑二分半 麝香二分半

【用法】上为细末,炒米粉四两,黄色糯米粥汁,入白蜜二两和就,作梃子,一寸半长。每服一梃,细嚼,茶酒送下。如病重,每服三梃子,一日三次。

【主治】一切诸风,半身不随,口眼㖞斜,头旋耳鸣,鼻塞咽干,四肢麻木疼痛,痰毒下注,腰膝沉重,筋挛骨冷,皮肤瘙痒,昏迷困倦,饮食进退,行步少力。

22175 龙麝紫芝煎《永乐大典》卷一三八七九引《风科集验》)

【组成】附子一两(炮,去皮脐) 川乌(炮,去皮脐) 草乌头(锉,炒) 桂心 细辛(去苗) 干姜各一两(炮) 白芷 零陵香 藿香叶 白茯苓(去皮) 香附子(炒) 桂

花　白附子(炮)　丁香　木香各一两半　甘草(炙)　细墨各二两(烧去烟)　麻黄八两(去节)　胡椒二钱　脑子(另研)　麝香各一钱(研)　甘松二两半(去土)　米粉四两(炒紫色)　糯米一升

【用法】上为细末，用糯米粥为膏，捏为锭，约筋样大。每服一寸，细嚼，好酒送下；茶清亦得，每日进二服，病重者二寸。

【主治】诸中风痹，瘛疭瘖痪，语言謇涩，痰涎壅塞。

【宜忌】忌食猪、鱼、杂肉、动风之物。

22176　龙麝蚰蜒丸《杨氏家藏方》卷二》

【组成】香白芷四两　麻黄(去根节)　藿香叶(去土)　天麻(去苗)　甘草(炙)　羌活(去芦头)各一两　细辛(去叶土)　藁本(去土)　全蝎(去毒，炒)　川芎　雄黄(别研)　白附子(炮)各半两　脑子一钱(别研)　麝香半钱(别研)

【用法】上为细末，炼蜜为丸。每一两作二十丸。每服一丸，细嚼，薄荷茶下，不拘时候。

【功用】清利头目，消风壅。

【备考】本方方名，《普济方》引作"麝香蚰蜒丸"。

22177　龙麝聚圣丹《御药院方》卷九》

【组成】川芎一两　生地黄　犀角屑　羚羊角　南琥珀(研)　南玄参　桔梗　连翘各半两　马牙消(研)　人参　赤茯苓(去皮)　升麻　牛黄(研)　麝香(研)　脑子(研)各三钱　南硼砂(研)一两　铅白霜(研)一钱　朱砂(水飞)半两　金箔(为衣)五十片

【用法】上为细末，炼蜜为丸，每两作十五丸，用金箔为衣。每服一丸，用薄荷汤化下；或新水化服亦得，更或细嚼服，并噙化咽津，皆可，食后、临卧服，一日三二次。

【主治】心脾客热，毒气攻冲，咽喉赤肿疼痛，或成喉疖，或结硬不消，愈而复发，经久不愈，或舌本肿胀，满口生疮，饮食难咽。

22178　龙牡壮骨颗粒《中国药典》2010版》

【组成】党参　黄芪　山麦冬　醋龟甲　炒白术　山药　醋南五味子　龙骨　煅牡蛎　茯苓　大枣　甘草　乳酸钙　炒鸡内金　维生素D_2　葡萄糖酸钙

【用法】上制成颗粒剂，每袋装5克或3克(无蔗糖)。开水冲服，二岁以下一次5克或3克(无蔗糖)，二岁至七岁一次7.5克或4.5克(无蔗糖)，七岁以上一次10克或6克(无蔗糖)，一日3次。

【功用】强筋壮骨，和胃健脾。

【主治】治疗和预防小儿佝偻病、软骨病；以及小儿多汗、夜惊、食欲不振、消化不良、发育迟缓。

22179　龙泽熊胆胶囊《中国药典》2010版》

【组成】龙胆101克　盐泽泻61克　地黄76克　当归61克　栀子61克　菊花61克　盐车前子61克　决明子61克　柴胡61克　防风61克　黄芩61克　木贼61克　黄连61克　薄荷脑6.33克　大黄101克　冰片8克　熊胆粉1.27克

【用法】上制成胶囊剂，每粒装0.2克。口服，一次4粒，一日2次，小儿酌减。

【功用】清热散风，止痛退翳。

【主治】风热或肝经湿热引起的目赤肿痛、羞明多泪。

【宜忌】孕妇忌服。

22180　龙胆羚羊角汤《中医妇科治疗学》》

【组成】龙胆草三钱　黄芩二钱　干地黄三钱　羚羊角(磨汁冲服)一钱　茯神三钱　丹参一钱　车前子二钱

【用法】水煎，微温服。

【功用】清热平肝，养血息风。

【主治】子痫偏于风热者，未发之前，头痛甚剧，面色发红，头昏眼花，脘腹疼痛，大便秘结，或有呕吐；病发后抽搐神昏，舌质红，脉弦滑而数。

【加减】痰涎壅盛，加竹沥三十滴，亦可加天竺黄二钱。

22181　龙脑麝香锭子《普济方》卷二八三》

【组成】龙脑三钱　麝香二钱　轻粉半钱　粉霜三钱　雄黄半钱　乳香一钱　雌黄半钱　巴豆十四个(去皮尖)

【用法】上为细末，干饭为丸，如小麦大。纴在疮上。贴治痔疮，研纴在疮内。

【功用】追毒回疮，止痛生肌。

【宜忌】忌冷水。

22182　龙牡百合梦遗灵《效验秘方》曹家辉方》

【组成】龙齿　牡蛎　山药　朱茯神各30克　莲子　芡实　五味子　金樱子　补骨脂各15克　百合70克　生地50克　炒枣仁25克　元参20克　党参25克　山萸肉35克

【用法】每日1剂，早、晚水煎服。

【主治】七情致病思想无穷入梦魅境，梦幻呓语，空幻如顾、意淫于外，空幻色欲梦遗精枯，面黄肌瘦，神志恍惚。思虑伤神，恐怖伤肾，食欲不振，心慌气短，倦怠乏力，腰腿酸软，舌淡尖红，苔薄黄，脉沉细稍弦。

【加减】肾阳虚者，加肉桂、附子、小茴、鹿角胶；阴虚火旺者，加黄连、黄芩、寸冬、地骨皮；气虚者，加黄芪、白术；血虚者，加当归、熟地。

【方论选录】本方系百合地黄汤与龙牡汤加减随证组方。方中百合味苦涩，性微寒，敛气养心，安神定魂；生地甘寒滋阴清热；龙齿、牡蛎，镇肝熄风，滋阴凉血。

戊

22183　戊己丸

《幼幼新书》卷二十六引《养生必用》。为原书同卷"苦散"之异名。见该条。

22184　戊己丸《续本事》卷一》

【组成】茴香三两(拣净)　甘草一两(炙)　胡椒五两(拣净)　人参一两　白术二两　朱砂半两　白茯苓三两　香附子半两

【用法】上为细末，生姜汁打面糊为丸，如梧桐子大。每服二十丸，空心白汤送下，一日二次。

【功用】《续本事》：护脾开胃，进饮食，长肌肉，生气血，化精益髓，全胃气，丹田不竭，肾经不虚。

【主治】❶《续本事》：丈夫、妇人禀赋怯弱，饮食无味，气血衰败，肌肉不生，项背拘紧，腰脚无力，胸膈膨胀，多睡少寐，终日昏蒙，夜多异梦，及积年脾蛊时下，恶心噫酸吐水，小儿吐乳，大人翻胃。❷《济阴纲目》：新婚男子女人，素禀虚寒滑泄。

22185　戊己丸《朱氏集验方》卷六》

【组成】真吴茱萸(川中者,汤洗三两次) 黄连(去须,好酒浸)各等分

【用法】米糊为丸。每次三十丸,空心服。赤痢,当归、黄连、甘草汤送下;白痢,茱萸、生姜汤送下。

【主治】赤白痢。

22186 戊己丸(《普济方》卷二一二)

【组成】甘草 木香 罂粟壳 乌梅 赤芍药各等分

【用法】上为末。每服二钱,空心米饮送下。

【主治】肠胃虚滑,下痢无度,脓血相杂。

【备考】本方方名,据剂型当作"戊己散"。

22187 戊己丸(《古方汇精》卷一)

【组成】熟地八两(杵膏) 萸肉三两 当归 麦冬(去心) 苡仁 牛膝各二两 白芥子 元参各一两 丹参一两五钱 北五味五钱

【用法】各取净末,用生姜六两取汁,和炼蜜,同熟地杵膏为丸。每服二钱,渐加至三四钱,老米三钱煎汤调下。

【主治】反胃,膈噎。

22188 戊己丸(《中国药典》2010版)

【组成】黄连300克 吴茱萸(制)50克 白芍(炒)300克

【用法】上为丸剂。口服,一次3~6克,一日2次。

【功用】泻肝和胃,降逆止呕。

【主治】肝火犯胃,肝胃不和所致的胃脘灼热疼痛,呕吐吞酸,口苦嘈杂,腹痛泄泻。

22189 戊己汤(《症因脉治》卷三)

【异名】黄连戊己汤(原书卷四)。

【组成】白芍药 甘草 川黄连

【用法】煎汤服。

【功用】清肝脾血分之火。

【主治】脾家有热,不能分清降浊,水液偏渗大肠,泄泻不止,水谷不分,腹中漉漉有声,或痛或不痛,小水全无,及脾热身肿者。

【备考】方中药物用量原缺,黄连戊己汤用川连一钱,白芍药五钱,甘草一钱。

22190 戊己汤

《症因脉治》卷四。为《伤寒论》"芍药甘草汤"之异名。见该条。

22191 戊己散(《圣济总录》卷一三四)

【组成】干牛粪

【用法】烧灰研细。生油调涂。

【主治】火烧疮。

22192 戊戌丸(《本草纲目》卷五十引《乾坤秘韫》)

【组成】黄童子狗一只 地骨皮一斤 前胡 黄耆 肉苁蓉 当归末各四两 莲肉 苍术末各一斤 厚朴 橘皮末各十两 甘草末八两

【用法】将黄童子狗去皮毛,肠肚同外肾,于砂锅内用酒、醋八分,水二升,入地骨皮、前胡、黄耆、肉苁蓉同煮一日。去药,再煮一夜。去骨,再煮肉如泥,擂滤。入当归末、莲肉、苍术末、厚朴、橘皮末、甘草末八两,和杵为丸,如梧桐子大。每服五七十丸,空心盐酒送下。

【主治】男妇诸虚不足,骨蒸潮热。

22193 戊戌酒(《本草纲目》卷五十引《养老方》)

【组成】黄犬肉一只

【用法】煮一伏时,捣如泥,和汁拌炊糯米三斗,入曲,如常酿酒。候熟,每旦空心饮之。

【功用】大补元气。

【主治】《医学入门》:阳虚。

22194 戊字化毒丸(《疮疡经验全书》卷十三)

【组成】牛黄四分 升麻 生生乳各一钱 木香 朱砂 雄黄 川山甲 白鲜皮 乳香各一钱五分(炙用) 制大黄二钱(用酒九浸、九蒸、九晒) 威灵仙 没药 血竭 贝母各一钱八分

【用法】上药各为末,用神曲末五钱打稠糊,入药捣匀,丸如梧桐子大,另研朱砂为衣。每早空心服十五丸,每晚空心服十丸,人参汤送下。奇良汤亦可,病去药减,如余毒未尽,药不可彻。

【主治】霉疮脾经内外前后形证。

【宜忌】忌一切恼怒焦躁。茶、酒止可用十分之三。

可

22195 可达灵片(《成方制剂》17册)

【组成】延胡索

【用法】上为糖衣片,每片含延胡索生物碱5毫克。口服,一次2~3片,一日3次。

【功用】活血化瘀,利气止痛。

【主治】冠心病,心绞痛,急性心肌梗死,陈旧性心肌梗死之胸闷憋气,心悸眩晕。

22196 可保立苏汤(《医林改错》卷下)

【组成】黄耆一两五钱(生) 党参三钱 白术二钱 甘草二钱 当归二钱 白芍二钱 枣仁二钱(炒) 山萸一钱 枸杞子二钱 故纸一钱 核桃一个(连皮打碎)

【用法】水煎服。

【主治】小儿因伤寒、瘟疫,或痘疹、吐泻等症,病久气虚,四肢抽搐,项背后反,两目天吊,口流涎沫,昏沉不省人事。

【备考】此方分两,指四岁小儿而言。若两岁,分两可以减半;若一岁,分两可用三分之一;若两三个月,分两可用四分之一,又不必拘于付数。

22197 可利肝颗粒(《成方制剂》3册)

【组成】白薇 北豆根 穿山甲 五味子 泽兰 枳实

【用法】上为颗粒剂,每袋装10克。开水冲服,一次10克,一日3次。

【功用】理气化瘀,疏肝通络。

【主治】慢性肝炎。

归

22198 归元汤(《医学集成》卷二)

【组成】熟地二两 附子八钱 当归 人参 焦术 故纸 苡仁各五钱 芡实 山药 杜仲各三钱 炮姜二钱 防风一钱

【主治】老年耳聋。

22199 归元散(《回春》卷四)

【组成】人参(去芦) 白术(去芦) 茯苓(去皮) 远

志(去心) 酸枣仁(炒) 麦门冬(去心) 黄柏(童便炒) 知母(童便炒) 芡实 莲花须 枸杞子 陈皮 川芎各等分 升麻减半 甘草减半

【用法】上锉一剂。加莲肉三个，枣子一枚，水煎，空心服。

【功用】升提肾气以归原。

【主治】梦遗日久，气下陷者。

22200 **归牛散**《医学入门》卷六）

【组成】肉桂 牵牛各五钱 当归 大黄 桃仁各二钱半 全蝎一钱

【用法】每服一钱，入蜜煎服。利后，以青皮、陈皮、茯苓、木香、砂仁、甘草、生姜煎服和胃。

【功用】疏利。

【主治】疝气便闭，阴核肿硬沉坠，小腹阴囊牵引痛甚，夜啼。

22201 **归气汤**《永类钤方》卷十二引《简易方》）

【组成】沉香 木香 丁香 白姜(炮) 川楝子肉(炒) 肉桂 净陈皮 当归 甘草(炙) 附子二个(六钱者，炮) 砂仁 益智仁(炒) 胡芦巴(炒) 白术 舶上茴香(炒) 肉豆蔻(煨)各一两

【用法】上㕮咀。每服二钱，水一盏，加紫苏三叶，木瓜四片，盐少许，煎服。

【主治】气不升降，胸膈痞满，心腹刺痛，不进饮食。

【备考】本方方名，《医方类聚》引作"归气散"。

22202 **归气汤**《辨证录》卷四）

【组成】麦冬三两 北五味三钱 熟地三两 白术二两

【用法】水煎服。

【主治】久嗽伤肺后，忽然大喘不止，痰出如泉，身汗如油。

22203 **归气饮**《景岳全书》卷五十一）

【组成】熟地三五钱 茯苓二钱 扁豆二钱 干姜(炮) 丁香 陈皮各一钱 藿香一钱五分 炙甘草八分

【用法】水一钟半，煎七分，食远温服。

【主治】气逆不顺，呃逆呕吐；或寒中脾肾。

【加减】中气寒甚者，加制附子；肝肾寒者，加吴茱萸、肉桂，或加当归。

22204 **归气散**

《医方类聚》卷八十八。即《永类钤方》卷十二引《简易方》"归气汤"。见该条。

22205 **归艾丸**《朱氏集验方》卷十引蔡相药方）

【组成】生地黄一斤(净洗) 生姜一斤(净洗，各用砂盆研烂，如交加散法淹一宿，银器各炒干，入后药) 白芍药 白茯苓 延胡索 当归(去芦，浸)各二两 熟艾二两(醋调面成饼，甑上蒸熟，焙干)

【用法】上除艾叶外，各焙干为末，入前件地黄、生姜作一处，炼蜜为丸，如梧桐子大。每服五十丸，空心酒送下，一日三次。

【主治】妇人平生无子。

22206 **归艾饮**《陈素庵妇科补解》卷三）

【组成】当归 川芎 艾叶 茯苓 白术 白芍 杜仲 陈皮 香附 木香 砂仁 乌药 防风 紫苏 甘草

【主治】胞络宿有风冷，受娠之后血不通，冷与血相搏，少腹痛，甚则胎动不安。

【方论选录】是方芎、归、艾、术、杜、芍固胎，乌、木、砂、陈以能蠲冷气，防、苏祛风。

22207 **归术汤**《幼科直言》卷五）

【组成】当归 白术(炒) 地骨皮 白芍(炒) 丹皮 沙参 黄耆 陈皮 甘草(或加人参)

【用法】水煎服。

【主治】久热症，或因病后失调，或过伤药饵，体瘦干枯。

22208 **归术散**《医学入门》卷七）

【组成】当归八两 白术一两

【用法】上为末。每服二钱，沸汤点服。

【主治】心脾疼痛。

22209 **归龙酒**《仙拈集》卷三）

【组成】菊花 当归各半斤 枸杞一斤 龙眼肉三斤

【用法】火酒三十斤，南酒二十斤，泡二十一日。饮之。

【功用】补脾养胃，祛风明目。

22210 **归芍汤**《胎产秘书》卷上）

【组成】当归三钱 白芍(半生半炒)二钱 莱菔子(炒，研)二钱 广木香八分 槟榔七分 枳壳八分 甘草五分 净车前一钱五分 山楂(砂糖炒)一钱五分

【用法】白痢加生姜，红痢加白糖，水煎服。

【主治】妊娠下痢赤白，腹中疼痛，心上急满者。

22211 **归芍汤**《会约》卷十四）

【组成】当归二钱 白芍钱半 黄芩 黄连 陈皮各一钱 广香三分

【用法】水煎，空心服。

【主治】妊娠腹痛下痢，里急后重，脉洪有力，证属热者。

【加减】如痛甚则下，加大黄一钱半。

22212 **归芍汤**《不知医必要》卷三）

【组成】当归二钱 桔梗一钱五分 枳壳(面煨，去瓤)六分 生白芍三钱 木香(湿纸包煨) 槟榔各一钱 炙草七分

【用法】加生姜三片，水煎服。

【主治】痢疾。

【加减】如白痢，加苍术七分，砂仁四分；红痢，则加山楂炭一钱。

22213 **归芍汤**《新急腹症学》）

【组成】当归八钱 大黄三钱 川朴八钱 枳壳四钱 槟榔三钱 芒消三钱 黄芩三钱 黄连二钱 丹皮三钱 公英五钱 没药三钱

【主治】麻痹性动力性肠梗阻。

【备考】方名归芍汤，但方中无芍药。

22214 **归芍汤**《急腹症方药新解》）

【组成】当归25克 白芍25克 柴胡6克 川朴6克 枳壳6克 槟榔6克 芒消10克 丹皮10克 黄芩6克 川连6克 公英18克 没药6克 阿胶10克 三仙各10克

【用法】水煎服，每日一至二剂，口服或胃管注入。

【功用】理气消胀，清热通便，凉血消肿。

【主治】腹腔感染所致的麻痹性肠梗阻,腹部手术后肠麻痹。

【加减】腹胀重,大便秘结,加大黄,重用芒消;腹腔感染重,发烧者,加金银花、连翘、白花蛇舌草。

【方论选录】当归润肠通便,芒消软坚通便,柴胡、川朴、枳壳、槟榔理气消胀,黄芩、黄连、丹皮、公英凉血消肿,三仙助消导,阿胶滋阴补血,没药、白芍活血养血止痛。

22215 归芍饮《玉案》卷五

【组成】当归 白芍 川芎各一钱 白术 人参 生地 香附 陈皮各一钱五分。

【用法】加大枣二枚,水煎,食前服。

【主治】妇人临经并经后作痛。

22216 归芍饮《玉案》卷六

【组成】人参 白术 白芍 白茯苓 诃子肉各五分 乌梅半个 黄连 厚朴 肉豆蔻 柴胡各六分

【用法】加黑枣二枚,水煎,空心服。

【主治】小儿痢疾,久不肯住。

22217 归芍饮《医学集成》卷一

【组成】白芍 当归 莱菔 枳壳 槟榔 甘草

【用法】先进百顺丸,次用痛痢饮。随进本方。

【功用】凉下。

【主治】痢疾烦渴身热,小水短赤,少腹胀痛而里急后重,年力强壮而形气有余,其脉数而洪滑有力者。

22218 归芍散《普济方》卷二一五

【组成】当归 白芍药 鹿茸 熟地黄

【用法】上为细末,炼蜜为丸,如梧桐子大。每服三十丸,阿胶汤送下。

【主治】劳淋。小腹疼痛,小便不利。

【备考】本方方名,据剂型,当作"归芍丸"。

22219 归芍煎《医学集成》卷二

【组成】当归 白芍 滑石 槟榔 枳壳 广香 甘草 萑子

【主治】痢疾下后。

【加减】赤痢,加红米;白痢,加炮姜。

22220 归芎丸《朱氏集验方》卷十

【组成】陈皮 当归各三两 元胡索一两

【用法】上为细末,糊为丸。每服五十丸。米饮送下。

【主治】妇人月候不通。

22221 归芎汤《眼科阐微》卷三

【组成】当归一钱五分 川芎一钱 防风 荆芥 菊花 生地(酒洗)各八分 玄参七分

【用法】水煎服。

【主治】瘦人眼症,血少兼热者。

22222 归芎汤

《医学心悟》卷五。为《张文仲方》引徐王方(见《外台》卷三十三)"神验胎动方"之异名。见该条。

22223 归血散《杨氏家藏方》卷二十

【组成】荆芥(锉碎)一合 大麦一合(生) 黑豆一合(生) 甘草二钱(生)

【用法】上拌匀。用水一盏半,煎至一盏,去滓,食后临卧作两次温服。

【主治】男子、妇人、老幼小便溺血。

22224 归花汤《眼科全书》卷三

【异名】归杞汤。

【组成】当归 密蒙花 黄连 熟地 楮实子 覆盆子 枸杞子 玄参 连翘 防风 石斛草 陈皮 白芍

【用法】水煎,食后服。

【主治】惊振内障者,或因被人打着,或撞着,或从高处跌下低处,致眼昏暗二三年者,一时内障形状,阴看能大,阳看能小,不辨三光;或后生人患云翳小小,阴看不大,阳看不小,不见三光;五风变五色,不离头痛,或因酒色过度,内伤肾气而致青风内障,不痒不痛,渐失其明,眼目俱不伤损,故无所见,日积月累,瞳仁开大,渐渐变青色。

22225 归杞汤

《眼科全书》卷三。为原书同卷"归花汤"之异名。见该条。

22226 归芪片

《成方制剂》6册。为原书同册"加味归芪片"之异名。见该条。

22227 归连丸《女科百问》卷下

【组成】阿胶(捣碎,炒如珠)三两(以醋四升煮成膏) 黄连 当归各三两 干姜二两 木香一两五钱

【用法】上为末,用阿胶膏为丸,如梧桐子大。每服三十丸,食前米饮送下。

【主治】一切下痢,无以新久,及冷热脓血,肠滑里急,日夜无度,脐腹绞痛不可忍。

22228 归连丸《普济方》卷二一一

【组成】黄连四分 黄柏 当归 黄芩各二两 阿胶二两(炙) 熟艾一两

【用法】上为散。以醇醋二升,煮胶烊,下药煮,为丸如大豆大。每服七八分,饮送下,日二夜一服。

【功用】《医略六书》:清热养阴。

【主治】❶《普济方》:痢,无问冷热,及五色痢。❷《医略六书》:阴虚五色痢;孕妇赤痢,腹痛,胎下堕,脉虚数者。

【加减】若产妇痢,加蒲黄一两,蜜和为丸。

【方论选录】《医略六书》:当归养血脉以养胎,阿胶养阴血以止痢,黄连清心脾之火,黄芩清肺肠之火,黄柏清肾火,存五液也;佐以艾炭,温经止痛定痢;复以苦酒收之,米饮和之,使经腑肃清,则脏损复完,而胃气自能输化,五液各有所归。

22229 归连汤《普济方》卷七十四引《经验良方》

【组成】当归尾(极细者) 黄连 赤芍药 防风各等分 杏仁七粒(去皮尖,男孩乳汁蒸过)

【用法】以水半盏同蒸。乘热洗眼,冷则再热,又洗。

【主治】眼暴赤。

22230 归连汤《诚书》卷十五

【组成】升麻 黄连 大黄 川芎 羚羊角 红花 归尾 甘草各二两 黄芩 金银花各三两

【用法】水煎服。余者可纳芒消再煎,涂肿处。

【主治】丹毒初发,血热毒盛。

22231 归连汤《眼科阐微》卷三

【组成】当归 黄连 黄芩各一钱 铜绿 皮消 白矾各七分

【用法】以绢袋盛,煎汤洗。

【主治】火盛生痰,痰积久,胸膈不利,浊气上升于目,轻则昏花,重则云翳。

22232 归连散(《医方类聚》卷一四一引《施圆端效方》)

【组成】黄连(拣净) 黄柏 当归 干姜(炮)各等分

【用法】上咬咀。每服四钱,水二小盏,加乌梅一个(切碎),同煎至一盏,去滓,食前温凉随意服。

【主治】冷热不调,下痢脓血频并,后重,腹内疗痛,饮食不下,以至危困。

22233 归肠汤(《辨证录》卷十)

【组成】玄参一两 石膏三钱 熟地一两 丹皮三钱 当归三钱 地榆三钱 槐花二钱 荆芥(炒黑)三钱

【用法】水煎服。

【功用】胃肾同治,清大肠之火。

【主治】大肠之火奔迫而出,不大便而脱肛,疼痛非常。

22234 归肠散(《杨氏家藏方》卷十九)

【组成】橡斗子半两(蜜炙黄) 木贼半两(烧灰留性)

【用法】上为细末。每服一钱,乳食前陈米饮调下。

【主治】小儿肠虚脱肛。

22235 归灵汤(《外科正宗》卷三)

【异名】归灵内托散(《外科大成》卷四)、归灵散(《验方新编》卷七)。

【组成】川芎 当归 白芍 熟地 米仁 木瓜 防己 天花粉 金银花 白鲜皮 人参 白术各一钱 甘草五分 威灵仙六分 牛膝(下部加)五分 土茯苓二两

【用法】水三钟,煎二钟,量病上下,分二次食前后服之,滓再煎八分服。

【主治】杨梅疮不论新久,但元气虚弱者。

22236 归灵散

《验方新编》卷七。为《外科正宗》卷三"归灵汤"之异名。见该条。

22237 归尾丸(《妇科玉尺》卷一)

【组成】槟榔 秦艽 归尾 延胡索 姜炭 木香 桃仁 丹皮

【主治】内结经闭腹痛;月经下血块。

22238 归附丸(《杏苑》卷八)

【组成】香附子八两(一半醋浸一宿,砂铫内煮干,切,焙;一半童便浸一宿,依前者焙) 当归四两

【用法】上为细末,米醋煮面糊为丸,如梧桐子大。每服五十丸,空心淡醋汤送下。

【功用】顺气调经。

【主治】月经不调。

22239 归附丸(《济阴纲目》卷六)

【组成】香附子(大者,砂罐内醋煮极熟,水洗,焙干为末)一斤 当归(大者,去芦梢,用身,酒洗,切片,焙干为末)十两 鹿角(大者,刮去粗皮,镑末二三两,绵纸垫铁锅内,文火炒,为细末)二两

【用法】上和匀,醋糊为丸,如梧桐子大。每服三钱,早起、临睡各一服,白滚汤送下。一月,经后入房即孕。

【功用】种子。

【主治】❶《济阴纲目》:小产、产后诸证。❷《医略六书》:年久无子,脉涩滞者。

【方论选录】《医略六书》:冲任亏损,血气不调,致生阳不振,不能媾精,而年久无子焉。香附和血调气;当归养血荣经;鹿角黑炒,力能扶冲任之阳,以燥子宫之寒湿也。醋丸酒下,使子宫温暖,则生阳振发,而经脉滋荣,血气无不调之患,年久无不孕之虞矣。

22240 归附丸(《郑氏家传女科万金方》卷一)

【组成】归身 香附(醋制) 陈皮 山楂

【用法】醋和为丸服。

【主治】胃气不调而经停,貌本壮实,饮食减少者。

【宜忌】咳嗽者禁用。

22241 归附丸(《女科切要》卷一)

【组成】当归 附子

【主治】妇人女子血寒,经水过期而来。

22242 归附汤(《魏氏家藏方》卷七)

【组成】当归半两(去芦) 附子一两(炮,去皮脐)

【用法】上咬咀。每服三钱,水一盏半,加生姜五片,煎七分,去滓,食前温服。

【主治】大便下血。

22243 归表汤(《医方类聚》卷一二九引《经验良方》)

【组成】羌活二钱半 青皮半两(炒) 黑牵牛(头末)一两

【用法】上用末。每服一钱,以樟柳根、绿豆、桑白皮煎汤调下。

【主治】水气,四肢虚肿。

22244 归苓散(《杏苑》卷八)

【组成】当归 茯苓 芍药 生甘草梢 木通 陈皮 白术 灯心各等分

【用法】上咬咀。水煎熟,食前温服。

【主治】产后小便不通。

22245 归苓散(《女科秘旨》卷四)

【组成】当归 川芎 茯苓各三钱 厚朴一钱五分

【用法】水煎服。

【主治】临产卒然心痛。

22246 归肾丸(《景岳全书》卷五十一)

【组成】熟地八两 山药四两 山茱萸肉四两 茯苓四两 当归三两 枸杞四两 杜仲(盐水炒)四两 菟丝子(制)四两

【用法】炼蜜同熟地膏为丸,如梧桐子大。每服百余丸,饥时或滚水或淡盐汤送下。

【主治】肾水真阴不足,精衰血少,腰酸脚软,形容憔悴,遗泄阳衰。

22247 归命丸

《圣济总录》卷六。为《幼幼新书》卷十引《灵苑方》"归命丹"之异名。见该条。

22248 归命丸(《圣济总录》卷一八七)

【组成】青橘皮(汤浸,去白,焙) 桂(去粗皮) 半夏(洗七遍去滑,焙) 乌头(去皮脐) 附子(去皮脐) 干姜 硫黄(舶上者)各半两 槟榔(锉)二枚 胡椒四十九粒 肉豆蔻(去壳)二枚

【用法】上并生为末,唯硫黄别研极细为度,入众药末中令匀,以米醋、面糊,更入盐少许,同为丸,如绿豆大。每服十五丸,空心温酒送下;疾甚不可救者,煎盐艾汤送下二十丸。

【主治】元脏冷气,脐腹疼痛冲心,及久泻痢诸药不愈者。

22249　归命丹

《圣惠》卷二十五。为原书同卷"灵宝丹"之异名。见该条。

22250　归命丹《幼幼新书》卷十引《灵苑方》）

【异名】神穴丹（原书同卷）、归命丸、神穴丸（《圣济总录》卷六）。

【组成】蛇黄四两（紫色者佳,用火煅令通赤,取出以纸衬地上出火毒一宿,杵罗为末,更入乳钵研如面）　朱砂半两　铁粉一两　獖猪粪二两（野放小硬干者,用饼子固济,烧烟尽为度,勿令白过,恐药少力,候冷,研令细）　麝一钱（研）

【用法】上药都入乳钵内同研极细,糯米粥为丸,如芡实大,挑漆盘于日内晒之。一切风,薄荷酒磨下一丸,小儿半丸;疳热,用冷水磨下一丸,分作四服;大人、小儿中风口噤,反张涎满者,灌下一丸,立醒;小儿被惊及发热,并以薄荷磨少许便安。端午及甲午日合,急用不拘。

【主治】感厥急风,心邪痫疾,小儿天钓、惊风及疳热。

22251　归命丹《幼幼新书》卷二十七引《谭氏殊圣》）

【组成】丁香　藿香各一分　生犀（末）　牛黄各半分　猪、鲫、狗、猬、熊胆　鱼胆各等分（共半两,或多些无妨）

【用法】上为末,为丸如绿豆大。一岁以下煎苦楝汤研下二丸。

【主治】小儿夹惊,呕吐不止,昼夜不停,吐出绿水黄泔汁、虫及乳食。

22252　归命丹《普济方》卷三七二）

【组成】水银一分（以小枣肉研,令星尽）　牛黄　麝香各半分　锡吝脂一两（细研,水淘黑水令尽）

【用法】上为细末,用软粳米饭为丸,如黍米大。每服二丸,以新汲水送下,不拘时候。

【主治】小儿天钓多涎,及搐搦不定。

【备考】本方方名,《本草纲目》引作"保命丹"。

22253　归命散《普济方》卷三六九）

【组成】荆芥穗半两　白术（去芦）二钱半　人参（去芦）三钱　净苍术（锉,炒）二两　白茯苓（去皮）二钱　石膏半两　甘草二钱半（炙）

【用法】上为粗末。每服三钱,水一盏,同煎至八分,去滓,乳母多宜服之,小儿任服,不拘时候。

【主治】小儿伤风,身壮热,气粗,咳嗽;或传疮疹。

22254　归命膏《百一》卷十六）

【组成】野生茄子（熟黑者,取子）不拘多少

【用法】烂研取汁,以绢滤滓,入大银盂内,慢火熬成稀膏,以细青竹枝子（去叶）五七茎扎聚,不住手搅,候成稀面糊,收之。如无头无异色,或热不热,一发从外敷入;如有赤脉有头,先从赤脉敷之,渐渐敷出,一日上三四度,不可轻易。

【主治】发背,或赤不赤,有头无头,或痒或痛。

22255　归沫汤《辨证录》卷九）

【组成】熟地二两　山萸肉　玄参各一两　天冬　女贞子　生地　百合各三钱　款冬花一钱

【用法】水煎服。

【主治】肾热火沸,吐痰纯是白沫,咳嗽不已,日轻夜重。

22256　归宗汤《金鉴》卷五十六）

【组成】大黄　生地黄　赤芍药　东山楂　青皮　木通　荆芥穗　牛蒡子（炒）

【用法】灯心为引,水煎服。

【功用】峻攻火毒。

【主治】❶《金鉴》：痘证毒火太盛,形气壮实,无风寒表邪,壮热不已,爪甲青紫,四肢厥冷,恶热,头汗出,通身蒸蒸汗出,谵语,烦躁狂乱,大渴引饮,唇口焦裂,舌生芒刺,大小便闭,吐血,小便尿血。❷《卫生鸿宝》：痘热发苗,毒火炽盛,诸阳证迭见;并恶痘抱鬓托腮,聚背囊腰,蛇皮蚕种,肉肿疮不肿,紫陷黑陷。

22257　归承汤《正体类要》卷下）

【组成】桃仁承气汤（大黄更量虚实）加当归

【用法】水煎服。

【主治】伤损血滞于内作痛,或发热、发狂。

22258　归参丸

《北京市中药成方选集》。即《古今医鉴》卷九"参归丸"。见该条。

22259　归参丸《全国中药成药处方集》青岛方）

【组成】当归　苦参　玄参　连翘　栀子　花粉　桔梗　生地　黄芩　桑叶各二两

【用法】上为细末,炼蜜为丸服。

【主治】肿胀、淋浊。

22260　归参汤《杏苑》卷七引张元素方）

【组成】人参一钱　当归二钱　川芎七分　生地黄七分　白芍一钱　薄荷七分　荆芥一钱　条黄芩一钱　升麻一钱

【用法】上㕮咀。水二钟,煎一钟,食前温服。

【功用】益血清热提气。

【主治】阴血亏败,无以羁承肠脏,以致湿热下流,肛门下脱者。

22261　归参汤《诚书》卷七）

【组成】当归　玄参　瓜蒌根　连翘　黄芩　石膏　黄柏（盐酒炒）　山栀各等分

【用法】加灯心,水煎服。

【主治】齿肿痛应首。

22262　归经汤《效验秘方》刘炳凡方）

【组成】党参15克　白术10克　茯苓10克　炙甘草5克　黄芪20克　当归10克　大枣5克　桂圆肉12克　炙远志3克　酸枣仁10克　灵脂炭10克　蒲黄炭10克　荆芥炭5克

【用法】上用文火煎煮3次,每次150毫升,分3次服用。

【功用】益气宁神,健脾统血,活血化瘀止血。

【主治】月经过多,形成崩漏,腹痛有凝块,淋漓不断,或经期延长出现气血两虚症状。

【加减】出血过多、四肢厥冷、脉微欲绝者,加人参5克,黑附片3克,以防其虚脱;郁怒伤肝,情绪易激动者,加生地15克,白芍15克养血柔肝;尿频、尿急伴阴虚有热者,加女贞子15克,仙鹤草15克,白茅根15克养阴以清热;如

小腹胀满、冷痛、舌质淡、苔薄白、脉缓者,加炮姜 3 克,砂仁 3 克以温中暖下,助消化。

【方论选录】本方用四君健脾以增化源,脾旺则经行流畅;然有形之血不能自生,须赖阳气之温煦而后才能补给,故以当归补血汤益气生血;气耗津伤,心气受损,故以大枣、桂圆肉、远志、枣仁以养血宁心;高凝出血,最忌见血止血。刘氏以失笑散加荆芥,三味炒炭活血以止血,亦即"通因通用"之法,其中五灵脂一味,朱丹溪最为赏识,半炒半生,每服三钱,水酒调服,名独行丸,治妇人产后"血冲心动"。荆芥一味,华佗取其炒黑为"愈风散",治产后血晕。清吴仪洛在《本草从新》载:"本品能助脾消食,通利血脉,治吐衄、肠风、崩中、血痢、产后血晕"。

22263 归荆汤《普济方》卷五十九引《指南方》)

【组成】当归(或以川芎代) 荆芥穗各等分

【用法】上为末。每服二钱,水一盏,酒少许,煎七分,灌下;如牙关紧,用铜匙斡开,以鸡羽蘸药入口;或用童尿调下。

【主治】风痉昏迷,吐沫抽掣,背脊强直;产后中痉。

22264 归荆散《直指》卷二十一)

【组成】当归 荆芥穗 川升麻 川郁金 细辛 白芷 荜茇各等分

【用法】上为末。每用半钱,揩痛处,良久盐汤灌漱。

【主治】齿痛。

22265 归茸丸《医方大成》卷四引《澹寮方》)

【组成】当归(酒洗) 鹿茸(盐酒炙) 北黄耆(盐水炙) 沉香 灵砂三两 北五味子(炒) 远志肉 酸枣仁 吴茱萸 茴香(炒) 破故纸(炒) 牡蛎(煅) 熟地黄 人参 龙骨(煅) 附子(炮) 巴戟各一两

【用法】上煅制如法,酒糊为丸,如梧桐子大。每服七十丸,空心盐汤送下。

【功用】补诸虚。

【主治】《医方类聚》:便浊。

【临床报道】白浊:《医方类聚》曾省斋白浊耳鸣,以茯苓末下震灵丹之类,如石投水,服之清饮,虽暂觉小便清,而未免又浊,竟取效此药。

22266 归茸丸《医方类聚》卷二一〇引《仙传济阴方》)

【组成】当归一两 牡丹皮三钱 鹿茸三钱 附子一个 地黄 人参各三钱

【用法】上为末,糊为丸。阿胶汤送下。

【主治】月候不干。

22267 归茸丸《医学入门》卷七)

【组成】鹿茸(酒蒸) 当归(酒浸)各等分

【用法】上为细末,用乌梅水煮去核,和前末捣匀为丸,如梧桐子大。每服六七十丸,空心米饮送下。

【主治】精血枯竭,面色黧黑,耳聋目暗,口干多渴,腰痛脚弱,小便白浊,上燥下寒,不受峻补。

22268 归茸丸

《寿世保元》卷四。为《得效》卷八"增益归茸丸"之异名。见该条。

22269 归茸汤

《回春》卷七。为《古今医鉴》卷十四"归茸酒"之异名。见该条。

22270 归茸酒《古今医鉴》卷十四)

【异名】归茸汤(《回春》卷七)。

【组成】嫩鹿茸(酥炙) 当归身(酒洗)

【用法】上锉。每服五钱,好酒煎,温服。

【主治】痘疮已成,内虚,出齐而难胀,或已胀齐而难靥者;或气血大虚,痘既出,灰白色,及顶平不起,或陷伏者。

22271 归茸散《痘疹传心录》卷十五)

【组成】鹿茸一两

【用法】以好酒瓦瓶煮令皮脱,取出将酒滤过,留用其茸,再煮皮烂为度,以布滤,揉烂,皮化在酒内,其毛去之,再将骨炙为末;用当归五钱煎汤,调酒胶及末,渐服。

【主治】痘疮血虚不能成浆。

22272 归须汤《杂病源流犀烛》卷二十九)

【组成】生杜仲一两 归须 穿山甲各二钱 干地龙 小茴各一钱 北细辛三分

【主治】腿骨麻疼,邪留于阴,痛在右腿,深入筋骨,肌肉不肿,夜分惊笃。

22273 归姜汤《医学心悟》卷五)

【异名】归姜枣汤(《产科心法》卷下)。

【组成】当归三钱 黑姜七分 枣仁(炒)一钱五分 大枣五枚(去核)

【用法】水煎服。

【主治】产后心慌自汗。

【加减】若服后自汗仍多,心慌无主,恐其晕脱,加人参二钱,熟附子一钱。

22274 归神丸

《袖珍》卷三。为《百一》卷一"归神丹"之异名。见该条。

22275 归神丹《普济方》卷二二四引《孟氏诜诜方》)

【组成】辰朱砂二两(捶作小粒,不可成粗粉) 猪心(大者)一枚(去筋膜,略批开,朱砂布于内,再合)

【用法】猪心用灯心遍缠合用,密以麻线缚定,入银石铫内,用酒同米醋二味各一升同煮令干,即取去灯心,缓缓收下朱砂,微炒干,乳钵内研令极细,将所煮余酒醋打清面糊为丸,如梧桐子大。每服九丸,同北枣煎汤吞下,半空心服。一法加茯苓二两为丸,每服十八丸。

【功用】引神归舍。

【主治】丈夫思虑过多,役损心气,致神不守舍,不能管摄,精气之失无常,精滑冷,遗白浊。

22276 归神丹《百一》卷一)

【异名】归神丸(《袖珍方》卷三)。

【组成】颗块朱砂二两 獖猪心二个 灯心三两

【用法】上将猪心切开,入朱砂、灯心在内,麻线系合,于银石器内煮一伏时,取出,不用猪心及灯心,只将朱砂研极细,用真茯神末二两,酒煮薄糊,和朱砂为丸,如梧桐子大。每服九丸至十五丸,加至二十一丸,用去心麦门冬煎汤送下;癫痫至甚者,乳香、人参汤送下;夜寝不安或多乱梦,炒酸枣仁汤送下。

【功用】《慈禧光绪医方选议》:养心安神。

【主治】一切惊忧思虑,或夜寝不安,梦思恍惚,作事多忘;心气不足,癫痫狂乱。

【方论选录】《慈禧光绪医方选议》:朱砂质重性寒,寒可清热,重可镇怯,功能安神定惊,可治心悸怔忡,失眠惊痫;灯心可清心热;茯神养心安神。诸药合用,养心安神之力甚强。用猪心者,取中医以脏补脏之法。

【临床报道】惊悸:《慈禧光绪医方选议》光绪帝亲政之后,劳心惊忧,耗气伤神。御医们进呈此补心镇静之药,甚当。

22277　归神丹(《医方类聚》卷八十九引《经验秘方》)

【组成】丹参　人参(去芦)　石菖蒲各五钱　远志(去心,焙)　酸枣仁(炒)各六钱　柏子仁六钱半　天门冬(去心,焙)　麦门冬(去心,焙)各一两　熟地黄(焙)　干山药各三钱　生地黄三钱半　当归(酒洗,焙)四钱半　茯神粉草各七钱　辰砂　地骨皮　五味子(焙)各五钱　白茯苓七钱半

【用法】上为细末,炼蜜为丸,如龙眼肉大。每服一二丸,临卧嚼化。

【主治】一切惊忧思虑,作事多忘,怔忡恐怖,一切心气不足。

【加减】加金箔五片尤佳。

22278　归神丹(《得效》卷八)

【异名】大归神丹(《丹溪心法附余》卷十九)。

【组成】颗块大朱砂二两(入猪心内,灯心缠缚,用无灰酒蒸二炊久,取出另研)　金箔二十片(另研)　真银箔十片(别研)　深红琥珀一两(别研)　酸枣仁(去壳)二两　大远志(取净皮,姜汁拌炒)一两　白茯神(去木)二两　罗参二两　大当归(去尾)二两　龙齿一两

【用法】上为末,酒煮稀糊为丸,如梧桐子大。每服二九丸至三九丸,去心麦门冬汤送下;癫痫至甚者,乳香人参汤送下;夜寝不寐或多乱梦,炒枣仁汤送下。

【功用】❶《得效》:养神思,益眼力。❷《瞿仙活人心方》:安神宁心,闭精气,固元气。

【主治】一切惊忧,思虑恍惚,作事多忘,心气不足,癫痫狂乱;及大病后心虚,神不守舍。

22279　归神汤(《医统》卷八十二引《集验》)

【组成】人参　白术　白茯苓　当归身各一钱　酸枣仁　陈皮各八分　龙眼肉七个(去核)　甘草　羚羊角末　琥珀末各五分

【用法】上羚羊,琥珀二味不煎,余药煎熟,去滓,入二末和匀,食前服。

【主治】妇人梦交,盗汗,心神恍惚,四肢乏力,饮食减少。

22280　归神汤(《辨证录》卷四)

【组成】人参五钱　白术一两　巴戟天一两　茯神五钱　紫河车一具　半夏三钱　陈皮一钱　甘草一钱　丹砂一钱　菖蒲一钱　麦冬五钱　柏子仁三钱(不去油)　白芥子三钱

【用法】上各为末,先将紫河车净水煮熟,不可去血丝,捣烂,将各药末再捣为丸。每服五钱,白滚水送下,连服数日。

【主治】思虑过度,耗损心血,遂致失志之癫,或哭或笑,或裸体而走,或闭户自言,喃喃不已。

【备考】本方方名,据剂型当作"归神丸"。

22281　归真散(《鸡峰》卷十二)

【组成】木香　附子　青皮　草豆蔻　牡蛎　甘草　乌药　沉香　白术　藿香　厚朴　桂各半两

【用法】上为粗末。每服二钱,水一盏,加生姜三片,大枣一个,同煎至七分,去滓,空心服。

【主治】脾元气滞,攻注腹胁,时复刺痛,下注偏坠,发作不定;肾气奔豚,膀胱疝气,服众药不效者。

22282　归耆汤(《医方类聚》卷一七五引《修月鲁般经》)

【组成】黄耆　当归　瓜蒌　甘草　皂角刺各一两

【用法】上㕮咀。每服三钱,水一盏半,煎至八分,去滓,入乳香酒,再煎服。

【主治】痈疽无头,但肿痛。

22283　归耆汤(《医学入门》卷七)

【组成】当归一钱　黄耆五钱

【用法】水煎服。

【主治】虚火上攻头目,浑身胸背发热。

22284　归耆汤(《活幼心法》卷终)

【组成】当归身五钱　蜜炙黄耆三钱　酸枣仁(炒,研)二钱

【用法】水煎服。

【主治】痘疮浆足,身凉而汗不止者。

22285　归耆汤(《济阴纲目》卷九)

【组成】黄耆　当归(焙)各一两　糯米一合

【用法】上切细。分四服,水煎服。

【主治】妊娠下痢腹痛,小便涩滞。

22286　归耆汤(《诚书》卷十一)

【组成】黄耆(炙)一两　当归(酒焙)　白芍药　川芎各五钱　甘草(炙)三钱

【用法】水煎服。

【主治】伤食,痿黄,洞泄,并痘后目。

22287　归耆汤(《种痘新书》卷八)

【组成】黄耆(炙)二钱　当归　枣仁各一钱　炙草四分　麦曲　白术　茯苓各八分

【功用】固肌秘腠。

【主治】痘疹当靥之时,身凉而汗不止,属表虚者。

22288　归耆汤(《叶氏女科》卷三)

【组成】当归一两　黄耆五钱　川芎三钱　益母草二钱　枳壳(麸炒)一钱

【用法】水一钟半,煎七分服。

【功用】《竹林女科》:保产。

【主治】难产。

22289　归耆饮(《张氏医通》卷十五)

【异名】四神汤(《疡医大全》卷二十三)、回毒金银花汤(《医林纂要》卷十)、四仙饮(《成方切用》卷十一)。

【组成】当归八钱　绵黄耆(生)　金银花(净)各五钱　甘草(生)三钱

【用法】水、酒各一碗半,煎至二碗,分三次热服,一日令尽。

【主治】❶《张氏医通》:脑疽背痛,毒盛焮肿;及虚人肛门发毒。❷《医林纂要》:疮疡作痛隐隐,气虚不能焮发,而色变紫黑者。

【加减】在上者,加升麻三分;在下者,加牛膝三钱。

【备考】《成方切用》用法中无酒。

22290 归原散（《云岐子保命集》卷下）

【异名】复元汤（《古今医鉴》卷十二）。

【组成】人参 甘草 川芎 当归 芍药 丁香各半两 白茯苓 白术 陈皮各一两半 桔梗（炒） 枳壳（炒）各二钱半 半夏（洗七次，炒黄）一两

【用法】上咬咀。每服三钱，加生姜五片，大枣一枚，水煎服。

【主治】妊娠恶阻，呕吐不止，头痛，全不入食，服诸药无效者。

22291 归柴饮（《景岳全书》卷五十一）

【组成】当归一两 柴胡五钱 炙甘草八分

【用法】水一钟半，煎服。

【主治】营虚不能作汗；及真阴不足，外感寒邪难解者。

【加减】或加生姜三五片；或加陈皮一钱；或加人参；大便多溏者，以冬术代当归。

【临床报道】瘅疟：《仿寓意草》友人笪东州，一日忽诣予曰：予堂兄豫川，病已不治，惟望兄诊定死期，代办后事耳。及至其家，问其病，乃患瘅疟，单热不寒，已经两月，从未有汗，每日壮热六时许，形销骨立，实已危殆，诊其六脉弦数，全无和柔之意，而按尚有根。予知其素来好内，肝肾俱亏，加以大热伤阴，阴不化汗，邪无出路，乃用景岳归柴饮：柴胡钱半，当归一两，甘草一钱，加大生地二两，同浓煎与服，服后进热米饮一碗，不过一帖，大汗而解。

22292 归圆酒（《医林纂要》卷八）

【组成】当归二两 圆眼（即龙眼）一斤（剥取肉）

【用法】浸酒十斤。临卧随意随量温服数杯。

【功用】补暖下元，滋养气血，温暖子宫。

【主治】男妇血气衰弱者。

【备考】妇人服此尤易受胎。

22293 归圆酒（《医级》卷八）

【组成】黄耆（炙）三两 当归二两 忍冬藤二两 甘草五钱 桂圆四两 川断一两 香附五钱

【用法】用酒五六斤，和药入瓷瓶内，重汤煮三炷香，出火，日随饮。

【功用】补气养血，宣畅百络。

22294 归胶饮（《盘珠集》卷下）

【组成】阿胶 炙甘草 当归 葱白

【主治】气壅攻腰胁痛。

22295 归梢汤（《杂病源流犀烛》卷三）

【组成】归梢 赤芍 莪术 桃仁 红花

【主治】痿证有死血者。

22296 归黄散（《普济方》卷七十三引《海上方》）

【组成】当归 生地黄 轻粉 黄连 赤芍药各少许 杏仁三枚（去皮尖）

【用法】上咬咀。用绢袋裹，用水一盏，煎热熏眼；却以别物裹药，闭眼熨之。

【主治】目赤烂。

22297 归黄膏（《易简方便》卷四）

【组成】当归二两 生地二两

【用法】用小磨香油六两，以小铜锅熬滚，将药切片放入，滓黑去滓，再入白蜡四两成膏。贴患处。

【主治】大疮，已破未破。

22298 归葛饮（《景岳全书》卷五十一）

【异名】归葛煎（《医级》卷七）。

【组成】当归三五钱 干葛二三钱

【用法】水二钟，煎一钟，以冷水浸凉，徐徐服之。得汗即解。

【主治】阳明温暑时证，大热大渴，津液枯涸，阴虚不能作汗。

22299 归葛煎

《医级》卷七。为《景岳全书》卷五十一"归葛饮"之异名。见该条。

22300 归葵汤（《兰室秘藏》卷上）

【异名】连翘饮子（原书同卷）、连翘饮（《内科摘要》卷下）。

【组成】柴胡二分 生甘草 蔓荆子 连翘 生地黄 当归身 红葵花 人参各三分 黄耆 酒黄芩 防风 羌活各五分 升麻一钱

【用法】上咬咀。每服五钱，水二盏，煎至一盏，去滓，食后温服。

【主治】目中溜火，恶日与火，隐涩难开，小角紧，视物昏花，迎风有泪。

22301 归脾丸（《医学六要·治法汇》卷七）

【组成】黄耆 龙眼肉 酸枣仁（炒） 人参各一钱 木香二分 甘草（炙）二分半

【用法】加生姜三片，水煎服。

【主治】思伤脾，神不归于脾而健忘怔忡。

22302 归脾丸

《丸散膏丹集成》。即《正体类要》卷下"归脾汤"改作丸剂。见该条。

22303 归脾片

《成方制剂》14册。即《正体类要》卷下"归脾汤"改为片剂。见该条。

22304 归脾汤（《济生》卷四）

【组成】白术 茯苓（去木） 黄耆（去芦） 龙眼肉 酸枣仁（炒，去壳）各一两 人参 木香（不见火）各半两 甘草（炙）二钱半

【用法】上咬咀。每服四钱，水一盏半，加生姜五片，大枣一枚，煎至七分，去滓温服，不拘时候。

【功用】《便览》：解郁，养脾阴。

【主治】思虑伤脾。健忘怔忡，吐血下血。

❶《济生》：思虑过度，劳伤心脾，健忘怔忡。❷《得效》：思虑伤脾，心多健忘，为脾不能统摄血，以致妄行，或吐血下血。❸《杂病源流犀烛》：思虑伤脾而成劳淋。

【方论选录】《医碥》：脾气喜温，不能运血归经，故用参、耆、术、草以补脾，又用木香引之；气虚则易散，故用枣仁以敛肝；血不归经，则心失所养而不宁，故用圆眼肉、茯神以补心。

22305 归脾汤（《正体类要》卷下）

【异名】归脾散（《古今医鉴》卷八）、加味归脾汤（《古今医鉴》卷十一）、归脾饮（《痘学真传》卷七）、归脾养营汤（《疡科心得集》卷上）。

【组成】白术 当归 白茯苓 黄耆（炒） 龙眼肉 远志 酸枣仁（炒）各一钱 木香五分 甘草（炙）各三分

人参一钱

【用法】加生姜、大枣,水煎服。

【功用】养血安神,补心益脾,调经。

❶《兰台轨范》:心脾同治,生血调经。❷《古今医彻》:益心神,调荣血。❸《医镜》:养血安神。

【主治】思虑伤脾,发热体倦,失眠少食,怔忡惊悸,自汗盗汗,吐血下血,妇女月经不调,赤白带下,以及虚劳、中风、厥逆、癫狂、眩晕等见有心脾血虚者。现代临床常用于血小板减少性紫癜、神经衰弱、脑外伤综合征、子宫功能性出血等属于心脾血虚者。

❶《口齿类要》:思虑伤脾,血耗唇皱;及气郁生疮,咽喉不利,发热便血,盗汗晡热。❷《正体类要》:跌扑等症,气血损伤;或思虑伤脾,血虚火动,寤而不寐;或心脾作痛,怠惰嗜卧,怔忡惊悸,自汗,大便不调;或血上下妄行。❸《内科摘要》:思虑伤脾,健忘少食,肢体重痛,月经不调,赤白带下,疟痢。❹《疠疡机要》:忧思伤脾,身发赤痕,或搔破成疮,咳吐痰血。❺《医方考》:饮食太饱伤脾,脾伤则面黄善卧。❻《证治汇补》:喜恐惊劳,气散于内,房劳后着气,厥逆不省,少顷复醒,而脉虚细者。❼《金鉴》:虚劳烦热,时时恍惚。忧思伤脾,脾不摄血,经断复来。痘色灰白陷下而便血者。乳房结核坚硬,大者如梅,小者如李,按之不移,推之不动,时时隐痛,皮色如常。❽《杂症会心录》:中风,脾肾大败。湿饮不行,则痰起于脾,头重眼花,脑转眩冒,食饮不甘,脉象缓者。❾《兰台轨范》:乳母脾经气郁,致儿为患。❿《杂病源流犀烛》:因思虑过度,而致癫狂。虚损劳瘵,而见泄泻。疟瘵。⓫《会约》:思虑伤脾,不思饮食;或少食即胀;或火不生土,而时食时吐,脾虚生痰,其痰易来,或满口痰水,或夜间更甚。思虑惊恐而阳萎者。

【方论选录】❶《医方考》:《内经》曰:五味入口,甘先入脾。参、耆、苓、术、甘草,皆甘物也,故用之以补脾;虚则补其母,龙眼肉、酸枣仁、远志,所以养心而补母;脾气喜快,故用木香;脾苦亡血,故用当归。❷《古今名医方论》罗东逸:方中龙眼、枣仁、当归,所以补心也;参、耆、术、苓、草,所以补脾也。立斋加入远志,又以肾药之通乎心者补之,是两经兼肾合治矣。其药一滋心阴,一养脾阳,取乎健者,以壮子益母;然恐脾郁之久,伤之特甚,故有取木香之辛且散者,以闿气醒脾,使能急通脾气,以上行心阴,脾之所归,正在斯耳。❸《古方选注》:归脾者,调四脏之神志魂魄,皆归向于脾也。参、术、神、草四君子汤以健脾胃,佐以木香醒脾气,桂圆和脾血,先为调剂中州;复以黄耆走肺固魄,枣仁走心敛神,安固膈上二脏;当归入肝,芳以悦其魂;远志入肾,辛以通其志,通调膈下二脏,四脏安和,其神志魂魄自然归向于脾,而脾亦能受水谷之气,灌溉四旁,荣养气血矣。独是药性各走一脏,足经方杂用手经药者,以黄耆与当归、枣仁与远志有相须之理,且黄耆味入脾而气走肺,枣仁味入肝而色走心,故借用不悖。四君子汤用茯苓,改用茯神者,以苓为死气,而神得松之生气耳。❹《医林纂要》:此方主于滋血,故以人参为君,参、耆、甘、术,皆补脾为滋血之主,脾厚而不生湿则生血矣;龙眼甘补滋润,所以为生血之佐;木香、远志则又能升肾水,以由肝达之心脾;当归以厚肝之脏;枣仁以节心之用,茯神以止心之妄。❺《续名医类案》:归

汤兼补心脾,而意专治脾,观其于甘温补养药中加木香醒脾行气可以见矣。龙眼、远志虽曰补火,实以培土,盖欲使心火下通脾土,而脾益治,五脏受气以其所生也,故曰归脾。❻《会约》:凡治血症,须按三经用药,以心主血,脾统血,肝藏血。此方三经之主也。远志、枣仁,补肝以生心火;茯神、龙眼,补心以生脾土;参、耆、术、草,补脾以固肺气。土患燥,当归以润之;土患滞,广香以疏之,总欲使血归于脾也。❼《成方便读》:夫心为生血之脏而藏神,劳即气散,阳气外张,而神不宁,故用枣仁之酸以收之,茯神之静以宁之,远志泄心热而宁心神,思则脾气结,故用木香行气滞,舒脾郁,流利上中二焦,清宫除道,然后参、耆、术、草、龙眼等大队补益心脾之品以成厥功,继之以当归,引诸血各归其所当归之经也。

【临床报道】❶心悸怔忡:《南雅堂医案》用心过度,阴血必受损耗,怔忡健忘,皆心血不足之故,生血者心,统血者脾,当握要以图之。归脾汤。《续名医类案》:马元仪治一人患心悸症,肢体倦怠,或以阴虚治之不效。诊其脉浮虚无力,盖得之焦劳思虑伤心也。心之下脾位,脾受心病,郁而生涎,精液不生,清阳不布,故四肢无气以动而倦怠也。法宜大补心脾,乃与归脾汤二十剂,即以此方作丸,服之痊愈。❷心痛:《南雅堂医案》诊得脉细小,右寸涩,心下悸,痛甚喜按,得食少愈,大小便俱见清利,系虚痛之候,用归脾汤加石菖蒲治之。《脉诀汇辨》:邑宰章生公,南都应试,时八月初五日,心脾痛甚,食饮皆废。诊其两寸,涩而无力,与大剂归脾汤加人参三钱、官桂二钱,煎服之。不逾时痛减,续进一剂,痛竟止。❸失眠:《中医杂志》[1955,(2):30]患者是四十一岁男子,曾患肺结核及肋膜炎。现因工作繁重,思虑过度以致失眠,最近日益严重,有时夜间只能睡一二小时,身体疲倦,记忆力减退,食欲不佳,经常头痛眩晕。查体格中等,稍羸瘦,颜色苍白,脉搏稍弱。投与归脾汤,重用酸枣仁四钱,连服三剂,诸症好转。《内蒙古中医药》[1984,(1):44]刘某,女,五十一岁。平素多忧多虑,起初入睡困难,多梦易醒,反复发作,遂致彻夜不能入睡,随之月经失调,淋漓不断已二年。近日面浮,午后潮热,双下肢浮肿,面色白黄无华,舌体胖,苔白中厚,脉象双寸关大而无力,尺脉沉弱。此证系劳伤心脾,气血生化之源不足,脾虚血失统摄,治当健脾益气,养心宁神,归脾汤去当归,加真珠母15克,白芍12克,水煎,服6剂。服药后自觉症状稍有减轻,继用上方加味,后服归脾丸调养而愈。❹痿证:《山东中医学院学报》[1977,(4):62]于某,男,17岁。因下肢肌肉活动无力,双手指不能伸握20天就诊。症见面色无华,神疲乏力,舌质淡,苔薄白,脉沉细无力。给予归脾汤加伸筋草一两、活血藤一两治疗。服六剂后,双手指已能握伸,下肢活动明显有力,又服三剂。再诊手指及下肢活动已恢复正常,又给归脾丸一盒以巩固疗效。❺便血:《清代名医医案大全·曹仁伯医案》便血之前,先见盗汗,盗汗之来,由于寒热,寒热虽已,而盗汗便血之证不除,脉小而数,气阴两虚之病之。归脾汤去桂圆,加丹皮、山栀、地榆、桑叶。❻紫癜:《北京中医》[1953,(5):13]朱敏珍,女,23岁。素无其他疾患,惟月经有时不调。一九五〇年秋即觉心动悸,胃纳不佳,关节酸痛,精神疲倦,下肢皮肤时常出血,有紫斑点,乃住院,以西药治疗四个月病况无甚转变。现面色苍白,萎糜倦怠,月经不

五画

归

727

(总1635)

调,食欲不佳,声低微,心动悸,四肢无力,睡眠不佳,关节酸痛,下肢有紫斑点如环状,大小不一,躯干及上肢较少。乃处以归脾汤作煎剂,每日一服,诸症减轻。继续进剂至三星期,诸症若失,已照常工作。❼项疽:《得心集医案》黄荣青,项外结喉之间,忽生硬疽。延医调治,与疏风化痰之剂,疽形渐长,按之坚而不痛,不寒不热,不痒不疼。由于思虑郁结,营卫留滞,以致气结不行,当进益气和营之药,不治而治也。连服归脾数十余剂,其核疽自化而消。❽崩漏:《清代名医医案精华》产后百脉空虚,气血俱伤,冲任不振,半月血来甚涌,所谓冲伤血崩也。寒热,乳房作胀,五心烦热,诸虚迭见,日以益甚,脉来弦数无神,先从太阴阳明主治,冀其胃开进食,诸虚可复。归脾汤去木香,加枸杞子。《江西中医药》[1959,(3):14]治疗崩漏20例,其中11例属脾虚型,用本方治疗,皆获痊愈。一般服药3～9剂出血全部停止,兼症逐步消失。有1例出血已三个月之久,用本方3剂后症状减轻,出血减少,服至12剂后获愈。❾带下:《山东中医学院学报》[1977,(4):60]马某,女,33岁。近一年来白带多,蹲下时白带滴流而下,质清稀,无臭味。就诊时面色无华,全身无力,背寒肢麻,舌质淡,苔薄白,脉细弱。诊断为脾气虚弱,寒湿带下,方用归脾汤治疗,三剂后,白带即止。❿脑外伤后综合征:《新医药学杂志》[1977,(9):21]用本方加减治脑外伤后遗综合征88例,均为脑震荡、脑挫伤等闭合性颅脑损伤,治疗后仍有头痛、头晕、昏胀、健忘、失眠、耳鸣、注意力不集中、疲乏无力、食欲不振、苔白、脉细等症状者。以本方加减,辅以西药谷维素、γ-氨酪酸等。效果:痊愈41例(45.5%)、显效30例(34%)、好转17例(20.5%)。多数病例服药在30剂以下。

【备考】《口齿类要》无姜、枣。改为丸剂,名"归脾丸"(见《丸散膏丹集成》)、"人参归脾丸"(见《北京市中药成方选集》)、"白归脾丸"(见《全国中药成药处方集》福州方);改为片剂名"归脾片"(见《成方制剂》9册);改为膏剂名"归脾膏"(见《成方制剂》9册);改为口服液剂名"归脾液"(见《成方制剂》9册);"归脾合剂"(见《成方制剂》8册)。

22306 **归脾汤**(《胎产指南》卷七)

【组成】橘红　胆星　茯神　杏仁　人参　当归　甘草　半夏　枳实　川芎　柏子仁　五味子　白术　圆眼

【主治】产后身热感风,痰结胸膈,心经蓄热,以致遍身麻痹,手足牵搐,口喎痰盛,言语无伦。

22307 **归脾汤**(《辨证录》卷六)

【组成】人参三钱　茯神三钱　炒枣仁五钱　远志一钱　麦冬三钱　山药三钱　当归三钱　广木香(末)三分　黄耆二钱　甘草三分

【用法】水煎服。

【功用】补心。

【主治】心包膻中之火炽甚,口干舌燥,面红目赤,易喜易笑者。

22308 **归脾汤**(《种痘新书》卷十二)

【组成】人参　白术　茯神　黄耆　地骨皮各一钱二分　甘草三分　木香五分　远志(去心)　枣仁各一钱

【用法】加生姜、大枣,水煎服。

【主治】女子闭经,血海干涸,适产出痘。

【加减】本方加柴胡、山栀,名"加味归脾汤"。

22309 **归脾汤**(《会约》卷十五)

【组成】人参　当归身二钱　黄耆(蜜炒)　白术　茯神各一钱半　枣仁(炒,研)一钱　远志六分　炙草八分　陈皮七分

【用法】桂圆肉、莲肉为引,水煎服。

【主治】产后心血虚损,心无所主觉痛。

【备考】方中人参用量原缺。

22310 **归脾汤**(《古今医彻》卷三)

【组成】人参　石斛(盐水炒)　远志肉(甘草汤浸,焙)　茯神　枣仁(炒熟,研)　白术(土炒)各一钱　炮姜　木香　石菖蒲各五分　柴胡　炙甘草各三分　当归身七分　桂圆肉五枚

【用法】水煎服。

【主治】中气不足,思虑过度,饥饱失时,劳役不节,而致中脘痛。

【加减】脾疼者,脉见软弱,中气已虚,去当归、耆、术,少加柴胡。

22311 **归脾饮**

《痘学真传》卷七。为《正体类要》卷下"归脾汤"之异名。见该条。

22312 **归脾散**

《古今医鉴》卷八。为《正体类要》卷下"归脾汤"之异名。见该条。

22313 **归脾膏**

《成方制剂》6册。即《正体类要》卷下"归脾汤"改为膏剂。见该条。

22314 **归魂丸**(《圣济总录》卷一七〇)

【组成】金箔十五片(研)　丹砂(研)　腻粉(研)　牛黄(研)　青黛(研)　白僵蚕(炒)　蝉壳(去土)　白附子(炮)　干蝎(全者,炒)　防风(去叉)　犀角(镑)　天南星(炮)各一分　天麻半两　棘刚子十二枚

【用法】上为细末,炼蜜为丸,如梧桐子大。每服一丸,薄荷汤化下,奶食后临睡服。

【主治】小儿慢惊风,摇头闭目。

22315 **归魂丸**(《圣济总录》卷一七一)

【组成】使君子两枚(以面裹,于慢火中煨,候面黄为度,去面不用)　水银(结砂子)　香墨　芦荟　熊胆(研)　腊茶(研)　乳香(研)　龙脑(研)各一钱　蝎梢三七枚(炒)　天竺黄(研)　青黛(研)　丹砂(研)各半钱　轻粉二钱　寒食面一钱半

【用法】上为细末,滴水为丸,如绿豆大。每服一丸,薄荷蜜水化下;如小儿稍觉惊着,化半丸与吃。

【主治】小儿惊痫搐搦,涎潮昏塞。

22316 **归魂饮**(《辨证录》卷十)

【组成】白芍二两　人参五钱　贝母　香附各三钱　郁金一钱

【用法】水煎服。

【主治】终日思想情人,杳不可见,心肝之气郁,以致梦魂交接,日日相思,宵宵成梦,忽忽若失,遂觉身分为两,能知户外之事。

22317 **归魂散**(《博济》卷三)

【异名】矾茶散(《卫生总微》卷十七)、矾灰散(《三因》

五画

归

卷十)。

【组成】白矾一两　草茶一两

【用法】上为细末,作一服。以新汲水调之,连服之,必并服两服尽,五更初一服,如人行三五里再进一服。

【主治】❶《博济》:中药毒,烦躁吐血,腹内如锥刺者。❷《岭南卫生方》:初中蛊毒在膈上者。

【宜忌】忌油腻毒物。

【备考】此药入口,其味甘甜,不觉苦味者,是中药毒也。

22318　归魂散《圣济总录》卷二十七)

【组成】石膏八两　寒水石四两　阳起石三两(以上三味捣细,研为末,和入新罐内,火煅一复时取出,纸铺地上出火毒,入后药)　附子(炮裂,去皮脐)三两　干姜(炮)　麻黄(去节)各一两　杏仁二七枚(去皮尖双仁,炒,研)

【用法】上为细末,瓷盒盛。每服二钱匕,冷水调下。

【主治】阴阳二毒,不省人事。

22319　归魂散《幼幼新书》卷十一引《家宝》)

【组成】蝎梢一钱半(炒)　蜈蚣(赤脚者)半条(炙)　水银粉　麝脑各一字　花蛇肉(酒浸,炙黄色)一钱　天南星(切碎,用生姜自然汁浸一宿,令为末)半钱　川乌头尖七个(生)

【用法】上为末。每服婴孩半字或一字,二三岁一字以上,四五岁半钱,金银薄荷汤调下。

【主治】❶《幼幼新书》:婴孩小儿惊、痫、忤,手足瘈疭,头项强直,状似角弓。❷《卫生总微》:中风,腰背反折,如角弓之状。

22320　归魂散《产宝诸方》)

【组成】石菖蒲一两(米泔浸洗,切,焙)　当归一两(酒浸一宿,火炙)

【用法】上为末。每服二钱,热酒调下。

【主治】妇人血气垂死,并败血不尽。

22321　归榆汤《陈素庵妇科补解》卷五)

【组成】当归　甘草　地榆　枳壳　荆芥　薄荷　柏叶

【用法】熏洗产门。

【主治】产后阴蚀。

【宜忌】玉门闭后,疮已合,方可用之。

【方论选录】归、榆凉血养血,荆、薄去风散浮热,柏叶、甘草清火,苍术燥湿,作汤熏洗,则风火清,湿热降,气血充足,而阴蚀之症自愈矣。

22322　归睛散《圣惠》卷三十三)

【组成】防风一两(去芦头)　青葙子一两　细辛半两　决明子一两　独活一两　芎䓖半两　赤茯苓三分　车前子一两　黄连一两(去须)　地肤子一两　蕤仁一两(汤浸,去赤皮)　赤芍药半两　甘菊花半两　茺蔚子半两　生干地黄半两　槐子半两　甘草半两(炙微赤,锉)

【用法】上为细散。每服一钱,食后以竹叶汤调下,临卧再服之。

【主治】眼偏视。

22323　归源汤《点点经》卷一)

【组成】故纸　杜仲　赤石　车前子　茯苓　麦冬各一钱半　青盐　淮膝　橘皮各一钱　当归二钱　白芍五分　甘草三分

【用法】韭子(炒,研)三分为引,水煎服。

【主治】酒病成淋,小便不利,红肿作痛,脓浆常渗。

22324　归源汤《外科证治全书》卷二)

【组成】大附子(生者)一枚(去皮脐,切作大片,用白蜜涂,炙令透老黄色为度)

【用法】上收贮。临用取如粞一粒,口含,咽津。

【主治】格阳喉痹,顷刻暴痛。

22325　归竭丸《简明医彀》卷七)

【组成】当归　血竭　蓬术(煨)　白芍(酒炒)各二两　五灵脂四两

【用法】上为末,醋糊为丸,如梧桐子大。每服六十丸,空心酒送下。

【主治】产后血积,腹中成块。

22326　归漆丸《济阴纲目》卷一)

【组成】当归四钱　干漆三钱(炒令烟尽)

【用法】上为细末,炼蜜为丸,如梧桐子大。每服十五丸,温酒送下。

【主治】月经不利,脐下憋逆,气胀满。

22327　归鳢饮《医级》卷八)

【组成】当归三五钱　熟地四钱　川芎　乌药各一钱　红花五七分　女贞子　钩藤各三钱　全蝎二个　鳢鱼头一个

【用法】水、酒各半煎,调指甲灰服。

【主治】血虚挟风成痉,或厥气肝风眩晕;及破损经风。

22328　归姜枣汤

《产科心法》卷下。为《医学心悟》卷五"归姜汤",之异名。见该条。

22329　归气定喘汤《医钞类编》卷六)

【组成】人参　牛膝　熟地　麦冬　枣皮　五味　枸杞　胡桃　故纸

【用法】水煎服。

【主治】短气微息,似喘非喘。

22330　归气救产汤《辨证录》卷十二)

【组成】人参三钱　熟地五钱　白芍二钱　茯苓一钱　山药五钱　白术五钱　柴胡三分　砂仁一粒

【用法】水煎服。

【主治】妇人产子之后,肝肾两虚,阴不能入于阳,四肢浮肿,寒热往来,气喘咳嗽,胸膈不利,口吐酸水,两胁疼痛。

22331　归术降胞汤《辨证录》卷十二)

【组成】当归二两　白术二两　柴胡一钱　牛膝三钱　丹皮三钱　红花五钱　荆芥三钱　益母草五钱

【用法】水煎服。

【主治】妇人气结不行,产数日而胎不下,服催生药皆不效者。

22332　归术保产汤《寿世保元》卷七)

【组成】当归(酒洗)一钱五分　川芎一钱　白芍(酒洗)一钱　熟地黄(酒蒸)一钱　白术(去芦,炒)一钱　甘草(炙)三分　白茯苓(去皮)一钱　陈皮八分　干姜(炒黑)八分　香附米(童便炒)一钱

【用法】上锉一剂。加生姜三片,大枣一枚,水煎,温服。

【功用】大补气血。

【主治】产后气血虚损,脾胃怯弱,或恶露不行,或去血过多,或饮食失节,或怒气相冲,以致发热恶寒,自汗口干,心烦喘急,心腹疼痛,头眩眼黑,耳鸣,及不语昏愦,不省人事。

【加减】气虚,加人参七分;去血过多,倍芎、归、干姜;胸膈胀满,加枳实(麸炒)、砂仁、厚朴(姜炒)、山楂肉;两胁肋痛,加青皮、上肉桂;小腹阵疼,加元胡索、桃仁、红花、苏木,甚者加三棱、莪术(俱煨醋炒);有汗,加黄耆(蜜水炒)、酸枣仁(炒);口干苦,加麦门冬(去心);身不发热,小腹痛不可忍,用桃仁(去皮捣烂)五钱、韭菜汁和酒送下;恶露不行,加益母、牡丹皮、桃仁,入童便同酒服;吐痰,加半夏、贝母;咳嗽不止,加北五味、桑白皮;气恼,加乌药;昏愦,口噤不语,加荆芥穗。

22333 归术破癥汤《古今医鉴》卷十一

【异名】归术破癥汤《寿世保元》卷七)。

【组成】归尾(酒洗)一钱 赤芍一钱 白芍一钱 青皮一钱 乌药七分 香附(醋炒)一钱半 三棱一钱 莪术(醋煮)一钱 官桂五分 苏木五分 红花五分

【用法】上锉一剂。水煎,入酒一钟,空心服。

【主治】妇人经水不通,腹中积块疼痛。

22334 归术破癥汤

《寿世保元》卷七。为《古今医鉴》卷十一"归术破癥汤"之异名。见该条。

22335 归母苦参丸

《医方类聚》卷二二一。即《金匮》卷下"当归贝母苦参丸"。见该条。

22336 归地阿胶汤《会约》卷十四

【组成】归身 熟地 阿胶(蛤粉炒)各一钱半 炙草 砂仁各七分 竹茹三钱

【用法】水煎服。

【主治】入房触动胎气不安者。

【宜忌】切禁房事。

22337 归地参术汤《中医妇科治疗学》

【组成】当归二钱 熟地三钱 阿胶珠二钱 桑寄生五钱 泡参四钱 白术三钱 茯神四钱 炙甘草一钱

【用法】水煎服。

【功用】补血扶气。

【主治】白带偏于血虚,面色苍白,皮肤干燥,形容枯瘦,心悸寐少,腰疲乏力,带下白色,脉虚细。

22338 归地养荣汤《简明医彀》卷二

【异名】归地养营汤《伤寒广要》)。

【组成】当归 生地(怀庆,极大) 鳖甲(醋炙,研细) 麦冬各五分 芍药 青蒿 阿胶各三钱 五味子一钱五分 枇杷叶五片(去毛,蜜炙) 灯心二十支

【用法】上煎成,烊化阿胶服,一日二三剂。

【主治】伤寒坏证,身热口渴,舌苔及舌如煨熟猪腰子。

【加减】甚者,人中黄、人中白(研细)各一钱调服,加知母、地骨皮,苦参亦可;虚人,加人参、黄耆、炙甘草。

22339 归地养营汤

《伤寒广要》。为《简明医彀》卷二"归地养荣汤"之异名。见该条。

22340 归地滋血汤《中医妇科治疗学》

【组成】秦归四钱 熟地 鹿角霜 香附各三钱 泡参四钱 白术三钱 桑寄生四钱 枸杞 黄肉各三钱

【用法】水煎,空腹服。

【功用】滋阴补血。

【主治】月经后期属单纯血虚者。经行量少,色淡质薄,精神短少,头晕心悸,腰酸腿软,舌淡脉弱。

22341 归地滋阴汤《会约》卷十五

【组成】当归 熟地各三五钱 白芍(酒炒)一钱半 川芎一钱 干姜(炒透)六七分 甘草(炙)一钱 荆芥穗六分

【用法】水煎服。

【主治】产后阴虚阳燥,头痛不止。

22342 归芍二陈汤《古方汇精》卷一

【组成】当归 白芍(炒) 广皮 茯苓各一钱 炙甘草五分 法制半夏三钱

【用法】加生姜一片,大枣二枚为引,食远服。

【主治】痰饮呕恶,风寒咳嗽;或头眩心悸,或中脘不快,或吃生冷,饮酒过多,脾胃不和。

22343 归芍二黄汤《女科旨要》卷四

【组成】黄耆一钱五分 白术 苍术 当归 白芍 陈皮各一钱 熟地五钱 生地 炙甘草各三钱 柴胡二钱

【用法】水煎服。

【主治】妇人漏下不止,其色鲜红,先由劳役,脾胃虚损,气短气逆,自汗不止,身体发热,大便泄泻,四肢无力,不思饮食。

22344 归芍大黄汤《症因脉治》卷二

【组成】当归身 白芍药 川大黄 丹皮

【主治】眩晕,左手脉数,燥火伤血者。

22345 归芍天地煎《症因脉治》卷二

【组成】天门冬 生地 当归 白芍药 丹皮 山栀

【用法】玄武胶收厚膏服。

【主治】房劳竭精,肾火刑金,而致内伤嗽血。

22346 归芍六君丸

《饲鹤亭集方》。即《笔花医镜》卷二"归芍六君子汤"改为丸剂。见该条。

22347 归芍六君汤

《成方便读》卷一。为《笔花医镜》卷二"归芍六君子汤"之异名。见该条。

22348 归芍六味丸

《饲鹤亭集方》。即《症因脉治》卷二"归芍地黄汤"改为丸剂。见该条。

22349 归芍甘麦汤《中医妇科治疗学》

【组成】当归二钱 杭芍四钱 白术三钱 柴胡二钱 茯神三钱 甘草一钱 小麦一两(或麦芽六钱) 大枣三枚

【用法】水煎,不拘时温服。

【功用】舒肝解郁。

【主治】产后乳汁自出,面色苍黄,间有潮红,心烦易怒,头晕胁胀,舌黄,脉弦数。

22350 归芍地黄丸

《中国药典》2010版。即《症因脉治》卷二"归芍地黄汤"改为丸剂。见该条。

22351 归芍地黄汤《症因脉治》卷二

【组成】生地 归身 白芍药 枸杞 丹皮 知母 人参 甘草 地骨皮

【功用】补血。

【主治】血虚咳嗽。

22352 归芍地黄汤《症因脉治》卷二）

【异名】六味归芍汤（《证因方论集要》卷一）。

【组成】当归 白芍 生地 丹皮 茯苓 山药 山茱萸 泽泻

【功用】《中国药典》滋肝肾，补阴血，清虚热。

【主治】肝肾两亏，阴虚血少，头晕目眩，耳鸣咽干，午后潮热，腰腿酸痛，足跟疼痛；失血太多，脉芤而涩。❶《症因脉治》：外感吐血，失血太多，脉芤而涩者。❷《外科证治全书》：肝肾真阴不足，不能滋养荣卫，眼花耳鸣，口燥舌干，津液枯竭。❸《中国药典》肝肾两亏，阴虚血少，头晕目眩，耳鸣咽干，午后潮热，腰腿酸痛，足跟疼痛。

【备考】本方改为丸剂，名"归芍六味丸"（见《饲鹤亭集方》），归芍地黄丸（见《中国药典》2010版）。本方组成，《中国药典》2010版有用量，分别是当归40克，白芍40克，熟地160克，山茱萸80克，丹皮60克，山药80克，茯苓60克，泽泻60克。

22353 归芍异功汤《金鉴》卷六十六）

【异名】归芍异功散（《类证治裁》卷七）。

【组成】人参 白术（土炒） 广陈皮 白芍（酒炒） 当归身各一钱 白茯苓二钱 甘草（炙）五分

【用法】加灯心五十寸，水煎，空心服。

【功用】扶脾，健胃，止泻。

【主治】舌疳、痈疡、便血属脾虚者。

❶《金鉴》：舌疳便溏者。❷《类证治裁》：脾虚便血。❸《疡科心得集》：痈疡脾胃虚弱，饮食少，血虚作痛。

22354 归芍异功散

《类证治裁》卷七。为《金鉴》卷六十六"归芍异功汤"之异名。见该条。

22355 归芍红花散《审视瑶函》卷四）

【组成】当归 大黄 栀子仁 黄芩 红花（以上俱酒洗，微炒） 赤芍药 甘草 白芷 防风 生地黄 连翘各等分

【用法】上为末。每服三钱，水煎，食远服。

【主治】眼胞肿硬，内生疙瘩。

22356 归芍连壳饮《胎产心法》卷下）

【组成】川芎一钱五分 当归三钱 白芍（酒炒） 茯苓各一钱 黄连六分（姜汁炒） 枳壳五分（麸炒） 甘草四分 木香三分

【用法】水煎服。

【主治】产后半月外，患赤痢后重。

22357 归芍利导汤《不知医必要》卷三）

【组成】油当归七钱 枳壳（面煨，去瓤） 萝卜子 槟榔各一钱 生白芍五钱 车前一钱五分 细甘草一钱

【主治】痢，日夜数十次，欲下不下，逼点而来者。

【加减】如实热，加槐花一钱五分；虚寒人，加泡吴萸六分，干姜六七分或一钱，甘草（蜜炙）。

【备考】服药后，大便渐通，色变黄，即不可再服。

22358 归芍香连丸《慈幼心传》）

【组成】当归二两五钱 芍药二两 苍术一两 地榆一两 神曲 厚朴各七钱 槟榔 黄连各六钱 黄芩八钱 甘草四钱 木香三钱 山楂一两

【用法】上为末，炼蜜为丸，如弹子大。每服一丸，炒米汤化下。

【主治】赤痢。

22359 归芍活血散

《麻疹全书》卷三。为原书同卷"归芍调血汤"之异名。见该条。

22360 归芍柴胡汤《症因脉治》卷一）

【组成】当归三钱 白芍药三钱 柴胡三钱 黄芩五钱 广皮二钱 甘草五钱

【主治】肝经血虚，发热。

22361 归芍柴胡汤《伤寒大白》卷三）

【组成】柴胡 黄芩 广皮 甘草 当归 白芍药 牡丹皮 地骨皮

【主治】热入血室，迫血妄行，下血谵语而头汗者。

22362 归芍柴胡汤《伤寒大白》卷四）

【组成】归身 白芍 柴胡 生地 丹皮 地骨皮 秦艽 黄芩 广皮 甘草

【功用】凉血养血。

【主治】血虚夜发热，热入血室，阴虚骨蒸。

22363 归芍润燥汤《医钞类编》卷十）

【组成】当归三钱 白芍 生地各一钱五分 桃仁 红花 大黄（酒制） 枳壳各一钱

【用法】加韭汁半杯，水煎服。

【主治】服通利药过多，津液耗而嗝者。

22364 归芍调血汤《麻疹全书》卷三）

【异名】归芍活血散。

【组成】当归（酒焙）五钱 酒赤芍三钱 酒白芍五钱 川芎五钱 紫草五钱 红花五钱 木香二钱 血竭二钱

【用法】上为末。每五岁者服一钱，十岁以上者服二钱，酒送下。

【主治】麻色淡白。

22365 归芍理中丸《全国中药成药处方集》昆明方）

【组成】潞党参五两 漂于术四两 炮姜三两 炙草二两 当归五两 炒杭芍三两

【用法】上为末，炼蜜为丸。每服一丸，开水送下。

【功用】安胎，止盗汗。

【主治】吐血，鼻衄，肠红。

【宜忌】忌生冷。

22366 归芍葛芩汤《镐京直指》卷二）

【组成】当归四钱 白芍三钱 延胡索三钱 山楂（炒）二钱 广木香一钱（炙） 葛根二钱 黄芩（炒）一钱半 川连（炒）六分 川朴一钱 枳壳（炙）三钱

【功用】消导荡涤。

【主治】湿热胶固肠胃，伤于气血而致赤白痢疾，腹痛，里急后重。

22367 归血凉荣汤《活人心统》卷下）

【组成】丹皮 地黄 芍药（炒） 麦冬（去心） 蒲黄 甘草 黄芩（炒） 茅根

【用法】水二钟，煎七分服；滓再煎服。

【主治】吐血、衄血、咯血、郁血。

22368 归红跌打丸（《成方制剂》2册）

【组成】白芷　当归　防风　红花　黄瓜子　三七　制天南星

【用法】上为大蜜丸,每丸重10克。口服,一次1丸,一日2次。

【功用】活血散瘀。

【主治】跌打损伤,血瘀作痛。

【宜忌】孕妇忌服。

22369 归麦榆草汤（《辨证录》卷十）

【组成】生甘草二两　当归一两　麦冬一两　地榆五钱

【用法】水煎服。

【主治】一时短见,服盐卤之毒,口咸作渴,腹中疼痛,身蹉脚缩而死。

22370 归芩参附汤（《女科秘旨》卷二）

【组成】当归三钱五分　川芎一钱七分　茯苓　人参　生地　香附子各二钱　白术一钱五分　黄芩七分　麦冬一钱五分

【用法】生姜、大枣为引,水煎服。

【主治】妊娠恶阻渐退。

22371 归芪莪甲丸（《效验秘方·续集》冯曙光方）

【组成】当归　黄芪　桃仁　红花　川芎各30克　炮甲珠　王不留各45克　三棱　莪术　川断　杜仲（炒）各40克　浙贝母　白芥子各35克　牡蛎60克　益母草90克　白术36克　夏枯草50克　三七参15克　何首乌48克

【用法】上药共研细末,炼蜜为丸,每丸9克。日服3次,每次1丸。

【主治】子宫肌瘤。

【方论选录】方中当归、桃仁、三棱、莪术、甲珠、王不留行养血活血,化瘀而通络;夏枯草、牡蛎、浙贝母、白芥子软坚散结消痰饮;黄芪、白术益气健脾燥湿;川断、杜仲、何首乌调补肝肾以固本;益母草活血调经;三七参止血益损且能散瘀,以蜜为丸药力和缓,便于服用,又可解除烦于煎药之弊。全方行中有补,化中有生,祛邪而不伤正,固本而不助邪,是活血化瘀,益气养血,软坚散结,调补肝肾的方剂。

【临床报道】子宫肌瘤:治疗观察25例子宫肌瘤病人（均经妇产科检查,B超确诊者）,年龄在35～50岁之间,服药最多120天,最少25天,其中各种症状消失,B超复查子宫肌瘤消失达到临床治愈者18例,有效6例,无效1例。

22372 归连石斛汤（《湿温时疫治疗法》引《沈樾亭验方传信》）

【组成】油当归五钱　小川连七分　鲜石斛三钱　炒枳壳一钱　鲜荷叶一角（拌炒）　长须生谷芽四钱

【功用】润肠祛积,开胃运气。

【主治】妊妇及体虚之人赤痢、白痢、赤白痢。

22373 归身生地汤（《医门八法》卷四）

【组成】归身五钱（生）　生地五钱　知母一钱　黄芩一钱　柴胡二钱　羌活二钱　葛根二钱　浮萍一钱半

【主治】疹证欲出不出,出方骤回,泻痢,喘促,谵妄等疹初诸实证。

【加减】若热势上冲,咽喉肿痛,热郁于胃,大渴引饮,

呕吐不食,胸腹胀痛,坚硬拒按,加酒浸大黄三钱下之。

【方论选录】归身滋阴生血,补而不滞;生地滋阴清热,凉而不寒;加以柴、葛、羌活托里而兼解表。

22374 归灵内托散

《外科大成》卷四。为《外科正宗》卷三"归灵汤"之异名。见该条。

22375 归尾牛膝汤（《医统》卷八十五）

【组成】当归尾二钱　川牛膝五钱（酒洗）　木通五钱　滑石四钱　冬葵子二钱半

【用法】水煎,连服二剂。

【主治】胎衣不下。

22376 归尾泽兰汤（《妇科玉尺》卷四）

【组成】归尾　泽兰　牛膝　红花　延胡索　桃仁各一钱

【主治】产后儿枕腹痛,并恶露不下。

22377 归附地黄丸（《寿世保元》卷七）

【组成】当归（酒洗）三两　川芎一两　白芍（酒炒）二两　熟地黄（酒蒸）一两　香附子（童便浸,炒）二两　陈皮一两半　黄柏（去皮,童便浸三日,晒干）一两半　知母（去毛）一两半（酒浸,晒干）　五味子一两半　苍术（米泔浸,炒）二两　牡蛎（煅）五钱　椿根皮（酒炒）二两半（一方有白葵花;一方有山茱萸,酒蒸,去核,无五味）

【用法】上为细末,酒糊为丸,如梧桐子大。每服五十丸,空心淡盐汤下,后用干物压之。

【主治】妇女赤白带下。

【加减】人虚,加人参、白术。

【宜忌】忌葱白、萝卜、胡椒、煎炒、发热之物。

22378 归经两安汤（《辨证录》卷十一）

【组成】人参三钱　当归五钱　白芍五钱　熟地五钱　山茱萸二钱　巴戟天一钱　白术五钱　麦冬五钱　荆芥（炒黑）三钱　升麻四分

【用法】水煎服。

【主治】妇人经入大肠,行经之前一日大便出血。

22379 归经佛手散（《辨证录》卷十二）

【组成】当归一两　川芎　白术各五钱　荆芥三钱　炒黑干姜一钱　甘草一钱　人参三钱　熟地一两

【用法】水煎服。

【主治】妊妇大怒之后,血不归经,忽然腹痛,因而堕胎;及胎堕之后仍然腹痛者。

22380 归荆安枕汤（《辨证录》卷十二）

【组成】当归五钱　丹皮一钱　荆芥三钱　山楂十粒

【用法】水煎服。

【主治】妇人产后瘀血成团未散,小腹疼痛,甚则结成一块,手按之益痛,此名儿枕痛。

22381 归养心肾丸（《理虚元鉴》卷下）

【组成】生地　熟地　黄芪　白术　山药　芡实　茯神　枣仁　归身　萸肉　五味　甘草

【用法】陈蜜为丸。每服三钱,空心白汤送下。

【主治】虚劳。

【加减】气虚,加人参;久遗,加杞子、金樱;漏滑,加莲须、芡实;心火盛,加石莲;寒精自出,加苁蓉、鹿茸、沙苑、菟丝;泄泻,加泽泻、莲肉;腰膝软弱,艰于步履,加牛膝、杜仲、

龟鹿胶。

【方论选录】二地滋阴,当归养血,茯神、枣仁补心,耆、术、药、草调气补中,五味、芡实固精滋肾。

22382　归养心脾汤《理虚元鉴》卷下）

【组成】人参　黄耆　白术　芡实　北五味　甘草　生地　枣仁　茯神　当归身　山药

【主治】梦遗滑精。

【加减】遗甚,加萸肉、莲须;思虑过度,加莲肉;不禁,加石莲、金樱膏;足痿,加牛膝、杜仲、龟版胶。

【方论选录】参固气,气固则精有摄而不遗;生地滋阴,阴滋则火有制而不浮越;当归养血;芡实固肾;茯神、枣仁安神宁志;耆、术、药、草补气调中。气旺神昌,则精固而病自愈。

22383　归姜羊肉汤《类证治裁》卷八）

【组成】羊肉一斤　当归五两　生姜六两　黄耆四两

【用法】先以水煮羊肉取汁,下后三味,分四服,煮食。

【主治】产后下焦虚,脏寒腹痛。

【加减】有恶露,加桂心三两。

22384　归活温经汤《陈素庵妇科补解》卷一）

【组成】当归　羌活　独活　防风　川芎　丹参　青皮　香附　乌药　川断

【功用】补血温经,兼祛外邪。

【主治】妇人经行,遍体作痛,下血多,筋失其养,痛如行痹。

【方论选录】是方羌活、独活、防风、川芎散风寒,青皮、乌药、香附行气止痛,加以当归、丹参温补营血,厚朴和胃温中,川断利周身筋脉。风寒去,经血行,而体痛自除矣。

22385　归神定志丸《活人心统》卷下）

【组成】川归七分　茯神一两　人参五钱　远志一两（去心）　酸枣仁五钱　龙齿五钱　辰砂三钱　琥珀三钱　金银箔各十张　真珠三钱

【用法】上为末,炼蜜为丸,如鸡头子大,金银箔为衣。每服一丸,麦冬汤化下,不拘时候。

【主治】男妇癫痫;或用心过度,神驰出舍,怔忡失志。

22386　归桂化逆汤《医醇剩义》卷二）

【组成】当归二钱　白芍一钱五分（酒炒）　肉桂五分　青皮一钱　茯苓二钱　蒺藜四钱　郁金二钱　合欢花二钱　木香五分　牛膝二钱　玫瑰花五分　红枣五枚　降香五分

【功用】解郁和中。

【主治】❶《医醇剩义》:肝气犯胃,食入作吐。❷《谦斋医学讲稿》:血虚,肝气郁结成膈。

22387　归耆止血汤《陈素庵妇科补解》卷一）

【组成】当归　黄耆　蒲黄（半生半炒）　香附　桂心　熟艾　白术　地榆（炒黑）　黄芩（炒黑）　炙草　川芎

【功用】祛客寒,温经血。

【主治】妇人因感风冷,余经留滞血海,经行后已止五六日,忽然暴崩。

【方论选录】是方耆、术以补气,芎、归以补血,蒲、芩、地榆皆黑以止血,香附、桂、艾温经散寒,炙草和中益气,崩下自止。

22388　归圆杞菊酒

《摄生秘剖》卷四。为原书同卷"养生主"之异名。见该条。

22389　归凉节命饮

《胎产秘书》。为《袖珍》卷四引《济生》"归凉接命散"之异名。见该条。

22390　归凉节命散

《郑氏家传女科万金方》卷二。为《袖珍》卷四引《济生》"归凉接命散"之异名。见该条。

22391　归凉接命散《袖珍》卷四引《济生》）

【异名】归凉节命散《郑氏家传女科万金方》卷二）、归凉节命饮《胎产秘书》）。

【组成】川芎　芦根　白芍药　麦门冬（去心）　当归（去芦,酒浸）　白术各一两　糯米半合　甘草（炙）半两

【用法】上咬咀。每服四钱,水一盏半,煎至一盏,去滓温服,不拘时候。

【主治】妊娠面赤,口苦,心烦,腹胀。

22392　归脾养荣汤《疮疡经验全书》卷一）

【组成】当归　川芎　白芍　生地　茯苓　陈皮　甘草　麦冬　升麻　山栀　桔梗　黄耆　白术　防风　黄连　黄柏　知母　牡丹皮　小柴胡

【主治】茧唇久不愈者。

【加减】妇人,加泽兰、香附、玄胡索。

22393　归脾养营汤

《疡科心得集·方汇》卷上。为《正体类要》卷下"归脾汤"之异名。见该条。

22394　归掌地黄丸《卫生鸿宝》卷二）

【组成】归掌（即归身）　生地　熟地　天冬　麦冬　枸杞子　黑大豆（酒煨）　何首乌各二两　山药　茯神　黄耆（炙）　白术各一两　石决明（童便浸,煅）　草决明　蜜蒙花　谷精草（只取花用）　木贼（去节）　甘菊（去蒂）　丹皮　川芎各五钱

【用法】上为细末,羊肝二个,不落水蒸熟,捣烂为丸,如梧桐子大。每服三钱,淡盐汤送下。

【主治】内障昏花,瞳神散大,或缩小不明;青盲黑暗,虚翳遮睛;及血少阴虚而微热者。

【加减】热甚,加知母、黄柏各一两,肉桂二钱;虚寒,加菟丝子（酒浸,炒）、补骨脂各一两。

22395　归芍六君子丸

《中药成方配本》。即《笔花医镜》卷二"归芍六君子汤"改为丸剂。见该条。

22396　归芍六君子汤《笔花医镜》卷二）

【异名】归芍六君汤《成方便读》卷一）。

【组成】归身　白芍各二钱　人参　白术　茯苓各一钱五分　陈皮　半夏各一钱　炙草五分

【功用】《饲鹤亭集方》:补气血。

【主治】脾胃不健,气血两亏所致之咳嗽,纳少,神疲,膨胀腹满,呕吐,下血,妊娠痢疾及妇人经水不调。

❶《笔花医镜》:脾阴虚弱下血。❷《古方汇精》:妊娠痢疾,服祛邪化滞煎未止者。❸《饲鹤亭集方》:脾胃虚弱,饮食不思,膨胀腹满,呕吐痰水,气郁困倦。❹《中药成方配本》:脾胃不健,气血两亏,咳嗽痰多,纳少神疲。❺《成方便读》:妇人经水不调,色淡而晦,由脾虚湿盛所致。

【方论选录】《成方便读》:以六君子为君,加当归和其

血,使瘀者去而新者得有所归;白芍通补奇经,护营敛液,有安脾御木之能,且可济半夏、陈皮之燥性耳。

【备考】本方改为丸剂,名"归芍六君丸"(见《饲鹤亭集方》),"归芍六君子丸"(见《中药成方配本》)。

22397　归芪养血糖浆(《成方制剂》14册)

【组成】白芍　川芎　当归　党参　茯苓　甘草　黄芪　熟地黄　香附

【用法】上制成棕色液体。口服,一次15～30毫升。一日2～3次。

【功用】调经补血。

【主治】月经不调,贫血头痛,产后血亏体弱。

22398　归芎参芪麦味汤(《效验秘方·续集》李济仁方)

【组成】当归15克　潞党参15克　紫丹参15克　川芎10克　五味子10克　黄芪20克　麦冬12克

【用法】每日1剂,水煎2次分服。

【功用】益气养阴,活血通脉。

【主治】各型冠心病。

【加减】气虚、阳虚型:本方加大黄芪用量,潞党参易为红参,阳虚证象明显者,加肉桂、附子;阳虚甚重,或寒邪复袭,气机痹阻,引发心肌梗死,并急性循环衰竭、急性左心功能不全者,先急服苏合香丸以温通开窍,再以本方加失笑散、四逆汤化裁。气滞型者,本方加金铃子散、广郁金、枳实调治。痰浊阻滞型者,用基本方合瓜蒌薤白汤加枳实。血虚、阴虚型者,本方并早晚分服柏子养心丸;高血压者,酌加何首乌、白芍、干地龙。血瘀型者,本方加失笑散及红花、甘松,若见结代脉,加苦参、甘松。

【方论选录】方中当归专擅补血,又能行血,养血中实寓活血之力,与川芎配伍,益增活血祛瘀,养血和血之功,故推为主药。党参、黄芪益气补中,实为治本求源之施,辅主药以共同扶正。丹参长于治瘀活血,麦冬养阴益肾、润肺清心,于冠心病确有佳效,又取五味子以益气生津,以改善血液循环。

22399　归来轩毡道人风药(《袖珍》卷一)

【组成】红曲半斤　苍术　乌药　天花粉　何首乌　白芷　陈皮　蝉壳　川楝子　补骨脂　天南星(炮)　苏木　藁本　鹭鸶藤　黑牵牛　僵蚕　五灵脂　地龙　宣木瓜　香附子　荆芥　川芎　当归　细辛　萆薢　蚕砂　赤芍药　防风各半斤　草乌二十二斤　川乌五斤　乳香四两

【用法】上为末,面糊为丸,如黄豆大。每服二丸,早饭后、临卧各一服,嚼碎,茶送下。酒亦得。

【主治】男子、妇人左瘫右痪,口眼㖞斜,八种头风,五种腰疼,筋骨缩疼,半身不遂,手足麻木,血气燥痒,疮癣疥癞,眼流冷泪,一切风疾。

【宜忌】孕妇勿服。

北

22400　北艾汤(《直指》卷二十二)

【组成】北艾一把

【用法】煎汤,密室中洗,仍以白胶烧烟熏之,续贴膏药。仍多服排脓内补散、加味不换金正气散。

【主治】痈疽,疮口冷滞,脓血少,肉色白,久不合。

22401　北枣丹(方出《幼幼新书》卷二十五引《张氏家传》,名见《医统》卷六十四)

【异名】金枣散(《疡科纲要》卷下)。

【组成】北枣一枚　真砒一黑豆大

【用法】大枣去核,纳真砒于枣内,外面纸裹讫,泥固济烧存灰,研极细,鸡毛扫病处。

【主治】走马牙疳。

22402　北枣散(《医方大成》卷十引《幼幼方》)

【组成】北枣一枚(去核,入鸭嘴胆矾一片在内,纸裹火煅通红,出火毒)。

【用法】上为细末。敷牙左右。

【主治】小儿走马疳。

22403　北亭丸(《养老奉亲》)

【组成】北亭二两(去除砂石)　阿魏半两(同硇砂研令细,醋化,去砂石)　川当归(净洗,去苗梢用)　厚朴(去皮,姜汁炙令黄色)　陈橘皮(去瓤用红)　官桂(去皮称)　干姜(炮)　甘草(炙)　川芎　胡椒(拣好者)　缩砂(去皮用)　大附子(炮,去皮脐)各四两　茯苓二两　青盐二两(与硇砂、阿魏同醋研,去沙土)　白术(米泔水浸一宿,切作片子,焙干)　五味子(去沙土用之)各一两半

【用法】上药依法修事为末,将硇砂、阿魏、醋入面看多少,同煎稀糊,下药,更炼好蜜,同搜和为丸,如酸枣大。每服一丸,嚼破,空心盐汤、茶、酒任下。

【功用】壮元,补血,健胃,暖脾,止痰逆,消饮食。

【主治】妇人、男子久积虚败,妇人一切病患。

22404　北亭丸(《局方》卷五)

【组成】缩砂仁　胡椒　肉桂(去粗皮)　厚朴(去粗皮,姜汁炙)　附子(炮,去皮脐)　川芎　当归(去芦,锉碎)　陈皮(去白)　干姜(炮)　甘草(炙)各四两　青盐(别研)　北亭(即硇砂,醋淘去砂石,别研)各二两　白术(别研)三两　五味子(拣)一两半　阿魏(醋化,去砂石)半两

【用法】上为末,用银、石锅,纳入好酒、醋五升,白沙蜜十两,先下北亭、阿魏、青盐三味,并好头面一升,同煎稠粘,便下药末半升以来,更煎如稀面糊,渐渐入药末,煎得所,离火取出,更以干药末和搜成剂,更捣一千杵,丸如梧桐子大。每服十五丸,微嚼破,空心生姜盐汤下;温酒亦得。

【主治】脾元气弱,久积阴冷,心腹胁肋胀满刺痛,面色青黄,肌体瘦弱,怠惰嗜卧,食少多伤,噫气吞酸,哕逆恶心,腹中虚鸣,大便泄利,胸膈痞塞,饮食不下,呕哕霍乱,体冷转筋,及五膈五噎,痃癖癥聚,翻胃吐食,久痛久痢。

【宜忌】忌羊血、豉汁。

22405　北亭丸(《卫生总微》卷十三)

【组成】北亭一钱(末)　朱砂一钱(末)　腻粉一钱　牙消一钱　巴豆二十一个(取霜)

【用法】上为细末,用蒸饼剂裹药煨熟,去焦硬者,取中心软处近药润者,用药和剂,如硬,滴入水得所,为丸如绿豆大。每一岁儿一丸,乳食前荆芥汤送下。

【主治】一切积癖,黄瘦吐食。

22406　北亭散(《杨氏家藏方》卷十三)

【组成】白矾(别研)　乳香(别研)　黄连(去须)各一两(取末)　硇砂半两(别研)　全蝎一钱(取末)

【用法】上药用大鲫鱼一枚,去肠并鳞,入药末在内,湿纸裹,麻皮缠,盐泥固济,文武火煨熟,去泥纸,却用慢火炙

焦,同为细末。每服二钱,空心粟米饮调下。

【主治】肠风痔漏,积年脓血不干。

22407　北庭丸(《普济方》卷二十九)

【组成】北庭半两(飞过,煎成霜)　附子一两(研为末)

【用法】上药以生薯蓣于砂盆内研,调前药为丸,如梧桐子大。仍用禹余粮、盐等分,入瓶内固济,煅通赤,放冷研细。以末一钱,空心汤点下十五丸。

【主治】凡梦鬼交者,盖由肾气虚,为客邪所乘,入于脏则喜梦,肾既虚不能制于精,因梦感而动泄,久不止,则令人枯瘁不泽,少力。

22408　北庭丹

《金鉴》卷六十六。为原书同卷"清溪秘传北庭丹"之异名。见该条。

22409　北梗散(《普济方》卷四〇六)

【组成】北梗　天花粉　干葛　川升麻　川芎　赤芍药　独活　柴胡　甘草

【用法】上锉散。每用一钱,加生姜二片,井水煎服。

【主治】热毒与血相击,而风乘之,而致赤游肿者。

22410　北地太守酒(《千金》卷二十四)

【组成】乌头　甘草　芎䓖　黄芩　桂心　藜芦　附子各四两　白蔹　桔梗　半夏　柏子仁　前胡　麦门冬各六两

【用法】用七月曲十斤,秫米一斛,如酝酒法。㕮咀上药,以绢袋盛之,沉于瓮底,酒熟去糟,还取药滓,青布袋盛之,沉着酒底,泥头,秋七日,夏五日,冬十日。空肚服一合,一日三次,以知为度。药有毒,故以青布盛之,服勿中止,二十日大有病出,其状如漆,五十日病悉愈。

【主治】万病蛊毒,风气寒热。

【方论选录】《千金方衍义》:方中调和血气之品居多,惟乌、附祛风、藜芦利窍,而《本经》有蛊毒之治,佐以白蔹、桔梗、半夏以助破结开痰之势,得力全在酿酒,通行经络,方能兼疗方后诸病,不独治蛊之用也。

【临床报道】❶积聚:有妇人年五十,被病连年,腹中积聚,冷热不调,时时切痛,绕脐绞急,上气胸满,二十余年。服药二七日,所下三四升即愈。❷偏枯、不孕:一妇女病偏枯绝产,服二十日,吐黑物大如刀带,长三尺许,即愈,其年生子。❸癫病:一女人小得癫病,服十八日,出血二升半愈。❹跌打损伤:有人被杖,崩血内瘀,卧床九年,服药十三日,出黑血二三升愈。❺耳聋:有人耳聋十七年,服药三十五日,鼻中出血一升,耳中出黄水五升,便愈。

22411　北味吴萸汤(《不知医必要》卷三)

【组成】肉蔻霜一钱　北味六分　吴萸(泡)五分　白术(净炒)一钱五分　炙甘草五分

【主治】肾泄,五更即溏泻,经年不愈。

22412　北京盐水锭

《外科方外奇方》卷一。为《良朋汇集》卷三"观音救苦锭"之异名。见该条。

22413　北平太守八味散(《千金》卷十四)

【组成】天门冬六分　干地黄四分　桂心　茯苓各一两　菖蒲　五味子　远志　石韦各三分

【用法】上药治下筛。每服方寸匕,食后酒、水任服。服三十日力倍,六十日气力强,志意足。

【功用】《普济方》:养命,开心益智。

【主治】好忘。

叶

22414　叶灵神丹(《全国中药成药处方集》呼和浩特方)

【组成】荷叶炭十斤　生地　杭芍　当归　川芎各四两

【用法】上为细末,炼蜜为大丸,重二钱五分。

【主治】血症。

22415　叶氏痫症丸(《痘学真传》卷七)

【组成】西牛黄一钱　琥珀三钱　羚羊角三钱　降香二钱　犀角尖三钱　麝香二分　朱砂四钱(水飞)　天竺黄四钱　雄黄四钱(水飞)　半夏曲四钱　僵蚕二钱(去头足,炒)　冰片三分　沉香二钱　金蝎二钱(甘草水浸,去头足)　羌活二钱　青礞石三钱(火煅)　石菖蒲二钱　真金箔三十张　白附子三钱　明天麻二钱(湿纸包,煨)　胆星四钱

【用法】预选道地药品精制,为末,照方称准分量合和,再研,用雄猪心血一具,和甘草汁为大丸。每岁丸重二分,十岁以外者二钱。

【主治】痫症。

叭

22416　叭哒杏仁粉(《全国中药成药处方集》福州方)

【组成】甜杏仁四两　白冰十六两

【用法】研和为粉。开水冲黏,当茶点服用。

【功用】润肺化痰,清金降火。

22417　叭哒润嗽膏(《同寿录》卷二)

【组成】叭哒扁杏仁四两(泡,去皮尖。药杏仁不用)

【用法】研如糊,加真正山东柿霜一两,上白蜜二两,同研烂成膏,饭锅上蒸透。每用二三匙,放舌上润下。立愈。

【主治】嗽。

卢

22418　卢同散(《宣明论》卷九)

【组成】款冬花　井泉石　鹅管石　钟乳石　官桂　甘草　白矾　佛耳草各等分

【用法】上为末。每服一钱,竹筒子吸吃,一日三次。

【主治】男子妇人一切咳嗽喘急。

22419　卢氏元菟丹

《痧疹辑要》卷一。为《赤水玄珠》卷十"玄菟丹"之异名。见该条。

22420　卢氏感应丸

《得效》卷四。为《局方》卷三(新添诸局经验秘方)"卢氏异方感应丸"之异名。见该条。

22421　卢氏异方感应丸(《局方》卷三新添诸局经验秘方)

【异名】卢氏感应丸(《得效》卷四)、如神木香丸(《得效》卷四)。

【组成】黄蜡(真者)十两　巴豆一百粒(去皮,研为粉,用纸数重裹捶,油透再易纸,至油尽成白霜为妙)　乳香(锉,研)三钱　杏仁七十枚(去皮尖,研细,依巴豆法去油)　丁香(怀干)　木香(湿纸裹,煨)　干姜(炮)　肉豆蔻(面裹,煨)　荜澄茄　槟榔　青皮(汤洗,去瓤,炒)　百草霜

（筛细） 片子姜黄各一两

【用法】上除巴豆粉、百草霜、杏仁、乳香外，余并为细末，却同前四味拌和研匀，先将上项黄蜡十两，于银、石器内熔化作汁，用重绵滤去滓，以无灰好酒一升，于银、石器内煮蜡熔，数滚取起，候冷，其蜡自浮于酒上，去酒不用，春夏修合，用清麻油一两，秋冬用油一两半，于大银器内熬令香熟，次下酒煮蜡，同化作汁，乘热拌和前项药末，十分均匀了，候稍凝，分作剂子，用罐子盛之，半月后方可服。如服，旋丸如萝卜子大，任意服之，二三十丸至五十丸，临睡时常服之；若欲治病，不拘时候。

【功用】健脾进食，消磨积滞。

【主治】❶《局方》（新添诸局经验秘方）：寒热泻痢，酒食醉饱。❷《得效》：虚弱人久积。

22422 卢氏益肾通关汤（《效验秘方·续集》卢尚岭方）

【组成】乌药60克 益智仁45克 山茱萸20克 五味子15克 肉桂6克 覆盆子30克 穿山甲12克 海藻30克 浙贝母30克 沉香粉6克（冲服）

【用法】每日1剂，水煎2次分服。

【功用】益肾调气，化痰消瘀。

【主治】前列腺增生症。症见尿频难出，点滴而下，排尿无力，夜尿次数增多为主症，常伴腰酸膝软，气短乏力，头晕耳鸣等。

【加减】中气不足，症见体倦乏力，头晕气短者，加黄芪60克；瘀血较重，舌暗紫瘀斑瘀点，脉弦涩者，加莪术12克，皂刺6克，湿热壅积，症见会阴下坠，尿灼热赤黄者，加川楝子12克，白花蛇舌草30克，败酱草30克；肾阳虚重证，症见腰酸膝软，四肢不温者，加鹿角霜15克。若日久化热，发生尿路感染者，酌加清热利湿之品。

【方论选录】方以乌药、益智仁为主，以温肾调气；肉桂、沉香一气一血，以补命门之火而纳肾气司开合；山茱萸、五味子、覆盆子助益智仁固精而缩尿；穿山甲、莪术消瘀散结；海藻、浙贝母化痰软坚。诸药合用，使肾气得温，膀胱开合有度，痰化瘀消而病证得愈。本方精要之处在以乌药、益智仁为主药。卢师尝谓乌药辛温香窜，入肺胃肝肾膀胱经，辛开温通，上走于肺，中调脾胃，下达肝肾膀胱，有顺气开通之功。上走于肺则宣肺气以通调水道，下达膀胱则温暖膀胱而司开合调气化，故而用于膀胱冷结，小便频数最宜。然临床应用量小则功力不达，需用大量，一般在30～60克方能见功。临证与沉香须相配伍，以沉香辛苦而温，性善下行，入肾经则降肾纳气，肾气纳则气化有司，开合有度。益智仁辛温入脾肾经，入脾则健脾补虚以摄痰涩；入肾则温肾固精而缩小便。用治脾胃虚寒之体倦泄泻，食少多涎及肾虚之遗尿尿频，遗精白浊之证。此合《内经》："中气不足，溲便为之变"之旨。其配乌药名缩泉丸，合山茱萸、五味子、覆盆子、肉桂则补助肾阳，固精缩尿之力更强。

22423 卢祖师解毒辟瘟丹

《卫生鸿宝》卷一。为《良方集腋》卷上"太乙救苦辟瘟丹"之异名。见该条。

占

22424 占斯散

《千金翼》卷二十四。为《鬼遗》卷四"木占斯散"之异

名。见该条。

22425 占斯散（《圣惠》卷六十一）

【组成】占斯一两 甘草一两（炙微赤，锉） 细辛一两 栝楼根一两 厚朴一两（去粗皮，涂生姜汁，炙令香熟） 防风一两（去芦头） 川大黄一两（生用） 人参一两（去芦头） 桔梗一两（去芦头） 败酱一两

【用法】上为细散。每服二钱，食前以温粥饮调下。

【主治】肠痈。

22426 占斯散（《圣惠》卷六十一）

【组成】占斯半两 黄耆半两（锉） 细辛一分 木香一分 连翘二分 桔梗一分（去芦头） 芎𧆐二分 甘草一分（炙微赤，锉） 白芍药一分 续断一分 人参二分（去芦头） 独活一分 熟干地黄半两

【用法】上为细散。每服二钱，食前以粥饮调下。

【功用】生肌内补。

【主治】久痈，及风毒气留积穿穴，久出脓水，疼痛不止。

只

22427 只金丹（《普济方》卷二四七引《得效》）

【组成】小茴香二两 湿生虫（阴干）二两

【用法】上为末。酒糊为丸，如梧桐子大。每服三五十丸，空心茴香汤送下。

【主治】男子疝气，小肠虚损。

出

22428 出毛丸（《鸡峰》卷九）

【组成】雄黄 大蒜 杏仁各一两

【用法】上除雄黄外，先捣如泥，入乳钵内与雄黄同研匀，日内晒，候可丸，即丸如梧桐子大。每服二十一丸，凌晨空心清米饮送下。

【主治】肺疼久嗽，梦见先亡，或梦中饮食，亡精失血，多怒少睡，饮食不入，渐渐羸瘦；及骨蒸虚劳，传染鬼气。

【宜忌】服毕不得洗手，频看十指甲中有毛出，逐旋拭了，至辰时候方得洗手。

22429 出虫丸（《圣惠》卷八十七）

【组成】朱砂一分（细研） 麝香一分 牛黄一分 蟾酥半钱 熊胆一分 蜗牛子一分（炒微黄） 夜明沙一分（微炒）

【用法】上为细末，以面糊和丸，如绿豆大。每服三丸，以温水送下；更别以水研一丸，滴向鼻中，得嚏五七声，良久当有虫随汁出。

【主治】小儿五疳久不愈，羸瘦极甚。

22430 出虫膏（《普济方》卷二八四）

【组成】自死虾蟆一枚 头发一把

【用法】以猪膏一斤半，纳二物煎之，消尽下之，欲冷，纳盐一合搅和。以膏着疮中，日一易。

【主治】痈疽败证及骨疽。

22431 出声散

《普济方》卷二十六。为《圣济总录》卷四十八"三味丸"之异名。见该条。

22432 出虫芦荟散（《圣惠》卷八十七）

【组成】芦荟半两(细研) 胡黄连半两 雄黄一分(细研) 熊胆半两(研入) 朱砂半两(细研) 代赭一分 麝香半分(细研) 干蟾一枚(涂酥,炙微焦黄)

【用法】上为细散。先用桃柳汤浴儿,后以粥饮调下半钱,然后用青衣盖覆。

【主治】小儿五疳,烦热干瘦;或渴,不欲乳食。

22433 出声消肺散(《观聚方要补》卷七引《经验秘方》)

【组成】人参 茯苓 半夏曲 甘草 橘红 干葛 黄芩 桔梗 薄荷 五味子 杏仁 连翘 犀角屑

【用法】水煎,加蜜二钱服。

【主治】咽喉病,痄腮,梅核气。

22434 出牙齿乌头散

【方源】《圣惠》卷三十四。

【组成】川乌头一分 巴豆一七枚(去皮) 大硼砂一字 硇砂一字 大蜘蛛一枚(炙干) 腻粉半钱

【用法】上为细散,研入巴豆令匀。每用少许著牙根,一食间牙即自出。

【主治】牙齿动摇,终不牢固者。

22435 出血热预防片(《成方制剂》12册)

【组成】地黄486克 女贞子486克 白茅根243克 玄参486克 丹参243克 丹皮486克 板蓝根243克

【用法】上为糖衣片,每片相当于原药材2.67克。口服,一次5片,一日2次;连服三天为一个疗程,共服9个疗程,每个疗程间隔7天,于当地发病前20天开始服药。

【功用】凉血化瘀,清热解毒。

【主治】预防流行性出血热。

田

22436 田父丸(《圣惠》卷八十六)

【组成】田父一枚(涂酥炙) 蛇蜕皮一条 母丁香二十枚 夜明沙一分(微炒) 干漆半两(捣碎,炒令烟出) 朱砂半两(细研) 麝香一分(细研)

【用法】上为末。先取半两,用醋一中盏,熬成膏,后入余药,为丸如黍米大。每服三丸,以粥饮送下。

【主治】小儿一切疳。

22437 田父丸(《圣惠》卷八十七)

【组成】田父三分(炙微黄) 夜明沙半两(微炒) 蛇蜕皮半两(烧灰) 胡黄连三分 牛黄一钱(细研) 白矾灰一分 朱砂一钱(细研) 麝香一钱(细研) 莨菪子一分(水淘去浮者,炒令黄黑色)。

【用法】上为末,都研令匀,以糯米饭为丸,如绿豆大。三岁儿每服三丸,空心以熟水送下。服药后,用桃柳汤洗浴儿了,以青衣复盖,良久,当有虫出,黄白赤者易治,黑色者难医。

【主治】小儿五疳,下痢羸瘦,鼻痒。

22438 田季散(《苏沈良方》卷十)

【异名】二气散(《小儿药证直诀》卷下)、二圣散(《扁鹊心书·神方》)。

【组成】好硫黄半两(细研) 水银一分(与硫黄再研无星)

【用法】同研如黑煤色。每服三钱,生姜四两取汁,酒一盏,同姜汁煎熟调药,空心服。衣被盖覆,当自足指间汗出,迤逦遍身,汗出即愈。治小儿诸吐亦用此药,量儿长少,服一钱至一字,冷水调下。吐立定。此散极浮难调,须先滴

少水,以至缓缓研杀,稍稍增汤,使令调和,若顿入汤酒,尽浮泛,不可服。

【主治】久患翻胃,及小儿惊吐,诸吐。

【临床报道】反胃:有人病反胃,食辄吐出,午后即发,经三年不愈,国医如孙兆辈,皆治疗百端无验,消羸殆尽,枯黑骨立。有守库卒季吉者见之曰:此易治也,一服药可愈,如法服之,汗出皆如胶,腥秽不可近,当日更不复吐,遂愈。

22439 田姜散(《串雅补》卷四)

【组成】生香附(去毛、晒干)

【用法】上为细末。每症用一钱,小儿五分,白汤送下;外伤用此人乳调敷;痈肿初起,用醋调敷。

【主治】诸气,诸郁,诸痛,男女大小,内外不拘,岚瘴痧毒疮疡,跌闷,禽兽蛇虫伤螫。

22440 田螺水(《外科正宗》卷三)

【组成】大田螺一枚

【用法】用冰片五厘研末,以针挑起螺盖,将冰片入内,平放片时,待螺渗出浆水。用鸡毛蘸搽患处,勤勤扫之。其肿痛自然消散。

【主治】痔疮坚硬作痛,及脱肛肿泛不收者。

22441 田螺饮(《圣济总录》卷一八八)

【组成】田螺(活者)一升

【用法】以水一斗,煮至二升,不问食前后,稍稍饮汁。一方用螺五升,水一斗半,浸之经宿,渴即饮浸螺汁,每日一度易水并螺。

【主治】卒患消渴,小便利数。

22442 田螺散(《朱氏集验方》卷十五)

【组成】大田螺二个。

【用法】各起掩,入巴豆一粒,去壳取肉在螺内,仍掩住,须臾尽化成水,却去掩挟置胸下,令水贴在肉上。须臾狐气上冲,恶心欲吐,却以感应丸一帖并神保丸三丸,同用温汤送下,令泻即愈,两服断根。

【主治】狐臭。

【备考】《医统》引《经验方》本方用大田螺一枚,清水养之,俟腐开,以巴豆肉一粒,针挑纳螺口中,即放盏内,夏日过宿,冬月五七宿,自然成水。治体气,取水搽腋下,永绝其根。

22443 田螺膏(《东医宝鉴·外形篇》卷四引《种杏仙方》)

【组成】好大田螺八九个。

【用法】针破顶盖,入白矾末少许,置地上,尖底埋土中,其顶盖仰天。经一宿,次日取盖上水汁,以鸡羽涂痔上。五七日即消。

【主治】痔疮肿痛,坐卧不得,诸药不效。

【备考】本方方名,据剂型当作"田螺水"。

22444 田螺膏(《准绳·类方》卷七)

【组成】田螺七枚(去壳) 撮地金钱多枚 生地黄根 田茶菊叶各等分

【用法】上同捣烂,贴太阳穴及眼泡。

【主治】眼睛肿胀突出,及赤眼生翳膜。

【备考】方中生地黄根、田茶菊叶用量原缺,据《中国医学大辞典》补。

22445 田七花精

《成方制剂》20册。为原书同册"田七花叶颗粒"之异名。见该条。

22446　田七补丸（《成方制剂》7册）

【异名】三七补血丸。

【组成】白术　当归　党参　墨旱莲　女贞子　三七　山药　熟地黄　乌鸡　香附

【用法】上为小蜜丸或大蜜丸。小蜜丸每100丸重21克,大蜜丸重9克。口服,小蜜丸一次45丸,一日3次;大蜜丸一次2丸,一日2次。

【功用】补肝益肾,益气养血。

【主治】气血不足引起的面色苍白,心悸气短,精神疲倦,体虚潮热,腰酸腿软,妇女产后失血过多。

【宜忌】血热引起的失血禁用。

22447　田七颗粒（《成方制剂》13册）

【组成】三七

【用法】上加工为颗粒剂或块状物,每袋装10克或3克(无糖型);每块重10克,开水冲服,一次10克,无糖型颗粒一次3克,一日3～5次。

【功用】活血定痛,祛瘀生新。

【主治】用于各种痛证,血证,高血压,高脂血症,冠心病等。

22448　田螺捻子（《血证论》卷八）

【组成】田螺三枚　冰片五分　白矾五分　硇砂一钱

【用法】捣和,米糊为捻子。

【功用】化腐,去瘀肉,枯血痔。

22449　田七跌打丸（《成方制剂》13册）

【组成】赤芍　大黄　当归　地黄　红花　没药　乳香　三七　苏木　桃仁　土鳖虫　血竭　泽兰　泽泻　枳壳

【用法】上为大蜜丸,每丸重12克或6克。温开水或温酒送服,一次12克,一日2次。

【功用】活血祛瘀,消肿止痛。

【主治】跌打损伤,肿胀青紫,疼痛不止。

【宜忌】孕妇忌服。

22450　田七痛经散（《成方制剂》10册）

【组成】冰片　川芎　木香　蒲黄　三七　五灵脂　小茴香　延胡索

【用法】上为粉末,每瓶装2克。口服,经期或经前5天一次1～2克,一日3次;经后可继续服用,一次1克,一日2～3次。

【功用】通调气血,止痛调经。

【主治】经期腹痛及因寒所致的月经失调。

【备考】本方改为胶囊剂,名"田七痛经胶囊"(见原书同册)。

22451　田单火牛汤（《痘疹仁端录》卷十四）

【组成】人参　黄耆　附子各二钱　蓼子(同穿山甲炒)五分　当归二钱　官桂二分　甘草三分　橘红八分

【用法】水煎服。

【主治】痘发六七朝,色白平塌,状似吐铁壳,更兼寒战。

22452　田七花叶颗粒（《成方制剂》20册）

【异名】田七花精。

【组成】三七叶茎1500克　三七花75克

【用法】上为颗粒剂,每袋装10克或3克。开水冲服,一次1袋,一日3～5次。

【功用】清热,凉血,平肝,潜阳。

【主治】由血热引起的疮疖;由肝热引起的心悸、烦躁、眩晕、头痛、失眠等。

22453　田螺解胀敷脐方（《寿世新编》）

【组成】大田螺一个　雄黄一钱　甘遂末一钱　麝香一分

【用法】先将药末和田螺捣如泥,以麝置脐,放药脐上,以物覆之束好。待小便大通去之。重者再用一料,小便大通,病即除矣。

【主治】一切臌胀,肚饱发胀,小便不通。

22454　田螺解胀敷脐方（《寿世新编》）

【组成】大田螺四个　大蒜五个(去皮)　车前子三钱(为末)

【用法】共研为饼。以一饼贴入脐中,用手帕缚之。贴药后少顷,水从小便出,一二饼即愈。

【主治】一切臌胀,肚饱发胀,小便不通。

22455　田七跌打风湿软膏（《成方制剂》6册）

【组成】白芷　薄荷脑　大黄　当归尾　独活　防风　甘草　骨碎补　海桐皮　黄柏　连钱草　木瓜　羌活　忍冬　三七　伸筋草　苏木　桃仁　威灵仙　五加皮　豨莶草　续断　泽兰　樟脑　栀子

【用法】上为软膏。涂擦患处,一日2～3次。

【功用】活血祛瘀,舒筋通络,消肿止痛,祛风除湿。

【主治】软组织挫伤,风湿腰痛,肌腱劳损,以及骨折、脱位引起的软组织损伤。

申

22456　申药（《咽喉秘集》）

【组成】元明粉一两　雄精一钱

【功用】去痰消肿。

【宜忌】孕妇及虚弱人,病势沉重者,皆不可用。

甲

22457　甲乙饼（《三因》卷十二）

【组成】青黛一分　牡蛎粉二钱匕　杏仁七粒(去皮尖,研)

【用法】上为末,入黄蜡一两,熔搜为丸,如弹子大,压扁如饼。每用中日柿一个(去核),入药在内,湿纸裹煨,约药熔,方取出,去火毒。细嚼,糯米饮送下。

【主治】❶《三因》:咳出血片,兼涎内有血条,不问年久月深,但声在。❷《寿亲养老》:痰喘咳嗽。

22458　甲牛酒

《经验广集》卷四。为《仙拈集》卷四"甲胶煎"之异名。见该条。

22459　甲灰丸（《卫生总微》卷五）

【组成】手指甲(小儿父母者)

【用法】烧灰研细,面糊为丸,如麻子大。每服一丸,井花水化下,不拘时候。

【主治】小儿生下便喜多惊。

22460　甲字丸（《名家方选》）

【组成】黄芩　黄柏　大黄　轻粉各三分　鹿角霜六分

【用法】糊为丸,辰砂为衣。每日服五分或三分。

【主治】梅疮毒。

22461　甲香散（《圣惠》卷五十七）

【异名】犀角散（《圣济总录》卷一四九）。

【组成】甲香　犀角屑　射干　木香　熏陆香　丁香　黄连　川升麻　鳖甲(涂醋炙令黄,去裙襕)　牡蛎(烧为粉)　羚羊角屑　甘草(炙微赤,锉)　黄芩各一两　黄柏一两(锉)　吴茱萸一分(汤浸七遍,焙干,微炒)

【用法】上为细散。中射工毒及诸毒,每服一钱,水送下,一日三次。兼以鸡子白调散涂之。

【主治】射工毒肿生疮。

22462　甲胶煎《仙拈集》卷四)

【异名】甲牛酒(《经验广集》卷四)。

【组成】川山甲四片　牛皮胶四两(各烧存性)

【用法】上为末。黄酒冲服。

【主治】肿毒初起。

22463　甲亢2号(《古今名方》引湖南省中医药研究所方)

【组成】夏枯草　旱莲草　紫丹参　怀山药各十五克　煅龙骨　煅牡蛎各三十克

【用法】上药为一日量,依法制成冲服剂,或制片,或作汤剂水煎服。

【功用】益气养阴,软坚散结。

【主治】甲状腺机能亢进症。头昏失眠,心悸怔忡,心烦易怒,四肢颤动,纳亢善饥,甲状腺肿大,突眼,脉细数。

【加减】肝肾阴虚,舌红苔黄,头昏耳鸣,五心烦热,宜加炒枣仁、夜交藤、知母、黄柏、珍珠母;肝火旺盛,怕热多汗,口苦咽干,心烦易怒,宜加生地、栀子、百合、竹茹、龙胆草;肝郁气滞,胸闷不畅,精神抑郁,加柴胡、白芍、陈皮、钩藤、全栝楼;痰湿凝聚,神疲乏力,恶心呕吐,苔腻,脉濡滑者,宜加薏苡仁、陈皮、贝母;气阴两虚,四肢酸软,倦怠乏力,心悸心烦,自汗少寐,宜加太子参、生黄耆、酸枣仁等。

22464　甲煎口脂(《千金》卷六)

【组成】沉香　甲香　丁香　麝香　檀香　苏合香　熏陆香　零陵香　白胶香　藿香　甘松香　泽兰各六两

【用法】用胡麻油五升。先煎油令熟,乃下白胶香、藿香、甘松、泽兰,少时下火,绵滤,纳瓷瓶中。余八种香捣作末,以蜜和,勿过湿,纳着一小瓷瓶中令满,以绵幕口,作十字络之,以小瓶覆大瓶上,两口相合,密泥泥之,乃掘地埋油瓶,令口与地平,乃聚牛粪烧之七日七夜,不须急,满十二日烧之弥佳,待冷出之即成,其瓶并须熟泥匀厚一寸晒干,乃可用也。一方用糠火烧之。

【主治】唇白无血色及口臭。

22465　甲煎唇脂(《千金》卷六)

【组成】甘松香五两　艾纳香　苜蓿香　茅香各一两　藿香三两　零陵香四两

【用法】先以酒一升,水五升,相和作汤,洗香令净,切之;又以酒、水各一升浸一宿,明旦纳于一斗五升胡麻油中,微火煎之,三上三下,去滓,纳上件一口瓶中,令少许不满,然后取:上色沉香三斤,雀头香三两,苏合香三两,白胶香五两,白檀五两,丁香一两,麝香一两,甲香一两。上八味,先酒、水相和作香,洗香令净,各各别捣碎,不用绝细,以蜜二升、酒一升和香,纳上件瓷瓶中令实满,又以竹篾交横约之,勿令香浮。先掘地埋上件油瓶,令口与地平,以香瓶合覆油瓶上,令两口相当。以麻捣泥,泥两瓶口际,令牢密,可厚半寸许,用糠壅瓶上,厚五寸,烧之,火欲尽,即加糠,三日三夜,勿令火绝,计糠十二石讫,停三日,冷出

之。别炼蜡八斤,煮数沸,纳紫草十二两,煎之数十沸,取一茎紫草向爪甲上研看,紫草骨白,出之,又以绵滤过,与前煎相和令调,乃纳朱砂粉六两,搅令相得,少冷未凝之间,倾竹筒中,纸裹筒上,麻缠之,待凝冷解之,任意用之,计此可得五十挺。

【主治】唇裂口臭。

【备考】方中瓶的制法:先以麻捣泥,泥两口好瓷瓶,容一斗以上,各厚半寸,晒令干。

22466　甲乙化土汤(《血证论》卷七)

【组成】白芍五钱　甘草三钱

【用法】水煎服。

【主治】出血后,脾阴虚,脉数身热,咽痛声哑等。

22467　甲乙归藏汤(《医醇剩义》卷一)

【组成】真珠母八钱　龙齿二钱　柴胡一钱(醋炒)　薄荷一钱　生地六钱　归身二钱　白芍一钱五分(酒炒)　丹参二钱　柏子仁二钱　夜合花二钱　沉香五分　红枣十枚　夜交藤四钱(切)

【主治】身无他苦,饮食如常,惟彻夜不寐,间日轻重,如发疟然,起伏又延久不愈,左关独弦数,余部平平者。

22468　甲亢平复汤(《效验秘方》吕承全方)

【组成】玄参30克　生地30克　天花粉20克　夏枯草30克　知母10克　黄柏10克　昆布10克　海藻10克　丹皮10克

【用法】发作期首用甲亢平复汤控制病情发展,每周服6剂。轻者一般治疗2～3周症状即可缓解,重者则需服用2～3个月左右。善后需用甲亢平复丸(羊靥40个,玄参100克,天花粉100克,麦冬60克,夏枯草60克,知母60克,黄柏60克,煅牡蛎60克,浙贝150克,海浮石60克,石决明100克,昆布120克,海藻120克,丹皮50克,三棱60克,莪术60克。共研细面,炼蜜为丸,每次10克,每日服2次)巩固疗效。同时要防止情志内伤,保持精神愉快,并宜多食富于营养的食品和新鲜蔬菜。

【功用】养阴清火,化痰散结。

【主治】气瘿(类似现代医学的甲状腺功能亢进)。

【宜忌】忌食辛辣、油腻食品。

【加减】心悸失眠者,加炒枣仁、炙甘草养心安神;急躁易怒,肝火偏旺者,加郁金、白芍、龙胆草、黄芩以清肝泻火、开郁除烦;手指颤抖,肝风内动者,加石决明、龙骨、白芍、钩藤、川芎平肝息风;声音嘶哑者,加南沙参、北沙参、麦冬利咽消肿;大便溏泻者,加茯苓、泽泻、山药健脾止泻;大便秘结者,加草决明、肉苁蓉、川朴润通大便;消瘦乏力、女子经少经闭者,加何首乌、熟地、川牛膝、当归、川芎滋养精血;瘿肿不消、结块坚硬者,加羊靥、三棱、莪术化瘀散结。

【方论选录】方中首用玄参、生地、天花粉、麦冬养阴生津;佐以夏枯草、知母、黄柏在于清热泻火;佐以煅牡蛎、石决明、海浮石、浙贝等平肝潜阳、化痰散结;佐以羊靥、昆布、海藻以软坚消瘿;配用丹皮、三棱、莪术以活血化瘀。诸药合用,既可养阴清热,又能化痰散结。全方共呈攻补兼施、调和阴阳之功效。

22469　甲术消臌汤(《效验秘方》周信有方)

【组成】柴胡9克　茵陈20克　丹参20克　莪术15克　党参15克　炒白术20克　炙黄芪20克　仙灵脾15

克　醋鳖甲 30 克　五味子 15 克　大腹皮 20 克　猪茯苓各
20 克　泽泻 20 克　白茅根 20 克

【用法】每日 1 剂，水煎分服。

【功用】调补脾肾，祛瘀化症，利水消肿。

【主治】肝硬化腹水。

【加减】若肝病虚损严重，可加重培补脾肾之品，白术
可增至 40 克、60 克，另外加仙茅 10 克、女贞子 20 克、鹿角
胶 9(烊化)克。在扶正补虚的同时，尚须重用活血祛瘀之
品。一般是轻重药并用，有时加重丹参、莪术等药之分量，
再加赤芍、三棱、元胡、郁金等。

【方论选录】方中柴胡疏肝理气，配茵陈清热利湿解
毒，以除余邪；黄芪、党参、白术、云苓健脾益气，燥湿利水，
以绝水源；仙灵脾、醋鳖甲，补肝肾、温肾阳、滋肝阴、消癥
痕；泽泻、猪茯苓、大腹皮、白茅根利水消肿；五味子和鳖甲
滋阴补肝，使利水而不伤阴；丹参、莪术养血、祛瘀、消癥、软
肝。诸药合用，共奏调补肝肾，培土利水，祛瘀化症，利水消
肿之功。

22470　甲字化毒丸(《疮疡经验全书》卷六)

【组成】升麻二钱　牛黄四分　生生乳(配矾石，用佐
药炼百日而成)　雄黄(须择旧坑所产透明不臭者)各一钱
朱砂　乳香各一钱七分　月月红　白僵蚕　川山甲　白鲜
皮(各取头末)各一钱五分　广木香　熟大黄　牡丹皮各二
钱五分

【用法】上为末，用神曲末五钱打稠糊为丸，如梧桐子
大，另研朱砂为衣。每早空心服十三丸，每晚空腹服九丸，
人参汤送下；炒米汤亦可。病重者逢三六九日加服三丸，元
弱者不必加，病去药减，如余邪未尽，药不可撤。

【主治】疮疡，肝经内外前后形症；梅毒。

【宜忌】忌恼怒焦躁、茶、酒。

22471　甲鱼软坚膏(《成方制剂》12 册)

【组成】活鳖 1344 克　莪术 92 克　乳香粉 19 克　三
棱 92 克　鲜苋菜 1833 克　没药粉 19 克

【用法】以上六味，除乳香粉外，其余活鳖等四味，酌予
碎断，与食用油 10 100 克同置锅内炸枯，去渣，滤过，炼至滴
水成珠，没 1500 克炼油加入红丹 500 克搅匀，分摊于布上，
即得。用时加温软化，贴于脐腹部。

【功用】化瘀通络，软坚散结。

【主治】瘀血阻络引起的癥瘕痞块，经闭不通，脘腹疼
痛，小儿疳积，消瘦腹大，青筋暴露。

【宜忌】孕妇忌用。

22472　甲字提毒药捻(《赵炳南临床经验集》)

【组成】白血竭花四钱　京红粉一两　麝香五钱　朱
砂　冰片各一钱五分　琥珀一钱　轻粉一两

【用法】制成药捻。按需要长度剪成小段，用镊子夹持
插入疮口内，于疮口外留约 0.5～1 厘米长度为宜。

【功用】化腐提毒生肌。

【主治】瘘管，窦道，痈疽溃后脓未净者。

电

22473　电制膏(《袖珍》卷三)

【组成】宣黄连四钱　大艾叶二钱

【用法】上药火烧作灰，以细生绢作筛于盏上，新汲水

滤过如淋灰汁状，候得一中盏许，除去滓，以清澄药水用铜
盏坐热汤中，通手洗，临卧点两眦。

【主治】眼疾。

四

22474　四七汤

《易简》。为《金匮》卷下"半夏厚朴汤"之异名。见
该条。

22475　四七汤(《百一》卷四)

【组成】人参　茯苓各二两　半夏二两(生)　厚朴(姜
汁制)三两

【用法】上为粗末。每服三钱，水一盏半，加生姜七片，
大枣一个，煎六分，食前服。

【主治】七种气。

22476　四七汤(《普济方》卷三二一引《瑞竹堂方》)

【组成】半夏一两(汤泡七次)　厚朴(姜制)　赤茯苓
各五钱　紫苏叶二钱　甘草二钱　香附子五钱

【用法】上㕮咀。分作四服，每服水二盏，加生姜五片，
煎至七分，去滓，加琥珀末一钱调服。

【主治】妇人女子，小便不顺，甚者阴户疼痛。

22477　四七汤

《内科摘要》卷下。为《千金》卷十七"七气汤"之异名，
见该条。

22478　四七汤(《国医宗旨》卷二)

【组成】紫苏二钱　厚朴三钱(姜汁炒)　白茯苓四钱
半夏(姜制)五钱　槟榔(坚实，内白花者)二钱

【用法】加生姜七片，乌梅一个，水煎，细嚼沉香温服。

【主治】七情所感，喉间梅核气，心腹痛。

22479　四七汤(《治疹要略》)

【组成】桃仁　银花　红花　五灵脂　香附　山楂各
一钱　木通五分

【用法】水煎，微温服。

【主治】疹因血滞而痛者。

22480　四七汤(《杂病源流犀烛》卷二十四)

【异名】四七气汤(《喉科枕秘》)。

【组成】苏叶　半夏　厚朴　赤茯苓　陈皮　枳实
南星　砂仁　神曲各一钱　青皮七分　蔻仁六分　槟榔
益智仁各三分

【用法】加生姜五片，水煎服。

【主治】梅核气。

22481　四七饮

《杏苑》卷四。为《金匮》卷下"半夏厚朴汤"之异名。见
该条。

22482　四川丸(《得效》卷十)

【异名】鹤顶丹。

【组成】大川乌一个(生，去皮脐)　川白芷　川细辛
(去叶)　大川芎各一两

【用法】上为末，韭叶自然汁为丸，黄丹为衣。每服一
丸，细嚼，葱白、淡茶清送下。

【主治】头痛如破。

22483　四川散(《点点经》卷一)

【组成】羌活一钱　川膝　川瓜　川椒　桂枝　秦艽

苍术　虎骨各一钱五分　天雄八分　甘葛三钱　苏叶一钱　甘草三分

【用法】生姜为引。

【功用】取汗。

【主治】酒伤脚痛，不拘上下左右。

22484　四五汤《得效》卷七）

【组成】生料四君子汤　生料五积散

【用法】上和匀。每服二钱，灯心一握，水一盏，煎服。

【主治】小儿白浊。

22485　四牙散

《痘疹传心录》卷十五。为《医学入门》卷八"四齿散"之异名。见该条。

22486　四仁汤《外科全生集》卷四）

【组成】叭嗒杏仁　火麻仁　松子仁　柏子仁各三钱（各研末）

【用法】滚水冲，盖，俟温，当茶饮。

【主治】❶《外科全生集》：大便燥结。❷《仙拈集》：老年大便秘结，或患痈毒。

【加减】若热重，加甘蔗汁半酒杯。

22487　四仁膏《卫生总微》卷十八）

【组成】桃仁四个（去皮尖）　杏仁四个（去皮尖）　蕤仁五个（去皮尖）　郁李仁五个（去皮尖）　芫青五个（取肉）　海螵蛸（取中心，末）半钱　北亭小豆大一块（即硇砂）

【用法】上为极细末，将白蜜看多少搅匀，绢或绵滤过，别入龙脑细末、轻粉细末各少许。点之。

【主治】❶《卫生总微》：毒气障眼及疳眼。❷《普济方》：小儿风热，疳气攻眼赤痛，内外障眼。

22488　四分散《集选奇效简便良方》卷三）

【组成】苍术（米泔浸、陈土炒焦）三两　杏仁（去皮尖，去油）二两　生甘草（炒）一两五钱　羌活二两（炒）　川乌（去皮，面包煨透）一两五钱　生大黄一两（炒）　熟大黄一两（炒）

【用法】上为细末。每服四分，赤痢，加灯心三十寸，煎浓汤调下；白痢，加生姜三片，煎浓汤调下；赤白痢，加灯心三十寸，生姜三片，同煎浓汤调下；水泻，米汤调下；重者，五服愈。

【主治】痢疾。

【宜忌】孕妇忌服，小儿减半。

22489　四片金《救急选方》卷上引《卫生家宝》）

【异名】吴茱萸汤（《普济方》卷二〇一引《卫生宝鉴》）、茱萸食盐汤（《杏苑》卷四）。

【组成】吴茱萸　木瓜　食盐各半两

【用法】上药同炒令焦，先用瓷瓶盛水三升，煮令百沸，入三味炒药，同煎至二升已下，倾一盏，冷热当随病人意，与服药，入咽喉即止。

【主治】霍乱上吐下利，心下懊憹，其证因形寒饮冷，饥饱乘舟车露走，动伤胃气，头旋，手足转筋，四肢逆冷。须臾不救，命在顷刻。

【方论选录】《医略六书》：吴茱萸温中气以散寒，善平逆气；木瓜醒脾气以舒筋，兼除暑湿；食盐润下，以上荣肝木也。水煎温服，使寒化气调，则脾胃健运，而津液四布，筋得滋荣，腹痛无不痊矣。此温经平肝之剂，为霍乱转筋腹痛之

专方。

22490　四斤丸《局方》卷一绍兴续添方）

【异名】虎骨四斤丸（《准绳·类方》卷四）、虎骨木瓜丸（《重订通俗伤寒论》）。

【组成】宣州木瓜（去瓤）　牛膝（去芦，锉）　天麻（去芦，细锉）　苁蓉（洗净，切，各焙干，秤）各一斤

上药用无灰酒五升浸，春、秋各五日，夏三日，冬十日足，取出焙干。

再入：附子（炮，去皮脐）　虎骨（涂酥炙）各二两

【用法】上为细末，用浸前药酒打面糊为丸，如梧桐子大。每服三五十丸，空心煎木瓜酒送下；或盐汤吞下亦得。

【功用】补虚除湿，大壮筋骨。

【主治】❶《局方》（绍兴续添方）：肾经不足，下攻腰脚，腿膝肿痒，不能屈伸，脚弱少力，不能踏地，脚心隐痛，行步艰乏，筋脉拘挛，腰膝不利，及风寒湿痹，脚气缓弱。❷《金匮翼》：风寒湿毒，与气相搏，筋骨缓弱，四肢酸疼痒痹。

22491　四斤丸《医方类聚》卷九十八引《经验秘方》）

【组成】川乌三两（炮）　乳香　五灵脂（去石）　天麻（灰炮）各三两　自然铜三两（火煅，醋淬三次）　虎骨三两（米醋慢火炙）　木瓜六两　松香六两　木鳖子（去壳）　没药各二两　猴姜（灰炮）　苍术（米泔浸洗）各六两

【用法】上为丸，酒糊为丸，如梧桐子大。每服二钱，空心温酒、盐汤任下。

【功用】舒筋去肿，逐湿定痛。

【主治】寒湿脚气，筋寒骨痛，腿脚无力。

22492　四斤丸《医方类聚》卷九十八引《经验秘方》）

【组成】天麻（去苗）　牛膝（酒浸，洗净）　宣州干木瓜各半斤　川乌头（生用，带尖）　干蝎各一两半

【用法】上药用酒浸三日，焙干为末，酒糊为丸，如梧桐子大。每服三十丸，空心、食前温酒送下。

【主治】❶《医方类聚》引《经验秘方》：脚气。❷《永乐大典》引《经验普济加减方》：风虚寒湿合成冷痹，脚重或疼或不仁；脚气，肾衰久冷，四肢肿。

22493　四斤丸《普济方》卷九十五）

【组成】苁蓉　天麻　牛膝各一斤（共酒五升，浸一宿）　木瓜（去瓤）一斤

【用法】上为细末，炼前浸药酒如膏为丸，如梧桐子大。每服三十丸，空心汤、酒任下。如浸药酒少和不尽，更添酒炼之。愈后常令服，永不发。

【功用】补，治风，强腰膝。

【主治】干湿脚气。

22494　四斤丸《正体类要》卷下）

【组成】肉苁蓉（酒浸）　牛膝（酒洗）　天麻　干木瓜　鹿茸（炙）　熟地黄（生者自制）　菟丝子（酒浸煮，杵）　五味子各等分

【用法】上为末，用地黄膏为丸，如梧桐子大。每服五七十丸，空心温酒送下。

【主治】肝肾精血不足，筋无所养，挛缩不能步履，或邪淫于内，筋骨痿软。

22495　四斤丸《杏苑》卷七）

【组成】木瓜　天麻　苁蓉　牛膝（上四味制度焙干）各一两六钱

用无灰酒浸，春、秋五日，夏三日，冬十日，取出晒干。再入：

乳香（另研） 黑附子（炮） 虎骨（酥炙） 没药（另研）各五钱

【用法】上为末，用浸药酒煮面糊为丸，如梧桐子大。每服五十丸，空心木瓜汤送下。

【主治】脚气，肾虚腰腿软弱。

22496 四斤丸《医级》卷八）

【组成】木瓜（去瓤） 苁蓉（煮） 牛膝各四两 虎胫一对（酥炙） 川乌（炮，去皮） 天麻各一两 乳香 没药各五钱（去油）（一方加熟地、菟丝、鹿茸、五味，无乳香、没药、胫、乌四味）

【用法】上为末，将木瓜、苁蓉捣膏入末，加酒捶为丸，如梧桐子大。每服六七十丸，空心温酒或盐汤送下。

【主治】肝肾气血不足，足膝酸痛，步履不遂，或感风寒湿三气之毒，以致脚气者。

22497 四乌汤《普济方》卷二四五引《仁存方》）

【组成】大黄 枳实 皂角（去皮弦子） 黑牵牛（生）各等分

【用法】上为末，面糊为丸，如梧桐子大。每服五十丸，食前饭汤下。

【主治】脚气，大便不通，疼痛行步不得，及胸满痞塞喘急。

【备考】本方方名，据剂型，当作"四乌丸"。

22498 四乌汤《张氏医通》卷十六）

【组成】四物汤加乌药、香附、甘草

【主治】血中气滞，小腹急痛。

【方论选录】《成方便读》：以四物汤之养血活血、能补能宣者以之为君；而以乌药、香附通行十二经之气，上下表里，无所不到，引领四物，为之先声；用甘草者，缓其急而和其中，使气血各复其常也。

22499 四乌汤《女科切要》卷一）

【组成】乌药 当归 三棱 文术 赤芍 红花 桃仁 官桂 益母 香附

【主治】妇人经水运行，气血涩滞而小腹作痛。

22500 四六丹《准绳·类方》卷七）

【组成】阴丹四分 阳丹六分 硼砂六厘 白矾（生）二厘

【用法】加麝香三厘，片脑一分，同研匀。点眼。

【主治】翳膜遮睛。

22501 四六汤《石室秘录》卷四）

【组成】苍耳子四两 苍术四两 薏仁四两 茯苓四两 熟地四两 元参四两

【用法】上为末，炼蜜为丸。每日吞用一两。

【功用】补肾健脾，散风去湿。

【主治】感疬而成大麻风，外症皮红生点，须眉尽落，遍体腐烂，臭气不可闻，人不肯近。

【宜忌】忌房事。

【备考】本方方名，据剂型当作"四六丸"。

22502 四方散《外伤科学》）

【组成】生南星 生半夏 生川乌 生草乌 野芋头各等分

【用法】上为细末。水、酒煮热，外敷。

【功用】温经通络，祛湿止痛。

【主治】损伤旧患及风寒湿之关节疼痛。

22503 四平散《良方合璧》卷下）

【组成】黄柏 血丹 胆矾 烟胶（在牛圈内买带黑色者）各等分

【用法】上为极细末。先剃头发，后用麻油调和末药敷上，三四次即愈；疮干者，用湿药；疮湿者，用干药。

【主治】鬈鬉头并耳内脓水。

22504 四正丸《北京市中药成方选集》）

【组成】藿香三两 茯苓三两 法半夏三两 橘皮三两 厚朴三两 大腹皮三两 桔梗三两 香薷三两 甘草三两 白术（炒）三两 白芷三两 苏叶三两 枳壳（炒）三两 木瓜三两 扁豆三两 神曲（炒）三两 山楂（炒）一两 麦芽（炒）一两 槟榔一两 檀香一两

【用法】上为细末，炼蜜为丸，重二钱，朱砂为衣。每服二丸，温开水送下，姜汤亦可，一日二次。

【功用】散寒祛暑，利湿消胀。

【主治】感冒风寒，夏令受暑，头晕身倦，憎寒壮热，呕吐恶心，腹胀泄泻。

22505 四正汤

《圣济总录》卷一六二。为原书卷三十八"干姜汤"之异名。见该条。

22506 四正散《医醇剩义》卷一）

【组成】藿香一钱五分 茅术 厚朴 砂仁各一钱 茯苓二钱 广皮 半夏各一钱 神曲三钱 淡竹茹八分 姜汁二小匙（冲服）

【主治】暑月饮食不节，外感不正之气，呕吐。

22507 四石丸《圣济总录》卷七十九）

【组成】滑石 井泉石（研） 白石英（研） 寒水石（研） 硇砂（研细，水和作饼子，用湿面四两裹药饼，烧紫色，去面）各二钱 白丁香半两 续随子仁二钱

【用法】上为末，面糊为丸，如梧桐子大。每服五丸，生姜汤送下；第一日三服，第二日四服，第三日五服。以利为度，利已，用木香丸补之。

【主治】十种水气。

22508 四石汤《千金》卷三）

【组成】紫石英 白石英 石膏 赤石脂各三两 独活 生姜各六两 葛根四两 桂心 芎䓖 甘草 芍药 黄芩各二两

【用法】上㕮咀。以水一斗二升，煮取三升半，去滓，分五服，日三夜二。

【主治】产后卒中风，发疾口噤，痉疭闷满，不知人；并缓急诸风毒痹，身体痉强；及挟胎中风，妇人百病。

22509 四龙丹《救伤秘旨》）

【组成】煅石膏五两 淡黄丹 乳香（去油） 没药（去油）各五钱

【用法】上为细末。

【功用】止血生肌。

【加减】夏令，加冰片少许。

22510 四仙丸《普济方》卷三二九）

【组成】桃仁（去皮尖） 当归 大黄（醋浸，炙） 水蛭

(石灰炒)各一两

【用法】上为末,醋糊为丸,如梧桐子大。每服三十丸,空心醋汤送下。瘀血去后,与鹤顶丸。

【主治】崩中,内有瘀血,小腹急满痛者。

22511 四仙丹(《儒门事亲》卷十五)

【组成】杞(春甲乙采杞叶,夏丙丁采花,秋庚辛采子,冬壬癸采根皮)

【用法】上为末,以桑椹汁为丸。每服五十丸,茶清、酒任下。

【功用】《普济方》:乌髭驻颜,明目延年。

【主治】诸风疾。

22512 四仙丹(《点点经》卷三)

【组成】小麦一升 皂矾四两

【用法】合煮,晒干,磨粉,捣枣肉为丸,朱砂为衣。每服三四钱,开水送下。以肿消为度。

【主治】酒伤发黄浮肿,不问身热身凉。

【宜忌】忌生盐冷物。

22513 四仙丹(《疡医大全》卷二十八)

【组成】牛黄一钱 番木鳖四十九枚(去皮,麻油一斤煎木鳖子三沉三浮,以金色为度,捞起放地上存性为末) 朱砂一钱 雄黄一钱五分 麝香五分

【用法】上为细末,炼蜜为丸,如萝卜子大。初日服一厘,二日服二厘,至十日服一分,十一日仍服一厘至一分止,三白酒送下,宜清晨服。

【主治】大麻等疯三十六证。

【宜忌】忌风,戒色欲、荤腥。

【备考】如患者大肉已去者,不治。

22514 四仙丹(《女科指南》)

【组成】密陀僧二两 白矾一两 蛤粉五钱 龙脑香一钱 龙眼核一两

【用法】上为极细末。每用药一钱许,以人乳调抹患处,夏天三四日一抹,冬天八九日一抹。凡用药,先将皂荚水洗净为妙。

【主治】狐臭,体气。

22515 四仙汤(《疡医大全》卷三十三)

【组成】淫羊藿 陈皮 天门冬 甘草 生姜三片 大枣三枚

【用法】水一钟,煎七分服。

【主治】痘疮。

【备考】此为痘疮之主宰,而君臣佐使,出入加减,全在慧心。方中甘草前四味药用量原缺。

22516 四仙汤(《观聚方要补》卷八)

【组成】土茯苓四两 牛膝肉 皂角刺各六分 五加皮八分

【用法】上为一服,水三碗,煎至二碗,食远服;滓并水一碗半,煎至七分服。十服见效。

【主治】疯瘫不能起止,并梅毒见疯症。

【宜忌】忌牛肉、茶、醋、烧酒、麻油。

22517 四仙饮

《成方切用》卷十一。为《张氏医通》卷十五"归耆饮"之异名。见该条。

22518 四仙散(《回春》卷六)

【组成】苍术一两(酒浸,去黑皮,炒干) 白芷 川芎 大附子(面包煨,去皮脐)各五钱

【用法】上为末。每服五分,空心好酒调下。

【主治】❶《回春》:妇人白带。❷《郑氏家传女科万金方》:经水过期而白带者。

22519 四仙散(《准绳·幼科》卷四)

【组成】甘草 紫草 通草 黄连 连翘 石莲

【用法】共炒,为末。空心砂糖调服。

【主治】痘起遍身俱是黑色。

【备考】化斑汤浴之于外,内服四仙散。

22520 四仙散(《仙拈集》卷四)

【组成】花椒 枯矾各五钱 盐三钱 羊蹄根六钱

【用法】共捣烂,米醋六钱调匀。夏布包扎,每日刮破擦二三次。

【主治】癣。

22521 四生丸(《医方类聚》卷二十引《神巧万全方》)

【组成】半夏半斤 天南星五两 白附子四两 大附子二两

【用法】上四味捣罗为末,净乳钵内用水一斗半浸,逐日换水,春、夏三日,秋、冬七日,频尝,以不麻人即去水,于笥箕内以厚纸澄干,再研细,以糯米糊为丸,如鸡头子大。每服一丸,茶、酒任下。更入少龙、麝尤佳。

【主治】风痰壅盛,胸膈不利,及诸般风疾。

22522 四生丸(《圣济总录》卷十一)

【组成】草乌头半两 白僵蚕 苦参 黑牵牛各一两(并生用)

【用法】上为细末,酒煮面糊为丸,如梧桐子大。每服十五丸,温酒送下,一日三次。

【主治】皮肤风痒,疮癣,痛麻冷痹,热毒痛疖。

22523 四生丸(《圣济总录》卷五十二)

【组成】乌头(生,去皮脐) 木鳖子(去壳,研) 狗脊(去毛)各半两 苦参一两

【用法】上为末,烂研猪肾,入少许面糊为丸,如梧桐子大。每服二十丸,温酒送下,不拘时候。

【主治】肾脏风毒攻注,腰脚生疮。

22524 四生丸(《圣济总录》卷一八六)

【组成】草薢 防风(去叉) 狗脊(去毛) 乌头(去皮脐,生用)各等分

【用法】先以河水浸乌头七日七夜,切作片,每乌头一两,即用盐半两同炒黄,次与诸药同为细末,用米醋面糊为丸,如梧桐子大。每日服十丸,渐加至三十丸,空心温酒或盐汤送下。

【功用】壮元气。

【主治】一切筋骨疼痛。

22525 四生丸

《普济方》卷一八八引《十便良方》。为《杨氏家藏方》卷二十"四味丸"之异名。见该条。

22526 四生丸(《百一》卷三)

【组成】五灵脂 当归 骨碎补 川乌头(去皮尖)各等分

【用法】上为细末,用无灰酒面糊为丸,如梧桐子大。每服七丸,渐加至十丸、十五丸,温酒送下。

【主治】左瘫右痪,口眼歪斜,中风涎急,半身不遂,不能举者。

【宜忌】忌服灵宝丹,恐药无效。

22527 四生丸

《宣明论·目录》卷四。为原书卷四"软金丸"之异名。见该条。

22528 四生丸《妇人良方》卷四）

【组成】白僵蚕(炒去丝) 地龙(去土) 白附子(生) 五灵脂 草乌(去皮尖)各等分

【用法】上为末,米糊为丸,如梧桐子大。每服二十丸,茶、酒任下;或作末,酒调半钱亦可。

【功用】《金鉴》:活血祛风,通络止痛。

【主治】血风骨节疼痛,抬举臂不起,行履不得,并浑身麻痹。

22529 四生丸《医方类聚》卷二一二引《施圆端效方》）

【组成】白附子 干姜(炮) 舶上硫黄 半夏(姜制)各一两

【用法】上为细末,酒糊为丸,如小豆大。每服十九至十五丸,空心艾汤送下,一日二次。

【主治】妇人沉痼久冷,赤白崩漏,脐腹疼痛,窘迫后重,大便冷秘涩闷。

22530 四生丸《普济方》卷二四一引《海南四时摄生论方》）

【组成】川狼毒 黑附子 海桐皮 天南星各等分

【用法】上生用为末,头醋煮糊为丸,如绿豆大。每服十丸,盐汤或冷酒送下。

【主治】脚膝骨节毒风,行履不得。

22531 四生丸《普济方》卷一○四）

【组成】生半夏 生南星 生白矾 南康蚌粉各一两

【用法】上为末,用糊为丸,如梧桐子大。每服三十丸,食后生姜汤送下。

【功用】治风顺气,化痰逐饮。

22532 四生饮《圣济总录》卷二十九）

【组成】生地黄汁三合 生藕汁二合 生刺蓟汁一合 生姜汁半合 白药子一分(为末)

【用法】上药和匀,于银石器中微温过,食后分二服。

【主治】伤寒衄血,心胸烦满。

22533 四生饮

《观聚方要补》卷一。即《易简》"三生饮"去木香,加人参。见该条。

22534 四生散《苏沈良方》卷二）

【组成】白附子(下注脚生疮,用黑附子) 肾形沙苑蒺藜 羌活 黄耆各等分

【用法】上药生为末。每服二钱,空腹盐酒调下;猪肾中煨服尤善。

【主治】肝肾风毒,上攻下注,目赤痒痛,羞明多泪,鼻赤口疮,脚膝生疮,遍身风癣。

❶《苏沈良方》:肾脏风,眼病,癣。❷《局方》(绍兴续添):男子妇人肝肾风毒上攻,眼赤痒痛,不时羞明多泪;下注脚膝生疮,及遍身风癣,服药不验,尿常多,觉两耳中痒。❸《卫生总微》:恶疮。❹《三因》:癞风上攻下注,耳鸣目痒,鼻赤齿浮,或作口疮,下注阴湿,四肢瘙痒,遍体生疮,及妇女血风疮。

【临床报道】❶目赤:《苏沈良方》予为河北察访使时,病赤目四十余日,黑睛旁黯赤成疮,昼夜痛楚,百疗不瘥。郎官邱革相见,问予病目如此,曾耳中痒否? 若耳中痒,即是肾家风。有四生散疗肾风,每作二三服即愈,闾里号为圣散子。予传其方,合服之,午时一服,临卧一服,目反大痛;至二鼓时,乃能眠;及觉,目赤稍散,不复痛矣。更进三四服,遂平安如常。《续名医类案》薛立斋治一男子,眼赤痒痛,时或羞明下泪,耳内作痒,服诸药不效,气血日虚,饮食日减,而痒亦盛,此脾肾风热上攻也。以四生散,酒调肾汤四服而愈。❷癣:《苏沈良方》予之门人徐某,构病癣,久不愈,服四生散,数日都除。

22535 四生散《得效》卷十二）

【组成】罂粟壳(去尊蒂赤颊,半生半炙) 黑豆一合(半生半炙) 甘草(半生半炙) 生姜(半生半炙)

【用法】上锉散。每服二钱,熟煎温服。

【主治】❶《得效》:下痢。❷《普济方》:赤痢,因大肠停积,热毒得之,或点滴鲜血。

【加减】如呕,食不入,加人参少许。

22536 四生散《医方易简》卷五）

【组成】黄丹六两 明松香六两 生半夏六两 石膏生三两熟三两

【用法】上为末。敷之。

【主治】跌打损伤。

22537 四生散《青囊全集》卷上）

【组成】生川草乌各二钱 竹子青五钱 防风三钱 红花二钱 续断三钱 骨碎补三钱 赤芍三钱 生半夏一钱五分 生南星一钱五分(炒) 红曲二钱五分 川柏三钱 生地一两 灰面五钱(炒黑)

【用法】葱汁和灰面、红曲熬汁调服;滓敷。

【功用】接骨。

22538 四白丸《圣惠》卷五十九）

【组成】白石脂二两 白矾二两(烧灰) 白龙骨二两 胡粉三两(炒)

【用法】上为末,用粳米饭和捣为丸,如梧桐子大。每服三十丸,食前以粥饮送下。

【主治】水谷痢,脐腹冷痛,日夜数行。

22539 四白丹《保命集》卷中）

【组成】白术半两 白芷一两 白茯苓半两 白檀一两半 人参半两 知母三钱 缩砂仁半两 羌活二钱半 薄荷三钱半 独活二钱半 防风 川芎各五钱 细辛二钱 甘草五钱 甜竹叶一两 香附子五钱(炒) 龙脑半钱(另研) 麝香一字(另研) 牛黄半钱 藿香一钱半

【用法】上为细末,炼蜜为丸,每两作十丸。临卧服一丸,分五七次嚼之。

【功用】上清肺气,养魄,下强骨髓。

【主治】中风昏冒,气不清利。

【方论选录】《法律》:此方颇能清肺养魄。方中牛黄可用,而脑、麝在所不取,以其耗散真气,治虚风大非所宜。然本方以四君子汤作主,用之不为大害。今更定牛黄仍用五分,龙脑、麝香各用二分,取其所长,节其所短,庶几可也。

22540 四白头《普济方》卷三十三引《仁存方》）

【异名】玉华白丹。

【组成】焰硝二两（研细） 白矾三两（研细） 石膏四两（研细） 砒霜一两（研细）

【用法】用一火鼎子，先以火炙，用生姜自然汁涂内外数遍，炙干，先下砒末半两，次以砒末半两和焰硝末一两按实；又以焰硝末一两和矾末按实；又以白矾末一两半和石膏二两按实，却以石膏末二两紧按在上，用圆瓦片盖合口上，围簁炭五斤，发顶火煅烟尽为度，去火候冷，取药刮净，研如细粉，再加好白石脂（煅）一两，研细，和前药滴水为丸，如鸡头子大，候干；再入新锅内，用瓦盖定置砖上，簁炭一斤，煅通红为度，用铃铃出，倾丹在厚瓷盆内，乘热搅动，候丹冷，出火毒。每服三粒，用冷水吞下，以干物压之。

【功用】壮胃，清上实下。

【主治】虚寒，饮食作痰喘嗽；妇人白带，男子白浊遗精。

【宜忌】忌热物。

22541 四白汤

《云岐子脉诀》。为原书同卷"生姜枣汤"之异名。见该条。

22542 四白汤（《医学入门》卷七）

【组成】白术 白芍 白茯 扁豆 人参 黄耆各一钱 甘草五分

【用法】加生姜、大枣，水煎服。

【主治】❶《医学入门》：色疸。❷《杏苑》：色疸，房事过伤，发黄，小腹连脐下痛，神思倦怠，头目昏重，自汗。

22543 四白散（《博济》卷五）

【组成】白花蛇一两半（酒浸一宿，去皮骨秤） 新罗白附子 白僵蚕（微炒） 白蒺藜（微炒，去刺）各一两

【用法】上为末。每服二钱，早、晚、空心温酒调下。

【主治】❶《博济》：肾脏风毒攻注四肢，头面生疮，遍身瘙痒。❷《圣济总录》：蛊风。

22544 四白散（《圣济总录》卷二十四）

【组成】蒺藜子（炒去角） 白芷 白附子（炮） 白僵蚕（炒）各等分

【用法】上为散。每服二钱匕，茶清或酒调下，不拘时候。

【主治】伤寒头痛身热，百节疼痛。

22545 四白散（《圣济总录》卷七十五）

【组成】龙骨 白石脂 胡粉（蒸令黄） 白矾（烧成灰）各半两

【用法】上为散。每服二钱匕，米饮调下。

【主治】冷痢。

22546 四白散（《云岐子保命集》卷下）

【组成】黄耆 厚朴 益智仁 藿香 白术 白扁豆 陈皮各一两 半夏 白茯苓 人参 乌药 甘草 白豆蔻仁各半两 芍药一两半 檀香 沉香各二钱半

【用法】上为细末。每服三钱，加生姜三片，大枣一个，水煎服。

【主治】男子妇人，血虚发热，夜多盗汗，羸瘦，脚痛不能行。

22547 四白散（《外科大成》卷三）

【组成】糯米三百五十粒 巴豆（取肉）五个

【用法】用夏布包之扎之，取石灰鹅卵大一块，冲滚水一碗泡化，以水煮米包成饭，取出，乘热加硇砂末一钱，杵匀，仍加灰水，研如糊，瓷罐收之，听用。

【功用】点痣去斑。

22548 四汁饮（《圣济总录》卷九十八）

【组成】蒲萄（自然汁） 蜜 生藕（自然汁） 生地黄（自然汁）各五合

【用法】上药和匀。每服七分，水一盏，银石器内慢火煎沸，温服，不拘时候。

【主治】热淋，小便赤涩疼痛。

22549 四汁饮

《永类钤方》卷十七。为方出《圣惠》卷七十，名见《云岐子保命集》"五神汤"之异名。见该条。

22550 四汁饮（《仙拈集》卷一）

【组成】韭汁 姜汁各半碗 牛乳一碗 竹沥半盏

【用法】和匀，煎热温服，每日二次。

【主治】反胃噎膈，大便燥结。

22551 四汁饮（《重订通俗伤寒论》）

【组成】竹沥 梨汁 萝卜汁各二瓢 鲜石菖蒲汁二匙

【用法】重汤燉，温服。

【功用】肃清痰火以醒神。

【主治】风寒夹痰，痰涎虽吐，而神识时清时昏者。

22552 四汁散（《绛囊撮要》）

【组成】天花粉一斤

【用法】用梨汁、姜汁、萝卜汁、竹沥各一钟，次第拌，晒干为末。每服一钱，好茶调下。

【主治】痰火。

22553 四汁煎（《圣济总录》卷三十八）

【组成】生藕汁 生葛汁 木瓜汁各一合 生姜汁半合

【用法】银器中慢火熬如饧。每服两匙头许，含化，徐徐咽津。

【主治】霍乱吐呕。

22554 四汁膏（方出《丹溪心法》卷三，名见《医统》卷五十二）

【异名】乳汁膏（《杏苑》卷五）、藕汁膏（《东医宝鉴·杂病篇》卷六）、人乳膏（《明医指掌》卷七）、莲花乳散（《医林纂要》卷四）。

【组成】黄连末 天花粉末 人乳汁（又云牛乳） 藕汁 生地黄汁

【用法】以后二味汁为膏，入前三味搜和，佐以姜汁和蜜为膏。徐徐留舌上，以白汤少许送下。

【功用】养肺降火生血。

【主治】三消。

【加减】能食者，加软石膏、瓜蒌根。

【方论选录】《医林纂要》：天花粉甘酸微苦，补肺敛气，泄逆宁心，此治上焦气分之热；黄连苦以泻火，此治中焦心脾血分之热；黄连亦入血分，且能厚肠胃；生地黄苦寒而浊，以治下焦肾命之火，清其本也；藕汁甘咸涩，敛阴散热，交心肾，济水火；牛乳甘咸，润肠胃，解热结，滋阴血，而引之上行；蜂蜜润燥去热，通利三焦，加姜汁为反佐，以行之。

【备考】《医林纂要》本方用法：研黄连、天花粉为末，以二汁及乳调之，加姜汁、蜂蜜少许和服。

22555 四汁膏(《医学入门》卷三)

【组成】雪梨 甘蔗 泥藕 萝卜 薄荷各等分

【用法】捣碎滤汁,入铜锅内慢火熬膏。饮之。

【功用】清痰降火,下气止血。

【主治】《东医宝鉴·杂病篇》:咳嗽。

22556 四汁膏(《仙拈集》卷一)

【组成】梨汁一钟 姜汁 白蜜各半钟 薄荷三两(研末)

【用法】和匀,重汤煮十余沸,任意服。

【功用】降痰。

【主治】痰壅盛。

22557 四玄散(《直指·附遗》卷二十六)

【组成】绿矾 赤小豆 猪牙皂角(不蛀者,去皮弦,炙) 明矾二钱 葱管藜芦五钱

【用法】上为细末。每服半钱或一二钱,浆水调下。如牙关紧闭,斡开灌之。

【主治】中风痰迷心窍,癫狂烦乱,人事昏沉,痰涎壅盛,及五痫心风。

【备考】方中绿矾、赤小豆、猪牙皂角用量原缺。

22558 四加丸(《种痘新书》卷三)

【组成】白术(土炒) 猪苓各八钱 木通八钱 赤茯苓六钱 车前 牛蒡各五钱 黄芩(炒) 黄连(炒)各三钱

【用法】上为末,为丸,滑石为衣。

【功用】分阴阳,利水道,清内热,解大小肠之郁火。

【主治】痘疮热泻,小便短赤而粪黄臭,粪远射而有声音者。

【加减】弱者,加肉桂;肚痛而积泻者,兼消平散。

22559 四圣丸(《圣济总录》卷五十二)

【组成】乌头(去皮脐) 地龙(去皮) 赤小豆 乌药各一两

【用法】上药并生为末,醋煮面糊为丸,如小豆大。每服二十丸,盐汤送下。

【主治】肾脏风毒下注及五劳七伤,遍身疼痛,兼女人血风劳缓弱。

22560 四圣丸(《圣济总录》卷五十七)

【组成】干蝎(去土,炒)一两 胡椒 木香 青橘皮(汤浸去白,焙)各一分

【用法】上为细末,研饭为丸,如绿豆大。每服五七丸,姜、橘汤或温酒送下,不拘时候。

【主治】心腹虚胀。

22561 四圣丸

《圣济总录》卷一八七。为《普济方》卷二二一引《圣惠》"大效四神丸"之异名。见该条。

22562 四圣丸(《卫生总微》卷十)

【组成】白豆蔻 肉豆蔻(面裹,煨去油) 草豆蔻(去皮) 干姜(炮) 良姜 藿香叶(去土) 丁香枝杖各等分

【用法】上为末,醋糊为丸,如绿豆大。每服三十丸,煎人参或白术汤送下;如止泻,米饮送下,不拘时候。

【主治】霍乱吐逆不止;翻胃及沉积赤白恶痢。

【备考】服双金丸毕,须候两时辰,不得与乳食,候大便过一两次再服本方。

22563 四圣丸(《传信适用方》卷二)

【组成】川黎椒(去合口者并黑子,不须去白,自罗不下,于土铫内熬令得所,铺纸一张于地上,顿椒出火毒) 干熟地黄 枸杞子 荆芥穗各等分

【用法】上为细末,炼白沙蜜为丸,如梧桐子大。每服十丸至二十丸,空心盐汤送下。

【主治】远年近日,风赤翳膜,攀睛倒睫等眼疾。

22564 四圣丸(《传信适用方》卷三)

【组成】何首乌一两 蔓荆子一两 苦参一两 荆芥穗一两

【用法】上药生为末,用酒糊为丸,如梧桐子大。每服二十丸至三十丸,温酒送下。

【主治】热毒风疮。

22565 四圣丸

《普济方》卷三十八。为《朱氏集验方》卷六"四神丸"之异名。见该条。

22566 四圣丸(《袖珍》卷三)

【组成】黑牵牛末三两 大黄三两 皂角(去皮)三两 朴硝半两 萝卜二斤(煮软,去皮取汁)

【用法】上为末,萝卜汁打糊为丸,如梧桐子大。每服三五十丸,茶送下。

【主治】男子妇人酒食所伤。

22567 四圣丸(《幼科发挥》卷三)

【组成】穿山甲(去筋膜,灰炒胖)一两半 鸡骨常山 乌梅(去核,焙) 槟榔各一两

【用法】上为末,糯米糊为丸,黄丹为衣。随人大小,每服二十五丸至三十丸,临发日五更面东,温酒送下。

【主治】疟。

22568 四圣丸(《玉案》卷六)

【组成】珍珠三分 莞豆四十丸粒 男发(煅灰存性)一钱 雄黄六分 冰片一分

【用法】上为末。以紫草二两,麻油熬膏,调点。

【主治】痘疹七日外有疔。

【备考】本方方名,据剂型当作"四圣膏"。

22569 四圣丸(《何氏虚劳心传》)

【组成】紫河车胶十二两 龟甲胶八两 麋角胶四两(上三味名三益膏) 人参十二两(为细末,人乳拌蒸,或晒、烘干,拌重至二十四两为度。若肺间有火,咳甚痰多者,不宜用参,可以茯苓代之,制亦如上法)

【用法】浓麦冬汤入三益膏,隔汤煮烊,捣匀为丸,如梧桐子大。每服四五钱,空心白汤送下。或竟三益膏中加茯苓,乳粉拌匀,麦冬汤化服亦可。

【功用】峻补精血。

【主治】虚损。

【加减】若已成虚劳内热骨蒸等症者,更宜参入壮水滋阴除蒸之品,如二地、二冬、青蒿、鳖甲、骨皮、女贞子之类。

22570 四圣丸(《疡医大全》卷三十三)

【组成】兔粪四两 家菊花二两 白蒺藜 甘草各一两

【用法】炼蜜为丸,如梧桐子大。每服三十丸,菊花茶送下。

【主治】痘后翳膜。

22571 四圣丹(《普济方》卷九十八引《大全集》)

【异名】地黄丸(《普济方》卷九十八)。

【组成】熟地黄(洗,锉,焙) 当归(洗,锉,焙) 玄参(洗,锉,焙) 羌活(洗,锉,焙,拣节重者)各等分

【用法】上为细末,炼蜜为丸,如梧桐子大。每服三十丸,空心或温酒或盐汤食前送下。良久仍进饮食。

【主治】走注风及风气,四肢倦怠,不思饮食。

【宜忌】忌猪、鸡、羊、热面、萝卜、猪、羊血。

22572 四圣丹(《万氏家抄方》卷六)

【异名】四圣挑疔散(《医方考》)、四圣膏(《痘疹传心录》卷十九)。

【组成】珍珠 豌豆(烧灰存性) 血余(烧灰存性)二灰等分 冰片五厘

【用法】上为细末,用油胭脂调成膏。先将银簪拨开疔口,以药填入,即变红活。

【主治】痘疔。

【方论选录】《医方考》:珍珠能出毒止痛,二灰能烂毒化血,胭脂能利血拔毒,冰片能利窍行滞。

【备考】方中珍珠用量原缺。

22573 四圣丹(《丹溪心法附余》卷二十三)

【异名】四圣散(《本草纲目》卷二十四)、四圣膏(《赤水玄珠》卷二十八)、四宝丹(《疡医大全》卷三十三)。

【组成】珍珠三五粒(犁尖铁器上煿微黄色,研) 豌豆四十九粒(烧灰存性) 头发(烧灰存性)

【用法】上为细末,用搽面油胭脂调成膏子,将儿在漫燠处安存,忌风寒秽气,先用簪尖平拨开疔口,将药纴入疔内,即时变为红白色,余疮皆起。又尝见疔痘者,但挑破出其黑血即愈,或挑开用口咂去黑血,或用绵裹指甲掐其黑血展去亦可,盖自疔破而毒气得散也。

【主治】❶《丹溪心法附余》:疔毒,即痘疮中长大紫色者。❷《良朋汇集》:痘疮疔黑紫,头黑烂臭不可闻。

22574 四圣丹(《外科启玄》卷十二)

【组成】牛黄一钱二分 朱砂八分 珍珠二分 儿茶一钱七分

【用法】上为末,用口嚼胭脂点之,均点上。内服保元汤加芎、桂。

【主治】疔毒。

22575 四圣丹

《济阳纲目》卷七十二。为《古今医鉴》卷十"四圣散"之异名。见该条。

22576 四圣丹(《济阳纲目》卷七十二)

【组成】槟榔一钱 大黄 牵牛各五分 甘草(炙)四分

【用法】上为末。加艾叶七片,水煎,入好醋少许服。

【功用】下虫。

【主治】心疼。

22577 四圣丹(《洞天奥旨》卷九)

【组成】蜂房一个(净,全用,去虫,将食盐填于孔内,阴阳瓦焙干,为末) 地龙(去泥尽,阴阳瓦焙干,为末)五钱 蜣螂(取米头者佳,阴阳瓦火焙干,为末)三钱 广木香末三钱 象牙三钱 乳香(去油)三钱 瓜儿血竭(净末)五钱 飞矾末三钱 槐子(炒黄为末)三钱 没药三钱 提净黄蜡八两(滚化)

【用法】用黄蜡烊化,入前药和匀为丸。每服三钱,清晨酒送下;如不能饮,清汤送下。

【主治】痔漏。

22578 四圣丹

《痘麻绀珠》卷十八。为《痘疹心法》卷二十二"四圣散"之异名。见该条。

22579 四圣丹(《痘麻绀珠》卷十八)

【组成】绿豆 豌豆 赤小豆(各烧存性) 珍珠(研细)二分

【用法】内服夺命散,外以本方涂之。

【主治】痘疮干燥,其根焦黑。

【备考】方中绿豆、豌豆、赤小豆用量原缺。

22580 四圣汤

《鸡峰》卷二十四。为《斑疹备急》"紫草散"之异名。见该条。

22581 四圣汤

《活幼口议》卷二十。为《圣济总录》卷八十"白术汤"之异名。见该条。

22582 四圣汤(《普济方》卷四〇三)

【组成】白芍药 升麻各一两 甘草 紫草各五钱 干葛一两 木通五钱(去皮节)

【用法】上锉散。每服二钱,水一中盏,加生姜二片,葱白二根,山楂子根三寸,同煎热服。

【主治】身热如火,头痛颊赤,面红呵欠,鼻疮,疮疹已出未出时。

【加减】壮热心烦,加人参、赤茯苓、石膏、麦门冬(去心)。

22583 四圣汤

《赤水玄珠》卷二十五。为《直指》卷二十三"四圣散"之异名。见该条。

22584 四圣汤

《痘科类编》卷三。为《准绳·幼科》卷六"四圣散"之异名。见该条。

22585 四圣汤

《叶氏女科》卷二。为《医统》卷八十五"四圣散"之异名。见该条。

22586 四圣串(《串雅补》卷二)

【组成】槟榔四两 雷丸二两 芜荑二两 黑丑头末三两 生大黄二两

【用法】上为末。每服大人二钱,小儿一钱半,沙糖汤送下。重者二三次即止。

【功用】追虫打积。

【主治】九种心痛。

22587 四圣饮(《赤水玄珠》卷八)

【组成】何首乌 白芷 青皮 陈皮

【用法】水煎,空心服。

【主治】久疟。

22588 四圣饮(《产科发蒙》)

【组成】藿香 良姜 陈皮 莪术各等分

【用法】每服三钱,热汤浸,去滓用。

【主治】气攻呕吐,诸药不效者。

22589 四圣散(《袖珍》卷一引《圣惠》)

【组成】晋盐 葛根 槐花子 山栀子各等分

【用法】上㕮咀。水二盏,加乌梅、甘草少许,煎至一

盏,去滓,通口食后服。

【主治】❶《袖珍方》引《圣惠》:咳嗽有失声音。❷《袖珍方》引《经验方》:咳嗽有血。

22590 四圣散(《普济方》卷十四引《博济》)

【组成】白附子(炮) 白蒺藜(酒炒) 羌活(去芦头) 黄耆(锉)各等分

【用法】上为细末。每服二钱,用羊腰子一对,去筋膜,切开入药,用线缠,水一盏,入粟米一匙头,同煮,候米熟食之。

【功用】壮筋骨,明耳目。

【主治】❶《普济方》引《博济》:肝脏虚冷,肾脏风攻注。❷《宣明论》:一切癣。

22591 四圣散(《普济方》卷一○五引《博济》)

【组成】半夏(汤洗七次) 桑白皮(酥炙令黄) 荆芥穗 陈橘皮(去瓤)各等分

【用法】上为末。每服一大钱,加生姜一小块子,水一盏,同煎至七分,温服。

【主治】风气壅滞,心胸不利,精神不爽,痰涎并多,头项紧急。

22592 四圣散(《圣济总录》卷八十二)

【组成】槟榔(鸡心者,半生半炒)一两 青橘皮(汤浸去白,焙)一两 桑根白皮(锉,炒)三分 木香半两

【用法】上为散。每服二钱匕,热酒调下;气实者三钱匕,不拘时候。

【功用】定喘行气。

【主治】脚气上攻,心胸痞闷。

22593 四圣散

《阎氏小儿方论》。为《斑疹备急》"紫草散"之异名。见该条。

22594 四圣散(《卫生总微》卷五)

【组成】天浆子一枚(去壳) 朱砂二豆许(研,水飞) 全蝎一枚 麝香一小豆大

【用法】上同研膏。每服少许,薄荷温水化下,不拘时候。

【主治】一岁至五六岁儿,急惊潮搐。

【备考】本方方名,据用法当作"四圣膏"。

22595 四圣散(《三因》卷十五)

【组成】海藻(洗) 石决明(煅) 羌活 瞿麦穗各等分

【用法】上为末。每服二钱,米汤调下,一日三次,下清水尽为妙。

【主治】瘰疬,用花蛇散取转后。

22596 四圣散(《杨氏家藏方》卷二)

【组成】白矾 川甜消 盆消 寒水石各等分

【用法】上件入坩锅子内,揭口,用炭火煅令烟尽,取出候冷,为细末。每服一钱,食后新汲水调下,一日三次。

【主治】心经蕴蓄,惊热成痫,潮作热盛,膈实涎多,大便秘涩,及寻常上焦壅盛,膈热痰多。

22597 四圣散(《兰室秘藏》卷上)

【组成】川乌(炮制) 生白矾各一钱 红娘子三个 斑蝥十个

【用法】炼蜜为丸,如皂子大。绵裹坐之。

【主治】妇人赤白带下。

【备考】本方方名,据用法当作"四圣丸"。

22598 四圣散(《直指》卷二十三)

【异名】神效瓜蒌散(《普济方》卷二八六)、四圣汤(《赤水玄珠》卷二十五)、神效四圣散(《医钞类编》卷二十一)。

【组成】生黄瓜蒌一枚(去皮。干瓜蒌则用两枚) 粉草末四钱 没药末三钱 乳香末一钱

【用法】好红酒二大碗,慢火煎至一碗,分作两服,两日服尽,大便顺导恶物妙。

【主治】肠痈,痈疽,便毒。

22599 四圣散(《直指小儿》卷二)

【组成】全蝎七个 白僵蚕十四个 大南星七钱半 真川乌三钱三分(并生用)

【用法】上将南星为末,水调作饼,裹蚕、蝎、川乌,外用湿纸重包,放火灰中煨令赤色,顿地上一伏时,为末。每服一字,煎金银汤,点好茶清少许调下。若有窜视、搐搦证状,以少许用管吹入鼻中。

【主治】慢惊,痰滞虚热。

22600 四圣散(《医方类聚》卷七十引《施圆端效方》)

【组成】当归一两 甘草四两 芍药二两 黄连三两

【用法】上为细末。水煎,洗目并吃。

【主治】赤眼。

22601 四圣散(《活幼心书》卷下)

【组成】灯心 黄连 秦皮 木贼 枣子(和核)各半两

【用法】上㕮咀。每服二钱,水一盏,煎七分,澄清去滓,无时频洗,两目自开。

【功用】《金鉴》:清热解毒。

【主治】❶《活幼心书》:婴孩胎受热毒,生下两目不开。❷《金鉴》:孕母受惊,传袭子胎,婴儿新生之后,周岁以上忽两眼胞红晕,面色青黯,烦热夜啼,或面如胭脂,此属伏热在内,散发于面,状如水痘,根脚微红,时出时隐,延及颈项,继发丹毒。

22602 四圣散(《普济方》卷二四七引《瑞竹堂方》)

【组成】川楝子(炒黄) 胡椒 茴香(炒) 全蝎(炒)各半两

【用法】上为末。每服二钱,空心热酒调下。

【主治】小肠膀胱疝气,痛不可忍。

22603 四圣散(《得效》卷十八)

【组成】花蕊石散 黑神散 大圣散 蒲黄散 当归(煨) 牛膝 川芎(米水炒) 白芷(醋炒) 苏木 大黄各半两 莲子肉(酒煮)半两

【用法】上为末,或为丸,童子小便调服;或木通汤亦可。恶血立下。

【功用】打血,利大小便。

【主治】伤重烦闷欲死者。

22604 四圣散(《医方类聚》卷九十一引《急救仙方》)

【组成】茴香(炒) 川山甲(炒) 全蝎(炒) 南木香各等分

【用法】上为末。每服二钱,酒调服。一服痛住。

【主治】疝气,外肾肿胀。

22605 四圣散(《医方类聚》卷一四一引《烟霞圣效方》)

【组成】御米壳四两(蜜炒黄色) 甘草二两 陈皮二

两　干姜一两(炮裂)

【用法】上为细末。每服三钱,水一大盏,煎三五沸,食前温服。

【主治】赤白痢。

22606　四圣散(《普济方》卷六十引《德生堂方》)

【组成】荆芥穗　牛蒡子(炒,碾细)　紫河车各三钱　大黄六钱(半)

【用法】上药治下筛。每服五钱,水一盏,煎八分,食后临卧时,先漱后咽。

【主治】咽喉口齿,喉闭,乳蛾。

【加减】大实者,大黄再加用。

22607　四圣散

《普济方》卷三十七。为《圣济总录》卷一四三"四金散"之异名。见该条。

22608　四圣散(《痈疽验方》)

【组成】槐花(炒)　龟甲(童便炙)各四两　铁锈三钱　大黄(如泻不用)　川山甲(炮)一两　五灵脂(炒,炙)一两

【用法】上为末。每服三钱,酒调下。

【功用】清凉降火攻毒。

【主治】热毒及疔疮。

【加减】如疔疮,加紫河车根三钱。

【宜忌】非积热阳证,脓未成者,恐不宜用。

22609　四圣散(《婴童百问》卷十)

【组成】紫草　木通　黄耆　甘草　枳壳各等分

【用法】上锉散。煎服。得痘焮却住服。

【功用】发痘。

【主治】小儿痘子已透,皮肤未透。

22610　四圣散(《痘疹心法》卷二十二)

【异名】四圣珍珠散(《痘疹全书》卷下)、四圣膏(《金鉴》卷五十七)、四圣丹(《痘麻绀珠》卷十八)。

【组成】绿豆　豌豆(俱烧存性)各四十九粒　珍珠一分　油头发(烧存性)一分

【用法】上为末,胭脂汁调,先以银簪拨开黑疮,此涂之。

【主治】痘疔,痘不起发,变异而痛者。

22611　四圣散(《解围元薮》卷四)

【组成】牛黄二钱　麝香三钱　胆矾四钱　明矾五钱

【用法】上为末,香油调。如上身病重,以二分擦手心,一分擦足心,下身重反是,每度以四次均擦。三四日则吐出臭黑水。二七日以雄鸡约一斤半重一只,煮熟酱拌食之,其汁煮饭吃,三七日用防风、荆芥、苍术、石斛、蛇床、羌活、白芷煎汤洗浴,四七日服蜡矾丸半升,病愈。

【主治】大麻风。

【宜忌】七日不可吃盐荤。

22612　四圣散(《医统》卷八十五)

【异名】四圣汤(《叶氏女科》卷二)。

【组成】条芩　白术　砂仁　阿胶各等分

【用法】上为细末。每服二钱,艾汤调下。

【主治】❶《医统》:漏胎下血。❷《竹林女科》:胎动属脾虚而血热者。

22613　四圣散(《医统》卷八十五)

【组成】黄芩　白术　白芍药各一两　砂仁五钱

【用法】水一钟半,煎七分服,不时用一帖。

【主治】妊娠不能饮食,冲心欲死,遍身疼痛。

22614　四圣散(《古今医鉴》卷十)

【异名】四圣丹(《济阳纲目》卷七十二)。

【组成】五灵脂(炒出烟)　桃仁(面炒黄色,去皮尖)　草乌(水泡,一日一换,浸七日,去皮尖,切作片,用新瓦焙干)各一两　青黛二钱入药,八钱为末

【用法】上为末,酒糊为丸,如梧桐子大。每服十五丸或十七丸,用艾叶七片(炒出烟),陈酒一钟,入锅去艾,温艾汤送下。

【主治】心痛肚腹痛,阴证绞肠痧。

22615　四圣散

《本草纲目》卷二十四。为《丹溪心法附余》卷二十三"四圣丹"之异名。见该条。

22616　四圣散(《准绳·幼科》卷六)

【异名】四圣汤(《痘科类编》卷三)。

【组成】紫草　黄耆　甘草　木通

【用法】水煎服。

【主治】痘疮黑陷,倒靥不起,发不红活,小便不利。

【加减】热甚色紫,倍加紫草、芩、连、红花;大便秘,加枳壳;如常,加糯米。

22617　四圣散(《济阳纲目》卷九十九)

【组成】人言　轻粉各一钱　巴豆十个(去壳)　白矾(枯)一两　黄丹少许

【用法】上为细末。每用少许擦患处,如擦时先用冷水洗之。

【主治】体气。

22618　四圣散

《救偏琐言·备用良方》。为《御药院方》卷十一"无价散"之异名。见该条。

22619　四圣散(《李氏医鉴》卷八)

【组成】白芷二钱　枳壳二钱　冬葵子　木通各二钱

【用法】水煎服。

【功用】催生。

22620　四圣散(《良朋汇集》卷四)

【组成】宫粉　黄丹　松香　白矾(飞)各等分

【用法】上为细末。疮湿干用,干则油调。

【功用】❶《全国中药成药处方集》(兰州方):渗湿消毒,杀菌止痒。❷《全国中药成药处方集》(天津方):收敛生肌。

【主治】❶《良朋汇集》:黄水疮,小儿肥疮胎毒。❷《全国中药成药处方集》(天津方):皮肤湿痒,薄皮疮,浸淫疮。

【备考】《全国中药成药处方集》(天津方)本方用法:用花椒油调敷患处,脓水过多者干敷。

22621　四圣散(《痘学真传》卷七)

【组成】紫草　白芍药　黄耆　木通各等分

【用法】为散服。

【主治】痘在七八期,盛浆未足,火毒未解者。

【方论选录】紫草凉血以解毒,白芍实腠以养血,黄耆补气以助浆,恐气血滞而不行,再用木通流走关节,令心家之火泄于小肠。

22622　四圣散(《仙拈集》卷一)

【组成】番木鳖(即马钱子,去壳萸,炒至黑色)一两 雄黄 朱砂 甘草各一钱

【用法】上为细末。每服四分,其疟将发,预先吃饭一碗,将药水酒调服。被盖卧即愈。

【主治】疟疾不问新久虚实寒热。

22623 四圣散《仙拈集》卷二)

【组成】生白矾一两 草麻子七粒 乌梅五个 麝香少许

【用法】上为末,丝绵裹,塞鼻内。息肉自消。

【主治】鼻痔。

22624 四圣散《仙拈集》卷二)

【组成】苍术 白术 牛膝 木瓜各等分

【用法】上为末。每服一两,酒煎数滚,食前热服。得汗即愈。

【主治】脚气。

22625 四圣散《仙拈集》卷四)

【组成】蜈蚣一条(去头足) 山甲(炒)五钱 全蝎(炒,去毒)十四个 火消三分

【用法】上为末。每服一钱,黄酒调下,随嚼核桃肉二枚。服完一料愈。

【主治】鼠疮未破者。

22626 四圣散《仙拈集》卷四)

【组成】雄黄 枯矾 松香(一方作定粉) 五倍子各等分

【用法】上为末。香油调搽。

【主治】秃疮,肥疮,黄水疮,旋耳疮。

22627 四圣散《纲目拾遗》卷四引《王安采药方》)

【组成】山海螺(一名白河车) 紫河车 红石膏 白石膏

【主治】肠痈、便毒、脏毒、乳痈疽。

22628 四圣散《痘疹会通》卷四)

【组成】珍珠 明雄黄 冰片 豌豆 发灰 紫草茸

【用法】点用。

【主治】黑痘、疔痘。

22629 四圣散《风劳臌膈》)

【组成】白术 川连 陈皮 甘草

【用法】为散服。

【主治】嘈杂,心膈痛而呕。

22630 四圣散《伤科汇纂》卷七)

【组成】草乌 白芷 山奈 当归各等分

【用法】上为末。每服量人强弱,或八分,或一钱,酒调下。

【主治】跌打疼痛。

【宜忌】慎毋多服。

22631 四圣散《全国中药成药处方集》吉林方)

【组成】松香 铜绿 章丹 枯矾各等分

【用法】上为细末,用绢罗筛于患处,用消毒药布包好。

【功用】利湿解毒,止痒消肿,杀菌化腐。

【主治】风火毒疮,黄水疮,湿毒瘙痒,皮肤诸疮。

【宜忌】有毒,不可入口。

22632 四圣膏(方出《百一》卷十六,名见《普济方》卷二八〇)

【组成】鹿梨根(捣取皮)不以多少 生姜半之 白矾随意用 吴茱萸看多少入

【用法】上药同于砂盆内,入米醋烂研,以净器盛之,候白醭生,方可用。遇浴时,以代皂角,不过一两次即安,若遍身生者,尤宜用之。

【主治】疥疮。

22633 四圣膏《医方类聚》卷七十引《烟霞圣效方》)

【组成】诃子一对(去核) 黄丹四两(水飞,细罗) 蜜四两

【用法】上为细末,蜜著水一砠化开,文武火同熬,细柳枝一握不住勤搅,颠倒使用,约成膏子,滴水不散。用时温水化开便洗。

【主治】远年近日,赤眼暴发,一切病眼。

22634 四圣膏《普济方》卷一一二)

【组成】川当归 没药 大川乌各等分

【用法】上为末,用不蛀皂角二十四个,捶碎,水煎数沸,去滓,入锅内熬成膏,入前药搅匀。贴于患处。

【主治】鹤膝风及诸风疾。

22635 四圣膏《晋济方》卷二七九)

【组成】清油半斤 巴豆(去皮)三钱 当归半两 轻粉一钱

【用法】将油慢火熬,次下巴豆、当归,熬至黑焦,去滓,又下黄蜡、轻粉,镕开,冷定,盆子盛。每用量疮搽之。

【主治】风痦疥癣,或痛经年不效者,及一切恶疮。

22636 四圣膏《解围元薮》卷四)

【组成】姜汁 葱汁各二碗 线胶四两

【用法】同煎炼,再入草乌末四两为膏;如无葱汁,须加火酒,再入乳、没各一两。摊在纸上贴之。渐渐痛止伸直。

【主治】手背挛曲不舒,节间疼痛。

22637 四圣膏《医统》卷三十四引《经验方》)

【组成】菁叶 独蒜 盐 川山甲

【用法】上以好醋成饼。量疮大小贴之,两炷香为度。痞化为脓水,从大便出。

【主治】痞块。

22638 四圣膏

《赤水玄珠》卷二十八。为《丹溪心法附余》卷二十三"四圣丹"之异名。见该条。

22639 四圣膏

《痘疹传心录》卷十九。为《万氏家抄方》卷六"四圣丹"之异名。见该条。

22640 四圣膏

《金鉴》卷五十七。为《痘疹心法》卷二十二"四圣散"之异名。见该条。

22641 四圣膏《仙拈集》卷四)

【组成】银朱二钱 铜绿一钱半 松香 杭粉各三钱

【用法】上为末。桐油调搽,作隔纸膏贴之,三五日愈。

【主治】臁疮。

22642 四皮汤《圣济总录》卷二十九)

【组成】槐白皮 柳白皮 桑白皮 桃白皮各等分

【用法】上细锉。每用四两,以浆水一斗,煎至七升,去滓。熏洗下部。

【主治】伤寒狐惑,毒攻下部,肛内生疮。

22643 四皮汤《摄生众妙方》卷五)

【组成】陈皮 青皮 石榴皮 椿根白皮各二钱

【用法】用水一钟,煎至七分,温服。

【主治】水痢疾。

【加减】红痢,加甘草一钱;白痢,加干姜一钱。

22644 四皮饮(《东医宝鉴·杂病篇》卷十一)

【组成】绿豆 黑豆 赤小豆(水浸取皮)各半钱 新采桑白皮一钱

【用法】上锉。煎水调下蝉菊散。

【主治】痘后眼目生翳。

22645 四灰散(《圣济总录》卷一○一)

【组成】粉霜 艾人灰稍多 矾石灰 铅灰(无即用胡粉、密陀僧代之)各等分

【用法】上为极细末。先以醋浆水洗,拭干,即敷之。不过三五上,永除臭气。如要试,但敷药蒜上,良久自无臭。

【主治】腋气;兼治脚汗。

22646 四灰散(《种痘新书》卷十)

【组成】旧棕 老杉树皮 胎发 脐带

【用法】俱烧灰存性。调酒服。

【主治】女子经行出痘。

22647 四虫丹(《种福堂方》卷四)

【组成】芙蓉叶 紫地丁各一斤 千金子十两(去油壳) 桑虫二两(炙干) 活桑一两(晒干或炙干) 姜汁 蒜汁各半斤 葱汁五两

【用法】上用阴阳水四斤,煎至半斤,去滓,再用红蚰三两、麝香三钱、雄黄一两(研)、蜈蚣一两(研)、烧酒三两,盛倾银罐内,将铁油盏盖定,炭火升过,候酒尽即起;再用烧酒一斤,并后五味入药内,熬成膏子,用瓷器收贮。临用时将井水化开,围患处,如火之热,其毒即时消退,可收下再治后人。如不煎膏,将前药晒干,洒烧酒,再晒再洒,酒尽为度,作末收藏。临用时筛细,以井水调围亦妙。

【主治】诸般疔疮发背,一应恶疮。

22648 四血散(《赤水玄珠》卷九)

【组成】益元散加当归 井泉石

【用法】米汤调下。

【主治】衄血、吐血、便血。

【加减】淋者,加栀子;茎中痛,加蒲黄,水泻,加车前子。

22649 四合汤(《医略六书》卷三十)

【组成】熟地五钱 人参一钱半 白术一钱半(炒) 茯苓一钱半 当归三钱 白芍一钱半(酒炒) 黄耆三钱(蜜炙) 川芎八分 柴胡八分 半夏一钱半(蜜炙) 黄芩一钱半(酒炒) 炙草五分

【用法】水煎,去滓温服。

【主治】产后发热,脉数软弦者。

【方论选录】产后气血两亏,湿热不化,而抑遏于中,正气不足以拒之,故发热不止焉。人参扶元补气,足御虚邪之不解;熟地补阴滋血,能资经脉之有亏;黄耆补气,益卫阳;当归养营,益血脉;白术健脾燥湿;茯苓渗湿和中;川芎入血海,专调营血;白芍敛阴营,善退虚热;柴胡解表疏邪;黄芩清里泻热;半夏醒脾燥湿以化痰;炙草益胃缓中以和脾也。水煎温服,使气血内充,则湿热自化而邪无不解,何发热不止之有哉?

22650 四合汤

《杂病源流犀烛》卷二十八。为《古今医鉴》卷十"四合饮"之异名。见该条。

22651 四合汤(《效验秘方·续集》焦树德方)

【组成】高良姜6～10克 制香附6～10克 百合30克 乌药9～12克 丹参30克 檀香6～9克(后下) 砂仁3～5克 五灵脂9～12克 蒲黄6～10克(布包)

【用法】每日1剂,水煎2次,分服。

【功用】温中和胃,活瘀散滞,理气养血。

【主治】各种慢性胃炎。

【加减】兼有呕血、便血者,改用蒲黄炭、五灵脂炭,再加白及10克,生藕节20克,或藕节炭30克,三七粉2克(分冲),伏龙肝60～100克(煎汤代水),香附也要炒黑,可去砂仁。如无呕血、便血,但大便黑色,潜血阳性者,可用蒲黄炭、灵脂炭,或再加白及、乌贼骨。其余加减同三合汤。

【方论选录】本方是在三合汤(高良姜6～10克、制香附6～10克,百合30克,乌药9～12克,丹参30克,檀香6～9克(后下),砂仁3～5克)的基础上加失笑散。其中蒲黄活血散瘀,《本草纲目》中说:蒲黄"凉血、活血、止心腹诸痛",加五灵脂行血止痛,《本草纲目》中说它"治男女一切心腹、胁肋、少腹诸痛,疝气,血痢腹痛",二药合用,再配合丹参,活瘀止痛的功效增强,对中焦瘀血阻络心腹疼痛有良好疗效。三合汤加失笑散四方合用,既有气药,又有血药,既能驱邪,又兼益人,对久治不愈的胃脘痛有特殊的效果。

22652 四合饮(《古今医鉴》卷十)

【异名】四合汤(《杂病源流犀烛》卷二十八)。

【组成】陈皮 半夏 茯苓 紫苏 厚朴 香附 枳壳 郁金 甘草各等分

【用法】上锉一剂。加生姜,水煎服。

【主治】痰积气滞腹痛。

22653 四色丸(《卫生总微》卷十)

【组成】硫黄 厚朴(去粗皮,生姜制)各等分

【用法】上为细末,糊为丸,如黍米大。每服五十丸,米饮送下,不拘时候。

【主治】泄泻青色。

22654 四色散(《疡科选粹》卷七)

【组成】黄连 黄柏各三两 赤小豆 绿豆粉各一两 紫草 寒水石 漏芦各七钱

【用法】上为末。香油调搽,一日三次。

【主治】热疮,遍身发,出脓血,赤烂,或火丹,或如火烧。

22655 四米汤(《寿亲养老》卷四)

【组成】粱米 稻米 黍米各三合 蜡如半弹丸大

【用法】上以东流水二升,煮粱米三沸,绞去滓;以汁煮稻米三沸,去滓;用汁煮黍米三沸,绞去滓;置蜡于汁中,待蜡消。每服半合,空心午后各一。

【主治】小儿泄注。

22656 四阴煎(《景岳全书》卷五十一)

【组成】生地二三钱 麦冬二钱 白芍药二钱 百合二钱 沙参二钱 生甘草一钱 茯苓一钱半

【用法】水二钟,煎七分,食远服。

【功用】保肺清金。

【主治】阴虚劳损，相火炽盛，津枯烦渴，咳嗽，吐衄，多热。

【加减】如夜热盗汗，加地骨皮一二钱；如痰多气盛，加贝母二三钱，阿胶一二钱，天花粉亦可；如金水不能相滋而干燥喘嗽者，加熟地三五钱；如多汗不眠，神魂不宁，加枣仁二钱；如多汗兼渴，加北五味十四粒；如热甚者，加黄柏一二钱（盐水炒用），或玄参亦可，但分上下用之；如血燥经迟，枯涩不至者，加牛膝二钱；如血热吐衄，加茜草根二钱；如多火便燥，或肺干咳咯者，加天门冬二钱，或加童便亦可；如火载血上者，去甘草，加炒栀子一二钱。

【方论选录】《成方便读》：生地滋肾水；参、麦养肺阴；白芍之色白微酸，能入肺而助其收敛；百合之甘寒且苦，能益金而兼可清神；茯苓以降其浊痰；甘草以散其虚热。名曰四阴者，取其地四生金也。

22657　四红丸（《医方易简》卷二）

【组成】蒲黄　泽泻　阿胶　当归各等分

【用法】上为末，炼蜜为丸。每服三钱，如血崩不止，用陈棕炭、莲蓬壳灰，水煎服，或棉花子灰，黄酒冲服；有黑血块者，以旧马尾罗底三个（烧灰），筱面二合，黄酒冲服。

【主治】妇人血崩，并失血、便血、衄血。

22658　四红丸（《饲鹤亭集方》）

【组成】当归　阿胶各四两　蒲黄　血余各二两

【用法】阿胶烊化，为丸服。

【功用】《中药成方配本》：和血，止血。

【主治】崩漏下血不止，血败带淋，面黄肌瘦，饮食不思，骨节酸痛，及诸血证。

22659　四红丹（《北京市中药成方选集》）

【组成】当归炭十六两　蒲黄炭十六两　大黄炭十六两　槐花炭十六两　阿胶珠十六两

【用法】上为细末，炼蜜为丸，重三钱。每服一丸，一日二次，温开水送下。

【功用】清热止血，引血归经。

【主治】肺热急怒，吐血衄血，便血溺血，妇女崩漏下血。

22660　四红丹（《全国中药成药处方集》济南方）

【组成】当归（生、炭各半）　地榆炭　大黄（生、炭各半）　槐花炭（存性）各十斤

【用法】上为细末，炼蜜为丸，重三钱。每服一丸，白开水送下。

【主治】吐血，衄血，便血。

【宜忌】忌辛辣等有刺激性之食物。

22661　四红丹（《全国中药成药处方集》沈阳方）

【组成】大黄　红花　芥穗　香附　槐花　当归　阿胶各二两

【用法】诸药俱用黄酒炒黑，为极细末，炼蜜为丸，二钱重。每服二钱，白开水送下。

【功用】消瘀化滞，调经理血。

【主治】妇人经血淋漓，崩漏下血，大便下血，小便尿血。

【宜忌】忌食辛辣及有刺激性之物。

22662　四时散（《医心方》卷三引《耆婆方》）

【组成】秦艽　独活　茯神　薯蓣春各四分，夏各二分，秋各八分，冬各十二分

【用法】上为散。以酒服一方寸匕，一日二次。

【主治】风气，风眩，头面病。

22663　四应膏（《外科百效》卷一）

【组成】桐油二两　黄蜡七钱　煅石膏七钱　生大黄七钱

【用法】先以桐油、黄蜡煎化，入石膏、大黄，搅匀开膏。每用此膏一日一换，不用水洗，不见风处贴；如脓水干及肉满，再不必换药，上用原膏贴老皮；若四弦作痒，用生姜自然汁或搽痒处，或入膏药；如臁疮，用姜、葱煎汤洗后方贴。

【主治】臁疮、裙褴、杖疮、松皮烂等疮。

22664　四疔散（《类证治裁》卷八）

【组成】土蜂窠（有子者）一两　蛇蜕一条（泥裹，火煅存性）

【用法】上为末，研和。每用二钱，白汤调下。少刻大痛，可救。

【主治】疔毒走黄，发肿神昏。

22665　四补丸（《圣济总录》卷一八五）

【组成】柏子仁（生绢袋盛）　何首乌（切作小片）　肉苁蓉（切作小片）　牛膝（细切，生绢袋盛）各三两

【用法】上药用酒三升，春、夏浸七日，秋、冬浸二七日，取牛膝、柏子仁先捣如泥，次将何首乌、苁蓉同杵为丸，如梧桐子大。每服二十丸至三十丸，空心温酒送下。

【功用】益气血，补元脏，悦颜色。

22666　四补丹（《普济方》卷二十九）

【组成】何首乌（泔浸，春、秋五日，夏三日，冬七日）　苍术（去皮，制度同上）　甘州枸杞（酒浸一宿）　小茴香（盐炒令热）各等分

【用法】上为细末，酒打面糊为丸，如梧桐子大。每服三十丸至四十丸，空心好酒送下。

【主治】肾虚。

22667　四灵丸（《圣惠》卷八十六）

【异名】大蟾丸（《医部全录》卷四四五）。

【组成】大蟾一枚（去却四足，劈开腹，去肠肚，入胡黄末一两在腹内，以线缝合，用湿纸三两重裹，以泥四面固济，令干，微火出阴气，便以炭火三斤烧令通赤即住，待冷，去泥及纸灰，捣细罗为末）　芦荟　麝香　熊胆各一分

【用法】上为细末，以面糊为丸，如麻子大。每服三丸，以粥饮或奶汁送下，一日三次。三岁以上加丸服之。

【主治】小儿五疳，头大项细，心腹胀满，皮肤干皴，毛发焦黄，鼻下赤烂，口舌生疮，泻利不止，日渐羸瘦。

22668　四灵丸（《圣济总录》卷一八〇）

【组成】巨胜子　生干地黄（焙）　麦门冬（去心，焙）各一两　白茯苓（去黑皮）三两

【用法】上为细末，炼蜜为丸，如梧桐子大。每服三十丸，煎枣汤送下；水饮亦得。服至百日自觉有异。

【功用】还元保命，壮气除风。

【主治】肾虚。

22669　四灵丹（《圣惠》卷九十五）

【组成】黄丹　水银　钢铁（锉末）　硼砂各二两

【用法】上为细末，入瓷盒中固济，令干，安于灰炉中，盒上灰厚三寸，常以一斤火养一百日，日足，以十斤火煅，任

火自消,放冷取出,细研,以浓甘草汤拌,于饭上蒸一炊久,出火毒,细研为末,以水浸蒸饼为丸,如梧桐子大。每服三丸,空心以温酒送下。

【功用】驻颜补益。

22670 四灵丹(《圣惠》卷九十五)

【组成】硼砂三两　水银一两　朱砂一两　硫黄三两

【用法】上件药,将硼砂、硫黄同研如面,于瓷盒中盛之,如法固济,令干,入灰炉中,其上灰厚三寸,以火三两,养一七日,开取药,入水银、朱砂各一分同研,以水银星尽为度,依前入盒,养一七日,如此四度,计二十八日开取,细研,以水飞过,入竹筒中,密封头,于饭上蒸两炊久,及热取出,于地上以纸衬,盆合一周时,出火毒了,用粟米饭为丸,如绿豆大。每日三丸,空心以温酒送下。十日后加至五丸。

【主治】筋有风,角弓风,肾脏风,热毒风,皮肤风,大风,感厥风。

【宜忌】忌羊血。

22671 四灵丹

《医方类聚》卷二○三。即《圣惠》卷九十四"四虚丹"。见该条。

22672 四灵散(《圣济总录》卷五十二)

【组成】白附子(炮)　牛膝(酒浸一宿,切,焙)　巴戟天(去心)　黄耆(锉)各一两

【用法】上为散。每服用獖猪肾一只,批破去筋膜,掺药一钱匕,并椒、盐、莳萝各少许在内,用湿纸裹,煨熟为度。早晨空心细嚼,温酒下。

【主治】肾脏风毒,上攻下注,行步艰难。

22673 四灵散(《丹溪心法附余》卷二十四)

【组成】瓜蒂一钱　人参芦二钱　赤小豆　甘草各一钱

【用法】上为细末。每服一二钱,或少至半钱,量情与之,食后齑汁调下。

【主治】中风痰迷心窍,癫狂烦乱,人事昏沉,痰涎壅盛,及五痫心风。

22674 四灵散(《良朋汇集》卷五)

【组成】生地二钱　朴消一两　没药五分

【用法】上为末。酒调下。

【主治】血灌瞳人。

22675 四君丸(《朱氏集验方》卷一)

【组成】生干地黄　熟干地黄　当归　木瓜各等分

【用法】酒糊为丸。温酒送下。

【功用】顺气血。

【主治】风。

【备考】本方方名,《普济方》引作"四君子丸"。

22676 四君汤

《文堂集验方》卷四。为《圣济总录》卷八十"白术汤"之异名。见该条。

22677 四陈汤(《医学心悟》卷三)

【组成】陈皮(去白)　陈香橼(去穰)　陈枳壳(去穰,面炒)　陈茶叶各等分

【用法】上为末。每服三钱,开水点服。

【主治】干霍乱,欲吐不得吐,欲泻不得泻,变在须臾者。

22678 四陈散(《玉案》卷四)

【组成】陈岕茶　陈薄荷　陈皮　陈紫苏各二钱

【用法】加生姜十片,煎熟温服。

【主治】痰哮。

22679 四妙散(《瑞竹堂方》卷二)

【组成】肉豆蔻一两(用盐酒浸,破故纸同炒干燥,不用故纸)　山药一两(酒浸,北五味子同炒干燥,不用五味子)　厚朴二两(去粗皮,青盐一两同炒,青盐不见烟为度,不用盐)　大半夏一两(每个切作两块,木猪苓亦作片,水浸,炒燥,不用猪苓)

【用法】上为细末,酒糊为丸,如梧桐子大,辰砂一分,沉香一分,作二次上为衣,阴干。每服五七十丸,空心盐酒或米饮或盐汤送下。

【功用】实脾土,下痰顺气。

【主治】脾胃虚弱,脾土不能化,痰成窠斗,停于胸臆,饮食既少复迟。

【备考】本方方名,《普济方》引作"四炒丸"。

22680 四妙丸(《疮疡经验全书》卷三)

【组成】苍术二两　白芍　龟板(好酒炙酥)各二两五钱　黄柏五钱(盐、酒拌炒)

【用法】上为细末,酒糊为丸,如梧桐子大。每服六七十丸,当归汤送下;酒亦可。

【主治】鹤膝风。

【加减】严寒,加附子二钱。

22681 四妙丸(《玉案》卷五)

【组成】韭菜子(炒)　菟丝子各四两　牡蛎(煅,人乳淬)　龙骨(煅)各二两

【用法】上为末,荷叶煎汤为丸。每服三钱,空心盐汤送下。

【主治】精不固。

22682 四妙丸(《疡科心得集》卷下)

【组成】苍术　黄柏　当归　细生地

【主治】湿热在经,筋骨疼痛,疮疡遍体,而兼血虚者。

【加减】若湿热甚者,细生地、当归或易萆薢、苡仁亦可。

22683 四妙丸(《成方便读》卷三)

【组成】二妙丸加牛膝　苡仁

【功用】《中国药典》:清热利湿。

【主治】❶《成方便读》:痿证。❷《中国药典》:湿热下注所致的痹病。症见足膝红肿,筋骨疼痛。

【宜忌】《中国药典》:孕妇慎用

【方论选录】二妙丸治湿热盛于下焦而成痿证者。加牛膝,为三妙丸,牛膝补肝肾、强筋骨,领苍术、黄柏入下焦而祛湿热也;再加苡仁,为四妙丸,因《内经》有云:治痿独取阳明。阳明者主润宗筋,宗筋主束筋骨而利机关也。苡仁独入阳明,祛湿热而利筋络。故四味合而用之,为治痿之妙药也。

【备考】本方组成,《中国药典》2010版有用量,分别是苍术125克,牛膝125克,盐黄柏250克,薏苡仁250克。

22684 四妙丹

《普济方》卷三十三。为《普济方》卷二二六引《十便良方》"固真丹"之异名。见该条。

22685 四妙汤

《圣济总录》卷一六九。为《活人书》卷二十一"化毒汤"之异名。见该条。

22686 四妙汤

《医宗说约》卷六。为《局方》卷八（宝庆新增方）"神效托里散"之异名。见该条。

22687 四妙散（《圣济总录》卷一四一）

【组成】白及 白蔹 木鳖子 桑螵蛸各半两

【用法】上为散。汤磨乳香，调令稀稠得所，摊故帛上贴之，次日连皮拆下，更无疮瘢。

【主治】莲花痔瘘及鸡冠痔。

22688 四妙散（《永类钤方》卷二十二引《集验》）

【组成】骨碎补 制生姜 乳香 当归

【用法】擂酒热服。

【主治】打破跌损内伤。

【加减】接骨，加自然铜。

22689 四妙散（《丹溪心法》卷四）

【组成】威灵仙（酒浸）五钱 羊角灰三钱 白芥子一钱 苍耳一钱半（一云苍术）

【用法】上为末。每服一钱，加生姜一大片，擂汁入汤调服。又，二妙散同调服。

【主治】痛风走注。

22690 四妙散（《叶氏女科》卷二）

【组成】当归二钱 川芎 白术（蜜炙） 黄芩各一钱

【用法】水煎，食远服。

【功用】和血凉血，健脾安胎。

【主治】胎漏。母气壮盛，身无所苦，而月经如常漏下者。

【加减】如未效，加阿胶（炒珠）一钱。

22691 四妙散（《仙拈集》卷四）

【组成】花粉 苦参各五钱 皂刺四十九个（炒黄）土茯苓三斤

【用法】共煎汤，当茶饮。

【主治】病核，不拘久近，已破或未破者。

【宜忌】忌牛肉。

22692 四妙散（《仙拈集》卷四）

【组成】雄黄 生矾 川椒 硫黄各等分

【用法】上为末。鸡蛋黄炒油调搽。

【主治】遍身疥癞。

22693 四妙散（《活人方》卷六）

【组成】川黄柏 茅山苍术（先以泔水润透，切片，晒干） 向东桑皮（三种各分为二份，以一份用童便，以一份用酒，各浸透，晒干，炒微黄色） 陈胆星各等分

【用法】上为细末。每服二三钱，早、晚空心以药酒吞服。

【主治】湿痰，风痹，筋骨拘挛，气虚体肥，经络酸麻疼痛。

22694 四妙煎（《仙拈集》卷二）

【组成】槐花子 桃核仁 细茶叶 芝麻各五钱

【用法】瓦罐盛药，用水六七碗，熬折一半，热服。

【主治】肩臂筋骨疼痛。

22695 四妙膏（《外科全生集》卷四）

【组成】狼毒一两 黄耆二两

【用法】醋浸一宿，入猪油五两，微火煎熬，取二两，绞去滓，退火气。以封患口，日易三次。毒消口敛。

【主治】甲疽。

22696 四苓丸

《全国中药成药处方集》（南京方）。即《奇效良方》卷三十五"四苓散"改为丸剂。见该条。

22697 四苓汤（《赤水玄珠》卷二十六）

【组成】白术（炒） 赤茯苓 泽泻 猪苓 白芍药（酒炒） 酒芩 酒连

【用法】水煎服。

【主治】热泻，小水短少，腹中作疼。

22698 四苓汤（《医部全录》卷四九二引《幼科全书》）

【组成】理中汤加猪苓、泽泻

【主治】痘后泄泻。

22699 四苓汤（《瘟疫论》卷下）

【异名】茯苓汤（《治疫全书》卷三）。

【组成】茯苓二钱 泽泻一钱五分 猪苓一钱五分 陈皮一钱

【用法】长流水煎服。

【主治】❶《瘟疫论》：瘟疫停饮，烦渴思饮，引饮过多，自觉水停心下。❷《会约》：瘟疫水停心下，饱闷痞胀，胸胁滞塞。

22700 四苓汤

《金鉴》卷五十二。为《丹溪心法》卷二"四苓散"之异名。见该条。

22701 四苓散（《丹溪心法》卷二）

【异名】四苓汤（《金鉴》卷五十二）。

【组成】白术 猪苓 茯苓各一两半 泽泻二两半

【功用】❶《痘疹金镜录》：利小便。❷《全国中药成药处方集》：健脾止泻，利水除湿。

【主治】脾虚湿胜，水泻，小便不利；小儿阴囊肿痛。

❶《丹溪心法》：泄泻。❷《痘疹金镜录》：痘内热。❸《医方考》：湿生于内，水泻，小便不利。❹《寿世保元》：麻疹已出，泄泻不止。❺《证治汇补》：湿气在中，清浊混乱，小便短少，大便溏泻。❻《张氏医通》：小便赤涩胀痛，及温热时行烦渴。❼《文堂集验方》：小儿阴囊忽肿痛。❽《杂病源流犀烛》：伏暑浊病。❾《幼科释谜》：风寒湿邪不解，烦渴欲饮者。❿《笔花医镜》：伏暑小便不通。

【加减】湿，加苍术，甚者，苍白二术同加（炒用）；火，加木通、黄芩。

【方论选录】《医方考》：湿胜则濡泻。故湿生于内者，令人水泻；湿并于大肠，故小便不利。白术燥而淡，燥则能健脾，淡则能利湿。茯苓甘而淡，甘则能补中，而淡亦渗湿矣；猪苓苦而淡，泽泻咸而淡，苦者有渗利而无补益，咸者直能润下而兼渗利。丹溪曰：治湿不利小便，非其治也。

【临床报道】腹痛泄泻：《临证指南医案》薛某，腹满下至少腹，三阴都已受伤，而周身疥疮，数年不断，脉络中必有湿热，就腹痛泄泻，腑阳不通，不独偏热偏寒之治，常用四苓散，猪苓三钱，茯苓三钱，泽泻一钱半，生于术一钱，椒目五分。

【备考】本方改为丸剂，名"四苓丸"《见全国中药成药

处方集》。《痘疹金镜录》以本方加木通,东流水煎服;或为末,白汤调下。《寿世保元》:水煎服。《文堂集验方》:灯心汤调服。

22702 **四苓散**《回春》卷三)

【组成】茯苓 白术 猪苓 泽泻 苍术(炒) 山药 芍药 山栀(炒) 陈皮各一钱 甘草五分 乌梅一个

【用法】上锉一剂。加灯草一团,水煎,温服。

【主治】火泻,热泻。

【加减】饱闷,加厚朴、砂仁,去山药;腹痛,加厚朴、砂仁、木香、茴香,去白术;呕哕恶心,加藿香、乌梅、莲肉、砂仁、人参;小水短赤,加木通、车前,去泽泻;口燥烦渴,加黄连、麦芽、莲肉、乌梅、干葛,去泽泻、苍术;泻多元气虚脱,昏倦,加人参、黄耆,去泽泻、苍术;夏月暑泻,加香薷、扁豆;泻多烦躁,加炒黄连、人参、辰砂、乌梅,去苍术、泽泻;泻多不止,加肉蔻、乌梅、人参,去泽泻、山栀;发热脉数,加柴胡、炒黄芩、乌梅。

22703 **四苓散**《痘疹活幼至宝》卷终)

【组成】赤茯苓(去皮) 猪苓 泽泻各一钱二分 白术八分 木通 车前子(炒)各五分

【用法】水煎候温,调益元散二三匙服。

【主治】小儿伏暑吐泻。

22704 **四苓散**《会约》卷二十)

【组成】猪苓 茯苓 泽泻 木通

【主治】一切湿症。

22705 **四奇汤**《医方类聚》卷一六五引《吴氏集验方》)

【组成】草果二两(去皮) 生姜三两(切) 陈皮一两(去白) 甘草一两半(炙)

【用法】上捣碎,淹一宿,焙干,为末。盐点服。

【功用】快脾消酒。

22706 **四齿散**《医学入门》卷八)

【异名】四牙散(《痘疹传心录》卷十五)、四牙无价散(《痘疹仁端录》卷十四)。

【组成】人齿 猫齿 狗齿 猪齿各二钱半

【用法】砂锅固济,火煅通红,候冷,为末。每服五分,热酒调服。

【主治】痘不红,不起发,色灰白,或黑陷而焦。

【备考】本方方名,《古今医鉴》引作"无价散"。

22707 **四虎饮**《疫痧草》)

【组成】大黄 黄连 犀角 石膏 知母 玄参 生地 青黛 马勃

【用法】水煎服。

【主治】痧点虽透,喉烂极盛,脉象弦数,目赤便闭,神烦舌绛,疫火盛者。

22708 **四虎散**《直指》卷二十二)

【组成】天南星 草乌头 半夏(生) 狼毒各等分

【用法】上为细末。醋蜜调敷,留头出毒气。

【主治】发疽肿硬,厚如牛皮,按之方痛。

【备考】《外科正宗》本方用猪脑同捣,遍敷疮上,留顶出气。

22709 **四虎散**《准绳·疡医》卷一)

【组成】附子(生,去皮)一两 天南星 半夏 狼毒各半两

【用法】上为末,热酒调成膏。摊上肿处,以熟绢压定。觉患处如火烧,不妨。

【主治】发背初生,筋脉紧急不舒。

22710 **四虎散**《全国中药成药处方集》武汉方)

【组成】生南星一两 生白附子一两 生草乌一两 生川乌一两

【用法】上为细末,成净粉80~85%即得。视患处大小,取药用醋或酒调敷。

【主治】跌打损伤之郁血部位红肿疼痛。

【宜忌】切勿入口。

22711 **四贤串**《串雅补》卷二)

【组成】雷丸一两 青皮五钱 三棱三分 黑丑(头末)五钱

【用法】上为末。每服三钱,早空心沙糖调服。莫吃饭,恐虫头向内,候腹内疼即下矣;后下鱼冻,再下虫二三次,用粥饮汤止之。若治痞块,用陈酒送下,块即降消,不必用全虫等类。

【主治】食积疳劳,翻胃噎膈,五臌十胀,虫积痞块。

22712 **四贤散**《千金珍秘方选》)

【组成】枯矾 松香 五倍子 雄黄各等分

【用法】上为末。麻油调敷。

【主治】癞疮并肥疮。

22713 **四明丸**《圣济总录》卷一○七)

【组成】芎䓖 天麻(用水煮过,切,焙) 半夏(水煮,洗去涎,切,焙) 桑螵蛸(大者,锉,炒) 旋覆花 羌活(去芦头) 藁本(择粗者,洗,焙干) 天南星(炮) 青橘皮(汤浸,去白,焙) 附子(炮裂,去皮脐)各一两

【用法】上为末,用生牵牛三两,熟牵牛三两,杵取末二两,与前药末拌匀,生姜汁煮,面糊为丸,如梧桐子大。每服二十五至三十丸,空心、临卧盐汤或米饮送下。

【主治】风毒气上,眼目昏暗,及偏正头疼,两目渐觉细小;及有夹脑风疼,目风眼寒。

22714 **四明饮**《回春》卷五)

【组成】大黄 葛花 泽泻 石决明各等分

【用法】上锉一剂。水煎服。

【主治】一切眼目肿。

22715 **四味丸**《圣济总录》卷十二)

【组成】独活(去芦头) 干姜(炮) 山茱萸(洗,焙) 桂(去粗皮)各四两

【用法】上为细末,炼蜜为丸,如梧桐子大。每服二十丸,空心,食前温酒送下。渐加至三十丸。

【功用】耐寒暑,益气血。

【主治】骨节风冷。

22716 **四味丸**《圣济总录》卷七十一)

【组成】蜀椒(去目及闭口,炒出汗) 茴香子(炒) 附子(炮裂,去皮脐) 肉苁蓉(酒浸,切,焙)各一两

【用法】上为末,炼蜜为丸,如梧桐子大。每服十五丸,空心温酒送下。

【主治】久积奔豚气,时攻膀胱切痛。

22717 **四味丸**《圣济总录》卷一八五)

【组成】熟干地黄(焙) 天门冬(去心,焙) 白茯苓(去黑皮) 远志(去心)各三两

【用法】上为末,炼蜜为丸,如梧桐子大。每服三十丸,温酒送下。

【功用】补益精髓。

【主治】五劳七伤。

22718 四味丸《杨氏家藏方》卷二十）

【异名】四生丸（《普济方》卷一八八引《十便良方》）。

【组成】荷叶 艾叶 柏叶 生地黄各等分

【用法】捣烂为丸,如鸡子大。每服一丸,水三盏,煎至一盏,去滓温服,不拘时候。

【功用】《饲鹤亭集方》:补阴凉血,散瘀理气。

【主治】阴虚内热,血热妄行所致之吐血、衄血、呕血、便血及妇人崩漏,产后出血。❶《杨氏家藏方》:吐血。❷《普济方》:阳乘于阴,血热妄行,呕血、吐血、衄血。❸《饲鹤亭集方》:便血。

【方论选录】❶《古今名医方论》引柯琴:心肾不交,则五脏齐损;阴虚而阳无所附,则火炎上焦;阳盛则阳络伤,故血上溢于口鼻也。凡草木之性,生者凉,而熟之则温;熟者补,而生者泻。四味皆清寒之品,尽取其生者,而捣烂为丸,所以全其水气,不经火煮,更远于火令矣。生地多膏,清心肾而通血脉之源;柏叶西指,清肺金而调营卫之气;艾叶芳香,入脾胃而和生血之司;荷叶法震,入肝家而藏血之室。五脏安堵,则水火不相射,阴平阳秘,而血归经矣。是方也,可暂用以遏妄行之热血,如多用则伤营,盖血得寒,则瘀血不散,而新血不生也。设但知清火凉血,而不用归脾、养营等剂以善其后,鲜有不绵连岁月而毙者。非立法之不善,妄用者之过耳。❷《成方便读》:凡吐血一证,热伤阳络者,当清其火;劳伤阳络者,当理其虚。有热伏阴分,用寒凉直折其热,而热仍不解者,则必以辛温芳香之品,从血分以宣发其邪,使热自阴出阳。然后清之泄之,乃为得当。如艾叶、荷叶,虽所入脏腑主治各有不同,而性味气质,大都相似,芳香入血,辛苦而温,且其叶皆有解散之机,从此阴中伏热,涣散不留,而以侧柏、生地直清其血,况侧柏之凉,仍寓香燥之意,恐留不尽之邪,生地之凉,乃有安抚之功,防有虚羸之失,皆用汁者,取其新鲜力专之意。

【临床报道】呕血:《妇人大全良方》陈日华云:先公绍兴初游福清灵石寺,主僧留饮食,将竟,侍者赴堂,斋罢来侍立,见桌子不稳,急罄折极之,举首即呕血。盖食饱拗破肺也。明年再到寺,因问去年呕血者无恙否?其主僧答云:得四生丸服之遂愈。自得此方,屡救人有效。

【备考】本方改为汤剂,名"止血四生汤"（见《外科正宗》）。

22719 四味汤《圣济总录》卷一二四）

【组成】半夏（生姜汁浸一宿,汤洗,切,焙） 厚朴（去粗皮,生姜汁炙） 陈橘皮（汤浸,去白,焙）各一两 赤茯苓（去黑皮）二两

【用法】上为粗末。每服三钱匕,水一盏,加生姜一枣大（拍碎）,煎至六分,去滓,食后温服。

【主治】咽喉中如有物,咽吐不利。

22720 四味汤

《鸡峰》卷二十。为《圣济总录》卷九十四"四味当归汤"之异名。见该条。

22721 四味汤《普济方》卷七十二引《海上方》）

【组成】没药 当归 川芎 羌活 甘草各半两

【用法】上㕮咀。每服三钱,水一盏,煎至五分,食后、临卧温服。

【主治】心脏热,眼目昏花。

22722 四味汤《妇人良方》卷十八）

【异名】四味散（《医学入门》卷八）。

【组成】当归 延胡索 血竭 没药各等分

【用法】上为细末。每服半钱,用童子小便一盏,煎至六分,通口服。方分娩吃一服尤妙。

【主治】产后一切诸疾。

【加减】心膈烦,加当归半钱;气闷喘急,加延胡索半钱;恶露不快,加血竭半钱;心腹撮痛,加没药半钱。

22723 四味散《圣济总录》卷六十五）

【组成】补骨脂（炒） 牵牛子（半生半炒）各一两 杏仁（去皮尖双仁,炒）一两 郁李仁（去皮）半两

【用法】上为细散。每服一钱匕,茶清调下。

【主治】肾咳。

22724 四味散《圣济总录》卷一六九）

【组成】大虾（干者,为末） 獭猪干血 恶实 甘草（炙）各等分

【用法】上为散。三岁以下半钱匕,五岁以上一钱匕,煎赤芍药酒调下,不拘时候,日、夜各一服。

【主治】小儿疮疹欲出不快。

22725 四味散《传信适用方》卷三）

【组成】石上薜荔二两 地榆一两 甘草节一两 当归一两

【用法】上为末。每服三钱,温酒调下。

【主治】发背。

22726 四味散

《医学入门》卷八。为《妇人良方》卷十八"四味汤"之异名。见该条。

22727 四季丹《齐氏医案》卷六）

【组成】麝香二分 乳香（制） 没药（制）各一钱 丁香八分 虫蜕一钱五分 朱砂 明雄各二钱五分 蝉酥一钱四分 毛山苍术二钱五分

【用法】上为末。外感瘴疠,似觉意似不快,取少许搐鼻取嚏,随嚏而散;痧胀、膈症、痢疾、心痛、腹痛等,均用阴阳水少许调服。

【功用】解毒,通关。

【主治】外感寒热瘴疠,紧慢痧胀;及膈症,红白痢疾,九种心疼并腹痛,一切难名之状。

22728 四物丸《外台》卷十二引《范汪方》）

【组成】大戟五分（㕮咀,熬令色变） 芫花四分（熬） 杏仁一分 巴豆一百枚（去皮心,熬）

【用法】上为细末,以鸡子黄或以蜜为丸,如小豆大。每服一丸,一日三次,日增一丸,觉勿复益;欲下顿服七丸,下如清漆陈宿水;妇人乳有余疾,留饮者,下水之后养之,勿饮冷水;长壮者服五丸,先食。

【功用】除五脏邪气。

【主治】心腹积聚,食苦不消,胸胁满。

【宜忌】忌野猪肉、芦笋。

22729 四物丸《鸡峰》卷二十四）

【组成】荔枝核　橘子核　茴香各一两　牵牛子半两（黑者）

【用法】上为细末，水煮面糊为丸，如梧桐子大。每服十五丸，空心米饮送下。

【主治】癫。

22730　四物丸

《饲鹤亭集方》。即《理伤续断方》"四物汤"改为丸剂。见该条。

22731　四物方

《普济方》卷三十三。为方出《千金》卷十九，名见《圣济总录》卷五十三"四物汤"之异名。见该条。

22732　四物汤（《外台》卷三十六引《小品方》）

【组成】桔梗　紫菀各三分　甘草一分（炙）　麦门冬七分（去心）

【用法】上切。以水一升，煮取六合，去滓，分五服。以愈为度。

【主治】小儿十日以上至五十日，卒得暴咳，吐乳呕逆，昼夜不得息。

22733　四物汤（方出《千金》卷十九，名见《圣济总录》卷五十三）

【异名】四物方（《普济方》卷三十三）。

【组成】葛根汁　生地黄汁　赤蜜各一升　麦门冬汁五合

【用法】上搅调，微火上煎之三四沸，分三服。

【主治】骨实，苦酸疼烦热。

【方论选录】《千金方衍义》：肝只是有余，肾只是不足，若人身中骨实髓充，极为美事，岂有反用药治之理？盖缘风热入于头额眉棱骨间酸痛烦热，故用葛根专走阳明之经，以祛上盛之邪，兼滋胃中津气，使水升火降于一弹顷；并地黄、麦冬汁，及赤蜜滋培津血，以杜风火之复入也。

22734　四物汤（《理伤续断方》）

【异名】地髓汤（《圣济总录》卷一六四）、大川芎汤（《鸡峰》卷十六）。

【组成】白芍药　川当归　熟地黄　川芎各等分

【用法】每服三钱，水一盏半，煎至七分，空心热服。

【功用】❶《局方》：调益营卫，滋养气血。❷《普济方》：活血。

【主治】血虚，面色萎黄，眩晕失眠，唇淡，舌淡脉弱；妇女营血虚滞，月经不调，痛经，闭经，崩漏，妊娠胎动不安，产后恶露不下；以及各科疾病属于血虚或血行不畅者。

❶《理伤续断方》：伤重，肠内有瘀血者。❷《局方》：冲任虚损，月水不调，脐腹疠痛，崩中漏下，血瘕块硬，发歇疼痛；妊娠宿冷，将理失宜，胎动不安，血下不止；及产后乘虚，风寒内搏，恶露不下，结生瘕聚，少腹坚痛，时作寒热。❸《圣济总录》：产后亡阴，血虚汗出不止。❹《鸡峰》：妊娠至产前腹痛不可堪忍，及月事或多或少或前或后疼痛。❺《传信适用方》：赤眼。❻《朱氏集验方》：休息痢。❼《得效》：产后血干，痞闷心烦；产育艰难，或一岁一产。❽《丹溪心法》：荣中有热，及肺壅鼻衄生疮，一切丹毒。❾《普济方》：禀气不足，齿久不生；小儿时行疮痘发热，已出未出，或出不快，及疮斑余毒。❿《玉机微义》：头痛。⓫《明医杂著》：血虚发热，或寒热往来，或日晡发热，头目不清，或烦躁不寐，胸膈胀满，或胁作痛。⓬《口齿类要》：血虚发热，口舌生疮，或牙龈肿溃，或日晡发热，烦躁不安，或因怒而致。⓭《医方考》：痘根淡，血弱者。⓮《寿世保元》：麻疹前后有潮热不退等症，并为血虚血热者；妊娠不语。麻疹既出，已过三月不能没，属内有虚热者。⓯《简明医彀》：失血发厥。⓰《医方集解》：一切血虚，及妇人经痛。⓱《证治汇补》：血虚，风中血脉，及偏枯在左者；阴虚血弱耳聋；血虚火动咽痛。⓲《金鉴》：一切血虚，血热、血燥诸证。伤损出血。⓳《叶氏女科》：妊娠血少无以养胎，遍身酸懒，面色青黄，不思饮食，精神困倦，形容枯槁。⓴《文堂集验方》：子宫不收。㉑《杂病源流犀烛》：近视，血虚疟，筋惕，皮痒。㉒《会约》：伤寒左手脉弱，面白唇淡，口干舌燥，血虚躁扰如狂者。

【宜忌】❶《医方考》：若上下失血太多，气息几微之际，则四物禁勿与之。❷《张氏医通》：肥盛多湿痰，及呕逆、少食、便溏者，禁用。

【方论选录】❶《元戎》：熟地黄补血，如脐下痛，非此不能除，乃通于肾经之药也；川芎治风，泄肝木也，如血虚头痛，非此不能除，乃通肝经之药也；芍药和血理脾，如腹中虚痛，非此不能除，乃通脾经之药也；当归和血，如血刺痛，非此不能除，乃通肾经之药也。❷《医方集解》引《玉机微义》：川芎，血中之气药也，通肝经，性味辛散，能行血滞于气也；地黄，血中血药也，通肾经，性味甘寒，能生真阴之虚也；当归，血中主药也，通肝经，性味辛温，分三治，全用活血，各归其经也；芍药，阴分药也，通脾经，性味酸寒，能和血，治血虚腹痛也。此特血病而求血药之属者也。❸《医方考》：气、血，人身之二仪也。天地之道，阳常有余，阴常不足。人与天地相似，故阴血难成而易亏。是方也，当归、芍药、地黄，味厚者也，味厚为阴中之阴，故能生血；川芎味薄而气清，为阴中之阳，故能行血中之气。然草木无情，何以便能生血？所以谓其生血者，以当归、芍药、地黄能养五脏之阴，川芎能调营中之气。五脏和而血自生耳。若曰四物便能生血，则未也。当归辛温能活血，芍药酸寒能敛血，熟地甘濡能补血。又曰：当归入心脾，芍药入肝，熟地入肾，乃川芎者，彻上彻下而行血中之气者也；此四物汤所以为妇人之要药，而调月者必以之为主也。❹《审视瑶函》：是方治血分之圣药也。用当归引血归肝经，川芎引血归肺经，芍药引血归脾经，地黄引血归肾经。惟心生血，肝纳血，脾统血，肺行血，肾藏血，男子化而为精，女子化而为月水。血有形之物，属于阴。故名曰四物汤。❺《古今名医方论》柯韵伯：是方乃肝经调血之专剂，非心经生血之主方也。当归甘温和血，川芎辛温活血，芍药酸寒敛血，地黄甘平补血。四物具生长收藏之用，故能使营气安行经隧也。若血虚加参、耆，血结加桃仁、红花，血闭加大黄、芒消，血寒加桂、附，血热加芩、连，欲行血去芍，欲止血去芎，随所利而行之，则又不必拘泥于四矣。若妇人数脱其血，故用以调经种子。如遇血崩、血晕等症，四物不能骤补，而反助其滑脱，则又当补气生血，助阳生阴长之理。盖此方能补有形之血于平时，不能生无形之血于仓卒；能调阴中之血，而不能培真阴之本。为血分立法，不专为女科套剂也。❻《医方集解》：此手少阴、足太阴、厥阴药也。心生血，脾统血，肝藏血。当归辛苦甘温入心脾生血为君，生地甘寒入心肾滋血为臣，芍药酸寒入肝脾敛阴为佐，芎藭辛温通上下而行血中之气为使也。❼《古方选注》：四物汤，物，类也。四者相类而仍各具一性，各建一功。

并行不悖。芎、归入少阳主升,芍、地入厥阴主降。芎劳郁者达之,当归虚者补之,芍药实者泻之,地黄急者缓之。能使肝胆血调,阴阳气畅,故为妇人专剂。❽《成方便读》:补血者,当求之肝肾。地黄入肾,壮水补阴;白芍入肝,敛阴益血,二味为补血之正药。然血虚多滞,经脉隧道,不能滑利通畅,又恐地、芍纯阴之性,无温养流动之机,故必加以当归、川芎辛香温润,能养血而行血中之气者,以流动之。总之,此方乃调理一切血证,是其所长,若纯属阴虚血少,宜静不宜动者,则归、芎之走窜行散,又非所宜也。❾《谦斋医学讲稿》:这是补血、和血的通用方,不限于肝病。因为肝主藏血,比较多用,成为补肝的主方。本方的配合,熟地、白芍是血中的血药,当归、川芎是血中的气药,阴阳动静相配,故能补血,又能和血。

【临床报道】❶痛经:《江苏中医》[1956,(2):40]作者用本方治疗痛经,疗效较佳。寒型痛经:症见月经错后、经行少腹作痛,或呈痉挛性发作,舌苔薄白或质淡无苔,脉细涩或细弱,用本方加川楝子、吴茱萸。热型痛经:症见月经超前,经量较多,色鲜红,有小血块,少腹隐痛,腰腿酸胀,舌净,脉细弱者,用本方加丹皮、地骨皮。❷血管神经性水肿:《上海中医药杂志》[1964,(2):26]数年遇慢性血管性水肿5例,经其他疗法治疗均未见效,用四物汤治疗后,疗效满意。随访多年,未见再发。一例,男,32岁,反复发作5年,时伴发荨麻疹,严重时有偏头痛、上腹痛。双侧扁桃体肿大,皮肤划痕试验阳性,实验室查嗜酸性粒细胞直接检查计数6611/立方毫米。曾试用10%葡萄糖酸钙静注、奴佛卡因静脉封闭、自血疗法、口服苯海拉明、冬眠灵、利血平及组织疗法、针灸疗法,并转五官科做扁桃体切除,均无效。患者已失信心,又经反复发作一年后,因一次严重发作伴剧烈头痛就诊,给予四物汤治疗,经服2剂后,疼痛显著好转,6剂后停止再发。随访4年,未见复发。❸荨麻疹:《上海中医药杂志》[1965,(8):28]运用四物汤(熟地改为生地),治疗各种荨麻疹51例,一般服药3剂见效,连服10剂无效者改用其他方法治疗。其中慢性荨麻疹42例,显效23例,进步5例,有效3例,无效10例,加重1例;急性荨麻疹3例,均服药2~4剂后消退;固定性荨麻疹2例,服药3~4剂后均消退;人工荨麻疹4例,进步2例,有效1例,无效1例。

【现代研究】❶抗贫血作用:《中医研究通讯》[1963,(8):3]本方能促进急性贫血时动物血细胞的再生,主要表现为网织红细胞的转变成熟。《陕西中医学院学报》[1986,(2):40]对放血所致的小鼠急性失血性贫血,给以本方后,经粒细胞、红细胞比例、有核细胞百分率的骨髓象观察及骨髓染色形态和数量的观察,发现本方可使骨髓造血功能改善,从而促进贫血的恢复。❷对免疫功能的作用:《江苏中医杂志》[1980,(2):32]通过对人外周血淋巴细胞转化及活性花瓣的体外实验,发现本方有显著的促进作用,提示既能增多淋巴细胞的数目,又能促进其功能,对细胞免疫有促进作用。《中医药研究参考》[1957,(1):24]本方可显著抑制特异性体液免疫。实验发现,本方对羊红细胞致敏之小鼠脾脏之溶血空斑数,即抗体形成细胞数以及血凝素的效价,能显著降低。❸抗放射线损伤作用:《国外医学·中医中药分册》[1984,(5):305]对于全身软X线2000拉德(rad)照射小鼠30天生存率的实验表明,以四物汤甲醇提取物2

克/千克在照射前5分钟给药,可以显著延长动物的生存时间,水提物0.25克/千克也有显著效果。拆方单味药实验表明,除川芎有以上显著效果外,余之药均无此作用。❹对子宫的作用:日本《东洋医学会志》[1972,(1):66]四物汤加紫草能使子宫呈高度兴备状态;加芸苔子可迅速使子宫收缩,以至呈痉挛状态。❺抗脑缺血损伤作用:《时珍国医国药》[2009,20(7):1753]用本方水煎液通过颈内动脉放入二氧化钛球于大脑中动脉制造永久性局部脑缺血模型的雄性大鼠分别以四物汤灌胃250毫克/(千克·毫升),然后TTC染色,用图象分析系统确定梗塞面积。结果口服四物汤可明显减少大脑的梗塞面积,表明本方具有抗脑缺血损伤作用。❻对血虚证细胞周期的影响:《解放军药学学报》[2010,26(2)158]用60Coγ-射线照射、环磷酰胺腹腔注射和综合放血法制作血虚证动物模型,检测对小鼠骨髓细胞周期的影响,同时观察本方给药后对其影响。结果表明3种模型骨髓细胞周期都出现了期阻滞,但期的变化存在明显不同,本方可以促进射线损伤致血虚证小鼠骨髓细胞期$G_{0/1}$期进入S期作用。

【备考】《妇人良方》:此药不知起于何代,或云始自魏华佗。今《产宝方》乃大梁时节度巡官昝殷所撰,其中有四物散,国朝太平兴国中修入《圣惠方》者数方。自后医者易散为汤,虽无杰特之功,但善用者若驭良马,以意驱策之,则随意无所不至,可自珍也。自皇朝以来,名医于此四物中增损品味,随意虚实寒燠,无不得其效者,然亦非止妇人之疾可用而已。按:本方改为丸剂,名"四物丸"(见《饲鹤亭集方》);改为合剂,名"四物合剂"(见《中国药典》2010版。)

22735 四物汤《圣济总录》卷八十二

【组成】甘草(炙,锉) 陈橘皮(汤浸,去白,焙)各二两 葱白(锉)二七茎 赤小豆(拣)三合

【用法】上锉,如麻豆大。以水五盏,煎至二盏半,去滓,分温三服,空心早晚食前服尽。

【主治】脚气冲心。

22736 四物汤

《圣济总录》卷一七四。为《千金》卷五"芍药四物解肌汤"之异名。见该条。

22737 四物汤《丹溪心法》卷二引《保命集》

【组成】川芎 当归 白芍 生地 槐花 黄连 御米壳各等分

【用法】上锉。水煎服。

【主治】下痢纯血。

22738 四物汤《症因脉治》卷二引王海藏方

【组成】熟地 白芍药 牡丹皮 当归

【功用】补血。

【主治】血虚咳嗽;肝阴不足,小便不利。

22739 四物汤《女科万金方》

【组成】当归 赤芍 丹皮 玄胡索 官桂(又方用山楂)

【用法】煎浓汤服。

【主治】产后余血不尽,小腹痛。

22740 四物汤《普济方》卷三二四

【组成】当归 玄胡索 威灵仙 官桂各等分

【用法】上为末。每服三钱,空心酒调服。

【主治】癥瘕积聚。

22741 四物汤（《普济方》卷三五三）

【组成】当归 人参 芍药 川芎各等分

【用法】加乌梅,水煎服。

【主治】产母荣卫大虚,血气未定,或内积虚损,外伤燥热,饮食甘辛,令口干痞满者。

22742 四物汤

《玉机微义》卷十三。为《元戎》"大黄六合汤"之异名。见该条。

22743 四物汤（《银海精微》卷下）

【组成】赤芍药 羌活 蝉蜕 木贼 黄芩 大黄 蒙花 粉草 桔梗 蒺藜 郁金 当归 防风 龙胆草 独活 川芎 石膏 川椒 菊花 草决明 车前子 谷精草 黄连 苍术 荆芥

【用法】加灯心十根,水煎,温服。

【主治】小儿斑疮入眼,眼赤者。

22744 四物汤

《济阴纲目》卷三。即《元戎》"附子六合汤"。见该条。

22745 四物汤（《景岳全书》卷六十四）

【组成】人参 白术 黄耆各三钱 干姜(炮) 附子(炮) 甘草(炙) 陈皮 当归各二钱 柴胡 升麻各五分

【用法】酒、水煎服。

【主治】脾肾虚寒,疮属纯阴,或药损元气,不肿痛,不腐溃,或腹痛,泄泻,呕吐,厥逆,及阳气脱陷。

【加减】如不应,倍加姜、附。

22746 四物汤（《医灯续焰》卷十四）

【组成】贝母(去心) 紫菀(去苗土) 桔梗(炒)各一两 甘草(炙)半两

【用法】上为末。每服三钱,水一盏,煎五七沸,去滓稍冷服,不拘时候。

【主治】肺痈吐脓,五心烦热,壅闷咳嗽。

【加减】如咳嗽甚,加去皮尖杏仁三枚同煎。

22747 四物汤（《石室秘录》卷三）

【组成】当归九钱 白芍三钱 川芎一钱 熟地九钱 五味子一钱 麦冬三钱

【用法】水煎服。

【功用】补血,养肺金。

【主治】中暑伤气。

【方论选录】中暑伤气,而调治之法,不可以治气为先,当以补血为主。盖阳伤则阴血亦耗也。此方全是阴经之药,又加之麦冬、五味,以养肺金,金即旺,可以制木之克脾,则四物生肝而安于无事之福也。

22748 四物汤（《石室秘录》卷四）

【组成】当归一钱 白芍三钱 川芎一钱 熟地四钱 白果五个 何首乌三钱 桑叶七片

【用法】水煎服。

【功用】补血。

【主治】血脉不足之症,任督阴阳各跷经络不足,或毛发之干枯,发鬓之凋落,或色泽之不润,或相貌之憔悴。

【方论选录】此方妙在用白果以引至唇齿,用桑叶以引至皮毛,何首乌以引至发鬓,则色泽自然生华,而相貌自然发彩矣。

22749 四物汤（《医部全录》卷四一三）

【组成】当归 川芎 芍药 山栀 熟地黄各一钱

【用法】水煎服。

【主治】小儿颅解,鼻衄,颏间色赤。

22750 四物汤（《白喉全生集》）

【组成】生地黄三钱 僵蚕(姜汁炒) 川芎各二钱 白芍 银花各一钱五分 当归 粉草各一钱 青果一粒

【用法】水煎服。

【主治】白喉虚热,虚阳上浮,白见于关内外,色稍不润,喉内红肿,下午痛甚,口干不渴,舌苔虽黄而滑,小便略赤而长,饮食稍碍,心烦不眠。

22751 四物饮（《验方新编》卷十二）

【组成】赤沙糖一斤 生甘草一斤 川贝母一两(去心研细) 老姜四两

【用法】先用鸦片灰五钱熬膏,再入前药,同熬去滓。如一钱瘾者,食药五钱,逐日减少,并以赤沙糖冲水代茶,即断;如瘾极重者,取已煎之汁,重煎之十杯,煎成一杯,再服必效。

【功用】戒鸦片烟瘾。

22752 四物散（《圣济总录》卷一七二）

【组成】粉霜 麝香 石灰 铅丹(炒紫色)各一分

【用法】上四味,先研前三味细为散,后入铅丹,再研匀,如桃花红。用鸡翎扫之。

【主治】小儿走马疳。

22753 四和汤（《饮膳正要》卷二）

【组成】白面一斤(炒) 芝麻一斤(炒) 茴香二两(炒) 盐一两(炒)

【用法】上为末。空心白汤点服。

【主治】腹内冷痛,脾胃不和。

22754 四和汤（《仙拈集》卷三引危未功方）

【组成】当归五钱

【用法】水一碗,煎半碗,倒出,加麻油、好酒、白蜜各一杯,和匀,吃下即生。

【主治】妇人水浆已破,过时不产。

22755 四和膏（《圣济总录》卷一三四）

【组成】麻油 松脂各二两 黄蜡 桂(去粗皮,为末)各一两

【用法】同熬成膏。涂之。

【主治】漆疮遍身,烘赤疼痛。

22756 四制丸（《朱氏集验方》卷一）

【组成】制苍术二两(干木瓜一两,好酒一升,煮干) 苍术二两(干木瓜一两,水一升,入盐二两,煮干) 制苍术二两(干木瓜一两,好醋一升,煮干) 苍术二两(干木瓜一两,水一升,川椒一两,煮干)

【用法】上用瓦器煮,焙干为末,酒糊为丸,如梧桐子大。每服三五十丸,空心温酒送下;妇人醋汤送下。

【主治】脚气。

22757 四制丸

《摄生众妙方》卷四。为《万氏家抄方》卷一"四制柏术丸"之异名。见该条。

22758 四制丸（《玉案》卷三）

【组成】半夏四斤(泡,去脐,分作四份。一份生姜、黄

连各四两,水二碗,同煮干;一份知母、贝母各四两,水二碗,同煮干;一份人参、杏仁各四两,水二碗,同煮干;一份桔梗、桑皮各四两,水二碗,同煮干)

【用法】只用制过半夏,切片,晒干,为细末,水法为丸。每服二钱,空心姜汤送下。

【功用】化痰清热。

【主治】阴虚咳嗽。

22759 四金丸(《圣济总录》卷一八五)

【组成】肉苁蓉(酒浸一宿,焙) 牛膝(酒浸一宿,焙) 天麻 青盐(细研)各三两

【用法】上药除盐外,捣罗为末,与盐和匀,用木瓜一枚,除心蒸烂去皮,入臼中与四味药同捣为丸,如梧桐子大;若干,少少入酒丸。每服五十丸,空心、夜卧暖酒吞下。

【功用】平补五脏,壮筋骨,益颜色,美饮食。

22760 四金丸(《普济方》卷二四四引《如宜方》)

【组成】草乌 生姜半斤(研姜,同草乌一处交盛一宿) 葱六两(同研苍术,交盛一宿) 苍术(制)

【用法】上为末,糊为丸,如梧桐子大。每服五十丸,空心服。

【主治】湿气留滞,脚腿肿浮,早轻晚重。

【备考】方中草乌、苍术用量原缺。

22761 四金丹(《普济方》卷一六五引《卫生家宝》)

【组成】桔梗(炒) 防风 白矾(枯)各一两 雄黄半两(研)

【用法】上为末,水浸蒸饼为丸,如鸡头子大。每服一粒,绵裹含化。

【主治】风痰壅,咳嗽不止。

22762 四金散(《圣济总录》卷一四三)

【异名】四圣散(《普济方》卷三十七)。

【组成】贯众 荆芥穗 白矾(飞过) 猪牙皂荚(醋炙)各一两

【用法】上同烧存性,为散。每服一钱匕,空心、食前温米饮调下,一日三次。

【主治】肠风。

22763 四金刚

《串雅内编》卷二。为《局方》卷八(宝庆新增方)"神效托里散"之异名。见该条。

22764 四疟散(《辨证录》卷八)

【组成】熟地二两 白术一两 甘草一钱 山茱萸一两 人参五钱 白芥子三钱 柴胡三分 荆芥一钱(炒黑)

【用法】水煎服。

【主治】四日两发之疟。发疟之时,寒热俱盛,腰痛脊强,口渴,寒从下起,先脚冷,后由脚冷至脐,由脐冷至手而止,其颈以上则不冷。

22765 四炒丸(《医方大成》卷七引《简易方》)

【异名】四炒枳壳丸(《得效》卷六)、四制枳壳丸(《医统》卷四十一)。

【组成】枳壳四两(去瓤,切作两指面大块,分四处。一两用苍术一两同炒黄,去苍术;一两用萝卜子一两炒黄,去萝卜子;一两用干漆一两炒黄,去干漆;一两用茴香一两同炒,去茴香)

【用法】只用枳壳为细末,同水二碗,煎至一碗,去滓,煮面糊丸,如梧桐子大。每服五十丸,食后米饮送下。

【功用】《医方类聚》引《瞿仙活人方》:宽中快气,消导进食。

【主治】气血凝滞,腹内蛊胀。

22766 四炒丸

《普济方》卷二十三。即《瑞竹堂方》卷二"四妙丸"。见该条。

22767 四炒丸(《赤水玄珠》卷五)

【组成】木香 槟榔各一两五钱(二味锉如芡实大,四制。一份用莱菔子一两同炒深黄色,去莱菔子不用;一份用干漆一两炒烟尽,去漆;一份用茴香一两炒深黄色,去茴香;一份用莪术一两炒黄色,去术)

【用法】上只留木香、槟榔为末,以四味同炒药煎汤,打糊为丸,如绿豆大。每服七八十丸,米饮送下。

【主治】年高人患鼓胀,独只腹胀,肢体如柴,举动乏力。

22768 四炒丹

《医方类聚》卷八十八引《简易方》。为《普济方》卷二二六引《十便良方》"固真丹"之异名。见该条。

22769 四治汤(《奇方类编》卷下)

【组成】白砂糖五钱

【用法】伤寒,用生姜汤调服;伤食,用山楂汤调服;伤热,用新汲水调服;妇人血崩,用百草霜汤调服。

【主治】伤寒,伤食,伤热,妇人血崩。

22770 四宝丸(《普济方》卷一六三引《仁存方》)

【组成】知母 贝母 款冬花 白矾(枯)各等分

【用法】上为末,以稀糊为丸,如梧桐子大。甑上蒸过。每服二九丸,食后姜汤送下。

【功用】化痰。

【主治】喘嗽。

22771 四宝丹(《疡医大全》卷十四引《汤氏方》)

【组成】雄黄三钱 硼砂二钱 甘草一钱 冰片三分五厘

【用法】上为末。蜜水调涂,或干掺。

【主治】鹅口疮。

22772 四宝丹(《医方类聚》卷二十三引《经验良方》)

【组成】金毛狗脊(盐泥固济,火煅红,去皮,用肉,出火气,锉) 草薢 苏木节 川乌(生用)各等分

【用法】上为细末,米醋糊为丸,如梧桐子大。每服二十丸,温酒或盐汤送下。病在上,食后服;病在下,空心服。

【主治】男子、妇人一切风疾。

22773 四宝丹(《回春》卷三)

【组成】使君子肉二两 槟榔 南星各二两(姜汁制)

【用法】上为末。黄病吃生米者,用麦芽一斤(炒);吃茶叶者,用茶叶一斤(炒);吃黄泥者,用壁土一斤(炒);吃黑炭者,用黑炭一斤(炒),与上药共为末,炼蜜为丸,如梧桐子大。每服五十丸,清早砂糖水送下。

【主治】黄病吃生米、茶叶、黄泥、黑炭者。

22774 四宝丹

《疡医大全》卷三十三。为《丹溪心法附余》卷二十三"四圣丹"之异名。见该条。

22775 四宝丹(《产科发蒙》卷二)

【组成】丁子一钱 胡黄连三钱 巴豆霜一钱

五画

四

【用法】上为细末,老米饭捣烂为丸,如莱菔子大。每旦服十二粒,不知渐加至二十粒,小儿五六粒。

【主治】痢疾。

【备考】本方宜与龙飞丸旦暮兼用。

22776　四宝丹(《青囊秘传》)

【组成】黄柏　赤石脂　大贝母　青黛各等分

【用法】上为细末。掺之。

【主治】臁疮。

22777　四宝汤(《疡医大全》卷十六)

【组成】当归　生地黄　升麻　赤芍药各三钱

【用法】水二钟,煎一钟,服一半;留一半漱口,吐去。

【主治】牙痛。

22778　四宝顶

《串雅内编》卷三。为《杨氏颐真堂方》引丁丹崖方(见《本草纲目》卷五十)"狗宝丸"之异名。见该条。

22779　四参汤(《辨证录》卷七)

【组成】玄参一两　麦冬　生地各五钱　天门冬　人参　沙参各三钱　丹参　茯苓各二钱　黄连五分　北五味一钱

【用法】水煎服。

【主治】梦遗之后,身体狼狈,加之行役太劳,或行房太甚,遂致盗汗淋漓。

22780　四珍丸(《不居集》下集卷八)

【组成】黄芩　黄连　香附　苍术各等分

【用法】上为末,瓜蒌瓤为丸。

【主治】湿痰发热。

22781　四珍丹(《幼幼新书》卷二十六引张涣方)

【组成】干大蟾一枚(去四足,纳胡黄连半两在腹内,线缝,湿纸裹,泥固烧赤)　芦荟半两　麝一分

【用法】研白面糊为丸,如黍米大。每服五七粒,粥饮送下。

【主治】诸疳羸瘦,毛发焦黄,口鼻生疮。

22782　四珍膏(《准绳·幼科》卷四)

【组成】人参一两　蜜四两　乳汁　梨汁

【用法】同熬,加制过紫河车,酒服两匙。

【主治】患疟之后,寒热消烁,肌肉渐瘦,或午愈而痘出,或带疟而患痘。

【备考】本方原名"八珍膏",与方中用药之数不符,据《医部全录》改。方中乳汁、梨汁用量原缺。

22783　四柱丸(《鸡峰》卷四)

【异名】长生丹。

【组成】何首乌　石菖蒲　牛膝各四两

【用法】上为粗末,以酒三升,入瓷锅内慢火煮令干,更用川乌头四两(炮,细锉),同上药为末,酒煮面糊为丸,如梧桐子大。每服三十丸,空心盐、酒任下。

【功用】添精补髓,长筋力,缩小便,大壮筋骨,黑发生齿。

22784　四柱饮

《张氏医通》卷十四。为《圣济总录》卷一八六"四神汤"之异名。见该条。

22785　四柱散

《局方》卷三(绍兴续添方)。为《圣济总录》卷一八六"四神汤"之异名。见该条。

22786　四柱散(《魏氏家藏方》卷二)

【组成】天台乌药(好酒浸两宿)　高良姜(炒)　青皮(去瓤,炒)　舶上茴香(炒)各等分

【用法】上为末。每服二钱,炒生姜、童子小便调下;或炒生姜酒亦得,妇人血气甚者,煎当归酒调下,不拘时候。

【主治】伏气筑塞,小肠气、肾气,膀胱肿大、疝气等疾。

22787　四草饮(《医级》卷八)

【组成】荷包草　平地蘑　三白草　神仙对坐草

【用法】水煎服。

【主治】酒浆过度,发黄肿胀,湿热侵脾,大小便不利。

22788　四骨散(《普济方》卷三〇九)

【组成】龙骨　虎骨　豹骨　穿山甲各等分　乳香　没药各少许

【用法】上为细末。用黄米面糊摊在细布上,药末掺上。先将折处料理齐整,却用药贴在患处,用火烤湿缠一匝,又用竹篾四下筐住,后用带子或细索拴牢。三五日看有不到处,从头再捏遍其药贴上,即时不疼,十数日接住。

【主治】一切折伤腿胳膊骨节。

22789　四香汤(《圣济总录》卷一四一)

【组成】莎草根一两　黑狗脊半两　甘松　黄熟香(上好极香者)各一分

【用法】上为粗末。每用五钱匕,水一碗,煎五七沸,盛在深盆中,便令患者于上面坐,围衣被熏之,勿透气,候下得手,便淋渫患处,直候药冷即止,不得揩拭,便盖覆卧一时许,若渫了,临卧将被以火焙稍暖更妙。

【主治】丈夫、妇人患痔,不论有疮无疮。

22790　四香饮(《圣济总录》卷一二六)

【组成】丁香　木香　沉香(锉)　乳香　青橘皮(汤浸,去白,焙)各一两　陈橘皮(汤浸,去白,焙)半两　枳实(去瓤,麸炒)一分

【用法】上为粗末。每服三钱匕,水一盏,煎三四沸,去滓,食后温服,一日三次。

【主治】气瘰,结核未破者。

22791　四香散(《杨氏家藏方》卷十二)

【组成】地龙粪(火煅通红,新瓦盆盖覆,出火气)五两　寒水石(火煅通红,依前出火气)三两　龙骨　木香　槟榔　黄柏(去皮)　降真香　枫香(研)各一两　牡蛎三两(烧)　乳香(别研)　雄黄(研)各半两

【用法】上为细末。先用荆芥汤洗,次将帛子挹干,干掺或麻油调敷。

【主治】臁疮。

22792　四香散(《医学入门》卷八)

【组成】木香　沉香　乳香　甘草各一分　川芎　胡椒　陈皮　人参　白矾各五钱　桂心　干姜　砂仁　茴香各一两　大茄(焙)五两

【用法】上为末。每服二钱,陈米饮调服。

【主治】脾气、血气、血蛊、气蛊、水蛊、石蛊。

【宜忌】忌羊肉。

22793　四香散(《寿世新编》卷下)

【组成】茴香四分　广木香五分　沉香五分　香附(制)四钱

【用法】上为末。滚水酒冲服。

【主治】一切气痛及孕妇惯气痛者。

22794 四顺丸(《医方类聚》卷五十七引《伤寒指掌图》)

【组成】理中丸加甘草一倍

【主治】❶《医方类聚》引《伤寒指掌图》:少阴十余日,下利不止,手足微冷。❷《医学入门》:伤寒身无热,脉沉苦烦,默默不欲见光,腹痛下痢,或无脉可诊。

【备考】本方改为汤剂,名"四顺汤"(见《证治要诀类方》)。

22795 四顺汤

《肘后方》卷二。为《伤寒论》"四逆加人参汤"之异名。见该条。

22796 四顺汤(《医心方》卷十一引《范汪方》)

【组成】甘草三两 人参二两 当归二两 附子一两 干姜三两

【用法】以水七升,煮取二升半,分三服。

【主治】寒冷饮食不调,下利。

22797 四顺汤(《养老奉亲》)

【组成】神曲四两(入生姜四两去皮,一处作饼子,焙干) 大麦蘖子二两(炒香熟) 草豆蔻一两半(先炮熟,去皮,细锉用) 甘草一两半(炙黄)

【用法】上为末。每服一钱,盐点之。

【主治】老人百疾。

22798 四顺汤(《圣济总录》卷五十)

【异名】四顺散(《外科发挥》卷四)。

【组成】贝母(去心) 桔梗(炒) 紫菀(去苗土)各一两 甘草(炙,锉)半两

【用法】上为粗末。每服三钱匕,水一盏,煎五七沸,去滓,稍冷服,不拘时候。

【主治】肺痈吐脓,五心烦热,壅闷咳嗽。

【加减】如咳嗽甚,入去皮尖杏仁三枚同煎。

22799 四顺汤

《证治要诀类方》卷一。即《医方类聚》卷五十七引《伤寒指掌图》"四顺丸"改为汤剂。见该条。

22800 四顺汤(《诚书》卷八)

【组成】大黄 甘草(炙) 当归 薄荷 芍药

【用法】加灯心,水煎服。

【功用】《治疹全书》:开下窍,透上窍。

【主治】❶《诚书》:膈胀痰食。❷《治疹全书》:疹子头面无点由于火郁者。

【宜忌】元气虚者忌服。

22801 四顺饮

《易简》。为《伤寒论》"四逆加人参汤"之异名。见该条。

22802 四顺饮

《易简》。为《圣惠》卷八十八"加减四味饮子"之异名。见该条。

22803 四顺饮(《普济方》卷七十一)

【组成】大黄一两半 川芎 山栀仁 赤芍药 朴消各一两 当归 枳壳 甘草(炙)各一两

【用法】上㕮咀。每服二钱,加生地黄三寸煎。

【主治】远年眼目赤肿,大便不通。

【加减】兼气,加香附;痛,加乳香、没药。

22804 四顺饮(《普济方》卷三八五)

【组成】当归 大黄 熟地黄 白芍药 柴胡各二两 川芎四两

【用法】上为末。每服三岁用一钱,水半盏,煎三分,不拘时候服。

【主治】小儿头热身凉,并五心热。

22805 四顺饮(《症因脉治》卷四)

【组成】当归 大黄 白芍药 怀生地

【主治】燥火腹痛,大便秘结。

22806 四顺饮(《麻症集成》卷四)

【组成】大黄 川芎 枝炭 赤芍 没药 当归 枳壳 生地 香附 甘草

【主治】麻疹,目有白膜。

22807 四顺散(《养老奉亲》)

【组成】麻黄(去节) 杏仁(去皮) 荆芥穗(炙) 甘草(炙)各等分

【用法】上为末。每服一钱,入盐汤点,热服。

【主治】老人四时伤寒。

22808 四顺散

《活人书》卷二十。为《圣惠》卷八十八"加减四味饮子"之异名。见该条。

22809 四顺散(《圣济总录》卷四十一)

【组成】决明子(蜜炙) 甘菊花各一两 附子(炮裂,去皮脐) 防风(去叉) 蒺藜子(炒去角) 羌活(去芦头) 黄芩(去黑心) 栀子仁 黄连(去须)各一分

【用法】上为细散。每服二钱匕,用米泔水调下,早、晚各一服。服药后即卧少时。

【功用】利胸膈。

【主治】肝脏实热壅盛。

22810 四顺散(《圣济总录》卷六十五)

【组成】干姜(炮裂) 甘草(炙,锉) 陈橘皮(汤浸,去白,焙) 杏仁(汤浸,去皮尖双仁,炒,别研)各等分

【用法】上四味,除杏仁外余为末,入杏仁再研匀。每服一钱匕,空心、食前以沸汤点服,一日三次。

【主治】肺寒久嗽。

22811 四顺散(《幼幼新书》卷十九引《张氏家传》)

【组成】银州柴胡(去芦) 真地骨皮 白桔梗各三钱 甘草(炙)一钱半

【用法】上药焙干,为末。每服一钱或半钱,大小加减,水三分,煎一分半,温服。

【主治】小儿风热,肌瘦,五心烦热,不长肌肉,面黄瘦瘦,夜卧不安,时发虚汗;或脏腑泄泻变痢,难服凉药。

22812 四顺散(《鸡峰》卷十一)

【组成】麻黄 杏仁 干姜各半两 甘草二钱半

【用法】上为细末。每服一大钱,水一盏,入盐煎至六分,去滓稍热服,不拘时候。

【主治】嗽。

22813 四顺散(《扁鹊心书·神方》)

【组成】川黄连(酒炒) 当归 芍药各二钱 御米壳(去隔膜,醋炒)二钱

【用法】加生姜七片,水煎,食前热服。

【主治】中暑,冷热不调,大便下赤白脓。

22814 四顺散

《奇效良方》卷六十三。为《苏沈良方》卷五引《灵苑方》"四神散"之异名。见该条。

22815 四顺散

《外科发挥》卷四。为《圣济总录》卷五十"四顺汤"之异名。见该条。

22816 四顺煎（《医学集成》卷二）

【组成】当归　赤芍　羌活　防风　连翘　炒栀　大黄　甘草　灯心

【主治】寒火冲耳。

22817 四胆丸（《圣济总录》卷一一二）

【组成】象胆半两　鲤鱼胆七枚　熊胆一分　牛胆半两　石决明(捣,研)一两　麝香(研)一钱

【用法】上为末。面糊为丸,如梧桐子大。每服十丸,空心茶清送下。

【主治】偃月内障,翳如凝脂,一边厚,一边薄,状如偃月,针后;及内障枣花翳针后。

22818 四胆丸

《圣济总录》卷一七三。为《圣惠》卷八十六"五胆丸"之异名。见该条。

22819 四胜丸（《圣济总录》卷一六四）

【组成】代赭　干姜(炮)　龙骨各一两　附子(炮裂,去皮脐)三分

【用法】上为末,面糊为丸,如梧桐子大。每服二十丸,空心,食前米饮送下。

【主治】产后水泻不止。

22820 四胜饮（《朱氏集验方》卷二）

【组成】生料五苓散　不换金正气散　小柴胡汤　草果散

【用法】上药共和匀,不问男女、孩童大小,皆可加减煎服。如大人,但作四服,水一盏半,加生姜五片,肥枣一枚,煎至一盏,空心热服,合滓再煎两次,不拘时候。

【主治】疟疾。初患疟疾未上十次者,不可便截,皆因暑邪入于脾经,生冷伤于中脘,或先寒后热,或先热后寒,独作,或连日并发,或日一发,寒则肢体颤掉,热则满身如烧,头疼恶心,烦渴引饮,口苦咽干,背脊酸痛,其阴阳未分,胸膈停痰,肠鸣腹痛,里急后重,欲作痢疾。

【宜忌】忌生冷一切毒物,及忌一月饥饱风寒,免至再发。

22821 四胜散（《青囊秘传》）

【组成】大黄三两　蛇床子三两　熟虎三两　黄柏一两

【用法】上为末。小青油调搽。

【主治】一切湿毒臁疮。

22822 四逆汤（《伤寒论》）

【组成】甘草二两(炙)　干姜一两半　附子一枚(生用,去皮,破八片)

【用法】以水三升,煮取一升二合,去滓,分温再服。强人可大附子一枚,干姜三两。

【功用】温中祛寒,回阳救逆。

❶《伤寒明理论》:发阳气,散阴寒,温经暖肌。❷《伤寒溯源集》:散下焦寒邪,助清阳升发。❸《金鉴》:逐阴回阳。

【主治】伤寒太阳病误汗伤阳,及阳明、太阴、少阴、厥阴病、霍乱病等症见四肢厥逆,恶寒蜷卧,呕吐不渴,腹痛下利,神衰欲寐,舌苔白滑,脉微欲绝者,以及瘟疫、疟疾、厥证、脱证、痛证见有上述症状,属阴证者。现常用于心肌梗塞、心衰、急慢性胃肠炎吐泻过多,各种高热大汗所致之虚脱,各种因素所致的休克等属阳衰阴盛者。

❶《伤寒论》:伤寒脉浮,自汗出,小便数,心烦,微恶寒,脚挛急,反与桂枝欲攻其表,此误也,得之便厥;若重发汗,复加烧针者;伤寒医下之,续得下利清谷不止,身疼痛者;太阳病,发热头痛,脉反沉,若不差,身体疼痛,阳明病,脉浮而迟,表热里寒,下利清谷;少阴病,脉沉者;少阴病,饮食入口则吐,心中温温欲吐,复不能吐,始得之,手足寒,脉弦迟,若膈上有寒饮,干呕者;厥阴病,大汗出,热不去,内拘急,四肢疼,下利,厥逆而恶寒者;霍乱病,既吐且利,小便复利,而大汗出,下利清谷,内寒外热,脉微欲绝。❷《金匮》:呕而脉弱,小便复利,身有微热,见厥者。❸《肘后》:霍乱心腹胀痛,烦满短气,未得吐下。❹《圣惠》:两感伤寒,阴阳二毒交并,身体手足厥逆,心中热闷,强语,三部脉微细。❺《济生》:五脏中寒,口噤,四肢强直,失音不语,或卒然晕闷,手足厥冷。❻《此事难知》:肝疟,令人色苍苍然,太息,其状若死者。❼《得效》:冷证呕吐,胃中虚,四肢厥冷,食即呕吐,或因冷食伤胃,或累经汗下致虚胃气,但脉弱,小便多得利,身有微热见厥者。❽《卫生宝鉴》:伤寒自利不渴,呕哕不止,或吐利俱发,小便或涩或利,或汗出过多,脉微欲绝,腹痛胀满,手足逆冷及一切虚寒逆冷。❾《医林集要》:伤寒阴证,唇青面黑,身背强痛,四肢厥冷及诸虚伤寒。❿《回春》:伤寒太阴病自利不渴,及三阴证脉微欲绝,手足厥冷;阴证,身静而重,语言无声,气少难以喘息,目睛不了了,口鼻气冷,水浆不下,大小便不禁,面上恶寒有如刀刮者。⓫《伤寒大白》:阴症呃逆,四肢厥冷。⓬《杂病源流犀烛》:湿病浊邪。⓭《会约》:瘟疫,胃寒呃逆。

【宜忌】《中药方剂近代研究及临床应用》:血虚寒滞之厥逆非本方所宜,热厥禁用。

【方论选录】❶《伤寒明理论》:此汤申发阳气,却散阴寒,温经暖肌,是以四逆名之。甘草味甘平,《内经》曰:寒淫于内,治以甘热。却阴扶阳,必以甘为主,是以甘草为君;干姜味辛热,《内经》曰:寒淫所胜,平以辛热。逐寒正气,必先辛热,是以干姜为臣;附子味辛大热,《内经》曰:辛以润之。开发腠理,致津液通气也。暖肌温经,必凭大热,是以附子为使。此奇制之大剂也。四逆属少阴,少阴者,肾也,肾肝位远,非大剂则不能达,《内经》曰:远而奇偶,制大其服。此之谓也。❷《伤寒论集注》张志聪:夫元气发原于下,从中上而达于四肢。脉沉乃生气不能从下而中,故用下焦之附子配中焦之炙草、干姜;若中焦为病而生原无恙者,止用理中丸而不必附子矣。后人有附子无干姜则不热,得甘草则性缓之说。此撰不经之语而贻误后昆者也。如当急用附子而先以桂试之者,亦误事匪浅。❸《医方集解》:此足少阴药也。寒淫于内,治以甘热,故以姜、附大热之剂,伸发阳气,表散寒邪(附子生用亦能发表)。甘草亦补中散寒之品,又以缓姜附之上僭也(甘草为君,干姜为臣,附子为使)。必冷服者,寒盛于中,热饮则格拒不纳,经所谓热因寒用,又曰治寒

以热,凉而行之是也。❹《千金方衍义》:四肢为诸阳之本,故能运动不息,今因阳气乖离,所以四肢厥冷。用黑附子温补下焦之真阳,干姜温散中焦之寒逆,甘草温养三焦之元气,为直中阴寒之专药。❺《古方选注》:以生附子、生干姜彻上彻下,开辟群阴,迎阳归舍,交接于十二经。反复以炙草监之者,亡阳不至于大汗,则阳未必尽亡,故可缓制留中,而为外召阳气之良法。❻《金鉴》:方名四逆者,主治少阴中外皆寒,四肢厥逆也。君以炙草之甘温,温养阳气;臣以姜附之辛温,助阳胜寒;甘草得姜、附,鼓肾阳,温中寒。有水中暖土之功;姜、附得甘草,通关节,走四肢,有逐阴回阳之力。肾阳鼓,寒阴消,则阳气外达而脉升,手足温矣。❼《寒温条辨》:此方通治三阴脉沉,恶寒,手足厥逆之证,故用附子之生者,上行头顶,外彻肌表,以温经散寒;干姜亦用生者,以内温脏腑;甘草独用炙者,以外培荣卫,内补中焦也。❽《衷中参西》:干姜为温暖脾胃之主药,伍以甘草,能化其猛烈之性使之和平,更能留其温暖之力使之常久也。然脾胃之温暖,恒赖相火之壮旺,附子色黑入肾,其非常之热力,实能补助肾中之相火,以厚脾胃温暖之本源也。方名四逆者,诚以脾主四肢,脾胃虚寒者,其四肢常觉逆冷,服此药后,而四肢之厥逆可回也。

【临床报道】❶少阴病:《南雅堂医案》少阴为病,内寒外热,腹痛下利清谷,四肢厥冷,恶寒不渴,拟用四逆汤主治。附子一枚(生用)、干姜一钱五分、炙甘草三钱。《伤寒论汇要分析》:苏某妻,30余岁。月经期间不慎冲水,夜间或发寒战,继即沉沉而睡,人事不省,脉微细欲绝,手足厥逆。当即刺人中、十宣出血,一度苏醒,但不久仍呼呼入睡。此乃阴寒太盛,阳气大衰,气血凝滞之故,拟大剂四逆汤:炮附子25克,北干姜12克,炙甘草12克,水煎,分四次温服,每半小时灌服一次。此为重药缓服办法,如一剂顿服,恐有"脉暴击"之变。服全剂未完,四肢转温,脉回,清醒如初。❷虚寒下利:《全国名医验案类编》(续编)强陆氏,年廿余岁,因夏秋伏阴在内,复纳凉食冷,致寒热伤脾而致腹痛下痢,经旬不愈,有时痛欲汗出,恶寒拘急,四肢厥冷,脉微弦而迟,此寒伤三阴,宜遵仲师温脏散寒法,以四逆汤加味。淡附子一钱、炮姜六分、清炒甘草六分、桂枝六分,一服即效,二服痊愈。对症发药,虽仅数味,功效立见,用药如用兵,贵精不贵多,信然。《浙江中医》[1964,(8):14]徐某某,男,7个月。1963年8月7日初诊。因母乳不足,每日喂米糊3次,两月前喂米糊过饱,腹胀吐泻,发高烧。西医治疗后,热退,腹泻昼夜达10多次,继续服用西药6天无效,改中医治疗8天,腹泻减至每日4~5次,因小儿服药不便而停药。两天前因受凉腹泻加重,每日7~8次,粪稀薄如蛋花汤,精神萎靡,夜间啼哭不宁,来门诊治疗。当时舌苔白而少津,四肢逆冷。断为脾肾虚寒,邪热留连胃肠。予以本方煎剂(先将制附子1.5克、干姜、甘草各9克,加水350毫升,微火煎至150毫升,再加入黄连9克,仍用微火煎至80毫升,过滤后,加入砂糖适量,煮沸后备用),每次8毫升,4小时1次。次日复诊:精神好转,大便次数减至4~5次,四肢已温,续服3天而愈。最近患儿感冒来所治疗,据家长告知:前次腹泻愈后,迄今未患过泄泻。❸心肌梗塞:《伤寒论汤证论治》赵某某,男,58岁,农民。胸闷气短年余,服冠心苏合丸可缓解。突然心痛难忍,心神不安,冷汗出,四肢冰

冷,神昏欲睡,面色赤,唇紫甲青,四肢逆冷,冷汗不止,下利,臭味不浓,舌质淡,脉微欲绝。西医诊为急性心肌梗塞伴休克,中医诊为少阴病,当即针人中、内关,神渐有爽。急以回阳救逆:制附子18克,干姜10克,炙甘草25克,肉桂3克,急煎,冷服。良久,四肢渐温,冷汗消,面色已复常态,口语已利,脉复渐有神。《天津医药通讯》[1972,(11):1]在治疗的105例急性心肌梗塞患者中,有23例并发休克,经治无一例死亡。其中亡阳型用四逆汤治疗。认为本方有升压、强心作用,如与生脉散等合用,可解决较长时间用升压药以后停药血压下降的问题。❹休克:《中医资料选编》(四川省军区后勤部)李某某,女,69岁。因患肺心病、肺炎、中毒性休克、脱水而住院。神志清,颜面苍白,肺部有湿性罗音,心率92次/分,血压80/50毫米汞柱。经静脉注射四逆注射液2毫升,2分钟后上升至90/60毫米汞柱。20分钟后血压上升至100/60毫米汞柱。6小时后血压仍维持在90/50毫米汞柱,并持续2~3小时。在升压同时心跳强有力。《上海中医药杂志》[1960,(1):14]抢救麻疹严重病例136例,均属重、逆、险、凶、危、弱之证,西医属于感染性休克,用本方治疗后,仅死亡7例,大大提高了治愈率。❺胃下垂:《云南医学杂志》[1964,(3):44]用本方加减,治疗胃下垂7例,服药日数从14~43日不等,患者腹痛、腹胀、嗳气等主要症状均显著减轻或消失,腹部压痛及X线所见之胃张力和胃大弯位置亦有部分改善。加减法:腹痛,加肉桂、樟木子、吴茱萸;腹胀,加枳实、木香、厚朴;嗳气,加山楂、麦芽;恶心,加砂仁、法半夏。❻高血压病:《广西中医药》[1980,(1):30]刘某,女,55岁,高血压病十余年,服滋潜清降药反剧。精神萎靡,步态蹒跚,面赤颧红,彻夜难寐,口干不渴,身着棉衣,四肢逆冷,大汗淋漓,舌质淡,苔薄白,脉沉细欲绝。血压20.0/14.7千帕。证属阴盛格阳。拟四逆汤加味:熟附子9克,干姜6克,炙甘草6克,党参12克,龙骨12克。一剂后手足转温,仍心烦难寐。上方加黄连3克,服3剂,诸症悉除,渐能入睡,血压18.7/12.0千帕。❼便秘:《上海中医药杂志》[1964,(6):41]郝某,男,35岁。患便闭10月多,初因头目眩晕,曾多次服用黄连、川军等泻火药,眩晕未愈,渐至食少便难,形衰体羸,每隔十数日大便一次,燥矢停滞,便时十分困难,便后气促神疲,辗转疼痛,半日始安。又经多种通便治疗,愈通愈涩。用四逆汤三剂,感觉大便稍松,服至10剂,食多神健,眩晕亦愈。后以金匮肾气丸善后。

【现代研究】❶升压、强心、抗休克作用:《中成药研究》[1983,(2):26]以麻醉家兔的低血压状态为模型,观察四逆汤及其各单味成分所具有的效应。结果:单味附子虽有一定的强心升压效应,但其作用不如四逆汤,且可致异位性心律失常;单味甘草不能增加心脏收缩幅度,但有升压效应;单味干姜未能显示任何有意义的生理效应。由三药合方的四逆汤,其强心升压效果优于各单味药物组,且能减慢窦性心率,避免单味附子所产生的异位心律失常,提示该复方组方的合理性,也体现了中医"附子无干姜不热,得甘草则性缓"之说的科学性。《新医药学杂志》[1974,(3):21]经观察,四逆汤注射液肌肉或静脉注射有以下作用:1.改善休克状态。当心源性休克收缩压在80~60毫米汞柱时,经注射后1~20分钟,血压即上升至90~110/60~90毫米汞柱,

其特点是作用温和,当血压恢复正常后就不再上升;严重休克血压降至零,可先用西药升压,继以四逆汤维持之。2.改善微循环。对四肢厥冷,唇部及皮肤灰白或青紫的患者,药后先是四肢转暖,预示可能系内脏血流灌注在质量上和动力学上得到改善。心率一般不减少,但力量加强,心音有力,脉搏有力。3.预防休克发生。四逆汤注射液实践证明有此作用,强心效应明显。总之,认为四逆汤注射液的作用不是单纯的升压问题,还能改善微循环,具有强心和镇静作用。《中成药研究》[1985,(9):24]本方对动物失血性休克、纯缺氧性休克、橄榄油引起的栓塞性休克、冠状动脉结扎所造成的心源性休克,皆有显著的对抗作用。并还有显著的强心作用,能增加冠脉流量,对缺氧所致的异常心电图有一定的改善作用。还能兴奋垂体-肾上腺皮质功能,又有中枢性镇痛、镇静作用,并且该方毒性不大。《中医杂志》[1982,(11):73]用四逆汤煎剂进行肠道灌注,对原发性小肠缺血损伤的肠系膜上动脉闭塞性休克和继发性小肠缺血损伤的晚期失血性休克的家兔有治疗作用。❷毒性研究:《药学学报》[1966,(5):35]研究表明,甘草、干姜和熟附子同煮,降低了附子的毒性。单味熟附子的鼠腹腔注射的半数致死量为 3.56 ± 0.409 克/千克,口服为 17.42 ± 10.24 克/千克,而按传统比例组成四逆汤,其半数致死量的附子量分别为 5.821 ± 0.599 克/千克和 71.78 ± 6.84 克/千克,差异显著。单味附子中毒心电图的改变与乌头碱中毒相似,而同剂量的附子组成四逆汤时,心电图则无异常改变。又以离体蟾酥心脏进行研究,表明附子毒性效应在四逆汤中降低了30倍。❸制菌作用:《中医杂志》[1962,(10):18]实验证明,四逆汤不仅无制菌作用,反能促进菌簇的生长。但是,用本方加黄耆、党参等配合输血、输液等措施治疗属阳虚型的金黄色葡萄球菌败血症,却取得良好效果。为此,强调治病必先"辨证"。

22823 四逆汤(《外台》卷十四引《深师方》)
【组成】山茱萸 细辛 干姜(炙)各一两 甘草三两(炙) 麦门冬一升(去心)
【用法】上切。以水七升,煮取二升,分为四服。
【主治】卒中风不能言,厥逆无脉,手足拘急。
【宜忌】忌海藻、菘菜、生葱、韭菜。

22824 四逆汤
《千金》卷二十。为《伤寒论》"当归四逆加吴茱萸生姜汤"之异名。见该条。

22825 四逆汤(《圣惠》卷十一)
【组成】干姜(炮裂,锉) 附子(炮裂,去皮脐) 桂心 甘草(炙微赤,锉) 白术 当归(锉,微炒)各半两
【用法】上为粗散。每服三钱,以水一中盏,煎至六分,去滓,稍热频服之,不拘时候。
【主治】阴毒伤寒,脉候沉细,四肢逆冷,烦躁头痛。

22826 四逆汤(《普济方》卷一四一引《十便良方》)
【组成】干姜三分(炮裂,锉) 附子(炮裂,去皮脐) 桂心各一两 甘草半两(炙微赤,锉)
【用法】上为粗散。每服五钱,以水一大盏,煎至五分,去滓热服,不拘时候。良久吃热粥,以助药力,汗出为度。
【主治】两感伤寒,阴阳二毒交并,身体手足厥逆,心中热闷,强语,三部脉微细。

22827 四逆散(《伤寒论》)
【异名】柴枳四逆散(《成方制剂》12册)。
【组成】甘草(炙) 枳实(破,水渍,炙干) 柴胡 芍药各十分
【用法】上为末。每服方寸匕,白饮和服,一日三次。
【功用】透解郁热,疏肝理脾。
❶《注解伤寒论》:散传阴之热。❷《伤寒大白》:疏通肝胆血脉,调和胃家中气,清热。❸《伤寒贯珠集》:辅正逐邪,和解表里。❹《谦斋医学讲稿》:疏肝理脾,调气去滞。
【主治】少阴病,寒邪变热传里,腹中痛,小便不利,泄利下重,四肢厥逆;及肝脾不和,胸腹疼痛,泄利下重等。现常用于急慢性肝炎、急慢性胆囊炎、胆石症、胆道蛔虫症、慢性胃炎、胃溃疡、胃肠神经官能症、胰腺炎、阑尾炎、肋间神经痛及妇女月经不调、痛经、盆腔炎等属于肝郁气滞、肝脾失调者。
❶《伤寒论》:少阴病,四逆,其人或咳、或悸、或小便不利、或腹中痛、或泄利下重。❷《玉机微义》:寒邪变热传里,小便不利,腹中痛或泄利。❸《明医指掌》:阳邪传里腹痛。阳厥轻者。❹《景岳全书》:阳气亢极,四肢厥逆,在臂、胫之下。❺《证治汇补》:热郁腹痛。❻《类聚方广义》:痢疾累日,下利不止,胸胁苦满,心下痞塞,腹中结实而痛,里急后重者。
【宜忌】❶《景岳全书》:阴证厥逆上过于肘,下过于膝,乃不当用。❷《福建中医药》[1983,(4):15]:如属寒厥的四肢不温不宜用,肝阴虚或中气虚寒者亦不宜用。
【加减】悸者,加桂枝五分;腹中痛者,加附子一枚(炮令坼);泄利下重者,先以水五升,煮薤白三升,煮取三升,去滓,以散三方寸匕,纳汤中,煮取一升半,分温再服。
【方论选录】❶《注解伤寒论》:四逆散以散传阴之热也。《内经》曰:热淫于内,佐以甘苦,以酸收之,以苦发之。枳实、甘草之甘苦,以泄里热;芍药之酸,以收阴气;柴胡之苦,以发表热。❷《金镜内台方义》:四逆为传经之邪,自阳热已退,邪气不散,将若传阴而未入也。此只属阳,故与凉剂以治之。用甘草为君,以和其中,而行其四末;以枳实为臣,而行结滞;以芍药为佐,而行荣气;以柴胡为使,而通散表里之邪也。❸《医学入门》:以邪渐入深,则手足渐冷,是以枳实之苦,佐甘草以泻里热;芍药之酸,以收阴气;柴胡之苦,以发表热。经曰:热淫之内,以酸收之,以苦发之是也。如咳者,肺寒气逆,下痢者,肺与大肠为表里,加五味子以收逆气,干姜以散肺寒;悸者,气虚而不能通行,心下筑筑然悸动,加桂枝以通阳气;小便不利,加茯苓以淡渗之;里虚腹痛,加附子以补虚;泄利后重,下焦气滞也,加薤白以泄气滞。❹《医方考》:此阳邪传至少阴,里有结热,则阳气不能交接于四末,故四逆而不温。用枳实,所以破结气而除里热;用柴胡,所以升发真阳而回四逆;甘草和其不调之气;芍药收其失位之阴。❺《张氏医通》:柴胡为来路之引经,亦藉以为去路之向导;用枳实者,扫除中道,以修整正气复回之路也。夫阴为阳扰,阳被阴埋,舍和别无良法,故又需芍药以和其营,甘草以和其胃,胃气和而真阳敷布,假证愈而厥逆自除。❻《伤寒论三注》周扬俊:少阴至四逆,热深而厥亦深矣。热邪内入,欲其散,非苦寒如柴胡不足以升散也;欲其泄,非苦降如枳实不足以下泄也。且阳邪入则必至于

劫阴,故欲其收,非酸寒如白芍不足以收之也;合甘草以和中。仍是二味祛邪,二味辅正,无偏多偏少于其间者,邪正各为治也。❼《伤寒大白》:本是阳症,因热邪内传阴经而厥冷,故以柴胡、白芍药疏通肝胆,伸阳气外达,则肝主四末而四肢自暖。又以枳实、甘草疏通阳明里气,伸胃阳外布,则胃主手足而手足自温。❽《成方便读》:以柴胡自阴而达阳,邪自表而里者,仍自里而出表,使无形之邪,以此解散。然邪既自表而里,未免有形之痰食留恋。其邪结不开,邪终不能尽彻。故以枳实破结除痰,与柴胡一表一里,各得其宜。而以芍药甘草,护阴和中,相需相济,自然邪散厥回耳。

【临床报道】❶热厥:《医学入门》祝某,始周身骨节疼,胸腹胀满,目闭肢厥,爪甲青紫,医以伤寒治之,七日昏沉弗效。此得之怒火与痰相搏,予四逆散加芩、连泻三焦火而愈。《伤寒论译释》:诊得六脉举之有似沉细,按之数大有力,察其面青肢冷,爪甲鲜红,此火极似水,真阳证也。暂拟四逆散一服,继以大剂寒凉为合法也。春柴胡三钱,赤芍一钱五分,麸炒枳实一钱,甘草一钱。《广东医学》[1965,(2):25]:龚某某,女,83岁。发热5天,头昏痛,口干苦,渴饮,大便3天未行,小便色红而短,昏眩不能起床,四肢冰冷,体温38.3℃,苔白厚,脉弦有力。属热厥。年事虽高,仍须解郁泄热,使邪去正复,厥逆自回。方用四逆散加味:柴胡二钱,白芍二钱,枳实二钱,甘草二钱,甘菊花四钱,黄芩三钱。翌晨来诊,体温已正常(36.8℃)。❷热厥腹痛:《广西中医药》[1984,(4):33]梁某,女,22岁。1965年6月20日初诊:腹痛急暴,喜按,面色青,手足欠温,怕冷,脘腹胀满,嗳气、矢气则痛减,肠鸣,便溏,小便清利,舌质薄白,脉沉细略弦。此为肝气不疏,气滞则血凝,气血不行,故面青、肢冷;气机不畅,则脘腹胀满,暴痛;因无食滞痞块,故喜按。治宜疏肝理气。处方:柴胡4.5克,白芍12克,枳实9克,炙甘草4.5克,木香(后下)3克,砂仁4.5克。连服二剂,腹痛消除。❸慢性阑尾炎:《伤寒论临床研究》果某某,女性,44岁,家庭妇女,1962年9月19日初诊。自二月前发现右下腹髂窝处作痛,每于过劳或紧张时疼痛发作,曾于某某医院诊为"慢性阑尾炎"。此次疼痛发作两天,呈交替性胀痛与牵引疼,已两天未能缓解,但无恶心呕吐。食欲睡眠二便均可,既往无其他病史。舌质正常,苔白,脉沉弦。心肺无异常。下腹回盲部明显压痛,但无抵抗紧张。证属肝气郁结,阳郁于里,不能宣达,拟舒肝和胃为治,用四逆散倍芍药。柴胡12克,枳壳6克,芍药18克,甘草6克。服下首剂之后,右髂窝处有痛热感,翌日疼痛减轻大半,服药二剂疼痛消失,劳动亦未再发,惟偶而稍有似痛非痛之感,服药三剂后,疼痛消失未发,脉象弦消失转弱,嘱将前方隔日服一剂,服用七剂,以巩固疗效。至10月4日复查,诸自觉症状消失未复发,脉沉而缓和,遂将前方七剂共为细末,早、晚各服10克,为善后处理。❹胆道蛔虫症:《福建中医药》[1962,(2):37]用本方加乌梅、川楝治疗胆道蛔虫51例,全部治愈出院。作者指出,本方用于木郁土壅之四肢厥逆、咳、悸、小便不利、腹中痛、泄利下重的少阴证,取柴胡升阳达表,疏肝利胆,冀其奥狄括约肌松弛;得芍药之酸甘能柔肝缓急而止痛;更配梅、楝之酸苦驱退蛔虫;又助枳实宽中下气,使蛔虫从大便排出。❺咳嗽:《福建医药杂志》[1979,(2):57]王某某,女,25岁,工人,于1978年8月20日就诊。患者咳嗽一

个月未愈,呈阵咳无痰,伴心烦少寐,时有欲呕、吐酸水,纳食正常,小溲赤,舌质红,苔薄黄,脉左弦。此乃肝失疏达,郁而化火,上逆于肺(木火刑金)、肺失清肃,胃失和降所致。宜疏肝解郁,佐以清肺止咳。毛柴胡5克、白芍9克、绿枳壳5克、郁金9克、枯黄芩9克、胆南星5克、粉甘草5克。上方服一剂诸症锐减,续服二剂痊愈。❻慢性胆囊炎、胆结石:《山东中医杂志》[1985,(4):19]栾某,女,50岁。反复发作性右胁下疼痛1年余,某医院诊断为"慢性胆囊炎"。两天前因恼怒而引发,右胁胀痛,寒热往来,嗳气泛恶,咽干口苦,痛处拒按,舌质红,苔薄黄,脉弦数。证属肝胃不和。治宜疏肝理气,和胃止痛。处方:柴胡9克、白芍9克、枳实6克、黄芩6克、半夏9克、生甘草6克。三剂后胁痛减轻,寒热消失。原方去黄芩继服三剂,疼痛缓解,饮食正常。《河南中医》[1983,(1):83]:周某某,男,35岁,农民。右上腹疼痛,反复发作年余,发时发热畏冷,恶心欲吐,痛势牵及胸胁,医院诊为胆囊炎、胆结石。刻下右上腹胀痛不舒,食后更甚,便结尿黄,巩膜无黄染,脉弦数,舌苔薄白,边稍黄。肝木不条,郁而化火。治宜疏肝清热。柴胡9克、炒枳实6克、赤芍9克、甘草3克、川楝子6克、玄胡索6克、左金丸6克(吞)、蒲公英12克。十剂后胀痛已解,续用原方加减,服至三十余剂,迄今八个月,未见复发。❼肠神经官能症:《新医药学杂志》[1975,(7):43]王某,女,30岁。大便溏泻已数年,腹胀肠鸣,里急后重,常因心情不畅而加重,多次大便培养阴性,无痢疾史。医为肠神经官能症。慢性病容,舌偏红,苔微黄,脉弦滑,为热阻气滞证,方用四逆散加薤白。柴胡6克,白芍6克,枳实4.5克,薤白3克,甘草3克,两剂好转,共服八剂愈。❽慢性肝炎:《福建中医药》[1983,(4):14]王某某,男,25岁。1975年5月10日诊。患者于1970年在建瓯县插队时,传染得肝炎,回榕治疗。经某某医院检查,诊为慢性肝炎,服药两个多月,肝区仍不时作痛,转氨酶仍未降低,食纳不佳,舌苔薄白,脉象弦细。法用疏肝理脾为主,以四逆散加味治之。毛柴胡6克,白芍药9克,绿枳壳6克,生甘草3克,麦谷芽各20克,板蓝根9克,鸡内金6克,川楝子9克,广郁金6克。水煎服。并以玉米须、糯稻根各15克,水煎,代茶饮。上方连服十余剂后,肝区痛除,转氨酶恢复正常,食量渐增。❾胃溃疡:《和汉医药学会志》(日文)[1986,(3):344]用四逆散提取剂治疗胃溃疡28例。8周后显效9例(32%);有效11例(39%)。有效率为71%。其中17例活动期胃溃疡呈瘢痕化,疼痛的改善度为93%,100%自觉症状减轻。此外发现,转氨酶呈有意义的降低,嗜酸性白细胞增加。❿乳痈:《广西中医药》[1978,(4):34]本方加味(柴胡9克,枳实9克,青皮9克,白芍9克,炙甘草6克)治疗乳痈15例,全部获愈。其中一天治愈者4例,两天治愈者10例,三天治愈者1例。⓫阳痿:《湖北中医杂志》[1986,(3):21]本方加味治疗阳痿25例。年龄最小者25岁,最大者47岁;病程3个月至2年。结果:痊愈18例,显效4例,无效3例。处方:柴胡9~12克,枳实6~9克,白芍15~30克,炙甘草9~12克,蜈蚣3条。加减:两胁胀痛加川楝子12克;口苦咽干加栀子9克,丹皮12克;失眠多梦加炒枣仁12克,熟地黄15克,远志9克,夜交藤12克;四肢厥冷,少腹冷痛,腰膝酸软加枸杞20克,益智仁30克,紫河车粉10克(冲服),巴戟天12克;胸闷烦躁易怒加瓜蒌

15 克,生枣仁 30 克;头晕胀痛加白菊花、天麻各 9 克。

【现代研究】❶对心脏功能的影响:《仲景学说研究与临床》[1985,(1):35]本方对麻醉猫有显著的升压作用,对心脏泵功能的影响,主要是通过增加心室舒张时心肌纤维收缩成份延长的最大速度和增加后负荷来实现的,与去甲肾上腺素作用类似,但强度较弱,作用持续时间较长。《仲景学说研究与临床》[1985,(1):40]四逆散水醇沉液的抗心律失常作用及其对心电图的影响:小鼠静注 1.5 克/千克,可明显延长 P-R 间期;2.0 克/千克使心率减慢,并能对抗乌头碱诱发的大鼠心律失常;4.0 克/千克引起 I°房室传导阻滞;4.5 克/千克可致 T 波高耸显著($P<0.05$)。腹腔注射四逆散水醇沉液 15 克/千克,也能降低氯仿诱发的小鼠室颤率。❷对免疫功能的影响:《仲景学说研究与临床》[1985,(1):52]本方水醇沉液对小鼠腹腔巨噬细胞的吞噬功能有较明显的促进作用。认为其所以能治疗阑尾脓肿和急性胆囊炎,可能与其增加机体防御功能有关。❸解痉作用:《仲景学说研究与临床》[1985,(1):52]本方水醇沉液对离体兔肠呈抑制作用,临床用于治疗急腹症及消化道疾病,可能与其解痉作用有关。此外,还有对抗乙酰胆碱及氯化钡所致的肠痉挛作用。❹毒性试验:《辽宁中医杂志》[1986,(7):41]静脉连续注射四逆散水醇沉液,研究对实验动物心脏的毒性作用。在低浓度时抗休克、升压和抗心律失常作用均显著,对心、肝、肾、脾、肺皆无毒性作用。但随浓度的升高(7.0 克/千克),家兔不仅出现房室传导阻滞,同时心率减慢,S-T 段下移。认为对伴有传导阻滞的休克病人应慎用,并密切观察心电图的改变。❺保护胃肠粘膜、调节胃肠激素作用:《中国实验方剂学杂志》,[2007,13(6):33]将大鼠分空白对照组、肝郁模型组、四逆散治疗组,通过运用模具加水浴方法制备肝气郁结证候动物模型。观察各组大鼠的症状表现、胃肠组织形态学变化、胃肠超微结构变化,测定大鼠的智力、胃肠激素。结果:四逆散能使模型大鼠活动及体重均增加,学习记忆能力增强,使大鼠胃肠的病理改变得到很好的恢复,能提高血清中胃泌素、血浆中胃动素和血管活性肠肽的含量,降低血浆中生长抑素的含量。表明四逆散通过保护胃肠黏膜,调节胃肠激素,使肝胆疏泄及脾胃升降恢复正常,气机调畅。

22828 四逆散(《圣惠》卷十二)

【组成】甘草(炙微赤,锉) 附子(炮裂,去皮脐) 桂心各一两 干姜半两(炮制,锉)

【用法】上为粗散。每服四钱,水一盏半,加大枣三枚,煎至六分,去滓,稍热频服,不拘时候。

【主治】伤寒,霍乱吐利,发热恶寒,四肢拘急,手足厥冷。

22829 四逆散(《圣济总录》卷二十七)

【组成】太阴玄精石三分(末) 硫黄一两 不灰木 盆消各一分(一方去不灰木加附子)

【用法】上为细末,入在铫子内,以盏子盖,周回用湿纸闭缝,安火上,纸干为度,取出细研,入龙脑半钱,干姜末半两,拌匀。每服半钱匕,冷艾汤调下。肌体暖是验。

【主治】阴毒伤寒,手足厥,身冷,脉细。

22830 四逆散(《效验秘方》郑锡海方)

【组成】柴胡 香附 枳实各 10 克 甘草 6 克 白芍

牛膝各 12 克

【用法】水煎服。每日 1 剂。

【主治】功能性不射精症。

22831 四神丸(《外台》卷六引《必效方》)

【异名】备急四神丸(《圣济总录》卷五十七)。

【组成】干姜一两 桂心一两 附子一两(炮) 巴豆六十枚(制)

【用法】上为末,炼蜜为丸,如小豆大。饮服二丸。取快下;不下,又服一丸。

【主治】❶《外台》引《必效》:霍乱,冷实不除,及痰饮百病。❷《圣济总录》:腹满,胁肋痛不可忍。

【宜忌】忌生葱、野猪肉、芦笋。

22832 四神丸(《赤水玄珠》卷八引东坡方)

【组成】肉豆蔻(生)二两 破故纸(炒)四两 木香半两 茴香(炒)一两

【用法】上为细末,生姜煮枣肉为丸,如梧桐子大。盐汤送下。

【主治】❶《赤水玄珠》引东坡方:肾泄,下元虚。❷《永类钤方》引《澹寮》:肾泄、脾泄。

22833 四神丸(《圣济总录》卷七十七)

【组成】当归(切、焙)半两 乌梅七枚(去核) 黄连(去须,微炒)一两 龙骨半两

【用法】上为细末,以薤白细研为丸,如梧桐子大。每日十五丸至二十丸,空心以温浆水送下。

【主治】多年休息痢疾。

22834 四神丸(《杨氏家藏方》卷七)

【组成】附子(炮,去皮脐)一两 肉豆蔻(面裹煨香)三分 诃子(煨,去核)半两 干姜(炮)半两

【用法】上为细末,蒸枣肉搜和为丸,如梧桐子大。每服五十丸,食前陈米饮送下。

【主治】脾胃受湿,肠虚下痢,频并不止。

22835 四神丸(《直指》卷十八)

【组成】吴茱萸(拣净)一两(一半用老酒浸一宿,一半用米醋浸一宿,各焙干) 大香附(杵净)一两 荜澄茄 青木香各半两

【用法】上为末,米糊为丸,如梧桐子大。每服七十丸,食前盐汤送下;或乳香、葱白煎汤送下。

【主治】肾冷,疝气胀痛。

22836 四神丸(《朱氏集验方》卷六)

【异名】四圣丸(《普济方》卷三十八)。

【组成】香白芷 枳壳(烧存性) 川百药煎(烧) 乌梅(并烧存性)各等分

【用法】上为末,糊为丸。每服五十丸,空心米饮送下;熟水亦得。

【主治】一切大便下血。

22837 四神丸(《医方类聚》卷一四二引《澹寮方》)

【组成】破故纸 肉豆蔻 神曲 麦蘗

【用法】上为末,生姜煮枣肉为丸服。

【主治】脾肾虚,食不化,频次登溷。

22838 四神丸(《普济方》卷三十九引《如宜方》)

【组成】破故纸(炒)四两 肉豆蔻(制)二两 木香一两 附子(炮)一两半

【用法】上为末,煮枣肉为丸,如梧桐子大。每服五十丸,生姜汤送下。

【主治】老人脾肾久虚,夜作气泄无度。

22839　四神丸(《普济方》卷二二一引《瑞竹堂方》)

【组成】枸杞子一斤(甘州者,择去枝梗青者,分作四份,先用好酒一盏润过,不然,空炒过药性也。四两用川椒一两炒,去椒;四两用青盐一两炒,去盐;四两用小茴香一两炒,去茴香;四两用芝麻一合炒,去芝麻。止用杞子)

【用法】上炒过,加地黄、白术、白茯苓各一两,同杞子为末,炼蜜为丸,如梧桐子大。每服五七十丸,空心温酒送下。

【功用】补虚益损。

【主治】肾经虚损,眼目昏花,及两眼云膜遮睛。

22840　四神丸(《得效》卷十三)

【异名】四神丹(《医学入门》卷七)。

【组成】大天麻　天南星(各汤洗净)　防风(去芦)各一两　薄荷叶半两

【用法】上为末,酒煮薄面糊为丸,如绿豆大。每服二十丸,荆芥、生姜煎汤送下。

【主治】手足顽麻,痰涎壅盛,头目昏眩,肩背拘急。

22841　四神丸(《普济方》卷二九一)

【组成】荆芥　白僵蚕(炒)　生甘草　黑牵牛各一两

【用法】上为细末,好醋糊为丸,如梧桐子大。每服三十丸,临卧、食后滑石汤送下。

【主治】瘰疬,无论浅深已破未破。

22842　四神丸

《医统》卷七十三引《医林集要》。为《奇效良方》卷三十五"肉苁蓉丸"之异名。见该条。

22843　四神丸(《内科摘要》卷下)

【异名】久泻丸(《全国中药成药处方集》昆明方)、故纸四神丸(《全国中药成药处方集》吉林、哈尔滨)。

【组成】肉豆蔻　补骨脂　五味子　吴茱萸

【用法】上为末,用水一碗,煮生姜四两,红枣五十枚,水干,取枣肉为丸,如梧桐子大。每服五七十丸,空心、食前服。

【功用】温肾暖脾,涩肠止泻。

❶《医方集解》:大补下焦元阳。❷《古今名医方论》引程郊倩:暖肾温中。❸《古方选注》:通癸水,保戊土,散虚寒,固真阴。

【主治】命门火衰,脾肾虚寒,纳差便溏,五更泄泻,肚腹作痛。

❶《内科摘要》:脾胃虚弱,大便不实,饮食不思。❷《准绳·幼科》:泄痢腹痛。❸《准绳·疡医》:小腹作痛或产后泄泻,肚腹作痛。❹《济阴纲目》:五更作泄。❺《金鉴》:脾胃双虚,子后作泻,不思食,不化食;泄泻日久,肠滑不禁。❻《胎产心法》:肾虚肝气逆,不能消克,腹胀泄泻。❼《叶氏女科》:妊娠五更泄泻属脾肾虚弱者。

【方论选录】❶《古今名医方论》引程郊倩:命门无火,不能为中宫腐熟水谷,脏寒在肾,谁复司其闭藏?故木气才萌,不疏泄而亦疏泄,虽是木邪行土,实肾之脾胃虚也。此际补脾不如补肾,补骨脂有温中暖下之能,五味子有酸收固涩之性,吴茱萸散邪补土,肉豆蔻涩滑益脾。暖肾而使气

蒸,破滞而使气壮,补肾乃是补脾矣。❷《古今名医方论》引柯琴:夫鸡鸣至平旦,天之阴,阴中之阳也。因阳气当至而不至,虚邪得以留而不去,故作泻于黎明,其由有四:一为脾虚不能制水,一为肾虚不能行水,故二神丸君补骨脂之辛燥者,入肾以制水;佐肉豆蔻之辛温者,入脾以暖土;丸以枣肉,又辛甘发散为阳也。一为命门火衰不能生土,一为少阳气虚无以发陈,故五味子散君五味子之酸温以收坎宫耗散之火,少火生气以培土也;佐吴萸之辛温,以顺肝木欲散之势,为水气开滋生之路,以奉春生也。此四者病因虽异而见证则同,皆水亢为害。二神丸是承制之剂,五味散是化生之剂也。二方理不同而用则同,故可互用以助效,亦可合用以建功。合为四神丸,是制生之剂也,制生则化,久泻自瘳矣。称曰四神丸,比理中、八味二丸较速软!❸《医方集解》:此足少阴药也,破故纸辛苦大温,能补相火以通君火,火旺乃能生土,故以为君;肉蔻辛温能行气消食,暖胃固肠;五味咸能补肾,酸能涩精;吴萸辛热除湿燥脾,能入少阴,厥阴气分而补火;生姜暖胃,大枣补土。所以防水,盖久泻皆由肾命火衰,不能专责脾胃,故大补下焦元阳,使火旺土强,则能制水而不复妄行矣。❹《古方选注》:四神者,四种之药,治肾泄有神功也。补骨脂通癸水之真阳,肉豆蔻保戊土之真气,俾戊癸化火以运谷气;吴茱萸远肝邪而散虚寒,五味子摄肾气而固真阴;姜、枣和营卫,辛酸相辅,助阳强阴,则肾关自健固矣。

【临床报道】❶五更泻:《南雅堂医案》脾肾虚寒,饮食不思,五更必作泻,法宜温补肾元,用四神丸加减治之。吴茱萸一两(盐汤浸炒),五味子二两(炒),破故纸四两(酒浸炒),白茯苓三两,人参一两五钱,炒白术三两,罂粟壳一两,干姜八钱,生姜八两,红枣百枚,先将姜、枣煮熟,去姜,取枣肉和药捣丸,如梧桐子,临卧用米汤或姜汤送下四钱。❷过敏性结肠炎:《上海中医药杂志》[1965,(10):13]患者9年多经常腹泻,大便溏薄不成形,每日泻3～5次,无脓血便及里急后重症,曾经中西药治疗未效。实验检查:大便有脓细胞少许。X线钡剂灌肠透视和摄片所见:结肠充盈良好,但结肠外形较细,结肠袋较浅,尤以乙状结肠、降结肠和横结肠为明显。诊为过敏性结肠炎。入院后先用参苓白术散治疗,虽有一定效果,但不巩固;后考虑到久病入肾,可能为肾泻,故改用四神丸,每天三次,每次6克。药后泄泻即渐减少,服药20天后,大便已成形,每天1～2次;又续服10天,大便正常,腹痛已止。停药观察一个月,疗效巩固。❸积瘕:《南雅堂医案》阳气式微,清晨泄泻,病在肾经,小腹积瘕有年,亦是阴邪痼冷之疾,宜温补下焦元阳为本原之治法。破故纸四两(酒浸炒),五味子三两(炒),肉豆蔻二两(面裹煨),生姜八两(切片),吴茱萸一两(盐汤泡),大枣百枚,先以姜、枣同煎候烂,去姜,取枣肉和诸药捣丸,每服二钱,临卧盐汤送下。❹遗尿:《中医杂志》[1984,(5):80]患者赵某某,男,16岁,学生,自幼遗尿,每夜至少2次,常因天寒、劳累加重,经多方医治效果不佳。查其舌淡,苔薄白,六脉沉迟,此乃肾阳不足,膀胱气化不利,以四神丸加味施治。补骨脂9克,吴茱萸6克,五味子7克,益智仁9克,肉桂2克,石菖蒲6克,乌药9克,猪脬一个。将以上中药装入猪脬内,并将其口扎好,用粗针头将猪脬刺数孔,放入盆内,加水1.5公斤,煮沸后1小时左右,去渣及汤液,取

猪脬切片食之。一次食完,两剂告愈,随访半年未发。

【现代研究】对小肠运动的影响:《中成药研究》[1981,(9):31]四神丸及其组成二神丸、五味子散和单味药物五味子、吴茱萸,对家兔离体小肠的自发活动有明显抑制作用,并能对抗乙酰胆碱引起的痉挛;亦能对抗氯化钡引起的肠痉挛。四神丸与肾上腺素抑制肠管作用的比较表明,本方的抑制作用并非通过 OC-受体而起作用。

【备考】《小儿痘疹方论》薛己附方"四神丸"用肉豆蔻二两,补骨脂四两,五味子二两,吴茱萸(浸,炒)一两,生姜八两,红枣五十枚。本方改为片剂,名"四神片"(见《成方制剂》)。本方组成,《中国药典》2010 版有用量,分别是:肉豆蔻(煨)200 克,补骨脂(盐炒)400 克,五味子(醋制)200 克,吴茱萸(制)100 克,大枣(去核)200 克。

22844 四神丸《古今医鉴》卷十一)

【组成】香附米八两(酒、醋、童便各浸二两,浸三日,炒) 砂仁二两(炒) 苍术二两(米泔水浸,牡蛎粉炒) 椿根白皮二两(蜜水炒)

【用法】上为末,黄米煮饭为丸,如梧桐子大。每服五六十丸,空心黄酒送下。

【主治】白带。

【方论选录】《医略六书》:湿袭冲任,经气滞涩,故带脉不能收引,带下淫溢焉。苍术燥湿强肝,香附调气解郁,砂仁醒脾化气,椿皮涩脱以固带下也。饭以丸之,酒以下之。务使肝胃调和,则湿化气行,而冲任完复,带脉收引,何带下淫溢不已哉!

22845 四神丸《古方选注》卷中)

【组成】甘枸杞子(拣红润者,煮酒一杯,清水一杯和匀,以杞子浸三时,漉出,晒干,分成四份。以二两用川椒三钱拌,焙燥,拣去川椒;以二两用小茴香三钱拌,焙燥,拣去茴香;以二两同黑芝麻四钱拌,焙燥,不拣去芝麻;以二两同方解青盐研末四钱,同焙燥,不拣去青盐。焙法:以绳挂铜盆,悬火三四寸,不住手将铜盆浴转,焙至燥,要枸杞子仍是大红,焙焦则不灵。各研细) 黄甘菊(去蒂,晒)一两五钱 当归头(酒拌,晒)九钱 熟地(白水制)一两五钱 茯苓九钱 女贞子(淘漂蒸至极黑,酒浸六时,布袋擦去皮)九钱

【用法】上为末,炼蜜为丸。每服三钱,开水送下。

【主治】目昏云翳。

【加减】目有赤脉者,加白蒺藜。

【方论选录】四神丸,奇方也。《本草》言:枸杞子味甘气平,退虚热,补精髓,治目昏云翳。按孙思邈、王焘、西河女子所载服食之法,惟服枸杞子经岁不辍,能延年耐老,岂非奇用而有此神效乎?今名之曰四神者,借椒、茴之香以和阳,芝、盐之润以和阴,得乎四者,制法之神耳。服之精髓生则火自退,阴液充则目自明,若服两经之药,分杀其势,则力有所不专,推原记者之心,惟恐泄真方之秘,故为淆乱以炫人耳!然独一味,后贤必以此为不全之方,余因删去背谬之药,复以相须相使之品,减其钱数,俾枸杞得行专政,以建奇功,惟后贤临用,斟酌去就可也。

22846 四神丸《竹林女科》卷一)

【组成】橘红二两 玄胡索(醋制) 当归(酒炒)各一两 川郁金五钱

【用法】上为末,酒糊为丸。每服一百丸,艾醋汤送下。

【主治】室女经闭劳嗽。室女思虑过多,劳损而月经先闭,此由心病不能养脾,故不嗜食;脾虚则金亏,故咳嗽发热。

22847 四神丸

《玉钥》卷上。为原书同卷"镇惊丸"之异名。见该条。

22848 四神丸《齐氏医案》卷四)

【组成】甘枸五斤(去蒂,分四制:一分黑芝麻五两同炒,去芝麻;一分小茴香五两同炒,去小茴香;一分川椒五两去子同炒,去川椒;一分独炒) 茯苓 白菊各二十两 熟地一斤(极干) 嫩血茸八两

【用法】上为末,炼蜜为丸服。

【功用】大补虚损,明目广嗣。

22849 四神丸

《医方简义》。为《苏沈良方》卷二"四神丹"之异名。见该条。

22850 四神片

《成方制剂》8 册。即《内科摘要》卷下"四神丸"改为片剂。见该条。

22851 四神丹《圣惠》卷四十四)

【组成】硼砂二两 阳起石二两 白矾五两 太阴玄精六两

【用法】上为末,入瓷瓶子内,以纸筋盐泥固济,候干,先以小火逼令热彻,后以火一称烧之,待火耗,即取罐子,候冷取药,于地上铺好盐土,用纸衬盆,合一宿,出火毒了,研如粉,以水浸蒸饼为丸,如梧桐子大。每服十五丸,空心盐汤送下,酒送下亦得;妇人醋汤送下。

【主治】下元风湿,久患腰痛。

22852 四神丸《苏沈良方》卷二)

【异名】草还丹(原书同卷)、四神丸(《医方简义》)。

【组成】熟干地黄 元参 当归 羌活各等分

【用法】上为末,炼蜜为丸,如梧桐子大。空心酒送下,丸数随宜。

【功用】补虚益血。

【主治】❶《苏沈良方》:风气。❷《丹溪心法》:大风。

22853 四神丹《圣济总录》卷一八五)

【组成】丹砂 雄黄 雌黄 硫黄各一钱

【用法】上为细末,入银锅子内歇口,炭火熔化,滴入水中,令成丸子,如绿豆大。每服二丸,空心温酒送下。

【功用】大补益,济水火。

【主治】❶《圣济总录》:诸虚。❷《扁鹊心书》:虚证,怔忡,惊悸,诸般大病。

22854 四神丹

《普济方》卷二二三引《卫生家宝》。为原书同卷"何仙姑庆世丹"之异名。见该条。

22855 四神丹《局方》卷五吴直阁增诸家名方)

【组成】雄黄 雌黄 硫黄 朱砂各五两

【用法】上为细末,入瓷盒内,将马鞭草为末,盐泥固济,慢火四围烧煅,一日一夜取出,再研细末,以糯米粽研为糊,丸如豆大。每服一粒,绝早空心新汲水吞下。

【功用】活血实髓,安魂定魄,悦泽颜色,轻身保寿。治百病,补五脏,远疫疠,却岚瘴,除尸疰蛊毒,辟鬼魅邪气。

【主治】男子妇人真元虚损,精髓耗伤,形羸气乏,中满下虚,致水火不交,及阴阳失序,精神困倦,面色枯槁,亡血

盗汗,遗沥失精,大便自利,小便滑数,梦寐惊恐,阳事不举,腰腿沉重,筋脉拘挛;及一切沉寒痼冷,痃癖疝瘕,脐腹绞痛,久泻久痢,伤寒阴证,脉候沉微,身凉自汗,四肢厥冷;妇人百病,胎脏久冷,绝孕无子,赤白带下,月候不调,服诸药久不瘥。

【宜忌】妊妇不可服。忌羊血、葵菜。

22856 四神丹(《活幼心书》卷下)

【组成】净黄连一两三钱　黄柏(去粗皮)七钱　白姜　当归(酒洗,焙干)各七钱半

【用法】上锉,或晒,或焙,为末,用乌犀丸内制饭糊为丸,如麻子大;儿小者,圆粟米大。每服三十丸至五十丸,空心乌梅煎汤送下。

【主治】水泻,赤白痢。

22857 四神丹

《医学入门》卷七。为《得效》卷十三"四神丸"之异名。见该条。

22858 四神丹(《准绳·疡医》卷二)

【组成】苦花子(又名毛连子,又名小叶金鸡舌,梗叶俱用)　土木香(根名青木香,梗名天仙藤,花名马兜铃)　仙人薯(用根,新鲜生者为妙,干者次之)各二两　晚蚕砂一两

【用法】上锉碎,擂,水和煮粽汁,冷服。次服劫瘴消毒散。

【主治】因剥割瘴死牛、马、猪、羊,不避其气,以中其毒;或因食瘴死牛、马、猪、羊之肉者,或手足各处发疔毒,或起紫泡,或起堆核,初则创人,次渐肿大,疼痛不可忍,瞀闷发热,口渴心烦,四肢强痛,头目昏花,及一切瘴毒。

22859 四神汤(《圣济总录》卷十六)

【组成】独活(去芦头)六两　石膏四两(碎)　枳实(去瓤,麸炒)　麻黄(去根节,先煮,掠去沫,焙)各三两

【用法】上为粗末。每服五钱匕,水一盏,酒半盏,同煎至一盏,去滓温服,一日三次。

【主治】风头眩运,倒仆不定。

22860 四神汤(《圣济总录》卷四十八)

【组成】麻黄(去根节,汤浸去沫)一两　杏仁(去皮尖双仁,麸炒)二十五枚　甘草(炙)半两　五味子一两

【用法】上㕮咀,如麻豆大。每服五钱匕,水二盏,煎至一盏,去滓温服。仰卧片时。

【主治】肺瑞。

22861 四神汤(《圣济总录》卷九十三)

【组成】木香(湿纸裹煨)　人参　白茯苓(去黑皮)　附子(炮裂,去皮脐)各等分

【用法】上为粗末。每服三钱匕,以水一盏,煎五七沸,去滓,空心、早、晚食前、夜卧各一服。服三日后,服麝香丸取药。或天色阴晦,不宜服之,俟晴明,即服取药;凡来日五更初,欲服取传尸劳药,于本夜一更至二更尽,各服天灵盖丸。

【主治】传尸劳瘵。

22862 四神汤(《圣济总录》卷一八六)

【异名】四柱散(《局方》卷三绍兴续添方)、四柱饮(《张氏医通》卷十四)、补虚四柱饮(《医钞类编》卷七引戴氏方)。

【组成】附子(炮裂,去皮脐)　木香(炮)各一两　白茯苓(去黑皮)　人参各半两

【用法】上锉,如麻豆大。每服三钱匕,水一盏,加生姜二片,大枣二枚,葱白二寸,同煎至七分,去滓,早、晚各一服。

【功用】调顺经络,生精补气,强力益志。

【主治】❶《圣济总录》:一切冷气。❷《局方》(绍兴续添方):脏气虚弱者及丈夫元脏气虚,真阳衰败,两耳常鸣,脐腹冷痛,头旋目晕,四肢怠倦,小便滑数,泄泻不止。

22863 四神汤(《传信适用方》卷四)

【组成】生姜一斤(切片,晒干)　草果半斤(去壳并白皮)　甘草四两(炒)　缩砂四两

【用法】上为末。入盐如常服。

【主治】《魏氏家藏方》:脾胃虚弱,不思饮食,吐逆满闷,胸膈不利,心腹刺痛。

22864 四神汤(《普济方》卷九十一引《卫生家宝》)

【组成】附子一两(去皮尖,生用)　木香一两　五灵脂二钱半　真麝香一钱(别研,后入)

【用法】上锉。每服二大钱,水二盏,加生姜二十片,煎至七分,去滓,放温,斡开口灌。一服定省,未知再服,才开口略能言,即不须服,徐徐与粟粥。

【主治】卒中风,牙关紧急,不省人事。

22865 四神汤

《元戎》。为《苏沈良方》卷五引《灵苑方》"四神散"之异名。见该条。

22866 四神汤

《医方类聚》卷二一二引《仙传济阴方》。为原书同卷"异香四神散"之异名。见该条。

22867 四神汤(《仙拈集》卷一)

【组成】紫苏三钱　核桃五个(打碎)　生姜三片　葱白三寸

【用法】水二钟,煎一钟,热服。出微汗即解。

【主治】风寒两感。

【加减】夏月,去葱不用。

22868 四神汤

《疡医大全》卷二十三。为《张氏医通》卷十五"归耆饮"之异名。见该条。

22869 四神饮(《医统》卷三十七)

【组成】常山二钱　槟榔　柴胡　贝母各一钱

【用法】上㕮咀。水二盏,煎加黑豆二七粒,临发前二时空腹服之。

【功用】截诸疟。

22870 四神散(《苏沈良方》卷五引《灵苑方》)

【异名】当归散(《医方类聚》卷二一八引《吴氏集验方》)、四神汤(《元戎》)、芎归散(《普济方》卷三十四)、当归汤(《普济方》卷三五一)、四顺散(《奇效良方》卷六十三)。

【组成】当归　芍药　川芎各一两　干姜半两(炮)

【用法】每服二钱,暖酒调下。

【主治】妇人血虚心腹痛,产后瘀血腹痛。

❶《苏沈良方》:妇人血气心腹痛。❷《局方》(续添诸局经验秘方):产后留血不消,积聚作块,急切疼痛,犹如遁尸,及心腹绞痛下利。❸《元戎》:妇人血虚,心腹疼痛不可忍者。❹《症因脉治》:血分有寒。❺《医钞类编》:腘血,血从委中出。❻《不居集》:血出不止,及妇人产后血虚。

【方论选录】❶《胎产心法》：予谓白芍治血虚腹痛则可，若治瘀血作痛未必然也。今炒透而与炮姜合用，故血虚瘀痛兼治之。❷《医林纂要》：辛以补肝而主气分，盖当归补肝血之虚，川芎以行血中之气，芍药以敛津液而萃之，而干姜则亦能随三物以去血中所挟之寒耳。谓干姜引血药入血分，则亦非也。此治血分之挟寒者，以挟寒故去生地而易用干姜，然虚寒亦可通治。四神之名，则未知所谓。

22871 四神散（《苏沈良方》卷八）

【异名】四等散（《鸡峰》卷十四）、胜金散（《医方类聚》卷一三九引《简易》）。

【组成】干姜　黄连　当归　黄柏（皆炒）各等分

【用法】上为末。每服二大钱，加乌梅一个，煎汤调下。

【主治】痢疾。

【加减】水泻，各等分；赤痢，加黄柏；白痢，加干姜；后重肠痛，加黄连；腹中痛，加当归，并空心食前服。

【宜忌】宜食酸苦，忌甘咸。

22872 四神散（《医方类聚》卷二十引《神巧万全方》）

【组成】干蝎　瓜蒂　赤小豆　雄黄（通明者）各半两

【用法】上为末。每服二钱，温水调下。以吐为度。

【主治】卒中风，痰壅盛，不记人事，并中恶等疾。

22873 四神散（《医方类聚》卷六十七引《神巧万全方》）

【组成】黄连　黄柏各半两　胆矾　朴消各一分

【用法】上以矾、消一处于铫内熬过令枯，却同连、柏同杵细，罗为末。每用一字，于净盏内汤投澄清洗。

【主治】一切热毒眼。

【加减】赤烂，加腻粉、麝香；障翳，加龙脑、硇砂各少许。

22874 四神散（《圣济总录》卷十三）

【组成】附子一枚（炮裂，去皮脐）　干姜（炮）半两　桂（去粗皮）一分　甘草半两（半生半炙）

【用法】上为散，拌匀。以热酒一升投之，旋旋温服令尽，可均作一日服；如饮酒不得，用沸汤服之亦得。

【主治】漏风汗出不止。

22875 四神散（《圣济总录》卷十六）

【组成】地龙（去土，炒）　干虾蟆（烧灰存性）各一钱　藜芦半钱　龙脑（研）少许

【用法】上药除龙脑外为细散，再研匀。每用半字许，先满口含水，男左女右，嗜半字入鼻内。揉痛处，良久痛定。

【主治】偏头痛。

22876 四神散（《圣济总录》卷六十六）

【组成】款冬花（去梗）　贝母（去心）　白薇　百部各一两半

【用法】上为散。每服三钱匕，食后以蜜汤调下。

【主治】肺气不和，上气咳嗽。

22877 四神散（《圣济总录》卷七十三）

【组成】甜葶苈一两（汤浸，炒令紫色）　海藻一两（洗去咸味）　吴茱萸一两（汤浸七遍，焙干，微炒）　陈橘皮一两（汤浸，去瓤，焙）

【用法】上为末。每服一钱匕，水一盏，加生姜半枣大（擘破），同煎至六分，和滓温服。

【功用】行风顺气。

【主治】酒毒发，四肢黄肿，积聚成块。

22878 四神散（《圣济总录》卷一七二）

【组成】虾蟆一枚（炙）　黄连（去须，为末）　铅丹（炒）各半两　麝香半分

【用法】上为散。每服半钱匕，陈米饮调下。

【主治】小儿无辜疳泻。

22879 四神散（《妇人良方》卷四引《九籥卫生方》）

【组成】菊花　当归　旋覆花　荆芥穗各等分

【用法】上为细末。每服一钱，水一盏，加葱白三寸，茶末一钱，煎至七分，通口服。良久，去枕仰卧少时。

【主治】妇人血风，眩晕头痛。

22880 四神散（《百一》卷十）

【组成】雄黄　雌黄　硫黄　白矾（半透明者）各等分

【用法】上为末。每用时先浴，令遍身汗出，次以生姜蘸药擦患处，良久以热汤淋洗。当日色淡，五日除根。

【主治】紫、白癜风。

22881 四神散（《朱氏集验方》卷十）

【组成】白芍药　良姜（煨）　甘草（炙）各一两　香附子一两半（炒）

【用法】上为末。每服二钱，酒调服，煎亦好。水泻，紫苏、生姜煎；赤白痢，米饮调下。

【主治】男子、妇人一切气痛不可忍者，及水泻，赤白痢。

22882 四神散（《朱氏集验方》卷十）

【组成】胡椒四粒　血柏树根（嫩者）一两　甘草半两　细叶禾瓯根一两

【用法】上㕮咀。每服二钱，酒煎三沸，通口服。

【主治】妇人血崩。

【宜忌】大忌鸡、鸭子及一切毒物。

22883 四神散（《医方类聚》卷一七九引《施圆端效方》）

【组成】川大黄　寒水石各一两　牛蒡子　芒消各半两

【用法】上为细末，新水调涂肿上；咽喉肿塞，生蜜调，时时含化咽津。

【主治】丹毒及咽喉肿塞。

22884 四神散

《普济方》卷三十八。为方出《圣惠》卷三十七，名见《圣济总录》卷九十七"阿胶芍药汤"之异名。见该条。

22885 四神散（《医方类聚》卷一六九引《备预百要方》）

【组成】腻粉　硫黄　铅丹各一两　信砒一目

【用法】上为末，以银器略烧，稍歇，更细研。用绢裹之，纳井花水中，有顷出，拭疮上，经三日洗浴。拭之勿伤肌肤。

【主治】紫白癣。

22886 四神散（《万氏家抄方》卷一）

【组成】苍耳　草乌　针砂各四两　甘遂二两

【用法】上为末。每用五钱，葱白捣汁和成饼，约径一寸半，贴在患处手足心上，绢帛缠定，用麻黄、紫苏煎汤，将贴药手足浸汤中。待满身麻木，出汗为度，半月再一次。

【主治】麻木并癫。

22887 四神散（《医统》卷六十三）

【组成】雄黄　食盐（炒）　川椒各一钱　独子皂角子一枚（烧灰）

【用法】上为末。吹在大牙根上。

【主治】噤口风,牙关不开。

22888 四神散（《赤水玄珠》卷三十）

【组成】大黄 木鳖子 僵蚕 贝母各二钱半

【用法】用酒、水各一钟,煎至一钟,食前热服。若得汗、下为妙。

【主治】便毒初起,寒热,欲成痈疽。

22889 四神散（《杏苑》卷四）

【组成】常山二钱五分(虚人量减) 白茯苓 槟榔各一钱五分 甘草一钱二分

【用法】上咬咀。隔夜先用好酒一小盏拌一宿,临发日早入水煎,五更时服。

【主治】疟疾三日一发者,及虚疟。

【加减】若痰嗽,加半夏一钱,生姜五片。

22890 四神散（《易氏医案》）

【组成】香附一钱 乌药一钱 苏梗五分 甘草三分 抚芎三分 白芷五分 当归二分 白术三分 神曲三分

【用法】水煎服。

【主治】气郁崩漏,昼夜十数次,用止血药,血愈甚,羸瘦食少,面青爪黑,气促欬喘,心脉平和,肝脉弦大,时一结,肺脉沉而大且有力,脾胃脉沉涩,两尺沉而无力者。

【方论选录】此方香附能行气,以之为君;乌药助香附行气,以之为臣;苏梗通十二经之关窍,白芷化腐血,生新血,用之为佐;当归引气入心,而生新血;抚芎引气入肝,舒肝之郁,而去旧纳新;神曲引气入脾,畅脾结而统心血;白术健脾胃而和中气,用之为使。以行气药为主,活血药辅之,此治血先调气之法也。

22891 四神散（《慈幼新书》卷二）

【组成】铜绿 明矾 海螵蛸(煎过用)各一钱 硼砂二钱

【用法】灯龙果浆为丸,如芡实大。每用时水浸化,蒸熟,取清水洗拭。

【主治】难产转侧差迟,血压儿首,灌注入眼,生下不见瞳仁,外胞赤肿,上下弦烂。

22892 四神散（《医略六书》卷三十）

【组成】当归三两 血竭三两 没药三两 延胡一两半(酒炒)

【用法】上为散。每服三钱,童便煎,去滓温服。

【主治】产后血晕,脉濡涩滞者。

【方论选录】产后血亏,瘀滞上犯心包,故昏晕不醒,不知人事焉。当归养血以荣经,延胡活血以调经,没药散瘀降血,血竭去瘀生新。为散童便煎,使瘀血去而新血生,则心包清肃,神明有主,安有昏晕之患乎!

22893 四神散（《一盘珠》卷七）

【组成】当归 白术 白苓 白芍 泽泻 川芎各一钱

【用法】水煎服。

【主治】产后浮肿。

22894 四神散（《仙拈集》卷四）

【组成】明矾 雄黄各一钱 黄柏 轻粉各五分

【用法】上为末。入猪油捣匀敷。

【主治】坐板疮。

22895 四神煎

《普济方》卷三十三引《博济》。为原书同卷"七珍丸"之异名。见该条。

22896 四神煎

《仙拈集》卷一。为《伤寒论》"吴茱萸汤"之异名。见该条。

22897 四神煎（《仙拈集》卷二）

【组成】生黄耆半斤 远志肉 牛膝各三两 石斛四两

【用法】用水十碗,煎二碗,再入金银花一两,煎一碗,一气服之。服后觉两腿如火之热,即盖暖睡,汗如涌泉,待汗散后,徐徐去被。一服病去大半,再服除根,不分久暂。

【主治】鹤膝风。

22898 四神膏（《袖珍》卷三引《圣惠》）

【组成】姜汁 红糖 猪脂 食盐各等分

【用法】上研烂熟,炒,擦入皲折内,一时锥痛,少顷便皮软皲合,三二次用擦即安。

【主治】手足皲裂如蒸梨,虽春夏亦如此。

22899 四神膏（《圣济总录》卷一四九）

【组成】皂荚 芜黄 雄黄 青盐各等分

【用法】上为末,和匀蜜调。涂咬处,频易。

【主治】蜘蛛咬痛。

22900 四退散（《准绳·类方》卷七）

【组成】蝉退 蛇退(醋煮) 猪蹄退(炒) 蚕退 荆芥各二钱半 川乌(炮)穿 山甲(烧) 粉草各半两(又方加防风、石决明、草决明各五钱)

【用法】上为末。每服一钱,淡盐汤调下。

【主治】倒睫卷毛。

22901 四根散（《圣济总录》卷八十三）

【组成】桑木根节心 松木根节心 柏木根节心 杉木根节心(并细锉,炒黑)各一两 肉苁蓉(酒浸,切,焙)二两 乳香(研) 没药 五灵脂 石龙芮(炒)各一两 麝香(研)半两 天雄(炮裂,去皮脐)二两 木香 紫檀香(锉) 地龙(炒)各一两

【用法】上药除研者外,捣罗为散,再同研匀。每服二钱匕,浸木瓜酒调下,早晚食后近夜服。

【主治】干湿脚气。

22902 四真丸（《普济方》卷二一九）

【组成】当归(焙干称) 干地黄(焙干称)各二两 北五味子一两 人参一两

【用法】上为细末,炼蜜为丸,如梧桐子大。每服三十丸,食前米饮吞下。

【功用】内补脏腑,外充百脉,资血平气,调筋强力,进食养精。

22903 四倍丸（《圣济总录》卷一八五）

【组成】木香一两 硫黄二两(柳木椎研,频以甘草水酒) 附子三两(炮裂,去皮脐) 茴香子(微炒)四两

【用法】上为末,酒煮面糊为丸,如梧桐子大。每服十五丸至二十丸,空心盐汤或温酒送下。

【功用】补虚益气。

22904 四倍丸（《圣济总录》卷一八六）

【组成】蜀椒(去目并合口,炒出汗)一两 菟丝子(酒浸三宿,别捣)二两 草薢(洗,焙)四两 牛膝(酒浸二宿,

切,焙)八两

【用法】上为细末,炼蜜为丸,如梧桐子大。每服三十至五十丸,早、晚温酒、盐汤任下。

【功用】补益,壮腰脚。

22905　四倍丸(《鸡峰》卷十二)

【组成】白术四两　橘皮三两　半夏二两　木香一两

【用法】上为细末,水煮面糊为丸,如梧桐子大。每服二三十丸,食后临卧服。

【功用】下痰饮,和脾胃。

22906　四倍丸(《杨氏家藏方》卷六)

【组成】人参(去芦头)一两　甘草二两(炙)　干姜四两(炮)　白术八两

【用法】上为细末,炼蜜为丸,如梧桐子大。每服一百丸,空心、食前温米饮送下。

【功用】壮脾胃,去寒湿,美进饮食。

【主治】泄泻,吐逆,心腹痛。

22907　四倍丸(《瑞竹堂方》卷二)

【组成】杜仲四两(瓦器内炒黄色,去丝)　破故纸四两(瓦器内炒黄色)　甘草四两　胡桃仁四两(去皮油)

【用法】上为细末,酒糊为丸,如梧桐子大。每服五七十丸,空心用甘草末调汤送下。

【主治】腰膝疼痛。

22908　四倍汤(《普济方》卷三二一)

【组成】人参　牡蛎半两(盐泥煅)　赤石脂一两(醋浸七次)　菖蒲三两

【用法】上为细末。每服一钱,食前姜汤调下。

【主治】小便频数。

【备考】方中人参用量原缺。

22909　四倍散(《博济》卷二)

【组成】诃子一两(煨)　人参二两　白茯苓四两(去皮)　白术半斤

【用法】上为细末。每服二钱,水一盏,加生姜、大枣,同煎至六分,去滓,空心、食前温服。如早晨常服,有大功效。

【功用】补虚健脾。

❶《博济》:大补虚损。❷《局方》(绍兴续添方):补虚进食。❸《鸡峰》:大补脾肾。

【主治】❶《博济》:脾元气不和。❷《普济方》:胃气不和,干呕恶心。

22910　四效散(《袖珍》卷三引《圣惠》)

【组成】密陀僧二钱　麝香　片脑各半钱　铜绿一字

【用法】上为末。先用浆水洗拭,干敷。

【主治】鼠乳痔漏。

22911　四症丸(《全国中药成药处方集》呼和浩特方)

【组成】清瘟解毒丸面　藿香正气丸面各四两　檀香一两　冰片一钱

【用法】炼蜜为丸,朱砂为衣,重二钱,金衣,蜡皮封固。

【主治】时感。

22912　四消丸(《饲鹤亭集方》)

【组成】牙皂　香附　五灵脂　黑白丑各等分

【用法】为丸服。

【功用】《全国中药成药处方集》(北京方):消积理气,行水止痛。

【主治】气、血、痰、食积滞,胸腹胀闷疼痛,呕吐。

❶《饲鹤亭集方》:一切气积、血积、食积、痰积致成胸腹满闷,呕吐疼痛。❷《丸散膏丹集成》:饱闷胀满,呕吐,憎寒壮热。❸《全国中药成药处方集》(北京方):气滞停水,胃脘作痛,胸腹胀满,便秘瘀阻,咽喉肿痛,风虫牙痛及风痫。

22913　四消丸(《中药成方配本》)

【组成】生黑丑四钱　生白丑四钱　五灵脂四钱　制香附四钱　沉香一钱

【用法】上为细末,用醋三钱和冷开水为丸,如绿豆大,约成丸一两三钱。每服一钱五分,开水吞服,小儿减半。

【功用】消水,消瘀,消食,消气。

【主治】水、瘀、食、气互阻,胸膈饱闷,腹大胀满,癥瘕积聚,呕吐作痛。

【宜忌】孕妇忌服。

22914　四消丸(《全国中药成药处方集》禹县方)

【组成】生大黄二斤　黑白丑二斤　五灵脂二斤　香附二斤

【用法】上为细末,水泛为丸。每服二钱,白开水送下。十岁小儿每服一钱。

【功用】消酒,消气,消痰,消食。

【宜忌】孕妇忌用。

22915　四消丸(《成方制剂》2册)

【组成】槟榔　大黄　牵牛子　五灵脂　香附　猪牙皂

【用法】上为水丸,每20丸重1克。口服,一次30～60丸,一日2次。

【功用】消水,消痰,消食,消气,导滞通便。

【主治】一切气食痰水,停积不化,胸脘饱闷,腹胀疼痛,大便秘结。

【宜忌】身体虚弱、脾虚便泻、有外感者及孕妇忌服。

22916　四润煎(《仙拈集》卷二)

【组成】火麻仁一盏(研,浸取汁)　芝麻半盏(研,水浸取汁)　桃仁(去皮尖)　荆芥穗(炒)各一两

【用法】入盐少许,同煎服。

【主治】老年大便闭涩不通。

22917　四调膏

《普济方》卷二八三。为原书同卷"追毒散"之异名。见该条。

22918　四扇散

《圣惠》卷九十四。为《医心方》卷二十六引《太清经》"黄帝四扇散"之异名。见该条。

22919　四通汤(《圣济总录》卷一七七)

【组成】桔梗(炒)　大黄(锉,炒)各半两　陈橘皮(汤浸,去白,焙)　紫菀(去苗土)各一分

【用法】上为粗末。每服一钱匕,水八分,煎至四分,去滓,食后温服,一日二次。

【主治】小儿痰壅结实。

22920　四黄丸(《永类钤方》卷二)

【组成】宣连　大黄　山栀仁　黄芩

【用法】略炒,为末,炼蜜为丸。嚼化。

【主治】酒毒,肺热咳红。

22921　四黄丸(《婴童类萃》卷下)

【组成】黄连　黄芩　大黄(酒煨)　胡连　山栀　银柴胡各五钱　青黛　甘草　香附(醋炒)各三钱

【用法】上为末,猪胆汁为丸,如菜子大。每服一百丸,姜汤送下,一日三次。

【主治】肺热龟胸。

22922　四黄汤(《杏苑》卷八)

【组成】人参一钱　黄耆八分　当归一钱　川芎六分　生地黄一钱　黄芩二钱　黄连二钱　槐花三分　枳壳一钱　升麻七分

【用法】水二钟,煎一钟,不拘时服。

【功用】补气调血,清理湿热。

【主治】气虚不能拘摄湿热,以致下流大肠而作热症。

22923　四黄散(《卫生总微》卷十七)

【组成】蒲黄　大黄　黄芩各十铢　黄连(去须)十二铢　麦门冬十铢　甘草八铢　芒消七铢(后入)

【用法】上㕮咀。以水二升,煮取一升,去滓,内消令烊,看大小分服。大小便血即愈。

【主治】小儿落床坠地,瘀血在腹,阴阴寒热,不乳啼哭。

【宜忌】羸瘦者忌冷食。

22924　四黄散(《普济方》卷二七七引《卫生家宝》)

【组成】大黄　黄连　黄柏　黄芩　白及各等分

【用法】上为末,水调成膏。用鸡翎涂疮上。

【主治】汤泼火烧,热疮肿痛。

22925　四黄散(《活幼心书》卷下)

【组成】净黄连　黄柏　黄芩　大黄　滑石各半两　五倍子(去虫屑)二钱半

【用法】锉晒为末。用清油入桐油和调二钱至三钱,涂搽患处。仍服四顺饮、消毒饮。

【主治】小儿身上一切热毒疮疾,燥痒抓破,有汁不干。

22926　四黄散

《仙传外科集验方》。为原书"洪宝丹"之异名。见该条。

22927　四黄散(《疡科选粹》卷六)

【组成】赤芍药　黄芩　黄连　黄柏各一钱　大黄三钱七分　防风　当归身尾一钱五分　木鳖子一个(去壳)　金银花　苦参各一钱二分

【用法】用水一钟,酒一钟,煎至一钟后,下大黄煎四沸,露一宿,五更服。

【主治】风癣脓滚疥疮及诸疮毒。

【加减】若肠风脏毒下血,去木鳖子,加槐花一钱。

22928　四黄散(《外科全生集》卷四)

【组成】荆芥　山栀　大力　黄连　黄芩　连翘　薄荷　木通　蒲黄各一钱　灯心一撮　甘草四分

【用法】上为细末。擦患处。

【主治】口舌之症。

22929　四黄散(《疡科心得集·家用膏丹丸散方》)

【组成】大黄一两　黄柏一两　黄芩一两　川连五钱　尖槟榔一两　老松香一两　熟石膏三两　厚朴一两　寒水石二两

【用法】上为细末。香油调搽。

【主治】一切白泡痛疮、湿疮、坐板疮、烫火疮。

22930　四黄散(《青囊秘传》)

【组成】雄黄　雌黄　石硫黄　白附子　川槿皮各等分

【用法】上为细末。生姜蘸搽。

【主治】紫、白癜风作痒。

22931　四黄散(《中医皮肤病学简编》)

【组成】黄连31克　黄柏31克　黄芩31克　大黄31克　寒水石31克　生地榆31克

【用法】上为细末,以香油(炸开后放冷再用)调和成泥膏;或以40%药粉配60%麻油,调成糊状。先以1%冰片液(冰片0.3克,冷开水加至100毫升)浸渍创面三至五分钟后,涂药膏。暴露创面。

【主治】烫火伤。

22932　四黄散(《朱仁康临床经验集》)

【组成】大黄末15克　黄柏末15克　雄黄末15克　硫黄末15克

【用法】上为细末。麻油调搽。

【功用】清热解毒消肿。

【主治】发际疮(毛囊炎)、疖肿、脓疱疮。

22933　四黄散(《中医外科学》)

【组成】黄连　黄柏　黄芩　大黄　乳香　没药各等分

【用法】上为细末;或加凡士林调为膏。散剂以水或银花露调敷患处,膏剂将油膏摊纱布上敷患处。

【功用】清热解毒,活血消肿。

【主治】阳证疮疡。

22934　四黄煎(《产科发蒙》卷一)

【组成】黄连　黄芩　大黄　地黄各等分

【用法】水煎服。

【主治】妊娠鼻衄。

22935　四黄膏(《朱仁康临床经验集》)

【组成】黄连　黄芩　土大黄　黄柏　芙蓉叶　泽兰叶各30克

【用法】上为细末。另用麻油500毫升入锅加温,加入黄蜡125克熔化,离火再加入上述药末,调和成膏。用纱布块涂药一层,贴肿块上,胶布固定。

【功用】清热解毒消肿。

【主治】一切肿毒。

22936　四虚丹(《圣惠》卷九十四)

【组成】鸿光(云母粉)　千秋(卷柏)　万岁(泽泻)　慈墨实(菟丝子)

【用法】上为末,以白松脂为丸,如梧桐子大。每服三十丸,空心以温酒送下。

【功用】延年益寿。

【备考】本方方名,《医方类聚》引作"四灵丹"。

22937　四脱丹

《简明医彀》卷六。为《赤水玄珠》卷二十七"四蜕丹"之异名。见该条。

22938　四兽汤

《易简方》。为《三因》卷六"四兽饮"之异名。见该条。

22939　四兽饮(《三因》卷六)

【异名】四兽汤（《易简方》）、白术汤（《嵩崖尊生》卷九）。

【组成】半夏（汤去滑）　茯苓　人参　草果　陈皮　甘草　乌梅肉　白术　生姜　大枣各等分

【用法】上锉散，加盐少许，淹食顷，厚皮纸裹，水淹入，慢火煨香熟，焙干。每服半两，水二盏，煎至七分，去滓，未发前，并进三服。

【功用】和胃消痰，温中舒郁。

❶《易简方》：和胃消痰。❷《婴童百问》：温中快膈。❸《杏苑》：补中气，舒郁豁痰。

【主治】气虚致疟及久疟气虚，面黄肌瘦；以及生冷不节，饱食伤胃而成下利。

❶《三因》：五脏气虚，喜怒不节，劳逸兼并，致阴阳相胜，结聚涎饮，与卫气相得，发为疟疾；兼治瘴疟。❷《易简方》：食疟、诸疟。❸《杏苑》：中气亏败，津液郁聚成痰，阻塞经隧，以至荣卫不清而成疟；以及疟疾未止，因生冷不节，饱食伤胃，变成下痢。❹《慈航集》：久疟气虚，面黄肌瘦，缠绵不止。

【方论选录】❶《杏苑》：人参、白术、茯苓、甘草、大枣诸甘温以补中益气，橘红、生姜、草果仁等诸辛温之剂以疏豁郁滞，助乌梅、半夏以豁痰。❷《医林纂要》：人参、白术、茯苓、甘草、半夏达阳于阴中而通其阻滞；陈皮行肝气之郁滞，破肺淫之阻塞；草果补肝泻肺，暖胃和脾，去积行痰，比常山为和顺；乌梅补肺泻肝，敛阴和胃，去瘀消湿，平内外上下之争；生姜以协半夏驱外闭之邪；大枣助四君子以和中气。此治疟之乘于内伤者，故四君子君人参以补中也，半夏以滑之，陈皮以宣之。虽有七情之郁，亦可使通而无滞。二陈以除痰，痰因气阻，加乌梅、草果而谓之四兽。助以姜、枣，所以大畅其阳，使由中而达外也。❸《成方便读》：草果入脾，助阳散寒；乌梅入肝，存阴敛液；加于六君中，助正气而和阴阳。因虚久疟，岂有不愈者哉！

22940　四续丸（《千金》卷十五）

【异名】蜡煎丸。

【组成】云实五合（熬令香）　龙骨三两　附子　女萎各二两　白术二两半

【用法】上为末，以蜡煎烊为丸，如梧桐子大。每服五丸，一日三次。

【主治】三十年注痢，骨立痿黄，肠滑不愈。

【方论选录】《千金方衍义》："四续"者，痢止而气血津液续复也。方中云实除泄痢肠澼，附子破癥坚积聚，白术健脾气运积，龙骨摄泄利脓血，女萎治泄利肠鸣。丸用蜜蜡，取其味淡入胃本经，专主下痢脓血，故又名"蜡煎丸"。

22941　四维散（《景岳全书》卷五十一）

【组成】人参一两　制附子二钱　干姜（炒黄）二钱　炙甘草一二钱　乌梅五分或一钱（酌其味之微甚，随病人之意而用之）

【用法】上为末，和匀，用水拌湿，蒸一饭顷，取起烘干，再为末。每服一二钱，温汤调下。

【主治】脾肾虚寒滑脱之甚，或泄痢不能止，或气虚下陷，二阴血脱不能禁者。

【方论选录】《退思集类方歌注》：参、附、姜、甘，温补脾肾，加乌梅酸收，以固滑脱也。

22942　四雄丸（《圣惠》卷七）

【组成】雄雀肝十具（微炙）　雄鸡肝三具（微炙）　雄蚕蛾五十枚（微炙）　天雄二两（炮裂，去皮脐）　龙脑一两（细研）　白矾一两（烧令汁尽）　木香半两　白马茎二两（涂酥，炙令微黄）　硇砂一两（细研）　吴茱萸半两（汤浸七遍，焙干，微炒）　茛菪子一两（水淘去浮者，水煮芽出，候干，炒令黄黑色）

【用法】上为末，炼蜜为丸，如梧桐子大。每服二十丸，食前以温酒送下。

【主治】肾脏虚损，阳气萎弱。

22943　四等丸（《圣惠》卷七十一）

【组成】川大黄一两（锉碎，微炒）　诃黎勒皮一两　槟榔一两　木香一两

【用法】上为细末，以酒煮面糊为丸，如梧桐子大。每服十五丸，食前生姜、橘皮汤送下。温酒下亦得。

【主治】妇人痃癖气，心腹冷痛，食饮不消。

22944　四等散

《鸡峰》卷十四。为《苏沈良方》卷八"四神散"之异名。见该条。

22945　四皓饮（《普济方》卷三六九）

【组成】大黄　川芎　甘草　荆芥各等分

【用法】上㕮咀。水煎去滓，量儿大小加减服之。

【主治】小儿伤寒，头疼发热，心躁。

22946　四粪散

《医学纲目》卷三十七。即《御药院方》卷十一"无价散"。见该条。

22947　四温丹（《疡科纲要》卷下）

【组成】上瑶桂（去粗皮）二两　北细辛（去净泥垢）一两　干姜八钱　公丁香五钱

【用法】上为粗末。小证各用二三分，上用温热薄贴盖之；大证别用三五钱，调入温煦薄贴料中摊贴，再加麝一分许。

【主治】痈疽初起，不论深浅、大小。

【宜忌】阳发风火热毒禁用。

22948　四温汤

《普济方》卷一八七。为《圣济总录》卷六十一"四温散"之异名。见该条。

22949　四温散（《圣济总录》卷六十一）

【异名】四温汤（《普济方》卷一八七）。

【组成】附子（炮裂，去皮脐）　蓬莪术（煨，锉）各一两　胡椒　枳实（麸炒）各半两

【用法】上为散。每服三钱匕，热酒调下。

【主治】寒气客在胸中，郁而不散，坚满痞急，病名胸痹。

22950　四蒸丸

《魏氏家藏方》卷八。为《三因》卷三"四蒸木瓜丸"之异名。见该条。

22951　四蜕丹（《赤水玄珠》卷二十七）

【异名】四脱丹（《简明医彀》卷六）。

【组成】蝉蜕　蛇蜕　凤凰蜕（即孵出鸡子壳）　神仙蜕（即父母爪甲）各等分

【用法】焙为末，炼蜜为丸，如绿豆大。每服一钱，每年

除夜服,服三年。

【功用】稀痘。

22952 四蜕散(《杨氏家藏方》卷十二)

【组成】乌鸡子壳(已抱出鸡儿者) 蛇蜕各半两(烧灰) 乌贼鱼骨(去硬皮)一两 龙骨一分

【用法】上为细末。每用入腻粉少许,湿即干掺,干即油调敷之。

【主治】臁疮。

22953 四满丸(《外台》卷九引《深师方》)

【组成】干姜 桂心 踯躅花 芎藭 紫菀 芫花根皮各二分 人参 细辛 甘草(炙) 半夏(洗) 鬼督邮各一分 蜈蚣一枚(去头足,炙)

【用法】上为末。炼蜜和,每服如大豆五丸,米饮送下,一日三次。不知,加之至七八丸。

【主治】❶《外台》引《深师方》:上气嗽,饮嗽,燥嗽,冷嗽,邪嗽。❷《妇人良方》:劳嗽。

【宜忌】忌羊肉、饧、生葱、生菜、海藻、菘菜。

22954 四满丸(《外台》卷九引《古今录验》)

【组成】蜈蚣二枚(炙) 芫花根五分(熬) 踯躅花四分 干姜 芎藭 桂心各四分 人参 细辛各二分

【用法】上为末,炼蜜为丸,如大豆大。每服五丸,米饮送下,一日三次;稍加至十丸。

【主治】五嗽。一为气嗽,二为痹嗽,三为燥嗽,四为邪嗽,五为冷嗽。

【宜忌】忌生葱、生菜。

22955 四箍散(《疮疡经验全书》卷九)

【组成】黄柏 川乌 赤小豆各一两 石精黄一钱五分

【用法】上为细末。和匀水调,冬天用蜜调。

【主治】痘毒。

22956 四精丸(《医统》卷七十二引《济生》)

【组成】鹿茸(制) 肉苁蓉(制) 山药 白茯苓各等分

【用法】上为细末,米糊为丸,如梧桐子大。每服三十丸,大枣汤送下。

【主治】白浊烦渴。

22957 四精丸(《医方大成》卷四引《经验方》)

【组成】茯苓 秋石各四两 莲肉(去壳皮心) 水鸡头(粉红花在上结子垂下)各二两

【用法】上为末,以蒸枣肉为丸,如梧桐子大。每服三十丸,盐酒、盐汤送下。

【功用】《医方类聚》引《经验良方》:补益精髓,驻颜悦色。

【主治】❶《医方大成》引《经验方》:思虑色欲过多,损伤心气,遗精,小便频数。❷《万氏家抄方》:肾虚盗汗腰痛。

22958 四精膏(《扶寿精方》)

【组成】蜂蜜(花之精) 羖羊胆(草之精) 青鱼胆(水之精) 人乳(人之精)各等分

【用法】瓷杯盛,蒸熟,入瓷瓶中,油纸黄蜡封固,悬井中七日取起。点眼,以匙抄少许,入口咽下亦可。

【主治】眼目赤障热痛。

22959 四精膏(《不居集》上集卷二)

【组成】童便 白蜜 人乳 酒酿

【用法】上熬膏。不拘时挑服。

【主治】虚损羸瘦不足。

22960 四精膏(《仙拈集》卷二)

【组成】蜂蜜 熊胆 人乳 青鱼胆各等分

【用法】入铜勺熬成膏,加冰片少许,入瓷器收贮。点眼。

【主治】风热时眼。

22961 四精膏(《女科切要》卷八)

【组成】人乳 象精 白蜜 藕汁各等分

【用法】熬膏,加苏合油调匀。浴后满身涂之。一月之内,遍体嫩滑香润。

【主治】妇人身涩不滑。

22962 四磨汤(《济生》卷二)

【异名】四磨饮(《证治要诀类方》卷二)。

【组成】人参 槟榔 沉香 天台乌药

【用法】上各浓磨水,和作七分盏,煎三五沸,放温服。或下养正丹尤佳。

【功用】❶《中医方剂学讲义》:破滞降逆,兼以扶正。❷《医方发挥》:顺气降逆,宽中补虚。

【主治】七情郁滞,痰气交阻,上气喘急,胸膈痞闷。

❶《济生》:七情伤感,上气喘息,妨闷不食。❷《普济方》:七情郁滞,痰气上壅,喘急声促。❸《杏苑》:水肿。❹《张氏医通》:一切气塞,痞闷不舒,不时暴发。

【方论选录】❶《医方集解》:此手太阴药也。气上宜降之,故用槟榔、沉香,槟榔性如铁石,沉香入水独沉,故皆能下气;气逆宜顺之,故用乌药。加人参者,降中有升,泻中带补,恐伤其气也。❷《金鉴》:七情随所感皆能为病,然壮者气行而愈,弱者气著为病。愚者不察,一遇上气喘息,满闷不食,谓是实者宜泻,辄投破耗等药,得药非不暂快,初投之而应,投之久而不应矣。若正气既衰,即欲消坚破滞,则邪气难伏,法当用人参先补正气,沉香纳之于肾,而后以槟榔、乌药从而导之,所谓实必顾虚,泻必先补也。四品气味俱厚,磨则取其气味俱足,煎则取其气味纯和,气味齐到,效如桴鼓也。❸《成方便读》:以槟榔、沉香之破气快膈峻利之品,可升可降者,以之为君;而以乌药之宣行十二经气分者助之;其所以致气之逆者,虚也。若元气充足,经脉流行,何有前证?故以人参辅其不逮,则气暂降而郁暂开,不久又闭矣,是以古人每相需而行也。若体实无虚者,即可去参加枳壳。❹《历代名医良方注释》:此方乃醒气、散气、降气、纳气,而又维护正气之方也。气喘分两大纲,一在上为实,乃肺气不通调;一在下为虚,乃肾气不归根。本方证治,兼而有之。盖七情感伤,郁滞菀结,气喘而急,上而不下,留滞膈间空膜之地,形成气膈。方制槟榔以开之,乌药以异之,沉香以降之纳之。又用人参之大有力者,主持其间,俾气有统摄,不致散漫耗蚀,上下循环,营周不休,以归复于生理正常。尤妙在四药皆磨,既取其气味之全,又取其缓缓斡旋,不过攻与补,致令转变气损气滞反应之嫌。一本磨上三药,倍人参煎汤,入盐调下,对于虚甚不能运药,义求人参补力之早达,未为不可。然煎则补住气痰,恐诸气药反难以奏功。观喻嘉言《寓意草》,治痰喘夹虚,用人参切则效,人参用煎则不效,其意殊耐深思。要之须恰符病窍病机,斯可耳。

【临床报道】❶胃脘痛：《新中医》[1983,(7):11]许某，男，39岁，教师。罹患胃脘疼痛反复发作已三年之久。自感胃部胀痛满闷，按之则舒，攻冲季胁，嗳气频作，纳呆，舌质正常，苔薄白，脉沉弦。经钡餐造影诊断为"浅表性胃炎"，证属肝疏失调，横犯中州之木侮土。拟降逆解郁，益举中气，处方：乌药、沉香（另冲）、炒槟榔、党参、枳壳各10克，炒赤芍、软柴胡各6克，四剂，水煎日服二次。服药后痛胀略减，冲气已平，嗳气仍作，继以原方减槟榔、柴胡消导升疏之品，加半夏降逆醒脾。连进四剂，诸证均减。原方改散剂续进两料善后，未再复发。❷梅核气：《新中医》[1983,(7):12]郭某，女，44岁，干部。患者咽喉似有异物感，已有年余，咽之不下，吐之不出，如物梗咽，但进食吞咽正常，曾经多方治疗不显，患者疑为恶变，情绪紧张，精神淡漠，不思饮食，胸中不适，夜不成寐，舌尖红，苔薄白，脉弦细。良由七情郁结，气机不畅，津液失于输布，以致痰气交阻而成梅核气证，法宜开郁散结，调理气机为主。方用：乌药、沉香、海藻、槟榔、生甘草、浙贝母各10克，参须4.5克，石斛15克，生麦芽30克。四剂后咽部稍感舒适，饮食猛增，夜已入睡，效不更法，连进13剂，患者喜告病已衰其大半，其效之速，出余所料，后改为丸剂，并嘱其注意饮食起居，经远期追访再发。

22963 四磨汤

《得效》卷六。为《观聚方要补》卷三引《卫生家宝》"沉香四磨汤"之异名。见该条。

22964 四磨汤（《痘疹金镜录》卷一）

【组成】槟榔　木香　枳壳　乌药

【用法】用姜汤各磨服。

【功用】行气行痰。

【主治】天吊，风痰壅滞发惊。

22965 四磨汤

《症因脉治》卷二。为《医统》卷四十一引《易简》"四磨饮"之异名。见该条。

22966 四磨饮（《医统》卷四十一引《易简方》）

【异名】四磨汤（《症因脉治》卷二）。

【组成】沉香　乌药　枳实　槟榔各等分。

【用法】白汤磨服。

【功用】《医略六书》：导滞降逆。

【主治】气滞喘逆。

❶《医统》引《易简方》：诸气。❷《症因脉治》：伤损喘逆。❸《医略六书》：气结于中，滞逆不降，脉沉。

【方论选录】《医略六书》：怒逆于中，气结不降，此肝胃受病，故胀满气喘不止。槟榔导逆气，枳壳泻滞气，乌药、沉香下气以平喘胀也，俾滞化气行，则结伏自解，而逆气无不平，何喘胀之有？虚人去枳壳加人参，非专补气，乃使槟榔、沉香、乌药得人参之力，则下气更速耳。

【临床报道】痰喘：《续名医类案》柴屿青治程别驾尊人，高年忽患痰喘，不进饮食，诊其脉有根，决无意外事。用四磨汤内加人参一两，一服而愈。

22967 四磨饮

《证治要诀类方》卷二。为《济生》卷二"四磨汤"之异名。见该条。

22968 四霜丸（《圣济总录》卷七十七）

【组成】巴豆霜半钱匕　百草霜二钱匕　粉霜一钱匕　砒霜半钱匕　乳香末二钱匕

【用法】上为细末，用黄蜡半两熔汁为丸。如绿豆大。每服一丸，新汲水送下，食前服。

【主治】休息痢久不愈。

22969 四魔丹（《解围元薮》卷三）

【组成】败龟版（煅白）　番木鳖（麻油煮，三沉三浮）　闹羊花（酒拌，九蒸晒）各二两　苍耳子一斤（炒）　白蜜一斤

【用法】上为末，炼蜜和匀，入竹筒内，挂当风处。七日后，初次服五分，三四日服六分，渐加至一钱，空心烧酒送下。

【主治】弹曳、颠风、蛊风、瘫痪委顿。

22970 四魔粉（《解围元薮》卷四）

【组成】硇砂　斑蝥　江子　银油

【用法】上为细末。凡风症高肿，紫黑成块坚顽者，将楮叶擦损其皮，以药擦上，贴膏即烂去。

【主治】麻风。

22971 四七气汤

《保婴撮要》卷五。为《千金》卷十七"七气汤"之异名。见该条。

22972 四七气汤（《疮疡经验全书》卷一）

【组成】白芷　防风　陈皮　连翘　人参　香附　川芎　当归　玄参　枳壳　甘草　桔梗　天花粉　小柴胡　鼠粘子　山栀仁

【主治】热毒入于心经脾经之伤寒喉闭。

22973 四七气汤

《喉科枕秘》。为《杂病源流犀烛》卷二十四"四七汤"之异名。见该条。

22974 四方胃片（《成方制剂》5册）

【异名】胃可安片。

【组成】海螵蛸156克　浙贝母78克　沉香12克　黄连39克　川楝子（去皮酒炒）78克　柿霜39克　苦杏仁39克　延胡索（醋制）39克　吴茱萸（盐水制）20克

【用法】以上九味，将柿霜溶解于70%糖浆中，其余海螵蛸等八味粉碎成细粉，过筛，混匀，与柿霜糖浆混匀，制成颗粒，干燥，压制成1000片。口服，一次3片，一日2～3次。

【功用】制酸止痛。

【主治】胃痛，胃酸过多，消化不良，胃及十二指肠溃疡。

【备考】本方改为胶囊剂，名"四方胃胶囊"（见原书14册）。

22975 四圣金丹（《摄生众妙方》卷三）

【组成】牙皂（去皮子）　细辛（去芦）　荆芥穗（去子）　槐角（炒黄色）各等分

【用法】上为末，炼蜜为丸，如弹子大。每服一丸，临卧细嚼清茶送下。

【主治】左瘫右痪，口眼㖞斜，半身不遂，语言謇涩，中风欲倒，不识人。

【宜忌】避风寒冷物。

22976 四合一方（《效验秘方》秦家泰方）

【组成】党参15克　麦冬10克　五味子6克　桂枝

10 克　炙甘草 5 克　附子 10 克　北芪 15 克　当归 10 克

【用法】清水煎。每日 1 剂，每剂分 2 次温服。

【功用】温通血脉，助阳强心。

【主治】心阳虚损，心血不足所致的胸闷不舒，心悸怔忡，气短汗出，喘息乏力，动则加甚，面白肢冷，脉象细涩或结代。现代医学包括风心病，室性、房性期前收缩，心动过速，心房纤颤等各种心律失常病症。

【宜忌】阴虚内热者禁用。

【加减】阳虚肢冷较甚者，加淫羊藿 15 克；心阳虚，血脉瘀阻，舌质有瘀点，唇紫者，加丹参 12 克；痰热痹阻，心痛彻背，背痛彻心者，合瓜蒌薤白半夏汤；善后调理加生姜 10 克，大枣 12 克，以调和营卫。

【方论选录】本方以生脉散、桂枝甘草汤、当归补血汤、参附汤四方合方而成，故名四合一方。方中之生脉散，以其人参甘温补气，麦冬养阴补水之源，五味子敛肺生津，全方可益气生津，敛阴止汗，此即张景岳谓"善补阳者，必于阴中求阳，则阳得阴助而生化无穷"之意；桂枝甘草温通心阳，专治心阳虚之心悸证，《伤寒论》以本方治"其人叉手自冒心，心下悸，欲得按者"；当归补血汤以黄芪大补脾肺之气，以资生化，当归养血通脉，奏补气生血之功；参附汤之附子可强心壮阳，温通血脉。诸方合用，温通血脉，强心补阳。盖心主血脉，心血不足则心失所养而见心悸气短，怔忡不安等症。肾为元阴元阳所寄之处，肾阳虚，阳失敷布，则气血运行受阻，故见面色白而肢冷、脉结代等。凡心律失常，传导阻滞、心房纤颤等病，中医辨证皆责之于心阳虚而心血不足，故治用本方可应手取效。

22977　四时药茶（《寿世新编》）

【组成】川羌活一两五钱　法半夏三两　北杏仁二两（去皮尖，炒）　漂茅术二两　紫川朴二两　尖川贝二两　软秦艽二两　明玉竹三两　陈建曲三两　正川芎二两　广陈皮一两五钱　藿香叶一两　煨天麻一两五钱　芽桔梗二两　苏扁豆三两　香白芷一两五钱　陈枳壳一两六钱　苏薄荷一两　北防风二两　结云苓三两　薏苡仁三两　白归身三两　京赤芍二两　飞滑石三两

【用法】外加淡姜片二两，大红枣五十个，同煎，除姜、枣，须选道地咀片，照戥依制，将大铜锅煮取浓汁，铁锅亦可用，仍须擦净油；再将红茶叶五六斤或七八斤袭入炒匀，取起另烘干，庶免伤火，候冷，瓷罐收贮，封紧勿走药性，如走药性或兼受霉，恐不应验。临用时再取大撮，开水泡服。汗若出透，不可再进，病自轻愈。

【功用】祛风逐湿，清热散寒，宽胸导滞，和气化痰，汗不伤元，攻不克正。

【主治】风寒外感，发热恶寒，头目胀疼，腰脚酸痛，伤风咳嗽，鼻涕流清，以及食积痰滞，呕吐泄泻，饮食无味，似疟非疟，汗出不彻，一切四时不正之气。

【宜忌】孕妇愚人亦可用之，但病久化热，唇焦舌赤，汗大出，口大渴者，则不可服。

22978　四君子丸（《洪氏集验方》卷五）

【组成】缩砂仁　乌梅肉（焙干称）　陈橘皮（去瓤，取皮）　诃子（纸裹煨，去核，取皮用）各一两

【用法】上为末，煮好大枣，取肉为丸，如麻子大。每服三十丸至五十丸，枣汤、熟水任下，不拘时候。

【功用】消化食滞，进美饮食，厚肠胃，充肌体，悦颜色，退黄。

【主治】脾虚，受食不克化，停积中脘，吐逆恶心，脏腑泄泻。

22979　四君子丸

《普济方》卷一〇五。即《朱氏集验方》卷一"四君丸"。见该条。

22980　四君子丸

《丸散膏丹集成》。即《圣济总录》卷八十"白术汤"改为丸剂。见该条。

22981　四君子丸

《中国药典》2010 版。即《鸡峰》卷十二"四君子汤"改为丸剂。见该条。

22982　四君子汤（《保命集》卷下）

【组成】白术　人参　黄耆　茯苓各等分

【用法】上为粗末。每服五钱至七钱，水一盏，煎至七分，去滓，食远温服。

【功用】益气。

【主治】真气虚弱，肺损气短，或吐泻转筋，脉长而弱。❶《保命集》：肺损而皮聚毛落。❷《奇效良方》：吐泻转筋，身热脉长。❸《准绳·类方》：真气虚弱，短气脉弱。

22983　四君子汤

《局方》卷三（新添诸局经验秘方）。为《圣济总录》卷八十"白术汤"之异名。见该条。

22984　四君子汤（《鸡峰》卷十二）

【组成】人参　白术　茯苓　甘草各一两

【用法】上为细末。每服二钱，水一盏，加生姜三片，大枣一枚，同煎至六分，去滓温服，不拘时候。

【功用】和胃进食。

【主治】❶《鸡峰》：脾胃病。❷《成方便读》：脾肺气虚，中土衰弱，食少便溏，体瘦神倦，或气短息微，皮聚毛落。

【方论选录】《成方便读》：人参大补肺脾元气，为君；白术补脾燥湿，为臣。以脾喜温燥，土旺可以生金，故肺脾两虚者，尤当以补脾为急，脾为后天之源，四脏皆赖其荫庇，不独肺也。而又佐以茯苓，渗肺脾之湿浊下行，然后参、术之功，益彰其效，此亦犹六味丸补泻兼行之意；然必施之以甘草，而能两协其平，引以姜、枣，大和营卫，各呈其妙，是以谓之君子也。

【备考】本方改为丸剂，名"四君子丸"（见《中国药典》2010 版）；改为袋泡剂，名"四君子袋泡茶"（见《成方制剂》7 册）；改为颗粒剂，名"四君子颗粒"（见《成方制剂》19 册）。

22985　四君子汤（《片玉痘疹》卷三）

【组成】人参　白术　陈皮　甘草　滑石　白茯苓　白芍（酒炒）　泽泻　车前子

【主治】痘疮光壮，中虚作泄。

【加减】如火甚当解不解，加黄芩（酒炒）、黄连（酒炒）。

22986　四君子汤（《回春》卷二）

【组成】人参（去芦）　白术（去芦）一钱三分　茯苓（去皮）　陈皮　厚朴（姜汁炒）　砂仁　苏子　桑白皮各六分　当归八分　沉香　木香各五分（另磨水）　甘草（炙）一钱

【用法】上锉一剂。加生姜一片，大枣二枚水煎，磨沉香调服。

【主治】短气。

【备考】方中人参用量原缺。

22987 四君子汤(《回春》卷三)

【组成】人参(去芦) 白术(去芦) 砂仁 茯苓(去皮) 陈皮 厚朴(姜汁炒) 当归 甘草各等分

【用法】上锉一剂。加生姜一片,大枣二枚,水煎,不拘时服。

【主治】气虚。

【加减】气虚甚,加黄耆。

22988 四君子汤(《回春》卷四)

【组成】人参(去芦) 白术(去芦) 茯苓(去皮) 黄耆(蜜炒) 川芎 陈皮 半夏(姜制) 天麻 桔梗(去芦) 白芷 当归各等分 甘草减半

【用法】上锉一剂。加生姜一片,大枣一枚,水煎,温服。

【主治】气虚湿痰头眩。

22989 四味紫丸

《杏苑》卷七。为《千金》卷五"紫丸"之异名。见该条。

22990 四季青片(《成方制剂》2册)

【组成】四季青

【用法】为糖衣片。口服,一次5片,一日3次。

【功用】清热解毒,凉血止血。

【主治】咽喉肿痛,腹痛泄泻,下利脓血,肛门灼热,小便淋沥涩痛,短赤灼热。

22991 四金匮丸(《产科心法》下集附方)

【组成】香附六两(用黄柏、山栀各三两声浸,炒) 川芎四两 续断四两 白术四两 茯苓四两 当归四两 山药四两 白芍四两(俱酒洗,炒) 青皮四两(炒) 砂仁四两(炒) 白薇四两(酒洗) 条芩四两(酒炒) 生地四两(酒洗)

【用法】上为末,山药淡醋汤糊为丸。醋汤送下。

【功用】安胎;调经种子。

22992 四宝花散(《治疹要略》)

【组成】郁金一钱 细辛 降香各三钱 荆芥四钱

【用法】上为细末。每服三匙,清茶稍冷调服。

【主治】疹症。

22993 四面楚歌(《得效》卷十九)

【组成】荆芥(和根锉碎) 赤芍药 大柏皮 土当归 山大黄 土白芷 天南星 赤小豆 商陆干(即中榕根,锉片子,焙) 白及 赤敛 白敛 草乌 寒水石(煨或炒)各等分

【用法】上为末。生地黄自然汁调涂角四畔,或苦藁根汁调;肿用商陆根研汁,未溃则满体涂上,或有尖起处,则留出疮口。

【主治】诸般疽发肿赤,痛不可忍。

22994 四顺饮子

《鸡峰》卷十三。为《圣惠》卷八十八"加减四味饮子"之异名。见该条。

22995 四顺饮子(《卫生总微》卷三)

【组成】地骨皮(去骨) 防风(去芦并叉枝) 山栀子(去壳取仁) 连翘各等分

【用法】上为细末。每用一钱或二钱,水一小盏,用灯心、竹叶少许,煎至五分盏,放冷服,不拘时候。

【主治】小儿诸热。

22996 四将军汤(《证治汇补》卷三)

【组成】甘遂 大戟 苦葶苈 大黄

【用法】水煎服。

【功用】《明医指掌》:通便逐水。

【主治】人壮病实,便秘可下者。

22997 四将军饮(《医方大成》卷三引《澹寮》)

【组成】附子 诃子 陈皮 甘草

【用法】上㕮咀。为四服,每服水一盏半,加生姜七片,大枣七枚,煎取一半,令热,灌病者。

【主治】疟疾作后仆倒,手足俱冷,昏不知人。

22998 四将军散(《痘麻选要》)

【组成】大黄 槟榔 葶苈 牵牛

【用法】各味论儿之大小轻重施之。

【主治】痘后马脾风。

22999 四柴胡饮(《景岳全书》卷五十一)

【组成】柴胡一二三钱 炙甘草一钱 生姜三五七片 当归二三钱(泻者少用) 人参二三钱或五七钱(酌而用之)

【用法】水二钟,煎七八分,温服。

【功用】培助元气,兼之解散。

【主治】凡人元气不足,或忍饥劳倦而外感风寒,或六脉紧数微细,正不胜邪。

【加减】如胸膈滞闷者,加陈皮一钱。

【方论选录】《退思集类方歌注》:此为小柴胡变局,去黄芩、半夏而加当归、陈皮。本方虽治从气分,而略兼营分,盖气虚者,营血必不足,故补气亦必兼补血也。

23000 四症神方(《伤科补要》卷四)

【组成】乳香 没药 苏木 降香 松节各一两 川乌五钱 自然铜一两(煅) 地龙五钱 水蛭五钱 血竭五钱 生龙骨五钱 土狗十个

【用法】上为细末。每服五钱,陈酒调下,随症上下,食前后服。

【主治】跌打损伤。

23001 四磨饮子(《普济方》卷一八二引《简易》)

【组成】沉香 乌药 南木香(火略煨) 枳壳(去瓤,麸炒)各等分

【用法】上用温汤水磨服;锉碎水煎亦可。

【功用】温中下气。

23002 四二五合方(《刘奉五妇科经验》)

【组成】当归三钱 白芍三钱 川芎一钱 熟地四钱 覆盆子三钱 菟丝子三钱 五味子三钱 车前子三钱 牛膝四钱 枸杞子五钱 仙茅三钱 仙灵脾四钱

【功用】养血益阴,补肾生精。

【主治】血虚肾亏所引起的经闭,或席汉综合征。

【方论选录】本方用五子衍宗丸补肾气,其中菟丝子苦平补肾,益精髓;覆盆子甘酸辛温,固肾涩精;枸杞子甘酸化阴,能补肾阴;五味子五味俱备,入五脏大补五脏之气,因其入肾,故补肾之力更强;车前子性寒有下降利窍之功,且能泻肾浊补肾阴而生津液。配合仙茅、仙灵脾以补肾壮阳。五子与二仙合用的目的就是既补肾阳又补肾阴。补肾阳能鼓动肾气,补肾阴能增加精液。肾气充实,肾精丰满,则可

使毛发生长,阴道分泌物增多,性欲增加,月经复来。另外,与四物汤合方以加强养血益阴之效,再加牛膝能补肾通经。本方的功用不在于通而在于补。肾气充,肾精足,经水有源,则月经自复。

23003　四七益气汤《医方简义》卷六)

【组成】姜半夏一钱五分　厚朴一钱五分　茯苓三钱　苏叶一钱　人参随虚实酌用　当归三钱　川芎一钱　广木香八分　蔊子五分　炮姜六分

【用法】加鸡内金一具,水煎服。

【主治】产后腹满而胀,兼治肿症。

【加减】挟食伤,加麦芽三钱,神曲二钱;挟瘀,加蓬术、香附各一钱;挟湿,加通草二钱;挟气,加陈皮一钱;挟寒,加淡附子二钱;如受风湿而肿者,倍紫苏一钱,加防风一钱五分,车前一钱(炒)。

23004　四七调气汤《古今医鉴》卷五)

【组成】紫苏一钱五分　厚朴(姜汁炒)一钱五分　茯苓一钱五分　半夏一钱五分　枳实(炒)一钱半　砂仁一钱五分　苏子(炒)一钱五分　陈皮一钱五分　甘草五分

【用法】上锉。加生姜三片,水煎服。

【主治】七情四气,以致膈噎翻胃。

23005　四子平喘汤《效验秘方》陆芷青方)

【组成】葶苈子12克　炙苏子9克　莱菔子9克　白芥子2克　苦杏仁9克　浙贝母12克　制半夏9克　陈皮5克　沉香5克(后下)　大生地12克　当归5克　紫丹参15克

【用法】文火水煎,每日1剂,分2次温服。

【功用】化痰止咳,纳气平喘。

【主治】肾虚失纳,痰饮停肺之咳喘,慢性支气管炎,支气管哮喘,肺气肿及慢性肺源性心脏病。症见胸膈满闷,心悸,咳喘气急短气,痰多稀白,苔白腻,脉沉细滑等。

【加减】畏寒肢冷加肉桂;咳嗽甚者加百部、前胡;咳痰黄稠去沉香、生地,加黄芩、焦山栀;咯痰不畅加竹沥、瓜蒌皮。

【方论选录】本方取《局方》苏子降气汤方意,合三子养亲汤(《韩氏医通》)、金水六君煎(《景岳全书》)化裁而来。肺为气之主,肾为气之根,肺主呼气,肾主纳气。咳喘之因,在肺为实,实则气逆,多因痰浊壅阻;在肾为虚,虚不纳气,多因精气内虚,而致肺肾出纳失常。故咳喘之病主要在肺,又关乎肾,其治不离肺肾。又脾为生痰之源,治痰应不忘脾。因津血同源,治之当痰瘀同治,临床方能显效。本方以四子为君,苏子降气化痰平喘,白芥子温肺利膈豁痰,莱菔子利气行滞消痰,葶苈子泻肺化痰利水,四者合用共奏化痰之功。沉香、生地为臣,取沉香温肾纳气平喘,生地滋肾培本,且制诸药之燥。佐以杏仁、浙贝化痰止咳,半夏、陈皮燥湿健脾;更用当归,一则《本经》谓治咳逆上气,再则合丹参以增养血活血化瘀作用,共为使药。全方配伍,有行有补,有燥有润,降纳并施,标本兼顾。是一首治疗肺实肾虚咳喘的效方。

23006　四子明目散《眼科临症笔记》)

【组成】黑豆半斤　冬瓜子四两　蒺藜子五两　菠菜子二两

【用法】俱用盐炒,为末。每服三钱,一日二次。

【功用】明目。

【主治】瞳孔缩小症。两眼瞳孔小如粟米,不疼不痒,视物昏蒙。

【备考】初期本方有效,久则无效。

23007　四子调中汤《古今医鉴》卷五)

【组成】青皮(麸炒)五分　陈皮五分　枳实(麸炒)一钱　香附(炒)一钱　黄连(姜汁炒)七分　半夏(制)二钱　瓜蒌仁(炒)一钱　苏子(炒)一钱　沉香五分　茯苓五分　桃仁(去皮尖)一钱半　白芥子(炒)一钱　木通五分　芒消五分

【用法】上锉一剂。加生姜五片,水煎,稍热服。

【主治】翻胃,或大小便闭,及痰气壅盛。

23008　四五培元粉《医学碎金录》)

【组成】百合一斤　山药　菟丝　莲肉　茯苓各半斤　谷芽　麦芽　神曲　砂仁　荷叶各四两　芡实六两　米仁十二两　扁豆　于术各五两　粳米　糯米各二斤

【用法】百合煮捣,菟丝、砂仁生研,余均炒香为末,混合晒干磨粉。

【功用】养胃生肺。

【主治】肺病。

23009　四牙无价散

《痘疹仁端录》卷十四。为《医学入门》卷八"四齿散"之异名。见该条。

23010　四六神遗散《袖珍小儿》卷九)

【组成】猪苓　泽泻　白术各六分　赤茯苓　肉桂一分　枳壳(去白)五分　大腹皮(酒洗,炒)一钱　桑白皮一钱　杏仁(去皮尖)七分

【用法】上切片。加生姜一片,灯心一团,水煎,温服。

【主治】小儿喘胀。

【备考】方中赤茯苓用量原缺。

23011　四方胃胶囊

《成方制剂》14册,即原书5册"四方胃片"改为胶囊剂。见该条。

23012　四号否象方

《杂病源流犀烛》卷二十一。为《痧胀玉衡》卷下"藿香汤"之异名。见该条。

23013　四仙求志膏

《遵生八笺》卷十三。即原书同卷"九转长生神鼎玉液膏"之四转方。见该条。

23014　四生化痰丸《普济方》卷三八七)

【组成】人参　半夏　杏仁各一两　白矾六钱

【用法】上为细末,面糊为丸,如梧桐子大。每食后服五十丸,用浆水煮三五沸,澄清出药,用煮药汁候温送下。

【主治】远年近日一切咳嗽不止者。

【宜忌】忌湿面、鱼腥、生冷物。

23015　四生地黄汤《重订通俗伤寒论》)

【组成】鲜生地五钱　生侧柏叶　焦山栀　元参心各三钱　广郁金二钱　黑丹皮　丹参各一钱半　广三七八分　生艾叶二分　生荷叶汁　陈京墨汁　童便各一瓢(冲)

【功用】止血。

【主治】夹血伤寒,呕血吐血,表邪虽解,血尚不止者。

23016　四白灭瘢散《痘疹心法》卷二十三)

【组成】白芷　白附子　白姜蚕　鹰矢白　密陀僧各
等分

【用法】上为极细末。以水调擦面黚。

【主治】痘疮痂落后，其面瘢或赤或黑。

【备考】《准绳·幼科》本方用法：临睡以清蜜调水搽面
上，至晓以水涤去之，自然白莹。

23017　四白烧肝散《医方类聚》卷一四一引《医林方》）

【组成】桔梗　香白芷　白术各一两　白芍药三两
缩砂仁二钱

【用法】上为细末。每服五钱，用白羊肝四两，去了膜，
用竹刀子刮为泥，用盐少许，葱白三根锉碎，与肝、药末同
和，荷叶裹，纸封数重，用泥固济了，灰火内烧令肝熟，取出
细嚼，米饮汤送下。

【主治】久虚饮食不进，泻痢不止。

23018　四主二佐丸《证治宝鉴》卷八）

【组成】乳香　没药　桃仁　滑石　木香　槟榔

【用法】神曲糊为丸。每服百粒，米汤送下。

【主治】痢疾久不止，下清涕，有紫黑血丝，脉沉细
弦促。

【加减】欲下，加大黄。

23019　四加生化汤《女科秘要》卷六）

【组成】川芎二钱　当归四钱　甘草四分　桃仁十粒
茯苓一钱　陈皮五分　木香三分

【用法】水煎熟去滓，送香连丸三十粒。

【主治】产后七日内患赤白痢，后重频仍者。

23020　四圣不老丹《扶寿精方》）

【组成】透明松脂一斤（放砂锅内入无灰酒，桑柴火煮
数沸，竹枝搅稠黏，住火，以瓷器盛水，倾入水内结块，复以
酒蒸九遍，一日煮讫，次日亦如是，三日通计三九二十七遍，
其脂莹然如玉，不苦不涩乃止。为细末，净用十二两。凡煮
不宜酒少，少则易干，煮之三分之二，即倾水内）　白茯苓
（去皮，净用）半斤　黄菊花（家园味甘者）　柏子仁（纸包，
捶去油）半斤

【用法】上为末。炼蜜为丸，如梧桐子大。每服七十二
丸，空心好酒送下。

【功用】❶《摄生众妙方》：振精力，健胃气，增饮食，补
养延年。❷《本草纲目》：强筋补益。

23021　四圣化毒汤《痘疹全书》卷下）

【组成】木通　归尾　赤芍　官桂　防风

【用法】水煎服。

【主治】痘疮至成浆时，其人清爽，瘙痒不住，视其形体
壮实，曾未吐泻者。

23022　四圣快斑汤《万氏家抄方》卷六）

【组成】黄耆　人中黄　红花（酒炒）　紫草茸　麻黄
（酒炒焦黑）木通　牛蒡子　丝瓜（连蒂，烧存性）　连翘
辰砂　烧人屎（丝瓜、辰砂、人屎另研入药）

【用法】水煎服。

【功用】《幼幼集成》：托里解毒。

【主治】❶《万氏家抄方》：痘疗烦躁，腹胀喘渴，变黑，
血枯闭塞者。❷《幼幼集成》：痘疮黑陷。

【备考】本方改为散剂，名"四圣快斑散"（见《幼幼集
成》卷五）。

23023　四圣快斑散

《幼幼集成》卷五。即《万氏家抄方》卷六"四圣快斑汤"
改为散剂。见该条。

23024　四圣珍珠散

《痘疹全书》卷下。为《痘疹心法》卷二十二"四圣散"之
异名。见该条。

23025　四圣挑疔丹《同寿录》卷三）

【组成】珍珠十四粒　豌豆四十九粒（烧存性）　乱发
二钱（酒洗净，烧存性）　干胭脂不拘多少

【用法】上为细末。点疔内。

【主治】痘疔。

23026　四圣挑疔散

《医方考》卷六。为《万氏家抄方》卷六"四圣丹"之异
名。见该条。

23027　四圣保命丹《卫生宝鉴》卷九）

【组成】大黄半两　黄柏半斤　苦参　荆芥各四两
虾膜一个（烧灰）

【用法】上为末，蜜和匀，分作一百二十丸。每服一丸，
食远温酒送下，一日三次。

【主治】疠风。

【宜忌】忌肉酱。

23028　四圣保命丹《赤水玄珠》卷三十）

【组成】大黄五钱　黄柏八两　苦参　荆芥各四两
干蟾一只（煅）　栝楼根　防风各五钱　轻粉二钱

【用法】上为末。每服一钱，茶清一盏调下，空心、日
午、临卧各一服。服五七日后，先于牙缝内出臭黄涎，浑身
疼痛，次后便利脓血，病根悉去。

【主治】疠风。

23029　四圣旋丁散《外科精义》卷下引《名医秘传经验方》）

【组成】巴豆仁五分　白僵蚕　轻粉　硇砂各二钱
五分

【用法】上为细末。先以好醋调药涂上，以纸封之。次
服内托里之药，其疔自旋出根。

【主治】❶《外科精义》：疔疮生于四肢，其势微者。
❷《杂病源流犀烛》：恶病留结内外，荣卫不通，两肩生疔疽。

23030　四圣朝元丹《济阳纲目》卷六十四）

【组成】人参　熟地（砂仁炒）　肉桂各一两　川椒（去
目炒）　小茴香（炒）各四两　茯苓　何首乌（黑豆蒸）　牛
膝（酒浸）　干山药　杜仲（酥炙）　枸杞子　当归（酒洗）各
一两　沉香　木香（不见火）各五钱　苍术一斤（酒、醋、盐、
水各浸四两，春五、夏三、秋七、冬十日，焙干）

【用法】上各为细末，用好酒糊为丸，如梧桐子大。每
服五十丸，空心温酒送下；如不饮酒，淡盐汤送下。

【功用】益精神，补元阳，清耳目，去下焦湿。

【主治】诸虚不足，下元亏损，腿脚无力，脾胃虚弱，头
目昏眩，四肢倦怠。

23031　四圣紫金丹《普济方》卷九十三引《瑞竹堂方》）

【组成】槐实子（文武火麸炒黄色）　荆芥穗（择净生
用）　甘菊花（炒）　猪牙皂角（酥炙黄色，去子）各等分

【用法】上为细末，炼蜜为丸，如弹子大。病重者每服
一丸，细嚼，茶清送下；病轻临时加减。微汗出为验。如汗
后体热难忍，嚼甘草解之。

【主治】男子妇人左瘫右痪,口眼㖞斜,中风疾病。

23032 四圣解毒汤《痘疹全书》卷上)

【组成】紫草 木通 枳壳 黄耆 桂枝 大黄(酒炒)

【用法】水煎服。

【主治】痘疮发热,及养浆而作痒者;及能饮食而大便坚者。

23033 四色断痫丸《幼科发挥》卷一)

【组成】黄连五钱 飞朱砂二钱五分 胆星一钱 白甘遂三分

【用法】上为末,獖猪心血杵匀,粟米糊为丸,如芡实大。每服一丸,灯草煎汤化下,夜服三次,日服一次。

【主治】小儿痫证初期发搐,或一月一发,或一月再发。

23034 四时甘和茶《成方制剂》9册)

【组成】薄荷 茶叶 柴胡 陈皮 稻芽 防风 广藿香 厚朴 荆芥 山楂 乌药 紫苏

【用法】上为药茶,每袋装3克或6克。开水泡服或煎服,一次6～12克,一日1～2次。

【功用】祛暑解表,消积,醒酒。

【主治】感冒中暑,食积腹胀,呕吐泄泻,醉酒。

【宜忌】面色清白,四肢厥冷,有汗者忌服。

23035 四时贴护方《奇效良方》卷五十四)

【组成】春以柳絮 夏以竹膜 秋以新绵 冬以兔毛

【用法】上各随时贴疮上。

【主治】灸疮未着痂,及出脓久不合者。

23036 四灵无价散

《治痘全书》卷十四。为《御药院方》卷十一"无价散"之异名。见该条。

23037 四君归芍汤《叶氏女科》卷二)

【组成】人参 白术(蜜炙) 茯苓 炙甘草 当归 白芍(炒)各一钱

【用法】加生姜三片,大枣二枚,水煎服。

【主治】妊娠血少,不能养胎,腹痛喜按,脉无力。

23038 四君加味汤《证因方论集要》卷三)

【组成】人参 茯苓 白术(土炒) 甘草(炙) 炮姜 附子(制) 厚朴(姜汁炙)

【功用】和胃健脾,温撤寒邪。

【主治】霍乱,中气弱者。

【方论选录】参、苓、术、草,四君子也,益胃健脾;复以姜、附者,温暖真阳;更加厚朴和胃调中。

23039 四君加味汤《不知医必要》卷一)

【组成】党参(去芦,饭蒸)三钱 天麻 茯苓 钩藤各一钱五分 白术二钱 炙草一钱

【用法】加生姜汁半酒杯,冲药服。

【主治】中风闭证,脾虚者。

【加减】有痰,加竹沥水半酒杯;如仓猝无竹沥水,即加天竹黄一钱五分。

23040 四君芎归汤《叶氏女科》卷二)

【组成】人参 白术(蜜炙) 茯苓 当归 川芎 砂仁 炙甘草各一钱

【用法】加生姜三片,葱白三茎,水煎服。

【主治】妊娠四五月,胎气不和,逆上心胸,胀满疼痛,名子悬,脾虚而不安者。

23041 四君防风汤《不知医必要》卷一)

【组成】党参(去芦,米炒)二钱 白术(饭蒸)一钱五分 防风 茯苓 荆芥各一钱 炙草七分

【用法】加生姜一片,红枣二枚,水煎服。

【主治】劳倦内伤,外感者。

23042 四君快斑汤

《赤水玄珠》卷二十八。为《万氏家抄方》卷六"四君子快斑汤"之异名。见该条。

23043 四妙勇安汤(方出《验方新编》卷二,名见《中医杂志》[1956,(8):409])

【组成】金银花 元参各三两 当归二两 甘草一两

【用法】水煎服。一连十剂,永无后患。药味不可减少,减则不效。

【功用】《方剂学》:清热解毒,活血止痛。

【主治】脱骨疽。此症生手足各指,或云生手足第四指者是。或生指头,或生指节指缝,初生白色痛极,或如粟米起一黄泡,其皮或如煮熟红枣,黑色不退,久则溃烂,节节脱落,延至手足背腐烂黑陷,痛不可忍。

【方论选录】❶《方剂学》:银花甘寒入心,善于清热解毒,故重用为主药,当归活血散瘀,玄参泻火解毒,甘草清解百毒,配银花以加强清热解毒之力,用量亦不轻,共为辅佐。四药合用,既能清热解毒,又能活血散瘀,是治疗脱疽的良方。❷《中医方剂临床手册》:本方重用银花清热解毒为主药;玄参滋阴清热为辅药;当归和血和营为佐药;甘草和中解毒为使药。本方特点,药味少,效用专。治疗脱疽溃烂,热毒正盛,而阴血耗伤者,甚为合适。

【临床报道】❶血栓闭塞性脉管炎:《中医杂志》[1956,(8):409]沧县专区第一人民医院老中医释宝山,自1955年7月至10月,用本方治疗动脉栓塞性坏疽症34例,一般服药5～20剂即大体痊愈。如:患者杨某,1954年3月患病,曾经20多位医师治疗,未见好转。1955年10月来诊治时,左脚已成青紫色,脚趾开始溃烂,瘙痒钻心,疼痛,已决定截肢。服本方4剂后,疼痛即止;服10剂后,脚趾开始脱落,不久伤口长出新肉而愈。《天津医药杂志》[1960,(1):1]用四妙勇安汤治疗血栓闭塞性脉管炎30例。其中部分有明显皮冷、苍白的患者,加用附子二钱、赤芍五钱、桂枝钱半、牛膝三钱。结果除2例在服药半月及1个月仍未收效又行肾上腺切除及交感神经切除术外,其余均收到近期满意疗效,治疗后患肢疼痛及凉麻感觉均减轻或消失。短者服药5剂,长者服药30剂。❷静脉炎:《吉林中医药》[1986,(4):18]支某,女,31岁,因宫外孕大出血休克,行下肢静脉剖开自体输血及输液,7日后腹部切口愈合拆线,左下肢静脉剖开及大隐静脉所经处红肿硬痛,腹股沟淋巴结肿大。行局部湿敷,理疗,肌注青、链霉素,口服消炎片,治疗二周无效,体温39℃,白细胞15 000/立方毫米,精神不振,食欲减退,下肢活动受限。拟清热通经,活血散瘀,方用四妙勇安汤:金银花100克,玄参100克,当归60克,甘草30克,水煎服。三剂后,热退,局部疼痛及浮肿明显减轻,食纳倍增。原方药量各减半,继服三剂,诸症俱除。一周后痊愈出院。❸下肢溃疡:《福建医大学报》[1973,(2):45]本方加减治疗2例下肢慢性溃疡,获得良好效果。举例:男性,56岁,小腿慢性溃疡已30年,经各种抗生素及换药治疗均无效。右小

腿外下方及左小腿中前方各有一鸡蛋大小的慢性溃疡,周围皮肤伴有色素沉着及轻度浮肿。入院后溃疡面用雷夫奴尔溶液清洁换药,内服本方,经治月余而愈。❹坐骨神经痛:《湖北中医杂志》[1982,(3):19]用四妙勇安汤加味治疗坐骨神经痛30例。基本方:玄参、当归、银花各30克,甘草15克,灵仙、年健各10克,五加皮、川牛膝各12克。每日一剂。湿热偏重者,加黄柏、地龙;寒湿偏重者,加附子、细辛;气虚者,加党参、黄耆;兼血瘀者,加桃仁、红花、土鳖;腰痛者加杜仲、寄生;筋脉拘挛者及肌肉萎缩者,加白芍、玉竹、伸筋草;剧痛者倍用玄参、当归、银花。结果治愈21人,显效8人,无效1人。有4例复发后再经治疗,同样收到显效。治疗后疼痛消失,最短1天,最长45天。❺红斑性肢痛症:《中医杂志》[1979,(12):34]本方加紫花地丁、连翘治疗红斑性肢痛症4例,均获痊愈。典型病例:证见两足自踝关节以下均呈弥漫性肿胀,剧痛,痛时两足焮红而热,遇热则甚,得凉则安,苔黄舌红,口干渴。用上方并配合乳香、没药、红花、当归泡洗患肢,共治两月余,病情稳定,痊愈出院。作者认为,红斑性肢痛与血栓闭塞性脉管炎蕴热期同属"热痛"范畴,本方加紫衣地丁、连翘两味则效果更好。增加中药泡洗患足,活血通络,通则不痛,能提高疗效。

【现代研究】对血栓闭塞性脉管炎血液流变学特性的观察:《山东中医学院学报》[1979,(4):38]用本方对血栓闭塞性脉管炎湿热型和血瘀型病人治疗前后的血液流变学特性进行观察,认为本病患者血浆黏度比正常人高,红细胞电泳时间延长,血沉快,血液处于黏度高、易聚集的状态。用本法治疗后,湿热型病人血浆黏度降低,红细胞电泳时间变快;血瘀型病人治疗前血黏度比正常人高,治疗后则下降,红细胞和血小板电泳变快。此结果与本病患者不正常之血液流变学特征相对应,提示活血化瘀治疗可使血液黏聚状态好转或消除,临床症状得以改善。

23044 四妙健脾散(《普济方》卷二十五引《十便良方》)

【组成】苍术四两(麸炒) 干姜四两(灰炒) 甘草五两半(砂炒) 乌头六两(以江水浸七日,取出切片,以盐四钱炒干;或先切片子,以江水浸两日,同姜炒黄为度,取出合诸药)

【用法】上为细末。入盐点吃,不拘时候。

【功用】进食。

23045 四苓五皮汤(《东医宝鉴·杂病篇》卷六引《辨疑》)

【组成】桑白皮 陈皮 地骨皮 茯苓皮 生姜皮 大腹皮 苍术 白术 泽泻 猪苓 青皮 车前子(炒)各一两

【用法】上锉,作一贴。水煎服。

【主治】浮肿。

23046 四苓五皮饮(《种痘新书》卷十二)

【组成】人参 白术 茯苓 甘草 麦冬 黄芩 大腹皮 桑白皮 生姜皮 茯苓皮 陈皮 猪苓 泽泻 木通 滑石 木香

【用法】水煎服。

【主治】痘后浮肿。

23047 四苓五皮散(《便览》卷二)

【组成】白术 泽泻 猪苓 苍术 木通 茯苓皮 五加皮 大腹皮 地骨皮 桑白皮 青皮

【用法】加灯心,水煎服。

【主治】病后虚肿,不服水土者尤宜。

【加减】如气胀,加木通磨入;不欲食,加砂仁、麦芽;心下闷,加槟榔、青皮,再加生姜皮尤好。

23048 四苓六一散(《麻症集成》卷三)

【组成】赤苓 猪苓 泽泻 江壳 滑石 甘草 车前

【用法】加生姜,水煎服。

【主治】水入脾胃,白沫泄泻。

23049 四苓解毒汤(《婴童类萃》卷中)

【组成】白术一钱 茯苓一钱 猪苓一钱 泽泻一钱 干葛二钱 黄连一钱五分 甘草一钱 灯心二十寸

【用法】水煎,候冷,频频当水灌之。

【主治】中火酒毒,兼治热泄痢疾。

【加减】热甚,加香薷、柴胡、黄芩、木通;痰甚,加贝母、麦冬、花粉、黄芩。

23050 四苓新加汤(《痘疹全书》卷上)

【组成】猪苓 泽泻 赤茯苓 木通 滑石 灯心 连翘 甘草梢 淡竹叶

【用法】水煎服。

【主治】痘疮起发之后,小水赤少者。

【备考】方中赤茯苓,《片玉痘疹》作赤芍。

23051 四奇种子丸

《外治寿世方》卷四。为《宁坤秘籍》卷下"四奇毓麟丸"之异名。见该条。

23052 四奇毓麟丸(《宁坤秘籍》卷下)

【异名】四奇种子丸(《外治寿世方》卷四)。

【组成】粉龙骨(用五色者,阴阳瓦煅)一钱 阳起石(见太阳飞动者真)三钱 白芷(用铜器焙干,黄者佳)三钱 蓖麻仁(去壳用子,去浮油)四十九粒 黄春季桂(干,研极细末)五钱 砂仁(去壳干炒,酒洗净,焙)一钱 闹杨花(焙,研末)一钱 参芦(研细末)五钱 枸杞子(去核,净肉炒干) 麝香(晒干,研末)一钱 紫梢花(色润紫者佳)一钱 北细辛(水泡一夜,炒干,研末)三钱 肉苁蓉(红色者佳,焙干,研末)一钱 真肉桂(去皮,研细)二钱 旱地浮萍(肥大者佳,用净叶)三钱 吴茱萸(醋浸一夜,炒干)二钱 石榴皮(阴阳瓦焙干,研细末)一钱 川椒(开口者佳,研细)一钱 真鸦片膏一钱 锁阳(醋洗净)三钱 象皮(研细,一钱)

【用法】上药各为极细末,称足,用半生蜜为丸,如龙眼核大,外用丁香油为衣,再加蜡壳。每遇红尽之日,去壳将丸放入户内,约一顿饭时,药化可行。无不灵验。

【功用】种子。

23053 四味人参汤

《卫生总微》卷七。为《伤寒论》"干姜黄芩黄连人参汤"之异名。见该条。

23054 四味大黄汤(《幼幼新书》卷十一引《婴孺方》)

【组成】大黄四分 芍药 当归 甘草(炙)各二分

【用法】一月儿服一杏许,百日二杏核大小,以此为率,水三升,煮一升,一日三次,日夜可四服。服汤令母抱之,令小汗出;病甚者,大大汗出,汗后温粉粉之;下痢者,勿令出汗也。

【主治】少小众病,乳哺不时,发温壮,吐利惊掣,胎寒腹痛，一十五痫。

【加减】发热，加麻黄（去节）二分，先煮去沫，纳诸药；反折戴眼掣缩者，加细辛四分；乳哺不消，壮热有实者，倍大黄，用刀劈破，勿令有碎末，无其疾不须增益；下痢者，减大黄三分之一。

23055 四味升葛汤

《痘医大全》卷三十三。为《局方》卷二"升麻葛根汤"之异名。见该条。

23056 四味乌沉汤（《医学入门》卷七）

【组成】乌药 香附 砂仁 沉香各等分

【用法】加生姜，水煎服。

【主治】心脾刺痛。

23057 四味白术汤

《景岳全书》卷六十一。为《普济方》卷三三七引《十便良方》"白术散"之异名。见该条。

23058 四味半夏丸（《圣济总录》卷六十四）

【组成】半夏（生用）四两 白矾（生用）三两 牵牛子（生捣取粉）二两 粉霜（研）半两

【用法】上药各为末，合研令匀，生姜自然汁煮面糊为丸，如梧桐子大，以丹砂为衣。每服七丸至十丸，食后、临卧温生姜汤送下。

【功用】宽利胸膈。

【主治】膈痰结实，咽喉不利。

23059 四味地黄丸（《圣济总录》卷九十）

【组成】熟干地黄（焙） 白术 白茯苓（去黑皮） 菟丝子（酒浸两宿，别捣）各等分

【用法】上为末，炼蜜为丸，如梧桐子大。每服三十丸，空腹温酒送下，一日二次。

【功用】补腰膝，填骨髓，令人悦泽。

【主治】虚劳，腹内冷气。

23060 四味地榆散

《景岳全书》卷五十七。为《杨氏家藏方》卷三"泼火散"之异名。见该条。

23061 四味芍药散（《史载之方》卷上）

【组成】吴白术 芍药 桔梗 香白芷各等分

【用法】上为末。每服三钱匕，水一盏，加生姜三片，大枣二个同煎，取八分服。

【功用】温肺。

【主治】肺金之胜，寒中鹜溏，少腹痛，中清，胠胁痛，六脉毛而微，不浮，尺泽沉而小击。

23062 四味当归汤（《外台》卷七引《范汪方》）

【组成】当归 桂心 干姜各三两 甘草二两（炙）

【用法】上切。以水八升，煮取三升，每服一升，一日三次。

【主治】寒腹痛。

【宜忌】忌海藻、菘菜、生葱。

【加减】虚冷激痛甚者，加黄耆、芍药各二两。

23063 四味当归汤（《圣济总录》卷九十四）

【异名】四味汤（《鸡峰》卷二十）。

【组成】当归（焙） 生姜 芍药各二两 羊肉（切，去脂膜）半斤

【用法】上四味，将三味细锉，先以水五升，煮羊肉烂熟去肉，以汁煮药，候熟，去滓澄清，每温服一盏，不拘时候。

【主治】卒疝，腹痛里急。

23064 四味回阳饮

《景岳全书》卷五十一。为《圣济总录》卷三十八"干姜汤"之异名。见该条。

23065 四味回阳饮

《伤寒温疫条辨》卷四。为《伤寒论》"四逆加人参汤"之异名。见该条。

23066 四味防风散（《外台》卷十五引《深师方》）

【组成】防风五分 泽泻 牡蛎（熬） 桂心各三分

【用法】上为散。每服方寸匕，先食酒送服，一日二次。

【主治】多汗恶风。

【宜忌】忌生葱。

23067 四味如圣汤（《普济方》卷六十三）

【组成】桔梗 枳壳 麦门冬 甘草各等分

【用法】上咬咀。每服三钱，水一盏半，煎至八分，去滓温服。

【主治】咽喉肿痛。

【加减】加荆芥、防风各一钱尤妙。

23068 四味异功散（《痘医大全》卷三十）

【组成】松香（炼老） 生矾 枯矾 银粉各等分。

【用法】上为细末。先将扫猪汤或米泔水熬洗，去净疮靥，拭干秒水，干则麻油调搽，湿则干掺。

【主治】黄水疮。

23069 四味连香丸

《玉案》卷三。为《医学入门》卷七"四味香连丸"之异名。见该条。

23070 四味补心丸（《杨氏家藏方》卷十）

【组成】当归（酒洗，焙干）二两 朱砂一两（别研） 肉苁蓉（酒浸一宿，焙干）二两 杏仁一百五十枚（汤泡，去皮尖，研成膏）

【用法】上为细末，以杏仁膏同和，如干，以浸药酒煮薄糊添和，杵千余下为丸，如绿豆大。每服三十丸，用米饮或温酒送下，不拘时候。

【功用】益血补心，安神定志。

【主治】怔忪惊悸，恍惚健忘。

23071 四味阿胶丸（《鸡峰》卷十四）

【组成】黄连四两 茯苓二两 白芍药三两 阿胶一两（炒，为末）

【用法】上将前三味为细末，以好醋熬阿胶成稀膏为丸，如梧桐子大。每服三十丸，食前米饮送下。

【主治】下痢赤黄，烦躁口渴，脐腹疼痛，脉虚大而数。

❶《鸡峰》：泻后成痢。❷《袖珍》引《仁存方》：协热下痢，其色黄，烦躁多渴，脐腹疼痛，小便不利。❸《校注妇人良方》：胃经虚热，津液不分，并于大肠，下痢赤黄，米谷不化，作渴呕逆，脉虚大而数。

23072 四味阿魏丸

《张氏医通》卷十三。为《丹溪心法》卷三"阿魏丸"之异名。见该条。

23073 四味拔毒散（《经验方》卷上）

【组成】滑石五两 铅粉二两 炉甘石一两（入烊银罐内烧透，以黄连汁煅淬数次）

五画

四

【用法】上为细末,陈菜油调敷。

【主治】热疖初起,及一切湿毒、胎毒。

23074 四味肥儿丸

《小儿痘疹方论》。为《幼幼新书》卷二十五引《朱氏家传》"肥儿丸"之异名。见该条。

23075 四味承气汤(《圣济总录》卷二十一)

【组成】大黄(细锉,醋炒)二两 枳壳(去瓤,麸炒)一两半 朴消二两 甘草(炙,锉)三分

【用法】上为粗末。每服五钱匕,水一盏半,煎至一盏,去滓,空腹温服。

【主治】伤寒四日以后,腹胀满痛,喘粗壮热。

23076 四味枳实散(《医学入门》卷七)

【组成】枳实一两 人参 川芎 芍药各五钱

【用法】上为末。每服二钱,生姜,大枣汤调服。

【主治】肝气不足,两胁疼。

23077 四味茴香散(《医学入门》卷七)

【组成】乌药(酒浸一宿,焙) 良姜 小茴 青皮各一两

【用法】上为末。每服二钱,发时热酒调服。

【主治】风寒伤肝,囊茎抽痛,俗名小肠气,痛不可忍。

23078 四味茱连丸(《保婴撮要》卷十)

【异名】四味萸连丸(《准绳·幼科》卷三)。

【组成】吴茱萸(炒) 黄连(炒) 神曲 荷叶各等分。

【用法】上为末,水煮神曲糊为丸,如梧桐子大。每服二十丸,白汤送下。黄连当量病微甚,或炒黑、炒黄用之。

【主治】腹胀噫气吞酸,食不能化。

23079 四味茱连丸

《医钞类编》卷十。为《医学入门》卷七"四味萸连丸"之异名。见该条。

23080 四味茯苓汤(《魏氏家藏方》卷七)

【组成】宣黄连五两 藿香叶二两 阿胶(粉炒)一两 白茯苓一两半(去皮)

【用法】上为饮子。每服四钱,水一盏半,煎七分,去滓,早、晚食前温服。

【主治】伏暑泻痢,不进饮食,赤痢腹痛。

23081 四味香连丸(《医学入门》卷七)

【异名】四味连香丸(《玉案》卷三)。

【组成】黄连(炒)十两 大黄(酒煨)四两 木香二两 槟榔一两

【用法】上为末,糊为丸,如绿豆大。每服七十丸,空心米饮送下,一日二次;如下痢色黑用大黄,色紫用地榆,色红用黄芩,色淡用生姜,色白用肉桂,色黄用山楂,水泄用粟壳,痛甚用木香、山栀,各煎汤送下。

【主治】痢初起,不问赤白。

23082 四味香薷饮

《医方集解》。为《苏沈良方》卷四引《五脏论》"神圣香茸散"之异名。见该条。

23083 四味换肠丸(《女科百问》卷下)

【异名】白术止痢丸。

【组成】白术三分 诃子(炮,去核取肉)三分 肉豆蔻三分 钟乳粉一两

【用法】上为细末,入钟乳粉拌面糊为丸,如梧桐子大。每服五十丸,空心熟水送下。

【主治】因多思或寒气积滞而成下痢,便下觉脏腑疼痛,泻痢,饮食不美。

23084 四味消毒饮(《景岳全书》卷六十三)

【组成】人参 炙甘草 黄连 牛蒡子各等分

【用法】上为粗末。每服一钱,加生姜一片,水一盏,煎四分,去滓温服,不拘时候。

【主治】痘疮热盛,毒气壅遏。

23085 四味理中丸(《百一》卷十一)

【组成】理中丸去人参,增红曲。

【用法】每服二钱,白汤点服;蜜丸亦得,空心服。

【主治】脚气。

23086 四味萸连丸(《医学入门》卷七)

【异名】四味茱连丸(《医钞类编》卷十)。

【组成】黄连一两 吴萸一钱 桃仁二十四枚 陈皮五钱 半夏一两半

【用法】上为末,神曲糊丸,如绿豆大。每服一百丸,生姜汤送下。

【主治】痰火挟瘀,吞酸。

23087 四味萸连丸

《准绳·幼科》卷三。为《保婴撮要》卷十"四味茱连丸"之异名。见该条。

23088 四味黄芩汤(《圣济总录》卷六十一)

【组成】黄芩(去黑心) 当归各一两 黑豆半合 茅根半两

【用法】上各锉细,分作三服。每服水一盏半,煎至八分,去滓,食前温服,一日三次。

【主治】肠黄,心中闷绝,肠内疼痛,状如刀刺。

23089 四味排脓散

《景岳全书》卷六十四。为《得效》卷十九"排脓散"之异名。见该条。

23090 四味鹿茸丸(《张氏医通》卷十三)

【组成】鹿茸(酥炙,另捣成泥) 五味子 当归身各一两 熟地黄二两

【用法】上为细末,酒和为丸,如梧桐子大。每服四五十丸,空腹温酒送下。

【主治】肝肾督脉皆虚,咳嗽吐血,脉虚无力,上热下寒。

23091 四味清洗剂(《效验秘方·续集》吕美农方)

【组成】白鲜皮 地肤子 蛇床子 忍冬藤各30克 冰片3克(另包)

【用法】将白鲜皮、地肤子、蛇床子、忍冬藤4味药用纱布或白布宽松的包扎好,加水2500~3000毫升,煎煮30分钟后,捞出药袋,滤净药汁,将药水倒进干净的盆内,将研为极细末的冰片溶化于药液中,趁热先熏蒸,然后坐浴,每次15分钟左右,7天为1个疗程。

【主治】阴痒(阴道炎)。

【方论选录】方中四味合奏清热解毒、燥湿杀虫以止痒之功。妙在用少许冰片溶化于药液中,既增强了清热止痛、防腐止痒的作用,又因其药味芳香,有清凉之感,浴后倍觉舒适。

【临床报道】阴痒:本组70例患者,经用药治疗1个疗

程后,阴痒阴痛症状消失,白带减少至正常者38例;经2个疗程治愈者28例;症状好转不明显者4例;总有效率为94%。

23092　四味散惊丸(《幼幼新书》卷九引《庄氏家传》)

【组成】腻粉　滑石　青黛　乳香各等分

【用法】上为细末,滴水为丸,如麻子大。一岁一丸,金银薄荷汤送下。

【主治】急慢惊风。

23093　四味葵根汤(《圣济总录》卷一五七)

【组成】冬葵根一握(洗去土,冬即用子)　车前子　木通(细锉)各三两　阿胶(炙令燥)二两

【用法】上为粗末。每服七钱匕,水一盏半,煎至八分,去滓,食前温服。

【主治】妊娠小便不通,脐下满痛。

23094　四味舒筋汤(《症因脉治》卷三)

【组成】独活　当归　苍术　黄柏各等分

【用法】水煎服。

【主治】外感筋挛,湿热伤于太阳者;或腿足肿痛,脚筋挛缩。

23095　四味舒筋汤(《症因脉治》卷三)

【组成】秦艽　木瓜　苍术　黄柏

【主治】阳明经湿热筋挛。

23096　四味粱米汤

《圣济总录》卷一九〇。为《千金》卷十五"四物粱米汤"之异名。见该条。

23097　四味截疟汤(《症因脉治》卷四)

【组成】何首乌五钱　羌活二钱五分　山楂肉一钱二分　青皮七分

【用法】上合煎,露一夜,临发时五更温好服之。

【主治】诸疟。

23098　四味藿叶汤(《医学入门》卷七)

【异名】四味藿香汤(《济阳纲目》卷十八)。

【组成】藿香　人参　橘皮　半夏各等分

【用法】加生姜,水煎,温服。

【主治】胃寒呕吐。

23099　四味藿香汤

《济阳纲目》卷十八。为《医学入门》卷七"四味藿叶汤"之异名。见该条。

23100　四物一黄散(《医学正传》卷七引《良方》)

【组成】当归(炒)　川芎(炒)　熟地黄　白芍药(炒)各半两　蒲黄(炒)二钱半

【用法】上为细末。每服二钱,空心酒温调下。

【主治】产后腹中血块作痛。

23101　四物二连汤

《元戎》(《东垣十书》本)卷二十。即同书(拔萃本)"二连四物汤"。见该条。

23102　四物二陈汤(《济阳纲目》卷三十七)

【组成】当归　川芎　白芍药　熟地黄　陈皮　半夏　茯苓　甘草　桔梗　瓜蒌

【用法】上锉。加生姜三片,水煎服。

【主治】血虚挟火,遇劳则发,心下不快。

23103　四物二陈汤(《济阳纲目》卷七十一)

【组成】当归　川芎　白芍药　熟地(砂仁炒)　陈皮(去白)　半夏　白茯苓　片芩(酒炒)各一钱　薄荷　甘草(炙)各五分

【用法】上锉。水煎,加竹沥、姜汁、童便服。

【主治】体瘦血虚而痰火兼盛者。

23104　四物二妙丸(《症因脉治》卷三)

【组成】苍术　黄柏　羌活　白芍药　威灵仙　陈皮

【主治】外感痹症,风热攻走作痛。

23105　四物三补丸(《女科指掌》卷一)

【组成】四物汤加黄芩　黄连　黄柏　山栀　香附　荆芥穗　龟板(炙)

【用法】上为末,炼蜜为丸服。

【功用】调经。

【主治】经事先期。

23106　四物三黄汤(《医便》卷三)

【组成】当归　川芎　芍药　生地黄各一钱　羌活　防风　黄芩　龙胆草　甘菊花　黄连各八分　玄参　薄荷各五分

【用法】上用水一盅半,煎八分,食后通口服。

【主治】目赤暴发,云翳赤肿,痛不可忍。

23107　四物干姜汤(《产孕集》卷下)

【组成】当归　干地黄　芍药各三钱　川芎　干姜各一钱五分　大枣五枚

【主治】产后肝虚胁痛。

23108　四物大黄汤(《元戎》)

【组成】当归　川芎　熟地黄　芍药　生地黄　酒浸大黄

【用法】上为粗末,水煎服。

【主治】妊娠伤寒蓄血。

23109　四物五子丸(《普济方》卷七十二引《澹寮》)

【组成】菟丝子(制)　地肤子　枸杞子(酒蒸)　覆盆子(酒浸)　车前子(酒浸)　酸枣仁(去壳)　薏苡仁(炒)　柏子仁(炒)　鹿茸　苁蓉　当归　熟地黄　沉香　茯苓　川芎　白芍药各等分

【用法】上为末,炼蜜为丸。空心温酒送下。

【主治】肝肾不足,体弱眼昏,内障生花,不计远近。

23110　四物五子丸(《医方类聚》卷六十八引《澹寮》)

【组成】当归(去芦,酒浸)　川芎　熟地黄(酒蒸,焙)　白芍药　覆盆子(酒浸)　枸杞子　地肤子　菟丝子(酒淘净,浸蒸,别研)　车前子(酒蒸)分两以虚实斟酌

【用法】上为末,炼蜜为丸。每服三十丸,盐汤吞下。

【功用】《金鉴》:滋阴养水,略带抑火。

【主治】❶《医方类聚》引《澹寮》:心肾不足,眼目昏暗。❷《金鉴》:或因嗜酒恣欲,或劳瞻竭视,或思虑太过,肝肾俱伤,目觉干涩不爽,视物昏花。

23111　四物五苓散(《保命歌括》卷八)

【组成】四物用赤芍、生地黄,合五苓散,去桂。

【功用】泻膀胱之火。

【主治】小便自溺孔中出,涩数作痛,或杂溺而出者。

23112　四物止经汤(《女科切要》卷八)

【组成】熟地　白芍　当归　川芎　柏叶　茯苓　香附　阿胶　蒲黄　白术　枣仁　陈皮　人参　甘草

【功用】和血理气。

【主治】产后气血大虚,脾胃又弱,营卫衰弱,忽然下血成片,如崩状。

23113　四物止痛汤(《中医伤科学》)

【组成】当归9克　川芎6克　白芍9克　生地黄12克　乳香6克　没药6克

【用法】水煎服。

【功用】活血止痛。

【主治】各部损伤之瘀血疼痛。

23114　四物内托饮(《卫生鸿宝》卷四)

【组成】当归(酒洗)　生地(酒洗)　白芍(酒洗)　川芎　防风　生耆　山甲(乳炙)　麦冬　皂角刺　元参　桔梗　甘草　荔枝壳　晚米一撮

【用法】水煎服。

【主治】痘疮六七朝,血燥气郁而毒不化浆者。

【方论选录】四物以凉血活血,防风佐生耆,又得甲、刺以攻气中之毒,则气之郁者自开,玄参以滋水源,甘、桔以利肺气,壳温宣以起峻,晚米清润以生浆,为凉托至稳之剂。

23115　四物化郁汤(《类证治裁》卷三)

【组成】地　芍　归　芎　桃仁　红花　香附　青黛

【主治】血郁,脉涩而芤。

23116　四物化毒汤(《痘疹全书》卷下)

【组成】归身　川芎　生地　甘草　白芍　麦冬　牛蒡　官桂　木通

【用法】水煎服。

【主治】痘疮血不足,起发之后,寒囊浮肿,中含清水,如水泡之状者。

23117　四物芄活汤(《症因脉治》卷一)

【组成】当归　白芍药　川芎　生地　秦芄　独活

【主治】血虚内伤腰痛。

【加减】气滞,加沉香、砂仁。

23118　四物甘草汤

《千金方衍义》卷九。为《伤寒论》"麻黄杏仁甘草石膏汤"之异名。见该条。

23119　四物龙胆汤(《元戎》)

【异名】龙胆汤(《赤水玄珠》卷三)。

【组成】四物汤各半两　羌活　防风各三钱　草龙胆　防己各二钱

【用法】水煎服。

【主治】❶《元戎》:目赤暴发作云翳,疼痛不可忍。❷《杂病源流犀烛》:肝火盛,目赤涩痛。

23120　四物白通汤(《医方简义》卷六)

【组成】生地四钱　当归五钱(酒洗)　川芎三钱　赤芍二钱　白芷一钱　生香附二钱

【用法】加葱管三茎,水、酒各半煎服。或加通草三钱。

【主治】乳汁不通。

23121　四物瓜藤散(《陈素庵妇科补解》卷五)

【组成】当归　川芎　白芍　生地　木瓜　钩藤　川断　丹皮　防风

【功用】养血温经,祛风舒络。

【主治】产后气血虚,风寒客于皮肤,入于经络,致顽痹不仁,甚则拘挛,筋节不能自如。

【方论选录】产后元气大虚,胃气未复,饮食未充,新血不能骤长,筋脉拘挛故其常也。医不知峻补阴血而以祛风发表为主,是虚其虚矣。是方以四物养血为主,而佐以钩、瓜、川断,舒筋祛风,通周身关节,丹皮祛血中游风伏火,防风通行十二经,处方之平易近人也。

23122　四物玄明饮(《医统》卷四十二)

【组成】四物汤加车前子　木通

【用法】水煎,调玄明粉二三钱,饥服。一剂即止,后以八珍汤调理。

【主治】血尿不止,须臾一二碗。

23123　四物玄胡汤(《医统》卷八十一)

【组成】当归一钱　川芎　芍药　生地黄各一分　玄胡索一钱　桃仁　红花　牛膝各七分

【用法】上㕮咀,作一服。水煎,空心服。

【主治】瘀血肠痈。

【加减】大便秘结者,加大黄。

23124　四物玄胡汤(《叶氏女科》卷一)

【组成】熟地黄　当归　白芍　川芎各七钱五分　玄胡索四两　沉香五钱

【用法】每服三钱,水煎。

【主治】经来胁内有一块,如杯作痛,其血淡黑色。

23125　四物加曲汤(《医林纂要》卷九)

【组成】四物汤加神曲(炒)八分　砂仁八分

【主治】麻疹愈后,脾胃虚热不能食者。

【方论选录】四物以养阴,而平其虚热;神曲、砂仁以化气,而复其元阳。

23126　四物加味汤(《医略六书》卷二十六)

【组成】四物汤一两　人参二钱　吴萸五分(醋泡,炒黑)　赤石脂三钱(醋炒)　炮姜五分

【用法】水煎,去滓温服。

【主治】崩漏,脉虚者。

【方论选录】血室虚寒,阳气不能统运,故蓄泄无权,腹痛崩漏焉。四物汤以滋培血室,吴萸、炮姜以温中逐冷,更用人参扶元补气,石脂涩脱、定崩漏也。水煮温服,俾血室既充,则寒邪无化,而冲任蓄泄有权,经行自然度,何患腹痛不退,崩漏不除乎!

23127　四物加味汤(《不知医必要》卷一)

【组成】熟地四钱　当归二钱　白芍(酒炒)　羌活　独活各一钱五分　牛膝(盐水炒)　川芎各一钱　炙草七分

【用法】水煎服。

【主治】鹤膝风阴虚者。

【加减】如有寒,加肉桂四分,制附子六七分或一钱。

23128　四物加桂汤(《全生指迷方》卷四)

【组成】川芎　当归(洗,焙)　芍药　地黄(焙)　桂心各等分

【用法】上为散。每服五钱,水二盏,煎至一盏,去滓温服。

【主治】妇人忽然寒热。

23129　四物加桂汤(《陈素庵妇科补解》卷五)

【组成】四物汤(芍用赤)加肉桂　乌药　陈皮　防风　香附　红花　延胡　生姜

【主治】产后冷水浣衣发热。

【加减】寒月,加羌活。

【方论选录】产妇气血俱虚,手试冷水,寒气深入腠理,气滞不行,内有余血未下,即便凝结成块,憎寒发热,头疼恶心,胸满腹痛,久则不治,必成癥瘕积聚诸症。治宜速解外寒,略从汗散,不可过剂,仍用辛热之药,助命门,暖丹田,温补脾胃,使营卫和,腠理固,则病自痊。是方四物补血,延胡索、红花行血,防风佐桂、姜达表散寒,乌药、陈皮、香附行气散滞,使经络无瘀血、无留寒、无壅气,可温经逐寒,病自愈矣。

23130 四物加减汤(方出《元戎》,名见《医学纲目》卷五)

【组成】四物汤加地骨皮 牡丹皮

【主治】妇人骨蒸。

【方论选录】《医学纲目》:当归、白芍、川芎、地黄补血;地骨皮泻肾火;牡丹皮泻包络火。

23131 四物地榆汤(《杂病源流犀烛》卷十五)

【组成】川芎 当归 白芍 地榆

【主治】痢疾,伤血分。

23132 四物当归汤(《医心方》卷九引《范汪方》)

【组成】当归 人参各二两 半夏一升 白蜜一升

【用法】上㕮咀。以水二斗,合蜜扬百三十过,纳药铜器中煎,得六升,分二次服,加至一时复服尽。

【主治】胃反不受食,食已呕出。

23133 四物当归汤(《圣济总录》卷五十七)

【组成】当归(切,焙)一两 桂(去粗皮) 甘草(炙,锉) 干姜(炮裂)各一两半

【用法】上为粗末。每服二钱匕,水一盏,煎至六分,去滓温服,空心、日午、临卧各一。

【主治】寒中腹痛。

23134 四物安神汤(《回春》卷四)

【组成】当归(酒洗) 白芍(酒洗) 生地黄(酒洗) 熟地黄 人参(去芦) 白术(去芦) 茯神(去皮木) 酸枣仁(炒) 黄连(姜炒) 栀子(炒) 麦门冬(去心) 竹茹 乌梅一个 辰砂(研末,临服调入)

【用法】上锉一剂。加大枣二枚,炒米一撮,水煎,食远服。兼服辰砂安神丸。

【主治】心中无血养,怔忡。

23135 四物安神汤(《顾氏医径》卷五)

【组成】地黄 当归 白芍 丹皮 枣仁 茯神 龙齿 远志

【主治】小儿善惊易悸,属心虚血少者。

23136 四物导赤散(《保命歌括》卷八)

【组成】四物用生地黄、赤芍,合导赤散,加条芩、山栀。

【主治】溺血不痛者。

23137 四物导痰汤(《女科指南》)

【组成】当归 川芎 地黄 芍药 甘草 半夏 杏仁 瓜蒌仁 橘红 茯苓 南星 黑枳实 黄芩 黄连 香附

【用法】水煎服。

【主治】痰火怔忡,及心胃嘈杂,眩晕。

23138 四物红花汤(《眼科菁华录》卷下)

【组成】四物汤加红花 苏木 木香 没药 䗪虫

【主治】苗叶刺伤眼目。

23139 四物芩连汤

《赤水玄珠》卷二十一。为方出《保命集》卷下,名见《万氏女科》卷一"四物加芩连汤"之异名。见该条。

23140 四物坎离丸(《医学入门》卷七)

【组成】生地一两半 熟地三两(同酒浸,捣膏) 当归二两 芍药一两半(同酒炒) 知母一两 黄柏二两(同酒浸,炒) 侧柏叶 槐子各一两(同炒) 连翘六钱

【用法】上为末,炼蜜为丸,如梧桐子大,用瓷盘盛之,以绵纸糊口,凉地下放七八日,去火毒,晒干收之。每服三四十丸至五六十丸,白汤或酒送下。

【功用】善乌须发。

【主治】❶《医学入门》:肠风。❷《医部全录》:脾湿下流于肾,与相火合为湿热,迫经下漏,紫黑臭腐。

23141 四物连附汤(《竹林女科》卷一)

【组成】当归尾 赤芍 香附(童便制) 黄连 丹皮 甘草

【用法】水煎,食前服。

【主治】经来色紫属热者。

【备考】《胎产新书》本方用归尾、赤芍、香附各二钱,黄连、丹皮、甘草各一钱。

23142 四物快斑汤(《痘疹全书》卷上)

【组成】川芎 赤芍 当归 生地 升麻 葛根 荆芥 牛蒡 连翘 紫草 地骨

【用法】水煎,和烧过人粪服。

【功用】退火凉血。

【主治】火盛而血不足,痘疮出而虽红鲜,反干燥而不充肥者。

23143 四物补心汤(《女科万金方》)

【组成】当归 川芎 生地 白芍 茯神 半夏 桔梗 白术各五钱 陈皮二钱 甘草三钱

【用法】分六帖。加生姜,水煎,空心服。

【主治】产后血耗气虚,言语颠倒错乱,坐卧不安。

23144 四物补心汤(《医略六书》卷三十一)

【组成】生地五钱 白芍一钱半(炒) 川芎一钱 当归三钱 白术一钱半(炒) 枣仁三钱(炒) 远志一钱半 半夏一钱半(制) 茯神二钱(去木) 炙草六分

【用法】水煎,去滓温服。

【主治】产后恍惚颠倒,脉虚弦者。

【方论选录】产后血亏痰滞,迷惑心窍,故心神恍惚,语言颠倒。生地壮水以滋心血,枣仁养心以宁心,白芍敛阴和心脉,当归养血荣心经,川芎行血海,白术健脾元,半夏化痰燥湿,远志通肾交心,茯神安神定心,炙草缓中益胃。水煎温服,使脾胃调和,则痰湿自化,而心血内充,心神得养,安有语言颠倒神情恍惚之患乎?

23145 四物补血汤

《眼科阐微》卷三。为《审视瑶函》"四物补肝散"之异名。见该条。

23146 四物补肝汤

《金鉴》卷七十八。为《审视瑶函》"四物补肝散"之异名,见该条。

23147 四物补肝散(《审视瑶函》)

【异名】四物补血汤(《眼科阐微》卷三)、四物补肝汤

（《金鉴》卷七十八）。

【组成】熟地黄（焙干）二两　香附子（酒制）　川芎　白芍（酒洗，炒）　当归身（酒洗，炒）　夏枯草各八钱　甘草四分

【用法】上为细末。每服二三钱，食后滚白汤送下。

【主治】❶《审视瑶函》：妇人产后，午后至夜昏花不明。❷《疡医大全》：雀目初起，头旋，常见五色不定，目中困倦，时暗时明。

【方论选录】以熟地黄补血、当归养血为君；夏枯草入厥阴，补养血脉为臣；甘草益元气补脾胃，白芍补脾和血为佐；川芎助清阳之气上升，香附理气血，故为使耳。

23148　四物补经汤（《女科万金方》）

【组成】当归　白术　香附　川芎　熟地　黄耆　陈皮　白茯苓各三钱　人参　阿胶　沉香（另磨）　小茴香　茱萸各二钱　粉草一钱

【用法】分八帖。加生姜三片，水煎服。兼乌鸡丸调理。

【主治】妇人二十五六岁，血气虚冷，经脉不调，或乍痛，或下白带如血脑髓，或似米泔，不分信期，每来淋沥不止，面色萎黄，四肢无力，头昏目眩。

23149　四物补经汤（《寿世保元》卷七）

【组成】香附　当归　白芍（酒炒）各六分　熟地黄　川芎各五分　黄耆（蜜炙）　白茯苓（去皮）　白术（去芦）　黄芩　玄胡索　陈皮各四分　砂仁　小茴（酒炒）人参　阿胶（炒）各三分　沉香（另研）三分　吴茱萸三分　粉草三分

【用法】上锉。加生姜三片，水煎，空心热服。

【主治】妇人二十五六岁，血海虚冷，经水不调，或时小腹疼痛，或下白带如鱼脑髓，或似米泔，不分信期，每日淋漓不止，面色痿黄，四肢无力，头昏眼花目眩。

23150　四物补经汤（《郑氏家传女科万金方》卷四）

【组成】当归　白鸡冠花各五钱　侧柏叶　白芍　香附各四钱　熟地　白术　人参　白茯苓　川芎　枣仁　陈皮（去白）各二钱　蒲黄（炒）　甘草各一钱

【用法】分六帖，加生姜三片，水煎服。

【主治】气血大亏，脾胃亦弱，营卫俱衰，致产后忽然下血成片似崩。

23151　四物阿胶汤（《伤寒全生集》卷三）

【组成】川芎　当归　芍药　地黄　乌梅　甘草　地榆　黄连　阿胶

【用法】水煎，磨墨温服。

【主治】下利脓血。

【加减】身热，加软柴胡；口渴，加干葛；脉弱，加人参；胃弱，加白术；血不止，加椿皮；脓血不止，加阿胶。

23152　四物附子汤

《外台》卷十九引《深师方》。为《伤寒论》"甘草附子汤"之异名。见该条。

23153　四物驱风汤（《陈素庵妇科补解》卷四）

【组成】当归一两　川芎五钱　白芍二钱　熟地一两　肉桂一钱　秦艽二钱　枳壳一钱半　红花一钱半　冬葵子一钱半　车前子一钱半　生芝麻三钱

【主治】孕妇平日不善调养，肝脾二经受伤，肝脾虚而风邪乘之，临产忽然口噤目翻者。

【方论选录】口噤、目翻，虚风之症现矣。若胎不下，而反上逼则危在须臾。然过于补虚，又恐留而不产，反为害事。是方四物补血，秦艽祛风，肉桂、红花行血，冬葵、车前滑窍，枳壳宽肠。胎下则气不上壅，血不逆行，虚风之症，可以渐退矣。

23154　四物青黛汤（《症因脉治》卷二）

【组成】四物汤加青黛

【用法】同煎，冲竹沥、童便服。

【主治】阴火喘逆。

23155　四物苦楝汤

《医学纲目》卷二十二。为《保命集》卷下"玄胡六合汤"之异名。见该条。

23156　四物苦楝汤（《保命歌括》卷三十一）

【组成】四物汤六钱加川楝肉　玄胡索各三钱半　吴茱萸　青皮各五分

【用法】上咬咀。加生姜三片，水二盏，煎一盏，食前温服。

【主治】脐下虚冷腹痛。

23157　四物鸢头散（《外台》卷十三引《小品方》）

【组成】东海鸢头（是由跋根）　黄牙石（又名金牙）　莨菪　防葵各一分

【用法】上药治下筛，每服方寸匕，以酒送服。

【主治】鬼魅。

【宜忌】防葵、莨菪并令人迷惑，恍惚如狂，不可多服。

【方论选录】《千金方衍义》：鸢头即由跋，乃虎掌之细者，专主风毒痰肿结热；防葵治癫痫惊邪狂走；莨菪疗内痹拘急癫狂；金牙辟瘴疬毒风恶气。四味皆瞑眩之药，而防葵、莨菪性禀阴毒，用者尤为切慎。

23158　四物知柏汤

《症因脉治》卷二。为《直指·附遗》卷十五"六物汤"之异名。见该条。

23159　四物和真汤（《宋氏女科秘书》）

【组成】川芎　当归　芍药　生地　白术　陈皮　香附　干姜　炙甘草

【用法】水二钟，加生姜三片，大枣二枚，水煎，空心服。

【主治】产后血虚发热。

23160　四物泻火汤（《嵩崖尊生》卷十二）

【组成】当归　川芎　白芍　生地　黄耆　黄柏　黄连

【主治】内火甚，反振慄恶寒。

23161　四物柏皮汤（《保命歌括》卷二十二）

【组成】当归梢七分　赤芍药　川芎各五分　黄柏三钱　黄连二钱　生地黄　黄芩各一钱

【用法】上咬咀，作二服。每服水一大盏，煎七分，去滓，调益元散一钱服。

【主治】血痢暴下。

23162　四物茶调散（《嵩崖尊生》卷六）

【组成】薄荷　川芎　羌活　甘草　荆芥　白芷　细辛　防风　合四物汤

【主治】左偏头风。

23163　四物钩藤汤（《一盘珠》卷八）

【组成】当归　川芎　白芍　生地　钩藤

【主治】急惊,目动筋挛,木旺血虚者。

23164　四物香附丸（《全国中药成药处方集》沙市方）

【组成】干地黄四两　川芎(酒炒)三两　白芍(炒)四两　全当归四两　香附(制)八两

【用法】上为细末,用冷开水叠为丸。每服三钱,空腹温开水送下,一日二次。

【主治】妇女月经不调,气滞腹胀。

【宜忌】贫血而腹不胀者忌服。

23165　四物香薷饮

《成方便读》卷三。为《苏沈良方》卷四引《五脏论》"神圣香茸散"之异名。见该条。

23166　四物保元汤（《验方新编》卷十一）

【组成】白芍(酒炒)　川芎各钱半　生地　台党　生耆各五钱　当归二钱　炙草一钱

【用法】水煎服。

【主治】❶《验方新编》:痛毒。❷《中国医学大辞典》:营卫气血虚热不足。

23167　四物绛覆汤（《重订通俗伤寒论》）

【组成】细生地四钱(酒洗)　生白芍钱半(酒炒)　真新绛钱半　广橘络一钱　全当归二钱(酒洗)　川芎五分(蜜炙)　旋覆花三钱(包煎)　青葱管三寸(切,冲)

【功用】滋阴濡络。

【主治】血虚脉络郁涩,血郁化火,致郁结伤中,脘胁串痛,甚则络松血溢,色多紫暗。

【加减】痛甚者,加桃仁七粒,蜜炙延胡一钱半,活血止痛;挟火者,加川楝子一钱半,丹皮一钱半,苦辛泄热。

【方论选录】以生地、归、芍养血滋阴为君;臣以绛、覆、川芎辛润通络;佐以橘络舒络中之气;使以葱管通络中之瘀。此为轻清滋阴,辛润活络之良方。

23168　四物桂枝汤（《圣济总录》卷二十一）

【组成】桂(去粗皮)　麻黄(去根节)各三分　附(炮制,去皮脐)一两　干姜(炮)一分

【用法】上㕮咀,如麻豆大。每服五钱匕,用水一盏半,入生姜半分(切),大枣三枚(拍),同煎至八分,去滓温服,不拘时候。

【主治】伤寒阴盛。

23169　四物桔梗汤（方出《万氏家抄方》卷二,名见《医统》卷四十四）

【组成】当归　芍药　熟地　桔梗　黄柏(炒)　川芎

【用法】水二盏,煎八分,加竹沥,通口服。

【主治】干咳嗽,痰郁火邪在肺。不得志者有此疾。

23170　四物桃仁汤（《症因脉治》卷一）

【组成】当归尾　赤芍药　川芎　怀生地　桃仁　独活　香附

【主治】内伤腰痛,瘀血停滞。

【加减】有寒者,加桂枝;有热者,加大黄。

23171　四物逍遥散（《疡科心得集》卷上）

【组成】柴胡　当归　白芍　茯苓　白术　炙甘草　川芎　生地　生姜　薄荷

【主治】妇人患茧唇,阴血衰少者。

23172　四物胶薄贴（《外台》卷三十四引《集验方》）

【组成】胶(炙)　大黄　莽草　细辛各等分

【用法】上为末,以鸡子白和涂纸上。贴肿,频易,昼夜贴之。割纸穿如钱大,出肿头。

【主治】乳痈。

23173　四物益母丸（《医统》卷八十四）

【组成】川当归(酒洗)　熟地黄(制)各四两　川芎　白芍药(炒)各二两　益母草(不犯铁器,为末)半斤　香附子(制)半斤　吴茱萸(汤泡)二两

【用法】上为末,炼蜜为丸,如弹子大。每服一丸,空心酒化下。如不喜化,只作小丸吞服亦可。

【主治】妇人经水不调,小腹有块,时痛。

23174　四物益母丸（《饲鹤亭集方》）

【组成】当归一两五钱　川芎　赤芍　木香各一两

【用法】上为末,益母膏为丸,每重二钱五分。

【主治】妇人经水不调,或经闭不通,干血内热,气滞腹痛;产后瘀露未尽,血块作痛之症。

23175　四物益母丸（《中药成方配本》）

【组成】炒当归三两　白芍二两　川芎一两五钱　生地三两　益母膏四两

【用法】上为细末,将益母膏化水泛丸,如赤豆大,约成丸九两五钱。每服二钱,开水吞服,一日二次。

【功用】养血调经。

【主治】妇女血亏,月经不调。

【备考】本方改为膏剂,名"四物益母膏"(见《全国中药成药处方集》沙市方)。

23176　四物益母膏

《全国中药成药处方集》(沙市方)。即《中药成方配本》"四物益母丸"改为膏剂。见该条。

23177　四物凉膈散（《万氏女科》卷一）

【组成】归身　川芎　赤芍　生地　黄芩(酒炒)　黄连(酒炒)　山栀(炒黑)　连翘　桔梗各一钱　生草　薄荷叶各五分　淡竹叶十片

【主治】经闭发热,咽燥唇干,血实形盛,脉有力者。

23178　四物消风汤（《外伤科学》）

【组成】当归三钱　川芎二钱　赤芍四钱　干地黄五钱　防风二钱　荆芥穗二钱　白鲜皮五钱　生薏苡仁六钱

【用法】水煎服。

【功用】养血祛风。

【主治】慢性湿疹,神经性皮炎,荨麻疹。

23179　四物消风饮（《金鉴》卷七十三）

【异名】四物消风散(《医钞类编》卷二十二)。

【组成】生地三钱　当归二钱　荆芥　防风各一钱五分　赤芍　川芎　白鲜皮　蝉蜕　薄荷各一钱　独活　柴胡各七分

【用法】加红枣肉二枚,水二钟,煎八分,去滓服。

【功用】调荣滋血消风。

【主治】赤白游风,滞于血分发赤色者。

23180　四物消风饮（《外科证治全书》卷五）

【组成】生地黄四钱　归身　赤芍各二钱　荆芥　薄荷　蝉蜕各一钱五分　柴胡　川芎　黄芩各一钱二分　生甘草一钱

【用法】水煎服。

【主治】血虚风热,皮肤游风,瘾疹瘙痒等证;及劳伤冒

风,身热口燥。

23181　四物消风散

《医钞类编》卷二十二。为《金鉴》卷七十三"四物消风饮"之异名。见该条。

23182　四物消风散(《外科真铨》卷下)

【组成】生地三钱　当归一钱　白芍一钱五分　川芎一钱　防风一钱　荆芥一钱　鲜皮一钱　虫退一钱　薄荷五分　甘草七分

【主治】赤游风。

23183　四物润导汤(《医学碎金录》)

【组成】生地四钱　油当归四钱　白芍二钱　川芎一钱　松子仁五钱　柏子仁五钱　肉苁蓉四钱　甘杞子三钱　人乳一杯(冲)

【用法】水煎服。

【主治】男子精血不足,妇人气血干枯,大肠失润,便结不行。

23184　四物调经汤(《女科万金方》)

【异名】四物调经散(《郑氏家传女科万金方》卷二)。

【组成】香附　川芎　当归　白芍　熟地　柴胡　陈皮　三棱　小茴香　莪术　白芷　黄芩　青皮　砂仁　肉桂　甘草各二钱五分

【用法】分为四帖。每帖加生姜三片,葱三根,红花三分,水二钟,煎一钟,空心热服。

【主治】女子十五六岁时,误食生冷,经脉不通,日夜乍生寒热,手足麻痹,饮食少进,头痛,恶心呕吐,腹中忽结一块,冲痛。

23185　四物调经散

《郑氏家传女科万金方》卷二。为《女科万金方》"四物调经汤"之异名。见该条。

23186　四物排风散(《女科旨要》卷三)

【组成】南星　半夏各一钱　防风　人参　羌活　防己　牛膝　杏仁　五味　当归各五钱　川芎　白芍各八分　茯苓　枣仁　白术　瞿麦各六分　枳实　白芷　天麻各四分　甘草二钱　熟地七钱

【用法】分三帖。加生姜三片,水煎,空心服。

【主治】产后忽然中风不语。因胎前先染风邪未发,以致产后中风,或兼产难,失于调理,感冒转成此症。

【加减】如泄泻,去枳实,加豆蔻、粟壳各三钱;热,加黄芩、柴胡各五钱;怕寒有汗,加黄芪、桂枝各四钱;气急,加沉香五分(磨);腹胀不思饮食,加砂仁、香附各四钱。

23187　四物麻仁丸(《症因脉治》卷四)

【组成】当归　白芍药　生地黄　川芎　麻仁　生何首乌

【主治】久病伤阴,血枯便秘,脉细而数。

23188　四物麻仁丸(《医略六书》卷十八)

【组成】熟地五两　当归三两　白芍两半(酒炒)　川芎一两　麻仁三两

【用法】上为末,炼蜜为丸,每服三五钱,百沸汤送下。

【主治】大便燥结,脉涩者。

【方论选录】中风病后,津液不足,无以下润肠胃,故大便燥结,便秘不通矣。熟地补阴滋血,当归养血荣经,川芎活血中之气,白芍敛血中之阴,麻仁润燥以通虚闭也。蜜丸以缓之,沸汤以下之,使阴血内充,则津液自润,而肠胃融

和,大便无燥结之患矣。

23189　四物麻仁汤(《伤寒全生集》卷三)

【组成】当归　川芎　芍药　熟地　干姜　麻仁　附子　桂　皂荚

【主治】阴结,不大便。

23190　四物鹿胶汤(《不知医必要》卷四)

【组成】当归　鹿胶各一钱五分　杜仲(盐水炒)一钱　补骨脂(盐水炒)　白芍(酒炒)　川芎　丝饼　川续断各一钱　熟地二钱

【功用】温补。

【主治】屡患堕胎。

23191　四物清肺汤(《眼科临症笔记》)

【组成】大熟地五钱　当归尾三钱　川芎二钱　赤芍三钱　栀子三钱　银花三钱　胡黄连三钱　石决明四钱　槐实三钱　甘草一钱　冬虫草五分

【用法】水煎服。

【主治】迎风流热泪。

23192　四物葵花汤(方出《保命集》卷下,名见《何氏济生论》卷七)

【异名】四物加熟地当归汤(《赤水玄珠》卷二十)、四物汤加熟地黄当归汤(《准绳·妇科》卷一)。

【组成】四物汤加熟地黄、当归各一两

【主治】经水少而血色和者。

23193　四物款冬丸(《外台》卷三十六引《小品方》)

【异名】款冬花丸(《卫生总微》卷十四)。

【组成】款冬花　紫菀各一两半　伏龙肝一分　桂心二分

【用法】上药治下筛,蜜和如泥。取如枣核大,涂乳头,令儿饮之,一日三次。

【主治】少小咳嗽,昼愈夜甚,初不得息,不能复啼。

【方论选录】《千金方衍义》:咳嗽昼愈夜甚,在少年当责之阴虚,在老人当责之血燥,在小儿当责肺胃虚冷,故用桂心、伏龙肝之辛温实脾,以助款冬、紫菀温肺之力。

23194　四物滋阴汤(《医林纂要》卷九)

【组成】当归二钱　生地黄一钱(勿用熟)　芍药一钱　川芎五分(宜少用)　牛蒡子八分(咽痛者加重用)　连翘八分(舌生疮者加重用)　干葛八分(热迫下泻者重用)　黄芩八分(口气出热者加重用)　红花五分　柴胡一钱　赤柽柳三茎

【用法】水煎服。

【功用】养阴。

【主治】麻疹暗黑焦枯,热盛不退,阴血受伤。

23195　四物解肌汤

《普济方》卷三六九。为《千金》卷五"芍药四物解肌汤"之异名。见该条。

23196　四物解毒汤(《金鉴》卷五十九)

【组成】当归　白芍(酒炒)　生地　元参　栀子(炒)　川芎　生甘草　黄连(酒炒)　黄柏(酒炒)　黄芩(酒炒)

【用法】水煎服。

【主治】女子出痘,或遇经行,过期不止,乃毒热乘入血室。

23197　四物解毒汤(《杂病源流犀烛》卷二十八)

【组成】枳壳　白术　槐角　秦艽各等分

【用法】水煎服。

【主治】痔头向上,是大肠热甚,收缩而上者。

23198 四物解毒汤

《痘疹会通》卷四。为方出《保命集》卷下,名见《万氏女科》卷一"四物加芩连汤"之异名。见该条。

23199 四物粱米汤(《千金》卷十五)

【异名】粱米汤(《圣济总录》卷一七九)、四味粱米汤(《圣济总录》卷一九〇)。

【组成】粱米 稻米 黍米各三升 蜡(如弹丸大)

【用法】以水五升,煮粱米三沸,去滓;复以汁煮稻米三沸,去滓;复以汁煮黍米三沸,去滓;以蜡纳汁中和之,蜡消取以饮之。

【主治】❶《千金》:小儿泄注。❷《医方考》:心劳吐衄,久服寒凉之剂,因坏脾胃。

【方论选录】❶《医方考》:心是脾之母,脾是心之子,脾因寒凉而坏,则必盗母气以自养,而心益病矣,求其不殆得乎? 故宜调脾益胃。调脾者,莫如谷气,故用稻、粱、黍米;复用蜡者,取其厚肠胃云尔。❷《千金方衍义》:安谷者昌。脾伤不能安谷,所以萃聚诸谷兼以至淡之蜡,略无苦味之物,以清肠胃之滞,专为婴儿畏药计也。

23200 四物澄波散(《圣济总录》卷一〇五)

【组成】胆矾(走水,洗去沙土)四钱 干姜(炮裂)半两 滑石(研) 秦皮(去粗皮)各一两

【用法】上为散。每用半钱匕,以沸汤浸,澄清洗之。

【主治】眼连睑赤烂,涩痛羞明。

23201 四和丁香散(《魏氏家藏方》卷五)

【组成】肉豆蔻一两(分作四份,一份入陈米炒过,去米不用;一份入丁香二钱,粳米一合,和炒裂,去米;一份面煨,去面;一份生用) 甘草三两(半蜜炙,半生用) 沉香二钱(生用,不见火) 干姜二两(炮)

【用法】上为细末。每服二钱,食前米饮调下;或地榆、诃子煎汤调下亦得。

【功用】壮气,固肠胃,生津液,止泻。

【主治】年高脾胃不和,饮食不化,频频洞泄,四肢无力,行步艰辛。

23202 四制川楝丸(《扶寿精方》)

【组成】川楝子(去核)一斤(分四份:一盐炒,去盐;一破故纸一两炒,俱用;一斑蝥一个去翅足炒,去斑蝥;一小茴香六钱,同盐炒,去盐,并用茴香)

【用法】面糊为丸,如梧桐子大。每服六十丸,用川芎、当归、生地黄、白芍药、小茴香(盐水炒)、破故纸(炒)、杜仲(炒去丝)、海藻各等分水煎,与丸药间服。

【主治】疝。

23203 四制化痰丸(《万氏家抄方》卷二)

【组成】半夏一斤(分作四份,勿切碎。一份用生姜、黄连各一两,水二碗同煮干,去姜、连;一份用知母、贝母各一两,水二碗同煮干,去二母;一份用人参、杏仁去皮尖各一两,水二碗同煮干,去参、杏;一份用桔梗、桑皮各一两,水二碗同煮干,去桑、桔)

【用法】拣出半夏,切碎晒干,为末,水糊为丸。每服四五十丸,生姜汤送下。

【主治】❶《万氏家抄方》:男妇虚火咳嗽,哮喘吐痰,胸

膈饱胀嗳气,一切痰症。❷《医略六书》:肥人嗜酒好味,胃口生痰生火,脉数者。

【方论选录】《医略六书》:湿热生痰,滞于胃口,故痞满不消,恶心不止焉。半夏一味,功为燥湿化痰,煮以黄连,清火燥湿,生姜解郁散痰,知母清热润燥,贝母解热清痰,人参扶元益胃气,杏仁降气豁痰涩,桑皮肃金泻湿热,桔梗清咽利胸痞。使湿热消化,则脾胃清和,而痞满无不解,何恶心之不止哉!

23204 四制乌附丸

《竹林女科》卷一。为《万氏女科》卷一"四制香附丸"之异名。见该条。

23205 四制白术丸(《何氏济生论》卷四)

【组成】白术十两(分四处,用故纸、吴萸、小茴、肉蔻四味各同一份,浸一夜,炒干,拣出白术用) 人参一两 山药一两(炒) 陈皮五钱 茯苓 白芍(酒煨) 木香五钱 砂仁五钱 干姜五钱 老莲肉(炒)四两

【用法】米饮为丸。每服百十丸,米饮送下。

【主治】脾虚久泻。

23206 四制白术散(方出《丹溪心法》卷三,名见《医学正传》卷五)

【异名】四制仙术散(《纲目拾遗》卷三)。

【组成】白术四两(分作四份:一份用黄耆同炒,一份用石斛同炒,一份用牡蛎同炒,一份用麸皮同炒)

【用法】上各炒微黄色,去余药,只用白术研细。每服三钱,粟米汤调下。

【主治】盗汗。

【备考】本方方名,《赤水玄珠》引作"白术汤"。

23207 四制白术散(《准绳·幼科》卷四)

【组成】白术八两(分作四份,一份砂仁炒,一份糯米炒,一份麸皮炒,一份壁土炒)

【用法】拣净,为末。量大小,乳酒调服。

【功用】调脾。

【主治】饮食不能樽节,暑湿不能护养,肚腹伤坏,泄泻频仍,饮食懒进,肢体羸瘦,愈未几而痘随出。

23208 四制白术散(《方症会要》卷二)

【组成】白术一斤(米泔水浸软,咀片,分作四份,一份用白豆蔻仁炒,一份用破故纸炒,一份用五味子炒,俱以炒干为度,拣去同炒药)

【用法】将白术研极细,用陈仓米、莲子作粉,打糊为丸,如梧桐子大。量服。

【主治】脾泄。

【备考】本方方名,据剂型,当作"四制白术丸"。

23209 四制仙术散

《纲目拾遗》卷三。为方出《丹溪心法》卷三,名见《医学正传》卷五"四制白术散"之异名。见该条。

23210 四制苍术丸(《瑞竹堂方》卷二)

【组成】苍术(分作四份制:一份用破故纸、小茴香同炒;一份用川楝子同炒;一份用川椒同炒;一份用青盐同炒)

【用法】上药同炒毕,余药不用,只用苍术为末,酒糊为丸,如梧桐子大。每服五十丸,空心米饮送下。

【功用】燥脾土,固真养胃。

【主治】痰饮。

【备考】本方方名,《本草纲目》引作"固真丹"。

23211 四制苍术丸(《普济方》卷二二四引《德生堂方》)

【组成】苍术一斤(分四处,一份酒浸,一份童子小便浸,一份泔水浸,一份盐水浸;春五、夏三、秋五、冬七日) 川椒(去目,炒) 小茴香 破故纸(酒浸,炒) 川楝肉(炒) 何首乌 白茯苓各四两

【用法】上为末,酒糊为丸,如梧桐子大。每服五六十丸,空心酒或盐汤送下。

【功用】上明眼目,中暖水脏,下补丹田,疏风顺气,乌髭发。

【主治】凡病愈后,气体不得复元者。

23212 四制苍柏丸

《医学入门》卷七。为《万氏家抄方》卷一"四制柏术丸"之异名。见该条。

23213 四制良姜丸(《医统》卷五十六)

【组成】良姜四两(分作四份制,一份用陈壁土同炒黄,去土;一份用斑蝥三十四个炒黄,去斑蝥;一份用巴豆三十四个去壳,同炒黄,去豆;一份用陈仓米四合同炒黄,去米) 吴茱萸一两(拣净,酒浸一宿)

【用法】上将吴茱萸同制良姜再炒,为细末,用浸茱萸酒煮,面糊为丸,如梧桐子大。每服五十丸,更看病人腹中冷热加减,空心生姜汤送下。

【主治】冷气心痛。

23214 四制抱龙丸(《金鉴》卷五十一)

【组成】天竺黄五钱 辰砂二钱 胆星一两 雄黄二钱 麝香一分半

【用法】上为极细末,另用麻黄、款冬花、甘草各五钱,煎汤去滓,慢火熬成膏,合药末为丸,如芡实大。每服一丸,薄荷汤化下。

【主治】阳痫,痰涎壅盛者。

23215 四制枳壳丸

《医统》卷四十一。为《医方大成》卷七引《简易》"四炒丸"之异名。见该条。

23216 四制柏术丸(《万氏家抄方》卷一)

【异名】四制丸(《摄生众妙方》卷四)、二妙丸(《医统》卷九十三)、四制苍柏丸(《医学入门》卷七)。

【组成】黄柏(去皮,净)四斤(一斤酥炙十三次,一斤乳汁浸十三次,一斤童便浸十三次,一斤米泔浸十三次) 无油苍术(去皮,净)一斤(川椒炒四两,破故纸炒四两,五味子炒四两,川芎炒四两)

【用法】去四味同炒之药,只用苍术、黄柏为末,炼蜜为丸,如梧桐子大。每服三十丸,早酒下,午茶下,晚白汤下。

【功用】滋阴降火,开胃进食,尽除周身之湿。

【主治】❶《万氏家抄方》:湿病。❷《医学入门》:湿热痿证。

23217 四制茱萸丸

《医学入门》卷七。为《局方》卷八(吴直阁增诸家名方)"夺命丹"之异名。见该条。

23218 四制香附丸(《万氏女科》卷一)

【异名】四制乌附丸(《竹林女科》卷一)。

【组成】香附(净)一斤(杵,分四制,酒、醋、盐水、童便各浸三日,焙研) 乌药八两

【用法】上为末,醋糊为丸。白汤送下。

【主治】因抑郁而致经闭者。

23219 四制香附丸(《摄生众妙方》卷十一)

【组成】香附米一斤(四两酒浸,四两盐汤浸,四两童便浸,四两醋浸,各三日,滤干,炒) 当归四两(酒浸) 川芎四两 熟地炭四两(姜汁炒) 白芍药四两(酒炒) 白术二两 陈皮二两 泽兰叶二两 黄柏一两(酒炒) 甘草一两(酒炒)

【用法】上为末,酒糊为丸。每服七十丸,空心白汤送下。

【功用】调经养血,顺气健脾。

【主治】❶《摄生众妙方》:不孕。❷《饲鹤亭集方》:妇女经水不调,赤白带下,腹痛胞闭,阴虚气滞,不能生育。

【宜忌】《饲鹤亭集方》:忌食牛肉,莱菔、生冷诸物。

23220 四制香附丸

《医学入门》卷八。为《普济方》卷三三二引《瑞竹堂方》"四制醋附丸"之异名。见该条。

23221 四制香附丸

《墨宝斋集验方》卷上。为方出《女科万金方》,名见《墨宝斋集验方》卷上"妇宝丸"之异名。见该条。

23222 四制香附丸(《穷乡便方》)

【组成】香附米(分作四份:用苏木一两煎汤浸一份,红花一两煎汤浸一份,桃仁去皮尖一两煎汤浸一份,泽兰草一两煎汤浸一份。各浸三日)

【用法】单用附米为丸。每服二钱一分,空心米汤饮下。

【主治】年少妇人经水或来或止。

23223 四制香附丸(《审视瑶函》卷四)

【组成】香附子(杵,去皮毛,净子)八两(分作四份,酒、醋、童便、盐水煮,晒,炒) 黄柏(酒炒) 熟地黄各一两(酒水煮烂,捣膏) 泽兰叶(净叶) 川芎(酒洗,炒) 白芍药(酒洗,炒) 当归(炒)各一两半 益母草四两(勿犯铁器)

【用法】除地黄膏另入,余共为细末,铺地一宿,去其火性,炼蜜为丸,如梧桐子大。每服二三钱,空心滚白汤送下;或食远亦可。

【主治】妇人产后崩漏,亡血过多,致睛珠疼痛,经水不调。

23224 四制香附丸

【方源】《何氏济生论》卷七。

【组成】香附一斤(作四份,童便、酒、醋、米泔各浸一份,春三日,夏一日,冬五日,取起晒干为末) 当归(酒洗)八两(为末)

【用法】水泛为丸。每服三钱,白汤送下。

【功用】调经养血,顺气。

【主治】无子。

23225 四制香附丸(《惠直堂方》卷四)

【组成】香附二斤(分四处,一童便、一米泔、一米醋、一盐水,各浸七日,一日一换,取出炒黄,勿焦) 当归(酒洗)一斤 熟地(艾叶二两煎汤拌蒸) 川芎 白芍 条芩(炒)各八两

【用法】上为末,炼蜜为丸。空心清汤送下。

【功用】种子。

【加减】血热,加生地八两。

23226　四制香附丸(《会约》卷十四)

【组成】净香附片一斤(用酒、醋、童便、盐水各浸四两,三日,焙,研)　山药八两(研末)

【用法】开水泡糊为丸。白汤送下。

【主治】气结经闭,脉实体旺者。

【宜忌】非脉实体旺者禁之,以性辛燥也。

23227　四制香附丸(《成方便读》卷四)

【组成】香附四两　当归三两　广艾绒二两　白芍　黄芩　丹参各二两　生地四两　川芎一两五钱　甘草　广皮　砂仁各一两

【主治】妇人经水不调,赤白带下,气血凝滞,腹痛经闭,或气块血块,两胁胀满,及呕吐恶心,胎前产后一切等证。

【方论选录】妇人之病,首重调经,经调则诸病易愈。即胎前产后,亦当观其气血之盛衰寒热而调之,调之之法固不同,而总不外乎先理其气,使气顺则血调之意。此方以丹参四物和血调经,必假香附之善行气分者,为之先道,故以为君。然所以资生血气者,又在于脾,若脾虚气滞,则经血亦为之不调,故以甘草、陈、砂补脾疏滞。于是观其病之偏于寒者,则用广艾绒以温之;偏于热者,则用黄芩以清之。是以医不执方,加减在乎人用耳。

23228　四制香附丸(《北京市中药成方选集》)

【组成】香附(炙)一百六十两　当归六十四两　白芍三十二两　熟地四十八两　白术(炒)三十二两　川芎十六两　橘皮三十二两　黄芩三十二两　砂仁八两　木香四两

【用法】上为细末,用黄酒八十两,加冷开水泛为小丸。每服二钱,一日二次,温开水送下。

【功用】调经养血,舒郁和肝。

【主治】气逆结滞,经水不调,血块腹痛,久不孕育。

23229　四制益母丸(《全国中药成药处方集》济南方)

【组成】益母草三十二两　当归十六两　川芎八两　木香八两

【用法】上为细末,炼蜜为丸,三钱重,蜡皮封固。每服一丸,温开水送下。

【主治】行经腹痛,腹胀胁满。

23230　四制益母丸(《全国中药成药处方集》呼和浩特方)

【组成】坤草半斤　当归　赤芍　木香各二两　人参

【用法】上为细末,炼蜜为丸,重二钱,蜡皮封固。

【主治】经带病。

【备考】方中人参用量原缺。

23231　四制益母丸(《全国中药成药处方集》福州方)

【组成】炙甘草一两半　川抚芎一两半　漂白术三两　九蒸地黄八两　酒白芍三两　广木香一两　益母草四两　艾叶四两　炒阿胶一两　茯苓三两　香附四两　当归四两　缩砂仁二两　京丹参二两　陈皮二两

【用法】上为细末,炼蜜为丸,每粒重一钱五分,黄蜡封固。

【功用】未孕调经,即孕安胎,调和经脉,祛散风邪。

【主治】妇人胎前产后诸般病症。

23232　四制益母丸(《全国中药成药处方集》青岛方)

【组成】坤草一斤半　橘红五两　白芍五两　白术五

两　当归五钱　沉香五钱　川芎五两　砂仁二钱五分　生地十两　木香二两五钱　茯苓五两　牛膝二两五钱　乌药五两　甘草二两　人参二两　琥珀二两五钱

【用法】上为细末,炼蜜为丸,重二钱五分,蜡皮封固。

【主治】经带病。

23233　四制黄芩丸(《万氏家抄方》卷三)

【组成】枯黄芩六两(泡,刮去皮,取净四两,分作四处,荆芥穗五钱煎汁浸一两,薄荷四钱煎汁浸一两,丹皮八钱煎汁浸一两,郁金五钱煎汁浸一两;各浸二日)

【用法】并汁煮干,为末,以粉葛二两煎汤打糊为丸,如绿豆大。每服一钱,食后茶清送下。

【主治】赤鼻,面上酒疮,酒渣。

23234　四制黄柏丸(《活人心统》卷下)

【组成】黄柏一斤(分作四份,一份酒浸,一份蜜炒,一份童便浸,一份盐水炒)　知母一斤(去毛,切碎)

【用法】先以黄柏研成末,用知母煎熬成膏为丸,如梧桐子大。每服七十丸,白汤送下。

【主治】上盛下虚,水火偏胜,消中。

23235　四制黄柏丸(《赤水玄珠》卷一)

【组成】黄柏(去粗皮,净)四斤(一斤以好酒浸,一斤米泔水浸,一斤蜜糖水浸)

【用法】上俱用瓷器浸之,三味俱要没二指为度,冬月浸七日,夏浸三日,春秋五日,滤出晒干,仍存余汁待后用;再将黄柏一斤切作五寸长,用真酥油半斤,以瓷碗盛之,先将铜铫将水熬滚,再将酥油连碗入水溶化,将黄柏以微火炒热,用棕刷蘸酥徐徐刷上,且刷且炙,各使透彻,切忌焦黑,炙毕放于冷地上,以瓷碗复之二日,去火毒。并前共为细末,以前存原汁和为丸;如汁不敷,再加蜜酒兑匀和之为丸,如梧桐子大。每服五七十丸,空心及临卧酒吞下,徐以干物压之。

【功用】滋肾降火化痰。

【主治】吐血,遗精。

【加减】如相火周身疼痛,减黄柏二斤,加犀角一两为末,入前丸中。

23236　四制楝实丸(《全国中药成药处方集》呼和浩特方)

【组成】胡芦巴　楝子二斤三两四钱　青木香一斤十四两　橘核二斤八两　巴戟一斤十四两　吴黄一斤十四两　青皮　茴香　柴胡　木通各一斤十四两　川乌一斤

【用法】上为细末,水泛小丸。

【主治】气滞积聚。

【备考】方中胡芦巴用量原缺。

23237　四制醋附丸(《普济方》卷三三二引《瑞竹堂方》)

【异名】四制香附丸(《医学入门》卷八)。

【组成】香附子一斤(带毛;分作四份,一份盐水浸七日,一份米醋浸七日,一份小便浸,一份酒浸;各焙干)

【用法】上为细末,醋糊为丸,如梧桐子大。每服七十丸,食前温酒送下。

【主治】妇女经候不调。

【加减】瘦人,加泽兰叶、赤茯苓各二两。

【方论选录】《丹溪心法附余》:香附子血中之气药也,妇人血用事,今用香附子开郁行气,盖气行而血亦行矣,何病之不瘳哉!

23238 四制鲮鲤丸（《种福堂方》卷三）

【组成】归尾五钱 大黄 荆芥 桔梗 乳香（炙） 没药（炙）各二钱 黄芩 连翘各三钱 防风 羌活各二钱半 全蝎一钱 蝉蜕二十个（去头） 僵蚕二十五个 牛皮胶一两（土炒） 雄黄七分 金头蜈蚣四条（去头足，分作四样法制：一条用姜汁搽，焙干；一条用香油搽，焙干；一条用醋搽，焙干；一条用酥搽，炙） 穿山甲四两（亦作四制：一两用红花五钱煎汤煮，焙干；一两用牙皂五钱煎汤煮，焙干；一两用紫草节五钱煎汤煮，焙干；一两用苏木五钱煎汤煮，焙干）

【用法】上为细末，真米醋打糊为丸，每丸重一钱二分，朱砂一钱五分共为衣，瓷瓶收贮，瓶内放麝香五分以养之。每服一丸，滚酒送下。

【主治】一切无名肿毒，瘰疬。

23239 四季三黄丸

《北京市中药成方选集》。为《千金》卷二十一引巴郡太守"三黄丸"之异名。见该条。

23240 四季侧柏散（《奇效良方》卷五十一）

【组成】侧柏（烧存性。春采东，夏采南，秋采西，冬采北）

【用法】上为细末。每服二钱，糯米饮调下。

【主治】肠风脏毒，下血不止。

【备考】一方用侧柏叶一斤（洗，炙），为末。每服二钱，食前枳壳汤调下。

23241 四季感冒片（《成方制剂》11册）

【组成】陈皮 大青叶 防风 甘草 荆芥 桔梗 连翘 香附 紫苏叶

【用法】制成糖衣片，每片（底片）重 0.35 克。口服，一次 3～5 片，一日 3 次；或遵医嘱。

【功用】清热解表。

【主治】四季风寒感冒，特别适用于体弱者，妊娠妇女因感冒引起的发热头痛，鼻流清涕，咳嗽口干，咽嗽疼痛，恶心畏食等。

23242 四炒川楝丸

《医学入门》卷七。为《百一》卷十五"川楝子丸"之异名。见该条。

23243 四炒固真丹

《医学入门》卷七。为《普济方》卷二二六引《十便良方》"固真丹"之异名。见该条。

23244 四炒枳壳丸

《得效》卷六。为《医方大成》卷七引《简易》"四炒丸"之异名。见该条。

23245 四炒枳壳丸（《回春》卷三）

【组成】枳壳四两（米泔浸，去瓤，分四处炒之：一份苍术一两同煮干，炒黄色，去苍术；一份萝卜子一两水同煮干，炒黄，去萝卜子；一份小茴香一两水同煮干，炒黄色，去茴香；一份干漆一两水同煮干，炒黄色，去干漆） 香附二两 槟榔一两 玄胡索一两（微炒） 三棱二两（同莪术法制） 莪术一两（棱、莪二味，用童便一钟浸一宿，次日用完巴豆仁去壳三十粒，同水煮干，炒黄色，去豆不用）

【用法】上为细末，用苍术、茴香、萝卜子、干漆煮汁，好醋一碗，同面糊为丸，如梧桐子大。每服七十丸，清米汤送下。

【功用】宽中快膈快气，消导饮食。

【主治】气血凝滞，腹内鼓胀积聚。

23246 四炒健脾散（《奇效良方》卷十七）

【组成】苍术四两（麸炒） 干姜四两（灰炒） 乌头六两（以江水浸七日，取出切片，以盐四两炒干；或先切片子，以江水浸两日，炒黄为度，同盐取出） 甘草五两半（炒）

【用法】上为细末。每服一钱，食前用白汤入盐调服。

【功用】进食。

23247 四炒楝实丸

《回春》卷五。为《百一》卷十五"川楝子丸"之异名。见该条。

23248 四治黄连丸（《本草纲目》卷十三引《韩氏医通》）

【组成】连珠黄连一斤（分作四份：一份用酒浸炒，一份用自然姜汁炒，一份用吴茱萸汤浸炒，一份用益智仁同炒，去益智，研末） 白芍药（酒煮，切，焙）四两 使君子仁（焙）四两 广木香二两

【用法】上为末，蒸饼为丸，如绿豆大。每服三十丸，食前米饮送下，一日三次。

【主治】五疳八痢。

【宜忌】忌猪肉、冷水。

23249 四宝大神丹（《纲目拾遗》卷八引《家宝方》）

【组成】马料豆五升（用混堂油制九次） 黄耆八两（人乳制七次） 白当归（酒洗）四两 金樱子二斗（去内子与毛，外去刺，淘净熬膏，临收时，加童便一二盏）

【用法】前三味和金樱膏为丸，如梧桐子大。每服三钱，桂圆汤送下。

【主治】五劳七伤。

【宜忌】忌腥臭、发物、房事。

23250 四草定痛汤（《准绳·疡医》卷六）

【组成】山薄荷 宝塔草 矮金屯叶 皱面藤叶

【用法】上药生采叶，擂酒服；根、梗煎酒服。

【主治】打扑跌堕压磕等伤肿痛。

23251 四炭阿胶汤（方出《时病论》卷三，名见《湿温时疫治疗法》）

【组成】银花 生地 白芍 黄芩（四者均炒为炭） 阿胶（炒珠） 山药（炒黄） 陈皮 石莲

【主治】阴虚之体患五色痢。

【临床报道】五色痢：鄂渚余某之甥，患痢两月余矣，憔悴不堪，夜不成寐，渴饮不食，脉数苔无，取观所下之痢，五色杂见。丰曰：此五色痢也，乃凶症耳。石顽有云：痢下五色，脓血稠粘，滑泄无度，多属阴虚。今此证分明久痢伤肾，下焦不摄，即先哲所谓阴虚痢是也。斯时即有湿证所彰，亦不能投之渗利。当用本方，连尝三四服，遂中肯矣。登圊略减数遭，惟口渴寐少，脉转小数，欠力欠神，此气血津液，皆亏损也。照前方除去枯芩，加入东参、炙草、夜交藤，服数剂更为合拍。后用六味合四君为主，调治月余，始得痊可。

【备考】《湿温时疫治疗法》本方用银花炭、条芩炭、白芍炭各一钱半，生地炭三钱，真阿胶一钱半，炒黄淮药三钱，广陈皮、甜石莲各一钱半。

23252 四香三米饮（《普济方》卷三八三）

【组成】木香 丁香 檀香各等分 藿香叶加两倍

送下。

早米　晚米(或陈仓米尤妙)　糯米各等分(上三味炒熟)

【用法】每服米药三钱重,水一盏煎,不拘时候服。

【主治】小儿疳伤,紧泻遗粪,带馊酸臭,气秽至二三尺远。

23253　四顺附子汤《《妇人良方》卷八》

【组成】生附子(去皮脐)　白姜(炮)　甘草　人参各一两

【用法】上㕮咀。每服四钱,水二盏,煎至七分,去滓,空心服。

【功用】峻补。

【主治】❶《妇人良方》:下痢纯白,状如鱼脑,脐腹冷痛,日夜无度,手足逆冷;或有呕逆,全不入食,饮食欲温而恶冷,六脉微细;甚者,四肢逆冷,六脉沉绝。❷《奇效良方》:吐泻过多,手足逆冷,六脉沉细,气少不语;及霍乱转筋,肉冷汗出,呕哕。

【宜忌】凡痢疾虽体寒,手足逆冷,冷汗自出,六脉沉伏,不宜轻用附子。

【加减】吐泻、腹痛,加桂半两;小便不利者,加茯苓半两。

23254　四顺制蛔汤《《痘科辨要》卷八》

【组成】当归　芍药　大黄(酒炒)　鹝鸪菜各大　甘草减半　乌梅　地丁各中　胡黄连　雄黄各少许

【用法】水煎,温服,临欲饮时,加雄黄末。

【主治】痘已见至三四日,火热未解,内有蛔虫,下唇纯红如石榴花,腹肚时痛,大便未通,小水赤涩,动气冲胸肋者。

23255　四顺凉肝散《《银海精微》卷下》

【组成】荆芥　川芎　当归　防风　赤芍药　甘草　汉防己各等分

【用法】水煎,温服。

【主治】视物不明,如纱遮睛者。

23256　四顺理中丸

《千金》卷三。为《伤寒论》"理中丸"之异名。见该条。

23257　四顺理中丸《《医方类聚》卷二一二引《仙传济阴方》》

【组成】黑豆一升(炒熟,去皮)　香附子末四两半　干姜(炮)　生干地黄各一两

【用法】上为末。炼蜜为丸,如梧桐子大。每服三十丸,空心以米饮吞下。

【主治】新产五指暴露,羸弱少气,体常自汗。

【备考】本方改为汤剂,名"四顺理中汤"(见《宋氏女科》)。

23258　四顺理中汤

《东医宝鉴·杂病篇》卷二。即《伤寒论》"理中汤"加甘草一倍。见该条。

23259　四顺理中汤

《宋氏女科》。即《医方类聚》卷二一二引《仙传济阴方》"四顺理中丸"改为汤剂。见该条。

23260　四顺清凉饮

《得效》卷八。为《圣惠》卷八十八"加减四味饮子"之异名。见该条。

23261　四顺清凉饮《《奇效良方》卷六十四》

【组成】大黄(米上蒸,晒干)　赤芍药　当归　甘草

（微炙)　青皮　枳壳各等分

【用法】上为粗末。每服三钱,水一钟,煎至五分,不拘时候。

【主治】小儿热证腹痛,血热蕴结壅滞。

23262　四顺清凉饮《《幼科发挥》》

【组成】白芍　当归　生地　甘草　柴胡

【主治】❶《幼科发挥》:中焦热。❷《痘疹一贯》:中焦热,津液少而便秘。

23263　四顺清凉饮

《外科正宗》卷四。为《婴童百问》卷四"清凉饮子"之异名。见该条。

23264　四顺清凉饮《《麻症集成》卷四》

【组成】当归　酒芍　瓜蒌　熟军　甘草　丹参

【主治】大便秘结,火壅血燥,而耗津液。

23265　四顺清凉散《《异授眼科》》

【组成】大黄(酒炒)　川芎　山栀　赤芍　没药(制去油)　归身　枳壳　香附(醋炒)　生地　甘草各等分

【用法】上为末。米汤下。

【主治】白膜遮睛。

23266　四顺清凉膏《《万氏家抄方》卷五》

【组成】芍药　当归(酒洗)　黄连(姜炒)各五钱　生地(酒洗)　甘草　大黄(酒蒸九次)　黄芩(炒)各三钱

【用法】上为末,炼蜜为丸,如芡实大。每服一丸,白汤送下。

【主治】小儿热结,大便不通。

23267　四将军饮子《《医说》卷五引《类编》》

【组成】大附一枚(炮,去皮脐,四分之)　诃子四个(炮,去核)　陈皮四个(全者,洗净,不去白)　甘草四两(炙)

【用法】上切,为四服。用水二盏,加生姜七片,大枣七枚,煎去五之三,药成持饮。

【主治】病痁临发,因心中抑郁,阴阳交战至于阴厥。

23268　四逆双解散《《点点经》卷三》

【异名】养阳双解散。

【组成】四逆理中汤加大黄二钱　芒消二钱

【主治】脉来缓浮,呕恶,手足逆冷,大便不通,小便自利,或泄泻硬胀。

23269　四逆承气汤《《医方简义》卷二》

【组成】淡附片二钱　干姜一钱　炙甘草五分　厚朴一钱五分　麸炒枳实二钱　玄明粉三钱　酒蒸大黄六钱　乌梅一枚　川连一钱(酒炒)　川椒三十粒(炒去汗)

【用法】水煎服。

【主治】干霍乱。

23270　四逆茱萸汤

《圣济总录》卷三十八。为《伤寒论》"当归四逆加吴茱萸生姜汤"之异名。见该条。

23271　四逆茱萸汤《《会约》卷四》

【组成】甘草(炙)二钱　干姜(炮)三钱　附子三钱(或生用)　吴茱萸二钱(开水泡,一次用)　生姜一钱半　大枣四枚

【用法】水煎,冷服。

【主治】阴证厥逆,脉弱囊缩者。

【加减】加人参更妙;如腹痛,加白芍二钱。

23272 四逆萸姜汤

《杏苑》卷七。为《伤寒论》"当归四逆加吴茱萸生姜汤"之异名。见该条。

23273 四逆理中汤（《点点经》卷三）

【组成】条参 白术 秦艽 川芎 羊藿 白茯 干葛 桂心 附子 姜炭 甘草

【用法】生姜、大枣为引。

【主治】酒伤脾胃，四肢逆冷，冷汗常作，发肤焦枯，饮食不思，脉来沉，寸部迟细，尺部洪数。

23274 四神附子丹

《普济方》卷二二五。为《幼幼新书》卷九引李安仁方"酒煎附子四神丹"之异名。见该条。

23275 四神附子煎

《传信适用方》卷二。为《幼幼新书》卷九引李安仁方"酒煎附子四神丹"之异名。见该条。

23276 四神治痢丸（年氏《集验良方》卷三）

【组成】川连八两（吴萸同炒） 木香 槟榔 川大黄（蒸）各二两 吴萸（汤泡，炒连）一两 （一方加炒过石莲肉更妙）

【用法】醋糊为丸，如梧桐子大。每服百丸，空心服。

【主治】一切痢疾初起，腹痛后重。

23277 四神消积丸（《慈幼新书》卷十）

【组成】陈皮三两 川厚朴二两 青皮二两（醋炒） 广木香五钱 枳实二两（蒸） 京三棱一两（煨，切） 槟榔二两 蓬莪术二两（煨，切） 山楂肉二两 半夏曲二两 麦芽二两 吴茱萸一两 神曲二两（炒） 香附米二两（炒） 砂仁一两（炒） 白芥子五钱（炒）

【用法】萝卜汤迭丸。食远白汤下。

【主治】食积伤生冷硬，不能克化，心腹满痛。

23278 四神理中汤（《效验秘方·续集》祝德军方）

【组成】熟附子9克 补骨脂12克 五味子6克 吴茱萸9克 炒白术10克 党参15克 炮姜6克 肉桂3克 罂粟壳9克 乌梅9克 地榆炭15克 白及10克 木香6克 甘草6克

【用法】每日1剂，水煎2次，早晚分服。

【功用】温补脾肾，涩肠止泻。

【主治】慢性溃疡性结肠炎。脾肾阳虚型；症见久病不愈，肠鸣腹泻或五更泄，泻后痛减，形寒腹冷，喜温喜按，少食肢倦，腰膝酸软，苔淡苔白，脉沉细无力。

【加减】症见少腹刺痛者，加赤芍、红花通络理肠；苔腻，饮食不化者，加藿香、佩兰、豆蔻、砂仁芳香化湿；脓血便明显者，加白头翁。

【方论选录】以附子理中汤四神丸组方，附子、肉桂、补骨脂温补命门，益肾助阳；吴茱萸、炮姜温中散寒；党参、白术、甘草益气健脾，以助运化；五味、粟壳、乌梅固肠止泻；地榆炭、白及、木香行气理血，清化大肠。

23279 四配清中饮

《疡医大全》卷三十三。为《圣惠》卷八十八"加减四味饮子"之异名。见该条。

23280 四海舒郁丸（《疡医大全》卷十八）

【组成】青木香五钱 陈皮 海蛤粉各三钱 海带 海藻 昆布 海螵蛸各二两（俱用滚水泡去盐）

【用法】上为细末。每服三钱，不拘酒、水，一日三次；滓沉在碗底内者，敷气颈上。

【主治】因七情抑郁不伸，肝脾气郁不舒致气颈，结喉之间，气结如胞，随喜怒消长，甚则饮食噎碍。

【临床报道】气颈（甲状腺肿大）：《江苏中医》[1958，(9)：29]曾治疗4例女性患者，肿大的甲状腺均渐变软、变小，其他伴随症状减轻或消失。作者认为：气颈多属气郁痰阻所致，治用四海舒郁丸理气化痰，软坚散结，一般在服药1～1.5个月后，颈间肿大之甲状腺都能变软、变小，连服2～3个月，可以消散。所有眼突、心悸、失眠、手颤等现象，亦能逐渐消失。

【备考】愈后用黄药子四两，生酒三大壶，煮三炷香，窨一七去火毒，早、晚任饮数杯。

23281 四黄夺命丹（《陈素庵妇科补解》卷三）

【组成】大黄 黄芩 黄连 黄柏（上俱酒炒） 胆星 焦栀 知母 甘草 枯矾（揿酌用之） 竹叶（或加砂仁）

【功用】急下降火救阴。

【主治】妊娠心脾二经伏火上炎，舌肿痛，或木舌，重舌，唇如涂朱，舌晕煤黑，舌长齿唇之外不收，水谷难以下咽，胎上逼心，烦闷欲死，危在旦夕。

【方论选录】是方黄芩清上，黄连清中，黄柏清下，大黄直驱涤肠胃之热邪，釜底抽薪，九死一生之法也；甘、栀、知母佐芩、连、柏导上中下三焦屈曲之火，引之下行；枯矾之酸涩，胆星之苦寒，辰砂之重镇，皆所以为佐使也。

23282 四黄涤痰丸（方出《鸡鸣录》，名见《重订通俗伤寒论》）

【组成】川大黄四两（用竹沥一两，姜汁一钱，朴消三钱拌蒸三次） 蒌仁（去油） 蛤壳（煅，飞） 橘红（炒）各四两 茯苓 陈胆星（姜制，蒸） 茅术（炒）各三两 天麻（煨） 浮石（煅，飞） 蓬术（酒炒） 白芥子（炒）各二两 薄荷叶一两六钱 石菖蒲 沉香 青黛（飞）各一两 制半夏（竹沥、姜汁炒）六钱 川黄连（姜汁炒）五钱 天竹黄三钱 白蔻仁三钱 冰片一钱

【用法】上为细末，以竹沥九分，姜汁一分为丸，如绿豆大，再用煅石膏五钱，牛黄二钱，辰砂一钱三味研细为衣。每服一二钱，开水送下。

【功用】化痰。

【主治】胸膈迷闷，气逆咳呛，及哮喘中痰。

23283 四蒸木瓜丸（《三因》卷四）

【异名】四蒸丸（《魏氏家藏方》卷八）。

【组成】威灵仙（苦葶苈同入） 黄耆（续断同入） 苍术（橘皮同入） 乌药（去木，与黄松节同入）各半两

【用法】以大木瓜四个切盖去瓤，入前件药，仍用盖簪定，酒洒蒸熟，三蒸三晒，取药出，焙干为末，研瓜为膏，搜和捣千杵为丸，如梧桐子大。每服五十丸，空心温酒、盐汤任下。

【主治】❶《三因》：肝肾脾三经气虚，为风寒湿搏着，流注经络，竭日旷岁，治疗不痊，凡遇六气更变，七情不宁，必至发动，或肿满，或顽痹，憎寒壮热，呕吐自汗。❷《魏氏家藏方》：新旧脚气，不论干湿。

23284 四壁柜朱砂（《圣惠》卷九十五）

【组成】针砂一斤 硫黄四两 朱砂三两 白矾七两 盐一两

【用法】上以浓醋一斗五升,煮针砂、硫黄二味令干,以火煅之,待鬼焰出尽后,放冷再研。别入硫黄二两,又用醋一斗五升更煮,候干,依前煅之,鬼焰尽即止,放冷,以水淘取紫汁,去其针砂,澄紫汁极清,去其清水尽,阴干,即入白矾、盐同研,纳瓷瓶中,四面下火煅之,候瓶内沸定即止,待冷出之,细研,以醋拌为櫃,先用药一半,入铅桶中筑实,即以金箔两重、朱砂为櫃上,又以余櫃盖之,筑实,以四两火养三七日,即换入铜桶中,密固济,用六两火养三七日足,即用十斤火煅之,住火自消,寒炉出药,朱砂已伏,于湿地薄摊,盆合一复时,出火毒了,细研,以枣肉为丸,如麻子大。每服五粒,空腹以温水送下。

【功用】除风冷,温暖骨髓,悦泽颜色,延年益寿。

【宜忌】忌羊血。

23285 四藤一仙汤(《效验秘方·续集》祝谌予方)

【组成】鸡血藤30克 钩藤15克 络石藤15克 海风藤15克 威灵仙10～15克

【用法】每日1剂,水煎2次,分2次温服。

【功用】疏通经络,养血活血,解痉止痛。

【主治】风湿痹证,可以作为多种关节疼痛的基本方。临床常见关节疼痛、活动不便、乏力肢软的症状。

【加减】体虚之关节疼痛、产后身痛者,加黄芪建中汤,补虚通络止痛;类风湿关节炎、病程较长者,加当归四逆汤,温通养血止痛;四肢冷痛、遇寒加重之寒痹,加附子、肉桂,温阳散寒通络。

【方论选录】方中选用藤枝攀绕、性能多变的四藤,配通达十二经脉的威灵仙,使全方具有疏通经络、养血活血、解痉止痛的功用。钩藤清热平肝,缓急解痉;络石藤祛风通络,舒筋消瘀,消肿止痛;海风藤祛风除湿,通脉行络;鸡血藤养血活血,舒筋通络;威灵仙祛风湿、行经脉,通络止痛。全方药性中和,配伍得当,便于临证加味应用。四藤一仙汤是祝师针对关节痛的主要病机而设立,具有三大特点:一是药性中和,适用于多种关节疼痛;二是通络止痛,药力集中,疗效卓著;三是方简药精,便于临证加味应用。

23286 四十号蛊象方

《杂病源流犀烛》卷二十一。为《痧胀玉衡》卷下"射干兜铃汤"之异名。见该条。

23287 四加减正气散(《温病条辨》卷二)

【组成】藿香梗三钱 厚朴二钱 茯苓三钱 广皮一钱五分 草果一钱 楂肉(炒)五钱 神曲二钱

【用法】水五杯,煮取二杯,渣再煮一杯,三次服。

【主治】秽湿着里,邪阻气分,舌白滑,脉右缓。

23288 四君子加味汤(《不知医必要》卷三)

【组成】党参(米炒,去芦) 白术(净炒)各一钱 藿香木香各六分 茯苓七分 炙草四分 煨姜一片

【主治】寒滞腹痛。

23289 四君子快斑汤(《万氏家抄方》卷六)

【异名】四君快斑汤(《赤水玄珠》卷二十八)。

【组成】人参 黄耆 白术 茯苓 甘草 官桂 白芷 荆芥穗 防风 陈皮 白芍

【用法】水煎服。

【主治】痘疹充肥,湿盛而气不足。

23290 四君子袋泡剂

《成方制剂》15册。即同书"四君子丸"改为袋泡剂。见该条。

23291 四君加姜附汤(《辨证录》卷一)

【组成】白术一两 茯苓五钱 附子一钱 人参五钱 甘草一钱 干姜一钱

【用法】水煎服。

【主治】冬月伤寒四五日后,腹痛,小便不利,手足沉重而疼,或咳,或呕。

23292 四苓合芩芍汤(《温病条辨》卷二)

【组成】苍术二钱 猪苓二钱 茯苓二钱 泽泻二钱 白芍二钱 黄芩二钱 广皮一钱五分 厚朴二钱 木香一钱

【用法】水五杯,煮取二杯,分二次温服。

【主治】自利不爽,欲作滞下,腹中拘急,小便短者。

【宜忌】久痢不宜用之。

【方论选录】四苓散分阑门,通膀胱,开支河,使邪不直注大肠;合芩芍汤宣气分,清积滞,预夺其滞下之路也。此乃初起之方。久痢阴伤,不可分利,故方后云:久利不宜用之。

23293 四味土木香散(《中国药典》2010版)

【组成】土木香200克 苦参(去粗皮)200克 珍珠杆(去粗皮、心)100克 山奈50克

【用法】上为粗末,过筛混匀,即得。每服2.5～3.6克,水煎服,一日2～3次。

【功用】清瘟解表。

【主治】瘟病初期,发冷发热,头痛咳嗽,咽喉肿痛,胸胁作痛。

23294 四味大黄饮子

《普济方》卷四○五。为《圣惠》卷八十八"加减四味饮子"之异名。见该条。

23295 四味万两金丹

《疮疡经验全书》卷八。为《御药院方》卷十一"无价散"之异名。见该条。

23296 四味石钟乳散(《外台》卷九引《古今录验》)

【异名】吸散(《千金》卷十八)、钟乳七星散(《千金》卷十八)、钟乳散(《圣惠》卷四十六)。

【组成】钟乳(碎研) 白礬石(炼) 款冬花 桂心各一分

【用法】上药治下筛,以筒吸之,如大豆许一七聚,先食,一日三次。不知稍增之。

【主治】寒冷咳嗽,上气胸满,唾腥脓血。

【宜忌】忌生葱。

【方论选录】《千金方衍义》:七星之名聚,其聚形以示灵验之意。方用钟乳温肺为主,礬石涤痰,款冬下气,桂心散结利关节也。

23297 四味肉苁蓉丸

《景岳全书》卷五十九。为《奇效良方》卷三十五"肉苁蓉丸"之异名。见该条。

23298 四味鼠黏子汤(《疮疡经验全书》卷八)

【异名】鼠黏子汤(《幼幼集成》卷六)。

【组成】鼠黏子二两(炒) 甘草(炙) 升麻各一钱五分 射干二钱五分

【用法】上咬咀。每服三钱,水一大盏,煎六分,温服。

【主治】《幼幼集成》:麻疹咽喉疼痛,饮食艰难。

【备考】《幼幼集成》本方用法:灯心为引,水煎热服。

23299　四制川楝子丸

《景岳全书》卷六十。为《百一》卷十五"川楝子丸"之异名。见该条。

23300　四物龙胆草汤(《眼科全书》卷六)

【组成】当归　川芎　白芍　生地各一钱　防己　防风　胆草　羌活各七分

【用法】水煎,食后温服。

【主治】目痛,暴作云翳,痛不可忍。

23301　四物加二活汤(《陈素庵妇科补解》卷五)

【组成】四物(芍用赤)加羌活　独活　延胡索　红花　青皮　香附　乌药　山楂　黑小豆

【主治】产后沐浴后受风发热。

【方论选录】玉门进风,风自下焦而入,浴后受风,外则皮毛,下则产户,表里皆可受病。故以防风、二活祛在表之风,以黑小豆祛在里之风,玄胡、青皮、红花、山楂祛其余血,香附、乌药行其结气也。气行则血自散,血行则风自灭,理本一贯也。

23302　四物加人参汤(《万氏女科》卷一)

【组成】人参　归身　川芎　白芍　生地　香附(童便炒)　炙草各一钱

【用法】生姜、大枣为引。

【主治】瘦人血虚少而经水来少。

23303　四物加大黄汤(《产科发蒙》卷四)

【组成】四物汤加大黄

【主治】产后不大便数日,而小腹疼痛者。

23304　四物加地榆汤(《医略六书》卷三十)

【组成】生地炭五钱　小川芎一钱　白芍一钱半(醋炒)　当归身三钱(醋炒)　地榆炭三钱

【用法】水煎,去滓温服。

【主治】产后血崩,脉涩数者。

【加减】脾虚,加焦术;气虚,加人参。

【方论选录】产后血室空虚,冲任失守,不能操蓄泄之权,而经血妄行,故血崩不止焉。生地凉血止血,地榆涩血定崩,小川芎行血海以升阳,白芍药敛阴血以固下,当归身养血以引血归经也。水煎温服,使经血内充,则冲任融和,而蓄泄有权,血无妄行之患,安有血崩不止乎! 脾虚加白术,气虚加人参,是因病制方,无不各有绳墨。

23305　四物加竹沥汤

《医林纂要》卷五。为方出《丹溪心法》卷一,名见《医方考》卷一"四物汤加桃仁红花竹沥姜汁方"之异名。见该条。

23306　四物加芩术汤(《医方集解》)

【异名】温六合汤。

【组成】四物汤加芩　术

【主治】经水过多。

23307　四物加芩连汤(方出《保命集》下,名见《万氏女科》卷一)

【异名】芩连四物汤(《医统》卷八十八)、四物芩连汤(《赤水玄珠》卷二十一)、四物加黄芩黄连汤(《准绳·女科》卷一)、四物解毒汤(《痘疹会通》卷四)。

【组成】四物汤加黄芩　黄连各一两

【主治】血热而月经先期,经水色黑;及痘疹血虚。

❶《保命集》:经水如黑豆汁。❷《万氏女科》:形瘦素无他疾,月经不及期而经先行,由于血热者。❸《痘疹会通》:痘疹血虚,红赤顶陷,不成浆,只生清水。

【备考】《万氏女科》本方用四物(用赤芍)、芩、连(俱炒)各一钱,生草五分。水煎,食前服。《赤水玄珠》本方用法:为末,醋糊为丸服。

23308　四物加芩连汤(《万氏女科》卷一)

【异名】四物加芩连知柏汤(《医钞类编》卷十六)。

【组成】归身　白芍　知母　生地　条芩　黄连各一钱　川芎　熟地各五分　黄柏七分

【主治】经水来太多,属于热者。

23309　四物加泽兰汤(《不知医必要》卷四)

【组成】泽兰　熟地各二钱　当归三钱　白芍(酒炒)　川芎各一钱五分　桃仁(去皮尖,研)七粒　红花一钱

【功用】散血兼补。

【主治】产后瘀血凝滞,身痛,以手按而更痛者。

23310　四物加参术汤(《不知医必要》卷四)

【组成】党参(去芦,米炒)　白芍(酒炒)　白术(净)　川芎各一钱五分　当归　熟地各二钱　炮姜一钱

【功用】热补。

【主治】产后血虚身痛,喜按者。

23311　四物加荆防汤(《陈素庵妇科补解》卷五)

【组成】当归　川芎　赤芍　生地　荆芥　防风　陈皮　甘草　香附　泽兰　山楂　红花　葱白　生姜

【主治】产后外感风邪发热。

【方论选录】是方四物补血行血,荆芥、泽兰祛风,红花、山楂散未尽之瘀,陈皮、香附、甘草行久结之气,葱白、生姜引邪外达。热退之后,四物、六君或加柴、葛培养气血,升发胃气可也。

23312　四物加柴胡汤(《万氏女科》卷一)

【组成】归身　川芎　白芍　生地　柴胡　人参　条芩　生草　黄连

【用法】水煎服。

【主治】性急多怒伤肝,以动冲任之脉,一月而经再行者。

23313　四物加通草汤(《陈素庵妇科补解》卷五)

【组成】当归一钱半　川芎一钱　赤芍一钱　生地二钱　通草五分　桔梗五分　丹皮一钱二分　玄参一钱　青皮一钱　香附一钱　枳壳一钱　葱白五寸

【主治】产后三日外,蒸乳发热。

【加减】气虚体肥,加耆、芷。

【方论选录】是方四物补血,加丹皮、玄参凉血清热,陈皮、香附、青皮行气,桔梗、枳壳、通草、葱白疏肝通窍,开结下乳。不必过服峻补之药,阻塞厥阴(乳头属肝)、阳明(乳房属胃)二经之气,反致孤阳无阴,为害不浅。

23314　四物加黄芩汤(《医学纲目》卷三十四引王海藏方)

【组成】四物汤四两加黄芩

【主治】经暴下。

【加减】如腹痛,加黄连一两。

23315　四物加葵花汤(方出《元戎》,名见《济阴纲目》卷一)

【组成】当归　川芎　白芍药　熟地黄　葵花(一方加红花　血见愁)

【用法】水煎服。

【主治】经水涩少。

23316　四物加黑姜汤(《不知医必要》卷四)

【组成】熟地三钱　当归二钱　白芍(酒炒)　川芎各一钱五分　炮姜一钱

【主治】产后阴血暴伤,阳无所附,夜热晨退。

23317　四物合二陈汤(《陈素庵妇科补解》卷一)

【组成】归须　赤芍　川芎　生地　陈皮　法夏　茯苓　甘草　海藻　红花　香附　丹皮

【功用】导痰行血。

【主治】积痰而经水不通。

【方论选录】四物汤养血,归用尾,芍用赤,兼行血;二陈汤导痰,兼祛湿;海藻、香附佐二陈,丹皮、红花佐四物;痰去则血行,即所以通经也。

23318　四物合匀气散(《幼幼集成》卷六)

【组成】当归身　川芎劳　京赤芍　怀生地　南木香　京楂肉　炙甘草

【用法】水煎,不拘时服。

【功用】妇女经水疏通之后,以此调气血。

23319　四物合导赤散(《幼幼集成》卷六)

【组成】全当归　正川芎　杭白芍　怀生地　川木通　怀熟地　炙甘草

【用法】加灯心十根,水煎,热服。

【主治】妇女经后出痘,热入血室,神识不清,谵妄。

23320　四物黄连薄贴(《外台》卷二十四引《删繁方》)

【组成】黄连　黄柏　地榆　白芷各一两

【用法】上药治下筛,鸡子白和涂布。薄痈上,对疮口,穿布出痈气,令疏气。

【主治】痈肿已溃。

23321　四物清凉饮子

《卫生总微》卷三。为《圣惠》卷八十八"加减四味饮子"之异名。见该条。

23322　四顺清凉饮子(《审视瑶函》卷三)

【组成】当归身　龙胆草(酒洗,炒)　黄芩　桑皮(蜜制)　车前子　生地黄　赤芍　枳壳各八分　炙甘草三分　熟大黄　防风　川芎　川黄连(炒)　木贼草　羌活　柴胡各六分

【用法】上锉一剂。水二钟,煎至八分,去滓,食远服。

【主治】凝脂翳症。

23323　四逆加人参汤(《伤寒论》)

【异名】四顺汤(《肘后方》卷二)、人参四顺汤(《鸡峰》卷五)、四顺饮(《易简方》)、回阳饮(《医学集成》卷一)、人参四逆汤(《古方选注》卷上)、四味回阳饮(《伤寒温疫条辨》卷四)。

【组成】甘草二两(炙)　附子一枚(生,去皮,破八片)　干姜一两半　人参一两

【用法】以水三升,煮取一升二合,去滓,分温再服。

【主治】阳虚血脱。吐利之后,汗多恶寒,四肢厥逆,脉微;或吐利未止,见上述诸证者。

❶《伤寒论》:霍乱,恶寒,脉微而复利,利止,亡血也。

❷《肘后方》:霍乱吐下,腹痛干呕,手足冷不止。❸《千金》:霍乱转筋,肉冷,汗出,呕哕者。❹《鸡峰》:表里俱虚,伤冒寒冷,腹胁胀满,呕逆痰涎;及邪中阴经,手足厥冷,既吐且利,小便频数,里寒,身体疼痛,脉细微,下利清谷,头痛恶寒,亡阳自汗。

【宜忌】《外台》:忌海藻、菘菜、猪肉。

【方论选录】❶《注解伤寒论》:恶寒脉微而利者,阳虚阴胜也。与四逆汤温经助阳,加人参生津液益血。❷《伤寒绪论》:亡血本不宜用姜,附以损阴,阴虚又不当用归、芍以助阳。此以利后恶寒不止,阳气下脱已甚,故用四逆以复阳为急也。其所以用人参者,不特护持津液,兼阳药得之,愈加得力耳。设误用阴药,必腹满不食,或重加泄利呕逆,转成下脱矣。❸《千金方衍义》:直中阴寒用姜、附,温经而救四肢逆冷,因病以立名也;霍乱加人参,助姜、附回阳而使四肢温顺,勒名以彰实也。与当归四逆加生姜吴茱萸助力回阳一义。❹《古方选注》:四逆加人参,治亡阴利止之方。盖阴亡则阳气亦与之俱去,故不当独治其阴,而以干姜、附子温经助阳,人参、甘草生津和阴。

【临床报道】❶伤寒虚阳外浮:《寓意草》徐国桢伤寒六七日,身热目赤,索水到前,复置不饮,异常大躁,将门牖洞启,身卧地上,辗转不快,更求入井。一医汹汹,急以承气与服。余诊其脉,洪大无伦,重按无力。谓曰:此用人参、附子、干姜之证,奈何以为下证耶? 于是以附子、干姜各五钱,人参三钱,甘草二钱,煎成冷服。服后寒战,戛齿有声,以重绵和头覆之,缩手不肯与诊,阳微之状如著,再与前药一剂,微汗热退而安。❷心动过缓:《伤寒解惑论》张某某,女,中年。胸中满闷,手足发凉,脉沉迟。西医诊为心动过缓症。为处四逆加人参汤方,五六剂痊愈,后未再发。❸急性胃肠炎:《伤寒论临床实验录》裴某,男,58 岁。夏令因饮食不节,患急性胃肠炎。初起发热恶寒,头痛脘闷,继则吐利交作,腹疼,烦躁不安;曾服导滞分利止呕药两剂,而吐利不止,渐至四肢厥逆,心烦身出冷汗,口干舌燥,饮食不思,脉象微细欲绝。此乃吐利之后中气大伤,心阳衰竭,阴气不继之证。治疗时扶阳救逆固属重要,而补中气生津血,又属刻不容缓。吉林参6 克,干姜10 克,炮附子10 克,甘草18 克。服药一剂后,四肢回暖,吐利不作,心不躁烦,能安然入寐。三剂后症状消失,精神安静,食欲渐展,脉象虚缓,后以和胃化滞之剂调理而愈。❹吐血:《江西中医药》[1959,(5):30]黄某某,男,64 岁,骤患吐血盈盆,气息奄奄,闭目不语,汗出如珠。诊其脉沉微,肢冷如冰,危在顷刻。此证气随血脱,惟有大剂益气回阳,摄血归经。处方:参须三钱,炙北耆一两,熟附片四钱,炮干姜二钱,炙甘草二钱。翌日复诊,肢温汗敛血止,惟精神疲惫,声音低微,脉息较起,但仍甚微弱。虽有转机,尚未脱险,原方加白术三钱,白芍三钱而愈。❺心绞痛:《中医药学刊》[2003,21(5):665]用本方治疗冠心病心绞痛 102 例,结果有效 80 例,无效 22 例,总有效率78.4%。

23324　四逆加茯苓散(方出《伤寒论》,名见《圣济总录》卷二十六)

【组成】甘草(炙)　枳实(去瓤,麸炒)　柴胡(去苗)　芍药各一两　赤茯苓(去黑皮)半两

【用法】上为细散。每服二钱匕,米饮调下,一日三次。

【主治】伤寒少阴证,小便不利。

23325 四逆加猪胆汤

《外台》卷六引《小品方》。为《伤寒论》"通脉四逆加猪胆汁汤"之异名。见该条。

23326 四逆散加味方(《效验秘方·续集》许润三方)

【组成】柴胡10克 枳实15克 赤芍15克 甘草10克 丹参30克 穿山甲15克 路路通15克

【用法】日1剂,水煎服,2次分服。

【功用】疏肝理气,化瘀通络。

【主治】输卵管阻塞导致的不孕症。

【加减】肝郁气滞证,重用枳实、赤芍至15克,或加香附10克、䗪虫10克;肝郁血瘀证,酌加当归15～20克、䗪虫10克,或水蛭10克。肝郁痰湿证,加昆布10克、白芥子10克;瘀湿互结加用生黄芪20克,利水活血,消除局部充血水肿。附件增厚,压痛明显者,加用龙葵10克、蒲公英20克以清热解毒、活血散结;附件炎性包块,加用荔枝核10克行气散结,加昆布10克软坚散结;输卵管积水者,加用大戟3克即能行胞脉水湿,对瘀湿互结所致的输卵管积水效果颇佳。输卵管结核,加用夏枯草10克,以清热散结,加用蜈蚣3条,通络散结。兼气血不足,见月经过少,色淡,全身乏力者,加用党参20克、当归15克以补气养血;兼肾虚,如腰骶酸痛,畏寒肢冷者,加仙茅10克、仙灵脾10克、紫河车10克以温肾益精。

【方论选录】"四逆散"原出自张仲景《伤寒论》少阴病篇。方由柴胡、枳实、芍药、甘草四味药组成。现用其治疗输卵管不通,意在取柴胡疏肝解郁,宣透祛瘀;枳实破气散结,活血行滞;芍药凉血活血,与枳实同用,能使活血祛瘀之力增强;生甘草清热消炎,四药合用奏疏肝解郁、行气散结、活血疏滞之功。对该方进行加味,以期增强活血通络之力。加丹参,以助赤芍活血祛瘀,破结消癥。另外,丹参还可以通行血脉,益气养血,可防理气活血太过耗伤阴血,祛瘀而不伤正。加穿山甲,通络疏滞,散血消肿,专能行散,并可引诸药入血脉,达病所。再加路路通,以行气活血,协同穿山甲以疏通胞脉的闭阻。综观全方,选药精当,配伍严谨,疏肝理气以调达全身的气机;活血化瘀以消散胞脉瘀滞;其性走窜,引诸药直达病所;活血且养血以防阴血耗损。用药既注重调整全身功能,也注意消除局部病变,二者兼顾。

23327 四十一号离象方

《杂病源流犀烛》卷二十一。为《痧症全书》卷下"土一"之异名。见该条。

23328 四十二号旅象方

《杂病源流犀烛》卷二十一。为《痧胀玉衡》卷下"清气化痰饮"之异名。见该条。

23329 四十七号讼象方

《杂病源流犀烛》卷二十一。为方出《痧胀玉衡》卷中,名见《痧症全书》卷下"土七"之异名。见该条。

23330 四十八号同人方

《杂病源流犀烛》卷二十一。为《痧胀玉衡》卷下"当归枳壳汤"之异名。见该条。

23331 四十八候三黄散(《普济方》卷三六九)

【组成】麻黄(不去节) 大黄(蒸)各一分 黄芩半分

【用法】上为细末。每服半钱,葱汤调下,一日二次。

【主治】小儿伤寒。

23332 四十九号坤象方

《杂病源流犀烛》卷二十一。为《痧胀玉衡》卷下"荆芥薄荷汤"之异名。见该条。

23333 四十三号鼎象方

《杂病源流犀烛》卷二十一。为《痧胀玉衡》卷下"蒲黄饮"之异名。见该条。

23334 四十五号蒙象方

《杂病源流犀烛》卷二十一。为《痧胀玉衡》卷下"牛黄丸"之异名。见该条。

23335 四十六号涣象方

《杂病源流犀烛》卷二十一。为方出《痧胀玉衡》卷中,名见《痧症全书》卷下"土六"之异名。见该条。

23336 四十四号未济方

《杂病源流犀烛》卷二十一。为《痧胀玉衡》卷下"木通汤"之异名。见该条。

23337 四时加减柴胡汤

《兰台轨范》卷三。为《金匮》卷下"四时加减柴胡饮子"之异名。见该条。

23338 四君子加竹沥汤(《医林纂要》卷五)

【组成】白术二钱半 人参二钱 茯苓二钱 甘草(炙)二钱 竹沥半杯 姜汁三匙

【用法】水煎服。

【主治】半身不遂在右者,及痰厥暴死。

23339 四君子加远志汤(《医学摘粹》)

【组成】人参三钱 白术三钱 茯苓三钱 甘草二钱 远志二钱

【用法】水煎大半杯,温服。

【主治】心气不固而为赤白浊。

23340 四苓散加木瓜汤(《痘疹活动至宝》卷终)

【组成】赤茯苓 猪苓 泽泻各一钱 木瓜五分 白术六分 木通八分 车前子四分 灯心一团

【用法】水二钟,煎一钟,入盐少许,令药微有咸味,饥时服。小便自利,其泻立业。

【主治】小儿暑月水泻,小便赤涩,或全不小便者。

23341 四味升麻葛根汤

《小儿痘疹方论》。为《局方》卷二"升麻葛根汤"之异名。见该条。

23342 四味调经止痛散(《古今医鉴》卷十一)

【组成】当归 玄胡索 没药 红花各等分

【用法】上为末。每服二钱,醇酒送下。

【主治】妇人月水将来或将尽,前后数日腹痛。

23343 四味紫苏和胎饮(《万氏女科》卷二)

【组成】苏叶 条芩 白术各一钱半 甘草一钱

【用法】生姜为引,水煎,热服。汗出而解。

【主治】妊娠伤寒,恶寒、头痛、发热者。

【加减】恶寒、头痛、项强、腰脊痛,此病在太阳经,加羌活、藁本、川芎、防风各一钱,连须葱三根。

23344 四物人参知母汤(《验方新编》卷九)

【组成】归身 白芍 台党 熟地 知母 麦冬各一钱 川芎七分 炙草五分

【用法】生姜、大枣为引,水煎,食前服。更宜常服地黄丸。

【主治】冲任内伤,不及期而经先行,形瘦,素多疾且热者。

23345 四物三黄泻心汤《保命歌括》卷八)

【组成】四物汤加黄芩 黄连 大黄(俱用酒制)

【用法】水煎服。

【主治】❶《保命歌括》:暴吐血。❷《金鉴》:热盛吐衄。

23346 四物加黑小豆汤《陈素庵妇科补解》卷五)

【组成】四物(芍用赤) 荆芥(黑) 延胡 红花 泽兰 防风 秦艽 黑小豆 山楂 干姜

【用法】童便、酒各一盏,临服冲下。

【主治】产后玉门不合,迸风发热。

【方论选录】是方以四物补血,童便清心为君,黑豆、荆芥、泽兰、秦艽、防风祛风为臣,干姜、红花、玄胡、山楂祛瘀为佐,入酒为使也。

23347 四物合小乌沉汤《保命歌括》卷八)

【组成】乌药一两 香附(醋制)二两 甘草二钱半

【用法】上为末。每服一钱,煎四物汤调服。

【主治】脏毒下血。

23348 四物合小柴胡汤《郑氏家传女科万金方》卷一)

【组成】当归 白芍 熟地 川芎 柴胡 甘草 黄芩 人参 半夏

【用法】加生姜、大枣,水煎服。

【主治】妇人身热如蒸,索汤水无已,经闭不行,咳嗽。

23349 四物汤倍芎归汤(方出《保命集》卷下,名见《保命歌括》卷三十)

【组成】四物汤四两(倍当归、川芎)加鬼箭 红花 玄胡索各一两(同为末)

【用法】水煎,调没药散服之。

【主治】产后血运、血结,血聚于胸中,或偏于小腹,或连于胁肋。

23350 四物苍术各半汤《元戎》)

【组成】四物汤一份 苍术一份

【用法】上为粗末。水煎服。

【主治】妊娠四肢肿痛,不能举重。

23351 四物理中各半汤《元戎》)

【组成】四物汤一份 理中汤一份

【用法】上为粗末。水煎服。

【功用】流湿润燥。

23352 四物黄柏知母汤《内外科百病验方大全》卷一)

【组成】归身 赤芍 生地 黄柏(炒) 知母 木通各一钱 川芎七分 生甘草五分

【用法】水煎,食前服。

【主治】月经超前,误服辛热暖宫之药,致冲任伏火者。

23353 四制茱萸香炼丹

《奇效良方》卷四十七。为《普济方》卷二四八引《德生堂方》"四制茱楝香壳丹"之异名。见该条。

23354 四制茱楝香壳丹《普济方》卷二四八引《德生堂方》)

【异名】四制茱萸香炼丹《奇效良方》卷四十七)。

【组成】吴茱萸一两(分作四份,一份装带尿猪尿胞,酒浸者;一份醋浸;一份童子小便浸;一份盐炒) 泽泻四两 川楝子四十九个(巴豆二十个炒黄,去巴豆) 枳壳(去瓤,

炒) 木香 陈皮 青皮 茴香(盐炒) 石菖蒲(炒) 槟榔 三棱(煨) 桃仁(去皮,炒) 草薢 蓬莪术(煨) 官桂 白茯苓 乳香各三两(别研) 荔枝核四十九枚

【用法】上为细末,酒糊为丸,如梧桐子大。每服五十丸,空心盐汤或酒送下。

【主治】肾经虚寒,下元虚冷,小肠疝气,阳事衰败。

23355 四季三黄泻心丸

《审视瑶函》卷六。为《千金》卷二十一引巴郡太守"三黄丸"之异名。见该条。

23356 四季加减百解散《传信适用方》卷一)

【组成】柴胡(去芦头并土) 升麻 干葛 白芍药 白术 防风(去苗) 甘草(炙) 羌活 独活 藁本(去芦) 半夏(汤洗十次,姜汁浸) 苍术(米泔水浸,麸炒) 人参(去芦) 藿香(去梗,以上各修事了称)各一两

【用法】上为细末。每服三钱,水一盏半,加生姜三大片,大枣二个,煎至一盏,去滓热服,不拘时候。

【功用】调中顺气,祛逐寒邪,调顺三焦,扶表救里,温润肺经,升降阴阳,进美饮食,和解发散,凉汗清肌,退热固表。春常服,免瘟疫之疾;夏常服,不中暑喝;秋服,无疟痢之疾;冬服,不感寒毒。

【主治】伤寒在表,未传入经,发热恶寒,腰脊强痛;已传经络,胸满气逆,肢体烦疼,目睛痛,耳聋,口燥咽干;或渴不渴,手足自温;或肢厥自利;或不自利,小便反快;首会感风,风伤腠理,头痛项强,表重伤风,憎寒头痛,鼻流清涕,咳嗽涎痰;及风湿相搏,关节烦疼,一身尽重,加之恶风,时自汗出;伤风、伤寒、中暑、中喝,食蒸头痛,气逆胸满,失饥,吐逆,眩晕,及已经汗之不解,下之不当,吐不中病。

【加减】立春以后不加减;立夏以后,加柴胡一分,赤茯苓、当归各半两;立秋以后,减柴胡一分,当归、赤茯苓各半两,只加麻黄(去节)半两,干姜(炮)、官桂各一分;立冬以后,并无加减;如要表散,加葱三寸,淡豉三十粒,煎服,衣被盖覆。

23357 四季理脾肥儿丸《穷乡便方》)

【组成】怀山药 山楂肉 使君子 神曲 白茯苓各三钱 仁米四钱 白术一钱 莲肉(去皮心)五钱 粉草二钱 诃皮(末)一两

【用法】上为末,早糯米糊为丸。米汤吞下。

【功用】理脾。

23358 四逆加吴茱萸汤

《中国医学大辞典》。为《伤寒全生集》卷二"茱萸四逆汤"之异名。见该条。

23359 四逆加猪胆汁汤

《普济方》卷三一八。为《伤寒论》"通脉四逆加猪胆汁汤"之异名。见该条。

23360 四逆汤加生姜方《圣济总录》卷二十五)

【组成】甘草(炙,锉)一两 干姜(炮)三分 附子(炮裂,去皮脐)半枚 生姜(切,焙)一两半

【用法】上为粗末。每服五钱匕,水一盏半,煎至八分,去滓,温服。

【主治】伤寒少阴证呕哕者。

23361 四十八候贴项药方《准绳·幼科》卷九)

【组成】川乌头 白芷 地龙 五灵脂 赤小豆各

等分

【用法】上为末。生姜自然汁与酒同调,贴在项上,更服竹茹散。

【主治】小儿五软。

23362 四乌鲗骨一蔺茹丸 《素问》卷十一)

【异名】乌贼骨丸(《圣济总录》卷一五三)、乌鱼骨丸(《宣明论》卷一)、枯积丸(《普济方》卷一八九引《指南方》)、乌贼丸(《医学入门》卷八)、乌贼蔺茹丸(《杏苑》卷八)、乌鲗骨丸(《古方选注》卷下)、女科乌贼丸(《全国中药成药处方集》福州方)、四乌贼一蔺茹二妙丸(《全国中药成药处方集》杭州方)

【组成】四乌鲗骨四份 蔺茹一份

【用法】二物并合,以雀卵为丸,如小豆大。每服五丸,饭前以鲍鱼汁送下。

【功用】❶《类经》:通血脉,补肝。❷《全国中药成药处方集》(福州方):补奇经八脉。

【主治】女子血枯经闭、赤白带下,男子阴痿精伤。

❶《素问》:年少时大脱血致血枯,胸胁支满,妨于食,病至则先闻腥臊臭,出清液,先唾血,四肢清,目眩,时时前后血;或醉入房中,气竭伤肝,月事衰少不来。❷《医学入门》:男子精竭,阳事痿弱,面无精彩。❸《全国中药成药处方集》(福州方):妇人气血虚弱,赤白带下,肢体羸瘦,恐成痨瘵。

【宜忌】《张氏医通》:惟金水二脏,阴虚阳扰,喘嗽失血,强中滑精者,禁用:以其专主温散,而无涵养真阴之泽也。

【方论选录】❶《素问》王冰注:饭后药先,谓之后饭。按古《本草经》云:乌鲗鱼骨、蔺茹等并不治血枯,然经法用之,是攻其所生所起尔。夫醉劳力以入房,则肾中精气耗竭;月事衰少不至,则中有恶血淹留。精气耗竭,则阴痿不起而无精;恶血淹留,则血痹着中而不散,故先兹四药,用入房焉。古《本草经》曰:乌鲗鱼骨味咸,冷平无毒,主治女子血闭;蔺茹味辛,寒平有小毒,主散恶血;雀卵味甘,温平无毒,主治男子阴痿不起,强之令热,多精有子;鲍鱼味辛臭,温平无毒,主治瘀血血痹在四肢不散者。寻文会意,方义如此而处治之也。❷《类经》:乌鲗,即乌贼也。骨名海螵蛸,其气味咸温下行,故主女子赤白漏下及血闭血枯,其性涩,故亦能令人有子。蔺茹,亦名茹蔺,即茜草也。气味甘寒无毒,能止血治崩,又能益精气,活血通经脉。雀,即麻雀也。雀卵气味甘温,能补益精血,主男子阴痿不起,故可使多精有子,及女子带下,便溺不利。鲍鱼,即今之淡干鱼也。诸鱼皆可为之,惟石首、鲫鱼者为胜,其气味辛温无毒。鱼本水中之物,故其性能入水脏,通血脉,益阴气,煮汁服之,能同诸药通女子血闭也。以上四药皆通血脉,血主于肝,故凡病伤肝者,亦皆可用也。❸《张氏医通》:《内经》之方不多见,仅仅数方,世都弃置不讲。尝考本草,乌鲗骨、蔺茹并皆走血,故《内经》以之治气竭伤肝,血枯经闭等证,丸以雀卵,饮以鲍鱼汁者,取异类有情,以暖肾调肝,则虚中留结之干血,渐化黄水而下矣。后饭者,先药后饭,使药力下行也。又问:雀卵以时而生,急需未必可得,奈何? 答曰:大匠在乎绳墨,不拘物料,皆可成器,雀卵功专暖肾,如无,雀肉煮捣可代;鸡卵及肝亦可代。鸡属巽而肝主血也。活法在人,可执一哉?

❹《古方选注》:乌鲗骨丸,皆血肉之品。盖血枯气去,苟非有情之物,焉能留恋气血,而使之生长? 乌鲗鱼骨咸温下行,性涩去脱,久服令人有子,可知其固气益精之功矣;茹蔺咸酸入肝,活血通经,疏气行伤;丸以雀卵,壮阳益血;药后即饭,复饮鲍鱼汁,压其药性下行,利肠续绝。每用五丸者,经言:脱血入房肝伤,由于中气竭,故欲其留顿中宫,仍从脾胃转输于下也。

23363 四时加减柴胡饮子 《金匮》卷下)

【异名】四时加减柴胡汤(《兰台轨范》卷三)。

【组成】柴胡八分 白术八分 大腹槟榔四枚(并皮子用) 陈皮五分 生姜五分 桔梗七分

【用法】冬三月,加柴胡;春三月,加枳实,减白术;夏三月,加生姜三分,枳实五分,甘草三分;秋三月,加陈皮三分,各哎咀。分为三贴,一贴以水三升,煮取二升,分温三服,如人行四五里进一服。

【主治】五脏虚热。

【加减】如四体壅,添甘草少许,每贴分作三小贴,每小贴以水一升,煮取七合,温服;再合滓为一服,重煮,都成四服。

23364 四君合四神加减方 《慈禧光绪医方选议》)

【组成】党参一钱 于术一钱(土炒) 补骨脂一钱半(炒) 茯苓一钱 肉蔻八分(煨,去油) 吴萸四分(炒) 醋柴胡二分 五味子六分(炙)

【用法】上为细末,合枣泥为丸,重一钱五分。每服一丸,早、晚姜汤送下。

【功用】温补脾肾,涩肠止泻。

【主治】脾肾虚寒所致的慢性肠炎、肠结核、慢性痢疾。

【方论选录】本方为四君合四神减甘草而成,治久患溏泻,甚为切合。四君子汤补气健脾,自后天入手,纠正消化功能失调,食少乏力、便溏者则可。但对久泄病及于肾者,似嫌力所不及,加四神自肾兼治,可以同时温补脾肾,涩肠止泻。

23365 四苓加厚朴秦皮汤 《温病条辨》卷二)

【组成】茅术三钱 厚朴三钱 茯苓块五钱 猪苓四钱 秦皮二钱 泽泻四钱

【用法】水八杯,煮成三杯,分三次服。

【主治】足太阴寒湿,腹胀,小便不利,大便溏而不爽,若欲滞下者。

【方论选录】四苓辛淡渗湿,使膀胱开而出邪,以厚朴泻胀,以秦皮洗肝也。

23366 四物加元胡干姜汤 《陈素庵妇科补解》卷五)

【组成】芎 归 赤芍 生地 元胡 干姜

【主治】产后瘀血闭而不行,发热。

【加减】热甚,加陈皮、香附、红花、丹皮、生蒲黄、大茴。

【方论选录】是方四物补血,丹皮、干姜退热,元胡、红花、蒲黄、山楂行血破瘀,陈皮、香附行气。气顺血行,阴阳平复,荣卫调和而热自止。

23367 四物加天麻钩藤汤 《不知医必要》卷三)

【组成】熟地一钱 当归 天麻 白芍(酒炒)各七分 川芎五分 钩藤一钱

【主治】肝经血虚生风而热。

23368 四物加生姜葱白汤 《陈素庵妇科补解》卷五)

【组成】四物(芍用赤芍) 加干姜 半夏 陈皮 甘草 香附 羌活 防风 泽兰 丹参 川断 葱白 生姜

【主治】产后伤寒发热。

【方论选录】是方羌、防、葱、姜散寒,四物、草、断养血,陈、夏、干姜温胃寒,邪退则热自止。且干姜能入肺利气,入肝能引血药至血分,能除大热,故丹溪每加干姜于补阴药中。

23369 四物加远志石斛汤《陈素庵妇科补解》卷五

【组成】四物 远志 石斛 川断 陈皮 香附 山药 麦冬 山楂 生姜 大枣

【主治】产后去血多,劳动太早,体虚发热。

【方论选录】是方四物补血,麦冬、石斛清热滋阴,远志、山药、川断固肾,陈皮、香附、山楂行气开结,姜、枣和营卫,生津液。脾胃之阴旺,则血自充足,久之而热自退矣。

23370 四物加芩连知柏汤

《医钞类编》卷十六。为《万氏女科》卷一"四物加芩连汤"之异名。见该条。

23371 四物加芩连姜夏汤

《大生要旨》。为《医方考》卷六"四物汤加芩连姜夏方"之异名。见该条。

23372 四物加香附黄连汤《万氏女科》卷一

【组成】归尾 川芎 赤芍 香附 生地 黄连 生草 丹皮各一钱

【主治】经水色紫,属于热者。

23373 四物加香薷厚朴汤《陈素庵妇科补解》卷五

【组成】四物(芍用赤芍) 加丹皮 泽兰 厚朴 香薷 陈皮 甘草 丹参 麦冬 赤苓 竹茹

【主治】产后夏月冒暑发热。

【方论选录】是方四物加麦冬、丹皮、丹参养血安神为君,香薷、赤苓、甘草、陈皮、厚朴以解暑气,泽兰凉血利水、行血清热,竹茹清心除烦。暑气清则热自退,一切郁冒汗出诸症皆除矣。

23374 四物加桃仁红花汤

《方症会要》卷二。为《玉机微义》卷三十一引《元戎》"加味四物汤"之异名。见该条。

23375 四物加柴胡丹皮汤《陈素庵妇科补解》卷五

【组成】芎 归 赤芍 生地 柴胡 丹皮 骨皮 陈皮 柏子仁 秦艽 泽兰 麦冬 白茯苓

【主治】产后肝血血燥,阴火上炎发热。

【方论选录】是方四物养血,佐以柏子仁、麦冬之甘寒以滋阴降火,配以柴胡、丹皮、骨皮、秦艽、泽兰退热除蒸,茯苓引心火下行,正地气上升,天气下降也。

23376 四物加黄芩白术汤

《准绳·女科》卷一。即《元戎》"黄芩六合汤"。见该条。

23377 四物加黄芩泽泻汤《不知医必要》卷四

【组成】当归 泽泻(盐水炒) 熟地各一钱五分 川芎五分 白芍(酒炒) 黄芩各一钱

【主治】妊娠小肠有热,小便不通。

23378 四物加黄芩黄连汤

《准绳·女科》卷一。为方出《保命集》卷下,名见《万氏女科》卷一"四物加芩连汤"之异名。见该条。

23379 四物加黄芪芍药汤《圣济总录》卷五十七

【组成】黄芪(锉) 桂(去粗皮) 干姜(炮) 芍药(锉,炒)各一两 甘草(炙,锉) 当归(切,焙)各一两半

【用法】上为粗末。每服三钱匕,水一盏半,煎至八分,去滓温服,空心、日午、临卧各一服。

【主治】寒冷腹痛。

23380 四物加熟地当归汤

《赤水玄珠》卷二十。为方出《保命集》卷下,名见《何氏济生论》卷七"四物葵花汤"之异名。见该条。

23381 四物合黄连解毒汤《幼幼集成》卷六

【组成】当归身 怀生地 杭白芍 正川芎 正雅连 川黄柏 条黄芩 黑栀仁

【用法】净水浓煎,热服。

【功用】《麻症集成》:凉血。

【主治】妇人火盛毒重,痘疹作热,经水不依期而至。

【备考】《麻症集成》有丹参。

23382 四乌贼一蔍茹二妙丸

《全国中药成药处方集》(杭州方)。为《素问》卷十一"四乌鲗骨一蔍茹丸"之异名。见该条。

23383 四君子加竹沥姜汁方

《明医指掌》卷二。为方出《丹溪心法》卷一,名见《医方考》卷一"四君子汤加竹沥姜汁方"之异名。见该条。

23384 四君子加姜汁竹沥方

《成方切用》卷十二下。为方出《丹溪心法》卷一,名见《医方考》卷一"四君子汤加竹沥姜汁方"之异名。见该条。

23385 四君子加姜附厚朴汤《此事难知》

【组成】四君子四味各一两 生姜 附子 厚朴(炮制)各三钱

【用法】水煎服。

【主治】吐泻霍乱,四肢拘急,脉沉而迟者。

23386 四味珍层冰硼滴眼液《中国药典》2010版

【组成】珍珠层粉 天然冰片 硼砂 硼酸

【用法】上制成滴眼液剂,每瓶装8毫升或15毫升。滴于眼睑内,一次1~2滴,一日3~5次;必要时可酌情增加。

【功用】清热解痉,去翳明目。

【主治】肝阴不足、肝气偏盛所致的不能久视、轻度眼胀、眼痛,青少年远视力下降以及青少年假性近视、视力疲劳、轻度青光眼见上述证候者。

23387 四物汤加芩连姜夏方《医方考》卷六

【异名】四物加芩连姜夏汤(《大生要旨》)。

【组成】当归 川芎 芍药 熟地黄 黄芩 黄连 半夏 生姜

【主治】妊娠子痫,属阴虚火亢,痰气厥逆者。

【方论选录】四物可以养血,芩、连可以降火,姜、夏可以破逆。

【备考】《大生要旨》本方用当归二钱,川芎五分,熟地三钱,白芍一钱半(酒炒),黄芩一钱(酒炒),黄连五分(酒炒),半夏(姜汁炒)一钱,生姜一片。本方方名,《救急选方》引作"芩连四物汤"。

23388 四物柴胡苦楝附子汤《医碥》卷六

【组成】四物汤加柴胡 苦楝 附子

【主治】疟。

23389 四逆加吴茱萸生姜汤

《注解伤寒论》卷十。为《伤寒论》"当归四逆加吴茱萸生姜汤"之异名。见该条。

23390 四逆散加五味干姜汤

《医统》卷十四。为方出《伤寒论》,名见《伤寒图歌活人指掌》卷四"四逆散加五味子干姜汤"之异名。见该条。

23391 四君子加芍药高良姜汤（《此事难知》）

【异名】四君子加白芍药高良姜汤（《准绳·类方》卷三）。

【组成】四君子四味各一两　芍药　良姜各五钱

【用法】水煎服。

【主治】吐泻转筋,腹中痛,体重,脉沉而细者。

23392 四君子汤加竹沥姜汁方（方出《丹溪心法》卷一,名见《医方考》卷一）

【异名】四君子加竹沥姜汁方（《明医指掌》卷二）、四君子加姜汁竹沥方（《成方切用》卷十二下）。

【组成】四君子汤加竹沥　姜汁

【主治】半身不遂在右者,属痰有热并气虚。

【方论选录】《医方考》:经曰:左右者,阴阳之道路也。故左属血,而右属气。气虚者,补之以甘,故用人参、白术、茯苓、甘草四件,称其为君子者,谓其甘平,有冲和之德,而无克伐之性也。其加竹沥,谓其行痰;其加姜汁,所以行竹沥之滞,而共成夫伐痰之功耳。

23393 四苓加木瓜厚朴草果汤（《温病条辨》卷二）

【组成】生于白术三钱　猪苓一钱五分　泽泻一钱五分　赤苓块五钱　木瓜一钱　厚朴一钱　草果八分　半夏三钱

【用法】水八杯,煮取八分三杯,分三次服。

【主治】足太阴寒湿,四肢乍冷,自利,目黄,舌白滑,甚则灰,神倦不语,邪阻脾窍,舌蹇语重。

【加减】阳素虚者,加附子二钱。

【方论选录】湿以下行为顺,故以四苓散驱湿下行;加木瓜以平木,治其所不胜也;厚朴以温中行滞;草果温太阴独胜之寒,芳香而达窍,补火以生土,驱浊以生清也。

23394 四物加六君山楂神曲汤（《陈素庵妇科补解》卷五）

【组成】归　芎　赤芍　地　参　术　陈　半　甘　苓　楂　曲　厚朴　生姜

【主治】产后伤食发热,饮食停滞,胸痞,发热,腹胀。

【方论选录】产妇七日后气血旺者,或恣食肥甘及生冷坚硬等物,停滞中焦,胸胀膈闷,或作痛发热,审知是饮食所伤,当于四物药中加二陈、山楂、神曲、厚朴消食祛滞;虚者加六君。缘宿食能裹瘀血成痰,若不急治,便有痞癖积聚诸症。

23395 四物加苦楝附子柏皮汤（《痎疟论疏》）

【组成】当归（去芦头,好酒浸一宿,晒干）七钱　芍药（去粗皮一层,蜜水润,蒸晒三次）六钱　干地黄（用砂仁拌蒸一伏时）七钱　芎䓖（东流水润透,锉片,拌青蒿,蒸一炷香,晒干）六钱　苦楝子（柳木火上置瓦焙干,再用好酒拌蒸令透,待皮软去皮核,取肉水煮一伏时,晒干）六钱　附子（取重一两六七钱者,用生熟汤浸半日,勿令气泄,取出以白灰裹之,数易令干,外裹大麦面,于柳木灰中炮令皮拆,待冷,去面去皮,破开）三钱　黄柏（取厚寸许者,去粗皮,每两用蜜三钱和水涂,炙令尽色黄为度）七钱

【用法】以水三升,缓火煮取二升,去滓,再用缓火煎至升半,分温三服,未发、已发、发后各一服。

【主治】痎疟。

23396 四物汤加熟地黄当归汤

《准绳·妇科》卷一。为方出《保命集》卷下,名见《何氏济生论》卷七"四物葵花汤"之异名。见该条。

23397 四逆散加五味子干姜汤（方出《伤寒论》,名见《伤寒图歌活人指掌》卷四）

【异名】四逆散加五味干姜汤（《医统》卷十四）。

【组成】甘草（炙）　枳实（破,水渍,炙干）　柴胡　芍药各十分　五味子　干姜各五分

【主治】少阴病,四逆,咳或下利。

23398 四君子加白芍药高良姜汤

《准绳·类方》卷三。为《此事难知》"四君子加芍药高良姜汤"之异名。见该条。

23399 四物汤加黄芩黄柏槐花方（《医方考》卷六）

【组成】当归　芍药　川芎　生地黄　酒黄芩　酒黄柏　炒槐花

【主治】内热痔漏下血。

【方论选录】痔漏,广肠之毒也。一有病根,则劳思便作,饮酒便作,所以然者,内热而血妄行也。是方也,生地、槐花、黄芩、黄柏,清其热也;当归、芍药、川芎,调其血也。

23400 四物加桃仁红花竹沥姜汁方

《明医指掌》卷二。为方出《丹溪心法》卷一,名见《医方考》卷一"四物汤加桃仁红花竹沥姜汁方"之异名。见该条。

23401 四物汤加桃仁红花竹沥姜汁方（方出《丹溪心法》卷一,名见《医方考》卷一）

【异名】四物加桃仁红花竹沥姜汁方（《明医指掌》卷二）、四物加竹沥汤（《医林纂要》卷五）。

【组成】四物汤加桃仁　红花　竹沥　姜汁

【主治】半身不遂在左属死血瘀血者。

【方论选录】《医方考》:芎、归、芍、地,生血药也,新血生,则瘀血滑而易去;桃仁、红花,消瘀药也,瘀血去,则新血清而易生;然亦加夫竹沥、姜汁者,以痰之为物,靡所不之,盖无分于左右而为患也。

【备考】《医林纂要》本方用当归（酒洗）四钱,川芎二钱,生地三钱,芍药二钱,桃仁七粒,红花一钱,竹沥半杯,姜汁三匙,水煎服。

史

23402 史国公酒

《何氏济生论》卷一。为《万氏家抄方》卷一"史国公万病无忧药酒"之异名。见该条。

23403 史氏痹痛散（《效验秘方·续集》史济柱方）

【组成】蕲蛇肉 30 克　露蜂房 30 克　炙地鳖虫 30 克　地龙干 3 克　晚蚕砂 60 克　蜈蚣 2 条

【用法】上药共研细粉,每日 3 次餐后吞服,每次服 1.5 克。

【功用】搜邪剔络,活血止痛。

【主治】类风湿关节炎。久病入络,胀痛难忍,关节畸形,难以屈伸者。

【方论选录】本方由虫蛇类药物组成,均具有祛风燥湿,通络除痹,活血化瘀,舒筋活络,消肿定痛等作用。对类风湿关节炎中后期邪入较深之症,如关节肿痛僵硬,活动受限,甚至佝偻畸形等。临床用之屡有良效。也可配合使用白僵蚕、陈胆星等化痰散结逐瘀之品更具逐瘀化痰、搜邪剔络之功效。本方为治标治实之剂。

23404　史国公药酒

《医方考》卷一。为《万氏家抄方》卷一"史国公万病无忧药酒"之异名。见该条。

23405　史国公药酒《成方制剂》9册)

【组成】白术　鳖甲　蚕砂　川芎　当归　独活　防风　甘草　红花　红曲　鹿角胶　木瓜　牛膝　羌活　桑寄生　续断　玉竹

【用法】制成酒剂。口服,一次15～30克,一日2～3次。

【功用】祛风除湿,活血通络。

【主治】风寒湿痹,骨节疼痛,四肢麻木。

【宜忌】孕妇慎用。

23406　史国公药酒丸《北京市中药成方选集》)

【组成】甘草三十二两　红豆蔻八两　栀子(炒)十两　青皮(炒)十两　香附(炙)二十四两　红曲六十四两　藿香十六两　细辛六两　川芎十两　砂仁十两　菊花四十八两　白芷十六两　杏仁(去皮,炒)十六两　木香六两　山奈八两　当归十二两　橘皮二十四两　官桂八两　良姜八两　干姜六两　甘松十六两　丁香四两　薄荷十六两　檀香二两

【用法】上为细末,过罗,炼蜜为丸,重三钱。每一丸用白酒四两泡之,每服三钱至五钱。

【功用】通经络,散风湿。

【主治】风寒湿痹,四肢麻木,骨节酸痛,半身不遂。

23407　史国公浸酒良方

《古今医鉴》卷二。为《万氏家抄方》卷一"史国公万病无忧药酒"之异名。见该条。

23408　史国公万病无忧药酒《万氏家抄方》卷一)

【异名】史国公百病无忧药酒(《医便》卷五)、史国公浸酒良方(《古今医鉴》卷二)、史国公药酒(《医方考》卷一)、史国公酒(《何氏济生论》卷一)、万病无忧酒(《集验良方》卷二)。

【组成】防风(去芦)二两　秦艽(去芦)二两　当归三两　萆薢三两(酥炙)　羌活三两　鳖甲二两　川牛膝(去芦)二两　虎胫骨二两(酥炙)　白术(去芦)二两　油松节二两(捶碎)　杜仲三两(姜汁拌,炒去丝)　晚蚕沙三两(炒黄色)　苍耳子四两(捶碎)　枸杞子四两(炒)　干茄根八两(饭上蒸熟)

【用法】上咬咀,盛布袋中,入大坛内,下好酒三十五斤,封口,浸十四日满,将坛入锅,悬煮一时取起,入土内埋三日去火毒。每日清晨、午后各服五七钟。

【功用】补益。

【主治】❶《万氏家抄方》:风疾,半身偏枯,手足拘挛,不堪行步。❷《张氏医通》:风湿疼。

【方论选录】《医方考》:是方也,干茄根、苍耳子、羌活、秦艽、防风、松节、萆薢、蚕沙,可以去风,亦可以去湿,风去

则塞涩、拘挛之证除,湿去则不遂、不仁之患愈;当归、牛膝、杜仲、枸杞,所以养血,亦所以润燥,养血则手得血而能摄,足得血而能步,润燥则筋得血而能舒矣;若虎骨者,用之以驱入骨之风;白术者,用之以致冲和之气;风痹之久,血必留居,鳖甲之用,所以治风邪之固血也。

23409　史国公百病无忧药酒

《医便》卷五。为《万氏家抄方》卷一"史国公万病无忧药酒"之异名。见该条。

代

23410　代刀丸《外科方外奇方》卷二)

【组成】白丁香一钱　蓖麻仁一钱　生白砒三分

【用法】上为末,为丸如黍米大。用一粒放患顶,外以膏封之。次日即能破头。

【主治】一切肿毒,内脓已成,懼开刀者。

23411　代刀散《疮疡经验全书》卷三)

【组成】穿山甲　僵蚕　枳壳　姜黄　牵牛　赤石脂　大黄　白芷　贝母各等分

【用法】上为细末。每服五钱,早晨空心用酒调下。行利十余次,用薄粥补之。其脓血从大便中出。

【主治】穿裆发,已成脓者。

23412　代刀散《杏苑》卷六)

【组成】草乌头　荜茇各一钱五分　川椒细辛各二钱

【用法】生为末。用少许,揩患牙处内外。其牙自落。

【主治】牙疼。

23413　代刀散《外科全生集》卷四)

【组成】皂角刺　炒黄耆各一两(炒)　生甘草　乳香各五钱

【用法】上各为细末。每服三钱,陈酒送下。

【功用】立穿一切外症。

23414　代刀散《外科传薪集》)

【组成】金顶砒五分　潮脑一钱　螺蛳肉(晒干)二两　轻粉三钱　巴豆仁(去油)五钱

【用法】上为末。用麻油调搽。

【功用】去顽肉。亦可代开刀。

23415　代刀散《青囊秘传》)

【组成】斑蝥一钱　巴豆一钱　白信石一分

【用法】上为末。取大米少许,放疮头上,膏药盖之。以代开刀。

【主治】一切流注,痈毒,有脓水。

23416　代杖丹《外科大成》卷四)

【组成】乳香　没药　无名异　地龙(去土)　木鳖子　丁香　丹皮　肉桂　自然铜(煅,醋淬七次)各等分(一加苏木)

【用法】上为末,炼蜜为丸,二钱重。每服一丸,黄酒化下。

【功用】预服之,受刑可忍,能保血不攻心。

23417　代杖汤《外科大成》卷四)

【组成】土鳖　苏木　乳香　没药各二钱　木耳　川山甲　丹皮　枳壳　蒲黄　归尾　木通　甘草各一钱

【用法】酒、水煎服,临刑时先服。

【主治】杖伤。

23418　代杖汤《外科证治全书》卷四）

【组成】当归　生地各三钱　制乳香　制没药　苏木各二钱　川芎　枳壳（面炒）　穿山甲（炙，研）　甘草各一钱

【用法】上用酒、水各半煎服。取微汗。

【主治】杖伤。

【加减】气虚人，加人参、黄耆。

23419　代杖散《外科大成》卷四）

【组成】野红花（即小蓟）半斤

【用法】烧酒四斤半，浸之晒之，以干为度。含口内，咽其汁。任刑不知痛。

【主治】杖伤。

23420　代针散

《御药院方》卷九。为《圣济总录》卷一二二"绛雪散"之异名。见该条。

23421　代针散

《外科启玄》卷十一。为《瑞竹堂方》卷五"透脓散"之异名。见该条。

23422　代针散《济阳纲目》卷一〇六）

【组成】硇砂少许（为君）　白矾皂角子大（为臣）　牙皂七分　消石四两　黄丹五钱　巴豆六个

【用法】上为末。吹喉中。

【主治】咽喉肿痛，气息难通。

23423　代针散《良朋汇集》卷五）

【组成】桑木灰七钱　矿子灰五钱　荞麦楷灰一两　茄科灰一两

【用法】四灰放锅内，水五碗，滚数十滚，用布袋滤去滓，将水从新用铁杓熬至一小酒钟存用。如疮大，将此药画个十字即破，其脓就出；如诸般大疮有疔角腐肉不脱，用此药水洗之即去。

【主治】肿毒数日，内有脓不得自破者；又点面上雀斑黑痣。

【备考】如洗大疮，对水洗，如水一碗，对三五茶匙洗。

23424　代针散《疡医大全》卷八）

【组成】木鳖子　川乌

【用法】水磨。以鹅翎扫刷疮上，留豆大一处出脓。如药水干，再刷上。不过一时即穿。

【主治】恶疮肿毒，日久不出头。

23425　代针散《囊秘喉书》卷上）

【组成】胆星三分　指甲二三寸　冰片五厘　朱砂少许

【用法】将指甲用双红纸卷好，灯上烧炭存性，为末，入辰砂、冰片、胆星研和。吹入喉中。少顷即出脓血自愈。

【主治】乳蛾成脓不穿。

23426　代针散《外科十三方考》）

【组成】巴豆　信石　明雄各一钱

【用法】上为细末，收瓶备用。若遇皮薄疮疖，不得穿头而畏刀针者，以陈醋调敷患处。约一日间，疮头即自行穿溃。或用黄蜡捻作麦粒大，令其两头有光，每服三粒，黄酒冲服，见汗之后，疮头即穿。如遇皮厚之疮，须用铍针刺开少许，再敷此药。

【主治】痈毒脓成。

【宜忌】如未成脓，则此药不可用。

23427　代针膏《袖珍》卷三）

【组成】枳壳一个（大者，去瓤）　巴豆五钱（去皮）

【用法】上药将豆装在枳壳内，线缚，罐内盛，醋煮干枳、豆，晒干研细，用丝线蘸湿展药，敷痔根上；津调代针膏，敷疮头尖。败肉自去。

【主治】痔漏。

【宜忌】如顽漏日久不可用。

23428　代针膏《外科发挥》卷一）

【组成】乳香二分　白丁香（细直者是）　巴豆（去壳，炒焦）　碱各五分

【用法】上为末。热水调，点疮头上，常以碱水润之，勿令干。

【主治】疮疡脓熟不溃。

23429　代谷丸《御药院方》卷六）

【组成】精羊肉（去筋膜，薄批切）三斤　陈皮三分　小椒二分　葱十根（先以水高肉二指已来，同煮水尽，去陈皮等，只取肉，慢火焙干）　人参（去芦头）　神曲（炒）　大麦蘖（炒）各二两

【用法】上为细末，用生姜面糊为丸，如梧桐子大。每服五七十丸，不拘时候，温酒或米饮送下。

【主治】脾胃久虚，全不思食。

23430　代灸散

《普济方》卷三二七。为《局方》卷九（续添诸局经验秘方）"内灸散"之异名。见该条。

23431　代灸散《古今医鉴》卷十五）

【组成】官粉一钱　雄黄一钱　银朱一钱　麝香二分

【用法】上为细末。用槐皮一片，将针密密刺孔，置疮上，上掺药一撮，以炭火炙热，其药气自然透入疮中，痛热为止。甚者换三次，轻者二次全愈。

【主治】瘰疬溃烂，臭不可闻，久不能愈。

【备考】方中银朱，《东医宝鉴·杂病篇》引作"轻粉"。

23432　代灸膏《御药院方》卷八）

【组成】大附子（炮）　木香　吴茱萸（炒）　马蔺子桂　蛇床子各等分

【用法】上为细末，每用药半匙，白面半匙，以生姜汁同煎成膏，以方圆三寸纸花子上摊。贴在脐下，油纸隔之，绵衣裹。自晚至明，一敷胜百壮。如腰痛，腰上贴之。

【主治】❶《御药院方》:腰痛。❷《普济方》:风湿痹。

23433　代灸膏《普济方》卷二四三）

【组成】南星　半夏　白芷　川乌　川椒　白及　马蔺子各一两　乳香　没药各三钱（另研）

【用法】上为细末。酒调，敷贴疼剧处，干则以热水润湿之，日换二次。

【主治】脚气肿痛，不可忍者。

23434　代灸膏《普济方》卷二五〇）

【组成】木香　附子　吴茱萸　蛇床子　马蔺花各等分

【用法】上为细末。姜捣热面摊开，贴痛处。

【主治】肾气。

23435　代参膏《本草纲目拾遗》卷三引《杨春涯验方》）

【组成】于术十斤（白米泔水浸三昼夜，洗净浮皮，蒸晒

十次,有脂沾手为度)

【用法】切片熬膏,一火收成,滴纸不化;用白茯苓十斤,春末,水飞去浮,只取沉者,蒸晒十次,沾手如胶,与术膏搅匀。每服两许,米汤送下。

【功用】补益。

23436 **代参膏**(《验方新编》卷十一)

【组成】嫩黄耆(肚嫩而箭样者,锉片用) 白归身(截去头尾,酒洗净泥)各五钱 肥玉竹一两 化州橘红三钱(如无真者,用新陈皮去净白亦可)

【用法】共入砂锅内,用天泉水熬成膏。每早滚水调服。

【功用】大补气血。

23437 **代参膏**

《随息居饮食谱》。为原书"玉灵膏"之异名。见该条。

23438 **代参膏**(《中国医学大辞典》)

【组成】潞党参 绵黄耆 于潜术 桂园肉各等分

【用法】熬成膏子,加白冰糖收贮。滚水调服。

【功用】补中气,生津液,润肺健脾,开胃进食;常服补诸虚,除百病。

【主治】《中药成方配本》:心脾两亏,气血衰弱,心悸神疲,畏寒自汗。

23439 **代茶汤**(《摄生众妙方》卷四)

【组成】白术一钱五分 麦门冬一钱(去心)

【用法】煎作汤,代茶服。

【功用】夏月服之,健脾止渴。

【方义】夏日吃茶水多,必至泄泻。白术补脾燥湿,麦门冬生津止渴也。

23440 **代茶饮**(《治疹全书》卷下引《摄生方》)

【组成】枸杞子 五味子

【用法】上为细末,滚水泡封三日。代茶饮之。

【主治】注夏虚病。

23441 **代指膏**(《外科大成》卷二)

【组成】雄黄 朴消各等分

【用法】用猪胆汁,少加香油调涂。

【主治】代指。生指甲边,焮热肿痛。

23442 **代匙散**(《景岳全书》卷五十一)

【组成】月石 石膏各一钱 脑荷五分 胆矾五分 粉草三分 僵蚕(炒)五分 冰片一分 皂角(炙烟尽)五分

【用法】上为细末。用竹管频吹喉中。加牛黄五分更佳。

【主治】喉痹。

23443 **代痛散**(《伤科补要》卷三)

【组成】生川乌五钱 乳香一两 没药一两 草乌五钱(生用) 何首乌一两 蟾酥三钱(火酒烊化)

【用法】上为末。用烧酒调敷;或姜汁调亦可。

【功用】敷伤处便觉麻木,其痛可止。

23444 **代痛散**(《接骨入骱》)

【组成】蟾酥 生半夏 生南星各一分 芋艿(要生姜地上更佳,打汁为妙,听用)

【用法】上为细末,芋艿汁捣敷。即不痛。

【主治】筋骨折伤疼痛。

23445 **代赭丸**(方出《外台》卷三十四引《广济方》,名见《鸡峰》卷十六)

【组成】乱发(烧灰) 阿胶(炙)各二两 代赭 干姜各三两 马蹄一枚(烧) 干地黄四两 牛角䚡五两(炙)

【用法】上为细末,炼蜜为丸,如梧桐子大。每次空心服二十丸,一日二次,加至四十丸,用醋汤下。

【主治】妇人产后血露不绝,崩血不可禁止,腹中绞痛,气息急;蓐病三十六疾。

23446 **代赭丸**(《圣惠》卷二十四)

【组成】代赭一两 铁粉一两(细研) 金箔四十片(细研) 朱砂半两(细研) 当归半两 香墨半两 白矾一两(生用)

【用法】上为细末,以水浸蒸饼为丸,如绿豆大。每服二十丸,不拘时候用温蜜酒下;以蜜汤下之亦得。

【主治】紫癜风。

23447 **代赭丸**(《圣惠》卷五十九)

【组成】代赭二两 黄柏二两(涂蜜,炙微赤) 黄耆一两半(锉) 龙骨一两 赤石脂一两(烧赤,投醋中,滤出) 艾叶一两 狗头骨灰一两

【用法】上为末,炼蜜为丸,如梧桐子大。每服二十丸,不拘时候,以粥饮送下。

【主治】久赤白痢,日夜无数,腹痛不可忍。

23448 **代赭丸**(《圣惠》卷八十四)

【组成】代赭一分(细研) 马牙消一分(细研) 金箔二十斤(细研) 银箔二十片(细研) 水银一分(以少枣瓤研令星尽) 巴豆七枚(去皮心,研,纸裹,压去油) 腻粉半两(研入) 天浆子三枚(内有物者,炒) 川大黄一分(锉碎,微炒) 蟾酥一钱(研入) 朱砂一分(细研) 蝎梢四十九枚(微炒) 龙脑半两(细研) 麝香半分(细研)

【用法】上为末,炼蜜为丸,如黍粒大。每服二丸,以薄荷汤送下,一日三次。

【主治】小儿食痫,四肢抽掣,壮热惊悸,乳食不消,痰涎壅滞,发歇不定。

23449 **代赭丸**(《圣惠》卷八十六)

【组成】代赭一分(细研) 赤石脂二分 朱砂一分(细研) 巴豆十枚(去皮心,研,纸裹,压去油) 杏仁二十七枚(铜针穿,灯上燎作声为度,别研)

【用法】上件药,并须新好,入乳钵同研令匀,用饭为丸,如粟米大。每服一丸,以粥饮送下;乳汁亦得。

【主治】小儿食疳,腹胀体瘦,宿食不消,多啼壮热。

23450 **代赭丸**(《圣惠》卷八十六)

【组成】代赭(细研) 川大黄(锉,微炒) 桂心 草薢(锉) 朱砂(细研) 当归(锉,微炒) 木香各半两 麝香半分(细研) 巴豆一分(去皮心,研,纸裹,压去油)

【用法】上为末。入研了药令匀,炼蜜为丸,如黄米大。一二岁儿,每服三丸,用粥饮送下;三四岁每服五丸,空心、午后各一服。

【主治】小儿气疳,腹胀时痛,体瘦。

23451 **代赭丸**(《圣惠》卷八十八)

【组成】代赭半两(细研) 朱砂半两(细研,水飞过) 川大黄半两(锉碎,微炒) 木香半两 当归一分(锉,微炒) 桂心半两 犀角屑半两 巴豆霜半两(分)

【用法】上为末,入研了药及巴豆霜,更研令匀,炼蜜为

丸,如绿豆大。三四岁儿,每服三丸,空心以粥饮送下。以利为度。

【主治】小儿癥瘕,体热瘦瘁,大便坚硬,不能乳食。

23452　代赭丸《圣惠》卷八十八》

【组成】代赭半两(细研)　巴豆半两(去皮心,研,纸裹,压去油)　黄连一分(去须)　丁香半两　五灵脂一分　麝香一钱(细研)　腻粉一钱　芦荟三钱(细研)　桂心一分

【用法】上为末,都研令匀,炼蜜和丸,如绿豆大。三岁儿服二丸,空心以粥饮送下。当取下一切恶物为效。

【主治】小儿食癥,久不消。

23453　代赭丸《圣惠》卷八十八》

【异名】进食丸(《局方》卷十)、七味进食丸(《普济方》卷三九一)。

【组成】代赭半两(细研)　当归半两(锉,微炒)　朱砂半两(细研,水飞过)　麝香一分(细研)　枳壳半两(麸炒微黄,去瓤)　木香半两　巴豆霜半分

【用法】上为末,入研了药,更研令匀,炼蜜为丸,如麻子大。每服二丸,以粥饮送下。

【功用】❶《准绳·幼科》:疏利大便,破结散气。❷《东医宝鉴》:消癖积。

【主治】小儿乳食积滞,壮热腹胀,呕吐下痢。

❶《圣惠》:小儿宿食不消,壮热腹胀。❷《局方》:小儿乳食不消,心腹胀满,壮热喘粗,呕吐痰逆,肠鸣泄泻,水谷不化,或下痢赤白,腹痛后重,及食癥乳癖,痃气痞结。❸《准绳·幼科》:小儿胸膈热实,腹内有留饮,致令荣卫痞塞,脏腑之气不得宣通,其病腹内气结胀满,或壮热。食积,发热羸瘦,肚大青筋;疳积,肚疼哺露。

23454　代赭丸《圣惠》卷八十八》

【组成】代赭半两(细研)　川大黄半两(锉碎,微炒)　朱砂半两(细研,水飞过)　木香一分　鳖甲半两(涂醋,炙令黄,去裙襕)　赤芍药一分　知母一分　杏仁一分(汤浸,去皮尖双仁,麸炒微黄)　巴豆霜半分

【用法】上为末,都研令匀,炼蜜为丸,如麻子大。每服二丸,以粥饮送下,一日二次。以溏利为度。

【主治】小儿丁奚癥癖,黄瘦发脱。

23455　代赭丸《圣济总录》卷七十二》

【组成】代赭(研)　木香　桂(去粗皮)　丹砂(研)各半两　京三棱(煨,锉)一两　杏仁(去皮尖双仁,炒,研)一分　槟榔(锉)三分　巴豆(去皮心膜研,出尽油)三十粒

【用法】上为末。以醋煮面糊为丸,如梧桐子大。每服三丸,食后温橘皮汤或生姜汤下。

【主治】积聚不消,心腹满,疠刺疼痛,呕逆醋心,不思饮食。

23456　代赭丸《圣济总录》卷七十四》

【组成】代赭(煅赤)　干姜(炮)　龙骨各一两　附子(炮裂,去皮脐)三分

【用法】上为末,研软饭为丸,如梧桐子大。每服三十丸,空心米饮送下,日午再服。

【主治】水泻肠鸣,脐腹撮痛。

23457　代赭丸《圣济总录》卷一七〇》

【组成】代赭(生用)半两　铁粉(研)　丹砂(研)　白附子各一钱　麝香(研)　龙脑(研)各一字

【用法】上为细末,炼蜜为丸,如樱桃大。量儿大小加减,薄荷汤化下。

【主治】小儿惊啼,手足搐搦。

23458　代赭丸《圣济总录》卷一七〇》

【组成】代赭(醋淬七遍,别研)　牡丹皮　芍药　麝香(别研)各一分

【用法】上为末,炼蜜为丸,如麻子大。一月及百日儿,每服三丸,用薄荷汤下;半年至一岁儿,每服五丸,连夜三四服。

【主治】小儿夜啼,鸡鸣即止。

23459　代赭丸《圣济总录》卷一七五》

【组成】代赭(捣研)一两　丹砂(别研)　麝香(别研)　犀角(镑)各一分　大黄(锉,炒)　牛黄(研)各三分　当归(切,焙)　鳖甲(酥炙,去裙襕)　巴豆(去皮心,出尽油,别研)　枳壳(去瓤麸)各半两

【用法】上为散。入巴豆再同研匀,炼蜜和捣一二百杵为丸,如麻子大。二三岁儿,空腹熟水下二丸;四五岁儿以上,量大小加之。

【主治】小儿惊热腹胀,宿食不消,积年瘦弱。

23460　代赭丸《直指小儿》卷三》

【组成】代赭石(研细)　川大黄各半两　木香　五灵脂　朱砂　鳖甲(醋炙黄)　桃仁(浸,去皮,焙)　辣桂各一分　巴豆肉(去油)半分

【用法】上为细末,糕糊为丸,如麻子大,风干。每服五丸,姜汤送下。

【主治】小儿腹中结癖块痛。

23461　代赭散《圣惠》卷十二》

【组成】代赭半两(研)　旋覆花半两　人参半两(去芦头)　甘草半两(炙微赤,锉)　半夏三分(汤洗七遍去滑)　陈橘皮一两(汤浸,去白瓤,焙)

【用法】上为散。每服三钱,以水一中盏,加生姜半分,大枣三个,煎至六分,去滓,不拘时候温服。

【主治】伤寒,发汗吐下后,心腹痞满,胸膈气不利。

23462　代赭散《圣惠》卷七十三》

【组成】代赭一两(烧,醋淬三遍)　附子三分(炮裂,去皮脐)　赤石脂一两　蒲黄半分　鹿茸二两(去毛,涂酥,炙微黄)　当归一两(锉,微炒)　干姜三分(炮裂,锉)　芎藭半分　熟干地黄一两

【用法】上为细散。每服二钱,食前以温酒调下。

【主治】妇人漏下,久虚体弱。

23463　代赭膏《惠直堂方》卷一》

【组成】代赭石五钱(煅,醋淬)　朱砂五钱　人言豆大一粒

【用法】纸包六层,打湿煨干,入麝香少许研末,香油调。用少许涂鼻尖、眉心、手脚心。

【主治】小儿疟,不能进药。

23464　代五宝散《霉疮新书》引田安亭方》

【组成】人参　轻粉(烧)各五分　巴豆(霜)一钱　龙脑五厘　辰砂一钱

【用法】上为极细末,糊为丸,如麻子大。每服五丸,土茯苓汤送下,一日三次。

【主治】结毒筋骨疼痛。

23465　代抵当丸（《准绳·类方》卷三）

【异名】代抵当汤丸（《张氏医通》卷十六）。

【组成】大黄（川产如锦纹者，去皮及黑心）四两　芒消一两（如欲稳，以玄明粉代）　桃仁（麸炒黄，去皮尖，另研如泥）六十枚　当归尾　生地黄　穿山甲（蛤粉炒）各一两　桂三钱或五钱

【用法】上为极细末，炼蜜为丸，如梧桐子大。蓄血在上焦，丸如芥子大，临卧去枕仰卧以津咽之，令停留喉下搜逐膈上；中焦食远，下焦空心，俱梧桐子大，以百劳水煎汤下之。

【功用】行瘀血。

【主治】蓄血。

【加减】如血老成积，此药攻之不动，宜去归、地，加广茂（醋浸透，焙干）一两，肉桂七钱。

【方论选录】用归、地者，欲下血而不损血耳，且引诸药至血分也；诸药皆犷悍，而欲以和济之也。

23466　代抵当丸（《医学心悟》卷三）

【组成】生地　当归　赤芍各一两　川芎　五灵脂各七钱五分　大黄（酒蒸）一两五钱

【用法】砂糖为丸。每服三钱，开水送下。

【主治】血淋。瘀血停蓄，茎中割痛难忍。

23467　代抵当丸（《寒温条辨》卷四）

【组成】大黄（酒洗）四两　芒消　穿山甲（蛤粉炒）　夜明砂（淘，焙）　莪术（醋焙）　肉桂（去粗皮）　当归尾（酒蒸）各一两　红花（酒炒）七钱　桃仁（不去皮尖，生用另研七十粒）

【用法】上为末，炼蜜为丸。每服三钱，生姜汤送下。

【主治】太阳表证仍在，随经瘀热在里，脉微而沉，反不结胸，其人发狂，以热在下焦，小腹当硬满，小便自利者。

【方论选录】代抵当汤丸，方出《准绳》。盖瘀蓄之血，攻之为难，仲景直用水蛭、䗪虫有毒之物，惟恐药不峻利，亦何待攻之不动而后加减乎？后人不敢用此毒物，故作此方以代之。原方生地黄用之无理，归尾必不可减，故于本方中减去生地一味，倍肉桂，加莪术、红花、夜明砂，用之殊觉有效。若温病蓄血，用此方去肉桂，加牡丹皮一两，牛膝一两，或止加干漆五钱。

23468　代抵当汤（《嵩崖尊生》卷八）

【组成】当归　白芍　熟地各二钱　川芎一钱　山甲二钱　花蕊石一钱

【用法】入童便煎服。

【主治】蓄血。

23469　代抵当汤（《杂病源流犀烛》卷五）

【组成】桃仁　蓬术　大黄　芒消　当归　生地

【主治】蓄血。

23470　代抵当汤（《血证论》卷八）

【组成】大黄一钱（酒炒）　莪术一钱　山甲珠三斤　红花一钱　桃仁三钱　丹皮三钱　当归三钱　牛膝二钱　夜明砂三钱

【主治】蓄血。

【方论选录】山甲攻血，夜明砂能去死血，余药破下，务使瘀血不留。

23471　代茶新饮（《外台》卷三十一引《近效方》）

【组成】黄耆　通草各二斤　茯苓　干姜　干葛各一斤　桑根白皮一斤　鼠粘根三斤（湿加一斤）　生干地黄　枸杞根（洗）　忍冬（十二月采枝茎叶，阴干，湿加五两）　薏苡仁各十两　菝葜八两　麦门冬（去心）　萎蕤各五两

【用法】上药并拣择，取州土坚实上者，刮削如法，然后秤大斤两，各各别捣，以马尾罗筛之，搅令匀调，重筛，务令相入，不令偏，并别取黄白楮皮（白皮根相兼）细切，煮取浓汁，和搜令硬软得所，更于臼中捣。别作一竹椿子，围阔二寸半，厚二分以下，临时斟量大小厚薄作之。此亦无定，众手依摸捻成饼子。中心穿孔，日晒干，百余饼为一穿。即以葛蔓为绳贯之，竹作篾亦得，挂之通风阴处妙。若须煮用，以炭火上炙令香熟，勿令焦，臼中捣末，任随时取足，煎以代茶，大都浓薄量之，着少盐煮之，频扬之，即滑美；著盐、橘皮、荜拨亦佳。

【功用】除风破气，理丹石，补腰脚，聪耳明目，坚肌长肉，缓筋骨，通腠理，畅腑脏，调摄血脉。

【主治】头脑闭闷，眼睛疼痛，心虚脚弱，不能行步，脚气，肺气，疝气，咳嗽，消中消渴。

【备考】腊月腊日合之，十年不败。

23472　代赭石丸（《直指》卷二十三）

【组成】代赭石（煅，醋淬，研）　磁石（煮米醋数沸，蘸七次，研）　白矾（煅）　牡蛎灰　龙骨（研）　猬皮（炙焦）　皂荚刺（烧）　猪后蹄垂甲（烧，各存性）　赤石脂　川椒（焙）　木贼（焙）　蜂房（炒）各等分

【用法】上为细末，神曲糊为丸，如小豆大。每服五十丸，食前艾并生姜煎汤送下。漏血处，以热艾揉和血竭塞，一日三换。

【主治】痔变为瘘，脓血不止。

23473　代赭石丸（《妇科玉尺》卷四）

【组成】丹皮　炮姜　发灰　酒白芍　醋煅代赭石　醋地榆　酒生地。

【主治】产后闪伤。

23474　代赭石汤（《御药院方》卷四）

【组成】代赭石（打碎）三两　陈皮一两　桃仁（炒）　桂　吴茱萸（盐炒）各半两

【用法】上各锉碎。每服二两，水三大盏，加生姜三分，同煎至一盏，去滓，食前温服，一日一服。

【主治】逆气上冲，鼻息滞塞不通。

23475　代赭石散（《圣济总录》卷一七二）

【组成】代赭石（丁头者）不拘多少

【用法】上药用炭火烧赤，醋淬七遍，放湿地上，以物盖，出火毒，捣研为散。患者不拘大人小儿，射破唇上下如针眼子者，先用温浆水漱口，煎好纸作细条子，薄蘸药，于疮断上贴。隔宿即生肌，甚者不过再上。寻常牙齿宣露，亦用药贴之。

【主治】小儿走马疳。

23476　代赭石散

《普济方》卷三七六。为原书同卷"煎金饮"之异名。见该条。

23477　代赭石散（年氏《集验良方》卷一）

【组成】旋覆花不拘多少　代赭石（为细末）一钱

【用法】调服。

【主治】一切呕吐不止。

23478 代天宣化丸（《痘疹世医心法》卷十一）

【组成】甘草(甲巳年为君,土) 黄芩(乙庚年为君,金) 黄柏(丙辛年为君,水) 山栀(丁壬年为君,木) 黄连(戊癸年为君,水) 连翘(佐) 山豆根(佐) 牛蒡子(佐)

【用法】先视其年所属者为君,次四味为臣,君药倍用,臣药减半,佐视臣又减半,共为细末。于冬至日修合,取雪水,煮升麻汁打面糊为丸,辰砂为衣。淡竹叶煎汤送下。

【功用】预防痘疹。

23479 代天宣化丸（《片玉痘疹》卷五）

【异名】代天宣化丹、五瘟丹、稀豆丹(《痘疹仁端录》卷十三)。

【组成】人中黄(属土,甲巳年为君) 黄芩(属金,乙庚年为君) 黄柏(属水,丙辛年为君) 栀子仁(属木,丁壬年为君) 黄连(属火,戊癸年为君) 苦参(为佐) 荆芥穗(为佐) 防风(去芦,为佐) 连翘(酒洗,去心,为佐) 山豆根(为佐) 牛蒡子(酒淘,炒,为佐) 紫苏叶(为佐)

【用法】冬至之日修合为末,取雪水煮升麻,加竹沥,调神曲为丸,用辰砂、雄黄为衣。每服用竹叶煎汤送下。

【主治】预防痘疹、疫疬。

23480 代天宣化丸

《保命歌括》卷六。为原书同卷"五瘟丹"之异名。见该条。

23481 代天宣化丸（《诚书》卷六）

【组成】白术(炒) 人参各五钱 芦荟 茯苓各三钱 熟地八钱 地骨皮 山药 黄柏 陈皮各四钱 黄连(炒)三钱 当归 甘草(炙)各一钱 白芍药五钱 鹿角胶一两

【用法】上为末,米饮送下;化鹿角胶为丸亦可。

【主治】小儿解颅。

23482 代天宣化丹

《痘疹仁端录》卷十三。为《片玉痘疹》卷五"代天宣化丸"之异名。见该条。

23483 代天宣化丹

《松峰说疫》卷五。为《保命歌括》卷六"五瘟丹"之异名。见该条。

23484 代针透脓散

《青囊秘传》。为《瑞竹堂方》卷五"透脓散"之异名。见该条。

23485 代灸明脐膏

《普济方》卷一三五。为《卫生宝鉴·补遗》"代灸涂脐膏"之异名。见该条。

23486 代灸涂脐膏（《卫生宝鉴·补遗》）

【异名】代灸明脐膏(《普济方》卷一三五)。

【组成】附子 马蔺子 蛇床子 木香 肉桂 吴茱萸各等分

【用法】上为细末,用面一匙,药一匙,或各半匙,生姜汁和煨成膏。摊纸上,圆三寸许,贴脐下关元、气海。自晓至晚,其火力可代灸百壮,脐痛亦可贴之。

【主治】厥阴经证,烦满囊缩。

23487 代抵当汤丸

《张氏医通》卷十六。为《准绳·类方》卷三"代抵当丸"之异名。见该条。

23488 代赭扶脾汤（《幼科金针》卷上）

【组成】人参一钱 白术一钱 茯苓一钱 代赭石一钱五分(酒淬七次) 炙甘草三钱 钩藤五钱 天麻一钱 远志一钱(甘草汤煮) 胆星一钱

【用法】加金、银物各一件,河水煎服。

【主治】小儿脾虚,致患天钓,手足抽掣,两目上窜,颧面唇口肌肉皆跳,杯茶时候即止,仍复无恙,哭笑乳卧犹昔,但甚者日夜四五十次。

【备考】先服钩藤散祛其积热,复以本方服之,以扶土镇木。

23489 代赭旋覆汤

《医方集解》。即《伤寒论》"旋覆代赭汤"。见该条。

23490 代赭旋覆汤（《喉科种福》卷四）

【组成】代赭石三钱 法夏一钱 元参五钱 甘草六钱 旋覆花三钱 生姜三片 红枣三枚

【主治】酒伤喉闭。

23491 代劳鬼哭饮子（《奇效良方》卷二十二）

【组成】柴胡 秦艽 阿魏各半两 东引桃枝 青蒿各一握 甘草(炙)半分 槟榔一两(生,研末,分作三服,逐旋用)

【用法】上各锉细。以童子小便二升,浸一宿,至明早煎至一升,去滓,分作三服,每服入前槟榔末和匀,空心温服,人行数十里,又进一服。吃一二服,或吐或泻,即不用服药三次;若未吐,即再进第三服。病在上即吐,病在下即泻出恶物,或异色虫,或如乱丝发。

【主治】劳瘵。

【宜忌】忌面食、肥脂、葱菜等物。

23492 代赭石挨癖丸（《育婴秘诀》）

【组成】代赭石(火炼醋淬,研极细末) 青皮(去白) 莪术(煨) 木香(不见火) 山棱(煨) 辣桂 川大黄各三钱 巴豆霜一钱

【用法】除巴豆霜外,研末,入巴霜再研匀,醋煮面糊为丸,如麻子大。每服五丸,姜汤送下。

【主治】腹中痞块,或生寒热,或作痛者。

23493 代赭旋覆花汤（《医方简义》）

【组成】代赭石二钱 旋覆花一钱五分 东洋参二钱 姜半夏一钱五分 赤茯苓三钱 荆芥炭一钱 炙甘草五分

【主治】木犯胃土,暖逆痞满。

【加减】如气实而满者,去参,加牡蛎三四钱。

仙

23494 仙枣（《疡医大全》卷三十四）

【组成】大黑枣(去核)二十一枚 胡粉三分

【用法】将胡粉入枣内,逐个用线扎紧,放小砂罐内,略放水煮熟,露一宿。空心吃三枚,冷茶送下。

【主治】杨梅疮。

23495 仙酒（《三因》卷二引窦朝议经进方）

【组成】牛蒡根 牛膝各一斤 秦艽 鼠粘子各二两 枸杞子(炒)一斗 苍术(蒸烂)二斤 防风 蚕沙各二两 大麻子(炒,别研去壳)一升 桔梗 羌活各二两

【用法】上锉散,无灰酒二斗,净瓷瓶内浸七日,开时不得对瓶口。日进三服,每服一大盏,温服。

【功用】延年益寿。

【主治】大风及偏风一切风疾。

【宜忌】忌面食并鱼肉动风物。

23496 仙酒(《扶寿精方》)

【组成】天麻半斤　当归三两　枳壳二两　枸杞二升　牛蒡子半斤　牛蒡根一斤　天麻子一升　牛膝　秦艽　苍术(去皮,米泔浸,瓦器蒸熟)　羌活　防风　桔梗　晚蚕沙各二两

【用法】上为粗末。无灰酒二三斗,瓦罐浸七日,勿令面近酒,恐气触目有伤。每日空心、午、夜各温进一杯。

【主治】手足拘挛,半身不遂。

【宜忌】忌鱼、面三个月。

23497 仙酒(《医学入门》卷八)

【组成】苍术二两　枸杞　当归　川芎　白芍　陈皮　天麻各一两　晚蚕沙　五加皮　杜仲　枳壳　半夏　肉桂　防己　牛膝　桔梗　木瓜　白芷各五钱

【用法】酒浸服。

【主治】虚寒筋骨酸痛,腰脚无力。

23498 仙膏

《仙传外科集验方》。为原书"冲和仙膏"之异名。见该条。

23499 仙人饭(《摄生众妙方》卷二)

【组成】黄精

【用法】将瓮去底,釜上安顿,盛黄精令满,密盖蒸之,候气溜,取出晒干,如此九蒸九晒,凡生时有一石,熟有三四斗方好。蒸之不熟,则刺人咽喉,既熟晒干,食之甘美。

【功用】补中益气,安五脏,润心肺,轻身延年。

23500 仙人饮(《良朋汇集》卷一)

【组成】粟壳二钱　青皮三钱　陈皮三钱　白扁豆花四十九朵(无花,豆亦可)　乌梅肉二个　砂仁七粒　葱白五根

【用法】水二钟,加灯草三十寸,煎八分,温服。

【主治】久痢。

23501 仙人散(《儒门事亲》卷十五)

【组成】地骨皮二两(酒浸二宿)　青盐一两　黍粘子一两半(炒)　细辛一两(酒浸)

【用法】上为细末,入麝香少许。每用一字,临卧擦牙,茶、酒漱,良久吐出。

【主治】牙痛。

23502 仙人散(《古今医鉴》卷十六引黄宾江方)

【组成】土鳖(十个,焙干)一钱　土狗(八个,焙干)一钱　仙人骨(即人骨)三分　巴豆(去油)三分

【用法】上为末。每服先一钱,次服五分;二服后去巴豆,又服二次,每次五分;又加巴豆一服,俱用烧酒下。

【功用】接骨止痛。

23503 仙人粥(《摄生众妙方》卷二)

【异名】首乌粥(《大众医学》)、何首乌粥(《长寿药粥谱》)。

【组成】何首乌一二斤

【用法】以竹刀刮去皮,不可用铁器,切成细细如綦面大,每日五钱,用砂锅以白水滚烂,放白米三合,洗净,入内煮粥。每日空心服。

【功用】《长寿药粥谱》:益肾抗老,养肝补血。

【主治】气血两虚,身体羸瘦,面色黄肿,手足疼痛,头昏耳鸣,头发早白,大便干燥。

❶《摄生众妙方》:气血不足,面色黄肿,手足疼痛软弱,

行履不便,身体羸瘦。❷《大众医学》:老年性高血脂,血管硬化,大便干燥。❸《长寿药粥谱》:老年人肝肾不足,阴血亏损,头昏耳鸣,头发早白,贫血,神经衰弱。

【备考】《长寿药粥谱》:何首乌粥:先用何首乌30～60克,入砂锅煎取浓汁,去滓,与粳米100克,大枣二三枚,冰糖适量,同煮为粥。

23504 仙人粮(《本草纲目》卷十八引《臞仙神隐》)

【组成】干天门冬十斤　杏仁一斤

【用法】上为末,蜜渍。每服方寸匕。

【功用】久服补中益气。

【主治】虚劳绝伤,年老衰损,偏枯不随,风湿不仁,冷痹恶疮,痈疽。

23505 仙子散(《古今医鉴》卷十五)

【组成】苦参　威灵仙　蔓荆子　何首乌　荆芥各等分

【用法】上为细末。每服二钱,食前酒调服,日二三服。

【主治】遍身疮疥,经年举发者。

【宜忌】忌发风物。

23506 仙乌豆(《卫生总微》卷六)

【组成】虢丹二两　晋矾二两

【用法】上为末,入一盒子盛,先用蛤粉封口缝,后以盐泥固济,炭火煅通赤,放冷,取出研末。以水一斗,黑豆五升,同药末于锅中煮至水尽为度,晒干。任意与食,不拘时候。

【主治】因发惊痫之后,心神失守而癫。

23507 仙丹膏(《四圣心源》卷九)

【组成】地黄八两　当归二两　甘草二两　黄耆二两　丹皮一两　桂枝一两　麻油一斤　黄丹八两

【用法】熬膏,入黄蜡、白蜡、乳香、没药各一两,罐收。疮口洗净贴,一日一换。

【主治】痈疽,脓后溃烂,久不收口。

23508 仙方膏(《疡医大全》卷七引《经验方》)

【组成】白芷　紫荆皮　独活　石菖蒲　赤芍各二两　高良姜　蜈蚣　刺猬皮　蛇蜕　草麻仁　鳖甲　白僵蚕　甘草　海风藤　连翘　天花粉　白及　牛蒡子　大黄　川黄连　白蔹　当归　千金子　血余　金银花　黄柏　穿山甲　防己　猪牙皂　柴胡　川贝母　桃仁　白附子　巴豆　明天麻　苦参　荆芥穗　红花　黄耆　桔梗　黄芩　牛膝　防风　全蝎　麻黄　草乌　肉桂　乌药　羌活　半夏　大戟　苏木各五钱　桃枝　槐枝　桑枝　柳枝各截一寸长,二十四段

【用法】用大磨真麻油十三斤,将上药入油内泡七日,入铜锅内熬至药枯滤去滓,复将油仍入锅内,熬至滴水成珠,再撇净药脚,下丹。每油一斤,下飞过黄丹八两为则,药已成功,入有销锡缸内,以槐棍搅冷,再入后末:血竭四钱,乳香(去油)、没药(去油)各三钱三分,藿香四钱五分,研末搅匀,又入后药:珍珠、冰片各一钱,沉香(不见火)四钱七分,当门子二钱一分,木香(不见火)、松香各五钱四分,檀香(不见火)六钱,雄黄五钱五分,搅匀,入潮脑三钱收功。

【主治】痈疽发背,一切外症,并贴五劳七伤,筋骨疼痛,跌打损伤,妇人癥瘕、带下。

23509 仙正散(《理伤续断方》)

【组成】肉桂一钱(去皮)　当归三钱(去尾)　玄胡索五钱　白芷五钱　苍术一两　赤芍药五钱　防风一两　荆芥四两

【用法】上㕮咀。每服五钱,水五升,干荷叶两皮,煎至七分,去滓,于损处断处,及冷水风脚,筋脉拘急不得屈伸,行步难苦,用此药热蒸,用被盖覆,候温淋洗。

【主治】男子、妇人骨断。

23510　仙术丸(《圣济总录》卷一八五)

【异名】平补仙术丸(《普济方》卷二二四)。

【组成】苍术(米泔浸一宿,切,炒,为末)三斤　枸杞子(为末)　生干地黄(切,焙,为末)各一斤

【用法】上药用好酒二升,先调枸杞末成膏,次将苍术、地黄二药同捣三百杵为丸,如梧桐子大。每服三十丸,空心新汲水送下。

【主治】平补。

23511　仙术丸(《圣济总录》卷一九八)

【组成】苍术(肥者,米泔浸)不计多少

【用法】夏、秋浸三日,春、冬浸七日,竹刀刮去皮,水洗净,瓦上蒸半日,作片子,焙干,石臼内木杵为末,炼蜜为丸,如梧桐子大。每日早晨、日午各服五十丸,酒送下。

【功用】轻身延年。

23512　仙术丸(《圣济总录》卷一九八)

【组成】术一斛(净刮去皮,洗摊令浥浥,细锉)

【用法】上为末,纳净瓮中,水二斛,浸一宿,取出纳大釜中,煮令减半,加清酒三斗,煮至一斛,绞去滓;再纳釜中,微火煎之,又入炒大豆黄、天门冬末各二斗,更煎,搅和令匀,候如膏为丸,如弹子大,放干,盛不津器中。每服三丸,细嚼,温水送下,一日三次。

【功用】久服耐风寒,延年不老。

23513　仙术汤(《局方》卷十)

【组成】苍术(去皮)四十八斤　大枣(去核)二斗四升　干姜(炮)二十四两　杏仁(去皮尖,麸炒,别捣)六斤　甘草(炒)十四斤　盐(炒)二十五斤

【用法】上为细末,入杏仁和匀。每服一钱,食前沸汤点服。

【功用】辟瘟疫,除寒湿,温脾胃,进饮食;常服延年,明目驻颜,轻身不老。

23514　仙术汤(《饮膳正要》卷二)

【组成】苍术一斤(米泔浸三日,竹刀子切片,焙干,为末)　茴香二两(炒,为末)　甘草二两(炒,为末)　白面(炒)一斤　干枣二升(焙干,为末)　盐(炒)四两

【用法】上为末,一同和匀。每日空心白汤点服。

【功用】去一切不正之气,温脾胃,进饮食,辟瘟疫,除寒湿。

23515　仙术饮(《直指》卷二十)

【异名】仙术散(《准绳·类方》卷七)。

【组成】苍术(童尿换浸二宿,洗净,晒干)一两一分　木贼(去节,童尿浸一宿,晒干)　蝉壳(去足)　白蛇皮(皂角水洗,焙)　白蒺藜(炒,去刺)　谷精草　防风　羌活　川芎　杏仁(去皮)　甘草(生,焙)各一分

【用法】上为末。食后每服一钱,蜜汤调下。

【主治】眼中翳膜。

23516　仙术散(《博济》卷三)

【组成】苍术(米泔浸淘一两宿)一两　木贼一两　蝉蜕(净泥秤)一分　谷精草一分　甘草(炙)一两　黄芩半两　蛇退皮(汤洗焙干,滴油杵)一钱

【用法】上为细末,每服一钱,空心、临卧时冷水调下。

【功用】退翳。

【主治】眼目翳膜,遮障昏暗。

23517　仙术散(《卫生总微》卷八)

【组成】紫苏一两　苍术(米泔浸一宿,焙)二两　谷精草(去根)一两　青蛤粉一两

【用法】上为末,每用猯猪肝一片批开,掺药三钱在内,麻缕缠定,米泔熟煮。先于气上熏眼,然后食之。

【主治】疮疹入眼,生障膜丁子。

【备考】先用硃砂、水银粉各一钱,粉霜三钱,一处拌匀,入一小砂锅子内盛讫,新盏一只盖口,黄土泥缝,炭火烧赤,少时取出,放冷收之。如左眼有病,即取药一豆大,绵裹塞左耳中;右眼有病,塞右耳中,然后服此方。

23518　仙术散

《准绳·类方》卷七。为《直指》卷二十"仙术饮"之异名。见该条。

23519　仙圣散(《袖珍》卷八)

【组成】紫草　木通　甘草　黄耆(炙)　枳壳(炒)

【用法】上锉散。每服二钱,水半盏同煎;或加人参、茯苓、糯米煎。

【主治】痘疮出不快,倒靥,或小便赤色,余热不除。

23520　仙传方(《回春》卷七)

【组成】老杉木(烧灰)　腻粉

【用法】清油调敷患处。

【主治】风热所致的外肾嫩赤肿痛,日夜啼叫,不数日,退皮如鸡卵壳,愈而复作。

23521　仙传膏(《奇方类编》卷下)

【组成】乳香一钱五分(去油)　没药(制如上)一钱五分　轻粉三钱　血竭三钱　冰片三分　麝香一分　樟脑二钱

【用法】上为极细末。用猪板油一两二钱,黄蜡一两,同化调药成膏。贴患处。尽夜流水,即时苏醒。

【主治】打板重伤,死血郁结,呃逆不食,并夹伤肉烂者。

【备考】本方方名,《仙拈集》引作"止痛膏"。

23522　仙传膏(《疡医大全》卷三十七)

【组成】滑石　大黄　赤石脂各等分

【用法】上为细末。蜜调敷。

【主治】杖后重伤,死血郁结,呃逆不食,并夹伤肉烂。

23523　仙传膏

《串雅内编》卷四。为《本事》卷五"神传剪草膏"之异名。见该条。

23524　仙花散(《洞天奥旨》卷九)

【组成】凤仙花叶(捣汁)　马齿苋(捣汁)　黄蜡二两　葱白(捣汁)　松香二两　五倍子(为末)一两　乳香二钱

【用法】将凤仙、葱、苋先捣取汁二碗,将黄松香熬膏,入倍子末,摊膏。贴之自愈。

【主治】杖疮。

23525　仙花膏（《解围元薮》卷三）

【组成】闹羊花八两（酒蒸九次）　苍耳子八两（炒）　败龟版（煅白如霜）二两　番木鳖（醋炙）二两

【用法】上为末，用蜜一斤，熬去水气调之，入竹筒内，挂当风处。初起酒服五分，弱者服一二分；不饮者，沙糖调下。

【主治】大风恶症。

23526　仙饭丸（《济阳纲目》卷六十八）

【组成】上党胡麻三升（拣净）

【用法】以新白布缝袋，将胡麻盛在内，放清水中浸一时，用手揉袋，去尽油沫，纯是清水为度。取出甑蒸，令气遍，晒干，如此九蒸九晒。蒸之不熟，令人发落。蒸晒去皮，炒香为末，炼蜜或枣膏为丸，如弹子大。每服一丸，空心用淡酒化下，一日三次。常服为佳。

【功用】服至一月之后，痰火尽去，精气充溢；服至百日，能除一切痼疾；一年身面光泽，不饥；二年白发返黑；三年齿落更生；久服长生。

【宜忌】初服一月内戒房事。

23527　仙灵丸（《普济方》卷一五四引《余居士选奇方》）

【组成】威灵仙　没药　乳香　玄胡索　黑牵牛　破故纸（炒黄）各一分　陈皮　巴豆（去壳，入蒜内，纸包慢火煨熟，去巴豆用蒜）一粒

【用法】上为末，酒煮糊为丸，如梧桐子大。每服三钱，五更初茶清送下。

【主治】远年近日腰痛。

【备考】方中陈皮用量原缺。

23528　仙灵丸（《普济方》卷二四○）

【组成】威灵仙（洗净，阴干）半斤　牛膝（净，去根，酒浸三日）半斤

【用法】上为细末，酒糊为丸，如梧桐子大。每服五十丸，空心木瓜酒送下。

【主治】脚气久不愈。

23529　仙灵丹（《四圣心源》卷九）

【组成】班毛八钱（去头翅，糯米炒黄，去米）　前胡四分（炒）　乳香一钱（去油）　没药一钱（去油）　血竭一钱　元参四分　冰片五分　麝香五分

【用法】上为细末，瓶收。针破疮顶，点药如芥粒，外用膏药贴之。顷刻流滴黄水，半日即消，重者一日一换。

【主治】阳证痈疽初起。

23530　仙灵酒

《寿世保元》卷二。为《圣惠》卷二十一"仙灵脾浸酒"之异名。见该条。

23531　仙灵酒（《医学启蒙》卷三）

【组成】仙灵脾四两　金樱膏四两　川牛膝一两　当归身二两　川芎一两　巴戟天一两（去心）　菟丝子二两（制）　小茴香一两（炒）　补骨脂二两（炒）　官桂一两　川杜仲一两（姜炒）　沉香五钱

【用法】用细花烧酒二十斤一坛，上药为粗末，绢袋盛，悬胎煮三炷香，放土地上三宿，分作十小瓶，以泥封口。

【功用】壮阳固精，健筋骨，补精髓，广嗣延年。

【主治】血气虚惫，下元痼冷，腰膝无力，临事不举，梦泄遗精。

【备考】仙灵，以其主药而名之也。佐之补益固精以成剂。中年之人宜乎用效，少年而非虚弱者，非所宜也。

23532　仙灵散（《三因》）

【组成】仙灵脾　威灵仙各等分

【用法】上为末。每服二钱，食后米汤调下。

【主治】斑疮入眼。

23533　仙灵散（《直指》卷二十二）

【组成】滑兰模皮（末）　紫贝草（捣）

【用法】上为末。酒调为膏敷；或蜜水调亦好。

【功用】收肿敛毒排脓。

【主治】痈疽肿毒。

【备考】滑兰拔毒，紫贝散血。或单用紫贝草亦效。

23534　仙灵散（《普济方》卷一九七）

【组成】常山二钱　甘草钱半　槟榔二个　黑豆四十九粒

【用法】上为末。先用酒一小盏煎干后，用水一大盏，煎八分，露一宿，早晨温服。吐不妨。

【主治】一切疟疾。

【宜忌】忌鸡、鱼。

23535　仙灵膏（《四圣心源》卷九）

【组成】地黄八两　当归二两　甘草二两　黄耆二两　丹皮一两　桂枝一两　麻油一斤　黄丹八两

【用法】熬膏，入黄蜡、白蜡、乳香、没药各一两，罐收。疮口洗净贴，一日一换。

【主治】痈疽，脓后溃烂，久不收口。

23536　仙茅丸（《博济》卷一）

【组成】仙茅一分　贯众半两　黑附子（去皮）半两　荜拨一分　干姜半两　甘草少许　巴豆（去皮心）半两

【用法】上为细末，面糊为丸，如梧桐子大。下结胸，每服一丸，生姜、枣汤送下；五七日患者，更打破一丸，用前汤送下；如常伤寒，只用冷浆水送下。

【主治】伤寒结胸，及恶候者。

23537　仙茅丸（《圣济总录》卷十二）

【组成】仙茅（米泔浸去赤汁，焙）　威灵仙（去土）　羌活（去芦头）　青橘皮（汤浸，去白，焙）　白牵牛（炒）　白茯苓（去黑皮）各一两　姜黄　白术　苍术（米泔浸一宿，竹刀切作片子，焙）各半两

【用法】上为末，炼蜜为丸，如绿豆大。每服十丸，空心盐汤送下。

【主治】风气滞凝，身体疼痛，四肢拘急，腰脚沉重。

23538　仙茅丸（《圣济总录》卷一八六）

【组成】仙茅（切片，刮去皮，米泔浸，曝干）　羌活（去芦头）　白术　狗脊（去毛）　防风（去叉）　白茯苓（去黑皮）一两　姜黄　菖蒲　白牵牛各一两半　威灵仙（去土）二两　何首乌（去黑皮）　苍术（浸，切，焙）各一两

【用法】上药并生用，细捣为末，以生白蜜和为剂，再入白杵三千下为丸，如梧桐子大。每服十五丸至二十丸，冷水送下，不嚼；妇人月候不通，红花酒送下。

【功用】治风顺气，调三焦，明耳目，益真元，壮筋骨，驻颜色。

23539　仙茅丸（《本草纲目》卷十二引《圣济总录》）

【组成】仙茅二斤（糯米泔浸五日，去赤水，夏月浸三

日,铜刀刮锉,阴干,取一斤) 苍术二斤(米泔浸五日,刮去皮,焙干,取一斤) 枸杞子一斤 车前子十二两 白茯苓(去皮,茴香炒) 柏子仁(去壳)各八两 生地黄(焙) 熟地(焙)各四两。

【用法】上为末,酒煮糊为丸,如梧桐子大。每服五十丸,食前温酒送下,一日二次。

【功用】壮筋骨,益精神,明目,黑髭须。

23540 仙茅丸《杨氏家藏方》卷九

【组成】仙茅 白茯苓(去皮) 山药 九节蒲各一两

【用法】上件并锉,内仙茅不犯铁器,以法酒拌匀,于饭上蒸,以饭熟为度,晒干,捣罗为细末,枣肉为丸,如梧桐子大。每服五十丸至一百丸,空心温酒、盐汤任下。

【功用】大补益,壮元阳;久服延年益寿。

23541 仙茅丸《朱氏集验方》卷八

【组成】仙茅(糯米泔浸一二日,一日一换,取尽赤汁,日干,磨为细末)四两 白茯苓(去皮) 半夏(汤泡七次)各二两 茴香(盐炒,去盐)一两半

【用法】上为细末,酒糊为丸,如梧桐子大。任意服。

【主治】固精,暖水脏。

23542 仙茅丸《御药院方》卷六

【组成】仙茅二斤(糯米泔浸五日,浸去赤水,用铜刀去皮,铜刀锉,取一斤。夏月止浸三日,阴干,不见日) 苍术二斤(米泔浸五日或三日,去皮,焙干一斤) 马兰花 舶上茴香各半斤 椒红二斤(醋炒取红,一斤) 熟干地黄一斤(焙干秤半斤) 柏子仁半斤

【用法】上件为细末,醋煮糊为丸,如梧桐子大,酒丸亦得。每服三十丸至四十丸或五十丸,空心、食前温酒送下,一日二服。渐加至七八十丸。

【功用】常服强筋骨,益精神,明目,黑髭发。

【主治】男子真气不足。

23543 仙茅丸

《医便》卷一。为原书同卷"长春丹"之异名。见该条。

23544 仙茅丸《墨宝斋集验方》卷上

【组成】半夏曲一两 鹿角胶四两 人参(去芦)一两 黄耆(蜜水炒)二两 甘枸杞二两(去梗) 山萸肉二两 陈皮一两(去白) 白术三两(酒洗,炒) 白茯苓一两五钱(炒) 川归身二两(酒洗) 甘草七钱 薏苡三两(炒) 仙茅(用川中制过者,不可见铁)一斤

【用法】上为末,用炼蜜二斤四两为丸。日服三次,每六七十丸,盐、酒送下。

【主治】补心神,固肾精。

【宜忌】忌牛、羊肉。

23545 仙茅酒《本草纲目》卷二十五

【组成】仙茅(九蒸九晒)

【用法】浸酒饮。

【主治】精气虚寒,阳痿膝弱,腰痛痹缓,诸虚之病。

23546 仙茅酒《回春》卷四

【组成】仙茅四两(出四川,用米泔水浸去赤水尽,日晒) 淫羊藿(洗尽)四两 南五加皮四两(酒洗净)

【用法】上锉,用黄绢袋盛,悬入无灰酒一中坛内,三七日后取。早、晚饮一二杯。

【主治】男子虚损,阳痿不举。

23547 仙茅酒《医学正印》卷上

【组成】仙茅四两(米泔浸去赤水,晒干) 淫羊藿四两(洗净) 五加皮四两 龙眼肉百枚(去核)

【用法】上药用无灰好酒十八斤,浸三七日取服。兼服葆真丸,殊有奇效。

【主治】男子虚损,阳痿不举。

23548 仙茅散《朱氏集验方》卷一

【组成】仙茅(无则以好苍术代之)一两 陈皮 枳壳(炮) 厚朴(制) 官桂 秦艽各一钱 当归 白茯苓 白芍药 白芷 川芎 半夏饼各一钱半 麻黄(不去节)二钱半 没药 甘草 川乌(炮)各半两 白僵蚕 乳香 川独活各二钱 全蝎七个 麝香半钱

【用法】上除桂、芷、麝、没、乳,余并炒转色,却入不炒药,同为细末。每服三大钱,炒大黑豆同木瓜荫酒,旋温调服,不拘时候。

【主治】背膊、手足、头目、筋脉虚掣,一切风证,疼痛不可忍。

23549 仙拈散《春脚集》卷三

【组成】寒水石三两(另研) 飞滑石三两(另研) 蛇床子四两(炒) 鳖甲五两(炙) 白微四两(炒) 地肤子四两(炒) 白芷三两(晒) 白鲜皮三两(炒) 百部三两(生蒸再炒) 樟脑(临用时加入同研)

【用法】上为细末。以麻油调搽,一日一换,不可用水淋洗,不可燥抹,直待结屠退后,方可净洗。一月可愈。如黑影未退,须搽百日,才能断根。

【主治】远年风湿,血风皮蛀,寒湿浸淫,流水发痒,搔之疼痛,两腿肌肤黑肿,似溃未溃,或时热烘麻木。

23550 仙乳丸《圣济总录》卷五十四

【组成】伏翼一枚(重五两者。连肠胃,炙燥) 营实(微炒)五两 威灵仙(去土)三两 牵牛子(炒) 芡实各二两 丹砂(研) 雄黄(研) 铅丹各一两 腻粉半两

【用法】上为末,炼蜜为丸,如绿豆大。每服七丸,食后温木通汤送下。稍增至十五丸。小儿每服三丸。以知为度。

【主治】热结上焦,昼常多瞑。

23551 仙炉脂《洞天奥旨》卷八

【组成】香炉盖上胭脂三钱 黄连二钱 青黛二钱 冰片二分

【用法】上药各为细末。鸡蛋清调;或猪汁调敷。

【主治】小儿天疱疮。

23552 仙药散《仙拈集》卷三引《集验方》

【组成】山药(半生半炒)

【用法】上为末。每服二钱,沙糖滚水调服。

【主治】小儿泄泻不止。

23553 仙砂散《慈幼新书》卷六

【组成】川芎 当归 升麻 甘草各六两

【用法】东流水七大碗,煎至二大碗,去滓;用好明净朱砂四两,吸去铁砂,飞净碾碎,细绢袋盛,悬砂锅内,将药慢煮,至水尽为度,取出焙干为细末;外用糯米半升,淘净,候干,以盐泥为饼,裹米在内,火煅透,取出冷定,拣黄色者,亦为细末。每小儿一岁,朱砂一分,米粉一分,蜜一匙,酒三匙,米汤半酒杯,调匀服之。

【功用】痘疹才觉热者服之不出,见点者服之出必稀,回早者服之复起。

23554 仙胜散(《痘疹会通》卷四)

【组成】人参 木通 紫草 生耆 防风 枳壳 甘草

【主治】痘不能出,小便短涩。

23555 仙退散

《医方类聚》卷二六四。即《小儿药证直诀》卷下"羊肝散"。见该条。

23556 仙桔汤(《效验秘方》朱良春方)

【组成】仙鹤草30克 桔梗6克 乌梅炭4克 白槿花9克 炒白术9克 广木香5克 生白芍9克 炒槟榔10.2克 甘草4克

【用法】水煎服。一日1剂,分2次服。

【功用】补脾敛阴,清化湿热。

【主治】久泻,包括慢性菌痢、阿米巴痢及慢性结肠炎,经常泄泻,时轻时剧,时作时休,作则腹痛、腹胀,大便溏薄,夹有黏液,间见少许脓血,反复发作,久治不愈者。

【加减】本方用阿米巴痢疾时,应另加鸦胆子14粒,去壳分2次吞服;慢性痢疾、慢性结肠炎肝郁脾滞征象较著者,去槟榔,加柴胡4.5克、萆薢15克、秦艽9克;腹痛甚者,应加重白芍与甘草用量:白芍15～30克、甘草9～15克;泄泻日久,体虚气弱,而腹胀不显者,去木香、槟榔,加炙升麻4.5克、党参12克、炙芪15克。凡久泻证属脾肾阳虚或为肾阳不振者,则非本方适应证,当以附子理中汤或四神丸治之。

【方论选录】凡慢性痢疾,迭治不愈,缠绵难解者,往往既有脾虚气弱的一面,又有湿热稽留的存在,呈现虚实夹杂之象。因此,在治疗立法上,既要补脾敛阴,又需清化湿热,方能奏效。仙桔汤即据此而拟定。方中仙鹤草除善止血外,并有治痢、强壮之功,《滇南本草》载"仙鹤草治赤白痢下",因此,本品不但可治痢下赤白,还能促进肠吸收功能的恢复,对慢性泄泻亦有效。桔梗《别录》载:能"利五脏肠胃,补血气……温中消谷";《大明》载:桔梗"养血排脓";《本草备要》载:桔梗治"下痢腹痛"。因此,本方用桔梗不是取其升提之功,而是取其排脓治痢之效,凡泄痢之效,凡泄痢大便夹杂黏冻者,取桔梗其效。白术、木香健脾而调气;白芍、乌梅、甘草酸甘敛阴,善疗痢而缓解腹痛;白槿花味甘性平无毒,能清热利湿凉血,常用于肠风泻血、血痢、带下,用治痢疾,有一定疗效,其不仅能迅速控制症状,且长于退热;槟榔本为散结破滞,下泄杀虫之物,若用小剂量则善于行气消胀,故对痢疾、泄泻而腹痛较甚者,颇有功效。诸药合之,共奏补脾敛阴,清化湿热之功。

23557 仙桃丸(《得效》卷十三)

【组成】生川乌三两 五灵脂四两 威灵仙五两

【用法】上各烧焙,同研为末,醋糊为丸,如梧桐子大。每服六丸,加至九丸,盐汤吞下;妇人,当归醋汤送下,空心服;病甚者,加至十五丸。

【主治】丈夫、妇人手足麻痹,时发疼痛,腰膝气闭,作痛不止;或冷地冰身,血气不运,打扑闪肭不可忍,及瘫痪等疾。

【宜忌】忌茶。

23558 仙桃散(《杨氏家藏方》卷十一)

【组成】防风(去芦头) 桃根节 香白芷 细辛(去叶土)各一两 川椒(去目)半两

【用法】上为细末。每用三钱,水七分,煎至五分,热呷满口,候冷吐去;或每日揩牙,温水漱之。

【主治】风牙疼,有脓血并口气。

23559 仙家酒(《丹溪心法附余》卷二十四)

【组成】妇人乳

【用法】每用一吸,即以指塞鼻孔,按唇贴齿而漱孔,与口津相和,然后以鼻内引上吸,使气由明堂入脑,方可徐徐咽下,凡五七次为一度。不漱而服者,何异饮酪止于肠胃耳。

【功用】大能益心气,补脑髓。

【主治】消渴,劳怯及风火症。

【宜忌】老人尤宜。

23560 仙梅丸(《古今医鉴》卷五引桑双冈方)

【组成】细茶 乌梅(水洗,剥去核,晒干)各一两

【用法】上为末,用生蜜为丸,如弹子大。每服一丸,水冷热随意化下。

【主治】痢疾发热发渴。

23561 仙菊饮(《洞天奥旨》卷八)

【组成】菊花根叶二两 生甘草末三钱

【用法】将菊花根叶捣烂,白布绞出汁,再用滚水冲在菊花汁内,用布沥出,调生甘草末饮之。

【主治】金疮痛甚者。

23562 仙雪丸(《仙拈集》卷二)

【组成】陈石灰(水澄清,去粗渣泥垢)一两 生熟白矾各五钱

【用法】上为末,姜汁为丸,如绿豆大。每服五丸,烧酒送下。

【主治】九种心痛。

23563 仙授散(《传信适用方》)

【组成】苍术四两(米泔浸一夕,洗净) 麻黄四两(去节) 香附子四两(去皮毛) 杏仁二两(去皮尖,麸炒,别研) 甘草二两(生用)

【用法】上为细末。每服三钱,白汤调下,如人行五里间进三服。服讫避风。如一服便有汗,即不必再进。

【主治】三日伤寒。

23564 仙鸾方(《集验良方》卷五)

【组成】大熟地五钱 白茯苓五钱 香附(便炒)五钱 当归五钱 川芎三钱 乌药三钱 丹皮三钱 陈皮三钱 炒姜灰三钱 白术(土炒)三钱 益母草五钱 炙甘草五分 姜一片 大枣三枚(去核)

【用法】水二碗,煎一碗,空心服,临卧复用渣煎服。

【主治】产后各证。

23565 仙掌丸(《疡科选粹》卷六)

【组成】乌药 白芷各五钱 雄黄 朱砂 没药 乳香各二钱

【用法】上为末,面为丸,如梧桐子大。每服二十丸,烧酒送下。五七日见效。

【主治】鹅掌风。

23566 仙鲜散(《囊秘喉书》卷上)

【组成】煅食盐六分　蒲黄四分　灯草灰三分　滴乳石三分　青黛二分　儿茶五分　冰片一分

【用法】如碎腐,加牛黄、珍珠、琥珀、龙骨;如虚腐,加人参末、制甘石;如吹药即痛,去煅食盐。

【主治】虚火喉癣。

23567　仙螺胶(《风劳臌膈四大证治》)

【组成】大田螺四十九枚

【用法】洗净,再以清水养去泥土,倒覆盆内,一宿,次将净川连二两,切片,煎浓汁熬膏一小杯,然后将螺仰置盆内,日中晒干,候壳开,挑入连胶一匙,过一夕,螺化为汁,取螺汁,再用柏叶汁、韭根汁、人乳、牛乳、羊乳、猪乳各一杯,炼蜜一两,入真金一块,砂铫熬成膏,瓷器收藏。每服一二匙,酒送下。

【主治】膈症。

23568　仙螺膏(《遵生八笺》卷十八)

【组成】大田螺一个

【用法】将片脑一分,入田螺肉,即化为水。用鹅毛搽疮口,即收。

【主治】痔漏脏毒成三五孔出水者。

【备考】用蝉蜕、白芷捣烂,将孔塞满,再用此方。

23569　仙藤散(《万氏家抄方》卷五)

【组成】青木香藤　陈皮　香附　甘草　乌药　木香　苏叶

【用法】加生姜三片,水煎服。

【主治】妊娠三月后,脚肿渐至膝,喘急,症若水肿,甚至足指间有黄水出者,名曰子气。

23570　仙露汤(《四圣心源》卷四)

【组成】麦冬三钱　五味一钱　贝母二钱　半夏三钱　柏叶三钱　甘草二钱　芍药三钱　杏仁三钱

【用法】煎大半杯,温服。

【主治】火泄金刑之衄血。

【加减】若上热非盛,而衄证时作,则全因中下湿寒,当加干姜、茯苓温燥之药;若大衄之后,气泄阳亡,厥逆寒冷,宜加参、芪、姜、附以续微阳,清润之药切不可用。

【方论】气伤血沸,宜清金敛肺,以回逆流,而必并降胃气,降胃必用半夏,近世误以血证为阴虚,半夏性燥,不宜血家,非通人之论也。

23571　仙露汤(《医学衷中》上册)

【组成】生石膏(捣细)三两　玄参一两　连翘三钱　粳米五钱

【用法】上药用水五钟,煎至米熟,其汤即成,约可得清汁三钟,先温服一钟。若服完一剂,病犹在者,可仍煎一剂,服之如前。使药力昼夜相继,以病愈为度。然每次临服药,必详细问病人。若腹中微觉凉,或欲大便者,即停药勿服。候两三点钟,若仍发热未大便者,可少少与服。若已大便,即非溏泻而热犹在者,亦可少少与服。

【主治】寒温阳明证,表里俱热,心中热,嗜凉水,而不至燥渴,脉象洪滑,而不至甚实,舌苔白厚,或白而微黄,或有时背微恶寒者。

23572　仙露饮(《玉案》卷四)

【组成】生地　蒲黄　黄连各二钱　升麻八分　小蓟　旱莲草　川芎各一钱

【用法】水煎,空心服。

【主治】小便出血。

23573　仙露梅(《外科方外奇方》卷三)

【组成】大青梅子三斤　青盐四两　食盐二两　活蜗牛四十个(杵烂)

【用法】共拌匀,隔一夜以后日晒夜收,盐尽为度。瓷器收贮。每取肉少许含咽。

【主治】咽喉大症垂危者。

23574　仙人杖散(《圣济总录》卷一二七)

【组成】笋(黑死者)一两(烧灰存性)　甘草(炙为末)三分　麝香(别研)半分

【用法】上为细末。分作六服,每服临卧时温酒调下。

【主治】鼠瘘。

23575　仙人肢丸(《宣明论》卷九)

【组成】人参　沙参　玄参　紫团参　丹参　白术　牡蛎　知母　甘草各二钱　蛤蚧一对(头尾全用,河水洗净,文武火炙黄色)

【用法】上为末,用麻黄十五斤,去根;枸杞子三斤,熬成膏,为丸如弹子大,瓷盒子内盛。临卧服一丸,煎生姜自然汁化下。

【主治】远年劳嗽,不问寒热,痰涎喘满。

【备考】先服松花膏,下过,多服此药。

23576　仙术芎散(《袖珍》卷一引《宣明论》)

【组成】川芎　连翘　黄芩　山栀子　菊花　防风　大黄　当归　芍药　桔梗　藿香叶各五钱　石膏二两　苍术一两　甘草　滑石各三两　荆芥穗　薄荷叶　缩砂仁各二钱半

【用法】上㕮咀。每服三钱,水一盏,煎至七分,去滓,通口食后服;细末点服亦得。

【功用】明耳目,消痰饮,清神。

【主治】风热壅塞,头目昏眩。

23577　仙传齿药

《济阳纲目》卷一○七。为《中藏经·附录》引《湘山野录》"地黄散"之异名。见该条。

23578　仙传药纸

《饲鹤亭集方》。为原书同卷"唾沫膏"之异名。见该条。

23579　仙传药酒(《回春》卷二)

【组成】茯神(去皮木)　陈皮　枳壳(去瓤)　青皮(去瓤)　牛膝(去芦)　熟地黄　肉苁蓉　白茯苓(去皮)　当归　山药　吴茱萸　防风　人参(去芦)　沉香　广木香　丁香　乳香(去芦)各七钱　没药　缩砂　小茴　大茴　红豆　白术(去芦)　草果　黄芩　杏仁　甘草　猪苓　黄芪　三棱　莪术　半夏(姜制)　南星(姜制)　牡丹皮　槟榔　青木香　官桂　大腹皮　泽泻　天门冬(去心)　栀子　红曲　白花蛇(砂土炒)各五钱　荆芥穗　苍术　川乌(火炮)　白芍　桂皮　知母(酒洗)　细辛　贝母(去心)　麻黄(去节)　麦门冬(去心)　草乌(火炮)各三钱　藿香　山楂　白芷　附子　软石膏　羌活　薄荷　木瓜　木通　葛根　山茱萸(去核)　独活各四钱　香附　破故纸(炒)　虎胫骨(酥炙)　天麻　枸杞子　川芎六钱　良姜二钱半　川椒二钱

【用法】上药修合一处,将药绢袋装盛,外用蜂蜜、核桃仁、红枣(去核)各一斤,同小黄米烧酒共装入一大坛内,竹叶封固七日,下锅煮三炷香取出,土埋二七去火毒。每早用一小钟。久服有功。

【主治】男妇左瘫右痪,口眼喎斜,手足顽麻,筋骨疼痛,一切诸风,痔漏,寒湿脚气,疝气,十膈五噎,胎前产后,子宫久冷,赤白带下,不受胎孕,经水不调,气滞痞块。

【宜忌】四十以上者方可用。

23580 仙灵脾丸(《圣惠》卷十九)

【组成】仙灵脾三分 防风半两(去芦头) 羌活三分 白附子三分(炮裂) 天麻一两 天南星半两(炮裂) 犀角屑三分 木香半两 槟榔半两 羚羊角屑三分 乳香三分(细研) 虎胫骨三分(涂酥,炙令黄) 桂心半两 附子三分(炮裂,去皮脐) 当归三分(锉,微炒) 牛膝三分(去苗) 白僵蚕半两(微炒) 鹿茸三分(涂酥,炙令黄,去毛) 石斛三分(去根节) 麝香一分(细研) 海桐皮三分(锉) 干蝎半两(微炒) 乌蛇三两(酒浸,炙令黄,去皮骨)

【用法】上为末,入研了药令匀,炼蜜为丸,如梧桐子大。每服三十丸,食前以温酒送下。

【主治】风湿痹,肢节疼痛,身体手足不遂。

23581 仙灵脾丸(《圣惠》卷二十二)

【组成】仙灵脾一两 牛膝一两(去苗) 芎䓖一两 牛黄一分(细研) 麻黄一两(去根节) 乌蛇肉二两(酒浸,炙微黄) 天麻一两 白附子一两(炮裂) 天雄半两(炮裂,去皮脐) 防风一两 独活一两 当归一两(锉,微炒) 桂心一两 细辛半两 白僵蚕一两(微炒) 莽草一两(微炒) 朱砂半两(细研) 麝香一分(细研)

【用法】上为末,炼蜜为丸,如梧桐子大。每服十丸,食前以豆淋酒送下。

【主治】风弹曳,手足麻痹,屈伸不得。

【宜忌】忌毒滑、鱼肉、羊肉等。

23582 仙灵脾丸(《圣惠》卷三十二)

【组成】仙灵脾二两 甘菊花 黄芩 车前子 石膏(细研,水飞过) 玄参 决明子 羚羊角屑各一两 蛇蜕皮一分(烧灰)

【用法】上为末,炼蜜为丸,如梧桐子大。每服二十丸,食后以温水送下。

【主治】眼暴热冲上,疼痛赤肿生翳。

23583 仙灵脾丸(《圣惠》卷六十九)

【组成】仙灵脾一两 羚羊角屑三分 独活一两 防风一两(去芦头) 当归一两 桂心一两 牛膝一两(去苗) 薏苡仁一两 附子一两(炮裂,去皮脐) 五加皮三分 草薢一两 虎胫骨一两(涂酥,炙令黄)

【用法】上为细末,炼蜜为丸,如梧桐子大。每服三十丸,食前以温酒送下。

【主治】妇人中风偏枯,手足一边不遂,肌骨瘦,皮肤顽痹。

23584 仙灵脾丸(《圣济总录》卷五十一)

【组成】仙灵脾 威灵仙(去土) 赤茯苓(去黑皮) 茯神(去木) 天麻 蔓荆实 香白芷 山栀子仁 大黄(锉,炒) 益智(去皮)各一两 乌头(炮裂,去皮脐)四枚 麝香(研)半两

【用法】上为末,炼蜜为丸,如梧桐子大。每服三丸至五丸,空心温酒送下。

【主治】肾脏壅盛,上攻头目,胸膈咽嗌,痰实不利。

23585 仙灵脾酒(《圣济总录》卷一八五)

【组成】仙灵脾六两(锉,鹅脂一两炒) 陈橘皮(汤浸,去白,焙)半两 连皮大腹(锉) 槟榔(锉)各三枚 黑豆皮一合 桂(去粗皮)一分 豉一合 生姜半分 葱白三茎(切)

【用法】上锉,以生绢袋盛,用好酒一斗二升浸,挂药不令到底,熳灰火外煨一伏时,取出候冷。空心、夜卧各一盏。服此酒后,更用紫稍花散浴药淋浴,以壮阳气。

【功用】补精益气。

23586 仙灵脾酒

《医统》卷八。为《圣惠》卷二十一"仙灵脾浸酒"之异名。见该条。

23587 仙灵脾散(《圣惠》卷二十一)

【组成】仙灵脾一两 威灵仙一两 芎䓖一两 桂心一两 苍耳子一两

【用法】上为细散。每服一钱,以温酒调下,不拘时候。

【主治】风走注疼痛,来往不定。

23588 仙灵脾散(《圣惠》卷二十一)

【组成】仙灵脾一两 附子一两(炮裂,去皮脐) 当归一两(锉,微炒) 草薢一两(锉) 杜仲一两(去粗皮,炙令黄) 木香一两

【用法】上为细散,每服二钱,食前以温酒调下。

【主治】风腰脚疼痛冷痹,及四肢缓弱。

23589 仙灵脾散(《圣惠》卷二十一)

【组成】仙灵脾一两 天雄一两(炮裂,去皮脐) 石斛一两(去根,锉) 天麻一两 牛膝一两(去苗) 麻黄一两(去根节) 芎䓖三分 五加皮三分 草薢三分(锉) 丹参三分 桂心三分 当归三分 虎胫骨一两(涂酥,炙令黄) 防风三分(去芦头) 羌活三分 槟榔一两

【用法】上为细散。每服一钱,食前以温酒调下。

【主治】风脚膝软弱,筋骨缓纵,不能行立。

【宜忌】忌生冷、油腻、猪、鸡肉。

23590 仙灵脾散(《圣惠》卷二十三)

【组成】仙灵脾一两 天雄一两(炮裂,去皮脐) 天麻一两 独活三分 牛膝一两(去苗) 芎䓖三分 石斛一两(去根) 肉桂一两半(去粗皮) 茵芋三分 麻黄一两半(去根节) 当归三分 侧子三分(炮裂,去皮脐) 乌蛇肉一两(酥拌,炒令黄) 虎胫骨一两(涂酥,炙令黄) 桑螵蛸三分(微炒) 丹参三分 五加皮三分 海桐皮三分 防风三分(去芦头) 薏苡仁三分 干蝎三分(生用) 牛黄一分(细研) 麝香一分(细研)

【用法】上为细散,入研了药令匀。每服二钱,食前以温酒调下。

【主治】中风,手足不遂,肌肉冷痹,骨节疼痛,缓弱不随。

23591 仙灵脾散(《圣惠》卷四十四)

【组成】仙灵脾一两 牛膝一两(去苗) 羌活半两 虎胫骨一两(涂酥,炙微黄) 独活半两 羚羊角屑半两 防风半两(去芦头) 桂心一两 酸枣仁半两(微炒) 当归半两(锉,微炒) 薏苡仁一两 侧子一两(炮裂,去皮脐)

【用法】上为细散。每服二钱,食前以温酒调下。

【主治】腰脚冷痹,筋脉挛急,时有疼痛,行立不得。

23592　仙灵脾散《圣惠》卷六十九)

【组成】仙灵脾二两　虎胫骨二两(涂酥,炙令黄)　附子二两(炮裂,去皮脐)　防风二两(去芦头)　踯躅花二两(醋拌炒,令干)　牛膝二两(去苗)

【用法】上为细散。每服一钱,以温酒调下,不拘时候。

【主治】妇人血风,身体骨节疼痛不止。

23593　仙灵脾散《圣惠》卷七十一)

【组成】仙灵脾一两　羌活三分　海桐皮三分　牛膝三分(去苗)　当归三分　芎䓖三分　骨碎补三分(去毛)　延胡索三分　桂心三分　木香三分　桃仁一两(汤浸,去皮尖双仁,麸炒令黄)　菴䕡子三分　枳壳三分　槟榔一两　蝉蜕半两(微炒)　麝香一分(研入)

【用法】上为细散。每服一钱,食前以豆淋酒调下。

【主治】妇人血气攻注,腰脚疼痛。

23594　仙灵脾散《圣惠》卷七十九)

【组成】仙灵脾三分　牛膝三分(去苗)　当归三分(锉,微炒)　地龙半两(炒令黄)　没药半两　桂心半两　威灵仙半两　骨碎补半两

【用法】上为细散。每服二钱,食前以温酒调下。

【主治】产后血气攻刺,腰痛不可忍。

23595　仙灵脾散《圣惠》卷八十九)

【组成】仙灵脾根半两　晚蚕蛾半两(微炒)　射干一分　甘草一分(炙微赤,锉)

【用法】上为细散。用羊子肝一枚,切开,掺药二钱在内,以线系定,用黑豆一合、米泔一大盏,煮熟取出,分为二服,以汁下之。

【主治】小儿雀目,至暮无所见。

23596　仙灵脾散《圣济总录》卷五十)

【组成】仙灵脾　防风(去叉)　蔓荆子　枳壳(去瓤,麸炒)　何首乌(去黑皮)各一两　苦参半两　荆芥穗二两

【用法】上为散。每服二钱匕,温酒或腊茶清调下。

【主治】肺风。皮肤瘙痒,生瘑癗。

23597　仙灵脾散《圣济总录》卷一○七)

【组成】仙灵脾　射干　晚蚕沙(炒)　恶实(炒)　甘草(炙,锉)等分

【用法】上为散。每服一钱匕,食后良久沙糖水调下,一日三次。

【主治】风毒冷泪,隐涩疼痛。

23598　仙灵脾散《幼幼新书》卷十八引《谭氏殊圣》)

【组成】仙灵脾　威灵仙

【用法】上为末。每服二钱,食后米饮调下;小儿半钱。

【主治】❶《幼幼新书》引《谭氏殊圣》:疮疹入眼。

❷《幼幼新书》引《赵氏家传》:食毒,睛突外。

23599　仙灵脾煎《圣惠》卷二十三)

【组成】仙灵脾二斤　黑豆二斤(升)　茄子根二斤(以上三味,细锉,都以水三斗,煮至一斗,去滓,更煎至五升即止)　桂心一两　羌活一两　芎䓖一两　败龟一两(涂酥,炙令黄)　虎胫骨一两(涂酥,炙令黄)　防风一两(去芦头)　草薢一两(锉)　当归一两　安息香一两　赤箭一两　附子二两(炮裂,去皮脐)　乳香一两

【用法】上为末,入于前三味汁中,以慢火煎,柳木篦搅,勿令住手,可一炊时止,盛于瓷器中。每服一茶匙,食前以温酒调下。

【主治】历节风,疼痛,手足顽痹,行步艰难。

【宜忌】忌生冷、油腻、猪、鸡、犬肉。

23600　仙灵脾煎《圣惠》卷二十五)

【组成】仙灵脾一斤(细锉,以酒七升,煮至二升,滤去滓,入后药末)　附子二两(炮裂,去皮脐)　肉桂二两(去皱皮)　赤芍药　牛膝(去苗)　鹿角胶(捣碎,炒令微燥)　草薢(锉)　五加皮　酸枣仁　石斛(去根,锉)　当归　木香　乳香各一两

【用法】上为末,于银锅中入前煎在内,次入白蜜五合,下诸药末,用慢火熬,以柳木篦不住手搅,令稀稠得所,收于瓷器中。每服一茶匙,食前以温酒调下。

【主治】一切风。

【宜忌】忌猪、鸡。

23601　仙黄花膏《解围元薮》卷四)

【组成】羊踯躅草(三四月间收,连根捣取自然汁)

【用法】上药煎炼,加白蜜成膏,量加麝香、冰片、松香,收贮瓷瓶。每服一匙,酒下。昏沉一二时,醒后自觉爽快。

【主治】风疠麻痛。

23602　仙遗粮丸《医学入门》卷八)

【组成】土茯苓一斤　防风　木通　薏苡仁　防己　白茯苓　金银花　木瓜　白鲜皮　皂刺各五钱　白芥子四钱　当归身七钱

【用法】上为末,蜜为丸或浸酒服。

【主治】杨梅疮后肿块成痈。

【宜忌】忌生冷、鱼、鸡、煎炒、茶酒、房室十余日。

【加减】虚弱者,加人参五钱。

【备考】《外科百效》有木槿皮,无木瓜。

23603　仙遗粮汤《医学入门》卷八)

【组成】土茯苓一两(干者七钱)　防风　木瓜　木通　薏苡仁　白鲜皮　金银花各五分　皂子四分

【用法】水煎,一日三次分服。

【功用】预防下疳疮。

【主治】杨梅风毒,及误服轻粉,以致瘫痪,筋骨疼痛,不能动履,或坏肌伤骨者。

【加减】气虚,加参、芪;血虚,加芎、归熟地、牛膝;肺热,去土茯苓,倍薏苡仁、金银花。

23604　仙遗粮汤《外科正宗》卷三)

【组成】仙遗粮四两　防风　荆芥　川芎　当归　天花粉　金银花　白蒺藜　薏苡仁　威灵仙各一钱　山栀　黄连　连翘　干葛　白芷　甘草　黄芩各六分

【用法】水三碗,煎二碗,量病上下,食前后服;滓再煎一碗,服后饮酒一杯。

【主治】杨梅结毒,初起筋骨疼痛,已破,肌肉溃烂者。

【宜忌】忌牛肉、火酒、房事等。

【加减】病在下部,加牛膝。

23605　仙遗粮汤《医宗说约》卷六)

【组成】川芎　当归　防风　米仁　木瓜　木通　银花　白鲜皮　苍术　威灵仙各一钱　甘草五分　肥皂五个(切片,微炒)　人参(疮久气虚者加)　仙遗粮(即土茯苓,

木槌打碎)二两

【用法】水二碗,煎八分,看病上下,食前后服。

【主治】杨梅疮初起,筋骨疼痛,数月延绵不已。及杨梅风毒,误服轻粉,瘫痪骨疼,不能动履。

【宜忌】忌牛、狗、鸡、鹅、火酒、茶、醋等物。

【加减】腿脚之下,加牛膝一钱。

【备考】浅者一月可退,深者百日方痊。此疮欲发,先发下疳,预服此方免发疮也。

23606 仙遗粮汤

《会约》卷七。为《景岳全书》卷六十四"秘方仙遗粮汤"之异名。见该条。

23607 仙遗粮散(《医门补要》卷中)

【组成】土茯苓 银花 灵仙 川柏 知母 白菊花 芦荟 胡黄连 羌活 独活 龙胆草 槐花

【用法】陈酒为引,水煎服。

【主治】杨梅疮。

【加减】火毒重者,加芒消、大黄;虚者,加人参。

23608 仙鹤草膏(《中药成方配本》)

【组成】鲜仙鹤草一百斤

【用法】鲜仙鹤草一百斤(如无鲜者,用干者三十斤),同枣子三斤,一次煎汁,焖一宿,次日取出,榨净去滓,滤清,加白蜜十斤,炼透,滤过收膏,约成膏七斤。每日三次,每次三钱,开水冲服。

【功用】止血。

【主治】吐血、咯血、衄血。

23609 仙鹤胶囊(《成方制剂》15册)

【组成】蝉蜕 黄连 桔梗 木香 石菖蒲 仙鹤草

【用法】制成胶囊,内容物为褐黄色至褐棕色颗粒及粉末,每粒装0.3克。口服,一次3粒,一日3次;饭后服。

【功用】健脾益肠止泻,清热燥湿和中,祛风排脓。

【主治】急、慢性泄泻。

23610 仙人玉壶丸

《千金》卷十二。为《医心方》卷十四引《深师方》"西王母玉壶赤丸"之异名。见该条。

23611 仙人杖浸酒(《圣济总录》卷七)

【组成】仙人杖根一斤四两(刮,洗去土,皮锉,枸杞根白皮是也)

【用法】上一味,用生绢囊贮,以酒二斗,浸七日。每日温饮一盏至二盏,不拘时。酒欲尽,再入五升,依前浸服。

【主治】柔风,脚膝痿弱;久积风毒上冲,肩膊胸背疼痛;妇人产后中风;及一切热毒风。

23612 仙人炼绛雪(《外台》卷三十一引《崔氏方》)

【组成】朴硝十斤 升麻三两 大青 桑白皮 槐花各二两 犀角屑 羚羊角屑各一两 苏方木六两 竹叶 诃黎勒 山栀子三十枚 槟榔仁二十颗 朱砂半大两(研)

【用法】以水二斗,渍一宿,煎取一斗,去滓入锅,纳朴消炼烊,搅勿住手,候欲凝,出于盆中搅,纳朱砂、麝香讫,雪成,收于瓷器中,密封。有疾量取之,和水服之;产后一切诸病,堕胎,和酒服之。老小量之。

【功用】轻身明目,调适四肢。堕胎。

【主治】一切病,肺气积聚咳逆,呕吐脓血,丹石毒发,天行时气,一切热病,诸黄疸等;心风昏乱,心怯健忘,四肢

烦热,头痛眼赤,大小便不通,烦闷不安,骨节疼痛,赤白痢,血痢,热毒痢,宿食不消化,心腹胀满,出气不得,下一切诸毒药,脚气等;饮酒多醉困,久痢不愈,孩子惊痫等;产后一切诸病。

【备考】方中竹叶、诃黎勒用量原缺。

23613 仙人掌草方(《普济方》卷二九八)

【组成】仙人掌草二斤

【用法】与甘草浸酒服。

【主治】肠风下血。

23614 仙方三补丸(方出《急救仙方》卷六,名见《医方类聚》卷一五三)

【组成】破故纸三两(隔纸炒令香熟) 白茯苓一两(去皮) 没药一两(无灰酒浸)

【用法】上候酒浸没药如饧糖样,用前二味为末,酒糊为丸,如梧桐子大。每服二三十丸,空心熟水下。不问老少,有疾皆效。

【主治】诸虚百损。

【方论选录】破故纸补肾,茯苓养心,没药养血。三者既壮,自然身安。

23615 仙方万安散(《普济方》卷一九四)

【组成】黑牵牛三两(生熟各半,熟黄色,不用焦黄) 雷丸三个(生用) 大黄二两(生用) 管仲三两 槟榔三两(生用)

【用法】上为细末。每服四钱,重者五钱,用沸汤浸至明晨服。服毕,细嚼生姜三片过药,一时刻取。四时着病,皆可服之,十岁者,分作二服。老幼衰弱,临时加减。

【主治】男子妇人,不以老幼,一切沉深积块,气盅、水盅、食盅,小肠膀胱奔豚,疝气偏坠,木肾,脚气;十膈五噎,翻胃吐食,脾痛气喘,痰饮咳嗽,肺胀;吐血,咯血,淋或者;诸般疮癣,肠风泻血;妇人赤白带下,经脉不调,或后或前,血崩,积聚。

【宜忌】忌鱼腥五三日。

23616 仙方万金丸(《医方类聚》卷一七九引《经验秘方》)

【异名】神仙金丸(《普济方》卷二七三引《经验良方》)。

【组成】海浮石半两(用木柴炭火烧通红,却于好醋内蘸过,如此七烧七蘸) 川乌头一两(于文武火内炮制) 乳香一钱(细末) 没药一钱(细末) 巴豆四十九粒(去皮,炒黄色为末)

【用法】上件海浮石与川乌于臼内捣为末,与诸药和匀,醋糊为丸,如梧桐子大。若疮二三日,每服十丸;若疮五六日,每服十三丸。如疮在上,食后;在下,食前。如觉呕吐勿虑,若吐出药时别服。小儿大小加减,病人如觉不动,再服三丸。每服药,先饮温酒一盏,如泻不止,冷粥押之。

【主治】疗黄,脑背疽等一应恶疮。

【宜忌】服药后,忌冷热物。

23617 仙方内消丸(《普济方》卷一七二)

【组成】青皮(去白) 陈皮(去白) 苍术(米泔浸) 桂(去皮) 三棱(煨) 蓬术(煨) 干漆(炒出烟) 芫花(醋煮) 草霜 附子 故纸(炒) 皂角各三两 黑牵牛半两(半生半熟) (一方加半夏三两)

【用法】上为末,醋和为丸,如梧桐子大。每服三十丸,随汤下。

【主治】酒食过伤脾胃。

23618 仙方化痰丹《仙传外科集验方》

【组成】明矾　迟矾　大半夏(汤洗七次)　大南星各二两(一半汤洗七次,一半皂角煮)

【用法】内用南星一半,切作片子,却用不蛀皂角截断七片,各一寸长,用水同南星煮干为度,去了皂角,只用南星焙干,将前药总为细末,水打硬面糊候冷,用浓生姜自然汁在内化开,面糊为丸,如梧桐子大。每服三五十丸,空心、临卧用淡姜汤吞下。

【主治】痈疽发背。

23619 仙方牛黄丸《普济方》卷三七三)

【异名】牛黄丸(《袖珍小儿》卷三)。

【组成】白花蛇(酒浸,取肉)　天麻　全蝎　白附子真川乌一只(重半两,生者,去皮脐)　薄荷叶各半两(以上六味,先为细末,次入)　雄黄半两　辰砂三钱　牛黄一钱麝香一钱　脑子半钱(皆别研)

【用法】上一处和匀,麻黄去根二两,酒一升,煎麻黄至一盏,去麻黄,用酒熬药得所,为丸如芡实大,密器盛之。一丸作五服,煎金钱薄荷汤磨化。

【功用】发散惊邪。

【主治】小儿惊风,中风,五痫天钓,客忤潮涎灌膈。

23620 仙方地黄散《御药院方》卷九)

【组成】猪牙皂角　干生姜　升麻　槐角子　生干地黄　木律　华细辛　旱莲　香白芷　干荷叶各二两　青盐(另研)一两

【用法】上锉,于锅子内烧,有青烟存性为度,用纱罗子重罗,别研青盐末和匀,同入药内。每用少许刷牙,蘸药刷牙,合口少时,有涎即吐,然后用温水漱口,早晨、临卧用。

【功用】令牙齿莹白,涤除腐气,牙齿坚牢,龈槽固密,黑髭鬓。

【主治】牙齿黄色不白。

23621 仙方夺命丹《普济方》卷六十引《德生堂方》)

【组成】白茯苓　密陀僧(炒黄色)　紫河车各一两白僵蚕(直者)　贯众(净)　缩砂仁　甘草节各一两　乌鱼骨(去皮)二钱半　麝香一字

【用法】上为细末,却入麝香研匀,同蒸饼,包白面蒸熟四两,和药,汲新井水为丸,如豌豆大,蛤粉为衣,放干十年不坏。每服一丸,用瓦器研碎,新水半盏,浸一茶时化开,用匙挑药,徐滴入喉中。勿急用,取药尽为度。

【主治】缠喉风,木舌胀,双单乳蛾,喉闭,或误吞鸡鱼骨刺,竹木签刺,一切咽喉急证。

23622 仙方羊肉丹《医方类聚》卷一五三引《经验秘方》)

【组成】肉苁蓉(酒洗)　枸杞　山药各四两　生干地黄　熟干地黄　远志　石菖蒲　破故纸(盐炒)　干木瓜牛膝各一两(酒浸)　木香　五味子　复盆子　沉香　茴香(盐炒)一两　韭子(同)　龙骨五钱　鹿茸(酥炙)三两　麝香一钱

【用法】上以羊肾躯肉一斤,去筋膜,银器中用无灰酒入葱白一握,陈皮一两,青盐半两,川椒(去目并合口者)半两,慢火煮肉极烂,去葱白、陈皮不用,研极烂,和前药为丸,以朱砂为衣。每服丸数不以多少,空心酒、汤任下。

【功用】升降阴阳,生气血,通经络,壮元阳,补脏脏,久服明目益肾,润颜色,阳事不倦,老来行步如飞,髭须不白。

【备考】方中木香、五味子、覆盆子、沉香用量原缺。

23623 仙方沉麝丸

《医便》卷三。为《苏沈良方》卷四"沉麝丸"之异名。见该条。

23624 仙方固真丹《得效》卷七)

【组成】禹馀粮　石中黄　赤石脂　紫石英　石燕子各一两(炭火煅通红,米醋三升,淬干为度)　白茯苓四两人参二两　青盐一两

【用法】上以白茯苓四两、人参二两、青盐一两同为末,入无灰酒约量多少打糊,拌和众药为丸,以朱砂为衣,如小指头大。每服二丸至三丸,温酒或盐汤下,空心、临卧服。

【主治】精泄不禁。

【备考】本方方名,《普济方》引作"固真丸"。

23625 仙方刷牙药《御药院方》卷九)

【组成】青盐二两半　坚子二十个　芝麻粹五两夏蚕沙七钱　旱莲草一两半　皂角(不蛀者,去皮)二两

【用法】上同为末,醋浆水和丸,如球子大,晒干,用新瓦罐瓶内盛药,用盐泥固,候干,留一小眼子出烟,置一净砖上,用木炭火烧,烟淡药熟之后即出,旋研如常。刷之。如已白者,百日黑;未白者,半月见效,唯频刷尤妙。

【功用】乌髭鬓,牢牙齿,延年迟老。

23626 仙方香壳丸

《济阳纲目》卷四十一。为《济生》卷四"香棱丸"之异名。见该条。

23627 仙方香棱丸

《卫生宝鉴》卷十四。为《济生》卷四"香棱丸"之异名。见该条。

23628 仙方活命片

(《成方制剂》17册)。即《女科万金方》"神仙活命饮"改为片剂。见该条。

23629 仙方活命饮

《校注妇人良方》卷二十四。为《女科万金方》"神仙活命饮"之异名。见该条。

23630 仙方脑麝丸《痧书》卷下)

【组成】黄药子　白药子各三两　天花粉二两　川连一两(用心择过,研末,筛细,只用头末)　广木香三钱　沉香二钱　麝香五分　片脑三分

【用法】猪胆调蒸为丸,每丸一分。瘴气痰渴,老年痰火,临卧嚼化三丸;暑路常嚼一丸,止渴消暑;如感大热,用五七丸,同好茶一撮,盐梅一个,擂碎,井花水调下;心热头疼目雾,嚼化三五丸;赤痢,用茅根汁擂七丸;白痢,用茶梅擂服。

【功用】解茶痰酒渴,除伏暑,退心热,止喉疼,开目雾。

【主治】岚瘴,及赤白痢,一切火症;痧胀,面赤身热,喘急昏迷者。

23631 仙方救命汤《外科启玄》卷十一)

【组成】大黄　栀子　牡蛎　金银花　木通　连翘乳香　牛蒡子　没药　瓜蒌　角刺　地骨皮各等分

【用法】上锉。每剂五钱,酒、水各半煎。一服而愈。

【主治】疔疮走了黄,打滚将死,眼见火光危症。

23632 仙方椒苓丸《本草纲目》卷三十二引《邵真人经验方》)

【组成】真川椒一斤(炒去汗) 白茯苓十两(去皮)

【用法】上为末,炼蜜为丸,如梧桐子大。每服五十丸,空心盐汤下。

【功用】补益心肾,明目驻颜,顺气祛风,延年。

【宜忌】忌铁器。

23633 仙方隔纸膏(《秘传外科方》)

【异名】神应膏。

【组成】黄连 何首乌(去皮) 草乌(去皮) 当归尾 白芷各半两 川乌(去皮)二分半 黄丹(夏用)二两 乳香 没药各半两 血竭半两

【用法】前六味,总为咬咀,用清油五两,同药一处入于铫子内,以文武火熬,待药黑色,用布滤去滓,仍将药油入铫内,下黄丹,用桃柳枝一把,不住手搅之,又黑色,即将血竭、乳、没细末入内,搅匀略煎,滴在水中,成珠不散,却用瓦碗盛之,沉在冷水中,浸一昼夜出火毒。贴患处。

【主治】发背,痈疽,外臁,下蛀,诸般恶毒疮疖。

23634 仙方鲮鲤散(《赤水玄珠》卷三十)

【组成】穿山甲(活者,大约重十斤为妙,剖开肚,不去肠杂,以真生漆一斤,涂在肚内,阴干七日,用泥包,火煅存性)

【用法】上为极细末。每服三分或五分,火酒调下。用真青布被,上下盖之,出汗臭不可闻,不得见风,待汗干,被上俱是小虫。服十日,眉发复出,身上脓水疮皆愈,一月即脱体除根。

【主治】大麻风。

23635 仙方凝灵膏

《千金翼》卷十三。为《千金》卷二十七"茯苓膏"之异名。见该条。

23636 仙术木瓜丸(《百一》卷十一)

【组成】宣州大木瓜三个(去皮,切下盖,剜了子,用青盐六两,放在三个木瓜内,于饭甑上蒸三四次,研烂) 苍术二斤(米泔水浸三日取出,黑豆一升,用长流河水高如药面三寸同煮,以干为度,去黑豆不用,将苍术切作片,焙干) 白茯苓六两

【用法】上为细末,以研烂木瓜为丸,如梧桐子大。每服五十丸,空心温酒、盐汤送下。

【主治】脚气。

23637 仙术茯苓丸(《圣济总录》卷一九八)

【组成】术五斤(净括去皮,洗,控令泡泡,细锉) 白茯苓三斤(去黑皮,捣末)

【用法】上药先将术捣碎,以水三斗,纳釜中煮之,至五升,绞去滓,加茯苓末,搅和令匀如膏,为丸如弹子大,放不津瓷器中。每服一丸,细嚼温水下,一日二次。

【功用】辟谷,活血驻颜,耐风寒,延年不老。

23638 仙术通神散(《古今医鉴》卷七)

【组成】防风通圣散去麻黄、芒消,加藿香、砂仁、甘菊花、苍术。

【主治】风热上壅,头旋目眩,起则欲倒。

【加减】如风热上攻,头目昏眩闷痛,痰喘咳嗽,去藿香、苍术,加人参、寒水石。

23639 仙乐雄胶囊(《成方制剂》17册)

【组成】狗鞭 鹿茸 牛鞭 人参 熟地黄 淫羊藿

【用法】制成胶囊,内为褐色的颗粒,每粒装0.3克。口服,一次1~2粒,一日3次。

【功用】温肾补气,益精助阳。

【主治】肾阳不足,精气亏损所致的头晕耳鸣,腰膝酸软,惊悸健忘,阳痿不举等症。

23640 仙传三妙膏(《良方集腋》卷下)

【异名】三妙膏(《膏药方集》)。

【组成】千金子 荆芥穗 金银花 明天麻 川大黄 上肉桂 牛蒡子 白附子 海风藤 川黄连 穿山甲 天花粉 刺猬皮 高良姜 片黄芩 黄柏 红花 细辛 贝母各五钱 苦参 草乌 甘草 防风 牙皂 连翘 鳖甲 巴豆 牛膝 麻黄 苏木 乌药 僵蚕 草麻 白及 桃仁 羌活 黄耆 全蝎 防己 血余 当归 半夏 柴胡 大戟 白蔹各五钱 蜈蚣三条 蛇蜕一条 紫荆皮 石菖蒲 独活 赤芍 白芷各二两

【用法】上药切片,用香油二百两,入大铜锅内浸七日夜,再入桃、柳、桑、槐枝各二十一段,每段长寸许,慢火熬至药黑枯色,滤去滓,将锅拭净,再以密绢,仍滤入锅内,务要清洁为美,再用文武火熬至油滴水成珠,大约得净油一百六十两为准,离火,入上好飞丹八十两,以一手持槐木根,一手下丹,不住手搅匀成膏,再入后药:乳香、没药各八钱(去油)、血竭、雄黄各五钱,此四味另研。先入搅匀,再入后药:木香、沉香、檀香、降香、枫香各五钱、丁香、麝香、藿香、珍珠、冰片各一钱,此十味,徐徐添入,搅匀,再入樟脑五钱,成膏,收贮听用。贴患处。

【主治】❶《良方集腋》:无名肿毒,痈疽发背,对口疔疮,湿痰流注,杨梅结毒,瘰疬马刀,妇人乳疽,小儿丹毒,汤火烧灼,蝎螫蜂叮,金刃所伤,出血不止,或跌扑损伤,瘀痛难禁,或风寒湿气,袭入经络,以致骨痛筋挛,或湿热横入脉络,闪腰挫气,动举难伸,并大人小儿之五积六聚,男妇之痞块、癥瘕。❷《经验奇方》:疮痈日久,内生腐骨,口极细小,时流脓水,诸法不效者;或被狗咬,腐痛不堪。

【备考】❶《良方集腋》:此膏贴上未成即消,已成即溃,溃后即敛,故名三妙。❷《经验奇方》:疮痈内生腐骨,此膏逐日贴之,其骨自然渐渐出露,以手轻轻拨去,骨尽收功。

23641 仙传万灵膏(《万氏家抄方》卷四)

【组成】羌活 独活 山栀 官桂 玄参 大黄 当归 白芷 皂角 白附子 五倍子 赤芍 生地 熟地 防风 天花粉 黄连 川芎 山慈菇 连翘 红牙大戟 桔梗 白及 白蔹 苦参各六钱 川山甲十片 木鳖子二十粒(去壳) 草麻子八十粒(去壳) 杏仁四十粒 巴豆三十粒(去壳) 血余四两 槐枝 柳枝 桑枝寸许长者各三十段

【用法】麻油二斤四两,春、秋浸三日,夏浸二日,冬浸五日,熬枯黑色,去滓,再熬至滴水成珠,每油二斤,下飞丹一斤,松香三两,黄蜡二两,桐油二两,熬不老不嫩,稍冷入乳香、没药各六钱,血竭、阿魏、孩儿茶、百草霜、轻粉、马蔺膏各三钱,桑枝搅匀。摊贴。痈疽发背病疮,用火烘手热,摩百余下贴,已出脓者,不必摩;疥癣疮,搔痒贴;风癫,用木鳖子火煨研烂,置肿上贴;无名肿毒,贴患处;跌扑刀斧伤,贴患处;风痰壅塞,贴心上,热手摩百下;痞块,木鳖子研烂,置膏药上贴之,以皮消一两、鸽粪五钱、蒜二个捣匀,用面作

一圈围,定在膏药外,熨斗火运药上,令气透;蛊胀,加煨木鳖,贴心下脐上,热手磨百次;瘫痪,湿气痛,加煨木鳖贴患处,手摩百下;月经不调,贴血海穴,手摩百下。

【主治】痈疽发背疬疮,疔癣疮,风癞,无名肿毒,跌扑刀斧伤,风痰壅塞,痞块,蛊胀,瘫痪,湿气痛,月经不调。

【宜忌】忌用铁锅煎。

23642　仙传化毒汤

《东医宝鉴·杂病篇》卷七。即《回春》卷八"吕洞宾仙传化毒汤"。见该条。

23643　仙传化毒汤(《惠直堂方》卷三)

【组成】牡蛎　大黄　山栀　金银花　木通　连翘　乳香　没药　牛蒡子　地骨皮　皂角刺　瓜蒌仁各九分

【用法】水、酒各一碗,煎七分服。

【主治】疔疮走黄,发狂将死者。

【加减】气壮者,加朴消一二钱。

23644　仙传化痞丸(《明医指掌》卷四)

【组成】鹌鹑一只(用白水煮烂,加酒半斤,阿魏五钱,再煮一滚,捞起,丝内炙干,骨头打碎,炒脆,捣为末)　五色糖阿魏二两二钱(另烊入药)　水红花子十两　神曲一两六钱　白术　当归　陈皮各一两二钱　急性子　芦荟各七钱　蓬术六钱　青皮五钱　甘草四钱　枳壳　雄黄各五钱

【用法】上为末,将鹌鹑汁为丸,如梧桐子大。每服二钱五分。服药后,病在左,睡朝左,病在右,睡朝右。

【主治】痞块。

23645　仙传化瘰锭(《春脚集》卷四)

【组成】枯矾三钱　川连五分　雄黄一钱　川柏一钱　山栀一钱　蛇床子三钱　川乌五分　草乌五分

【用法】上为末,炼蜜合作八丸。每日早服半丸,用桔梗三钱,薄荷三钱,煎汤送下。

【主治】妇女时行下瘰证。

23646　仙传午时茶(《经验奇方》卷上)

【组成】茯苓片八两　柴胡六两　泽泻片　枳壳片　苏叶　防风　扁豆　赤小豆各五两　忍冬藤　枯黄芩　鲜竹茹　花粉各四两　藿香　生甘草　香薷　麦冬各三两　双钩藤二百一十　鲜荷叶三十片(切碎)　陈茶叶一百两(均用库平)

【用法】先将荷叶放大铁锅内,加水煎汁去滓;再将茯苓等十七味一并下锅,煎至汁水较浓,滤汁储缸;仍将原药加水再煎多时,滤汁储缸;再加水煎至第三次,滤汁去渣,连同前汁,并入锅内再煎至约计小半锅为度;再将茶叶放入,随放随拌,将汁渗干,取起摊晒极燥,每服二钱,分装纸袋封口,储大洋铁筒,勿令泄气受蒸。每一袋,清水煎服。暖睡出汗。重则二剂同煎,小儿减半。

【主治】伤风头痛,冒暑发痧,吐泻。

23647　仙传玉露丸(《北京市中药成方选集》)

【组成】大黄四两　黄芩八两　菊花二两　白蒺藜(炒)四两　栀子(炒)二两　石决明(煅)三两　蝉退一两　木通二两　桔梗二两　黄柏二两　薄荷一两　玄参(去芦)二两　川芎一两　芒消四两　甘草一两　泄叶四两

【用法】上为细末,过罗,用冷开水泛为小丸,用滑石十两,青黛二钱为衣,闯亮。每服二钱,日服二次,温开水送下。

【功用】平肝清热,明目消肿。

【主治】暴发火眼,目赤红肿,肝热耳鸣,口舌生疮,大便秘结。

【宜忌】孕妇忌服。

23648　仙传生牙丹(《仙拈集》卷二)

【组成】鼠骨四两(人乳浸一日,阴干为末)　柏子仁(去油)　枸杞　山萸(酒蒸)　血余(少壮者佳,皂角水洗净,入罐,煅成灰)　鹿角霜各八两　远志(甘草水泡,去骨)　菖蒲　灵砂(人乳煮过)各四两

【用法】上为末,鹿角胶四两为丸,如梧桐子大。每服百丸,子时酒送下。

【功用】牙落重生。

23649　仙传夺命膏(《疡医大全》卷七引《邵氏秘书》)

【组成】驴蹄一个　大鲫鱼　商陆各一斤　山羊角三个　芫花　土木鳖　白及　番木鳖　大戟　露蜂房　白蔹　红花　元参　苏木　桃仁　蛇蜕各一两　当归尾　黄牛角腮　巴豆肉　干蟾皮　猪悬蹄甲　南星　半夏　穿山甲各二两　大黄三两　草麻仁　苍耳嫩头各四两　金线吊虾蟆一个

【用法】用麻油四斤,同药熬枯去泽,熬至滴水成珠为度,每熟油一斤,入炒官粉八两收成膏,再下乳香(去油)、没药(去油)、麝香、芸香、轻粉各三钱,研细搅匀收贮。如贴肿毒末破者,用敷肿毒,末药掺上贴;凡贴痞块,用针刺患上三针,如品字样,外用阿魏、蜈蚣、穿山甲、麝香各等分,研为细末,只秤一分,掺于针眼内,余者掺膏上贴;凡贴风气,用闹阳花五钱,烧酒拌,晒干三次,炒脆为末,麝香三分,乳匀,掺膏上贴。

【主治】发背对口,一切肿毒,痞块,风气。

23650　仙传至宝丹(《北京市中药成方选集》)

【组成】莪术(炙)二十二两　益智仁九两七钱　橘皮二十二两　三棱(炒)九两七钱　厚朴(炙)十六两　桔梗九两七钱　甘松六两四钱　茯苓三十八两四钱　黄耆三十二两　青皮(炒)十六两　藿香十六两　木香十九两二钱　枳壳(炒)十六两　砂仁十六两　神曲(炒)十六两　白术(炒)四十八两　胆星三十二两　山楂十六两　滑石一百一十两　甘草十八两　南查十六两

【用法】上为细末,过罗,炼蜜为丸,重一钱,朱砂为衣。每服一丸,日服二次,温开水送下,周岁内小儿酌减。

【功用】和胃消食,清热导滞。

【主治】小儿停食停乳,头热身烧,呕吐腹痛,红白痢疾。

23651　仙传延寿丹(《疡医大全》卷三十引骆潜庵方)

【组成】绵纹大黄十斤

【用法】上切片,先用白酒或黄酒浸两昼夜,入砂锅煮一柱大香取出,铺在板上晒极干,二次三次亦如之;到四制用藁本煎汁,浸一昼夜,煮晒如前;五制用车前草摘来洗净,洒水捣汁浸,煮晒如前;六制用向东南侧柏叶,清晨采来水洗捣汁,浸烂晒如前,到后三制仍用酒浸煮透,晒至九次,只晒半干,便入石臼捣烂为丸,或重一分,三分、一钱、二钱、三钱。看儿大小,火证轻重,加减用之。

【主治】小儿胎毒,哑口口噤,脐风,马牙鹅口,重舌木舌,风热脾热,积热骨蒸,壮热夜啼,火眼翳障,一切火证。

23652 仙传草还丹（《良朋汇集》卷二）

【组成】乌梅肉四两　薄荷叶二两（研末）　白糖八两　片脑三分

【用法】上药先将乌梅捣烂后，加荷、糖、冰片合为丸。含之。

【功用】添精补髓，清气化痰；常服神清气爽，温疫不侵，视听倍常，步骤轻健，须鬓加添，返老还童，延年益寿。

【主治】虚弱劳心。

23653 仙传砂雪丸

《沈氏经验方》卷下。为方出《外科全生集》卷二，名见《仙拈集》卷三"砂雪丸"之异名。见该条。

23654 仙传保命丹

《胎产心法》卷中。为《金匮》卷下"桂枝茯苓丸"之异名。见该条。

23655 仙传急惊散

《串雅内编》卷一。为《医便》"仙传救急惊神方"之异名。见该条。

23656 仙传神效方

《良朋汇集》卷三。为《医便》"仙传救急惊神方"之异名。见该条。

23657 仙传桑叶水（《同寿录》卷二）

【组成】桑叶

【用法】用端午、重阳、立冬日收取桑叶，每正月初五日、二月初一日、三月初五日、四月初八日、五月初五日、六月初七日、七月初七日、八月初八日、九月二十九日、三十日、十月初十日、十一月初十日、十二月初一日（闰月照前），将桑叶十片，煎汤洗之。

【功用】开瞽复明。

【临床报道】失明：宋元年间，杨州陈太守，年七十岁，双目失明，依方洗之，光明复旧。

23658 仙传黄金丹（《寿世新编》卷上）

【组成】顶上真川连二两四钱　顶上真川贝六钱（去心）　干姜二两四钱　藿香叶三钱　广陈皮三钱　黄芩二两一钱（酒炒）　丁香三钱　荆芥穗三钱　荜拨六钱　砂仁三钱（去壳）　炒麦芽三钱　车前子六钱（播去空壳浮皮，要净）

【用法】上为细末，用鲜荷叶捣汁为丸，勿用蜜，每丸约重八分。一丸可救一人，小儿半丸，开水送下，病虽重，二丸必愈。

【主治】一切寒热暑湿时疫，感触四时不正秽气，及一切腹痛、泄泻、赤白痢，并绞肠、霍乱、斑痧、咳嗽。

【宜忌】服后唯忌鱼半天。

23659 仙传救苦丹

《急救痧症全集》卷下。为《痧胀玉衡》卷下"救苦丹"之异名。见该条。

23660 仙传救苦汤（《经验秘方》卷上）

【组成】大黑豆三合（炒熟）　生姜一块（重二三两，切片）

【用法】用水三碗，煎数沸取起，去姜、豆，服汁。避风，待汗出透即愈。

【主治】夏月贪凉，寒气潜入腠里，致男妇中寒阴症。

23661 仙传救命丹

《集成良方三百种》。为《洞天奥旨》卷十四"救命丹"之异名。见该条。

23662 仙传惊风丸（《经验奇方》卷上）

【组成】雌雄蚰蜒各一百只（须至立冬日向稻田内提取，放瓦片上文火焙干，研细末）　麻黄五分　真琥珀五分　顶朱砂三分

【用法】上药各为细末，和匀再研，清水和为丸，每丸约重五分。临用时取一丸，研细末，用钩藤煎汤调送。服下一二丸即愈。

【主治】幼孩各项惊风。

23663 仙传斑龙丸

《万氏家抄方》卷四。为《百一》卷四"斑龙丸"之异名。见该条。

23664 仙传斑龙丸

《医统》卷四十八。为《医学正传》卷三引《青囊集方》"斑龙丸"之异名。见该条。

23665 仙传紫金膏（《一草亭》）

【组成】真黄丹五两（研细，水飞候干，用厚绵纸盛，锅内炒熟取起，地上候冷，又炒又冷，如此九次，去尽铅气，又研如尘，听用）　川黄连（去芦，净）二两（切碎）　石燕一雌一雄（大者如槟榔，与石蟹等分，捣末水飞听用）　石蟹不拘一个二个（与石燕雌雄等分，捣末水飞）　诃子十二个　真熊胆三钱或五钱（多则效速，试法：尘撒水面，取粟许滴水上，其尘分开方真，此眼药神品）　冬白蜜（滤净）八两

【用法】先将连、诃用井水三碗，煎至一碗半，以蟹、燕为细末，水飞过，调和药汁同蜜，银锅慢火煎三五沸后，入丹再煎，取柳条或桃、槐条不住手顺搅，用水一盆在旁，如沸起，即抬锅放水盆内，待药有丝为度，入熊胆，再旋百余旋。每日点五七九次，不用双点，初点七日，停三五日，又点七日，用灯草摅其翳膜。如重者不过三七日。

【主治】男妇一切眼疾，双目不见十余年者。

23666 仙传黑虎丹（《丹溪心法附余》卷一）

【组成】苍术（米泔水浸二宿，去皮，切作片）　草乌（洗净，去皮，切作片）　生姜（洗净，擂碎）各一片　葱（连须叶白，捣碎）半斤

【用法】上药和一处，拌匀腌之，春五日，夏三日，秋七日，冬十日，每日一番拌匀，候用日数足晒干。另用五灵脂（洗净）、乳香（研）、没药（研）各五钱，穿山甲（火煅存性）二两，自然铜（火煅醋淬七次）一两，同前药为末，用好醋糊为丸，如梧桐子大。每服三十丸，空心热酒送下，间日服尤妙；妇人血海虚冷，肚腹疼痛，临卧醋汤下。只服二三十丸，不可多服，但觉麻木为效。

【主治】男子妇人虚弱，血气衰败，筋骨寒冷，外感风湿，传于经络，手足麻木，腰腿疼痛，久则偏枯，左瘫右痪，口眼㖞斜，诸中风气，不能行履者。

【宜忌】服后不可饮冷水冷物。孕妇不可服。

23667 仙传蟠桃丸（《良朋汇集》卷二）

【组成】棉花子（取净仁，干烧，酒拌透，下用黄酒水平对蒸一柱香）　红枣（黄酒煮熟，取净肉）各一斤　归身　牛膝　枸杞（俱用酒浸）　肉苁蓉（酒洗，去泥甲）　山茱萸（酒润，去核）　菟丝子（酒蒸成饼）　白鱼鳔（麸炒成泡）　白茯苓（人乳拌蒸）　破故纸（盐水炒）　熟地（酒煮如饴）各四两

（洗净） 巴戟（酒洗，去心）五两

【用法】上为细末，炼蜜为丸，三钱重。早晚酒、水任意送下。

【功用】补益。

【主治】《纲目拾遗》：诸虚百损。

23668 仙灵脾浸酒（《圣惠》卷二十一）

【异名】仙灵脾酒（《医统》卷八）、仙灵酒（《寿世保元》卷二）。

【组成】仙灵脾一斤（好者）

【用法】上细锉，以生绢袋盛，于不津器中，用无灰酒二斗浸之，以厚纸重重密封，不得通气，春、夏三日，秋、冬五日后，旋开取。每日随性暖饮之，常令醺醺，不得大醉。若酒尽，再合服之。

【功用】《寿世保元》：补腰膝，强心力。

【主治】❶《圣惠》：偏风，手足不遂，皮肤不仁。❷《寿世保元》：一切冷风劳气，丈夫绝阳不起，女子绝阴无子，老人昏聩健忘。

【宜忌】合时切忌鸡、犬见。

【备考】《证类本草》引《食医心镜》：淫羊藿一斤，酒一斗，浸经三日，饮之佳。益丈夫，兴阳，理腿膝冷。

23669 仙灵脾浸酒（《圣惠》卷二十三）

【组成】仙灵脾一两 天麻一两 独活一两 天雄一两（炮裂，去皮脐） 牛膝一两（去苗） 桂心一两半 当归一两 五加皮一两 芎䓖一两 石斛一两半（去根） 茵芋一两 萆薢一两 狗脊一两 海桐皮一两 虎胫骨二两（涂酥，炙令黄） 鼠粘子一两 苍耳子一两 川椒一两（去闭口及目，微炒去汗）

【用法】上锉细，以生绢袋盛，用好酒二斗浸之，密封。经七日后，每日不计时候温服一小盏。常令酒气相续，其酒，出一盏，入一盏，入药味薄即止。

【主治】中风半身不遂，肢节疼痛无力。

23670 仙灵脾浸酒（《圣惠》卷二十五）

【组成】仙灵脾三两 桂心 防风（去芦头） 虎胫骨（涂酥，炙微黄） 羌活 萆薢 芎䓖 生干地黄 海桐皮 牛膝（去苗） 骨碎补（去毛） 附子（炮裂，去皮脐）各二两

【用法】上锉细，用生绢袋盛，以清酒二斗，于瓷瓶中浸，密封。经五日后，随性饮之。酒少旋添，候药味薄，即再合，以瘥为度。

【主治】风，腰膝疼痛。

【宜忌】忌生冷、毒滑、鱼肉。

23671 仙灵脾浸酒（《圣惠》卷六十九）

【组成】仙灵脾二两 牛膝二两（去苗） 附子二两（炮裂，去皮脐） 石南叶一两 杜仲二两（去粗皮，微炙）

【用法】上锉细，以生绢袋盛，用好酒一斗五升浸经七日。每服温饮一小盏。

【主治】妇人风痹，手足不随。

23672 仙灵脾煎丸（《圣惠》卷二十一）

【组成】仙灵脾五两 威灵仙五两 牛膝五两（去苗） 黑豆一升 桑根白皮五两（以上五味，细锉，以水二斗，煮至一斗，滤去渣，再煎至五升，入后药末） 天雄二两（炮裂，去皮脐） 天麻二两 肉桂三两（去皱皮） 酸枣仁二两（微炒） 当归二两 虎胫骨三两（涂酥，炙令黄） 安息香二两

【用法】上为末，入前煎汁中，以慢火熬令稠，以柳木篦不住手搅，候可丸，即丸如梧桐子大。每服三十丸，空心及晚食前以温酒送下。

【主治】风，脚膝软缓，不能履步，骨节无力，时有疼痛。

【宜忌】忌生冷、油腻、猪、鸡肉。

23673 仙茅大益丸（《李氏医鉴》卷三）

【组成】仙茅（竹刀去皮，切，糯米泔浸，去赤汁出毒用）

【用法】阴干蜜丸。酒服。

【功用】助命火，益阳道，明耳目，补虚劳。

【主治】失溺，无子，心腹冷气，不能食，腰脚冷痹，不能行。

【宜忌】相火盛者忌服；制丸时忌铁；禁食牛乳、牛肉。

23674 仙授灵宝膏

《玉机微义》卷十五引郭氏方。为原书同卷"万灵夺命丹"之异名。见该条。

23675 仙鸾催生方（年氏《集验良方》卷五）

【组成】全当归八钱 川芎五钱 白芷二钱五分 枳壳四钱

【用法】水一大碗，煎六分，温服。

【功用】催生。

23676 仙露还魂饮（《喉科紫珍集》卷下）

【组成】白茯苓 黄耆 川黄连 赤芍药 甘草 当归 川芎 防风 陈广皮 金银花 瓜蒌 苍术 白术 黄柏 人参各等分

【用法】水煎服。

【主治】咽喉一切阴疮。

23677 仙方如圣饼子（《奇效良方》卷二十四）

【组成】草乌 芎䓖 半夏 天花粉 细辛 薄荷 荆芥 何首乌 防风 羌活 苍术 赤小豆 松香 甘松 藿香 晚蚕沙 菊花 白芷 甘草 赤芍药 蔓荆子各等分

【用法】上为细末，用炒面作糊和为饼，赤土为衣。每服一饼，食后细嚼，茶清送下。

【主治】头痛头风。

23678 仙传一块气丸（《医学入门》卷七）

【组成】补骨脂 干漆 干姜 姜黄（俱炒） 莪术 三棱 玄胡索 木香 砂仁 使君子 五灵脂 人参 白术 茴香 槟榔 肉豆蔻 丁香 丁皮 茯苓 雷丸 大黄 枳壳 巴豆（炒）各一钱一字 萝卜子（炒） 青皮 陈皮各五钱 皂角一片 芫花五分 牵牛 大麦芽各炒一两（为末）

【用法】醋糊为丸，如绿豆大。每服三五丸至十丸，茶、酒任下；取积，陈皮煎汤下十五丸；如伤食，就以所伤之物煎汤下。

【主治】气喘，心气、膈气、胁气、疝气、腰气、脚气、积气、瘴气，及不服水土气；酒食所伤，不思饮食，赤白痢疾，女人干血气，小儿积症；劳瘵。

【备考】不助虚阳，不损真气，又能杀虫。

23679 仙传百草霜丸（《急救经验良方》）

【组成】百草霜三两 陈墨二两 姜黄一两 桑叶二两 三七一两 连翘一两 灯心炭一两

【用法】上药各为细末，糯米粥取汁为丸，如粟米大。

每服一钱,白温水送下。

【主治】一切吐血,鼻血,及七窍流血,失血怪证。

23680 **仙传种子药酒**《鲁府禁方》卷三

【组成】白茯苓(去皮,净)一斤 大红枣(煮,去皮核,取肉)半斤 胡桃肉(去皮,泡去粗皮)六两 白蜂蜜六斤(入锅熬滚,入前三味搅匀,再用微火熬滚,倾入瓷坛内,又加高烧酒三十斤,糯米白酒十斤,共入蜜坛内) 黄耆(蜜炙) 人参 白术(去芦) 川芎 白芍(炒) 生地 熟地 小茴 枸杞子 覆盆子 陈皮 沉香 木香 官桂 砂仁 甘草各五钱 乳香 没药 五味子各三钱

【用法】上为细末,共入蜜坛内和匀,笋叶封口,面外固,入锅内,大柴火煮二炷香,取出,埋于土中三日,去火气。每日早、午、晚三时,男女各饮数杯,勿令大醉。

【功用】安魂定魄,改易颜容,添髓驻精,补虚益气,滋阴降火,保元调经,壮筋骨,润肌肤,发白再黑,齿落更生,目视有光,心力无倦,行步如飞,寒暑不侵,能除百病,种子。

23681 **仙授神效药纸**《外科方外奇方》卷二

【组成】端午蕲艾四五斤 粒子红花四两 油乳香(去油) 没药各八两(研细末) 真象皮末四两 牛皮胶二斤

【用法】艾煎浓汁去滓,入红花煎一炷香,再入乳香、没药煎一炷香,再入象皮煎一炷香,加入牛皮胶煎至胶化汁粘为度,用羊毫排笔蘸药汁,搽刷大红纸上,阴干。津唾润软贴之。

【主治】狗咬虫蝎蛇伤,并跌打破皮,及一切烂膀疖。

23682 **仙方点白还黑丹**《墨宝斋集验方》卷上

【异名】点白还黑丹《医学启蒙》卷三。

【组成】生地黄(取汁) 桑椹子(取汁) 旱莲草(取汁)

上三汁各用一盂,共放铁锅内熬之,干碾为面,听用;

三膏末一两 母丁香五钱 没石子五钱 真铅粉五钱(炒)

【用法】上为细末,以小瓷罐贮之,塞口,勿令泄气。依后开拔白日期,用小镊子拔去白须,即以黑笔点记,然后用鲜姜汁调前药少许点孔中。六七日后,再出黑,永不白。

【功用】乌须发。

【备考】拔白日期:正月甲子日,二月初八日,三月十三日、四月十六日、五月二十五日、六月十四日、十九日、七月二十八日、八月十九日、九月十六日、十月初十、十三日、十一月初十、十二日、十二月初七日。

23683 **仙传火龙行气法**

《外科百效》卷五。为《跌损妙方》"仙传火龙行气散"之异名。见该条。

23684 **仙传火龙行气散**《跌损妙方》

【异名】仙传火龙行气法《外科百效》卷五。

【组成】生姜 食盐 麻油各四两 大黄 牙消各二两 头酒糟 荆芥 泽兰 瑞香草叶各三两

【用法】共捣烂。以麻油炒热。频频熨上。

【主治】折伤。

【备考】方中组成"头酒糟",原作"头油渣",据《外科百效》改;《外科百效》有生地二两。

23685 **仙传甘露回生丹**《医方易简》卷四

【组成】精矾一斤(取光明白矾煅用,以板炭煅地,酒童

便于上,取矾布地,以大瓦盆覆之,四面灰拥一日夜,矾飞盆上,扫收之为矾精,每斤用矾只可收矾精三两,底滓不用) 真雄精五钱(取赤似鸡冠,明彻不臭者,醋浸一宿,用莱菔子五钱、甘草五钱,同煮干汁水,取起研末) 真硼砂一两(研末) 山慈菇一两(去毛壳,研细) 石莲子肉一两(取色鲜者,去净衣壳,研细) 猪牙皂一两(去皮弦子,研细) 真当门子(每十两药末,加麝香三钱二分) 优昙钵一两(研细) 紫背金牛一两(研细)

【用法】如法炮制,共研细末,汾酒打成丸,如莱菔子大,飞净朱砂为衣。一遇时疾、瘟疫,口含一二粒于舌尖下,咽之,银花汤下五粒更妙。大人九粒,小儿三粒;霍乱吐泻、毛疔痧疹、天行时疾,各样痧疹,大头、麻脚瘟症,阴阳水下;中风、中寒、中暑,阴阳水下,或藿香汤下亦可;转筋肚痛,木瓜汤下;阴阳疟疾,东南桃枝七节煎汤,前一个时辰下;赤白痢疾,呕吐水泻,陈茶下或老米汤下;诸腹膨胀,莱菔子汤下;中气、中痰、中恶,口眼歪斜,筋骨痛,不省人事,暖酒下,姜汁亦可;头风头痛,研贴两太阳上,以薄荷、苏叶汤下;小儿惊风,薄荷汤下;妇人经闭血晕,桃仁汤下;痰迷心窍,陈皮、姜汁汤下;五绝心温,童便送下;跌打损伤,痛疽虫毒,外科一切毒气,银花汤下,以数粒涂患处。

【主治】时行瘟疫,霍乱吐泻,及一切虎狼痧症,并大头瘟、麻脚瘟、赤白痢疾、阴阳疟疾,偶中风寒暑湿,一切天行时疫危险诸症,内伤外感等。

【宜忌】最忌米粥,犯者难治;孕妇勿服。

23686 **仙传四急保生丹**《卫生鸿宝》卷五

【组成】凤仙子(大红)九十粒(白)四十九粒(另研包好,临时将药秤明分两配入) 龟板一两(麻油涂炙) 通梢牛膝三钱 桃仁钱半 川芎 归身各五钱

【用法】上为末。临盆米饮调服二钱,迟则再服二钱。

【主治】临产交骨不开,难产。

【加减】临产一月内,本方去凤仙子,入益母膏二两,每早米饮调服二钱,则临产迅速;产后瘀血变症,或儿枕痛,加炒红曲三钱,酒炒马料豆二合,共为末,童便、陈酒各半杯,调服二三钱。

23687 **仙传史国公浸酒**《医统》卷十一

【组成】当归 虎胫骨(酥油炙) 川羌活 川草薢 防风各二两 秦艽四两 鳖甲一两(醋炙) 川牛膝(酒浸) 松节 晚蚕沙(炒)各二两 枸杞子五两 干茄根八两(饭上蒸熟) 苍耳子四两(炒,捣碎) (一方加白花蛇一条;一方加寻风藤二两)

【用法】上药用无灰酒一大坛,将绢袋盛药,悬于酒内密封固,候十四日后开坛取酒,取时不可面对坛口,恐药气冲人面目。每饮一盏,毋令药力断绝,饮尽病痊。将药滓晒为末,米糊丸梧桐子大。每服八十丸,空心温酒下。

【主治】诸风五痹,左瘫右痪,口眼㖞斜,四肢疼痛,七十二般风,二十四般气。

【宜忌】忌食动风、辛热之物。

23688 **仙传珊瑚紫金膏**《寿世保元》卷六引薛巡兵方

【异名】珊瑚膏《疡医大全》卷十一、珊瑚紫金膏《中国医学大辞典》引验方。

【组成】白炉甘石(南方出,名羊脑芦甘,童便浸七日,用灰火消银砂锅内煅,投入童便内共十日,晒干细研)一两

麝香(拣净,去皮,细研)五分　黄丹(高者名国丹,滚水飞过三次,晒干细研为细末)一两　海螵蛸(即乌贼鱼骨剥去皮甲,微火炙过,细研)二钱　乳香(光明者,入砂锅内微火炒出其烟,研细末)二钱　没药(光明者,入砂锅内微火炒出烟,细研)二钱　白硼砂(明净)二钱(细研)　青盐(去泥土,细研)五分　片脑(细研)三分

【用法】上将前七味,各研细末,秤足,合入一处,入钵内再研极细无声,后入麝、片二味,再研调匀,将蜂蜜用细袋滤过,熬蜜滴水成珠,夏老冬嫩,春、秋酌老嫩之间,用蜜调药,令稀稠得所,瓷器内封固,不可泄气。点眼。

【主治】远年近日内障青盲,云翳推移,火眼暴发,迎风冷泪,怕日羞明,肝肾虚损;及七十二种眼疾,二十年目不明者。

23689　仙传保产无忧散

《卫生鸿宝》卷五。为《增补内经拾遗方论》卷四"无忧散"之异名。见该条。

23690　仙传保产回生丹

《卫生鸿宝》卷五。为《金鉴》卷四十八"回生丹"之异名。见该条。

23691　仙传神秘药肚子《不居集》下集卷一)

【组成】雄猪肚一个(不见水,酒洗净)　白马骨一根(粗大者,不见水洗,以布拭净,木槌敲碎,装入肚内令满,密缝)

【用法】以淡砂锅盛之,酒三碗,水五碗,置大锅内,隔水煮之,罐口用厚绵纸三层封固,于纸上置粒米一撮,米烂肚亦熟矣。令病人坐于傍,以闻其香气,若病人欲思食,除肚内药,以铜刀切碎,乘热带汤与食之,不喜食汤,听其所好,或一二次食完亦可。将白马骨悄悄埋土内,勿令人知之,埋后病人即思睡,任其自然。半年者食半个即愈,一年者食一个,二三年照数食之,倘半年喜食一个者,听其所爱,不必执泥。

【功用】养胃清热,补虚透骨祛风。

【主治】脾胃不足。

【备考】患人醒时要大便,解下如泥非泥,似血非血,秽恶异常,当以深坑埋之,勿令人感此恶毒。

23692　仙传神效点眼方《异授眼科》)

【组成】上好羊脑炉甘石八两(打如莲子大,一分重为则,用新铜罐盛入童便,浸四十九日,滤去宿童便,再入新童便,煮一炷香,咬咸酸味不必再煮,又不可煮老,研为细末,用缸片一大块,将药放在上,用硬炭火煅一炷香久,甘石渐渐转如松花色,细心谨慎取起,总秤匀分,作四份,作四法制之:一份用姜汁煮三次,候干,细研筛过,名曰虎液膏,另用瓷罐盛之,不可出气;一份用细辛、荆芥穗、薄荷各一两,煮浓汁大半钟,亦煮三次,如前研细筛过,名曰凤麟膏,另用瓷罐收贮;一份用晚蚕沙三升,炒为灰,滚水淋灰汁大半钟,亦煮三次,候干,研细,名曰青龙膏,另用瓷罐收贮;一份用童便再煮三次,候干,研细,名曰羊脑玉,另用瓷罐收贮)

【用法】以上并要铜锅煮方佳,研极细,各将瓷罐收贮听用。治内障,如迎风冷泪,怕日羞明,昏花等症,用虎液六分、羊脑玉二分、凤麟二分、冰片一分二厘,合匀调点;治内障胬肉扳睛,赤白翳膜烂弦等症,用虎液二分、羊脑玉四分、青龙四分五厘、冰片一分,合匀调点;治时行火眼,用虎液七

分、羊脑玉三分、朱砂五厘(细末水飞),合匀调点;治年久云翳遮睛,不能行路,但见人影,如白衣人行,有血根板睛,可治者,用青龙六分、羊脑玉四分、每日骨簪点四五次,点后闭目,药尽开眼,直点至翳开之后,再用虎液二分、羊脑玉二分、凤麟三分、冰片一分、珍珠五厘(煅,研细末)、琥珀五厘(不用制),细末合匀,如法点。

【主治】目内障,迎风冷泪,怕日羞明,昏花;胬肉扳睛,赤白翳膜烂弦;年久云翳遮睛,不能行路,但见人影,如白衣人行,有血根扳睛者。

23693　仙传神效梅花丸《寿世新编》卷下)

【组成】绿萼梅蕊三两(欲开未开时宜摘下,或烘干,或晒干)　飞滑石五两　丹皮三两　制香附二两(有四制、七制者尤佳)　甘松　蓬莪术各五钱　茯苓四钱　结洋参(饭上蒸透,湿米拌炒,去米不用)　嫩黄耆　全当归　西砂仁　益智仁各三钱　远志肉二钱五分　山药　木香(煨,不见火)　玄胡索　川楝子(去核,虫蛀者不用)各二钱　光桃仁(去皮尖,炒)　芽桔梗各一钱五分　制乳香(去净油)　高良姜　粉甘草各一钱

【用法】上为细末,炼上白蜜十二两,捣丸如桂圆肉大,白蜡封固。每服一丸,开水调下。

【主治】心腹肝胃久痛,诸药罔效,或腹有癥瘕,久结不散。

【宜忌】孕妇忌用。

23694　仙传救急惊神方《医便》)

【异名】仙传神效方《良朋汇集》卷三)、急惊散《仙拈集》卷三)、仙传急惊散《串雅内编》卷一)。

【组成】生白石膏(研末)十两　辰砂(研末)五钱

【用法】二味和匀。每服大人三钱,小儿一岁至三岁一钱,四岁至七岁一钱五分,八岁至十二岁二钱,十三岁至十六岁二钱五分,用生蜜调下。

【主治】❶《医便》:小儿急惊风;及大人中风、中痰。❷《良朋汇集》:大人气性风,羊羔风。

23695　仙授立刻回生丹《玉案》卷二)

【组成】牛黄(真西者)一两　胆星(制过九次者)一两二钱　铅霜二钱(用出山铅十斤,打寸许方牌,以线穿,悬之于大瓷钵内,下以烧酒六斤,好醋二斤,上另以一钵覆之,外用盐泥封固,炖在锅内热水中,五日取开,扫下即成铅霜矣)　橘红(广皮去白)一两五钱　蛇含石(醋煅七次)五钱　麝香三钱　枳实(用小者,麸炒)一两　沉香一两(忌火)　真金箔三十片　朱砂(研极细)三钱

【用法】上药各为极细末,以竹沥加老姜汁为丸,分作七十二丸,朱砂、金箔为衣,外加蜡封之。每服一丸去腊,姜汤调下。

【主治】一切中风,不拘脏腑,中痰,中气,不省人事,垂危;及一切急慢惊风。

【临床报道】辛未年秋,姚叔祥先生七旬有二,忽然中倒,不省人事,便遗出,痰壅上,声如鼾睡,手撮眼合,投下一丸,少顷即醒。

23696　仙授外伤见血主方《梅氏验方新编》)

【组成】归尾　川芎　地黄　白芍　益母草　藁本各二钱　乳香(炙)　没药各二钱五分　川续断三钱　苏木一钱五分　白芷一钱　甘草五分　生姜三片

【用法】水煎服。

【主治】外伤见血者。

【加减】头顶伤，加升麻一钱，肉桂二钱；头骨沉陷，加白芷三钱；脑门肿痛，加茯苓、白术各二钱；脑髓出，加香附二钱，白附子、苍耳子、牡蛎各一钱；面青懒食，加柴胡、茯苓各一钱五分，陈皮八分，升麻、半夏、黄耆各一钱；破处生蛆，加细辛、青黛、蝉蜕各一钱，蛆即化为黄水滚出；脑侧近耳边寒热作痛，加丹皮一钱，石枣、泽兰各二钱；目伤出血不止，用人乳饭内蒸过涂之；黑睛脱出，用手掌趁热按进，将绢紧紧包住，三日不开，外用生地捣烂贴退其血，内服方加木贼草、石决明、菊花各一钱；目眶伤损，胬肉脱出，用杏仁去皮尖，嚼细吐于掌上，趁热以绵裹箸头，按胬肉上四五次，送按目内，再用鲜地肤子汁点之自愈，如无鲜者，即浓煎熬膏亦可，后以清水调生半夏末搽六七日，眉毛即生；目伤睛肿，水调生半夏末涂之；耳伤，加磁石一钱；鼻伤，加辛黄二钱，鳖甲三钱；颊伤，加独活、细辛各二钱；唇伤，加升麻、秦艽各二钱，牛膝三钱；舌伤，加石膏二钱，升麻三钱，用黄芩片贴舌上含之，以断其血；齿伤，加独活、细辛、谷精草；血流不止，用灯心紧咬立止；左肩伤，加青皮二钱；右肩伤，加升麻一钱；喉项伤，加羌活、独活、谷精草各一钱；手伤，加桂枝，禹余粮各一钱，姜汁五匙；胸伤，加川贝三钱，柴胡一钱，枳壳二钱；乳伤，加川贝、百合各二钱，漏芦一钱；胸腹伤，强言乱语，加辰砂、茯神各一钱，远志一钱五分，金银箔十张，盆子二钱为引；吐黄水，加木香、木瓜、扁豆、大茴各一钱，大黄二钱，砂仁十四粒；左胁伤，加北芥子一钱，柴胡一钱五分；右胁伤，加北芥子一钱，升麻二钱；腹伤，加大腹皮二钱；腹破肠出，加黄耆、鹿茸各二钱，其肠将手轻轻按入，不可犯指甲，其伤口用柿饼（众人嚼碎）填塞七日全愈，若不便以手按者，用磁石末、滑石粉各二钱，米饮调服，其肠自入，如不入，将病人卧席上，四角用人拿定举摇，其肠自入，或以小麦煎浓汤，待冷，不令病人知，含喷其背，渐渐自入，不令多人相见，并止旁人说话；小腹伤，加小茴一钱，槐花二钱；背伤，加香附、木香各一钱，羌活钱半；腰伤，加木鳖子一个，杜仲、牛蒡子、破故纸、小茴、白芷各一钱，大茴八分，巴戟二钱；臀伤，加白蜡、自然铜各二钱；寒热发搐咬牙，唇口牵动，加天麻、升麻各一钱，柴胡八分；囊肿痛不愈，饮食少思，加人参、白术、柴胡各一钱；两足腿伤，加牛膝二钱，木瓜、苡仁、五加皮、槟榔、石斛、苏梗各一钱；伤口作痒，加干葛一钱，防风、荆芥、连翘壳各一钱五分，赤芍二钱；血出多瘦弱，加人参、麦冬各一钱，烦躁不止，加柴胡五分，丹皮一钱；面黑喘急，加人参五分，苏梗一钱；脓出口噤流涎，加人参三钱，柴胡、升麻各一钱；脓出不干，加滑石、苍术各一钱，白术一钱五分；手足微搐，眉目微动，加钩藤、柴胡各一钱；手撒目闭，汗出如雨，加人参一两，附子五钱；眼开能言，气不相接，加人参、黄耆、白术各一钱。

23697 仙方解毒生肌定痛散（《秘传外科方》）

【组成】黄连一两　黄柏四两　木贼一两　防风一两　苦参四两　羌活　独活

【用法】上㕮咀，大瓦盆盛水，入前药煎汤，以炉甘石十斤，用炭火煅通红，钳出在药水内，不问石片大小者，皆要以酥、内青色方好，如石不酥，再将前药煎汤，再以石淬酥方了。却将瓦盆盖在地上一昼夜，收火毒，研至极

细末，此石十斤，用石膏二十斤，别研极细，伴匀，和后药：赤石脂（煅）、谷丹（炒，此二味同前打和）、南木香、血竭、降真节、乳香、没药、白芷、黄连、黄柏、白蔹各等分，龙骨（煅）、朱砂、何首乌，上各为细末。与前药拌和用之，敷中间。

【主治】痈疽，发背，乳痈，人面、外廉、金刀诸般恶疮疖肿毒。

【加减】有虫，加轻粉、苦参、百药煎、雄黄；水不干，加螵蛸（去皮）、无名异（煅）、蓼叶（烧灰）。

【备考】方中羌活、独活用量原缺。

23698 仙传通津救命至灵丹（《古方汇精》）

【异名】仙传通津救命至灵汤（《集验良方》卷二）。

【组成】桂圆肉六两（去核）　生牛膝梢一两（用酒一杯，浸，捣烂）

【用法】将桂圆肉煎浓汁，冲入牛膝酒内服之，停半日即产。

【主治】裂胞生，及难产数日，血水已干，产户枯涩，命在垂危者。

23699 仙传通津救命至灵汤

《集验良方》卷二。为《古方汇精》"仙传通津救命至灵丹"之异名。见该条。

23700 仙传秋石配合十精五子丸（《济阳纲目》卷六十八）

【组成】阳炼龙虎石十两　阴炼龙虎石六两　人参　当归（酒洗）　葫芦巴（微炒）　芡实　莲花蕊（微焙）　鹿茸（酒浸，酥炙黄）　仙灵脾叶　苍术（米泔水浸，炒，以上十味十精药）　枸杞子（酒浸，晒干）　菟丝子（酒浸，蒸七次）　巨胜子　车前子（酒浸，炒）　柏子仁（以上五味五子之药）各二两　沉香　粉草各一两　辰砂五钱（水飞极细，三味升降之药）　白铅一两（即人乳）

【用法】上将众药均对分两，用枣肉加炼蜜捣合为丸，如梧桐子大。每服一百丸，白汤送下，日进三服，服至百日。

【功用】消除百疾，轻身健体。

外

23701 外正膏（《圣济总录》卷一二七）

【组成】死猫儿骨一片（长三寸，酒和醋炙）　皂荚（去皮子，醋炙）一梃　木鳖子（去壳，生用）二七枚　重粉半钱匕（研）

【用法】上为末。每服三钱匕，用米醋熬成膏。敷之。如一两日未效，即服二钱匕，用温酒调下。服毕衣被盖，出汗即愈。

【主治】鼠瘘。

23702 外伤散（《外伤科学》）

【组成】大黄一斤　扁柏一斤　栀子四两　桃仁四两　泽兰四两　防风五两　薄荷五两　黄芩五两　骨碎补三斤　当归尾三斤　制草乌一两　制川乌一两　天南星一两　制半夏一两　毛麝香一斤　千打捶一斤　血见愁一斤　透骨消一斤　田基黄一斤　入地金牛一斤

【用法】上为细末。水、酒、蜂蜜或凡士林调敷。

【功用】祛瘀，消肿，止痛。

【主治】骨折、伤筋初期肿痛者。

23703 外贡丹（《外科集腋》卷一）

【组成】铅粉　陶丹　乳香（去油）　没药（去油）　血

竭　儿茶各二两　三仙丹五钱

【用法】上为极细末，收贮。掺患处。

【功用】去腐生新，止痛。

【主治】一切疮疡。

23704　外护丹（《洞天奥旨》卷十二）

【组成】猪胆二个（取汁）　龙胆草三钱（取汁）

【用法】蚯蚓五条捣烂，用二汁淋洗，去蚯蚓，加入冰片末三分，入鸡蛋壳内，套在龟头上浸之。

【主治】龟头生疳疮。

23705　外灸方（《外科大成》卷二）

【组成】良姜　防己各等分

【用法】上为末，捣大蒜和为饼。安痛处，铺艾灸之。以痛至不痛，不痛至痛为度。

【主治】风寒湿气，腰脚疼痛。

23706　外灸膏（《杨氏家藏方》卷九）

【组成】木香　附子（炮，去皮脐）　蛇床子　吴茱萸　胡椒　川乌头各二钱

【用法】上为细末，每用药末三钱，白面二钱，生姜自然汁打作糊，摊在纸上。当脐上贴之，衣物盖定，用熨斗盛文武火熨之。痢止为度。

【主治】一切虚寒，下痢赤白，或时腹痛，肠滑不禁。

23707　外应散（《医方大成》卷五引欧阳康叔家传方）

【组成】石楠叶　矮樟叶　西江杉片　藿香　紫金皮　藁本　独活　大蓼　白芷　紫苏　羌活各等分

【用法】上锉碎。加大椒五六十粒，葱一握，用水二斗，煎七分，置盆内，令病者以足加其上，用厚衣盖覆，熏蒸痛处，候温热，可下手时，却令他人淋洗。

【主治】脚气。

23708　外表汤（《洞天奥旨》卷十）

【组成】黄耆一两　当归五钱　麦冬五钱　金银花一两　天花粉三钱　木通一钱　泽泻二钱　柴胡二钱　黄芩二钱　生甘草二钱

【用法】水煎服。

【主治】杨梅痘子。

23709　外贴散（《圣济总录》卷一七六）

【组成】芸苔子（末）三钱　寒食面一钱半

【用法】上药再同研匀，用新水调如糊，纸上摊。贴乳癖上，频以水润之。

【主治】乳癖。

23710　外食散（《三因》卷十四）

【组成】白矾（银窝内用瓦盖煅令性尽）一两　好染坯血竭各一两

【用法】上为细末。用桑浆旋搜为膏，量疮大小贴之。

【功用】消肌长肉。

【主治】痈肿，恶肉不尽，脓水淋漓。

【宜忌】忌鲫鱼、酒、面、毒物等。

23711　外消散（《活幼心书》卷下）

【组成】大黄　牡蛎（用熟黄泥包裹，火煅透，出地上候冷用）各半两　朴消二钱

【用法】上前二味锉焙为末，仍入朴消，乳钵内同杵匀。抄一钱或二钱，取田螺三枚净洗，再以水半碗活过一宿，去螺用水，调涂肿处。即消。

【主治】婴孩初出，旬日外脐突，或痛或不痛，痛则啼声不已；小儿感温热相搏，致阴器肤囊浮肿。

【备考】治阴器肤囊肿，车前子煎汤调上药敷患处。

23712　外消膏（《圣济总录》卷一六六）

【组成】伏龙肝半两　大黄（锉）半两　生姜一分（洗，切，研细）

【用法】上药除姜外，为细末，和匀，用醋调作膏。看大小摊贴病上，早、晚易之。

【主治】产后乳结核，疼痛或肿，欲成痈。

23713　外涂膏（《圣济总录》卷一四四）

【组成】鼠屎三两（烧存性）　生地黄半斤（切，焙）

【用法】上为末，猪脂油和。涂患处，一日换三次。

【主治】伤折恶血瘀滞不散。

23714　外痹汤（方出《医门法律》卷三，名见《医钞类编》卷四）

【组成】沙参　羚角　麻黄　杏仁　白蒺藜　丹参　五味　菖蒲　石膏　甘草各等分

【用法】加干姜，水煎服。

【主治】皮痹。皮中状如虫走，腹胁胀满，大肠不利，语言不出。

23715　外敷膏（《圣济总录》卷一六六）

【组成】黄连（去须）三分　大黄（生）　鼠粪（炒）各半两

【用法】上为末，用米糊调。敷乳四边，频易之，每易先用热葱汤洗。

【主治】产后乳肿热痛。

23716　外科膏子（《古方汇精》卷二）

【异名】鸡黄膏（《理瀹骈文》）。

【组成】麻油八两　鸡蛋黄一个　头发三钱　朱砂（水飞）　银朱各一钱（水飞）　黄蜡六钱

【用法】先将油入无消硫砂锅内，文火煎，后入蛋黄，熬化尽，再入头发剪寸长，以箸顺搅，化尽，始终文火顺搅，方入朱砂、银朱，再入黄蜡，掇锅安地上一宿后，收用。

【主治】跌打损伤，汤火伤烂。

23717　外鹿髓丸（《韩氏医通》卷下）

【组成】鹿胫骨髓（不拘猎家、屠市所用）

【用法】煎作油，滤净，每一两加炼蜜二两，又炼相得，瓷器封收。每用和古方摩腰膏、九阳丹之类，老姜汤化少许，以擦摩肾俞。

【主治】骨节痛，属虚寒者。

23718　外敷神膏（《医学入门》卷七）

【组成】川大黄　朴消各四两　麝香一钱

【用法】上为末，每二两，和大蒜捣成膏。敷患处。

【主治】男妇积聚胀满，血盅。

23719　外敷麻药（《外科大成》卷一）

【组成】川乌尖五钱　草乌尖五钱　蟾酥四钱　胡椒一两　生南星五钱　生半夏五钱（一方加荜拨五钱，一方加细辛一两）

【用法】上为末。用烧酒调敷。

【功用】敷于毒上，麻木，任割不痛。

23720　外用万应膏（《成方制剂》11册）

【组成】白附子　白芷　赤芍　大黄　当归　地黄　丁香　独活　莪术　儿茶　防风　甘松　高良姜　桂枝

红花　僵蚕　麻黄　没药　木香　排草　羌活　秦艽　全蝎　肉桂　乳香　三棱　山柰　生草乌　生川乌　苏合香　檀香　桃仁　威灵仙　乌药　香附　香加皮　辛夷　血竭　血余炭　栀子

【用法】制成摊于纸上的黑膏药，每张净重(1)6克；(2)12克。加温软化，贴于患处。

【功用】活血镇痛。

【主治】跌打损伤，负重闪腰，筋骨疼痛，足膝拘挛。

23721　外用无敌膏（《成方制剂》17册）

【组成】八角枫　白术　白芷　冰片　苍术　赤芍　刺五加　大黄　当归　党参　地肤子　独活　杜仲　茯苓　骨碎补　海风藤　海马　海螵蛸　鹤虱　红花　猴骨　黄柏　黄连　黄芪　黄芩　苦参　马前子　没药　木鳖子　牛膝　蕲蛇　千年健　秦艽　肉桂　乳香　三分三　三七　桑寄生　伸筋草　生草乌　生川乌　生地黄　熟地黄　四块瓦　苏木　透骨草　土茯苓　威灵仙　五香血藤　细辛　仙鹤草　续断　雪上一枝蒿　血竭　淫羊藿　银花　重楼　钻地风

【用法】制成摊于布上的黑膏药，每张净重30克。加温软化，贴于患处。

【功用】驱风祛湿，祛瘀拔毒，消肿止痛。

【主治】跌打损伤，风湿麻木，腰肩腿痛，疮疖红肿疼痛。

【宜忌】孕妇及哺乳期禁用。

23722　外用消毒药（《御药院方》卷十）

【组成】黍黏子　葛根　升麻　地骨皮　黄花地丁　甘草　金银花各等分

【用法】上为粗末。每用五钱，水一升，煎十沸，于肿四畔热用，冷则再换。

【主治】诸肿毒，坚硬不消。

23723　外台走马汤

《金匮》卷上（附方）。为《外台》卷七引张仲景"飞尸走马汤"之异名。见该条。

23724　外台茯苓饮

《金匮》卷中（附方）。为《外台秘要》卷八引《延年方》"茯苓饮"之异名。见该条。

23725　外伤如意膏（《成方制剂》15册）

【组成】冰片　大黄　地榆　黄柏　黄芩　栀子　紫草

【用法】制成橘红色至橘黄色的软膏，每支装30克。外用，涂敷患部，一日一次，或制成软膏纱布外敷，一至三日换药1次。

【功用】清热解毒，凉血散瘀，消肿止痛，止血生肌。

【主治】跌打撞伤，骨折脱臼，筋伤积瘀，皮肉损伤化脓，烫火伤等。

23726　外证败毒散（《治疗汇要》卷下）

【组成】防风　甘草　前胡各一钱　赤芍一钱五分　穿山甲一片(炒)　元参　连翘各二钱　生地　银花各三钱　蒲公英　野菊花根各五钱

【主治】疔疮初起及轻者。

【加减】便实者，加大黄二钱。

23727　外治异功散（《经验各种秘方辑要》）

【异名】外贴异功散（《喉痧症治概要》）。

【组成】斑蝥四钱　真血竭五分　制乳香五分(去油)　制没药五分(去油)　上麝香三厘　全蝎五分　大元参五分　上梅片三厘。

【用法】斑蝥去头翅足，糯米拌炒黄后，去糯米。除血竭外，合诸药共研细末，另研血竭拌匀，瓷瓶收储，勿令泄气。凡遇喉证肿痛，取此散少许，置小张膏药上，左肿贴左，右肿贴右，左右俱肿俱贴在结喉旁软处，阅五六时即起水泡，揭去膏药，用银针挑破，揩净毒水，勿使伤口见风。

【功用】消肿止痛

【主治】喉症肿痛。

【宜忌】孕妇忌用。

【备考】此法从外拔出内毒，药虽峻厉，用法甚妥，真救急之良方也。惟方中有斑蝥、全蝎俱是极毒之药，万不可误入口中。即所去拌炒之糯米，亦必以砖石同包沉在大河底内，免致误食伤生。储药之瓶及纸包上必须随装随写不可入口字样，以防误毒。

23728　外贴异功散

《喉痧症治概要》。为《经验各种秘方辑要》"外治异功散"之异名。见该条。

23729　外科黄连膏（《全国中药成药处方集》上海方）

【组成】黄连一两　大黄　黄柏　黄芩各四两　麻油三斤　黄蜡一斤

【用法】将黄连、大黄、黄柏、黄芩浸入麻油内，浸一天后，用文火熬煎至药枯，去滓滤清，加入黄蜡，再用文火徐徐成膏。将膏匀涂纱布上，敷贴患处。

【主治】湿疮。

【宜忌】不可入口。

23730　外科硇砂膏

（《全国中药成药处方集》杭州方）。为《饲鹤亭集方》"硇砂膏"之异名。见该条。

23731　外科清心汤

《景岳全书》卷五十七。为《外科发挥》卷二"清心汤"之异名。见该条。

23732　外科蟾酥锭（《全国中药成药处方集》（南京方）

【组成】蟾酥二钱　樟脑一钱　制没药二钱　飞朱砂一钱　制乳香二钱　轻粉五分　明雄黄二钱　麝香三分　巴豆霜二钱

【用法】上为细末，将蟾酥用酒化开，加米糊做锭，每锭重三分。每周一锭，用醋磨敷患处。

【主治】初起之疔疮、痈疡、脑疽。

【宜忌】不可内服。

23733　外染乌云膏（《东医宝鉴·外形篇》卷四引《种杏》）

【组成】五倍子(制)五钱　铜末(制)二钱　白矾　白盐各一钱半　没石子二个(面炒黄色)

【用法】上为末，浓茶调，重汤煮见黑色。先将皂角水洗净须发，然后涂药，包裹一夜，次早洗去，以胡桃油涂之令润。

【功用】乌须发。

23734　外浴忍冬汤（《幼幼集成》卷五）

【组成】忍冬藤（俗名金银花。春、冬用枝，夏用枝叶）

【用法】上锉碎，以长流水一大釜，煎七分，将三分之一置浴盆内,以手试之,温热得中,先宜服用汤药,然后浴洗,渐渐添汤。以痘起光壮为度,不拘次数。

【主治】痘疮倒陷,黑陷不起。

23735 外痔神消散《疡医大全》卷二十三)

【组成】红栀子(捣碎) 黄柏 胡黄连各一两

【用法】水二宫碗,煎一碗,二煎、三煎俱煎一碗,共三碗,去滓;入皮消一斤熔化,撤去泥脚,取上清消汁,以文火慢炼成消。大田螺十六个,每个入冰片一厘,待螺化成水,将水拌入消内,再加熊胆、儿茶各五钱,研细和入消内拌匀听用。每用,头一次用苦参一两,水三大碗煎成二碗,去滓;入制消末一两,煎二三滚,倾盆内,先熏后洗,每日洗三次;第二日仍用洗剩药水,再加苦参一两,加水一大碗煎成,加制消末五钱,如上熏洗;第三日照第二日洗法;第四日旧药水俱不用,照第一日换新水煎苦参制消洗之。以三日又换一次,其痔自消,永不再发。

【主治】外痔。

23736 外感风痧片《成方制剂》11册)

【组成】苍耳草 岗梅 狗仔花 两面针 山芝麻 藤苦参

【用法】制成糖衣片。口服,一次5~6片,一日3次。

【功用】祛风清热。

【主治】风热感冒,咽喉肿痛。

【宜忌】感冒兼虚和风寒型者慎用或遵医嘱。

【备考】本方改为颗粒剂,名"外感风痧颗粒"(见原书同册》)。

23737 外感祛邪汤《石室秘录》卷一)

【组成】麻黄一钱 桂枝一钱 陈皮五分 柴胡一钱 白芍一钱 当归二钱 茯苓一钱 甘草一钱

【用法】水煎服。

【主治】伤寒初起者。

23738 外障皂角丸《顾氏医径》卷六)

【组成】蛇蜕 蝉蜕 元精石 山甲 当归 生术 茯苓 谷精草 木贼草 白菊花 刺猬皮 胆草 赤芍 连翘各五钱 猴猪爪十枚 人参三钱 川芎一钱五分 牙皂四挺(煨) 淫羊藿四钱

【用法】杏仁、地黄煮汁和丸。早、晚各服一钱五分。

【主治】外障。

【宜忌】忌鲜发。

23739 外敷生肌散《救伤秘旨续刻》)

【异名】生肌散。

【组成】炙乳香 炙没药 白芷 赤石脂 儿茶 龙骨 猫头骨 五倍子各一钱

【用法】上为细末。先将手轻轻托入睾丸,以针缝合其皮,用药末涂之。

【主治】外伤肾囊破,睾丸跌出,血筋未断者。

23740 外敷朴消散《普济方》卷四〇五)

【组成】天南星 朴消 乳香 秋芙蓉叶 木鳖子 当归 无名异 黄蜀葵花各等分

【用法】上为末。每服用浊酒调敷患处。其痈已熟,即研白丁香少许,津唾调敷绿豆大。其痈自破,宜服排脓托里之剂。

【主治】痈疽。

23741 外敷接骨散《中医伤科学讲义》)

【组成】骨碎补 血竭 硼砂 当归 乳香 没药 川断 自然铜 大黄 地鳖虫各等分

【用法】上为细末。饴糖、蜜糖或凡士林调敷。

【主治】骨折、骨碎及筋络扭伤。

23742 外接回生神膏《医钞类编》卷六引《良方》)

【组成】牡蛎(煅) 干姜(炮)各一钱

【用法】上为细末,男病用女唾调,手内擦热,紧掩二卵上,汗出愈;女病用男唾调,手内擦热,紧掩二乳上。

【主治】阴毒伤寒,及诸阴寒之证。

23743 外感风痧颗粒

《成方制剂》11册。即同书同册"外感风痧片"改为颗粒剂。见该条。

23744 外感风寒颗粒《成方制剂》14册)

【组成】白芍 白芷 柴胡 防风 甘草 葛根 桂枝 荆芥穗 桔梗 羌活 生姜 杏仁

【用法】制成棕黄色颗粒,每袋12克。开水冲服,一次12克,一日3次。

【功用】解表散寒,退热止咳。

【主治】风寒感冒,恶寒发热,头痛项强,全身酸疼,鼻塞流清涕,咳嗽,苔薄白,脉浮。

23745 外科至宝千槌膏

《外科传薪集》。为原书"红膏药"之异名。见该条。

卯

23746 卯药《咽喉秘集》)

【组成】梅冰片一钱 雄精二钱 靛花一钱 元明粉二钱 硼砂五钱 粉甘草一钱 川黄连二钱 人中白三钱(煅存性) 铜青五钱(煅) 黄柏二钱(蜜制) 鸡内金一钱 钞纸二张(煅存性) 枯矾一钱 鹿角霜一两

【用法】上为末。吹喉。

【功用】解毒退肿,生肌去腐。

【主治】阴虚喉癣。

23747 卯戌丸《普济方》卷八十六引《海上方》)

【组成】菟丝子(去沙,用无灰酒浸一宿,逼干,随饭蒸熟,入臼捣三五十下,取起焙干,净取)十两 枸杞子(去枝梗,拣净)十两

【用法】上为细末,炼蜜为丸,如梧桐子大。每服三十丸,冷酒热水茶下。

【主治】眼疾。

令

23748 令行吴宫散《喉科种福》卷五)

【组成】荆芥二钱(炒黑) 硼砂五钱 冰片二分 制没药一钱 制乳香一钱 胭脂一钱 黄芩三钱 延胡索一钱半(炒) 薄荷四分

【用法】吹喉。

【功用】调经。

【主治】经水不调,喉痛,证无表里。

孕

23749 孕康合剂《中国药典》2010版)

【组成】山药 续断 黄芪 当归 狗脊(去毛) 菟丝子 桑寄生 杜仲(炒) 补骨脂 党参 茯苓 白术(焦) 阿胶 地黄 山茱萸 枸杞子 乌梅 白芍 砂仁 益智 苎麻根 黄芩 艾叶

【用法】上制成液剂,每瓶装 10 毫升、20 毫升或 100 毫升。口服,一次 20 毫升,一日 3 次(空腹服用)。

【功用】健脾固肾,养血安胎

【主治】肾虚型和气血虚弱型先兆流产和习惯性流产。

【宜忌】❶服药期间,忌食辛辣刺激性食物,避免剧烈运动以及重体力劳动。❷凡难免流产、异位妊娠、葡萄胎等非本品适用范围。

【备考】本方改为颗粒剂,名"孕康颗粒"(见原书)。

23750 孕康颗粒

《中国药典》2010 版。即原书"孕康合剂"改为颗粒剂。见该条。

23751 孕妇金花丸(《北京市中药成方选集》)

【组成】栀子(炒)十六两 银花十六两 川芎十六两 黄柏十六两 黄芩十六两 当归十六两 白芍十六两 生地十六两 黄连八两

【用法】上为细末,过罗,用冷开水泛为小丸。每服二钱,日服二次,温开水送下。

【功用】清热去火,安胎。

【主治】孕妇胎热上攻,头痛眩晕,两目红赤,口干鼻塞。

【备考】本方改为片剂,名"孕妇金花片"(见《成方制剂》10 册)。

23752 孕妇金花片

《成方制剂》10 册。即《北京市中药成方选集》"孕妇金花丸"改为片剂。见该条。

23753 孕妇清火丸(《成方制剂》1 册)

【组成】白芍 白术 薄荷 柴胡 地黄 甘草 黄芩 石斛 知母

【用法】制成黄褐色的水丸,每 100 粒重 6 克。口服,一次 6 克,一日 2 次。

【功用】清火安胎。

【主治】孕妇胎热口干,胸腹灼热,口舌生疮,咽喉燥痛,或大便秘结,小便黄赤。

23754 孕康口服液(《新药转正》11 册)

【组成】白芍 补骨脂 当归 黄芪 山药 续断

【用法】早、中、晚空腹口服。一次 20 毫升,一日 3 次。

【功用】健脾固肾,养血安胎。

【主治】肾虚型和气血虚弱型先兆流产和习惯性流产。

【宜忌】服药期间,忌食辛辣刺激性食品,避免剧烈运动以及重体力劳动;凡难免流产、异位妊娠、葡萄胎等非本品适用范围。

【备考】本方改为糖浆,名"孕康糖浆"(见《新药转正》11 册)。

冬

23755 冬瓜丸(《杨氏家藏方》卷十)

【组成】大冬瓜一枚(先于头边切一盖子,取去中间瓤不用。以赤小豆水洗净,倾满冬瓜中,再用盖子合了,用竹签签定,以麻棉系,纸筋、黄泥通身固济,窨干。用糯谷破取糠片两大箩,埋冬瓜在内,以火着糠内煨之,候火尽取出。去泥刮冬瓜令净,薄切作片子,并豆一处焙干)

【用法】上为细末,水煮面糊为丸,如梧桐子大。每服五十丸,煎冬瓜子汤送下,不拘时候。小便利为验。

【主治】十种水气,浮肿喘满。

23756 冬瓜汤(《幼幼新书》卷二十八引《婴孺方》)

【组成】冬瓜八合 栝楼十二分 茯苓 知母各八分 麦门冬五分 粟米二合半

【用法】水五升,煮一升四合,新布绞,量与。

【主治】渴利不住。

23757 冬瓜汤(《圣济总录》卷三十四)

【组成】常山(细锉)一两 甘草(炙,锉)半两

【用法】上为粗末。每服二钱匕,用冬瓜汁一盏,煎七分,放温,未发前服。

【主治】温疟,寒少热多。

23758 冬瓜汤(《辨证录》卷五)

【组成】冬瓜一个(煎水十碗) 白术三两 车前子五钱 肉桂二钱

【用法】上药用冬瓜水煎汤二碗,先用一碗,少倾又一碗。其水从大便而出。

【主治】臌胀。

23759 冬瓜汤(《寿世新编》)

【组成】冬瓜(去皮)

【用法】水煮清汤,候凉任意饮之。

【主治】霍乱大渴。

【方论选录】冬瓜甘淡微凉,极清暑湿,无论病前病后,用以代饮,妙不可言,即温热病用之亦良。

23760 冬瓜饮(方出《圣惠》卷五十三,名见《普济方》卷一七八)

【组成】大冬瓜一枚(割开头,去子) 黄连一斤(去须) 炙甘草一两(炙微赤,锉) 童子小便一升 地黄汁五合 蜜五合

【用法】上药捣甘草、黄连,罗为末,都入冬瓜内,即以头却盖之。又以黄土泥封裹,可厚一寸,候干,即以糠火烧之一日,待冷去泥,置於露下一宿,取瓜烂研,生布绞汁。每于食后以清粥饮调下一合。

【主治】消渴烦躁,饮水不止,或成骨蒸之状。

23761 冬瓜饮(《圣济总录》卷五十八)

【组成】冬瓜一枚(重三斤。去皮瓤,分作十二片) 麦门冬二两(去心) 黄连两半(去须)

【用法】上药以麦冬、黄连粗捣筛,作十二服。每服水三盏,入冬瓜一斤(劈碎),同煎至一盏,去滓温服,日三夜二。

【主治】消渴口干,日夜饮水无度,浑身壮热。

23762 冬瓜饮(《圣济总录》卷五十八)

【异名】冬瓜饮子(《卫生宝鉴》卷十二)、黄瓜汤(《普济方》卷一七六引《十便良方》)。

【组成】冬瓜一枚 黄连十两(去须,别捣为细末)

【用法】上药先取冬瓜剖开去瓤净,掺黄连末在瓜内,却用瓜顶盖,于热灰中煨熟,去皮细烂研,布绞取汁。食前每服一盏至二盏,日三夜二。

【主治】消渴,能食而饮水多,小便如脂麸片,日夜无度。

23763　冬瓜粥

《医统》卷八十七。为《养老奉亲》"冬瓜羹"之异名。见该条。

23764　冬瓜粥（《药粥疗法》引《粥谱》）

【组成】新鲜连皮冬瓜 80～100 克（或冬瓜子干的 10～15 克,新鲜的 30 克）　粳米适量

【用法】先将冬瓜洗净,切成小块,同粳米适量一并煮为稀粥,随意服食。或用冬瓜子煎水,去渣,同米煮粥。

【功用】利小便,消水肿,消热毒,止烦渴。

【主治】水肿胀满,小便不利,包括急慢性肾炎,水肿,肝硬化腹水,脚气浮肿,肥胖症,暑热烦闷,口干作渴,肺热咳嗽,痰喘。

23765　冬瓜羹（《圣惠》卷九十六）

【组成】冬瓜一斤　葱白一握（去须细,切）　冬麻子半升

【用法】捣麻子,以水二大盏,绞取汁,煮冬瓜、葱白作羹。空腹食之。

【主治】热淋,小便碜痛,腹内气壅。

23766　冬瓜羹（《养老奉亲》）

【异名】冬瓜粥（《医统》卷八十七）。

【组成】冬瓜半斤（去皮）　豉心二合（绵裹）　葱白半握

【用法】上以和煮作羹,下五味调和,空心食之。常作粥佳。

【主治】老人消渴烦热,心神狂乱,躁闷不安。

【备考】《医学入门》本方用法:和米粉煮羹,入盐味,空心食。

23767　冬阴散

《普济方》卷四十三。为《圣济总录》卷五十四"冬除散"之异名。见该条。

23768　冬花烟（《惠直堂方》卷二）

【组成】冬花二两

【用法】于无风处烧之,用芦管吸咽,以食压之。

【主治】久嗽。

23769　冬花散（《宁坤秘笈》卷上）

【组成】冬花蕊　粟壳（蜜炙）　桔梗　枳壳　苏子　紫菀　知母各八分　桑皮（炒）　石膏　杏仁各二钱

【用法】水煎服。

【功用】止嗽下气。

【主治】经水从口鼻出,咳嗽气紧。

23770　冬青方（《普济方》卷七十三引《海上方》）

【组成】新砖二片　冬青叶五斗

【用法】以冬青叶捣自然汁,浸砖数日,令透取出,掘地坑架砖于内,四下空,覆之日久,后砖上粉霜起,取霜,入脑子少许,无亦得。点眼。

【主治】赤眼。

23771　冬青汁（方出《广笔记》卷三,名见《仙拈集》卷四）

【组成】过冬青（即荔枝草,正名天明精）五六枚

【用法】同鲫鱼入锅煮熟,去草及鱼,饮汁数次,即愈。

【主治】瘰疬。

23772　冬青汤（《普济方》卷二四九）

【组成】冬青叶　小檗　甘草各等分

【用法】煎汤五升,瓶盛,汤浸三两时必下。

【主治】外肾肿不下。

23773　冬青汤（《医统》卷六十一）

【组成】冬青叶

【用法】煎浓汤,入盐热洗之。

【主治】诸害眼。

23774　冬青散（《百一》卷十六）

【组成】冬青皮（阴干）

【用法】上为细末。挑开疮口敷之。少顷即退。

【主治】驴马涎汗入疮。

23775　冬荣散（《医学纲目》卷十七）

【组成】夏枯草（烧灰存性）

【用法】上为末。米饮或凉水调下。

【主治】小便出血,及肠风下血。

23776　冬除散（《圣济总录》卷五十四）

【异名】冬阴散（《普济方》卷四十三）。

【组成】栾华五两　莎草根（炒,去毛）三两　丹砂（研）消石（研）　石决明各二两　石膏（碎）　白芍药　夏枯草　黄连（去须）各一两

【用法】上为散。于早、晚食前用沙糖水调下一钱匕,稍增至二钱匕。以知为度。

【主治】中焦热结,目睑赤烂。

23777　冬葵汤

《嵩崖尊生》卷九。为《圣济总录》卷三十九"冬葵子汤"之异名。见该条。

23778　冬葵散（《肘后方》卷六）

【异名】冬葵子散（《普济方》卷五十一）、柏子仁散（《圣济总录》卷一○一）。

【组成】冬葵子　柏子仁　茯苓　瓜瓣各一两

【用法】上为散。每服方寸匕,一日三次,食后酒送下。

【功用】《普济方》:令面光白。

【主治】❶《肘后方》:面生皰疮。❷《普济方》:少年血气甚,面生皯皰。

23779　冬葵散（方出《圣惠》卷九十二。名见《普济方》卷五八八）

【组成】冬葵子三分　滑石三分（细研）　梁上尘半两　黄芩半两　甘草半两（炙微赤,锉）

【用法】上为细散。每服半钱,煎葱白、灯心汤调下,不拘时候。

【主治】小儿心脏热,或烦躁不安,小便赤涩不通。

23780　冬葵散

《寿世保元》卷十六。为《古今医鉴》卷十二"冬葵子散"之异名。见该条。

23781　冬白梅片（《成方制剂》4 册）

【组成】白果仁　防风　黄芩　麻黄　平贝母　天冬　乌梅　五味子

【用法】制成糖衣片。口服。一次 3 片,一日 3 次,饭后服用。

【功用】敛肺定喘,止咳化痰。

【主治】气管炎咳痰黄白相兼,肺寒化热,寒热错杂者。

23782　冬瓜子汤（《圣济总录》卷一六○）

【组成】冬瓜子（微炒,别研）二两　桃仁（汤浸,去皮尖,麸炒令赤色）五十粒　牡丹（去心）二两　芒消半两　大

黄(锉碎,炒令熟)三两

【用法】上为粗散。每服三钱匕,水一盏,煎至六分,去滓温服,早晨、日晚各一;如口噤拗开灌之。

【主治】产后血上冲心,运闷,腹胁疠痛不可忍,恶血不下,或成块者。

23783 冬瓜子散《圣惠》卷三十三)

【组成】冬瓜子一两 青葙子 牡荆子 地肤子 蔓青子 决明子 车前子 茺蔚子 白蒺藜(微炒,去刺) 松子仁 桂心 蘡薁根 菳仁(汤浸,去赤皮) 菟丝子(酒浸三日,曝干,别捣为末) 细辛各三分

【用法】上为细散。每服一钱,以温水调下,不拘时候。

【主治】眼昏暗,漠漠不明。

23784 冬瓜子散《圣惠》卷四十)

【组成】冬瓜子仁一两(微炒) 柏子仁一两 白茯苓一两 葵子一两(微炒) 栀子仁二两 枳实一两(麸炒微黄)

【用法】上为细散。每服二钱,食后以粥饮调下。

【主治】鼻面酒皶,如麻豆及疼痛,搔之黄水出。

【备考】本方方名,《医方类聚》引作"冬瓜子仁散"。

23785 冬瓜仁丸《文堂集验方》卷二)

【组成】老冬瓜仁二升

【用法】以绢袋盛,投三沸汤中,须臾取起晒干,如此三次,又以苦酒渍之二宿,晒干为末,水泛为丸。每服三钱,白汤送下。

【功用】久服悦颜色,延年不老,补肝明目。

【主治】男子五劳七伤。

23786 冬瓜饮子《朱氏集验方》卷二)

【组成】大冬瓜子(去皮,捣烂,取自然汁五大碗) 五苓散(去桂)一两

【用法】上调成饮子。时时吃一盏。吃药时不得与水,不过二料立愈。

【主治】渴疾。

23787 冬瓜饮子

《卫生宝鉴》卷十二。为《圣济总录》卷五十八"冬瓜饮"之异名。见该条。

23788 冬瓜拨刀《圣济总录》卷一九〇)

【组成】冬瓜(研取汁)三合 小麦面四两 地黄汁三合

【用法】上药一处搜和如常面,切为拨刀。先将麤肉四两细切,用五味调和煮汁熟,却滤去肉取汁,下拨刀面煮令熟,不拘多少,任意食之。

【主治】产后血壅消渴,日夜不止。

23789 冬青叶煎《医统》卷八十三)

【组成】冬青叶 小麦 甘草各等分

【用法】煎水洗。

【主治】妇人阴肿,小户嫁痛。

23790 冬青补汁《湖南省中成药规范》)

【组成】女贞子(酒蒸)200 克 金樱肉 200 克 红枣 200 克 桑椹 100 克 菟丝子 50 克

【用法】上药酌予碎断,煮提两次,过滤。滤液合并,浓缩成清膏,静置过滤。另取蔗糖 500 克制成糖浆,加入清膏继续浓缩成 800 毫升,即得。每次一汤匙,每日三次。

【功用】补肾益精,滋养肝肾。

【主治】阴虚体弱,肾亏目眩,小便频繁,高血压,神经衰弱。

23791 冬青补汁《成方制剂》4 册)

【组成】大枣 胡芦巴 黄精 金樱子肉 女贞子 桑椹 熟地黄 锁阳 菟丝子 五味子 淫羊藿

【用法】制成黏稠液体。口服。一次 10 克,一日 3 次。

【功用】温补肝肾,滋阴益精。

【主治】肝肾不足,头昏目眩,小便频繁,腰膝酸软,原发性高血压,神经衰弱。

23792 冬青糖浆《新医药杂志》1972,1;39)

【组成】冬青(四季青)

【用法】取冬青水煎 2 次,浓缩 3～4 小时,每毫升相当于 2 克干生药,加入 2 倍量之 95% 乙醇,充分搅拌混合,静置约 48～72 小时,回收乙醇,使成 2 克/毫升,然后加入等量的糖浆及矫味剂、防腐剂即成。每次 20～30 毫升,每日三次。

【功用】抗菌消炎。

【主治】流行性感冒,上呼吸道感染,肺炎,咽喉炎,慢性支气管炎。

23793 冬茄冲剂《医学研究》1977,3;48)

【组成】霜冻茄秧 50000 克 白糖 3900 克 冬凌草 10 000 克 淀粉 1300 克 白糊精 1300 克 菠萝香糊适量

【用法】将霜冻茄秧及冬凌草装袋后,放蒸汽锅内加水浸泡 30 分钟,煮沸一小时,共三次,成稠膏放冷,再加 2 倍量 95% 乙醇,搅拌后放阴凉处 48 小时,取上清液回收乙醇,再加 2 倍水放置 48 小时后吸取上清液,浓缩成膏状 1300 克,干膏中再加上述赋形矫味剂混合均匀,再加适量 60% 乙醇制成软材,过 12 目筛,制得颗粒于 80～90℃ 干燥箱中干燥,整粒后,用少许香精喷雾,便成棕黄色均匀颗粒,分成 200 袋,密封,每袋重 35 克。每次半袋,每日 2 次,10 天为 1 个疗程。

【功用】固本消炎。

【主治】用于慢性气管炎。

23794 冬凌草片《成方制剂》3 册)

【异名】蛾喉宁片。

【组成】冬凌草

【用法】上制成片剂,薄膜衣每片重 0.26 克,糖衣片片芯重 0.25 克。口服,一次 2～5 片,一日 3 次。

【功用】清热解毒,消肿散结,利咽止痛。

【主治】热毒壅盛所致咽喉肿痛,声音嘶哑;扁桃体炎、咽炎、口腔炎见上述证候者及癌症的辅助治疗。

【备考】《中国药典》2010 版用量:冬凌草 3000 克。

23795 冬麻子粥《医方类聚》卷一三三引《食医心鉴》)

【组成】冬麻子一升(捣,水研滤取汁二升) 米二合

【用法】以冬麻子汁煮粥,著葱白熟煮食之。

【主治】七淋,小便涩少,茎中疼痛。

23796 冬麻子粥《圣惠》卷九十六)

【组成】冬麻子半升 白粱米三合 薄荷一握 荆芥一握

【用法】上以水三大盏,煮薄荷等,取汁二盏,去滓;用研麻子,滤取汁,并米煮作粥。空腹食之。

【主治】中风,五脏壅热,言语謇涩,手足不遂,神惛冒昧,大肠涩滞。

23797 冬麻子粥(《圣惠》卷九十六)

【组成】冬麻子二合 葵子一合 米三合

【用法】上研二味,以水二大盏,淘绞取汁,和米煮粥。浑着葱白,熟煮食之。

【主治】五淋,小便涩少疼痛。

23798 冬麻子粥(《圣惠》卷九十七)

【组成】冬麻子一合(以水研取汁三升) 薏苡仁一合(捣碎) 粳米二合

【用法】上用冬麻子汁,煮二味作粥。空心食之。

【功用】益气肥健,利小便。

【主治】产后腹中积血,及中风汗出。

23799 冬麻子粥(《圣济总录》卷一八八)

【组成】冬麻子三合(炒令香,捣令细,以水一升同研取汁) 粳米(净淘三合)

【用法】上药取麻子汁煮米为粥。空腹食之。

【主治】脚气。

23800 冬葵子汤(方出《千金》卷十五,名见《圣济总录》卷九十五)

【组成】冬葵子汁 乳汁等分

【用法】和服。

【主治】❶《千金》:大便难。❷《圣济总录》:大小便不通。

【备考】《圣济总录》本方用:冬葵子(微炒)一两。粗捣筛,用水二盏,煎至一盏,去滓,入乳汁半合,和匀,空腹顿服。

23801 冬葵子汤(《圣济总录》卷三十九)

【异名】冬葵汤(《嵩崖尊生》卷九)。

【组成】冬葵子 滑石(碎) 香薷(择)各二两 干木瓜(细切,去皮瓤)一枚

【用法】上为粗末。每服五钱匕,水一盏半,煎至一盏,去滓温服,日四五服。大小便通利,心中快,立瘥。

【主治】干霍乱,大小便不通,手足心俱热,闷乱。

23802 冬葵子汤(《圣济总录》卷一五七)

【组成】冬葵子二两(微炒) 大黄一两(锉,炒)

【用法】上为粗末。每服三钱匕,水一盏,煎至七分,去滓,食前温服。

【主治】妊娠大小便不通。

23803 冬葵子汤(《圣济总录》卷一五七)

【组成】冬葵子三合 黄芩(去黑心)半两 赤茯苓(去黑皮) 芍药 车前子各一两

【用法】上为粗末,每服五钱匕,水一盏半,煎取八分,去滓,空心温服。

【主治】妊娠子淋,小便涩不通,小腹急,水道热痛。

23804 冬葵子汤(《圣济总录》卷一五八)

【组成】冬葵子(炒) 牛膝(酒浸,切,焙) 木通(锉)各二两 瞿麦穗一两 桂(去粗皮)二两

【用法】上为粗末。每服二钱匕,水一盏半,煎至八分,去滓温服。以下为度。

【主治】妊娠堕胎,胞衣不出。

23805 冬葵子汤

《医方考》卷六。为《圣惠》卷七十四"冬葵子散"之异名。见该条。

23806 冬葵子汤

《明医指掌》卷九。为《女科百问》卷下"冬葵子散"之异名。见该条。

23807 冬葵子汤(《何氏济生论》卷三)

【组成】冬葵子 滑石 香茹二两 木瓜一枚(去皮)

【用法】上为末,每次五钱,水煎服,一日五次。

【主治】干霍乱,二便不通,烦热胸闷。

23808 冬葵子汤(《医略六书》卷二十八)

【组成】冬葵子三钱(炒) 杜仲三钱(盐水炒) 当归三钱 白芍钱半(酒炒) 陈皮钱半 茯苓钱半 麦冬三钱(去心) 续断三钱 砂仁一钱(炒)

【用法】水煎服。

【主治】怀妊十月,脉滑疾按之微濡者。

【方论选录】胎息满足,气壅血亏,宜调补以通顺其胎,即可顺流分娩。当归养血荣经以润胎元,白芍敛阴和血以顺胎气,杜仲壮肾强腰,续断续筋通脉,茯苓清治节以利渗道,麦冬生津液以润胎息,陈皮利气和中,砂仁醒脾开胃,冬葵子滑胎利窍,无不应时而产矣。

23809 冬葵子汤(《医略六书》卷二十八)

【组成】冬葵子三钱 条芩钱半 草梢钱半 车前子三钱 山栀钱半 赤苓钱半

【用法】水煎,去滓温服。

【主治】孕妇淋沥涩痛,脉沉数者。

【方论选录】妊娠胎热内壅,不得施化,故溺窍闭塞,小便涩痛,而淋沥不已。冬葵子滑溺窍以通淋,条黄芩清内热以安胎,赤苓利营渗水,山栀清热降火,车前子清肝以利小便,生草梢泻火以除涩痛也。水煎温服,使内热施化,则溺窍自通,而小便清利,何有涩痛淋沥之患,胎孕无不自安矣。

23810 冬葵子汤(《医级》卷八)

【组成】冬葵子 猪苓 赤苓 枳实 瞿麦 车前 木通 黄芩 滑石 甘草

【用法】加生姜,水煎服。

【主治】膀胱积热,腹胀,溺痛涩,口燥舌干。

23811 冬葵子汤(《大生要旨》卷二)

【组成】冬葵子二钱(略炒) 柴胡五分(炒) 桑白皮(炒) 白茯神 归身各一钱五分 白芍一钱(酒炒)

【用法】水煎服。

【主治】怀妊而小便淋沥,此本于湿热,名曰子淋。

23812 冬葵子散(《圣惠》卷十八)

【组成】冬葵子二两 滑石二两 赤茯苓一两 木通一两(锉) 茅根一两(锉) 石韦一两(去毛) 子芩一两 川朴消一两

【用法】上为散。每服四钱,以水一中盏,煎至六分,去滓,不拘时候温服。

【主治】热病,小便赤涩不通。

23813 冬葵子散(《圣惠》卷七十四)

【异名】冬葵子汤(《医方考》卷六)。

【组成】冬葵子(炒) 柴胡(去苗) 桑根白皮(锉) 赤茯苓各一两 赤芍药三分 当归三分(锉,微炒)

【用法】上为散。每服四钱,以水一中盏,加生姜半分,

葱白七寸,煎至六分,去滓,不拘时候温服。

【主治】妊娠胎不安,小便淋涩,小腹疼痛。

【方论选录】《医方考》:滑可以去着,故用冬葵子;清升则浊自降,故用柴胡;气化则能出,故用桑皮;辛利则能润窍,故用当归。而赤苓、赤芍者,取其入血而利丙丁也。

23814 冬葵子散《圣惠》卷九十二

【组成】冬葵子一两　木通半两(锉)

【用法】上为粗散。每服一钱,以水一小盏,煎至五分,去滓。不计时候,量儿大小,分减服之。

【主治】小儿卒小便不通,小腹急闷。

23815 冬葵子散《圣惠》卷九十二

【异名】蒲黄散(《普济方》卷三八八)。

【组成】冬葵子(锉)　蒲黄各半两

【用法】上药以水一大盏,入生地黄半两,煎至六分,去滓,不计时候,量儿大小,分减服之。

【主治】小儿血淋不止,水道涩痛。

23816 冬葵子散

《圣济总录》卷一〇一。为《外台》卷三十二"葵子散"之异名。见该条。

23817 冬葵子散《圣济总录》卷一五七

【组成】冬葵子(微炒)　榆白皮(细锉)　滑石(研)　阿胶(炙令燥)各一两

【用法】上为散。每服二钱匕,温水调服,不拘时。

【主治】妊娠小便不通,小腹胀痛。

23818 冬葵子散《圣济总录》卷一七九

【组成】冬葵子　滑石　海蛤　蒲黄各半两

【用法】上为散。每服半钱匕,以葱白汤调下。

【主治】小儿小便不通,脐腹急痛。

23819 冬葵子散《女科百问》卷下

【异名】冬葵子汤(《明医指掌》卷九)。

【组成】冬葵三钱　赤茯苓二钱

【用法】上为细末。每服三钱,米饮调下,不拘时候。若利则歇。如不通,恐是转胎,加发灰少许。

【主治】妊娠,小便不利,身重恶寒,起则眩晕;水肿。

23820 冬葵子散

《普济方》卷五十一。为《肘后方》卷六"冬葵散"之异名。见该条。

23821 冬葵子散《古今医鉴》卷十二

【异名】冬葵散(《寿世保元》卷十六)。

【组成】木通　栀子　冬葵子　滑石各五钱

【用法】上锉一剂。水一钟半,煎至一钟,空心温服。

【主治】孕妇转胞,小便不通。

【备考】此药滑胎,临月可用,六七个月以前不可用。

23822 冬葵子散《古今医鉴》卷十二

【组成】冬葵子　滑石　栀子

【用法】上为末,田螺肉捣膏,或生葱汁调膏,贴脐中,立通。

【主治】孕妇转胞,小便不通。

23823 冬葵子散《医略六书》卷二十八

【组成】冬葵子三两　山栀二两　赤苓两半　车前子三两

【用法】上为散。荷叶梗汤下三钱。

【主治】孕妇小便不通,脉数者。

【方论选录】胎热内遏,溺窍闭塞,故小便不通,胎因不安焉。冬葵子滑利溺窍,红山栀清利小便,赤茯苓利营以渗膀胱,车前子清肝以利小水也。为散,荷梗汤下,使热化气行,则溺道自通,而溺窍无闭塞之患,胎孕无不安矣。

23824 冬葵根汁《圣济总录》卷九十五

【组成】生冬葵根二斤(洗净,捣,绞取汁三合)　生姜四两(捣,绞取汁一合)

【用法】上药搅匀,分作两服。空腹一服,有顷再服。服尽即通。

【主治】大小便不通。

23825 冬葵根汤《圣济总录》卷一五七

【组成】葵根一握(锉。用子一合研亦得)

【用法】以水三盏,煎取一盏半,去滓,分温二服。

【主治】妊娠患子淋,及小便不通。

23826 冬葵根汤《圣济总录》卷一五七

【组成】冬葵根(干者)一握(洗。冬即用子)　车前草一两(干者,切)　木通(细锉)三两　大黄(锉炒)半两

【用法】上为粗末。每服五钱匕,水一盏半,煎至八分,去滓,食前温服。

【主治】妊娠大小便不通,七八日以上,腹胀督闷。

23827 冬令咳喘膏《效验秘方》董漱六方

【组成】潞党参120克　炙黄芪120克　焦白术120克　青防风45克　大熟地120克　山萸肉90克　淮山药120克　天麦冬90克(各)　五味子30克　黑附块90克　川桂枝30克　云茯苓120克　炙甘草45克　净麻黄45克　紫苏子90克　苦杏仁90克　淡干姜24克　北细辛24克　益智仁90克　西砂仁45克　广陈皮45克　上沉香15克　银杏肉60克　胡桃肉60克　生晒参50克(另煎汁)　蛤蚧1对(去头足研末)　驴皮胶300克(陈酒烊化冲入收膏)

【用法】上制成膏剂。煎膏在冬至前,服膏在冬至后、立春前为宜,每日早晚各服一大食匙,开水冲服,如遇伤风停食勿服。

【功用】温肾纳气,健脾化湿,益肺固卫,散寒涤饮。

【主治】老人虚喘,慢性气管炎伴有肺气肿及哮喘病恢复期属于气虚阳虚型。

【宜忌】服膏期内忌食虾、蟹、海味、萝卜、红茶、牛羊肉及一切酸辣食物。

【方论选录】咳喘和哮病多发于秋冬之交,气候转变季节。发作时每因外感寒邪触动内饮而成。初病属实,用药重点温肺散寒,化痰定喘以攻实为主;久病属虚,在未发作时,乃属脾肾阳虚,肺气不足,痰湿内生所致,用药重点温补脾肾、益气固卫、宣化痰湿以补虚为尚。本方为老人咳喘和哮病恢复期证属气虚阳虚患者而设。方用生晒参、潞党参、黑附块温肾调脾以培元气;炙黄芪、焦白术、青防风益气固卫以御外寒;熟地、萸肉、山药、天麦冬滋肾润肺以养阴津;桂枝、干姜、茯苓、甘草温中散寒以化痰饮;紫苏子、苦杏仁降气消痰止咳平喘;益智仁、五味子温肾益肺,纳气定喘;麻黄辛温,宣肺散寒,治痰哮气喘;细辛辛温,温肺散寒化饮;沉香温中行气平喘;砂仁调胃消滞;陈皮健脾理气化痰;银杏肉温肺化痰,定喘平喘;胡桃肉补肾温肺,疗虚喘嗽;蛤蚧咸温,补肺肾,益精气,定喘止嗽;冰糖甘温,润肺气,补脾

胃,消痰止咳;再加驴皮胶,润肺滋肾,补阴养血。方取参附、六味、生脉、玉屏风、苓桂术甘、杏苏、小青龙、人参、蛤蚧等方加减,合诸方于一炉,肺脾肾三经兼顾,温补脾肾为主,宣肺散寒为辅,标本同治,符合病机,冬令进膏调治,每多获得预期疗效。

23828　冬瓜子仁散

《医方类聚》卷八十。即《圣惠》卷四十"冬瓜子散"。见该条。

23829　冬瓜洗面药《御药院方》卷十)

【组成】冬瓜一个(以竹刀子刮去青皮,切作片子)

【用法】酒一升半,水一升,同煮烂,用竹绵擦去滓,再以布滤过,熬成膏,入蜜一斤,再熬稀稠得所,以新绵再滤过,于瓷器内盛,用取栗子大,用津液调涂面上,用手擦。

【主治】颜面不洁,苍黑无色。

【备考】熬药时,用柴二秤,炭一秤,布一丈。

23830　冬地三黄汤《温病条辨》卷二)

【组成】麦冬八钱　黄连一钱　苇根汁半　酒杯(冲)　元参四钱　黄柏一钱　银花露半酒杯(冲)　细生地四钱　黄芩一钱　生甘草三钱

【用法】水八杯,煮取三杯,分三次服。以小便得利为度。

【主治】阳明温病,无汗,实证未剧,不可下,小便不利者。

23831　冬地百部饮《中医妇科治疗学》)

【组成】干地黄四钱　天麦冬　广百部各三钱　生枇杷叶五钱　浙贝　女贞子　旱莲草　苇根各三钱

【用法】水煎,微温服。

【功用】养阴润肺。

【主治】产前身体素弱,宿有潮热咳嗽,间或咯血;产后潮热加剧,面热颧赤,手足心热,头晕耳鸣,咳嗽痰少,唇燥舌红,苔黄口干,脉虚数。

【加减】舌上无苔,舌质嫩红,加生谷芽五钱,知母三钱。

23832　冬虫夏草酒《赵炳南临床经验集》)

【组成】冬虫夏草二钱　白酒八两

【用法】冬虫夏草浸酒内七昼夜。用牙刷沾酒外擦1～3分钟,早、晚各一次。

【功用】补气血,助生发,乌须黑发。

【主治】圆形脱发,脂溢性脱发,神经性脱发,小儿头发生长迟缓。

23833　冬青槐角丸《医林绳墨大全》卷九)

【组成】冬青子(炒)　槐角子(炒)　怀生地(酒洗)　荆芥穗(炒黑)各二两　川黄连(炒黑)　川归身(酒洗)　侧柏叶(用茶水煮)各一两

【用法】上为末,米糊加醋少许为丸。每次空心滚水吞二钱。

【主治】痔漏。

23834　冬味地黄丸

《胎产心法》卷上。为《医部全录》卷三三一引《体仁汇编》"八味地黄丸"之异名。见该条。

23835　冬味地黄汤

《胎产心法》卷上。即《医部全录》卷三三一引《体仁汇编》"八味地黄丸"改为汤剂。见该条。

23836　冬茯苏贝汤《辨证录》卷十)

【组成】苏叶三钱　麦冬二两　贝母三钱　茯苓五钱

【用法】水煎服。

【主治】口渴之极,快饮凉水,水抑肺气而不升,忽然瘖哑,不能出声。

23837　冬疫五仙膏《理瀹》)

【组成】干姜二两　大黄四两　麻黄　白芷　细辛　甘草各三两

【用法】麻油熬,黄丹收,滑石六两搅匀,或加绿豆。贴肾俞处。

【主治】冬疫。

23838　冬葵草薢散《千家妙方》上册引梁济荣方)

【组成】冬葵子150克　草薢120克　白糖80克

【用法】将前两味焙干为末,后加入白糖拌匀装瓶备用。每日早、晚各一次,每次3～5克,温开水送服。

【功用】清热利湿。

【主治】血丝虫乳糜尿。

23839　冬季补肾肾沥汤《圣惠》卷七)

【组成】石斛一两(去根)　五味子三分　黄耆三分(锉)　熟干地黄一两　人参三分(去芦头)　桑螵蛸半两(微炙)　附子一两(炮裂,去皮脐)　防风半两(去芦头)　白龙骨一两　肉苁蓉一两(酒浸,去皱皮,微炙)　磁石二两(捣碎,水淘去赤汁,以帛绢包之)　川椒半两(去目及闭口者,微炒去汗)　桂心半两　甘草半两(炙微赤,锉)

【用法】上为散,每服五钱,水一大盏,以羊肾一对(切去脂膜),加生姜半分,大枣三枚,每与磁石包子同煎至六分,去滓,食前温服。

【功用】补肾。

【主治】肾虚。

务

23840　务成子萤火丸《千金翼方》卷十)

【异名】冠军丸、武威丸(原书同卷)、萤火丸(《医方纪元》)。

【组成】萤火　鬼箭(削取皮羽)　蒺藜各一两　雄黄　雌黄　矾石(烧汁尽)各二两　羚羊角　锻灶灰　铁锤柄入铁处(烧焦)各一两半

【用法】上为散,以鸡子黄并丹雄鸡冠一具和之,如杏仁大。作三角绛囊,盛五丸,带左臂;若从军,系腰中勿离身。

【主治】辟疾病恶气、虎、狼、蛇虺、蜂虿诸毒。

失

23841　失心丸《续名家方选》)

【组成】郁金　大黄各五钱　黄连　干漆各一钱

【用法】上为细末,糊为丸,如梧桐子大。

【主治】失心癫、痫、狂症。

23842　失心方《惠直堂方》卷二)

【组成】黄连二钱　郁金二钱

【用法】煎浓汁,矾三钱为末,将前汁送下。三服后,服补中益气汤。

【主治】癫痫,痰入心窍。

23843 失肚丸《永类钤方》卷二十)

【组成】干姜 木香各一两 巴豆七七粒(米醋同二味煮干,去豆) 肉豆蔻半两

【用法】上为末,醋糊为丸,如小豆大。三岁三十丸,空心常服,米汤送下。

【主治】小儿疳气,腹胀,喘粗,或肠鸣泄泻。

【加减】消胀,木香止用一分,去肉豆蔻。

23844 失笑丸《鸡峰》卷十一)

【组成】茴香一字 当归 金毛狗脊 芜荑各一两

【用法】上为细末,醋煮面糊为丸,如梧桐子大。每服十丸,先用油滚过,热醋送下;男子冷水下。

【主治】九种心痛。

23845 失笑丸《兰室秘藏》卷上)

【异名】枳实消痞丸。

【组成】干生姜 炙甘草 麦蘖面 白茯苓 白术各二钱 半夏曲 人参各三钱 厚朴四钱(炙) 枳实 黄连各五钱

【用法】上为细末,汤浸徵饼为丸,如梧桐子大。每服五七十丸,白汤送下,食远服。

【功用】开胃进饮食。

【主治】右关脉弦,心下虚痞,恶食懒倦。

【方论选录】《成方便读》:夫满而不痛者为痞,痞属无形之邪,自外而入,客于胸胃之间,未经有形之痰血饮食互结,仅与正气搏聚一处为患。故以黄连、干姜并用,一辛一苦,一散一降,则无论寒热之邪,皆可开泄,二味实为治痞之主药。然痞结于中,则气壅湿聚,必渐至痰食交阻,故以枳实破气、厚朴散湿、麦芽化食、半夏行痰,自无胶固难愈之势。但邪之所凑,其气必虚,故必以四君子坐镇中州,祛邪扶正,并驾齐驱。故此方无论虚实之痞,皆可治也。用蒸饼糊丸者,以谷气助脾胃之蒸化耳。

23846 失笑丸

《医学心悟》卷五。即《苏沈良方》卷八"断弓弦散"改为丸剂。见该条。

23847 失笑散《证类本草》卷二十二引《近效方》)

【异名】断弓弦散《苏沈良方》卷八)、失笑膏《中藏经·附录》)、经验失笑散《金匮翼》卷六)。

【组成】五灵脂 蒲黄各二钱

【用法】上药先用酽醋一合,熬药成膏,以水一小盏,煎至七分,热呷。

【功用】❶《医学心悟》:散血消胀,下衣。❷《方剂学》:活血行瘀,散结止痛。

【主治】瘀血停滞,心腹剧痛,或产后恶露不行,或胞衣不下,或月经不调,少腹急痛。

❶《苏沈良方》:疗妇人血气,❷《妇人良方》:产后恶露不快,腰痛,小腹如刺,时作寒热,头痛,不思饮食;亦治久有瘀血,月水不调,黄瘦不思饮食,并能治之;亦可疗心痛。❸《外科枢要》:治跌仆、产后心腹绞痛,或不知人事,或经行瘀血,作痛作痛。❹《医学入门》:食积瘀血。❺《痧胀玉衡》:治痧后毒气退尽,尚留瘀血在胸膈间,积血作痛。❻《辨证录》:产后仓皇惊扰,用力过多,以致育膜有伤,垂出肉线一条,约长一二尺,牵引心腹,痛不可忍,以手微动之,

则痛苦欲绝。❼《医学心悟》:或血入衣中,胀而不能下,以致心腹胀痛喘急。❽《女科切要》:胃脘痛。❾《验方新编》:男妇老少心腹胸胁瘀血作痛,小腹疝气、脚气及胎前产后血崩、血晕,一切气痛。

【方论选录】❶《古今名医方论》:吴于宣曰:是方用灵脂之甘温走肝,生用则行血;蒲黄甘平入肝,生用则破血;佐酒煎以行其力,庶可直抉厥阴之滞,而有其推陈致新之功。甘不伤脾,辛能逐瘀,不觉诸证悉除,直可以一笑而置之矣。❷《医方集解》:此手足厥阴药也,生蒲黄性滑而行血,五灵脂气臊而散血,皆能入厥阴而活血止痛,故治血痛如神。❸《血证论》:蒲生水中,花香行水,水即乃气也,水行则气行,气止则血止,故蒲黄能止刀伤之血;灵脂气味温,行以行血,二者合用大能行血也。

【临床报道】心腹痛:《苏沈良方》曾有妇人病心腹欲死,十余日百药不验,服此顿愈。

【现代研究】药理研究❶《简明中医辞典》:本方能提高机体对减压缺氧的耐受力;对神经垂体素引起的大白鼠急性心肌缺血有对抗作用;有降低血压的作用。❷《上海中医药杂志》[1963,(9):1]本方既能收缩子宫而有利于子宫复旧及恶露排出,又能缓解平滑肌疼挛而有助于痛经、产后腹痛及胸腔疼痛的缓解。❸对实验性动脉粥样硬化应激心肌改变的影响:《中西医结合杂志》[1984,4(9):552]失笑散能显著减轻心肌微血管挛缩,血小板聚集及线粒体等组织的破坏。

【备考】本方改为丸剂,名"紫金丸"(见《妇人良方》)、"失笑丸"(见《医学心悟》)。《会约》:此方用以止痛,蒲黄宜减半;若用以止血,则宜等分,蒲黄炒黑,或五灵脂减半亦可。

23848 失笑散《鸡峰》卷二十)

【异名】夹袋散。

【组成】干漆(炒烟出为度) 胡椒各等分

【用法】上为细末。每服半小钱,煎葱酒调下,乘热服。

【主治】男子小肠气。

23849 失笑散《鸡峰》卷二十一)

【组成】川乌头 芎 甘草 地骨皮 细辛 白芷 高良姜各等分

【用法】上为细末。每用少许,于痛处擦三二次,涎出,以温水漱。

【主治】牙疼。

23850 失笑散《鸡峰》卷二十二)

【组成】大腹子半两 硫黄四两

【用法】上为细末。每用以清油涂手心内,摊嗅之。

【主治】疥癣。

23851 失笑散《普济方》卷四〇〇引《全婴方论》)

【组成】莨菪子 草乌头(醋炙切片,麸炒) 酸枣仁(炒去皮)各等分

【用法】上为末。每服半钱,水、醋各半盏,煎至三分,服两服。便睡。

【主治】小儿诸病,汗后不得睡。

23852 失笑散《杨氏家藏方》卷十一)

【组成】细辛(去土叶) 良姜 香白芷 荜茇各等分

【用法】上为细末。左边牙疼,口含水搐左鼻;右边牙

疼,搐右鼻;如擦牙亦得。

【主治】牙疼,不问久新。

23853 失笑散《洁古家珍》

【组成】荆芥穗一两 朴消二两

【用法】上为粗末。萝卜、葱同煎汤,淋洗。

【主治】肾肿。

23854 失笑散《魏氏家藏方》卷五

【组成】槟榔 高良姜(锉,滴油炒)各等分

【用法】上为细末。每服二钱,热酒调下,食前服。

【主治】心痛。

23855 失笑散《魏氏家藏方》卷九

【组成】荜茇 地龙(去土) 天南星 川乌头 胡椒各等分

【用法】上为细末。先用刷牙,灌漱牙净,用药干敷痛处。

【主治】牙疼。

23856 失笑散《直指》卷十八

【组成】川五灵脂 蒲黄(隔纸微炒) 延胡索各等分

【用法】上为末。每服二钱,酒半盏,煎七分,食前服。血痛,临熟入米醋少许。

【主治】小肠气痛及诸血痛。

23857 失笑散《医方类聚》卷七十三引《施圆端效方》

【组成】干姜 雄黄各等分

【用法】上为细末。口噙水,嗜少许鼻中。

【主治】牙疼。

23858 失笑散《普济方》卷三六五

【组成】玄胡索 白僵蚕各三钱 黄连一钱 轻粉(炒)二钱 麝香(炒)一字 铅白霜 硼砂 黄柏各半钱

【用法】上为细末。每用一捻,干贴舌上,出涎再贴。

【主治】口疮,或唇裂破血出;小儿赤白口疮,作热疼。

23859 失笑散《疡医大全》卷十六引江仍度方

【异名】牙痛失笑散(《全国中药成药处方集》沈阳方)。

【组成】荜茇八分 细辛(净叶)一钱 大冰片二分五厘

【用法】上为极细末。擦牙痛处。伏于桌边流涎,片时见效,便能饮食。

【主治】牙疼。

23860 失笑膏

《中藏经·附录》。为《证类本草》卷二十二引《近效方》"失笑散"之异名。见该条。

23861 失痛散《产科发蒙》

【组成】滑石 黄丹 甘草各二钱 质干一钱

【用法】上为极细末,鸡子清和调。先入手帛于热汤中,绞取熨患处,便敷。

【主治】产后阴门肿痛。

23862 失血奇效丸《北京市中药成方选集》

【组成】生地一两二钱 茅根二两 侧柏二两 山药一两 薄荷一两 茜草一两 大小蓟一两 蒲黄一两 栀子一两 黄芩一两(以上炒炭存性) 花蕊石一两 玄参(去芦)二两 古墨二两 三七二两

【用法】上为细末,过箩,用冷开水泛为小丸,每丸七厘重。每服二钱,日服二次,温开水送下。

【功用】清热凉血,除痰止嗽。

【主治】咳嗽吐血,呕血,咯血,痰中带血,崩漏下血。

生

23863 生丸《普济方》卷三二八引《卫生家宝》

【组成】知母 细辛 石膏(火煅) 白姜(火炮裂) 血竭(细研) 黄芩 绵黄耆(洗,蜜水浸一宿,炙) 肉桂(去皮,不见火) 没药(研) 川当归(去芦,洗) 贝母 生地黄(净洗) 防风(去芦)各一分 甘草一分半(炙) 米(炒令微黄) 黑豆(微炒) 大麻子(瓦上炒)各三分 川椒(去子,炒去汗) 石斛(净洗,锉,蜜水浸一宿)各半两

【用法】上药各为末,炼蜜为丸,捣多杵为妙,一两分为五丸。孕两三月,一丸分作三服,温酒细嚼下;月候不调,当归酒下;子难生,死腹中,横产倒产,衣不下,死绝不语,但看心头有气,暖煎枣汤化开,灌入口中;产后恶血攻刺,炒豆淋酒下;憎寒壮热,呕逆,半身不遂,头晕血崩,带下不止,狂言,饮食少味,日渐黄瘦,并酒下。

【功用】安胎益血,调气进食。

【主治】妇人胎前产后一切等疾。

【宜忌】忌生冷毒物。

23864 生人汤《辨证录》卷八

【组成】生枣仁五钱 人参二两 附子三钱 白术四两 菖蒲五分

【用法】水煎服。

【主治】小便之时,忽然寒噤,阴阳两脱,昏晕,外势缩入。

23865 生儿丹《普济方》卷三二四引《仁存方》

【组成】牡丹皮 头红花 肉桂(去皮) 川当归(去苗)各一两 丁香(拣)半两 朱砂半两(为末) 马鸣退灰三钱

【用法】上为细末,炼蜜为丸,如梧桐子大。每服十丸,空心、食前热酒下,一日三次。

【主治】妇人冲任虚损,经脉不调,积滞留住、血闭、血块、血瘕、血癖停阻,腰脚脐腹久痛,寒热有时,面赤口干,黄瘦困倦,四肢颤掉,起坐艰,迤逦劳疾,喘嗽盗汗,便溺频多,鬓发脱落,或室女经脉滞结。

【加减】睡卧不宁,加人参。

23866 生力散

《卫生总微》卷十二。为《幼幼新书》卷二十六引《家宝》"生筋散"之异名。见该条。

23867 生化丸

《成方制剂》1册。即《景岳全书》卷六十一引钱氏方"生化汤"改为丸剂。见该条。

23868 生化汤《景岳全书》卷六十一引钱氏方

【组成】当归五钱 川芎二钱 甘草(炙)五分 焦姜三分 桃仁十粒(去皮尖双仁) 熟地三钱(一方无熟地)

【用法】上咬咀。水二钟,加大枣二枚,煎八分,温服。

【功用】《回生集》:逐瘀生新。

【主治】产后恶露不行,小腹冷痛。现用于产后子宫复旧不良,产后子宫收缩痛,小产后胎盘残留,人工流产后出血不止,子宫肌瘤,子宫肥大症,宫外孕等。

❶《景岳全书》引钱氏方:妇人胎前产后皆宜此药;胎衣

不下，或血冷气闭，血枯气弱者。❷《外科大成》：产后患痛。❸《傅青主女科》：胎前素弱妇人，见危症热症坠胎；产后血块；分娩之后，眼见黑花，头眩昏黑，不省人事；新产后，荣卫俱虚，易发寒热，身痛腹痛。❹《幼幼集成》：孕妇出痘，适逢正产，产后腹痛，恶露未尽。❺《医林纂要》：恶露不行及儿枕作痛。❻《外科真诠》：产后恶露未尽，脐腹刺痛，或注于股内肿痛如锥，此由冷热不调，血瘀经络而然。❼《增订胎产心法》：胎漏小产，腹痛成块有形，属血虚气逆者。

【宜忌】❶《医原》：生化汤活血化瘀，儿枕作痛尚宜。其有肝虚血燥体质，平时常有肝阳上冒见证，生化汤辛温走窜，又不宜服。尝有服此成痉厥者，不可不知。❷《福建中医药》[1982,(6):40]脾胃虚弱所致的大便溏滑，心火素亢所致的心悸怔忡，肝阳横逆所致的眩晕胁痛，阴虚内热所致的口燥咽干，冲任固摄无权所致的时下血块，以及产妇感受一切温暑时邪、表里邪热未解的，都是本方的禁忌证。

【加减】凡血晕虚晕，加荆芥穗六七分；凡产妇气虚气脱，倦怠无力，加人参、黄耆；凡阳虚厥逆，加附子、肉桂。脉虚烦渴，加麦冬、五味；气壅有痰，加陈皮、竹沥；血虚血燥便结，加麻仁、杏仁、苁蓉；多汗不眠，加茯神、枣仁、黄耆；上体多汗，加麻黄根，下体多汗，加汉防己；烦热，加丹皮、地骨皮；口噤如风，反张瘈疭者，加荆芥、防风各三四分；恶露未尽，身发寒热，头痛胁胀，其小腹必然胀痛，加红花、丹皮、肉桂各三四分，玄胡一钱；内伤饮食，加山楂、陈皮、砂仁，或神曲、麦芽；外伤寒湿，加苍术、白术；血积食积，胃有燥粪，脐腹胀痛，加大黄二钱；产后下血不止，或如屋漏水，沉黑不红，或断或来，或如水，或有块，淋沥不休，此气血大虚之候，不可误用寒凉，其脉浮脱者，可加附子辈诸阳分药，否则无救矣。

【方论选录】❶《医林纂要》：妇人产子，血既大破矣，而用力已劳，气亦耗泄，故产后多属虚寒。其有恶露不行，儿枕作痛诸病，皆气不足以行之故，故治此宜用温以行之。当归以滋养其新血，川芎以行血中之气，干姜以温之，炙草温中补气，而微用桃仁以行之。治余血作痛之方，宜莫良于此矣。❷《成方便读》：夫产后血气大虚，固当培补，然有败血不去，则新血亦无由而生，故见腹中疼痛等证，又不可不以去瘀为首务也。方中当归养血，甘草补中，川芎理血中之气，桃仁行血中之瘀；炮姜色黑入营，助归、草以生新，佐芎、桃而化旧，生化之妙，神乎其神；用童便者，可以益阴除热，引败血下行故道也。

【临床报道】❶产后调理：《江西中医药》[1960,(6):25]给60名产妇服用生化汤原方，每天1剂，于产后即连服3剂，并与对照组（未服生化汤）进行对比观察。结果，服药组在产褥期发生的不利于产后恢复或不舒服的情况比对照组减少16.6%，其中对照组的病变率为28.33%，服药组为10%。认为生化汤的产后调理作用，主要表现在预防产褥感染（服药组与对照组之比为1：3）与促进泌乳机能方面（服药组与对照组乳汁分泌不足之比为1：4）。此外，服药组产后宫缩痛增加，说明生化汤有加强子宫的收缩作用，这对防止产褥期的病变也是有利的。❷小产后胎盘残留：《广东中医》[1962,(9):17]用生化汤去甘草，加益母草、熟地、丹皮、红花、艾叶，治疗小产后胎盘残留22例，其中有3例曾住院做过刮宫手术2次以上，但未见效果。少者服药2

剂，多者服药六剂，即排下残留胎盘，出血及腹痛消除，22例全部治愈，且追踪半年无临床症状。❸人工流产后出血不止：《广西卫生》[1975,(2):50]对3例人流后阴道流血不止患者，经用各种止血药与子宫收缩药无效，后改用生化汤去炙草加丹参、益母草、牛膝，水煎服，每日1剂，服药1～3剂，阴道流血即停止。3例均治愈。❹产后子宫复旧不良与产后子宫收缩痛：《新中医》[1977,(2):38]选择产后子宫复旧不良59例，产后子宫收缩痛41例，给予煎服生化汤加红花治疗，并同时期用麦角新碱治疗产后子宫复旧不良50例进行比较。结果：甲、产后子宫复旧不良：中药治疗组，治疗前24小时宫底平均下降0.59厘米，服药后24小时宫底平均下降3.28厘米，治疗后比治疗前要快五倍多。西药治疗组，用药后24小时宫底平均下降1.40厘米。中药组较西药组宫底下降速度快一倍多。乙、产后子宫收缩痛：服生化汤加红花治疗的41例中，疗效显著者35例，效果不明显者3例，记录不详者3例。丙、服生化汤加红花的两组病人共100例，其中47例服药后阴道有血块排出，部分患者服药后有子宫收缩感。认为生化汤加红花的作用可使子宫收缩呈节律性加强，进而促进产后子宫的复旧及产后子宫收缩痛的消失。❺子宫肌瘤及子宫肥大症：《山西医药杂志》[1980,(6):21]以加味生化汤（生化汤加益母草、炒荆芥穗）为主方，水煎服，一日一剂，30剂为一疗程，治疗子宫肌瘤与子宫肥大症共70例。其中，子宫肌瘤24例，治愈8例，有效13例，无效3例；子宫肥大症46例，治愈25例，有效18例，无效3例。最少服药10剂，最多84剂，以30～60剂为多，占75%。❻宫外孕：《新中医》[1984,(11):33]基于宫外孕的病机属于少腹瘀实又兼虚证，治疗虽当活血化瘀，但又不可攻逐太过的特点，因此选用祛瘀生新的生化汤加减（当归、川芎、桃仁、桂枝、云茯苓、赤芍、丹皮）为主治疗21例宫外孕，另有10例休克型和2例不稳定型宫外孕即行手术治疗。结果，生化汤加减治疗的21例宫外孕，全部治愈，住院天数最短7天，最长75天，平均48天。❼药物流产后阴道流血：《东南大学学报》（医学版）[2002,21(4):335]用本方治疗药物流产后15天阴道流血尚未止的妇女133例，服用生化汤后阴道流血很快停止，总有效率93.2%。

【现代研究】❶《山西医药杂志》[1980,(3):7]：为了探讨临床运用加味生化汤（生化汤加益母草、炒荆芥穗）治疗子宫肌瘤与子宫肥大症的机制，以乙烯雌酚造成小白鼠子宫肥大模型，观察口服加味生化汤对正常与去卵巢之小鼠子宫重量与组织形态的影响。结果显示加味生化汤在正常育龄小白鼠，对抗雌激素使子宫充血水肿、增生肥厚的作用，而致子宫重量减轻，初步证实了临床治疗子宫肥大症的疗效。另外，对少数子宫作了组织化学的染色观察，发现用药组糖原与脱氧核糖核酸含量都有减少。去卵巢小白鼠排除了卵巢激素之影响，便于观察加味生化汤对外源性雌激素在子宫之作用。但是实验结果与原设想相反，不仅没有像正常小鼠之作用，反而促进子宫增重。组织切片所见，本方用于去卵巢小鼠可使雌激素所致的炎症反应明显消退。这可能就是机体不同功能状态下中药所发挥的双向调整作用，即在子宫异常增大时，加味生化汤可使其固缩与减重；当卵巢功能低下时，加味生化汤又能代偿部分卵巢功能，以防止子宫萎缩。❷对大鼠血液流变学及体外血栓形成的影响:《中国中医药科技》[2008,15(4):273]生化汤可有效降低正常大鼠的血液和血浆黏度,降低红细胞聚集性,改善红细胞变形性,抑制血小板聚集,降低血小板黏附性,降低血沉,抑制血栓形成等,从而改善机体血液流变性,具有一定的活血化瘀作用。❸对药流后大鼠子宫肌组织匀浆中一氧化氮(NO)及血浆内皮素(ET-1)水平的影响:《辽宁中医杂志》[2009,36(11):2002]实验表明生化汤水提醇沉液治疗药流后阴道出血的作用机制可能是通过降低药流后大鼠子宫肌匀浆中 NO 水平,提高 ET-1 水平,而加快了子宫内膜、子宫肌组织及血管的收缩修复,达到止血,促进子宫复旧的目的。❹对离体及产后子宫活动的影响:《南京中医药大学学报》[2003,19(3):154]生化汤提取物 $6\times10^{-6}\sim6\times10^{-1}$ mg/ml 可收缩小鼠离体子宫,$ED_{50}=0.44$mg/ml;增加产后麻醉家兔子宫的张力($P<0.05,P<0.01$)。给药后 60～80 分钟达到效应高峰,而对产后子宫收缩频率无明显影响($P>0.05$)。提示生化汤提取物具有增加宫缩作用,药效温和持久,可以发挥治疗产后出血的效应。

【备考】《傅青主女科·产后篇》无熟地、大枣,以黄酒、童便各半煎服。本方改为丸剂,名"生化丸"(见《成方制剂》)。

23869　生化汤(《傅青主女科·产后编》卷上)

【组成】全当归一两　川芎三钱　白术一钱　香附一钱

【用法】水煎服。

【主治】产后气虚,胞衣不下,腹必胀痛。

【加减】加人参三钱更妙。

23870　生化汤(《医学心悟》卷五)

【组成】当归三钱　黑姜五分　川芎一钱五分　益母草一钱　桃仁(去皮尖及双仁者,炒,研)七粒

【用法】水煎服。入童便少许尤佳。

【功用】产后服一二剂,祛瘀生新。

23871　生化汤(《金鉴》卷四十七)

【组成】当归　川芎　丹参　桃仁　红花　姜炭

【主治】产后瘀血,发热腹痛。

23872　生化汤(《医门八法》卷四)

【组成】当归身一两(炒)　川芎三钱　桃仁十粒(去皮尖,炒)　炙草五分　木香一钱　黑姜炭五分　白芷三钱(炒)　穿山甲三钱(研)

【用法】水煎服。

【主治】乳汁不行,属恶露壅滞,经络不舒者。

23873　生化汤(《良方合璧》卷下)

【组成】川芎五分　泽兰一钱五分　楂肉炭一两　炙草五分　黑荆芥一钱　黑姜片八分(遇暑天减轻些)　全当归二钱　生香附二钱(捣碎)　延胡索一钱五分　上红花一钱

【用法】用水两碗,煎至一碗;将药滤出,仍入水两碗,再煎至一碗;将两碗药煎至一碗,早、晚温服。

【主治】产后恶露不通。

23874　生化膏(《全国中药成药处方集》大同方)

【组成】当归三两　川芎一两　桃仁泥五钱　益母草三两　香附一两半　红花　泽兰　炙草各一两　姜炭五钱

【用法】清水熬汁,加蜂蜜、红糖收膏。

【功用】逐瘀生新。

【主治】产后血虚。

23875　生气汤(《局方》卷三)

【组成】盐(炒)二两半　丁香皮一两　胡椒二钱半　丁香　檀香各一两半　干姜(炮)　甘草(炙)各二两

【用法】上药同捣碎,用慢火熁令香熟,乘热入瓷器内盖覆,候冷碾罗作细散,密盛贮,勿令泄气味。每服半钱至一钱,用沸汤点服,不计时候。

【功用】常服除邪冷,生胃气。

【主治】男子、妇人一切冷气攻心腹胁肋胀满刺痛,噫醋吞酸,痰逆呕吐,胸膈痞闷,饮食不美;又治五膈五噎,一切气疾。

23876　生气汤(《鸡峰》卷十二)

【组成】檀香　丁香　丁香皮　白芷　人参　胡椒各一分　甘草　温姜一两　白姜半两

【用法】上为细末。每服二钱,空心白汤点服。

【功用】补气散寒,和养脾胃。

【备考】方中甘草用量原缺。

23877　生气汤(《辨证录》卷四)

【组成】人参二钱　白术一钱　茯苓三钱　远志八分　炒枣仁二钱　熟地五钱　山茱萸二钱　甘草三分　神曲三分　半夏三分　麦冬一钱　肉桂三分　菖蒲三分　芡实三钱　广木香一分

【用法】水煎服。

【主治】壮年得伤寒后,或酒色过度,五脏俱伤而善忘。

23878　生气汤(《辨证录》卷八)

【组成】人参二钱　白术一钱　巴戟天二钱　附皮三分　甘草二分　茯苓二钱　砂仁一粒　谷芽一钱　炮姜五分

【用法】水煎服。

【主治】人有贪用饮食,甚至遇难化之物而不知止,逢过寒之味而不知节,遂至胸腹胀闷,已而作痛生疼,后至起嗳吞酸,见美味而作膜,不欲食者。

23879　生气散(《魏氏家藏方》卷七)

【组成】钟乳粉　赤石脂(煅)　阳起石(火煅候红,好酒内浸一遍,研末)各半两

【用法】上为细末。用附子一只(炮,去皮脐,只用半只),干姜十片,水二盏,煎至七分,调生气散二钱,空心服,半日再服。

【主治】脾脏气虚,泄泻不止,百药不效者。

23880　生气散(《直指小儿》卷一)

【组成】丁香三字　白术　青皮各二钱　甘草(微炙)　木香　人参各一钱

【用法】上为末。每服半钱,沸汤点服。

【功用】调气。

【主治】《保婴撮要》:脾胃气虚,吐泻,肚腹膨胀,饮食不化,腹痛不止。

23881　生节散

方出《串雅内编》卷四,名见《青囊秘传》。为原书同卷"藕节散"之异名。见该条。

23882　生生丹(《仙拈集》卷一)

【组成】生白矾　枯白矾各一两

【用法】上为末。用艾叶熬汤,打面糊二两为丸,雄黄为衣,如黑豆大。大人五丸,小儿三丸。赤痢,甘草汤下;白痢,姜汤下;泄泻,米汤下;疟疾,桃枝汤下。

【主治】水泻,痢疾,疟疾。

23883　生生丹(《效验秘方》胡青山方)

【组成】青黛 4/10　花粉 3/10　牛黄 1/10　芦荟 1/10

【用法】按比例共为细末,制成水丸,每日服 3 克,分 2 次口服。

【功用】清髓热解毒,开心窍泻肝。

【主治】慢性粒细胞白血病。症见发热,形体消瘦,口舌溃疡,大便干结,肝脾肿大,胁肋胀痛,胸痛,胫骨压痛。

【方论选录】本方启迪于《冷庐医话》所载靛花功用,悟出清髓中之热,不致壅瘀的机理。方中青黛清热解毒凉血为君,牛黄清心开窍解毒为臣,佐以芦荟泻火清肝解郁,使之花粉清热生津。研究表明,青黛具有增强网状内皮系统功能,提高机体免疫能力,抑制白血病毒之作用,花粉对肿瘤细胞有较明显的抑制作用,芦荟有较高的抗癌效用。

23884　生生汤(《石室秘录》卷六)

【组成】人参三两　附子三钱　枣仁五钱

【用法】水煎服。

【主治】伤寒少阴症,四逆恶寒,身踡,脉不至,不烦而躁。

【方论选录】此方得人参以回其阴阳,得附子以祛其寒逆,加枣仁以安心,则心定而躁可去,躁定而脉自出矣。死中求生,其在斯方乎!

23885　生生膏(《绛囊撮要》)

【组成】生大黄六两　当归　丹皮　白芍　玄参　白芷　地黄　升麻各四两　肉桂二两　大麻油八斤

【用法】煎成膏,东丹收。或纸或布摊。疮疡,贴患处;疟疾,贴颈脊第三骨。

【主治】一切外疡,劳伤内症,三阴疟疾。

【宜忌】忌食一切发物。

【加减】疮疡初起,加上好冰片少许;已溃,加天花粉;将愈,加真川贝;劳伤内症,加真沉香末少许;三阴疟疾,加胡椒七粒(研细)。

23886　生白丸(《幼幼新书》卷十六引郑愈方)

【组成】白附子(新罗者)　天南星各半两　半夏一两

【用法】上为末,取生姜汁打面糊为丸。每服二十丸至三十丸,生姜汤下。

【主治】小儿痰涎不利,上喘咳嗽。

23887　生瓜散(《解围元薮》卷四)

【异名】败花散。

【组成】败花果(即小丝瓜花将谢下后采用)

【用法】晒干为末。内服。

【功用】痿阳。

【备考】患麻风病,用以戒色。

23888　生汁汤(《辨证录》卷十二)

【组成】当归二两　川芎四钱　通草一钱　柴胡五分　麦冬四钱　白术五钱　甘草三分　熟地一两

【用法】水煎服。

【主治】产妇肝气郁结,两乳胀满作痛,乳汁不通。

23889　生圣散(《张氏医通》卷十六)

【组成】桔梗汤(桔梗　甘草)加黄芩　枳壳　木通

【用法】上为散。每次二钱,水煎服。

【主治】痘出不快,溺赤,咳痰。

23890　生发丸(《成方制剂》7 册)

【组成】补骨脂　侧柏叶　当归　地黄　茯苓　枸杞子　骨碎补　核桃仁　黑芝麻　黄精　黄芪　苦参　灵芝　墨旱莲　牛膝　女贞子　桑寄生　桑椹　沙苑子　山楂　蛇床子　熟地黄　菟丝子　五味子　制何首乌　紫河车

【用法】制成黄褐色水蜜丸或黑褐色大蜜丸,大蜜丸每丸重 9 克。用淡盐开水送服,水蜜丸一次 6 克,大蜜丸一次 1 丸,一日 3 次。

【功用】填精补血,补肝滋肾,乌须黑发。

【主治】肝肾不足、精血气衰所致须发早白、头发稀疏、干枯,斑秃脱发。

23891　生发片(《成方制剂》17 册)

【组成】地黄　茯苓　何首乌　黑豆　黑枣　麦冬　墨旱莲　牡丹皮　女贞子　桑椹子　山药　泽泻

【用法】制成棕褐色的片,每片重 0.35 克(相当于原药材的 1.14 克)。口服。一次 6 片,一日 3 次。

【功用】滋补肝肾,益气养血,生发乌发。

【主治】肝肾不足、气血亏虚所致的头发早白、脱落,斑秃,全秃,脂溢性脱发。

23892　生发方(《外台》卷三十二引《深师方》)

【组成】大黄六分　蔓荆子一升　白芷　防风　附子　芎䓖　莽草　辛夷　细辛　椒　当归　黄芩各一两　马鬐膏五合　猪膏三升

【用法】上药煎至白芷色黄,先洗后敷。

【主治】发落。

23893　生发方(《外台》卷三十二引《广济方》)

【组成】莲子草汁一大升　熊白脂一大合　猪鬐膏一合　生麻油一合　柏白皮(切)三合　山韭根(切)三合　瓦衣(切)三合

【用法】上以铜器煎之,候膏成去滓,收贮。每欲梳头涂之。

【功用】生发,黑发。

23894　生发水(《吉人集验方》)

【组成】闹羊花不拘多少

【用法】浸酒内三十天。外搽。

【功用】生发。

23895　生发饮(《效验秘方》周鸣岐方)

【组成】生地 20 克　熟地 20 克　当归 20 克　侧柏叶 15 克　黑芝麻 30 克　制首乌 25 克　旱莲草 20 克

【用法】水煎服。

【功用】滋补肝肾,乌须生发。

【主治】脱发及须发早白。

【加减】若肝肾亏虚甚者多为斑秃,加枸杞 20 克,菟丝子 20 克,女贞子 20 克,五味子 10 克;风盛血热者多为脂溢性脱发,去熟地,黑芝麻,加蝉蜕 10 克,白鲜皮 20 克,地肤子 10 克,苦参 15 克,丹皮 10 克,川芎 10 克,蜈蚣 3 条(研末服);兼气滞血瘀者,加红花 10 克,桃仁 10 克,赤芍 15 克,鸡血藤 30 克。

【方论选录】脱发是由多种原因导致精血不能畅荣毛发所致。追其源,盖因肾藏精,其华在发,肝藏血,发为血之余,是以脱发与肝肾二脏关系最密切,当为临床调护之重点。方中制首乌、熟地黄、黑芝麻,皆入肝肾二经,以滋补肝肾,生精养血,为生发乌发之主药,治斑秃尤为必不可少之品;旱莲草、生地黄滋阴清热,助养血生发之能,为方中辅药;当归化瘀生新,养血活血,以其温通之性,以助滋养药物畅荣毛发;侧柏叶为"补阴之要药",其性多燥,久得之,最益脾土,大滋其肺,能生须发,并可防前药过于阴柔滋腻碍脾之弊,同为方中佐使。诸药合用,相辅相成,共收补肝益肾,益精养血,乌须生发之功。

23896 生发酊(《中医皮肤病学简编》)

【组成】侧柏叶 15 克 芝麻根 31 克 杨柳梗 31 克墨旱莲 15 克

【用法】上为粗末。以 60%酒精浸后外用。

【主治】脂溢性脱发。

23897 生发酊(《成方制剂》7 册)

【组成】补骨脂 闹羊花 生姜

【用法】制成棕色澄清液体,每瓶装 20 毫升。外用,涂擦患处。一日 2～3 次。

【功用】温经通脉。

【主治】斑秃脱发症。

【宜忌】本品有毒,切勿入口。

23898 生发药(《女科百问》卷上)

【组成】蔓荆子 青葙子 莲子草各一两 附子二字头发灰一匙

【用法】上为末。以酒渍,纳瓷器中,封闭经二七日药成,以乌鸡脂和。先以米泔洗发,然后敷之。

【主治】妇人少年发少,因血海弱,则经脉虚竭,不能荣润,故发少而秃,或有纯赤黄者。

23899 生发膏(《医心方》卷四引魏文帝方)

【组成】黄耆二两 当归二两 独活 芎䓖 白芷芍药 莽草 辛夷 防风 生地黄 大黄 蛇衔各一两生蘓白半斤 麻油四升 马鬐膏二升(一方加麝香二分)

【用法】上切,微火煎三上三下,白芷黄膏成,去滓。敷头。

【功用】生长发,白黄者令黑。

23900 生发膏(《外台》卷三十二引《深师方》)

【组成】马鬐膏 驴鬐膏 猪脂 熊脂 狗脂(炼成)各半合 升麻 防风 荠苨各二两 蜥蜴四枚 莽草 白芷各二两

【用法】上以脂煎诸药,三上三下,膏成去滓。收以涂之。

【主治】发秃落。

23901 生发膏(《外台》卷三十二引《集验方》)

【异名】白屑膏(《普济方》卷四十八)。

【组成】乌喙 莽草 石南草 细辛 皂荚 续断泽兰 白术 辛夷 白芷 防风各二两 柏叶(切)二升松叶(切)二升 猪脂四升

【用法】上以苦酒浸一宿,以脂煎三上三下。膏成去滓,滤收。沐发了,涂之。

【主治】头风痒,白屑。

23902 生发膏(《外台》卷三十二引《延年秘录》)

【组成】松叶(切) 莲子草(切) 炼成马鬐膏 枣根皮(切)各一升 韭根(切) 蔓荆子(碎)各三合 竹沥 猪脂各二升 防风 白芷各二两 辛夷仁 吴蓝 升麻 芎䓖 独活 寄生 藿香 沉香 零陵香各一两

【用法】上以枣根煮汁,竹沥等浸一宿,以脂等煎之,候白芷色黄膏成。以涂头发及顶上,日三五度。

【主治】热风冲发,发落。

23903 生发膏(《千金》卷十三)

【组成】蔓荆子 附子 细辛 续断 皂荚 泽兰零陵香 防风 杏仁 藿香 白芷各二两 松叶 石南各三两 莽草一两 松膏 马鬐膏 猪脂各二升 熊脂二升

【用法】上㕮咀。以清醋三升渍药一宿,明旦以马鬐膏等微火煎三上三下,以白芷色黄膏成。用以泽发。

【主治】头中风痒,白屑。

23904 生发膏(《千金》卷十三)

【组成】丁香 甘松香 零陵香 吴藿香 细辛 蜀椒各二两 白芷 泽兰 大麻子 桑白皮 桑寄生 牡荆子 苜蓿 辛夷仁 杏仁 芎䓖 防风 莽草各一两 胡麻油一升 竹叶 松叶 柏叶各半升 腊猪脂一升 乌鸡肪 雁肪各一合

【用法】上㕮咀,以醋渍一宿,纳油膏中微火煎三上三下,白芷色黄膏成,去滓。涂头上,日二夜一。

【功用】生发。

【备考】本方方名,《普济方》卷四十八引作"甘松膏"。

23905 生发膏(《外台》卷三十二引《广济方》)

【组成】细辛 防风 续断 芎䓖 皂荚 柏叶 辛夷仁各一两八铢 寄生二两九铢 泽兰 零陵香各二两十六铢 蔓荆子四两 桑根汁一升 韭根汁三合三勺 竹叶(切)六合 松叶(切)六升 乌麻油四大升 白芷六两十六铢

【用法】上以苦酒、韭根汁渍一宿,以绵裹煎,微火三上三下,白芷色黄去滓,滤以器盛之。用涂摩头发,日三两度。

【功用】生发。

23906 生发膏(《御药院方》卷八)

【组成】莽草一两 防风 升麻 白芷各二两 荠苨二两 蜥蜴四个 驴鬐膏 豹膏(一作狗膏) 马鬐膏 熊膏(一作雄鹊膏) 猪膏

【用法】上以诸膏成煎各半升,合煎诸药,沸则下,停冷复上火,三五沸止,滤去滓。敷头,择当用之。

【主治】发鬓秃落。

23907 生发膏(《普济方》卷三一四)

【组成】妇人梳下油头发一两半 油二两 丹一两轻粉三钱

【用法】取头发与油,熬发稀烂,去滓,滴水中成珠不散,下丹,冷定,下轻粉,瓷器内放之。外涂。

【主治】发背,脑疽,臁疮。

23908 生发膏(《续名家方选》)

【组成】生地黄 附子 山椒各五钱 白蜡五钱

【用法】上以麻油浓煎如膏。涂发。

【主治】秃发。

23909 生地汤(《嵩崖尊生》卷八)

【组成】生地三钱半 犀角一钱 大黄二钱 桃仁三个

【用法】用水酒四盏,煎至二盏,入生漆一钱半,再煎至一盏即住,去滓服之。半日血不下,再一服,血下即止。

【主治】蓄血,脐腹小肿大痛。

23910 生地汤《幼科直言》卷五)

【组成】玄参 当归 生地黄 黄芩 陈皮 甘草 薄荷 柴胡

【用法】水煎服。

【主治】小儿气壮,面红火盛,作头晕者。

23911 生地汤《伤科汇纂》卷八)

【组成】生地黄八两 柏叶一把 黄芩 阿胶(炙) 甘草(炙)各一两

【用法】上㕮咀。以水七升,先煮四味,去滓,取汁三升,纳胶,煮取二升,分四服服之。

【主治】伤损小便出血。

23912 生地饮《胎产秘书》卷上)

【组成】生地三钱 犀角三分 白芍 知母 天冬 麦冬各二钱 黄芩八分 桔梗八分 当归二钱 紫菀钱半 甘草四分

【主治】妊娠子嗽,咳嗽吐血不止。

【加减】喘,加瓜蒌一钱。

23913 生地酒《仙拈集》卷三)

【组成】生地(酒炒)二两 砂仁五钱

【用法】水、酒各一碗,煎至一碗,入童便一盏,和匀,分二次服。

【主治】妊娠胎将坠欲死。

23914 生地散《医略六书》卷三十)

【组成】生地五两 当归三两 生姜一两(炮黑)

【用法】上为散。每用三五钱,童便煎,去滓服。

【主治】产后血露去多,腹中疼痛,脉数虚者。

【方论选录】产后去血过多,腹中疼痛,是血虚不能滋荣血室,故腹痛不止焉。生地凉血以滋血室;当归养血以荣经脉;生姜炮黑,暖胃气以摄下行之血也。为散,童便调下,使血不妄行,则经脉完复,而腹中疼痛自止,何患血露之去多不止哉。

23915 生地粥

《病机沙篆》。为《圣惠》卷九十七"地黄粥"之异名。见该条。

23916 生地膏《青囊秘传》)

【组成】细生地四两 白蜡一两五钱 麻油八两

【用法】将生地入油熬枯,沥净渣,熬至滴水成珠,离火入蜡,溶化和匀。

【功用】生肌长肉。

23917 生肉方《朱氏集验方》卷十二)

【组成】腊月猪脂 松脂(煮过,收水上白者) 黄蜡(煮过,收净洁者)各二两 清麻油五六两

【用法】慢火熬成膏。先将温水洗去旧药,拭干,用纸剪一大围子,涂药于上,盖疮上。如痒,不得动,此生肉故也。一日一次换药。

【主治】痈疽发背溃后不敛。

【宜忌】切戒毒物。

23918 生肉膏《外台》卷二十三(注文)引《肘后方》)

【组成】楝白皮 鼠肉各二两 薤白三两 当归四两 生地黄五两 腊月猪脂三升

【用法】煎膏。敷疮孔上。

【功用】生肉。

【主治】瘘疮。

23919 生肉膏《外台》卷二十三引《深师方》)

【组成】真当归 附子(炮) 甘草 白芷 芎䓖各一两 薤白一两 生地黄三两

【用法】上㕮咀,以猪膏三升半合煎白芷色黄,去滓。稍以敷疮上,日三。

【主治】痈瘤溃漏,及金疮百疮。

【方论选录】《千金方衍义》:生肉须用和血,芎、归、地黄为之必需;血不温则肉不生,故又须附子协助浮长之功;佐以白芷解毒生肌,薤白散滞消肿,甘草为解毒生肌之首药也。

23920 生肉膏《鬼遗》卷二)

【异名】生肉黄耆膏(原书卷五)。

【组成】黄耆 细辛 生地黄 蜀椒(去目汗闭口) 当归 芍药 薤白 芎䓖 独活 苁蓉 白芷 丹参 黄芩 甘草各一两 腊月猪脂二斤半

【用法】上㕮咀,以苦酒一升,合渍诸药,夏一夜、冬二夜浸,以微火煎三上下,候苦酒气尽,成膏用之。

【主治】金疮,痈疽。

23921 生肉膏

《鬼遗》卷四。为原书卷二"生肌膏"之异名。见该条。

23922 生肉膏《鬼遗》卷五)

【组成】丹参 防风 白芷 细辛 芎䓖 黄芩 芍药 甘草(炙) 黄耆 牛膝 槐子 独活 当归

【用法】上切,以腊月脂五升,微火煎三上下,白芷黄膏成。病上摩,向火,日三四。

【主治】发背发乳,口已合,皮上急痛。

23923 生肉膏《外台》卷二十三引《鬼遗》)

【组成】桑薪灰三升

【用法】水四升,淋之,复重淋之之,取三升石灰,熬令黄,纳灰汁中,以两重帛裹绞去滓,更鱼目煎,取二升,勿用急火煎。随瘘孔深浅,初时作服散而愈,孔若深四寸,新药与孔裹薤白使濡,安药薤白,入药孔裹。若深四寸,随瘘根而灸两处,每处与四十壮,唯勿灸瘘孔,随深浅去脓。散与膏安着疮孔裹十五过,少迁延日月取愈,肉满脓亦断。

【主治】瘘。

23924 生肉膏《医心方》卷十五引《古今录验》)

【组成】茵草二两 生地黄五两 当归二两 续断一两 黄芩二两 甘草二两 薤白二两 猪膏一升 大黄四两

【用法】上㕮咀,煎三上下,膏成敷之。

【主治】痈疽。

23925 生肉膏《千金》卷二十二)

【组成】生地黄一斤,辛夷二两 独活 当归 大黄 黄耆 芎䓖 白芷 芍药 黄芩 续断各一两 薤白五两

【用法】上㕮咀,以腊月猪脂四升,煎至白芷黄,去滓。外敷。

【主治】痈疽、发背溃后。

23926　生肉膏《千金》卷二十二）

【组成】甘草　当归　白芷　苁蓉　蜀椒　细辛各二两　乌喙六分（生用）　蛇衔一两　薤白二十茎　干地黄三两

【用法】上㕮咀，以醋半升，渍一宿，猪膏二斤煎令沸，三上三下膏成。涂之。

【主治】痈疽、发背溃后。

23927　生朱丹《御药院方》卷一）

【组成】白附子（炮制，去皮脐）半斤　石膏（烧通红，放冷）半斤　龙脑一字　朱砂一两二钱半（为衣）

【用法】上前三味为细末。烧粟米饭为丸，如小豆大，朱砂为衣。每服三十丸，食后茶、酒任下。

【功用】清神爽气。

【主治】诸风痰甚，头痛目眩，旋晕欲倒，肺气郁滞，胸膈不利，呕哕恶心，恍惚健忘，颈项强直，偏正头痛，面目浮肿，筋脉拘急，涕唾稠粘，咽喉不利。

23928　生朱膏《普济方》卷三七五引《医方集要》）

【组成】天麻一分　朱砂二钱　僵蚕　白附子（煨）全蝎二十一个　黑附子一钱（炮）　麝香半字　蜈蚣一条（酒浸）　南星一钱半（煨）　花蛇（酒浸，炙干）各二钱

【用法】上为末，和匀，炼蜜为丸，如鸡头子大。每服一丸，用金银薄荷汤化下。

【主治】急慢惊风。

23929　生血丸《中国药典》2010版）

【组成】鹿茸　黄柏　山药　炒白术　桑枝　炒白扁豆　稻芽　紫河车

【用法】上制成丸剂，每瓶装5克。口服，一次5克，一日3次；小儿酌减。

【功用】补肾健脾，填精养血。

【主治】脾肾虚弱所致的面黄肌瘦，体倦乏力，眩晕，食少，便溏，以及放、化疗后全血细胞减少及再生障碍性贫血见上述证候者。

【宜忌】阴虚内热，舌质红、少苔者慎用。

23930　生血片《成方制剂》18册）

【组成】阿胶　海螵蛸　绿矾　肉桂　紫河车

【用法】制成糖衣片，每片（底片）重0.25克。口服，一次4～5片，一日2～3次；儿童酌减。

【功用】补气助阳，益精生血。

【主治】各种继发性贫血，再生障碍性贫血，缺铁性贫血。

【宜忌】服药期间，忌茶及碳酸钠。

23931　生血丹《魏氏家藏方》卷二）

【组成】鹿角胶　白茯苓（去皮）　干山药各一两半　柏子（别研）　牡丹皮　菟丝子（洗净，酒浸三日，研烂成饼）　枸杞子　五味子　人参（去芦）　牛膝（去芦，酒浸三日）　远志（去心）各一两　当归（去芦，酒浸）　肉苁蓉（酒浸三日）各一两一分　生干地黄（洗）　熟干地黄（洗）各四两

【用法】上为细末，炼蜜为丸，如梧桐子大。每服四五十丸，空心、食前温酒、盐汤任下。

【主治】血少气涩，肌肉不荣，脚膝无力，眼目多昏等疾。

23932　生血汤《嵩崖尊生》卷十四）

【组成】归身　熟地各三钱　川芎　白芍各一钱　红花　泽兰各八分　木香三分

【用法】水煎服。

【主治】血虚经水少。

23933　生血汤《医学集成》卷二）

【组成】玉竹一两　当归　熟地各半两　茯苓　白芥子各五钱　山药四钱

【用法】水煎，姜汁、竹沥冲服。

【主治】中风后左半身不遂。

23934　生肌丸《玉案》卷六）

【组成】黄蜡一斤　乳香（研细）　没药（研细）　血竭各二两（研细）　象牙末四两

【用法】先用蜡熔化，再入乳、没等药和匀，投入水中，众手为丸，如绿豆大。每服百丸，一日二服。

【功用】长肉收功。

【主治】一切发背疽毒；悬痈不能收口。

23935　生肌方《圣济总录》卷一三五）

【组成】鸡内金（阴干）　槟榔（锉）　木香　黄连（去须）各等分

【用法】上为末。贴之，取愈为度。

【主治】疮口不合，及治金疮。

23936　生肌方《医方易简》卷十）

【组成】田七三钱　红花　黄柏　儿茶各二钱　血竭四钱　乳香　没药　川连各五分　归尾二钱　桃仁二钱（去皮）　象胆五分　元麝三分　珍珠四分　冰片三分

【用法】上为细末。另取茶油十二两，山大刀叶（略晒）约半斤，煮焦去滓，滴水成珠，再下黄蜡三两，化溶后，下前药末，或稀，少加黄丹搅至合式。油纸开贴，贴一日。若有脓，揭起，用葱头煲酒洗净药膏及伤口，再贴，数日一换。

【主治】刀、石、木等伤，各症流血，经用药已止，但未长肉芽者。

23937　生肌药

《传信适用方》卷三。为《三因》卷十四"生肌散"之异名。见该条。

23938　生肌药《魏氏家藏方》卷九）

【组成】石膏（煅）　虢丹　当归（去芦）各一两二钱　乳香半两（别研）

【用法】上为细末。用麻油调，涂疮口，外以揭毒膏贴之，一日一换。

【功用】生新肉，去恶肉脓毒，渐令口合。

23939　生肌药《回春》卷四）

【组成】乳香　没药　轻粉　海螵蛸（用三黄汤煮过）　寒水石（煅）　龙骨（煅）各等分

【用法】上为细末。掺患处。上用太平膏。

【主治】痔漏。

23940　生肌药《颅后方》）

【组成】黄蜂巢一两　鱼胶四两

【用法】上锉碎，炒黑为度，研细末，放地上一宿，退去火毒，次日取出，加冰片五厘和匀。疮口每用猪蹄汤洗净，拭干，方上药，以填满为佳。

【主治】发背痈疽，黑败之肉已去，遂生新肉者。

23941　**生肌药**（《外科大成》卷二）

【组成】珍珠　象牙　龙骨　儿茶　花蕊石　血竭各一钱　轻粉　白芷　白蔹　朱砂各五分　冰片三分

【用法】上为末。饭为条,阴干收用。不可加减。

【功用】收口。

【主治】漏疮。

23942　**生肌药**（《外科证治全书》卷四）

【组成】生嫩松香(不拘多少,量加金毛狗同研细末)一两　真瓜儿血竭(研细末)一钱　乳香(研细末)三钱

【用法】上为细末,瓷瓶贮。凡用时加天鹅绒(不研碎者)一层于药上,包扎。如无天鹅绒,则用金毛狗毛代之。此药可常用,冬天二三日一换。如新肉难生者,更上玉红膏,无不愈矣。

【主治】刎伤,内管已实者。

23943　**生肌饼**（《医方类聚》卷一八五引《吴氏集验方》）

【组成】风化石灰六两　雄黄二两

【用法】上为细末,却以莴苣自然汁拌和作饼子,阴凉干。

【主治】金疮。

23944　**生肌散**（《外台》卷二十九引《古今录验》）

【组成】甘草一斤(炙)　黄柏八两　当归四两

【用法】上为末。以封疮上,日再。

【主治】金疮。

23945　**生肌散**（《圣惠》卷六十三）

【组成】白术一升(淘四十九遍)　旧皮巾子一只

【用法】上药入瓷瓶子内,泥固头,以大火烧为灰,候冷,细研为末。日二三上贴之。

【主治】一切恶毒疮疼痛。

【备考】方中白术,《普济方》作“白米”。

23946　**生肌散**（《圣惠》卷九十）

【组成】颗盐一分　黄丹半两　黄柏一分(锉)　白矾一分(以上三味,以瓷瓶盛,大火烧令通赤,细研)　白蔹一分　腻粉一分

【用法】上为细散,都研令匀。每用时先以温盐浆水洗疮令净,拭干,看疮口大小贴,日二度用之。

【主治】小儿瘰疬成疮,有脓水。

23947　**生肌散**（《圣济总录》卷一二三）

【组成】秦艽(净洗,焙干)

【用法】上为细末。贴之。

【功用】生肌。

【主治】一切疮口,气冷不合。

23948　**生肌散**（《圣济总录》卷一三五）

【组成】黄蜀葵花(焙干)半两　乳香(研)一分　不灰木一两　白蔹一分

【用法】上为散。先用温甘草水洗过疮,干掺疮上,一日三次。

【功用】生肌肉,止疼痛,化脓消肿。

【主治】一切疮。

23949　**生肌散**（《圣济总录》卷一三五）

【组成】墙上多年白蚬壳(火煅通赤,去火候冷,研)　无名异(为末)　密陀僧(火煅过)各一钱

【用法】上三味,更入麝香少许,同研令匀细。每用少许,掺疮口上。

【主治】诸恶疮,疮口生肉颇迟者。

23950　**生肌散**（《圣济总录》卷一三八）

【组成】白矾(烧令汁尽)一两　黄连末一分　轻粉一钱

【用法】上为细末。不拘多少,掺疮口上。候生肉满,脓水尽,疮口干即止。

【功用】生肌收口。

【主治】痈疽,恶物尽而不收口者。

【备考】方中轻粉一钱,《普济方》作“一分”。

23951　**生肌散**（《三因》卷十四）

【异名】生肌药（《传信适用方》卷三）

【组成】黄狗头骨(烧存性)二两　腻粉一钱　桑白皮(炙)一两

【用法】上为末。生麻油调敷。

【功用】生肌。

【主治】❶《三因》:痈疽疮毒。❷《传信适用方》:痈疽脓已出者。

23952　**生肌散**

《传信适用方》卷三引李温如方。为《圣济总录》卷一三二“木香散”之异名。见该条。

23953　**生肌散**（《普济方》卷二三六引《卫生家宝》）

【组成】黄耆一两　当归三分　荆芥穗半两　白芍药一两　甘草半两　地骨皮一两　川芎半两　人参半两

【用法】上为粗末。每服三钱,水一盏半,乌梅一个,煎至一盏,去滓服。

【功用】退里外潮热。

【主治】骨蒸。

23954　**生肌散**（《伤寒标本》卷下）

【组成】龙骨(火煅)　赤石脂(火煅)各半两　乳香　没药　海螵蛸　轻粉　全蝎(洗,焙干)各一钱　血竭二钱　黄丹一钱

【用法】上为末。待疮头落尽,此药填满在疮口上,以膏药贴之。一日甘草汤洗二次,膏药一二日一换。

【主治】疮头落尽后。

23955　**生肌散**（《儒门事亲》卷十二）

【异名】黄连生肌散（《医林纂要》卷十）。

【组成】黄连三钱　密陀僧半两　干胭脂二钱　雄黄一钱　绿豆粉二钱　轻粉一钱

【用法】上为细末。以温浆水洗净,用无垢软帛揾净,药贴之。

【主治】❶《儒门事亲》:犬咬蛇伤,经导泻后,疮口痛减肿消者。❷《医方集解》:疮口不敛。

【宜忌】《医方集解》:疮初起者禁之。

【临床报道】犬咬伤:麻先生兄村行为犬所啮,舁至家,胫肿如罐,坚若铁石,毒气入里,呕不下食,头痛而重。往问戴人,女僮曰:痛随利减。以槟榔丸下之,见两行,不瘥。适戴人自舞阳回,谓麻曰:胫肿如此,足之三阴三阳可行乎?麻曰:俱不可行。如是,何不大下之?乃命夜临卧服舟车丸百五十粒,通经散三四钱,比至夜半,去十四行,肿立消,作胡桃纹,反细于不伤之胫。戴人曰:慎勿贴膏纸,当令毒气出,流脓血水常行。又一日,戴人恐毒气未尽,又服舟车丸

百余粒,浚川散三四钱,见六行。病人曰:十四行易,当六行反难,何也? 戴人曰:病盛则胜药,病衰则不胜其药也。六日其脓水尽。戴人曰:脓水行时不畏风,尽后畏风也。乃以愈风饼子,日三服之。又二日方与生肌散,一敷之而成痂。

23956 生肌散《活法机要》

【组成】寒水石(锉) 滑石各一两 乌鱼骨 龙骨各一两 定粉 密陀僧 白矾灰 干胭脂各半两

【用法】上为极细末。干掺用之。

【功用】❶《外科精义》:敛疮。❷《医方集解》:敛疮长肉。

【主治】《医方集解》:疮口不敛。

【宜忌】《医方集解》:疮初起者禁之。

【方论选录】《医方集解》:此阳明药也。疮口不敛,盖因脓水散溢而溃烂也。石膏(亦名寒水石。李时珍曰:唐宋诸方寒水石即石膏)、滑石解肌热,龙骨、枯矾善收涩,胭脂活血解毒,螵蛸、陀僧、定粉收湿燥脓。故能敛疮而生肉也。

23957 生肌散《济生》卷八

【组成】寒水石二钱 黄丹半钱 龙骨七钱 轻粉一钱

【用法】上为细末。干敷,上贴以乳香膏。

【主治】凡痈疽、疔漏、恶疮,脓水欲尽者。

23958 生肌散《直指》卷二十二

【组成】老狗头生脑骨(截碎,新瓦煅透)二两 桑白皮(新者)一两 当归二钱半

【用法】上为细末。麻油调敷,疮深则掺,伞纸护之。

【主治】痈疽、疮疡溃后。

23959 生肌散《活幼口议》卷二十

【异名】敛肌散(《医学入门》卷六)。

【组成】真地骨皮 五倍子 甘草(各生) 黄柏(炙) 黄连(炒)

【用法】上为细末。干掺疮上,以粗末用沸汤泡,蘸洗干处,津液调敷。

【功用】《医学入门》:收水凉肌解毒。

【主治】疮疡已溃,热毒未清,疮口不敛,脓血不止者。

❶《活幼口议》:小儿脚肿生疮及诸疮口不合者。❷《疮疡经验全书》:疳蚀不敛并痘后脓血等症。❸《医学入门》:痘后肥疮,疳疮,癣疥。❹《疡医大全》:瘄痘,口疮臭烂。

【备考】按:《慈幼新书》有五味子、枯矾。

23960 生肌散《瑞竹堂方》卷五

【组成】没药 黄丹(水飞过用) 赤敛 枯白矾 黄柏 乳香各一钱 白胶香二钱 麝香二钱半

【用法】上为细末。先煎葱白盐汤将疮口洗净,揾干,敷药末于疮口上。

【主治】疮口不合。

23961 生肌散《玉机微义》卷十五

【组成】白矾(枯) 槟榔各一两 密陀僧一钱半 黄丹 血竭各一钱 轻粉半钱

【用法】上药各为极细末。贴疮口,看轻重选用之。

【功用】生肌长肉。

【主治】《明医指掌》:内痔疮出脓后,下瘢瘰已破。

【宜忌】《医方集解》:疮初起者禁之。

【方论选录】《医林纂要》:此以解余毒去瘀为主,而兼

燥湿生新之意。

23962 生肌散《普济方》卷六十九

【组成】枯白矾 白鲜皮 黄柏 白芷各等分

【用法】上为末。先服如意汤毕,上此药。

【主治】骨槽风,走马牙疳及金疮。

23963 生肌散

《普济方》卷二八九。为《圣惠》卷六十二"托里生肌散"之异名。见该条。

23964 生肌散《普济方》卷二九一

【组成】白石脂二钱半 生白矾三钱(烧) 黄丹一钱(研) 龙骨二钱(煅) 轻粉半钱(研) 麝香二分(研)

【用法】上为末。每日二次,干掺疮口上。

【主治】瘰疬。

23965 生肌散《普济方》卷三六三

【组成】白矾(飞过,在地上一宿) 白胶香(别研) 韶粉各一两 腻粉一钱

【用法】上为细末。麻油调涂疮上。或热毒盛,再生一二番,亦如此涂之。

【主治】小儿头上疮。

23966 生肌散《袖珍》卷三

【组成】寒水石(煅)一钱 龙骨(煅)五钱 干胭脂二分 轻粉一分

【用法】上为末。干贴。

【主治】痔漏等疮去尽败肉后。

【加减】疮嫩,寒水石、干胭脂加龙骨;疮老,止依方。

23967 生肌散《痈疽验方》

【异名】神效生肌散(《梅氏验方新编》卷六)。

【组成】木香二钱 黄丹 枯矾各五钱 轻粉二钱

【用法】上药各为细末。用猪胆汁拌匀,晒干,再研细,掺患处。

【功用】解毒,去腐,搜脓。

【主治】❶《痈疽验方》:疮口不合。❷《杂病源流犀烛》:伤寒狐惑,上唇生疮或下唇生疮;内痔疮脓出者。

【方论选录】薛己按:此方乃解毒去腐搜脓之剂,非竟自生肌药也,盖毒尽则肉自生。常见患者往往用龙骨、血竭之类以求生肌,殊不知余毒未尽,肌肉何以得生,反增溃烂耳。若此方诚有见也。

23968 生肌散《万氏家抄方》卷三

【组成】乳香 血竭各五钱 没药四钱 全蝎十个(炒) 轻粉 朱砂 黄丹(生用) 海螵蛸(去壳,煅存性)各三钱 龙骨二两(火煅红,好酒淬五次) 明矾二钱半 凤凰退二钱(煅) 赤石脂一两半(火煅,好酒淬七次)

【用法】上为细末。待疮洗净上之。

【主治】痔漏。

23969 生肌散《万氏家抄方》卷六

【组成】乳香 没药(俱瓦上焙,去油) 血竭 黄丹(炒,水飞) 轻粉各五分 赤石脂(煅) 龙骨各一两 螵蛸二钱 枯矾一钱 麝香一分

【用法】上为极细末。掺在生肌膏药上贴之。

【主治】痘毒难收口者。

23970 生肌散《跌损妙方》

【组成】五倍子 炉甘石 儿茶 龙胆皮各等分

【用法】上为末。瓷器贮用。

【主治】刀伤成疮,脓水难干,肌肉不生。

【备考】《跌损妙方校释》:方中龙胆皮,疑为芦荟。

23971 **生肌散**(《跌损妙方》)

【组成】乳香 没药 血竭 雄黄 蒲黄 梧子 赤石脂 白芷 朴消 寒水石 陀僧 龙骨 轻粉 花蕊石 山甲 螃蟹粉 硼砂 蟾酥各五钱 朱砂 乌药各三钱

【用法】共为末。每膏一张各下数分,贴伤处。若臁疮、疔症,贴背心即安。

【主治】跌打损伤,臁疮,疔症。

【加减】若臁疮、疔症,再入麝香二三分。

【备考】《跌损妙方校释》:此散外治感染创口,有排脓解毒、生肌收口之效,适用于创伤感染创口中后期,以及外科溃疡创口、慢性骨髓炎等。

23972 **生肌散**(《扶寿精方》)

【组成】蛤粉一两 象皮三钱 海螵蛸 孩儿茶各一钱 珍珠三钱(入红干锅内碎之) 寒水石(火煅)一钱

【用法】上为细末。擦患处。

【主治】疮疡。

【加减】痛加乳香、没药。

23973 **生肌散**(《丹溪心法附余》卷十六)

【组成】赤石脂 海螵蛸 龙骨各一钱 乳香 没药 血竭各二钱 轻粉一钱 朱砂 郁金 黄丹(飞过) 黄连 白芷各五钱

【用法】上为细末。掺疮口上,用灯心数茎,却用膏药贴之。

【功用】敛口生肉。

【主治】❶《丹溪心法附余》:痈疽疮毒。❷《便览》:一切痈疽恶疮溃后。

23974 **生肌散**(《摄生众妙方》卷七)

【组成】五倍子(为咀,炒黄色)二两 白矾(飞过)五分 没药 乳香 孩儿茶各一钱

【用法】上为细末。每次用管吹入漏疮口内。

【主治】痔漏。

23975 **生肌散**(《医统》卷七十四)

【组成】龙骨一两(火煅) 诃子(炮,取肉)二钱

【用法】上为细末,加轻粉三钱,和匀。先洗疮拭干,敷上,一日二次。

【主治】痔漏。

23976 **生肌散**(《疮疡经验全书》卷一)

【组成】花蕊石(醋煅)二钱 孩儿茶二钱 鸡内金二钱 飞丹(煅,水飞)一钱 乳香一钱 血竭二钱 红绒灰一钱 黄连一钱

【用法】上为细末。加冰片一分,干掺。

【主治】茧唇烙后。

23977 **生肌散**(《疮疡经验全书》卷三)

【组成】龙骨(煅) 海螵蛸 赤石脂各一钱 乳香 没药 血竭 轻粉 雄黄各五分 小鼠(未出毛)二枚(炙干)

【用法】上药各为细末。临用加冰片少许。

【主治】痔漏,痔根脱落后。

23978 **生肌散**(《片玉痘疹》卷十二)

【异名】生肌膏(《痘麻绀珠》卷十八)。

【组成】白芷一钱 白龙骨五分 贝母二钱 赤石脂一钱 白及一钱

【用法】上为末。敷之。

【主治】痘后成痈,脓已去者。

23979 **生肌散**(《便览》卷四)

【组成】白龙骨(煅) 白蔹 乳香 没药

【用法】上为极细末。掺之。粗则反痛。

【功用】收疮口。

【主治】痈疽。

23980 **生肌散**(《便览》卷四)

【异名】渗湿生肌散(《仙拈集》卷四)。

【组成】寒水石(煅)一两(为末)

【用法】洗净疮,敷药。

【功用】《仙拈集》:生肌。

【主治】湿热烂疮,并刀斧伤疮。

【加减】加黄丹二钱,名桃花散;加龙骨、儿茶各一钱,名红玉生肌散。

23981 **生肌散**(《便览》卷四)

【组成】乳香一钱 血竭五分 轻粉一钱 寒水石(煅)三钱 没药一钱 海螵蛸五分 龙骨六分 儿茶六分 黄丹一钱半 赤石脂(煅)一钱半

【用法】上为极细末。每上药,净末一两,煅天灵盖末一两同研,洗疮,外敷。

【主治】烂疮不收口,并刀斧伤出血不止。

23982 **生肌散**(《回春》卷八)

【组成】乳香 没药 孩儿茶各等分

【用法】上为细末。先用防风、荆芥、苦参各等分煎水洗后,掺药。

【功用】止痛生肌。

【主治】杖疮溃烂久不愈者。

23983 **生肌散**(《痘疹传心录》卷十五)

【组成】象皮二钱 白蜡二钱 乳香一钱 赤石脂四钱(煅) 血竭二钱 龙骨二钱(煅) 没药一钱 白石脂二钱(煅) 冰片少许 轻粉二钱 土鳖虫二钱

【用法】上为末。掺之。

【主治】痘疮。

23984 **生肌散**(《增补内经拾遗》卷四)

【组成】乳香 没药 黄丹各一两(澄) 赤石脂二两(火煅) 轻粉二钱 龙骨(火煅) 熊胆各四钱 冰片一钱 血竭二钱 麝香一钱 孩儿茶二钱 海螵蛸五钱(水煮)

【用法】上为细末。消毒饮每日洗三次,上药三次,十日内全愈。

【功用】生肌长肉。

【主治】❶《增补内经拾遗》:痔瘘用黑痔丹后,痔四下根开裂者。❷《外科正宗》:痔上枯药之后脱落,孔窍不收。

【备考】《外科正宗》有珍珠,无孩儿茶。

23985 **生肌散**(《外科启玄》卷十二)

【组成】轻粉 乳香 没药各一钱 黄丹二钱(微炒) 赤石脂五钱 寒水石三钱(煅)

【用法】上为末。湿则干掺,干则油调,将旧棉花托一

二分药入窍内。过夜即愈。或捣饭内塞之。

【主治】齿窍疮。

23986 生肌散(《准绳·疡医》卷一)

【组成】水红花叶

【用法】上为细末。先用水红花根锉碎,煎汤,洗净,却用叶末撒疮上,每日洗一次,撒一次。

【主治】肿疡。

23987 生肌散(《外科正宗》卷三)

【组成】石膏 轻粉 赤石脂各一两 黄丹(飞)二钱 龙骨 血竭 乳香 潮脑各三钱

【用法】上为细末。先用甘草、当归、白芷各一钱煎汤,洗净患上,用此干掺,软油纸盖扎,二日一洗一换。

【功用】《中成药研究》:解毒定痛,生肌敛疮。

【主治】❶《外科正宗》:腐骨脱出,肌肉生迟,不能收敛者。❷《中成药研究》:一般痈疽疮疡溃后,腐肉已脱,脓水将尽;乳房疾患:如内外吹乳痈、乳发、乳疽、乳痰溃后,脓水将尽;乳漏;肛门疾患:如肛周脓肿溃后脓尽,肛裂、冻疮脓腐将尽,以及某些外科疾患术后,伤口愈合迟缓者。

【方论选录】《中成药研究》[1986,(2):31]:本方石膏可清凉防腐,生肌敛疮。药理实验表明,石膏局部涂敷,可减少分泌物渗出,防止感染,促进愈合;轻粉外用有明显杀菌作用;赤石脂善收湿排脓,敛疮长肉。三者为主,可使余毒得解,脓尽腐脱,肌肉生长,则疮口愈合。又黄丹是疡科常用的解毒生肌定痛药,与轻粉合用,解毒去腐生新之力尤著。龙骨与石膏、赤石脂相伍,生肌敛疮之力倍增。血竭可散瘀定痛,生肌长肉。乳香是活血定痛追毒之良药,与血竭相合,使血行流畅,则疼痛可止,血活肉长,则疮口可敛。至于樟脑,性走不守,能杀虫防腐,通窍止痛。现代药理研究表明,樟脑具有某些镇痛止痒和温和的防腐作用。因本方生肌收口而不敛邪,防腐行血有利生肌,所以为外科常用的生肌收口药。

【临床报道】多骨疽:一女人,左口上牙根突肿如栗,坚硬如石,不痛,此多骨疽也,药亦不效。后三年始痛,破流臭脓,后出多骨,形如小鳖,肿仍不退,此骨未尽,稍久又出小骨二块,枯色棱磣,其肿方退。以四君子汤加升麻、陈皮,外以甘草煎汤漱口,生肌散日搽三次而收敛。

23988 生肌散(《外科百效》卷三)

【组成】嫩老鼠子一个(焙干存性) 鸡内金三钱 乳香 没药各一钱 儿茶三钱 轻粉一钱 甘石(火煅过)三钱 雄黄一钱 破丝网巾(烧灰)二钱 血竭一钱 孩儿骨(烧灰存性)一钱 陀僧(火煅,水飞)一钱 黄柏末一钱 大黄末一钱

【用法】上为细末。一日一次,洗换新药。

【功用】除根脱体,生肌复旧。

【主治】痔疮,痔根已脱落者。

23989 生肌散

《济阳纲目》卷八十八。为《疮疡经验全书》卷四"海浮散"之异名。见该条。

23990 生肌散(《济阳纲目》卷九十五)

【组成】黄狗头骨 乱发 川山甲各等分(烧灰)

【用法】上为末。干撒患处。如干则用津唾调敷。

【主治】痔疮久不合。

23991 生肌散(《扯后方》)

【组成】血竭 儿茶 乳香 没药 出过鸡的蛋壳

【用法】上为末。搽之。

【主治】血箭疮。

23992 生肌散(《玉案》卷六)

【组成】赤石脂 伏龙肝 轻粉 黄柏 血竭 杭粉各一钱 黄丹 发灰 乳香 没药各五分 冰片三分 密陀僧一钱五分

【用法】上为末。掺上。

【主治】痘靥后,疔溃成坑,内见筋骨者。

【加减】如有臭气,加阿魏三分。

23993 生肌散(《外科大成》卷一)

【组成】人参 龙骨 赤石脂 乳香 没药 血竭 轻粉各二钱 贝母三钱 珍珠一钱 冰片一钱(一加白蜡二钱)

【用法】上为末,罐收听用。

【功用】生肌。

【主治】跌扑、肿毒、瘰疬等症已破腐尽者。

23994 生肌散(《外科大成》卷二)

【组成】盘鸡(煅存性)一钱 血竭 儿茶各五分 冰片一分

【用法】上为末。吹入漏孔内。

【功用】收口。

【主治】痔漏用内消退管丸后,毒将尽,肉长管出者。

23995 生肌散(《外科大成》卷二)

【组成】炉甘石一两(煅,入三黄汤内七次) 木香 降香 乳香 没药 血竭 儿茶 黄柏 黄连 白芷 白蔹各五钱 龙骨三钱 冰片一钱 麝香三分 赤石脂一两(煅) 黄丹一两(飞七次) 海螵蛸(汤泡,去皮)五钱

【用法】上为末用。

【功用】长肉收口。

23996 生肌散(《石室秘录》卷一)

【组成】人参一钱 三七根末三钱 轻粉五分 麒麟血竭三钱 象皮一钱 乳香(去油)一钱 没药一钱 千年石灰三钱 广木香末一钱 冰片三分 儿茶二钱

【用法】上药各为极细末,研至无声为度。外敷。

【功用】《串雅内编选注》:解毒防腐,行气活血,散瘀止痛,止血生肌。

【主治】瘿瘤手术后疮口未合,溃疡久不收口。

❶《石室秘录》:物痦已用刀破者;顽癣已用刀削去其皮者。❷《华佗神医秘传》:瘿病已用小刀割破,略出白水者;粉瘤已切开挤去其粉浆者;发瘤用针刺破,已挤尽粉发者。❸《中医外科常用外用方选》:溃疡久不收口,兼治术后创面。

【方论选录】《串雅内编选注》:人参益气,木香行气,二药合用皆可止痛,促进创口早期愈合;三七根为血中之圣药,既行瘀止血,又能消肿定痛;轻粉、石灰除热消毒,去瘀生新;象皮、儿茶收湿泻热,生肌长肉;乳香、没药、血竭行气活血,散瘀止痛。诸药合用,有解毒防腐,行气活血,散瘀止痛,止血生肌之效。

【备考】《中医外科常用外用方选》:方中象皮应经过炮制后研末;千年石灰系指石灰之陈久者,而新出窑石灰性太

燥烈,不宜用。

23997 生肌散《洞天奥旨》卷五)

【组成】真轻粉一两 铅粉一两(炒黄) 冰片二分 辰砂四分(水飞) 珍珠一钱

【用法】上为末,瓷瓶收贮。

【功用】生肌。

【主治】诸疮。

23998 生肌散(方出《冯氏锦囊·外科》卷十九,名见《疡医大全》卷九)

【组成】珍珠二分(生研极细) 乳香(箬上炙燥)五分 没药五分 铅粉五分 瓜儿血竭五分 直扫盆轻粉四分 儿茶三分 上白蜡一钱 大冰片二分 象皮一钱(切小方块,瓦条细灰拌炒成珠)

【用法】上为极细末。先用浓茶或猪蹄汤洗净,以少许掺之。

【功用】生肌长肉。

【主治】痈疽。

23999 生肌散(《良朋汇集》卷五引刘士琦方)

【组成】乳香(去油) 没药(去油) 血竭各一钱 象皮少许 儿茶一钱 珍珠五分 冰片二分 龙骨五分

【用法】上为细末。瓷罐收贮,黄蜡塞口,恁用。

【主治】破伤。

24000 生肌散(《良朋汇集》卷五)

【组成】桑叶

【用法】上用醋煮一滚,捞起。贴疮上。

【功用】生肌收口。

【主治】《惠直堂方》:久远疮口不收。

24001 生肌散(《良朋汇集》卷五)

【组成】桑木灰七钱 石灰五钱

【用法】用水煎,洗患处。

【功用】去毒化腐生肌。

【主治】疔角、疮疡、核瘤、鼻痔、鼠疮。杨梅结毒成癫点、猴子。

24002 生肌散(《良朋汇集》卷五)

【组成】猫犬头骨

【用法】烧灰,研末。上患处。

【主治】疮久不收口。

24003 生肌散(《灵药秘方》卷上)

【组成】三花聚顶丹四钱 没药 乳香 儿茶(俱去油)各二钱 珍珠一钱 或加冰片、人参

【用法】上为细末。掺疮上。

【功用】去腐生新。

【主治】疮疡。

24004 生肌散(《医部全录》卷一九四引叶心仰方)

【组成】甘石 龙骨各四两 麝 冰片各五分 象皮 没药各二两 雄黄 朱砂各三钱 轻粉 光粉各五钱 黄丹 黄柏各一两五钱 牡蛎(煅)三两

【用法】上为末。掺患处。

【主治】烂脚。

24005 生肌散(《吴氏医方类编》卷一)

【异名】消痔生肌散。

【组成】珍珠五分(煅) 海巴 象牙(煅) 乳香(去油) 没药(去油) 龙骨各一钱(煅) 冰片三分 轻粉三分 真红褐子三分(烧灰存性,或旧织锦亦可)

【用法】上为末。搽数次即愈。

【主治】牙疳因素有癣疾,积热上攻,轻为牙癣,重则牙疳。

24006 生肌散(《吴氏医方类编》卷四)

【组成】细鸡骨炭(叮喈响者,为极细末) 明亮松香(为极细末)各等分

【用法】用葱汁调和,捣数十下;又加葱汁调和,又捣又晒。如此四五次。

【功用】止血生肌,续筋骨。

【主治】❶《吴氏医方类编》:指割断两截者。❷《外科证治全书》:刎伤。

【备考】《外科证治全书》本方用法:二末等分和匀。用时亦布天鹅绒一层于药上,包扎,在大半日后喉管将续,则加此药。只上一次。

24007 生肌散(《种福堂方》卷四)

【异名】海龙粉。

【组成】龙骨 血竭 红粉霜 乳香 没药 海螵蛸 赤石脂各一分 煅石膏二分

【用法】上为细末。敷上。

【功用】《串雅内编选注》:去腐生肌,防腐止痛。

【主治】❶《种福堂方》:下疳。❷《串雅内编选注》:一切痈疽肿毒,疮疡溃久不易收口之症。

【加减】若要去腐肉,每生肌散一两,配入(白)粉霜三分或五分;如治下疳等,每两配入一二分。

【方论选录】《串雅内编选注》:本方以龙骨、石膏、海螵蛸、赤石脂收湿敛疮,生肌长肉为主。但"腐不尽,不可以言生肌",所以在生肌群药之中,加入红粉霜去腐,佐以血竭、乳香、没药散瘀止痛。共成去腐生肌、防腐止痛之方。

24008 生肌散(《疡医大全》卷九)

【组成】人参 西牛黄 珍珠 琥珀 熊胆 乳香(去油) 没药(去油)各二两 炉甘石(煅) 海螵蛸 龙骨 石膏(煅) 轻粉各五钱 杭粉二两

【用法】上为极细末,入冰片五分,再乳千下,瓷瓶密贮。每用少许。

【功用】生肌收口。

24009 生肌散(《疡医大全》卷九)

【组成】红升丹一钱 血竭 海螵蛸 象皮(焙焦) 黄丹 轻粉各三钱 赤石脂 儿茶 紫河车(煅)各五钱 乳香(去油) 没药(去油)各二钱

【用法】上为极细末。掺上膏贴。

【功用】生肌。

【加减】疮口红热,加珍珠二钱;疮口寒白,加肉桂一钱;疮口虚陷,加人参二钱。

24010 生肌散

《疡医大全》卷九。为《本草纲目》卷四十六引《医方摘要》"白螺散"之异名。见该条。

24011 生肌散(《疡医大全》卷九)

【组成】轻粉一钱 血竭 儿茶各一钱 自死螺蛳(连泥者)十个(煅)

【用法】上为极细末,加冰片一分收贮。每用少许,用

乳汁调搓。三次全愈。

【功用】生肌。

24012 生肌散（《疡医大全》卷九）

【组成】鲜鹿腿骨（纸包，灰火内煨至黄脆为度，如焦黑则无用矣）

【用法】上为极细末。掺疮上。

【功用】生肌。

【主治】痈疽。

24013 生肌散（《同寿录》卷四）

【组成】牡蛎（去粗皮，净）二两 水粉一两五钱

【用法】煮炒干，加生矾三分，又加水粉五钱，生用。共为末，研极细，掺上。或外加冰片少许，麝香亦可。

【功用】生肌。

24014 生肌散

《会约》卷十九。为《疡科选粹》卷八"鲫鱼散"之异名。见该条。

24015 生肌散（《玉钥》卷上）

【组成】赤石脂一两（水飞数次再用） 乳香一两（去尽油） 没药三钱（去尽油） 轻粉二钱五分 硼砂二钱五分 龙骨一两（火煅红，淬入米醋内，水飞） 孩儿茶二钱五分 大梅片三分

【用法】上为极细末。每于患处略用少许。

【主治】骨槽风溃后，骨已退出；鱼腮风，日久腮穿出脓者。

24016 生肌散（《喉科紫珍集》卷上）

【组成】赤石脂 海螵蛸 龙骨各一两 乳香 没药（炙） 枯矾 文蛤（炙）各五分 白芷 轻粉 血竭 朱砂 象皮（炙）各一钱（如无象皮，用真象牙屑二钱代之）

【用法】上为细末。临用时加麝香、冰片少许吹之。

【功用】去腐生新收口。

【主治】缠喉风、骨槽风、单双乳蛾、喉疳、重舌等日久有脓已溃，疮口不收者。

【宜忌】忌牛、羊肉及一切发物。

【加减】如疮口破烂艰于完密者，加珍珠一钱，紫金藤二钱。

24017 生肌散（《伤科补要》卷三）

【组成】真珠 琥珀 龙骨 象皮 黄连 冰片 轻粉 儿茶 血竭

【用法】上为细末。瓷瓶收用。

【功用】生肌收敛。

【主治】外伤穿溃损烂。

24018 生肌散（《保婴易知录》卷下）

【组成】人参 黄耆 珍珠粉各等分

【用法】上为细末。时时扑之。

【主治】小儿初生无皮。

24019 生肌散（《伤科汇纂》卷八）

【组成】密陀僧 桑白皮（新者） 龙骨各四两 黄丹五钱 陈石灰二两 麝香一钱（另研）

【用法】上为细末。干掺之。

【主治】刀镰斧伤。

24020 生肌散（《疡科遗编》卷下）

【组成】炉甘石三钱 白占 轻粉各一钱 冰片三分 坑腻三钱（炙，或人中白亦可）

【用法】上为末。麻油调搓，外用油纸盖，扎紧。

【主治】一切痈疽，腐肉不尽，不肯收口。

24021 生肌散（《疡科遗编》卷下）

【组成】龙骨 炉甘石 儿茶各钱半 白占 血竭 乳香 没药各一钱 冰片三分 煨石膏五钱

【用法】上为细末。掺患处，外用膏贴。

【主治】一切痈疽，腐肉去尽，不肯收口。

24022 生肌散

《救伤秘旨续刻》。为原书"外敷生肌散"之异名。见该条。

24023 生肌散（《梅氏验方新编》卷六）

【组成】上白蜜八钱 香独活 生石膏 大黄各五钱 陈石灰一两

【用法】阴阳瓦焙红，合细末搽之。

【主治】打破头。

24024 生肌散

《蠢子医》卷四。为《直指·附遗》卷三"秘传止血定痛生肌散"之异名。见该条。

24025 生肌散（《青囊秘传》）

【组成】珍珠一钱 瓜儿竭一钱 乳香（箬上烘）一钱 没药（箬上烘）一钱

【用法】上为极细末。先用猪蹄汤，或浓茶洗净，用少许掺之。

【功用】敛疮。

【主治】疮口不收，必有伏毒，周围皮肤紫黑，年深日久。

24026 生肌散（《外科传薪集》）

【组成】滑石一两 冰片二分 朱砂一钱

【用法】上为末。掺患处。

【功用】长肉收功。

24027 生肌散（《外科方外奇方》卷二）

【组成】辰砂二钱 血竭二钱 海螵蛸三钱 川贝三钱 轻粉二钱 冰片五分 龙骨三钱 寒水石五钱（煅）

【用法】上为细末。掺患处。

【功用】生肌收口。

【主治】疮疡。

24028 生肌散（《外科方外奇方》卷二）

【组成】赤石脂六两 轻白炉甘石三两（二味用防风、荆芥、黄芩、黄连、黄柏、连翘、银花、羌活、甘草等分，煎浓汤，煅红，淬汁内九次） 嫩石膏三两（冬煨夏生为末，甘草水飞浸） 白龙骨二两（煅，用童便淬七次用） 冰片一钱 粉口儿茶一两 轻粉三两 川连一钱五分

【用法】上为细末。掺患处。

【功用】生肌收口。

【主治】疮疡。

24029 生肌散（《外科方外奇方》卷二）

【组成】川文蛤二钱（炒） 乳香（去油） 没药各一钱 枯矾五分

【功用】生肌收口。

24030 生肌散（《外科方外奇方》卷二）

【组成】煅龙骨 海螵蛸 乳香 没药 象皮（锉末或

炙）血竭 轻粉各一钱 赤石脂二钱 冰片三分 珍珠六分(同腐制,研至无声) 麝香少许

【用法】上为细末用。

【功用】生肌收口。

24031 生肌散(《外科方外奇方》卷二)

【组成】儿茶 白龙骨各一钱 轻粉 滑石各五分 冰片五厘

【用法】共为细末用。

【功用】生肌收口。

24032 生肌散

《性病》。为《外科大成》卷一"生肌定痛散"之异名。见该条。

24033 生肌散(《顾氏医径》卷六)

【组成】煅石膏一两 象牙屑四钱 煅龙骨二钱

【用法】水飞为丹。

【功用】生肌。

24034 生肌散

《集成良方三百种》。为《外科方外奇方》卷二"神效生肌散"之异名。见该条。

24035 生肌散(《外科十三方考》)

【组成】朱砂 乳香 没药 轻粉 石脂 龙骨 白蜡 海螵蛸 川贝 自然铜(煅)各等分

【用法】上为末,收贮。用时每一两中配七仙丹一钱五分,和匀。每用些许,掺于疮口,盖以膏药。遇溃烂者,先用米泔水洗净,然后将此散轻轻拂上,膏药掩之。如久患成漏者,可用膏药捻成条子,蘸此药末,插入漏孔。如毒重不效者,须用前钓羊丹钓去核块,再用此散收功。

【功用】生肌退管。

【主治】瘰核出尽后。

24036 生肌散(《北京市中药成方选集》)

【异名】象皮生肌散(《中医皮肤病学简编》)。

【组成】象皮(炙)一两 血竭一两 赤石脂(生)一两 乳香(炙)一两 龙骨(煅)一两 冰片三钱 没药(炙)一两 儿茶一两

【用法】上为极细末,过罗,干洒患处。

【功用】《北京市中药成方选集》:生肌止痛。

【主治】疮疖溃后、溃疡,久不收口。烫火伤。

❶《北京市中药成方选集》:疮疖溃后,久不收口。❷《赵炳南临床经验集》:慢性顽固性溃疡(顽疮),下肢溃疡(臁疮),放射性溃疡。❸《中医皮肤病学简编》:烫火伤。

【宜忌】《赵炳南临床经验集》:疗痈溃后,脓毒未净的疮面勿用。

24037 生肌散(《全国中药成药处方集》天津方)

【组成】血竭 煅龙骨 生乳香 生没药各二两 海螵蛸(去壳)五钱 象皮(滑石烫) 生赤石脂各二两 冰片一钱

【用法】上为细末,和匀,一钱重装瓶。上患处,外贴硇砂膏或朱砂膏。

【功用】化腐生肌,解毒止痛。

【主治】诸般疮疖,溃脓流水,肌肉不生,久不收口。

24038 生肌散(《全国中药成药处方集》南昌方)

【组成】青花龙骨(煅)三钱 血竭(另研)三钱 红粉

三钱 制乳香三钱 制没药三钱 冰片一钱 煅赤石脂三钱 煅石膏三钱 海螵蛸三钱

【用法】上为极细末,通过密筛筛过,再入乳钵内擂至极细无声为度,瓷瓶收贮,封固。用时先将疮口洗净,再将药纳入疮口内,外用膏药盖护。

【功用】生肌收口。

【主治】痈疽肿毒溃后,脓腐已净。

【宜忌】脓腐未净忌用。

24039 生肌散(《全国中药成药处方集》沙市方)

【组成】熟甘石一两 轻粉二钱 赤石脂五钱 龙骨五钱 正梅片 黄丹各一钱 熟石膏一两 乳没各五钱

【用法】上为极细末,以无声为度。每次用少许撒患处,外贴膏药。

【功用】生肌收口。

【主治】一切肿毒溃烂。

【宜忌】忌辛辣、鱼腥、葱、蒜等品。

24040 生肌散(《全国中药成药处方集》兰州方)

【组成】血竭花一两 龙骨二两 象皮二两 乳香二两 没药二两 赤石脂二两 海螵蛸五钱 梅片二钱 朱砂四钱

【用法】上为细末。将药敷疮上,用纱布盖贴之。

【功用】解毒止痛,生肌渗湿,去腐生新。

【主治】痈疽疮疖溃烂后,久不收口。

【宜忌】忌房事。

24041 生肌散(《全国中药成药处方集》济南方)

【组成】象皮三钱 乳香一钱 没药一钱 血竭二钱 儿茶三钱 冰片六分 海螵蛸三钱 煅龙骨三钱 煅石决明一两 煅石膏一两 珍珠一钱

【用法】上为极细末。将疮口洗净,敷患处,外以药膏覆之。

【主治】痈疽疮疖,溃后不敛。

【宜忌】忌辛辣等食物。

24042 生肌散(《全国中药成药处方集》沈阳方)

【组成】珍珠五分 冰片五分 象皮一钱 乳香五分 没药五分 炉甘石五分 轻粉四分 孩儿茶三分 血竭五分

【用法】上为极细末。先用净水拭患处,再上药面即可。

【功用】化腐生肌,收敛疮口。

【主治】痈疽疮疡,溃后不敛。

24043 生肌散(《外伤科学》)

【组成】制炉甘石五钱 滴乳石三钱 滑石一两 琥珀三钱 朱砂一钱 冰片一分

【用法】上为极细末,掺疮面,外盖膏药或油膏。

【功用】生肌收口。

【主治】痈疽溃后,脓水将尽者。

【备考】《中医伤科学》:亦可用凡士林适量调煮成油膏外敷。其中冰片亦可待用时掺撒在膏的表面方敷。

24044 生肌散(《中医皮肤病学简编》)

【组成】姜黄46克 甘草25克 雄黄25克 大海马31克 川黄柏31克 黄丹31克 炮山甲31克 生大黄15克 全蝎15克 冰片4克 麝香3克

【用法】上为细末。外用。

【功用】收口。

【主治】皮肤癌用白降丹后肿瘤脱落或消失,创面肉芽新鲜,活检病理切片报告阴性者。

24045　生肌散《朱仁康临床经验集》

【组成】轻粉30克　血竭末9克　龙骨末9克　炙乳香3克　煅石膏末30克　赤石脂末30克

【用法】以上各药依次加入,研成细末,装瓶备用。用少许直接撒在疮面,外盖玉红膏纱条,再盖敷料。

【功用】生肌长肉。

【主治】溃疡疮面,腐肉已清,新肌已露。

24046　生肌散《中西医结合皮肤病学》

【组成】1号:红升丹60克　轻粉15克　乳没各4.5克　血竭4.5克　冰片1.5克

2号:红升丹60克　轻粉9克　乳没各9克　血竭9克　儿茶6克　煅石膏30克　煅龙骨30克　珍珠母30克　冰片3克

3号:红升丹60克　轻粉9克　乳、没各30克　血竭4.5克　儿茶9克　煅石膏30克　煅龙骨30克　珍珠母30克　冰片3克

4号:红升丹30克　乳没各30克　冰片1.5克　象皮18克　煅龙骨4.5克　珍珠母15克　血竭30克　儿茶30克　轻粉9克　海螵蛸4.5克

5号:珍珠母6克　象皮6克　血余炭6克　炉甘石9克　血竭6克　儿茶6克　煅石膏30克　冰片0.3克

【用法】1～5号均研极细末。临床应用时,当脓腐(坏死组织)量多而难以脱掉时,用去腐解毒力大的1～2号生肌散。脓腐已渐脱净时,改用3号生肌散。一旦腐肉已基本脱净时,用4号生肌散。若肉芽健康,且有上皮自创口边缘向内长出时,用5号生肌散。一般情况下,浅平的伤口,换药时先揭除敷料,用干脱脂棉擦净伤口周围(不用酒精棉球),然后再用干棉花蘸去分泌物。检视伤口,如伤口内坏死组织多而不易去除时,可撒用生肌散1～2号(用量不必过多,以在伤口表面薄薄覆盖一层即足),然后用涂有玉红膏的纱布盖好,粘膏固定。玉红膏的范围不要太大,只需略大于伤口即可,也不要涂得太厚。每1～3天换一次药。待坏死组织大部分清除后,就改用生肌散3号,外面仍包以玉红膏。坏死组织已脱净时,改用生肌散4号。当肉芽已明显长出,则改用生肌散5号,外面包以象皮膏。深在伤口,若伤口小而深时,揭除敷料后,同样先脱脂棉花擦净伤口周围,然后用探针卷少量棉花擦净深处的分泌物(进出探针时,要始终保持一个方向捻转)。最后取适当大小的一片棉花置于伤口外,将生肌散撒在棉花片上,用探针随捻随送进伤口内(要求棉花包裹在探针上,生肌散包在棉花中央,要求探针把棉花送到伤口深处顶端)。取出探针时,向相反的方向捻转,则棉花已形成一个药捻而脱离探针,轻轻抽出探针,棉捻则置留在伤口内,外面用玉红膏包扎粘牢。生肌散之应用按伤口坏死组织多少,伤口腔径大小,是否引流通畅来决定。坏死组织多,口腔径小,引流不畅用1～2号,反之,用3～4号,健康肉芽已长平可用5号。

【功用】去腐生肌,解毒长肉。

【主治】一切化脓性伤口与溃疡,硬红斑,变应性血管炎的溃疡,坏疽性脓皮病与褥疮等。

【方论选录】生肌散1～4号都是以具有"提毒去腐,生肌长肉"的红升丹为主药,配以轻粉杀虫祛炎,乳香、没药、血竭行气活血止痛,儿茶、煅石膏、煅龙骨止血,祛湿、敛疮,珍珠母益阴生肌,冰片透窍为引。生肌散5号是以珍珠母、象皮生肌长肉为主药,血余益阴生肌,煅石膏、炉甘石、血竭、儿茶祛湿敛疮,冰片为引。生肌散1号中红升丹含量为70%,2号中红升丹含量为50%,3号中红升丹含量为30%,4号中红升丹含量为10%。因此生肌散1号去腐解毒力量最大,2、3、4号递减。

24047　生肌膏《鬼遗》卷二

【异名】生肉膏(原书卷四)。

【组成】大黄　芎䓖　芍药　黄耆　独活　当归　白芷各一两　薤白二两(别方一两)　生地黄一两(别方二两)

【用法】上㕮咀,以猪脂三升煎令沸,候白芷黄,膏成,绞去滓用。磨之,多少随其意。

【主治】痈疽,金疮。

24048　生肌膏《外台》卷三十七

【组成】甘草　当归　白芷　椒(去目)　干地黄　细辛　续断各三两　乌喙六枚(去皮)　肉苁蓉三两　薤白二十茎　蛇衔一两(一法无续断)

【用法】上切,以好醋半升和浸一宿,取猪膏三斤微火煎之,令鱼眼沸,三上三下,候白芷黄膏成。用涂之。

【主治】痈疽发背已溃。

24049　生肌膏《圣惠》卷六十三

【组成】蛇衔草一两半　当归一两半　黄连一两半　黄耆一两　甘草一两　黄芩一两　川大黄一两　续断一两　白芍药一两　白及一两　芎䓖一两　莽草一两　白芷一两　附子一两(生,去皮脐)　细辛一两　蜀椒一两(去目)　生干地黄三两　薤白一把

【用法】上锉细。以酒一升,拌令润半日,先用腊月猪脂三斤,入铛内炼沸,渐渐入药,煎令白芷黄赤色,滤去滓,以绵滤过,瓷盒盛。每日三二度,以涂患上。

【主治】一切痈疽发背,败坏疼痛。

24050　生肌膏《圣惠》卷六十三

【组成】熏陆香一两　松脂一两　黄丹二两　羊肾脂一两　生地黄汁二合　麻油四两　故绯帛五寸

【用法】上药先以油煎绯帛消尽,下熏陆香、松脂、羊肾脂,又煎三二沸,去火,下地黄汁,煎令汁尽,去火,下黄丹,搅令相入,又煎一二沸,下腊,候色黑,软硬得所,膏成。用帛上摊贴,日二换之。

【主治】一切痈疽发背,脓血不止。

24051　生肌膏

《圣惠》卷六十八。为《千金》卷二十五"地黄膏"之异名。见该条。

24052　生肌膏《圣惠》卷六十八

【组成】槟榔一枚　熏陆香半两　杏仁二七枚(去皮,研如膏)

【用法】上为细散,以炼了猪脂二合,黄蜡如胡桃仁大,入杏仁膏,同煎令膏成,以瓷盒盛。每用摊于帛上贴之。

【主治】金疮,灸疮,火烧疮等。

24053　生肌膏《圣惠》卷六十八

【组成】白芍药一两　熏陆香一两　胡粉一两　干姜一两(炮裂,锉)　油四两　蜡二两

【用法】上为细散。以油、蜡相和,煎如膏。用贴疮上,日二换之。

【功用】《普济方》:生肌。

【主治】金疮兼一切打损疮。

24054　生肌膏(《圣惠》卷六十八)

【组成】乳香二两　羊肾脂一两　蜡二两　油半斤

【用法】上药以油和煎如膏,绵滤过,置不津器中。旋取涂于疮上。

【主治】金疮,兼治一切打损疮。

24055　生肌膏(《圣惠》卷六十八)

【组成】防风一分(去芦头)　白蔹一分　赤芍药一分　当归一分　芎劳一分　桑根白皮一分　杏仁一分(汤浸,去皮尖双仁)　甘草一分　垂柳枝(锉)三合　乱发一两(洗令净)　黄丹五两　木香一分　丁香一分　麻油一斤(清者)

【用法】上药除香二味捣罗为末,余并细锉。以酒(油)浸一宿,慢火熬令柳枝色黄黑,绵滤去滓,澄清,拭铛令净,慢火熬药油,入黄丹,用柳木篦不住手搅,令丹色稍黑,取少许滴于水内,捻看得所,入香末,又搅令匀,倾于不津器中盛。每用看灸疮大小,以纸上匀摊贴之,每日二三度换,仍煎柳枝汤洗。勿令伤风。

【主治】灸疮久不愈,且疼痛。

24056　生肌膏(《圣惠》卷九十)

【组成】黄丹半两　杏仁一两(汤浸,去皮)　蛇蜕皮一条　黄蜡半两　乱发一两　菜子油六两　皂荚三寸(水浸,去黑皮子)

【用法】上药先取杏仁、蛇皮、皂荚捣碎,后以菜油于铫子中,煎乱发令消,次下杏仁等三味同煎,三上三下,以绵滤去滓,下黄蜡,次下黄丹,以柳木篦子,不住手搅令匀,候膏成。以瓷器盛,于故帛上涂贴之。

【主治】小儿瘰疬穴后。

24057　生肌膏(《圣济总录》卷一三五)

【组成】黄耆　当归各三分　生地黄一两半　防风(去叉)　大黄　芍药　黄芩(去黑心)　芎劳　续断　附子(生,去皮脐)　白芷　甘草　细辛(去苗叶)各半两　猪脂二斤

【用法】上药除猪脂外并锉碎,先以醋半升拌一宿,入脂,以瓷器盛于甑上,蒸半日,以绵绞去滓,瓷盒盛。取涂敷疮上,日二三次。

【主治】诸痈疽去脓血后虚困。

24058　生肌膏(《普济方》卷三一四)

【组成】黄丹六两　松脂半两　熏陆香半两　故绯帛一尺(烧灰,细研)　乱发半两　蜡一两　故青帛一尺(烧灰,细研)

【用法】上药以油一斤,先煎一二沸,纳发煎令消尽,然后纳蜡及松脂、熏陆香、青绯帛灰同煎,搅匀烊,以绵滤去滓,却入铛中下丹,以火煎搅令黑色,软硬得所,贮一瓷器中。取少许涂于楸叶上贴,日二易之。

【主治】一切痈疽发背,溃后肌肉不生。

24059　生肌膏(《普济方》卷三一五)

【组成】生杨柳枝一握(碎,锉如豆大)　清油四两　黄

丹二两

【用法】以油煎生杨柳枝令黄色,漉出,以新绵滤过,入黄丹,在油内重炼,以柳枝筋不住手搅,令烟青白,滴一二滴在水碗中,以丸得为度。须丸成不泥手,方可泻出也。

【主治】一切灸疮,取脓水。

24060　生肌膏(《嵩崖尊生》卷十三)

【组成】鸡蛋油三钱(取鸡蛋十余个,煮熟用黄,铜杓内熬油,倾入盏内)　轻粉末一钱　乳香　血竭　龙骨各五分

【用法】上为末,和匀。每日早、午、晚鸡翎蘸搽患处,膏盖避风。半月完口。

【主治】痔漏。

【加减】虚弱者,兼服养血健脾汤。

24061　生肌膏(《惠直堂方》卷三)

【组成】轻粉一分半　密陀僧三分　水粉一钱　冰片三厘　龙骨(煅)一分　银朱五分　赤石脂八分

【用法】上为末,熟猪肉油调和。敷患处,外用膏盖之。

【主治】痈疽疮口不收。

24062　生肌膏(《串雅内编》卷二)

【组成】麻油一斤(化胎发一团,熬滴水成珠)　龙骨(煅)　黄占　熟猪油　赤石脂　乳香　没药　轻粉　象皮(煅)各一钱(俱研细末)

【用法】入油内搅匀成膏。摊贴,一日一换。仍以猪肉汤洗三四次即平。

【功用】生肌收口。

【主治】❶《串雅内编选注》:疮疡疔肿。❷《中医外科常用方选》:一切溃疡,腐肉不尽,新肉不生者。

【方论选录】《串雅内编选注》:本方用龙骨、赤石脂收敛渗湿;象皮生肌长肉;乳香、没药、黄蜡为膏,以助收敛生肌之力。

【备考】《串雅内编选注》:一般局部常规消毒,再上此药即可,不用猪肉汤洗亦可。

24063　生肌膏(《同寿录》卷四)

【组成】当归　黄耆　山慈菇　白芷　甘草　血余　天麻　独活　穿山甲　露蜂房　五倍子　天花粉　荆芥　金银花　白蔹　肉桂　牛蒡子　白芍各一两

【用法】净麻油三升,如法熬,去滓,入飞过黄丹一斤半收之,再入白占、黄占、血竭、铜绿各二两,待冷,再入轻粉、乳香、没药(各去油)、龙骨、象皮(炒)、樟脑、儿茶、赤石脂各一两、麝香五钱、冰片二钱(各制为末),和入搅匀,瓷瓶收贮待用。

【功用】收功长肉。

【主治】诸毒。

24064　生肌膏

《痘麻绀珠》卷十八。为《片玉痘疹》卷十二"生肌散"之异名。见该条。

24065　生肌膏(《济众新编》卷五)

【组成】油发　松脂　黄矿油　枯矾　乳香　没药　血竭　香油

【用法】上先以香油煎发熔化后,去滓,和诸药末,瓷器收贮,涂旧蓝贴疮。

【主治】瘰疬及诸疮。

24066　生肌膏

《膏药方集》。即《圣惠》卷六十三"止痛排脓生肌神秘方"。见该条。

24067　生肌膏

《膏药方集》。为《圣惠》卷六十三。"排脓生肌膏"之异名。见该条。

24068　生肌膏（《全国中药成药处方集》呼和浩特方）

【组成】川芎　生地　生山甲　白芷　独活　赤芍　生白附子　当归　木鳖子　大麻子　大黄　黄柏　苍术　苦参　白蔹　赤小豆各一两

【用法】用香油十斤，炸枯，去渣，炼至滴水成珠，加黄丹收膏。

【主治】疮疡。

24069　生肌膏

《外伤科学》。为《外科正宗》卷一"生肌玉红膏"之异名。见该条。

24070　生肌膏（《中医皮肤病学简编》）

【组成】制乳香15克　制没药15克　儿茶15克　血竭15克　青花蛇蜕（煅）15克　碎琥珀15克　合欢皮15克　净轻粉12克　净红粉3克　川蜈蚣（焙焦）10条　冰片6克

【用法】用凡士林156克、白蜡15克、黄蜡15克，入锅内熔化后，离火待温，将药末加入搅和即成。外用。

【主治】下肢溃疡。

24071　生肌膏（《中医外科临证集要》）

【组成】广丹30克　白及60克　黄蜡150克　紫草15克　麻油300克

【用法】先将白及研成极细粉末。然后将麻油入锅内煎开，再将紫草用双层纱布包好置入油内，约五分钟离火，捞起紫草，投入黄蜡烊化，稍冷即下广丹和白及末，拌匀即成。

【功用】生肌合口。

【主治】一切痈疽溃口，毒尽不敛者。

【方论选录】方中紫草清血生肌，广丹、白及、黄蜡生肌合口，麻油润燥养肌。腐脱脓净者，用之效果颇佳。

24072　生军散（方出《肘后方》卷五，名见《验方新编》卷十一）

【组成】大黄

【用法】上为末。以苦酒和，贴肿上，燥易。不过三即差减。

【主治】痈疽疮疖，红肿焮痛。腰脚疼痛，跌打损伤。❶《肘后方》：痈肿振焮不可忍。❷《证类本草》引《海上集验方》：腰脚冷风气。❸《验方新编》：一切未破大小火热疮疖，红肿焮痛。❹《不知医必要》：闪跌腰痛，及肩挑重物受伤，初时不觉，日久方痛者。

【宜忌】《验方新编》：痈疽疮疖皮色不变者，忌用。

24073　生阳丹（《圣济总录》卷一八五）

【组成】硫黄（生研）　附子（炮裂，去皮脐）　桂（去粗皮）　干姜（炮）各一钱

【用法】上为末，酒煮，面糊为丸，如梧桐子大，丹砂末为衣。每服二十丸，食前温艾汤下，温米饮亦得。

【主治】肾虚脏气寒。

24074　生阳汤（《医学集成》卷三）

【组成】黄耆　人参　熟地　麦冬各一两　当归　枣仁各五钱　五味三钱　炙草一钱

【主治】大汗伤阳。

24075　生肝饮

《医级》卷八。为《校注妇人良方》卷八"滋肾生肝饮"之异名。见该条。

24076　生附汤（《直指》卷十八）

【组成】附子（生）一分　苍术（炒）　杜仲（姜制炒）各半两　生干姜　白术　茯苓　牛膝（酒浸，焙）　厚朴（制）　甘草（炙）各一分

【用法】上锉。每服三钱，加生姜四片，大枣二枚，食前煎服。

【主治】受湿腰痛。

24077　生附汤

《得效》卷八。为《三因》卷十二"生附散"之异名。见该条。

24078　生附汤（《玉案》卷二）

【组成】大附子　苍术　香附　白术各一钱　甘草三分　干姜五分　杜仲　牛膝　茯苓　厚朴各八分　生姜三片　大枣二枚

【用法】水煎八分服。

【主治】湿溜下部，两足无力，步履艰难，腰膝疼痛。

24079　生附散（《医方大成》卷十引《汤氏方》）

【组成】生附子

【用法】上为末。面水调贴之。即愈。

【主治】冻烂脚成疮。

24080　生附散（《三因》卷十二）

【异名】生附汤（《得效》卷八）。

【组成】附子（去皮脐，生用）　滑石各半两　瞿麦　木通各三分　半夏（汤洗七次）三分

【用法】上为末。每服二大钱，水二盏，加生姜七片，灯心二十茎，蜜半匙，煎七分，空心服。

【主治】冷淋。多因饮水过度，或为寒泣，心虚气耗，小便秘涩，数起不通，窍中疼痛，憎寒凛凛。

24081　生枣汤

《冯氏锦囊·杂证》卷十二。为方出《证类本草》卷十二引《简要济众方》，名见《圣济总录》卷四十二"酸枣仁汤"之异名。见该条。

24082　生势丹（《辨证录》卷十三）

【组成】炒黄柏三两　儿茶一两　冰片三分　生甘草一两　大黄三钱　乳香一钱　没药一钱　麝香三钱　丹砂一钱（不煅）

【用法】各为绝细末，和匀，掺之。掺之即止痛，逢湿即渗末，不数日脓尽血干。

【主治】杨梅疮，龟头烂落，连龟身亦烂尽。

24083　生明丸（《御药院方》卷十）

【组成】薄荷叶　川芎各七钱半　缩砂仁　甘菊花各半两

【用法】上为细末，炼蜜和丸，每二两作十五丸。每服一丸至二丸，细嚼温水送下；噙化亦得。

【主治】眼目暴赤，睛痛肿赤。

24084　生明散（《良朋汇集》卷三）

【组成】白丁香(拣净,水飞过细末)一两　南硼砂末(好者)三钱

【用法】上为极细末,用大活蛤蜊一个,将药末入蛤蜊内,又将蛤蜊放净碗内,上盖竹纸,勿占灰尘,连碗晒令出水,用骨簪点眼。

【主治】瞎眼后及年老眼目昏花。

24085　生乳丸(《北京市中药成方选集》)

【组成】当归八两　生地八两　川芎四两　生白芍八两　通草二两　生麦芽十六两　山甲四两　漏芦八两　生黄耆八两　鹿角霜八两　广木香四两　王不留行(炒)四两

【用法】上为细末,过罗,炼蜜为丸,重三钱,蜡纸管封固。每服一丸,日服二次,温开水送下。

【功用】补气,活血,下乳。

【主治】产后气血亏损,乳少,乳汁不足。

24086　生乳片(《成方制剂》19册)

【组成】白芷　穿山甲　党参　冬瓜子　关木通　漏芦　路路通　山药　熟地黄　丝瓜络　王不留行　猪鞭

【用法】制成糖衣片。口服,一次3～5片,一日3次。

【功用】补气生血,痛经下乳。

【主治】产后气血亏损,乳少,乳汁不通。

24087　生乳丹

《傅青主女科》卷下。为原书同卷"通乳丹"之异名。见该条。

24088　生乳汁(《成方制剂》3册)

【异名】生乳灵。

【组成】穿山甲　当归　党参　地黄　黄芪　麦冬　玄参　知母

【用法】加工为棕红色的液体。口服,一次100毫升,一日2次。

【功用】补气养血,滋阴通乳。

【主治】产后阴血亏虚,乳汁稀薄,短少。

【宜忌】忌气恼,忌食辛辣食物。

24089　生乳灵(《天津市中成药规范》)

【异名】生乳糖浆(《中药制剂手册》)。

【组成】穿山甲30千克　沙参10千克　天花粉50千克　丝瓜络50千克　白马悬蹄60千克　鹿角10千克

【用法】天花粉用25%醇按浸渍法提取浸液,穿山甲、沙参、丝瓜络、白马悬蹄、鹿角按水煮法取其煮液,将煮液合并过滤,减压浓缩至适量,兑入单糖浆1200升,苯甲酸钠0.5%,待冷后加入天花粉浸液,搅拌均匀,比重1.2～1.24,25℃静置七天后即可灌封。每瓶120毫升。每次服40毫升,每日服三次,温热后服用。

【功用】通经活络,下乳。

【主治】妇人气血不足,经络不通,奶汁稀薄及奶汁灰黄。

24090　生乳灵

《成方制剂》3册。为原书同册"生乳汁"之异名。见该条。

24091　生金丸(《普济方》卷三八七引《全婴方》)

【组成】人参　郁金　半夏　白矾末各一两

【用法】上为末,姜糊丸,如小豆大。三岁三十丸,生姜汤送下。

【主治】小儿咳嗽有痰,气急不食。

24092　生金汤(《幼幼新书》卷十引《婴孺方》)

【组成】生金黑豆大(无生,熟亦得)　茯神　干姜各一分　甘草(炙)二分

【用法】水一升,煮五合,一服一枣大,日五夜三。

【主治】小儿生七日后,忽患口鼻青,微惊,胸中冷,视物高。

24093　生金散(《幼幼新书》卷二十五引丁左藏方)

【组成】天南星一个(重一斤者)　绿矾一两

【用法】上先安排南星在干地上,用矾与南星同处,四边以灰火烧,烟尽为度。取出后研如粉,入当门子一粒,先含,浆水洗贴之。

【主治】小儿走马疳。

24094　生金散(《疡科选粹》卷七)

【组成】千年石灰(研细)

【用法】六月六日捣韭汁拌成饼,阴干收贮,腊月复细研,以牛胆汁拌匀,装入胆中,悬挂阴干。临阵时,每用灰六钱,血竭四钱,研极细,遇有伤者,虽皮开肉裂,敷之包裹,罔不即联。

【主治】刀斧初伤。

24095　生肤散(《辨证录》卷十三)

【组成】麦冬一两　熟地二两　山茱萸一两　人参五钱　肉桂一钱　当归一两　忍冬藤一两　白术五分

【用法】水煎服。二剂而肉自长,又二剂外口自平,又二剂全愈。

【主治】背痈将愈,阴虚不能济阳,而疮口不收者。

24096　生肥散(《一盘珠》卷五)

【组成】决明　乳香　没药　海螵蛸　黄丹　血竭　赤石脂(火煅)　龙骨(火煅)　熊胆　轻粉　冰片　上麝香

【用法】上为细末。每日掺二三次。

【功用】收水。

【主治】痔疮。

24097　生鱼汤

《外台》卷三十三。即《千金》卷二"鲤鱼汤"。见该条。

24098　生鱼簿(《普济方》卷三二五)

【组成】生鲤鱼(长)五寸　大黄　莽草　灶中黄土各六两

【用法】上别捣鱼如膏,三物下筛,更捣令调,以生地黄汁和。敷肿上,日五六,夜二三。即愈。

【主治】乳痈。

24099　生油方(《圣惠》卷八十四)

【异名】生油汤(《圣济总录》卷一六九)、生油剂(《痘治理辨》)。

【组成】生油一小盏

【用法】上炖如人体温,将熟水一小盏,旋旋倾入油盏内,不住手以杖子打搅,直候大熟水尽,更打令匀如蜜即止。夜卧时,三岁前至百日之一晬内,每服二蚬壳;五岁至七岁,每服三蚬壳;十五岁以前,每服三大蚬壳至半合;直至大人,每服一合至二合。服后良久,令卧少时。服三五服,大小便利,四肢热退,疹痘不生也。

【主治】小儿脏腑伏于热毒,未成疹痘疾候,四肢微觉有热,食物似减,头发干竖,或时额多微热。

【备考】《圣济总录》：扁鹊及仓公用此，谓之神剂。

24100　生油方（《圣济总录》卷一一四）

【组成】生油一合

【用法】上一味，滴入耳中，日三五次。候其塞出即愈。

【主治】耳聋；蚰蜒入耳。

【备考】原书卷一一五所载此方用生油三合，将油少少灌入耳中。若入腹者，空腹服酢酪一升，不出更服。仍以面和烧饼，乘热薄耳门，须臾即出。

24101　生油汤

《圣济总录》卷一六九。为《圣惠》卷八十四"生油方"之异名。见该条。

24102　生油剂

《痘治理辨》。为《圣惠》卷八十四"生油方"之异名。见该条。

24103　生茶散（《鸡峰》卷十八）

【组成】蓬莪术　茴香　生茶各等分

【用法】上为细末。每服二钱，水一盏，盐二钱，葱白一寸，煎至六分，和滓空心服。

【主治】暴患小便不通。

24104　生韭饮（《医统》卷二十六引朱丹溪方）

【组成】生韭（捣自然汁一盏，温加酒一二杯同服）

【用法】上先以桃仁连皮细嚼数十枚后，以韭汁送下。

【功用】开提气血。

【主治】食郁久则胃脘有瘀血作痛。

24105　生韭饮（《不居集》上集卷十四）

【组成】韭菜（取汁）

【用法】用姜汁、童便磨玉金饮之。其血自清。如无玉金，以山茶花代之。

【主治】诸血上行。

24106　生胃丸（《朱氏集验方》卷四）

【组成】良姜　白姜各四两（并油炒）　丁香　胡椒

【用法】上为细末，面糊为丸，如梧桐子大。每服百十丸，米饮陈皮汤下。

【主治】酒食所伤，胸膈不快，不思饮食。

【备考】方中丁香、胡椒用量原缺。

24107　生胃丸

《瑞竹堂方》卷二。为《济生》卷七"生胃丹"之异名。见该条。

24108　生胃丹（《医方大成》卷三引《济生》）

【异名】生胃丸（《瑞竹堂方》卷二）。

【组成】大天南星四两（用真黄土半斤，将生姜汁作黄土成面剂包裹南星，慢火煨香透去土不用，将南星切碎焙干和后药研）　丁香（不见火）一两　粟米一升（用生姜二斤和皮擂取自然汁浸蒸焙）　木香（不见火）　厚朴（去皮姜汁制炒）　神曲（炒）　麦蘖（炒）　橘红　防风（去芦）　白术　谷蘖（炒）　缩砂仁　白豆蔻　青皮（去白）各一两　半夏曲二两　人参　沉香（不见火）　甘草（炙）各半两

【用法】上为细末，为丸如绿豆大。每服七十丸，不拘时候，淡姜汤送下。

【主治】脾胃不足，痰多呕逆，不思饮食。

【方论选录】此药以南星、粟米、黄土为主，盖南星醒脾，粟米养胃，黄土以土养土也。

24109　生胃丹（《朱氏集验方》卷四引刘立之方）

【组成】人参　神曲（炒）　麦蘖（炒）　谷蘖（炒）　半夏曲各一两　白术　白芍药　川续断　川牛膝（酒浸，焙）　川厚朴（姜制）　丁香　防风各一两半　白豆蔻仁（炒）　山药　白茯苓　木香　沉香各二两　香附子三两　缩砂仁（炒）二两　粟米七升　生姜五斤（取自然汁浸粟米，蒸烂，焙）　天南星一斤（用生姜渫和作饼，真黄土成泥包裹，放慢火内煨令香熟，去土，焙为末）

【用法】上为细末。为丸如绿豆大。每服一百丸，用白汤吞下。

【主治】翻胃吐食，胃虚生风，手足抽搦，痰涎潮作声，久病全不纳食，胃气欲绝。

24110　生胃丹（《朱氏集验方》卷五）

【组成】粟米四两（温水浸透，炊作饭，火焙干乘热用；生姜自然汁和湿再焙干，如是制七次）　粉白天南星二两（姜汁浸一宿，次日用生姜汁和纸筋黄泥裹南星，晒干，用慢火煨半日，泥焦干为度，候冷取出南星入药）　人参　白术　茯苓各二两　陈皮　白豆蔻仁　缩砂仁　麦蘖（炒）　半夏曲　青皮　荜澄茄　石莲肉各一两　南木香三钱

【用法】上为细末，用米粉糊为丸，如绿豆大。每服五六十丸，食前姜汤吞下。

【功用】生胃气，消痰沫，开膈进食。

【方论选录】《东医宝鉴·杂病篇》：脾胃气虚则不能运化水谷，水谷停积则为湿痰，曰补气，曰治痰，曰燥湿，三者不可偏废。此方中人参、白术以补气，麦芽、缩砂仁以消食，南星以燥湿痰，又茯苓渗湿，陈皮、青皮利气，白豆蔻、荜澄茄开膈，木香调气，莲肉清心，可谓周而且备，肥白气虚者尤宜服之。

24111　生胃散（《活幼口议》卷二十）

【组成】四圣汤（白术、人参、白茯苓、炙甘草）加石莲子　木香　黄耆

【主治】久吐胃寒。

24112　生香散（《外科大成》卷二）

【组成】白松香四两（用葱汁煮干）

【用法】上为末，加生猪板油二两捣成膏，贴之。次用红粉生肌。

【主治】臁疮，血风。

24113　生香膏（《三因》卷十六）

【组成】甜瓜子（去壳）

【用法】上为细末，蜜熬少许，调成膏。食后含化；或敷在齿间。一方用香附子炒去毛，为末。每早晚揩少许牙上。

【主治】口气热臭。

24114　生香膏（《医部全录》卷四一五引《类要方》）

【组成】黄柏半钱　螺青二钱

【用法】上为细末。每服一字，或半钱掺患处。

【主治】诸物梗喉。

24115　生脉汤

《丹溪心法》卷一。为《医学启源》卷下"生脉散"之异名。见该条。

24116　生脉饮

《兰台轨范》卷一引《医录》。为《医学启源》卷下"生脉散"之异名。见该条。

24117 **生脉散**(《医学启源》卷下)

【异名】生脉汤(《丹溪心法》卷一)、参麦散(《遵生八笺》卷四)、生脉饮(《兰台轨范》引《医录》)、人参生脉散(《症因脉治》卷二)、定肺汤(《医林绳墨大全》卷二)、参麦五味饮(《胎产心法》卷下)。

【组成】麦冬　人参　五味子

【功用】益气养阴,敛汗生脉。

❶《医学启源》:补肺中元气不足。❷《医便》:止渴生津。❸《回春》:清心润肺。❹《景岳全书》:止渴消烦,定咳嗽喘促。❺《嵩崖尊生》:清暑益气,生脉补虚。

【主治】气阴两伤,肢体倦怠,气短懒言,口干作渴,汗多脉虚;久咳伤肺,气阴两亏,干咳少痰,食少消瘦,虚热喘促,气短自汗,口干舌燥,脉微细弱;或疮疡溃后,脓水出多,气阴俱虚,口干喘促,烦躁不安,睡卧不宁。

❶《丹溪心法》:注夏属阴虚,元气不足,夏初春末,头痛脚软,食少体热。❷《正体类要》:金疮、杖疮,发热体倦,气短,或汗多作渴,或溃后睡卧不宁,阳气下陷,发热烦躁。❸《内科摘要》:热伤元气,肢体倦怠,短气懒言,口干作渴,汗出不止。❹《外科枢要》:胃气亏损,阴火上冲,口干喘促,或肢体倦怠,肌肉消瘦,面色萎黄,汲汲短气,汗出不止,食少作渴;或脓水出多,气血俱虚,烦躁不安,睡卧不宁。❺《医方考》:气极者,正气少,邪气多,多喘少言。❻《赤水玄珠》:肺气大虚,气促上喘,汗出而息不续,命在须臾。❼《回春》:中暑,暑伤于气,脉虚弦细芤迟,属元气虚脱者。

【方论选录】❶《内外伤辨》:圣人立法,夏月宜补者,补天真元气,非补热火也,夏食寒者是也。故以人参之甘补气,麦门冬苦寒泻热,补水之源,五味子之酸,清肃燥金,名曰生脉散。孙真人云:五月常服五味子,以补五脏之气,亦此意也。❷《医方考》:肺主气,正气少故少言,邪气多故多喘。此小人道长,君子道消之象。人参补肺气,麦冬清肺气,五味子敛肺气,一补一清一敛,养气之道毕矣。名曰生脉者,以脉得气则充,失气则弱,故名之。东垣云:夏月服生脉散,加黄耆、甘草,令人气力涌出。若东垣者,可以医气极矣。❸《古今名医方论》引柯韵伯:麦冬甘寒,清权衡治节之司;人参甘温,补后天营卫之本;五味酸温,收先天天癸之原。三气通而三才立,水升火降,而合既济之理矣。❹《医方集解》:人参甘温,大补肺气为君;麦冬止汗,润肺滋水,清心泻热为臣,五味酸温,敛肺生津,收耗散之气为佐。盖心主脉,肺朝百脉,补肺清心,则元气充而脉复,故曰生脉也。夏月炎暑,火旺克金,当以保肺为主,清晨服此,能益气而祛暑也。❺《成方便读》:方中但以人参保肺气,麦冬保肺阴,五味以敛其耗散。不治暑而单治其正,以暑为无形之邪,若暑中无湿,则不致留恋之患,毕竟又无大热,则清之亦无可清,故保肺一法,即所以祛暑耳。此又治邪少虚多,热伤元气之一法也。在夏月肺虚者,可服之。❻《温病条辨》:汗多而脉散大,其为阳气发泄太甚,内虚不可留恋可知。生脉散酸甘化阴,守阴所以留阳,阳留,汗自止也。以人参为君,所以补肺中元气也。❼《血证论》:人参生肺津,麦冬清肺火,五味敛肺气,合之甘酸化阴,以清润肺金,是清燥救肺汤之先声。

【临床报道】❶中暑《续名医类案》:陆祖愚治陈元甫,七月间因构讼事,忍饥,食冷粥数碗,少顷即吐出。自此茶饮皆吐,头痛身热,咽喉不利,昏冒,口中常流痰液。医知为中暑,用冷香薷饮投之,随吐;又以井水调益元散投之,亦吐,昏沉益甚。脉之,阳部洪数无伦,阴部沉微无力。此邪在上焦,在上者因而越之,此宜涌吐者也。盖饥饿之时,胃中空虚,暑热之气,乘虚而入于胃,胃热极而以寒冷之水饮投之,冷热相反,所以水入即吐;即口中流涎,亦胃热上溢之故也。因用沸汤入盐少许,齑汁数匙,乘热灌之,至二三碗不吐,至一时许方大吐,水饮与痰涎同出,约盆许。即以生脉散投之,人事清爽,诸症顿减。❷脱症:《成都中医学院学报》[1979,(1):48]周某,女,75岁。患高血压及慢性支气管炎多年。平素血压在190～170/110～100毫米汞柱之间,并有头晕失眠,咳嗽胸闷等。诊前约10分钟,因过劳突感呼吸困难,心悸,头汗如珠,口噤不语,脉形隐伏,怠缓而结,至数不清,每分钟约36次/分。证属脱证。急取红参2支(切片),麦冬15克、五味子12克,开水浸泡,白糖为引,徐徐灌入口中,药尽服,病人始能呻吟,手足扰动。再服即时苏醒,脉形始现,50次/分,仍无力而结,3～5至一止。此元气复而未盛,原方浓煎作饮,2小时内尽服生脉散二剂,神识清楚,转危为安。次日再诊,觉头昏疲乏心跳,六脉弦缓,5～8至一止。血压140/100毫米汞柱,已进食。仍按原方再进三剂,素食调养,脉形整齐,恢复常态。❸低血压:《四川医学》[1981,(2):100]口服生脉散加味(粉剂):党参6克、黄耆6克、五味子2克、麦冬2克、肉桂2克,共18克为一人一日量,共研末,每次服6克,每日3次,连服四周为一疗程,选择血压低于90/60毫米汞柱,排除器质性及营养不良者作为观察对象,共观察10例(男女各5人),经给药一疗程后,收缩压平均升高14毫米汞柱,舒张压平均升高6.7毫米汞柱。❹心肌炎:《上海中医药杂志》[1979,(6):25]治疗心肌炎20例(其中15例经多种西药多疗程治疗无效而改用本法),显效6例,有效10例,无效4例。❺休克:《新医药杂志》[1974,(3):21]收治急性心肌梗塞并发心源性休克20例,其中3例单用西药治疗,死亡1例(33%),而另17例用生脉散注射液治疗,死亡1例(5.8%),16例血压全部回升恢复正常,升压作用温和是其特点。《江苏中医》[1980,(3):59]以本方治疗休克114例,包括感染性休克98例,用药5分钟至1小时后开始升压,显效率为71.8%,血压稳定时间平均为17.3小时。❻心衰:《中医杂志》[1980,(12):30]生脉液治疗小儿肺炎合并心衰17例,其中1～3天内症状消失者10例(58.8%),3天以上消失者7例(41.1%),平均消失时间3.81±0.39天,而12例对照组中,3天以上消失者7例(58.3%),1～3天以内消失者5例(41.7%),平均消失时间6.08±1.19天,$P>0.05$。❼心律失常:《中级医刊》[1959,(9):26]患者女性,73岁,支气管扩张合并支气管肺炎,继发心力衰竭,采用毛地黄叶粉末内服。治疗过程中,突然发生恶心呕吐,心率38次/分,律齐,血压降至90/0毫米汞柱,患者疲乏,嗜睡。经中西医会诊,诊断为毛地黄中毒所致心房室传导阻滞。用人参9克、麦冬9克、五味子3克;连服5剂,心率恢复至56次/分,诸症逐步缓解。《天津医药》[1978;(2):64]:用本方配合安他心0.1克每日4次,治疗室性、房性早搏5例,4例痊愈,1例好转。《成都中医学院学报》[1981,(2):52]:治疗心率缓慢型心律失常

21人次(15人),其中病态窦房结综合征18人次,伴有Ⅱ度二型或Ⅲ度房室传导阻滞的双率枝传导阻滞3人次。结果1人次显效,17人次好转,治疗有效率为18/21(85.7%)。❽冠心病、心绞痛《中医杂志》[1981,(12):67]观察54例冠心病心气虚患者应用生脉散前后的左心功能改变,用药前后比较结果具有显著性差异。《安徽中医学院学报》[1984;(3):40]:严氏用生脉液治疗心血管疾病23例,其中冠心13例,高心6例,肺心3例,心肌炎1例,总有效率为70.1%。其中对改善心电图异常的总有效率为69.6%,缓解心功能障碍症状总有效率为70.4%。❾肺结核《中医杂志》[1959,(9):36]根据中医辨证施治原则治疗肺结核22例,其中心肺型(即心痨与肺痨混合型)用生脉散熬膏治疗。经四个月后,全部有效,大多数恢复健康。

【现代研究】❶镇静作用:《新医药学杂志》[1974,(3):21]生脉散有镇静作用,能延长小白鼠或巴比妥钠睡眠时间。给药组平均睡眠时间136.6±21.6分钟,对照组平均睡眠时间100.3±35.2分钟($P<0.01$)。❷提高耐缺氧能力:《新医药学杂志》[1974,(3):21]生脉散可增加小白鼠对低压缺氧的耐受能力,给药组存活率为63.3%,对照组存活率为37.7%,两组差别显著($P<0.05$)。说明本方能提高心肌对缺氧的耐受性,节约心肌对氧的消耗。❸抗冠病作用:《北京医学院学报》[1975,(2):118]家兔经结扎冠状动脉前降支,造成实验性心源性休克,生脉散注射液具有一定的治疗作用,但升压作用缓慢,给药组与对照组疗效有明显差异。《中医杂志》[1981,(6):24]观察54例有心气虚表现的冠心病心绞痛患者的心肌收缩时相(STT)及心尖搏动图,表明该病心气虚的实质与不同程度心功能不全有关。应用生脉散注射液后,可以改善左心室功能。其正性肌力作用与西地兰对心脏作用相类似。❹抑制豚鼠心肌细胞膜三磷酸腺苷酶活性:《新医药学杂志》[1973,(10):27]生脉散可抑制豚鼠心肌细胞膜三磷酸腺苷酶的活性,抑制强度与剂量成正比。其中人参、五味子单味药亦有抑制作用,而麦冬则无抑制作用。认为生脉散由于抑制心肌细胞三磷酸腺苷酶的活性,是改善心脏生理功能的途径之一。❺对2,3-二磷酸甘油酸的双向调节作用:《全国中西医结合虚证研究与防治老年病会议资料选编》(1982年)观察静脉注射生脉散前及24小时后正常人及冠状患者细胞2,3-二磷酸甘油酸的含量变化,结果表明本方对此可能具有双向调节作用。动物实验结果还表明本方还可以提高缺氧动物的PO_2、SO_2,设想可能是生脉散使缺氧机体的摄氧、带氧能力提高,并将此看成是生脉散益气作用机理之一。❻抗微循环障碍作用:《辽宁中医杂志》[1984,(12):36]生脉散注射液对大分子右旋糖酐所致微循环障碍和弥漫性血管内凝血的病理变化,有一定的对抗和保护作用。不仅可以改善微循环障碍,还可以阻止血管内DIC产生。❼强心机理:《安徽中医学院学报》[1983,(3):56]生脉散是通过多种途径作用而增强心肌收缩、改善心功能的。其作用途径至少有四个方面:A.抑制心肌细胞膜Na-K-ATP酶活性。B.改善心衰心肌的能量代谢。C.改善心衰心肌蛋白的代谢。D.兴奋垂体-肾上腺功能。❽抗休克作用:《天津医药通讯》[1972,(11):44]生脉注射液可使在体兔心收缩力加强,对狗急性失血性休克具有升压作用,并使休克动物趋于安静。

《新医药学杂志》[1974,(3):21]心源性休克:用耳缘静脉注射橄榄油的方法,造成家兔心源性休克,对照组存活率为12.5%,预防给生脉散组存活率为75%,两组差别显著($P<0.05$)。本方主要作用可能是加强心肌收缩力,改善冠状动脉循环。中毒性休克:生脉散能延长家兔阻断肠系膜上动脉后所致休克的存活时间,给药组平均存活时间为488.8分,对照组为344.4分,两组比较,差别非常显著($P<0.01$)。❾毒性研究:《中成药研究》[1980,(2):41]生脉散注射液给狗静滴17~20毫升/千克,滴速60滴/分,心电图及血压无明显变化,快速注入(180滴/分),心电图出现ST段下降;静脉注射未有溶血现象;小鼠尾静脉给药,LD_{50}34.94±3.51克/千克。临床一次静滴400毫升,未发现任何副作用,仅偶有静脉炎发生。❿对实验动物小肠辐射损伤的保护作用:《中国辐射卫生》[2007,16(3):264]生脉散可提高十二指肠、空肠和回肠段的肠腺存活率,减少组织MDA含量,提高GSH-Px、SOD活性,提高血液中IL-2、IL-4、IL-6、IL-11水平,通过拮抗氧化、调节白细胞介素及损伤修复作用有效减轻小肠的辐射损伤。⓫对实验性高脂血症大鼠血液流变学的影响:《辽宁中医杂志》[2007,34(10):1478]生脉散能使大鼠血浆中胆固醇(TC)、甘油三酯(TG)明显降低,高密度脂蛋白(HDL-C)升高,脂质过氧化物(MDA)含量减少,超氧化物歧化酶(SOD)及谷胱甘肽过氧化物酶(GSH-PX)活性增强,血液黏度、红细胞和血小板聚集能力明显降低。本方对高脂血症大鼠血脂代谢,改善血流状态,清除氧自由基有一定的作用。⓬对小鼠免疫和造血功能的影响:《中国公共卫生》[2007,23(9):1102]生脉散可促进病理模型小鼠的外周血白细胞、网织红细胞、骨髓有核细胞数、淋转指数、TNF、IL-6活性等各指标恢复及升高,本方具有显著改善机体免疫功能和刺激骨髓造血功能的作用。

【备考】《观聚方要补》引《内外伤辨》本方用人参、麦冬各三钱,五味子十五粒。水煎服。本方改为胶囊剂,名"生脉胶囊"(见《成方制剂》7册)。改为茶剂,名"生脉袋泡茶"(见《成方制剂》11册)。本方去人参,加红参,改为颗粒剂,名"益气复脉颗粒"(见《新药转正》31册);改为口服液剂,名"益气复脉口服液"(见《新药转正》4册)。

24118 生脉散《嵩崖尊生》卷七)

【组成】人参 麦冬各二钱 白术 阿胶各一钱 陈皮八分 五味十个

【主治】气不布息,呼吸不接续,出多入少。

24119 生脉散《辨证录》卷九)

【组成】人参一两 麦冬二两 北五味子一钱 黄芩一钱

【用法】水煎服。

【主治】小便不出,中满作胀,口中甚渴,投以利水之药不应,属于肺气干燥者。

【方论选录】夫膀胱者,州都之官,津液藏焉,气化则能出矣。上焦之气不化,由于肺气之热也。肺热则金燥而不能生水,投以利水药,益耗其肺气,故愈行水而愈不得水也。治法当益其肺气,助其秋令,水自生焉。方用生脉散治之。生脉散补肺气以生金,即补肺气以生水是矣。何以加黄芩以清肺,不虑伐金以伤肺乎?不知天令至秋而白露降,是天得寒以生水也。人身肺金之热,不用清寒之品,何以益肺以生水乎?此黄芩之必宜加入于生脉散中,以助肺金清肃之令也。

24120 生脉散(《痘医大全》卷三十三)

【组成】人参一钱 炙黄耆三钱

【用法】水煎服。

【主治】痘后灰白,气血两亏。

24121 生脉散(《医门补要》卷中)

【组成】西洋参 生地 麦冬 五味

【主治】暑伤气弱。

24122 生津丸(《圣济总录》卷五十八)

【组成】青蛤粉 白滑石各一两

【用法】上为细末,用黄颡鱼涎和为丸,如梧桐子大。每服三十丸,煎陈粟米饮下,不拘时候。

【主治】消渴,饮水日夜不止。

24123 生津丸(《嵩崖尊生》卷十一)

【组成】乌梅 薄荷叶 硼砂 柿霜 白砂糖

【用法】蜜丸。噙化。

【功用】《全国中药成药处方集》(沈阳方):生津止渴敛汗。

【主治】❶《嵩崖尊生》:暑天发渴。❷《全国中药成药处方集》(沈阳方):胸中烦热,唇燥舌干,咽喉肿痛,口渴自汗。

24124 生津方(《医碥》卷七)

【组成】兜铃 水芹 旋覆花 酱瓣草(俱鲜者取汁) 薄荷叶 五倍子各四两

【用法】捣作饼,盒七日,出白毛,又采前四种取汁拌捣,待干,又拌汁捣,不拘通数。每用五厘,入口津液涌溢。

【主治】口干涩,火盛津虚。

24125 生津汤(《济阴纲目》卷九)

【组成】当归 甘草(炙)各五钱 麦门冬(去心) 通草 滑石各三钱 人参 细辛各一钱

【用法】上为细末。每服六七钱,灯心煎汤,空心调服。

【主治】妊妇津液不足,常病自汗,或因下痢后,小便短少不痛者。

24126 生津汤

《医级》卷九。为《医方集解》引丹溪方"活血润燥生津汤"之异名。见该条。

24127 生津汤(《中国内科医鉴》)

【组成】麦门冬 黄耆 栝楼根 甘草 人参 黄连 牡蛎 地黄 知母

【主治】消渴嘈杂。

24128 生津饮(《嵩崖尊生》卷十四)

【组成】黄耆一钱半 人参 生地 麦冬各二钱 五味十粒 当归三钱 茯苓八分 炙草 升麻各四分 葛根一钱

【主治】产后口渴,小便不利。

24129 生津饮(《医略六书》卷二十八)

【组成】人参一钱半 麦冬三钱(去心) 知母一钱半(去毛) 天冬三钱(去心) 草梢一钱半 车前子三钱

【用法】水煎,去滓温服。

【主治】孕妇淋沥涩痛,脉软数。

【方论选录】妊娠气亏,湿热伤津液,而不能上敷下达,故口燥心烦,小便涩痛淋沥不已焉。人参扶元气以通津液,天冬润肺以资水源,麦冬生津润燥,知母清热除烦,草梢泻火以缓涩痛,车前子清肝以利小便也。水煎温服,使元气内充,则湿热自化,而津液四溢,无不上输心肺,而烦燥宁,下达膀胱肾而涩痛解,何小便淋沥之不痊者,胎孕无不自安矣。

24130 生津饮(《医方简义》)

【组成】生地黄 鲜生地 天冬 麦冬(去心)各一两 菊花 淡竹叶 霜桑叶 佩兰叶各三钱 生石膏五钱 川柏 淡秋石各五分 生葳蕤五钱

【用法】加青果五枚,水五大碗,煎至一大碗,去滓,频频而饮。

【主治】燥症。不拘内伤外感,上燥下燥诸症。

【加减】如咳嗽者,加薄荷、桔梗各一钱五分;内伤重者,加藕汁、梨汁、人乳汁各一大盅,燉热,和匀而饮;如上燥而有余热者,又加菁茎一两,同本药熬就,和入藕、梨汁、人乳汁同饮可也。

24131 生津散(《玉案》卷三)

【组成】黄柏 天花粉 黄连 山栀各一钱 白扁豆 生地 麦门冬 知母各一钱五分 茯苓 干葛各八分

【用法】加灯心三十茎,水煎,空心服。

【主治】上焦之病,渴而饮水者。

24132 生津散

《证治宝鉴》卷四。为《医学入门》卷八"活血润燥生津饮"之异名。见该条。

24133 生姜丸(《圣济总录》卷五十四)

【组成】生姜(去粗皮切作片,焙) 厚朴(去粗皮生姜汁炙熟)各六两 半夏(汤洗七遍)一两 陈橘皮(去白,焙)六两 人参 白茯苓(去黑皮) 陈曲(微炒) 大麦蘖(炒)各一两半

【用法】上为细末,用生姜汁煮面糊和丸,如梧桐子大。曝干。每服三十丸,空心食前米饮下。

【功用】通气。

【主治】三焦虚胀。

24134 生姜丸(《圣济总录》卷六十三)

【组成】生姜二斤(和皮切作片子,以盐三两淹一宿,慢火焙干) 甘草(炙,锉) 陈橘皮(汤浸去白,焙)各四两 香白芷 缩砂(去皮) 胡椒各一两 蓬莪术(炮)二两

【用法】上为末,以面糊为丸,如小弹子大,细研丹砂为衣。每服细嚼一丸,食前温酒下。

【功用】益津液,和胃气。

【主治】干呕恶心。

24135 生姜丸(《幼幼新书》卷九引《聚宝方》)

【组成】蜈蚣一条(酒浸一宿) 干蝎(全者)七个 蚕蛾十个 白僵蚕(直者) 朱砂各一分(研) 天南星 白附子 麝香(当门子)各一个 薄荷心七个 龙脑(研) 水银(锡结沙子)各一钱 棘冈子二十个(炒)

【用法】上为细末,研令匀,以石脑子油和为膏,单子裹。每服一粒,如黍米大,冷水调下,须发前服。一二服必效。

【主治】小儿虚风,急慢惊搐搦,项筋紧强,手足逆冷,

腰背拘急。

24136　生姜丸(《普济方》卷二一二)

【组成】生姜　半夏各一两　附子三分　藜芦半两

【用法】上为末,陈醋煮沸,和药末为丸,如梧桐子大。每服三十丸,陈米饮下。日午再服。

【主治】脓血下痢不禁。

24137　生姜丸(《普济方》卷二一三)

【组成】生姜　藜芦　乌头　桂心　黄连　云实　代赭各等分

【用法】上为末,蜜为丸,如梧桐子大。每服二丸。大下痢,宿勿食。清旦以冷水服之,勿饮食,至日中过后乃饮食也。若得药力,明旦更服如前。亦可长服。虚羸,昼夜百行脓血亦愈。

【主治】热病时气下赤白痢。

24138　生姜丸(《济阳纲目》卷二十八)

【组成】生姜(切作片子焙干)

【用法】上为末,糯米糊为丸,如芥子大。每服三十丸,空心米饮下。

【主治】寒嗽。

24139　生姜丹(《鸡峰》卷十二)

【组成】茴香二两　生姜四两(不去皮)

【用法】上二味擦拌,入埚器内,淹一伏时,不透气,取出用慢火炒,不得过,次入青盐一两,同为细末,煮好面糊为丸,如梧桐子大。每服三五十丸,空心酒或盐汤下。

【主治】肾受邪,阳气衰弱,意情不快,多倦。

24140　生姜汤

《医心方》卷五引《古今录验》。为方出《肘后方》卷三,名见《医心方》卷二十二引《产经》"人参汤"之异名。见该条。

24141　生姜汤(《医心方》卷九引《深师方》)

【组成】生姜五两　茯苓四两　半夏一升　橘皮一两　甘草二两

【用法】以水九升,煮取三升七合,分三服。

【主治】食已呕逆。

24142　生姜汤(《外台》卷六引《集验方》)

【组成】生姜四两　泽泻三两　桂心二两　橘皮三两　甘草二两　茯苓四两　人参一两　大黄四两

【用法】上切。以水七升,煮取三升。服五合,一日三次。

【主治】吐逆干呕。

【宜忌】忌海藻、菘菜、醋物、生葱。

24143　生姜汤(《千金》卷十三)

【组成】生姜一斤(取汁)　食蜜八两　醍醐四两

【用法】上药微火上耗令相得。适寒温服三合,一日三次。

【主治】胸腹中卒痛。

【方论选录】《千金方衍义》:胸腹中卒痛,审无宿滞固结,但需生姜以散虚火之逆,酥、蜜以滋津血之燥,不烦猛剂峻攻也。

24144　生姜汤(《千金》卷十六)

【组成】生姜一斤　甘草三两　桂心四两

【用法】上㕮咀。以水六升,煮取一升半,每服五合,一日三次。

【功用】温中下气。

【方论选录】《千金方衍义》:甘草款留姜、桂之性,以尽温中之力也。

24145　生姜汤(《外台》卷六引《救急方》)

【组成】东壁土一把　生姜一大两(碎之)

【用法】用水一大升,煮取半升,澄清,热饮之。如渴依前进。

【主治】干湿霍乱冷热。

24146　生姜汤(方出《圣惠》卷四十七,名见《医方类聚》卷十引《神巧万全方》)

【异名】生姜饮(《普济方》卷二〇三)。

【组成】生姜汁一合　蜜一合　糯米一合(以新汲水淘令净,研如粉)

【用法】以新汲水一大盏相和,时时服一合。

【主治】❶《圣惠》:霍乱吐泻,心烦闷乱。❷《神巧万全方》:胃中实热,吐逆,不受饮食,心神烦渴。

24147　生姜汤(《局方》卷十)

【组成】干生姜二斤　白面(炒)三斤　甘草(炒)十三斤　杏仁(去皮尖麸炒,别研)十斤

【用法】上以炒盐二十二斤同为末。每服半钱,如茶点吃,常服一字,不拘时候。

【功用】消食化痰,宽利胸膈。

【主治】酒食所伤。心胸烦满,口吐酸水,呕逆不定,饮食无味,胸膈不快。

24148　生姜汤(《圣济总录》卷六十三)

【组成】生姜(细切丝)十二两　草豆蔻(去皮)四两　甘草(生锉)半斤

【用法】上药先捣草豆蔻、甘草为末,同姜丝烂研匀,捏作饼子焙干,再捣罗为末。每服一大钱,空心、食前盐汤点服。

【功用】和胃气,养津液。

【主治】❶《圣济总录》:干呕。❷《普济方》:胃有寒,气逆呕哕。

24149　生姜汤(《圣济总录》卷一八一)

【组成】生姜二两(切)　升麻二两(锉)　射干二两(锉)　陈橘皮一两(汤浸,去白)

【用法】上锉,如麻豆大。每服三钱匕,水一盏,煎至七分,去滓温服。

【主治】小儿咽喉肿痛,毒气热极,咽塞不利。

24150　生姜汤(《鸡峰》卷十二)

【组成】生姜四两(和皮切作头子,入石灰一两同炒姜七分干,从入半夏一两再抄十分干)　丁香末一分　白矾一钱　硫黄一分

【用法】上为细末。每服一钱,生姜米饮调下;哕用干柿蒂汤。

【功用】定呕逆。

【主治】翻胃,膈气不下食。

24151　生姜汤(《养老奉亲》)

【异名】二仁膏(《遵生八笺》卷五)。

【组成】杏仁四两(去皮尖)　生姜六两(去皮细横切之)　甘草三分　桃仁半两(去皮尖)　盐花三两

【用法】上以杏仁、桃仁、姜湿纸同裹煨，沙盆内研极细后，入甘草、盐再研，洁器贮之。汤点服。

【主治】老人膈滞，肺疾痰嗽。

24152　**生姜汤**（《养老奉亲》）

【组成】生姜二两（去皮细切）　浆水一升

【用法】上和少盐，煎取七合，空心常服。

【功用】开胃进食。

【主治】老人饮食不下，或呕逆虚弱。

24153　**生姜汤**

《普济方》卷一○四。即《直指》卷七"星姜汤"。见该条。

24154　**生姜汤**（《普济方》卷一八七）

【组成】半夏（汤七次，焙）半两　人参　前胡（去苗芦）桂（去粗皮）　赤茯苓（去黑皮）各三两　甘草（炙）各一分　柴胡（去苗）半两

【用法】上为粗末。每服五钱，水二盏，生姜五片，大枣三枚（擘开），同煎至一盏，去滓温服，不拘时候。

【主治】胸痹短气。

24155　**生姜汤**（《普济方》卷二四五）

【组成】生姜（和皮研）五两

【用法】上绞取汁，煎令熟。每服半合，以熟汤半盏调匀，空心服之。日午、近晚各一。

【主治】脚气。入夏取凉，或饮浆酪，停痰攻脾胃，胸满吐逆不下食，或吐清水涎沫。

24156　**生姜汤**（《普济方》卷三四六）

【组成】生姜一斤　淡竹叶一升

【用法】以水二升，煮取一升，去滓，分再服。

【主治】妇人产后余血不尽，血流入腰腿疼痛，胸急气满，两胁皆痛。

24157　**生姜汤**（《种痘新书》卷十二）

【组成】半夏（法制）　生姜各等分

【用法】水煎服。

【主治】噎气。

24158　**生姜汤**（《不知医必要》卷一）

【组成】老生姜五钱

【用法】水煎。初服须抉开口灌。

【主治】中风闭证。

24159　**生姜饮**（《圣济总录》卷三十六）

【组成】生姜　大枣　甘草（微炙）　草豆蔻（去皮）木通各一分

【用法】上㕮咀，如麻豆大。水三盏，煎至一盏半，去滓，分三服。温饮之。

【功用】治疟止渴。

【主治】疟病发渴。

24160　**生姜饮**（《圣济总录》卷四十）

【组成】生姜二两（切）

【用法】以水三盏，煎取一盏半，去滓，分三温服，不拘时候。

【主治】霍乱呕哕。

24161　**生姜饮**（《圣济总录》卷一四○）

【组成】生姜半斤（切）

【用法】上研如泥，取自然汁，饮五分一盏。未退再服。

【主治】毒箭所伤。

24162　**生姜饮**（《圣济总录》卷一六○）

【组成】生姜汁　生地黄汁

【用法】上药各取汁半盏，相和一处，煎取七分，后下酒少许相和，温服之。

【主治】产后恶血上掩心，如见神鬼欲死。

24163　**生姜饮**

《普济方》卷二○三。为方出《圣惠》卷四十七，名见《医方类聚》卷十引《神巧万全方》"生姜汤"之异名。见该条。

24164　**生姜饮**（《普济方》卷三六六）

【组成】南星（略炮）半两　生姜四钱　橘皮五钱

【用法】上锉。每服三钱，加紫苏五叶，水煎服。

【主治】风邪风毒，缠喉不语。

24165　**生姜饮**（《医学集成》卷二）

【组成】生姜一两　半夏五钱　橘红三钱　藿香二钱丁香二分

【主治】胃寒呕吐。

24166　**生姜酒**（方出《肘后方》卷二，名见《圣济总录》卷四十）

【组成】生姜一两（累擘破）

【用法】以酒升半，煮合三四沸，顿服之。

【主治】❶《肘后方》：注痢不止而转筋入腹欲死。
❷《圣济总录》：霍乱转筋入腹欲死。

24167　**生姜酒**（《普济方》卷二六○）

【组成】生姜汁一合　白蜜一匙　清酒倍　生姜汁

【用法】上相和，温顿服之。半日乃效。

【主治】少觉不下食。

24168　**生姜酒**（《中医皮肤病学简编》）

【组成】生姜250克

【用法】上药浸于50至60度酒500毫升中。外治。

【主治】鹅掌风。

24169　**生姜散**（《圣济总录》卷三十八）

【组成】生姜二两（切，焙）　陈橘皮（汤浸去白，焙）干木瓜各一两

【用法】上为散。每服二钱匕，温水调下，连三五服。

【主治】霍乱吐不止，欲死。

24170　**生姜散**（《圣济总录》卷四十七）

【组成】生姜（切，炒）三两　蓬莪术（锉炒）一两　陈橘皮（汤浸去白，炒）　甘草（锉，炒）各二两

【用法】上为散。每服一钱匕，入盐少许，沸汤点服。

【主治】胃反，吐逆不止，心膈不利，饮食减少。

24171　**生姜散**（《圣济总录》卷四十七）

【组成】草豆蔻二两（去皮，白面裹煨令熟，去面）　甘草四两（炙，锉）

【用法】上为粗末，以生姜去皮半斤细切，与药末同入木臼内捣成饼子，焙干，再捣罗为散。每服一钱匕，入盐点服，不拘时候。

【主治】胃中有寒，气逆呕哕。

24172　**生姜散**（《圣济总录》卷一五六）

【组成】干生姜一分　姜黄　陈橘皮（去白，焙）　白芷白术　甘草（炙）各半两

【用法】上为散。每服二钱匕，用粥饮调下，不拘时候。

生

【功用】和胃顺气。

【主治】妊娠呕逆，不下食。

24173　生姜散（《医方类聚》卷一六四引《吴氏集验方》）

【组成】生姜　大豆（煮熟）各等分

【用法】上药擂水与服。

【功用】解附子、川乌、草乌、半夏毒。

24174　生姜粥（《证类本草》卷八引《兵部手集方》）

【组成】母生姜二斤（捣烂）

【用法】绞取汁，作拨粥服。

【功用】《长寿药粥谱》：暖脾胃，散风寒。

【主治】❶《证类本草》引《兵部手集方》：反胃羸弱，不欲动。❷《长寿药粥谱》：中老年人脾胃虚寒，呕吐清水，腹痛泄泻，感受风寒，头痛鼻塞，以及慢性气管炎肺寒喘咳。

【备考】《长寿药粥谱》有大枣。若用于风寒感冒，去大枣，加葱白同煮粥。

24175　生姜粥（《圣惠》卷九十六）

【组成】生姜半两（湿纸裹煨熟，细切）　白面（可拌姜令足）

【用法】上将姜于面中拌和，如婆罗门粥法，于沸汤中，下煮令熟。空腹温温吞之。

【主治】赤白痢及水痢。

24176　生姜粥（《圣济总录》卷一八九）

【组成】生姜（去皮细切研）一两　枇杷叶七片（拭去毛，炙，为末）

【用法】以水二升，煎至一升，去滓，用白粳米一合煮粥，更入盐、酱汁、五味等，空心温食之。

【主治】反胃呕吐，不下食。

24177　生姜煎（《外台》卷三引《集验方》）

【组成】生姜三两（去皮，切如豆粒大）

【用法】以饧半斤和，微煎令烂。每日无问早晚，少少含，仍嚼姜滓，一时咽之。

【主治】天行病上气咳嗽，多唾粘涎，日夜不定。

24178　生姜煎（《圣惠》卷五）

【组成】生姜半斤（研取汁）　白蜜十两　人参末四两

【用法】入银锅子内，都搅令匀，以慢火熬成煎。每服一茶匙，以热粥饮调下，不拘时候。

【主治】脾胃气虚弱，不能饮食。

24179　生姜煎（《圣惠》卷九十七）

【组成】生姜汁一合　蜜二合　生地黄汁一升

【用法】三味相和，以微火煎如稀饧。每服一匙，和粥一盏，入煖酒二合，搅令匀，空心食之。

【主治】脾胃气弱，不能下食，黄瘦。

24180　生姜煎（《圣济总录》卷一一七）

【组成】生姜（取汁）一盏　白沙蜜三两

【用法】同煎十余沸，用瓷器盛。时时以热水调一匙头，含咽之。

【主治】口疮疼痛。

24181　生姜煎（《医统》卷七十六）

【组成】老生姜一大块（打破，湿纸包煨）

【用法】水一钟，煎半钟。热服微汗。

【主治】瘴如疟，憎寒壮热。

24182　生姜煎（《寿世青编》卷下）

【组成】生姜（切片，麻油煎过，为末）

【用法】煮粥调食。

【主治】反胃羸弱。

24183　生姜煎

《卫生总微》卷十四。为《千金》卷五"八味生姜煎"之异名。见该条。

24184　生姜膏

《圣惠》卷三十五。为《千金》卷六"母姜酒"之异名。见该条。

24185　生眉散（《元戎》卷十二）

【组成】桑寄生　南星　半夏　没药各一钱

【用法】上为细末。生姜自然汁调成膏子。先用自然铜擦过，次以此涂之。

【功用】生眉。

【主治】大风癞疾眉落。

24186　生眉散（方出《医方类聚》卷二十四引《急救仙方》，名见《疯门全书》）

【组成】皂角针（焙干）　新鹿角（烧存性）各等分

【用法】上为细末。生姜汁调涂眉上，一日一次。

【功用】生眉毛。

【主治】大风眉落。

24187　生眉膏（《准绳·类方》卷五）

【组成】白花蛇　乌蛇　羊粪（炒黑）　土马鬃　半夏各等分（炒黑色）

【用法】上为细末，用生姜自然汁调匀。擦在眉上，一日涂一次。

【主治】眉毛脱落。

24188　生珠散（《普济方》卷三〇八）

【组成】生珠

【用法】上以水磨，外涂。

【主治】沙蜂叮。

24189　生珠膏（《医方大成》卷十引《幼幼方》）

【组成】天麻一分　朱砂二钱　僵蚕　白附子（煨）　花蛇（酒浸，炙干）各二钱　全蝎二十一个　黑附子一钱（炮）　麝香半字　蜈蚣一条（酒浸）　南星一钱半（煨）

【用法】上为末，和匀，炼蜜为丸，如鸡头子大。每服一丸，金银薄荷汤化下。

【主治】急慢惊风。

24190　生铁酒（《济阳纲目》卷八十六）

【组成】生铁一斤　酒五升

【用法】水煎，取一升饮之。

【主治】被打，瘀血在骨节不出者。

24191　生黄散

【方源】《眼科阐微》卷三。

【组成】生地　茺蔚　川芎各二钱　桑白皮　当归　菊花各一钱　赤芍四钱　薄荷　黄芩　黑参　白芷　木贼　防风各三钱　桔梗六钱　知母　甘草各五钱

【用法】上为细末。清茶下三钱。

【主治】胎前产后，眼内血翳流出，烂弦、羞明、云翳。

24192　生黄膏（《小儿药证直诀》卷下）

【异名】牛黄膏（《永乐大典》卷九七六引《施园端效方》）。

【组成】雄黄(研) 甘草末 川甜消各一分 寒水石(生飞,研)一分 脑子一钱 绿豆粉半两 郁金末一钱

【用法】上为末,炼蜜和成膏。每服半皂子大,食后薄荷水化下。

【主治】热,及伤风疳热。

24193 **生银丸**(《圣济总录》卷一二二)

【组成】人参半两 丹砂(研) 铅霜(研) 锡蔺脂 朴消(研) 升麻各一分 蓬砂(研)三钱 龙脑(研)一钱

【用法】上为末,和匀,炼蜜为丸,如皂子大。每服一丸,含化咽津。

【主治】口干咽肿,喉颊胀痛。

24194 **生银丸**(《幼幼新书》卷四十引《吉氏家传》)

【组成】生银矿半两(火煅醋淬七次) 水银砂 京墨(煅) 全蝎十四个(薄荷叶里煨,炙) 生犀屑 真珠末 麝香 板青(青黛洗下者) 轻粉 朱砂各半钱 龙脑一钱 粉霜半钱 天南星(一枚去脐,为末)一钱

【用法】上为末,薄荷叶煮面糊为丸,如鸡头子大。每服一丸,金银薄荷汤下。

【主治】小儿急慢惊风,浑身掣搦,目睛上视,喉内涎响,手足瘛疭,见人怕怖。

24195 **生银丸**(《普济方》卷三八七引《全婴方》)

【组成】半夏一两(姜汤泡七次) 白矾(煅)一两 寒水石(煅)六两

【用法】上为末,糊为丸,如小豆大。每服二十丸,生姜汤送下。

【主治】小儿咳嗽痰盛。

24196 **生银汤**(《普济方》卷三四二引《圣惠》)

【组成】生银五两 葱白三寸(切) 阿胶半两

【用法】以水一盏,同煎至七分,去银并滓,温服。若要作粥服,入糯米二合,煮为粥,服之甚佳。

【主治】妊娠惊胎不安,心神烦闷。

24197 **生银散**(《卫生总微》卷五)

【组成】生银末半钱(细研) 蛇黄三分(煅,醋淬七次) 黑铅一钱(水磨) 天南星七钱(炮) 磁石一钱(煅,醋淬十次) 铁花粉二钱 朱砂一钱(水飞) 麝香一钱

【用法】上为细末。每服一字,煎犀角屑汤调下;如儿沉困者,用薄荷、乳汁调下。汗出为效。

【主治】慢惊乍静乍动,手足瘛疭,时发时止。

24198 **生液丹**(《辨证录》卷六)

【组成】熟地二两 山茱萸 人参 生枣仁 茯神各五钱 北五味二钱 丹皮 丹参各三钱

【用法】水煎服。

【主治】燥症。肾水虚,心火旺,阴耗而思色,以降其精,则精不出而内败,小便道涩如淋而作痛。

24199 **生葛散**(《普济方》卷一八九引《济生》)

【组成】生葛根 小蓟根各半斤

【用法】上洗净,捣取汁。每服一盏,烫温服,不拘时候。

【主治】鼻衄不止。

24200 **生硫饮**(方出《本草纲目》卷十一引《直指》,名见《卫生鸿宝》卷一)

【组成】生硫黄末

【用法】老酒调下,常服之。

【主治】嗜酒,任气,血凝于气,则为气鳖;嗜酒痼冷,败血入酒,则为血鳖;大者如鳖,小者如钱,上顷人喉,下蚀人肛,或附胁背,或隐肠腹。

24201 **生筋散**(《幼幼新书》卷二十六引《家宝》)

【异名】生力散(《卫生总微》卷十二)。

【组成】木鳖子三个 蓖麻子三十个

【用法】上各取肉,同研。每用一钱许,津唾调贴。急抱揩项上,令热贴之。

【主治】小儿疳疾后天柱骨倒。

24202 **生滑汤**(《普济方》卷三二一)

【组成】蒲黄一两(炒) 木通 黄芩各二两 瞿麦 滑石各半两 甘草二钱半(炒)

【用法】上咬咀。每服二钱,水一盏,煎至七分,温服之。

【主治】小便秘涩血。

24203 **生犀丸**(《博济》卷五)

【组成】生犀半分(镑) 生龙脑半分 真麝香半分 红娘子二十个 斑猫二十一个(去头翅,同红娘子著豆面炒焦黄为度)

【用法】上为末,用豆面糊为丸,如绿豆。每日空心、日午、夜卧用腊茶放温酒下一丸。服全十日,加至二丸。

【功用】消毒,化结聚。

【宜忌】除淡饮烧盐外,余并忌一月,日食切忌晕腥。

24204 **生犀丸**(《传家秘宝》卷中)

【异名】生犀角丸(《圣济总录》卷十四)。

【组成】生犀一两(研为细末) 天麻半两 败龟半两(酥炙) 牛黄一分(别研) 茯神(去皮)一分 远志(去心)一分 人参(去芦头)一分 肉桂(去皮)一分 龙齿(酥炙黄)一分 朱砂一分(别研) 麝香半两(研) 龙脑一分(别研) 石菖蒲半两(细锉,一寸九节者) 金银箔各五十片 羚羊角半两(为末)

【用法】上为极细末,炼蜜为丸,如梧桐子大。每服二丸,食后、临卧温水化下。或加至四丸至七丸。

【功用】聪明耳目,益精神,壮心气,镇心神。

【主治】心虚喜忘,烦悸,风涎不利,诸风颤掉;或多健忘,寝寐多惊,心常似忧,或怔或忪,往往欲倒,状类暗风,四肢颤掉,多生怯惧,每起烦躁,悲涕愁煎,并属心脏气亏。

24205 **生犀丸**(《证类本草》卷七引《御药院方》)

【组成】川芎十两(紧小者) 麝 脑各一分 生犀半两

【用法】川芎以粟米泔浸,三日取出,切片子,日干为末,作两料,每料入麝、脑各一分,生犀半两重,汤煮,蜜杵为丸,小弹子大。每服一丸,茶、酒嚼下。

【功用】去痰,清目,进饮食。

【加减】痰,加朱砂半两;膈壅,加牛黄一分,水飞铁粉一分;头目昏弦,加细辛一分;口眼㖞斜,加炮天南星一分。

24206 **生犀丸**(《圣济总录》卷八)

【组成】生犀(镑) 木香 赤箭 牛膝(去苗,酒浸,微炙) 芎藭 天麻(浆水煮一日,切作片子,焙干) 荜澄茄各取末二两 薏苡仁 羌活(去芦头) 威灵仙(洗去土,焙干) 酸枣仁(微炒) 补骨脂 生干地黄(焙) 干薄荷各

取末三两 黄耆(锉,焙) 何首乌(米泔浸五日,竹刀子切,焙) 白花蛇(酒浸一日,去皮骨,炙黄) 甘菊花 杜仲(去粗皮,炙,锉) 厚朴(去粗皮,生姜汁炙令香) 防风(去叉) 蔓荆实 桂(去粗皮) 丹砂(研) 白附子(微炮) 白芷 甘草(炙,锉)各一两 香墨一两(生用,须是年深绝好者,用二两更佳)

【用法】上为末,别入生龙脑五钱,细研于净盘中,搅拌匀,再罗三五遍,须是匀细,炼蜜搜和得所,入臼中杵约三千下,取出,每一两分作三十丸,以麝香油涂手为丸,以瓷器内收盛。身体昏沉,鼻塞气闷,煎人参汤嚼下二十丸,日三服,不以时候;上膈不利,痰涎忽多,以龙脑、木香汤嚼下二十丸,食后、临卧,一日三服;常服茶、酒任下。

【主治】风邪客于机关,筋络缩急,肢体拘挛。

24207 生犀丸《圣济总录》卷十二)

【组成】犀角(镑屑) 芎劳 羌活(去芦头)各一两 白僵蚕(炒) 防风(去叉) 荆芥穗各半两 干蝎(炒) 白芷 藁本(去土) 龙脑(研) 麝香(研) 牛黄(研)各一分 鸡苏叶二两 天麻(酒浸一宿,锉,焙)二两(别捣为细末)

【用法】上药除天麻别捣外,先以十味捣罗为细末,再入三味研者药,炼蜜半斤,入天麻末,更入河水并真酥各少许,置于重汤内煎炼成膏,候冷和搜成剂,入臼内杵数百下为丸,如鸡头子大。每服一丸,细嚼,腊茶清下,不拘时候。

【主治】风虚肉瞤,头目昏眩,四肢拘急,或时麻痹,旋运多痰,牙关紧痛,欠伸倦怠。

24208 生犀丸《圣济总录》卷一一五)

【组成】犀角(镑屑) 牛黄(研)各一分 防风(去叉)半两 白附子(炮) 乌蛇(酒浸,去皮骨,炙) 天南星 干姜(炮) 丹砂(研) 没药(研) 半夏(汤洗二十四遍) 龙脑(研) 乳香(研) 桂(去粗皮)各一分 当归(锉,焙)半两 麝香(研)半两

【用法】上为细末,炼蜜为丸,如梧桐子大。每服二十丸,空心酒下。

【主治】耳中策策疼痛。

24209 生犀丸《圣济总录》卷一二二)

【组成】犀角(镑) 枳实(去瓤,麸炒) 射干 海藻(洗去盐,焙) 升麻各一两 白附子(炮)半两 百合 胡黄连 蒺藜子(炒)各三分 杏仁(汤浸,去皮尖双仁,研)三分

【用法】上为末,炼蜜为丸,如弹子大。每服一丸,绵裹咽津,不拘时候。

【主治】马喉痹。脾肺不利,热毒攻冲,发于咽喉,热冲喉间,连颊肿,数出气,烦满。

24210 生犀丸《御药院方》卷十)

【组成】荆芥穗 大黄各一两 甘草 川芎各半两 薄荷叶七钱

【用法】上为细末,炼蜜为丸,每两作十丸。每服二丸,食后细嚼,温水送下。

【主治】目赤肿痛隐涩,眵泪生疮。

24211 生犀丸《幼科类萃》卷六)

【异名】生犀角丸(《医统》卷八十八)。

【组成】犀角 真珠 防风 羌活 天竺黄 茯神各三钱 大黄(煨) 甘草(炙)各二钱 朱砂(水飞)一钱

【用法】上为细末,炼蜜为丸,如黄豆大。用薄荷汤研化,入麦门冬(去心),不拘时候服。冬至、立夏前宜服。

【功用】解散风热,清心肺,利咽喉。

【主治】《幼科折衷》:小儿风热,邪风客于皮毛,入脏腑。呵欠面赤、恶风发热,汗出,目涩,多睡。

24212 生犀汤《圣济总录》卷一三六)

【组成】生犀角(镑)三分 贝齿(生用,先捣后研)一两 羚羊角(镑)一两半 升麻一两三分(生用)

【用法】上为粗末。每服三钱匕,水一盏,煎至六分,食后去滓服,日二夜一。

【主治】诸风毒气,身体疼痛,面目暴肿,肿连手足。

24213 生犀汤

《普济方》卷四。为《小儿药证直诀》卷下"生犀散"之异名。见该条。

24214 生犀饮

《圣济总录》卷一〇三。为《圣惠》卷三十三"犀角散"之异名。见该条。

24215 生犀饮《幼幼新书》卷二十引《吴氏家传》)

【组成】羚羊角 地骨皮 紫菀 麦门冬(焙) 秦艽 大黄(生) 枳壳(麸炒) 柴胡 茯苓 赤芍药 人参 桑白皮 黄耆 羌活 半夏曲(炙黄) 鳖甲(醋炙,再糖醋炙焦)各一分

【用法】散一钱,水一盏,煎五分,食后夜卧温服。儿五岁内服半钱。

【主治】儿十岁内肌体烦躁,或食桃杏酸热类,或伤寒后肌热羸瘦,或食羊肉令儿体热,或作骨蒸瘦瘠,潮热颊赤,口干,五心烦躁,食不生肌,盗汗,伏卧食泥,一切蒸热。

24216 生犀饮《普济方》卷六十三引《杨氏家藏方》)

【组成】大黄 盆消各二两 荆芥 薄荷 甘草各一两

【用法】上为粗末。水煎,食后服;或为末,蜜水调下。

【主治】脾肺积热,脏腑积滞,咽喉肿痛,痰嗽不利。

24217 生犀饮

《婴童百问》卷六。为《袖珍小儿》卷四"生犀散"之异名。见该条。

24218 生犀饮《温疫论》卷二)

【异名】生犀散(《医学集成》卷二)。

【组成】犀角二钱(镑) 苍术(泔浸油炒) 川连各一钱 黄土五钱 界茶叶一大撮 金汁半盏

【用法】水煎,去滓,入金汁搅和。日三夜二服。

【主治】瓜瓤瘟。胸高胁起,呕血如汁。

【加减】虚,加盐水炒人参;大便结,加大黄;渴,加栝楼根;表热,去苍术、黄土,加桂枝、川连;便脓血,去苍术,倍黄土,加黄柏;便滑,以人中黄代金汁。

【备考】《医学集成》有花粉,无茶叶,金汁作"人中黄",用法为散服。

24219 生犀饮《金鉴》卷七十八)

【组成】生犀角二钱 羚羊角一钱 防风一钱 黄芩一钱 桔梗一钱五分 知母一钱 茯苓一钱 人参一钱

【用法】上为粗末。以水二盏,煎至一盏,食后去滓温服。

【功用】清热。

【主治】伤寒病后患目疾,因余热未清,过食辛热,两热合邪,以致瞳仁散大,时见黑花,隐涩泪多,红肿疼痛。

24220 生犀散《局方》卷十)

【异名】羚羊角汤(《圣济总录》卷一七七)。

【组成】大黄(蒸,切,焙) 鳖甲(汤煮,去裙襕,醋涂炙黄) 麦门冬(去心) 黄耆 秦艽(去苗并土) 羚羊角(镑) 桑白皮(锉) 人参 茯苓(去皮) 地骨皮(去土) 赤芍药 柴胡(去苗) 枳壳(去瓤,麸炒)各等分

【用法】上为粗末。每服二钱,水一盏,入青蒿少许,煎至六分,去滓温服。儿小即分为二服。

【主治】小儿骨蒸肌瘦,颊赤口干,日晚潮热,夜有盗汗,五心烦躁,四肢困倦,饮食虽多,不生肌肉;及大病瘥后,余毒不解;或伤寒病后,因食羊肉,体热不除。

24221 生犀散(《圣济总录》卷六十八)

【组成】犀角二两(镑屑,生用) 桔梗二两(生用)

【用法】上二味,捣罗为散。每服二钱匕,暖酒调下。

【主治】吐血似鹅鸭肝,昼夜不止。

24222 生犀散(《小儿药证直诀》卷下)

【异名】生犀汤(《普济方》卷四○○)。

【组成】生犀二钱(锉末) 地骨皮(自采佳) 赤芍药 柴胡根 干葛(锉)各一两 甘草(炙)五钱

【用法】上为粗末。每服一二钱,水一盏,煎至七分,食后温服。

【功用】《古方新解》:镇肝,除心热。

【主治】小儿阴虚,血分有热,或兼感外邪,日晡潮热,夜有盗汗,五心烦热,形体羸瘦,口干颊赤者。

❶《小儿药证直诀》:目淡红,心虚热。❷《保婴集》:虚热潮作,亦治伤寒壮热及余热。❸《卫生宝鉴》:小儿骨蒸,肌热瘦悴,颊赤口干,日晚潮热,夜有盗汗,五心烦热。❹《普济方》:小儿痨瘵。❺《幼科发挥》:风热。

【方论选录】《小儿药证直诀释义》:此方以犀角为主,凉血清心;地骨皮退其虚热;赤芍柔肝敛阴,又加干葛、柴胡散外来之邪;甘草和中解毒。对血分热毒兼有阴虚而又夹外邪者颇为适宜。

24223 生犀散(《小儿药证直诀·附方》)

【组成】生犀(凡盛物者,皆经蒸煮,不甚用,须生者为佳)不拘多少

【用法】上药于涩器物中,用新水磨浓汁,乳食后,微温饮一茶脚许。

【功用】消毒气,解内热。

【主治】疮疹不快,吐血衄血。

【方论选录】《小儿药证直诀笺正》:此热甚而痘不能透,火焰上涌,致为血溢,故以清心泄热为主。聚珍本谓消毒气,固亦指痘疹热毒言之,其意可通。

24224 生犀散(《本事》卷六)

【组成】皂角针不计多少(粗大色紫者)

【用法】上藏瓶中,盐泥固济,炭火烧令存性,放冷,碾出为末。每服一钱,薄酒微温调下;暑月用陈米饮下。

【功用】托里排脓。

【方论选录】《本事方释义》:皂角针气味辛咸温,入手太阴、阳明、足厥阴,此方因发背未能有脓,用之托里排脓;薄酒调送,欲药性之直入患处也。暑月不用酒者,恐犯古人

所云疮家不可发汗之意。

【备考】本方方名,《准绳·疡医》引作"托里排脓生犀散"。

24225 生犀散(《杨氏家藏方》卷三)

【组成】大黄半两(湿纸裹煨,令熟) 山栀子半两(微炒) 甘草(炙) 当归(去芦头) 连翘 防风(去芦头)各一两 生犀角二钱半(镑)

【用法】上为细末。每服二钱,食后温酒调下;或因饮酒时,每饮一杯,入药半钱。

【主治】一切风热,毒气攻注,遍体生疮。

24226 生犀散(《普济方》卷三七四引《卫生家宝》)

【组成】五灵脂一两 猪牙皂角一两(灰炒黄色) 芫花一两(醋浸,炒焦)

【用法】上为末。次用巴豆六十粒,连壳研如膏,用小钱挑药四十钱,入巴豆内,一处再碾万百碾,令极匀,用醋糊为丸,如粟米大。周岁四粒,食后、临卧薄荷汤下,日二服。惊吐,丁香汤下,或淡醋汤下;咳嗽,皂角子煨软,捶、泡汤下;白痢,甘草姜汤下;潮热,薄荷磨刀水下,惊热,亦用此汤下;磨积及癖块,温水下。

【功用】镇心安神。

【主治】惊积潮热,及五心积热,及惊吐,或伤乳食,眠睡不静。

24227 生屡散(《医方类聚》卷一五七引《施圆端效方》)

【组成】升麻二两 郁金半两 大黄 甘草各一两

【用法】上为细末。每服三钱,水一盏半,煎至七分,和滓温服,不拘时候。

【主治】一切积毒伏热,吐血衄血,呕咳咯血,伤寒杂病下血。

24228 生犀散(《得效》卷八)

【异名】生犀角散(《普济方》卷二三六)、正料生犀散(《济阳纲目》卷六十五)。

【组成】犀角(镑) 地骨皮(去骨) 秦艽(去芦) 麦门冬(去心) 枳壳(煨,去瓤) 大黄(煨) 柴胡(去须) 茯苓(去皮) 赤芍药 桑白皮(去赤) 黄耆(去芦,蜜炙) 人参(去芦) 鳖甲(醋炙) 知母各等分

【用法】上锉散。每服三钱,陈青蒿一根煎,桃枝亦可。

【主治】骨蒸肌瘦,颊赤口干,日晚潮热,夜有盗汗,五心烦躁,及大病愈后,余毒不解;小儿疳病,热似骨蒸者;及久病后或虚后,时复来作潮者;疟疾亦用。

【加减】有痰,加半夏;热轻,去大黄,加黄芩。

24229 生犀散(《普济方》卷二一一)

【组成】生犀角屑 黄柏各二两 黄连 苦参各二两

【用法】上为散。以糯米煮作饮,每日空腹服一服,下日再服。

【主治】脓血痢,无问伤冷伤热。

24230 生犀散(《袖珍小儿》卷四)

【组成】杏仁三钱(去尖皮) 桔梗二钱 茯苓一钱 前胡一钱半 人参一钱 半夏二钱 五味子一钱半 甘草一钱

【用法】上锉散。每服二钱,加生姜、薄荷,水煎服。

【功用】《准绳·幼科》:解时气。

【主治】咳嗽,痰逆喘满,心忪惊悸,风热。

【加减】有热,加羌活或加麻黄。

24231 生犀散《《袖珍小儿》卷四》

【异名】生犀饮（《婴童百问》卷六）。

【组成】地骨皮 秦艽 人参 羚羊角 大黄 麦门冬(去心) 枳壳 柴胡 茯苓 赤芍药 桑白皮 鳖甲(炙)各等分

【用法】上锉散。每服二钱,入青蒿少许,水煎服。

【主治】小儿骨蒸肌瘦,颊赤口渴,日夜潮热,夜有盗汗,五心烦热,四肢困倦,饮食虽多不生肌肉;及大病后余热不解,或伤寒病瘥后因食羊肉体热不除;亦治疳劳。

24232 生犀散《《医部全录》卷四五一》

【组成】犀角屑 鳖甲(酥炙) 柴胡 知母 地骨皮 胡黄连各一钱 大黄 桃枝各半钱

【用法】上锉散。每服二钱,水一盏,煎五分,去滓服,不拘时候。

【主治】小儿骨蒸潮热,盗汗肌瘦。

24233 生犀散《《医略六书》卷二十八》

【组成】生犀角一两 麻黄一两 石膏三两 羌活一两 当归二两 人参一两 甘草五钱 葛根一两 赤芍一两

【用法】上为散。每服五钱,水煎去滓,入姜汁一匙,温服。

【主治】孕妇卒中风不语,脉浮数者。

【方论选录】妊娠风热,闭遏经气不通,故卒然仆倒,不能言语,胎孕其何以能安?生犀角清心胃之火;石膏清阳明之火;麻黄开发肌表以散邪;羌活疏通经络以逐邪;人参扶元补气,善通血脉;当归养血益营,能荣经脉,葛根升阳散热;赤芍泻火利营;甘草缓中以泻火也。为散,水煎入姜汁,以散豁痰涎,务使风火两除,则经气清和而神机开发,痰涎自化,胎孕必得所养,何忧卒中风之不能言语哉!

24234 生犀散

《医学集成》卷二。为《温疫论》卷二"生犀饮"之异名。见该条。

24235 生鲈泥《《中国接骨图说》卷四》

【组成】生鲈鱼 砂糖

【用法】上药杵成泥,研匀。敷痛处。

【主治】打扑伤。

24236 生新汤《《石室秘录》卷二》

【组成】人参二钱 当归五钱 地榆三钱 生地五钱 三七根末三钱

【用法】水煎服。

【主治】下血之症,多因好酒成病。

【方论选录】此方之妙,全在不去治酒病,亦不去治血病。全以生地、当归活其血,血活则新血生而旧血止。况又佐以地榆之寒,以去大肠之火,又佐以三七之末,以杜塞大肠之窍,自然血止而病愈矣。此敛之一法也。

24237 生漆丸《《直指》卷二十五》

【组成】正料平胃散

【用法】上用好生漆为丸,如梧桐子大。每服七十丸,空腹温酒送下。加至一百丸。

【主治】蛊毒。

【备考】本方方名,《医统》引作"平胃生漆丸"。

24238 生漆汤《《伤寒微旨论》卷下》

【组成】生地黄汁一升(如无,用生干地黄三两半) 大黄二两(锉) 犀角半两 桃仁三十个

【用法】用水三升,好酒一升,慢火熬及三升,倾出,滤去滓,再入锅内,点生光漆两半,再熬至二升,即住火,净滤去滓,放冷,分作三服。每投一服,候半日许,血未下再投一服,候血下即止后服。如无生地黄汁,更添水一升,同煎。

【主治】❶《伤寒微旨论》:蓄血症。病人七八日后,两手脉沉细而数,或关前脉力大,脐下满,或狂走,或喜忘,或谵语者,不大便,小便自利,病人年少气实,血凝难下者。❷《医碥》:蓄血症,多漱水不咽,小便利,大便黑,蓄于下,则脐腹肿痛,或如狂谵语,发黄。

24239 生漆膏《《医学入门》卷七》

【组成】阿魏一两 生漆(滤过) 木耳各四两 蜂蜜六两

【用法】入锡罐内,密封罐口,置锅内,水煮三炷香久,取起候冷。每服二茶匙,食远烧酒调下,一日三次。

【主治】男女痞块。

【宜忌】忌油腻发毒物。

24240 生慧汤《《辨证录》卷四》

【组成】熟地一两 山茱萸四钱 远志二钱 生枣仁五钱 柏子仁(去油)五钱 茯神三钱 人参三钱 菖蒲五分 白芥子二钱

【用法】水煎服。连服一月,自然不忘矣。

【主治】心肾不足,老年健忘,近事多不记忆,虽人述其前事,犹若茫然。

【备考】此方心肾兼补,上下互资,实治健忘之圣药。苟能日用一剂,不特却忘,并有延龄之庆矣。

24241 生熟水

《医方集解》。为《增补内经拾遗》卷三引《易简》"阴阳汤"之异名。见该条。

24242 生熟汤《《肘后方》卷四》

【异名】阴阳水（《医林纂要》卷四）。

【组成】先作一升汤,投水一升。

【用法】食盐三合,以此汤送之;须臾欲吐便摘出;未尽,更服三合;饮汤二升后,亦可更服汤,不复也。

【主治】胸中多痰,头痛不欲食,及饮酒则瘀阻痰。

【方论选录】《医林纂要》:霍乱吐泻,外来之寒热争也。其证多得于暑,暑伤气,而清凄之气复抑之则争,又或相火为清寒所遏,则亦有,然争于上焦则吐,争于下焦则泻,争于中焦则上吐下泻,或郁而不得吐泻,非必如张子和风湿三气合邪之说。熟盐以补心去瘀血,暑邪所争,气壅血瘀,筋枯而急,非熟盐不足以软之。此和阴阳、济水火之妙方,水火济则阴阳和,非分其阴阳之说。试思沸汤与井水既合,能复分别之乎?此与喻氏听胃气之自为敷布者,同为未可以通也。

24243 生熟饮《《魏氏家藏方》卷一》

【组成】厚朴二寸(一寸生,一寸炙) 甘草二寸(一寸生,一寸炙) 草果二枚(一枚生,一枚炮熟) 生姜二两(一两生,一两煨)

【用法】上㕮咀。作一服,水一大碗,好枣七枚,擘破,煎至一盏,去滓,食前服。

【主治】疟疾。

24244　生熟饮（《直指》卷十二）

【组成】草果　肉豆蔻各二个（一煨、一生）　川厚朴（方寸许）二片　生姜二块（半生，半湿，纸裹煨）　甘草二寸（半生、半炙）

【用法】上为散，分二服，每服一碗水，加大枣两个，乌梅一个，煎至一半，空心服。

【主治】脾寒发疟，寒多热少。

24245　生熟饮

《中国医学大辞典》。为《妇人良方》卷二十一"生熟饮子"之异名。见该条。

24246　生熟散（《卫生总微》卷七）

【组成】草乌头二个（一生一炮）

【用法】上为末，生姜自然汁和匀为丸，如鸡头子大。每服一丸，用蜜汤化下。

【主治】伤寒结胸硬痛。

24247　生摩膏（《卫生总微》卷五）

【组成】甘草　防风（去芦并叉枝）各一两　白术二十铢　雷丸二钱半　桔梗（去芦）二十铢

【用法】上㕮咀。以猪脂肪一斤，煎油入药，微火上煎之良久，视稠浊得所，膏成，乃去滓为丸，如弹子大。每服一粒，炙手摩儿百遍，寒者更热，热者更寒。小儿无病，早起常以摩囟上及手足心，甚辟风寒之邪。

【主治】新生儿肌肤幼弱，为风邪所中，身体壮热，手足惊掣。

24248　生獾散（《东医宝鉴·杂病篇》卷八引《类聚》）

【组成】生獾一个（取四足脐尾嘴并两耳）

【用法】上烧存性，为末，油调。先洗疮，后涂之。

【主治】瘰疬溃与未溃。

24249　生髓丹（《医学集成》卷三）

【组成】熟地二两　元参一两　麦冬　沙参　菊花各五钱　五味二钱

【主治】痿证，胃火上冲。

24250　生力胶囊（《成方制剂》15册）

【组成】沉香　丁香　枸杞子　荔枝核　人参　肉苁蓉　沙苑子　熟地黄　淫羊藿　远志

【用法】制成胶囊，每粒装0.35粒。口服，一次2～4粒，一日3次，空腹服用。

【功用】益气壮阳，填精养阴，安神益智。

【主治】阳痿、早泄、性欲减退、遗精、神疲乏力、头昏眩晕、耳鸣、失眠多梦、腰酸膝软等。

24251　生木瓜丸（《直指》卷四）

【组成】宣州生木瓜（就蒂切一盖，取出瓤，以生艾叶塞满，合盖，竹针插定，蒸透去艾，其木瓜去皮研烂）

【用法】上入五积散末为丸，如梧桐子大，晒干。每服七十丸，食前醇酒下。

【主治】脚气。

24252　生木瓜汤（《鸡峰》卷二十五）

【组成】生木瓜一斤（不计个数，去皮瓤称，于砂盆内磨肉并浆）　生姜三两（去皮，砂盆内同磨）　盐六两（炒）　甘草三两　肉豆蔻一分　益智仁三铢　白芷　丁香　桂　缩砂　檀香各三铢

【用法】上为细末，与生姜、木瓜、盐同研匀，令得所，以干净埳罐子盛之。旋旋以白汤点服。

【功用】消食和气。

24253　生牛膝酒（《千金》卷三）

【异名】单行生牛膝酒（《千金翼》卷六）。

【组成】生牛膝五两

【用法】酒五升，煮取二升，去滓，分二服。若用干牛膝根，以酒渍之一宿，然后可煮。

【主治】产后腹中苦痛。

24254　生甘草膏

《圣惠》卷八十三。为《千金》卷五"五物甘草生摩膏"之异名。见该条。

24255　生石斛酒（《外台》卷十七引《延年秘录》）

【组成】生石斛三斤（搥碎）　牛膝一斤　杜仲八两　丹参八两　生地黄（切）三升（晒令干）

【用法】上切，以绢袋盛，以上清酒二斗，入器中渍七日。每食前温服三合，日三夜一服。加至六七合至一升。

【功用】利关节，坚筋骨，令强健悦泽。

【主治】风痹脚弱，腰胯疼冷。

【宜忌】忌芜荑。

24256　生四物汤（《医门八法》卷三）

【组成】全当归一两（生）　生白芍三钱　生地三钱　乌梅肉五个（去壳）　怀牛膝三钱

【功用】养血敛肝，导滞。

【主治】血虚胁痛而为癖为块者。

24257　生四物汤（《医门八法》卷三）

【组成】当归身五钱（生）　白芍三钱（生）　地黄五钱（生）　川大黄三钱（酒渍）　花粉三钱　皂刺三钱（捣）　金银花三钱

【用法】水煎服，专用头汁。二剂、三剂皆可。

【主治】疮证初起，大热大渴，烦躁痞满，大便秘，小便涩，属实证者。

【方论选录】《医门八法》：生四物汤去川芎加大黄，盖阳毒炽盛，由于内热熏蒸，釜底抽薪，胜于决痈去毒，往往一泻而烦渴止，红肿消，不出脓而疮已愈。即不能全消，而热势既微，则毒气自轻，此以泻为功者也。或于前方中加二花以解毒，加花粉以止渴，加皂刺引药力以达于患处，皆甚相宜。迨至脓出之后，自能生肌敛口，不必服药矣。

24258　生四物汤（《医门八法》卷四）

【组成】白芍三钱（生）　生地三钱　川芎二钱　知母三钱　黄芩三钱（生）　当归身五钱（生）

【主治】血热经早。

24259　生半夏丸（《医方类聚》卷一一八引《澹寮》）

【组成】半夏（汤泡七次）一两　槟榔一钱　丁香一钱

【用法】上为细末，生姜自然汁煮薄糊为丸。每服三十丸，食后姜汤吞下。一法小桃内渫令熟，倾入盏内，小匙挑服，仍啜其汁咽之。

【功用】化痰利膈。

【主治】呕吐。

24260　生半夏汤（《保命集》卷下）

【组成】半夏不拘多少（洗七遍，切作片）

【用法】每服称三钱，水一盏半，入生姜五大片，同煎至

一盏,和滓食后服,一日二三服。服三日毕,再服枳术丸,尽其痰为度。

【主治】湿痰咳嗽。

24261　生发软膏《中医皮肤病学简编》

【组成】雄黄 15 克　硫黄 15 克　凤凰衣 15 克　穿山甲(炮制)9 克　滑石粉 31 克　生猪板油 31 克　鲜猪苦胆一个

【用法】以上前五味中药,共研为细末,用猪板油、猪苦胆汁调和药末,捣如泥即成。用时纱布包好,轻轻用力搽抹患处,每日二至三次。

【主治】斑秃。

24262　生发须膏《千金翼》卷五

【组成】附子　荆实各二两　松叶　柏叶各三两　乌鸡脂三合

【用法】上㕮咀,合盛新瓦瓶中,阴干。百日出,捣以马鬐膏,和如薄粥,涂头发如泽法,裹絮中,无令中风。三十日长。

【功用】生发。

24263　生发搽剂《中国药典》2010 版

【组成】闹羊花 60 克　补骨脂 60 克　生姜 30 克

【用法】上制成液剂,每瓶装 20 毫升。外用。涂擦患处,一日 2～3 次。

【功用】温经通脉。

【主治】经络阻隔、气血不畅所致的油风,症见头部毛发成片脱落、头皮光亮、无痛痒,斑秃见上述证候者。

【宜忌】局部皮肤破损处禁用;切忌口服及入眼;发生过敏反应时停用;不可大剂量或长期使用。

24264　生地制散《医略六书》卷二十八

【组成】生地三两　熟地三两　黄耆三两(蜜炙)　麦冬三两(去心)　白芍二两(炒)　条芩两半　地骨皮二两　甘草五钱　枸杞三两

【用法】上为散。水煎六钱,去滓温服。

【主治】孕妇吐血、衄血,脉软数者。

【方论选录】妊娠血气两亏,挟热而络脉暗伤,营行失度,故吐血、衄血不止焉。生地滋阴壮水以凉血,黄耆补气生血以摄血,熟地补阴滋血,麦冬润肺清心,条芩清热安胎,白芍敛阴止血,地骨皮清肌退浮热,枸杞子补肾填精血,甘草缓中以泻火热也。水煎温服,使血气内充,则虚火自退,而经府肃清,何有吐血、衄血之患,胎孕无不自安矣。

24265　生地黄丸(方出《千金》卷四,名见《千金翼》卷五)

【异名】地黄丸(《圣济总录》卷一五三)。

【组成】生地黄三十斤(取汁)　干漆一斤(为末)

【用法】上以漆末纳地黄汁中,微火煎令可丸,如梧桐子大。每服三丸,食后酒送下。不知加之。

【主治】月经不通,脐下坚结,大如杯升,发热往来,下痢羸瘦,此为血瘕。

【宜忌】生肉癥者不可用。

【方论选录】《千金方衍义》:生地黄得干漆灰则寒而不滞,干漆灰得生地黄则威而不猛,真破瘕之专药。但须审元气可任者用之。

24266　生地黄丸《外台》卷十七引《广济方》,名见《普济方》卷二二七)

24267　生地黄丸《圣惠》卷二十七

【组成】生干地黄十二分　天门冬十分(去心)　干姜六分　菟丝十分(酒渍二宿,焙干,别捣)　石斛八分　当归六分　白术六分　甘草八分(炙)　肉苁蓉七分　芍药六分　人参八分　玄参六分　麦门冬十分(去心)　大黄八分　牛膝六分　紫菀六分　茯苓八分　防风六分　杏仁八分(去皮尖,熬)　麻子仁八分　地骨皮六分　椒三分(去目汗)

【用法】上为末,炼蜜为丸,如梧桐子大。每服二十丸,空腹酒送下,每日二次,渐加至三十九。

【功用】补益养精,使人身体润,多情性。

【主治】五劳、七伤、六极、八风、十二痹,消渴,心下积聚。

【宜忌】忌鲤鱼、海藻、菘菜、桃、李、雀肉、大酢、葱、芜荑等。

24267　生地黄丸《圣惠》卷二十七

【组成】生干地黄　知母　栝楼根　乌梅肉(微炒)　麦门冬(去心,焙)　土瓜根　五味子各一两　甘草半两(炙微赤,锉)

【用法】上为末,炼蜜为丸,如小弹子大。食后及夜卧时以绵裹含一丸,咽津。

【主治】虚劳烦渴,津液竭绝。

24268　生地黄丸

《鸡峰》卷十九。为《千金》卷二十一"地黄丸"之异名。见该条。

24269　生地黄丸

《妇人良方》卷六。为《本事》卷十"地黄丸"之异名。见该条。

24270　生地黄丸《直指》卷二十

【组成】人参　防风各半两　当归　川芎　生地黄　干白蒺藜(炒,去刺)各一两　全蝎五尾

【用法】上晒,为末,炼蜜为丸,如梧桐子大。每服五十丸,食后薄茶送下。

【功用】明目活血,消去瘀肉。

【加减】加羚羊角半两尤佳。

24271　生地黄丸《杂病源流犀烛》卷九

【组成】生地　黄耆各两半　防风　鹿茸　茯神　远志　瓜蒌仁　黄芩各一两　人参一两二钱半　当归五钱　赤芍　蒲黄　戎盐各七钱半　炙草七钱　车前子　滑石末各二两

【用法】蜜为丸服。

【主治】肾虚劳淋。

24272　生地黄丸《杂病源流犀烛》卷二十二

【组成】生地　黄甘菊　防风　枳壳　决明子　石决明　白芍　茯神

【主治】肝虚,眉棱骨痛。

24273　生地黄汤《鬼遗》卷三

【组成】生地黄十两　竹叶四升　黄芩　黄耆　甘草(炙)　茯苓　麦门冬(去心)各三两　升麻　前胡　知母　芍药各二两　瓜蒌四两　大枣二十枚(去核)　当归一两半　人参一两

【用法】先以水一斗五升,煮竹叶,取一斗,去叶,纳诸药,煮取三升六合,分为四服,日三夜一。

【主治】发背,发乳,痈疽,虚热大渴。

24274　生地黄汤(《鬼遗》卷三)

【组成】生地黄五两　人参　甘草　黄耆　芍药　茯苓各三两　当归　芎䓖　黄芩　通草各二两　大枣二十枚　淡竹叶(切)三升

【用法】先以水二斗,煮竹叶,取一斗五升,去滓,纳诸药,再煮取四升八合,一服八合,日三夜二,能顿服为佳。

【主治】痈疽虚热。

24275　生地黄汤(《外台》卷三引《删繁方》)

【组成】生地黄(切)一升　黄芩三两　桂心二两　甘草二两(炙)　竹叶(切)一升(洗)　香豉一升(绵别裹)　䒳心一升　芒消三两　尖鼠屎三七枚　干葛一两　麻黄三两(去节)　石膏八两(碎,绵裹)

【用法】上切。以水九升,煮取三升,去滓,下芒消,分三服。

【主治】天行七日至二七日,脏腑阴阳毒气,天行病欲歇而未歇,或因食饮劳复,心下胀满,烦热。

【宜忌】忌芜荑、海藻、菘菜、生葱等。

24276　生地黄汤(《外台》卷三引《删繁方》

【异名】生地黄煎(《圣惠》卷十七)。

【组成】生地黄汁一升　生麦门冬汁一升　赤蜜一升　人参二两　白术三两　桂心一两　甘草二两(炙)　生地骨皮四两　升麻三两　石膏八两(碎,绵裹)　䒳心一升

【用法】上切细,以水九升煮诸药味,取二升,去滓,下地黄汁,更煎三两沸。分温五服,昼四夜一服。

【主治】天行二七日外至三七日不歇,或寒或热,来去嗡嗡,四肢羸瘦,饮食不能,腹中虚满,热毒不安。

【宜忌】忌芜荑、生葱、海藻、菘菜、桃、李、雀肉等物。

24277　生地黄汤(《千金》卷三)

【组成】生地黄五两　生姜三两　大黄　芍药　茯苓　细辛　桂心　当归　甘草　黄芩各一两半　大枣二十枚

【用法】上㕮咀。以水八升,煮取二升半,去滓,分三服,一日三次。

【主治】❶《千金》:产后三日至七日,腹中余血未尽,绞痛强满,气息不通。❷《圣济总录》:妊娠胎气损动,气血不调,或颠扑闪坠,因致胎堕,谓之半产;及产后气血不和,恶滞不尽,腹中疠痛。

【方论选录】《千金方衍义》:(此方为)前大黄汤之变方。大黄、芍药、当归、甘草、生姜等味俱出大黄汤。其用桂心、细辛,即大黄汤中吴茱萸之意;黄芩、茯苓即大黄汤中牡丹之意。大枣佐黄芩以和寒热也,方下虽不言寒热,而用黄芩、姜、枣之意可推。

24278　生地黄汤(《千金》卷三)

【组成】生地黄五两　甘草　黄连　桂心各一两　大枣二十枚　淡竹叶二升(一作竹皮)　赤石脂二两

【用法】上㕮咀。以水一斗,煮竹叶,取七升,去滓纳药,煮取二升半,分三服,一日三次。

【主治】产后忽着寒热下痢。

【方论选录】《千金方衍义》:方下言忽着寒热下痢,是饮食中寒热交进,或饱食后脐腹受冷,饮食不化而蕴热,与外感之寒热无预也。方中桂心专治本寒,黄连专化蕴热,淡竹、地黄专行清热,甘草、大枣专于和中,石脂一味专固下焦之脱也。

24279　生地黄汤(《千金》卷四)

【异名】地黄散(《圣惠》卷七十三)、地黄饮(《圣济总录》卷一五二)。

【组成】生地黄一斤　细辛三两

【用法】上㕮咀。以水一斗,煮取六升,服七合。

【主治】崩中漏下,日去数升。

【方论选录】《千金方衍义》:此治风入胞门,蕴化为火而崩漏无度。故专用地黄以滋血室之热,细辛以散厥阴之风,风散则火熄而血自安矣。以有细辛之辛散,故无藉于酒煮也。

24280　生地黄汤(《千金》卷五)

【异名】生地黄散(《普济方》卷三八六)。

【组成】生地黄　桂心各二两(一方有芍药、寒水石、黄芩、当归、甘草各半两)

【用法】上㕮咀。以水三升,煮取一升。期岁以下服二合,以上三合。

【主治】小儿寒热进退,啼呼腹痛。

【方论选录】《千金方衍义》:热邪入犯营血则寒热进退,故用生地黄专治;血热则兼桂心以行地黄之滞,寒热兼济之妙无逾于此。又方合黄芩汤则专主太阳少阳合病,更加寒水石以治心胃之火,当归以散肝脾之热也。

24281　生地黄汤(《千金》卷六)

【异名】地黄汤(《圣济总录》卷一四四)、生干地黄散(《普济方》卷三一九)。

【组成】生地黄八两　黄芩一两　阿胶二两　柏叶一把　甘草二两

【用法】上㕮咀。以水七升,煮取三升,去滓纳胶,煎取二升半,分三服。

【主治】❶《千金》:衄血。❷《圣济总录》:因坠堕内损,大小便下血,经久不尽;打扑损伤肺气,或咳嗽有血,或吐血。

24282　生地黄汤(方出《千金》卷六,名见《普济方》卷一八八)

【组成】地黄汁五合

【用法】煮取四合,空腹服之,且服粳米饮。

【主治】鼻衄,崩漏,小儿热病。

❶《千金》:鼻衄。❷《圣济总录》:妇人月水连绵不绝。❸《普济方》:小儿热病,烦渴头痛,壮热不止。

【宜忌】忌酒、炙肉。

【临床报道】鼻衄、吐血、闭经:《朱氏集验方》:予在汝州时,因出验尸,有保正赵温,不诣尸所,问之即云:衄血已数斗,昏困欲绝。予使人扶腋以来,鼻血如檐溜,平日所记治衄数方,旋合药治之,血势皆冲出。予谓治血者莫如地黄,试遣人四散寻生地黄,得十余斤,不暇取汁,因使之生吃,渐及三四斤,又以其滓塞鼻,须臾血定。又癸未岁,予妇吐血,有医者教取生地黄自然汁煮饮之,日服数升,三日而愈。有一婢,病经血半年不通,见釜中饮汁,以为弃去可惜,辄饮数杯,随即通利。地黄活血,其功如此。地黄但用新布拭净捣汁,勿用水洗。

24283　生地黄汤(《千金》卷九)

【组成】生地黄三斤　大黄四两　大枣二枚　甘草一两　芒消二合

【用法】上药合捣,令相得。蒸五升米下,熟,绞取汁,分再服。

【主治】伤寒有热,虚羸少气,心下满,胃中有宿食,大便不利。

【方论选录】《千金方衍义》:于调胃承气汤方中加生地黄以滋血,兼取大枣以行脾气而散心腹之邪也。

24284 生地黄汤(《千金》卷十二)

【组成】生地黄一斤 大枣五十枚 阿胶甘草各三两

【用法】上㕮咀。以水一斗,煮取四升,分四服,日三夜一。

【主治】忧恚呕血,烦满少气,胸中痛。

【方论选录】《千金方衍义》:方下虽治忧恚呕血,而实肺沮吐血之的方。酒气逆满则肝浮胆横,每致动肝悸乱。生地黄治伤中血痹,阿胶主心腹内崩,甘草和脏腑寒热,大枣养胃气安中,藉此以统地黄归就丹田,以资少阳生发之气也。

24285 生地黄汤(方出《千金》卷十九,名见《普济方》卷三十三)

【组成】生地黄汁二升 麦门冬汁 赤蜜各一升 竹沥一合 石膏八两 人参 芎䓖 桂心 甘草 黄芩 麻黄各三两 当归四两

【用法】上㕮咀。以水七升,先煮八味,取二升,去滓,下地黄等汁,煮取四升,分四服,日三夜一。

【主治】精极,五脏六腑俱损伤;虚热,遍身烦痛,骨中酸痛,烦闷。

【方论选录】《千金方衍义》:此治精伤而热溢于外,血肉气衰邪热泊于肌表,虽用地黄、芍药、竹叶、麦冬、黄芩、赤蜜之属,不得麻、桂发越怫郁,不能宣通表热以救烦疼;但内蕴之火不过借麻黄之开泄,又须甘草、石膏以化本热,故越婢汤中用之;用人参者,因麻黄转伤肌表之气,不得不以填补为务也。

24286 生地黄汤(《千金翼》卷六)

【组成】生地黄 人参 知母 桂心 厚朴(炙) 甘草(炙)各二两 赤小豆三升

【用法】上㕮咀。以水二斗五升,煮地黄取一斗,去滓纳药,煎取三升,分为三服。

【主治】产后虚损少气。

24287 生地黄汤(《千金翼》卷二十二)

【组成】生地黄八两 竹叶三升 小麦二升 栝楼四两 大黄五两 人参 当归各一两 黄耆 黄芩 通草 升麻 芍药 前胡 茯苓 甘草(炙)各二两

【用法】上㕮咀。以水二升,煮竹叶、小麦,取一斗二升,去滓纳诸药,煮取四升。分四服,日三夜一。不愈,常服。

【主治】大热体盛发痈,或在于背,或在阴处。

24288 生地黄汤(《外台》卷三十四引《广济方》)

【异名】丹参汤(《圣济总录》卷一六〇)、地黄汤(《普济方》卷三四六)。

【组成】生地黄汁一升 芍药 甘草各二两(炙) 丹参四两 蜜一合 生姜汁半合

【用法】上切。以水三升,煮取一升,去滓,纳地黄汁、蜜、姜汁,微火煎一两沸,一服三合,日二夜三。利一两行,中间进食,与药更进服。

【主治】❶《外台》引《广济方》:产后三日,患腰疼,腹中余血未尽,并手脚疼,不下食。❷《普济方》:血晕。

24289 生地黄汤

《圣济总录》卷九。为《圣惠》卷二十"生地黄饮子"之异名。见该条。

24290 生地黄汤(《圣济总录》卷二十)

【组成】生地黄(研,取汁) 竹沥 荆沥各一升 羌活(去芦头) 防风(去叉)各三两 附子一枚重者(炮,去皮脐,别破之)

【用法】上药除前三味外,余三味锉如麻豆。每服三钱匕,水一盏半,地黄汁、竹沥、荆沥各少许,同煎数沸,去滓,取一盏,温服,不拘时候。

【主治】热痹。

24291 生地黄汤(《圣济总录》卷五十)

【组成】生地黄汁一升 当归(切,焙) 甘草(炙) 白石英(碎,绵裹) 人参各一两 附子(炮裂,去皮脐)一两 白豆小者二十粒 白鸡一只(男用雌,女用雄,治如食法)

【用法】上药除地黄汁、鸡外,锉如麻豆。以水一斗五升,先煮鸡,取七升汁,去鸡纳地黄汁、诸药等,煮取三升,去滓,每服一盏,日三夜二。

【主治】肺痈。

24292 生地黄汤(《圣济总录》卷七十五)

【组成】生地黄半两 甘草(炙)一分 地榆三分

【用法】上㕮咀,如麻豆大。水二盏,煎至一盏,去滓,分温二服,空心,日晚再服。

【主治】❶《圣济总录》:热痢不止。❷《景岳全书》:热痢便血,崩淋不止。

24293 生地黄汤(《圣济总录》卷九十二)

【组成】生干地黄三两 石膏(碎) 大黄(锉,炒) 芍药 甘草(炙)各半两

【用法】上锉,如麻豆大。每服五钱匕,用水一盏半,大枣二枚(去核),生姜三片,煎至一盏,去滓温服。未利再服。

【功用】调血气,利大小便。

【主治】虚劳,羸瘦不足。

24294 生地黄汤

《圣济总录》卷九十二。为《千金》卷十一"地黄煎"之异名。见该条。

24295 生地黄汤

《圣济总录》卷一〇二。为《外台》卷二十一引《删繁方》"生地黄煎"之异名。见该条。

24296 生地黄汤

《圣济总录》卷一二一。为《圣惠》卷三十四"地黄汤"之异名。见该条。

24297 生地黄汤(《圣济总录》卷一二八)

【组成】生干地黄(切,焙)二两 人参 甘草(炙,锉) 芍药 白茯苓(去黑皮) 芎䓖 黄耆(锉) 黄芩(去黑心)各一两 木通(锉) 当归(切,焙)各三分

【用法】上为粗末。每服五钱匕,水一盏半,加竹叶七片,干枣二枚(擘破),同煎至八分,去滓,空心温服,日晚再服。

【主治】痈内虚热。

24298 生地黄汤

《圣济总录》卷一八三,为原书卷一三一"地黄汤"之异名。见该条。

24299 生地黄汤(《圣济总录》卷一八三)

【组成】生地黄(切碎)五两 栀子仁二十枚 小蓟根(切)三两 黄芩(去黑心)一两

【用法】上锉,如麻豆大。每服五钱匕,水一盏半,入豉二七粒,煎至一盏,去滓温服,空心、日晚各一服。

【主治】乳石发热盛,吐血、衄血。

24300 生地黄汤(《鸡峰》卷十)

【组成】生干地黄半两 赤芍药 赤茯苓各三分 柏叶一两 阿胶 当归各半两

【用法】上为细末。煎黄耆汤调下二钱;及搐向鼻内,先含水一口,闭目搐入,然后吐出水即止。

【主治】鼻衄,面无颜色者。

24301 生地黄汤(《医方大成》卷十引汤氏方)

【异名】胎热地黄汤(《幼科证治大全》)。

【组成】生干地黄 赤芍药 川芎 当归 天花粉各等分

【用法】上咬咀。每服五钱,水一盏,煎服。乳母服用,并略与儿服之。

【主治】❶《医方大成》引汤氏方:小儿生下,遍体皆黄,状如金色,身上壮热,大小便不通,乳食不进,啼叫不止。此胎黄之候也,皆因母受热而传于胎也。❷《准绳·幼科》:小儿在胎时,因母有热或恣飧酒面热毒之物,传于胎中,令儿生下面赤眼闭,身体壮热,哭声不止,口热如汤,乃胎热之候也。

24302 生地黄汤(《陈素庵妇科补解》卷三)

【组成】生地 麦冬 升麻 犀角 秦艽 葛根 知母 生甘草 连翘 花粉 白芍

【主治】妊娠或动怒肝木,或房室过度,相火妄动,或嗜炙煿辛热等物,以致积热聚胃,牙龈肿痛,齿缝出血,名曰牙宣,又曰齿衄。

【方论选录】上下牙痛固属胃家积热,然亦有肾虚不能制木而频频作痛者。盖齿者骨之余,肾之所主也。心主脉,肾主骨,肺主皮毛,脾主肌肉,肝主筋。肾虚则骨无所附,而阳明燥金挟相火以侮所不胜。上下牙龈浮肿作痛者,或痛而不肿者,兼肾虚也。牙缝出血,名曰牙宣,又名齿衄,主肾虚。如血乱涌不止者,亦属阳明积热也。是方升、犀、秦、葛皆阳明经药,而升、犀解毒凉血,秦、葛升阳散火;麦、地、知母滋阴生水;翘、粉、甘草除热凉肠。阳明之积热自除,血不妄行,而胎元不受伤矣。足阳明喜凉,故咽冷水而痛不止;手阳明喜热,故吞热汤而痛亦不止。

24303 生地黄汤

《洁古家珍》。为《保命集》卷下"生地黄散"之异名。见该条。

24304 生地黄汤(方出《妇人良方》卷二十,名见《普济方》卷三四九)

【组成】川芎 生干地黄 枳壳 芍药各等分

【用法】上为末。酒服方寸匕,一日二次。

【主治】产后余血不尽奔冲心,烦闷腹痛。

24305 生地黄汤(《直指》卷二十一)

【组成】生地黄二两(洗净) 阿胶(炒酥)一两 川芎 北梗 蒲黄 甘草(生)各半两

【用法】上锉。每服三钱,水煎熟,入生姜汁二匙,温服。

【主治】上热衄血。

24306 生地黄汤(《御药院方》卷十)

【组成】淡竹叶 草决明 黄芩各一两 生干地黄二两 赤芍药半两

【用法】上为粗末。每用五钱,水三盏,煎五七沸,绢滤去滓,乘热洗眼,冷即止,日用二次。

【主治】大人、小儿眼暴赤才发,或经一二日,赤痛涩隐不开。

24307 生地黄汤(《御药院方》卷十)

【组成】生地黄(干者) 决明子 黄芩(去心) 竹叶各二两 川黄连 芍药各半两

【用法】上为粗末。大人用十钱匕,水三盏,煎五七沸,绵滤去滓,乘热洗眼,冷即止,再暖再洗,日二三次。只用一日,次日换药。小儿约量岁数。

【主治】大人、小儿暴赤眼,涩隐肿痛不开。

24308 生地黄汤

《此事难知》。为《伤寒微旨论》卷下"地黄汤"之异名。见该条。

24309 生地黄汤

《普济方》卷二十九。为《圣惠》卷二十七"地黄金粉散"之异名。见该条。

24310 生地黄汤

《普济方》卷一九六。为《圣惠》卷五十五"生地黄饮子"之异名。见该条。

24311 生地黄汤(《普济方》卷三一八)

【组成】生地黄 续断 白术各一两 甘草 紫菊叶各半两

【用法】以水三升,煮取一升五合,去滓,温服五合。

【主治】妇人热入血室,其血不止者。

24312 生地黄汤(《幼科类萃》卷五)

【组成】生干地黄 熟地黄各一两(净) 川芎 赤茯苓 枳壳(制) 杏仁(水浸,去皮) 川黄连(净) 半夏曲 天麻 地骨皮 甘草(炙)各二钱半

【用法】上锉。每服二钱,加生姜三片,黑豆十五粒,水煎,临睡服。

【主治】小儿疳眼。

24313 生地黄汤(《医统》卷八十八)

【异名】生地黄散(《审视瑶函》卷四)。

【组成】干生地黄 赤芍药 川芎 当归 瓜蒌根 甘草各一钱

【用法】上为末。每用少许,灯心煎汤调,抹入口中。连服效。

【功用】清热。

【主治】小儿生下,眼三日不开。

24314 生地黄汤(《育婴秘诀》卷四)

【组成】生地黄 赤芍药 川芎 当归(酒洗) 瓜蒌根

【用法】加黄连、灯芯为引,水煎,乳母服。或以本方为

细末,灯芯汤调少许,搽儿口中。

【主治】小儿初生眼闭不开,胎黄,鼻衄,丹毒。

❶《育婴家秘》:产母食热毒物,以致小儿初生下眼闭不开者。❷《保婴撮要》:妊娠食酒面五辛积热,小儿生下遍体面目皆黄。❸《赤水玄珠》:荣中有热,及肺壅,鼻衄生疮,一切丹毒。

24315 生地黄汤

《杏苑》卷八。为《兰室秘藏》卷中"凉血地黄汤"之异名。见该条。

24316 生地黄汤(《寿世保元》卷四)

【组成】生地黄三钱 川芎一钱 枯芩一钱 桔梗一钱 栀子一钱 蒲黄一钱 阿胶(炒)一钱 侧柏三钱 牡丹皮一钱 茅根三钱 甘草三分 白芍一钱

【用法】上锉一剂。水煎,温服。

【主治】衄血。

24317 生地黄汤(《治痘全书》卷十四)

【组成】生地一钱 麦冬五分 杏仁八分 款冬花八分 陈皮八分 甘草五分。

【用法】水煎服。

【主治】❶《治痘全书》:身热口渴,嗽甚心烦,小儿斑疹,胃经有热者。❷《保婴撮要》:肺经热,痘疹,小便不利。

24318 生地黄汤(《医学心悟》卷三)

【组成】生地三钱 牛膝 丹皮 黑山栀各一钱 丹参 元参 麦冬 白芍各一钱五分 郁金 广三七 荷叶各七分

【用法】水煎,加陈墨汁、清童便各半杯,和服。

【主治】吐血。

24319 生地黄汤(《金鉴》卷五十一)

【组成】生地黄 赤芍药 川芎 当归 天花粉 赤茯苓 泽泻 猪苓 甘草(生) 茵陈蒿

【用法】引用灯心,水煎,食前服。

【功用】渗湿清热。

【主治】胎黄轻证。乃孕妇湿热太盛,小儿在胎受母热毒,以致生则遍体面目皆黄,其色如金。

24320 生地黄汤

《医级》卷九。为《景岳全书》卷六十一"益母地黄汤"之异名。见该条。

24321 生地黄汤(《松峰说疫》卷二)

【组成】生地二三钱 干漆一钱(炒烟尽) 生藕汁一小盅(如无以大蓟一二钱代之) 蓝叶钱半 大黄一二钱(生、熟酌用) 桃仁一钱(去皮,研) 归尾二钱(酒洗) 红花六分(酒洗)

【用法】水与藕汁同煎服。

【主治】蓄血。

【方论选录】抵当汤、丸,今总难用,以此代之,甚觉和平。原方水蛭、虻虫今改用归尾、红花。蓄血有上中下之殊,上焦胸中手不可近而痛者,犀角地黄汤;中脘手不可近,桃仁承气;脐下小腹手不可近,抵当嫌峻猛,此汤主之,或再加枳实、苏木,用者酌之。

24322 生地黄饮(方出《医心方》卷十三引《广济方》,名见《圣济总录》卷九十三)

【组成】生地黄三两(切) 葱白二两(切) 香豉二两

童子小便二升 甘草二两(炙)

【用法】将生地黄等于小便中浸一宿,平旦煎二沸,绞去滓,澄定。取一升二合,分温二服。

【主治】骨蒸及脚气,每至日晚即恶寒壮热,颜色微赤,不能下食,日渐羸瘦。

【宜忌】忌食热面、猪肉、油腻、粘食。

24323 生地黄饮(《圣济总录》卷二十四)

【组成】生干地黄(焙)二两 大黄(生锉) 升麻 贝母(去心,炒黄) 麦门冬(去心,焙) 甘草(炙,锉)各一两

【用法】上为粗末。每服三钱匕,水一盏,蜜一小匙头,同煎三两沸,去滓温服,不拘时候。

【主治】伤寒毒气攻肺,咳嗽,喉中生疮。

24324 生地黄饮(《圣济总录》卷二十九)

【异名】地黄饮(原书卷四十七)。

【组成】生地黄汁 生藕汁 生姜汁 生蜜各二合

【用法】上药和匀,分作三服。每服微煎,食后、临卧服。

【主治】时疾壮热,头痛,鼻衄不止;胃气盛实,壅涩不宣,蕴积为热,口干烦渴。

24325 生地黄饮(《圣济总录》卷六十九)

【组成】生地黄二十两(捣绞取汁) 阿胶二两(每片如两指大)

【用法】每以胶一片,入地黄汁一盏,纳饭甑蒸之,取出放温,旋服。

【主治】肺肝内伤,卒唾血。

24326 生地黄饮(《圣济总录》卷七十)

【组成】生地黄四两 黄芩(去黑心) 赤芍药 竹茹各三两 蒲黄三大合 地骨皮五两

【用法】上除蒲黄外,咬咀如麻豆。每服五钱匕,水一盏半,煎至八分,食后去滓温服,一日二次。

【主治】大衄。口鼻出血,血上心胸,气急劳热。

24327 生地黄饮(《圣济总录》卷一五一)

【组成】生地黄二两 羌活(去芦头) 柴胡(去苗) 桂(去粗皮) 当归(切,焙) 京三棱(煨) 芎劳 地骨皮各半两 桃仁(汤浸,去皮尖双仁,麸炒)二十一枚。

【用法】上锉细。以童子小便五升,于新瓷器内慢火煮令如鱼眼沸至一升,去滓,每服半盏,五更、日午各一服,频作三五剂服之。

【主治】室女经水不通。

24328 生地黄饮(《圣济总录》卷一五九)

【组成】生地黄汁一盏 生姜汁二分盏

【用法】上药同煎至一盏,分四服,每以汤或酒和服。

【主治】难产。

24329 生地黄饮(《圣济总录》卷一六〇)

【异名】地黄饮(《普济方》卷三四六)。

【组成】生地黄汁半大盏 桂(去粗皮)半两 黄耆(锉)三分 麦门冬(去心,微炒)三分 当归(切,焙)半两 甘草(炙)半两

【用法】上药除地黄外,粗捣筛。每服三钱匕,水一盏,煎至六分,去滓,入地黄汁一合,更煎数沸,温服。

【功用】补虚调气。

【主治】产后有热,恶露未尽。

24330 生地黄饮（《圣济总录》卷一六一）

【组成】生地黄汁半盏 童子小便半盏 生姜一分（取汁）

【用法】上药同煎三四沸，分作两服。温分服，须臾再服。恶血下，滞气通，立愈；未效，再作服。

【主治】产后虚冷，恶血结块不散。

24331 生地黄饮（《圣济总录》卷一八三）

【组成】生地黄（切，绞汁）三合 小蓟根（切，绞汁）三合

【用法】合和令匀，分温作三服，早晨、日晚各一服。

【主治】乳石发，衄血。

24332 生地黄饮

《普济方》卷一八九。为方出《千金》卷六，名见《普济方》卷一八九"地黄散"之异名。见该条。

24333 生地黄饮（《诚书》卷七）

【组成】生地 熟地 地骨皮 枸杞子各一钱

【用法】上为末。蜜汤调下。

【主治】衄血。

24334 生地黄饮（《医钞类编》卷七）

【组成】生地 黄芩（炒） 阿胶（炒） 柏叶（炒）

【用法】水煎服。

【主治】血热，小便出血。

24335 生地黄鸡（方出《肘后方》卷四，名见《圣济总录》卷一八九）

【异名】乌鸡汤（《内外科百病验方大全》）。

【组成】乌雌鸡一头 生地黄一斤（切） 饴糖二升

【用法】乌雌鸡治如食法，以地黄、饴糖纳腹内，急缚，铜器贮甑中，蒸五升米久，须臾取出，食肉、饮汁，三月三度作之。

【主治】❶《肘后方》：因积劳虚损，或大病后不复，常若四体沉滞，骨肉疼酸，吸吸少气，行动喘惕；或小腹拘急，腰背强痛，心中虚悸，咽干唇燥，面体少色；或饮食无味，阴阳废弱，悲忧惨戚，多卧少起，久者积年，轻者才百日，渐至瘦削，五脏气竭。❷《内外科百病验方大全》：男妇虚弱，或病后，或产后，或疮毒久不收口，脾胃不健，一切诸损。

【宜忌】勿啖盐。

24336 生地黄酒（《普济方》卷二四四）

【组成】生地黄（干）一斤 杉木节五两 牛蒡子一斤（去皮） 丹参二两 牛膝五两（去苗） 大麻仁半斤 防风三两（去叉） 独活 地骨皮各三两

【用法】上锉。用生绢袋盛，以酒三斗，浸六七日，每于食前随性饮之。

【主治】脚气肿满，烦疼少力。

24337 生地黄散（《圣惠》卷二十九）

【组成】生干地黄一两 茯神三分 葳蕤三分 知母三分 栝楼一两 黄耆一两（锉） 地骨皮一两 石膏一两 人参一两（去芦头） 麦门冬一两（去心） 甘草半两（炙微赤，锉）

【用法】上为散。每服三钱，以水一中盏，煎至六分，去滓温服，不拘时候。

【主治】虚劳烦热，口热，颊赤，多渴。

【备考】本方方名，《普济方》引作"地黄散"。

24338 生地黄散（《圣惠》卷三十四）

【异名】地黄膏（《圣济总录》卷一二〇）。

【组成】生地黄汁五合 当归 白芷 细辛 盐花各一分

【用法】上为细散，相和令匀，于银器中煎成膏。临用时以药厚涂于牙龈上，有津即咽之，日三夜二。

【主治】热毒风攻头面，齿龈肿痛不可忍。

24339 生地黄散（《圣惠》卷三十七）

【组成】生干地黄二两 黄芩 赤芍药 黄连（去须） 蒲黄 地骨皮各一两

【用法】上为散。每服五钱，以水一大盏，入竹茹一鸡子大，煎至五分，去滓，频温服之。

【主治】心肺积热，流注大肠，大便下血。

24340 生地黄散（《圣惠》卷五十五）

【组成】生干地黄一两 犀角屑一分 黄芩一分 竹茹一分 麦门冬一分（去心）

【用法】上为散。以水二大盏，煎至一大盏去滓，分为二服，如人行五里再服。

【主治】煴黄。头痛口苦，舌根干黑，喘息不调，鼻中血出，心神烦乱，作怅望之声，小便赤色如红花汁。

24341 生地黄散（《圣惠》卷六十一）

【组成】生干地黄二两 玄参一两 甘草一两（生，锉） 赤芍药一两 黄耆一两（锉） 木通一两（锉） 黄芩一两 当归一两（锉，微炒） 地骨皮一两 赤茯苓一两半 川升麻一两 川大黄一两（锉碎，微炒）

【用法】上为散。每服四钱，以水一中盏，入竹叶二十片，煎至六分，去滓温服，不拘时候。

【主治】痈肿，热毒疼痛，心神烦闷。

24342 生地黄散（《圣惠》卷七十）

【组成】生地黄汁一升 生藕汁三合 青蒿汁三合 生姜二两（取汁） 蜜四两 酥一两 柴胡一两（去苗） 知母一两 鸡苏叶一两 黄芩一两 川升麻一两 鹿角胶二两（捣碎，炒令黄燥） 杏仁一两（汤浸，去皮尖双仁，麸炒微黄） 桑根白皮一两（锉）

【用法】上为细散，与煎药汁纳于银器中，搅令匀，慢火煎成膏，收瓷盒中。每服不拘时候，以温粥饮调下半匙。

【主治】妇人劳热至甚，吐血不止，心神烦躁，少思饮食。

24343 生地黄散（《医方类聚》卷十引《简要济众方》）

【组成】生干地黄一两 白茅根一两 木通一两（锉）

【用法】上为粗散。每服三钱，水一中盏，入葱白五寸，同煎六分，去滓，空心、食前频服。

【主治】小肠实热，心中烦闷，少腹热痛，小便赤涩或出血。

24344 生地黄散

《幼幼新书》卷十六。即《圣惠》卷八十三"生干地黄散"。见该条。

24345 生地黄散（《鸡峰》卷二十一）

【组成】生地黄 麦门冬各一两半 鸡苏苗 赤茯苓 玄参各一两 甘草半两

【用法】上为粗末。每服三钱，水一盏，入竹茹一分，煎至六分，去滓，不拘时温呷。

【主治】咽喉内生疮,唾血不止。

24346　生地黄散《保命集》卷下

【异名】生地黄汤、生地黄饮子《洁古家珍》)。

【组成】生地黄　熟地黄　枸杞子　地骨皮　天门冬　黄耆　芍药　甘草　黄芩各等分

【用法】上锉。每服一两,水一盏半,煎至一盏,去滓温服。

【主治】衄血、下血、吐血、溺血,皆属于热。但血家证,皆宜服此药。

【加减】脉微,身凉恶风,每服加桂半钱,吐血者多有此证。

【方论选录】《证因方论集要》:二地并用,熟以益阴,生以凉血;黄耆、甘草补气,所谓有形之血不能速生,无形之气所当急固也;天冬清上,白芍敛肝,枸杞、地骨退热除蒸;黄芩平诸热,盖血得热则妄行也。

【备考】《丹溪心法》引本方有柴胡、黄连。治郁热衄血,或咯、吐血。若下血,加地榆。《玉机微义》亦载此方,组成与《丹溪心法》相同,治"妇人经漏下血,脉虚洪,经水紫黑"。

24347　生地黄散《妇人良方》卷六

【组成】生干地黄　北柴胡各一两　羌活　木香　桂心　防风各半两　酸枣仁　羚羊角屑　白芍药　白术　黄耆　川牛膝　白茯苓　当归　枳壳各三分

【用法】上咬咀。每服三钱,水一盏,姜三片,煎至七分,去滓空心,温服。

【主治】妇人血气不调,或时寒热,体痛,不思饮食。

24348　生地黄散《小儿痘疹方论》

【组成】生地黄半两　麦门冬(去心)三钱　杏仁　款冬花　陈皮各二钱　甘草二钱半(炙)

【用法】上为粗散。每服三钱,水一大盏,煎至六合,去滓,徐徐温服,不拘时候。

【主治】❶《小儿痘疹方论》:小儿斑疹,身热口干,咳嗽心烦者。❷《麻科活人》:麻疹,肺热喘咳。

【备考】原书薛己按:若肺经有热者,宜用此方;若痰气上壅,佐以抱龙丸。

24349　生地黄散《朱氏集验方》卷十三

【组成】生地黄　川芎　赤芍药　生藕节　当归　芸台子　川芒消　荆芥　马齿苋各一两(阴干)

【用法】上为细末,和匀。酒煎苏木取酒,调药二大钱,不拘时候服。

【功用】止血住痛,辟风,续筋骨,生肌肉。

【主治】打扑、金疮。

【加减】如不甚发热,减芒消,加桃仁、荷叶干。

24350　生地黄散《御药院方》卷九

【组成】生地黄　升麻　川芎　华阴细辛(择净)　露蜂窝(炒焦)　防风各一两　大皂角二钱(去黑皮,炙焦)

【用法】上为粗末。每服三四钱,水一大盏,入荆芥数穗,同煎至八分,去滓,微热漱,冷吐,食后或临卧时漱二次。

【主治】牙齿疼痛。

24351　生地黄散《保婴集》

【组成】生地黄　当归　地骨皮　人参　甘草(炙)

赤芍药各等分

【用法】上咬咀。水煎,不拘时服。

【主治】斑疹后寒热往来,嗜卧,烦躁闷乱。

24352　生地黄散

《普济方》卷三十三。即《圣惠》卷二十六"生干地黄散"见该条。

24353　生地黄散

《普济方》卷一三三。即《圣惠》卷十"生干地黄散"。见该条。

24354　生地黄散

《普济方》卷一四六。为《圣惠》卷十四"生干地黄散"之异名。见该条。

24355　生地黄散

《普济方》卷三二〇。即《圣惠》卷七十"生干地黄散"。见该条。

24356　生地黄散

《普济方》卷三八六。为《千金》卷五"生地黄汤"之异名。见该条。

24357　生地黄散《银海精微》卷上

【组成】生地黄　黄柏　知母　防风　荆芥　升麻　干葛　天花粉　黄芩　甘草　桑白皮　白茯苓　赤芍药

【用法】上咬咀。每服七八钱,水煎,食后服。

【主治】眼下赤膜,发歇无时。

24358　生地黄散《赤水玄珠》卷二十一

【组成】生地二钱　黄芩(炒)五钱　阿胶(炒)　侧柏叶(炒)各一钱

【用法】水煎,食前服。

【主治】血热尿血。

24359　生地黄散

《审视瑶函》卷四。为《医统》卷八十八"生地黄汤"之异名。见该条。

24360　生地黄散

《东医宝鉴·外形篇》卷一。为《圣惠》卷三十三"生干地黄散"之异名。见该条。

24361　生地黄散《血证论》卷七

【组成】生地五钱　川芎钱半　黄芩三钱　侧柏叶三钱　桔梗二钱　栀子二钱　蒲黄三钱　阿胶二钱　白茅根三钱　丹皮三钱　白芍三钱　甘草钱半　童便一杯　莱菔汁一杯

【主治】吐血,衄血。

【方论选录】此方以治肝为主,以肝主血故也。而亦兼用心肺之药者,以心主火,治火必先治心;肺主气,降气必先清肺。为凉血止血之通剂,方义虽浅而易效。

24362　生地黄粥《医方类聚》卷二四二引《食医心鉴》

【组成】生地黄汁一合　红米一合

【用法】上以米煮作粥,临熟下地黄汁,搅调和。食之。

【主治】小儿发稀,乍寒乍热,黄瘦无力。

24363　生地黄粥《圣惠》卷九十六

【组成】生地黄汁一合　生姜汁半合　蜜一合　粳米二合　淡竹沥二合

【用法】先将米煮粥,临熟下地黄、姜汁煮令熟,次下蜜并竹沥,搅转。食后良久,或临卧食之。

【主治】心膈虚躁,口干烦渴,不多饮食,小便赤涩。

24364 生地黄粥《圣惠》卷九十六》

【组成】生地黄汁三合 蜜二合 米三合 车前叶(取汁)三合

【用法】先以水一大盏半,煮米成粥,次入诸药汁及蜜,更煎三两沸,分为二服。

【主治】小便出血,碜痛。

24365 生地黄粥

《圣济总录》卷一九〇。为《圣惠》卷九十七"地黄粥"之异名。见该条。

24366 生地黄粥《饮膳正要》卷二》

【组成】生地黄汁一合 酸枣仁二两(水绞取汁二盏)

【用法】上药水煮同熬数沸,次下米三合煮粥,空腹食之。

【主治】虚弱骨蒸,四肢无力,渐渐羸瘦,心烦不得睡卧。

24367 生地黄粥《药粥疗法》引《二如亭群芳谱》》

【组成】生地黄汁约50毫升(或用干地黄60克) 粳米60克 生姜2片

【用法】先用粳米加水煮粥,煮沸后加入地黄汁和生姜,煮成稀粥食用。

【功用】清热生津,凉血止血。

【主治】热病后期,阴液耗伤,低热不退,劳热骨蒸,或高热心烦,口干作渴,口鼻出血。

24368 生地黄煎《外台》卷十六引《删繁方》》

【组成】生地黄汁三升 赤蜜 石膏各一升(碎,绵裹)升麻 射干 子芩各三两 生玄参八两 栀子仁 葳蕤各四两 甘草二两(炙)

【用法】上切。以水七升,先煮石膏等,取二升,去滓,下生地黄汁,更煎取四升,绵挼,分为四服。

【主治】脾劳热,身体眼目口唇悉萎黄,舌本强直,不能得咽唾。

【加减】若须利泄,加芒消三两,分为三服;余一服停下芒消,留晚,若热不止,更进服。得利泄,止后一服也。

【宜忌】忌海藻、菘菜、芜荑。

24369 生地黄煎《外台》卷二十一引《删繁方》》

【异名】生地黄汤(《圣济总录》卷一〇二)。

【组成】生地黄汁一升 玄参汁五合 蜜五合 车前汁五合 升麻 细辛各二两 芍药 栀子各三两(切)

【用法】上切。以水五升,煮升麻等四物,取一升五合,去滓,下生地黄等汁、蜜,沸成煎,分五六服。

【主治】肝实热眼痛。

24370 生地黄煎《医心方》卷三引《经心录》》

【组成】生地黄汁三升

【用法】上纳汁铜器中,于炭火上煎令如饴。服二合

【主治】虚热及血利。

24371 生地黄煎《医心方》卷十三引《古今录验》》

【组成】生地黄根不拘多少

【用法】上春绞取汁,复重春绞取之,尽其汁,乃除去滓;以新布重绞其汁,去滓碎浊,令清净;置罐中,置釜汤上煮罐,勿塞全边,令汤气得洩不沓也。煎地黄汁竭减半许后煎下,更以新布绞去废杂结浊滓,秒去复重煎之,令如饴糖

成煎。能多作为好,少者不可减三升汁。

【功用】补虚除热,散石。

【主治】痈疽,疮疖,痔热。

24372 生地黄煎《外台》卷十七引《延年秘录》》

【组成】生地黄五升 枣膏六合 白蜜七合 酒一升 犎牛酥四合 生姜汁三合 紫苏子一升(研,以酒一升绞取汁) 鹿角胶四两(炙末)

【用法】上药先煎地黄等三分减一,纳蜜酥,以蜜调入胶末,候煎成,以器盛之。酒和服。

【功用】补虚损,填骨髓,长肌肉,去客热。

【备考】《外台》同卷引《延年秘录》另有生地黄煎,方中少生姜汁、紫苏子、鹿角胶三味,功用相同。

24373 生地黄煎《千金》卷十三》

【组成】生地黄汁 赤蜜各一升 人参 茯苓 芍药白术各三两 甘草二两 生麦 门冬一升 石膏六两 生葳蕤四两 干地黄三两 莼心一升(一作豉) 远志二升

【用法】上㕮咀。以水一斗二升,煮人参以下十一味,取二升七合,去滓,下地黄,蜜更煎,取二升五合,分四服。

【功用】消热止极,强胃气。

【主治】脉热极则血气脱,色白干燥不泽,食饮不为肌肤。

【方论选录】《千金方衍义》:血枯气脱,脉极则咳,故用二地、芍药以滋血,参、苓、术、甘以益气,门冬、葳蕤以润肺,莼心、石膏以清胃,远志、赤蜜以通心而行诸味腻滞之性也。

24374 生地黄煎《千金翼》卷七》

【组成】生地黄八两 茯苓 麦门冬各一斤(去心)桃仁半升(去皮尖) 甘草一尺(炙) 人参三两 石斛 桂心 紫菀各四两

【用法】上药合捣筛,以生地黄汁八两,淳清酒八升,合调,放铜器中,置炭火上,纳鹿角胶一斤,数搅之,得一升;次纳饴三升,白蜜三升,于铜器中釜汤上煎调,药成。为丸如弹丸大。食前服一丸,一日三次。不知,稍加至二丸。

【主治】妇人产后虚羸短气,胸胁逆满。

24375 生地黄煎《千金翼》卷十八》

【组成】生地黄汁四升 生地骨皮 生天 门冬(去心) 生麦门冬汁 白蜜各一升 竹叶(切) 生姜汁各三合 石膏八两(碎) 栝楼五两 茯神 葳蕤 知母各四两

【用法】上㕮咀,以水一斗二升,先煮药取三升,去滓,纳地黄、麦门冬汁,微火煮五沸,次纳蜜、姜汁,煎取六升下之。每服四合,稍加至五六合,日二夜一。

【主治】胸中热。

24376 生地黄煎《圣惠》卷六》

【组成】生地黄汁一升 生姜汁二合 生麦门冬汁半升 牛酥五两 白蜜半斤 枣肉三十枚(研) 桂心一两贝母一两(煨令微黄) 细辛一两 杏仁一两(汤浸,去皮尖双仁,麸炒微黄,研如膏) 菖蒲一两 皂荚子仁一两(微炒)

【用法】先将前六味相和于银锅中,慢火熬令稀稠得所;后药捣细罗为散,入前地黄煎中,搅令匀,取一茶匙,含化咽津,不拘时候。

【主治】肺脏气壅,外伤风冷,语声嘶不出,咽喉干痛。

24377 生地黄煎

《圣惠》卷十七。为《外台》卷二引《删繁方》"生地黄汤"之异名。见该条。

24378　生地黄煎（《圣惠》卷十八）

【组成】生地黄汁五合　生栝楼根汁五合　蜜二合　生麦门冬汁五合　酥一两　生藕汁一合

【用法】上药一处相和，于锅中熬令稍稠。每服不拘时候，抄服半匙。

【主治】热病，心胸烦热，口干，皮肉黄。

24379　生地黄煎（《圣惠》卷三十六）

【组成】生地黄汁半升　生天门冬汁半升　萎蕤二两　细辛一两　甘草一两（生，锉）　芎䓖一两　白术一两　生麦门冬二两（去心）　黄耆一两半

【用法】上锉细，绵裹，酒浸一宿，以猪脂二斤，煎令药焦黄，绵滤去滓，纳锅中，后下地黄、天门冬汁，熬令稠，瓷器中盛。每服不拘时候，含咽半匙。

【主治】脾热，唇焦枯，无润泽。

24380　生地黄煎（《圣惠》卷三十七）

【组成】生地黄汁一升　生姜汁一合　白蜜五合　生麦门冬汁三合　酥五合　白沙糖三两　杏仁三两（汤浸，去皮尖双仁，麸炒，研）

【用法】上药都煎成膏。每服半匙，含化咽津，不拘时候。

【主治】肺热吐血，口干心燥。

24381　生地黄煎（《圣惠》卷四十六）

【组成】生地黄汁五合　生姜汁一合　白蜜二两　麻黄二两（去根节）　杏仁二两（汤浸，去皮尖双仁，麸炒微黄）　白前一两　甘草一两（炙微赤，锉）

【用法】上件药，先捣罗麻黄、白前、甘草三味为末，于银锅中纳地黄汁等，下诸药末，以慢火熬成膏，收于不津器中。每服一茶匙，含化咽津，不拘时候。

【主治】心肺暴热，咳嗽不止。

24382　生地黄煎（《圣惠》卷四十六）

【组成】生地黄汁二升　生天门冬汁二升　蜜五合　酥三合　生姜汁二合　贝母二两（煨微黄）　五味子二两　紫菀二两（去苗土）　甘草一两（炙微赤，锉）　鹿角胶五两（捣碎，炒令黄燥）　杏仁三两（汤浸，去皮尖双仁，麸炒微黄，研）

【用法】上为末，研令极细，后取诸药汁及杏仁、酥、蜜等同于银器中，以慢火熬，不住手搅，候如膏，即收于不津器中。含一茶匙，咽津，不拘时候。

【主治】咳嗽上气，心膈烦闷，痰唾不利。

24383　生地黄煎（方出《圣惠》卷四十六，名见《普济方》卷一六二）

【组成】生地黄（取自然汁）八合　黑饧三合　白蜜三合　白沙糖三合　生姜汁一合　川升麻三两（捣末）　鹿角胶三两（捣碎，炒令黄燥）　杏仁三两（汤浸，去皮尖双仁，麸炒令黄，研如膏）　酥三合

【用法】上药都于银锅中，以慢火煎，搅勿住手，候稀稠得所，以不津器盛之。每次含一茶匙，咽津，不拘时候。

【主治】肺脏虚热，咳嗽，咽干痛，时唾脓血。

24384　生地黄煎（《圣惠》卷七十四）

【组成】生地黄五斤（捣，绞取汁）　黑豆一升（以水四升，取一升半，去豆）　大甜石榴五颗（捣，绞取汁）　荆芥半升　枸杞根二升（细锉，入水一中盏，捣，绞取汁）　竹沥半升　桑根白皮一升（细锉，入水一中盏，捣，绞取汁）　白蜜五两　羚羊角屑　天门冬（去心，焙）　天麻　酸枣仁（微炒）　当归（锉，微炒）　羌活　薏苡仁　蚕沙（微炒）各一两

【用法】先将前八味药汁相和于银石锅中，慢火熬如稀饧；余药捣细罗为末，研令细，入前煎中，搅令匀，瓷器中盛。每服以温酒下一大匙头，不拘时候。

【主治】妊娠中风，筋脉挛急，口眼㖞斜，皮肤顽麻，言语蹇涩。

24385　生地黄煎（《圣惠》卷八十二）

【异名】地黄煎（《普济方》卷三八五）。

【组成】生地黄汁一升　白蜜三合　生麦门冬汁三合　酥三合

【用法】上药于银锅中，以慢火熬如稀饧。每服半茶匙，以温水调下。

【主治】小儿壮热，心烦，眠卧不安。

24386　生地黄煎（《圣惠》卷八十九）

【组成】生地黄半斤（取汁）　刺蓟半斤（取汁）　杏仁一两（汤浸，去皮尖双仁，麸炒黄，别研）　阿胶半两（捣研，炒令黄燥，为末）　蜜一合

【用法】上药都入银锅中，以慢火熬为膏。每服一钱，用新汲水调下，不拘时候。

【主治】小儿鼻衄不止。

24387　生地黄煎（《圣济总录》卷八）

【组成】生地黄五斤（捣，研，绞取汁令净）　黑豆一升（以水三升，煎至一升，绞去豆）　大甜石榴三颗（去蒂萼和子皮，同捣研，取汁）　晚蚕沙（炒）二两　海桐皮（炙，锉）三两　桂（去粗皮）　山芋各二两

【用法】上七味，先㕮咀四味，如大麻粒。于银石锅中，先煎地黄汁三二十沸，次下石榴、黑豆汁，又煎三二十沸，即下㕮咀四味，勿停手搅，慢火煎至浓，用生帛绞去滓，次下好酥二两，再煎匀，搅如稠膏，即收于不津器中。每日空腹以无灰酒一盏调煎半匙头，搅和服之，如疾甚者，加至一匙头，每日三服。

【主治】中风，手足不随，或拘挛屈伸不得，口眼㖞斜，偏风疼痛，或瘫痪沉重，病在筋骨；兼治妇人产后风血恶疾。

【宜忌】切慎房室。

24388　生地黄煎（《圣济总录》卷一八三）

【组成】生地黄五斤（洗，切，以木杵臼捣，绞汁）　黄精十二斤（洗，切，以木杵臼捣，绞汁）　白蜜五升

【用法】上三味汁相和于银石器中，慢火煎如膏为度，以瓷盒盛。每服生姜汤调下半匙至一匙，日二夜一。

【主治】乳石药气发热，风热相并，致痈肿疮痍，经年不愈。

24389　生地黄煎（《魏氏家藏方》卷九）

【组成】生地黄（洗净）　枸杞子（去梗）　五味子（去枝）各等分

【用法】上为细末，炼蜜为丸，如梧桐子大。每服七十丸，食前盐酒、盐汤、米饮任下。

【功用】补肝明目。

【备考】本方方名,据剂型,当作"生地黄丸"。

24390 生地黄煎

《普济方》卷三十三。为《圣惠》卷二十六"地黄煎"之异名。见该条。

24391 生地黄煎(《普济方》卷三二〇)

【组成】生地黄汁一升 生藕汁三合 青蒿汁三合 生姜二两(取汁) 蜜四两 酥一两 柴胡一两(去苗) 知母二两 鸡苏叶一两

【用法】上为散,与煎药汁同于银器中搅令匀,慢火煎成膏,收入瓷盒中。每服半匙,以清粥饮调下,不拘时候。

【主治】妇人劳热至甚,吐血不止,心烦神躁,少思饮食。

24392 生地黄煎(《医统》卷五十一)

【组成】生地黄 当归 黄耆(炙) 黄连 黄芩 甘草(炙) 麻黄根 黄柏 浮小麦各一钱

【用法】水二盏,煎八分,温服。

【主治】阴火盗汗。

24393 生地黄膏(《鬼遗》卷五)

【组成】生地黄 白蔹 白芷 黄连 升麻 黄芩 大黄各十两

【用法】上咬咀,以猪脂一升半,微火煎成膏,绞去滓。敷疮,一日四五次。

【主治】热疮。

24394 生地黄膏(《鬼遗》卷五)

【组成】生地黄四两 黄连四两 大黄三两 黄柏 甘草(炙) 白蔹 升麻各二两

【用法】上咬咀,以猪脂二升半,微火合煎,膏成绞去滓。候凝可敷之。

【主治】热疮。

24395 生地黄膏(《鬼遗》卷五)

【组成】生地黄四两 黄连五两 白蔹 芍药 白及各二两 苦参 升麻各三两

【用法】上咬咀,以猪脂二升半,纳诸药同熬,膏成去滓。候凝敷之。

【主治】热疮。

24396 生地黄膏

《圣惠》卷十八。为《肘后方》卷二"黑膏"之异名。见该条。

24397 生地黄膏(《圣惠》卷九十一)

【组成】生地黄一两 柏白皮二两 苦竹叶一两 甘草一两

【用法】上锉细,以猪脂一斤,煎令地黄色黑,以绵滤去滓,盛于不津器中,候冷。日三度涂之。

【主治】小儿被汤泼火烧赤痛者。

24398 生地黄膏(《圣济总录》卷一三〇)

【组成】生地黄四两 辛夷 独活(去芦头) 当归(切,焙) 大黄 芎䓖 黄耆 白芷 芍药 黄芩(去黑心)各半两 续断一两 猪脂二斤 薤白二七茎

【用法】上药除猪脂外,并锉碎,先熬脂令沸,下诸药,煎候白芷赤黑色,以绵绞去滓,瓷盒盛。涂疮,日三二次。

【主治】❶《圣济总录》:痈疽败坏生肉。❷《普济方》:发背。

24399 生地黄膏(《卫生总微》卷二十)

【异名】地黄膏(《痘疹传心录》卷十八)。

【组成】生地黄(去芦,洗净) 川升麻 蓝叶 栀子仁 大黄各一两

【用法】上为细末,以猪脂八两,同于铫内慢火煎色变,滤去滓,以瓷盒盛,放冷成膏。每用少许,涂疮上。

【主治】❶《卫生总微》:小儿燣浆疮,毒甚发引遍身。❷《痘疹传心录》:天泡疮,始生如汤烫作泡,皮破浆出成疮。

24400 生地黄膏(《直指》卷六)

【组成】石菖蒲一两半 北前胡 赤茯苓各三分

【用法】上为末,蜜一盏,生地黄汁一盏,共研为膏。每服弹子大,紫苏煎汤,食后调下。

【主治】热气乘心作痛。

24401 生地黄膏

《直指》卷十七。为《洪氏集验方》卷一引铁瓮"琼玉膏"之异名。见该条。

24402 生地黄膏(《直指》卷二十一)

【组成】生地黄 蓝青叶各等分

【用法】上入蜜杵细。每服半两,井水煎,食后服。

【主治】口舌疮肿。

24403 生地黄膏(《直指》卷二十二)

【组成】露蜂房(炙黄) 五倍子 木香各三钱 滴乳香二钱 轻粉一字

【用法】上为细末,用生地黄一握,捣细和为膏。摊生绢上贴疮。

【主治】漏疮。

24404 生地黄膏(《医统》卷四十二)

【组成】生地黄汁 小蓟汁 沙糖(熬膏约一大碗) 阿胶一两 侧柏叶(为末) 地榆(为末)各一两

【用法】上用四味汁熬成膏,方入柏叶、地榆末和匀。每服三匙许,空心米饮调下。

【主治】结阴便血。

24405 生地黄膏

《杂病源流犀烛》卷十七。为《普济方》卷一八八引《余居士选奇方》"地黄煎丸"之异名。见该条。

24406 生舌仙丹(《石室秘录》卷一)

【组成】人参一两一钱 龙齿末三分 麦冬末一钱 血竭三分 冰片二分 土狗一个 地虱十个

【用法】除人参一两煎汤外,余药各焙为末,放地上一刻,出火气备用。用时先将参汤含漱半日,然后将药末用舌蘸之使令遍,不可将舌即缩入口中,放在外面半刻,至不能忍时然后缩入。三次则舌伸长矣。

【主治】舌断。

24407 生肌白膏(《外台》卷二十九引《范汪方》)

【组成】白芷一两六铢 干地黄一两半 芎䓖一两六铢 甘草半两(炙) 当归 白蔹 附子各十八铢(去皮) 蜀椒二合半(汗)

【用法】上咬咀,以猪脂五斤合煎,三上三下,药成去滓。涂疮上,一日二次。

【主治】金疮。

24408 生肌肉散(《外台》卷二十九引《范汪方》)

【组成】当归　甘草（炙）　肉苁蓉　芎䓖　芍药　蜀椒（汗）　吴茱萸　干姜　桂心　白及　黄耆　厚朴　人参各等分

【用法】上为散。每服一方寸匕，以酒饮送下，一日三次。

【功用】止痛。

【主治】金疮内塞。

24409　生肌药丁《外科大成》卷二

【组成】珍珠　象牙　龙骨　儿茶　花蕊石　血竭各一钱　轻粉　白芷　白蔹　朱砂各五分　冰片三分

【用法】上为末，饭为条，阴干收用。

【功用】生肌收口。

【主治】漏疮硬管已出，尚未收口。

24410　生肌神散《疡医大全》卷十八

【组成】石灰（千年者佳）　三七根　麒麟竭各三钱　人参　象皮　乳香（去油）　没药（去油）　木香各一钱　儿茶二钱　轻粉五分。

【用法】上各为极细末，研至无声为度。搽患处。

【主治】物瘤割破。

24411　生苎根散《圣惠》卷七十五

【组成】生苎根一两半（锉）　阿胶一两半（捣碎，炒令黄燥）　黄芩三分　赤芍药三分　当归一两（锉，微炒）

【用法】上为散。每服四钱，以水一中盏，加大枣三枚，同煎至六分，去滓，不拘时候稍热服。

【主治】妊娠胎动，腹内疼痛，心神烦热，饮食少。

24412　生芦根汤《外台》卷三引《集验方》

【组成】灯心一分　生麦门冬十二分（去心）　人参四分（切）　生芦根一大握（切）

【用法】以水一大升，煎取八合，去滓，分温三服。

【主治】天行后气膈，呕逆不下食。

24413　生芦根饮（方出《千金》卷十六，名见《外台》卷二）

【组成】生芦根（切）一升　青竹茹一升　粳米三合　生姜一两

【用法】上㕮咀。以水五升，煮取二升，分三服。不止，服三剂。

【主治】伤寒后哕，干呕不下食。

24414　生芦根粥《医方类聚》卷二四四引《食医心鉴》

【组成】生芦根一两（净洗）　红米一合

【用法】以水一升，煎芦根取汁七合，去滓，入红米于汁中煮粥食之。

【主治】小儿呕吐，心烦热。

24415　生附子汤《杏苑》卷七

【异名】生附子散（《张氏医通》卷十四）。

【组成】黑附子（生）八分　滑石　瞿麦　木通各一钱　半夏七分　蜜少许　灯心二十茎

【用法】上㕮咀。用生姜五片，水煎，空心服。

【主治】冷淋，或因饮水过多，或因寒湿，或因心虚志耗。小便闭涩，数起不通，窍中苦痛，憎寒凛凛。

24416　生附子散

《张氏医通》卷十四。为《杏苑》卷七"生附子汤"之异名。见该条。

24417　生鸡子酒（方出《千金》卷二，名见《普济方》卷三三八）

【组成】破生鸡子一枚

【用法】和酒服之。

【主治】妊娠心痛。

24418　生枣仁汤《会约》卷七

【组成】枣仁（生）

【用法】上为末。茶清调服，一日三钱。

【主治】胆热多睡。

24419　生虎骨丸《杂病源流犀烛》卷二十九

【组成】生虎骨四两　金毛狗脊八两　五加皮　仙灵脾　牛膝　白茄根　油松节各二两　独活一两

【主治】由于劳力伤损，腿骨麻疼。

24420　生乳糖浆

《中药制剂手册》。为《天津市中成药规范》"生乳灵"之异名。见该条。

24421　生南星汤《普济方》卷二八六

【组成】生南星一两　知母　贝母（去心，炒）　生地黄　阿胶（炒）　川芎　桑白皮（炒）　甘草（炙）各三两　防风　射干　桔梗　天门冬（去心）　脑荷　杏仁（不去皮）　半夏（治）　紫苏叶　白芷　白及各半两

【用法】上锉散。每用四钱，姜七片，乌梅一个，食后煎服。

【主治】肺有痈脓，腥气上冲，呕而咳嗽。

24422　生姜汁酒《圣惠》卷三十八

【组成】生姜汁半合　白蜜一匙　清酒五合

【用法】上相和，微温，顿服之。

【主治】服乳石后，少觉不下食。

24423　生姜汁煎（方出《千金》卷十八，名见《鸡峰》卷十一）

【组成】杏仁　生姜汁各二升　糖　蜜各一升　猪膏二合

【用法】先以猪膏煎杏仁黄出之，以纸拭令净，捣如膏，合姜汁、蜜、糖等合煎令丸。每服一丸，如杏核大，日夜六七服。渐渐加之。

【主治】上气，咳嗽，喘息，喉中有物，唾血。

【备考】本方方名，《普济方》引作"生姜煎丸"。

24424　生姜汁煎《圣惠》卷五十

【组成】生姜汁五合　白蜜五两　人参二两（去芦头，捣罗为末）　百合二两（捣罗为末）　牛酥五合

【用法】上件药，纳铜锅中，以慢火煎如膏。不拘时候，含一丸如半枣大，咽津；或人参汤调下一茶匙，亦得。

【主治】噎，不能下食，咽喉壅塞，心胸烦闷。

24425　生姜枣汤《云岐子脉诀》

【异名】四白汤。

【组成】白术一两　黄耆　茯苓　白芍药各半两

【用法】上为粗末。每服半两，加生姜、大枣，水煎服。不已，服养脾丸。

【主治】尺部脉伏，食不消，坐卧不安，腹胀。

24426　生姜拨刀《圣济总录》卷一八九

【组成】生姜二两（研，取汁）　白面四两

【用法】上以姜汁和面作拨刀。煮食之。

【主治】❶《圣济总录》：反胃羸弱，身不能动，气乏醋心。❷《普济方》：赤白痢，及水痢。

24427　生姜浴汤《卫生总微》卷十四

【组成】生姜四两

【用法】煎汤沐浴。

【主治】小儿咳嗽。

24428 生姜煎丸（《圣惠》卷三十六）

【组成】生姜汁一合 甘草半两（炙微赤，捣为末） 枣膏三十枚 蜜五合 杏仁一两（汤浸，去皮尖双仁，麸炒微黄，研烂）

【用法】以慢火煎令稠，为丸如鸡头子大。常含一丸，咽津。

【主治】口舌热，干燥。

24429 生姜煎丸

《普济方》卷一六二。即方出《千金》卷十八，名见《鸡峰》卷十一"生姜汁煎"。见该条。

24430 生姜醋浆（《寿世青编》卷下）

【组成】生姜一两 醋浆二合

【用法】银器煎取四合，连滓嚼呷。

【主治】呕吐不止。又杀腹内蛔虫。

24431 生眉毛方（《千金》卷十三）

【组成】墙上青衣 铁生衣各等分

【用法】上为末。以水和，涂患处。

【功用】生眉毛。

24432 生铁落汤

《杂病源流犀烛》卷十六。为《准绳·类方》卷五"生铁落饮"之异名。见该条。

24433 生铁落饮（《素问·病能论》）

【异名】铁落饮（《圣济总录》卷六十七）、指迷铁落饮（《观聚方要补》卷五引《十便良方》）。

【组成】生铁落

【功用】《圣济总录》：除烦下气。

【主治】❶《素问·病能论》：阳厥怒狂。❷《观聚方要补》引《十便良方》：阳厥，由心有所欲，因暴折而难决，阳气当动，令气郁，而致人多怒，一发则莫知所为，其后欲闭户而处，恶闻人声。

【方论选录】《古方选注》：盖铁之生者，气寒味辛，其性直行内降，下气疾速，用其捶出之花，庶得外走经络，开结于木火之中，则狂怒自已。

24434 生铁落饮（《准绳·类方》卷五）

【异名】生铁落汤（《杂病源流犀烛》卷十六）。

【组成】生铁四十斤（入火烧赤沸，砧上煅之，有花出如兰如蛾纷纷坠地者，是名铁落，用水二斗，煮取一斗，入后药） 石膏三两龙齿（研） 白茯苓（去皮） 防风（去芦）各一两半 玄参 秦艽各一两

【用法】上为粗散，入铁汁中煮取五升，去滓，入竹沥一升，和匀。温服二合，不拘时候，一日五服。

【功用】《金匮翼》：坠痰镇心。

【主治】狂证。

❶《准绳·类方》：狂。❷《金匮翼》：痰火热狂。❸《杂病源流犀烛》：风气发涌所生白沫潮痰。

24435 生铁落饮（《医学心悟》卷四）

【组成】天冬（去心） 麦冬（去心） 贝母各三钱 胆星 橘红 远志肉 石菖蒲 连翘 茯苓 茯神各一钱 元参 钩藤 丹参各一钱五分 辰砂三分

【用法】用生铁落煎熬三炷线香，取此水煎药，内服。

【主治】❶《医学心悟》：狂症。发作则暴，骂詈不避亲疏，甚则登高而歌，弃衣而走，踰垣上屋，此痰火结聚所致。❷《笔花医镜》：心热癫痫。

【加减】若大便闭结，或先用滚痰丸下之。

【备考】服后安神静睡，不可惊骇叫醒，犯之则病复作，难乎为力。凡狂症，服此药二十余剂而愈者多矣。

24436 生铁落饮（《医略六书》卷二十二）

【组成】生铁落一斤（砧上铁花，入水二斗，煮至一斗） 生石膏五钱 生地黄一两 羚羊角钱半 青防风钱半 白茯神二钱（去木） 白龙齿三钱（煅） 黑元参三钱 真金箔一帖

【用法】上为末，入铁落饮中煮至二升，去滓，冲竹沥一升，分温三服。

【主治】狂妄，脉洪数弦急者。

24437 生菖蒲酒（《外台》卷十五引《古今录验》）

【组成】陆地菖蒲（细切）一石（别煮） 天门冬一斤（去心） 天雄三两（去皮，生用） 麻子仁一升 茵芋 干漆 干地黄 远志（去心）各三两 露蜂房五两 苦参一斤 黄耆半斤 独活 石斛各五两 柏子仁二升 蛇皮三尺 大蓼子一升

【用法】上咬咀，以绢囊盛著，先以水二斛五斗煮菖蒲根，取八斗，以酿一斛五斗米许，用七月七日造，十日酒定熟，须去滓佳；冬月酒成，漉糟停药，著器中下消减。一剂不觉，更作尤妙，当以愈为期。更重煮菖蒲，去滓取汁，以渍洗悉，益佳。

【功用】延年益寿，耳目聪明，气力兼倍。

【主治】风虚，举体苦白驳，经年不愈。

【宜忌】禁食羊肉、饧、鲤鱼、猪肉、芜荑、鸡、犬、生冷。

24438 生萝卜粥（《普济方》卷二五八）

【组成】萝卜五枚

【用法】捣揿取汁一大盏，搅粥作饮，频吃。

【主治】消渴，发动无时，饮水不足。

24439 生庵金汁（《医统》卷二十五引《活人》）

【组成】粪清汁一斗（用好人粪置篓囊中，其囊约大可盛粪一桶，先于囊中纸五七层，纸上加细黄土约二寸厚，方可加粪于囊，囊悬置于缸上，俟其粪滴清汁于缸内，沥月余，将清汁收贮瓷坛中） 蜂蜜一斤

【用法】上药和匀，蜜封坛口，外以箬裹埋于土地中，以土盖之，约入土一尺许，次年二三月取用。每用一碗，顿服之。如擦恶疮，将鸡翎蘸汁，疮上扫之。

【主治】时疫热病，伤寒发狂，谵语晦昧；并治中蛊恶毒、疔疮，毒气入腹欲死者。

24440 生葛汁饮

《幼幼新书》卷十一。即《圣惠》卷八十五"生葛汁饮子"。见该条。

24441 生葛饮子

《卫生总微》卷五。为《圣惠》卷八十五"生葛汁饮子"之异名。见该条。

24442 生葛根汤（《医心方》卷三引《极要方》）

【组成】生葛根一挺（长一尺三寸） 生姜汁二大合 竹沥二大升

【用法】上先取生葛根,洗净,捣碎,榨取汁令尽,和竹沥、生姜汁绵滤之,细细暖服之,不限次数及食前食后。

【主治】中风,得病一二日,不能言语,手足不遂,精神昏恍。

24443　生硫黄丸《三因》卷十一)

【组成】硫黄不拘多少

【用法】以柳木槌研细,生姜汁拌炊饼糊为丸,如梧桐子大。每服五十丸,食前米汤送下。

【主治】寒呕,脉弱,小便复利,身有微热。见厥者难治。

24444　生犀饮子《圣济总录》卷一〇八)

【异名】生犀角饮子(《秘传眼科龙木论》卷三)。

【组成】生犀角(镑)　桔梗各二两　羚羊角(镑)　人参(去芦头)　茯苓(去皮)　黄芩　知母　防风各一两

【用法】上为细末。每服一钱匕,水一盏,煎至五分,夜食后去滓温服。

【主治】❶《圣济总录》:目昏暗。❷《医宗金鉴》:伤寒热病后,瞳仁散大,时见黑花,隐涩泪多,红肿疼痛。

24445　生犀角丸

《圣济总录》卷十四。为《传家秘宝》卷中"生犀丸"之异名。见该条。

24446　生犀角丸《秘传眼科龙木论》卷十)

【组成】犀角　麻黄　防风　石决明　当归　楮实子　枸杞子各等分

【用法】上为细末,面糊为丸,如梧桐子大。每服三十丸,茶清送下。小儿量大小,加减丸数。

【主治】❶《秘传眼科龙木论》:内障病,瞳人倒者。❷《审视瑶函》:气血两虚,荣卫凝滞,以致肝肾脏受风邪,瞳神歪斜内障。

24447　生犀角丸

《医统》卷八十八。为《幼科类萃》卷六"生犀丸"之异名。见该条。

24448　生犀角散《外台》卷二十五引《广济方》)

【组成】生犀角(末)　酸石榴皮(熬)　枳实(熬令黄)各三两

【用法】上药各为末。以饮服二三寸匕,一日二次。

【主治】热毒痢血。其痢行数甚数,痢出不多,腹中刺痛。

【宜忌】停热食物。

24449　生犀角散《圣惠》卷七十四)

【组成】生犀角屑一两　防风三分(去芦头)　赤箭三分　羌活三两　麻黄一两(去根节)　当归三分(锉,微炒)　人参五分(去芦头)　葛根三分　赤芍药三两　秦艽半两(去苗)　甘草半两(炙微赤,锉)　石膏一两

【用法】上为散,每服二钱,水一中盏,煎至六分,去滓,入竹沥半合,不拘时候温服。

【主治】妊娠卒中风,不语,四肢强直,心神昏昧。

24450　生犀角散

《普济方》卷二三六。为《得效》卷八"生犀散"之异名。见该条。

24451　生蒲黄汤《眼科六经法要)

【组成】生蒲黄　旱莲草各 24 克　丹参　郁金各 15

克　丹皮　生地　荆芥炭各 12 克　川芎 6 克

【功用】凉血散瘀,活血止血。

【主治】血分有热,眼底出血,视物不清,视力减退。

24452　生嘉禾散《医学六要·治法汇》卷二)

【组成】白茯苓(去皮)　缩砂(去皮)　薏苡仁(炒)　枇杷叶(去毛,姜汁炙香)　人参(去芦)各一两　白术(炒)二两　桑白皮(炒)　槟榔(炒)　白豆蔻(炒,去皮)　青皮　谷蘖(炒)　五味子(炒)各半两　沉香　杜仲(去皮,姜汁酒涂炙)　丁香　藿香　随风子　石斛(酒和,炒)　半夏(姜汁捣和作饼,炙黄色)　大腹子(炒)　木香各七钱五分　甘草(炙)两半　陈皮(去白)　神曲(炒)各一钱五分

【用法】每服三钱,水一盏,加生姜三片,大枣二枚,煎七分,不拘时温服。

【主治】脾胃不和,胸膈痞闷,气逆生痰,不进饮食,或五噎五膈。

【加减】五噎,加干柿一枚;膈气吐逆,加薤白三寸,大枣五枚。

24453　生蜜粉方《普济方》卷二八六引《神效方》)

【组成】生蜜　米粉

【用法】调服。小便利为度。

【主治】便痈。

24454　生蜜涂方《圣济总录》卷一一七)

【组成】蜜(生使)

【用法】上一味,频用涂疮上。

【主治】口疮糜烂。

24455　生鲤鱼汤《医心方》卷二十二引《古今录验》)

【组成】生鲤鱼一头(重五斤)　干姜二两　吴茱萸一两

【用法】上切。以水一斗,先煮鲤鱼五沸,出鱼纳药,煎取三升,服一升,一日三次。

【主治】胎不安。

24456　生熟地汤《产孕集·补遗》)

【组成】生地(酒炒)　大熟地各三钱　人参　当归　白芍各二钱(炒)　阿胶(蒲黄炒)　枣仁各三钱(炒)　艾八分　川断一钱五分　桑寄生五钱(酒炒)　棕榈皮一钱(炙)　杜仲三钱(姜汁炒断丝)

【用法】黄酒一杯,和服。

【主治】妊娠,因劳碌胎动血崩者。

24457　生熟饮子

《杨氏家藏方》卷三。为《医学纲目》卷六引《局方》"双解饮子"之异名。见该条。

24458　生熟饮子《妇人良方》卷二十一)

【异名】生熟饮(《中国医学大辞典》)。

【组成】肉豆蔻　草果仁　厚朴(生,去粗皮)　半夏　陈皮　甘草　大枣(去核)　生姜各等分

【用法】上锉细,和匀,一半生,一半用湿皮纸裹煨令香熟,去纸,与一半生者和匀。每服五钱,水二盏,煎至七分,食前一服,食后一服。

【主治】产后疟疾多寒者。

24459　生熟饮子《活幼口议》卷十八)

【组成】罂粟壳大者四个(一半炙,此一味去尽内瓣浮楞者佳)　陈皮二片(半炙)　甘草二寸(半炙)　乌梅二个

（半煨）　淮枣二个（半煨）　生姜二块指大（半煨）　木香一钱（作二片，半煨）　诃子二个（大者半煨）　黑豆六十粒（半炒）　黄耆二寸（半炙）　白术二块指大（半煨）　川当归二寸（半煨）

【用法】上件各半生半熟，咬咀，和匀。每服三钱，水一小盏，入瓷罐内煮去半，滤去滓，任意与服，至多勿虑。所有生黑豆不要打破，同煎服。

【主治】❶《活幼口议》：婴孩小儿虚积痢，腹肚疠痛，下痢，里急后重，日夜无度。❷《东医宝鉴·内景篇》：大人诸痢。

24460　生薯药酒（《医方类聚》卷一三六引《食医心鉴》）

【组成】生薯药半斤（刮去黑皮，拍令碎用）

【用法】上于铫中煮酒，酒沸，微微下薯药，不得搅，候熟，着盐、椒、葱白，更入酒少许，空心服之。

【主治】下焦虚冷，小便多数无力。

24461　生薯药酒（《圣惠》卷九十五）

【异名】山药酒（《寿亲养老》卷四）。

【组成】薯药

【用法】上将薯药于砂盆中烂研，然后刮下，于铫子中。先以小酥炒一大匙令香，次旋添入酒一盏，煎搅令匀，空腹饮之。

【功用】补虚损，益颜色。

24462　生薯药羹（《圣惠》卷九十六）

【组成】生薯药半斤（切）　薤白半斤（去须，切）

【用法】上于豉汁中煮作羹，如常调和食之。

【主治】下焦虚冷，小便多数，瘦损无力。

24463　生藕汁饮（《圣济总录》卷一九〇）

【组成】生藕汁半盏　地黄汁半盏　蜜一匙　淡竹叶一握（切，以水一盏半，煎取汁半盏）

【用法】同煮沸熟，温分三服，日二夜一。

【主治】产后恶血不利，壮热虚烦。

24464　生藕汁饮（《圣济总录》卷一九〇）

【组成】生藕汁半盏　生地黄汁半盏

【用法】上二味相和，温暖，分为三服。

【主治】妇人蓐中好食热面酒肉，变成渴躁。

24465　生干地黄丸（《圣惠》卷二十六）

【组成】生干地黄一两　防风一两（去芦头）　薯蓣一两　茯神一两　山茱萸一两　桂心一两　天雄一两（炮裂，去皮脐）　远志一两（去心）　柏子仁一两　川椒一两（去目及闭口者，微炒去汗）　细辛一两　枳实一两（麸炒微黄）　甘菊花一两　甘草三分（炙微赤，锉）

【用法】上为末，炼蜜为丸，如梧桐子大。每服二十丸，食前以温酒送下。

【主治】肝脏风劳，头眩多忘，忧思不足，面目青黄。

24466　生干地黄丸（《圣惠》卷四十五）

【组成】生干地黄三两　羚羊角屑二两　赤茯苓一两　木香三分　甘草半两（炙微赤，锉）　诃黎勒皮一两　独活一两　麦门冬一两半（去心，焙）　桂心二分　槟榔一两

【用法】上为末，炼蜜为丸，如梧桐子大。每服三十丸，食前以温酒送下。

【主治】干脚气，风毒搏于脚膝，皮内干枯，脚胫渐细，骨中疼痛，时复心闷。

24467　生干地黄丸

《圣惠》卷六十一。为《千金》卷二十二"干地黄丸"之异名。见该条。

24468　生干地黄丸（《圣惠》卷七十）

【组成】生干地黄一两　羚羊角屑半两　葳蕤半两　白鲜皮半两　黄连三分（去须）　黄耆半两（锉）　麦门冬一两（去心，焙）　玄参半两　地骨皮半两　川大黄一两　甘草半两（炙微赤，锉）

【用法】上为细末，炼蜜为丸，如梧桐子大。每服二十丸，以温水送下，不拘时候。

【主治】妇人客热，面赤头疼，口舌生疮，心胸烦壅，饮食无味。

24469　生干地黄丸（《圣惠》卷七十二）

【组成】生干地黄　桃仁（汤浸，去皮尖双仁，麸炒微黄）　当归（锉，微炒）　牛膝（去苗）　川大黄（别捣为末）　芎䓖　土瓜根　赤芍药　桂心　川芒消各二两　虻虫一两（炒令微黄，去翅足）　水蛭半两（炒微黄）

【用法】上为末，以头醋三升，熬大黄末成膏，和诸药末，捣三二百杵，为丸如梧桐子大。每日空心及晚食前服二十丸，煎红蓝花汤送下。

【主治】妇人月水不调，或一月再来，或满月不来，或多或少，脐下疠痛，面色萎黄，四体虚羸，羸瘦，不能饮食。

24470　生干地黄丸（《圣惠》卷八十九）

【组成】生干地黄　当归（锉，微炒）　防风（去芦头）　酸枣仁（微炒）　赤茯苓　黄耆（锉）　芎䓖　羚羊角屑　羌活　甘草（炙微赤，锉）　桂心各半两

【用法】上为末，炼蜜为丸，如绿豆大。每服五丸，食前以温酒送下。

【主治】小儿十岁以来，血脉不流，筋脉缓弱，脚膝无力，不能行步。

24471　生干地黄丸（《圣惠》卷八十九）

【异名】干地黄丸（《准绳·幼科》卷二）。

【组成】生干地黄半两　郁李仁半两（汤浸，去皮尖，微炒）　牛膝（去苗）　防风（去芦头）　桂心　海桐皮　羌活　白茯苓　薏苡仁各一分

【用法】上为末，炼蜜为丸，如绿豆大。每服七丸，乳食前以温酒送下。

【主治】小儿脚趾拳缩。

24472　生干地黄汤（《活幼口议》卷二十）

【组成】生干地黄　熟干地黄各一两（并洗）　麦门冬子半两（去心）　川当归一分　枳壳一分（米泔浸一宿，麸炒）　杏仁（汤泡，去皮尖，麸炒令赤）　防风　甘草（炙）　赤芍药各一分

【用法】上咬咀。每服一大钱，水一小盏，以黑豆七粒煎至黑豆熟，去滓，通口服。

【主治】小儿疳蚀眼患，闭合不开，羞明怕日，及至开眼，有如内障，朦朦失所。

24473　生干地黄酒（《圣惠》卷四十五）

【组成】生干地黄一斤　杉木节五两　牛蒡根一斤（去皮）　丹参三两　牛膝五两（去苗）　大麻仁半斤　防风三分（去芦头）　独活三两　地骨皮三两

【用法】上锉。用生绢袋盛，以酒三斗浸六七日。每于

食前随性暖服之。

【主治】脚气,肿满烦疼少力。

24474　生干地黄散(方出《千金》卷四,名见《圣惠》卷七十三)

【组成】生干地黄半两　黄芩一两　黄连半两(去须,微炒)　桂心半两　川大黄半两(锉碎,微炒)　䗪虫一分(微炒)

【用法】上为散。空心酒服方寸匕,每日三次

【主治】妇人漏下黄色。

24475　生干地黄散(《圣惠》卷六)

【组成】生干地黄一两　甘草半两(炙微赤,锉)　麦门冬半两(去心)　赤茯苓一两　半夏三分(汤洗七遍去滑)　麻黄三分(去根节)　紫菀三分(洗去苗土)　五味子二分　柴胡一两(去苗)　射干半两　黄芩三分　桑根白皮三分(锉)

【用法】上为散。每服三钱,以水一中盏,加生姜半分,大枣三个,煎至六分,去滓温服,不拘时候。

【主治】肺痿咳嗽,吐脓血,胸胁胀满,短气羸瘦,不思饮食。

24476　生干地黄散(《圣惠》卷十)

【组成】生干地黄二两　玄参一两半　赤茯苓一两　麦门冬一两(去心)　川升麻一两　甘草半两(炙微赤,锉)

【用法】上为散。每服五钱,以水一大盏,煎至五分,去滓温服,不拘时候。

【主治】伤寒,心膈热毒,烦闷,谵语失度。

【备考】本方方名,《普济方》引作"生地黄散"。

24477　生干地黄散(《圣惠》卷十)

【组成】生干地黄四两　赤芍药一两　牡丹三两　犀角屑一两　黄芩一两　茜根一两

【用法】上为散。每服五钱,以水一中盏,煎至五分,去滓温服,不拘时候。以愈为度。

【功用】消化瘀血。

【主治】伤寒发汗而不快,致内有蓄热,及鼻衄血不尽,内有余血者,面色黄,大便赤。

24478　生干地黄散(《圣惠》卷十一)

【组成】生干地黄一两　赤茯苓一两　紫苏子(微炒)　桔梗(去芦头)　杏仁(汤浸,去皮尖双仁,麸炒微黄)　陈橘皮(汤浸,去白瓤,焙)　人参(去芦头)各半两　甘草一分(炙微赤,锉)

【用法】上为散。每服四钱,以水一中盏,加生姜半分,煎至六分,去滓温服,不拘时候。

【主治】伤寒,心烦喘急,咳逆,多涎唾有血。

24479　生干地黄散(《圣惠》卷十一)

【组成】生干地黄一两　黄柏三分(锉)　黄芩一两　吴蓝一两　黄连三分(去须)　伏龙肝一两　麦门冬一两(去心)

【用法】上为散。每服五钱,以水一中盏,加竹茹一分,煎至五分,去滓温服,不拘时候。

【主治】伤寒心热及余毒不退,吐血一二升不止。

24480　生干地黄散(《圣惠》卷十二)

【组成】生干地黄　车前子　桑根白皮(锉)　紫菀(去苗土)　鹿角胶各半两(捣碎,炒令黄燥)　赤茯苓三分　甘草一分(炙微赤,锉)

【用法】上为散。每服四钱,以水一中盏,加生姜半分,煎至六分,去滓温服,不拘时候。

【主治】伤寒,咳嗽唾血。

24481　生干地黄散(《圣惠》卷十四)

【组成】生干地黄二两　地骨皮半两　甘草三分(炙微赤,锉)　伏龙肝一两　川朴消半两

【用法】上为粗散。每服五钱,以水一中盏,煎至六分,去滓温服,不拘时候。

【主治】伤寒后阴阳易,壮热心躁,鼻衄不止。

【备考】本方方名,《普济方》引作"生地黄散"。

24482　生干地黄散(《圣惠》卷十五)

【组成】生干地黄　川升麻　玄参　赤芍药　紫菀(去苗土)　柴胡(去苗)　天门冬(去心)　麦门冬(去心)各一两　贝母一两半(煨令微黄)

【用法】上为散。每服五钱,以水一大盏,煎至五分,去滓,入蜜半匙,更煎一二沸,不拘时候温服。

【主治】时气肺热,咳嗽,喉中生疮。

24483　生干地黄散(《圣惠》卷十八)

【组成】生干地黄一两　赤芍药一两　牡丹三分　犀角屑半两　刺蓟一两　柏叶三分

【用法】上为散。每服四钱,以水一中盏,煎至六分,去滓温服,不拘时候。

【主治】热病发汗而汗不发,致内有积瘀,吐血不止。

24484　生干地黄散(《圣惠》卷二十六)

【组成】生干地黄二两　川升麻一两　柴胡三两(去苗)　射干一两　子芩一两　茵陈一两　犀角屑一两　麦门冬一两(去心)　桔梗一两(去芦头)　栀子仁一两　葳蕤一两　甘草一两(炙微赤,锉)

【用法】上为散。每服四钱,以水一中盏,煎至六分,去滓,入蜜一匙,更煎一沸,放温,食后服之。

【主治】脾劳壅热,身体、眼目、唇口悉黄,舌干,咽喉痛,不能咽唾。

24485　生干地黄散(《圣惠》卷二十六)

【组成】生干地黄一两　白茯苓一两　当归一两　麦门冬一两(去心)　人参一两(去芦头)　车前子三分　黄耆一两(锉)　枳壳三分(麸炒微黄,去瓤)　白芍药三分　甘草半两(炙微赤,锉)　酸枣仁一两(微炒)

【用法】上为散。每服四钱,以水一中盏,煎至六分,去滓温服,不拘时候。

【主治】骨极。头热,肢节疼痛,不得睡卧,兼不思饮食。

【备考】本方方名,《普济方》引作"生地黄散"。

24486　生干地黄散(《圣惠》卷二十七)

【组成】生干地黄一两　柴胡一两(去苗)　知母一两　枳壳三分(麸炒微黄,去瓤)　赤芍药一两　麦门冬二两(去心,焙)　甘草三分(炙微赤,锉)　人参一两(去芦头)

【用法】上为粗散。每服四钱,以水一中盏,煎至六分,去滓温服,不拘时候。

【主治】虚劳。四肢烦疼,口舌干燥,面色萎黄,食物无味。

24487　生干地黄散(《圣惠》卷三十一)

【组成】生干地黄一两　桑根白皮一两(锉)　诃黎勒

一两（用皮）　甘草半两（炙微赤，锉）　柴胡一两（去苗）
麦门冬一两半（去心，焙）　人参半两（去芦头）　大麻仁
一两

【用法】上为粗散。每服四钱，以水一中盏，加生姜半
分，煎至六分，去滓温服，不拘时候。

【主治】骨蒸寒热，肺痿喘促。

24488　生干地黄散《圣惠》卷三十三）

【组成】生干地黄一两　蒲黄三分　犀角屑三分　黄
连三分（去须）　黄芩一两　玄参一两　川升麻一两　川大
黄一两（锉碎，微炒）　甘草半两（炙微赤，锉）

【用法】上为粗散。每服三钱，以水一中盏，煎至六分，
去滓，每于食后温服。

【主治】肝心积热，血灌瞳人，肿痛。

【宜忌】忌炙煿热面。

24489　生干地黄散《圣惠》卷三十三）

【异名】生地黄散《东医宝鉴·外形篇》卷一）。

【组成】生干地黄　芎䓖　羚羊角屑　川大黄（锉碎，
微炒）各一两　赤芍药　枳壳（麸炒微黄，去瓤）　木香各
三分

【用法】上为散。每服三钱，以水一中盏，煎至六分，去
滓温服，不拘时候。

【主治】眼忽被撞打着，肿涩疼痛。

24490　生干地黄散《圣惠》卷三十五）

【组成】生干地黄一两半　鸡苏苗三分　赤茯苓三分
射干三分　犀角屑三分　麦门冬一两半（去心，焙）　玄参
一两　甘草半两（炙微赤，锉）

【用法】上为粗散。每服三钱，以水一中盏，加竹叶二
七片，煎至六分，去滓温服，不拘时候。

【主治】脾肺壅毒，咽喉不利，肿痛烦热。

24491　生干地黄散《圣惠》卷三十五）

【异名】干地黄散《普济方》卷六十二）。

【组成】生干地黄一两半　鸡苏苗一两　赤茯苓一
两　麦门冬一两半（去心，焙）　玄参一两　甘草半两
（生，锉）

【用法】上为粗散。每服三钱，以水一中盏，加竹茹一
分，煎至六分，去滓温服，不拘时候。

【主治】咽喉内生疮唾血，不下食。

24492　生干地黄散《圣惠》卷三十七）

【组成】生干地黄三两　黄芩二两　阿胶二两（捣碎，
炒令黄燥）　甘草二两（锉，生用）　柏叶一两　犀角屑一两
刺蓟一两

【用法】上为散。每服三钱，以水一中盏，加青竹茹一
鸡子大，煎至六分，去滓温服，不拘时候。

【主治】心肺暴热，毒入胃，卒吐血不止。

24493　生干地黄散《圣惠》卷三十七）

【组成】生干地黄二两　芎䓖二两　黄芩二两　赤芍
药　茅根　车前　人参（去芦头）　甘草（生用）各一两

【用法】上为散。每服五钱，以水一中盏，加青竹茹一
鸡子大，煎至五分，去滓，温温空腹服之。

【主治】心脏积邪，毒流于小肠，小便出血。

24494　生干地黄散《圣惠》卷六十二）

【组成】生干地黄二两　川大黄一两（锉碎，微炒）　人

参一两（去芦头）　黄芩一两　当归半两　远志一两（去心）
麦门冬一两半（去心）　川升麻半两　赤芍药一两半　黄耆
一两（锉）　赤茯苓一两　羚羊角屑一两

【用法】上为粗散。每服四钱，以水一中盏，加生姜半
分，煎至六分，去滓温服，不拘时候。

【主治】缓疽，风热侵肿不住，肉欲成脓，四肢烦热。

24495　生干地黄散《圣惠》卷六十二）

【异名】竹叶黄耆汤《普济方》卷二八八）。

【组成】生干地黄二两　黄耆一两（锉）　甘草半两
（生，锉）　麦门冬一两（去心）　赤芍药一两　黄芩一两
人参一两（去芦头）　石膏一两　当归三分　半夏半两（汤
浸七遍去滑）

【用法】上为散。每服四钱，以水一中盏，加淡竹叶二
七片，生姜半分，煎至六分，去滓温服，不拘时候。

【主治】发背痈热，烦渴不思饮食。

24496　生干地黄散《圣惠》卷六十八）

【组成】生干地黄一两　甘草一两（炙微赤，锉）　白芷
一两　当归一两（锉，微炒）　桃仁一两（汤浸，去皮尖双仁，
麸炒微黄）　羚羊角屑一两　续断一两　黄芩一两　赤芍
药一两　芎䓖二分　桂心三分

【用法】上为散。每服二钱，以温酒调下，每日四至
五次。

【主治】金疮烦闷。

24497　生干地黄散《圣惠》卷七十）

【组成】生干地黄一两　酸枣仁三分（微炒）　羚羊角
屑三分　白芍药三分　柴胡一两（去苗）　羌活半两　防风
半两（去芦头）　桂心半两　牛膝二分（去苗）　黄耆二分
（锉）　白茯苓三分　当归三分（锉碎，微炒）　白术三分
木香半两　枳壳三分（麸炒微黄，去瓤）

【用法】上为粗散。每服三钱，以水一中盏，加生姜半
分，煎至六分，去滓，每于食前温服。

【主治】妇人风血气，或时寒热，体痛，不思饮食。

24498　生干地黄散《圣惠》卷七十）

【组成】生干地黄一两半　麦门冬一两（去心）　甘草
半两（炙微赤，锉）　茅苓三分　白茅根一两　兰叶一两

【用法】上为散。每服四钱，以水一中盏，加生姜半分，
豆豉一百粒，煎至六分，去滓温服，不拘时候。

【主治】妇人心热壅闷，吐血。

【备考】本方方名，《普济方》引作“生地黄散”。

24499　生干地黄散《圣惠》卷七十二）

【组成】生干地黄二两　柏叶一两（微炙）　黄芩半两
阿胶一两（捣碎，炒令黄燥）

【用法】上为粗散。每服三钱，以水一中盏，加生姜半
分，煎至五分，去滓，每于食前温服。

【主治】❶《圣惠》：妇人尿血不止。❷《景岳全书》：血
热小便出血。

24500　生干地黄散《圣惠》卷七十五）

【组成】生干地黄一两　茜根一两（锉）　黄芩一两
当归一两（锉，微炒）　地榆一两（锉）　甘草半两（炙微
赤，锉）

【用法】上为粗散。每服四钱，以水一中盏，加竹茹一
分，煎至六分，去滓，每于食前温服。

【主治】妇人赤带下不止,体瘦心烦。

24501 生干地黄散（《圣惠》卷七十九）

【组成】生干地黄一两 赤茯苓一两 麦门冬三分(去心) 葛根半两(锉) 石膏一两(细研) 甘草一分(炙微赤,锉)

【用法】上为散。每服三钱,以水一中盏,加生姜半分,大枣三枚,煎至六分,去滓温服,不拘时候。

【主治】产后烦渴壮热,不思饮食。

【备考】本方方名,《普济方》引作"地黄散"。

24502 生干地黄散（《圣惠》卷八十二）

【组成】生干地黄二两 乌鸡骨一两(涂酥,炙令黄)

【用法】上为细散。每服半钱,以粥饮调下,不拘时候。

【主治】小儿脏腑壅热,气血不荣,致囟陷不平者。

24503 生干地黄散（《圣惠》卷八十三）

【组成】生干地黄 杏仁(汤浸,去皮尖双仁,麸炒微黄) 麦门冬(去心,焙) 五味子 川大黄(锉,微炒)各半两 滑石一分

【用法】上为粗散。每服一钱,以水一中盏,入蜜半匙,煎至五分,去滓温服,不拘时候。

【主治】小儿寒热,咳逆上气,逆满,膈中有痰,食乳即吐。

【备考】本方方名,《幼幼新书》引作"生地黄散"。方中滑石,《幼幼新书》作"消石"。

24504 生干地黄散（《圣惠》卷八十四）

【异名】地黄散（《保婴撮要》卷四）。

【组成】生干地黄一两 杏仁三分(汤浸,去皮尖双仁,麸炒微黄) 麦门冬一两(去心焙) 款冬花二分 陈橘皮三分(汤浸,去白瓤,焙) 甘草半两(炙微赤,锉)

【用法】上为粗散。每服一钱,以水一中盏,加竹茹半分,煎至五分,去滓温服,不拘时候。

【主治】❶《圣惠》:小儿时气,壮热咳嗽,心胸胀闷,乳食不下。❷《保婴撮要》:身热口干,咳嗽心烦。

24505 生干地黄散（《圣惠》卷九十二）

【组成】生干地黄半两 苦楝根一分(锉) 鹤虱半两 槟榔半两 酸石榴根半两(锉)

【用法】上为细散。三四岁儿,空心以热茶调下半钱,午后再服。取虫下为度。量儿大小,以意加减。

【主治】小儿蛔虫咬心痛。

24506 生干地黄散（《圣济总录》卷一五二）

【组成】生干地黄(焙) 陈橘皮(去白,炒) 甘草(炙,锉) 白芷 酸石榴皮 牛角䚡灰 续断 人参 地榆(锉,炙)各一两

【用法】上为散。每服二钱匕,食前米饮调下,每日二次。以止为度。

【主治】妇人血伤不止,腰脚酸重,倦怠无力,心烦渴燥,面目虚浮。

24507 生干地黄散

《普济方》卷三一九。为《千金》卷六"生地黄汤"之异名。见该条。

24508 生车前草饮（《医统》卷七十一）

【组成】鲜车前草(不拘多少)

【用法】洗净捣烂,少入井水调搅取汁,食前饮一盏。

【主治】小肠有热,血淋急痛。

【加减】沙淋,加寒水石末一钱调服。

24509 生化六和汤（《傅青主女科》卷下）

【组成】川芎二钱 当归四钱 黑姜 炙草 陈皮 藿香各四分 砂仁六分 茯苓一钱

【用法】加生姜三片,水煎服。

【主治】产后血块痛未除,患霍乱。

24510 生化夺命汤（《产宝》）

【组成】川芎三钱 当归四钱 干姜(炙黑)五分 甘草(炙)三分 桃仁(去皮尖,研)十一粒 肉桂三分(服二剂,去此味)

【用法】上药加黑枣一个,用水一盏半,煎七分,稍热服。

【主治】形脱气促或有汗晕厥,牙关紧闭,昏乱将绝。

24511 生化安神汤（《产宝》）

【组成】川芎二钱 当归四钱 干姜(炙黑)五分 甘草(炙)三分 茯神二钱 枣仁(炒)一钱 桃仁(去皮尖,研)十一粒

【用法】加黑枣二个,用水二盏,煎七分,热服。

【主治】产后气血暴虚,神魂无所依,以致言语无伦,而目多妄见,万弗认为鬼邪,是块痛未除。

24512 生化补元汤（《产宝》）

【组成】川芎一钱 当归三钱 干姜(炙黑)四分 甘草(炙)四分 人参二钱 黄耆(生)二钱 于术(生)二钱 茯神二钱 枣仁(炒)一钱 橘红三分 桃仁(去皮尖,研)七粒

【用法】上药加莲子十个,黑枣二个,用水二盏,煎七分,食远热服。

【功用】培养气血。

【加减】汗多,加麻黄根五分。有痰,加竹沥一匙、姜汁半匙。大便不通加肉苁蓉二钱。

【备考】产后气血暴虚,神魂无所依倚,以致言语无伦,而目多妄见,万弗认为鬼邪,服生化安神汤后,块痛已除,急须服此方。

24513 生化消食汤（《胎产心法》卷下）

【组成】川芎二钱 当归五钱(酒洗) 干姜(炙黑) 炙草各四分 桃仁十粒(去皮尖) 神曲(炒) 麦芽(炒)各六分

【用法】水煎服。伤肉食,加山楂五分、砂仁五分;伤寒食物,加吴茱萸一钱、肉桂五分;虚,加人参一钱或二钱。

【主治】产后块痛未止,停食痞塞。

24514 生化益气汤（《产宝》）

【组成】川芎一钱 当归二钱 干姜(炙黑)三分 人参二钱 黄耆(生)二钱 枣仁(炒)二钱 甘草(炙)四分 麻黄根五分 桃仁(去皮尖,研)九粒 浮小麦二钱

【用法】用水一盏半,煎七分,热服。

【主治】产后气短,似喘非喘,气不相续,或兼痰兼热,或头痛发热恶寒,有似外感。

【加减】有痰,加竹沥一匙,姜汁半匙;咳嗽,加苦杏仁十一个,姜制半夏八分;口渴,加麦冬一钱,五味子七粒。

24515 生化通经汤（《中医妇科治疗学》）

【组成】酒丹参四钱 香附 土牛膝各三钱 当归尾

885

桃仁各二钱 红花一钱 泽兰四钱

【用法】水煎,温服。

【功用】活血逐瘀。

【主治】月经先后无定期,属血瘀实证,小便黄少,脉沉弦有力。

24516 生气养胃丸《魏氏家藏方》卷五

【组成】大附子一只(炮,去皮脐,切块,姜汁半盏煮干) 厚朴一两(去皮,姜制) 苍术一两(米泔水浸一宿,刮去皮) 陈皮一两(去白) 白茯苓一两(去皮) 甘草半两(炙)

【用法】上为细末,用大北枣五十个(煮熟,去皮核,取肉),大蒜五枚(煨熟,去皮膜),研烂为丸,如小梧桐子大。每服五十丸,渐加至百丸,米饮吞下。

【主治】脾虚冷涎,翻胃,药食不纳者。

24517 生气救脱汤《石室秘录》卷六

【组成】人参三两 附子一钱 黄耆三两 熟地一两 麦冬一两 北五味一钱

【用法】水煎服。

【功用】补气,生元阳,长真水。

【主治】阴阳脱症。男女贪欢,尽情纵欲,以致精脱而气亦甚微者。

24518 生尔发糖浆《成方制剂》14册

【组成】赤芍 当归 黄芪 墨旱莲 女贞子 桑椹 熟地黄 菟丝子 五味子 制何首乌

【用法】制成棕褐色的黏稠糖浆。口服,一次30～40毫升,一日3次。

【功用】滋补肝肾,补气养血。

【主治】肝肾不足,气血亏虚所引起的各种脱发。

【宜忌】忌食辛辣食物。

24519 生白口服液《新药转正》7册

【组成】淫羊藿 补骨脂 附子(制) 枸杞子 黄芪 鸡血藤 茜草 当归 芦根 麦冬 甘草

【用法】制成口服液。口服,一次40毫升,一日3次。或遵医嘱。

【功用】温肾健脾,补益气血。

【主治】癌症放、化疗引起的白细胞减少属脾肾阳虚,气血不足证候者,证见神疲乏力,少气懒言,畏寒肢冷,纳差便溏,腰膝酸软等。

【宜忌】阴虚火旺及有出血倾向者禁用。热毒证禁用。孕妇禁用。个别病人服后有轻度胃脘不适。

24520 生发一号丸《朱仁康临床经验集》

【组成】生熟地各90克 当归90克 白芍60克 女贞子30克 菟丝子30克 羌活30克 木瓜30克

【用法】上为细末,炼蜜为丸,每丸重9克。

【功用】养血消风。

【主治】脂溢性脱发。

24521 生发二号丸《朱仁康临床经验集》

【组成】干地黄60克 山药60克 枸杞子60克 女贞子60克 桑椹子60克 神曲30克 蚕砂30克

【用法】上为细末,炼蜜为丸,每丸重9克。

【功用】滋肝益肾,凉血消风。

【主治】斑秃。

24522 生发泽兰膏

《医心方》卷四。即《外台》卷三十二引《深师方》"泽兰膏"见该条。

24523 生发墙衣散

《普济方》卷五十。即《圣惠》卷四十一"垣衣散"。见该条。

24524 生地八味汤

《医钞类编》卷八。为《医学心悟》卷三"生地八物汤"之异名。见该条。

24525 生地八物汤《医学心悟》卷三

【异名】生地八味汤(《医钞类编》卷八)。

【组成】生地三钱 山药一钱五分 知母一钱五分 麦冬三钱 黄芩一钱 黄连一钱 黄柏一钱 丹皮一钱五分 荷叶二钱

【用法】水煎服。

【主治】中消。

【方论选录】《证因方论集要》:生地、丹皮以凉心火,麦冬、知母以清肺热,山药以养肺阴,三黄大苦大寒,所谓以苦泄之,以甘缓之也。

24526 生地车前散《痘疹仁端录》卷九

【组成】木通 犀角 升麻 白芍 黄耆 紫草 地榆 生地 车前 甘草

【主治】溺血,或如疮汁,或如苏木水,或如屋漏水。

【加减】便血,加川芎、米仁;吐血,加炒黄连;痛,加滑石、山栀。

24527 生地化毒汤《麻科活人》卷四

【组成】生地黄 金银花 白蒺藜(炒,去刺) 连翘 玄参 胡麻仁 白附子(乌豆水煮透) 何首乌(乌豆水煮,俟干) 威灵仙 黄连 木通 薄荷叶 荆芥穗 甘草梢

【用法】干红浮萍为引,水煎服。

【主治】麻毒未尽,生疮不已。

24528 生地升麻汤《医钞类编》卷十七

【组成】栀子 升麻 生地 青黛 石膏 黄芩 葱白

【用法】水煎服。

【主治】妊娠发斑,小便如血,胎欲堕。

【宜忌】忌热物。

24529 生地丹皮汤《古今医彻》卷二

【组成】怀生地 牡丹皮 川贝母(去心,研) 麦门冬(去心) 广陈皮各一钱 炙甘草三分 沙参一钱

【用法】加焙扁柏叶一钱,水煎服。

【主治】脉数内热,咳嗽痰血者。

【加减】如不止,加阿胶一钱(蛤粉炒成珠);如吐血,去门冬,加荷叶、艾叶,或加藕节、童便。

24530 生地丹参汤《不知医必要》卷三

【组成】生地一钱五分 丹参一钱 青蒿七分 白芍(酒炒)八分 丹皮五分 桔梗六分 竹叶四分 甘草三分

【功用】清热养血。

【主治】急惊初愈者。

24531 生地四物汤《笔花医镜》卷二

【组成】生地三钱 归身 赤芍各一钱五分 川芎一钱

【主治】血淋。

24532 生地四物汤《医钞类编》卷十四）

【组成】生地 川芎 当归 白芍 红花 桃仁 花蕊石

【用法】水煎服。

【主治】血淋。

24533 生地冬芩汤《辨证录》卷六）

【组成】麦冬 生地各二两 黄芩三钱

【用法】水煎服。

【主治】心热之极,火刑肺金,鼻中出黑血不止。

24534 生地玄参汤《不知医必要》卷二）

【组成】生地四钱 麦冬（去心） 白芍（酒炒） 丹皮 丹参各一钱五分 郁金七分 玄参一钱五分 三七五分

【用法】加磨浓墨并童便各半酒杯,冲服。

【主治】色欲过度之人,肾火烁金而吐血、唾血。

24535 生地玄参汤《中医皮肤病学简编》）

【组成】生地15克 玄参15克 甘草31克 板兰根31克 银花15克 石斛31克 北沙参31克 紫草31克 莲子心9克 当归15克 丹参31克 桃仁15克 山萸肉15克 山甲9克 全虫9克 蜈蚣二条 大白花蛇6克 秦艽15克

【用法】水煎,内服。

【主治】系统性红斑狼疮。

24536 生地芍药汤《幼科直言》卷五

【组成】生地 白芍 当归 连翘 陈皮 甘草 白茯苓 川贝母 苡仁 百合

【用法】水煎服。

【主治】伤寒。表里失序,汗未通达,遗留积热,或生毒,或手足不利,强痛不伸。

24537 生地芍药汤《不知医必要》卷二）

【组成】生地二钱 花粉 白芍 知母 泽泻（盐水炒） 黄柏各一钱五分 木通一钱

【主治】火邪头痛。

24538 生地麦冬饮《金鉴》卷六十五）

【组成】生地黄 麦冬各五钱（去心）

【用法】水二钟;煎八分,食后服。

【主治】胃热耳衄,肾脉虚数者。

24539 生地芩连汤《伤寒六书》卷六）

【异名】生地黄连汤《赤水玄珠》卷十八）。

【组成】黄芩 山栀 桔梗 甘草 生地黄 黄连 柴胡 川芎 芍药 犀角（如无,以升麻代之）

【用法】水二钟,加大枣二枚,煎至八分,临服入茅根捣汁,磨京墨调饮,如无茅根以藕捣汁亦可。

【主治】鼻衄成流,久不止者;或热毒入深,吐血不止者。

24540 生地芩连汤

《医学入门》卷四。为《元戎》"生地黄黄连汤"之异名。见该条。

24541 生地芩连汤《鲁府禁方》卷一）

【组成】生地黄 黄芩 黄连 犀角 茅根 甘草 人参 桔梗 山栀 当归

【用法】加生姜、大枣,水煎,临服入捣韭汁墨磨一匙,调之温服。

【主治】鼻衄成流不止者;或热毒入营,吐血不止者。

【备考】若见耳、目、口、鼻并出血者,则为上厥下竭,不治。

24542 生地芩连汤《麻科活人》卷二）

【组成】生地黄 黄连 黄芩 连翘 红花 防风 粉葛 栀仁 玄参 木通 石膏 当归 牡丹皮 白芍药

【用法】加灯心为引,水煎服。

【主治】麻疹毒火炽甚,其色紫红,干燥晦暗。

【备考】如大便三四日不通,合河间凉膈散利之。

24543 生地芩连汤《疡科捷径》卷上）

【组成】生地 连翘 柴胡 桔梗 知母 淡芩 川连 黑栀 生草 犀角 赤芍 大枣 茅根汁 藕汁 金墨

【主治】鼻衄不止。

24544 生地连翘散《喉科紫珍集》卷上）

【组成】当归 生地 玄参各一钱五分 连翘（去心）二钱 前胡 枳壳 黄芩各八分 甘草 桔梗 粘子 花粉 白芍各一钱

【用法】加灯心二十寸,水煎服。

【主治】心脾火热,痰塞气闭,风痹壅肿诸症。

24545 生地败毒散《麻科活人》卷四）

【组成】生地黄一钱五分 丹皮 黄芩（酒炒） 柴胡各七分 牛蒡子（炒） 连翘 天花粉 玄参 金银花 桔梗各八分 薄荷叶 黄柏 赤芍各五分 生甘草（去皮）三分 熟石膏 淡竹叶各一钱

【用法】加灯心五十寸为引,水煎,另以犀角磨汁兑服。

【主治】麻疹后口臭、口疮、唇烂,兼咽喉疼痛者。

24546 生地栀子汤《麻科活人》卷三）

【组成】生地黄 栀子 葛根 薄荷叶

【用法】加灯心为引,水煎服。

【主治】心火上冲,衄血。

24547 生地骨皮汤《麻科活人》卷二）

【组成】地骨皮 生地黄 玄参 麦冬 龙胆草 牛蒡子 连翘 黄芩（酒炒） 栀仁（炒） 赤茯苓 木通 甘草梢

【用法】加灯芯为引,水煎服。

【主治】麻疹收后,越六七日而又复热。

【加减】舌有白苔,加荆芥、防风;舌有黄苔,加酒炒连翘;便闭,加枳壳、火麻仁,闭甚,再加丑牛。

24548 生地养阴汤《医学探骊集》卷四）

【组成】生地黄八钱 川贝母三钱 青黛四钱 栀子三钱 黄芩四钱 万年灰三钱 藕节炭五钱 木通三钱 甘草三钱

【用法】水煎,温服。

【主治】嗽血。

【方论选录】此方以清热为要,用生地为君,养其真阴,佐以贝母,清热止嗽,青黛、栀子、黄芩、木通清其三焦之热,藕节炭去瘀生新,万年灰清热止血,甘草和药解毒,盖热清而血自止矣。

24549 生地益阴煎《古方汇精》卷四）

【组成】玄参 银花 赤芍 白茯苓各二钱 归身 甘菊各一钱五分 丹皮八分 生地五钱 生甘草一钱

【主治】痘后诸患。

【备考】上方与参术和脾饮相间服之。

24550 生地黄汁汤（《外台》卷十引《古今灵验》）

【组成】生地黄汁一升 当归 甘草（炙） 白石英（绵裹） 人参各一两 附子二分（炮） 白小豆三十粒 白鸡一只（男用雌,女用雄,疗如食法。一作雄）

【用法】上切。以水一斗五升,煮鸡,取七升汁,去滓；纳地黄汁诸药等煮取三升,去滓,分服六合,日三次,夜二次。

【主治】肺痈。

【宜忌】忌芜荑、海藻、菘菜、冷水、猪肉等。

24551 生地黄汁散（方出《千金》卷六,名见《普济方》卷五十四）

【组成】生地黄汁二升 生天门冬汁 生白蜜各三升 羊肾一具（炙） 白术 麦曲各一斤 甘草 干姜 地骨皮各八两 桂心 杜仲 黄耆各四两 当归 五味子各三两

【用法】上为末,纳盆中。取煎三物汁和研,微火上暖盆取热,更研,日晒干,常研,令离盆。每服方寸匕,酒下,每日一次。

【主治】肾气虚寒,腰脊苦痛,阴阳微弱,耳鸣焦枯。

24552 生地黄连汤

《赤水玄珠》卷十八。为《伤寒六书》卷六"生地芩连汤"之异名。见该条。

24553 生地黄连汤

《准绳·幼科》卷三。为《元戎》"生地黄黄连汤"之异名。见该条。

24554 生地黄饮子（《圣惠》卷十五）

【组成】生地黄三两 玄参一两 赤茯苓一两 麦门冬一两 犀角屑一两 甘草半两（炙微赤,锉）

【用法】上细锉,和匀。每服半两,以水一大盏,煎至五分,去滓温服,不拘时候。

【主治】时气,心膈大热烦闷,言语失度。

24555 生地黄饮子（《圣惠》卷十八）

【组成】生地黄二两（切） 川升麻一两 玄参一两 川大黄一两（生用） 柴胡二两（去苗） 贝母一两（煨令微黄） 麦门冬一两（去心） 百合一两 甘草一两（炙微赤,锉）

【用法】上锉细。每服半分。以水一大盏,煎至五分,去滓,入蜜一小匙。更煎一沸,放温服,不拘时候。

【主治】热病,毒气攻肺,咳嗽,喉中生疮。

24556 生地黄饮子（《圣惠》卷二十）

【异名】生地黄汤（《圣济总录》卷九）。

【组成】生地黄汁一中盏 竹沥一中盏 荆沥一中盏 防风半两（去芦头） 附子半两（炮裂,去皮脐） 羌活一两

【用法】上锉细。以汁沥等同煎至二中盏,去滓分温三服,不拘时候。

【主治】瘫缓风,手足不遂,言语謇涩,心神躁闷。

24557 生地黄饮子（《圣惠》卷三十一）

【组成】生地黄二两 柴胡一两（去苗） 葱白五寸（切） 香豉半合 甘草半两（生用） 生姜半两 杏仁半两（汤浸,去皮尖双仁,麸炒微黄） 地骨皮半两 赤芍药半两

【用法】上锉细,和匀。每服半两,以童便一大盏,煎至五分,去滓温服,不拘时候。

【主治】骨蒸劳热,四肢疼痛,小便赤黄。

24558 生地黄饮子（《圣惠》卷五十五）

【异名】生地黄汤（《普济方》卷一九六）。

【组成】生地黄二两 淡竹叶二十片 大麦半合 甘草半两（炙微赤,锉）

【用法】上锉细,和匀。每服半两,以水一中盏,加生姜半分,煎至七分,去滓温服,不拘时候。

【主治】心黄。

24559 生地黄饮子（《圣惠》卷七十九）

【组成】生地黄汁一中盏 童便一中盏 当归一两（锉） 生姜汁一合 酒一中盏

【用法】上药捣和,煎五七沸,去滓,不拘时候,温服一小盏。

【主治】产后卒血气上攻,心胸烦闷,口干壮热,不思饮食。

24560 生地黄饮子（《圣惠》卷八十）

【组成】生地黄汁二合 生益母草汁二合 生藕汁二合 鸡子白二枚 童便一合

【用法】上药相和,微煎三两沸,下鸡子白,搅令散,分温三服。

【主治】产后血运,心烦闷乱,恍惚如见鬼神。

24561 生地黄饮子（《圣惠》卷八十）

【组成】生地黄汁三合 藕汁二合 童便三合

【用法】上药相和,煎三两沸,分温三服。

【主治】产后恶血冲心,闷乱口干。

24562 生地黄饮子（《圣惠》卷八十三）

【组成】生地黄汁三合 竹沥三合 独活三分（末）

【用法】上药相和,煎至四合,去滓,不拘时候,量儿大小,分减温服。

【主治】小儿中风,面引口偏,身体拘急,舌不能转。

24563 生地黄饮子

《洁古家珍》。为《保命集》卷下"生地黄散"之异名。见该条。

24564 生地黄饮子（《西塘感证》卷中引海藏方）

【组成】生地 熟地 枸杞 地骨皮 黄耆 白芍 天冬 黄芩 甘草 枳壳 防风

【主治】感证劳复,微挟风寒与食。

24565 生地黄饮子

《得效》卷七。为《简易》引《家宝方》（见《医方类聚》卷一二五）"地黄饮子"之异名。见该条。

24566 生地黄饮子（《医统》卷八十八）

【组成】生地 赤芍各二钱 羌活 当归各一钱 甘草二分

【用法】上为极细末。用灯心煎汤服。产妇亦宜服,抹少许入儿口内。

【主治】小儿生下满身面目俱黄,状如金色,面赤身热,眼闭不开,大便不通,小便如栀汁,满身生疮。

24567 生地黄饮子（《证治汇补》卷二）

【组成】生地 熟地 天门冬 麦门冬 黄耆 甘草 银柴胡 黄芩 地骨皮 白芍药

【用法】水煎服。

【功用】《医略六书》:扶元退热。

【主治】❶《证治汇补》:虚热血证。❷《医略六书》:气虚血热,潮热,吐衄,脉弦数者。

【方论选录】《医略六书》:气虚血热,不能摄火,而经气疏泄,血不得归经,故吐衄、衄血,潮热不止焉。生地滋阴壮水以凉血,熟地补血益阴以济火,麦冬清心润燥,天冬润燥益阴,黄耆补既伤之气,蜜炙能禁疏泄之血,黄芩清燥热之火,炒黑能止吐衄之血,地骨皮除蒸热,炙甘草缓虚阳,银柴胡解阴分之热,白芍药敛热伤之阴。俾热退阴藏则潮热自解,而经气清和,吐衄无不止矣。此扶元退热之剂,为气不摄火吐衄之专方。

24568 生地黄饮子(《证治汇补》卷五)

【组成】人参 生地 熟地 麦冬 天冬 石斛 五味子 甘草 枇杷叶 茯苓

【功用】《医略六书》:滋培润燥。

【主治】❶《证治汇补》:下焦虚火上炎。❷《医略六书》:下焦虚火,消渴,脉虚数者。

【加减】小便不利,加茯苓。

【方论选录】《医略六书》:下焦虚火上炎、肺金受烁,不能分布津液上潮,故消渴不止。生地滋阴壮水以制虚火,熟地滋肾润阴以济心阳,天冬益阴润肺,麦冬润肺凉心,人参扶元生水,甘草泻火生金,五味子收肺气之耗散,枇杷叶平肝气之上逆,石斛益阴以除虚热。水煎,温服,使肾水内充,则虚阳自潜而阴精无不上奉,何消渴之不瘳哉!小便不利,加茯苓,乃水出高源,源流并泽以上潮,何消渴之有?此滋培润燥之剂,为阴虚消渴之专方。

24569 生地黄饮子(《医略六书》卷二十八)

【组成】生地五钱 阿胶三钱(蒲黄灰炒) 白芍一钱半(炒) 麦冬三钱(去心) 地榆三钱(炒黑) 茯神二钱(去木) 小蓟根三钱

【用法】水煎,去滓温服。

【主治】孕妇尿血,脉虚数者。

【方论选录】胎热伤阴,经血暗渗,故尿血不止,胎孕不安焉。生地滋阴凉血以资子室,阿胶补阴益血以护胎元,麦冬清心润肺,白芍敛阴止血,茯神安神定志,地榆凉血涩血,小蓟散瘀凉血以上溺血也。水煎,温服,使阴血内充,则胎热自化而经气完复,经血无妄行之患,何溺血之有不止者?胎孕无不自安矣。

24570 生地黄饮子(《杂病源流犀烛》卷十七)

【组成】人参 黄耆 生地 熟地 金石斛 天冬 麦冬 枳壳 枇杷叶 泽泻各一钱 甘草五分

【主治】消瘅。

24571 生地黄煎丸(《圣惠》卷三十一)

【组成】生地黄汁一升 青蒿一升 生姜汁一合 童便三升 牛膝一两(去苗) 生干地黄四两 桃仁三两(去皮尖,研如膏,同前药六味于石锅子内,慢火熬令烂,研绞取汁,去滓,入蜜半合,更熬如膏) 秦艽一两(去苗) 柴胡一两(去苗) 川大黄一两(锉碎,微炒) 鳖甲二两(涂醋,炙令微黄,去裙襕) 赤茯苓三分 胡黄连三分 犀角屑三分 知母三分 枳壳三分(麸炒微黄,去瓤) 龙胆三分(去芦头) 木香三分 黄芩三分 地骨皮三分 桔梗三分(去芦头) 桑根白皮三分(锉) 赤芍药三分 当归三分 麝香半两(细研)

【用法】上为末,入麝香研令匀,用前膏和捣为丸,如梧桐子大。每于食前以温酒送下三十丸。清粥饮下亦得。

【主治】骨蒸劳,烦热口干,颊赤,咳嗽,寒热盗汗,四肢干瘦。

24572 生地黄煎丸

《圣惠》卷七十九。为《外台》卷三十四引《删繁方》"生地黄煎破血丸"之异名。见该条。

24573 生地黄煎丸(《普济方》卷三五二引《圣惠》)

【组成】童便一升 生地黄汁 生藕汁各一升 生姜汁三升

【用法】上先煎前三味,约三分减二,次下姜汁,慢火煎如稀饧。每取一合,暖酒调下。

【主治】产后血气不调,腹中生瘕结而不散,痛无定处。

【备考】本方方名,据剂型,当作"生地黄煎"。

24574 生地清肺饮(《金鉴》卷五十二)

【组成】桑皮(炒) 生地黄 天冬 前胡 桔梗 苏叶 防风 黄芩 生甘草 当归 连翘(去心) 赤苓

【用法】加生姜、红枣为引,水煎服。

【主治】肺疳。面白,气逆咳嗽,毛发枯焦,皮上生粟,肌肤干燥,憎寒发热,常流清涕,鼻颏生疮。

24575 生地清肺饮(《顾氏医径》卷五)

【组成】生地 麦冬 天冬 杏仁 川贝 米仁

【主治】肺疳,鼻疮,口疮,咳血,音哑。

24576 生地榆根汤(《圣济总录》卷三十三)

【组成】生地榆根一斤(洗,切)

【用法】上锉细。以水一斗,煎取五升,去滓,温洗疮上,冷却温,每日二次。

【主治】热疮。

24577 生肉地黄膏(《鬼遗》卷五)

【组成】生地黄一斤 辛夷 独活 当归 大黄 芎劳 黄耆 薤白 白芷 芍药 黄芩各二两 续断二两

【用法】上切,以腊月猪脂四升,微火煎白芷,色黄膏成,绞去滓。敷,每日四次。

【主治】痈疽败坏。

24578 生肉芎劳散

《外科精义》卷下。为《圣济总录》卷一三五"芎劳散"之异名。见该条。

24579 生肉神异膏(《得效》卷十九)

【组成】雄黄五钱 滑石倍用

【用法】上为末。洗后掺疮上,外用绵子覆盖相护,凡洗后破烂者,用此贴之。

【主治】痈疽坏乱,及诸疮发毒。

【备考】本方方名,据剂型当作"生肉神异散"。

24580 生肉黄耆膏

《鬼遗》卷五。为原书卷二"生肉膏"之异名。见该条。

24581 生肉黄耆膏(《鬼遗·附录》)

【异名】黄耆膏(《普济方》卷二九〇)。

【组成】黄耆 芍药 大黄 当归 芎劳 独活 白芷 薤白各一两 生地黄三两

【用法】上切。猪膏二升半,煎三上三下,膏成,绞去滓,敷兑疮中,摩左右,每日三次。

【主治】痈疽发,坏出脓血。

24582　生血止崩汤（《傅青主女科·产后编》卷上）

【组成】川芎一钱　当归四钱　黑姜四分　炙草五分　桃仁十粒　荆芥五分（炒黑）　乌梅五分（煅灰）　蒲黄五分（炒）

【用法】加大枣,水煎服。

【主治】产后血崩。

【宜忌】忌姜、椒、热物、生冷。

24583　生血补气汤（《回春》卷八）

【组成】人参　白术（炒）　茯苓　当归　白芍　熟地黄　陈皮　香附　贝母各等分　桔梗　甘草二味减半

【用法】上锉。水煎服。

【主治】杖后溃烂久不愈者。

【加减】寒热往来,加柴胡、地骨皮;口干,加五味子、麦门冬;脓清,加黄耆;脓多,加川芎;肌肉迟生,加白蔹、肉桂。

24584　生血补髓汤（《伤科补要》卷三）

【组成】生地　白芍　川芎　黄耆　杜仲　茄皮　牛膝　红花　当归　续断

【用法】水煎服。

【功用】❶《伤科补要》:上骱后补虚。❷《中医伤科学讲义》:扭挫伤筋及脱臼复位后补虚调理。

24585　生血补髓汤（《接骨入骱》）

【组成】当归　生地　熟地　白术　枳壳　荆芥　白芍各二钱　防风　广皮　杜仲（盐水炒）　丹皮　川芎　干姜　牛膝　独活　五加皮各一钱　川续断　黄耆　熟艾　香附　羌活各八分　鲜红花五分　甘草三分　云茯苓五钱

【用法】水、酒各半盏,加大枣,煎八分,食远服。

【主治】跌打损伤。

24586　生血宝颗粒（《中国药典》2010版）

【组成】制何首乌　女贞子　桑椹　墨旱莲　白芍　黄芪　狗脊

【用法】上制成颗粒剂,每袋装8克或4克。开水冲服,一次8克,一日2～3次。

【功用】滋补肝肾,益气生血。

【主治】肝肾不足、气血两虚所致的神疲乏力,腰膝酸软,头晕耳鸣,心悸,气短,失眠,咽干,纳差食少;放、化疗所致的白细胞减少,缺铁性贫血见上述证候者。

24587　生血起废汤（《辨证录》卷二）

【组成】葳蕤二两　山茱萸四钱　熟地一两　当归一两　茯苓五钱　白芥子五钱

【用法】水煎服。

【主治】血虚不能养筋脉,身未颠仆,左手半边不仁,语言謇涩,口角流涎。

24588　生血润肤汤（《证治宝鉴》卷三）

【组成】天冬　麦冬　生地　熟地　黄芩　黄耆　升麻　红花　瓜蒌　酒桃仁

【用法】水煎服。

【主治】里燥证。口燥舌干,小便多而浊。

24589　生血润肤饮（《医学正传》卷二）

【异名】生血润燥饮（《医学六要》卷四）。

【组成】川归身（酒洗）　生地黄　熟地黄（酒洗）　黄耆（蜜炙）各一钱　天门冬一钱五分　麦门冬（去心）一钱　五味子九粒　片芩（去朽,酒洗）五分　栝楼仁　桃仁

泥五分　酒红花一分　升麻二分

【用法】上细切,作一服。水二盏,煎至一盏,温服。

【主治】燥症。

【加减】如大便结燥,加麻仁、郁李仁各一钱。

【临床报道】燥症:予仲兄怀德处士,年四十五,平生体瘦弱血少,值庚子年岁金太过,至秋深燥金用事,久晴不雨,得燥证:皮肤折裂,手足枯燥,搔之屑起,血出痛楚;十指甲厚,服此方数十帖,其病如脱。后治十数人皆验。

24590　生血润燥汤（《医学启蒙》卷三）

【组成】当归　生地黄　熟地黄　红花　天门冬　麦门冬　栝楼仁　桃仁　升麻　紫石英　阿胶各等分

【用法】水二钟,煎八分,食远温服。

【功用】养血润燥。

【主治】血虚气弱,口干唇燥,发黄,肌肤白屑,大便秘结,水少火多。

【加减】肌肤燥裂,加黄耆、桂枝;口渴,加天花粉、葛粉;心烦,加五味子、山栀、柏子仁;夜不寐,加枣仁、玄参;身热,加柴胡、黄芩;齿颊肿痛,加牡丹皮、石膏;气弱,加人参、黄耆;脾虚少食,加白术、陈皮;头疼,加川芎、蔓荆子;耳鸣,加山栀、木通、石菖蒲;小水不利,加车前子;腹痛,加芍药、甘草;大便秘结,加火麻仁、郁李仁,甚者加酒大黄。

24591　生血润燥饮

《医学六要》卷四。为《医学正传》卷二"生血润肤饮"之异名。见该条。

24592　生血增白汤（《效验秘方》梁贻俊方）

【组成】人参10～20克　白术15克　当归10克　首乌20克　仙灵脾20克　菟丝子20克　肉桂3～6克　枸杞子20克　女贞子20克　赤芍30克

【用法】人参另煎兑服,余药以水900毫升浸泡两小时,用中小火煎40分钟倒出,二煎以水700毫升煎30分钟倒出,早晚空腹温服。

【功用】补脾益肾,养血活血。

【主治】虚劳、血劳。症见面色㿠白、身倦懒言,动则气短,食少便溏,腰脊酸冷,两足痿弱。包括贫血,慢性再生障碍性贫血、白细胞减少诸病。

【方论选录】本方是根据《内经》"中焦受气取汁,变化而赤,是谓血","肾为封藏之本,精之处也","肾生骨髓"、"肾藏骨髓之气"及后世谓"骨髓之液谓之精"、"肾主藏精而化血"、"血为精之本"等理论而设定。肾藏精生髓,既藏生殖之精,又藏五脏六腑之精与骨髓之精。骨髓之精可以化血,有赖于骨髓之气,骨髓之气源于肾阳,故欲生血,首当补肾之阴阳,故立本方。以仙灵脾、菟丝子、肉桂为君,温补肾阳,促其功能旺盛使精可化血;首乌、枸杞子、女贞子为臣,滋补肝肾之阴,补充化精之物质;人参、白术为佐,补脾肺之气,以利后天营卫化生和精血之间转化;当归、赤芍为使,养血活血,将化生之血能迅速运达诸脏。全方据营出中焦、卫出下焦、精血之间可以互相转化的理论而设定。三药补肾阳,三药补肾阴,使肾中之精气充盈、髓气旺盛而化血,用人参、白术补后天之本,脾肺之气增强精血化生有源。

24593　生肌丁香膏（《圣惠》卷六十六）

【组成】丁香三分　没药三分　安息香三分　麝香一分（细研）　当归三分　乳香三分（细研）　附子三分（去皮

脐) 白芷三分 桂心三分 雄雀粪四十枚 芜荑仁三分 黄丹三分(微炒) 麻油一斤

【用法】上锉细。入油,以慢火煎,候白芷黄焦色,去滓,下黄丹,更微微煎,搅勿住手,膏成,收于不津器中。频取贴之。

【主治】冷瘘疮及瘰疬瘘疼痛。

24594 生肌七宝丹《外科方外奇方》卷二)

【组成】没药 乳香各五分 铅粉三钱 桃丹三钱 辰砂三分 六仙红升五分 川贝三钱(去心)

【主治】乳疖。

24595 生肌八宝丹《医方易简》卷五)

【组成】珠母(拾取露天蚌壳,左顾者)半斤(须括去背后黑衣,安火上煅,研细) 血竭三钱(另研) 芦甘石三两(以黄连二钱煎出汁,煅淬,研细末) 儿茶一两 煨石膏三两 赤石脂三两(火煅) 陈年丝吐渣一两(煅,不可过性) 梅片(临用时将药末五钱,加入冰片)一分

【用法】上为细末,研如香灰色,瓷瓶盛贮,听用。掺上。

【功用】生肌长肉,平口收功。

【主治】疮毒脓腐已尽者。

24596 生肌八宝丹《中药成方配本》)

【组成】制甘石四钱 煅龙骨三钱 煅石膏五钱 煅赤石脂四钱 血竭五分 冰片六分 轻粉一钱五分 白蜡三钱

【用法】各取净末和匀,再研至极细为度,约成粉二两一钱。将药粉掺患处,用白玉膏盖贴。

【功用】生肌收口。

【主治】疮疡溃烂,久不收口。

24597 生肌干脓散《准绳·疡医》卷三)

【组成】黄连 贝母 降真香(烧存性) 白及 海螵蛸 五倍子(炒黑) 芸香各五钱 轻粉五分

【用法】上为末。用药水洗,次掺此末,外贴膏药。

【主治】瘰疬马刀,脓汁不干者。

24598 生肌五宝丹《外科方外奇方》卷二)

【组成】制甘石一两 珍珠五钱 轻粉三钱 琥珀二钱 冰片二分

【功用】生肌收口。

24599 生肌太乙膏《奇方类编》卷下)

【异名】太乙膏(《金鉴》卷九十)。

【组成】真麻油一斤 当归二两 生地二两 生草一两

【用法】以油煎三药枯,滤去滓,滴水不散;然后每油一两,下炒过黄丹五钱,慢火熬成膏,取起,再下黄鼠一两、白鼠一两,微火熬匀,再加入去油乳香、没药各二钱,搅匀。摊贴,一日一换。

【功用】生肌长肉,止疼化毒。

【主治】已破疮毒。

24600 生肌长肉膏《圣济总录》卷一三〇)

【组成】清油十两 龙骨(研)一两 木香 槟榔 黄连(去须)各三分(三味同为末,取细)

【用法】先将油入锅内慢火熬,滴水成珠子,下龙骨末,更熬如稀膏则止,去火候微温,即下三味药末,不住手搅,候冷,以瓷盒内收。随疮大小贴之。

【主治】一切痈疽恶疮。

24601 生肌长肉膏《医学入门》卷八)

【组成】龙骨三钱 白芷二钱半 血竭二钱 黄丹辰砂各五钱 石膏一两 樟脑少许

【用法】上为末。先将黄蜡一两熔化,入香油少许,然后入药末搅匀得所。捻成条子,塞疮口内。肌肉自长。

【主治】痈疽。

【加减】如痛甚,加乳香、没药各二钱。

24602 生肌长肉膏《梅氏验方新编》卷六)

【组成】当归 黄耆 山慈菇 白芷 甘草 血余 天麻 独活 穿山甲 露蜂房 五倍子 天花粉 荆芥 白蔹 肉桂 金银花 白芍 牛蒡子各一两

【用法】净麻油三斤;如法熬,去滓,约略油之老嫩,入飞过黄丹收之,再入白蜡、黄蜡、血竭、铜绿各二两,待冷,再入轻粉、乳香、没药各一两(均去油)、龙骨(煅)、象皮(炒)、樟脑、赤石脂、儿茶各一两,麝香五厘,冰片二钱,各制为末,和入搅匀,收藏待用。

【主治】跌打损伤。

24603 生肌凤雏膏《外科正宗》卷三)

【组成】鸡蛋 轻粉 乳香 血竭 龙骨末

【用法】用鸡蛋煮熟去白,用黄十余个,铜勺内熬油,倾入盏内,约油三钱,加轻粉(为末)、乳香、血竭、龙骨末各五分,共入油内和匀。每日早、午、晚鸡翎蘸涂患孔内。膏盖避风。深者半月完口。

【主治】痔疮。

24604 生肌玉红丹

《同寿录》卷四。为《奇方类编》卷下"生肌红玉丹"之异名。见该条。

24605 生肌玉红膏《外科正宗》卷一)

【异名】玉红膏(《慈幼新书》卷六)、生肌膏(《外伤科学》)。

【组成】白芷五钱 甘草一两二钱 归身二两 瓜儿血竭 轻粉各四钱 白占二两 紫草二钱 麻油一斤

【用法】先将当归、甘草、紫草、白芷四味,入油内浸三日,大勺内慢火熬,药微枯色,细绢滤清,将油复入勺内煎滚,下整血竭化尽,次下白占,微火亦化;先用茶钟四只预顿水中,将膏分作四处,倾入钟内,候片时方下研极细轻粉,每钟内投和一钱搅匀,候至一伏时取起,不得加减,致取不效。用于已溃流脓时,先用甘草汤,甚者用猪蹄药汤,淋洗患上,软绢挹净,用抿脚挑膏于掌中捺化,遍搽新腐肉上,外以太乙膏盖之。大疮早、晚洗换二次,内兼服大补脾胃暖药。

【功用】❶《外科正宗》:去腐肉,生新肉,敛疮口。❷《药品标准·中药成方制剂》:解毒消毒,生肌止痛。

【主治】❶《外科正宗》:痈疽发背,诸般溃烂,棒毒等疮。❷《药品标准·中药成方制剂》:疮疡肿痛,乳痈发背,溃烂流脓,浸淫黄水。

【临床报道】❶促进肛门疾病术后创面修复:《湖南中医杂志》[2006,22(6):44]用生肌玉红膏纱条治疗肛门疾病术后创面98例,结果:治愈56例,显效38例,有效4例,无效0例,总有效率100.0%。❷溃疡性结肠炎:《现代中西医结合杂志》[2002,11(2):119]用本方制成乳剂保留灌肠治

疗溃疡性结肠炎 40 例,结果:治愈 24 例,显效 8 例,有效 5 例,无效 3 例,总有效率 92.5%。❸鼓膜穿孔:《中医药学报》[2001,29(3):37]用生肌玉红膏贴片敷于鼓膜穿孔创面,共治疗 35 例,结果:经 1～2 次愈合者 25 例,经 3～6 愈合者 8 例,无效 2 例,总有效率 94.3%,用本方修补鼓膜使痊愈时间较对照组明显缩短 1/4。❹带状疱疹:《浙江中医学院学报》[1997,21(4):17]用本方外敷治疗带状疱疹 156 例,结果:显效 130 例,有效 24 例,无效 2 例,总有效率 98%。❺皮肤疮疡:《中国中医药科技》[2004,11(1):59]用生肌玉红膏条外敷治疗皮肤疮疡 118 例,结果:痊愈 101 例,显效 15 例,无效 2 例,总有效率 98.3%。❻促进宫颈物理疗法后创面修复:《中国中西医结合杂志》[2007,27(12):1065]用本方外敷于子宫颈糜烂物理疗法后的创面,共治疗 108 例,结果:3 周愈合 50 例,4 周愈合 54 例,6 周愈合 4 例,总有效率 100%。

【现代研究】❶提高局部免疫力:《天津医药》[1990,(9):547]生肌玉红膏治疗动物实验性体表溃疡可见创面局部巨噬细胞数量较多,胞体较大,胞浆丰富,吞噬功能活跃,多核白细胞游出,并有多种介质释放,病灶处成纤维细胞含量丰富和功能活跃,促进肉芽组织新生。❷抗炎作用:《上海中医药杂志》[1988,(11):48]生肌玉红膏外敷大鼠急性炎症性伤口,能明显抑制伤口炎症灶血管通透性升高反应,但不影响白细胞从血管的游出,且似有促进其游出的趋向。❸改善局部微循环:《中国骨伤》[1994,7(2):5]生肌玉红膏对创面毛细血管通透性有显著的促进作用,其高峰主要表现在伤口愈合中期,恰巧是临床的生肌长肉期。

24606 **生肌地栗粉**《古方汇精》卷二)

【组成】荸荠一两(去皮,磨粉) 真象牙屑 川贝 云苓各五钱

【用法】上药为末,和匀,再研极细。掺膏上用。

【功用】收口。

【主治】一切外患溃后,余肉已尽,新肌未生。

24607 **生肌收口膏**《种福堂方》卷三)

【组成】乳香 没药(各去油) 儿茶 血竭 轻粉各一钱 寒水石 水龙骨(各煅) 韶粉各三钱 发灰 黄占 白占各二钱 麻油四两(一方有郁金)

【用法】将油先熬数沸下蜡,后下药末,用槐枝搅匀摊膏。先以防风、荆芥、苦参、黄柏、黄连、连翘、银花、甘草、槐花、绿豆粉各三钱,煎汤洗净其疮,然后贴之。

【主治】治诸疮并下疳及轻症毒。

24608 **生肌红玉丹**《奇方类编》卷下)

【异名】生肌玉红丹(《同寿录》卷四)。

【组成】黄丹(炒)二钱 白龙骨(煅)二钱 石膏(煅)三钱

【用法】上为末。掺之。

【主治】疮不收口。

24609 **生肌完肤散**《产论》)

【组成】大蒜一百钱(烧存性) 轻粉十一钱 莽草五钱(阴干,烧为灰)

【用法】以胡麻油调之,涂其疮上。

【主治】分娩阴裂者。

24610 **生肌青龙散**《卫生宝鉴》卷十三)

【组成】诃子皮 龙骨 高茶各等分

【用法】上为末。干掺上。

【主治】打扑损伤。

【备考】本方原名"生肌青龙膏",与剂型不符,据《普济方》改。

24611 **生肌拔毒散**《重刊刺疔捷法》)

【组成】石膏一两 黄丹一钱(洗净) 乳香一钱 没药一钱 炉甘石二钱

【用法】上为细末。干掺之。

【主治】疔疮有脓者。

24612 **生肌定痛散**《医学入门》卷八)

【组成】乳香 没药 龙骨 朱砂 雄黄各一钱 血竭 儿茶 海螵蛸各二钱 赤石脂五钱 白及 白蔹各一钱半 片脑一分(或加天灵盖一钱)

【用法】上为末。掺之,外贴膏药。

【功用】生肌住痛。

24613 **生肌定痛散**《外科大成》卷一)

【异名】生肌散(《性病》)、化腐生肌散(《全国中药成药处方集》沈阳方)。

【组成】生石膏(为末,用甘草汤飞五七次)一两 硼砂五钱 辰砂三钱 冰片二分

【用法】上为末。掺之。

【功用】化腐,定痛生肌。

【主治】溃烂红热肿痛有腐者。

24614 **生肌定痛散**《古方汇精》卷二)

【组成】真紫檀香 丹参 云苓各一两 降香 远志各五钱 琥珀 血竭各三钱

【用法】上为末,和匀。掺患处。如伤手伤风、延蔓横害,每药末一钱,加蝉蜕、蛇蜕各三厘,掺患处。掺后结痂不落,用麻油稀调,鸡翎蘸润之。口疮、舌裂;并可用吹。

【功用】止血定痛。

【主治】跌打损伤,皮破流血。

24615 **生肌珍珠散**《全国中药成药处方集》抚顺方)

【组成】乳香 没药 血竭 儿茶 水石 象皮 海蛸各二钱 龙骨三钱 冰片二分五 苏珠一分

【用法】上为细末。掺之。

【功用】生肌敛口,去腐生新。

【主治】疮疡毒尽,气血不足,久不生肌敛口。

24616 **生肌保肤膏**《疡科选粹》卷七)

【组成】当归 熟地黄 白术 黄耆 白芍药 川芎 白及 白蔹 蓖麻子 白芷 金银花 天花粉 合欢皮各六两 男子发四两 白蜡六两 乳香 没药 血竭 赤石脂(醋炙七次) 龙骨(煅) 没石子各三两 麝香三钱

【用法】上当归等十五味为㕮咀,乳香等各为极细末,以芝麻油二斤,煎十五味至焦黑,滤去滓,如法下丹成膏,入二蜡膏,放温,入乳香等六味膏,冷后入麝香。

【功用】生肌止痛。

【主治】杖疮,腐肉去尽,肉珠渐生者。

24617 **生肌神秘散**《玉案》卷六)

【组成】白升药一两 轻粉 铅粉各一两二钱 银朱 珍珠(豆腐内煮过)各四钱

【用法】上为极细末。掺于疮口。

【功用】去腐肉,生新肉。

【主治】发背。

24618　生肌桃红散《御药院方》卷九)

【异名】生鸡桃花散(《普济方》卷六十九)、生肌梅花散(《奇效良方》卷六十二)。

【组成】寒水石粉三两　朱砂(飞)二钱　甘草一字(炒)　脑子一字

【用法】上为细末。每用少许,干捻有窍处。

【主治】齿龈内出血,并有窍眼,时时吐血。

24619　生肌桃花散《奇效良方》卷五十六)

【组成】轻粉　血竭　密陀僧　干胭脂各一钱　乳香二钱

【用法】上为细末。每用干掺,仍以膏药贴之。

【主治】杖疮,热毒疼痛。

24620　生肌桃花散(《梅氏验方新编》卷六)

【组成】龙骨(火煨)五钱　花蕊石随分　乳香　没药(去油)各一钱　石膏一两　轻粉二钱　灵草(削皮)　鸡肉骨筋五钱　大黄五钱　赤石脂一两(煨)　石乳随分

【用法】上为细末,加血竭研。麻油调涂。如血不止者,将细紫草末敷即止。

【主治】打伤破血。

24621　生肌梅花散

《奇效良方》卷六十二。为《御药院方》卷九"生肌桃红散"之异名。见该条。

24622　生肌蛇衔膏(《圣惠》卷六十八)

【组成】蛇衔二两　蔷薇二两　续断二两　野葛二两　当归一两半　附子一两(去皮脐)　防风一两　黄芩一两　泽兰一两　松脂三两　羊肾躯脂三两

【用法】上锉细,以绵裹,用猪脂三斤,煎以白芷一寸,候色黄赤,即膏成,去滓,以密器中收之。以贴疮上。

【主治】金疮,无问大小。

24623　生阴开结汤(《石室秘录》卷六)

【组成】熟地二两　玄参一两　当归一两　生地五钱　牛膝五钱　麦冬五钱　山茱萸五钱　山药三钱　肉苁蓉五钱

【用法】水煎,温服。

【主治】干燥火炽,大肠阴尽,遂至粪如羊屎,名为肠结。

24624　生阴止泻丹(《石室秘录》卷一)

【组成】熟地五两　山药四两　山茱萸四两　白术五两　肉桂一两　肉果一两　北五味一两　吴茱萸一两　人参五两　薏仁五两

【用法】上为末,炼蜜为丸,如梧桐子大。每日晚饭前吞五钱。旬日即健矣。

【主治】大泻之后亡阴。

24625　生阴止泻汤(《辨证录》卷七)

【组成】山茱萸二两　车前子一两　茯苓一两　白芍二两　肉桂三分　白术一两　甘草五钱　山药二两　薏仁一两

【用法】水煎服。一剂泻减,再剂泻又减,三剂泻全止矣。

【主治】肾水不足以制火,口渴饮水,忽然大泻,一日或

十余行,或数十行,昼夜之间,泻至数百次,完谷不化,直下无留。

24626　生阴壮髓丹(《石室秘录》卷三)

【组成】玄参三两　麦冬二两　熟地三两　山茱萸二两

【用法】水煎服。

【主治】肾水不足,阳明火旺,骨髓空虚,痿废不立。

24627　生麦门冬汤(方出《千金》卷二十四,名见《外台》卷三十八)

【异名】麦门冬饮(《圣济总录》卷一四六)。

【组成】生麦门冬　葱白各八两　豉二升

【用法】上㕮咀。以水七升,煮取二升半,分三服。

【主治】❶《千金》:一切毒药发,不问草石,始觉恶即服此方。❷《外台》:服钟乳发,寒热,胸中塞,面肿,手足烦疼。

24628　生麦门冬汤(《千金》卷二十四)

【异名】麦门冬汤(《外台》卷三十八)。

【组成】生麦门冬五两　甘草三两　桂心二两　人参一两半　葱白半斤　豉二升

【用法】上㕮咀。先以水一斗五升,煮葱白作汤,澄取八升,纳药,煮取三升,分三服。才服便使人按摩摇动,口中嚼物,然后仰卧,覆以暖衣,汗出去衣;服汤热歇,即便冷涛饭燥脯而已。

【主治】散发身体卒生疮。

24629　生麦门冬汤

《普济方》卷一七八。为《医心方》卷十三引《玄感传尸方》"麦门冬饮"之异名。见该条。

24630　生麦门冬煎(《圣惠》卷三十七)

【组成】生麦门冬汁三合　生地黄汁三合　生藕汁三合　生姜汁少许　白药一两

【用法】上捣罗白药为末;以前四般汁入熟水二合,同煎三五沸,用白药末搅令匀。分温二服,不拘时候。

【主治】鼻衄不止,心神烦闷。

24631　生麦门冬煎(《医方类聚》卷一一七引《神巧万全方》)

【组成】生麦门冬(去心,研汁)半升　杏仁三两(去皮,麸炒微黄)　生地黄汁半升　生姜汁一合　白蜜五合　紫苏子三两(研,滤取汁)　人参　白茯苓　五味子各二两(同杵为末)

【用法】上先研杏仁如膏,与诸药合煎令稠。每服一茶匙,含化咽津,不拘时候。

【主治】心嗽,胸膈不利,喘息短气。

24632　生麦益阴煎(《医门补要》卷中)

【组成】生地炭　麦门炭　北沙参　元参炭　元武版　人中黄　熟石膏　黑料豆

【主治】虚火,口舌牙根破烂。

24633　生秃乌云油

《永乐大典》卷八八四一引《山居备用》。为《杨氏家藏方》卷二十"香芎油"之异名。见该条。

24634　生附四君汤

《景岳全书》卷六十二。为《保婴撮要》卷三"生附四君子汤"之异名。见该条。

24635　生附白术汤(《三因》卷二)

【组成】附子(生,去皮脐)　干姜各半两　白术一两

甘草一分(炙)

【用法】上锉散。每服四钱。水盏半,煎七分,去滓,食前服。

【主治】中风湿,昏闷恍惚,胀满身重,手足缓纵,漐漐自汗,失音不语,便利不禁。

24636 生附除湿汤(《直指》卷三)

【组成】附子(生)一两 苍术(制)一两半 白术 厚朴(制)半两 宣木瓜 甘草(炙)各三钱半

【用法】上锉。每服四钱,水二盏,加生姜十厚片,煎一盏,食前微温服。

【主治】寒湿交攻,身体冷痛。

【备考】方中白术用量原缺。

24637 生鸡桃花散

《普济方》卷六十九。为《御药院方》卷九"生肌桃红散"之异名。见该条。

24638 生茂午时茶(《成方制剂》10册)

【组成】广藿香24克 青蒿30克 白芷18克 甘草12克 川芎18克 山楂18克 独活18克 紫苏叶30克 厚朴18克 砂仁7.5克 大腹皮24克 麦芽18克 黄芩24克 枳壳12克 虫屎茶57克 陈皮24克 扁豆18克 石菖蒲18克 前胡24克 荷叶15克 羌活18克 干姜9克 防风9克 法半夏18克 香薷15克 葛根24克 桔梗18克 茯苓24克 苍术10.5克 五指柑360克 岗梅30克 柴胡9克

【用法】上药制成茶块。泡服。一次1~2包。

【功用】消暑止渴,开胃进食。

【主治】感冒发热,腹痛呕吐,头痛头晕,湿热积滞。

24639 生金牛黄汤(《千金》卷十五)

【组成】生金二铢(无生金,用熟金亦得;法应作屑,今方用成器者) 牛黄三铢 干姜一分 细辛半分 人参一分 麻黄二分 黄连一分 甘草一分

【用法】上㕮咀。以水一升六合,煮取八合,去滓,临服研牛黄以煮汤中。

【主治】小儿痫,下不止,因发痫。

【方论选录】《千金方衍义》:痢久脾虚,内热生风而致发痫。生金、牛黄,专除内动之风;黄连、干姜,分解交错之热;麻黄、细辛,假道于表以泄内郁之邪;甘草、人参,填塞其空以杜虚风之扰。

【备考】嫌儿热者,用生姜代干姜。今世乏生金,但用成器金亦善,二三两皆得用也。

24640 生金滋水饮(《医家心法》)

【组成】生地 丹皮 当归 白芍 人参 麦冬 白术(生用) 甘草

【用法】加大枣、生姜为引。

【主治】伤寒热退后,或汗后,烦躁未除,口渴微热,大便艰涩,小便短赤。

【加减】少阳阳明症,火燥生风,风淫末疾,手足肿痛,不必俟其汗后,当即以此方加柴、芩与之。

24641 生枸杞子酒(《外台》卷十七引《延年秘录》)

【异名】枸杞酒(《医心方》卷二十六引《大清经》)、枸杞子酒(《附广肘后方》卷四)。

【组成】枸杞子二升

【用法】以上清酒二升搦碎,更添酒浸七日,漉去滓,任情饮之。

【功用】补虚,长肌肉,益颜色,肥健人。

【主治】《准绳·类方》:肝虚当风流泪。

24642 生胃进食汤(《辨证录》卷五)

【组成】人参三钱 白术三钱 炒枣仁五钱 远志八分 山药三钱 茯苓三钱 神曲五分 良姜五分 萝卜子一钱 枳壳五分 干姜(炒黑)一钱

【用法】水煎服。

【主治】厌食。未见饮食则思,既见饮食则厌,勉强进用,饱塞于上脘之间,微微胀闷。

24643 生脉六均汤(《金鉴》卷五十八)

【组成】人参 五味子 麦门冬(去心) 陈皮 半夏(姜制) 茯苓 白术(土炒) 甘草(炙)

【用法】乌梅为引,水煎服。

【主治】痘疹脾弱泄泻,伤津大渴。

24644 生脉地黄汤(《金鉴》卷四十)

【组成】六味地黄汤加生脉饮

【主治】虚劳,火盛刑金者。

24645 生脉补中汤(《伤寒大白》卷四)

【异名】麦味补中汤(《医级》卷八)。

【组成】生脉散合补中益气汤

【功用】润津液,助气化。

【主治】❶《伤寒大白》:误汗太过,津液外亡而小便不利者。❷《医级》:中气不足,暑令多汗,燥渴脉弱。

【备考】家秘加车前子,其效更速。

24646 生脉补精汤(《金鉴》卷三十九)

【组成】人参 麦门冬 五味子 熟地 当归 鹿茸

【主治】类中风。内伤气虚之人,房劳过度,清气不升,忽然昏冒,属虚中者。

24647 生脉建中汤(《伤寒大白》卷四)

【组成】人参 麦冬 五味子 白芍药 桂枝 甘草

【主治】误下太过,中气损伤,津液内耗,小便不利者。

24648 生脉保元汤(《中国医学大辞典·补遗》)

【组成】生脉散加黄耆 甘草

【田法】清水煎服。

【功用】夏月服之,令人气力充足。

【临床报道】❶产妇郁冒:《上海中医药杂志》[1983,(10):25]以生脉散和保元汤加减(太子参15克 麦冬10克 五味子10克 黄耆15克 甘草10克 肉桂2克 炒白芍15克),治新产妇(包括人流或引产者)产后郁冒90例,症见阵热,热冒于上,头晕,自汗,盗汗,汗出冒解等。如下红逾半日不尽者,加茜根炭15克;失眠者,加柏、枣仁各10克;心惊,筋脉拘挛者,加煅龙骨15克;便闭者,加全瓜蒌15克;食差,苔白腻者,加炒白术10克;病程较长,贫血重者,加黄精15克、当归10克。疗效:痊愈62例,有效24例,无效4例,总有效率95.36%。❷气虚型无症状性心肌缺血:《新中医》[1997,29(7):18]用本方治疗气虚型无症状性心肌缺血30例,结果:症状改善显效12例,有效14例,无效4例,总有效率85.5%;心电图改善显效6例,有效9例,无效15例,总有效率49.5%。

24649 生脉健脾汤(《赤水玄珠》卷二十八)

【组成】黄耆一钱半　人参一钱　炙甘草　官桂各三分　当归　川芎　白芍　白术各八分　茯苓五分　紫草四分　生姜一片　红枣一枚　糯米五十粒(或加酒洗红花三分)

【功用】补气，养脾，生血。

【主治】痘疮浆既成，皮软色白，乃气不足。

24650　生脉袋泡茶

《成方制剂》11册。即《医学启源》卷下"生脉散"改为茶剂。见该条。

24651　生津止渴丸(《惠直堂方》卷四)

【组成】乌梅肉二斤　檀香三钱　白豆蔻五钱　薄荷三两　甘葛二两　飞盐一两　紫苏一两　花粉三两

【用法】上为细末，炼蜜为丸，如龙眼大。渴即噙化一颗。

【功用】生津止渴。

24652　生津止渴汤(《效验秘方》任继学方)

【组成】山药50克　生地50克　玉竹15克　石斛25克　沙苑蒺藜25克　知母20克　附子5克　肉桂5克　红花10克

【用法】水煎服。日服2次，早饭前、晚饭后30分钟温服，猪胰子切成小块生吞。服药期间，停服一切与本病有关的中西药物。

【功用】滋阴清热，生津解渴。

【主治】多饮，多尿，多食，形体消瘦，咽干舌燥，手足心热，舌质红绛，苔微黄，脉沉细而消渴症者。

【方论选录】方中生地、玉竹、石斛、山药、知母滋阴清热；红花养血活血；沙苑蒺藜滋阴平肝；猪胰子以脏补脏；附子、肉桂微微生火，使"阴得阳助，而生化无穷"。诸药合用，共奏滋肾生津之功。

24653　生津止嗽膏(《简明医彀》卷四

【组成】雪梨汁十钟　藕汁　鲜地黄汁　茅根汁各五钟　麦门冬汁　萝卜汁各二钟半

【用法】滤净，入新砂锅煎减半，入白蜜八两，饴糖二两，姜汁少许熬膏，每服半钟，温服。

【主治】劳瘵咳嗽。

【加减】有血加扁柏(入童便捣)、韭汁、茜根汁各半钟。

24654　生津去燥汤(《麻症集成》卷四)

【组成】尖生　麦冬　沙参　谷芽　酒芍　天冬　五味　甘草

【主治】心中烦躁，津液枯少，不思饮食。

24655　生津甘露汤(《兰室秘藏》卷上)

【异名】清凉饮子(原书同卷)、生津甘露饮(《杏苑》卷五)。

【组成】升麻四分　防风　生甘草　汉防己　生地黄各五分　当归身六分　柴胡　羌活　炙甘草　黄耆　酒知母　酒黄芩各一钱　酒龙胆草　石膏　黄檗一钱五分　红花少许　桃仁五个　杏仁十个

【用法】上咬咀，都作一服。水二盏，酒一匙，煎至一盏。食远稍热服。

【主治】消中，能食而瘦，口舌干，自汗，大便结燥，小便频数。

【方论选录】《古方选注》：东垣治心火亢甚，乘于脾胃，亦是至而不至乃为不及者之方也。升麻、柴胡、羌活、防风气芳，石膏性沉，虽云消渴禁芳草石药，其气慓悍，恐助燥热，然欲达经气，非芳香不能。故脾胃不及，须少用升麻，阳气从脾胃中右迁于左，以行阳道，得春生万化之机；更用柴胡，使诸经左迁，生发阴阳之气；黄耆、杏仁理肺气；佐石膏、知母、黄芩诸手阳明气分之热以生津，生地、当归、桃仁、红花破血结，佐龙胆、黄柏、防己清足阳明血分之热以生液。津液既生，燥热亦解，又何患二阳复结也。

24656　生津甘露饮

《脉因证治》卷下。即《兰室秘藏》卷上"生津甘露饮子"。见该条。

24657　生津甘露饮

《杏苑》卷五。为《兰室秘藏》卷上"生津甘露汤"之异名。见该条。

24658　生津甘露饮(《张氏医通》卷十六)

【组成】兰香饮子去防风、半夏，加当归、麦冬、山栀、黄连、黄柏、藿香、木香。

【主治】上焦热渴。

24659　生津四物汤(《幼科铁镜》卷五)

【组成】川芎八分　归身一钱　生地一钱(酒洗)　知母一钱　白芍一钱(水纸包煨)　麦门冬(去心)一钱　川连八分　乌梅肉五分　天花粉七分　薄荷　石莲肉　川黄柏(蜜炒)　炙甘草各五分

【主治】上消，渴饮茶水，饮之又渴。

24660　生津四物汤(《幼幼集成》卷三)

【组成】白归身　大生地　杭白芍　净知母　大麦冬　人参各一钱　正川芎　正雅连　天花粉　川黄柏　炙甘草各五分　肥乌梅一粒　灯心十茎

【用法】水煎，热服。

【主治】上消，渴饮茶水，饮之又渴。

24661　生津代茶饮(《慈禧光绪医方选议》)

【组成】青果五个(研)　金石斛二钱　甘菊二钱　荸荠五个(去皮)　麦冬三钱　鲜芦根二支(切碎)　桑叶三钱　竹茹二钱　鲜藕十片　黄梨二个(去皮)

【用法】水煎，代茶。

【功用】生津润燥。

【主治】温病热盛，灼伤肺胃阴津，口中燥渴，咳唾白沫，枯滞不爽者。

【备考】不喜甚凉者，可重汤燉温服。

24662　生津地黄汤(《万氏家抄方》卷六)

【组成】天花粉　生地　知母　麦冬(去心)　甘草

【用法】水煎服。

【主治】痘疹，内实作热，大便坚实而渴者。

【备考】《痘疹全书》本方用法：竹叶引，水煎服。

24663　生津麦冬汤

《杏苑》卷五。为《圣济总录》卷四十九"麦门冬饮"之异名。见该条。

24664　生津利水饮(《灵验良方汇编》卷下)

【组成】人参　麦冬　黄耆　怀生　五味　当归　葛根　升麻　甘草　茯苓

【功用】助脾益肺，升举气血。

【主治】产后咽干口渴，小便不利。

24665 生津补血汤(《回春》卷三)

【组成】当归 白芍(炒) 熟地黄 生地黄 茯苓(去皮)各一钱 枳实(麸炒) 陈皮 黄连(炒) 苏子 贝母(去心)各七分 砂仁 沉香各五分

【用法】上锉一剂。加生姜一片,大枣一枚,水煎,竹沥磨沉香同服。

【主治】年少胃脘血燥,噎膈翻胃。

24666 生津和胃方(《慈禧光绪医方选议》)

【组成】大梨三个(捣汁) 藕一支(捣汁) 荷梗三尺 橘络一钱 甘草八分 生姜三片(捣汁) 莲子心十根 元参二钱

【功用】清热止咳,生津和胃。

【主治】脾胃病。

【方论选录】方中元参滋阴降火,除烦解毒,重在滋肾,《药品化义》谓:"此药滋肾,功胜知母";甘草和中缓急,润肺解毒,《本草汇言》称甘草属"补虚解毒之药";莲子心、荷梗、藕均系睡莲科植物,莲之籽、梗、根,具清热解暑、健胃除烦之作用;生姜止呕散寒,孙思邈誉为"呕家圣药";梨能生津润燥;橘可通络化痰。

24667 生津养血汤(《古今医鉴》卷十)

【组成】当归一钱 川芎八分 白芍(煨)一钱 生地黄(酒洗)一钱 知母五分 黄柏(蜜水炙)五分 麦门冬一钱 石莲肉五分 天花粉七分 黄连八分 乌梅五分 薄荷五分 甘草(炙)五分

【用法】上锉一剂。水煎,温服。

【主治】上消,火盛制金,烦渴引饮。

24668 生津起痿汤(《辨证录》卷六)

【组成】麦冬一两 甘草二钱 玄参一两 甘菊花五钱 熟地一两 天门冬三钱 天花粉一钱 贝母一钱 金银花五钱

【用法】水煎服。

【功用】泻胃中之火,补肺经之气。

【主治】肺痿。胃火熏蒸,日冲肺金,遂至痿弱,不能起立,欲嗽不能,欲咳不敢,及至咳嗽,又连声不止,肺中大痛。

24669 生津润肺丸(《喉科秘诀》卷上)

【组成】硼砂三钱(生、煅各半) 寒水石二钱 山豆根二钱 五味子一钱 甘草二钱 枯芩二钱 乌梅一钱 薄荷三钱 上冰片二分

【用法】上为细末,炼蜜为丸,如龙眼大。含化咽下。

【功用】生津降火。

【主治】虚热喉,初起其势不急,微微缓缓,咽津觉得干燥,吞气些碍,无鹅无肿,满喉或红或紫。

【宜忌】不宜针、吊、吹药。

24670 生津益液汤(《傅青主女科·产后编》卷下)

【组成】人参 麦冬(去心) 茯苓各一两 大枣 竹叶 浮小麦 炙草 栝楼根

【主治】产妇血少多汗,内烦,不生津液,虚弱,口渴气少。

【加减】大渴不止,加芦根。

【备考】方中大枣以后五味用量原缺。《胎产心法》本方用:人参随宜,麦冬一钱二分,茯苓、瓜蒌根各一钱,甘草八分,小麦一撮,竹叶十片,枣二枚。

24671 生津葛根汤(《张氏医通》卷十五)

【组成】葛根 栝楼根 麦门冬(去心) 生地黄各等分 升麻 甘草(生)各减半

【用法】用糯米泔水煎,去滓,入茅根自然汁一合服之。

【主治】痘疮发渴。

24672 生姜五苓汤(《医便》卷二)

【组成】生姜 猪苓 泽泻 白术 白茯苓 半夏 枳实各一钱 甘草三分

【用法】用水一钟半,煎七分,温服。取小汗。

【主治】春月大饮冷水伤脾,过饮酒而伤气。

【加减】此治伤饮之轻者,若重而水蓄积为胀满者,去甘草,加大戟(长流水煮三次,去皮、晒干)七分,芫花(醋浸,炒干)、甘遂(面包煨,去面,去心)各八分,黑牵牛(研末)二钱,槟榔一钱,用水二钟,煎一钟,空心服,利水尽即愈。

24673 生姜平胃散(《普济方》卷三〇一)

【组成】生姜皮

【用法】炒焦为末。湿者,干敷之;干疮搔靥,香油调敷。如觉热不可忍,用平胃散解去之,或入平胃散于姜皮末内敷之,自然伏大热。

【主治】肾风疮,及下部湿。

24674 生姜甘草汤

《千金》卷十七。为方出《肘后》卷三,名见《医心方》卷二十二引《产经》"人参汤"之异名。见该条。

24675 生姜甘桔汤(《直指》卷二十二)

【组成】北梗(去芦头)一两 甘草(生)生姜各半两

【用法】上锉细。每服三钱,井水煎服。

【主治】痈疽诸发,毒气上冲咽喉,胸膈窒塞不利。

24676 生姜生附汤(方出《肘后方》卷三,名见《三因》卷二)

【组成】附子六分 生姜三两(切)

【用法】上切。以水二升,煮取一升,分为再服。

【功用】《三因》:正气,消痰,散风。

【主治】❶《肘后方》:中风,头身无不痛,颠倒烦满欲死,及但腹中切痛者。❷《三因》:卒中风,涎潮昏塞不知人;并主瘀冷癖气,胸满呕沫头痛,饮食不消。

【宜忌】《普济方》:忌猪肉、冷水。

【备考】《三因》:凡中风,无问冷热虚实皆可服。

24677 生姜白糖汤(《医林纂要》卷六)

【组成】生姜三钱 白糖一撮

【用法】煎姜汤熟,盛白糖于碗中,以姜汤冲下,清晨服之。

【主治】寒痰上溢于肺,咳嗽多痰,而觉有冷气上冲喉者。

【方论选录】生姜辛以行痰,而泻肝之寒邪;白糖甘以补肺,且亦能化痰;清晨则百脉方朝于肺。

24678 生姜半夏汤(《金匮》卷中)

【异名】小半夏汤(《普济方》卷一三八引《活人书》)。

【组成】半夏半升 生姜汁一升

【用法】以水三升,煮半夏取二升,纳生姜汁,煮取一升半,小冷分四服,日三夜一服。止,停后服。

【主治】❶《金匮》:病人胸中似喘不喘,似呕不呕,似哕不哕,彻胸中愦愦然无奈者。❷《医学正传》:风痰上攻,头旋眼花,痰壅作嗽,面目浮肿,咳逆欲死。

【方论选录】❶《金匮玉函经二注》:此方与小半夏汤相同,而取意少别。小半夏汤宣阳明之气上达,故用半夏为君,生姜为佐;半夏汤通阳明之经,故用姜汁为君,半夏为佐,取其行于经络,故用汁也。❷《医宗金鉴》:彻心中愦愦然无奈者,总形容似喘不喘,似呕不呕,似哕不哕,心中愦乱无奈,懊憹欲吐之情状也,故以半夏降逆,生姜安胃也。❸《医宗金鉴》引李彣:生姜、半夏,辛温之气,足以散水饮而舒阳气。然待小冷服者,恐寒饮固结于中,拒热药而不纳,反致呕逆。今热药冷饮下嗌之后,冷体既消,热性便发,情且不违,而致大益,此《内经》之旨也。此方与前半夏干姜汤略同,但温中气,故用干姜,此散停饮,故用生姜;前因呕吐上逆,顿服之则药力猛峻,足以止逆降气,呕吐立除;此心中无奈,寒饮内结,难以猝消,故分四服,使胸中阳气徐徐散也。❹《金匮要略心典》:生姜半夏汤,即小半夏汤而生姜用汁,则降逆之力少而散结之力多,乃正治饮气相搏,欲出不出者之良法也。❺《高注金匮要略》:门人问曰:胃寒而上沁下吸,温之降之,固为正治。其温胃而不用甘草者何也?答曰:生姜辛温而性善走,取汁用之,则过嗓即发,是所以温上焦之似喘似呕也;配半夏以降之,则辛温之性渐渐下沉,是温胃之外,尤欲以辛胜肝,而并治其下焦之欲哕。故于甘草之守中者无取焉。

【临床报道】眉棱角痛:《新中医》[1991,(5):56]用本方治疗眉棱角痛患者108例,结果:服药1～3剂愈者59例,4～6剂愈者32例,8剂以上愈者17例,其中复发者32例,仍按原方治愈。

【备考】本方方名,《外台》引作"生姜汁半夏汤"。

24679 生姜半夏汤《准绳·类方》卷三

【组成】半夏(㕮咀) 生姜(切片)各三钱

【用法】量水多少,煎至七分服。

【功用】止呕吐,开胃消食。

24680 生姜半夏汤《疝气证治论》

【组成】生姜六分 半夏 吴萸 附子各三分

【用法】水煎服。

【主治】诸疝呕吐不止,饮食不纳。

24681 生姜竹茹汤《普济方》卷一九〇引《指南方》

【组成】竹茹 甘草 川芎 黄芩 当归各一两半 白术 芍药 官桂 人参各一两

【用法】上为末。每服五钱,水二盏,加生姜十片,煎一盏,去滓服。

【主治】呕血。

24682 生姜竹茹汤《全生指迷方》卷二

【组成】竹茹(鸡子大) 人参半两 葛根半两 生姜一钱(切)

【用法】上为散。水三盏,煎二盏,去滓,分二服,不拘时候。

【主治】中暑,不即治之,变生热证,身大热,背微恶寒,心中烦闷,时时欲呕,渴不能饮,头昏重痛,恶见日光,遇凉稍清,起居如故。

24683 生姜附子汤《御药院方》卷二

【组成】附子(炮制,去皮脐,细切)

【用法】每服三钱。水二大盏,加生姜十片,煎至一盏,去滓,空心、食前温服。

【主治】❶《御药院方》:痰冷癖气,胸满短气,呕沫头痛,饮食不消化。亦主卒风。❷《岭南卫生方》:岭南瘴疠,内弱发热,或寒热往来,痰逆呕吐,头痛身疼,或汗多,烦躁引饮,或自利,小便赤。

24684 生姜和中汤《脾胃论》卷下

【组成】生甘草 炙甘草各一分 酒黄芩 柴胡 橘皮各二分 升麻三分 人参 葛根 藁本 白术各五分 羌活七分 苍术一钱 生黄芩二钱

【用法】上㕮咀,作一服。水二盏,加生姜五片,大枣二枚(擘开),同煎至一盏,去滓,食前稍热服之。

【主治】食不下,口干虚渴,四肢困倦。

24685 生姜泄心片

《成方制剂》7册。即《伤寒论》"生姜泻心汤"改为片剂。见该条。

24686 生姜泄肠汤《千金》卷十八

【组成】生姜 橘皮 青竹茹 黄芩 栀子仁 白术各三两 桂心一两 茯苓 芒消各三两 生地黄十两 大枣十四枚

【用法】上㕮咀。以水七升,煮取三升,去滓,下芒消,分二服。

【主治】❶《千金》:大肠实热,腹胀不通,口为生疮。❷《圣济总录》:大肠实热,大便不通,腹胁胀满,腰背重痛,上气喘满。

【宜忌】《外台》:忌生葱、芜荑、海藻、菘菜、醋物、桃、李、雀肉等。

【方论选录】《千金方衍义》:《本经》言生姜久服去臭气,通神明,故《千金》以之泄大肠之实热,兼大枣以治心腹邪气,安中养脾,平胃气,通九窍;橘皮下气通神,竹茹、黄芩、栀子清上热口疮,地黄、芒消治伤中,逐血痹,除邪热,通胀闭,共襄推陈致新之功;白术、茯苓保守中气,以助诸药之力,桂心为祛热之内应也。

24687 生姜泻心片

《成方制剂》7册。即《伤寒论》"生姜泻心汤"改为片剂。见该条。

24688 生姜泻心汤《伤寒论》

【组成】生姜四两(切) 甘草三两(炙) 人参三两 干姜一两 黄芩三两 半夏半升(洗) 黄连一两 大枣十二枚(擘)

【用法】以水一斗,煮取六升,去滓,再煎取三升,温服一升,每日三次。

【功用】《伤寒论讲义》:和胃降逆,散水消痞。

【主治】伤寒汗后,胃阳虚弱,水饮内停,心下痞硬,肠鸣下利;妊娠恶阻,噤口痢。现用于胃下垂、胃扩张、慢性胃炎等属胃阳虚弱,水饮内停者。

❶《伤寒论》:伤寒汗出,解之后,胃中不和,心下痞硬,干噫食臭,胁下有水气,腹中雷鸣下利者。❷《产科发蒙》:妊娠恶阻,呕而腹中雷鸣下利者。❸《伤寒论类方汇参》:噤口痢。

【方论选录】❶《伤寒大白》:泻心汤五方,三方皆用干姜、半夏、黄连、黄芩,两热两寒,豁痰清热。此方因汗出表解,胃阳虚,不能敷布水饮,腹中雷鸣而下利,故用生姜佐干姜和胃阳,此以痰热方中化出逐寒饮之法。❷《伤寒论本义》:雷鸣下利,亦是中气运行不健之故,鸣则为虚,利则为实;痞硬少气为虚,干噫食臭为热。虚热二字,合成此证。此生姜泻心以苦治热,以甘补虚,以辛散痞,为对证之剂也。❸《古方选注》:泻心汤有五,总不离乎开结、导热、益胃,然其或虚或实,有邪无邪,处方之变,则各有微妙。先就是方胃阳虚不能行津液而致痞者,惟生姜辛而气薄,能升胃之津液,故以名汤。干姜、半夏破阴以导阳,黄芩、黄连泻阳以交阴,人参、甘草益胃安中,培植水谷化生之主宰,仍以大枣佐生姜发生津液,不使其再化阴邪。通方破滞宣阳,是亦泻心之义也。❹《医宗金鉴》:名生姜泻心汤者,其义重在散水气之痞也。生姜、半夏散胁下之水气,人参、大枣补中州之土虚,干姜、甘草以温里寒,黄芩、黄连以泻痞热。备乎虚、水、寒、热之治,胃中不和下利之痞,未有不愈者也。

【临床报道】❶胃脘痛:《伤寒论汇要分析》杨某,女,十七岁,始见胃脘疼痛,继则呕腐吐酸,发作无常,已四年余。今春以来,胃不受纳,进食即吐,面色苍白,神倦腰痛,四肢酸楚,舌苔薄白而滑,右脉强,左脉沉细。诊断为肝胃不和,治以本方和胃降逆。❷胃下垂:《汉方诊疗三十年》某女,消瘦,胃下垂,喜饮酒,不断嗳气,予生姜泻心汤五剂,嗳气消失。❸胃扩张:《古方之临床运用》某人,年约四十余,宿嗜酒,初则晨起吐清水,嗳气显之,继则胃中有振水声,肠鸣下利,偶食不消化物或荤腻,则下利频繁,致消瘦无力,诸治无效。某医院诊断为胃扩张、肠弛缓。脉滑数,苔白腻,心下痞硬。乃用生姜泻心汤,连服十剂而愈。❹慢性胃炎:《岳美中医案集》胡某某,男。患慢性胃炎,自觉心下有膨闷感,经年累月,饱食后嗳生食气,腹中常有走注之雷鸣声,形体瘦削,面少光泽。符合仲景生姜泻心汤证。疏方:生姜12克,炙甘草9克,党参9克,干姜3克,黄芩9克,黄连3克(忌用大量),半夏9克 大枣4枚(擘),以水八钟,煎至四钟,去滓再煎,取二钟,分二次温服。一周后所有症状基本消失,唯食欲不振,投以加味六君子汤,胃纳见佳。❺小儿病毒性腹泻:《国医论坛》[2002,17(3):23]用本方治疗小儿病毒性腹泻30例,结果:全部治愈,总有效率100%。

【现代研究】❶抗溃疡作用:《中医研究》[1989,2(3):22]生姜泻心汤能加强五肽胃泌素和毛果芸香碱诱发胃液的作用,同时也抑制胃蛋白酶活性和升高 PGE_2 水平,对组胺诱发胃液除显著升高 PGE_2 水平外,对其他无显著影响,提示生姜泻心汤对胃溃疡攻击因子和防御因子的平衡有一定效应。❷防治大鼠返流性食管炎的作用:《北京中医药大学学报》[2004,27(3):47]生姜泻心汤能显著降低组织及血中的血管活性肠肽(VIP)水平,降低组织中丙二醛(MDA)的含量,提高超氧化物歧化酶(SOD)和谷胱甘肽过氧化物酶(GSH-PX)的活性,改善食管炎的大体和组织病理评分,具有防治大鼠返流性食管炎的作用。❸对伊立替康化疗后大鼠黏膜免疫屏障的影响:《中国免疫学杂志》[2007,23(7):620]生姜泻心汤可上调大鼠肠黏膜 CD4 T 和 CD8 T 淋巴细胞及 SIgA 的表达,对伊立替康所致迟发性腹泻有一定的预防作用。

【备考】本方改为片剂,名"生姜泄心片"、"生姜泻心片"(见《成方制剂》7册)。

24689　生姜泻心汤

《伤寒大白》卷三。即原书同卷"生姜半夏泻心汤"多加

生姜。见该条。

24690　生姜枳壳汤(《直指》卷六)

【组成】辣桂一两　生姜母一两半　枳壳(制)三分

【用法】上为粗末。每服三钱,新水煎服。

【主治】中脘气滞,心下引痛。

24691　生姜枳实汤

《鸡峰》卷十一。为《金匮》卷上"桂枝生姜枳实汤"之异名。见该条。

24692　生姜香薷汤(方出《圣惠》卷四十七,名见《普济方》卷二○三)

【组成】生姜一两(切)　香薷一两(切)　陈橘皮一两(汤浸,去白瓤,焙)

【用法】以水二大盏,煎至一盏,去滓,分温二服。

【主治】霍乱引饮,饮即干呕。

24693　生姜益元煎(《松峰说疫》卷五)

【组成】益元散三钱　生姜三钱(捣)

【用法】黄酒、水各半钟,煎三滚,温服。

【功用】除瘟解毒。

【主治】时气瘟疫。

24694　生姜理中汤(《保命歌括》卷十九)

【组成】理中汤加生姜

【主治】霍乱不渴者。

【加减】吐多者,去术,加半夏;利多者,仍用术;心悸者,加茯苓;腹满者,去术,加附子、厚朴。

24695　生姜橘皮丸(《杨氏家藏方》卷八)

【组成】陈橘皮(去白)一斤　生姜(洗)一斤(薄切,焙)神曲(微炒)二两

【用法】上为细末,面糊为丸,如梧桐子大,每服五七十丸,加至百丸,食后米饮、熟水任下。无问老幼皆可服。

【功用】升降滞气,消饮去痰,温中散寒,快膈美食。

【主治】痰饮。

24696　生姜橘皮丸(《魏氏家藏方》卷二)

【组成】陈皮一斤(去白)　半夏曲　藿香叶各二两　白茯苓(去皮)　人参(去芦)各一两

【用法】上为细末,用姜汁煮糊为丸,如梧桐子大。每服三十丸,食后生姜汤送下。

【功用】升降津气,消饮去痰,温中散寒,快膈美食。

【主治】痰饮。

24697　生姜橘皮汤

《活人书》卷十六。为《金匮》卷中"橘皮汤"之异名。见该条。

24698　生耆灵仙汤(《青囊全集》卷上)

【组成】生黄耆一钱五分　当归三钱　川芎一钱五分　酒芍一钱五分　生地二钱五分　藁本一钱　茯苓一钱五分　苍耳一钱五分(炒)　明麻一钱　薄荷一钱五分　蔓荆一钱五分　西党四钱　白菊一钱五分　七厘一钱五分

【主治】头痛眼痒流泪。

24699　生料五苓散

《直指》卷五。为《伤寒论》"五苓散"之异名。见该条。

24700　生料五积散

《易简方》。即《理伤续断方》"五积散"诸药生用。见该条。

24701　生料五积散

《普济方》卷三五五。为原书同卷"神仙百解散"之异

名。见该条。

24702 生料平胃散

《得效》卷十四。即《医方类聚》卷十引《简要济众方》"平胃散"诸药生用。见该条。

24703 生料平胃散（《普济方》卷三九〇）

【组成】苍术 陈皮 厚朴 草果 半夏白芷 乌梅 藿香 前胡 草豆蔻 甘草

【用法】上咬咀。每服一钱，加生姜、大枣，水煎服。

【主治】疟疾后，脾胃虚弱，颜色憔悴，不进饮食，面目浮肿。

24704 生料正元饮

《医碥》卷七。为《三因》卷十"正元散"之异名。见该条。

24705 生料四物汤（《医方大成》卷十引汤氏方）

【组成】生干地黄 赤芍药 川芎 当归（去芦） 防风各等分 黄芩减半

【用法】上咬咀。每服二钱，水一盏，煎服。

【主治】小儿血热生疮，遍身肿痒。

【宜忌】❶《医方大成》引汤氏方：忌诸毒食。❷《准绳·幼科》：忌酒、面、猪羊肉、豆腐。

24706 生料鸡苏散

《医学纲目》卷十七。为《济生》卷二"鸡苏散"之异名。见该条。

24707 生料固本丸

《医略六书》卷二十二。为《简易方》引《叶氏录验方》（见《医方类聚》卷一五〇）"人参固本丸"之异名。见该条。

24708 生料健脾丸（《普济方》卷三十六引《澹寮》）

【组成】厚朴（去粗皮，生锉）二两五钱 半夏（生） 白豆蔻仁 草果仁 甘草 缩砂仁各二两

【用法】上咬咀，用生姜一斤四两，细切捣碎，滓汁并用，同药一处为丸，如鸡子黄大，晒干。每服一丸，水一盏半，煎至七分，去滓，食前温服。

【主治】呕吐反胃，脾泻白痢，肠滑冷痢，一切脾胃病。

24709 生料调气散

《直指》卷十八。为《局方》卷三"匀气散"之异名。见该条。

24710 生料鹿茸丸

《准绳·类方》卷二。为《济生》卷一"鹿茸丸"之异名。见该条。

24711 生料鹿茸丸

《医略六书》卷二十六。为《妇人良方》卷一"鹿茸丸"之异名，见该条。

24712 生益母草饮（《圣济总录》卷一六六）

【组成】生益母草汁半盏（如无，以土瓜根代） 生地黄汁半盏 生藕汁半盏 鸡子白三枚 童子小便半盏

【用法】上五味，先将汁四味相和，煎令沸，次下鸡子白搅匀，分作三服。

【主治】产后血运，心烦闷乱，恍惚如见鬼神。

24713 生商陆汁方（《圣济总录》卷一四七）

【组成】生商陆五两

【用法】上药洗，细切，用生姜半两和捣，取汁半盏，五更初服之。服了坐半时即睡，至旦不动，即以茶一盏，得利，

以冷水洗手面便止。仍煮薤白温粥食之。

【主治】蛊毒。

24714 生液寄生散（《普济方》卷三四五引《护命》）

【组成】桑寄生半两 人参一分 甘草（炙）三铢 沉香一铢

【用法】上为细末。每服一钱八分，水一盏，煎取六分服。

【主治】产后正气不足，咽喉干，口无津液，饮食减少，大腑不调。

24715 生葛汁饮子（《圣惠》卷八十五）

【异名】生葛饮子（《卫生总微》卷五）。

【组成】生葛根汁一合 竹沥一合 牛黄如杏仁大（细研）

【用法】上药相和。每服半合。

【主治】小儿欲发痫，极热不已。

【备考】本方方名，《幼幼新书》引作"生葛汁饮"。

24716 生脾助阳汤（《辨证录》卷十四）

【组成】人参三钱 白术三钱 甘草三钱 肉桂一钱 茯苓五钱 神曲五分 附子一片

【用法】水煎服。

【主治】小儿大吐之后，忽然大泻，吐止而泻不肯止，倦怠之极。

24717 生犀天麻丸（《圣济总录》卷七）

【组成】犀角（镑）一两 天麻（酒炙）二两 独活（去芦头） 人参 丁香 木香 乌药 麻黄（去根节）各一两 牛黄（研） 龙脑（研） 琥珀（研） 乳香（研） 真珠（研） 麝香（研）各一分 天南星（牛胆匮者） 防风（去叉）各半两 白花蛇（酒浸，去皮骨，炙）三分 蝎梢（炒）一分 芎䓖一两 安息香一两（酒化，研，去沙石，熬成膏）

【用法】上药除研者外，为细末，再研令匀，入安息香膏，并炼蜜为丸，如梧桐子大。每服二十丸，温酒送下，荆芥汤亦得，不拘时候。

【主治】治一切风，手足弹曳，肢体不仁，及骨节酸痛，口面偏斜，痰涎语涩，心忪惊悸。

24718 生犀天麻丸（《圣济总录》卷七）

【组成】犀角（镑）一两 天麻（酒炙）二两 地榆（去苗） 玄参 丁香 马头（炮裂，去皮脐） 乌药 木香 丹砂（研）各一两 乳香（研） 龙脑（研） 麝香（研） 牛黄（研） 真珠（研） 琥珀（研） 自然铜（火煅，醋淬）各半两 安息香一两（研细，酒化，慢火熬，绵滤去沙石，再熬成膏） 麻黄（去根节）一两 白花蛇（酒浸一宿，去皮骨，炙）一两 蝎梢（炒）一分 天南星（用牛胆内匮者）半两 防风（去叉）半两

【用法】上药除别研膏外，为细末，再合研令匀；将安息香膏更别炼蜜，和为丸，如樱桃大。每服一丸，以温酒或荆芥薄荷汤嚼下；或丸如梧桐子大，每服二十丸，温酒下亦得。

【主治】一切风，手足弹曳，肢体麻痹不仁，及骨节疼痛，口面偏斜，痰涎语涩，心忪惊悸。

24719 生犀牛黄丸（《圣济总录》卷一六八）

【组成】犀角屑一分 牛黄一钱（研） 龙脑 麝香（研）各半钱 天南星（牛胆匮者，研为末） 藿香叶（为末）各二两 甘草末 雄黄末各半两

【用法】上为细末，炼蜜为丸，如鸡头子大。每服一丸，煎薄荷汤化下，不拘时候。

【功用】压惊,止头痛,化痰涎。

【主治】小儿风邪,温壮发热。

24720　生犀升麻汤(《葆光道人眼科龙木论》)

【组成】犀角一两一钱　川升麻　防风　白附子　白芷　黄芩各五钱　甘草一钱

【用法】上㕮咀。每服三钱,水一钟半,煎至半钟,去滓再煎,食后服,一日三次。

【主治】内障。气血皆衰,荣卫凝滞,瞳仁倒者。

24721　生犀半夏丸(《杨氏家藏方》卷八)

【组成】生犀屑半两(入药臼中捣为细末)　半夏四两(用生姜四两去皮细切,同捣令烂,制作曲)　白茯苓(去皮)一两　桂心七钱半

【用法】上为细末,以生姜自然汁煮面糊为丸,如绿豆大。每服三十丸,食后生姜、人参汤送下。

【主治】心肺冷热不和,痰盛气促咳嗽。

24722　生犀地黄汤(《麻科活人全书》卷四)

【组成】连翘　葛根　元参　黄连　生地黄　荆芥穗　升麻　甘草　生犀角(另磨)

【用法】水煎,入犀角汁二三匙兑服。

【主治】走马牙疳。麻后牙龈黑烂,肉腐出血,呼吸气息臭气冲人。

24723　生犀角饮子

《秘传眼科龙木论》卷三。为《圣济总录》卷一○八"生犀饮子"之异名。见该条。

24724　生犀鸡苏丸(《圣济总录》卷十六)

【组成】犀角屑半两　鸡苏叶　荆芥穗　天麻各一两　细辛(去苗叶)半两　独活(去芦头)一两　甘草(炙)　人参　芎劳各一两

【用法】上为末,炼蜜为丸,如鸡头子大。每服一丸,食后茶清嚼下。

【主治】风壅,头痛目眩。

24725　生犀复明散(《急救仙方》卷三)

【组成】芍药　黄芩各二两　木通　桑白皮　龙胆草(去芦)　防风　羌活　当归尾各二两　大黄八钱　枳壳(去瓤)六钱

【用法】上㕮咀。每服五钱,水一盏半,取新桑白皮少许,同煎至八分,食后服。

【主治】诸般眼疾。

【加减】目赤障厚者,加生蚌粉;痛肿者,加生地黄。

24726　生犀香芎丸(《圣济总录》卷十五)

【组成】生犀半两(镑)　荆芥穗十五两　细辛(去土叶)十两　白芷十两　香附子二十两(炒)　龙脑薄荷叶五两　甘草(炙)五两　芎劳半两

【用法】上为末,水煮面糊为丸,如梧桐子大。每服三十丸,生姜汤送下,不拘时候。

【功用】清神志,明耳目。

【主治】风痰上壅,头昏时痛,鼻出清涕,语声不出,咽喉不利,咳嗽涎喘,头目爆赤,肌肉蠕动,痒如虫走。

24727　生犀葡萄酒(《杨氏家藏方》卷四)

【组成】好葡萄一两　酸枣仁　黄耆(去芦头)　天门冬(去心)　赤茯苓(去皮)各六钱　生犀角半两(镑)　独活(去芦头)四钱　大麻仁一两半(研)　五加皮六钱　防风

(去芦头)四钱　牛膝一两(酒浸一宿)

【用法】上㕮咀,用生绢袋子贮,以无灰好酒八升同浸,密封,经七日取出。每食前暖服一二盏。

【功用】光泽颜色,滋润肠胃。

【主治】脚气疼痛,小便不利。

24728　生精助育汤(《效验秘方》张翠环、李经国方)

【组成】仙灵脾　枸杞子　山药　肉苁蓉

【用法】水煎服,上药每二日1剂,日服2次。每月检查1次精液常规,2～3月为1个疗程。

【主治】不育症。

【加减】肝肾阴虚(精子计数低)加熟地、龟版、女贞子、首乌;脾肾阳虚(活动力低)加巴戟、海马、鹿茸、红人参;精室湿热(白细胞多)加知母、黄柏、车前子、草薢;精脉瘀阻(精脉曲张)加土鳖虫、莪术、丹参等。

24729　生精助育汤(《效验秘方》房金方)

【组成】熟地黄　菟丝子各20克　淫羊藿　党参　天精子　淮山药各15克　仙茅12克　鹿角胶　紫河车各6克

【用法】日1剂,水煎服,早晚各1次。20天为1个疗程。服药期间节房事,可安排在女方排卵期同床。

【功用】滋肾填精,补气健脾。

【主治】男性不育症。

【加减】肾阴虚加女贞子、桑椹子;肾阳虚加制附子、肉从蓉;气虚加黄芪;脾肾两虚,便溏泄泻加破故纸、炒白术;睾丸坠痛加川楝子、荔枝核;精液有脓细胞加金银花、蒲公英;精液不液化加黄柏、知母、土茯苓,减鹿角胶、紫河车。

【方论选录】本方选用熟地黄、紫河车、天精子、鹿角胶等厚味之品,滋肾填精,以充实肾之阴精;用淫羊藿、菟丝子、仙茅温补肾阳,寓阳中求阴之意,使阴得阳助生化无穷;党参、淮山药补气健脾,使水谷之精不断滋生,以补肾精化生之源。诸药合用,共收滋肾化源,生精助育之功。

24730　生精灵药酒(《效验秘方》于芝伟方)

【组成】红参15克　鹿茸15克　韭菜子25克　蛤蚧1对　淫羊藿25克　巴戟25克　生黄芪50克　肉桂10克　白酒60度400毫升

【用法】每日2～3次,每次10～20毫升。

【功用】补肾壮阳。

【主治】精气虚寒,命门火衰。症见阳痿、早泄、无精子、面色㿠白、头晕目眩,精神萎靡,腰膝酸软,舌淡苔白,脉多沉细。

【方论选录】方中鹿茸、蛤蚧壮肾阳补精血,共为君药;人参、黄芪补元气,助其温补功能;韭菜子、淫羊藿温肾助阳、固涩,共治遗精早泄;巴戟、肉桂、白酒补肾阳,暖脾胃,强腰膝。诸药合用,共治阳痿、早泄、无精。

24731　生精种子丸

《医学正印》卷上。为原书同卷"生精种子奇方"之异名。见该条。

24732　生熟二地汤(《辨证录》卷三)

【组成】生地　熟地各二两

【用法】水煎服。

【主治】咯血。血不骤出,必先咳嗽不已,觉喉下气不能止,必咯出其血而后快。此为肾气之逆。

24733　生熟三黄汤（《金鉴》卷六十九）

【组成】生地　熟地各一钱五分　黄连　黄柏　黄芩　人参　苍术（米泔水浸，炒）　白术（土炒）　厚朴（姜炙）　当归身　陈皮各一钱　地榆　防风　泽泻　甘草（生）各六分　乌梅二个

【用法】水二钟，煎八分，食前服。

【主治】血箭痔。生肛门或里或外，堵塞坠肿，每逢大便用力则鲜血急流如箭；不论粪前粪后，由肠胃风热而兼暴怒成之。

24734　生熟地黄丸（《证治要诀类方》卷四引《局方》）

【组成】生地　熟地各五两　甘菊花三两　杏仁二两　石斛　枳壳（麸炒）各一两半　羌活　防风　牛膝各一两

【用法】上为末，炼蜜为丸，如梧桐子大。每服五十丸，食后盐汤下。

【主治】❶《证治要诀类方》引《局方》：眼眶骨痛。❷《准绳·类方》卷七引《局方》：肝虚目暗，膜入水轮，眼见黑花如豆，累累数十；或见如飞虫，诸治不愈，或视物不明，混睛冷泪，翳膜遮障，内外障眼。

【备考】《审视瑶函》本方用法：每服三十丸，以黑豆三升，炒令烟尽为度，淬好酒六升，每用半盏，食前送下；或蒺藜汤亦可。

24735　生熟地黄丸（《丹溪心法》卷四）

【异名】熟地黄丸（《明医指掌》卷六）、地黄丸（《疡医大全》卷十一）。

【组成】生地黄　熟地黄　玄参　金钗石斛各一两

【用法】上为末，炼蜜为丸服。

【主治】❶《丹溪心法》：眉骨痛不可忍。❷《丹溪心法附余》：血虚阴虚，眼目昏花。

【备考】《丹溪心法附余》本方用法：炼蜜为丸，如梧桐子大。每服五十丸，空心服。

24736　生熟地黄丸

《摄生众妙方》卷九。为《兰室秘藏》卷上"熟干地黄丸"之异名。见该条。

24737　生熟地黄丸（《医学入门》卷七）

【组成】生地　熟地各五钱　川芎　赤茯　枳壳　杏仁　黄连　半夏曲　天麻　地骨皮　甘草各二钱半　黑豆四十五粒

【用法】上为末，炼蜜为丸，如梧桐子大。每服三十丸，空心临卧白汤送下。

【主治】肾虚血少神劳，眼目昏黑，瞳人散大，视物昏花，或卒然见非常异处，偏头肿闷；小儿疳，眼闭合不升，内有朦雾。

24738　生熟地黄丸

《便览》卷一。为原书同卷"熟地黄丸"之异名。见该条。

24739　生熟地黄丸

《诚书》卷十一。即《直指小儿》卷三"生熟地黄汤"改为丸剂。见该条。

24740　生熟地黄丸（《证治汇补》卷四）

【组成】生地　熟地　天麻　川芎　茯苓　当归　白芍　黑豆　石斛　玄参　地骨皮

【用法】炼蜜为丸服。

【功用】《医略六书》：滋肾养肝。

【主治】❶《证治汇补》：肝虚头痛；❷《重订通俗伤寒论》：伤寒夹瘀，肝肾俱虚者。

【方论选录】《医略六书》：肾水不足，无以滋养肝木，故肝虚生风，清阳不振而头痛。生地滋肾水以荣木，当归养经血以涵肝，熟地补肝阴，白芍敛肝血，川芎行血中之气，元参清浮游之火，茯苓渗湿，天麻祛风，地骨皮清肌退热，金石斛平热益阴，黑豆补肾脏以养肝，蜜丸汤下，使肾水顿充，则肝阴自足，而虚风无不熄矣，何患头痛之不瘳哉！此滋肾养肝之剂，为肝虚头痛之专方。

【备考】《医略六书》本方用生地、熟地各五两，天麻一两半（煨），川芎一两，茯苓一两半，当归三两，白芍一两半，黑豆三两，石斛二两，玄参、地骨皮各一两半，炼蜜为丸。每服三钱，白汤化下。

24741　生熟地黄丸（《医学心悟》卷六）

【组成】大熟地（九蒸晒）　大生地（酒洗）各三两　山药（乳拌蒸）　茯苓（乳拌）　丹皮（酒蒸）各一两半　泽泻（盐水蒸）一两　当归（酒蒸）　白芍（酒炒）　柏子仁（去壳，隔纸炒）　丹参（酒蒸）各二两　远志（去心，甘草水泡蒸）各四两　自败龟版（浸净，童便炙炒，研为极细末）

【用法】上为末，用金石斛四两，金银花十二两熬膏，和炼蜜为丸，每早淡盐汤送下四钱。

【主治】悬痈，生于肾囊之后，肛门之前，又名海底漏；脏毒，生于肛门之两旁，初时肿痛。总由湿热相火，内灼庚金而然；内外痔，臁疮。

24742　生熟地黄丸（《医略六书》卷二十八）

【组成】生地五两　熟地五两　天冬三两（去心）　麦冬三两（去心）　当归三两　白芍一两半（炒）　茯神一两半（去木）　白术一两半（炒）　知母一两半（炒）　牡蛎三两（生）

【用法】上为末，炼蜜为丸。每服五钱，米饮送下。

【主治】胎动，脉虚数者。

【方论选录】妊娠肝肾两虚，阴血不足，冲任为虚热内迫，而胎失所养，故胎动不安。是胎动因于血虚有热焉。生地滋阴壮水，熟地补血滋阴，天冬清心润肺以益肾水，麦冬润肺清心以生津液，当归养血荣冲脉，白芍敛阴固冲脉，茯神渗湿安神，白术健脾生血，知母清热润燥以安胎，牡蛎潜热益阴以固胎也。炼蜜以丸之，米饮以下之，俾阴血内充，则虚热潜藏，而冲任完固，何胎动之有哉。

24743　生熟地黄汤（《直指小儿》卷三）

【组成】生干地黄　熟地黄各半两（净）　川芎　半赤茯苓　枳壳（制）　杏仁（水浸，去皮）　川黄连（净）　半夏曲　天麻　地骨皮　甘草（炙）各二钱半

【用法】上锉。每服二钱，加生姜三片，黑豆十五粒，水煎，临卧服。

【主治】❶《直指小儿》：疳，眼闭合不开，内有朦雾。❷《得效》：肝疳，摇头揉目，白膜遮睛，流汗，合面而卧，肉色青黄，发立筋青，脑热羸瘦。

【备考】《普济方》有当归。以神曲为丸，米汤送下，名"生熟地黄丸"（见《诚书》）。

24744　生熟地黄汤

《审视瑶函》卷三。即《兰室秘藏》卷上"熟干地黄丸"改

为汤剂。见该条。

24745 生熟地黄汤（《幼科指掌》卷四）

【组成】生地 熟地 川芎 枳壳 茯苓 黄连 半夏 天麻 杏仁 甘草 骨皮 黑豆 龙胆草

【用法】加建莲肉，水煎服。

【主治】肝疳，眼合不开。

24746 生熟地黄汤（《会约》卷六）

【组成】生地 熟地各一钱半 甘菊 枳壳各一钱 杏仁(去皮)八分 淮牛膝二钱 石斛二钱 黑豆(炒)二十粒

【用法】水煎服；或加分量，炼蜜为丸，用黑豆炒，淬酒，送丸三钱。

【主治】肝虚，眼眶痛，见火更痛甚者。

24747 生熟地黄汤（《不知医必要》卷二）

【组成】熟地 生地各三钱 天冬 麦冬(去心) 贝母(杵) 茯神各一钱五分 茜根一钱 甘草六分

【用法】水煎服。

【主治】酒色劳伤，痰中有血丝；鼻衄。

【加减】如有火，加黄柏、知母。

24748 生熟地黄汤（《不知医必要》卷二）

【组成】熟地三钱 生地二钱 天冬 麦冬(去心) 归身 花粉各一钱五分 沙参二钱 元参一钱

【用法】加蔗汁一酒杯冲服；或藕汁、梨汁均可。

【主治】燥症，鼻干口渴，咽痛舌燥，目火便秘，干热。惟秋冬时久晴乃有此病；而吸鸦片者，更易犯。

24749 生熟地黄汤（《张皆春眼科证治》）

【组成】生地9克 熟地15克 山萸肉6克 麦门冬 茯苓各9克 桑椹子12克 炙甘草6克

【功用】壮水制火，滋肾宁心。

【主治】赤脉传睛。肾水不足，水不制火，大眦肉浮胀，赤脉色淡，并兼耳鸣咽干，梦遗腰酸者。

【方论选录】方中熟地、山萸肉、桑椹子大补肾水，以制阳光；生地、麦门冬、炙甘草补心血，养阴液以降虚火，茯苓养心安神且能除湿，以防诸药腻膈伤脾。此方补中有泻，寓泻于补，补泻合用，是为滋水降火之良剂。

24750 生熟地黄散（《普济方》卷三一一）

【组成】生地黄 熟地黄 桂 白芷各等分

【用法】上为末。酒调服。

【主治】闪肭肿痛。

24751 生熟地黄散（《袖珍小儿》卷六）

【组成】生熟地黄(洗)各一两 麦门冬(去心)半两 当归三钱半 枳壳(米泔洗，炒) 防风 杏仁(去皮尖，炒) 赤芍药 甘草各二钱半

【用法】上锉散。每服二钱，加黑豆七粒，煎豆熟，去滓服。

【主治】小儿疳蚀眼患，闭合不开，羞明怕日，或生内障，朦胧失所。

24752 生熟附子汤（《永类钤方》卷十三引《澹寮》）

【组成】附子二个(一生，去皮用；一盐汤浸，炮用)

【用法】上各取二钱，用沉香、木香水各一盏，加生姜七片，大枣七枚，煎一盏。当发日空心服。亦宜以此下黑锡丹，可回元气，坠痰。

【功用】分利阴阳，止寒热。

【主治】瘴疾，欲作胸痞，痰呕，头眩战掉。

24753 生熟解毒丸（《幼科发挥》卷一）

【组成】芩 连 柏(均半生用，半酒炒) 甘草(半生、半炙)各等分

【用法】上为末，雪水为丸，如麻子大，朱砂、雄黄各二分之一(水飞)为衣。淡豆豉汤送下。初生一腊内服之良。天行痘疹之岁，尤宜服之。

【功用】解小儿胎毒。

【主治】小儿胎毒，发为痈疽、丹疹、疥癣、一切恶疮。

24754 生熟罂粟丸（《医统》卷四十四）

【组成】新、陈罂粟壳(新者去顶，切，焙干；陈者泡去筋膜，炒)各一两

【用法】上为末，炼蜜为丸，如弹子大。临卧嚼一丸。

【主治】一切久嗽劳嗽。

24755 生蟹足敷方（《千金》卷五）

【组成】生蟹足 白蔹各半两

【用法】上为末。以乳汁和敷颅上。

【主治】小儿解颅。

【方论选录】《千金方衍义》：生蟹足散血续筋，白蔹散结解毒。

24756 生髓育麟丹（《辨证录》卷十）

【组成】人参六两 山茱萸十两 熟地一斤 桑椹(干者)一斤 鹿茸一对 龟胶八两 鱼鳔四两 菟丝子四两 山药十两 当归五两 麦冬六两 北五味三两 肉苁蓉六两 人胞二个 柏子仁二两 枸杞子八两

【用法】上药各为细末，炼蜜为丸。每日早、晚时用白滚水送下五钱。服三月，精多且阳亦坚。

【功用】填精益髓。

【主治】男子精少，泄精之时，只有一二点，不能生子。

24757 生干地黄浸酒（《圣惠》卷四十六）

【组成】生干地黄三两 独活一两 黑豆半升(炒热) 海桐皮二两 生牛蒡根一斤(去皮) 桂心一两 大麻仁半升

【用法】上锉细，以生绢袋盛，用无灰酒二斗浸三两日。每服一小盏，于食前暖饮。

【主治】瘴毒脚气，热毒风盛，心神烦闷，脚膝酸疼。

24758 生牛膝漱口煎（方出《千金》卷六，名见《外台》卷二十二）

【组成】牛膝 生蘘荷根各三两 黄柏一两

【用法】上咬咀，以绵裹，酒三升，渍一宿，微火煎一二沸。细细含之。

【主治】口疮不歇。

【方论选录】《千金方衍义》：口疮不歇，湿热随虚阳渐溃于上，蕴为火毒，入伤有形之血，以故愈而复发。牛膝生用，去恶血，逐火毒，性专下行，能使口疮热毒下降；蘘荷乃芭蕉中之一种色白者，为杀虫药，取其辛散，故口疮亦得用之；黄柏苦寒降泄。酒渍微煎含之，虽久渍之湿热口疮，必随之而渐化矣。

24759 生地黄七味汤（《外台》卷九引《许仁则方》）

【组成】生地黄一升(切) 生姜二合(切) 桑根白皮(切)一升 射干(切)二升 干葛(切)六合 紫苏三合 竹沥一升

【用法】上药细切。以水一斗,煮取三升,去滓,纳竹沥搅调,分作四服。每食后良久则服之。若觉可,则重合服之。病轻者三数剂则愈。

【主治】热嗽,但遇于热便发者。

【宜忌】忌芜荑。

24760 生地黄汁饮子(《圣惠》卷十九)

【异名】地黄汤(《圣济总录》卷七)。

【组成】生地黄汁一合　独活二两(锉)　附子一枚(炮裂,去皮脐)　淡竹沥一合

【用法】先以水三大盏煮独活、附子,取汁一盏半,去滓,纳生地黄汁及竹沥,更煎一两沸,温服半中盏,不拘时候。

【主治】中风不语,舌根强硬。

24761 生地黄涂敷方(《圣济总录》卷一二八)

【组成】生地黄五两(切,研)　豉半升(研)　芒消一两(研)

【用法】上为细末。涂敷肿上,一日三五次。

【主治】乳痈。

24762 生地黄黄连汤(《元戎》)

【异名】生地芩连汤(《医学入门》卷四)、生地黄连汤(《准绳·幼科》卷三)。

【组成】川芎　生地黄　当归各七钱　赤芍药　栀子　黄连　黄芩各三钱　防风一两

【用法】上为粗末。每服三钱,水二盏,煎至七分,取清饮,不拘时候,徐徐与之。

【主治】妇人血风症,因大脱血,崩漏或前后血,因而枯燥,其热不除,循衣,撮空,摸床,闭目不省,掷手扬视,摇动不宁,错语失神,脉弦浮而虚,内燥热之极也;气粗鼻干而不润,上下通燥,此为难治。

【加减】若脉实者,加大黄下之。

24763 生血康口服液(《新药转正》12册)

【组成】黄芪　红参　五味子　当归　白芍　茯苓　猪苓　鸡血藤　何首乌(制)　山茱萸　枸杞子　女贞子　白花蛇舌草　茜草　虎杖　陈皮　半夏　大枣

【用法】制成口服液。口服,一次20毫升,一日3次,二周为1个疗程。或遵医嘱。

【功用】补气生血,健脾益肾,化瘀解毒。

【主治】恶性肿瘤放、化疗引起的白细胞与红细胞减少,属于气血两虚兼脾肾虚损,热毒未清。症见面色苍白,神疲乏力,头晕耳鸣,食欲不振,腰膝酸软,恶心呕吐,口渴喜饮等证候者。

【宜忌】孕妇慎用。

24764 生肌麒麟竭散(《圣惠》卷六十四)

【组成】麒麟竭一分　诃黎勒一分　黄连一分(去须)　槟榔一枚

【用法】上为末。看疮眼大小,薄敷疮上。以愈为度。

【主治】脚上生疮疼痛,伤风毒,脓水不止。

24765 生芦根五味饮(《外台》卷六引《许仁则方》)

【组成】生芦根(切)一升　生麦门冬一升(去心)　青竹茹一升　生姜汁五合　茯苓五两

【用法】上切。以水八升,煮取二升半,去滓,加竹沥六大合,搅调,分三服,相去如人行十里久始服一剂。

【主治】积热在胃,呕逆不下食。

【宜忌】忌醋物。

24766 生附四君子汤(《直指小儿》卷二)

【异名】加味四君子汤(《普济方》卷三七二)。

【组成】四君子汤加生附子末四分之一

【用法】每服半钱,加生姜五片,慢火熟煎,以匙送下。

【功用】助胃回阳。

【主治】慢脾风。

【加减】厥逆者,生附子末对加。

24767 生附四君子汤(《保婴撮要》卷三)

【异名】生附四君汤(《景岳全书》卷六十二)。

【组成】人参　白术　附子　木香　茯苓　橘红　甘草各等分

【用法】上为末。每服五、七分,加生姜、大枣,水煎服。

【功用】正胃气。

【主治】小儿脾胃虚弱,吐泻不思乳食。

24768 生津甘露饮子(《兰室秘藏》卷上)

【组成】藿香二分　柴胡　黄连　木香各三分　白葵花　麦门冬　当归身　兰香各五分　荜澄茄　生甘草　山栀子　白豆蔻仁　白芷　连翘　姜黄各一钱　石膏一钱二分　杏仁(去皮)　酒黄柏各一钱五分　炙甘草　酒知母　升麻　人参各二钱　桔梗三钱　全蝎二个(去毒)

【用法】上为细末,汤浸蒸饼和匀成剂,捻作片子,日中晒半干,擦碎如黄米大。每服二钱,津唾下,或白汤送下,食远服。

【主治】消渴,上下齿皆麻,舌根强硬肿痛,食不能下,时有腹胀,或泻黄如糜,名曰飧泄;浑身色黄,目睛黄甚,四肢痿弱;前阴如冰,尻臀腰背寒,面生黧色,胁下急痛,善嚏喜怒,健忘。

【备考】本方方名,《脉因证治》引作"生津甘露饮"。

24769 生津地黄饮子

《证治宝鉴》卷四。为《简易方》引《家宝方》(见《医方类聚》卷一二五)"地黄饮子"之异名。见该条。

24770 生姜小便饮子(《伤寒总病论》卷六)

【组成】生地黄汁　藕汁　小便各一盏

【用法】上药和匀,煎三两沸,温热分作三服。

【主治】产后伤寒,恶血冲心,闷乱口干。

【备考】方名为"生姜小便饮子",但组成与用法中无生姜,待考。

24771 生姜五味子汤(《外台》卷九引《小品方》)

【组成】五味子五合　生姜八两　紫菀一两　半夏二两(洗)　吴茱萸一两　款冬花半两　细辛一两　附子一枚(炮)　茯苓四两　甘草二两(炙)　桂心一两

【用法】上切。以水一斗,煮取五升,分温三服。老人可服五合。

【主治】咳嗽。

【宜忌】忌海藻、菘菜、猪肉、冷水、羊肉、饧、生菜、醋物、生葱。

24772 生姜汁半夏汤

《外台》卷二。即《金匮》卷中"生姜半夏汤"。见该条。

24773 生姜汁灌耳方(《圣济总录》卷一一五)

【组成】生姜汁一合

【用法】少少灌入耳中。立出。

【主治】百虫入耳。

24774 生葛根三味汤（《外台》卷十四引《许仁则方》）

【组成】生葛根一挺（长一尺，径三寸） 生姜汁一合 竹沥二大升（如不可得，宜用篁竹根一大升，切。以水一大斗，缓少煎取二大升以代竹沥；如竹根不可得，以细切篁竹叶一大升，以水一大斗，如上法煎取二大升，以代竹沥。如无竹叶，宜细切弩条一大升，以水一大斗，煎取二大升代之）

【用法】上药先取生葛根净洗刷，使捣极碎且空，榨取汁令尽讫，又捣，即以竹沥泼洒，极榨取汁；汁尽又捣，泼洒不限遍数，以葛根粉汁尽为度；用生姜汁，绵滤之。细细缓服之，不限遍数，及食前食后。如腹内转作声，又似痛，即于食后温服之。如此经七日以后，服附子十味汤。

【主治】中风，因饮酒失节，不能言语，手足不随，精神昏恍，得病经一两日者。

24775 生精种子奇方（《医学正印》卷上）

【异名】生精种子丸。

【组成】沙苑蒺藜八两（微焙，四两为末入药，四两为膏入蜜） 川续断（酒蒸）二两 菟丝子三两（酒煮见丝） 山茱萸（生用） 芡实粉（生用） 莲须（生用）各四两 覆盆子（生用） 甘枸杞子各二两

【用法】上为末，以蒺藜膏同炼蜜为丸，如梧桐子大。每服四五钱，空腹淡盐汤送下。

【主治】梦遗滑泄，真精亏损，以致无子。

【宜忌】有火者相宜。

24776 生发神效黑豆膏（《圣惠》卷八十九）

【组成】黑豆三合 苣蕒三合 诃黎勒皮一两

【用法】上为末，以水拌令匀，纳于竹筒中，以乱发塞口，用糖灰内煨取油，贮于瓷器中。先以米泔皂荚汤洗头，拭干涂之，一日二次，十日发生。

【主治】小儿脑疳，头发连根作穗子，脱落不生；兼疮白秃，发不生者。

24777 生地龙胆五草汤（《效验秘方》张学坤、张舜尧方）

【组成】生地30克 萹蓄15克 黄柏10克 土茯苓15克 金银花15克 龙胆草12克 车前草15克 鱼腥草12克 甘草梢10克 败酱草30克 花粉10克 石韦15克 大黄（后下）15克

【用法】每天1剂，煎水分2次服。第3煎进行坐浴30分钟。

【主治】急性前列腺炎及热性病症。

【方论选录】本方是继前人八正散加龙胆泻肝汤化裁而成。方法简单、合理，标本兼顾是治疗急性前列腺炎的有效方。

24778 生地黄煎破血丸（《外台》卷三十四引《删繁方》）

【异名】生地黄煎丸（《圣惠》卷七十九）。

【组成】生地黄汁一升 生牛膝汁一升 干漆一斤（半熬）

【用法】上药捣漆为散，纳生地等汁中搅，微火煎，取堪为丸止，停搅，丸如梧桐子大。每服三丸，以酒送下，一日二次。若觉腹内过痛，食后乃服之。

【主治】女人脏寒，子门不开，血聚腹中，生肉瘕，筑筑如物，呼为瘕气。

24779 生血地黄百花丸（《普济方》卷一九〇引《卫生家宝》）

【组成】生地黄十斤（洗，臼中捣取汁） 生姜半斤 藕四斤（捣取汁） 白沙蜜四两 无灰酒一升

上五味，用银器或砂锅内熬取二碗许，渐成膏，一半瓷器收之，一半入干山药末三两，再熬一二十沸，次入后药：

川当归（焙） 熟地黄（焙） 肉苁蓉（酒浸，焙） 破故纸 阿胶（麸炒） 黄耆（蜜炙） 石斛（去根，焙） 覆盆子 白茯苓 远志（取皮） 麦门冬（去心，焙） 枸杞子各二两

【用法】上为末，入山药膏子为丸，如梧桐子大。每服五十丸，空心食前用温酒调地黄膏子送下，每日三次。

【主治】诸虚不足，下血、咯血、衄血、肠癖、内痔，虚劳寒热，肌肉枯瘦。

24780 生肌乌贼鱼骨散（《圣惠》卷六十四）

【异名】乌贼鱼骨散（《普济方》卷二七四）。

【组成】乌贼鱼骨一两（烧令烟尽） 黄连一分（去须） 槟榔一枚 诃黎勒皮一分 白龙骨一钱半 赤石脂一钱半 麝香一钱

【用法】上为细散。于乳钵内，入麝香、龙骨、赤石脂相和，研令匀，每用时先暖盐浆水洗疮，拭干后，以散敷，一日二次。

【主治】冷疮，发歇疼痛，脓水不止。

【备考】方中赤石脂用量原缺，据《普济方》补。

24781 生芦根八味饮子（《外台》卷三引《许仁则方》）

【组成】生芦根（切）一升 生麦门冬二升（去心） 生姜五两 人参二两 知母二两 乌梅十个 白蜜一合 竹沥三合

【用法】上切。以水八升，煮取三升，去滓，纳蜜、沥等搅令调。细细饮，不限遍数冷暖，亦不限食前后服。

【主治】天行病，用栀子六味散取利，复不觉退，加呕逆，食不下，口鼻喉舌干燥。

【备考】此饮子虽不能顿除热病，然于诸侯不觉有加，体气安稳，心腹不冷，意又欲得此饮，任重合，但依前服之；如热势不退，心腹妨满，饮食渐少，心上痞结，则不可重服之。

24782 生脉散加香薷方（《医方考》卷六）

【组成】人参 麦冬 五味子 香薷

【主治】人本阴虚，复遇暑途，饥困劳倦，暴仆昏绝者。

【方论选录】暴仆昏绝者，一则阴虚而孤阳欲脱，一则暑邪乘虚而犯神明之府也。故用人参益元而固脱，香薷辟邪而却暑；麦冬之清，所以扶其不胜之肺；五味之酸，所以敛其欲脱之真。

24783 生脉散合甘桔汤（《幼科发挥》卷四）

【组成】人参一钱 麦门冬二钱 五味子十粒 苦梗一钱 甘草减半

【用法】上锉。分为五剂，每剂入阿胶五分，水煎服。

【主治】久嗽肺虚。

24784 生津止渴益水饮（《傅青主女科·产后编》卷上）

【组成】人参 麦冬 当归 生地各三钱 黄耆一钱 葛根一钱 升麻 炙草各四分 茯苓八分 五味子十五粒

【功用】助脾益肺，升举气血。

【主治】产后烦躁，咽干而渴，兼小便不利。

【加减】汗多，加麻黄根一钱，浮小麦一大撮；大便燥，

加肉苁蓉一钱五分;渴甚,加生脉散。

24785 生津凉血葛根汤《片玉痘疹》卷十

【组成】天花粉 干葛 地骨皮 归梢 木通 连翘 大力子 甘草 酒芩 柴胡 淡竹叶 人参各等分

【用法】水煎服。

【主治】痘疮收靥之时,反大热作渴烦躁,此毒火在内。

24786 生姜半夏泻心汤《伤寒大白》卷三

【组成】生姜 半夏 枳壳 厚朴 人参 川连 甘草

【主治】伤寒,汗下早,痞满。

【加减】多加甘草,名甘草泻心汤,治胃中虚,客气上逆;多加生姜,名生姜泻心汤,治肋下水气,腹中雷鸣。

24787 生姜温中下气汤《外台》卷十六引《删繁方》

【组成】生姜一斤 大枣三十枚 杜仲皮五两 草薢 桂心各四两 白术五两 甘草(炙) 附子(炮)三两

【用法】上切。以水九升,煮取三升,去滓,分温三服。

【主治】肺虚劳寒损,则腰背苦痛,难以俯仰,短气,唾如脓。

【宜忌】忌猪肉、海藻、菘菜、生葱、桃、李、雀肉等。

【备考】方中甘草用量原缺。

24788 生料木香匀气散《得效》卷三

【异名】木香匀气散(原书卷六)。

【组成】丁香 檀香 木香各一两 甘草(燣)四两 缩砂(去壳)二两 白豆蔻仁 沉香各一两 藿香(去土)四两

【用法】上锉散。每服二钱,水一盏半,加生姜三片,紫苏叶五片,食盐少许,煎热服,不拘时候;或为末,炒茴香、盐酒调亦可。治气滞腹痛,用紫苏汤调下,未效,用乳香、没药汤调服;治呕血、衄血,用侧柏叶、白茅花煎汤送下;治跌打损伤,加红曲末少许,童子小便同酒调,空心热服(如无红曲,红酒亦可)。

【功用】和气。

【主治】寒疝作痛,冷心痛,气痢腹痛,宿冷不消,气滞腹痛;气逆呕血、衄血;从高坠下,或打扑伤损,腰胁、心腹作痛。

24789 生萝摩汁涂敷方《圣济总录》卷一三八

【组成】生萝摩

【用法】上捣,绞取汁。涂丹上,一日三五次。

【主治】丹毒,遍身赤肿。